JAPIC
漢方医薬品集 2014
効能効果対応標準病名一覧付

一般財団法人日本医薬情報センター

目 次

発刊にあたって ……………………………… iii
本書の利用方法 ……………………………… v
第一部：医療用漢方製剤 ……………………… 1
第二部：一般用漢方製剤 ……………………… 91
第三部：効能効果対応標準病名一覧 ………… 717
付録：製薬会社住所録 ………………………… 767
索引（五十音，製品番号）…………………… 773

「漢方医薬品集2014」の発刊にあたって

　改めて申し上げるまでもありませんが，わが国の医療において，漢方製剤は重要な役割を果たしてきました。

　医療用漢方製剤については，1967年に初めて薬価基準に収載されたことを契機に，現在では148処方の漢方製剤が臨床の現場で広く使用され，保険診療を基本とするわが国の医療の中で不可欠の地位を占めています。

　また，一般用漢方製剤についても，厚生労働省の作成する「一般用漢方製剤承認基準」が逐次改正され，処方の追加，効能・効果の表現の適正化などが行われており，基準収載処方数は今後とも増加していくと思われます。

　一般財団法人 日本医薬情報センター（JAPIC）は40年近くにわたり，医療用医薬品及び一般用医薬品の添付文書を収集・整理し，医療用医薬品集，一般用医薬品集として発刊してきております。そのような背景から，JAPICに対して「国内に流通している漢方製剤の情報が一覧できる書籍を発行してもらえないか。」とのお声から，平成23年1月に前版を発刊させていただきました。その後，医療用漢方製剤の改訂や一般用漢方製剤の処方の増加もあり，改訂版として，今般「漢方医薬品集2014」を発刊させていただくこととしました。

　本書には，一般社団法人 日本東洋医学会の作成されました「漢方製剤関連病名一覧」を収載させていただきました。これは，医療用漢方製剤の効能効果とICD10対応電子カルテ用標準病名マスターを関連づけた貴重なものであります。一般社団法人 日本東洋医学会より収載の許可をいただきましたことに心より感謝いたします。レセプトの電子化が急速に進んでいる状況の中で，医療関係者の方々に有効に利用されることを期待しております。

　最後になりましたが，本書の発刊にあたり，ご協力いただきました関係者の方々に改めて深く感謝いたします。

平成26年1月

一般財団法人 日本医薬情報センター
理事長　村上 貴久

I　本書の内容・構成

本書は，国内に流通する全ての漢方製剤の概要について三部構成にまとめました。

第一部には医療用漢方製剤，第二部には一般用漢方製剤を収録しております。そして，第三部には医療用漢方製剤の効能・効果に対応する標準病名を「一般社団法人日本東洋医学会」から提供を得て一覧表にまとめております。

1. 第一部　医療用漢方製剤（148処方）

一般財団法人日本医薬情報センター編集・発行の「JAPIC医療用医薬品集2014」の漢方製剤について2013年10月までの改訂を加えて掲載しております。

掲載の内容は，数ある製品の中から特定の添付文書（「基本添付文書」という。）を基に一部表現等を簡略化して掲載しております。

記載項目の説明は下記のとおりです。

なお，基本添付文書によっては「薬物動態」，「臨床成績」，「薬効薬理」の記載がないものもあります。

左注釈	中央サンプル	右注釈
項目表題：漢方処方名及び薬効分類番号を掲載	シウンコウ／紫雲膏／漢方製剤　264,520	基本添付文書：承認事項（後述）以外の使用上の注意の根拠となる添付文書と改訂年月を掲載
製品：表題の処方に基づく製品の一覧。製品ブランド名，剤形，会社名の順に掲載。"規制等"に"劇"（劇薬）と言った規制情報も掲載	【基本添付文書】ツムラ2007年5月改訂／【製品】紫雲膏　軟膏（丸石―大杉）／ツムラ紫雲膏　軟膏（ツムラ）	組成，効能・効果，用法・用量：承認事項である組成，効能・効果，用法・用量を掲載。同一処方でも製品によって異なる場合があるのでそれらは"〔　〕"にて書き分けている
	【組成】〔軟膏〈ツムラ〉〕：100g中（ゴマ油100g，シコン・トウキ各10g）エキス71.2g，サラシミツロウ27g，豚脂1.8g　〔軟膏〈マルイシ〉〕：1,605g中シコン100g，トウキ100g，ゴマ油1,000g，豚脂25g，ミツロウ380g／【効能・効果】火傷，痔核による疼痛，肛門裂傷／【用法・用量】〔ツムラ〕：1日数回塗布あるいはガーゼに延ばして貼付／〔マルイシ〕：1日1～2回塗布又はリント布等に延ばして貼付	
使用上の注意（警告，禁忌，慎重投与，相互作用，副作用等）：基本添付文書に基づき掲載	【禁忌】❶本剤の成分に対し過敏症の既往歴のある患者　❷重度（重症）の熱傷・外傷のある患者　❸化膿性の創傷で高熱のある患者　❹患部の湿潤やただれのひどい患者〔❷～❹これらの症状が悪化するおそれがある〕／【重要な基本的注意】使用にあたっては，患者の証(体質・症状)を考慮して投与する。なお，経過を十分に観察し，症状・所見の改善が認められない場合には，継続投与を避ける／【副作用】使用成績調査等の副作用発現頻度が明確となる調査を実施していないため，発現頻度は不明である／過敏症＊：発疹，瘙痒等　頻度不明／＊：このような症状が現れた場合には中止する／【小児等への投与】小児等に対する安全性は確立していない〔使用経験が少ない〕　【適用上の注意】投与部位：目には使用しない　【取扱い上の注意】衣類に付着すると赤紫色に着色し，脱色しにくいので，注意する　【保存等】遮光保存	
	【薬効薬理】創傷治癒促進作用　❶第3度熱傷受傷マウスに塗布で，表皮再生を促進　❷皮膚全層を円形に部分切除したラットに塗布で，表皮形成を促進	薬物動態，臨床成績，薬効薬理：基本添付文書に基づき表現等簡略して掲載

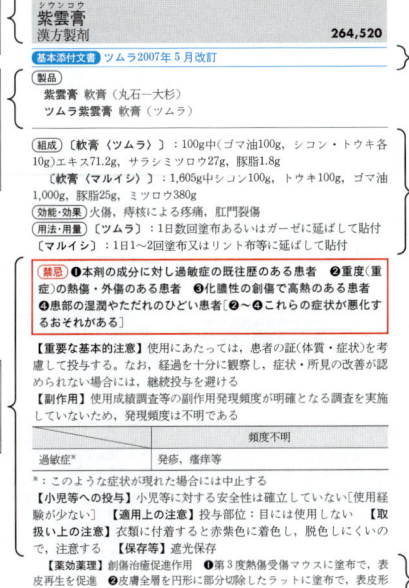

2. 第二部　一般用漢方製剤（294処方＋その他の漢方製剤）

　一般財団法人日本医薬情報センター編集・発行の「JAPIC一般用医薬品集2014」の漢方製剤について，2012年8月までの一般用漢方製剤承認基準，使用上の注意として2013年8月までの改訂指示を反映し，2013年7月までの製品情報を掲載しております。

　記載項目の説明は下記のとおりです。

　なお，処方によっては該当する製品のない処方もあります。

項目表題：漢方処方名を掲載

基準：一般用漢方製剤承認基準（平成20年9月30日通知の新基準，平成22年4月1日通知，平成23年4月15日通知及び平成24年8月30日通知の改正新基準）を掲載

使用上の注意：平成25年3月27日厚生労働省医薬食品局安全対策課長・審査管理課長通知による「使用上の注意」，及び改訂指示を掲載

製品：表題処方に該当する一般用医薬品の名称・会社名・組成・効能・用法等を掲載。詳細は下記を参照

製品部分記載について

　製品名〔青文字（イタリック体は欧文名）〕：製品名の隣に販売区分（⊖：一般用医薬品，㊒：配置販売専用医薬品，⊖㊒：一般用及び配置販売兼用医薬品），会社名〔"−"の前に製造販売会社又は製造会社を，"−"の後に販売会社（複数ある場合は五十音順）を記載した。"−"の記載が無い場合は製造販売会社を示している〕を記載。

　区分：リスク区分として，第二類医薬品は"**第2類**"，指定第二類医薬品は"**第②類**"，第三類医薬品は"**第3類**"と記載。

　組成：ロゴの隣に剤形，"（　）"は製剤の色調を示す。配合生薬については局方名等に統一して掲載。㊣→散剤，㊥→細粒剤，㊗→顆粒剤，㊑→錠剤，㊙糖衣→糖衣錠，㊔→カプセル剤，㊘→丸剤，

㊧→液剤，㋛→シロップ，㊟→浸剤，㊐→煎剤，㊨→軟膏剤，㊑→貼付剤，㊣→坐剤
㊜：添加物を掲載。
㊜：原則として添付文書に記載された効能・効果をそのまま記載した。ただし，適応症の但し書きは省略した。
㊡：添付文書に記載された用法・用量を簡潔にまとめた。また，生薬及び漢方製剤の浸剤・煎剤については，特別な場合を除き通常，次の方法によるため，本文各項では省略している。①煎剤 ⓐ局方：生薬50gに精製水950mLを加え，数回かき混ぜながら30分間加熱し，温時，布ごしする ⓑ常煎法：1日分を水約600mLで，弱火で約30分〜1時間，約半量になるまで煮つめ，温時，布ごしする ②浸剤 ⓐ局方：生薬50gに精製水50mLを加え，約15分間潤した後，熱精製水900mLを注ぎ，数回かき混ぜながら5分間加熱し，冷後，布ごしする ⓑ振り出し：熱湯150〜180mLで振り出す。
㊡：包装単位〔Ⓐ希望小売価格Ⓑ卸売価格〕の様式で記載。税込み（税率5％）の場合（税込み）と表示。
㊙：漢方製剤の中国名等。

3. 第三部　効能効果対応標準病名一覧

本データは，「一般社団法人日本東洋医学会」提供の漢方製剤関連病名データです。

漢方製剤関連病名データは，医療用漢方製剤における添付文書記載の効能効果に対応すると考えられる標準病名を掲載したものです。

この傷病名によって保険請求が保証されるものではありません。また，この表以外の傷病名の記載を制限するものでもありません。あくまでも参考としてご利用いただきたいと存じます。

詳しくは一覧表冒頭の「ご利用にあたって」をご一読下さい。

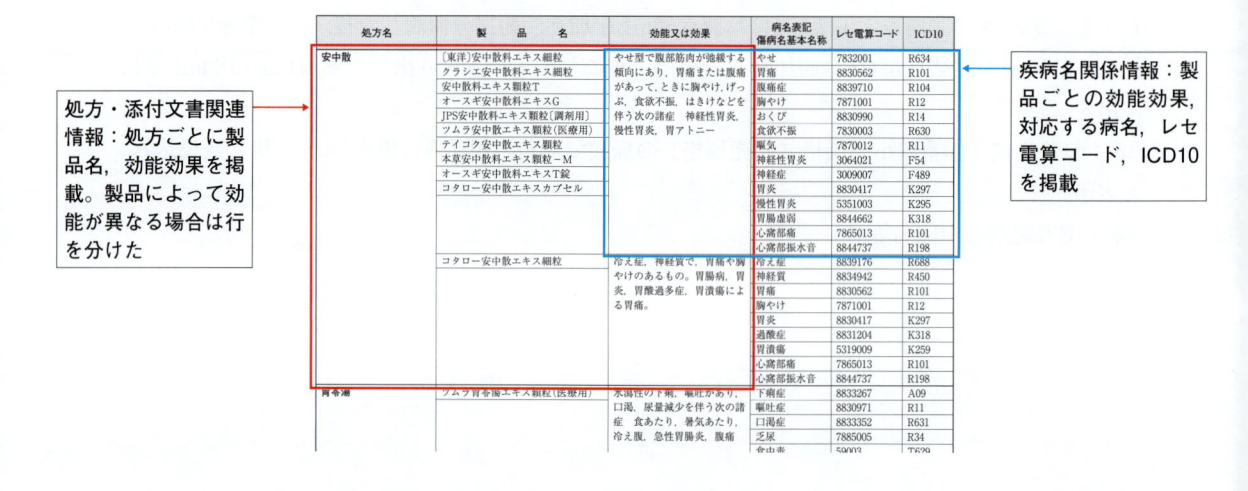

処方・添付文書関連情報：処方ごとに製品名，効能効果を掲載。製品によって効能が異なる場合は行を分けた

疾病名関係情報：製品ごとの効能効果，対応する病名，レセ電算コード，ICD10を掲載

処方名	製品名	効能又は効果	病名表記 傷病名基本名称	レセ電算コード	ICD10
安中散	[東洋]安中散料エキス細粒	やせ型で腹部筋肉が弛緩する傾向にあり，胃痛または腹痛があって，ときに胸やけ，げっぷ，食欲不振，はきけなどを伴う次の諸症　神経性胃炎，慢性胃炎，胃アトニー	やせ	7832001	R634
	クラシエ安中散料エキス細粒		胃痛	8830562	R101
	安中散料エキス顆粒T		腹痛症	8839710	R104
	オースギ安中散料エキスG		胸やけ	7871001	R12
	JPS安中散料エキス顆粒〔調剤用〕		おくび	8830990	R14
	ツムラ安中散料エキス顆粒（医療用）		食欲不振	7830003	R630
	テイコク安中散料エキス顆粒		嘔気	7870012	R11
	本草安中散料エキス顆粒－M		神経性胃炎	3064021	F54
	オースギ安中散料エキスT錠		神経症	3009007	F489
	コタロー安中散エキスカプセル		胃炎	8830417	K297
			慢性胃炎	5351003	K295
			胃腸虚弱	8844662	K318
			心窩部痛	7865013	R101
			心窩部振水音	8844737	R198
	コタロー安中散エキス細粒	冷え症，神経質で，胃痛や胸やけのあるもの。胃腸病，胃炎，胃酸過多症，胃潰瘍による胃痛。	冷え症	8839176	R688
			神経質	8834942	R450
			胃痛	8830562	R101
			胸やけ	7871001	R12
			胃炎	8830417	K297
			過酸症	8831204	K318
			胃潰瘍	5319009	K259
			心窩部痛	7865013	R101
			心窩部振水音	8844737	R198
胃苓湯	ツムラ胃苓湯エキス顆粒（医療用）	水溶性の下痢，嘔吐があり，口渇，尿量減少を伴う次の諸症　食あたり，暑気あたり，冷え腹，急性胃腸炎，腹痛	下痢症	8833267	A09
			嘔吐症	8830971	R11
			口渇症	8833352	R631
			乏尿	7885005	R34

※本書の病名表記・傷病名基本名称は一般財団法人医療情報システム開発センター（MEDIS-DC）提供のICD10対応標準病名マスターV3.10によるものです。

Ⅱ　本書ご使用時における留意事項

(1)　本書はあくまでも「医薬品集」(Compendium)であって，いわゆる「添付文書集」ではありません。従って，実際に漢方製剤をご使用になるとき，またはそれを取り扱われるときは，必ずその添付文書をご覧ください。

(2)　本書の情報源である添付文書は，医療用医薬品は平成25年10月8日入手分まで，一般用医薬品は平成25年7月15日入手分までのもので作成しております。また，効能効果対応病名一覧は社団法人日本東洋医学会から平成25年10月に入手したものを収録しております。最新分については「DRUG SAFETY UPDATE」（日本製薬団体連合会編集発行）や，医薬品医療機器情報提供ホームページ（http://www.info.pmda.go.jp）などを，ご利用目的に応じてご使用いただくことをお勧めいたします。

(3)　一般財団法人　日本医薬情報センター（JAPIC）は，医薬品情報データベースiyakuSearchで添付文書情報を公開（無料）しており，最新の医療用医薬品約13,000件，一般用医薬品約11,000件の添付文書PDFがご覧になれます。改訂年月をご確認の上，上記と併せてご利用下さい。

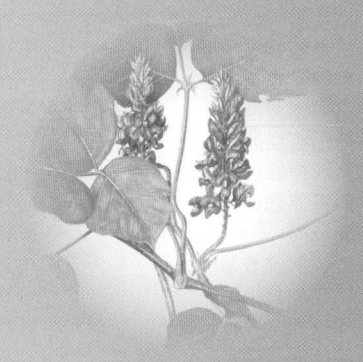

第一部　医療用漢方製剤

医療用漢方製剤 目次

安中散……………………3	柴胡桂枝湯……………32	調胃承気湯……………61
胃苓湯……………………3	柴胡桂枝乾姜湯………33	釣藤散…………………61
茵蔯蒿湯…………………4	柴胡清肝湯……………34	腸癰湯…………………62
茵蔯五苓散………………4	柴朴湯…………………34	猪苓湯…………………62
温経湯……………………5	柴苓湯…………………35	猪苓湯合四物湯………63
温清飲……………………5	三黄瀉心湯……………36	通導散…………………63
越婢加朮湯………………6	酸棗仁湯………………36	桃核承気湯……………64
黄耆建中湯………………6	三物黄芩湯……………37	当帰湯…………………64
黄芩湯……………………7	滋陰降火湯……………37	当帰飲子………………65
黄連湯……………………7	滋陰至宝湯……………38	当帰建中湯……………65
黄連解毒湯………………8	紫雲膏…………………38	当帰四逆加呉茱萸生姜湯……66
乙字湯……………………9	四逆散…………………38	当帰芍薬散……………66
葛根湯…………………10	四君子湯………………39	当帰芍薬散加附子湯…67
葛根加朮附湯…………11	梔子柏皮湯……………39	二朮湯…………………68
葛根湯加川芎辛夷……12	七物降下湯……………40	二陳湯…………………68
加味帰脾湯……………13	四物湯…………………40	女神散…………………68
加味逍遙散……………13	炙甘草湯………………41	人参湯…………………69
甘草湯…………………14	芍薬甘草湯……………41	人参養栄湯……………69
甘麦大棗湯……………15	芍薬甘草附子湯………42	排膿散及湯……………70
桔梗湯…………………15	十全大補湯……………42	麦門冬湯………………70
桔梗石膏………………16	十味敗毒湯……………43	八味地黄丸……………71
帰脾湯…………………16	潤腸湯…………………44	半夏厚朴湯……………72
芎帰膠艾湯……………16	小建中湯………………45	半夏瀉心湯……………73
芎帰調血飲……………17	小柴胡湯………………45	半夏白朮天麻湯………74
九味檳榔湯……………17	小柴胡湯加桔梗石膏…47	白虎加人参湯…………74
荊芥連翹湯……………18	小青竜湯………………47	茯苓飲…………………75
桂枝湯…………………18	小半夏加茯苓湯………49	茯苓飲合半夏厚朴湯…75
桂枝加黄耆湯…………19	消風散…………………49	附子理中湯……………76
桂枝加葛根湯…………19	升麻葛根湯……………50	平胃散…………………76
桂枝加厚朴杏仁湯……20	四苓湯…………………50	防已黄耆湯……………77
桂枝加芍薬湯…………20	辛夷清肺湯……………50	防風通聖散……………77
桂枝加芍薬大黄湯……21	参蘇飲…………………51	補中益気湯……………79
桂枝加朮附湯…………21	神秘湯…………………51	麻黄湯…………………80
桂枝加竜骨牡蛎湯……22	真武湯…………………52	麻黄附子細辛湯………81
桂枝加苓朮附湯………22	清上防風湯……………52	麻杏甘石湯……………81
桂枝人参湯……………23	清暑益気湯……………53	麻杏薏甘湯……………82
桂枝茯苓丸……………23	清心蓮子飲……………53	麻子仁丸………………83
桂枝茯苓丸料加薏苡仁…24	清肺湯…………………54	木防已湯………………83
桂芍知母湯……………24	川芎茶調散……………55	薏苡仁湯………………84
啓脾湯…………………25	疎経活血湯……………55	抑肝散…………………84
桂麻各半湯……………25	大黄甘草湯……………55	抑肝散加陳皮半夏……85
香蘇散…………………26	大黄牡丹皮湯…………56	六君子湯………………85
五虎湯…………………26	大建中湯………………56	立効散…………………87
五積散…………………27	大柴胡湯………………57	竜胆瀉肝湯……………87
牛車腎気丸……………28	大柴胡湯去大黄………58	苓甘姜味辛夏仁湯……88
呉茱萸湯………………28	大承気湯………………59	苓姜朮甘湯……………88
五淋散…………………29	大防風湯………………59	苓桂朮甘湯……………88
五苓散…………………29	竹筎温胆湯……………60	六味丸…………………89
柴陥湯…………………30	治打撲一方……………60	
柴胡加竜骨牡蛎湯……31	治頭瘡一方……………60	

安中散
アンチュウサン
漢方製剤　　　　　　　　　　　　　　　　　　　　520

基本添付文書 ツムラ2013年3月改訂

製品
- 安中散料 エキス顆粒T(分包2.5g)(東亜薬品―杏林, キョーリンリメディオ, 松浦薬業, 陽進堂)
- オースギ安中散料 エキスG顆粒(分包1g)(大杉)
- オースギ安中散料 エキスT錠(分包3錠)(高砂薬業―大杉)
- クラシエ安中散料 エキス細粒(分包2・3g)(クラシエ製薬―クラシエ薬品)
- コタロー安中散 エキス細粒(分包2g) カプセル(小太郎漢方)
- JPS安中散料 エキス顆粒(分包2.5g)(ジェーピーエス)
- ツムラ安中散 エキス顆粒(分包2.5g)(ツムラ)
- テイコク安中散料 エキス顆粒(分包2.5g)(帝國漢方―日医工)
- 〔東洋〕安中散料 エキス細粒(分包2g)(東洋薬行)
- 本草安中散料 エキス顆粒-M(分包2.5g)(本草)

組成 A群：ケイシ4g, エンゴサク・ボレイ各3g, ウイキョウ1.5g, カンゾウ・シュクシャ各1g, リョウキョウ0.5g
〔細粒〈クラシエ〉〕：6g中エキス末1.2g
〔細粒・カプセル〈コタロー〉〕：6g又は6カプセル中エキス末1.5g
〔顆粒〈オースギ〉〕：3g中エキス末1g
〔顆粒〈JPS〉〕：7.5g中エキス末0.8g
〔顆粒〈ツムラ〉〕：7.5g中エキス末1.5g
〔顆粒〈本草〉〕：7.5g中エキス末1g
B群：ケイシ・エンゴサク・ボレイ各3g, ウイキョウ・カンゾウ・シュクシャ各2g, リョウキョウ1g
〔細粒〈東洋〉〕：6g中エキス末3g
C群：ケイシ5g, エンゴサク・ボレイ各4g, ウイキョウ2g, シュクシャ・カンゾウ各1.5g, リョウキョウ0.7g
〔顆粒〈テイコク〉〕：7.5g中エキス末1.1g
〔顆粒〈東亜薬品〉〕：7.5g中エキス末1.9g
D群：ケイシ4g, エンゴサク・ボレイ各3g, ウイキョウ1.5g, シュクシャ・カンゾウ・リョウキョウ各1g
〔錠剤〈オースギ〉〕：9錠中エキス末1g

効能・効果 〔コタロー(細粒)〕：冷え症, 神経質で, 胃痛や胸やけのあるもの。胃腸病, 胃炎, 胃酸過多症, 胃潰瘍による胃痛
〔その他〕：やせ型で腹部筋肉が弛緩する傾向にあり, 胃痛又は腹痛があって, ときに胸やけ, げっぷ, 食欲不振, はきけなどを伴う次の諸症：神経性胃炎, 慢性胃炎, 胃アトニー

用法・用量 〔オースギ〕：1日3g又は9錠, 食前又は食間2〜3回に分服。年齢, 体重, 症状により適宜増減
〔クラシエ・コタロー〕：1日6g又は6カプセル, 食前又は食間2〜3回に分服。年齢, 体重, 症状により適宜増減
〔JPS・ツムラ・東亜薬品〕：1日7.5g, 食前又は食間2〜3回に分服。年齢, 体重, 症状により適宜増減
〔テイコク〕：1回2.5g, 1日3回食前経口投与。年齢, 体重, 症状により適宜増減
〔東洋〕：1回2g, 1日3回空腹時経口投与。年齢, 体重, 症状により適宜増減
〔本草〕：1日7.5g, 食前又は食間3回に分服。年齢, 体重, 症状により適宜増減

重要な基本的注意 ❶使用にあたっては, 患者の証(体質・症状)を考慮して投与する。なお, 経過を十分に観察し, 症状・所見の改善が認められない場合には, 継続投与を避ける　❷カンゾウが含まれているので, 血清カリウム値や血圧値等に十分留意し, 異常が認められた場合には中止する　❸他の漢方製剤等を併用する場合は, 含有生薬の重複に注意する

相互作用 併用注意

薬剤名等	臨床症状・措置方法	機序・危険因子
カンゾウ含有製剤 グリチルリチン酸及びその塩類を含有する製剤	偽アルドステロン症が現れやすくなる。また, 低カリウム血症の結果として, ミオパシーが現れやすくなる(重大な副作用の項参照)	グリチルリチン酸は尿細管でのカリウム排泄促進作用があるため, 血清カリウム値の低下が促進されることが考えられる

副作用 ❶使用成績調査等の副作用発現頻度が明確となる調査を実施していないため, 発現頻度は不明である

❷**重大な副作用** ⓐ偽アルドステロン症：低カリウム血症, 血圧上昇, ナトリウム・体液の貯留, 浮腫, 体重増加等の偽アルドステロン症が現れることがあるので, 観察(血清カリウム値の測定等)を十分に行い, 異常が認められた場合には中止し, カリウム剤の投与等の適切な処置を行う　ⓑミオパシー：低カリウム血症の結果としてミオパシーが現れることがあるので, 観察を十分に行い, 脱力感, 四肢痙攣・麻痺等の異常が認められた場合には中止し, カリウム剤の投与等の適切な処置を行う

❸その他の副作用

	頻度不明
過敏症*	発疹, 発赤, 瘙痒等

＊：このような症状が現れた場合には中止する

高齢者への投与 一般に高齢者では生理機能が低下しているので減量するなど注意する　**妊婦・産婦・授乳婦等への投与** 妊娠中の投与に関する安全性は確立していないので, 妊婦又は妊娠している可能性のある婦人には, 治療上の有益性が危険性を上回ると判断される場合にのみ投与する　**小児等への投与** 小児等に対する安全性は確立していない[使用経験が少ない]　**保存等** 遮光保存

胃苓湯
イレイトウ
漢方製剤　　　　　　　　　　　　　　　　　　　　520

基本添付文書 ツムラ2013年3月改訂

製品
ツムラ胃苓湯 エキス顆粒(分包2.5g)(ツムラ)

組成 〔顆粒〕：7.5g中(コウボク・ソウジュツ・タクシャ・チョレイ・チンピ・ビャクジュツ・ブクリョウ各2.5g, ケイヒ2g, ショウキョウ・タイソウ各1.5g, カンゾウ1g)エキス末4.25g

効能・効果 水瀉性の下痢, 嘔吐があり, 口渇, 尿量減少を伴う次の諸症：食あたり, 暑気あたり, 冷え腹, 急性胃腸炎, 腹痛

用法・用量 1日7.5g, 食前又は食間2〜3回に分服。年齢, 体重, 症状により適宜増減

重要な基本的注意 ❶使用にあたっては, 患者の証(体質・症状)を考慮して投与する。なお, 経過を十分に観察し, 症状・所見の改善が認められない場合には, 継続投与を避ける　❷カンゾウが含まれているので, 血清カリウム値や血圧値等に十分留意し, 異常が認められた場合には中止する　❸他の漢方製剤等を併用する場合は, 含有生薬の重複に注意する

相互作用 併用注意

薬剤名等	臨床症状・措置方法	機序・危険因子
カンゾウ含有製剤 グリチルリチン酸及びその塩類を含有する製剤	偽アルドステロン症が現れやすくなる。また, 低カリウム血症の結果として, ミオパシーが現れやすくなる(重大な副作用の項参照)	グリチルリチン酸は尿細管でのカリウム排泄促進作用があるため, 血清カリウム値の低下が促進されることが考えられる

副作用 ❶使用成績調査等の副作用発現頻度が明確となる調査を実施していないため, 発現頻度は不明である

❷**重大な副作用** ⓐ偽アルドステロン症：低カリウム血症, 血圧上昇, ナトリウム・体液の貯留, 浮腫, 体重増加等の偽アルドステロン症が現れることがあるので, 観察(血清カリウム値の測定など)を十分に行い, 異常が認められた場合には中止し, カリウム剤の投与等の適切な処置を行う　ⓑミオパシー：低カリウム血症の結果としてミオパシーが現れることがあるので, 観察を十分に行い, 脱力感, 四肢痙攣・麻痺等の異常が認められた場合には中止し, カリウム剤の投与等の適切な処置を行う

❸その他の副作用

	頻度不明
過敏症※	発疹, 発赤, 瘙痒等

※：このような症状が現れた場合には中止する
【高齢者への投与】一般に高齢者では生理機能が低下しているので減量するなど注意する　【妊婦・産婦・授乳婦等への投与】妊娠中の投与に関する安全性は確立していないので，妊婦又は妊娠している可能性のある婦人には，治療上の有益性が危険性を上回ると判断される場合にのみ投与する　【小児等への投与】小児等に対する安全性は確立していない[使用経験が少ない]　【保存等】遮光保存

茵陳蒿湯（インチンコウトウ）
漢方製剤　　　　　　　　　　　　　　　　520

基本添付文書　ツムラ2007年5月改訂

製品
- オースギ茵陳蒿湯　エキスG顆粒(分包1g)（大杉）
- クラシエ茵陳蒿湯　エキス細粒(分包2・3g)（クラシエ製薬―クラシエ薬品）
- コタロー茵陳蒿湯　エキス細粒(分包2g)　エキスカプセル（小太郎漢方）
- ツムラ茵陳蒿湯　エキス顆粒(分包2.5g)（ツムラ）
- テイコク茵陳蒿湯　エキス顆粒(分包2.5g)（帝國漢方―日医工）

組成　A群：サンシシ3g，インチンコウ4g，ダイオウ1g
　〔細粒〈クラシエ〉〕：6g中エキス末1.4g
　〔細粒・カプセル〈コタロー〉〕：6g中又は6カプセル中エキス末1.9g
　〔顆粒〈オースギ〉〕：3g中エキス末1.3g
　〔顆粒〈ツムラ〉〕：7.5g中エキス末1.5g
B群：インチンコウ6g，サンシシ・ダイオウ各2g
　〔顆粒〈テイコク〉〕：7.5g中エキス末1.39g

効能・効果　〔コタロー（カプセル）〕：咽喉がかわき，胸苦しく，便秘するもの，あるいは肝臓部に圧痛があって黄疸を発するもの。ジンマ疹，口内炎，胆嚢炎
〔ツムラ〕：尿量減少，やや便秘がちで比較的体力のあるものの次の諸症(黄疸，肝硬変症，ネフローゼ，蕁麻疹，口内炎)
〔その他〕：口渇があり，尿量少なく，便秘するものの次の諸症(蕁麻疹，口内炎)

用法・用量　〔オースギ〕：1日3g，食前又は食間2～3回に分服。年齢，体重，症状により適宜増減
〔クラシエ・コタロー〕：1日6g又は6カプセル，食前又は食間2～3回に分服。年齢，体重，症状により適宜増減
〔ツムラ〕：1日7.5g，食前又は食間2～3回に分服。年齢，体重，症状により適宜増減
〔テイコク〕：1回2.5g，1日3回食前経口投与。年齢，体重，症状により適宜増減

慎重投与　❶下痢，軟便のある患者[これらの症状が悪化するおそれがある]　❷著しく胃腸の虚弱な患者[食欲不振，胃部不快感，腹痛，下痢等が現れるおそれがある]　❸著しく体力の衰えている患者[副作用が現れやすくなり，その症状が増強されるおそれがある]
重要な基本的注意　❶使用にあたっては，患者の証(体質・症状)を考慮して投与する。なお，経過を十分に観察し，症状・所見の改善が認められない場合には，継続投与を避ける　❷他の漢方製剤等を併用する場合は，含有生薬の重複に注意する。ダイオウを含む製剤との併用には，特に注意する　❸ダイオウの瀉下作用には個人差が認められるので，用法及び用量に注意する
副作用　❶使用成績調査等の副作用発現頻度が明確となる調査を実施していないため，発現頻度は不明である

❷重大な副作用　肝機能障害，黄疸：AST(GOT)，ALT(GPT)，Al-P，γ-GTPの上昇等を伴う肝機能障害，黄疸が現れることがあるので，観察を十分に行い，異常が認められた場合には中止し，適切な処置を行う

❸その他の副作用

	頻度不明
消化器	食欲不振, 胃部不快感, 腹痛, 下痢等

【高齢者への投与】一般に高齢者では生理機能が低下しているので減量するなど注意する　【妊婦・産婦・授乳婦等への投与】❶妊婦又は妊娠している可能性のある婦人には投与しないことが望ましい[ダイオウの子宮収縮作用及び骨盤内臓器の充血作用により流早産の危険性がある]　❷授乳中の婦人には慎重に投与する[ダイオウ中のアントラキノン誘導体が母乳中に移行し，乳児の下痢を起こすことがある]
【小児等への投与】小児等に対する安全性は確立していない[使用経験が少ない]　【保存等】遮光保存
【薬効薬理】❶肝障害に対する作用　ⓐFas誘導性致死性肝アポトーシス惹起マウスに経口前投与で，生存期間が延長し，血清AST(GOT)，ALT(GPT)の上昇を抑制。また，組織学的に肝細胞中のアポトーシス小体数増加及び肝細胞障害悪化を抑制　ⓑD-ガラクトサミン+LPS肝障害モデルマウスに経口前投与で，血清ALT(GPT)上昇を抑制。また，組織学的に肝細胞壊死及び炎症性細胞浸潤を抑制　ⓒα-naphthylisotiocyanate(ANIT)肝・胆管障害モデルラットに経口投与で，体重減少，血清AST(GOT)，ALT(GPT)，Al-P，T-Bilの上昇を抑制。また，組織学的に肝細胞の小壊死及びグリソン鞘の水腫を抑制　ⓓリトコール酸肝障害モデルラットに経口投与で，血清AST(GOT)，ALT(GPT)，総コレステロール，総胆汁酸の上昇を抑制　ⓔ四塩化炭素肝障害モデルラットに混餌投与で，血清Al-P上昇を抑制　ⓕコンカナバリンA肝障害モデルマウスに経口前投与で，血清AST(GOT)，ALT(GPT)，LDHの上昇を抑制。また，組織学的に炎症細胞浸潤及び肝細胞壊死を抑制　❷肝線維化抑制作用　ⓐ四塩化炭素あるいはブタ血清肝線維化モデルラットに混餌投与で，生存期間が延長し，血清Al-P及びヒアルロン酸上昇を抑制。また，組織学的に線維化を抑制　ⓑCholine-deficient L-amino acid-defined(CDAA)食による肝線維化モデルラットに混餌投与で，肝ヒドロキシプロリン，血清ヒアルロン酸増加，肝組織中の細胞外マトリックス(Ⅲ型プロコラーゲンmRNA)発現及び活性化星細胞増殖を抑制。また，組織学的に線維化を抑制　❸利胆作用(ラット)　ⓐ十二指腸内投与で，胆汁流量及び毛細胆管胆汁量を増加　ⓑ十二指腸内投与で，催胆汁うっ滞因子による胆汁流量及び毛細胆管胆汁量減少を抑制　ⓒ経口投与で，エチニルエストラジオールによる胆汁基礎分泌低下を抑制　❹作用機序：次の作用により薬理効果を示すことが示唆されている　ⓐ肝障害に対する作用：ラット培養肝細胞で，TGF-β1添加によるアポトーシス発現を抑制(in vitro)　ⓑ肝線維化抑制作用　⑦四塩化炭素肝線維化モデルラットに混餌投与で，平滑筋αアクチン及びⅠ型プロコラーゲンポリペプチドmRNA発現を抑制(in vivo)。また，ラット肝星細胞で，DNA合成，平滑筋αアクチン発現及び収縮能を抑制(in vitro)　④ヒト肝星細胞LI90で，MAPキナーゼ(ERK，JNK)活性を抑制し，Ⅲ型プロコラーゲンmRNA発現及びPⅢNP濃度を抑制(in vitro)　ⓒサイトカインに対する作用：コンカナバリンA肝障害モデルマウスに経口前投与で，2又は8時間後の血清インターロイキン(IL)-2，IL-12及びインターフェロン(IFN)-γが抑制され，IL-10が増加(in vivo)。また，同モデルマウス脾臓細胞で，IL-12及びIFN-γ産生を抑制し，IL-10を増加(in vitro)

茵陳五苓散（インチンゴレイサン）
漢方製剤　　　　　　　　　　　　　　　　520

基本添付文書　ツムラ2013年3月改訂

製品
- ツムラ茵陳五苓散　エキス顆粒(分包2.5g)（ツムラ）

組成　〔顆粒〕：7.5g中(タクシャ6g，ソウジュツ・チョレイ・ブクリョウ各4.5g，インチンコウ4g，ケイヒ2.5g)エキス末2.75g
効能・効果　のどが渇いて，尿が少ないものの次の諸症：嘔吐，蕁麻疹，二日酔のむかつき，むくみ
用法・用量　1日7.5g，食前又は食間2～3回に分服。年齢，体重，症状により適宜増減
重要な基本的注意　❶使用にあたっては，患者の証(体質・症状)を考慮して投与する。なお，経過を十分に観察し，症状・所見の改善が認められない場合には，継続投与を避ける　❷他の漢方製剤等を併用する場合は，含有生薬の重複に注意する
副作用　使用成績調査等の副作用発現頻度が明確となる調査を実施していないため，発現頻度は不明である

	頻度不明
過敏症※	発疹，発赤，瘙痒等

※：このような症状が現れた場合には中止する

【高齢者への投与】一般に高齢者では生理機能が低下しているので減量するなど注意する　【妊婦・産婦・授乳婦等への投与】妊娠中の投与に関する安全性は確立していないので，妊婦又は妊娠している可能性のある婦人には，治療上の有益性が危険性を上回ると判断される場合にのみ投与する　【小児等への投与】小児等に対する安全性は確立していない[使用経験が少ない]　【保存等】遮光保存

温経湯（ウンケイトウ）
漢方製剤　520

基本添付文書　ツムラ2013年3月改訂

【製品】
コタロー温経湯　エキス細粒（分包4g）（小太郎漢方）
ツムラ温経湯　エキス顆粒（分包2.5g）（ツムラ）

【組成】A群：ハンゲ・バクモンドウ各4g，トウキ3g，センキュウ・シャクヤク・ニンジン・ケイヒ・ボタンピ・カンゾウ各2g，ゴシュユ1g，ショウキョウ0.5g
〔細粒〈コタロー〉〕：12g中エキス末6g，ゼラチン2g
B群：バクモンドウ・ハンゲ各4g，トウキ3g，カンゾウ・ケイヒ・シャクヤク・センキュウ・ニンジン・ボタンピ・アキョウ各2g，ゴシュユ・ショウキョウ各1g
〔顆粒〈ツムラ〉〕：7.5g中エキス末5g

【効能・効果】〔コタロー〕：冷え症で手掌がほてり，口唇が乾燥しやすい次の諸症に用いる。掌蹠角化症，更年期神経症，月経不順，月経過多，月経痛，頭痛，腰痛，帯下
〔ツムラ〕：手足がほてり，唇がかわくものの次の諸症（月経不順，月経困難，こしけ，更年期障害，不眠，神経症，湿疹，足腰の冷え，しもやけ）

【用法・用量】〔コタロー〕：1日12g，食前又は食間2～3回に分服。年齢，体重，症状により適宜増減
〔ツムラ〕：1日7.5g，食前又は食間2～3回に分服。年齢，体重，症状により適宜増減

【慎重投与】❶著しく胃腸の虚弱な患者[食欲不振，胃部不快感，悪心，下痢等が現れることがある]　❷食欲不振，悪心，嘔吐のある患者[これらの症状が悪化するおそれがある]　【重要な基本的注意】❶使用にあたっては，患者の証（体質・症状）を考慮して投与する。なお，経過を十分に観察し，症状・所見の改善が認められない場合には，継続投与を避ける　❷カンゾウが含まれているので，血清カリウム値や血圧値等に十分留意し，異常が認められた場合には中止する　❸他の漢方製剤等を併用する場合は，含有生薬の重複に注意する
【相互作用】併用注意

薬剤名等	臨床症状・措置方法	機序・危険因子
カンゾウ含有製剤　グリチルリチン酸及びその塩類を含有する製剤	偽アルドステロン症が現れやすくなる。また，低カリウム血症の結果として，ミオパシーが現れやすくなる（重大な副作用の項参照）	グリチルリチン酸は尿細管でのカリウム排泄促進作用があり，血清カリウム値の低下が促進されることが考えられる

【副作用】❶使用成績調査等の副作用発現頻度が明確となる調査を実施していないため，発現頻度は不明である

❷重大な副作用　ⓐ偽アルドステロン症：低カリウム血症，血圧上昇，ナトリウム・体液の貯留，浮腫，体重増加等の偽アルドステロン症が現れることがあるので，観察（血清カリウム値の測定等）を十分に行い，異常が認められた場合には中止し，カリウム剤の投与等の適切な処置を行う　ⓑミオパシー：低カリウム血症の結果としてミオパシーが現れることがあるので，観察を十分に行い，脱力感，四肢痙攣・麻痺等の異常が認められた場合には中止し，カリウム剤の投与等の適切な処置を行う

❸その他の副作用

	頻度不明
過敏症※	発疹，発赤，瘙痒，蕁麻疹等
消化器	食欲不振，胃部不快感，悪心，下痢等

※：このような症状が現れた場合には中止する

【高齢者への投与】一般に高齢者では生理機能が低下しているので減量するなど注意する　【妊婦・産婦・授乳婦等への投与】妊婦又は妊娠している可能性のある婦人には投与しないことが望ましい[ボタンピにより流早産の危険性がある]　【小児等への投与】小児等に対する安全性は確立していない[使用経験が少ない]　【保存等】遮光保存

【薬効薬理】❶排卵誘発作用：幼若雌ラットに経口投与で，30，31日齢に排卵が認められた　❷性周期に対する作用：ストレス負荷による性周期異常モデルラットに経口投与時，腟スメアの観察により性周期が回復　❸作用機序：次の作用により薬理効果を示すことが示唆されている（ホルモンに対する作用）　ⓐ幼若雌ラットに経口投与で，下垂体中のLH及びFSHが減少　ⓑラットに経口投与で，スルピリドによる血中プロラクチン値上昇及びエストラジオール値低下をそれぞれ抑制　ⓒラットの下垂体前葉細胞培養系で，LH-RH存在下に培養液中及び細胞内のLH，FSHの濃度を増加し，プロラクチン分泌を抑制（in vitro）　ⓓラット視床下部-下垂体系の連続環流実験で，視床下部-下垂体の連続環流ではLH分泌亢進，視床下部だけの環流ではLH-RH分泌亢進（in vitro）

温清飲（ウンセイイン）
漢方製剤　520

基本添付文書　ツムラ2011年2月改訂

【製品】
オースギ温清飲　エキスG顆粒（分包2.5g）（大杉）
クラシエ温清飲　エキス細粒（分包2・3g）（大峰堂―クラシエ薬品）
コタロー温清飲　エキス細粒（分包4g）（小太郎漢方）
ジュンコウ温清飲　FCエキス細粒（分包2.5g）（康和薬通―大杉）
ツムラ温清飲　エキス顆粒（分包2.5g）（ツムラ）
テイコク温清飲　エキス細粒（分包3g）（帝國漢方―日医工）
〔東洋〕温清飲　エキス細粒（分包2g）（東洋薬行）
本草温清飲　エキス顆粒-M（分包2.5g）（本草）

【組成】A群：ジオウ・シャクヤク・センキュウ・トウキ各3g，オウゴン・オウバク・オウレン・サンシシ各1.5g
〔細粒〈クラシエ〉〕：6g中エキス末4.2g
〔細粒〈東洋〉〕：6g中エキス末3.6g
〔顆粒〈オースギ〉〕：7.5g中エキス末4.3g
〔顆粒〈ツムラ〉〕：7.5g中エキス末3.75g
〔顆粒〈テイコク〉〕：9g中エキス末4.41g
B群：トウキ・ジオウ各4g，シャクヤク・センキュウ・オウゴン各3g，サンシシ2g，オウレン・オウバク各1.5g
〔細粒〈コタロー〉〕：12g中エキス末6.8g
〔顆粒〈本草〉〕：7.5g中エキス末5g
C群：トウキ・ジオウ・シャクヤク・センキュウ各4g，オウレン・オウバク各1.5g，オウゴン3g，サンシシ2g
〔細粒〈ジュンコウ〉〕：7.5g中エキス末5.1g

【効能・効果】皮膚の色つやが悪く，のぼせるものに用いる：月経不順，月経困難，血の道症，更年期障害，神経症

【用法・用量】〔オースギ・ジュンコウ・ツムラ〕：1日7.5g，食前又は食間2～3回に分服。年齢，体重，症状により適宜増減
〔クラシエ〕：1日6g，食前又は食間2～3回に分服。年齢，体重，症状により適宜増減
〔コタロー〕：1日12g，食前又は食間2～3回に分服。年齢，体重，症状により適宜増減
〔テイコク〕：1回3g，1日3回食前経口投与。年齢，体重，症状により適宜増減
〔東洋〕：1回2g，1日3回空腹時経口投与。年齢，症状により適宜増減
〔本草〕：1日7.5g，食前又は食間3回に分服。年齢，体重，症状により適宜増減

【慎重投与】❶著しく胃腸の虚弱な患者[食欲不振，胃部不快感，悪心，嘔吐，下痢等が現れることがある]　❷食欲不振，悪心，嘔吐の

ある患者[これらの症状が悪化するおそれがある]　【重要な基本的注意】❶使用にあたっては，患者の証(体質・症状)を考慮して投与する．なお，経過を十分に観察し，症状・所見の改善が認められない場合には，継続投与を避ける　❷他の漢方製剤等を併用する場合は，含有生薬の重複に注意する
【副作用】❶本剤は使用成績調査等の副作用発現頻度が明確となる調査を実施していないため，発現頻度は不明である

❷重大な副作用　ⓐ間質性肺炎：発熱，咳嗽，呼吸困難，肺音の異常等が現れた場合には，中止し，速やかに胸部X線，胸部CT等の検査を実施するとともに副腎皮質ホルモン剤の投与等の適切な処置を行う　ⓑ肝機能障害，黄疸：AST(GOT)，ALT(GPT)，Al-P，γ-GTPの上昇等を伴う肝機能障害，黄疸が現れることがあるので，観察を十分に行い，異常が認められた場合には中止し，適切な処置を行う

❸その他の副作用

	頻度不明
過敏症*	発疹，発赤等
消化器	食欲不振，胃部不快感，悪心，嘔吐，下痢等

※：このような症状が現れた場合には中止する
【高齢者への投与】一般に高齢者では生理機能が低下しているので減量するなど注意する　【妊婦・産婦・授乳婦等への投与】妊娠中の投与に関する安全性は確立していないので，妊婦又は妊娠している可能性のある婦人には，治療上の有益性が危険性を上回ると判断される場合にのみ投与する　【小児等への投与】小児等に対する安全性は確立していない[使用経験が少ない]　【保存等】遮光保存

エッピカジュツトウ
越婢加朮湯
漢方製剤　　　　　　　　　　　　　　　　　　　520

基本添付文書 ツムラ2010年10月改訂

(製品)
　コタロー越婢加朮湯　エキス細粒(分包3g)(小太郎漢方)
　JPS越婢加朮湯　エキス顆粒(分包2.5g)(ジェーピーエス―大杉)
　ツムラ越婢加朮湯　エキス顆粒(分包2.5g)(ツムラ)

(組成) A群：セッコウ8g，タイソウ3g，マオウ6g，カンゾウ2g，ソウジュツ4g，ショウキョウ0.8g
　〔細粒〈コタロー〉〕：9g中エキス末6g
　B群：セッコウ8g，マオウ6g，ソウジュツ4g，タイソウ3g，カンゾウ2g，ショウキョウ1g
　〔顆粒〈JPS〉〕：7.5g中エキス末4g
　〔顆粒〈ツムラ〉〕：7.5g中エキス末3.25g

(効能・効果)〔コタロー〕：咽喉がかわき浮腫又は水疱が甚だしく尿量減少又は頻尿のあるもの，あるいは分泌物の多いもの．腎炎，ネフローゼ，湿疹，脚気
〔JPS〕：浮腫，尿利減少などがあるものの次の諸症(腎炎，ネフローゼなどの初期の浮腫，脚気の浮腫，変形性膝関節症，関節リウマチ，急性結膜炎，フリクテン性結膜炎，翼状片，湿疹)
〔ツムラ〕：浮腫と汗が出て小便不利のあるものの次の諸症(腎炎，ネフローゼ，脚気，関節リウマチ，夜尿症，湿疹)

(用法・用量)〔コタロー〕：1日9g，食前又は食間2〜3回に分服．年齢，体重，症状により適宜増減
〔JPS・ツムラ〕：1日7.5g，食前又は食間2〜3回に分服．年齢，体重，症状により適宜増減

(慎重投与)❶病後の衰弱期，著しく体力の衰えている患者[副作用が現れやすくなり，その症状が増強されるおそれがある]　❷胃腸の虚弱な患者[食欲不振，胃部不快感，悪心，嘔吐，軟便，下痢等が現れることがある]　❸食欲不振，悪心，嘔吐のある患者[これらの症状が悪化するおそれがある]　❹発汗傾向の著しい患者[発汗過多，全身脱力感等が現れるおそれがある]　❺狭心症，心筋梗塞等の循環器系の障害のある患者，又はその既往歴のある患者　❻重症高血圧症の患者　❼高度の腎障害のある患者　❽排尿障害のある患者　❾甲状腺機能亢進症の患者[❺〜❾：これらの疾患及び症状が悪化するおそれがある]　【重要な基本的注意】❶使用にあたっては，患者の証(体質・症

症状)を考慮して投与する．なお，経過を十分に観察し，症状・所見の改善が認められない場合には，継続投与を避ける　❷カンゾウが含まれているので，血清カリウム値や血圧等に十分留意し，異常が認められた場合には中止する　❸他の漢方製剤等を併用する場合は，含有生薬の重複に注意する
【相互作用】併用注意

薬剤名等	臨床症状・措置方法	機序・危険因子
マオウ含有製剤 エフェドリン類含有製剤 モノアミン酸化酵素(MAO)阻害剤 甲状腺製剤 ・チロキシン ・リオチロニン カテコールアミン製剤 ・アドレナリン ・イソプレナリン キサンチン系製剤 ・テオフィリン ・ジプロフィリン	不眠，発汗過多，頻脈，動悸，全身脱力感，精神興奮等が現れやすくなるので，減量するなど慎重に投与する	交感神経刺激作用が増強されることが考えられる
カンゾウ含有製剤 グリチルリチン酸及びその塩類を含有する製剤	偽アルドステロン症が現れやすくなる．また，低カリウム血症の結果として，ミオパシーが現れやすくなる(重大な副作用の項参照)	グリチルリチン酸は尿細管でのカリウム排泄促進作用があるため，血清カリウム値の低下が促進されることが考えられる

【副作用】❶使用成績調査等の副作用発現頻度が明確となる調査を実施していないため，発現頻度は不明である

❷重大な副作用　ⓐ偽アルドステロン症：低カリウム血症，血圧上昇，ナトリウム・体液の貯留，浮腫，体重増加等の偽アルドステロン症が現れることがあるので，観察(血清カリウム値の測定等)を十分に行い，異常が認められた場合には中止し，カリウム剤の投与等の適切な処置を行う　ⓑミオパシー：低カリウム血症の結果としてミオパシーが現れることがあるので，観察を十分に行い，脱力感，四肢痙攣・麻痺等の異常が認められた場合には中止し，カリウム剤の投与等の適切な処置を行う

❸その他の副作用

	頻度不明
過敏症*	発疹，発赤，瘙痒等
自律神経系	不眠，発汗過多，頻脈，動悸，全身脱力感，精神興奮等
消化器	食欲不振，胃部不快感，悪心，嘔吐，軟便，下痢等
泌尿器	排尿障害等

※：このような症状が現れた場合には中止する
【高齢者への投与】一般に高齢者では生理機能が低下しているので減量するなど注意する　【妊婦・産婦・授乳婦等への投与】妊娠中の投与に関する安全性は確立していないので，妊婦又は妊娠している可能性のある婦人には，治療上の有益性が危険性を上回ると判断される場合にのみ投与する　【小児等への投与】小児等に対する安全性は確立していない[使用経験が少ない]　【保存等】遮光保存
【薬効薬理】皮膚炎に対する作用：マウスに混餌前投与時，クロトン油による一次刺激性接触皮膚炎並びにDNFBによるアレルギー性接触皮膚炎を抑制

オウギケンチュウトウ
黄耆建中湯
漢方製剤　　　　　　　　　　　　　　　　　　　520

基本添付文書 ツムラ2007年5月改訂

(製品)
　ツムラ黄耆建中湯　エキス顆粒(分包3g)(ツムラ)
　〔東洋〕黄耆建中湯　エキス細粒(分包2g)(東洋薬行)

(組成) A群：シャクヤク6g，ケイシ・生ショウキョウ・タイソウ・オウギ各4g，カンゾウ2g

〔細粒〈東洋〉〕：6g中エキス末4g
B群：シャクヤク6g，オウギ・ケイヒ・タイソウ各4g，カンゾウ2g，ショウキョウ1g
〔顆粒〈ツムラ〉〕：18g中エキス末4.75g，コウイ10g
(効能・効果) 身体虚弱で，疲労しやすいものの次の諸症：虚弱体質，病後の衰弱，寝汗
(用法・用量)〔ツムラ〕：1日18g，食前又は食間2～3回に分服。年齢，体重，症状により適宜増減
〔東洋〕：1回2g，1日3回空腹時経口投与。年齢，症状により適宜増減
【重要な基本的注意】❶使用にあたっては，患者の証(体質・症状)を考慮して投与する。なお，経過を十分に観察し，症状・所見の改善が認められない場合には，継続投与を避ける ❷本剤にはカンゾウが含まれているので，血清カリウム値や血圧値等に十分留意し，異常が認められた場合には中止する ❸他の漢方製剤等を併用する場合は，含有生薬の重複に注意する
【相互作用】併用注意

薬剤名等	臨床症状・措置方法	機序・危険因子
カンゾウ含有製剤 グリチルリチン酸及びその塩類を含有する製剤	偽アルドステロン症が現れやすくなる。また，低カリウム血症の結果として，ミオパシーが現れやすくなる(重大な副作用の項参照)	グリチルリチン酸は尿細管でのカリウム排泄促進作用があるため，血清カリウム値の低下が促進されることが考えられる

【副作用】❶使用成績調査等の副作用発現頻度が明確となる調査を実施していないため，発現頻度は不明である

❷重大な副作用 ⓐ偽アルドステロン症：低カリウム血症，血圧上昇，ナトリウム・体液の貯留，浮腫，体重増加等の偽アルドステロン症が現れることがあるので，観察(血清カリウム値の測定など)を十分に行い，異常が認められた場合には中止し，カリウム剤の投与等の適切な処置を行う ⓑミオパシー：低カリウム血症の結果としてミオパシーが現れることがあるので，観察を十分に行い，脱力感，四肢痙攣・麻痺等の異常が認められた場合には中止し，カリウム剤の投与等の適切な処置を行う

❸その他の副作用

	頻度不明
過敏症*	発疹，発赤，瘙痒等

※：このような症状が現れた場合には中止する
【高齢者への投与】一般に高齢者では生理機能が低下しているので減量するなど注意する 【妊婦・産婦・授乳婦等への投与】妊娠中の投与に関する安全性は確立していないので，妊娠又は妊娠している可能性のある婦人には，治療上の有益性が危険性を上回ると判断される場合にのみ投与する 【小児等への投与】小児等に対する安全性は確立していない[使用経験が少ない] 【その他の注意】湿疹，皮膚炎等が悪化することがある 【保存等】遮光保存

オウゴントウ
黄芩湯
漢方製剤　　　　　　　　　　　　　　　　　　　520

(基本添付文書) 三和生薬2008年6月改訂
(製品)
三和黄芩湯 エキス細粒(分包2.5g)(三和生薬)
(組成)〔細粒〕：7.5g中(オウゴン・タイソウ各4g，カンゾウ・シャクヤク各3g)エキス末4g
(効能・効果) 腸カタル，消化不良，嘔吐，下痢
(用法・用量) 1日7.5g，食前又は食間3回に分服。年齢，症状により適宜増減

(禁忌) ❶アルドステロン症の患者 ❷ミオパシーのある患者 ❸低カリウム血症のある患者[❶～❸これらの疾患及び症状が悪化するおそれがある]

【重要な基本的注意】❶使用にあたっては，患者の証(体質・症状)を考慮して投与する。なお，経過を十分に観察し，症状・所見の改善が認められない場合には，継続投与を避ける ❷カンゾウが含まれているので，血清カリウム値や血圧値等に十分留意し，異常が認められた場合には中止する ❸他の漢方製剤等を併用する場合は，含有生薬の重複に注意する
【相互作用】併用注意

薬剤名等	臨床症状・措置方法	機序・危険因子
カンゾウ含有製剤 グリチルリチン酸及びその塩類を含有する製剤 ループ系利尿剤 ・フロセミド ・エタクリン酸 チアジド系利尿剤 ・トリクロルメチアジド	偽アルドステロン症が現れやすくなる。また，低カリウム血症の結果として，ミオパシーが現れやすくなる(重大な副作用の項参照)	グリチルリチン酸及び利尿剤は尿細管でのカリウム排泄促進作用があるため，血清カリウム値の低下が促進されることが考えられる

【副作用】❶使用成績調査等の副作用発現頻度が明確となる調査を実施していないため，発現頻度は不明である

❷重大な副作用 ⓐ偽アルドステロン症：低カリウム血症，血圧上昇，ナトリウム・体液の貯留，浮腫，体重増加等の偽アルドステロン症が現れることがあるので，観察(血清カリウム値の測定など)を十分に行い，異常が認められた場合には中止し，カリウム剤の投与等の適切な処置を行う ⓑミオパシー：低カリウム血症の結果としてミオパシーが現れることがあるので，観察を十分に行い，脱力感，四肢痙攣・麻痺等の異常が認められた場合には中止し，カリウム剤の投与等の適切な処置を行う

【高齢者への投与】一般に高齢者では生理機能が低下しているので減量するなど注意する 【妊婦・産婦・授乳婦等への投与】妊娠中の投与に関する安全性は確立していないので，妊娠又は妊娠している可能性のある婦人には，治療上の有益性が危険性を上回ると判断される場合にのみ投与する 【小児等への投与】小児等に対する安全性は確立していない[使用経験が少ない] 【保存等】直射日光を避け，防湿・涼所保存

オウレントウ
黄連湯
漢方製剤　　　　　　　　　　　　　　　　　　　520

(基本添付文書) ツムラ2013年3月改訂
(製品)
コタロー黄連湯 エキス細粒(分包2.5g)(小太郎漢方)
太虎堂の黄連湯 エキス顆粒(分包1.5g)(太虎精堂)
ツムラ黄連湯 エキス顆粒(分包2.5g)(ツムラ)
〔東洋〕黄連湯 エキス細粒(分包2g)(東洋薬行)
(組成) A群：オウレン・カンゾウ・カンキョウ・ニンジン・ケイヒ・タイソウ各3g，ハンゲ6g
〔細粒〈コタロー〉〕：7.5g中エキス末5g
〔顆粒〈ツムラ〉〕：7.5g中エキス末4g
B群：オウレン・カンキョウ・ケイシ・カンゾウ・ニンジン・タイソウ各3g，ハンゲ5g
〔細粒〈東洋〉〕：6g中エキス末4g
C群：オウレン・カンゾウ・ニンジン・ショウキョウ・ケイヒ・タイソウ各3g，ハンゲ6g
〔顆粒〈太虎堂〉〕：4.5g中エキス末3.76g
(効能・効果)〔コタロー〕：胃部に圧重感があって，食欲減退，腹痛，悪心，嘔吐，口臭，舌苔などがあり，便秘又は下痢するもの。胃腸カタル，口内炎，消化不良，胃酸過多症，宿酔
〔その他〕：胃部の停滞感や重圧感，食欲不振のあるものの次の諸症(急性胃炎，二日酔，口内炎)
(用法・用量)〔コタロー・ツムラ〕：1日7.5g，食前又は食間2～3回に分服。年齢，体重，症状により適宜増減
〔太虎堂〕：1日4.5g，食前又は食間3回に分服。年齢，体重，症状により適宜増減。
〔東洋〕：1回2g，1日3回空腹時経口投与。年齢，症状により適宜増減

【禁忌】❶アルドステロン症の患者　❷ミオパシーのある患者　❸低カリウム血症のある患者［❶～❸これらの疾患及び症状が悪化するおそれがある］

【重要な基本的注意】❶使用にあたっては、患者の証(体質・症状)を考慮して投与する。なお、経過を十分に観察し、症状・所見の改善が認められない場合には、継続投与を避ける　❷カンゾウが含まれているので、血清カリウム値や血圧値等に十分留意し、異常が認められた場合には中止する　❸他の漢方製剤等を併用する場合は、含有生薬の重複に注意する

【相互作用】併用注意

薬剤名等	臨床症状・措置方法	機序・危険因子
カンゾウ含有製剤 グリチルリチン酸及びその塩類を含有する製剤 ループ系利尿剤 ・フロセミド ・エタクリン酸 チアジド系利尿剤 ・トリクロルメチアジド	偽アルドステロン症が現れやすくなる。また、低カリウム血症の結果として、ミオパシーが現れやすくなる(重大な副作用の項参照)	グリチルリチン酸及び利尿剤は尿細管でのカリウム排泄促進作用があるため、血清カリウム値の低下が促進されることが考えられる

【副作用】❶使用成績調査等の副作用発現頻度が明確となる調査を実施していないため、発現頻度は不明である

❷重大な副作用　ⓐ偽アルドステロン症：低カリウム血症、血圧上昇、ナトリウム・体液の貯留、浮腫、体重増加等の偽アルドステロン症が現れることがあるので、観察(血清カリウム値の測定等)を十分に行い、異常が認められた場合には中止し、カリウム剤の投与等の適切な処置を行う　ⓑミオパシー：低カリウム血症の結果としてミオパシーが現れることがあるので、観察を十分に行い、脱力感、四肢痙攣・麻痺等の異常が認められた場合には中止し、カリウム剤の投与等の適切な処置を行う

❸その他の副作用

	頻度不明
過敏症*	発疹、発赤、瘙痒、蕁麻疹等

＊：このような症状が現れた場合には中止する

【高齢者への投与】一般に高齢者では生理機能が低下しているので減量するなど注意する　【妊婦・産婦・授乳婦等への投与】妊娠中の投与に関する安全性は確立していないので、妊婦又は妊娠している可能性のある婦人には、治療上の有益性が危険性を上回ると判断される場合にのみ投与する　【小児等への投与】小児等に対する安全性は確立していない［使用経験が少ない］　【保存等】遮光保存

オウレンゲドクトウ
黄連解毒湯
漢方製剤　　　　　　　　　　　　　　　　　　　　520

基本添付文書　ツムラ2013年8月改訂

(製品)
- 黄連解毒湯　エキス顆粒T(分包2.5g)(東亜薬品―杏林、キョーリンリメディオ、建林松鶴堂、松浦薬業、陽進堂)
- オースギ黄連解毒湯　エキスG顆粒(分包1.5g)(大杉)
- オースギ黄連解毒湯　エキスT錠(分包5錠)(高砂薬業―大杉)
- クラシエ黄連解毒湯　エキス細粒(分包2・3g)　エキス錠(大峰堂、クラシエ製薬―クラシエ薬品)
- コタロー黄連解毒湯　エキス細粒(分包2g)　エキスカプセル(小太郎漢方―扶桑薬品)
- サカモト黄連解毒湯　エキス顆粒-S(分包2.5g)(阪本漢法)
- 三和黄連解毒湯　エキス細粒(分包1.5g)(三和生薬)
- JPS黄連解毒湯　エキス顆粒(分包2.5g)(ジェーピーエス)
- ジュンコウ黄連解毒湯　FCエキス細粒(分包1.5g)(康和薬通―大杉)
- 太虎堂の黄連解毒湯　エキス顆粒(分包1.5g)(太虎精堂)
- ツムラ黄連解毒湯　エキス顆粒(分包2.5g)(ツムラ)
- テイコク黄連解毒湯　エキス顆粒(分包2.5g)(帝國漢方―大木製薬、日医工)
- 〔東洋〕黄連解毒湯　エキス細粒(分包1.5g)(東洋薬行)
- 本草黄連解毒湯　エキス顆粒-M(分包2.5g)(本草)

(組成)
A群：オウレン・オウバク各1.5g、オウゴン3g、サンシシ2g
　〔細粒〈クラシエ〉〕：6g中エキス1.4g
　〔細粒・カプセル〈コタロー〉〕：6g又は6カプセル中エキス末1.8g
　〔細粒〈三和〉〕：4.5g中エキス末1.7g
　〔顆粒〈JPS〉〕：7.5g中エキス末1.6g
　〔顆粒〈本草〉〕：7.5g中エキス末1.3g
　〔錠剤〈クラシエ〉〕：18錠中エキス1.6g
B群：オウレン・オウバク・サンシシ各2g、オウゴン3g
　〔細粒〈ジュンコウ〉〕：4.5g中エキス末1.25g
　〔細粒〈東洋〉〕：4.5g中エキス末2.5g
　〔顆粒〈サカモト・テイコク〉〕：7.5g中エキス末1.7g
　〔顆粒〈東亜薬品〉〕：7.5g中エキス末1.6g
C群：オウレン1.5g、オウバク・オウゴン・サンシシ各3g
　〔顆粒・錠剤〈オースギ〉〕：4.5g又は15錠中エキス末1.7g
　〔顆粒〈太虎堂〉〕：4.5g中エキス末2.71g
D群：オウゴン3g、オウレン・サンシシ各2g、オウバク1.5g
　〔顆粒〈ツムラ〉〕：7.5g中エキス末1.5g

(効能・効果)〔三和〕：比較的体力があり、のぼせて肩こり、不眠など神経症状があって出血傾向のあるものの次の諸症(吐血、下血、鼻出血、高血圧症、高血圧による不眠症、皮膚瘙痒症、神経症、胃炎)
〔ツムラ〕：比較的体力があり、のぼせ気味で、いらいらする傾向のあるものの次の諸症(喀血、吐血、下血、脳溢血、高血圧、心悸亢進、ノイローゼ、皮膚瘙痒症、胃炎)
〔その他〕：比較的体力があり、のぼせぎみで顔色赤く、いらいらする傾向のある次の諸症(胃炎、二日酔、めまい、動悸、ノイローゼ、不眠症、血の道症、鼻出血)

(用法・用量)〔オースギ・ジュンコウ〕：1日4.5g又は15錠、食前又は食間2～3回に分服。年齢、体重、症状により適宜増減
〔クラシエ・コタロー〕：1日6g又は18錠又は6カプセル、食前又は食間2～3回に分服。年齢、体重、症状により適宜増減
〔サカモト・JPS・ツムラ・東亜薬品〕：1日7.5g、食前又は食間2～3回に分服。年齢、体重、症状により適宜増減
〔三和・太虎堂〕：1日4.5g、食前又は食間3回に分服。三和は年齢、症状により適宜増減。太虎堂は年齢、体重、症状により適宜増減
〔テイコク〕：1回2.5g、1日3回食前経口投与。年齢、体重、症状により適宜増減
〔東洋〕：1回1.5g、1日3回空腹時経口投与。年齢、症状により適宜増減
〔本草〕：1日7.5g、食前又は食間3回に分服。年齢、体重、症状により適宜増減

【慎重投与】著しく体力の衰えている患者［副作用が現れやすくなり、その症状が増強されるおそれがある］　【重要な基本的注意】❶使用にあたっては、患者の証(体質・症状)を考慮して投与する。なお、経過を十分に観察し、症状・所見の改善が認められない場合には、継続投与を避ける　❷他の漢方製剤等を併用する場合は、含有生薬の重複に注意する

【副作用】❶使用成績調査等の副作用発現頻度が明確となる調査を実施していないため、発現頻度は不明である

❷重大な副作用　ⓐ間質性肺炎：発熱、咳嗽、呼吸困難、肺音の異常(捻髪音)等が現れた場合には、中止し、速やかに胸部X線等の検査を実施するとともに副腎皮質ホルモン剤の投与等の適切な処置を行う。また、発熱、咳嗽、呼吸困難等が現れた場合には、中止し、直ちに連絡するよう患者に対し注意を行う　ⓑ肝機能障害、黄疸：AST(GOT)、ALT(GPT)、Al-P、γ-GTPの著しい上昇等を伴う肝機能障害、黄疸が現れることがあるので、観察を十分に行い、異常が認められた場合には中止し、適切な処置を行う　ⓒ腸間膜静脈硬化症：長期投与により、腸間膜静脈硬化症が現れることがある。腹痛、下痢、便秘、腹部膨満等が繰り返し現れた場合、又は便潜血陽性になった場合には中止し、CT、大腸内視鏡等の検査を実施するとともに、適切な処置を行う。なお、腸管切除術に至った症例も報告されている

❸その他の副作用

	頻度不明
過敏症※	発疹，蕁麻疹等
消化器	食欲不振，胃部不快感，悪心，嘔吐，腹痛，下痢等

※：このような症状が現れた場合には中止する

【高齢者への投与】一般に高齢者では生理機能が低下しているので減量するなど注意する　【妊婦・産婦・授乳婦等への投与】妊娠中の投与に関する安全性は確立していないので，妊婦又は妊娠している可能性のある婦人には，治療上の有益性が危険性を上回ると判断される場合にのみ投与する　【小児等への投与】小児等に対する安全性は確立していない［使用経験が少ない］　【保存等】遮光保存

【薬効薬理】循環系に対する作用　ⓐ脳卒中易発症ラット（SHR-SP）に飲水投与で，血圧上昇を抑制。心臓の血管炎の発現，心筋線維化，腎臓の増殖性血管炎，壊死性血管炎及び糸球体病変に対して組織学的な改善を示し，大動脈重量の上昇を抑制　ⓑラットに経口投与で，海馬での局所脳血流量（CBF）を増加　❷胃粘膜障害に対する作用：ラットに経口投与で，compound 48/80の単回又は反復投与による腺胃部の粘膜障害部位の面積が縮小し，胃粘膜における過酸化脂質（LPO）量増加，キサンチンオキシダーゼ（XOD）活性上昇，グルタチオンペルオキシダーゼ活性低下をそれぞれ抑制　❸抗炎症作用　ⓐラットに経口投与で，カラゲニン，卵白アルブミン，ブラジキニンによる足蹠浮腫，ブラジキニンによる血管透過性亢進をそれぞれ抑制。マウスに経口投与で，キシレンによる耳浮腫，酢酸による腹腔内色素漏出，酢酸による腹部捻れんをそれぞれ抑制　ⓑラットに経口投与で，カラゲニンを含ませたコットンペレットによる肉芽腫形成を抑制　❹作用機序：次の作用により薬理効果を示すと示唆される　ⓐ血小板凝集抑制作用：ヒト血小板で，コラーゲン，アドレナリン，ADP，STA₂，アラキドン酸による血小板凝集及びATP放出を抑制し，トロンビン，ADP，STA₂によるPlatelet factor 4，β-トロンボグロブリン放出を抑制（in vitro）　ⓑ抗炎症作用：IL-1β/TNF-α刺激ラット肝癌細胞でNO産生を抑制し，LPS刺激マウスマクロファージではNOの産生を抑制（in vitro）

オツジトウ
乙字湯
漢方製剤　　　　　　　　　　　　　　　　　　520

基本添付文書　カンゾウ2.5g未満はツムラ2013年3月改訂，カンゾウ2.5g以上はテイコク2008年7月改訂

(製品)
オースギ乙字湯　エキスＧ顆粒（分包2.5g）（大杉）
乙字湯　エキス顆粒Ｔ（分包2.5g）（東亜薬品—杏林，キョーリンリメディオ，松浦薬業，陽進堂）
クラシエ乙字湯　エキス細粒（分包2・3g）（クラシエ製薬—クラシエ薬品）
コタロー乙字湯　エキス細粒（分包3g）（小太郎漢方）
三和乙字湯　エキス細粒（分包2.5g）（三和生薬）
ＪＰＳ乙字湯　エキス顆粒（分包2.5g）（ジェーピーエス）
ジュンコウ乙字湯　FCエキス細粒（分包2g）（康和薬通—大杉）
太虎堂の乙字湯　エキス顆粒（分包2.5g）（太虎精堂）
ツムラ乙字湯　エキス顆粒（分包2.5g）（ツムラ）
テイコク乙字湯　エキス顆粒（分包3g）（帝國漢方—日医工）
本草乙字湯　エキス顆粒-Ｍ（分包2.5g）（本草）

(組成)　Ａ群：ダイオウ1g，カンゾウ2g，サイコ5g，オウゴン3g，ショウマ1.5g，トウキ6g
　〔細粒〈クラシエ〉〕：6g中エキス末4.2g
　〔細粒〈コタロー〉〕：9g中エキス末5.3g
　〔細粒〈三和〉・顆粒〈オースギ〉〕：7.5g中エキス末3.6g
　〔細粒〈ジュンコウ〉〕：6g中エキス末3.55g
　〔顆粒〈本草〉〕：7.5g中エキス末3.3g
　〔顆粒〈JPS〉〕：7.5g中エキス末3.2g
　〔顆粒〈太虎堂〉〕：7.5g中エキス末4.15g
Ｂ群：トウキ6g，サイコ5g，オウゴン3g，カンゾウ2g，ショウマ1g，ダイオウ0.5g
　〔顆粒〈ツムラ〉〕：7.5g中エキス末4g
Ｃ群：トウキ6g，サイコ5g，オウゴン・カンゾウ各3g，ショウマ・ダイオウ各1g
　〔顆粒〈テイコク〉〕：9g中エキス末4.27g
　〔顆粒〈東亜薬品〉〕：7.5g中エキス末3.85g

【効能・効果】〔コタロー〕：痔核，脱肛，肛門出血，痔疾の疼痛
〔三和〕：便秘がちで局所に痛みがあり，ときに少量の出血があるものの次の諸症（一般痔疾，痔核，脱肛，肛門出血，女子陰部瘙痒症）
〔ツムラ〕：病状がそれほど激しくなく，体力が中位で衰弱していないものの次の諸症（切れ痔，イボ痔）
〔その他〕：大便が硬くて便秘傾向のあるものの次の諸症〔痔核（いぼ痔），切れ痔，便秘〕

【用法・用量】〔オースギ・JPS・ツムラ・東亜薬品〕：1日7.5g，食前又は食間2～3回に分服。年齢，体重，症状により適宜増減
〔クラシエ・ジュンコウ〕：1日6g，食前又は食間2～3回に分服。年齢，体重，症状により適宜増減
〔コタロー〕：1日9g，食前又は食間2～3回に分服。年齢，体重，症状により適宜増減
〔三和・太虎堂・本草〕：1日7.5g，食前又は食間3回に分服。三和は年齢，症状により適宜増減。太虎堂・本草は年齢，体重，症状により適宜増減
〔テイコク〕：1回3g，1日3回食前経口投与。年齢，体重，症状により適宜増減

禁忌　〔カンゾウ2.5g以上〕：❶アルドステロン症の患者　❷ミオパシーのある患者　❸低カリウム血症のある患者［❶～❸これらの疾患及び症状が悪化するおそれがある］

〔カンゾウ2.5g未満〕：【慎重投与】❶下痢，軟便のある患者［これらの症状が悪化するおそれがある］　❷著しく胃腸の虚弱な患者［食欲不振，胃部不快感，悪心，腹痛，下痢等が現れることがある］　❸食欲不振，悪心，嘔吐のある患者［これらの症状が悪化するおそれがある］　❹著しく体力の衰えている患者［副作用が現れやすくなり，その症状が増強されるおそれがある］　【重要な基本的注意】❶使用にあたっては，患者の証（体質・症状）を考慮して投与する。なお，経過を十分に観察し，症状・所見の改善が認められない場合には，継続投与を避ける　❷カンゾウが含まれているので，血清カリウム値や血圧値等に十分留意し，異常が認められた場合には中止する　❸他の漢方製剤等を併用する場合は，含有生薬の重複に注意する。ダイオウを含む製剤との併用には，特に注意する　❹ダイオウの瀉下作用には個人差が認められるので，用法及び用量に注意する

【相互作用】併用注意

薬剤名等	臨床症状・措置方法	機序・危険因子
カンゾウ含有製剤　グリチルリチン酸及びその塩類を含有する製剤	偽アルドステロン症が現れやすくなる。また，低カリウム血症の結果として，ミオパシーが現れやすくなる（重大な副作用の項参照）	グリチルリチン酸は尿細管でのカリウム排泄促進作用があるため，血清カリウム値の低下が促進されることが考えられる

【副作用】❶使用成績調査等の副作用発現頻度が明確となる調査を実施していないため，発現頻度は不明である

❷重大な副作用　ⓐ間質性肺炎：発熱，咳嗽，呼吸困難，肺音の異常（捻髪音）等が現れた場合には，本剤を中止し，速やかに胸部Ｘ線等の検査を実施するとともに副腎皮膚ホルモン剤の投与等の適切な処置を行う。また，発熱，咳嗽，呼吸困難等が現れた場合には，本剤を中止し，直ちに連絡するよう患者に対し注意を行う　ⓑ偽アルドステロン症：低カリウム血症，血圧上昇，ナトリウム・体液の貯留，浮腫，体重増加等の偽アルドステロン症が現れることがあるので，観察（血清カリウム値の測定等）を十分に行い，異常が認められた場合には中止し，カリウム剤の投与等の適切な処置を行う　ⓒミオパシー：低カリウム血症の結果としてミオパシーが現れることがあるので，観察を十分に行い，脱力感，四肢痙攣・麻痺等の異常が認められた場合には中止し，カリウム剤の投与等の適切な処置を行う　ⓓ肝機能障害，黄疸：AST（GOT），ALT（GPT），Al-P，γ-GTPの著しい上昇等を伴う肝機能障害，黄疸が現れることがあるので，観察を十分に行い，異常が認められた場合には中止し，適切な処置を行う

❸その他の副作用

	頻度不明
過敏症※	発疹，発赤，瘙痒等

| 消化器 | 食欲不振，胃部不快感，悪心，腹痛，下痢等 |

＊：このような症状が現れた場合には中止する
【高齢者への投与】一般に高齢者では生理機能が低下しているので減量するなど注意する　【妊婦・産婦・授乳婦等への投与】❶妊婦又は妊娠している可能性のある婦人には投与しないことが望ましい［ダイオウの子宮収縮作用及び骨盤内臓器の充血作用により流早産の危険性がある］　❷授乳中の婦人には慎重に投与する［ダイオウ中のアントラキノン誘導体が母乳中に移行し，乳児の下痢を起こすことがある］
【小児等への投与】小児等に対する安全性は確立していない［使用経験が少ない］　【保存等】遮光保存
〔カンゾウ2.5g以上〕：【慎重投与】❶下痢，軟便のある患者［これらの症状が悪化するおそれがある］　❷著しく胃腸の虚弱な患者［食欲不振，胃部不快感，悪心，腹痛，下痢等が現れることがある］　❸食欲不振，悪心，嘔吐のある患者［これらの症状が悪化するおそれがある］　❹著しく体力の衰えている患者［副作用が現れやすくなり，その症状が増強するおそれがある］　【重要な基本的注意】❶使用にあたっては，患者の証(体質・症状)を考慮して投与する。なお，経過を十分に観察し，症状・所見の改善が認められない場合には，継続投与を避ける　❷カンゾウが含まれているので，血清カリウム値や血圧値等に十分留意し，異常が認められた場合には中止する　❸他の漢方製剤等を併用する場合は，含有生薬の重複に注意する。ダイオウを含む製剤との併用には，特に注意する　❹ダイオウの瀉下作用には個人差が認められるので，用法・用量に注意する
【相互作用】併用注意

薬剤名等	臨床症状・措置方法	機序・危険因子
カンゾウ含有製剤 グリチルリチン酸及びその塩類を含有する製剤 ループ系利尿剤 ・フロセミド ・エタクリン酸 チアジド系利尿剤 ・トリクロルメチアジド	偽アルドステロン症が現れやすくなる。また，低カリウム血症の結果として，ミオパシーが現れやすくなる（重大な副作用の項参照）	グリチルリチン酸及び利尿剤は，尿細管でのカリウム排泄促進作用があるため，血清カリウム値の低下が促進されることが考えられる

【副作用】❶使用成績調査等の副作用発現頻度が明確となる調査を実施していないため，発現頻度は不明である

❷重大な副作用　ⓐ間質性肺炎：発熱，咳嗽，呼吸困難，肺音の異常(捻髪音)等が現れた場合には，本剤を中止し，速やかに胸部X線等の検査を実施するとともに副腎皮質ホルモン剤の投与等の適切な処置を行う。また，発熱，咳嗽，呼吸困難等が現れた場合には本剤を中止し，直ちに連絡するよう患者に対し注意を行う　ⓑ偽アルドステロン症：低カリウム血症，血圧上昇，ナトリウム・体液の貯留，浮腫，体重増加等の偽アルドステロン症が現れることがあるので，観察(血清カリウム値の測定等)を十分に行い，異常が認められた場合には中止し，カリウム剤の投与等の適切な処置を行う　ⓒミオパシー：低カリウム血症の結果としてミオパシーが現れることがあるので，観察を十分に行い，脱力感，四肢痙攣・麻痺等の異常が認められた場合には中止し，カリウム剤の投与等の適切な処置を行う　ⓓ肝機能障害，黄疸：AST(GOT)，ALT(GPT)，Al-P，γ-GTPの著しい上昇等を伴う肝機能障害，黄疸が現れることがあるので，観察を十分に行い，異常が認められた場合には中止し，適切な処置を行う

❸その他の副作用

	頻度不明
過敏症＊	発疹，発赤，瘙痒等
消化器	食欲不振，胃部不快感，悪心，腹痛，下痢等

＊：このような症状が現れた場合には中止する
【高齢者への投与】一般に高齢者では生理機能が低下しているので減量するなど注意する　【妊婦・産婦・授乳婦等への投与】❶妊婦又は妊娠している可能性のある婦人には投与しないことが望ましい［ダイオウの子宮収縮作用及び骨盤内臓器の充血作用により流早産の危険性がある］　❷授乳中の婦人には慎重に投与する［ダイオウ中のアントラキノン誘導体が母乳中に移行し，乳児の下痢を起こすことがある］
【小児等への投与】小児等に対する安全性は確立していない［使用経験が少ない］　【取扱い上の注意】❶直射日光を避け，なるべく湿気の少ない涼しい所に保存する　❷吸湿性であるので，開封後は湿気に注意して保存する　【保存等】室温保存(取扱い上の注意の項参照)

カッコントウ
葛根湯
漢方製剤　　520

【基本添付文書】ツムラ2007年8月改訂

【製品】
オーギ葛根湯　エキスG顆粒(分包2.5g)（大杉）
オーギ葛根湯　エキスT錠(分包5錠)（高砂薬業―大杉）
葛根湯　エキスA顆粒(分包3g)（阪本漢法）
葛根湯　エキス顆粒T(分包2.5g)（東亜薬品―杏林，キョーリンリメディオ，陽進堂）
クラシエ葛根湯　エキス細粒　エキス錠T（大峰堂，クラシエ製薬―クラシエ薬品）
コタロー葛根湯　エキス細粒(分包2.5g)（小太郎漢方）
三和葛根湯　エキス細粒(分包2.5g)（三和生薬）
JPS葛根湯　エキス顆粒(分包2.5g)（ジェーピーエス）
ジュンコウ葛根湯　FCエキス細粒(分包2g)（康和薬通―大杉）
太虎堂の葛根湯　エキス顆粒(分包2.5g)（太虎精堂）
ツムラ葛根湯　エキス顆粒(分包2.5g)（ツムラ）
テイコク葛根湯　エキス顆粒(分包2.5g)（帝國漢方―日医工）
〔東洋〕葛根湯　エキス細粒(分包2g)（東洋薬行）
本草葛根湯　エキス顆粒-M(分包2.5g)（本草）
マツウラ葛根湯　エキス顆粒(分包2g)（松浦薬業）

【組成】A群：カッコン8g，マオウ・タイソウ各4g，ケイヒ・シャクヤク各3g，カンゾウ2g，ショウキョウ1g
〔細粒〈クラシエ〉〕：7.5g中エキス末5.2g
〔細粒〈ジュンコウ〉〕：6g中エキス末3.5g
〔顆粒〈阪本漢法〉〕：9g中エキス末4.34g
〔顆粒〈JPS・東亜薬品〉〕：7.5g中エキス末5g
〔顆粒〈太虎堂〉〕：7.5g中エキス末4.15g
〔顆粒〈本草〉〕：7.5g中エキス末4.3g
B群：カッコン・マオウ各4g，タイソウ3g，ケイヒ・シャクヤク・カンゾウ各2g，ショウキョウ1g
〔細粒〈コタロー〉〕：7.5g中エキス末4.8g
C群：カッコン4g，マオウ・タイソウ各3g，ケイヒ・カンゾウ・シャクヤク各2g，ショウキョウ1g
〔細粒〈三和〉〕：7.5g中エキス末4.1g
〔顆粒・錠剤〈オーギ〉〕：7.5g又は15錠中エキス末3.3g
〔顆粒〈テイコク〉〕：7.5g中エキス末3.19g
〔顆粒〈マツウラ〉〕：6g中エキス末3.3g
〔錠剤〈クラシエ〉〕：18錠中エキス末3.2g
D群：カッコン4g，マオウ・タイソウ・生ショウキョウ各3g，ケイシ・シャクヤク・カンゾウ各2g
〔細粒〈東洋〉〕：6g中エキス末3.6g
E群：カッコン4g，タイソウ・マオウ各3g，カンゾウ・ケイヒ・シャクヤク・ショウキョウ各2g
〔顆粒〈ツムラ〉〕：7.5g中エキス末3.75g

【効能・効果】〔コタロー〕：頭痛，発熱，悪寒がして，自然発汗がなく，項，肩，背などがこるもの，あるいは下痢するもの。感冒，鼻かぜ，蓄膿症，扁桃腺炎，結膜炎，乳腺炎，湿疹，蕁麻疹，肩こり，神経痛，片頭痛
〔三和〕：比較的体力があって頭痛，発熱，悪寒がして自然の発汗がなく肩や背などがこるものの次の諸症(感冒，鼻かぜ，扁桃腺炎，中耳炎，蓄膿症，結膜炎，乳腺炎，肩こり，腕神経痛)
〔ツムラ〕：自然発汗がなく頭痛，発熱，悪寒，肩こり等を伴う比較的体力のあるものの次の諸症〔感冒，鼻かぜ，熱性疾患の初期，炎症性疾患(結膜炎，角膜炎，中耳炎，扁桃腺炎，乳腺炎，リンパ腺炎)，肩こり，上半身の神経痛，蕁麻疹〕
〔その他〕：感冒，鼻かぜ，頭痛，肩こり，筋肉痛，手や肩の痛み

【用法・用量】〔オーギ・クラシエ・コタロー・JPS・ツムラ・東亜薬品〕：1日7.5g，オーギ15錠又はクラシエ18錠，食前又は食間2～3回に分服。年齢，体重，症状により適宜増減
〔阪本漢法〕：1日9g，食前又は食間2～3回に分服。年齢，体重，症状により適宜増減

〔三和・太虎堂・本草〕：1日7.5g，食前又は食間3回に分服。年齢，体重，症状により適宜増減
〔ジュンコウ・マツウラ〕：1日6g，食前又は食間2～3回に分服。年齢，体重，症状により適宜増減
〔テイコク〕：1回2.5g，1日3回食前経口投与。年齢，体重，症状により適宜増減
〔東洋〕：1回2g，1日3回空腹時経口投与。年齢，症状により適宜増減

【慎重投与】❶病後の衰弱期，著しく体力の衰えている患者［副作用が現れやすくなり，その症状が増強されるおそれがある］ ❷著しく胃腸の虚弱な患者［食欲不振，胃部不快感，悪心，嘔吐等が現れることがある］ ❸食欲不振，悪心，嘔吐のある患者［これらの症状が悪化するおそれがある］ ❹発汗傾向の著しい患者［発汗過多，全身脱力感等が現れることがある］ ❺狭心症，心筋梗塞等の循環器系の障害のある患者，又はその既往歴のある患者 ❻重症高血圧症の患者 ❼高度の腎障害のある患者 ❽排尿障害のある患者 ❾甲状腺機能亢進症の患者［❺～❾：これらの疾患及び症状が悪化するおそれがある］

【重要な基本的注意】❶使用にあたっては，患者の証（体質・症状）を考慮して投与する。なお，経過を十分に観察し，症状・所見の改善が認められない場合には，継続投与を避ける ❷カンゾウが含まれているので，血清カリウム値や血圧値等に十分留意し，異常が認められた場合には中止する ❸他の漢方製剤等を併用する場合は，含有生薬の重複に注意する

【相互作用】併用注意

薬剤名等	臨床症状・措置方法	機序・危険因子
マオウ含有製剤 エフェドリン類含有製剤 モノアミン酸化酵素（MAO）阻害剤 甲状腺製剤 ・チロキシン ・リオチロニン カテコールアミン製剤 ・アドレナリン ・イソプレナリン キサンチン系製剤 ・テオフィリン ・ジプロフィリン	不眠，発汗過多，頻脈，動悸，全身脱力感，精神興奮等が現れやすくなるので，減量するなど慎重に投与する	交感神経刺激作用が増強されることが考えられる
カンゾウ含有製剤 グリチルリチン酸及びその塩類を含有する製剤	偽アルドステロン症が現れやすくなる。また，低カリウム血症の結果として，ミオパシーが現れやすくなる（重大な副作用の項参照）	グリチルリチン酸は尿細管でのカリウム排泄促進作用があるため，血清カリウム値の低下が促進されることが考えられる

【副作用】❶使用成績調査等の副作用発現頻度が明確となる調査を実施していないため，発現頻度は不明である

❷重大な副作用 ⓐ偽アルドステロン症：低カリウム血症，血圧上昇，ナトリウム・体液の貯留，浮腫，体重増加等の偽アルドステロン症が現れることがあるので，観察（血清カリウム値の測定等）を十分に行い，異常が認められた場合には中止し，カリウム剤の投与等の適切な処置を行う ⓑミオパシー：低カリウム血症の結果としてミオパシーが現れることがあるので，観察を十分に行い，脱力感，四肢痙攣・麻痺等の異常が認められた場合には中止し，カリウム剤の投与等の適切な処置を行う ⓒ肝機能障害，黄疸：AST（GOT），ALT（GPT），Al-P，γ-GTPの上昇等を伴う肝機能障害，黄疸が現れることがあるので，観察を十分に行い，異常が認められた場合には中止し，適切な処置を行う

❸その他の副作用

	頻度不明
過敏症*	発疹，発赤，瘙痒等
自律神経系	不眠，発汗過多，頻脈，動悸，全身脱力感，精神興奮等
消化器	食欲不振，胃部不快感，悪心，嘔吐等
泌尿器	排尿障害等

＊：このような症状が現れた場合には中止する

【高齢者への投与】一般に高齢者では生理機能が低下しているので減量するなど注意する 【妊婦・産婦・授乳婦等への投与】妊娠中の投与に関する安全性は確立していないので，妊婦又は妊娠している可能性のある婦人には，治療上の有益性が危険性を上回ると判断される場合にのみ投与する 【小児等への投与】小児等に対する安全性は確立していない［使用経験が少ない］ 【その他の注意】湿疹，皮膚炎等が悪化することがある 【保存等】遮光保存

【薬効薬理】❶抗アレルギー作用：羊赤血球誘発遅延型足蹠浮腫反応（SRBC-DTH）マウスに経口前投与で，浮腫を抑制 ❷インフルエンザウイルス感染症に対する作用：インフルエンザウイルス感染マウスに経口前投与で，肺炎を抑制し，肺病変を改善する，死亡率が低下 ❸作用機序：次の作用により薬理効果を示す示唆される ⓐプロスタグランジンE_2（PGE_2）に対する作用 ⑦ウサギ培養アストロサイトで，ブラジキニンによるPGE_2生成を，短時間処理（10分）では抑制し，長時間処理（18時間）では増加。また，長時間処理（18時間）で内因性のPGE_2遊離を抑制（in vitro） ⑥C6ラットグリオーマ細胞で，カルシウムイオノフォアA23187によるPGE_2遊離を抑制（in vitro） ⓑサイトカインに対する作用：インフルエンザウイルス感染マウスに経口前投与で，肺胞洗浄液中及び血清中でインターロイキン（IL）-1α濃度の上昇が抑制。また，肺胞洗浄液中でIL-12濃度が上昇

カッコンカジュツブトウ
葛根加朮附湯
漢方製剤
520

基本添付文書 三和生薬2009年8月改訂

（製品）規制等：㊙（分包品を除く）
三和葛根加朮附湯 エキス細粒（分包2.5g）（三和生薬─大杉）

（組成）〔細粒〕：7.5g中（カッコン4g，マオウ・タイソウ・ソウジュツ各3g，ケイヒ・カンゾウ・シャクヤク各2g，ショウキョウ1g，加工ブシ0.5g）エキス末4.8g

（効能・効果）悪寒発熱して，頭痛があり，項部・肩背部に緊張感あるものの次の諸症：肩こり，肩甲部の神経痛，上半身の関節リウマチ

（用法・用量）1日7.5g，食前又は食間3回に分服。年齢，症状により適宜増減

【慎重投与】❶体力の充実している患者［副作用が現れやすくなり，その症状が増強されるおそれがある］ ❷暑がりで，のぼせが強く，赤ら顔の患者［心悸亢進，のぼせ，舌のしびれ，悪心等が現れるおそれがある］ ❸著しく胃腸の虚弱な患者［食欲不振，胃部不快感，悪心，嘔吐等が現れるおそれがある］ ❹食欲不振，悪心，嘔吐のある患者［これらの症状が悪化するおそれがある］ ❺発汗傾向の著しい患者［発汗過多，全身脱力感等が現れるおそれがある］ ❻狭心症，心筋梗塞等の循環器系の障害のある患者，又はその既往歴のある患者 ❼重症高血圧症の患者 ❽高度の腎障害のある患者 ❾排尿障害のある患者 ❿甲状腺機能亢進症の患者［❻～❿：これらの疾患及び症状が悪化するおそれがある］ 【重要な基本的注意】❶使用にあたっては，患者の証（体質・症状）を考慮して投与する。なお，経過を十分に観察し，症状・所見の改善が認められない場合には，継続投与を避ける ❷カンゾウが含まれているので，血清カリウム値や血圧値等に十分留意し，異常が認められた場合には中止する ❸他の漢方製剤等を併用する場合は，含有生薬の重複に注意する。ブシを含む製剤との併用には，特に注意する

【相互作用】併用注意

薬剤名等	臨床症状・措置方法	機序・危険因子
マオウ含有製剤 エフェドリン類含有製剤 モノアミン酸化酵素（MAO）阻害剤 甲状腺製剤 ・チロキシン ・リオチロニン カテコールアミン製剤 ・アドレナリン ・イソプレナリン キサンチン系製剤 ・テオフィリン ・ジプロフィリン	不眠，発汗過多，頻脈，動悸，全身脱力感，精神興奮等が現れやすくなるので，減量するなど慎重に投与する	交感神経刺激作用が増強されることが考えられる
カンゾウ含有製剤 グリチルリチン酸及び	偽アルドステロン症が現れやすくなる。ま	グリチルリチン酸は尿細管でのカリウム排泄

	た，低カリウム血症の結果として，ミオパシーが現れやすくなる（重大な副作用の項参照）	促進作用があるため，血清カリウム値の低下が促進されることが考えられる
その塩類を含有する製剤		

【副作用】❶使用成績調査等の副作用発現頻度が明確となる調査を実施していないため，発現頻度は不明である

❷重大な副作用　ⓐ偽アルドステロン症：低カリウム血症，血圧上昇，ナトリウム・体液の貯留，浮腫，体重増加等の偽アルドステロン症が現れることがあるので，観察（血清カリウム値の測定等）を十分に行い，異常が認められた場合には中止し，カリウム剤の投与等の適切な処置を行う　ⓑミオパシー：低カリウム血症の結果としてミオパシーが現れることがあるので，観察を十分に行い，脱力感，四肢痙攣・麻痺等の異常が認められた場合には中止し，カリウム剤の投与等の適切な処置を行う

❸その他の副作用

	頻度不明
過敏症*	発疹，発赤，瘙痒等
自律神経系	不眠，発汗過多，頻脈，動悸，全身脱力感，精神興奮等
消化器	食欲不振，胃部不快感，悪心，嘔吐等
泌尿器	排尿障害等
その他	のぼせ，舌のしびれ等

＊：このような症状が現れた場合には中止する

【高齢者への投与】一般に高齢者では生理機能が低下しているので減量する等注意する　【妊婦・産婦・授乳婦等への投与】妊婦又は妊娠している可能性のある婦人には投与しないことが望ましい［加工ブシの副作用が現れやすくなる］　【小児等への投与】小児等には慎重に投与する［加工ブシが含まれている］　【保存方法】直射日光を避け，防湿・涼所保存

葛根湯加川芎辛夷
漢方製剤　　520

基本添付文書　ツムラ2013年3月改訂

(製品)
オースギ葛根湯加川芎辛夷　エキスG顆粒(分包2.5g)（大杉）
葛根湯加川芎辛夷　エキス顆粒T(分包2.5g)（東亜薬品―杏林，キョーリンリメディオ，建林松鶴堂，松浦薬業，陽進堂）
クラシエ葛根湯加川芎辛夷　エキス細粒(分包2.5・3.75g)　エキス錠（大峰堂，クラシエ製薬―クラシエ薬品）
コタロー葛根湯加川芎辛夷　エキス細粒(分包3g)（小太郎漢方）
JPS葛根湯加川芎辛夷　エキス顆粒(分包2.5g)（ジェーピーエス）
ツムラ葛根湯加川芎辛夷　エキス顆粒(分包2.5g)（ツムラ）
テイコク葛根湯加川芎辛夷　エキス顆粒(分包3g)（帝國漢方―日医工）
〔東洋〕葛根湯加川芎辛夷　エキス細粒(分包2g)（東洋薬行）
本草葛根湯加川芎辛夷　エキス顆粒-M(分包2.5g)（本草）

(組成) A群：カッコン・マオウ各4g，タイソウ・センキュウ・シンイ各3g，カンゾウ・ケイヒ・シャクヤク各2g，ショウキョウ1g
〔細粒〈クラシエ〉〕：7.5g中エキス末4.7g
〔細粒〈コタロー〉〕：9g中エキス末5.8g
〔顆粒〈オースギ〉〈本草〉〕：7.5g中エキス末4.2g
〔顆粒〈JPS〉〕：7.5g中エキス末4.6g
〔顆粒〈テイコク〉〕：9g中エキス末3.98g
〔顆粒〈東亜薬品〉〕：7.5g中エキス末5g
〔錠剤〈クラシエ〉〕：18錠中エキス末4g

B群：カッコン4g，マオウ・タイソウ・生ショウキョウ・センキュウ・シンイ各3g，カンゾウ・ケイシ・シャクヤク各2g
〔細粒〈東洋〉〕：6g中エキス末4g

C群：カッコン4g，タイソウ・マオウ各3g，カンゾウ・ケイヒ・シャクヤク・センキュウ・シンイ各2g，ショウキョウ1g

〔顆粒〈ツムラ〉〕：7.5g中エキス末4g

【効能・効果】〔コタロー〕：蓄膿症，慢性鼻炎，鼻閉
〔その他〕：鼻づまり，蓄膿症，慢性鼻炎

【用法・用量】〔オースギ・クラシエ・JPS・ツムラ・東亜薬品〕：1日7.5g又は18錠，食前又は食間2～3回に分服。年齢，体重，症状により適宜増減
〔コタロー〕：1日9g，食前又は食間2～3回に分服。年齢，体重，症状により適宜増減
〔テイコク〕：1回3g，1日3回食前経口投与。年齢，体重，症状により適宜増減
〔東洋〕：1回2g，1日3回空腹時経口投与。年齢，症状により適宜増減
〔本草〕：1日7.5g，食前又は食間3回に分服。年齢，体重，症状により適宜増減

【慎重投与】❶病後の衰弱期，著しく体力の衰えている患者［副作用が現れやすくなり，その症状が増強されるおそれがある］　❷著しく胃腸の虚弱な患者［食欲不振，胃部不快感，悪心，嘔吐，下痢等が現れるおそれがある］　❸食欲不振，悪心，嘔吐のある患者［これらの症状が悪化するおそれがある］　❹発汗傾向の著しい患者［発汗過多，全身脱力感等が現れるおそれがある］　❺狭心症，心筋梗塞等の循環器系の障害のある患者，又はその既往歴のある患者　❻重症高血圧症の患者　❼高度の腎障害のある患者　❽排尿障害のある患者　❾甲状腺機能亢進症の患者［❺～❾：これらの疾患及び症状が悪化するおそれがある］　【重要な基本的注意】❶使用にあたっては，患者の証(体質・症状)を考慮して投与する。なお，経過を十分に観察し，症状・所見の改善が認められない場合には，継続投与を避ける　❷カンゾウが含まれているので，血清カリウム値や血圧等に十分留意し，異常が認められた場合には中止する　❸他の漢方製剤等を併用する場合は，含有生薬の重複に注意する

【相互作用】併用注意

薬剤名等	臨床症状・措置方法	機序・危険因子
マオウ含有製剤 エフェドリン類含有製剤 モノアミン酸化酵素(MAO)阻害剤 甲状腺製剤 ・チロキシン ・リオチロニン カテコールアミン製剤 ・アドレナリン ・イソプレナリン キサンチン系製剤 ・テオフィリン ・ジプロフィリン	不眠，発汗過多，頻脈，動悸，全身脱力感，精神興奮等が現れやすくなる。減量するなど慎重に投与する	交感神経刺激作用が増強されることが考えられる
カンゾウ含有製剤 グリチルリチン酸及びその塩類を含有する製剤	偽アルドステロン症が現れやすくなる。また，低カリウム血症の結果として，ミオパシーが現れやすくなる（重大な副作用の項参照）	グリチルリチン酸は尿細管でのカリウム排泄促進作用があるため，血清カリウム値の低下が促進されることが考えられる

【副作用】❶使用成績調査等の副作用発現頻度が明確となる調査を実施していないため，発現頻度は不明である

❷重大な副作用　ⓐ偽アルドステロン症：低カリウム血症，血圧上昇，ナトリウム・体液の貯留，浮腫，体重増加等の偽アルドステロン症が現れることがあるので，観察（血清カリウム値の測定等）を十分に行い，異常が認められた場合には中止し，カリウム剤の投与等の適切な処置を行う　ⓑミオパシー：低カリウム血症の結果としてミオパシーが現れることがあるので，観察を十分に行い，脱力感，四肢痙攣・麻痺等の異常が認められた場合には中止し，カリウム剤の投与等の適切な処置を行う

❸その他の副作用

	頻度不明
過敏症*	発疹，発赤，瘙痒等
自律神経系	不眠，発汗過多，頻脈，動悸，全身脱力感，精神興奮等
消化器	食欲不振，胃部不快感，悪心，嘔吐，下痢等

| 泌尿器 | 排尿障害等 |

※：このような症状が現れた場合には中止する
【高齢者への投与】一般に高齢者では生理機能が低下しているので減量するなど注意する　【妊婦・産婦・授乳婦等への投与】妊娠中の投与に関する安全性は確立していないので、妊婦又は妊娠している可能性のある婦人には、治療上の有益性が危険性を上回ると判断される場合にのみ投与する　【小児等への投与】小児等に対する安全性は確立していない〔使用経験が少ない〕　【その他の注意】湿疹、皮膚炎等が悪化することがある　【保存等】遮光保存

加味帰脾湯（カミキヒトウ）
漢方製剤　　　520

基本添付文書　ボタンピ含有製剤は太虎堂2011年3月改訂，ボタンピ非含有製剤はツムラ2013年3月改訂

（製品）
- オースギ加味帰脾湯　エキスG顆粒（分包4g）（大杉）
- クラシエ加味帰脾湯　エキス細粒（分包2.5・3.75g）　エキス錠（大峰堂，クラシエ製薬―クラシエ薬品）
- 太虎堂の加味帰脾湯　エキス顆粒（分包2.5g）（太虎精堂）
- ツムラ加味帰脾湯　エキス顆粒（分包2.5g）（ツムラ）
- 〔東洋〕加味帰脾湯　エキス細粒（分包3g）（東洋薬行）

（組成）A群：ニンジン・ビャクジュツ・ブクリョウ・サイコ・サンソウニン・リュウガンニク各3g，オウギ・トウキ・サンシシ各2g，オンジ・タイソウ各1.5g，ショウキョウ0.5g，カンゾウ・モッコウ各1g
　〔細粒〈クラシエ〉〕：7.5g中エキス末5.6g
　〔錠剤〈クラシエ〉〕：27錠中エキス末6g

B群：ニンジン・ビャクジュツ・ブクリョウ・サンソウニン・リュウガンニク・オウギ・サイコ各3g，トウキ・オンジ・タイソウ・サンシシ・ボタンピ各2g，生ショウキョウ1.5g，カンゾウ・モッコウ各1g
　〔細粒〈東洋〉〕：9g中エキス末6g

C群：ニンジン・ソウジュツ・ブクリョウ・サイコ・サンソウニン・リュウガンニク各3g，オウギ・トウキ・サンシシ各2g，オンジ・カンゾウ・モッコウ・タイソウ・ショウキョウ各1g
　〔顆粒〈オースギ〉〕：12g中エキス末5.5g

D群：ニンジン・ビャクジュツ・ブクリョウ・オウギ・サイコ・リュウガンニク・サンソウニン各3g，トウキ・オンジ・サンシシ・タイソウ・ボタンピ各2g，カンゾウ・モッコウ各1g，ショウキョウ0.5g　エキス末5.18g
　〔顆粒〈太虎堂〉〕：7.5g中エキス末5.18g

E群：オウギ・サイコ・サンソウニン・ソウジュツ・ニンジン・ブクリョウ・リュウガンニク各3g，オンジ・サンシシ・タイソウ・トウキ各2g，カンゾウ・ショウキョウ・モッコウ各1g
　〔顆粒〈ツムラ〉〕：7.5g中エキス末5g

（効能・効果）虚弱体質で血色の悪い人の次の諸症：貧血，不眠症，精神不安，神経症

（用法・用量）〔オースギ〕：1日12g，食前又は食間2〜3回に分服。年齢，体重，症状により適宜増減
〔クラシエ・ツムラ〕：1日7.5g又は27錠，食前又は食間2〜3回に分服。年齢，体重，症状により適宜増減
〔太虎堂〕：1日7.5g，食前又は食間3回に分服。年齢，体重，症状により適宜増減
〔東洋〕：1回3g，1日3回空腹時経口投与。年齢，症状により適宜増減

【慎重投与】食欲不振，悪心，嘔吐のある患者〔これらの症状が悪化するおそれがある〕　【重要な基本的注意】❶使用にあたっては、患者の証（体質・症状）を考慮して投与する。なお、症状・所見の改善が認められない場合には、継続投与を避ける　❷カンゾウが含まれているので、血清カリウム値や血圧値等に十分留意し、異常が認められた場合には中止する　❸他の漢方製剤等を併用する場合は、含有生薬の重複に注意する
【相互作用】併用注意

薬剤名等	臨床症状・措置方法	機序・危険因子
カンゾウ含有製剤	偽アルドステロン症が	グリチルリチン酸は尿

グリチルリチン酸及びその塩類を含有する製剤 | 現れやすくなる。また、低カリウム血症の結果として、ミオパシーが現れやすくなる（重大な副作用の項参照） | 細管でのカリウム排泄促進作用があるため、血清カリウム値の低下が促進されることが考えられる

【副作用】❶使用成績調査等の副作用発現頻度が明確となる調査を実施していないため、発現頻度は不明である

❷重大な副作用　ⓐ偽アルドステロン症：低カリウム血症，血圧上昇，ナトリウム・体液の貯留，浮腫，体重増加等の偽アルドステロン症が現れることがあるので、観察（血清カリウム値の測定等）を十分に行い、異常が認められた場合には中止し、カリウム剤の投与等の適切な処置を行う　ⓑミオパシー：低カリウム血症の結果としてミオパシーが現れることがあるので、観察を十分に行い、脱力感、四肢痙攣・麻痺等の異常が認められた場合には中止し、カリウム剤の投与等の適切な処置を行う

❸その他の副作用

	頻度不明
過敏症※	発疹，蕁麻疹等
消化器	食欲不振，胃部不快感，悪心，腹痛，下痢等

※：このような症状が現れた場合には中止する
【高齢者への投与】一般に高齢者では生理機能が低下しているので減量するなど注意する　【妊婦・産婦・授乳婦等への投与】❶〔ボタンピ含有製剤〕妊婦又は妊娠している可能性のある婦人には投与しないことが望ましい〔本剤に含まれるボタンピにより流早産の危険性がある〕　❷〔ボタンピ非含有製剤〕妊娠中の投与に関する安全性は確立していないので、妊婦又は妊娠している可能性のある婦人には、治療上の有益性が危険性を上回ると判断される場合にのみ投与する　【小児等への投与】小児等に対する安全性は確立していない〔使用経験が少ない〕　【臨床検査結果に及ぼす影響】投与により、血中AG（1,5-アンヒドロ-D-グルシトール）が増加する場合がある　【その他の注意】湿疹、皮膚炎等が悪化することがある　【保存等】〔ボタンピ含有製剤〕防湿・遮光・冷所保存。〔ボタンピ非含有製剤〕遮光保存
（以降ツムラの添付文書による）【薬効薬理】抗不安様作用：マウスに経口投与で、改良型高架式十字迷路実験において抗不安様作用を示した

加味逍遙散（カミショウヨウサン）
漢方製剤　　　520

基本添付文書　ツムラ2013年8月改訂

（製品）
- オースギ加味逍遙散　エキスG顆粒（分包2.5g）（大杉）
- クラシエ加味逍遙散料　エキス細粒（分包2・3g）（クラシエ製薬―クラシエ薬品）
- コタロー加味逍遙散　エキス細粒（分包2.5g）（小太郎漢方）
- JPS加味逍遙散料　エキス顆粒（分包2.5g）（ジェーピーエス）
- ジュンコウ加味逍遙散　FCエキス細粒（分包2g）（康和薬通―大杉）
- 太虎堂の加味逍遙散　エキス散（分包2g）　エキス顆粒（分包2g）（太虎精堂）
- ツムラ加味逍遙散　エキス顆粒（分包2.5g）（ツムラ）
- テイコク加味逍遙散　エキス顆粒（分包3g）（帝國漢方―大木製薬，日医工）
- 〔東洋〕加味逍遙散　エキス細粒（分包2.5g）（東洋薬行）
- 本草加味逍遙散　エキス顆粒-M（分包2.5g）（本草）
- マツウラ加味逍遙散　エキス顆粒（分包2.5g）（松浦薬業）

（組成）A群：トウキ・シャクヤク・ビャクジュツ・ブクリョウ・サイコ各3g，ボタンピ・サンシシ各2g，カンゾウ・ショウキョウ各1.5g，ハッカ1g
　〔散剤・顆粒〈太虎堂〉〕：6g中エキス末4.15g

B群：トウキ・シャクヤク・ビャクジュツ・ブクリョウ・サイコ各3g，ボタンピ・サンシシ各2g，カンゾウ1.5g，ショウキョウ0.5g，ハッカ1g
　〔細粒〈クラシエ〉〕：6g中エキス末4.1g

〔顆粒〈オースギ〉〕：7.5g中エキス末3.8g
C群：トウキ・シャクヤク・ビャクジュツ・ブクリョウ・サイコ各3g，ボタンピ・サンシシ・カンゾウ各2g，ショウキョウ・ハッカ各1g
〔細粒〈コタロー〉〕：7.5g中エキス末5g
〔細粒〈ジュンコウ〉〕：6g中又エキス末4.75g
〔顆粒〈テイコク〉〕：9g中エキス末4.41g
〔顆粒〈本草〉〕：7.5g中エキス末4.5g
D群：トウキ・シャクヤク・サイコ・ビャクジュツ・ブクリョウ各3g，カンゾウ・ボタンピ・サンシシ・生ショウキョウ各2g，ハッカ1g
〔細粒〈東洋〉〕：7.5g中エキス末4.5g
E群：トウキ・ソウジュツ・サイコ・シャクヤク・ブクリョウ各3g，サンシシ・ボタンピ・カンゾウ各2g，ショウキョウ・ハッカ各1g
〔顆粒〈JPS〉〕：7.5g中エキス末3.8g
F群：サイコ・シャクヤク・ソウジュツ・トウキ・ブクリョウ各3g，サンシシ・ボタンピ各2g，カンゾウ1.5g，ショウキョウ・ハッカ各1g
〔顆粒〈ツムラ〉〕：7.5g中エキス末4g
G群：トウキ・シャクヤク・ビャクジュツ・ブクリョウ・サイコ各3g，ボタンピ・サンシシ各2g，カンゾウ1.5g，ショウキョウ・ハッカ各1g
〔顆粒〈マツウラ〉〕：7.5g中エキス末4.6g

【効能・効果】〔コタロー〕：頭痛，頭重，のぼせ，肩こり，倦怠感などがあって食欲減退し，便秘するもの。神経症，不眠症，更年期障害，月経不順，胃神経症，胃アトニー症，胃下垂症，胃拡張症，便秘症，湿疹
〔その他〕：体質虚弱な婦人で，肩がこり，疲れやすく，精神不安などの精神神経症状，ときに便秘の傾向のある次の諸症：冷え症，虚弱体質，月経不順，月経困難，更年期障害，血の道症

【用法・用量】〔オースギ・コタロー・JPS・ツムラ・マツウラ〕：1日7.5g，食前又は食間2～3回に分服。年齢，体重，症状により適宜増減
〔クラシエ・ジュンコウ〕：1日6g，食前又は食間2～3回に分服。年齢，体重，症状により適宜増減
〔太虎堂〕：1日6g，食前又は食間3回に分服。年齢，体重，症状により適宜増減
〔テイコク〕：1回3g，1日3回食前経口投与。年齢，体重，症状により適宜増減
〔東洋〕：1回2.5g，1日3回空腹時経口投与。年齢，体重，症状により適宜増減
〔本草〕：1日7.5g，食前又は食間3回に分服。年齢，体重，症状により適宜増減

【慎重投与】❶著しく胃腸の虚弱な患者［食欲不振，胃部不快感，悪心，嘔吐，腹痛，下痢等が現れることがある］ ❷食欲不振，悪心，嘔吐のある患者［これらの症状が悪化するおそれがある］ 【重要な基本的注意】❶使用にあたっては，患者の証（体質・症状）を考慮して投与する。なお，経過を十分に観察し，症状・所見の改善が認められない場合には，継続投与を避ける ❷カンゾウが含まれているので，血清カリウム値や血圧値等に十分留意し，異常が認められた場合には中止する ❸他の漢方製剤等を併用する場合は，含有生薬の重複に注意する

【相互作用】併用注意

薬剤名等	臨床症状・措置方法	機序・危険因子
カンゾウ含有製剤グリチルリチン酸及びその塩類を含有する製剤	偽アルドステロン症が現れやすくなる。また，低カリウム血症の結果として，ミオパシーが現れやすくなる（重大な副作用の項参照）	グリチルリチン酸は尿細管でのカリウム排泄促進作用があるため，血清カリウム値の低下が促進されることが考えられる

【副作用】❶使用成績調査等の副作用発現頻度が明確となる調査を実施していないため，発現頻度は不明である

❷重大な副作用 ⓐ偽アルドステロン症：低カリウム血症，血圧上昇，ナトリウム・体液の貯留，浮腫，体重増加等の偽アルドステロン症が現れることがあるので，観察（血清カリウム値の測定等）を十分に行い，異常が認められた場合には中止し，カリウム剤の投与等の適切な処置を行う ⓑミオパシー：低カリウム血症の結果としてミオパシーが現れることがあるので，観察を十分に行い，脱力感，四肢痙攣・麻痺等の異常が認められた場合には中止し，カリウム剤の投与等の適切な処置を行う ⓒ肝機能障害，黄疸：AST(GOT)，ALT(GPT)，Al-P，γ-GTP等の著しい上昇を伴う肝機能障害，黄疸が現れることがあるので，観察を十分に行い，異常が認められた場合には中止し，適切な処置を行う ⓓ腸間膜静脈硬化症：長期投与により，腸間膜静脈硬化症が現れることがある。腹痛，下痢，便秘，腹部膨満等が繰り返し現れた場合，又は便潜血陽性になった場合には中止し，CT，大腸内視鏡等の検査を実施するとともに，適切な処置を行う。なお，腸管切除術に至った症例も報告されている

❸その他の副作用

	頻度不明
過敏症※	発疹，発赤，瘙痒等
消化器	食欲不振，胃部不快感，悪心，嘔吐，腹痛，下痢等

※：このような症状が現れた場合には中止する
【高齢者への投与】一般に高齢者では生理機能が低下しているので減量するなど注意する 【妊婦・産婦・授乳婦等への投与】妊婦又は妊娠している可能性のある婦人には投与しないことが望ましい［ボタンピにより流早産の危険性がある］ 【小児等への投与】小児等に対する安全性は確立していない［使用経験が少ない］ 【保存等】遮光保存
【薬効薬理】更年期障害に対する作用 ⓐ卵巣摘出マウスに経口投与で，ストレス負荷によるペントバルビタールナトリウム誘発睡眠時間短縮を抑制 ⓑ卵巣摘出ラットに経口投与で，LH-RHによる皮膚温上昇を抑制 ⓒ卵巣摘出ラットに経口前投与で，副腎皮質ホルモン放出ホルモン(CRF)脳室内投与による自発運動亢進を抑制

甘草湯（カンゾウトウ）
漢方製剤　　　　　　　　　　　　　520

基本添付文書 クラシエ薬品2010年7月改訂

【製品】クラシエ甘草湯　エキス細粒（分包2・3g）（クラシエ製薬—クラシエ薬品）

【組成】〔細粒〕：6g中（カンゾウ8g）エキス末1.9g
【効能・効果】激しい咳，咽喉痛の緩解
【用法・用量】1日6g，食前又は食間2～3回に分服。年齢，体重，症状により適宜増減

【禁忌】❶アルドステロン症の患者 ❷ミオパシーのある患者 ❸低カリウム血症のある患者［❶〜❸これらの疾患及び症状が悪化するおそれがある］

【重要な基本的注意】❶使用にあたっては，患者の証（体質・症状）を考慮して投与する。なお，経過を十分に観察し，症状・所見の改善が認められない場合には，継続投与を避ける ❷カンゾウが含まれているので，血清カリウム値や血圧値等に十分留意し，異常が認められた場合には中止する ❸他の漢方製剤等を併用する場合は，含有生薬の重複に注意する

【相互作用】併用注意

薬剤名等	臨床症状・措置方法	機序・危険因子
カンゾウ含有製剤グリチルリチン酸及びその塩類を含有する製剤ループ系利尿剤・フロセミド・エタクリン酸チアジド系利尿剤・トリクロルメチアジド	偽アルドステロン症が現れやすくなる。また，低カリウム血症の結果として，ミオパシーが現れやすくなる（重大な副作用の項参照）	グリチルリチン酸及び利尿剤は尿細管でのカリウム排泄促進作用があるため，血清カリウム値の低下が促進されることが考えられる

【副作用】❶使用成績調査等の副作用発現頻度が明確となる調査を実施していないため，発現頻度は不明である

❷重大な副作用 ⓐ偽アルドステロン症：低カリウム血症，血圧上昇，ナトリウム・体液の貯留，浮腫，体重増加等の偽アルドステロン症が現れることがあるので，観察（血清カリウム値の測定など）を十分に行い，異常が認められた場合には中止し，カリウム剤の投与等の適切な処置を行う ⓑミオパシー：低カリウム血症の結果と

してミオパシーが現れることがあるので，観察を十分に行い，脱力感，四肢痙攣・麻痺等の異常が認められた場合には中止し，カリウム剤の投与等の適切な処置を行う

【高齢者への投与】一般に高齢者では生理機能が低下しているので減量するなど注意する　【妊婦・産婦・授乳婦等への投与】妊娠中の投与に関する安全性は確立していないので，妊婦又は妊娠している可能性のある婦人には，治療上の有益性が危険性を上回ると判断される場合にのみ投与する　【小児等への投与】小児等に対する安全性は確立していない[使用経験が少ない]　【保存等】直射日光を避け，防湿保存

【薬効薬理】❶抗炎症作用：甘草湯の成分であるグリチルレチン酸はラットにおけるcotton pellet法，ホルマリン浮腫法，granuloma pouch法及びBCG感作モルモット皮膚のツベルクリン反応において有意の炎症の抑制作用を示した　❷鎮咳作用：グリチルレチン酸はモルモットにおけるアンモニアのエアゾール吸入による咳を抑制。またネコの上喉頭神経の電気刺激による咳嗽も抑制したことからグリチルレチン酸の鎮咳作用は咳嗽反射の中枢機構に作用するものと推測された

カンバクタイソウトウ
甘麦大棗湯
漢方製剤　　　　　　　　　　　　　　　　　　　　520

基本添付文書　ツムラ2013年3月改訂

(製品)
オースギ甘麦大棗湯　エキスTG顆粒（分包3g）（高砂薬業−大杉）
コタロー甘麦大棗湯　エキス細粒（分包3g）（小太郎漢方）
ツムラ甘麦大棗湯　エキス顆粒（分包2.5g）（ツムラ）

(組成) A群：タイソウ6g，カンゾウ5g，コムギ20g
〔細粒〈コタロー〉〕：9g中エキス末6.3g
〔顆粒〈オースギ〉〕：9g中エキス末3.8g
B群：タイソウ6g，カンゾウ5g，ショウバク20g
〔顆粒〈ツムラ〉〕：7.5g中エキス末3.25g

(効能・効果)〔オースギ・ツムラ〕：夜泣き，ひきつけ
〔コタロー〕：小児及び婦人の神経症，不眠症

(用法・用量)〔オースギ・コタロー〕：1日9g，食前又は食間2〜3回に分服。年齢，体重，症状により適宜増減
〔ツムラ〕：1日7.5g，食前又は食間2〜3回に分服。年齢，体重，症状により適宜増減

(禁忌)❶アルドステロン症の患者　❷ミオパシーのある患者　❸低カリウム血症のある患者[❶〜❸これらの疾患及び症状が悪化するおそれがある]

【重要な基本的注意】❶使用にあたっては，患者の証（体質・症状）を考慮して投与する。なお，経過を十分に観察し，症状・所見の改善が認められない場合には，継続投与を避ける　❷カンゾウが含まれているので，血清カリウム値や血圧値等に十分留意し，異常が認められた場合には中止する　❸他の漢方製剤等を併用する場合は，含有生薬の重複に注意する

【相互作用】併用注意

薬剤名等	臨床症状・措置方法	機序・危険因子
カンゾウ含有製剤グリチルリチン酸及びその塩類を含有する製剤ループ系利尿剤・フロセミド・エタクリン酸チアジド系利尿剤・トリクロルメチアジド	偽アルドステロン症が現れやすくなる。また，低カリウム血症の結果として，ミオパシーが現れやすくなる（重大な副作用の項参照）	グリチルリチン酸及び利尿剤は尿細管でのカリウム排泄促進作用があるため，血清カリウム値の低下が促進されることが考えられる

【副作用】❶使用成績調査等の副作用発現頻度が明確となる調査を実施していないため，発現頻度は不明である

❷重大な副作用　ⓐ偽アルドステロン症：低カリウム血症，血圧上昇，ナトリウム・体液の貯留，浮腫，体重増加等の偽アルドステロン症が現れることがあるので，観察（血清カリウム値の測定等）を十分に行い，異常が認められた場合には中止し，カリウム剤の投与

等の適切な処置を行う　ⓑミオパシー：低カリウム血症の結果としてミオパシーが現れることがあるので，観察を十分に行い，脱力感，四肢痙攣・麻痺等の異常が認められた場合には中止し，カリウム剤の投与等の適切な処置を行う

【高齢者への投与】一般に高齢者では生理機能が低下しているので減量するなど注意する　【妊婦・産婦・授乳婦等への投与】妊娠中の投与に関する安全性は確立していないので，妊婦又は妊娠している可能性のある婦人には，治療上の有益性が危険性を上回ると判断される場合にのみ投与する　【小児等への投与】小児等に対する安全性は確立していない[使用経験が少ない]　【保存等】遮光保存

キキョウトウ
桔梗湯
漢方製剤　　　　　　　　　　　　　　　　　　　　520

基本添付文書　ツムラ2013年3月改訂

(製品)
ツムラ桔梗湯　エキス顆粒（分包2.5g）（ツムラ）

(組成)〔顆粒〕：7.5g中（カンゾウ3g，キキョウ2g）エキス末1.25g

(効能・効果)咽喉がはれて痛む次の諸症：扁桃炎，扁桃周囲炎

(用法・用量)1日7.5g，食前又は食間2〜3回に分服。年齢，体重，症状により適宜増減

(禁忌)❶アルドステロン症の患者　❷ミオパシーのある患者　❸低カリウム血症のある患者[❶〜❸これらの疾患及び症状が悪化するおそれがある]

【重要な基本的注意】❶使用にあたっては，患者の証（体質・症状）を考慮して投与する。なお，経過を十分に観察し，症状・所見の改善が認められない場合には，継続投与を避ける　❷カンゾウが含まれているので，血清カリウム値や血圧値等に十分留意し，異常が認められた場合には中止する　❸他の漢方製剤等を併用する場合は，含有生薬の重複に注意する

【相互作用】併用注意

薬剤名等	臨床症状・措置方法	機序・危険因子
カンゾウ含有製剤グリチルリチン酸及びその塩類を含有する製剤ループ系利尿剤・フロセミド・エタクリン酸チアジド系利尿剤・トリクロルメチアジド	偽アルドステロン症が現れやすくなる。また，低カリウム血症の結果として，ミオパシーが現れやすくなる（重大な副作用の項参照）	グリチルリチン酸及び利尿剤は尿細管でのカリウム排泄促進作用があるため，血清カリウム値の低下が促進されることが考えられる

【副作用】❶使用成績調査等の副作用発現頻度が明確となる調査を実施していないため，発現頻度は不明である

❷重大な副作用　ⓐ偽アルドステロン症：低カリウム血症，血圧上昇，ナトリウム・体液の貯留，浮腫，体重増加等の偽アルドステロン症が現れることがあるので，観察（血清カリウム値の測定等）を十分に行い，異常が認められた場合には中止し，カリウム剤の投与等の適切な処置を行う　ⓑミオパシー：低カリウム血症の結果としてミオパシーが現れることがあるので，観察を十分に行い，脱力感，四肢痙攣・麻痺等の異常が認められた場合には中止し，カリウム剤の投与等の適切な処置を行う

【高齢者への投与】一般に高齢者では生理機能が低下しているので減量するなど注意する　【妊婦・産婦・授乳婦等への投与】妊娠中の投与に関する安全性は確立していないので，妊婦又は妊娠している可能性のある婦人には，治療上の有益性が危険性を上回ると判断される場合にのみ投与する　【小児等への投与】小児等に対する安全性は確立していない[使用経験が少ない]　【保存等】遮光保存

キキョウセッコウ
桔梗石膏
漢方製剤　520

【基本添付文書】小太郎漢方2007年11月改訂

【製品】
コタロー桔梗石膏　エキス細粒（分包2g）（小太郎漢方）

【組成】〔細粒〕：6g中（キキョウ3g，セッコウ10g）エキス末1.4g

【効能・効果】咳嗽あるいは化膿するもの

【用法・用量】1日6g，食前又は食間2〜3回に分服。年齢，体重，症状により適宜増減

【慎重投与】❶胃腸の虚弱な患者［食欲不振，胃部不快感，軟便，下痢等が現れるおそれがある］　❷著しく体力の衰えている患者［副作用が現れやすくなり，その症状が増強されるおそれがある］　【重要な基本的注意】❶使用にあたっては，患者の証（体質・症状）を考慮して投与する。なお，経過を十分に観察し，症状・所見の改善が認められない場合には，継続投与を避ける　❷他の漢方製剤等を併用する場合は，含有生薬の重複に注意する

【副作用】使用成績調査等の副作用発現頻度が明確となる調査を実施していないため，発現頻度は不明である

	頻度不明
消化器	食欲不振，胃部不快感，軟便，下痢等

【高齢者への投与】一般に高齢者では生理機能が低下しているので減量するなど注意する　【妊婦・産婦・授乳婦等への投与】妊娠中の投与に関する安全性は確立していないので，妊婦又は妊娠している可能性のある婦人には，治療上の有益性が危険性を上回ると判断される場合にのみ投与する　【小児等への投与】小児等に対する安全性は確立していない［使用経験が少ない］　【取扱い上の注意】❶漢方製剤は吸湿しやすいので，湿気を避け，直射日光の当たらない涼しい場所に保管する。特に，ポリ瓶の場合はキャップを堅く閉めて保管する　❷天然の生薬を原料としているので，ロットにより色調等に異同があるが，効能その他に変わりはない　【保存等】室温保存（取扱い上の注意の項参照）

キヒトウ
帰脾湯
漢方製剤　520

【基本添付文書】ツムラ2013年3月改訂

【製品】
ジュンコウ帰脾湯　FCエキス細粒（分包2.5g）（康和薬通一大杉）
ツムラ帰脾湯　エキス顆粒（分包2.5g）（ツムラ）

【組成】A群：ニンジン・ビャクジュツ・ブクリョウ・サンソウニン・リュウガンニク各3g，オウギ・トウキ各2g，オンジ・カンゾウ・ショウキョウ・タイソウ・モッコウ各1g
〔細粒〈ジュンコウ〉〕：7.5g中エキス末5g
B群：オウギ・サンソウニン・ニンジン・ビャクジュツ・ブクリョウ・リュウガンニク各3g，オンジ・タイソウ・トウキ各2g，カンゾウ・ショウキョウ・モッコウ各1g
〔顆粒〈ツムラ〉〕：7.5g中エキス末4.5g

【効能・効果】虚弱体質で血色の悪い人の次の諸症：貧血，不眠症

【用法・用量】1日7.5g，食前又は食間2〜3回に分服。年齢，体重，症状により適宜増減

【慎重投与】食欲不振，悪心，嘔吐のある患者［これらの症状が悪化するおそれがある］　【重要な基本的注意】❶使用にあたっては，患者の証（体質・症状）を考慮して投与する。なお，経過を十分に観察し，症状・所見の改善が認められない場合には，継続投与を避ける　❷カンゾウが含まれているので，血清カリウム値や血圧値に十分留意し，異常が認められた場合には中止する　❸他の漢方製剤等を併用する場合は，含有生薬の重複に注意する

【相互作用】併用注意

薬剤名等	臨床症状・措置方法	機序・危険因子
カンゾウ含有製剤　グリチルリチン酸及び	偽アルドステロン症が現れやすくなる。ま	グリチルリチン酸は尿細管でのカリウム排
その塩類を含有する製剤	た，低カリウム血症の結果として，ミオパシーが現れやすくなる（重大な副作用の項参照）	促進作用があるため，血清カリウム値の低下が促進されることが考えられる

【副作用】❶使用成績調査等の副作用発現頻度が明確となる調査を実施していないため，発現頻度は不明である

❷重大な副作用　ⓐ偽アルドステロン症：低カリウム血症，血圧上昇，ナトリウム・体液の貯留，浮腫，体重増加等の偽アルドステロン症が現れることがあるので，観察（血清カリウム値の測定等）を十分に行い，異常が認められた場合には中止し，カリウム剤の投与等の適切な処置を行う　ⓑミオパシー：低カリウム血症の結果としてミオパシーが現れることがあるので，観察を十分に行い，脱力感，四肢痙攣・麻痺等の異常が認められた場合には中止し，カリウム剤の投与等の適切な処置を行う

❸その他の副作用

	頻度不明
過敏症※	発疹，蕁麻疹等
消化器	食欲不振，胃部不快感，悪心，腹痛，下痢等

※：このような症状が現れた場合には中止する

【高齢者への投与】一般に高齢者では生理機能が低下しているので減量するなど注意する　【妊婦・産婦・授乳婦等への投与】妊娠中の投与に関する安全性は確立していないので，妊婦又は妊娠している可能性のある婦人には，治療上の有益性が危険性を上回ると判断される場合にのみ投与する　【小児等への投与】小児等に対する安全性は確立していない［使用経験が少ない］　【臨床検査結果に及ぼす影響】本剤により，血中AG（1,5-アンヒドロ-D-グルシトール）が増加する場合がある　【その他の注意】湿疹，皮膚炎等が悪化することがある　【保存等】遮光保存

キュウキキョウガイトウ
芎帰膠艾湯
漢方製剤　520

【基本添付文書】ツムラ2013年3月改訂

【製品】
コタロー芎帰膠艾湯　エキス細粒（分包2.5g）（小太郎漢方）
ジュンコウ芎帰膠艾湯　FCエキス細粒（分包1.5g）（康和薬通一大杉）
ツムラ芎帰膠艾湯　エキス顆粒（分包3g）（ツムラ）

【組成】A群：トウキ・シャクヤク各4.5g，ガイヨウ・センキュウ・カンゾウ各3g，ジオウ6g
〔細粒〈コタロー〉〕：15g中エキス末7g，ゼラチン3g
B群：ジオウ5g，シャクヤク・トウキ各4g，カンゾウ・センキュウ・ゼラチン・ガイヨウ各3g
〔細粒〈ジュンコウ〉〕：9g中エキス末5.6g
C群：ジオウ5g，シャクヤク・トウキ各4g，カンゾウ・センキュウ・アキョウ・ガイヨウ各3g
〔顆粒〈ツムラ〉〕：9g中エキス末6g

【効能・効果】〔コタロー〕：冷え症で，出血過多により，貧血するもの。痔出血，外傷後の内出血，産後出血，貧血症
〔ジュンコウ・ツムラ〕：痔出血

【用法・用量】〔コタロー〕：1日15g，食前又は食間2〜3回に分服。年齢，体重，症状により適宜増減
〔ジュンコウ・ツムラ〕：1日9g，食前又は食間2〜3回に分服。年齢，体重，症状により適宜増減

【禁忌】❶アルドステロン症の患者　❷ミオパシーのある患者　❸低カリウム血症のある患者［❶〜❸これらの疾患及び症状が悪化するおそれがある］

【慎重投与】❶著しく胃腸の虚弱な患者［食欲不振，胃部不快感，悪心，嘔吐，下痢等が現れるおそれがある］　❷食欲不振，悪心，嘔吐のある患者［これらの症状が悪化するおそれがある］　【重要な基本的注意】❶使用にあたっては，患者の証（体質・症状）を考慮して投与す

る。なお，経過を十分に観察し，症状・所見の改善が認められない場合には，継続投与を避ける　❷カンゾウが含まれているので，血清カリウム値や血圧値等に十分留意し，異常が認められた場合には中止する　❸他の漢方製剤等を併用する場合は，含有生薬の重複に注意する
【相互作用】併用注意

薬剤名等	臨床症状・措置方法	機序・危険因子
カンゾウ含有製剤 グリチルリチン酸及びその塩類を含有する製剤 ループ系利尿剤 ・フロセミド ・エタクリン酸 チアジド系利尿剤 ・トリクロルメチアジド	偽アルドステロン症が現れやすくなる。また，低カリウム血症の結果として，ミオパシーが現れやすくなる（重大な副作用の項参照）	グリチルリチン酸及び利尿剤は尿細管でのカリウム排泄促進作用があるため，血清カリウム値の低下が促進されることが考えられる

【副作用】❶使用成績調査等の副作用発現頻度が明確となる調査を実施していないため，発現頻度は不明である

❷重大な副作用　ⓐ偽アルドステロン症：低カリウム血症，血圧上昇，ナトリウム・体液の貯留，浮腫，体重増加等の偽アルドステロン症が現れることがあるので，観察（血清カリウム値の測定等）を十分に行い，異常が認められた場合には中止し，カリウム剤の投与等の適切な処置を行う　ⓑミオパシー：低カリウム血症の結果としてミオパシーが現れることがあるので，観察を十分に行い，脱力感，四肢痙攣・麻痺等の異常が認められた場合には中止し，カリウム剤の投与等の適切な処置を行う

❸その他の副作用

	頻度不明
消化器	食欲不振，胃部不快感，悪心，嘔吐，下痢等

【高齢者への投与】一般に高齢者では生理機能が低下しているので減量するなど注意する　【妊婦・産婦・授乳婦等への投与】妊娠中の投与に関する安全性は確立していないので，妊婦又は妊娠している可能性のある婦人には，治療上の有益性が危険性を上回ると判断される場合にのみ投与する　【小児等への投与】小児等に対する安全性は確立していない［使用経験が少ない］　【保存等】遮光保存

キュウキチョウケツイン
芎帰調血飲
漢方製剤　　　　　　　　　　　　　　　　520

基本添付文書　太虎精堂2011年4月改訂

(製品)　太虎堂の芎帰調血飲　エキス顆粒（分包2g）（太虎精堂—クラシエ薬品）

(組成)〔顆粒〕：6g中(トウキ・センキュウ・ジオウ・ビャクジュツ・ブクリョウ・チンピ・コウブシ・ボタンピ・ウヤク各2g，タイソウ・ヤクモソウ各1.5g，ショウキョウ・カンゾウ各1g)エキス末4.58g

(効能・効果)　産後の神経症，体力低下，月経不順

(用法・用量)　1日6g，食前又は食間3回に分服。年齢，体重，症状により適宜増減

【慎重投与】❶著しく胃腸の虚弱な患者［食欲不振，胃部不快感，悪心，嘔吐，下痢等が現れるおそれがある］　❷食欲不振，悪心，嘔吐のある患者［これらの症状が悪化するおそれがある］　【重要な基本的注意】❶使用にあたっては，患者の証(体質・症状)を考慮して投与する。なお，経過を十分に観察し，症状・所見の改善が認められない場合には，継続投与を避ける　❷カンゾウが含まれているので，血清カリウム値や血圧値等に十分留意し，異常が認められた場合には中止する　❸他の漢方製剤等を併用する場合は，含有生薬の重複に注意する
【相互作用】併用注意

薬剤名等	臨床症状・措置方法	機序・危険因子
カンゾウ含有製剤 グリチルリチン酸及びその塩類を含有する製剤	偽アルドステロン症が現れやすくなる。また，低カリウム血症の結果として，ミオパシーが現れやすくなる（重大な副作用の項参照）	グリチルリチン酸は尿細管でのカリウム排泄促進作用があるため，血清カリウム値の低下が促進されることが考えられる

【副作用】❶使用成績調査等の副作用発現頻度が明確となる調査を実施していないため，発現頻度は不明である

❷重大な副作用　ⓐ偽アルドステロン症：低カリウム血症，血圧上昇，ナトリウム・体液の貯留，浮腫，体重増加等の偽アルドステロン症が現れることがあるので，観察（血清カリウム値の測定など）を十分に行い，異常が認められた場合には中止し，カリウム剤の投与等の適切な処置を行う　ⓑミオパシー：低カリウム血症の結果としてミオパシーが現れることがあるので，観察を十分に行い，脱力感，四肢痙攣・麻痺等の異常が認められた場合には中止し，カリウム剤の投与等の適切な処置を行う

❸その他の副作用

	頻度不明
消化器	食欲不振，胃部不快感，悪心，嘔吐，下痢等

【高齢者への投与】一般に高齢者では生理機能が低下しているので減量するなど注意する　【妊婦・産婦・授乳婦等への投与】妊婦又は妊娠している可能性のある婦人には投与しないことが望ましい［ボタンピにより流早産の危険性がある］　【小児等への投与】小児等に対する安全性は確立していない［使用経験が少ない］　【保存等】直射日光を避け，防湿・涼所保存

クミビンロウトウ
九味檳榔湯
漢方製剤　　　　　　　　　　　　　　　　520

基本添付文書　小太郎漢方2007年11月改訂

(製品)　コタロー九味檳榔湯　エキス細粒（分包2g）（小太郎漢方）

(組成)〔細粒〕：6g中(ビンロウジ4g，コウボク・ケイヒ・キッピ・ブクリョウ各3g，ソヨウ1.5g，カンゾウ・ダイオウ・ショウキョウ・モッコウ・ゴシュユ各1g)エキス末3.7g

(効能・効果)　心悸亢進，肩こり，倦怠感があって，便秘の傾向があるもの。脚気，高血圧，動脈硬化，及びこれらに伴う頭痛

(用法・用量)　1日6g，食前又は食間2〜3回に分服。年齢，体重，症状により適宜増減

【慎重投与】❶下痢，軟便のある患者［これらの症状が悪化するおそれがある］　❷著しく胃腸の虚弱な患者［食欲不振，腹痛，下痢等が現れるおそれがある］　❸著しく体力の衰えている患者［副作用が現れやすくなり，その症状が増強されるおそれがある］　【重要な基本的注意】❶使用にあたっては，患者の証(体質・症状)を考慮して投与する。なお，経過を十分に観察し，症状・所見の改善が認められない場合には，継続投与を避ける　❷カンゾウが含まれているので，血清カリウム値や血圧値等に十分留意し，異常が認められた場合には中止する　❸他の漢方製剤等を併用する場合は，含有生薬の重複に注意する。ダイオウを含む製剤との併用には，特に注意する　❹ダイオウの瀉下作用には個人差が認められるので，用法・用量に注意する
【相互作用】併用注意

薬剤名等	臨床症状・措置方法	機序・危険因子
カンゾウ含有製剤 グリチルリチン酸及びその塩類を含有する製剤	偽アルドステロン症が現れやすくなる。また，低カリウム血症の結果として，ミオパシーが現れやすくなる（重大な副作用の項参照）	グリチルリチン酸は，尿細管でのカリウム排泄促進作用があるため，血清カリウム値の低下が促進されることが考えられる

【副作用】❶使用成績調査等の副作用発現頻度が明確となる調査を実施していないため，発現頻度は不明である

❷重大な副作用　ⓐ偽アルドステロン症：低カリウム血症，血圧上昇，ナトリウム・体液の貯留，浮腫，体重増加等の偽アルドステロン症が現れることがあるので，観察（血清カリウム値の測定等）を十分に行い，異常が認められた場合には中止し，カリウム剤の投与等の適切な処置を行う　ⓑミオパシー：低カリウム血症の結果としてミオパシーが現れることがあるので，観察を十分に行い，脱力感，四肢痙攣・麻痺等の異常が認められた場合には中止し，カリウ

ム剤の投与等の適切な処置を行う

❸その他の副作用

	頻度不明
過敏症※	発疹，発赤，瘙痒等
消化器	食欲不振，腹痛，下痢等

※：このような症状が現れた場合には中止する
【高齢者への投与】一般に高齢者では生理機能が低下しているので減量するなど注意する　【妊婦・産婦・授乳婦等への投与】❶妊婦又は妊娠している可能性のある婦人には投与しないことが望ましい［ダイオウの子宮収縮作用及び骨盤内臓器の充血作用により流早産の危険性がある］❷授乳中の婦人には慎重に投与する［ダイオウ中のアントラキノン誘導体が母乳中に移行し，乳児の下痢を起こすことがある］【小児等への投与】小児等に対する安全性は確立していない［使用経験が少ない］【取扱い上の注意】❶漢方製剤は吸湿しやすいので，湿気を避け，直射日光の当たらない涼しい場所に保管する．特に，ポリ瓶の場合はキャップを堅く閉めて保管する　❷天然の生薬を原料としているので，ロットにより色調等に異同があるが，効能その他に変わりはない　【保存等】室温保存（取扱い上の注意の項参照）

荊芥連翹湯（ケイガイレンギョウトウ）
漢方製剤　520

基本添付文書　ツムラ2013年3月改訂

（製品）
オースギ荊芥連翹湯　エキスG顆粒（分包4g）（大杉）
太虎堂の荊芥連翹湯　エキス顆粒（分包2.5g）（太虎精堂）
ツムラ荊芥連翹湯　エキス顆粒（分包2.5g）（ツムラ）
テイコク荊芥連翹湯　エキス顆粒（分包3g）（帝國漢方－日医工）

（組成）A群：オウゴン・オウバク・オウレン・キキョウ・キジツ・ケイガイ・サイコ・サンシシ・ジオウ・シャクヤク・センキュウ・トウキ・ハッカ・ビャクシ・ハマボウフウ・レンギョウ各1.5g，カンゾウ1g
〔顆粒〈オースギ〉〕：12g中エキス末5.4g
B群：トウキ・シャクヤク・センキュウ・ジオウ・オウレン・オウゴン・オウバク・サンシシ・レンギョウ・ケイガイ・ボウフウ・ハッカ・キジツ・ビャクシ・キキョウ・サイコ各1.5g，カンゾウ1g
〔顆粒〈太虎堂〉〕：7.5g中エキス末5.7g
〔顆粒〈ツムラ〉〕：7.5g中エキス末4.5g
〔顆粒〈テイコク〉〕：9g中エキス末4.34g
（効能・効果）蓄膿症，慢性鼻炎，慢性扁桃炎，にきび
（用法・用量）〔オースギ〕：1日12g，食前又は食間2～3回に分服．年齢，体重，症状により適宜増減
〔太虎堂〕：1日7.5g，食前又は食間3回に分服．年齢，体重，症状により適宜増減
〔ツムラ〕：1日7.5g，食前又は食間2～3回に分服．年齢，体重，症状により適宜増減
〔テイコク〕：1回3g，1日3回食前経口投与．年齢，体重，症状により適宜増減
（慎重投与）❶著しく胃腸の虚弱な患者［食欲不振，胃部不快感，悪心，嘔吐，下痢が現れることがある］　❷食欲不振，悪心，嘔吐のある患者［これらの症状が悪化するおそれがある］　【重要な基本的注意】❶使用にあたっては，患者の証（体質・症状）を考慮して投与する．なお，経過を十分に観察し，症状・所見の改善が認められない場合には，継続投与を避ける　❷カンゾウが含まれているので，血清カリウム値や血圧値等に十分留意し，異常が認められた場合には中止する　❸他の漢方製剤等を併用する場合は，含有生薬の重複に注意する
（相互作用）併用注意

薬剤名等	臨床症状・措置方法	機序・危険因子
カンゾウ含有製剤グリチルリチン酸及びその塩類を含有する製剤	偽アルドステロン症が現れやすくなる．また，低カリウム血症の結果として，ミオパシーが現れやすくなる	グリチルリチン酸は尿細管でのカリウム排泄促進作用があるため，血清カリウム値の低下が促進されることが考

（重大な副作用の項参照）えられる

【副作用】❶使用成績調査等の副作用発現頻度が明確となる調査を実施していないため，発現頻度は不明である

❷重大な副作用　ⓐ間質性肺炎：発熱，咳嗽，呼吸困難，肺音の異常等が現れた場合には，中止し，速やかに胸部X線，胸部CT等の検査を実施するとともに副腎皮質ホルモン剤の投与等の適切な処置を行う　ⓑ偽アルドステロン症：低カリウム血症，血圧上昇，ナトリウム・体液の貯留，浮腫，体重増加等の偽アルドステロン症が現れることがあるので，観察（血清カリウム値の測定等）を十分に行い，異常が認められた場合には中止し，カリウム剤の投与等の適切な処置を行う　ⓒミオパシー：低カリウム血症の結果としてミオパシーが現れることがあるので，観察を十分に行い，脱力感，四肢痙攣・麻痺等の異常が認められた場合には中止し，カリウム剤の投与等の適切な処置を行う　ⓓ肝機能障害，黄疸：AST(GOT)，ALT(GPT)，Al-P，γ-GTPの上昇等を伴う肝機能障害，黄疸が現れることがあるので，観察を十分に行い，異常が認められた場合には中止し，適切な処置を行う

❸その他の副作用

	頻度不明
過敏症※	発疹，瘙痒等
消化器	食欲不振，胃部不快感，悪心，嘔吐，下痢等

※：このような症状が現れた場合には中止する
【高齢者への投与】一般に高齢者では生理機能が低下しているので減量するなど注意する　【妊婦・産婦・授乳婦等への投与】妊娠中の投与に関する安全性は確立していないので，妊婦又は妊娠している可能性のある婦人には，治療上の有益性が危険性を上回ると判断される場合にのみ投与する　【小児等への投与】小児等に対する安全性は確立していない［使用経験が少ない］　【保存等】遮光保存

（薬効薬理）❶抗菌作用：痤瘡患者由来のPropionibacterium acnesに対し，低い最小発育阻止濃度(MIC)を示した(in vitro)　❷作用機序：次の作用により薬理効果を示すと示唆される　ⓐ痤瘡に対する作用：PYG-トリプチリン培地中で，痤瘡患者由来のPropionibacterium acnesによるプロピオン酸及び酪酸の産生量を減少(in vitro)　ⓑ炎症作用：ヒト由来の好中球系及びcell-free xanthine-xanthine oxidase系で，活性酸素(O_2^-，H_2O_2，OH・)産生を抑制(in vitro)　ⓒ抗アレルギー作用：DNFB-A/Oで感作したマウスに混餌投与で，リンパ節細胞のDNBS抗原刺激に対する増殖反応を抑制

桂枝湯（ケイシトウ）
漢方製剤　520

基本添付文書　ツムラ2013年3月改訂

（製品）
オースギ桂枝湯　エキスG顆粒（分包2.5g）（大杉）
コタロー桂枝湯　エキス細粒（分包2g）（小太郎漢方）
JPS桂枝湯　エキス顆粒（分包2.5g）（ジェーピーエス）
ツムラ桂枝湯　エキス顆粒（分包2.5g）（ツムラ）
テイコク桂枝湯　エキス顆粒（分包2.5g）（帝國漢方－日医工）
本草桂枝湯　エキス顆粒-S（分包2.5g）（本草）
マツウラ桂枝湯　エキス顆粒（分包1.5g）（松浦薬業）

（組成）A群：ケイヒ・シャクヤク・タイソウ各4g，カンゾウ2g，ショウキョウ1g
〔細粒〈コタロー〉〕：6g中エキス末4g
〔顆粒〈オースギ〉〕：7.5g中エキス末3.5g
〔顆粒〈JPS〉〕：7.5g中エキス末3.8g
〔顆粒〈マツウラ〉〕：4.5g中エキス末2.2g
B群：ケイヒ・シャクヤク・タイソウ各4g，カンゾウ2g，ショウキョウ1.5g
〔顆粒〈ツムラ〉〕：7.5g中エキス末3g
〔顆粒〈テイコク〉〕：7.5g中エキス末2.21g
〔顆粒〈本草〉〕：7.5g中エキス末2.2g
（効能・効果）〔コタロー〕：自然発汗があって，微熱，悪寒するもの．

感冒，頭痛，神経痛，関節・筋肉リウマチ，神経衰弱
〔その他〕：体力が衰えたときのかぜの初期
【用法・用量】〔オースギ・JPS・ツムラ・本草〕：1日7.5g，食前又は食間2～3回に分服。年齢，体重，症状により適宜増減
〔コタロー〕：1日6g，食前又は食間2～3回に分服。年齢，体重，症状により適宜増減
〔テイコク〕：1回2.5g，1日3回食前経口投与。年齢，体重，症状により適宜増減
〔マツウラ〕：1日4.5g，食前又は食間2～3回に分服。年齢，体重，症状により適宜増減
【重要な基本的注意】❶使用にあたっては，患者の証(体質・症状)を考慮して投与する。なお，経過を十分に観察し，症状・所見の改善が認められない場合には，継続投与を避ける ❷カンゾウが含まれているので，血清カリウム値や血圧値等に十分留意し，異常が認められた場合には中止する ❸他の漢方製剤等を併用する場合は，含有生薬の重複に注意する
【相互作用】併用注意

薬剤名等	臨床症状・措置方法	機序・危険因子
カンゾウ含有製剤グリチルリチン酸及びその塩類を含有する製剤	偽アルドステロン症が現れやすくなる。また，低カリウム血症の結果として，ミオパシーが現れやすくなる(重大な副作用の項参照)	グリチルリチン酸は尿細管でのカリウム排泄促進作用があるため，血清カリウム値の低下が促進されることが考えられる

【副作用】❶使用成績調査等の副作用発現頻度が明確となる調査を実施していないため，発現頻度は不明である

❷重大な副作用 ⓐ偽アルドステロン症：低カリウム血症，血圧上昇，ナトリウム・体液の貯留，浮腫，体重増加等の偽アルドステロン症が現れることがあるので，観察(血清カリウム値の測定等)を十分に行い，異常が認められた場合には中止し，カリウム剤の投与等の適切な処置を行う ⓑミオパシー：低カリウム血症の結果としてミオパシーが現れることがあるので，観察を十分に行い，脱力感，四肢痙攣・麻痺等の異常が認められた場合には中止し，カリウム剤の投与等の適切な処置を行う

❸その他の副作用

	頻度不明
過敏症※	発疹，発赤，瘙痒等

※：このような症状が現れた場合には中止する
【高齢者への投与】一般に高齢者では生理機能が低下しているので減量するなど注意する **【妊婦・産婦・授乳婦等への投与】**妊娠中の投与に関する安全性は確立していないので妊婦又は妊娠している可能性のある婦人には，治療上の有益性が危険性を上回ると判断される場合にのみ投与する **【小児等への投与】**小児等に対する安全性は確立していない[使用経験が少ない] **【その他の注意】**湿疹，皮膚炎等が悪化することがある **【保存等】**遮光保存

桂枝加黄耆湯
ケイシカオウギトウ
漢方製剤　520

基本添付文書 東洋薬行2005年10月改訂
製品
〔東洋〕桂枝加黄耆湯 エキス細粒(分包2g)(東洋薬行)
組成 〔細粒〕：6g中(ケイシ・シャクヤク・タイソウ・生ショウキョウ各4g，カンゾウ・オウギ各2g)エキス末3.6g
効能・効果 体力が衰えているものの寝汗，あせも
用法・用量 1回2g，1日3回空腹時経口投与(増減)
【重要な基本的注意】❶使用にあたっては，患者の証(体質・症状)を考慮して投与する。なお，経過を十分に観察し，症状・所見の改善が認められない場合には，継続投与を避ける ❷カンゾウが含まれているので，血清カリウム値や血圧値等に十分留意し，異常が認められた場合には中止する ❸他の漢方製剤等を併用する場合は，含有生薬の重複に注意する

桂枝加葛根湯
ケイシカカッコントウ
漢方製剤　520

基本添付文書 東洋薬行2005年10月改訂
製品
〔東洋〕桂枝加葛根湯 エキス細粒(分包2g)(東洋薬行)
組成 〔細粒〕：6g中(ケイシ・シャクヤク・タイソウ・生ショウキョウ各4g，カンゾウ2g，カッコン6g)エキス末4g
効能・効果 身体虚弱なものの風邪の初期で肩こりや，頭痛のあるもの
用法・用量 1回2g，1日3回空腹時経口投与(増減)
【重要な基本的注意】❶使用にあたっては，患者の証(体質・症状)を考慮して投与する。なお，経過を十分に観察し，症状・所見の改善が認められない場合には，継続投与を避ける ❷カンゾウが含まれているので，血清カリウム値や血圧値等に十分留意し，異常が認められた場合には中止する ❸他の漢方製剤等を併用する場合は，含有生薬の重複に注意する
【相互作用】併用注意

薬剤名等	臨床症状・措置方法	機序・危険因子
カンゾウ含有製剤グリチルリチン酸及びその塩類を含有する製剤	偽アルドステロン症が現れやすくなる。また，低カリウム血症の結果として，ミオパシーが現れやすくなる(重大な副作用の項参照)	グリチルリチン酸は，尿細管でのカリウム排泄促進作用があるため，血清カリウム値の低下が促進されることが考えられる

【副作用】❶使用成績調査等の副作用発現頻度が明確となる調査を実施していないため，発現頻度は不明である

❷重大な副作用 ⓐ偽アルドステロン症：低カリウム血症，血圧上昇，ナトリウム・体液の貯留，浮腫，体重増加等の偽アルドステロン症が現れることがあるので，観察(血清カリウム値の測定など)を十分に行い，異常が認められた場合には中止し，カリウム剤の投与等の適切な処置を行う ⓑミオパシー：低カリウム血症の結果と

してミオパシーが現れることがあるので，観察を十分に行い，脱力感，四肢痙攣・麻痺等の異常が認められた場合には中止し，カリウム剤の投与等の適切な処置を行う

❸**その他の副作用**

	頻度不明
過敏症*	発疹，発赤，瘙痒等

＊：このような症状が現れた場合には中止する

【高齢者への投与】一般に高齢者では生理機能が低下しているので減量するなど注意する　【妊婦・産婦・授乳婦等への投与】妊娠中の投与に関する安全性は確立していないので，妊婦又は妊娠している可能性のある婦人には，治療上の有益性が危険性を上回ると判断される場合にのみ投与する　【小児等への投与】小児等に対する安全性は確立していない〔使用経験が少ない〕　【その他の注意】湿疹，皮膚炎等が悪化することがある　【保存法】直射日光を避け，防湿・涼所保存

ケイシカコウボクキョウニントウ
桂枝加厚朴杏仁湯
漢方製剤　520

基本添付文書 東洋薬行2005年10月改訂

製品
〔東洋〕桂枝加厚朴杏仁湯　エキス細粒（分包2.5g）（東洋薬行）

組成〔細粒〕：7.5g中（ケイシ・シャクヤク・タイソウ・生ショウキョウ・コウボク・キョウニン各4g，カンゾウ2g）エキス末4.8g

効能・効果 身体虚弱なものの咳

用法・用量 1回2.5g，1日3回空腹時経口投与（増減）

【重要な基本的注意】❶使用にあたっては，患者の証（体質・症状）を考慮して投与する．なお，経過を十分に観察し，症状・所見の改善が認められない場合には，継続投与を避ける　❷カンゾウが含まれているので，血清カリウム値や血圧値等に十分留意し，異常が認められた場合には中止する　❸他の漢方製剤等を併用する場合は，含有生薬の重複に注意する

【相互作用】併用注意

薬剤名等	臨床症状・措置方法	機序・危険因子
カンゾウ含有製剤グリチルリチン酸及びその塩類を含有する製剤	偽アルドステロン症が現れやすくなる．また，低カリウム血症の結果として，ミオパシーが現れやすくなる（重大な副作用の項参照）	グリチルリチン酸は，尿細管でのカリウム排泄促進作用があるため，血清カリウム値の低下が促進されることが考えられる

【副作用】❶使用成績調査等の副作用発現頻度が明確となる調査を実施していないため，発現頻度は不明である

❷**重大な副作用**　ⓐ**偽アルドステロン症**：低カリウム血症，血圧上昇，ナトリウム・体液の貯留，浮腫，体重増加等の偽アルドステロン症が現れることがあるので，観察（血清カリウム値の測定など）を十分に行い，異常が認められた場合には中止し，カリウム剤の投与等の適切な処置を行う　ⓑ**ミオパシー**：低カリウム血症の結果としてミオパシーが現れることがあるので，観察を十分に行い，脱力感，四肢痙攣・麻痺等の異常が認められた場合には中止し，カリウム剤の投与等の適切な処置を行う

❸**その他の副作用**

	頻度不明
過敏症*	発疹，発赤，瘙痒等

＊：このような症状が現れた場合には中止する

【高齢者への投与】一般に高齢者では生理機能が低下しているので減量するなど注意する　【妊婦・産婦・授乳婦等への投与】妊娠中の投与に関する安全性は確立していないので，妊婦又は妊娠している可能性のある婦人には，治療上の有益性が危険性を上回ると判断される場合にのみ投与する　【小児等への投与】小児等に対する安全性は確立していない〔使用経験が少ない〕　【その他の注意】湿疹，皮膚炎等が悪化することがある　【保存法】直射日光を避け，防湿・涼所保存

ケイシカシャクヤクトウ
桂枝加芍薬湯
漢方製剤　520

基本添付文書 ツムラ2007年5月改訂

製品
オースギ桂枝加芍薬湯　エキスG顆粒（分包2.5g）（大杉）
クラシエ桂枝加芍薬湯　エキス細粒（分包2・3g）　エキス錠（大峰堂，クラシエ製薬—クラシエ薬品）
コタロー桂枝加芍薬湯　エキス細粒（分包2.5g）（小太郎漢方）
ジュンコウ桂枝加芍薬湯　FCエキス細粒（分包2g）（康和薬通—大杉）
ツムラ桂枝加芍薬湯　エキス顆粒（分包2.5g）（ツムラ）
テイコク桂枝加芍薬湯　エキス顆粒（分包2.5g）（帝國漢方—日医工）
〔東洋〕桂枝加芍薬湯　エキス細粒（分包2g）（東洋薬行）
本草桂枝加芍薬湯　エキス顆粒-M（分包2.5g）（本草）

組成 A群：シャクヤク6g，ケイヒ・タイソウ各4g，カンゾウ2g，ショウキョウ1g
〔細粒・錠剤〈クラシエ〉〕：6g又は18錠中エキス末3.2g
〔細粒〈コタロー〉〕：7.5g中エキス末4.5g
〔細粒〈ジュンコウ〉〕：6g中エキス末3.85g
〔顆粒〈オースギ〉〕：7.5g中エキス末4g
〔顆粒〈ツムラ〉〕：7.5g中エキス末3.75g
〔顆粒〈テイコク〉〕：7.5g中エキス末3g
〔顆粒〈本草〉〕：7.5g中エキス末3.6g
B群：シャクヤク6g，ケイシ・タイソウ・生ショウキョウ各4g，カンゾウ2g
〔細粒〈東洋〉〕：6g中エキス末3.6g

効能・効果〔コタロー〕：腹部膨満感，腹痛があって下痢又は便秘するもの，あるいは嘔吐するもの．しぶり腹，腸炎，慢性虫垂炎，移動性盲腸，慢性腹膜炎
〔その他〕：腹部膨満感のある次の諸症（しぶり腹，腹痛）

用法・用量〔オースギ・コタロー・ツムラ〕：1日7.5g，食前又は食間2～3回に分服．年齢，体重，症状により適宜増減
〔クラシエ・ジュンコウ〕：1日6g又は18錠，食前又は食間2～3回に分服．年齢，体重，症状により適宜増減
〔テイコク〕：1回2.5g，1日3回食前経口投与．年齢，体重，症状により適宜増減
〔東洋〕：1回2g，1日3回，空腹時経口投与．年齢，症状により適宜増減
〔本草〕：1日7.5g，食前又は食間3回に分服．年齢，体重，症状により適宜増減

【重要な基本的注意】❶使用にあたっては，患者の証（体質・症状）を考慮して投与する．なお，経過を十分に観察し，症状・所見の改善が認められない場合には，継続投与を避ける　❷カンゾウが含まれているので，血清カリウム値や血圧値等に十分留意し，異常が認められた場合には中止する　❸他の漢方製剤等を併用する場合は，含有生薬の重複に注意する

【相互作用】併用注意

薬剤名等	臨床症状・措置方法	機序・危険因子
カンゾウ含有製剤グリチルリチン酸及びその塩類を含有する製剤	偽アルドステロン症が現れやすくなる．また，低カリウム血症の結果として，ミオパシーが現れやすくなる（重大な副作用の項参照）	グリチルリチン酸は尿細管でのカリウム排泄促進作用があるため，血清カリウム値の低下が促進されることが考えられる

【副作用】❶使用成績調査等の副作用発現頻度が明確となる調査を実施していないため，発現頻度は不明である

❷**重大な副作用**　ⓐ**偽アルドステロン症**：低カリウム血症，血圧上昇，ナトリウム・体液の貯留，浮腫，体重増加等の偽アルドステロン症が現れることがあるので，観察（血清カリウム値の測定等）を十分に行い，異常が認められた場合には中止し，カリウム剤の投与等の適切な処置を行う　ⓑ**ミオパシー**：低カリウム血症の結果としてミオパシーが現れることがあるので，観察を十分に行い，脱力感，四肢痙攣・麻痺等の異常が認められた場合には中止し，カリウ

	頻度不明
消化器	食欲不振，腹痛，下痢等

＊：このような症状が現れた場合には中止する
【高齢者への投与】一般に高齢者では生理機能が低下しているので減量するなど注意する　【妊婦・産婦・授乳婦等への投与】❶妊婦又は妊娠している可能性のある婦人には投与しないことが望ましい[ダイオウの子宮収縮作用及び骨盤内臓器の充血作用により流早産の危険性がある]　❷授乳中の婦人には慎重に投与する[ダイオウ中のアントラキノン誘導体が母乳中に移行し，乳児の下痢を起こすことがある]
【小児等への投与】小児等に対する安全性は確立していない[使用経験が少ない]　【保存等】遮光保存

ケイシカジュツブトウ
桂枝加朮附湯
漢方製剤　　520

基本添付文書 ツムラ2007年5月改訂

製品 規制等：⓰（ツムラの製品及び小太郎漢方以外の分包を除く）
・コタロー桂枝加朮附湯　エキス細粒(分包3g)(小太郎漢方)
・三和桂枝加朮附湯　エキス細粒(分包3g)(三和生薬)
・JPS桂枝加朮附湯　エキス顆粒(分包2.5g)(ジェーピーエス)
・ツムラ桂枝加朮附湯　エキス顆粒(分包2.5g)(ツムラ)
・テイコク桂枝加朮附湯　エキス顆粒(分包2.5g)(帝國漢方一日医工)
・マツウラ桂枝加朮附湯　エキス顆粒(分包2g)(松浦薬業)

組成 A群：ケイヒ・シャクヤク・タイソウ・ソウジュツ各4g，カンゾウ2g，ショウキョウ・ブシ2（炮附子末）各1g
　〔細粒〈コタロー〉〕：9g中エキス末5.3g
B群：ケイヒ・シャクヤク・タイソウ・ソウジュツ各4g，カンゾウ2g，ショウキョウ・加工ブシ各1g
　〔細粒〈三和〉〕：9g中エキス末5.1g
C群：ケイヒ・シャクヤク・タイソウ・ソウジュツ各4g，カンゾウ2g，ショウキョウ・加工ブシ末(JPSはブシ末)各1g
　〔顆粒〈JPS〉〕：7.5g中エキス末5g
D群：ケイヒ・シャクヤク・タイソウ・ソウジュツ各4g，カンゾウ2g，ショウキョウ1g，ブシ末0.5g
　〔顆粒〈ツムラ〉〕：7.5g中エキス末3.75g
E群：ケイヒ・シャクヤク・タイソウ・ソウジュツ各4g，カンゾウ2g，ショウキョウ1g，日局ブシ末0.5g
　〔顆粒〈テイコク〉〕：7.5g中エキス末2.54g
F群：ケイヒ・シャクヤク・タイソウ・ソウジュツ各4g，カンゾウ2g，ショウキョウ・日局ブシ各1g
　〔顆粒〈マツウラ〉〕：6g中エキス末4g

効能・効果 〔コタロー〕：冷え症で痛み，四肢に麻痺感があるもの，あるいは屈伸困難のもの。神経痛，関節炎，リウマチ
〔三和〕：悪寒をおぼえ尿快せず，四肢の屈伸が困難なものの次の諸症（急性及び慢性関節炎，関節リウマチ，神経痛，片頭痛）
〔その他〕：関節痛，神経痛

用法・用量 〔コタロー〕：1日9g，食前又は食間2～3回に分服。年齢，体重，症状により適宜増減
〔三和〕：1日9g，食前又は食間3回に分服。年齢，体重，症状により適宜増減
〔JPS・ツムラ〕：1日7.5g，食前又は食間2～3回に分服。年齢，体重，症状により適宜増減
〔テイコク〕：1回2.5g，1日3回食前経口投与。年齢，体重，症状により適宜増減
〔マツウラ〕：1日6g，食前又は食間2～3回に分服。年齢，体重，症状により適宜増減

慎重投与 ❶体力の充実している患者[副作用が現れやすくなり，その症状が増強されるおそれがある]　❷暑がりで，のぼせが強く，赤ら顔の患者[心悸亢進，のぼせ，舌のしびれ，悪心等が現れるおそれがある]　**重要な基本的注意** ❶使用にあたっては，患者の証(体質・症状)を考慮して投与する。なお，経過を十分に観察し，症状・所見の改善が認められない場合には，継続投与を避ける　❷カンゾウが含まれているので，血清カリウム値や血圧値等に十分留意し，異常が認められた場合には中止する　❸他の漢方製剤等を併用する場合は，含有生薬の重複に注意する。ブシを含む製剤との併用には，特に

ム剤の投与等の適切な処置を行う
❸その他の副作用

	頻度不明
過敏症＊	発疹，発赤，瘙痒等

＊：このような症状が現れた場合には中止する
【高齢者への投与】一般に高齢者では生理機能が低下しているので減量するなど注意する　【妊婦・産婦・授乳婦等への投与】妊娠中の投与に関する安全性は確立していないので，妊婦又は妊娠している可能性のある婦人には，治療上の有益性が危険性を上回ると判断される場合にのみ投与する　【小児等への投与】小児等に対する安全性は確立していない[使用経験が少ない]　【保存等】遮光保存
【薬効薬理】❶止瀉作用：マウスに経口前投与で，ピロカルピン，塩化バリウム及びヒマシ油による下痢を抑制　❷腸管輸送能に対する作用：マウスに経口前投与で，ネオスチグミンによる腸管輸送能亢進を抑制　❸腸管平滑筋に対する作用：モルモット摘出回腸で，低頻度電気刺激による収縮を抑制(in vitro)

ケイシカシャクヤクダイオウトウ
桂枝加芍薬大黄湯
漢方製剤　　520

基本添付文書 ツムラ2013年3月改訂

製品
・ツムラ桂枝加芍薬大黄湯　エキス顆粒(分包2.5g)(ツムラ)

組成 〔顆粒〕：7.5g(シャクヤク6g，ケイヒ・タイソウ各4g，カンゾウ・ダイオウ各2g，ショウキョウ1g)エキス末4g

効能・効果 比較的体力のない人で，腹部膨満し，腸内の停滞感あるいは腹痛を伴うものの次の諸症　❶急性腸炎，大腸カタル　❷常習便秘，宿便，しぶり腹

用法・用量 1日7.5g，食前又は食間2～3回に分服。年齢，体重，症状により適宜増減

慎重投与 ❶下痢，軟便のある患者[これらの症状が悪化するおそれがある]　❷著しく胃腸の虚弱な患者[食欲不振，腹痛，下痢等が現れるおそれがある]　**重要な基本的注意** ❶使用にあたっては，患者の証(体質・症状)を考慮して投与する。なお，経過を十分に観察し，症状・所見の改善が認められない場合には，継続投与を避ける　❷カンゾウが含まれているので，血清カリウム値や血圧値等に十分留意し，異常が認められた場合には中止する　❸他の漢方製剤等を併用する場合は，含有生薬の重複に注意する。ダイオウを含む製剤との併用には，特に注意する　❹ダイオウの瀉下作用には個人差が認められるので，用法及び用量に注意する
相互作用 併用注意

薬剤名等	臨床症状・措置方法	機序・危険因子
カンゾウ含有製剤 グリチルリチン酸及びその塩類を含有する製剤	偽アルドステロン症が現れやすくなる。また，低カリウム血症の結果として，ミオパシーが現れやすくなる（重大な副作用の項参照）	グリチルリチン酸は尿細管でのカリウム排泄促進作用があるため，血清カリウム値の低下が促進されることが考えられる

副作用 ❶使用成績調査等の副作用発現頻度が明確となる調査を実施していないため，発現頻度は不明である

❷重大な副作用　ⓐ偽アルドステロン症：低カリウム血症，血圧上昇，ナトリウム・体液の貯留，浮腫，体重増加等の偽アルドステロン症が現れることがあるので，観察（血清カリウム値の測定等）を十分に行い，異常が認められた場合には中止し，カリウム剤の投与等の適切な処置を行う　ⓑミオパシー：低カリウム血症の結果としてミオパシーが現れることがあるので，観察を十分に行い，脱力感，四肢痙攣・麻痺等の異常が認められた場合には中止し，カリウム剤の投与等の適切な処置を行う

❸その他の副作用

	頻度不明
過敏症＊	発疹，発赤，瘙痒等

注意する
【相互作用】併用注意

薬剤名等	臨床症状・措置方法	機序・危険因子
カンゾウ含有製剤グリチルリチン酸及びその塩類を含有する製剤	偽アルドステロン症が現れやすくなる。また、低カリウム血症の結果として、ミオパシーが現れやすくなる（重大な副作用の項参照）	グリチルリチン酸は尿細管でのカリウム排泄促進作用があるため、血清カリウム値の低下が促進されることが考えられる

【副作用】❶使用成績調査等の副作用発現頻度が明確となる調査を実施していないため、発現頻度は不明である

❷重大な副作用 ⓐ偽アルドステロン症：低カリウム血症、血圧上昇、ナトリウム・体液の貯留、浮腫、体重増加等の偽アルドステロン症が現れることがあるので、観察（血清カリウム値の測定等）を十分に行い、異常が認められた場合には中止し、カリウム剤の投与等の適切な処置を行う ⓑミオパシー：低カリウム血症の結果としてミオパシーが現れることがあるので、観察を十分に行い、脱力感、四肢痙攣・麻痺等の異常が認められた場合には中止し、カリウム剤の投与等の適切な処置を行う

❸その他の副作用

	頻度不明
過敏症※	発疹、発赤、瘙痒等
その他	心悸亢進、のぼせ、舌のしびれ、悪心等

※：このような症状が現れた場合には中止する

【高齢者への投与】一般に高齢者では生理機能が低下しているので減量するなど注意する 【妊婦・産婦・授乳婦等への投与】妊婦又は妊娠している可能性のある婦人には投与しないことが望ましい［ブシ末の副作用が現れやすくなる］ 【小児等への投与】小児等には慎重に投与する［ブシ末が含まれている］ 【保存等】遮光保存

桂枝加竜骨牡蛎湯 (ケイシカリュウコツボレイトウ)
漢方製剤　520

基本添付文書 ツムラ2013年3月改訂

(製品)
- オースギ桂枝加竜骨牡蛎湯 エキスG顆粒（分包2.5g）（大杉）
- クラシエ桂枝加竜骨牡蛎湯 エキス細粒（分包2・3g）（クラシエ製薬―クラシエ薬品）
- コタロー桂枝加竜骨牡蛎湯 エキス細粒（分包2.5g）（小太郎漢方）
- ツムラ桂枝加竜骨牡蛎湯 エキス顆粒（分包2.5g）（ツムラ）
- テイコク桂枝加竜骨牡蛎湯 エキス顆粒（分包2.5g）（帝國漢方―日医工）

(組成) A群：ケイヒ・シャクヤク・タイソウ各4g、リュウコツ・ボレイ各3g、カンゾウ2g、ショウキョウ1g
　〔細粒〈クラシエ〉〕：6g中エキス末3.2g
　〔細粒〈コタロー〉〕：7.5g中エキス末4.7g
　〔顆粒〈オースギ〉〕：7.5g中エキス末3.5g
B群：ケイヒ・シャクヤク・タイソウ各4g、ボレイ・リュウコツ各3g、カンゾウ2g、ショウキョウ1.5g
　〔顆粒〈ツムラ〉〕：7.5g中エキス末3.25g
　〔顆粒〈テイコク〉〕：7.5g中エキス末3.14g

(効能・効果)〔コタロー〕：神経症状があり、頭痛、のぼせ、耳鳴りなどを伴って疲労しやすく、臍部周辺に動悸を自覚して排尿回数、尿量ともに増加するもの。神経衰弱、心悸亢進、性的ノイローゼ、陰萎、小児夜尿症、夜驚症、脱毛症
〔ツムラ〕：下腹直腹筋に緊張のある比較的体力の衰えているものの次の諸症（小児夜尿症、神経衰弱、性的神経衰弱、遺精、陰萎）
〔その他〕：体質の虚弱な人で疲れやすく、興奮しやすいものの次の諸症（神経質、不眠症、小児夜泣き、小児夜尿症、眼精疲労）

(用法・用量)〔オースギ・コタロー・ツムラ〕：1日7.5g、食前又は食間2～3回に分服。年齢、体重、症状により適宜増減
〔クラシエ〕：1日6g、食前又は食間2～3回に分服。年齢、体重、症状により適宜増減
〔テイコク〕：1回2.5g、1日3回食前経口投与。年齢、体重、症状により適宜増減

【重要な基本的注意】❶使用にあたっては、患者の証（体質・症状）を考慮して投与する。なお、経過を十分に観察し、症状・所見の改善が認められない場合には、継続投与を避ける ❷カンゾウが含まれているので、血清カリウム値や血圧値等に十分留意し、異常が認められた場合には中止する ❸他の漢方製剤を併用する場合は、含有生薬の重複に注意する

【相互作用】併用注意

薬剤名等	臨床症状・措置方法	機序・危険因子
カンゾウ含有製剤グリチルリチン酸及びその塩類を含有する製剤	偽アルドステロン症が現れやすくなる。また、低カリウム血症の結果として、ミオパシーが現れやすくなる（重大な副作用の項参照）	グリチルリチン酸は尿細管でのカリウム排泄促進作用があるため、血清カリウム値の低下が促進されることが考えられる

【副作用】❶使用成績調査等の副作用発現頻度が明確となる調査を実施していないため、発現頻度は不明である

❷重大な副作用 ⓐ偽アルドステロン症：低カリウム血症、血圧上昇、ナトリウム・体液の貯留、浮腫、体重増加等の偽アルドステロン症が現れることがあるので、観察（血清カリウム値の測定等）を十分に行い、異常が認められた場合には中止し、カリウム剤の投与等の適切な処置を行う ⓑミオパシー：低カリウム血症の結果としてミオパシーが現れることがあるので、観察を十分に行い、脱力感、四肢痙攣・麻痺等の異常が認められた場合には中止し、カリウム剤の投与等の適切な処置を行う

❸その他の副作用

	頻度不明
過敏症※	発疹、発赤、瘙痒等

※：このような症状が現れた場合には中止する

【高齢者への投与】一般に高齢者では生理機能が低下しているので減量するなど注意する 【妊婦・産婦・授乳婦等への投与】妊娠中の投与に関する安全性は確立していないので、妊婦又は妊娠している可能性のある婦人には、治療上の有益性が危険性を上回ると判断される場合にのみ投与する 【小児等への投与】小児等に対する安全性は確立していない［使用経験が少ない］ 【保存等】遮光保存

桂枝加苓朮附湯 (ケイシカリョウジュツブトウ)
漢方製剤　520

基本添付文書 クラシエ薬品2010年7月改訂

(製品) 規制等：劇（2.5・3g分包、錠を除く）
- オースギ桂枝加苓朮附湯 エキスG顆粒（分包3g）（大杉）
- クラシエ桂枝加苓朮附湯 エキス細粒（分包2.5・3.75g）エキス錠（大峰堂、クラシエ製薬―クラシエ薬品）

(組成) A群：ケイヒ・シャクヤク・タイソウ・ビャクジュツ・ブクリョウ各4g、ショウキョウ1g、カンゾウ2g、ブシ末0.5g
　〔細粒〈クラシエ〉〕：7.5g中エキス末4.4g
　〔錠剤〈クラシエ〉〕：18錠中エキス末4.8g
B群：ケイヒ・タイソウ・シャクヤク・ブクリョウ・ソウジュツ各4g、カンゾウ2g、ショウキョウ・加工ブシ末各1g
　〔顆粒〈オースギ〉〕：9g中エキス末4.6g

(効能・効果) 関節痛、神経痛

(用法・用量)〔オースギ〕：1日9g、食前又は食間2～3回に分服。年齢、体重、症例により適宜増減
〔クラシエ〕：1日7.5g又は18錠、食前又は食間2～3回に分服。年齢、体重、症状により適宜増減

【慎重投与】❶体力の充実している患者［副作用が現れやすくなり、その症状が増強されるおそれがある］ ❷暑がりで、のぼせが強く、赤ら顔の患者［心悸亢進、のぼせ、舌のしびれ、悪心等が現れるおそれがある］ 【重要な基本的注意】❶使用にあたっては、患者の証（体

質・症状)を考慮して投与する。なお、経過を十分に観察し、症状・所見の改善が認められない場合には、継続投与を避ける ❷カンゾウが含まれているので、血清カリウム値や血圧値等に十分留意し、異常が認められた場合には中止する ❸他の漢方製剤等を併用する場合は、含有生薬の重複に注意する。ブシを含む製剤との併用には、特に注意する

【相互作用】併用注意

薬剤名等	臨床症状・措置方法	機序・危険因子
カンゾウ含有製剤 グリチルリチン酸及びその塩類を含有する製剤	偽アルドステロン症が現れやすくなる。また、低カリウム血症の結果として、ミオパシーが現れやすくなる(重大な副作用の項参照)	グリチルリチン酸は尿細管でのカリウム排泄促進作用があるため、血清カリウム値の低下が促進されることが考えられる

【副作用】❶使用成績調査等の副作用発現頻度が明確となる調査を実施していないため、発現頻度は不明である

❷重大な副作用 ⓐ偽アルドステロン症：低カリウム血症，血圧上昇，ナトリウム・体液の貯留，浮腫，体重増加等の偽アルドステロン症が現れることがあるので、観察(血清カリウム値の測定等)を十分に行い、異常が認められた場合には中止し、カリウム剤の投与等の適切な処置を行う ⓑミオパシー：低カリウム血症の結果としてミオパシーが現れることがあるので、観察を十分に行い、脱力感、四肢痙攣・麻痺等の異常が認められた場合には中止し、カリウム剤の投与等の適切な処置を行う

❸その他の副作用

	頻度不明
過敏症*	発疹，発赤，瘙痒等
その他	心悸亢進，のぼせ，舌のしびれ，悪心等

*：このような症状が現れた場合には中止する

【高齢者への投与】一般に高齢者では生理機能が低下しているので減量するなど注意する 【妊婦・産婦・授乳婦等への投与】妊婦又は妊娠している可能性のある婦人には投与しないことが望ましい[ブシ末の副作用が現れやすくなる] 【小児等への投与】小児等には慎重に投与する[ブシ末が含まれている] 【保存等】直射日光を避け，防湿保存

桂枝人参湯
ケイシニンジントウ
漢方製剤　520

【基本添付文書】ツムラ2013年3月改訂

【製品】
- クラシエ桂枝人参湯 エキス細粒(分包2・3g)(クラシエ製薬―クラシエ薬品)
- ツムラ桂枝人参湯 エキス顆粒(分包2.5g)(ツムラ)

【組成】A群：ケイヒ4g，カンゾウ・ビャクジュツ・ニンジン各3g，カンキョウ2g
　〔細粒〈クラシエ〉〕：6g中エキス末2.7g
B群：ケイヒ4g，カンゾウ・ソウジュツ・ニンジン各3g，カンキョウ2g
　〔顆粒〈ツムラ〉〕：7.5g中エキス末2.5g

【効能・効果】胃腸の弱い人の次の諸症：頭痛，動悸，慢性胃腸炎，胃アトニー

【用法・用量】〔クラシエ〕：1日6g，食前又は食間2～3回に分服。年齢，体重，症状により適宜増減
〔ツムラ〕：1日7.5g，食前又は食間2～3回に分服。年齢，体重，症状により適宜増減

【禁忌】❶アルドステロン症の患者 ❷ミオパシーのある患者 ❸低カリウム血症のある患者[❶～❸これらの疾患及び症状が悪化するおそれがある]

【重要な基本的注意】❶使用にあたっては、患者の証(体質・症状)を考慮して投与する。なお、経過を十分に観察し、症状・所見の改善が

認められない場合には、継続投与を避ける ❷カンゾウが含まれているので、血清カリウム値や血圧値等に十分留意し、異常が認められた場合には中止する ❸他の漢方製剤等を併用する場合は、含有生薬の重複に注意する

【相互作用】併用注意

薬剤名等	臨床症状・措置方法	機序・危険因子
カンゾウ含有製剤 グリチルリチン酸及びその塩類を含有する製剤 ループ系利尿剤 ・フロセミド ・エタクリン酸 チアジド系利尿剤 ・トリクロルメチアジド	偽アルドステロン症が現れやすくなる。また、低カリウム血症の結果として、ミオパシーが現れやすくなる(重大な副作用の項参照)	グリチルリチン酸及び利尿剤は尿細管でのカリウム排泄促進作用があるため、血清カリウム値の低下が促進されることが考えられる

【副作用】❶使用成績調査等の副作用発現頻度が明確となる調査を実施していないため、発現頻度は不明である

❷重大な副作用 ⓐ偽アルドステロン症：低カリウム血症，血圧上昇，ナトリウム・体液の貯留，浮腫，体重増加等の偽アルドステロン症が現れることがあるので、観察(血清カリウム値の測定等)を十分に行い、異常が認められた場合には中止し、カリウム剤の投与等の適切な処置を行う ⓑミオパシー：低カリウム血症の結果としてミオパシーが現れることがあるので、観察を十分に行い、脱力感、四肢痙攣・麻痺等の異常が認められた場合には中止し、カリウム剤の投与等の適切な処置を行う

❸その他の副作用

	頻度不明
過敏症*	発疹，発赤，瘙痒，蕁麻疹等

*：このような症状が現れた場合には中止する

【高齢者への投与】一般に高齢者では生理機能が低下しているので減量するなど注意する 【妊婦・産婦・授乳婦等への投与】妊娠中の投与に関する安全性は確立していないので、妊婦又は妊娠している可能性のある婦人には、治療上の有益性が危険性を上回ると判断される場合にのみ投与する 【小児等への投与】小児等に対する安全性は確立していない[使用経験が少ない] 【保存等】遮光保存

桂枝茯苓丸
ケイシブクリョウガン
漢方製剤　520

【基本添付文書】ツムラ2007年5月改訂

【製品】
- オースギ桂枝茯苓丸料 エキスG顆粒(分包1.5g)(大杉)
- クラシエ桂枝茯苓丸料 エキス細粒(分包2・3g) エキス錠(大峰堂，クラシエ製薬―クラシエ薬品)
- 桂枝茯苓丸 エキスA顆粒(分包2.5g)(東亜品―杏林，キョーリンリメディオ，建林松鶴堂)
- コタロー桂枝茯苓丸料 エキス細粒(分包2g)(小太郎漢方)
- 三和桂枝茯苓丸料 エキス細粒(分包1.5g)(三和生薬)
- JPS桂枝茯苓丸料 エキス顆粒(分包2.5g)(ジェーピーエス)
- ジュンコウ桂枝茯苓丸料 FCエキス細粒(分包1.5g)(康和薬通―大杉)
- 太虎堂の桂枝茯苓丸料 エキス顆粒(分包2.5g)(太虎精堂)
- ツムラ桂枝茯苓丸 エキス顆粒(分包2.5g)(ツムラ)
- テイコク桂枝茯苓丸料 エキス顆粒(分包2.5g)(帝國漢方―大木製薬，日医工)
- 〔東洋〕桂枝茯苓丸料 エキス細粒(分包2g)(東洋薬行)
- 本草桂枝茯苓丸料 エキス顆粒-M(分包2.5g)(本草)
- マツウラ桂枝茯苓丸料 エキス細粒(分包1.5g)(松浦薬業)

【組成】A群：ケイヒ・ブクリョウ・ボタンピ・トウニン・シャクヤク各4g
　〔細粒〈クラシエ〉〕：6g中エキス末2.3g
　〔細粒〈コタロー〉〕：6g中エキス末2.8g
　〔細粒〈三和〉〕：4.5g中エキス末2.6g
　〔細粒〈ジュンコウ〉〕：4.5g中エキス末2.25g

〔顆粒〈オースギ〉〕：4.5g中エキス末2g
〔顆粒〈JPS〉〕：7.5g中エキス末2.6g
〔顆粒〈太虎堂〉〕：7.5g中エキス末4.15g
〔顆粒〈テイコク〉〈東亜薬品〉〕：7.5g中エキス末2.03g
〔顆粒〈本草〉〕：7.5g中エキス末2.5g
〔顆粒〈マツウラ〉〕：4.5g中エキス末2.3g（軟エキス5.1g）
〔錠剤〈クラシエ〉〕：18錠中エキス末2.2g
B群：ケイシ・ブクリョウ・ボタンピ・トウニン・シャクヤク各4g
〔細粒〈東洋〉〕：6g中エキス末3.6g
C群：ケイヒ・シャクヤク・トウニン・ブクリョウ・ボタンピ各3g
〔顆粒〈ツムラ〉〕：7.5g中エキス末1.75g

（効能・効果）〔三和〕：のぼせ症で充血しやすく頭痛，肩こり，めまい，心悸亢進などがあって冷えを伴い下腹部に圧痛を認めるものの次の諸症（月経困難，子宮内膜炎，子宮実質炎，卵巣炎，子宮周囲炎，月経過多，痔出血，湿疹，蕁麻疹，にきび，しみ，皮膚炎，凍傷，打撲，皮下出血）

〔ツムラ〕：体格はしっかりしていて赤ら顔が多く，腹部は大体充実，下腹部に抵抗のあるものの次の諸症〔子宮並びにその付属器の炎症，子宮内膜炎，月経不順，月経困難，帯下，更年期障害（頭痛，めまい，のぼせ，肩こり等），冷え症，腹膜炎，打撲症，痔疾患，睾丸炎〕

〔その他〕：比較的体力があり，ときに下腹部痛，肩こり，頭重，めまい，のぼせて足冷えなどを訴える次の諸症：月経不順，月経異常，月経痛，更年期障害，血の道症，肩こり，めまい，頭重，打ち身（打撲症），しもやけ，しみ

（用法・用量）〔オースギ・ジュンコウ・マツウラ〕：1日4.5g，食前又は食間2〜3回に分服。年齢，体重，症状により適宜増減
〔クラシエ・コタロー〕：1日6g又は18錠，食前又は食間2〜3回に分服。年齢，体重，症状により適宜増減
〔三和〕：1日4.5g，食前又は食間3回に分服。年齢，症状により適宜増減
〔JPS・ツムラ〕：1日7.5g又は18錠，食前又は食間2〜3回に分服。年齢，体重，症状により適宜増減
〔太虎堂・本草〕：1日7.5g，食前又は食間3回に分服。年齢，体重，症状により適宜増減
〔テイコク〕：1回2.5g，1日3回食前経口投与。年齢，体重，症状により適宜増減
〔東亜薬品〕：1回2.5g，1日3回食前経口投与。年齢，体重，症状により適宜増減
〔東洋〕：1回2g，1日3回空腹時経口投与。年齢，症状により適宜増減

【慎重投与】著しく体力の衰えている患者［副作用が現れやすくなり，その症状が増強されるおそれがある］　【重要な基本的注意】❶使用にあたっては，患者の証（体質・症状）を考慮して投与する。なお，経過を十分に観察し，症状・所見の改善が認められない場合には，継続投与を避ける　❷他の漢方製剤等を併用する場合は，含有生薬の重複に注意する
【副作用】❶使用成績調査等の副作用発現頻度が明確となる調査を実施していないため，発現頻度は不明である

❷重大な副作用　肝機能障害，黄疸：AST（GOT），ALT（GPT），Al-P，γ-GTPの上昇等を伴う肝機能障害，黄疸が現れることがあるので，観察を十分に行い，異常が認められた場合には中止し，適切な処置を行う

❸その他の副作用

	頻度不明
過敏症*	発疹，発赤，瘙痒等
消化器	食欲不振，胃部不快感，悪心，下痢等

*：このような症状が現れた場合には中止する
【高齢者への投与】一般に高齢者では生理機能が低下しているので減量するなど注意する　【妊婦・産婦・授乳婦等への投与】妊婦又は妊娠している可能性のある婦人には投与しないことが望ましい［トウニン，ボタンピにより流早産の危険性がある］　【小児等への投与】小児等に対する安全性は確立していない［使用経験が少ない］　【保存等】遮光保存

【薬効薬理】❶ホルモンに対する作用：幼若雌ラットに経口投与で，血漿LH，FSH及びエストラジオール値が減少。子宮湿重量及び子宮thymidine kinase活性が減少　❷子宮に対する作用：雌SHNマウスに混餌投与で，子宮thymidylate synthetase活性が減少し，子宮腺筋症の発症を抑制　❸更年期障害に対する作用：卵巣摘出ラットに経口投与で，calcitonin gene related peptide（CGRP）誘発皮膚温上昇（in vivo）及び血管拡張（ex vivo）を抑制　❹作用機序：次の作用により薬理効果を示すことが示唆される　更年期障害に対する作用：卵巣摘出ラットに経口投与で，血漿中CGRP濃度が正常化され，腸管膜動脈のCGRP受容体数の増加（アップレギュレーション）を抑制

桂枝茯苓丸料加薏苡仁
ケイシブクリョウガンリョウカヨクイニン
漢方製剤　520

基本添付文書　ツムラ2007年5月改訂

（製品）ツムラ桂枝茯苓丸加薏苡仁　エキス顆粒（分包2.5g）（ツムラ）

（組成）〔顆粒〕：7.5g中（ヨクイニン10g，ケイヒ・シャクヤク・トウニン・ブクリョウ・ボタンピ各4g）エキス末3.75g

（効能・効果）比較的体力があり，ときに下腹部痛，肩こり，頭重，めまい，のぼせて足冷えなどを訴えるものの次の諸症：月経不順，血の道症，にきび，しみ，手足のあれ

（用法・用量）1日7.5g，食前又は食間2〜3回に分服。年齢，体重，症状により適宜増減

【慎重投与】著しく体力の衰えている患者［副作用が現れやすくなり，その症状が増強されるおそれがある］　【重要な基本的注意】❶使用にあたっては，患者の証（体質・症状）を考慮して投与する。なお，経過を十分に観察し，症状・所見の改善が認められない場合には，継続投与を避ける　❷他の漢方製剤等を併用する場合は，含有生薬の重複に注意する　【副作用】使用成績調査等の副作用発現頻度が明確となる調査を実施していないため，発現頻度は不明である

	頻度不明
過敏症*	発疹，発赤，瘙痒等
消化器	胃部不快感，下痢等

*：このような症状が現れた場合には中止する
【高齢者への投与】一般に高齢者では生理機能が低下しているので減量するなど注意する　【妊婦・産婦・授乳婦等への投与】妊婦又は妊娠している可能性のある婦人には投与しないことが望ましい［トウニン，ボタンピにより流早産の危険性がある］　【小児等への投与】小児等に対する安全性は確立していない［使用経験が少ない］　【保存等】遮光保存

桂芍知母湯
ケイシャクチモトウ
漢方製剤　520

基本添付文書　三和生薬2009年8月改訂

（製品）規制等：劇
三和桂芍知母湯　エキス細粒（分包3g）（三和生薬―クラシエ薬品）

（組成）〔細粒〕：9g中（ケイヒ・チモ・ハマボウフウ・シャクヤク・マオウ各3g，カンゾウ1.5g，ビャクジュツ4g，ブシ・ショウキョウ各1g）エキス末5.1g

（効能・効果）関節痛み，身体やせ，脚部腫脹し，めまい，悪心あるものの次の諸症：神経痛，関節リウマチ

（用法・用量）1日9g，食前又は食間3回に分服。年齢，症状により適宜増減

【慎重投与】❶体力の充実している患者［副作用が現れやすくなり，その症状が増強されるおそれがある］　❷暑がりで，のぼせが強く，赤ら顔の患者［心悸亢進，のぼせ，舌のしびれ，悪心等が現れるおそれがある］　❸著しく胃腸の虚弱な患者［食欲不振，胃部不快感，悪心，嘔吐等が現れるおそれがある］　❹食欲不振，悪心，嘔吐のある患者［これらの症状が悪化するおそれがある］　❺発汗傾向の著しい患者［発汗過多，全身脱力感等が現れるおそれがある］　❻狭心症，心筋

梗塞等の循環器系の障害のある患者，又はその既往歴のある患者　❼重症高血圧症の患者　❽高度の腎障害のある患者　❾排尿障害のある患者　❿甲状腺機能亢進症の患者［❻〜❿これらの疾患及び症状が悪化するおそれがある］　【重要な基本的注意】❶使用にあたっては，患者の証(体質・症状)を考慮して投与する。なお，経過を十分に観察し，症状・所見の改善が認められない場合には，継続投与を避ける　❷カンゾウが含まれているので，血清カリウム値や血圧値等に十分留意し，異常が認められた場合には中止する　❸他の漢方製剤等を併用する場合は，含有生薬の重複に注意する。ブシを含む製剤との併用には，特に注意する

【相互作用】併用注意

薬剤名等	臨床症状・措置方法	機序・危険因子
マオウ含有製剤 エフェドリン類含有製剤 モノアミン酸化酵素(MAO)阻害剤 甲状腺製剤 ・チロキシン ・リオチロニン カテコールアミン製剤 ・アドレナリン ・イソプレナリン キサンチン系製剤 ・テオフィリン ・ジプロフィリン	不眠，発汗過多，頻脈，動悸，全身脱力感，精神興奮等が現れやすくなるので，減量するなど慎重に投与する	交感神経刺激作用が増強されることが考えられる
カンゾウ含有製剤 グリチルリチン酸及びその塩類を含有する製剤	偽アルドステロン症が現れやすくなる。また，低カリウム血症の結果として，ミオパシーが現れやすくなる(重大な副作用の項参照)	グリチルリチン酸は尿細管でのカリウム排泄促進作用があるため，血清カリウム値の低下が促進されることが考えられる

【副作用】❶使用成績調査等の副作用発現頻度が明確となる調査を実施していないため，発現頻度は不明である

❷重大な副作用　ⓐ偽アルドステロン症：低カリウム血症，血圧上昇，ナトリウム・体液の貯留，浮腫，体重増加等の偽アルドステロン症が現れることがあるので，観察(血清カリウム値の測定等)を十分に行い，異常が認められた場合には中止し，カリウム剤の投与等の適切な処置を行う　ⓑミオパシー：低カリウム血症の結果としてミオパシーが現れることがあるので，観察を十分に行い，脱力感，四肢痙攣・麻痺等の異常が認められた場合には中止し，カリウム剤の投与等の適切な処置を行う

❸その他の副作用

	頻度不明
過敏症*	発疹，発赤，瘙痒等
自律神経系	不眠，発汗過多，頻脈，動悸，全身脱力感，精神興奮等
消化器	食欲不振，胃部不快感，悪心，嘔吐等
泌尿器	排尿障害等
その他	のぼせ，舌のしびれ等

＊：このような症状が現れた場合には中止する

【高齢者への投与】一般に高齢者では生理機能が低下しているので減量するなど注意する　【妊婦・産婦・授乳婦等への投与】妊婦又は妊娠している可能性のある婦人には投与しないことが望ましい［ブシの副作用が現れやすくなる］　【小児等への投与】小児等には慎重に投与する［ブシが含まれている］　【保存等】直射日光を避け，防湿保存

啓脾湯（ケイヒトウ）
漢方製剤　　　　520

基本添付文書　ツムラ2013年3月改訂

製品
ツムラ啓脾湯　エキス顆粒(分包2.5g)（ツムラ）
〔東洋〕啓脾湯　エキス細粒(分包2.5g)（東洋薬行）

組成　A群：ニンジン・サンヤク・レンニク各3g，ビャクジュツ・ブクリョウ各4g，チンピ・タクシャ・サンザシ各2g，カンゾウ1g
〔細粒〈東洋〉〕：7.5g中エキス末4.8g
B群：ソウジュツ・ブクリョウ各4g，サンヤク・ニンジン・レンニク各3g，サンザシ・タクシャ・チンピ各2g，カンゾウ1g
〔顆粒〈ツムラ〉〕：7.5g中エキス末4.75g

効能・効果　やせて顔色が悪く，食欲がなく，下痢の傾向があるものの次の諸症：胃腸虚弱，慢性胃腸炎，消化不良，下痢

用法・用量　〔ツムラ〕：1日7.5g，食前又は食間2〜3回に分服。年齢，体重，症状により適宜増減
〔東洋〕：1回2.5g，1日3回空腹時経口投与(増減)

【重要な基本的注意】❶使用にあたっては，患者の証(体質・症状)を考慮して投与する。なお，経過を十分に観察し，症状・所見の改善が認められない場合には，継続投与を避ける　❷カンゾウが含まれているので，血清カリウム値や血圧値等に十分留意し，異常が認められた場合には中止する　❸他の漢方製剤等を併用する場合は，含有生薬の重複に注意する

【相互作用】併用注意

薬剤名等	臨床症状・措置方法	機序・危険因子
カンゾウ含有製剤 グリチルリチン酸及びその塩類を含有する製剤	偽アルドステロン症が現れやすくなる。また，低カリウム血症の結果として，ミオパシーが現れやすくなる(重大な副作用の項参照)	グリチルリチン酸は尿細管でのカリウム排泄促進作用があるため，血清カリウム値の低下が促進されることが考えられる

【副作用】❶使用成績調査等の副作用発現頻度が明確となる調査を実施していないため，発現頻度は不明である

❷重大な副作用　ⓐ偽アルドステロン症：低カリウム血症，血圧上昇，ナトリウム・体液の貯留，浮腫，体重増加等の偽アルドステロン症が現れることがあるので，観察(血清カリウム値の測定等)を十分に行い，異常が認められた場合には中止し，カリウム剤の投与等の適切な処置を行う　ⓑミオパシー：低カリウム血症の結果としてミオパシーが現れることがあるので，観察を十分に行い，脱力感，四肢痙攣・麻痺等の異常が認められた場合には中止し，カリウム剤の投与等の適切な処置を行う

❸その他の副作用

	頻度不明
過敏症*	発疹，蕁麻疹等

＊：このような症状が現れた場合には中止する

【高齢者への投与】一般に高齢者では生理機能が低下しているので減量するなど注意する　【妊婦・産婦・授乳婦等への投与】妊娠中の投与に関する安全性は確立していないので，妊婦又は妊娠している可能性のある婦人には，治療上の有益性が危険性を上回ると判断される場合にのみ投与する　【小児等への投与】小児等に対する安全性は確立していない［使用経験が少ない］　【保存等】遮光保存

桂麻各半湯（ケイマカクハントウ）
漢方製剤　　　　520

基本添付文書　東洋薬行2005年10月改訂

製品
〔東洋〕桂麻各半湯　エキス細粒(分包1.5g)（東洋薬行）

組成　〔細粒〕：4.5g中(ケイシ3.5g，シャクヤク・生ショウキョウ・カンゾウ・マオウ・タイソウ各2g，キョウニン2.5g)エキス末3g

効能・効果　感冒，咳，かゆみ

用法・用量　1回1.5g，1日3回空腹時経口投与(増減)

【慎重投与】❶病後の衰弱期，著しく体力の衰えている患者［副作用が現れやすくなり，その症状が増強されるおそれがある］　❷著しく胃腸の虚弱な患者［食欲不振，胃部不快感，悪心，嘔吐等が現れるおそれがある］　❸食欲不振，悪心，嘔吐のある患者［これらの症状が悪化するおそれがある］　❹発汗傾向の著しい患者［発汗過多，全身脱力感等が現れるおそれがある］　❺狭心症，心筋梗塞等の循環器系の障

害のある患者，又はその既往歴のある患者　❻重症高血圧症の患者　❼高度の腎障害のある患者　❽排尿障害のある患者　❾甲状腺機能亢進症の患者［❺～❾これらの疾患及び症状が悪化するおそれがある］
【重要な基本的注意】❶使用にあたっては，患者の証（体質・症状）を考慮して投与する。なお，経過を十分に観察し，症状・所見の改善が認められない場合には，継続投与を避ける　❷カンゾウが含まれているので，血清カリウム値や血圧値等に十分留意し，異常が認められた場合には中止する　❸他の漢方製剤等を併用する場合は，含有生薬の重複に注意する
【相互作用】併用注意

薬剤名等	臨床症状・措置方法	機序・危険因子
マオウ含有製剤 エフェドリン類含有製剤 モノアミン酸化酵素（MAO）阻害剤 甲状腺製剤 ・チロキシン ・リオチロニン カテコールアミン製剤 ・アドレナリン ・イソプレナリン キサンチン系製剤 ・テオフィリン ・ジプロフィリン	不眠，発汗過多，頻脈，動悸，全身脱力感，精神興奮等が現れやすくなるので，減量するなど慎重に投与する	交感神経刺激作用が増強されることが考えられる
カンゾウ含有製剤 グリチルリチン酸及びその塩類を含有する製剤	偽アルドステロン症が現れやすくなる。また，低カリウム血症の結果として，ミオパシーが現れやすくなる（重大な副作用の項参照）	グリチルリチン酸は，尿細管でのカリウム排泄促進作用があるため，血清カリウム値の低下が促進されることが考えられる

【副作用】❶使用成績調査等の副作用発現頻度が明確となる調査を実施していないため，発現頻度は不明である

❷重大な副作用　ⓐ偽アルドステロン症：低カリウム血症，血圧上昇，ナトリウム・体液の貯留，浮腫，体重増加等の偽アルドステロン症が現れることがあるので，観察（血清カリウム値の測定など）を十分に行い，異常が認められた場合には中止し，カリウム剤の投与等の適切な処置を行う　ⓑミオパシー：低カリウム血症の結果としてミオパシーが現れることがあるので，観察を十分に行い，脱力感，四肢痙攣・麻痺等の異常が認められた場合には中止し，カリウム剤の投与等の適切な処置を行う

❸その他の副作用

	頻度不明
過敏症※	発疹，発赤，瘙痒等
自律神経系	不眠，発汗過多，頻脈，動悸，全身脱力感，精神興奮等
消化器	食欲不振，胃部不快感，悪心，嘔吐等
泌尿器	排尿障害等

※：このような症状が現れた場合には中止する
【高齢者への投与】一般に高齢者では生理機能が低下しているので減量するなど注意する　【妊婦・産婦・授乳婦等への投与】妊娠中の投与に関する安全性は確立していないので，妊婦又は妊娠している可能性のある婦人には，治療上の有益性が危険性を上回ると判断される場合にのみ投与する　【小児等への投与】小児等に対する安全性は確立していない［使用経験が少ない］　【その他の注意】湿疹，皮膚炎等が悪化することがある　【保存等】直射日光を避け，防湿・涼所保存

コウソサン
香蘇散
漢方製剤　520

基本添付文書　ツムラ2013年3月改訂

製品
コタロー香蘇散　エキス細粒（分包2g）（小太郎漢方）
ツムラ香蘇散　エキス顆粒（分包2.5g）（ツムラ）
テイコク香蘇散　エキス顆粒（分包2.5g）（帝國漢方―日医工）

組成　A群：コウブシ4g，チンピ2.5g，ソヨウ・カンゾウ各1g，ショウキョウ0.8g
〔細粒〈コタロー〉〕：6g中エキス末2.2g
B群：コウブシ4g，ソヨウ・チンピ各2g，カンゾウ1.5g，ショウキョウ1g
〔顆粒〈ツムラ〉〕：7.5g中エキス末2g
C群：コウブシ4g，ソヨウ・チンピ・ショウキョウ各2g，カンゾウ1.5g
〔顆粒〈テイコク〉〕：7.5g中エキス末1.3g

効能・効果　〔コタロー〕：神経質で，頭痛がして，気分がすぐれず食欲不振を訴えるもの，あるいは頭重，めまい，耳鳴を伴うもの。感冒，頭痛，蕁麻疹，神経衰弱，婦人更年期神経症，神経性月経困難症
〔ツムラ・テイコク〕：胃腸虚弱で神経質の人のかぜの初期

用法・用量　〔コタロー〕：1日6g，食前又は食間2～3回に分服。年齢，体重，症状により適宜増減
〔ツムラ〕：1日7.5g，食前又は食間2～3回に分服。年齢，体重，症状により適宜増減
〔テイコク〕：1回2.5g，1日3回食前経口投与。年齢，体重，症状により適宜増減

【重要な基本的注意】❶使用にあたっては，患者の証（体質・症状）を考慮して投与する。なお，経過を十分に観察し，症状・所見の改善が認められない場合には，継続投与を避ける　❷カンゾウが含まれているので，血清カリウム値や血圧値等に十分留意し，異常が認められた場合には中止する　❸他の漢方製剤等を併用する場合は，含有生薬の重複に注意する
【相互作用】併用注意

薬剤名等	臨床症状・措置方法	機序・危険因子
カンゾウ含有製剤 グリチルリチン酸及びその塩類を含有する製剤	偽アルドステロン症が現れやすくなる。また，低カリウム血症の結果として，ミオパシーが現れやすくなる（重大な副作用の項参照）	グリチルリチン酸は尿細管でのカリウム排泄促進作用があるため，血清カリウム値の低下が促進されることが考えられる

【副作用】❶使用成績調査等の副作用発現頻度が明確となる調査を実施していないため，発現頻度は不明である

❷重大な副作用　ⓐ偽アルドステロン症：低カリウム血症，血圧上昇，ナトリウム・体液の貯留，浮腫，体重増加等の偽アルドステロン症が現れることがあるので，観察（血清カリウム値の測定等）を十分に行い，異常が認められた場合には中止し，カリウム剤の投与等の適切な処置を行う　ⓑミオパシー：低カリウム血症の結果としてミオパシーが現れることがあるので，観察を十分に行い，脱力感，四肢痙攣・麻痺等の異常が認められた場合には中止し，カリウム剤の投与等の適切な処置を行う

【高齢者への投与】一般に高齢者では生理機能が低下しているので減量するなど注意する　【妊婦・産婦・授乳婦等への投与】妊娠中の投与に関する安全性は確立していないので，妊婦又は妊娠している可能性のある婦人には，治療上の有益性が危険性を上回ると判断される場合にのみ投与する　【小児等への投与】小児等に対する安全性は確立していない［使用経験が少ない］　【保存等】遮光保存

ゴコトウ
五虎湯
漢方製剤　520

基本添付文書　ツムラ2013年3月改訂

製品
オースギ五虎湯　エキス錠（大杉）
クラシエ五虎湯　エキス細粒（分包2・3g）（クラシエ製薬―クラシエ薬品）
ツムラ五虎湯　エキス顆粒（分包2.5g）（ツムラ）

組成　マオウ・キョウニン各4g，カンゾウ2g，セッコウ10g，ソウハクヒ3g
〔細粒〈クラシエ〉〕：6g中エキス末2.1g
〔顆粒〈ツムラ〉〕：7.5g中エキス末2.25g

〔錠剤〈オースギ〉〕：9錠中エキス末1.8g
【効能・効果】咳，気管支喘息
【用法・用量】〔オースギ〕：1日9錠，食前又は食間2～3回に分服。年齢，体重，症状により適宜増減
〔クラシエ〕：1日6g，食前又は食間2～3回に分服。年齢，体重，症状により適宜増減
〔ツムラ〕：1日7.5g，食前又は食間2～3回に分服。年齢，体重，症状により適宜増減
【慎重投与】❶病後の衰弱期，著しく体力の衰えている患者［副作用が現れやすくなり，その症状が増強されるおそれがある］ ❷胃腸の虚弱な患者［食欲不振，胃部不快感，悪心，嘔吐，軟便，下痢等が現れるおそれがある］ ❸食欲不振，悪心，嘔吐のある患者［これらの症状が悪化するおそれがある］ ❹発汗傾向の著しい患者［発汗過多，全身脱力感等が現れるおそれがある］ ❺狭心症，心筋梗塞等の循環器系の障害のある患者，又はその既往歴のある患者 ❻重症高血圧症の患者 ❼高度の腎障害のある患者 ❽排尿障害のある患者 ❾甲状腺機能亢進症の患者［❺～❾これらの疾患及び症状が悪化するおそれがある］ 【重要な基本的注意】❶使用にあたっては，患者の証(体質・症状)を考慮して投与する。なお，経過を十分に観察し，症状・所見の改善が認められない場合には，継続投与を避ける ❷カンゾウが含まれているので，血清カリウム値や血圧値等に十分留意し，異常が認められた場合には中止する ❸他の漢方製剤等を併用する場合は，含有生薬の重複に注意する
【相互作用】併用注意

薬剤名等	臨床症状・措置方法	機序・危険因子
マオウ含有製剤 エフェドリン類含有製剤 モノアミン酸化酵素(MAO)阻害剤 甲状腺製剤 ・チロキシン ・リオチロニン カテコールアミン製剤 ・アドレナリン ・イソプレナリン キサンチン系製剤 ・テオフィリン ・ジプロフィリン	不眠，発汗過多，頻脈，動悸，全身脱力感，精神興奮等が現れやすくなるので，減量するなど慎重に投与する	交感神経刺激作用が増強されることが考えられる
カンゾウ含有製剤 グリチルリチン酸及びその塩類を含有する製剤	偽アルドステロン症が現れやすい。また，低カリウム血症の結果として，ミオパシーが現れやすくなる(重大な副作用の項参照)	グリチルリチン酸は尿細管でのカリウム排泄促進作用があるため，血清カリウム値の低下が促進されることが考えられる

【副作用】❶使用成績調査等の副作用発現頻度が明確となる調査を実施していないため，発現頻度は不明である

❷**重大な副作用** ⓐ**偽アルドステロン症**：低カリウム血症，血圧上昇，ナトリウム・体液の貯留，浮腫，体重増加等の偽アルドステロン症が現れることがあるので，観察(血清カリウム値の測定等)を十分に行い，異常が認められた場合には中止し，カリウム剤の投与等の適切な処置を行う ⓑ**ミオパシー**：低カリウム血症の結果としてミオパシーが現れることがあるので，観察を十分に行い，脱力感，四肢痙攣・麻痺等の異常が認められた場合には中止し，カリウム剤の投与等の適切な処置を行う

❸その他の副作用

	頻度不明
自律神経系	不眠，発汗過多，頻脈，動悸，全身脱力感，精神興奮等
消化器	食欲不振，胃部不快感，悪心，嘔吐，軟便，下痢等
泌尿器	排尿障害等

【高齢者への投与】一般に高齢者では生理機能が低下しているので減量するなど注意する 【妊婦・産婦・授乳婦等への投与】妊娠中の投与に関する安全性は確立していないので，妊婦又は妊娠している可能性のある婦人には，治療上の有益性が危険性を上回ると判断される場合にのみ投与する 【小児等への投与】小児等に対する安全性は確立していない［使用経験が少ない］ 【保存等】遮光保存

五積散 (ゴシャクサン)
漢方製剤   520

基本添付文書 ツムラ2007年11月改訂

【製品】
コタロー五積散 エキス細粒(分包3g) (小太郎漢方)
ツムラ五積散 エキス顆粒(分包2.5g) (ツムラ)
テイコク五積散 エキス顆粒(分包2.5g) (帝國漢方―日医工)

【組成】A群：ソウジュツ・ビャクジュツ・チンピ・ブクリョウ・ハンゲ・トウキ各2g，コウボク・シャクヤク・センキュウ・ビャクシ・キコク・キキョウ・ケイヒ・マオウ・タイソウ・カンキョウ・カンゾウ各1g，ショウキョウ0.3g
〔細粒〈コタロー〉〕：9g中エキス末5.5g
B群：ソウジュツ3g，チンピ・トウキ・ハンゲ・ブクリョウ各2g，カンゾウ・キキョウ・キジツ・ケイヒ・コウボク・シャクヤク・ショウキョウ・センキュウ・タイソウ・ビャクシ・マオウ各1g
〔顆粒〈ツムラ〉〕：7.5g中エキス末4g
C群：ビャクジュツ3g，ブクリョウ・チンピ・ハンゲ・トウキ各2g，シャクヤク・センキュウ・コウボク・ビャクシ・キジツ・キキョウ・カンキョウ・ケイヒ・マオウ・タイソウ・カンゾウ各1g，ショウキョウ0.3g
〔顆粒〈テイコク〉〕：7.5g中エキス末3.12g
【効能・効果】〔コタロー〕：冷え症，易労性で胃腸の弱い体質の主として次の諸症に用いる。胃炎，胃アトニー，胃下垂，腰痛，坐骨神経痛，リウマチ，婦人科系機能障害，脚気
〔その他〕：慢性に経過し，症状の激しくない次の諸症(胃腸炎，腰痛，神経痛，関節痛，月経痛，頭痛，冷え症，更年期障害，感冒)
【用法・用量】〔コタロー〕：1日9g，食前又は食間2～3回に分服。年齢，体重，症状により適宜増減
〔ツムラ〕：1日7.5g，食前又は食間2～3回に分服。年齢，体重，症状により適宜増減
〔テイコク〕：1回2.5g，1日3回食前経口投与。年齢，体重，症状により適宜増減
【慎重投与】❶病後の衰弱期，著しく体力の衰えている患者［副作用が現れやすくなり，その症状が増強されるおそれがある］ ❷著しく胃腸の虚弱な患者［食欲不振，胃部不快感，悪心，嘔吐，下痢等が現れるおそれがある］ ❸食欲不振，悪心，嘔吐のある患者［これらの症状が悪化するおそれがある］ ❹発汗傾向の著しい患者［発汗過多，全身脱力感等が現れるおそれがある］ ❺狭心症，心筋梗塞等の循環器系の障害のある患者，又はその既往歴のある患者 ❻重症高血圧症の患者 ❼高度の腎障害のある患者 ❽排尿障害のある患者 ❾甲状腺機能亢進症の患者［❺～❾これらの疾患及び症状が悪化するおそれがある］ 【重要な基本的注意】❶使用にあたっては，患者の証(体質・症状)を考慮して投与する。なお，経過を十分に観察し，症状・所見の改善が認められない場合には，継続投与を避ける ❷カンゾウが含まれているので，血清カリウム値や血圧値等に十分留意し，異常が認められた場合には中止する ❸他の漢方製剤等を併用する場合は，含有生薬の重複に注意する
【相互作用】併用注意

薬剤名等	臨床症状・措置方法	機序・危険因子
マオウ含有製剤 エフェドリン類含有製剤 モノアミン酸化酵素(MAO)阻害剤 甲状腺製剤 ・チロキシン ・リオチロニン カテコールアミン製剤 ・アドレナリン ・イソプレナリン キサンチン系製剤 ・テオフィリン ・ジプロフィリン	不眠，発汗過多，頻脈，動悸，全身脱力感，精神興奮等が現れやすくなるので，減量するなど慎重に投与する	交感神経刺激作用が増強されることが考えられる

カンゾウ含有製剤 グリチルリチン酸及び その塩類を含有する製剤	偽アルドステロン症が現れやすくなる。また、低カリウム血症の結果として、ミオパシーが現れやすくなる（重大な副作用の項参照）	グリチルリチン酸は尿細管でのカリウム排泄促進作用があるため、血清カリウム値の低下が促進されることが考えられる

【副作用】❶使用成績調査等の副作用発現頻度が明確となる調査を実施していないため、発現頻度は不明である

❷重大な副作用 ⓐ偽アルドステロン症：低カリウム血症、血圧上昇、ナトリウム・体液の貯留、浮腫、体重増加等の偽アルドステロン症が現れることがあるので、観察（血清カリウム値の測定）を十分に行い、異常が認められた場合には中止し、カリウム剤の投与等の適切な処置を行う ⓑミオパシー：低カリウム血症の結果としてミオパシーが現れることがあるので、観察を十分に行い、脱力感、四肢痙攣・麻痺等の異常が認められた場合には中止し、カリウム剤の投与等の適切な処置を行う

❸その他の副作用

	頻度不明
過敏症※	発疹、発赤、瘙痒等
自律神経系	不眠、発汗過多、頻脈、動悸、全身脱力感、精神興奮等
消化器	食欲不振、胃部不快感、悪心、嘔吐、下痢等
泌尿器	排尿障害等

※：このような症状が現れた場合には中止する

【高齢者への投与】一般に高齢者では生理機能が低下しているので減量するなど注意する 【妊婦・産婦・授乳婦等への投与】妊娠中の投与に関する安全性は確立していないので、妊婦又は妊娠している可能性のある婦人には、治療上の有益性が危険性を上回ると判断される場合にのみ投与する 【小児等への投与】小児に対する安全性は確立していない［使用経験が少ない］ 【保存等】遮光保存

ゴシャジンキガン
牛車腎気丸
漢方製剤　　　　　　　　　　　　　　　　　　　　520

基本添付文書　ツムラ2012年11月改訂

製品
ツムラ牛車腎気丸　エキス顆粒（分包2.5g）（ツムラ）

組成〔顆粒〕：7.5g中（ジオウ5g、ゴシツ・サンシュユ・サンヤク・シャゼンシ・タクシャ・ブクリョウ・ボタンピ各3g、ケイヒ・ブシ末各1g）エキス末4.5g

効能・効果　疲れやすくて、四肢が冷えやすく尿量減少又は多尿で、ときに口渇がある次の諸症：下肢痛、腰痛、しびれ、老人のかすみ目、かゆみ、排尿困難、頻尿、むくみ

用法・用量　1日7.5g、食前又は食間2～3回に分服。年齢、体重、症状により適宜増減

【慎重投与】❶体力の充実している患者［副作用が現れやすくなり、その症状が増強されるおそれがある］ ❷暑がりで、のぼせが強く、赤ら顔の患者［心悸亢進、のぼせ、舌のしびれ、悪心等が現れることがある］ ❸著しく胃腸の虚弱な患者［食欲不振、胃部不快感、悪心、嘔吐、腹部膨満感、腹痛、下痢、便秘等が現れることがある］ ❹食欲不振、悪心、嘔吐のある患者［これらの症状が悪化するおそれがある］ 【重要な基本的注意】❶使用にあたっては、患者の証（体質・症状）を考慮して投与する。なお、経過を十分に観察し、症状・所見の改善が認められない場合には、継続投与を避ける ❷他の漢方製剤等を併用する場合は、含有生薬の重複に注意する。ブシを含む製剤との併用には、特に注意する

【副作用】❶使用成績調査等の副作用発現頻度が明確となる調査を実施していないため、発現頻度は不明である

❷重大な副作用 ⓐ間質性肺炎：発熱、咳嗽、呼吸困難、肺音の異常（捻髪音）等が現れた場合には、本剤を中止し、速やかに胸部X線等の検査を実施するとともに副腎皮質ホルモン剤の投与等の適切な処置を行う。また、発熱、咳嗽、呼吸困難等が現れた場合には、本剤を中止し、ただちに連絡するよう患者に対し注意を行う ⓑ肝機能障害、黄疸：AST(GOT)、ALT(GPT)、Al-P、γ-GTPの上昇等を伴う肝機能障害、黄疸が現れることがあるので、観察を十分に行い、異常が認められた場合には中止し、適切な処置を行う

❸その他の副作用

	頻度不明
過敏症※	発疹、発赤、瘙痒等
消化器	食欲不振、胃部不快感、悪心、嘔吐、腹部膨満感、腹痛、下痢、便秘等
その他	心悸亢進、のぼせ、舌のしびれ等

※：このような症状が現れた場合には中止する

【高齢者への投与】一般に高齢者では生理機能が低下しているので減量するなど注意する 【妊婦・産婦・授乳婦等への投与】妊婦又は妊娠している可能性のある婦人には投与しないことが望ましい［本剤に含まれるゴシツ、ボタンピにより流早産の危険性があり、またブシ末の副作用が現れやすくなる］ 【小児等への投与】小児等には慎重に投与する［本剤にはブシ末が含まれている］ 【保存等】遮光保存

【薬効薬理】❶ヒトでの作用 ⓐしびれに対する作用：糖尿病性神経障害患者に経口投与で、減弱した振動覚閾値が上昇 ⓑ冷感に対する作用：糖尿病性神経障害患者に経口投与で、前腕部皮膚血流量が増加し、手背平均皮膚温度が上昇 ❷動物での作用 ⓐ水晶体混濁に対する作用：遺伝性白内障(ICR/f)ラットに経口投与で、水晶体核部の混濁の発症時期を遅延 ⓑ神経伝導速度に対する作用：ストレプトゾトシン(STZ)誘発糖尿病ラットに経口投与で、坐骨神経伝導速度低下を抑制 ⓒ抗侵害受容(鎮痛)作用：STZ誘発糖尿病マウスに経口投与で、低下した抗侵害受容閾値を上昇 ⓓ血流低下改善作用：STZ誘発糖尿病ラットに経口投与で、腓腹筋血流低下を抑制 ⓔ頻尿に対する作用 ⑦膀胱内生理食塩水注入による自発膀胱収縮ラットに十二指腸内投与で、伸展刺激による自律的膀胱収縮頻度を減少 ④4週間混餌投与ラットの膀胱内に酢酸注入で、C-fiber活性化による膀胱過活動を抑制 ⓕ作用機序：本剤は、脊椎内κオピオイド受容体刺激及び痛覚感知部位での一酸化窒素(NO)産生促進の2つの機序により抗侵害受容(鎮痛)作用し、また、NO産生促進により末梢性の血流増加作用を示す ⑦抗侵害受容(鎮痛)作用 (1)STZ誘発糖尿病マウスに、抗ダイノルフィン抗血清を処置したところ、経口投与で認められる抗侵害受容作用が減弱。また、κオピオイド受容体拮抗薬であるノルビナルトルフィミンの前処置でも同様 (2)STZ誘発糖尿病マウスに、NO合成酵素阻害剤N^G-nitro-L-arginine methyl ester(L-NAME)を処置したところ、経口投与で認められる抗侵害受容作用が減弱し、更に抗ダイノルフィン抗血清を併用するとさらに消失 ④末梢血流増加作用：STZ誘発糖尿病ラットにL-NAMEの前処置で、十二指腸内投与で認められる末梢血流増加作用が消失 ⑦頻尿に対する作用 (1)自発膀胱収縮ラットにκオピオイド受容体遮断薬を皮下投与で、膀胱収縮頻度減少作用が消失。また、脊髄くも膜下腔内への抗ダイノルフィン抗体、セロトニン受容体遮断薬(メチセルギド)あるいはα2受容体遮断薬(ヨヒンビン)投与により減弱 (2)4週間混餌投与ラットでは、血中ドパミンやセロトニン量の低下が見られた。また、膀胱内酢酸注入ラットの膀胱組織では、ニューロキニンA、BあるいはサブスタンスP、感覚受容体であるTRPV1、プリン受容体(P2X3)の増加抑制が認められ、更に、ニューロキニンA、サブスタンスP及びTRPV1受容体mRNAの発現抑制を確認

ゴシュユトウ
呉茱萸湯
漢方製剤　　　　　　　　　　　　　　　　　　　　520

基本添付文書　ツムラ2013年7月改訂

製品
コタロー呉茱萸湯　エキス細粒（分包2.5g）（小太郎漢方）
ジュンコウ呉茱萸湯　FCエキス細粒（分包2g）（康和薬通一大杉）
太虎堂の呉茱萸湯　エキス顆粒（分包2.5g）（太虎精堂）
ツムラ呉茱萸湯　エキス顆粒（分包2.5g）（ツムラ）

組成　A群：タイソウ4g、ゴシュユ3g、ニンジン2g、ショウキョウ1g
　　〔細粒〈コタロー〉〕：7.5g中エキス末4.5g
B群：ニンジン・タイソウ各3g、ショウキョウ1.5g、ゴシュユ4g
　　〔細粒〈ジュンコウ〉〕：6g中エキス末2.8g
C群：ゴシュユ3g、タイソウ4g、ニンジン2g、ショウキョウ1.5g
　　〔顆粒〈太虎堂〉〕：7.5g中エキス末3.55g

〔顆粒〈ツムラ〉〕：7.5g中エキス末2.25g

効能・効果 〔コタロー〕：頭痛を伴った冷え症で，胃部圧重感があり，悪心又は嘔吐するもの。吃逆，片頭痛，発作性頭痛，嘔吐症
〔ジュンコウ〕：みぞおちが膨満して手足が冷えるものの次の諸症（頭痛，頭痛に伴う吐き気，しゃっくり）
〔太虎堂〕：みぞおちが膨満して手足が冷えるものの次の諸症（頭痛，頭痛に伴う吐き気，しゃっくり）
〔ツムラ〕：手足の冷えやすい中等度以下の体力のものの次の諸症（習慣性片頭痛，習慣性頭痛，嘔吐，脚気衝心）

用法・用量 〔コタロー・ツムラ〕：1日7.5g，食前又は食間2～3回に分服。年齢，体重，症状により適宜増減
〔ジュンコウ〕：1日6g，食前又は食間2～3回に分服。年齢，体重，症状により適宜増減
〔太虎堂〕：1日7.5g，食前又は食間3回に分服。年齢，体重，症状により適宜増減

重要な基本的注意 ❶使用にあたっては，患者の証（体質・症状）を考慮して投与する。なお，経過を十分に観察し，症状・所見の改善が認められない場合には，継続投与を避ける ❷他の漢方製剤等を併用する場合は，含有生薬の重複に注意する

副作用 使用成績調査等の副作用発現頻度が明確となる調査を実施していないため，発現頻度は不明である

	頻度不明
過敏症*	発疹，蕁麻疹等
肝臓	肝機能異常〔AST(GOT), ALT(GPT)の上昇等〕

＊：このような症状が現れた場合には中止する

高齢者への投与 一般に高齢者では生理機能が低下しているので減量するなど注意する **妊婦・産婦・授乳婦等への投与** 妊娠中の投与に関する安全性は確立していないので，妊娠又は妊娠している可能性のある婦人には，治療上の有益性が危険性を上回ると判断される場合にのみ投与する **小児等への投与** 小児等に対する安全性は確立していない［使用経験が少ない］ **保存等** 遮光保存

に注意する
相互作用 併用注意

薬剤名等	臨床症状・措置方法	機序・危険因子
カンゾウ含有製剤 グリチルリチン酸及びその塩類を含有する製剤 ループ系利尿剤 ・フロセミド ・エタクリン酸 チアジド系利尿剤 ・トリクロルメチアジド	偽アルドステロン症が現れやすくなる。また，低カリウム血症の結果として，ミオパシーが現れやすくなる（重大な副作用の項参照）	グリチルリチン酸及び利尿剤は尿細管のカリウム排泄促進作用があるため，血清カリウム値の低下が促進されることが考えられる

副作用 ❶使用成績調査等の副作用発現頻度が明確となる調査を実施していないため，発現頻度は不明である

❷**重大な副作用** ⓐ**間質性肺炎**：発熱，咳嗽，呼吸困難，肺音の異常等が現れた場合には，本剤を中止し，速やかに胸部X線，胸部CT等の検査を実施するとともに副腎皮質ホルモン剤の投与等の適切な処置を行う ⓑ**偽アルドステロン症**：低カリウム血症，血圧上昇，ナトリウム・体液の貯留，浮腫，体重増加等の偽アルドステロン症が現れることがあるので，観察（血清カリウム値の測定等）を十分に行い，異常が認められた場合には中止し，カリウム剤の投与等の適切な処置を行う ⓒ**ミオパシー**：低カリウム血症の結果としてミオパシーが現れることがあるので，観察を十分に行い，脱力感，四肢痙攣・麻痺等の異常が認められた場合には中止し，カリウム剤の投与等の適切な処置を行う

❸その他の副作用

	頻度不明
消化器	食欲不振，胃部不快感，悪心，嘔吐，下痢等

高齢者への投与 一般に高齢者では生理機能が低下しているので減量するなど注意する **妊婦・産婦・授乳婦等への投与** 妊娠中の投与に関する安全性は確立していないので，妊婦又は妊娠している可能性のある婦人には，治療上の有益性が危険性を上回ると判断される場合にのみ投与する **小児等への投与** 小児等に対する安全性は確立していない［使用経験が少ない］ **保存等** 遮光保存

ゴリンサン
五淋散
漢方製剤　　520

基本添付文書 ツムラ2013年3月改訂

製品
ツムラ五淋散　エキス顆粒（分包2.5g）（ツムラ）
〔東洋〕五淋散　エキス細粒（分包2g）（東洋薬行）

組成 A群：ブクリョウ6g，トウキ・オウゴン・カンゾウ各3g，シャクヤク・サンシシ各2g
〔細粒〈東洋〉〕：6g中エキス末3.6g
B群：ブクリョウ6g，オウゴン・カンゾウ・ジオウ・シャゼンシ・タクシャ・トウキ・モクツウ・カッセキ各3g，サンシシ・シャクヤク各2g
〔顆粒〈ツムラ〉〕：7.5g中エキス末5g

効能・効果 頻尿，排尿痛，残尿感
用法・用量 〔ツムラ〕：1日7.5g，食前又は食間2～3回に分服。年齢，体重，症状により適宜増減
〔東洋〕：1回2g，1日3回空腹時経口投与。年齢，症状により適宜増減

禁忌 ❶アルドステロン症の患者 ❷ミオパシーのある患者 ❸低カリウム血症のある患者［❶～❸これらの疾患及び症状が悪化するおそれがある］

慎重投与 ❶著しく胃腸の虚弱な患者［食欲不振，胃部不快感，悪心，嘔吐，下痢等が現れるおそれがある］ ❷食欲不振，悪心，嘔吐のある患者［これらの症状が悪化するおそれがある］ **重要な基本的注意** ❶使用にあたっては，患者の証（体質・症状）を考慮して投与する。なお，経過を十分に観察し，症状・所見の改善が認められない場合には，継続投与を避ける ❷本剤にはカンゾウが含まれているので，血清カリウム値や血圧値等に十分留意し，異常が認められた場合には中止する ❸他の漢方製剤等を併用する場合は，含有生薬の重複

ゴレイサン
五苓散
漢方製剤　　520

基本添付文書 ツムラ2007年5月改訂

製品
クラシエ五苓散料　エキス細粒（分包2・3g）　エキス錠（大峰堂，クラシエ製薬—クラシエ薬品）
コタロー五苓散料　エキス細粒（分包2g）（小太郎漢方）
三和五苓散料　エキス細粒（分包2.5g）（三和生薬）
JPS五苓散料　エキス顆粒（分包2.5g）（ジェーピーエス—大杉）
ジュンコウ五苓散料　FCエキス細粒（分包1.5g）（康和薬通—大杉）
太虎堂の五苓散料　エキス顆粒（分包2g）（太虎精堂）
ツムラ五苓散　エキス顆粒（分包2.5g）（ツムラ）
テイコク五苓散　エキス顆粒（分包2.5g）（帝國漢方—日医工）
〔東洋〕五苓散　エキス細粒（分包2g）（東洋薬行）
本草五苓散　顆粒-R（分包2.5g）（本草）
マツウラ五苓散料　エキス顆粒（分包1.5g）（松浦薬業—杏林，キョーリンリメディオ）

組成 A群：タクシャ5g，チョレイ・ブクリョウ・ビャクジュツ各3g，ケイヒ2g
〔細粒・錠剤〈クラシエ〉〕：6g中エキス末2g。又は18錠中エキス末2.3g
〔顆粒〈テイコク〉〕：7.5g中エキス末1.69g
〔顆粒〈マツウラ〉〕：4.5g中エキス末2.4g
B群：タクシャ6g，チョレイ・ブクリョウ・ビャクジュツ各4.5g，ケイヒ2.5g
〔細粒〈コタロー〉〕：6g中エキス末3.2g
C群：タクシャ6g，チョレイ・ブクリョウ・ビャクジュツ各4.5g，ケイヒ3g

〔細粒〈三和〉〕：7.5g中エキス末3.8g
〔細粒〈ジュンコウ〉〕：4.5g中エキス末2.25g
〔顆粒〈太虎堂〉〕：6g中エキス末3.14g
D群：タクシャ5g、ビャクジュツ・ブクリョウ・チョレイ各3g、ケイシ2g
〔細粒〈東洋〉〕：6g中エキス末3g
E群：タクシャ6g、チョレイ・ブクリョウ・ソウジュツ各4.5g、ケイヒ3g
〔顆粒〈JPS〉〕：7.5g中エキス末2.4g
F群：タクシャ4g、ソウジュツ・チョレイ・ブクリョウ各3g、ケイヒ1.5g
〔顆粒〈ツムラ〉〕：7.5g中エキス末2g
G群：顆粒〈本草〉：5g中タクシャ末0.8g、ブクリョウ末・ソウジュツ末・チョレイ末各0.6g、ケイヒ末0.4g

【効能・効果】〔コタロー〕：咽喉がかわいて、水を飲むにも拘らず、尿量減少するもの、頭痛、頭重、頭汗、悪心、嘔吐、あるいは浮腫を伴うもの。急性胃腸カタル、小児・乳児の下痢、宿酔、暑気当り、黄疸、腎炎、膀胱カタル
〔三和〕：口渇、めまい、頭痛、浮腫などのあるものの次の諸症（急性胃腸カタル、吐き気、ネフローゼ）
〔ツムラ〕：口渇、尿量減少するものの次の諸症（浮腫、ネフローゼ、二日酔、急性胃腸カタル、下痢、悪心、嘔吐、めまい、胃内停水、頭痛、尿毒症、暑気あたり、糖尿病）
〔その他〕：のどが渇いて、尿量が少なく、吐き気、嘔吐、腹痛、頭痛、むくみなどのいずれかを伴う次の諸症〔水瀉性下痢、急性胃腸炎（しぶり腹のものには使用しない）、暑気あたり、頭痛、むくみ〕

【用法・用量】〔クラシエ・コタロー〕：1日6g又は18錠、食前又は食間2〜3回に分服。年齢、体重、症状により適宜増減
〔三和〕：1日7.5g、食前又は食間3回に分服。年齢、症状により適宜増減
〔JPS・ツムラ〕：1日7.5g又は18錠、食前又は食間2〜3回に分服。年齢、体重、症状により適宜増減
〔ジュンコウ・マツウラ〕：1日4.5g、食前又は食間2〜3回に分服。年齢、体重、症状により適宜増減
〔太虎堂〕：1日6g、食前又は食間3回に分服。年齢、体重、症状により適宜増減
〔テイコク〕：1回2.5g、1日3回食前経口投与。年齢、症状により適宜増減
〔東洋〕：1回2g、1日3回空腹時経口投与。年齢、症状により適宜増減
〔本草〕：1日5g、食前2回に分服。年齢、症状により適宜増減

【重要な基本的注意】❶使用にあたっては、患者の証（体質・症状）を考慮して投与する。なお、経過を十分に観察し、症状・所見の改善が認められない場合には、継続投与を避ける ❷他の漢方製剤等を併用する場合は、含有生薬の重複に注意する

【副作用】使用成績調査等の副作用発現頻度が明確となる調査を実施していないため、発現頻度は不明である

	頻度不明
過敏症*	発疹、発赤、瘙痒等

*：このような症状が現れた場合には中止する

【高齢者への投与】一般に高齢者では生理機能が低下しているので減量するなど注意する 【妊婦・産婦・授乳婦等への投与】妊娠中の投与に関する安全性は確立していないので、妊婦又は妊娠している可能性のある婦人には、治療上の有益性が危険性を上回ると判断される場合にのみ投与する 【小児等への投与】小児等に対する安全性は確立していない［使用経験が少ない］【保存等】遮光保存

【薬効薬理】❶アルコール代謝改善作用 ⓐマウスに経口投与で、エタノールによる臓器中電解質の減少及び肝脂質の増加を抑制 ⓑ高脂肪食飼育マウスにエタノールとともに経口投与で、肝臓におけるグルタチオン代謝、アルコール代謝に関与する酵素活性を増加 ❷利尿作用：ラットに飲水投与で、チアジド、アセタゾラミド等の利尿剤と同様に尿量を増加 ❸消化管運動亢進作用：マウスに経口投与で、消化管運動を亢進 ❹作用機序：次の作用により薬理効果を示すと示唆される 利尿作用：イヌ腎臓由来の遠位尿細管の皮質集合管由来細胞（MDCK細胞）で、ナトリウムチャネルを阻害（in vitro）

サイカントウ
柴陥湯
漢方製剤 520

基本添付文書 ツムラ2013年3月改訂

【製品】
コタロー柴陥湯 エキス細粒（分包2.5g）（小太郎漢方）
太虎堂の柴陥湯 エキス顆粒（分包2.5g）（太虎精堂）
ツムラ柴陥湯 エキス顆粒（分包2.5g）（ツムラ）

【組成】A群：サイコ・ハンゲ各5g、オウゴン・カロニン・タイソウ各3g、ニンジン2g、オウレン・カンゾウ各1.5g、ショウキョウ0.8g
〔細粒〈コタロー〉〕：7.5g中エキス末5g
B群：サイコ7g、ハンゲ5g、オウゴン・タイソウ・ニンジン・カロニン各3g、カンゾウ2g、オウレン1.5g、ショウキョウ1g
〔顆粒〈太虎堂〉〕：7.5g中エキス末4.86g
C群：サイコ・ハンゲ各5g、オウゴン・タイソウ・カロニン各3g、ニンジン2g、オウレン・カンゾウ各1.5g、ショウキョウ1g
〔顆粒〈ツムラ〉〕：7.5g中エキス末5g

【効能・効果】〔コタロー〕：胸痛や背痛、あるいは胸水があって、胸元もしくは胃部がつかえ、尿量減少するもの、あるいは咳嗽して、粘稠な喀痰を排泄するもの。気管支炎、気管支喘息、胸膜炎の胸痛
〔太虎堂・ツムラ〕：咳、咳による胸痛

【用法・用量】〔コタロー・ツムラ〕：1日7.5g、食前又は食間2〜3回に分服。年齢、体重、症状により適宜増減
〔太虎堂〕：1日7.5g、食前又は食間3回に分服。年齢、体重、症状により適宜増減

【慎重投与】著しく体力の衰えている患者［副作用が現れやすくなり、その症状が増強されるおそれがある】 【重要な基本的注意】❶使用にあたっては、患者の証（体質・症状）を考慮して投与する。なお、経過を十分に観察し、症状・所見の改善が認められない場合には、継続投与を避ける ❷カンゾウが含まれているので、血清カリウム値や血圧値等に十分留意し、異常が認められた場合には中止する ❸他の漢方製剤等を併用する場合は、含有生薬の重複に注意する

【相互作用】併用注意

薬剤名等	臨床症状・措置方法	機序・危険因子
カンゾウ含有製剤 グリチルリチン酸及びその塩類を含有する製剤	偽アルドステロン症が現れやすくなる。また、低カリウム血症の結果として、ミオパシーが現れやすくなる（重大な副作用の項参照）	グリチルリチン酸は尿細管でのカリウム排泄促進作用があるため、血清カリウム値の低下が促進されることが考えられる

【副作用】❶使用成績調査等の副作用発現頻度が明確となる調査を実施していないため、発現頻度は不明である

❷重大な副作用 ⓐ偽アルドステロン症：低カリウム血症、血圧上昇、ナトリウム・体液の貯留、浮腫、体重増加等の偽アルドステロン症が現れることがあるので、観察（血清カリウム値の測定等）を十分に行い、異常が認められた場合には中止し、カリウム剤の投与等の適切な処置を行う ⓑミオパシー：低カリウム血症の結果としてミオパシーが現れることがあるので、観察を十分に行い、脱力感、四肢痙攣・麻痺等の異常が認められた場合には中止し、カリウム剤の投与等の適切な処置を行う

❸その他の副作用

	頻度不明
過敏症*	発疹、蕁麻疹等

*：このような症状が現れた場合には中止する

【高齢者への投与】一般に高齢者では生理機能が低下しているので減量するなど注意する 【妊婦・産婦・授乳婦等への投与】妊娠中の投与に関する安全性は確立していないので、妊婦又は妊娠している可能性のある婦人には、治療上の有益性が危険性を上回ると判断される場合にのみ投与する 【小児等への投与】小児等に対する安全性は確立していない［使用経験が少ない］ 【その他の注意】類似処方の小柴胡湯では、間質性肺炎、肝機能障害、膀胱炎の副作用が報告されている。特に、間質性肺炎はインターフェロンアルファとの併用例で多く報告されている 【保存等】遮光保存

柴胡加竜骨牡蛎湯 (サイコカリュウコツボレイトウ)
漢方製剤　520

基本添付文書　ダイオウ含有製剤は小太郎漢方2009年7月改訂，ダイオウ非含有製剤はツムラ2009年7月改訂

（製品）
- オースギ柴胡加竜骨牡蛎湯　エキスG顆粒（分包2.5g）（大杉）
- クラシエ柴胡加竜骨牡蛎湯　エキス細粒（分包2・3g）　エキス錠（大峰堂，クラシエ製薬—クラシエ薬品）
- コタロー柴胡加竜骨牡蛎湯　エキス細粒（分包2.5g）（小太郎漢方）
- JPS柴胡加竜骨牡蛎湯　エキス顆粒（分包2.5g）（ジェーピーエス）
- ジュンコウ柴胡加龍骨牡蠣湯　FCエキス細粒（分包2g）（康和薬品—大杉）
- 太虎堂の柴胡加竜骨牡蛎湯　エキス顆粒（分包2g）（太虎精堂）
- ツムラ柴胡加竜骨牡蛎湯　エキス顆粒（分包2.5g）（ツムラ）
- テイコク柴胡加竜骨牡蛎湯　エキス顆粒（分包3g）（帝國漢方—日医工）
- 本草柴胡加竜骨牡蛎湯　エキス顆粒-M（分包2.5g）（本草）
- マツウラ柴胡加竜骨牡蛎湯　エキス顆粒（分包2g）（松浦薬業—杏林，キョーリンリメディオ）

（組成）A群：サイコ5g，ハンゲ4g，ケイヒ・ブクリョウ各3g，オウゴン・タイソウ・ニンジン・ボレイ・リュウコツ各2.5g，ダイオウ1g，ショウキョウ0.8g
　〔細粒・錠剤〈クラシエ〉〕：6g中エキス末3.9g，又は18錠中エキス末4.2mg
　〔顆粒〈JPS〉〕：7.5g中エキス末4.1g
　〔顆粒〈太虎堂〉〕：6g中エキス末4.47g
　〔顆粒〈マツウラ〉〕：6g中エキス末2.9g

B群：サイコ5g，ハンゲ4g，ブクリョウ・ケイヒ各3g，オウゴン・タイソウ・ニンジン・リュウコツ・ボレイ各2.5g，ダイオウ1g，ショウキョウ0.7g
　〔細粒〈コタロー〉〕：7.5g中エキス末5g

C群：サイコ5g，ハンゲ4g，ブクリョウ・ケイヒ各3g，オウゴン・タイソウ・ニンジン・リュウコツ・ボレイ各2.5g，ショウキョウ・ダイオウ各1g
　〔細粒〈ジュンコウ〉〕：6g中エキス末4g
　〔顆粒〈オースギ〉〕：7.5g中エキス末3.4g
　〔顆粒〈テイコク〉〕：9g中エキス末4.33g
　〔顆粒〈本草〉〕：7.5g中エキス末4g

D群：サイコ5g，ハンゲ4g，ケイヒ・ブクリョウ各3g，オウゴン・タイソウ・ニンジン・ボレイ・リュウコツ各2.5g，ショウキョウ1g
　〔顆粒〈ツムラ〉〕：7.5g中エキス末4.5g

（効能・効果）〔コタロー〕：精神不安があって驚きやすく，心悸亢進，胸内苦悶，めまい，のぼせ，不眠などを伴い，あるいは臍部周辺に動悸を自覚し，みぞおちがつかえて便秘し，尿量減少するもの。動脈硬化，高血圧，腎臓病，不眠症，神経性心悸亢進，心臓衰弱，てんかん，小児夜啼症，更年期神経症，陰萎，神経症

〔ツムラ〕：比較的体力があり，心悸亢進，不眠，いらだち等の精神症状のあるものの次の諸症（高血圧症，動脈硬化症，慢性腎臓病，神経衰弱症，神経性心悸亢進症，てんかん，ヒステリー，小児夜なき症，陰萎）

〔その他〕：精神不安があって，動悸，不眠などを伴う次の諸症〔高血圧の随伴症状（動悸，不安，不眠），神経症，更年期神経症（オースギは更年期障害），小児夜なき〕

（用法・用量）〔オースギ・コタロー・JPS・ツムラ〕：1日7.5g，食前又は食間2～3回に分服。年齢，体重，症状により適宜増減
〔クラシエ・ジュンコウ・マツウラ〕：1日6g又は18錠，食前又は食間2～3回に分服。年齢，体重，症状により適宜増減
〔太虎堂〕：1日6g，食前又は食間3回に分服。年齢，体重，症状により適宜増減
〔テイコク〕：1回3g，1日3回食前経口投与。年齢，体重，症状により適宜増減
〔本草〕：1日7.5g，食前又は食間3回に分服。年齢，体重，症状により適宜増減

〔ダイオウ含有製剤〕：【慎重投与】❶下痢，軟便のある患者〔これらの症状が悪化するおそれがある〕　❷著しく胃腸の虚弱な患者〔食欲不振，胃部不快感，腹痛，下痢等が現れることがある〕　❸著しく体力の衰えている患者〔副作用が現れやすくなり，その症状が増強されるおそれがある〕　【重要な基本的注意】❶使用にあたっては，患者の証（体質・症状）を考慮して投与する。なお，経過を十分に観察し，症状・所見の改善が認められない場合には，継続投与を避ける　❷他の漢方製剤等を併用する場合は，含有生薬の重複に注意する。ダイオウを含む製剤との併用には，特に注意する　❸ダイオウの瀉下作用には個人差が認められるので，用法・用量に注意する　【副作用】❶使用成績調査等の副作用発現頻度が明確となる調査を実施していないため，発現頻度は不明である

❷重大な副作用　ⓐ間質性肺炎：発熱，咳嗽，呼吸困難，肺音の異常（捻髪音）等が現れた場合には，本剤を中止し，速やかに胸部X線等の検査を実施するとともに副腎皮質ホルモン剤の投与等の適切な処置を行う。また，発熱，咳嗽，呼吸困難等が現れた場合には，本剤を中止し，直ちに連絡するよう患者に対し注意を行う　ⓑ肝機能障害，黄疸：AST（GOT），ALT（GPT），Al-P，γ-GTPの上昇等を伴う肝機能障害，黄疸が現れることがあるので，観察を十分に行い，異常が認められた場合には中止し，適切な処置を行う

❸その他の副作用

	頻度不明
過敏症*	発疹，発赤，瘙痒，蕁麻疹等
消化器	食欲不振，胃部不快感，腹痛，下痢等

※：このような症状が現れた場合には中止する

【高齢者への投与】一般に高齢者では生理機能が低下しているので減量するなど注意する　【妊婦・産婦・授乳婦等への投与】❶妊婦又は妊娠している可能性のある婦人には投与しないことが望ましい〔本剤に含まれるダイオウの子宮収縮作用及び骨盤内臓器の充血作用により流早産の危険性がある〕　❷授乳中の婦人には慎重に投与する〔本剤に含まれるダイオウ中のアントラキノン誘導体が母乳中に移行し，乳児の下痢を起こすことがある〕　【小児等への投与】小児等に対する安全性は確立していない〔使用経験が少ない〕　【その他の注意】海外で実施された複数の抗てんかん薬における，てんかん，精神疾患等を対象とした199のプラセボ対照臨床試験の検討結果において，自殺念慮及び自殺企図の発現のリスクが，抗てんかん薬の服用群でプラセボ群と比較して約2倍高く（抗てんかん薬服用群：0.43％，プラセボ群：0.24％），抗てんかん薬の服用群では，プラセボ群と比べ1,000人あたり1.9人多いと計算された（95％信頼区間：0.6－3.9）。また，てんかん患者のサブグループでは，プラセボ群と比べ1,000人あたり2.4人多いと計算されている　【取扱い上の注意】❶吸湿しやすいので，湿気を避け，直射日光の当たらない涼しい場所に保管する。特に，ポリ瓶の場合はキャップを堅く締めて保管する　❷天然の生薬を原料としているので，ロットにより色調等に差異があるが，効能その他に変わりはない　【保存等】室温保存（取扱い上の注意の項参照）

〔ダイオウ非含有製剤〕：【重要な基本的注意】❶使用にあたっては，患者の証（体質・症状）を考慮して投与する。なお，経過を十分に観察し，症状・所見の改善が認められない場合には，継続投与を避ける　❷他の漢方製剤等を併用する場合は，含有生薬の重複に注意する　【副作用】❶使用成績調査等の副作用発現頻度が明確となる調査を実施していないため，発現頻度は不明である

❷重大な副作用　ⓐ間質性肺炎：発熱，咳嗽，呼吸困難，肺音の異常（捻髪音）等が現れた場合には，本剤を中止し，速やかに胸部X線等の検査を実施するとともに副腎皮質ホルモン剤の投与等の適切な処置を行う。また，発熱，咳嗽，呼吸困難等が現れた場合には，本剤を中止し，直ちに連絡するよう患者に対し注意を行う　ⓑ肝機能障害，黄疸：AST（GOT），ALT（GPT），Al-P，γ-GTPの上昇等を伴う肝機能障害，黄疸が現れることがあるので，観察を十分に行い，異常が認められた場合には中止し，適切な処置を行う

❸その他の副作用

	頻度不明
過敏症*	発疹，発赤，瘙痒，蕁麻疹等
消化器	胃部不快感等

※：このような症状が現れた場合には中止する

【高齢者への投与】一般に高齢者では生理機能が低下しているので減

量するなど注意する　【妊婦・産婦・授乳婦等への投与】妊娠中の投与に関する安全性は確立していないので，妊婦又は妊娠している可能性のある婦人には，治療上の有益性が危険性を上回ると判断される場合にのみ投与する　【小児等への投与】小児等に対する安全性は確立していない[使用経験が少ない]　【その他の注意】海外で実施された複数の抗てんかん薬における，てんかん，精神疾患等を対象とした199のプラセボ対照臨床試験の検討結果において，自殺念慮及び自殺企図の発現のリスクが，抗てんかん薬の服用群でプラセボ群と比較して約2倍高く(抗てんかん薬服用群：0.43%，プラセボ群：0.24%)，抗てんかん薬の服用群では，プラセボ群と比べ1,000人あたり1.9人多いと計算された(95%信頼区間：0.6-3.9)。また，てんかん患者のサブグループでは，プラセボ群と比べ1,000人あたり2.4人多いと計算されている　【保存等】遮光保存

(以降ツムラの添付文書による)【薬効薬理】❶血圧降下作用：ウサギに混餌前投与で，ノルアドレナリンによる血管収縮及び血圧上昇を抑制　❷抗動脈硬化作用　❸高血圧自然発症ラットに経口投与で，大動脈内膜肥厚度が低下し，病変部の内膜肥厚の進行を抑制　ⓑウサギに経口投与と同時に，熱処理高デンプン・高塩分・低蛋白食で飼育し大動脈波速度法(PWV法)で推移を観察すると，PWVの増加が抑制。組織所見でも胸部大動脈中膜の変性が少ないことが認められた　ⓒ頸動脈を擦過したラットに高コレステロール食とともに混餌前投与で，血管内皮肥厚が抑制され，血管平滑筋細胞の増殖を抑制　❸向精神作用　ⓐEIマウスに混餌前投与で，明期の運動量が減少し，明期のペントバルビタール誘発睡眠を延長　ⓑ慢性的に水浸拘束を負荷したラットに経口投与で，回転棒における運動量の減少を改善　❹抗痙攣作用：マウスに経口投与で，電気刺激による間代性痙攣の持続時間が短縮し，ペンテトラゾール，ピクロトキシンによる死亡までの時間を延長　❺作用機序：次の作用により薬理作用を示すことが示唆されている　❶抗動脈硬化作用　ⓐマウスに高コレステロール食とともに12ヵ月飲水投与で，肝臓におけるトリグリセリド及びリン脂質を低下，心臓におけるリン脂質を低下　ⓑ遺伝性高コレステロール血症(KHC)ウサギに高コレステロール食とともに混餌投与で，総コレステロール及びLDLが減少し，肝臓組織におけるapoE及びLDL受容体mRNA量を増加。また，胸部大動脈弓部の粥状動脈硬化病変を抑制　ⓒヒト肝細胞モデルHepG2細胞で，細胞内コレステロールエステル及びトリグリセリドの合成を抑制し，apoBの分泌を低下(in vitro)　❷向精神作用　ⓐ慢性的に水浸拘束を負荷したラットに経口投与で，副腎重量の増加が抑制され，グルココルチコイドによるネガティブフィードバック反応の減弱を改善　ⓑ慢性的に水浸拘束を負荷したラットに経口投与で，前頭前野におけるセロトニン及びドパミンの放出量減少を改善

サイコケイシトウ
柴胡桂枝湯
漢方製剤　　　　　　　　　　　　　　　　　　520

基本添付文書　ツムラ2007年5月改訂

(製品)
オースギ柴胡桂枝湯　エキスG顆粒(分包2.5g)(大杉)
クラシエ柴胡桂枝湯　エキス細粒(分包2・3g)(クラシエ製薬—クラシエ薬品)
クラシエ柴胡桂枝湯　エキス錠(大峰堂—クラシエ薬品)
コタロー柴胡桂枝湯　エキス細粒(分包2g)(小太郎漢方)
柴胡桂枝湯　エキス顆粒T(分包2.5g)(東亜薬品—杏林，キョーリンリメディオ，建林松鶴堂，陽進堂)
三和柴胡桂枝湯　エキス細粒(分包2.5g)(三和生薬)
JPS柴胡桂枝湯　エキス顆粒(分包2.5g)(ジェーピーエス)
ジュンコウ柴胡桂枝湯　FCエキス細粒(分包2g)(康和薬通—大杉)
太虎堂の柴胡桂枝湯　エキス顆粒(分包2.5g)(太虎精堂)
ツムラ柴胡桂枝湯　エキス顆粒(分包2.5g)(ツムラ)
テイコク柴胡桂枝湯　エキス顆粒(分包3g)(帝國漢方—日医工)
マツウラ柴胡桂枝湯　エキス顆粒(分包2g)(松浦薬業)

(組成)　A群：サイコ5g，ハンゲ4g，オウゴン・シャクヤク・タイソウ・ニンジン各2g，ケイヒ2.5g，カンゾウ1.5g，ショウキョウ0.5g
〔細粒〈クラシエ〉〈コタロー〉〕：6g中エキス末4g
〔錠剤〈クラシエ〉〕：18錠中エキス末3.8g

B群：サイコ5g，ハンゲ4g，ケイヒ・シャクヤク各2.5g，オウゴン・ニンジン・タイソウ各2g，カンゾウ1.5g，ショウキョウ1g
〔細粒〈三和〉〕：7.5g中エキス末4.3g
〔細粒〈ジュンコウ〉〕：6g中エキス末3.35g
〔顆粒〈太虎堂〉〕：7.5g中エキス末4.7g
〔顆粒〈テイコク〉〕：9g中エキス末4.42g
〔顆粒〈東亜薬品〉〕：7.5g中エキス末3.67g

C群：サイコ5g，ハンゲ4g，ケイヒ2.5g，オウゴン・シャクヤク・タイソウ・ニンジン各2g，カンゾウ1.5g，ショウキョウ1g
〔顆粒〈オースギ〉〕：7.5g中エキス末3.3g
〔顆粒〈JPS〉〕：7.5g中エキス末3.8g
〔顆粒〈マツウラ〉〕：6g中軟エキス6.6g(エキス末3.3gに相当)

D群：サイコ5g，ハンゲ4g，オウゴン・カンゾウ・ケイヒ・シャクヤク・タイソウ・ニンジン各2g，ショウキョウ1g
〔顆粒〈ツムラ〉〕：7.5g中エキス末4g

【効能・効果】〔コタロー〕：自然発汗があって，微熱，悪寒し，胸や脇腹に圧迫感があり，頭痛，関節痛があるもの，あるいは胃痛，胸痛，悪心，腹痛が激しく食欲減退などを伴うもの。感冒，胸膜炎
〔三和〕：自然発汗があって，微熱，悪寒がし，胸や脇腹に圧迫感があり，頭痛，関節痛，食欲不振，下痢，悪心などを伴うものの次の諸症(感冒，胃痛，腹痛，神経痛，胆嚢炎，胃酸過多症)
〔ツムラ〕：発熱汗出て，悪寒し，身体痛み，頭痛，吐き気のあるものの次の諸症(感冒・流感・肺炎・肺結核などの熱性疾患，胃潰瘍・十二指腸潰瘍・胆嚢炎・胆石・肝機能障害・膵臓炎などの心下部緊張疼痛)
〔その他〕：多くは腹痛を伴う胃腸炎，微熱・悪寒・頭痛・吐き気などのある感冒，風邪の後期の症状

【用法・用量】〔オースギ・JPS・ツムラ・東亜薬品〕：1日7.5g，食前又は食間2～3回に分服。年齢，体重，症状により適宜増減
〔クラシエ・コタロー・ジュンコウ・マツウラ〕：1日6g又は18錠，食前又は食間2～3回に分服。年齢，体重，症状により適宜増減
〔三和・太虎堂〕：1日7.5g，食前又は食間3回に分服。三和は年齢，症状により適宜増減。太虎堂は年齢，体重，症状により適宜増減
〔テイコク〕：1回3g，1日3回食前経口投与。年齢，体重，症状により適宜増減

【重要な基本的注意】❶使用にあたっては，患者の証(体質・症状)を考慮して投与する。なお，経過を十分に観察し，症状・所見の改善が認められない場合には，継続投与を避ける　❷カンゾウが含まれているので，血清カリウム値や血圧値等に十分留意し，異常が認められた場合には中止する　❸他の漢方製剤等を併用する場合は，含有生薬の重複に注意する

【相互作用】併用注意

薬剤名等	臨床症状・措置方法	機序・危険因子
カンゾウ含有製剤　グリチルリチン酸及びその塩類を含有する製剤	偽アルドステロン症が現れやすくなる。また，低カリウム血症の結果として，ミオパシーが現れやすくなる(重大な副作用の項参照)	グリチルリチン酸は尿細管でのカリウム排泄促進作用があるため，血清カリウム値の低下が促進されることが考えられる

【副作用】❶副作用発生状況の概要：使用成績調査(1993年10月～1994年2月)2,641例中，20例(0.76%)24件の副作用が報告された。頻度が算出できない副作用報告を含む(承認時～1998年7月)

❷重大な副作用　ⓐ間質性肺炎(頻度不明)：発熱，咳嗽，呼吸困難，肺音の異常(捻髪音)等が現れた場合には，本剤を中止し，速やかに胸部X線等の検査を実施するとともに副腎皮質ホルモン剤の投与等の適切な処置を行う。また，発熱，咳嗽，呼吸困難等が現れた場合には，本剤を中止し，直ちに連絡するよう患者に対し注意を行う　ⓑ偽アルドステロン症(頻度不明)：低カリウム血症，血圧上昇，ナトリウム・体液の貯留，浮腫，体重増加等の偽アルドステロン症が現れることがあるので，観察(血清カリウム値の測定等)を十分に行い，異常が認められた場合には中止し，カリウム剤の投与等の適切な処置を行う　ⓒミオパシー(頻度不明)：低カリウム血症の結果としてミオパシーが現れることがあるので，観察を十分に行い，脱力感，四肢痙攣・麻痺等の異常が認められた場合には中止し，カリウム剤の投与等の適切な処置を行う　ⓓ肝機能障害，黄疸(頻度不明)：AST(GOT)，ALT(GPT)，Al-P，γ-GTPの上昇等を伴う肝機能障害，黄疸が現れることがあるので，観察を十分に行い，異常が認められた場合には中止し，適切な処置を行う

❸その他の副作用

頻度	頻度不明	0.1〜5%未満	0.1%未満
過敏症※1	発赤，蕁麻疹		発疹，瘙痒
消化器		下痢	消化不良，便秘
泌尿器※2	膀胱炎	膀胱炎様症状（頻尿，排尿痛，血尿，残尿感等）	

※1：このような症状が現れた場合には中止する．※2：このような症状が現れることがあるので，観察を十分に行い，異常が認められた場合には中止し，適切な処置を行う
【高齢者への投与】一般に高齢者では生理機能が低下しているので減量するなど注意する　【妊婦・産婦・授乳婦等への投与】妊娠中の投与に関する安全性は確立していないので，妊婦又は妊娠している可能性のある婦人には，治療上の有益性が危険性を上回ると判断される場合にのみ投与する　【小児等への投与】小児等に対する安全性は確立していない[使用経験が少ない]　【その他の注意】類似処方の小柴胡湯では，インターフェロンアルファとの併用例で間質性肺炎の副作用が多く報告されている　【保存等】遮光保存
【薬効薬理】❶抗潰瘍作用　ⓐラットに経口前投与で，システアミンによるペプシン分泌亢進及び血清セクレチン値低下を抑制　ⓑ水浸拘束負荷ラットに経口投与で，胃粘膜障害発生及び胃粘膜血流量減少を抑制　ⓒラットに経口前投与で，インドメタシンによる胃粘膜血流量減少を抑制　❷肝障害抑制作用　ⓐラットに経口投与で，肝部分切除による血清AST(GOT)，OCT，γ-GTP及び肝TG値上昇を抑制．また，肝DNA量が増加(in vivo)．フローサイトメトリーによる肝再生過程細胞周期の分析では，肝部分切除後28時間目でS期を増加(in vitro)　ⓑマウスに経口前投与で，D-ガラクトサミンによる血清AST(GOT)上昇，肝臓中の過酸化脂質(LPO)上昇を抑制．肝臓中のグルタチオン(GSH・GSSG)上昇が亢進　ⓒα-naphthylisothiocyanate(ANIT)惹起胆道障害ラットに経口投与で，肝細胞障害，胆道障害及び血清LPO値上昇を抑制　❸膵炎抑制作用　ⓐラットに混餌投与で，セルレインによる血清アミラーゼ値の上昇を抑制．組織学的には膵臓間質炎症細胞浸潤や膵房細胞での空胞の出現を抑制　ⓑラットに混餌投与で，水浸拘束ストレス負荷とセルレイン同時投与による膵内アミラーゼ含有量の減少を抑制　ⓒラットに経口前投与で，セルレインによる膵水分増加，膵トリプシン含有量増加，膵LPO含有量増加，膵SOD含有量減少をそれぞれ抑制．カテプシンBの膵腺細胞内再分布を抑制．更に組織学的には膵管内圧上昇によるinterstitial edema, acinar cell vacuolization変化を抑制　ⓓ自然発症慢性膵炎モデルラットに経口投与で，膵炎の発症を抑制し，膵の茶褐色ヘモジデリン沈着と膵の萎縮を抑制．血清アミラーゼ値の上昇，膵組織中のpancreatitis-associated protein(PAP) mRNAの発現を抑制　❹作用機序：次の作用により薬理効果を示すことが示唆されている　ⓐ抗潰瘍作用：ブタ胃粘膜から精製したH⁺, K⁺-ATPaseの酵素活性を抑制(in vitro)　ⓑ膵炎抑制作用：ラット膵腺細胞で，高濃度のカルシウム添加による細胞内のDNA量，蛋白質，LDH量の減少及びアミラーゼの増加を抑制(in vitro)　ⓒ免疫調整作用：ヒト末梢血単核球で顆粒球コロニー刺激因子(G-CSF)産生能及びTNF-α産生能を増強(in vitro)　ⓓ消化管ホルモンに対する作用：ラットに混餌投与で，小腸内のセクレチンmRNAを増加　ⓔ活性酸素消去作用：ESR(electron spin resonance)装置を用いたスピントラッピング法により，活性酸素消去作用を認めた(in vitro)

サイコケイシカンキョウトウ
柴胡桂枝乾姜湯
漢方製剤　　　　　　　　　　　　　　　　　　　　　520

基本添付文書　ツムラ2007年5月改訂
〔製品〕
コタロー柴胡桂枝乾姜湯　エキス細粒（分包2g）（小太郎漢方）
太虎堂の柴胡桂枝乾姜湯　エキス顆粒（分包2.5g）（太虎精堂―クラシエ薬品）
ツムラ柴胡桂枝乾姜湯　エキス顆粒（分包2.5g）（ツムラ）
テイコク柴胡桂枝乾姜湯　エキス顆粒（分包2.5g）（帝國漢方―日医工）
本草柴胡桂枝乾姜湯　エキス顆粒-M（分包2.5g）（本草）

〔組成〕A群：サイコ6g，オウゴン・カロコン・ケイヒ・ボレイ各3g，カンキョウ・カンゾウ各2g
〔細粒〈コタロー〉〕：6g中エキス末3.5g
〔顆粒〈太虎堂〉〕：7.5g中エキス末3.58g
〔顆粒〈ツムラ〉〕：7.5g中エキス末3.5g
〔顆粒〈本草〉〕：7.5g中エキス末3g
B群：サイコ6g，カロコン4g，ケイヒ・オウゴン・ボレイ・カンキョウ各3g，カンゾウ2g
〔顆粒〈テイコク〉〕：7.5g中エキス末2.96g
【効能・効果】〔コタロー〕：衰弱して血色悪く，微熱，頭汗，盗汗，胸内苦悶，疲労倦怠感，食欲不振などがあり，胸部あるいは臍部周辺に動悸を自覚し，神経衰弱気味で，不眠，軟便の傾向があって，尿量減少し，口内がかわいて空咳などのあるもの．感冒，心臓衰弱，胸部疾患・肝臓病などの消耗性疾患の体力増強，貧血症，神経衰弱，不眠症，更年期神経症
〔その他〕：体力が弱く，冷え症，貧血気味で，動悸，息切れがあり，神経過敏のものの次の諸症：更年期障害，血の道症，不眠症，神経症
【用法・用量】〔コタロー〕：1日6g，食前又は食間2〜3回に分服．年齢，体重，症状により適宜増減
〔太虎堂・本草〕：1日7.5g，食前又は食間3回に分服．年齢，体重，症状により適宜増減
〔ツムラ〕：1日7.5g，食前又は食間2〜3回に分服．年齢，体重，症状により適宜増減
〔テイコク〕：1回2.5g，1日3回食前経口投与．年齢，体重，症状により適宜増減
【重要な基本的注意】❶使用にあたっては，患者の証（体質・症状）を考慮して投与する．なお，経過を十分に観察し，症状・所見の改善が認められない場合には，継続投与を避ける　❷カンゾウが含まれているので，血清カリウム値や血圧等に十分留意し，異常が認められた場合には中止する　❸他の漢方製剤等を併用する場合は，含有生薬の重複に注意する
【相互作用】併用注意

薬剤名等	臨床症状・措置方法	機序・危険因子
カンゾウ含有製剤グリチルリチン酸及びその塩類を含有する製剤	偽アルドステロン症が現れやすくなる．また，低カリウム血症の結果として，ミオパシーが現れやすくなる（重大な副作用の項参照）	グリチルリチン酸は尿細管でのカリウム排泄促進作用があるため，血清カリウム値の低下が促進されることが考えられる

【副作用】❶使用成績調査等の副作用発現頻度が明確となる調査を実施していないため，発現頻度は不明である

❷重大な副作用　ⓐ間質性肺炎：発熱，咳嗽，呼吸困難，肺音の異常（捻髪音）等が現れた場合には，本剤を中止し，速やかに胸部X線等の検査を実施するとともに副腎皮質ホルモン剤の投与等の適切な処置を行う．また，発熱，咳嗽，呼吸困難等が現れた場合には，本剤を中止し，直ちに連絡するよう患者に対し注意を行う　ⓑ偽アルドステロン症：低カリウム血症，血圧上昇，ナトリウム・体液の貯留，浮腫，体重増加等の偽アルドステロン症が現れることがあるので，観察（血清カリウム値の測定等）を十分に行い，異常が認められた場合には中止し，カリウム剤の投与等の適切な処置を行う　ⓒミオパシー：低カリウム血症の結果としてミオパシーが現れることがあるので，観察を十分に行い，脱力感，四肢痙攣・麻痺等の異常が認められた場合には中止し，カリウム剤の投与等の適切な処置を行う　ⓓ肝機能障害，黄疸：AST(GOT)，ALT(GPT)，Al-P，γ-GTP等の著しい上昇を伴う肝機能障害，黄疸が現れることがあるので，観察を十分に行い，異常が認められた場合には中止し，適切な処置を行う

❸その他の副作用

	頻度不明
過敏症*	発疹，発赤，瘙痒等

＊：このような症状が現れた場合には中止する
【高齢者への投与】一般に高齢者では生理機能が低下しているので減量するなど注意する　【妊婦・産婦・授乳婦等への投与】妊娠中の投与に関する安全性は確立していないので，妊婦又は妊娠している可能性のある婦人には，治療上の有益性が危険性を上回ると判断される場合にのみ投与する　【小児等への投与】小児等に対する安全性は確立していない[使用経験が少ない]　【保存等】遮光保存

柴胡清肝湯 （サイコセイカントウ）
漢方製剤　520

基本添付文書 ツムラ2013年3月改訂

(製品)
- コタロー柴胡清肝湯　エキス細粒（分包3g）（小太郎漢方）
- ツムラ柴胡清肝湯　エキス顆粒（分包2.5g）（ツムラ）
- テイコク柴胡清肝湯　エキス顆粒（分包3g）（帝國漢方―日医工）

(組成) サイコ2g，トウキ・センキュウ・シャクヤク・ジオウ・オウレン・オウゴン・オウバク・サンシシ・キキョウ・レンギョウ・ハッカ・カロコン・ゴボウシ・カンゾウ各1.5g
〔細粒〈コタロー〉〕：9g中エキス末5.7g
〔顆粒〈ツムラ〉〕：7.5g中エキス末4.75g
〔顆粒〈テイコク〉〕：9g中エキス末4.48g

(効能・効果)〔コタロー〕：虚弱者，小児腺病体質者，及びこれに伴う次の諸症。慢性胃腸病，貧血，頸部リンパ節炎，肺門リンパ節炎，扁桃腺肥大，神経症，湿疹
〔その他〕：かんの強い傾向のある小児の次の諸症（神経症，慢性扁桃炎，湿疹）

(用法・用量)〔コタロー〕：1日9g，食前又は食間2～3回に分服。年齢，体重，症状により適宜増減
〔ツムラ〕：1日7.5g，食前又は食間2～3回に分服。年齢，体重，症状により適宜増減
〔テイコク〕：1回3g，1日3回食前経口投与。年齢，体重，症状により適宜増減

【慎重投与】 ❶著しく胃腸の虚弱な患者〔食欲不振，胃部不快感，悪心，嘔吐，下痢等が現れることがある〕 ❷食欲不振，悪心，嘔吐のある患者〔これらの症状が悪化するおそれがある〕 **【重要な基本的注意】** ❶使用にあたっては，患者の証（体質・症状）を考慮して投与する。なお，経過を十分に観察し，症状・所見の改善が認められない場合には，継続投与を避ける ❷カンゾウが含まれているので，血清カリウム値や血圧値等に十分留意し，異常が認められた場合には中止する ❸他の漢方製剤等を併用する場合は，含有生薬の重複に注意する
【相互作用】 併用注意

薬剤名等	臨床症状・措置方法	機序・危険因子
カンゾウ含有製剤　グリチルリチン酸及びその塩類を含有する製剤	偽アルドステロン症が現れやすくなる。また，低カリウム血症の結果として，ミオパシーが現れやすくなる（重大な副作用の項参照）	グリチルリチン酸は尿細管でのカリウム排泄促進作用があるため，血清カリウム値の低下が促進されることが考えられる

【副作用】 ❶使用成績調査等の副作用発現頻度が明確となる調査を実施していないため，発現頻度は不明である

❷**重大な副作用** ⓐ**偽アルドステロン症**：低カリウム血症，血圧上昇，ナトリウム・体液の貯留，浮腫，体重増加等の偽アルドステロン症が現れることがあるので，観察（血清カリウム値の測定等）を十分に行い，異常が認められた場合には中止し，カリウム剤の投与等の適切な処置を行う ⓑ**ミオパシー**：低カリウム血症の結果としてミオパシーが現れることがあるので，観察を十分に行い，脱力感，四肢痙攣・麻痺等の異常が認められた場合には中止し，カリウム剤の投与等の適切な処置を行う

❸その他の副作用

	頻度不明
消化器	食欲不振，胃部不快感，悪心，嘔吐，下痢等

【妊婦・産婦・授乳婦等への投与】 妊娠中の投与に関する安全性は確立していないので，妊婦又は妊娠している可能性のある婦人には，治療上の有益性が危険性を上回ると判断される場合にのみ投与する **【小児等への投与】** 小児等に対する安全性は確立していない **【保存等】** 遮光保存

【薬効薬理】 ❶抗アレルギー作用：マウスに経口投与で，Ⅰ型アレルギーモデルとして用いた受身皮膚アナフィラキシー（PCA）反応を抑制 ❷作用機序：次の作用により薬理効果を示すことが示唆されている。抗アレルギー作用：DNFB-A/Oで感作したマウスに混餌投与で，リンパ節細胞のDNBS抗原刺激に対する増殖反応を抑制。また，脾臓細胞のPHA，SEB刺激に対する増殖反応を抑制

柴朴湯 （サイボクトウ）
漢方製剤　520

基本添付文書 ツムラ2007年5月改訂

(製品)
- クラシエ柴朴湯　エキス細粒（分包2.5・3.75g）（大峰堂―クラシエ薬品）
- ツムラ柴朴湯　エキス顆粒（分包2.5g）（ツムラ）

(組成) A群：サイコ7g，ハンゲ6g，ブクリョウ5g，オウゴン・コウボク・タイソウ・ニンジン各3g，カンゾウ・ソヨウ各2g，ショウキョウ1g
〔細粒〈クラシエ〉〕：7.5g中エキス末5.5g
B群：サイコ7g，ハンゲ・ブクリョウ各5g，コウボク・オウゴン・タイソウ・ニンジン各3g，カンゾウ・ソヨウ各2g，ショウキョウ1g
〔顆粒〈ツムラ〉〕：7.5g中エキス末5g

(効能・効果) 気分がふさいで，咽喉，食道部に異物感があり，ときに動悸，めまい，嘔気などを伴う次の諸症：小児喘息，気管支喘息，気管支炎，咳，不安神経症

(用法・用量) 1日7.5g，食前又は食間2～3回に分服。年齢，体重，症状により適宜増減

【慎重投与】 著しく体力の衰えている患者〔副作用が現れやすくなり，その症状が増強されるおそれがある〕 **【重要な基本的注意】** ❶使用にあたっては，患者の証（体質・症状）を考慮して投与する。なお，経過を十分に観察し，症状・所見の改善が認められない場合には，継続投与を避ける ❷カンゾウが含まれているので，血清カリウム値や血圧値等に十分留意し，異常が認められた場合には中止する ❸他の漢方製剤等を併用する場合は，含有生薬の重複に注意する
【相互作用】 併用注意

薬剤名等	臨床症状・措置方法	機序・危険因子
カンゾウ含有製剤　グリチルリチン酸及びその塩類を含有する製剤	偽アルドステロン症が現れやすくなる。また，低カリウム血症の結果として，ミオパシーが現れやすくなる（重大な副作用の項参照）	グリチルリチン酸は尿細管でのカリウム排泄促進作用があるため，血清カリウム値の低下が促進されることが考えられる

【副作用】 ❶使用成績調査等の副作用発現頻度が明確となる調査を実施していないため，発現頻度は不明である

❷**重大な副作用** ⓐ**間質性肺炎**：発熱，咳嗽，呼吸困難，肺音の異常（捻髪音）等が現れた場合には，本剤を中止し，速やかに胸部X線等の検査を実施するとともに副腎皮質ホルモン剤の投与等の適切な処置を行う。また，発熱，咳嗽，呼吸困難等が現れた場合には，本剤を中止し，直ちに連絡するよう患者に対し注意を行う ⓑ**偽アルドステロン症**：低カリウム血症，血圧上昇，ナトリウム・体液の貯留，浮腫，体重増加等の偽アルドステロン症が現れることがあるので，観察（血清カリウム値の測定など）を十分に行い，異常が認められた場合には中止し，カリウム剤の投与等の適切な処置を行う ⓒ**ミオパシー**：低カリウム血症の結果としてミオパシーが現れることがあるので，観察を十分に行い，脱力感，四肢痙攣・麻痺等の異常が認められた場合には中止し，カリウム剤の投与等の適切な処置を行う ⓓ**肝機能障害，黄疸**：AST（GOT），ALT（GPT），Al-P，γ-GTPの著しい上昇等を伴う肝機能障害，黄疸が現れることがあるので，観察を十分に行い，異常が認められた場合には中止し，適切な処置を行う

❸その他の副作用

	頻度不明
過敏症[※1]	発疹，蕁麻疹等
消化器	口渇，食欲不振，胃部不快感，腹痛，下痢，便秘等
泌尿器[※2]	頻尿，排尿痛，血尿，残尿感，膀胱炎等

※1：このような症状が現れた場合には中止する。※2：このような症状が現れることがあるので，観察を十分に行い，異常が認められた場合には中止し，適切な処置を行う
【高齢者への投与】一般に高齢者では生理機能が低下しているので減量するなど注意する　**【妊婦・産婦・授乳婦等への投与】**妊娠中の投与に関する安全性は確立していないので，妊婦又は妊娠している可能性のある婦人には，治療上の有益性が危険性を上回ると判断される場合にのみ投与する　**【小児等への投与】**小児等に対する安全性は確立していない[使用経験が少ない]　**【その他の注意】**類似処方の小柴胡湯では，インターフェロンアルファとの併用例で間質性肺炎の副作用が多く報告されている　**【保存等】**遮光保存
【薬効薬理】❶抗炎症作用　ⓐ卵白アルブミン感作喘息モルモットに経口投与時，気道組織の二相性の好酸球浸潤並びに気道過敏性亢進を抑制　ⓑ卵白アルブミン感作喘息モルモットに経口投与時，遅発相で抗原誘発の気道収縮を抑制。また，肺胞洗浄液中の細胞数（好酸球，好中球，マクロファージ，リンパ球）増加並びに肺組織中のT-リンパ球浸潤を抑制　ⓒAscaris抗原によって感作されたモルモットに経口投与時，遅発型気道反応における呼吸抵抗亢進を抑制。また，肺胞洗浄液中のヒスタミン量を抑制し，肺組織中の好酸球，顆粒球浸潤を抑制　ⓓイヌ気管支平滑筋で，β-アドレナリン受容体刺激（イソプレナリン刺激）による筋弛緩反応を亢進し，単独では細胞内cyclic AMP濃度に変化を示すが示唆し，イソプレナリンとの併用では更に増強(in vitro)　❷気道粘膜線毛輸送の改善作用：ウサギ気管粘膜上皮細胞で線毛運動を亢進及びcyclic AMPを増加(in vitro)　❸抗不安様作用(マウス，経口投与)　ⓐ改良型高架式十字迷路実験で抗不安様作用を示した　ⓑ明暗試験法で抗不安様作用を示した。また，Compound 48/80及びチオペラミド刺激による脳内ヒスタミン遊離により誘発された不安行動を抑制　❹作用機序：次の作用により薬理効果を示すと示唆される(in vitro)　ⓐケミカルメディエータの産生・遊離抑制作用　⑦ロイコトリエン(LT)産生抑制作用　(1)重症難治性喘息患者末梢血好中球で，カルシウムイオノフォア及びカンジダ刺激によるLTC₄産生を抑制，O₂⁻産生を抑制　(2)ラット好塩基球性白血病細胞で，レチノイン酸及びカルシウムイオノフォアによるpLTs(LTC₄，LTD₄，LTE₄)及びLTB₄産生を抑制　(3)健常人好酸球で，カルシウムイオノフォア及びfMLP刺激によるLTC₄産生を抑制　④血小板活性化因子(PAF)産生抑制作用：ヒト好中球で，カルシウムイオノフォアによるPAF産生を抑制　⑦ヒスタミン遊離抑制作用：ラット腹腔肥満細胞で，compound 48/80刺激による脱顆粒反応及びヒスタミン遊離を抑制　③アラキドン酸代謝物抑制作用：ブタ肺動脈内皮培養細胞で，シクロオキシゲナーゼ代謝産物及びリポキシゲナーゼ代謝産物生成を抑制　ⓑIgE産生抑制作用：ダニ抗原陽性患者由来リンパ球のダニ抗原刺激IgE-Fc受容体(IgE-FcεR/CD23)の発現増強及びIgE産生を抑制　ⓒサイトカイン産生に対する作用：ハウスダスト抗原陽性患者由来末梢血単核球で，抗原刺激によるインターロイキン(IL)-3，IL-4の産生を抑制し，INF-γ産生を亢進　ⓓ重症難治性喘息患者末梢血単核球で，カンジダ刺激によるIL-2産生及びIL-2受容体発現を抑制　ⓔ好酸球に対する作用：ヒト好酸球で，サイトカイン(IL-3，IL-5，GM-CSF)刺激による好酸球生存時間延長を短縮　ⓕNO産生に対する作用：イヌ気管上皮細胞で，気道運動亢進に関与するNO産生を増加　ⓖ接着分子発現抑制作用：ヒト好酸球で，好酸球の接着分子CD54及びHLA-DRの発現を抑制しなかったが，遊走に関与するCD4の発現を抑制　ⓗステロイド受容体に対する作用：モルモット肺組織で，デキサメタゾンによるグルココルチコイド受容体減少を抑制

サイレイトウ
柴苓湯
漢方製剤
520

基本添付文書 ツムラ2013年3月改訂

製品
クラシエ柴苓湯エキス細粒(分包2.7・4.05g)(大峰堂―クラシエ薬品)
ツムラ柴苓湯エキス顆粒(分包3g)(ツムラ)

組成 A群：サイコ7g，タクシャ6g，ハンゲ5g，ブクリョウ・チョレイ・ビャクジュツ各4.5g，タイソウ・オウゴン・ニンジン・ケイヒ各3g，カンゾウ2g，ショウキョウ1g
　〔細粒〈クラシエ〉〕：8.1g中エキス末7g
B群：サイコ7g，タクシャ・ハンゲ各5g，オウゴン・ソウジュツ・タイソウ・チョレイ・ニンジン・ブクリョウ各3g，カンゾウ・ケイヒ各2g，ショウキョウ1g
　〔顆粒〈ツムラ〉〕：9g中エキス末6g
効能・効果 吐き気，食欲不振，のどの渇き，排尿が少ないなどの次の諸症：水瀉性下痢，急性胃腸炎，暑気あたり，むくみ
用法・用量 〔クラシエ〕：1日8.1g，食前又は食間2～3回に分服。年齢，体重，症状により適宜増減
〔ツムラ〕：1日9g，食前又は食間2～3回に分服。年齢，体重，症状により適宜増減
【慎重投与】著しく体力の衰えている患者[副作用が現れやすくなり，その症状が増強されるおそれがある]　**【重要な基本的注意】**❶使用にあたっては，患者の証(体質・症状)を考慮して投与する。なお，経過を十分に観察し，症状・所見の改善が認められない場合には，継続投与を避ける　❷カンゾウが含まれているので，血清カリウム値や血圧値等に十分留意し，異常が認められた場合には中止する　❸他の漢方製剤等を併用する場合は，含有生薬の重複に注意する
【相互作用】併用注意

薬剤名等	臨床症状・措置方法	機序・危険因子
カンゾウ含有製剤グリチルリチン酸及びその塩類を含有する製剤	偽アルドステロン症が現れやすくなる。また，低カリウム血症の結果として，ミオパシーが現れやすくなる(重大な副作用の項参照)	グリチルリチン酸は尿細管でのカリウム排泄促進作用があるため，血清カリウム値の低下が促進されることが考えられる

【副作用】❶使用成績調査等の副作用発現頻度が明確となる調査を実施していないため，発現頻度は不明である

❷**重大な副作用**　ⓐ**間質性肺炎**：発熱，咳嗽，呼吸困難，肺音の異常(捻髪音)等が現れた場合には，本剤を中止し，速やかに胸部X線等の検査を実施するとともに副腎皮質ホルモン剤の投与等の適切な処置を行う。また，発熱，咳嗽，呼吸困難等が現れた場合には，本剤を中止し，直ちに連絡するよう患者に対し注意を行う　ⓑ**偽アルドステロン症**：低カリウム血症，血圧上昇，ナトリウム・体液の貯留，浮腫，体重増加等の偽アルドステロン症が現れることがあるので，観察(血清カリウム値の測定等)を十分に行い，異常が認められた場合には中止し，カリウム剤の投与等の適切な処置を行う　ⓒ**ミオパシー**：低カリウム血症の結果としてミオパシーが現れることがあるので，観察を十分に行い，脱力感，四肢痙攣・麻痺等の異常が認められた場合には中止し，カリウム剤の投与等の適切な処置を行う　ⓓ**劇症肝炎，肝機能障害，黄疸**：劇症肝炎，AST(GOT)，ALT(GPT)，Al-P，γ-GTP等の著しい上昇等を伴う肝機能障害，黄疸が現れることがあるので，観察を十分に行い，異常が認められた場合には中止し，適切な処置を行う

❸その他の副作用

	頻度不明
過敏症※1	発疹，発赤，瘙痒，蕁麻疹等
消化器	口渇，食欲不振，胃部不快感，悪心，嘔吐，腹部膨満感，腹痛，下痢，便秘等
泌尿器※2	頻尿，排尿痛，血尿，残尿感，膀胱炎等
その他	全身倦怠感

※1：このような症状が現れた場合には中止する。※2：このような症状が現れることがあるので，観察を十分に行い，異常が認められた場合には中止し，適切な処置を行う
【高齢者への投与】一般に高齢者では生理機能が低下しているので減量するなど注意する　**【妊婦・産婦・授乳婦等への投与】**妊娠中の投与に関する安全性は確立していないので，妊婦又は妊娠している可能性のある婦人には，治療上の有益性が危険性を上回ると判断される場合にのみ投与する　**【小児等への投与】**小児等に対する安全性は確立していない[使用経験が少ない]　**【その他の注意】**類似処方の小柴胡湯では，インターフェロンアルファとの併用例で間質性肺炎の副作用が多く報告されている　**【保存等】**遮光保存
【薬効薬理】❶むくみ改善作用：抗糸球体基底膜(GBM)腎炎マウスに経口投与で，細胞外液量及び組織間液量が低下　❷利水作用　ⓐラットに飲水投与で，チアジド，アセタゾラミド等の利尿剤と同様に尿量増加　ⓑ酢酸デスモプレシン前処置と生理食塩液の前負荷により作製した水負荷モデルマウスに経口投与で，尿量増加。一方，絶食・絶水下で放置した絶水モデルマウスでは，尿量は変化しなかった　ⓒペントバルビタール麻酔ラットに経口投与で，尿量増加。また，この作用はNO合成阻害剤であるNᴳ-nitro-L-arginine methyl ester(L-NAME)の腹腔内投与により抑制　❸抗炎症作用　ⓐラットに経口投与で，血中副腎皮質刺激ホルモン(ACTH)

及びコルチコステロン濃度が上昇 ❸馬杉腎炎モデルラットに混餌投与で，糸球体におけるIa陽性細胞浸潤及びT細胞浸潤を抑制 ❻抗赤血球体基底膜（GBM）腎炎ラットに経口投与で，炎症初期においてICAM-1及びLFA-1等の接着分子発現亢進並びに半月体形成を抑制。また，腎炎の慢性期で，糸球体からのエンドセリン-1産生亢進を抑制，尿中蛋白排泄及び高血圧を改善 ❼Ⅱ型コラーゲン関節炎マウスに混餌投与で，関節炎発症率が低下し，血清中では抗Ⅱ型コラーゲン抗体産生を抑制，組織では滑膜細胞の重層化や滑膜下軟部組織の浮腫変化を抑制(in vivo)。また，同動物から摘出した脾臓で，Ⅱ型コラーゲン，結核死菌刺激によるリンパ球幼若化反応を抑制(ex vivo) ❽ループス皮膚炎モデルであるMRL/lprマウスに混餌投与で，抗核抗体及びリウマチ因子（RF）を低下，リンパ節腫脹を抑制
❹作用機序：次の作用により薬理効果を示すことが示唆されている ❶利尿作用(in vitro)：遠位尿細管で水の再吸収を抑制し，尿量を増加させることによると示唆される ❼イヌ腎臓由来の遠位尿細管細胞（MDCK細胞）で，ナトリウムチャネルを阻害 ❽尿細管と同様の水吸収機能のあるカエル膀胱膜で，ナトリウム能動輸送量を反映する短絡電流を粘膜側及び漿膜側で減少 ❸抗炎症作用：ラットに経口投与で，血漿ACTH濃度及び下垂体前葉中のACTH前駆体であるプロオピオメラノコルチン（POMC）mRNA発現が増加。また，これらの作用はACTH放出因子（CRF）の抗血清により抑制 ❹細胞増殖抑制作用(in vitro)：ラットメサンギウム細胞で，血清，血小板由来増殖因子（PDGF）及び上皮細胞増殖因子（EGF）によるDNA合成を抑制。また，cAMP産生を増加させ，血清による細胞増殖シグナルRaf-1及びERKのリン酸化（活性化）を抑制

三黄瀉心湯（サンオウシャシントウ）
漢方製剤　520

基本添付文書 ツムラ2011年2月改訂

製品
- オースギ三黄瀉心湯 エキスG顆粒（分包1g）（大杉）
- クラシエ三黄瀉心湯 エキス細粒（分包2・3g）（クラシエ製薬―クラシエ薬品）
- コタロー三黄瀉心湯 エキス細粒（分包2g） エキスカプセル（小太郎漢方―扶桑薬品）
- JPS三黄瀉心湯 エキス顆粒（分包2.5g）（ジェーピーエス）
- 太虎堂の三黄瀉心湯 エキス顆粒（分包1.5g）（太虎精堂）
- ツムラ三黄瀉心湯 エキス顆粒（分包2.5g）（ツムラ）
- テイコク三黄瀉心湯 エキス顆粒（分包2.5g）（帝國漢方―日医工）
- 本草三黄瀉心湯 エキス顆粒-M（分包2.5g）（本草）
- マツウラ三黄瀉心湯 エキス顆粒（分包1g）（松浦薬業）

組成 A群：ダイオウ2g，オウゴン・オウレン各1g
〔細粒〈クラシエ〉〕：6g中エキス末0.7g
〔顆粒〈太虎堂〉〕：4.5g中エキス末0.6g
〔顆粒〈本草〉〕：7.5g中エキス末0.7g
〔顆粒〈マツウラ〉〕：3g中エキス末1g
B群：ダイオウ・オウゴン・オウレン各1g
〔細粒・カプセル〈コタロー〉〕：6g又は3カプセル中エキス末0.6g
〔顆粒〈JPS〉〕：2.5g中エキス末0.7g
C群：オウゴン・オウレン・ダイオウ各3g
〔顆粒〈オースギ〉〕：3g中エキス末1.4g
〔顆粒〈ツムラ〉〕：7.5g中エキス末1.75g
〔顆粒〈テイコク〉〕：7.5g中エキス末1.21g

効能・効果 〔細粒〈コタロー〉〕：のぼせて精神不安があり，胃部がつかえて，便秘がひどいもの，あるいは鮮紅色の充血，出血の傾向を伴うもの。高血圧，動脈硬化，高血圧による不眠症，脳溢血，吐血，下血，鼻出血，常習便秘
〔カプセル〈コタロー〉〕：のぼせて不安感があり，胃部がつかえて便秘がひどいもの，あるいは充血又は出血の傾向を伴うもの。高血圧症，動脈硬化症，脳溢血，下血，鼻出血，常習便秘
〔その他〕：比較的体力があり，のぼせ気味で，顔面紅潮し，精神不安で，便秘の傾向のあるものの次の諸症〔高血圧の随伴症状（のぼせ，肩こり，耳鳴り，頭重，不眠，不安），鼻血，痔出血，便秘，更年期障害，血の道症〕

用法・用量 〔オースギ・マツウラ〕：1日3g，食前又は食間2～3回に分服。年齢，体重，症状により適宜増減
〔クラシエ・コタロー〕：1日6g又は3カプセル，食前又は食間2～3回に分服。年齢，体重，症状により適宜増減
〔JPS〕：1日1回2.5g，食前又は食間に経口投与。年齢，体重，症状により適宜増減
〔太虎堂〕：1日4.5g，食前又は食間3回に分服。年齢，体重，症状により適宜増減
〔ツムラ〕：1日7.5g，食前又は食間2～3回に分服。年齢，体重，症状により適宜増減
〔テイコク〕：1回2.5g，1日3回食前経口投与。年齢，体重，症状により適宜増減
〔本草〕：1日7.5g，食前又は食間3回に分服。年齢，体重，症状により適宜増減

慎重投与 ❶下痢，軟便のある患者［これらの症状が悪化するおそれがある］ ❷著しく胃腸の虚弱な患者［食欲不振，腹痛，下痢等が現れることがある］ ❸著しく体力の衰えている患者［副作用が現れやすくなり，その症状が増強されるおそれがある］ **重要な基本的注意** ❶使用にあたっては，患者の証（体質・症状）を考慮して投与する。なお，経過を十分に観察し，症状・所見の改善が認められない場合には，継続投与を避ける ❷他の漢方製剤等を併用する場合は，含有生薬の重複に注意する。ダイオウを含む製剤との併用には，特に注意する ❸ダイオウの瀉下作用には個人差が認められるので，用法及び用量に注意する

副作用 ❶使用成績調査等の副作用発現頻度が明確となる調査を実施していないため，発現頻度は不明である

❷重大な副作用 ⓐ間質性肺炎：発熱，咳嗽，呼吸困難，肺音の異常等が現れた場合には，中止し，速やかに胸部X線，胸部CT等の検査を実施するとともに副腎皮質ホルモン剤の投与等の適切な処置を行う ⓑ肝機能障害，黄疸：AST(GOT)，ALT(GPT)，Al-P，γ-GTP等の著しい上昇を伴う肝機能障害，黄疸が現れることがあるので，観察を十分に行い，異常が認められた場合には中止し，適切な処置を行う

❸その他の副作用

	頻度不明
消化器	食欲不振，腹痛，下痢等

高齢者への投与 一般に高齢者では生理機能が低下しているので減量するなど注意する **妊婦・産婦・授乳婦等への投与** ❶妊婦又は妊娠している可能性のある婦人には投与しないことが望ましい［ダイオウの子宮収縮作用及び骨盤内臓器の充血作用により流早産の危険性がある］ ❷授乳中の婦人には慎重に投与する［ダイオウ中のアントラキノン誘導体が母乳中に移行し，乳児の下痢を起こすことがある］ **小児等への投与** 小児等に対する安全性は確立していない［使用経験が少ない］ **保存等** 遮光保存

薬効薬理 作用機序(in vitro) ❶血圧低下作用：大動脈平滑筋A7r5細胞で，バソプレシンおよびCa²⁺-ATPase阻害薬タプシガルギンによるカルシウムイオン上昇を抑制。バソプレシンによるイノシトール(1,4,5)三リン酸産生を抑制 ❷中枢神経系に対する作用：C6ラットグリオーマ細胞で，カルシウムイオノフォアA23187によるプロスタグランジンE₂遊離を抑制

酸棗仁湯（サンソウニントウ）
漢方製剤　520

基本添付文書 ツムラ2013年3月改訂

製品
- オースギ酸棗仁湯 エキスG顆粒（分包2g）（大杉）
- ツムラ酸棗仁湯 エキス顆粒（分包2.5g）（ツムラ）
- マツウラ酸棗仁湯 エキス顆粒（分包2g）（松浦薬業）

組成 A群：サンソウニン15g，ブクリョウ5g，センキュウ・チモ各3g，カンゾウ1g
〔顆粒〈オースギ〉〕：6g中エキス末2.8g
B群：サンソウニン10g，ブクリョウ5g，センキュウ・チモ各3g，カンゾウ1g
〔顆粒〈ツムラ〉〕：7.5g中エキス末3.25g
〔顆粒〈マツウラ〉〕：6g中エキス末2.7g

効能・効果 心身が疲れ弱って眠れないもの

【用法・用量】〔オースギ・マツウラ〕：1日6g，食前又は食間2～3回に分服。年齢，体重，症状により適宜増減
〔ツムラ〕：1日7.5g，食前又は食間2～3回に分服。年齢，体重，症状により適宜増減
【慎重投与】❶胃腸の虚弱な患者［食欲不振，胃部不快感，悪心，腹痛，下痢等が現れることがある］ ❷食欲不振，悪心，嘔吐のある患者［これらの症状が悪化するおそれがある］ 【重要な基本的注意】❶使用にあたっては，患者の証（体質・症状）を考慮して投与する。なお，経過を十分に観察し，症状・所見の改善が認められない場合には，継続投与を避ける ❷本剤にはカンゾウが含まれているので，血清カリウム値や血圧等に十分留意し，異常が認められた場合には中止する ❸他の漢方製剤等を併用する場合は，含有生薬の重複に注意する
【相互作用】併用注意

薬剤名等	臨床症状・措置方法	機序・危険因子
カンゾウ含有製剤グリチルリチン酸及びその塩類を含有する製剤	偽アルドステロン症が現れやすくなる。また，低カリウム血症の結果として，ミオパシーが現れやすくなる（重大な副作用の項参照）	グリチルリチン酸は尿細管でのカリウム排泄促進作用があるため，血清カリウム値の低下が促進されることが考えられる

【副作用】❶使用成績調査等の副作用発現頻度が明確となる調査を実施していないため，発現頻度は不明である

❷重大な副作用 ⓐ偽アルドステロン症：低カリウム血症，血圧上昇，ナトリウム・体液の貯留，浮腫，体重増加等の偽アルドステロン症が現れることがあるので，観察（血清カリウム値の測定等）を十分に行い，異常が認められた場合には中止し，カリウム剤の投与等の適切な処置を行う ⓑミオパシー：低カリウム血症の結果としてミオパシーが現れることがあるので，観察を十分に行い，脱力感，四肢痙攣・麻痺等の異常が認められた場合には中止し，カリウム剤の投与等の適切な処置を行う

❸その他の副作用

	頻度不明
消化器	食欲不振，胃部不快感，悪心，腹痛，下痢等

【高齢者への投与】一般に高齢者では生理機能が低下しているので減量するなど注意する 【妊婦・産婦・授乳婦等への投与】妊娠中の投与に関する安全性は確立していないので，妊婦又は妊娠している可能性のある婦人には，治療上の有益性が危険性を上回ると判断される場合にのみ投与する 【小児等への投与】小児等に対する安全性は確立していない［使用経験が少ない］ 【保存等】遮光保存

サンモツオウゴントウ
三物黄芩湯
漢方製剤　　　　520

基本添付文書 ツムラ2013年3月改訂
（製品）ツムラ三物黄芩湯 エキス顆粒（分包2.5g）（ツムラ）
（組成）〔顆粒〕：7.5g中（ジオウ6g，オウゴン・クジン各3g）エキス末3.75g
（効能・効果）手足のほてり
（用法・用量）1日7.5g，食前又は食間2～3回に分服。年齢，体重，症状により適宜増減
【慎重投与】❶著しく胃腸の虚弱な患者［食欲不振，胃部不快感，悪心，嘔吐，下痢等が現れることがある］ ❷食欲不振，悪心，嘔吐のある患者［これらの症状が悪化するおそれがある］ 【重要な基本的注意】❶使用にあたっては，患者の証（体質・症状）を考慮して投与する。なお，経過を十分に観察し，症状・所見の改善が認められない場合には，継続投与を避ける ❷他の漢方製剤等を併用する場合は，含有生薬の重複に注意する
【副作用】❶使用成績調査等の副作用発現頻度が明確となる調査を実施していないため，発現頻度は不明である

❷重大な副作用 ⓐ間質性肺炎：発熱，咳嗽，呼吸困難，肺音の異常（捻髪音）等が現れた場合には，本剤を中止し，速やかに胸部X線等の検査を実施するとともに副腎皮質ホルモン剤の投与等の適切な処置を行う。また，発熱，咳嗽，呼吸困難等が現れた場合には，本剤を中止し，直ちに連絡するよう患者に対し注意を行う ⓑ肝機能障害，黄疸：AST(GOT)，ALT(GPT)，Al-P，γ-GTP等の著しい上昇を伴う肝機能障害，黄疸が現れることがあるので，観察を十分に行い，異常が認められた場合には中止し，適切な処置を行う

❸その他の副作用

	頻度不明
過敏症*	発疹，発赤，瘙痒等
消化器	食欲不振，胃部不快感，悪心，嘔吐，下痢等

※：このような症状が現れた場合には中止する
【高齢者への投与】一般に高齢者では生理機能が低下しているので減量するなど注意する 【妊婦・産婦・授乳婦等への投与】妊娠中の投与に関する安全性は確立していないので，妊婦又は妊娠している可能性のある婦人には，治療上の有益性が危険性を上回ると判断される場合にのみ投与する 【小児等への投与】小児等に対する安全性は確立していない［使用経験が少ない］ 【保存等】遮光保存

ジインコウカトウ
滋陰降火湯
漢方製剤　　　　520

基本添付文書 ツムラ2013年3月改訂
（製品）ツムラ滋陰降火湯 エキス顆粒（分包2.5g）（ツムラ）
（組成）〔顆粒〕：7.5g中（ソウジュツ3g，ジオウ・シャクヤク・チンピ・テンモンドウ・トウキ・バクモンドウ各2.5g，オウバク・カンゾウ・チモ各1.5g）エキス末5.5g
（効能・効果）のどにうるおいがなく痰が出なくて咳こむもの
（用法・用量）1日7.5g，食前又は食間2～3回に分服。年齢，体重，症状により適宜増減
【慎重投与】❶著しく胃腸の虚弱な患者［食欲不振，胃部不快感，悪心，嘔吐，下痢等が現れることがある］ ❷食欲不振，悪心，嘔吐のある患者［これらの症状が悪化するおそれがある］ 【重要な基本的注意】❶使用にあたっては，患者の証（体質・症状）を考慮して投与する。なお，経過を十分に観察し，症状・所見の改善が認められない場合には，継続投与を避ける ❷本剤にはカンゾウが含まれているので，血清カリウム値や血圧値等に十分留意し，異常が認められた場合には中止する ❸他の漢方製剤等を併用する場合は，含有生薬の重複に注意する
【相互作用】併用注意

薬剤名等	臨床症状・措置方法	機序・危険因子
カンゾウ含有製剤グリチルリチン酸及びその塩類を含有する製剤	偽アルドステロン症が現れやすくなる。また，低カリウム血症の結果として，ミオパシーが現れやすくなる（重大な副作用の項参照）	グリチルリチン酸は尿細管でのカリウム排泄促進作用があるため，血清カリウム値の低下が促進されることが考えられる

【副作用】❶使用成績調査等の副作用発現頻度が明確となる調査を実施していないため，発現頻度は不明である

❷重大な副作用 ⓐ偽アルドステロン症：低カリウム血症，血圧上昇，ナトリウム・体液の貯留，浮腫，体重増加等の偽アルドステロン症が現れることがあるので，観察（血清カリウム値の測定等）を十分に行い，異常が認められた場合には中止し，カリウム剤の投与等の適切な処置を行う ⓑミオパシー：低カリウム血症の結果としてミオパシーが現れることがあるので，観察を十分に行い，脱力感，四肢痙攣・麻痺等の異常が認められた場合には中止し，カリウム剤の投与等の適切な処置を行う

❸その他の副作用

	頻度不明
消化器	食欲不振，胃部不快感，悪心，嘔吐，下痢等

【高齢者への投与】一般に高齢者では生理機能が低下しているので減量するなど注意する　【妊婦・産婦・授乳婦等への投与】妊娠中の投与に関する安全性は確立していないので，妊婦又は妊娠している可能性のある婦人には，治療上の有益性が危険性を上回ると判断される場合にのみ投与する　【小児等への投与】小児等に対する安全性は確立していない[使用経験が少ない]　【保存等】遮光保存

滋陰至宝湯
漢方製剤　520

基本添付文書　ツムラ2013年3月改訂

製品
ツムラ滋陰至宝湯 エキス顆粒（分包3g）（ツムラ）

組成〔顆粒〕：9g中（コウブシ・サイコ・ジコッピ・シャクヤク・チモ・チンピ・トウキ・バクモンドウ・ビャクジュツ・ブクリョウ各3g，バイモ2g，カンゾウ・ハッカ各1g）エキス末6g

効能・効果　虚弱なものの慢性の咳・痰

用法・用量　1日9g，食前又は食間2～3回に分服。年齢，体重，症状により適宜増減

【慎重投与】❶著しく胃腸の虚弱な患者[食欲不振，胃部不快感，悪心，下痢等が現れるおそれがある]　❷食欲不振，悪心，嘔吐のある患者[これらの症状が悪化するおそれがある]　【重要な基本的注意】❶使用にあたっては，患者の証（体質・症状）を考慮して投与する。なお，経過を十分に観察し，症状・所見の改善が認められない場合には，継続投与を避ける　❷カンゾウが含まれているので，血清カリウム値や血圧値等に十分留意し，異常が認められた場合には中止する　❸他の漢方製剤等を併用する場合は，含有生薬の重複に注意する　【相互作用】併用注意

薬剤名等	臨床症状・措置方法	機序・危険因子
カンゾウ含有製剤グリチルリチン酸及びその塩類を含有する製剤	偽アルドステロン症が現れやすくなる。また，低カリウム血症の結果として，ミオパシーが現れやすくなる（重大な副作用の項参照）	グリチルリチン酸は尿細管でのカリウム排泄促進作用があるため，血清カリウム値の低下が促進されることが考えられる

【副作用】❶使用成績調査等の副作用発現頻度が明確となる調査を実施していないため，発現頻度は不明である

❷重大な副作用　ⓐ偽アルドステロン症：低カリウム血症，血圧上昇，ナトリウム・体液の貯留，浮腫，体重増加等の偽アルドステロン症が現れることがあるので，観察（血清カリウム値の測定等）を十分に行い，異常が認められた場合には中止し，カリウム剤の投与等の適切な処置を行う　ⓑミオパシー：低カリウム血症の結果としてミオパシーが現れることがあるので，観察を十分に行い，脱力感，四肢痙攣・麻痺等の異常が認められた場合には中止し，カリウム剤の投与等の適切な処置を行う

❸その他の副作用

	頻度不明
消化器	食欲不振，胃部不快感，悪心，下痢等

【高齢者への投与】一般に高齢者では生理機能が低下しているので減量するなど注意する　【妊婦・産婦・授乳婦等への投与】妊娠中の投与に関する安全性は確立していないので，妊婦又は妊娠している可能性のある婦人には，治療上の有益性が危険性を上回ると判断される場合にのみ投与する　【小児等への投与】小児等に対する安全性は確立していない[使用経験が少ない]　【保存等】遮光保存

紫雲膏
漢方製剤　264,520

基本添付文書　ツムラ2007年5月改訂

製品
紫雲膏 軟膏（丸石—大杉）
ツムラ紫雲膏 軟膏（ツムラ）

組成〔軟膏〈ツムラ〉〕：100g中ゴマ油100g，シコン・トウキ各10g）エキス71.2g，サラシミツロウ27g，豚脂1.8g
〔軟膏〈マルイシ〉〕：1,605g中シコン100g，トウキ100g，ゴマ油1,000g，豚脂25g，ミツロウ380g

効能・効果　火傷，痔核による疼痛，肛門裂傷

用法・用量〔ツムラ〕：1日数回塗布あるいはガーゼに延ばして貼付
〔マルイシ〕：1日1～2回塗布又はリント布等に延ばして貼付

【禁忌】❶本剤の成分に対し過敏症の既往歴のある患者　❷重度（重症）の熱傷・外傷のある患者　❸化膿性の創傷で高熱のある患者　❹患部の湿潤やただれのひどい患者[❷～❹これらの症状が悪化するおそれがある]

【重要な基本的注意】使用にあたっては，患者の証（体質・症状）を考慮して投与する。なお，経過を十分に観察し，症状・所見の改善が認められない場合には，継続投与を避ける

【副作用】使用成績調査等の副作用発現頻度が明確となる調査を実施していないため，発現頻度は不明である

	頻度不明
過敏症*	発疹，瘙痒等

※：このような症状が現れた場合には中止する

【小児等への投与】小児等に対する安全性は確立していない[使用経験が少ない]　【適用上の注意】投与部位：目には使用しない　【取扱い上の注意】衣類に付着すると赤紫色に着色し，脱色しにくいので，注意する　【保存等】遮光保存

【薬効薬理】創傷治癒促進作用　❶第3度熱傷受傷マウスに塗布で，表皮再生を促進　❷皮膚全層を円形に部分切除したラットに塗布で，表皮形成を促進

四逆散
漢方製剤　520

基本添付文書　ツムラ2013年3月改訂

製品
ツムラ四逆散 エキス顆粒（分包2.5g）（ツムラ）

組成〔顆粒〕：7.5g中（サイコ5g，シャクヤク4g，キジツ2g，カンゾウ1.5g）エキス末2.25g

効能・効果　比較的体力のあるもので，大柴胡湯証と小柴胡湯証との中間証を表すものの次の諸症：胆嚢炎，胆石症，胃炎，胃酸過多，胃潰瘍，鼻カタル，気管支炎，神経質，ヒステリー

用法・用量　1日7.5g，食前又は食間2～3回に分服。年齢，体重，症状により適宜増減

【慎重投与】著しく体力の衰えている患者[副作用が現れやすくなり，その症状が増強されるおそれがある]　【重要な基本的注意】❶使用にあたっては，患者の証（体質・症状）を考慮して投与する。なお，経過を十分に観察し，症状・所見の改善が認められない場合には，継続投与を避ける　❷カンゾウが含まれているので，血清カリウム値や血圧値等に十分留意し，異常が認められた場合には中止する　❸他の漢方製剤等を併用する場合は，含有生薬の重複に注意する　【相互作用】併用注意

薬剤名等	臨床症状・措置方法	機序・危険因子
カンゾウ含有製剤グリチルリチン酸及びその塩類を含有する製剤	偽アルドステロン症が現れやすくなる。また，低カリウム血症の結果として，ミオパシーが現れやすくなる（重大な副作用の項参照）	グリチルリチン酸は尿細管でのカリウム排泄促進作用があるため，血清カリウム値の低下が促進されることが考えられる

【副作用】❶使用成績調査等の副作用発現頻度が明確となる調査を実施していないため、発現頻度は不明である

❷重大な副作用 ⓐ偽アルドステロン症：低カリウム血症、血圧上昇、ナトリウム・体液の貯留、浮腫、体重増加等の偽アルドステロン症が現れることがあるので、観察(血清カリウム値の測定等)を十分に行い、異常が認められた場合には中止し、カリウム剤の投与等の適切な処置を行う ⓑミオパシー：低カリウム血症の結果としてミオパシーが現れることがあるので、観察を十分に行い、脱力感、四肢痙攣・麻痺等の異常が認められた場合には中止し、カリウム剤の投与等の適切な処置を行う

【高齢者への投与】一般に高齢者では生理機能が低下しているので減量するなど注意する 【妊婦・産婦・授乳婦等への投与】妊娠中の投与に関する安全性は確立していないので、妊婦又は妊娠している可能性のある婦人には、治療上の有益性が危険性を上回ると判断される場合にのみ投与する 【小児等への投与】小児等に対する安全性は確立していない[使用経験が少ない] 【保存等】遮光保存

【薬効薬理】❶抗潰瘍作用 ⓐ水浸拘束負荷ラットに経口前投与時、胃粘膜及び粘液中のヘキソサミン量の減少を抑制 ⓑラットに経口前投与で、虚血再灌流惹起胃粘膜障害を抑制し、胃粘膜中のTBA-RS(thiobarbituric acid-reactive substances)の増加を抑制 ⓒCompound 48/80惹起胃粘膜障害ラットに経口投与で、腺胃部の粘膜障害部位の面積を縮小 ❷肝・胆道障害抑制作用：α-Naphtylisothiocyanate(ANIT)惹起肝・胆道障害ラットに経口投与で、血清AST(GOT)、ALT(GPT)、LDH及びAl-Pの活性上昇を抑制。血清中総胆汁酸、総コレステロール及び過酸化脂質濃度の増加を抑制し、血清T-Bil、D-Bil濃度の増加を抑制 ❸作用機序：次の作用により薬理効果を示すことが示唆 ⓐ抗潰瘍作用：Compound 48/80惹起胃粘膜障害ラットに経口投与で、胃粘膜組織における過酸化脂質量の増加、ミエロペルオキシダーゼ活性の上昇並びにSe含有グルタチオンペルオキシダーゼ活性の低下をそれぞれ抑制 ⓑ活性酸素消去作用：ESR(electron spin resonance)装置を用いたスピントラッピング法で、活性酸素消去作用(in vitro) ⓒプロトンポンプ活性阻害作用：ブタ胃粘膜から精製したH⁺、K⁺-ATPaseの酵素活性を抑制(in vitro)

四君子湯 (シクンシトウ)
漢方製剤　　520

基本添付文書 ツムラ2013年3月改訂

【製品】
オースギ四君子湯 エキス錠(大杉)
ツムラ四君子湯 エキス顆粒(分包2.5g)(ツムラ)
〔東洋〕四君子湯 エキス細粒(分包2g)(東洋薬行)

【組成】A群：ニンジン・ビャクジュツ・ブクリョウ各4g、カンゾウ・生ショウキョウ・タイソウ各1.5g
〔細粒〈東洋〉〕：6g中エキス末3.3g
B群：ソウジュツ・ニンジン・ブクリョウ各4g、カンゾウ・ショウキョウ・タイソウ各1g
〔顆粒〈ツムラ〉〕：7.5g中エキス末2.75g
C群：ニンジン・ビャクジュツ・ブクリョウ各4g、カンゾウ・タイソウ各1.5g、ショウキョウ0.5g
〔錠〈オースギ〉〕：18錠中エキス末3.5g

【効能・効果】〔オースギ・ツムラ〕：やせて顔色が悪くて、食欲がなく、疲れやすいものの次の諸症(胃腸虚弱、慢性胃炎、胃のもたれ、嘔吐、下痢)
〔東洋〕：やせて顔色が悪くて、食欲がなく、疲れやすいものの次の諸症(胃腸虚弱、慢性胃炎、胃のもたれ)

【用法・用量】〔オースギ〕：1日18錠、食前又は食間2～3回に分服。年齢、体重、症状により適宜増減
〔ツムラ〕：1日7.5g、食前又は食間2～3回に分服。年齢、体重、症状により適宜増減
〔東洋〕：1回2g、1日3回空腹時経口投与。年齢、症状により適宜増減

【重要な基本的注意】❶使用にあたっては、患者の証(体質・症状)を考慮して投与する。なお、経過を十分に観察し、症状・所見の改善が認められない場合には、継続投与を避ける ❷本剤にはカンゾウが含まれているので、血清カリウム値や血圧値等に十分留意し、異常が認められた場合には中止する ❸他の漢方製剤等を併用する場合は、含有生薬の重複に注意する

【相互作用】併用注意

薬剤名等	臨床症状・措置方法	機序・危険因子
カンゾウ含有製剤グリチルリチン酸及びその塩類を含有する製剤	偽アルドステロン症が現れやすくなる。また、低カリウム血症の結果として、ミオパシーが現れやすくなる(重大な副作用の項参照)	グリチルリチン酸は尿細管のカリウム排泄促進作用があるため、血清カリウム値の低下が促進されることが考えられる

【副作用】❶使用成績調査等の副作用発現頻度が明確となる調査を実施していないため、発現頻度は不明である

❷重大な副作用 ⓐ偽アルドステロン症：低カリウム血症、血圧上昇、ナトリウム・体液の貯留、浮腫、体重増加等の偽アルドステロン症が現れることがあるので、観察(血清カリウム値の測定等)を十分に行い、異常が認められた場合には中止し、カリウム剤の投与等の適切な処置を行う ⓑミオパシー：低カリウム血症の結果としてミオパシーが現れることがあるので、観察を十分に行い、脱力感、四肢痙攣・麻痺等の異常が認められた場合には中止し、カリウム剤の投与等の適切な処置を行う

❸その他の副作用

	頻度不明
過敏症*	発疹、蕁麻疹等

*：このような症状が現れた場合には中止する

【高齢者への投与】一般に高齢者では生理機能が低下しているので減量するなど注意する 【妊婦・産婦・授乳婦等への投与】妊娠中の投与に関する安全性は確立していないので、妊婦又は妊娠している可能性のある婦人には、治療上の有益性が危険性を上回ると判断される場合にのみ投与する 【小児等への投与】小児等に対する安全性は確立していない[使用経験が少ない] 【保存等】遮光保存

【薬効薬理】❶潰瘍に対する作用：水浸拘束負荷ラットに経口前投与時、胃粘膜病変及び胃粘膜血流の減少を抑制 ❷制吐作用：イヌに経口前投与時、硫酸銅による末梢性嘔吐並びに塩酸アポモルヒネによる中枢性嘔吐の嘔吐回数の減少傾向が認められた

梔子柏皮湯 (シシハクヒトウ)
漢方製剤　　520

基本添付文書 小太郎漢方2007年11月改訂

【製品】
コタロー梔子柏皮湯 エキス細粒(分包2g)(小太郎漢方)

【組成】〔細粒〕：6g中(サンシシ3g、オウバク2g、カンゾウ1g)エキス末1.2g

【効能・効果】肝臓部に圧迫感があるもの。黄疸、皮膚瘙痒症、宿酔

【用法・用量】1日6g、食前又は食間2～3回に分服。年齢、体重、症状により適宜増減

【重要な基本的注意】❶使用にあたっては、患者の証(体質・症状)を考慮して投与する。なお、経過を十分に観察し、症状・所見の改善が認められない場合には、継続投与を避ける ❷カンゾウが含まれているので、血清カリウム値や血圧値等に十分留意し、異常が認められた場合には中止する ❸他の漢方製剤等を併用する場合は、含有生薬の重複に注意する

【相互作用】併用注意

薬剤名等	臨床症状・措置方法	機序・危険因子
カンゾウ含有製剤グリチルリチン酸及びその塩類を含有する製剤	偽アルドステロン症が現れやすくなる。また、低カリウム血症の結果として、ミオパシーが現れやすくなる(重大な副作用の項参照)	グリチルリチン酸は、尿細管でのカリウム排泄促進作用があるため、血清カリウム値の低下が促進されることが考えられる

【副作用】❶使用成績調査等の副作用発現頻度が明確となる調査を実施していないため、発現頻度は不明である

❷**重大な副作用** ⓐ**偽アルドステロン症**：低カリウム血症，血圧上昇，ナトリウム・体液の貯留，浮腫，体重増加等の偽アルドステロン症が現れることがあるので，観察（血清カリウム値の測定等）を十分に行い，異常が認められた場合には中止し，カリウム剤の投与等の適切な処置を行う ⓑ**ミオパシー**：低カリウム血症の結果としてミオパシーが現れることがあるので，観察を十分に行い，脱力感，四肢痙攣・麻痺等の異常が認められた場合には中止し，カリウム剤の投与等の適切な処置を行う

❸その他の副作用

	頻度不明
消化器	食欲不振，胃部不快感，下痢等

【**高齢者への投与**】一般に高齢者では生理機能が低下しているので減量するなど注意する 【**妊婦・産婦・授乳婦等への投与**】妊娠中の投与に関する安全性は確立していないので，妊婦又は妊娠している可能性のある婦人には，治療上の有益性が危険性を上回ると判断される場合にのみ投与する 【**小児等への投与**】小児等に対する安全性は確立していない［使用経験が少ない］ 【**取扱い上の注意**】❶吸湿しやすいので，湿気を避け，直射日光の当たらない涼しい場所に保管する。特に，ポリ瓶の場合はキャップを堅く締めて保管する ❷天然の生薬を原料としているので，ロットにより色調等に異同があるが，効能その他に変わりはない 【**保存等**】室温保存（取扱い上の注意の項参照）

七物降下湯（シチモツコウカトウ）
漢方製剤 520

基本添付文書 ツムラ2013年3月改訂

（**製品**）
オースギ七物降下湯 エキスG顆粒（分包2.5g）（大杉）
ツムラ七物降下湯 エキス顆粒（分包2.5g）（ツムラ）
〔東洋〕七物降下湯 エキス細粒（分包2.5g）（東洋薬行）
マツウラ七物降下湯 エキス顆粒（分包2.5g）（松浦薬業）

（**組成**）A群：トウキ・シャクヤク・センキュウ・ジオウ各4g，チョウトウコウ3g，オウギ・オウバク各2g
　〔細粒〈東洋〉〕：7.5g中エキス末4.5g
B群：オウギ・ジオウ・シャクヤク・センキュウ・トウキ各3g，オウバク2g，チョウトウコウ4g
　〔顆粒〈オースギ〉〕：7.5g中エキス末4.3g
　〔顆粒〈マツウラ〉〕：7.5g中エキス末5g
C群：オウギ・ジオウ・センキュウ・チョウトウコウ各3g，シャクヤク・トウキ各4g，オウバク2g
　〔顆粒〈ツムラ〉〕：7.5g中エキス末4g

（**効能・効果**）身体虚弱の傾向のあるものの次の諸症：高血圧に伴う随伴症状（のぼせ，肩こり，耳鳴，頭重）

（**用法・用量**）〔オースギ・ツムラ・マツウラ〕：1日7.5g，食前又は食間2～3回に分服。年齢，体重，症状により適宜増減
〔東洋〕：1回2.5g，1日3回空腹時経口投与。年齢，症状により適宜増減

【**慎重投与**】❶著しく胃腸の虚弱な患者［食欲不振，胃部不快感，悪心，嘔吐，下痢等が現れるおそれがある］ ❷食欲不振，悪心，嘔吐のある患者［これらの症状が悪化するおそれがある］ 【**重要な基本的注意**】❶使用にあたっては，患者の証（体質・症状）を考慮して投与する。なお，経過を十分に観察し，症状・所見の改善が認められない場合には，継続投与を避ける ❷他の漢方製剤等を併用する場合は，含有生薬の重複に注意する

【**副作用**】使用成績調査等の副作用発現頻度が明確となる調査を実施していないため，発現頻度は不明である

	頻度不明
消化器	食欲不振，胃部不快感，悪心，嘔吐，下痢等

【**高齢者への投与**】一般に高齢者では生理機能が低下しているので減量するなど注意する 【**妊婦・産婦・授乳婦等への投与**】妊娠中の投与に関する安全性は確立していないので，妊婦又は妊娠している可能性のある婦人には，治療上の有益性が危険性を上回ると判断される場合にのみ投与する 【**小児等への投与**】小児等に対する安全性は確立していない［使用経験が少ない］ 【**保存等**】遮光保存

【**薬効薬理**】血圧降下作用 ❶メチラポン投与と熱ストレス負荷で作製した高血圧モデルラット（MHR）の血圧上昇期に当たるintroductory-MHRラットに，経口前投与時，血圧上昇を抑制 ❷Dahl食塩感受性ラットに食塩負荷とともに混餌投与時，収縮期血圧が低下，糸球体傷害スコアが低下

四物湯（シモツトウ）
漢方製剤 520

基本添付文書 ツムラ2007年5月改訂

（**製品**）
クラシエ四物湯 エキス細粒（分包2・3g） エキス錠（大峰堂，クラシエ製薬―クラシエ薬品）
コタロー四物湯 エキス細粒（分包2g）（小太郎漢方）
ジュンコウ四物湯 FCエキス細粒（分包2.5g）（康和薬通―大杉）
太虎堂の四物湯 エキス顆粒（分包2.5g）（太虎精堂）
ツムラ四物湯 エキス顆粒（分包2.5g）（ツムラ）
テイコク四物湯 エキス顆粒（分包2.5g）（帝國漢方―日医工）
本草四物湯 エキス顆粒-M（分包2.5g）（本草）

（**組成**）A群：ジオウ・センキュウ・シャクヤク・トウキ各3g
　〔細粒〈クラシエ〉〕：6g中エキス末3.6g
　〔細粒〈コタロー〉〕：6g中エキス末3.5g
　〔顆粒〈ツムラ〉〕：7.5g中エキス末2.75g
　〔顆粒〈テイコク〉〕：7.5g中エキス末3.03g
　〔錠剤〈クラシエ〉〕：18錠中エキス末3.3g
B群：トウキ・シャクヤク・センキュウ・ジオウ各4g
　〔細粒〈ジュンコウ〉〕：7.5g中エキス末4.2g
　〔顆粒〈太虎堂〉〕：7.5g中エキス末5.04g
C群：トウキ・シャクヤク・センキュウ・ジュクジオウ各4g
　〔顆粒〈本草〉〕：7.5g中エキス末4.2g

（**効能・効果**）〔コタロー〕：貧血，冷え症で腹部が軟弱でやや膨満し，便秘の傾向があるもの。高血圧症，貧血症，更年期障害，月経不順，月経痛，過多月経，産前産後の諸症の障害
〔その他〕：皮膚が枯燥し，色つやの悪い体質で胃腸障害のない人の次の諸症（産後あるいは流産後の疲労回復，月経不順，冷え症，しもやけ，しみ，血の道症）

（**用法・用量**）〔クラシエ・コタロー〕：1日6g又は18錠，食前又は食間2～3回に分服。年齢，体重，症状により適宜増減
〔ジュンコウ・ツムラ〕：1日7.5g又は15錠，食前又は食間2～3回に分服。年齢，体重，症状により適宜増減
〔太虎堂・本草〕：1日7.5g，食前又は食間3回に分服。年齢，体重，症状により適宜増減
〔テイコク〕：1回2.5g，1日3回食前経口投与。年齢，体重，症状により適宜増減

【**慎重投与**】❶著しく胃腸の虚弱な患者［食欲不振，胃部不快感，悪心，嘔吐，下痢等が現れることがある］ ❷食欲不振，悪心，嘔吐のある患者［これらの症状が悪化するおそれがある］ 【**重要な基本的注意**】❶使用にあたっては，患者の証（体質・症状）を考慮して投与する。なお，経過を十分に観察し，症状・所見の改善が認められない場合には，継続投与を避ける ❷他の漢方製剤等を併用する場合は，含有生薬の重複に注意する

【**副作用**】使用成績調査等の副作用発現頻度が明確となる調査を実施していないため，発現頻度は不明である

	頻度不明
消化器	食欲不振，胃部不快感，悪心，嘔吐，下痢等

【**高齢者への投与**】一般に高齢者では生理機能が低下しているので減量するなど注意する 【**妊婦・産婦・授乳婦等への投与**】妊娠中の投与に関する安全性は確立していないので，妊婦又は妊娠している可能性のある婦人には，治療上の有益性が危険性を上回ると判断される場合にのみ投与する 【**小児等への投与**】小児等に対する安全性は確立していない［使用経験が少ない］ 【**保存等**】遮光保存

炙甘草湯 (シャカンゾウトウ)
漢方製剤　　520

基本添付文書 ツムラ2007年5月改訂

【製品】
- コタロー炙甘草湯　エキス細粒（分包2.5g）（小太郎漢方）
- ツムラ炙甘草湯　エキス顆粒（分包3g）（ツムラ）

【組成】 A群：ジオウ・バクモンドウ各6g、シャカンゾウ・ケイヒ・マシニン・タイソウ・ニンジン各3g、ショウキョウ0.8g
〔細粒〈コタロー〉〕：15g中エキス末9g、ゼラチン2g
B群：ジオウ・バクモンドウ各6g、ケイヒ・タイソウ・ニンジン・マシニン・シャカンゾウ各3g、アキョウ2g、ショウキョウ1g
〔顆粒〈ツムラ〉〕：9g中エキス末7g

【効能・効果】〔ツムラ〕：体力が衰えて、疲れやすいものの動悸、息切れ
〔コタロー〕：顔色悪く貧血し、不整脈があって動悸息切れがはげしく、便秘がちのもの、あるいは熱感があるもの。心臓神経症、心臓弁膜症、血痰を伴った咳嗽、バセドウ病の呼吸困難

【用法・用量】〔ツムラ〕：1日9g、食前又は食間2～3回に分服。年齢、体重、症状により適宜増減
〔コタロー〕：1日15g、食前又は食間2～3回に分服。年齢、体重、症状により適宜増減

禁忌 ❶アルドステロン症の患者　❷ミオパシーのある患者　❸低カリウム血症のある患者［❶～❸これらの疾患及び症状が悪化するおそれがある］

【慎重投与】❶著しく胃腸の虚弱な患者［食欲不振、胃部不快感、悪心、嘔吐、下痢等が現れることがある］　❷食欲不振、悪心、嘔吐のある患者［これらの症状が悪化するおそれがある］　**【重要な基本的注意】**❶使用にあたっては、患者の証（体質・症状）を考慮して投与する。なお、経過を十分に観察し、症状・所見の改善が認められない場合には、継続投与を避ける　❷カンゾウが含まれているので、血清カリウム値や血圧値等に十分留意し、異常が認められた場合には中止する　❸他の漢方製剤等を併用する場合は、含有生薬の重複に注意する
【相互作用】併用注意

薬剤名等	臨床症状・措置方法	機序・危険因子
カンゾウ含有製剤 グリチルリチン酸及びその塩類を含有する製剤 ループ系利尿剤 ・フロセミド ・エタクリン酸 チアジド系利尿剤 ・トリクロルメチアジド	偽アルドステロン症が現れやすくなる。また、低カリウム血症の結果として、ミオパシーが現れやすくなる（重大な副作用の項参照）	グリチルリチン酸及び利尿剤は尿細管でのカリウム排泄促進作用があるため、血清カリウム値の低下が促進されることが考えられる

【副作用】❶使用成績調査等の副作用発現頻度が明確となる調査を実施していないため、発現頻度は不明である

❷**重大な副作用** ⓐ**偽アルドステロン症**：低カリウム血症、血圧上昇、ナトリウム・体液の貯留、浮腫、体重増加等の偽アルドステロン症が現れることがあるので、観察（血清カリウム値の測定等）を十分に行い、異常が認められた場合には中止し、カリウム剤の投与等の適切な処置を行う　ⓑ**ミオパシー**：低カリウム血症の結果としてミオパシーが現れることがあるので、観察を十分に行い、脱力感、四肢痙攣・麻痺等の異常が認められた場合には中止し、カリウム剤の投与等の適切な処置を行う

❸その他の副作用

	頻度不明
過敏症※	発疹、発赤、瘙痒、蕁麻疹等
消化器	食欲不振、胃部不快感、悪心、嘔吐、下痢等

※：このような症状が現れた場合には中止する

【高齢者への投与】一般に高齢者では生理機能が低下しているので減量するなど注意する　**【妊婦・産婦・授乳婦等への投与】**妊娠中の投与に関する安全性は確立していないので、妊婦又は妊娠している可能性のある婦人には、治療上の有益性が危険性を上回ると判断される場合にのみ投与する　**【小児等への投与】**小児等に対する安全性は確立していない［使用経験が少ない］　**【保存等】**遮光保存

芍薬甘草湯 (シャクヤクカンゾウトウ)
漢方製剤　　520

基本添付文書 ツムラ2013年3月改訂

【製品】
- クラシエ芍薬甘草湯　エキス細粒（分包2・3g）（クラシエ製薬―クラシエ薬品）
- コタロー芍薬甘草湯　エキス細粒（分包2g）（小太郎漢方）
- ジュンコウ芍薬甘草湯　FCエキス細粒（分包1.5g）（康和薬通―大杉）
- ツムラ芍薬甘草湯　エキス顆粒（分包2.5g）（ツムラ）
- テイコク芍薬甘草湯　エキス顆粒（分包2.5g）（帝國漢方―日医工）
- 〔東洋〕芍薬甘草湯　エキス細粒（分包1.5g）（東洋薬行）
- 本草芍薬甘草湯　エキス顆粒-M（分包2.5g）（本草）
- マツウラ芍薬甘草湯　エキス細粒（分包2g）（松浦薬業）

【組成】 A群：カンゾウ・シャクヤク各6g
〔細粒〈クラシエ〉〕：6g中エキス末2.9g
〔細粒〈ジュンコウ〉〕：4.5g中エキス末2g
〔細粒〈東洋〉〕：4.5g中エキス末2.4g
〔顆粒〈テイコク〉〕：7.5g中エキス末2.65g
〔顆粒〈ツムラ〉〕：7.5g中エキス末2.5g
〔顆粒〈本草〉〕：7.5g中エキス末2.4g
〔顆粒〈マツウラ〉〕：6g中エキス末3g
B群：シャクヤク・カンゾウ各5g
〔細粒〈コタロー〉〕：6g中エキス末2.5g

【効能・効果】〔コタロー〕：腹直筋緊張し、胃痛又は腹痛があるもの。胆石症あるいは腎臓・膀胱結石の疼攣痛、四肢・筋肉・関節痛、薬物服用後の副作用の腹痛、胃痙攣、急迫性の胃痛
〔その他〕：急激に起こる筋肉の痙攣を伴う疼痛

【用法・用量】〔クラシエ・コタロー・マツウラ〕：1日6g、食前又は食間2～3回に分服。年齢、体重、症状により適宜増減
〔ジュンコウ〕：1日4.5g、食前又は食間2～3回に分服。年齢、体重、症状により適宜増減
〔ツムラ〕：1日7.5g、食前又は食間2～3回に分服。年齢、体重、症状により適宜増減
〔テイコク〕：1回2.5g、1日3回食前経口投与。年齢、体重、症状により適宜増減
〔東洋〕：1回1.5g、1日3回空腹時経口投与。年齢、症状により適宜増減
〔本草〕：1日7.5g、食前又は食間3回に分服。年齢、体重、症状により適宜増減
用法関連注意：使用にあたっては、治療上必要な最小限の期間の投与にとどめる

禁忌 ❶アルドステロン症の患者　❷ミオパシーのある患者　❸低カリウム血症のある患者［❶～❸これらの疾患及び症状が悪化するおそれがある］

【慎重投与】高齢者（高齢者への投与の項参照）　**【重要な基本的注意】**❶使用にあたっては、患者の証（体質・症状）を考慮して投与する。なお、経過を十分に観察し、症状・所見の改善が認められない場合には、継続投与を避ける　❷カンゾウが含まれているので、血清カリウム値や血圧値等に十分留意し、異常が認められた場合には中止する　❸他の漢方製剤等を併用する場合は、含有生薬の重複に注意する
【相互作用】併用注意

薬剤名等	臨床症状・措置方法	機序・危険因子
カンゾウ含有製剤 グリチルリチン酸及びその塩類を含有する製剤 ループ系利尿剤 ・フロセミド ・エタクリン酸 チアジド系利尿剤 ・トリクロルメチアジド	偽アルドステロン症が現れやすくなる。また、低カリウム血症の結果として、ミオパシーが現れやすくなる（重大な副作用の項参照）	グリチルリチン酸及び利尿剤は尿細管でのカリウム排泄促進作用があるため、血清カリウム値の低下が促進されることが考えられる

【副作用】❶使用成績調査等の副作用発現頻度が明確となる調査を実施していないため、発現頻度は不明である

❷重大な副作用 間質性肺炎：咳嗽，呼吸困難，発熱，肺音の異常等が現れた場合には，本剤を中止し，速やかに胸部X線，胸部CT等の検査を実施するとともに副腎皮質ホルモン剤の投与等の適切な処置を行う ⓑ偽アルドステロン症：低カリウム血症，血圧上昇，ナトリウム・体液の貯留，浮腫，体重増加等の偽アルドステロン症が現れることがあるので，観察（血清カリウム値の測定等）を十分に行い，異常が認められた場合には中止し，カリウム剤の投与等の適切な処置を行う ⓒうっ血性心不全，心室細動，心室頻拍(Torsades de Pointesを含む)：うっ血性心不全，心室細動，心室頻拍(Torsades de Pointesを含む)が現れることがあるので，観察（血清カリウム値の測定等）を十分に行い，動悸，息切れ，倦怠感，めまい，失神等の異常が認められた場合には中止し，適切な処置を行う ⓓミオパシー：低カリウム血症の結果として，ミオパシー，横紋筋融解症が現れることがあるので，脱力感，筋力低下，筋肉痛，四肢痙攣・麻痺，CK(CPK)上昇，血中及び尿中のミオグロビン上昇が認められた場合には中止し，カリウム剤の投与等の適切な処置を行う ⓔ肝機能障害，黄疸：AST(GOT)，ALT(GPT)，Al-P，γ-GTPの上昇等を伴う肝機能障害，黄疸が現れることがあるので，観察を十分に行い，異常が認められた場合には中止し，適切な処置を行う

❸その他の副作用

	頻度不明
過敏症※1	発疹，発赤，瘙痒等
消化器	悪心，嘔吐，下痢等

※1：このような症状が現れた場合には中止する
【高齢者への投与】一般に高齢者では生理機能が低下しているので減量するなど注意する 【妊婦・産婦・授乳婦等への投与】妊娠中の投与に関する安全性は確立していないので，妊婦又は妊娠している可能性のある婦人には，治療上の有益性が危険性を上回ると判断される場合にのみ投与する 【小児等への投与】小児等に対する安全性は確立していない[使用経験が少ない] 【保存等】遮光保存
【薬効薬理】❶鎮痙作用：単離脛骨神経の頻回電気刺激により誘発した筋強縮モデルラットに十二指腸内投与で，腓腹筋の強縮が抑制された ❷抗アロディニア※作用及び抗侵害受容作用：パクリタキセル誘発有痛性末梢神経障害マウスに誘発前日から6日間経口投与時，アロディニアの発生及び痛覚過敏が抑制された。※：アロディニアは非侵害性の機械刺激や触刺激を激痛として誤認識する病態

シャクヤクカンゾウブシトウ
芍薬甘草附子湯
漢方製剤　　　　　　　　　　　　　　　　520

基本添付文書 三和生薬2009年8月改訂

製品 規制等：劇
　三和芍薬甘草附子湯 エキス細粒（分包1.5g）（三和生薬―大杉）

組成 〔細粒〕：4.5g中（シャクヤク・カンゾウ各5g，加エブシ1g）エキス末2.6g
効能・効果 冷症で関節や筋肉が痛み，麻痺感があって四肢の屈伸が困難なものの次の諸症：慢性神経痛，慢性関節炎，関節リウマチ，筋肉リウマチ，五十肩，肩こり
用法・用量 1日4.5g，食前又は食間3回に分服。年齢，症状により適宜増減

禁忌 ❶アルドステロン症の患者 ❷ミオパシーのある患者 ❸低カリウム血症のある患者[❶〜❸これらの疾患及び症状が悪化するおそれがある]
慎重投与 ❶体力の充実している患者[副作用が現れやすくなり，その症状が増強されるおそれがある] ❷暑がりで，のぼせが強く，赤ら顔の患者[心悸亢進，のぼせ，舌のしびれ，悪心等が現れるおそれがある] 重要な基本的注意 ❶使用にあたっては，患者の証（体質・症状）を考慮して投与する。なお，経過を十分に観察し，症状・所見の改善が認められない場合には，継続投与を避ける ❷カンゾウが含まれているので，血清カリウム値や血圧値等に十分留意し，異常が認められた場合には中止する ❸他の漢方製剤等を併用する場合は，含有生薬の重複に注意する。ブシを含む製剤との併用には，特に注意する
【相互作用】併用注意

薬剤名等	臨床症状・措置方法	機序・危険因子
カンゾウ含有製剤 グリチルリチン酸及びその塩類を含有する製剤 ループ系利尿剤 ・フロセミド ・エタクリン酸 チアジド系利尿剤 ・トリクロルメチアジド	偽アルドステロン症が現れやすくなる。また，低カリウム血症の結果として，ミオパシーが現れやすくなる（重大な副作用の項参照）	グリチルリチン酸及び利尿剤は尿細管でのカリウム排泄促進作用があるため，血清カリウム値の低下が促進されることが考えられる

【副作用】❶使用成績調査等の副作用発現頻度が明確となる調査を実施していないため，発現頻度は不明である

❷重大な副作用 ⓐ偽アルドステロン症：低カリウム血症，血圧上昇，ナトリウム・体液の貯留，浮腫，体重増加等の偽アルドステロン症が現れることがあるので，観察（血清カリウム値の測定など）を十分に行い，異常が認められた場合には中止し，カリウム剤の投与等の適切な処置を行う ⓑミオパシー：低カリウム血症の結果としてミオパシーが現れることがあるので，観察を十分に行い，脱力感，四肢痙攣・麻痺等の異常が認められた場合には中止し，カリウム剤の投与等の適切な処置を行う

❸その他の副作用

	頻度不明
その他	心悸亢進，のぼせ，舌のしびれ，悪心等

【高齢者への投与】一般に高齢者では生理機能が低下しているので減量するなど注意する 【妊婦・産婦・授乳婦等への投与】妊婦又は妊娠している可能性のある婦人には投与しないことが望ましい[加工ブシの副作用が現れやすくなる] 【小児等への投与】小児等には慎重に投与する[加工ブシが含まれている] 【保存等】直射日光を避け，防湿・涼所保存

ジュウゼンタイホトウ
十全大補湯
漢方製剤　　　　　　　　　　　　　　　　520

基本添付文書 ツムラ2007年5月改訂

製品
　オースギ十全大補湯 エキスG顆粒（分包4g）（大杉）
　クラシエ十全大補湯 エキス細粒（分包2.5・3.75g）（大峰堂―クラシエ薬品）
　コタロー十全大補湯 エキス細粒（分包2.5g）（小太郎漢方）
　三和十全大補湯 エキス細粒（分包3g）（三和生薬―ジーピーエス）
　ジュンコウ十全大補湯 FCエキス細粒（分包2.5g）（康和薬通―大杉）
　ツムラ十全大補湯 エキス顆粒（分包2.5g）（ツムラ）
　テイコク十全大補湯 エキス顆粒（分包3g）（帝國漢方―大木製薬，日医工）
　〔東洋〕十全大補湯 エキス細粒（分包3g）（東洋薬行）
　本草十全大補湯 エキス顆粒-M（分包3g）（本草）

組成 A群：オウギ・トウキ・シャクヤク・ブクリョウ・ジオウ・ビャクジュツ・ニンジン・ケイヒ・センキュウ各3g，カンゾウ1.5g
　〔細粒〈クラシエ〉〕：7.5g中エキス末6.2g
　〔細粒〈三和〉〕：9g中エキス末6.1g
　〔細粒〈東洋〉〕：9g中エキス末5.7g
　〔顆粒〈オースギ〉〕：12g中エキス末6.1g
　〔顆粒〈テイコク〉〕：9g中エキス末4.36g
B群：ジオウ・ビャクジュツ・トウキ・ブクリョウ各3.5g，ケイヒ・シャクヤク・センキュウ各3g，オウギ・ニンジン各2.5g，カンゾウ1g
　〔細粒〈コタロー〉〕：15g中エキス末8.5g
　〔顆粒〈本草〉〕：9g中エキス末6.1g
C群：ニンジン・オウギ・ビャクジュツ・ブクリョウ・トウキ・シャ

クヤク・ジオウ・センキュウ・ケイ各3g，カンゾウ1g
〔細粒〈ジュンコウ〉〕：7.5g中エキス末5.35g
D群：オウギ・ケイヒ・ジオウ・シャクヤク・センキュウ・ソウジュツ・トウキ・ニンジン・ブクリョウ各3g，カンゾウ1.5g
〔顆粒〈ツムラ〉〕：7.5g中エキス末5g

効能・効果 〔コタロー〕：皮膚及び粘膜が蒼白で，つやがなく，やせて貧血し，食欲不振や衰弱がはなはだしいもの。消耗性疾患，あるいは手術による衰弱，産後衰弱，全身衰弱時の次の諸症。低血圧症，貧血症，神経衰弱，疲労倦怠，胃腸虚弱，胃下垂
〔三和〕：貧血して皮膚及び可視粘膜が蒼白で，栄養不良，やせていて食欲がなく衰弱しているものの次の諸症〔衰弱（産後，手術後，大病後）などの貧血症，低血圧症，白血病，痔ろう，カリエス，消耗性疾患による衰弱，出血，脱肛〕
〔その他〕：病後の体力低下，疲労倦怠，食欲不振，ねあせ，手足の冷え，貧血

用法・用量 〔オーズギ〕：1日12g，食前又は食間2～3回に分服。年齢，体重，症状により適宜増減
〔クラシエ・ジュンコウ・ツムラ〕：1日7.5g，食前又は食間2～3回に分服。年齢，体重，症状により適宜増減
〔コタロー〕：1日15g，食前又は食間2～3回に分服。年齢，体重，症状により適宜増減
〔三和・本草〕：1日9g，食前又は食間3回に分服。三和は年齢，症状により適宜増減。本草は年齢，体重，症状により適宜増減
〔テイコク〕：1回3g，1日3回食前経口投与。年齢，体重，症状により適宜増減
〔東洋〕：1回3g，1日3回空腹時経口投与。年齢，症状により適宜増減

慎重投与 ❶著しく胃腸の虚弱な患者〔食欲不振，胃部不快感，悪心，嘔吐，下痢等が現れることがある〕 ❷食欲不振，悪心，嘔吐のある患者〔これらの症状が悪化するおそれがある〕 **【重要な基本的注意】** ❶使用にあたっては，患者の証（体質・症状）を考慮して投与する。なお，経過を十分に観察し，症状・所見の改善が認められない場合には，継続投与を避ける ❷カンゾウが含まれているので，血清カリウム値や血圧値等に十分留意し，異常が認められた場合には中止する ❸他の漢方製剤等を併用する場合は，含有生薬の重複に注意する
【相互作用】 併用注意

薬剤名等	臨床症状・措置方法	機序・危険因子
カンゾウ含有製剤 グリチルリチン酸及びその塩類を含有する製剤	偽アルドステロン症が現れやすくなる。また，低カリウム血症の結果として，ミオパシーが現れやすくなる（重大な副作用の項参照）	グリチルリチン酸は尿細管でのカリウム排泄促進作用があるため，血清カリウム値の低下が促進されることが考えられる

【副作用】 ❶使用成績調査等の副作用発現頻度が明確となる調査を実施していないため，発現頻度は不明である

❷重大な副作用 ⓐ偽アルドステロン症：低カリウム血症，血圧上昇，ナトリウム・体液の貯留，浮腫，体重増加等の偽アルドステロン症が現れることがあるので，観察（血清カリウム値の測定等）を十分に行い，異常が認められた場合には中止し，カリウム剤の投与等の適切な処置を行う ⓑミオパシー：低カリウム血症の結果としてミオパシーが現れることがあるので，観察を十分に行い，脱力感，四肢痙攣・麻痺等の異常が認められた場合には中止し，カリウム剤の投与等の適切な処置を行う ⓒ肝機能障害，黄疸：AST（GOT），ALT（GPT），Al-P，γ-GTPの上昇等を伴う肝機能障害，黄疸が現れることがあるので，観察を十分に行い，異常が認められた場合には中止し，適切な処置を行う

❸その他の副作用

	頻度不明
過敏症※	発疹，発赤，瘙痒，蕁麻疹等
消化器	食欲不振，胃部不快感，悪心，嘔吐等

※：このような症状が現れた場合には中止する

【高齢者への投与】 一般に高齢者では生理機能が低下しているので減量するなど注意する **【妊婦・産婦・授乳婦等への投与】** 妊娠中の投与に関する安全性は確立していないので，妊婦又は妊娠している可能性のある婦人には，治療上の有益性が危険性を上回ると判断される場合にのみ投与する **【小児等への投与】** 小児等に対する安全性は確立していない〔使用経験が少ない〕 **【その他の注意】** 湿疹，皮膚炎等が悪化することがある **【保存等】** 遮光保存

【薬効薬理】 ❶病後の体力低下に対する作用 ⓐ免疫抑制状態の改善作用（経口投与） ⑦MMCによる免疫抑制幼若及び老齢マウスで，MMCによる老齢マウスの末梢血白血球数低下及び幼若マウスの貪食活性低下が改善 ⓘ老齢マウスで，CDDPによる抗体産生機能低下が改善 ⓑ感染時の体力低下に対する作用 ⑦シクロホスファミド免疫抑制C.albicans感染マウスに経口前投与で，生存期間が延長 ⓘマウスに経口投与で，マラリア原虫による感染を抑制 ⓒ担癌状態時の体力低下に対する作用 ⑦マウスに経口前投与時，肝臓に高転移する結腸癌細胞colon26-L5の肝転移を抑制 ⓘマウスに混餌投与し，悪性グリオーマ移植時，悪性グリオーマ増殖を抑制，生存期間を延長 ⑦Meth-A線維肉腫を移植し，増殖後外科手術で腫瘍を除去し，再びMeth-A線維肉腫を移植した腫瘍再発モデルマウスに経口投与時，2次移植されたMeth-A線維肉腫細胞の増殖が抑制 ⓓX線を照射した健常マウス及びEhrlich腹水癌マウスに経口投与時，生存期間が延長 ⓔ抗癌剤・放射線の副作用の軽減 ⑦マウス及びラットに経口投与時，MMC又はCDDPによる体重減少を抑制，抗癌剤を致死量投与時の生存期間を延長。マウスに経口投与時，MMCによる白血球数，赤血球数，ヘマトクリット値の低下をそれぞれ抑制，脾臓，精巣，胸腺の重量減少をそれぞれ抑制。CDDPによるBUN上昇，クレアチニン上昇及び腎組織変性を抑制，LD₅₀を上昇 ⓘX線照射マウスに経口前投与時，生存期間を延長 ⑦マウスに混餌投与時，CDDPによる腎臓における尿細管変性，壊死及び円柱形成を抑制。マウスに経口前投与時，CDDPによるBUN上昇を抑制，生存期間を延長 ❷手足の冷えに対する作用：マウスに経口投与時，インジゴカルミン色素の皮膚色素発色を亢進 ❸貧血に対する作用 ⓐMMCによる免疫抑制マウスに経口投与時，CFU-S数の減少が改善 ⓑマウスに経口投与後得たパイエル板細胞培養上清で，骨髄細胞の増殖活性を認めた（in vitro） ❹作用機序：次の作用により免疫調整作用を示すと示唆され 免疫調整作用 ⓐ液性免疫に対する作用 ⑦マウスに経口投与時，抗体産生細胞数が増加し，ヒツジ赤血球（SRBC）に対する抗体産生を増強 ⓘ老齢マウスに経口前投与時，SRBCに対するIgG産生を増強。マウスに経口前投与しCDDP投与時，SRBCに対するIgM産生減少を回復 ⓑ細胞性免疫に対する作用 ⑦マウスに経口投与で，delayed-type hypersensitivity（DTH）反応が亢進し，脾臓細胞で細胞障害性T細胞（CTL）活性が増強 ⓒnatural killer（NK）活性に対する作用 ⑦悪性グリオーマ移植マウスに混餌前投与時，脾臓細胞中のNK細胞活性が増強 ⓓマクロファージ活性に対する作用 ⑦マウスに経口投与時，腹腔内細胞及び骨髄細胞の貪食能が亢進 ⓘカラゲニンによりマクロファージを不活化したマウスに経口投与時，抗体産生の増強作用が消失 ⑦マウスに経口投与し，結腸癌細胞を移植時，肝臓への転移が抑制。次に，2-クロロアデノシンによりマクロファージを不活化したマウスに経口投与し，結腸癌細胞移植時，転移抑制作用が消失 ⓔサイトカイン産生に対する作用 ⑦ヒト末梢血単核細胞（PBMC）で，インターロイキン（IL）-1β産生及びGM-CSF産生を増強（in vitro） ⓘPBMCで，PHA刺激によるIL-2産生及びIFN-γ産生を増強（in vitro） ⑦ヒト悪性グリオーマ細胞を移植マウスに混餌前投与時，末梢血でTNF産生が増強 ⓓマウスに経口投与後得たパイエル板細胞培養上清で，GM-CSF産生及びIL-6産生が増強（in vitro）

ジュウミハイドクトウ
十味敗毒湯
漢方製剤　　　520

基本添付文書 ツムラ2009年6月改訂

製品

オーズギ十味敗毒湯 エキスG顆粒（分包2g）（大杉）
クラシエ十味敗毒湯 エキス細粒（分包2・3g） エキス錠（大峰堂，クラシエ製薬―クラシエ薬品）
コタロー十味敗毒湯 エキス細粒（分包2g）（小太郎漢方）
三和十味敗毒湯 エキス細粒（分包2.5g）（三和生薬）
JPS十味敗毒湯 エキス顆粒（分包2.5g）（ジェーピーエス）
十味敗毒湯 エキス顆粒T（分包2.5g）（東亜薬品―杏林，キョーリンリメディオ，陽進堂）
太虎堂の十味敗毒湯 エキス顆粒（分包2.5g）（太虎精堂）
ツムラ十味敗毒湯 エキス顆粒（分包2.5g）（ツムラ）
テイコク十味敗毒湯 エキス顆粒（分包3g）（帝國漢方―日医工）
〔東洋〕十味敗毒湯 エキス細粒（分包2g）（東洋薬行）
本草十味敗毒湯 エキス顆粒-M（分包2.5g）（本草）
マツウラ十味敗毒湯 エキス顆粒（分包2.5g）（松浦薬業）

組成 A群：サイコ・キキョウ・センキュウ・ブクリョウ・ボウフ

ウ・オウヒ各2.5g，カンゾウ・ケイガイ・ドクカツ各1.5g，ショウキョウ1g
　〔細粒〈クラシエ〉〕：6g中エキス末3.9g
　〔顆粒〈JPS〉〕：7.5g中エキス末2.6g
　〔顆粒〈本草〉〈マツウラ〉〕：7.5g中エキス末4g
　〔錠剤〈クラシエ〉〕：18錠中エキス末3.2g
B群：サイコ・キキョウ・センキュウ・オウヒ・ブクリョウ各3g，ドクカツ・ハマボウフウ各2g，ケイガイ・カンゾウ各1g，ショウキョウ0.3g
　〔細粒〈コタロー〉〕：6g中エキス末3.8g
C群：サイコ・オウヒ・キキョウ・センキュウ・ブクリョウ各3g，ドクカツ・ハマボウフウ各1.5g，カンゾウ・ケイガイ・ショウキョウ各1g
　〔細粒〈三和〉〕：7.5g中エキス末3.7g
D群：サイコ・オウヒ・キキョウ・センキュウ・ブクリョウ・生ショウキョウ各3g，ドクカツ・ボウフウ各1.5g，ケイガイ・カンゾウ各1g
　〔細粒〈東洋〉〕：6g中エキス末4g
E群：サイコ・オウヒ・キキョウ・センキュウ・ブクリョウ各3g，ドクカツ・ハマボウフウ各2g，ケイガイ・カンゾウ各1g，ショウキョウ0.25g
　〔顆粒〈オースギ〉〕：6g中エキス末2.8g
F群：サイコ・キキョウ・センキュウ・ブクリョウ・オウヒ各3g，ボウフウ・ドクカツ各1.5g，カンゾウ・ショウキョウ・ケイガイ各1g
　〔顆粒〈太虎堂〉〕：7.5g中エキス末4.04g
G群：キキョウ・サイコ・センキュウ・ブクリョウ・ボクソク各3g，ドクカツ・ボウフウ各1.5g，カンゾウ・ケイガイ・ショウキョウ各1g
　〔顆粒〈ツムラ〉〕：7.5g中エキス末3.5g
H群：サイコ・オウヒ・キキョウ・センキュウ・ドクカツ・ボウフウ各3g，ブクリョウ4g，カンゾウ・ショウキョウ・ケイガイ各1g
　〔顆粒〈テイコク〉〕：9g中エキス末4.4g
　〔顆粒〈東亜薬品〉〕：7.5g中エキス末3.8g

効能・効果　〔コタロー〕：腫物，湿疹，蕁麻疹，にきび，フルンクロージスの体質改善
〔三和〕：比較的神経質で胸脇苦満があり，癰，アレルギー性の湿疹などを起こしやすい体質のものの次の諸症（皮膚炎，湿疹，蕁麻疹，乳房炎，フルンクロージスの体質改善，腫物，尋常性痤瘡，とびひ）
〔その他〕：化膿性皮膚疾患・急性皮膚疾患の初期，蕁麻疹，急性湿疹，水虫

用法・用量　〔オースギ・クラシエ・コタロー〕：1日6g又は18錠，食前又は食間2～3回に分服。年齢，体重，症状により適宜増減
〔三和・太虎堂・本草〕：1日7.5g，食前又は食間3回に分服。三和は年齢，症状により適宜増減。太虎堂・本草は年齢，体重，症状により適宜増減
〔JPS・ツムラ・東亜薬品・マツウラ〕：1日7.5g，食前又は食間2～3回に分服。年齢，体重，症状により適宜増減
〔テイコク〕：1回3g，1日3回食前経口投与。年齢，体重，症状により適宜増減
〔東洋〕：1回2g，1日3回空腹時経口投与。年齢，症状により適宜増減

慎重投与　❶著しく体力の衰えている患者［皮膚症状が悪化するおそれがある］　❷著しく胃腸の虚弱な患者［食欲不振，胃部不快感，悪心，下痢等が現れるおそれがある］　❸食欲不振，悪心，嘔吐のある患者［これらの症状が悪化するおそれがある］

重要な基本的注意　❶使用にあたっては，患者の証（体質・症状）を考慮して投与する。なお，経過を十分に観察し，症状・所見の改善が認められない場合には，継続投与を避ける　❷カンゾウが含まれているので，血清カリウム値や血圧値等に十分留意し，異常が認められた場合には中止する　❸他の漢方製剤等を併用する場合は，含有生薬の重複に注意する

相互作用　併用注意

薬剤名等	臨床症状・措置方法	機序・危険因子
カンゾウ含有製剤　グリチルリチン酸及びその塩類を含有する製剤	偽アルドステロン症が現れやすくなる。また，低カリウム血症の結果として，ミオパシーが現れやすくなる（重大な副作用の項参照）	グリチルリチン酸は尿細管でのカリウム排泄促進作用があるため，血清カリウム値の低下が促進されることが考えられる

副作用　❶使用成績調査等の副作用発現頻度が明確となる調査を実施していないため，発現頻度は不明である

❷**重大な副作用**　ⓐ偽アルドステロン症：低カリウム血症，血圧上昇，ナトリウム・体液の貯留，浮腫，体重増加等の偽アルドステロン症が現れることがあるので，観察（血清カリウム値の測定等）を十分に行い，異常が認められた場合には中止し，カリウム剤の投与等の適切な処置を行う　ⓑミオパシー：低カリウム血症の結果としてミオパシーが現れることがあるので，観察を十分に行い，脱力感，四肢痙攣・麻痺等の異常が認められた場合には中止し，カリウム剤の投与等の適切な処置を行う

❸その他の副作用

	頻度不明
過敏症※	発疹，発赤，瘙痒，蕁麻疹等
消化器	食欲不振，胃部不快感，悪心，下痢等

※：このような症状が現れた場合には投与を中止する

高齢者への投与　一般に高齢者では生理機能が低下しているので減量するなど注意する　**妊婦・産婦・授乳婦等への投与**　妊娠中の投与に関する安全性は確立していないので，妊婦又は妊娠している可能性のある婦人には，治療上の有益性が危険性を上回ると判断される場合にのみ投与する　**小児等への投与**　小児等に対する安全性は確立していない［使用経験が少ない］　**保存等**　遮光保存

薬効薬理　❶抗アレルギー作用：マウスに経口投与時，Ⅰ型アレルギーモデルとして用いた受身皮膚アナフィラキシー（PCA）反応を抑制　❷作用機序(in vitro)：次の作用により薬理効果を示すと示唆される　ⓐ好中球活性化作用：ヒト由来の好中球で，好中球遊走能及び好中球貪食能を促進。resting及びfMLP刺激時に好中球の細胞内にCa^{2+}の濃度を上昇　ⓑ活性酸素に対する作用：ヒト由来の好中球系及びcell-freeのxanthine-xanthine oxidase系で，活性酸素（O_2^-，H_2O_2，OH・）産生を抑制　ⓒ皮膚角化に対する作用：マウス由来ケラチノサイト株Pam212細胞で，細胞増殖を抑制

潤腸湯 （ジュンチョウトウ）
漢方製剤　520

基本添付文書　ツムラ2013年3月改訂

製品
太虎堂の潤腸湯　エキス顆粒（分包2.5g）（太虎精堂）
ツムラ潤腸湯　エキス顆粒（分包2.5g）（ツムラ）

組成　A群：ジオウ6g，トウキ・ダイオウ各3g，トウニン・コウボク・キョウニン・オウゴン・マシニン各2g，カンゾウ1.5g，キジツ1g
　〔顆粒〈太虎堂〉〕：7.5g中エキス末5.38g
B群：ジオウ6g，トウキ3g，オウゴン・キジツ・キョウニン・コウボク・ダイオウ・トウニン・マシニン各2g，カンゾウ1.5g
　〔顆粒〈ツムラ〉〕：7.5g中エキス末5g

効能・効果　便秘

用法・用量　〔太虎堂〕：1日7.5g，食前又は食間3回に分服。年齢，体重，症状により適宜増減
〔ツムラ〕：1日7.5g，食前又は食間2～3回に分服。年齢，体重，症状により適宜増減

慎重投与　❶下痢，軟便のある患者［これらの症状が悪化するおそれがある］　❷著しく胃腸の虚弱な患者［食欲不振，胃部不快感，悪心，嘔吐，腹痛，下痢等が現れるおそれがある］　❸食欲不振，悪心，嘔吐のある患者［これらの症状が悪化するおそれがある］　❹著しく体力の衰えている患者［副作用が現れやすくなり，その症状が増強されるおそれがある］　**重要な基本的注意**　❶使用にあたっては，患者の証（体質・症状）を考慮して投与する。なお，経過を十分に観察し，症状・所見の改善が認められない場合には，継続投与を避ける　❷カンゾウが含まれているので，血清カリウム値や血圧値等に十分留意し，異常が認められた場合には中止する　❸他の漢方製剤等を併用する場合は，含有生薬の重複に注意する。ダイオウを含む製剤との併用には，特に注意する　❹ダイオウの瀉下作用には個人差が認められるので，用法・用量に注意する

相互作用　併用注意

薬剤名等	臨床症状・措置方法	機序・危険因子
カンゾウ含有製剤	偽アルドステロン症が	グリチルリチン酸は尿

医療用漢方製剤

グリチルリチン酸及びその塩類を含有する製剤 | 現れやすくなる。また、低カリウム血症の結果として、ミオパシーが現れやすくなる（重大な副作用の項参照） | 細管でのカリウム排泄促進作用があるため、血清カリウム値の低下が促進されることが考えられる

【副作用】❶使用成績調査等の副作用発現頻度が明確となる調査を実施していないため、発現頻度は不明である

❷**重大な副作用** ⓐ**間質性肺炎**：発熱、咳嗽、呼吸困難、肺音の異常（捻髪音）等が現れた場合には、本剤を中止し、速やかに胸部X線等の検査を実施するとともに副腎皮質ホルモン剤の投与等の適切な処置を行う。また、発熱、咳嗽、呼吸困難等が現れた場合には、本剤の服用を中止し、ただちに連絡するよう患者に対し注意を行う ⓑ**偽アルドステロン症**：低カリウム血症、血圧上昇、ナトリウム・体液の貯留、浮腫、体重増加等の偽アルドステロン症が現れることがあるので、観察（血清カリウム値の測定等）を十分に行い、異常が認められた場合には中止し、カリウム剤の投与等の適切な処置を行う ⓒ**ミオパシー**：低カリウム血症の結果としてミオパシーが現れることがあるので、観察を十分に行い、脱力感、四肢痙攣・麻痺等の異常が認められた場合には中止し、カリウム剤の投与等の適切な処置を行う ⓓ**肝機能障害、黄疸**：AST(GOT)、ALT(GPT)、Al-P、γ-GTPの上昇等を伴う肝機能障害、黄疸が現れることがあるので、観察を十分に行い、異常が認められた場合には中止し、適切な処置を行う

❸その他の副作用

	頻度不明
消化器	食欲不振、胃部不快感、悪心、嘔吐、腹痛、下痢等

【高齢者への投与】一般に高齢者では生理機能が低下しているので減量するなど注意する 【妊婦・産婦・授乳婦等への投与】❶妊婦又は妊娠している可能性のある婦人には投与しないことが望ましい［ダイオウ（子宮収縮作用及び骨盤内臓器の充血作用）、トウニンにより流早産の危険性がある］ ❷授乳中の婦人には慎重に投与する［ダイオウ中のアントラキノン誘導体が母乳中に移行し、乳児の下痢を起こすことがある］ 【小児等への投与】小児等に対する安全性は確立していない［使用経験が少ない］ 【保存等】遮光保存

小建中湯 （ショウケンチュウトウ）
漢方製剤　520

基本添付文書 ツムラ2007年5月改訂

製品
- オースギ小建中湯　エキスG顆粒（分包4.2g）（大杉）
- コタロー小建中湯　エキス細粒（分包3g）（小太郎漢方）
- ツムラ小建中湯　エキス顆粒（分包2.5g）（ツムラ）

組成 シャクヤク6g、ケイヒ・タイソウ各4g、カンゾウ2g、ショウキョウ1g
〔細粒〈コタロー〉〕：27g中エキス末4.5g、コウイ20g
〔顆粒〈オースギ〉〕：25.2g中エキス末4g、コウイ20g
〔顆粒〈ツムラ〉〕：15g中エキス末3.75g、コウイ10g

効能・効果 〔コタロー〕：虚弱体質で疲労しやすく、のぼせ、腹痛や動悸があり、冷え症で手足がほてり、排尿回数、尿量ともに多いもの。胃腸病、小児の下痢あるいは便秘、神経質、腺病質、貧血症、頻尿、小児夜啼症、小児夜尿症
〔その他〕：体質虚弱で疲労しやすく、血色が優れず、腹痛、動悸、手足のほてり、冷え、頻尿及び多尿などのいずれかを伴う次の諸症（小児虚弱体質、疲労倦怠、神経質、慢性胃腸炎、小児夜尿症、夜なき）

用法・用量 〔オースギ〕：1日25.2g、食前又は食間2～3回に分服。年齢、体重、症状により適宜増減
〔コタロー〕：1日27g、食前又は食間2～3回に分服。年齢、体重、症状により適宜増減
〔ツムラ〕：1日15g、食前又は食間2～3回に分服。年齢、体重、症状により適宜増減

【重要な基本的注意】❶使用にあたっては、患者の証（体質・症状）を考慮して投与する。なお、経過を十分に観察し、症状・所見の改善が認められない場合には、継続投与を避ける ❷本剤にはカンゾウが含まれているので、血清カリウム値や血圧値等に十分留意し、異常が認められた場合には中止する ❸他の漢方製剤等を併用する場合は、含有生薬の重複に注意する

【相互作用】併用注意

薬剤名等	臨床症状・措置方法	機序・危険因子
カンゾウ含有製剤グリチルリチン酸及びその塩類を含有する製剤	偽アルドステロン症が現れやすくなる。また、低カリウム血症の結果として、ミオパシーが現れやすくなる（重大な副作用の項参照）	グリチルリチン酸は尿細管でのカリウム排泄促進作用があるため、血清カリウム値の低下が促進されることが考えられる

【副作用】❶使用成績調査等の副作用発現頻度が明確となる調査を実施していないため、発現頻度は不明である

❷**重大な副作用** ⓐ**偽アルドステロン症**：低カリウム血症、血圧上昇、ナトリウム・体液の貯留、浮腫、体重増加等の偽アルドステロン症が現れることがあるので、観察（血清カリウム値の測定等）を十分に行い、異常が認められた場合には中止し、カリウム剤の投与等の適切な処置を行う ⓑ**ミオパシー**：低カリウム血症の結果としてミオパシーが現れることがあるので、観察を十分に行い、脱力感、四肢痙攣・麻痺等の異常が認められた場合には中止し、カリウム剤の投与等の適切な処置を行う

❸その他の副作用

	頻度不明
過敏症*	発疹、発赤、瘙痒等

＊：このような症状が現れた場合には中止する

【高齢者への投与】一般に高齢者では生理機能が低下しているので減量するなど注意する 【妊婦・産婦・授乳婦等への投与】妊娠中の投与に関する安全性は確立していないので、妊婦又は妊娠している可能性のある婦人には、治療上の有益性が危険性を上回ると判断される場合にのみ投与する 【小児等への投与】小児等に対する安全性は確立していない［使用経験が少ない］ 【保存等】遮光保存

小柴胡湯 （ショウサイコトウ）
漢方製剤　520

基本添付文書 ツムラ2013年3月改訂

製品
- オースギ小柴胡湯　エキスG顆粒（分包2.5g）（大杉）
- オースギ小柴胡湯　エキスT錠（分包6錠）（高砂薬業—大杉）
- クラシエ小柴胡湯　エキス細粒（分包2・3g）　エキス錠（大峰堂、クラシエ製薬—クラシエ薬品）
- コタロー小柴胡湯　エキス細粒（分包2.5g）（小太郎漢方）
- サカモト小柴胡湯　エキス顆粒（分包2.5g）（阪本漢法）
- 三和小柴胡湯　エキス細粒（分包2.5g）（三和生薬）
- JPS小柴胡湯　エキス顆粒（分包2.5g）（ジェーピーエス）
- ジュンコウ小柴胡湯　FCエキス細粒（分包2g）（康和薬通—大杉）
- 小柴胡湯　エキス顆粒T（分包2.5g）（東亜薬品—杏林、キョーリンリメディオ、ジェイドルフ、陽進堂）
- 太虎堂の小柴胡湯　エキス顆粒（分包2g）（太虎精堂）
- ツムラ小柴胡湯　エキス顆粒（分包2.5g）（ツムラ）
- テイコク小柴胡湯　エキス顆粒（分包2.5g）（帝國漢方—大木製薬、日医工）
- 〔東洋〕小柴胡湯　エキス細粒（分包2.5g）（東洋薬行）
- 本草小柴胡湯　エキス顆粒-M（分包2.5g）（本草）
- マツウラ小柴胡湯　エキス顆粒（分包2g）（松浦薬業）

組成 A群：サイコ7g、ハンゲ5g、オウゴン・ニンジン・タイソウ各3g、カンゾウ2g、ショウキョウ1g
〔細粒〈クラシエ〉〕：6g中エキス末5.4g
〔細粒〈コタロー〉〕：7.5g中エキス末5g

〔細粒〈ジュンコウ〉〕：6g中エキス末3.95g
〔顆粒〈オースギ〉，顆粒〈東亜薬品〉〕：7.5g又は18錠中エキス末4g
〔顆粒〈サカモト〉〈本草〉〕：7.5g中エキス末4.2g
〔顆粒〈JPS〉〕：7.5g中エキス末4.3g
〔顆粒〈太虎堂〉〕：6g中エキス末4.25g
〔顆粒〈ツムラ〉〕：7.5g中エキス末4.5g
〔顆粒〈テイコク〉〕：7.5g中エキス末3.45g
〔顆粒〈マツウラ〉〕：6g中軟エキス7.6g（エキス末3.8gに相当）
〔錠剤〈クラシエ〉〕：18錠中エキス末4.8g
B群：サイコ6g、ハンゲ5g、オウゴン・タイソウ・ニンジン各3g、カンゾウ2g、ショウキョウ1g
〔細粒〈三和〉〕：7.5g中エキス末4.6g
C群：サイコ6g、ハンゲ5g、生ショウキョウ4g、オウゴン・タイソウ・ニンジン各3g、カンゾウ2g
〔細粒〈東洋〉〕：7.5g中エキス末5g

【効能・効果】〔コタロー〕：❶胸や脇腹が重苦しく、疲れやすくて微熱があったり熱感と寒感が交互にあったりして、食欲少なく、時に舌苔があり、悪心、嘔吐、咳嗽を伴うなどの症状があるもの。感冒、気管支炎、気管支喘息、胸膜炎、胃腸病、胸部疾患、腎臓病、貧血症、腺病質 ❷慢性肝炎における肝機能障害の改善
〔三和〕：❶微熱があって頭痛、頭重、疲労倦怠感を自覚するもの、また熱感や微熱がとれず、あるいは熱と悪感が交互に現れ、咳を伴うものの次の諸症：感冒、気管支炎、気管支喘息、麻疹 ❷胸や脇腹に圧迫感を自覚し、悪心や嘔吐、腹痛などを伴い、舌に白苔があって、胃部が重苦しく、食欲が減退するものの次の諸症：腎臓疾患、胃腸病、悪阻 ❸腺病体質で疲れやすく抵抗力が乏しく、体力の回復がなびくものの次の症状：腺病質の体質改善 ❹慢性肝炎における肝機能障害の改善
〔ツムラ〕：❶体力中等度で上腹部がはって苦しく、舌苔を生じ、口中不快、食欲不振、ときにより微熱、悪心などのあるものの次の諸症：諸種の急性熱性病、肺炎、気管支炎、感冒、胸膜炎・肺結核などの結核性諸疾患の補助療法、リンパ節炎、慢性胃腸障害、産後回復不全 ❷慢性肝炎における肝機能障害の改善
〔その他〕：❶吐き気、食欲不振、胃炎、胃腸虚弱、疲労感及びかぜの後期の症状 ❷慢性肝炎における肝機能障害の改善

【用法・用量】〔オースギ・コタロー・サカモト・JPS・ツムラ・東亜薬品〕：1日7.5g又は18錠、食前又は食間2〜3回に分服。年齢、体重、症状により適宜増減
〔クラシエ・ジュンコウ・マツウラ〕：1日6g又は18錠、食前又は食間2〜3回に分服。年齢、体重、症状により適宜増減
〔三和・本草〕：1日7.5g、食前又は食間3回に分服。三和は年齢、症状により適宜増減。本草は年齢、体重、症状により適宜増減
〔太虎堂〕：1日6g、食前又は食間3回に分服。年齢、体重、症状により適宜増減
〔テイコク〕：1回2.5g、1日3回食前経口投与。年齢、体重、症状により適宜増減
〔東洋〕：1回2.5g、1日3回空腹時経口投与。年齢、症状により適宜増減

【警告】❶本剤により、間質性肺炎が起こり、早期に適切な処置を行わない場合、死亡等の重篤な転帰に至ることがあるので、患者の状態を十分観察し、発熱、咳嗽、呼吸困難、肺音の異常（捻髪音）、胸部X線異常等が現れた場合には、直ちに本剤を中止する ❷発熱、咳嗽、呼吸困難等が現れた場合には、本剤を中止し、直ちに連絡するよう患者に対し注意を行う（重大な副作用の項参照）

【禁忌】❶インターフェロン製剤を投与中の患者（相互作用の項参照）❷肝硬変、肝癌の患者〔間質性肺炎が起こり、死亡等の重篤な転帰に至ることがある〕❸慢性肝炎における肝機能障害で血小板数が10万/mm³以下の患者〔肝硬変が疑われる〕

【慎重投与】❶著しく体力の衰えている患者〔副作用が現れやすくなり、その症状が増強されるおそれがある〕❷慢性肝炎における肝機能障害で血小板数が15万/mm³以下の患者〔肝硬変に移行している可能性がある〕 **【重要な基本的注意】**❶慢性肝炎における肝機能障害で小柴胡湯を投与中は、血小板数の変化に注意し、血小板数の減少が認められた場合には、中止する ❷使用にあたっては、患者の証（体質・症状）を考慮して投与する。なお、経過を十分に観察し、症状・所見の改善が認められない場合には、継続投与を避ける ❸カンゾウが含まれているので、血清カリウム値や血圧値等に十分留意し、異常が認められた場合には中止する ❹他の漢方製剤等を併用する場合は、含有生薬の重複に注意する

【相互作用】❶併用禁忌

薬剤名等	臨床症状・措置方法	機序・危険因子
インターフェロン製剤 ・インターフェロンアルファ ・インターフェロンベータ	間質性肺炎が現れることがある（重大な副作用の項参照）	機序は不明

❷併用注意

薬剤名等	臨床症状・措置方法	機序・危険因子
カンゾウ含有製剤 グリチルリチン酸及びその塩類を含有する製剤 ループ系利尿剤 ・フロセミド ・エタクリン酸 チアジド系利尿剤 ・トリクロルメチアジド	偽アルドステロン症が現れやすくなる。また、低カリウム血症の結果として、ミオパシーが現れやすくなる（重大な副作用の項参照）	グリチルリチン酸及び利尿剤は尿細管でのカリウム排泄促進作用があるため、血清カリウム値の低下が促進されることが考えられる

【副作用】❶副作用発生状況の概要：使用成績調査（1995年10月〜1997年3月）において、2,495例中、69例（2.8%）88件に臨床検査値の異常を含む副作用が報告された。頻度が算出できない副作用報告を含む（承認時〜1998年7月）

❷重大な副作用 ⓐ間質性肺炎（0.1%未満）：発熱、咳嗽、呼吸困難、肺音の異常（捻髪音）等が現れた場合には、本剤を中止し、速やかに胸部X線等の検査を実施するとともに副腎皮質ホルモン剤の投与等の適切な処置を行う。また、発熱、咳嗽、呼吸困難等が現れた場合には、本剤を中止し、直ちに連絡するよう患者に対し注意を行う ⓑ偽アルドステロン症（0.1%未満）：低カリウム血症、血圧上昇、ナトリウム・体液の貯留、浮腫、体重増加等の偽アルドステロン症が現れることがあるので、観察（血清カリウム値の測定等）を十分に行い、異常が認められた場合には中止し、カリウム剤の投与等の適切な処置を行う ⓒミオパシー（頻度不明）：低カリウム血症の結果としてミオパシー、横紋筋融解症が現れることがあるので、脱力感、筋力低下、筋肉痛、四肢痙攣・麻痺、CK(CPK)上昇、血中及び尿中のミオグロビン上昇が認められた場合には中止し、カリウム剤の投与等の適切な処置を行う ⓓ肝機能障害、黄疸（頻度不明）：AST(GOT)、ALT(GPT)、Al-P、γ-GTPの著しい上昇等を伴う肝機能障害、黄疸が現れることがあるので、観察を十分に行い、異常が認められた場合には中止し、適切な処置を行う

❸その他の副作用

	頻度不明	0.1〜5%未満	0.1%未満
過敏症[※1]			発疹、瘙痒、蕁麻疹
消化器	便秘	食欲不振、胃部不快感、嘔吐、下痢	悪心、腹痛
泌尿器[※2]	血尿、残尿感、膀胱炎		頻尿、排尿痛

[※1]：このような症状が現れた場合には中止する。[※2]：このような症状が現れることがあるので、観察を十分に行い、異常が認められた場合には中止し、適切な処置を行う

【高齢者への投与】一般に高齢者では生理機能が低下しているので減量するなど注意する **【妊婦・産婦・授乳婦等への投与】**妊娠中の投与に関する安全性は確立していないので、妊婦又は妊娠している可能性のある婦人には、治療上の有益性が危険性を上回ると判断される場合にのみ投与する **【小児等への投与】**小児等に対する安全性は確立していない〔使用経験が少ない〕 **【保存等】**遮光保存

【薬物動態】健常人に単回投与時の血中濃度パラメータ（2.5g投与群、7.5g投与群の順）❶グリチルレチン酸（5例）：C_{max} (ng/mL) 34±7.3、119.4±13.3、t_{max}(hr) 14.8±0.5、13.2±1.4 ❷バイカリン（6例）：C_{max} (ng/mL) 16.7±3.9、54.2±9.4、t_{max}(hr) 7.3±1.4、7.3±0.8 **【薬効薬理】**❶肝障害抑制作用 ⓐラットに経口投与で、D-ガラクトサミンによる肝細胞膜及び小胞体酵素の障害、血清AST(GOT)・ALT(GPT)の上昇、血清総蛋白・アルブミンの低下を抑制 ⓑアルコール性脂肪肝モデルラットに

経口投与で，肝内の脂肪滴増加を抑制 ⓒラットに混餌投与で，ジエチルニトロサミン(DEN)による肝臓の8-hydroxy-2′-deoxyguanosine(8-OHdG)の上昇を抑制 ❷肝血流量低下抑制作用：エチオニン添加コリン欠乏食による慢性肝障害モデルラットに経口投与で，肝組織血流量低下を抑制 ❸肝再生促進作用 ⓐラットに経口投与で，全肝虚血再灌流(Pringle法)併用による肝部分切除後の肝再生を促進 ⓑジメチルニトロサミン(DMN)肝障害ラットに経口投与で，肝部分切除後の再生率，再生細胞数を増加 ❹肝線維化抑制作用 ⓐDMN又はブタ血清(PS)による肝線維化モデルラットに混餌投与で，肝臓Ⅰ型コラーゲンの沈着を抑制．α-SMA陽性肝星細胞数が減少し，肝臓レチノイド濃度の減少を抑制 ⓑCholine-deficient L-amino acid-defined(CDAA)食による肝線維化モデルラットに経口投与で，肝ヒドロキシプロリン，血清ヒアルロン酸の増加を抑制。また，肝組織中のⅠ型プロコラーゲンα1 mRNA発現，活性化星細胞増殖を抑制 ⓒ四塩化炭素肝線維化モデルラットに経口投与で，肝組織の線維化を抑制 ❺免疫調整作用 ⓐEhrlich腹水癌マウスに経口投与で，食食能及び網内系機能を亢進 ⓑマウスに経口投与でCandida parapsilosisに対する食食活性を亢進 ❻免疫複合体除去作用：B/W F₁マウスに経口投与でLPSによる血中免疫複合体除去能低下を抑制 ❼抗アレルギー作用：結晶細菌化α-アミラーゼ喘息モデルモルモットに経口投与で，IgG抗体価及び発作誘発状態を抑制 ❽抗炎症作用 ⓐラットに経口投与で，カゼイン抗原注入アジュバント関節炎を抑制 ❾胃粘膜障害に対する作用：ラットに経口投与で，エタノール及び水浸拘束ストレスによる胃粘膜病変を抑制 ❿胃酸・ペプシンの分泌抑制作用：ラットに十二指腸内投与で，胃液分泌量，胃酸分泌量及びペプシン分泌量を抑制 ⓫作用機序：次の作用により薬理効果を示すことが示唆されている ⓐ肝障害抑制作用(in vitro) ⑦ラット分離肝細胞で，ADCC反応及び活性化マクロファージ培養上清による障害を抑制 ⓑ肝再生促進作用：ジメチルニトロサミン(DMN)肝障害ラットに肝部分切除後混餌投与で，肝臓においてHGF値が上昇し，TGF-β値が減少 ⓒ肝線維化抑制作用 ⑦ラット肝星細胞で，増殖及び筋線維芽細胞様細胞への形態転換を抑制し，Ⅰ型及びⅢ型プロコラーゲンmRNA発現を抑制(in vitro) ⑦DMN又はPSによる肝線維化モデルラットに混餌投与で，マロンジアルデヒド濃度上昇を抑制(in vivo)．また，ラット肝星細胞及び肝細胞で，酸化ストレスを抑制(in vitro) ⓓマクロファージ活性化作用 (1)マウスに経口投与で，マクロファージを活性化 (2)ラットに経口投与で，肝マクロファージを活性化 ⓔサイトカイン産生調節作用(in vitro) (1)マウス肝類洞内皮細胞のインターロイキン(IL)-1産生を増加，ヒト末梢血単核細胞のIL-2産生能を増強し，可溶性IL-2レセプターを増加 (2)健常人，慢性肝炎患者末梢血単核細胞でIL-1β，IL-6，GM-CSF，G-CSF及びTNF-αの産生を誘導 (3)C型慢性肝炎患者末梢血単核細胞で，IL-1，IL-10，TNF-α及びG-CSFの産生を誘導，IL-4，IL-5の過剰産生を抑制 (4)健常人及びHBe抗原陽性慢性活動性肝炎患者の末梢血単核細胞で，IFN-γの産生量を増加 ⓕ抗体産生増強作用(in vitro)：ヒト末梢血単核細胞で抗体産生細胞数を増加 ⓖlymphokine activated killer(LAK)細胞活性化作用(in vitro)：ヒト末梢血単核細胞で，LAK細胞活性を増強 ⓗnatural killer(NK)細胞活性化作用 (1)ヒト末梢血単核細胞のNK細胞活性を増強 (2)マウスに経口投与で，NK細胞活性を増強 (3)ラットに経口投与で，pit細胞活性を増強 ⓘ抗アレルギー作用(in vitro) ⑦Compound 48/80惹起マウス腹腔内肥満細胞で，ヒスタミン遊離及び脱顆粒を抑制 ⑦ハウスダスト及び抗ヒトIgE添加時の好塩基球からのヒスタミン遊離を抑制 ⓙ抗炎症作用(in vitro)：モルモット腹腔浸出マクロファージで，fMet-Leu-Phe刺激によるアラキドン酸遊離を抑制し，ホスホリパーゼA₂活性を抑制 ⓚ活性酸素抑制作用：マウスに経口投与で，エンドトキシンによるスーパーオキシドジスムターゼ及びグルタチオンペルオキシターゼ活性の低下を改善

ショウサイコトウカキキョウセッコウ
小柴胡湯加桔梗石膏
漢方製剤　　　　　　　　　　　　　　　　　　　　　　　520

基本添付文書 ツムラ2013年3月改訂

製品
ツムラ小柴胡湯加桔梗石膏 エキス顆粒(分包2.5g)(ツムラ)

組成 〔顆粒〕：7.5g中(セッコウ10g，サイコ7g，ハンゲ5g，オウゴン・キキョウ・タイソウ・ニンジン各3g，カンゾウ2g，ショウキョウ1g)エキス末5g

効能・効果 咽喉がはれて痛む次の諸症：扁桃炎，扁桃周囲炎

用法・用量 1日7.5g，食前又は食間2～3回に分服。年齢，体重，症状により適宜増減

慎重投与 ❶胃腸の虚弱な患者［食欲不振，胃部不快感，軟便，下痢等が現れることがある］ ❷著しく体力の衰えている患者［副作用が現れやすくなり，その症状が増強されるおそれがある］ 【**重要な基本的注意**】❶使用にあたっては，患者の証(体質・症状)を考慮して投与する。なお，経過を十分に観察し，症状・所見の改善が認められない場合には，継続投与を避ける ❷本剤にはカンゾウが含まれているので，血清カリウム値や血圧値等に十分留意し，異常が認められた場合には中止する ❸他の漢方製剤等を併用する場合は，含有生薬の重複に注意する

【**相互作用**】併用注意

薬剤名等	臨床症状・措置方法	機序・危険因子
カンゾウ含有製剤グリチルリチン酸及びその塩類を含有する製剤	偽アルドステロン症が現れやすくなる。また，低カリウム血症の結果として，ミオパシーが現れやすくなる(重大な副作用の項参照)	グリチルリチン酸は尿細管でのカリウム排泄促進作用があるため，血清カリウム値の低下が促進されることが考えられる

【**副作用**】❶使用成績調査等の副作用発現頻度が明確となる調査を実施していないため，発現頻度は不明である

❷**重大な副作用** ⓐ**偽アルドステロン症**：低カリウム血症，血圧上昇，ナトリウム・体液の貯留，浮腫，体重増加等の偽アルドステロン症が現れることがあるので，観察(血清カリウム値の測定等)を十分に行い，異常が認められた場合には中止し，カリウム剤の投与等の適切な処置を行う ⓑ**ミオパシー**：低カリウム血症の結果としてミオパシーが現れることがあるので，観察を十分に行い，脱力感，四肢痙攣・麻痺等の異常が認められた場合には中止し，カリウム剤の投与等の適切な処置を行う ⓒ**肝機能障害，黄疸**：AST(GOT)，ALT(GPT)，Al-P，γ-GTPの上昇等を伴う肝機能障害，黄疸が現れることがあるので，観察を十分に行い，異常が認められた場合には中止し，適切な処置を行う

❸その他の副作用

	頻度不明
過敏症※	発疹，蕁麻疹等
消化器	食欲不振，胃部不快感，軟便，下痢等

※：このような症状が現れた場合には中止する

【**高齢者への投与**】一般に高齢者では生理機能が低下しているので減量するなど注意する 【**妊婦・産婦・授乳婦等への投与**】妊娠中の投与に関する安全性は確立していないので，妊婦又は妊娠している可能性のある婦人には，治療上の有益性が危険性を上回ると判断される場合にのみ投与する 【**小児等への投与**】小児等に対する安全性は確立していない［使用経験が少ない］ 【**その他の注意**】類似処方の小柴胡湯では，間質性肺炎，膀胱炎の副作用が報告されている。特に，間質性肺炎はインターフェロンアルファとの併用例で多く報告されている
【**保存等**】遮光保存

ショウセイリュウトウ
小青竜湯
漢方製剤　　　　　　　　　　　　　　　　　　　　　　　520

基本添付文書 ツムラ2007年8月改訂

製品
オースギ小青竜湯 エキスG顆粒(分包2.5g)(大杉)
オースギ小青竜湯 エキスT錠(分包6錠)(高砂薬業—大杉)
クラシエ小青竜湯 エキス細粒(分包2・3g) エキス錠(大峰堂，クラシエ製薬—クラシエ薬品)
コタロー小青竜湯 エキス細粒(分包2.5g)(小太郎漢方)
サカモト小青竜湯 エキス顆粒-S(分包3g)(阪本漢法)
三和小青竜湯 エキス細粒(分包3g)(三和生薬)
JPS小青竜湯 エキス顆粒(分包2.5g)(ジェーピーエス)
小青竜湯 エキス顆粒T(分包2.5g)(東亜薬品—杏林，キョーリンリメディオ，建林松鶴堂，松浦薬業，陽進堂)
太虎堂の小青竜湯 エキス顆粒(分包2.5g)(太虎精堂)
ツムラ小青竜湯 エキス顆粒(分包3g)(ツムラ)
テイコク小青竜湯 エキス顆粒(分包3g)(帝國漢方—大木製薬，日医工)

本草小青竜湯 エキス顆粒-M（分包2.5g）（本草）

組成 A群：ハンゲ6g，マオウ・ケイヒ・ゴミシ・シャクヤク・サイシン・カンキョウ・カンゾウ各3g

〔細粒〈クラシエ〉〕　：6g中エキス末5.2g
〔細粒〈コタロー〉〕　：7.5g中エキス末5g
〔細粒〈三和〉〕　　　：9g中エキス末5.6g
〔顆粒・錠剤〈オースギ〉〕：7.5g又は18錠中エキス末4.1g
〔顆粒〈サカモト〉〈テイコク〉〕：9g中エキス末4.22g
〔顆粒〈ツムラ〉〕　　：9g中エキス末5g
〔顆粒〈東亜薬品〉〈本草〉〕：7.5g中エキス末4.5g
〔錠剤〈クラシエ〉〕　：18錠中エキス末3.9g

B群：マオウ・ショウキョウ・ケイヒ・ゴミシ・シャクヤク・カンゾウ・サイシン各3g，ハンゲ6g

〔顆粒〈JPS〉〕　：7.5g中エキス末5g
〔顆粒〈太虎堂〉〕：7.5g中エキス末4g

効能・効果 〔コタロー〕：❶次の疾患における水様の痰，水様鼻汁，鼻閉，くしゃみ，喘鳴，咳嗽，流涙。気管支喘息，鼻炎，アレルギー性鼻炎，アレルギー性結膜炎，感冒 ❷発熱症状後，尿量減少し，胸内苦悶，胃部に水分停滞感があり，喘鳴を伴う喀痰の多い咳嗽があるもの，あるいは鼻汁の多い鼻炎や，流涙の多い眼病の如く，分泌液過多のもの。気管支炎

〔三和〕：❶次の疾患における水様の痰，水様鼻汁，鼻閉，くしゃみ，喘鳴，咳嗽，流涙。気管支喘息，鼻炎，アレルギー性鼻炎，アレルギー性結膜炎，感冒 ❷咳と共に希薄の喀痰がでて，呼吸困難，喘鳴あるいは水鼻などを伴うものの次の諸証：気管支炎

〔その他〕：❶次の疾患における水様の痰，水様鼻汁，鼻閉，くしゃみ，喘鳴，咳嗽，流涙：気管支喘息，鼻炎，アレルギー性鼻炎，アレルギー性結膜炎，感冒 ❷気管支炎

用法・用量 〔オースギ・コタロー・JPS・東亜薬品〕：1日7.5g又は18錠，食前又は間2～3回に分服。年齢，体重，症状により適宜増減
〔クラシエ〕：1日6g又は18錠，食前又は間2～3回に分服。年齢，体重，症状により適宜増減
〔サカモト・ツムラ〕：1日9g，食前又は間2～3回に分服。年齢，体重，症状により適宜増減
〔三和〕：1日9g，食前又は間3回に分服。年齢，症状により適宜増減
〔太虎堂・本草〕：1日7.5g，食前又は間3回に分服。年齢，体重，症状により適宜増減
〔テイコク〕：1回3g，1日3回食前経口投与。年齢，体重，症状により適宜増減

禁忌 ❶アルドステロン症の患者 ❷ミオパシーのある患者 ❸低カリウム血症のある患者［❶～❸これらの疾患及び症状が悪化するおそれがある］

慎重投与 ❶病後の衰弱期，著しく体力の衰えている患者［副作用が現れやすくなり，その症状が増強されるおそれがある］ ❷著しく胃腸の虚弱な患者［食欲不振，胃部不快感，悪心，嘔吐，腹痛，下痢等が現れることがある］ ❸食欲不振，悪心，嘔吐のある患者［これらの症状が悪化するおそれがある］ ❹発汗傾向の著しい患者［発汗過多，全身脱力感等が現れることがある］ ❺狭心症，心筋梗塞等の循環器系の障害のある患者，又はその既往歴のある患者 ❻重症高血圧症の患者 ❼高度の腎障害のある患者 ❽排尿障害のある患者 ❾甲状腺機能亢進症の患者［❺～❾これらの疾患及び症状が悪化するおそれがある］ **重要な基本的注意** ❶使用にあたっては，患者の証（体質・症状）を考慮して投与する。なお，経過を十分に観察し，症状・所見の改善が認められない場合には，継続投与を避ける ❷カンゾウが含まれているので，血清カリウム値や血圧値等に十分留意し，異常が認められた場合には中止する ❸他の漢方製剤等を併用する場合は，含有生薬の重複に注意する

相互作用 併用注意

薬剤名等	臨床症状・措置方法	機序・危険因子
マオウ含有製剤 エフェドリン類含有製剤 モノアミン酸化酵素（MAO）阻害剤 甲状腺製剤 ・チロキシン	不眠，発汗過多，頻脈，動悸，全身脱力感，精神興奮等が現れやすくなるので，減量するなど慎重に投与する	交感神経刺激作用が増強されることが考えられる
・リオチロニン カテコールアミン製剤 ・アドレナリン ・イソプレナリン キサンチン系製剤 ・テオフィリン ・ジプロフィリン		
カンゾウ含有製剤 グリチルリチン酸及びその塩類を含有する製剤 ループ系利尿剤 ・フロセミド ・エタクリン酸 チアジド系利尿剤 ・トリクロルメチアジド	偽アルドステロン症が現れやすくなる。また，低カリウム血症の結果として，ミオパシーが現れやすくなる（重大な副作用の項参照）	グリチルリチン酸及び利尿剤は尿細管でのカリウム排泄促進作用があるため，血清カリウム値の低下が促進されることが考えられる

副作用 ❶使用成績調査等の副作用発現頻度が明確となる調査を実施していないため，発現頻度は不明である

❷重大な副作用 ⓐ間質性肺炎：発熱，咳嗽，呼吸困難，肺音の異常（捻髪音）等が現れた場合には，本剤を中止し，速やかに胸部X線等の検査を実施するとともに副腎皮質ホルモン剤の投与等の適切な処置を行う。また，発熱，咳嗽，呼吸困難等が現れた場合には，本剤を中止し，ただちに連絡するよう患者に対し注意を行う ⓑ偽アルドステロン症：低カリウム血症，血圧上昇，ナトリウム・体液の貯留，浮腫，体重増加等の偽アルドステロン症が現れることがあるので，観察（血清カリウム値の測定等）を十分に行い，異常が認められた場合には中止し，カリウム剤の投与等の適切な処置を行う ⓒミオパシー：低カリウム血症の結果としてミオパシーが現れることがあるので，観察を十分に行い，脱力感，四肢痙攣・麻痺等の異常が認められた場合には中止し，カリウム剤の投与等の適切な処置を行う ⓓ肝機能障害，黄疸：AST(GOT)，ALT(GPT)，Al-P，γ-GTPの上昇等を伴う肝機能障害，黄疸が現れることがあるので，観察を十分に行い，異常が認められた場合には中止し，適切な処置を行う

❸その他の副作用

	頻度不明
過敏症※	発疹，発赤，瘙痒等
自律神経系	不眠，発汗過多，頻脈，動悸，全身脱力感，精神興奮等
消化器	食欲不振，胃部不快感，悪心，嘔吐，腹痛，下痢等
泌尿器	排尿障害等

※：このような症状が現れた場合には中止する

高齢者への投与 一般に高齢者では生理機能が低下しているので減量するなど注意する **妊婦・産婦・授乳婦等への投与** 妊娠中の投与に関する安全性は確立していないので，妊婦又は妊娠している可能性のある婦人には，治療上の有益性が危険性を上回ると判断される場合にのみ投与する **小児等への投与** 小児等に対する安全性は確立していない［使用経験が少ない］ **保存等** 遮光保存

臨床成績 通年性鼻アレルギーに対する二重盲検比較臨床試験で，くしゃみ発作，鼻汁，鼻閉等の症状を改善し，最終全般改善度は中等度改善以上44.6%(41/92)〔プラセボ18.1%(17/94)〕，軽度改善以上83.7%(77/92)〔プラセボ43.6%(41/94)〕 **薬効薬理** ❶抗アレルギー・抗炎症作用 ⓐラットに経口投与時，48時間PCA反応を抑制 ⓑラットに経口投与時，ヒスタミンによる皮膚毛細血管透過性の亢進を抑制 ⓒトリレン・ジイソシアネート(TDI)感作アレルギー性鼻炎モデルモルモットに経口投与時，鼻粘膜の血管透過性を抑制 ⓓモルモット及びヒト摘出気管平滑筋，卵白アルブミンIgE血清感作モルモット摘出肺動脈で，ヒスタミンによる平滑筋の収縮を抑制(in vitro) ⓔモルモット肺切片で，ヒスタミン，ロイコトリエンD₄，血小板活性化因子(PAF)による収縮を抑制(in vitro) ⓕ回虫抗原(DNP-As)感作アレルギー性鼻炎モデルモルモットに経口投与時，抗原点鼻によるくしゃみ，鼻掻き行動の増加，鼻粘膜への好酸球浸潤，鼻腔容積の減少及び鼻腔への色素漏出量の増加をそれぞれ抑制 ⓖ卵白アルブミン感作アレルギー性鼻炎モデルモルモットに経口投与時，抗原点鼻による即時型及び遅延型の鼻腔抵抗の上昇を抑制 ❷作用機序：次の作用により薬理効果を示すと示唆される ⓐケミカルメディエータ産生・遊離抑制作用(in vitro) ⑦ヒスタミン：ラット腹腔肥満細胞で，Compound 48/80刺激及び抗原刺激によるヒスタミンの遊離を抑制 ⑦ロイコトリエン(LT) (1)卵白アルブミン感作モルモット肺切片で，抗原刺激によるSRS-A(LT)の遊離を抑制 (2)ラット肥満細胞で，カルシウムイオノフォ

アによるLTC₄の産生を抑制　⑦血小板活性化因子(PAF)：ヒト好中球で，カルシウムイオノフォアによるPAF産生を抑制　㋴アラキドン酸代謝：ブタ気管由来平滑筋細胞で，シクロオキシゲナーゼ代謝物，リポキシゲナーゼ代謝物の産生を増加　ⓑ炎症細胞に対する作用(in vitro)　⑦ヒト好酸球で，卵白アルブミン，ヒトIgG，ヒト分泌型IgA，GM-CSF及びPAFによる脱顆粒を抑制し，好酸球上の接着分子であるCD11b/CD18の発現を抑制。また，rhIL-5によるヒト好塩基球性白血病細胞株KU812Fで，増殖分化を抑制　㋐サイトカインに対する作用(in vitro)：経口投与したマウス脾臓細胞で，卵白アルブミン誘発IL-4産生が抑制されたが，IFN-γ産生は影響されなかった。また，IL-4産生CD4⁺T細胞(Th2細胞)増加が抑制されたが，IFN-γ産生CD4⁺T細胞(Th1細胞)は影響されなかった　㋔アセチルコリン刺激に対する作用：モルモット鼻腺細胞で，アセチルコリン刺激による細胞内Ca²⁺及び細胞内Na⁺濃度の上昇を抑制。アセチルコリンによる電流増加を抑制(in vitro)　ⓒウイルス感染に対する作用：気道炎症モデルマウスにインフルエンザウイルスを感染させ経口投与時，腸管パイエル板のT細胞が増加し，鼻腔領域リンパ球におけるIgA抗体価を上昇

小半夏加茯苓湯
ショウハンゲカブクリョウトウ
漢方製剤　　　　　　　　　　　　　　520

基本添付文書 ツムラ2013年3月改訂

製品
- オースギ小半夏加茯苓湯　エキスG顆粒(分包1g)(大杉)
- クラシエ小半夏加茯苓湯　エキス細粒(分包2・3g)(クラシエ製薬―クラシエ薬品)
- コタロー小半夏加茯苓湯　エキス細粒(分包2g)(小太郎漢方)
- ツムラ小半夏加茯苓湯　エキス顆粒(分包2.5g)(ツムラ)
- テイコク小半夏加茯苓湯　エキス顆粒(分包2.5g)(帝國漢方―日医工)
- 本草小半夏加茯苓湯　エキス顆粒-M(分包2.5g)(本草)

組成 A群：ハンゲ6g，ブクリョウ5g，ショウキョウ2g
　〔細粒〈クラシエ〉〕：6g中エキス末1.7g
B群：ハンゲ・ブクリョウ各5g，ショウキョウ1.3g
　〔細粒〈コタロー〉〕：6g中エキス末1.2g
C群：ハンゲ8g，ショウキョウ1.5g，ブクリョウ5g
　〔顆粒〈テイコク〉〕：7.5g中エキス末1.73g
D群：ハンゲ・ブクリョウ各8g，ショウキョウ2g
　〔顆粒〈オースギ〉〕：3g中エキス末0.9g
E群：ハンゲ6g，ブクリョウ5g，ショウキョウ1.5g
　〔顆粒〈ツムラ〉〕：7.5g中エキス末2.25g
　〔顆粒〈本草〉〕：7.5g中エキス末1.4g

効能・効果〔コタロー〕：胃部に水分停滞感があって，嘔吐するもの。つわり，嘔吐症
〔ツムラ〕：体力中等度の次の諸症〔妊娠嘔吐(つわり)，そのほかの諸病の嘔吐(急性胃腸炎，湿性胸膜炎，水腫性脚気，蓄膿症)〕
〔その他〕：つわり，嘔吐，悪心

用法・用量〔オースギ〕：1日3g，食前又は食間2～3回に分服。年齢，体重，症状により適宜増減
〔クラシエ・コタロー〕：1日6g，食前又は食間2～3回に分服。年齢，体重，症状により適宜増減
〔ツムラ〕：1日7.5g，食前又は食間2～3回に分服。年齢，体重，症状により適宜増減
〔テイコク〕：1回2.5g，1日3回食前経口投与。年齢，体重により適宜増減
〔本草〕：1日7.5g，食前又は食間3回に分服。年齢，体重，症状により適宜増減

重要な基本的注意 ❶使用にあたっては，患者の証(体質・症状)を考慮して投与する。なお，経過を十分に観察し，症状・所見の改善が認められない場合には，継続投与を避ける　❷他の漢方製剤等を併用する場合は，含有生薬の重複に注意する　**高齢者への投与** 一般に高齢者では生理機能が低下しているので減量するなど注意する　**妊婦・産婦・授乳婦等への投与** 妊娠中の投与に関する安全性は確立していないので，妊婦又は妊娠している可能性のある婦人には，治療上の有益性が危険性を上回ると判断される場合にのみ投与する　**小児等への投与** 小児等に対する安全性は確立していない〔使用経験が少ない〕　**保存等** 遮光保存

消風散
ショウフウサン
漢方製剤　　　　　　　　　　　　　　520

基本添付文書 ツムラ2009年8月改訂

製品
- オースギ消風散　エキスG顆粒(分包2.5g)(大杉)
- コタロー消風散　エキス細粒(分包3g)(小太郎漢方)
- ツムラ消風散　エキス顆粒(分包2.5g)(ツムラ)

組成 A群：トウキ・ジオウ・セッコウ各3g，ハマボウフウ・ソウジュツ・モクツウ・ゴボウシ各2g，チモ・ゴマ各1.5g，センタイ・クジン・ケイガイ・カンゾウ各1g
　〔細粒〈コタロー〉〕：9g中エキス末6g
B群：セッコウ・ジオウ・トウキ各3g，ソウジュツ・ボウフウ・モクツウ・ゴボウシ各2g，チモ・ゴマ各1.5g，カンゾウ・クジン・ケイガイ・センタイ各1g
　〔顆粒〈オースギ〉〈ツムラ〉〕：7.5g中エキス末4g

効能・効果〔オースギ〕：慢性湿疹(分泌物の多いもの)
〔コタロー〕：長年治らない頑固な皮膚疾患で患部が乾燥あるいはうすい分泌液があり，夏期又は温暖時に悪化しやすいもの。湿疹，蕁麻疹
〔ツムラ〕：分泌物が多く，かゆみの強い慢性の皮膚病(湿疹，蕁麻疹，水虫，あせも，皮膚瘙痒症)

用法・用量〔オースギ・ツムラ〕：1日7.5g，食前又は食間2～3回に分服。年齢，体重，症状により適宜増減
〔コタロー〕：1日9g，食前又は食間2～3回に分服。年齢，体重，症状により適宜増減

慎重投与 ❶胃腸の虚弱な患者〔食欲不振，胃部不快感，悪心，嘔吐，軟便，下痢等が現れることがある〕　❷食欲不振，悪心，嘔吐のある患者〔これらの症状が悪化するおそれがある〕　❸著しく体力の衰えている患者〔副作用が現れやすくなり，その症状が増強されるおそれがある〕　**重要な基本的注意** ❶使用にあたっては，患者の証(体質・症状)を考慮して投与する。なお，経過を十分に観察し，症状・所見の改善が認められない場合には，継続投与を避ける　❷カンゾウが含まれているので，血清カリウム値や血圧値等に十分留意し，異常が認められた場合には中止する　❸他の漢方製剤等を併用する場合は，含有生薬の重複に注意する

相互作用 併用注意

薬剤名等	臨床症状・措置方法	機序・危険因子
カンゾウ含有製剤グリチルリチン酸及びその塩類を含有する製剤	偽アルドステロン症が現れやすくなる。また，低カリウム血症の結果として，ミオパシーが現れやすくなる(重大な副作用の項参照)	グリチルリチン酸は尿細管でのカリウム排泄促進作用があるため，血清カリウム値の低下が促進されることが考えられる

副作用 ❶使用成績調査等の副作用発現頻度が明確となる調査を実施していないため，発現頻度は不明である

❷**重大な副作用** ⓐ偽アルドステロン症：低カリウム血症，血圧上昇，ナトリウム・体液の貯留，浮腫，体重増加等の偽アルドステロン症が現れることがあるので，観察(血清カリウム値の測定等)を十分に行い，異常が認められた場合には中止し，カリウム剤の投与等の適切な処置を行う　ⓑミオパシー：低カリウム血症の結果としてミオパシーが現れることがあるので，観察を十分に行い，脱力感，四肢痙攣・麻痺等の異常が認められた場合には中止し，カリウム剤の投与等の適切な処置を行う

❸その他の副作用

	頻度不明
過敏症*	発疹，発赤，瘙痒，蕁麻疹等
消化器	食欲不振，胃部不快感，悪心，嘔吐，軟便，下痢等

＊：このような症状が現れた場合には中止する

【高齢者への投与】一般に高齢者では生理機能が低下しているので減量するなど注意する　【妊婦・産婦・授乳婦等への投与】妊娠中の投与に関する安全性は確立していないので，妊婦又は妊娠している可能性のある婦人には，治療上の有益性が危険性を上回ると判断される場合にのみ投与する　【小児等への投与】小児等に対する安全性は確立していない［使用経験が少ない］　【その他の注意】患部が乾燥している皮膚疾患では，症状が悪化することがある　【保存等】遮光保存

【薬効薬理】❶抗ヒスタミン作用：イヌに経口投与時，ヒスタミンによる皮内反応(膨隆部位の直径比較)を抑制　❷抗アレルギー作用：抗DNPモノクローナルIgE抗体感作マウスに経口投与時，抗原塗布(DNFB)による二相性皮膚反応(浮腫)を抑制　❸作用機序：次の作用により薬理効果を示すことが示唆されている　ⓐヒスタミン遊離抑制作用：マウス骨髄由来培養肥満細胞において，抗原(DNP-HSA)又はトロンビンの刺激によるヒスタミンの遊離を抑制(in vitro)　ⓑ抗炎症作用：ヒト由来の好中球系及びcell-freeのxanthine-xanthine oxidase系において，活性酸素(O_2^-，H_2O_2，OH・)を抑制．また，好中球の細胞内Ca^{2+}濃度を抑制(in vitro)

升麻葛根湯
ショウマカッコントウ
漢方製剤　520

【基本添付文書】ツムラ2013年3月改訂

（製品）ツムラ升麻葛根湯　エキス顆粒(分包2.5g)(ツムラ)

（組成）〔顆粒〕：7.5g中(カッコン5g，シャクヤク3g，ショウマ2g，カンゾウ1.5g，ショウキョウ0.5g)エキス末2.25g

（効能・効果）感冒の初期，皮膚炎

（用法・用量）1日7.5g，食前又は食間2～3回に分服．年齢，体重，症状により適宜増減

【重要な基本的注意】❶使用にあたっては，患者の証(体質・症状)を考慮して投与する．なお，経過を十分に観察し，症状・所見の改善が認められない場合には，継続投与を避ける　❷カンゾウが含まれているので，血清カリウム値や血圧値等に十分留意し，異常が認められた場合には中止する　❸他の漢方製剤等を併用する場合は，含有生薬の重複に注意する

【相互作用】併用注意

薬剤名等	臨床症状・措置方法	機序・危険因子
カンゾウ含有製剤　グリチルリチン酸及びその塩類を含有する製剤	偽アルドステロン症が現れやすくなる．また，低カリウム血症の結果として，ミオパシーが現れやすくなる(重大な副作用の項参照)	グリチルリチン酸は尿細管でのカリウム排泄促進作用があるため，血清カリウム値の低下が促進されることが考えられる

【副作用】❶使用成績調査等の副作用発現頻度が明確となる調査を実施していないため，発現頻度は不明である

❷重大な副作用　ⓐ偽アルドステロン症：低カリウム血症，血圧上昇，ナトリウム・体液の貯留，浮腫，体重増加等の偽アルドステロン症が現れることがあるので，観察(血清カリウム値の測定等)を十分に行い，異常が認められた場合には中止し，カリウム剤の投与等の適切な処置を行う　ⓑミオパシー：低カリウム血症の結果としてミオパシーが現れることがあるので，観察を十分に行い，脱力感，四肢痙攣・麻痺等の異常が認められた場合には中止し，カリウム剤の投与等の適切な処置を行う

【高齢者への投与】一般に高齢者では生理機能が低下しているので減量するなど注意する　【妊婦・産婦・授乳婦等への投与】妊娠中の投与に関する安全性は確立していないので，妊婦又は妊娠している可能性のある婦人には，治療上の有益性が危険性を上回ると判断される場合にのみ投与する　【小児等への投与】小児等に対する安全性は確立していない［使用経験が少ない］　【その他の注意】湿疹，皮膚炎等が悪化することがある　【保存等】遮光保存

四苓湯
シレイトウ
漢方製剤　520

【基本添付文書】大杉2005年10月改訂

（製品）オースギ四苓湯　細粒(分包1g)(大杉)

（組成）〔細粒〕：3g中タクシャ末・ソウジュツ末・ブクリョウ末・チョレイ末各0.75g

（効能・効果）のどが渇いて水を飲んでも尿量が少なく，はき気，嘔吐，腹痛，むくみなどのいずれかを伴う次の諸症：暑気あたり，急性胃腸炎，むくみ

（用法・用量）成人1回1g，15歳未満7歳以上1回成人の2/3量，7歳未満4歳以上1回成人の1/2量，4歳未満2歳以上1回成人の1/3量，2歳未満1回成人の1/4量，1日3回食前又は食間に水又は白湯で経口投与

【重要な基本的注意】❶使用にあたっては，患者の証(体質・症状)を考慮して投与する．なお，経過を十分に観察し，症状・所見の改善が認められない場合には，継続投与を避ける　❷他の漢方製剤等を併用する場合は，含有生薬の重複に注意する　【高齢者への投与】一般に高齢者では生理機能が低下しているので減量するなど注意する　【妊婦・産婦・授乳婦等への投与】妊娠中の投与に関する安全性は確立していないので，妊婦又は妊娠している可能性のある婦人には，治療上の有益性が危険性を上回ると判断される場合にのみ投与する　【小児等への投与】小児等に対する安全性は確立していない［使用経験が少ない］　【取扱い上の注意】貯法：開封後は，吸湿性があるので，フタをよく閉めて保存する　【保存等】室温保存(取扱い上の注意の項参照)

辛夷清肺湯
シンイセイハイトウ
漢方製剤　520

【基本添付文書】ツムラ2013年8月改訂

（製品）
オースギ辛夷清肺湯　エキスG顆粒(分包4g)(大杉)
クラシエ辛夷清肺湯　エキス細粒(分包2.5・3.75g)(大峰堂—クラシエ薬品)
コタロー辛夷清肺湯　エキス細粒(分包4g)(小太郎漢方)
ツムラ辛夷清肺湯　エキス顆粒(分包2.5g)(ツムラ)

（組成）A群：チモ・オウゴン・シンイ・ビャクゴウ各3g，サンシシ・ショウマ各1.5g，バクモンドウ・セッコウ各6g，ビワヨウ1g
　〔細粒〈クラシエ〉〕：7.5g中エキス末4.3g
B群：シンイ・ビワヨウ各2g，オウゴン・ビャクゴウ・サンシシ・チモ各3g，ショウマ1g，セッコウ・バクモンドウ各5g
　〔細粒〈コタロー〉〕：12g中エキス末7.5g
　〔顆粒〈オースギ〉〕：12g中エキス末6.3g
　〔顆粒〈ツムラ〉〕：7.5g中エキス末4.5g

（効能・効果）〔コタロー〕：蓄膿症，慢性鼻炎，鼻閉
〔その他〕：鼻づまり，慢性鼻炎，蓄膿症

（用法・用量）〔オースギ・コタロー〕：1日12g，食前又は食間2～3回に分服．年齢，体重，症状により適宜増減
〔クラシエ・ツムラ〕：1日7.5g，食前又は食間2～3回に分服．年齢，体重，症状により適宜増減

【慎重投与】❶胃腸の虚弱な患者［食欲不振，胃部不快感，軟便，下痢等が現れることがある］　❷著しく体力の衰えている患者［副作用が現れやすくなり，その症状が増強されるおそれがある］　【重要な基本的注意】❶使用にあたっては，患者の証(体質・症状)を考慮して投与する．なお，経過を十分に観察し，症状・所見の改善が認められない場合には，継続投与を避ける　❷他の漢方製剤等を併用する場合は，含有生薬の重複に注意する

【副作用】❶使用成績調査等の副作用発現頻度が明確となる調査を実施していないため，発現頻度は不明である

❷重大な副作用　ⓐ間質性肺炎：発熱，咳嗽，呼吸困難，肺音の異

常（捻髪音）等が現れた場合には、中止し、速やかに胸部X線等の検査を実施するとともに副腎皮質ホルモン剤の投与等の適切な処置を行う。また、発熱、咳嗽、呼吸困難等が現れた場合には、中止し、直ちに連絡するよう患者に対し注意を行う ⓑ**肝機能障害、黄疸**：AST(GOT)、ALT(GPT)、Al-P、γ-GTPの著しい上昇等を伴う肝機能障害、黄疸が現れることがあるので、観察を十分に行い、異常が認められた場合には中止し、適切な処置を行う ⓒ**腸間膜静脈硬化症**：長期投与により、腸間膜静脈硬化症が現れることがある。腹痛、下痢、便秘、腹部膨満等が繰り返し現れた場合、又は便潜血陽性になった場合には中止し、CT、大腸内視鏡等の検査を実施するとともに、適切な処置を行う。なお、腸管切除術に至った症例も報告されている

❸その他の副作用

	頻度不明
過敏症*	発疹、発赤、瘙痒、蕁麻疹等
消化器	食欲不振、胃部不快感、軟便、下痢等

＊：このような症状が現れた場合には中止する
【**高齢者への投与**】一般に高齢者では生理機能が低下しているので減量するなど注意する　【**妊婦・産婦・授乳婦等への投与**】妊娠中の投与に関する安全性は確立していないので、妊婦又は妊娠している可能性のある婦人には、治療上の有益性が危険性を上回ると判断される場合にのみ投与する　【**小児等への投与**】小児等に対する安全性は確立していない[使用経験が少ない]　【**保存等**】遮光保存
【**薬効薬理**】作用機序：次の作用により薬理効果を示すことが示唆されている　抗炎症作用：ヒト由来好中球で、fMLP刺激による活性酸素産生を抑制したが、オプソニン化ザイモザン刺激による活性酸素産生には影響しなかった(*in vitro*)

参蘇飲（ジンソイン）
漢方製剤　　　　　　　　　　　　　　　　　　　　　520

基本添付文書　ツムラ2013年3月改訂

製品
太虎堂の参蘇飲　エキス顆粒（分包2.5g）（太虎精堂）
ツムラ参蘇飲　エキス顆粒（分包2.5g）（ツムラ）

【**組成**】**A群**：ハンゲ・ブクリョウ各3g、カッコン・キキョウ・チンピ・ゼンコ各2g、タイソウ・ニンジン各1.5g、カンゾウ・キジツ・ソヨウ・モッコウ各1g、ショウキョウ0.5g
〔顆粒〈太虎堂〉〕：7.5g中エキス末4.93g
B群：ハンゲ・ブクリョウ各3g、カッコン・キキョウ・チンピ・ゼンコ各2g、タイソウ・ニンジン各1.5g、カンゾウ・キジツ・ソヨウ1g、ショウキョウ0.5g
〔顆粒〈ツムラ〉〕：7.5g中エキス末4g
【**効能・効果**】感冒、咳
【**用法・用量**】〔太虎堂〕：1日7.5g、食前又は食間3回に分服。年齢、体重、症状により適宜増減
〔ツムラ〕：1日7.5g、食前又は食間2～3回に分服。年齢、体重、症状により適宜増減
【**重要な基本的注意**】❶使用にあたっては、患者の証（体質・症状）を考慮して投与する。なお、経過を十分に観察し、症状・所見の改善が認められない場合には、継続投与を避ける　❷カンゾウが含まれているので、血清カリウム値や血圧値等に十分留意し、異常が認められた場合には中止する　❸他の漢方製剤等を併用する場合は、含有生薬の重複に注意する
【**相互作用**】併用注意

薬剤名等	臨床症状・措置方法	機序・危険因子
カンゾウ含有製剤　グリチルリチン酸及びその塩類を含有する製剤	偽アルドステロン症が現れやすくなる。また、低カリウム血症の結果として、ミオパシーが現れやすくなる（重大な副作用の項参照）	グリチルリチン酸は尿細管でのカリウム排泄促進作用があるため、血清カリウム値の低下が促進されることが考えられる

【**副作用**】❶使用成績調査等の副作用発現頻度が明確となる調査を実施していないため、発現頻度は不明である

❷**重大な副作用**　ⓐ**偽アルドステロン症**：低カリウム血症、血圧上昇、ナトリウム・体液の貯留、浮腫、体重増加等の偽アルドステロン症が現れることがあるので、観察（血清カリウム値の測定等）を十分に行い、異常が認められた場合には中止し、カリウム剤の投与等の適切な処置を行う　ⓑ**ミオパシー**：低カリウム血症の結果としてミオパシーが現れることがあるので、観察を十分に行い、脱力感、四肢痙攣・麻痺等の異常が認められた場合には中止し、カリウム剤の投与等の適切な処置を行う

❸その他の副作用

	頻度不明
過敏症*	発疹、蕁麻疹等

＊：このような症状が現れた場合には中止する
【**高齢者への投与**】一般に高齢者では生理機能が低下しているので減量するなど注意する　【**妊婦・産婦・授乳婦等への投与**】妊娠中の投与に関する安全性は確立していないので、妊婦又は妊娠している可能性のある婦人には、治療上の有益性が危険性を上回ると判断される場合にのみ投与する　【**小児等への投与**】小児等に対する安全性は確立していない[使用経験が少ない]　【**保存等**】遮光保存

神秘湯（シンピトウ）
漢方製剤　　　　　　　　　　　　　　　　　　　　　520

基本添付文書　ツムラ2013年3月改訂

製品
オースギ神秘湯　エキスG顆粒（分包2g）（大杉）
クラシエ神秘湯　エキス細粒（分包2・3g）（大峰堂―クラシエ薬品）
コタロー神秘湯　エキス細粒（分包2g）（小太郎漢方）
ツムラ神秘湯　エキス顆粒（分包2.5g）（ツムラ）
〔東洋〕神秘湯　エキス細粒（分包2g）（東洋薬行）
本草神秘湯　エキス顆粒-M（分包2.5g）（本草）

【**組成**】**A群**：キョウニン・サイコ各4g、マオウ・コウボク・チンピ・ソヨウ各3g、カンゾウ2g
〔細粒〈クラシエ〉〕：6g中エキス末3g
〔細粒〈東洋〉〕：6g中エキス末4g
B群：マオウ5g、キョウニン4g、コウボク3g、チンピ2.5g、カンゾウ・サイコ各2g、ソヨウ1.5g
〔細粒〈コタロー〉〕：6g中エキス末3.4g
〔顆粒〈オースギ〉〕：6g中エキス末2.8g
〔顆粒〈ツムラ〉〕：7.5g中エキス末2.75g
〔顆粒〈本草〉〕：7.5g中エキス末2.9g
【**効能・効果**】〔コタロー〕：やや慢性的に経過し、咳嗽発作と共に、呼吸困難を訴えるもの。気管支炎、気管支喘息
〔その他〕：小児喘息、気管支喘息、気管支炎
【**用法・用量**】〔オースギ・クラシエ・コタロー〕：1日6g、食前又は食間2～3回に分服。年齢、体重、症状により適宜増減
〔ツムラ〕：1日7.5g、食前又は食間2～3回に分服。年齢、体重、症状により適宜増減
〔東洋〕：1回2g、1日3回空腹時経口投与。年齢、症状により適宜増減
〔本草〕：1日7.5g、食前又は食間3回に分服。年齢、体重、症状により適宜増減
【**慎重投与**】❶病後の衰弱期、著しく体力の衰えている患者[副作用が現れやすくなり、その症状が増強されるおそれがある]　❷著しく胃腸の虚弱な患者[食欲不振、胃部不快感、悪心、嘔吐等が現れるおそれがある]　❸食欲不振、悪心、嘔吐のある患者[これらの症状が悪化するおそれがある]　❹発汗傾向の著しい患者[発汗過多、全身脱力感等が現れるおそれがある]　❺狭心症、心筋梗塞等の循環器系の障害のある患者、又はその既往歴のある患者　❻重症高血圧症の患者　❼高度の腎障害のある患者　❽排尿障害のある患者　❾甲状腺機能亢進症の患者[❺～❾これらの疾患及び症状が悪化するおそれがある]
【**重要な基本的注意**】❶使用にあたっては、患者の証（体質・症状）を考慮して投与する。なお、経過を十分に観察し、症状・所見の改善が

認められない場合には、継続投与を避ける ❷カンゾウが含まれているので、血清カリウム値や血圧値等に十分留意し、異常が認められた場合には中止する ❸他の漢方製剤等を併用する場合は、含有生薬の重複に注意する

【相互作用】併用注意

薬剤名等	臨床症状・措置方法	機序・危険因子
マオウ含有製剤 エフェドリン類含有製剤 モノアミン酸化酵素（MAO）阻害剤 甲状腺製剤 ・チロキシン ・リオチロニン カテコールアミン製剤 ・アドレナリン ・イソプレナリン キサンチン系製剤 ・テオフィリン ・ジプロフィリン	不眠、発汗過多、頻脈、動悸、全身脱力感、精神興奮等が現れやすくなるので、減量するなど慎重に投与する	交感神経刺激作用が増強されることが考えられる
カンゾウ含有製剤 グリチルリチン酸及びその塩類を含有する製剤	偽アルドステロン症が現れやすくなる。また、低カリウム血症の結果として、ミオパシーが現れやすくなる（重大な副作用の項参照）	グリチルリチン酸は尿細管でのカリウム排泄促進作用があるため、血清カリウム値の低下が促進されることが考えられる

【副作用】❶使用成績調査等の副作用発現頻度が明確となる調査を実施していないため、発現頻度は不明である

❷重大な副作用 ⓐ偽アルドステロン症：低カリウム血症、血圧上昇、ナトリウム・体液の貯留、浮腫、体重増加等の偽アルドステロン症が現れることがあるので、観察（血清カリウム値の測定等）を十分に行い、異常が認められた場合には中止し、カリウム剤の投与等の適切な処置を行う ⓑミオパシー：低カリウム血症の結果としてミオパシーが現れることがあるので、観察を十分に行い、脱力感、四肢痙攣・麻痺等の異常が認められた場合には中止し、カリウム剤の投与等の適切な処置を行う

❸その他の副作用

	頻度不明
自律神経系	不眠、発汗過多、頻脈、動悸、全身脱力感、精神興奮等
消化器	食欲不振、胃部不快感、悪心、嘔吐等
泌尿器	排尿障害等

【高齢者への投与】一般に高齢者では生理機能が低下しているので減量するなど注意する 【妊婦・産婦・授乳婦等への投与】妊娠中の投与に関する安全性は確立していないので、妊婦又は妊娠している可能性のある婦人には、治療上の有益性が危険性を上回ると判断される場合にのみ投与する 【小児等への投与】小児等に対する安全性は確立していない［使用経験が少ない］ 【保存等】遮光保存

【薬効薬理】❶抗炎症作用：抗卵白アルブミンIgE血清受動感作ラットに経口投与で、48時間PCA反応を抑制 ❷作用機序：次の作用により薬理効果を示すことが示唆されている ⓐロイコトリエン（LT）産生阻害作用：Rat basophilic leukemia（RBL）2H3細胞で、抗IgE抗体刺激によるLTC₄、LTB₄の産生を抑制 ⓑ抗炎症作用：ラット腹腔肥満細胞で、compound 48/80刺激によるヒスタミン遊離並びにカルシウムイオノフォア刺激によるLTC₄産生を抑制

シンブトウ
真武湯
漢方製剤   520

基本添付文書 ツムラ2013年3月改訂

（製品）規格等：（JPSの分包品及びツムラを除く）
　コタロー真武湯 エキス細粒（分包2g）（小太郎漢方）
　三和真武湯 エキス細粒（分包1.5g）（三和生薬―クラシエ薬品）
　JPS真武湯 エキス顆粒（分包2.5g）（ジェーピーエス―大杉）
　ツムラ真武湯 エキス顆粒（分包2.5g）（ツムラ）

（組成）A群：ブクリョウ5g、シャクヤク・ビャクジュツ各3g、ブシ末2（炮ブシ末）1g、ショウキョウ0.8g
〔細粒〈コタロー〉〕：6g中エキス末2.4g
B群：ブクリョウ5g、シャクヤク・ビャクジュツ各3g、ショウキョウ・ブシ各1g
〔細粒〈三和〉〕：4.5g中エキス末2.4g
C群：ブクリョウ5g、ソウジュツ・シャクヤク各3g、ショウキョウ・ブシ末各1g
〔顆粒〈JPS〉〕：7.5g中エキス末2.6g
D群：ブクリョウ4g、シャクヤク・ソウジュツ各3g、ショウキョウ1.5g、ブシ末0.5g
〔顆粒〈ツムラ〉〕：7.5g中エキス末2g

（効能・効果）〔コタロー〕：冷え、倦怠感が強く、めまいや動悸があって尿量減少し、下痢しやすいもの。慢性下痢、胃下垂症、低血圧症、高血圧症、慢性腎炎、かぜ
〔三和〕：新陳代謝機能の衰退により、四肢や腰部が冷え、疲労倦怠感が著しく、尿量減少して、下痢しやすく動悸やめまいを伴うものの次の諸症（胃腸虚弱症、慢性胃腸カタル、慢性腎炎）
〔JPS〕：新陳代謝が沈衰しているものの次の諸症（諸種の熱病、内臓下垂症、胃腸弛緩症、慢性腸炎、慢性腎炎、蕁麻疹、湿疹、脳出血、脊髄疾患による運動及び知覚麻痺）
〔ツムラ〕：新陳代謝の沈衰しているものの次の諸症（胃腸疾患、胃腸虚弱症、慢性腸炎、消化不良、胃アトニー症、胃下垂症、ネフローゼ、腹膜炎、脳溢血、脊髄疾患による運動並びに知覚麻痺、神経衰弱、高血圧症、心臓弁膜症、心不全で心悸亢進、半身不随、リウマチ、老人性瘙痒症）

（用法・用量）〔コタロー〕：1日6g、食前又は食間2～3回に分服。年齢、体重、症状により適宜増減
〔三和〕：1日4.5g、食前又は食間3回に分服。年齢、症状により適宜増減
〔JPS・ツムラ〕：1日7.5g、食前又は食間2～3回に分服。年齢、体重、症状により適宜増減

【慎重投与】❶体力の充実している患者［副作用が現れやすくなり、その症状が増強されるおそれがある］ ❷暑がりで、のぼせが強く、赤ら顔の患者［心悸亢進、のぼせ、舌のしびれ、悪心等が現れるおそれがある］ 【重要な基本的注意】❶使用にあたっては、患者の証（体質・症状）を考慮して投与する。なお、経過を十分に観察し、症状・所見の改善が認められない場合には、継続投与を避ける ❷他の漢方製剤等を併用する場合は、含有生薬の重複に注意する。ブシを含む製剤との併用には、特に注意する
【副作用】使用成績調査等の副作用発現頻度が明確となる調査を実施していないため、発現頻度は不明である

	頻度不明
過敏症*	発疹、発赤、瘙痒、蕁麻疹等
その他	心悸亢進、のぼせ、舌のしびれ、悪心等

＊：このような症状が現れた場合には中止する

【高齢者への投与】一般に高齢者では生理機能が低下しているので減量するなど注意する 【妊婦・産婦・授乳婦等への投与】妊婦又は妊娠している可能性のある婦人には投与しないことが望ましい［ブシ末の副作用が現れやすくなる］ 【小児等への投与】小児等には慎重に投与する［ブシ末が含まれている］ 【保存等】遮光保存

【薬効薬理】血圧降下作用：メチラポン投与と熱ストレス負荷で作製した高血圧モデルラット（MHR）の血圧上昇期に当たるintroductory-MHRラットに経口投与で、血圧の上昇を抑制

セイジョウボウフウトウ
清上防風湯
漢方製剤   520

基本添付文書 ツムラ2013年3月改訂

（製品）
　オースギ清上防風湯 エキスG顆粒（分包2.5g）（大杉）
　ツムラ清上防風湯 エキス顆粒（分包2.5g）（ツムラ）

（組成）A群：オウゴン・キキョウ・サンシシ・センキュウ・ボウフウ・ビャクシ・レンギョウ各2.5g、オウレン・カンゾウ・キジツ・ケ

イガイ・ハッカ各1g
〔顆粒〈オースギ〉〕：7.5g中エキス末4.4g
B群：オウゴン・キキョウ・サンシシ・センキュウ・ハマボウフウ・ビャクシ・レンギョウ各2.5g, オウレン・カンゾウ・キジツ・ケイガイ・ハッカ各1g
〔顆粒〈ツムラ〉〕：7.5g中エキス末4.75g

【効能・効果】 にきび
【用法・用量】 1日7.5g, 食前又は食間2〜3回に分服。年齢, 体重, 症状により適宜増減
【慎重投与】 ❶著しく胃腸の虚弱な患者［食欲不振, 胃部不快感, 悪心, 腹痛, 下痢等が現れることがある］ ❷食欲不振, 悪心, 嘔吐のある患者［これらの症状が悪化するおそれがある］ **【重要な基本的注意】** ❶使用にあたっては, 患者の証（体質・症状）を考慮して投与する。なお, 経過を十分に観察し, 症状・所見の改善が認められない場合には, 継続投与を避ける ❷カンゾウが含まれているので, 血清カリウム値や血圧値等に十分留意し, 異常が認められた場合には中止す る ❸他の漢方製剤等を併用する場合は, 含有生薬の重複に注意する
【相互作用】 併用注意

薬剤名等	臨床症状・措置方法	機序・危険因子
カンゾウ含有製剤グリチルリチン酸及びその塩類を含有する製剤	偽アルドステロン症が現れやすくなる。また, 低カリウム血症の結果として, ミオパシーが現れやすくなる（重大な副作用の項参照）	グリチルリチン酸は尿細管でのカリウム排泄促進作用があるため, 血清カリウム値の低下が促進されることが考えられる

【副作用】 ❶使用成績調査等の副作用発現頻度が明確となる調査を実施していないため, 発現頻度は不明である

❷重大な副作用 ⓐ偽アルドステロン症：低カリウム血症, 血圧上昇, ナトリウム・体液の貯留, 浮腫, 体重増加等の偽アルドステロン症が現れることがあるので, 観察（血清カリウム値の測定等）を十分に行い, 異常が認められた場合には中止し, カリウム剤の投与等の適切な処置を行う ⓑミオパシー：低カリウム血症の結果としてミオパシーが現れることがあるので, 観察を十分に行い, 脱力感, 四肢痙攣・麻痺等の異常が認められた場合には中止し, カリウム剤の投与等の適切な処置を行う ⓒ肝機能障害, 黄疸：AST(GOT), ALT(GPT), Al-P, γ-GTPの上昇等を伴う肝機能障害, 黄疸が現れることがあるので, 観察を十分に行い, 異常が認められた場合には中止し, 適切な処置を行う

❸その他の副作用

	頻度不明
過敏症※1	発疹, 発赤, 瘙痒, 蕁麻疹等
消化器	食欲不振, 胃部不快感, 悪心, 腹痛, 下痢等

※1：このような症状が現れた場合には中止する
【高齢者への投与】 一般に高齢者では生理機能が低下しているので減量するなど注意する **【妊婦・産婦・授乳婦等への投与】** 妊娠中の投与に関する安全性は確立していないので, 妊婦又は妊娠している可能性のある婦人には, 治療上の有益性が危険性を上回ると判断される場合にのみ投与する **【小児等への投与】** 小児等に対する安全性は確立していない［使用経験が少ない］ **【保存等】** 遮光保存
【薬効薬理】 ❶抗菌作用：痤瘡患者由来のPropionibacterium acnesに対し, 低い最小発育阻止濃度(MIC)を示した(in vitro) ❷作用機序：次の作用により薬理効果を示すことが示唆されている 抗リパーゼ作用：PYG-トリブチリン培地中で, 痤瘡患者由来のPropionibacterium acnesによるプロピオン酸及び酪酸の産生量を減少(in vitro)

清暑益気湯
漢方製剤　520
基本添付文書 ツムラ2013年3月改訂
製品
ツムラ清暑益気湯　エキス顆粒(分包2.5g)（ツムラ）
組成 〔顆粒〕：7.5g中（ソウジュツ・ニンジン・バクモンドウ各3.5g, オウギ・チンピ・トウキ各3g, オウバク・カンゾウ・ゴミシ各1g）エキス末5g
【効能・効果】 暑気あたり, 暑さによる食欲不振・下痢・全身倦怠, 夏やせ
【用法・用量】 1日7.5g, 食前又は食間2〜3回に分服。年齢, 体重, 症状により適宜増減
【重要な基本的注意】 ❶使用にあたっては, 患者の証（体質・症状）を考慮して投与する。なお, 経過を十分に観察し, 症状・所見の改善が認められない場合には, 継続投与を避ける ❷カンゾウが含まれているので, 血清カリウム値や血圧値等に十分留意し, 異常が認められた場合には中止する ❸他の漢方製剤等を併用する場合は, 含有生薬の重複に注意する
【相互作用】 併用注意

薬剤名等	臨床症状・措置方法	機序・危険因子
カンゾウ含有製剤グリチルリチン酸及びその塩類を含有する製剤	偽アルドステロン症が現れやすくなる。また, 低カリウム血症の結果として, ミオパシーが現れやすくなる（重大な副作用の項参照）	グリチルリチン酸は尿細管でのカリウム排泄促進作用があるため, 血清カリウム値の低下が促進されることが考えられる

【副作用】 ❶使用成績調査等の副作用発現頻度が明確となる調査を実施していないため, 発現頻度は不明である

❷重大な副作用 ⓐ偽アルドステロン症：低カリウム血症, 血圧上昇, ナトリウム・体液の貯留, 浮腫, 体重増加等の偽アルドステロン症が現れることがあるので, 観察（血清カリウム値の測定等）を十分に行い, 異常が認められた場合には中止し, カリウム剤の投与等の適切な処置を行う ⓑミオパシー：低カリウム血症の結果としてミオパシーが現れることがあるので, 観察を十分に行い, 脱力感, 四肢痙攣・麻痺等の異常が認められた場合には中止し, カリウム剤の投与等の適切な処置を行う

❸その他の副作用

	頻度不明
過敏症※	発疹, 蕁麻疹等
消化器	食欲不振, 胃部不快感, 悪心, 下痢等

※：このような症状が現れた場合には中止する
【高齢者への投与】 一般に高齢者では生理機能が低下しているので減量するなど注意する **【妊婦・産婦・授乳婦等への投与】** 妊娠中の投与に関する安全性は確立していないので, 妊婦又は妊娠している可能性のある婦人には, 治療上の有益性が危険性を上回ると判断される場合にのみ投与する **【小児等への投与】** 小児等に対する安全性は確立していない［使用経験が少ない］ **【その他の注意】** 湿疹, 皮膚炎等が悪化することがある **【保存等】** 遮光保存

清心蓮子飲
漢方製剤　520
基本添付文書 ツムラ2013年3月改訂
製品
ジュンコウ清心蓮子飲　FCエキス細粒(分包2g)（康和薬通一大杉）
ツムラ清心蓮子飲　エキス顆粒(分包2.5g)（ツムラ）
〔東洋〕清心蓮子飲　エキス細粒(分包2.5g)（東洋薬行）
組成 A群：レンニク・バクモンドウ・ブクリョウ各4g, オウゴン・シャゼンシ・ニンジン各3g, オウギ・ジコッピ・カンゾウ各2g
〔細粒〈ジュンコウ〉〕：6g中エキス末4.2g
B群：バクモンドウ・ブクリョウ・レンニク各4g, オウゴン・シャゼンシ・ニンジン各3g, オウギ・ジコッピ各2g, カンゾウ1.5g
〔細粒〈東洋〉・顆粒〈ツムラ〉〕：7.5g中エキス末5g
【効能・効果】〔東洋〕：全身倦怠感があり, 口や舌が乾き, 尿が出しぶるものの次の諸症(残尿感, 排尿痛)
〔その他〕：全身倦怠感があり, 口や舌が乾き, 尿が出しぶるものの次の諸症(残尿感, 頻尿, 排尿痛)
【用法・用量】〔ツムラ〕：1日7.5g, 食前又は食間2〜3回に分服。年齢,

体重，症状により適宜増減
〔ジュンコウ〕：1日6g，食前又は食間2～3回に分服。年齢，体重，症状により適宜増減
〔東洋〕：1回2.5g，1日3回空腹時経口投与。年齢，症状により適宜増減
【重要な基本的注意】❶使用にあたっては，患者の証(体質・症状)を考慮して投与する。なお，経過を十分に観察し，症状・所見の改善が認められない場合には，継続投与を避ける ❷カンゾウが含まれているので，血清カリウム値や血圧値等に十分留意し，異常が認められた場合には中止する ❸他の漢方製剤等を併用する場合は，含有生薬の重複に注意する
【相互作用】併用注意

薬剤名等	臨床症状・措置方法	機序・危険因子
カンゾウ含有製剤グリチルリチン酸及びその塩類を含有する製剤	偽アルドステロン症が現れやすくなる。また，低カリウム血症の結果として，ミオパシーが現れやすくなる(重大な副作用の項参照)	グリチルリチン酸は尿細管でのカリウム排泄促進作用があるため，血清カリウム値の低下が促進されることが考えられる

【副作用】❶使用成績調査等の副作用発現頻度が明確となる調査を実施していないため，発現頻度は不明である

❷重大な副作用　ⓐ間質性肺炎：発熱，咳嗽，呼吸困難，肺音の異常(捻髪音)等が現れた場合には，中止し，速やかに胸部X線等の検査を実施するとともに副腎皮質ホルモン剤の投与等の適切な処置を行う。また，発熱，咳嗽，呼吸困難等が現れた場合には，本剤を中止し，直ちに連絡するよう患者に対し注意を行う　ⓑ偽アルドステロン症：低カリウム血症，血圧上昇，ナトリウム・体液の貯留，浮腫，体重増加等の偽アルドステロン症が現れることがあるので，観察(血清カリウム値の測定等)を十分に行い，異常が認められた場合には中止し，カリウム剤の投与等の適切な処置を行う　ⓒミオパシー：低カリウム血症の結果としてミオパシーが現れることがあるので，観察を十分に行い，脱力感，四肢痙攣・麻痺等の異常が認められた場合には中止し，カリウム剤の投与等の適切な処置を行う　ⓓ肝機能障害，黄疸：AST(GOT)，ALT(GPT)，Al-P，γ-GTP等の著しい上昇等を伴う肝機能障害，黄疸が現れることがあるので，観察を十分に行い，異常が認められた場合には中止し，適切な処置を行う

❸その他の副作用

	頻度不明
過敏症*	発疹，蕁麻疹等

※：このような症状が現れた場合には中止する
【高齢者への投与】一般に高齢者では生理機能が低下しているので減量するなど注意する　【妊婦・産婦・授乳婦等への投与】妊娠中の投与に関する安全性は確立していないので，妊婦又は妊娠している可能性のある婦人には，治療上の有益性が危険性を上回ると判断される場合にのみ投与する　【小児等への投与】小児等に対する安全性は確立していない[使用経験が少ない]　【その他の注意】湿疹，皮膚炎等が悪化することがある　【保存等】遮光保存

清肺湯
漢方製剤　　　　　　　　　　　　　　　　　　　　520

基本添付文書 ツムラ2013年3月改訂

(製品) ツムラ清肺湯 エキス顆粒(分包3g)(ツムラ)

(組成) 〔顆粒〕：9g中(トウキ・バクモンドウ・ブクリョウ各3g，オウゴン・キキョウ・キョウニン・サンシシ・ソウハクヒ・タイソウ・チンピ・チクジョ・テンモンドウ・バイモ各2g，カンゾウ・ゴミシ・ショウキョウ各1g)エキス末6g

(効能・効果) 痰の多く出る咳

(用法・用量) 1日9g，食前又は食間2～3回に分服。年齢，体重，症状により適宜増減

【慎重投与】❶著しく胃腸の虚弱な患者[食欲不振，胃部不快感，悪心，下痢等が現れるおそれがある] ❷食欲不振，悪心，嘔吐のある患者[これらの症状が悪化するおそれがある] 【重要な基本的注意】❶使用にあたっては，患者の証(体質・症状)を考慮して投与する。なお，経過を十分に観察し，症状・所見の改善が認められない場合には，継続投与を避ける ❷カンゾウが含まれているので，血清カリウム値や血圧値等に十分留意し，異常が認められた場合には中止する ❸他の漢方製剤等を併用する場合は，含有生薬の重複に注意する
【相互作用】併用注意

薬剤名等	臨床症状・措置方法	機序・危険因子
カンゾウ含有製剤グリチルリチン酸及びその塩類を含有する製剤	偽アルドステロン症が現れやすくなる。また，低カリウム血症の結果として，ミオパシーが現れやすくなる(重大な副作用の項参照)	グリチルリチン酸は尿細管でのカリウム排泄促進作用があるため，血清カリウム値の低下が促進されることが考えられる

【副作用】❶使用成績調査等の副作用発現頻度が明確となる調査を実施していないため，発現頻度は不明である

❷重大な副作用　ⓐ間質性肺炎：発熱，咳嗽，呼吸困難，肺音の異常(捻髪音)等が現れた場合には，本剤を中止し，速やかに胸部X線等の検査を実施するとともに副腎皮質ホルモン剤の投与等の適切な処置を行う。また，発熱，咳嗽，呼吸困難等が現れた場合には，本剤を中止し，直ちに連絡するよう患者に対し注意を行う　ⓑ偽アルドステロン症：低カリウム血症，血圧上昇，ナトリウム・体液の貯留，浮腫，体重増加等の偽アルドステロン症が現れることがあるので，観察(血清カリウム値の測定等)を十分に行い，異常が認められた場合には中止し，カリウム剤の投与等の適切な処置を行う　ⓒミオパシー：低カリウム血症の結果としてミオパシーが現れることがあるので，観察を十分に行い，脱力感，四肢痙攣・麻痺等の異常が認められた場合には中止し，カリウム剤の投与等の適切な処置を行う　ⓓ肝機能障害，黄疸：AST(GOT)，ALT(GPT)，Al-P，γ-GTP等の著しい上昇を伴う肝機能障害，黄疸が現れることがあるので，観察を十分に行い，異常が認められた場合には中止し，適切な処置を行う

❸その他の副作用

	頻度不明
消化器	食欲不振，胃部不快感，悪心，下痢等

【高齢者への投与】一般に高齢者では生理機能が低下しているので減量するなど注意する　【妊婦・産婦・授乳婦等への投与】妊娠中の投与に関する安全性は確立していないので，妊婦又は妊娠している可能性のある婦人には，治療上の有益性が危険性を上回ると判断される場合にのみ投与する　【小児等への投与】小児等に対する安全性は確立していない[使用経験が少ない]　【保存等】遮光保存
【薬効薬理】❶去痰作用　ⓐ気道液分泌作用：ウサギに経口投与で，気道液量が増加　ⓑ痰の粘度低下作用：亜急性気管支炎罹患ウサギに経口投与で，痰の粘度が低下　ⓒ気管粘膜線毛輸送能促進作用　⑦ハトに経口投与で，気管粘膜の粘液線毛輸送機能(MCT)が促進。また，アセチルコリン噴霧によるMCTの活性化が促進　④ウサギ気管粘膜上皮細胞で，気道液運搬に関与する線毛運動周波数を増加(in vitro)　ⓓ肺表面活性物質分泌促進作用：ウサギに経口投与で，気道液中の肺表面活性物質の主体のパルミチン酸，飽和脂肪酸及び総脂肪酸量が増加　❷作用機序：次の作用により薬理効果を示すことを示唆　ⓐ粘液線毛輸送系に対する作用　⑦イヌ気管培養粘膜上皮で，漿膜側投与により，イオン能動輸送量を反映する短絡電流を増加。この反応はNaチャネルブロッカーのアミロライドでは影響を受けず，Clトランスポート阻害剤のフロセミドにより抑制(in vitro)　④亜急性気管支炎罹患ウサギに経口投与で，痰中の粘液線毛輸送機能促進作用のある飽和型ホスファチジルエタノールアミンの増加を促進し，粘液線毛輸送機能阻害作用のあるスフィンゴミエリンの増加を抑制　ⓑ活性酸素，ケミカルメディエーターに対する作用　⑦ヒト肺胞マクロファージで，PMA刺激による化学発光及びカルシウムイオノフォアA23187刺激によるロイコトリエンB₄産生を抑制(in vitro)　④卵白アルブミン感作モルモット肺で，抗原刺激時のSRS-A(slow reacting substance of anaphylaxis)遊離を抑制(in vitro)

川芎茶調散
漢方製剤　520

基本添付文書 ツムラ2007年5月改訂

製品
- オースギ川芎茶調散料　エキスTG顆粒（分包2.5g）（高砂薬業—大杉）
- ツムラ川芎茶調散　エキス顆粒（分包2.5g）（ツムラ）

組成 A群：コウブシ4g，センキュウ3g，ケイガイ・ハッカ・ビャクシ・ボウフウ・キョウカツ各2g，カンゾウ・サイチャ各1.5g
〔顆粒〈オースギ〉〕：7.5g中エキス末3.3g
B群：コウブシ4g，センキュウ3g，ケイガイ・ハッカ・ビャクシ・ボウフウ・キョウカツ各2g，カンゾウ・チャヨウ各1.5g
〔顆粒〈ツムラ〉〕：7.5g中エキス末3.25g

効能・効果 かぜ，血の道症，頭痛

用法・用量 1日7.5g，食前又は食間2〜3回に分服。年齢，体重，症状により適宜増減

慎重投与 ❶著しく胃腸の虚弱な患者［食欲不振，胃部不快感，悪心，下痢等が現れるおそれがある］　❷食欲不振，悪心，嘔吐のある患者［これらの症状が悪化するおそれがある］　**【重要な基本的注意】** ❶使用にあたっては，患者の証（体質・症状）を考慮して投与する。なお，経過を十分に観察し，症状・所見の改善が認められない場合には，継続投与を避ける　❷カンゾウが含まれているので，血清カリウム値や血圧値等に十分留意し，異常が認められた場合には中止する　❸他の漢方製剤等を併用する場合は，含有生薬の重複に注意する

【相互作用】 併用注意

薬剤名等	臨床症状・措置方法	機序・危険因子
カンゾウ含有製剤　グリチルリチン酸及びその塩類を含有する製剤	偽アルドステロン症が現れやすくなる。また，低カリウム血症の結果として，ミオパシーが現れやすくなる（重大な副作用の項参照）	グリチルリチン酸は尿細管でのカリウム排泄促進作用があるため，血清カリウム値の低下が促進されることが考えられる

【副作用】 ❶使用成績調査等の副作用発現頻度が明確となる調査を実施していないため，発現頻度は不明である

❷重大な副作用　ⓐ偽アルドステロン症：低カリウム血症，血圧上昇，ナトリウム・体液の貯留，浮腫，体重増加等の偽アルドステロン症が現れることがあるので，観察（血清カリウム値の測定等）を十分に行い，異常が認められた場合には中止し，カリウム剤の投与等の適切な処置を行う　ⓑミオパシー：低カリウム血症の結果としてミオパシーが現れることがあるので，観察を十分に行い，脱力感，四肢痙攣・麻痺等の異常が認められた場合には中止し，カリウム剤の投与等の適切な処置を行う

❸その他の副作用

	頻度不明
消化器	食欲不振，胃部不快感，悪心，下痢等

【高齢者への投与】 一般に高齢者では生理機能が低下しているので減量するなど注意する　**【妊婦・産婦・授乳婦等への投与】** 妊娠中の投与に関する安全性は確立していないので，妊婦又は妊娠している可能性のある婦人には，治療上の有益性が危険性を上回ると判断される場合にのみ投与する　**【小児等への投与】** 小児等に対する安全性は確立していない［使用経験が少ない］　**【保存等】** 遮光保存

疎経活血湯
漢方製剤　520

基本添付文書 ツムラ2007年5月改訂

製品
- オースギ疎経活血湯　エキスG顆粒（分包4g）（大杉）
- 太虎堂の疎経活血湯　エキス顆粒（分包2.5g）（太虎精堂）
- ツムラ疎経活血湯　エキス顆粒（分包2.5g）（ツムラ）

組成 A群：シャクヤク2.5g，ジオウ・センキュウ・ビャクジュツ・トウキ・トウニン・ブクリョウ各2g，ゴシツ・チンピ・ボウイ・ハマボウフウ・リュウタン・イレイセン・キョウカツ各1.5g，ショウキョウ0.5g，カンゾウ・ビャクシ各1g
〔顆粒〈オースギ〉〕：12g中エキス末5.6g
B群：シャクヤク2.5g，トウキ・ジオウ・ビャクジュツ・センキュウ・トウニン・ブクリョウ各2g，ゴシツ・ボウイ・ボウフウ・リュウタン・ショウキョウ・チンピ・イレイセン・キョウカツ各1.5g，ビャクシ・カンゾウ各1g
〔顆粒〈太虎堂〉〕：7.5g中エキス末5.15g
C群：シャクヤク2.5g，ジオウ・センキュウ・ソウジュツ・トウキ・トウニン・ブクリョウ各2g，イレイセン・キョウカツ・ゴシツ・チンピ・ボウイ・ボウフウ・リュウタン各1.5g，カンゾウ・ビャクシ各1g，ショウキョウ0.5g
〔顆粒〈ツムラ〉〕：7.5g中エキス末5g

効能・効果 関節痛，神経痛，腰痛，筋肉痛

用法・用量 〔オースギ〕：1日12g，食前又は食間2〜3回に分服。年齢，体重，症状により適宜増減
〔太虎堂〕：1日7.5g，食前又は食間3回に分服。年齢，体重，症状により適宜増減
〔ツムラ〕：1日7.5g，食前又は食間2〜3回に分服。年齢，体重，症状により適宜増減

慎重投与 ❶著しく胃腸の虚弱な患者［食欲不振，胃部不快感，悪心，嘔吐，下痢等が現れるおそれがある］　❷食欲不振，悪心，嘔吐のある患者［これらの症状が悪化するおそれがある］　**【重要な基本的注意】** ❶使用にあたっては，患者の証（体質・症状）を考慮して投与する。なお，経過を十分に観察し，症状・所見の改善が認められない場合には，継続投与を避ける　❷カンゾウが含まれているので，血清カリウム値や血圧値等に十分留意し，異常が認められた場合には中止する　❸他の漢方製剤等を併用する場合は，含有生薬の重複に注意する

【相互作用】 併用注意

薬剤名等	臨床症状・措置方法	機序・危険因子
カンゾウ含有製剤　グリチルリチン酸及びその塩類を含有する製剤	偽アルドステロン症が現れやすくなる。また，低カリウム血症の結果として，ミオパシーが現れやすくなる（重大な副作用の項参照）	グリチルリチン酸は尿細管でのカリウム排泄促進作用があるため，血清カリウム値の低下が促進されることが考えられる

【副作用】 ❶使用成績調査等の副作用発現頻度が明確となる調査を実施していないため，発現頻度は不明である

❷重大な副作用　ⓐ偽アルドステロン症：低カリウム血症，血圧上昇，ナトリウム・体液の貯留，浮腫，体重増加等の偽アルドステロン症が現れることがあるので，観察（血清カリウム値の測定等）を十分に行い，異常が認められた場合には中止し，カリウム剤の投与等の適切な処置を行う　ⓑミオパシー：低カリウム血症の結果としてミオパシーが現れることがあるので，観察を十分に行い，脱力感，四肢痙攣・麻痺等の異常が認められた場合には中止し，カリウム剤の投与等の適切な処置を行う

❸その他の副作用

	頻度不明
消化器	食欲不振，胃部不快感，悪心，嘔吐，下痢等

【高齢者への投与】 一般に高齢者では生理機能が低下しているので減量するなど注意する　**【妊婦・産婦・授乳婦等への投与】** 妊婦又は妊娠している可能性のある婦人には投与しないことが望ましい［ゴシツ，トウニンにより流早産の危険性がある］　**【小児等への投与】** 小児等に対する安全性は確立していない［使用経験が少ない］　**【保存等】** 遮光保存

大黄甘草湯
漢方製剤　520

基本添付文書 ツムラ2013年3月改訂

製品
- オースギ大黄甘草湯　エキスG顆粒（分包1g）（大杉）
- オースギ大黄甘草湯　エキスT錠（分包2錠）（高砂薬業—大杉）

ツムラ大黄甘草湯 エキス顆粒（分包2.5g）（ツムラ）

【組成】A群：ダイオウ4g, カンゾウ1g
〔顆粒・錠剤〈オースギ〉〕：3g又は6錠中エキス末0.8g
B群：ダイオウ4g, カンゾウ2g
〔顆粒〈ツムラ〉〕：7.5g中エキス末1.5g
【効能・効果】便秘症
【用法・用量】〔オースギ〕：1日3g又は6錠，食前又は食間2～3回に分服。年齢，体重，症状により適宜増減
〔ツムラ〕：1日7.5g，食前又は食間2～3回に分服。年齢，体重，症状により適宜増減
【慎重投与】❶下痢，軟便のある患者［これらの症状が悪化するおそれがある］ ❷著しく胃腸の虚弱な患者［食欲不振，腹痛，下痢等が現れることがある］ ❸著しく体力の衰えている患者［副作用が現れやすくなり，その症状が増強されるおそれがある］ 【重要な基本的注意】❶使用にあたっては，患者の証（体質・症状）を考慮して投与する。なお，経過を十分に観察し，症状・所見の改善が認められない場合には，継続投与を避ける ❷カンゾウが含まれているので，血清カリウム値や血圧値等に十分留意し，異常が認められた場合には中止する ❸他の漢方製剤等を併用する場合は，含有生薬の重複に注意する。ダイオウを含む製剤との併用には，特に注意する ❹ダイオウの瀉下作用には個人差が認められるので，用法・用量に注意する
【相互作用】併用注意

薬剤名等	臨床症状・措置方法	機序・危険因子
カンゾウ含有製剤 グリチルリチン酸及びその塩類を含有する製剤	偽アルドステロン症が現れやすくなる。また，低カリウム血症の結果として，ミオパシーが現れやすくなる（重大な副作用の項参照）	グリチルリチン酸は尿細管でのカリウム排泄促進作用があるため，血清カリウム値の低下が促進されることが考えられる

【副作用】❶使用成績調査等の副作用発現頻度が明確となる調査を実施していないため，発現頻度は不明である

❷重大な副作用 ⓐ偽アルドステロン症：低カリウム血症，血圧上昇，ナトリウム・体液の貯留，浮腫，体重増加等の偽アルドステロン症が現れることがあるので，観察（血清カリウム値の測定等）を十分に行い，異常が認められた場合には中止し，カリウム剤の投与等の適切な処置を行う ⓑミオパシー：低カリウム血症の結果としてミオパシーが現れることがあるので，観察を十分に行い，脱力感，四肢痙攣・麻痺等の異常が認められた場合には中止し，カリウム剤の投与等の適切な処置を行う

❸その他の副作用

	頻度不明
消化器	食欲不振，腹痛，下痢等

【高齢者への投与】一般に高齢者では生理機能が低下しているので減量するなど注意する 【妊婦・産婦・授乳婦等への投与】❶妊婦又は妊娠している可能性のある婦人には投与しないことが望ましい［ダイオウの子宮収縮作用及び骨盤内臓器の充血作用により流早産の危険性がある］ ❷授乳中の婦人には慎重に投与する［ダイオウ中のアントラキノン誘導体が母乳中に移行し，乳児の下痢を起こすことがある］ 【小児等への投与】小児等に対する安全性は確立していない［使用経験が少ない］ 【保存等】遮光保存
【臨床成績】便秘症患者を対象とした二重盲検比較試験での有効率86.4%（38/44）〔プラセボ群44.7%（21/47）〕

ダイオウボタンピトウ
大黄牡丹皮湯
漢方製剤　　　520

基本添付文書 ツムラ2013年3月改訂

【製品】
コタロー大黄牡丹皮湯 エキス細粒（分包2g）（小太郎漢方）
ツムラ大黄牡丹皮湯 エキス顆粒（分包2.5g）（ツムラ）
テイコク大黄牡丹皮湯 エキス顆粒（分包2.5g）（帝國漢方―日医工）

【組成】A群：トウニン・ボタンピ各4g, ダイオウ2g, 無水硫酸ナトリウム1.8g, トウガシ6g
〔細粒〈コタロー〉〕：6g中エキス末3.8g
B群：トウニン・ボタンピ各4g, ダイオウ2g, トウガシ6g, 無水ボウショウ1.8g
〔顆粒〈ツムラ〉〕：7.5g中エキス末3.5g
C群：ダイオウ2g, ボタンピ・トウニン・硫酸ナトリウム各4g, トウガシ6g
〔顆粒〈テイコク〉〕：7.5g中エキス末2.32g
【効能・効果】〔コタロー〕：盲腸部に圧痛や宿便があり，大便は硬く，皮膚は紫赤色あるいは暗赤色を呈し，うっ血又は出血の傾向があるもの。常習便秘，動脈硬化，月経不順による諸種の障害，更年期障害，湿疹，蕁麻疹，にきび，腫物，膀胱カタル
〔ツムラ・テイコク〕：比較的体力があり，下腹部痛があって，便秘しがちなものの次の諸症（月経不順，月経困難，便秘，痔疾）
【用法・用量】〔コタロー〕：1日6g，食前又は食間2～3回に分服。年齢，体重，症状により適宜増減
〔ツムラ〕：1日7.5g，食前又は食間2～3回に分服。年齢，体重，症状により適宜増減
〔テイコク〕：1回2.5g，1日3回食前経口投与。年齢，体重，症状により適宜増減
【慎重投与】❶下痢，軟便のある患者［これらの症状が悪化するおそれがある］ ❷著しく胃腸の虚弱な患者［食欲不振，腹痛，下痢等が現れるおそれがある］ ❸著しく体力の衰えている患者［副作用が現れやすくなり，その症状が増強されるおそれがある］ 【重要な基本的注意】❶使用にあたっては，患者の証（体質・症状）を考慮して投与する。なお，経過を十分に観察し，症状・所見の改善が認められない場合には，継続投与を避ける ❷他の漢方製剤等を併用する場合は，含有生薬の重複に注意する。ダイオウを含む製剤との併用には，特に注意する ❸ダイオウの瀉下作用には個人差が認められるので，用法・用量に注意する
【副作用】使用成績調査等の副作用発現頻度が明確となる調査を実施していないため，発現頻度は不明である

	頻度不明
消化器	食欲不振，腹痛，下痢等

【高齢者への投与】一般に高齢者では生理機能が低下しているので減量するなど注意する 【妊婦・産婦・授乳婦等への投与】❶妊婦又は妊娠している可能性のある婦人には投与しないことが望ましい［ダイオウ（子宮収縮作用及び骨盤内臓器の充血作用），無水ボウショウ（子宮収縮作用），トウニン，ボタンピにより流早産の危険性がある］ ❷授乳中の婦人には慎重に投与する［ダイオウ中のアントラキノン誘導体が母乳中に移行し，乳児の下痢を起こすことがある］ 【小児等への投与】小児等に対する安全性は確立していない［使用経験が少ない］ 【その他の注意】本剤には無水ボウショウが含まれているので，治療上食塩制限が必要な患者に継続投与する場合は注意する 【保存等】遮光保存

ダイケンチュウトウ
大建中湯
漢方製剤　　　520

基本添付文書 ツムラ2012年11月改訂

【製品】
コタロー大建中湯 エキス細粒（分包3g）（小太郎漢方）
ツムラ大建中湯 エキス顆粒（分包2.5g）（ツムラ）

【組成】サンショウ2g, ニンジン3g, カンキョウ5g
〔細粒〈コタロー〉〕：27g中エキス末2.1g, コウイ20g
〔顆粒〈ツムラ〉〕：15g中エキス末1.25g, コウイ10g
【効能・効果】〔コタロー〕：腹壁胃腸弛緩し，腹中に冷感を覚え，嘔吐，腹部膨満感があり，腸の蠕動亢進と共に，腹痛の甚だしいもの。胃下垂，胃アトニー，弛緩性下痢，弛緩性便秘，慢性腹膜炎，腹痛
〔ツムラ〕：腹が冷えて痛み，腹部膨満感のあるもの
【用法・用量】〔コタロー〕：1日27g，食前又は食間2～3回に分服。年齢，体重，症状により適宜増減
〔ツムラ〕：1日15g，食前又は食間2～3回に分服。年齢，体重，症状により

により適宜増減

【慎重投与】肝機能障害のある患者［肝機能障害が悪化するおそれがある］　【重要な基本的注意】❶使用にあたっては、患者の証(体質・症状)を考慮して投与する。なお、経過を十分に観察し、症状・所見の改善が認められない場合には、継続投与を避ける　❷他の漢方製剤等を併用する場合は、含有生薬の重複に注意する

【副作用】❶副作用等発現状況の概要：副作用発現頻度調査(2010年4月～2012年3月)において、3,284例中、64例(1.9%)72件に臨床検査値の異常を含む副作用が報告された

❷重大な副作用　ⓐ間質性肺炎(頻度不明)：咳嗽、呼吸困難、発熱、肺音の異常等が現れた場合には、本剤を中止し、速やかに胸部X線、胸部CT等の検査を実施するとともに副腎皮質ホルモン剤の投与等の適切な処置を行う　ⓑ肝機能障害、黄疸(頻度不明)：AST(GOT)、ALT(GPT)、Al-P、γ-GTPの上昇等を伴う肝機能障害、黄疸が現れることがあるので、観察を十分に行い、異常が認められた場合には中止し、適切な処置を行う

❸その他の副作用

	頻度不明	0.1～5%未満	0.1%未満
過敏症*			発疹、蕁麻疹等
肝臓		肝機能異常(AST(GOT)、ALT(GPT)、Al-P、γ-GTP等の上昇を含む)	
消化器	腹痛	悪心、下痢	腹部膨満、胃部不快感、嘔吐

＊：このような症状が現れた場合には中止する

【高齢者への投与】一般に高齢者では生理機能が低下しているので減量するなど注意する　【妊婦・産婦・授乳婦等への投与】妊娠中の投与に関する安全性は確立していないので、妊婦又は妊娠している可能性のある婦人には、治療上の有益性が危険性を上回ると判断される場合にのみ投与する　【小児等への投与】小児等に対する安全性は確立していない[使用経験が少ない]　【保存等】遮光保存

【薬物動態】健常人16例に5gを空腹時単回経口投与時の血漿中濃度推移及び薬物動態学的パラメータは次表のとおり

	ヒドロキシ-α-サンショール	[6]-ショーガオール	ギンセノシドRb₁
AUC_{0-last}＊ (ng·h/mL)	658 ± 223	0.0751 ± 0.0571	2.27 ± 0.839
C_{max}＊ (ng/mL)	391 ± 136	0.142 ± 0.109	0.0744 ± 0.0229
$t_{1/2}$# (h)	1.71 (1.04-3.26)	0.312 (0.286-0.793)	41.0 (21.3-330)
T_{max}# (h)	0.258 (0.233-0.633)	0.242 (0.233-0.500)	4.02 (1.98-12.0)

＊：平均値±S.D.。#：中央値(範囲)

【薬効薬理】❶ヒトでの作用　ⓐ消化管運動促進作用：健常人にArndorfer perfusion systemで胃及び十二指腸内に投与時、空腹期の休止期で、それぞれの収縮運動を亢進　ⓑ腸管血流増加作用：健常人に経口投与したところ、上腸間膜動脈血流量が増加　ⓒ消化管ホルモン分泌作用：広汎性子宮全摘術後麻痺性イレウス患者に経口投与時、血中モチリン値が上昇　ⓓ健常人に経口投与時、血漿中のモチリン濃度の上昇及びガストリン濃度の一過性上昇が認められたが、ソマトスタチン濃度には影響しなかった　ⓔ健常人に経口投与時、血漿中のVIP及びセロトニン濃度あるいはCalcitonin gene related peptide(CGRP)及びサブスタンスP濃度が上昇　❷動物での作用　ⓐ消化管運動促進作用　㋐イヌに胃内投与時、胃前庭部、十二指腸及び空腸で、空腹期及び食後期の収縮力及び収縮頻度を増加(strain gauge transducer法)　㋑マウスに経口投与時、クロルプロマジンあるいはモルヒネによる小腸及び遠位大腸輸送能低下を改善　㋒モルモット摘出回腸で、縦走筋の収縮を惹起し、モルヒネによる輪走筋の収縮を抑制(in vitro)　ⓑ消化管過剰運動抑制作用：マウスに経口投与時、カルバコールにより誘発された小腸運動輸送能亢進を抑制　ⓒイレウス改善作用　㋐ラットに経口投与時、術後イレウスモデルで消化管輸送能低下を改善　㋑ラットに経口前投与時、小腸にタルクを散布して作成した腸管癒着を抑制　㋒マウスに経口前投与時、酢酸腹腔内投与で作成した炎症性腸管通過障害モデル

で、腸管輸送の遅延を抑制　ⓓ作用機序：次の作用により薬理効果を示すことが示唆されている　㋐消化管運動促進作用　(1)クロルプロマジン誘発マウス小腸輸送能低下の改善作用は、アトロピンとCCK_A受容体拮抗薬ロルグルミドの併用により抑制。また、大腸輸送能低下の改善作用は、アトロピンにより抑制　(2)モルモットで、摘出回腸縦走筋での収縮作用は5-HT₄受容体拮抗薬である高濃度ICS205-930で抑制されたが、オンダンセトロン(5-HT₃受容体拮抗薬)では抑制されなかった。また、アセチルコリン遊離を促進し、その収縮作用はアトロピンあるいはアトロピンとサブスタンスP受容体拮抗薬スパンタイドの併用により抑制(in vitro)　(3)ウサギ摘出空腸で、自動運動を亢進。また、アトロピンによる自動運動の収縮幅の減少を回復(in vitro)　㋑消化管運動抑制作用　(1)モルモット摘出回腸縦走筋の粘膜剥離標本で、低濃度の処置では、電気刺激収縮を抑制したがアセチルコリン収縮には影響を与えなかった。また、高濃度の処置では、KCl収縮を抑制し、その抑制作用はCaCl₂の前処置により減弱(in vitro)　(2)ウサギ摘出空腸で、テトロドトキシンにより低下した自動運動の収縮幅を更に減少(in vitro)　㋒腸管血流量増加作用：腸管血流増加作用は、CGRP受容体拮抗薬CGRP(8-37)により抑制され、VIP受容体拮抗薬[4-Cl-DPhe6,Leu7]-VIP及びアトロピンにより一部抑制され、スパンタイドでは抑制されなかった

ダイサイコトウ
大柴胡湯
漢方製剤　　　520

基本添付文書　ツムラ2013年3月改訂

【製品】
オースギ大柴胡湯　エキスG顆粒(分包2.5g)(大杉)
オースギ大柴胡湯　エキスT錠(分包6錠)(高砂薬業-大杉)
クラシエ大柴胡湯　エキス細粒(分包2・3g)　エキス錠(大峰堂、クラシエ製薬-クラシエ薬品)
コタロー大柴胡湯　エキス細粒(分包3g)(小太郎漢方)
サカモト大柴胡湯　エキス顆粒-S(分包3g)(阪本漢法)
三和大柴胡湯　エキス細粒(分包3g)(三和生薬)
JPS大柴胡湯　エキス顆粒(分包2.5g)(ジェーピーエス)
ジュンコウ大柴胡湯　FCエキス細粒(分包2g)(康和薬通-大杉)
太虎堂の大柴胡湯　エキス顆粒(分包2g)(太虎精堂)
大柴胡湯　エキス顆粒T(分包2.5g)(東亜薬品-杏林、キョーリンリメディオ、建林松鶴堂、陽進堂)
ツムラ大柴胡湯　エキス顆粒(分包2.5g)(ツムラ)
テイコク大柴胡湯　エキス顆粒(分包3g)(帝國漢方-大木製薬、日医工)
〔東洋〕大柴胡湯　エキス細粒(分包2g)(東洋薬行)
本草大柴胡湯　エキス顆粒-M(分包2.5g)(本草)
マツウラ大柴胡湯　エキス顆粒(分包2g)(松浦薬業)

【組成】A群：サイコ6g、ハンゲ4g、オウゴン・シャクヤク・タイソウ各3g、キジツ2g、ショウキョウ・ダイオウ各1g
〔細粒〈クラシエ〉〕：6g中エキス末5.4g
〔顆粒〈オースギ〉〕：7.5g中エキス末3.9g
〔顆粒〈サカモト〉〈テイコク〉〕：9g中エキス末4.29g
〔顆粒〈JPS〉〈ツムラ〉〕：7.5g中エキス末4.5g
〔顆粒〈マツウラ〉〕：6g中エキス末3.6g
〔錠剤〈オースギ〉〕：18錠中エキス末4g
〔錠剤〈クラシエ〉〕：18錠中エキス末4.8g

B群：サイコ6g、ハンゲ4g、ショウキョウ1g、オウゴン・シャクヤク・タイソウ各3g、キジツ・ダイオウ各2g
〔細粒〈コタロー〉〕：9g中エキス末6g

C群：サイコ6g、ハンゲ4g、オウゴン・シャクヤク・タイソウ各3g、キジツ・ショウキョウ各2g、ダイオウ1g
〔顆粒〈三和〉〕：9g中エキス末5.8g
〔顆粒〈太虎堂〉〕：6g中エキス末4.26g

D群：サイコ6g、オウゴン・シャクヤク・タイソウ・ハンゲ各3g、キジツ2g、ダイオウ・ショウキョウ各1g
〔細粒〈ジュンコウ〉〕：6g中エキス末3.85g

E群：サイコ6g、生ショウキョウ4g、ハンゲ・オウゴン・シャクヤク・タイソウ各3g、キジツ2g、ダイオウ1g
〔細粒〈東洋〉〕：6g中エキス末4g

F群：サイコ6g，ハンゲ4g，オウゴン・シャクヤク・タイソウ各3g，ダイオウ・キジツ各2g，ショウキョウ1.5g
〔顆粒〈東亜薬品〉**本草**〕：7.5g中エキス末3.4g

【効能・効果】〔コタロー〕：肝臓部圧迫感，又はみぞおちが硬く張って，胸や脇腹にも痛みや圧迫感があり，便秘するもの，あるいはかえって下痢するもの，耳鳴，肩こり，疲労感，食欲減退などを伴うこともあるもの。高血圧，動脈硬化，常習便秘，肥満症，黄疸，胆石症，胆嚢炎，胃腸病，気管支喘息，不眠症，神経衰弱，陰萎，痔疾，半身不随

〔三和〕：胸や脇腹に圧迫感や痛みがあって胃部が硬く，つかえて便秘するもの，あるいは下痢したり，耳鳴，食欲減退，疲労などを伴うものの次の諸症（胆嚢炎，胆石症，黄疸，胃腸カタル，動脈硬化，高血圧症，脳溢血，半身不随，肥満症，喘息，神経衰弱，不眠症，常習便秘，痔疾，肋間神経痛）

〔ツムラ〕：比較的体力のある人で，便秘がちで，上腹部が張って苦しく，耳鳴り，肩こりなどを伴うものの次の諸症（胆石症，胆嚢炎，黄疸，肝機能障害，高血圧症，脳溢血，蕁麻疹，胃酸過多症，急性胃腸カタル，悪心，嘔吐，食欲不振，痔疾，糖尿病，ノイローゼ，不眠症）

〔その他〕：がっしりとした体格で比較的体力があり，便秘の傾向のあるものの次の諸症（胃炎，常習便秘，高血圧に伴う肩こり・頭痛・便秘，肩こり，肥満症）

【用法・用量】〔オースギ・JPS・ツムラ・東亜薬品〕：1日7.5g又は18錠，食前又は食間2〜3回に分服。年齢，体重，症状により適宜増減

〔クラシエ・ジュンコウ・マツウラ〕：1日6g又は18錠，食前又は食間2〜3回に分服。年齢，体重，症状により適宜増減

〔コタロー・サカモト〕：1日9g，食前又は食間2〜3回に分服。年齢，体重，症状により適宜増減

〔三和〕：1日9g，食前又は食間3回に分服。年齢，症状により適宜増減

〔太虎堂〕：1日6g，食前又は食間3回に分服。年齢，体重，症状により適宜増減

〔テイコク〕：1回3g，1日3回食前経口投与。年齢，体重，症状により適宜増減

〔東洋〕：1回2g，1日3回空腹時経口投与。年齢，症状により適宜増減

〔本草〕：1日7.5g，食前又は食間3回に分服。年齢，症状により適宜増減

【慎重投与】❶下痢，軟便のある患者［これらの症状が悪化するおそれがある］ ❷著しく胃腸の虚弱な患者［食欲不振，腹痛，下痢等が現れることがある］ ❸著しく体力の衰えている患者［副作用が現れやすくなり，その症状が増強されるおそれがある］ 【重要な基本的注意】❶使用にあたっては，患者の証（体質・症状）を考慮して投与する。なお，経過を十分に観察し，症状・所見の改善が認められない場合には，継続投与を避ける ❷他の漢方製剤等を併用する場合は，含有生薬の重複に注意する。ダイオウを含む製剤との併用には，特に注意する ❸ダイオウの瀉下作用には個人差が認められるので，用法・用量に注意する

【副作用】❶使用成績調査等の副作用発現頻度が明確となる調査を実施していないため，発現頻度は不明である

❷重大な副作用 ⓐ間質性肺炎：発熱，咳嗽，呼吸困難，肺音の異常（捻髪音）等が現れた場合には，本剤を中止し，速やかに胸部X線等の検査を実施するとともに副腎皮質ホルモン剤の投与等の適切な処置を行う。また，発熱，咳嗽，呼吸困難等が現れた場合には，本剤を中止し，直ちに連絡するよう患者に対し注意を行う ⓑ肝機能障害，黄疸：AST（GOT），ALT（GPT），Al-P，γ-GTPの上昇等を伴う肝機能障害，黄疸が現れることがあるので，観察を十分に行い，異常が認められた場合には中止し，適切な処置を行う

❸その他の副作用

	頻度不明
消化器	食欲不振，腹痛，下痢等

【高齢者への投与】一般に高齢者では生理機能が低下しているので減量するなど注意する 【妊婦・産婦・授乳婦等への投与】❶妊婦又は妊娠している可能性のある婦人には投与しないことが望ましい［ダイオウの子宮収縮作用及び骨盤内臓器の充血作用により流早産の危険性がある］ ❷授乳中の婦人には慎重に投与する［ダイオウ中のアントラキノン誘導体が母乳中に移行し，乳児の下痢を起こすことがある］ 【小児等への投与】小児等に対する安全性は確立していない［使用経験が少ない］ 【保存等】遮光保存

【薬効薬理】❶肝障害抑制作用 ⓐ四塩化炭素肝障害ラットに経口投与時，血清中AST（GOT），ALT（GPT），総ビリルビンの上昇を抑制。肝組織における過酸化脂質の増加及び中性脂肪の蓄積を抑制。また，肝細胞壊死を抑制 ⓑラットの初代培養肝細胞で，ADCC反応細胞及び活性化マクロファージ培養上清による肝細胞障害を軽減（in vitro） ❷肝の脂質代謝改善作用：ラットに高コレステロール食と共に混餌投与時，肝臓における総コレステロール及び遊離型コレステロールの上昇を抑制。また，血清中の総コレステロール上昇及びHDL-コレステロールの低下を抑制 ❸胆石形成抑制作用：ハムスターに，コレステロール胆石を形成するグルコース食と共に混餌投与で，胆石形成を抑制 ❹抗アレルギー作用：マウス腹腔内肥満細胞で，compound 48/80によるヒスタミン遊離及び脱顆粒を抑制（in vitro） ❺循環系に対する作用 ⓐマウスに混餌投与時，血清総コレステロールが低下，HDL-コレステロールが上昇 ⓑ自然発症高脂血症（SHC）ラットに混餌投与時，血清総コレステロールの上昇を抑制 ⓒウサギに高コレステロール食と共に混餌投与で，血管弾性特性が改善され，胸部大動脈中の脂質及びヒドロキシプロリン含量の上昇を抑制。また，胸部大動脈における動脈硬化指数及び病理組織学所見の悪化を抑制 ⓓウサギに高コレステロール食で血清脂質を上昇させた後，普通食に変更して3及び6ヵ月混餌投与で，血清コレステロールが改善され，6ヵ月投与で，大動脈壁内膜・中膜細胞成分の遊離コレステロールが低下。また，大動脈における動脈硬化指数及び病理組織学所見の悪化を抑制 ⓔ自然発症高脂血症（KHC）ウサギに混餌投与で，LDLの酸化を抑制，胸部大動脈弓部における粥状硬化病変の進展を抑制 ❻作用機序：次の作用により薬理効果を示すことを示唆 ⓐ肝の脂質過酸化抑制作用 ⓐラット肝ミクロソームで，四塩化炭素，Fe^{2+}/NADPH及びFe^{2+}/アスコルビン酸による脂質過酸化反応を抑制（in vitro） ⓒ四塩化炭素肝障害ラットに経口投与時，肝組織中のグルタチオン，アスコルビン酸の低下を抑制。また，スーパーオキシドジスムターゼ，カタラーゼ，グルタチオン還元酵素活性の低下を改善 ⓑ肝の脂質代謝改善作用 ⓒヒト肝細胞モデルHep G2細胞で，細胞内コレステロールエステル，トリグリセリドの合成を抑制し，apo Bの分泌を低下（in vitro） ⓓウサギに高コレステロール食と共に混餌投与で，肝臓組織におけるapo B mRNA量が抑制され，apo E及びLDL受容体mRNA量が増加

ダイサイコトウキョダイオウ
大柴胡湯去大黄
漢方製剤　　520

基本添付文書　小太郎漢方2007年11月改訂

【製品】
コタロー大柴胡湯去大黄　エキス細粒（分包3g）（小太郎漢方）
三和大柴胡去大黄湯　エキス細粒（分包3g）（三和生薬—大杉）

【組成】A群：サイコ6g，ハンゲ4g，ショウキョウ1g，キジツ2g，オウゴン・シャクヤク・タイソウ各3g
〔細粒〈コタロー〉〕：9g中エキス末5.7g

B群：サイコ6g，ハンゲ4g，オウゴン・シャクヤク・タイソウ各3g，キジツ・ショウキョウ各2g
〔細粒〈三和〉〕：9g中エキス末5.6g

【効能・効果】〔コタロー〕：みぞおちが硬く張って，胸や脇腹あるいは肝臓部などに痛みや圧迫感があるもの。耳鳴り，肩こり，疲労感，食欲減退などを伴うこともあり，便秘しないもの。高血圧，動脈硬化，胃腸病，気管支喘息，黄疸，胆石症，胆嚢炎，不眠症，神経衰弱，陰萎，胸膜炎，痔疾，半身不随

〔三和〕：胸や脇腹に圧迫感や痛みがあって下痢したり，肩こり，食欲減退などを伴うものの次の諸症（肝炎，胆嚢炎，胆石症，胃腸カタル，不眠症，肋間神経痛，動脈硬化症，高血圧症）

【用法・用量】〔コタロー〕：1日9g，食前又は食間2〜3回に分服。年齢，体重，症状により適宜増減

〔三和〕：1日9g，食前又は食間3回に分服。年齢，症状により適宜増減

【慎重投与】著しく体力の衰えている患者［副作用が現れやすくなり，その症状が増強されるおそれがある］ 【重要な基本的注意】❶使用にあたっては，患者の証（体質・症状）を考慮して投与する。なお，経過を十分に観察し，症状・所見の改善が認められない場合には，継続投与を避ける ❷他の漢方製剤等を併用する場合は，含有生薬の重複に注意する 【高齢者への投与】一般に高齢者では生理機能が低下し

ているので減量するなど注意する　【妊婦・産婦・授乳婦等への投与】妊娠中の投与に関する安全性は確立していないので、妊婦又は妊娠している可能性のある婦人には、治療上の有益性が危険性を上回ると判断される場合にのみ投与する　【小児等への投与】小児等に対する安全性は確立していない[使用経験が少ない]　【取扱い上の注意】❶漢方製剤は吸湿しやすいので、湿気を避け、直射日光の当たらない涼しい場所に保管する。特に、ポリ瓶の場合はキャップを堅く締めて保管する　❷天然の生薬を原料としているので、ロットにより色調等に異同があるが、効能その他に変わりはない　【保存等】室温保存(取扱い上の注意の項参照)

大承気湯 (ダイジョウキトウ)
漢方製剤　520

基本添付文書　ツムラ2013年3月改訂

(製品)
コタロー大承気湯　エキス細粒(分包2g)(小太郎漢方)
ツムラ大承気湯　エキス顆粒(分包2.5g)(ツムラ)

(組成) A群：コウボク5g、ダイオウ・キジツ各2g、無水硫酸ナトリウム0.9g
〔細粒〈コタロー〉〕：6g中エキス末2.3g
B群：コウボク5g、キジツ3g、ダイオウ2g、無水ボウショウ1.3g
〔顆粒〈ツムラ〉〕：7.5g中エキス末3g

(効能・効果)腹部がかたくつかえて、便秘するもの、あるいは肥満体質で便秘するもの。常習便秘、急性便秘、高血圧、神経症、食当り

(用法・用量)〔コタロー〕：1日6g、食前又は食間2～3回に分服。年齢、体重、症状により適宜増減
〔ツムラ〕：1日7.5g、食前又は食間2～3回に分服。年齢、体重、症状により適宜増減

【慎重投与】❶下痢、軟便のある患者[これらの症状が悪化するおそれがある]　❷著しく胃腸の虚弱な患者[食欲不振、腹痛、下痢等が現れることがある]　❸著しく体力の衰えている患者[副作用が現れやすくなり、その症状が増強されるおそれがある]　【重要な基本的注意】❶使用にあたっては、患者の証(体質・症状)を考慮して投与する。なお、経過を十分に観察し、症状・所見の改善が認められない場合には、継続投与を避ける　❷他の漢方製剤等を併用する場合は、含有生薬の重複に注意する。ダイオウを含む製剤との併用には、特に注意する　❸ダイオウの瀉下作用には個人差が認められるので、用法・用量に注意する

【副作用】使用成績調査等の副作用発現頻度が明確となる調査を実施していないため、発現頻度は不明である

	頻度不明
消化器	食欲不振、腹痛、下痢等

【高齢者への投与】一般に高齢者では生理機能が低下しているので減量するなど注意する　【妊婦・産婦・授乳婦等への投与】❶妊婦又は妊娠している可能性のある婦人には投与しないことが望ましい[ダイオウ(子宮収縮作用及び骨盤内臓器の充血作用)、無水ボウショウ(子宮収縮作用)により流早産の危険性がある]　❷授乳中の婦人には慎重に投与する[ダイオウ中のアントラキノン誘導体が母乳中に移行し、乳児の下痢を起こすことがある]　【小児等への投与】小児等に対する安全性は確立していない[使用経験が少ない]　【その他の注意】無水ボウショウが含まれているので、治療上食塩制限が必要な患者に継続投与する場合には注意する　【保存等】遮光保存

大防風湯 (ダイボウフウトウ)
漢方製剤　520

基本添付文書　ツムラ2013年3月改訂

(製品)規制等：劇(分包品及びツムラを除く)
三和大防風湯　エキス細粒(分包3g)(三和生薬―大杉)
ツムラ大防風湯　エキス顆粒(分包3.5g)(ツムラ)

(組成) A群：トウキ・シャクヤク・ジオウ・ハマボウフウ・オウギ・ビャクジュツ・トチュウ各3g、ニンジン・ゴシツ・カンゾウ・タイソウ・キョウカツ各1.5g、センキュウ2g、ショウキョウ・加工ブシ各0.5g
〔細粒〈三和〉〕：9g中エキス末6.5g
B群：オウギ・ジオウ・シャクヤク・ソウジュツ・トウキ・トチュウ・ボウフウ各3g、センキュウ2g、カンゾウ・キョウカツ・ゴシツ・タイソウ・ニンジン各1.5g、カンキョウ・ブシ末各1g
〔顆粒〈ツムラ〉〕：10.5g中エキス末8g

(効能・効果)関節がはれて痛み、麻痺、強直して屈伸しがたいものの次の諸証：下肢の関節リウマチ、慢性関節炎、痛風

(用法・用量)〔三和〕：1日9g、食前又は食間3回に分服(増減)
〔ツムラ〕：1日10.5g、食前又は食間2～3回に分服。年齢、体重、症状により適宜増減

【慎重投与】❶体力の充実している患者[副作用が現れやすくなり、その症状が増強されるおそれがある]　❷暑がりで、のぼせが強く、赤ら顔の患者[心悸亢進、のぼせ、舌のしびれ等が現れるおそれがある]　❸著しく胃腸の虚弱な患者[食欲不振、胃部不快感、悪心、嘔吐、下痢等が現れるおそれがある]　❹食欲不振、悪心、嘔吐のある患者[これらの症状が悪化するおそれがある]　【重要な基本的注意】❶使用にあたっては、患者の証(体質・症状)を考慮して投与する。なお、経過を十分に観察し、症状・所見の改善が認められない場合には、継続投与を避ける　❷カンゾウが含まれているので、血清カリウム値や血圧値等に十分留意し、異常が認められた場合には中止する　❸他の漢方製剤等を併用する場合は、含有生薬の重複に注意する。ブシを含む製剤との併用には、特に注意する

【相互作用】併用注意

薬剤名等	臨床症状・措置方法	機序・危険因子
カンゾウ含有製剤　グリチルリチン酸及びその塩類を含有する製剤	偽アルドステロン症が現れやすくなる。また、低カリウム血症の結果として、ミオパシーが現れやすくなる(重大な副作用の項参照)	グリチルリチン酸は尿細管でのカリウム排泄促進作用があるため、血清カリウム値の低下が促進されることが考えられる

【副作用】❶使用成績調査等の副作用発現頻度が明確となる調査を実施していないため、発現頻度は不明である

❷重大な副作用　ⓐ偽アルドステロン症：低カリウム血症、血圧上昇、ナトリウム・体液の貯留、浮腫、体重増加等の偽アルドステロン症が現れることがあるので、観察(血清カリウム値の測定等)を十分に行い、異常が認められた場合には中止し、カリウム剤の投与等の適切な処置を行う　ⓑミオパシー：低カリウム血症の結果としてミオパシーが現れることがあるので、観察を十分に行い、脱力感、四肢痙攣・麻痺等の異常が認められた場合には中止し、カリウム剤の投与等の適切な処置を行う

❸その他の副作用

	頻度不明
過敏症*	発疹、蕁麻疹等
消化器	食欲不振、胃部不快感、悪心、嘔吐、下痢等
その他	心悸亢進、のぼせ、舌のしびれ等

*：このような症状が現れた場合には中止する

【高齢者への投与】一般に高齢者では生理機能が低下しているので減量するなど注意する　【妊婦・産婦・授乳婦等への投与】妊娠又は妊娠している可能性のある婦人には投与しないことが望ましい[ゴシツにより流早産の危険性があり、また修治ブシ末の副作用が現れやすくなる]　【小児等への投与】小児等には慎重に投与する[ブシ末が含まれている]　【その他の注意】湿疹、皮膚炎等が悪化することがある　【保存等】遮光保存

【薬効薬理】関節リウマチモデルに対する作用：Ⅱ型コラーゲン誘発関節炎マウスに経口投与時、血清抗コラーゲン抗体価が減少し、関節炎の重症度が軽減。組織学的に軟骨及び骨のびらんが抑制

竹茹温胆湯 (チクジョウンタントウ)
漢方製剤　520

基本添付文書 ツムラ2013年3月改訂

製品
ツムラ竹茹温胆湯 エキス顆粒（分包2.5g）（ツムラ）

組成 〔顆粒〕：7.5g中(ハンゲ5g、サイコ・バクモンドウ・ブクリョウ・チクジョ各3g、キキョウ・キジツ・コウブシ・チンピ各2g、オウレン・カンゾウ・ショウキョウ・ニンジン各1g)エキス末5.5g

効能・効果 インフルエンザ、風邪、肺炎などの回復期に熱が長びいたり、又平熱になっても、気分がさっぱりせず、咳や痰が多くて安眠ができないもの

用法・用量 1日7.5g、食前又は食間2～3回に分服。年齢、体重、症状により適宜増減

重要な基本的注意 ❶使用にあたっては、患者の証(体質・症状)を考慮して投与する。なお、経過を十分に観察し、症状・所見の改善が認められない場合には、継続投与を避ける　❷カンゾウが含まれているので、血清カリウム値や血圧値等に十分留意し、異常が認められた場合には中止する　❸他の漢方製剤等を併用する場合は、含有生薬の重複に注意する

相互作用 併用注意

薬剤名等	臨床症状・措置方法	機序・危険因子
カンゾウ含有製剤　グリチルリチン酸及びその塩類を含有する製剤	偽アルドステロン症が現れやすくなる。また、低カリウム血症の結果として、ミオパシーが現れやすくなる（重大な副作用の項参照）	グリチルリチン酸は尿細管でのカリウム排泄促進作用があるため、血清カリウム値の低下が促進されることが考えられる

副作用 ❶使用成績調査等の副作用発現頻度が明確となる調査を実施していないため、発現頻度は不明である

❷重大な副作用　ⓐ偽アルドステロン症：低カリウム血症、血圧上昇、ナトリウム・体液の貯留、浮腫、体重増加等の偽アルドステロン症が現れることがあるので、観察（血清カリウム値の測定等）を十分に行い、異常が認められた場合には中止し、カリウム剤の投与等の適切な処置を行う　ⓑミオパシー：低カリウム血症の結果としてミオパシーが現れることがあるので、観察を十分に行い、脱力感、四肢痙攣・麻痺等の異常が認められた場合には中止し、カリウム剤の投与等の適切な処置を行う

❸その他の副作用

	頻度不明
過敏症※	発疹、蕁麻疹等

※：このような症状が現れた場合には中止する

高齢者への投与 一般に高齢者では生理機能が低下しているので減量するなど注意する　**妊婦・産婦・授乳婦等への投与** 妊娠中の投与に関する安全性は確立していないので、妊婦又は妊娠している可能性のある婦人には、治療上の有益性が危険性を上回ると判断される場合にのみ投与する　**小児等への投与** 小児等に対する安全性は確立していない[使用経験が少ない]　**保存等** 遮光保存

治打撲一方 (ヂダボクイッポウ)
漢方製剤　520

基本添付文書 ツムラ2013年3月改訂

製品
ツムラ治打撲一方 エキス顆粒（分包2.5g）（ツムラ）

組成 〔顆粒〕：7.5g中(ケイヒ・センキュウ・センコツ・ボクソク各3g、カンゾウ1.5g、ダイオウ・チョウジ各1g)エキス末2.25g

効能・効果 打撲によるはれ及び痛み

用法・用量 1日7.5g、食前又は食間2～3回に分服。年齢、体重、症状により適宜増減

慎重投与 ❶下痢、軟便のある患者[これらの症状が悪化するおそれがある]　❷著しく胃腸の虚弱な患者[食欲不振、胃部不快感、悪心、腹痛、下痢等が現れるおそれがある]　❸食欲不振、悪心、嘔吐のある患者[これらの症状が悪化するおそれがある]　❹著しく体力の衰えている患者[副作用が現れやすくなり、その症状が増強されるおそれがある]　**重要な基本的注意** ❶使用にあたっては、患者の証（体質・症状）を考慮して投与する。なお、経過を十分に観察し、症状・所見の改善が認められない場合には、継続投与を避ける　❷カンゾウが含まれているので、血清カリウム値や血圧値等に十分留意し、異常が認められた場合には中止する　❸他の漢方製剤等を併用する場合は、含有生薬の重複に注意する。ダイオウを含む製剤との併用には、特に注意する　❹ダイオウの瀉下作用には個人差が認められるので、用法・用量に注意する

相互作用 併用注意

薬剤名等	臨床症状・措置方法	機序・危険因子
カンゾウ含有製剤　グリチルリチン酸及びその塩類を含有する製剤	偽アルドステロン症が現れやすくなる。また、低カリウム血症の結果として、ミオパシーが現れやすくなる（重大な副作用の項参照）	グリチルリチン酸は尿細管でのカリウム排泄促進作用があるため、血清カリウム値の低下が促進されることが考えられる

副作用 ❶使用成績調査等の副作用発現頻度が明確となる調査を実施していないため、発現頻度は不明である

❷重大な副作用　ⓐ偽アルドステロン症：低カリウム血症、血圧上昇、ナトリウム・体液の貯留、浮腫、体重増加等の偽アルドステロン症が現れることがあるので、観察（血清カリウム値の測定等）を十分に行い、異常が認められた場合には中止し、カリウム剤の投与等の適切な処置を行う　ⓑミオパシー：低カリウム血症の結果としてミオパシーが現れることがあるので、観察を十分に行い、脱力感、四肢痙攣・麻痺等の異常が認められた場合には中止し、カリウム剤の投与等の適切な処置を行う

❸その他の副作用

	頻度不明
過敏症※	発疹、発赤、瘙痒等
消化器	食欲不振、胃部不快感、悪心、腹痛、下痢

※：このような症状が現れた場合には中止する

高齢者への投与 一般に高齢者では生理機能が低下しているので減量するなど注意する　**妊婦・産婦・授乳婦等への投与** ❶妊婦又は妊娠している可能性のある婦人には投与しないことが望ましい[ダイオウの子宮収縮作用及び骨盤内臓器の充血作用により流早産の危険性がある]　❷授乳中の婦人には慎重に投与する[ダイオウ中のアントラキノン誘導体が母乳中に移行し、乳児の下痢を起こすことがある]　**小児等への投与** 小児等に対する安全性は確立していない[使用経験が少ない]　**保存等** 遮光保存

治頭瘡一方 (ヂズソウイッポウ)
漢方製剤　520

基本添付文書 ツムラ2013年3月改訂

製品
ツムラ治頭瘡一方 エキス顆粒（分包2.5g）（ツムラ）

組成 〔顆粒〕：7.5g中(センキュウ・ソウジュツ・レンギョウ各3g、ボウフウ・ニンドウ各2g、カンゾウ・ケイガイ・コウカ各1g、ダイオウ0.5g)エキス末3g

効能・効果 湿疹、くさ、乳幼児の湿疹

用法・用量 1日7.5g、食前又は食間2～3回に分服。年齢、体重、症状により適宜増減

慎重投与 ❶下痢、軟便のある患者[これらの症状が悪化するおそれがある]　❷著しく胃腸の虚弱な患者[食欲不振、胃部不快感、悪心、腹痛、下痢等が現れるおそれがある]　❸食欲不振、悪心、嘔吐のある患者[これらの症状が悪化するおそれがある]　❹著しく体力の衰えている患者[副作用が現れやすくなり、その症状が増強されるお

それがある] 【重要な基本的注意】❶使用にあたっては，患者の証（体質・症状）を考慮して投与する。なお，経過を十分に観察し，症状・所見の改善が認められない場合には，継続投与を避ける　❷カンゾウが含まれているので，血清カリウム値や血圧値等に十分留意し，異常が認められた場合には中止する　❸他の漢方製剤等を併用する場合は，含有生薬の重複に注意する。ダイオウを含む製剤との併用には，特に注意する　❹ダイオウの瀉下作用には個人差が認められるので，用法・用量に注意する
【相互作用】併用注意

薬剤名等	臨床症状・措置方法	機序・危険因子
カンゾウ含有製剤グリチルリチン酸及びその塩類を含有する製剤	偽アルドステロン症が現れやすくなる。また，低カリウム血症の結果として，ミオパシーが現れやすくなる（重大な副作用の項参照）	グリチルリチン酸は尿細管でのカリウム排泄促進作用があるため，血清カリウム値の低下が促進されることが考えられる

【副作用】❶使用成績調査等の副作用発現頻度が明確となる調査を実施していないため，発現頻度は不明である

❷重大な副作用　ⓐ偽アルドステロン症：低カリウム血症，血圧上昇，ナトリウム・体液の貯留，浮腫，体重増加等の偽アルドステロン症が現れることがあるので，観察（血清カリウム値の測定等）を十分に行い，異常が認められた場合には中止し，カリウム剤の投与等の適切な処置を行う　ⓑミオパシー：低カリウム血症の結果としてミオパシーが現れることがあるので，観察を十分に行い，脱力感，四肢痙攣・麻痺等の異常が認められた場合には中止し，カリウム剤の投与等の適切な処置を行う

❸その他の副作用

	頻度不明
過敏症*	発疹，発赤，瘙痒等
消化器	食欲不振，胃部不快感，悪心，腹痛，下痢等

*：このような症状が現れた場合には中止する

【高齢者への投与】一般に高齢者では生理機能が低下しているので減量するなど注意する　【妊婦・産婦・授乳婦等への投与】❶妊婦又は妊娠している可能性のある婦人には投与しないことが望ましい[ダイオウ（子宮収縮作用，骨盤内臓器の充血作用），コウカにより流早産の危険性がある]　❷授乳中の婦人には慎重に投与する[ダイオウ中のアントラキノン誘導体が母乳中に移行し，乳児の下痢を起こすことがある]　【小児等への投与】小児等に対する安全性は確立していない[使用経験が少ない]　【保存等】遮光保存

チョウイジョウキトウ
調胃承気湯
漢方製剤　　　　　　　　　　　　　　　　　　520

基本添付文書　ツムラ2007年5月改訂

（製品）
ツムラ調胃承気湯　エキス顆粒（分包2.5g）（ツムラ）

（組成）〔顆粒〕：7.5g中（ダイオウ2g，カンゾウ1g，無水ボウショウ0.5g）エキス末1.25g
（効能・効果）便秘
（用法・用量）1日7.5g，食前又は食間2～3回に分服。年齢，体重，症状により適宜増減
【慎重投与】❶下痢，軟便のある患者[これらの症状が悪化するおそれがある]　❷著しく胃腸の虚弱な患者[食欲不振，腹痛，下痢等が現れるおそれがある]　❸著しく体力の衰えている患者[副作用が現れやすくなり，その症状が増強されるおそれがある]　【重要な基本的注意】❶使用にあたっては，患者の証（体質・症状）を考慮して投与する。なお，経過を十分に観察し，症状・所見の改善が認められない場合には，継続投与を避ける　❷カンゾウが含まれているので，血清カリウム値や血圧値等に十分留意し，異常が認められた場合には中止する　❸他の漢方製剤等を併用する場合は，含有生薬の重複に注意する。ダイオウを含む製剤との併用には，特に注意する　❹ダイオウの瀉下作用には個人差が認められるので，用法・用量に注意する

【相互作用】併用注意

薬剤名等	臨床症状・措置方法	機序・危険因子
カンゾウ含有製剤グリチルリチン酸及びその塩類を含有する製剤	偽アルドステロン症が現れやすくなる。また，低カリウム血症の結果として，ミオパシーが現れやすくなる（重大な副作用の項参照）	グリチルリチン酸は尿細管でのカリウム排泄促進作用があるため，血清カリウム値の低下が促進されることが考えられる

【副作用】❶使用成績調査等の副作用発現頻度が明確となる調査を実施していないため，発現頻度は不明である

❷重大な副作用　ⓐ偽アルドステロン症：低カリウム血症，血圧上昇，ナトリウム・体液の貯留，浮腫，体重増加等の偽アルドステロン症が現れることがあるので，観察（血清カリウム値の測定等）を十分に行い，異常が認められた場合には中止し，カリウム剤の投与等の適切な処置を行う　ⓑミオパシー：低カリウム血症の結果としてミオパシーが現れることがあるので，観察を十分に行い，脱力感，四肢痙攣・麻痺等の異常が認められた場合には中止し，カリウム剤の投与等の適切な処置を行う

❸その他の副作用

	頻度不明
消化器	食欲不振，腹痛，下痢等

【高齢者への投与】一般に高齢者では生理機能が低下しているので減量するなど注意する　【妊婦・産婦・授乳婦等への投与】❶妊婦又は妊娠している可能性のある婦人には投与しないことが望ましい[ダイオウ（子宮収縮作用及び骨盤内臓器の充血作用），無水ボウショウ（子宮収縮作用）により流早産の危険性がある]　❷授乳中の婦人には慎重に投与する[ダイオウ中のアントラキノン誘導体が母乳中に移行し，乳児の下痢を起こすことがある]　【小児等への投与】小児等に対する安全性は確立していない[使用経験が少ない]　【その他の注意】無水ボウショウが含まれているので，治療上食塩制限が必要な患者に継続投与する場合は注意する　【保存等】遮光保存

チョウトウサン
釣藤散
漢方製剤　　　　　　　　　　　　　　　　　　520

基本添付文書　ツムラ2007年5月改訂

（製品）
ツムラ釣藤散　エキス顆粒（分包2.5g）（ツムラ）
マツウラ釣藤散　エキス顆粒（分包2.5g）（松浦薬業－クラシエ薬品）

（組成）**A群**：セッコウ5g，チンピ・バクモンドウ・ハンゲ・ブクリョウ・チョウトウコウ各3g，ニンジン・ボウフウ・キクカ各2g，カンゾウ・ショウキョウ各1g
〔顆粒〈ツムラ〉〕：7.5g中エキス末4.5g
B群：チョウトウコウ・チンピ・ハンゲ・バクモンドウ・ブクリョウ・ニンジン・ボウフウ・キクカ・セッコウ各3g，カンゾウ・ショウキョウ各1g
〔顆粒〈マツウラ〉〕：7.5g中軟エキス10.0g（エキス末5.0gに相当）
（効能・効果）慢性に続く頭痛で中年以降，又は高血圧の傾向のあるもの
（用法・用量）1日7.5g，食前又は食間2～3回に分服。年齢，体重，症状により適宜増減
【重要な基本的注意】❶使用にあたっては，患者の証（体質・症状）を考慮して投与する。なお，経過を十分に観察し，症状・所見の改善が認められない場合には，継続投与を避ける　❷カンゾウが含まれているので，血清カリウム値や血圧値等に十分留意し，異常が認められた場合には中止する　❸他の漢方製剤等を併用する場合は，含有生薬の重複に注意する
【相互作用】併用注意

薬剤名等	臨床症状・措置方法	機序・危険因子
カンゾウ含有製剤グリチルリチン酸及びその塩類を含有する製剤	偽アルドステロン症が現れやすくなる。また，低カリウム血症の結果として，ミオパ	グリチルリチン酸は尿細管でのカリウム排泄促進作用があるため，血清カリウム値の低下

シーが現れやすくなる（重大な副作用の項参照） | が促進されることが考えられる

るので，ロットにより色調等に異同があるが，効能その他に変わりはない　**【保存等】**室温保存（取扱い上の注意の項参照）

【副作用】❶使用成績調査等の副作用発現頻度が明確となる調査を実施していないため，発現頻度は不明である

❷**重大な副作用** ⓐ偽アルドステロン症：低カリウム血症，血圧上昇，ナトリウム・体液の貯留，浮腫，体重増加等の偽アルドステロン症が現れることがあるので，観察（血清カリウム値の測定等）を十分に行い，異常が認められた場合には中止し，カリウム剤の投与等の適切な処置を行う　ⓑミオパシー：低カリウム血症の結果としてミオパシーが現れることがあるので，観察を十分に行い，脱力感，四肢痙攣・麻痺等の異常が認められた場合には中止し，カリウム剤の投与等の適切な処置を行う

❸その他の副作用

	頻度不明
過敏症*	発疹，蕁麻疹等
消化器	食欲不振，胃部不快感，軟便，下痢，便秘等

＊：このような症状が現れた場合には中止する

【高齢者への投与】一般に高齢者では生理機能が低下しているので減量するなど注意する　**【妊婦・産婦・授乳婦等への投与】**妊娠中の投与に関する安全性は確立していないので，妊婦又は妊娠している可能性のある婦人には，治療上の有益性が危険性を上回ると判断される場合にのみ投与する　**【小児等への投与】**小児等に対する安全性は確立していない［使用経験が少ない］　**【保存等】**遮光保存

【薬効薬理】❶血圧降下作用　ⓐSHRに経口投与で，血圧上昇抑制　ⓑメチラポン投与と熱ストレス負荷で作製した高血圧モデルラット（MHR）の血圧上昇期に当たるintroductory-MHRに経口投与で，血圧上昇抑制　❷脳血流保持作用：SHRに経口投与で，脱血による脳血流量の減少を抑制　❸作用機序：次の作用により薬理効果を示すことを示唆　ⓐ血圧降下作用：SHRの摘出腸間膜血管で，ノルアドレナリン，カリウム，カルシウムによる収縮抑制（in vitro）　ⓑ脳血流保持作用：SHRで，NO合成酵素阻害剤であるN^G-nitro-L-argininemethyl ester（L-NAME）を処置したところ，経口投与で認められる脳血流保持作用が消失

チョウヨウトウ
腸癰湯
漢方製剤　　　　　　　　　　　　　　　　　　　520

基本添付文書 小太郎漢方2008年2月改訂

(製品)
コタロー腸癰湯　エキス細粒（分包2g）（小太郎漢方）

(組成) 〔細粒〕：6g中（ヨクイニン9g，トウガシ6g，トウニン5g，ボタンピ4g）エキス末3.7g

(効能・効果) 盲腸部に急性又は慢性の痛みがあるもの，あるいは月経痛のあるもの

(用法・用量) 1日6g，食前又は食間2～3回に分服。年齢，体重，症状により適宜増減

【重要な基本的注意】❶使用にあたっては，患者の証（体質・症状）を考慮して投与する。なお，経過を十分に観察し，症状・所見の改善が認められない場合には，継続投与を避ける　❷他の漢方製剤等を併用する場合は，含有生薬の重複に注意する

【副作用】使用成績調査等の副作用発現頻度が明確となる調査を実施していないため，発現頻度は不明である

	頻度不明
消化器	胃部不快感，下痢等

【高齢者への投与】一般に高齢者では生理機能が低下しているので減量するなど注意する　**【妊婦・産婦・授乳婦等への投与】**妊婦又は妊娠している可能性のある婦人には投与しないことが望ましい［本剤に含まれるトウニン，ボタンピにより流早産の危険性がある］　**【小児等への投与】**小児等に対する安全性は確立していない［使用経験が少ない］　**【取扱い上の注意】**❶漢方製剤は吸湿しやすいので，湿気を避け，直射日光の当たらない涼しい場所に保管する。特に，ポリ瓶の場合はキャップを堅く締めて保管する　❷天然の生薬を原料としてい

チョレイトウ
猪苓湯
漢方製剤　　　　　　　　　　　　　　　　　　　520

基本添付文書 ツムラ2013年3月改訂

(製品)
オースギ猪苓湯　エキスG顆粒（分包2g）（大杉）
クラシエ猪苓湯　エキス細粒（分包2・3g）（クラシエ製薬―クラシエ薬品）
コタロー猪苓湯　エキス細粒（分包2g）（小太郎漢方）
三和猪苓湯　エキス細粒（分包2.5g）（三和生薬）
JPS猪苓湯　エキス顆粒（分包2.5g）（ジェーピーエス）
太虎堂の猪苓湯　エキス顆粒（分包2g）（太虎精堂）
猪苓湯　エキス顆粒T（分包3g）（東亜薬品―杏林，キョーリンリメディオ，建林松鶴堂，陽進堂）
ツムラ猪苓湯　エキス顆粒（分包2.5g）（ツムラ）
テイコク猪苓湯　エキス顆粒（分包2.5g）（帝國漢方―大木製薬，日医工）
〔東洋〕猪苓湯　エキス細粒（分包2g）（東洋薬行）
本草猪苓湯　エキス顆粒-M（分包2.5g）（本草）
マツウラ猪苓湯　エキス顆粒（分包2g）（松浦薬業）

(組成) A群：チョレイ・ブクリョウ・タクシャ・アキョウ・カッセキ各3g
〔細粒〈クラシエ〉〕：6g中エキス末2.5g
〔細粒〈東洋〉〕：6g中エキス末4g
〔顆粒〈JPS〉〕：7.5g中エキス末5.2g
〔顆粒〈太虎堂〉〕：6g中エキス末4.2g
〔顆粒〈ツムラ〉〕：7.5g中エキス末2.5g
〔顆粒〈テイコク〉〕：7.5g中エキス末2.49g
〔顆粒〈東亜薬品〉〕：9g中エキス末3.63g
〔顆粒〈本草〉〕：7.5g中エキス末2.4g
B群：タクシャ・チョレイ・ブクリョウ・カッセキ各3g
〔細粒〈コタロー〉〕：6g中エキス末1.2g，ゼラチン3g
〔顆粒〈マツウラ〉〕：6g中エキス末0.7g，ゼラチン3g
C群：チョレイ・ブクリョウ・カッセキ・タクシャ・ゼラチン各3g
〔細粒〈三和〉〕：7.5g中エキス末3.7g
D群：チョレイ・ブクリョウ・カッセキ・タクシャ各3g
〔顆粒〈オースギ〉〕：6g中エキス末0.4g，アキョウ3g

(効能・効果) 〔コタロー〕：咽喉がかわき，排尿痛あるいは排尿困難があり，尿の色は赤いか，又は血液の混じるもの，あるいは腰や下肢に浮腫があるもの。腎炎，ネフローゼ，膀胱カタル，尿道炎，腎臓・膀胱結石による排尿困難。
〔三和〕：膀胱炎，特に急性膀胱炎，腎炎，腎臓結石症又は尿道炎における口渇，尿意頻数，排尿痛の諸症
〔ツムラ〕：尿量減少，小便難，口渇を訴えるものの次の諸症（尿道炎，腎臓炎，腎石症，淋炎，排尿痛，血尿，腰以下の浮腫，残尿感，下痢）
〔その他〕：尿量が減少し，尿が出にくく，排尿痛あるいは残尿感のあるもの

(用法・用量) 〔オースギ・クラシエ・コタロー・マツウラ〕：1日6g，食前又は食間2～3回に分服。年齢，体重，症状により適宜増減
〔三和・本草〕：1日7.5g，食前又は食間3回に分服。三和は年齢，症状により適宜増減。本草は年齢，体重，症状により適宜増減
〔JPS・ツムラ〕：1日7.5g又は18錠，食前又は食間2～3回に分服。年齢，体重，症状により適宜増減
〔太虎堂〕：1日6g，食前又は食間3回に分服。年齢，体重，症状により適宜増減
〔テイコク〕：1回2.5g，1日3回食前経口投与。年齢，体重，症状により適宜増減
〔東亜薬品〕：1日9g，食前又は食間2～3回に分服。年齢，体重，症状により適宜増減
〔東洋〕：1回2g，1日3回空腹時経口投与。年齢，症状により適宜増減

【重要な基本的注意】❶使用にあたっては，患者の証(体質・症状)を考慮して投与する。なお，経過を十分に観察し，症状・所見の改善が認められない場合には，継続投与を避ける　❷他の漢方製剤等を併用する場合は，含有生薬の重複に注意する
【副作用】使用成績調査等の副作用発現頻度が明確となる調査を実施していないため，発現頻度は不明である

	頻度不明
過敏症*	発疹，発赤，瘙痒等
消化器	胃部不快感等

*：このような症状が現れた場合には中止する
【高齢者への投与】一般に高齢者では生理機能が低下しているので減量するなど注意する　【妊婦・産婦・授乳婦等への投与】妊娠中の投与に関する安全性は確立していないので，妊娠又は妊娠している可能性のある婦人には，治療上の有益性が危険性を上回ると判断される場合にのみ投与する　【小児等への投与】小児等に対する安全性は確立していない[使用経験が少ない]　【保存等】遮光保存
【薬効薬理】❶利尿作用　ⓐ水負荷ラットに経口投与で，利尿作用が認められた。通常状態ラットでも尿量増加　ⓑラットに飲水投与で，チアジド，アセタゾラミド等の利尿剤と同様に尿量増加　❷結石形成抑制作用　ⓐ混餌投与したネコから得られた尿に水酸化アンモニウムを添加して，ストルバイト結石の形成を抑制(in vitro)　ⓑシュウ酸カルシウム結石形成モデルラットに経口投与で，結石形成及び結石による水腎又は水尿管の発症を抑制　ⓒマグネシウム添加飼料を摂取させたネコに混餌投与で，尿中のストルバイト結石量が減少。血尿の頻度及び重症度が改善　❸抗腎炎作用　ⓐ抗糸球体基底膜抗体腎炎ラット及び免疫複合体腎炎ラットの両モデルに経口投与で，尿中蛋白排泄量，血清中総コレステロール及び尿素窒素量の増加を抑制　ⓑラット経口投与で，尿中蛋白排泄量が減少。ゲンタマイシンの皮下注による近位尿細管由来逸脱酵素N-アセチル-β-グルコサミダーゼの尿中排泄量増加及び近位尿細管上皮細胞障害を抑制

チョレイトウゴウシモツトウ
猪苓湯合四物湯
漢方製剤　　　　　　　　　　　　　　　　　　　　520

基本添付文書　ツムラ2013年3月改訂
(製品)
ツムラ猪苓湯合四物湯　エキス顆粒(分包2.5g)(ツムラ)
(組成)〔顆粒〕：7.5g中(カッセキ・ジオウ・シャクヤク・センキュウ・タクシャ・チョレイ・トウキ・ブクリョウ・アキョウ各3g)エキス末5g
(効能・効果)皮膚が枯燥し，色つやの悪い体質で胃腸障害のない人の次の諸症：排尿困難，排尿痛，残尿感，頻尿
(用法・用量)1日7.5g，食前又は食間2〜3回に分服。年齢，体重，症状により適宜増減
【慎重投与】❶著しく胃腸の虚弱な患者[食欲不振，胃部不快感，悪心，嘔吐，下痢等が現れることがある]　❷食欲不振，悪心，嘔吐のある患者[これらの症状が悪化するおそれがある]　【重要な基本的注意】❶使用にあたっては，患者の証(体質・症状)を考慮して投与する。なお，経過を十分に観察し，症状・所見の改善が認められない場合には，継続投与を避ける　❷他の漢方製剤等を併用する場合は，含有生薬の重複に注意する
【副作用】使用成績調査等の副作用発現頻度が明確となる調査を実施していないため，発現頻度は不明である

	頻度不明
消化器	食欲不振，胃部不快感，悪心，嘔吐，下痢等

【高齢者への投与】一般に高齢者では生理機能が低下しているので減量するなど注意する　【妊婦・産婦・授乳婦等への投与】妊娠中の投与に関する安全性は確立していないので，妊婦又は妊娠している可能性のある婦人には，治療上の有益性が危険性を上回ると判断される場合にのみ投与する　【小児等への投与】小児等に対する安全性は確立していない[使用経験が少ない]　【保存等】遮光保存

ツウドウサン
通導散
漢方製剤　　　　　　　　　　　　　　　　　　　　520

基本添付文書　ツムラ2009年6月改訂
(製品)
コタロー通導散　エキス細粒(分包4g)(小太郎漢方)
太虎堂の通導散　エキス顆粒(分包2.5g)(太虎精堂)
ツムラ通導散　エキス顆粒(分包2.5g)(ツムラ)
(組成)A群：トウキ・ダイオウ・キジツ各3g，コウボク・チンピ・モクツウ・コウカ・ソボク・カンゾウ各2g，無水硫酸ナトリウム1.8g
〔細粒〈コタロー〉〕：12g中エキス末6.5g
B群：トウキ・ダイオウ・キジツ各3g，コウボク・チンピ・モクツウ・コウカ・カンゾウ・乾燥硫酸ナトリウム・ソボク各2g
〔顆粒〈太虎堂〉〕：7.5g中エキス末5g
C群：キジツ・ダイオウ・トウキ各3g，カンゾウ・コウカ・コウボク・チンピ・モクツウ・ソボク各2g，無水ボウショウ1.8g
〔顆粒〈ツムラ〉〕：7.5g中エキス末4.5g
(効能・効果)比較的体力があり下腹部に圧痛があって便秘しがちなものの次の諸症：月経不順，月経痛，更年期障害，便秘，打ち身(打撲)，高血圧の随伴症状(頭痛，めまい，肩こり)，〔太虎堂を除く〕腰痛
(用法・用量)〔コタロー〕：1日12g，食前又は食間2〜3回に分服。年齢，体重，症状により適宜増減
〔太虎堂〕：1日7.5g，食前又は食間3回に分服。年齢，体重，症状により適宜増減
〔ツムラ〕：1日7.5g，食前又は食間2〜3回に分服。年齢，体重，症状により適宜増減
【慎重投与】❶下痢，軟便のある患者[これらの症状が悪化するおそれがある]　❷著しく胃腸の虚弱な患者[食欲不振，胃部不快感，悪心，腹痛，下痢等が現れることがある]　❸食欲不振，悪心，嘔吐のある患者[これらの症状が悪化するおそれがある]　❹著しく体力の衰えている患者[副作用が現れやすくなり，その症状が増強されるおそれがある]　【重要な基本的注意】❶使用にあたっては，患者の証(体質・症状)を考慮して投与する。なお，経過を十分に観察し，症状・所見の改善が認められない場合には，継続投与を避ける　❷カンゾウが含まれているので，血清カリウム値や血圧等に十分留意し，異常が認められた場合には中止する　❸他の漢方製剤等を併用する場合は，含有生薬の重複に注意する。ダイオウを含む製剤との併用には，特に注意する　❹ダイオウの瀉下作用には個人差が認められるので，用法・用量に注意する
【相互作用】併用注意

薬剤名等	臨床症状・措置方法	機序・危険因子
カンゾウ含有製剤　グリチルリチン酸及びその塩類を含有する製剤	偽アルドステロン症が現れやすくなる。また，低カリウム血症の結果として，ミオパシーが現れやすくなる(重大な副作用の項参照)	グリチルリチン酸は尿細管でのカリウム排泄促進作用があるため，血清カリウム値の低下が促進されることが考えられる

【副作用】❶使用成績調査等の副作用発現頻度が明確となる調査を実施していないため，発現頻度は不明である

❷重大な副作用　ⓐ偽アルドステロン症：低カリウム血症，血圧上昇，ナトリウム・体液の貯留，浮腫，体重増加等の偽アルドステロン症が現れることがあるので，観察(血清カリウム値の測定など)を十分に行い，異常が認められた場合には中止し，カリウム剤の投与等の適切な処置を行う　ⓑミオパシー：低カリウム血症の結果としてミオパシーが現れることがあるので，観察を十分に行い，脱力感，四肢痙攣・麻痺等の異常が認められた場合には中止し，カリウム剤の投与等の適切な処置を行う

❸その他の副作用

	頻度不明
肝臓	肝機能異常〔AST(GOT)，ALT(GPT)の上昇等〕
消化器	食欲不振，胃部不快感，悪心，腹痛，下痢等

【高齢者への投与】一般に高齢者では生理機能が低下しているので減

量するなど注意する　【妊婦・産婦・授乳婦等への投与】❶妊婦又は妊娠している可能性のある婦人には投与しないことが望ましい［ダイオウ（子宮収縮作用及び骨盤内臓器の充血作用），無水ボウショウ（子宮収縮作用），コウカにより流早産の危険性がある］　❷授乳中の婦人には慎重に投与する［ダイオウ中のアントラキノン誘導体が母乳中に移行し，乳児の下痢を起こすことがある］　【小児等への投与】小児等に対する安全性は確立していない［使用経験が少ない］　【その他の注意】無水ボウショウが含まれているので，治療上食塩制限が必要な患者に継続投与する場合は注意する　【保存等】遮光保存

トウカクジョウキトウ
桃核承気湯
漢方製剤　　　　　　　　　　　　　　　　　　　　520

基本添付文書 ツムラ2007年5月改訂

(製品)
- オースギ桃核承気湯　エキスG顆粒（分包1.5g）（大杉）
- クラシエ桃核承気湯　エキス細粒（分包2・3g）　エキス錠（大峰堂，クラシエ製薬—クラシエ薬品）
- コタロー桃核承気湯　エキス細粒（分包2g）（小太郎漢方）
- JPS桃核承気湯　エキス顆粒（分包2.5g）（ジェーピーエス）
- ジュンコウ桃核承気湯　FCエキス細粒（分包2g）（康和薬通—大杉）
- ツムラ桃核承気湯　エキス顆粒（分包2.5g）（ツムラ）
- テイコク桃核承気湯　エキス顆粒（分包2.5g）（帝國漢方—日医工）
- 本草桃核承気湯　エキス顆粒-M（分包2.5g）（本草）

(組成) A群：トウニン5g，ケイヒ4g，ダイオウ3g，乾燥硫酸ナトリウム1g，カンゾウ1.5g
　〔細粒〈クラシエ〉〕：6g中エキス末2.5g
　〔錠剤〈クラシエ〉〕：18錠中エキス末2.2g
B群：トウニン5g，ケイヒ4g，ダイオウ3g，カンゾウ1.5g，無水硫酸ナトリウム0.9g
　〔細粒〈コタロー〉〕：6g中エキス末3g
C群：ケイヒ4g，ダイオウ3g，カンゾウ1.5g，トウニン5g，硫酸ナトリウム2g
　〔細粒〈ジュンコウ〉〕：6g中エキス末2.3g
　〔顆粒〈JPS〉〕：7.5g中エキス末2.4g
　〔顆粒〈テイコク〉〕：7.5g中エキス末2.38g
D群：トウニン5g，ケイヒ4g，カンゾウ1.5g，ダイオウ3g，ボウショウ0.9g
　〔顆粒〈オースギ〉〕：4.5g中エキス末2.4g
E群：トウニン5g，ケイヒ4g，ダイオウ3g，カンゾウ1.5g，無水ボウショウ0.9g
　〔顆粒〈ツムラ〉〕：7.5g中エキス末3g
F群：トウニン5g，ケイヒ4g，ダイオウ3g，カンゾウ1.5g，ボウショウ2g
　〔顆粒〈本草〉〕：7.5g中エキス末2.3g

(効能・効果)〔コタロー〕：頭痛又はのぼせの傾向があり，左下腹部に圧痛や宿便を認め，下肢や腰が冷えて尿量減少するもの。常習便秘，高血圧，動脈硬化，腰痛，痔核，月経不順による諸種の障害，更年期障害，にきび，しみ，湿疹，こしけ，坐骨神経痛
〔その他〕：比較的体力があり，のぼせがちなものの次の諸症：月経不順，月経困難症，月経時や産後の精神不安，腰痛，便秘，高血圧の随伴症状（頭痛，めまい，肩こり）

(用法・用量)〔オースギ〕：1日4.5g，食前又は食間2〜3回に分服。年齢，体重，症状により適宜増減
〔クラシエ・コタロー・ジュンコウ〕：1日6g又は18錠，食前又は食間2〜3回に分服。年齢，体重，症状により適宜増減
〔JPS・ツムラ〕：1日7.5g，食前又は食間2〜3回に分服。年齢，体重，症状により適宜増減
〔テイコク〕：1回2.5g，1日3回食前経口投与。年齢，体重，症状により適宜増減
〔本草〕：1日7.5g，食前又は食間3回に分服。年齢，体重，症状により適宜増減

(慎重投与)❶下痢，軟便のある患者［これらの症状が悪化するおそれがある］　❷著しく胃腸の虚弱な患者［食欲不振，胃部不快感，腹痛，下痢等が現れることがある］　❸著しく体力の衰えている患者（副

作用が現れやすくなり，その症状が増強されるおそれがある］　【重要な基本的注意】❶使用にあたっては，患者の証（体質・症状）を考慮して投与する。なお，経過を十分に観察し，症状・所見の改善が認められない場合には，継続投与を避ける　❷カンゾウが含まれているので，血清カリウム値や血圧等に十分留意し，異常が認められた場合には中止する　❸他の漢方製剤等を併用する場合は，含有生薬の重複に注意する。ダイオウを含む製剤との併用には，特に注意する　❹ダイオウの瀉下作用には個人差が認められるので，用法・用量に注意する

【相互作用】併用注意

薬剤名等	臨床症状・措置方法	機序・危険因子
カンゾウ含有製剤 グリチルリチン酸及びその塩類を含有する製剤	偽アルドステロン症が現れやすくなる。また，低カリウム血症の結果として，ミオパシーが現れやすくなる（重大な副作用の項参照）	グリチルリチン酸は尿細管でのカリウム排泄促進作用があるため，血清カリウム値の低下が促進されることが考えられる

【副作用】❶使用成績調査等の副作用発現頻度が明確となる調査を実施していないため，発現頻度は不明である

❷重大な副作用　ⓐ偽アルドステロン症：低カリウム血症，血圧上昇，ナトリウム・体液の貯留，浮腫，体重増加等の偽アルドステロン症が現れることがあるので，観察（血清カリウム値の測定など）を十分に行い，異常が認められた場合には中止し，カリウム剤の投与等の適切な処置を行う　ⓑミオパシー：低カリウム血症の結果としてミオパシーが現れることがあるので，観察を十分に行い，脱力感，四肢痙攣・麻痺等の異常が認められた場合には中止し，カリウム剤の投与等の適切な処置を行う

❸その他の副作用

	頻度不明
過敏症*	発疹，発赤，瘙痒等
消化器	食欲不振，胃部不快感，腹痛，下痢等

＊：このような症状が現れた場合には中止する

【高齢者への投与】一般に高齢者では生理機能が低下しているので減量するなど注意する　【妊婦・産婦・授乳婦等への投与】❶妊婦又は妊娠している可能性のある婦人には投与しないことが望ましい［ダイオウ（子宮収縮作用及び骨盤内臓器の充血作用），無水ボウショウ（子宮収縮作用），トウニンにより流早産の危険性がある］　❷授乳中の婦人には慎重に投与する［ダイオウ中のアントラキノン誘導体が母乳中に移行し，乳児の下痢を起こすことがある］　【小児等への投与】小児等に対する安全性は確立していない［使用経験が少ない］　【その他の注意】無水ボウショウが含まれているので，治療上食塩制限が必要な患者に継続投与する場合は注意する　【保存等】遮光保存

トウキトウ
当帰湯
漢方製剤　　　　　　　　　　　　　　　　　　　　520

基本添付文書 ツムラ2013年3月改訂

(製品)
- ツムラ当帰湯　エキス顆粒（分包2.5g）（ツムラ）

(組成)〔顆粒〕：7.5g中（トウキ・ハンゲ各5g，ケイヒ・コウボク・シャクヤク・ニンジン各3g，オウギ・サンショウ・カンキョウ各1.5g，カンゾウ1g）エキス末4.75g

(効能・効果) 背中に寒冷を覚え，腹部膨満感や腹痛のあるもの

(用法・用量) 1日7.5g，食前又は食間2〜3回に分服。年齢，体重，症状により適宜増減

【慎重投与】❶著しく胃腸の虚弱な患者［食欲不振，胃部不快感，悪心，下痢等が現れるおそれがある］　❷食欲不振，悪心，嘔吐のある患者［これらの症状が悪化するおそれがある］　【重要な基本的注意】❶使用にあたっては，患者の証（体質・症状）を考慮して投与する。なお，経過を十分に観察し，症状・所見の改善が認められない場合には，継続投与を避ける　❷本剤にはカンゾウが含まれているので，血清カリウム値や血圧等に十分留意し，異常が認められた場合には中

止する ❸他の漢方製剤等を併用する場合は，含有生薬の重複に注意する
【相互作用】併用注意

薬剤名等	臨床症状・措置方法	機序・危険因子
カンゾウ含有製剤グリチルリチン酸及びその塩類を含有する製剤	偽アルドステロン症が現れやすくなる。また，低カリウム血症の結果として，ミオパシーが現れやすくなる（重大な副作用の項参照）	グリチルリチン酸は尿細管でのカリウム排泄促進作用があるため，血清カリウム値の低下が促進されることが考えられる

【副作用】❶使用成績調査等の副作用発現頻度が明確となる調査を実施していないため，発現頻度は不明である

❷重大な副作用 ⓐ偽アルドステロン症：低カリウム血症，血圧上昇，ナトリウム・体液の貯留，浮腫，体重増加等の偽アルドステロン症が現れることがあるので，観察（血清カリウム値の測定など）を十分に行い，異常が認められた場合には中止し，カリウム剤の投与等の適切な処置を行う ⓑミオパシー：低カリウム血症の結果としてミオパシーが現れることがあるので，観察を十分に行い，脱力感，四肢痙攣・麻痺等の異常が認められた場合には中止し，カリウム剤の投与等の適切な処置を行う

❸その他の副作用

	頻度不明
過敏症*	発疹，発赤，瘙痒，蕁麻疹等
消化器	食欲不振，胃部不快感，悪心，下痢等

※：このような症状が現れた場合には中止する
【高齢者への投与】一般に高齢者では生理機能が低下しているので減量するなど注意する 【妊婦・産婦・授乳婦等への投与】妊娠中の投与に関する安全性は確立していないので，妊婦又は妊娠している可能性のある婦人には，治療上の有益性が危険性を上回ると判断される場合にのみ投与する 【小児等への投与】小児等に対する安全性は確立していない［使用経験が少ない］ 【その他の注意】湿疹，皮膚炎等が悪化することがある 【保存等】遮光保存

当帰飲子 トウキインシ
漢方製剤　　　　　　　　　　　　　　　　　　　　　　520

基本添付文書　ツムラ2013年3月改訂
（製品）
　ツムラ当帰飲子　エキス顆粒（分包2.5g）（ツムラ）
（組成）〔顆粒〕：7.5g中（トウキ5g，ジオウ4g，シツリシ・シャクヤク・センキュウ・ボウフウ各3g，カシュウ2g，オウギ・ケイガイ各1.5g，カンゾウ1g）エキス末5g
（効能・効果）冷え症のものの次の諸症：慢性湿疹（分泌物の少ないもの），かゆみ
（用法・用量）1日7.5g，食前又は食間2～3回に分服。年齢，体重，症状により適宜増減
【慎重投与】❶著しく胃腸の虚弱な患者［食欲不振，胃部不快感，悪心，嘔吐，下痢等が現れることがある］ ❷食欲不振，悪心，嘔吐のある患者［これらの症状が悪化するおそれがある］ 【重要な基本的注意】❶使用にあたっては，患者の証（体質・症状）を考慮して投与する。なお，経過を十分に観察し，症状・所見の改善が認められない場合には，継続投与を避ける ❷本剤にはカンゾウが含まれているので，血清カリウム値や血圧値等に十分留意し，異常が認められた場合には中止する ❸他の漢方製剤等を併用する場合は，含有生薬の重複に注意する
【相互作用】併用注意

薬剤名等	臨床症状・措置方法	機序・危険因子
カンゾウ含有製剤グリチルリチン酸及びその塩類を含有する製剤	偽アルドステロン症が現れやすくなる。また，低カリウム血症の結果として，ミオパシーが現れやすくなる（重大な副作用の項参照）	グリチルリチン酸は尿細管でのカリウム排泄促進作用があるため，血清カリウム値の低下が促進されることが考えられる

【副作用】❶使用成績調査等の副作用発現頻度が明確となる調査を実施していないため，発現頻度は不明である

❷重大な副作用 ⓐ偽アルドステロン症：低カリウム血症，血圧上昇，ナトリウム・体液の貯留，浮腫，体重増加等の偽アルドステロン症が現れることがあるので，観察（血清カリウム値の測定など）を十分に行い，異常が認められた場合には中止し，カリウム剤の投与等の適切な処置を行う ⓑミオパシー：低カリウム血症の結果としてミオパシーが現れることがあるので，観察を十分に行い，脱力感，四肢痙攣・麻痺等の異常が認められた場合には中止し，カリウム剤の投与等の適切な処置を行う

❸その他の副作用

	頻度不明
過敏症*	発疹，発赤，瘙痒，蕁麻疹等
消化器	食欲不振，胃部不快感，悪心，嘔吐，下痢等

※：このような症状が現れた場合には中止する
【高齢者への投与】一般に高齢者では生理機能が低下しているので減量するなど注意する 【妊婦・産婦・授乳婦等への投与】妊娠中の投与に関する安全性は確立していないので，妊婦又は妊娠している可能性のある婦人には，治療上の有益性が危険性を上回ると判断される場合にのみ投与する 【小児等への投与】小児等に対する安全性は確立していない［使用経験が少ない］ 【保存等】遮光保存

当帰建中湯 トウキケンチュウトウ
漢方製剤　　　　　　　　　　　　　　　　　　　　　　520

基本添付文書　ツムラ2013年3月改訂
（製品）
　ツムラ当帰建中湯　エキス顆粒（分包2.5g）（ツムラ）
（組成）〔顆粒〕：7.5g中（シャクヤク5g，ケイヒ・タイソウ・トウキ各4g，カンゾウ2g，ショウキョウ1g）エキス末3.75g
（効能・効果）疲労しやすく血色のすぐれないものの次の諸症：月経痛，下腹部痛，痔，脱肛の痛み
（用法・用量）1日7.5g，食前又は食間2～3回に分服。年齢，体重，症状により適宜増減
【慎重投与】❶著しく胃腸の虚弱な患者［食欲不振，胃部不快感，悪心，下痢等が現れるおそれがある］ ❷食欲不振，悪心，嘔吐のある患者［これらの症状が悪化するおそれがある］ 【重要な基本的注意】❶使用にあたっては，患者の証（体質・症状）を考慮して投与する。なお，経過を十分に観察し，症状・所見の改善が認められない場合には，継続投与を避ける ❷カンゾウが含まれているので，血清カリウム値や血圧値等に十分留意し，異常が認められた場合には中止する ❸他の漢方製剤等を併用する場合は，含有生薬の重複に注意する
【相互作用】併用注意

薬剤名等	臨床症状・措置方法	機序・危険因子
カンゾウ含有製剤グリチルリチン酸及びその塩類を含有する製剤	偽アルドステロン症が現れやすくなる。また，低カリウム血症の結果として，ミオパシーが現れやすくなる（重大な副作用の項参照）	グリチルリチン酸は尿細管でのカリウム排泄促進作用があるため，血清カリウム値の低下が促進されることが考えられる

【副作用】❶使用成績調査等の副作用発現頻度が明確となる調査を実施していないため，発現頻度は不明である

❷重大な副作用 ⓐ偽アルドステロン症：低カリウム血症，血圧上昇，ナトリウム・体液の貯留，浮腫，体重増加等の偽アルドステロン症が現れることがあるので，観察（血清カリウム値の測定等）を十分に行い，異常が認められた場合には中止し，カリウム剤の投与等の適切な処置を行う ⓑミオパシー：低カリウム血症の結果としてミオパシーが現れることがあるので，観察を十分に行い，脱力感，四肢痙攣・麻痺等の異常が認められた場合には中止し，カリウ

ム剤の投与等の適切な処置を行う

❸その他の副作用

	頻度不明
過敏症*	発疹，発赤，瘙痒等
消化器	食欲不振，胃部不快感，悪心，下痢等

＊：このような症状が現れた場合には中止する
【高齢者への投与】一般に高齢者では生理機能が低下しているので減量するなど注意する　【妊婦・産婦・授乳婦等への投与】妊娠中の投与に関する安全性は確立していないので，妊婦又は妊娠している可能性のある婦人には，治療上の有益性が危険性を上回ると判断される場合にのみ投与する　【小児等への投与】小児等に対する安全性は確立していない［使用経験が少ない］　【保存等】遮光保存

当帰四逆加呉茱萸生姜湯 (トウキシギャクカゴシュユショウキョウトウ)
漢方製剤　　　　　　　　　　　　　　　　　　　520

基本添付文書 ツムラ2009年6月改訂

(製品)
- オースギ当帰四逆加呉茱萸生姜湯 エキスG顆粒（分包3g）（大杉）
- クラシエ当帰四逆加呉茱萸生姜湯 エキス細粒（分包2.5・3.75g）（大峰堂―クラシエ薬品）
- コタロー当帰四逆加呉茱萸生姜湯 エキス細粒（分包3g）（小太郎漢方）
- ツムラ当帰四逆加呉茱萸生姜湯 エキス顆粒（分包2.5g）（ツムラ）

(組成) タイソウ5g，ケイヒ・シャクヤク・トウキ・モクツウ各3g，カンゾウ・ゴシュユ・サイシン各2g，ショウキョウ1g
〔細粒〈クラシエ〉〕：7.5g中エキス末4.2g
〔細粒〈コタロー〉〕：9g中エキス末6g
〔顆粒〈オースギ〉〕：9g中エキス末4.6g
〔顆粒〈ツムラ〉〕：7.5g中エキス末4g

(効能・効果)〔コタロー〕：貧血，冷え症で頭痛，胃部圧重感，腰痛又は下腹痛があって，凍傷にかかりやすいもの。凍傷，慢性頭痛，坐骨神経痛，婦人下腹痛
〔その他〕：手足の冷えを感じ，下肢が冷えると下肢又は下腹部が痛くなりやすいものの次の諸症（しもやけ，頭痛，下腹部痛，腰痛）

(用法・用量)〔オースギ・コタロー〕：1日9g，食前又は食間2～3回に分服。年齢，体重，症状により適宜増減
〔クラシエ・ツムラ〕：1日7.5g，食前又は食間2～3回に分服。年齢，体重，症状により適宜増減

【慎重投与】❶著しく胃腸の虚弱な患者［食欲不振，胃部不快感，悪心，下痢等が現れることがある］　❷食欲不振，悪心，嘔吐のある患者［これらの症状が悪化するおそれがある］　【重要な基本的注意】❶使用にあたっては，患者の証（体質・症状）を考慮して投与する。なお，経過を十分に観察し，症状・所見の改善が認められない場合には，継続投与を避ける　❷カンゾウが含まれているので，血清カリウム値や血圧値等に十分留意し，異常が認められた場合には中止する　❸他の漢方製剤等を併用する場合は，含有生薬の重複に注意する
【相互作用】併用注意

薬剤名等	臨床症状・措置方法	機序・危険因子
カンゾウ含有製剤　グリチルリチン酸及びその塩類を含有する製剤　ループ系利尿剤　・フロセミド　・エタクリン酸　チアジド系利尿剤　・トリクロルメチアジド	偽アルドステロン症が現れやすくなる。また，低カリウム血症の結果として，ミオパシーが現れやすくなる（重大な副作用の項参照）	グリチルリチン酸及び利尿剤は尿細管でのカリウム排泄促進作用があるため，血清カリウム値の低下が促進されることが考えられる

【副作用】❶使用成績調査等の副作用発現頻度が明確となる調査を実施していないため，発現頻度は不明である

❷重大な副作用　ⓐ偽アルドステロン症：低カリウム血症，血圧上昇，ナトリウム・体液の貯留，浮腫，体重増加等の偽アルドステロン症が現れることがあるので，観察（血清カリウム値の測定など）を十分に行い，異常が認められた場合には中止し，カリウム剤の投

与等の適切な処置を行う　ⓑミオパシー：低カリウム血症の結果としてミオパシーが現れることがあるので，観察を十分に行い，脱力感，四肢痙攣・麻痺等の異常が認められた場合には中止し，カリウム剤の投与等の適切な処置を行う

❸その他の副作用

	頻度不明
過敏症*	発疹，発赤，瘙痒等
肝臓	肝機能異常〔AST(GOT)，ALT(GPT)の上昇等〕
消化器	食欲不振，胃部不快感，悪心，下痢等

＊：このような症状が現れた場合には中止する
【高齢者への投与】一般に高齢者では生理機能が低下しているので減量するなど注意する　【妊婦・産婦・授乳婦等への投与】妊娠中の投与に関する安全性は確立していないので，妊婦又は妊娠している可能性のある婦人には，治療上の有益性が危険性を上回ると判断される場合にのみ投与する　【小児等への投与】小児等に対する安全性は確立していない［使用経験が少ない］　【保存等】遮光保存

当帰芍薬散 (トウキシャクヤクサン)
漢方製剤　　　　　　　　　　　　　　　　　　　520

基本添付文書 ツムラ2010年11月改訂

(製品)
- オースギ当帰芍薬散料 エキスG顆粒（分包2.5g）（大杉）
- オースギ当帰芍薬散料 エキスT錠（分包6錠）（高砂薬業―大杉）
- クラシエ当帰芍薬散料 エキス細粒（分包2・3g）（クラシエ製薬―クラシエ薬品）
- コタロー当帰芍薬散料 エキス細粒（分包3g）（小太郎漢方）
- 三和当帰芍薬散料 エキス細粒（分包2.5g）（三和生薬）
- JPS当帰芍薬散料 エキス顆粒（分包2.5g）（ジェーピーエス）
- ジュンコウ当帰芍薬散料 FCエキス細粒（分包2g）（康和薬通―大杉）
- 太虎堂の当帰芍薬散料 エキス散（分包2.5g）　エキス顆粒（分包2.5g）（太虎精堂）
- ツムラ当帰芍薬散 エキス顆粒（分包2.5g）（ツムラ）
- テイコク当帰芍薬散 エキス顆粒（分包2.5g）（帝國漢方―大木製薬，日医工）
- 当帰芍薬散料 エキス顆粒T（分包2.5g）（東亜薬品―杏林，キョーリンリメディオ，陽進堂）
- 〔東洋〕当帰芍薬散料 エキス細粒（分包2.5g）（東洋薬行）
- 本草当帰芍薬散料 エキス顆粒-M（分包2.5g）（本草）
- マツウラ当帰芍薬散料 エキス顆粒（分包2.5g）（松浦薬業）

(組成) A群：トウキ・センキュウ各3g，シャクヤク6g，ブクリョウ・ビャクジュツ・タクシャ各4g
〔散剤・顆粒〈太虎堂〉〕：7.5g中エキス末5.15g
〔細粒〈クラシエ〉〕：6g中エキス末5g
〔顆粒〈東亜薬品〉〕：7.5g中エキス末3.67g
B群：トウキ・センキュウ各3g，タクシャ・ブクリョウ・ビャクジュツ・シャクヤク各4g
〔細粒〈コタロー〉〕：9g中エキス末5.5g
〔細粒〈三和〉〕：7.5g中エキス末4.8g
〔細粒〈東洋〉〕：7.5g中エキス末4.2g
〔顆粒・錠剤〈オースギ〉〕：7.5g又は18錠中エキス末4.2g
〔顆粒〈テイコク〉〕：7.5g中エキス末3.2g
〔顆粒〈本草〉〕：7.5g中エキス末4.5g
C群：トウキ・センキュウ各3g，シャクヤク6g，ブクリョウ・ビャクジュツ各4g，タクシャ5g
〔細粒〈ジュンコウ〉〕：6g中エキス末3.65g
D群：トウキ・センキュウ各3g，シャクヤク・ソウジュツ・ブクリョウ・タクシャ各4g
〔顆粒〈JPS〉〕：7.5g中エキス末4.6g
〔顆粒〈ツムラ〉〕：7.5g中エキス末4g
〔顆粒〈マツウラ〉〕：7.5g中エキス末4.2g

【効能・効果】〔コタロー〕：貧血，冷え症で胃腸が弱く，眼の周辺に薄黒いクマドリが出て，疲れやすく，頭重，めまい，肩こり，動悸などがあって，排尿回数多く尿量減少し，咽喉がかわくもの，あるいは冷えて下腹部に圧痛を認めるか，又は痛みがあるもの，あるいは凍傷にかかりやすいもの。心臓衰弱，腎臓病，貧血症，産前産後あるいは流産による貧血症，痔核，脱肛，つわり，月経不順，月経痛，更年期神経症，にきび，しみ，血圧異常
〔三和〕：貧血，冷え性で顔色が悪く，頭重，めまい，肩こり，動悸，足腰の冷え等の不定愁訴があって，排尿回数が多くて尿量が少なく，下腹部が痛むものの次の諸症(貧血症，冷え症，婦人更年期症，不妊症，流産癖，妊娠腎，ネフローゼ，月経不順，子宮内膜炎，血圧異常，痔脱肛，尋常性痤瘡)
〔ツムラ〕：筋肉が一体に軟弱で疲労しやすく，腰脚の冷えやすいものの次の諸症〔貧血，倦怠感，更年期障害(頭重，頭痛，めまい，肩こり等)，月経不順，月経困難，不妊症，動悸，慢性腎炎，妊娠中の諸病(浮腫，習慣性流産，痔，腹痛)，脚気，半身不随，心臓弁膜症〕
〔その他〕：比較的体力が乏しく，冷え症で貧血の傾向があり疲労しやすく，ときに下腹部痛，頭重，めまい，肩こり，耳鳴，動悸などを訴える次の諸症〔月経不順，月経異常，月経痛，更年期障害，産前産後あるいは流産による障害(貧血，疲労倦怠，めまい，むくみ)，めまい，頭重，肩こり，腰痛，足腰の冷え症，しもやけ，むくみ，しみ〕
【用法・用量】〔オースギ・JPS・ツムラ・東亜薬品・マツウラ〕：1日7.5g又は18錠，食前又は食間2〜3回に分服。年齢，体重，症状により適宜増減
〔クラシエ・ジュンコウ〕：1日6g，食前又は食間2〜3回に分服。年齢，体重，症状により適宜増減
〔コタロー〕：1日9g，食前又は食間2〜3回に分服。年齢，体重，症状により適宜増減
〔三和・太虎堂・本草〕：1日7.5g又は18錠，食前又は食間3回に分服。三和は年齢，症状により適宜増減。太虎堂・本草は年齢，体重，症状により適宜増減
〔テイコク〕：1回2.5g，1日3回食前経口投与。年齢，体重，症状により適宜増減
〔東洋〕：1回2.5g，1日3回空腹時経口投与(増減)
【慎重投与】❶著しく胃腸の虚弱な患者〔食欲不振，胃部不快感，悪心，嘔吐，腹痛，下痢等が現れることがある〕 ❷食欲不振，悪心，嘔吐のある患者〔これらの症状が悪化するおそれがある〕 【重要な基本的注意】❶使用にあたっては，患者の証(体質・症状)を考慮して投与する。なお，経過を十分に観察し，症状・所見の改善が認められない場合には，継続投与を避ける ❷他の漢方製剤等を併用する場合は，含有生薬の重複に注意する
【副作用】使用成績調査等の副作用発現頻度が明確となる調査を実施していないため，発現頻度は不明である

	頻度不明
過敏症*	発疹，瘙痒等
肝臓	肝機能異常〔AST(GOT)，ALT(GPT)の上昇〕
消化器	食欲不振，胃部不快感，悪心，嘔吐，腹痛，下痢等

＊：このような症状が現れた場合には中止する
【高齢者への投与】一般に高齢者では生理機能が低下しているので減量するなど注意する 【妊婦・産婦・授乳婦等への投与】妊娠中の投与に関する安全性は確立していないので，妊婦又は妊娠している可能性のある婦人には，治療上の有益性が危険性を上回ると判断される場合にのみ投与する 【小児等への投与】小児等に対する安全性は確立していない〔使用経験が少ない〕 【保存等】遮光保存
【薬効薬理】❶ヒトでの作用 ⓐホルモンに対する作用：ヒト顆粒膜細胞でエストラジオール及びプロゲステロン分泌を促進(in vitro) ⓑ血液流動性に対する作用：更年期障害患者に経口投与時，血液粘度が低下 ❷動物での作用 ⓐホルモンに対する作用 ㋐エストラジオール大量投与による無排卵モデルラットに混餌投与で，腟スメアの観察により性周期を回復(in vivo)。ヒト絨毛性ゴナドトロピン(hCG)刺激による卵巣細胞からのプロゲステロン産生を増加(ex vivo) ㋑雌性若ラットに飲水投与で，子宮重量及び子宮のエストロジェンレセプタ数を増加。この作用は卵巣摘出モデルでは認められなかった ⓑ排卵誘発作用：雌性若ラットに飲水投与後，ヒト閉経期尿性ゴナドトロピン(hMG)を投与で，hMG単独投与に比べ排卵数を増加 ⓒ血液流動性に対する作用：妊娠した高血圧自然発症ラットに食塩水を摂取させた胎児発育遅延モデルに混餌投与で，血液粘度が低下し，胎児の発育を促進 ⓓ更年期障害に対する作用：卵巣摘出マウスに経口投与で，ストレス負荷によるペントバルビタールナトリウム誘発睡眠時間短縮を抑制 ⓔ子宮に対する作用：妊娠ラット摘出子宮で，子宮収縮を抑制(in vitro) ❸作用機序：次の作用により薬理作用を示すと示唆 ㋐ホルモンに対する作用：ラット下垂体培養細胞で，LH及びFSHの分泌を促進(in vitro) ⓑ血液凝固系に対する作用：ADP及びSTA$_2$による血小板凝集を抑制。正常分娩直後のヒト胎盤絨毛上皮刷子縁膜小胞共存下で，血小板凝集阻止活性を増強(in vitro) ⓒフリーラジカル消去作用 (1)脂溶性ラジカル，スーパーオキシドラジカル，ヒドロキシラジカルを消去し，アスコルビン酸−塩化第一鉄により発生するカーボンセンターラジカル及び脂質の過酸化を抑制(in vitro) (2)妊娠マウスに飲水投与で，スーパーオキシド消去酵素阻害剤ジエチルジチオカルバメートにより減少した妊娠率を改善 ⓓアラキドン酸カスケードに対する作用：ヒト臍帯由来血管内皮細胞で，インターロイキン-1βの刺激によるPGE$_2$産生及びシクロオキシゲナーゼmRNA発現を抑制(in vitro) ⓔサイトカインに対する作用：ヒト末梢血単核球で，TNF-α，IFN-γ(Th1サイトカイン)濃度を増加し，IL-4(Th2サイトカイン)濃度には影響しなかった。ヒト脱落膜単核球で，TNF-α濃度を増加し，IFN-γ，IL-4濃度には影響しなかった(in vitro) ⓕ更年期障害に対する作用：卵巣摘出マウスに経口投与で，ストレス負荷による視床下部ノルアドレナリン代謝回転亢進を抑制

当帰芍薬加附子湯 (トウキシャクヤクブシトウ)

漢方製剤　520

基本添付文書 三和生薬2009年8月改訂

【製品】規制等：🈹
三和当帰芍薬散加附子 エキス細粒(分包3g)(三和生薬—大杉)
【組成】〔細粒〕：9g中(トウキ・センキュウ各3g，シャクヤク6g，ブクリョウ・ビャクジュツ各4.5g，タクシャ3.5g，加エブシ1g)エキス末5.9g
【効能・効果】血色悪く貧血性で足腰が冷えやすく，頭痛，頭重で小便頻数を訴え，ときに目眩，肩こり，耳鳴り，動悸あるものの次の諸症：婦人の冷え症，月経痛，神経痛，慢性腎炎，更年期障害，妊娠中の障害(浮腫，習慣性流産の予防，痔疾，腹痛)，産後の肥立不良
【用法・用量】1日9g，食前又は食間3回に分服。年齢，症状により適宜増減
【慎重投与】❶体力の充実している患者〔副作用が現れやすくなり，その症状が増強されるおそれがある〕 ❷暑がりで，のぼせが強く，赤ら顔の患者〔心悸亢進，のぼせ，舌のしびれ，悪心等が現れるおそれがある〕 ❸著しく胃腸の虚弱な患者〔食欲不振，胃部不快感，悪心，嘔吐，腹痛，下痢等が現れるおそれがある〕 ❹食欲不振，悪心，嘔吐のある患者〔これらの症状が悪化するおそれがある〕 【重要な基本的注意】❶使用にあたっては，患者の証(体質・症状)を考慮して投与する。なお，経過を十分に観察し，症状・所見の改善が認められない場合には，継続投与を避ける ❷他の漢方製剤等を併用する場合は，含有生薬の重複に注意する。ブシを含む製剤との併用には，特に注意する
【副作用】使用成績調査等の副作用発現頻度が明確となる調査を実施していないため，発現頻度は不明である

	頻度不明
消化器	食欲不振，胃部不快感，悪心，嘔吐，腹痛，下痢等
その他	心悸亢進，のぼせ，舌のしびれ等

【高齢者への投与】一般に高齢者では生理機能が低下しているので減量するなど注意する 【妊婦・産婦・授乳婦等への投与】妊婦又は妊娠している可能性のある婦人には投与しないことが望ましい〔加工ブシの副作用が現れやすくなる〕 【小児等への投与】小児等には慎重に投与する〔加工ブシが含まれている〕 【保存等】直射日光を避け，防湿・涼所保存

二朮湯 (ニジュツトウ)
漢方製剤　520

基本添付文書 ツムラ2013年3月改訂

製品　ツムラ二朮湯 エキス顆粒（分包2.5g）（ツムラ）

組成　〔顆粒〕：7.5g中（ハンゲ4g，ソウジュツ3g，オウゴン・コウブシ・チンピ・ビャクジュツ・ブクリョウ・イレイセン・テンナンショウ・ワキョウカツ各2.5g，カンゾウ・ショウキョウ各1g）エキス末5g

効能・効果　五十肩

用法・用量　1日7.5g，食前又は食間2～3回に分服。年齢，体重，症状により適宜増減

重要な基本的注意　❶使用にあたっては，患者の証（体質・症状）を考慮して投与する。なお，経過を十分に観察し，症状・所見の改善が認められない場合には，継続投与を避ける　❷カンゾウが含まれているので，血清カリウム値や血圧値等に十分留意し，異常が認められた場合には中止する　❸他の漢方製剤等を併用する場合は，含有生薬の重複に注意する

相互作用　併用注意

薬剤名等	臨床症状・措置方法	機序・危険因子
カンゾウ含有製剤 グリチルリチン酸及びその塩類を含有する製剤	偽アルドステロン症が現れやすくなる。また，低カリウム血症の結果として，ミオパシーが現れやすくなる（重大な副作用の項参照）	グリチルリチン酸は尿細管でのカリウム排泄促進作用があるため，血清カリウム値の低下が促進されることが考えられる

副作用　❶使用成績調査等の副作用発現頻度が明確となる調査を実施していないため，発現頻度は不明である

❷**重大な副作用**　ⓐ**間質性肺炎**：発熱，咳嗽，呼吸困難，肺音の異常等が現れた場合には，本剤を中止し，速やかに胸部X線，胸部CT等の検査を実施するとともに副腎皮質ホルモン剤の投与等の適切な処置を行う　ⓑ**偽アルドステロン症**：低カリウム血症，血圧上昇，ナトリウム・体液の貯留，浮腫，体重増加等の偽アルドステロン症が現れることがあるので，観察（血清カリウム値の測定等）を十分に行い，異常が認められた場合には中止し，カリウム剤の投与等の適切な処置を行う　ⓒ**ミオパシー**：低カリウム血症の結果としてミオパシーが現れることがあるので，観察を十分に行い，脱力感，四肢痙攣・麻痺等の異常が認められた場合には中止し，カリウム剤の投与等の適切な処置を行う　ⓓ**肝機能障害，黄疸**：AST（GOT），ALT（GPT），Al-P，γ-GTPの上昇等を伴う肝機能障害，黄疸が現れることがあるので，観察を十分に行い，異常が認められた場合には中止し，適切な処置を行う

高齢者への投与　一般に高齢者では生理機能が低下しているので減量するなど注意する　**妊婦・産婦・授乳婦等への投与**　妊娠中の投与に関する安全性は確立していないので，妊婦又は妊娠している可能性のある婦人には，治療上の有益性が危険性を上回ると判断される場合にのみ投与する　**小児等への投与**　小児等に対する安全性は確立していない［使用経験が少ない］　**保存等**　遮光保存

二陳湯 (ニチントウ)
漢方製剤　520

基本添付文書 ツムラ2013年3月改訂

製品
ツムラ二陳湯 エキス顆粒（分包2.5g）（ツムラ）
〔東洋〕二陳湯 エキス細粒（分包2g）（東洋薬行）

組成　A群：ハンゲ・ブクリョウ各5g，チンピ4g，生ショウキョウ3g，カンゾウ1g
〔細粒〈東洋〉〕：6g中エキス末3g
B群：ハンゲ・ブクリョウ各5g，チンピ4g，カンゾウ・ショウキョウ各1g
〔顆粒〈ツムラ〉〕：7.5g中エキス末3g

効能・効果　悪心，嘔吐

用法・用量　〔ツムラ〕：1日7.5g，食前又は食間2～3回に分服。年齢，体重，症状により適宜増減
〔東洋〕：1回2g，1日3回空腹時経口投与。年齢，症状により適宜増減

重要な基本的注意　❶使用にあたっては，患者の証（体質・症状）を考慮して投与する。なお，経過を十分に観察し，症状・所見の改善が認められない場合には，継続投与を避ける　❷カンゾウが含まれているので，血清カリウム値や血圧値等に十分留意し，異常が認められた場合には中止する　❸他の漢方製剤等を併用する場合は，含有生薬の重複に注意する

相互作用　併用注意

薬剤名等	臨床症状・措置方法	機序・危険因子
カンゾウ含有製剤 グリチルリチン酸及びその塩類を含有する製剤	偽アルドステロン症が現れやすくなる。また，低カリウム血症の結果として，ミオパシーが現れやすくなる（重大な副作用の項参照）	グリチルリチン酸は尿細管でのカリウム排泄促進作用があるため，血清カリウム値の低下が促進されることが考えられる

副作用　❶使用成績調査等の副作用発現頻度が明確となる調査を実施していないため，発現頻度は不明である

❷**重大な副作用**　ⓐ**偽アルドステロン症**：低カリウム血症，血圧上昇，ナトリウム・体液の貯留，浮腫，体重増加等の偽アルドステロン症が現れることがあるので，観察（血清カリウム値の測定等）を十分に行い，異常が認められた場合には中止し，カリウム剤の投与等の適切な処置を行う　ⓑ**ミオパシー**：低カリウム血症の結果としてミオパシーが現れることがあるので，観察を十分に行い，脱力感，四肢痙攣・麻痺等の異常が認められた場合には中止し，カリウム剤の投与等の適切な処置を行う

高齢者への投与　一般に高齢者では生理機能が低下しているので減量するなど注意する　**妊婦・産婦・授乳婦等への投与**　妊娠中の投与に関する安全性は確立していないので，妊婦又は妊娠している可能性のある婦人には，治療上の有益性が危険性を上回ると判断される場合にのみ投与する　**小児等への投与**　小児等に対する安全性は確立していない［使用経験が少ない］　**保存等**　遮光保存

女神散 (ニョシンサン)
漢方製剤　520

基本添付文書 ツムラ2013年3月改訂

製品　ツムラ女神散 エキス顆粒（分包2.5g）（ツムラ）

組成　〔顆粒〕：7.5g中（コウブシ・センキュウ・ソウジュツ・トウキ各3g，オウゴン・ケイヒ・ニンジン・ビンロウジ各2g，オウレン・カンゾウ・チョウジ・モッコウ各1g）エキス末4.5g

効能・効果　のぼせとめまいのあるものの次の諸症：産前産後の神経症，月経不順，血の道症

用法・用量　1日7.5g，食前又は食間2～3回に分服。年齢，体重，症状により適宜増減

慎重投与　❶著しく胃腸の虚弱な患者［食欲不振，胃部不快感，悪心，下痢等が現れるおそれがある］　❷食欲不振，悪心，嘔吐のある患者［これらの症状が悪化するおそれがある］　**重要な基本的注意**　❶使用にあたっては，患者の証（体質・症状）を考慮して投与する。なお，経過を十分に観察し，症状・所見の改善が認められない場合には，継続投与を避ける　❷カンゾウが含まれているので，血清カリウム値や血圧値等に十分留意し，異常が認められた場合には中止する　❸他の漢方製剤等を併用する場合は，含有生薬の重複に注意する

相互作用　併用注意

薬剤名等	臨床症状・措置方法	機序・危険因子
カンゾウ含有製剤 グリチルリチン酸及び	偽アルドステロン症が現れやすくなる。ま	グリチルリチン酸は尿細管でのカリウム排泄

その塩類を含有する製剤	た、低カリウム血症の結果として、ミオパシーが現れやすくなる（重大な副作用の項参照）	促進作用があるため、血清カリウム値の低下が促進されることが考えられる

【副作用】❶使用成績調査等の副作用発現頻度が明確となる調査を実施していないため、発現頻度は不明である

❷重大な副作用 ⓐ偽アルドステロン症：低カリウム血症，血圧上昇，ナトリウム・体液の貯留，浮腫，体重増加等の偽アルドステロン症が現れることがあるので、観察（血清カリウム値の測定等）を十分に行い、異常が認められた場合には中止し、カリウム剤の投与等の適切な処置を行う ⓑミオパシー：低カリウム血症の結果としてミオパシーが現れることがあるので、観察を十分に行い、脱力感、四肢痙攣・麻痺等の異常が認められた場合には中止し、カリウム剤の投与等の適切な処置を行う ⓒ肝機能障害，黄疸：AST（GOT），ALT（GPT），Al-P，γ-GTP等の著しい上昇を伴う肝機能障害，黄疸が現れることがあるので、観察を十分に行い、異常が認められた場合には中止し、適切な処置を行う

❸その他の副作用

	頻度不明
過敏症*	発疹，発赤，瘙痒，蕁麻疹等
消化器	食欲不振，胃部不快感，悪心，下痢等

＊：このような症状が現れた場合には中止する
【高齢者への投与】一般に高齢者では生理機能が低下しているので減量するなど注意する　【妊婦・産婦・授乳婦等への投与】妊娠中の投与に関する安全性は確立していないので、妊婦又は妊娠している可能性のある婦人には、治療上の有益性が危険性を上回ると判断される場合にのみ投与する　【小児等への投与】小児等に対する安全性は確立していない［使用経験が少ない］　【保存等】遮光保存

人参湯（ニンジントウ）
漢方製剤　520

基本添付文書　ツムラ2007年5月改訂

【製品】
- オースギ人参湯　エキスG顆粒（分包2g）（大杉）
- クラシエ人参湯　エキス細粒（分包2・3g）（大峰堂―クラシエ薬品）
- コタロー人参湯　エキス細粒（分包2g）（小太郎漢方）
- 太虎堂の人参湯　エキス顆粒（分包2.5g）（太虎精堂）
- ツムラ人参湯　エキス顆粒（分包2.5g）（ツムラ）
- テイコク人参湯　エキス顆粒（分包2.5g）（帝國漢方―日医工）
- 〔東洋〕人参湯　エキス細粒（分包1.5g）（東洋薬行）
- 本草人参湯　エキス細粒（分包2g）（本草）
- マツウラ人参湯　エキス顆粒（分包2g）（松浦薬業）

【組成】A群：ニンジン・ビャクジュツ・カンゾウ・カンキョウ各3g
- 〔細粒〈クラシエ〉〕：6g中エキス末3g
- 〔細粒〈コタロー〉〕：6g中エキス末3.2g
- 〔細粒〈東洋〉〕：4.5g中エキス末2.4g
- 〔細粒〈本草〉，顆粒〈オースギ〉〕：6g中エキス末2.6g
- 〔顆粒〈太虎堂〉〕：7.5g中エキス末3.56g
- 〔顆粒〈テイコク〉〕：7.5g中エキス末2.06g

B群：カンゾウ・ソウジュツ・ニンジン・カンキョウ各3g
- 〔顆粒〈ツムラ〉〕：7.5g中エキス末2.5g
- 〔顆粒〈マツウラ〉〕：6g中エキス末3g

【効能・効果】〔コタロー〕：貧血、冷え症で胃部圧重感あるいは胃痛があり、軟便又は下痢の傾向があるもの、あるいはときに頭重や嘔吐を伴うもの。慢性下痢、胃炎、胃アトニー症、貧血症、虚弱児の自家中毒、小児の食欲不振
〔ツムラ〕：体質虚弱の人、あるいは虚弱により体力低下した人の次の諸症〔急性・慢性胃腸カタル、胃アトニー症、胃拡張、悪阻（つわり）、萎縮腎〕
〔その他〕：手足などが冷えやすく、尿量が多いものの次の諸症（胃腸虚弱、胃アトニー、下痢、嘔吐、胃痛）

【用法・用量】〔オースギ・クラシエ・コタロー・本草・マツウラ〕：1日6g，食前又は食間2～3回に分服。年齢、体重、症状により適宜増減
〔太虎堂〕：1日7.5g，食前又は食間3回に分服。年齢、体重、症状により適宜増減
〔ツムラ〕：1日7.5g又は18錠，食前又は食間2～3回に分服。年齢、体重、症状により適宜増減
〔テイコク〕：1回2.5g，1日3回食前経口投与。年齢、体重、症状により適宜増減
〔東洋〕：1回1.5g，1日3回空腹時経口投与。年齢、症状により適宜増減

【禁忌】❶アルドステロン症の患者　❷ミオパシーのある患者　❸低カリウム血症のある患者［❶～❸これらの疾患及び症状が悪化するおそれがある］

【重要な基本的注意】❶使用にあたっては、患者の証（体質・症状）を考慮して投与する。なお、経過を十分に観察し、症状・所見の改善が認められない場合には、継続投与を避ける　❷カンゾウが含まれているので、血清カリウム値や血圧値等に十分留意し、異常が認められた場合には中止する　❸他の漢方製剤等を併用する場合は、含有生薬の重複に注意する
【相互作用】併用注意

薬剤名等	臨床症状・措置方法	機序・危険因子
カンゾウ含有製剤グリチルリチン酸及びその塩類を含有する製剤ループ系利尿剤・フロセミド・エタクリン酸チアジド系利尿剤・トリクロルメチアジド	偽アルドステロン症が現れやすくなる。また、低カリウム血症の結果として、ミオパシーが現れやすくなる（重大な副作用の項参照）	グリチルリチン酸及び利尿剤は尿細管でのカリウム排泄促進作用があるため、血清カリウム値の低下が促進されることが考えられる

【副作用】❶使用成績調査等の副作用発現頻度が明確となる調査を実施していないため、発現頻度は不明である

❷重大な副作用 ⓐ偽アルドステロン症：低カリウム血症，血圧上昇，ナトリウム・体液の貯留，浮腫，体重増加等の偽アルドステロン症が現れることがあるので、観察（血清カリウム値の測定など）を十分に行い、異常が認められた場合には中止し、カリウム剤の投与等の適切な処置を行う ⓑミオパシー：低カリウム血症の結果としてミオパシーが現れることがあるので、観察を十分に行い、脱力感、四肢痙攣・麻痺等の異常が認められた場合には中止し、カリウム剤の投与等の適切な処置を行う

❸その他の副作用

	頻度不明
過敏症*	発疹，蕁麻疹等

＊：このような症状が現れた場合には中止する
【高齢者への投与】一般に高齢者では生理機能が低下しているので減量するなど注意する　【妊婦・産婦・授乳婦等への投与】妊娠中の投与に関する安全性は確立していないので、妊婦又は妊娠している可能性のある婦人には、治療上の有益性が危険性を上回ると判断される場合にのみ投与する　【小児等への投与】小児等に対する安全性は確立していない［使用経験が少ない］　【保存等】遮光保存

人参養栄湯（ニンジンヨウエイトウ）
漢方製剤　520

基本添付文書　ツムラ2013年3月改訂

【製品】
- オースギ人参養栄湯　エキスG顆粒（分包4g）（大杉）
- クラシエ人参養栄湯　エキス細粒（分包2.5・3.75g）（クラシエ製薬―クラシエ薬品）
- コタロー人参養栄湯　エキス細粒（分包2.5g）（小太郎漢方）
- ツムラ人参養栄湯　エキス顆粒（分包3g）（ツムラ）

【組成】ニンジン3g，ビャクジュツ・トウキ・ブクリョウ・ジオウ各4g，ケイヒ2.5g，チンピ・シャクヤク・オンジ各2g，ゴミシ・カンゾ

ウ各1g，オウギ1.5g
〔細粒〈クラシエ〉〕：7.5g中エキス末6.7g
〔細粒〈コタロー〉〕：15g中エキス末9.2g
〔顆粒〈オースギ〉〕：12g中エキス末6.9g
〔顆粒〈ツムラ〉〕：9g中エキス末6g

効能・効果 〔コタロー〕：やせて血色悪く，微熱，悪寒，咳嗽がとれずに倦怠感が著しく，食欲不振で精神不安，不眠，盗汗などもあり，便秘気味のもの。病後又は産後の体力増強，虚弱体質
〔その他〕：病後の体力低下，疲労倦怠，食欲不振，ねあせ，手足の冷え，貧血

用法・用量 〔オースギ〕：1日12g，食前又は食間2～3回に分服。年齢，体重，症状により適宜増減
〔クラシエ〕：1日7.5g，食前又は食間2～3回に分服。年齢，体重，症状により適宜増減
〔コタロー〕：1日15g，食前又は食間2～3回に分服。年齢，体重，症状により適宜増減
〔ツムラ〕：1日9g，食前又は食間2～3回に分服。年齢，体重，症状により適宜増減

慎重投与 ❶著しく胃腸の虚弱な患者［食欲不振，胃部不快感，悪心，嘔吐，腹痛，下痢等が現れることがある］ ❷食欲不振，悪心，嘔吐のある患者［これらの症状が悪化するおそれがある］ **重要な基本的注意** ❶使用にあたっては，患者の証(体質・症状)を考慮して投与する。なお，経過を十分に観察し，症状・所見の改善が認められない場合には，継続投与を避ける ❷カンゾウが含まれているので，血清カリウム値や血圧値等に十分留意し，異常が認められた場合には中止する ❸他の漢方製剤等を併用する場合は，含有生薬の重複に注意する
【相互作用】 併用注意

薬剤名等	臨床症状・措置方法	機序・危険因子
カンゾウ含有製剤 グリチルリチン酸及びその塩類を含有する製剤	偽アルドステロン症が現れやすくなる。また，低カリウム血症の結果として，ミオパシーが現れやすくなる(重大な副作用の項参照)	グリチルリチン酸は尿細管でのカリウム排泄促進作用があるため，血清カリウム値の低下が促進されることが考えられる

【副作用】 ❶使用成績調査等の副作用発現頻度が明確となる調査を実施していないため，発現頻度は不明である

❷**重大な副作用** ⓐ**偽アルドステロン症**：低カリウム血症，血圧上昇，ナトリウム・体液の貯留，浮腫，体重増加等の偽アルドステロン症が現れることがあるので，観察(血清カリウム値の測定など)を十分に行い，異常が認められた場合には中止し，カリウム剤の投与等の適切な処置を行う ⓑ**ミオパシー**：低カリウム血症の結果としてミオパシーが現れることがあるので，観察を十分に行い，脱力感，四肢痙攣・麻痺等の異常が認められた場合には中止し，カリウム剤の投与等の適切な処置を行う ⓒ**肝機能障害，黄疸**：AST(GOT)，ALT(GPT)，Al-P，γ-GTPの上昇等を伴う肝機能障害，黄疸が現れることがあるので，観察を十分に行い，異常が認められた場合には中止し，適切な処置を行う

❸その他の副作用

	頻度不明
過敏症*	発疹，発赤，瘙痒，蕁麻疹等
消化器	食欲不振，胃部不快感，悪心，嘔吐，腹痛，下痢等

＊：このような症状が現れた場合には中止する
【高齢者への投与】 一般に高齢者では生理機能が低下しているので減量するなど注意する **【妊婦・産婦・授乳婦等への投与】** 妊娠中の投与に関する安全性は確立していないので，妊婦又は妊娠している可能性のある婦人には，治療上の有益性が危険性を上回ると判断される場合にのみ投与する **【小児等への投与】** 小児等に対する安全性は確立していない［使用経験が少ない］ **【臨床検査結果に及ぼす影響】** 投与により，血中AG(1,5-アンヒドロ-D-グルシトール)が増加する場合がある **【その他の注意】** 湿疹，皮膚炎等が悪化することがある **【保存等】** 遮光保存

ハイノウサンキュウトウ
排膿散及湯
漢方製剤 520

基本添付文書 ツムラ2013年3月改訂

製品
コタロー排膿散及湯 エキス細粒(分包2.5g)(小太郎漢方)
ツムラ排膿散及湯 エキス顆粒(分包2.5g)(ツムラ)

組成 A群：キキョウ4g，タイソウ・シャクヤク・カンゾウ各3g，キジツ2g，ショウキョウ0.5g
〔細粒〈コタロー〉〕：7.5g中エキス末4.7g
B群：キキョウ4g，カンゾウ・キジツ・シャクヤク・タイソウ各3g，ショウキョウ1g
〔顆粒〈ツムラ〉〕：7.5g中エキス末4.5g

効能・効果 患部が発赤，腫脹して疼痛をともなった化膿症，瘍，癰，面疔，その他癤腫症

用法・用量 1日7.5g，食前又は食間2～3回に分服。年齢，体重，症状により適宜増減

禁忌 ❶アルドステロン症の患者 ❷ミオパシーのある患者 ❸低カリウム血症のある患者［❶～❸これらの疾患及び症状が悪化するおそれがある］

重要な基本的注意 ❶使用にあたっては，患者の証(体質・症状)を考慮して投与する。なお，経過を十分に観察し，症状・所見の改善が認められない場合には，継続投与を避ける ❷カンゾウが含まれているので，血清カリウム値や血圧値等に十分留意し，異常が認められた場合には中止する ❸他の漢方製剤等を併用する場合は，含有生薬の重複に注意する
【相互作用】 併用注意

薬剤名等	臨床症状・措置方法	機序・危険因子
カンゾウ含有製剤 グリチルリチン酸及びその塩類を含有する製剤 ループ系利尿剤 ・フロセミド ・エタクリン酸 チアジド系利尿剤 ・トリクロロメチアジド	偽アルドステロン症が現れやすくなる。また，低カリウム血症の結果として，ミオパシーが現れやすくなる(重大な副作用の項参照)	グリチルリチン酸及び利尿剤は尿細管でのカリウム排泄促進作用があるため，血清カリウム値の低下が促進されることが考えられる

【副作用】 ❶使用成績調査等の副作用発現頻度が明確となる調査を実施していないため，発現頻度は不明である

❷**重大な副作用** ⓐ**偽アルドステロン症**：低カリウム血症，血圧上昇，ナトリウム・体液の貯留，浮腫，体重増加等の偽アルドステロン症が現れることがあるので，観察(血清カリウム値の測定等)を十分に行い，異常が認められた場合には中止し，カリウム剤の投与等の適切な処置を行う ⓑ**ミオパシー**：低カリウム血症の結果としてミオパシーが現れることがあるので，観察を十分に行い，脱力感，四肢痙攣・麻痺等の異常が認められた場合には中止し，カリウム剤の投与等の適切な処置を行う

【高齢者への投与】 一般に高齢者では生理機能が低下しているので減量するなど注意する **【妊婦・産婦・授乳婦等への投与】** 妊娠中の投与に関する安全性は確立していないので，妊婦又は妊娠している可能性のある婦人には，治療上の有益性が危険性を上回ると判断される場合にのみ投与する **【小児等への投与】** 小児等に対する安全性は確立していない［使用経験が少ない］ **【保存等】** 遮光保存

バクモンドウトウ
麦門冬湯
漢方製剤 520

基本添付文書 ツムラ2007年5月改訂

製品
コタロー麦門冬湯 エキス細粒(分包2.5g)(小太郎漢方)
JPS麦門冬湯 エキス顆粒(分包2.5g)(ジェーピーエス-大杉)
ジュンコウ麦門冬湯 FCエキス細粒(分包2.5g)(康和薬通-大杉)
ツムラ麦門冬湯 エキス顆粒(分包3g)(ツムラ)

テイコク麦門冬湯 エキス顆粒(分包3g)(帝國漢方一日医工)
マツウラ麦門冬湯 エキス顆粒(分包2.5g)(松浦薬業―クラシエ薬品)

(組成) バクモンドウ10g, ハンゲ・コウベイ各5g, タイソウ3g, カンゾウ・ニンジン各2g

〔細粒〈コタロー〉〕:15g中エキス末9g
〔細粒〈ジュンコウ〉〕:7.5g中エキス末6g
〔顆粒〈JPS〉〕:7.5g中エキス末5.8g
〔顆粒〈ツムラ〉〕:9g中エキス末6g
〔顆粒〈テイコク〉〕:9g中エキス末4.4g
〔顆粒〈マツウラ〉〕:7.5g中軟エキス10.0g(エキス末5.0gに相当)

(効能・効果)〔コタロー〕:こみ上げてくるような強い咳をして顔が赤くなるもの, 通常喀痰は少量でねばく, 喀出困難であり, 時には喀痰に血痰のあるもの, あるいはのぼせて咽喉がかわき, 咽喉に異物感があるもの。気管支炎, 気管支喘息, 胸部疾患の咳嗽
〔その他〕:痰の切れにくい咳, 気管支炎, 気管支喘息

(用法・用量)〔コタロー〕:1日15g, 食前又は食間2~3回に分服。年齢, 体重, 症状により適宜増減
〔JPS・ジュンコウ・マツウラ〕:1日7.5g, 食前又は食間2~3回に分服。年齢, 体重, 症状により適宜増減
〔ツムラ〕:1日9g, 食前又は食間2~3回に分服。年齢, 体重, 症状により適宜増減
〔テイコク〕:1回3g, 1日3回食前経口投与。年齢, 体重, 症状により適宜増減

【重要な基本的注意】❶使用にあたっては, 患者の証(体質・症状)を考慮して投与する。なお, 経過を十分に観察し, 症状・所見の改善が認められない場合には, 継続投与を避ける ❷カンゾウが含まれているので, 血清カリウム値や血圧値等に十分留意し, 異常が認められた場合には中止する ❸他の漢方製剤等を併用する場合は, 含有生薬の重複に注意する

【相互作用】併用注意

薬剤名等	臨床症状・措置方法	機序・危険因子
カンゾウ含有製剤 グリチルリチン酸及びその塩類を含有する製剤	偽アルドステロン症が現れやすくなる。また, 低カリウム血症の結果として, ミオパシーが現れやすくなる(重大な副作用の項参照)	グリチルリチン酸は尿細管でのカリウム排泄促進があり, 血清カリウム値の低下が促進されることが考えられる

【副作用】❶使用成績調査等の副作用発現頻度が明確となる調査を実施していないため, 発現頻度は不明である

❷重大な副作用 ⓐ間質性肺炎:発熱, 咳嗽, 呼吸困難, 肺音の異常(捻髪音)等が現れた場合には, 本剤を中止し, 速やかに胸部X線等の検査を実施するとともに副腎皮質ホルモン剤の投与等の適切な処置を行う。また, 発熱, 咳嗽, 呼吸困難等が現れた場合には, 本剤を中止し, 直ちに連絡するよう患者に対し注意を行う ⓑ偽アルドステロン症:低カリウム血症, 血圧上昇, ナトリウム・体液の貯留, 浮腫, 体重増加等の偽アルドステロン症が現れることがあるので, 観察(血清カリウム値の測定等)を十分に行い, 異常が認められた場合には中止し, カリウム剤の投与等の適切な処置を行う ⓒミオパシー:低カリウム血症の結果としてミオパシーが現れることがあるので, 観察を十分に行い, 脱力感, 四肢痙攣・麻痺等の異常が認められた場合には中止し, カリウム剤の投与等の適切な処置を行う ⓓ肝機能障害, 黄疸:AST(GOT), ALT(GPT), Al-P, γ-GTPの上昇等を伴う肝機能障害, 黄疸が現れることがあるので, 観察を十分に行い, 異常が認められた場合には中止し, 適切な処置を行う

❸その他の副作用

	頻度不明
過敏症*	発疹, 蕁麻疹等

*:このような症状が現れた場合には中止する

【高齢者への投与】一般に高齢者では生理機能が低下しているので減量するなど注意する 【妊婦・産婦・授乳婦等への投与】妊娠中の投与に関する安全性は確立していないので, 妊婦又は妊娠している可能性のある婦人には, 治療上の有益性が危険性を上回ると判断される場合にのみ投与する 【小児等への投与】小児等に対する安全性は確立していない[使用経験が少ない] 【保存等】遮光保存

【薬効薬理】❶鎮咳作用:SO_2ガス曝露による気管支炎モデルモルモットに経口投与, ⓐ気管粘膜の器械的刺激又は化学的刺激(クエン酸水溶液噴霧)による咳反射を抑制。正常モルモットでは作用を認めなかった ⓑサブスタンスPによる咳反射を抑制 ⓒ上喉頭神経自発放電増大を抑制 ❷去痰作用 ⓐウズラ気道局所に粘着性亢進の原因物質DNAとともに直接投与で, DNAによる粘液線毛輸送速度(MCTV)を抑制 ⓑヒト好中球エラスターゼ又はDNAによる気道クリアランス低下モデルウズラに経口投与で, 粘液線毛輸送速度(MCTV)低下を抑制 ❸気管支拡張作用(経口投与) ⓐSO_2ガス曝露による気管支炎モデルモルモットで, アセチルコリンによる気管支収縮を抑制 ⓑオゾン曝露気道過敏性亢進モデルモルモットで, 気道過敏性を誘発するヒスタミン閾値の減少を抑制 ⓒ卵白アルブミン感作喘息モルモットで, 即時型及び遅発型呼吸抵抗増大を抑唆されている ❹作用機序:次の作用により薬理効果を示すことが示唆されている ⓐ鎮咳作用:モルモットに経口投与で, ニュートラルエンドペプチダーゼ(NEP)阻害薬フォスフォラミドンによる咳反射を抑制。また, 気管においてNEP活性の低下を抑制 ⓑ去痰作用 ⑦ラット肺胞Ⅱ型上皮細胞で, 肺サーファクタント(ホスファチジルコリン)分泌を促進。一方, サブスタンスPにより活性化した活性化多形核白血球(PMN)によって誘発される肺サーファクタント(ホスファチジルコリン)分泌亢進を抑制(in vitro) ④ラット肺胞Ⅱ型上皮細胞で, $β_1$-アドレナリン受容体mRNA量を特異的に増加。この作用は, cyclic AMP依存性プロテインキナーゼ阻害薬H-89により消失。また, 細胞内cyclic AMP量を増加(in vitro) ⑦ハムスター気管上皮細胞で, サブスタンスPによって活性化した活性化多形核白血球(PMN)による粘液分泌亢進を抑制(in vitro) ④ヒト好中球エラスターゼによる気道クリアランス低下モデルウズラに経口投与で, 気道における気管粘膜のDNA, フコース及び蛋白量の増加を抑制 ⑦イヌ気管培養粘膜上皮において, 粘膜側投与で, イオン能動輸送を反映する短絡電流(SCC)を抑制。また, 漿膜側投与でSCCを増加。この反応は, Naチャネルブロッカーアミノライドでは影響を受けず, Clフリーでは減少(in vitro) ⓒ気管支拡張作用:イヌ気管支平滑筋で, β-アドレナリン受容体刺激による筋弛緩及びcyclic AMP増加を亢進(in vitro) ⓓ抗アレルギー作用 ⑦ヒト好酸球で, 好酸球生存率を抑制し, 卵白アルブミンによる脱顆粒を抑制(in vitro) ④P.acnesを前処置したマウスに経口投与で, bacterial LPSで惹起されたIL-6産生を抑制(in vivo)。また, マクロファージ様細胞であるMG63細胞で, IL-1β刺激によるIL-6産生を抑制(in vitro)

八味地黄丸
ハチミジオウガン
漢方製剤　520

基本添付文書 ツムラ2010年11月改訂

(製品) 規制等:劇〔錠剤・丸剤及び*印とツムラを除く〕
ウチダの八味丸 M丸剤(分包20丸)(ウチダ和漢薬)
オースギ八味地黄丸料 エキスG顆粒(分包2.5g*)(大杉)
オースギ八味地黄丸料 エキスT錠(分包6錠)(高砂薬品―大杉)
クラシエ八味地黄丸料 エキス細粒(分包2g* 分包3g) エキス錠 (大峰堂, クラシエ製薬―クラシエ薬品)
コタロー八味地黄丸料 エキス細粒(分包3g)(小太郎漢方)
三和八味地黄丸料 エキス細粒(分包3g)(三和生薬)
JPS八味地黄丸料 エキス顆粒(分包2.5g*)(ジェーピーエス)
ツムラ八味地黄丸 エキス顆粒*(分包2.5g*)(ツムラ)
テイコク八味丸 エキス顆粒(分包3g*)(帝國漢方―大木製薬, 日医工)
八味地黄丸料 エキス顆粒T(分包2.5g*)(東亜薬品―杏林, キョーリンリメディオ, 建林松鶴堂, 松浦薬業, 陽進堂)
本草八味丸料 エキス顆粒-M(分包2.5g*)(本草)

(組成) A群:ジオウ5g, サンシュユ・サンヤク・タクシャ・ブクリョウ・ボタンピ各3g, ケイヒ・日局ブシ末各1g
〔細粒・錠剤〈クラシエ〉〕:6g又は18錠中エキス5.2g
〔顆粒〈JPS〉〕:7.5g中エキス4.6g
〔顆粒〈テイコク〉〕:9g中エキス末4.6g
〔顆粒〈東亜薬品〉〕:7.5g中エキス末5g
〔顆粒〈本草〉〕:7.5g中エキス末4.4g

B群:ジオウ5g, サンシュユ・サンヤク・タクシャ・ブクリョウ・ボタンピ各3g, ケイヒ・日局ブシ末2(炮附子末)各1g
〔細粒〈コタロー〉〕:9g中エキス5.3g

C群:ジオウ5g, サンシュユ・サンヤク・タクシャ・ブクリョウ・ボ

タンピ各3g, ケイヒ・加エブシ(オースギは日局ブシ末)各1g
〔細粒〈三和〉〕：9g中エキス末6g
〔顆粒・錠剤〈オースギ〉〕：7.5g又は18錠中エキス末4.6g
D群：ジオウ6g, サンシュユ・サンヤク・タクシャ・ブクリョウ各3g, ボタンピ2.5g, ケイヒ1g, 日局ブシ末0.5g
〔顆粒〈ツムラ〉〕：7.5g中エキス末4g
E群：ジオウ8g, サンシュユ・サンヤク各4g, タクシャ・ブクリョウ・ボタンピ各3g, ケイヒ・炮附子各1g
〔丸剤〈ウチダ〉〕：60丸中粉末5.128g

【効能・効果】〔コタロー〕：疲労倦怠感がいちじるしく、四肢は冷えやすいのにかかわらず、時にはほてることもあり、腰痛があって咽喉がかわき、排尿回数多く、尿量減少して残尿感がある場合と、逆に尿量が増大する場合があり、特に夜間多尿のもの。血糖増加による口渇、糖尿病、動脈硬化、慢性腎炎、ネフローゼ、萎縮腎、膀胱カタル、浮腫、陰萎、坐骨神経痛、産後脚気、更年期障害、老人性の湿疹、低血圧
〔三和〕：下腹部軟弱、腰に冷痛あり、尿利減少又は頻数で、全身倦は手足に熱感あるものの次の諸症(慢性腎炎、糖尿病、水腫、脚気のむくみ、膀胱カタル、腰痛、五十肩、肩こり)
〔ツムラ〕：疲労、倦怠感著しく、尿利減少又は頻数、口渇し、手足に交互的に冷感と熱感のあるものの次の諸症(腎炎、糖尿病、陰萎、坐骨神経痛、腰痛、脚気、膀胱カタル、前立腺肥大、高血圧)
〔その他〕：疲れやすくて、四肢が冷えやすく、尿量減少又は多尿で、ときに口渇がある次の諸症(下肢痛、腰痛、しびれ、老人のかすみ目、かゆみ、排尿困難、頻尿、むくみ)

【用法・用量】〔ウチダ〕：1回20丸、1日3回食前又は食間経口投与。症状により適宜増減
〔オースギ・JPS・ツムラ・東亜薬品〕：1日7.5g又は18錠、食前又は食間2〜3回に分服。年齢、体重、症状により適宜増減
〔クラシエ〕：1日6g又は18錠、食前又は食間2〜3回に分服。年齢、体重、症状により適宜増減
〔コタロー〕：1日9g、食前又は食間2〜3回に分服。年齢、体重、症状により適宜増減
〔三和・テイコク〕：1日9g、食前又は食間3回に分服。三和は年齢、症状により適宜増減。テイコクは年齢、体重、症状により適宜増減
〔本草〕：1日7.5g、食前又は食間3回に分服。年齢、体重、症状により適宜増減

【慎重投与】❶体力の充実している患者[副作用が現れやすくなり、その症状が増強されるおそれがある] ❷暑がりで、のぼせが強く、赤ら顔の患者[心悸亢進、のぼせ、舌のしびれ、悪心等が現れることがある] ❸著しく胃腸の虚弱な患者[食欲不振、胃部不快感、悪心、嘔吐、腹痛、下痢、便秘等が現れることがある] ❹食欲不振、嘔吐のある患者[これらの症状が悪化するおそれがある] 【重要な基本的注意】❶使用にあたっては、患者の証(体質・症状)を考慮して投与する。なお、経過を十分に観察し、症状・所見の改善が認められない場合には、継続投与を避ける ❷他の漢方製剤等を併用する場合は、含有生薬の重複に注意する。ブシを含む製剤との併用には、特に注意する
【副作用】使用成績調査等の副作用発現頻度が明確となる調査を実施していないため、発現頻度は不明である

	頻度不明
過敏症※	発疹、発赤、瘙痒等
肝臓	肝機能異常〔AST(GOT), ALT(GPT), T-Bilの上昇〕
消化器	食欲不振、胃部不快感、悪心、嘔吐、腹痛、下痢、便秘等
その他	心悸亢進、のぼせ、舌のしびれ等

※：このような症状が現れた場合には中止する

【高齢者への投与】一般に高齢者では生理機能が低下しているので減量するなど注意する 【妊婦・産婦・授乳婦等への投与】妊婦又は妊娠している可能性のある婦人には投与しないことが望ましい[ボタンピにより流早産の危険性があり、またブシ末の副作用が現れやすくなる] 【小児等への投与】小児等には慎重に投与する[ブシ末が含まれている] 【保存等】遮光保存
【薬効薬理】❶実験的糖尿病抑制作用：ラットに経口投与で、ストレプトゾトシンによる血糖値上昇、摂水量増加、尿量増加及び摂餌量増加をそ

れぞれ抑制。免疫組織化学的観察で、膵島B細胞の減少を抑制 ❷循環器系に対する作用 ⓐウサギにコレステロール食とともに混餌投与で、血管弾性率低下を抑制 ⓑ高コレステロール食負荷マウスに飲水投与で、大動脈中のカルシウム含量及びコラーゲン含量の上昇を抑制 ❸骨代謝に対する作用 ⓐ卵巣摘出ラットに経口投与で、脛骨のカルシウム含量低下を抑制 ⓑGnRH agonistによる低エストロゲン状態のラットに経口投与で、大腿骨の骨量低下を抑制し、脛骨の骨形成率(BFR)を上昇 ❹造精機能に対する作用 ⓐ幼若ラット及び成熟去勢ラットに経口投与で、前立腺におけるチミジンキナーゼ活性増加 ⓑマウスに経口投与で、ドキソルビシンによる造精機能障害を改善 ❺利尿作用：老齢ラットに飲水投与で、尿量及び尿中ナトリウム排泄量を増加 ❻血圧降下作用 ⓐメチラポン投与と熱ストレス負荷で作製する高血圧モデルラット(MHR)の血圧上昇期に当たるintroductory-MHRに飲水投与で、血圧上昇を抑制 ⓑDahl食塩感受性ラットに食塩負荷とともに混餌投与で血圧上昇を抑制 ❼腎臓に対する作用：Dahl食塩感受性ラットに食塩負荷とともに混餌投与で、糸球体ろ過量低下が抑制され、糸球体及び腎血管の組織障害を改善 ❽作用機序：次の作用により薬理作用を示す ⓐアルドースリダクターゼ(AR)活性阻害作用：ラットレンズのAR活性を阻害(in vitro) ⓑ造精機能に対する作用：ラットに経口投与で、睾丸組織中のテストステロン濃度が増加

半夏厚朴湯 ハンゲコウボクトウ
漢方製剤　　　　520

【基本添付文書】ツムラ2011年8月改訂
【製品】
オースギ半夏厚朴湯 エキスG顆粒(分包1g)(大杉)
オースギ半夏厚朴湯 エキスT錠(分包4錠)(高砂薬業—大杉)
クラシエ半夏厚朴湯 エキス細粒(分包2・3g) エキス錠(大峰堂、クラシエ製薬—クラシエ薬品)
コタロー半夏厚朴湯 エキス細粒(分包2g)(小太郎漢方)
三和半夏厚朴湯 エキス細粒(分包1.5g)(三和生薬)
JPS半夏厚朴湯 エキス顆粒(分包2.5g)(ジェーピーエス)
ジュンコウ半夏厚朴湯 FCエキス細粒(分包1.5g)(康和薬通—大杉)
太虎堂の半夏厚朴湯 エキス顆粒(分包1.5g)(太虎精堂)
ツムラ半夏厚朴湯 エキス顆粒(分包2.5g)(ツムラ)
テイコク半夏厚朴湯 エキス顆粒(分包2.5g)(帝國漢方—日医工)
〔東洋〕半夏厚朴湯 エキス細粒(分包2g)(東洋薬行)
本草半夏厚朴湯 エキス顆粒-M(分包2.5g)(本草)

【組成】A群：ハンゲ6g, ブクリョウ5g, コウボク3g, ソヨウ2g, ショウキョウ1.3g
〔細粒・錠剤〈クラシエ〉〕：6g又は12錠中エキス末1.5g
B群：ハンゲ6g, ブクリョウ5g, コウボク3g, ソヨウ2g, ショウキョウ1g
〔細粒〈コタロー〉〕：6g中エキス末2.2g
〔細粒〈三和〉〕：4.5g中エキス末2.6g
〔細粒〈ジュンコウ〉〕：4.5g中エキス末2g
〔顆粒・錠剤〈オースギ〉〕：3g又は12錠中エキス末1.4g
〔顆粒〈ツムラ〉〕：7.5g中エキス末2.5g
〔顆粒〈本草〉〕：7.5g中エキス末2g
C群：ハンゲ6g, ブクリョウ5g, コウボク3g, ソヨウ2g, 生ショウキョウ4g
〔細粒〈東洋〉〕：6g中エキス末3g
D群：ハンゲ6g, ブクリョウ5g, コウボク・ソヨウ各3g, ショウキョウ1g
〔顆粒〈JPS〉〕：7.5g中エキス末2.2g
〔顆粒〈太虎堂〉〕：4.5g中エキス末3g
E群：ハンゲ6g, ブクリョウ5g, コウボク3g, ソヨウ2g, ショウキョウ1.5g
〔顆粒〈テイコク〉〕：7.5g中エキス末1.61g

【効能・効果】〔コタロー〕：精神不安があり、咽喉から胸元にかけてふさがるような感じがして、胃部に停滞膨満感のあるもの。通常消化機能悪く、悪心や嘔吐を伴うこともあるもの。気管支炎、嗄声、咳嗽発作、気管支喘息、神経性食道狭窄、胃弱、心臓喘息、神経症、神経衰弱、恐怖症、不眠症、つわり、その他嘔吐症、更年期神経症、浮腫、神経性頭痛
〔三和〕：精神不安があって咽喉から胸もとにかけて、ふさがるよう

な感じがして胃部が重苦しく，不眠・恐怖感，食欲不振，咳嗽などを伴うものの次の諸症（気管支喘息，気管支炎，百日咳，婦人悪阻，嗄声，胃神経症，更年期神経症，神経性咽頭痛，ノイローゼ）
〔ツムラ〕：気分がふさいで，咽喉，食道部に異物感があり，ときに動悸，めまい，嘔気などを伴う次の諸症（不安神経症，神経性胃炎，つわり，咳，しわがれ声，神経性食道狭窄症，不眠症）
〔その他〕：気分がふさいで，咽喉・食道部に異物感があり，ときに動悸，めまい，嘔気などを伴う次の諸症（不安神経症，神経性胃炎，つわり，咳，しわがれ声）

(用法・用量)〔オースギ〕：1日3g又は12錠，食前又は食間2～3回に分服。年齢，体重，症状により適宜増減
〔クラシエ・コタロー〕：1日6g又は12錠，食前又は食間2～3回に分服。年齢，体重，症状により適宜増減
〔三和・太虎堂〕：1日4.5g，食前又は食間3回に分服。三和は年齢，症状により適宜増減。太虎堂は年齢，体重，症状により適宜増減
〔JPS・ツムラ〕：1日7.5g又は18錠，食前又は食間2～3回に分服。年齢，体重，症状により適宜増減
〔ジュンコウ〕：1日4.5g，食前又は食間2～3回に分服。年齢，体重，症状により適宜増減
〔テイコク〕：1回2.5g，1日3回食前経口投与。年齢，体重，症状により適宜増減
〔東洋〕：1回2g，1日3回空腹時経口投与。年齢，症状により適宜増減
〔本草〕：1日7.5g，食前又は食間3回に分服。年齢，体重，症状により適宜増減

【重要な基本的注意】❶使用にあたっては，患者の証（体質・症状）を考慮して投与する。なお，経過を十分に観察し，症状・所見の改善が認められない場合には，継続投与を避ける　❷他の漢方製剤等を併用する場合は，含有生薬の重複に注意する
【副作用】本剤は使用成績調査等の副作用発現頻度が明確となる調査を実施していないため，発現頻度は不明である

	頻度不明
過敏症*	発疹，発赤，瘙痒等

＊：このような症状が現れた場合には中止する
【高齢者への投与】一般に高齢者では生理機能が低下しているので減量するなど注意する　【妊婦・産婦・授乳婦等への投与】妊娠中の投与に関する安全性は確立していないので，妊婦又は妊娠している可能性のある婦人には，治療上の有益性が危険性を上回ると判断される場合にのみ投与する　【小児等への投与】小児に対する安全性は確立していない〔使用経験が少ない〕　【保存等】遮光保存

ハンゲシャシントウ
半夏瀉心湯
漢方製剤　　　　　　　　　　　　　　　　　　520

基本添付文書　ツムラ2007年5月改訂

製品
オースギ半夏瀉心湯　エキスG顆粒（分包2.5g）（大杉）
クラシエ半夏瀉心湯　エキス細粒　エキス錠（分包2・3g）（大峰堂―クラシエ薬品）
コタロー半夏瀉心湯　エキス細粒（分包2.5g）（小太郎漢方）
サカモト半夏瀉心湯　エキス顆粒（分包2.5g）（阪本漢法）
三和半夏瀉心湯　エキス細粒（分包2.5g）（三和生薬）
JPS半夏瀉心湯　エキス顆粒（分包2.5g）（ジェーピーエス）
ジュンコウ半夏瀉心湯　FCエキス細粒（分包2g）（康和薬通―大杉）
太虎堂の半夏瀉心湯　エキス顆粒（分包2g）（太虎精堂）
ツムラ半夏瀉心湯　エキス顆粒（分包2.5g）（ツムラ）
テイコク半夏瀉心湯　エキス顆粒（分包3g）（帝國漢方―日医工）
〔東洋〕半夏瀉心湯　エキス細粒（分包2g）（東洋薬行）
半夏瀉心湯　エキス顆粒T（分包2.5g）（東亜薬品―杏林，キョーリンリメディオ，陽進堂）
本草半夏瀉心湯　エキス顆粒-M（分包2.5g）（本草）
マツウラ半夏瀉心湯　エキス顆粒（分包2g）（松浦薬業）

(組成) A群：ハンゲ5g，オウゴン・タイソウ・カンゾウ・ニンジン・ショウキョウ各2.5g，オウレン1g
〔細粒・錠剤〈クラシエ〉〕：6g中又は18錠中エキス末3.8g
〔顆粒〈JPS〉〕：7.5g中エキス末4.6g
〔顆粒〈太虎堂〉〕：6g中エキス末3.12g
B群：ハンゲ5g，カンゾウ・オウゴン・カンキョウ・ニンジン・タイソウ各2.5g，オウレン1g
〔細粒〈コタロー〉〕：7.5g中エキス末5g
〔細粒〈三和〉〕：7.5g中エキス末4.9g
〔細粒〈東洋〉〕：6g中エキス末3.6g
〔顆粒〈オースギ〉・〈サカモト〉・〈本草〉〕：7.5g中エキス末3.4g
〔顆粒〈ツムラ〉〕：7.5g中エキス末4.5g
〔顆粒〈テイコク〉〕：9g中エキス末4.31g
〔顆粒〈東亜薬品〉〕：7.5g中エキス末3.7g
〔顆粒〈マツウラ〉〕：6g中エキス末2.9g
C群：ハンゲ6g，オウゴン・ニンジン・カンゾウ・タイソウ・カンキョウ各3g，オウレン1g
〔細粒〈ジュンコウ〉〕：6g中エキス末3.2g

(効能・効果)〔コタロー〕：胃部がつかえ，悪心や嘔吐があり，食欲不振で舌苔や胃部に水分停滞感があり，腹鳴をともなって下痢するもの，あるいは軟便や粘液便を排出するもの。急性・慢性胃腸カタル，発酵性下痢，消化不良，口内炎，つわり
〔三和〕：胃部がつかえて悪心や嘔吐があり，舌苔や胃部に水分停滞感があって，食欲不振で，腹鳴を伴って，下痢又は軟便を排出するものの次の諸症（急性・慢性胃腸カタル，発酵性下痢，口内炎，消化不良，胃下垂，胃アトニー症，胃及び十二指腸潰瘍の軽症又は予後，つわり）
〔その他〕：みぞおちがつかえ，ときに悪心，嘔吐があり，食欲不振で腹が鳴って軟便又は下痢の傾向のあるものの次の諸症（急・慢性胃腸カタル，発酵性下痢，消化不良，胃下垂，神経性胃炎，胃弱，二日酔，げっぷ，胸やけ，口内炎，神経症）

(用法・用量)〔オースギ・コタロー・サカモト・JPS・ツムラ・東亜薬品〕：1日7.5g又は18錠，食前又は食間2～3回に分服。年齢，体重，症状により適宜増減
〔クラシエ・ジュンコウ・マツウラ〕：1日6g又は18錠，食前又は食間2～3回に分服。年齢，体重，症状により適宜増減
〔三和・本草〕：1日7.5g，食前又は食間3回に分服。三和は年齢，症状により適宜増減。本草は年齢，体重，症状により適宜増減
〔太虎堂〕：1日6g，食前又は食間3回に分服。年齢，体重，症状により適宜増減
〔テイコク〕：1回3g，1日3回食前経口投与。年齢，体重，症状により適宜増減
〔東洋〕：1回2g，1日3回空腹時経口投与。年齢，症状により適宜増減

(禁忌) ❶アルドステロン症の患者　❷ミオパシーのある患者　❸低カリウム血症のある患者〔❶～❸これらの疾患及び症状が悪化するおそれがある〕

【重要な基本的注意】❶使用にあたっては，患者の証（体質・症状）を考慮して投与する。なお，経過を十分に観察し，症状・所見の改善が認められない場合には，継続投与を避ける　❷カンゾウが含まれているので，血清カリウム値や血圧値等に十分留意し，異常が認められた場合には中止する　❸他の漢方製剤等を併用する場合は，含有生薬の重複に注意する
【相互作用】併用注意

薬剤名等	臨床症状・措置方法	機序・危険因子
カンゾウ含有製剤　グリチルリチン酸及びその塩類を含有する製剤　ループ系利尿剤　・フロセミド　・エタクリン酸　チアジド系利尿剤　・トリクロルメチアジド	偽アルドステロン症が現れやすくなる。また，低カリウム血症の結果として，ミオパシーが現れやすくなる（重大な副作用の項参照）	グリチルリチン酸及び利尿剤は尿細管のカリウム排泄促進作用があるため，血清カリウム値の低下が促進されることが考えられる

【副作用】❶使用成績調査等の副作用発現頻度が明確となる調査を実施していないため，発現頻度は不明である

❷重大な副作用　ⓐ間質性肺炎：発熱，咳嗽，呼吸困難，肺音の異常（捻髪音）等が現れた場合には，本剤を中止し，速やかに胸部X線

等の検査を実施するとともに副腎皮質ホルモン剤の投与等の適切な処置を行う。また，発熱，咳嗽，呼吸困難等が現れた場合には，本剤を中止し，直ちに連絡するよう患者に対し注意を行う　ⓑ**偽アルドステロン症**：低カリウム血症，血圧上昇，ナトリウム・体液の貯留，浮腫，体重増加等の偽アルドステロン症が現れることがあるので，観察（血清カリウム値の測定等）を十分に行い，異常が認められた場合には中止し，カリウム剤の投与等の適切な処置を行う　ⓒ**ミオパシー**：低カリウム血症の結果としてミオパシーが現れることがあるので，観察を十分に行い，脱力感，四肢痙攣・麻痺等の異常が認められた場合には中止し，カリウム剤の投与等の適切な処置を行う　ⓓ**肝機能障害，黄疸**：AST（GOT），ALT（GPT），Al-P，γ-GTPの上昇等を伴う肝機能障害，黄疸が現れることがあるので，観察を十分に行い，異常が認められた場合には中止し，適切な処置を行う

❸**その他の副作用**

	頻度不明
過敏症*	発疹，蕁麻疹等

＊：このような症状が現れた場合には中止する

【**高齢者への投与**】一般に高齢者では生理機能が低下しているので減量するなど注意する　【**妊婦・産婦・授乳婦等への投与**】妊娠中の投与に関する安全性は確立していないので，妊婦又は妊娠している可能性のある婦人には，治療上の有益性が危険性を上回ると判断される場合にのみ投与する　【**小児等への投与**】小児等に対する安全性は確立していない［使用経験が少ない］　【**保存等**】遮光保存

【**薬効薬理**】❶ヒトでの作用　胃排出促進作用：上腹部愁訴があり胃排出遅延の認められる慢性胃炎患者に経口投与で，胃排出能が促進（アセトアミノフェン法）　❷動物での作用　ⓐ胃排出促進作用：ラットに経口投与時，胃排出能が促進。また，経口前投与により塩化バリウムによる胃排出能低下が改善　ⓑ胃粘膜障害に対する作用：ラットに経口前投与で，エタノールによる胃の出血性病変が軽減　ⓒ制吐作用：フェレットに経口前投与で，アポモルヒネによる嘔吐が抑制　ⓓ止瀉作用（経口前投与）：ヒマシ油による下痢が抑制（マウス）　ⓔ塩酸イリノテカンによる下痢が抑制され，体重減少が抑制。また，回腸，下行結腸の絨毛及び陰窩細胞の変性・壊死並びに杯細胞の減少が抑制（ラット）　ⓕ作用機序：次の作用により薬理効果を示すことが示唆されている　ⓖ胃粘膜防御作用：ラットに経口投与時，タウロコール酸による胃粘膜リン脂質量低下，胃粘膜電位差の低下並びにH⁺の胃粘膜内逆拡散（back diffusion）がそれぞれ抑制され，また，エタノールによる胃表層粘膜及び胃体部深層粘膜の粘液量減少が抑制　ⓗ抗炎症作用　（1）ラットに経口前投与で，塩酸イリノテカン及びコレラ毒素による大腸粘膜でのプロスタグランジンE₂量増加が抑制　（2）ラットに経口投与時，血漿中コルチコステロン量が増加（in vivo）。また，シクロオキシゲナーゼ-2活性を阻害（in vitro）　（3）ヒト肥満細胞樹立株（HMC-1）で，PMA及びA23187刺激によるインターロイキン（IL）-6産生を阻害（in vitro）。カラゲニン誘発胸膜炎モデルマウスに経口前投与時IL-6産生を抑制　ⓘ大腸水分吸収亢進作用：ラットに経口投与時，大腸水分吸収能が亢進。また，経口前投与により塩酸イリノテカンによる大腸水分吸収能の低下が抑制

ハンゲビャクジュツテンマトウ
半夏白朮天麻湯
漢方製剤　　520

基本添付文書 ツムラ2007年5月改訂

製品
- クラシエ半夏白朮天麻湯　エキス細粒（分包2.5・3.75g）（大峰堂－クラシエ薬品）
- コタロー半夏白朮天麻湯　エキス細粒（分包3g）（小太郎漢方）
- 三和半夏白朮天麻湯　エキス細粒（分包2.5g）（三和生薬－大杉，ジェーピーエス）
- ツムラ半夏白朮天麻湯　エキス顆粒（分包2.5g）（ツムラ）

組成 A群：ハンゲ・ビャクジュツ・ソウジュツ・チンピ・ブクリョウ各3g，テンマ・バクガ各2g，オウギ・ニンジン・タクシャ各1.5g，オウバク1g，ショウキョウ0.65g
〔細粒〈クラシエ〉〕：7.5g中エキス末4.7g
B群：ハンゲ・チンピ・ブクリョウ・ビャクジュツ・ソウジュツ各3g，オウギ・タクシャ・ニンジン各1.5g，オウバク・カンキョウ各1g，テンマ・バクガ・シンキク各2g，ショウキョウ0.5g
〔細粒〈コタロー〉〕：9g中エキス末6.2g
C群：ハンゲ・ビャクジュツ・チンピ・ブクリョウ各3g，バクガ・テンマ，シンキク各2g，オウギ・ニンジン・タクシャ各1.5g，オウバク・カンキョウ各1g，ショウキョウ0.5g
〔細粒〈三和〉〕：7.5g中エキス末4.9g
D群：チンピ・ハンゲ・ビャクジュツ，ブクリョウ各3g，オウギ・タクシャ・ニンジン各1.5g，オウバク・カンキョウ各1g，ショウキョウ0.5g，テンマ・バクガ各2g
〔顆粒〈ツムラ〉〕：7.5g中エキス末4g

効能・効果 〔コタロー〕：冷え症，アトニー体質で疲労しやすく，頭痛，頭重，めまい，肩こりなどがあり，ときには悪心，嘔吐などを伴うもの。胃アトニー症，胃腸虚弱者，又は低血圧症に伴う頭痛，めまい
〔三和〕：平素より胃腸が虚弱で足が冷え，ときどき頭痛，めまいを起こし，激しいときには嘔吐を伴うもの，又は食後に手足がだるく眠くなるもの，しばしば心下部に振水音を伴うものの次の諸症（胃アトニー症，胃下垂，胃神経症，低血圧症）
〔その他〕：胃腸虚弱で下肢が冷え，めまい，頭痛などがあるもの

用法・用量 〔クラシエ・ツムラ〕：1日7.5g，食前又は食間2～3回に分服。年齢，体重，症状により適宜増減
〔コタロー〕：1日9g，食前又は食間2～3回に分服。年齢，体重，症状により適宜増減
〔三和〕：1日7.5g，食前又は食間3回に分服（増減）

【**重要な基本的注意**】❶使用にあたっては，患者の証（体質・症状）を考慮して投与する。なお，経過を十分に観察し，症状・所見の改善が認められない場合には，継続投与を避ける　❷他の漢方製剤等を併用する場合は，含有生薬の重複に注意する

【**副作用**】使用成績調査等の副作用発現頻度が明確となる調査を実施していないため，発現頻度は不明である

	頻度不明
過敏症*	発疹，蕁麻疹等

＊：このような症状が現れた場合には中止する

【**高齢者への投与**】一般に高齢者では生理機能が低下しているので減量するなど注意する　【**妊婦・産婦・授乳婦等への投与**】妊娠中の投与に関する安全性は確立していないので，妊婦又は妊娠している可能性のある婦人には，治療上の有益性が危険性を上回ると判断される場合にのみ投与する　【**小児等への投与**】小児等に対する安全性は確立していない［使用経験が少ない］　【**その他の注意**】湿疹，皮膚炎等が悪化することがある　【**保存等**】遮光保存

ビャッコカニンジントウ
白虎加人参湯
漢方製剤　　520

基本添付文書 ツムラ2013年3月改訂

製品
- クラシエ白虎加人参湯　エキス細粒（分包2・3g）　エキス錠（大峰堂，クラシエ製薬－クラシエ薬品）
- コタロー白虎加人参湯　エキス細粒（分包4g）（小太郎漢方）
- ツムラ白虎加人参湯　エキス顆粒（分包3g）（ツムラ）
- テイコク白虎加人参湯　エキス顆粒（分包3g）（帝國漢方－日医工）

組成 A群：セッコウ15g，チモ5g，カンゾウ2g，ニンジン1.5g，コウベイ8g
〔細粒・錠剤〈クラシエ〉〕：6g又は12錠中エキス末2.6g
〔顆粒〈ツムラ〉〕：9g中エキス末5g
B群：チモ5g，コウベイ8g，セッコウ15g，カンゾウ2g，ニンジン3g
〔細粒〈コタロー〉〕：12g中エキス末8g
〔顆粒〈テイコク〉〕：9g中エキス末4.2g

効能・効果 〔コタロー〕：むやみに咽喉がかわいて水をほしがるもの。あるいは熱感の激しいもの。糖尿病の初期，暑気あたり，熱性疾患時
〔その他〕：のどの渇きとほてりのあるもの

用法・用量 〔クラシエ〕：1日6g又は12錠，食前又は食間2～3回に分服。年齢，体重，症状により適宜増減
〔コタロー〕：1日12g，食前又は食間2～3回に分服。年齢，体重，症

状により適宜増減
〔ツムラ〕：1日9g，食前又は食間2～3回に分服。年齢，体重，症状により適宜増減
〔テイコク〕：1回3g，1日3回食前経口投与。年齢，体重，症状により適宜増減
【慎重投与】❶胃腸の虚弱な患者［口中不快感，食欲不振，胃部不快感，軟便，下痢等が現れることがある］ ❷著しく体力の衰えている患者［副作用が現れやすくなり，その症状が増強されるおそれがある］
【重要な基本的注意】❶使用にあたっては，患者の証（体質・症状）を考慮して投与する。なお，経過を十分に観察し，症状・所見の改善が認められない場合には，継続投与を避ける ❷カンゾウが含まれているので，血清カリウム値や血圧値等に十分留意し，異常が認められた場合には中止する ❸他の漢方製剤等を併用する場合は，含有生薬の重複に注意する
【相互作用】併用注意

薬剤名等	臨床症状・措置方法	機序・危険因子
カンゾウ含有製剤 グリチルリチン酸及びその塩類を含有する製剤	偽アルドステロン症が現れやすくなる。また，低カリウム血症の結果として，ミオパシーが現れやすくなる（重大な副作用の項参照）	グリチルリチン酸は尿細管でのカリウム排泄促進作用があるため，血清カリウム値の低下が促進されることが考えられる

【副作用】❶使用成績調査等の副作用発現頻度が明確となる調査を実施していないため，発現頻度は不明である

❷重大な副作用 ⓐ偽アルドステロン症：低カリウム血症，血圧上昇，ナトリウム・体液の貯留，浮腫，体重増加等の偽アルドステロン症が現れることがあるので，観察（血清カリウム値の測定等）を十分に行い，異常が認められた場合には中止し，カリウム剤の投与等の適切な処置を行う ⓑミオパシー：低カリウム血症の結果としてミオパシーが現れることがあるので，観察を十分に行い，脱力感，四肢痙攣・麻痺等の異常が認められた場合には中止し，カリウム剤の投与等の適切な処置を行う

❸その他の副作用

	頻度不明
過敏症*	発疹，瘙痒，蕁麻疹等
肝臓	肝機能異常〔AST(GOT)，ALT(GPT)の上昇等〕
消化器	口中不快感，食欲不振，胃部不快感，軟便，下痢等

＊：このような症状が現れた場合には中止する
【高齢者への投与】一般に高齢者では生理機能が低下しているので減量するなど注意する 【妊婦・産婦・授乳婦等への投与】妊娠中の投与に関する安全性は確立していないので，妊婦又は妊娠している可能性のある婦人には，治療上の有益性が危険性を上回ると判断される場合にのみ投与する 【小児等への投与】小児等に対する安全性は確立していない［使用経験が少ない］ 【保存等】遮光保存
【薬効薬理】作用機序：次の作用により薬理効果を示すことが示唆されている 口渇に対する作用：ラットに十二指腸内投与で，舌下腺支配神経遠心性活動が促進。高張食塩水による口渇状態のラットに十二指腸内投与で，舌下腺支配神経遠心性活動の低下が改善

茯苓飲
ブクリョウイン
漢方製剤　　　520

基本添付文書 ツムラ2013年3月改訂

（製品）
コタロー茯苓飲 エキス細粒（分包2g）（小太郎漢方）
ツムラ茯苓飲 エキス顆粒（分包2.5g）（ツムラ）

（組成）A群：ブクリョウ5g，ビャクジュツ4g，ショウキョウ0.8g，チンピ・ニンジン各3g，キジツ1.5g
〔細粒〈コタロー〉〕：6g中エキス末3.8g
B群：ブクリョウ5g，ソウジュツ4g，チンピ・ニンジン各3g，キジツ1.5g，ショウキョウ1g
〔顆粒〈ツムラ〉〕：7.5g中エキス末2.75g

（効能・効果）〔コタロー〕：胃部がつかえて膨満感があり，胃液の分泌が過多で悪心，嘔吐や食欲不振があって尿量減少するもの。胃炎，胃下垂，胃アトニー，胃神経症，胃拡張，溜飲症，消化不良
〔ツムラ〕：吐き気や胸やけがあり尿量が減少するものの次の諸症（胃炎，胃アトニー，溜飲）
（用法・用量）〔コタロー〕：1日6g，食前又は食間2～3回に分服。年齢，体重，症状により適宜増減
〔ツムラ〕：1日7.5g，食前又は食間2～3回に分服。年齢，体重，症状により適宜増減
【重要な基本的注意】❶使用にあたっては，患者の証（体質・症状）を考慮して投与する。なお，経過を十分に観察し，症状・所見の改善が認められない場合には，継続投与を避ける ❷他の漢方製剤等を併用する場合は，含有生薬の重複に注意する
【副作用】使用成績調査等の副作用発現頻度が明確となる調査を実施していないため，発現頻度は不明である

	頻度不明
過敏症*	発疹，蕁麻疹等

＊：このような症状が現れた場合には中止する
【高齢者への投与】一般に高齢者では生理機能が低下しているので減量するなど注意する 【妊婦・産婦・授乳婦等への投与】妊娠中の投与に関する安全性は確立していないので，妊婦又は妊娠している可能性のある婦人には，治療上の有益性が危険性を上回ると判断される場合にのみ投与する 【小児等への投与】小児等に対する安全性は確立していない［使用経験が少ない］ 【保存等】遮光保存

茯苓飲合半夏厚朴湯
ブクリョウインゴウハンゲコウボクトウ
漢方製剤　　　520

基本添付文書 ツムラ2013年3月改訂

（製品）
ツムラ茯苓飲合半夏厚朴湯 エキス顆粒（分包2.5g）（ツムラ）

（組成）〔顆粒〕：7.5g中（ハンゲ6g，ブクリョウ5g，ソウジュツ4g，コウボク・チンピ・ニンジン各3g，ショウ2g，キジツ1.5g，ショウキョウ1g）エキス末4.5g
（効能・効果）気分がふさいで，咽喉，食道部に異物感があり，ときに動悸，めまい，嘔気，胸やけなどがあり，尿量の減少するものの次の諸症：不安神経症，神経性胃炎，つわり，溜飲，胃炎
（用法・用量）1日7.5g，食前又は食間2～3回に分服。年齢，体重，症状により適宜増減
【重要な基本的注意】❶使用にあたっては，患者の証（体質・症状）を考慮して投与する。なお，経過を十分に観察し，症状・所見の改善が認められない場合には，継続投与を避ける ❷他の漢方製剤等を併用する場合は，含有生薬の重複に注意する
【副作用】使用成績調査等の副作用発現頻度が明確となる調査を実施していないため，発現頻度は不明である

	頻度不明
過敏症*	発疹，蕁麻疹等

＊：このような症状が現れた場合には中止する
【高齢者への投与】一般に高齢者では生理機能が低下しているので減量するなど注意する 【妊婦・産婦・授乳婦等への投与】妊娠中の投与に関する安全性は確立していないので，妊婦又は妊娠している可能性のある婦人には，治療上の有益性が危険性を上回ると判断される場合にのみ投与する 【小児等への投与】小児等に対する安全性は確立していない［使用経験が少ない］ 【保存等】遮光保存

附子理中湯（ブシリチユウトウ）
漢方製剤　520

基本添付文書 三和生薬2010年7月改訂

製品 規制等：劇
　三和附子理中湯　エキス細粒（分包1.5g）（三和生薬－クラシエ薬品）

組成〔細粒〕：4.5g中（ニンジン・カンゾウ・ビャクジュツ・カンキョウ各3g，ブシ1g）エキス末2.8g

効能・効果 胃腸虚弱で血色悪く，顔に生気なく，尿量多く手足に冷感あり，下痢の傾向あり，しばしば吐き気，目眩，頭重，胃痛を訴えるものの次の諸症：慢性の胃腸カタル，胃アトニー症

用法・用量 1日4.5g，食前又は食間3回に分服（増減）

禁忌 ❶アルドステロン症の患者　❷ミオパシーのある患者　❸低カリウム血症のある患者［❶～❸これらの疾患及び症状が悪化するおそれがある］

【慎重投与】❶体力の充実している患者［副作用が現れやすくなり，その症状が増強されるおそれがある］　❷暑がりで，のぼせが強く，赤ら顔の患者［心悸亢進，のぼせ，舌のしびれ，悪心等が現れるおそれがある］　**【重要な基本的注意】**❶使用にあたっては，患者の証（体質・症状）を考慮して投与する。なお，経過を十分に観察し，症状・所見の改善が認められない場合には，継続投与を避ける　❷カンゾウが含まれているので，血清カリウム値や血圧値等に十分留意し，異常が認められた場合には中止する　❸他の漢方製剤等を併用する場合は，含有生薬の重複に注意する。ブシを含む製剤との併用には，特に注意する

【相互作用】併用注意

薬剤名等	臨床症状・措置方法	機序・危険因子
カンゾウ含有製剤 グリチルリチン酸及びその塩類を含有する製剤 ループ系利尿剤 ・フロセミド ・エタクリン酸 チアジド系利尿剤 ・トリクロルメチアジド	偽アルドステロン症が現れやすくなる。また，低カリウム血症の結果として，ミオパシーが現れやすくなる（重大な副作用の項参照）	グリチルリチン酸及び利尿剤は尿細管でのカリウム排泄促進作用があるため，血清カリウム値の低下が促進されることが考えられる

【副作用】❶使用成績調査等の副作用発現頻度が明確となる調査を実施していないため，発現頻度は不明である

❷重大な副作用　ⓐ偽アルドステロン症：低カリウム血症，血圧上昇，ナトリウム・体液の貯留，浮腫，体重増加等の偽アルドステロン症が現れることがあるので，観察（血清カリウム値の測定等）を十分に行い，異常が認められた場合には中止し，カリウム剤の投与等の適切な処置を行う　ⓑミオパシー：低カリウム血症の結果としてミオパシーが現れることがあるので，観察を十分に行い，脱力感，四肢痙攣・麻痺等の異常が認められた場合には中止し，カリウム剤の投与等の適切な処置を行う

❸その他の副作用

	頻度不明
過敏症*	発疹，蕁麻疹等
その他	心悸亢進，のぼせ，舌のしびれ，悪心等

＊：このような症状が現れた場合には中止する

【高齢者への投与】一般に高齢者では生理機能が低下しているので減量するなど注意する　**【妊婦・産婦・授乳婦等への投与】**妊婦又は妊娠している可能性のある婦人には投与しないことが望ましい［ブシの副作用が現れやすくなる］　**【小児等への投与】**小児等には慎重に投与する［ブシが含まれている］　**【保存等】**直射日光を避け，防湿保存

平胃散（ヘイイサン）
漢方製剤　520

基本添付文書 ツムラ2013年3月改訂

製品
　オースギ平胃散料　エキスG顆粒（分包2.5g）（大杉）
　コタロー平胃散　エキス細粒（分包2g）（小太郎漢方）
　ツムラ平胃散　エキス顆粒（分包2.5g）（ツムラ）
　テイコク平胃散　エキス顆粒（分包2.5g）（帝國漢方－日医工）
　本草平胃散料　エキス顆粒-M（分包2.5g）（本草）

組成 ソウジュツ4g，コウボク・チンピ各3g，カンゾウ1g，タイソウ2g，ショウキョウ0.5g
　〔細粒〈コタロー〉〕：6g中エキス末4g
　〔顆粒〈オースギ〉〕：7.5g中エキス末2.9g
　〔顆粒〈ツムラ〉〕：7.5g中エキス末3.25g
　〔顆粒〈テイコク〉〕：7.5g中エキス末1.9g
　〔顆粒〈本草〉〕：7.5g中エキス末3g

効能・効果〔コタロー〕：消化不良を伴う胃痛，腹痛，食欲減退，あるいは食後腹鳴があり，下痢しやすいもの。口内炎，胃炎，胃アトニー，胃拡張
〔その他〕：胃がもたれて消化不良の傾向のある次の諸症（急・慢性胃カタル，胃アトニー，消化不良，食欲不振）

用法・用量〔オースギ・ツムラ・本草〕：1日7.5g，食前又は食間2～3回に分服。年齢，体重，症状により適宜増減
〔コタロー〕：1日6g，食前又は食間2～3回に分服。年齢，体重，症状により適宜増減
〔テイコク〕：1回2.5g，1日3回食前経口投与。年齢，体重，症状により適宜増減

【重要な基本的注意】❶使用にあたっては，患者の証（体質・症状）を考慮して投与する。なお，経過を十分に観察し，症状・所見の改善が認められない場合には，継続投与を避ける　❷カンゾウが含まれているので，血清カリウム値や血圧値等に十分留意し，異常が認められた場合には中止する　❸他の漢方製剤を併用する場合は，含有生薬の重複に注意する

【相互作用】併用注意

薬剤名等	臨床症状・措置方法	機序・危険因子
カンゾウ含有製剤 グリチルリチン酸及びその塩類を含有する製剤	偽アルドステロン症が現れやすくなる。また，低カリウム血症の結果として，ミオパシーが現れやすくなる（重大な副作用の項参照）	グリチルリチン酸は尿細管でのカリウム排泄促進作用があるため，血清カリウム値の低下が促進されることが考えられる

【副作用】❶使用成績調査等の副作用発現頻度が明確となる調査を実施していないため，発現頻度は不明である

❷重大な副作用　ⓐ偽アルドステロン症：低カリウム血症，血圧上昇，ナトリウム・体液の貯留，浮腫，体重増加等の偽アルドステロン症が現れることがあるので，観察（血清カリウム値の測定等）を十分に行い，異常が認められた場合には中止し，カリウム剤の投与等の適切な処置を行う　ⓑミオパシー：低カリウム血症の結果としてミオパシーが現れることがあるので，観察を十分に行い，脱力感，四肢痙攣・麻痺等の異常が認められた場合には中止し，カリウム剤の投与等の適切な処置を行う

【高齢者への投与】一般に高齢者では生理機能が低下しているので減量するなど注意する　**【妊婦・産婦・授乳婦等への投与】**妊娠中の投与に関する安全性は確立していないので，妊婦又は妊娠している可能性のある婦人には，治療上の有益性が危険性を上回ると判断される場合にのみ投与する　**【小児等への投与】**小児等に対する安全性は確立していない［使用経験が少ない］　**【保存等】**遮光保存

防已黄耆湯
漢方製剤   520

基本添付文書 ツムラ2007年5月改訂

製品
- オースギ防已黄耆湯　エキスG顆粒(分包2.5g)(大杉)
- クラシエ防已黄耆湯　エキス細粒(分包2.5・3.75g)　エキス錠(大峰堂―クラシエ薬品)
- コタロー防已黄耆湯　エキス細粒(分包2.5g)(小太郎漢方)
- JPS防已黄耆湯　エキス顆粒(分包2.5g)(ジェーピーエス)
- ジュンコウ防已黄耆湯 FCエキス細粒(分包2g)(康和薬通―大杉)
- 太虎堂の防已黄耆湯　エキス細粒(分包2.5g)(太虎精堂)
- ツムラ防已黄耆湯　エキス顆粒(分包2.5g)(ツムラ)
- テイコク防已黄耆湯　エキス顆粒(分包2.5g)(帝國漢方―日医工)
- 本草防已黄耆湯　エキス顆粒-M(分包2.5g)(本草)
- マツウラ防已黄耆湯　エキス顆粒(分包2g)(松浦薬業)

組成 A群：ボウイ・オウギ各5g，ビャクジュツ・タイソウ各3g，カンゾウ1.5g，ショウキョウ1g
　〔細粒・錠剤〈クラシエ〉，顆粒〈本草〉〕：7.5g又は18錠中エキス末3.2g
　〔細粒〈ジュンコウ〉〕：6g中エキス末3.55g
　〔顆粒〈オースギ〉〕：7.5g中エキス末3.8g
　〔顆粒〈太虎堂〉〕：7.5g中エキス末4.51g
　〔顆粒〈テイコク〉〕：7.5g中エキス末3.02g
B群：ボウイ・オウギ各5g，ビャクジュツ・タイソウ各3g，カンゾウ1.5g，ショウキョウ0.8g
　〔細粒〈コタロー〉〕：7.5g中エキス末4.8g
C群：ボウイ・オウギ各5g，ソウジュツ・タイソウ各3g，ショウキョウ1g，カンゾウ1.5g
　〔顆粒〈JPS〉〕：7.5g中エキス末2.8g
　〔顆粒〈ツムラ〉〕：7.5g中エキス末3.75g
　〔顆粒〈マツウラ〉〕：6g中エキス末3.1g

効能・効果〔コタロー〕：水ぶとりで皮膚の色が白く，疲れやすくて，汗をかきやすいか，又は浮腫があるもの．関節炎，関節リウマチ，肥満症，多汗症
〔ツムラ〕：色白で筋肉軟らかく水ぶとりの体質で疲れやすく，汗が多く，小便不利で下肢に浮腫を来し，膝関節の腫痛するものの次の諸症(腎炎，ネフローゼ，妊娠腎，陰嚢水腫，肥満症，関節炎，よう，癤，筋炎，浮腫，皮膚病，多汗症，月経不順)
〔その他〕：色白で疲れやすく，汗のかきやすい傾向のある次の諸症〔肥満症(筋肉にしまりのない，いわゆる水ぶとり)，関節痛，むくみ〕

用法・用量〔オースギ・クラシエ・コタロー・JPS・ツムラ〕：1日7.5g又は18錠，食前又は間2～3回に分服．年齢，体重，症状により適宜増減
〔ジュンコウ・マツウラ〕：1日6g，食前又は食間2～3回に分服．年齢，体重，症状により適宜増減
〔太虎堂・本草〕：1日7.5g，食前又は食間3回に分服．年齢，体重，症状により適宜増減
〔テイコク〕：1回2.5g，1日3回食前経口投与．年齢，体重，症状により適宜増減

重要な基本的注意 ❶使用にあたっては，患者の証(体質・症状)を考慮して投与する．なお，経過を十分に観察し，症状・所見の改善が認められない場合には，継続投与を避ける　❷カンゾウが含まれているので，血清カリウム値や血圧値等に十分留意し，異常が認められた場合には中止する　❸他の漢方製剤を併用する場合は，含有生薬の重複に注意する

【相互作用】 併用注意

薬剤名等	臨床症状・措置方法	機序・危険因子
カンゾウ含有製剤　グリチルリチン酸及びその塩類を含有する製剤	偽アルドステロン症が現れやすくなる．また，低カリウム血症の結果として，ミオパシーが現れやすくなる(重大な副作用の項参照)	グリチルリチン酸は尿細管でのカリウム排泄促進作用があるため，血清カリウム値の低下が促進されることが考えられる

副作用 ❶使用成績調査等の副作用発現頻度が明確となる調査を実施していないため，発現頻度は不明である

❷**重大な副作用**　ⓐ**間質性肺炎**：発熱，咳嗽，呼吸困難，肺音の異常(捻髪音)等が現れた場合には，本剤を中止し，速やかに胸部X線等の検査を実施するとともに副腎皮質ホルモン剤の投与等の適切な処置を行う．また，発熱，咳嗽，呼吸困難等が現れた場合には，本剤を中止し，ただちに連絡するよう患者に対し注意を行う　ⓑ**偽アルドステロン症**：低カリウム血症，血圧上昇，ナトリウム・体液の貯留，浮腫，体重増加等の偽アルドステロン症が現れることがあるので，観察(血清カリウム値の測定など)を十分に行い，異常が認められた場合には中止し，カリウム剤の投与等の適切な処置を行う　ⓒ**ミオパシー**：低カリウム血症の結果としてミオパシーが現れることがあるので，観察を十分に行い，脱力感，四肢痙攣・麻痺等の異常が認められた場合には中止し，カリウム剤の投与等の適切な処置を行う　ⓓ**肝機能障害，黄疸**：AST(GOT)，ALT(GPT)，Al-P，γ-GTPの上昇等を伴う肝機能障害，黄疸が現れることがあるので，観察を十分に行い，異常が認められた場合には中止し，適切な処置を行う

❸**その他の副作用**：過敏症(発疹，発赤，瘙痒等)のような症状が現れた場合には中止する　**【高齢者への投与】**一般に高齢者では生理機能が低下しているので減量するなど注意する　**【妊婦・産婦・授乳婦等への投与】**妊娠中の投与に関する安全性は確立していないので，妊婦又は妊娠している可能性のある婦人には，治療上の有益性が危険性を上回ると判断される場合にのみ投与する　**【小児等への投与】**小児等に対する安全性は確立していない〔使用経験が少ない〕　**【保存等】**遮光保存

薬効薬理 ❶尿蛋白抑制作用：PANネフローゼラットに経口前投与したところ，尿中蛋白排泄量増加が抑制され，24時間クレアチニンクリアランスが増加　❷作用機序：腎内のPGI₂及びTXA₂産生のバランスをPGI₂優位にすることにより尿蛋白抑制作用を示すものと示唆　尿蛋白抑制作用：PANネフローゼラットに経口前投与したところ，尿中TXB₂(TXA₂の代謝産物)排泄量が低下．更に，尿中6-keto-PGF₁α(PGI₂の代謝産物)/TXB₂比が増加

防風通聖散
漢方製剤   520

基本添付文書 ツムラ2007年8月改訂

製品
- オースギ防風通聖散　エキスG顆粒(分包3g)(大杉)
- クラシエ防風通聖散料　エキス細粒(分包2.5・3.75g)(クラシエ製薬―クラシエ薬品)
- クラシエ防風通聖散　エキス錠(大峰堂―クラシエ薬品)
- コタロー防風通聖散　エキス細粒(分包3g)(小太郎漢方)
- 三和防風通聖散料　エキス細粒(分包3g)(三和生薬)
- JPS防風通聖散料　エキス顆粒(分包2.5g)(ジェーピーエス)
- 太虎堂の防風通聖散料　エキス顆粒(分包2.5g)(太虎精堂)
- ツムラ防風通聖散　エキス顆粒(分包2.5g)(ツムラ)
- テイコク防風通聖散　エキス顆粒(分包2.5g)(帝國漢方―日医工)
- 〔東洋〕防風通聖散料　エキス細粒(分包2.5g)(東洋薬行)
- 本草防風通聖散　エキス顆粒-M(分包2.5g)(本草)
- マツウラ防風通聖散　エキス顆粒(分包2.5g)(松浦薬業)

組成 A群：トウキ・シャクヤク・センキュウ・サンシシ・レンギョウ・ハッカ・ケイガイ・ボウフウ・マオウ各1.2g，ショウキョウ0.4g，ダイオウ1.5g，乾燥硫酸ナトリウム0.75g，ビャクジュツ・キキョウ・オウゴン・カンゾウ・セッコウ各2g，カッセキ3g
　〔細粒〈クラシエ〉〕：7.5g中エキス末5.7g
　〔錠剤〈クラシエ〉〕：27錠中エキス末5.5g
B群：トウキ・シャクヤク・センキュウ・サンシシ・レンギョウ・ハッカ・ケイガイ・ボウフウ・マオウ各1.2g，ショウキョウ0.3g，ダイオウ1.5g，無水硫酸ナトリウム0.7g，ビャクジュツ・キキョウ・オウゴン・カンゾウ・セッコウ各2g，カッセキ3g
　〔細粒〈コタロー〉〕：9g中エキス末6g
C群：トウキ・シャクヤク・センキュウ・サンシシ・レンギョウ・ハッカ・ケイガイ・ハマボウフウ・マオウ各1.2g，ダイオウ1.5g，乾燥

硫酸ナトリウム0.75g，キキョウ・ビャクジュツ・カンゾウ・オウゴン・セッコウ各2g，カッセキ3g，ショウキョウ0.3g
　〔細粒〈三和〉〕：9g中エキス末5.4g
D群：トウキ・シャクヤク・センキュウ・サンシシ・レンギョウ・ハッカ・生ショウキョウ・ケイガイ・ボウフウ・マオウ各1.2g，ダイオウ・ボウショウ各1.5g，ビャクジュツ・キキョウ・オウゴン・カンゾウ・セッコウ各2g，カッセキ3g
　〔細粒〈東洋〉〕：7.5g中エキス末5g
E群：トウキ・シャクヤク・センキュウ・サンシシ・レンギョウ・ハッカ・ケイガイ・ボウフウ・マオウ各1.2g，ダイオウ1.5g，ボウショウ0.7g，ショウキョウ0.3g，ビャクジュツ・キキョウ・オウゴン・セッコウ・カンゾウ各2g，カッセキ3g
　〔顆粒〈オースギ〉〕：9g中エキス末5.2g
F群：トウキ・センキュウ・レンギョウ・ボウフウ・シャクヤク・サンシシ・ハッカ・ケイガイ・マオウ各1.2g，ショウキョウ0.3g，ダイオウ・硫酸ナトリウム各1.5g，ビャクジュツ・オウゴン・セッコウ・カンゾウ各2g，カッセキ3g
　〔顆粒〈JPS〉〕：7.5g中エキス末5g
G群：トウキ・シャクヤク・センキュウ・サンシシ・レンギョウ・ハッカ・ショウキョウ・ケイガイ・ボウフウ・マオウ各1.2g，ダイオウ・乾燥硫酸ナトリウム各1.5g，ビャクジュツ・キキョウ・オウゴン・カンゾウ・セッコウ各2g，カッセキ3g
　〔顆粒〈太虎堂〉〕：7.5g中エキス末5.4g
H群：オウゴン・カンゾウ・キキョウ・セッコウ・ビャクジュツ各2g，ダイオウ1.5g，ケイガイ・サンシシ・シャクヤク・センキュウ・トウキ・ハッカ・ボウフウ・マオウ・レンギョウ各1.2g，ショウキョウ0.3g，カッセキ3g，無水ボウショウ0.7g
　〔顆粒〈ツムラ〉〕：7.5g中エキス末4.5g
I群：トウキ・シャクヤク・センキュウ・サンシシ・レンギョウ・ハッカ・ケイガイ・ボウフウ・マオウ各1.2g，ショウキョウ0.4g，ダイオウ・硫酸ナトリウム各1.5g，ビャクジュツ・キキョウ・オウゴン・カンゾウ・セッコウ各2g，カッセキ3g
　〔顆粒〈テイコク〉〕：7.5g中エキス末3.04g
　〔顆粒〈マツウラ〉〕：7.5g中エキス末5g
J群：トウキ・シャクヤク・センキュウ・サンシシ・レンギョウ・ハッカ・ケイガイ・ボウフウ・マオウ各1.2g，ショウキョウ0.4g，ダイオウ・ボウショウ各1.5g，ビャクジュツ・キキョウ・オウゴン・カンゾウ・セッコウ各2g，カッセキ3g
　〔顆粒〈本草〉〕：7.5g中エキス末5g
【効能・効果】〔コタロー〕：脂肪ぶとりの体質で便秘し，尿量減少するもの。常習便秘，胃酸過多症，腎臓病，心臓衰弱，動脈硬化，高血圧，脳溢血これらに伴う肩こり
〔三和〕：脂肪太りの体質で便秘したりあるいは胸やけ・肩こり・尿量減少などが伴うものの次の諸症（肥満症，高血圧症，常習便秘，痔疾，慢性腎炎，湿疹）
〔その他〕：腹部に皮下脂肪が多く，便秘がちなものの次の諸症〔高血圧の随伴症状（動悸，肩こり，のぼせ），肥満症，むくみ，便秘〕
【用法・用量】〔オースギ・コタロー〕：1日9g，食前又は食間2～3回に分服。年齢，体重，症状により適宜増減
〔クラシエ・JPS・ツムラ・マツウラ〕：1日7.5g又は27錠，食前又は食間2～3回に分服。年齢，体重，症状により適宜増減
〔三和〕：1日9g，食前又は食間3回に分服。年齢，症状により適宜増減
〔太虎堂・本草〕：1日7.5g，食前又は食間3回に分服。年齢，体重，症状により適宜増減
〔テイコク〕：1日3回，1回2.5g食前経口投与。年齢，体重，症状により適宜増減
〔東洋〕：1日3回，1回2.5g空腹時経口投与（増減）
【慎重投与】❶下痢，軟便のある患者〔これらの症状が悪化するおそれがある〕❷胃腸の虚弱な患者〔食欲不振，胃部不快感，悪心，嘔吐，腹痛，軟便，下痢等が現れることがある〕❸食欲不振，嘔吐のある患者〔これらの症状が悪化するおそれがある〕❹病後の衰弱期，著しく体力の衰えている患者〔副作用が現れやすくなり，その症状が増強されるおそれがある〕❺発汗傾向の著しい患者〔発汗過多，全身脱力感等が現れるおそれがある〕❻狭心症，心筋梗塞等の循環器系の障害のある患者，又はその既往歴のある患者 ❼重症高血圧症の患者 ❽高度の腎障害のある患者 ❾排尿障害のある患者 ❿甲状腺機能亢進症の患者〔❻～❿これらの疾患及び症状が悪化するおそれがある〕【重要な基本的注意】❶使用にあたっては，患者の証（体質・症状）を考慮して投与する。なお，経過を十分に観察し，症状・所見の改善が認められない場合には，継続投与を避ける ❷カンゾウが含まれているので，血清カリウム値や血圧値等に十分留意し，異常が認められた場合には中止する ❸他の漢方製剤等を併用する場合は，含有生薬の重複に注意する。ダイオウを含む製剤との併用には，特に注意する ❹ダイオウの瀉下作用には個人差が認められるので，用法・用量に注意する
【相互作用】併用注意

薬剤名等	臨床症状・措置方法	機序・危険因子
マオウ含有製剤 エフェドリン類含有製剤 モノアミン酸化酵素（MAO）阻害剤 甲状腺製剤 ・チロキシン ・リオチロニン カテコールアミン製剤 ・アドレナリン ・イソプレナリン キサンチン系製剤 ・テオフィリン ・ジプロフィリン	不眠，発汗過多，頻脈，動悸，全身脱力感，精神興奮等が現れやすくなるので，減量するなど慎重に投与する	交感神経刺激作用が増強されることが考えられる
カンゾウ含有製剤 グリチルリチン酸及びその塩類を含有する製剤	偽アルドステロン症が現れやすくなる。また，低カリウム血症の結果として，ミオパシーが現れやすくなる（重大な副作用の項参照）	グリチルリチン酸は尿細管でのカリウム排泄促進作用があるため，血清カリウム値の低下が促進されることが考えられる

【副作用】❶使用成績調査等の副作用発現頻度が明確となる調査を実施していないため，発現頻度は不明である

❷重大な副作用 ⓐ間質性肺炎：発熱，咳嗽，呼吸困難，肺音の異常（捻髪音）等が現れた場合には，中止し，速やかに胸部X線等の検査を実施するとともに副腎皮質ホルモン剤の投与等の適切な処置を行う。また，発熱，咳嗽，呼吸困難等が現れた場合には，本剤を中止し，直ちに連絡するよう患者に対し注意を行う ⓑ偽アルドステロン症：低カリウム血症，血圧上昇，ナトリウム・体液の貯留，浮腫，体重増加等の偽アルドステロン症が現れることがあるので，観察（血清カリウム値の測定など）を十分に行い，異常が認められた場合には中止し，カリウム剤の投与等の適切な処置を行う ⓒミオパシー：低カリウム血症の結果としてミオパシーが現れることがあるので，観察を十分に行い，脱力感，四肢痙攣・麻痺等の異常が認められた場合には中止し，カリウム剤の投与等の適切な処置を行う ⓓ肝機能障害，黄疸：AST(GOT)，ALT(GPT)，Al-P，γ-GTPの著しい上昇等を伴う肝機能障害，黄疸が現れることがあるので，観察を十分に行い，異常が認められた場合には中止し，適切な処置を行う

❸その他の副作用

	頻度不明
過敏症※	発疹，瘙痒等
自律神経系	不眠，発汗過多，頻脈，動悸，全身脱力感，精神興奮等
消化器	食欲不振，胃部不快感，悪心，嘔吐，腹痛，軟便，下痢等
泌尿器	排尿障害等

※：このような症状が現れた場合には中止する
【高齢者への投与】一般に高齢者では生理機能が低下しているので減量するなど注意する 【妊婦・産婦・授乳婦等への投与】❶妊婦又は妊娠している可能性のある婦人には投与しないことが望ましい〔ダイオウ（子宮収縮作用及び骨盤内臓器の充血作用），無水ボウショウ（子宮収縮作用）により流早産の危険性がある〕❷授乳中の婦人には慎重に投与する〔ダイオウ中のアントラキノン誘導体が母乳中に移行し，乳児の下痢を起こすことがある〕【小児等への投与】小児等に対する安全性は確立していない〔使用経験が少ない〕【その他の注意】無水ボウショウが含まれているので，治療上食塩制限が必要な患者に継続投与する場合は注意する 【保存等】遮光保存

【薬効薬理】❶肥満に対する作用：MSG肥満マウスに混餌投与で，体重増加を抑制　❷作用機序：次の作用により薬理効果を示すと示唆　褐色脂肪組織の活性化作用：MSG肥満マウスに混餌投与で，褐色脂肪組織が活性化

補中益気湯（ホチュウエッキトウ）
漢方製剤
520

基本添付文書　ツムラ2013年3月改訂

【製品】
- オースギ補中益気湯　エキスG顆粒（分包4g）（大杉）
- クラシエ補中益気湯　エキス細粒（分包2.5・3.75g）（クラシエ製薬―クラシエ薬品）
- コタロー補中益気湯　エキス細粒（分包4g）（小太郎漢方）
- 三和補中益気湯　エキス細粒（分包3g）（三和生薬）
- JPS補中益気湯　エキス顆粒（分包2.5g）（ジェーピーエス）
- ジュンコウ補中益気湯FCエキス細粒（分包2.5g）（康和薬通―大杉）
- 太虎堂の補中益気湯　エキス散（分包2.5g）　エキス顆粒（分包2.5g）（太虎精堂）
- ツムラ補中益気湯　エキス顆粒（分包2.5g）（ツムラ）
- テイコク補中益気湯　エキス顆粒（分包2.5g）（帝國漢方―大木製薬，日医工）
- 〔東洋〕補中益気湯　エキス細粒（分包2.5g）（東洋薬行）
- 補中益気湯　エキス顆粒T（分包2.5g）（東亜薬品―杏林，キョーリンリメディオ，建林松鶴堂，松浦薬業，陽進堂）
- 本草補中益気湯　エキス顆粒-M（分包2.5g）（本草）

【組成】
A群：ニンジン・ビャクジュツ・オウギ各4g，トウキ3g，サイコ・タイソウ・チンピ各2g，カンゾウ1.5g，ショウマ1g，ショウキョウ0.5g
- 〔散剤・顆粒〈太虎堂〉〕：7.5g中エキス末5.55g
- 〔細粒〈クラシエ〉〕：7.5g中エキス末6.4g
- 〔細粒〈コタロー〉〕：12g中エキス末7g
- 〔細粒〈ジュンコウ〉〕：7.5g中エキス末4.9g
- 〔顆粒〈オースギ〉〕：12g中エキス末6.2g
- 〔顆粒〈東亜薬品〉〕：7.5g中エキス末5.2g

B群：ニンジン・ビャクジュツ各4g，オウギ・トウキ各3g，チンピ・タイソウ・サイコ各2g，ショウキョウ0.5g，カンゾウ1.5g，ショウマ1g
- 〔細粒〈三和〉〕：9g中エキス末5.3g

C群：ニンジン・ビャクジュツ各4g，オウギ・トウキ各3g，チンピ・タイソウ・サイコ・生ショウキョウ各2g，カンゾウ1.5g，ショウマ1g
- 〔細粒〈東洋〉〕：7.5g中エキス末4.8g

D群：ニンジン・ソウジュツ・オウギ各4g，トウキ3g，チンピ・タイソウ各2g，カンゾウ1.5g，サイコ1g，ショウキョウ・ショウマ各0.5g
- 〔顆粒〈JPS〉〕：7.5g中エキス末4.7g

E群：オウギ・ソウジュツ・ニンジン各4g，トウキ3g，サイコ・タイソウ・チンピ各2g，カンゾウ1.5g，ショウマ1g，ショウキョウ0.5g
- 〔顆粒〈ツムラ〉〕：7.5g中エキス末5g

F群：ニンジン・ビャクジュツ・オウギ各4g，トウキ3g，チンピ・タイソウ各2g，サイコ1g，カンゾウ1.5g，ショウキョウ・ショウマ各0.5g
- 〔顆粒〈テイコク〉〕：7.5g中エキス末3.57g

G群：ニンジン・ビャクジュツ・オウギ各4g，トウキ3g，タイソウ・チンピ各2g，カンゾウ1.5g，サイコ1g，ショウマ・カンキョウ各0.5g
- 〔顆粒〈本草〉〕：7.5g中エキス末5g

【効能・効果】〔コタロー〕：胃腸機能減退し，疲労倦怠感があるもの，あるいは頭痛，悪寒，盗汗，弛緩性出血などを伴うもの。結核性疾患および病後の体力増強，胃弱，貧血症，夏やせ，虚弱体質，低血圧，腺病質，痔疾，脱肛

〔三和〕：体力が乏しく貧血ぎみで，胃腸機能が減退し，疲労倦怠感や食欲不振あるいは盗汗などがあるものの次の諸症（病後・術後の衰弱，胸部疾患の体力増強，貧血，低血圧症，夏やせ，胃弱，胃腸機能減退，多汗症）

〔ツムラ〕：消化機能が衰え，四肢倦怠感著しい虚弱体質者の次の諸症（夏やせ，病後の体力増強，結核症，食欲不振，胃下垂，感冒，痔，脱肛，子宮下垂，陰萎，半身不随，多汗症）

〔その他〕：元気がなく胃腸の働きが衰えて疲れやすいものの次の諸症（虚弱体質，疲労倦怠，病後の衰弱，食欲不振，ねあせ）

【用法・用量】〔オースギ・コタロー〕：1日12.0g，食前又は食間2～3回に分服。年齢，体重，症状により適宜増減

〔クラシエ・JPS・ジュンコウ・ツムラ・東亜薬品〕：1日7.5g，食前又は食間2～3回に分服。年齢，体重，症状により適宜増減

〔三和〕：1日9g，食前又は食間3回に分服。年齢，症状により適宜増減

〔太虎堂・本草〕：1日7.5g，食前又は食間3回に分服。年齢，体重，症状により適宜増減

〔テイコク〕：1回2.5g，1日3回食前経口投与。年齢，体重，症状により適宜増減

〔東洋〕：1回2.5g，1日3回空腹時経口投与。年齢，症状により適宜増減

【重要な基本的注意】❶使用にあたっては，患者の証（体質・症状）を考慮して投与する。なお，経過を十分に観察し，症状・所見の改善が認められない場合には，継続投与を避ける　❷カンゾウが含まれているので，血清カリウム値や血圧値等に十分留意し，異常が認められた場合には中止する　❸他の漢方製剤等を併用する場合は，含有生薬の重複に注意する

【相互作用】併用注意

薬剤名等	臨床症状・措置方法	機序・危険因子
カンゾウ含有製剤グリチルリチン酸及びその塩類を含有する製剤	偽アルドステロン症が現れやすくなる。また，低カリウム血症の結果として，ミオパシーが現れやすくなる（重大な副作用の項参照）	グリチルリチン酸は尿細管のカリウム排泄促進作用があるため，血清カリウム値の低下が促進されることが考えられる

【副作用】❶使用成績調査等の副作用発現頻度が明確となる調査を実施していないため，発現頻度は不明である

❷重大な副作用　ⓐ間質性肺炎：発熱，咳嗽，呼吸困難，肺音の異常（捻髪音）等が現れた場合には中止し，速やかに胸部X線等の検査を実施するとともに副腎皮質ホルモン剤の投与等の適切な処置を行う。また，発熱，咳嗽，呼吸困難等が現れた場合には中止し，ただちに連絡するよう患者に対し注意を行う　ⓑ偽アルドステロン症：低カリウム血症，血圧上昇，ナトリウム・体液の貯留，浮腫，体重増加等の偽アルドステロン症が現れることがあるので，観察（血清カリウム値の測定等）を十分に行い，異常が認められた場合には中止し，カリウム剤の投与等の適切な処置を行う　ⓒミオパシー：低カリウム血症の結果としてミオパシーが現れることがあるので，観察を十分に行い，脱力感，四肢痙攣・麻痺等の異常が認められた場合には中止し，カリウム剤の投与等の適切な処置を行う　ⓓ肝機能障害，黄疸：AST(GOT)，ALT(GPT)，Al-P，γ-GTPの上昇等を伴う肝機能障害，黄疸が現れることがあるので，観察を十分に行い，異常が認められた場合には中止し，適切な処置を行う

❸その他の副作用

	頻度不明
過敏症*	発疹，蕁麻疹等
消化器	食欲不振，胃部不快感，悪心，下痢等

*：このような症状が現れた場合には中止する

【高齢者への投与】一般に高齢者では生理機能が低下しているので減量するなど注意する　【妊婦・産婦・授乳婦等への投与】妊娠中の投与に関する安全性は確立していないので，妊婦又は妊娠している可能性のある婦人には，治療上の有益性が危険性を上回ると判断される場合にのみ投与する　【小児等への投与】小児等に対する安全性は確立していない［使用経験が少ない］　【その他の注意】湿疹，皮膚炎等が悪化することがある　【保存法】遮光保存

【薬効薬理】❶ヒトでの作用　病後の体力低下に対する作用：慢性疾患あるいは感染症が遷延した患者に投与したところ，血液中のNK細胞活性が上昇　❷動物での作用　ⓐ病後の体力低下に対する作用　⑦免疫抑制状態の改善作用：MMC免疫抑制マウスに経口投与したところ，体重及び胸腺重量の減少が抑制，T細胞及びB細胞の機能低下が抑制　ⓑ感染時の体力低下に対する作用（経口投与）　(1)腸管にMRSAを

保菌するラットで、便中MRSA生菌数が減少　(2)プレドニゾロン誘発免疫抑制C.albicans感染マウスで、生存期間が延長　(3)マウスリンパ腫EL-4細胞を移植した担癌状態のマウスを用いたサルモネラ菌感染モデルで、生存期間が延長　(4)MMC免疫抑制単純ヘルペスウイルスⅠ型(HSV-1)感染マウスで、生存率が上昇し、生存期間が延長　(5)MMC免疫抑制MRSA感染マウスで肝臓内及び血液中生存菌数が減少し、生存率が上昇　⑥担癌状態の生体防御機構の修復　(1)マウスに混餌投与時、腫瘍細胞の増殖が抑制　(2)マウスに経口投与時、2次Meth Aに対する抗腫瘍免疫が獲得され腫瘍の増殖が抑制　⑦抗癌剤・放射線の副作用の軽減　(1)マウスに経口投与時、MMCにより低下したnatural killer(NK)活性及び骨髄機能が回復　(2)マウスに経口投与時、ドキソルビシンによる精巣重量減少が抑制　(3)X線を照射したマウスに飲水投与時、生存期間が延長　⑧胃切除後の体力低下に対する作用：胃全摘ラットに経口投与時、外科手術に伴う血清カルシウム値低下及び大腿骨骨密度減少が抑制、骨形態学的な骨障害抑制が認められた　⑨高齢者の体力低下に対する作用：老齢マウスに経口投与時、低下したT細胞数、NK細胞数、CD4/CD8比及びヒツジ赤血球(SRBC)抗原に対する抗体産生が回復　⑩感冒に対する作用：インフルエンザ感染マウスに経口投与時、生存期間が延長　⑪作用機序：次の作用により薬理効果を示す　⑦白血球に対する作用：マウスに経口投与時、MMCによる白血球数減少が回復　④免疫調整作用　(1)液性免疫に対する作用：マウスに経口投与時、SRBC抗原に対する抗体産生が増加　(2)細胞性免疫に対する作用　(a)ラットに混餌投与時、脾臓細胞のTCRγδ型T細胞の細胞障害活性が増強　(b)健常人及び癌患者の活性化Tリンパ球で細胞障害性を増強させる(in vitro)　(3)NK活性に対する作用（経口投与）　(a)マウス及びラットで、脾臓細胞中のNK活性が増強　(b)マウス結腸癌Colon26-L5細胞を移植した癌転移モデルマウスで、NK細胞を除去することで癌転移抑制が消失　(4)マクロファージに対する作用　(a)腹腔内細胞、脾臓細胞及び骨髄細胞の貪食活性が亢進　(b)腹腔浸潤細胞の腫瘍増殖阻止活性が増強　(5)サイトカイン産生に対する作用　(a)インフルエンザ感染マウスに経口投与時、IFN-αの産生を早期に誘導する作用が認められた　(b)担癌マウスに飲水投与時、拘束ストレスにより低下した血清中インターロイキン(IL)-12濃度が回復　(c)マウスに経口投与時、MMCにより低下したIL-1β産生及びIFN-γ産生が回復　⑦精巣に対する作用(in vitro)　(1)ハムスター精巣上体管由来細胞で、蛋白合成を促進　(2)ヒト精子でアクロゾーム反応を促進　(3)ヒト精子で抗精子抗体による精子運動率の低下を改善　(4)男性不妊症患者の精子で、精子運動速度及び精子直進性を改善

マオウトウ
麻黄湯
漢方製剤　　　　　　　　　　　　　　　　　　　　　520

基本添付文書　ツムラ2013年3月改訂

(製品)
- クラシエ麻黄湯　エキス細粒(分包2・3g)（クラシエ製薬—クラシエ薬品）
- コタロー麻黄湯　エキス細粒(分包2g)（小太郎漢方）
- ジュンコウ麻黄湯　FCエキス細粒(分包1.5g)（康和通—大杉）
- ツムラ麻黄湯　エキス顆粒(分包2.5g)（ツムラ）
- テイコク麻黄湯　エキス顆粒(分包2.5g)（帝國漢方—日医工）
- 本草麻黄湯　エキス顆粒-S(分包2.5g)（本草）

(組成) マオウ・キョウニン各5g、ケイヒ4g、カンゾウ1.5g
- 〔細粒〈クラシエ〉〕：6g中エキス末1.6g
- 〔細粒〈コタロー〉〕：6g中エキス末1.9g
- 〔細粒〈ジュンコウ〉〕：4.5g中エキス末2.25g
- 〔顆粒〈ツムラ〉〕：7.5g中エキス末1.75g
- 〔顆粒〈テイコク〉〕：7.5g中エキス末1.81g
- 〔顆粒〈本草〉〕：7.5g中エキス末1.92g

(効能・効果)〔コタロー〕：高熱悪寒があるにもかかわらず、自然の発汗がなく、身体痛、関節痛のあるもの、あるいは咳嗽や喘鳴のあるもの。感冒、鼻かぜ、乳児鼻づまり、気管支喘息
〔ツムラ〕：悪寒、発熱、頭痛、腰痛、自然に汗の出ないものの次の諸症〔感冒、インフルエンザ（初期のもの）、関節リウマチ、喘息、乳児の鼻閉塞、哺乳困難〕
〔その他〕：風邪のひきはじめで、寒けがして、発熱、頭痛があり、身体のふしぶしが痛い場合の次の諸症(感冒、鼻かぜ)

(用法・用量)〔クラシエ・コタロー〕：1日6g、食前又は食間2～3回に分服。年齢、体重、症状により適宜増減
〔ジュンコウ〕：1日4.5g、食前又は食間2～3回に分服。年齢、体重、症状により適宜増減

〔ツムラ・本草〕：1日7.5g、食前又は食間2～3回に分服。年齢、体重、症状により適宜増減
〔テイコク〕：1回2.5g、1日3回食前経口投与。年齢、体重、症状により適宜増減

【慎重投与】❶病後の衰弱期、著しく体力の衰えている患者[副作用が現れやすくなり、その症状が増強されるおそれがある]　❷著しく胃腸の虚弱な患者[食欲不振、胃部不快感、悪心、嘔吐等が現れることがある]　❸食欲不振、悪心、嘔吐のある患者[これらの症状が悪化するおそれがある]　❹発汗傾向の著しい患者[発汗過多、全身脱力感等が現れることがある]　❺狭心症、心筋梗塞等の循環器系の障害のある患者、又はその既往歴のある患者　❻重症高血圧症の患者　❼高度の腎障害のある患者　❽排尿障害のある患者　❾甲状腺機能亢進症の患者[❺～❾：これらの疾患及び症状が悪化するおそれがある]

【重要な基本的注意】❶使用にあたっては、患者の証(体質・症状)を考慮して投与する。なお、経過を十分に観察し、症状・所見の改善が認められない場合には、継続投与を避ける　❷カンゾウが含まれているので、血清カリウム値や血圧値等に十分留意し、異常が認められた場合には中止する　❸他の漢方製剤等を併用する場合は、含有生薬の重複に注意する

【相互作用】併用注意

薬剤名等	臨床症状・措置方法	機序・危険因子
マオウ含有製剤 エフェドリン類含有製剤 モノアミン酸化酵素(MAO)阻害剤 甲状腺製剤 ・チロキシン ・リオチロニン カテコールアミン製剤 ・アドレナリン ・イソプレナリン キサンチン系製剤 ・テオフィリン ・ジプロフィリン	不眠、発汗過多、頻脈、動悸、全身脱力感、精神興奮等が現れやすくなるので、減量するなど慎重に投与する	交感神経刺激作用が増強されることが考えられる
カンゾウ含有製剤 グリチルリチン酸及びその塩類を含有する製剤	偽アルドステロン症が現れやすくなる。また、低カリウム血症の結果として、ミオパシーが現れやすくなる(重大な副作用の項参照)	グリチルリチン酸は尿細管でのカリウム排泄促進作用があるため、血清カリウム値の低下が促進されることが考えられる

【副作用】❶使用成績調査等の副作用発現頻度が明確となる調査を実施していないため、発現頻度は不明である

❷**重大な副作用**　ⓐ**偽アルドステロン症**：低カリウム血症、血圧上昇、ナトリウム・体液の貯留、浮腫、体重増加等の偽アルドステロン症が現れることがあるので、観察(血清カリウム値の測定等)を十分に行い、異常が認められた場合には中止し、カリウム剤の投与等の適切な処置を行う　ⓑ**ミオパシー**：低カリウム血症の結果としてミオパシーが現れることがあるので、観察を十分に行い、脱力感、四肢痙攣・麻痺等の異常が認められた場合には中止し、カリウム剤の投与等の適切な処置を行う

❸その他の副作用

	頻度不明
過敏症*	発疹、発赤、瘙痒等
自律神経系	不眠、発汗過多、頻脈、動悸、全身脱力感、精神興奮等
肝臓	肝機能異常〔AST(GOT)、ALT(GPT)等の上昇〕
消化器	食欲不振、胃部不快感、悪心、嘔吐等
泌尿器	排尿障害等

＊：このような症状が現れた場合には中止する

【高齢者への投与】一般に高齢者では生理機能が低下しているので減量するなど注意する　**【妊婦・産婦・授乳婦等への投与】**妊娠中の投与に関する安全性は確立していないので、妊婦又は妊娠している可能性のある婦人には、治療上の有益性が危険性を上回ると判断される場合にのみ投与する　**【小児等への投与】**小児等に対する安全性は確立

していない[使用経験が少ない] 【保存等】遮光保存
【薬効薬理】❶ウイルス増殖抑制作用(in vitro)：ヒト癌細胞由来のHEP2細胞で、RSウイルスの増殖を抑制 ❷抗炎症作用：抗卵白アルブミンIgE血清受動作ラットに経口投与で48時間PCA反応を抑制 ❸作用機序：次の作用により薬理効果を示すことが示唆されている ⓐ抗炎症作用(in vitro)：ラット腹腔肥満細胞で、compound 48/80刺激によるヒスタミン遊離を抑制 ⓑ発熱に対する作用(in vitro)：ウサギ培養アストロサイトで、ブラジキニンによるプロスタグランジンE₂生成を、短時間処理では抑制し、長時間処理では増加させた。また、C6ラットグリオーマ細胞でカルシウムイオノフォアA23187によるプロスタグランジンE₂遊離を抑制

麻黄附子細辛湯（マオウブシサイシントウ）
漢方製剤　　　　　　　　　　　　　　　　　　　　520

基本添付文書 ツムラ2007年8月改訂
製品 規制等：劇〔ツムラを除く〕
- コタロー麻黄附子細辛湯 エキスカプセル（小太郎漢方―扶桑薬品）
- 三和麻黄附子細辛湯 エキス細粒(分包1.5g)（三和生薬―大杉、クラシエ薬品）
- ツムラ麻黄附子細辛湯 エキス顆粒(分包2.5g)（ツムラ）

組成 A群：マオウ4g、サイシン3g、ブシ1g
〔細粒〈三和〉〕：4.5g中エキス末1.5g
B群：マオウ4g、サイシン3g、日局ブシ末1g
〔顆粒〈ツムラ〉〕：7.5g中エキス末1.5g
C群：マオウ4g、サイシン3g、ブシ末2（炮ブシ末）1g
〔カプセル〈コタロー〉〕：6カプセル中エキス末1.2g

効能・効果 〔コタロー〕：全身倦怠感があって、無気力で、微熱、悪寒するもの。感冒、気管支炎
〔三和〕：悪寒、微熱、全身倦怠、低血圧で頭痛、めまいあり、四肢に疼痛冷感あるものの次の諸症(感冒、気管支炎、咳嗽)
〔ツムラ〕：悪寒、微熱、全身倦怠、低血圧で頭痛、めまいあり、四肢に疼痛冷感あるものの次の諸症(感冒、気管支炎)

用法・用量 〔コタロー〕：1日6カプセル、食前又は食間2〜3回に分服。年齢、体重、症状により適宜増減
〔三和〕：1日4.5g、食前又は食間3回に分服（増減）
〔ツムラ〕：1日7.5g、食前又は食間2〜3回に分服。年齢、体重、症状により適宜増減

【慎重投与】❶体力の充実している患者[副作用が現れやすくなり、その症状が増強されるおそれがある] ❷暑がりで、のぼせが強く、赤ら顔の患者[心悸亢進、のぼせ、舌のしびれ、悪心等が現れることがある] ❸著しく胃腸の虚弱な患者[口渇、食欲不振、胃部不快感、悪心、嘔吐等が現れることがある] ❹食欲不振、悪心、嘔吐のある患者[これらの症状が悪化するおそれがある] ❺発汗傾向の著しい患者[発汗過多、全身脱力感等が現れることがある] ❻狭心症、心筋梗塞等の循環器系の障害のある患者、又はその既往歴のある患者 ❼重症高血圧症の患者 ❽高度の腎障害のある患者 ❾排尿障害のある患者 ❿甲状腺機能亢進症の患者[❺〜❿これらの疾患及び症状が悪化するおそれがある] 【重要な基本的注意】❶使用にあたっては、患者の証(体質・症状)を考慮して投与する。なお、経過を十分に観察し、症状・所見の改善が認められない場合には、継続投与を避ける ❷他の漢方製剤等を併用する場合は、含有生薬の重複に注意する。ブシを含む製剤との併用には、特に注意する
【相互作用】併用注意

薬剤名等	臨床症状・措置方法	機序・危険因子
マオウ含有製剤 エフェドリン類含有製剤 モノアミン酸化酵素(MAO)阻害剤 甲状腺製剤 ・チロキシン ・リオチロニン カテコールアミン製剤 ・アドレナリン ・イソプレナリン キサンチン系製剤 ・テオフィリン	不眠、発汗過多、頻脈、動悸、全身脱力感、精神興奮等が現れやすくなるので、減量するなど慎重に投与する	交感神経刺激作用が増強されることが考えられる

・ジプロフィリン

【副作用】❶使用成績調査等の副作用発現頻度が明確となる調査を実施していないため、発現頻度は不明である

❷重大な副作用　肝機能障害、黄疸：AST(GOT)、ALT(GPT)、Al-P、γ-GTPの上昇等を伴う肝機能障害、黄疸が現れることがあるので、観察を十分に行い、異常が認められた場合には中止し、適切な処置を行う

❸その他の副作用

	頻度不明
過敏症※	発疹、発赤等
自律神経系	不眠、発汗過多、頻脈、動悸、全身脱力感、精神興奮等
消化器	口渇、食欲不振、胃部不快感、悪心、嘔吐等
泌尿器	排尿障害等
その他	のぼせ、舌のしびれ等

※：このような症状が現れた場合には中止する
【高齢者への投与】一般に高齢者では生理機能が低下しているので減量するなど注意する 【妊婦・産婦・授乳婦等への投与】妊婦又は妊娠している可能性のある婦人には投与しないことが望ましい[ブシ末の副作用が現れやすくなる] 【小児等への投与】小児等には慎重に投与する[ブシ末が含まれている] 【保存等】遮光保存
【薬効薬理】❶抗炎症作用 ⓐマウスに経口前投与で、酢酸による毛細血管透過性、アラキドン酸あるいはホルボールエステルによる耳介浮腫並びにヒスタミンあるいはブラジキニンによる皮膚毛細血管透過性の亢進をそれぞれ阻害 ⓑラットに経口前投与で、カラゲニンによる足蹠浮腫を抑制。コットンペレット移植ラットに経口投与で、肉芽増殖を抑制 ❷抗侵害受容作用 ⓐマウスに経口前投与時、酢酸ライジング法、テールフリック法、尾圧法及び反復低温ストレス(RCS)法で、抗侵害受容作用 ⓑカラゲニン炎症疼痛モデルラット及びアジュバント関節炎疼痛モデルラットに経口投与で、抗侵害受容作用 ❸作用機序：次の作用により薬理効果を示すことが示唆される　抗侵害受容作用：反復低温ストレス誘発痛覚過敏モデルラットに経口投与で、侵害受容閾値の低下が抑制。この作用は、セロトニン神経毒5,7-DHT及びセロトニン受容体拮抗薬(メチセルギド、シプロヘプタジン、メチオテピン)の脊髄クモ膜下腔内注射前処置により減弱。カテコラミン神経毒6-OHDA前処置では、抗侵害受容作用の最大効果が抑制されたが、5,7-DHTよりも効果が弱く、α-アドレナリン受容体拮抗薬（フェントラミン）前処置では影響を受けなかった

麻杏甘石湯（マキョウカンセキトウ）
漢方製剤　　　　　　　　　　　　　　　　　　　　520

基本添付文書 ツムラ2007年9月改訂
製品
- オースギ麻杏甘石湯 エキスG顆粒(分包1.5g)（大杉）
- コタロー麻杏甘石湯 エキス細粒(分包2g)（小太郎漢方）
- ジュンコウ麻杏甘石湯 FCエキス細粒(分包1.5g)（康和薬通―大杉）
- ツムラ麻杏甘石湯 エキス顆粒(分包2.5g)（ツムラ）
- テイコク麻杏甘石湯 エキス顆粒(分包2.5g)（帝國漢方―日医工）
- 本草麻杏甘石湯 エキス顆粒-M(分包2.5g)（本草）
- マツウラ麻杏甘石湯 エキス顆粒(分包1.5g)（松浦薬業）

組成 セッコウ10g、キョウニン・マオウ各4g、カンゾウ2g
〔細粒〈コタロー〉〕：6g中エキス末2.2g
〔細粒〈ジュンコウ〉〕：4.5g中エキス末2.25g
〔顆粒〈オースギ〉〕：4.5g中エキス末1.5g
〔顆粒〈ツムラ〉〕：7.5g中エキス末1.75g
〔顆粒〈テイコク〉〕：7.5g中エキス末1.22g
〔顆粒〈本草〉〕：7.5g中エキス末1.7g
〔顆粒〈マツウラ〉〕：4.5g中エキス末1.9g

効能・効果 〔コタロー〕：咳嗽はげしく、発作時に頭部に発汗して喘鳴を伴い、咽喉がかわくもの。気管支炎、気管支喘息
〔その他〕：小児喘息、気管支喘息

用法・用量 〔オースギ・ジュンコウ・マツウラ〕：1日4.5g、食前又

は食間2～3回に分服。年齢、体重、症状により適宜増減
〔コタロー〕：1日6g、食前又は食間2～3回に分服。年齢、体重、症状により適宜増減
〔ツムラ・本草〕：1日7.5g、食前又は食間2～3回に分服。年齢、体重、症状により適宜増減
〔テイコク〕：1回2.5g、1日3回食前経口投与。年齢、体重、症状により適宜増減

【慎重投与】❶病後の衰弱期、著しく体力の衰えている患者［副作用が現れやすくなり、その症状が増強されるおそれがある］ ❷胃腸の虚弱な患者［食欲不振、胃部不快感、悪心、嘔吐、軟便、下痢等が現れるおそれがある］ ❸食欲不振、悪心、嘔吐のある患者［これらの症状が悪化するおそれがある］ ❹発汗傾向の著しい患者［発汗過多、全身脱力感等が現れるおそれがある］ ❺狭心症、心筋梗塞等の循環器系の障害のある患者、又はその既往歴のある患者 ❻重症高血圧症の患者 ❼高度の腎障害のある患者 ❽排尿障害のある患者 ❾甲状腺機能亢進症の患者［❺～❾これらの疾患及び症状が悪化するおそれがある］ 【重要な基本的注意】❶使用にあたっては、患者の証（体質・症状）を考慮して投与する。なお、経過を十分に観察し、症状・所見の改善が認められない場合には、継続投与を避ける ❷カンゾウが含まれているので、血清カリウム値や血圧値等に十分留意し、異常が認められた場合には中止する ❸他の漢方製剤等を併用する場合は、含有生薬の重複に注意する

【相互作用】併用注意

薬剤名等	臨床症状・措置方法	機序・危険因子
マオウ含有製剤 エフェドリン類含有製剤 モノアミン酸化酵素（MAO）阻害剤 甲状腺製剤 ・チロキシン ・リオチロニン カテコールアミン製剤 ・アドレナリン ・イソプレナリン キサンチン系製剤 ・テオフィリン ・ジプロフィリン	不眠、発汗過多、頻脈、動悸、全身脱力感、精神興奮等が現れやすくなるので、減量するなど慎重に投与する	交感神経刺激作用が増強されることが考えられる
カンゾウ含有製剤 グリチルリチン酸及びその塩類を含有する製剤	偽アルドステロン症が現れやすくなる。また、低カリウム血症の結果として、ミオパシーが現れやすくなる（重大な副作用の項参照）	グリチルリチン酸は尿細管でのカリウム排泄促進作用があるため、血清カリウム値の低下が促進されることが考えられる

【副作用】❶使用成績調査等の副作用発現頻度が明確となる調査を実施していないため、発現頻度は不明である

❷重大な副作用 ⓐ偽アルドステロン症：低カリウム血症、血圧上昇、ナトリウム・体液の貯留、浮腫、体重増加等の偽アルドステロン症が現れることがあるので、観察（血清カリウム値の測定等）を十分に行い、異常が認められた場合には中止し、カリウム剤の投与等の適切な処置を行う ⓑミオパシー：低カリウム血症の結果としてミオパシーが現れることがあるので、観察を十分に行い、脱力感、四肢痙攣・麻痺等の異常が認められた場合には中止し、カリウム剤の投与等の適切な処置を行う

❸その他の副作用

	頻度不明
自律神経系	不眠、発汗過多、頻脈、動悸、全身脱力感、精神興奮等
消化器	食欲不振、胃部不快感、悪心、嘔吐、軟便、下痢等
泌尿器	排尿障害等

【高齢者への投与】一般に高齢者では生理機能が低下しているので減量するなど注意する 【妊婦・産婦・授乳婦等への投与】妊娠中の投与に関する安全性は確立していないので、妊婦又は妊娠している可能性のある婦人には、治療上の有益性が危険性を上回ると判断される場合にのみ投与する 【小児等への投与】小児等に対する安全性は確立していない［使用経験が少ない］ 【保存等】遮光保存

【薬効薬理】❶抗アレルギー作用：抗卵白アルブミンIgE血清受動感作ラットに経口投与で、48時間PCA反応を抑制 ❷作用機序：次の作用により薬理効果を示すことが示唆されている 抗アレルギー作用 ⓐマウス骨髄由来培養肥満細胞で、抗原（DNP-HSA）及びトロンビン刺激によるヒスタミン遊離をそれぞれ抑制（in vitro） ⓑラット腹腔肥満細胞で、compound 48/80刺激によるヒスタミン遊離を抑制（in vitro）

マキョウヨクカントウ
麻杏薏甘湯
漢方製剤　　　　　　　　　　　　　　　　　　520

基本添付文書 ツムラ2007年11月改訂

【製品】
オースギ麻杏薏甘湯 エキスG顆粒（分包1.5g）（大杉）
クラシエ麻杏薏甘湯 エキス細粒（分包2・3g）（大峰堂―クラシエ薬品）
コタロー麻杏薏甘湯 エキス細粒（分包2g）（小太郎漢方）
三和麻杏薏甘湯 エキス細粒（分包1.5g）（三和生薬）
JPS麻杏薏甘湯 エキス顆粒（分包2.5g）（ジェーピーエス）
ツムラ麻杏薏甘湯 エキス顆粒（分包2.5g）（ツムラ）
麻杏薏甘湯 エキス顆粒T（分包2.5g）（東亜薬品―杏林、キョーリンリメディオ、建林松鶴堂）

【組成】マオウ4g、キョウニン3g、ヨクイニン10g、カンゾウ2g
〔細粒〈クラシエ〉〕：6g中エキス末1.6g
〔細粒〈コタロー〉〕：6g中エキス末4g
〔細粒〈三和〉〕：4.5g中エキス末2.6g
〔顆粒〈オースギ〉〕：4.5g中エキス末1.3g
〔顆粒〈JPS〉〕：7.5g中エキス末2.4g
〔顆粒〈ツムラ〉〕：7.5g中エキス末3g
〔顆粒〈東亜薬品〉〕：7.5g中エキス末1.6g

【効能・効果】〔コタロー〕：関節・筋肉リウマチ、神経痛、イボ
〔三和〕：筋肉リウマチ、関節リウマチ、イボ、手掌角化症
〔その他〕：関節痛、神経痛、筋肉痛

【用法・用量】〔オースギ〕：1日4.5g、食前又は食間2～3回に分服。年齢、体重、症状により適宜増減
〔クラシエ・コタロー〕：1日6g、食前又は食間2～3回に分服。年齢、体重、症状により適宜増減
〔三和〕：1日4.5g、食前又は食間3回に分服。年齢、症状により適宜増減
〔JPS・ツムラ・東亜薬品〕：1日7.5g、食前又は食間2～3回に分服。年齢、体重、症状により適宜増減

【慎重投与】❶病後の衰弱期、著しく体力の衰えている患者［副作用が現れやすくなり、その症状が増強されるおそれがある］ ❷著しく胃腸の虚弱な患者［食欲不振、胃部不快感、悪心、嘔吐、下痢等が現れるおそれがある］ ❸食欲不振、悪心、嘔吐のある患者［これらの症状が悪化するおそれがある］ ❹発汗傾向の著しい患者［発汗過多、全身脱力感等が現れるおそれがある］ ❺狭心症、心筋梗塞等の循環器系の障害のある患者、又はその既往歴のある患者 ❻重症高血圧症の患者 ❼高度の腎障害のある患者 ❽排尿障害のある患者 ❾甲状腺機能亢進症の患者［❺～❾これらの疾患及び症状が悪化するおそれがある］ 【重要な基本的注意】❶使用にあたっては、患者の証（体質・症状）を考慮して投与する。なお、経過を十分に観察し、症状・所見の改善が認められない場合には、継続投与を避ける ❷カンゾウが含まれているので、血清カリウム値や血圧値等に十分留意し、異常が認められた場合には中止する ❸他の漢方製剤等を併用する場合は、含有生薬の重複に注意する

【相互作用】併用注意

薬剤名等	臨床症状・措置方法	機序・危険因子
マオウ含有製剤 エフェドリン類含有製剤 モノアミン酸化酵素（MAO）阻害剤 甲状腺製剤 ・チロキシン ・リオチロニン カテコールアミン製剤	不眠、発汗過多、頻脈、動悸、全身脱力感、精神興奮等が現れやすくなるので、減量するなど慎重に投与する	交感神経刺激作用が増強されることが考えられる

・アドレナリン ・イソプレナリン キサンチン系製剤 ・テオフィリン ・ジプロフィリン		
カンゾウ含有製剤 グリチルリチン酸及びその塩類を含有する製剤	偽アルドステロン症が現れやすくなる。また、低カリウム血症の結果として、ミオパシーが現れやすくなる（重大な副作用の項参照）	グリチルリチン酸は尿細管でのカリウム排泄促進作用があるため、血清カリウム値の低下が促進されることが考えられる

【副作用】❶使用成績調査等の副作用発現頻度が明確となる調査を実施していないため、発現頻度は不明である

❷重大な副作用 ⓐ偽アルドステロン症：低カリウム血症、血圧上昇、ナトリウム・体液の貯留、浮腫、体重増加等の偽アルドステロン症が現れることがあるので、観察（血清カリウム値の測定等）を十分に行い、異常が認められた場合には中止し、カリウム剤の投与等の適切な処置を行う ⓑミオパシー：低カリウム血症の結果としてミオパシーが現れることがあるので、観察を十分に行い、脱力感、四肢痙攣・麻痺等の異常が認められた場合には中止し、カリウム剤の投与等の適切な処置を行う

❸その他の副作用

	頻度不明
自律神経系	不眠、発汗過多、頻脈、動悸、全身脱力感、精神興奮等
消化器	食欲不振、胃部不快感、悪心、嘔吐、下痢等
泌尿器	排尿障害等

【高齢者への投与】一般に高齢者では生理機能が低下しているので減量するなど注意する 【妊婦・産婦・授乳婦等への投与】妊娠中の投与に関する安全性は確立していないので、妊婦又は妊娠している可能性のある婦人には、治療上の有益性が危険性を上回ると判断される場合にのみ投与する 【小児等への投与】小児等に対する安全性は確立していない[使用経験が少ない] 【保存等】遮光保存

マシニンガン
麻子仁丸
漢方製剤　　　　　　　　　　　　　　　　520

基本添付文書　ツムラ2013年3月改訂

(製品)
オースギ麻子仁丸料 エキスG顆粒（分包2g）（大杉）
コタロー麻子仁丸料 エキス細粒（分包2g）（小太郎漢方）
ツムラ麻子仁丸 エキス顆粒（分包2.5g）（ツムラ）

(組成) マシニン5g、コウボク・キジツ・シャクヤク・キョウニン各2g、ダイオウ4g
〔細粒〈コタロー〉〕：6g中エキス末2.8g
〔顆粒〈オースギ〉〕：6g中エキス末2.6g
〔顆粒〈ツムラ〉〕：7.5g中エキス末2.25g

(効能・効果) 〔オースギ・ツムラ〕：便秘
〔コタロー〕：常習便秘、急性便秘、病後の便秘、便秘に伴う痔核、萎縮腎

(用法・用量) 〔オースギ・コタロー〕：1日6g、食前又は食間2～3回に分服。年齢、体重、症状により適宜増減
〔ツムラ〕：1日7.5g、食前又は食間2～3回に分服。年齢、体重、症状により適宜増減

【慎重投与】❶下痢、軟便のある患者[これらの症状が悪化するおそれがある] ❷著しく胃腸の虚弱な患者[食欲不振、腹痛、下痢等が現れるおそれがある] 【重要な基本的注意】❶使用にあたっては、患者の証（体質・症状）を考慮して投与する。なお、経過を十分に観察し、症状・所見の改善が認められない場合には、継続投与を避ける ❷他の漢方製剤等を併用する場合は、含有生薬の重複に注意する。ダイオウを含む製剤との併用には、特に注意する ❸ダイオウの瀉下作用には個人差が認められるので、用法・用量に注意する

【副作用】使用成績調査等の副作用発現頻度が明確となる調査を実施していないため、発現頻度は不明である

	頻度不明
消化器	食欲不振、腹痛、下痢等

【高齢者への投与】一般に高齢者では生理機能が低下しているので減量するなど注意する 【妊婦・産婦・授乳婦等への投与】❶妊娠又は妊娠している可能性のある婦人には投与しないことが望ましい[ダイオウの子宮収縮作用及び骨盤内臓器の充血作用により流早産の危険性がある] ❷授乳中の婦人には慎重に投与する[ダイオウ中のアントラキノン誘導体が母乳中に移行し、乳児の下痢を起こすことがある] 【小児等への投与】小児等に対する安全性は確立していない[使用経験が少ない] 【保存等】遮光保存

モクボウイトウ
木防已湯
漢方製剤　　　　　　　　　　　　　　　　520

基本添付文書　ツムラ2013年3月改訂

(製品)
コタロー木防已湯 エキス細粒（分包2g）（小太郎漢方）
三和木防已湯 エキス細粒（分包1.5g）（三和生薬）
ツムラ木防已湯 エキス顆粒（分包2.5g）（ツムラ）

(組成) A群：ボウイ4g、ケイヒ・ニンジン各3g、セッコウ10g
〔細粒〈コタロー〉〕：6g中エキス末2.5g
〔顆粒〈ツムラ〉〕：7.5g中エキス末1.5g
B群：ボウイ4g、ケイヒ・ニンジン各2g、セッコウ10g
〔細粒〈三和〉〕：4.5g中エキス末1.7g

(効能・効果) 〔コタロー〕：みぞおちがつかえて喘鳴を伴う呼吸困難があり、あるいは浮腫があって尿量減少し、口内又は咽喉がかわくもの。心内膜炎、心臓弁膜症、心臓性喘息、慢性腎炎、ネフローゼ
〔三和〕：心臓下部がつかえて喘息を伴う呼吸困難があって、浮腫、尿量減少、口渇などの傾向のあるものの次の諸症（心臓弁膜症、心臓性喘息、慢性腎炎、ネフローゼ）
〔ツムラ〕：顔色がさえず、咳を伴う呼吸困難があり、心臓下部に緊張圧重感があるものの心臓、あるいは腎臓に基づく疾患、浮腫、心臓性喘息

(用法・用量) 〔コタロー〕：1日6g、食前又は食間2～3回に分服。年齢、体重、症状により適宜増減
〔三和〕：1日4.5g、食前又は食間3回に分服。年齢、症状により適宜増減
〔ツムラ〕：1日7.5g、食前又は食間2～3回に分服。年齢、体重、症状により適宜増減

【慎重投与】胃腸の虚弱な患者[食欲不振、胃部不快感、軟便、下痢等が現れるおそれがある] 【重要な基本的注意】❶使用にあたっては、患者の証（体質・症状）を考慮して投与する。なお、経過を十分に観察し、症状・所見の改善が認められない場合には、継続投与を避ける ❷他の漢方製剤等を併用する場合は、含有生薬の重複に注意する

【副作用】使用成績調査等の副作用発現頻度が明確となる調査を実施していないため、発現頻度は不明である

	頻度不明
過敏症*	発疹、発赤、瘙痒、蕁麻疹等
消化器	食欲不振、胃部不快感、軟便、下痢等

＊：このような症状が現れた場合には中止する

【高齢者への投与】一般に高齢者では生理機能が低下しているので減量するなど注意する 【妊婦・産婦・授乳婦等への投与】妊娠中の投与に関する安全性は確立していないので、妊婦又は妊娠している可能性のある婦人には、治療上の有益性が危険性を上回ると判断される場合にのみ投与する 【小児等への投与】小児等に対する安全性は確立していない[使用経験が少ない] 【保存等】遮光保存

【薬効薬理】心不全モデルに対する作用：心筋症ウイルス発症心不全モデルマウスに経口投与時、生存率及び病理組織学的スコアを改善

ヨクイニントウ
薏苡仁湯
漢方製剤　　　　　　　　　　　　　　　　　　　　　520

基本添付文書　ツムラ2007年8月改訂

【製品】
- オースギ薏苡仁湯　エキスTG顆粒(分包3g)(高砂薬業―大杉)
- クラシエ薏苡仁湯　エキス細粒(分包2・3g)　エキス錠(大峰堂、クラシエ製薬―クラシエ薬品)
- ジュンコウ薏苡仁湯　FCエキス細粒(分包2g)(康和薬通―大杉)
- ツムラ薏苡仁湯　エキス顆粒(分包2.5g)(ツムラ)
- [東洋]薏苡仁湯　エキス細粒(分包2.5g)(東洋薬行)
- 本草薏苡仁湯　エキス顆粒-M(分包2.5g)(本草)
- マツウラ薏苡仁湯　エキス顆粒(分包2.5g)(松浦薬業)

【組成】
A群：マオウ・トウキ・ビャクジュツ各4g、ヨクイニン8g、ケイヒ・シャクヤク各3g、カンゾウ2g
　〔細粒〈クラシエ〉〕：6g中エキス末4.6g
　〔細粒〈ジュンコウ〉〕：6g中エキス末4.55g
　〔顆粒〈オースギ〉〕：9g中エキス末4.6g
　〔顆粒〈本草〉〕：7.5g中エキス末4.1g
　〔錠剤〈クラシエ〉〕：18錠中エキス末3.6g

B群：マオウ・トウキ・ビャクジュツ各4g、ヨクイニン8g、ケイヒ・シャクヤク各3g、カンゾウ2g
　〔細粒〈東洋〉〕：7.5g中エキス末5g

C群：ヨクイニン8g、ソウジュツ・トウキ・マオウ各4g、ケイヒ・シャクヤク各3g、カンゾウ2g
　〔顆粒〈ツムラ〉〕：7.5g中エキス末5g
　〔顆粒〈マツウラ〉〕：7.5g中エキス末4.3g

【効能・効果】 関節痛、筋肉痛

【用法・用量】
〔オースギ〕：1日9g、食前又は食間2～3回に分服。年齢、体重、症状により適宜増減
〔クラシエ・ジュンコウ〕：1日6g又は18錠、食前又は食間2～3回に分服。年齢、体重、症状により適宜増減
〔ツムラ・マツウラ〕：1日7.5g、食前又は食間2～3回に分服。年齢、体重、症状により適宜増減
〔東洋〕：1回2.5g、1日3回空腹時経口投与。年齢、症状により適宜増減
〔本草〕：1日7.5g、食前又は食間3回に分服。年齢、体重、症状により適宜増減

【慎重投与】 ❶病後の衰弱期、著しく体力の衰えている患者[副作用が現れやすくなり、その症状が増強されるおそれがある]　❷著しく胃腸の虚弱な患者[食欲不振、胃部不快感、悪心、嘔吐、腹痛、下痢等が現れるおそれがある]　❸食欲不振、悪心、嘔吐のある患者[これらの症状が悪化するおそれがある]　❹発汗傾向の著しい患者[発汗過多、全身脱力感等が現れるおそれがある]　❺狭心症、心筋梗塞等の循環器系の障害のある患者、又は その既往歴のある患者　❻重症高血圧症の患者　❼高度の腎障害のある患者　❽排尿障害のある患者　❾甲状腺機能亢進症の患者[❺～❾これらの疾患及び症状が悪化するおそれがある]　**【重要な基本的注意】** ❶使用にあたっては、患者の証(体質・症状)を考慮して投与する。なお、経過を十分に観察し、症状・所見の改善が認められない場合には、継続投与を避ける　❷カンゾウが含まれているので、血清カリウム値や血圧値等に十分留意し、異常が認められた場合には中止する　❸他の漢方製剤等を併用する場合は、含有生薬の重複に注意する
【相互作用】 併用注意

薬剤名等	臨床症状・措置方法	機序・危険因子
マオウ含有製剤 エフェドリン類含有製剤 モノアミン酸化酵素(MAO)阻害剤 甲状腺製剤 ・チロキシン ・リオチロニン カテコールアミン製剤 ・アドレナリン ・イソプレナリン キサンチン系製剤 ・テオフィリン ・ジプロフィリン	不眠、発汗過多、頻脈、動悸、全身脱力感、精神興奮等が現れやすくなるので、減量するなど慎重に投与する	交感神経刺激作用が増強されることが考えられる
カンゾウ含有製剤 グリチルリチン酸及びその塩類を含有する製剤	偽アルドステロン症が現れやすくなる。また、低カリウム血症の結果として、ミオパシーが現れやすくなる(重大な副作用の項参照)	グリチルリチン酸は尿細管でのカリウム排泄促進作用があるため、血清カリウム値の低下が促進されることが考えられる

【副作用】 ❶使用成績調査等の副作用発現頻度が明確となる調査を実施していないため、発現頻度は不明である

❷**重大な副作用**　ⓐ**偽アルドステロン症**：低カリウム血症、血圧上昇、ナトリウム・体液の貯留、浮腫、体重増加等の偽アルドステロン症が現れることがあるので、観察(血清カリウム値の測定など)を十分に行い、異常が認められた場合には中止し、カリウム剤の投与等の適切な処置を行う　ⓑ**ミオパシー**：低カリウム血症の結果としてミオパシーが現れることがあるので、観察を十分に行い、脱力感、四肢痙攣・麻痺等の異常が認められた場合には中止し、カリウム剤の投与等の適切な処置を行う

❸その他の副作用

	頻度不明
過敏症※	発疹、発赤、瘙痒等
自律神経系	不眠、発汗過多、頻脈、動悸、全身脱力感、精神興奮等
消化器	食欲不振、胃部不快感、悪心、嘔吐、腹痛、下痢等
泌尿器	排尿障害等

※：このような症状が現れた場合には中止する

【高齢者への投与】 一般に高齢者では生理機能が低下しているので減量するなど注意する　**【妊婦・産婦・授乳婦等への投与】** 妊娠中の投与に関する安全性は確立していないので、妊婦又は妊娠している可能性のある婦人には、治療上の有益性が危険性を上回ると判断される場合にのみ投与する　**【小児等への投与】** 小児等に対する安全性は確立していない[使用経験が少ない]　**【保存等】** 遮光保存

【薬効薬理】 抗炎症作用：アジュバンド関節炎ラットに経口投与で抗炎症作用が認められた

ヨクカンサン
抑肝散
漢方製剤　　　　　　　　　　　　　　　　　　　　　520

基本添付文書　ツムラ2012年11月改訂

【製品】
- オースギ抑肝散料　エキスTG顆粒(分包2.5g)(高砂薬業―大杉)
- ツムラ抑肝散　エキス顆粒(分包2.5g)(ツムラ)

【組成】
A群：ビャクジュツ・ブクリョウ各4g、センキュウ・チョウトウコウ・トウキ各3g、サイコ2g、カンゾウ1.5g
　〔顆粒〈オースギ〉〕：7.5g中エキス末3.7g

B群：ソウジュツ・ブクリョウ各4g、センキュウ・チョウトウコウ・トウキ各3g、サイコ2g、カンゾウ1.5g
　〔顆粒〈ツムラ〉〕：7.5g中エキス末3.25g

【効能・効果】 虚弱な体質で神経が高ぶるものの次の諸症：神経症、不眠症、小児夜泣き、小児疳症

【用法・用量】 1日7.5g、食前又は食間2～3回に分服。年齢、体重、症状により適宜増減

【慎重投与】 ❶著しく胃腸の虚弱な患者[食欲不振、胃部不快感、悪心、下痢等が現れることがある]　❷食欲不振、悪心、嘔吐のある患者[これらの症状が悪化するおそれがある]　**【重要な基本的注意】** ❶使用にあたっては、患者の証(体質・症状)を考慮して投与する。なお、経過を十分に観察し、症状・所見の改善が認められない場合には、継続投与を避ける　❷カンゾウが含まれているので、血清カリウム値や血圧値等に十分留意し、異常が認められた場合には中止する　❸他の漢方製剤等を併用する場合は、含有生薬の重複に注意する

【相互作用】併用注意

薬剤名等	臨床症状・措置方法	機序・危険因子
カンゾウ含有製剤 グリチルリチン酸及びその塩類を含有する製剤	偽アルドステロン症が現れやすくなる。また、低カリウム血症の結果として、ミオパシーが現れやすくなる（重大な副作用の項参照）	グリチルリチン酸は尿細管でのカリウム排泄促進作用があるため、血清カリウム値の低下が促進されることが考えられる

【副作用】❶使用成績調査等の副作用発現頻度が明確となる調査を実施していないため、発現頻度は不明である

❷**重大な副作用** ⓐ**間質性肺炎**：発熱、咳嗽、呼吸困難、肺音の異常等が現れた場合には、中止し、速やかに胸部X線、胸部CT等の検査を実施するとともに副腎皮質ホルモン剤の投与等の適切な処置を行う ⓑ**偽アルドステロン症**：低カリウム血症、血圧上昇、ナトリウム・体液の貯留、浮腫、体重増加等の偽アルドステロン症が現れることがあるので、観察（血清カリウム値の測定等）を十分に行い、異常が認められた場合には中止し、カリウム剤の投与等の適切な処置を行う ⓒ**ミオパシー**：低カリウム血症の結果としてミオパシーが現れることがあるので、観察を十分に行い、脱力感、四肢痙攣・麻痺等の異常が認められた場合には中止し、カリウム剤の投与等の適切な処置を行う ⓓ**肝機能障害、黄疸**：AST(GOT)、ALT(GPT)、Al-P、γ-GTP等の著しい上昇を伴う肝機能障害、黄疸が現れることがあるので、観察を十分に行い、異常が認められた場合には中止し、適切な処置を行う

❸その他の副作用

	頻度不明
過敏症*	発疹、発赤、瘙痒等
消化器	食欲不振、胃部不快感、悪心、下痢等

＊：このような症状が現れた場合には中止する

【高齢者への投与】一般に高齢者では生理機能が低下しているので減量するなど注意する 【妊婦・産婦・授乳婦等への投与】妊娠中の投与に関する安全性は確立していないので、妊婦又は妊娠している可能性のある婦人には、治療上の有益性が危険性を上回ると判断される場合にのみ投与する 【小児等への投与】小児等に対する安全性は確立していない［使用経験が少ない］ 【保存等】遮光保存

【薬効薬理】❶抗不安様作用：正常マウスに経口投与時、高架式十字迷路実験で抗不安様作用を示した。この作用は脳虚血ラット（経口）及び老齢ラット（混餌）でも認められた ❷攻撃性抑制作用：アミロイド前駆体蛋白過剰発現マウス（混餌）、アミロイドβ蛋白脳室内注入マウス（経口）及び亜鉛欠乏マウス（飲水）に投与時、攻撃性が抑制された ❸睡眠障害改善作用：隔離ストレスマウスに経口投与時、ペントバルビタール誘発睡眠時間の短縮を改善 ❹作用機序 攻撃性抑制作用：次の作用により薬理効果を示すことが示唆される ⓐグルタミン酸放出抑制作用：亜鉛欠乏ラットに経口投与時、海馬細胞外液グルタミン酸濃度の上昇並びに海馬スライス標本におけるグルタミン酸神経終末開口放出を抑制 ⓑグルタミン酸取込是正作用：チアミン欠乏下のラット培養アストロサイトで、グルタミン酸取込能の低下、グルタミン酸トランスポーターのmRNA並びに蛋白の発現低下を改善（in vitro） ⓒセロトニン2A受容体ダウンレギュレーション作用：正常マウスに経口投与時、前頭前野セロトニン2A受容体発現量が低下し、セロトニン2A受容体作動薬（ジメトキシヨードアンフェタミン）誘発首振り運動を抑制 ⓓセロトニン1A受容体刺激作用：パラクロロアンフェタミン処置ラット及び隔離ストレスマウスに経口投与時、攻撃性が抑制され、その作用はセロトニン1A受容体拮抗薬（WAY-100635）で消失。in vitro受容体結合試験で、セロトニン1A受容体部分刺激作用を示した

抑肝散加陳皮半夏
ヨクカンサンカチンピハンゲ
漢方製剤　　520

基本添付文書 ツムラ2013年3月改訂

製品
- **クラシエ抑肝散加陳皮半夏** エキス細粒（分包2.5・3.75g）（大峰堂―クラシエ薬品）
- **コタロー抑肝散加陳皮半夏** エキス細粒（分包3g）（小太郎漢方）
- **ツムラ抑肝散加陳皮半夏** エキス顆粒（分包2.5g）（ツムラ）

組成 A群：ハンゲ5g、ビャクジュツ・ブクリョウ各4g、センキュウ・チンピ・トウキ・チョウトウコウ各3g、サイコ2g、カンゾウ1.5g
〔細粒〈クラシエ〉〕：7.5g中エキス末5g
〔細粒〈コタロー〉〕：9g中エキス末6.1g
B群：ハンゲ5g、ソウジュツ・ブクリョウ各4g、センキュウ・チンピ・トウキ・チョウトウコウ各3g、サイコ2g、カンゾウ1.5g
〔顆粒〈ツムラ〉〕：7.5g中エキス末4.5g

効能・効果 〔クラシエ・ツムラ〕：虚弱な体質で神経が高ぶるものの次の諸症（神経症、不眠症、小児夜泣き、小児疳症）
〔コタロー〕：神経症、更年期神経症、不眠症、高血圧又は動脈硬化による神経症状、小児夜啼症

用法・用量 〔クラシエ・ツムラ〕：1日7.5g、食前又は食間2〜3回に分服。年齢、体重、症状により適宜増減
〔コタロー〕：1日9g、食前又は食間2〜3回に分服。年齢、体重、症状により適宜増減

慎重投与 ❶著しく胃腸の虚弱な患者［食欲不振、胃部不快感、悪心、下痢等が現れるおそれがある］ ❷食欲不振、悪心、嘔吐のある患者［これらの症状が悪化するおそれがある］ 【重要な基本的注意】❶使用にあたっては、患者の証（体質・症状）を考慮して投与する。なお、経過を十分に観察し、症状・所見の改善が認められない場合には、継続投与を避ける ❷カンゾウが含まれているので、血清カリウム値や血圧値等に十分留意し、異常が認められた場合には中止する ❸他の漢方製剤等を併用する場合は、含有生薬の重複に注意する

【相互作用】併用注意

薬剤名等	臨床症状・措置方法	機序・危険因子
カンゾウ含有製剤 グリチルリチン酸及びその塩類を含有する製剤	偽アルドステロン症が現れやすくなる。また、低カリウム血症の結果として、ミオパシーが現れやすくなる（重大な副作用の項参照）	グリチルリチン酸は尿細管でのカリウム排泄促進作用があるため、血清カリウム値の低下が促進されることが考えられる

【副作用】❶使用成績調査等の副作用発現頻度が明確となる調査を実施していないため、発現頻度は不明である

❷**重大な副作用** ⓐ**偽アルドステロン症**：低カリウム血症、血圧上昇、ナトリウム・体液の貯留、浮腫、体重増加等の偽アルドステロン症が現れることがあるので、観察（血清カリウム値の測定など）を十分に行い、異常が認められた場合には中止し、カリウム剤の投与等の適切な処置を行う ⓑ**ミオパシー**：低カリウム血症の結果としてミオパシーが現れることがあるので、観察を十分に行い、脱力感、四肢痙攣・麻痺等の異常が認められた場合には中止し、カリウム剤の投与等の適切な処置を行う

❸その他の副作用

	頻度不明
消化器	食欲不振、胃部不快感、悪心、下痢等

【高齢者への投与】一般に高齢者では生理機能が低下しているので減量するなど注意する 【妊婦・産婦・授乳婦等への投与】妊娠中の投与に関する安全性は確立していないので、妊婦又は妊娠している可能性のある婦人には、治療上の有益性が危険性を上回ると判断される場合にのみ投与する 【小児等への投与】小児等に対する安全性は確立していない［使用経験が少ない］ 【保存等】遮光保存

六君子湯
リックンシトウ
漢方製剤　　520

基本添付文書 ツムラ2012年11月改訂

製品
- **オースギ六君子湯** エキスG顆粒（分包2.5g）（大杉）
- **クラシエ六君子湯** エキス細粒（分包2・3g）（クラシエ製薬―クラシエ薬品）
- **コタロー六君子湯** エキス細粒（分包3g）（小太郎漢方）
- **三和六君子湯** エキス細粒（分包2.5g）（三和生薬―ジェーピーエス）
- **ツムラ六君子湯** エキス顆粒（分包2.5g）（ツムラ）
- **テイコク六君子湯** エキス顆粒（分包2.5g）（帝國漢方―大木製薬、日

〔医工〕
〔東洋〕六君子湯 エキス細粒(分包2g)(東洋薬行)
本草六君子湯 エキス顆粒-M(分包2.5g)(本草)
マツウラ六君子湯 エキス顆粒(分包2g)(松浦薬業-杏林,キョーリンリメディオ)

【組成】A群：ニンジン・ビャクジュツ・ブクリョウ・ハンゲ各4g,チンピ・タイソウ各2g,カンゾウ1g,ショウキョウ0.5g
　〔細粒〈クラシエ〉〕：6g中エキス4.1g
　〔細粒〈コタロー〉〕：9g中エキス末5.5g
　〔細粒〈三和〉〕：7.5g中エキス末4.9g
　〔顆粒〈オースギ〉〕：7.5g中エキス末4.4g
　〔顆粒〈テイコク〉〕：7.5g中エキス末3.2g
　〔顆粒〈本草〉〕：7.5g中エキス末3.6g
　〔顆粒〈マツウラ〉〕：6g中軟エキス7.6g(エキス末3.8gに相当)
B群：ニンジン・ハンゲ・ビャクジュツ・ブクリョウ各3g,チンピ・生ショウキョウ・タイソウ各2g,カンゾウ1.5g
　〔細粒〈東洋〉〕：6g中エキス末3.6g
C群：ソウジュツ・ニンジン・ハンゲ・ブクリョウ各4g,タイソウ・チンピ各2g,カンゾウ1g,ショウキョウ0.5g
　〔顆粒〈ツムラ〉〕：7.5g中エキス末4g

【効能・効果】〔コタロー〕：貧血,冷え症で胃部圧重感があり,軟便気味で疲れやすいもの。胃炎,胃拡張症,胃アトニー症,胃下垂症,胃神経症,つわり,虚弱児の食欲不振
　〔三和〕：貧血,冷え症で胃部に重圧感があって,疲れやすいものの次の諸症(慢性胃腸カタル,胃下垂,胃アトニー症,悪阻,虚弱児の消化不良,胃潰瘍)
　〔その他〕：胃腸の弱いもので,食欲がなく,みぞおちがつかえ,疲れやすく,貧血性で手足が冷えやすいものの次の諸症(胃炎,胃アトニー,胃下垂,消化不良,食欲不振,胃痛,嘔吐)

【用法・用量】〔オースギ・ツムラ〕：1日7.5g,食前又は食間2～3回に分服。年齢,体重,症状により適宜増減
　〔クラシエ・マツウラ〕：1日6g,食前又は食間2～3回に分服。年齢,体重,症状により適宜増減
　〔コタロー〕：1日9g,食前又は食間2～3回に分服。年齢,体重,症状により適宜増減
　〔三和・本草〕：1日7.5g,食前又は食間3回に分服。三和は年齢,症状により適宜増減。本草は年齢,体重,症状により適宜増減
　〔テイコク〕：1回2.5g,1日3回食前経口投与。年齢,体重,症状により適宜増減
　〔東洋〕：1回2g,1日3回空腹時経口投与。年齢,症状により適宜増減

【重要な基本的注意】❶使用にあたっては,患者の証(体質・症状)を考慮して投与する。なお,経過を十分に観察し,症状・所見の改善が認められない場合には,継続投与を避ける　❷カンゾウが含まれているので,血清カリウム値や血圧値等に十分留意し,異常が認められた場合には中止する　❸他の漢方製剤等を併用する場合は,含有生薬の重複に注意する

【相互作用】併用注意

薬剤名等	臨床症状・措置方法	機序・危険因子
カンゾウ含有製剤 グリチルリチン酸及びその塩類を含有する製剤	偽アルドステロン症が現れやすくなる。また,低カリウム血症の結果として,ミオパシーが現れやすくなる(重大な副作用の項参照)	グリチルリチン酸は尿細管でのカリウム排泄促進作用があるため,血清カリウム値の低下が促進されることが考えられる

【副作用】❶使用成績調査等の副作用発現頻度が明確となる調査を実施していないため,発現頻度は不明である
❷重大な副作用　ⓐ偽アルドステロン症：低カリウム血症,血圧上昇,ナトリウム・体液の貯留,浮腫,体重増加等の偽アルドステロン症が現れることがあるので,観察(血清カリウム値の測定など)を十分に行い,異常が認められた場合には中止し,カリウム剤の投与等の適切な処置を行う　ⓑミオパシー：低カリウム血症の結果としてミオパシーが現れることがあるので,観察を十分に行い,脱力感,四肢痙攣・麻痺等の異常が認められた場合には中止し,カリウム剤の投与等の適切な処置を行う　ⓒ肝機能障害,黄疸：AST(GOT),ALT(GPT),Al-P,γ-GTP等の著しい上昇を伴う肝機能障害,黄疸が現れることがあるので,観察を十分に行い,異常が認められた場合には中止し,適切な処置を行う
❸その他の副作用

	頻度不明
過敏症※	発疹,蕁麻疹等
消化器	悪心,腹部膨満感,下痢等

※：このような症状が現れた場合には中止する

【高齢者への投与】一般に高齢者では生理機能が低下しているので減量するなど注意する　【妊婦・産婦・授乳婦等への投与】妊娠中の投与に関する安全性は確立していないので,妊婦又は妊娠している可能性のある婦人には,治療上の有益性が危険性を上回ると判断される場合にのみ投与する　【小児等への投与】小児等に対する安全性は確立していない[使用経験が少ない]　【保存等】遮光保存

【薬効薬理】❶ヒトでの作用　ⓐ胃排出促進作用：上腹部愁訴があり胃排出遅延の認められる慢性胃炎患者で,胃排出能を促進(アセトアミノフェン法)　ⓑ胃適応性弛緩に対する作用：機能性胃腸症患者で,近胃部の胃断面領域拡大率を改善　ⓒ胃粘膜電位差(potential difference)低下抑制作用：萎縮性胃炎患者に前投与で,胃前庭部小彎へのタウロコール酸散布(内視鏡)による胃粘膜電位差の低下を抑制　❷動物での作用　ⓐ消化管運動亢進作用：イヌに経口投与で,空腹期収縮運動(IMC)の発現周期及び全小腸伝播時間(TET)を短縮　ⓑ胃適応性弛緩に対する作用：モルモットより摘出した胃でのコリン作動性及びアドレナリン作動神経を遮断した系で,内圧依存性の胃適応性弛緩を増強(in vitro)　ⓒ胃粘膜障害に対する作用(ラット)　⑦経口投与で,水浸拘束ストレス及びcompound 48/80による胃粘膜病変の形成を抑制　④経口投与で,タウロコール酸による慢性胃炎における胃粘膜損傷を軽減,壁細胞減少を抑制　⑨経口前投与で,インドメタシン,無水メタノール及び胃動脈の反復電気刺激による胃粘膜病変の形成を抑制,ドキソルビシンによる胃粘膜の壁細胞障害を抑制　ⓓ胃粘膜血流低下抑制作用　⑦モルモットに混餌投与で,TDI(toluene diisocyanate)感作・誘発による喘息発作時の胃粘膜血流低下を抑制　④ラットに経口前投与で,胃動脈の反復電気刺激による胃粘膜血流低下を抑制　ⓔ胃酸・ペプシンの分泌抑制作用：ラットに経口投与で,胃液分泌量及びペプシン分泌量を抑制　ⓕ食欲増進に対する作用：新奇環境変化ストレスモデルマウス,シスプラチン誘発食欲低下モデルラット及び加齢マウスに経口投与で,摂餌量低下を抑制　ⓖ作用機序：次の作用により薬理効果を示す　⑦胃適応性弛緩に対する作用：モルモットから摘出した胃で増強した内圧依存性の胃適応弛緩は,NO合成酵素阻害剤であるN^G-nitro L-arginineにより消失したが,本剤の投与により再出現(in vitro)　④胃粘膜障害に対する作用　(1)ヒト由来の好中球で,顆粒球エラスターゼの放出を抑制(in vitro)　(2)ラットに経口前投与で,インドメタシンあるいは胃動脈の反復電気刺激によるミエロペルオキシダーゼ(MPO)活性上昇を抑制　(3)ラットに経口前投与で,インドメタシンによる胃底腺下部の白血球浸潤並びに胃動脈の反復電気刺激による胃粘膜内のPAF産生量増加及び白血球数減少をそれぞれ抑制　(4)ラットに経口投与で,compound 48/80による胃粘膜組織の過酸化脂質量増加,Se含有グルタチオンペルオキシダーゼ活性低下及びMPO活性上昇をそれぞれ抑制　(5)ラットに経口前投与で,無水エタノールによる胃粘膜障害抑制作用はインドメタシン及びN-ethylmaleimide投与で影響を受けなかったが,NO合成酵素阻害剤で抑制　(6)ラットに経口前投与で,タウロコール酸による胃粘膜電位差低下並びにH$^+$の胃粘膜内逆拡散を抑制,その際胃粘膜リン脂質量は高値,その組成はホスファチジルコリンが高値　(7)ラットに経口投与で,胃体部深層粘膜及び胃表層の粘液量を増加。経口前投与で,エタノールによる胃体部深層粘膜の粘液量減少を抑制　⑨胃酸・ペプシンの分泌抑制作用：ブタ胃粘膜から精製したH$^+$,K$^+$-ATPaseの酵素活性を抑制(in vitro)　㊀活性酵素消去作用　(1)ESR(electron spin resonance)装置を用いたスピントラッピング法で,活性酵素消去作用を認めた(in vitro)　(2)ラット胃粘膜で,スーパーオキシドアニオン,ヒドロキシラジカル消去活性を示し,MPO活性を阻害(in vitro)　㊁食欲増進に対する作用　(1)SSRIを処置し消化管運動障害を惹起したラットに経口投与で,5HT$_{2c}$受容体拮抗作用を介したグレリン分泌促進作用により,摂餌量低下,消化管運動低下及び胃排出遅延を改善　(2)シスプラチン誘発食欲低下モデルラットに経口投与で,グレリンの血中濃度低下を改善し,摂餌量の低下を抑制。摂餌量の改善効果は,グレリン受容体拮抗剤(D-Lys^3)-GHRP-6の併用投与で消失

立効散（リッコウサン）
漢方製剤　　520

【基本添付文書】ツムラ2013年3月改訂

【製品】
ツムラ立効散　エキス顆粒（分包2.5g）（ツムラ）

【組成】〔顆粒〕：7.5g中（サイシン・ショウマ・ボウフウ各2g，カンゾウ1.5g，リュウタン1g）エキス末1.5g

【効能・効果】抜歯後の疼痛，歯痛

【用法・用量】1日7.5g，食前又は食間2～3回に分服。年齢，体重，症状により適宜増減

用法関連注意：口にふくんでゆっくり服用する

【重要な基本的注意】❶使用にあたっては，患者の証（体質・症状）を考慮して投与する。なお，経過を十分に観察し，症状・所見の改善が認められない場合には，継続投与を避ける　❷カンゾウが含まれているので，血清カリウム値や血圧値等に十分留意し，異常が認められた場合には中止する　❸他の漢方製剤等を併用する場合は，含有生薬の重複に注意する

【相互作用】併用注意

薬剤名等	臨床症状・措置方法	機序・危険因子
カンゾウ含有製剤グリチルリチン酸及びその塩類を含有する製剤	偽アルドステロン症が現れやすくなる。また，低カリウム血症の結果として，ミオパシーが現れやすくなる（重大な副作用の項参照）	グリチルリチン酸は尿細管でのカリウム排泄促進作用があるため，血清カリウム値の低下が促進されることが考えられる

【副作用】❶使用成績調査等の副作用発現頻度が明確となる調査を実施していないため，発現頻度は不明である

❷重大な副作用　ⓐ偽アルドステロン症：低カリウム血症，血圧上昇，ナトリウム・体液の貯留，浮腫，体重増加等の偽アルドステロン症が現れることがあるので，観察（血清カリウム値の測定等）を十分に行い，異常が認められた場合には中止し，カリウム剤の投与等の適切な処置を行う　ⓑミオパシー：低カリウム血症の結果としてミオパシーが現れることがあるので，観察を十分に行い，脱力感，四肢痙攣・麻痺等の異常が認められた場合には中止し，カリウム剤の投与等の適切な処置を行う

【高齢者への投与】一般に高齢者では生理機能が低下しているので減量するなど注意する　【妊婦・産婦・授乳婦等への投与】妊娠中の投与に関する安全性は確立していないので，妊婦又は妊娠している可能性のある婦人には，治療上の有益性が危険性を上回ると判断される場合にのみ投与する　【小児等への投与】小児等に対する安全性は確立していない［使用経験が少ない］　【保存等】遮光保存

竜胆瀉肝湯（リュウタンシャカントウ）
漢方製剤　　520

【基本添付文書】ツムラ2013年3月改訂

【製品】
コタロー竜胆瀉肝湯　エキス細粒（分包3g）（小太郎漢方）
三和竜胆瀉肝湯　エキス細粒（分包3g）（三和生薬）
ジュンコウ龍胆瀉肝湯FCエキス細粒（分包1.5g）（康和薬通―大杉）
太虎堂の竜胆瀉肝湯　エキス散（分包2.5g）　エキス細粒（分包2.5g）　エキス顆粒（分包2.5g）（太虎精堂）
ツムラ竜胆瀉肝湯　エキス顆粒（分包2.5g）（ツムラ）
〔東洋〕龍胆瀉肝湯　エキス細粒（分包3g）（東洋薬行）

【組成】A群：トウキ・ジオウ・モクツウ各5g，オウゴン・タクシャ・シャゼンシ各3g，リュウタン・サンシシ・カンゾウ各1.5g
〔散剤・細粒・顆粒〈太虎堂〉〕：7.5g中エキス末5g
〔細粒〈東洋〉〕：9g中エキス末5.7g
B群：トウキ・シャクヤク・センキュウ・ジオウ・オウレン・オウゴン・オウバク・サンシシ・レンギョウ・ハッカ・モクツウ・ハマボウフウ・シャゼンシ・カンゾウ各1.5g，リュウタン・タクシャ各2g
〔細粒〈コタロー〉〕：9g中エキス末6g
C群：トウキ・ジオウ・モクツウ各5g，オウゴン・タクシャ・シャゼンシ各3g，カンゾウ・サンシシ・リュウタン各1g
〔細粒〈三和〉〕：9g中エキス末5.8g
〔細粒〈ジュンコウ〉〕：9g中エキス末5.6g
〔顆粒〈ツムラ〉〕：7.5g中エキス末5.5g

【効能・効果】〔コタロー〕：比較的体力のあるものの次の諸症：尿道炎，膀胱カタル，腟炎，陰部湿疹，こしけ，陰部瘙痒症，子宮内膜炎
〔三和〕：比較的体力があり膀胱と尿道，子宮などに炎症があって排尿時に痛みや排尿困難があるものの次の諸症（尿道炎，膀胱カタル，腟炎，帯下，陰部湿疹，バルトリン腺炎，陰部瘙痒症，子宮内膜炎，睾丸炎）
〔その他〕：比較的体力があり，下腹部筋肉が緊張する傾向があるものの次の諸症（排尿痛，残尿感，尿の濁り，こしけ）

【用法・用量】〔コタロー・ジュンコウ〕：1日9g，食前又は食間2～3回に分服。年齢，体重，症状により適宜増減
〔三和〕：1日9g，食前又は食間3回に分服（増減）
〔太虎堂〕：1日7.5g，食前又は食間3回に分服。年齢，体重，症状により適宜増減
〔ツムラ〕：1日7.5g，食前又は食間2～3回に分服。年齢，体重，症状により適宜増減
〔東洋〕：1回3g，1日3回空腹時経口投与（増減）

【慎重投与】❶著しく胃腸の虚弱な患者［食欲不振，胃部不快感，悪心，嘔吐，下痢等が現れるおそれがある］　❷食欲不振，悪心，嘔吐のある患者［これらの症状が悪化するおそれがある］　【重要な基本的注意】❶使用にあたっては，患者の証（体質・症状）を考慮して投与する。なお，経過を十分に観察し，症状・所見の改善が認められない場合には，継続投与を避ける　❷カンゾウが含まれているので，血清カリウム値や血圧値等に十分留意し，異常が認められた場合には中止する　❸他の漢方製剤等を併用する場合は，含有生薬の重複に注意する

【相互作用】併用注意

薬剤名等	臨床症状・措置方法	機序・危険因子
カンゾウ含有製剤グリチルリチン酸及びその塩類を含有する製剤	偽アルドステロン症が現れやすくなる。また，低カリウム血症の結果として，ミオパシーが現れやすくなる（重大な副作用の項参照）	グリチルリチン酸は尿細管でのカリウム排泄促進作用があるため，血清カリウム値の低下が促進されることが考えられる

【副作用】❶使用成績調査等の副作用発現頻度が明確となる調査を実施していないため，発現頻度は不明である

❷重大な副作用　ⓐ間質性肺炎：咳嗽，呼吸困難，発熱，肺音の異常等が現れた場合には中止し，速やかに胸部X線，胸部CT等の検査を実施するとともに副腎皮質ホルモン剤の投与等の適切な処置を行う　ⓑ偽アルドステロン症：低カリウム血症，血圧上昇，ナトリウム・体液の貯留，浮腫，体重増加等の偽アルドステロン症が現れることがあるので，観察（血清カリウム値の測定等）を十分に行い，異常が認められた場合には中止し，カリウム剤の投与等の適切な処置を行う　ⓒミオパシー：低カリウム血症の結果としてミオパシーが現れることがあるので，観察を十分に行い，脱力感，四肢痙攣・麻痺等の異常が認められた場合には中止し，カリウム剤の投与等の適切な処置を行う　ⓓ肝機能障害，黄疸：AST（GOT），ALT（GPT），Al-P，γ-GTP等の著しい上昇を伴う肝機能障害，黄疸が現れることがあるので，観察を十分に行い，異常が認められた場合には中止し，適切な処置を行う

❸その他の副作用

	頻度不明
消化器	食欲不振，胃部不快感，悪心，嘔吐，下痢等

【高齢者への投与】一般に高齢者では生理機能が低下しているので減量するなど注意する　【妊婦・産婦・授乳婦等への投与】妊娠中の投与に関する安全性は確立していないので，妊婦又は妊娠している可能性のある婦人には，治療上の有益性が危険性を上回ると判断される場合にのみ投与する　【小児等への投与】小児等に対する安全性は確立していない［使用経験が少ない］　【保存等】遮光保存

苓甘姜味辛夏仁湯 （リョウカンキョウミシングニントウ）
漢方製剤 520

基本添付文書 ツムラ2013年3月改訂

製品
- コタロー苓甘姜味辛夏仁湯　エキス細粒（分包2.5g）（小太郎漢方）
- ツムラ苓甘姜味辛夏仁湯　エキス顆粒（分包2.5g）（ツムラ）

組成 ブクリョウ・キョウニン・ハンゲ各4g，サイシン・カンキョウ・カンゾウ各2g，ゴミシ3g
- 〔細粒〈コタロー〉〕：7.5g中エキス末4.5g
- 〔顆粒〈ツムラ〉〕：7.5g中エキス末4g

効能・効果 貧血，冷え症で喘鳴を伴う喀痰の多い咳嗽があるもの。気管支炎，気管支喘息，心臓衰弱，腎臓病

用法・用量 1日7.5g，食前又は食間2～3回に分服。年齢，体重，症状により適宜増減

重要な基本的注意 ❶使用にあたっては，患者の証（体質・症状）を考慮して投与する。なお，経過を十分に観察し，症状・所見の改善が認められない場合には，継続投与を避ける　❷カンゾウが含まれているので，血清カリウム値や血圧値等に十分留意し，異常が認められた場合には中止する　❸他の漢方製剤等を併用する場合は，含有生薬の重複に注意する

相互作用 併用注意

薬剤名等	臨床症状・措置方法	機序・危険因子
カンゾウ含有製剤　グリチルリチン酸及びその塩類を含有する製剤	偽アルドステロン症が現れやすくなる。また，低カリウム血症の結果として，ミオパシーが現れやすくなる（重大な副作用の項参照）	グリチルリチン酸は尿細管でのカリウム排泄促進作用があるため，血清カリウム値の低下が促進されることが考えられる

副作用 ❶使用成績調査等の副作用発現頻度が明確となる調査を実施していないため，発現頻度は不明である

❷**重大な副作用** ⓐ偽アルドステロン症：低カリウム血症，血圧上昇，ナトリウム・体液の貯留，浮腫，体重増加等の偽アルドステロン症が現れることがあるので，観察（血清カリウム値の測定等）を十分に行い，異常が認められた場合には中止し，カリウム剤の投与等の適切な処置を行う　ⓑミオパシー：低カリウム血症の結果としてミオパシーが現れることがあるので，観察を十分に行い，脱力感，四肢痙攣・麻痺等の異常が認められた場合には中止し，カリウム剤の投与等の適切な処置を行う

高齢者への投与 一般に高齢者では生理機能が低下しているので減量するなど注意する　**妊婦・産婦・授乳婦等への投与** 妊娠中の投与に関する安全性は確立していないので，妊娠又は妊娠している可能性のある婦人には，治療上の有益性が危険性を上回ると判断される場合にのみ投与する　**小児等への投与** 小児等に対する安全性は確立していない〔使用経験が少ない〕　**保存等** 遮光保存

薬効薬理 ❶抗アレルギー作用：ラットに経口前投与で，ヒスタミン及びセロトニンによる皮内反応を抑制　❷作用機序：次の作用により薬理効果を示すことが示唆されている　炎症細胞に対する作用：ヒト好酸球で，GM-CSF及びPAFによる脱顆粒を抑制。また，rhIL-5による生存率延長を抑制（in vitro）

苓姜朮甘湯 （リョウキョウジュツカントウ）
漢方製剤 520

基本添付文書 ツムラ2013年3月改訂

製品
- コタロー苓姜朮甘湯　エキス細粒（分包2g）（小太郎漢方）
- 三和苓姜朮甘湯　エキス細粒（分包1.5g）（三和生薬）
- ツムラ苓姜朮甘湯　エキス顆粒（分包2.5g）（ツムラ）
- 本草苓姜朮甘湯　エキス顆粒-M（分包2.5g）（本草）

組成 ブクリョウ6g，ビャクジュツ・カンキョウ各3g，カンゾウ2g
- 〔細粒〈コタロー〉〕：6g中エキス末2.3g
- 〔細粒〈三和〉〕：4.5g中エキス末1.7g
- 〔顆粒〈ツムラ〉〕：7.5g中エキス末1.75g
- 〔顆粒〈本草〉〕：7.5g中エキス末1.7g

効能・効果 〔コタロー〕：全身倦怠感，腰部の疼痛，冷感，重感などがあって，排尿回数，尿量ともに増加するもの。腰冷，腰痛，坐骨神経痛，夜尿症
〔三和〕：腰部から下肢にかけて，ひどい冷感を自覚し，腰冷痛，身体倦怠感を伴い，排尿回数，量ともに多いものの次の諸症（坐骨神経痛，腰痛，夜尿症，遺尿，帯下）
〔ツムラ・本草〕：腰に冷えと痛みがあって，尿量が多い次の諸症（腰痛，腰の冷え，夜尿症）

用法・用量 〔コタロー〕：1日6g，食前又は食間2～3回に分服。年齢，体重，症状により適宜増減
〔三和〕：1日4.5g，食前又は食間3回に分服。年齢，症状により適宜増減
〔ツムラ・本草〕：1日7.5g，食前又は食間2～3回に分服。年齢，体重，症状により適宜増減

重要な基本的注意 ❶使用にあたっては，患者の証（体質・症状）を考慮して投与する。なお，経過を十分に観察し，症状・所見の改善が認められない場合には，継続投与を避ける　❷カンゾウが含まれているので，血清カリウム値や血圧値等に十分留意し，異常が認められた場合には中止する　❸他の漢方製剤等を併用する場合は，含有生薬の重複に注意する

相互作用 併用注意

薬剤名等	臨床症状・措置方法	機序・危険因子
カンゾウ含有製剤　グリチルリチン酸及びその塩類を含有する製剤	偽アルドステロン症が現れやすくなる。また，低カリウム血症の結果として，ミオパシーが現れやすくなる（重大な副作用の項参照）	グリチルリチン酸は尿細管でのカリウム排泄促進作用があるため，血清カリウム値の低下が促進されることが考えられる

副作用 ❶使用成績調査等の副作用発現頻度が明確となる調査を実施していないため，発現頻度は不明である

❷**重大な副作用** ⓐ偽アルドステロン症：低カリウム血症，血圧上昇，ナトリウム・体液の貯留，浮腫，体重増加等の偽アルドステロン症が現れることがあるので，観察（血清カリウム値の測定等）を十分に行い，異常が認められた場合には中止し，カリウム剤の投与等の適切な処置を行う　ⓑミオパシー：低カリウム血症の結果としてミオパシーが現れることがあるので，観察を十分に行い，脱力感，四肢痙攣・麻痺等の異常が認められた場合には中止し，カリウム剤の投与等の適切な処置を行う

高齢者への投与 一般に高齢者では生理機能が低下しているので減量するなど注意する　**妊婦・産婦・授乳婦等への投与** 妊娠中の投与に関する安全性は確立していないので，妊娠又は妊娠している可能性のある婦人には，治療上の有益性が危険性を上回ると判断される場合にのみ投与する　**小児等への投与** 小児等に対する安全性は確立していない〔使用経験が少ない〕　**保存等** 遮光保存

苓桂朮甘湯 （リョウケイジュツカントウ）
漢方製剤 520

基本添付文書 ツムラ2007年5月改訂

製品
- オースギ苓桂朮甘湯　エキスTG顆粒（分包1.5g）（高砂薬業―大杉）
- クラシエ苓桂朮甘湯　エキス細粒（分包2・3g）（クラシエ製薬―クラシエ薬品）
- コタロー苓桂朮甘湯　エキス細粒（分包2g）（小太郎漢方）
- 三和苓桂朮甘湯　エキス細粒（分包1.5g）（三和生薬）
- JPS苓桂朮甘湯　エキス顆粒（分包2.5g）（ジェーピーエス）
- ジュンコウ苓桂朮甘湯　FCエキス細粒（分包1.5g）（康和薬通―大杉）
- 太虎堂の苓桂朮甘湯　エキス顆粒（分包2g）（太虎精堂）
- ツムラ苓桂朮甘湯　エキス顆粒（分包2.5g）（ツムラ）
- 〔東洋〕苓桂朮甘湯　エキス細粒（分包2g）（東洋薬行）

本草苓桂朮甘湯 エキス顆粒-M(分包2.5g)（本草）
マツウラ苓桂朮甘湯 エキス顆粒(分包1.5g)（松浦薬業）

【組成】A群：ブクリョウ6g, ケイヒ4g, ビャクジュツ3g, カンゾウ2g
〔細粒〈クラシエ〉〕：6g中エキス末1.6g
〔細粒〈コタロー〉〕：6g中エキス末1.7g
〔細粒〈三和〉〕：4.5g中エキス末1.7g
〔細粒〈ジュンコウ〉〕：4.5g中エキス末2.25g
〔顆粒〈オースギ〉〕：4.5g中エキス末1.6g
〔顆粒〈太虎堂〉〕：6g中エキス末2.56g
〔顆粒〈本草〉〕：7.5g中エキス末1.6g
〔顆粒〈マツウラ〉〕：4.5g中エキス末2g
B群：ブクリョウ6g, ケイヒ4g, ビャクジュツ3g, カンゾウ2g
〔細粒〈東洋〉〕：6g中エキス末3g
C群：ブクリョウ6g, ケイヒ4g, ソウジュツ3g, カンゾウ2g
〔顆粒〈JPS〉〕：7.5g中エキス末1.8g
〔顆粒〈ツムラ〉〕：7.5g中エキス末2g

【効能・効果】〔コタロー〕：立ちくらみやめまい, あるいは動悸がひどく, のぼせて頭重がし, 顔面やや紅潮したり, あるいは貧血し, 排尿回数多く, 尿量減少して口唇部がかわくもの。神経性心悸亢進, 神経症, 充血, 耳鳴, 不眠症, 血圧異常, 心臓衰弱, 腎臓病
〔三和〕：頭痛, 頭重, のぼせ, めまい, 立ちくらみ, 動悸, 心悸亢進などがあって不眠, 精神不安などを伴い尿量減少の傾向があるものの次の諸症（神経性心悸亢進症, 心臓弁膜症, 血圧異常, 起立性めまい, メニエル症候群, 神経衰弱, 腎臓疾患）
〔その他〕：めまい, ふらつきがあり, 又は動悸があり尿量が減少するものの次の諸症（神経質, ノイローゼ, めまい, 動悸, 息切れ, 頭痛）

【用法・用量】〔オースギ・ジュンコウ・マツウラ〕：1日4.5g, 食前又は食間2〜3回に分服。年齢, 体重, 症状により適宜増減
〔クラシエ・コタロー〕：1日6g, 食前又は食間2〜3回に分服。年齢, 体重, 症状により適宜増減
〔三和〕：1日4.5g, 食前又は食間3回に分服。年齢, 症状により適宜増減
〔JPS・ツムラ〕：1日7.5g, 食前又は食間2〜3回に分服。年齢, 体重, 症状により適宜増減
〔太虎堂〕：1日6g, 食前又は食間3回に分服。年齢, 症状により適宜増減
〔東洋〕：1回2g, 1日3回空腹時経口投与。年齢, 症状により適宜増減
〔本草〕：1日7.5g, 食前又は食間3回に分服。年齢, 体重, 症状により適宜増減

【重要な基本的注意】❶使用にあたっては, 患者の証(体質・症状)を考慮して投与する。なお, 経過を十分に観察し, 症状・所見の改善が認められない場合には, 継続投与を避ける ❷カンゾウが含まれているので, 血清カリウム値や血圧値等に十分留意し, 異常が認められた場合には中止する ❸他の漢方製剤等を併用する場合は, 含有生薬の重複に注意する

【相互作用】併用注意

薬剤名等	臨床症状・措置方法	機序・危険因子
カンゾウ含有製剤 グリチルリチン酸及びその塩類を含有する製剤	偽アルドステロン症が現れやすくなる。また, 低カリウム血症の結果として, ミオパシーが現れやすくなる（重大な副作用の項参照）	グリチルリチン酸は尿細管でのカリウム排泄促進作用があるため, 血清カリウム値の低下が促進されることが考えられる

【副作用】❶使用成績調査等の副作用発現頻度が明確となる調査を実施していないため, 発現頻度は不明である

❷重大な副作用 ⓐ偽アルドステロン症：低カリウム血症, 血圧上昇, ナトリウム・体液の貯留, 浮腫, 体重増加等の偽アルドステロン症が現れることがあるので, 観察(血清カリウム値の測定など)を十分に行い, 異常が認められた場合には中止し, カリウム剤の投与等の適切な処置を行う ⓑミオパシー：低カリウム血症の結果としてミオパシーが現れることがあるので, 観察を十分に行い, 脱力感, 四肢痙攣・麻痺等の異常が認められた場合には中止し, カリウム剤の投与等の適切な処置を行う

❸その他の副作用

	頻度不明
過敏症*	発疹, 発赤, 瘙痒等

*：このような症状が現れた場合には中止する

【高齢者への投与】一般に高齢者では生理機能が低下しているので減量するなど注意する 【妊婦・産婦・授乳婦等への投与】妊娠中の投与に関する安全性は確立していないので, 妊婦又は妊娠している可能性のある婦人には, 治療上の有益性が危険性を上回ると判断される場合にのみ投与する 【小児等への投与】小児等に対する安全性は確立していない[使用経験が少ない] 【保存等】遮光保存

六味丸 (ロクミガン)
漢方製剤
520

基本添付文書 ツムラ2007年5月改訂

【製品】
クラシエ六味丸料 エキス細粒(分包2・3g)（クラシエ製薬—クラシエ薬品）
ジュンコウ六味地黄丸料 FCエキス細粒(分包2g)（康和薬通—大杉）
ツムラ六味丸 エキス顆粒(分包2.5g)（ツムラ）
〔東洋〕六味地黄丸料 エキス細粒(分包2g)（東洋薬行）

【組成】ジオウ5g, サンシュユ・サンヤク・タクシャ・ブクリョウ・ボタンピ各3g
〔細粒〈クラシエ〉〕：6g中エキス末4.2g
〔細粒〈ジュンコウ〉〕：6g中エキス末3.65g
〔細粒〈東洋〉〕：6g中エキス末4g
〔顆粒〈ツムラ〉〕：7.5g中エキス末3.75g

【効能・効果】疲れやすくて尿量減少又は多尿で, ときに口渇があるものの次の諸症：排尿困難, 頻尿, むくみ, かゆみ

【用法・用量】〔クラシエ・ジュンコウ〕：1日6g, 食前又は食間2〜3回に分服。年齢, 体重, 症状により適宜増減
〔ツムラ〕：1日7.5g, 食前又は食間2〜3回に分服。年齢, 体重, 症状により適宜増減
〔東洋〕：1回2g, 1日3回空腹時経口投与。年齢, 症状により適宜増減

【慎重投与】❶著しく胃腸の虚弱な患者[食欲不振, 胃部不快感, 悪心, 嘔吐, 下痢等が現れるおそれがある] ❷食欲不振, 悪心, 嘔吐のある患者[これらの症状が悪化するおそれがある] 【重要な基本的注意】❶使用にあたっては, 患者の証(体質・症状)を考慮して投与する。なお, 経過を十分に観察し, 症状・所見の改善が認められない場合には, 継続投与を避ける ❷他の漢方製剤等を併用する場合は, 含有生薬の重複に注意する

【副作用】使用成績調査等の副作用発現頻度が明確となる調査を実施していないため, 発現頻度は不明である

	頻度不明
消化器	食欲不振, 胃部不快感, 悪心, 嘔吐, 下痢等

【高齢者への投与】一般に高齢者では生理機能が低下しているので減量するなど注意する 【妊婦・産婦・授乳婦等への投与】妊婦又は妊娠している可能性のある婦人には投与しないことが望ましい[ボタンピにより流早産の危険性がある] 【小児等への投与】小児等に対する安全性は確立していない[使用経験が少ない] 【保存等】遮光保存

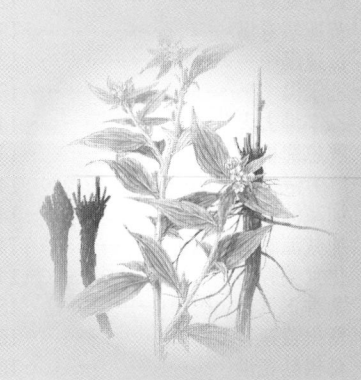

第二部　一般用漢方製剤

一般用漢方製剤 目次

安中散············94	帰耆建中湯············207
安中散加茯苓············99	桔梗湯············208
胃風湯············101	枳縮二陳湯············210
胃苓湯············102	帰脾湯············212
茵蔯蒿湯············104	芎帰膠艾湯············213
茵蔯五苓散············106	芎帰調血飲············215
烏薬順気散············108	芎帰調血飲第一加減············217
烏苓通気散············109	響声破笛丸············219
温経湯············111	杏蘇散············221
温清飲············114	苦参湯············222
温胆湯············117	駆風解毒散（湯）············223
越婢加朮湯············119	九味檳榔湯············226
越婢加朮附湯············121	荊芥連翹湯············228
延年半夏湯············122	鶏肝丸············232
黄耆桂枝五物湯············123	桂姜棗草黄辛附湯············233
黄耆建中湯············124	桂枝越婢湯············234
黄芩湯············126	桂枝加黄耆湯············236
応鐘散（芎黄散）············128	桂枝加葛根湯············237
黄連阿膠湯············129	桂枝加厚朴杏仁湯············239
黄連解毒湯············130	桂枝加芍薬生姜人参湯············240
黄連湯············135	桂枝加芍薬大黄湯············242
乙字湯············137	桂枝加芍薬湯············244
乙字湯去大黄············141	桂枝加朮附湯············247
解急蜀椒湯············143	桂枝加竜骨牡蛎湯············249
解労散············144	桂枝加苓朮附湯············252
加減涼膈散（浅田）············146	桂枝芍薬知母湯············254
加減涼膈散（龔廷賢）············147	桂枝湯············256
化食養脾湯············149	桂枝二越婢一湯············259
藿香正気散············150	桂枝二越婢一湯加朮附············260
葛根黄連黄芩湯············152	桂枝人参湯············262
葛根紅花湯············154	桂枝茯苓丸············263
葛根湯············155	桂枝茯苓丸料加薏苡仁············270
葛根湯加川芎辛夷············173	啓脾湯············272
加味温胆湯············177	荊防敗毒散············273
加味帰脾湯············179	桂麻各半湯············275
加味解毒湯············181	鶏鳴散加茯苓············277
加味四物湯············183	外台四物湯加味············278
加味逍遙散············184	堅中湯············279
加味逍遙散加川芎地黄	甲字湯············281
（加味逍遙散合四物湯）············190	香砂平胃散············282
加味平胃散············191	香砂養胃湯············284
栝楼薤白湯············193	香砂六君子湯············285
栝楼薤白白酒湯············194	香蘇散············287
乾姜人参半夏丸············195	厚朴生姜半夏人参甘草湯············289
甘草乾姜湯············196	杞菊地黄丸············291
甘草瀉心湯············198	五虎湯············293
甘草湯············199	牛膝散············295
甘草附子湯············202	五積散············296
甘麦大棗湯············204	牛車腎気丸············299
甘露飲············205	呉茱萸湯············301

五物解毒散············303
五淋散············304
五苓散············307
柴葛解肌湯············312
柴葛湯加川芎辛夷············314
柴陥湯············315
柴梗半夏湯············317
柴胡加竜骨牡蛎湯············318
柴胡枳桔湯············323
柴胡桂枝乾姜湯············324
柴胡桂枝湯············328
柴胡清肝湯············334
柴胡疎肝湯············336
柴芍六君子湯············337
柴蘇飲············339
柴朴湯············340
柴苓湯············343
左突膏············345
三黄散············346
三黄瀉心湯············347
酸棗仁湯············351
三物黄芩湯············354
滋陰降火湯············355
滋陰至宝湯············357
紫雲膏············358
四逆加人参湯············360
四逆散············362
四逆湯············364
四君子湯············365
滋血潤腸湯············367
紫根牡蛎湯············368
梔子鼓湯············369
梔子柏皮湯············370
滋腎通耳湯············372
滋腎明目湯············373
七物降下湯············374
柿蒂湯············377
四物湯············378
炙甘草湯············381
芍薬甘草湯············383
芍薬甘草附子湯············386
鷓鴣菜（三味鷓鴣菜湯）············388
蛇床子湯············389
十全大補湯············390
十味敗毒湯············394
潤腸湯············399
蒸眼一方············400
生姜瀉心湯············401
小建中湯············403
小柴胡湯············405

小柴胡湯加桔梗石膏	411	知柏地黄丸	507	扶脾生脈散	619
小承気湯	412	中黄膏	509	分消湯（実脾飲）	620
小青竜湯	413	中建中湯	510	平胃散	622
小青竜湯加杏仁石膏		調胃承気湯	511	防已黄耆湯	624
（小青竜湯合麻杏甘石湯）	421	丁香柿蒂湯	513	防已茯苓湯	629
小青竜湯加石膏	423	釣藤散	515	防風通聖散	631
小続命湯	424	猪苓湯	518	補気健中湯（補気建中湯）	640
椒梅湯	426	猪苓湯合四物湯	522	補中益気湯	641
小半夏加茯苓湯	427	通導散	523	補肺湯	646
消風散	429	定悸飲	525	補陽還五湯	647
升麻葛根湯	432	桃核承気湯	527	奔豚湯（金匱要略）	648
逍遙散（八味逍遙散）	434	当帰飲子	531	奔豚湯（肘後方）	650
四苓湯	436	当帰建中湯	533	麻黄湯	651
辛夷清肺湯	437	当帰散	534	麻黄附子細辛湯	655
秦艽羌活湯	439	当帰四逆加呉茱萸生姜湯	535	麻杏甘石湯	657
秦艽防風湯	441	当帰四逆湯	538	麻杏薏甘湯	660
神仙太乙膏	442	当帰芍薬散	540	麻子仁丸	664
参蘇飲	443	当帰芍薬散加黄耆釣藤	546	味麦地黄丸	667
神秘湯	445	当帰芍薬散加人参	547	明朗飲	668
真武湯	447	当帰芍薬散加附子	548	木防已湯	670
参苓白朮散	449	当帰湯	549	楊柏散	671
清肌安蛔湯	451	当帰貝母苦参丸料	551	薏苡仁湯	672
清湿化痰湯	452	独活葛根湯	552	薏苡附子敗醤散	675
清上蠲痛湯（駆風触痛湯）	454	独活湯	554	抑肝散	676
清上防風湯	455	二朮湯	555	抑肝散加芍薬黄連	678
清暑益気湯	458	二陳湯	557	抑肝散加陳皮半夏	680
清心蓮子飲	460	女神散（安栄湯）	558	六君子湯	682
清熱補気湯	462	人参湯（理中丸）	560	立効散	686
清熱補血湯	463	人参養栄湯	564	竜胆瀉肝湯	688
清肺湯	464	排膿散	566	苓甘姜味辛夏仁湯	691
折衝飲	466	排膿散及湯	567	苓姜朮甘湯	693
洗肝明目湯	467	排膿湯	569	苓桂甘棗湯	695
川芎茶調散	469	麦門冬湯	571	苓桂朮甘湯	696
千金鶏鳴散	470	八解散	575	苓桂味甘湯	701
千金内托散	471	八味地黄丸	577	麗沢通気湯	702
喘四君子湯	473	八味疝気方	584	麗沢通気湯加辛夷	704
銭氏白朮散	474	半夏厚朴湯	585	連珠飲	705
続命湯	475	半夏散及湯	589	六味丸（六味地黄丸）	707
疎経活血湯	477	半夏瀉心湯	591	その他の漢方製剤	710
蘇子降気湯	481	半夏白朮天麻湯	596		
大黄甘草湯	483	白朮附子湯	599		
大黄附子湯	487	白虎加桂枝湯	600		
大黄牡丹皮湯	488	白虎加人参湯	602		
大建中湯	490	白虎湯	604		
大柴胡湯	491	不換金正気散	606		
大柴胡湯去大黄	495	伏竜肝湯	607		
大半夏湯	496	茯苓飲	608		
大防風湯	497	茯苓飲加半夏	610		
沢瀉湯	499	茯苓飲合半夏厚朴湯	611		
竹茹温胆湯	500	茯苓杏仁甘草湯	612		
竹葉石膏湯	501	茯苓四逆湯	613		
治打撲一方	503	茯苓沢瀉湯	614		
治頭瘡一方	504	附子粳米湯	616		
治頭瘡一方去大黄	506	附子理中湯	617		

漢方製剤

安中散 (アンチュウサン)

〔基準〕

(平成20年9月30日 厚生労働省医薬食品局審査管理課長通知による)

1. 成分・分量
   桂皮3～5，延胡索3～4，牡蛎3～4，茴香1.5～2，縮砂1～2，甘草1～2，良姜0.5～1
2. 用法・用量
   (1)散：1回1～2g 1日2～3回 (2)湯
3. 効能・効果
   体力中等度以下で，腹部は力がなくて，胃痛又は腹痛があって，ときに胸やけや，げっぷ，胃もたれ，食欲不振，はきけ，嘔吐などを伴うものの次の諸症：神経性胃炎，慢性胃炎，胃腸虚弱

〔使用上の注意〕

(平成25年3月27日 厚生労働省医薬食品局安全対策課長・審査管理課長通知による)

【添付文書等に記載すべき事項】

『してはいけないこと』
(守らないと現在の症状が悪化したり，副作用が起こりやすくなる)

次の人は服用しないこと
生後3ヵ月未満の乳児。
〔生後3ヵ月未満の用法がある製剤に記載すること。〕

『相談すること』
1. 次の人は服用前に医師，薬剤師又は登録販売者に相談すること
   (1) 医師の治療を受けている人。
   (2) 妊婦又は妊娠していると思われる人。
   (3) 高齢者。
       〔1日最大配合量が甘草として1g以上（エキス剤については原生薬に換算して1g以上）含有する製剤に記載すること。〕
   (4) 今までに薬などにより発疹・発赤，かゆみ等を起こしたことがある人。
   (5) 次の症状のある人。
       むくみ
       〔1日最大配合量が甘草として1g以上（エキス剤については原生薬に換算して1g以上）含有する製剤に記載すること。〕
   (6) 次の診断を受けた人。
       高血圧，心臓病，腎臓病
       〔1日最大配合量が甘草として1g以上（エキス剤については原生薬に換算して1g以上）含有する製剤に記載すること。〕
2. 服用後，次の症状があらわれた場合は副作用の可能性があるので，直ちに服用を中止し，この文書を持って医師，薬剤師又は登録販売者に相談すること

関係部位	症　　状
皮　膚	発疹・発赤，かゆみ

まれに下記の重篤な症状が起こることがある。その場合は直ちに医師の診療を受けること。

症状の名称	症　　状
偽アルドステロン症，ミオパチー	手足のだるさ，しびれ，つっぱり感やこわばりに加えて，脱力感，筋肉痛があらわれ，徐々に強くなる。

〔1日最大配合量が甘草として1g以上（エキス剤については原生薬に換算して1g以上）含有する製剤に記載すること。〕

3. 1カ月位服用しても症状がよくならない場合は服用を中止し，この文書を持って医師，薬剤師又は登録販売者に相談すること
4. 長期連用する場合には，医師，薬剤師又は登録販売者に相談すること
   〔1日最大配合量が甘草として1g以上（エキス剤については原生薬に換算して1g以上）含有する製剤に記載すること。〕

〔用法及び用量に関連する注意として，用法及び用量の項目に続けて以下を記載すること。〕
(1) 小児に服用させる場合には，保護者の指導監督のもとに服用させること。
    〔小児の用法及び用量がある場合に記載すること。〕
(2) 〔小児の用法がある場合，剤形により，次に該当する場合には，そのいずれかを記載すること。〕
    1) 3歳以上の幼児に服用させる場合には，薬剤がのどにつかえることのないよう，よく注意すること。
       〔5歳未満の幼児の用法がある錠剤・丸剤の場合に記載すること。〕
    2) 幼児に服用させる場合には，薬剤がのどにつかえることのないよう，よく注意すること。
       〔3歳未満の用法及び用量を有する丸剤の場合に記載すること。〕
    3) 1歳未満の乳児には，医師の診療を受けさせることを優先し，やむを得ない場合にのみ服用させること。
       〔カプセル剤及び錠剤・丸剤以外の製剤の場合に記載すること。なお，生後3ヵ月未満の用法がある製剤の場合，「生後3ヵ月未満の乳児」を『してはいけないこと』に記載し，用法及び用量欄には記載しないこと。〕

保管及び取扱い上の注意
(1) 直射日光の当たらない（湿気の少ない）涼しい所に（密栓して）保管すること。
    〔( ) 内は必要とする場合に記載すること。〕
(2) 小児の手の届かない所に保管すること。
(3) 他の容器に入れ替えないこと。（誤用の原因になったり品質が変わる。）
    〔容器等の個々に至適表示がなされていて，誤用のおそれのない場合には記載しなくてもよい。〕

【外部の容器又は外部の被包に記載すべき事項】

注意
1. 次の人は服用しないこと
   生後3ヵ月未満の乳児。
   〔生後3ヵ月未満の用法がある製剤に記載すること。〕
2. 次の人は服用前に医師，薬剤師又は登録販売者に相談すること
   (1) 医師の治療を受けている人。
   (2) 妊婦又は妊娠していると思われる人。
   (3) 高齢者。
       〔1日最大配合量が甘草として1g以上（エキス剤については原生薬に換算して1g以上）含有する製剤に記載すること。〕

(4) 今までに薬などにより発疹・発赤，かゆみ等を起こしたことがある人。
(5) 次の症状のある人。
むくみ
〔1日最大配合量が甘草として1g以上（エキス剤については原生薬に換算して1g以上）含有する製剤に記載すること。〕
(6) 次の診断を受けた人。
高血圧，心臓病，腎臓病
〔1日最大配合量が甘草として1g以上（エキス剤については原生薬に換算して1g以上）含有する製剤に記載すること。〕
2′. 服用が適さない場合があるので，服用前に医師，薬剤師又は登録販売者に相談すること
〔2.の項目の記載に際し，十分な記載スペースがない場合には2′.を記載すること。〕
3. 服用に際しては，説明文書をよく読むこと
4. 直射日光の当たらない（湿気の少ない）涼しい所に（密栓して）保管すること
〔（ ）内は必要とする場合に記載すること。〕

JPS安中散料エキス錠N㊀　ジェーピーエス製薬㈱
区分 第2類
組成錠（淡灰褐）：9錠中 安中散料乾燥エキス0.8g（ケイヒ4g，エンゴサク・ボレイ各3g，ウイキョウ1.5g，シュクシャ・カンゾウ各1g，リョウキョウ0.5g）
添 二酸化ケイ素，ヒドロタルサイト，カルメロースカルシウム（CMC-Ca），トウモロコシデンプン，ステアリン酸マグネシウム，乳糖水和物
適応 体力中等度以下で，腹部に力がなくて，胃痛又は腹痛があって，ときに胸やけや，げっぷ，胃もたれ，食欲不振，吐き気，嘔吐などを伴うものの次の諸症：神経性胃炎，慢性胃炎，胃腸虚弱
用法 1回15才以上3錠，14〜7才2錠，6〜5才1錠，1日3回食前又は食間。5才未満は服用しない
包装 200錠

JPS漢方顆粒-1号㊀　ジェーピーエス製薬㈱
区分 第2類
組成顆（淡灰褐）：3包（6g）中 安中散料乾燥エキス0.64g（ケイヒ3.2g，エンゴサク・ボレイ各2.4g，ウイキョウ1.2g，シュクシャ・カンゾウ各0.8g，リョウキョウ0.4g）
添 ショ糖脂肪酸エステル，ステアリン酸マグネシウム，乳糖水和物
適応 体力中等度以下で，腹部に力がなくて，胃痛又は腹痛があって，ときに胸やけや，げっぷ，胃もたれ，食欲不振，吐き気，嘔吐などを伴うものの次の諸症：神経性胃炎，慢性胃炎，胃腸虚弱
用法 1回15才以上1包，14〜7才⅔，6〜4才½，3〜2才⅓，2才未満¼，1日3回食前又は食間。1才未満には，医師の診療を受けさせることを優先し，止むを得ない場合にだけ服用させる。3ヵ月未満は服用しない
包装 180包

安中散㊀　㈲杉原達二商店
区分 第2類
組成：100g中 カンゾウ2.9g，ボレイ23.5g，シュクシャ14.7g，エンゴサク14.7g，ウイキョウ14.7g，ケイヒ14.7g，リョウキョウ14.7g
適応 やせ型で腹部筋肉が弛緩する傾向にあり，胃痛又は腹痛があって，ときに胸やけ，げっぷ，食欲不振，吐き気などを伴う次の諸症：神経性胃炎，慢性胃炎，胃アトニー
用法 1回2g1日3回食間
包装 200g，400g

安中散㊀　㈱ヤマダ薬研
区分 第2類
組成散：14g中 ケイヒ4g，エンゴサク3g，ボレイ3g，ウイキョウ1.5g，シュクシャ1g，カンゾウ1g，リョウキョウ0.5g
適応 やせ型で腹部筋肉が弛緩する傾向にあり，胃痛又は腹痛があって，ときに胸やけ，げっぷ，食欲不振，吐き気などを伴う次の諸症：神経性胃炎，慢性胃炎，胃アトニー
用法 15才以上1回1〜2g1日2〜3回食前又は食間空腹時。15才未満は服用しない
包装 500g〔Ⓑ3,500〕

安中散エース㊀　ダイト㈱-興和㈱
区分 第2類
組成細（褐）：3包中 ケイヒ末600mg，エンゴサク末450mg，ボレイ末450mg，ウイキョウ末225mg，シュクシャ末150mg，カンゾウ末150mg，リョウキョウ末75mg，ブクリョウ末750mg
添加 乳糖，無水ケイ酸
適応 やせ型で腹部筋肉が弛緩する傾向にあり，胃痛又は腹痛があって，ときに胸やけ，げっぷ，食欲不振，吐き気などを伴う次の諸症：神経性胃炎，慢性胃炎，胃アトニー
用法 1回15才以上1包，14〜7才⅔，6〜4才½，1日3回食前又は食間。4才未満は服用しない
包装 20包，32包

安中散「至聖」㊀㊍　北日本製薬㈱
区分 第2類
組成散（淡黄褐）：3包（4.5g）中 ケイヒ末842.1mg，エンゴサク末631.6mg，ボレイ末631.6mg，ウイキョウ末315.8mg，シュクシャ末210.5mg，カンゾウ末210.5mg，リョウキョウ末105.3mg，ブクリョウ末1052.6mg
添加 乳糖，無水ケイ酸
適応 やせ型で腹部筋肉が弛緩する傾向にあり，胃痛又は腹痛があって，ときに胸やけ，げっぷ，食欲不振，吐き気などを伴う次の諸症：神経性胃炎，慢性胃炎，胃アトニー
用法 1回15才以上1包，14〜7才⅔，6〜4才½，3〜2才⅓，1日3回食前又は食間。2才未満は服用しない

安中散「東亜」㊀㊍　北日本製薬㈱
区分 第2類
組成：3包（3.9g）中 ケイヒ末421.1mg，エンゴサク末315.8mg，ボレイ末315.8mg，ウイキョウ末157.9mg，シュクシャ末105.3mg，カンゾウ末105.3mg，リョウキョウ末52.6mg，ブクリョウ末526.3mg
添加 乳糖水和物，ヒドロキシプロピルセルロース，ショ糖脂肪酸エステル
適応 （一般用の場合）やせ型で腹部筋肉が弛緩する傾向にあり，胃痛又は腹痛があって，ときに胸やけ，げっぷ，食欲不振，吐き気などを伴う次の諸症：神経性胃炎，慢性胃炎，胃アトニー（配置用の場合）胃のもたれ，食欲不振，胸やけ
用法 1回15才以上1包，14〜7才⅔，6〜4才½，1日3回食前又は食間。4才未満は服用しない
包装 15包

安中散料㊀　東洋漢方製薬㈱
区分 第2類
組成煎：1包（18.7g）中 ケイヒ5g，エンゴサク4g，ボレイ4g，ウイキョウ2g，シュクシャ1.5g，カンゾウ1.5g，リョウキョウ0.7g
適応 やせ型で腹部筋肉が弛緩する傾向にあり，胃痛又は腹痛があって，ときに胸やけ，げっぷ，食欲不振，吐き気などを伴う次の諸症：神経性胃炎，慢性胃炎，胃アトニー
用法 15才以上1日1包を煎じ2〜3回（食前1時間又は食間空腹時）に分けて温服。14〜7才⅔，6〜4才½，1日3回
包装 100包〔Ⓑ10,000〕

安中散料Aエキス細粒三和生薬㊀　三和生薬㈱
区分 第2類
組成細（茶褐）：3g中 安中散料A水製エキス1.5g（ケイヒ4g，エンゴサク・ボレイ各3g，ウイキョウ1.5g，シュクシャ・カンゾウ各1g，リョウキョウ0.5g）
添加 乳糖，トウモロコシデンプン，セルロース，部分アルファー

一般用漢方製剤

安中散

化デンプン，ステアリン酸カルシウム，無水ケイ酸
適応 体力中等度以下で，腹部は力がなくて，胃痛又は腹痛があって，ときに胸やけや，げっぷ，胃もたれ，食欲不振，吐き気，嘔吐などを伴うものの次の諸症：神経性胃炎，慢性胃炎，胃腸虚弱
用法 1回15才以上1g，14〜7才0.6g，6〜4才0.5g，1日3回食前又は食間。4才未満は服用しない
包装 500g

安中散料Aエキス細粒「分包」三和生薬 ⊖　　三和生薬㈱
区分 第2類
組成 細（茶褐）：3包（3g）中 安中散料A水製エキス1.5g（ケイヒ4g，エンゴサク・ボレイ各3g，ウイキョウ1.5g，シュクシャ・カンゾウ各1g，リョウキョウ0.5g）
添加 乳糖，トウモロコシデンプン，セルロース，部分アルファー化デンプン，ステアリン酸カルシウム，無水ケイ酸
適応 体力中等度以下で，腹部は力がなくて，胃痛又は腹痛があって，ときに胸やけや，げっぷ，胃もたれ，食欲不振，吐き気，嘔吐などを伴うものの次の諸症：神経性胃炎，慢性胃炎，胃腸虚弱
用法 1回15才以上1包，14〜7才⅔，6〜4才½，1日3回食前又は食間。4才未満は服用しない
包装 15包〔Ⓐ987（税込み）〕，30包〔Ⓐ1,785（税込み）〕，90包〔Ⓐ4,935（税込み）〕

安中散料Aエキス錠三和生薬 ⊖　　三和生薬㈱
区分 第2類
組成 錠（茶褐）：15錠中 安中散料A水製エキス1.5g（ケイヒ4g，エンゴサク・ボレイ各3g，ウイキョウ1.5g，シュクシャ・カンゾウ各1g，リョウキョウ0.5g）
添加 乳糖，セルロース，部分アルファー化デンプン，カルメロースカルシウム（CMC-Ca），カルメロース（CMC），メタケイ酸アルミン酸マグネシウム，ステアリン酸カルシウム，無水ケイ酸
適応 体力中等度以下で，腹部は力がなくて，胃痛又は腹痛があって，ときに胸やけや，げっぷ，胃もたれ，食欲不振，吐き気，嘔吐などを伴うものの次の諸症：神経性胃炎，慢性胃炎，胃腸虚弱
用法 1回15才以上5錠，14〜7才3錠，6〜5才2錠，1日3回食前又は食間。5才未満は服用しない
包装 270錠〔Ⓐ2,730（税込み）〕，900錠

安中散料エキス顆粒KM　　㈱カーヤ-㈱イチゲン，一元製薬㈱
区分 第2類
組成 顆：5g中 安中散料水製乾燥エキス1.1g（ケイヒ4g，エンゴサク・ボレイ各3g，ウイキョウ1.5g，カンゾウ・シュクシャ各1g，リョウキョウ0.5g）
添加 乳糖，ステアリン酸マグネシウム
適応 体力中等度以下で，腹部は力がなくて，胃痛又は腹痛があって，ときに胸やけや，げっぷ，胃もたれ，食欲不振，吐き気，嘔吐などを伴うものの次の諸症：神経性胃炎，慢性胃炎，胃腸虚弱
用法 1回15才以上2.5g，14〜7才1.6g，6〜4才1.2g，3〜2才0.8g，2才0.6g以下，1日2回食前又は食間。1才未満には，医師の診療を受けさせることを優先し，止むを得ない場合にだけ服用させる。3ヵ月未満は服用しない
包装 500g　**備考** 製造：天津泰達薬業有限公司（中国）

安中散料エキス顆粒三和生薬 ⊖　　三和生薬㈱
区分 第2類
組成 顆：6g中 安中散料水製エキス1.2g（ケイヒ4g，エンゴサク・ボレイ各3g，ウイキョウ1.5g，シュクシャ・カンゾウ各1g，リョウキョウ0.5g）
添加 乳糖，トウモロコシデンプン
適応 やせ型で腹部筋肉が弛緩する傾向にあり，胃痛又は腹痛があって，ときに胸やけ，げっぷ，食欲不振，吐き気などを伴う次の諸症：神経性胃炎，慢性胃炎，胃アトニー
用法 1回15才以上2g，14〜7才1.4g，6〜4才1g，3〜2才0.7g，1日3回食前又は食間

安中散料エキス顆粒〔東洋〕分包 ⊖　　㈱東洋薬行
区分 第2類
組成 顆（茶褐）：3包（6g）中 安中散料水製エキス3g（ケイシ・エンゴサク・ボレイ各3g，ウイキョウ・シュクシャ・カンゾウ各2g，リョウキョウ1g）
添加 トウモロコシデンプン
適応 体力中等度以下で，腹部は力がなくて，胃痛又は腹痛があって，ときに胸やけや，げっぷ，胃もたれ，食欲不振，吐き気，嘔吐などを伴うものの次の諸症：神経性胃炎，慢性胃炎，胃腸虚弱
用法 1回15才以上1包，14〜7才⅔，6〜4才½，3〜2才⅓，1日3回食前又は食間
包装 15包×8〔Ⓑ6,300（税込み）〕

安中散料エキス顆粒「分包」三和生薬 ⊖　　三和生薬㈱
区分 第2類
組成 顆（茶褐）：3包（6g）中 安中散料水製エキス1.2g（ケイヒ4g，エンゴサク・ボレイ各3g，ウイキョウ1.5g，シュクシャ・カンゾウ各1g，リョウキョウ0.5g）
添加 乳糖，トウモロコシデンプン
適応 やせ型で腹部筋肉が弛緩する傾向にあり，胃痛又は腹痛があって，ときに胸やけ，げっぷ，食欲不振，吐き気などを伴う次の諸症：神経性胃炎，慢性胃炎，胃アトニー
用法 1回15才以上1包，14〜7才⅔，6〜4才½，3〜2才⅓，1日3回食前又は食間

安中散料エキス〔細粒〕66 ⊖ 配　　松浦薬業㈱-松浦漢方㈱
区分 第2類
組成 細（茶褐）：3包（6g）又は6g中 安中散料水製エキス2.4g（乾燥物換算で約1.2gに相当）（ケイヒ4g，エンゴサク・ボレイ各3g，ウイキョウ1.5g，シュクシャ・カンゾウ各1g，リョウキョウ0.5g）
添加 メタケイ酸アルミン酸マグネシウム，ヒプロメロース（ヒドロキシプロピルメチルセルロース），乳糖，トウモロコシデンプン，香料
適応 体力中等度以下で，腹部は力がなくて，胃痛又は腹痛があって，ときに胸やけや，げっぷ，胃もたれ，食欲不振，吐き気，嘔吐などを伴うものの次の諸症：神経性胃炎，慢性胃炎，胃腸虚弱
用法 1回15才以上1包又は2g，14〜7才⅔，6〜4才½，3〜2才⅓，2才未満¼以下，1日3回食前又は食間。1才未満には，医師の診療を受けさせることを優先し，止むを得ない場合にだけ服用させる。3ヵ月未満は服用しない
包装 500g，12包〔Ⓐ1,260（税込み）〕，300包

安中散料エキス散〔勝昌〕⊖　　㈱東洋薬行
区分 第2類
組成 散（褐）：4.5g中 安中散料水製エキス2.5g（ケイシ・エンゴサク・ボレイ各3g，ウイキョウ・カンゾウ・シュクシャ各2g，リョウキョウ1g）
添加 トウモロコシデンプン
適応 体力中等度以下で，腹部は力がなくて，胃痛又は腹痛があって，ときに胸やけや，げっぷ，胃もたれ，食欲不振，吐き気，嘔吐などを伴うものの次の諸症：神経性胃炎，慢性胃炎，胃腸虚弱
用法 1回1.5g1日3回空腹時
包装 200g〔Ⓑ4,095（税込み）〕，600g〔Ⓑ10,710（税込み）〕

安中散料エキス錠 ⊖　　クラシエ製薬㈱-クラシエ薬品㈱
区分 第2類
組成 錠（褐）：9錠中 安中散料エキス600mg（ケイヒ2g，エンゴサク・ボレイ各1.5g，ウイキョウ0.75g，シュクシャ・カンゾウ各0.5g，ブクリョウ2.5g，リョウキョウ0.25g）
添加 タルク，トウモロコシデンプン，乳糖，ステアリン酸マグネシウム，メタケイ酸アルミン酸マグネシウム
適応 やせ型で腹部筋肉が弛緩する傾向にあり，胃痛又は腹痛があって，ときに胸やけ，げっぷ，食欲不振，吐き気などを伴う次の諸症：神経性胃炎，慢性胃炎，胃アトニー
用法 1回15才以上3錠，14〜7才2錠，1日3回食前又は食間。7才未満は服用しない
包装 180錠〔Ⓐ3,675（税込み）〕

安中散料エキス錠〔大峰〕 ─ 大峰堂薬品工業㈱-伸和製薬㈱
区分 第2類
組成 (錠)(褐)：12錠中 安中散料エキス700mg（ケイヒ2g、エンゴサク・ボレイ各1.5g、ウイキョウ0.75g、シュクシャ・カンゾウ各0.5g、リョウキョウ0.25g）
添加 ステアリン酸マグネシウム、カルメロースナトリウム（CMC-Na）、セルロース、メタケイ酸アルミン酸マグネシウム、水酸化アルミナマグネシウム、乳糖
適応 やせ型で腹部筋肉が弛緩する傾向にあり、胃痛又は腹痛があって、ときに胸やけ、げっぷ、食欲不振、吐き気などを伴う次の諸症：神経性胃炎、慢性胃炎、胃アトニー
用法 1回15才以上4錠、14〜7才3錠、6〜5才2錠、1日3回食前又は食間。5才未満は服用しない
包装 240錠

安中散料エキス錠三和生薬 ─ 三和生薬㈱
区分 第2類
組成 (錠)：30錠中 安中散料水製エキス1.2g（ケイヒ4g、エンゴサク・ボレイ各3g、シュクシャ・カンゾウ各1g、ウイキョウ1.5g、リョウキョウ0.5g）
添加 乳糖、トウモロコシデンプン、ステアリン酸カルシウム、メタケイ酸アルミン酸マグネシウム
適応 やせ型で腹部筋肉が弛緩する傾向にあり、胃痛又は腹痛があって、ときに胸やけ、げっぷ、食欲不振、吐き気などを伴う次の諸症：神経性胃炎、慢性胃炎、胃アトニー
用法 1回15才以上10錠、14〜7才6錠、6〜5才5錠、1日3回食前又は食間。5才未満は服用しない

安中散料「タキザワ」 ─ ㈱タキザワ漢方廠
区分 第2類
組成 (煎)：2包(19g)中 ケイヒ5g、エンゴサク4g、ボレイ4g、ウイキョウ2g、シュクシャ1.5g、カンゾウ1.5g、リョウキョウ1g
適応 体力中等度以下で、腹部は力がなくて、胃痛又は腹痛があって、ときに胸やけや、げっぷ、胃もたれ、食欲不振、吐き気、嘔吐などを伴うものの次の諸症：神経性胃炎、慢性胃炎、胃腸虚弱
用法 15才以上1日1包を煎じ、朝夕空腹時に分服。14〜7才⅔、6〜4才½、3〜2才⅓、2才未満¼。1才未満には、医師の診療を受けさせることを優先し、止むを得ない場合にだけ服用させる。3ヵ月未満は服用しない
包装 120包〔Ⓐ22,050（税込み）Ⓑ11,025（税込み）〕

アンチュンS「コタロー」(安中散エキス錠) ─ 小太郎漢方製薬㈱
区分 第2類
組成 (錠)(茶)：9錠中 水製エキス0.85g（ケイヒ・ブクリョウ各2.5g、エンゴサク・ボレイ各2g、ウイキョウ1g、シュクシャ・カンゾウ各0.75g、リョウキョウ0.35g）
添加 酸化チタン、ステアリン酸マグネシウム、タルク、トウモロコシデンプン、乳糖水和物、ヒプロメロース（ヒドロキシプロピルメチルセルロース）、メタケイ酸アルミン酸マグネシウム、カラメル、カルナウバロウ、サラシミツロウ
適応 やせ型で腹部筋肉が弛緩する傾向にあり、胃痛又は腹痛があって、ときに胸やけ、げっぷ、食欲不振、吐き気などを伴う次の諸症：神経性胃炎、慢性胃炎、胃アトニー
用法 1回15才以上3錠、14〜5才2錠、1日3回食前又は食間。5才未満は服用しない
包装 180錠、540錠

ウチダの安中散 ─ ㈱ウチダ和漢薬
区分 第2類
組成 (散)：14g中 ケイヒ4g、エンゴサク3g、ボレイ3g、ウイキョウ1.5g、カンゾウ1g、シュクシャ1g、リョウキョウ0.5g
適応 やせ型で腹部筋肉が弛緩する傾向にあり、胃痛又は腹痛があって、ときに胸やけ、げっぷ、食欲不振、吐き気などを伴う次の諸症：神経性胃炎、慢性胃炎、胃アトニー
用法 1回15才以上1.2g、14〜7才⅔、6〜4才½、3〜2才⅓、2才未満¼。1日3回食前又は食間。1才未満には、医師の診療を受けさせることを優先し、止むを得ない場合にだけ服用させる。3ヵ月未満は服用しない
包装 100g×5

ウチダの安中散料エキス散 ─ ㈱ウチダ和漢薬
区分 第2類
組成 (細)：3g中 安中散料エキス1.25g（ケイヒ3.2g、エンゴサク・ボレイ各2.4g、ウイキョウ1.2g、カンゾウ・シュクシャ各0.8g、リョウキョウ0.4g）
添加 乳糖水和物、バレイショデンプン、メタケイ酸アルミン酸マグネシウム
適応 やせ型で腹部筋肉が弛緩する傾向にあり、胃痛又は腹痛があって、ときに胸やけ、げっぷ、食欲不振、吐き気などを伴う次の諸症：神経性胃炎、慢性胃炎、胃アトニー
用法 1回15才以上1g、14〜7才⅔、6〜4才½、3〜2才⅓、2才未満¼以下、1日3回食前又は食間。1才未満には、医師の診療を受けさせることを優先し、止むを得ない場合にだけ服用させる。3ヵ月未満は服用しない
包装 500g

ウチダの温中止痛湯（分包） ─ ㈱ウチダ和漢薬
区分 第2類
組成 (細)：3包(3g)中 安中散エキス1.25g（ケイヒ3.2g、エンゴサク・ボレイ各2.4g、ウイキョウ1.2g、カンゾウ・シュクシャ各0.8g、リョウキョウ0.4g）
添加 乳糖水和物、バレイショデンプン、メタケイ酸アルミン酸マグネシウム
適応 やせ型で腹部筋肉が弛緩する傾向にあり、胃痛又は腹痛があって、ときに胸やけ、げっぷ、食欲不振、吐き気などを伴う次の諸症：神経性胃炎、慢性胃炎、胃アトニー
用法 1回15才以上1包、14〜7才⅔、6〜4才½、3〜2才⅓、2才未満¼、1日3回食前又は食間。1才未満には、医師の診療を受けさせることを優先し、止むを得ない場合にだけ服用させる。3ヵ月未満は服用しない
包装 300包

オースギ漢方胃腸薬 ─ 大杉製薬㈱
区分 第2類
組成 (顆)(茶褐)：3包(3g)中 安中散エキス1g（ケイヒ4g、エンゴサク・ボレイ各3g、ウイキョウ1.5g、シュクシャ・カンゾウ各1g、リョウキョウ0.5g）
添加 乳糖、トウモロコシデンプン、ステアリン酸マグネシウム
適応 体力中等度以下で、腹部は力がなくて、胃痛又は腹痛があって、ときに胸やけや、げっぷ、胃もたれ、食欲不振、吐き気、嘔吐などを伴うものの次の諸症：神経性胃炎、慢性胃炎、胃腸虚弱
用法 1回15才以上1包、14〜7才⅔、6〜4才½、3〜2才⅓、2才未満¼、1日3回食前又は食間。1才未満には、医師の診療を受けさせることを優先し、止むを得ない場合にだけ服用させる。3ヵ月未満は服用しない
包装 45包〔Ⓐ3,200〕

漢方胃腸薬安中散S ─ 明治製薬㈱-白石薬品㈱
区分 第2類
組成 (細)(褐)：3包(3.6g)中 ケイヒ末600mg、エンゴサク末450mg、ボレイ末450mg、ウイキョウ末225g、シュクシャ末150mg、カンゾウ末150mg、リョウキョウ末75mg、ブクリョウ末750mg
添加 乳糖水和物、無水ケイ酸
適応 やせ型で腹部筋肉が弛緩する傾向にあり、胃痛又は腹痛があって、ときに胸やけ、げっぷ、食欲不振、吐き気などを伴う次の諸症：神経性胃炎、慢性胃炎、胃アトニー
用法 1回15才以上1包、14〜7才⅔、6〜4才½、1日3回食前又は食間。4才未満は服用しない
包装 1.2g×18包

「クラシエ」漢方安中散料エキス顆粒 ─ クラシエ製薬㈱-クラシエ薬品㈱
区分 第2類
組成 (顆)(淡褐)：3包(3g)中 安中散料エキス粉末600mg（ケイヒ2g、エンゴサク・ボレイ各1.5g、ウイキョウ0.75g、シュクシャ・カンゾウ各0.25g）
添加 ヒドロキシプロピルセルロース、乳糖
適応 体力中等度以下で、腹部は力がなくて、胃痛又は腹痛があって、ときに胸やけや、げっぷ、胃もたれ、食欲不振、吐き気、

一般用漢方製剤

安中散

嘔吐などを伴うものの次の諸症：神経性胃炎，慢性胃炎，胃腸虚弱
用法 1回15才以上1包，14～7才2/3，6～4才1/2，3～2才1/3，2才未満1/4，1日3回食前又は食間。1才未満には，医師の診療を受けさせることを優先し，止むを得ない場合にだけ服用させる。3ヵ月未満は服用しない
包装 45包〔Ⓐ3,675（税込み）〕

「クラシエ」漢方安中散料エキス顆粒S　クラシエ製薬㈱-クラシエ薬品㈱
区分 第2類
組成 顆（淡褐）：3包(4.5g)中 安中散料エキス粉末900mg（ケイヒ3g，エンゴサク・ボレイ各2.25g，ウイキョウ1.125g，シュクシャ・カンゾウ各0.75g，リョウキョウ0.375g）
添加 ヒドロキシプロピルセルロース，乳糖
適応 体力中等度以下で，腹部は力がなくて，胃痛又は腹痛があって，ときに胸やけや，げっぷ，胃もたれ，食欲不振，吐き気，嘔吐などを伴うものの次の諸症：神経性胃炎，慢性胃炎，胃腸虚弱
用法 1回15才以上1包，14～7才2/3，6～4才1/2，3～2才1/3，2才未満1/4，1日3回食前又は食間。1才未満には，医師の診療を受けさせることを優先し，止むを得ない場合にだけ服用させる。3ヵ月未満は服用しない
包装 90包

錠剤安中散　一元製薬㈱-㈱イチゲン
区分 第2類
組成 錠（褐）：100錠中 ケイヒ末5.5g，ボレイ末4.5g，シュクシャ末3g，カンゾウ末3g，エンゴサク末4.5g，ウイキョウ末3g，リョウキョウ末1.5g
適応 体力中等度以下で，腹部は力がなくて，胃痛又は腹痛があって，ときに胸やけや，げっぷ，胃もたれ，食欲不振，吐き気，嘔吐などを伴うものの次の諸症：神経性胃炎，慢性胃炎，胃腸虚弱
用法 成人1回4～6錠1日3回食前1時間。温湯で服用
包装 350錠〔Ⓐ3,500Ⓑ1,750〕，1000錠〔Ⓐ8,400Ⓑ4,200〕，2000錠〔Ⓐ15,000Ⓑ7,500〕

ストレージタイプⅠ　㈱ツムラ-武田薬品工業㈱
区分 第2類
組成 顆（淡褐）：2包(3.75g)中 安中散料エキス0.75g（乾燥エキスとして），エンゴサク・ボレイ各1.5g，ウイキョウ0.75g，カンゾウ・シュクシャ各0.5g，リョウキョウ0.25g）
添加 乳糖水和物，ステアリン酸マグネシウム
適応 体力中等度以下で，腹部は力がなくて，胃痛又は腹痛があって，ときに胸やけや，げっぷ，胃もたれ，食欲不振，吐き気，嘔吐などを伴うものの次の諸症：神経性胃炎，慢性胃炎，胃腸虚弱
用法 1回15才以上1包，14～7才2/3，6～4才1/2，3～2才1/3，1日2回食前。2才未満は服用しない
包装 6包〔Ⓐ980（税込み）〕，12包〔Ⓐ1,580（税込み）〕

タケダ漢方胃腸薬A　Takeda Kanpo Ichoyaku-A　武田薬品工業㈱
区分 第2類
組成 錠（灰褐～淡黄褐）：9錠中 安中散料エキス（乾燥）480mg（ケイヒ・エンゴサク・ボレイ各750mg，ウイキョウ・シュクシャ・カンゾウ各500mg，リョウキョウ250mg），安中散1500mg（ケイヒ・エンゴサク・ボレイ各281.25mg，ウイキョウ・シュクシャ・カンゾウ各187.5mg，リョウキョウ93.75mg）
添加 カルメロースカルシウム（CMC-Ca），無水ケイ酸，ステアリン酸マグネシウム，ケイヒ油，ウイキョウ油，香料，トウモロコシデンプン
適応 体力中等度以下で，腹部は力がなくて，胃痛又は腹痛があって，ときに胸やけや，げっぷ，胃もたれ，食欲不振，吐き気，嘔吐などを伴うものの次の諸症：神経性胃炎，慢性胃炎，胃腸虚弱
用法 1回15才以上3錠，14～7才2錠，1日3回食前又は食間。かまずに服用。7才未満は服用しない
包装 60錠〔Ⓐ1,260（税込み）〕，125錠〔Ⓐ2,415（税込み）〕

タケダ漢方胃腸薬A末〈分包〉　Takeda Kanpo Ichoyaku-A　武田薬品工業㈱
区分 第2類
組成 細（褐）：3包(2.1g)中 安中散料エキス（乾燥）480mg（ケイヒ・エンゴサク・ボレイ各750mg，ウイキョウ・シュクシャ・カンゾウ各500mg，リョウキョウ250mg），安中散1500mg（ケイヒ・エンゴサク・ボレイ各281.25mg，ウイキョウ・シュクシャ・カンゾウ各187.5mg，リョウキョウ93.75mg）
添加 ケイヒ油，ウイキョウ油，香料，トウモロコシデンプン
適応 体力中等度以下で，腹部は力がなくて，胃痛又は腹痛があって，ときに胸やけや，げっぷ，胃もたれ，食欲不振，吐き気，嘔吐などを伴うものの次の諸症：神経性胃炎，慢性胃炎，胃腸虚弱
用法 1回15才以上1包，14～7才2/3，1日3回食前又は食間。7才未満は服用しない
包装 16包〔Ⓐ1,260（税込み）〕，36包〔Ⓐ2,415（税込み）〕

ツムラ漢方安中散料エキス顆粒　㈱ツムラ
区分 第2類
組成 顆（淡褐）：2包(3.75g)中 混合生薬乾燥エキス0.75g（ケイヒ2g，エンゴサク・ボレイ各1.5g，ウイキョウ0.75g，カンゾウ・シュクシャ各0.5g，リョウキョウ0.25g）
添加 ステアリン酸マグネシウム，乳糖水和物
適応 体力中等度以下で，腹部は力がなくて，胃痛又は腹痛があって，ときに胸やけや，げっぷ，胃もたれ，食欲不振，吐き気，嘔吐などを伴うものの次の諸症：神経性胃炎，慢性胃炎，胃腸虚弱
用法 1回15才以上1包，14～7才2/3，6～4才1/2，3～2才1/3，1日2回食前。2才未満は服用しない
包装 24包〔Ⓐ2,625（税込み）〕

長倉安中散粒状　長倉製薬㈱-日邦薬品工業㈱
区分 第2類
組成 顆（淡黄褐）：4.2g中 ケイヒ1.2g，エンゴサク0.9g，ボレイ末0.9g，ウイキョウ0.45g，シュクシャ0.3g，カンゾウ0.3g，リョウキョウ0.15g
適応 やせ型で，腹部筋肉が弛緩する傾向にあり，胃痛又は腹痛があって，ときに胸やけ，げっぷ，食欲不振，吐き気などを伴う次の諸症：神経性胃炎，慢性胃炎，胃アトニー
用法 1回成人1.4g，14～7才2/3，6～4才1/2，3～2才1/3，1日3回食前30分又は食間。2才未満は服用しない
包装 500g〔Ⓑ10,000〕

ニタンダ安中散（細粒）　二反田薬品工業㈱
区分 第2類
組成 細：3包(4.299g)中 ケイヒ末853mg，エンゴサク末683mg，ボレイ末683mg，ウイキョウ末341mg，シュクシャ末256mg，カンゾウ末256mg，リョウキョウ末119mg，ブクリョウ末853mg
添加 セルロース
適応 胃のもたれ，食欲不振，胸やけ
用法 1回15才以上1包，14～7才2/3，6～4才1/2，3～2才1/3，1日3回食前又は食間。なるべく空腹時に服用。2才未満は服用しない
包装 12包〔Ⓐ1,050（税込み）〕

ホノミアンピ錠　剤盛堂薬品㈱
区分 第2類
組成 錠（淡褐）：18錠(3.6g)中 安中散料水製エキス0.6g（ウイキョウ0.75g，エンゴサク・ボレイ各1.5g，カンゾウ・シュクシャ各0.5g，ケイヒ2g，リョウキョウ0.25g）
添加 カルメロースカルシウム（CMC-Ca），結晶セルロース，ステアリン酸マグネシウム，トウモロコシデンプン，乳糖，メタケイ酸アルミン酸マグネシウム
適応 体力中等度以下で，腹部は力がなくて，胃痛又は腹痛があって，ときに胸やけや，げっぷ，胃もたれ，食欲不振，吐き気，嘔吐などを伴うものの次の諸症：神経性胃炎，慢性胃炎，胃腸虚弱
用法 1回成人6錠，14～7才4錠，6～5才3錠，1日3回食間。5才未満は服用しない

ホリエの安中散料㊀　堀江生薬㈱

- **区分** 第2類
- **組成** 煎：1袋(23.7g)中 ケイヒ5g，ブクリョウ5g，エンゴサク4g，ボレイ4g，ウイキョウ2g，シュクシャ1.5g，カンゾウ1.5g，リョウキョウ0.7g
- **適応** やせ型で，腹部筋肉が弛緩する傾向にあり，胃痛又は腹痛があって，ときに胸やけ，げっぷ，食欲不振，吐き気などを伴う次の諸症：神経性胃炎，慢性胃炎，胃アトニー
- **用法** 成人1日1袋を煎じ食間3回に分服。14〜7才2/3，6〜4才1/2，3〜2才1/3，2才未満1/4以下。1才未満には，止むを得ない場合の他は服用させない。3ヵ月未満は服用しない
- **包装** 10袋，30袋

力明安中散顆粒㊉　田村薬品工業㈱

- **区分** 第2類
- **組成** 顆(褐)：3包中 ウイヒ末1000mg，シュクシャ末250mg，ウイキョウ末375mg，リョウキョウ末125mg，エンゴサク末750mg，ボレイ末750mg，カンゾウ末250mg
- **添加** バレイショデンプン，ヒドロキシプロピルスターチ，ケイ酸アルミニウム，セルロース，ヒドロキシプロピルセルロース
- **適応** 胃のもたれ，食欲不振，胸やけ
- **用法** 1回15才以上1包，14〜7才2/3，6〜4才1/2，3〜2才1/3，2才未満1/4以下，1日3回食間。1才未満には，医師の診療を受けさせることを優先し，止むを得ない場合にだけ服用させる。3ヵ月未満は服用しない
- **包装** 16包〔Ⓐ1,260(税込み)〕

安中散加茯苓　アンチュウサンカブクリョウ

〔基準〕

(平成20年9月30日　厚生労働省医薬食品局審査管理課長通知による)

1. **成分・分量**
   桂皮3〜5，延胡索3〜4，牡蛎3〜4，茴香1.5〜2，縮砂1〜2，甘草1〜2，良姜0.5〜1，茯苓5

2. **用法・用量**
   (1)散：1回1〜2g　1日2〜3回　(2)湯

3. **効能・効果**
   体力中等度以下で，腹部は力がなくて，神経過敏で胃痛又は腹痛があって，ときに胸やけや，げっぷ，胃もたれ，食欲不振，はきけ，嘔吐などを伴うものの次の諸症：神経性胃炎，慢性胃炎，胃腸虚弱

〔使用上の注意〕

(平成25年3月27日　厚生労働省医薬食品局安全対策課長・審査管理課長通知による)

【添付文書等に記載すべき事項】
『してはいけないこと』
(守らないと現在の症状が悪化したり，副作用が起こりやすくなる)

　　次の人は服用しないこと
　　　生後3ヵ月未満の乳児。
　　〔生後3ヵ月未満の用法がある製剤に記載すること。〕

『相談すること』
1. 次の人は服用前に医師，薬剤師又は登録販売者に相談すること
   (1) 医師の治療を受けている人。
   (2) 妊婦又は妊娠していると思われる人。
   (3) 高齢者。
      〔1日最大配合量が甘草として1g以上（エキス剤については原生薬に換算して1g以上）含有する製剤に記載すること。〕
   (4) 今までに薬などにより発疹・発赤，かゆみ等を起こしたことがある人。
   (5) 次の症状のある人。
      むくみ
      〔1日最大配合量が甘草として1g以上（エキス剤については原生薬に換算して1g以上）含有する製剤に記載すること。〕
   (6) 次の診断を受けた人。
      高血圧，心臓病，腎臓病
      〔1日最大配合量が甘草として1g以上（エキス剤については原生薬に換算して1g以上）含有する製剤に記載すること。〕

2. 服用後，次の症状があらわれた場合は副作用の可能性があるので，直ちに服用を中止し，この文書を持って医師，薬剤師又は登録販売者に相談すること

関係部位	症　状
皮　膚	発疹・発赤，かゆみ

まれに下記の重篤な症状が起こることがある。その場合は直ちに医師の診療を受けること。

症状の名称	症　状
偽アルドステロン症，ミオパチー	手足のだるさ，しびれ，つっぱり感やこわばりに加えて，脱力感，筋肉痛があらわれ，徐々に強くなる。

〔1日最大配合量が甘草として1g以上（エキス剤につ

いては原生薬に換算して1g以上）含有する製剤に記載すること。〕
3. 1ヵ月位服用しても症状がよくならない場合は服用を中止し，この文書を持って医師，薬剤師又は登録販売者に相談すること
4. 長期連用する場合には，医師，薬剤師又は登録販売者に相談すること
〔1日最大配合量が甘草として1g以上（エキス剤については原生薬に換算して1g以上）含有する製剤に記載すること。〕

〔用法及び用量に関連する注意として，用法及び用量の項目に続けて以下を記載すること。〕
(1) 小児に服用させる場合には，保護者の指導監督のもとに服用させること。
〔小児の用法及び用量がある場合に記載すること。〕
(2) 〔小児の用法がある場合，剤形により，次に該当する場合には，そのいずれかを記載すること。〕
 1) 3歳以上の幼児に服用させる場合には，薬剤がのどにつかえることのないよう，よく注意すること。
〔5歳未満の幼児の用法がある錠剤・丸剤の場合に記載すること。〕
 2) 幼児に服用させる場合には，薬剤がのどにつかえることのないよう，よく注意すること。
〔3歳未満の用法及び用量を有する丸剤の場合に記載すること。〕
 3) 1歳未満の乳児には，医師の診療を受けさせることを優先し，やむを得ない場合にのみ服用させること。
〔カプセル剤及び錠剤・丸剤以外の製剤の場合に記載すること。なお，生後3ヵ月未満の用法がある製剤の場合，「生後3ヵ月未満の乳児」を『してはいけないこと』に記載し，用法及び用量欄には記載しないこと。〕

保管及び取扱い上の注意
(1) 直射日光の当たらない（湿気の少ない）涼しい所に（密栓して）保管すること。
〔（ ）内は必要とする場合に記載すること。〕
(2) 小児の手の届かない所に保管すること。
(3) 他の容器に入れ替えないこと。（誤用の原因になったり品質が変わる。）
〔容器等の個々に至適表示がなされていて，誤用のおそれのない場合には記載しなくてもよい。〕

【外部の容器又は外部の被包に記載すべき事項】
注意
1. 次の人は服用しないこと
生後3ヵ月未満の乳児。
〔生後3ヵ月未満の用法がある製剤に記載すること。〕
2. 次の人は服用前に医師，薬剤師又は登録販売者に相談すること
(1) 医師の治療を受けている人。
(2) 妊婦又は妊娠していると思われる人。
(3) 高齢者。
〔1日最大配合量が甘草として1g以上（エキス剤については原生薬に換算して1g以上）含有する製剤に記載すること。〕
(4) 今までに薬などにより発疹・発赤，かゆみ等を起こしたことがある人。
(5) 次の症状のある人。
むくみ
〔1日最大配合量が甘草として1g以上（エキス剤については原生薬に換算して1g以上）含有する製剤に記載すること。〕
(6) 次の診断を受けた人。
高血圧，心臓病，腎臓病
〔1日最大配合量が甘草として1g以上（エキス剤については原生薬に換算して1g以上）含有する製剤に記

載すること。〕
2′. 服用が適さない場合があるので，服用前に医師，薬剤師又は登録販売者に相談すること
〔2.の項目の記載に際し，十分な記載スペースがない場合には2′.を記載すること。〕
3. 服用に際しては，説明文書をよく読むこと
4. 直射日光の当たらない（湿気の少ない）涼しい所に（密栓して）保管すること
〔（ ）内は必要とする場合に記載すること。〕

JPS漢方胃腸薬N ㊀　ジェーピーエス製薬㈱
区分 第2類
組成 細：3包(4.5g)中 ケイヒ885mg，ボレイ708mg，シュクシャ265.5mg，リョウキョウ123.9mg，エンゴサク708mg，ウイキョウ354mg，カンゾウ265.5mg，ブクリョウ885mg
添加 セルロース，ヒドロキシプロピルセルロース，乳糖水和物
適応 体力中等度以下で，腹部は力がなくて，神経過敏で胃痛又は腹痛があって，ときに胸やけや，げっぷ，胃もたれ，食欲不振，吐き気，嘔吐などを伴うものの次の諸症：神経性胃炎，慢性胃炎，胃腸虚弱
用法 1回15才以上1包，14〜7才2/3，6〜4才1/2，3〜2才1/3，2才未満1/4，1日3回食前又は食間。1才未満には，医師の診療を受けさせることを優先し，止むを得ない場合にだけ服用させる。3ヵ月未満は服用しない

イイラック漢方胃腸薬細粒 ㊀　ダイト㈱-興和㈱
区分 第2類
組成 細（褐）：3包(3.6g)中 ケイヒ末600mg，エンゴサク末450mg，ボレイ末450mg，ウイキョウ末225mg，シュクシャ末150mg，カンゾウ末150mg，リョウキョウ末75mg，ブクリョウ末750mg
添加 乳糖，無水ケイ酸
適応 体力中等度以下で，腹部は力がなくて，神経過敏で胃痛又は腹痛があって，ときに胸やけや，げっぷ，胃もたれ，食欲不振，吐き気，嘔吐などを伴うものの次の諸症：神経性胃炎，慢性胃炎，胃腸虚弱
用法 1回15才以上1包，14〜7才2/3，6〜4才1/2，1日3回食前又は食間。4才未満は服用しない
包装 20包〔Ⓐ1,134（税込み）〕，32包〔Ⓐ1,680（税込み）〕

太田漢方胃腸薬Ⅱ ㊀　㈱太田胃散
区分 第2類
組成 散（褐）：3包(3g)中 安中散加茯苓末2100mg（ブクリョウ500mg，ケイヒ・エンゴサク・ボレイ各300mg，ウイキョウ・シュクシャ・カンゾウ各200mg，リョウキョウ100mg），安中散料加茯苓エキス270mg（ブクリョウ810mg，ケイヒ・エンゴサク・ボレイ各486mg，ウイキョウ・シュクシャ・カンゾウ各324mg，リョウキョウ162mg）
添加 ヒドロキシプロピルセルロース，ヒドロタルサイト，メタケイ酸アルミン酸マグネシウム，セルロース
適応 体力中等度以下で，腹部は力がなくて，神経過敏で胃痛又は腹痛があって，ときに胸やけや，げっぷ，胃もたれ，食欲不振，吐き気，嘔吐などを伴うものの次の諸症：神経性胃炎，慢性胃炎，胃腸虚弱
用法 1回15才以上1包，14〜7才2/3，1日3回食間（就寝前を含む）又は空腹時。7才未満は服用しない
包装 14包〔Ⓐ1,029（税込み）〕，34包〔Ⓐ2,310（税込み）〕

太田漢方胃腸薬Ⅱ〈錠剤〉 ㊀　㈱太田胃散
区分 第2類
組成 錠（褐）：9錠中 安中散加茯苓末2100mg（ブクリョウ500mg，ケイヒ・エンゴサク・ボレイ各300mg，ウイキョウ・シュクシャ・カンゾウ各200mg，リョウキョウ100mg），安中散料加茯苓エキス270mg（ブクリョウ810mg，ケイヒ・エンゴサク・ボレイ各486mg，ウイキョウ・シュクシャ・カンゾウ各324mg，リョウキョウ162mg）
添加 ヒドロキシプロピルセルロース，ヒドロタルサイト，メタケイ酸アルミン酸マグネシウム，ステアリン酸マグネシウム，セ

ルロース
[適応]体力中等度以下で，腹部は力がなくて，神経過敏で胃痛又は腹痛があって，ときに胸やけや，げっぷ，胃もたれ，食欲不振，吐き気，嘔吐などを伴うものの次の諸症：神経性胃炎，慢性胃炎，胃腸虚弱
[用法]1回15才以上3錠，14〜7才2錠，1日3回食間（就寝前を含む）又は空腹時。7才未満は服用しない
[包装]54錠〔Ⓐ1,029（税込み）〕，108錠〔Ⓐ1,953（税込み）〕

三九漢方胃腸薬㊀　北日本製薬㈱
[区分]第2類
[組成]散（赤褐〜暗褐）：3包（4.5g）中 ケイヒ末842.1mg，ボレイ末631.6mg，シュクシャ末210.5mg，リョウキョウ末105.3mg，エンゴサク末631.6mg，ウイキョウ末315.8mg，カンゾウ末210.5mg，ブクリョウ末1052.6mg
[添加]乳糖，無水ケイ酸
[適応]体力中等度以下で，腹部は力がなくて，神経過敏で胃痛又は腹痛があって，ときに胸やけや，げっぷ，胃もたれ，食欲不振，吐き気，嘔吐などを伴うものの次の諸症：神経性胃炎，慢性胃炎，胃腸虚弱
[用法]1回15才以上1包，14〜7才⅔，6〜4才½，3〜2才⅓，1日3回食前又は食間。2才未満は服用しない

神農漢方胃腸薬㊀　神農製薬㈱
[区分]第2類
[組成]細（淡褐〜褐）：3包（4.5g）中 安中散加茯苓（ケイヒ・ブクリョウ各885mg，エンゴサク・ボレイ各708mg，ウイキョウ354mg，シュクシャ・カンゾウ各265.5mg，リョウキョウ123.9mg）
[添加]セルロース，ヒドロキシプロピルセルロース，乳糖水和物
[適応]体力中等度以下で，腹部は力がなくて，神経過敏で胃痛又は腹痛があって，ときに胸やけや，げっぷ，胃もたれ，食欲不振，吐き気，嘔吐などを伴うものの次の諸症：神経性胃炎，慢性胃炎，胃腸虚弱
[用法]1回15才以上1包，14〜7才⅔，6〜4才½，3〜2才⅓，2才未満¼以下，1日3回食前又は食間。1才未満には，医師の診療を受けさせることを優先し，止むを得ない場合にだけ服用させる。3ヵ月未満は服用しない
[包装]20包，48包

胃風湯（イフウトウ）

〔基準〕

（平成20年9月30日　厚生労働省医薬食品局審査管理課長通知による）

1. 成分・分量
   当帰2.5〜3，芍薬3，川芎2.5〜3，人参3，白朮3，茯苓3〜4，桂皮2〜3，粟2〜4
2. 用法・用量
   湯
3. 効能・効果
   体力中等度以下で，顔色悪くて食欲なく，疲れやすいものの次の諸症：急・慢性胃腸炎，冷えによる下痢

〔使用上の注意〕

（平成25年3月27日　厚生労働省医薬食品局安全対策課長・審査管理課長通知による）

【添付文書等に記載すべき事項】
『してはいけないこと』
（守らないと現在の症状が悪化したり，副作用が起こりやすくなる）
　　次の人は服用しないこと
　　　生後3ヵ月未満の乳児。
　　〔生後3ヵ月未満の用法がある製剤に記載すること。〕
『相談すること』
1. 次の人は服用前に医師，薬剤師又は登録販売者に相談すること
   (1) 医師の治療を受けている人。
   (2) 妊婦又は妊娠していると思われる人。
   (3) 胃腸の弱い人。
   (4) 高齢者。
   (5) 今までに薬などにより発疹・発赤，かゆみ等を起こしたことがある人。
2. 服用後，次の症状があらわれた場合は副作用の可能性があるので，直ちに服用を中止し，この文書を持って医師，薬剤師又は登録販売者に相談すること

関係部位	症　状
皮　膚	発疹・発赤，かゆみ
消化器	吐き気・嘔吐，食欲不振，胃部不快感

3. 1ヵ月位（急性胃腸炎に服用する場合には5〜6回，冷えによる下痢に服用する場合には1週間位）服用しても症状がよくならない場合は服用を中止し，この文書を持って医師，薬剤師又は登録販売者に相談すること

〔用法及び用量に関連する注意として，用法及び用量の項目に続けて以下を記載すること。〕
(1) 小児に服用させる場合には，保護者の指導監督のもとに服用させること。
　　〔小児の用法及び用量がある場合に記載すること。〕
(2) 〔小児の用法がある場合，剤形により，次に該当する場合には，そのいずれかを記載すること。〕
　1) 3歳以上の幼児に服用させる場合には，薬剤がのどにつかえることのないよう，よく注意すること。
　　〔5歳未満の幼児の用法がある錠剤・丸剤の場合に記載すること。〕
　2) 幼児に服用させる場合には，薬剤がのどにつかえることのないよう，よく注意すること。
　　〔3歳未満の用法及び用量を有する丸剤の場合に記載すること。〕
　3) 1歳未満の乳児には，医師の診療を受けさせることを

優先し，やむを得ない場合にのみ服用させること。
　　　〔カプセル剤及び錠剤・丸剤以外の製剤の場合に記載
　　　すること。なお，生後3ヵ月未満の用法がある製剤の
　　　場合，「生後3ヵ月未満の乳児」を『してはいけないこ
　　　と』に記載し，用法及び用量欄には記載しないこと。〕

保管及び取扱い上の注意
（1）直射日光の当たらない（湿気の少ない）涼しい所に（密栓して）保管すること。
　　　〔（ ）内は必要とする場合に記載すること。〕
（2）小児の手の届かない所に保管すること。
（3）他の容器に入れ替えないこと。（誤用の原因になったり品質が変わる。）
　　　〔容器等の個々に至適表示がなされていて，誤用のおそれのない場合には記載しなくてもよい。〕

【外部の容器又は外部の被包に記載すべき事項】
注意
1. 次の人は服用しないこと
　　生後3ヵ月未満の乳児。
　　〔生後3ヵ月未満の用法がある製剤に記載すること。〕
2. 次の人は服用前に医師，薬剤師又は登録販売者に相談すること
　（1）医師の治療を受けている人。
　（2）妊婦又は妊娠していると思われる人。
　（3）胃腸の弱い人。
　（4）高齢者。
　（5）今までに薬などにより発疹・発赤，かゆみ等を起こしたことがある人。
2′. 服用が適さない場合があるので，服用前に医師，薬剤師又は登録販売者に相談すること
　　〔2.の項目の記載に際し，十分な記載スペースがない場合には2′.を記載すること。〕
3. 服用に際しては，説明文書をよく読むこと
4. 直射日光の当たらない（湿気の少ない）涼しい所に（密栓して）保管すること
　　〔（ ）内は必要とする場合に記載すること。〕

フラーリンI錠㊀　剤盛堂薬品㈱
区分 第2類
組成 錠（灰褐）：18錠（3.6g）中　胃風湯水製エキス1.5g（アワ・ケイヒ各1g，シャクヤク・センキュウ・トウキ・ニンジン・ビャクジュツ各1.5g，ブクリョウ2g）
添加 ステアリン酸マグネシウム，乳糖，バレイショデンプン，メタケイ酸アルミン酸マグネシウム
適応 体力中等度以下で，顔色悪くて食欲なく，疲れやすいものの次の諸症：急・慢性胃腸炎，冷えによる下痢
用法 1回成人6錠，14〜7才4錠，6〜5才3錠，1日3回食間。5才未満は服用しない

フラーリンI粒㊀　剤盛堂薬品㈱
区分 第2類
組成 顆（淡灰褐）：3包（4.5g）中　胃風湯エキス1.5g（アワ・ケイヒ各1g，シャクヤク・センキュウ・トウキ・ニンジン・ビャクジュツ各1.5g，ブクリョウ2g）
添加 軽質無水ケイ酸，ステアリン酸マグネシウム，乳糖，ヒドロキシプロピルセルロース
適応 体力中等度以下で，顔色悪くて食欲なく，疲れやすいものの次の諸症：急・慢性胃腸炎，冷えによる下痢
用法 1回15才以上1包，14〜7才2/3，6〜4才1/2，3〜2才1/3，2才未満1/4，1日3回食後。1才未満には，医師の診療を受けさせることを優先し，止むを得ない場合にだけ服用させる。3ヵ月未満は服用しない

胃苓湯（イレイトウ）

〔基準〕
（平成20年9月30日　厚生労働省医薬食品局審査管理課長通知による）
1. **成分・分量**
　　蒼朮2.5〜3，厚朴2.5〜3，陳皮2.5〜3，猪苓2.5〜3，沢瀉2.5〜3，芍薬2.5〜3，白朮2.5〜3，茯苓2.5〜3，桂皮2〜2.5，大棗1〜3，生姜1〜2，甘草1〜2，縮砂2，黄連2（芍薬，縮砂，黄連のない場合も可）
2. **用法・用量**
　　(1)散：1回1〜2g　1日3回　(2)湯
3. **効能・効果**
　　体力中等度で，水様性の下痢，嘔吐があり，口渇，尿量減少を伴うものの次の諸症：食あたり，暑気あたり，冷え腹，急性胃腸炎，腹痛

〔使用上の注意〕
（平成25年3月27日　厚生労働省医薬食品局安全対策課長・審査管理課長通知による）

【添付文書等に記載すべき事項】
『してはいけないこと』
（守らないと現在の症状が悪化したり，副作用が起こりやすくなる）
次の人は服用しないこと
　　生後3ヵ月未満の乳児。
　　〔生後3ヵ月未満の用法がある製剤に記載すること。〕
『相談すること』
1. 次の人は服用前に医師，薬剤師又は登録販売者に相談すること
　（1）医師の治療を受けている人。
　（2）妊婦又は妊娠していると思われる人。
　（3）高齢者。
　　〔1日最大配合量が甘草として1g以上（エキス剤については原生薬に換算して1g以上）含有する製剤に記載すること。〕
　（4）今までに薬などにより発疹・発赤，かゆみ等を起こしたことがある人。
　（5）次の症状のある人。
　　　むくみ
　　〔1日最大配合量が甘草として1g以上（エキス剤については原生薬に換算して1g以上）含有する製剤に記載すること。〕
　（6）次の診断を受けた人。
　　　高血圧，心臓病，腎臓病
　　〔1日最大配合量が甘草として1g以上（エキス剤については原生薬に換算して1g以上）含有する製剤に記載すること。〕
2. 服用後，次の症状があらわれた場合は副作用の可能性があるので，直ちに服用を中止し，この文書を持って医師，薬剤師又は登録販売者に相談すること

関係部位	症　状
皮　膚	発疹・発赤，かゆみ

まれに下記の重篤な症状が起こることがある。その場合は直ちに医師の診療を受けること。

症状の名称	症　状
偽アルドステロン症，ミオパチー	手足のだるさ，しびれ，つっぱり感やこわばりに加えて，脱力感，筋肉痛があらわれ，徐々に強くなる。

〔1日最大配合量が甘草として1g以上（エキス剤については原生薬に換算して1g以上）含有する製剤に記載すること。〕
3. 1ヵ月位（急性胃腸炎に服用する場合には5〜6回，食あたり，暑気あたりに服用する場合には5〜6日間）服用しても症状がよくならない場合は服用を中止し，この文書を持って医師，薬剤師又は登録販売者に相談すること
4. 長期連用する場合には，医師，薬剤師又は登録販売者に相談すること
〔1日最大配合量が甘草として1g以上（エキス剤については原生薬に換算して1g以上）含有する製剤に記載すること。〕
〔用法及び用量に関連する注意として，用法及び用量の項目に続けて以下を記載すること。〕
(1) 小児に服用させる場合には，保護者の指導監督のもとに服用させること。
〔小児の用法及び用量がある場合に記載すること。〕
(2) 〔小児の用法がある場合，剤形により，次に該当する場合には，そのいずれかを記載すること。〕
　1) 3歳以上の幼児に服用させる場合には，薬剤がのどにつかえることのないよう，よく注意すること。
〔5歳未満の幼児の用法がある錠剤・丸剤の場合に記載すること。〕
　2) 幼児に服用させる場合には，薬剤がのどにつかえることのないよう，よく注意すること。
〔3歳未満の用法及び用量を有する丸剤の場合に記載すること。〕
　3) 1歳未満の乳児には，医師の診療を受けさせることを優先し，やむを得ない場合にのみ服用させること。
〔カプセル剤及び錠剤・丸剤以外の製剤の場合に記載すること。なお，生後3ヵ月未満の用法がある製剤の場合，「生後3ヵ月未満の乳児」を『してはいけないこと』に記載し，用法及び用量欄には記載しないこと。〕

保管及び取扱い上の注意
(1) 直射日光の当たらない（湿気の少ない）涼しい所に（密栓して）保管すること。
〔（　）内は必要とする場合に記載すること。〕
(2) 小児の手の届かない所に保管すること。
(3) 他の容器に入れ替えないこと。（誤用の原因になったり品質が変わる。）
〔容器等の個々に至適表示がなされていて，誤用のおそれのない場合には記載しなくてもよい。〕

【外部の容器又は外部の被包に記載すべき事項】
注意
1. 次の人は服用しないこと
　生後3ヵ月未満の乳児。
〔生後3ヵ月未満の用法がある製剤に記載すること。〕
2. 次の人は服用前に医師，薬剤師又は登録販売者に相談すること
(1) 医師の治療を受けている人。
(2) 妊婦又は妊娠していると思われる人。
(3) 高齢者。
〔1日最大配合量が甘草として1g以上（エキス剤については原生薬に換算して1g以上）含有する製剤に記載すること。〕
(4) 今までに薬などにより発疹・発赤，かゆみ等を起こしたことがある人。
(5) 次の症状のある人。
　むくみ
〔1日最大配合量が甘草として1g以上（エキス剤については原生薬に換算して1g以上）含有する製剤に記載すること。〕
(6) 次の診断を受けた人。
　高血圧，心臓病，腎臓病

〔1日最大配合量が甘草として1g以上（エキス剤については原生薬に換算して1g以上）含有する製剤に記載すること。〕
2′. 服用が適さない場合があるので，服用前に医師，薬剤師又は登録販売者に相談すること
〔2.の項目の記載に際し，十分な記載スペースがない場合には2′.を記載すること。〕
3. 服用に際しては，説明文書をよく読むこと
4. 直射日光の当たらない（湿気の少ない）涼しい所に（密栓して）保管すること
〔（　）内は必要とする場合に記載すること。〕

一般用漢方製剤

胃苓湯エキス錠〔人峰〕　人峰堂薬品工業㈱
区分 第2類
組成 錠（淡褐）：12錠中 胃苓湯エキス粉末1600mg（ソウジュツ・コウボク・チョレイ・タクシャ・ビャクジュツ・ブクリョウ・チンピ各1.25g，ケイヒ1g，タイソウ・ショウキョウ各0.75g，カンゾウ0.5g）
添加 ステアリン酸マグネシウム，カルメロースカルシウム（CMC-Ca），セルロース，メタケイ酸アルミン酸マグネシウム，水酸化アルミナマグネシウム，乳糖
適応 体力中等度で，水様性の下痢，嘔吐があり，口渇，尿量減少を伴うものの次の諸症：食あたり，暑気あたり，冷え腹，急性胃腸炎，腹痛
用法 1回15才以上4錠，14〜7才3錠，6〜5才2錠，1日3回食前又は食間。5才未満は服用しない
包装 36錠

胃苓湯エキス錠クラシエ　クラシエ製薬㈱-クラシエ薬品㈱
区分 第2類
組成 錠（褐）：12錠（4800mg）中 胃苓湯エキス粉末1600mg（ソウジュツ・コウボク・チョレイ・タクシャ・ビャクジュツ・ブクリョウ・チンピ各1.25g，ケイヒ1g，タイソウ・ショウキョウ各0.75g，カンゾウ0.5g）
添加 乳糖，ステアリン酸マグネシウム，カルメロースカルシウム（CMC-Ca），セルロース，メタケイ酸アルミン酸マグネシウム，水酸化アルミナマグネシウム
適応 体力中等度で，水様性の下痢，嘔吐があり，口渇，尿量減少を伴うものの次の諸症：食あたり，暑気あたり，冷え腹，急性胃腸炎，腹痛
用法 1回15才以上4錠，14〜7才3錠，6〜5才2錠，1日3回食前又は食間。5才未満は服用しない
包装 36錠〔Ⓐ1,050（税込み）〕

健腸（エキス顆粒）　㈱建林松鶴堂
区分 第2類
組成 顆（茶褐）：3包（6g）中 水製乾燥エキス1.4g（ソウジュツ・チンピ・タクシャ・ビャクジュツ・コウボク・チョレイ・シャクヤク・ブクリョウ各1.25g，ケイヒ・シュクシャ・オウレン各1g，ショウキョウ・タイソウ各0.75g，カンゾウ0.5g）
添加 乳糖，バレイショデンプン
適応 体力中等度で，水様性の下痢，嘔吐があり，口渇，尿量減少を伴うものの次の諸症：食あたり，暑気あたり，冷え腹，急性胃腸炎，腹痛
用法 1回成人1包，14〜7才2/3，6〜4才1/2，3〜2才1/3，2才未満1/4以下，1日3回食間。1才未満には，医師の診療を受けさせることを優先し，止むを得ない場合にだけ服用させる。3ヵ月未満は服用しない
包装 30包〔Ⓐ2,730（税込み）〕，90包〔Ⓐ7,140（税込み）〕

フラーリンA錠　剤盛堂薬品㈱
区分 第2類
組成 錠（黄褐）：18錠（3.6g）中 胃苓湯水製エキス0.608g（カンゾウ0.3g，ケイヒ0.6g，コウボク・ソウジュツ・タクシャ・チョレイ・チンピ・ビャクジュツ・ブクリョウ各0.75g，ショウキョウ・タイソウ各0.45g），カンゾウ末0.051g，ケイヒ末0.102g，コウボク末0.128g，ショウキョウ末0.077g，ソウジュツ末

0.128g，タイソウ末0.077g，タクシャ末0.128g，チョレイ末0.128g，チンピ末0.128g，ビャクジュツ末0.128g，ブクリョウ末0.128g
添加 乳糖
適応 体力中等度で，水様性の下痢，嘔吐があり，口渇，尿量減少を伴うものの次の諸症：食あたり，暑気あたり，冷え腹，急性胃腸炎，腹痛
用法 1回成人6錠，14～7才4錠，6～5才3錠，1日3回食間。5才未満は服用しない

フラーリンA粒⊖ 剤盛堂薬品㈱
区分 第2類
組成 顆（淡褐）：4.5g又は3包中 胃苓湯エキス0.608g（カンゾウ0.3g，ケイヒ0.6g，コウボク・ソウジュツ・タクシャ・チョレイ・チンピ・ビャクジュツ・ブクリョウ各0.75g，ショウキョウ・タイソウ各0.45g），カンゾウ末0.051g，ケイヒ末0.102g，コウボク末0.128g，ショウキョウ末0.077g，ソウジュツ末0.128g，タイソウ末0.077g，タクシャ末0.128g，チョレイ末0.128g，チンピ末0.128g，ビャクジュツ末0.128g，ブクリョウ末0.128g
添加 軽質無水ケイ酸，ステアリン酸マグネシウム，トウモロコシデンプン，乳糖，ヒドロキシプロピルセルロース
適応 体力中等度で，水様性の下痢，嘔吐があり，口渇，尿量減少を伴うものの次の諸症：食あたり，暑気あたり，冷え腹，急性胃腸炎，腹痛
用法 1回成人1.5g又は1包，14～7才⅔，6～4才½，3～2才⅓，2才未満¼，1日3回食後。1才未満には，医師の診療を受けさせることを優先し，止むを得ない場合にだけ服用させる。3ヵ月未満は服用しない

茵蔯蒿湯

〔基準〕

（平成20年9月30日 厚生労働省医薬食品局審査管理課長通知による）

1. 成分・分量
   茵蔯蒿4～14，山梔子1.4～5，大黄1～3
2. 用法・用量
   湯
3. 効能・効果
   体力中等度以上で，口渇があり，尿量少なく，便秘するものの次の諸症：じんましん，口内炎，湿疹・皮膚炎，皮膚のかゆみ

〔使用上の注意〕

（平成25年3月27日 厚生労働省医薬食品局安全対策課長・審査管理課長通知による）

【添付文書等に記載すべき事項】
『してはいけないこと』
（守らないと現在の症状が悪化したり，副作用が起こりやすくなる）
1. 次の人は服用しないこと
   生後3ヵ月未満の乳児。
   〔生後3ヵ月未満の用法がある製剤に記載すること。〕
2. 本剤を服用している間は，次の医薬品を服用しないこと
   他の瀉下薬（下剤）
3. 授乳中の人は本剤を服用しないか，本剤を服用する場合は授乳を避けること
『相談すること』
1. 次の人は服用前に医師，薬剤師又は登録販売者に相談すること
   (1) 医師の治療を受けている人。
   (2) 妊婦又は妊娠していると思われる人。
   (3) 体の虚弱な人（体力の衰えている人，体の弱い人）。
   (4) 胃腸が弱く下痢しやすい人。
2. 服用後，次の症状があらわれた場合は副作用の可能性があるので，直ちに服用を中止し，この文書を持って医師，薬剤師又は登録販売者に相談すること

関係部位	症状
消化器	吐き気・嘔吐，食欲不振，胃部不快感，はげしい腹痛を伴う下痢，腹痛

まれに下記の重篤な症状が起こることがある。その場合は直ちに医師の診療を受けること。

症状の名称	症状
肝機能障害	発熱，かゆみ，発疹，黄疸（皮膚や白目が黄色くなる），褐色尿，全身のだるさ，食欲不振等があらわれる。

3. 服用後，次の症状があらわれることがあるので，このような症状の持続又は増強が見られた場合には，服用を中止し，この文書を持って医師，薬剤師又は登録販売者に相談すること
   下痢
4. 1週間位服用しても症状がよくならない場合は服用を中止し，この文書を持って医師，薬剤師又は登録販売者に相談すること

〔用法及び用量に関連する注意として，用法及び用量の項目に続けて以下を記載すること。〕
(1) 小児に服用させる場合には，保護者の指導監督のもとに服用させること。

〔小児の用法及び用量がある場合に記載すること。〕
(2) 〔小児の用法がある場合，剤形により，次に該当する場合には，そのいずれかを記載すること。〕
  1) 3歳以上の幼児に服用させる場合には，薬剤がのどにつかえることのないよう，よく注意すること。
    〔5歳未満の幼児の用法がある錠剤・丸剤の場合に記載すること。〕
  2) 幼児に服用させる場合には，薬剤がのどにつかえることのないよう，よく注意すること。
    〔3歳未満の用法及び用量を有する丸剤の場合に記載すること。〕
  3) 1歳未満の乳児には，医師の診療を受けさせることを優先し，やむを得ない場合にのみ服用させること。
    〔カプセル剤及び錠剤・丸剤以外の製剤の場合に記載すること。なお，生後3ヵ月未満の用法がある製剤の場合，「生後3ヵ月未満の乳児」を『してはいけないこと』に記載し，用法及び用量欄には記載しないこと。〕

保管及び取扱い上の注意
(1) 直射日光の当たらない（湿気の少ない）涼しい所に（密栓して）保管すること。
  〔( )内は必要とする場合に記載すること。〕
(2) 小児の手の届かない所に保管すること。
(3) 他の容器に入れ替えないこと。（誤用の原因になったり品質が変わる。）
  〔容器等の個々に至適表示がなされていて，誤用のおそれのない場合には記載しなくてもよい。〕

【外部の容器又は外部の被包に記載すべき事項】
注意
1. 次の人は服用しないこと
  生後3ヵ月未満の乳児。
    〔生後3ヵ月未満の用法がある製剤に記載すること。〕
2. 授乳中の人は本剤を服用しないか，本剤を服用する場合は授乳を避けること
3. 次の人は服用前に医師，薬剤師又は登録販売者に相談すること
  (1) 医師の治療を受けている人。
  (2) 妊婦又は妊娠していると思われる人。
  (3) 体の虚弱な人（体力の衰えている人，体の弱い人）。
  (4) 胃腸が弱く下痢しやすい人。
3′. 服用が適さない場合があるので，服用前に医師，薬剤師又は登録販売者に相談すること
    〔3.の項目の記載に際し，十分な記載スペースがない場合には3′.を記載すること。〕
4. 服用に際しては，説明文書をよく読むこと
5. 直射日光の当たらない（湿気の少ない）涼しい所に（密栓して）保管すること
    〔( )内は必要とする場合に記載すること。〕

JPS漢方顆粒-64号㊀　ジェーピーエス製薬㈱
区分 第2類
組成 顆（淡褐）：3包(6g)中　茵蔯蒿湯乾燥エキス1.12g（インチンコウ3.2g，サンシシ2.4g，ダイオウ0.8g）
添加 ステアリン酸マグネシウム，ショ糖脂肪酸エステル，乳糖水和物
適応 体力中等度以上で，口渇があり，尿量少なく，便秘するものの次の諸症：じんましん，口内炎，湿疹・皮膚炎，皮膚のかゆみ
用法 1回15才以上1包，14～7才⅔，6～4才½，3～2才⅓，2才未満¼，1日3回食前又は食間。1才未満には，医師の診療を受けさせることを優先し，止むを得ない場合にだけ服用させる。3ヵ月未満は服用しない
包装 180包

茵蔯蒿湯

茵蔯蒿湯㊀　東洋漢方製薬㈱
区分 第2類
組成 煎：1包(8.5g)中　サンシシ3g，ダイオウ1.5g，インチンコウ4g
適応 口渇があり，尿量少なく，便秘するものの次の諸症：じんましん，口内炎
用法 15才以上1日1包を煎じ2～3回（食前1時間又は食間空腹時）に分けて温服。14～7才⅔，6～4才½，1日3回
包装 100包〔Ⓑ7,000〕

茵蔯蒿湯エキス顆粒KM㊀　㈱カーヤ-㈱イチゲン，一元製薬㈱
区分 第2類
組成 顆：7.5g中　茵蔯蒿湯水製乾燥エキス1.8g（インチンコウ4g，サンシシ3g，ダイオウ1g）
添加 乳糖，ステアリン酸マグネシウム
適応 体力中等度以上で，口渇があり，尿量少なく，便秘するものの次の諸症：じんましん，口内炎，湿疹・皮膚炎，皮膚のかゆみ
用法 1回15才以上2.5g，14～7才1.6g，6～4才1.2g，3～2才0.8g，2才未満0.6g以下，1日3回食前又は食間。1才未満には，医師の診療を受けさせることを優先し，止むを得ない場合にだけ服用させる。3ヵ月未満は服用しない
包装 500g　**備考** 製造：天津泰達薬業有限公司(中国)

茵蔯蒿湯エキス〔細粒〕I㊀　松浦薬業㈱-松浦漢方㈱
区分 第2類
組成 細：3包(6g)中　茵蔯蒿湯水製エキス2.1g（インチンコウ2g，サンシシ1.5g，ダイオウ0.5g）
添加 メタケイ酸アルミン酸マグネシウム，乳糖，バレイショデンプン，香料
適応 体力中等度以上で，口渇があり，尿量少なく，便秘するものの次の諸症：じんましん，口内炎，湿疹・皮膚炎，皮膚のかゆみ
用法 1回15才以上1包又は2g，14～7才⅔，6～4才½，3～2才⅓，2才未満¼以下，1日3回食前又は食間。1才未満には，医師の診療を受けさせることを優先し，止むを得ない場合にだけ服用させる。3ヵ月未満は服用しない
包装 500g，48包〔Ⓐ3,570(税込み)〕，300包

茵蔯蒿湯「タキザワ」㊀　㈱タキザワ漢方廠
区分 第2類
組成 煎：2包(10g)中　インチンコウ6g，サンシシ2g，ダイオウ2g
適応 口渇があり，尿量少なく，便秘するものの次の諸症：じんましん，口内炎
用法 15才以上1日1包を煎じ，1日2回朝夕空腹時。14～7才⅔，6～4才½，3～2才⅓，2才未満¼。1才未満には，医師の診療を受けさせることを優先し，止むを得ない場合にだけ服用させる。3ヵ月未満は服用しない
包装 120包〔Ⓐ22,050(税込み)Ⓑ11,025(税込み)〕

ウチダの茵蔯蒿湯㊀　㈱ウチダ和漢薬
区分 第2類
組成 煎：1袋中　インチンコウ4g，サンシシ3g，ダイオウ1g
適応 胸ぐるしく，のどがかわき便秘し，尿量の減少するもの，また微熱，腹満，めまい，嘔気，皮膚そう痒感などを伴うもの：じんましん，口内炎，腎炎
用法 15才以上1日1袋を煎じ2～3回に分けて食前1時間又は食間空腹時に温服。15才未満は服用しない
包装 30袋

「クラシエ」漢方茵蔯蒿湯エキス顆粒㊀　クラシエ製薬㈱-クラシエ薬品㈱
区分 第2類
組成 顆（黄褐）：3包(3g)中　茵蔯蒿湯エキス粉末M 700mg（インチンコウ2g，サンシシ1.5g，ダイオウ0.5g）
添加 ヒドロキシプロピルセルロース，乳糖，ポリオキシエチレンポリオキシプロピレングリコール
適応 体力中等度以上で，口渇があり，尿量少なく，便秘するものの次の諸症：じんましん，口内炎，湿疹・皮膚炎，皮膚のかゆみ

|用法|1回15才以上1包，14～7才2/3，6～4才1/2，1日3回食前又は食間。4才未満は服用しない
|包装|90包

サンワ茵蔯蒿湯エキス細粒⊖　三和生薬㈱
|区分|第2類
|組成|細：6g中　茵蔯蒿湯水製エキス1.2g（インチンコウ4g，サンシシ3g，ダイオウ1g）
|添加|乳糖，トウモロコシデンプン
|適応|体力中等度以上で，口渇があり，尿量少なく，便秘するものの次の諸症：じんましん，口内炎，湿疹・皮膚炎，皮膚のかゆみ
|用法|1回15才以上2g，14～7才1.3g，6～4才1g，1日3回食前又は食間。4才未満は服用しない
|包装|500g

サンワ茵蔯蒿湯エキス細粒「分包」⊖　三和生薬㈱
|区分|第2類
|組成|細：3包(6g)中　茵蔯蒿湯水製エキス1.2g（インチンコウ4g，サンシシ3g，ダイオウ1g）
|添加|乳糖，トウモロコシデンプン
|適応|体力中等度以上で，口渇があり，尿量少なく，便秘するものの次の諸症：じんましん，口内炎，湿疹・皮膚炎，皮膚のかゆみ
|用法|1回15才以上1包，14～7才2/3，6～4才1/2，1日3回食前又は食間。4才未満は服用しない
|包装|30包〔Ⓐ2,205（税込み）〕，90包〔Ⓐ5,985（税込み）〕

サンワ茵蔯蒿湯エキス錠⊖　三和生薬㈱
|区分|第2類
|組成|錠：18錠(5.4g)中　茵蔯蒿湯水製エキス1.2g（インチンコウ4g，サンシシ3g，ダイオウ1g）
|添加|乳糖，トウモロコシデンプン，カルメロースカルシウム(CMC-Ca)，ステアリン酸カルシウム
|適応|体力中等度以上で，口渇があり，尿量少なく，便秘するものの次の諸症：じんましん，口内炎，湿疹・皮膚炎，皮膚のかゆみ
|用法|1回15才以上6錠，14～7才4錠，6～5才3錠，1日3回食前又は食間。5才未満は服用しない
|包装|270錠〔Ⓐ2,835（税込み）〕

錠剤茵蔯蒿湯⊖　一元製薬㈱-㈱イチゲン
|区分|第2類
|組成|錠（褐）：100錠中　サンシシ末8.44g，ダイオウ末2.81g，インチンコウ末11.25g，水性エキス2.5g（サンシシ9.38g，ダイオウ3.13g，インチンコウ12.5g）
|適応|体力中等度以上で，口渇があり，尿量少なく，便秘するものの次の諸症：じんましん，口内炎，湿疹・皮膚炎，皮膚のかゆみ
|用法|1回成人4～6錠，13～7才2～3錠，1日3回食前1時間又は空腹時
|包装|350錠〔Ⓐ3,500Ⓑ1,750〕，1000錠〔Ⓐ8,000Ⓑ4,000〕，2000錠〔Ⓐ14,400Ⓑ7,200〕

茵蔯五苓散（インチンゴレイサン）

〔基準〕

（平成20年9月30日　厚生労働省医薬食品局審査管理課長通知による）

1. 成分・分量
   沢瀉4.5～6，茯苓3～4.5，猪苓3～4.5，蒼朮3～4.5（白朮も可），桂皮2～3，茵蔯蒿3～4

2. 用法・用量
   （1）散：散の場合は茵蔯五苓散のうち茵蔯蒿を除いた他の生薬を湯の場合の1/8量を用いるか，茵蔯五苓散のうち茵蔯蒿を除いた他の生薬の合計が茵蔯蒿の半量となるように用いる。（1回1～2g　1日3回）　（2）湯

3. 効能・効果
   体力中等度以上をめやすとして，のどが渇いて，尿量が少ないものの次の諸症：嘔吐，じんましん，二日酔，むくみ

〔使用上の注意〕

（平成25年3月27日　厚生労働省医薬食品局安全対策課長・審査管理課長通知による）

【添付文書等に記載すべき事項】
『してはいけないこと』
（守らないと現在の症状が悪化したり，副作用が起こりやすくなる）

1. 次の人は服用しないこと
   生後3ヵ月未満の乳児。
   〔生後3ヵ月未満の用法がある製剤に記載すること。〕

『相談すること』
1. 次の人は服用前に医師，薬剤師又は登録販売者に相談すること
   （1）医師の治療を受けている人。
   （2）妊婦又は妊娠していると思われる人。
   （3）今までに薬などにより発疹・発赤，かゆみ等を起こしたことがある人。

2. 服用後，次の症状があらわれた場合は副作用の可能性があるので，直ちに服用を中止し，この文書を持って医師，薬剤師又は登録販売者に相談すること

関係部位	症　　状
皮　膚	発疹・発赤，かゆみ

3. 1ヵ月位（嘔吐，二日酔に服用する場合には5～6回）服用しても症状がよくならない場合は服用を中止し，この文書を持って医師，薬剤師又は登録販売者に相談すること

〔用法及び用量に関連する注意として，用法及び用量の項目に続けて以下を記載すること。〕
（1）小児に服用させる場合には，保護者の指導監督のもとに服用させること。
　　〔小児の用法及び用量がある場合に記載すること。〕
（2）〔小児の用法がある場合，剤形により，次に該当する場合には，そのいずれかを記載すること。〕
　1）3歳以上の幼児に服用させる場合には，薬剤がのどにつかえることのないよう，よく注意すること。
　　〔5歳未満の幼児の用法がある錠剤・丸剤の場合に記載すること。〕
　2）幼児に服用させる場合には，薬剤がのどにつかえることのないよう，よく注意すること。
　　〔3歳未満の用法及び用量を有する丸剤の場合に記載すること。〕
　3）1歳未満の乳児には，医師の診療を受けさせることを優先し，やむを得ない場合にのみ服用させること。
　　〔カプセル剤及び錠剤・丸剤以外の製剤の場合に記載

すること。なお、生後3ヵ月未満の用法がある製剤の場合、「生後3ヵ月未満の乳児」を『してはいけないこと』に記載し、用法及び用量欄には記載しないこと。〕

保管及び取扱い上の注意
(1) 直射日光の当たらない（湿気の少ない）涼しい所に（密栓して）保管すること。
〔（ ）内は必要とする場合に記載すること。〕
(2) 小児の手の届かない所に保管すること。
(3) 他の容器に入れ替えないこと。（誤用の原因になったり品質が変わる。）
〔容器等の個々に至適表示がなされていて、誤用のおそれのない場合には記載しなくてもよい。〕

【外部の容器又は外部の被包に記載すべき事項】
注意
1. 次の人は服用しないこと
　生後3ヵ月未満の乳児。
　〔生後3ヵ月未満の用法がある製剤に記載すること。〕
2. 次の人は服用前に医師，薬剤師又は登録販売者に相談すること
　(1) 医師の治療を受けている人。
　(2) 妊婦又は妊娠していると思われる人。
　(3) 今までに薬などにより発疹・発赤，かゆみ等を起こしたことがある人。
2′. 服用が適さない場合があるので，服用前に医師，薬剤師又は登録販売者に相談すること
　〔2.の項目の記載に際し，十分な記載スペースがない場合には2′.を記載すること。〕
3. 服用に際しては，説明文書をよく読むこと
4. 直射日光の当たらない（湿気の少ない）涼しい所に（密栓して）保管すること
　〔（ ）内は必要とする場合に記載すること。〕

茵蔯五苓散 ㈲杉原達二商店
|区分|第2類
|組成|散）：100g中 ケイヒ13g，チョレイ13g，ビャクジュツ13g，タクシャ17.4g，ブクリョウ17.4g，インチンコウ26g
|適応|のどが渇いて，尿が少ないものの次の諸症：嘔吐，じんましん，二日酔のむかつき，むくみ
|用法|1回2g1日3回食間
|包装|200g，400g

茵蔯五苓散エキス細粒G「コタロー」 小太郎漢方製薬㈱
|区分|第2類
|組成|細（茶）：3包(4.5g)中 水製エキス3.4g（タクシャ4.8g，チョレイ・ブクリョウ・ビャクジュツ各3.6g，ケイヒ2.4g，インチンコウ3.2g）
|添加|含水二酸化ケイ素，ステアリン酸マグネシウム，トウモロコシデンプン
|適応|体力中等度以上をめやすとして，のどが渇いて，尿量が少ないものの次の諸症：じんましん，二日酔，むくみ，嘔吐
|用法|1回15才以上1包又は1.5g，14～7才2/3，6～4才1/2，3～2才1/3，2才未満1/4，1日3回食前又は食間。1才未満には，医師の診療を受けさせることを優先し，止むを得ない場合にだけ服用させる。3ヵ月未満は服用しない
|包装|90包

茵蔯五苓散粒状 長倉製薬㈱-日邦薬品工業㈱
|区分|第2類
|組成|顆（褐）：7.5g中 タクシャ0.75g，ブクリョウ0.563g，チョレイ0.563g，ビャクジュツ0.563g，ケイヒ0.375g，インチンコウ4g
|適応|のどが渇いて，尿が少ないものの次の諸症：嘔吐，じんましん，二日酔のむかつき，むくみ
|用法|1回成人2.5g，14～7才2/3，6～4才1/2，3～2才1/3，2才～3ヵ月1/4以下，1日3回食間。1才未満には，止むを得ない場合の他は服用させない。3ヵ月未満は服用しない
|包装|500g〔Ⓑ10,000〕

茵蔯五苓散料 東洋漢方製薬㈱
|区分|第2類
|組成|煎）：1包(26.5g)中 タクシャ6g，ブクリョウ4.5g，チョレイ4.5g，ビャクジュツ4.5g，ケイヒ3g，インチンコウ4g
|適応|のどが渇いて，尿が少ないものの次の諸症：嘔吐，じんましん，二日酔のむかつき，むくみ
|用法|15才以上1日1包を煎じ2～3回（食前1時間又は食間空腹時）に分けて温服。14～7才2/3，6～4才1/2，1日3回
|包装|100包〔Ⓑ23,000〕

ウチダの茵蔯五苓湯 ㈱ウチダ和漢薬
|区分|第2類
|組成|煎）：1袋(26.5g)中 タクシャ6g，チョレイ4.5g，ブクリョウ4.5g，ソウジュツ4.5g，ケイヒ3g，インチンコウ4g
|適応|のどが渇いて，尿が少ないものの次の諸症：嘔吐，じんましん，二日酔のむかつき，むくみ
|用法|15才以上1日1袋を煎じ2～3回に分けて食間1時間又は食間空腹時に温服。15才未満は服用しない
|包装|30袋

東洋の茵蔯五苓散料エキス顆粒 東洋漢方製薬㈱
|区分|第2類
|組成|顆）：4.5g中 水製乾燥エキス1.08g（タクシャ3g，ブクリョウ・チョレイ・ビャクジュツ各2.25g，ケイヒ1.25g，インチンコウ2g），タクシャ末0.375g，ブクリョウ末0.281g，チョレイ末0.281g，ビャクジュツ末0.281g，ケイヒ末0.156g，インチンコウ末2g
|添加|乳糖
|適応|のどが渇いて，尿が少ないものの次の諸症：嘔吐，じんましん，二日酔のむかつき，むくみ
|用法|1回15才以上1.5g，14～7才1g，6～4才0.75g，3～2才0.5g，1日3回食間又は空腹時。2才未満は服用しない
|包装|500g〔Ⓑ9,000〕

トチモトの茵蔯五苓湯 ㈱栃本天海堂
|区分|第2類
|組成|煎）：1包(26.5g)中 タクシャ6g，チョレイ4.5g，ブクリョウ4.5g，ビャクジュツ4.5g，ケイヒ3g，インチンコウ4g
|適応|のどが渇いて，尿が少ないものの次の諸症：嘔吐，じんましん，二日酔のむかつき，むくみ
|用法|成人1日1包を煎じ食間（空腹時）3回に分服

烏薬順気散
ウヤクジュンキサン

〔基準〕

（平成23年4月15日　厚生労働省医薬食品局審査管理課長通知による）
1. 成分・分量
   麻黄2.5〜3，陳皮2.5〜5，烏薬2.5〜5，川芎2〜3，白彊蚕1.5〜2.5，枳殻1.5〜3，白芷1.5〜3，甘草1〜1.5，桔梗2〜3，乾姜1〜2.5，生姜1，大棗1〜3（生姜・大棗を抜いても可）
2. 用法・用量
   湯
3. 効能・効果
   体力中等度のものの次の諸症：しびれ，筋力の低下，四肢の痛み，肩こり

〔使用上の注意〕

（平成25年3月27日　厚生労働省医薬食品局安全対策課長・審査管理課長通知による）

【添付文書等に記載すべき事項】

『してはいけないこと』
（守らないと現在の症状が悪化したり，副作用が起こりやすくなる）
次の人は服用しないこと
　　生後3ヵ月未満の乳児。
　　〔生後3ヵ月未満の用法がある製剤に記載すること。〕

『相談すること』
1. 次の人は服用前に医師，薬剤師又は登録販売者に相談すること
   (1) 医師の治療を受けている人。
   (2) 妊婦又は妊娠していると思われる人。
   (3) 体の虚弱な人（体力の衰えている人，体の弱い人）。
   (4) 胃腸の弱い人。
   (5) 発汗傾向の著しい人。
   (6) 高齢者。
       〔マオウ又は，1日最大配合量が甘草として1g以上（エキス剤については原生薬に換算して1g以上）含有する製剤に記載すること。〕
   (7) 今までに薬などにより発疹・発赤，かゆみ等を起こしたことがある人。
   (8) 次の症状のある人。
       むくみ[1]，排尿困難[2]
       〔[1]は，1日最大配合量が甘草として1g以上（エキス剤については原生薬に換算して1g以上）含有する製剤に記載すること。[2]は，マオウを含有する製剤に記載すること。〕
   (9) 次の診断を受けた人。
       高血圧[1,2]，心臓病[1,2]，腎臓病[1,2]，甲状腺機能障害[2]
       〔[1]は，1日最大配合量が甘草として1g以上（エキス剤については原生薬に換算して1g以上）含有する製剤に記載すること。[2]は，マオウを含有する製剤に記載すること。〕
2. 服用後，次の症状があらわれた場合は副作用の可能性があるので，直ちに服用を中止し，この文書を持って医師，薬剤師又は登録販売者に相談すること

関係部位	症　　状
皮　膚	発疹・発赤，かゆみ
消化器	吐き気，食欲不振，胃部不快感，腹痛

まれに下記の重篤な症状が起こることがある。その場合は直ちに医師の診療を受けること。

症状の名称	症　　状
偽アルドステロン症，ミオパチー	手足のだるさ，しびれ，つっぱり感やこわばりに加えて，脱力感，筋肉痛があらわれ，徐々に強くなる。

〔1日最大配合量が甘草として1g以上（エキス剤については原生薬に換算して1g以上）を含有する製剤に記載すること。〕
3. 服用後，次の症状があらわれることがあるので，このような症状の持続又は増強が見られた場合には，服用を中止し，この文書を持って医師，薬剤師又は登録販売者に相談すること
　　下痢
4. 1ヵ月位服用しても症状がよくならない場合は服用を中止し，この文書を持って医師，薬剤師又は登録販売者に相談すること
5. 長期連用する場合には，医師，薬剤師又は登録販売者に相談すること
〔1日最大配合量が，甘草として1g以上（エキス剤については原生薬に換算して1g以上）含有する製剤に記載すること。〕

〔用法及び用量に関連する注意として，用法及び用量の項目に続けて以下を記載すること。〕
(1) 小児に服用させる場合には，保護者の指導監督のもとに服用させること。
　　〔小児の用法及び用量がある場合に記載すること。〕
(2) 〔小児の用法がある場合，剤形により，次に該当する場合には，そのいずれかを記載すること。〕
   1) 3歳以上の幼児に服用させる場合には，薬剤がのどにつかえることのないよう，よく注意すること。
       〔5歳未満の幼児の用法がある錠剤・丸剤の場合に記載すること。〕
   2) 幼児に服用させる場合には，薬剤がのどにつかえることのないよう，よく注意すること。
       〔3歳未満の用法及び用量を有する丸剤の場合に記載すること。〕
   3) 1歳未満の乳児には，医師の診療を受けさせることを優先し，やむを得ない場合にのみ服用させること。
       〔カプセル剤及び錠剤・丸剤以外の製剤の場合に記載すること。なお，生後3ヵ月未満の用法がある製剤の場合，「生後3ヵ月未満の乳児」を『してはいけないこと』に記載し，用法及び用量欄には記載しないこと。〕

保管及び取扱い上の注意
(1) 直射日光の当たらない（湿気の少ない）涼しい所に（密栓して）保管すること。
　　〔（　）内は必要とする場合に記載すること。〕
(2) 小児の手の届かない所に保管すること。
(3) 他の容器に入れ替えないこと。（誤用の原因になったり品質が変わる。）
　　〔容器等の個々に至適表示がなされていて，誤用のおそれのない場合には記載しなくてもよい。〕

【外部の容器又は外部の被包に記載すべき事項】
注意
1. 次の人は服用しないこと
　　生後3ヵ月未満の乳児。
　　〔生後3ヵ月未満の用法がある製剤に記載すること。〕
2. 次の人は服用前に医師，薬剤師又は登録販売者に相談すること
   (1) 医師の治療を受けている人。
   (2) 妊婦又は妊娠していると思われる人。
   (3) 体の虚弱な人（体力の衰えている人，体の弱い人）。
   (4) 胃腸の弱い人。
   (5) 発汗傾向の著しい人。
   (6) 高齢者。
       〔マオウ又は，1日最大配合量が甘草として1g以上（エ

キス剤については原生薬に換算して1g以上）含有する製剤に記載すること。〕
(7) 今までに薬などにより発疹・発赤，かゆみ等を起こしたことがある人。
(8) 次の症状のある人。
　　むくみ[1]，排尿困難[2]
　　〔[1]は，1日最大配合量が甘草として1g以上（エキス剤については原生薬に換算して1g以上）含有する製剤に記載すること。[2]は，マオウを含有する製剤に記載すること。〕
(9) 次の診断を受けた人。
　　高血圧[1][2]，心臓病[1][2]，腎臓病[1][2]，甲状腺機能障害[2]
　　〔[1]は，1日最大配合量が甘草として1g以上（エキス剤については原生薬に換算して1g以上）含有する製剤に記載すること。[2]は，マオウを含有する製剤に記載すること。〕
2′. 服用が適さない場合があるので，服用前に医師，薬剤師又は登録販売者に相談すること
　　〔2.の項目の記載に際し，十分な記載スペースがない場合には2′.を記載すること。〕
3. 服用に際しては，説明文書をよく読むこと
4. 直射日光の当たらない（湿気の少ない）涼しい所に（密栓して）保管すること
　　〔（　）内は必要とする場合に記載すること。〕

烏苓通気散（ウレイツウキサン）

〔基準〕
(平成24年8月30日　厚生労働省医薬食品局審査管理課長通知による)
1. 成分・分量
　　烏薬2〜3.5，当帰2〜3.5，芍薬2〜3.5，香附子2〜3.5，山査子2〜3.5，陳皮2〜3.5，茯苓1〜3，白朮1〜3，檳榔子1〜2，延胡索1〜2.5，沢瀉1〜2，木香0.6〜1，甘草0.6〜1，生姜1（ヒネショウガを用いる場合2）
2. 用法・用量
　　湯
3. 効能・効果
　　下腹部の痛み，乳腺の痛み
《備考》
注）体力に関わらず，使用できる。
【注) 表記については，効能・効果欄に記載するのではなく，〈効能・効果に関連する注意〉として記載する。】

〔使用上の注意〕
(平成25年3月27日　厚生労働省医薬食品局安全対策課長・審査管理課長通知による)
【添付文書等に記載すべき事項】
『してはいけないこと』
(守らないと現在の症状が悪化したり，副作用が起こりやすくなる)
　　次の人は服用しないこと
　　生後3ヵ月未満の乳児。
　　〔生後3ヵ月未満の用法がある製剤に記載すること。〕
『相談すること』
1. 次の人は服用前に医師，薬剤師又は登録販売者に相談すること
　(1) 医師の治療を受けている人。
　(2) 妊婦又は妊娠していると思われる人。
　(3) 胃腸の弱い人。
　(4) 高齢者。
　　　〔1日最大配合量が甘草として1g以上（エキス剤については原生薬に換算して1g以上）含有する製剤に記載すること。〕
　(5) 今までに薬などにより発疹・発赤，かゆみ等を起こしたことがある人。
　(6) 次の症状のある人。
　　　むくみ
　　　〔1日最大配合量が甘草として1g以上（エキス剤については原生薬に換算して1g以上）含有する製剤に記載すること。〕
　(7) 次の診断を受けた人。
　　　高血圧，心臓病，腎臓病
　　　〔1日最大配合量が甘草として1g以上（エキス剤については原生薬に換算して1g以上）含有する製剤に記載すること。〕
2. 服用後，次の症状があらわれた場合は副作用の可能性があるので，直ちに服用を中止し，この文書を持って医師，薬剤師又は登録販売者に相談すること

関係部位	症　　状
皮　膚	発疹・発赤，かゆみ
消化器	吐き気，食欲不振，胃部不快感

まれに下記の重篤な症状が起こることがある。その場合は直ちに医師の診療を受けること。

症状の名称	症　　状
偽アルドステロン症, ミオパチー	手足のだるさ, しびれ, つっぱり感やこわばりに加えて, 脱力感, 筋肉痛があらわれ, 徐々に強くなる。

〔1日最大配合量が甘草として1g以上（エキス剤については原生薬に換算して1g以上）含有する製剤に記載すること。〕
3. 5～6日間服用しても症状がよくならない場合は服用を中止し, この文書を持って医師, 薬剤師又は登録販売者に相談すること
4. 長期連用する場合には, 医師, 薬剤師又は登録販売者に相談すること
　　〔1日最大配合量が甘草として1g以上（エキス剤については原生薬に換算して1g以上）含有する製剤に記載すること。〕
〔効能又は効果に関連する注意として, 効能又は効果の項目に続けて以下を記載すること。〕
　体力に関わらず, 使用できる。
〔用法及び用量に関連する注意として, 用法及び用量の項目に続けて以下を記載すること。〕
(1) 小児に服用させる場合には, 保護者の指導監督のもとに服用させること。
　　〔小児の用法及び用量がある場合に記載すること。〕
(2) 〔小児の用法がある場合, 剤形により, 次に該当する場合には, そのいずれかを記載すること。〕
　1) 3歳以上の幼児に服用させる場合には, 薬剤がのどにつかえることのないよう, よく注意すること。
　　〔5歳未満の幼児の用法がある錠剤・丸剤の場合に記載すること。〕
　2) 幼児に服用させる場合には, 薬剤がのどにつかえることのないよう, よく注意すること。
　　〔3歳未満の用法及び用量を有する丸剤の場合に記載すること。〕
　3) 1歳未満の乳児には, 医師の診療を受けさせることを優先し, やむを得ない場合にのみ服用させること。
　　〔カプセル剤及び錠剤・丸剤以外の製剤の場合に記載すること。なお, 生後3ヵ月未満の用法がある製剤の場合,「生後3ヵ月未満の乳児」を『してはいけないこと』に記載し, 用法及び用量欄には記載しないこと。〕

保管及び取扱い上の注意
(1) 直射日光の当たらない（湿気の少ない）涼しい所に（密栓して）保管すること。
　　〔（　）内は必要とする場合に記載すること。〕
(2) 小児の手の届かない所に保管すること。
(3) 他の容器に入れ替えないこと。（誤用の原因になったり品質が変わる。）
　　〔容器等の個々に至適表示がなされていて, 誤用のおそれのない場合には記載しなくてもよい。〕

【外部の容器又は外部の被包に記載すべき事項】
注意
1. 次の人は服用しないこと
　　生後3ヵ月未満の乳児。
　　〔生後3ヵ月未満の用法がある製剤に記載すること。〕
2. 次の人は服用前に医師, 薬剤師又は登録販売者に相談すること
　(1) 医師の治療を受けている人。
　(2) 妊婦又は妊娠していると思われる人。
　(3) 胃腸の弱い人。
　(4) 高齢者。
　　〔1日最大配合量が甘草として1g以上（エキス剤については原生薬に換算して1g以上）含有する製剤に記載すること。〕
　(5) 今までに薬などにより発疹・発赤, かゆみ等を起こしたことがある人。
　(6) 次の症状のある人。
　　むくみ
　　〔1日最大配合量が甘草として1g以上（エキス剤については原生薬に換算して1g以上）含有する製剤に記載すること。〕
　(7) 次の診断を受けた人。
　　高血圧, 心臓病, 腎臓病
　　〔1日最大配合量が甘草として1g以上（エキス剤については原生薬に換算して1g以上）含有する製剤に記載すること。〕
2′. 服用が適さない場合があるので, 服用前に医師, 薬剤師又は登録販売者に相談すること
　　〔2.の項目の記載に際し, 十分な記載スペースがない場合には2′.を記載すること。〕
3. 服用に際しては, 説明文書をよく読むこと
4. 直射日光の当たらない（湿気の少ない）涼しい所に（密栓して）保管すること
　　〔（　）内は必要とする場合に記載すること。〕
　　〔効能又は効果に関連する注意として, 効能又は効果の項目に続けて以下を記載すること。〕
　体力に関わらず, 使用できる。

ウンケイトウ
温経湯

〔基準〕

(平成20年9月30日 厚生労働省医薬食品局審査管理課長通知による)
1. 成分・分量
　　半夏3～5，麦門冬3～10，当帰2～3，川芎2，芍薬2，人参2，桂皮2，阿膠2，牡丹皮2，甘草2，生姜1，呉茱萸1～3
2. 用法・用量
　　湯
3. 効能・効果
　　体力中等度以下で，手足がほてり，唇がかわくものの次の諸症：月経不順，月経困難，こしけ（おりもの），更年期障害，不眠，神経症，湿疹・皮膚炎，足腰の冷え，しもやけ，手あれ（手の湿疹・皮膚炎）

〔使用上の注意〕

(平成25年3月27日　厚生労働省医薬食品局安全対策課長・審査管理課長通知による)

【添付文書等に記載すべき事項】
『してはいけないこと』
(守らないと現在の症状が悪化したり，副作用が起こりやすくなる)
　　次の人は服用しないこと
　　　生後3ヵ月未満の乳児。
　　　〔生後3ヵ月未満の用法がある製剤に記載すること。〕
『相談すること』
1. 次の人は服用前に医師，薬剤師又は登録販売者に相談すること
　(1) 医師の治療を受けている人。
　(2) 妊婦又は妊娠していると思われる人。
　(3) 胃腸の弱い人。
　(4) 高齢者。
　　　〔1日最大配合量が甘草として1g以上（エキス剤については原生薬に換算して1g以上）含有する製剤に記載すること。〕
　(5) 今までに薬などにより発疹・発赤，かゆみ等を起こしたことがある人。
　(6) 次の症状のある人。
　　　むくみ
　　　〔1日最大配合量が甘草として1g以上（エキス剤については原生薬に換算して1g以上）含有する製剤に記載すること。〕
　(7) 次の診断を受けた人。
　　　高血圧，心臓病，腎臓病
　　　〔1日最大配合量が甘草として1g以上（エキス剤については原生薬に換算して1g以上）含有する製剤に記載すること。〕
2. 服用後，次の症状があらわれた場合は副作用の可能性があるので，直ちに服用を中止し，この文書を持って医師，薬剤師又は登録販売者に相談すること

関係部位	症　　状
皮　膚	発疹・発赤，かゆみ

　まれに下記の重篤な症状が起こることがある。その場合は直ちに医師の診療を受けること。

症状の名称	症　　状
偽アルドステロン症，ミオパチー	手足のだるさ，しびれ，つっぱり感やこわばりに加えて，脱力感，筋肉痛があらわれ，徐々に強くなる。

　　　〔1日最大配合量が甘草として1g以上（エキス剤については原生薬に換算して1g以上）含有する製剤に記載すること。〕
3. 1ヵ月位服用しても症状がよくならない場合は服用を中止し，この文書を持って医師，薬剤師又は登録販売者に相談すること
4. 長期連用する場合には，医師，薬剤師又は登録販売者に相談すること
　　　〔1日最大配合量が甘草として1g以上（エキス剤については原生薬に換算して1g以上）含有する製剤に記載すること。〕

〔用法及び用量に関連する注意として，用法及び用量の項目に続けて以下を記載すること。〕
(1) 小児に服用させる場合には，保護者の指導監督のもとに服用させること。
　　　〔小児用法及び用量がある場合に記載すること。〕
(2) 〔小児の用法がある場合，剤形により，次に該当する場合には，そのいずれかを記載すること。〕
　1) 3歳以上の幼児に服用させる場合には，薬剤がのどにつかえることのないよう，よく注意すること。
　　　〔5歳未満の幼児の用法がある錠剤・丸剤の場合に記載すること。〕
　2) 幼児に服用させる場合には，薬剤がのどにつかえることのないよう，よく注意すること。
　　　〔3歳未満の用法及び用量を有する丸剤の場合に記載すること。〕
　3) 1歳未満の乳児には，医師の診療を受けさせることを優先し，やむを得ない場合にのみ服用させること。
　　　〔カプセル剤及び錠剤・丸剤以外の製剤の場合に記載すること。なお，生後3ヵ月未満の用法がある製剤の場合，「生後3ヵ月未満の乳児」を『してはいけないこと』に記載し，用法及び用量欄には記載しないこと。〕

保管及び取扱い上の注意
(1) 直射日光の当たらない（湿気の少ない）涼しい所に（密栓して）保管すること。
　　　〔（　）内は必要とする場合に記載すること。〕
(2) 小児の手の届かない所に保管すること。
(3) 他の容器に入れ替えないこと。（誤用の原因になったり品質が変わる。）
　　　〔容器等の個々に至適表示がなされていて，誤用のおそれのない場合には記載しなくてもよい。〕

【外部の容器又は外部の被包に記載すべき事項】
注意
1. 次の人は服用しないこと
　　　生後3ヵ月未満の乳児。
　　　〔生後3ヵ月未満の用法がある製剤に記載すること。〕
2. 次の人は服用前に医師，薬剤師又は登録販売者に相談すること
　(1) 医師の治療を受けている人。
　(2) 妊婦又は妊娠していると思われる人。
　(3) 胃腸の弱い人。
　(4) 高齢者。
　　　〔1日最大配合量が甘草として1g以上（エキス剤については原生薬に換算して1g以上）含有する製剤に記載すること。〕
　(5) 今までに薬などにより発疹・発赤，かゆみ等を起こしたことがある人。
　(6) 次の症状のある人。
　　　むくみ
　　　〔1日最大配合量が甘草として1g以上（エキス剤については原生薬に換算して1g以上）含有する製剤に記載すること。〕
　(7) 次の診断を受けた人。
　　　高血圧，心臓病，腎臓病

112　温経湯

〔1日最大配合量が甘草として1g以上（エキス剤については原生薬に換算して1g以上）含有する製剤に記載すること。〕
2′．服用が適さない場合があるので，服用前に医師，薬剤師又は登録販売者に相談すること
〔2.の項目の記載に際し，十分な記載スペースがない場合には2′.を記載すること。〕
3．服用に際しては，説明文書をよく読むこと
4．直射日光の当たらない（湿気の少ない）涼しい所に（密栓して）保管すること
〔（　）内は必要とする場合に記載すること。〕

JPS温経湯エキス錠N⊖　ジェーピーエス製薬㈱
区分 第2類
組成 錠（淡灰褐）：18錠中 温経湯乾燥エキス3.6g（ハンゲ・バクモンドウ各2g，トウキ1.5g，センキュウ・シャクヤク・ニンジン・ケイヒ・アキョウ・ボタンピ・カンゾウ各1g，ゴシュユ・ショウキョウ各0.5g）
添加 無水ケイ酸，ケイ酸アルミニウム，カルメロースカルシウム（CMC-Ca），セルロース，ステアリン酸マグネシウム，乳糖水和物
適応 体力中等度以下で，手足がほてり，唇がかわくものの次の諸症：月経不順，月経困難，こしけ（おりもの），更年期障害，不眠，神経症，湿疹・皮膚炎，足腰の冷え，しもやけ，手あれ（手の湿疹・皮膚炎）
用法 1回15才以上6錠，14～7才5錠，6～5才3錠，1日3回食前又は食間。5才未満は服用しない
包装 260錠

JPS漢方顆粒-71号⊖　ジェーピーエス製薬㈱
区分 第2類
組成 顆（淡褐）：3包（7.5g）中 温経湯乾燥エキス5.04g（ハンゲ・バクモンドウ各2.8g，トウキ2.1g，センキュウ・シャクヤク・ニンジン・ケイヒ・アキョウ・ボタンピ・カンゾウ各1.4g，ゴシュユ・ショウキョウ各0.7g）
添加 ステアリン酸マグネシウム，ショ糖脂肪酸エステル，乳糖水和物
適応 体力中等度以下で，手足がほてり，唇がかわくものの次の諸症：月経不順，月経困難，こしけ（おりもの），更年期障害，不眠，神経症，湿疹・皮膚炎，足腰の冷え，しもやけ，手あれ（手の湿疹・皮膚炎）
用法 1回15才以上1包，14～7才2/3，6～4才1/2，3～2才1/3，2才未満1/4，1日3回食前又は食間。1才未満には，医師の診療を受けさせることを優先し，止むを得ない場合にだけ服用させる。3ヵ月未満は服用しない
包装 180包

ウチダの温経湯⊖　㈱ウチダ和漢薬
区分 第2類
組成 煎：1袋中 ハンゲ4g，バクモンドウ4g，トウキ3g，センキュウ2g，シャクヤク2g，ニンジン2g，ケイヒ2g，ゼラチン2g，ボタンピ2g，カンゾウ2g，ショウキョウ1g，ゴシュユ1g
適応 冷え症で手掌がほてり，口唇が乾燥しやすい次の諸症：月経不順，更年期神経症，帯下，月経過多，月経痛，腰痛，頭痛，指掌角皮症
用法 15才以上1日1袋を煎じ2～3回に分けて食前1時間又は食間空腹時に温服。15才未満は服用しない
包装 30袋

温経湯⊖　東洋漢方製薬㈱
区分 第2類
組成 煎：1包（29g）中 ハンゲ5g，バクモンドウ5g，トウキ3g，センキュウ2g，シャクヤク2g，ニンジン2g，ケイヒ2g，ボタンピ2g，カンゾウ2g，ショウキョウ1g，ゴシュユ2g
適応 手足がほてり，唇がかわくものの次の諸症：月経不順，月経困難，こしけ，更年期障害，不眠，神経症，湿疹，足腰の冷え，しもやけ
用法 15才以上1日1包を煎じ2～3回（食前1時間又は食間空腹時）に分けて温服。15才未満は服用しない
包装 100包〔Ⓑ18,900〕

温経湯エキス顆粒KM⊖　㈱カーヤ-㈱イチゲン，一元製薬㈱
区分 第2類
組成 顆（褐）：10.5g中 温経湯水製乾燥エキス5.3g（バクモンドウ・ハンゲ各4g，トウキ3g，アキョウ・カンゾウ・ケイヒ・シャクヤク・センキュウ・ニンジン・ボタンピ各2g，ゴシュユ・ショウキョウ各1g）
添加 乳糖，ステアリン酸マグネシウム
適応 体力中等度以下で，手足がほてり，唇がかわくものの次の諸症：月経不順，月経困難，こしけ（おりもの），更年期障害，不眠，神経症，湿疹・皮膚炎，足腰の冷え，しもやけ，手あれ（手の湿疹・皮膚炎）
用法 1回15才以上3.5g，14～7才2.33g，6～4才1.75g，3～2才1.16g，2才未満0.87g以下，1日3回食前又は食間。1才未満には，医師の診療を受けさせることを優先し，止むを得ない場合にだけ服用させる。3ヵ月未満は服用しない
包装 500g　**備考** 製造：天津泰達薬業有限公司（中国）

温経湯エキス顆粒「クラシエ」⊖　大峰堂薬品工業㈱-クラシエ薬品㈱
区分 第2類
組成 顆（褐）：3包（4.5g）中 温経湯エキス2500mg（ハンゲ・バクモンドウ各2g，トウキ1.5g，シャクヤク・ケイヒ・ボタンピ・センキュウ・ニンジン・カンゾウ・アキョウ各1g，ゴシュユ0.5g，ショウキョウ0.25g）
添加 ヒドロキシプロピルセルロース，乳糖
適応 体力中等度以下で，手足がほてり，唇がかわくものの次の諸症：月経不順，月経困難，こしけ（おりもの），更年期障害，不眠，神経症，湿疹・皮膚炎，足腰の冷え，しもやけ，手あれ（手の湿疹・皮膚炎）
用法 1回15才以上1包，14～7才2/3，6～4才1/2，3～2才1/3，1日3回食前又は食間。2才未満は服用しない
包装 90包

温経湯エキス〔細粒〕5⊖　松浦薬業㈱-松浦漢方㈱
区分 第2類
組成 細（淡褐）：3包（6g）又は6g中 生薬水製エキス5.5g（ハンゲ・バクモンドウ各2g，トウキ1.5g，センキュウ・シャクヤク・ニンジン・ケイヒ・ボタンピ・カンゾウ各1g，ショウキョウ0.33g，ゴシュユ0.5g），ゼラチン1g
添加 メタケイ酸アルミン酸マグネシウム，ヒプロメロース（ヒドロキシプロピルメチルセルロース），乳糖，トウモロコシデンプン，香料
適応 体力中等度以下で，手足がほてり，唇がかわくものの次の諸症：月経不順，月経困難，こしけ（おりもの），更年期障害，不眠，神経症，湿疹・皮膚炎，足腰の冷え，しもやけ，手あれ（手の湿疹・皮膚炎）
用法 1回15才以上1包又は2g，14～7才2/3，6～4才1/2，3～2才1/3，2才未満1/4以下，1日3回食前又は食間。1才未満には，医師の診療を受けさせることを優先し，止むを得ない場合にだけ服用させる。3ヵ月未満は服用しない
包装 500g，300包

温経湯エキス細粒〔東洋〕⊖　㈱東洋薬行
区分 第2類
組成 細（茶褐）：6g中 温経湯水製エキス4g（ハンゲ・バクモンドウ・ゴシュユ各3g，トウキ・センキュウ・シャクヤク・ニンジン・ケイシ・アキョウ・ボタンピ・カンゾウ・生ショウキョウ各2g）
添加 トウモロコシデンプン
適応 体力中等度以下で，手足がほてり，唇がかわくものの次の諸症：月経不順，月経困難，こしけ（おりもの），更年期障害，不眠，神経症，湿疹・皮膚炎，足腰の冷え，しもやけ，手あれ（手の湿疹・皮膚炎）
用法 1回2g1日3回空腹時
包装 200g〔Ⓑ6,090（税込み）〕，600g〔Ⓑ16,275（税込み）〕

温経湯エキス細粒〔東洋〕分包 ㊀ ㈱東洋薬行
区分 第2類
組成 細（茶褐）：6g(3包)中 温経湯水製エキス4g（ハンゲ・バクモンドウ・ゴシュユ各3g、トウキ・センキュウ・シャクヤク・ニンジン・ケイシ・アキョウ・ボタンピ・カンゾウ・生ショウキョウ各2g)
添加 トウモロコシデンプン
適応 体力中等度以下で，手足がほてり，唇がかわくものの次の諸症：月経不順，月経困難，こしけ（おりもの），更年期障害，不眠，神経症，湿疹・皮膚炎，足腰の冷え，しもやけ，手あれ（手の湿疹・皮膚炎）
用法 1回2g1日3回空腹時
包装 90包×2〔Ⓑ10,500(税込み)〕

温恵（エキス顆粒） ㊀ ㈱建林松鶴堂
区分 第2類
組成 顆（茶褐）：3包(6g)中 温経湯水製乾燥エキス1.4g（ハンゲ・バクモンドウ各1.5g、トウキ・センキュウ・シャクヤク・ニンジン・ケイヒ・アキョウ・ボタンピ・カンゾウ各1g、ショウキョウ・ゴシュユ各0.5g)
添加 乳糖，バレイショデンプン
適応 体力中等度以下で，手足がほてり，唇がかわくものの次の諸症：月経不順，月経困難，こしけ（おりもの），更年期障害，不眠，神経症，湿疹・皮膚炎，足腰の冷え，しもやけ，手あれ（手の湿疹・皮膚炎）
用法 1回成人1包、14～7才⅔、1日3回食間。7才未満は服用しない
包装 30包〔Ⓐ2,940(税込み)〕、90包〔Ⓐ7,140(税込み)〕

錠剤温経湯 ㊀ 一元製薬㈱-㈱イチゲン
区分 第2類
組成 錠（褐）：100錠中 トウキ末2.1g、センキュウ末2.1g、シャクヤク末2.6g、ケイヒ末2.1g、ボタンピ末2.1g、ショウキョウ末0.6g、カンゾウ末1.5g、ハンゲ末2.6g、バクモンドウ末3.5g、ニンジン末1.2g、ゴシュユ末1.2g、アキョウ末0.9g、水製エキス2.5g（ハンゲ・シャクヤク各2.9g、バクモンドウ3.8g、トウキ・センキュウ・ケイヒ・ボタンピ各2.4g、ニンジン・ゴシュユ各1.5g、ショウキョウ0.9g、カンゾウ1.8g、アキョウ1.2g)
適応 体力中等度以下で，手足がほてり，唇がかわくものの次の諸症：月経不順，月経困難，こしけ（おりもの），更年期障害，不眠，神経症，湿疹・皮膚炎，足腰の冷え，しもやけ，手あれ（手の湿疹・皮膚炎）
用法 成人1回5～6錠1日3回食前1時間又は空腹時
包装 350錠〔Ⓐ4,000Ⓑ2,000〕、1000錠〔Ⓐ9,600Ⓑ4,800〕、2000錠〔Ⓐ17,000Ⓑ8,500〕

トチモトの温経湯 ㊀ ㈱栃本天海堂
区分 第2類
組成 煎：1包(27g)中 カンゾウ2g、ケイヒ2g、シャクヤク2g、センキュウ2g、ニンジン2g、ボタンピ2g、アキョウ2g、ゴシュユ1g、ショウキョウ1g、トウキ3g、バクモンドウ4g、ハンゲ4g
適応 手足がほてり，唇がかわくものの次の諸症：月経不順，月経困難，こしけ，更年期障害，不眠，神経症，湿疹，足腰の冷え，しもやけ
用法 15才以上1日1包を煎じ食間3回に分服。14～7才⅔、6～4才½、3～2才⅓、2才未満¼以下。1才未満には，止むを得ない場合の他は服用させない。3ヵ月未満は服用しない
包装 10包

ロート温経湯錠 ㊀ ロート製薬㈱
区分 第2類
組成 錠：12錠中 温経湯エキス3.52g（ハンゲ・バクモンドウ各2g、トウキ1.5g、センキュウ・シャクヤク・ニンジン・ケイヒ・ゼラチン・ボタンピ・カンゾウ各1g、ゴシュユ0.5g、ショウキョウ0.25g)
添加 メタケイ酸アルミン酸マグネシウム，炭酸水素カリウム，ラウリル硫酸ナトリウム，ステアリン酸マグネシウム，マクロゴール，カラメル，ヒプロメロース(ヒドロキシプロピルメチルセルロース)，タルク
適応 体力中等度以下で，手足がほてり，唇がかわくものの次の諸症：月経不順，月経困難，こしけ（おりもの），更年期障害，不眠，神経症，湿疹・皮膚炎，足腰の冷え，しもやけ，手あれ（手の湿疹・皮膚炎）
用法 1回15才以上4錠、14～7才3錠、1日3回食前又は食間。7才未満は服用しない
包装 84錠〔Ⓐ1,995(税込み)〕

温清飲 (ウンセイイン)

〔基準〕

(平成20年9月30日 厚生労働省医薬食品局審査管理課長通知による)

1. 成分・分量
    当帰3～4，地黄3～4，芍薬3～4，川芎3～4，黄連1～2，黄芩1.5～3，山梔子1.5～2，黄柏1～1.5
2. 用法・用量
    湯
3. 効能・効果
    体力中等度で，皮膚はかさかさして色つやが悪く，のぼせるものの次の諸症：月経不順，月経困難，血の道症(注)，更年期障害，神経症，湿疹・皮膚炎

《備考》
注) 血の道症とは，月経，妊娠，出産，産後，更年期など女性のホルモンの変動に伴って現れる精神不安やいらだちなどの精神神経症状および身体症状のことである。
【注】表記については，効能・効果欄に記載するのではなく，〈効能・効果に関連する注意〉として記載する。〕

〔使用上の注意〕

(平成25年3月27日 厚生労働省医薬食品局安全対策課長・審査管理課長通知による)

【添付文書等に記載すべき事項】
『してはいけないこと』
(守らないと現在の症状が悪化したり，副作用が起こりやすくなる)

次の人は服用しないこと
    生後3ヵ月未満の乳児。
    〔生後3ヵ月未満の用法がある製剤に記載すること。〕

『相談すること』
1. 次の人は服用前に医師，薬剤師又は登録販売者に相談すること
    (1) 医師の治療を受けている人。
    (2) 妊婦又は妊娠していると思われる人。
    (3) 胃腸が弱く下痢しやすい人。
2. 服用後，次の症状があらわれた場合は副作用の可能性があるので，直ちに服用を中止し，この文書を持って医師，薬剤師又は登録販売者に相談すること

関係部位	症　　　状
消化器	食欲不振，胃部不快感

まれに下記の重篤な症状が起こることがある。その場合は直ちに医師の診療を受けること。

症状の名称	症　　　状
間質性肺炎	階段を上ったり，少し無理をしたりすると息切れがする・息苦しくなる，空せき，発熱等がみられ，これらが急にあらわれたり，持続したりする。
肝機能障害	発熱，かゆみ，発疹，黄疸（皮膚や白目が黄色くなる），褐色尿，全身のだるさ，食欲不振等があらわれる。

3. 服用後，次の症状があらわれることがあるので，このような症状の持続又は増強が見られた場合には，服用を中止し，この文書を持って医師，薬剤師又は登録販売者に相談すること
    下痢
4. 1ヵ月位服用しても症状がよくならない場合は服用を中止し，この文書を持って医師，薬剤師又は登録販売者に相談すること

〔効能又は効果に関連する注意として，効能又は効果の項目に続けて以下を記載すること。〕
    血の道症とは，月経，妊娠，出産，産後，更年期など女性のホルモンの変動に伴って現れる精神不安やいらだちなどの精神神経症状および身体症状のことである。

〔用法及び用量に関連する注意として，用法及び用量の項目に続けて以下を記載すること。〕
(1) 小児に服用させる場合には，保護者の指導監督のもとに服用させること。
    〔小児の用法及び用量がある場合に記載すること。〕
(2) 〔小児の用法がある場合，剤形により，次に該当する場合には，そのいずれかを記載すること。〕
    1) 3歳以上の幼児に服用させる場合には，薬剤がのどにつかえることのないよう，よく注意すること。
    〔5歳未満の幼児の用法がある錠剤・丸剤の場合に記載すること。〕
    2) 幼児に服用させる場合には，薬剤がのどにつかえることのないよう，よく注意すること。
    〔3歳未満の用法及び用量を有する丸剤の場合に記載すること。〕
    3) 1歳未満の乳児には，医師の診療を受けさせることを優先し，やむを得ない場合にのみ服用させること。
    〔カプセル剤及び錠剤・丸剤以外の製剤の場合に記載すること。なお，生後3ヵ月未満の用法がある製剤の場合，「生後3ヵ月未満の乳児」を『してはいけないこと』に記載し，用法及び用量欄には記載しないこと。〕

保管及び取扱い上の注意
(1) 直射日光の当たらない（湿気の少ない）涼しい所に（密栓して）保管すること。
    〔（　）内は必要とする場合に記載すること。〕
(2) 小児の手の届かない所に保管すること。
(3) 他の容器に入れ替えないこと。（誤用の原因になったり品質が変わる。）
    〔容器等の個々に至適表示がなされていて，誤用のおそれのない場合には記載しなくてもよい。〕

【外部の容器又は外部の被包に記載すべき事項】
注意
1. 次の人は服用しないこと
    生後3ヵ月未満の乳児
    〔生後3ヵ月未満の用法がある製剤に記載すること。〕
2. 次の人は服用前に医師，薬剤師又は登録販売者に相談すること
    (1) 医師の治療を受けている人。
    (2) 妊婦又は妊娠していると思われる人。
    (3) 胃腸が弱く下痢しやすい人。
2′. 服用が適さない場合があるので，服用前に医師，薬剤師又は登録販売者に相談すること
    〔2.の項目の記載に際し，十分な記載スペースがない場合には2′.を記載すること。〕
3. 服用に際しては，説明文書をよく読むこと
4. 直射日光の当たらない（湿気の少ない）涼しい所に（密栓して）保管すること
    〔（　）内は必要とする場合に記載すること。〕

〔効能又は効果に関連する注意として，効能又は効果の項目に続けて以下を記載すること。〕
    血の道症とは，月経，妊娠，出産，産後，更年期など女性のホルモンの変動に伴って現れる精神不安やいらだちなどの精神神経症状および身体症状のことである。

JPS温清飲エキス錠N⊖　ジェーピーエス製薬㈱
区分 第2類

温清飲

組成錠(灰褐～淡灰褐)：15錠中 温清飲乾燥エキス2.8g(トウキ・ジオウ各2g，シャクヤク・センキュウ・オウゴン各1.5g，サンシシ1g，オウレン・オウバク各0.75g)
添加 無水ケイ酸，ケイ酸アルミニウム，カルメロースカルシウム(CMC-Ca)，ステアリン酸マグネシウム，トウモロコシデンプン
適応 体力中等度で，皮膚はかさかさして色つやが悪く，のぼせるものの次の諸症：月経不順，月経困難，血の道症，更年期障害，神経症，湿疹・皮膚炎
用法 1回15才以上5錠，14～7才4錠，6～5才3錠，1日3回食前又は食間．5才未満は服用しない
包装 260錠

JPS漢方顆粒-80号㊀　ジェーピーエス製薬㈱
区分 第2類
組成顆(淡黄褐)：3包(6g)中 温清飲乾燥エキス4.48g(トウキ・ジオウ各3.2g，シャクヤク・センキュウ・オウゴン各2.4g，サンシシ1.6g，オウレン・オウバク各1.2g)
添加 トウモロコシデンプン，ステアリン酸マグネシウム，ショ糖脂肪酸エステル，乳糖水和物
適応 体力中等度で，皮膚はかさかさして色つやが悪く，のぼせるものの次の諸症：月経不順，月経困難，血の道症，更年期障害，神経症，湿疹・皮膚炎
用法 1回15才以上1包，14～7才⅔，6～4才½，3～2才⅓，2才未満¼，1日3回食前又は食間．1才未満には，医師の診療を受けさせることを優先し，止むを得ない場合にだけ服用させる．3ヵ月未満は服用しない
包装 180包

ウチダの温清飲㊀　㈱ウチダ和漢薬
区分 第2類
組成煎：1袋中 トウキ4g，ジオウ4g，シャクヤク3g，センキュウ3g，オウゴン3g，サンシシ2g，オウレン1.5g，オウバク1.5g
適応 皮膚が黄褐色で渋紙の如く枯燥し多くは病症が慢性的に経過したもので皮膚そう痒甚しく，のぼせて出血の傾向あり，貧血，腰痛，浮腫，腹痛，胃部のつかえ，神経興奮，肝障害などを伴うもの：皮膚そう痒症，湿疹，じんましん，神経症，高血圧
用法 15才以上1日1袋を煎じ2～3回に分けて食前1時間又は食間空腹時に温服．15才未満は服用しない
包装 30袋

ウチダの温清飲エキス散㊀　㈱ウチダ和漢薬
区分 第2類
組成細：6g中 温清飲エキス3.15g(トウキ・ジオウ・シャクヤク・センキュウ各1.5g，オウレン・オウゴン・サンシシ・オウバク各0.75g)
添加 乳糖水和物，バレイショデンプン，メタケイ酸アルミン酸マグネシウム，その他1成分
適応 体力中等度で，皮膚はかさかさして色つやが悪く，のぼせるものの次の諸症：月経不順，月経困難，血の道症，更年期障害，神経症，湿疹・皮膚炎
用法 1回15才以上2g，14～7才⅔，1日3回食前又は食間．7才未満は服用しない
包装 500g

ウチダの温清飲エキス散（分包）㊀　㈱ウチダ和漢薬
区分 第2類
組成細：3包(6g)中 温清飲エキス3.15g(トウキ・ジオウ・シャクヤク・センキュウ各1.5g，オウレン・オウゴン・サンシシ・オウバク各0.75g)
添加 乳糖水和物，バレイショデンプン，メタケイ酸アルミン酸マグネシウム，その他1成分
適応 皮膚の色つやが悪く，のぼせるものの次の諸症：月経不順，月経困難，血の道症，更年期障害，神経症
用法 15才以上1回1包1日3回食前又は食間．15才未満は服用しない
包装 300包

温清飲エキス顆粒KM㊀　㈱カーヤ-㈱イチゲン，一元製薬㈱
区分 第2類
組成顆(褐)：7.5g中 温清飲水製乾燥エキス3.75g(ジオウ・トウキ各4g，オウゴン・シャクヤク・センキュウ各3g，サンシシ2g，オウバク・オウレン各1.5g)
添加 乳糖，ステアリン酸マグネシウム
適応 体力中等度で，皮膚はかさかさして色つやが悪く，のぼせるものの次の諸症：月経不順，月経困難，血の道症，更年期障害，神経症，湿疹・皮膚炎
用法 15才以上1回2.5g1日3回食前又は食間
包装 500g　備考 製造：天津泰達薬業有限公司(中国)

温清飲エキス顆粒「クラシエ」㊀　大峰堂薬品工業㈱-クラシエ薬品㈱
区分 第2類
組成顆(褐)：3包(4.5g)中 温清飲エキス2400mg(ジオウ・トウキ・センキュウ・シャクヤク各2g，オウレン・オウバク各0.75g，オウゴン1.5g，サンシシ1g)
添加 ヒドロキシプロピルセルロース，乳糖
適応 体力中等度で，皮膚はかさかさして色つやが悪く，のぼせるものの次の諸症：月経不順，月経困難，血の道症，更年期障害，神経症，湿疹・皮膚炎
用法 1回15才以上1包，14～7才⅔，6～4才½，3～2才⅓，2才未満¼，1日3回食前又は食間．1才未満には，医師の診療を受けさせることを優先し，止むを得ない場合にだけ服用させる．3ヵ月未満は服用しない
包装 90包

温清飲エキス〔細粒〕75㊀　松浦薬業㈱-松浦漢方㈱
区分 第2類
組成細：3包(6g)中 温清飲水製エキス7.5g(トウキ・ジオウ各2g，シャクヤク・センキュウ・オウゴン各1.5g，サンシシ1g，オウレン・オウバク各0.75g)
添加 メタケイ酸アルミン酸マグネシウム，ヒプロメロース(ヒドロキシプロピルメチルセルロース)，デキストリン，乳糖，トウモロコシデンプン，香料
適応 体力中等度で，皮膚はかさかさして色つやが悪く，のぼせるものの次の諸症：月経不順，月経困難，血の道症，更年期障害，神経症，湿疹・皮膚炎
用法 1回15才以上1包又は2g，14～7才⅔，6～4才½，3～2才⅓，2才未満¼以下，1日3回食前又は食間．1才未満には，医師の診療を受けさせることを優先し，止むを得ない場合にだけ服用させる．3ヵ月未満は服用しない
包装 500g，300包

温清飲エキス細粒G「コタロー」㊀　小太郎漢方製薬㈱
区分 第2類
組成細：3包(9.6g)中 水製エキス5.44g(トウキ・ジオウ各3.2g，シャクヤク・センキュウ・オウゴン各2.4g，サンシシ1.6g，オウレン・オウバク各1.2g)
添加 ステアリン酸マグネシウム，トウモロコシデンプン，乳糖水和物，プルラン，メタケイ酸アルミン酸マグネシウム
適応 体力中等度で，皮膚はかさかさして色つやが悪く，のぼせるものの次の諸症：湿疹・皮膚炎，月経不順，月経困難，血の道症，更年期障害，神経症
用法 1回15才以上1包又は3.2g，14～7才⅔，6～4才½，3～2才⅓，1日3回食前又は食間．2才未満は服用しない
包装 90包

温清飲エキス細粒「分包」三和生薬㊀　三和生薬㈱-湧永製薬㈱
区分 第2類
組成細(黄褐)：3包(6g)中 温清飲水製エキス2.3g(トウキ・シャクヤク・センキュウ各2.4g，オウゴン・サンシシ・オウレン・オウバク各1.2g)
添加 乳糖，トウモロコシデンプン
適応 体力中等度で，皮膚はかさかさして色つやが悪く，のぼせるものの次の諸症：月経不順，月経困難，血の道症，更年期障害，神経症，湿疹・皮膚炎
用法 15才以上1回1包1日3回食前又は食間．15才未満は服用しない
包装 三和生薬㈱販売：30包〔Ⓐ2,835(税込み)〕，90包〔Ⓐ7,770(税込み)〕．湧永製薬㈱販売：45包

温清飲エキス散〔勝昌〕㊀　㈱東洋薬行
区分 第2類

温清飲

組成(散)(褐)：4.5g中 温清飲水製エキス3g（トウキ・ジオウ・シャクヤク・センキュウ各3g、オウレン・オウゴン・サンシシ・オウバク各1.5g）
添加 トウモロコシデンプン
適応 体力中等度で、皮膚はかさかさして色つやが悪く、のぼせるものの次の諸症：月経不順、月経困難、血の道症、更年期障害、神経症、湿疹・皮膚炎
用法 1回1.5g1日3回空腹時
包装 200g〔Ⓑ8,715（税込み）〕、600g〔Ⓑ23,940（税込み）〕

温清飲エキス錠〔大峰〕⊖ 大峰堂薬品工業㈱-伸和製薬㈱
区分 第2類
組成(錠)(褐)：12錠中 温清飲エキス2400mg（トウキ・ジオウ・シャクヤク・センキュウ各2g、オウゴン1.5g、サンシシ1g、オウレン・オウバク各0.75g）
添加 ステアリン酸マグネシウム、カルメロースカルシウム（CMC-Ca）、セルロース、メタケイ酸アルミン酸マグネシウム、水酸化アルミナマグネシウム、乳糖
適応 皮膚の色つやが悪く、のぼせるものの次の諸症：月経不順、月経困難、血の道症、更年期障害、神経症
用法 15才以上1回4錠1日3回食前又は食間。15才未満は服用しない
包装 240錠〔Ⓐ4,200（税込み）〕

温清飲エキス錠クラシエ⊖ クラシエ製薬㈱-クラシエ薬品㈱
区分 第2類
組成(錠)(褐)：12錠中 温清飲エキス粉末2400mg（ジオウ・トウキ・センキュウ・シャクヤク各2g、オウレン・オウバク各0.75g、オウゴン1.5g、サンシシ1g）
添加 タルク、カルメロースナトリウム（CMC-Na）、二酸化ケイ素、ステアリン酸マグネシウム、カルメロースカルシウム（CMC-Ca）、ポリオキシエチレンポリオキシプロピレングリコール、ヒプロメロース（ヒドロキシプロピルメチルセルロース）
適応 体力中等度で、皮膚はかさかさして色つやが悪く、のぼせるものの次の諸症：月経不順、月経困難、血の道症、更年期障害、神経症、湿疹・皮膚炎
用法 15才以上1回4錠1日3回食前又は食間。15才未満は服用しない
包装 180錠〔Ⓐ3,990（税込み）〕

温清飲「タキザワ」⊖ ㈱タキザワ漢方廠
区分 第2類
組成(煎)：2包(18g)中 トウキ3g、ジオウ3g、シャクヤク3g、センキュウ3g、オウレン1.5g、オウゴン1.5g、サンシシ1.5g、オウバク1.5g
適応 体力中等度で、皮膚はかさかさして色つやが悪く、のぼせるものの次の諸症：月経不順、月経困難、血の道症、更年期障害、神経症、湿疹・皮膚炎
用法 15才以上1回1包を煎じ、1日2回朝夕空腹時。15才未満は服用しない
包装 120包〔Ⓐ28,350（税込み）Ⓑ14,175（税込み）〕

ウンセインN「コタロー」⊖ 小太郎漢方製薬㈱
区分 第2類
組成(錠)(茶)：12錠中 エキス散4.08g（トウキ・ジオウ各2g、シャクヤク・センキュウ各1.5g、オウレン・オウバク各0.75g、サンシシ1g）
添加 カルメロースカルシウム（CMC-Ca）、含水二酸化ケイ素、クロスカルメロースナトリウム（クロスCMC-Na）、軽質無水ケイ酸、ステアリン酸マグネシウム
適応 体力中等度で、皮膚はかさかさして色つやが悪く、のぼせるものの次の諸症：湿疹・皮膚炎、月経不順、月経困難、血の道症、更年期障害、神経症
用法 1回15才以上4錠、14〜7才3錠、6〜5才2錠、1日3回食前又は食間。5才未満は服用しない
包装 180錠

サンワ温清飲エキス細粒⊖ 三和生薬㈱
組成(細)：6g中 温清飲水製エキス2.3g（トウキ・ジオウ・シャクヤク・センキュウ各2.4g、オウゴン・サンシシ・オウレン・オウバク各1.2g）
添加 乳糖、トウモロコシデンプン
適応 体力中等度で、皮膚はかさかさして色つやが悪く、のぼせるものの次の諸症：月経不順、月経困難、血の道症、更年期障害、神経症、湿疹・皮膚炎
用法 15才以上1回2g1日3回食前又は食間。15才未満は服用しない
包装 500g

サンワ温清飲エキス細粒「分包」⊖ 三和生薬㈱
組成(細)：3包(6g)中 温清飲水製エキス2.3g（トウキ・ジオウ・シャクヤク・センキュウ各2.4g、オウゴン・サンシシ・オウレン・オウバク各1.2g）
添加 乳糖、トウモロコシデンプン
適応 皮膚の色つやが悪く、のぼせるものに用いる：月経不順、月経困難、血の道症、更年期障害、神経症
用法 15才以上1回1包1日3回食前又は食間。15才未満は服用しない

サンワ温清飲エキス錠⊖ 三和生薬㈱
区分 第2類
組成(錠)：18錠(5.4g)中 温清飲水製エキス2.3g（トウキ・ジオウ・シャクヤク・センキュウ各2.4g、オウゴン・サンシシ・オウレン・オウバク各1.2g）
添加 乳糖、トウモロコシデンプン、カルメロース（CMC）、メタケイ酸アルミン酸マグネシウム、ステアリン酸カルシウム
適応 体力中等度で、皮膚はかさかさして色つやが悪く、のぼせるものの次の諸症：月経不順、月経困難、血の道症、更年期障害、神経症、湿疹・皮膚炎
用法 15才以上1回6錠1日3回食前又は食間。15才未満は服用しない
包装 270錠〔Ⓐ3,885（税込み）〕

錠剤温清飲⊖ 一元製薬㈱-イスクラ産業㈱、㈱イチゲン
区分 第2類
組成(錠)(褐)：100錠中 トウキ末4.1g、シャクヤク末3.1g、センキュウ末3.1g、オウゴン末3.1g、サンシシ末1.5g、オウレン末1.5g、ジオウ末4.1g、水性エキス2.5g（トウキ・ジオウ各4.5g、シャクヤク・センキュウ・オウゴン各3.5g、サンシシ2.5g、オウレン・オウバク各2g）
適応 体力中等度で、皮膚はかさかさして色つやが悪く、のぼせるものの次の諸症：月経不順、月経困難、血の道症、更年期障害、神経症、湿疹・皮膚炎
用法 1回成人4〜6錠、13〜7才2〜3錠、1日3回食前1時間又は空腹時
包装 350錠〔Ⓐ4,500Ⓑ2,250〕、1000錠〔Ⓐ11,000Ⓑ5,500〕、2000錠〔Ⓐ20,000Ⓑ10,000〕

ストレージタイプSK⊖ ㈱ツムラ-武田薬品工業㈱
区分 第2類
組成(顆)(黄褐)：2包(3.75g)中 温清飲エキス1.875g(乾燥エキスとして)（ジオウ・シャクヤク・センキュウ・トウキ各1.5g、オウゴン・オウバク・オウレン・サンシシ各0.75g）
添加 乳糖水和物、ステアリン酸マグネシウム
適応 体力中等度で、皮膚はかさかさして色つやが悪く、のぼせるものの次の諸症：湿疹・皮膚炎、神経症、血の道症、月経不順、月経困難、更年期障害
用法 1回15才以上1包、14〜7才⅔、6〜4才½、3〜2才⅓、1日2回食前。2才未満は服用しない
包装 12包〔Ⓐ1,659（税込み）〕、24包〔Ⓐ2,814（税込み）〕

ツムラ漢方温清飲エキス顆粒⊖ ㈱ツムラ
区分 第2類
組成(顆)(黄褐)：2包(3.75g)中 混合生薬乾燥エキス1.875g（ジオウ・シャクヤク・センキュウ・トウキ各1.5g、オウゴン・オウバク・オウレン・サンシシ各0.75g）
添加 ステアリン酸マグネシウム、乳糖水和物
適応 体力中等度で、皮膚はかさかさして色つやが悪く、のぼせるものの次の諸症：月経不順、月経困難、血の道症、更年期障害、神経症、湿疹・皮膚炎
用法 1回15才以上1包、14〜7才⅔、6〜4才½、3〜2才⅓、1日2回食前。2才未満は服用しない
包装 24包〔Ⓐ3,675（税込み）〕

東洋の温清飲 ㊀　東洋漢方製薬㈱
- **区分** 第2類
- **組成** 煎：1包(22g)中 トウキ4g，ジオウ4g，シャクヤク3g，センキュウ3g，オウゴン3g，サンシシ2g，オウレン1.5g，オウバク1.5g
- **適応** 皮膚の色つやが悪く，のぼせるものに用いる：月経不順，月経困難，血の道症，更年期障害，神経症
- **用法** 15才以上1日1包を煎じ食前又は食間2回に分服。15才未満は服用しない
- **包装** 100包〔Ⓑ18,900(税込み)〕

トチモトの温清飲 ㊀　㈱栃本天海堂
- **区分** 第2類
- **組成** 煎：1包(18g)中 トウキ3g，ジオウ3g，シャクヤク3g，センキュウ3g，オウゴン1.5g，サンシシ1.5g，オウレン1.5g，オウバク1.5g
- **適応** 皮膚の色つやが悪く，のぼせるものに用いる：月経不順，月経困難，血の道症，更年期障害，神経症
- **用法** 15才以上1日1包を煎じ食間3回に分服。15才未満は服用しない
- **包装** 10包

モリ　ウーセイン ㊀　大杉製薬㈱
- **区分** 第2類
- **組成** 顆(黄褐)：3包(7.5g)中 温清飲エキス4.3g(トウキ・ジオウ・シャクヤク・センキュウ各3g，オウレン・オウゴン・サンシシ・オウバク各1.5g)
- **添加** 乳糖，トウモロコシデンプン，ステアリン酸マグネシウム
- **適応** 体力中等度で，皮膚はかさかさして色つやが悪く，のぼせるものの次の諸症：月経不順，月経困難，血の道症，更年期障害，神経症，湿疹・皮膚炎
- **用法** 15才以上1回1包1日3回食前又は食間。15才未満は服用しない
- **包装** 45包〔Ⓐ5,000〕

温胆湯
ウンタントウ

〔基準〕

(平成20年9月30日　厚生労働省医薬食品局審査管理課長通知による)

1. **成分・分量**
   半夏4～6，茯苓4～6，生姜1～2(ヒネショウガを使用する場合3)，陳皮2～3，竹茹2～3，枳実1～2，甘草1～2，黄連1，酸棗仁1～3，大棗2(黄連以降のない場合も可)

2. **用法・用量**
   湯

3. **効能・効果**
   体力中等度以下で，胃腸が虚弱なものの次の諸症：不眠症，神経症

〔使用上の注意〕

(平成25年3月27日　厚生労働省医薬食品局安全対策課長・審査管理課長通知による)

【添付文書等に記載すべき事項】

『してはいけないこと』
(守らないと現在の症状が悪化したり，副作用が起こりやすくなる)

　　次の人は服用しないこと
　　　生後3ヵ月未満の乳児。
　　〔生後3ヵ月未満の用法がある製剤に記載すること。〕

『相談すること』
1. 次の人は服用前に医師，薬剤師又は登録販売者に相談すること
   (1) 医師の治療を受けている人。
   (2) 妊婦又は妊娠していると思われる人。
   (3) 胃腸が弱く下痢しやすい人。
       〔酸棗仁を含有する製剤に記載すること。〕
   (4) 高齢者。
       〔1日最大配合量が甘草として1g以上(エキス剤については原生薬に換算して1g以上)含有する製剤に記載すること。〕
   (5) 今までに薬などにより発疹・発赤，かゆみ等を起こしたことがある人。
   (6) 次の症状のある人。
       むくみ
       〔1日最大配合量が甘草として1g以上(エキス剤については原生薬に換算して1g以上)含有する製剤に記載すること。〕
   (7) 次の診断を受けた人。
       高血圧，心臓病，腎臓病
       〔1日最大配合量が甘草として1g以上(エキス剤については原生薬に換算して1g以上)含有する製剤に記載すること。〕

2. 服用後，次の症状があらわれた場合は副作用の可能性があるので，直ちに服用を中止し，この文書を持って医師，薬剤師又は登録販売者に相談すること

関係部位	症　　状
皮　膚	発疹・発赤，かゆみ
消化器[1)]	食欲不振，胃部不快感

〔[1)]は，酸棗仁を含有する製剤に記載すること。〕
まれに下記の重篤な症状が起こることがある。その場合は直ちに医師の診療を受けること。

一般用漢方製剤

温胆湯

症状の名称	症　　　状
偽アルドステロン症, ミオパチー	手足のだるさ，しびれ，つっぱり感やこわばりに加えて，脱力感，筋肉痛があらわれ，徐々に強くなる。

〔1日最大配合量が甘草として1g以上（エキス剤については原生薬に換算して1g以上）含有する製剤に記載すること。〕

3. 1ヵ月位（不眠症に服用する場合には1週間位）服用しても症状がよくならない場合は服用を中止し，この文書を持って医師，薬剤師又は登録販売者に相談すること
4. 長期連用する場合には，医師，薬剤師又は登録販売者に相談すること
〔1日最大配合量が甘草として1g以上（エキス剤については原生薬に換算して1g以上）含有する製剤に記載すること。〕

〔用法及び用量に関連する注意として，用法及び用量の項目に続けて以下を記載すること。〕
(1) 小児に服用させる場合には，保護者の指導監督のもとに服用させること。
〔小児の用法及び用量がある場合に記載すること。〕
(2) 〔小児の用法がある場合，剤形により，次に該当する場合には，そのいずれかを記載すること。〕
1) 3歳以上の幼児に服用させる場合には，薬剤がのどにつかえることのないよう，よく注意すること。
〔5歳未満の幼児の用法がある錠剤・丸剤の場合に記載すること。〕
2) 幼児に服用させる場合には，薬剤がのどにつかえることのないよう，よく注意すること。
〔3歳未満の用法及び用量を有する丸剤の場合に記載すること。〕
3) 1歳未満の乳児には，医師の診療を受けさせることを優先し，やむを得ない場合にのみ服用させること。
〔カプセル剤・及び錠剤・丸剤以外の製剤の場合に記載すること。なお，生後3ヵ月未満の用法がある製剤の場合，「生後3ヵ月未満の乳児」を『してはいけないこと』に記載し，用法及び用量欄には記載しないこと。〕

保管及び取扱い上の注意
(1) 直射日光の当たらない（湿気の少ない）涼しい所に（密栓して）保管すること。
〔（ ）内は必要とする場合に記載すること。〕
(2) 小児の手の届かない所に保管すること。
(3) 他の容器に入れ替えないこと。（誤用の原因になったり品質が変わる。）
〔容器等の個々に至適表示がなされていて，誤用のおそれのない場合には記載しなくてもよい。〕

【外部の容器又は外部の被包に記載すべき事項】
注意
1. 次の人は服用しないこと
生後3ヵ月未満の乳児。
〔生後3ヵ月未満の用法がある製剤に記載すること。〕
2. 次の人は服用前に医師，薬剤師又は登録販売者に相談すること
(1) 医師の治療を受けている人。
(2) 妊婦又は妊娠していると思われる人。
(3) 胃腸が弱く下痢しやすい人。
〔酸棗仁を含有する製剤に記載すること。〕
(4) 高齢者。
〔1日最大配合量が甘草として1g以上（エキス剤については原生薬に換算して1g以上）含有する製剤に記載すること。〕
(5) 今までに薬などにより発疹・発赤，かゆみ等を起こしたことがある人。
(6) 次の症状のある人。
むくみ

〔1日最大配合量が甘草として1g以上（エキス剤については原生薬に換算して1g以上）含有する製剤に記載すること。〕
(7) 次の診断を受けた人。
高血圧，心臓病，腎臓病
〔1日最大配合量が甘草として1g以上（エキス剤については原生薬に換算して1g以上）含有する製剤に記載すること。〕
2′. 服用が適さない場合があるので，服用前に医師，薬剤師又は登録販売者に相談すること
〔2.の項目の記載に際し，十分な記載スペースがない場合には2′.を記載すること。〕
3. 服用に際しては，説明文書をよく読むこと
4. 直射日光の当たらない（湿気の少ない）涼しい所に（密栓して）保管すること
〔（ ）内は必要とする場合に記載すること。〕

イスクラ温胆湯エキス顆粒⊖　イスクラ産業㈱
区分第2類
組成顆（淡褐）：3包(6g)中 温胆湯エキス3.1g（ハンゲ・ブクリョウ各6g，ショウキョウ・キジツ・カンゾウ・オウレン各1g，チンピ・サンソウニン各3g，チクジョ2g）
添加トウモロコシデンプン，乳糖
適応体力中等度以下で，胃腸が虚弱なものの次の諸症：不眠症，神経症
用法1回15才以上1包，14～7才2/3，6～4才1/2，3～2才1/3，2才未満1/4，1日3回食前又は食間。1才未満には，医師の診療を受けさせることを優先し，止むを得ない場合にだけ服用させる。3ヵ月未満は服用しない
包装45包，90包

温胆湯⊖　東洋漢方製薬㈱
区分第2類
組成煎：1包(24g)中 ハンゲ6g，ブクリョウ6g，キジツ1g，カンゾウ1g，ショウキョウ1g，オウレン1g，チンピ3g，チクジョ2g，サンソウニン3g
適応胃腸衰弱者の不眠・神経症
用法15才以上1日1包を煎じ3回（食前1時間又は食間空腹時）に分けて温服
包装100包〔Ⓑ17,850〕

温胆湯エキス細粒G「コタロー」⊖　小太郎漢方製薬㈱
区分第2類
組成細（褐）：3包(6g)中 水製エキス2.2g（ハンゲ・ブクリョウ各4.8g，チンピ2g，キジツ1.2g，チクジョ1.6g，カンゾウ0.8g，ショウキョウ0.6g）
添加含水二酸化ケイ素，ステアリン酸マグネシウム，トウモロコシデンプン，粉末飴
適応胃腸衰弱者の不眠・神経症
用法1回15才以上1包又は2g，14～7才2/3，6～4才1/2，3～2才1/3，2才未満1/4，1日3回食前又は食間。1才未満には，医師の診療を受けさせることを優先し，止むを得ない場合にだけ服用させる。3ヵ月未満は服用しない
包装90包

越婢加朮湯 (エッピカジュツトウ)

〔基準〕

(平成23年4月15日 厚生労働省医薬食品局審査管理課長通知による)

1. 成分・分量
   麻黄4～6,石膏8～10,生姜1(ヒネショウガを使用する場合3),大棗3～5,甘草1.5～2,白朮3～4(蒼朮も可)
2. 用法・用量
   湯
3. 効能・効果
   体力中等度以上で,むくみがあり,のどが渇き,汗が出て,ときに尿量が減少するものの次の諸症：むくみ,関節のはれや痛み,関節炎,湿疹・皮膚炎,夜尿症,目のかゆみ・痛み

〔使用上の注意〕

(平成25年3月27日 厚生労働省医薬食品局安全対策課長・審査管理課長通知による)

【添付文書等に記載すべき事項】

『してはいけないこと』
(守らないと現在の症状が悪化したり,副作用が起こりやすくなる)

次の人は服用しないこと
　生後3ヵ月未満の乳児。
　〔生後3ヵ月未満の用法がある製剤に記載すること。〕

『相談すること』

1. 次の人は服用前に医師,薬剤師又は登録販売者に相談すること
   (1) 医師の治療を受けている人。
   (2) 妊婦又は妊娠していると思われる人。
   (3) 体の虚弱な人(体力の衰えている人,体の弱い人)。
   (4) 胃腸の弱い人。
   (5) 発汗傾向の著しい人。
   (6) 高齢者。
   　〔マオウ又は,1日最大配合量が甘草として1g以上(エキス剤については原生薬に換算して1g以上)含有する製剤に記載すること。〕
   (7) 今までに薬などにより発疹・発赤,かゆみ等を起こしたことがある人。
   (8) 次の症状のある人。
   　むくみ[1],排尿困難[2]
   　〔[1]は,1日最大配合量が甘草として1g以上(エキス剤については原生薬に換算して1g以上)含有する製剤に記載すること。[2]は,マオウを含有する製剤に記載すること。〕
   (9) 次の診断を受けた人。
   　高血圧[1,2],心臓病[1,2],腎臓病[1,2],甲状腺機能障害[2]
   　〔[1]は,1日最大配合量が甘草として1g以上(エキス剤については原生薬に換算して1g以上)含有する製剤に記載すること。[2]は,マオウを含有する製剤に記載すること。〕

2. 服用後,次の症状があらわれた場合は副作用の可能性があるので,直ちに服用を中止し,この文書を持って医師,薬剤師又は登録販売者に相談すること

関係部位	症　　　状
皮　膚	発疹・発赤,かゆみ
消化器	吐き気,食欲不振,胃部不快感
その他	発汗過多,全身脱力感

まれに下記の重篤な症状が起こることがある。その場合は直ちに医師の診療を受けること。

症状の名称	症　　　状
偽アルドステロン症,ミオパチー	手足のだるさ,しびれ,つっぱり感やこわばりに加えて,脱力感,筋肉痛があらわれ,徐々に強くなる。

　〔1日最大配合量が甘草として1g以上(エキス剤については原生薬に換算して1g以上)を含有する製剤に記載すること。〕

3. 1ヵ月位服用しても症状がよくならない場合は服用を中止し,この文書を持って医師,薬剤師又は登録販売者に相談すること
4. 長期連用する場合には,医師,薬剤師又は登録販売者に相談すること
　〔1日最大配合量が,甘草として1g以上(エキス剤については原生薬に換算して1g以上)含有する製剤に記載すること。〕
5. 本剤の服用により,まれに症状が進行することもあるので,このような場合には,服用を中止し,この文書を持って医師,薬剤師又は登録販売者に相談すること

〔用法及び用量に関連する注意として,用法及び用量の項目に続けて以下を記載すること。〕
(1) 小児に服用させる場合には,保護者の指導監督のもとに服用させること。
　〔小児の用法及び用量がある場合に記載すること。〕
(2) 〔小児の用法がある場合,剤形により,次に該当する場合には,そのいずれかを記載すること。〕
   1) 3歳以上の幼児に服用させる場合には,薬剤がのどにつかえることのないよう,よく注意すること。
   　〔5歳未満の幼児の用法がある錠剤・丸剤の場合に記載すること。〕
   2) 幼児に服用させる場合には,薬剤がのどにつかえることのないよう,よく注意すること。
   　〔3歳未満の用法及び用量を有する丸剤の場合に記載すること。〕
   3) 1歳未満の乳児には,医師の診療を受けさせることを優先し,やむを得ない場合にのみ服用させること。
   　〔カプセル剤及び錠剤・丸剤以外の製剤の場合に記載すること。なお,生後3ヵ月未満の用法がある製剤の場合,「生後3ヵ月未満の乳児」を『してはいけないこと』に記載し,用法及び用量欄には記載しないこと。〕

保管及び取扱い上の注意
(1) 直射日光の当たらない(湿気の少ない)涼しい所に(密栓して)保管すること。
　〔( )内は必要とする場合に記載すること。〕
(2) 小児の手の届かない所に保管すること。
(3) 他の容器に入れ替えないこと。(誤用の原因になったり品質が変わる。)
　〔容器等の個々に至適表示がなされていて,誤用のおそれのない場合には記載しなくてもよい。〕

【外部の容器又は外部の被包に記載すべき事項】
注意
1. 次の人は服用しないこと
   生後3ヵ月未満の乳児。
   〔生後3ヵ月未満の用法がある製剤に記載すること。〕
2. 次の人は服用前に医師,薬剤師又は登録販売者に相談すること
   (1) 医師の治療を受けている人。
   (2) 妊婦又は妊娠していると思われる人。
   (3) 体の虚弱な人(体力の衰えている人,体の弱い人)。
   (4) 胃腸の弱い人。
   (5) 発汗傾向の著しい人。
   (6) 高齢者。
   　〔マオウ又は,1日最大配合量が甘草として1g以上(エ

キス剤については原生薬に換算して1g以上）含有する製剤に記載すること。〕
(7) 今までに薬などにより発疹・発赤，かゆみ等を起こしたことがある人。
(8) 次の症状のある人。
  むくみ[1]，排尿困難[2]
  〔[1]は，1日最大配合量が甘草として1g以上（エキス剤については原生薬に換算して1g以上）含有する製剤に記載すること。[2]は，マオウを含有する製剤に記載すること。〕
(9) 次の診断を受けた人。
  高血圧[1][2]，心臓病[1][2]，腎臓病[1][2]，甲状腺機能障害[2]
  〔[1]は，1日最大配合量が甘草として1g以上（エキス剤については原生薬に換算して1g以上）含有する製剤に記載すること。[2]は，マオウを含有する製剤に記載すること。〕
2′．服用が適さない場合があるので，服用前に医師，薬剤師又は登録販売者に相談すること
  〔2.の項目の記載に際し，十分な記載スペースがない場合には2′.を記載すること。〕
3．服用に際しては，説明文書をよく読むこと
4．直射日光の当たらない（湿気の少ない）涼しい所に（密栓して）保管すること
  〔（ ）内は必要とする場合に記載すること。〕

EX.エッピカジュツトウ㊀　松浦薬業㈱-松浦漢方㈱
区分 第2類
組成 散：3g中 水製エキス1g（マオウ3.6g，セッコウ12g，ショウキョウ0.8g，タイソウ2.4g，カンゾウ0.4g，ビャクジュツ2g），カンゾウ末0.6g
添加 バレイショデンプン
適応 体力中等度あるいはそれ以上で浮腫（むくみ）があり，口が渇き，汗が出て，尿量が減少する傾向にあるものの次の諸症：浮腫（むくみ），関節痛，関節炎，湿疹，夜尿症，目のかゆみ・痛み
用法 1回15才以上0.5〜1g，14〜3才0.25〜0.5g，1日3回食間又は空腹時，温湯にて服用。3才未満は服用しない
包装 500g

EX.エッピカジュツトウシール㊀　松浦薬業㈱-クラシエ薬品㈱
区分 第2類
組成 散（白褐）：3包（3g）中 水製エキス1000mg（マオウ3.6g，セッコウ12g，ショウキョウ0.8g，タイソウ2.4g，カンゾウ0.4g，ビャクジュツ2g），カンゾウ末600mg
添加 バレイショデンプン
適応 体力中等度あるいはそれ以上で浮腫（むくみ）があり，口が渇き，汗が出て，尿量が減少する傾向にあるものの次の諸症：浮腫（むくみ），関節痛，関節炎，湿疹，夜尿症，目のかゆみ・痛み
用法 15才以上1回1包1日3回食間又は空腹時。15才未満は服用しない
包装 90包

越婢加朮湯エキス錠㊀　ジェーピーエス製薬㈱
区分 第2類
組成 錠：18錠中 越婢加朮湯乾燥エキス2.4g（マオウ・ビャクジュツ各4.5g，カンゾウ2.5g，タイソウ・ショウキョウ各3g，セッコウ15g）
添加 二酸化ケイ素，ケイ酸アルミニウム，カルメロースカルシウム（CMC-Ca），トウモロコシデンプン，ステアリン酸マグネシウム，乳糖水和物
適応 体力中等度以上で，むくみがあり，のどが渇き，汗が出て，ときに尿量が減少するものの次の諸症：むくみ，関節のはれや痛み，関節炎，湿疹・皮膚炎，夜尿症，目のかゆみ・痛み
用法 15才以上1回3〜6錠1日3回食前又は食間。15才未満は服用しない
包装 260錠

錠剤越婢加朮湯㊀　一元製薬㈱-㈱イチゲン
区分 第2類
組成 錠（褐）：100錠中 ショウキョウ末2.9g，カンゾウ末1.9g，ビャクジュツ末3.9g，マオウ末5.9g，セッコウ末7.9g，水性エキス2.5g（マオウ6g，セッコウ8g，ショウキョウ・タイソウ各3g，カンゾウ2g，ビャクジュツ4g）
適応 比較的汗が多く，のどがかわき，尿量減少し，浮腫がある体力中等度以上のものの次の諸症：関節リウマチ，湿疹
用法 1回成人4〜6錠，13〜7才2〜3錠，1日3回食前1時間又は空腹時
包装 350錠〔Ⓐ3,500 Ⓑ1,750〕，1000錠〔Ⓐ8,000 Ⓑ4,000〕，2000錠〔Ⓐ14,400 Ⓑ7,200〕

越婢加朮附湯
(エッピカジュツブトウ)

〔基準〕

(平成23年4月15日 厚生労働省医薬食品局審査管理課長通知による)
1. 成分・分量
   麻黄4～6，石膏8～10，白朮3～4（蒼朮も可），加工ブシ0.3～1，生姜1（ヒネショウガを使用する場合3），甘草1.5～2，大棗3～4
2. 用法・用量
   湯
3. 効能・効果
   体力中等度以上で，冷えがあって，むくみがあり，のどが渇き，汗が出て，ときに尿量が減少するものの次の諸症：むくみ，関節のはれや痛み，筋肉痛，湿疹・皮膚炎，夜尿症，目のかゆみ・痛み

〔使用上の注意〕

(平成25年3月27日 厚生労働省医薬食品局安全対策課長・審査管理課長通知による)

【添付文書等に記載すべき事項】
『してはいけないこと』
(守らないと現在の症状が悪化したり，副作用が起こりやすくなる)
　次の人は服用しないこと
　　生後3ヵ月未満の乳児。
　　〔生後3ヵ月未満の用法がある製剤に記載すること。〕
『相談すること』
1. 次の人は服用前に医師，薬剤師又は登録販売者に相談すること
   (1) 医師の治療を受けている人。
   (2) 妊婦又は妊娠していると思われる人。
   (3) 体の虚弱な人（体力の衰えている人，体の弱い人）。
   (4) 胃腸の弱い人。
   (5) のぼせが強く赤ら顔で体力の充実している人。
   (6) 発汗傾向の著しい人。
   (7) 高齢者。
      〔マオウ又は，1日最大配合量が甘草として1g以上（エキス剤については原生薬に換算して1g以上）含有する製剤に記載すること。〕
   (8) 今までに薬などにより発疹・発赤，かゆみ等を起こしたことがある人。
   (9) 次の症状のある人。
      むくみ[1]，排尿困難[2]
      〔[1]は，1日最大配合量が甘草として1g以上（エキス剤については原生薬に換算して1g以上）含有する製剤に記載すること。[2]は，マオウを含有する製剤に記載すること。〕
   (10) 次の診断を受けた人。
      高血圧[1][2]，心臓病[1][2]，腎臓病[1][2]，甲状腺機能障害[2]
      〔[1]は，1日最大配合量が甘草として1g以上（エキス剤については原生薬に換算して1g以上）含有する製剤に記載すること。[2]は，マオウを含有する製剤に記載すること。〕
2. 服用後，次の症状があらわれた場合は副作用の可能性があるので，直ちに服用を中止し，この文書を持って医師，薬剤師又は登録販売者に相談すること

関係部位	症　　状
皮　膚	発疹・発赤，かゆみ
消化器	吐き気，食欲不振，胃部不快感
その他	動悸，のぼせ，ほてり，口唇・舌のしびれ

まれに下記の重篤な症状が起こることがある。その場合は直ちに医師の診療を受けること。

症状の名称	症　　状
偽アルドステロン症，ミオパチー	手足のだるさ，しびれ，つっぱり感やこわばりに加えて，脱力感，筋肉痛があらわれ，徐々に強くなる。

〔1日最大配合量が甘草として1g以上（エキス剤については原生薬に換算して1g以上）を含有する製剤に記載すること。〕

3. 1ヵ月位服用しても症状がよくならない場合は服用を中止し，この文書を持って医師，薬剤師又は登録販売者に相談すること
4. 長期連用する場合には，医師，薬剤師又は登録販売者に相談すること
   〔1日最大配合量が，甘草として1g以上（エキス剤については原生薬に換算して1g以上）含有する製剤に記載すること。〕
5. 本剤の服用により，まれに症状が進行することもあるので，このような場合には，服用を中止し，この文書を持って医師，薬剤師又は登録販売者に相談すること

〔用法及び用量に関連する注意として，用法及び用量の項目に続けて以下を記載すること。〕
(1) 小児に服用させる場合には，保護者の指導監督のもとに服用させること。
   〔小児の用法及び用量がある場合に記載すること。〕
(2) 〔小児の用法がある場合，剤形により，次に該当する場合には，そのいずれかを記載すること。〕
   1) 3歳以上の幼児に服用させる場合には，薬剤がのどにつかえることのないよう，よく注意すること。
      〔5歳未満の幼児の用法がある錠剤・丸剤の場合に記載すること。〕
   2) 幼児に服用させる場合には，薬剤がのどにつかえることのないよう，よく注意すること。
      〔3歳未満の用法及び用量を有する丸剤の場合に記載すること。〕
   3) 1歳未満の乳児には，医師の診療を受けさせることを優先し，やむを得ない場合にのみ服用させること。
      〔カプセル剤及び錠剤・丸剤以外の製剤の場合に記載すること。なお，生後3ヵ月未満の用法がある製剤の場合，「生後3ヵ月未満の乳児」を『してはいけないこと』に記載し，用法及び用量欄には記載しないこと。〕

保管及び取扱い上の注意
(1) 直射日光の当たらない（湿気の少ない）涼しい所に（密栓して）保管すること。
   〔（　）内は必要とする場合に記載すること。〕
(2) 小児の手の届かない所に保管すること。
(3) 他の容器に入れ替えないこと。（誤用の原因になったり品質が変わる。）
   〔容器等の個々に至適表示がなされていて，誤用のおそれのない場合には記載しなくてもよい。〕

【外部の容器又は外部の被包に記載すべき事項】
注意
1. 次の人は服用しないこと
   生後3ヵ月未満の乳児。
   〔生後3ヵ月未満の用法がある製剤に記載すること。〕
2. 次の人は服用前に医師，薬剤師又は登録販売者に相談すること
   (1) 医師の治療を受けている人。
   (2) 妊婦又は妊娠していると思われる人。
   (3) 体の虚弱な人（体力の衰えている人，体の弱い人）。

(4) 胃腸の弱い人。
　(5) のぼせが強く赤ら顔で体力の充実している人。
　(6) 発汗傾向の著しい人。
　(7) 高齢者。
　　〔マオウ又は，1日最大配合量が甘草として1g以上（エキス剤については原生薬に換算して1g以上）含有する製剤に記載すること。〕
　(8) 今までに薬などにより発疹・発赤，かゆみ等を起こしたことがある人。
　(9) 次の症状のある人。
　　むくみ[1]，排尿困難[2]
　　〔[1]は，1日最大配合量が甘草として1g以上（エキス剤については原生薬に換算して1g以上）含有する製剤に記載すること。[2]は，マオウを含有する製剤に記載すること。〕
　(10) 次の診断を受けた人。
　　高血圧[1)2)]，心臓病[1)2)]，腎臓病[1)2)]，甲状腺機能障害[2)]
　　〔[1]は，1日最大配合量が甘草として1g以上（エキス剤については原生薬に換算して1g以上）含有する製剤に記載すること。[2]は，マオウを含有する製剤に記載すること。〕
2′．服用が適さない場合があるので，服用前に医師，薬剤師又は登録販売者に相談すること
　　〔2.の項目の記載に際し，十分な記載スペースがない場合には2′.を記載すること。〕
3．服用に際しては，説明文書をよく読むこと
4．直射日光の当たらない（湿気の少ない）涼しい所に（密栓して）保管すること
　　〔（　）内は必要とする場合に記載すること。〕

延年半夏湯

〔基準〕
（平成20年9月30日　厚生労働省医薬食品局審査管理課長通知による）
1．成分・分量
　　半夏3〜5，柴胡2〜5，鼈甲2〜5，桔梗2〜4，檳榔子2〜4，人参0.8〜2，生姜1〜2，枳実0.5〜2，呉茱萸0.5〜2
2．用法・用量
　　湯
3．効能・効果
　　体力中等度で，みぞおちに抵抗感があって，肩がこり，足が冷えるものの次の諸症：慢性胃炎，胃痛，食欲不振

〔使用上の注意〕
（平成25年3月27日　厚生労働省医薬食品局安全対策課長・審査管理課長通知による）
【添付文書等に記載すべき事項】
『してはいけないこと』
（守らないと現在の症状が悪化したり，副作用が起こりやすくなる）
　　次の人は服用しないこと
　　　生後3ヵ月未満の乳児。
　　〔生後3ヵ月未満の用法がある製剤に記載すること。〕
『相談すること』
1．次の人は服用前に医師，薬剤師又は登録販売者に相談すること
　(1) 医師の治療を受けている人。
　(2) 妊婦又は妊娠していると思われる人。
　(3) 今までに薬などにより発疹・発赤，かゆみ等を起こしたことがある人。
2．服用後，次の症状があらわれた場合は副作用の可能性があるので，直ちに服用を中止し，この文書を持って医師，薬剤師又は登録販売者に相談すること

関係部位	症　　状
皮　膚	発疹・発赤，かゆみ

3．1ヵ月位（胃痛に服用する場合には1週間位）服用しても症状がよくならない場合は服用を中止し，この文書を持って医師，薬剤師又は登録販売者に相談すること
〔用法及び用量に関連する注意として，用法及び用量の項目に続けて以下を記載すること。〕
　(1) 小児に服用させる場合には，保護者の指導監督のもとに服用させること。
　　〔小児の用法及び用量がある場合に記載すること。〕
　(2) 〔小児の用法がある場合，剤形により，次に該当する場合には，そのいずれかを記載すること。〕
　　1) 3歳以上の幼児に服用させる場合には，薬剤がのどにつかえることのないよう，よく注意すること。
　　　〔5歳未満の幼児の用法がある錠剤・丸剤の場合に記載すること。〕
　　2) 幼児に服用させる場合には，薬剤がのどにつかえることのないよう，よく注意すること。
　　　〔3歳未満の用法及び用量を有する丸剤の場合に記載すること。〕
　　3) 1歳未満の乳児には，医師の診療を受けさせることを優先し，やむを得ない場合にのみ服用させること。
　　　〔カプセル剤及び錠剤・丸剤以外の製剤の場合に記載すること。なお，生後3ヵ月未満の用法がある製剤の場合，「生後3ヵ月未満の乳児」を『してはいけないこと』に記載し，用法及び用量欄には記載しないこと。〕

保管及び取扱い上の注意
(1) 直射日光の当たらない(湿気の少ない)涼しい所に(密栓して)保管すること。
　　〔( )内は必要とする場合に記載すること。〕
(2) 小児の手の届かない所に保管すること。
(3) 他の容器に入れ替えないこと。(誤用の原因になったり品質が変わる。)
　　〔容器等の個々に至適表示がなされていて,誤用のおそれのない場合には記載しなくてもよい。〕

【外部の容器又は外部の被包に記載すべき事項】
注意
1. 次の人は服用しないこと
　　生後3ヵ月未満の乳児。
　　〔生後3ヵ月未満の用法がある製剤に記載すること。〕
2. 次の人は服用前に医師,薬剤師又は登録販売者に相談すること
　(1) 医師の治療を受けている人。
　(2) 妊婦又は妊娠していると思われる人。
　(3) 今までに薬などにより発疹・発赤,かゆみ等を起こしたことがある人。
2′. 服用が適さない場合があるので,服用前に医師,薬剤師又は登録販売者に相談すること
　　〔2.の項目の記載に際し,十分な記載スペースがない場合には2′.を記載すること。〕
3. 服用に際しては,説明文書をよく読むこと
4. 直射日光の当たらない(湿気の少ない)涼しい所に(密栓して)保管すること
　　〔( )内は必要とする場合に記載すること。〕

延年半夏湯エキス細粒G「コタロー」 ─ 小太郎漢方製薬㈱
区分 第2類
組成 細(茶):3包(4.5g)中 水製エキス3.3g (ハンゲ4g,サイコ・ドベッコウ・キキョウ・ビンロウジ各2.4g,ニンジン1.6g,ショウキョウ・キジツ・ゴシュユ各0.8g)
添加 含水二酸化ケイ素,ステアリン酸マグネシウム,トウモロコシデンプン
適応 体力中等度で,みぞおちに抵抗感があって,肩がこり,足が冷えるものの次の諸症:慢性胃炎,胃痛,食欲不振
用法 1回15才以上1包又は1.5g,14〜7才⅔,6〜4才½,3〜2才⅓,2才未満¼,1日3回食前又は食間。1才未満には,医師の診療を受けさせることを優先し,止むを得ない場合にだけ服用させる。3ヵ月未満は服用しない
包装 90包

黄耆桂枝五物湯
オウギケイシゴモツトウ

〔基準〕
(平成22年4月1日 厚生労働省医薬食品局審査管理課長通知による)
1. 成分・分量
　　黄耆3,芍薬3,桂皮3,生姜1.5〜2(ヒネショウガを使用する場合5〜6),大棗3〜4
2. 用法・用量
　　湯
3. 効能・効果
　　体力中等度以下のものの次の諸症:身体や四肢のしびれ,顔面・口腔内のしびれ,湿疹・皮膚炎

〔使用上の注意〕
(平成25年3月27日 厚生労働省医薬食品局安全対策課長・審査管理課長通知による)
【添付文書等に記載すべき事項】
『してはいけないこと』
(守らないと現在の症状が悪化したり,副作用が起こりやすくなる)
　　次の人は服用しないこと
　　生後3ヵ月未満の乳児。
　　〔生後3ヵ月未満の用法がある製剤に記載すること。〕
『相談すること』
1. 次の人は服用前に医師,薬剤師又は登録販売者に相談すること
　(1) 医師の治療を受けている人。
　(2) 妊婦又は妊娠していると思われる人。
　(3) 今までに薬などにより発疹・発赤,かゆみ等を起こしたことがある人。
2. 服用後,次の症状があらわれた場合は副作用の可能性があるので,直ちに服用を中止し,この文書を持って医師,薬剤師又は登録販売者に相談すること

関係部位	症　　状
皮　膚	発疹・発赤,かゆみ

3. 1ヵ月位服用しても症状がよくならない場合は服用を中止し,この文書を持って医師,薬剤師又は登録販売者に相談すること
4. 本剤の服用により,まれに症状が進行することもあるので,このような場合には,服用を中止し,この文書を持って医師,薬剤師又は登録販売者に相談すること
〔用法及び用量に関連する注意として,用法及び用量の項目に続けて以下を記載すること。〕
(1) 小児に服用させる場合には,保護者の指導監督のもとに服用させること。
　　〔小児の用法及び用量がある場合に記載すること。〕
(2) 〔小児の用法がある場合,剤形により,次に該当する場合には,そのいずれかを記載すること。〕
　1) 3歳以上の幼児に服用させる場合には,薬剤がのどにつかえることのないよう,よく注意すること。
　　〔5歳未満の幼児の用法がある錠剤・丸剤の場合に記載すること。〕
　2) 幼児に服用させる場合には,薬剤がのどにつかえることのないよう,よく注意すること。
　　〔3歳未満の用法及び用量を有する丸剤の場合に記載すること。〕
　3) 1歳未満の乳児には,医師の診療を受けさせることを優先し,やむを得ない場合にのみ服用させること。
　　〔カプセル剤及び錠剤・丸剤以外の製剤の場合に記載

保管及び取扱い上の注意
(1) 直射日光の当たらない（湿気の少ない）涼しい所に（密栓して）保管すること。
　〔（　）内は必要とする場合に記載すること。〕
(2) 小児の手の届かない所に保管すること。
(3) 他の容器に入れ替えないこと。（誤用の原因になったり品質が変わる。）
　〔容器等の個々に至適表示がなされていて，誤用のおそれのない場合には記載しなくてもよい。〕

【外部の容器又は外部の被包に記載すべき事項】
注意
1. 次の人は服用しないこと
　　生後3ヵ月未満の乳児。
　〔生後3ヵ月未満の用法がある製剤に記載すること。〕
2. 次の人は服用前に医師，薬剤師又は登録販売者に相談すること
　(1) 医師の治療を受けている人。
　(2) 妊婦又は妊娠していると思われる人。
　(3) 今までに薬などにより発疹・発赤，かゆみ等を起こしたことがある人。
2′. 服用が適さない場合があるので，服用前に医師，薬剤師又は登録販売者に相談すること
　〔2.の項目の記載に際し，十分な記載スペースがない場合には2′.を記載すること。〕
3. 服用に際しては，説明文書をよく読むこと
4. 直射日光の当たらない（湿気の少ない）涼しい所に（密栓して）保管すること
　〔（　）内は必要とする場合に記載すること。〕

黄耆建中湯

〔基準〕
(平成20年9月30日　厚生労働省医薬食品局審査管理課長通知による)
1. 成分・分量
　　桂皮3〜4，生姜1〜2（ヒネショウガを使用する場合3〜4），大棗3〜4，芍薬6，甘草2〜3，黄耆1.5〜4，膠飴20（膠飴はなくても可）
2. 用法・用量
　　湯
3. 効能・効果
　　体力虚弱で，疲労しやすいものの次の諸症：虚弱体質，病後の衰弱，ねあせ，湿疹・皮膚炎，皮膚のただれ，腹痛，冷え症

〔使用上の注意〕
(平成25年3月27日　厚生労働省医薬食品局安全対策課長・審査管理課長通知による)

【添付文書等に記載すべき事項】
『してはいけないこと』
（守らないと現在の症状が悪化したり，副作用が起こりやすくなる）
　　次の人は服用しないこと
　　　生後3ヵ月未満の乳児。
　　　〔生後3ヵ月未満の用法がある製剤に記載すること。〕

『相談すること』
1. 次の人は服用前に医師，薬剤師又は登録販売者に相談すること
　(1) 医師の治療を受けている人。
　(2) 妊婦又は妊娠していると思われる人。
　(3) 高齢者。
　　〔1日最大配合量が甘草として1g以上（エキス剤については原生薬に換算して1g以上）含有する製剤に記載すること。〕
　(4) 今までに薬などにより発疹・発赤，かゆみ等を起こしたことがある人。
　(5) 次の症状のある人。
　　　むくみ
　　〔1日最大配合量が甘草として1g以上（エキス剤については原生薬に換算して1g以上）含有する製剤に記載すること。〕
　(6) 次の診断を受けた人。
　　　高血圧，心臓病，腎臓病
　　〔1日最大配合量が甘草として1g以上（エキス剤については原生薬に換算して1g以上）含有する製剤に記載すること。〕
2. 服用後，次の症状があらわれた場合は副作用の可能性があるので，直ちに服用を中止し，この文書を持って医師，薬剤師又は登録販売者に相談すること

関係部位	症　状
皮　膚	発疹・発赤，かゆみ

まれに下記の重篤な症状が起こることがある。その場合は直ちに医師の診療を受けること。

症状の名称	症　状
偽アルドステロン症，ミオパチー	手足のだるさ，しびれ，つっぱり感やこわばりに加えて，脱力感，筋肉痛があらわれ，徐々に強くなる。

〔1日最大配合量が甘草として1g以上（エキス剤につ

いては原生薬に換算して1g以上）含有する製剤に記載すること。〕
3. 1ヵ月位服用しても症状がよくならない場合は服用を中止し、この文書を持って医師、薬剤師又は登録販売者に相談すること
4. 長期連用する場合には、医師、薬剤師又は登録販売者に相談すること
〔1日最大配合量が甘草として1g以上（エキス剤については原生薬に換算して1g以上）含有する製剤に記載すること。〕

〔用法及び用量に関連する注意として、用法及び用量の項目に続けて以下を記載すること。〕
(1) 小児に服用させる場合には、保護者の指導監督のもとに服用させること。
〔小児の用法及び用量がある場合に記載すること。〕
(2) 小児の用法がある場合、剤形により、次に該当する場合には、そのいずれかを記載すること。〕
1) 3歳以上の幼児に服用させる場合には、薬剤がのどにつかえることのないよう、よく注意すること。
〔5歳未満の幼児の用法がある錠剤・丸剤の場合に記載すること。〕
2) 幼児に服用させる場合には、薬剤がのどにつかえることのないよう、よく注意すること。
〔3歳未満の用法及び用量を有する丸剤の場合に記載すること。〕
3) 1歳未満の乳児には、医師の診療を受けさせることを優先し、やむを得ない場合にのみ服用させること。
〔カプセル剤及び錠剤・丸剤以外の製剤の場合に記載すること。なお、生後3ヵ月未満の用法がある製剤の場合、「生後3ヵ月未満の乳児」を『してはいけないこと』に記載し、用法及び用量欄には記載しないこと。〕

保管及び取扱い上の注意
(1) 直射日光の当たらない（湿気の少ない）涼しい所に（密栓して）保管すること。
〔（ ）内は必要とする場合に記載すること。〕
(2) 小児の手の届かない所に保管すること。
(3) 他の容器に入れ替えないこと。（誤用の原因になったり品質が変わる。）
〔容器等の個々に至適表示がなされていて、誤用のおそれのない場合には記載しなくてもよい。〕

【外部の容器又は外部の被包に記載すべき事項】
注意
1. 次の人は服用しないこと
生後3ヵ月未満の乳児。
〔生後3ヵ月未満の用法がある製剤に記載すること。〕
2. 次の人は服用前に医師、薬剤師又は登録販売者に相談すること
(1) 医師の治療を受けている人。
(2) 妊婦又は妊娠していると思われる人。
(3) 高齢者。
〔1日最大配合量が甘草として1g以上（エキス剤については原生薬に換算して1g以上）含有する製剤に記載すること。〕
(4) 今までに薬などにより発疹・発赤、かゆみ等を起こしたことがある人。
(5) 次の症状のある人。
むくみ
〔1日最大配合量が甘草として1g以上（エキス剤については原生薬に換算して1g以上）含有する製剤に記載すること。〕
(6) 次の診断を受けた人。
高血圧、心臓病、腎臓病
〔1日最大配合量が甘草として1g以上（エキス剤については原生薬に換算して1g以上）含有する製剤に記載すること。〕

載すること。〕
2′. 服用が適さない場合があるので、服用前に医師、薬剤師又は登録販売者に相談すること
〔2.の項目の記載に際し、十分な記載スペースがない場合には2′.を記載すること。〕
3. 服用に際しては、説明文書をよく読むこと
4. 直射日光の当たらない（湿気の少ない）涼しい所に（密栓して）保管すること
〔（ ）内は必要とする場合に記載すること。〕

ウチダの黄耆建中湯㊀　㈱ウチダ和漢薬
区分 第2類
組成 煎：1袋中 ケイヒ4g、タイソウ4g、オウギ4g、ショウキョウ1g、シャクヤク6g、カンゾウ2g、コウイ20g
適応 虚弱体質で疲労しやすく貧血し、直腹筋は拘攣し、汗が出やすく盗汗、黄汗、腹痛などを伴うもの：盗汗、虚弱体質改善、慢性中耳炎、慢性潰瘍
用法 15才以上1日1袋を煎じ、更にコウイを入れ5分間煮沸し、2〜3回に分けて食前1時間又は食間空腹時に温服。15才未満は服用しない
包装 30袋

黄耆建中湯エキス〔細粒〕76㊀　松浦薬業㈱-松浦漢方㈱
区分 第2類
組成 ：3包(7.5g)中 黄耆建中湯エキス3.4g（ケイヒ・タイソウ・オウギ各2g、シャクヤク3g、カンゾウ1g、ショウキョウ0.5g）
添加 メタケイ酸アルミン酸マグネシウム、ヒプロメロース（ヒドロキシプロピルメチルセルロース）、乳糖、トウモロコシデンプン
適応 体力虚弱で、疲労しやすいものの次の諸症：虚弱体質、病後の衰弱、ねあせ、湿疹・皮膚炎、皮膚のただれ、腹痛、冷え症
用法 1回15才以上1包又は2.5g、14〜7才⅔、6〜4才½、3〜2才⅓、2才未満¼以下、1日3回食前又は食間。1才未満には、医師の診療を受けさせることを優先し、止むを得ない場合にだけ服用させる。3ヵ月未満は服用しない
包装 500g、2.5g×300包

黄耆建中湯エキス細粒G「コタロー」㊀　小太郎漢方製薬㈱
区分 第2類
組成 細（茶）：6包(24g)中 エキス散4.5g（ケイヒ・タイソウ・オウギ各3.2g、カンゾウ1.6g、ショウキョウ0.8g、シャクヤク4.8g）、コウイ16g
添加 含水二酸化ケイ素、ステアリン酸マグネシウム、トウモロコシデンプン
適応 体力虚弱で、疲労しやすいものの次の諸症：虚弱体質、病後の衰弱、ねあせ、湿疹・皮膚炎、皮膚のただれ、腹痛、冷え症
用法 1回15才以上2包又は8g、14〜7才1包と⅓、6〜4才1包、3〜2才⅔包、2才未満½包、1日3回食前又は食間。1才未満には、医師の診療を受けさせることを優先し、止むを得ない場合にだけ服用させる。3ヵ月未満は服用しない
包装 84包

黄耆建中湯エキス散〔勝昌〕㊀　㈱東洋薬行
区分 第2類
組成 散（褐）：4.5g中 黄耆建中湯水製エキス3g（ケイシ・生ショウキョウ・タイソウ・オウギ各4g、シャクヤク6g、カンゾウ2g）
添加 トウモロコシデンプン
適応 体力虚弱で、疲労しやすいものの次の諸症：虚弱体質、病後の衰弱、ねあせ、湿疹・皮膚炎、皮膚のただれ、腹痛、冷え症
用法 1回1.5g1日3回空腹時
包装 200g〔Ⓑ5,145（税込み）〕、600g〔Ⓑ13,440（税込み）〕

サンワ黄耆建中湯エキス細粒㊀　三和生薬㈱
区分 第2類
組成 細：6g中 黄耆建中湯水製エキス2.3g（ケイヒ・タイソウ・オウギ各2.4g、ショウキョウ0.6g、シャクヤク3.6g、カンゾウ1.2g）

添加	乳糖，トウモロコシデンプン
適応	体力虚弱で，疲労しやすいものの次の諸症：虚弱体質，病後の衰弱，ねあせ，湿疹・皮膚炎，皮膚のただれ，腹痛，冷え症
用法	1回15才以上2g，14〜7才1.3g，6〜4才1g，1日3回食前又は食間。4才未満は服用しない
包装	500g

サンワ黄耆建中湯エキス細粒「分包」⊖ 三和生薬㈱-ジェーピーエス製薬㈱

区分	第2類
組成	細：3包(6g)中 黄耆建中湯水製エキス2.3g（ケイヒ・タイソウ・オウギ各2.4g，ショウキョウ0.6g，シャクヤク3.6g，カンゾウ1.2g）
添加	乳糖，トウモロコシデンプン
適応	体力虚弱で，疲労しやすいものの次の諸症：虚弱体質，病後の衰弱，ねあせ，湿疹・皮膚炎，皮膚のただれ，腹痛，冷え症
用法	1回15才以上1包，14〜7才⅔，6〜4才½，1日3回食前又は食間。4才未満は服用しない
包装	三和生薬㈱販売：30包〔Ⓐ2,205（税込み）〕，90包〔Ⓐ5,985（税込み）〕。ジェーピーエス製薬㈱販売：180包
備考	ジェーピーエス製薬㈱販売の商品名：JPS漢方細粒-91号

サンワ黄耆建中湯エキス錠⊖ 三和生薬㈱

区分	第2類
組成	錠：18錠中 黄耆建中湯水製エキス2.3g（ケイヒ・タイソウ・オウギ各2.4g，ショウキョウ0.6g，シャクヤク3.6g，カンゾウ1.2g）
添加	乳糖，トウモロコシデンプン，メタケイ酸アルミン酸マグネシウム，ステアリン酸カルシウム，カルメロースカルシウム（CMC-Ca）
適応	体力虚弱で，疲労しやすいものの次の諸症：虚弱体質，病後の衰弱，ねあせ，湿疹・皮膚炎，皮膚のただれ，腹痛，冷え症
用法	1回15才以上6錠，14〜7才4錠，6〜5才3錠，1日3回食前又は食間。5才未満は服用しない
包装	270錠〔Ⓐ2,835（税込み）〕

療方補気升陽顆粒⊖ クラシエ製薬㈱-クラシエ薬品㈱

区分	第2類
組成	顆：3包(8.1g)中 黄耆建中湯エキス粉末6700mg（ケイヒ・タイソウ・オウギ各4g，ショウキョウ1.33g，シャクヤク6g，カンゾウ2g）
添加	カルメロースカルシウム（CMC-Ca），二酸化ケイ素，セルロース，ステアリン酸マグネシウム
適応	体力虚弱で，疲労しやすいものの次の諸症：虚弱体質，病後の衰弱，ねあせ，湿疹・皮膚炎，皮膚のただれ，腹痛，冷え症
用法	1回15才以上1包，14〜7才⅔，6〜4才½，3〜2才⅓，2才未満¼，1日3回食前又は食間。1才未満には，医師の診療を受けさせることを優先し，止むを得ない場合にだけ服用させる。3ヵ月未満は服用しない
包装	90包

オウゴントウ 黄芩湯

〔基準〕

（平成20年9月30日 厚生労働省医薬食品局審査管理課長通知による）

1. 成分・分量
   黄芩4〜9，芍薬2〜8，甘草2〜6，大棗4〜9
2. 用法・用量
   湯
3. 効能・効果
   体力中等度で，腹痛，みぞおちのつかえがあり，ときにさむけ，発熱などがあるものの次の諸症：下痢，胃腸炎

〔使用上の注意〕

（平成25年3月27日　厚生労働省医薬食品局安全対策課長・審査管理課長通知による）

【添付文書等に記載すべき事項】

『してはいけないこと』
（守らないと現在の症状が悪化したり，副作用が起こりやすくなる）
　次の人は服用しないこと
　　生後3ヵ月未満の乳児。
　　〔生後3ヵ月未満の用法がある製剤に記載すること。〕

『相談すること』

1. 次の人は服用前に医師，薬剤師又は登録販売者に相談すること
   (1) 医師の治療を受けている人。
   (2) 妊婦又は妊娠していると思われる人。
   (3) 高齢者。
      〔1日最大配合量が甘草として1g以上（エキス剤については原生薬に換算して1g以上）含有する製剤に記載すること。〕
   (4) 次の症状のある人。
      むくみ
      〔1日最大配合量が甘草として1g以上（エキス剤については原生薬に換算して1g以上）含有する製剤に記載すること。〕
   (5) 次の診断を受けた人。
      高血圧，心臓病，腎臓病
      〔1日最大配合量が甘草として1g以上（エキス剤については原生薬に換算して1g以上）含有する製剤に記載すること。〕
2. 服用後，次の症状があらわれた場合は副作用の可能性があるので，直ちに服用を中止し，この文書を持って医師，薬剤師又は登録販売者に相談すること
   まれに下記の重篤な症状が起こることがある。その場合は直ちに医師の診療を受けること。

症状の名称	症　　状
偽アルドステロン症，ミオパチー	手足のだるさ，しびれ，つっぱり感やこわばりに加えて，脱力感，筋肉痛があらわれ，徐々に強くなる。

　　〔1日最大配合量が甘草として1g以上（エキス剤については原生薬に換算して1g以上）含有する製剤に記載すること。〕
3. 5〜6日間服用しても症状がよくならない場合は服用を中止し，この文書を持って医師，薬剤師又は登録販売者に相談すること
4. 長期連用する場合には，医師，薬剤師又は登録販売者に相談すること

〔1日最大配合量が甘草として1g以上（エキス剤については原生薬に換算して1g以上）含有する製剤に記載すること。〕
〔用法及び用量に関連する注意として，用法及び用量の項目に続けて以下を記載すること。〕
（1）小児に服用させる場合には，保護者の指導監督のもとに服用させること。
　　〔小児の用法及び用量がある場合に記載すること。〕
（2）〔小児の用法がある場合，剤形により，次に該当する場合には，そのいずれかを記載すること。〕
　1）3歳以上の幼児に服用させる場合には，薬剤がのどにつかえることのないよう，よく注意すること。
　　〔5歳未満の幼児の用法がある錠剤・丸剤の場合に記載すること。〕
　2）幼児に服用させる場合には，薬剤がのどにつかえることのないよう，よく注意すること。
　　〔3歳未満の用法及び用量を有する丸剤の場合に記載すること。〕
　3）1歳未満の乳児には，医師の診療を受けさせることを優先し，やむを得ない場合にのみ服用させること。
　　〔カプセル剤及び錠剤・丸剤以外の製剤の場合に記載すること。なお，生後3ヵ月未満の用法がある製剤の場合，「生後3ヵ月未満の乳児」を『してはいけないこと』に記載し，用法及び用量欄には記載しないこと。〕

保管及び取扱い上の注意
（1）直射日光の当たらない（湿気の少ない）涼しい所に（密栓して）保管すること。
　　〔（　）内は必要とする場合に記載すること。〕
（2）小児の手の届かない所に保管すること。
（3）他の容器に入れ替えないこと。（誤用の原因になったり品質が変わる。）
　　〔容器等の個々に至適表示がなされていて，誤用のおそれのない場合には記載しなくてもよい。〕

【外部の容器又は外部の被包に記載すべき事項】
注意
1．次の人は服用しないこと
　　生後3ヵ月未満の乳児。
　　〔生後3ヵ月未満の用法がある製剤に記載すること。〕
2．次の人は服用前に医師，薬剤師又は登録販売者に相談すること
（1）医師の治療を受けている人。
（2）妊婦又は妊娠していると思われる人。
（3）高齢者。
　　〔1日最大配合量が甘草として1g以上（エキス剤については原生薬に換算して1g以上）含有する製剤に記載すること。〕
（4）次の症状のある人。
　　むくみ
　　〔1日最大配合量が甘草として1g以上（エキス剤については原生薬に換算して1g以上）含有する製剤に記載すること。〕
（5）次の診断を受けた人。
　　高血圧，心臓病，腎臓病
　　〔1日最大配合量が甘草として1g以上（エキス剤については原生薬に換算して1g以上）含有する製剤に記載すること。〕
2′．服用が適さない場合があるので，服用前に医師，薬剤師又は登録販売者に相談すること
　　〔2．の項目の記載に際し，十分な記載スペースがない場合には2′．を記載すること。〕
3．服用に際しては，説明文書をよく読むこと
4．直射日光の当たらない（湿気の少ない）涼しい所に（密栓して）保管すること
　　〔（　）内は必要とする場合に記載すること。〕

ウチダの黄芩湯㊀　㈱ウチダ和漢薬
区分　第2類
組成（煎）：1袋中　オウゴン4g，タイソウ4g，カンゾウ3g，シャクヤク3g
適応　下痢してみぞおちがつかえ腹痛し，直腹筋の攣急があるもので，発熱，頭痛，嘔吐，乾嘔，渇などを伴うもの：急性腸炎，大腸炎，消化不良症，感冒
用法　15才以上1日1袋を煎じ2〜3回に分けて食前1時間又は食間空腹時に温服。15才未満は服用しない
包装　30袋

一般用漢方製剤

応鐘散（芎黄散）
オウショウサン（キュウオウサン）

〔基準〕
（平成20年9月30日 厚生労働省医薬食品局審査管理課長通知による）
1. 成分・分量
   大黄1，川芎2
2. 用法・用量
   (1)散：1回に頓用する　(2)湯：上記量を1日量
3. 効能・効果
   体力中等度以上のものの次の諸症：便秘，便秘に伴うのぼせ・肩こり

〔使用上の注意〕
（平成25年3月27日　厚生労働省医薬食品局安全対策課長・審査管理課長通知による）

【添付文書等に記載すべき事項】
『してはいけないこと』
（守らないと現在の症状が悪化したり，副作用が起こりやすくなる）
1. 次の人は服用しないこと
   生後3ヵ月未満の乳児。
   〔生後3ヵ月未満の用法がある製剤に記載すること。〕
2. 本剤を服用している間は，次の医薬品を服用しないこと
   他の瀉下薬（下剤）
3. 授乳中の人は本剤を服用しないか，本剤を服用する場合は授乳を避けること

『相談すること』
1. 次の人は服用前に医師，薬剤師又は登録販売者に相談すること
   (1) 医師の治療を受けている人。
   (2) 妊婦又は妊娠していると思われる人。
   (3) 体の虚弱な人（体力の衰えている人，体の弱い人）。
   (4) 胃腸が弱く下痢しやすい人。
2. 服用後，次の症状があらわれた場合は副作用の可能性があるので，直ちに服用を中止し，この文書を持って医師，薬剤師又は登録販売者に相談すること

関係部位	症　状
消化器	吐き気・嘔吐，食欲不振，胃部不快感，はげしい腹痛を伴う下痢，腹痛

3. 服用後，次の症状があらわれることがあるので，このような症状の持続又は増強が見られた場合には，服用を中止し，この文書を持って医師，薬剤師又は登録販売者に相談すること
   下痢
4. 1週間位（便秘に頓服として用いる場合には5～6回）服用しても症状がよくならない場合は服用を中止し，この文書を持って医師，薬剤師又は登録販売者に相談すること

〔用法及び用量に関連する注意として，用法及び用量の項目に続けて以下を記載すること。〕
(1) 小児に服用させる場合には，保護者の指導監督のもとに服用させること。
   〔小児の用法及び用量がある場合に記載すること。〕
(2) 〔小児の用法がある場合，剤形により，次に該当する場合には，そのいずれかを記載すること。〕
   1) 3歳以上の幼児に服用させる場合には，薬剤がのどにつかえることのないよう，よく注意すること。
      〔5歳未満の幼児の用法がある錠剤・丸剤の場合に記載すること。〕
   2) 幼児に服用させる場合には，薬剤がのどにつかえることのないよう，よく注意すること。
      〔3歳未満の用法及び用量を有する丸剤の場合に記載すること。〕
   3) 1歳未満の乳児には，医師の診療を受けさせることを優先し，やむを得ない場合にのみ服用させること。
      〔カプセル剤及び錠剤・丸剤以外の製剤の場合に記載すること。なお，生後3ヵ月未満の用法がある製剤の場合，「生後3ヵ月未満の乳児」を『してはいけないこと』に記載し，用法及び用量欄には記載しないこと。〕

保管及び取扱い上の注意
(1) 直射日光の当たらない（湿気の少ない）涼しい所に（密栓して）保管すること。
   〔(　)内は必要とする場合に記載すること。〕
(2) 小児の手の届かない所に保管すること。
(3) 他の容器に入れ替えないこと。（誤用の原因になったり品質が変わる。）
   〔容器等の個々に至適表示がなされていて，誤用のおそれのない場合には記載しなくてもよい。〕

【外部の容器又は外部の被包に記載すべき事項】
注意
1. 次の人は服用しないこと
   生後3ヵ月未満の乳児。
   〔生後3ヵ月未満の用法がある製剤に記載すること。〕
2. 授乳中の人は本剤を服用しないか，本剤を服用する場合は授乳を避けること
3. 次の人は服用前に医師，薬剤師又は登録販売者に相談すること
   (1) 医師の治療を受けている人。
   (2) 妊婦又は妊娠していると思われる人。
   (3) 体の虚弱な人（体力の衰えている人，体の弱い人）。
   (4) 胃腸が弱く下痢しやすい人。
3´. 服用が適さない場合があるので，服用前に医師，薬剤師又は登録販売者に相談すること
   〔3.の項目の記載に際し，十分な記載スペースがない場合には3´.を記載すること。〕
4. 服用に際しては，説明文書をよく読むこと
5. 直射日光の当たらない（湿気の少ない）涼しい所に（密栓して）保管すること
   〔(　)内は必要とする場合に記載すること。〕

黄快㊀　北日本製薬㈱
区分 第2類
組成 ：1包（1500mg）中 センキュウ末1000mg，ダイオウ末500mg
適応 便秘，便秘に伴うのぼせ・肩こり
用法 15才以上1日1回1包頓用

芎黄散粒状㊀　長倉製薬㈱-日邦薬品工業㈱
区分 第2類
組成 顆（黄褐）：2.1g中 ダイオウ1.05g，センキュウ1.05g
適応 便秘，頭痛，のぼせ
用法 1回成人0.7g，15～8才1/2，7～5才1/3，4～2才1/4，1才～3ヵ月1/2，1日3回食前又は食間。1才未満には，止むを得ない場合の他は服用させない。3ヵ月未満は服用しない
包装 500g〔Ⓑ8,000〕

オウレンアキョウトウ
黄連阿膠湯

〔基準〕
(平成20年9月30日 厚生労働省医薬食品局審査管理課長通知による)

1. 成分・分量
   黄連3～4，芍薬2～2.5，黄芩1～2，阿膠3，卵黄1個
2. 用法・用量
   湯
3. 効能・効果
   体力中等度以下で，冷えやすくのぼせ気味で胸苦しく不眠の傾向のあるものの次の諸症：鼻血，不眠症，かさかさした湿疹・皮膚炎，皮膚のかゆみ

〔使用上の注意〕
(平成25年3月27日 厚生労働省医薬食品局安全対策課長・審査管理課長通知による)

【添付文書等に記載すべき事項】
『してはいけないこと』
(守らないと現在の症状が悪化したり，副作用が起こりやすくなる)
1. 次の人は服用しないこと
   (1) 生後3ヵ月未満の乳児。
      〔生後3ヵ月未満の用法がある製剤に記載すること。〕
   (2) 本剤又は鶏卵によるアレルギー症状を起こしたことがある人。
      〔卵黄を含有する製剤に記載すること。〕

『相談すること』
1. 次の人は服用前に医師，薬剤師又は登録販売者に相談すること
   (1) 医師の治療を受けている人。
   (2) 妊婦又は妊娠していると思われる人。
2. 服用後，次の症状があらわれた場合は副作用の可能性があるので，直ちに服用を中止し，この文書を持って医師，薬剤師又は登録販売者に相談すること

関係部位	症　　　　状
消化器	食欲不振，胃部不快感

3. 服用後，次の症状があらわれることがあるので，このような症状の持続又は増強が見られた場合には，服用を中止し，この文書を持って医師，薬剤師又は登録販売者に相談すること
   下痢
4. 1ヵ月位（鼻血に服用する場合には5～6回）服用しても症状がよくならない場合は服用を中止し，この文書を持って医師，薬剤師又は登録販売者に相談すること

〔用法及び用量に関連する注意として，用法及び用量の項目に続けて以下を記載すること。〕
(1) 小児に服用させる場合には，保護者の指導監督のもとに服用させること。
   〔小児の用法及び用量がある場合に記載すること。〕
(2) 〔小児の用法がある場合，剤形により，次に該当する場合には，そのいずれかを記載すること。〕
   1) 3歳以上の幼児に服用させる場合には，薬剤がのどにつかえることのないよう，よく注意すること。
      〔5歳未満の幼児の用法がある錠剤・丸剤の場合に記載すること。〕
   2) 幼児に服用させる場合には，薬剤がのどにつかえることのないよう，よく注意すること。
      〔3歳未満の用法及び用量を有する丸剤の場合に記載すること。〕
   3) 1歳未満の乳児には，医師の診療を受けさせることを優先し，やむを得ない場合にのみ服用させること。
      〔カプセル剤及び錠剤・丸剤以外の製剤の場合に記載すること。なお，生後3ヵ月未満の用法がある製剤の場合，「生後3ヵ月未満の乳児」を『してはいけないこと』に記載し，用法及び用量欄には記載しないこと。〕

保管及び取扱い上の注意
(1) 直射日光の当たらない（湿気の少ない）涼しい所に（密栓して）保管すること。
   〔（　）内は必要とする場合に記載すること。〕
(2) 小児の手の届かない所に保管すること。
(3) 他の容器に入れ替えないこと。（誤用の原因になったり品質が変わる。）
   〔容器等の個々に至適表示がなされていて，誤用のおそれのない場合には記載しなくてもよい。〕

【外部の容器又は外部の被包に記載すべき事項】
注意
1. 次の人は服用しないこと
   (1) 生後3ヵ月未満の乳児。
      〔生後3ヵ月未満の用法がある製剤に記載すること。〕
   (2) 本剤又は鶏卵によるアレルギー症状を起こしたことがある人。
      〔卵黄を含有する製剤に記載すること。〕
2. 次の人は服用前に医師，薬剤師又は登録販売者に相談すること
   (1) 医師の治療を受けている人。
   (2) 妊婦又は妊娠していると思われる人。
2′. 服用が適さない場合があるので，服用前に医師，薬剤師又は登録販売者に相談すること
   〔2.の項目の記載に際し，十分な記載スペースがない場合には2′.を記載すること。〕
3. 服用に際しては，説明文書をよく読むこと
4. 直射日光の当たらない（湿気の少ない）涼しい所に（密栓して）保管すること
   〔（　）内は必要とする場合に記載すること。〕

黄連阿膠湯エキス顆粒クラシエ⊖ クラシエ製薬㈱-クラシエ薬品㈱
区分 第2類
組成 顆(黄)：3包(6.6g)中 黄連阿膠湯エキス粉末5100mg（オウレン・アキョウ各1.5g，シャクヤク1.25g，オウゴン1g，卵黄粉末3g）
添加 ヒドロキシプロピルセルロース，乳糖，カルメロースカルシウム(CMC-Ca)，二酸化ケイ素
適応 体力中等度以下で，冷えやすくのぼせ気味で胸苦しく不眠の傾向のあるものの次の諸症：鼻血，不眠症，かさかさした湿疹・皮膚炎，皮膚のかゆみ
用法 1回15才以上1包，14～7才⅔，6～4才½，1日3回食前又は食間。4才未満は服用しない
包装 90包

黄連解毒湯 (オウレンゲドクトウ)

〔基準〕

(平成20年9月30日 厚生労働省医薬食品局審査管理課長通知による)

1. 成分・分量
    黄連1.5~2, 黄芩3, 黄柏1.5~3, 山梔子2~3
2. 用法・用量
    (1)散：1回1.5~2g 1日3回 (2)湯
3. 効能・効果
    体力中等度以上で，のぼせぎみで顔色赤く，いらいらして落ち着かない傾向のあるものの次の諸症：鼻出血，不眠症，神経症，胃炎，二日酔，血の道症[注]，めまい，動悸，更年期障害，湿疹・皮膚炎，皮膚のかゆみ，口内炎

《備考》
注）血の道症とは，月経，妊娠，出産，産後，更年期など女性のホルモンの変動に伴って現れる精神不安やいらだちなどの精神神経症状および身体症状のことである。
【注】表記については，効能・効果欄に記載するのではなく，〈効能・効果に関連する注意〉として記載する。

〔使用上の注意〕

(平成25年8月6日 厚生労働省医薬食品局安全対策課長通知による)
【添付文書等に記載すべき事項】
『してはいけないこと』
(守らないと現在の症状が悪化したり，副作用が起こりやすくなる)

次の人は服用しないこと
    生後3ヵ月未満の乳児。
    〔生後3ヵ月未満の用法がある製剤に記載すること。〕

『相談すること』
1. 次の人は服用前に医師，薬剤師又は登録販売者に相談すること
    (1) 医師の治療を受けている人。
    (2) 妊婦又は妊娠していると思われる人。
    (3) 体の虚弱な人（体力の衰えている人，体の弱い人）。
2. 服用後，次の症状があらわれた場合は副作用の可能性があるので，直ちに服用を中止し，この文書を持って医師，薬剤師又は登録販売者に相談すること
    まれに下記の重篤な症状が起こることがある。その場合は直ちに医師の診療を受けること。

症状の名称	症　状
間質性肺炎	階段を上ったり，少し無理をしたりすると息切れがする・息苦しくなる，空せき，発熱等がみられ，これらが急にあらわれたり，持続したりする。
肝機能障害	発熱，かゆみ，発疹，黄疸（皮膚や白目が黄色くなる），褐色尿，全身のだるさ，食欲不振等があらわれる。
腸間膜静脈硬化症	長期服用により，腹痛，下痢，便秘，腹部膨満等が繰り返しあらわれる。

3. 1ヵ月位（鼻出血，二日酔に服用する場合には5~6回）服用しても症状がよくならない場合は服用を中止し，この文書を持って医師，薬剤師又は登録販売者に相談すること
    〔効能又は効果に関連する注意として，効能又は効果の項目に続けて以下を記載すること。〕
    血の道症とは，月経，妊娠，出産，産後，更年期など女性のホルモンの変動に伴って現れる精神不安やいらだちなどの精神神経症状および身体症状のことである。

〔用法及び用量に関連する注意として，用法及び用量の項目に続けて以下を記載すること。〕
(1) 小児に服用させる場合には，保護者の指導監督のもとに服用させること。
    〔小児の用法及び用量がある場合に記載すること。〕
(2) 〔小児の用法がある場合，剤形により，次に該当する場合には，そのいずれかを記載すること。〕
    1) 3歳以上の幼児に服用させる場合には，薬剤がのどにつかえることのないよう，よく注意すること。
        〔5歳未満の幼児の用法がある錠剤・丸剤の場合に記載すること。〕
    2) 幼児に服用させる場合には，薬剤がのどにつかえることのないよう，よく注意すること。
        〔3歳未満の用法及び用量を有する丸剤の場合に記載すること。〕
    3) 1歳未満の乳児には，医師の診療を受けさせることを優先し，やむを得ない場合にのみ服用させること。
        〔カプセル剤及び錠剤・丸剤以外の製剤の場合に記載すること。なお，生後3ヵ月未満の用法がある製剤の場合，「生後3ヵ月未満の乳児」を『してはいけないこと』に記載し，用法及び用量欄には記載しないこと。〕

保管及び取扱い上の注意
(1) 直射日光の当たらない（湿気の少ない）涼しい所に（密栓して）保管すること。
    〔( ) 内は必要とする場合に記載すること。〕
(2) 小児の手の届かない所に保管すること。
(3) 他の容器に入れ替えないこと。（誤用の原因になったり品質が変わる。）
    〔容器等の個々に至適表示がなされていて，誤用のおそれのない場合には記載しなくてもよい。〕

【外部の容器又は外部の被包に記載すべき事項】
注意
1. 次の人は服用しないこと
    生後3ヵ月未満の乳児。
    〔生後3ヵ月未満の用法がある製剤に記載すること。〕
2. 次の人は服用前に医師，薬剤師又は登録販売者に相談すること
    (1) 医師の治療を受けている人。
    (2) 妊婦又は妊娠していると思われる人。
    (3) 体の虚弱な人（体力の衰えている人，体の弱い人）。
2′. 服用が適さない場合があるので，服用前に医師，薬剤師又は登録販売者に相談すること
    〔2.の項目の記載に際し，十分な記載スペースがない場合には2′.を記載すること。〕
3. 服用に際しては，説明文書をよく読むこと
4. 直射日光の当たらない（湿気の少ない）涼しい所に（密栓して）保管すること
    〔( ) 内は必要とする場合に記載すること。〕
〔効能又は効果に関連する注意として，効能又は効果の項目に続けて以下を記載すること。〕
    血の道症とは，月経，妊娠，出産，産後，更年期など女性のホルモンの変動に伴って現れる精神不安やいらだちなどの精神神経症状および身体症状のことである。

JPS黄連解毒湯エキス錠N⊖　ジェーピーエス製薬㈱

区分 第2類
組成 錠（黄~黄褐）：9錠中 黄連解毒湯エキス1.6g（オウレン・オウバク各1.5g, オウゴン3g, サンシシ2g）
添 無水ケイ酸，ケイ酸アルミニウム，カルメロースカルシウム（CMC-Ca），トウモロコシデンプン，ステアリン酸マグネシウム，乳糖水和物
適応 体力中等度以上で，のぼせ気味で顔色赤く，いらいらして落ち着かない傾向のあるものの次の諸症：鼻出血，不眠症，神経

症, 胃炎, 二日酔, 血の道症, めまい, 動悸, 更年期障害, 湿疹・皮膚炎, 皮膚のかゆみ, 口内炎
用法 1回15才以上3錠, 14～7才2錠, 6～5才1錠, 1日3回食前又は食間。5才未満は服用しない
包装 200錠

JPS漢方顆粒-3号 ㊀ ジェーピーエス製薬㈱
区分 第2類
組成(顆)(淡黄褐):3包(6g)中 黄連解毒湯エキス(4/5量)1.28g(オウレン・オウバク各1.2g, オウゴン2.4g, サンシシ1.6g)
添加 ステアリン酸マグネシウム, ショ糖脂肪酸エステル, 乳糖水和物
適応 体力中等度以上で, のぼせ気味で顔色赤く, いらいらして落ち着かない傾向のあるものの次の諸症:鼻出血, 不眠症, 神経症, 胃炎, 二日酔, 血の道症, めまい, 動悸, 更年期障害, 湿疹・皮膚炎, 皮膚のかゆみ, 口内炎
用法 1回15才以上1包, 14～7才2/3, 6～4才1/2, 3～2才1/3, 2才未満1/4, 1日3回食前又は食間。1才未満には, 医師の診療を受けさせることを優先し, 止むを得ない場合にだけ服用させる。3ヵ月未満は服用しない
包装 180包

ウチダの黄連解毒丸 ㊀ ㈱ウチダ和漢薬
区分 第2類
組成(丸):6g(90丸)中 生薬末5.882g(オウバク末・オウレン末各1.5g, オウゴン末3g, サンシシ末2g)
添加 カルメロースナトリウム(CMC-Na)
適応 体力中等度以上で, のぼせ気味で顔色赤く, いらいらして落ち着かない傾向のあるものの次の諸症:鼻出血, 不眠症, 神経症, 胃炎, 二日酔, 血の道症, めまい, 動悸, 更年期障害, 湿疹・皮膚炎, 皮膚のかゆみ, 口内炎
用法 1回15才以上22～30丸, 14～7才15～20丸, 1日3回食前又は食間。7才未満は服用しない
包装 160g, 500g, 30丸×168包

ウチダの黄連解毒湯 ㊀ ㈱ウチダ和漢薬
区分 第2類
組成(煎):1袋中 オウレン1.5g, オウバク1.5g, オウゴン3g, サンシシ2g
適応 顔色は赤くのぼせて, 胃部がつかえ胸ぐるしいもので頭痛, 耳鳴り, 不眠などを伴うもの:鼻血, 胃炎, 宿酔, 高血圧や更年期障害による不眠症
用法 15才以上1日1袋を煎じ2～3回に分けて食前1時間又は食間空腹時に温服。15才未満は服用しない
包装 30袋

ウチダの黄連解毒湯エキス散 ㊀ ㈱ウチダ和漢薬
区分 第2類
組成(細):6g中 黄連解毒湯エキス2g(オウレン・オウバク各1.5g, オウゴン3g, サンシシ2g)
添加 乳糖水和物, バレイショデンプン, メタケイ酸アルミン酸マグネシウム, ヒドロキシプロピルセルロース
適応 体力中等度以上で, のぼせ気味で顔色赤く, いらいらして落ち着かない傾向のあるものの次の諸症:鼻出血, 不眠症, 神経症, 胃炎, 二日酔, 血の道症, めまい, 動悸, 更年期障害, 湿疹・皮膚炎, 皮膚のかゆみ, 口内炎
用法 1回15才以上2g, 14～7才2/3, 6～4才1/2, 3～2才1/3, 2才未満1/4以下, 1日3回食前又は食間。1才未満には, 医師の診療を受けさせることを優先し, 止むを得ない場合にだけ服用させる。3ヵ月未満は服用しない
包装 500g

ウチダの清熱瀉火 ㊀ ㈱ウチダ和漢薬
区分 第2類
組成(細)(淡黄褐):3包中 黄連解毒湯エキス2g(オウレン・オウバク各1.5g, オウゴン3g, サンシシ2g)
添加 乳糖水和物, バレイショデンプン, メタケイ酸アルミン酸マグネシウム, ヒドロキシプロピルセルロース
適応 比較的体力があり, のぼせ気味で顔色赤く, いらいらする傾向のある次の諸症:鼻出血, 不眠症, ノイローゼ, 胃炎, 二日

酔, 血の道症, めまい, 動悸
用法 1回15才以上1包, 14～7才2/3, 6～4才1/2, 3～2才1/3, 2才未満1/4, 1日3回食前又は食間。1才未満には, 医師の診療を受けさせることを優先し, 止むを得ない場合にだけ服用させる。3ヵ月未満は服用しない
包装 300包

黄解A錠 ㊀ 一元製薬㈱-㈱イチゲン
区分 第2類
組成(錠)(褐):100錠中 オウレン末4.2g, オウゴン末8.5g, オウバク末4.2g, サンシシ末5.6g, 水性エキス2.5g(オウレン・オウバク各4.95g, オウゴン9.9g, サンシシ6.6g)
適応 体力中等度以上で, のぼせ気味で顔色赤く, いらいらして落ち着かない傾向のあるものの次の諸症:鼻出血, 不眠症, 神経症, 胃炎, 二日酔, 血の道症, めまい, 動悸, 更年期障害, 湿疹・皮膚炎, 皮膚のかゆみ, 口内炎
用法 成人1回4～6錠1日3回食前1時間又は空腹時。頓服には6～8錠
包装 350錠〔Ⓐ4,800Ⓑ2,400〕, 1000錠〔Ⓐ12,000Ⓑ6,000〕, 2000錠〔Ⓐ22,000Ⓑ11,000〕

オウゲEP錠 ㊀ 剤盛堂薬品㈱
区分 第2類
組成(錠)(黄褐):18錠(3.6g)中 黄連解毒湯エキス(9/25量)0.44g(オウゴン1.08g, オウバク・オウレン各0.54g, サンシシ0.72g), オウゴン末0.405g, オウバク末0.203g, オウレン末0.203g, サンシシ末0.27g
添加 軽質無水ケイ酸, ステアリン酸マグネシウム, 乳糖, バレイショデンプン, ヒドロキシプロピルセルロース
適応 体力中等度以上で, のぼせ気味で顔色赤く, いらいらして落ち着かない傾向のあるものの次の諸症:鼻出血, 不眠症, 神経症, 胃炎, 二日酔, 血の道症, めまい, 動悸, 更年期障害, 湿疹・皮膚炎, 皮膚のかゆみ, 口内炎
用法 1回15才以上6錠, 14～7才4錠, 6～5才3錠, 1日3回食前又は食間。5才未満は服用しない

オウゲインN「コタロー」㊀ 小太郎漢方製薬㈱
区分 第2類
組成(錠)(茶):9錠中 黄連解毒湯エキス散(3/4量)1.62g(オウレン・オウバク各1.125g, サンシシ1.5g, オウゴン2.25g)
添加 カルメロースカルシウム(CMC-Ca), 含水二酸化ケイ素, 軽質無水ケイ酸, ステアリン酸マグネシウム, トウモロコシデンプン, アメ粉
適応 体力中等度以上で, のぼせ気味で顔色赤く, いらいらして落ち着かない傾向のあるものの次の諸症:鼻出血, 不眠症, 神経症, 胃炎, 二日酔, 血の道症, めまい, 動悸, 更年期障害, 湿疹・皮膚炎, 皮膚のかゆみ, 口内炎
用法 1回15才以上3錠, 14～5才2錠, 1日3回食前又は食間。5才未満は服用しない
包装 180錠

黄解散粒状 ㊀ 長倉製薬㈱-日邦薬品工業㈱
区分 第2類
組成(顆)(黄褐):3包又は2.1g中 オウレン0.75g, オウバク0.5g, オウゴン0.5g, サンシシ0.35g
適応 胃カタル
用法 1回成人1包又は0.7g, 15～8才1/2, 7～5才2/3, 4～2才1/5, 1才～3ヵ月1/2, 1日3回食前又は食間。1才未満には, 止むを得ない場合の他は服用させない。3ヵ月未満は服用しない
包装 500g〔Ⓑ14,300〕, 500包〔Ⓑ11,500〕

黄連解毒湯Aエキス細粒三和生薬 ㊀ 三和生薬㈱
区分 第2類
組成(細)(黄褐):4.5g中 黄連解毒湯A水製エキス1.7g(オウレン・オウバク各1.5g, オウゴン3g, サンシシ2g)
添加 乳糖, トウモロコシデンプン, セルロース, 部分アルファー化デンプン, ステアリン酸カルシウム, 無水ケイ酸
適応 体力中等度以上で, のぼせ気味で顔色赤く, いらいらして落ち着かない傾向のあるものの次の諸症:鼻出血, 不眠症, 神経症, 胃炎, 二日酔, 血の道症, めまい, 動悸, 更年期障害, 湿疹・皮膚炎, 皮膚のかゆみ, 口内炎

用法 1回15才以上1.5g，14～7才1g，6～4才0.75g，1日3回食前又は食間。4才未満は服用しない

包装 500g

黄連解毒湯Aエキス細粒「分包」三和生薬㊀　三和生薬㈱

区分 第２類

組成 細（黄褐）：3包（4.5g）中 黄連解毒湯A水製エキス1.7g（オウレン・オウバク各1.5g，オウゴン3g，サンシシ2g）

添加 乳糖，トウモロコシデンプン，セルロース，部分アルファー化デンプン，ステアリン酸カルシウム，無水ケイ酸

適応 体力中等度以上で，のぼせ気味で顔色赤く，いらいらして落ち着かない傾向のあるものの次の諸症：鼻出血，不眠症，神経症，胃炎，二日酔，血の道症，めまい，動悸，更年期障害，湿疹・皮膚炎，皮膚のかゆみ，口内炎

用法 1回15才以上1包，14～7才⅔，6～4才½，1日3回食前又は食間。4才未満は服用しない

包装 30包〔Ⓐ2,520（税込み）〕，90包〔Ⓐ6,825（税込み）〕

黄連解毒湯Aエキス錠三和生薬㊀　三和生薬㈱

区分 第２類

組成 錠（黄褐）：18錠中 黄連解毒湯A水製エキス1.6g（オウレン・オウバク各1.5g，オウゴン3g，サンシシ2g）

添加 乳糖，セルロース，部分アルファー化デンプン，カルメロースカルシウム（CMC-Ca），カルメロース（CMC），ステアリン酸カルシウム，無水ケイ酸，メタケイ酸アルミン酸マグネシウム

適応 体力中等度以上で，のぼせ気味で顔色赤く，いらいらして落ち着かない傾向のあるものの次の諸症：鼻出血，不眠症，神経症，胃炎，二日酔，血の道症，めまい，動悸，更年期障害，湿疹・皮膚炎，皮膚のかゆみ，口内炎

用法 1回15才以上6錠，14～7才4錠，6～5才3錠，1日3回食前又は食間。5才未満は服用しない

包装 270錠〔Ⓐ3,780（税込み）〕，900錠

黄連解毒湯エキス顆粒KM-2㊀　㈱カーヤ-㈱イチゲン，一元製薬㈱

区分 第２類

組成 顆（褐）：7.5g中 黄連解毒湯水製乾燥エキス1.2g（オウゴン3g，サンシシ2g，オウバク・オウレン各1.5g）

添加 乳糖，ステアリン酸マグネシウム

適応 体力中等度以上で，のぼせ気味で顔色赤く，いらいらして落ち着かない傾向のあるものの次の諸症：鼻出血，不眠症，神経症，胃炎，二日酔，血の道症，めまい，動悸，更年期障害，湿疹・皮膚炎，皮膚のかゆみ，口内炎

用法 1回15才以上2.5g，14～7才1.6g，6～4才1.2g，3～2才0.8g，2才未満0.6g以下，1日3回食前又は食間。1才未満には，医師の診療を受けさせることを優先し，止むを得ない場合にだけ服用させる。3ヵ月未満は服用しない

包装 500g　**備考** 製造：天津泰達薬業有限公司（中国）

黄連解毒湯エキス顆粒SA㊀　帝國漢方製薬㈱-湧永製薬㈱

区分 第２類

組成 顆：3包（6g）中 黄連解毒湯エキス（4/5量）1.36g（オウレン・オウバク・サンシシ各1.6g，オウゴン2.4g）

添加 乳糖，セルロース，ステアリン酸マグネシウム

適応 体力中等度以上で，のぼせ気味で顔色赤く，いらいらして落ち着かない傾向のあるものの次の諸症：鼻出血，不眠症，神経症，胃炎，二日酔，血の道症，めまい，動悸，更年期障害，湿疹・皮膚炎，皮膚のかゆみ，口内炎

用法 1回15才以上1包，14～7才⅔，6～4才½，3～2才⅓，1日3回食前又は食間。2才未満は服用しない

包装 45包〔Ⓐ4,200（税込み）〕

黄連解毒湯エキス〔細粒〕4㊀　松浦薬業㈱-松浦漢方㈱

区分 第２類

組成 細：3包（6g）又は6g中 黄連解毒湯エキス1.45g（軟エキス約5.8gに相当）（オウレン・オウバク各1.5g，オウゴン3g，サンシシ2g）

添加 メタケイ酸アルミン酸マグネシウム，ヒプロメロース（ヒドロキシプロピルメチルセルロース），乳糖，トウモロコシデンプン，香料

適応 体力中等度以上で，のぼせ気味で顔色赤く，いらいらして落ち着かない傾向のあるものの次の諸症：鼻出血，不眠症，神経症，胃炎，二日酔，血の道症，めまい，動悸，更年期障害，湿疹・皮膚炎，皮膚のかゆみ，口内炎

用法 1回15才以上1包又は2g，14～7才⅔，6～4才½，3～2才⅓，2才未満¼以下，1日3回食前又は食間。1才未満には，医師の診療を受けさせることを優先し，止むを得ない場合にだけ服用させる。3ヵ月未満は服用しない

包装 500g，48包〔Ⓐ4,620（税込み）〕，300包

黄連解毒湯エキス細粒G「コタロー」㊀　小太郎漢方製薬㈱

区分 第２類

組成 細（茶）：3包（4.8g）中 黄連解毒湯エキス（4/5量）1.44g（オウレン・オウバク各1.2g，オウゴン2.4g，サンシシ1.6g）

添加 ステアリン酸マグネシウム，トウモロコシデンプン，乳糖水和物，プルラン，メタケイ酸アルミン酸マグネシウム

適応 体力中等度以上で，のぼせ気味で顔色赤く，いらいらして落ち着かない傾向のあるものの次の諸症：鼻出血，不眠症，神経症，胃炎，二日酔，血の道症，めまい，動悸，更年期障害，湿疹・皮膚炎，皮膚のかゆみ，口内炎

用法 1回15才以上1包又は1.6g，14～7才⅔，6～4才½，3～2才⅓，2才未満¼，1日3回食前又は食間。1才未満には，医師の診療を受けさせることを優先し，止むを得ない場合にだけ服用させる。3ヵ月未満は服用しない

包装 90包

黄連解毒湯エキス散〔勝昌〕㊀　㈱東洋薬行

区分 第２類

組成 散（茶褐）：3g中 黄連解毒湯エキス1.8g（オウレン・オウバク・サンシシ各2g，オウゴン3g）

添加 トウモロコシデンプン

適応 体力中等度以上で，のぼせ気味で顔色赤く，いらいらして落ち着かない傾向のあるものの次の諸症：鼻出血，不眠症，神経症，胃炎，二日酔，血の道症，めまい，動悸，更年期障害，湿疹・皮膚炎，皮膚のかゆみ，口内炎

用法 1回1g1日3回空腹時

包装 200g〔Ⓑ9,345（税込み）〕，600g〔Ⓑ25,200（税込み）〕

黄連解毒湯「タキザワ」㊀　㈱タキザワ漢方廠

区分 第２類

組成 煎：2包（9g）中 オウレン2g，オウバク2g，オウゴン3g，サンシシ2g

適応 体力中等度以上で，のぼせ気味で顔色赤く，いらいらして落ち着かない傾向のあるものの次の諸症：鼻出血，不眠症，神経症，胃炎，二日酔，血の道症，めまい，動悸，更年期障害，湿疹・皮膚炎，皮膚のかゆみ，口内炎

用法 15才以上1回1包を煎じ，1日2回朝夕空腹時。14～7才⅔，6～4才½，3～2才⅓，2才未満¼。1才未満には，医師の診療を受けさせることを優先し，止むを得ない場合にだけ服用させる。3ヵ月未満は服用しない

包装 120包〔Ⓐ28,350（税込み）Ⓑ14,175（税込み）〕

オオクサ黄解丸㊀　大草薬品㈱-日邦薬品工業㈱

区分 第２類

組成 丸（暗褐）：3包（60丸）中 オウレン末1059mg，オウバク末1059mg，オウゴン末2118mg，サンシシ末1412mg

添加 寒梅粉，セラック

適応 体力中等度以上で，のぼせ気味で顔色赤く，いらいらして落ち着かない傾向のあるものの次の諸症：鼻出血，不眠症，神経症，胃炎，二日酔，血の道症，めまい，動悸，更年期障害，湿疹・皮膚炎，皮膚のかゆみ，口内炎

用法 1回15才以上20丸，14～7才13丸，6～4才10丸，1日3回食前又は食間。かまずに服用。4才未満は服用しない

包装 500g

オオクサ黄解丸（分包）㊀　大草薬品㈱-日邦薬品工業㈱

区分 第２類

組成 丸（暗褐）：3包（60丸）中 オウレン末1059mg，オウバク末1059mg，オウゴン末2118mg，サンシシ末1412mg

添加 寒梅粉，セラック

適応 体力中等度以上で，のぼせ気味で顔色赤く，いらいらして落

ち着かない傾向のあるものの次の諸症：鼻出血，不眠症，神経症，胃炎，二日酔，血の道症，めまい，動悸，更年期障害，湿疹・皮膚炎，皮膚のかゆみ，口内炎
用法 1回15才以上1包，14〜7才約2/3，6〜4才1/2，1日3回食前又は食間。かまずに服用。4才未満は服用しない
包装 16包〔Ⓐ1,350〕

大峰エキス錠黄連解毒湯A ⊖ 配　大峰堂薬品工業㈱-伸和製薬㈱，日邦薬品工業㈱
区分 第2類
組成 錠（淡褐）：9錠中 黄連解毒湯エキス900mg（オウレン・オウバク各1.5g，オウゴン3g，サンシシ2g）
添加 ステアリン酸マグネシウム，タルク，カルメロースカルシウム（CMC-Ca），トウモロコシデンプン，乳糖，メタケイ酸アルミン酸マグネシウム
適応 体力中等度以上で，のぼせ気味で顔色赤く，いらいらして落ち着かない傾向のあるものの次の諸症：鼻出血，不眠症，神経症，胃炎，二日酔，血の道症，めまい，動悸，更年期障害，湿疹・皮膚炎，皮膚のかゆみ，口内炎
用法 1回15才以上3錠，14〜7才2錠，1日3回食前又は食間。7才未満は服用しない
包装 大峰薬品工業㈱販売：270錠〔Ⓐ5,040（税込み）〕。日邦薬品工業㈱販売：180錠。伸和製薬㈱販売：54錠，180錠

オースギコーミン ⊖　大杉製薬㈱
区分 第2類
組成 顆（黄褐）：3包（4.5g）中 黄連解毒湯エキス1.7g（オウレン1.5g，オウバク・オウゴン・サンシシ各3g）
添加 乳糖，トウモロコシデンプン，ステアリン酸マグネシウム
適応 体力中等度以上で，のぼせ気味で顔色赤く，いらいらして落ち着かない傾向のあるものの次の諸症：鼻出血，不眠症，神経症，胃炎，二日酔，血の道症，めまい，動悸，更年期障害，湿疹・皮膚炎，皮膚のかゆみ，口内炎
用法 1回15才以上1包，14〜7才2/3，6〜4才1/2，3〜2才1/3，2才未満1/4，1日3回食前又は食間。1才未満には，医師の診療を受けさせることを優先し，止むを得ない場合にだけ服用させる。3ヵ月未満は服用しない
包装 45包〔Ⓐ4,500〕

かんぽう清々黄解散 ⊖　松浦薬業㈱-松浦漢方㈱
区分 第2類
組成 散：3包（4.5g）又は4.5g中 オウレン0.844g，オウゴン1.687g，オウバク0.844g，サンシシ1.125g
適応 体力中等度以上で，のぼせ気味で顔色赤く，いらいらして落ち着かない傾向のあるものの次の諸症：鼻出血，不眠症，神経症，胃炎，二日酔，血の道症，めまい，動悸，更年期障害，湿疹・皮膚炎，皮膚のかゆみ，口内炎
用法 1回15才以上1包又は1.5g，14〜7才2/3，6〜4才1/2，3〜2才1/3，2才未満1/4以下，1日3回食前又は食間。1才未満には，医師の診療を受けさせることを優先し，止むを得ない場合にだけ服用させる。3ヵ月未満は服用しない
包装 24包〔Ⓐ1,890（税込み）〕，500g

「クラシエ」漢方黄連解毒湯エキス顆粒 ⊖　クラシエ製薬㈱-クラシエ薬品㈱
区分 第2類
組成 顆（黄褐）：3包（3g）中 黄連解毒湯エキス（1/2量）700mg（オウゴン1.5g，サンシシ1g，オウレン・オウバク各0.75g）
添加 ヒドロキシプロピルセルロース，乳糖
適応 体力中等度以上で，のぼせ気味で顔色赤く，いらいらして落ち着かない傾向のあるものの次の諸症：鼻出血，不眠症，神経症，胃炎，二日酔，血の道症，めまい，動悸，更年期障害，湿疹・皮膚炎，皮膚のかゆみ，口内炎
用法 1回15才以上1包，14〜7才2/3，6〜4才1/2，3〜2才1/3，2才未満1/4，1日3回食前又は食間。1才未満には，医師の診療を受けさせることを優先し，止むを得ない場合にだけ服用させる。3ヵ月未満は服用しない
包装 45包〔Ⓐ4,200（税込み）〕

「クラシエ」漢方黄連解毒湯エキス顆粒S ⊖　クラシエ製薬㈱-クラシエ薬品㈱
区分 第2類
組成 顆（黄褐）：3包（4.5g）中 黄連解毒湯エキス（3/4量）1050mg（オウゴン2.25g，サンシシ1.5g，オウレン・オウバク各1.125g）
添加 ヒドロキシプロピルセルロース，乳糖
適応 体力中等度以上で，のぼせ気味で顔色赤く，いらいらして落ち着かない傾向のあるものの次の諸症：鼻出血，不眠症，神経症，胃炎，二日酔，血の道症，めまい，動悸，更年期障害，湿疹・皮膚炎，皮膚のかゆみ，口内炎
用法 1回15才以上1包，14〜7才2/3，6〜4才1/2，3〜2才1/3，2才未満1/4，1日3回食前又は食間。1才未満には，医師の診療を受けさせることを優先し，止むを得ない場合にだけ服用させる。3ヵ月未満は服用しない
包装 90包

サンワ黄連解毒湯エキス細粒　三和生薬㈱
区分 第2類
組成 細：6g中 黄連解毒湯希エタノール（20%）エキス0.72g（オウレン・オウバク各0.75g，オウゴン1.5g，サンシシ1g）
添加 乳糖，トウモロコシデンプン
適応 比較的体力があり，のぼせ気味で顔色赤く，いらいらする傾向のある次の諸症：鼻出血，不眠症，ノイローゼ，胃炎，二日酔，血の道症，めまい，動悸
用法 1回15才以上2g，14〜7才1.4g，6〜4才1g，3〜2才0.7g，1日3回食前又は食間

サンワ黄連解毒湯エキス細粒「分包」 ⊖　三和生薬㈱
区分 第2類
組成 細：3包（6g）中 黄連解毒湯希エタノール（20%）エキス0.72g（オウレン・オウバク各0.75g，オウゴン1.5g，サンシシ1g）
添加 乳糖，トウモロコシデンプン
適応 比較的体力があり，のぼせ気味で顔色赤く，いらいらする傾向のある次の諸症：鼻出血，不眠症，ノイローゼ，胃炎，二日酔，血の道症，めまい，動悸
用法 1回15才以上1包，14〜7才2/3，6〜4才1/2，3〜2才1/3，1日3回食前又は食間

サンワ黄連解毒湯エキス錠 ⊖　三和生薬㈱
区分 第2類
組成 錠：18錠（5.4g）中 黄連解毒湯希エタノール（20%）エキス0.72g（オウレン・オウバク各0.75g，オウゴン1.5g，サンシシ1g）
添加 乳糖，トウモロコシデンプン，カルメロースカルシウム（CMC-Ca），ステアリン酸カルシウム，メタケイ酸アルミン酸マグネシウム
適応 比較的体力があり，のぼせ気味で顔色赤く，いらいらする傾向のある次の諸症：鼻出血，不眠症，ノイローゼ，胃炎，二日酔，血の道症，めまい，動悸
用法 1回15才以上6錠，14〜7才4錠，6〜5才3錠，1日3回食前又は食間。5才未満は服用しない

神農黄連解毒湯エキス錠 ⊖　神農製薬㈱
区分 第2類
組成 錠（黄〜黄褐）：9錠中 黄連解毒湯エキス1.6g（オウレン・オウバク各1.5g，オウゴン3g，サンシシ2g）
添加 無水ケイ酸，ケイ酸アルミニウム，カルメロースカルシウム（CMC-Ca），トウモロコシデンプン，ステアリン酸マグネシウム，乳糖水和物
適応 体力中等度以上で，のぼせ気味で顔色赤く，いらいらして落ち着かない傾向のあるものの次の諸症：鼻出血，不眠症，神経症，胃炎，二日酔，血の道症，めまい，動悸，更年期障害，湿疹・皮膚炎，皮膚のかゆみ，口内炎
用法 1回15才以上3錠，14〜7才2錠，6〜5才1錠，1日3回食前又は食間。5才未満は服用しない
包装 180錠

ツムラ漢方黄連解毒湯エキス顆粒 ⊖　㈱ツムラ
区分 第2類
組成 顆（黄褐）：2包（5g）中 黄連解毒湯エキス（2/3量）1g（オウゴ

ン1.98g，サンシシ1.32g，オウバク・オウレン各0.99g）
|添加| ステアリン酸マグネシウム，乳糖水和物
|適応| 体力中等度以上で，のぼせ気味で顔色赤く，いらいらして落ち着かない傾向のあるものの次の諸症：鼻出血，不眠症，神経症，胃炎，二日酔，血の道症，めまい，動悸，更年期障害，湿疹・皮膚炎，皮膚のかゆみ，口内炎
|用法| 1回15才以上1包，14～7才⅔，6～4才½，3～2才⅓，1日2回食前。2才未満は服用しない
|包装| 24包〔Ⓐ3,150（税込み）〕

デルマンバランス-アミン　㈲本町薬品
|区分| 第2類
|組成|散| 3包(4.5g)中 黄連解毒湯水製乾燥エキス粉末1.9g（オウレン・オウバク各1.5g，オウゴン3g，サンシシ2g），バレイショデンプン2.6g
|適応| のぼせて顔面紅潮し，気分の落ちつかぬ状態のもので，便秘を伴わない次の諸症状：不眠症，精神不安定（神経症），血の道，高血圧，皮膚疾患
|用法| 成人1回1包1日3回食まず又は随時。15才未満は服用しない
|包装| 30包〔Ⓐ6,820（税込み）〕

東洋の黄連解毒湯　東洋漢方製薬㈱
|区分| 第2類
|組成|煎| 1包(8g)中 オウレン1.5g，オウバク1.5g，オウゴン3g，サンシシ2g
|適応| 比較的体力があり，のぼせ気味で顔色赤く，いらいらする傾向のある次の諸症：鼻出血，不眠症，ノイローゼ，胃炎，二日酔，血の道症，めまい，動悸
|用法| 15才以上1日1包を煎じ食前又は食間2回に分服。14～7才⅔，6～4才½，3～2才⅓，2才未満¼。1才未満には，医師の診療を受けさせることを優先し，止むを得ない場合にだけ服用させる。3ヵ月未満は服用しない
|包装| 100包〔Ⓑ10,500（税込み）〕

トチモトの黄連解毒湯　㈱栃本天海堂
|区分| 第2類
|組成|煎| 1包(8g)中 オウレン1.5g，オウバク1.5g，サンシシ2g，オウゴン3g
|適応| 比較的体力があり，のぼせ気味で顔色赤く，いらいらする傾向のある次の諸症：鼻出血，不眠症，ノイローゼ，胃炎，二日酔，血の道症，めまい，動悸
|用法| 15才以上1日1包を煎じ食間3回に分服。14～7才⅔，6～4才½，3～2才⅓，2才未満¼以下

花扇黄解丸　小西製薬㈱
|区分| 第2類
|組成|丸| (黒褐)：60丸(約6g)中 オウレン1g，オウゴン1.5g，オウバク1g，サンシシ1g
|添加| トウモロコシデンプン，ハチミツ，セラック
|適応| 比較的体力があり，のぼせ気味で顔色赤く，いらいらする傾向のある次の諸症：鼻出血，不眠症，ノイローゼ，胃炎，二日酔，血の道症，めまい，動悸
|用法| 15才以上1回20丸1日3回食前又は食間
|包装| 100g，500g

ホノミオウセイ錠　剤盛堂薬品㈱
|区分| 第2類
|組成|錠| (淡黄)：18錠(3.6g)中 黄連解毒湯水製エキス0.52g（オウゴン1.5g，オウバク・オウレン各0.75g，サンシシ1g）
|添加| カルメロースカルシウム（CMC-Ca），結晶セルロース，ステアリン酸マグネシウム，トウモロコシデンプン，乳糖，メタケイ酸アルミン酸マグネシウム
|適応| 体力中等度以上で，のぼせ気味で顔色赤く，いらいらして落ち着かない傾向のあるものの次の諸症：鼻出血，不眠症，神経症，胃炎，二日酔，血の道症，めまい，動悸，更年期障害，湿疹・皮膚炎，皮膚のかゆみ，口内炎
|用法| 1回成人6錠，14～7才4錠，6～5才3錠，1日3回食間。5才未満は服用しない

ホリエの黄連解毒湯　堀江生薬㈱
|区分| 第2類
|組成|煎| 1袋(8g)中 オウレン1.5g，オウバク1.5g，オウゴン3g，サンシシ2g
|適応| 比較的体力があり，のぼせ気味で顔色赤く，いらいらする傾向のある次の諸症：鼻出血，不眠症，ノイローゼ，胃炎，二日酔，血の道症，めまい，動悸
|用法| 成人1日1袋を煎じ食間3回に分服。14～7才⅔，6～4才½，3～2才⅓，2才未満¼以下。1才未満には，医師の診療を受けさせることを優先し，止むを得ない場合にだけ服用させる。3ヵ月未満は服用しない
|包装| 10袋，30袋

ワクナガ黄連解毒湯エキス細粒　湧永製薬㈱
|区分| 第2類
|組成|細| 3包(3600mg)中 黄連解毒湯エキス800mg（オウレン・オウバク各0.75g，オウゴン1.5g，サンシシ1g）
|添加| 乳糖，バレイショデンプン，ヒドロキシプロピルセルロース，無水ケイ酸，カルメロースカルシウム（CMC-Ca）
|適応| 比較的体力があり，のぼせ気味で顔色赤く，いらいらする傾向のある次の諸症：鼻出血，不眠症，ノイローゼ，胃炎，二日酔，血の道症，めまい，動悸
|用法| 1回15才以上1包，14～7才⅔，6～4才½，3～2才⅓，1日3回食前又は食間。2才未満は服用しない
|包装| 45包〔Ⓐ4,200（税込み）〕

オウレントウ
黄連湯

〔基準〕

(平成20年9月30日 厚生労働省医薬食品局審査管理課長通知による)
1. 成分・分量
   黄連3,甘草3,乾姜3,人参2～3,桂皮3,大棗3,半夏5～8
2. 用法・用量
   湯
3. 効能・効果
   体力中等度で,胃部の停滞感や重圧感,食欲不振があり,ときにはきけや嘔吐のあるものの次の諸症:胃痛,急性胃炎,二日酔,口内炎

〔使用上の注意〕

(平成25年3月27日 厚生労働省医薬食品局安全対策課長・審査管理課長通知による)

【添付文書等に記載すべき事項】
『してはいけないこと』
(守らないと現在の症状が悪化したり,副作用が起こりやすくなる)
  次の人は服用しないこと
    生後3ヵ月未満の乳児。
    〔生後3ヵ月未満の用法がある製剤に記載すること。〕
『相談すること』
1. 次の人は服用前に医師,薬剤師又は登録販売者に相談すること
   (1) 医師の治療を受けている人。
   (2) 妊婦又は妊娠していると思われる人。
   (3) 高齢者。
       〔1日最大配合量が甘草として1g以上(エキス剤については原生薬に換算して1g以上)含有する製剤に記載すること。〕
   (4) 今までに薬などにより発疹・発赤,かゆみ等を起こしたことがある人。
   (5) 次の症状のある人。
       むくみ
       〔1日最大配合量が甘草として1g以上(エキス剤については原生薬に換算して1g以上)含有する製剤に記載すること。〕
   (6) 次の診断を受けた人。
       高血圧,心臓病,腎臓病
       〔1日最大配合量が甘草として1g以上(エキス剤については原生薬に換算して1g以上)含有する製剤に記載すること。〕
2. 服用後,次の症状があらわれた場合は副作用の可能性があるので,直ちに服用を中止し,この文書を持って医師,薬剤師又は登録販売者に相談すること

関係部位	症状
皮膚	発疹・発赤,かゆみ

まれに下記の重篤な症状が起こることがある。その場合は直ちに医師の診療を受けること。

症状の名称	症状
偽アルドステロン症,ミオパチー	手足のだるさ,しびれ,つっぱり感やこわばりに加えて,脱力感,筋肉痛があらわれ,徐々に強くなる。

〔1日最大配合量が甘草として1g以上(エキス剤については原生薬に換算して1g以上)含有する製剤に記載すること。〕

3. 1ヵ月位(急性胃炎,二日酔に服用する場合には5～6回)服用しても症状がよくならない場合は服用を中止し,この文書を持って医師,薬剤師又は登録販売者に相談すること
4. 長期連用する場合には,医師,薬剤師又は登録販売者に相談すること
   〔1日最大配合量が甘草として1g以上(エキス剤については原生薬に換算して1g以上)含有する製剤に記載すること。〕

〔用法及び用量に関連する注意として,用法及び用量の項目に続けて以下を記載すること。〕
(1) 小児に服用させる場合には,保護者の指導監督のもとに服用させること。
    〔小児の用法及び用量がある場合に記載すること。〕
(2) 〔小児の用法がある場合,剤形により,次に該当する場合には,そのいずれかを記載すること。〕
    1) 3歳以上の幼児に服用させる場合には,薬剤がのどにつかえることのないよう,よく注意すること。
       〔5歳未満の幼児の用法がある錠剤・丸剤の場合に記載すること。〕
    2) 幼児に服用させる場合には,薬剤がのどにつかえることのないよう,よく注意すること。
       〔3歳未満の用法及び用量を有する丸剤の場合に記載すること。〕
    3) 1歳未満の乳児には,医師の診療を受けさせることを優先し,やむを得ない場合にのみ服用させること。
       〔カプセル剤及び錠剤・丸剤以外の製剤の場合に記載すること。なお,生後3ヵ月未満の用法がある製剤の場合,「生後3ヵ月未満の乳児」を『してはいけないこと』に記載し,用法及び用量欄には記載しないこと。〕

保管及び取扱い上の注意
(1) 直射日光の当たらない(湿気の少ない)涼しい所に(密栓して)保管すること。
    〔( )内は必要とする場合に記載すること。〕
(2) 小児の手の届かない所に保管すること。
(3) 他の容器に入れ替えないこと。(誤用の原因になったり品質が変わる。)
    〔容器等の個々に至適表示がなされていて,誤用のおそれのない場合には記載しなくてもよい。〕

【外部の容器又は外部の被包に記載すべき事項】
注意
1. 次の人は服用しないこと
   生後3ヵ月未満の乳児。
   〔生後3ヵ月未満の用法がある製剤に記載すること。〕
2. 次の人は服用前に医師,薬剤師又は登録販売者に相談すること
   (1) 医師の治療を受けている人。
   (2) 妊婦又は妊娠していると思われる人。
   (3) 高齢者。
       〔1日最大配合量が甘草として1g以上(エキス剤については原生薬に換算して1g以上)含有する製剤に記載すること。〕
   (4) 今までに薬などにより発疹・発赤,かゆみ等を起こしたことがある人。
   (5) 次の症状のある人。
       むくみ
       〔1日最大配合量が甘草として1g以上(エキス剤については原生薬に換算して1g以上)含有する製剤に記載すること。〕
   (6) 次の診断を受けた人。
       高血圧,心臓病,腎臓病
       〔1日最大配合量が甘草として1g以上(エキス剤については原生薬に換算して1g以上)含有する製剤に記載すること。〕
2′. 服用が適さない場合があるので,服用前に医師,薬剤師

又は登録販売者に相談すること
〔2.の項目の記載に際し，十分な記載スペースがない場合には2′.を記載すること。〕
3. 服用に際しては，説明文書をよく読むこと
4. 直射日光の当たらない（湿気の少ない）涼しい所に（密栓して）保管すること
〔（ ）内は必要とする場合に記載すること。〕

ウチダの黄連湯 ㊀ ㈱ウチダ和漢薬
区分 第2類
組成煎：1袋(24g)中 オウレン3g，カンゾウ3g，カンキョウ3g，ニンジン3g，ケイヒ3g，タイソウ3g，ハンゲ6g
適応 胃部の停滞感や重圧感，食欲不振のあるものの次の諸症：急性胃炎，二日酔，口内炎
用法 15才以上1日1袋を煎じ3回に分けて食前1時間又は食間空腹時に温服。15才未満は服用しない
包装 30袋

ウチダの黄連湯エキス散 ㊀ ㈱ウチダ和漢薬
区分 第2類
組成細：6g中 黄連湯エキス2.16g（ハンゲ3g，オウレン・カンゾウ・ケイヒ・タイソウ・ニンジン・カンキョウ各1.5g）
添加 乳糖水和物，バレイショデンプン，メタケイ酸アルミン酸マグネシウム
適応 胃部の停滞感や重圧感，食欲不振のあるものの次の諸症：急性胃炎，二日酔，口内炎
用法 1回15才以上2g，14〜7才$\frac{2}{3}$，6〜4才$\frac{1}{2}$，3〜2才$\frac{1}{3}$，2才未満$\frac{1}{4}$以下，1日3回食前又は食間。1才未満には，医師の診療を受けさせることを優先し，止むを得ない場合にだけ服用させる。3ヵ月未満は服用しない
包装 500g

ウチダの黄連湯エキス散（分包） ㊀ ㈱ウチダ和漢薬
区分 第2類
組成細：3包(6g)中 黄連湯エキス2.16g（ハンゲ3g，オウレン・カンゾウ・ケイヒ・タイソウ・ニンジン・カンキョウ各1.5g）
添加 乳糖水和物，バレイショデンプン，メタケイ酸アルミン酸マグネシウム
適応 胃部の停滞感や重圧感，食欲不振のあるものの次の諸症：急性胃炎，二日酔，口内炎
用法 1回15才以上1包，14〜7才$\frac{2}{3}$，6〜4才$\frac{1}{2}$，3〜2才$\frac{1}{3}$，2才未満$\frac{1}{4}$，1日3回食前又は食間。1才未満には，医師の診療を受けさせることを優先し，止むを得ない場合にだけ服用させる。3ヵ月未満は服用しない
包装 300包

黄連湯「タキザワ」 ㊀ ㈱タキザワ漢方廠
区分 第2類
組成煎：2包(24g)中 オウレン3g，カンゾウ3g，ショウキョウ3g，ニンジン3g，ケイヒ3g，タイソウ3g，ハンゲ6g
適応 体力中等度で，胃部の停滞感や重圧感，食欲不振があり，ときに吐き気や嘔吐のあるものの次の諸症：胃痛，急性胃炎，二日酔，口内炎
用法 15才以上1回1包を煎じ，1日2回朝夕空腹時。14〜7才$\frac{2}{3}$，6〜4才$\frac{1}{2}$，3〜2才$\frac{1}{3}$，2才未満$\frac{1}{4}$。1才未満には，医師の診療を受けさせることを優先し，止むを得ない場合にだけ服用させる。3ヵ月未満は服用しない
包装 120包〔Ⓐ28,350(税込み)Ⓑ14,175(税込み)〕

快峰「分包」 ㊀ 太虎精堂製薬㈱
区分 第2類
組成顆：3包(4.5g)中 黄連湯水製エキス粉末3.8g（オウレン・カンゾウ・ニンジン・ケイヒ・タイソウ・カンキョウ各3g，ハンゲ6g）
添加 乳糖，ステアリン酸マグネシウム
適応 胃部の停滞感や重圧感，食欲不振のあるものの次の諸症：急性胃炎，二日酔，口内炎
用法 1回15才以上1包，14〜7才$\frac{2}{3}$，6〜4才$\frac{1}{2}$，3〜2才$\frac{1}{3}$，2才未満$\frac{1}{4}$，1日3回食前又は食間。1才未満には，医師の診療を受けさせることを優先し，止むを得ない場合にだけ服用させる。3ヵ月未満は服用しない
包装 12包〔Ⓐ1,500〕

乙字湯 (オツジトウ)

〔基準〕
（平成20年9月30日　厚生労働省医薬食品局審査管理課長通知による）
1. 成分・分量
   当帰4～6，柴胡4～6，黄芩3～4，甘草1.5～3，升麻1～2，大黄0.5～3
2. 用法・用量
   湯
3. 効能・効果
   体力中等度以上で，大便がかたく，便秘傾向のあるものの次の諸症：痔核（いぼ痔），きれ痔，便秘，軽度の脱肛

〔使用上の注意〕
（平成25年3月27日　厚生労働省医薬食品局安全対策課長・審査管理課長通知による）

【添付文書等に記載すべき事項】
『してはいけないこと』
（守らないと現在の症状が悪化したり，副作用が起こりやすくなる）
1. 次の人は服用しないこと
   生後3ヵ月未満の乳児。
   〔生後3ヵ月未満の用法がある製剤に記載すること。〕
2. 本剤を服用している間は，次の医薬品を服用しないこと
   他の瀉下薬（下剤）
3. 授乳中の人は本剤を服用しないか，本剤を服用する場合は授乳を避けること

『相談すること』
1. 次の人は服用前に医師，薬剤師又は登録販売者に相談すること
   (1) 医師の治療を受けている人。
   (2) 妊婦又は妊娠していると思われる人。
   (3) 体の虚弱な人（体力の衰えている人，体の弱い人）。
   (4) 胃腸が弱く下痢しやすい人。
   (5) 高齢者。
      〔1日最大配合量が甘草として1g以上（エキス剤については原生薬に換算して1g以上）含有する製剤に記載すること。〕
   (6) 今までに薬などにより発疹・発赤，かゆみ等を起こしたことがある人。
   (7) 次の症状のある人。
      むくみ
      〔1日最大配合量が甘草として1g以上（エキス剤については原生薬に換算して1g以上）含有する製剤に記載すること。〕
   (8) 次の診断を受けた人。
      高血圧，心臓病，腎臓病
      〔1日最大配合量が甘草として1g以上（エキス剤については原生薬に換算して1g以上）含有する製剤に記載すること。〕
2. 服用後，次の症状があらわれた場合は副作用の可能性があるので，直ちに服用を中止し，この文書を持って医師，薬剤師又は登録販売者に相談すること

関係部位	症　　状
皮　膚	発疹・発赤，かゆみ
消化器	吐き気・嘔吐，食欲不振，はげしい腹痛を伴う下痢，腹痛

まれに下記の重篤な症状が起こることがある。その場合は直ちに医師の診療を受けること。

症状の名称	症　　状
間質性肺炎	階段を上ったり，少し無理をしたりすると息切れがする・息苦しくなる，空せき，発熱等がみられ，これらが急にあらわれたり，持続したりする。
偽アルドステロン症，ミオパチー[1]	手足のだるさ，しびれ，つっぱり感やこわばりに加えて，脱力感，筋肉痛があらわれ，徐々に強くなる。
肝機能障害	発熱，かゆみ，発疹，黄疸（皮膚や白目が黄色くなる），褐色尿，全身のだるさ，食欲不振等があらわれる。

〔[1]は，1日最大配合量が甘草として1g以上（エキス剤については原生薬に換算して1g以上）含有する製剤に記載すること。〕

3. 服用後，次の症状があらわれることがあるので，このような症状の持続又は増強が見られた場合には，服用を中止し，この文書を持って医師，薬剤師又は登録販売者に相談すること
   下痢
4. 1ヵ月位（きれ痔，便秘に服用する場合には5～6日間）服用しても症状がよくならない場合は服用を中止し，この文書を持って医師，薬剤師又は登録販売者に相談すること
5. 長期連用する場合には，医師，薬剤師又は登録販売者に相談すること
   〔1日最大配合量が甘草として1g以上（エキス剤については原生薬に換算して1g以上）含有する製剤に記載すること。〕

〔用法及び用量に関連する注意として，用法及び用量の項目に続けて以下を記載すること。〕
(1) 小児に服用させる場合には，保護者の指導監督のもとに服用させること。
   〔小児の用法及び用量がある場合に記載すること。〕
(2) 〔小児の用法がある場合，剤形により，次に該当する場合には，そのいずれかを記載すること。〕
   1) 3歳以上の幼児に服用させる場合には，薬剤がのどにつかえることのないよう，よく注意すること。
      〔5歳未満の幼児の用法がある錠剤・丸剤の場合に記載すること。〕
   2) 幼児に服用させる場合には，薬剤がのどにつかえることのないよう，よく注意すること。
      〔3歳未満の用法及び用量を有する丸剤の場合に記載すること。〕
   3) 1歳未満の乳児には，医師の診療を受けさせることを優先し，やむを得ない場合にのみ服用させること。
      〔カプセル剤及び錠剤・丸剤以外の製剤の場合に記載すること。なお，生後3ヵ月未満の用法がある製剤の場合，「生後3ヵ月未満の乳児」を『してはいけないこと』に記載し，用法及び用量欄には記載しないこと。〕

保管及び取扱い上の注意
(1) 直射日光の当たらない（湿気の少ない）涼しい所に（密栓して）保管すること。
   〔（　）内は必要とする場合に記載すること。〕
(2) 小児の手の届かない所に保管すること。
(3) 他の容器に入れ替えないこと。（誤用の原因になったり品質が変わる。）
   〔容器等の個々に至適表示がなされていて，誤用のおそれのない場合には記載しなくてもよい。〕

【外部の容器又は外部の被包に記載すべき事項】
注意
1. 次の人は服用しないこと
   生後3ヵ月未満の乳児。
   〔生後3ヵ月未満の用法がある製剤に記載すること。〕

乙字湯

2. 授乳中の人は本剤を服用しないか，本剤を服用する場合は授乳を避けること
3. 次の人は服用前に医師，薬剤師又は登録販売者に相談すること
   (1) 医師の治療を受けている人。
   (2) 妊婦又は妊娠していると思われる人。
   (3) 体の虚弱な人（体力の衰えている人，体の弱い人）。
   (4) 胃腸が弱く下痢しやすい人。
   (5) 高齢者。
      〔1日最大配合量が甘草として1g以上（エキス剤については原生薬に換算して1g以上）含有する製剤に記載すること。〕
   (6) 今までに薬などにより発疹・発赤，かゆみ等を起こしたことがある人。
   (7) 次の症状のある人。
      むくみ
      〔1日最大配合量が甘草として1g以上（エキス剤については原生薬に換算して1g以上）含有する製剤に記載すること。〕
   (8) 次の診断を受けた人。
      高血圧，心臓病，腎臓病
      〔1日最大配合量が甘草として1g以上（エキス剤については原生薬に換算して1g以上）含有する製剤に記載すること。〕
3′. 服用が適さない場合があるので，服用前に医師，薬剤師又は登録販売者に相談すること
      〔3.の項目の記載に際し，十分な記載スペースがない場合には3′.を記載すること。〕
4. 服用に際しては，説明文書をよく読むこと
5. 直射日光の当たらない（湿気の少ない）涼しい所に（密栓して）保管すること
      〔（ ）内は必要とする場合に記載すること。〕

JPS乙字湯エキス錠N ジェーピーエス製薬㈱
区分 第2類
組成 錠（淡黄褐～黄褐）：12錠中 乙字湯乾燥エキス1.92g（トウキ3.6g, サイコ3g, オウゴン1.8g, カンゾウ1.2g, ショウマ0.9g, ダイオウ0.6g）
添加 無水ケイ酸，ケイ酸アルミニウム，カルメロースカルシウム（CMC-Ca），トウモロコシデンプン，ステアリン酸マグネシウム，乳糖水和物
適応 体力中等度以上で，大便がかたく，便秘傾向のあるものの次の諸症：痔核（いぼ痔），きれ痔，便秘，軽度の脱肛
用法 1回15才以上4錠，14～7才3錠，6～5才2錠，1日3回食前又は食間。5才未満は服用しない
包装 260錠

JPS漢方顆粒-4号 ジェーピーエス製薬㈱
区分 第2類
組成 顆（淡黄褐）：3包(6g)中 乙字湯乾燥エキス2.56g（トウキ4.8g, サイコ4g, オウゴン2.4g, カンゾウ1.6g, ショウマ1.2g, ダイオウ0.8g）
添加 ステアリン酸マグネシウム，ショ糖脂肪酸エステル，乳糖水和物
適応 体力中等度以上で，大便がかたく，便秘傾向のあるものの次の諸症：痔核（いぼ痔），きれ痔，便秘，軽度の脱肛
用法 1回15才以上1包，14～7才$\frac{2}{3}$，6～4才$\frac{1}{2}$，3～2才$\frac{1}{3}$，2才未満$\frac{1}{4}$，1日3回食前又は食間。1才未満には，医師の診療を受けさせることを優先し，止むを得ない場合にだけ服用させる。3ヵ月未満は服用しない
包装 180包

一元乃錠剤乙字湯 一元製薬㈱-㈱イチゲン
区分 第2類
組成 錠（褐）：15錠中 水製エキス1333mg（サイコ・トウキ各4000mg, オウゴン2667mg, ショウマ1333mg, ダイオウ667mg, カンゾウ2000mg）
添加 トウモロコシデンプン，乳糖，メタケイ酸アルミン酸マグネシウム，ステアリン酸マグネシウム
適応 体力中等度以上で，大便がかたく，便秘傾向のあるものの次の諸症：痔核（いぼ痔），きれ痔，便秘，軽度の脱肛
用法 成人1回5錠1日3回食前又は食間
包装 350錠〔Ⓐ4,500Ⓑ2,250〕，1000錠〔Ⓐ11,000Ⓑ5,500〕，2000錠〔Ⓐ20,000Ⓑ10,000〕

ウチダの乙字湯 ㈱ウチダ和漢薬
区分 第2類
組成 煎：1袋中 ダイオウ1g, サイコ5g, ショウマ1.5g, カンゾウ2g, オウゴン3g, トウキ6g
適応 便秘がちで局所に痛みがあり，ときに少量の出血があるもの：痔核，痔出血，痔核の疼痛
用法 15才以上1日1袋を煎じ2～3回に分けて食前1時間又は食間空腹時に温服。15才未満は服用しない
包装 30袋

ウチダの乙字湯エキス散 ㈱ウチダ和漢薬
区分 第2類
組成 細：6g中 乙字湯エキス2.44g（トウキ3.6g, サイコ3g, オウゴン1.8g, カンゾウ1.2g, ショウマ0.9g, ダイオウ0.6g）
添加 乳糖水和物，バレイショデンプン，メタケイ酸アルミン酸マグネシウム
適応 大便がかたくて便秘傾向のあるものの次の諸症：痔核（いぼ痔），きれ痔，便秘
用法 1回15才以上2g, 14～7才$\frac{2}{3}$, 6～4才$\frac{1}{2}$, 1日3回食前又は食間。4才未満は服用しない
包装 500g

ウチダの天地通暢 ㈱ウチダ和漢薬
区分 第2類
組成 細：3包(6g)中 乙字湯エキス2.44g（トウキ3.6g, サイコ3g, オウゴン1.8g, カンゾウ1.2g, ショウマ0.9g, ダイオウ0.6g）
添加 乳糖水和物，バレイショデンプン，メタケイ酸アルミン酸マグネシウム
適応 大便がかたくて便秘傾向のあるものの次の諸症：痔核（いぼ痔），きれ痔，便秘
用法 1回15才以上1包, 14～7才$\frac{2}{3}$, 6～4才$\frac{1}{2}$, 1日3回食前又は食間。4才未満は服用しない
包装 300包

乙字湯 東洋漢方製薬㈱
区分 第2類
組成 煎：1包(19g)中 トウキ6g, サイコ5g, オウゴン3g, カンゾウ3g, ショウマ1g, ダイオウ1g
適応 大便がかたくて便秘傾向のあるものの次の諸症：痔核（いぼ痔），きれ痔，便秘
用法 15才以上1日1包を煎じ2～3回（食前1時間又は食間空腹時）に分けて温服。14～7才$\frac{2}{3}$, 6～4才$\frac{1}{2}$, 3～2才$\frac{1}{3}$, 2才未満$\frac{1}{4}$以下，1日3回
包装 100包〔Ⓑ18,000〕

乙字湯Aエキス細粒三和生薬 三和生薬㈱
区分 第2類
組成 細（黄褐）：6g中 乙字湯A水製エキス4.1g（ダイオウ1g, サイコ5g, ショウマ1.5g, カンゾウ2g, オウゴン3g, トウキ6g）
添加 乳糖，セルロース，部分アルファー化デンプン，ステアリン酸カルシウム，無水ケイ酸
適応 体力中等度以上で，大便がかたく，便秘傾向のあるものの次の諸症：痔核（いぼ痔），きれ痔，便秘，軽度の脱肛
用法 1回15才以上2g, 14～7才1.3g, 6～4才1g, 1日3回食前又は食間。4才未満は服用しない
包装 500g

乙字湯Aエキス細粒「分包」三和生薬 三和生薬㈱
区分 第2類
組成 細（黄褐）：3包(6g)中 乙字湯A水製エキス4.1g（ダイオウ1g,

サイコ5g, ショウマ1.5g, カンゾウ2g, オウゴン3g, トウキ6g)
- 添加 乳糖, セルロース, 部分アルファー化デンプン, ステアリン酸カルシウム, 無水ケイ酸
- 適応 体力中等度以上で, 大便がかたく, 便秘傾向のあるものの次の諸症：痔核（いぼ痔）, きれ痔, 便秘, 軽度の脱肛
- 用法 1回15才以上1包, 14～7才⅔, 6～4才½, 1日3回食前又は食間。4才未満は服用しない
- 包装 30包〔Ⓐ2,625（税込み）〕, 90包〔Ⓐ7,140（税込み）〕

乙字湯Aエキス錠三和生薬 ⊖ 三和生薬㈱
- 区分 第2類
- 組成 錠（黄褐）：18錠中 乙字湯A水製エキス2.9g（ダイオウ0.7g, サイコ3.5g, ショウマ1.05g, カンゾウ1.4g, オウゴン2.1g, トウキ4.2g）
- 添加 乳糖, セルロース, 部分アルファー化デンプン, カルメロースカルシウム(CMC-Ca), カルメロース(CMC), ステアリン酸カルシウム, 無水ケイ酸
- 適応 体力中等度以上で, 大便がかたく, 便秘傾向のあるものの次の諸症：痔核（いぼ痔）, きれ痔, 便秘, 軽度の脱肛
- 用法 1回15才以上6錠, 14～7才4錠, 6～5才3錠, 1日3回食前又は食間。5才未満は服用しない
- 包装 270錠〔Ⓐ3,990（税込み）〕, 900錠

乙字湯エキス顆粒KM ⊖ ㈱カーヤ-㈱イチゲン, 一元製薬㈱
- 区分 第2類
- 組成 顆：7.5g中 乙字湯水製乾燥エキス4g（トウキ6g, サイコ5g, オウゴン3g, カンゾウ2g, ショウマ1.5g, ダイオウ1g）
- 添加 乳糖, ステアリン酸マグネシウム
- 適応 体力中等度以上で, 大便がかたく, 便秘傾向のあるものの次の諸症：痔核（いぼ痔）, きれ痔, 便秘, 軽度の脱肛
- 用法 1回15才以上2.5g, 14～7才1.6g, 6～4才1.2g, 3～2才0.8g, 2才未満0.6g以下, 1日3回食前又は食間。1才未満には, 医師の診療を受けさせることを優先し, 止むを得ない場合にだけ服用させる。3ヵ月未満は服用しない
- 包装 500g
- 備考 製造：天津泰達薬業有限公司（中国）

乙字湯エキス〔細粒〕3 ⊖配 松浦薬業㈱-松浦漢方㈱
- 区分 第2類
- 組成 細：3包(6g)又は6g中 乙字湯水製エキス3.4g（ダイオウ0.5g, サイコ2.5g, ショウマ0.75g, カンゾウ1g, オウゴン1.5g, トウキ3g）
- 添加 メタケイ酸アルミン酸マグネシウム, ヒプロメロース(ヒドロキシプロピルメチルセルロース), 乳糖, トウモロコシデンプン, 香料
- 適応 体力中等度以上で, 大便がかたく, 便秘傾向のあるものの次の諸症：痔核（いぼ痔）, きれ痔, 便秘, 軽度の脱肛
- 用法 1回15才以上1包又は2g, 14～7才⅔, 6～4才½, 3～2才⅓, 2才未満¼以下, 1日3回食前又は食間。1才未満には, 医師の診療を受けさせることを優先し, 止むを得ない場合にだけ服用させる。3ヵ月未満は服用しない
- 包装 500g, 48包〔Ⓐ4,200（税込み）〕, 300包

乙字湯エキス散〔勝昌〕 ⊖ ㈱東洋薬行
- 区分 第2類
- 組成 散（褐）：4.5g中 乙字湯水製エキス3g（トウキ・サイコ各4g, オウゴン3g, カンゾウ2g, ショウマ1.5g, ダイオウ1g）
- 添加 トウモロコシデンプン
- 適応 体力中等度以上で, 大便がかたく, 便秘傾向のあるものの次の諸症：痔核（いぼ痔）, きれ痔, 便秘, 軽度の脱肛
- 用法 1回1.5g1日3回空腹時
- 包装 200g〔Ⓑ8,295（税込み）〕, 600g〔Ⓑ21,042（税込み）〕

乙字湯エキス錠〔大峰〕 ⊖配 大峰堂薬品工業㈱-伸和製薬㈱, 日邦薬品工業㈱
- 区分 第2類
- 組成 錠（褐）：12錠中 乙字湯エキス2070mg（トウキ3g, サイコ2.5g, オウゴン1.5g, カンゾウ1g, ショウマ0.75g, ダイオウ0.5g）
- 添加 ステアリン酸マグネシウム, カルメロースカルシウム(CMC-Ca), セルロース, メタケイ酸アルミン酸マグネシウム, 水酸化アルミナマグネシウム, 乳糖
- 適応 体力中等度以上で, 大便がかたく, 便秘傾向のあるものの次の諸症：痔核（いぼ痔）, きれ痔, 便秘, 軽度の脱肛
- 用法 1回15才以上4錠, 14～7才3錠, 6～5才2錠, 1日3回食前又は食間。5才未満は服用しない
- 包装 240錠〔Ⓐ4,200（税込み）〕

乙字湯エキス錠クラシエ ⊖ クラシエ製薬㈱-クラシエ薬品㈱
- 区分 第2類
- 組成 錠（褐）：12錠(4800mg)中 乙字湯エキス2070mg（トウキ3g, サイコ2.5g, オウゴン1.5g, カンゾウ1g, ショウマ0.75g, ダイオウ0.5g）
- 添加 乳糖, ステアリン酸マグネシウム, カルメロースカルシウム(CMC-Ca), セルロース, メタケイ酸アルミン酸マグネシウム, 水酸化アルミナマグネシウム
- 適応 体力中等度以上で, 大便がかたく, 便秘傾向のあるものの次の諸症：痔核（いぼ痔）, きれ痔, 便秘, 軽度の脱肛
- 用法 1回15才以上4錠, 14～7才3錠, 6～5才2錠, 1日3回食前又は食間。5才未満は服用しない
- 包装 48錠〔Ⓐ1,280（税込み）〕, 96錠〔Ⓐ2,480（税込み）〕, 180錠〔Ⓐ3,990（税込み）〕

オツジトウ錠 ⊖ 長倉製薬㈱-日邦薬品工業㈱
- 区分 第2類
- 組成 錠（茶褐）：24錠中 水製乾燥エキス1.2g（トウキ2g, サイコ1.65g, オウゴン1g, ダイオウ0.2g, ショウマ0.35g, カンゾウ3g）, トウキ1.2g, オウゴン0.8g, サイコ1g, ショウマ0.3g, ダイオウ0.3g
- 適応 痔核, 痔出血, 肛門そう痒
- 用法 1回成人8錠, 15～8才4錠, 7～5才3錠, 1日3回食前又は食間。5才未満は服用しない
- 包装 320錠〔Ⓑ2,580〕, 380錠〔Ⓑ1,750〕

乙字湯「タキザワ」 ⊖ ㈱タキザワ漢方廠
- 区分 第2類
- 組成 煎：2包(18g)中 トウキ6g, サイコ5g, オウゴン3g, カンゾウ2g, ショウマ1.5g, ダイオウ0.5g
- 適応 体力中等度以上で, 大便がかたく, 便秘傾向のあるものの次の諸症：痔核（いぼ痔）, きれ痔, 便秘, 軽度の脱肛
- 用法 15才以上1回1包を煎じ, 1日2回朝夕空腹時。14～7才⅔, 6～4才½, 3～2才⅓, 2才未満¼。1才未満には, 医師の診療を受けさせることを優先し, 止むを得ない場合にだけ服用させる。3ヵ月未満は服用しない
- 包装 120包〔Ⓐ28,350（税込み）Ⓑ14,175（税込み）〕

乙字湯粒状 ⊖ 長倉製薬㈱-日邦薬品工業㈱
- 区分 第2類
- 組成 顆（類黄褐）：3包又は4.5g中 サイコ1.2g, オウゴン1.2g, ショウマ0.4g, トウキ1.2g, ダイオウ0.4g, 水溶性エキス（甘草3g）
- 適応 痔核, 脱肛, 肛門そう痒, 痔出血
- 用法 1回成人1包又1.5g, 15～8才½, 7～5才⅓, 4～2才⅙, 1日3回食前又は食間。2才未満は服用しない
- 包装 500g〔Ⓑ10,000〕

オツジンS「コタロー」（乙字湯エキス錠） ⊖ 小太郎漢方製薬㈱
- 区分 第2類
- 組成 錠（茶）：12錠中 水製エキス2.6g（トウキ3g, サイコ2.5g, オウゴン・カンゾウ各1.5g, ショウマ・ダイオウ各0.5g）
- 添加 酸化チタン, ステアリン酸マグネシウム, タルク, トウモロコシデンプン, 乳糖水和物, ヒプロメロース(ヒドロキシプロピルメチルセルロース), メタケイ酸アルミン酸マグネシウム, カラメル, カルナウバロウ, サラシミツロウ
- 適応 大便がかたくて便秘傾向のあるものの次の諸症：痔核（いぼ痔）, きれ痔, 便秘
- 用法 1回15才以上4錠, 14～7才3錠, 6～5才2錠, 1日3回食前又は食間。5才未満は服用しない
- 包装 180錠, 540錠

「クラシエ」漢方乙字湯エキス顆粒 ⊖ クラシエ製薬㈱-クラシエ薬品㈱

乙字湯

区分	第2類
組成	：3包(3.6g)中 乙字湯エキス粉末M 2100mg（トウキ3g, サイコ2.5g, オウゴン1.5g, カンゾウ1g, ショウマ0.75g, ダイオウ0.5g）
添加	ヒドロキシプロピルセルロース, 乳糖, ポリオキシエチレンポリオキシプロピレングリコール
適応	体力中等度以上で, 大便がかたく, 便秘傾向のあるものの次の諸症：痔核（いぼ痔）, きれ痔, 便秘, 軽度の脱肛
用法	1回15才以上1包, 14〜7才⅔, 6〜4才½, 3〜2才⅓, 2才未満¼, 1日3回食前又は食間。1才未満には, 医師の診療を受けさせることを優先し, 止むを得ない場合にだけ服用させる。3ヵ月未満は服用しない
包装	45包〔Ⓐ3,990（税込み）〕, 90包

小太郎漢方ぢ内服薬⊖　小太郎漢方製薬㈱

区分	第2類
組成	錠：12錠中 水製エキス2.6g（トウキ3g, サイコ2.5g, オウゴン・カンゾウ各1.5g, ショウマ・ダイオウ各0.5g）
添加	酸化チタン, ステアリン酸マグネシウム, タルク, トウモロコシデンプン, 乳糖水和物, ヒプロメロース（ヒドロキシプロピルメチルセルロース）, メタケイ酸アルミン酸マグネシウム, カラメル, カルナウバロウ, サラシミツロウ
適応	大便がかたくて便秘傾向のあるものの次の諸症：痔核（いぼ痔）, きれ痔, 便秘
用法	1回15才以上4錠, 14〜7才3錠, 6〜5才2錠, 1日3回食前又は食間。5才未満は服用しない
包装	60錠, 150錠

サンワ乙字湯エキス細粒⊖　三和生薬㈱

区分	第2類
組成	細：6g中 乙字湯希エタノール(20%)エキス1.5g（トウキ3g, サイコ2.5g, オウゴン1.5g, カンゾウ1g, ショウマ0.75g, ダイオウ0.5g）
添加	乳糖, トウモロコシデンプン
適応	大便がかたくて便秘傾向のあるものの次の諸症：痔核（いぼ痔）, きれ痔, 便秘
用法	1回15才以上2g, 14〜7才1.4g, 6〜4才1g, 3〜2才0.7g, 1日3回食前又は食間

サンワ乙字湯エキス細粒「分包」⊖　三和生薬㈱

区分	第2類
組成	細：3包(6g)中 乙字湯希エタノール(20%)エキス1.5g（トウキ3g, サイコ2.5g, オウゴン1.5g, カンゾウ1g, ショウマ0.75g, ダイオウ0.5g）
添加	乳糖, トウモロコシデンプン
適応	大便がかたくて便秘傾向のあるものの次の諸症：痔核（いぼ痔）, きれ痔, 便秘
用法	1回15才以上1包, 14〜7才⅔, 6〜4才½, 3〜2才⅓, 1日3回食前又は食間

サンワ乙字湯エキス錠⊖　三和生薬㈱

区分	第2類
組成	錠：18錠(5.4g)中 乙字湯希エタノール(20%)エキス1.5g（トウキ3g, サイコ2.5g, オウゴン1.5g, カンゾウ1g, ショウマ0.75g, ダイオウ0.5g）
添加	乳糖, トウモロコシデンプン, カルメロースカルシウム(CMC-Ca), タルク
適応	大便がかたくて便秘傾向のあるものの次の諸症：痔核（いぼ痔）, きれ痔, 便秘
用法	1回15才以上6錠, 14〜7才4錠, 6〜5才3錠, 1日3回食前又は食間。5才未満は服用しない

ツムラ漢方乙字湯エキス顆粒⊖　㈱ツムラ

区分	第2類
組成	顆（淡黄褐）：2包(3.75g)中 混合生薬乾燥エキス2g（トウキ3g, サイコ2.5g, オウゴン1.5g, カンゾウ1g, ショウマ0.5g, ダイオウ0.25g）
添加	ステアリン酸マグネシウム, 乳糖水和物
適応	体力中等度以上で, 大便がかたく, 便秘傾向のあるものの次の諸症：痔核（いぼ痔）, きれ痔, 便秘, 軽度の脱肛
用法	1回15才以上1包, 14〜7才⅔, 6〜4才½, 3〜2才⅓, 1日2回食前。2才未満は服用しない
包装	12包〔Ⓐ1,575（税込み）〕, 24包〔Ⓐ4,200（税込み）〕

デルマンシレック⊖　㈲本町薬品

区分	第2類
組成	散（茶褐）：3包(6g)中 乙字湯水製エキス粉末5g（トウキ6g, サイコ5g, オウゴン・カンゾウ各3g, ショウマ・ダイオウ各1g）, バレイショデンプン1g
適応	それほど激しくないものの次の諸症状：痔痛, 痔出血, 脱肛, 婦人の陰部の痒痛
用法	1回15才以上1包, 14〜7才½, 6〜4才¼, 1日3回食間又は随時。4才未満は服用しない
包装	24包〔Ⓐ6,820（税込み）〕

トチモトの乙字湯⊖　㈱栃本天海堂

区分	第2類
組成	煎：1包(18.5g)中 オウゴン3g, カンゾウ2g, サイコ5g, ショウマ1.5g, ダイオウ1g, トウキ6g
適応	大便がかたくて便秘傾向のあるものの次の諸症：痔核（いぼ痔）, きれ痔, 便秘
用法	15才以上1日1包を煎じ食前又は食間3回に分服。14〜7才⅔, 6〜4才½, 3〜2才⅓, 2才未満¼
包装	10包

南陽（エキス顆粒）⊖　㈱建林松鶴堂

区分	第2類
組成	顆（濃褐）：3包(6g)中 乙字湯水製乾燥エキス1.5g（トウキ・サイコ各2g, オウゴン1.5g, カンゾウ1g, ショウマ0.5g, ダイオウ0.25g）
添加	乳糖, バレイショデンプン
適応	体力中等度以上で, 大便がかたく, 便秘傾向のあるものの次の諸症：痔核（いぼ痔）, きれ痔, 便秘, 軽度の脱肛
用法	1回成人1包, 14〜7才⅔, 6〜4才½, 3〜2才⅓, 2才未満¼以下, 1日3回食前。1才未満には, 医師の診療を受けさせることを優先し, 止むを得ない場合にだけ服用させる。3ヵ月未満は服用しない
包装	30包〔Ⓐ2,730（税込み）〕, 90包〔Ⓐ7,140（税込み）〕

ニタンダ乙字湯エキス顆粒㊡　二反田薬品工業㈱

区分	第2類
組成	顆：3包(9g)中 乙字湯エキス4.27g（トウキ6g, サイコ5g, オウゴン・カンゾウ各3g, ショウマ・ダイオウ各1g）
添加	結晶セルロース, ステアリン酸マグネシウム, 乳糖
適応	いぼ痔・きれ痔の痛み
用法	1回15才以上1包, 14〜7才⅔, 6〜4才½, 3〜2才⅓, 1日3回食前又は食間。なるべく空腹時に服用。2才未満は服用しない
包装	30包〔Ⓐ5,775（税込み）〕

プリザ漢方内服薬⊖　松浦薬業㈱-大正製薬㈱

区分	第2類
組成	細（淡黄褐〜褐）：3包(6g)中 乙字湯水製軟エキス3.4g（ダイオウ0.5g, サイコ2.5g, ショウマ0.75g, オウゴン1.5g, カンゾウ1g, トウキ3g）
添加	メタケイ酸アルミン酸マグネシウム, ヒプロメロース（ヒドロキシプロピルメチルセルロース）, 乳糖, トウモロコシデンプン, 香料
適応	体力中等度以上で, 大便がかたく, 便秘傾向のあるものの次の諸症：痔核（いぼ痔）, きれ痔, 便秘, 軽度の脱肛
用法	1回15才以上1包, 14〜7才⅔, 6〜4才½, 3〜2才⅓, 2才未満¼, 1日3回食前又は食間。1才未満には, 医師の診療を受けさせることを優先し, 止むを得ない場合にだけ服用させる。3ヵ月未満は服用しない
包装	30包〔Ⓐ2,835（税込み）〕

ホリエの乙字湯⊖　堀江生薬㈱

区分	第2類
組成	煎：1袋(19g)中 トウキ6g, サイコ5g, オウゴン3g, カンゾウ3g, ショウマ1g, ダイオウ1g
適応	大便がかたくて, 便秘傾向にあるものの次の諸症：痔核（い

ぼ痔），きれ痔，便秘

用法 成人1日1袋を煎じ食間3回に分服。14〜7才2/3，6〜4才1/2，3〜2才1/3，2才未満1/4以下。1才未満には，医師の診療を受けさせることを優先し，止むを得ない場合にだけ服用させる。3ヵ月未満は服用しない

包装 10袋，30袋

モリ タイヂーン⊖㊅　大杉製薬㈱

区分 第2類

組成 顆(淡灰黄褐)：3包(7.5g)中 乙字湯乾燥エキス3.6g（ダイオウ1g，サイコ5g，ショウマ1.5g，カンゾウ2g，オウゴン3g，トウキ6g）

添加 乳糖，トウモロコシデンプン，ステアリン酸マグネシウム

適応 体力中等度以上で，大便がかたく，便秘傾向のあるものの次の諸症：痔核（いぼ痔），きれ痔，便秘，軽度の脱肛

用法 1回15才以上1包，14〜7才2/3，6〜4才1/2，3〜2才1/3，2才未満1/4，1日3回食前又は食間。1才未満には，医師の診療を受けさせることを優先し，止むを得ない場合にだけ服用させる。3ヵ月未満は服用しない

包装 45包〔Ⓐ5,000〕

モリヂーネン⊖　福井製薬㈱-日邦薬品工業㈱

区分 第2類

組成 錠 糖衣(黒)：15錠中 乙字湯乾燥エキス1200mg（トウキ5g，サイコ4g，オウゴン・カンゾウ各3g，ショウマ1.5g，ダイオウ1g）

添加 薬用炭，乳糖，トウモロコシデンプン，メタケイ酸アルミン酸マグネシウム，ヒドロキシプロピルセルロース，ステアリン酸マグネシウム，マクロゴール，ヒプロメロース(ヒドロキシプロピルメチルセルロース)，ゼラチン，アラビアゴム，白糖，カルナウバロウ，赤色3号，青色2号，黄色5号

適応 体力中等度以上で，大便がかたく，便秘傾向のあるものの次の諸症：痔核（いぼ痔），きれ痔，便秘，軽度の脱肛

用法 1回15才以上5錠，14〜7才3錠，1日3回食前又は食間。7才未満は服用しない

包装 90錠〔Ⓐ2,730（税込み）〕，150錠〔Ⓐ4,200（税込み）〕，300錠〔Ⓐ7,770（税込み）〕

乙字湯去大黄
オツジトウキョダイオウ

〔基準〕

（平成20年9月30日 厚生労働省医薬食品局審査管理課長通知による）

1. 成分・分量
   当帰4〜6，柴胡4〜6，黄芩3〜4，甘草1.5〜3，升麻1〜2
2. 用法・用量
   湯
3. 効能・効果
   体力中等度又はやや虚弱なものの次の諸症：痔核（いぼ痔），きれ痔，軽度の脱肛

〔使用上の注意〕

（平成25年3月27日　厚生労働省医薬食品局安全対策課長・審査管理課長通知による）

【添付文書等に記載すべき事項】

『してはいけないこと』
（守らないと現在の症状が悪化したり，副作用が起こりやすくなる）

次の人は服用しないこと
生後3ヵ月未満の乳児。
〔生後3ヵ月未満の用法がある製剤に記載すること。〕

『相談すること』

1. 次の人は服用前に医師，薬剤師又は登録販売者に相談すること
   (1) 医師の治療を受けている人。
   (2) 妊婦又は妊娠していると思われる人。
   (3) 体の虚弱な人（体力の衰えている人，体の弱い人）。
   (4) 胃腸の弱い人。
   (5) 高齢者。
       〔1日最大配合量が甘草として1g以上（エキス剤については原生薬に換算して1g以上）含有する製剤に記載すること。〕
   (6) 今までに薬などにより発疹・発赤，かゆみ等を起こしたことがある人。
   (7) 次の症状のある人。
       むくみ
       〔1日最大配合量が甘草として1g以上（エキス剤については原生薬に換算して1g以上）含有する製剤に記載すること。〕
   (8) 次の診断を受けた人。
       高血圧，心臓病，腎臓病
       〔1日最大配合量が甘草として1g以上（エキス剤については原生薬に換算して1g以上）含有する製剤に記載すること。〕

2. 服用後，次の症状があらわれた場合は副作用の可能性があるので，直ちに服用を中止し，この文書を持って医師，薬剤師又は登録販売者に相談すること

関係部位	症　　　状
皮　膚	発疹・発赤，かゆみ
消化器	吐き気・嘔吐，食欲不振

まれに下記の重篤な症状が起こることがある。その場合は直ちに医師の診療を受けること。

症状の名称	症　　　状
間質性肺炎	階段を上ったり，少し無理をしたりすると息切れがする・息苦しくなる，空せき，発熱等がみられ，これらが急にあらわれたり，持続したりする。

乙字湯去大黄

症状の名称	症　　状
偽アルドステロン症，ミオパチー[1]	手足のだるさ，しびれ，つっぱり感やこわばりに加えて，脱力感，筋肉痛があらわれ，徐々に強くなる。
肝機能障害	発熱，かゆみ，発疹，黄疸（皮膚や白目が黄色くなる），褐色尿，全身のだるさ，食欲不振等があらわれる。

〔[1]は，1日最大配合量が甘草として1g以上（エキス剤については原生薬に換算して1g以上）含有する製剤に記載すること。〕

3. 1ヵ月位（きれ痔に服用する場合には5～6日間）服用しても症状がよくならない場合は服用を中止し，この文書を持って医師，薬剤師又は登録販売者に相談すること
4. 長期連用する場合には，医師，薬剤師又は登録販売者に相談すること
   〔1日最大配合量が甘草として1g以上（エキス剤については原生薬に換算して1g以上）含有する製剤に記載すること。〕

〔用法及び用量に関連する注意として，用法及び用量の項目に続けて以下を記載すること。〕
(1) 小児に服用させる場合には，保護者の指導監督のもとに服用させること。
   〔小児の用法及び用量がある場合に記載すること。〕
(2) 〔小児の用法がある場合，剤形により，次に該当する場合には，そのいずれかを記載すること。〕
   1) 3歳以上の幼児に服用させる場合には，薬剤がのどにつかえることのないよう，よく注意すること。
      〔5歳未満の幼児の用法がある錠剤・丸剤の場合に記載すること。〕
   2) 幼児に服用させる場合には，薬剤がのどにつかえることのないよう，よく注意すること。
      〔3歳未満の用法及び用量を有する丸剤の場合に記載すること。〕
   3) 1歳未満の乳児には，医師の診療を受けさせることを優先し，やむを得ない場合にのみ服用させること。
      〔カプセル剤及び錠剤・丸剤以外の製剤の場合に記載すること。なお，生後3ヵ月未満の用法がある製剤の場合，「生後3ヵ月未満の乳児」を『してはいけないこと』に記載し，用法及び用量欄には記載しないこと。〕

保管及び取扱い上の注意
(1) 直射日光の当たらない（湿気の少ない）涼しい所に（密栓して）保管すること。
   〔（　）内は必要とする場合に記載すること。〕
(2) 小児の手の届かない所に保管すること。
(3) 他の容器に入れ替えないこと。（誤用の原因になったり品質が変わる。）
   〔容器等の個々に至適表示がなされていて，誤用のおそれのない場合には記載しなくてもよい。〕

【外部の容器又は外部の被包に記載すべき事項】
注意
1. 次の人は服用しないこと
   生後3ヵ月未満の乳児。
   〔生後3ヵ月未満の用法がある製剤に記載すること。〕
2. 次の人は服用前に医師，薬剤師又は登録販売者に相談すること
   (1) 医師の治療を受けている人。
   (2) 妊婦又は妊娠していると思われる人。
   (3) 体の虚弱な人（体力の衰えている人，体の弱い人）。
   (4) 胃腸の弱い人。
   (5) 高齢者。
      〔1日最大配合量が甘草として1g以上（エキス剤については原生薬に換算して1g以上）含有する製剤に記載すること。〕
   (6) 今までに薬などにより発疹・発赤，かゆみ等を起こしたことがある人。
   (7) 次の症状のある人。
      むくみ
      〔1日最大配合量が甘草として1g以上（エキス剤については原生薬に換算して1g以上）含有する製剤に記載すること。〕
   (8) 次の診断を受けた人。
      高血圧，心臓病，腎臓病
      〔1日最大配合量が甘草として1g以上（エキス剤については原生薬に換算して1g以上）含有する製剤に記載すること。〕
2′. 服用が適さない場合があるので，服用前に医師，薬剤師又は登録販売者に相談すること
   〔2.の項目の記載に際し，十分な記載スペースがない場合には2′.を記載すること。〕
3. 服用に際しては，説明文書をよく読むこと
4. 直射日光の当たらない（湿気の少ない）涼しい所に（密栓して）保管すること
   〔（　）内は必要とする場合に記載すること。〕

解急蜀椒湯
カイキュウショクショウトウ

〔基準〕

(平成23年4月15日 厚生労働省医薬食品局審査管理課長通知による)
1. 成分・分量
   蜀椒1~2,加工ブシ0.3~1,粳米7~8,乾姜1.5~4,半夏4~8,大棗3,甘草1~2,人参2~3,膠飴20(膠飴はなくても可)
2. 用法・用量
   湯
3. 効能・効果
   体力中等度以下で,腹部が冷えて痛み,あるいは腹が張って,ときに嘔吐を伴うものの次の諸症:冷え腹,急性胃腸炎,腹痛

〔使用上の注意〕

(平成25年3月27日 厚生労働省医薬食品局安全対策課長・審査管理課長通知による)

【添付文書等に記載すべき事項】

『してはいけないこと』
(守らないと現在の症状が悪化したり,副作用が起こりやすくなる)
次の人は服用しないこと
　生後3ヵ月未満の乳児。
　〔生後3ヵ月未満の用法がある製剤に記載すること。〕

『相談すること』
1. 次の人は服用前に医師,薬剤師又は登録販売者に相談すること
   (1) 医師の治療を受けている人。
   (2) 妊婦又は妊娠していると思われる人。
   (3) のぼせが強く赤ら顔で体力の充実している人。
   (4) 高齢者。
       〔1日最大配合量が甘草として1g以上(エキス剤については原生薬に換算して1g以上)含有する製剤に記載すること。〕
   (5) 今までに薬などにより発疹・発赤,かゆみ等を起こしたことがある人。
   (6) 次の症状のある人。
       むくみ
       〔1日最大配合量が甘草として1g以上(エキス剤については原生薬に換算して1g以上)含有する製剤に記載すること。〕
   (7) 次の診断を受けた人。
       高血圧,心臓病,腎臓病
       〔1日最大配合量が甘草として1g以上(エキス剤については原生薬に換算して1g以上)含有する製剤に記載すること。〕
2. 服用後,次の症状があらわれた場合は副作用の可能性があるので,直ちに服用を中止し,この文書を持って医師,薬剤師又は登録販売者に相談すること

関係部位	症状
皮膚	発疹・発赤,かゆみ
その他	動悸,のぼせ,ほてり,口唇・舌のしびれ

まれに下記の重篤な症状が起こることがある。その場合は直ちに医師の診療を受けること。

症状の名称	症状
偽アルドステロン症,ミオパチー	手足のだるさ,しびれ,つっぱり感やこわばりに加えて,脱力感,筋肉痛があらわれ,徐々に強くなる。

〔1日最大配合量が甘草として1g以上(エキス剤については原生薬に換算して1g以上)を含有する製剤に記載すること。〕
3. 1ヵ月位(急性胃腸炎に服用する場合には5~6回)服用しても症状がよくならない場合は服用を中止し,この文書を持って医師,薬剤師又は登録販売者に相談すること
4. 長期連用する場合には,医師,薬剤師又は登録販売者に相談すること
   〔1日最大配合量が,甘草として1g以上(エキス剤については原生薬に換算して1g以上)含有する製剤に記載すること。〕

〔用法及び用量に関連する注意として,用法及び用量の項目に続けて以下を記載すること。〕
(1) 小児に服用させる場合には,保護者の指導監督のもとに服用させること。
    〔小児の用法及び用量がある場合に記載すること。〕
(2) 小児の用法がある場合,剤形により,次に該当する場合には,そのいずれかを記載すること。
    1) 3歳以上の幼児に服用させる場合には,薬剤がのどにつかえることのないよう,よく注意すること。
       〔5歳未満の幼児の用法がある錠剤・丸剤の場合に記載すること。〕
    2) 幼児に服用させる場合には,薬剤がのどにつかえることのないよう,よく注意すること。
       〔3歳未満の用法及び用量を有する丸剤の場合に記載すること。〕
    3) 1歳未満の乳児には,医師の診療を受けさせることを優先し,やむを得ない場合にのみ服用させること。
       〔カプセル剤及び錠剤・丸剤以外の製剤の場合に記載すること。なお,生後3ヵ月未満の用法がある製剤の場合,「生後3ヵ月未満の乳児」を『してはいけないこと』に記載し,用法及び用量欄には記載しないこと。〕

保管及び取扱い上の注意
(1) 直射日光の当たらない(湿気の少ない)涼しい所に(密栓して)保管すること。
    〔( )内は必要とする場合に記載すること。〕
(2) 小児の手の届かない所に保管すること。
(3) 他の容器に入れ替えないこと。(誤用の原因になったり品質が変わる。)
    〔容器等の個々に至適表示がなされていて,誤用のおそれのない場合には記載しなくてもよい。〕

【外部の容器又は外部の被包に記載すべき事項】
注意
1. 次の人は服用しないこと
   生後3ヵ月未満の乳児。
   〔生後3ヵ月未満の用法がある製剤に記載すること。〕
2. 次の人は服用前に医師,薬剤師又は登録販売者に相談すること
   (1) 医師の治療を受けている人。
   (2) 妊婦又は妊娠していると思われる人。
   (3) のぼせが強く赤ら顔で体力の充実している人。
   (4) 高齢者。
       〔1日最大配合量が甘草として1g以上(エキス剤については原生薬に換算して1g以上)含有する製剤に記載すること。〕
   (5) 今までに薬などにより発疹・発赤,かゆみ等を起こしたことがある人。
   (6) 次の症状のある人。
       むくみ
       〔1日最大配合量が甘草として1g以上(エキス剤につ

　　　　　いては原生薬に換算して1g以上）含有する製剤に記
　　　　　載すること。〕
　　（7）次の診断を受けた人。
　　　　　高血圧，心臓病，腎臓病
　　　　　〔1日最大配合量が甘草として1g以上（エキス剤につ
　　　　　いては原生薬に換算して1g以上）含有する製剤に記
　　　　　載すること。〕
2′．服用が適さない場合があるので，服用前に医師，薬剤師
　　又は登録販売者に相談すること
　　　　　〔2.の項目の記載に際し，十分な記載スペースがない
　　　　　場合には2′.を記載すること。〕
3．服用に際しては，説明文書をよく読むこと
4．直射日光の当たらない（湿気の少ない）涼しい所に（密栓
　　して）保管すること
　　　　　〔（　）内は必要とする場合に記載すること。〕

解労散（カイロウサン）

〔基準〕

（平成22年4月1日　厚生労働省医薬食品局審査管理課長通知による）

1. 成分・分量
　　芍薬4〜6，柴胡4〜6，土別甲2〜4，枳実2〜4，甘草1.5〜3，茯苓2〜3，生姜1（ヒネショウガを使用する場合2〜3），大棗2〜3
2. 用法・用量
　　湯
3. 効能・効果
　　体力中等度又はやや虚弱で，胸腹部に重苦しさがあり，ときに背中に痛みがあるものの次の諸症：慢性の発熱，腹痛，胃痛

〔使用上の注意〕

（平成25年3月27日　厚生労働省医薬食品局安全対策課長・審査管理課長通知による）

【添付文書等に記載すべき事項】

『してはいけないこと』
（守らないと現在の症状が悪化したり，副作用が起こりやすくなる）
　　次の人は服用しないこと
　　　生後3ヵ月未満の乳児。
　　　〔生後3ヵ月未満の用法がある製剤に記載すること。〕

『相談すること』
1. 次の人は服用前に医師，薬剤師又は登録販売者に相談すること
　（1）医師の治療を受けている人。
　（2）妊婦又は妊娠していると思われる人。
　（3）体の虚弱な人（体力の衰えている人，体の弱い人）。
　（4）高齢者。
　　　〔1日最大配合量が甘草として1g以上（エキス剤については原生薬に換算して1g以上）含有する製剤に記載すること。〕
　（5）今までに薬などにより発疹・発赤，かゆみ等を起こしたことがある人。
　（6）次の症状のある人。
　　　むくみ
　　　〔1日最大配合量が甘草として1g以上（エキス剤については原生薬に換算して1g以上）含有する製剤に記載すること。〕
　（7）次の診断を受けた人。
　　　高血圧，心臓病，腎臓病
　　　〔1日最大配合量が甘草として1g以上（エキス剤については原生薬に換算して1g以上）含有する製剤に記載すること。〕
2. 服用後，次の症状があらわれた場合は副作用の可能性があるので，直ちに服用を中止し，この文書を持って医師，薬剤師又は登録販売者に相談すること

関係部位	症　状
皮　膚	発疹・発赤，かゆみ

まれに下記の重篤な症状が起こることがある。その場合は直ちに医師の診療を受けること。

症状の名称	症　状
偽アルドステロン症，ミオパチー	手足のだるさ，しびれ，つっぱり感やこわばりに加えて，脱力感，筋肉痛があらわれ，徐々に強くなる。

〔1日最大配合量が甘草として1g以上（エキス剤については原生薬に換算して1g以上）含有する製剤に記載すること。〕
3．1ヵ月位（腹痛，胃痛に服用する場合には5〜6日間）服用しても症状がよくならない場合は服用を中止し，この文書を持って医師，薬剤師又は登録販売者に相談すること
4．長期連用する場合には，医師，薬剤師又は登録販売者に相談すること
　　　〔1日最大配合量が甘草として1g以上（エキス剤については原生薬に換算して1g以上）含有する製剤に記載すること。〕
〔用法及び用量に関連する注意として，用法及び用量の項目に続けて以下を記載すること。〕
(1)　小児に服用させる場合には，保護者の指導監督のもとに服用させること。
　　　〔小児の用法及び用量がある場合に記載すること。〕
(2)　〔小児の用法がある場合，剤形により，次に該当する場合には，そのいずれかを記載すること。〕
　1)　3歳以上の幼児に服用させる場合には，薬剤がのどにつかえることのないよう，よく注意すること。
　　　〔5歳未満の幼児の用法がある錠剤・丸剤の場合に記載すること。〕
　2)　幼児に服用させる場合には，薬剤がのどにつかえることのないよう，よく注意すること。
　　　〔3歳未満の用法及び用量を有する丸剤の場合に記載すること。〕
　3)　1歳未満の乳児には，医師の診療を受けさせることを優先し，やむを得ない場合にのみ服用させること。
　　　〔カプセル剤及び錠剤・丸剤以外の製剤の場合に記載すること。なお，生後3ヵ月未満の用法がある製剤の場合，「生後3ヵ月未満の乳児」を『してはいけないこと』に記載し，用法及び用量欄には記載しないこと。〕

保管及び取扱い上の注意
(1)　直射日光の当たらない（湿気の少ない）涼しい所に（密栓して）保管すること。
　　　〔(　)内は必要とする場合に記載すること。〕
(2)　小児の手の届かない所に保管すること。
(3)　他の容器に入れ替えないこと。（誤用の原因になったり品質が変わる。）
　　　〔容器等の個々に至適表示がなされていて，誤用のおそれのない場合には記載しなくてもよい。〕

【外部の容器又は外部の被包に記載すべき事項】
注意
1．次の人は服用しないこと
　　生後3ヵ月未満の乳児。
　　　〔生後3ヵ月未満の用法がある製剤に記載すること。〕
2．次の人は服用前に医師，薬剤師又は登録販売者に相談すること
(1)　医師の治療を受けている人。
(2)　妊婦又は妊娠していると思われる人。
(3)　体の虚弱な人（体力の衰えている人，体の弱い人）。
(4)　高齢者。
　　　〔1日最大配合量が甘草として1g以上（エキス剤については原生薬に換算して1g以上）含有する製剤に記載すること。〕
(5)　今までに薬などにより発疹・発赤，かゆみ等を起こしたことがある人。
(6)　次の症状のある人。
　　むくみ
　　　〔1日最大配合量が甘草として1g以上（エキス剤については原生薬に換算して1g以上）含有する製剤に記載すること。〕
(7)　次の診断を受けた人。
　　高血圧，心臓病，腎臓病

　　　〔1日最大配合量が甘草として1g以上（エキス剤については原生薬に換算して1g以上）含有する製剤に記載すること。〕
2′．服用が適さない場合があるので，服用前に医師，薬剤師又は登録販売者に相談すること
　　　〔2.の項目の記載に際し，十分な記載スペースがない場合には2′.を記載すること。〕
3．服用に際しては，説明文書をよく読むこと
4．直射日光の当たらない（湿気の少ない）涼しい所に（密栓して）保管すること
　　　〔(　)内は必要とする場合に記載すること。〕

加減涼膈散（浅田）

〔基準〕

（平成24年8月30日 厚生労働省医薬食品局審査管理課長通知による）

1. 成分・分量
   連翹3，黄芩3，山梔子3，桔梗3，薄荷2，甘草1，大黄1，石膏10
2. 用法・用量
   湯
3. 効能・効果
   体力中等度以上で，胃腸の調子がすぐれないものの次の諸症：口内炎，口の中の炎症

〔使用上の注意〕

（平成25年3月27日 厚生労働省医薬食品局安全対策課長・審査管理課長通知による）

【添付文書等に記載すべき事項】
『してはいけないこと』
（守らないと現在の症状が悪化したり，副作用が起こりやすくなる）

1. 次の人は服用しないこと
   生後3ヵ月未満の乳児。
   〔生後3ヵ月未満の用法がある製剤に記載すること。〕
2. 授乳中の人は本剤を服用しないか，本剤を服用する場合は授乳を避けること

『相談すること』

1. 次の人は服用前に医師，薬剤師又は登録販売者に相談すること
   (1) 医師の治療を受けている人。
   (2) 妊婦又は妊娠していると思われる人。
   (3) 体の虚弱な人（体力の衰えている人，体の弱い人）。
   (4) 胃腸が弱く下痢しやすい人。
   (5) 高齢者。
   〔1日最大配合量が甘草として1g以上（エキス剤については原生薬に換算して1g以上）含有する製剤に記載すること。〕
   (6) 次の症状のある人。
   むくみ
   〔1日最大配合量が甘草として1g以上（エキス剤については原生薬に換算して1g以上）含有する製剤に記載すること。〕
   (7) 次の診断を受けた人。
   高血圧，心臓病，腎臓病
   〔1日最大配合量が甘草として1g以上（エキス剤については原生薬に換算して1g以上）含有する製剤に記載すること。〕
   (8) 次の医薬品を服用している人。
   瀉下薬（下剤）
2. 服用後，次の症状があらわれた場合は副作用の可能性があるので，直ちに服用を中止し，この文書を持って医師，薬剤師又は登録販売者に相談すること

関係部位	症　　状
消化器	吐き気，食欲不振，胃部不快感，はげしい腹痛を伴う下痢，腹痛

まれに下記の重篤な症状が起こることがある。その場合は直ちに医師の診療を受けること。

症状の名称	症　　状
偽アルドステロン症，ミオパチー	手足のだるさ，しびれ，つっぱり感やこわばりに加えて，脱力感，筋肉痛があらわれ，徐々に強くなる。

〔1日最大配合量が甘草として1g以上（エキス剤については原生薬に換算して1g以上）含有する製剤に記載すること。〕

3. 服用後，次の症状があらわれることがあるので，このような症状の持続又は増強が見られた場合には，服用を中止し，この文書を持って医師，薬剤師又は登録販売者に相談すること
   軟便，下痢
4. 5～6日間服用しても症状がよくならない場合は服用を中止し，この文書を持って医師，薬剤師又は登録販売者に相談すること
5. 長期連用する場合には，医師，薬剤師又は登録販売者に相談すること
   〔1日最大配合量が甘草として1g以上（エキス剤については原生薬に換算して1g以上）含有する製剤に記載すること。〕

〔用法及び用量に関連する注意として，用法及び用量の項目に続けて以下を記載すること。〕
(1) 小児に服用させる場合には，保護者の指導監督のもとに服用させること。
   〔小児の用法及び用量がある場合に記載すること。〕
(2) 〔小児の用法がある場合，剤形により，次に該当する場合には，そのいずれかを記載すること。〕
   1) 3歳以上の幼児に服用させる場合には，薬剤がのどにつかえることのないよう，よく注意すること。
   〔5歳未満の幼児の用法がある錠剤・丸剤の場合に記載すること。〕
   2) 幼児に服用させる場合には，薬剤がのどにつかえることのないよう，よく注意すること。
   〔3歳未満の用法及び用量を有する丸剤の場合に記載すること。〕
   3) 1歳未満の乳児には，医師の診療を受けさせることを優先し，やむを得ない場合にのみ服用させること。
   〔カプセル剤及び錠剤・丸剤以外の製剤の場合に記載すること。なお，生後3ヵ月未満の用法がある製剤の場合，「生後3ヵ月未満の乳児」を『してはいけないこと』に記載し，用法及び用量欄には記載しないこと。〕

保管及び取扱い上の注意
(1) 直射日光の当たらない（湿気の少ない）涼しい所に（密栓して）保管すること。
   〔（　）内は必要とする場合に記載すること。〕
(2) 小児の手の届かない所に保管すること。
(3) 他の容器に入れ替えないこと。（誤用の原因になったり品質が変わる。）
   〔容器等の個々に至適表示がなされていて，誤用のおそれのない場合には記載しなくてもよい。〕

【外部の容器又は外部の被包に記載すべき事項】
注意
1. 次の人は服用しないこと
   生後3ヵ月未満の乳児。
   〔生後3ヵ月未満の用法がある製剤に記載すること。〕
2. 授乳中の人は本剤を服用しないか，本剤を服用する場合は授乳を避けること
3. 次の人は服用前に医師，薬剤師又は登録販売者に相談すること
   (1) 医師の治療を受けている人。
   (2) 妊婦又は妊娠していると思われる人。
   (3) 体の虚弱な人（体力の衰えている人，体の弱い人）。
   (4) 胃腸が弱く下痢しやすい人。
   (5) 高齢者。

〔1日最大配合量が甘草として1g以上（エキス剤については原生薬に換算して1g以上）含有する製剤に記載すること。〕
(6) 次の症状のある人。
むくみ
〔1日最大配合量が甘草として1g以上（エキス剤については原生薬に換算して1g以上）含有する製剤に記載すること。〕
(7) 次の診断を受けた人。
高血圧，心臓病，腎臓病
〔1日最大配合量が甘草として1g以上（エキス剤については原生薬に換算して1g以上）含有する製剤に記載すること。〕
(8) 次の医薬品を服用している人。
瀉下薬（ト剤）
3′．服用が適さない場合があるので，服用前に医師，薬剤師又は登録販売者に相談すること
〔3.の項目の記載に際し，十分な記載スペースがない場合には3′.を記載すること。〕
4．服用に際しては，説明文書をよく読むこと
5．直射日光の当たらない（湿気の少ない）涼しい所に（密栓して）保管すること
〔（　）内は必要とする場合に記載すること。〕

加減涼膈散（龔廷賢）
（カゲンリョウカクサン　キョウテイケン）

〔基準〕
（平成24年8月30日　厚生労働省医薬食品局審査管理課長通知による）
1．成分・分量
連翹2～3，黄芩2～3，山梔子1.5～3，桔梗2～3，黄連1～2，薄荷1～2，当帰2～4，地黄2～4，枳実1～3，芍薬2～4，甘草1～1.5
2．用法・用量
湯
3．効能・効果
体力中等度で，胃腸の調子がすぐれないものの次の諸症：口内炎，口の中の炎症

〔使用上の注意〕
（平成25年3月27日　厚生労働省医薬食品局安全対策課長・審査管理課長通知による）
【添付文書等に記載すべき事項】
『してはいけないこと』
（守らないと現在の症状が悪化したり，副作用が起こりやすくなる）
　　次の人は服用しないこと
　　生後3ヵ月未満の乳児。
　〔生後3ヵ月未満の用法がある製剤に記載すること。〕
『相談すること』
1．次の人は服用前に医師，薬剤師又は登録販売者に相談すること
(1) 医師の治療を受けている人。
(2) 妊婦又は妊娠していると思われる人。
(3) 胃腸の弱い人。
(4) 高齢者。
〔1日最大配合量が甘草として1g以上（エキス剤については原生薬に換算して1g以上）含有する製剤に記載すること。〕
(5) 次の症状のある人。
むくみ
〔1日最大配合量が甘草として1g以上（エキス剤については原生薬に換算して1g以上）含有する製剤に記載すること。〕
(6) 次の診断を受けた人。
高血圧，心臓病，腎臓病
〔1日最大配合量が甘草として1g以上（エキス剤については原生薬に換算して1g以上）含有する製剤に記載すること。〕
2．服用後，次の症状があらわれた場合は副作用の可能性があるので，直ちに服用を中止し，この文書を持って医師，薬剤師又は登録販売者に相談すること

関係部位	症　状
消化器	吐き気，食欲不振，胃部不快感，腹痛

まれに下記の重篤な症状が起こることがある。その場合は直ちに医師の診療を受けること。

症状の名称	症　状
偽アルドステロン症，ミオパチー	手足のだるさ，しびれ，つっぱり感やこわばりに加えて，脱力感，筋肉痛があらわれ，徐々に強くなる。

〔1日最大配合量が甘草として1g以上（エキス剤については原生薬に換算して1g以上）含有する製剤に記載すること。〕

3. 服用後，次の症状があらわれることがあるので，このような症状の持続又は増強が見られた場合には，服用を中止し，この文書を持って医師，薬剤師又は登録販売者に相談すること
　　下痢
4. 5〜6日間服用しても症状がよくならない場合は服用を中止し，この文書を持って医師，薬剤師又は登録販売者に相談すること
5. 長期連用する場合には，医師，薬剤師又は登録販売者に相談すること
　　〔1日最大配合量が甘草として1g以上（エキス剤については原生薬に換算して1g以上）含有する製剤に記載すること。〕
〔用法及び用量に関連する注意として，用法及び用量の項目に続けて以下を記載すること。〕
(1) 小児に服用させる場合には，保護者の指導監督のもとに服用させること。
　　〔小児の用法及び用量がある場合に記載すること。〕
(2) 〔小児の用法がある場合，剤形により，次に該当する場合には，そのいずれかを記載すること。〕
　1) 3歳以上の幼児に服用させる場合には，薬剤がのどにつかえることのないよう，よく注意すること。
　　〔5歳未満の幼児の用法がある錠剤・丸剤の場合に記載すること。〕
　2) 幼児に服用させる場合には，薬剤がのどにつかえることのないよう，よく注意すること。
　　〔3歳未満の用法及び用量を有する丸剤の場合に記載すること。〕
　3) 1歳未満の乳児には，医師の診療を受けさせることを優先し，やむを得ない場合にのみ服用させること。
　　〔カプセル剤及び錠剤・丸剤以外の製剤の場合に記載すること。なお，生後3ヵ月未満の用法がある製剤の場合，「生後3ヵ月未満の乳児」を『してはいけないこと』に記載し，用法及び用量欄には記載しないこと。〕

保管及び取扱い上の注意
(1) 直射日光の当たらない（湿気の少ない）涼しい所に（密栓して）保管すること。
　　〔（ ）内は必要とする場合に記載すること。〕
(2) 小児の手の届かない所に保管すること。
(3) 他の容器に入れ替えないこと。（誤用の原因になったり品質が変わる。）
　　〔容器等の個々に至適表示がなされていて，誤用のおそれのない場合には記載しなくてもよい。〕

【外部の容器又は外部の被包に記載すべき事項】
注意
1. 次の人は服用しないこと
　　生後3ヵ月未満の乳児。
　　〔生後3ヵ月未満の用法がある製剤に記載すること。〕
2. 次の人は服用前に医師，薬剤師又は登録販売者に相談すること
(1) 医師の治療を受けている人。
(2) 妊婦又は妊娠していると思われる人。
(3) 胃腸の弱い人。
(4) 高齢者。
　　〔1日最大配合量が甘草として1g以上（エキス剤については原生薬に換算して1g以上）含有する製剤に記載すること。〕
(5) 次の症状のある人。
　　むくみ
　　〔1日最大配合量が甘草として1g以上（エキス剤については原生薬に換算して1g以上）含有する製剤に記載すること。〕
(6) 次の診断を受けた人。
　　高血圧，心臓病，腎臓病
　　〔1日最大配合量が甘草として1g以上（エキス剤については原生薬に換算して1g以上）含有する製剤に記載すること。〕
2′. 服用が適さない場合があるので，服用前に医師，薬剤師又は登録販売者に相談すること
　　〔2.の項目の記載に際し，十分な記載スペースがない場合には2′.を記載すること。〕
3. 服用に際しては，説明文書をよく読むこと
4. 直射日光の当たらない（湿気の少ない）涼しい所に（密栓して）保管すること
　　〔（ ）内は必要とする場合に記載すること。〕

カショクヨウヒトウ
化食養脾湯

〔基準〕

（平成20年9月30日 厚生労働省医薬食品局審査管理課長通知による）

1. 成分・分量
   人参4，白朮4，茯苓4，半夏4，陳皮2，大棗2，神麹2，麦芽2，山査子2，縮砂1.5，生姜1，甘草1
2. 用法・用量
   湯
3. 効能・効果
   体力中等度以下で，胃腸が弱く，食欲がなく，みぞおちがつかえ，疲れやすいものの次の諸症：胃炎，胃腸虚弱，胃下垂，消化不良，食欲不振，胃痛，嘔吐

〔使用上の注意〕

（平成25年3月27日　厚生労働省医薬食品局安全対策課長・審査管理課長通知による）

【添付文書等に記載すべき事項】
『してはいけないこと』
（守らないと現在の症状が悪化したり，副作用が起こりやすくなる）

次の人は服用しないこと
　生後3ヵ月未満の乳児。
　〔生後3ヵ月未満の用法がある製剤に記載すること。〕

『相談すること』
1. 次の人は服用前に医師，薬剤師又は登録販売者に相談すること
   (1) 医師の治療を受けている人。
   (2) 妊婦又は妊娠していると思われる人。
   (3) 高齢者。
   　〔1日最大配合量が甘草として1g以上（エキス剤については原生薬に換算して1g以上）含有する製剤に記載すること。〕
   (4) 今までに薬などにより発疹・発赤，かゆみ等を起こしたことがある人。
   (5) 次の症状のある人。
   　むくみ
   　〔1日最大配合量が甘草として1g以上（エキス剤については原生薬に換算して1g以上）含有する製剤に記載すること。〕
   (6) 次の診断を受けた人。
   　高血圧，心臓病，腎臓病
   　〔1日最大配合量が甘草として1g以上（エキス剤については原生薬に換算して1g以上）含有する製剤に記載すること。〕
2. 服用後，次の症状があらわれた場合は副作用の可能性があるので，直ちに服用を中止し，この文書を持って医師，薬剤師又は登録販売者に相談すること
   まれに下記の重篤な症状が起こることがある。その場合は直ちに医師の診療を受けること。

症状の名称	症状
偽アルドステロン症，ミオパチー	手足のだるさ，しびれ，つっぱり感やこわばりに加えて，脱力感，筋肉痛があらわれ，徐々に強くなる。

　〔1日最大配合量が甘草として1g以上（エキス剤については原生薬に換算して1g以上）含有する製剤に記載すること。〕
3. 1ヵ月位服用しても症状がよくならない場合は服用を中止し，この文書を持って医師，薬剤師又は登録販売者に相談すること
4. 長期連用する場合には，医師，薬剤師又は登録販売者に相談すること
　〔1日最大配合量が甘草として1g以上（エキス剤については原生薬に換算して1g以上）含有する製剤に記載すること。〕

〔用法及び用量に関連する注意として，用法及び用量の項目に続けて以下を記載すること。〕
(1) 小児に服用させる場合には，保護者の指導監督のもとに服用させること。
　〔小児の用法及び用量がある場合に記載すること。〕
(2) 〔小児の用法がある場合，剤形により，次に該当する場合には，そのいずれかを記載すること。〕
　1) 3歳以上の幼児に服用させる場合には，薬剤がのどにつかえることのないよう，よく注意すること。
　〔5歳未満の幼児の用法がある錠剤・丸剤の場合に記載すること。〕
　2) 幼児に服用させる場合には，薬剤がのどにつかえることのないよう，よく注意すること。
　〔3歳未満の用法及び用量を有する丸剤の場合に記載すること。〕
　3) 1歳未満の乳児には，医師の診療を受けさせることを優先し，やむを得ない場合にのみ服用させること。
　〔カプセル剤及び錠剤・丸剤以外の製剤の場合に記載すること。なお，生後3ヵ月未満の用法がある製剤の場合，「生後3ヵ月未満の乳児」を『してはいけないこと』に記載し，用法及び用量欄には記載しないこと。〕

保管及び取扱い上の注意
(1) 直射日光の当たらない（湿気の少ない）涼しい所に（密栓して）保管すること。
　〔（　）内は必要とする場合に記載すること。〕
(2) 小児の手の届かない所に保管すること。
(3) 他の容器に入れ替えないこと。（誤用の原因になったり品質が変わる。）
　〔容器等の個々に至適表示がなされていて，誤用のおそれのない場合には記載しなくてもよい。〕

【外部の容器又は外部の被包に記載すべき事項】
注意
1. 次の人は服用しないこと
   生後3ヵ月未満の乳児。
   〔生後3ヵ月未満の用法がある製剤に記載すること。〕
2. 次の人は服用前に医師，薬剤師又は登録販売者に相談すること
   (1) 医師の治療を受けている人。
   (2) 妊婦又は妊娠していると思われる人。
   (3) 高齢者。
   　〔1日最大配合量が甘草として1g以上（エキス剤については原生薬に換算して1g以上）含有する製剤に記載すること。〕
   (4) 今までに薬などにより発疹・発赤，かゆみ等を起こしたことがある人。
   (5) 次の症状のある人。
   　むくみ
   　〔1日最大配合量が甘草として1g以上（エキス剤については原生薬に換算して1g以上）含有する製剤に記載すること。〕
   (6) 次の診断を受けた人。
   　高血圧，心臓病，腎臓病
   　〔1日最大配合量が甘草として1g以上（エキス剤については原生薬に換算して1g以上）含有する製剤に記載すること。〕
2′. 服用が適さない場合があるので，服用前に医師，薬剤師又は登録販売者に相談すること
　〔2.の項目の記載に際し，十分な記載スペースがない

3. 服用に際しては，説明文書をよく読むこと
4. 直射日光の当たらない（湿気の少ない）涼しい所に（密栓して）保管すること
〔（ ）内は必要とする場合に記載すること。〕

藿香正気散
カッコウショウキサン

〔基準〕

（平成20年9月30日 厚生労働省医薬食品局審査管理課長通知による）

1. 成分・分量
   白朮3，茯苓3～4，陳皮2～3，白芷1～4，藿香1～4，大棗1～3，甘草1～1.5，半夏3，厚朴2～3，桔梗1.5～3，蘇葉1～4，大腹皮1～4，生姜1
2. 用法・用量
   湯
3. 効能・効果
   体力中等度以下のものの次の諸症：感冒，暑さによる食欲不振，急性胃腸炎，下痢，全身倦怠

〔使用上の注意〕

（平成25年3月27日 厚生労働省医薬食品局安全対策課長・審査管理課長通知による）

【添付文書等に記載すべき事項】
『してはいけないこと』
（守らないと現在の症状が悪化したり，副作用が起こりやすくなる）
　　次の人は服用しないこと
　　　生後3ヵ月未満の乳児。
　　　〔生後3ヵ月未満の用法がある製剤に記載すること。〕
『相談すること』
1. 次の人は服用前に医師，薬剤師又は登録販売者に相談すること
   (1) 医師の治療を受けている人。
   (2) 妊婦又は妊娠していると思われる人。
   (3) 高齢者。
       〔1日最大配合量が甘草として1g以上（エキス剤については原生薬に換算して1g以上）含有する製剤に記載すること。〕
   (4) 今までに薬などにより発疹・発赤，かゆみ等を起こしたことがある人。
   (5) 次の症状のある人。
       むくみ
       〔1日最大配合量が甘草として1g以上（エキス剤については原生薬に換算して1g以上）含有する製剤に記載すること。〕
   (6) 次の診断を受けた人。
       高血圧，心臓病，腎臓病
       〔1日最大配合量が甘草として1g以上（エキス剤については原生薬に換算して1g以上）含有する製剤に記載すること。〕
2. 服用後，次の症状があらわれた場合は副作用の可能性があるので，直ちに服用を中止し，この文書を持って医師，薬剤師又は登録販売者に相談すること

関係部位	症　　状
皮　膚	発疹・発赤，かゆみ

まれに下記の重篤な症状が起こることがある。その場合は直ちに医師の診療を受けること。

症状の名称	症　　状
偽アルドステロン症，ミオパチー	手足のだるさ，しびれ，つっぱり感やこわばりに加えて，脱力感，筋肉痛があらわれ，徐々に強くなる。

〔1日最大配合量が甘草として1g以上（エキス剤については原生薬に換算して1g以上）含有する製剤に記

3. 1ヵ月位（急性胃腸炎，下痢に服用する場合には5〜6回，感冒に服用する場合には5〜6日間）服用しても症状がよくならない場合は服用を中止し，この文書を持って医師，薬剤師又は登録販売者に相談すること
4. 長期連用する場合には，医師，薬剤師又は登録販売者に相談すること
　　〔1日最大配合量が甘草として1g以上（エキス剤については原生薬に換算して1g以上）含有する製剤に記載すること。〕
〔用法及び用量に関連する注意として，用法及び用量の項目に続けて以下を記載すること。〕
(1) 小児に服用させる場合には，保護者の指導監督のもとに服用させること。
　　〔小児の用法及び用量がある場合に記載すること。〕
(2) 〔小児の用法がある場合，剤形により，次に該当する場合には，そのいずれかを記載すること。〕
　1) 3歳以上の幼児に服用させる場合には，薬剤がのどにつかえることのないよう，よく注意すること。
　　〔5歳未満の幼児の用法がある錠剤・丸剤の場合に記載すること。〕
　2) 幼児に服用させる場合には，薬剤がのどにつかえることのないよう，よく注意すること。
　　〔3歳未満の用法及び用量を有する丸剤の場合に記載すること。〕
　3) 1歳未満の乳児には，医師の診療を受けさせることを優先し，やむを得ない場合にのみ服用させること。
　　〔カプセル剤及び錠剤・丸剤以外の製剤の場合に記載すること。なお，生後3ヵ月未満の用法がある製剤の場合，「生後3ヵ月未満の乳児」を『してはいけないこと』に記載し，用法及び用量欄には記載しないこと。〕

保管及び取扱い上の注意
(1) 直射日光の当たらない（湿気の少ない）涼しい所に（密栓して）保管すること。
　　〔（　）内は必要とする場合に記載すること。〕
(2) 小児の手の届かない所に保管すること。
(3) 他の容器に入れ替えないこと。（誤用の原因になったり品質が変わる。）
　　〔容器等の個々に至適表示がなされていて，誤用のおそれのない場合には記載しなくてもよい。〕

【外部の容器又は外部の被包に記載すべき事項】
注意
1. 次の人は服用しないこと
　　生後3ヵ月未満の乳児。
　　〔生後3ヵ月未満の用法がある製剤に記載すること。〕
2. 次の人は服用前に医師，薬剤師又は登録販売者に相談すること
(1) 医師の治療を受けている人。
(2) 妊婦又は妊娠していると思われる人。
(3) 高齢者。
　　〔1日最大配合量が甘草として1g以上（エキス剤については原生薬に換算して1g以上）含有する製剤に記載すること。〕
(4) 今までに薬などにより発疹・発赤，かゆみ等を起こしたことがある人。
(5) 次の症状のある人。
　　むくみ
　　〔1日最大配合量が甘草として1g以上（エキス剤については原生薬に換算して1g以上）含有する製剤に記載すること。〕
(6) 次の診断を受けた人。
　　高血圧，心臓病，腎臓病
　　〔1日最大配合量が甘草として1g以上（エキス剤については原生薬に換算して1g以上）含有する製剤に記

載すること。〕
2′. 服用が適さない場合があるので，服用前に医師，薬剤師又は登録販売者に相談すること
　　〔2.の項目の記載に際し，十分な記載スペースがない場合には2′.を記載すること。〕
3. 服用に際しては，説明文書をよく読むこと
4. 直射日光の当たらない（湿気の少ない）涼しい所に（密栓して）保管すること
　　〔（　）内は必要とする場合に記載すること。〕

JPS藿香正気散液㊀　　ジェーピーエス製薬㈱
区分 第2類
組成 液（茶褐）：3本（90mL）中　藿香正気散料エキス12.5g（ビャクジュツ・ハンゲ・ブクリョウ各3g，コウボク・チンピ・タイソウ各2g，キキョウ1.5g，カッコウ・ダイフクヒ・ビャクシ・カンゾウ・ショウキョウ・ソヨウ各1g）
添加 白糖，ポリオキシエチレン硬化ヒマシ油，エタノール，パラベン，安息香酸ナトリウム，香料
適応 体力中等度以下のものの次の諸症：感冒，暑さによる食欲不振，急性胃腸炎，下痢，全身倦怠
用法 15才以上1本1日3回食前又は食間。よく振ってから服用。15才未満は服用しない
包装 3本

イスクラ勝湿顆粒㊀　　イスクラ産業㈱
区分 第2類
組成 顆（褐）：3包（6g）中　勝湿エキス4.3g（ビャクジュツ・ブクリョウ・ハンゲ各3g，コウボク・チンピ・タイソウ各2g，キキョウ1.5g，ビャクシ・カンゾウ・ソヨウ・カッコウ・ダイフクヒ各1g，ショウキョウ0.5g）
添加 トウモロコシデンプン，乳糖
適応 体力中等度以下のものの次の諸症：感冒，暑さによる食欲不振，急性胃腸炎，下痢，全身倦怠
用法 1回15才以上1包，14〜7才2/3，6〜4才1/2，3〜2才1/3，2才未満1/4，1日3回食前又は食間。1才未満には，医師の診療を受けさせることを優先し，止むを得ない場合にだけ服用させる。3ヵ月未満は服用しない
包装 12包，90包

藿香正気散エキス〔細粒〕38㊀　　松浦薬業㈱-松浦漢方㈱
区分 第2類
組成 細：3包（6g）又は6g中　藿香正気散水製エキス3.8g（乾燥物換算で約1.9gに相当）（ビャクジュツ・ハンゲ・ブクリョウ各1.5g，コウボク・チンピ・タイソウ各1g，ビャクシ・ソヨウ・カッコウ・ダイフクヒ・カンゾウ各0.5g，ショウキョウ0.33g）
添加 メタケイ酸アルミン酸マグネシウム，ヒプロメロース（ヒドロキシプロピルメチルセルロース），乳糖，バレイショデンプン，香料
適応 体力中等度以下のものの次の諸症：感冒，暑さによる食欲不振，急性胃腸炎，下痢，全身倦怠
用法 1回15才以上1包又は2g，14〜7才2/3，6〜4才1/2，3〜2才1/3，2才未満1/4以下，1日3回食前又は食間。1才未満には，医師の診療を受けさせることを優先し，止むを得ない場合にだけ服用させる。3ヵ月未満は服用しない
包装 500g，12包〔Ⓐ1,260（税込み）〕，300包

藿香正気散エキス細粒G「コタロー」㊀　小太郎漢方製薬㈱
区分 第2類
組成 細（褐）：3包（9g）中　水製エキス7g（ビャクジュツ・ハンゲ・コウボク・チンピ・キキョウ・タイソウ各2.4g，ブクリョウ・ビャクシ・ソヨウ・カッコウ・ダイフクヒ各3.2g，ショウキョウ0.6g，カンゾウ1.2g）
添加 含水二酸化ケイ素，ステアリン酸マグネシウム，トウモロコシデンプン
適応 夏の感冒，暑さによる食欲不振・下痢・全身倦怠
用法 1回15才以上1包又は3g，14〜7才2/3，6〜4才1/2，3〜2才1/3，2才

未満¼，1日3回食前又は食間。1才未満には，医師の診療を受けさせることを優先し，止むを得ない場合にだけ服用させる。3ヵ月未満は服用しない
包装90包

藿香正気散料エキス顆粒クラシエ⊖　クラシエ製薬㈱-クラシエ薬品㈱
区分 第2類
組成：3包(4.5g)中 藿香正気散料エキス粉末1750mg（ビャクジュツ・ハンゲ・ブクリョウ各1.5g，コウボク・チンピ各1g，キキョウ・ビャクシ各0.75g，ソヨウ・カッコウ・ダイフクヒ・タイソウ・ショウキョウ・カンゾウ各0.5g）
添加 ヒドロキシプロピルセルロース，乳糖，ケイ酸アルミニウム
適応 体力中等度以下のものの次の諸症：感冒，暑さによる食欲不振，急性胃腸炎，下痢，全身倦怠
用法 1回15才以上1包，14〜7才⅔，6〜4才½，3〜2才⅓，2才未満¼以下，1日3回食前又は食間。1才未満には，医師の診療を受けさせることを優先し，止むを得ない場合にだけ服用させる。3ヵ月未満は服用しない
包装 45包〔Ⓐ4,095(税込み)〕，90包

カッコーサン「コタロー」⊖　小太郎漢方製薬㈱
区分 第2類
組成 錠(茶)：12錠中 水製エキス2.2g（ビャクジュツ・ハンゲ・ブクリョウ各1.5g，コウボク・チンピ各1g，キキョウ・ビャクシ各0.75g，ソヨウ・カッコウ・ダイフクヒ・タイソウ・ショウキョウ・カンゾウ各0.5g）
添加 酸化チタン，ステアリン酸マグネシウム，タルク，乳糖水和物，ヒプロメロース(ヒドロキシプロピルメチルセルロース)，粉末飴，メタケイ酸アルミン酸マグネシウム，カラメル，カルナウバロウ，サラシミツロウ
適応 夏の感冒，暑さによる食欲不振・下痢・全身倦怠
用法 1回15才以上4錠，14〜7才3錠，6〜5才2錠，1日3回食前又は食間。5才未満は服用しない
包装 60錠，180錠

救長 (エキス顆粒)⊖　㈱建林松鶴堂
区分 第2類
組成 顆(淡褐)：3包(6g)中 水製乾燥エキス1.3g（ビャクジュツ・ハンゲ・ブクリョウ各1.5g，コウボク・チンピ・タイソウ各1g，キキョウ・ソヨウ各0.75g，ビャクシ・カンゾウ・カッコウ各0.5g，ショウキョウ0.25g）
添加 乳糖，バレイショデンプン
適応 体力中等度以下のものの次の諸症：感冒，暑さによる食欲不振，急性胃腸炎，下痢，全身倦怠
用法 1回成人1包，14〜7才⅔，6〜4才½，3〜2才⅓，2才未満¼以下，1日3回食間。1才未満には，医師の診療を受けさせることを優先し，止むを得ない場合にだけ服用させる。3ヵ月未満は服用しない
包装 12包〔Ⓐ1,400(税込み)〕，30包〔Ⓐ2,730(税込み)〕

東洋の藿香正気散料⊖　東洋漢方製薬㈱
区分 第2類
組成 煎：1包(22g)中 ビャクジュツ3g，ハンゲ3g，ブクリョウ3g，コウボク2g，チンピ2g，キキョウ1.5g，ビャクシ1.5g，ソヨウ1g，カッコウ1g，ダイフクヒ1g，タイソウ1g，ショウキョウ1g，カンゾウ1g
適応 夏の感冒，暑さによる食欲不振・下痢・全身倦怠
用法 15才以上1日1包を煎じ食間3回に分けて温服。14〜7才⅔，6〜4才½，3〜2才⅓
包装 100包〔Ⓑ13,000〕

葛根黄連黄芩湯
カッコンオウレンオウゴントウ

〔基準〕
(平成20年9月30日　厚生労働省医薬食品局審査管理課長通知による)
1. 成分・分量
　　葛根5〜6，黄連3，黄芩3，甘草2
2. 用法・用量
　　湯
3. 効能・効果
　　体力中等度のものの次の諸症：下痢，急性胃腸炎，口内炎，舌炎，肩こり，不眠

〔使用上の注意〕
(平成25年3月27日　厚生労働省医薬食品局安全対策課長・審査管理課長通知による)
【添付文書等に記載すべき事項】
『してはいけないこと』
(守らないと現在の症状が悪化したり，副作用が起こりやすくなる)
　　次の人は服用しないこと
　　　生後3ヵ月未満の乳児。
　　〔生後3ヵ月未満の用法がある製剤に記載すること。〕
『相談すること』
1. 次の人は服用前に医師，薬剤師又は登録販売者に相談すること
　(1) 医師の治療を受けている人。
　(2) 妊婦又は妊娠していると思われる人。
　(3) 高齢者。
　　〔1日最大配合量が甘草として1g以上（エキス剤については原生薬に換算して1g以上）含有する製剤に記載すること。〕
　(4) 次の症状のある人。
　　　むくみ
　　〔1日最大配合量が甘草として1g以上（エキス剤については原生薬に換算して1g以上）含有する製剤に記載すること。〕
　(5) 次の診断を受けた人。
　　　高血圧，心臓病，腎臓病
　　〔1日最大配合量が甘草として1g以上（エキス剤については原生薬に換算して1g以上）含有する製剤に記載すること。〕
2. 服用後，次の症状があらわれた場合は副作用の可能性があるので，直ちに服用を中止し，この文書を持って医師，薬剤師又は登録販売者に相談すること
　　まれに下記の重篤な症状が起こることがある。その場合は直ちに医師の診療を受けること。

症状の名称	症　　状
偽アルドステロン症，ミオパチー	手足のだるさ，しびれ，つっぱり感やこわばりに加えて，脱力感，筋肉痛があらわれ，徐々に強くなる。

　　〔1日最大配合量が甘草として1g以上（エキス剤については原生薬に換算して1g以上）含有する製剤に記載すること。〕
3. 1週間位（急性胃腸炎に服用する場合には5〜6回）服用しても症状がよくならない場合は服用を中止し，この文書を持って医師，薬剤師又は登録販売者に相談すること
4. 長期連用する場合には，医師，薬剤師又は登録販売者に相談すること

〔1日最大配合量が甘草として1g以上（エキス剤については原生薬に換算して1g以上）含有する製剤に記載すること。〕

〔用法及び用量に関連する注意として，用法及び用量の項目に続けて以下を記載すること。〕
(1) 小児に服用させる場合には，保護者の指導監督のもとに服用させること。
〔小児の用法及び用量がある場合に記載すること。〕
(2) 〔小児の用法がある場合，剤形により，次に該当する場合には，そのいずれかを記載すること。〕
1) 3歳以上の幼児に服用させる場合には，薬剤がのどにつかえることのないよう，よく注意すること。
〔5歳未満の幼児の用法がある錠剤・丸剤の場合に記載すること。〕
2) 幼児に服用させる場合には，薬剤がのどにつかえることのないよう，よく注意すること。
〔3歳未満の用法及び用量を有する丸剤の場合に記載すること。〕
3) 1歳未満の乳児には，医師の診療を受けさせることを優先し，やむを得ない場合にのみ服用させること。
〔カプセル剤及び錠剤・丸剤以外の製剤の場合に記載すること。なお，生後3ヵ月未満の用法がある製剤の場合，「生後3ヵ月未満の乳児」を『してはいけないこと』に記載し，用法及び用量欄には記載しないこと。〕

保管及び取扱い上の注意
(1) 直射日光の当たらない（湿気の少ない）涼しい所に（密栓して）保管すること。
〔（ ）内は必要とする場合に記載すること。〕
(2) 小児の手の届かない所に保管すること。
(3) 他の容器に入れ替えないこと。（誤用の原因になったり品質が変わる。）
〔容器等の個々に至適表示がなされていて，誤用のおそれのない場合には記載しなくてもよい。〕

【外部の容器又は外部の被包に記載すべき事項】
注意
1. 次の人は服用しないこと
生後3ヵ月未満の乳児。
〔生後3ヵ月未満の用法がある製剤に記載すること。〕
2. 次の人は服用前に医師，薬剤師又は登録販売者に相談すること
(1) 医師の治療を受けている人。
(2) 妊婦又は妊娠していると思われる人。
(3) 高齢者。
〔1日最大配合量が甘草として1g以上（エキス剤については原生薬に換算して1g以上）含有する製剤に記載すること。〕
(4) 次の症状のある人。
むくみ
〔1日最大配合量が甘草として1g以上（エキス剤については原生薬に換算して1g以上）含有する製剤に記載すること。〕
(5) 次の診断を受けた人。
高血圧，心臓病，腎臓病
〔1日最大配合量が甘草として1g以上（エキス剤については原生薬に換算して1g以上）含有する製剤に記載すること。〕
2′. 服用が適さない場合があるので，服用前に医師，薬剤師又は登録販売者に相談すること
〔2.の項目の記載に際し，十分な記載スペースがない場合には2′.を記載すること。〕
3. 服用に際しては，説明文書をよく読むこと
4. 直射日光の当たらない（湿気の少ない）涼しい所に（密栓して）保管すること
〔（ ）内は必要とする場合に記載すること。〕

一般用漢方製剤

ウチダの葛根黄連黄芩湯⊖　㈱ウチダ和漢薬
区分 第2類
組成 煎：1袋中 カッコン6g, オウレン3g, オウゴン3g, カンゾウ2g
適応 みぞおちがつかえ下痢して喘し，汗が出るもの，あるいは首や肩，背などのこり，心悸などを伴うもの：下痢，急性胃腸炎，ぜんそく，肩こり，火傷後の発熱
用法 15才以上1日1袋を煎じ2～3回に分けて食前1時間又は食間空腹時に温服。15才未満は服用しない
包装 30袋

葛根黄連黄芩湯エキス細粒G「コタロー」⊖　小太郎漢方製薬㈱
区分 第2類
組成 細(茶)：3包(4.5g)中 水製エキス2.4g（カッコン4.8g, オウゴン・オウレン各2.4g, カンゾウ1.6g）
添加 含水二酸化ケイ素，ステアリン酸マグネシウム，トウモロコシデンプン，アメ粉
適応 体力中等度のものの次の諸症：急性胃腸炎，下痢，口内炎，舌炎，肩こり，不眠
用法 1回15才以上1包又は1.5g，14～7才2/3，6～4才1/2，3～2才1/3，2才未満1/4，1日3回食前又は食間。1才未満には，医師の診療を受けさせることを優先し，止むを得ない場合にだけ服用させる。3ヵ月未満は服用しない
包装 90包

[救心漢方] 葛根黄連黄芩湯エキス顆粒 Kyushin Kampo Kakkon-oren-ogon-to⊖　救心製薬㈱
区分 第2類
組成 顆(黄)：3包(6g)中 葛根黄連黄芩湯乾燥エキス1800mg（カッコン6g, オウレン・オウゴン各3g, カンゾウ2g）
添加 乳糖，ヒドロキシプロピルセルロース，ヒドロキシプロピルスターチ
適応 体力中等度のものの次の諸症：下痢，急性胃腸炎，口内炎，舌炎，肩こり，不眠
用法 1回15才以上1包，14～7才2/3，6～4才1/2，3～2才1/3，2才未満1/4，1日3回食前又は食間。1才未満には，医師の診療を受けさせることを優先し，止むを得ない場合にだけ服用させる。3ヵ月未満は服用しない
包装 10包〔Ⓐ1,995(税込み)〕

デルマンすこやか-B⊖　㈲本町薬品
区分 第2類
組成 散(茶褐)：3包(4.5g)中 葛根黄連黄芩湯水製エキス粉末3g（カッコン6g, オウレン・オウゴン各3g, カンゾウ2g），バレイショデンプン1.5g
適応 急性胃腸炎，口内炎，舌炎，肩こり，不眠
用法 1回成人1包，14～7才2/3，6～4才1/2，3～2才1/3，1才以下1/4以下，1日1～3回食間又は随時。3ヵ月未満は服用しない
包装 24包〔Ⓐ4,090(税込み)〕，45包〔Ⓐ7,500(税込み)〕

葛根紅花湯 (カッコンコウカトウ)

〔基準〕

(平成20年9月30日 厚生労働省医薬食品局審査管理課長通知による)
1. 成分・分量
   葛根3，芍薬3，地黄3，黄連1.5，山梔子1.5，紅花1.5，大黄1，甘草1
2. 用法・用量
   湯
3. 効能・効果
   体力中等度以上で，便秘傾向のものの次の諸症：あかはな（酒さ），しみ

〔使用上の注意〕

(平成25年3月27日 厚生労働省医薬食品局安全対策課長・審査管理課長通知による)

【添付文書等に記載すべき事項】
『してはいけないこと』
（守らないと現在の症状が悪化したり，副作用が起こりやすくなる）
1. 次の人は服用しないこと
   生後3ヵ月未満の乳児。
   〔生後3ヵ月未満の用法がある製剤に記載すること。〕
2. 授乳中の人は本剤を服用しないか，本剤を服用する場合は授乳を避けること

『相談すること』
1. 次の人は服用前に医師，薬剤師又は登録販売者に相談すること
   (1) 医師の治療を受けている人。
   (2) 妊婦又は妊娠していると思われる人。
   (3) 体の虚弱な人（体力の衰えている人，体の弱い人）。
   (4) 胃腸が弱く下痢しやすい人。
   (5) 高齢者。
   〔1日最大配合量が甘草として1g以上（エキス剤については原生薬に換算して1g以上）含有する製剤に記載すること。〕
   (6) 次の症状のある人。
   むくみ
   〔1日最大配合量が甘草として1g以上（エキス剤については原生薬に換算して1g以上）含有する製剤に記載すること。〕
   (7) 次の診断を受けた人。
   高血圧，心臓病，腎臓病
   〔1日最大配合量が甘草として1g以上（エキス剤については原生薬に換算して1g以上）含有する製剤に記載すること。〕
   (8) 次の医薬品を服用している人。
   瀉下薬（下剤）
2. 服用後，次の症状があらわれた場合は副作用の可能性があるので，直ちに服用を中止し，この文書を持って医師，薬剤師又は登録販売者に相談すること

関係部位	症　　状
消化器	食欲不振，胃部不快感，はげしい腹痛を伴う下痢，腹痛

まれに下記の重篤な症状が起こることがある。その場合は直ちに医師の診療を受けること。

症状の名称	症　　状
偽アルドステロン症，ミオパチー	手足のだるさ，しびれ，つっぱり感やこわばりに加えて，脱力感，筋肉痛があらわれ，徐々に強くなる。

〔1日最大配合量が甘草として1g以上（エキス剤については原生薬に換算して1g以上）含有する製剤に記載すること。〕
3. 服用後，次の症状があらわれることがあるので，このような症状の持続又は増強が見られた場合には，服用を中止し，この文書を持って医師，薬剤師又は登録販売者に相談すること
   軟便，下痢
4. 1ヵ月位服用しても症状がよくならない場合は服用を中止し，この文書を持って医師，薬剤師又は登録販売者に相談すること
5. 長期連用する場合には，医師，薬剤師又は登録販売者に相談すること
   〔1日最大配合量が甘草として1g以上（エキス剤については原生薬に換算して1g以上）含有する製剤に記載すること。〕

〔用法及び用量に関連する注意として，用法及び用量の項目に続けて以下を記載すること。〕
(1) 小児に服用させる場合には，保護者の指導監督のもとに服用させること。
   〔小児の用法及び用量がある場合に記載すること。〕
(2) 〔小児の用法がある場合，剤形により，次に該当する場合には，そのいずれかを記載すること。〕
   1) 3歳以上の幼児に服用させる場合には，薬剤がのどにつかえることのないよう，よく注意すること。
   〔5歳未満の幼児の用法がある錠剤・丸剤の場合に記載すること。〕
   2) 幼児に服用させる場合には，薬剤がのどにつかえることのないよう，よく注意すること。
   〔3歳未満の用法及び用量を有する丸剤の場合に記載すること。〕
   3) 1歳未満の乳児には，医師の診療を受けさせることを優先し，やむを得ない場合にのみ服用させること。
   〔カプセル剤及び錠剤・丸剤以外の製剤の場合に記載すること。なお，生後3ヵ月未満の用法がある製剤の場合，「生後3ヵ月未満の乳児」を『してはいけないこと』に記載し，用法及び用量欄には記載しないこと。〕

保管及び取扱い上の注意
(1) 直射日光の当たらない（湿気の少ない）涼しい所に（密栓して）保管すること。
   〔（　）内は必要とする場合に記載すること。〕
(2) 小児の手の届かない所に保管すること。
(3) 他の容器に入れ替えないこと。（誤用の原因になったり品質が変わる。）
   〔容器等の個々に至適表示がなされていて，誤用のおそれのない場合には記載しなくてもよい。〕

【外部の容器又は外部の被包に記載すべき事項】
注意
1. 次の人は服用しないこと
   生後3ヵ月未満の乳児。
   〔生後3ヵ月未満の用法がある製剤に記載すること。〕
2. 授乳中の人は本剤を服用しないか，本剤を服用する場合は授乳を避けること
3. 次の人は服用前に医師，薬剤師又は登録販売者に相談すること
   (1) 医師の治療を受けている人。
   (2) 妊婦又は妊娠していると思われる人。
   (3) 体の虚弱な人（体力の衰えている人，体の弱い人）。
   (4) 胃腸が弱く下痢しやすい人。
   (5) 高齢者。

カッコントウ
葛根湯

〔基準〕

（平成20年9月30日　厚生労働省医薬食品局審査管理課長通知による）
1. 成分・分量
　　葛根4～8，麻黄3～4，大棗3～4，桂皮2～3，芍薬2～3，甘草2，生姜1～1.5
2. 用法・用量
　　湯
3. 効能・効果
　　体力中等度以上のものの次の諸症：感冒の初期（汗をかいていないもの），鼻かぜ，鼻炎，頭痛，肩こり，筋肉痛，手や肩の痛み

〔使用上の注意〕

（平成25年3月27日　厚生労働省医薬食品局安全対策課長・審査管理課長通知による）

【添付文書等に記載すべき事項】
『してはいけないこと』
（守らないと現在の症状が悪化したり，副作用が起こりやすくなる）
　　次の人は服用しないこと
　　　生後3ヵ月未満の乳児。
　　　〔生後3ヵ月未満の用法がある製剤に記載すること。〕
『相談すること』
1. 次の人は服用前に医師，薬剤師又は登録販売者に相談すること
　(1) 医師の治療を受けている人。
　(2) 妊婦又は妊娠していると思われる人。
　(3) 体の虚弱な人（体力の衰えている人，体の弱い人）。
　(4) 胃腸の弱い人。
　(5) 発汗傾向の著しい人。
　(6) 高齢者。
　　　〔マオウ又は，1日最大配合量が甘草として1g以上（エキス剤については原生薬に換算して1g以上）含有する製剤に記載すること。〕
　(7) 今までに薬などにより発疹・発赤，かゆみ等を起こしたことがある人。
　(8) 次の症状のある人。
　　　むくみ[1]，排尿困難[2]
　　　〔[1]は，1日最大配合量が甘草として1g以上（エキス剤については原生薬に換算して1g以上）含有する製剤に記載すること。[2]は，マオウを含有する製剤に記載すること。〕
　(9) 次の診断を受けた人。
　　　高血圧[1,2]，心臓病[1,2]，腎臓病[1,2]，甲状腺機能障害[2]
　　　〔[1]は，1日最大配合量が甘草として1g以上（エキス剤については原生薬に換算して1g以上）含有する製剤に記載すること。[2]は，マオウを含有する製剤に記載すること。〕
2. 服用後，次の症状があらわれた場合は副作用の可能性があるので，直ちに服用を中止し，この文書を持って医師，薬剤師又は登録販売者に相談すること

関係部位	症　　状
皮　膚	発疹・発赤，かゆみ
消化器	吐き気，食欲不振，胃部不快感

　まれに下記の重篤な症状が起こることがある。その場合は直ちに医師の診療を受けること。

　　　〔1日最大配合量が甘草として1g以上（エキス剤については原生薬に換算して1g以上）含有する製剤に記載すること。〕
　(6) 次の症状のある人。
　　　むくみ
　　　〔1日最大配合量が甘草として1g以上（エキス剤については原生薬に換算して1g以上）含有する製剤に記載すること。〕
　(7) 次の診断を受けた人。
　　　高血圧，心臓病，腎臓病
　　　〔1日最大配合量が甘草として1g以上（エキス剤については原生薬に換算して1g以上）含有する製剤に記載すること。〕
　(8) 次の医薬品を服用している人。
　　　瀉下薬（ト剤）
3'. 服用が適さない場合があるので，服用前に医師，薬剤師又は登録販売者に相談すること
　　　〔3.の項目の記載に際し，十分な記載スペースがない場合には3'.を記載すること。〕
4. 服用に際しては，説明文書をよく読むこと
5. 直射日光の当たらない（湿気の少ない）涼しい所に（密栓して）保管すること
　　　〔（　）内は必要とする場合に記載すること。〕

症状の名称	症　　状
偽アルドステロン症，ミオパチー[1]	手足のだるさ，しびれ，つっぱり感やこわばりに加えて，脱力感，筋肉痛があらわれ，徐々に強くなる。
肝機能障害	発熱，かゆみ，発疹，黄疸（皮膚や白目が黄色くなる），褐色尿，全身のだるさ，食欲不振等があらわれる。

　　　〔[1]は，1日最大配合量が甘草として1g以上（エキス剤については原生薬に換算して1g以上）含有する製剤に記載すること。〕
3．1ヵ月位（感冒の初期，鼻かぜ，頭痛に服用する場合には5～6回）服用しても症状がよくならない場合は服用を中止し，この文書を持って医師，薬剤師又は登録販売者に相談すること
4．長期連用する場合には，医師，薬剤師又は登録販売者に相談すること
　　　〔1日最大配合量が甘草として1g以上（エキス剤については原生薬に換算して1g以上）含有する製剤に記載すること。〕
〔用法及び用量に関連する注意として，用法及び用量の項目に続けて以下を記載すること。〕
(1) 小児に服用させる場合には，保護者の指導監督のもとに服用させること。
　　　〔小児の用法及び用量がある場合に記載すること。〕
(2) 〔小児の用法がある場合，剤形により，次に該当する場合には，そのいずれかを記載すること。〕
　　1) 3歳以上の幼児に服用させる場合には，薬剤がのどにつかえることのないよう，よく注意すること。
　　　　〔5歳未満の幼児の用法がある錠剤・丸剤の場合に記載すること。〕
　　2) 幼児に服用させる場合には，薬剤がのどにつかえることのないよう，よく注意すること。
　　　　〔3歳未満の用法及び用量を有する丸剤の場合に記載すること。〕
　　3) 1歳未満の乳児には，医師の診療を受けさせることを優先し，やむを得ない場合にのみ服用させること。
　　　　〔カプセル剤及び錠剤・丸剤以外の製剤に記載すること。なお，生後3ヵ月未満の用法がある製剤の場合，「生後3ヵ月未満の乳児」を『してはいけないこと』に記載し，用法及び用量欄には記載しないこと。〕

保管及び取扱い上の注意
(1) 直射日光の当たらない（湿気の少ない）涼しい所に（密栓して）保管すること。
　　　〔（　）内は必要とする場合に記載すること。〕
(2) 小児の手の届かない所に保管すること。
(3) 他の容器に入れ替えないこと。（誤用の原因になったり品質が変わる。）
　　　〔容器等の個々に至適表示がなされていて，誤用のおそれのない場合には記載しなくてもよい。〕

【外部の容器又は外部の被包に記載すべき事項】
注意
1．次の人は服用しないこと
　　生後3ヵ月未満の乳児。
　　　〔生後3ヵ月未満の用法がある製剤に記載すること。〕
2．次の人は服用前に医師，薬剤師又は登録販売者に相談すること
　(1) 医師の治療を受けている人。
　(2) 妊婦又は妊娠していると思われる人。
　(3) 体の虚弱な人（体力の衰えている人，体の弱い人）。
　(4) 胃腸の弱い人。
　(5) 発汗傾向の著しい人。
　(6) 高齢者。
　　　〔マオウ又は，1日最大配合量が甘草として1g以上（エキス剤については原生薬に換算して1g以上）含有する製剤に記載すること。〕
　(7) 今までに薬などにより発疹・発赤，かゆみ等を起こしたことがある人。
　(8) 次の症状のある人。
　　　むくみ[1]，排尿困難[2]
　　　〔[1]は，1日最大配合量が甘草として1g以上（エキス剤については原生薬に換算して1g以上）含有する製剤に記載すること。[2]は，マオウを含有する製剤に記載すること。〕
　(9) 次の診断を受けた人。
　　　高血圧[1,2]，心臓病[1,2]，腎臓病[1,2]，甲状腺機能障害[2]
　　　〔[1]は，1日最大配合量が甘草として1g以上（エキス剤については原生薬に換算して1g以上）含有する製剤に記載すること。[2]は，マオウを含有する製剤に記載すること。〕
2′．服用が適さない場合があるので，服用前に医師，薬剤師又は登録販売者に相談すること
　　　〔2.の項目の記載に際し，十分な記載スペースがない場合には2′.を記載すること。〕
3．服用に際しては，説明文書をよく読むこと
4．直射日光の当たらない（湿気の少ない）涼しい所に（密栓して）保管すること
　　　〔（　）内は必要とする場合に記載すること。〕

JAアスマリン葛根湯シロップ〔一〕🈞　大生堂薬品工業㈱-厚生農業協同組合連合会
区分 第2類
組成 〔シ〕：3本（90mL）中 葛根湯軟エキス8.3g（カッコン8g，マオウ・タイソウ各4g，ケイヒ・シャクヤク各3g，カンゾウ2g，ショウキョウ1g）
添加 白糖，D-ソルビトール，ポリオキシエチレン硬化ヒマシ油，安息香酸ナトリウム，パラベン，香料（l-メントール）
適応 かぜの初期症状（発熱，寒気，頭痛，鼻水，鼻づまり，のどの痛み，肩・首筋のこわばり）
用法 15才以上1回1本1日3回食間。よく振りまぜて服用。15才未満は服用しない
包装 3本

JPS葛根湯エキス錠N〔一〕　ジェーピーエス製薬㈱
区分 第2類
組成 錠（淡灰褐）：12錠中 葛根湯エキス（1／2量）2.5g（カッコン4g，マオウ・タイソウ各2g，ケイヒ・シャクヤク各1.5g，カンゾウ1g，ショウキョウ0.5g）
添加 無水ケイ酸，ケイ酸アルミニウム，カルメロースカルシウム（CMC-Ca），ステアリン酸マグネシウム，トウモロコシデンプン
適応 体力中等度以上のものの次の諸症：感冒の初期（汗をかいていないもの），鼻かぜ，鼻炎，頭痛，肩こり，筋肉痛，手や肩の痛み
用法 1回15才以上4錠，14～7才3錠，6～5才2錠，1日3回食前又は食間。5才未満は服用しない
包装 120錠，260錠

JPS漢方顆粒-5号〔一〕　ジェーピーエス製薬㈱
区分 第2類
組成 顆（淡褐）：3包（6g）中 葛根湯エキス（4／5量）4g（カッコン6.4g，マオウ・タイソウ各3.2g，ケイヒ・シャクヤク各2.4g，カンゾウ1.6g，ショウキョウ0.8g）
添加 ステアリン酸マグネシウム，ショ糖脂肪酸エステル，乳糖水和物
適応 体力中等度以上のものの次の諸症：感冒の初期（汗をかいていないもの），鼻かぜ，鼻炎，頭痛，肩こり，筋肉痛，手や肩の痛み
用法 1回15才以上1包，14～7才2/3，6～4才1/2，3～2才1/3，2才未満1/4，1日3回食前又は食間。1才未満には，医師の診療を受けさせることを優先し，止むを得ない場合にだけ服用させる。3ヵ月

ODC葛根湯エキス顆粒 ㊀ 東邦薬品工業㈱-㈱オノジユウ
- 区分 第2類
- 組成 顆：3包(4.8g)中 葛根湯乾燥エキス3.6g〔混合生薬14.4g（カッコン4，マオウ・タイソウ各3，ショウキョウ1，ケイヒ・シャクヤク・カンゾウ各2）〕
- 添加 軽質無水ケイ酸，バレイショデンプン，結晶セルロース，ヒドロキシプロピルセルロース，カルメロースカルシウム(CMC-Ca)
- 適応 体力中等度以上のものの次の諸症：感冒の初期（汗をかいていないもの），鼻かぜ，鼻炎，頭痛，肩こり，筋肉痛，手や肩の痛み
- 用法 1回成人1包，14〜7才⅔，6〜4才½，3〜2才⅓，1日3回食間。2才未満は服用しない
- 包装 12包，20包，30包

アルシン葛根湯液WS ㊀ 滋賀県製薬㈱
- 区分 第2類
- 組成 液：3本(90mL)中 葛根湯エキス4340mg（カッコン8g，マオウ・タイソウ各4g，ケイヒ・シャクヤク各3g，カンゾウ2g，ショウキョウ1g）
- 添加 ハチミツ，安息香酸ナトリウム，パラベン，ステアリン酸ポリオキシル，香料
- 適応 体力中等度以上のものの次の諸症：感冒の初期（汗をかいていないもの），鼻かぜ，鼻炎，頭痛，肩こり，筋肉痛，手や肩の痛み
- 用法 15才以上1回1本1日3回食間。よく振って服用
- 包装 3本

いけだや葛根湯 ㊀ ㈱延寿堂-㈱池田屋安兵衛商店
- 区分 第2類
- 組成 ：1包(17g)中 カッコン4g，マオウ3g，ショウキョウ1g，タイソウ3g，ケイヒ2g，シャクヤク2g，カンゾウ2g
- 適応 感冒，鼻かぜ，頭痛，肩こり，筋肉痛，手や肩の痛み
- 用法 15才以上1日1包を煎じ食前3回に分服
- 包装 3包〔Ⓐ1,260(税込)Ⓑ882(税込)〕，3包×5〔Ⓐ5,040(税込)Ⓑ3,024(税込)〕

イトーの葛根湯エキス顆粒 ㊀ 井藤漢方製薬㈱
- 区分 第2類
- 組成 顆（茶）：3包(4.5g)中 エキス2.55g（カッコン4g，マオウ・タイソウ各3g，ケイヒ・シャクヤク・カンゾウ各2g，ショウキョウ1g）
- 添加 結晶セルロース，メタケイ酸アルミン酸マグネシウム，カルメロースカルシウム(CMC-Ca)，ヒドロキシプロピルセルロース，ステアリン酸マグネシウム，乳糖
- 適応 感冒，鼻かぜ，頭痛，肩こり，筋肉痛，手や肩の痛み
- 用法 1回15才以上1包，14〜7才⅔，6〜4才½，3〜2才⅓，2才未満¼，1日3回食前又は食間。2才未満には，医師の診療を受けさせることを優先し，止むを得ない場合にだけ服用させる。3ヵ月未満は服用しない
- 包装 21包

ウチダのカッコン湯 ㊀ ㈱ウチダ和漢薬
- 区分 第2類
- 組成 煎：1袋(17g)中 カッコン4g，マオウ3g，ショウキョウ1g，タイソウ3g，ケイヒ2g，シャクヤク2g，カンゾウ2g
- 適応 感冒，鼻かぜ，頭痛，肩こり，筋肉痛，手や肩の痛み
- 用法 15才以上1日1袋を煎じ食前又は食間3回に分服。15才未満は服用しない
- 包装 30袋

ウチダの葛根湯エキス散 ㊀ ㈱ウチダ和漢薬
- 区分 第2類
- 組成 細：6g中 葛根湯エキス2.45g（カッコン2.4g，マオウ・タイソウ各1.8g，ケイヒ・シャクヤク・カンゾウ各1.2g，ショウキョウ0.6g）
- 添加 乳糖水和物，バレイショデンプン，メタケイ酸アルミン酸マグネシウム，ヒドロキシプロピルセルロース
- 適応 体力中等度以上のものの次の諸症：感冒の初期（汗をかいていないもの），鼻かぜ，鼻炎，頭痛，肩こり，筋肉痛，手や肩の痛み
- 用法 15才以上1回2g，14〜7才⅔，6〜4才½，3〜2才⅓，2才未満¼以下，1日3回食前又は食間。1才未満には，医師の診療を受けさせることを優先し，止むを得ない場合にだけ服用させる。3ヵ月未満は服用しない
- 包装 500g

ウチダの解表舒筋 ㊀ ㈱ウチダ和漢薬
- 区分 第2類
- 組成 細（淡褐）：3包(6g)中 葛根湯エキス2.45g（カッコン2.4g，マオウ・タイソウ各1.8g，ケイヒ・シャクヤク・カンゾウ各1.2g，ショウキョウ0.6g）
- 添加 乳糖水和物，バレイショデンプン，メタケイ酸アルミン酸マグネシウム，ヒドロキシプロピルセルロース
- 適応 感冒，鼻かぜ，頭痛，肩こり，筋肉痛，手や肩の痛み
- 用法 1回15才以上1包，14〜7才⅔，6〜4才½，3〜2才⅓，2才未満¼，1日3回食前又は食間。1才未満には，医師の診療を受けさせることを優先し，止むを得ない場合にだけ服用させる。3ヵ月未満は服用しない
- 包装 300包

エスエス葛根湯エキス顆粒A ㊀ ㈱カーヤ-エスエス製薬㈱
- 区分 第2類
- 組成 顆（褐）：3包(9g)中 葛根湯水製乾燥エキス5g（カッコン8g，マオウ・タイソウ各4g，ケイヒ・シャクヤク各3g，ショウキョウ1g，カンゾウ2g）
- 添加 乳糖，ステアリン酸マグネシウム
- 適応 体力中等度以上のものの次の諸症：感冒の初期（汗をかいていないもの），鼻かぜ，鼻炎，頭痛，肩こり，筋肉痛，手や肩の痛み
- 用法 1回15才以上1包，14〜7才⅔，6〜4才½，3〜2才⅓，2才未満¼，1日3回食前又は食間。1才未満には，医師の診療を受けさせることを優先し，止むを得ない場合にだけ服用させる。3ヵ月未満は服用しない
- 包装 10包 備考 提携：天津泰達薬業有限公司　中国　天津市

エスタック葛根湯内服液 ㊀ エスエス製薬㈱
- 区分 第2類
- 組成 液：3本(90mL)中 葛根湯軟エキス8300mg（カッコン8g，マオウ・タイソウ各4g，ケイヒ・シャクヤク各3g，ショウキョウ1g，カンゾウ2g）
- 添加 果糖ブドウ糖液糖，ポリオキシエチレン硬化ヒマシ油，クエン酸，メタリン酸ナトリウム，安息香酸ナトリウム，パラベン
- 適応 かぜの初期症状（発熱，寒気，頭痛，鼻水，鼻づまり，のどの痛み，肩・首筋のこわばり）
- 用法 15才以上1回1本1日3回食間。よく振ってから服用。15才未満は服用しない
- 包装 30mL×3〔Ⓐ1,418(税込)〕

エスタック漢方「葛根湯」エキス顆粒 ㊀ ㈱カーヤ-エスエス製薬㈱
- 区分 第2類
- 組成 顆（褐）：3包(9g)中 葛根湯水製乾燥エキス5g（カッコン8g，ケイヒ・シャクヤク各3g，マオウ・タイソウ各4g，ショウキョウ1g，カンゾウ2g）
- 添加 乳糖，ステアリン酸マグネシウム
- 適応 体力中等度以上のものの次の諸症：感冒の初期（汗をかいていないもの），鼻かぜ，鼻炎，頭痛，肩こり，筋肉痛，手や肩の痛み
- 用法 1回15才以上1包，14〜7才⅔，6〜4才½，3〜2才⅓，2才未満¼，1日3回食前又は食間。1才未満には，医師の診療を受けさせることを優先し，止むを得ない場合にだけ服用させる。3ヵ月未満は服用しない
- 包装 9包 備考 製造元：天津泰達薬業有限公司　中国　天津市

オオクサ葛根湯エキス顆粒（分包） ㊀ 大草薬品㈱-日邦薬品工業㈱
- 区分 第2類
- 組成 顆（褐）：3包(6g)中 葛根湯エキス(2/3量)3.33g（カッコン

葛根湯

5.33g，マオウ・タイソウ各2.67g，ケイヒ・シャクヤク各2g，カンゾウ1.33g，ショウキョウ0.67g）
添加 バレイショデンプン，乳糖
適応 体力中等度以上のものの次の諸症：感冒の初期（汗をかいていないもの），鼻かぜ，鼻炎，頭痛，肩こり，筋肉痛，手や肩の痛み
用法 1回15才以上1包，14～7才2/3，6～4才1/2，3～2才1/3，1日3回食間。2才未満は服用しない
包装 12包〔Ⓐ1,200〕，24包〔Ⓐ2,100〕，300包

オオクサ葛根湯エキス錠㊀ 大草薬品㈱-日邦薬品工業㈱
区分 第2類
組成 錠（褐）：15錠中 葛根湯エキス（1/2量）2.5g（カッコン4g，マオウ・タイソウ各2g，ケイヒ・シャクヤク各1.5g，カンゾウ1g，ショウキョウ0.5g）
添加 タルク，ヒドロキシプロピルセルロース，セルロース，ステアリン酸マグネシウム
適応 体力中等度以上のものの次の諸症：感冒の初期（汗をかいていないもの），鼻かぜ，鼻炎，頭痛，肩こり，筋肉痛，手や肩の痛み
用法 1回15才以上5錠，14～7才3錠，6～5才2錠，1日3回食間。5才未満は服用しない
包装 90錠〔Ⓐ1,200〕，280錠〔Ⓐ3,000〕

カイゲンかぜ内服液㊀ 萬金薬品工業㈱-カイゲンファーマ㈱
区分 第2類
組成 液（褐）：3本（90mL）中 葛根湯エキス8.3g（カッコン8g，マオウ・タイソウ各4g，ケイヒ・シャクヤク各3g，カンゾウ2g，ショウキョウ1g）
添加 ブドウ糖果糖液糖，白糖，D-ソルビトール，ポリオキシエチレン硬化ヒマシ油，安息香酸ナトリウム，パラベン，プロピレングリコール，香料
適応 かぜの初期症状（発熱，寒気，頭痛，鼻水，鼻づまり，のどの痛み，肩・首筋のこわばり）
用法 15才以上1回1本1日3回食間。よく振ってから服用
包装 3本

改源葛根湯液㊀ 萬金薬品工業㈱-カイゲンファーマ㈱
区分 第2類
組成 液（褐）：3本（90mL）中 葛根湯エキス8.3g（カッコン8g，マオウ・タイソウ各4g，ケイヒ・シャクヤク各3g，カンゾウ2g，ショウキョウ1g）
添加 ブドウ糖果糖液糖，白糖，D-ソルビトール，ポリオキシエチレン硬化ヒマシ油，安息香酸ナトリウム，パラベン，プロピレングリコール，香料
適応 かぜの初期症状（発熱，寒気，頭痛，鼻水，鼻づまり，のどの痛み，肩・首筋のこわばり）
用法 15才以上1回1本1日3回食間。よく振ってから服用
包装 3本

改源葛根湯エキス顆粒㊀ 第一薬品工業㈱-カイゲンファーマ㈱
区分 第2類
組成 顆：3包（4.5g）中 葛根湯エキス（1/2量）1604mg（カッコン2g，マオウ・タイソウ各1.5g，ケイヒ・シャクヤク・カンゾウ各1g，ショウキョウ0.5g）
添加 ケイ酸アルミニウム，セルロース，トウモロコシデンプン，ヒドロキシプロピルセルロース，D-マンニトール，カルメロースカルシウム（CMC-Ca），ラウリル硫酸ナトリウム，デヒドロ酢酸ナトリウム，ショ糖脂肪酸エステル
適応 体力中等度以上のものの次の諸症：感冒の初期（汗をかいていないもの），鼻かぜ，鼻炎，頭痛，肩こり，筋肉痛，手や肩の痛み
用法 1回15才以上1包，14～7才2/3，6～4才1/2，3～2才1/3，2才未満1/4，1日3回食前又は食間。2才未満には、医師の診療を受けさせることを優先し、止むを得ない場合にだけ服用させる。3ヵ月未満は服用しない

カコナミン葛根湯液2㊠ 新生薬品工業㈱・奈
区分 第2類
組成 液（茶褐）：2本（90mL）中 葛根湯水製抽出エキス54mL（カッコン8g，マオウ・タイソウ各4g，ケイヒ・シャクヤク各3g，カンゾウ2g，ショウキョウ1g）
添加 D-ソルビトール，白糖，安息香酸ナトリウム，パラベン，香料
適応 かぜの初期の諸症状（発熱，寒気，頭痛，肩・首筋のこわばり，鼻閉，鼻水，のどの痛み）
用法 15才以上1回1本1日2回朝夕，食前又は食間。よく振ってから服用。15才未満は服用しない
包装 4本〔Ⓐ1,680（税込み）〕

カコナミン内服液S㊠ 新生薬品工業㈱・奈
区分 第2類
組成 液（褐）：3本（90mL）中 葛根湯濃縮液（次の生薬の水製抽出液）81mL（カッコン8g，マオウ・タイソウ各4g，ケイヒ・シャクヤク各3g，カンゾウ2g，ショウキョウ1g）
添加 D-ソルビトール，白糖，安息香酸ナトリウム，パラベン，香料
適応 かぜの初期の諸症状（発熱，寒気，頭痛，肩・首筋のこわばり，鼻閉，鼻水，のどの痛み）
用法 15才以上1回1本，1日3回食間。よく振ってから服用。15才未満は服用しない
包装 3本〔Ⓐ1,418（税込み）〕

カコナール Cakonal ㊀ 新生薬品工業㈱・奈-第一三共ヘルスケア㈱
区分 第2類
組成 液（褐）：3本（90mL）中 葛根湯抽出液（次の生薬の水製抽出液）90mL（カッコン8g，マオウ・タイソウ各4g，ケイヒ・シャクヤク各3g，カンゾウ2g，ショウキョウ1g）
添加 D-ソルビトール，白糖，安息香酸ナトリウム，パラベン，香料，プロピレングリコール，エタノール
適応 体力中等度以上のものの次の諸症：感冒の初期（汗をかいていないもの），鼻かぜ，鼻炎，頭痛，肩こり，筋肉痛，手や肩の痛み
用法 15才以上1回1本1日3回食間。よく振ってから服用。15才未満は服用しない
包装 3本〔Ⓐ1,029（税込み）〕，6本〔Ⓐ2,058（税込み）〕

カコナール2㊀ 新生薬品工業㈱・奈-第一三共ヘルスケア㈱
区分 第2類
組成 液（褐）：2本（90mL）中 葛根湯濃縮液（次の生薬の水製抽出液）81mL（カッコン8g，マオウ・タイソウ各4g，ケイヒ・シャクヤク各3g，カンゾウ2g，ショウキョウ1g）
添加 D-ソルビトール，白糖，安息香酸ナトリウム，パラベン，香料，プロピレングリコール，エタノール
適応 かぜの初期の諸症状（発熱，寒気，頭痛，肩・首筋のこわばり，鼻閉，鼻水，のどの痛み）
用法 15才以上1回1本1日2回朝夕食前又は食間。よく振ってから服用。15才未満は服用しない
包装 2本〔Ⓐ1,029（税込み）〕，4本〔Ⓐ1,659（税込み）〕

カコナール2 V顆粒㊀ 新生薬品工業㈱・奈-第一三共ヘルスケア㈱
区分 第2類
組成 顆（淡褐～褐）：2包（5.2g）中 葛根湯エキス（乾燥）（次の生薬の水製抽出エキス）4.4g（カッコン8g，マオウ・タイソウ各4g，ケイヒ・シャクヤク各3g，カンゾウ2g，ショウキョウ1g），ビスベンチアミン25mg，リボフラビン酪酸エステル12mg，L-アスコルビン酸ナトリウム500mg
添加 アスパルテーム（L-フェニルアラニン化合物），ステアリン酸マグネシウム，D-マンニトール
適応 体力中等度以上のものの次の諸症：感冒の初期（汗をかいていないもの），鼻かぜ，鼻炎，頭痛，肩こり，筋肉痛，手や肩の痛み
用法 15才以上1回1包1日2回朝夕食前又は食間。そのまま，又は湯に溶かして服用。15才未満は服用しない
包装 6包〔Ⓐ1,103（税込み）〕，10包〔Ⓐ1,575（税込み）〕

カコナール2葛根湯顆粒〈満量処方〉 ㊀ 新生薬品工業㈱・奈-第一三共ヘルスケア㈱
区分 第2類
組成 顆（淡褐～褐）：2包（6g）中 葛根湯水製抽出エキス（乾燥）

葛根湯　159

5.56g（カッコン8g，マオウ・タイソウ各4g，ケイヒ・シャクヤク各3g，カンゾウ2g，ショウキョウ1g）
添加 D-マンニトール，アセスルファムカリウム，ヒドロキシプロピルセルロース，ステアリン酸マグネシウム
適応 体力中等度以上のものの次の諸症：感冒の初期（汗をかいていないもの），鼻かぜ，鼻炎，頭痛，肩こり，筋肉痛，手や肩の痛み
用法 1回15才以上1包，14〜7才2/3，6〜4才1/2，3〜2才1/3，1日2回朝夕，食前又は食間。2才未満は服用しない
包装 6包，12包

カコナール葛根湯顆粒〈満量処方〉⊖　新生薬品工業㈱・奈-第一三共ヘルスケア㈱
区分 第2類
組成顆（淡褐〜褐）：3包（6g）中 葛根湯水製抽出エキス（乾燥）5.56g（カッコン8g，マオウ・タイソウ各4g，ケイヒ・シャクヤク各3g，カンゾウ2g，ショウキョウ1g）
添加 D-マンニトール，アセスルファムカリウム，ヒドロキシプロピルセルロース，ステアリン酸マグネシウム
適応 体力中等度以上のものの次の諸症：感冒の初期（汗をかいていないもの），鼻かぜ，鼻炎，頭痛，肩こり，筋肉痛，手や肩の痛み
用法 1回15才以上1包，14〜7才2/3，6〜4才1/2，3〜2才1/3，1日3回食前又は食間。2才未満は服用しない
包装 12包

カコナールⅡ ⊖　新生薬品工業㈱・奈-第一三共ヘルスケア㈱
区分 第2類
組成液（褐）：2本（90mL）中 葛根湯濃縮液（次の生薬の水製抽出液）81mL（カッコン8g，マオウ・タイソウ各4g，ケイヒ・シャクヤク各3g，カンゾウ2g，ショウキョウ1g）
添加 白糖，スクラロース，ステビアエキス，タウマチン，安息香酸ナトリウム，パラベン，香料，エタノール，グリセリン
適応 体力中等度以上のものの次の諸症：感冒の初期（汗をかいていないもの），鼻かぜ，鼻炎，頭痛，肩こり，筋肉痛，手や肩の痛み
用法 15才以上1回1本1日2回朝夕食前又は食間。よく振ってから服用。15才未満は服用しない
包装 2本〔Ⓐ1,029（税込み）〕，4本〔Ⓐ1,659（税込み）〕
備考 はちみつジンジャーフレーバー

カコラック Kakoluck ⊖　大協薬品工業㈱-湧永製薬㈱
区分 第2類
組成液：3本（90mL）中 葛根湯抽出液A 60mL（カッコン8g，マオウ・タイソウ各4g，ケイヒ・シャクヤク各3g，カンゾウ2g，ショウキョウ1g）
添加 D-ソルビトール，ポリオキシエチレン硬化ヒマシ油，プロピレングリコール，安息香酸ナトリウム，パラベン，ソルビタン脂肪酸エステル，エチルバニリン，バニリン，香料，白糖，シリコーン樹脂，グリセリン脂肪酸エステル，カルメロースナトリウム（CMC-Na）
適応 かぜの初期の諸症状（発熱，寒気，頭痛，肩・首筋のこわばり，鼻閉，鼻水，のどの痛み）
用法 15才以上1回1本1日3回食間に服用
包装 3本

かぜ漢方内服液DX ⊖㊥　金陽製薬㈱
区分 第2類
組成液（茶褐）：3本（90mL）中 葛根湯濃縮液60mL（カッコン8g，マオウ・タイソウ各4g，ケイヒ・シャクヤク各3g，カンゾウ2g，ショウキョウ1g）
添加 白糖，D-ソルビトール，ポリオキシエチレン硬化ヒマシ油，パラベン，安息香酸ナトリウム，プロピレングリコール，香料
適応 体力中等度以上のものの次の諸症：感冒の初期（汗をかいていないもの），鼻かぜ，鼻炎，頭痛，肩こり，筋肉痛，手や肩の痛み
用法 15才以上1回1本1日3回食間。よく振ってから服用。15才未満は服用しない
包装 3本〔Ⓐ1,350〕

カゼコール内服液 ⊖　大草薬品㈱-日邦薬品工業㈱
区分 第2類
組成液（褐）：3本（90mL）中 葛根湯濃縮液45mL（カッコン8g，タイソウ・マオウ各4g，シャクヤク・ケイヒ各3g，ショウキョウ1g，カンゾウ2g）
添加 パラベン，安息香酸ナトリウム，プロピレングリコール，白糖，ハチミツ
適応 体力中等度以上のものの次の諸症：感冒の初期（汗をかいていないもの），鼻かぜ，鼻炎，頭痛，肩こり，筋肉痛，手や肩の痛み
用法 15才以上1回1本1日3回食間。よく振ってから服用。15才未満は服用しない
包装 3本〔Ⓐ1,350〕，6本〔Ⓐ2,400〕

カゼセブン内服液㊥　㈱廣貫堂
区分 第2類
組成液：3本（90mL）中 葛根湯エキス-A 8300mg（カッコン8g，マオウ・タイソウ各4g，ケイヒ・シャクヤク各3g，カンゾウ2g，ショウキョウ1g）
添加 白糖，D-ソルビトール，果糖ブドウ糖液糖，ポリオキシエチレン硬化ヒマシ油，安息香酸ナトリウム，パラベン，エタノール，グリセリン，l-メントール，プロピレングリコール，バニリン，ベンジルアルコール，香料
適応 かぜの初期の諸症状（発熱，寒気，頭痛，肩・首筋のこわばり，鼻閉，鼻水，のどの痛み）
用法 15才以上1回1本1日3回食間。よく振ってから服用。15才未満は服用しない
包装 3本〔Ⓐ1,350〕

カゼファースト内服液K㊥　㈱廣貫堂
区分 第2類
組成液：3本（90mL）中 葛根湯エキス8300mg（カッコン8g，マオウ・タイソウ各4g，ケイヒ・シャクヤク各3g，カンゾウ2g，ショウキョウ1g）
添加 白糖，D-ソルビトール，果糖ブドウ糖液糖，ポリオキシエチレン硬化ヒマシ油，安息香酸ナトリウム，パラベン，エタノール，グリセリン，l-メントール，プロピレングリコール，バニリン，ベンジルアルコール，香料
適応 かぜの初期の諸症状（発熱，寒気，頭痛，肩・首筋のこわばり，鼻閉，鼻水，のどの痛み）
用法 15才以上1回1本1日3回食間。よく振ってから服用。15才未満は服用しない
包装 3本〔Ⓐ1,350〕

カッコリン ⊖㊥　萬金薬品工業㈱
区分 第2類
組成液（褐）：3本（90mL）中 葛根湯軟エキス8.3g（カッコン8g，マオウ・タイソウ各4g，ケイヒ・シャクヤク各3g，カンゾウ2g，ショウキョウ1g）
添加 ブドウ糖果糖液糖，白糖，D-ソルビトール，ポリオキシエチレン硬化ヒマシ油，安息香酸ナトリウム，パラベン，プロピレングリコール，香料
適応 かぜの初期症状（発熱，寒気，頭痛，鼻水，鼻づまり，のどの痛み，肩・首筋のこわばり）
用法 15才以上1回1本1日3回食間。よく振ってから服用

カッコーンV「コタロー」⊖　小太郎漢方製薬㈱
区分 第2類
組成錠（茶）：12錠中 葛根湯エキス（1/2量）2.2g（カッコン4g，マオウ・タイソウ各2g，ケイヒ・シャクヤク各1.5g，カンゾウ1g，ショウキョウ0.5g）
添加 酸化チタン，ステアリン酸マグネシウム，タルク，乳糖水和物，ヒプロメロース（ヒドロキシプロピルメチルセルロース），粉末飴，メタケイ酸アルミン酸マグネシウム，カラメル，カルナウバロウ
適応 感冒，鼻かぜ，頭痛，肩こり，筋肉痛，手や肩の痛み
用法 1回15才以上4錠，14〜7才3錠，6〜5才2錠，1日3回食前又は食間。5才未満は服用しない
包装 60錠，180錠，540錠

一般用漢方製剤

葛根湯Aエキス細粒三和生薬 ㊀　三和生薬㈱
区分 第2類
組成 細（褐）：6g中 葛根湯エキス4.1g（カッコン4g，マオウ・タイソウ各3g，ケイヒ・カンゾウ・シャクヤク各2g，ショウキョウ1g）
添加 乳糖，セルロース，部分アルファー化デンプン，ステアリン酸カルシウム，無水ケイ酸
適応 体力中等度以上のものの次の諸症：感冒の初期（汗をかいていないもの），鼻かぜ，鼻炎，頭痛，肩こり，筋肉痛，手や肩の痛み
用法 1回15才以上2g，14～7才1.3g，6～4才1g，1日3回食前又は食間。4才未満は服用しない
包装 500g

葛根湯Aエキス細粒「分包」三和生薬 ㊀　三和生薬㈱-湧永製薬㈱
区分 第2類
組成 細（褐）：3包(6g)中 葛根湯エキス4.1g（カッコン4g，マオウ・タイソウ各3g，ケイヒ・カンゾウ・シャクヤク各2g，ショウキョウ1g）
添加 乳糖，セルロース，部分アルファー化デンプン，ステアリン酸カルシウム，無水ケイ酸
適応 体力中等度以上のものの次の諸症：感冒の初期（汗をかいていないもの），鼻かぜ，鼻炎，頭痛，肩こり，筋肉痛，手や肩の痛み
用法 1回15才以上1包，14～7才⅔，6～4才½，1日3回食前又は食間。4才未満は服用しない
包装 三和生薬㈱販売：15包〔Ⓐ1,260（税込み）〕，30包〔Ⓐ2,205（税込み）〕，90包〔Ⓐ6,090（税込み）〕。湧永製薬㈱販売：21包

葛根湯Aエキス錠三和生薬 ㊀　三和生薬㈱
区分 第2類
組成 錠（褐）：18錠中 葛根湯エキス(7／10量)2.9g（カッコン2.8g，マオウ・タイソウ各2.1g，ケイヒ・カンゾウ・シャクヤク各1.4g，ショウキョウ0.7g）
添加 乳糖，セルロース，部分アルファー化デンプン，カルメロースカルシウム(CMC-Ca)，カルメロース(CMC)，ステアリン酸カルシウム，無水ケイ酸，メタケイ酸アルミン酸マグネシウム
適応 体力中等度以上のものの次の諸症：感冒の初期（汗をかいていないもの），鼻かぜ，鼻炎，頭痛，肩こり，筋肉痛，手や肩の痛み
用法 1回15才以上6錠，14～7才4錠，6～5才3錠，1日3回食前又は食間。5才未満は服用しない
包装 270錠〔Ⓐ3,360（税込み）〕，900錠

葛根湯KIDS ㊀　クラシエ製薬㈱-クラシエ薬品㈱
区分 第2類
組成 顆：3包(6g)中 葛根湯エキス(1／3量)1733mg（カッコン2.67g，マオウ・タイソウ各1.33g，ケイヒ・シャクヤク各1g，カンゾウ0.67g，ショウキョウ0.33g）
添加 ヒドロキシプロピルセルロース，白糖，黒砂糖
適応 体力中等度以上のものの次の諸症：感冒の初期（汗をかいていないもの），鼻かぜ，鼻炎，頭痛，肩こり，筋肉痛，手や肩の痛み
用法 1回14～7才1包，6～4才¾，4才未満½，1日3回食前又は食間。そのまま，又は湯に溶かして服用。1才未満には，医師の診療を受けさせることを優先し，止むを得ない場合にだけ服用させる。3ヵ月未満は服用しない
包装 9包〔Ⓐ798（税込み）〕 **備考** 黒糖風味

葛根湯液 ㊀　ジェービーエス製薬㈱
区分 第2類
組成 液：1本(30mL)中 葛根湯エキス2.4g（カッコン4g，マオウ・タイソウ各3g，ショウキョウ・ケイヒ・シャクヤク・カンゾウ各2g）
添加 リンゴ酸，クエン酸，白糖，D-ソルビトール，安息香酸ナトリウム
適応 体力中等度以上のものの次の諸症：感冒の初期（汗をかいていないもの），鼻かぜ，鼻炎，頭痛，肩こり，筋肉痛，手や肩の痛み
用法 1回成人10mL，小児½，1日3回食前又は食間。よく振ってから服用
包装 30mL，30mL×2

葛根湯液EX2 ㊀　滋賀県製薬㈱
区分 第2類
組成 液：2本(90mL)中 葛根湯エキス4340mg（カッコン8g，マオウ・タイソウ各4g，ケイヒ・シャクヤク各3g，カンゾウ2g，ショウキョウ1g）
添加 ハチミツ，安息香酸ナトリウム，パラベン，ステアリン酸ポリオキシル，香料
適応 体力中等度以上のものの次の諸症：感冒の初期（汗をかいていないもの），鼻かぜ，鼻炎，頭痛，肩こり，筋肉痛，手や肩の痛み
用法 15才以上1回1本1日2回朝夕，食前又は食間。よく振ってから服用
包装 2本

葛根湯液SX ㊀　滋賀県製薬㈱
区分 第2類
組成 液：3本(90mL)中 葛根湯エキス4340mg（カッコン8g，マオウ・タイソウ各4g，ケイヒ・シャクヤク各3g，カンゾウ2g，ショウキョウ1g）
添加 白糖，D-ソルビトール，ハチミツ，安息香酸ナトリウム，パラベン，ステアリン酸ポリオキシル，香料
適応 体力中等度以上のものの次の諸症：感冒の初期（汗をかいていないもの），鼻かぜ，鼻炎，頭痛，肩こり，筋肉痛，手や肩の痛み
用法 15才以上1回1本1日3回食間。よく振ってから服用
包装 3本

葛根湯液WS ㊀　滋賀県製薬㈱-ゲンキー㈱
区分 第2類
組成 液：3本(90mL)中 葛根湯エキス4340mg（カッコン8g，マオウ・タイソウ各4g，ケイヒ・シャクヤク各3g，カンゾウ2g，ショウキョウ1g）
添加 ハチミツ，安息香酸ナトリウム，パラベン，ステアリン酸ポリオキシル，香料
適応 体力中等度以上のものの次の諸症：感冒の初期（汗をかいていないもの），鼻かぜ，鼻炎，頭痛，肩こり，筋肉痛，手や肩の痛み
用法 15才以上1回1本1日3回食間。よく振ってから服用
包装 3本

葛根湯液クラシエ ㊀　大協薬品工業㈱-クラシエ薬品㈱
区分 第2類
組成 液：3本(90mL)中 葛根湯抽出液A 60mL（カッコン8g，マオウ・タイソウ各4g，ケイヒ・シャクヤク各3g，カンゾウ2g，ショウキョウ1g，葛根湯抽出液A 1mLは原生薬約0.42gに相当）
添加 D-ソルビトール，プロピレングリコール，ポリオキシエチレン硬化ヒマシ油，安息香酸ナトリウム，パラベン，ソルビタン脂肪酸エステル，香料，エチルバニリン，バニリン，白糖，シリコーン樹脂，グリセリン脂肪酸エステル，カルメロースナトリウム(CMC-Na)
適応 体力中等度以上のものの次の諸症：感冒の初期（汗をかいていないもの），鼻かぜ，鼻炎，頭痛，肩こり，筋肉痛，手や肩の痛み
用法 15才以上1回1本1日3回食間。15才未満は服用しない
包装 3本

葛根湯エキスG ㊀㊐　東亜薬品㈱-リブ・ラボラトリーズ㈱
区分 第2類
組成 顆（褐）：3包(6g)中 葛根湯エキス(4／5量)4g（カッコン6.4g，マオウ・タイソウ各3.2g，ケイヒ・シャクヤク各2.4g，カンゾウ1.6g，ショウキョウ0.8g。本品1gは原生薬5gに相当）
添加 乳糖水和物，無水ケイ酸，ヒドロキシプロピルセルロース，カルメロースカルシウム(CMC-Ca)
適応 （一般用の場合）体力中等度以上のものの次の諸症：感冒の初期（汗をかいていないもの），鼻かぜ，鼻炎，頭痛，肩こり，筋肉痛，手や肩の痛み（配置用の場合）かぜの初期，鼻かぜ，かぜによる頭痛・肩こり

【用法】1回15才以上1包，14～7才⅔，6～4才½，3～2才⅓，2才未満¼，1日3回食間又は空腹時。1才未満には，医師の診療を受けさせることを優先し，止むを得ない場合にだけ服用させる。3ヵ月未満は服用しない
【包装】東亜薬品㈱販売：6包。リブ・ラボラトリーズ㈱販売：9包，12包
【備考】第一三共ヘルスケア㈱販売の商品名：山之内葛根湯顆粒

カッコン湯エキス顆粒(配)　源平製薬㈱
【区分】**第２類**
【組成】【顆】：3包(4.5g)中 葛根湯乾燥エキス1.7g（カッコン4g，マオウ・タイソウ各3g，ショウキョウ1g，ケイヒ・シャクヤク・カンゾウ各2g）
【添加】結晶セルロース，バレイショデンプン，リン酸水素カルシウム，D-マンニトール，カルメロースカルシウム(CMC-Ca)，軽質無水ケイ酸，デヒドロ酢酸ナトリウム
【適応】かぜの初期，鼻かぜ，かぜによる頭痛・肩こり
【用法】1回15才以上1包，14～7才⅔，1日3回。なるべく温服。7才未満は服用しない
【包装】6包〔Ⓐ735(税込み)〕

葛根湯（エキス顆粒）㊀　㈱建林松鶴堂
【区分】**第２類**
【組成】【顆】(淡褐)：3包(6g)中 葛根湯エキス(1／2量)1.6g（カッコン4g，マオウ・タイソウ各2g，ケイヒ・シャクヤク各1.5g，カンゾウ1g，ショウキョウ0.5g）
【添加】乳糖，バレイショデンプン
【適応】体力中等度以上のものの次の諸症：感冒の初期（汗をかいていないもの），鼻かぜ，鼻炎，頭痛，肩こり，筋肉痛，手や肩の痛み
【用法】1回成人1包，14～7才⅔，6～4才½，3～2才⅓，2才未満¼以下，1日3回食間。1才未満には，医師の診療を受けさせることを優先し，止むを得ない場合にだけ服用させる。3ヵ月未満は服用しない
【包装】12包〔Ⓐ1,333(税込み)〕

葛根湯エキス顆粒(配)　田村薬品工業㈱
【区分】**第２類**
【組成】【顆】(茶褐)：3包中 葛根湯エキス粉末2125mg（カッコン2000mg，マオウ・タイソウ各1500mg，ショウキョウ500mg，ケイヒ・シャクヤク・カンゾウ各1000mg）
【添加】ヒドロキシプロピルセルロース，乳糖
【適応】かぜの初期，鼻かぜ，かぜによる頭痛・肩こり
【用法】1回15才以上1包，14～7才⅔，6～4才½，3～2才⅓，2才未満¼以下，1日3回食間。1才未満には，医師の診療を受けさせることを優先し，止むを得ない場合にだけ服用させる。3ヵ月未満は服用しない
【包装】6包〔Ⓐ735(税込み)〕

葛根湯エキス顆粒㊀　東邦薬品工業㈱
【区分】**第２類**
【組成】【顆】：3包(4.8g)中 葛根湯乾燥エキス3.6g〔混合生薬14.4g（カッコン4，マオウ・タイソウ各3，ショウキョウ1，ケイヒ・シャクヤク・カンゾウ各2)〕
【添加】軽質無水ケイ酸，バレイショデンプン，結晶セルロース，ヒドロキシプロピルセルロース，カルメロースカルシウム(CMC-Ca)
【適応】体力中等度以上のものの次の諸症：感冒の初期（汗をかいていないもの），鼻かぜ，鼻炎，頭痛，肩こり，筋肉痛，手や肩の痛み
【用法】1回成人1包，14～7才⅔，6～4才½，3～2才⅓，1日3回食間。2才未満は服用しない
【包装】5包，12包

葛根湯エキス顆粒㊀(配)　寧薬化学工業㈱
【区分】**第２類**
【組成】【顆】：3包(9g)中 葛根湯乾燥エキス1700mg（カッコン4g，マオウ・タイソウ各3g，ショウキョウ1g，ケイヒ・シャクヤク・カンゾウ各2g）
【添加】白糖，ヒドロキシプロピルセルロース，乳糖，香料，プロピレングリコール
【適応】（一般用の場合）感冒，鼻かぜ，頭痛，肩こり，筋肉痛，手や肩の痛み　（配置用の場合）かぜの初期，鼻かぜ，かぜによる頭痛・肩こり
【用法】1回15才以上1包，14～7才⅔，6～4才½，3～2才⅓，1日3回食間。2才未満は服用しない
【包装】6包，30包

葛根湯エキス「顆粒」2(配)　㈱廣貫堂
【区分】**第２類**
【組成】【顆】：2包(5.6g)中 葛根湯エキス4310mg（カッコン8g，マオウ・タイソウ各4g，ケイヒ・シャクヤク各3g，カンゾウ2g，ショウキョウ1g）
【添加】乳糖水和物，D-マンニトール，スクラロース，ショ糖脂肪酸エステル
【適応】かぜの初期症状，鼻かぜ又はかぜによる頭痛もしくは肩こり
【用法】1回15才以上1包，14～7才⅔，6～4才½，3～2才⅓，1日2回朝夕食前又は食間。2才未満は服用しない
【包装】6包〔Ⓐ1,100〕

葛根湯エキス「顆粒」A㊀(配)　㈱廣貫堂
【区分】**第２類**
【組成】【顆】(褐)：3包(6g)中 葛根湯乾燥エキス1.7g(カッコン4g，ショウキョウ1g，ケイヒ・カンゾウ・シャクヤク各2g，マオウ・タイソウ各3g)
【添加】D-マンニトール，乳糖水和物，香料
【適応】（一般用の場合）体力中等度以上のものの次の諸症：感冒の初期（汗をかいていないもの），鼻かぜ，鼻炎，頭痛，肩こり，筋肉痛，手や肩の痛み（配置用の場合）かぜの初期，鼻かぜ，かぜによる頭痛・肩こり
【用法】1回15才以上1包，14～7才⅔，6～4才½，3～2才⅓，1日3回食前又は食間。2才未満は服用しない
【包装】5包〔Ⓐ800〕，10包

葛根湯エキス［顆粒］A㊀　御所薬舗㈱-イズミヤ㈱，㈱プロダクト・イノベーション
【区分】**第２類**
【組成】【顆】：3包(4.5g)中 葛根湯エキス粉末1700mg（カッコン4g，マオウ・タイソウ各3g，ケイヒ・シャクヤク・カンゾウ各2g，ショウキョウ1g）
【添加】乳糖水和物，D-マンニトール，ヒドロキシプロピルセルロース，ステアリン酸マグネシウム
【適応】感冒，鼻かぜ，頭痛，肩こり，筋肉痛，手や肩の痛み
【用法】1回15才以上1包，14～7才⅔，6～4才½，3～2才⅓，2才未満¼，1日3回食前又は食間。1才未満には，医師の診療を受けさせることを優先し，止むを得ない場合にだけ服用させる。3ヵ月未満は服用しない
【包装】12包，21包

葛根湯エキス顆粒Aクラシエ㊀　クラシエ製薬㈱-クラシエ薬品㈱
【区分】**第２類**
【組成】【顆】(褐)：3包(6g)中 葛根湯エキス5200mg（カッコン8g，マオウ・タイソウ各4g，ケイヒ・シャクヤク各3g，カンゾウ2g，ショウキョウ1g）
【添加】ヒドロキシプロピルセルロース，乳糖，ポリオキシエチレンポリオキシプロピレングリコール
【適応】体力中等度以上のものの次の諸症：感冒の初期（汗をかいていないもの），鼻かぜ，鼻炎，頭痛，肩こり，筋肉痛，手や肩の痛み
【用法】1回15才以上1包，14～7才⅔，6～4才½，1日3回食前又は食間。4才未満は服用しない
【包装】10包〔Ⓐ1,890(税込み)〕，12包〔Ⓐ1,890(税込み)〕，90包

カッコン湯エキス顆粒D㊀(配)　北日本製薬㈱
【区分】**第２類**
【組成】【顆】：3包(12g)中 葛根湯エキス4.25g（カッコン4g，マオウ・タイソウ各3g，ケイヒ・シャクヤク・カンゾウ各2g，ショウキョウ1g）
【適応】（一般用の場合）感冒，鼻かぜ，頭痛，肩こり，筋肉痛，手や肩の痛み　（配置用の場合）かぜの初期，鼻かぜ，かぜによ

る頭痛・肩こり
用法 1回15才以上1包，14〜7才⅔，6〜4才½，1日3回

葛根湯エキス顆粒D㊀(配)　第一薬品工業㈱
区分 **第2類**
組成 顆：3包(4.5g)中 葛根湯エキス(1／2量)1604mg（カッコン2g，マオウ・タイソウ各1.5g，ケイヒ・シャクヤク・カンゾウ各1g，ショウキョウ0.5g)
添加 ケイ酸アルミニウム，セルロース，トウモロコシデンプン，ヒドロキシプロピルセルロース，D-マンニトール，カルメロースカルシウム(CMC-Ca)，ラウリル硫酸ナトリウム，デヒドロ酢酸ナトリウム，ショ糖脂肪酸エステル
適応 かぜの初期，鼻かぜ，かぜによる頭痛・肩こり
用法 1回15才以上1包，14〜7才⅔，6〜4才½，3〜2才⅓，2才未満¼，1日3回食前又は食間。なるべく温湯で服用。1才未満には，医師の診療を受けさせることを優先し，止むを得ない場合にだけ服用させる。3ヵ月未満は服用しない

葛根湯エキス顆粒DS㊀　第一薬品工業㈱-白石薬品㈱
区分 **第2類**
組成 顆：3包(4.5g)中 葛根湯エキス(1／2量)1604mg（カッコン2g，マオウ・タイソウ各1.5g，ケイヒ・シャクヤク・カンゾウ各1g，ショウキョウ0.5g)
添加 ケイ酸アルミニウム，セルロース，トウモロコシデンプン，ヒドロキシプロピルセルロース，D-マンニトール，カルメロースカルシウム(CMC-Ca)，ラウリル硫酸ナトリウム，デヒドロ酢酸ナトリウム，ショ糖脂肪酸エステル
適応 体力中等度以上のものの次の諸症：感冒の初期（汗をかいていないもの），鼻かぜ，鼻炎，頭痛，肩こり，筋肉痛，手や肩の痛み
用法 1回15才以上1包，14〜7才⅔，6〜4才½，3〜2才⅓，2才未満¼，1日3回食前又は食間。なるべく温湯で服用。1才未満には，医師の診療を受けさせることを優先し，止むを得ない場合にだけ服用させる。3ヵ月未満は服用しない

葛根湯エキス顆粒F(配)　㈱富士薬品
区分 **第2類**
組成 顆(茶)：3包(3.9g)中 カッコン湯水製乾燥エキス1700mg（カッコン4g，マオウ・タイソウ各3g，ケイヒ・シャクヤク・カンゾウ各2g，ショウキョウ1g)
添加 ヒドロキシプロピルセルロース，D-マンニトール，乳糖水和物，デヒドロ酢酸ナトリウム，香料
適応 かぜの初期，鼻かぜ，かぜによる頭痛・肩こり
用法 1回15才以上1包，14〜7才⅔，6〜4才½，3〜2才⅓，1日3回空腹時又は食間。2才未満は服用しない
包装 6包

カッコン湯エキス顆粒H㊀(配)　北日本製薬㈱
区分 **第2類**
組成 顆(褐〜淡褐)：3包(12g)中 葛根湯乾燥エキス4.25g（カッコン4g，マオウ・タイソウ各3g，ショウキョウ1g，ケイヒ・シャクヤク・カンゾウ各2g)
添加 白糖，乳糖，D-マンニトール，ショ糖脂肪酸エステル
適応 体力中等度以上のものの次の諸症：感冒の初期（汗をかいていないもの），鼻かぜ，鼻炎，頭痛，肩こり，筋肉痛，手や肩の痛み
用法 1回15才以上1包，14〜7才⅔，6〜4才½，1日3回，食前又は食間。4才未満は服用しない
包装 2包，3包，6包，12包

葛根湯エキス顆粒KM㊀　㈱カーヤ-㈱イチゲン，一元製薬㈱
区分 **第2類**
組成 顆(褐)：9g中 葛根湯水製乾燥エキス5g（カッコン8g，タイソウ・マオウ各4g，ケイヒ・シャクヤク各3g，カンゾウ2g，ショウキョウ1g)
添加 乳糖，ステアリン酸マグネシウム
適応 体力中等度以上のものの次の諸症：感冒の初期（汗をかいていないもの），鼻かぜ，鼻炎，頭痛，肩こり，筋肉痛，手や肩の痛み
用法 1回15才以上3g，14〜7才2g，6〜4才1.5g，3〜2才1g，2才未満0.75g以下，1日3回食前又は食間。1才未満には，医師の診療を受けさせることを優先し，止むを得ない場合にだけ服用させる。3ヵ月未満は服用しない
包装 500g　備考 製造：天津泰達薬業有限公司(中国)

葛根湯エキス顆粒「MT」㊀　ユニテックメディカル㈱-松本製薬工業㈱
区分 **第2類**
組成 顆：3包(3.6g)中 葛根湯水製抽出乾燥エキス（原生薬17g）1700mg（カッコン4g，マオウ・タイソウ各3g，ケイヒ・シャクヤク・カンゾウ各2g，ショウキョウ1g)
添加 乳糖，セルロース，無水ケイ酸，ヒドロキシプロピルセルロース
適応 感冒，鼻かぜ，頭痛，肩こり，筋肉痛，手や肩の痛み
用法 1回15才以上1包，14〜7才⅔，6〜4才½，3〜2才⅓，1日3回。2才未満は服用しない
包装 12包，30包

葛根湯エキス顆粒MX㊀　滋賀県製薬㈱
区分 **第2類**
組成 顆：3包(5.1g)中 葛根湯エキス4300mg（カッコン8g，マオウ・タイソウ各4g，ケイヒ・シャクヤク各3g，カンゾウ2g，ショウキョウ1g)
添加 マクロゴール，ステアリン酸マグネシウム，ケイ酸カルシウム，乳糖，ヒドロキシプロピルセルロース
適応 体力中等度以上のものの次の諸症：感冒の初期（汗をかいていないもの），鼻かぜ，鼻炎，頭痛，肩こり，筋肉痛，手や肩の痛み
用法 1回15才以上1包，14〜7才⅔，6〜4才½，3〜2才⅓，2才未満¼，1日3回食前又は食間。1才未満には，医師の診療を受けさせることを優先し，止むを得ない場合にだけ服用させる。3ヵ月未満は服用しない
包装 18包

葛根湯エキス「顆粒」S(配)　㈱廣貫堂
区分 **第2類**
組成 顆(褐)：3包(4.5g)中 葛根湯エキス(1／2量)2g(カッコン2g，マオウ・タイソウ各1.5g，ショウキョウ0.5g，ケイヒ・シャクヤク・カンゾウ各1g)
添加 乳糖水和物，無水ケイ酸，サリチル酸，香料
適応 かぜの初期，鼻かぜ，かぜによる頭痛・肩こり
用法 1回15才以上1包，14〜7才⅔，6〜4才½，3〜2才⅓，1日3回食前又は食間。2才未満は服用しない
包装 6包〔Ⓐ700〕

葛根湯エキス［顆粒］S㊀(配)　御所薬舗㈱
区分 **第2類**
組成 散：3包(4.5g)中 葛根湯エキス粉末1700mg(カッコン4g，マオウ・タイソウ各3g，ケイヒ・シャクヤク・カンゾウ各2g，ショウキョウ1g)
添加 乳糖水和物，D-マンニトール，ヒドロキシプロピルセルロース，ステアリン酸マグネシウム
適応 感冒，鼻かぜ，頭痛，肩こり，筋肉痛，手や肩の痛み
用法 1回15才以上1包，14〜7才⅔，6〜4才½，3〜2才⅓，2才未満¼，1日3回食前又は食間。1才未満には，医師の診療を受けさせることを優先し，止むを得ない場合にだけ服用させる。3ヵ月未満は服用しない
包装 6包

葛根湯エキス顆粒Sクラシエ㊀　クラシエ製薬㈱-クラシエ薬品㈱
区分 **第2類**
組成 顆(褐)：3包(4.5g)中 葛根湯エキス(3／4量)3900mg（カッコン6g，マオウ・タイソウ各3g，ケイヒ・シャクヤク各2.25g，カンゾウ1.5g，ショウキョウ0.75g)
添加 ヒドロキシプロピルセルロース，乳糖，ポリオキシエチレンポリオキシプロピレングリコール
適応 体力中等度以上のものの次の諸症：感冒の初期（汗をかいていないもの），鼻かぜ，鼻炎，頭痛，肩こり，筋肉痛，手や肩の痛み
用法 1回15才以上1包，14〜7才⅔，6〜4才½，3〜2才⅓，2才未満

¼，1日3回食前又は食間。1才未満には，医師の診療を受けさせることを優先し，止むを得ない場合にだけ服用させる。3ヵ月未満は服用しない
包装 9包〔Ⓐ1,449（税込み）〕，12包〔Ⓐ1,890（税込み）〕，30包〔Ⓐ3,780（税込み）〕

葛根湯エキス顆粒WS ⊖　滋賀県製薬㈱
区分 第2類
組成 顆：3包中 葛根湯エキス(4/5量)3456mg（カッコン6.41g，マオウ・タイソウ各3.21g，ケイヒ・シャクヤク各2.41g，カンゾウ1.6g，ショウキョウ0.8g）
添加 無水ケイ酸，カルメロースカルシウム(CMC-Ca)，ヒドロキシプロピルセルロース，ステアリン酸マグネシウム
適応 体力中等度以上のものの次の諸症：感冒の初期（汗をかいていないもの），鼻かぜ，鼻炎，頭痛，肩こり，筋肉痛，手や肩の痛み
用法 1回15才以上1包，14～7才⅔，6～4才½，3～2才⅓，2才未満¼，1日3回食前又は食間。1才未満には，医師の診療を受けさせることを優先し，止むを得ない場合にだけ服用させる。3ヵ月未満は服用しない
包装 30包

葛根湯エキス顆粒〔大峰〕⊖ 配　大峰堂薬品工業㈱-田辺三菱製薬㈱
区分 第2類
組成 顆(褐)：3包(6g)中 葛根湯エキス(3/4量)3600mg（カッコン6g，マオウ・タイソウ各3g，ケイヒ・シャクヤク各2.25g，カンゾウ1.5g，ショウキョウ0.75g）
添加 ヒドロキシプロピルセルロース，ポリオキシエチレンポリオキシプロピレングリコール，乳糖，二酸化ケイ素
適応 （一般用の場合）体力中等度以上のものの次の諸症：感冒の初期（汗をかいていないもの），鼻かぜ，鼻炎，頭痛，肩こり，筋肉痛，手や肩の痛み（配置用の場合）かぜの初期症状，鼻かぜ又はかぜによる頭痛もしくは肩こり
用法 1回15才以上1包，14～7才⅔，6～4才½，3～2才⅓，1日3回食前又は食間。2才未満は服用しない
包装 6包，12包〔Ⓐ1,365（税込み）〕

葛根湯エキス顆粒クラシエ ⊖　クラシエ製薬㈱-クラシエ薬品㈱
区分 第2類
組成 顆(褐)：3包(3g)中 葛根湯エキス(1/2量)2600mg（カッコン4g，マオウ・タイソウ各2g，ケイヒ・シャクヤク各1.5g，カンゾウ1g，ショウキョウ0.5g）
添加 ヒドロキシプロピルセルロース，乳糖，ポリオキシエチレンポリオキシプロピレングリコール
適応 体力中等度以上のものの次の諸症：感冒の初期（汗をかいていないもの），鼻かぜ，鼻炎，頭痛，肩こり，筋肉痛，手や肩の痛み
用法 1回15才以上1包，14～7才⅔，6～4才½，3～2才⅓，2才未満¼，1日3回食前又は食間。1才未満には，医師の診療を受けさせることを優先し，止むを得ない場合にだけ服用させる。3ヵ月未満は服用しない
包装 24包〔Ⓐ1,680（税込み）〕，45包〔Ⓐ2,940（税込み）〕

葛根湯エキス顆粒「至聖」⊖ 配　北日本製薬㈱
区分 第2類
組成 顆(淡褐～褐)：3包(9g)中 葛根湯乾燥エキス5g（カッコン8g，タイソウ・マオウ各4g，カンゾウ2g，ケイヒ・シャクヤク各3g，ショウキョウ1g）
添加 白糖，乳糖，D-マンニトール，ショ糖脂肪酸エステル
適応 体力中等度以上のものの次の諸症：感冒の初期（汗をかいていないもの），鼻かぜ，鼻炎，頭痛，肩こり，筋肉痛，手や肩の痛み
用法 1回15才以上1包，14～7才⅔，6～4才½，1日3回食前又は食間。そのまま，又は湯に溶かして服用。4才未満は服用しない
包装 15包，30包

葛根湯エキス顆粒シライシ ⊖　第一薬品工業㈱-白石薬品㈱
区分 第2類
組成 顆：3包(6g)中 葛根湯エキス(1/2量)850mg（カッコン2g，マオウ・タイソウ各1.5g，ケイヒ・シャクヤク・カンゾウ各1g，ショウキョウ0.5g）
添加 トウモロコシデンプン，乳糖，セルロース，ケイ酸アルミニウム，D-マンニトール，カルボキシメチルスターチナトリウム，ヒドロキシプロピルセルロース，ラウリル硫酸ナトリウム，デヒドロ酢酸ナトリウム，カラメル，ケイヒ油
適応 感冒，鼻かぜ，頭痛，肩こり，筋肉痛，手や肩の痛み
用法 1回15才以上1包，14～7才⅔，6～4才½，3～2才⅓，2才未満¼，1日3回食前又は食間。なるべく温湯で服用。1才未満には，止むを得ない場合の他は服用させない。3ヵ月未満は服用しない
包装 6包，12包

葛根湯エキス顆粒「創至聖」⊖　北日本製薬㈱
区分 第2類
組成 顆(淡褐～褐)：3包(9g)中 葛根湯乾燥エキス4.25g（カッコン4g，タイソウ・マオウ各3g，カンゾウ・ケイヒ・シャクヤク各2g，ショウキョウ1g）
添加 D-マンニトール，乳糖，果糖，ショ糖脂肪酸エステル
適応 体力中等度以上のものの次の諸症：感冒の初期（汗をかいていないもの），鼻かぜ，鼻炎，頭痛，肩こり，筋肉痛，手や肩の痛み
用法 1回15才以上1包，14～7才⅔，1日3回食前又は食間。熱湯に溶かして温服，又はそのまま服用。7才未満は服用しない

葛根湯エキス顆粒［東洋］分包 ⊖　㈱東洋薬行
区分 第2類
組成 顆(褐)：4.5g(3包)中 葛根湯水製エキス(「漢方処方集」)2.4g（カッコン4g，マオウ・タイソウ各3g，ケイシ・シャクヤク・カンゾウ各2g，ショウキョウ1g）
添加 トウモロコシデンプン
適応 体力中等度以上のものの次の諸症：感冒の初期（汗をかいていないもの），鼻かぜ，鼻炎，頭痛，肩こり，筋肉痛，手や肩の痛み
用法 1回15才以上1包，14～7才⅔，6～4才½，3～2才⅓，1日3回食前又は食間
包装 15包×8〔Ⓑ8,400（税込み）〕

葛根湯エキス顆粒「ビハーフ」⊖　大峰堂薬品工業㈱-第一三共ヘルスケア㈱
区分 第2類
組成 顆(淡褐～褐)：3包(6g)中 葛根湯エキス(3/4量)3600mg（カッコン6g，マオウ・タイソウ各3g，ケイヒ・シャクヤク各2.25g，カンゾウ1.5g，ショウキョウ0.75g）
添加 ヒドロキシプロピルセルロース，ポリオキシエチレンポリオキシプロピレングリコール，乳糖水和物，二酸化ケイ素
適応 体力中等度以上のものの次の諸症：感冒の初期（汗をかいていないもの），鼻かぜ，鼻炎，頭痛，肩こり，筋肉痛，手や肩の痛み
用法 1回15才以上1包，14～7才⅔，6～4才½，3～2才⅓，1日3回食前又は食間。2才未満は服用しない

葛根湯エキス顆粒「フク井」⊖　福井製薬㈱-日邦薬品工業㈱
区分 第2類
組成 顆(褐)：3包中 葛根湯エキス4.25g（カッコン4g，マオウ・タイソウ各3g，ケイヒ・シャクヤク・カンゾウ各2g，ショウキョウ1g）
添加 乳糖，白糖，ショ糖脂肪酸エステル，D-マンニトール
適応 体力中等度以上のものの次の諸症：感冒の初期（汗をかいていないもの），鼻かぜ，鼻炎，頭痛，肩こり，筋肉痛，手や肩の痛み
用法 1回15才以上1包，14～7才⅔，6～4才½，1日3回食前又は食間。4才未満は服用しない
包装 12包〔Ⓐ1,837（税込み）〕

葛根湯エキス〈細粒〉⊖　明治薬品㈱
区分 第2類
組成 細：2包(3.4g)中 葛根湯エキス1700mg（カッコン4g，マオウ・タイソウ各3g，ケイヒ・シャクヤク・カンゾウ各2g，ショウキョウ1g）
添加 白糖，D-マンニトール，バレイショデンプン，香料

一般用漢方製剤

葛根湯

適応 体力中等度以上のものの次の諸症：感冒の初期（汗をかいていないもの）、鼻かぜ、鼻炎、頭痛、肩こり、筋肉痛、手や肩の痛み
用法 1回15才以上1包、14〜7才2/3、6〜4才1/2、1日2回食間。4才未満は服用しない
包装 10包〔Ⓐ1,575（税込み）〕

葛根湯エキス〔細粒〕7 ⊖ ㊞ 松浦薬業㈱-塩釜蛮紅華湯㈱、松浦漢方㈱
区分 第2類
組成 細（褐）：3包(6g)又は6g中 葛根湯エキス(65%量)3.2g(乾燥物換算で約1.6gに相当)（カッコン2.6g、マオウ・タイソウ各1.95g、ケイヒ・シャクヤク・カンゾウ各1.3g、ショウキョウ0.65g）
添加 メタケイ酸アルミン酸マグネシウム、ヒプロメロース(ヒドロキシプロピルメチルセルロース)、乳糖、トウモロコシデンプン、香料
適応 体力中等度以上のものの次の諸症：感冒の初期（汗をかいていないもの）、鼻かぜ、鼻炎、頭痛、肩こり、筋肉痛、手や肩の痛み
用法 1回15才以上1包又は2g、14〜7才2/3、6〜4才1/2、3〜2才1/3、2才未満は1/4、1日3回食前又は食間。1才未満には、医師の診療を受けさせることを優先し、止むを得ない場合にだけ服用させる。3ヵ月未満は服用しない
包装 松浦漢方㈱販売：500g、12包〔Ⓐ1,260（税込み）〕、48包〔Ⓐ3,675（税込み）〕、300g。塩釜蛮紅華湯㈱販売：12包〔Ⓐ1,450（税込み）〕

葛根湯エキス細粒G「コタロー」 ⊖ 小太郎漢方製薬㈱
区分 第2類
組成 細（褐）：3包(6g)中 葛根湯エキス(4/5量)3.84g（カッコン・マオウ各3.2g、タイソウ2.4g、ケイヒ・シャクヤク・カンゾウ各1.6g、ショウキョウ0.8g）
添加 ステアリン酸マグネシウム、トウモロコシデンプン、乳糖水和物、プルラン、メタケイ酸アルミン酸マグネシウム
適応 感冒、鼻かぜ、頭痛、肩こり、筋肉痛、手や肩の痛み
用法 1回15才以上1包又は2g、14〜7才2/3、6〜4才1/2、3〜2才1/3、2才未満1/4、1日3回食前又は食間。1才未満には、医師の診療を受けさせることを優先し、止むを得ない場合にだけ服用させる。3ヵ月未満は服用しない
包装 90包

葛根湯エキス細粒V「コタロー」 ⊖ 小太郎漢方製薬㈱
区分 第2類
組成 細（茶）：3包中 葛根湯エキス5g（カッコン8g、マオウ・タイソウ各4g、ケイヒ・シャクヤク各3g、カンゾウ2g、ショウキョウ1g）
添加 含水二酸化ケイ素、ステアリン酸マグネシウム
適応 感冒、鼻かぜ、頭痛、肩こり、筋肉痛、手や肩の痛み
用法 1回15才以上1包、14〜7才2/3、6〜4才1/2、3〜2才1/3、2才未満1/4、1日3回食前又は食間。1才未満には、医師の診療を受けさせることを優先し、止むを得ない場合にだけ服用させる。3ヵ月未満は服用しない
包装 12包、30包

葛根湯エキス細粒分包「コタロー」 ⊖ 小太郎漢方製薬㈱
区分 第2類
組成 細：3包(3.9g)中 葛根湯エキス(13/25量)2.6g（カッコン4.16g、マオウ・タイソウ各2.08g、ケイヒ・シャクヤク各1.56g、カンゾウ1.04g、ショウキョウ0.52g）
添加 ステアリン酸マグネシウム、デキストリン、トウモロコシデンプン、乳糖水和物、メタケイ酸アルミン酸マグネシウム
適応 感冒、鼻かぜ、頭痛、肩こり、筋肉痛、手や肩の痛み
用法 1回15才以上1包、14〜7才2/3、6〜4才1/2、3〜2才1/3、2才未満1/4、1日3回食前又は食間。1才未満には、医師の診療を受けさせることを優先し、止むを得ない場合にだけ服用させる。3ヵ月未満は服用しない
包装 9包

葛根湯エキス散〔勝昌〕 ⊖ ㈱東洋薬行
区分 第2類
組成 散（茶）：4.5g中 葛根湯水製エキス2.4g（カッコン4g、マオウ・タイソウ各3g、ケイヒ・シャクヤク・カンゾウ各2g、ショウキョウ1g）
添加 トウモロコシデンプン
適応 体力中等度以上のものの次の諸症：感冒の初期（汗をかいていないもの）、鼻かぜ、鼻炎、頭痛、肩こり、筋肉痛、手や肩の痛み
用法 1回1.5g1日3回空腹時
包装 200g〔Ⓑ3,885（税込み）〕、600g〔Ⓑ10,710（税込み）〕

葛根湯エキス錠S「コタロー」 ⊖ 小太郎漢方製薬㈱
区分 第2類
組成 錠（茶）：12錠中 葛根湯エキス(1/2量)2.2g（カッコン4g、マオウ・タイソウ各2g、ケイヒ・シャクヤク各1.5g、カンゾウ1g、ショウキョウ0.5g）
添加 酸化チタン、ステアリン酸マグネシウム、タルク、乳糖、ヒプロメロース(ヒドロキシプロピルメチルセルロース)、粉末飴、メタケイ酸アルミン酸マグネシウム、カラメル、カルナウバロウ
適応 感冒、鼻かぜ、頭痛、肩こり、筋肉痛、手や肩の痛み
用法 1回15才以上4錠、14〜7才3錠、6〜5才2錠、1日3回食前又は食間。5才未満は服用しない
包装 60錠、150錠

葛根湯エキス錠〔大峰〕 ⊖ ㊞ 大峰堂薬品工業㈱-㈱CFSコーポレーション、伸和製薬㈱、日邦薬品工業㈱
区分 第2類
組成 錠（褐）：12錠中 葛根湯エキス(1/2量)2400mg（カッコン4g、マオウ・タイソウ各2g、ケイヒ・シャクヤク各1.5g、カンゾウ1g、ショウキョウ0.5g）
添加 ステアリン酸マグネシウム、カルメロースナトリウム(CMC-Na)、カルメロース(CMC)、アルファー化デンプン、二酸化ケイ素
適応 体力中等度以上のものの次の諸症：感冒の初期（汗をかいていないもの）、鼻かぜ、鼻炎、頭痛、肩こり、筋肉痛、手や肩の痛み
用法 1回15才以上4錠、14〜7才3錠、6〜5才2錠、1日3回食前又は食間。5才未満は服用しない
包装 大峰堂薬品工業㈱販売：84錠、240錠〔Ⓐ3,780（税込み）〕。日邦薬品工業㈱販売：240錠。伸和製薬㈱販売：60錠、240錠、720錠

葛根湯エキス錠クラシエ ⊖ クラシエ製薬㈱-クラシエ薬品㈱
区分 第2類
組成 錠（淡褐）：12錠中 葛根湯エキス(1/2量)2600mg（カッコン4g、マオウ・タイソウ各2g、ケイヒ・シャクヤク各1.5g、カンゾウ1g、ショウキョウ0.5g）
添加 セルロース、カルメロースカルシウム(CMC-Ca)、ケイ酸アルミニウム、クロスカルメロースナトリウム(クロスCMC-Na)、ステアリン酸マグネシウム、二酸化ケイ素
適応 体力中等度以上のものの次の諸症：感冒の初期（汗をかいていないもの）、鼻かぜ、鼻炎、頭痛、肩こり、筋肉痛、手や肩の痛み
用法 1回15才以上4錠、14〜7才3錠、6〜5才2錠、1日3回食前又は食間。5才未満は服用しない
包装 60錠〔Ⓐ1,554（税込み）〕、96錠〔Ⓐ1,680（税込み）〕、120錠〔Ⓐ2,604（税込み）〕、240錠〔Ⓐ2,940（税込み）〕

葛根湯カプレット「コタロー」 ⊖ 小太郎漢方製薬㈱
区分 第2類
組成 錠（茶）：6錠中 葛根湯エキス散(11/20量)3.3g（カッコン4.4g、マオウ・タイソウ各2.2g、ケイヒ・シャクヤク各1.65g、カンゾウ1.1g、ショウキョウ0.55g）
添加 含水二酸化ケイ素、クロスカルメロースナトリウム(クロスCMC-Na)、クロスポビドン、軽質無水ケイ酸、ステアリン酸マグネシウム、低置換度ヒドロキシプロピルセルロース
適応 体力中等度以上のものの次の諸症：感冒の初期（汗をかいていないもの）、鼻かぜ、鼻炎、頭痛、肩こり、筋肉痛、手や肩の

痛み
- 用法 1回7才以上2錠，6〜5才1錠，1日3回食前又は食間。5才未満は服用しない
- 包装 24錠

葛根湯散㊀　㈲杉原達二商店
- 区分 第2類
- 組成散：100g中　マオウ17.6g，カッコン23.2g，ショウキョウ11.6g，シャクヤク11.6g，ケイヒ11.6g，タイソウ11.6g，カンゾウ11.6g
- 適応 感冒，鼻かぜ，頭痛，肩こり，筋肉痛，手や肩の痛み
- 用法 1回2g1日3回食間
- 包装 200g，400g

葛根湯「タキザワ」㊀　㈱タキザワ漢方廠
- 区分 第2類
- 組成煎：2包(25g)中　カッコン8g，マオウ4g，タイソウ4g，ケイヒ3g，シャクヤク3g，カンゾウ2g，ショウキョウ1g
- 適応 体力中等度以上のものの次の諸症：感冒の初期（汗をかいていないもの），鼻かぜ，鼻炎，頭痛，肩こり，筋肉痛，手や肩の痛み
- 用法 15才以上1回1包を煎じ，1日2回朝夕空腹時。14〜7才⅔，6〜4才½，3〜2才⅓，2才未満¼以下。1才未満には，医師の診療を受けさせることを優先し，止むを得ない場合にだけ服用させる。3ヵ月未満は服用しない
- 包装 120包〔Ⓐ22,050(税込み)Ⓑ11,025(税込み)〕

葛根湯内服液DX㊀　薬王製薬㈱
- 区分 第2類
- 組成液：3本(90mL)中　葛根湯軟エキス-A 8300mg（カッコン8g，マオウ・タイソウ各4g，ケイヒ・シャクヤク各3g，カンゾウ2g，ショウキョウ1g）
- 添加 白糖，D-ソルビトール，ハチミツ，安息香酸ナトリウム，パラベン，プロピレングリコール，ポリオキシエチレン硬化ヒマシ油，香料，エタノール，l-メントール，ミツロウ，安息香酸ベンジル
- 適応 体力中等度以上のものの次の諸症：感冒の初期（汗をかいていないもの），鼻かぜ，鼻炎，頭痛，肩こり，筋肉痛，手や肩の痛み
- 用法 15才以上1回1瓶1日3回食間。よく振ってから服用。15才未満は服用しない
- 包装 3瓶

葛根湯内服液H㊀　日野薬品工業㈱-サンドラッグ・グループ
- 区分 第2類
- 組成液(褐)：3瓶(90mL)中　葛根湯軟エキス-A 8300mg（カッコン8g，マオウ・タイソウ各4g，ケイヒ・シャクヤク各3g，カンゾウ2g，ショウキョウ1g）
- 添加 白糖，D-ソルビトール，ハチミツ，安息香酸ナトリウム，パラベン，プロピレングリコール，ポリオキシエチレン硬化ヒマシ油，香料，エタノール，l-メントール，ミツロウ，安息香酸ベンジル
- 適応 体力中等度以上のものの次の諸症：感冒の初期（汗をかいていないもの），鼻かぜ，鼻炎，頭痛，肩こり，筋肉痛，手や肩の痛み
- 用法 15才以上1回1瓶1日3回食間。よく振ってから服用。15才未満は服用しない
- 包装 日野薬品工業㈱販売：3瓶〔Ⓐ1,365(税込み)〕

葛根湯内服液J㊀　ジェーピーエス製薬㈱-ホーユー㈱
- 区分 第2類
- 組成液：3本(90mL)中　葛根湯軟エキス15g（カッコン8g，マオウ・タイソウ各4g，ケイヒ・シャクヤク各3g，カンゾウ2g，ショウキョウ1g）
- 添加 安息香酸ナトリウム，パラベン，エタノール，クエン酸，クエン酸ナトリウム，D-ソルビトール，白糖，dl-リンゴ酸
- 適応 体力中等度以上のものの次の諸症：感冒の初期（汗をかいていないもの），鼻かぜ，鼻炎，頭痛，肩こり，筋肉痛，手や肩の痛み
- 用法 15才以上1回1本1日3回食間。よく振ってから服用。15才未満は服用しない
- 包装 30mL×3

葛根湯内服液M㊀　萬金薬品工業㈱-大昭製薬㈱
- 区分 第2類
- 組成液(褐)：3本(90mL)中　葛根湯エキス4.31g（カッコン8g，マオウ・タイソウ各4g，ケイヒ・シャクヤク各3g，カンゾウ2g，ショウキョウ1g）
- 添加 クエン酸，クエン酸ナトリウム，安息香酸ナトリウム，パラベン，プロピレングリコール，ブドウ糖果糖液糖，白糖，D-ソルビトール，香料
- 適応 体力中等度以上のものの次の諸症：感冒の初期（汗をかいていないもの），鼻かぜ，鼻炎，頭痛，肩こり，筋肉痛，手や肩の痛み
- 用法 15才以上1回1本，1日3回食間。よく振ってから服用。15才未満は服用しない

葛根湯内服液S㊀　萬金薬品工業㈱-大木
- 区分 第2類
- 組成液：3本(90mL)中　葛根湯エキス8.3g（カッコン8g，マオウ・タイソウ各4g，ケイヒ・シャクヤク各3g，カンゾウ2g，ショウキョウ1g）
- 添加 ポリオキシエチレン硬化ヒマシ油，パラベン，安息香酸塩，プロピレングリコール，香料
- 適応 かぜの初期症状（発熱，寒気，頭痛，鼻水，鼻づまり，のどの痛み，肩・首筋のこわばり）
- 用法 15才以上1回1本1日3回食間。よく振ってから服用
- 包装 3本

葛根湯内服液「廣貫堂」㊥　㈱廣貫堂
- 区分 第2類
- 組成液(褐)：3本(90mL)中　葛根湯エキス8300mg（カッコン8g，マオウ・タイソウ各4g，ケイヒ・シャクヤク各3g，カンゾウ2g，ショウキョウ1g）
- 添加 白糖，D-ソルビトール，果糖ブドウ糖液糖，ポリオキシエチレン硬化ヒマシ油，安息香酸ナトリウム，パラベン，エタノール，グリセリン，l-メントール，プロピレングリコール，バニリン，ベンジルアルコール，香料
- 適応 かぜの初期の諸症状（発熱，寒気，頭痛，肩・首筋のこわばり，鼻閉，鼻水，のどの痛み）
- 用法 15才以上1回1本1日3回食間。よく振ってから服用。15才未満は服用しない
- 包装 3本〔Ⓐ1,350〕

葛根湯内服液「廣貫堂」2㊥　㈱廣貫堂
- 区分 第2類
- 組成液：2本(90mL)中　葛根湯エキス8300mg（カッコン8g，マオウ・タイソウ各4g，ケイヒ・シャクヤク各3g，カンゾウ2g，ショウキョウ1g）
- 添加 白糖，D-ソルビトール，果糖ブドウ糖液糖，ポリオキシエチレン硬化ヒマシ油，安息香酸ナトリウム，パラベン，エタノール，グリセリン，l-メントール，プロピレングリコール，バニリン，ベンジルアルコール，香料
- 適応 かぜの初期の諸症状（発熱，寒気，頭痛，肩・首筋のこわばり，鼻閉，鼻水，のどの痛み）
- 用法 15才以上1回1本1日2回朝夕食前又は食間。よく振って服用。15才未満は服用しない
- 包装 2本〔Ⓐ1,350〕

葛根湯長崎 Kakkonto㊀　長崎県製薬㈿-仁保産業㈱
- 区分 第2類
- 組成煎：1袋(17g)中　カッコン4g，マオウ3g，タイソウ3g，ケイヒ2g，シャクヤク2g，カンゾウ2g，ショウキョウ1g
- 適応 感冒，鼻かぜ，頭痛，肩こり，筋肉痛，手や肩の痛み
- 用法 15才以上1日1袋を煎じ食前3回に分服。14〜7才⅔，6〜4才½，3〜2才⅓
- 包装 5袋〔Ⓐ1,575(税込み)〕

葛根湯粒状㊀　長倉製薬㈱-日邦薬品工業㈱
- 区分 第2類

葛根湯

組成⦅顆⦆(黄褐):4.5g中 カッコン1.2g, マオウ0.9g, ケイヒ0.5g, シャクヤク0.8g, ショウキョウ0.5g, カンゾウ0.5g, 水溶性乾燥エキス0.1g (大棗3g)
適応 発汗解熱剤, 感冒で頭痛・発熱悪寒あり汗の出ないもの, 肩のこり, 神経痛, リウマチ
用法 1回成人1.5g, 15〜8才⅔, 7〜5才⅓, 4〜2才⅙, 1才〜3ヵ月½, 1日3回食前又は食間。1才未満には, 止むを得ない場合の他は服用させない。3ヵ月未満は服用しない
包装 35g〔Ⓑ1,900〕, 100g〔Ⓑ3,240〕, 500g〔Ⓑ10,000〕

漢方カゼカッコン液㊩ 大協薬品工業㈱
区分 第2類
組成⦅液⦆(褐):3本(90mL)中 葛根湯抽出液A 60mL (カッコン8g, マオウ・タイソウ各4g, ケイヒ・シャクヤク各3g, カンゾウ2g, ショウキョウ1g)
添加 精製白糖, D-ソルビトール液, ポリオキシエチレン硬化ヒマシ油60, プロピレングリコール, 安息香酸ナトリウム, パラオキシ安息香酸ブチル, シリコーン樹脂, ソルビタン脂肪酸エステル, グリセリン脂肪酸エステル, カルメロースナトリウム (CMC-Na), エチルバニリン, バニリン, 香料
適応 かぜの初期の諸症状 (発熱, 寒気, 頭痛, 肩・首筋のこわばり, 鼻閉, 鼻水, のどの痛み)
用法 15才以上1回1本1日3回食間。よく振ってから服用
包装 3本〔Ⓐ1,418(税込み)〕

カンポー内服液「廣貫堂」2㊀ ㈱廣貫堂
区分 第2類
組成⦅液⦆:2本(90mL)中 葛根湯エキス8300mg (カッコン8g, マオウ・タイソウ各4g, ケイヒ・シャクヤク各3g, カンゾウ2g, ショウキョウ1g)
添加 白糖, D-ソルビトール, 果糖ブドウ糖液糖, ポリオキシエチレン硬化ヒマシ油, 安息香酸ナトリウム, パラベン, エタノール, グリセリン, l-メントール, プロピレングリコール, バニリン, ベンジルアルコール, 香料
適応 体力中等度以上のものの次の諸症:感冒の初期(汗をかいていないもの), 鼻かぜ, 鼻炎, 頭痛, 肩こり, 筋肉痛, 手や肩の痛み
用法 15才以上1回1本1日2回朝夕食前又は食間。よく振ってから服用。15才未満は服用しない
包装 2本

カンポンコール感冒内服液葛根湯㊀ 大同薬品工業㈱-㈱ツムラ
区分 第2類
組成⦅液⦆(茶褐):3本(90mL)中 葛根湯エキス8.3g (カッコン8g, マオウ・タイソウ各4g, ケイヒ・シャクヤク各3g, カンゾウ2g, ショウキョウ1g)
添加 転化型液糖(白糖・果糖・ブドウ糖), ハチミツ, 安息香酸ナトリウム, パラオキシ安息香酸ブチル, エタノール, ポリオキシエチレン硬化ヒマシ油, クエン酸水和物, 炭酸水素ナトリウム, 香料, エチルバニリン, バニリン, プロピレングリコール
適応 体力中等度以上のものの次の諸症:感冒の初期(汗をかいていないもの), 鼻かぜ, 鼻炎, 頭痛, 肩こり, 筋肉痛, 手や肩の痛み
用法 15才以上1回1本1日3回食間。よく振ってから服用。15才未満は服用しない

カンポンコール感冒内服液葛根湯(小・中学生用)㊀ 新生薬品工業㈱・奈-㈱ツムラ, 日本ドラッグチェーン
区分 第2類
組成⦅液⦆:3本(60mL)中 葛根湯エキス60mL (カッコン5.33g, タイソウ・マオウ各2.67g, ケイヒ・シャクヤク各2g, カンゾウ1.33g, ショウキョウ0.67g)
添加 安息香酸ナトリウム, D-ソルビトール, 白糖, パラベン, 香料(エタノール, プロピレングリコールを含む)
適応 体力中等度以上のものの次の諸症:感冒の初期(汗をかいていないもの), 鼻かぜ, 鼻炎, 頭痛, 肩こり, 筋肉痛, 手や肩の痛み
用法 14〜7才1回1本1日3回食間。よく振ってから服用。7才未満は服用しない

包装 3本

紀伊国屋カッコン湯㊀ ㈱紀伊国屋漢薬局
区分 第2類
組成⦅煎⦆:1包(17g)中 カッコン4g, マオウ3g, タイソウ3g, シャクヤク2g, ケイヒ2g, カンゾウ2g, ショウキョウ1g
適応 感冒, 鼻かぜ, 頭痛, 肩こり, 筋肉痛, 手や肩の痛み
用法 15才以上1日1包を煎じ食前3回に分服。15才未満は服用しない
包装 10包

「紀伊国屋」カッコン湯エキス顆粒S㊀ ㈱紀伊国屋漢薬局
区分 第2類
組成⦅顆⦆:6g中 水製乾燥エキス3g (カッコン4g, マオウ・タイソウ各2g, ケイヒ・シャクヤク各1.5g, カンゾウ1g, ショウキョウ0.5g)
添加 トウモロコシデンプン, メタケイ酸アルミン酸マグネシウム, ステアリン酸マグネシウム
適応 感冒, 鼻かぜ, 頭痛, 肩こり, 筋肉痛, 手や肩の痛み
用法 15才以上1回2g1日3回食間。15才未満は服用しない
包装 100g〔Ⓐ2,625(税込み)Ⓑ1,575(税込み)〕, 500g〔Ⓐ9,450(税込み)Ⓑ6,300(税込み)〕

救風葛根湯内服液㊩ 新生薬品工業㈱・奈-常盤薬品工業㈱
区分 第2類
組成⦅液⦆:2本(90mL)中 葛根湯水製抽出エキス54mL (カッコン8g, マオウ・タイソウ各4g, ケイヒ・シャクヤク各3g, カンゾウ2g, ショウキョウ1g)
添加 D-ソルビトール, 白糖, 安息香酸ナトリウム, パラベン, 香料(エタノール, エチルバニリン, グリセリン, バニリン, プロピレングリコール)
適応 かぜの初期の諸症状 (発熱, 寒気, 頭痛, 肩・首筋のこわばり, 鼻閉, 鼻水, のどの痛み)
用法 15才以上1回1本1日2回朝夕, 食前又は食間。よく振ってから服用。15才未満は服用しない

生隆「分包」㊀ 太虎精堂製薬㈱
区分 第2類
組成⦅顆⦆:3包(5.4g)中 葛根湯水製エキス粉末4g (カッコン4.8g, マオウ・タイソウ各2.4g, ケイヒ・シャクヤク各1.8g, カンゾウ1.2g, ショウキョウ0.6g)
添加 乳糖, ステアリン酸マグネシウム
適応 感冒, 鼻かぜ, 頭痛, 肩こり, 筋肉痛, 手や肩の痛み
用法 1回15才以上1包, 14〜7才⅔, 6〜4才½, 3〜2才⅓, 2才未満¼, 1日3回食前又は食間。1才未満には, 医師の診療を受けさせることを優先し, 止むを得ない場合にだけ服用させる。3ヵ月未満は服用しない
包装 12包〔Ⓐ1,200〕

クラシエ葛根湯液Ⅱ 大協薬品工業㈱-クラシエ薬品㈱
区分 第2類
組成⦅液⦆:2本(90mL)中 葛根湯抽出液A 60mL (カッコン8g, マオウ・タイソウ各4g, ケイヒ・シャクヤク各3g, カンゾウ2g, ショウキョウ1g, 葛根湯抽出液A 1mLは原生薬約0.42gに相当)
添加 D-ソルビトール, ポリオキシエチレン硬化ヒマシ油, 安息香酸ナトリウム, パラベン, ソルビタン脂肪酸エステル, 香料, エチルバニリン, バニリン, プロピレングリコール, 白糖, L-グルタミン, シリコーン樹脂, グリセリン脂肪酸エステル, カルメロースナトリウム(CMC-Na)
適応 体力中等度以上のものの次の諸症:感冒の初期(汗をかいていないもの), 鼻かぜ, 鼻炎, 頭痛, 肩こり, 筋肉痛, 手や肩の痛み
用法 15才以上1回1本1日2回朝夕食前又は食間。よく振ってから服用。15才未満は服用しない
包装 2本〔Ⓐ980(税込み)〕, 4本

「クラシエ」漢方葛根湯エキス顆粒SⅡ㊀ クラシエ製薬㈱-クラシエ薬品㈱
区分 第2類
組成⦅顆⦆(褐):2包(4.5g)中 葛根湯エキス(3/4量)3900mg (カッ

葛根湯

コン6g, マオウ・タイソウ各3g, ケイヒ・シャクヤク各2.25g, カンゾウ1.5g, ショウキョウ0.75g)
- 添加 ヒドロキシプロピルセルロース, 乳糖, ポリオキシエチレンポリオキシプロピレングリコール
- 適応 体力中等度以上のものの次の諸症：感冒の初期（汗をかいていないもの）, 鼻かぜ, 鼻炎, 頭痛, 肩こり, 筋肉痛, 手や肩の痛み
- 用法 1回15才以上1包, 14～7才2/3, 6～4才1/2, 3～2才1/3, 2才未満1/4, 1日3回食前又は食間. 1才未満には, 医師の診療を受けさせることを優先し, 止むを得ない場合にだけ服用させる. 3ヵ月未満は服用しない
- 包装 10包〔Ⓐ1,890（税込み）〕

コンタック葛根湯ドリンク㊀　㈱廣貫堂-グラクソ・スミスクライン㈱
- 区分 第2類
- 組成 液：2本（90mL）中 葛根湯エキス8300mg（カッコン8g, マオウ・タイソウ各4g, ケイヒ・シャクヤク各3g, カンゾウ2g, ショウキョウ1g)
- 添加 白糖, D-ソルビトール, 果糖ブドウ糖液糖, ポリオキシエチレン硬化ヒマシ油, 安息香酸ナトリウム, パラベン, エタノール, グリセリン, l-メントール, プロピレングリコール, バニリン, ベンジルアルコール, 香料
- 適応 体力中等度以上のものの次の諸症：感冒の初期（汗をかいていないもの）, 鼻かぜ, 鼻炎, 頭痛, 肩こり, 筋肉痛, 手や肩の痛み
- 用法 15才以上1回1本1日2回朝夕食前又は食間. よく振ってから服用. 15才未満は服用しない
- 包装 2本

阪本漢法の葛根湯エキス顆粒㊀　㈱阪本漢法製薬
- 区分 第2類
- 組成 顆：3包（9g）中 葛根湯乾燥エキス4.34g（カッコン8g, マオウ・タイソウ各4g, ケイヒ・シャクヤク各3g, カンゾウ2g, ショウキョウ1g)
- 添加 乳糖水和物, 結晶セルロース, ステアリン酸マグネシウム
- 適応 体力中等度以上のものの次の諸症：感冒の初期（汗をかいていないもの）, 鼻かぜ, 鼻炎, 頭痛, 肩こり, 筋肉痛, 手や肩の痛み
- 用法 1回15才以上1包, 14～7才2/3, 6～4才1/2, 3～2才1/3, 2才未満1/4, 1日3回食前又は食間. 1才未満には, 医師の診療を受けさせることを優先し, 止むを得ない場合にだけ服用させる. 3ヵ月未満は服用しない
- 包装 12包〔Ⓐ1,680（税込み）〕, 21包〔Ⓐ2,205（税込み）〕

阪本漢法の葛根湯顆粒2㊀　㈱阪本漢法製薬
- 区分 第2類
- 組成 顆（淡褐～褐）：2包（9g）中 葛根湯乾燥エキス4.34g（カッコン8g, マオウ・タイソウ各4g, ケイヒ・シャクヤク各3g, カンゾウ2g, ショウキョウ1g)
- 添加 乳糖水和物, 結晶セルロース, ステアリン酸マグネシウム
- 適応 体力中等度以上のものの次の諸症：感冒の初期（汗をかいていないもの）, 鼻かぜ, 鼻炎, 頭痛, 肩こり, 筋肉痛, 手や肩の痛み
- 用法 1回15才以上1包, 14～7才2/3, 6～4才1/2, 3～2才1/3, 1日2回食前又は食間. 2才未満は服用しない
- 包装 4.5g×6包〔Ⓐ1,200〕

サトウ葛根湯エキス顆粒㊀　佐藤製薬㈱
- 区分 第2類
- 組成 顆（褐）：3包（13.5g）中 葛根湯エキス（1/2量）3g（カッコン2g, タイソウ・マオウ各1.5g, ケイヒ・シャクヤク・カンゾウ各1g, ショウキョウ0.5g)
- 添加 バレイショデンプン, 乳糖, ステアリン酸マグネシウム
- 適応 体力中等度以上のものの次の諸症：感冒の初期（汗をかいていないもの）, 鼻かぜ, 鼻炎, 頭痛, 肩こり, 筋肉痛, 手や肩の痛み
- 用法 1回15才以上1包, 14～7才2/3, 6～4才1/2, 3～2才1/3, 2才未満1/4以下, 1日3回空腹時又は食間. 1才未満には, 医師の診療を受けさせることを優先し, 止むを得ない場合にだけ服用させる. 3ヵ月未満は服用しない
- 包装 9包〔Ⓐ1,134（税込み）〕

三宝葛根湯液㊀　三宝製薬㈱
- 区分 第2類
- 組成 液（褐）：3瓶（90mL）中 葛根湯エキス8300mg（カッコン8g, マオウ・タイソウ各4g, ケイヒ・シャクヤク各3g, カンゾウ2g, ショウキョウ1g)
- 添加 安息香酸ナトリウム, パラベン, 白糖, D-ソルビトール, アルコール, プロピレングリコール, 香料
- 適応 かぜの初期の諸症状（発熱, 寒気, 頭痛, 肩・首筋のこわばり, 鼻づまり, 鼻水, のどの痛み)
- 用法 15才以上1回1瓶1日3回食間. よく振ってから服用. 15才未満は服用しない
- 包装 3瓶〔Ⓐ1,344（税込み）〕

三宝葛根湯エキス顆粒㊀　三宝製薬㈱
- 区分 第2類
- 組成 顆（褐）：3包（7.5g）中 葛根湯乾燥エキス5g（カッコン8g, マオウ・タイソウ各4g, ケイヒ・シャクヤク各3g, カンゾウ2g, ショウキョウ1g)
- 添加 ヒドロキシプロピルセルロース, トウモロコシデンプン
- 適応 感冒, 鼻かぜ, 頭痛, 肩こり, 筋肉痛, 手や肩の痛み
- 用法 1回15才以上1包, 14～7才2/3, 6～4才1/2, 3～2才1/3, 2才未満1/4, 1日3回空腹時又は食間. 1才未満には, 医師の診療を受けさせることを優先し, 止むを得ない場合にだけ服用させる. 3ヵ月未満は服用しない
- 包装 9包〔Ⓐ1,365（税込み）〕

サンワ葛根湯エキス細粒N㊀　三和生薬㈱
- 区分 第2類
- 組成 細：6g中 葛根湯希エタノール（20%）エキス1.5g（カッコン・マオウ各2g, ケイヒ・シャクヤク・カンゾウ各1g, タイソウ1.5g, ショウキョウ0.125g)
- 添加 乳糖, トウモロコシデンプン
- 適応 感冒, 鼻かぜ, 頭痛, 肩こり, 筋肉痛, 手や肩の痛み
- 用法 1回15才以上2g, 14～7才1.4g, 6～4才1g, 3～2才0.7g, 1日3回食前又は食間

サンワ葛根湯エキス細粒「分包」N㊀　三和生薬㈱
- 区分 第2類
- 組成 細：3包（6g）中 葛根湯希エタノール（20%）エキス1.5g（カッコン・マオウ各2g, ケイヒ・シャクヤク・カンゾウ各1g, タイソウ1.5g, ショウキョウ0.125g)
- 添加 乳糖, トウモロコシデンプン
- 適応 感冒, 鼻かぜ, 頭痛, 肩こり, 筋肉痛, 手や肩の痛み
- 用法 1回15才以上1包, 14～7才2/3, 6～4才1/2, 3～2才1/3, 1日3回食前又は食間

サンワ葛根湯エキス錠N㊀　三和生薬㈱
- 区分 第2類
- 組成 錠：18錠（5.4g）中 葛根湯希エタノール（20%）エキス1.5g（カッコン・マオウ各2g, ケイヒ・シャクヤク・カンゾウ各1g, タイソウ1.5g, ショウキョウ0.125g)
- 添加 乳糖, トウモロコシデンプン, カルメロースカルシウム（CMC-Ca）, ステアリン酸カルシウム, メタケイ酸アルミン酸マグネシウム
- 適応 感冒, 鼻かぜ, 頭痛, 肩こり, 筋肉痛, 手や肩の痛み
- 用法 1回15才以上6錠, 14～7才4錠, 6～5才3錠, 1日3回食前又は食間. 5才未満は服用しない

ジスコール葛根湯液㊀　大生堂薬品工業㈱-カシマ薬品商事㈱
- 区分 第2類
- 組成 液：3本（90mL）中 葛根湯軟エキス8.3g（カッコン8g, マオウ・タイソウ各4g, ケイヒ・シャクヤク各3g, カンゾウ2g, ショウキョウ1g)
- 添加 白糖, D-ソルビトール, ポリオキシエチレン硬化ヒマシ油, 安息香酸ナトリウム, パラベン, 香料（l-メントール)
- 適応 かぜの初期症状（発熱, 寒気, 頭痛, 鼻づまり, のどの痛み, 肩・首筋のこわばり)

葛根湯

用法 15才以上1回1本1日3回食間。よく振ってから服用。15才未満は服用しない
包装 6本

錠剤葛根湯⊖　一元製薬㈱-イスクラ産業㈱,㈱イチゲン
区分 第2類
組成 錠（褐）：100錠中 ケイヒ末3g, シャクヤク末3g, カンゾウ末2g, ショウキョウ末1g, カッコン末8g, マオウ末4g, タイソウ末4g
適応 体力中等度以上のものの次の諸症：感冒の初期（汗をかいていないもの）, 鼻かぜ, 鼻炎, 頭痛, 肩こり, 筋肉痛, 手や肩の痛み
用法 成人1回4～5錠1日3回食前1時間。温湯で服用
包装 100錠〔Ⓐ1,300Ⓑ650〕, 350錠〔Ⓐ3,500Ⓑ1,750〕, 1000錠〔Ⓐ8,400Ⓑ4,200〕, 2000錠〔Ⓐ15,000Ⓑ7,500〕

新生カッコンBC顆粒㊡　新生薬品工業㈱・奈
区分 第2類
組成 顆（淡褐～褐）：3包(5.19g)中 葛根湯水製抽出乾燥エキス4.4g（カッコン8g, マオウ・タイソウ各4g, ケイヒ・シャクヤク各3g, カンゾウ2g, ショウキョウ1g）, ビスベンチアミン25mg, リボフラビン酪酸エステル12mg, L-アスコルビン酸ナトリウム500mg
添加 アスパルテーム（L-フェニルアラニン化合物）, ステアリン酸マグネシウム, D-マンニトール
適応 体力中等度以上のものの次の諸症：感冒の初期（汗をかいていないもの）, 鼻かぜ, 鼻炎, 頭痛, 肩こり, 筋肉痛, 手や肩の痛み
用法 15才以上1回1包1日3回朝昼夕, 食前又は食間。そのまま又は湯に溶かしてかき混ぜた後温服。15才未満は服用しない
包装 12包〔Ⓐ1,680（税込み）〕

神農葛根湯エキス顆粒　神農製薬㈱-ジェーピーエス製薬㈱
区分 第2類
組成 顆（淡褐）：3包(6g)中 葛根湯エキス（4／5量）4g（カッコン6.4g, タイソウ・マオウ各3.2g, シャクヤク・ケイヒ各2.4g, ショウキョウ0.8g, カンゾウ1.6g）
添加 ショ糖脂肪酸エステル, ステアリン酸マグネシウム, 乳糖水和物
適応 体力中等度以上のものの次の諸症：感冒の初期（汗をかいていないもの）, 鼻かぜ, 鼻炎, 頭痛, 肩こり, 筋肉痛, 手や肩の痛み
用法 1回15才以上1包, 14～7才2/3, 6～4才1/2, 3～2才1/3, 2才未満1/4, 1日3回食前又は食間。1才未満には, 医師の診療を受けさせることを優先し, 止むを得ない場合にだけ服用させる。3ヵ月未満は服用しない
包装 12包

神農葛根湯エキス錠⊖　神農製薬㈱
区分 第2類
組成 錠（淡灰褐）：12錠中 葛根湯エキス（1／2量）2.5g（カッコン4g, マオウ・タイソウ各2g, ケイヒ・シャクヤク各1.5g, カンゾウ1g, ショウキョウ0.5g）
添加 無水ケイ酸, ケイ酸アルミニウム, カルメロースカルシウム（CMC-Ca）, ステアリン酸マグネシウム, トウモロコシデンプン
適応 体力中等度以上のものの次の諸症：感冒の初期（汗をかいていないもの）, 鼻かぜ, 鼻炎, 頭痛, 肩こり, 筋肉痛, 手や肩の痛み
用法 1回15才以上4錠, 14～7才3錠, 6～5才2錠, 1日3回食前又は食間。5才未満は服用しない
包装 180錠

ストナ葛根湯2⊖　金陽製薬㈱-佐藤製薬㈱
区分 第2類
組成 液（茶褐）：2本(90mL)中 葛根湯濃縮液60mL（カッコン8g, マオウ・タイソウ各4g, ケイヒ・シャクヤク各3g, カンゾウ2g, ショウキョウ1g）
添加 白糖, D-ソルビトール, ポリオキシエチレン硬化ヒマシ油, パラベン, 安息香酸ナトリウム, プロピレングリコール, 香料, アルコール, グリセリン
適応 体力中等度以上のものの次の諸症：感冒の初期（汗をかいていないもの）, 鼻かぜ, 鼻炎, 頭痛, 肩こり, 筋肉痛, 手や肩の痛み
用法 15才以上1回1本1日2回食間。よく振ってから服用。15才未満は服用しない
包装 2本〔Ⓐ1,029（税込み）〕

スパーク葛根湯内服液㊡　滋賀県製薬㈱
区分 第2類
組成 液：3本(90mL)中 葛根湯エキス8300mg（カッコン8g, マオウ・タイソウ各4g, ケイヒ・シャクヤク各3g, カンゾウ2g, ショウキョウ1g）
添加 ハチミツ, ステアリン酸ポリオキシル, 安息香酸ナトリウム, パラベン, 香料
適応 かぜの初期症状（発熱, 寒気, 頭痛, 肩・首筋のこわばり, 鼻づまり, 鼻水, のどの痛み）
用法 15才以上1回1本1日3回食間。よく振ってから服用
包装 3本

角野葛根湯⊖　㈲角野製薬所
区分 第2類
組成 煎：1包(17g)中 カッコン4g, マオウ3g, ショウキョウ1g, カンゾウ2g, タイソウ3g, ケイヒ2g, シャクヤク2g
適応 感冒, 鼻かぜ, 頭痛, 肩こり, 筋肉痛, 手や肩の痛み
用法 15才以上1日1包を煎じ食前3回に分服。1才未満には, 止むを得ない場合の他は服用させない。3ヵ月未満は服用しない
包装 10包〔Ⓐ3,150（税込み）〕

セフールかぜ内服液⊖　ジェーピーエス製薬㈱-ホーユー㈱
区分 第2類
組成 液（褐）：3本(90mL)中 葛根湯軟エキス15g（カッコン8g, マオウ・タイソウ各4g, ケイヒ・シャクヤク各3g, カンゾウ2g, ショウキョウ1g）
添加 安息香酸ナトリウム, パラベン, エタノール, クエン酸, クエン酸ナトリウム, D-ソルビトール, 白糖, dl-リンゴ酸
適応 かぜの初期症状（発熱, 寒気, 頭痛, 鼻水, 鼻づまり, のどの痛み, 肩・首筋のこわばり）
用法 15才以上1回1本1日3回食間。よく振ってから服用。15才未満は服用しない
包装 30mL×3〔Ⓐ1,260（税込み）〕

ゼリス葛根湯シロップ⊖　大生堂薬品工業㈱-本草製薬㈱
区分 第2類
組成 シ：3本(90mL)中 葛根湯軟エキス8.3g（カッコン8g, マオウ・タイソウ各4g, ケイヒ・シャクヤク各3g, カンゾウ2g, ショウキョウ1g）
添加 白糖, D-ソルビトール, ポリオキシエチレン硬化ヒマシ油, 安息香酸ナトリウム, パラベン, 香料（l-メントール）
適応 かぜの初期症状（発熱, 寒気, 頭痛, 鼻水, 鼻づまり, のどの痛み, 肩・首筋のこわばり）
用法 15才以上1回1本1日3回食間。15才未満は服用しない
包装 3本

ゼリスン葛根湯内服液㊡　大生堂薬品工業㈱-㈱カッセイシステム
区分 第2類
組成 液：3本(90mL)中 葛根湯軟エキス8.3g（カッコン8g, マオウ・タイソウ各4g, ケイヒ・シャクヤク各3g, カンゾウ2g, ショウキョウ1g）
添加 白糖, D-ソルビトール, ポリオキシエチレン硬化ヒマシ油, 安息香酸ナトリウム, パラベン, 香料（l-メントール）
適応 かぜの初期症状（発熱, 寒気, 頭痛, 鼻水, 鼻づまり, のどの痛み, 肩・首筋のこわばり）
用法 15才以上1回1本1日3回食間。よく振りまぜて服用。15才未満は服用しない
包装 3本

ゼリスン葛根湯内服液II⊖㊡　大生堂薬品工業㈱
区分 第2類
組成 液：2本(90mL)中 葛根湯軟エキス8.3g（カッコン8g, マオ

葛根湯　169

ウ・タイソウ各4g，ケイヒ・シャクヤク各3g，カンゾウ2g，ショウキョウ1g）
添加 白糖，D-ソルビトール，ポリオキシエチレン硬化ヒマシ油，安息香酸ナトリウム，パラベン，香料（l-メントール）
適応 体力中等度以上のものの次の諸症：感冒の初期（汗をかいていないもの），鼻かぜ，鼻炎，頭痛，肩こり，筋肉痛，手や肩の痛み
用法 15才以上1回1本1日2回食間。よく振ってから服用。15才未満は服用しない
包装 2本

第一葛根湯エキス顆粒㊀配　第一薬品工業㈱
区分 第2類
組成 顆（淡褐）：3包(12g)中 葛根湯エキス4250mg（カッコン4g，マオウ・タイソウ各3g，ケイヒ・シャクヤク・カンゾウ2g，ショウキョウ1g）
添加 D-マンニトール，白糖，乳糖，ショ糖脂肪酸エステル
適応 かぜの初期，鼻かぜ，かぜによる頭痛・肩こり
用法 1回15才以上1包，14〜7才2/3，6〜4才1/2，3〜2才1/3，2才未満1/4，1日3回食前又は食間。1才未満には，止むを得ない場合の他は服用させない。3ヵ月未満は服用しない
包装 5包

第一葛根湯エキス顆粒D㊀配　第一薬品工業㈱−カイゲンファーマ㈱
区分 第2類
組成 顆（茶）：3包(6g)中 葛根湯エキス(1/2量)850mg（カッコン2g，マオウ・タイソウ各1.5g，ショウキョウ0.5g，ケイヒ・シャクヤク・カンゾウ各1g）
添加 トウモロコシデンプン，乳糖，セルロース，ケイ酸アルミニウム，D-マンニトール，カルボキシメチルスターチナトリウム，ヒドロキシプロピルセルロース，ラウリル硫酸ナトリウム，デヒドロ酢酸ナトリウム，カラメル，ケイヒ油
適応 （一般用の場合）感冒，鼻かぜ，頭痛，肩こり，筋肉痛，手や肩の痛み　（配置用の場合）かぜの初期，鼻かぜ，かぜによる頭痛・肩こり
用法 1回15才以上1包，14〜7才2/3，6〜4才1/2，3〜2才1/3，2才未満1/4，1日3回食前又は食間。なるべく温湯で服用。2才未満には，医師の診療を受けさせることを優先し，止むを得ない場合にだけ服用させる。3ヵ月未満は服用しない
包装 第一薬品工業㈱販売：6包

第一葛根湯エキス顆粒M㊀配　第一薬品工業㈱
区分 第2類
組成 顆：3包(8.01g)中 葛根湯エキス4800mg（カッコン8g，マオウ・タイソウ各4g，ケイヒ・シャクヤク各3g，カンゾウ2g，ショウキョウ1g）
添加 乳糖，ヒドロキシプロピルセルロース，ポリオキシエチレンポリオキシプロピレングリコール，二酸化ケイ素
適応 かぜの初期症状，鼻かぜ又はかぜによる頭痛もしくは肩こり
用法 1回15才以上1包，14〜7才2/3，6〜4才1/2，3〜2才1/3，2才未満1/4，1日3回食前又は食間。1才未満には，医師の診療を受けさせることを優先し，止むを得ない場合にだけ服用させる。3ヵ月未満は服用しない

第一葛根湯内服液配　大協薬品工業㈱−第一薬品工業㈱
区分 第2類
組成 液（褐）：3本(90mL)中 葛根湯抽出液A 60mL（カッコン8g，マオウ・タイソウ各4g，ケイヒ・シャクヤク各3g，カンゾウ2g，ショウキョウ1g）
添加 精製白糖，D-ソルビトール液，ポリオキシエチレン硬化ヒマシ油60，プロピレングリコール，安息香酸ナトリウム，パラオキシ安息香酸ブチル，シリコーン樹脂，ソルビタン脂肪酸エステル，グリセリン脂肪酸エステル，カルメロースナトリウム（CMC-Na），エチルバニリン，バニリン，香料
適応 かぜの初期の諸症状（発熱，寒気，頭痛，肩・首筋のこわばり，鼻閉，鼻水，のどの痛み）
用法 15才以上1回1本1日3回食間。よく振ってから服用。15才未満は服用しない
包装 3本〔Ⓐ1,418（税込み）〕

大協葛根湯内服液配　大協薬品工業㈱
区分 第2類
組成 液（褐）：3本(90mL)中 葛根湯抽出液A 60mL（カッコン8g，マオウ・タイソウ各4g，ケイヒ・シャクヤク各3g，カンゾウ2g，ショウキョウ1g，葛根湯抽出液A 1mLは原生薬約0.42gに相当）
添加 精製白糖，D-ソルビトール液，ポリオキシエチレン硬化ヒマシ油60，プロピレングリコール，安息香酸ナトリウム，パラオキシ安息香酸ブチル，シリコーン樹脂，ソルビタン脂肪酸エステル，グリセリン脂肪酸エステル，カルメロースナトリウム（CMC-Na），エチルバニリン，バニリン
適応 かぜの初期の諸症状（発熱，寒気，頭痛，肩・首筋のこわばり，鼻閉，鼻水，のどの痛み）
用法 15才以上1回1本1日3回食間。よく振ってから服用
包装 3本〔Ⓐ1,418（税込み）〕

太陽㊀　日の丸漢方㈱
区分 第2類
組成 丸：1丸(100mg)中 カッコン25mg，カンゾウ10mg，ケイヒ10mg，シャクヤク10mg，ショウキョウ10mg，タイソウ15mg，マオウ15mg，デンプン5mg
適応 頭痛・発熱・悪寒があり，後頭部，肩，背部にいたる緊張感（こり）があり，自然発汗はなく，比較的体力のある者の感冒，肩こり，肩甲部の神経痛
用法 1回成人20丸，14〜7才10丸，6〜4才6丸，3〜2才4丸，2才未満2丸，1日3回食後。1才未満には，止むを得ない場合の他は服用させない
包装 90g〔Ⓐ3,000〕，180g〔Ⓐ5,000〕

ツムラ漢方葛根湯液2㊀　大同薬品工業㈱−㈱ツムラ
区分 第2類
組成 液（茶褐）：2本(90mL)中 葛根湯エキス8.3g（カッコン8g，マオウ・タイソウ各4g，ケイヒ・シャクヤク各3g，カンゾウ2g，ショウキョウ1g）
添加 転化型液糖（白糖・果糖・ブドウ糖），ハチミツ，安息香酸ナトリウム，パラオキシ安息香酸ブチル，エタノール，ポリオキシエチレン硬化ヒマシ油，クエン酸水和物，炭酸水素ナトリウム，香料，エチルバニリン，グリセリン，バニリン，プロピレングリコール
適応 体力中等度以上のものの次の諸症：感冒の初期（汗をかいていないもの），鼻かぜ，鼻炎，頭痛，肩こり，筋肉痛，手や肩の痛み
用法 15才以上1回1本1日2回食間。服用前によく振ってから服用。15才未満は服用しない

ツムラ漢方葛根湯エキス顆粒㊀　㈱ツムラ
区分 第2類
組成 顆（淡褐）：2包(5g)中 葛根湯エキス(2/3量)2.8g（カッコン2.64g，タイソウ・マオウ各1.98g，カンゾウ・ケイヒ・シャクヤク各1.32g，ショウキョウ0.66g）
添加 ステアリン酸マグネシウム，乳糖水和物，ショ糖脂肪酸エステル
適応 体力中等度以上のものの次の諸症：感冒の初期（汗をかいていないもの），鼻かぜ，鼻炎，頭痛，肩こり，筋肉痛，手や肩の痛み
用法 1回15才以上1包，14〜7才2/3，6〜4才1/2，3〜2才1/3，1日2回食前。2才未満は服用しない
包装 8包〔Ⓐ1,260（税込み）〕，16包〔Ⓐ2,205（税込み）〕，24包〔Ⓐ2,625（税込み）〕，64包〔Ⓐ6,825（税込み）〕

ツムラ漢方葛根湯エキス錠A㊀　㈱ツムラ
区分 第2類
組成 錠（淡褐）：12錠中 葛根湯エキス(2/3量)2.8g（カッコン2.64g，タイソウ・マオウ各1.98g，カンゾウ・ケイヒ・シャクヤク各1.32g，ショウキョウ0.66g）
添加 カルメロース（CMC），軽質無水ケイ酸，ステアリン酸マグネシウム，炭酸水素ナトリウム，ショ糖脂肪酸エステル
適応 体力中等度以上のものの次の諸症：感冒の初期（汗をかいていないもの），鼻かぜ，鼻炎，頭痛，肩こり，筋肉痛，手や肩の痛み
用法 1回15才以上4錠，14〜7才3錠，6〜5才2錠，1日3回食前又は食

間。5才未満は服用しない
包装 60錠〔Ⓐ1,554(税込み)〕, 120錠〔Ⓐ2,520(税込み)〕

ツムラ漢方内服液葛根湯㊀　大同薬品工業㈱-㈱ツムラ
区分 **第２類**
組成 液 (茶褐)：3本(90mL)中 葛根湯エキス8.3g（カッコン8g, マオウ・タイソウ各4g, ケイヒ・シャクヤク各3g, カンゾウ2g, ショウキョウ1g）
添加 転化型液糖(白糖・果糖・ブドウ糖), ハチミツ, 安息香酸ナトリウム, パラオキシ安息香酸ブチル, エタノール, ポリオキシエチレン硬化ヒマシ油, クエン酸水和物, 炭酸水素ナトリウム, 香料, エチルバニリン, グリセリン, バニリン, プロピレングリコール
適応 体力中等度以上のものの次の諸症：感冒の初期（汗をかいていないもの）, 鼻かぜ, 鼻炎, 頭痛, 肩こり, 筋肉痛, 手や肩の痛み
用法 15才以上1回1本1日3回食間。よく振ってから服用。15才未満は服用しない

ツムラ漢方内服液葛根湯（小・中学生用）㊀　新生薬品工業㈱・奈-㈱ツムラ
区分 **第２類**
組成 液：3本(60mL)中 葛根湯エキス60mL（カッコン5.33g, タイソウ・マオウ各2.67g, ケイヒ・シャクヤク各2g, カンゾウ1.33g, ショウキョウ0.67g）
添加 安息香酸ナトリウム, D-ソルビトール, 白糖, パラベン, 香料(エタノール, プロピレングリコールを含む)
適応 体力中等度以上のものの次の諸症：感冒の初期（汗をかいていないもの）, 鼻かぜ, 鼻炎, 頭痛, 肩こり, 筋肉痛, 手や肩の痛み
用法 14～7才1回1本1日3回食間。よく振ってから服用。7才未満は服用しない
包装 3本

デルマンエフェドリカ㊀　㈲本町薬品
区分 **第２類**
組成 散 (茶褐)：3包(6g)中 葛根湯水製エキス粉末5.9g（カッコン8g, マオウ・タイソウ各4g, ケイヒ・シャクヤク各3g, カンゾウ2g, ショウキョウ1g）, バレイショデンプン0.1g
適応 首や背すじが張り発熱, 悪寒のあるものの次の諸症状：感冒, 流感, リウマチ, 神経痛, 乳汁不足, 五十肩, 肩こりを伴うぜんそく。体の一部に炎症のあるものの次の諸症状：結膜炎, 蓄膿症, 中耳炎・外耳炎の補助療法。肩がこって発熱, 悪寒, 下痢するものの次の諸症状：急性大腸炎
用法 1回15才以上1包, 14～7才½, 6～4才¼, 1日1～3回食前又は食間。4才未満は服用しない
包装 24包〔Ⓐ2,730(税込み)〕

東亜葛根湯かぜ内服液(配)　新生薬品工業㈱・奈-東亜薬品㈱
区分 **第２類**
組成 液 (茶褐)：3本(90mL)中 葛根湯濃縮液(次の生薬の水製抽出液)81mL（カッコン8g, マオウ・タイソウ各4g, ケイヒ・シャクヤク各3g, カンゾウ2g, ショウキョウ1g）
添加 D-ソルビトール, 白糖, 安息香酸ナトリウム, パラベン, 香料
適応 かぜの初期の諸症状（発熱, 寒気, 頭痛, 肩・首筋のこわばり, 鼻閉, 鼻水, のどの痛み）
用法 15才以上1回1本, 1日3回食間。よく振ってから服用。15才未満は服用しない
包装 3本〔Ⓐ1,350〕

東邦葛根湯エキス顆粒(配)　東邦薬品工業㈱
区分 **第２類**
組成 顆：3包(4.8g)中 葛根湯乾燥エキス3.6g〔混合生薬14.4g（カッコン4, マオウ・タイソウ各3, ショウキョウ1, ケイヒ・シャクヤク・カンゾウ各2)〕
添加 軽質無水ケイ酸, バレイショデンプン, 結晶セルロース, ヒドロキシプロピルセルロース, カルメロースカルシウム(CMC-Ca)
適応 かぜの初期, 鼻かぜ, かぜによる頭痛, 肩こり
用法 1回成人1包, 14～7才½, 6～4才⅓, 1日3回食間。4才未満は服用しない
包装 6包

東洋漢方の葛根湯㊀　東洋漢方製薬㈱
区分 **第２類**
組成 煎：1包(17g)中 カッコン4g, マオウ3g, ショウキョウ1g, タイソウ3g, ケイヒ2g, シャクヤク2g, カンゾウ2g
適応 感冒, 鼻かぜ, 頭痛, 肩こり, 筋肉痛, 手や肩の痛み
用法 15才以上1日1包を煎じ食前3回に分けて温服。14～7才⅔, 6～4才½, 3～2才⅓
包装 100包〔Ⓑ11,550〕

東洋の葛根湯エキス顆粒S㊀　東洋漢方製薬㈱
区分 **第２類**
組成 顆：4.5g中 水製乾燥エキス1.8g（カッコン2g, マオウ・タイソウ各1.5g, ケイヒ・シャクヤク・カンゾウ各1g, ショウキョウ0.5g）
添加 乳糖, メタケイ酸アルミン酸マグネシウム, ステアリン酸マグネシウム
適応 感冒, 鼻かぜ, 頭痛, 肩こり, 筋肉痛, 手や肩の痛み
用法 1回15才以上1.5g, 14～7才1g, 6～4才0.75g, 3～2才0.5g, 1日3回食前又は食間。2才未満は服用しない
包装 500g〔Ⓑ8,000〕

常盤葛根湯エキス顆粒(配)　常盤薬品工業㈱
区分 **第２類**
組成 顆 (茶)：2包(5000mg)中 葛根湯エキス(1／2量)3600mg(カッコン4g, マオウ・タイソウ各2g, ケイヒ・シャクヤク各1.5g, カンゾウ1g, ショウキョウ0.5g)
添加 ヒドロキシプロピルセルロース, ポリオキシエチレンポリオキシプロピレングリコール, 乳糖, 二酸化ケイ素
適応 かぜの初期症状, 鼻かぜ又はかぜによる頭痛もしくは肩こり
用法 1回15才以上1包, 14～7才⅔, 6～4才½, 3～2才⅓, 1日2回朝夕食前又は食間。2才未満は服用しない
包装 4包〔Ⓐ683(税込み)〕

トチモトのカッコン湯㊀　㈱栃本天海堂
区分 **第２類**
組成 煎：1包(17g)中 カッコン4g, マオウ3g, タイソウ3g, ケイヒ2g, シャクヤク2g, カンゾウ2g, ショウキョウ1g
適応 感冒, 鼻かぜ, 頭痛, 肩こり, 筋肉痛, 手や肩の痛み
用法 15才以上1日1包を煎じ食前3回に分服

内服液葛根湯S㊀　萬金薬品工業㈱-㈱プロダクト・イノベーション
区分 **第２類**
組成 液：3本(90mL)中 葛根湯軟エキス8.3g（カッコン8g, マオウ・タイソウ各4g, ケイヒ・シャクヤク各3g, カンゾウ2g, ショウキョウ1g）
添加 ブドウ糖果糖液糖, 白糖, D-ソルビトール, ポリオキシエチレン硬化ヒマシ油, 安息香酸ナトリウム, パラベン, プロピレングリコール, 香料
適応 かぜの初期症状（発熱, 寒気, 頭痛, 鼻水, 鼻づまり, のどの痛み, 肩・首筋のこわばり）
用法 15才以上1回1本, 1日3回食間。よく振ってから服用
包装 3本

ニタンダ葛根湯エキス顆粒㊀(配)　二反田薬品工業㈱
区分 **第２類**
組成 顆：3包(9g)中 葛根湯乾燥エキス4.34g（カッコン8g, マオウ・タイソウ各4g, ケイヒ・シャクヤク各3g, カンゾウ2g, ショウキョウ1g）
添加 乳糖, セルロース, ステアリン酸マグネシウム
適応 （一般用の場合）体力中等度以上のものの次の諸症：感冒の初期（汗をかいていないもの）, 鼻かぜ, 鼻炎, 頭痛, 肩こり, 筋肉痛, 手や肩の痛み（配置用の場合）かぜの初期, 鼻かぜ, かぜによる頭痛・肩こり
用法 1回15才以上1包, 14～7才⅔, 6～4才½, 3～2才⅓, 1日3回食前又は食間。なるべく空腹時に服用。2才未満は服用しない
包装 5包〔Ⓐ945(税込み)〕, 30包〔Ⓐ4,725(税込み)〕

葛根湯　171

ネオ真治内服液「葛根湯」配　㈱廣貫堂
区分 第2類
組成 液：3本(90mL)中 葛根湯エキス8300mg（カッコン8g，マオウ・タイソウ各4g，ケイヒ・シャクヤク各3g，カンゾウ2g，ショウキョウ1g）
添加 白糖，D-ソルビトール，果糖ブドウ糖液糖，ポリオキシエチレン硬化ヒマシ油，安息香酸ナトリウム，パラベン，エタノール，グリセリン，l-メントール，プロピレングリコール，バニリン，ベンジルアルコール，香料
適応 かぜの初期の諸症状（発熱，寒気，頭痛，肩・首筋のこわばり，鼻閉，鼻水，のどの痛み）
用法 15才以上1回1本1日3回食間。よく振ってから服用。15才未満は服用しない
包装 3本〔Ⓐ1,350〕

ハイカゼ内服液K配　㈱廣貫堂
区分 第2類
組成 液：3本(90mL)中 葛根湯エキス8300mg（カッコン8g，マオウ・タイソウ各4g，ケイヒ・シャクヤク各3g，カンゾウ2g，ショウキョウ1g）
添加 白糖，D-ソルビトール，果糖ブドウ糖液糖，ポリオキシエチレン硬化ヒマシ油，安息香酸ナトリウム，パラベン，エタノール，グリセリン，l-メントール，プロピレングリコール，バニリン，ベンジルアルコール，香料
適応 かぜの初期の諸症状（発熱，寒気，頭痛，肩・首筋のこわばり，鼻閉，鼻水，のどの痛み）
用法 15才以上1回1本1日3回食間。よく振ってから服用。15才未満は服用しない
包装 3本〔Ⓐ1,350〕

ハイ・カッコー㊀配　大杉製薬㈱
区分 第2類
組成 顆（黄褐）：3包(7.5g)中 葛根湯エキス3.3g（カッコン4g，マオウ・タイソウ各3g，ケイヒ・シャクヤク・カンゾウ各2g，ショウキョウ1g）
添加 乳糖，トウモロコシデンプン，ステアリン酸マグネシウム
適応 体力中等度以上のものの次の諸症：感冒の初期（汗をかいていないもの），鼻かぜ，鼻炎，頭痛，肩こり，筋肉痛，手や肩の痛み
用法 1回15才以上1包，14〜7才2/3，6〜4才1/2，3〜2才1/3，2才未満1/4，1日3回食前又は食間。1才未満には，医師の診療を受けさせることを優先し，止むを得ない場合にだけ服用させる。3ヵ月未満は服用しない
包装 45包〔Ⓐ3,600〕

パオニン葛根湯内服液 Paonin Kakkontou㊀　大生堂薬品工業㈱
区分 第2類
組成 液：3本(90mL)中 葛根湯軟エキス8.3g（カッコン8g，マオウ・タイソウ各4g，ケイヒ・シャクヤク各3g，カンゾウ2g，ショウキョウ1g）
添加 白糖，D-ソルビトール，ポリオキシエチレン硬化ヒマシ油，安息香酸ナトリウム，パラベン，香料（l-メントール）
適応 かぜの初期症状（発熱，寒気，頭痛，鼻水，鼻づまり，のどの痛み，肩・首筋のこわばり）
用法 15才以上1回1本1日3回食間。よく振ってから服用。15才未満は服用しない
包装 3本

ピュアドリップ葛根湯㊀　松浦薬業㈱-湧永製薬㈱
区分 第2類
組成 エキス(茶)：2包(12.5g)中 葛根湯抽出物12.5g（カッコン8g，マオウ・タイソウ各4g，ショウキョウ1g，ケイヒ・シャクヤク各3g，カンゾウ2g）
添加 エタノール
適応 体力中等度以上のものの次の諸症：感冒の初期（汗をかいていないもの），鼻かぜ，鼻炎，頭痛，肩こり，筋肉痛，手や肩の痛み
用法 15才以上1回1包1日2回食前又は食間に約100mLのお湯に溶かして服用。15才未満は服用しない
包装 6包〔Ⓐ1,260(税込み)〕

ビューンかぜ漢方内服液配　新生薬品工業㈱・奈-㈱中京医薬品
区分 第2類
組成 液（褐）：3本(90mL)中 葛根湯濃縮液（次の生薬の水製抽出液）81mL（カッコン8g，タイソウ・マオウ各4g，ケイヒ・シャクヤク各3g，カンゾウ2g，ショウキョウ1g）
添加 D-ソルビトール，白糖，安息香酸ナトリウム，パラベン，香料
適応 かぜの初期の諸症状（発熱，寒気，頭痛，肩・首筋のこわばり，鼻閉，鼻水，のどの痛み）
用法 15才以上1回1本1日3回食間。よく振ってから服用。15才未満は服用しない
包装 3本

風治散（顆粒）　Fuji-San㊀　㈱和漢薬研究所-カポニー産業㈱
区分 第2類
組成 顆：3包中 葛根湯水製エキス2.8g（カッコン4g，マオウ・タイソウ各3g，ショウキョウ1g，ケイヒ・シャクヤク・カンゾウ各2g）
添加 デンプン
適応 体力中等度以上のものの次の諸症：感冒の初期（汗をかいていないもの），鼻かぜ，鼻炎，頭痛，肩こり，筋肉痛，手や肩の痛み
用法 1回15才以上1包，14〜7才2/3，6〜4才1/2，3〜2才1/3，1日3回食前又は食後。2才未満は服用しない
包装 30包〔Ⓐ2,888(税込み)〕，60包〔Ⓐ5,565(税込み)〕，300包〔Ⓐ26,775(税込み)〕

プリドミン葛根湯内服液配　田村薬品工業㈱
区分 第2類
組成 液（黄褐）：3本(90mL)中 葛根湯エキス8300mg（カッコン8g，マオウ・タイソウ各4g，ケイヒ・シャクヤク各3g，カンゾウ2g，ショウキョウ1g）
添加 ハチミツ，ポリオキシエチレン硬化ヒマシ油，パラベン，安息香酸ナトリウム，pH調節剤，香料
適応 かぜの初期症状（発熱，寒気，頭痛，鼻水，鼻づまり，のどの痛み，肩・首筋のこわばり）
用法 15才以上1回1本1日3回食間。よく振ってから服用。15才未満は服用しない
包装 3本〔Ⓐ1,418(税込み)〕

ホノミキシュ錠㊀　剤盛堂薬品㈱
区分 第2類
組成 錠（淡褐）：18錠(3.6g)中 葛根湯エキス(1/2量)1.8g（カッコン4g，カンゾウ1g，ケイヒ・シャクヤク各1.5g，ショウキョウ0.5g，タイソウ・マオウ各2g）
添加 カルメロースカルシウム(CMC-Ca)，結晶セルロース，ステアリン酸マグネシウム，トウモロコシデンプン，乳糖，メタケイ酸アルミン酸マグネシウム
適応 体力中等度以上のものの次の諸症：感冒の初期（汗をかいていないもの），鼻かぜ，鼻炎，頭痛，肩こり，筋肉痛，手や肩の痛み
用法 1回成人6錠，14〜7才4錠，6〜5才3錠，1日3回食間。5才未満は服用しない

ホノミキシュ粒㊀　剤盛堂薬品㈱
区分 第2類
組成 顆（淡褐）：4.5g又は3包中 葛根湯エキス(1/2量)1.8g（カッコン4g，カンゾウ1g，ケイヒ・シャクヤク各1.5g，ショウキョウ0.5g，タイソウ・マオウ各2g）
添加 カルメロースカルシウム(CMC-Ca)，結晶セルロース，ステアリン酸マグネシウム，トウモロコシデンプン，メタケイ酸アルミン酸マグネシウム
適応 体力中等度以上のものの次の諸症：感冒の初期（汗をかいていないもの），鼻かぜ，鼻炎，頭痛，肩こり，筋肉痛，手や肩の痛み
用法 1回15才以上1.5g又は1包，14〜7才2/3，6〜4才1/2，3〜2才1/3，2才未満1/4，1日3回食間。1才未満には，医師の診療を受けさせることを優先し，止むを得ない場合にだけ服用させる。3ヵ月未満は服用しない

一般用漢方製剤

葛根湯

ホリエカッコン湯 堀江生薬㈱
区分 第2類
組成（煎）：1包(17g)中 カッコン4g, マオウ3g, タイソウ3g, シャクヤク2g, ケイヒ2g, カンゾウ2g, ショウキョウ1g
適応 感冒, 鼻かぜ, 頭痛, 肩こり, 筋肉痛, 手や肩の痛み
用法 15才以上1日1包を煎じ食前3回に分服。14〜7才2/3, 6〜4才1/2, 3〜2才1/3, 2才未満1/4以下。1才未満には, 医師の診療を受けさせることを優先し, 止むを得ない場合にだけ服用させる。3ヵ月未満は服用しない
包装 10袋, 30袋

本草葛根湯エキス顆粒-H 本草製薬㈱-天野商事㈱
区分 第2類
組成（顆）：2包(5g)中 葛根湯エキス(2/3量)2.87g(カッコン5.33g, マオウ・タイソウ各2.67g, ケイヒ・シャクヤク各2g, カンゾウ1.33g, ショウキョウ0.67g)
添加 乳糖, セルロース, メタケイ酸アルミン酸マグネシウム, ステアリン酸マグネシウム
適応 体力中等度以上のものの次の諸症：感冒の初期（汗をかいていないもの）, 鼻かぜ, 鼻炎, 頭痛, 肩こり, 筋肉痛, 手や肩の痛み
用法 1回15才以上1包, 14〜7才2/3, 6〜4才1/2, 3〜2才1/3, 2才未満1/4, 1日2回朝夕の食前又は食間。1才未満には, 医師の診療を受けさせることを優先し, 止むを得ない場合にだけ服用させる。3ヵ月未満は服用しない
包装 8包〔Ⓐ1,680(税込み)〕, 24包〔Ⓐ4,095(税込み)〕

本草葛根湯エキス錠-H 本草製薬㈱
区分 第2類
組成（錠）：12錠中 葛根湯エキス(1/2量)2.15g（カッコン4g, マオウ・タイソウ各2g, ケイヒ・シャクヤク各1.5g, カンゾウ1g, ショウキョウ0.5g）
添加 炭酸カルシウム, セルロース, カルメロースカルシウム(CMC-Ca), メタケイ酸アルミン酸マグネシウム, クロスカルメロースナトリウム(クロスCMC-Na), ステアリン酸マグネシウム
適応 体力中等度以上のものの次の諸症：感冒の初期（汗をかいていないもの）, 鼻かぜ, 鼻炎, 頭痛, 肩こり, 筋肉痛, 手や肩の痛み
用法 1回15才以上4錠, 14〜7才3錠, 6〜5才2錠, 1日3回食前又は食間。5才未満は服用しない
包装 60錠〔Ⓐ1,554(税込み)〕

本草葛根湯シロップ 大生堂薬品工業㈱-本草製薬㈱
区分 第2類
組成（茶褐）：3本(90mL)中 葛根湯軟エキス8.3g(カッコン8g, マオウ・タイソウ各4g, ケイヒ・シャクヤク各3g, カンゾウ2g, ショウキョウ1g)
添加 白糖, D-ソルビトール, ポリオキシエチレン硬化ヒマシ油, 安息香酸ナトリウム, パラベン, 香料(l-メントール)
適応 かぜの初期症状（発熱, 寒気, 頭痛, 鼻水, 鼻づまり, のどの痛み, 肩・首筋のこわばり）
用法 15才以上1回1本1日3回食間。15才未満は服用しない
包装 3本

マイティ葛根湯液 ジェーピーエス製薬㈱
区分 第2類
組成（液）：3本(90mL)中 葛根湯エキス15g(カッコン8g, マオウ・タイソウ各4g, ケイヒ・シャクヤク各3g, カンゾウ2g, ショウキョウ1g)
添加 D-ソルビトール, 白糖, クエン酸, クエン酸ナトリウム, dl-リンゴ酸, 安息香酸ナトリウム, パラベン, エタノール
適応 体力中等度以上のものの次の諸症：感冒の初期（汗をかいていないもの）, 鼻かぜ, 鼻炎, 頭痛, 肩こり, 筋肉痛, 手や肩の痛み
用法 15才以上1回1本1日3回食間。よく振ってから服用。15才未満は服用しない
包装 30mL×3

増田葛根湯エキス顆粒㊉ 増田製薬㈱
区分 第2類
組成（顆）：3包中 葛根湯乾燥エキス990mg（カッコン2329mg, マオウ・タイソウ各1747mg, ショウキョウ582mg, ケイヒ・シャクヤク・カンゾウ各1165mg)
添加 D-マンニトール, 無水ケイ酸, 乳糖, バレイショデンプン
適応 かぜの初期, 鼻かぜ, かぜによる頭痛・肩こり
用法 1回15才以上1包, 14〜7才2/3, 6〜4才1/2, 3〜2才1/3, 1日3回食間。2才未満は服用しない
包装 6包

山本漢方「葛根湯エキス顆粒」 山本漢方製薬㈱
区分 第2類
組成（顆）：3包(6g)中 葛根湯乾燥エキス3g（カッコン4g, マオウ・タイソウ各2g, ケイヒ・シャクヤク各1.5g, カンゾウ1g, ショウキョウ0.5g）
添加 トウモロコシデンプン, メタケイ酸アルミン酸マグネシウム, ステアリン酸マグネシウム
適応 体力中等度以上のものの次の諸症：感冒の初期（汗をかいていないもの）, 鼻かぜ, 鼻炎, 頭痛, 肩こり, 筋肉痛, 手や肩の痛み
用法 1回15才以上1包, 14〜7才2/3, 1日3回食前又は食間。7才未満は服用しない
包装 10包〔Ⓐ819(税込み)Ⓑ491(税込み)〕

ラベリン葛根湯内服液 ジェーピーエス製薬㈱
区分 第2類
組成（液）：3本(90mL)中 葛根湯エキス15g（カッコン8g, マオウ・タイソウ各4g, ケイヒ・シャクヤク各3g, カンゾウ2g, ショウキョウ1g）
添加 D-ソルビトール, 白糖, クエン酸, クエン酸ナトリウム, dl-リンゴ酸, 安息香酸ナトリウム, パラベン, エタノール
適応 体力中等度以上のものの次の諸症：感冒の初期（汗をかいていないもの）, 鼻かぜ, 鼻炎, 頭痛, 肩こり, 筋肉痛, 手や肩の痛み
用法 15才以上1回1本1日3回食間。よく振ってから服用。15才未満は服用しない
包装 30mL×3

龍角散葛根湯液DX 滋賀県製薬㈱-㈱龍角散
区分 第2類
組成（液）：3本(90mL)中 葛根湯エキス4340mg（カッコン8g, マオウ・タイソウ各4g, ケイヒ・シャクヤク各3g, カンゾウ2g, ショウキョウ1g）
添加 白糖, D-ソルビトール液, ハチミツ, ステアリン酸ポリオキシル, 安息香酸ナトリウム, 香料
適応 体力中等度以上のものの次の諸症：感冒の初期（汗をかいていないもの）, 鼻かぜ, 鼻炎, 頭痛, 肩こり, 筋肉痛, 手や肩の痛み
用法 15才以上1回1本1日3回食間。よく振って服用
包装 3本 **備考** シナモン味

ルルかぜ内服液 田村薬品工業㈱-第一三共ヘルスケア㈱
区分 第2類
組成（液）(褐)：3本(90mL)中 葛根湯軟エキス8300mg（カッコン8g, マオウ・タイソウ各4g, ケイヒ・シャクヤク各3g, カンゾウ2g, ショウキョウ1g）
添加 ハチミツ, ポリオキシエチレン硬化ヒマシ油, パラベン, 安息香酸ナトリウム, pH調節剤, 香料, アルコール
適応 体力中等度以上のものの次の諸症：感冒の初期（汗をかいていないもの）, 鼻かぜ, 鼻炎, 頭痛, 肩こり, 筋肉痛, 手や肩の痛み
用法 15才以上1回1本1日3回食間。よく振ってから服用。15才未満は服用しない
包装 3本〔Ⓐ1,260(税込み)〕

レオスミン漢方内服液㊉ 金陽製薬㈱
区分 第2類
組成（液）：3本(90mL)中 葛根湯濃縮液60mL（カッコン8g, マオウ・タイソウ各4g, ケイヒ・シャクヤク各3g, カンゾウ2g, ショウ

キョウ1g)
添加 白糖，D-ソルビトール，ポリオキシエチレン硬化ヒマシ油，パラベン，安息香酸ナトリウム，プロピレングリコール，香料
適応 かぜの初期の諸症状（発熱，寒気，頭痛，肩・首筋のこわばり，鼻閉，鼻水）
用法 15才以上1回1本1日3回食間。よく振ってから服用
包装 3本〔Ⓐ1,350〕

ワクナガ葛根湯エキス細粒㊀　湧永製薬㈱
区分 第2類
組成細：3包(5.1g)中 葛根湯エキス(1/2量)2.5g（カッコン4g，マオウ・タイソウ各2g，ケイヒ・シャクヤク各1.5g，カンゾウ1g，ショウキョウ0.5g）
添加 乳糖，ヒドロキシプロピルセルロース，無水ケイ酸
適応 感冒，鼻かぜ，頭痛，肩こり，筋肉痛，手や肩の痛み
用法 1回15才以上1包，14～7才⅔，6～4才½，3～2才⅓，1日3回食前又は食間。2才未満は服用しない
包装 21包〔Ⓐ1,470（税込み）〕

葛根湯加川芎辛夷
カッコントウカセンキュウシンイ

〔基準〕
（平成20年9月30日　厚生労働省医薬食品局審査管理課長通知による）
1. 成分・分量
    葛根4～8，麻黄3～4，大棗3～4，桂皮2～3，芍薬2～3，甘草2，生姜1～1.5，川芎2～3，辛夷2～3
2. 用法・用量
    湯
3. 効能・効果
    比較的体力があるものの次の諸症：鼻づまり，蓄膿症（副鼻腔炎），慢性鼻炎

〔使用上の注意〕
（平成25年3月27日　厚生労働省医薬食品局安全対策課長・審査管理課長通知による）

【添付文書等に記載すべき事項】
『してはいけないこと』
（守らないと現在の症状が悪化したり，副作用が起こりやすくなる）
　　　次の人は服用しないこと
　　　　生後3ヵ月未満の乳児。
　　　〔生後3ヵ月未満の用法がある製剤に記載すること。〕

『相談すること』
1. 次の人は服用前に医師，薬剤師又は登録販売者に相談すること
   (1) 医師の治療を受けている人。
   (2) 妊婦又は妊娠していると思われる人。
   (3) 体の虚弱な人（体力の衰えている人，体の弱い人）。
   (4) 胃腸の弱い人。
   (5) 発汗傾向の著しい人。
   (6) 高齢者。
       〔マオウ又は，1日最大配合量が甘草として1g以上（エキス剤については原生薬に換算して1g以上）含有する製剤に記載すること。〕
   (7) 今までに薬などにより発疹・発赤，かゆみ等を起こしたことがある人。
   (8) 次の症状のある人。
       むくみ[1]，排尿困難[2]
       〔[1]は，1日最大配合量が甘草として1g以上（エキス剤については原生薬に換算して1g以上）含有する製剤に記載すること。[2]は，マオウを含有する製剤に記載すること。〕
   (9) 次の診断を受けた人。
       高血圧[1,2]，心臓病[1,2]，腎臓病[1,2]，甲状腺機能障害[2]
       〔[1]は，1日最大配合量が甘草として1g以上（エキス剤については原生薬に換算して1g以上）含有する製剤に記載すること。[2]は，マオウを含有する製剤に記載すること。〕
2. 服用後，次の症状があらわれた場合は副作用の可能性があるので，直ちに服用を中止し，この文書を持って医師，薬剤師又は登録販売者に相談すること

関係部位	症　　　状
皮　膚	発疹・発赤，かゆみ
消化器	吐き気，食欲不振，胃部不快感

まれに下記の重篤な症状が起こることがある。その場合は直ちに医師の診療を受けること。

症状の名称	症　　　状
偽アルドステロン症, ミオパチー	手足のだるさ，しびれ，つっぱり感やこわばりに加えて，脱力感，筋肉痛があらわれ，徐々に強くなる。

〔1日最大配合量が甘草として1g以上（エキス剤については原生薬に換算して1g以上）含有する製剤に記載すること。〕

3. 1ヵ月位服用しても症状がよくならない場合は服用を中止し，この文書を持って医師，薬剤師又は登録販売者に相談すること
4. 長期連用する場合には，医師，薬剤師又は登録販売者に相談すること
    〔1日最大配合量が甘草として1g以上（エキス剤については原生薬に換算して1g以上）含有する製剤に記載すること。〕

〔用法及び用量に関連する注意として，用法及び用量の項目に続けて以下を記載すること。〕
(1) 小児に服用させる場合には，保護者の指導監督のもとに服用させること。
    〔小児の用法及び用量がある場合に記載すること。〕
(2) 〔小児の用法がある場合，剤形により，次に該当する場合には，そのいずれかを記載すること。〕
  1) 3歳以上の幼児に服用させる場合には，薬剤がのどにつかえることのないよう，よく注意すること。
      〔5歳未満の幼児の用法がある錠剤・丸剤の場合に記載すること。〕
  2) 幼児に服用させる場合には，薬剤がのどにつかえることのないよう，よく注意すること。
      〔3歳未満の用法及び用量を有する丸剤の場合に記載すること。〕
  3) 1歳未満の乳児には，医師の診療を受けさせることを優先し，やむを得ない場合にのみ服用させること。
      〔カプセル剤及び錠剤・丸剤以外の製剤の場合に記載すること。なお，生後3ヵ月未満の用法がある製剤の場合，「生後3ヵ月未満の乳児」を『してはいけないこと』に記載し，用法及び用量欄には記載しないこと。〕

保管及び取扱い上の注意
(1) 直射日光の当たらない（湿気の少ない）涼しい所に（密栓して）保管すること。
    〔（　）内は必要とする場合に記載すること。〕
(2) 小児の手の届かない所に保管すること。
(3) 他の容器に入れ替えないこと。（誤用の原因になったり品質が変わる。）
    〔容器等の個々に至適表示がなされていて，誤用のおそれのない場合には記載しなくてもよい。〕

【外部の容器又は外部の被包に記載すべき事項】
注意
1. 次の人は服用しないこと
    生後3ヵ月未満の乳児。
    〔生後3ヵ月未満の用法がある製剤に記載すること。〕
2. 次の人は服用前に医師，薬剤師又は登録販売者に相談すること
    (1) 医師の治療を受けている人。
    (2) 妊婦又は妊娠していると思われる人。
    (3) 体の虚弱な人（体力の衰えている人，体の弱い人）。
    (4) 胃腸の弱い人。
    (5) 発汗傾向の著しい人。
    (6) 高齢者。
        〔マオウ又は，1日最大配合量が甘草として1g以上（エキス剤については原生薬に換算して1g以上）含有する製剤に記載すること。〕
    (7) 今までに薬などにより発疹・発赤，かゆみ等を起こしたことがある人。
    (8) 次の症状のある人。
        むくみ[1]，排尿困難[2]
        〔[1]は，1日最大配合量が甘草として1g以上（エキス剤については原生薬に換算して1g以上）含有する製剤に記載すること。[2]は，マオウを含有する製剤に記載すること。〕
    (9) 次の診断を受けた人。
        高血圧[1,2]，心臓病[1,2]，腎臓病[1,2]，甲状腺機能障害[2]
        〔[1]は，1日最大配合量が甘草として1g以上（エキス剤については原生薬に換算して1g以上）含有する製剤に記載すること。[2]は，マオウを含有する製剤に記載すること。〕
2′. 服用が適さない場合があるので，服用前に医師，薬剤師又は登録販売者に相談すること
    〔2.の項目の記載に際し，十分な記載スペースがない場合には2′.を記載すること。〕
3. 服用に際しては，説明文書をよく読むこと
4. 直射日光の当たらない（湿気の少ない）涼しい所に（密栓して）保管すること
    〔（　）内は必要とする場合に記載すること。〕

JPS葛根湯加川芎辛夷エキス錠N ジェーピーエス製薬㈱
区分 第2類
組成 錠（淡黄褐）：12錠中 葛根湯加川芎辛夷乾燥エキス2.3g（カッコン・マオウ各2g，タイソウ・センキュウ・シンイ各1.5g，ケイヒ・シャクヤク・カンゾウ各1g，ショウキョウ0.5g）
添加 無水ケイ酸，ケイ酸アルミニウム，カルメロースカルシウム（CMC-Ca），トウモロコシデンプン，ステアリン酸マグネシウム，乳糖
適応 比較的体力があるものの次の諸症：鼻づまり，蓄膿症（副鼻腔炎），慢性鼻炎
用法 1回15才以上4錠，14～7才3錠，6～5才2錠，1日3回食前又は食間。5才未満は服用しない
包装 260錠

JPS漢方顆粒-62号 ジェーピーエス製薬㈱
区分 第2類
組成 顆（淡褐）：3包(6g)中 葛根湯加川芎辛夷乾燥エキス3.68g（カッコン・マオウ各3.2g，タイソウ・センキュウ・シンイ各2.4g，ケイヒ・シャクヤク・カンゾウ各1.6g，ショウキョウ0.8g）
添加 ステアリン酸マグネシウム，ショ糖脂肪酸エステル，乳糖水和物
適応 比較的体力があるものの次の諸症：鼻づまり，蓄膿症（副鼻腔炎），慢性鼻炎
用法 1回15才以上1包，14～7才2/3，6～4才1/2，3～2才1/3，2才未満1/4，1日3回食前又は食間。1才未満には，医師の診療を受けさせることを優先し，止むを得ない場合にだけ服用させる。3ヵ月未満は服用しない
包装 12包，180包

ウチダの葛根湯加辛夷川芎 ㈱ウチダ和漢薬
区分 第2類
組成 煎：1袋(22g)中 カッコン6g，マオウ3g，タイソウ3g，ショウキョウ0.5g，ケイヒ2g，シャクヤク2g，センキュウ2g，シンイ2g，カンゾウ1.5g
適応 鼻閉，蓄膿症，慢性鼻炎
用法 15才以上1日1袋を煎じ2～3回に分けて食前1時間又は食間空腹時に温服。15才未満は服用しない
包装 30袋

ウチダの葛根湯加川芎辛夷エキス散 ㈱ウチダ和漢薬
区分 第2類
組成 細：6g中 葛根湯加川芎辛夷エキス2.71g（カッコン2g，マオウ・タイソウ各1.5g，ケイヒ・シャクヤク・カンゾウ・センキュウ・シンイ各1g，ショウキョウ0.5g）
添加 乳糖水和物，バレイショデンプン，メタケイ酸アルミン酸マグネシウム

葛根湯加川芎辛夷　175

適応 比較的体力があるものの次の諸症：鼻づまり，蓄膿症（副鼻腔炎），慢性鼻炎
用法 1回15才以上1包又は2g，14〜7才2/3，6〜4才1/2，3〜2才1/3，2才未満1/4以下，1日3回食前又は食間。1才未満には，医師の診療を受けさせることを優先し，止むを得ない場合にだけ服用させる。3ヵ月未満は服用しない
包装 500g

ウチダの太陽爽鼻湯（分包）⊖　㈱ウチダ和漢薬
区分 第2類
組成（細）：3包(6g)中　葛根湯加川芎辛夷エキス2.71g（カッコン2g，マオウ・タイソウ各1.5g，ケイヒ・シャクヤク・カンゾウ・センキュウ・シンイ各1g，ショウキョウ0.5g）
添加 乳糖水和物，バレイショデンプン，メタケイ酸アルミン酸マグネシウム
適応 鼻づまり，蓄膿症，慢性鼻炎
用法 1回15才以上1包，14〜7才2/3，6〜4才1/2，3〜2才1/3，2才未満1/4，1日3回食前又は食間。1才未満には，医師の診療を受けさせることを優先し，止むを得ない場合にだけ服用させる。3ヵ月未満は服用しない
包装 300包

オオクサ鼻優S⊖　大草薬品㈱-大草薬品販売㈱
区分 第2類
組成（錠）糖衣（白）：12錠中　葛根湯加川芎辛夷水製エキス3250mg（カッコン・マオウ各2g，ケイヒ・シャクヤク・カンゾウ各1g，タイソウ・センキュウ・シンイ各1.5g，ショウキョウ0.5g）
添加 乳糖，ゼラチン，炭酸カルシウム，タルク，無水ケイ酸，カルメロースカルシウム(CMC-Ca)，ステアリン酸マグネシウム，ヒプロメロース（ヒドロキシプロピルメチルセルロース），セラック，アラビアゴム，酸化チタン，ヒマシ油，白糖，カルナウバロウ
適応 比較的体力があるものの次の諸症：鼻づまり，蓄膿症（副鼻腔炎），慢性鼻炎
用法 1回15才以上4錠，14〜7才3錠，6〜5才2錠，1日3回食前又は食間。かまずに服用。5才未満は服用しない
包装 300錠〔Ⓐ4,300〕

葛根湯加川芎辛夷エキス顆粒H⊖配　北日本製薬㈱
区分 第2類
組成（顆）：3包(6g)中　葛根湯加川芎辛夷水製乾燥エキス2.9g（カッコン・マオウ各2g，ケイヒ・シャクヤク・カンゾウ各1g，ショウキョウ0.15g，センキュウ・シンイ・タイソウ各1.5g）
添加 乳糖，セルロース，カルメロースカルシウム(CMC-Ca)，ステアリン酸マグネシウム
適応 鼻づまり，鼻炎
用法 1回15才以上1包，14〜7才2/3，6〜4才1/2，1日3回食間。4才未満は服用しない

葛根湯加川芎辛夷エキス顆粒KM⊖　㈱カーヤ-㈱イチゲン，一元製薬㈱
区分 第2類
組成（顆）（褐）：7.5g中　葛根湯加川芎辛夷水製乾燥エキス3.9g（カッコン・マオウ各4g，シンイ・センキュウ・タイソウ各3g，カンゾウ・ケイヒ・シャクヤク各2g，ショウキョウ0.3g）
添加 乳糖，ステアリン酸マグネシウム
適応 比較的体力があるものの次の諸症：鼻づまり，蓄膿症（副鼻腔炎），慢性鼻炎
用法 1回15才以上2.5g，14〜7才1.66g，6〜4才1.25g，3〜2才0.83g，2才未満0.625g以下，1日3回食前又は食間。1才未満には，医師の診療を受けさせることを優先し，止むを得ない場合にだけ服用させる。3ヵ月未満は服用しない
包装 500g　備考 製造：天津泰達薬業有限公司(中国)

葛根湯加川芎辛夷エキス〔細粒〕77⊖配　松浦薬業㈱-松浦漢方㈱
区分 第2類
組成（細）：3包(6g)又は6g中　葛根湯加川芎辛夷水製エキス4g（乾燥物換算で約2gに相当）（カッコン・マオウ各2g，タイソウ・センキュウ・シンイ各1.5g，ケイヒ・シャクヤク・カンゾウ各1g，ショウキョウ0.5g）

添加 メタケイ酸アルミン酸マグネシウム，ヒプロメロース（ヒドロキシプロピルメチルセルロース），乳糖，トウモロコシデンプン，香料
適応 比較的体力があるものの次の諸症：鼻づまり，蓄膿症（副鼻腔炎），慢性鼻炎
用法 1回15才以上1包又は2g，14〜7才2/3，6〜4才1/2，3〜2才1/3，2才未満1/4以下，1日3回食前又は食間。1才未満には，医師の診療を受けさせることを優先し，止むを得ない場合にだけ服用させる。3ヵ月未満は服用しない
包装 500g，12包〔Ⓐ1,470(税込み)〕，300包

葛根湯加川芎辛夷エキス散〔勝昌〕⊖　㈱東洋薬行
区分 第2類
組成（散）（褐）：4.5g中　葛根湯加川芎辛夷水製エキス3g（カッコン4g，マオウ・タイソウ・センキュウ・シンイ各3g，ケイシ・シャクヤク・カンゾウ各2g，ショウキョウ1g）
添加 トウモロコシデンプン
適応 比較的体力があるものの次の諸症：鼻づまり，蓄膿症（副鼻腔炎），慢性鼻炎
用法 1回1.5g1日3回空腹時
包装 200g〔Ⓑ5,880(税込み)〕，600g〔Ⓑ16,538(税込み)〕

葛根湯加川芎辛夷エキス錠〔大峰〕⊖配　大峰堂薬品工業㈱-伸和製薬㈱，日邦薬品工業㈱
区分 第2類
組成（錠）（淡褐）：12錠中　葛根湯加川芎辛夷エキス粉末2400mg（カッコン・マオウ各2.4g，タイソウ・センキュウ・シンイ各1.8g，ケイヒ・シャクヤク・カンゾウ各1.2g，ショウキョウ0.6g）
添加 ステアリン酸マグネシウム，カルメロースナトリウム(CMC-Na)，カルメロースカルシウム(CMC-Ca)，二酸化ケイ素，トウモロコシデンプン
適応 （一般用の場合）比較的体力があるものの次の諸症：鼻づまり，蓄膿症（副鼻腔炎），慢性鼻炎（配置用の場合）鼻づまり又は鼻炎
用法 1回15才以上4錠，14〜7才3錠，6〜5才2錠，1日3回食前又は食間。5才未満は服用しない
包装 大峰堂薬品工業㈱販売：240錠〔Ⓐ3,990(税込み)〕。日邦薬品工業㈱販売：240錠。伸和製薬㈱販売：48錠，240錠，720錠

葛根湯加川芎辛夷「タキザワ」⊖　㈱タキザワ漢方廠
区分 第2類
組成（煎）：2包(24g)中　カッコン4g，マオウ4g，ケイヒ2g，シャクヤク2g，カンゾウ2g，タイソウ3g，センキュウ3g，シンイ3g，ショウキョウ1g
適応 比較的体力があるものの次の諸症：鼻づまり，蓄膿症（副鼻腔炎），慢性鼻炎
用法 15才以上1回1包を煎じ，1日2回朝夕空腹時。14〜7才2/3，6〜4才1/2，3〜2才1/3，2才未満1/4。1才未満には，医師の診療を受けさせることを優先し，止むを得ない場合にだけ服用させる。3ヵ月未満は服用しない
包装 120包〔Ⓐ28,350(税込み)Ⓑ14,175(税込み)〕

「クラシエ」漢方葛根湯加川芎辛夷エキス顆粒⊖　クラシエ製薬㈱-クラシエ薬品㈱
区分 第2類
組成（顆）（淡褐）：3包(6g)中　葛根湯加川芎辛夷エキス粉末2350mg（カッコン・マオウ各2g，タイソウ・センキュウ・シンイ各1.5g，ケイヒ・シャクヤク・カンゾウ各1g，ショウキョウ0.5g）
添加 ヒドロキシプロピルセルロース，乳糖
適応 比較的体力があるものの次の諸症：鼻づまり，蓄膿症（副鼻腔炎），慢性鼻炎
用法 1回15才以上1包，14〜7才2/3，6〜4才1/2，3〜2才1/3，2才未満1/4，1日3回食前又は食間。1才未満には，医師の診療を受けさせることを優先し，止むを得ない場合にだけ服用させる。3ヵ月未満は服用しない
包装 45包〔Ⓐ2,940(税込み)〕，90包

「クラシエ」漢方葛根湯加川芎辛夷エキス錠⊖　クラシエ製薬㈱-クラシエ薬品㈱
区分 第2類

一般用漢方製剤

葛根湯加川芎辛夷

組成錠(淡褐):12錠(3720mg)中 葛根湯加川芎辛夷エキス粉末2350mg(カッコン・マオウ各2g, タイソウ・センキュウ・シンイ各1.5g, ケイヒ・シャクヤク・カンゾウ各1g, ショウキョウ0.5g)
添加 ヒドロキシプロピルセルロース, クロスポビドン, クロスカルメロースナトリウム(クロスCMC-Na), ステアリン酸マグネシウム, 二酸化ケイ素, セルロース
適応 比較的体力があるものの次の諸症:鼻づまり, 蓄膿症(副鼻腔炎), 慢性鼻炎
用法 1回15才以上4錠, 14〜7才3錠, 6〜5才2錠, 1日3回食前又は食間。5才未満は服用しない
包装 96錠〔Ⓐ1,980(税込み)〕, 180錠〔Ⓐ3,150(税込み)〕, 360錠〔Ⓐ5,670(税込み)〕

「クラシエ」ベルエムピK葛根湯加川芎辛夷エキス錠─ クラシエ製薬㈱-クラシエ薬品㈱
区分 第2類
組成錠(淡褐):12錠中 葛根湯加川芎辛夷エキス粉末2350mg(カッコン・マオウ各2g, タイソウ・センキュウ・シンイ各1.5g, ケイヒ・シャクヤク・カンゾウ各1g, ショウキョウ0.5g)
添加 ヒドロキシプロピルセルロース, クロスポビドン, クロスカルメロースナトリウム(クロスCMC-Na), ステアリン酸マグネシウム, 二酸化ケイ素, セルロース
適応 比較的体力があるものの次の諸症:鼻づまり, 蓄膿症(副鼻腔炎), 慢性鼻炎
用法 1回15才以上4錠, 14〜7才3錠, 6〜5才2錠, 1日3回食前又は食間。5才未満は服用しない
包装 100錠〔Ⓐ2,079(税込み)〕, 228錠〔Ⓐ4,179(税込み)〕

小太郎漢方鼻炎薬A「コタロー」─ 小太郎漢方製薬㈱
区分 第2類
組成錠(茶):9錠中 水製エキス2.25g(カッコン・マオウ各2g, タイソウ・センキュウ・シンイ各1.5g, ケイヒ・シャクヤク・カンゾウ各1g, ショウキョウ0.5g)
添加 含水二酸化ケイ素, 酸化チタン, ステアリン酸マグネシウム, タルク, トウモロコシデンプン, 乳糖, ヒプロメロース(ヒドロキシプロピルメチルセルロース), 粉末飴, メタケイ酸アルミン酸マグネシウム, カラメル, カルナウバロウ, サラシミツロウ
適応 鼻づまり, 蓄膿症, 慢性鼻炎
用法 1回15才以上3錠, 14〜7才2錠, 6〜5才1錠, 1日3回食前又は食間。5才未満は服用しない
包装 60錠, 150錠

サンワ葛根湯加川芎辛夷エキス細粒─ 三和生薬㈱
区分 第2類
組成細:6g中 葛根湯加川芎辛夷水製エキス2.4g(カッコン・マオウ各2.4g, ケイヒ・シャクヤク・カンゾウ各1.2g, タイソウ・センキュウ・シンイ各1.8g, ショウキョウ0.6g)
添加 乳糖, トウモロコシデンプン
適応 比較的体力があるものの次の諸症:鼻づまり, 蓄膿症(副鼻腔炎), 慢性鼻炎
用法 1回15才以上2g, 14〜7才1.3g, 6〜4才1g, 1日3回食前又は食間。4才未満は服用しない
包装 500g

サンワ葛根湯加川芎辛夷エキス細粒「分包」─ 三和生薬㈱
区分 第2類
組成細:3包(6g)中 葛根湯加川芎辛夷水製エキス2.4g(カッコン・マオウ各2.4g, タイソウ・センキュウ・シンイ各1.8g, ケイヒ・シャクヤク・カンゾウ各1.2g, ショウキョウ0.6g)
添加 乳糖, トウモロコシデンプン
適応 比較的体力があるものの次の諸症:鼻づまり, 蓄膿症(副鼻腔炎), 慢性鼻炎
用法 1回15才以上1包, 14〜7才⅔, 6〜4才½, 1日3回食前又は食間。4才未満は服用しない
包装 30包〔Ⓐ2,415(税込み)〕, 90包〔Ⓐ6,615(税込み)〕

サンワ葛根湯加川芎辛夷エキス錠─ 三和生薬㈱
区分 第2類
組成錠:18錠(5.4g)中 葛根湯加川芎辛夷水製エキス2.4g(カッコン・マオウ各2.4g, ケイヒ・シャクヤク・カンゾウ各1.2g, タイソウ・センキュウ・シンイ各1.8g, ショウキョウ0.6g)
添加 乳糖, トウモロコシデンプン, メタケイ酸アルミン酸マグネシウム, ステアリン酸カルシウム, カルメロースカルシウム(CMC-Ca)
適応 比較的体力があるものの次の諸症:鼻づまり, 蓄膿症(副鼻腔炎), 慢性鼻炎
用法 1回15才以上6錠, 14〜7才4錠, 6〜5才3錠, 1日3回食前又は食間。5才未満は服用しない
包装 270錠〔Ⓐ3,255(税込み)〕

神農葛根湯加川芎辛夷エキス錠─ 神農製薬㈱
区分 第2類
組成錠(淡黄褐):12錠中 葛根湯加川芎辛夷乾燥エキス2.3g(カッコン・マオウ各2g, タイソウ・センキュウ・シンイ各1.5g, ケイヒ・シャクヤク・カンゾウ各1g, ショウキョウ0.5g)
添加 無水ケイ酸, ケイ酸アルミニウム, カルメロースカルシウム(CMC-Ca), トウモロコシデンプン, ステアリン酸マグネシウム, 乳糖水和物
適応 比較的体力があるものの次の諸症:鼻づまり, 蓄膿症(副鼻腔炎), 慢性鼻炎
用法 1回15才以上4錠, 14〜7才3錠, 6〜5才2錠, 1日3回食前又は食間。5才未満は服用しない
包装 180錠

ツムラ漢方葛根湯加川芎辛夷エキス顆粒─ ㈱ツムラ
区分 第2類
組成顆(淡褐):2包(3.75g)中 混合生薬乾燥エキス2g(カッコン2g, タイソウ・マオウ各1.5g, カンゾウ・ケイヒ・シャクヤク・シンイ・センキュウ各1g, ショウキョウ0.5g)
添加 ステアリン酸マグネシウム, 乳糖水和物
適応 比較的体力があるものの次の諸症:鼻づまり, 蓄膿症(副鼻腔炎), 慢性鼻炎
用法 1回15才以上1包, 14〜7才⅔, 6〜4才½, 3〜2才⅓, 1日2回食前。2才未満は服用しない
包装 8包〔Ⓐ1,575(税込み)〕, 24包〔Ⓐ2,625(税込み)〕, 64包〔Ⓐ6,825(税込み)〕

東洋の葛根湯加川芎辛夷─ 東洋漢方製薬㈱
区分 第2類
組成煎:1包(24g)中 カッコン4g, マオウ4g, ケイヒ2g, シャクヤク2g, タイソウ3g, ショウキョウ1g, カンゾウ2g, センキュウ3g, シンイ3g
適応 鼻づまり, 蓄膿症, 慢性鼻炎
用法 15才以上1日1包を煎じ食前又は食間2回に分服。14〜7才⅔, 6〜4才½, 3〜2才⅓, 2才未満¼。3ヵ月未満は服用しない
包装 100包〔Ⓑ18,900(税込み)〕

ノーザA「コタロー」─ 小太郎漢方製薬㈱
区分 第2類
組成錠(茶):9錠中 水製エキス2.25g(カッコン・マオウ各2g, ケイヒ・シャクヤク・カンゾウ各1g, タイソウ・センキュウ・シンイ各1.5g, ショウキョウ0.5g)
添加 含水二酸化ケイ素, 酸化チタン, ステアリン酸マグネシウム, タルク, トウモロコシデンプン, 乳糖水和物, ヒプロメロース(ヒドロキシプロピルメチルセルロース), 粉末飴, メタケイ酸アルミン酸マグネシウム, カラメル, カルナウバロウ, サラシミツロウ
適応 鼻づまり, 蓄膿症, 慢性鼻炎
用法 1回15才以上3錠, 14〜7才2錠, 6〜5才1錠, 1日3回食前又は食間。5才未満は服用しない
包装 153錠, 460錠

ノンパースA(錠剤葛根湯加辛夷川芎)─ 一元製薬㈱-㈱イチゲン
区分 第2類
組成錠(褐):100錠中 ショウキョウ末2.8g, ケイヒ末2.1g, シャクヤク末2.1g, カンゾウ末1.5g, センキュウ末2.1g, カッコン末5.6g, マオウ末2.8g, シンイ末3.5g, 水製エキス2.5g(カッコン5.6g, マオウ・ショウキョウ・タイソウ各2.8g, ケイヒ・シャクヤク・センキュウ各2.05g, カンゾウ1.35g, シンイ3.5g)

適応	比較的体力があるものの次の諸症：鼻づまり，蓄膿症（副鼻腔炎），慢性鼻炎
用法	1回成人4～6錠，13～7才2～3錠，1日3回食前1時間又は空腹時
包装	350錠〔Ⓐ3,500Ⓑ1,750〕，1000錠〔Ⓐ8,400Ⓑ4,200〕，2000錠〔Ⓐ15,000Ⓑ7,500〕

ビスカイナ顆粒 ⊖　東洋漢方製薬㈱

区分	第2類
組成	9g中 水製乾燥エキス2.76g（カッコン・マオウ各2g，ケイヒ・シャクヤク・カンゾウ各1g，タイソウ・センキュウ・シンイ各1.5g，ショウキョウ0.5g）
添加	乳糖，バレイショデンプン
適応	鼻づまり，蓄膿症，慢性鼻炎
用法	1回15才以上3g，14～7才2g，6～4才1.5g，3～2才1g，1日3回食間又は空腹時
包装	500g〔Ⓑ8,000〕

ビスカイナ顆粒（分包）⊖　東洋漢方製薬㈱-日邦薬品工業㈱

区分	第2類
組成 顆	3包（9g）中 水製乾燥エキス2.76g（カッコン・マオウ各2g，ケイヒ・シャクヤク・カンゾウ各1g，タイソウ・センキュウ・シンイ各1.5g，ショウキョウ0.5g）
添加	乳糖，バレイショデンプン
適応	鼻づまり，蓄膿症，慢性鼻炎
用法	1回15才以上1包，14～7才⅔，6～4才½，3～2才⅓，1日3回食間又は空腹時。2才未満は服用しない
包装	15包〔Ⓑ750〕，30包〔Ⓑ1,375〕

フジビトールB錠 ⊖　国産薬品工業㈱-湧永製薬㈱

区分	第2類
組成 錠（茶褐）	18錠中 葛根湯加川芎辛夷乾燥エキス4200mg（カッコン・マオウ各4g，タイソウ・センキュウ・シンイ各3g，ケイヒ・シャクヤク・カンゾウ各2g，ショウキョウ1g）
添加	ヒドロキシプロピルセルロース，無水ケイ酸，マクロゴール，カルメロースカルシウム（CMC-Ca），ステアリン酸マグネシウム
適応	比較的体力があるものの次の諸症：鼻づまり，蓄膿症（副鼻腔炎），慢性鼻炎
用法	1回15才以上6錠，14～7才4錠，6～5才3錠，1日3回食前又は食間。5才未満は服用しない
包装	180錠

モリ チクノーン ⊖ 配　大杉製薬㈱

区分	第2類
組成 顆（黄褐）	3包（7.5g）中 葛根湯加川芎辛夷乾燥エキス4.2g（カッコン・マオウ各4g，ケイヒ・シャクヤク・カンゾウ各2g，タイソウ・センキュウ・シンイ各3g，ショウキョウ1g）
添加	乳糖，トウモロコシデンプン，ステアリン酸マグネシウム
適応	比較的体力があるものの次の諸症：鼻づまり，蓄膿症（副鼻腔炎），慢性鼻炎
用法	1回15才以上1包，14～7才⅔，6～4才½，3～2才⅓，2才未満¼，1日3回食前又は食間。1才未満には，医師の診療を受けさせることを優先し，止むを得ない場合にだけ服用させる。3ヵ月未満は服用しない
包装	45包〔Ⓐ4,000〕

加味温胆湯 (カミウンタントウ)

〔基準〕

（平成20年9月30日　厚生労働省医薬食品局審査管理課長通知による）

1. **成分・分量**
   半夏3.5～6，茯苓3～6，陳皮2～3，竹茹2～3，生姜1～2，枳実1～3，甘草1～2，遠志2～3，玄参2（五味子3に変えても可），人参2～3，地黄2～3，酸棗仁1～5，大棗2，黄連1～2（黄連のない場合も可）（遠志，玄参，人参，地黄，大棗のない場合もある）

2. **用法・用量**
   湯

3. **効能・効果**
   体力中等度以下で，胃腸が虚弱なものの次の諸症：神経症，不眠症

〔使用上の注意〕

（平成25年3月27日　厚生労働省医薬食品局安全対策課長・審査管理課長通知による）

【添付文書等に記載すべき事項】

『してはいけないこと』
（守らないと現在の症状が悪化したり，副作用が起こりやすくなる）

　次の人は服用しないこと
　　生後3ヵ月未満の乳児。
　　〔生後3ヵ月未満の用法がある製剤に記載すること。〕

『相談すること』

1. 次の人は服用前に医師，薬剤師又は登録販売者に相談すること
   (1) 医師の治療を受けている人。
   (2) 妊婦又は妊娠していると思われる人。
   (3) 胃腸が弱く下痢しやすい人。
   (4) 高齢者。
   　〔1日最大配合量が甘草として1g以上（エキス剤については原生薬に換算して1g以上）含有する製剤に記載すること。〕
   (5) 今までに薬などにより発疹・発赤，かゆみ等を起こしたことがある人。
   (6) 次の症状のある人。
   　むくみ
   　〔1日最大配合量が甘草として1g以上（エキス剤については原生薬に換算して1g以上）含有する製剤に記載すること。〕
   (7) 次の診断を受けた人。
   　高血圧，心臓病，腎臓病
   　〔1日最大配合量が甘草として1g以上（エキス剤については原生薬に換算して1g以上）含有する製剤に記載すること。〕

2. 服用後，次の症状があらわれた場合は副作用の可能性があるので，直ちに服用を中止し，この文書を持って医師，薬剤師又は登録販売者に相談すること

関係部位	症　状
皮　膚	発疹・発赤，かゆみ
消化器	食欲不振，胃部不快感

　まれに下記の重篤な症状が起こることがある。その場合は直ちに医師の診療を受けること。

症状の名称	症　　状
偽アルドステロン症，ミオパチー	手足のだるさ，しびれ，つっぱり感やこわばりに加えて，脱力感，筋肉痛があらわれ，徐々に強くなる。

〔1日最大配合量が甘草として1g以上（エキス剤については原生薬に換算して1g以上）含有する製剤に記載すること。〕

3. 1ヵ月位服用しても症状がよくならない場合は服用を中止し，この文書を持って医師，薬剤師又は登録販売者に相談すること
4. 長期連用する場合には，医師，薬剤師又は登録販売者に相談すること
   〔1日最大配合量が甘草として1g以上（エキス剤については原生薬に換算して1g以上）含有する製剤に記載すること。〕

〔用法及び用量に関連する注意として，用法及び用量の項目に続けて以下を記載すること。〕
(1) 小児に服用させる場合には，保護者の指導監督のもとに服用させること。
　　〔小児の用法及び用量がある場合に記載すること。〕
(2) 〔小児の用法がある場合，剤形により，次に該当する場合には，そのいずれかを記載すること。〕
　1) 3歳以上の幼児に服用させる場合には，薬剤がのどにつかえることのないよう，よく注意すること。
　　〔5歳未満の幼児の用法がある錠剤・丸剤の場合に記載すること。〕
　2) 幼児に服用させる場合には，薬剤がのどにつかえることのないよう，よく注意すること。
　　〔3歳未満の用法及び用量を有する丸剤の場合に記載すること。〕
　3) 1歳未満の乳児には，医師の診療を受けさせることを優先し，やむを得ない場合にのみ服用させること。
　　〔カプセル剤及び錠剤・丸剤以外の製剤の場合に記載すること。なお，生後3ヵ月未満の用法がある製剤の場合，「生後3ヵ月未満の乳児」を『してはいけないこと』に記載し，用法及び用量欄には記載しないこと。〕

〔成分及び分量に関連する注意として，成分及び分量の項目に続けて以下を記載すること。〕
本剤の服用により，糖尿病の検査値に影響を及ぼすことがある。
〔1日最大配合量がオンジとして1g以上（エキス剤については原生薬に換算して1g以上）含有する製剤に記載すること〕

保管及び取扱い上の注意
(1) 直射日光の当たらない（湿気の少ない）涼しい所に（密栓して）保管すること。
　　〔（　）内は必要とする場合に記載すること。〕
(2) 小児の手の届かない所に保管すること。
(3) 他の容器に入れ替えないこと。（誤用の原因になったり品質が変わる。）
　　〔容器等の個々に至適表示がなされていて，誤用のおそれのない場合には記載しなくてもよい。〕

【外部の容器又は外部の被包に記載すべき事項】
注意
1. 次の人は服用しないこと
　生後3ヵ月未満の乳児。
　　〔生後3ヵ月未満の用法がある製剤に記載すること。〕
2. 次の人は服用前に医師，薬剤師又は登録販売者に相談すること
(1) 医師の治療を受けている人。
(2) 妊婦又は妊娠していると思われる人。
(3) 胃腸が弱く下痢しやすい人。
(4) 高齢者。
　　〔1日最大配合量が甘草として1g以上（エキス剤については原生薬に換算して1g以上）含有する製剤に記載すること。〕
(5) 今までに薬などにより発疹・発赤，かゆみ等を起こしたことがある人。
(6) 次の症状のある人。
　むくみ
　　〔1日最大配合量が甘草として1g以上（エキス剤については原生薬に換算して1g以上）含有する製剤に記載すること。〕
(7) 次の診断を受けた人。
　高血圧，心臓病，腎臓病
　　〔1日最大配合量が甘草として1g以上（エキス剤については原生薬に換算して1g以上）含有する製剤に記載すること。〕
2′. 服用が適さない場合があるので，服用前に医師，薬剤師又は登録販売者に相談すること
　　〔2.の項目の記載に際し，十分な記載スペースがない場合には2′.を記載すること。〕
3. 服用に際しては，説明文書をよく読むこと
4. 直射日光の当たらない（湿気の少ない）涼しい所に（密栓して）保管すること
　　〔（　）内は必要とする場合に記載すること。〕

雲胆（エキス顆粒） ㈱建林松鶴堂
区分 第2類
組成 顆（淡褐）：3包（6g）中 加味温胆湯水製乾燥エキス1.2g（ハンゲ2.5g，ブクリョウ2g，チンピ・チクジョ各1.5g，キジツ・オンジ・ジオウ・サンソウニン・ショウキョウ・カンゾウ・ニンジン・タイソウ・ゲンジン各1g）
添加 乳糖，バレイショデンプン
適応 体力中等度以下で，胃腸が虚弱なものの次の諸症：神経症，不眠症
用法 1回15才以上1包，14〜7才2/3，6〜4才1/2，3〜2才1/3，2才未満1/4以下，1日3回食間。1才未満には，医師の診療を受けさせることを優先し，止むを得ない場合にだけ服用させる。3ヵ月未満は服用しない
包装 30包〔Ⓐ2,730（税込み）〕，90包〔Ⓐ7,140（税込み）〕

クラシエ加味温胆湯エキス顆粒 クラシエ製薬㈱-クラシエ薬品㈱
区分 第2類
組成 顆（褐）：3包（6g）中 加味温胆湯エキス粉末3100mg（ハンゲ2.5g，ブクリョウ2g，チンピ・チクジョ各1.5g，ショウキョウ・キジツ・カンゾウ・オンジ・ゲンジン・ニンジン・ジオウ・サンソウニン・タイソウ各1g）
添加 ヒドロキシプロピルセルロース，乳糖
適応 体力中等度以下で，胃腸が虚弱なものの次の諸症：神経症，不眠症
用法 1回15才以上1包，14〜7才2/3，6〜4才1/2，3〜2才1/3，2才未満1/4以下，1日3回食前又は食間。1才未満には，医師の診療を受けさせることを優先し，止むを得ない場合にだけ服用させる。3ヵ月未満は服用しない
包装 90包

加味帰脾湯
カミキヒトウ

〔基準〕

(平成20年9月30日 厚生労働省医薬食品局審査管理課長通知による)

1. 成分・分量
   人参3，白朮3（蒼朮も可），茯苓3，酸棗仁3，竜眼肉3，黄耆2～3，当帰2，遠志1～2，柴胡2.5～3，山梔子2～2.5，甘草1，木香1，大棗1～2，生姜1～1.5，牡丹皮2（牡丹皮はなくても可）
2. 用法・用量
   湯
3. 効能・効果
   体力中等度以下で，心身が疲れ，血色が悪く，ときに熱感を伴うものの次の諸症：貧血，不眠症，精神不安，神経症

〔使用上の注意〕

(平成25年3月27日 厚生労働省医薬食品局安全対策課長・審査管理課長通知による)

【添付文書等に記載すべき事項】

『してはいけないこと』

(守らないと現在の症状が悪化したり，副作用が起こりやすくなる)

次の人は服用しないこと
　生後3ヵ月未満の乳児。
　〔生後3ヵ月未満の用法がある製剤に記載すること。〕

『相談すること』

1. 次の人は服用前に医師，薬剤師又は登録販売者に相談すること
   (1) 医師の治療を受けている人。
   (2) 妊婦又は妊娠していると思われる人。
   (3) 高齢者。
       〔1日最大配合量が甘草として1g以上（エキス剤については原生薬に換算して1g以上）含有する製剤に記載すること。〕
   (4) 今までに薬などにより発疹・発赤，かゆみ等を起こしたことがある人。
   (5) 次の症状のある人。
       むくみ
       〔1日最大配合量が甘草として1g以上（エキス剤については原生薬に換算して1g以上）含有する製剤に記載すること。〕
   (6) 次の診断を受けた人。
       高血圧，心臓病，腎臓病
       〔1日最大配合量が甘草として1g以上（エキス剤については原生薬に換算して1g以上）含有する製剤に記載すること。〕
2. 服用後，次の症状があらわれた場合は副作用の可能性があるので，直ちに服用を中止し，この文書を持って医師，薬剤師又は登録販売者に相談すること

関係部位	症　状
皮膚	発疹・発赤，かゆみ

まれに下記の重篤な症状が起こることがある。その場合は直ちに医師の診療を受けること。

症状の名称	症　状
偽アルドステロン症，ミオパチー	手足のだるさ，しびれ，つっぱり感やこわばりに加えて，脱力感，筋肉痛があらわれ，徐々に強くなる。

〔1日最大配合量が甘草として1g以上（エキス剤については原生薬に換算して1g以上）含有する製剤に記載すること。〕

3. 1ヵ月位服用しても症状がよくならない場合は服用を中止し，この文書を持って医師，薬剤師又は登録販売者に相談すること
4. 長期連用する場合には，医師，薬剤師又は登録販売者に相談すること
   〔1日最大配合量が甘草として1g以上（エキス剤については原生薬に換算して1g以上）含有する製剤に記載すること。〕

〔用法及び用量に関連する注意として，用法及び用量の項目に続けて以下を記載すること。〕

(1) 小児に服用させる場合には，保護者の指導監督のもとに服用させること。
    〔小児の用法及び用量がある場合に記載すること。〕
(2) 小児の用法がある場合，剤形により，次に該当する場合には，そのいずれかを記載すること。
    1) 3歳以上の幼児に服用させる場合には，薬剤がのどにつかえることのないよう，よく注意すること。
       〔5歳未満の幼児の用法がある錠剤・丸剤の場合に記載すること。〕
    2) 幼児に服用させる場合には，薬剤がのどにつかえることのないよう，よく注意すること。
       〔3歳未満の用法及び用量を有する丸剤の場合に記載すること。〕
    3) 1歳未満の乳児には，医師の診療を受けさせることを優先し，やむを得ない場合にのみ服用させること。
       〔カプセル剤及び錠剤・丸剤以外の製剤の場合に記載すること。なお，生後3ヵ月未満の用法がある製剤の場合，「生後3ヵ月未満の乳児」を『してはいけないこと』に記載し，用法及び用量欄には記載しないこと。〕

〔成分及び分量に関連する注意として，成分及び分量の項目に続けて以下を記載すること。〕

本剤の服用により，糖尿病の検査値に影響を及ぼすことがある。

〔1日最大配合量がオンジとして1g以上（エキス剤については原生薬に換算して1g以上）含有する製剤に記載すること。〕

保管及び取扱い上の注意

(1) 直射日光の当たらない（湿気の少ない）涼しい所に（密栓して）保管すること。
    〔（　）内は必要とする場合に記載すること。〕
(2) 小児の手の届かない所に保管すること。
(3) 他の容器に入れ替えないこと。（誤用の原因になったり品質が変わる。）
    〔容器等の個々に至適表示がなされていて，誤用のおそれのない場合には記載しなくてもよい。〕

【外部の容器又は外部の被包に記載すべき事項】

注意

1. 次の人は服用しないこと
   生後3ヵ月未満の乳児。
   〔生後3ヵ月未満の用法がある製剤に記載すること。〕
2. 次の人は服用前に医師，薬剤師又は登録販売者に相談すること
   (1) 医師の治療を受けている人。
   (2) 妊婦又は妊娠していると思われる人。
   (3) 高齢者。
       〔1日最大配合量が甘草として1g以上（エキス剤については原生薬に換算して1g以上）含有する製剤に記載すること。〕
   (4) 今までに薬などにより発疹・発赤，かゆみ等を起こしたことがある人。
   (5) 次の症状のある人。
       むくみ

一般用漢方製剤

〔1日最大配合量が甘草として1g以上（エキス剤については原生薬に換算して1g以上）含有する製剤に記載すること。〕
(6) 次の診断を受けた人。
　　高血圧，心臓病，腎臓病
〔1日最大配合量が甘草として1g以上（エキス剤については原生薬に換算して1g以上）含有する製剤に記載すること。〕
2′．服用が適さない場合があるので，服用前に医師，薬剤師又は登録販売者に相談すること
〔2.の項目の記載に際し，十分な記載スペースがない場合には2′.を記載すること。〕
3．服用に際しては，説明文書をよく読むこと
4．直射日光の当たらない（湿気の少ない）涼しい所に（密栓して）保管すること
〔（　）内は必要とする場合に記載すること。〕

JPS加味帰脾湯エキス錠N ─ ジェーピーエス製薬㈱
区分 第2類
組成 錠（淡褐～淡黄褐）：15錠中 加味帰脾湯乾燥エキス3.15g（ニンジン・ソウジュツ・ブクリョウ・サンソウニン・リュウガンニク・サイコ各1.5g，オウギ・トウキ・サンシシ各1g，オンジ・タイソウ各0.75g，カンゾウ・モッコウ・ショウキョウ各0.5g）
添加 無水ケイ酸，ケイ酸アルミニウム，カルメロースカルシウム（CMC-Ca），ステアリン酸マグネシウム，トウモロコシデンプン
適応 体力中等度以下で，心身が疲れ，血色が悪く，ときに熱感を伴うものの次の諸症：貧血，不眠症，精神不安，神経症
用法 1回15才以上5錠，14～7才4錠，6～5才3錠，1日3回食前又は食間。5才未満は服用しない
包装 260錠

JPS漢方顆粒-74号 ─ ジェーピーエス製薬㈱
区分 第2類
組成 顆（淡黄褐）：3包（7.5g）中 加味帰脾湯乾燥エキス5.04g（ニンジン・ソウジュツ・ブクリョウ・サンソウニン・リュウガンニク・サイコ各2.4g，オウギ・トウキ・サンシシ各1.6g，オンジ・タイソウ各1.2g，カンゾウ・モッコウ・ショウキョウ各0.8g）
添加 ケイ酸アルミニウム，ステアリン酸マグネシウム，ショ糖脂肪酸エステル，乳糖水和物
適応 体力中等度以下で，心身が疲れ，血色が悪く，ときに熱感を伴うものの次の諸症：貧血，不眠症，精神不安，神経症
用法 1回15才以上1包，14～7才⅔，6～4才½，3～2才⅓，2才未満¼，1日3回食前又は食間。1才未満には，医師の診療を受けさせることを優先し，止むを得ない場合にだけ服用させる。3ヵ月未満は服用しない
包装 180包

加味帰脾湯エキス顆粒KM ─ ㈱カーヤ-㈱イチゲン，一元製薬㈱
区分 第2類
組成 顆（褐）：9g中 加味帰脾湯水製乾燥エキス5g（サイコ・サンソウニン・ニンジン・ソウジュツ・ブクリョウ・リュウガンニク各3g，オウギ・サンシシ・トウキ各2g，オンジ・タイソウ各1.5g，カンゾウ・モッコウ各1g，ショウキョウ0.5g）
添加 乳糖，ステアリン酸マグネシウム
適応 体力中等度以下で，心身が疲れ，血色が悪く，ときに熱感を伴うものの次の諸症：貧血，不眠症，精神不安，神経症
用法 1回15才以上3g，14～7才2g，6～4才1.5g，3～2才1g，2才未満0.75g以下，1日3回食前又は食間。1才未満には，医師の診療を受けさせることを優先し，止むを得ない場合にだけ服用させる。3ヵ月未満は服用しない
包装 500g　**備考** 製造：天津泰達薬業有限公司（中国）

加味帰脾湯エキス顆粒クラシエ ─ クラシエ製薬㈱-クラシエ薬品㈱
区分 第2類
組成 顆（黄褐）：3包（4.5g）中 加味帰脾湯エキス粉末2800mg（ニンジン・ビャクジュツ・ブクリョウ・サイコ・サンソウニン・リュウガンニク各1.5g，オウギ・トウキ・サンシシ各1g，オンジ・タイソウ各0.75g，カンゾウ・モッコウ各0.5g，ショウキョウ0.25g）
添加 ヒドロキシプロピルセルロース，乳糖
適応 体力中等度以下で，心身が疲れ，血色が悪く，ときに熱感を伴うものの次の諸症：貧血，不眠症，精神不安，神経症
用法 1回15才以上1包，14～7才⅔，6～4才½，3～2才⅓，1日3回食前又は食間。2才未満は服用しない
包装 24包〔Ⓐ1,974（税込み）〕，45包〔Ⓐ4,200（税込み）〕，90包

加味帰脾湯エキス〔細粒〕9 ─ 松浦薬業㈱-松浦漢方㈱
区分 第2類
組成 細（黄褐）：3包（6g）又は6g中 加味帰脾湯エキス6.8g（乾燥物換算で約3.4gに相当）（ニンジン・ビャクジュツ・サンソウニン・リュウガンニク・サイコ各1.5g，オウギ・トウキ・サンシシ各1g，オンジ・タイソウ各0.75g，カンゾウ・モッコウ各0.5g，ショウキョウ0.25g）
添加 メタケイ酸アルミン酸マグネシウム，ヒプロメロース（ヒドロキシプロピルメチルセルロース），乳糖，デキストリン，トウモロコシデンプン，香料
適応 体力中等度以下で，心身が疲れ，血色が悪く，ときに熱感を伴うものの次の諸症：貧血，不眠症，精神不安，神経症
用法 1回15才以上1包又は2g，14～7才⅔，6～4才½，3～2才⅓，2才未満¼以下，1日3回食前又は食間。1才未満には，医師の診療を受けさせることを優先し，止むを得ない場合にだけ服用させる。3ヵ月未満は服用しない
包装 500g，48包〔Ⓐ5,250（税込み）〕，300包

加味帰脾湯「タキザワ」─ ㈱タキザワ漢方廠
区分 第2類
組成 煎：2包（30g）中 ニンジン3g，ビャクジュツ3g，ブクリョウ3g，サンソウニン3g，リュウガンニク3g，オウギ2g，トウキ2g，オンジ1.5g，サイコ3g，サンシシ2g，カンゾウ1g，モッコウ1g，タイソウ1.5g，ショウキョウ1g
適応 体力中等度以下で，心身が疲れ，血色が悪く，ときに熱感を伴うものの次の諸症：貧血，不眠症，精神不安，神経症
用法 15才以上1回1包を煎じ，1日2回朝夕空腹時。14～7才⅔，6～4才½，3～2才⅓，2才未満¼。1才未満には，医師の診療を受けさせることを優先し，止むを得ない場合にだけ服用させる。3ヵ月未満は服用しない
包装 10包，120包〔Ⓐ28,350（税込み）〕Ⓑ14,175（税込み）〕

松鶴湯A ─ ㈱建林松鶴堂
区分 第2類
組成 煎：1包（26.8g）中 ニンジン2.4g，ビャクジュツ2.4g，ブクリョウ2.4g，サンソウニン2.4g，リュウガンニク2.4g，オウギ2.4g，トウキ1.6g，オンジ1.6g，サイコ2.4g，サンシシ1.6g，カンゾウ0.8g，モッコウ0.8g，タイソウ1.6g，ショウキョウ0.4g，ボタンピ1.6g
適応 体力中等度以下で，心身が疲れ，血色が悪く，ときに熱感を伴うものの次の諸症：貧血，不眠症，精神不安，神経症
用法 成人1日1包を煎じ食間3回に分けて温服。14～7才⅔，6～4才½，3～2才⅓，2才未満¼。1才未満には，医師の診療を受けさせることを優先し，止むを得ない場合にだけ服用させる。3ヵ月未満は服用しない
包装 8包〔Ⓐ4,725（税込み）〕

千宝丸 ─ 北宝薬品㈱
区分 第2類
組成 丸：30丸中 加味帰脾湯水製エキス1.45g（ニンジン・ビャクジュツ・ブクリョウ・サンソウニン・リュウガンニク・サイコ各1.5g，オウギ・トウキ・サンシシ各1g，オンジ・カンゾウ・モッコウ・タイソウ・ショウキョウ各0.5g）
適応 虚弱体質で血色の悪い人の次の諸症：貧血，不眠症，精神不安，神経症
用法 15才以上1回10丸1日3回空腹時
包装 900丸

東洋の加味帰脾湯エキス顆粒 ⊖　東洋漢方製薬㈱

区分 第2類
組成 顆：6g中 水製乾燥エキス2.2g（ニンジン・ビャクジュツ・ブクリョウ・サンソウニン・リュウガンニク・サイコ各1.5g，オウギ・トウキ・サンシシ各1g，オンジ・カンゾウ・モッコウ・タイソウ各0.5g，ショウキョウ0.15g）
添加 乳糖，バレイショデンプン
適応 虚弱体質で血色の悪い人の次の諸症：貧血，不眠症，精神不安，神経症
用法 1回15才以上2g，14～7才1.3g，6～4才1g，3～2才0.7g，1日3回食前又は食間
包装 500g〔Ⓑ9,700〕

妙光（エキス顆粒）⊖　㈱建林松鶴堂

区分 第2類
組成 顆（淡褐）：3包(6g)中 加味帰脾湯水製乾燥エキス1.8g（サイコ・ニンジン・ビャクジュツ・ブクリョウ・オウギ・サンソウニン・リュウガンニク各1.5g，トウキ・サンシシ・オンジ・タイソウ各1g，カンゾウ・モッコウ各0.5g，ショウキョウ0.25g）
添加 乳糖，バレイショデンプン
適応 体力中等度以下で，心身が疲れ，血色が悪く，ときに熱感を伴うものの次の諸症：貧血，不眠症，精神不安，神経症
用法 1回成人1包，14～7才⅔，6～4才½，3～2才⅓，2才未満¼以下，1日3回食間。1才未満には，医師の診療を受けさせることを優先し，止むを得ない場合にだけ服用させる。3ヵ月未満は服用しない
包装 30包〔Ⓐ2,940（税込み）〕，90包〔Ⓐ7,140（税込み）〕

ロート加味帰脾湯錠 ⊖　大峰堂薬品工業㈱-ロート製薬㈱

区分 第2類
組成 錠（褐）：12錠中 加味帰脾湯エキス粉末2.8g（ニンジン・ビャクジュツ・ブクリョウ・サイコ・サンソウニン・リュウガンニク各1.5g，タイソウ・オンジ各0.75g，オウギ・トウキ・サンシシ各1g，カンゾウ・モッコウ各0.5g，ショウキョウ0.25g）
添加 ステアリン酸マグネシウム，カルメロースカルシウム（CMC-Ca），二酸化ケイ素，セルロース
適応 体力中等度以下で，心身が疲れ，血色が悪く，ときに熱感を伴うものの次の諸症：貧血，不眠症，精神不安，神経症
用法 1回15才以上4錠，14～7才3錠，6～5才2錠，1日3回食前又は食間。5才未満は服用しない
包装 84錠〔Ⓐ1,995（税込み）〕，252錠〔Ⓐ5,775（税込み）〕

加味解毒湯（カミゲドクトウ）

〔基準〕

（平成20年9月30日 厚生労働省医薬食品局審査管理課長通知による）

1. 成分・分量
   黄連2，黄芩2，黄柏2，山梔子2，柴胡2，茵蔯蒿2，竜胆2，木通2，滑石2，升麻1.5，甘草1.5，燈心草1.5，大黄1.5（大黄のない場合も可）

2. 用法・用量
   湯

3. 効能・効果
   比較的体力があり，血色がよいものの次の諸症：小便がしぶって出にくいもの，痔疾（いぼ痔，痔痛，痔出血）

〔使用上の注意〕

（平成25年3月27日　厚生労働省医薬食品局安全対策課長・審査管理課長通知による）

【添付文書等に記載すべき事項】

『してはいけないこと』
（守らないと現在の症状が悪化したり，副作用が起こりやすくなる）

1. 次の人は服用しないこと
   生後3ヵ月未満の乳児。
   〔生後3ヵ月未満の用法がある製剤に記載すること。〕
2. 授乳中の人は本剤を服用しないか，本剤を服用する場合は授乳を避けること
   〔大黄を含有する製剤に記載すること。〕

『相談すること』
1. 次の人は服用前に医師，薬剤師又は登録販売者に相談すること
   (1) 医師の治療を受けている人。
   (2) 妊婦又は妊娠していると思われる人。
   (3) 体の虚弱な人（体力の衰えている人，体の弱い人）。
   (4) 胃腸が弱く下痢しやすい人。
       〔大黄を含有する製剤に記載すること。〕
   (5) 高齢者。
       〔1日最大配合量が甘草として1g以上（エキス剤については原生薬に換算して1g以上）含有する製剤に記載すること。〕
   (6) 次の症状のある人。
       むくみ
       〔1日最大配合量が甘草として1g以上（エキス剤については原生薬に換算して1g以上）含有する製剤に記載すること。〕
   (7) 次の診断を受けた人。
       高血圧，心臓病，腎臓病
       〔1日最大配合量が甘草として1g以上（エキス剤については原生薬に換算して1g以上）含有する製剤に記載すること。〕
   (8) 次の医薬品を服用している人。
       瀉下薬（下剤）
       〔大黄を含有する製剤に記載すること。〕
2. 服用後，次の症状があらわれた場合は副作用の可能性があるので，直ちに服用を中止し，この文書を持って医師，薬剤師又は登録販売者に相談すること

関係部位	症　　　状
消化器	はげしい腹痛を伴う下痢，腹痛

〔大黄を含有する製剤に記載すること。〕
まれに下記の重篤な症状が起こることがある。その場合

は直ちに医師の診療を受けること。

症状の名称	症　　状
偽アルドステロン症，ミオパチー	手足のだるさ，しびれ，つっぱり感やこわばりに加えて，脱力感，筋肉痛があらわれ，徐々に強くなる。

　　　〔1日最大配合量が甘草として1g以上（エキス剤については原生薬に換算して1g以上）含有する製剤に記載すること。〕
3. 服用後，次の症状があらわれることがあるので，このような症状の持続又は増強が見られた場合には，服用を中止し，この文書を持って医師，薬剤師又は登録販売者に相談すること
　　軟便，下痢
　　　〔大黄を含有する製剤に記載すること。〕
4. 1ヵ月位（痔出血に服用する場合には5～6日間）服用しても症状がよくならない場合は服用を中止し，この文書を持って医師，薬剤師又は登録販売者に相談すること
5. 長期連用する場合には，医師，薬剤師又は登録販売者に相談すること
　　　〔1日最大配合量が甘草として1g以上（エキス剤については原生薬に換算して1g以上）含有する製剤に記載すること。〕
〔用法及び用量に関連する注意として，用法及び用量の項目に続けて以下を記載すること。〕
(1) 小児に服用させる場合には，保護者の指導監督のもとに服用させること。
　　　〔小児の用法及び用量がある場合に記載すること。〕
(2) 〔小児の用法がある場合，剤形により，次に該当する場合には，そのいずれかを記載すること。〕
　1) 3歳以上の幼児に服用させる場合には，薬剤がのどにつかえることのないよう，よく注意すること。
　　　〔5歳未満の幼児の用法がある錠剤・丸剤の場合に記載すること。〕
　2) 幼児に服用させる場合には，薬剤がのどにつかえることのないよう，よく注意すること。
　　　〔3歳未満の用法及び用量を有する丸剤の場合に記載すること。〕
　3) 1歳未満の乳児には，医師の診療を受けさせることを優先し，やむを得ない場合にのみ服用させること。
　　　〔カプセル剤及び錠剤・丸剤以外の製剤の場合に記載すること。なお，生後3ヵ月未満の用法がある製剤の場合，「生後3ヵ月未満の乳児」を『してはいけないこと』に記載し，用法及び用量欄には記載しないこと。〕

保管及び取扱い上の注意
(1) 直射日光の当たらない（湿気の少ない）涼しい所に（密栓して）保管すること。
　　　〔（　）内は必要とする場合に記載すること。〕
(2) 小児の手の届かない所に保管すること。
(3) 他の容器に入れ替えないこと。（誤用の原因になったり品質が変わる。）
　　　〔容器等の個々に至適表示がなされていて，誤用のおそれのない場合には記載しなくてもよい。〕

【外部の容器又は外部の被包に記載すべき事項】
注意
1. 次の人は服用しないこと
　　生後3ヵ月未満の乳児。
　　　〔生後3ヵ月未満の用法がある製剤に記載すること。〕
2. 授乳中の人は本剤を服用しないか，本剤を服用する場合は授乳を避けること
　　　〔大黄を含有する製剤に記載すること。〕
3. 次の人は服用前に医師，薬剤師又は登録販売者に相談すること
　(1) 医師の治療を受けている人。
　(2) 妊婦又は妊娠していると思われる人。
　(3) 体の虚弱な人（体力の衰えている人，体の弱い人）。
　(4) 胃腸が弱く下痢しやすい人。
　　　〔大黄を含有する製剤に記載すること。〕
　(5) 高齢者。
　　　〔1日最大配合量が甘草として1g以上（エキス剤については原生薬に換算して1g以上）含有する製剤に記載すること。〕
　(6) 次の症状のある人。
　　　むくみ
　　　〔1日最大配合量が甘草として1g以上（エキス剤については原生薬に換算して1g以上）含有する製剤に記載すること。〕
　(7) 次の診断を受けた人。
　　　高血圧，心臓病，腎臓病
　　　〔1日最大配合量が甘草として1g以上（エキス剤については原生薬に換算して1g以上）含有する製剤に記載すること。〕
　(8) 次の医薬品を服用している人。
　　　瀉下薬（下剤）
　　　〔大黄を含有する製剤に記載すること。〕
3′. 服用が適さない場合があるので，服用前に医師，薬剤師又は登録販売者に相談すること
　　　〔3.の項目の記載に際し，十分な記載スペースがない場合には3′.を記載すること。〕
4. 服用に際しては，説明文書をよく読むこと
5. 直射日光の当たらない（湿気の少ない）涼しい所に（密栓して）保管すること
　　　〔（　）内は必要とする場合に記載すること。〕

加味四物湯（カミシモツトウ）

〔基準〕

(平成23年4月15日 厚生労働省医薬食品局審査管理課長通知による)

1. 成分・分量

　当帰2.5～3，川芎2～3，芍薬2～3，地黄3～8，蒼朮3（白朮2.5も可），麦門冬2.5～5，人参1.5～2.5，牛膝1～2.5，黄柏1.5～2.5，五味子1～1.5，黄連1.5，知母1～1.5，杜仲1.5～2

2. 用法・用量

　湯

3. 効能・効果

　体力虚弱で，血色がすぐれないものの次の諸症：下肢の筋力低下，神経痛，関節の腫れや痛み

〔使用上の注意〕

(平成25年3月27日　厚生労働省医薬食品局安全対策課長・審査管理課長通知による)

【添付文書等に記載すべき事項】

『してはいけないこと』

（守らないと現在の症状が悪化したり，副作用が起こりやすくなる）

次の人は服用しないこと

　生後3ヵ月未満の乳児。

　〔生後3ヵ月未満の用法がある製剤に記載すること。〕

『相談すること』

1. 次の人は服用前に医師，薬剤師又は登録販売者に相談すること
   (1) 医師の治療を受けている人。
   (2) 妊婦又は妊娠していると思われる人。
   (3) 体の虚弱な人（体力の衰えている人，体の弱い人）。
   (4) 胃腸の弱い人。
   (5) 下痢しやすい人。
   (6) 今までに薬などにより発疹・発赤，かゆみ等を起こしたことがある人。

2. 服用後，次の症状があらわれた場合は副作用の可能性があるので，直ちに服用を中止し，この文書を持って医師，薬剤師又は登録販売者に相談すること

関係部位	症　状
皮　膚	発疹・発赤，かゆみ
消化器	吐き気，食欲不振，胃部不快感，腹痛

3. 服用後，次の症状があらわれることがあるので，このような症状の持続又は増強が見られた場合には，服用を中止し，この文書を持って医師，薬剤師又は登録販売者に相談すること

　下痢

4. 1ヵ月位服用しても症状がよくならない場合は服用を中止し，この文書を持って医師，薬剤師又は登録販売者に相談すること

〔用法及び用量に関連する注意として，用法及び用量の項目に続けて以下を記載すること。〕

(1) 小児に服用させる場合には，保護者の指導監督のもとに服用させること。

　〔小児の用法及び用量がある場合に記載すること。〕

(2) 〔小児の用法がある場合，剤形により，次に該当する場合には，そのいずれかを記載すること。〕

　1) 3歳以上の幼児に服用させる場合には，薬剤がのどにつかえることのないよう，よく注意すること。

　〔5歳未満の幼児の用法がある錠剤・丸剤の場合に記載すること。〕

　2) 幼児に服用させる場合には，薬剤がのどにつかえることのないよう，よく注意すること。

　〔3歳未満の用法及び用量を有する丸剤の場合に記載すること。〕

　3) 1歳未満の乳児には，医師の診療を受けさせることを優先し，やむを得ない場合にのみ服用させること。

　〔カプセル剤及び錠剤・丸剤以外の製剤の場合に記載すること。なお，生後3ヵ月未満の用法がある製剤の場合，「生後3ヵ月未満の乳児」を『してはいけないこと』に記載し，用法及び用量欄には記載しないこと。〕

保管及び取扱い上の注意

(1) 直射日光の当たらない（湿気の少ない）涼しい所に（密栓して）保管すること。

　〔（　）内は必要とする場合に記載すること。〕

(2) 小児の手の届かない所に保管すること。

(3) 他の容器に入れ替えないこと。（誤用の原因になったり品質が変わる。）

　〔容器等の個々に至適表示がなされていて，誤用のおそれのない場合には記載しなくてもよい。〕

【外部の容器又は外部の被包に記載すべき事項】

注意

1. 次の人は服用しないこと

　生後3ヵ月未満の乳児。

　〔生後3ヵ月未満の用法がある製剤に記載すること。〕

2. 次の人は服用前に医師，薬剤師又は登録販売者に相談すること

   (1) 医師の治療を受けている人。
   (2) 妊婦又は妊娠していると思われる人。
   (3) 体の虚弱な人（体力の衰えている人，体の弱い人）。
   (4) 胃腸の弱い人。
   (5) 下痢しやすい人。
   (6) 今までに薬などにより発疹・発赤，かゆみ等を起こしたことがある人。

2′. 服用が適さない場合があるので，服用前に医師，薬剤師又は登録販売者に相談すること

　〔2.の項目の記載に際し，十分な記載スペースがない場合には2′.を記載すること。〕

3. 服用に際しては，説明文書をよく読むこと

4. 直射日光の当たらない（湿気の少ない）涼しい所に（密栓して）保管すること

　〔（　）内は必要とする場合に記載すること。〕

加味逍遙散

〔基準〕

（平成20年9月30日 厚生労働省医薬食品局審査管理課長通知による）

1. 成分・分量
   当帰3，芍薬3，白朮3（蒼朮も可），茯苓3，柴胡3，牡丹皮2，山梔子2，甘草1.5～2，生姜1，薄荷葉1
2. 用法・用量
   湯
3. 効能・効果
   体力中等度以下で，のぼせ感があり，肩がこり，疲れやすく，精神不安やいらだちなどの精神神経症状，ときに便秘の傾向のあるものの次の諸症：冷え症，虚弱体質，月経不順，月経困難，更年期障害，血の道症[注]，不眠症

《備考》
注）血の道症とは，月経，妊娠，出産，産後，更年期など女性のホルモンの変動に伴って現れる精神不安やいらだちなどの精神神経症状および身体症状のことである。
〔注〕表記については，効能・効果欄に記載するのではなく，〈効能・効果に関連する注意〉として記載する。〕

〔使用上の注意〕

（平成25年8月6日 厚生労働省医薬食品局安全対策課長通知による）
【添付文書等に記載すべき事項】
『してはいけないこと』
（守らないと現在の症状が悪化したり，副作用が起こりやすくなる）
　次の人は服用しないこと
　　生後3ヵ月未満の乳児。
　　〔生後3ヵ月未満の用法がある製剤に記載すること。〕
『相談すること』
1. 次の人は服用前に医師，薬剤師又は登録販売者に相談すること
   (1) 医師の治療を受けている人。
   (2) 妊婦又は妊娠していると思われる人。
   (3) 胃腸の弱い人。
   (4) 高齢者。
       〔1日最大配合量が甘草として1g以上（エキス剤については原生薬に換算して1g以上）含有する製剤に記載すること。〕
   (5) 今までに薬などにより発疹・発赤，かゆみ等を起こしたことがある人。
   (6) 次の症状のある人。
       むくみ
       〔1日最大配合量が甘草として1g以上（エキス剤については原生薬に換算して1g以上）含有する製剤に記載すること。〕
   (7) 次の診断を受けた人。
       高血圧，心臓病，腎臓病
       〔1日最大配合量が甘草として1g以上（エキス剤については原生薬に換算して1g以上）含有する製剤に記載すること。〕
2. 服用後，次の症状があらわれた場合は副作用の可能性があるので，直ちに服用を中止し，この文書を持って医師，薬剤師又は登録販売者に相談すること

関係部位	症状
皮膚	発疹・発赤，かゆみ
消化器	吐き気・嘔吐，食欲不振，胃部不快感

まれに下記の重篤な症状が起こることがある。その場合は直ちに医師の診療を受けること。

症状の名称	症状
偽アルドステロン症，ミオパチー[1]	手足のだるさ，しびれ，つっぱり感やこわばりに加えて，脱力感，筋肉痛があらわれ，徐々に強くなる。
肝機能障害	発熱，かゆみ，発疹，黄疸（皮膚や白目が黄色くなる），褐色尿，全身のだるさ，食欲不振等があらわれる。
腸間膜静脈硬化症	長期服用により，腹痛，下痢，便秘，腹部膨満等が繰り返しあらわれる。

〔[1]は，1日最大配合量が甘草として1g以上（エキス剤については原生薬に換算して1g以上）含有する製剤に記載すること。〕

3. 服用後，次の症状があらわれることがあるので，このような症状の持続又は増強が見られた場合には，服用を中止し，この文書を持って医師，薬剤師又は登録販売者に相談すること
   下痢
4. 1ヵ月位服用しても症状がよくならない場合は服用を中止し，この文書を持って医師，薬剤師又は登録販売者に相談すること
5. 長期連用する場合には，医師，薬剤師又は登録販売者に相談すること
   〔1日最大配合量が甘草として1g以上（エキス剤については原生薬に換算して1g以上）含有する製剤に記載すること。〕

〔効能又は効果に関連する注意として，効能又は効果の項目に続けて以下を記載すること。〕
　血の道症とは，月経，妊娠，出産，産後，更年期など女性のホルモンの変動に伴って現れる精神不安やいらだちなどの精神神経症状および身体症状のことである。

〔用法及び用量に関連する注意として，用法及び用量の項目に続けて以下を記載すること。〕
(1) 小児に服用させる場合には，保護者の指導監督のもとに服用させること。
　〔小児の用法及び用量がある場合に記載すること。〕
(2) 〔小児の用法がある場合，剤形により，次に該当する場合には，そのいずれかを記載すること。〕
　1) 3歳以上の幼児に服用させる場合には，薬剤がのどにつかえることのないよう，よく注意すること。
　　〔5歳未満の幼児の用法がある錠剤・丸剤の場合に記載すること。〕
　2) 幼児に服用させる場合には，薬剤がのどにつかえることのないよう，よく注意すること。
　　〔3歳未満の用法及び用量を有する丸剤の場合に記載すること。〕
　3) 1歳未満の乳児には，医師の診療を受けさせることを優先し，やむを得ない場合にのみ服用させること。
　　〔カプセル剤及び錠剤・丸剤以外の製剤の場合に記載すること。なお，生後3ヵ月未満の用法がある製剤の場合，「生後3ヵ月未満の乳児」を『してはいけないこと』に記載し，用法及び用量欄には記載しないこと。〕

保管及び取扱い上の注意
(1) 直射日光の当たらない（湿気の少ない）涼しい所に（密栓して）保管すること。
　〔( )内は必要とする場合に記載すること。〕
(2) 小児の手の届かない所に保管すること。
(3) 他の容器に入れ替えないこと。（誤用の原因になったり品質が変わる。）
　〔容器等の個々に至適表示がなされていて，誤用のおそれのない場合には記載しなくてもよい。〕

【外部の容器又は外部の被包に記載すべき事項】

注意

1. 次の人は服用しないこと
   生後3ヵ月未満の乳児。
   〔生後3ヵ月未満の用法がある製剤に記載すること。〕
2. 次の人は服用前に医師，薬剤師又は登録販売者に相談すること
   (1) 医師の治療を受けている人。
   (2) 妊婦又は妊娠していると思われる人。
   (3) 胃腸の弱い人。
   (4) 高齢者。
      〔1日最大配合量が甘草として1g以上（エキス剤については原生薬に換算して1g以上）含有する製剤に記載すること。〕
   (5) 今までに薬などにより発疹・発赤，かゆみ等を起こしたことがある人。
   (6) 次の症状のある人。
      むくみ
      〔1日最大配合量が甘草として1g以上（エキス剤については原生薬に換算して1g以上）含有する製剤に記載すること。〕
   (7) 次の診断を受けた人。
      高血圧，心臓病，腎臓病
      〔1日最大配合量が甘草として1g以上（エキス剤については原生薬に換算して1g以上）含有する製剤に記載すること。〕
2′. 服用が適さない場合があるので，服用前に医師，薬剤師又は登録販売者に相談すること
   〔2.の項目の記載に際し，十分な記載スペースがない場合には2′.を記載すること。〕
3. 服用に際しては，説明文書をよく読むこと
4. 直射日光の当たらない（湿気の少ない）涼しい所に（密栓して）保管すること
   〔（ ）内は必要とする場合に記載すること。〕
〔効能又は効果に関連する注意として，効能又は効果の項目に続けて以下を記載すること。〕
   血の道症とは，月経，妊娠，出産，産後，更年期など女性のホルモンの変動に伴って現れる精神不安やいらだちなどの精神神経症状および身体症状のことである。

JPS加味逍遙散料エキス錠N㊀　ジェーピーエス製薬㈱
区分 第2類
組成 錠（淡黄褐〜黄褐）：12錠中　加味逍遙散料エキス（3／5量）2.28g（トウキ・シャクヤク・ソウジュツ・ブクリョウ・サイコ各1.8g，ボタンピ・サンシシ・カンゾウ各1.2g，ショウキョウ・ハッカ各0.6g）
添加 無水ケイ酸，ケイ酸アルミニウム，カルメロースカルシウム（CMC-Ca），ステアリン酸マグネシウム，乳糖
適応 体力中等度以下で，のぼせ感があり，肩がこり，疲れやすく，精神不安やいらだちなどの精神神経症状，ときに便秘の傾向のあるものの次の諸症：冷え症，虚弱体質，月経不順，月経困難，更年期障害，血の道症，不眠症
用法 1回15才以上4錠，14〜7才3錠，6〜5才2錠，1日3回食前又は食間。5才未満は服用しない
包装 260錠

JPS漢方顆粒-7号㊀　ジェーピーエス製薬㈱
区分 第2類
組成 顆（淡黄褐）：3包（6g）中　加味逍遙散エキス（4／5量）3.04g（トウキ・シャクヤク・ソウジュツ・ブクリョウ・サイコ各2.4g，ボタンピ・サンシシ・カンゾウ各1.6g，ショウキョウ・ハッカ各0.8g）
添加 ステアリン酸マグネシウム，ショ糖脂肪酸エステル，乳糖水和物
適応 体力中等度以下で，のぼせ感があり，肩がこり，疲れやすく，精神不安やいらだちなどの精神神経症状，ときに便秘の傾向のあるものの次の諸症：冷え症，虚弱体質，月経不順，月経困難，更年期障害，血の道症，不眠症
用法 1回15才以上1包，14〜7才⅔，6〜4才½，3〜2才⅓，2才未満¼，1日3回食前又は食間。1才未満には，医師の診療を受けさせることを優先し，止むを得ない場合にだけ服用させる。3ヵ月未満は服用しない
包装 180包

ウチダの加味逍遙散㊀　㈱ウチダ和漢薬
区分 第2類
組成 散：22.5g中　トウキ3g，シャクヤク3g，ビャクジュツ3g，ブクリョウ3g，サイコ3g，カンゾウ1.5g，ボタンピ2g，サンシシ2g，ショウキョウ1g，ハッカ1g
適応 虚弱体質で疲労しやすく，頭痛，頭重感，のぼせ，めまい，動悸，肩こり，また背部に寒感や蒸熱感や冷汗があるもので，微熱，食欲不振，月経不順などを伴うもの：更年期障害，月経不順，帯下
用法 15才以上1回2g1日3回食前1時間又は食間空腹時。15才未満は服用しない
包装 100g×5

ウチダの加味逍遙散料㊀　㈱ウチダ和漢薬
区分 第2類
組成 煎：1袋（23g）中　トウキ3g，シャクヤク3g，ビャクジュツ3g，ブクリョウ3g，サイコ3g，カンゾウ2g，ボタンピ2g，サンシシ2g，ショウキョウ1g，ハッカ1g
適応 虚弱体質で疲労しやすく，頭痛，頭重感，のぼせ，めまい，動悸，肩こり，神経症状があるもので，微熱，食欲不振，月経不順などを伴うもの：更年期障害，月経不順，帯下，更年期神経症，不眠症
用法 15才以上1日1袋を煎じ2〜3回に分けて食前1時間又は食間空腹時に温服。15才未満は服用しない
包装 30袋

ウチダの加味逍遙散料エキス散㊀　㈱ウチダ和漢薬
区分 第2類
組成 細：6g中　加味逍遙散料エキス2.6g（トウキ・シャクヤク・ビャクジュツ・ブクリョウ・サイコ各1.5g，ボタンピ・サンシシ・カンゾウ各1g，ショウキョウ・ハッカ各0.5g）
添加 乳糖水和物，バレイショデンプン，メタケイ酸アルミン酸マグネシウム
適応 体力中等度以下で，のぼせ感があり，肩がこり，疲れやすく，精神不安やいらだちなどの精神神経症状，ときに便秘の傾向のあるものの次の諸症：冷え症，虚弱体質，月経不順，月経困難，更年期障害，血の道症，不眠症
用法 1回15才以上2g，14〜7才⅔，1日3回食前又は食間。7才未満は服用しない
包装 500g

ウチダの明華順心㊀　㈱ウチダ和漢薬
区分 第2類
組成 細：3包（6g）中　加味逍遙散料エキス2.6g（トウキ・シャクヤク・ビャクジュツ・ブクリョウ・サイコ各1.5g，ボタンピ・サンシシ・カンゾウ各1g，ショウキョウ・ハッカ各0.5g）
添加 乳糖水和物，バレイショデンプン，メタケイ酸アルミン酸マグネシウム
適応 体力中等度以下で，のぼせ感があり，肩がこり，疲れやすく，精神不安やいらだちなどの精神神経症状，ときに便秘の傾向のあるものの次の諸症：冷え症，虚弱体質，月経不順，月経困難，更年期障害，血の道症，不眠症
用法 1回15才以上1包，14〜7才⅔，1日3回食前又は食間。7才未満は服用しない
包装 300包

加味逍遙散㊀　㈲杉原達二商店
区分 第2類
組成 散：100g中　シャクヤク12g，ビャクジュツ12g，ブクリョウ12g，サイコ12g，トウキ12g，ボタンピ12g，ショウキョウ4g，ハッカ4g，カンゾウ4g，サンシシ8g，トウヒ8g

加味逍遙散

適応 体質虚弱な婦人で，肩がこり，疲れやすく，精神不安などの精神神経症状，ときに便秘の傾向のある次の諸症：冷え症，虚弱体質，月経不順，月経困難，更年期障害，血の道症
用法 1回2g1日3回食間
包装 200g，400g

加味逍遙散エキス顆粒［東洋］分包㊀ ㈱東洋薬行
区分 第2類
組成（茶褐）：6g(3包)中 加味逍遙散水製エキス4.35g（トウキ・シャクヤク・ビャクジュツ・ブクリョウ・サイコ各3g，ボタンピ・サンシシ・カンゾウ各2g，ショウキョウ・ハッカ各1g）
添加 トウモロコシデンプン
適応 体力中等度以下で，のぼせ感があり，肩がこり，疲れやすく，精神不安やいらだちなどの精神神経症状，ときに便秘の傾向のあるものの次の諸症：冷え症，虚弱体質，月経不順，月経困難，更年期障害，血の道症，不眠症
用法 15才以上1回1包1日3回食前又は食間
包装 90包×2〔Ⓑ12,600(税込み)〕

加味逍遙散エキス〔細粒〕8㊀ 松浦薬業㈱—一心堂漢方㈱，松浦漢方㈱
区分 第2類
組成（細）：3包(6g)又は6g中 加味逍遙散エキス(1/2量)4.6g(乾燥物換算で約2.3gに相当)（トウキ・シャクヤク・ビャクジュツ・ブクリョウ・サイコ各1.5g，ボタンピ・サンシシ・カンゾウ各1g，ショウキョウ・ハッカ各0.5g）
添加 メタケイ酸アルミン酸マグネシウム，ヒプロメロース（ヒドロキシプロピルメチルセルロース），乳糖，トウモロコシデンプン，香料
適応 体力中等度以下で，のぼせ感があり，肩がこり，疲れやすく，精神不安やいらだちなどの精神神経症状，ときに便秘の傾向のあるものの次の諸症：冷え症，虚弱体質，月経不順，月経困難，更年期障害，血の道症，不眠症
用法 15才以上1包又は2g，14〜7才⅔，6〜4才½，3〜2才⅓，2才未満¼，1日3回食前又は食間。1才未満には，医師の診療を受けさせることを優先し，止むを得ない場合にだけ服用させる。3ヵ月未満は服用しない
包装 500g，48包〔Ⓐ4,830(税込み)〕，300包

加味逍遙散エキス細粒G「コタロー」㊀ 小太郎漢方製薬㈱
区分 第2類
組成（褐）：3包(6g)中 加味逍遙散エキス(4/5量)4g（トウキ・シャクヤク・ビャクジュツ・ブクリョウ・サイコ各2.4g，ボタンピ・サンシシ・カンゾウ各1.6g，ショウキョウ・ハッカ各0.8g）
添加 ステアリン酸マグネシウム，トウモロコシデンプン，乳糖水和物，プルラン，メタケイ酸アルミン酸マグネシウム
適応 体力中等度以下で，のぼせ感があり，肩がこり，疲れやすく，精神不安やいらだちなどの精神神経症状，ときに便秘の傾向のあるものの次の諸症：冷え症，虚弱体質，不眠症，更年期障害，月経不順，月経困難，血の道症
用法 1回15才以上1包，14〜7才⅔，6〜4才½，1日3回食前又は食間。4才未満は服用しない
包装 90包

加味逍遙散エキス細粒「分包」三和生薬㊀ 三和生薬㈱—湧永製薬㈱
区分 第2類
組成（黄褐）：3包(6g)中 加味逍遙散エキス(3/5量)2.1g（トウキ・シャクヤク・ビャクジュツ・ブクリョウ・サイコ各1.8g，カンゾウ・ボタンピ・サンシシ各1.2g，ショウキョウ・ハッカ各0.6g）
添加 乳糖，トウモロコシデンプン
適応 体力中等度以下で，のぼせ感があり，肩がこり，疲れやすく，精神不安やいらだちなどの精神神経症状，ときに便秘の傾向のあるものの次の諸症：冷え症，虚弱体質，月経不順，月経困難，更年期障害，血の道症
用法 15才以上1回1包1日3回食前又は食間。15才未満は服用しない
包装 三和生薬㈱販売：30包〔Ⓐ2,415(税込み)〕，90包〔Ⓐ6,615(税込み)〕。湧永製薬㈱販売：45包

加味逍遙散エキス散〔勝昌〕㊀ ㈱東洋薬行
区分 第2類
組成（散）：4.5g中 加味逍遙散水製エキス3g（トウキ・シャクヤク・サイコ・ビャクジュツ・ブクリョウ各3g，ハッカ・ショウキョウ各1g，カンゾウ・ボタンピ・サンシシ各2g）
添加 トウモロコシデンプン
適応 体力中等度以下で，のぼせ感があり，肩がこり，疲れやすく，精神不安やいらだちなどの精神神経症状，ときに便秘の傾向のあるものの次の諸症：冷え症，虚弱体質，月経不順，月経困難，更年期障害，血の道症，不眠症
用法 1回1.5g1日3回空腹時
包装 200g〔Ⓑ8,400(税込み)〕，600g〔Ⓑ22,890(税込み)〕

加味逍遙散エキス錠N「コタロー」㊀ 小太郎漢方製薬㈱
区分 第2類
組成（茶）：12錠中 加味逍遙散エキス散(1/2量)3g（トウキ・シャクヤク・ビャクジュツ・ブクリョウ・サイコ各1.5g，ボタンピ・サンシシ・カンゾウ各1g，ショウキョウ・ハッカ各0.5g）
添加 カルメロースカルシウム(CMC-Ca)，含水二酸化ケイ素，軽質無水ケイ酸，結晶セルロース，ステアリン酸マグネシウム，トウモロコシデンプン，アメ粉
適応 体力中等度以下で，のぼせ感があり，肩がこり，疲れやすく，精神不安やいらだちなどの精神神経症状，ときに便秘の傾向のあるものの次の諸症：更年期障害，月経不順，月経困難，血の道症，不眠症，冷え症，虚弱体質
用法 1回15才以上4錠，14〜7才3錠，6〜5才2錠，1日3回食前又は食間。5才未満は服用しない
包装 168錠

加味逍遙散エキス錠〔大峰〕㊀ 大峰堂薬品工業㈱—伸和製薬㈱，日邦薬品工業㈱
区分 第2類
組成（淡褐）：12錠中 加味逍遙散エキス(1/2量)2380mg（トウキ・シャクヤク・ビャクジュツ・ブクリョウ・サイコ各1.5g，ボタンピ・サンシシ各1g，カンゾウ0.75g，ショウキョウ0.25g，ハッカ0.5g）
添加 ステアリン酸マグネシウム，タルク，クロスカルメロースナトリウム（クロスCMC-Na），メタケイ酸アルミン酸マグネシウム，水酸化アルミナマグネシウム，セルロース，乳糖
適応 体力中等度以下で，のぼせ感があり，肩がこり，疲れやすく，精神不安やいらだちなどの精神神経症状，ときに便秘の傾向のあるものの次の諸症：冷え症，虚弱体質，月経不順，月経困難，更年期障害，血の道症，不眠症
用法 1回15才以上4錠，14〜7才3錠，6〜5才2錠，1日3回食前又は食間。5才未満は服用しない
包装 大峰堂薬品工業㈱販売：240錠〔Ⓐ4,410(税込み)〕。日邦薬品工業㈱販売：240錠

加味逍遙散料エキス顆粒KM㊀ ㈱カーヤ—イチゲン，一元製薬㈱
区分 第2類
組成（褐）：9g中 加味逍遙散料水製乾燥エキス5.5g（サイコ・シャクヤク・ソウジュツ・トウキ・ブクリョウ各3g，カンゾウ・サンシシ・ボタンピ各2g，ショウキョウ・ハッカ各1g）
添加 乳糖，ステアリン酸マグネシウム
適応 体力中等度以下で，のぼせ感があり，肩がこり，疲れやすく，精神不安やいらだちなどの精神神経症状，ときに便秘の傾向のあるものの次の諸症：冷え症，虚弱体質，月経不順，月経困難，更年期障害，血の道症，不眠症
用法 15才以上1回3g1日3回食前又は食間
包装 500g **備考** 製造：天津泰達薬業有限公司(中国)

加味逍遙散料エキス錠クラシエ㊀ クラシエ製薬㈱—クラシエ薬品㈱
区分 第2類
組成（褐）：12錠(4800mg)中 加味逍遙散エキス(1/2量)2380mg（トウキ・シャクヤク・ビャクジュツ・ブクリョウ・サイコ各1.5g，ボタンピ・サンシシ各1g，カンゾウ0.75g，ハッカ0.5g，ショウキョウ0.25g）
添加 タルク，乳糖，ステアリン酸マグネシウム，クロスカルメロースナトリウム（クロスCMC-Na），メタケイ酸アルミン酸マグネシウム，水酸化アルミナマグネシウム，セルロース

加味逍遙散

適応 体力中等度以下で，のぼせ感があり，肩がこり，疲れやすく，精神不安やいらだちなどの精神神経症状，ときに便秘の傾向のあるものの次の諸症：冷え症，虚弱体質，月経不順，月経困難，更年期障害，血の道症，不眠症
用法 15才以上1回4錠1日3回食前又は食間。15才未満は服用しない
包装 48錠〔Ⓐ1,280(税込み)〕，96錠〔Ⓐ2,480(税込み)〕，180錠〔Ⓐ4,725(税込み)〕

加味逍遙散料「タキザワ」⊖　㈱タキザワ漢方廠
区分 第2類
組成(煎)：2包(23g)中 トウキ3g，シャクヤク3g，ソウジュツ3g，ブクリョウ3g，サイコ3g，ボタンピ2g，サンシシ2g，カンゾウ2g，ショウキョウ1g，ハッカ1g
適応 体力中等度以下で，のぼせ感があり，肩がこり，疲れやすく，精神不安やいらだちなどの精神神経症状，ときに便秘の傾向のあるものの次の諸症：冷え症，虚弱体質，月経不順，月経困難，更年期障害，血の道症，不眠症
用法 15才以上1回1包を煎じ，1日2回朝夕空腹時。15才未満は服用しない
包装 120包〔Ⓐ28,350(税込み)Ⓑ14,175(税込み)〕

カミセーヌN「コタロー」⊖　小太郎漢方製薬㈱
区分 第2類
組成(錠)(茶)：12錠中 加味逍遙散エキス散(1／2量)3g(トウキ・シャクヤク・ビャクジュツ・ブクリョウ・サイコ各1.5g，ボタンピ・サンシシ・カンゾウ各1g，ショウキョウ・ハッカ各0.5g)
添加 カルメロースカルシウム(CMC-Ca)，含水二酸化ケイ素，軽質無水ケイ酸，結晶セルロース，ステアリン酸マグネシウム，トウモロコシデンプン，アメ粉
適応 体力中等度以下で，のぼせ感があり，肩がこり，疲れやすく，精神不安やいらだちなどの精神神経症状，ときに便秘の傾向のあるものの次の諸症：更年期障害，月経不順，月経困難，血の道症，不眠症，冷え症，虚弱体質
用法 1回15才以上4錠，14〜7才3錠，6〜5才2錠，1日3回食前又は食間。5才未満は服用しない
包装 180錠，540錠

「クラシエ」漢方加味逍遙散料エキス顆粒⊖　クラシエ製薬㈱-クラシエ薬品㈱
区分 第2類
組成(顆)(黄褐)：3包(3.6g)中 加味逍遙散エキス(1／2量)2050mg(トウキ・シャクヤク・ビャクジュツ・ブクリョウ・サイコ各1.5g，ボタンピ・サンシシ各1g，カンゾウ0.75g，ハッカ0.5g，ショウキョウ0.25g)
添加 ヒドロキシプロピルセルロース，乳糖
適応 体力中等度以下で，のぼせ感があり，肩がこり，疲れやすく，精神不安やいらだちなどの精神神経症状，ときに便秘の傾向のあるものの次の諸症：冷え症，虚弱体質，月経不順，月経困難，更年期障害，血の道症，不眠症
用法 15才以上1回1包1日3回食前又は食間。15才未満は服用しない
包装 24包〔Ⓐ2,480(税込み)〕，45包〔Ⓐ4,725(税込み)〕

「クラシエ」漢方加味逍遙散料エキス顆粒S⊖　クラシエ製薬㈱-クラシエ薬品㈱
区分 第2類
組成(顆)(黄褐)：3包(5.4g)中 加味逍遙散エキス(3／4量)3075mg(トウキ・シャクヤク・ビャクジュツ・ブクリョウ・サイコ各2.25g，ボタンピ・サンシシ各1.5g，カンゾウ1.125g，ハッカ0.75g，ショウキョウ0.375g)
添加 ヒドロキシプロピルセルロース，乳糖
適応 体力中等度以下で，のぼせ感があり，肩がこり，疲れやすく，精神不安やいらだちなどの精神神経症状，ときに便秘の傾向のあるものの次の諸症：冷え症，虚弱体質，月経不順，月経困難，更年期障害，血の道症，不眠症
用法 1回15才以上1包，14〜7才⅔，6〜4才½，3〜2才⅓，2才未満¼，1日3回食前又は食間。1才未満には，医師の診療を受けさせることを優先し，止むを得ない場合にだけ服用させる。3ヵ月未満は服用しない
包装 90包

サン・コーミン⊖　大杉製薬㈱
区分 第2類
組成(茶褐)：3包(7.5g)中 加味逍遙散エキス3.8g(トウキ・シャクヤク・ビャクジュツ・ブクリョウ・サイコ各3g，ボタンピ・サンシシ各2g，カンゾウ1.5g，ショウキョウ0.5g，ハッカ1g)
添加 乳糖，トウモロコシデンプン，ステアリン酸マグネシウム
適応 体力中等度以下で，のぼせ感があり，肩がこり，疲れやすく，精神不安やいらだちなどの精神神経症状，ときに便秘の傾向のあるものの次の諸症：冷え症，虚弱体質，月経不順，月経困難，更年期障害，血の道症，不眠症
用法 15才以上1回1包1日3回食前又は食間。15才未満は服用しない
包装 45包〔Ⓐ5,000〕

サンワ加味逍遙散エキス細粒⊖　三和生薬㈱
区分 第2類
組成(細)：6g中 加味逍遙散水製エキス(3／5量)2.1g(トウキ・シャクヤク・ビャクジュツ・ブクリョウ・サイコ各1.8g，カンゾウ・ボタンピ・サンシシ各1.2g，ショウキョウ・ハッカ各0.6g)
添加 乳糖，トウモロコシデンプン
適応 体力中等度以下で，のぼせ感があり，肩がこり，疲れやすく，精神不安やいらだちなどの精神神経症状，ときに便秘の傾向のあるものの次の諸症：冷え症，虚弱体質，月経不順，月経困難，更年期障害，血の道症，不眠症
用法 15才以上1回2g1日3回食前又は食間。15才未満は服用しない
包装 500g

サンワ加味逍遙散エキス細粒「分包」⊖　三和生薬㈱
区分 第2類
組成(細)：3包(6g)中 加味逍遙散水製エキス2.1g(トウキ・シャクヤク・ビャクジュツ・ブクリョウ・サイコ各1.8g，カンゾウ・ボタンピ・サンシシ各1.2g，ショウキョウ・ハッカ各0.6g)
添加 乳糖，トウモロコシデンプン
適応 体質虚弱な婦人で，肩がこり，疲れやすく，精神不安などの精神神経症状，ときに便秘の傾向のある次の諸症：冷え症，虚弱体質，月経不順，月経困難，更年期障害，血の道症
用法 15才以上1回1包1日3回食前又は食間。15才未満は服用しない

サンワ加味逍遙散エキス錠⊖　三和生薬㈱
区分 第2類
組成(錠)：18錠中 加味逍遙散エキス(3／5量)2.1g(トウキ・シャクヤク・ビャクジュツ・ブクリョウ・サイコ各1.8g，カンゾウ・ボタンピ・サンシシ各1.2g，ショウキョウ・ハッカ各0.6g)
添加 乳糖，トウモロコシデンプン，メタケイ酸アルミン酸マグネシウム，ステアリン酸カルシウム，カルメロースカルシウム(CMC-Ca)，セルロース
適応 体力中等度以下で，のぼせ感があり，肩がこり，疲れやすく，精神不安やいらだちなどの精神神経症状，ときに便秘の傾向のあるものの次の諸症：冷え症，虚弱体質，月経不順，月経困難，更年期障害，血の道症，不眠症
用法 15才以上1回6錠1日3回食前又は食間。15才未満は服用しない
包装 270錠〔Ⓐ3,255(税込み)〕

錠剤加味逍遙散⊖　一元製薬㈱-㈱イチゲン
区分 第2類
組成(錠)(褐)：100錠中 トウキ末3.4g，ソウジュツ末3.4g，シャクヤク末3.4g，ブクリョウ末3.4g，カンゾウ末2.2g，ボタンピ末2.2g，サンシシ末2.2g，ショウキョウ末0.4g，サイコ末3.4g，ハッカ末1g
適応 体力中等度以下で，のぼせ感があり，肩がこり，疲れやすく，精神不安やいらだちなどの精神神経症状，ときに便秘の傾向のあるものの次の諸症：冷え症，虚弱体質，月経不順，月経困難，更年期障害，血の道症，不眠症
用法 成人1回6〜8錠1日3回食前1時間。温湯で服用
包装 350錠〔Ⓐ4,500Ⓑ2,250〕，1000錠〔Ⓐ11,000Ⓑ5,500〕，2000錠〔Ⓐ20,000Ⓑ10,000〕

神農加味逍遙散料エキス錠⊖　神農製薬㈱
区分 第2類
組成(錠)(淡黄褐〜黄褐)：12錠中 加味逍遙散エキス(3／5量)2.28g(トウキ・シャクヤク・ソウジュツ・ブクリョウ・サイコ各1.8g，

加味逍遙散

ボタンピ・サンシシ・カンゾウ各1.2g，ショウキョウ・ハッカ各0.6g）
添加 無水ケイ酸，ケイ酸アルミニウム，カルメロースカルシウム（CMC-Ca），ステアリン酸マグネシウム，乳糖水和物
適応 体力中等度以下で，のぼせ感があり，肩がこり，疲れやすく，精神不安やいらだちなどの精神神経症状，ときに便秘の傾向のあるものの次の諸症：冷え症，虚弱体質，月経不順，月経困難，更年期障害，血の道症，不眠症
用法 15才以上1回4錠1日3回食前又は食間。15才未満は服用しない
包装 180錠

清心（エキス顆粒） ㈱建林松鶴堂
区分 第2類
組成顆（淡褐）：3包(6g)中 加味逍遙散エキス（1/2量）2g（トウキ・シャクヤク・ビャクジュツ・ブクリョウ・サイコ各1.5g，ボタンピ・サンシシ各1g，カンゾウ0.75g，ショウキョウ・ハッカ各0.5g）
添加 乳糖，バレイショデンプン
適応 体力中等度以下で，のぼせ感があり，肩がこり，疲れやすく，精神不安やいらだちなどの精神神経症状，ときに便秘の傾向のあるものの次の諸症：冷え症，虚弱体質，月経不順，月経困難，更年期障害，血の道症，不眠症
用法 1回成人1包，14～7才2/3，6～4才1/2，3～2才1/3，2才未満1/4，1日3回食間。1才未満には，医師の診療を受けさせることを優先し，止むを得ない場合にだけ服用させる。3ヵ月未満は服用しない
包装 22包〔Ⓐ1,980（税込み）〕，90包〔Ⓐ7,140（税込み）〕

ツムラ漢方加味逍遙散エキス顆粒 ㈱ツムラ
区分 第2類
組成顆（黄褐）：2包(3.75g)中 加味逍遙散エキス（1/2量）2g（サイコ・シャクヤク・ソウジュツ・トウキ・ブクリョウ各1.5g，サンシシ・ボタンピ各1g，カンゾウ0.75g，ショウキョウ・ハッカ各0.5g）
添加 ステアリン酸マグネシウム，乳糖水和物
適応 体力中等度以下で，のぼせ感があり，肩がこり，疲れやすく，精神不安やいらだちなどの精神神経症状，ときに便秘の傾向のあるものの次の諸症：冷え症，虚弱体質，月経不順，月経困難，更年期障害，血の道症，不眠症
用法 1回15才以上1包，14～7才2/3，6～4才1/2，3～2才1/3，1日2回食前。2才未満は服用しない
包装 24包〔Ⓐ3,675（税込み）〕，64包〔Ⓐ9,450（税込み）〕

ツムラ漢方加味逍遙散エキス錠A ㈱ツムラ
区分 第2類
組成錠（淡黄褐）：9錠中 加味逍遙散エキス（1/2量）2g（サイコ・シャクヤク・ソウジュツ・トウキ・ブクリョウ各1.5g，サンシシ・ボタンピ各1g，カンゾウ0.75g，ショウキョウ・ハッカ各0.5g）
添加 カルメロース（CMC），軽質無水ケイ酸，ステアリン酸マグネシウム，炭酸水素ナトリウム
適応 体力中等度以下で，のぼせ感があり，肩がこり，疲れやすく，精神不安やいらだちなどの精神神経症状，ときに便秘の傾向のあるものの次の諸症：冷え症，虚弱体質，月経不順，月経困難，更年期障害，血の道症，不眠症
用法 1回15才以上3錠，14～5才2錠，1日3回食前又は食間。5才未満は服用しない
包装 90錠〔Ⓐ2,730（税込み）〕

東洋漢方の加味逍遙散料 東洋漢方製薬㈱
区分 第2類
組成煎：1包(22.5g)中 トウキ3g，シャクヤク3g，ビャクジュツ3g，ブクリョウ3g，サイコ3g，ボタンピ2g，サンシシ2g，カンゾウ1.5g，ショウキョウ1g，ハッカ1g
適応 体質虚弱な婦人で，肩がこり，疲れやすく，精神不安などの精神神経症状，ときに便秘の傾向のある次の諸症：冷え症，虚弱体質，月経不順，月経困難，更年期障害，血の道症
用法 15才以上1日1包を煎じ食間3回に分けて服用。15才未満は服用しない
包装 100包〔Ⓑ18,000〕

東洋の加味逍遙散料エキス顆粒 東洋漢方製薬㈱
区分 第2類
組成顆（淡褐）：4.5g中 水製乾燥エキス1.54g（トウキ・シャクヤク・ビャクジュツ・ブクリョウ・サイコ各1.5g，ボタンピ・サンシシ各1g，カンゾウ0.75g，ショウキョウ・ハッカ各0.5g）
添加 乳糖，バレイショデンプン
適応 体質虚弱な婦人で，肩がこり，疲れやすく，精神不安などの精神神経症状，ときに便秘の傾向のある次の諸症：冷え症，虚弱体質，月経不順，月経困難，更年期障害，血の道症
用法 1回15才以上1.5g1日3回食前又は食間。15才未満は服用しない
包装 500g〔Ⓑ9,000〕

東洋の加味逍遙散料エキス顆粒S 東洋漢方製薬㈱-日邦薬品工業㈱
区分 第2類
組成顆：3包(6g)中 水製乾燥エキス2.3g（トウキ・シャクヤク・ビャクジュツ・ブクリョウ・サイコ各1.5g，ボタンピ・サンシシ・カンゾウ各1g，ショウキョウ・ハッカ各0.5g）
添加 乳糖，メタケイ酸アルミン酸マグネシウム，部分アルファー化デンプン，ステアリン酸マグネシウム
適応 体質虚弱な婦人で，肩がこり，疲れやすく，精神不安などの精神神経症状，ときに便秘の傾向のある次の諸症：冷え症，虚弱体質，月経不順，月経困難，更年期障害，血の道症
用法 15才以上1回1包1日3回食前又は食間。15才未満は服用しない
包装 510包〔Ⓑ16,000〕

トチモトの加味逍遙散 ㈱栃本天海堂
区分 第2類
組成煎：1包(23g)中 カンゾウ2g，サンシシ2g，ボタンピ2g，サイコ3g，シャクヤク3g，トウキ3g，ビャクジュツ3g，ブクリョウ3g，ショウキョウ1g，ハッカ1g
適応 体質虚弱な婦人で，肩がこり，疲れやすく，精神不安などの精神神経症状，ときに便秘の傾向のある次の諸症：冷え症，虚弱体質，月経不順，月経困難，更年期障害，血の道症
用法 15才以上1日1包を煎じ食間3回に分服。15才未満は服用しない
包装 10包

ホノミチョウケイ錠 剤盛堂薬品㈱
区分 第2類
組成錠（淡褐）：18錠(3.6g)中 加味逍遙散エキス（1/2量）1.5g（カンゾウ・サンシシ・ボタンピ各1g，サイコ・シャクヤク・トウキ・ビャクジュツ・ブクリョウ各1.5g，ショウキョウ・ハッカ各0.5g）
添加 カルメロースカルシウム（CMC-Ca），結晶セルロース，ステアリン酸マグネシウム，トウモロコシデンプン，乳糖，メタケイ酸アルミン酸マグネシウム
適応 体力中等度以下で，のぼせ感があり，肩がこり，疲れやすく，精神不安やいらだちなどの精神神経症状，ときに便秘の傾向のあるものの次の諸症：冷え症，虚弱体質，月経不順，月経困難，更年期障害，血の道症，不眠症
用法 1回15才以上6錠，14～7才4錠，6～5才3錠，1日3回食間。5才未満は服用しない

ホノミチョウケイ粒 剤盛堂薬品㈱
区分 第2類
組成顆（淡褐）：4.5g又は3包中 加味逍遙散エキス（1/2量）1.5g（カンゾウ・サンシシ・ボタンピ各1g，サイコ・シャクヤク・トウキ・ビャクジュツ・ブクリョウ各1.5g，ショウキョウ・ハッカ各0.5g）
添加 カルメロースカルシウム（CMC-Ca），結晶セルロース，ステアリン酸マグネシウム，トウモロコシデンプン，メタケイ酸アルミン酸マグネシウム
適応 体力中等度以下で，のぼせ感があり，肩がこり，疲れやすく，精神不安やいらだちなどの精神神経症状，ときに便秘の傾向のあるものの次の諸症：冷え症，虚弱体質，月経不順，月経困難，更年期障害，血の道症，不眠症
用法 1回15才以上1.5g又は1包，14～7才2/3，6～4才1/2，3～2才1/3，2才未満1/4，1日3回食間。1才未満には，医師の診療を受けさせ

ることを優先し，止むを得ない場合にだけ服用させる．3ヵ月未満は服用しない

ホリエの加味逍遙散料㊀　堀江生薬㈱
区分 第2類
組成 煎：1袋(22.5g)中 トウキ3g，シャクヤク3g，ソウジュツ3g，ブクリョウ3g，サイコ3g，ボタンピ2g，サンシシ2g，カンゾウ1.5g，ショウキョウ1g，ハッカ1g
適応 体質虚弱な婦人で，肩がこり，疲れやすく，精神不安などの精神神経症状，ときに便秘の傾向のある次の諸症：冷え性，虚弱体質，月経不順，月経困難，更年期障害，血の道症
用法 成人1日1袋を煎じ食間3回に分服．15才未満は服用しない
包装 10袋，30袋

療方調律顆粒㊀　クラシエ製薬㈱-クラシエ薬品㈱
区分 第2類
組成 顆：3包(5.4g)中 加味逍遙散エキス(3／4量)3075mg（トウキ・シャクヤク・ビャクジュツ・ブクリョウ・サイコ各2.25g，ボタンピ・サンシシ各1.5g，カンゾウ1.125g，ハッカ0.75g，ショウキョウ0.375g）
添加 ヒドロキシプロピルセルロース，乳糖
適応 体力中等度以下で，のぼせ感があり，肩がこり，疲れやすく，精神不安やいらだちなどの精神神経症状，ときに便秘の傾向のあるものの次の諸症：冷え症，虚弱体質，月経不順，月経困難，更年期障害，血の道症，不眠症
用法 1回15才以上1包，14～7才2/3，6～4才1/2，3～2才1/3，2才未満1/4，1日3回食前又は食間．1才未満には，医師の診療を受けさせることを優先し，止むを得ない場合にだけ服用させる．3ヵ月未満は服用しない
包装 90包

レディシトルG㊀　ジェーピーエス製薬㈱
区分 第2類
組成 顆（淡黄褐）：3包(6g)中 加味逍遙散エキス(4／5量)3.04g（トウキ・シャクヤク・ソウジュツ・ブクリョウ・サイコ各2.4g，ボタンピ・サンシシ・カンゾウ各1.6g，ショウキョウ・ハッカ各0.8g）
添加 ステアリン酸マグネシウム，ショ糖脂肪酸エステル，乳糖水和物
適応 体力中等度以下で，のぼせ感があり，肩がこり，疲れやすく，精神不安やいらだちなどの精神神経症状，ときに便秘の傾向のあるものの次の諸症：冷え症，虚弱体質，月経不順，月経困難，更年期障害，血の道症，不眠症
用法 1回15才以上1包，14～7才2/3，6～4才1/2，1日3回食前又は食間．4才未満は服用しない
包装 180包

レディシトルT㊀　ジェーピーエス製薬㈱
区分 第2類
組成 錠（淡黄褐～黄褐）：12錠中 加味逍遙散エキス(3／5量)2.28g（トウキ・シャクヤク・ソウジュツ・ブクリョウ・サイコ各1.8g，ボタンピ・サンシシ・カンゾウ各1.2g，ショウキョウ・ハッカ各0.6g）
添加 無水ケイ酸，ケイ酸アルミニウム，カルメロースカルシウム(CMC-Ca)，ステアリン酸マグネシウム，乳糖水和物
適応 体力中等度以下で，のぼせ感があり，肩がこり，疲れやすく，精神不安やいらだちなどの精神神経症状，ときに便秘の傾向のあるものの次の諸症：冷え症，虚弱体質，月経不順，月経困難，更年期障害，血の道症，不眠症
用法 1回15才以上4錠，14～7才3錠，6～5才2錠，1日3回食前又は食間．5才未満は服用しない
包装 180錠

ワクナガ加味逍遙散料エキス細粒㊀　湧永製薬㈱
区分 第2類
組成 細（淡褐）：3包(3.6g)中 加味逍遙散料乾燥エキス(1／2量)1125mg（トウキ・シャクヤク・ソウジュツ・ブクリョウ・サイコ各1.5g，ボタンピ・サンシシ各1g，カンゾウ0.75g，ショウキョウ・ハッカ各0.5g）
添加 乳糖，ヒドロキシプロピルセルロース，無水ケイ酸，カルメロースカルシウム(CMC-Ca)
適応 体質虚弱な婦人で，肩がこり，疲れやすく，精神不安などの精神神経症状，ときに便秘の傾向のある次の諸症：冷え症，虚弱体質，月経不順，月経困難，更年期障害，血の道症
用法 15才以上1回1包1日3回食前又は食間．15才未満は服用しない
包装 45包〔Ⓐ3,780（税込み）〕

加味逍遙散加川芎地黄（加味逍遙散合四物湯）
（カミショウヨウサンカセンキュウジオウ）
（カミショウヨウサンゴウシモツトウ）

〔基準〕

（平成20年9月30日　厚生労働省医薬食品局審査管理課長通知による）

1. 成分・分量
   当帰3〜4，芍薬3〜4，白朮3（蒼朮も可），茯苓3，柴胡3，川芎3〜4，地黄3〜4，甘草1.5〜2，牡丹皮2，山梔子2，生姜1〜2，薄荷葉1
2. 用法・用量
   湯
3. 効能・効果
   体力中等度以下で，皮膚があれてかさかさし，ときに色つやが悪く，胃腸障害はなく，肩がこり，疲れやすく精神不安やいらだちなどの精神神経症状，ときにかゆみ，便秘の傾向のあるものの次の諸症：湿疹・皮膚炎，しみ，冷え症，虚弱体質，月経不順，月経困難，更年期障害，血の道症[注]

《備考》
注）血の道症とは，月経，妊娠，出産，産後，更年期など女性のホルモンの変動に伴って現れる精神不安やいらだちなどの精神神経症状および身体症状のことである。
【注）表記については，効能・効果欄に記載するのではなく，〈効能・効果に関連する注意〉として記載する。】

〔使用上の注意〕

（平成25年3月27日　厚生労働省医薬食品局安全対策課長・審査管理課長通知による）

【添付文書等に記載すべき事項】
『してはいけないこと』
（守らないと現在の症状が悪化したり，副作用が起こりやすくなる）
　　次の人は服用しないこと
　　　生後3ヵ月未満の乳児。
　　　〔生後3ヵ月未満の用法がある製剤に記載すること。〕

『相談すること』
1. 次の人は服用前に医師，薬剤師又は登録販売者に相談すること
   (1) 医師の治療を受けている人。
   (2) 妊婦又は妊娠していると思われる人。
   (3) 体の虚弱な人（体力の衰えている人，体の弱い人）。
   (4) 胃腸が弱く下痢しやすい人。
   (5) 高齢者。
   　　〔1日最大配合量が甘草として1g以上（エキス剤については原生薬に換算して1g以上）含有する製剤に記載すること。〕
   (6) 今までに薬などにより発疹・発赤，かゆみ等を起こしたことがある人。
   (7) 次の症状のある人。
   　　むくみ
   　　〔1日最大配合量が甘草として1g以上（エキス剤については原生薬に換算して1g以上）含有する製剤に記載すること。〕
   (8) 次の診断を受けた人。
   　　高血圧，心臓病，腎臓病
   　　〔1日最大配合量が甘草として1g以上（エキス剤については原生薬に換算して1g以上）含有する製剤に記載すること。〕
2. 服用後，次の症状があらわれた場合は副作用の可能性があるので，直ちに服用を中止し，この文書を持って医師，薬剤師又は登録販売者に相談すること

関係部位	症　　状
皮　膚	発疹・発赤，かゆみ
消化器	吐き気・嘔吐，食欲不振，胃部不快感，腹痛

まれに下記の重篤な症状が起こることがある。その場合は直ちに医師の診療を受けること。

症状の名称	症　　状
偽アルドステロン症，ミオパチー	手足のだるさ，しびれ，つっぱり感やこわばりに加えて，脱力感，筋肉痛があらわれ，徐々に強くなる。

〔1日最大配合量が甘草として1g以上（エキス剤については原生薬に換算して1g以上）含有する製剤に記載すること。〕

3. 服用後，次の症状があらわれることがあるので，このような症状の持続又は増強が見られた場合には，服用を中止し，この文書を持って医師，薬剤師又は登録販売者に相談すること
   　　下痢
4. 1ヵ月位服用しても症状がよくならない場合は服用を中止し，この文書を持って医師，薬剤師又は登録販売者に相談すること
5. 長期連用する場合には，医師，薬剤師又は登録販売者に相談すること
   　　〔1日最大配合量が甘草として1g以上（エキス剤については原生薬に換算して1g以上）含有する製剤に記載すること。〕

〔効能又は効果に関連する注意として，効能又は効果の項目に続けて以下を記載すること。〕
　　血の道症とは，月経，妊娠，出産，産後，更年期など女性のホルモンの変動に伴って現れる精神不安やいらだちなどの精神神経症状および身体症状のことである。

〔用法及び用量に関連する注意として，用法及び用量の項目に続けて以下を記載すること。〕
(1) 小児に服用させる場合には，保護者の指導監督のもとに服用させること。
　　〔小児の用法及び用量がある場合に記載すること。〕
(2) 〔小児の用法がある場合，剤形により，次に該当する場合には，そのいずれかを記載すること。〕
　1) 3歳以上の幼児に服用させる場合には，薬剤がのどにつかえることのないよう，よく注意すること。
　　　〔5歳未満の幼児の用法がある錠剤・丸剤の場合に記載すること。〕
　2) 幼児に服用させる場合には，薬剤がのどにつかえることのないよう，よく注意すること。
　　　〔3歳未満の用法及び用量を有する丸剤の場合に記載すること。〕
　3) 1歳未満の乳児には，医師の診療を受けさせることを優先し，やむを得ない場合にのみ服用させること。
　　　〔カプセル剤及び錠剤・丸剤以外の製剤の場合に記載すること。なお，生後3ヵ月未満の用法がある製剤の場合，「生後3ヵ月未満の乳児」を『してはいけないこと』に記載し，用法及び用量欄には記載しないこと。〕

保管及び取扱い上の注意
(1) 直射日光の当たらない（湿気の少ない）涼しい所に（密栓して）保管すること。
　　〔（　）内は必要とする場合に記載すること。〕
(2) 小児の手の届かない所に保管すること。
(3) 他の容器に入れ替えないこと。（誤用の原因になったり品質が変わる。）
　　〔容器等の個々に至適表示がなされていて，誤用のおそれのない場合には記載しなくてもよい。〕

【外部の容器又は外部の被包に記載すべき事項】
注意

1. 次の人は服用しないこと
   生後3ヵ月未満の乳児。
   〔生後3ヵ月未満の用法がある製剤に記載すること。〕
2. 次の人は服用前に医師，薬剤師又は登録販売者に相談すること
   (1) 医師の治療を受けている人。
   (2) 妊婦又は妊娠していると思われる人。
   (3) 体の虚弱な人（体力の衰えている人，体の弱い人）。
   (4) 胃腸が弱く下痢しやすい人。
   (5) 高齢者。
       〔1日最大配合量が甘草として1g以上（エキス剤については原生薬に換算して1g以上）含有する製剤に記載すること。〕
   (6) 今までに薬などにより発疹・発赤，かゆみ等を起こしたことがある人。
   (7) 次の症状のある人。
       むくみ
       〔1日最大配合量が甘草として1g以上（エキス剤については原生薬に換算して1g以上）含有する製剤に記載すること。〕
   (8) 次の診断を受けた人。
       高血圧，心臓病，腎臓病
       〔1日最大配合量が甘草として1g以上（エキス剤については原生薬に換算して1g以上）含有する製剤に記載すること。〕
2′. 服用が適さない場合があるので，服用前に医師，薬剤師又は登録販売者に相談すること
    〔2.の項目の記載に際し，十分な記載スペースがない場合には2′.を記載すること。〕
3. 服用に際しては，説明文書をよく読むこと
4. 直射日光の当たらない（湿気の少ない）涼しい所に（密栓して）保管すること
   〔（ ）内は必要とする場合に記載すること。〕
〔効能又は効果に関連する注意として，効能又は効果の項目に続けて以下を記載すること。〕
   血の道症とは，月経，妊娠，出産，産後，更年期など女性のホルモンの変動に伴って現れる精神不安やいらだちなどの精神神経症状および身体症状のことである。

カミセーヌC「コタロー」 ─ 小太郎漢方製薬㈱
区分 第2類
組成 錠（白）：15錠中 水製エキス3g（トウキ・シャクヤク・ビャクジュツ・ブクリョウ・サイコ・センキュウ・ジオウ各1.5g，カンゾウ0.75g，ボタンピ・サンシシ各1g，ショウキョウ・ハッカ各0.5g）
添加 酸化チタン，ステアリン酸マグネシウム，タルク，ヒプロメロース（ヒドロキシプロピルメチルセルロース），アメ粉，メタケイ酸アルミン酸マグネシウム，カルナウバロウ，サラシミツロウ
適応 体力中等度以下で，皮膚があれてかさかさし，ときに色つやが悪く，胃腸障害はなく，肩がこり，疲れやすく精神不安やいらだちなどの精神神経症状，ときにかゆみ，便秘の傾向のあるものの次の諸症：湿疹・皮膚炎，しみ，冷え症，虚弱体質，月経不順，月経困難，更年期障害，血の道症
用法 1回15才以上5錠，14〜7才4錠，6〜5才3錠，1日3回食前又は食間。5才未満は服用しない
包装 180錠，540錠

加味平胃散
カミヘイイサン

〔基準〕

（平成20年9月30日 厚生労働省医薬食品局審査管理課長通知による）
1. 成分・分量
   蒼朮4〜6（白朮も可），陳皮3〜4.5，生姜0.5〜1（ヒネショウガを使用する場合2〜3），神麹2〜3，山査子2〜3，厚朴3〜4.5，甘草1〜2，大棗2〜3，麦芽2〜3（山査子はなくても可）
2. 用法・用量
   湯
3. 効能・効果
   体力中等度で，胃がもたれて食欲がなく，ときに胸やけがあるものの次の諸症：急・慢性胃炎，食欲不振，消化不良，胃腸虚弱，腹部膨満感

〔使用上の注意〕

（平成25年3月27日 厚生労働省医薬食品局安全対策課長・審査管理課長通知による）

【添付文書等に記載すべき事項】
『してはいけないこと』
（守らないと現在の症状が悪化したり，副作用が起こりやすくなる）
次の人は服用しないこと
   生後3ヵ月未満の乳児。
   〔生後3ヵ月未満の用法がある製剤に記載すること。〕
『相談すること』
1. 次の人は服用前に医師，薬剤師又は登録販売者に相談すること
   (1) 医師の治療を受けている人。
   (2) 妊婦又は妊娠していると思われる人。
   (3) 高齢者。
       〔1日最大配合量が甘草として1g以上（エキス剤については原生薬に換算して1g以上）含有する製剤に記載すること。〕
   (4) 今までに薬などにより発疹・発赤，かゆみ等を起こしたことがある人。
   (5) 次の症状のある人。
       むくみ
       〔1日最大配合量が甘草として1g以上（エキス剤については原生薬に換算して1g以上）含有する製剤に記載すること。〕
   (6) 次の診断を受けた人。
       高血圧，心臓病，腎臓病
       〔1日最大配合量が甘草として1g以上（エキス剤については原生薬に換算して1g以上）含有する製剤に記載すること。〕
2. 服用後，次の症状があらわれた場合は副作用の可能性があるので，直ちに服用を中止し，この文書を持って医師，薬剤師又は登録販売者に相談すること

関係部位	症　　状
皮　膚	発疹・発赤，かゆみ

まれに下記の重篤な症状が起こることがある。その場合は直ちに医師の診療を受けること。

症状の名称	症　　状
偽アルドステロン症，ミオパチー	手足のだるさ，しびれ，つっぱり感やこわばりに加えて，脱力感，筋肉痛があらわれ，徐々に強くなる。

一般用漢方製剤

〔1日最大配合量が甘草として1g以上（エキス剤については原生薬に換算して1g以上）含有する製剤に記載すること。〕
3. 1ヵ月位（急性胃炎に服用する場合には5〜6回）服用しても症状がよくならない場合は服用を中止し、この文書を持って医師、薬剤師又は登録販売者に相談すること
4. 長期連用する場合には、医師、薬剤師又は登録販売者に相談すること
〔1日最大配合量が甘草として1g以上（エキス剤については原生薬に換算して1g以上）含有する製剤に記載すること。〕

〔用法及び用量に関連する注意として、用法及び用量の項目に続けて以下を記載すること。〕
(1) 小児に服用させる場合には、保護者の指導監督のもとに服用させること。
〔小児の用法及び用量がある場合に記載すること。〕
(2) 〔小児の用法がある場合、剤形により、次に該当する場合には、そのいずれかを記載すること。〕
　1) 3歳以上の幼児に服用させる場合には、薬剤がのどにつかえることのないよう、よく注意すること。
〔5歳未満の幼児の用法がある錠剤・丸剤の場合に記載すること。〕
　2) 幼児に服用させる場合には、薬剤がのどにつかえることのないよう、よく注意すること。
〔3歳未満の用法及び用量を有する丸剤の場合に記載すること。〕
　3) 1歳未満の乳児には、医師の診療を受けさせることを優先し、やむを得ない場合にのみ服用させること。
〔カプセル剤及び錠剤・丸剤以外の製剤の場合に記載すること。なお、生後3ヵ月未満の用法がある製剤の場合、「生後3ヵ月未満の乳児を」『してはいけないこと』に記載し、用法及び用量欄には記載しないこと。〕

保管及び取扱い上の注意
(1) 直射日光の当たらない（湿気の少ない）涼しい所に（密栓して）保管すること。
〔（　）内は必要とする場合に記載すること。〕
(2) 小児の手の届かない所に保管すること。
(3) 他の容器に入れ替えないこと。（誤用の原因になったり品質が変わる。）
〔容器等の個々に至適表示がなされていて、誤用のおそれのない場合には記載しなくてもよい。〕

【外部の容器又は外部の被包に記載すべき事項】
注意
1. 次の人は服用しないこと
生後3ヵ月未満の乳児。
〔生後3ヵ月未満の用法がある製剤に記載すること。〕
2. 次の人は服用前に医師、薬剤師又は登録販売者に相談すること
(1) 医師の治療を受けている人。
(2) 妊婦又は妊娠していると思われる人。
(3) 高齢者。
〔1日最大配合量が甘草として1g以上（エキス剤については原生薬に換算して1g以上）含有する製剤に記載すること。〕
(4) 今までに薬などにより発疹・発赤、かゆみ等を起こしたことがある人。
(5) 次の症状のある人。
むくみ
〔1日最大配合量が甘草として1g以上（エキス剤については原生薬に換算して1g以上）含有する製剤に記載すること。〕
(6) 次の診断を受けた人。
高血圧、心臓病、腎臓病
〔1日最大配合量が甘草として1g以上（エキス剤については原生薬に換算して1g以上）含有する製剤に記載すること。〕
2′. 服用が適さない場合があるので、服用前に医師、薬剤師又は登録販売者に相談すること
〔2.の項目の記載に際し、十分な記載スペースがない場合には2′.を記載すること。〕
3. 服用に際しては、説明文書をよく読むこと
4. 直射日光の当たらない（湿気の少ない）涼しい所に（密栓して）保管すること
〔（　）内は必要とする場合に記載すること。〕

加味平胃散エキス〔細粒〕67 ⊖　松浦薬業㈱-松浦漢方㈱
区分 第2類
組成 細（淡黄褐～淡褐）：3包(6g)又は6g中 加味平胃散水製エキス4g（ソウジュツ2g、コウボク・チンピ各1.5g、カンゾウ・ショウキョウ各0.5g、タイソウ・シンキク・バクガ・サンザシ各1g）
添加 メタケイ酸アルミン酸マグネシウム、ヒプロメロース（ヒドロキシプロピルメチルセルロース）、乳糖、バレイショデンプン、香料
適応 体力中等度で、胃がもたれて食欲がなく、ときに胸やけがあるものの次の諸症：急・慢性胃炎、食欲不振、消化不良、胃腸虚弱、腹部膨満感
用法 1回15才以上1包又は2g、14〜7才2/3、6〜4才1/2、3〜2才1/3、2才未満1/4、1日3回食前又は食間。1才未満には、医師の診療を受けさせることを優先し、止むを得ない場合にだけ服用させる。3ヵ月未満は服用しない
包装 500g、12包〔Ⓐ1,260(税込み)〕、300包

加味平胃散エキス細粒G「コタロー」 ⊖　小太郎漢方製薬㈱
区分 第2類
組成 細（茶）：3包(6g)中 水製エキス4.1g（ソウジュツ3.2g、コウボク・チンピ各2.4g、カンゾウ・ショウキョウ各0.8g、タイソウ・シンキク・バクガ・サンザシ各1.6g）
添加 含水二酸化ケイ素、ステアリン酸マグネシウム、トウモロコシデンプン、アメ粉
適応 体力中等度で、胃がもたれて食欲がなく、ときに胸やけがあるものの次の諸症：消化不良、腹部膨満感、食欲不振、胃腸虚弱、急・慢性胃炎
用法 1回15才以上1包又は2g、14〜7才2/3、6〜4才1/2、3〜2才1/3、2才未満1/4、1日3回食前又は食間。1才未満には、医師の診療を受けさせることを優先し、止むを得ない場合にだけ服用させる。3ヵ月未満は服用しない
包装 90包

栝楼薤白湯
カロウガイハクトウ

〔基準〕

(平成24年8月30日　厚生労働省医薬食品局審査管理課長通知による)
1. 成分・分量
　　栝楼仁2，薤白10，十薬6，甘草2，桂皮4，防已4
2. 用法・用量
　　湯
3. 効能・効果
　　背部にひびく胸部・みぞおちの痛み，胸部の圧迫感

《備考》
注）体力に関わらず，使用できる。
【注）表記については，効能・効果欄に記載するのではなく，〈効能・効果に関連する注意〉として記載する。】

〔使用上の注意〕

(平成25年3月27日　厚生労働省医薬食品局安全対策課長・審査管理課長通知による)

【添付文書等に記載すべき事項】

『してはいけないこと』
(守らないと現在の症状が悪化したり，副作用が起こりやすくなる)
　次の人は服用しないこと
　　　生後3ヵ月未満の乳児。
　　　〔生後3ヵ月未満の用法がある製剤に記載すること。〕

『相談すること』
1. 次の人は服用前に医師，薬剤師又は登録販売者に相談すること
　(1) 医師の治療を受けている人。
　(2) 妊婦又は妊娠していると思われる人。
　(3) 高齢者。
　　　〔1日最大配合量が甘草として1g以上（エキス剤については原生薬に換算して1g以上）含有する製剤に記載すること。〕
　(4) 今までに薬などにより発疹・発赤，かゆみ等を起こしたことがある人。
　(5) 次の症状のある人。
　　　むくみ
　　　〔1日最大配合量が甘草として1g以上（エキス剤については原生薬に換算して1g以上）含有する製剤に記載すること。〕
　(6) 次の診断を受けた人。
　　　高血圧，心臓病，腎臓病
　　　〔1日最大配合量が甘草として1g以上（エキス剤については原生薬に換算して1g以上）含有する製剤に記載すること。〕
2. 服用後，次の症状があらわれた場合は副作用の可能性があるので，直ちに服用を中止し，この文書を持って医師，薬剤師又は登録販売者に相談すること

関係部位	症状
皮膚	発疹・発赤，かゆみ

まれに下記の重篤な症状が起こることがある。その場合は直ちに医師の診療を受けること。

症状の名称	症状
偽アルドステロン症，ミオパチー	手足のだるさ，しびれ，つっぱり感やこわばりに加えて，脱力感，筋肉痛があらわれ，徐々に強くなる。

〔1日最大配合量が甘草として1g以上（エキス剤については原生薬に換算して1g以上）含有する製剤に記載すること。〕
3. 5～6日間服用しても症状がよくならない場合は服用を中止し，この文書を持って医師，薬剤師又は登録販売者に相談すること
4. 長期連用する場合には，医師，薬剤師又は登録販売者に相談すること
　　　〔1日最大配合量が甘草として1g以上（エキス剤については原生薬に換算して1g以上）含有する製剤に記載すること。〕

〔効能又は効果に関連する注意として，効能又は効果の項目に続けて以下を記載すること。〕
　体力に関わらず，使用できる。

〔用法及び用量に関連する注意として，用法及び用量の項目に続けて以下を記載すること。〕
(1) 小児に服用させる場合には，保護者の指導監督のもとに服用させること。
　　　〔小児の用法及び用量がある場合に記載すること。〕
(2) 〔小児の用法がある場合，剤形により，次に該当する場合には，そのいずれかを記載すること。〕
　1) 3歳以上の幼児に服用させる場合には，薬剤がのどにつかえることのないよう，よく注意すること。
　　　〔5歳未満の幼児の用法がある錠剤・丸剤の場合に記載すること。〕
　2) 幼児に服用させる場合には，薬剤がのどにつかえることのないよう，よく注意すること。
　　　〔3歳未満の用法及び用量を有する丸剤の場合に記載すること。〕
　3) 1歳未満の乳児には，医師の診療を受けさせることを優先し，やむを得ない場合にのみ服用させること。
　　　〔カプセル剤及び錠剤・丸剤以外の製剤の場合に記載すること。なお，生後3ヵ月未満の用法がある製剤の場合，「生後3ヵ月未満の乳児」を『してはいけないこと』に記載し，用法及び用量欄には記載しないこと。〕

保管及び取扱い上の注意
(1) 直射日光の当たらない（湿気の少ない）涼しい所に（密栓して）保管すること。
　　　〔( )内は必要とする場合に記載すること。〕
(2) 小児の手の届かない所に保管すること。
(3) 他の容器に入れ替えないこと。（誤用の原因になったり品質が変わる。）
　　　〔容器等の個々に至適表示がなされていて，誤用のおそれのない場合には記載しなくてもよい。〕

【外部の容器又は外部の被包に記載すべき事項】
注意
1. 次の人は服用しないこと
　　　生後3ヵ月未満の乳児。
　　　〔生後3ヵ月未満の用法がある製剤に記載すること。〕
2. 次の人は服用前に医師，薬剤師又は登録販売者に相談すること
　(1) 医師の治療を受けている人。
　(2) 妊婦又は妊娠していると思われる人。
　(3) 高齢者。
　　　〔1日最大配合量が甘草として1g以上（エキス剤については原生薬に換算して1g以上）含有する製剤に記載すること。〕
　(4) 今までに薬などにより発疹・発赤，かゆみ等を起こしたことがある人。
　(5) 次の症状のある人。
　　　むくみ
　　　〔1日最大配合量が甘草として1g以上（エキス剤については原生薬に換算して1g以上）含有する製剤に記載すること。〕
　(6) 次の診断を受けた人。

高血圧, 心臓病, 腎臓病
〔1日最大配合量が甘草として1g以上（エキス剤については原生薬に換算して1g以上）含有する製剤に記載すること。〕
2′. 服用が適さない場合があるので，服用前に医師，薬剤師又は登録販売者に相談すること
〔2.の項目の記載に際し，十分な記載スペースがない場合には2′.を記載すること。〕
3. 服用に際しては，説明文書をよく読むこと
4. 直射日光の当たらない（湿気の少ない）涼しい所に（密栓して）保管すること
〔（ ）内は必要とする場合に記載すること。〕
〔効能又は効果に関連する注意として，効能又は効果の項目に続けて以下を記載すること。〕
体力に関わらず，使用できる。

栝楼薤白白酒湯
カロウガイハクハクシュトウ

〔基準〕
（平成24年8月30日　厚生労働省医薬食品局審査管理課長通知による）
1. 成分・分量
栝楼実2〜5（栝楼仁も可），薤白4〜9.6，白酒140〜700（日本酒も可）
2. 用法・用量
湯
3. 効能・効果
背部にひびく胸部・みぞおちの痛み，胸部の圧迫感
《備考》
注）体力に関わらず，使用できる。
【注）表記については，効能・効果欄に記載するのではなく，〈効能・効果に関連する注意〉として記載する。】

〔使用上の注意〕
（平成25年3月27日　厚生労働省医薬食品局安全対策課長・審査管理課長通知による）
【添付文書等に記載すべき事項】
『してはいけないこと』
（守らないと現在の症状が悪化したり，副作用・事故[1]が起こりやすくなる）
〔[1]アルコールを含有する製剤に記載すること。〕
1. 次の人は服用しないこと
(1) 生後3ヵ月未満の乳児。
〔生後3ヵ月未満の用法がある製剤に記載すること。〕
(2) 手術や出産直後の人。（血行を促進する作用がある）
〔アルコールを含有する製剤に記載すること。〕
2. 服用後，乗物又は機械類の運転操作や危険な作業はしないこと（アルコール分が含まれているため）
〔アルコールを含有する製剤に記載すること。〕
『相談すること』
1. 次の人は服用前に医師，薬剤師又は登録販売者に相談すること
(1) 医師の治療を受けている人。
(2) 妊婦又は妊娠していると思われる人。
(3) 授乳中の人。
〔アルコールを含有する製剤に記載すること。〕
(4) アルコールに過敏な人。
〔アルコールを含有する製剤に記載すること。〕
2. 5〜6日間服用しても症状がよくならない場合は服用を中止し，この文書を持って医師，薬剤師又は登録販売者に相談すること
〔効能又は効果に関連する注意として，効能又は効果の項目に続けて以下を記載すること。〕
体力に関わらず，使用できる。
〔用法及び用量に関連する注意として，用法及び用量の項目に続けて以下を記載すること。〕
(1) 小児に服用させる場合には，保護者の指導監督のもとに服用させること。
〔小児の用法及び用量がある場合に記載すること。〕
(2) 〔小児の用法がある場合，剤形により，次に該当する場合には，そのいずれかを記載すること。〕
1) 3歳以上の幼児に服用させる場合には，薬剤がのどにつかえることのないよう，よく注意すること。
〔5歳未満の幼児の用法がある錠剤・丸剤の場合に記載すること。〕
2) 幼児に服用させる場合には，薬剤がのどにつかえる

ことのないよう，よく注意すること。
〔3歳未満の用法及び用量を有する丸剤の場合に記載すること。〕
3) 1歳未満の乳児には，医師の診療を受けさせることを優先し，やむを得ない場合にのみ服用させること。
〔カプセル剤及び錠剤・丸剤以外の製剤の場合に記載すること。なお，生後3ヵ月未満の用法がある製剤の場合，「生後3ヵ月未満の乳児」を『してはいけないこと』に記載し，用法及び用量欄には記載しないこと。〕

保管及び取扱い上の注意
(1) 直射日光の当たらない（湿気の少ない）涼しい所に（密栓して）保管すること。
〔( )内は必要とする場合に記載すること。〕
(2) 小児の手の届かない所に保管すること。
(3) 他の容器に入れ替えないこと。（誤用の原因になったり品質が変わる。）
〔容器等の個々に至適表示がなされていて，誤用のおそれのない場合には記載しなくてもよい。〕

【外部の容器又は外部の被包に記載すべき事項】
注意
1. 次の人は服用しないこと
(1) 生後3ヵ月未満の乳児。
〔生後3ヵ月未満の用法がある製剤に記載すること。〕
(2) 手術や出産直後の人。（血行を促進する作用がある）
〔アルコールを含有する製剤に記載すること。〕
2. 服用後，乗物又は機械類の運転操作や危険な作業はしないこと（アルコール分が含まれているため）
〔アルコールを含有する製剤に記載すること。〕
3. 次の人は服用前に医師，薬剤師又は登録販売者に相談すること
(1) 医師の治療を受けている人。
(2) 妊婦又は妊娠していると思われる人。
(3) 授乳中の人。
〔アルコールを含有する製剤に記載すること。〕
(4) アルコールに過敏な人。
〔アルコールを含有する製剤に記載すること。〕
3′. 服用が適さない場合があるので，服用前に医師，薬剤師又は登録販売者に相談すること
〔3.の項目の記載に際し，十分な記載スペースがない場合には3′.を記載すること。〕
4. 服用に際しては，説明文書をよく読むこと
5. 直射日光の当たらない（湿気の少ない）涼しい所に（密栓して）保管すること
〔( )内は必要とする場合に記載すること。〕
〔効能又は効果に関連する注意として，効能又は効果の項目に続けて以下を記載すること。〕
体力に関わらず，使用できる。

乾姜人参半夏丸
カンキョウニンジンハンゲガン

〔基準〕
(平成20年9月30日 厚生労働省医薬食品局審査管理課長通知による)
1. 成分・分量
乾姜3，人参3，半夏6
2. 用法・用量
(1)散：1回1.5〜5g 1日3回 (2)湯：上記量を1日量とする
3. 効能・効果
体力中等度以下で，はきけ・嘔吐が続きみぞおちのつかえを感じるものの次の諸症：つわり，胃炎，胃腸虚弱

〔使用上の注意〕
(平成25年3月27日 厚生労働省医薬食品局安全対策課長・審査管理課長通知による)
【添付文書等に記載すべき事項】
『してはいけないこと』
(守らないと現在の症状が悪化したり，副作用が起こりやすくなる)
次の人は服用しないこと
生後3ヵ月未満の乳児。
〔生後3ヵ月未満の用法がある製剤に記載すること。〕
『相談すること』
1. 次の人は服用前に医師，薬剤師又は登録販売者に相談すること
(1) 医師の治療を受けている人。
(2) 今までに薬などにより発疹・発赤，かゆみ等を起こしたことがある人。
2. 服用後，次の症状があらわれた場合は副作用の可能性があるので，直ちに服用を中止し，この文書を持って医師，薬剤師又は登録販売者に相談すること

関係部位	症　　状
皮　膚	発疹・発赤，かゆみ

3. 1ヵ月位（つわりに服用する場合には1週間位）服用しても症状がよくならない場合は服用を中止し，この文書を持って医師，薬剤師又は登録販売者に相談すること
〔用法及び用量に関連する注意として，用法及び用量の項目に続けて以下を記載すること。〕
(1) 小児に服用させる場合には，保護者の指導監督のもとに服用させること。
〔小児の用法及び用量がある場合に記載すること。〕
(2) 〔小児の用法がある場合，剤形により，次に該当する場合には，そのいずれかを記載すること。〕
1) 3歳以上の幼児に服用させる場合には，薬剤がのどにつかえることのないよう，よく注意すること。
〔5歳未満の幼児の用法がある錠剤・丸剤の場合に記載すること。〕
2) 幼児に服用させる場合には，薬剤がのどにつかえることのないよう，よく注意すること。
〔3歳未満の用法及び用量を有する丸剤の場合に記載すること。〕
3) 1歳未満の乳児には，医師の診療を受けさせることを優先し，やむを得ない場合にのみ服用させること。
〔カプセル剤及び錠剤・丸剤以外の製剤の場合に記載すること。なお，生後3ヵ月未満の用法がある製剤の場合，「生後3ヵ月未満の乳児」を『してはいけないこと』に記載し，用法及び用量欄には記載しないこと。〕

保管及び取扱い上の注意

(1) 直射日光の当たらない（湿気の少ない）涼しい所に（密栓して）保管すること。
　〔（　）内は必要とする場合に記載すること。〕
(2) 小児の手の届かない所に保管すること。
(3) 他の容器に入れ替えないこと。（誤用の原因になったり品質が変わる。）
　〔容器等の個々に至適表示がなされていて、誤用のおそれのない場合には記載しなくてもよい。〕

【外部の容器又は外部の被包に記載すべき事項】
注意
1．次の人は服用しないこと
　生後3ヵ月未満の乳児。
　〔生後3ヵ月未満の用法がある製剤に記載すること。〕
2．次の人は服用前に医師、薬剤師又は登録販売者に相談すること
　(1) 医師の治療を受けている人。
　(2) 今までに薬などにより発疹・発赤、かゆみ等を起こしたことがある人。
2′．服用が適さない場合があるので、服用前に医師、薬剤師又は登録販売者に相談すること
　〔2．の項目の記載に際し、十分な記載スペースがない場合には2′．を記載すること。〕
3．服用に際しては、説明文書をよく読むこと
4．直射日光の当たらない（湿気の少ない）涼しい所に（密栓して）保管すること
　〔（　）内は必要とする場合に記載すること。〕

ウチダの乾姜人参半夏丸㊇　㈱ウチダ和漢薬
区分 第2類
組成 丸：4.5g(60丸)中 生薬末4.411g（カンキョウ・ニンジン各1g、ハンゲ2g）
添加 カルメロースナトリウム（CMC-Na）
適応 体力中等度以下で、吐き気・嘔吐が続きみぞおちのつかえを感じるものの次の諸症：つわり、胃炎、胃腸虚弱
用法 1回15才以上13〜20丸、14〜7才9〜13丸、1日3回食前又は食間。7才未満は服用しない
包装 500g

甘草乾姜湯
カンゾウカンキョウトウ

〔基準〕
（平成23年4月15日　厚生労働省医薬食品局審査管理課長通知による）
1．成分・分量
　甘草4〜8、乾姜2〜4
2．用法・用量
　湯
3．効能・効果
　体力虚弱で、手足が冷え、薄い唾液が口に溜まるものの次の諸症：頻尿、尿もれ、唾液分泌過多、鼻炎、しゃっくり、めまい

〔使用上の注意〕
（平成25年3月27日　厚生労働省医薬食品局安全対策課長・審査管理課長通知による）
【添付文書等に記載すべき事項】
『してはいけないこと』
（守らないと現在の症状が悪化したり、副作用が起こりやすくなる）
　次の人は服用しないこと
　生後3ヵ月未満の乳児。
　〔生後3ヵ月未満の用法がある製剤に記載すること。〕
『相談すること』
1．次の人は服用前に医師、薬剤師又は登録販売者に相談すること
　(1) 医師の治療を受けている人。
　(2) 妊婦又は妊娠していると思われる人。
　(3) 高齢者。
　　〔1日最大配合量が甘草として1g以上（エキス剤については原生薬に換算して1g以上）含有する製剤に記載すること。〕
　(4) 今までに薬などにより発疹・発赤、かゆみ等を起こしたことがある人。
　(5) 次の症状のある人。
　　むくみ
　　〔1日最大配合量が甘草として1g以上（エキス剤については原生薬に換算して1g以上）含有する製剤に記載すること。〕
　(6) 次の診断を受けた人。
　　高血圧、心臓病、腎臓病
　　〔1日最大配合量が甘草として1g以上（エキス剤については原生薬に換算して1g以上）含有する製剤に記載すること。〕
2．服用後、次の症状があらわれた場合は副作用の可能性があるので、直ちに服用を中止し、この文書を持って医師、薬剤師又は登録販売者に相談すること

関係部位	症　状
皮　膚	発疹・発赤、かゆみ

まれに下記の重篤な症状が起こることがある。その場合は直ちに医師の診療を受けること。

症状の名称	症　状
偽アルドステロン症、ミオパチー	手足のだるさ、しびれ、つっぱり感やこわばりに加えて、脱力感、筋肉痛があらわれ、徐々に強くなる。

〔1日最大配合量が甘草として1g以上（エキス剤については原生薬に換算して1g以上）を含有する製剤に記載すること。〕

3. 1ヵ月間位（しゃっくりに服用する場合には5～6回）服用しても症状がよくならない場合は服用を中止し，この文書を持って医師，薬剤師又は登録販売者に相談すること
4. 長期連用する場合には，医師，薬剤師又は登録販売者に相談すること
　　〔1日最大配合量が，甘草として1g以上（エキス剤については原生薬に換算して1g以上）含有する製剤に記載すること。〕
〔用法及び用量に関連する注意として，用法及び用量の項目に続けて以下を記載すること。〕
(1) 小児に服用させる場合には，保護者の指導監督のもとに服用させること。
　　〔小児の用法及び用量がある場合に記載すること。〕
(2) 〔小児の用法がある場合，剤形により，次に該当する場合には，そのいずれかを記載すること。〕
　1) 3歳以上の幼児に服用させる場合には，薬剤がのどにつかえることのないよう，よく注意すること。
　　〔5歳未満の幼児の用法がある錠剤・丸剤の場合に記載すること。〕
　2) 幼児に服用させる場合には，薬剤がのどにつかえることのないよう，よく注意すること。
　　〔3歳未満の用法及び用量を有する丸剤の場合に記載すること。〕
　3) 1歳未満の乳児には，医師の診療を受けさせることを優先し，やむを得ない場合にのみ服用させること。
　　〔カプセル剤及び錠剤・丸剤以外の製剤の場合に記載すること。なお，生後3ヵ月未満の用法がある製剤の場合，「生後3ヵ月未満の乳児」を『してはいけないこと』に記載し，用法及び用量欄には記載しないこと。〕

保管及び取扱い上の注意
(1) 直射日光の当たらない（湿気の少ない）涼しい所に（密栓して）保管すること。
　　〔（ ）内は必要とする場合に記載すること。〕
(2) 小児の手の届かない所に保管すること。
(3) 他の容器に入れ替えないこと。（誤用の原因になったり品質が変わる。）
　　〔容器等の個々に至適表示がなされていて，誤用のおそれのない場合には記載しなくてもよい。〕

【外部の容器又は外部の被包に記載すべき事項】
注意
1. 次の人は服用しないこと
　　生後3ヵ月未満の乳児。
　　〔生後3ヵ月未満の用法がある製剤に記載すること。〕
2. 次の人は服用前に医師，薬剤師又は登録販売者に相談すること
　(1) 医師の治療を受けている人。
　(2) 妊婦又は妊娠していると思われる人。
　(3) 高齢者。
　　〔1日最大配合量が甘草として1g以上（エキス剤については原生薬に換算して1g以上）含有する製剤に記載すること。〕
　(4) 今までに薬などにより発疹・発赤，かゆみ等を起こしたことがある人。
　(5) 次の症状のある人。
　　むくみ
　　〔1日最大配合量が甘草として1g以上（エキス剤については原生薬に換算して1g以上）含有する製剤に記載すること。〕
　(6) 次の診断を受けた人。
　　高血圧，心臓病，腎臓病
　　〔1日最大配合量が甘草として1g以上（エキス剤については原生薬に換算して1g以上）含有する製剤に記載すること。〕
2'. 服用が適さない場合があるので，服用前に医師，薬剤師又は登録販売者に相談すること
　　〔2.の項目の記載に際し，十分な記載スペースがない場合には2'.を記載すること。〕
3. 服用に際しては，説明文書をよく読むこと
4. 直射日光の当たらない（湿気の少ない）涼しい所に（密栓して）保管すること
　　〔（ ）内は必要とする場合に記載すること。〕

カンゾウシャシントウ
甘草瀉心湯

〔基準〕

（平成20年9月30日 厚生労働省医薬食品局審査管理課長通知による）
1. 成分・分量
    半夏5，黄芩2.5，乾姜2.5，人参2.5，甘草2.5～3.5，大棗2.5，黄連1
2. 用法・用量
    湯
3. 効能・効果
    体力中等度で，みぞおちがつかえた感じがあり，ときにイライラ感，下痢，はきけ，腹が鳴るものの次の諸症：胃腸炎，口内炎，口臭，不眠症，神経症，下痢

〔使用上の注意〕

（平成25年3月27日 厚生労働省医薬食品局安全対策課長・審査管理課長通知による）

【添付文書等に記載すべき事項】

『してはいけないこと』
（守らないと現在の症状が悪化したり，副作用が起こりやすくなる）
　次の人は服用しないこと
　　生後3ヵ月未満の乳児．
　　　〔生後3ヵ月未満の用法がある製剤に記載すること．〕

『相談すること』
1. 次の人は服用前に医師，薬剤師又は登録販売者に相談すること
    (1) 医師の治療を受けている人．
    (2) 妊婦又は妊娠していると思われる人．
    (3) 高齢者．
        〔1日最大配合量が甘草として1g以上（エキス剤については原生薬に換算して1g以上）含有する製剤に記載すること．〕
    (4) 今までに薬などにより発疹・発赤，かゆみ等を起こしたことがある人．
    (5) 次の症状のある人．
        むくみ
        〔1日最大配合量が甘草として1g以上（エキス剤については原生薬に換算して1g以上）含有する製剤に記載すること．〕
    (6) 次の診断を受けた人．
        高血圧，心臓病，腎臓病
        〔1日最大配合量が甘草として1g以上（エキス剤については原生薬に換算して1g以上）含有する製剤に記載すること．〕
2. 服用後，次の症状があらわれた場合は副作用の可能性があるので，直ちに服用を中止し，この文書を持って医師，薬剤師又は登録販売者に相談すること

関係部位	症状
皮膚	発疹・発赤，かゆみ

　まれに下記の重篤な症状が起こることがある．その場合は直ちに医師の診療を受けること．

症状の名称	症状
偽アルドステロン症，ミオパチー	手足のだるさ，しびれ，つっぱり感やこわばりに加えて，脱力感，筋肉痛があらわれ，徐々に強くなる．

　　〔1日最大配合量が甘草として1g以上（エキス剤については原生薬に換算して1g以上）含有する製剤に記載すること．〕

3. 1ヵ月位服用しても症状がよくならない場合は服用を中止し，この文書を持って医師，薬剤師又は登録販売者に相談すること
4. 長期連用する場合には，医師，薬剤師又は登録販売者に相談すること
    〔1日最大配合量が甘草として1g以上（エキス剤については原生薬に換算して1g以上）含有する製剤に記載すること．〕

〔用法及び用量に関連する注意として，用法及び用量の項目に続けて以下を記載すること．〕
(1) 小児に服用させる場合には，保護者の指導監督のもとに服用させること．
    〔小児の用法及び用量がある場合に記載すること．〕
(2) 〔小児の用法がある場合，剤形により，次に該当する場合には，そのいずれかを記載すること．〕
    1) 3歳以上の幼児に服用させる場合には，薬剤がのどにつかえることのないよう，よく注意すること．
        〔5歳未満の幼児の用法がある錠剤・丸剤の場合に記載すること．〕
    2) 幼児に服用させる場合には，薬剤がのどにつかえることのないよう，よく注意すること．
        〔3歳未満の用法及び用量を有する丸剤の場合に記載すること．〕
    3) 1歳未満の乳児には，医師の診療を受けさせることを優先し，やむを得ない場合にのみ服用させること．
        〔カプセル剤及び錠剤・丸剤以外の製剤の場合に記載すること．なお，生後3ヵ月未満の用法がある製剤の場合，「生後3ヵ月未満の乳児」を『してはいけないこと』に記載し，用法及び用量欄には記載しないこと．〕

保管及び取扱い上の注意
(1) 直射日光の当たらない（湿気の少ない）涼しい所に（密栓して）保管すること．
    〔（ ）内は必要とする場合に記載すること．〕
(2) 小児の手の届かない所に保管すること．
(3) 他の容器に入れ替えないこと．（誤用の原因になったり品質が変わる．）
    〔容器等の個々に至適表示がなされていて，誤用のおそれのない場合には記載しなくてもよい．〕

【外部の容器又は外部の被包に記載すべき事項】

注意
1. 次の人は服用しないこと
    生後3ヵ月未満の乳児．
    〔生後3ヵ月未満の用法がある製剤に記載すること．〕
2. 次の人は服用前に医師，薬剤師又は登録販売者に相談すること
    (1) 医師の治療を受けている人．
    (2) 妊婦又は妊娠していると思われる人．
    (3) 高齢者．
        〔1日最大配合量が甘草として1g以上（エキス剤については原生薬に換算して1g以上）含有する製剤に記載すること．〕
    (4) 今までに薬などにより発疹・発赤，かゆみ等を起こしたことがある人．
    (5) 次の症状のある人．
        むくみ
        〔1日最大配合量が甘草として1g以上（エキス剤については原生薬に換算して1g以上）含有する製剤に記載すること．〕
    (6) 次の診断を受けた人．
        高血圧，心臓病，腎臓病
        〔1日最大配合量が甘草として1g以上（エキス剤については原生薬に換算して1g以上）含有する製剤に記載すること．〕

2′. 服用が適さない場合があるので，服用前に医師，薬剤師又は登録販売者に相談すること
　　　〔2.の項目の記載に際し，十分な記載スペースがない場合には2′.を記載すること。〕
3. 服用に際しては，説明文書をよく読むこと
4. 直射日光の当たらない（湿気の少ない）涼しい所に（密栓して）保管すること
　　　〔（　）内は必要とする場合に記載すること。〕

甘草瀉心湯⊖　東洋漢方製薬㈱
区分 第2類
組成㋐：1包（20.5g）中 ハンゲ5g，オウゴン2.5g，チクセツニンジン2.5g，カンゾウ4.5g，タイソウ2.5g，オウレン1g，カンキョウ2.5g
適応 みぞおちがつかえた感じのある次の諸症：胃・腸炎，口内炎，口臭，不眠症，神経症
用法 15才以上1日1包を煎じ2～3回（食前1時間又は食間空腹時）に分けて温服。14～7才⅔，6～4才½，1日3回
包装 100包〔Ⓑ18,900〕

スート顆粒⊖　大峰堂薬品工業㈱-塩野義製薬㈱
区分 第2類
組成㋕（淡褐～褐）：3包（4.5g）中 甘草瀉心湯乾燥エキス粉末2500mg（ハンゲ2.5g，オウゴン・カンキョウ・ニンジン・タイソウ各1.25g，カンゾウ1.75g，オウレン0.5g）
添加 ヒドロキシプロピルセルロース，含水二酸化ケイ素，l-メントール，乳糖水和物
適応 体力中等度で，みぞおちがつかえた感じがあり，ときにイライラ感，下痢，吐き気，腹が鳴るものの次の諸症：口臭，胃腸炎，口内炎，下痢，神経症，不眠症
用法 1回15才以上1包，14～7才⅔，6～4才½，3～2才⅓，1日3回食前又は食間。2才未満は服用しない

東洋の甘草瀉心湯エキス顆粒⊖　東洋漢方製薬㈱
区分 第2類
組成㋕（黄褐）：4.5g中 水製乾燥エキス1.74g（ハンゲ2.5g，オウゴン・カンキョウ・ニンジン・タイソウ各1.25g，カンゾウ1.75g，オウレン0.5g）
添加 乳糖，バレイショデンプン
適応 みぞおちがつかえた感じのある次の諸症：胃・腸炎，口内炎，口臭，不眠症，神経症
用法 1回15才以上1.5g，14～7才1g，6～4才0.75g，3～2才0.5g，1日3回食前又は食間
包装 500g〔Ⓑ11,000〕

鳴鶴（エキス顆粒）⊖　㈱建林松鶴堂
区分 第2類
組成㋕（淡褐）：3包（6.6g）中 甘草瀉心湯水製乾燥エキス1.5g（ハンゲ2g，オウゴン・ニンジン・タイソウ各1.25g，ショウキョウ1g，カンゾウ1.5g，オウレン0.5g）
添加 乳糖
適応 体力中等度で，みぞおちがつかえた感じがあり，ときにイライラ感，下痢，吐き気，腹が鳴るものの次の諸症：胃腸炎，口内炎，口臭，不眠症，神経症，下痢
用法 1回成人1包，14～7才⅔，6～4才½，3～2才⅓，2才未満¼以下，1日3回食間。1才未満には，医師の診療を受けさせることを優先し，止むを得ない場合にだけ服用させる。3ヵ月未満は服用しない
包装 90包〔Ⓐ7,140（税込み）〕

カンゾウトウ
甘草湯

〔基準〕
（平成20年9月30日　厚生労働省医薬食品局審査管理課長通知による）
1. 成分・分量
　　甘草2～8
2. 用法・用量
　　（1）散：1回0.5g　1日2回　（2）湯：少しずつゆっくり飲む
　　（3）外用：煎液で患部を温湿布する
3. 効能・効果
　　激しいせき，咽喉痛，口内炎，しわがれ声
　　外用：痔・脱肛の痛み
《備考》
注）体力に関わらず，使用できる。
【注】表記については，効能・効果欄に記載するのではなく，〈効能・効果に関連する注意〉として記載する。〕

〔Ⅰ．甘草湯（内服）の使用上の注意〕
（平成25年3月27日　厚生労働省医薬食品局安全対策課長・審査管理課長通知による）
【添付文書等に記載すべき事項】
『してはいけないこと』
（守らないと現在の症状が悪化したり，副作用が起こりやすくなる）
1. 次の人は服用しないこと
　　生後3ヵ月未満の乳児。
　　〔生後3ヵ月未満の用法がある製剤に記載すること。〕
2. 短期間の服用にとどめ，連用しないこと
　　〔1日最大配合量が甘草として1g以上（エキス剤については原生薬に換算して1g以上）含有する製剤に記載すること。〕
『相談すること』
1. 次の人は服用前に医師，薬剤師又は登録販売者に相談すること
　（1）医師の治療を受けている人。
　（2）妊婦又は妊娠していると思われる人。
　（3）高齢者。
　　〔1日最大配合量が甘草として1g以上（エキス剤については原生薬に換算して1g以上）含有する製剤に記載すること。〕
　（4）次の症状のある人。
　　むくみ
　　〔1日最大配合量が甘草として1g以上（エキス剤については原生薬に換算して1g以上）含有する製剤に記載すること。〕
　（5）次の診断を受けた人。
　　高血圧，心臓病，腎臓病
　　〔1日最大配合量が甘草として1g以上（エキス剤については原生薬に換算して1g以上）含有する製剤に記載すること。〕
2. 服用後，次の症状があらわれた場合は副作用の可能性があるので，直ちに服用を中止し，この文書を持って医師，薬剤師又は登録販売者に相談すること
　　まれに下記の重篤な症状が起こることがある。その場合は直ちに医師の診療を受けること。

症状の名称	症　　状
偽アルドステロン症，ミオパチー	手足のだるさ，しびれ，つっぱり感やこわばりに加えて，脱力感，筋肉痛があらわれ，徐々に強くなる。

〔1日最大配合量が甘草として1g以上（エキス剤については原生薬に換算して1g以上）含有する製剤に記載すること。〕
3. 5〜6回服用しても症状がよくならない場合は服用を中止し，この文書を持って医師，薬剤師又は登録販売者に相談すること
〔効能又は効果に関連する注意として，効能又は効果の項目に続けて以下を記載すること。〕
　　体力に関わらず，使用できる。
〔用法及び用量に関連する注意として，用法及び用量の項目に続けて以下を記載すること。〕
(1) 小児に服用させる場合には，保護者の指導監督のもとに服用させること。
　　〔小児の用法及び用量がある場合に記載すること。〕
(2) 小児の用法がある場合，剤形により，次に該当する場合には，そのいずれかを記載すること。
　1) 3歳以上の幼児に服用させる場合には，薬剤がのどにつかえることのないよう，よく注意すること。
　　〔5歳未満の幼児の用法がある錠剤・丸剤の場合に記載すること。〕
　2) 幼児に服用させる場合には，薬剤がのどにつかえることのないよう，よく注意すること。
　　〔3歳未満の用法及び用量を有する丸剤の場合に記載すること。〕
　3) 1歳未満の乳児には，医師の診療を受けさせることを優先し，やむを得ない場合にのみ服用させること。
　　〔カプセル剤及び錠剤・丸剤以外の製剤の場合に記載すること。なお，生後3ヵ月未満の用法がある製剤の場合，「生後3ヵ月未満の乳児」を『してはいけないこと』に記載し，用法及び用量欄には記載しないこと。〕

保管及び取扱い上の注意
(1) 直射日光の当たらない（湿気の少ない）涼しい所に（密栓して）保管すること。
　　〔（　）内は必要とする場合に記載すること。〕
(2) 小児の手の届かない所に保管すること。
(3) 他の容器に入れ替えないこと。（誤用の原因になったり品質が変わる。）
　　〔容器等の個々に至適表示がなされていて，誤用のおそれのない場合には記載しなくてもよい。〕

【外部の容器又は外部の被包に記載すべき事項】
注意
1．次の人は服用しないこと
　　生後3ヵ月未満の乳児。
　　〔生後3ヵ月未満の用法がある製剤に記載すること。〕
2．次の人は服用前に医師，薬剤師又は登録販売者に相談すること
(1) 医師の治療を受けている人。
(2) 妊婦又は妊娠していると思われる人。
(3) 高齢者。
　　〔1日最大配合量が甘草として1g以上（エキス剤については原生薬に換算して1g以上）含有する製剤に記載すること。〕
(4) 次の症状のある人。
　　むくみ
　　〔1日最大配合量が甘草として1g以上（エキス剤については原生薬に換算して1g以上）含有する製剤に記載すること。〕
(5) 次の診断を受けた人。
　　高血圧，心臓病，腎臓病
　　〔1日最大配合量が甘草として1g以上（エキス剤については原生薬に換算して1g以上）含有する製剤に記載すること。〕
2′．服用が適さない場合があるので，服用前に医師，薬剤師又は登録販売者に相談すること

　　〔2．の項目の記載に際し，十分な記載スペースがない場合には2′．を記載すること。〕
3．服用に際しては，説明文書をよく読むこと
4．直射日光の当たらない（湿気の少ない）涼しい所に（密栓して）保管すること
　　〔（　）内は必要とする場合に記載すること。〕
〔効能又は効果に関連する注意として，効能又は効果の項目に続けて以下を記載すること。〕
　　体力に関わらず，使用できる。

〔Ⅱ．甘草湯（外用）の使用上の注意〕

（平成25年3月27日　厚生労働省医薬食品局安全対策課長・審査管理課長通知による）

【添付文書等に記載すべき事項】
『してはいけないこと』
（守らないと現在の症状が悪化したり，副作用が起こりやすくなる）
　　　長期連用しないこと
　　〔グリチルリチン酸等を1日最大配合量がグリチルリチン酸として40mg以上又は甘草として1g以上（エキス剤については原生薬に換算して1g以上）含有する坐剤（軟カプセル剤を含む）又は注入の用法をもつ軟膏剤の場合に記載すること。〕

『相談すること』
1．次の人は使用前に医師，薬剤師又は登録販売者に相談すること
(1) 医師の治療を受けている人。
(2) 妊婦又は妊娠していると思われる人。
　　〔坐剤（軟カプセル剤を含む）又は注入の用法をもつ軟膏剤の場合に記載すること。〕
(3) 高齢者。
　　〔グリチルリチン酸等を1日最大配合量がグリチルリチン酸として40mg以上又は甘草として1g以上（エキス剤については原生薬に換算して1g以上）含有する坐剤（軟カプセル剤を含む）又は注入の用法をもつ軟膏剤の場合に記載すること。〕
(4) 薬などによりアレルギー症状を起こしたことがある人。
(5) 次の症状のある人。
　　むくみ
　　〔グリチルリチン酸等を1日最大配合量がグリチルリチン酸として40mg以上又は甘草として1g以上（エキス剤については原生薬に換算して1g以上）含有する坐剤（軟カプセル剤を含む）又は注入の用法をもつ軟膏剤の場合に記載すること。〕
(6) 次の診断を受けた人。
　　高血圧，心臓病，腎臓病
　　〔グリチルリチン酸等を1日最大配合量がグリチルリチン酸として40mg以上又は甘草として1g以上（エキス剤については原生薬に換算して1g以上）含有する坐剤（軟カプセル剤を含む）又は注入の用法をもつ軟膏剤の場合に記載すること。〕
(7) 湿潤・ただれ・やけど・外傷のひどい人。
(8) 傷口が化膿している人。
(9) 患部が広範囲の人。
2．使用後，次の症状があらわれた場合は副作用の可能性があるので，直ちに使用を中止し，この文書を持って医師，薬剤師又は登録販売者に相談すること

関係部位	症　　状
皮　膚	発疹・発赤，かゆみ，はれ

まれに下記の重篤な症状が起こることがある。その場合は直ちに医師の診療を受けること。

症状の名称	症　　状
偽アルドステロン症，ミオパチー	手足のだるさ，しびれ，つっぱり感やこわばりに加えて，脱力感，筋肉痛があらわれ，徐々に強くなる。

　　〔グリチルリチン酸等を1日最大配合量がグリチルリチン酸として40mg以上又は甘草として1g以上(エキス剤については原生薬に換算して1g以上)含有する坐剤(軟カプセル剤を含む)又は注入の用法をもつ軟膏剤の場合に記載すること。〕

3．10日間位使用しても症状がよくならない場合は使用を中止し，この文書を持って医師，薬剤師又は登録販売者に相談すること

〔効能又は効果に関連する注意として，効能又は効果の項目に続けて以下を記載すること。〕
　　体力に関わらず，使用できる。

〔用法及び用量に関連する注意として，用法及び用量の項目に続けて以下を記載すること。〕
(1) 小児に使用させる場合には，保護者の指導監督のもとに使用させること。
　　〔小児の用法及び用量がある場合に記載すること。〕
(2) 外用にのみ使用すること。
(3) 目に入らないよう注意すること。
(3)' 目に入らないよう注意すること。万一，目に入った場合には，すぐに水又はぬるま湯で洗うこと。なお，症状が重い場合には，眼科医の診療を受けること。
　　〔エアゾール剤の場合に記載すること。〕
(4) 本剤が軟らかい場合には，しばらく冷やした後に使用すること。また，硬すぎる場合には軟らかくなった後に使用すること。
　　〔坐剤(軟カプセル剤を除く)の場合に記載すること。〕
(5) 肛門にのみ使用すること。
　　〔坐剤の場合に記載すること。〕
(6) 肛門部にのみ使用すること。
　　〔液剤，軟膏剤又はエアゾール剤の場合に記載すること。〕
(7) 使用前によく振とうすること。
　　〔必要な場合に記載すること。〕

保管及び取扱い上の注意
(1) 直射日光の当たらない(湿気の少ない)涼しい所に(密栓して)保管すること。
　　〔( )内は必要とする場合に記載すること。〕
(2) 小児の手の届かない所に保管すること。
(3) 他の容器に入れ替えないこと。(誤用の原因になったり品質が変わる。)
　　〔容器等の個々に至適表示がなされていて，誤用のおそれのない場合には記載しなくてもよい。〕

【外部の容器又は外部の被包に記載すべき事項】
注意
1．使用に際しては，説明文書をよく読むこと
2．次の人は使用前に医師，薬剤師又は登録販売者に相談すること
(1) 医師の治療を受けている人。
(2) 妊婦又は妊娠していると思われる人。
　　〔坐剤(軟カプセル剤を含む)又は注入の用法をもつ軟膏剤の場合に記載すること。〕
(3) 高齢者。
　　〔グリチルリチン酸等を1日最大配合量がグリチルリチン酸として40mg以上又は甘草として1g以上(エキス剤については原生薬に換算して1g以上)含有する坐剤(軟カプセル剤を含む)又は注入の用法をもつ軟膏剤の場合に記載すること。〕
(4) 薬などによりアレルギー症状を起こしたことがある人。
(5) 次の症状のある人。
　　　むくみ
　　〔グリチルリチン酸等を1日最大配合量がグリチルリチン酸として40mg以上又は甘草として1g以上(エキス剤については原生薬に換算して1g以上)含有する坐剤(軟カプセル剤を含む)又は注入の用法をもつ軟膏剤の場合に記載すること。〕
(6) 次の診断を受けた人。
　　　高血圧，心臓病，腎臓病
　　〔グリチルリチン酸等を1日最大配合量がグリチルリチン酸として40mg以上又は甘草として1g以上(エキス剤については原生薬に換算して1g以上)含有する坐剤(軟カプセル剤を含む)又は注入の用法をもつ軟膏剤の場合に記載すること。〕
(7) 湿潤・ただれ・やけど・外傷のひどい人。
(8) 傷口が化膿している人。
(9) 患部が広範囲の人。
2'．服用が適さない場合があるので，服用前に医師，薬剤師又は登録販売者に相談すること
　　〔2.の項目の記載に際し，十分な記載スペースがない場合には2'.を記載すること。〕
3．直射日光の当たらない(湿気の少ない)涼しい所に(密栓して)保管すること
　　〔( )内は必要とする場合に記載すること。〕
4．火気に近づけないこと
　　〔引火性液剤又はエアゾール剤の場合に記載すること。〕
〔効能又は効果に関連する注意として，効能又は効果の項目に続けて以下を記載すること。〕
　　体力に関わらず，使用できる。

甘草湯エキス〔細粒〕10 ⊖　松浦薬業㈱-松浦漢方㈱
区分 第2類
組成〔細〕：3包(6g)又は6g中 甘草湯水製エキス2.7g(甘草5.3g)
添加 メタケイ酸アルミン酸マグネシウム，ヒプロメロース(ヒドロキシプロピルメチルセルロース)，乳糖，トウモロコシデンプン，香料
適応 激しいせき，咽喉痛，口内炎，しわがれ声
用法 1回15才以上1包又は2g，14〜7才2/3，6〜4才1/2，3〜2才1/3，2才未満1/4以下，1日3回食前又は食間。1才未満には，医師の診療を受けさせることを優先し，止むを得ない場合にだけ服用させる。3ヵ月未満は服用しない
包装 12包〔Ⓐ1,260(税込み)〕，500g

「クラシエ」漢方甘草湯エキス顆粒S ⊖　クラシエ製薬㈱-クラシエ薬品㈱
区分 第2類
組成〔顆〕(黄褐)：3包(3.6g)中 甘草湯エキス粉末1425mg(カンゾウ6g)
添加 乳糖，ポビドン
適応 激しいせき，咽喉痛，口内炎，しわがれ声
用法 1回15才以上1包，14〜7才2/3，6〜4才1/2，3〜2才1/3，2才未満1/4，1日3回食前又は食間。1才未満には，医師の診療を受けさせることを優先し，止むを得ない場合にだけ服用させる。3ヵ月未満は服用しない
包装 12包〔Ⓐ1,890(税込み)〕，24包〔Ⓐ1,680(税込み)〕，45包〔Ⓐ2,415(税込み)〕

「クラシエ」漢方甘草湯エキス顆粒SⅡ ⊖　クラシエ製薬㈱-クラシエ薬品㈱
区分 第2類
組成〔顆〕(黄褐)：2包(3.6g)中 甘草湯エキス粉末1425mg(カンゾウ6g)
添加 乳糖，ポビドン
適応 激しいせき，咽喉痛，口内炎，しわがれ声
用法 1回15才以上1包，14〜7才2/3，6〜4才1/2，3〜2才1/3，2才未満

¼，1日2回食前又は食間．1才未満には，医師の診療を受けさせることを優先し，止むを得ない場合にだけ服用させる．3ヵ月未満は服用しない
包装 10包〔Ⓐ1,890（税込み）〕

サンワ甘草湯エキス細粒「分包」 ⊖   三和生薬㈱
区分 第2類
組成 細：2包(2g)中 甘草湯水製エキス0.9g（甘草4g）
添加 乳糖，トウモロコシデンプン，部分アルファー化デンプン，ステアリン酸カルシウム，カルメロースカルシウム（CMC-Ca），無水ケイ酸
適応 激しいせき，咽喉痛，口内炎，しわがれ声
用法 1回15才以上1包，14〜7才⅔，6〜4才½，3〜2才⅓，1日2回食前又は食間．2才未満は服用しない
包装 30包〔Ⓐ2,205（税込み）〕，90包〔Ⓐ5,985（税込み）〕

力明カンゾウエキス顆粒 ㊡   田村薬品工業㈱
区分 第2類
組成 顆（褐）：3包(3g)中 カンゾウエキス粉末640mg（甘草5000mg）
添加 ヒドロキシプロピルセルロース，デヒドロ酢酸ナトリウム，乳糖
適応 激しいせき，咽喉痛の緩解
用法 1回15才以上1包，14〜7才⅔，6〜4才½，3〜2才⅓，2才未満¼以下，1日3回食前又は食間．1才未満には，医師の診療を受けさせることを優先し，止むを得ない場合にだけ服用させる．3ヵ月未満は服用しない
包装 6包〔Ⓐ630（税込み）〕

甘草附子湯（カンゾウブシトウ）

〔基準〕
（平成24年8月30日 厚生労働省医薬食品局審査管理課長通知による）
1. 成分・分量
   甘草2〜3，加工ブシ0.5〜2，白朮2〜6，桂皮3〜4
2. 用法・用量
   湯
3. 効能・効果
   体力虚弱で，痛みを伴うものの次の諸症：関節のはれや痛み，神経痛，感冒

〔使用上の注意〕
（平成25年3月27日 厚生労働省医薬食品局安全対策課長・審査管理課長通知による）

【添付文書等に記載すべき事項】
『してはいけないこと』
（守らないと現在の症状が悪化したり，副作用が起こりやすくなる）
　　次の人は服用しないこと
　　　生後3ヵ月未満の乳児．
　　〔生後3ヵ月未満の用法がある製剤に記載すること．〕
『相談すること』
1. 次の人は服用前に医師，薬剤師又は登録販売者に相談すること
  (1) 医師の治療を受けている人．
  (2) 妊婦又は妊娠していると思われる人．
  (3) のぼせが強く赤ら顔で体力の充実している人．
  (4) 高齢者．
     〔1日最大配合量が甘草として1g以上（エキス剤については原生薬に換算して1g以上）含有する製剤に記載すること．〕
  (5) 今までに薬などにより発疹・発赤，かゆみ等を起こしたことがある人．
  (6) 次の症状のある人．
     むくみ
     〔1日最大配合量が甘草として1g以上（エキス剤については原生薬に換算して1g以上）含有する製剤に記載すること．〕
  (7) 次の診断を受けた人．
     高血圧，心臓病，腎臓病
     〔1日最大配合量が甘草として1g以上（エキス剤については原生薬に換算して1g以上）含有する製剤に記載すること．〕
2. 服用後，次の症状があらわれた場合は副作用の可能性があるので，直ちに服用を中止し，この文書を持って医師，薬剤師又は登録販売者に相談すること

関係部位	症　状
皮　膚	発疹・発赤，かゆみ
その他	動悸，のぼせ，ほてり，口唇・舌のしびれ

まれに下記の重篤な症状が起こることがある．その場合は直ちに医師の診療を受けること．

症状の名称	症　状
偽アルドステロン症，ミオパチー	手足のだるさ，しびれ，つっぱり感やこわばりに加えて，脱力感，筋肉痛があらわれ，徐々に強くなる．

〔1日最大配合量が甘草として1g以上（エキス剤につ

3. 1ヵ月位（感冒に服用する場合には5〜6日間）服用しても症状がよくならない場合は服用を中止し，この文書を持って医師，薬剤師又は登録販売者に相談すること
4. 長期連用する場合には，医師，薬剤師又は登録販売者に相談すること
   〔1日最大配合量が甘草として1g以上（エキス剤については原生薬に換算して1g以上）含有する製剤に記載すること。〕

〔用法及び用量に関連する注意として，用法及び用量の項目に続けて以下を記載すること。〕
(1) 小児に服用させる場合には，保護者の指導監督のもとに服用させること。
   〔小児の用法及び用量がある場合に記載すること。〕
(2) 〔小児の用法がある場合，剤形により，次に該当する場合には，そのいずれかを記載すること。〕
   1) 3歳以上の幼児に服用させる場合には，薬剤がのどにつかえることのないよう，よく注意すること。
      〔5歳未満の幼児の用法がある錠剤・丸剤の場合に記載すること。〕
   2) 幼児に服用させる場合には，薬剤がのどにつかえることのないよう，よく注意すること。
      〔3歳未満の用法及び用量を有する丸剤の場合に記載すること。〕
   3) 1歳未満の乳児には，医師の診療を受けさせることを優先し，やむを得ない場合にのみ服用させること。
      〔カプセル剤及び錠剤・丸剤以外の製剤の場合に記載すること。なお，生後3ヵ月未満の用法がある製剤の場合，「生後3ヵ月未満の乳児」を『してはいけないこと』に記載し，用法及び用量欄には記載しないこと。〕

保管及び取扱い上の注意
(1) 直射日光の当たらない（湿気の少ない）涼しい所に（密栓して）保管すること。
   〔（ ）内は必要とする場合に記載すること。〕
(2) 小児の手の届かない所に保管すること。
(3) 他の容器に入れ替えないこと。（誤用の原因になったり品質が変わる。）
   〔容器等の個々に至適表示がなされていて，誤用のおそれのない場合には記載しなくてもよい。〕

【外部の容器又は外部の被包に記載すべき事項】
注意
1. 次の人は服用しないこと
   生後3ヵ月未満の乳児。
   〔生後3ヵ月未満の用法がある製剤に記載すること。〕
2. 次の人は服用前に医師，薬剤師又は登録販売者に相談すること
   (1) 医師の治療を受けている人。
   (2) 妊婦又は妊娠していると思われる人。
   (3) のぼせが強く赤ら顔で体力の充実している人。
   (4) 高齢者。
      〔1日最大配合量が甘草として1g以上（エキス剤については原生薬に換算して1g以上）含有する製剤に記載すること。〕
   (5) 今までに薬などにより発疹・発赤，かゆみ等を起こしたことがある人。
   (6) 次の症状のある人。
      むくみ
      〔1日最大配合量が甘草として1g以上（エキス剤については原生薬に換算して1g以上）含有する製剤に記載すること。〕
   (7) 次の診断を受けた人。
      高血圧，心臓病，腎臓病
      〔1日最大配合量が甘草として1g以上（エキス剤については原生薬に換算して1g以上）含有する製剤に記載すること。〕
2'. 服用が適さない場合があるので，服用前に医師，薬剤師又は登録販売者に相談すること
   〔2.の項目の記載に際し，十分な記載スペースがない場合には2'.を記載すること。〕
3. 服用に際しては，説明文書をよく読むこと
4. 直射日光の当たらない（湿気の少ない）涼しい所に（密栓して）保管すること
   〔（ ）内は必要とする場合に記載すること。〕

甘麦大棗湯

カンバクタイソウトウ

〔基準〕

（平成20年9月30日 厚生労働省医薬食品局審査管理課長通知による）
1. 成分・分量
   甘草3〜5，大棗2.5〜6，小麦14〜20
2. 用法・用量
   湯
3. 効能・効果
   体力中等度以下で，神経が過敏で，驚きやすく，ときにあくびが出るものの次の諸症：不眠症，小児の夜泣き，ひきつけ

〔使用上の注意〕

（平成25年3月27日 厚生労働省医薬食品局安全対策課長・審査管理課長通知による）

【添付文書等に記載すべき事項】
『してはいけないこと』
（守らないと現在の症状が悪化したり，副作用が起こりやすくなる）
　　次の人は服用しないこと
　　　生後3ヵ月未満の乳児。
　　　〔生後3ヵ月未満の用法がある製剤に記載すること。〕
『相談すること』
1. 次の人は服用前に医師，薬剤師又は登録販売者に相談すること
   (1) 医師の治療を受けている人。
   (2) 妊婦又は妊娠していると思われる人。
   (3) 高齢者。
       〔1日最大配合量が甘草として1g以上（エキス剤については原生薬に換算して1g以上）含有する製剤に記載すること。〕
   (4) 次の症状のある人。
       むくみ
       〔1日最大配合量が甘草として1g以上（エキス剤については原生薬に換算して1g以上）含有する製剤に記載すること。〕
   (5) 次の診断を受けた人。
       高血圧，心臓病，腎臓病
       〔1日最大配合量が甘草として1g以上（エキス剤については原生薬に換算して1g以上）含有する製剤に記載すること。〕
2. 服用後，次の症状があらわれた場合は副作用の可能性があるので，直ちに服用を中止し，この文書を持って医師，薬剤師又は登録販売者に相談すること
   まれに下記の重篤な症状が起こることがある。その場合は直ちに医師の診療を受けること。

症状の名称	症　　状
偽アルドステロン症，ミオパチー	手足のだるさ，しびれ，つっぱり感やこわばりに加えて，脱力感，筋肉痛があらわれ，徐々に強くなる。

　　〔1日最大配合量が甘草として1g以上（エキス剤については原生薬に換算して1g以上）含有する製剤に記載すること。〕
3. 1週間位服用しても症状がよくならない場合は服用を中止し，この文書を持って医師，薬剤師又は登録販売者に相談すること
4. 長期連用する場合には，医師，薬剤師又は登録販売者に相談すること
　　〔1日最大配合量が甘草として1g以上（エキス剤については原生薬に換算して1g以上）含有する製剤に記載すること。〕
〔用法及び用量に関連する注意として，用法及び用量の項目に続けて以下を記載すること。〕
(1) 小児に服用させる場合には，保護者の指導監督のもとに服用させること。
    〔小児の用法及び用量がある場合に記載すること。〕
(2) 〔小児の用法がある場合，剤形により，次に該当する場合には，そのいずれかを記載すること。〕
   1) 3歳以上の幼児に服用させる場合には，薬剤がのどにつかえることのないよう，よく注意すること。
      〔5歳未満の幼児の用法がある錠剤・丸剤の場合に記載すること。〕
   2) 幼児に服用させる場合には，薬剤がのどにつかえることのないよう，よく注意すること。
      〔3歳未満の用法及び用量を有する丸剤の場合に記載すること。〕
   3) 1歳未満の乳児には，医師の診療を受けさせることを優先し，やむを得ない場合にのみ服用させること。
      〔カプセル剤及び錠剤・丸剤以外の製剤の場合に記載すること。なお，生後3ヵ月未満の用法がある製剤の場合，「生後3ヵ月未満の乳児」を『してはいけないこと』に記載し，用法及び用量欄には記載しないこと。〕

保管及び取扱い上の注意
(1) 直射日光の当たらない（湿気の少ない）涼しい所に（密栓して）保管すること。
    〔（　）内は必要とする場合に記載すること。〕
(2) 小児の手の届かない所に保管すること。
(3) 他の容器に入れ替えないこと。（誤用の原因になったり品質が変わる。）
    〔容器等の個々に至適表示がなされていて，誤用のおそれのない場合には記載しなくてもよい。〕

【外部の容器又は外部の被包に記載すべき事項】
注意
1. 次の人は服用しないこと
   生後3ヵ月未満の乳児。
   〔生後3ヵ月未満の用法がある製剤に記載すること。〕
2. 次の人は服用前に医師，薬剤師又は登録販売者に相談すること
   (1) 医師の治療を受けている人。
   (2) 妊婦又は妊娠していると思われる人。
   (3) 高齢者。
       〔1日最大配合量が甘草として1g以上（エキス剤については原生薬に換算して1g以上）含有する製剤に記載すること。〕
   (4) 次の症状のある人。
       むくみ
       〔1日最大配合量が甘草として1g以上（エキス剤については原生薬に換算して1g以上）含有する製剤に記載すること。〕
   (5) 次の診断を受けた人。
       高血圧，心臓病，腎臓病
       〔1日最大配合量が甘草として1g以上（エキス剤については原生薬に換算して1g以上）含有する製剤に記載すること。〕
2′. 服用が適さない場合があるので，服用前に医師，薬剤師又は登録販売者に相談すること
   〔2.の項目に記載に際し，十分な記載スペースがない場合には2′.を記載すること。〕
3. 服用に際しては，説明文書をよく読むこと
4. 直射日光の当たらない（湿気の少ない）涼しい所に（密栓して）保管すること
   〔（　）内は必要とする場合に記載すること。〕

ウチダの甘麦大棗湯㊀ ㈱ウチダ和漢薬
|区分|第2類|
|組成|煎|：1袋中　カンゾウ5g，タイソウ6g，ショウバク20g
|適応|神経の興奮はなはだしいもので不眠，あくび，筋肉拘攣などを伴うもの：ヒステリー，神経衰弱，幼児夜啼症，不眠症，てんかん
|用法|15才以上1日1袋を煎じ2～3回に分けて食前1時間又は食間空腹時に温服
|包装|30袋

甘麦大棗湯エキス〔細粒〕6㊀ 松浦薬業㈱-松浦漢方㈱
|区分|第2類|
|組成|細|（淡黄褐～淡褐）：3包（6g）又は6g中　甘麦大棗湯エキス2.6g（乾燥物換算で約1.3gに相当）（カンゾウ2.5g，タイソウ3g，ショウバク10g）
|添加|メタケイ酸アルミン酸マグネシウム，ヒプロメロース（ヒドロキシプロピルメチルセルロース），乳糖，バレイショデンプン，香料
|適応|体力中等度以下で，神経が過敏で，驚きやすく，ときにあくびが出るものの次の諸症：不眠症，小児の夜なき，ひきつけ
|用法|1回6～4才1包又は2g，3～2才⅔，2才未満½以下，1日3回食前又は食間。1才未満には，医師の診療を受けさせることを優先し，止むを得ない場合にだけ服用させる。3ヵ月未満は服用しない
|包装|500g，300包

タイハク㊀ 日の丸漢方㈱
|区分|第2類|
|組成|丸|：1丸（100mg）中　カンゾウ16mg，タイソウ19mg，ショウバク65mg
|適応|常に何事にも気がつくが，とりこし苦労型で，神経疲労のある者の不眠症・神経衰弱・小児の夜なき・ヒステリー，神経興奮の甚だしい者の鎮静うち，けいれん症状の緩和
|用法|1回成人20丸，15～7才10丸，6～4才6丸，3～2才4丸，2才未満2丸，1日3回食間。3ヵ月未満は服用しない
|包装|75g〔Ⓐ3,000〕，150g〔Ⓐ5,000〕

カンロイン
甘露飲

〔基準〕

（平成23年4月15日　厚生労働省医薬食品局審査管理課長通知による）
1. 成分・分量
   熟地黄2～3，乾地黄2～2.5，麦門冬2～3，枳実1～2.5，甘草2～2.5，茵蔯蒿2～2.5，枇杷葉2～2.5，石斛2～2.5，黄芩2～3，天門冬2～3
2. 用法・用量
   湯
3. 効能・効果
   体力中等度以下のものの次の諸症：口内炎，舌の荒れや痛み，歯周炎

〔使用上の注意〕

（平成25年3月27日　厚生労働省医薬食品局安全対策課長・審査管理課長通知による）

【添付文書等に記載すべき事項】
『してはいけないこと』
（守らないと現在の症状が悪化したり，副作用が起こりやすくなる）
　次の人は服用しないこと
　　生後3ヵ月未満の乳児。
　　〔生後3ヵ月未満の用法がある製剤に記載すること。〕
『相談すること』
1. 次の人は服用前に医師，歯科医師，薬剤師又は登録販売者に相談すること
   (1) 医師，歯科医師の治療を受けている人。
   (2) 妊婦又は妊娠していると思われる人。
   (3) 胃腸の弱い人。
   (4) 高齢者。
       〔1日最大配合量が甘草として1g以上（エキス剤については原生薬に換算して1g以上）含有する製剤に記載すること。〕
   (5) 次の症状のある人。
       むくみ
       〔1日最大配合量が甘草として1g以上（エキス剤については原生薬に換算して1g以上）含有する製剤に記載すること。〕
   (6) 次の診断を受けた人。
       高血圧，心臓病，腎臓病
       〔1日最大配合量が甘草として1g以上（エキス剤については原生薬に換算して1g以上）含有する製剤に記載すること。〕
2. 服用後，次の症状があらわれた場合は副作用の可能性があるので，直ちに服用を中止し，この文書を持って医師，薬剤師又は登録販売者に相談すること

関係部位	症　　状
消化器	吐き気，食欲不振，胃部不快感，腹痛

まれに下記の重篤な症状が起こることがある。その場合は直ちに医師の診療を受けること。

症状の名称	症　　状
偽アルドステロン症，ミオパチー	手足のだるさ，しびれ，つっぱり感やこわばりに加えて，脱力感，筋肉痛があらわれ，徐々に強くなる。

〔1日最大配合量が甘草として1g以上（エキス剤については原生薬に換算して1g以上）を含有する製剤に記載すること。〕

3. 服用後，次の症状があらわれることがあるので，このような症状の持続又は増強が見られた場合には，服用を中止し，この文書を持って医師，薬剤師又は登録販売者に相談すること
    下痢
4. 1ヵ月位服用しても症状がよくならない場合は服用を中止し，この文書を持って医師，歯科医師，薬剤師又は登録販売者に相談すること
5. 長期連用する場合には，医師，薬剤師又は登録販売者に相談すること
    〔1日最大配合量が，甘草として1g以上（エキス剤については原生薬に換算して1g以上）含有する製剤に記載すること。〕
〔用法及び用量に関連する注意として，用法及び用量の項目に続けて以下を記載すること。〕
(1) 小児に服用させる場合には，保護者の指導監督のもとに服用させること。
    〔小児の用法及び用量がある場合に記載すること。〕
(2) 〔小児の用法がある場合，剤形により，次に該当する場合には，そのいずれかを記載すること。〕
  1) 3歳以上の幼児に服用させる場合には，薬剤がのどにつかえることのないよう，よく注意すること。
     〔5歳未満の幼児の用法がある錠剤・丸剤の場合に記載すること。〕
  2) 幼児に服用させる場合には，薬剤がのどにつかえることのないよう，よく注意すること。
     〔3歳未満の用法及び用量を有する丸剤の場合に記載すること。〕
  3) 1歳未満の乳児には，医師の診療を受けさせることを優先し，やむを得ない場合にのみ服用させること。
     〔カプセル剤及び錠剤・丸剤以外の製剤の場合に記載すること。なお，生後3ヵ月未満の用法がある製剤の場合，「生後3ヵ月未満の乳児」を『してはいけないこと』に記載し，用法及び用量欄には記載しないこと。〕
保管及び取扱い上の注意
(1) 直射日光の当たらない（湿気の少ない）涼しい所に（密栓して）保管すること。
    〔（ ）内は必要とする場合に記載すること。〕
(2) 小児の手の届かない所に保管すること。
(3) 他の容器に入れ替えないこと。（誤用の原因になったり品質が変わる。）
    〔容器等の個々に至適表示がなされていて，誤用のおそれのない場合には記載しなくてもよい。〕
【外部の容器又は外部の被包に記載すべき事項】
注意
1. 次の人は服用しないこと
    生後3ヵ月未満の乳児。
    〔生後3ヵ月未満の用法がある製剤に記載すること。〕
2. 次の人は服用前に医師，歯科医師，薬剤師又は登録販売者に相談すること
(1) 医師，歯科医師の治療を受けている人。
(2) 妊婦又は妊娠していると思われる人。
(3) 胃腸の弱い人。
(4) 高齢者。
    〔1日最大配合量が甘草として1g以上（エキス剤については原生薬に換算して1g以上）含有する製剤に記載すること。〕
(5) 次の症状のある人。
    むくみ
    〔1日最大配合量が甘草として1g以上（エキス剤については原生薬に換算して1g以上）含有する製剤に記載すること。〕
(6) 次の診断を受けた人。
    高血圧，心臓病，腎臓病

〔1日最大配合量が甘草として1g以上（エキス剤については原生薬に換算して1g以上）含有する製剤に記載すること。〕
2′. 服用が適さない場合があるので，服用前に医師，歯科医師，薬剤師又は登録販売者に相談すること
    〔2.の項目の記載に際し，十分な記載スペースがない場合には2′.を記載すること。〕
3. 服用に際しては，説明文書をよく読むこと
4. 直射日光の当たらない（湿気の少ない）涼しい所に（密栓して）保管すること
    〔（ ）内は必要とする場合に記載すること。〕

甘露飲エキス細粒G「コタロー」 ⊖ 小太郎漢方製薬㈱
区分 第2類
組成 細（茶）：3包(7.5g)中 水製エキス6.3g（ジオウ4g，カンゾウ・セッコウ・バクモンドウ・インチンコウ・オウゴン・キジツ・ビワヨウ・テンモンドウ各2g）
添加 含水二酸化ケイ素，ステアリン酸マグネシウム
適応 体力中等度以下のものの次の諸症：口内炎，舌の荒れや痛み，歯周炎
用法 1回15才以上1包又は2.5g，14～7才⅔，6～4才½，3～2才⅓，2才未満¼，1日3回食前又は食間。1才未満には，医師の診療を受けさせることを優先し，止むを得ない場合にだけ服用させる。3ヵ月未満は服用しない
包装 90包

帰耆建中湯
キギケンチュウトウ

〔基準〕

（平成20年9月30日　厚生労働省医薬食品局審査管理課長通知による）
1. 成分・分量
   当帰3～4，桂皮3～4，生姜1～1.5（ヒネショウガを使用する場合2～4），大棗3～4，芍薬5～6，甘草2～3，黄耆2～4，膠飴20（膠飴はなくても可）
2. 用法・用量
   湯
3. 効能・効果
   体力虚弱で，疲労しやすいものの次の諸症：虚弱体質，病後・術後の衰弱，ねあせ，湿疹・皮膚炎，化膿性皮膚疾患

〔使用上の注意〕

（平成25年3月27日　厚生労働省医薬食品局安全対策課長・審査管理課長通知による）

【添付文書等に記載すべき事項】

『してはいけないこと』
（守らないと現在の症状が悪化したり，副作用が起こりやすくなる）

次の人は服用しないこと
生後3ヵ月未満の乳児。
〔生後3ヵ月未満の用法がある製剤に記載すること。〕

『相談すること』
1. 次の人は服用前に医師，薬剤師又は登録販売者に相談すること
   (1) 医師の治療を受けている人。
   (2) 妊婦又は妊娠していると思われる人。
   (3) 胃腸の弱い人。
   (4) 高齢者。
       〔1日最大配合量が甘草として1g以上（エキス剤については原生薬に換算して1g以上）含有する製剤に記載すること。〕
   (5) 今までに薬などにより発疹・発赤，かゆみ等を起こしたことがある人。
   (6) 次の症状のある人。
       むくみ
       〔1日最大配合量が甘草として1g以上（エキス剤については原生薬に換算して1g以上）含有する製剤に記載すること。〕
   (7) 次の診断を受けた人。
       高血圧，心臓病，腎臓病
       〔1日最大配合量が甘草として1g以上（エキス剤については原生薬に換算して1g以上）含有する製剤に記載すること。〕
2. 服用後，次の症状があらわれた場合は副作用の可能性があるので，直ちに服用を中止し，この文書を持って医師，薬剤師又は登録販売者に相談すること

関係部位	症　状
皮　膚	発疹・発赤，かゆみ

まれに下記の重篤な症状が起こることがある。その場合は直ちに医師の診療を受けること。

症状の名称	症　状
偽アルドステロン症，ミオパチー	手足のだるさ，しびれ，つっぱり感やこわばりに加えて，脱力感，筋肉痛があらわれ，徐々に強くなる。

〔1日最大配合量が甘草として1g以上（エキス剤については原生薬に換算して1g以上）含有する製剤に記載すること。〕

3. 1ヵ月位服用しても症状がよくならない場合は服用を中止し，この文書を持って医師，薬剤師又は登録販売者に相談すること
4. 長期連用する場合には，医師，薬剤師又は登録販売者に相談すること
   〔1日最大配合量が甘草として1g以上（エキス剤については原生薬に換算して1g以上）含有する製剤に記載すること。〕

〔用法及び用量に関連する注意として，用法及び用量の項目に続けて以下を記載すること。〕
(1) 小児に服用させる場合には，保護者の指導監督のもとに服用させること。
    〔小児の用法及び用量がある場合に記載すること。〕
(2) 〔小児の用法がある場合，剤形により，次に該当する場合には，そのいずれかを記載すること。〕
    1) 3歳以上の幼児に服用させる場合には，薬剤がのどにつかえることのないよう，よく注意すること。
       〔5歳未満の幼児の用法がある錠剤・丸剤の場合に記載すること。〕
    2) 幼児に服用させる場合には，薬剤がのどにつかえることのないよう，よく注意すること。
       〔3歳未満の用法及び用量を有する丸剤の場合に記載すること。〕
    3) 1歳未満の乳児には，医師の診療を受けさせることを優先し，やむを得ない場合にのみ服用させること。
       〔カプセル剤及び錠剤・丸剤以外の製剤の場合に記載すること。なお，生後3ヵ月未満の用法がある製剤の場合，「生後3ヵ月未満の乳児」を『してはいけないこと』に記載し，用法及び用量欄には記載しないこと。〕

保管及び取扱い上の注意
(1) 直射日光の当たらない（湿気の少ない）涼しい所に（密栓して）保管すること。
    〔（　）内は必要とする場合に記載すること。〕
(2) 小児の手の届かない所に保管すること。
(3) 他の容器に入れ替えないこと。（誤用の原因になったり品質が変わる。）
    〔容器等の個々に至適表示がなされていて，誤用のおそれのない場合には記載しなくてもよい。〕

【外部の容器又は外部の被包に記載すべき事項】

注意
1. 次の人は服用しないこと
   生後3ヵ月未満の乳児。
   〔生後3ヵ月未満の用法がある製剤に記載すること。〕
2. 次の人は服用前に医師，薬剤師又は登録販売者に相談すること
   (1) 医師の治療を受けている人。
   (2) 妊婦又は妊娠していると思われる人。
   (3) 胃腸の弱い人。
   (4) 高齢者。
       〔1日最大配合量が甘草として1g以上（エキス剤については原生薬に換算して1g以上）含有する製剤に記載すること。〕
   (5) 今までに薬などにより発疹・発赤，かゆみ等を起こしたことがある人。
   (6) 次の症状のある人。
       むくみ
       〔1日最大配合量が甘草として1g以上（エキス剤については原生薬に換算して1g以上）含有する製剤に記載すること。〕
   (7) 次の診断を受けた人。
       高血圧，心臓病，腎臓病
       〔1日最大配合量が甘草として1g以上（エキス剤につ

いては原生薬に換算して1g以上）含有する製剤に記載すること。〕
2′．服用が適さない場合があるので，服用前に医師，薬剤師又は登録販売者に相談すること
〔2.の項目の記載に際し，十分な記載スペースがない場合には2′.を記載すること。〕
3．服用に際しては，説明文書をよく読むこと
4．直射日光の当たらない（湿気の少ない）涼しい所に（密栓して）保管すること
〔（　）内は必要とする場合に記載すること。〕

帰耆建中湯エキス散〔勝昌〕 ㊀　㈱東洋薬行
区分 第2類
組成 散（褐）：4.5g中 帰耆建中湯水製エキス3g（トウキ・ケイシ・生ショウキョウ・タイソウ各4g，シャクヤク5g，カンゾウ・オウギ各2g）
添加 トウモロコシデンプン
適応 体力虚弱で，疲労しやすいものの次の諸症：虚弱体質，病後・術後の衰弱，ねあせ，湿疹・皮膚炎，化膿性皮膚疾患
用法 1回1.5g1日3回空腹時
包装 200g〔Ⓑ8,295（税込み）〕，600g〔Ⓑ21,420（税込み）〕

桔梗湯 キキョウトウ

〔基準〕

（平成20年9月30日 厚生労働省医薬食品局審査管理課長通知による）
1．成分・分量
　　桔梗1〜4，甘草2〜8
2．用法・用量
　　湯
3．効能・効果
　　体力に関わらず使用でき，のどがはれて痛み，ときにせきがでるものの次の諸症：扁桃炎，扁桃周囲炎

〔使用上の注意〕

（平成25年3月27日　厚生労働省医薬食品局安全対策課長・審査管理課長通知による）
【添付文書等に記載すべき事項】
『してはいけないこと』
（守らないと現在の症状が悪化したり，副作用が起こりやすくなる）
　　次の人は服用しないこと
　　　生後3ヵ月未満の乳児。
　　〔生後3ヵ月未満の用法がある製剤に記載すること。〕
『相談すること』
1．次の人は服用前に医師，薬剤師又は登録販売者に相談すること
　(1) 医師の治療を受けている人。
　(2) 妊婦又は妊娠していると思われる人。
　(3) 胃腸が弱く下痢しやすい人。
　(4) 高齢者。
　　　〔1日最大配合量が甘草として1g以上（エキス剤については原生薬に換算して1g以上）含有する製剤に記載すること。〕
　(5) 次の症状のある人。
　　　むくみ
　　　〔1日最大配合量が甘草として1g以上（エキス剤については原生薬に換算して1g以上）含有する製剤に記載すること。〕
　(6) 次の診断を受けた人。
　　　高血圧，心臓病，腎臓病
　　　〔1日最大配合量が甘草として1g以上（エキス剤については原生薬に換算して1g以上）含有する製剤に記載すること。〕
2．服用後，次の症状があらわれた場合は副作用の可能性があるので，直ちに服用を中止し，この文書を持って医師，薬剤師又は登録販売者に相談すること

関係部位	症状
消化器	食欲不振，胃部不快感

　まれに下記の重篤な症状が起こることがある。その場合は直ちに医師の診療を受けること。

症状の名称	症状
偽アルドステロン症，ミオパチー	手足のだるさ，しびれ，つっぱり感やこわばりに加えて，脱力感，筋肉痛があらわれ，徐々に強くなる。含有する製剤に記載すること。〕

　　　〔1日最大配合量が甘草として1g以上（エキス剤については原生薬に換算して1g以上）含有する製剤に記載すること。〕
3．5〜6回服用しても症状がよくならない場合は服用を中止

し，この文書を持って医師，薬剤師又は登録販売者に相談すること
4. 長期連用する場合には，医師，薬剤師又は登録販売者に相談すること
〔1日最大配合量が甘草として1g以上（エキス剤については原生薬に換算して1g以上）含有する製剤に記載すること。〕
〔用法及び用量に関連する注意として，用法及び用量の項目に続けて以下を記載すること。〕
(1) 小児に服用させる場合には，保護者の指導監督のもとに服用させること。
〔小児の用法及び用量がある場合に記載すること。〕
(2) 〔小児の用法がある場合，剤形により，次に該当する場合には，そのいずれかを記載すること。〕
　1) 3歳以上の幼児に服用させる場合には，薬剤がのどにつかえることのないよう，よく注意すること。
〔5歳未満の幼児の用法がある錠剤・丸剤の場合に記載すること。〕
　2) 幼児に服用させる場合には，薬剤がのどにつかえることのないよう，よく注意すること。
〔5歳未満の用法及び用量を有する丸剤の場合に記載すること。〕
　3) 1歳未満の乳児には，医師の診療を受けさせることを優先し，やむを得ない場合にのみ服用させること。
〔カプセル剤及び錠剤・丸剤以外の製剤の場合に記載すること。なお，生後3ヵ月未満の用法がある製剤の場合，「生後3ヵ月未満の乳児」を『してはいけないこと』に記載し，用法及び用量欄には記載しないこと。〕

保管及び取扱い上の注意
(1) 直射日光の当たらない（湿気の少ない）涼しい所に（密栓して）保管すること。
〔（　）内は必要とする場合に記載すること。〕
(2) 小児の手の届かない所に保管すること。
(3) 他の容器に入れ替えないこと。（誤用の原因になったり品質が変わる。）
〔容器等の個々に至適表示がなされていて，誤用のおそれのない場合には記載しなくてもよい。〕

【外部の容器又は外部の被包に記載すべき事項】
注意
1. 次の人は服用しないこと
　生後3ヵ月未満の乳児。
〔生後3ヵ月未満の用法がある製剤に記載すること。〕
2. 次の人は服用前に医師，薬剤師又は登録販売者に相談すること
(1) 医師の治療を受けている人。
(2) 妊婦又は妊娠していると思われる人。
(3) 胃腸が弱く下痢しやすい人。
(4) 高齢者。
〔1日最大配合量が甘草として1g以上（エキス剤については原生薬に換算して1g以上）含有する製剤に記載すること。〕
(5) 次の症状のある人。
　むくみ
〔1日最大配合量が甘草として1g以上（エキス剤については原生薬に換算して1g以上）含有する製剤に記載すること。〕
(6) 次の診断を受けた人。
　高血圧，心臓病，腎臓病
〔1日最大配合量が甘草として1g以上（エキス剤については原生薬に換算して1g以上）含有する製剤に記載すること。〕
2′. 服用が適さない場合があるので，服用前に医師，薬剤師又は登録販売者に相談すること
〔2.の項目の記載に際し，十分な記載スペースがない場合には2′.を記載すること。〕
3. 服用に際しては，説明文書をよく読むこと
4. 直射日光の当たらない（湿気の少ない）涼しい所に（密栓して）保管すること
〔（　）内は必要とする場合に記載すること。〕

桔梗湯「タキザワ」 ㊀ ㈱タキザワ漢方廠
区分 第2類
組成 煎：2包(5g)中 キキョウ2g，カンゾウ3g
適応 体力に関わらず使用でき，のどがはれて痛み，ときにせきがでるものの次の諸症：扁桃炎，扁桃周囲炎
用法 15才以上1回1包を煎じ，1日2回朝夕空腹時。14〜7才2/3，6〜4才1/2，3〜2才1/3，2才未満1/4。1才未満には，医師の診療を受けさせることを優先し，止むを得ない場合にだけ服用させる。3ヵ月未満は服用しない
包装 120包〔Ⓐ22,050(税込み)Ⓑ11,025(税込み)〕

[救心漢方] 桔梗湯エキス散 Kyushin Kampo Kikyo-to ㊀ 救心製薬㈱
区分 第2類
組成 顆(黄褐)：3包(4.5g)中 桔梗湯乾燥エキス1470mg（キキョウ2g，カンゾウ3g）
添加 乳糖，部分アルファー化デンプン，ヒドロキシプロピルセルロース，無水ケイ酸
適応 体力に関わらず使用でき，のどがはれて痛み，ときにせきがでるものの次の諸症：扁桃炎，扁桃周囲炎
用法 1回15才以上1包，14〜7才2/3，6〜4才1/2，3〜2才1/3，2才未満1/4，1日3回食前又は食間に少しずつ口中に含み，水又は白湯で徐々に溶かして服用。1才未満には，医師の診療を受けさせることを優先し，止むを得ない場合にだけ服用させる。3ヵ月未満は服用しない
包装 8包〔Ⓐ1,418(税込み)〕

クラシエ桔梗湯内服液 ㊀ 新生薬品工業㈱・奈-クラシエ薬品㈱
区分 第2類
組成 液(褐)：3本(90mL)中 桔梗湯抽出液81mL（キキョウ2g，カンゾウ3g）
添加 パラベン，白糖
適応 体力に関わらず使用でき，のどがはれて痛み，ときにせきがでるものの次の諸症：扁桃炎，扁桃周囲炎
用法 15才以上1回1本1日3回食前又は食間。よく振ってから，ひと息に飲まず，うがいしながら服用。15才未満は服用しない
包装 3本〔Ⓐ1,239(税込み)〕

ツムラ漢方桔梗湯エキス顆粒 ㊀ ㈱ツムラ
区分 第2類
組成 顆(淡灰褐)：2包(3.75g)中 混合生薬乾燥エキス0.625g（カンゾウ1.5g，キキョウ1g）
添加 ステアリン酸マグネシウム，乳糖水和物
適応 体力に関わらず使用でき，のどがはれて痛み，ときにせきがでるものの次の諸症：扁桃炎，扁桃周囲炎
用法 1回15才以上1包，14〜7才2/3，6〜4才1/2，3〜2才1/3，1日2回。少しずつ口中に含み，水又はお湯で，徐々に溶かし服用。2才未満は服用しない
包装 8包〔Ⓐ1,050(税込み)〕

ツムラ漢方トローチ桔梗湯 ㊀ ㈱ツムラ
区分 第2類
組成 トローチ(淡灰褐，環)：6個(6600mg)中 混合生薬乾燥エキス625mg（カンゾウ1.5g，キキョウ1g）
添加 アラビアゴム末，ステアリン酸カルシウム，精製白糖，デキストリン，ヒドロキシプロピルセルロース，エリスリトール，ケイ酸カルシウム，粉末還元麦芽糖水アメ，香料
適応 体力に関わらず使用でき，のどがはれて痛み，ときにせきがでるものの次の諸症：扁桃炎，扁桃周囲炎
用法 1回15才以上2個，14〜5才1個，1日3回食間又は食前。1個ずつ口中に含み，かまずにゆっくり溶かす。5才未満は使用しない

包装 18個 〔Ⓐ683(税込み)〕

東洋の桔梗湯エキス顆粒S⊖　東洋漢方製薬㈱-日邦薬品工業㈱

区分 第2類
組成 顆：3包(4.5g)中 水製乾燥エキス1.25g（キキョウ2g, カンゾウ3g）
添加 乳糖, 結晶セルロース, メタケイ酸アルミン酸マグネシウム, ステアリン酸マグネシウム
適応 のどがはれて痛む次の諸症：扁桃炎, 扁桃周囲炎
用法 1回15才以上1包, 14〜7才⅔, 6〜4才½, 3〜2才⅓, 1日3回食前又は食間に少しずつ口中に含み, 水又は白湯で徐々に溶かして服用。2才未満は服用しない
包装 12包〔Ⓐ1,200Ⓑ600〕, 510包〔Ⓑ16,000〕

枳縮二陳湯
キシュクニチントウ

〔基準〕

（平成22年4月1日　厚生労働省医薬食品局審査管理課長通知による）

1. **成分・分量**
    枳実1〜3, 縮砂1〜3, 半夏2〜3, 陳皮2〜3, 香附子2〜3, 木香1〜2, 草豆蔻1〜2, 乾姜1〜2, 厚朴1.5〜2.5, 茴香1〜2.5, 延胡索1.5〜2.5, 甘草1, 生姜1〜1.5（ヒネショウガを使用する場合3）, 茯苓2〜3

2. **用法・用量**
    湯

3. **効能・効果**
    体力中等度以下で, 胃腸が弱いものの次の諸症：悪心, 嘔吐, 胃痛, 胃部不快感, 胸痛

〔使用上の注意〕

（平成25年3月27日　厚生労働省医薬食品局安全対策課長・審査管理課長通知による）

【添付文書等に記載すべき事項】
『してはいけないこと』
（守らないと現在の症状が悪化したり, 副作用が起こりやすくなる）
　　次の人は服用しないこと
　　　生後3ヵ月未満の乳児。
　　〔生後3ヵ月未満の用法がある製剤に記載すること。〕
『相談すること』
1. 次の人は服用前に医師, 薬剤師又は登録販売者に相談すること
    (1) 医師の治療を受けている人。
    (2) 妊婦又は妊娠していると思われる人。
    (3) 高齢者。
        〔1日最大配合量が甘草として1g以上（エキス剤については原生薬に換算して1g以上）含有する製剤に記載すること。〕
    (4) 今までに薬などにより発疹・発赤, かゆみ等を起こしたことがある人。
    (5) 次の症状のある人。
        むくみ
        〔1日最大配合量が甘草として1g以上（エキス剤については原生薬に換算して1g以上）含有する製剤に記載すること。〕
    (6) 次の診断を受けた人。
        高血圧, 心臓病, 腎臓病
        〔1日最大配合量が甘草として1g以上（エキス剤については原生薬に換算して1g以上）含有する製剤に記載すること。〕
2. 服用後, 次の症状があらわれた場合は副作用の可能性があるので, 直ちに服用を中止し, この文書を持って医師, 薬剤師又は登録販売者に相談すること

関係部位	症　　状
皮　膚	発疹・発赤, かゆみ

まれに下記の重篤な症状が起こることがある。その場合は直ちに医師の診療を受けること。

症状の名称	症　　状
偽アルドステロン症, ミオパチー	手足のだるさ, しびれ, つっぱり感やこわばりに加えて, 脱力感, 筋肉痛があらわれ, 徐々に強くなる。

〔1日最大配合量が甘草として1g以上（エキス剤につ

　　　　いては原生薬に換算して1g以上）含有する製剤に記載すること。〕
3．5～6日間服用しても症状がよくならない場合は服用を中止し，この文書を持って医師，薬剤師又は登録販売者に相談すること
4．長期連用する場合には，医師，薬剤師又は登録販売者に相談すること
　　　〔1日最大配合量が甘草として1g以上（エキス剤については原生薬に換算して1g以上）含有する製剤に記載すること。〕
〔用法及び用量に関連する注意として，用法及び用量の項目に続けて以下を記載すること。〕
(1)　小児に服用させる場合には，保護者の指導監督のもとに服用させること。
　　〔小児の用法及び用量がある場合に記載すること。〕
(2)　〔小児の用法がある場合，剤形により，次に該当する場合には，そのいずれかを記載すること。〕
　1)　3歳以上の幼児に服用させる場合には，薬剤がのどにつかえることのないよう，よく注意すること。
　　〔5歳未満の幼児の用法がある錠剤・丸剤の場合に記載すること。〕
　2)　幼児に服用させる場合には，薬剤がのどにつかえることのないよう，よく注意すること。
　　〔3歳未満の用法及び用量を有する丸剤の場合に記載すること。〕
　3)　1歳未満の乳児には，医師の診療を受けさせることを優先し，やむを得ない場合にのみ服用させること。
　　〔カプセル剤及び錠剤・丸剤以外の製剤の場合に記載すること。なお，生後3ヵ月未満の用法がある製剤の場合，「生後3ヵ月未満の乳児」を『してはいけないこと』に記載し，用法及び用量欄には記載しないこと。〕

保管及び取扱い上の注意
(1)　直射日光の当たらない（湿気の少ない）涼しい所に（密栓して）保管すること。
　　〔（　）内は必要とする場合に記載すること。〕
(2)　小児の手の届かない所に保管すること。
(3)　他の容器に入れ替えないこと。（誤用の原因になったり品質が変わる。）
　　〔容器等の個々に至適表示がなされていて，誤用のおそれのない場合には記載しなくてもよい。〕

【外部の容器又は外部の被包に記載すべき事項】
注意
1．次の人は服用しないこと
　　生後3ヵ月未満の乳児。
　　　〔生後3ヵ月未満の用法がある製剤に記載すること。〕
2．次の人は服用前に医師，薬剤師又は登録販売者に相談すること
(1)　医師の治療を受けている人。
(2)　妊婦又は妊娠していると思われる人。
(3)　高齢者。
　　〔1日最大配合量が甘草として1g以上（エキス剤については原生薬に換算して1g以上）含有する製剤に記載すること。〕
(4)　今までに薬などにより発疹・発赤，かゆみ等を起こしたことがある人。
(5)　次の症状のある人。
　　むくみ
　　〔1日最大配合量が甘草として1g以上（エキス剤については原生薬に換算して1g以上）含有する製剤に記載すること。〕
(6)　次の診断を受けた人。
　　高血圧，心臓病，腎臓病
　　〔1日最大配合量が甘草として1g以上（エキス剤については原生薬に換算して1g以上）含有する製剤に記載すること。〕

2′．服用が適さない場合があるので，服用前に医師，薬剤師又は登録販売者に相談すること
　　　〔2.の項目の記載に際し，十分な記載スペースがない場合には2′.を記載すること。〕
3．服用に際しては，説明文書をよく読むこと
4．直射日光の当たらない（湿気の少ない）涼しい所に（密栓して）保管すること
　　　〔（　）内は必要とする場合に記載すること。〕

帰脾湯（キヒトウ）

〔基準〕

（平成20年9月30日　厚生労働省医薬食品局審査管理課長通知による）

1. 成分・分量
   人参2～4，白朮2～4（蒼朮も可），茯苓2～4，酸棗仁2～4，竜眼肉2～4，黄耆2～4，当帰2，遠志1～2，甘草1，木香1，大棗1～2，生姜1～1.5
2. 用法・用量
   湯
3. 効能・効果
   体力中等度以下で，心身が疲れ，血色が悪いものの次の諸症：貧血，不眠症，神経症，精神不安

〔使用上の注意〕

（平成25年3月27日　厚生労働省医薬食品局安全対策課長・審査管理課長通知による）

【添付文書等に記載すべき事項】

『してはいけないこと』
（守らないと現在の症状が悪化したり，副作用が起こりやすくなる）

次の人は服用しないこと
　生後3ヵ月未満の乳児。
　〔生後3ヵ月未満の用法がある製剤に記載すること。〕

『相談すること』

1. 次の人は服用前に医師，薬剤師又は登録販売者に相談すること
   (1) 医師の治療を受けている人。
   (2) 妊婦又は妊娠していると思われる人。
   (3) 高齢者。
   　〔1日最大配合量が甘草として1g以上（エキス剤については原生薬に換算して1g以上）含有する製剤に記載すること。〕
   (4) 今までに薬などにより発疹・発赤，かゆみ等を起こしたことがある人。
   (5) 次の症状のある人。
   　むくみ
   　〔1日最大配合量が甘草として1g以上（エキス剤については原生薬に換算して1g以上）含有する製剤に記載すること。〕
   (6) 次の診断を受けた人。
   　高血圧，心臓病，腎臓病
   　〔1日最大配合量が甘草として1g以上（エキス剤については原生薬に換算して1g以上）含有する製剤に記載すること。〕
2. 服用後，次の症状があらわれた場合は副作用の可能性があるので，直ちに服用を中止し，この文書を持って医師，薬剤師又は登録販売者に相談すること

関係部位	症状
皮膚	発疹・発赤，かゆみ

　まれに下記の重篤な症状が起こることがある。その場合は直ちに医師の診療を受けること。

症状の名称	症状
偽アルドステロン症，ミオパチー	手足のだるさ，しびれ，つっぱり感やこわばりに加えて，脱力感，筋肉痛があらわれ，徐々に強くなる。

　〔1日最大配合量が甘草として1g以上（エキス剤については原生薬に換算して1g以上）含有する製剤に記載すること。〕

3. 1ヵ月位服用しても症状がよくならない場合は服用を中止し，この文書を持って医師，薬剤師又は登録販売者に相談すること
4. 長期連用する場合には，医師，薬剤師又は登録販売者に相談すること
   　〔1日最大配合量が甘草として1g以上（エキス剤については原生薬に換算して1g以上）含有する製剤に記載すること。〕

〔用法及び用量に関連する注意として，用法及び用量の項目に続けて以下を記載すること。〕

(1) 小児に服用させる場合には，保護者の指導監督のもとに服用させること。
　〔小児の用法及び用量がある場合に記載すること。〕
(2) 〔小児の用法がある場合，剤形により，次に該当する場合には，そのいずれかを記載すること。〕
　1) 3歳以上の幼児に服用させる場合には，薬剤がのどにつかえることのないよう，よく注意すること。
　〔5歳未満の幼児の用法がある錠剤・丸剤の場合に記載すること。〕
　2) 幼児に服用させる場合には，薬剤がのどにつかえることのないよう，よく注意すること。
　〔3歳未満の用法及び用量を有する丸剤の場合に記載すること。〕
　3) 1歳未満の乳児には，医師の診療を受けさせることを優先し，やむを得ない場合にのみ服用させること。
　〔カプセル剤及び錠剤・丸剤以外の製剤の場合に記載すること。なお，生後3ヵ月未満の用法がある製剤の場合，「生後3ヵ月未満の乳児」を『してはいけないこと』に記載し，用法及び用量欄には記載しないこと。〕

〔成分及び分量に関連する注意として，成分及び分量の項目に続けて以下を記載すること。〕

　本剤の服用により，糖尿病の検査値に影響を及ぼすことがある。
　〔1日最大配合量がオンジとして1g以上（エキス剤については原生薬に換算して1g以上）含有する製剤に記載すること。〕

保管及び取扱い上の注意
(1) 直射日光の当たらない（湿気の少ない）涼しい所に（密栓して）保管すること。
　〔（　）内は必要とする場合に記載すること。〕
(2) 小児の手の届かない所に保管すること。
(3) 他の容器に入れ替えないこと。（誤用の原因になったり品質が変わる。）
　〔容器等の個々に至適表示がなされていて，誤用のおそれのない場合には記載しなくてもよい。〕

【外部の容器又は外部の被包に記載すべき事項】

注意

1. 次の人は服用しないこと
   　生後3ヵ月未満の乳児。
   　〔生後3ヵ月未満の用法がある製剤に記載すること。〕
2. 次の人は服用前に医師，薬剤師又は登録販売者に相談すること
   (1) 医師の治療を受けている人。
   (2) 妊婦又は妊娠していると思われる人。
   (3) 高齢者。
   　〔1日最大配合量が甘草として1g以上（エキス剤については原生薬に換算して1g以上）含有する製剤に記載すること。〕
   (4) 今までに薬などにより発疹・発赤，かゆみ等を起こしたことがある人。
   (5) 次の症状のある人。
   　むくみ
   　〔1日最大配合量が甘草として1g以上（エキス剤につ

(6) 次の診断を受けた人。
    高血圧，心臓病，腎臓病
    〔1日最大配合量が甘草として1g以上（エキス剤については原生薬に換算して1g以上）含有する製剤に記載すること。〕
2′. 服用が適さない場合があるので，服用前に医師，薬剤師又は登録販売者に相談すること
    〔2.の項目の記載に際し，十分な記載スペースがない場合には2′.を記載すること。〕
3. 服用に際しては，説明文書をよく読むこと
4. 直射日光の当たらない（湿気の少ない）涼しい所に（密栓して）保管すること
    〔（ ）内は必要とする場合に記載すること。〕

ウチダの帰脾湯 ㊀ ㈱ウチダ和漢薬
区分 第2類
組成 煎 ( ) : 1袋中 オウギ2g, トウキ2g, ニンジン3g, ビャクジュツ3g, ブクリョウ3g, サンソウニン3g, リュウガンニク3g, カンゾウ1g, ショウキョウ1g, モッコウ1g, オンジ1.5g, タイソウ1.5g
適応 平素胃腸の弱い虚弱体質のものが身心過労の結果，種々の出血を起こして貧血をきたしたり，健忘，不眠，精神不安，心悸亢進などを起こしたもの：腸出血，子宮出血，血尿などによる貧血・衰弱，健忘症，不眠症，神経性心悸亢進症，月経不順
用法 15才以上1日1袋を煎じ2〜3回に分けて食前1時間又は食間空腹時に温服。15才未満は服用しない
包装 30袋

帰脾湯エキス顆粒KM ㊀ ㈱カーヤ-イスクラ産業㈱, ㈱イチゲン, 一元製薬㈱
区分 第2類
組成 顆 (褐) : 9g中 帰脾湯水製乾燥エキス4.7g (サンソウニン・ソウジュツ・ニンジン・ブクリョウ・リュウガンニク各3g, オウギ・トウキ各2g, オンジ・タイソウ各1.5g, カンゾウ・モッコウ各1g, ショウキョウ0.5g)
添加 乳糖, ステアリン酸マグネシウム
適応 体力中等度以下で，心身が疲れ，血色が悪いものの次の諸症：貧血，不眠症，神経症，精神不安
用法 1回15才以上3g, 14〜7才2g, 6〜4才1.5g, 3〜2才1g, 2才未満0.75g以下, 1日3回食前又は食間。1才未満には，医師の診療を受けさせることを優先し，止むを得ない場合にだけ服用させる。3ヵ月未満は服用しない
包装 500g 備考 製造：天津泰達薬業有限公司(中国)

帰脾湯エキス細粒G「コタロー」 ㊀ 小太郎漢方製薬㈱
区分 第2類
組成 細 (茶) : 3包(7.5g)中 水製エキス6.3g (ニンジン・ビャクジュツ・ブクリョウ・サンソウニン・リュウガンニク・オウギ各2.4g, トウキ・オンジ・タイソウ各1.6g, モッコウ・カンゾウ各0.8g, ショウキョウ0.32g)
添加 含水二酸化ケイ素, ステアリン酸マグネシウム
適応 体力中等度以下で，心身が疲れ，血色が悪いものの次の諸症：不眠症，神経症，精神不安，貧血
用法 1回15才以上1包又は2.5g, 14〜7才2/3, 6〜4才1/2, 3〜2才1/3, 2才未満1/4, 1日3回食前又は食間。1才未満には，医師の診療を受けさせることを優先し，止むを得ない場合にだけ服用させる。3ヵ月未満は服用しない
包装 90包

キュウキキョウガイトウ
芎帰膠艾湯

〔基準〕
(平成20年9月30日　厚生労働省医薬食品局審査管理課長通知による)

1. 成分・分量
   川芎3, 甘草3, 艾葉3, 当帰4〜4.5, 芍薬4〜4.5, 地黄5〜6, 阿膠3
2. 用法・用量
   湯
3. 効能・効果
   体力中等度以下で，冷え症で，出血傾向があり胃腸障害のないものの次の諸症：痔出血，貧血，月経異常・月経過多・不正出血，皮下出血

〔使用上の注意〕
(平成25年3月27日　厚生労働省医薬食品局安全対策課長・審査管理課長通知による)

【添付文書等に記載すべき事項】
『してはいけないこと』
(守らないと現在の症状が悪化したり，副作用が起こりやすくなる)
　次の人は服用しないこと
　　生後3ヵ月未満の乳児。
　　〔生後3ヵ月未満の用法がある製剤に記載すること。〕
『相談すること』
1. 次の人は服用前に医師，薬剤師又は登録販売者に相談すること
   (1) 医師の治療を受けている人。
   (2) 妊婦又は妊娠していると思われる人。
   (3) 胃腸が弱く下痢しやすい人。
   (4) 高齢者。
       〔1日最大配合量が甘草として1g以上（エキス剤については原生薬に換算して1g以上）含有する製剤に記載すること。〕
   (5) 次の症状のある人。
       むくみ
       〔1日最大配合量が甘草として1g以上（エキス剤については原生薬に換算して1g以上）含有する製剤に記載すること。〕
   (6) 次の診断を受けた人。
       高血圧，心臓病，腎臓病
       〔1日最大配合量が甘草として1g以上（エキス剤については原生薬に換算して1g以上）含有する製剤に記載すること。〕
2. 服用後，次の症状があらわれた場合は副作用の可能性があるので，直ちに服用を中止し，この文書を持って医師，薬剤師又は登録販売者に相談すること

関係部位	症　状
皮　膚	発疹・発赤，かゆみ
消化器	食欲不振，胃部不快感，腹痛

まれに下記の重篤な症状が起こることがある。その場合は直ちに医師の診療を受けること。

症状の名称	症　状
偽アルドステロン症, ミオパチー	手足のだるさ，しびれ，つっぱり感やこわばりに加えて，脱力感，筋肉痛があらわれ，徐々に強くなる。

〔1日最大配合量が甘草として1g以上（エキス剤については原生薬に換算して1g以上）含有する製剤に記

3. 服用後，次の症状があらわれることがあるので，このような症状の持続又は増強が見られた場合には，服用を中止し，この文書を持って医師，薬剤師又は登録販売者に相談すること
   下痢
4. 1ヵ月位（痔出血に服用する場合には1週間位）服用しても症状がよくならない場合は服用を中止し，この文書を持って医師，薬剤師又は登録販売者に相談すること
5. 長期連用する場合には，医師，薬剤師又は登録販売者に相談すること
   〔1日最大配合量が甘草として1g以上（エキス剤については原生薬に換算して1g以上）含有する製剤に記載すること。〕

〔用法及び用量に関連する注意として，用法及び用量の項目に続けて以下を記載すること。〕
(1) 小児に服用させる場合には，保護者の指導監督のもとに服用させること。
   〔小児の用法及び用量がある場合に記載すること。〕
(2) 〔小児の用法がある場合，剤形により，次に該当する場合には，そのいずれかを記載すること。〕
   1) 3歳以上の幼児に服用させる場合には，薬剤がのどにつかえることのないよう，よく注意すること。
      〔5歳未満の幼児の用法がある錠剤・丸剤の場合に記載すること。〕
   2) 幼児に服用させる場合には，薬剤がのどにつかえることのないよう，よく注意すること。
      〔3歳未満の用法及び用量を有する丸剤の場合に記載すること。〕
   3) 1歳未満の乳児には，医師の診療を受けさせることを優先し，やむを得ない場合にのみ服用させること。
      〔カプセル剤及び錠剤・丸剤以外の製剤の場合に記載すること。なお，生後3ヵ月未満の用法がある製剤の場合，「生後3ヵ月未満の乳児」を『してはいけないこと』に記載し，用法及び用量欄には記載しないこと。〕

保管及び取扱い上の注意
(1) 直射日光の当たらない（湿気の少ない）涼しい所に（密栓して）保管すること。
   〔（ ）内は必要とする場合に記載すること。〕
(2) 小児の手の届かない所に保管すること。
(3) 他の容器に入れ替えないこと。（誤用の原因になったり品質が変わる。）
   〔容器等の個々に至適表示がなされていて，誤用のおそれのない場合には記載しなくてもよい。〕

【外部の容器又は外部の被包に記載すべき事項】
注意
1. 次の人は服用しないこと
   生後3ヵ月未満の乳児。
   〔生後3ヵ月未満の用法がある製剤に記載すること。〕
2. 次の人は服用前に医師，薬剤師又は登録販売者に相談すること
   (1) 医師の治療を受けている人。
   (2) 妊婦又は妊娠していると思われる人。
   (3) 胃腸が弱く下痢しやすい人。
   (4) 高齢者。
      〔1日最大配合量が甘草として1g以上（エキス剤については原生薬に換算して1g以上）含有する製剤に記載すること。〕
   (5) 次の症状のある人。
      むくみ
      〔1日最大配合量が甘草として1g以上（エキス剤については原生薬に換算して1g以上）含有する製剤に記載すること。〕
   (6) 次の診断を受けた人。
      高血圧，心臓病，腎臓病
      〔1日最大配合量が甘草として1g以上（エキス剤については原生薬に換算して1g以上）含有する製剤に記載すること。〕
2′. 服用が適さない場合があるので，服用前に医師，薬剤師又は登録販売者に相談すること
   〔2.の項目の記載に際し，十分な記載スペースがない場合には2′.を記載すること。〕
3. 服用に際しては，説明文書をよく読むこと
4. 直射日光の当たらない（湿気の少ない）涼しい所に（密栓して）保管すること
   〔（ ）内は必要とする場合に記載すること。〕

ウチダの芎帰膠艾湯 ㈱ウチダ和漢薬
区分 第2類
組成 煎(褐)：1袋中 センキュウ3g，カンゾウ3g，ガイヨウ3g，トウキ4.5g，シャクヤク4.5g，ジオウ6g，ゼラチン3g
適応 冷え症で出血し貧血するもの，あるいは四肢煩熱，下腹痛などを伴うもの：痔出血，外傷後の内出血，貧血症
用法 15才以上1日1袋を煎じ2～3回に分けて食前1時間又は食間空腹時に温服。15才未満は服用しない
包装 30袋

芎帰膠艾湯エキス顆粒KM ㈱カーヤ-㈱イチゲン，一元製薬㈱
区分 第2類
組成 顆(褐)：10.5g中 芎帰膠艾湯水製乾燥エキス6.3g（ジオウ6g，シャクヤク・トウキ各4.5g，アキョウ・ガイヨウ・カンゾウ・センキュウ各3g）
添加 乳糖，ステアリン酸マグネシウム
適応 体力中等度以下で，冷え症で，出血傾向があり胃腸障害のないものの次の諸症：痔出血，貧血，月経異常・月経過多・不正出血，皮下出血
用法 15才以上1回3.5g1日3回食前又は食間
包装 500g　**備考** 製造：天津泰達薬業有限公司（中国）

芎帰膠艾湯エキス〔細粒〕11 松浦薬業㈱-松浦漢方㈱
区分 第2類
組成 細(黒褐)：3包(7.5g)又は7.5g中 混合生薬エキス6.4g（センキュウ・カンゾウ・ガイヨウ各1.5g，トウキ・シャクヤク各2.25g，ジオウ3g），ゼラチン1.5g
添加 メタケイ酸アルミン酸マグネシウム，ヒプロメロース（ヒドロキシプロピルメチルセルロース），乳糖，香料
適応 体力中等度以下で，冷え症で，出血傾向があり胃腸障害のないものの次の諸症：痔出血，貧血，月経異常・月経過多・不正出血，皮下出血
用法 1回1才以上1包又は2.5g，14～7才2/3，6～4才1/2，3～2才1/3，2才未満1/4以下，1日3回食前又は食間。1才未満には，医師の診療を受けさせることを優先し，止むを得ない場合にだけ服用させる。3ヵ月未満は服用しない
包装 500g，300包

芎帰膠艾湯エキス散〔勝昌〕 ㈱東洋薬行
区分 第2類
組成 散(褐)：9g中 芎帰膠艾湯水製エキス（「漢方処方応用の実際」）6g（センキュウ・カンゾウ・ガイヨウ・アキョウ各3g，トウキ・シャクヤク各4g，ジオウ5g）
添加 トウモロコシデンプン
適応 体力中等度以下で，冷え症で，出血傾向があり胃腸障害のないものの次の諸症：痔出血，貧血，月経異常・月経過多・不正出血，皮下出血
用法 1回3g1日3回空腹時
包装 200g〔Ⓑ5,670(税込み)〕，600g〔Ⓑ15,750(税込み)〕

芎帰膠艾粒状 長倉製薬㈱-日邦薬品工業㈱
区分 第2類
組成 顆(黄褐)：4.2g中 センキュウ0.4g，ケイヒ0.4g，カンゾウ0.4g，ガイヨウ0.6g，トウキ1.2g，シャクヤク0.9g，ジオウ

0.9g
- 適応 子宮出血時の補助療法
- 用法 1回成人1.4g，15〜8才½，1日3回食前30分又は食間。8才未満は服用しない
- 包装 500g〔Ⓑ7,000〕

錠剤芎帰膠艾湯㊀　一元製薬㈱-㈱イチゲン
- 区分 第2類
- 組成 錠（褐）：100錠中 センキュウ末2.5g，カンゾウ末2.5g，トウキ末3.75g，シャクヤク末3.75g，ジオウ末5g，ガイヨウ末2.5g，アキョウ末2.5g，水性エキス2.5g（センキュウ・カンゾウ・ガイヨウ・アキョウ各3g，トウキ・シャクヤク各4.5g，ジオウ6g）
- 適応 体力中等度以下で，冷え症で，出血傾向があり胃腸障害のないものの次の諸症：痔出血，貧血，月経異常・月経過多・不正出血，皮下出血
- 用法 1回成人4〜6錠，13〜7才2〜3錠，1日3回食間又は空腹時
- 包装 350錠〔Ⓐ3,500 Ⓑ1,750〕，1000錠〔Ⓐ8,400 Ⓑ4,200〕，2000錠〔Ⓐ15,000 Ⓑ7,500〕

東洋漢方の芎帰膠艾湯㊀　東洋漢方製薬㈱
- 区分 第2類
- 組成 煎：1包（26g）中 センキュウ3g，カンゾウ3g，ガイヨウ3g，トウキ4g，シャクヤク4g，ジオウ6g，ゼラチン3g
- 適応 痔出血
- 用法 15才以上1日1包を煎じ食間3回に分けて温服。14〜7才⅔，6〜4才½，3〜2才⅓
- 包装 100包〔Ⓑ15,000〕

東洋漢方の芎帰膠艾湯エキス顆粒㊀　東洋漢方製薬㈱
- 区分 第2類
- 組成 顆：9g中 水製乾燥エキス4.44g（センキュウ・カンゾウ・ガイヨウ・ゼラチン各3g，トウキ・シャクヤク各4g，ジオウ6g）
- 添加 乳糖，バレイショデンプン
- 適応 痔出血
- 用法 15才以上1回3g1日3回食間又は空腹時
- 包装 500g〔Ⓑ9,500〕

トチモトの芎帰膠艾湯㊀　㈱栃本天海堂
- 区分 第2類
- 組成 煎：1包（24g）中 センキュウ3g，カンゾウ3g，ガイヨウ3g，トウキ4.5g，シャクヤク4.5g，ジオウ6g，ゼラチン3g
- 適応 痔出血
- 用法 15才以上1日1包を煎じ，煎じ滓を除き，ゼラチンを入れ再び煎じ食間3回に分服。14〜7才⅔，6〜4才½，3〜2才⅓，2才未満¼以下

芎帰調血飲
キュウキチョウケツイン

〔基準〕

（平成20年9月30日　厚生労働省医薬食品局審査管理課長通知による）

1. 成分・分量
   当帰2〜2.5，地黄2〜2.5，川芎2〜2.5，白朮2〜2.5（蒼朮も可），茯苓2〜2.5，陳皮2〜2.5，烏薬2〜2.5，大棗1〜1.5，香附子2〜2.5，甘草1，牡丹皮2〜2.5，益母草1〜1.5，乾姜1〜1.5，生姜0.5〜1.5（生姜はなくても可）

2. 用法・用量
   湯

3. 効能・効果
   体力中等度以下のものの次の諸症。ただし産後の場合は体力に関わらず使用できる：月経不順，産後の神経症・体力低下

〔使用上の注意〕

（平成25年3月27日　厚生労働省医薬食品局安全対策課長・審査管理課長通知による）

【添付文書等に記載すべき事項】

『してはいけないこと』
（守らないと現在の症状が悪化したり，副作用が起こりやすくなる）

　次の人は服用しないこと
　　生後3ヵ月未満の乳児。
　　〔生後3ヵ月未満の用法がある製剤に記載すること。〕

『相談すること』
1. 次の人は服用前に医師，薬剤師又は登録販売者に相談すること
   (1) 医師の治療を受けている人。
   (2) 妊婦又は妊娠していると思われる人。
   (3) 胃腸が弱く下痢しやすい人。
   (4) 高齢者。
       〔1日最大配合量が甘草として1g以上（エキス剤については原生薬に換算して1g以上）含有する製剤に記載すること。〕
   (5) 今までに薬などにより発疹・発赤，かゆみ等を起こしたことがある人。
   (6) 次の症状のある人。
       むくみ
       〔1日最大配合量が甘草として1g以上（エキス剤については原生薬に換算して1g以上）含有する製剤に記載すること。〕
   (7) 次の診断を受けた人。
       高血圧，心臓病，腎臓病
       〔1日最大配合量が甘草として1g以上（エキス剤については原生薬に換算して1g以上）含有する製剤に記載すること。〕

2. 服用後，次の症状があらわれた場合は副作用の可能性があるので，直ちに服用を中止し，この文書を持って医師，薬剤師又は登録販売者に相談すること

関係部位	症　状
皮　膚	発疹・発赤，かゆみ
消化器	吐き気，食欲不振，胃部不快感

まれに下記の重篤な症状が起こることがある。その場合は直ちに医師の診療を受けること。

症状の名称	症　　状
偽アルドステロン症,ミオパチー	手足のだるさ,しびれ,つっぱり感やこわばりに加えて,脱力感,筋肉痛があらわれ,徐々に強くなる。

　　　　〔1日最大配合量が甘草として1g以上（エキス剤については原生薬に換算して1g以上）含有する製剤に記載すること。〕
3. 1ヵ月位服用しても症状がよくならない場合は服用を中止し,この文書を持って医師,薬剤師又は登録販売者に相談すること
4. 長期連用する場合には,医師,薬剤師又は登録販売者に相談すること
　　　　〔1日最大配合量が甘草として1g以上（エキス剤については原生薬に換算して1g以上）含有する製剤に記載すること。〕
〔用法及び用量に関連する注意として,用法及び用量の項目に続けて以下を記載すること。〕
(1) 小児に服用させる場合には,保護者の指導監督のもとに服用させること。
　　　　〔小児の用法及び用量がある場合に記載すること。〕
(2) 〔小児の用法がある場合,剤形により,次に該当する場合には,そのいずれかを記載すること。〕
　1) 3歳以上の幼児に服用させる場合には,薬剤がのどにつかえることのないよう,よく注意すること。
　　　　〔5歳未満の幼児の用法がある錠剤・丸剤の場合に記載すること。〕
　2) 幼児に服用させる場合には,薬剤がのどにつかえることのないよう,よく注意すること。
　　　　〔3歳未満の用法及び用量を有する丸剤の場合に記載すること。〕
　3) 1歳未満の乳児には,医師の診療を受けさせることを優先し,やむを得ない場合にのみ服用させること。
　　　　〔カプセル剤及び錠剤・丸剤以外の製剤の場合に記載すること。なお,生後3ヵ月未満の用法がある製剤の場合,「生後3ヵ月未満の乳児」を『してはいけないこと』に記載し,用法及び用量欄には記載しないこと。〕

保管及び取扱い上の注意
(1) 直射日光の当たらない（湿気の少ない）涼しい所に（密栓して）保管すること。
　　　〔（　）内は必要とする場合に記載すること。〕
(2) 小児の手の届かない所に保管すること。
(3) 他の容器に入れ替えないこと。(誤用の原因になったり品質が変わる。)
　　　〔容器等の個々に至適表示がなされていて,誤用のおそれのない場合には記載しなくてもよい。〕

【外部の容器又は外部の被包に記載すべき事項】
注意
1. 次の人は服用しないこと
　　生後3ヵ月未満の乳児。
　　　〔生後3ヵ月未満の用法がある製剤に記載すること。〕
2. 次の人は服用前に医師,薬剤師又は登録販売者に相談すること
(1) 医師の治療を受けている人。
(2) 妊婦又は妊娠していると思われる人。
(3) 胃腸が弱く下痢しやすい人。
(4) 高齢者。
　　　〔1日最大配合量が甘草として1g以上（エキス剤については原生薬に換算して1g以上）含有する製剤に記載すること。〕
(5) 今までに薬などにより発疹・発赤,かゆみ等を起こしたことがある人。
(6) 次の症状のある人。
　　むくみ
　　　〔1日最大配合量が甘草として1g以上（エキス剤については原生薬に換算して1g以上）含有する製剤に記載すること。〕
(7) 次の診断を受けた人。
　　高血圧,心臓病,腎臓病
　　　〔1日最大配合量が甘草として1g以上（エキス剤については原生薬に換算して1g以上）含有する製剤に記載すること。〕
2′. 服用が適さない場合があるので,服用前に医師,薬剤師又は登録販売者に相談すること
　　　〔2.の項目の記載に際し,十分な記載スペースがない場合には2′.を記載すること。〕
3. 服用に際しては,説明文書をよく読むこと
4. 直射日光の当たらない（湿気の少ない）涼しい所に（密栓して）保管すること
　　　〔（　）内は必要とする場合に記載すること。〕

芎帰調血飲第一加減
キュウキチョウケツインダイイチカゲン

〔基準〕

(平成20年9月30日　厚生労働省医薬食品局審査管理課長通知による)
1. 成分・分量
   当帰2，川芎2，地黄2，白芷2（蒼朮も可），茯苓2，陳皮2，烏薬2，香附子2，牡丹皮2，益母草1.5，大棗1.5，甘草1，乾姜1～1.5，生姜0.5～1.5（生姜はなくても可），芍薬1.5，桃仁1.5，紅花1.5，枳実1.5，桂皮1.5，牛膝1.5，木香1.5，延胡索1.5
2. 用法・用量
   湯
3. 効能・効果
   体力中等度以下のものの次の諸症。ただし産後の場合は体力に関わらず使用できる：血の道症(注)，月経不順，産後の体力低下

《備考》
注) 血の道症とは，月経，妊娠，出産，産後，更年期など女性のホルモンの変動に伴って現れる精神不安やいらだちなどの精神神経症状および身体症状のことである。
【注) 表記については，効能・効果欄に記載するのではなく，〈効能・効果に関連する注意〉として記載する。】

〔使用上の注意〕

(平成25年3月27日　厚生労働省医薬食品局安全対策課長・審査管理課長通知による)

【添付文書等に記載すべき事項】
『してはいけないこと』
(守らないと現在の症状が悪化したり，副作用が起こりやすくなる)

　　次の人は服用しないこと
　　　生後3ヵ月未満の乳児。
　　　〔生後3ヵ月未満の用法がある製剤に記載すること。〕

『相談すること』
1. 次の人は服用前に医師，薬剤師又は登録販売者に相談すること
   (1) 医師の治療を受けている人。
   (2) 妊婦又は妊娠していると思われる人。
   (3) 胃腸が弱く下痢しやすい人。
   (4) 高齢者。
       〔1日最大配合量が甘草として1g以上（エキス剤については原生薬に換算して1g以上）含有する製剤に記載すること。〕
   (5) 今までに薬などにより発疹・発赤，かゆみ等を起こしたことがある人。
   (6) 次の症状のある人。
       むくみ
       〔1日最大配合量が甘草として1g以上（エキス剤については原生薬に換算して1g以上）含有する製剤に記載すること。〕
   (7) 次の診断を受けた人。
       高血圧，心臓病，腎臓病
       〔1日最大配合量が甘草として1g以上（エキス剤については原生薬に換算して1g以上）含有する製剤に記載すること。〕
2. 服用後，次の症状があらわれた場合は副作用の可能性があるので，直ちに服用を中止し，この文書を持って医師，薬剤師又は登録販売者に相談すること

関係部位	症状
皮膚	発疹・発赤，かゆみ
消化器	吐き気，食欲不振，胃部不快感

　　まれに下記の重篤な症状が起こることがある。その場合は直ちに医師の診療を受けること。

症状の名称	症状
偽アルドステロン症，ミオパチー	手足のだるさ，しびれ，つっぱり感やこわばりに加えて，脱力感，筋肉痛があらわれ，徐々に強くなる。

　　〔1日最大配合量が甘草として1g以上（エキス剤については原生薬に換算して1g以上）含有する製剤に記載すること。〕
3. 1ヵ月位服用しても症状がよくならない場合は服用を中止し，この文書を持って医師，薬剤師又は登録販売者に相談すること
4. 長期連用する場合には，医師，薬剤師又は登録販売者に相談すること
   〔1日最大配合量が甘草として1g以上（エキス剤については原生薬に換算して1g以上）含有する製剤に記載すること。〕

〔効能又は効果に関連する注意として，効能又は効果の項目に続けて以下を記載すること。〕
　　血の道症とは，月経，妊娠，出産，産後，更年期など女性のホルモンの変動に伴って現れる精神不安やいらだちなどの精神神経症状および身体症状のことである。

〔用法及び用量に関連する注意として，用法及び用量の項目に続けて以下を記載すること。〕
(1) 小児に服用させる場合には，保護者の指導監督のもとに服用させること。
    〔小児の用法及び用量がある場合に記載すること。〕
(2) 〔小児の用法がある場合，剤形により，次に該当する場合には，そのいずれかを記載すること。〕
    1) 3歳以上の幼児に服用させる場合には，薬剤がのどにつかえることのないよう，よく注意すること。
       〔5歳未満の幼児の用法がある錠剤・丸剤の場合に記載すること。〕
    2) 幼児に服用させる場合には，薬剤がのどにつかえることのないよう，よく注意すること。
       〔3歳未満の用法及び用量を有する丸剤の場合に記載すること。〕
    3) 1歳未満の乳児には，医師の診療を受けさせることを優先し，やむを得ない場合にのみ服用させること。
       〔カプセル剤及び錠剤・丸剤以外の製剤の場合に記載すること。なお，生後3ヵ月未満の用法がある製剤の場合，「生後3ヵ月未満の乳児」を『してはいけないこと』に記載し，用法及び用量欄には記載しないこと。〕

保管及び取扱い上の注意
(1) 直射日光の当たらない（湿気の少ない）涼しい所に（密栓して）保管すること。
    〔（　）内は必要とする場合に記載すること。〕
(2) 小児の手の届かない所に保管すること。
(3) 他の容器に入れ替えないこと。（誤用の原因になったり品質が変わる。）
    〔容器等の個々に至適表示がなされていて，誤用のおそれのない場合には記載しなくてもよい。〕

【外部の容器又は外部の被包に記載すべき事項】
注意
1. 次の人は服用しないこと
   生後3ヵ月未満の乳児。
   〔生後3ヵ月未満の用法がある製剤に記載すること。〕
2. 次の人は服用前に医師，薬剤師又は登録販売者に相談すること
   (1) 医師の治療を受けている人。

(2) 妊婦又は妊娠していると思われる人。
(3) 胃腸が弱く下痢しやすい人。
(4) 高齢者。
〔1日最大配合量が甘草として1g以上（エキス剤については原生薬に換算して1g以上）含有する製剤に記載すること。〕
(5) 今までに薬などにより発疹・発赤，かゆみ等を起こしたことがある人。
(6) 次の症状のある人。
むくみ
〔1日最大配合量が甘草として1g以上（エキス剤については原生薬に換算して1g以上）含有する製剤に記載すること。〕
(7) 次の診断を受けた人。
高血圧，心臓病，腎臓病
〔1日最大配合量が甘草として1g以上（エキス剤については原生薬に換算して1g以上）含有する製剤に記載すること。〕
2′. 服用が適さない場合があるので，服用前に医師，薬剤師又は登録販売者に相談すること
〔2.の項目の記載に際し，十分な記載スペースがない場合には2′.を記載すること。〕
3．服用に際しては，説明文書をよく読むこと
4．直射日光の当たらない（湿気の少ない）涼しい所に（密栓して）保管すること
〔( )内は必要とする場合に記載すること。〕
〔効能又は効果に関連する注意として，効能又は効果の項に続けて以下を記載すること。〕
血の道症とは，月経，妊娠，出産，産後，更年期など女性のホルモンの変動に伴って現れる精神不安やいらだちなどの精神神経症状および身体症状のことである。

キュウキイン「コタロー」⊖　小太郎漢方製薬㈱
区分 第2類
組成 錠（茶）：15錠中 水製エキス3.6g（トウキ・センキュウ・ビャクジュツ・ブクリョウ・チンピ・ウヤク・コウブシ・ボタンピ各1.25g，ジオウ・トウニン・コウカ・キジツ・ケイヒ・ゴシツ・モッコウ・エンゴサク各0.75g，ヤクモソウ・タイソウ・カンゾウ・カンキョウ各0.5g）
添加 結晶セルロース，酸化チタン，ステアリン酸マグネシウム，タルク，乳糖水和物，ヒプロメロース（ヒドロキシプロピルメチルセルロース），メタケイ酸アルミン酸マグネシウム，カラメル，カルナウバロウ，サラシミツロウ
適応 血の道症，月経不順，産後の体力低下
用法 15才以上1回5錠1日3回食前又は食間。15才未満は服用しない
包装 180錠，540錠

芎帰調血飲第一加減エキス〔細粒〕50⊖　松浦薬業㈱-イスクラ産業㈱，松浦漢方㈱
区分 第2類
組成 細（淡褐～褐）：3包(6g)又は6g中 芎帰調血飲第一加減水製エキス6.9g（トウキ・ジオウ・ブクリョウ・ウヤク・ボタンピ・センキュウ・ビャクジュツ・チンピ・コウブシ各1g，タイソウ・ヤクモソウ・トウニン・コウカ・キジツ・ケイヒ・ゴシツ・モッコウ・エンゴサク・シャクヤク各0.75g，ショウキョウ・カンゾウ各0.5g）
添加 アスパルテーム（L-フェニルアラニン化合物），メタケイ酸アルミン酸マグネシウム，ヒプロメロース（ヒドロキシプロピルメチルセルロース），デキストリン，乳糖，トウモロコシデンプン，香料
適応 体力中等度以下のものの次の諸症。ただし産後の場合は体力に関わらず使用できる。：血の道症，月経不順，産後の体力低下
用法 1回15才以上1包又は2g，14～7才⅔，6～4才½，3～2才⅓，2才未満¼以下，1日3回食前又は食間。1才未満には，医師の診療を受けさせることを優先し，止むを得ない場合にだけ服用させる。3ヵ月未満は服用しない
包装 イスクラ産業㈱販売：90包。松浦漢方㈱販売：500g, 45包, 48包〔Ⓐ5,250（税込み）〕, 300包

芎帰調血飲第一加減エキス細粒G「コタロー」⊖　小太郎漢方製薬㈱
区分 第2類
組成 細（茶）：3包(7.5g)中 水製エキス6.2g（トウキ・センキュウ・ビャクジュツ・ブクリョウ・チンピ・ウヤク・コウブシ・ボタンピ各2g，ヤクモソウ・タイソウ・カンゾウ・カンキョウ各0.8g，ジオウ・シャクヤク・トウニン・コウカ・キジツ・ケイヒ・ゴシツ・モッコウ・エンゴサク各1.2g）
添加 含水二酸化ケイ素，ステアリン酸マグネシウム
適応 体力中等度以下のものの次の諸症。ただし産後の場合は体力に関わらず使用できる。：月経不順，産後の体力低下，血の道症
用法 1回15才以上1包又は2.5g, 14～7才⅔, 6～4才½, 1日3回食前又は食間。4才未満は服用しない
包装 90包

慶寿（エキス顆粒）⊖　㈱建林松鶴堂
区分 第2類
組成 顆（褐）：3包(6g)中 芎帰調血飲第一加減水製乾燥エキス3.36g（トウキ・センキュウ・ジオウ・ソウジュツ・ブクリョウ・チンピ・ウヤク・コウブシ・ボタンピ各1.25g，ヤクモソウ・タイソウ・ショウキョウ・カンゾウ各0.5g，シャクヤク・トウニン・コウカ・キジツ・ケイヒ・ゴシツ・モッコウ・エンゴサク各0.75g）
添加 乳糖
適応 体力中等度以下のものの次の諸症。ただし産後の場合は体力に関わらず使用できる。：血の道症，月経不順，産後の体力低下
用法 1回成人1包，14～7才⅔，6～4才½，3～2才⅓，2才未満¼，1日3回食前又は食間空腹時。1才未満には，医師の診療を受けさせることを優先し，止むを得ない場合にだけ服用させる。3ヵ月未満は服用しない
包装 30包〔Ⓐ2,940（税込み）〕, 90包〔Ⓐ7,140（税込み）〕

太虎堂の紅蘭川AエキスSK顆粒⊖　太虎精堂製薬㈱
区分 第2類
組成 顆：4.5g中 芎帰調血飲第一加減水製エキス粉末1.5g（トウキ・ジオウ・ブクリョウ・ボタンピ・センキュウ・ビャクジュツ・チンピ・コウブシ・ウヤク各2g，タイソウ・シャクヤク・トウニン・コウカ・キジツ・ケイヒ・ゴシツ・モッコウ・エンゴサク・ヤクモソウ各1.5g，ショウキョウ・カンゾウ各1g）
添加 乳糖水和物
適応 血の道症，産後の体力低下，月経不順
用法 15才以上1回1.5g1日3回温湯にて食前又は食間。15才未満は服用しない
包装 500g〔Ⓐ17,000〕

響声破笛丸 (キョウセイハテキガン)

〔基準〕
(平成20年9月30日 厚生労働省医薬食品局審査管理課長通知による)
1. 成分・分量
   連翹2.5，桔梗2.5，甘草2.5，大黄1，縮砂1，川芎1，訶子1，阿仙薬2，薄荷葉4（大黄のない場合も可）
2. 用法・用量
   (1) 散：1回2～3g　1日数回　(2) 湯
3. 効能・効果
   しわがれ声，咽喉不快

《備考》
注) 体力に関わらず，使用できる。
【注) 表記については，効能・効果欄に記載するのではなく，〈効能・効果に関連する注意〉として記載する。】

〔使用上の注意〕

（平成25年3月27日　厚生労働省医薬食品局安全対策課長・審査管理課長通知による）

【添付文書等に記載すべき事項】
『してはいけないこと』
（守らないと現在の症状が悪化したり，副作用が起こりやすくなる）
1. 次の人は服用しないこと
   生後3ヵ月未満の乳児。
   〔生後3ヵ月未満の用法がある製剤に記載すること。〕
2. 授乳中の人は本剤を服用しないか，本剤を服用する場合は授乳を避けること
   〔大黄を含有する製剤に記載すること。〕

『相談すること』
1. 次の人は服用前に医師，薬剤師又は登録販売者に相談すること
   (1) 医師の治療を受けている人。
   (2) 妊婦又は妊娠していると思われる人。
   (3) 体の虚弱な人（体力の衰えている人，体の弱い人）。
       〔大黄を含有する製剤に記載すること。〕
   (4) 胃腸が弱く下痢しやすい人。
   (5) 高齢者。
       〔1日最大配合量が甘草として1g以上（エキス剤については原生薬に換算して1g以上）含有する製剤に記載すること。〕
   (6) 今までに薬などにより発疹・発赤，かゆみ等を起こしたことがある人。
   (7) 次の症状のある人。
       むくみ
       〔1日最大配合量が甘草として1g以上（エキス剤については原生薬に換算して1g以上）含有する製剤に記載すること。〕
   (8) 次の診断を受けた人。
       高血圧，心臓病，腎臓病
       〔1日最大配合量が甘草として1g以上（エキス剤については原生薬に換算して1g以上）含有する製剤に記載すること。〕
2. 服用後，次の症状があらわれた場合は副作用の可能性があるので，直ちに服用を中止し，この文書を持って医師，薬剤師又は登録販売者に相談すること

関係部位	症　状
皮　膚	発疹・発赤，かゆみ
消化器	食欲不振，胃部不快感，はげしい腹痛を伴う下痢[1]，腹痛[1]

〔[1]は大黄を含有する製剤に記載すること。〕
まれに下記の重篤な症状が起こることがある。その場合は直ちに医師の診療を受けること。

症状の名称	症　状
偽アルドステロン症，ミオパチー	手足のだるさ，しびれ，つっぱり感やこわばりに加えて，脱力感，筋肉痛があらわれ，徐々に強くなる。

〔1日最大配合量が甘草として1g以上（エキス剤については原生薬に換算して1g以上）含有する製剤に記載すること。〕
3. 服用後，次の症状があらわれることがあるので，このような症状の持続又は増強が見られた場合には，服用を中止し，この文書を持って医師，薬剤師又は登録販売者に相談すること
   軟便，下痢
   〔大黄を含有する製剤に記載すること。〕
4. 5～6日間服用しても症状がよくならない場合は服用を中止し，この文書を持って医師，薬剤師又は登録販売者に相談すること
5. 長期連用する場合には，医師，薬剤師又は登録販売者に相談すること
   〔1日最大配合量が甘草として1g以上（エキス剤については原生薬に換算して1g以上）含有する製剤に記載すること。〕

〔効能又は効果に関連する注意として，効能又は効果の項目に続けて以下を記載すること。〕
体力に関わらず，使用できる。

〔用法及び用量に関連する注意として，用法及び用量の項目に続けて以下を記載すること。〕
(1) 小児に服用させる場合には，保護者の指導監督のもとに服用させること。
    〔小児の用法及び用量がある場合に記載すること。〕
(2) 〔小児の用法がある場合，剤形により，次に該当する場合に，そのいずれかを記載すること。〕
    1) 3歳以上の幼児に服用させる場合には，薬剤がのどにつかえることのないよう，よく注意すること。
       〔5歳未満の幼児の用法がある錠剤・丸剤の場合に記載すること。〕
    2) 幼児に服用させる場合には，薬剤がのどにつかえることのないよう，よく注意すること。
       〔3歳未満の用法及び用量を有する丸剤の場合に記載すること。〕
    3) 1歳未満の乳児には，医師の診療を受けさせることを優先し，やむを得ない場合にのみ服用させること。
       〔カプセル剤及び錠剤・丸剤以外の製剤の場合に記載すること。なお，生後3ヵ月未満の用法がある製剤の場合，「生後3ヵ月未満の乳児」を『してはいけないこと』に記載し，用法及び用量欄には記載しないこと。〕

保管及び取扱い上の注意
(1) 直射日光の当たらない（湿気の少ない）涼しい所に（密栓して）保管すること。
    〔（　）内は必要とする場合に記載すること。〕
(2) 小児の手の届かない所に保管すること。
(3) 他の容器に入れ替えないこと。（誤用の原因になったり品質が変わる。）
    〔容器等の個々に至適表示がなされていて，誤用のおそれのない場合には記載しなくてもよい。〕

【外部の容器又は外部の被包に記載すべき事項】
注意
1. 次の人は服用しないこと

響声破笛丸

生後3ヵ月未満の乳児。
〔生後3ヵ月未満の用法がある製剤に記載すること。〕
2. 授乳中の人は本剤を服用しないか，本剤を服用する場合は授乳を避けること
〔大黄を含有する製剤に記載すること。〕
3. 次の人は服用前に医師，薬剤師又は登録販売者に相談すること
(1) 医師の治療を受けている人。
(2) 妊婦又は妊娠していると思われる人。
(3) 体の虚弱な人（体力の衰えている人，体の弱い人）。
〔大黄を含有する製剤に記載すること。〕
(4) 胃腸が弱く下痢しやすい人。
(5) 高齢者。
〔1日最大配合量が甘草として1g以上（エキス剤については原生薬に換算して1g以上）含有する製剤に記載すること。〕
(6) 今までに薬などにより発疹・発赤，かゆみ等を起こしたことがある人。
(7) 次の症状のある人。
むくみ
〔1日最大配合量が甘草として1g以上（エキス剤については原生薬に換算して1g以上）含有する製剤に記載すること。〕
(8) 次の診断を受けた人。
高血圧，心臓病，腎臓病
〔1日最大配合量が甘草として1g以上（エキス剤については原生薬に換算して1g以上）含有する製剤に記載すること。〕

3′. 服用が適さない場合があるので，服用前に医師，薬剤師又は登録販売者に相談すること
〔3.の項目の記載に際し，十分な記載スペースがない場合には3′.を記載すること。〕
4. 服用に際しては，説明文書をよく読むこと
5. 直射日光の当たらない（湿気の少ない）涼しい所に（密栓して）保管すること
〔（ ）内は必要とする場合に記載すること。〕

〔効能又は効果に関連する注意として，効能又は効果の項目に続けて以下を記載すること。〕
体力に関わらず，使用できる。

エスエス響声破笛丸料エキス顆粒A ㈱カーヤ-エスエス製薬㈱
区分 第2類
組成 顆（褐）：3包(7.5g)中 響声破笛丸料水製乾燥エキス3.5g（レンギョウ・キキョウ・カンゾウ各2.5g，ダイオウ・シュクシャ・センキュウ・カシ各1g，アセンヤク2g，ハッカ4g）
添加 乳糖，白糖，ステアリン酸マグネシウム，ケイヒ油，l-メントール
適応 しわがれ声，咽喉不快
用法 1回15才以上1包，14～7才2/3，6～4才1/2，3～2才1/3，2才未満1/4，1日3回食前又は食間。1才未満には，医師の診療を受けさせることを優先し，止むを得ない場合にだけ服用させる。3ヵ月未満は服用しない
包装 10包 備考 製造元：天津泰達薬業有限公司 中国 天津市

エスタック漢方「響声破笛丸料」エキス顆粒 ㈱カーヤ-エスエス製薬㈱
区分 第2類
組成 顆（褐）：3包(7.5g)中 響声破笛丸料水製乾燥エキス3.5g（レンギョウ・キキョウ・カンゾウ各2.5g，ダイオウ・シュクシャ・センキュウ・カシ各1g，アセンヤク2g，ハッカ4g）
添加 乳糖，白糖，ステアリン酸マグネシウム，ケイヒ油，l-メントール
適応 しわがれ声，咽喉不快
用法 1回15才以上1包，14～7才2/3，6～4才1/2，3～2才1/3，2才未満1/4，1日3回食前又は食間。1才未満には，医師の診療を受けさせることを優先し，止むを得ない場合にだけ服用させる。3ヵ月未満は服用しない
包装 9包 〔Ⓐ1,680（税込）〕

響声破笛丸料エキス〔細粒〕45 松浦薬業㈱-松浦漢方㈱
区分 第2類
組成 細（淡褐）：3包(6g)又は6g中 響声破笛丸料水製エキス4g（乾燥物換算で約2gに相当）（レンギョウ・キキョウ・カンゾウ各1.25g，シュクシャ・センキュウ・カシ各0.5g，アセンヤク1g，ハッカ2g）
添加 メタケイ酸アルミン酸マグネシウム，ヒプロメロース（ヒドロキシプロピルメチルセルロース），D-マンニトール，乳糖，香料
適応 しわがれ声，咽喉不快
用法 1回15才以上1包又は2g，14～7才2/3，6～4才1/2，3～2才1/3，2才未満1/4以下，1日3回食前又は食間。1才未満には，医師の診療を受けさせることを優先し，止むを得ない場合にだけ服用させる。3ヵ月未満は服用しない
包装 500g，12包〔Ⓐ1,260（税込み）〕，300包

ササクールA Sasa-Cool A ㈱和漢薬研究所-カポニー産業㈱
区分 第2類
組成 丸：150丸中 響声破笛丸料水製エキス0.75g（レンギョウ・キキョウ・カンゾウ各0.75g，シュクシャ・センキュウ・カシ各0.3g，アセンヤク0.6g，ハッカ1.2g），レンギョウ末188mg，キキョウ末188mg，カンゾウ末188mg，シュクシャ末75mg，センキュウ末75mg，カシ末75mg，アセンヤク末150mg，ハッカ末300mg
添加 デンプン
適応 しわがれ声，咽喉不快
用法 1回成人50丸，14～7才30丸，6～4才25丸，3～2才12丸，1日3回食間。口中に含み徐々に溶かす。2才未満は服用しない
包装 15包〔Ⓐ1,418（税込み）〕，270包〔Ⓐ22,680（税込み）〕

春鶯丸 北宝薬品㈱
区分 第2類
組成 丸：24丸中 響声破笛丸水製エキス1g（レンギョウ・キキョウ・カンゾウ各1.25g，シュクシャ・センキュウ・カシ各0.5g，アセンヤク1g，ハッカ葉2g）
適応 しわがれ声，咽喉不快
用法 15才以上1回8丸1日3回
包装 9包（72丸），15包（120丸），360丸

杏蘇散
(キョウソサン)

〔基準〕

(平成20年9月30日 厚生労働省医薬食品局審査管理課長通知による)

1. 成分・分量
   蘇葉3, 五味子2, 大腹皮2, 烏梅2, 杏仁2, 陳皮1〜1.5, 桔梗1〜1.5, 麻黄1〜1.5, 桑白皮1〜1.5, 阿膠1〜1.5, 甘草1〜1.5, 紫苑1
2. 用法・用量
   湯 (原則として)
3. 効能・効果
   体力中等度以下で, 気分がすぐれず, 汗がなく, ときに顔がむくむものの次の諸症：せき, たん, 気管支炎

〔使用上の注意〕

(平成25年3月27日 厚生労働省医薬食品局安全対策課長・審査管理課長通知による)

【添付文書等に記載すべき事項】

『してはいけないこと』
(守らないと現在の症状が悪化したり, 副作用が起こりやすくなる)

次の人は服用しないこと
生後3ヵ月未満の乳児。
〔生後3ヵ月未満の用法がある製剤に記載すること。〕

『相談すること』
1. 次の人は服用前に医師, 薬剤師又は登録販売者に相談すること
   (1) 医師の治療を受けている人。
   (2) 妊婦又は妊娠していると思われる人。
   (3) 体の虚弱な人 (体力の衰えている人, 体の弱い人)。
   (4) 胃腸の弱い人。
   (5) 発汗傾向の著しい人。
   (6) 高齢者。
       〔マオウ又は, 1日最大配合量が甘草として1g以上 (エキス剤については原生薬に換算して1g以上) 含有する製剤に記載すること。〕
   (7) 次の症状のある人。
       むくみ[1], 排尿困難[2]
       〔[1]は, 1日最大配合量が甘草として1g以上 (エキス剤については原生薬に換算して1g以上) 含有する製剤に記載すること。[2]は, マオウを含有する製剤に記載すること。〕
   (8) 次の診断を受けた人。
       高血圧[1,2], 心臓病[1,2], 腎臓病[1,2], 甲状腺機能障害[2]
       〔[1]は, 1日最大配合量が甘草として1g以上 (エキス剤については原生薬に換算して1g以上) 含有する製剤に記載すること。[2]は, マオウを含有する製剤に記載すること。〕

2. 服用後, 次の症状があらわれた場合は副作用の可能性があるので, 直ちに服用を中止し, この文書を持って医師, 薬剤師又は登録販売者に相談すること
   まれに下記の重篤な症状が起こることがある。その場合は直ちに医師の診療を受けること。

症状の名称	症　　状
偽アルドステロン症, ミオパチー	手足のだるさ, しびれ, つっぱり感やこわばりに加えて, 脱力感, 筋肉痛があらわれ, 徐々に強くなる。

〔1日最大配合量が甘草として1g以上 (エキス剤については原生薬に換算して1g以上) 含有する製剤に記載すること。〕

3. 1ヵ月位服用しても症状がよくならない場合は服用を中止し, この文書を持って医師, 薬剤師又は登録販売者に相談すること
4. 長期連用する場合には, 医師, 薬剤師又は登録販売者に相談すること
   〔1日最大配合量が甘草として1g以上 (エキス剤については原生薬に換算して1g以上) 含有する製剤に記載すること。〕

〔用法及び用量に関連する注意として, 用法及び用量の項目に続けて以下を記載すること。〕

(1) 小児に服用させる場合には, 保護者の指導監督のもとに服用させること。
    〔小児の用法及び用量がある場合に記載すること。〕
(2) 小児の用法がある場合, 剤形により, 次に該当する場合には, そのいずれかを記載すること。
    1) 3歳以上の幼児に服用させる場合には, 薬剤がのどにつかえることのないよう, よく注意すること。
       〔5歳未満の幼児の用法がある錠剤・丸剤の場合に記載すること。〕
    2) 幼児に服用させる場合には, 薬剤がのどにつかえることのないよう, よく注意すること。
       〔3歳未満の用法及び用量を有する丸剤の場合に記載すること。〕
    3) 1歳未満の乳児には, 医師の診療を受けさせることを優先し, やむを得ない場合にのみ服用させること。
       〔カプセル剤及び錠剤・丸剤以外の製剤の場合に記載すること。なお, 生後3ヵ月未満の用法がある製剤の場合, 「生後3ヵ月未満の乳児」を『してはいけないこと』に記載し, 用法及び用量欄には記載しないこと。〕

保管及び取扱い上の注意
(1) 直射日光の当たらない (湿気の少ない) 涼しい所に (密栓して) 保管すること。
    〔(　) 内は必要とする場合に記載すること。〕
(2) 小児の手の届かない所に保管すること。
(3) 他の容器に入れ替えないこと。(誤用の原因になったり品質が変わる。)
    〔容器等の個々に至適表示がなされていて, 誤用のおそれのない場合には記載しなくてもよい。〕

【外部の容器又は外部の被包に記載すべき事項】

注意
1. 次の人は服用しないこと
   生後3ヵ月未満の乳児。
   〔生後3ヵ月未満の用法がある製剤に記載すること。〕
2. 次の人は服用前に医師, 薬剤師又は登録販売者に相談すること
   (1) 医師の治療を受けている人。
   (2) 妊婦又は妊娠していると思われる人。
   (3) 体の虚弱な人 (体力の衰えている人, 体の弱い人)。
   (4) 胃腸の弱い人。
   (5) 発汗傾向の著しい人。
   (6) 高齢者。
       〔マオウ又は, 1日最大配合量が甘草として1g以上 (エキス剤については原生薬に換算して1g以上) 含有する製剤に記載すること。〕
   (7) 次の症状のある人。
       むくみ[1], 排尿困難[2]
       〔[1]は, 1日最大配合量が甘草として1g以上 (エキス剤については原生薬に換算して1g以上) 含有する製剤に記載すること。[2]は, マオウを含有する製剤に記載すること。〕
   (8) 次の診断を受けた人。
       高血圧[1,2], 心臓病[1,2], 腎臓病[1,2], 甲状腺機能障害[2]
       〔[1]は, 1日最大配合量が甘草として1g以上 (エキス剤

苦参湯
クジンントウ

については原生薬に換算して1g以上）含有する製剤に記載すること。[2)]は，マオウを含有する製剤に記載すること。〕

2′．服用が適さない場合があるので，服用前に医師，薬剤師又は登録販売者に相談すること
　〔2.の項目の記載に際し，十分な記載スペースがない場合には2′.を記載すること。〕
3．服用に際しては，説明文書をよく読むこと
4．直射日光の当たらない（湿気の少ない）涼しい所に（密栓して）保管すること
　〔（　）内は必要とする場合に記載すること。〕

〔基準〕
（平成20年9月30日　厚生労働省医薬食品局審査管理課長通知による）
1．成分・分量
　苦参6〜10
2．用法・用量
　水500〜600mLで煮て250〜300mLとし外用する。
3．効能・効果
　ただれ，あせも，かゆみ

〔使用上の注意〕
（平成25年3月27日　厚生労働省医薬食品局安全対策課長・審査管理課長通知による）

【添付文書等に記載すべき事項】
『してはいけないこと』
（守らないと現在の症状が悪化したり，副作用が起こりやすくなる）
　次の部位には使用しないこと
　　目の周囲，粘膜（例えば，口唇等）。
　〔エアゾール剤の場合に記載すること。〕

『相談すること』
1．次の人は使用前に医師，薬剤師又は登録販売者に相談すること
　(1)　医師の治療を受けている人。
　(2)　薬などによりアレルギー症状を起こしたことがある人。
　(3)　湿潤やただれのひどい人。
2．使用後，次の症状があらわれた場合は副作用の可能性があるので，直ちに使用を中止し，この文書を持って医師，薬剤師又は登録販売者に相談すること

関係部位	症　　状
皮　膚	発疹・発赤，かゆみ

3．5〜6日間使用しても症状がよくならない場合は使用を中止し，この文書を持って医師，薬剤師又は登録販売者に相談すること
〔用法及び用量に関連する注意として，用法及び用量の項目に続けて以下を記載すること。〕
　(1)　小児に使用させる場合には，保護者の指導監督のもとに使用させること。
　(2)　目に入らないように注意すること。万一，目に入った場合には，すぐに水又はぬるま湯で洗うこと。なお，症状が重い場合には，眼科医の診療を受けること。
　(3)　外用にのみ使用すること。
　(4)　使用前によく振とうすること。
　　〔必要な場合に記載すること。〕
　(5)　患部まで○○cmの距離で噴霧すること。
　　〔エアゾール剤の場合に当該製品の至適な距離を記載すること。〕
　(6)　同じ個所に連続して○秒以上噴霧しないこと。
　　〔エアゾール剤の場合に当該製品の至適な時間を3秒を超えない範囲で記載すること。〕

保管及び取扱い上の注意
　(1)　直射日光の当たらない（湿気の少ない）涼しい所に（密栓して）保管すること。
　　〔（　）内は必要とする場合に記載すること。〕
　(2)　小児の手の届かない所に保管すること。
　(3)　他の容器に入れ替えないこと。（誤用の原因になった

り品質が変わる。）
　　　〔容器等の個々に至適表示がなされていて，誤用のおそれのない場合には記載しなくてもよい。〕
【外部の容器又は外部の被包に記載すべき事項】
注意
1. 次の部位には使用しないこと
　　目の周囲，粘膜（例えば，口唇等）。
　　　〔エアゾール剤の場合に記載すること。〕
2. 次の人は使用前に医師，薬剤師又は登録販売者に相談すること
　(1) 医師の治療を受けている人。
　(2) 薬などによりアレルギー症状を起こしたことがある人。
　(3) 湿潤やただれのひどい人。
2′. 服用が適さない場合があるので，使用前に医師，薬剤師又は登録販売者に相談すること
　　　〔2.の項目の記載に際し，十分な記載スペースがない場合には2′.を記載すること。〕
3. 使用に際しては，説明文書をよく読むこと
4. 直射日光の当たらない（湿気の少ない）涼しい所に（密栓して）保管すること
　　　〔（　）内は必要とする場合に記載すること。〕
5. 火気に近づけないこと
　　　〔引火性液剤又はエアゾール剤の場合に記載すること。〕

駆風解毒散（湯）
クフウゲドクサン（トウ）

〔基準〕
（平成20年9月30日　厚生労働省医薬食品局審査管理課長通知による）
1. 成分・分量
　　防風3～5，牛蒡子3，連翹5，荊芥1.5，羌活1.5，甘草1.5，桔梗3，石膏5～10
2. 用法・用量
　　湯（本処方は熱ければ冷ましてうがいしながら少しずつゆっくり飲む）
3. 効能・効果
　　体力に関わらず使用でき，のどがはれて痛むものの次の諸症：扁桃炎，扁桃周囲炎

〔使用上の注意〕
（平成25年3月27日　厚生労働省医薬食品局安全対策課長・審査管理課長通知による）
【添付文書等に記載すべき事項】
『してはいけないこと』
（守らないと現在の症状が悪化したり，副作用が起こりやすくなる）
　　次の人は服用しないこと
　　　生後3ヵ月未満の乳児。
　　　〔生後3ヵ月未満の用法がある製剤に記載すること。〕
『相談すること』
1. 次の人は服用前に医師，薬剤師又は登録販売者に相談すること
　(1) 医師の治療を受けている人。
　(2) 妊婦又は妊娠していると思われる人。
　(3) 体の虚弱な人（体力の衰えている人，体の弱い人）。
　(4) 胃腸が弱く下痢しやすい人。
　(5) 高齢者。
　　　〔1日最大配合量が甘草として1g以上（エキス剤については原生薬に換算して1g以上）含有する製剤に記載すること。〕
　(6) 今までに薬などにより発疹・発赤，かゆみ等を起こしたことがある人。
　(7) 次の症状のある人。
　　　むくみ
　　　〔1日最大配合量が甘草として1g以上（エキス剤については原生薬に換算して1g以上）含有する製剤に記載すること。〕
　(8) 次の診断を受けた人。
　　　高血圧，心臓病，腎臓病
　　　〔1日最大配合量が甘草として1g以上（エキス剤については原生薬に換算して1g以上）含有する製剤に記載すること。〕
2. 服用後，次の症状があらわれた場合は副作用の可能性があるので，直ちに服用を中止し，この文書を持って医師，薬剤師又は登録販売者に相談すること

関係部位	症　　状
皮　膚	発疹・発赤，かゆみ
消化器	食欲不振，胃部不快感

　まれに下記の重篤な症状が起こることがある。その場合は直ちに医師の診療を受けること。

一般用漢方製剤

224　駆風解毒散（湯）

症状の名称	症　　　状
偽アルドステロン症，ミオパチー	手足のだるさ，しびれ，つっぱり感やこわばりに加えて，脱力感，筋肉痛があらわれ，徐々に強くなる。

　　　〔1日最大配合量が甘草として1g以上（エキス剤については原生薬に換算して1g以上）含有する製剤に記載すること。〕
3．5〜6回服用しても症状がよくならない場合は服用を中止し，この文書を持って医師，薬剤師又は登録販売者に相談すること
4．長期連用する場合には，医師，薬剤師又は登録販売者に相談すること
　　　〔1日最大配合量が甘草として1g以上（エキス剤については原生薬に換算して1g以上）含有する製剤に記載すること。〕
〔用法及び用量に関連する注意として，用法及び用量の項目に続けて以下を記載すること。〕
(1) 本剤は熱ければ冷ましてうがいしながら少しずつゆっくり飲むこと。
(2) 小児に服用させる場合には，保護者の指導監督のもとに服用させること。
　　　〔小児の用法及び用量がある場合に記載すること。〕
(3) 〔小児の用法がある場合，剤形により，次に該当する場合には，そのいずれかを記載すること。〕
　1) 3歳以上の幼児に服用させる場合には，薬剤がのどにつかえることのないよう，よく注意すること。
　　　〔5歳未満の幼児の用法がある錠剤・丸剤の場合に記載すること。〕
　2) 幼児に服用させる場合には，薬剤がのどにつかえることのないよう，よく注意すること。
　　　〔3歳未満の用法及び用量を有する丸剤の場合に記載すること。〕
　3) 1歳未満の乳児には，医師の診療を受けさせることを優先し，やむを得ない場合にのみ服用させること。
　　　〔カプセル剤及び錠剤・丸剤以外の製剤の場合に記載すること。なお，生後3ヵ月未満の用法がある製剤の場合，「生後3ヵ月未満の乳児」を『してはいけないこと』に記載し，用法及び用量欄には記載しないこと。〕

保管及び取扱い上の注意
(1) 直射日光の当たらない（湿気の少ない）涼しい所に（密栓して）保管すること。
　　　〔（ ）内は必要とする場合に記載すること。〕
(2) 小児の手の届かない所に保管すること。
(3) 他の容器に入れ替えないこと。（誤用の原因になったり品質が変わる。）
　　　〔容器等の個々に至適表示がなされていて，誤用のおそれのない場合には記載しなくてもよい。〕

【外部の容器又は外部の被包に記載すべき事項】
注意
1．次の人は服用しないこと
　　生後3ヵ月未満の乳児。
　　　〔生後3ヵ月未満の用法がある製剤に記載すること。〕
2．次の人は服用前に医師，薬剤師又は登録販売者に相談すること
(1) 医師の治療を受けている人。
(2) 妊婦又は妊娠していると思われる人。
(3) 体の虚弱な人（体力の衰えている人，体の弱い人）。
(4) 胃腸が弱く下痢しやすい人。
(5) 高齢者。
　　　〔1日最大配合量が甘草として1g以上（エキス剤については原生薬に換算して1g以上）含有する製剤に記載すること。〕
(6) 今までに薬などにより発疹・発赤，かゆみ等を起こしたことがある人。
(7) 次の症状のある人。
　　むくみ
　　　〔1日最大配合量が甘草として1g以上（エキス剤については原生薬に換算して1g以上）含有する製剤に記載すること。〕
(8) 次の診断を受けた人。
　　高血圧，心臓病，腎臓病
　　　〔1日最大配合量が甘草として1g以上（エキス剤については原生薬に換算して1g以上）含有する製剤に記載すること。〕
2′．服用が適さない場合があるので，服用前に医師，薬剤師又は登録販売者に相談すること
　　　〔2．の項目の記載に際し，十分な記載スペースがない場合には2′．を記載すること。〕
3．服用に際しては，説明文書をよく読むこと
4．直射日光の当たらない（湿気の少ない）涼しい所に（密栓して）保管すること
　　　〔（ ）内は必要とする場合に記載すること。〕

JPS漢方顆粒-60号 ジェーピーエス製薬㈱
区分 第2類
組成 顆（灰褐）：3包(6g)中　駆風解毒湯乾燥エキス2.64g（ボウフウ・ゴボウシ・キキョウ各2.4g，レンギョウ・セッコウ各4g，ケイガイ・キョウカツ・カンゾウ各1.2g）
添加 ステアリン酸マグネシウム，ショ糖脂肪酸エステル，乳糖水和物
適応 体力に関わらず使用でき，のどがはれて痛むものの次の諸症：扁桃炎，扁桃周囲炎
用法 1回15才以上1包，14〜7才2/3，6〜4才1/2，3〜2才1/3，2才未満1/4，1日3回食前又は食間。少量の水又は湯に溶かして，うがいしながら少しずつゆっくり服用。1才未満には，医師の診療を受けさせることを優先し,止むを得ない場合にだけ服用させる。3ヵ月未満は服用しない
包装 12包，180包

JPS駆風解毒湯液 ジェーピーエス製薬㈱
区分 第2類
組成 液（褐）：3本(90mL)中　駆風解毒湯エキス10g（ボウフウ・ゴボウシ・キキョウ各3g，レンギョウ・セッコウ各5g，ケイガイ・キョウカツ・カンゾウ各1.5g）
添加 白糖，D-ソルビトール，安息香酸ナトリウム，パラベン，ポリオキシエチレン硬化ヒマシ油，エタノール
適応 体力に関わらず使用でき，のどがはれて痛むものの次の諸症：扁桃炎，扁桃周囲炎
用法 15才以上1回1本1日3回食前又は食間。服用前によく振り，含嗽しながらゆっくり服用。15才未満は服用しない
包装 3本

エスエス駆風解毒湯エキス顆粒A ㈱カーヤ-エスエス製薬㈱
区分 第2類
組成 顆（褐）：3包(7.5g)中　駆風解毒湯水製乾燥エキス4.1g（ボウフウ・ゴボウシ・キキョウ各3g，レンギョウ5g，ケイガイ・キョウカツ・カンゾウ各1.5g，セッコウ10g）
添加 乳糖，白糖，ステアリン酸マグネシウム
適応 体力に関わらず使用でき，のどがはれて痛むものの次の諸症：扁桃炎，扁桃周囲炎
用法 1回15才以上1包，14〜7才2/3，6〜4才1/2，3〜2才1/3，2才未満1/4，1日3回食前又は食間に1包につきコップ約半量の水かぬるま湯に溶かし，うがいしながら少しずつゆっくり服用。1才未満には，医師の診療を受けさせることを優先し，止むを得ない場合だけ服用させる。3ヵ月未満は服用しない
包装 10包　**備考** 製造元：天津泰達薬業有限公司　中国　天津市

エスタック漢方「駆風解毒湯」エキス顆粒 ㈱カーヤ-エスエス製薬㈱
区分 第2類

駆風解毒散（湯）

|組成|顆(褐)：3包(7.5g)中 駆風解毒湯水製乾燥エキス4.1g（ボウフウ・ゴボウシ・キキョウ各3g，レンギョウ5g，ケイガイ・キョウカツ・カンゾウ各1.5g，セッコウ10g）
|添加|乳糖，白糖，ステアリン酸マグネシウム
|適応|体力に関わらず使用でき，のどがはれて痛むものの次の諸症：扁桃炎，扁桃周囲炎
|用法|1回15才以上1包，14〜7才2/3，6〜4才1/2，3〜2才1/3，2才未満1/4，1日3回食前又は食間に1包につきコップ約半量の水かぬるま湯に溶かし，うがいしながら少しずつゆっくり服用する。3ヵ月未満には，医師の診療を受けさせることを優先し，止むを得ない場合にだけ服用させる。3ヵ月未満は服用しない
|包装|9包　備考|製造元：天津泰達薬業有限公司　中国　天津市

駆風解毒散エキス〔細粒〕79 ⊖　松浦薬業㈱-松浦漢方㈱，美吉野製薬㈱

|区分|第2類
|組成|細：3包(6g)又は6g中 駆風解毒散水製エキス4.5g（乾燥物換算で約2.25gに相当）（ボウフウ・ゴボウシ・キキョウ各2g，レンギョウ・セッコウ各3.33g，ケイガイ・キョウカツ・カンゾウ各1g）
|添加|メタケイ酸アルミン酸マグネシウム，ヒプロメロース（ヒドロキシプロピルメチルセルロース），乳糖，トウモロコシデンプン，香料
|適応|体力に関わらず使用でき，のどがはれて痛むものの次の諸症：扁桃炎，扁桃周囲炎
|用法|1回15才以上1包又は2g，14〜7才2/3，6〜4才1/2，3〜2才1/3，2才未満1/4以下，1日3回食前又は食間，少しずつうがいしながらゆっくり服用。1才未満には，医師の診療を受けさせることを優先し，止むを得ない場合にだけ服用させる。3ヵ月未満は服用しない
|包装|松浦漢方㈱販売：500g，12包〔Ⓐ1,470(税込み)〕，15包，48包〔Ⓐ5,040(税込み)〕，300包。美吉野製薬㈱販売：9包

駆風解毒湯エキス「顆粒」⊖　㈱廣昌堂-ノーエチ薬品㈱

|区分|第2類
|組成|顆：3包(12g)中 駆風解毒湯エキス2000mg（ボウフウ・ゴボウシ・キキョウ各2.553g，レンギョウ・セッコウ各4.255g，ケイガイ・キョウカツ・カンゾウ各1.277g）
|添加|乳糖水和物，セルロース，D-マンニトール
|適応|体力に関わらず使用でき，のどがはれて痛むものの次の諸症：扁桃炎，扁桃周囲炎
|用法|1回15才以上1包，14〜7才2/3，6〜4才1/2，1日3回うがいをしながら少しずつゆっくり飲む。4才未満は服用しない
|包装|6包，9包

駆風解毒湯「タキザワ」⊖　㈱タキザワ漢方廠

|区分|第2類
|組成|煎：2包(26.5g)中 ボウフウ5g，ゴボウシ3g，レンギョウ5g，ケイガイ1.5g，キョウカツ1.5g，カンゾウ1.5g，キキョウ3g，セッコウ6g
|適応|体力に関わらず使用でき，のどがはれて痛むものの次の諸症：扁桃炎，扁桃周囲炎
|用法|(1)15才以上及び14〜7才の場合：1日2包に水約600mLを加え半量まで煎じ，朝夕空腹時2回に熱ければ冷ましてうがいしながら少しずつゆっくり分服。1回15才以上煎液の1/2，14〜7才1/3。又は15才以上1回1包に水約300mLを加え同様に煎じ，1日2回朝夕空腹時。1回14〜7才煎液の2/3。(2)7才未満の場合：1日1包に水約300mLを加え同様に煎じ，朝夕空腹時2回に分服，1回6〜4才煎液の1/2，3〜2才1/3，2才未満1/4以下。1才未満には，医師の診療を受けさせることを優先し，止むを得ない場合にだけ服用させる。3ヵ月未満は服用しない
|包装|120包〔Ⓐ28,350(税込み)〕Ⓑ14,175(税込み)〕

クールワンのどトローチ Coolone Troche ⊖　佐藤製薬㈱-杏林製薬㈱

|区分|第2類
|組成|トローチ(淡褐。環)：6個中 駆風解毒湯乾燥エキス1175mg（ボウフウ・ゴボウシ・キキョウ各1.5g，レンギョウ・セッコウ各2.5g，ケイガイ・キョウカツ・カンゾウ各0.75g）
|添加|白糖，ヒドロキシプロピルセルロース，ステアリン酸マグネシウム，サッカリンナトリウム，香料，l-メントール，プロピレングリコール
|適応|咽頭がはれて痛む次の諸症：のどのあれ・痛み・はれ・不快感，声がれ
|用法|15才以上1回1個ずつ2個まで，1日3回食間又は空腹時。口中でかまずにゆっくり溶かす。15才未満は使用しない
|包装|12個〔Ⓐ714(税込み)〕

サトウ駆風解毒湯エキストローチ Sato Kufugedokuto Extract ⊖　佐藤製薬㈱

|区分|第2類
|組成|トローチ(淡褐。環)：6個中 駆風解毒湯乾燥エキス1175mg（ボウフウ・ゴボウシ・キキョウ各1.5g，レンギョウ・セッコウ各2.5g，ケイガイ・キョウカツ・カンゾウ各0.75g）
|添加|白糖，ヒドロキシプロピルセルロース，ステアリン酸マグネシウム，サッカリンナトリウム，香料，l-メントール，プロピレングリコール
|適応|のどがはれて痛む次の諸症：のどのあれ・痛み・はれ・不快感，声がれ
|用法|15才以上1回1個ずつ2個まで1日3回食間又は空腹時。口中でかまずにゆっくり溶かす。15才未満は使用しない
|包装|18個〔Ⓐ898(税込み)〕

東洋漢方の駆風解毒湯エキス顆粒 ⊖　東洋漢方製薬㈱

|区分|第2類
|組成|顆：9g中 水製乾燥エキス3.48g（ハマボウフウ・ゴボウシ・キキョウ各3g，レンギョウ・セッコウ各5g，ケイガイ・キョウカツ・カンゾウ各1.5g）
|添加|乳糖，バレイショデンプン
|適応|のどがはれて痛む次の諸症：扁桃炎，扁桃周囲炎
|用法|1回15才以上3g，14〜7才2g，6〜4才1.5g，3〜2才1g，1日3回食間又は空腹時。含嗽しながらゆっくり飲む
|包装|500g〔Ⓑ8,000〕

トチモトの駆風解毒湯 ⊖　㈱栃本天海堂

|区分|第2類
|組成|煎：1包(23.5g)中 レンギョウ5g，セッコウ5g，ボウフウ3g，キキョウ3g，ゴボウシ3g，ケイガイ1.5g，カンゾウ1.5g，ワキョウカツ1.5g
|適応|のどがはれて痛む次の諸症：扁桃炎，扁桃周囲炎
|用法|15才以上1日1包を煎じ食間3回に分服。14〜7才2/3，6〜4才1/2，3〜2才1/3，2才未満1/4以下。含嗽しながらゆっくり飲む。1才未満には，止むを得ない場合の他は服用させない。3ヵ月未満は服用しない
|包装|10包

ニットー駆風解毒湯エキス顆粒 Nitto Kufugedokuto ⊖　日東薬品工業㈱-日邦薬品工業㈱

|区分|第2類
|組成|顆(褐)：3包中 駆風解毒湯エキス5.1g（ボウフウ・ゴボウシ・キキョウ各3g，レンギョウ5g，ケイガイ・キョウカツ・カンゾウ各1.5g，セッコウ10g）
|添加|D-マンニトール，l-メントール，香料
|適応|体力に関わらず使用でき，のどがはれて痛むものの次の諸症：扁桃炎，扁桃周囲炎
|用法|1回15才以上1包，14〜7才2/3，6〜4才1/2，3〜2才1/3，1日3回食前又は食間。1包につきコップ約半量の水又は温湯に溶かし，うがいをしながら少量ずつゆっくり服用。2才未満は服用しない
|包装|6包〔Ⓐ1,029(税込み)〕

ノドゲン漢方トローチ ⊖　ジェーピーエス製薬㈱

|区分|第2類
|組成|トローチ(淡灰褐)：6個中 駆風解毒湯乾燥エキス1.65g（ボウフウ・ゴボウシ・キキョウ各1.5g，レンギョウ・セッコウ各2.5g，ケイガイ・キョウカツ・カンゾウ各0.75g）
|添加|アメ，還元麦芽糖水アメ，ステアリン酸マグネシウム，サッカリンナトリウム，香料，アラビアゴム，デキストリン
|適応|体力に関わらず使用でき，のどがはれて痛むものの次の諸症：扁桃炎，扁桃周囲炎

一般用漢方製剤

|用法|15才以上1回1個ずつ2個まで，1日3回食間又は空腹時。口中でかまずにゆっくり溶かす。15才未満は使用しない
|包装|24個

のどぬーる　ガラゴック○一　小林製薬㈱
|区分|第2類
|組成||液|：3本（90mL）中　駆風解毒湯エキス10g（ボウフウ・ゴボウシ・キキョウ各3g，レンギョウ・セッコウ各5g，ケイガイ・キョウカツ・カンゾウ各1.5g）
|添加|白糖，D-ソルビトール，安息香酸ナトリウム，パラベン，ポリオキシエチレン硬化ヒマシ油，エタノール
|適応|体力に関わらず使用でき，のどがはれて痛むものの次の諸症：扁桃炎，扁桃周囲炎
|用法|15才以上1回1本1日3回食前又は食間。服用前によく振り，含嗽しながらゆっくり服用。15才未満は服用しない
|包装|30mL×3本〔Ⓐ1,050（税込み）〕

九味檳榔湯
クミビンロウトウ

〔基準〕
（平成23年4月15日　厚生労働省医薬食品局審査管理課長通知による）
1．成分・分量
　　檳榔子4，厚朴3，桂皮3，橘皮3，蘇葉1～2，甘草1，大黄0.5～1，木香1，生姜1（ヒネショウガを使用する場合3）（大黄を去り，呉茱萸1，茯苓3を加えても可）
2．用法・用量
　　湯
3．効能・効果
　　体力中等度以上で，全身倦怠感があり，とくに下肢の倦怠感が著しいものの次の諸症：疲労倦怠感，更年期障害，動悸，息切れ，むくみ，神経症，胃腸炎，関節のはれや痛み

〔使用上の注意〕
（平成25年3月27日　厚生労働省医薬食品局安全対策課長・審査管理課長通知による）
【添付文書等に記載すべき事項】
『してはいけないこと』
（守らないと現在の症状が悪化したり，副作用が起こりやすくなる）
1．次の人は服用しないこと
　　生後3ヵ月未満の乳児。
　　　〔生後3ヵ月未満の用法がある製剤に記載すること。〕
2．本剤を服用している間は，次の医薬品を服用しないこと
　　他の瀉下薬（下剤）
　　　〔大黄を含有する製剤に記載すること〕
3．授乳中の人は本剤を服用しないか，本剤を服用する場合は授乳を避けること
　　　〔大黄を含有する製剤に記載すること〕
『相談すること』
1．次の人は服用前に医師，薬剤師又は登録販売者に相談すること
　（1）医師の治療を受けている人。
　（2）妊婦又は妊娠していると思われる人。
　（3）体の虚弱な人（体力の衰えている人，体の弱い人）。
　　　〔大黄を含有する製剤に記載すること〕
　（4）胃腸が弱く下痢しやすい人。
　　　〔大黄を含有する製剤に記載すること〕
　（5）高齢者。
　　　〔1日最大配合量が甘草として1g以上（エキス剤については原生薬に換算して1g以上）含有する製剤に記載すること。〕
　（6）今までに薬などにより発疹・発赤，かゆみ等を起こしたことがある人
　（7）次の症状のある人。
　　　むくみ
　　　〔1日最大配合量が甘草として1g以上（エキス剤については原生薬に換算して1g以上）含有する製剤に記載すること。〕
　（8）次の診断を受けた人。
　　　高血圧，心臓病，腎臓病
　　　〔1日最大配合量が甘草として1g以上（エキス剤については原生薬に換算して1g以上）含有する製剤に記載すること。〕
2．服用後，次の症状があらわれた場合は副作用の可能性があるので，直ちに服用を中止し，この文書を持って医師，薬剤師又は登録販売者に相談すること

関係部位	症　　　状
皮　膚	発疹・発赤，かゆみ
消化器[1]	はげしい腹痛を伴う下痢，腹痛

〔[1]は大黄を含有する製剤に記載すること〕

まれに下記の重篤な症状が起こることがある。その場合は直ちに医師の診療を受けること。

症状の名称	症　　　状
偽アルドステロン症，ミオパチー	手足のだるさ，しびれ，つっぱり感やこわばりに加えて，脱力感，筋肉痛があらわれ，徐々に強くなる。

〔1日最大配合量が甘草として1g以上（エキス剤については原生薬に換算して1g以上）を含有する製剤に記載すること。〕

3．服用後，次の症状があらわれることがあるので，このような症状の持続又は増強が見られた場合には，服用を中止し，この文書を持って医師，薬剤師又は登録販売者に相談すること
　　軟便，下痢
　　〔大黄を含有する製剤に記載すること〕
4．1ヵ月位服用しても症状がよくならない場合は服用を中止し，この文書を持って医師，薬剤師又は登録販売者に相談すること
5．長期連用する場合には，医師，薬剤師又は登録販売者に相談すること
　　〔1日最大配合量が，甘草として1g以上（エキス剤については原生薬に換算して1g以上）含有する製剤に記載すること。〕

〔用法及び用量に関連する注意として，用法及び用量の項目に続けて以下を記載すること。〕
(1) 小児に服用させる場合には，保護者の指導監督のもとに服用させること。
　　〔小児の用法及び用量がある場合に記載すること。〕
(2) 〔小児の用法がある場合，剤形により，次に該当する場合には，そのいずれかを記載すること。〕
　1) 3歳以上の幼児に服用させる場合には，薬剤がのどにつかえることのないよう，よく注意すること。
　　〔5歳未満の幼児の用法がある錠剤・丸剤の場合に記載すること。〕
　2) 幼児に服用させる場合には，薬剤がのどにつかえることのないよう，よく注意すること。
　　〔3歳未満の用法及び用量を有する丸剤の場合に記載すること。〕
　3) 1歳未満の乳児には，医師の診療を受けさせることを優先し，やむを得ない場合にのみ服用させること。
　　〔カプセル剤及び錠剤・丸剤以外の製剤の場合に記載すること。なお，生後3ヵ月未満の用法がある製剤の場合，「生後3ヵ月未満の乳児」を『してはいけないこと』に記載し，用法及び用量欄には記載しないこと。〕

保管及び取扱い上の注意
(1) 直射日光の当たらない（湿気の少ない）涼しい所に（密栓して）保管すること。
　　〔（　）内は必要とする場合に記載すること。〕
(2) 小児の手の届かない所に保管すること。
(3) 他の容器に入れ替えないこと。（誤用の原因になったり品質が変わる。）
　　〔容器等の個々に至適表示がなされていて，誤用のおそれのない場合には記載しなくてもよい。〕

【外部の容器又は外部の被包に記載すべき事項】
注意
1．次の人は服用しないこと
　　生後3ヵ月未満の乳児。
　　〔生後3ヵ月未満の用法がある製剤に記載すること。〕
2．授乳中の人は本剤を服用しないか，本剤を服用する場合は授乳を避けること
　　〔大黄を含有する製剤に記載すること〕
3．次の人は服用前に医師，薬剤師又は登録販売者に相談すること
　(1) 医師の治療を受けている人。
　(2) 妊婦又は妊娠していると思われる人。
　(3) 体の虚弱な人（体力の衰えている人，体の弱い人）。
　　〔大黄を含有する製剤に記載すること〕
　(4) 胃腸が弱く下痢しやすい人。
　　〔大黄を含有する製剤に記載すること〕
　(5) 高齢者。
　　〔1日最大配合量が甘草として1g以上（エキス剤については原生薬に換算して1g以上）含有する製剤に記載すること。〕
　(6) 今までに薬などにより発疹・発赤，かゆみ等を起こしたことがある人。
　(7) 次の症状のある人。
　　むくみ
　　〔1日最大配合量が甘草として1g以上（エキス剤については原生薬に換算して1g以上）含有する製剤に記載すること。〕
　(8) 次の診断を受けた人。
　　高血圧，心臓病，腎臓病
　　〔1日最大配合量が甘草として1g以上（エキス剤については原生薬に換算して1g以上）含有する製剤に記載すること。〕
3′．服用が適さない場合があるので，服用前に医師，薬剤師又は登録販売者に相談すること
　　〔3．の項目の記載に際し，十分な記載スペースがない場合には3′．を記載すること。〕
4．服用に際しては，説明文書をよく読むこと
5．直射日光の当たらない（湿気の少ない）涼しい所に（密栓して）保管すること
　　〔（　）内は必要とする場合に記載すること。〕

ウチダの九味檳榔湯 ㈱ウチダ和漢薬
区分 第2類
組成煎：1袋中 ビンロウジ4g，コウボク3g，ケイヒ3g，キッピ3g，ショウキョウ1g，ダイオウ1g，モッコウ1g，カンゾウ1g，ソヨウ1.5g
適応 全身倦怠感，ことに脚の倦怠感が著しく，動悸，息切れ，浮腫などを伴う場合で水分貯溜傾向のあるもの：脚気，神経症，高血圧症
用法 15才以上1日1袋を煎じ2～3回に分けて食前1時間又は食間空腹時に温服。15才未満は服用しない
包装 30袋

九味檳榔湯エキス細粒G「コタロー」 小太郎漢方製薬㈱
区分 第2類
組成細(茶)：3包(4.8g)中 水製エキス2.96g（ビンロウジ3.2g，ソヨウ1.2g，ショウキョウ・カンゾウ・ゴシュユ・ダイオウ・モッコウ各0.8g，コウボク・ケイヒ・ブクリョウ・キッピ各2.4g)
添加 ステアリン酸マグネシウム，トウモロコシデンプン，乳糖水和物，プルラン，メタケイ酸アルミン酸マグネシウム
適応 体力中等度以上で，全身倦怠感があり，とくに下肢の倦怠感が著しいものの次の諸症：疲労倦怠感，むくみ，関節のはれや痛み，動悸，息切れ，神経症，更年期障害，胃腸炎
用法 1回15才以上1包又は1.6g，14～7才2/3，6～4才1/2，3～2才1/3，2才未満1/4，1日3回食前又は食間。1才未満には，医師の診療を受けさせることを優先し，止むを得ない場合にだけ服用させる。3ヵ月未満は服用しない
包装 90包

荊芥連翹湯

ケイガイレンギョウトウ

〔基準〕

(平成20年9月30日 厚生労働省医薬食品局審査管理課長通知による)
1. 成分・分量
   当帰1.5, 芍薬1.5, 川芎1.5, 地黄1.5, 黄連1.5, 黄芩1.5, 黄柏1.5, 山梔子1.5, 連翹1.5, 荊芥1.5, 防風1.5, 薄荷葉1.5, 枳殻（実）1.5, 甘草1～1.5, 白芷1.5～2.5, 桔梗1.5～2.5, 柴胡1.5～2.5（地黄, 黄連, 黄柏, 薄荷葉のない場合も可）
2. 用法・用量
   湯
3. 効能・効果
   体力中等度以上で，皮膚の色が浅黒く，ときに手足の裏に脂汗をかきやすく腹壁が緊張しているものの次の諸症：
   蓄膿症（副鼻腔炎），慢性鼻炎，慢性扁桃炎，にきび

〔使用上の注意〕

(平成25年3月27日 厚生労働省医薬食品局安全対策課長・審査管理課長通知による)

【添付文書等に記載すべき事項】
『してはいけないこと』
(守らないと現在の症状が悪化したり，副作用が起こりやすくなる)
　次の人は服用しないこと
　　生後3ヵ月未満の乳児。
　　〔生後3ヵ月未満の用法がある製剤に記載すること。〕
『相談すること』
1. 次の人は服用前に医師，薬剤師又は登録販売者に相談すること
   (1) 医師の治療を受けている人。
   (2) 妊婦又は妊娠していると思われる人。
   (3) 胃腸が弱く下痢しやすい人。
       〔地黄を含有する製剤に記載すること。〕
   (3)' 胃腸の弱い人。
       〔地黄を含有しない製剤に記載すること。ただし，この場合(3)の項は記載しないこと。〕
   (4) 高齢者。
       〔1日最大配合量が甘草として1g以上（エキス剤については原生薬に換算して1g以上）含有する製剤に記載すること。〕
   (5) 次の症状のある人。
       むくみ
       〔1日最大配合量が甘草として1g以上（エキス剤については原生薬に換算して1g以上）含有する製剤に記載すること。〕
   (6) 次の診断を受けた人。
       高血圧，心臓病，腎臓病
       〔1日最大配合量が甘草として1g以上（エキス剤については原生薬に換算して1g以上）含有する製剤に記載すること。〕
2. 服用後，次の症状があらわれた場合は副作用の可能性があるので，直ちに服用を中止し，この文書を持って医師，薬剤師又は登録販売者に相談すること

関係部位	症　　状
皮　膚	発疹・発赤，かゆみ
消化器	食欲不振，胃部不快感

まれに下記の重篤な症状が起こることがある。その場合は直ちに医師の診療を受けること。

症状の名称	症　　状
間質性肺炎	階段を上ったり，少し無理をしたりすると息切れがする・息苦しくなる，空せき，発熱等がみられ，これらが急にあらわれたり，持続したりする。
偽アルドステロン症，ミオパチー[1]	手足のだるさ，しびれ，つっぱり感やこわばりに加えて，脱力感，筋肉痛があらわれ，徐々に強くなる。
肝機能障害	発熱，かゆみ，発疹，黄疸（皮膚や白目が黄色くなる），褐色尿，全身のだるさ，食欲不振等があらわれる。

　　〔[1]は，1日最大配合量が甘草として1g以上（エキス剤については原生薬に換算して1g以上）含有する製剤に記載すること。〕
3. 1ヵ月位服用しても症状がよくならない場合は服用を中止し，この文書を持って医師，薬剤師又は登録販売者に相談すること
4. 長期連用する場合には，医師，薬剤師又は登録販売者に相談すること
　　〔1日最大配合量が甘草として1g以上（エキス剤については原生薬に換算して1g以上）含有する製剤に記載すること。〕

〔用法及び用量に関連する注意として，用法及び用量の項目に続けて以下を記載すること。〕
(1) 小児に服用させる場合には，保護者の指導監督のもとに服用させること。
　　〔小児の用法及び用量がある場合に記載すること。〕
(2) 〔小児の用法がある場合，剤形により，次に該当する場合には，そのいずれかを記載すること。〕
    1) 3歳以上の幼児に服用させる場合には，薬剤がのどにつかえることのないよう，よく注意すること。
       〔5歳未満の幼児の用法がある錠剤・丸剤の場合に記載すること。〕
    2) 幼児に服用させる場合には，薬剤がのどにつかえることのないよう，よく注意すること。
       〔3歳未満の用法及び用量を有する丸剤の場合に記載すること。〕
    3) 1歳未満の乳児には，医師の診療を受けさせることを優先し，やむを得ない場合にのみ服用させること。
       〔カプセル剤及び錠剤・丸剤以外の製剤の場合に記載すること。なお，生後3ヵ月未満の用法がある製剤の場合，「生後3ヵ月未満の乳児」を『してはいけないこと』に記載し，用法及び用量欄には記載しないこと。〕

保管及び取扱い上の注意
(1) 直射日光の当たらない（湿気の少ない）涼しい所に（密栓して）保管すること。
　　〔（　）内は必要とする場合に記載すること。〕
(2) 小児の手の届かない所に保管すること。
(3) 他の容器に入れ替えないこと。（誤用の原因になったり品質が変わる。）
　　〔容器等の個々に至適表示がなされていて，誤用のおそれのない場合には記載しなくてもよい。〕

【外部の容器又は外部の被包に記載すべき事項】
注意
1. 次の人は服用しないこと
   生後3ヵ月未満の乳児。
   〔生後3ヵ月未満の用法がある製剤に記載すること。〕
2. 次の人は服用前に医師，薬剤師又は登録販売者に相談すること
   (1) 医師の治療を受けている人。
   (2) 妊婦又は妊娠していると思われる人。
   (3) 胃腸が弱く下痢しやすい人。
       〔地黄を含有する製剤に記載すること。〕

(3)′ 胃腸の弱い人。
　　〔地黄を含有しない製剤に記載すること。ただし，この場合(3)の項は記載しないこと。〕
(4) 高齢者。
　　〔1日最大配合量が甘草として1g以上（エキス剤については原生薬に換算して1g以上）含有する製剤に記載すること。〕
(5) 次の症状のある人。
　　むくみ
　　〔1日最大配合量が甘草として1g以上（エキス剤については原生薬に換算して1g以上）含有する製剤に記載すること。〕
(6) 次の診断を受けた人。
　　高血圧，心臓病，腎臓病
　　〔1日最大配合量が甘草として1g以上（エキス剤については原生薬に換算して1g以上）含有する製剤に記載すること。〕
2′. 服用が適さない場合があるので，服用前に医師，薬剤師又は登録販売者に相談すること
　　〔2.の項目の記載に際し，十分な記載スペースがない場合には2′.を記載すること。〕
3. 服用に際しては，説明文書をよく読むこと
4. 直射日光の当たらない（湿気の少ない）涼しい所に（密栓して）保管すること
　　〔（ ）内は必要とする場合に記載すること。〕

JPS漢方顆粒-73号㊀　ジェーピーエス製薬㈱
[区分]第2類
[組成]顆（淡黄褐）：3包(7.5g)中 荊芥連翹湯乾燥エキス4.4g（トウキ・シャクヤク・センキュウ・ジオウ・オウレン・オウゴン・オウバク・サンシシ・レンギョウ・ケイガイ・ボウフウ・ハッカ・キジツ・カンゾウ各1.2g，ビャクシ・キキョウ・サイコ各1.6g）
[添加]ステアリン酸マグネシウム，ショ糖脂肪酸エステル，乳糖水和物
[適応]体力中等度以上で，皮膚の色が浅黒く，ときに手足の裏に脂汗をかきやすく腹壁が緊張しているものの次の諸症：蓄膿症（副鼻腔炎），慢性鼻炎，慢性扁桃炎，にきび
[用法]1回15才以上1包，14～7才⅔，6～4才½，3～2才⅓，2才未満¼，1日3回食前又は食間。1才未満には，医師の診療を受けさせることを優先し，止むを得ない場合にだけ服用させる。3ヵ月未満は服用しない
[包装]180包

JPS荊芥連翹湯エキス錠N㊀　ジェーピーエス製薬㈱
[区分]第2類
[組成]錠（淡黄褐）：15錠中 荊芥連翹湯乾燥エキス2.75g（トウキ・シャクヤク・センキュウ・ジオウ・オウレン・オウゴン・オウバク・サンシシ・レンギョウ・ケイガイ・ボウフウ・ハッカ・キジツ・カンゾウ各0.75g，ビャクシ・キキョウ・サイコ各1g）
[添加]無水ケイ酸，カルメロースカルシウム（CMC-Ca），トウモロコシデンプン，ケイ酸アルミニウム，ステアリン酸マグネシウム，乳糖水和物
[適応]体力中等度以上で，皮膚の色が浅黒く，ときに手足の裏に脂汗をかきやすく腹壁が緊張しているものの次の諸症：蓄膿症（副鼻腔炎），慢性鼻炎，慢性扁桃炎，にきび
[用法]1回15才以上5錠，14～7才4錠，6～5才3錠，1日3回食前又は食間。5才未満は服用しない
[包装]260錠

ウチダの荊芥連翹湯㊀　㈱ウチダ和漢薬
[区分]第2類
[組成]煎：1袋中 トウキ1.5g，シャクヤク1.5g，センキュウ1.5g，ジオウ1.5g，オウレン1.5g，オウゴン1.5g，オウバク1.5g，サンシシ1.5g，レンギョウ1.5g，ハマボウフウ1.5g，ハッカ1.5g，ケイガイ1.5g，カンゾウ1.5g，キコク1.5g，サイコ2g，ビャクシ2g，キキョウ2g
[適応]青年期腺病体質改善，急性慢性中耳炎，肥厚性鼻炎，扁桃腺炎
[用法]15才以上1日1袋を煎じ2～3回に分けて食前1時間又は食間空腹時に温服。15才未満は服用しない
[包装]30袋

大峰荊芥連翹湯錠㊀　大峰堂薬品工業㈱-伸和製薬㈱，日邦薬品工業㈱
[区分]第2類
[組成]錠（淡褐）：12錠中 荊芥連翹湯エキス2400mg（トウキ・シャクヤク・センキュウ・ジオウ・オウレン・オウゴン・オウバク・サンシシ・レンギョウ・ケイガイ・ボウフウ・ハッカ・キジツ・カンゾウ各0.75g，ビャクシ・キキョウ・サイコ各1.25g）
[添加]ステアリン酸マグネシウム，カルメロースカルシウム（CMC-Ca），二酸化ケイ素，セルロース
[適応]体力中等度以上で，皮膚の色が浅黒く，ときに手足の裏に脂汗をかきやすく腹壁が緊張しているものの次の諸症：蓄膿症（副鼻腔炎），慢性鼻炎，慢性扁桃炎，にきび
[用法]1回15才以上4錠，14～7才3錠，6～5才2錠，1日3回食前又は食間。5才未満は服用しない

荊芥連翹湯エキス顆粒KM㊀　㈱カーヤ-㈱イチゲン，一元製薬㈱
[区分]第2類
[組成]顆（褐）：9g中 荊芥連翹湯水製乾燥エキス4.75g（キキョウ・サイコ・ビャクシ各2g，オウゴン・オウバク・オウレン・カンゾウ・キジツ・ケイガイ・サンシシ・ジオウ・シャクヤク・センキュウ・トウキ・ハッカ・ボウフウ・レンギョウ各1.5g）
[添加]乳糖，ステアリン酸マグネシウム
[適応]体力中等度以上で，皮膚の色が浅黒く，ときに手足の裏に脂汗をかきやすく腹壁が緊張しているものの次の諸症：蓄膿症（副鼻腔炎），慢性鼻炎，慢性扁桃炎，にきび
[用法]1回15才以上3g，14～7才2g，6～4才1.5g，3～2才1g，2才未満0.75g以下，1日3回食前又は食間。1才未満には，医師の診療を受けさせることを優先し，止むを得ない場合にだけ服用させる。3ヵ月未満は服用しない
[包装]500g　[備考]製造：天津泰達薬業有限公司（中国）

荊芥連翹湯エキス顆粒「クラシエ」㊀　大峰堂薬品工業㈱-クラシエ薬品㈱
[区分]第2類
[組成]顆（褐）：3包(4.5g)中 荊芥連翹湯エキス2400mg（ケイガイ・レンギョウ・トウキ・シャクヤク・センキュウ・ジオウ・オウレン・オウゴン・オウバク・サンシシ・ボウフウ・キジツ・カンゾウ・ハッカ各0.75g，サイコ・キキョウ・ビャクシ各1.25g）
[添加]ヒドロキシプロピルセルロース，乳糖
[適応]体力中等度以上で，皮膚の色が浅黒く，ときに手足の裏に脂汗をかきやすく腹壁が緊張しているものの次の諸症：蓄膿症（副鼻腔炎），慢性鼻炎，慢性扁桃炎，にきび
[用法]1回15才以上1包，14～7才⅔，6～4才½，3～2才⅓，1日3回食前又は食間。2才未満は服用しない
[包装]90包

荊芥連翹湯エキス〔細粒〕72㊀　松浦薬業㈱-松浦漢方㈱
[区分]第2類
[組成]細（淡褐）：3包(6g)又は6g中 荊芥連翹湯水製エキス7.7g（トウキ・シャクヤク・センキュウ・ジオウ・オウレン・オウゴン・オウバク・サンシシ・レンギョウ・ケイガイ・ボウフウ・ハッカ・キコク・カンゾウ各0.75g，ビャクシ・キキョウ・サイコ各1g）
[添加]メタケイ酸アルミン酸マグネシウム，ヒプロメロース（ヒドロキシプロピルメチルセルロース），結晶セルロース，乳糖，トウモロコシデンプン，香料
[適応]体力中等度以上で，皮膚の色が浅黒く，ときに手足の裏に脂汗をかきやすく腹壁が緊張しているものの次の諸症：蓄膿症（副鼻腔炎），慢性鼻炎，慢性扁桃炎，にきび
[用法]1回15才以上1包又は2g，14～7才⅔，6～4才½，3～2才⅓，2才未満¼以下，1日3回食前又は食間。1才未満には，医師の診療を受けさせることを優先し，止むを得ない場合にだけ服用させる。

荊芥連翹湯

3ヵ月未満は服用しない
包装 500g、48包〔Ⓐ4,200（税込み）〕、300包

荊芥連翹湯エキス細粒G「コタロー」⊖　小太郎漢方製薬㈱
区分 第2類
組成(細)（茶）：3包(7.5g)中 エキス散5.6g（トウキ・シャクヤク・センキュウ・ジオウ・オウレン・オウゴン・オウバク・サンシシ・レンギョウ・ケイガイ・ボウフウ・ハッカ・キジツ・ビャクシ・キキョウ・サイコ各1.2g、カンゾウ0.8g）
添加 含水二酸化ケイ素、軽質無水ケイ酸、ステアリン酸マグネシウム、トウモロコシデンプン、アメ粉
適応 体力中等度以上で、皮膚の色が浅黒く、ときに手足の裏に脂汗をかきやすく腹壁が緊張しているものの次の諸症：慢性鼻炎、慢性扁桃炎、蓄膿症（副鼻腔炎）、にきび
用法 1回15才以上1包又は2.5g、14〜7才⅔、6〜4才½、3〜2才⅓、2才未満¼、1日3回食前又は食間。1才未満には、医師の診療を受けさせることを優先し、止むを得ない場合にだけ服用させる。3ヵ月未満は服用しない
包装 90包

荊芥連翹湯エキス散「コタロー」⊖　小太郎漢方製薬㈱
区分 第2類
組成(散)（褐）：3g中 水製エキス0.7g（トウキ・シャクヤク・オウレン・オウバク・レンギョウ・ハッカ・ケイガイ・キジツ・センキュウ・ジオウ・オウゴン・サンシシ・ハマボウフウ・カンゾウ各1.5g、ビャクシ・サイコ・キキョウ各2g）
添加 トウモロコシデンプン、乳糖水和物、メタケイ酸アルミン酸マグネシウム
適応 慢性鼻炎、慢性扁桃炎、蓄膿症、にきび
用法 1回15才以上1g、14〜10才0.7g、1日3回食前又は食間。10才未満は服用しない
包装 500g

荊芥連翹湯エキス錠Fクラシエ⊖　クラシエ製薬㈱-クラシエ薬品㈱
区分 第2類
組成(錠)（黄褐）：12錠(4212mg)中 荊芥連翹湯エキス粉末3000mg（ケイガイ・レンギョウ・トウキ・シャクヤク・センキュウ・ジオウ・オウレン・オウゴン・オウバク・サンシシ・ボウフウ・キジツ・カンゾウ・ハッカ各0.9g、サイコ・キキョウ・ビャクシ各1.5g）
添加 タルク、ステアリン酸マグネシウム、カルメロースカルシウム（CMC-Ca）、カルメロースナトリウム（CMC-Na）、二酸化ケイ素、ポリオキシエチレンポリオキシプロピレングリコール、ヒプロメロース（ヒドロキシプロピルメチルセルロース）
適応 体力中等度以上で、皮膚の色が浅黒く、ときに手足の裏に脂汗をかきやすく腹壁が緊張しているものの次の諸症：蓄膿症（副鼻腔炎）、慢性鼻炎、慢性扁桃炎、にきび
用法 1回15才以上4錠、14〜7才3錠、6〜5才2錠、1日3回食前又は食間。5才未満は服用しない
包装 96錠〔Ⓐ1,980（税込み）〕、180錠〔Ⓐ3,990（税込み）〕

荊芥連翹湯エキス錠〔大峰〕⊖　大峰堂薬品工業㈱-伸和製薬㈱、日邦薬品工業㈱
区分 第2類
組成(錠)（褐）：12錠中 荊芥連翹湯エキス2400mg（トウキ・シャクヤク・センキュウ・ジオウ・オウレン・オウゴン・オウバク・サンシシ・ボウフウ・キジツ・カンゾウ・レンギョウ・ケイガイ・ハッカ各0.75g、キキョウ・サイコ・ビャクシ各1.25g）
添加 ステアリン酸マグネシウム、カルメロースカルシウム（CMC-Ca）、二酸化ケイ素、セルロース
適応 蓄膿症、慢性鼻炎、慢性扁桃炎、にきび
用法 1回15才以上4錠、14〜7才3錠、6〜5才2錠、1日3回食前又は食間。5才未満は服用しない
包装 240錠〔Ⓐ4,200（税込み）〕

荊芥連翹湯「タキザワ」⊖　㈱タキザワ漢方廠
区分 第2類
組成(煎)：2包(28.5g)中 トウキ1.5g、シャクヤク1.5g、センキュウ1.5g、ジオウ1.5g、オウレン1.5g、オウゴン1.5g、オウバク1.5g、サンシシ1.5g、レンギョウ1.5g、ケイガイ1.5g、ボウフウ1.5g、ハッカ1.5g、キジツ1.5g、カンゾウ1.5g、ビャクシ2.5g、キキョウ2.5g、サイコ2.5g
適応 体力中等度以上で、皮膚の色が浅黒く、ときに手足の裏に脂汗をかきやすく腹壁が緊張しているものの次の諸症：蓄膿症（副鼻腔炎）、慢性鼻炎、慢性扁桃炎、にきび
用法 (1)15才以上及び14〜7才の場合：1日2包に水約600mLを加え半量まで煎じ、朝夕空腹時2回に分服。1回15才以上煎液の½、14〜7才⅓。又は15才以上1回1包に水約300mLを加え同様に煎じ、1日2回朝夕空腹時。1回14〜7才煎液の⅔。(2)7才未満の場合：1日1包に水約300mLを加え同様に煎じ、朝夕空腹時2回に分服、1回6〜4才煎液の½、3〜2才⅓、2才未満¼以下。1才未満には、医師の診療を受けさせることを優先し、止むを得ない場合にだけ服用させる。3ヵ月未満は服用しない
包装 120包〔Ⓐ28,350（税込み）Ⓑ14,175（税込み）〕

ケイガインN「コタロー」⊖　小太郎漢方製薬㈱
区分 第2類
組成(錠)（茶）：12錠中 エキス散3.5g（トウキ・シャクヤク・センキュウ・ジオウ・オウレン・オウゴン・オウバク・サンシシ・レンギョウ・ケイガイ・ボウフウ・ハッカ・キジツ・ビャクシ・キキョウ・サイコ各0.75g、カンゾウ0.5g）
添加 カルメロースカルシウム（CMC-Ca）、含水二酸化ケイ素、クロスカルメロースナトリウム（クロスCMC-Na）、軽質無水ケイ酸、ステアリン酸マグネシウム、アメ粉
適応 体力中等度以上で、皮膚の色が浅黒く、ときに手足の裏に脂汗をかきやすく腹壁が緊張しているものの次の諸症：慢性鼻炎、蓄膿症（副鼻腔炎）、慢性扁桃炎、にきび
用法 1回15才以上4錠、14〜7才3錠、6〜5才2錠、1日3回前又は食間。5才未満は服用しない
包装 180錠、540錠

サンワ荊芥連翹湯エキス細粒⊖　三和生薬㈱
区分 第2類
組成(細)：6g中 荊芥連翹湯水製エキス1.9g（トウキ・シャクヤク・ケイガイ・レンギョウ・ハマボウフウ・センキュウ・サイコ・キジツ・オウゴン・サンシシ・ビャクシ・キキョウ各0.9g、カンゾウ0.6g）
添加 乳糖、トウモロコシデンプン
適応 体力中等度以上で、皮膚の色が浅黒く、ときに手足の裏に脂汗をかきやすく腹壁が緊張しているものの次の諸症：蓄膿症（副鼻腔炎）、慢性鼻炎、慢性扁桃炎、にきび
用法 1回15才以上2g、14〜7才1.3g、6〜4才1g、1日3回食前又は食間。4才未満は服用しない
包装 500g

サンワ荊芥連翹湯エキス細粒「分包」⊖　三和生薬㈱-湧永製薬㈱
区分 第2類
組成(細)：3包(6g)中 荊芥連翹湯水製エキス1.9g（トウキ・シャクヤク・ケイガイ・レンギョウ・ハマボウフウ・センキュウ・サイコ・キジツ・オウゴン・サンシシ・ビャクシ・キキョウ各0.9g、カンゾウ0.6g）
添加 乳糖、トウモロコシデンプン
適応 体力中等度以上で、皮膚の色が浅黒く、ときに手足の裏に脂汗をかきやすく腹壁が緊張しているものの次の諸症：蓄膿症（副鼻腔炎）、慢性鼻炎、慢性扁桃炎、にきび
用法 1回15才以上1包、14〜7才⅔、6〜4才½、1日3回食前又は食間。4才未満は服用しない
包装 30包〔Ⓐ2,415（税込み）〕、90包〔Ⓐ6,615（税込み）〕

サンワ荊芥連翹湯エキス錠⊖　三和生薬㈱
区分 第2類
組成(錠)：18錠(5.4g)中 荊芥連翹湯水製エキス1.9g（トウキ・シャクヤク・ケイガイ・レンギョウ・ハマボウフウ・センキュウ・サイコ・キジツ・オウゴン・サンシシ・ビャクシ・キキョウ各0.9g、カンゾウ0.6g）
添加 乳糖、トウモロコシデンプン、メタケイ酸アルミン酸マグネシウム、ステアリン酸カルシウム
適応 体力中等度以上で、皮膚の色が浅黒く、ときに手足の裏に脂汗をかきやすく腹壁が緊張しているものの次の諸症：蓄膿症（副鼻腔炎）、慢性鼻炎、慢性扁桃炎、にきび

荊芥連翹湯

用法 1回15才以上6錠, 14～7才4錠, 6～5才3錠, 1日3回食前又は食間。5才未満は服用しない
包装 270錠〔Ⓐ3,255(税込み)〕

松鶴照雲⊖　㈱建林松鶴堂
区分 第2類
組成 顆：3包(6.6g)中 荊芥連翹湯水製乾燥エキス1.6g(トウキ・シャクヤク・センキュウ・ジオウ・オウレン・オウゴン・オウバク・サンシシ・レンギョウ・ケイガイ・ボウフウ・ハッカ・キジツ・ビャクシ・キキョウ・サイコ各0.75g, カンゾウ0.5g)
添加 乳糖
適応 体力中等度以上で, 皮膚の色が浅黒く, ときに手足の裏に脂汗をかきやすく腹壁が緊張しているものの次の諸症：蓄膿症(副鼻腔炎), 慢性鼻炎, 慢性扁桃炎, にきび
用法 1回成人1包, 14～7才⅔, 6～4才½, 3～2才⅓, 2才未満¼以下, 1日3回食間。1才未満には, 医師の診療を受けさせることを優先し, 止むを得ない場合にだけ服用させる。3ヵ月未満は服用しない
包装 30包〔Ⓐ2,730(税込み)〕, 90包〔Ⓐ7,140(税込み)〕

ツムラ漢方荊芥連翹湯エキス顆粒⊖　㈱ツムラ
区分 第2類
組成 顆(黄褐)：2包(3.75g)中 混合生薬乾燥エキス2.25g(オウゴン・オウバク・オウレン・キキョウ・キジツ・ケイガイ・サイコ・サンシシ・ジオウ・シャクヤク・センキュウ・トウキ・ハッカ・ビャクシ・ボウフウ・レンギョウ各0.75g, カンゾウ0.5g)
添加 ステアリン酸マグネシウム, 乳糖水和物
適応 体力中等度以上で, 皮膚の色が浅黒く, ときに手足の裏に脂汗をかきやすく腹壁が緊張しているものの次の諸症：蓄膿症(副鼻腔炎), 慢性鼻炎, 慢性扁桃炎, にきび
用法 1回15才以上1包, 14～7才⅔, 6～4才½, 3～2才⅓, 1日2回食前。2才未満は服用しない
包装 24包〔Ⓐ3,150(税込み)〕

東洋の荊芥連翹湯⊖　東洋漢方製薬㈱
区分 第2類
組成 煎：1包(27g)中 トウキ1.5g, シャクヤク1.5g, センキュウ1.5g, ジオウ1.5g, オウレン1.5g, オウゴン1.5g, オウバク1.5g, サンシシ1.5g, レンギョウ1.5g, ケイガイ1.5g, ボウフウ1.5g, ハッカ1.5g, キジツ1.5g, カンゾウ1.5g, ビャクシ2g, キキョウ2g, サイコ2g
適応 蓄膿症, 慢性鼻炎, 慢性扁桃炎, にきび
用法 15才以上1日1包を煎じ食前又は食間2～3回に分服。14～7才⅔, 6～4才½, 3～2才⅓, 2才未満¼以下。1才未満には, 医師の診療を受けさせることを優先し, 止むを得ない場合にだけ服用させる。3ヵ月未満は服用しない
包装 100包〔Ⓑ24,150(税込み)〕

トチモトの荊芥連翹湯⊖　㈱栃本天海堂
区分 第2類
組成 煎：1包(25.5g)中 オウゴン2g, キキョウ2g, キジツ2g, ケイガイ2g, サイコ2g, サンシシ2g, シャクヤク2g, センキュウ2g, トウキ2g, ビャクシ2g, ボウフウ2g, レンギョウ2g, カンゾウ1.5g
適応 蓄膿症, 慢性鼻炎, 慢性扁桃炎, にきび
用法 15才以上1日1包を煎じ食間3回に分服。14～7才⅔, 6～4才½, 3～2才⅓, 2才未満¼以下。1才未満には, 止むを得ない場合の他は服用させない。3ヵ月未満は服用しない
包装 10包

ノンパースB（錠剤荊芥連翹湯）⊖　一元製薬㈱-㈱イチゲン
区分 第2類
組成 錠(褐)：100錠中 トウキ末1.23g, シャクヤク末1.23g, センキュウ末1.23g, オウレン末1.23g, オウゴン末1.23g, オウバク末1.23g, サンシシ末1.23g, カンゾウ末1.23g, キキョウ末1.76g, ジオウ末1.23g, ボウフウ末1.23g, ハッカ末1.23g, サイコ末1.76g, レンギョウ末1.23g, ケイガイ末1.23g, キコク末1.23g, ビャクシ末1.76g, 荊芥連翹湯水性エキス2.5g(トウキ・シャクヤク・センキュウ・ジオウ・オウレン・オウゴン・オウバク・サンシシ・ボウフウ・カンゾウ・ハッカ各1.5g, サイコ・キキョウ・レンギョウ・ケイガイ・キコク・ビャクシ各2g)
適応 体力中等度以上で, 皮膚の色が浅黒く, ときに手足の裏に脂汗をかきやすく腹壁が緊張しているものの次の諸症：蓄膿症(副鼻腔炎), 慢性鼻炎, 慢性扁桃炎, にきび
用法 1回成人4～6錠, 13～7才2～3錠, 1日3回食前1時間又は空腹時。温湯で服用
包装 350錠〔Ⓐ4,500Ⓑ2,250〕, 1000錠〔Ⓐ11,000Ⓑ5,500〕, 2000錠〔Ⓐ20,000Ⓑ10,000〕

ベルエムピL錠⊖　クラシエ製薬㈱-クラシエ薬品㈱
区分 第2類
組成 錠(黄褐)：12錠(4212mg)中 荊芥連翹湯エキス粉末3000mg(トウキ・シャクヤク・センキュウ・ジオウ・オウレン・オウゴン・オウバク・サンシシ・レンギョウ・ケイガイ・ボウフウ・ハッカ・キジツ・カンゾウ各0.9g, ビャクシ・キキョウ・サイコ各1.5g)
添加 タルク, ステアリン酸マグネシウム, カルメロースカルシウム(CMC-Ca), カルメロースナトリウム(CMC-Na), 二酸化ケイ素, ポリオキシエチレンポリオキシプロピレングリコール, ヒプロメロース(ヒドロキシプロピルメチルセルロース)
適応 体力中等度以上で, 皮膚の色が浅黒く, ときに手足の裏に脂汗をかきやすく腹壁が緊張しているものの次の諸症：蓄膿症(副鼻腔炎), 慢性鼻炎, 慢性扁桃炎, にきび
用法 1回15才以上4錠, 14～7才3錠, 6～5才2錠, 1日3回食前又は食間。5才未満は服用しない
包装 84錠〔Ⓐ2,079(税込み)〕, 192錠〔Ⓐ4,179(税込み)〕

ホリエの荊芥連翹湯⊖　堀江生薬㈱
区分 第2類
組成 煎：1袋(25g)中 トウキ1.5g, シャクヤク1.5g, センキュウ1.5g, ジオウ1.5g, オウレン1.5g, オウゴン1.5g, オウバク1.5g, サンシシ1.5g, レンギョウ1.5g, ケイガイ1.5g, ボウフウ1.5g, ハッカ1.5g, キジツ1.5g, ビャクシ1.5g, キキョウ1.5g, サイコ1.5g, カンゾウ1g
適応 蓄膿症, 慢性鼻炎, 慢性扁桃炎, にきび
用法 成人1日1袋を煎じ食間3回に分服。14～7才⅔, 6～4才½, 3～2才⅓, 2才未満¼以下。1才未満には, 医師の診療を受けさせることを優先し, 止むを得ない場合にだけ服用させる。3ヵ月未満は服用しない
包装 10袋, 30袋

モリ　ビトール⊖　大杉製薬㈱
区分 第2類
組成 顆(茶褐)：3包(12g)中 荊芥連翹湯エキス5.4g(ケイガイ・レンギョウ・ハマボウフウ・トウキ・センキュウ・シャクヤク・サイコ・キジツ・オウゴン・サンシシ・ビャクシ・キキョウ・ジオウ・オウレン・オウバク・ハッカ各1.5g, カンゾウ1g)
添加 乳糖, トウモロコシデンプン, ステアリン酸マグネシウム
適応 体力中等度以上で, 皮膚の色が浅黒く, ときに手足の裏に脂汗をかきやすく腹壁が緊張しているものの次の諸症：蓄膿症(副鼻腔炎), 慢性鼻炎, 慢性扁桃炎, にきび
用法 1回15才以上1包, 14～7才⅔, 6～4才½, 3～2才⅓, 2才未満¼, 1日3回食前又は食間。1才未満には, 医師の診療を受けさせることを優先し, 止むを得ない場合にだけ服用させる。3ヵ月未満は服用しない
包装 48包〔Ⓐ5,000〕

ワクナガ荊芥連翹湯エキス顆粒⊖　湧永製薬㈱
区分 第2類
組成 顆(淡褐)：3包(9g)中 荊芥連翹湯水製乾燥エキス4.34g(トウキ・シャクヤク・センキュウ・ジオウ・オウレン・オウゴン・オウバク・サンシシ・レンギョウ・ケイガイ・ボウフウ・ハッカ・キジツ・ビャクシ・キキョウ・サイコ各1.5g, カンゾウ1g)
添加 乳糖, セルロース, ステアリン酸マグネシウム
適応 蓄膿症, 慢性鼻炎, 慢性扁桃炎, にきび
用法 1回15才以上1包, 14～7才⅔, 6～4才½, 3～2才⅓, 2才未満¼, 1日3回食前又は食間。1才未満には, 医師の診療を受けさせることを優先し, 止むを得ない場合にだけ服用させる。3ヵ月未満は服用しない
包装 45包〔Ⓐ5,355(税込み)〕

一般用漢方製剤

鶏肝丸 (ケイカンガン)

〔基準〕

(平成20年9月30日 厚生労働省医薬食品局審査管理課長通知による)

1. 成分・分量
   鶏肝1具
   鶏肝1具をとりゆでて乾燥し，山薬末（鶏肝の乾燥した量の2～3倍量をめやすとする。）を和しつつ細末とし糊丸とする。
2. 用法・用量
   丸：1回2g 1日3回
3. 効能・効果
   体力虚弱なものの次の症状：虚弱体質

〔使用上の注意〕

(平成25年3月27日 厚生労働省医薬食品局安全対策課長・審査管理課長通知による)

【添付文書等に記載すべき事項】

『してはいけないこと』
(守らないと現在の症状が悪化したり，副作用が起こりやすくなる)

次の人は服用しないこと
生後3ヵ月未満の乳児。
〔生後3ヵ月未満の用法がある製剤に記載すること。〕

『相談すること』
1. 次の人は服用前に医師，薬剤師又は登録販売者に相談すること
   (1) 医師の治療を受けている人。
   (2) 妊婦又は妊娠していると思われる人。
2. 1ヵ月位服用しても症状がよくならない場合は服用を中止し，この文書を持って医師，薬剤師又は登録販売者に相談すること

〔用法及び用量に関連する注意として，用法及び用量の項目に続けて以下を記載すること。〕
(1) 小児に服用させる場合には，保護者の指導監督のもとに服用させること。
〔小児の用法及び用量がある場合に記載すること。〕
(2) 〔小児の用法がある場合，剤形により，次に該当する場合には，そのいずれかを記載すること。〕
   1) 3歳以上の幼児に服用させる場合には，薬剤がのどにつかえることのないよう，よく注意すること。
   〔5歳未満の幼児の用法がある錠剤・丸剤の場合に記載すること。〕
   2) 幼児に服用させる場合には，薬剤がのどにつかえることのないよう，よく注意すること。
   〔3歳未満の用法及び用量を有する丸剤の場合に記載すること。〕
   3) 1歳未満の乳児には，医師の診療を受けさせることを優先し，やむを得ない場合にのみ服用させること。
   〔カプセル剤及び錠剤・丸剤以外の製剤の場合に記載すること。なお，生後3ヵ月未満の用法がある製剤の場合，「生後3ヵ月未満の乳児」を『してはいけないこと』に記載し，用法及び用量欄には記載しないこと。〕

保管及び取扱い上の注意
(1) 直射日光の当たらない（湿気の少ない）涼しい所に（密栓して）保管すること。
〔( ) 内は必要とする場合に記載すること。〕
(2) 小児の手の届かない所に保管すること。
(3) 他の容器に入れ替えないこと。（誤用の原因になったり品質が変わる。）
〔容器等の個々に至適表示がなされていて，誤用のおそれのない場合には記載しなくてもよい。〕

【外部の容器又は外部の被包に記載すべき事項】
注意
1. 次の人は服用しないこと
   生後3ヵ月未満の乳児。
   〔生後3ヵ月未満の用法がある製剤に記載すること。〕
2. 次の人は服用前に医師，薬剤師又は登録販売者に相談すること
   (1) 医師の治療を受けている人。
   (2) 妊婦又は妊娠していると思われる人。
2′. 服用が適さない場合があるので，服用前に医師，薬剤師又は登録販売者に相談すること
   〔2.の項目の記載に際し，十分な記載スペースがない場合には2′.を記載すること。〕
3. 服用に際しては，説明文書をよく読むこと
4. 直射日光の当たらない（湿気の少ない）涼しい所に（密栓して）保管すること
   〔( ) 内は必要とする場合に記載すること。〕

桂姜棗草黄辛附湯
（ケイキョウソウソウオウシンブトウ）

〔基準〕

（平成23年4月15日　厚生労働省医薬食品局審査管理課長通知による）

1. 成分・分量
   桂皮3，生姜1（ヒネショウガを使用する場合3），甘草2，大棗3〜3.5，麻黄2，細辛2，加工ブシ0.3〜1
2. 用法・用量
   湯
3. 効能・効果
   体力中等度以下で，さむけを訴えるものの次の諸症：感冒，気管支炎，関節のはれや痛み，水様性鼻汁を伴う鼻炎，神経痛，腰痛，冷え症

〔使用上の注意〕

（平成25年3月27日　厚生労働省医薬食品局安全対策課長・審査管理課長通知による）

【添付文書等に記載すべき事項】
『してはいけないこと』
（守らないと現在の症状が悪化したり，副作用が起こりやすくなる）

次の人は服用しないこと
　生後3ヵ月未満の乳児。
　〔生後3ヵ月未満の用法がある製剤に記載すること。〕

『相談すること』
1. 次の人は服用前に医師，薬剤師又は登録販売者に相談すること
   (1) 医師の治療を受けている人。
   (2) 妊婦又は妊娠していると思われる人。
   (3) 体の虚弱な人（体力の衰えている人，体の弱い人）。
   (4) 胃腸の弱い人。
   (5) のぼせが強く赤ら顔で体力の充実している人。
   (6) 発汗傾向の著しい人。
   (7) 高齢者。
      〔マオウ又は，1日最大配合量が甘草として1g以上（エキス剤については原生薬に換算して1g以上）含有する製剤に記載すること。〕
   (8) 今までに薬などにより発疹・発赤，かゆみ等を起こしたことがある人。
   (9) 次の症状のある人。
      むくみ[1]，排尿困難[2]
      〔[1]は，1日最大配合量が甘草として1g以上（エキス剤については原生薬に換算して1g以上）含有する製剤に記載すること。[2]は，マオウを含有する製剤に記載すること。〕
   (10) 次の診断を受けた人。
      高血圧[1,2]，心臓病[1,2]，腎臓病[1,2]，甲状腺機能障害[2]
      〔[1]は，1日最大配合量が甘草として1g以上（エキス剤については原生薬に換算して1g以上）含有する製剤に記載すること。[2]は，マオウを含有する製剤に記載すること。〕
2. 服用後，次の症状があらわれた場合は副作用の可能性があるので，直ちに服用を中止し，この文書を持って医師，薬剤師又は登録販売者に相談すること

関係部位	症　　状
皮　膚	発疹・発赤，かゆみ
消化器	吐き気，食欲不振，胃部不快感

関係部位	症　　状
その他	動悸，のぼせ，ほてり，口唇・舌のしびれ

まれに下記の重篤な症状が起こることがある。その場合は直ちに医師の診療を受けること。

症状の名称	症　　状
偽アルドステロン症，ミオパチー	手足のだるさ，しびれ，つっぱり感やこわばりに加えて，脱力感，筋肉痛があらわれ，徐々に強くなる。

〔1日最大配合量が甘草として1g以上（エキス剤については原生薬に換算して1g以上）を含有する製剤に記載すること。〕

3. 1ヵ月位（感冒に服用する場合には5〜6日間）服用しても症状がよくならない場合は服用を中止し，この文書を持って医師，薬剤師又は登録販売者に相談すること
4. 長期連用する場合には，医師，薬剤師又は登録販売者に相談すること
   〔1日最大配合量が，甘草として1g以上（エキス剤については原生薬に換算して1g以上）含有する製剤に記載すること。〕

〔用法及び用量に関連する注意として，用法及び用量の項目に続けて以下を記載すること。〕
(1) 小児に服用させる場合には，保護者の指導監督のもとに服用させること。
   〔小児の用法及び用量がある場合に記載すること。〕
(2) 〔小児の用法がある場合，剤形により，次に該当する場合には，そのいずれかを記載すること。〕
   1) 3歳以上の幼児に服用させる場合には，薬剤がのどにつかえることのないよう，よく注意すること。
      〔5歳未満の幼児の用法がある錠剤・丸剤の場合に記載すること。〕
   2) 幼児に服用させる場合には，薬剤がのどにつかえることのないよう，よく注意すること。
      〔3歳未満の用法及び用量を有する丸剤の場合に記載すること。〕
   3) 1歳未満の乳児には，医師の診療を受けさせることを優先し，やむを得ない場合にのみ服用させること。
      〔カプセル剤及び錠剤・丸剤以外の製剤の場合に記載すること。なお，生後3ヵ月未満の用法がある製剤の場合，「生後3ヵ月未満の乳児」を『してはいけないこと』に記載し，用法及び用量欄には記載しないこと。〕

保管及び取扱い上の注意
(1) 直射日光の当たらない（湿気の少ない）涼しい所に（密栓して）保管すること。
   〔（　）内は必要とする場合に記載すること。〕
(2) 小児の手の届かない所に保管すること。
(3) 他の容器に入れ替えないこと。（誤用の原因になったり品質が変わる。）
   〔容器等の個々に至適表示がなされていて，誤用のおそれのない場合は記載しなくてもよい。〕

【外部の容器又は外部の被包に記載すべき事項】
注意
1. 次の人は服用しないこと
   生後3ヵ月未満の乳児。
   〔生後3ヵ月未満の用法がある製剤に記載すること。〕
2. 次の人は服用前に医師，薬剤師又は登録販売者に相談すること
   (1) 医師の治療を受けている人。
   (2) 妊婦又は妊娠していると思われる人。
   (3) 体の虚弱な人（体力の衰えている人，体の弱い人）。
   (4) 胃腸の弱い人。
   (5) のぼせが強く赤ら顔で体力の充実している人。
   (6) 発汗傾向の著しい人。

(7) 高齢者。
　　〔マオウ又は，1日最大配合量が甘草として1g以上（エキス剤については原生薬に換算して1g以上）含有する製剤に記載すること。〕
(8) 今までに薬などにより発疹・発赤，かゆみ等を起こしたことがある人。
(9) 次の症状のある人。
　　むくみ[1]，排尿困難[2]
　　〔[1]は，1日最大配合量が甘草として1g以上（エキス剤については原生薬に換算して1g以上）含有する製剤に記載すること。[2]は，マオウを含有する製剤に記載すること。〕
(10) 次の診断を受けた人。
　　高血圧[1)2)]，心臓病[1)2)]，腎臓病[1)2)]，甲状腺機能障害[2)]
　　〔[1)]は，1日最大配合量が甘草として1g以上（エキス剤については原生薬に換算して1g以上）含有する製剤に記載すること。[2)]は，マオウを含有する製剤に記載すること。〕
2′. 服用が適さない場合があるので，服用前に医師，薬剤師又は登録販売者に相談すること
　　〔2.の項目の記載に際し，十分な記載スペースがない場合には2′.を記載すること。〕
3. 服用に際しては，説明文書をよく読むこと
4. 直射日光の当たらない（湿気の少ない）涼しい所に（密栓して）保管すること
　　〔（　）内は必要とする場合に記載すること。〕

桂枝越婢湯 (ケイシエッピトウ)

〔基準〕

（平成23年4月15日　厚生労働省医薬食品局審査管理課長通知による）
1. 成分・分量
　桂皮4，芍薬4，甘草2，麻黄5，生姜1（ヒネショウガを使用する場合2.5），大棗3，石膏8，蒼朮4，加工ブシ1
2. 用法・用量
　湯
3. 効能・効果
　体力中等度以下のものの次の諸症：関節のはれや痛み

〔使用上の注意〕

（平成25年3月27日　厚生労働省医薬食品局安全対策課長・審査管理課長通知による）

【添付文書等に記載すべき事項】

『してはいけないこと』
（守らないと現在の症状が悪化したり，副作用が起こりやすくなる）
　次の人は服用しないこと
　　生後3ヵ月未満の乳児。
　　〔生後3ヵ月未満の用法がある製剤に記載すること。〕

『相談すること』
1. 次の人は服用前に医師，薬剤師又は登録販売者に相談すること
　(1) 医師の治療を受けている人。
　(2) 妊婦又は妊娠していると思われる人。
　(3) 体の虚弱な人（体力の衰えている人，体の弱い人）。
　(4) 胃腸の弱い人。
　(5) のぼせが強く赤ら顔で体力の充実している人。
　(6) 発汗傾向の著しい人。
　(7) 高齢者。
　　〔マオウ又は，1日最大配合量が甘草として1g以上（エキス剤については原生薬に換算して1g以上）含有する製剤に記載すること。〕
　(8) 今までに薬などにより発疹・発赤，かゆみ等を起こしたことがある人。
　(9) 次の症状のある人。
　　むくみ[1)]，排尿困難[2)]
　　〔[1)]は，1日最大配合量が甘草として1g以上（エキス剤については原生薬に換算して1g以上）含有する製剤に記載すること。[2)]は，マオウを含有する製剤に記載すること。〕
　(10) 次の診断を受けた人。
　　高血圧[1)2)]，心臓病[1)2)]，腎臓病[1)2)]，甲状腺機能障害[2)]
　　〔[1)]は，1日最大配合量が甘草として1g以上（エキス剤については原生薬に換算して1g以上）含有する製剤に記載すること。[2)]は，マオウを含有する製剤に記載すること。〕
2. 服用後，次の症状があらわれた場合は副作用の可能性があるので，直ちに服用を中止し，この文書を持って医師，薬剤師又は登録販売者に相談すること

関係部位	症状
皮膚	発疹・発赤，かゆみ
消化器	吐き気，食欲不振，胃部不快感
その他	動悸，のぼせ，ほてり，口唇・舌のしびれ

まれに下記の重篤な症状が起こることがある。その場合

は直ちに医師の診療を受けること。

症状の名称	症　　状
偽アルドステロン症,ミオパチー	手足のだるさ,しびれ,つっぱり感やこわばりに加えて,脱力感,筋肉痛があらわれ,徐々に強くなる。

〔1日最大配合量が甘草として1g以上（エキス剤については原生薬に換算して1g以上）を含有する製剤に記載すること。〕

3. 1ヵ月位服用しても症状がよくならない場合は服用を中止し,この文書を持って医師,薬剤師又は登録販売者に相談すること
4. 長期連用する場合には,医師,薬剤師又は登録販売者に相談すること
〔1日最大配合量が,甘草として1g以上（エキス剤については原生薬に換算して1g以上）含有する製剤に記載すること。〕

〔用法及び用量に関連する注意として,用法及び用量の項目に続けて以下を記載すること。〕
(1) 小児に服用させる場合には,保護者の指導監督のもとに服用させること。
〔小児の用法及び用量がある場合に記載すること。〕
(2) 〔小児の用法がある場合,剤形により,次に該当する場合には,そのいずれかを記載すること。〕
　1) 3歳以上の幼児に服用させる場合には,薬剤がのどにつかえることのないよう,よく注意すること。
〔5歳未満の幼児の用法がある錠剤・丸剤の場合に記載すること。〕
　2) 幼児に服用させる場合には,薬剤がのどにつかえることのないよう,よく注意すること。
〔3歳未満の用法及び用量を有する丸剤の場合に記載すること。〕
　3) 1歳未満の乳児には,医師の診療を受けさせることを優先し,やむを得ない場合にのみ服用させること。
〔カプセル剤及び錠剤・丸剤以外の製剤の場合に記載すること。なお,生後3ヵ月未満の用法がある製剤の場合,「生後3ヵ月未満の乳児」を『してはいけないこと』に記載し,用法及び用量欄には記載しないこと。〕

保管及び取扱い上の注意
(1) 直射日光の当たらない（湿気の少ない）涼しい所に（密栓して）保管すること。
〔(　)内は必要とする場合に記載すること。〕
(2) 小児の手の届かない所に保管すること。
(3) 他の容器に入れ替えないこと。（誤用の原因になったり品質が変わる。）
〔容器等の個々に至適表示がなされていて,誤用のおそれのない場合には記載しなくてもよい。〕

【外部の容器又は外部の被包に記載すべき事項】
注意
1. 次の人は服用しないこと
生後3ヵ月未満の乳児。
〔生後3ヵ月未満の用法がある製剤に記載すること。〕
2. 次の人は服用前に医師,薬剤師又は登録販売者に相談すること
(1) 医師の治療を受けている人。
(2) 妊婦又は妊娠していると思われる人。
(3) 体の虚弱な人（体力の衰えている人,体の弱い人）。
(4) 胃腸の弱い人。
(5) のぼせが強く赤ら顔で体力の充実している人。
(6) 発汗傾向の著しい人。
(7) 高齢者。
〔マオウ又は,1日最大配合量が甘草として1g以上（エキス剤については原生薬に換算して1g以上）含有する製剤に記載すること。〕
(8) 今までに薬などにより発疹・発赤,かゆみ等を起こしたことがある人。
(9) 次の症状のある人。
むくみ[1],排尿困難[2]
〔[1]は,1日最大配合量が甘草として1g以上（エキス剤については原生薬に換算して1g以上）含有する製剤に記載すること。[2]は,マオウを含有する製剤に記載すること。〕
(10) 次の診断を受けた人。
高血圧[1,2],心臓病[1,2],腎臓病[1,2],甲状腺機能障害[2]
〔[1]は,1日最大配合量が甘草として1g以上（エキス剤については原生薬に換算して1g以上）含有する製剤に記載すること。[2]は,マオウを含有する製剤に記載すること。〕
2′. 服用が適さない場合があるので,服用前に医師,薬剤師又は登録販売者に相談すること
〔2.の項目の記載に際し,十分な記載スペースがない場合には2′.を記載すること。〕
3. 服用に際しては,説明文書をよく読むこと
4. 直射日光の当たらない（湿気の少ない）涼しい所に（密栓して）保管すること
〔(　)内は必要とする場合に記載すること。〕

桂枝加黄耆湯
（ケイシカオウギトウ）

〔基準〕

（平成20年9月30日 厚生労働省医薬食品局審査管理課長通知による）

1. 成分・分量
    桂皮3～4，芍薬3～4，大棗3～4，生姜1～1.5（ヒネショウガを使用する場合3～4），甘草2，黄耆2～3
2. 用法・用量
    湯
3. 効能・効果
    体力虚弱なものの次の諸症：ねあせ，あせも，湿疹・皮膚炎

〔使用上の注意〕

（平成25年3月27日 厚生労働省医薬食品局安全対策課長・審査管理課長通知による）

【添付文書等に記載すべき事項】
『してはいけないこと』
（守らないと現在の症状が悪化したり，副作用が起こりやすくなる）
　　次の人は服用しないこと
　　　生後3ヵ月未満の乳児。
　　　〔生後3ヵ月未満の用法がある製剤に記載すること。〕
『相談すること』
1. 次の人は服用前に医師，薬剤師又は登録販売者に相談すること
    (1) 医師の治療を受けている人。
    (2) 妊婦又は妊娠していると思われる人。
    (3) 高齢者。
        〔1日最大配合量が甘草として1g以上（エキス剤については原生薬に換算して1g以上）含有する製剤に記載すること。〕
    (4) 今までに薬などにより発疹・発赤，かゆみ等を起こしたことがある人。
    (5) 次の症状のある人。
        むくみ
        〔1日最大配合量が甘草として1g以上（エキス剤については原生薬に換算して1g以上）含有する製剤に記載すること。〕
    (6) 次の診断を受けた人。
        高血圧，心臓病，腎臓病
        〔1日最大配合量が甘草として1g以上（エキス剤については原生薬に換算して1g以上）含有する製剤に記載すること。〕
2. 服用後，次の症状があらわれた場合は副作用の可能性があるので，直ちに服用を中止し，この文書を持って医師，薬剤師又は登録販売者に相談すること

関係部位	症　　　状
皮　膚	発疹・発赤，かゆみ

まれに下記の重篤な症状が起こることがある。その場合は直ちに医師の診療を受けること。

症状の名称	症　　　状
偽アルドステロン症，ミオパチー	手足のだるさ，しびれ，つっぱり感やこわばりに加えて，脱力感，筋肉痛があらわれ，徐々に強くなる。

〔1日最大配合量が甘草として1g以上（エキス剤については原生薬に換算して1g以上）含有する製剤に記載すること。〕

3. 1ヵ月位服用しても症状がよくならない場合は服用を中止し，この文書を持って医師，薬剤師又は登録販売者に相談すること
4. 長期連用する場合には，医師，薬剤師又は登録販売者に相談すること
    〔1日最大配合量が甘草として1g以上（エキス剤については原生薬に換算して1g以上）含有する製剤に記載すること。〕

〔用法及び用量に関連する注意として，用法及び用量の項目に続けて以下を記載すること。〕
(1) 小児に服用させる場合には，保護者の指導監督のもとに服用させること。
    〔小児の用法及び用量がある場合に記載すること。〕
(2) 〔小児の用法がある場合，剤形により，次に該当する場合には，そのいずれかを記載すること。〕
    1) 3歳以上の幼児に服用させる場合には，薬剤がのどにつかえることのないよう，よく注意すること。
        〔5歳未満の幼児の用法がある錠剤・丸剤の場合に記載すること。〕
    2) 幼児に服用させる場合には，薬剤がのどにつかえることのないよう，よく注意すること。
        〔3歳未満の用法及び用量を有する丸剤の場合に記載すること。〕
    3) 1歳未満の乳児には，医師の診療を受けさせることを優先し，やむを得ない場合にのみ服用させること。
        〔カプセル剤及び錠剤・丸剤以外の製剤の場合に記載すること。なお，生後3ヵ月未満の用法がある場合，「生後3ヵ月未満の乳児」を『してはいけないこと』に記載し，用法及び用量欄には記載しないこと。〕

保管及び取扱い上の注意
(1) 直射日光の当たらない（湿気の少ない）涼しい所に（密栓して）保管すること。
    〔（　）内は必要とする場合に記載すること。〕
(2) 小児の手の届かない所に保管すること。
(3) 他の容器に入れ替えないこと。（誤用の原因になったり品質が変わる。）
    〔容器等の個々に至適表示がなされていて，誤用のおそれのない場合には記載しなくてもよい。〕

【外部の容器又は外部の被包に記載すべき事項】
注意
1. 次の人は服用しないこと
    生後3ヵ月未満の乳児。
    〔生後3ヵ月未満の用法がある製剤に記載すること。〕
2. 次の人は服用前に医師，薬剤師又は登録販売者に相談すること
    (1) 医師の治療を受けている人。
    (2) 妊婦又は妊娠していると思われる人。
    (3) 高齢者。
        〔1日最大配合量が甘草として1g以上（エキス剤については原生薬に換算して1g以上）含有する製剤に記載すること。〕
    (4) 今までに薬などにより発疹・発赤，かゆみ等を起こしたことがある人。
    (5) 次の症状のある人。
        むくみ
        〔1日最大配合量が甘草として1g以上（エキス剤については原生薬に換算して1g以上）含有する製剤に記載すること。〕
    (6) 次の診断を受けた人。
        高血圧，心臓病，腎臓病
        〔1日最大配合量が甘草として1g以上（エキス剤については原生薬に換算して1g以上）含有する製剤に記載すること。〕
2'. 服用が適さない場合があるので，服用前に医師，薬剤師又は登録販売者に相談すること

〔2.の項目の記載に際し，十分な記載スペースがない場合には2'.を記載すること。〕
3. 服用に際しては，説明文書をよく読むこと
4. 直射日光の当たらない（湿気の少ない）涼しい所に（密栓して）保管すること
〔（ ）内は必要とする場合に記載すること。〕

ウチダの桂枝加黄耆湯⊖　㈱ウチダ和漢薬
- 区分 第2類
- 組成〈煎〉：1袋中 ケイヒ4g, シャクヤク4g, タイソウ4g, ショウキョウ1g, カンゾウ2g, オウギ3g
- 適応 多汗症でことに上半身に多く出，下半身は冷え，尿量少なく，盗汗があり，疲れやすく，皮膚にしまりがなく，ぶくぶくしているもの，あるいは肌があれて汚く，吹出物ができて治りにくいもの：多汗症，湿潤性皮膚病，盗汗，虚弱児の感冒，慢性中耳炎
- 用法 15才以上1日1袋を煎じ2～3回に分けて食前1時間又は食間空腹時に温服
- 包装 30袋

桂枝加黄耆湯エキス細粒G「コタロー」⊖　小太郎漢方製薬㈱
- 区分 第2類
- 組成〈細〉（茶）：3包(4.5g)中 エキス散3.3g（ケイヒ・シャクヤク・タイソウ各3.2g, ショウキョウ0.8g, カンゾウ1.6g, オウギ2.4g）
- 添加 含水二酸化ケイ素，ステアリン酸マグネシウム，トウモロコシデンプン
- 適応 体力虚弱なものの次の諸症：湿疹・皮膚炎，あせも，ねあせ
- 用法 1回15才以上1包又は1.5g, 14～7才⅔, 6～4才½, 3～2才⅓, 2才未満¼, 1日3回食前又は食間。1才未満には，医師の診療を受けさせることを優先し，止むを得ない場合にだけ服用させる。3ヵ月未満は服用しない
- 包装 90包

桂枝加葛根湯（ケイシカカッコントウ）

〔基準〕
（平成20年9月30日 厚生労働省医薬食品局審査管理課長通知による）

1. 成分・分量
   桂皮2.4～4，芍薬2.4～4，大棗2.4～4，生姜1～1.5（ヒネショウガを使用する場合2.4～4），甘草1.6～2，葛根3.2～6
2. 用法・用量
   湯
3. 効能・効果
   体力中等度以下で，汗が出て，肩こりや頭痛のあるものの次の症状：かぜの初期

〔使用上の注意〕
（平成25年3月27日 厚生労働省医薬食品局安全対策課長・審査管理課長通知による）

【添付文書等に記載すべき事項】
『してはいけないこと』
（守らないと現在の症状が悪化したり，副作用が起こりやすくなる）

1. 次の人は服用しないこと
   生後3ヵ月未満の乳児。
   〔生後3ヵ月未満の用法がある製剤に記載すること。〕
2. 短期間の服用にとどめ，連用しないこと
   〔1日最大配合量が甘草として1g以上（エキス剤については原生薬に換算して1g以上）含有する製剤に記載すること。〕

『相談すること』
1. 次の人は服用前に医師，薬剤師又は登録販売者に相談すること
   (1) 医師の治療を受けている人。
   (2) 妊婦又は妊娠していると思われる人。
   (3) 高齢者。
      〔1日最大配合量が甘草として1g以上（エキス剤については原生薬に換算して1g以上）含有する製剤に記載すること。〕
   (4) 今までに薬などにより発疹・発赤，かゆみ等を起こしたことがある人。
   (5) 次の症状のある人。
      むくみ
      〔1日最大配合量が甘草として1g以上（エキス剤については原生薬に換算して1g以上）含有する製剤に記載すること。〕
   (6) 次の診断を受けた人。
      高血圧，心臓病，腎臓病
      〔1日最大配合量が甘草として1g以上（エキス剤については原生薬に換算して1g以上）含有する製剤に記載すること。〕
2. 服用後，次の症状があらわれた場合は副作用の可能性があるので，直ちに服用を中止し，この文書を持って医師，薬剤師又は登録販売者に相談すること

関係部位	症　状
皮　膚	発疹・発赤，かゆみ

まれに下記の重篤な症状が起こることがある。その場合は直ちに医師の診療を受けること。

症状の名称	症　　状
偽アルドステロン症，ミオパチー	手足のだるさ，しびれ，つっぱり感やこわばりに加えて，脱力感，筋肉痛があらわれ，徐々に強くなる。

〔1日最大配合量が甘草として1g以上（エキス剤については原生薬に換算して1g以上）含有する製剤に記載すること。〕

3. 5～6回服用しても症状がよくならない場合は服用を中止し，この文書を持って医師，薬剤師又は登録販売者に相談すること

〔用法及び用量に関連する注意として，用法及び用量の項目に続けて以下を記載すること。〕
(1) 小児に服用させる場合には，保護者の指導監督のもとに服用させること。
　　〔小児の用法及び用量がある場合に記載すること。〕
(2) 〔小児の用法がある場合，剤形により，次に該当する場合には，そのいずれかを記載すること。〕
　1) 3歳以上の幼児に服用させる場合には，薬剤がのどにつかえることのないよう，よく注意すること。
　　〔5歳未満の幼児の用法がある錠剤・丸剤の場合に記載すること。〕
　2) 幼児に服用させる場合には，薬剤がのどにつかえることのないよう，よく注意すること。
　　〔3歳未満の用法及び用量を有する丸剤の場合に記載すること。〕
　3) 1歳未満の乳児には，医師の診療を受けさせることを優先し，やむを得ない場合にのみ服用させること。
　　〔カプセル剤及び錠剤・丸剤以外の製剤の場合に記載すること。なお，生後3ヵ月未満の用法がある製剤の場合，「生後3ヵ月未満の乳児」を『してはいけないこと』に記載し，用法及び用量欄には記載しないこと。〕

保管及び取扱い上の注意
(1) 直射日光の当たらない（湿気の少ない）涼しい所に（密栓して）保管すること。
　　〔（　）内は必要とする場合に記載すること。〕
(2) 小児の手の届かない所に保管すること。
(3) 他の容器に入れ替えないこと。（誤用の原因になったり品質が変わる。）
　　〔容器等の個々に至適表示がなされていて，誤用のおそれのない場合には記載しなくてもよい。〕

【外部の容器又は外部の被包に記載すべき事項】
注意
1. 次の人は服用しないこと
　生後3ヵ月未満の乳児。
　〔生後3ヵ月未満の用法がある製剤に記載すること。〕
2. 次の人は服用前に医師，薬剤師又は登録販売者に相談すること
(1) 医師の治療を受けている人。
(2) 妊婦又は妊娠していると思われる人。
(3) 高齢者。
　〔1日最大配合量が甘草として1g以上（エキス剤については原生薬に換算して1g以上）含有する製剤に記載すること。〕
(4) 今までに薬などにより発疹・発赤，かゆみ等を起こしたことがある人。
(5) 次の症状のある人。
　むくみ
　〔1日最大配合量が甘草として1g以上（エキス剤については原生薬に換算して1g以上）含有する製剤に記載すること。〕
(6) 次の診断を受けた人。
　高血圧，心臓病，腎臓病
　〔1日最大配合量が甘草として1g以上（エキス剤については原生薬に換算して1g以上）含有する製剤に記

載すること。〕
2'. 服用が適さない場合があるので，服用前に医師，薬剤師又は登録販売者に相談すること
　〔2.の項目の記載に際し，十分な記載スペースがない場合には2'.を記載すること。〕
3. 服用に際しては，説明文書をよく読むこと
4. 直射日光の当たらない（湿気の少ない）涼しい所に（密栓して）保管すること
　〔（　）内は必要とする場合に記載すること。〕

サンワ桂枝加葛根湯エキス細粒　三和生薬㈱
[区分]第2類
[組成]細：6g中 桂枝加葛根湯水製エキス2.3g（ケイヒ・シャクヤク・タイソウ各2.4g，ショウキョウ0.6g，カンゾウ1.2g，カッコン3.6g）
[添加]乳糖，トウモロコシデンプン
[適応]体力中等度以下で，汗が出て，肩こりや頭痛のあるものの次の症状：かぜの初期
[用法]1回15才以上2g，14～7才1.3g，6～4才1g，1日3回食前又は食間。4才未満は服用しない
[包装]500g

サンワ桂枝加葛根湯エキス細粒「分包」　三和生薬㈱
[区分]第2類
[組成]細：1包(6g)中 桂枝加葛根湯水製エキス2.3g（ケイヒ・シャクヤク・タイソウ各2.4g，ショウキョウ0.6g，カンゾウ1.2g，カッコン3.6g）
[添加]乳糖，トウモロコシデンプン
[適応]体力中等度以下で，汗が出て，肩こりや頭痛のあるものの次の症状：かぜの初期
[用法]1回15才以上1包，14～7才2/3，6～4才1/2，1日3回食前又は食間。4才未満は服用しない
[包装]30包〔Ⓐ2,205（税込み）〕，90包〔Ⓐ5,985（税込み）〕

サンワ桂枝加葛根湯エキス錠　三和生薬㈱
[区分]第2類
[組成]錠：18錠(5.4g)中 桂枝加葛根湯水製エキス2.3g（ケイヒ・シャクヤク・タイソウ各2.4g，ショウキョウ0.6g，カンゾウ1.2g，カッコン3.6g）
[添加]乳糖，トウモロコシデンプン，セルロース，カルメロースカルシウム（CMC-Ca），メタケイ酸アルミン酸マグネシウム，ステアリン酸カルシウム
[適応]体力中等度以下で，汗が出て，肩こりや頭痛のあるものの次の症状：かぜの初期
[用法]1回15才以上6錠，14～7才4錠，6～5才3錠，1日3回食前又は食間。5才未満は服用しない
[包装]270錠〔Ⓐ2,835（税込み）〕

桂枝加厚朴杏仁湯
ケイシカコウボクキョウニントウ

〔基準〕

(平成20年9月30日 厚生労働省医薬食品局審査管理課長通知による)

1. 成分・分量
    桂皮2.4～4,芍薬2.4～4,大棗2.4～4,生姜1～1.5 (ヒネショウガを使用する場合3～4),甘草1.6～2,厚朴1～4,杏仁1.6～4
2. 用法・用量
    湯
3. 効能・効果
    体力虚弱なものの次の諸症：せき,気管支炎,気管支ぜんそく

〔使用上の注意〕

(平成25年3月27日 厚生労働省医薬食品局安全対策課長・審査管理課長通知による)

【添付文書等に記載すべき事項】

『してはいけないこと』
(守らないと現在の症状が悪化したり,副作用が起こりやすくなる)

次の人は服用しないこと
　生後3ヵ月未満の乳児。
　〔生後3ヵ月未満の用法がある製剤に記載すること。〕

『相談すること』
1. 次の人は服用前に医師,薬剤師又は登録販売者に相談すること
    (1) 医師の治療を受けている人。
    (2) 妊婦又は妊娠していると思われる人。
    (3) 高齢者。
        〔1日最大配合量が甘草として1g以上 (エキス剤については原生薬に換算して1g以上) 含有する製剤に記載すること。〕
    (4) 今までに薬などにより発疹・発赤,かゆみ等を起こしたことがある人。
    (5) 次の症状のある人。
        むくみ
        〔1日最大配合量が甘草として1g以上 (エキス剤については原生薬に換算して1g以上) 含有する製剤に記載すること。〕
    (6) 次の診断を受けた人。
        高血圧,心臓病,腎臓病
        〔1日最大配合量が甘草として1g以上 (エキス剤については原生薬に換算して1g以上) 含有する製剤に記載すること。〕
2. 服用後,次の症状があらわれた場合は副作用の可能性があるので,直ちに服用を中止し,この文書を持って医師,薬剤師又は登録販売者に相談すること

関係部位	症　　　状
皮　膚	発疹・発赤,かゆみ

まれに下記の重篤な症状が起こることがある。その場合は直ちに医師の診療を受けること。

症状の名称	症　　　状
偽アルドステロン症,ミオパチー	手足のだるさ,しびれ,つっぱり感やこわばりに加えて,脱力感,筋肉痛があらわれ,徐々に強くなる。

〔1日最大配合量が甘草として1g以上 (エキス剤については原生薬に換算して1g以上) 含有する製剤に記載すること。〕

3. 1ヵ月位 (せきに服用する場合には5～6日間) 服用しても症状がよくならない場合は服用を中止し,この文書を持って医師,薬剤師又は登録販売者に相談すること
4. 長期連用する場合には,医師,薬剤師又は登録販売者に相談すること
    〔1日最大配合量が甘草として1g以上 (エキス剤については原生薬に換算して1g以上) 含有する製剤に記載すること。〕

〔用法及び用量に関連する注意として,用法及び用量の項目に続けて以下を記載すること。〕
(1) 小児に服用させる場合には,保護者の指導監督のもとに服用させること。
    〔小児の用法及び用量がある場合に記載すること。〕
(2) 〔小児の用法がある場合,剤形により,次に該当する場合には,そのいずれかを記載すること。〕
    1) 3歳以上の幼児に服用させる場合には,薬剤がのどにつかえることのないよう,よく注意すること。
        〔5歳未満の幼児の用法がある錠剤・丸剤の場合に記載すること。〕
    2) 幼児に服用させる場合には,薬剤がのどにつかえることのないよう,よく注意すること。
        〔3歳未満の用法及び用量を有する丸剤の場合に記載すること。〕
    3) 1歳未満の乳児には,医師の診療を受けさせることを優先し,やむを得ない場合にのみ服用させること。
        〔カプセル剤及び錠剤・丸剤以外の製剤の場合に記載すること。なお,生後3ヵ月未満の用法がある製剤の場合,「生後3ヵ月未満の乳児」を『してはいけないこと』に記載し,用法及び用量欄には記載しないこと。〕

保管及び取扱い上の注意
(1) 直射日光の当たらない (湿気の少ない) 涼しい所に (密栓して) 保管すること。
    〔( ) 内は必要とする場合に記載すること。〕
(2) 小児の手の届かない所に保管すること。
(3) 他の容器に入れ替えないこと。(誤用の原因になったり品質が変わる。)
    〔容器等の個々に至適表示がなされていて,誤用のおそれのない場合には記載しなくてもよい。〕

【外部の容器又は外部の被包に記載すべき事項】

注意

1. 次の人は服用しないこと
    生後3ヵ月未満の乳児。
    〔生後3ヵ月未満の用法がある製剤に記載すること。〕
2. 次の人は服用前に医師,薬剤師又は登録販売者に相談すること
    (1) 医師の治療を受けている人。
    (2) 妊婦又は妊娠していると思われる人。
    (3) 高齢者。
        〔1日最大配合量が甘草として1g以上 (エキス剤については原生薬に換算して1g以上) 含有する製剤に記載すること。〕
    (4) 今までに薬などにより発疹・発赤,かゆみ等を起こしたことがある人。
    (5) 次の症状のある人。
        むくみ
        〔1日最大配合量が甘草として1g以上 (エキス剤については原生薬に換算して1g以上) 含有する製剤に記載すること。〕
    (6) 次の診断を受けた人。
        高血圧,心臓病,腎臓病
        〔1日最大配合量が甘草として1g以上 (エキス剤については原生薬に換算して1g以上) 含有する製剤に記載すること。〕

2′. 服用が適さない場合があるので，服用前に医師，薬剤師又は登録販売者に相談すること
〔2.の項目の記載に際し，十分な記載スペースがない場合には2′.を記載すること。〕
3. 服用に際しては，説明文書をよく読むこと
4. 直射日光の当たらない（湿気の少ない）涼しい所に（密栓して）保管すること
〔（ ）内は必要とする場合に記載すること。〕

桂枝加芍薬生姜人参湯 (ケイシカシャクヤクショウキョウニンジントウ)

〔基準〕

（平成20年9月30日 厚生労働省医薬食品局審査管理課長通知による）
1. 成分・分量
    桂皮2.4～4, 大棗2.4～4, 芍薬3.2～6, 生姜1～2（ヒネショウガを使用する場合4～5.5），甘草1.6～2, 人参2.4～4.5
2. 用法・用量
    湯
3. 効能・効果
    体力虚弱なものの次の諸症：みぞおちのつかえ，腹痛，手足の痛み

〔使用上の注意〕

（平成25年3月27日　厚生労働省医薬食品局安全対策課長・審査管理課長通知による）

【添付文書等に記載すべき事項】
『してはいけないこと』
（守らないと現在の症状が悪化したり，副作用が起こりやすくなる）
次の人は服用しないこと
　生後3ヵ月未満の乳児。
〔生後3ヵ月未満の用法がある製剤に記載すること。〕

『相談すること』
1. 次の人は服用前に医師，薬剤師又は登録販売者に相談すること
 (1) 医師の治療を受けている人。
 (2) 妊婦又は妊娠していると思われる人。
 (3) 高齢者。
     〔1日最大配合量が甘草として1g以上（エキス剤については原生薬に換算して1g以上）含有する製剤に記載すること。〕
 (4) 今までに薬などにより発疹・発赤，かゆみ等を起こしたことがある人。
 (5) 次の症状のある人。
     むくみ
     〔1日最大配合量が甘草として1g以上（エキス剤については原生薬に換算して1g以上）含有する製剤に記載すること。〕
 (6) 次の診断を受けた人。
     高血圧，心臓病，腎臓病
     〔1日最大配合量が甘草として1g以上（エキス剤については原生薬に換算して1g以上）含有する製剤に記載すること。〕
2. 服用後，次の症状があらわれた場合は副作用の可能性があるので，直ちに服用を中止し，この文書を持って医師，薬剤師又は登録販売者に相談すること

関係部位	症状
皮膚	発疹・発赤，かゆみ

まれに下記の重篤な症状が起こることがある。その場合は直ちに医師の診療を受けること。

症状の名称	症状
偽アルドステロン症，ミオパチー	手足のだるさ，しびれ，つっぱり感やこわばりに加えて，脱力感，筋肉痛があらわれ，徐々に強くなる。

〔1日最大配合量が甘草として1g以上（エキス剤については原生薬に換算して1g以上）含有する製剤に記

3. 1週間位服用しても症状がよくならない場合は服用を中止し，この文書を持って医師，薬剤師又は登録販売者に相談すること
4. 長期連用する場合には，医師，薬剤師又は登録販売者に相談すること
〔1日最大配合量が甘草として1g以上（エキス剤については原生薬に換算して1g以上）含有する製剤に記載すること。〕

〔用法及び用量に関連する注意として，用法及び用量の項目に続けて以下を記載すること。〕
(1) 小児に服用させる場合には，保護者の指導監督のもとに服用させること。
〔小児の用法及び用量がある場合に記載すること。〕
(2) 〔小児の用法がある場合，剤形により，次に該当する場合には，そのいずれかを記載すること。〕
 1) 3歳以上の幼児に服用させる場合には，薬剤がのどにつかえることのないよう，よく注意すること。
〔5歳未満の幼児の用法がある錠剤・丸剤の場合に記載すること。〕
 2) 幼児に服用させる場合には，薬剤がのどにつかえることのないよう，よく注意すること。
〔5歳未満の用法及び用量を有する丸剤の場合に記載すること。〕
 3) 1歳未満の乳児には，医師の診療を受けさせることを優先し，やむを得ない場合にのみ服用させること。
〔カプセル剤及び錠剤・丸剤以外の製剤の場合に記載すること。なお，生後3ヵ月未満の用法がある製剤の場合，「生後3ヵ月未満の乳児」を『してはいけないこと』に記載し，用法及び用量欄には記載しないこと。〕

保管及び取扱い上の注意
(1) 直射日光の当たらない（湿気の少ない）涼しい所に（密栓して）保管すること。
〔（ ）内は必要とする場合に記載すること。〕
(2) 小児の手の届かない所に保管すること。
(3) 他の容器に入れ替えないこと。（誤用の原因になったり品質が変わる。）
〔容器等の個々に至適表示がなされていて，誤用のおそれのない場合には記載しなくてもよい。〕

【外部の容器又は外部の被包に記載すべき事項】
注意
1. 次の人は服用しないこと
生後3ヵ月未満の乳児。
〔生後3ヵ月未満の用法がある製剤に記載すること。〕
2. 次の人は服用前に医師，薬剤師又は登録販売者に相談すること
(1) 医師の治療を受けている人。
(2) 妊婦又は妊娠していると思われる人。
(3) 高齢者。
〔1日最大配合量が甘草として1g以上（エキス剤については原生薬に換算して1g以上）含有する製剤に記載すること。〕
(4) 今までに薬などにより発疹・発赤，かゆみ等を起こしたことがある人。
(5) 次の症状のある人。
むくみ
〔1日最大配合量が甘草として1g以上（エキス剤については原生薬に換算して1g以上）含有する製剤に記載すること。〕
(6) 次の診断を受けた人。
高血圧，心臓病，腎臓病
〔1日最大配合量が甘草として1g以上（エキス剤については原生薬に換算して1g以上）含有する製剤に記載すること。〕

2′. 服用が適さない場合があるので，服用前に医師，薬剤師又は登録販売者に相談すること
〔2.の項目の記載に際し，十分な記載スペースがない場合には2′.を記載すること。〕
3. 服用に際しては，説明文書をよく読むこと
4. 直射日光の当たらない（湿気の少ない）涼しい所に（密栓して）保管すること
〔（ ）内は必要とする場合に記載すること。〕

桂枝加芍薬大黄湯
ケイシカシャクヤクダイオウトウ

〔基準〕

（平成20年9月30日 厚生労働省医薬食品局審査管理課長通知による）
1. 成分・分量
    桂皮3〜4，芍薬4〜6，大棗3〜4，生姜1〜1.5（ヒネショウガを使用する場合3〜4），甘草2，大黄1〜2
2. 用法・用量
    湯
3. 効能・効果
    体力中等度以下で，腹部膨満感，腹痛があり，便秘するものの次の諸症：便秘，しぶり腹(注)

《備考》
注）しぶり腹とは，残便感があり，くり返し腹痛を伴う便意を催すもののことである。
【注）表記については，効能・効果欄に記載するのではなく，〈効能・効果に関連する注意〉として記載する。】

〔使用上の注意〕

（平成25年3月27日 厚生労働省医薬食品局安全対策課長・審査管理課長通知による）

【添付文書等に記載すべき事項】

『してはいけないこと』
（守らないと現在の症状が悪化したり，副作用が起こりやすくなる）
1. 次の人は服用しないこと
    生後3ヵ月未満の乳児。
    〔生後3ヵ月未満の用法がある製剤に記載すること。〕
2. 本剤を服用している間は，次の医薬品を服用しないこと
    他の瀉下薬（下剤）
3. 授乳中の人は本剤を服用しないか，本剤を服用する場合は授乳を避けること

『相談すること』
1. 次の人は服用前に医師，薬剤師又は登録販売者に相談すること
   (1) 医師の治療を受けている人。
   (2) 妊婦又は妊娠していると思われる人。
   (3) 胃腸が弱く下痢しやすい人。
   (4) 高齢者。
       〔1日最大配合量が甘草として1g以上（エキス剤については原生薬に換算して1g以上）含有する製剤に記載すること。〕
   (5) 今までに薬などにより発疹・発赤，かゆみ等を起こしたことがある人。
   (6) 次の症状のある人。
       むくみ
       〔1日最大配合量が甘草として1g以上（エキス剤については原生薬に換算して1g以上）含有する製剤に記載すること。〕
   (7) 次の診断を受けた人。
       高血圧，心臓病，腎臓病
       〔1日最大配合量が甘草として1g以上（エキス剤については原生薬に換算して1g以上）含有する製剤に記載すること。〕
2. 服用後，次の症状があらわれた場合は副作用の可能性があるので，直ちに服用を中止し，この文書を持って医師，薬剤師又は登録販売者に相談すること

関係部位	症　　　状
皮　膚	発疹・発赤，かゆみ
消化器	はげしい腹痛を伴う下痢，腹痛

まれに下記の重篤な症状が起こることがある。その場合は直ちに医師の診療を受けること。

症状の名称	症　　　状
偽アルドステロン症，ミオパチー	手足のだるさ，しびれ，つっぱり感やこわばりに加えて，脱力，筋肉痛があらわれ，徐々に強くなる。

〔1日最大配合量が甘草として1g以上（エキス剤については原生薬に換算して1g以上）含有する製剤に記載すること。〕

3. 服用後，次の症状があらわれることがあるので，このような症状の持続又は増強が見られた場合には，服用を中止し，この文書を持って医師，薬剤師又は登録販売者に相談すること
    下痢
4. 1週間位（しぶり腹に服用する場合には5〜6日間）服用しても症状がよくならない場合は服用を中止し，この文書を持って医師，薬剤師又は登録販売者に相談すること
5. 長期連用する場合には，医師，薬剤師又は登録販売者に相談すること
    〔1日最大配合量が甘草として1g以上（エキス剤については原生薬に換算して1g以上）含有する製剤に記載すること。〕

〔効能又は効果に関連する注意として，効能又は効果の項目に続けて以下を記載すること。〕
しぶり腹とは，残便感があり，くり返し腹痛を伴う便意を催すもののことである。

〔用法及び用量に関連する注意として，用法及び用量の項目に続けて以下を記載すること。〕
(1) 小児に服用させる場合には，保護者の指導監督のもとに服用させること。
    〔小児の用法及び用量がある場合に記載すること。〕
(2) 〔小児の用法がある場合，剤形により，次に該当する場合には，そのいずれかを記載すること。〕
    1) 3歳以上の幼児に服用させる場合には，薬剤がのどにつかえることのないよう，よく注意すること。
       〔5歳未満の幼児の用法がある錠剤・丸剤の場合に記載すること。〕
    2) 幼児に服用させる場合には，薬剤がのどにつかえることのないよう，よく注意すること。
       〔3歳未満の用法及び用量を有する丸剤の場合に記載すること。〕
    3) 1歳未満の乳児には，医師の診療を受けさせることを優先し，やむを得ない場合にのみ服用させること。
       〔カプセル剤及び錠剤・丸剤以外の製剤の場合に記載すること。なお，生後3ヵ月未満の用法がある製剤の場合，「生後3ヵ月未満の乳児」を『してはいけないこと』に記載し，用法及び用法欄には記載しないこと。〕

保管及び取扱い上の注意
(1) 直射日光の当たらない（湿気の少ない）涼しい所に（密栓して）保管すること。
    〔（　）内は必要とする場合に記載すること。〕
(2) 小児の手の届かない所に保管すること。
(3) 他の容器に入れ替えないこと。（誤用の原因になったり品質が変わる。）
    〔容器等の個々に至適表示がなされていて，誤用のおそれのない場合には記載しなくてもよい。〕

【外部の容器又は外部の被包に記載すべき事項】
注意
1. 次の人は服用しないこと
    生後3ヵ月未満の乳児。

〔生後3ヵ月未満の用法がある製剤に記載すること。〕
2. 授乳中の人は本剤を服用しないか，本剤を服用する場合は授乳を避けること
3. 次の人は服用前に医師，薬剤師又は登録販売者に相談すること
   (1) 医師の治療を受けている人。
   (2) 妊婦又は妊娠していると思われる人。
   (3) 胃腸が弱く下痢しやすい人。
   (4) 高齢者。
       〔1日最大配合量が甘草として1g以上（エキス剤については原生薬に換算して1g以上）含有する製剤に記載すること。〕
   (5) 今までに薬などにより発疹・発赤，かゆみ等を起こしたことがある人
   (6) 次の症状のある人
       むくみ
       〔1日最大配合量が甘草として1g以上（エキス剤については原生薬に換算して1g以上）含有する製剤に記載すること。〕
   (7) 次の診断を受けた人
       高血圧，心臓病，腎臓病
       〔1日最大配合量が甘草として1g以上（エキス剤については原生薬に換算して1g以上）含有する製剤に記載すること。〕
3′. 服用が適さない場合があるので，服用前に医師，薬剤師又は登録販売者に相談すること
    〔3.の項目の記載に際し，十分な記載スペースがない場合には3′.を記載すること。〕
4. 服用に際しては，説明文書をよく読むこと
5. 直射日光の当たらない（湿気の少ない）涼しい所に（密栓して）保管すること
〔（ ）内は必要とする場合に記載すること。〕
〔効能又は効果に関連する注意として，効能又は効果の項目に続けて以下を記載すること。〕
　しぶり腹とは，残便感があり，くり返し腹痛を伴う便意を催すもののことである。

グレイトデルマン㊀　㈲本町薬品
|区分|第2類
|組成|散（茶褐）：3包(4.8g)中 桂枝加芍薬大黄湯水製乾燥エキス粉末4.7g（ケイヒ・タイソウ各4g，ショウキョウ・ダイオウ各1g，カンゾウ2g，シャクヤク6g），バレイショデンプン0.1g）
|適応|腹がはって，腹部膨満感，腹痛があり便秘するものの次の諸症：便秘，しぶり腹
|用法|1回成人1包，15〜7才½，6〜4才¼，1日3回食間。4才未満は服用しない
|包装|24包〔Ⓐ2,730（税込み）〕

桂枝加芍薬大黄湯エキス顆粒「クラシエ」㊀　大峰堂薬品工業㈱-クラシエ薬品㈱
|区分|第2類
|組成|顆（褐）：3包(4.5g)中 桂枝加芍薬大黄湯エキス1700mg（ケイヒ・タイソウ各2g，シャクヤク3g，ダイオウ・カンゾウ各1g，ショウキョウ0.5g）
|添加|ヒドロキシプロピルセルロース，乳糖，ポリオキシエチレンポリオキシプロピレングリコール
|適応|体力中等度以下で，腹部膨満感，腹痛があり，便秘するものの次の諸症：便秘，しぶり腹
|用法|1回15才以上1包，14〜7才⅔，6〜4才½，3〜2才⅓，1日3回食前又は食間。2才未満は服用しない
|包装|90包

ツムラ漢方桂枝加芍薬大黄湯エキス顆粒㊀　㈱ツムラ
|区分|第2類
|組成|顆（黄褐）：2包(3.75g)中 混合生薬乾燥エキス2g（シャクヤク3g，ケイヒ・タイソウ各2g，カンゾウ・ダイオウ各1g，ショウキョウ0.5g）
|添加|ステアリン酸マグネシウム，乳糖水和物
|適応|体力中等度以下で，腹部膨満感，腹痛があり，便秘するものの次の諸症：便秘，しぶり腹
|用法|1回15才以上1包，14〜7才⅔，6〜4才½，3〜2才⅓，1日2回食前。2才未満は服用しない
|包装|24包〔Ⓐ3,150（税込み）〕

桂枝加芍薬湯　ケイシカシャクヤクトウ

〔基準〕

(平成20年9月30日 厚生労働省医薬食品局審査管理課長通知による)
1. 成分・分量
   桂皮3～4，芍薬6，大棗3～4，生姜1～1.5（ヒネショウガを使用する場合3～4），甘草2
2. 用法・用量
   湯
3. 効能・効果
   体力中等度以下で，腹部膨満感のあるものの次の諸症：
   しぶり腹注，腹痛，下痢，便秘

《備考》
注）しぶり腹とは，残便感があり，くり返し腹痛を伴う便意を催すもののことである。
【注）表記については，効能・効果欄に記載するのではなく，〈効能・効果に関連する注意〉として記載する。】

〔使用上の注意〕

(平成25年3月27日　厚生労働省医薬食品局安全対策課長・審査管理課長通知による)

【添付文書等に記載すべき事項】
『してはいけないこと』
(守らないと現在の症状が悪化したり，副作用が起こりやすくなる)
　次の人は服用しないこと
　　生後3ヵ月未満の乳児。
　　〔生後3ヵ月未満の用法がある製剤に記載すること。〕
『相談すること』
1. 次の人は服用前に医師，薬剤師又は登録販売者に相談すること
   (1) 医師の治療を受けている人。
   (2) 妊婦又は妊娠していると思われる人。
   (3) 高齢者。
       〔1日最大配合量が甘草として1g以上（エキス剤については原生薬に換算して1g以上）含有する製剤に記載すること。〕
   (4) 今までに薬などにより発疹・発赤，かゆみ等を起こしたことがある人。
   (5) 次の症状のある人。
       むくみ
       〔1日最大配合量が甘草として1g以上（エキス剤については原生薬に換算して1g以上）含有する製剤に記載すること。〕
   (6) 次の診断を受けた人。
       高血圧，心臓病，腎臓病
       〔1日最大配合量が甘草として1g以上（エキス剤については原生薬に換算して1g以上）含有する製剤に記載すること。〕
2. 服用後，次の症状があらわれた場合は副作用の可能性があるので，直ちに服用を中止し，この文書を持って医師，薬剤師又は登録販売者に相談すること

関係部位	症　　状
皮　膚	発疹・発赤，かゆみ

まれに下記の重篤な症状が起こることがある。その場合は直ちに医師の診療を受けること。

症状の名称	症　　　状
偽アルドステロン症，ミオパチー	手足のだるさ，しびれ，つっぱり感やこわばりに加えて，脱力感，筋肉痛があらわれ，徐々に強くなる。

〔1日最大配合量が甘草として1g以上（エキス剤については原生薬に換算して1g以上）含有する製剤に記載すること。〕

3. 1週間位服用しても症状がよくならない場合は服用を中止し，この文書を持って医師，薬剤師又は登録販売者に相談すること
4. 長期連用する場合には，医師，薬剤師又は登録販売者に相談すること
   〔1日最大配合量が甘草として1g以上（エキス剤については原生薬に換算して1g以上）含有する製剤に記載すること。〕

〔効能又は効果に関連する注意として，効能又は効果の項目に続けて以下を記載すること。〕
　しぶり腹とは，残便感があり，くり返し腹痛を伴う便意を催すもののことである。
〔用法及び用量に関連する注意として，用法及び用量の項目に続けて以下を記載すること。〕
(1) 小児に服用させる場合には，保護者の指導監督のもとに服用させること。
    〔小児の用法及び用量がある場合に記載すること。〕
(2) 〔小児の用法がある場合，剤形により，次に該当する場合には，そのいずれかを記載すること。〕
    1) 3歳以上の幼児に服用させる場合には，薬剤がのどにつかえることのないよう，よく注意すること。
       〔5歳未満の幼児の用法がある錠剤・丸剤の場合に記載すること。〕
    2) 幼児に服用させる場合には，薬剤がのどにつかえることのないよう，よく注意すること。
       〔3歳未満の用法及び用量を有する丸剤の場合に記載すること。〕
    3) 1歳未満の乳児には，医師の診療を受けさせることを優先し，やむを得ない場合にのみ服用させること。
       〔カプセル剤及び錠剤・丸剤以外の製剤の場合に記載すること。なお，生後3ヵ月未満の用法がある製剤の場合，「生後3ヵ月未満の乳児」を『してはいけないこと』に記載し，用法及び用量欄には記載しないこと。〕

保管及び取扱い上の注意
(1) 直射日光の当たらない（湿気の少ない）涼しい所に（密栓して）保管すること。
    〔（　）内は必要とする場合に記載すること。〕
(2) 小児の手の届かない所に保管すること。
(3) 他の容器に入れ替えないこと。（誤用の原因になったり品質が変わる。）
    〔容器等の個々に至適表示がなされていて，誤用のおそれのない場合には記載しなくてもよい。〕

【外部の容器又は外部の被包に記載すべき事項】
注意
1. 次の人は服用しないこと
   生後3ヵ月未満の乳児。
   〔生後3ヵ月未満の用法がある製剤に記載すること。〕
2. 次の人は服用前に医師，薬剤師又は登録販売者に相談すること
   (1) 医師の治療を受けている人。
   (2) 妊婦又は妊娠していると思われる人。
   (3) 高齢者。
       〔1日最大配合量が甘草として1g以上（エキス剤については原生薬に換算して1g以上）含有する製剤に記載すること。〕
   (4) 今までに薬などにより発疹・発赤，かゆみ等を起こしたことがある人。

桂枝加芍薬湯　245

(5) 次の症状のある人。
　　むくみ
　　　〔1日最大配合量が甘草として1g以上（エキス剤については原生薬に換算して1g以上）含有する製剤に記載すること。〕
(6) 次の診断を受けた人。
　　高血圧，心臓病，腎臓病
　　　〔1日最大配合量が甘草として1g以上（エキス剤については原生薬に換算して1g以上）含有する製剤に記載すること。〕
2′. 服用が適さない場合があるので，服用前に医師，薬剤師又は登録販売者に相談すること
　　　〔2.の項目の記載に際し，十分な記載スペースがない場合には2′.を記載すること。〕
3. 服用に際しては，説明文書をよく読むこと
4. 直射日光の当たらない（湿気の少ない）涼しい所に（密栓して）保管すること
　　　〔（　）内は必要とする場合に記載すること。〕
〔効能又は効果に関連する注意として，効能又は効果の項目に続けて以下を記載すること。〕
　しぶり腹とは，残便感があり，くり返し腹痛を伴う便意を催すもののことである。

JPS漢方顆粒-9号 ㊀　ジェーピーエス製薬㈱
区分 第2類
組成 顆（淡黄褐）：3包(6g)中 桂枝加芍薬湯乾燥エキス散3.84g（ケイヒ・タイソウ各3.2g，シャクヤク4.8g，ショウキョウ0.8g，カンゾウ1.6g）
添加 ステアリン酸マグネシウム，ショ糖脂肪酸エステル，乳糖水和物，二酸化ケイ素
適応 体力中等度以下で，腹部膨満感のあるものの次の諸症：しぶり腹，腹痛，下痢，便秘
用法 1回15才以上1包，14～7才2/3，6～4才1/2，3～2才1/3，2才未満1/4，1日3回食前又は食間。1才未満には，医師の診療を受けさせることを優先し，止むを得ない場合にだけ服用させる。3ヵ月未満は服用しない
包装 180包

JPS桂枝加芍薬湯エキス錠N ㊀　ジェーピーエス製薬㈱
区分 第2類
組成 錠（淡褐）：12錠中 桂枝加芍薬湯乾燥エキス散2.88g（ケイヒ・タイソウ各2.4g，ショウキョウ0.6g，カンゾウ1.2g，シャクヤク3.6g）
添加 二酸化ケイ素，無水ケイ酸，カルメロースカルシウム(CMC-Ca)，ステアリン酸マグネシウム，トウモロコシデンプン
適応 体力中等度以下で，腹部膨満感のあるものの次の諸症：しぶり腹，腹痛，下痢，便秘
用法 1回15才以上4錠，14～7才3錠，6～5才2錠，1日3回食前又は食間。5才未満は服用しない
包装 260錠

ウチダの桂枝加芍薬湯 ㊀　㈱ウチダ和漢薬
区分 第2類
組成 煎：1袋中 ケイヒ4g，ショウキョウ1g，タイソウ4g，カンゾウ2g，シャクヤク6g
適応 腹部膨満感，腹痛があって下痢又は便秘するもの：しぶり腹，腸カタル，慢性虫垂炎
用法 15才以上1日1袋を煎じ2～3回に分けて食前1時間又は食間空腹時に温服。15才未満は服用しない
包装 30袋

ウチダの桂枝加芍薬湯エキス散 ㊀　㈱ウチダ和漢薬
区分 第2類
組成 細：6g中 桂枝加芍薬湯エキス2g（ケイヒ・タイソウ各2g，ショウキョウ0.5g，カンゾウ1g，シャクヤク3g）
添加 乳糖水和物，バレイショデンプン，メタケイ酸アルミン酸マグネシウム
適応 腹部膨満感のある次の諸症：しぶり腹，腹痛
用法 1回15才以上2g，14～7才2/3，6～4才1/2，3～2才1/3，2才未満1/4以下，1日3回食前又は食間。1才未満には，医師の診療を受けさせることを優先し，止むを得ない場合にだけ服用させる。3ヵ月未満は服用しない
包装 500g

「クラシエ」漢方桂枝加芍薬湯エキス顆粒 ㊀　クラシエ製薬㈱-クラシエ薬品㈱
区分 第2類
組成 顆（淡褐）：3包(3g)中 桂枝加芍薬湯エキス粉末M 1600mg（ケイヒ・タイソウ各2g，シャクヤク3g，カンゾウ1g，ショウキョウ0.5g）
添加 ヒドロキシプロピルセルロース，乳糖，ポリオキシエチレンポリオキシプロピレングリコール
適応 体力中等度以下で，腹部膨満感のあるものの次の諸症：しぶり腹，腹痛，下痢，便秘
用法 1回15才以上1包，14～7才2/3，6～4才1/2，3～2才1/3，2才未満1/4，1日3回食前又は食間。1才未満には，医師の診療を受けさせることを優先し，止むを得ない場合にだけ服用させる。3ヵ月未満は服用しない
包装 45包〔Ⓐ2,940(税込み)〕，90包

桂枝加芍薬湯 ㊀　東洋漢方製薬㈱
区分 第2類
組成 煎：1包(17.2g)中 ケイヒ4g，シャクヤク6g，タイソウ4g，ショウキョウ1.2g，カンゾウ2g
適応 腹部膨満感のある次の諸症：しぶり腹，腹痛
用法 15才以上1日1包を煎じ2～3回（食前1時間又は食間空腹時）に分けて温服。14～7才2/3，6～4才1/2，1日3回
包装 100包〔Ⓑ12,075〕

桂枝加芍薬湯エキス顆粒KM ㊀　㈱カーヤ-㈱イチゲン，一元製薬㈱
区分 第2類
組成 顆：7.5g中 桂枝加芍薬湯水製乾燥エキス3.25g（シャクヤク6g，ケイヒ・タイソウ各4g，カンゾウ2g，ショウキョウ1g）
添加 乳糖，ステアリン酸マグネシウム
適応 体力中等度以下で，腹部膨満感のあるものの次の諸症：しぶり腹，腹痛，下痢，便秘
用法 1回15才以上2.5g，14～7才1.6g，6～4才1.2g，3～2才0.8g，2才未満0.6g以下，1日3回食前又は食間。1才未満には，医師の診療を受けさせることを優先し，止むを得ない場合にだけ服用させる。3ヵ月未満は服用しない
包装 500g　**備考** 製造：天津泰達薬業有限公司(中国)

桂枝加芍薬湯エキス〔細粒〕I2 ㊀　松浦薬業㈱-松浦漢方㈱
区分 第2類
組成 細（淡褐）：3包(6g)又は6g中 桂枝加芍薬湯水製エキス2.8g（乾燥物換算で約1.4gに相当）（ケイヒ・タイソウ各2g，シャクヤク3g，ショウキョウ0.5g，カンゾウ1g）
添加 メタケイ酸アルミン酸マグネシウム，ヒプロメロース(ヒドロキシプロピルメチルセルロース)，乳糖，バレイショデンプン，香料
適応 体力中等度以下で，腹部膨満感のあるものの次の諸症：しぶり腹，腹痛，下痢，便秘
用法 1回15才以上1包又は2g，14～7才2/3，6～4才1/2，3～2才1/3，2才未満1/4，1日3回食前又は食間。1才未満には，医師の診療を受けさせることを優先し，止むを得ない場合にだけ服用させる。3ヵ月未満は服用しない
包装 500g，300包

桂枝加芍薬湯エキス散〔勝昌〕 ㊀　㈱東洋薬行
区分 第2類
組成 細（褐）：4.5g中 桂枝加芍薬湯水製エキス2.7g（ケイヒ・タイソウ・生ショウキョウ各4g，シャクヤク6g，カンゾウ2g）
添加 トウモロコシデンプン
適応 体力中等度以下で，腹部膨満感のあるものの次の諸症：しぶり腹，腹痛，下痢，便秘

用法 1回1.5g1日3回空腹時
包装 200g〔Ⓑ4,515(税込み)〕, 600g〔Ⓐ12,075(税込み)〕

桂枝加芍薬湯「タキザワ」㊀ ㈱タキザワ漢方廠
区分 **第2類**
組成 煎:2包(17g)中 ケイヒ4g, ショウキョウ1g, タイソウ4g, カンゾウ2g, シャクヤク6g
適応 体力中等度以下で, 腹部膨満感のあるものの次の諸症:しぶり腹, 腹痛, 下痢, 便秘
用法 15才以上1回1包を煎じ, 1日2回朝夕空腹時。14～7才⅔, 6～4才½, 3～2才⅓, 2才未満¼。1才未満には, 医師の診療を受けさせることを優先し, 止むを得ない場合にだけ服用させる。3ヵ月未満は服用しない
包装 120包〔Ⓐ22,050(税込み)Ⓑ11,025(税込み)〕

桂枝加芍薬粒状㊀ 長倉製薬㈱-日邦薬品工業㈱
区分 **第2類**
組成 顆(褐):4.5g中 ケイヒ0.6g, シャクヤク2.5g, ショウキョウ0.6g, カンゾウ0.7g, 水溶性乾燥エキス0.1g(大棗3g)
適応 急性及び慢性の腸カタル, 腹痛, 慢性大腸カタル, 下痢
用法 1回成人1.5g, 15～8才½, 7～5才⅓, 4～2才⅙, 1才～3ヵ月1/12, 1日3回食前又は食間。1才未満には, 止むを得ない場合の他は服用させない。3ヵ月未満は服用しない
包装 500g〔Ⓑ8,000〕

サンワ桂枝加芍薬湯エキス細粒㊀ 三和生薬㈱
区分 **第2類**
組成 細:6g中 桂枝加芍薬湯水製エキス2g(ケイヒ・タイソウ各2.4g, ショウキョウ0.6g, カンゾウ1.2g, シャクヤク3.6g)
添加 乳糖, トウモロコシデンプン
適応 体力中等度以下で, 腹部膨満感のあるものの次の諸症:しぶり腹, 腹痛, 下痢, 便秘
用法 1回15才以上2g, 14～7才1.3g, 6～4才1g, 1日3回食前又は食間。4才未満は服用しない
包装 500g

サンワ桂枝加芍薬湯エキス細粒「分包」㊀ 三和生薬㈱
区分 **第2類**
組成 細:3包(6g)中 桂枝加芍薬湯水製エキス2g(ケイヒ・タイソウ各2.4g, ショウキョウ0.6g, カンゾウ1.2g, シャクヤク3.6g)
添加 乳糖, トウモロコシデンプン
適応 体力中等度以下で, 腹部膨満感のあるものの次の諸症:しぶり腹, 腹痛, 下痢, 便秘
用法 1回15才以上1包, 14～7才⅔, 6～4才½, 1日3回食前又は食間。4才未満は服用しない
包装 30包〔Ⓐ2,205(税込み)〕, 90包〔Ⓐ5,985(税込み)〕

サンワ桂枝加芍薬湯エキス錠㊀ 三和生薬㈱
区分 **第2類**
組成 錠:18錠中 桂枝加芍薬湯水製エキス2g(ケイヒ・タイソウ各2.4g, ショウキョウ0.6g, カンゾウ1.2g, シャクヤク3.6g)
添加 乳糖, トウモロコシデンプン, セルロース, カルメロースカルシウム(CMC-Ca), メタケイ酸アルミン酸マグネシウム, ステアリン酸カルシウム
適応 体力中等度以下で, 腹部膨満感のあるものの次の諸症:しぶり腹, 腹痛, 下痢, 便秘
用法 1回15才以上6錠, 14～7才4錠, 6～5才3錠, 1日3回食前又は食間。5才未満は服用しない
包装 270錠〔Ⓐ2,835(税込み)〕

ホノミキョロウ錠㊀ 剤盛堂薬品㈱
区分 **第2類**
組成 錠(淡褐):18錠(3.6g)中 桂枝加芍薬湯水製エキス1.3g(カンゾウ1g, ケイヒ・タイソウ各2g, シャクヤク3g, ショウキョウ0.5g)
添加 カルメロースカルシウム(CMC-Ca), 結晶セルロース, ステアリン酸マグネシウム, トウモロコシデンプン, 乳糖, メタケイ酸アルミン酸マグネシウム
適応 体力中等度以下で, 腹部膨満感のあるものの次の諸症:しぶり腹, 腹痛, 下痢, 便秘
用法 1回成人6錠, 14～7才4錠, 6～5才3錠, 1日3回食間。5才未満は服用しない

モリ　ケーシャン㊀ 大杉製薬㈱
区分 **第2類**
組成 顆(茶褐):3包(7.5g)中 桂枝加芍薬湯エキス4g(ケイヒ・タイソウ各4g, ショウキョウ1g, カンゾウ2g, シャクヤク6g)
添加 乳糖, トウモロコシデンプン, ステアリン酸マグネシウム
適応 体力中等度以下で, 腹部膨満感のあるものの次の諸症:しぶり腹, 腹痛, 下痢, 便秘
用法 1回15才以上1包, 14～7才⅔, 6～4才½, 3～2才⅓, 2才未満¼, 1日3回食前又は食間。1才未満には, 医師の診療を受けさせることを優先し, 止むを得ない場合にだけ服用させる。3ヵ月未満は服用しない
包装 45包〔Ⓐ4,000〕

桂枝加朮附湯

ケイシカジュツブトウ

〔基準〕

(平成20年9月30日 厚生労働省医薬食品局審査管理課長通知による)

1. 成分・分量

    桂皮3～4，芍薬3～4，大棗3～4，生姜1～1.5（ヒネショウガを使用する場合3～4），甘草2，蒼朮3～4（白朮も可），加工ブシ0.5～1

2. 用法・用量

    湯

3. 効能・効果

    体力虚弱で，汗が出，手足が冷えてこわばり，ときに尿量が少ないものの次の諸症：関節痛，神経痛

〔使用上の注意〕

(平成25年3月27日 厚生労働省医薬食品局安全対策課長・審査管理課長通知による)

【添付文書等に記載すべき事項】

『してはいけないこと』

(守らないと現在の症状が悪化したり，副作用が起こりやすくなる)

次の人は服用しないこと

生後3ヵ月未満の乳児。

〔生後3ヵ月未満の用法がある製剤に記載すること。〕

『相談すること』

1. 次の人は服用前に医師，薬剤師又は登録販売者に相談すること
    (1) 医師の治療を受けている人。
    (2) 妊婦又は妊娠していると思われる人。
    (3) のぼせが強く赤ら顔で体力の充実している人。
    (4) 高齢者。
        〔1日最大配合量が甘草として1g以上（エキス剤については原生薬に換算して1g以上）含有する製剤に記載すること。〕
    (5) 今までに薬などにより発疹・発赤，かゆみ等を起こしたことがある人。
    (6) 次の症状のある人。
        むくみ
        〔1日最大配合量が甘草として1g以上（エキス剤については原生薬に換算して1g以上）含有する製剤に記載すること。〕
    (7) 次の診断を受けた人。
        高血圧，心臓病，腎臓病
        〔1日最大配合量が甘草として1g以上（エキス剤については原生薬に換算して1g以上）含有する製剤に記載すること。〕

2. 服用後，次の症状があらわれた場合は副作用の可能性があるので，直ちに服用を中止し，この文書を持って医師，薬剤師又は登録販売者に相談すること

関係部位	症　　　状
皮　膚	発疹・発赤，かゆみ
その他	動悸，のぼせ，ほてり，口唇・舌のしびれ

まれに下記の重篤な症状が起こることがある。その場合は直ちに医師の診療を受けること。

症状の名称	症　　　状
偽アルドステロン症，ミオパチー	手足のだるさ，しびれ，つっぱり感やこわばりに加えて，脱力感，筋肉痛があらわれ，徐々に強くなる。

〔1日最大配合量が甘草として1g以上（エキス剤については原生薬に換算して1g以上）含有する製剤に記載すること。〕

3. 1ヵ月位服用しても症状がよくならない場合は服用を中止し，この文書を持って医師，薬剤師又は登録販売者に相談すること

4. 長期連用する場合には，医師，薬剤師又は登録販売者に相談すること

    〔1日最大配合量が甘草として1g以上（エキス剤については原生薬に換算して1g以上）含有する製剤に記載すること。〕

〔用法及び用量に関連する注意として，用法及び用量の項目に続けて以下を記載すること。〕

(1) 小児に服用させる場合には，保護者の指導監督のもとに服用させること。

    〔小児の用法及び用量がある場合に記載すること。〕

(2) 〔小児の用法がある場合，剤形により，次に該当する場合には，そのいずれかを記載すること。〕

    1) 3歳以上の幼児に服用させる場合には，薬剤がのどにつかえることのないよう，よく注意すること。
        〔5歳未満の幼児の用法がある錠剤・丸剤の場合に記載すること。〕
    2) 幼児に服用させる場合には，薬剤がのどにつかえることのないよう，よく注意すること。
        〔3歳未満の用法及び用量を有する丸剤の場合に記載すること。〕
    3) 1歳未満の乳児には，医師の診療を受けさせることを優先し，やむを得ない場合にのみ服用させること。
        〔カプセル剤及び錠剤・丸剤以外の製剤の場合に記載すること。なお，生後3ヵ月未満の用法がある製剤の場合，「生後3ヵ月未満の乳児」を『してはいけないこと』に記載し，用法及び用量欄には記載しないこと。〕

保管及び取扱い上の注意

(1) 直射日光の当たらない（湿気の少ない）涼しい所に（密栓して）保管すること。

    〔（ ）内は必要とする場合に記載すること。〕

(2) 小児の手の届かない所に保管すること。

(3) 他の容器に入れ替えないこと。（誤用の原因になったり品質が変わる。）

    〔容器等の個々に至適表示がなされていて，誤用のおそれのない場合には記載しなくてもよい。〕

【外部の容器又は外部の被包に記載すべき事項】

注意

1. 次の人は服用しないこと

    生後3ヵ月未満の乳児。

    〔生後3ヵ月未満の用法がある製剤に記載すること。〕

2. 次の人は服用前に医師，薬剤師又は登録販売者に相談すること
    (1) 医師の治療を受けている人。
    (2) 妊婦又は妊娠していると思われる人。
    (3) のぼせが強く赤ら顔で体力の充実している人。
    (4) 高齢者。
        〔1日最大配合量が甘草として1g以上（エキス剤については原生薬に換算して1g以上）含有する製剤に記載すること。〕
    (5) 今までに薬などにより発疹・発赤，かゆみ等を起こしたことがある人。
    (6) 次の症状のある人。
        むくみ
        〔1日最大配合量が甘草として1g以上（エキス剤につ

(7) 次の診断を受けた人。
　　高血圧，心臓病，腎臓病
　　〔1日最大配合量が甘草として1g以上（エキス剤については原生薬に換算して1g以上）含有する製剤に記載すること。〕
2′. 服用が適さない場合があるので，服用前に医師，薬剤師又は登録販売者に相談すること
　　〔2.の項目の記載に際し，十分な記載スペースがない場合には2′.に記載すること。〕
3. 服用に際しては，説明文書をよく読むこと
4. 直射日光の当たらない（湿気の少ない）涼しい所に（密栓して）保管すること
　　〔（　）内は必要とする場合に記載すること。〕

JPS漢方顆粒-10号⊖　ジェーピーエス製薬㈱
区分 第2類
組成（顆）（淡褐）：3包(6g)中 桂枝加朮附湯乾燥エキス4g（ケイヒ・シャクヤク・タイソウ・ソウジュツ各3.2g，ショウキョウ・ブシ各0.8g，カンゾウ1.6g）
添加 ショ糖脂肪酸エステル，ステアリン酸マグネシウム，乳糖水和物
適応 体力虚弱で，汗が出，手足が冷えてこわばり，ときに尿量が少ないものの次の諸症：関節痛，神経痛
用法 1回15才以上1包，14〜7才2/3，6〜4才1/2，3〜2才1/3，2才未満1/4，1日3回食前又は食間。1才未満には，医師の診療を受けさせることを優先し，止むを得ない場合にだけ服用させる。3ヵ月未満は服用しない
包装 180包

JPS桂枝加朮附湯エキス錠N⊖　ジェーピーエス製薬㈱
区分 第2類
組成（錠）（淡灰褐）：12錠中 桂枝加朮附湯乾燥エキス2.5g（ケイヒ・シャクヤク・タイソウ・ソウジュツ各2g，ショウキョウ・ブシ末0.5g，カンゾウ1g）
添加 無水ケイ酸，ケイ酸アルミニウム，カルメロースカルシウム(CMC-Ca)，ステアリン酸マグネシウム，乳糖水和物
適応 体力虚弱で，汗が出，手足が冷えてこわばり，ときに尿量が少ないものの次の諸症：関節痛，神経痛
用法 1回15才以上4錠，14〜7才3錠，6〜5才2錠，1日3回食前又は食間。5才未満は服用しない
包装 260錠

ウチダの桂枝加朮附湯⊖　㈱ウチダ和漢薬
区分 第2類
組成（煎）：1袋中 ケイヒ4g，シャクヤク4g，タイソウ4g，ショウキョウ1g，ソウジュツ4g，カンゾウ2g，ブシ末1 0.3g
適応 発汗傾向があり，悪寒し，尿利減少し，四肢麻痺感があるもの，あるいは四肢屈伸困難なもの：関節炎，関節リウマチ，神経痛，脳出血後の半身不随
用法 15才以上1日1袋を煎じ2〜3回に分けて食間1時間又は食間空腹時に温服。15才未満は服用しない
包装 30袋

桂枝加朮附湯エキス〔細粒〕15⊖　松浦薬業㈱-全薬工業㈱，松浦漢方㈱
区分 第2類
組成（細）（淡褐）：3包(6g)中 桂枝加朮附湯エキス3.7g（乾燥物換算で約1.85gに相当）（ケイヒ・シャクヤク・タイソウ・ソウジュツ各2g，ショウキョウ・ブシ末各0.5g，カンゾウ1g）
添加 メタケイ酸アルミン酸マグネシウム，ヒプロメロース(ヒドロキシプロピルメチルセルロース)，乳糖，バレイショデンプン，香料
適応 体力虚弱で，汗が出，手足が冷えてこわばり，ときに尿量が少ないものの次の諸症：関節痛，神経痛
用法 1回15才以上1包，14〜7才2/3，6〜4才1/2，3〜2才1/3，2才未満1/4，1日3回食前又は食間。1才未満には，医師の診療を受けさせることを優先し，止むを得ない場合にだけ服用させる。3ヵ月未満は服用しない
包装 松浦漢方㈱販売：48包〔Ⓐ3,885(税込み)〕，300包。全薬工業㈱販売：12包

ケイジップS「コタロー」（桂枝加朮附湯エキス錠）⊖　小太郎漢方製薬㈱
区分 第2類
組成（錠）（茶）：12錠中 水製エキス2.65g（ケイヒ・シャクヤク・タイソウ・ソウジュツ各2g，ショウキョウ・ブシ末2（ホウブシ末）各0.5g，カンゾウ1g）
添加 酸化チタン，ステアリン酸マグネシウム，タルク，ヒプロメロース（ヒドロキシプロピルメチルセルロース），粉末飴，メタケイ酸アルミン酸マグネシウム，カラメル，カルナウバロウ，サラシミツロウ
適応 神経痛，関節痛
用法 1回15才以上4錠，14〜7才3錠，6〜5才2錠，1日3回食前又は食間。5才未満は服用しない
包装 180錠，540錠

サンワロンK⊖　三和生薬㈱
区分 第2類
組成（錠）：15錠(4.5g)中 サンワロンK水製エキス2.4g（ケイヒ・シャクヤク・タイソウ・ソウジュツ各2.4g，ショウキョウ0.6g，カンゾウ1.2g）。加工ブシ末0.6g
添加 カルメロースカルシウム(CMC-Ca)，メタケイ酸アルミン酸マグネシウム，ステアリン酸カルシウム，乳糖
適応 体力虚弱で，汗が出，手足が冷えてこわばり，ときに尿量が少ないものの次の諸症：関節痛，神経痛
用法 15才以上1回5錠1日3回食前又は食間。15才未満は服用しない
包装 270錠〔Ⓐ4,830(税込み)〕

サンワロンK顆粒⊖　三和生薬㈱
区分 第2類
組成（顆）：6包(4.5g)中 サンワロンK水製エキス2.4g（ケイヒ・シャクヤク・タイソウ・ソウジュツ各2.4g，ショウキョウ0.6g，カンゾウ1.2g）。加工ブシ末0.6g
添加 トウモロコシデンプン，乳糖，ステアリン酸カルシウム
適応 体力虚弱で，汗が出，手足が冷えてこわばり，ときに尿量が少ないものの次の諸症：関節痛，神経痛
用法 15才以上1回1〜2包1日3回食前又は食間。15才未満は服用しない
包装 90包〔Ⓐ4,095(税込み)〕

神農桂枝加朮附湯エキス錠⊖　神農製薬㈱
区分 第2類
組成（錠）（淡灰褐）：12錠中 桂枝加朮附湯乾燥エキス2.5g（ケイヒ・シャクヤク・タイソウ・ソウジュツ各2g，カンゾウ1g，ショウキョウ・ブシ末各0.5g）
添加 無水ケイ酸，ケイ酸アルミニウム，カルメロースカルシウム(CMC-Ca)，ステアリン酸マグネシウム，乳糖水和物
適応 体力虚弱で，汗が出，手足が冷えてこわばり，ときに尿量が少ないものの次の諸症：関節痛，神経痛
用法 1回15才以上4錠，14〜7才3錠，6〜5才2錠，1日3回食前又は食間。5才未満は服用しない
包装 180錠

ツムラ漢方桂枝加朮附湯エキス顆粒⊖　㈱ツムラ
区分 第2類
組成（顆）（淡褐）：2包(3.75g)中 混合生薬乾燥エキス1.875g（ケイヒ・シャクヤク・ソウジュツ・タイソウ各2g，カンゾウ1g，ショウキョウ0.5g，ブシ末0.25g）
添加 ステアリン酸マグネシウム，乳糖水和物
適応 体力虚弱で，汗が出，手足が冷えてこわばり，ときに尿量が少ないものの次の諸症：関節痛，神経痛
用法 1回15才以上1包，14〜7才2/3，6〜4才1/2，3〜2才1/3，1日2回食前。2才未満は服用しない
包装 24包〔Ⓐ3,150(税込み)〕

東洋漢方の桂枝加朮附湯㈠　東洋漢方製薬㈱

区分	第2類

組成煎:1包(20g)中 ケイヒ4g, シャクヤク4g, タイソウ4g, ショウキョウ1g, カンゾウ2g, ソウジュツ4g, ブシ末1g

適応 関節痛, 神経痛

用法 15才以上1日1包を煎じ食間3回に分服。14〜7才⅔, 6〜4才½, 3〜2才⅓, 2才未満¼以下。1才未満には, 医師の診療を受けさせることを優先し, 止むを得ない場合にだけ服用させる。3ヵ月未満は服用しない

包装 100包〔Ⓑ15,000〕

桂枝加竜骨牡蠣湯
ケイシカリュウコツボレイトウ

〔基準〕

(平成20年9月30日 厚生労働省医薬食品局審査管理課長通知による)

1. **成分・分量**
   桂皮3〜4, 芍薬3〜4, 大棗3〜4, 生姜1〜1.5(ヒネショウガを使用する場合3〜4), 甘草2, 竜骨3, 牡蛎3
2. **用法・用量**
   湯
3. **効能・効果**
   体力中等度以下で, 疲れやすく, 神経過敏で, 興奮しやすいものの次の諸症:神経質, 不眠症, 小児夜泣き, 夜尿症, 眼精疲労, 神経症

〔使用上の注意〕

(平成25年3月27日　厚生労働省医薬食品局安全対策課長・審査管理課長通知による)

【添付文書等に記載すべき事項】

『してはいけないこと』
(守らないと現在の症状が悪化したり, 副作用が起こりやすくなる)

　　次の人は服用しないこと
　　生後3ヵ月未満の乳児。
　　〔生後3ヵ月未満の用法がある製剤に記載すること。〕

『相談すること』

1. 次の人は服用前に医師, 薬剤師又は登録販売者に相談すること
   (1) 医師の治療を受けている人。
   (2) 妊婦又は妊娠していると思われる人。
   (3) 高齢者。
   　〔1日最大配合量が甘草として1g以上(エキス剤については原生薬に換算して1g以上)含有する製剤に記載すること。〕
   (4) 今までに薬などにより発疹・発赤, かゆみ等を起こしたことがある人。
   (5) 次の症状のある人。
   　むくみ
   　〔1日最大配合量が甘草として1g以上(エキス剤については原生薬に換算して1g以上)含有する製剤に記載すること。〕
   (6) 次の診断を受けた人。
   　高血圧, 心臓病, 腎臓病
   　〔1日最大配合量が甘草として1g以上(エキス剤については原生薬に換算して1g以上)含有する製剤に記載すること。〕
2. 服用後, 次の症状があらわれた場合は副作用の可能性があるので, 直ちに服用を中止し, この文書を持って医師, 薬剤師又は登録販売者に相談すること

関係部位	症　状
皮　膚	発疹・発赤, かゆみ

まれに下記の重篤な症状が起こることがある。その場合は直ちに医師の診療を受けること。

症状の名称	症　状
偽アルドステロン症, ミオパチー	手足のだるさ, しびれ, つっぱり感やこわばりに加えて, 脱力感, 筋肉痛があらわれ, 徐々に強くなる。

〔1日最大配合量が甘草として1g以上(エキス剤については原生薬に換算して1g以上)含有する製剤に記

載すること。〕
3. 1ヵ月位（小児夜泣きに服用する場合には1週間位）服用しても症状がよくならない場合は服用を中止し，この文書を持って医師，薬剤師又は登録販売者に相談すること
4. 長期連用する場合には，医師，薬剤師又は登録販売者に相談すること
　〔1日最大配合量が甘草として1g以上（エキス剤については原生薬に換算して1g以上）含有する製剤に記載すること。〕
〔用法及び用量に関連する注意として，用法及び用量の項目に続けて以下を記載すること。〕
(1) 小児に服用させる場合には，保護者の指導監督のもとに服用させること。
　〔小児の用法及び用量がある場合に記載すること。〕
(2) 〔小児の用法がある場合，剤形により，次に該当する場合のいずれかを記載すること。〕
　1) 3歳以上の幼児に服用させる場合には，薬剤がのどにつかえることのないよう，よく注意すること。
　〔5歳未満の幼児の用法がある錠剤・丸剤の場合に記載すること。〕
　2) 幼児に服用させる場合には，薬剤がのどにつかえることのないよう，よく注意すること。
　〔3歳未満の用法及び用量を有する丸剤の場合に記載すること。〕
　3) 1歳未満の乳児には，医師の診療を受けさせることを優先し，やむを得ない場合にのみ服用させること。
　〔カプセル剤及び錠剤・丸剤以外の製剤の場合に記載すること。なお，生後3ヵ月未満の用法がある製剤の場合，「生後3ヵ月未満の乳児」を『してはいけないこと』に記載し，用法及び用量欄には記載しないこと。〕

保管及び取扱い上の注意
(1) 直射日光の当たらない（湿気の少ない）涼しい所に（密栓して）保管すること。
　〔（　）内は必要とする場合に記載すること。〕
(2) 小児の手の届かない所に保管すること。
(3) 他の容器に入れ替えないこと。（誤用の原因になったり品質が変わる。）
　〔容器等の個々に至適表示がなされていて，誤用のおそれのない場合には記載しなくてもよい。〕

【外部の容器又は外部の被包に記載すべき事項】
注意
1. 次の人は服用しないこと
　生後3ヵ月未満の乳児。
　〔生後3ヵ月未満の用法がある製剤に記載すること。〕
2. 次の人は服用前に医師，薬剤師又は登録販売者に相談すること
(1) 医師の治療を受けている人。
(2) 妊婦又は妊娠していると思われる人。
(3) 高齢者。
　〔1日最大配合量が甘草として1g以上（エキス剤については原生薬に換算して1g以上）含有する製剤に記載すること。〕
(4) 今までに薬などにより発疹・発赤，かゆみ等を起こしたことがある人。
(5) 次の症状のある人。
　むくみ
　〔1日最大配合量が甘草として1g以上（エキス剤については原生薬に換算して1g以上）含有する製剤に記載すること。〕
(6) 次の診断を受けた人。
　高血圧，心臓病，腎臓病
　〔1日最大配合量が甘草として1g以上（エキス剤については原生薬に換算して1g以上）含有する製剤に記載すること。〕

2′. 服用が適さない場合があるので，服用前に医師，薬剤師又は登録販売者に相談すること
　〔2.の項目の記載に際し，十分な記載スペースがない場合には2′.を記載すること。〕
3. 服用に際しては，説明文書をよく読むこと
4. 直射日光の当たらない（湿気の少ない）涼しい所に（密栓して）保管すること
　〔（　）内は必要とする場合に記載すること。〕

JPS漢方顆粒-65号　　ジェーピーエス製薬㈱
区分 第2類
組成 顆（淡褐）：3包(6g)中 桂枝加竜骨牡蛎湯乾燥エキス散3.6g（ケイヒ・シャクヤク・タイソウ各3.2g，ショウキョウ0.8g，カンゾウ1.6g，リュウコツ・ボレイ各2.4g）
添加 ステアリン酸マグネシウム，ショ糖脂肪酸エステル，乳糖水和物，二酸化ケイ素
適応 体力中等度以下で，疲れやすく，神経過敏で，興奮しやすいものの次の諸症：神経質，不眠症，小児夜なき，夜尿症，眼精疲労，神経症
用法 1回15才以上1包，14～7才⅔，6～4才½，3～2才⅓，2才未満¼，1日3回食前又は食間。1才未満には，医師の診療を受けさせることを優先し，止むを得ない場合にだけ服用させる。3ヵ月未満は服用しない
包装 12包，180包

JPS桂枝加竜骨牡蛎湯エキス錠N　　ジェーピーエス製薬㈱
区分 第2類
組成 錠（淡灰褐）：12錠中 桂枝加竜骨牡蛎湯乾燥エキス散2.7g（ケイヒ・シャクヤク・タイソウ各2g，ショウキョウ0.5g，カンゾウ1g，リュウコツ・ボレイ各1.5g）
添加 二酸化ケイ素，無水ケイ酸，カルメロースカルシウム（CMC-Ca），ヒドロキシプロピルセルロース，ステアリン酸マグネシウム，トウモロコシデンプン
適応 体力中等度以下で，疲れやすく，神経過敏で，興奮しやすいものの次の諸症：神経質，不眠症，小児夜なき，夜尿症，眼精疲労，神経症
用法 1回15才以上4錠，14～7才3錠，6～5才2錠，1日3回食前又は食間。5才未満は服用しない
包装 260錠

ウチダの桂枝加竜骨牡蛎湯　　㈱ウチダ和漢薬
区分 第2類
組成 煎：1袋中 ケイヒ4g，シャクヤク4g，タイソウ4g，ショウキョウ1g，カンゾウ2g，リュウコツ3g，ボレイ3g
適応 直腹筋が拘攣し，腹部の動悸が亢進し，神経過敏で疲労しやすいもので微熱，のぼせ，不眠，めまいなどを伴うもの：神経衰弱，不眠症，夜尿症，陰萎
用法 15才以上1日1袋を煎じ2～3回に分けて食前1時間又は食間空腹時に温服。15才未満は服用しない
包装 30袋

ウチダの桂枝加竜骨牡蛎湯エキス散　　㈱ウチダ和漢薬
区分 第2類
組成 細：6g中 桂枝加竜骨牡蛎湯エキス2.37g（ケイヒ・シャクヤク・タイソウ各2.4g，ショウキョウ0.6g，カンゾウ1.2g，リュウコツ・ボレイ各1.8g）
添加 乳糖水和物，バレイショデンプン，メタケイ酸アルミン酸マグネシウム
適応 体力中等度以下で，疲れやすく，神経過敏で，興奮しやすいものの次の諸症：神経質，不眠症，小児夜なき，夜尿症，眼精疲労，神経症
用法 1回15才以上2g，14～7才⅔，6～4才½，3～2才⅓，2才未満¼以下，1日3回食前又は食間。1才未満には，医師の診療を受けさせることを優先し，止むを得ない場合にだけ服用させる。3ヵ月未満は服用しない
包装 500g

「クラシエ」漢方桂枝加竜骨牡蛎湯エキス顆粒⊖　クラシエ製薬㈱-クラシエ薬品㈱

区分 第2類
組成 顆(褐)：3包(3g)中 桂枝加竜骨牡蛎湯エキス粉末M 1600mg（ケイヒ・シャクヤク・タイソウ各2g, リュウコツ・ボレイ各1.5g, カンゾウ1g, ショウキョウ0.5g）
添加 ヒドロキシプロピルセルロース, 乳糖, ポリオキシエチレンポリオキシプロピレングリコール
適応 体力中等度以下で, 疲れやすく, 神経過敏で, 興奮しやすいものの次の諸症：神経質, 不眠症, 小児夜なき, 夜尿症, 眼精疲労, 神経症
用法 1回15才以上1包, 14〜7才2/3, 6〜4才1/2, 3〜2才1/3, 2才未満1/4, 1日3回食前又は食間。1才未満には, 医師の診療を受けさせることを優先し, 止むを得ない場合にだけ服用させる。3ヵ月未満は服用しない
包装 45包〔Ⓐ3,150(税込み)〕, 90包

桂枝加竜骨牡蛎湯エキス顆粒KM-2⊖　㈱カーヤ-㈱イチゲン, 一元製薬㈱

区分 第2類
組成 顆(褐)：7.5g中 桂枝加竜骨牡蛎湯水製乾燥エキス3.25g（ケイヒ・シャクヤク・タイソウ各4g, ボレイ・リュウコツ各3g, カンゾウ2g, ショウキョウ1.5g）
添加 乳糖, ステアリン酸マグネシウム
適応 体力中等度以下で, 疲れやすく, 神経過敏で, 興奮しやすいものの次の諸症：神経質, 不眠症, 小児夜なき, 夜尿症, 眼精疲労, 神経症
用法 1回15才以上2.5g, 14〜7才1.6g, 6〜4才1.2g, 3〜2才0.8g, 2才未満0.6g以下, 1日3回食前又は食間。1才未満には, 医師の診療を受けさせることを優先し, 止むを得ない場合にだけ服用させる。3ヵ月未満は服用しない
包装 500g　**備考** 製造：天津泰達薬業有限公司(中国)

桂枝加竜骨牡蛎湯エキス〔細粒〕14⊖　松浦薬業㈱-松浦漢方㈱

区分 第2類
組成 細(淡褐)：3包(6g)又は6g中 桂枝加竜骨牡蛎湯水製エキス2.2g（ケイヒ・シャクヤク・タイソウ各2g, ショウキョウ0.5g, カンゾウ1g, リュウコツ・ボレイ各1.5g）
添加 メタケイ酸アルミン酸マグネシウム, ヒプロメロース(ヒドロキシプロピルメチルセルロース), 乳糖, バレイショデンプン, 香料
適応 体力中等度以下で, 疲れやすく, 神経過敏で, 興奮しやすいものの次の諸症：神経質, 不眠症, 小児夜なき, 夜尿症, 眼精疲労, 神経症
用法 1回15才以上1包又は2g, 14〜7才2/3, 6〜4才1/2, 3〜2才1/3, 2才未満1/4以下, 1日3回食前又は食間。1才未満には, 医師の診療を受けさせることを優先し, 止むを得ない場合にだけ服用させる。3ヵ月未満は服用しない
包装 500g, 300包

桂枝加竜骨牡蛎湯エキス散〔勝昌〕⊖　㈱東洋薬行

区分 第2類
組成 散(褐)：4.5g中 桂枝加竜骨牡蛎湯水製エキス3g（ケイシ・シャクヤク・タイソウ・生ショウキョウ各4g, カンゾウ・リュウコツ各2g, ボレイ3g）
添加 トウモロコシデンプン
適応 体力中等度以下で, 疲れやすく, 神経過敏で, 興奮しやすいものの次の諸症：神経質, 不眠症, 小児夜なき, 夜尿症, 眼精疲労, 神経症
用法 1回15才以上1.5g, 14〜7才2/3, 6〜4才1/2, 1日3回空腹時
包装 200g〔Ⓑ4,935(税込み)〕, 600g〔Ⓐ12,915(税込み)〕

桂枝加竜骨牡蛎湯「タキザワ」⊖　㈱タキザワ漢方廠

区分 第2類
組成 煎：2包(21.5g)中 ケイヒ4g, シャクヤク4g, タイソウ4g, ショウキョウ1.5g, カンゾウ2g, リュウコツ3g, ボレイ3g
適応 体力中等度以下で, 疲れやすく, 神経過敏で, 興奮しやすいものの次の諸症：神経質, 不眠症, 小児夜なき, 夜尿症, 眼精疲労, 神経症
用法 15才以上1回1包を煎じ, 1日2回朝夕空腹時。14〜7才2/3, 6〜4

才1/2, 3〜2才1/3, 2才未満1/4以下。1才未満には, 医師の診療を受けさせることを優先し, 止むを得ない場合にだけ服用させる。3ヵ月未満は服用しない
包装 120包〔Ⓐ28,350(税込み)Ⓑ14,175(税込み)〕

ケイボリウ⊖　大杉製薬㈱

区分 第2類
組成 顆(茶褐)：3包(7.5g)中 桂枝加竜骨牡蛎湯エキス3.5g（ケイヒ・シャクヤク・タイソウ各4g, ショウキョウ1g, カンゾウ2g, リュウコツ・ボレイ各3g）
添加 乳糖, トウモロコシデンプン, ステアリン酸マグネシウム
適応 体力中等度以下で, 疲れやすく, 神経過敏で, 興奮しやすいものの次の諸症：神経質, 不眠症, 小児夜なき, 夜尿症, 眼精疲労, 神経症
用法 1回15才以上1包, 14〜7才2/3, 6〜4才1/2, 3〜2才1/3, 2才未満1/4, 1日3回食前又は食間。1才未満には, 医師の診療を受けさせることを優先し, 止むを得ない場合にだけ服用させる。3ヵ月未満は服用しない
包装 45包〔Ⓐ4,000〕

サンワ桂枝加竜骨牡蛎湯エキス細粒⊖　三和生薬㈱

区分 第2類
組成 細：6g中 桂枝加竜骨牡蛎湯水製エキス2.1g（ケイヒ・シャクヤク・タイソウ各2.4g, ショウキョウ0.6g, カンゾウ1.2g, リュウコツ・ボレイ各1.8g）
添加 乳糖, トウモロコシデンプン
適応 体力中等度以下で, 疲れやすく, 神経過敏で, 興奮しやすいものの次の諸症：神経質, 不眠症, 小児夜なき, 夜尿症, 眼精疲労, 神経症
用法 1回15才以上2g, 14〜7才1.3g, 6〜4才1g, 3〜2才0.6g, 1日3回食前又は食間。2才未満は服用しない
包装 500g

サンワ桂枝加竜骨牡蛎湯エキス細粒「分包」⊖　三和生薬㈱

区分 第2類
組成 細：3包(6g)中 桂枝加竜骨牡蛎湯水製エキス2.1g（ケイヒ・シャクヤク・タイソウ各2.4g, ショウキョウ0.6g, カンゾウ1.2g, リュウコツ・ボレイ各1.8g）
添加 乳糖, トウモロコシデンプン
適応 体力中等度以下で, 疲れやすく, 神経過敏で, 興奮しやすいものの次の諸症：神経質, 不眠症, 小児夜なき, 夜尿症, 眼精疲労, 神経症
用法 1回15才以上1包, 14〜7才2/3, 6〜4才1/2, 3〜2才1/3, 1日3回食前又は食間。2才未満は服用しない
包装 30包〔Ⓐ2,205(税込み)〕, 90包〔Ⓐ5,985(税込み)〕

サンワ桂枝加竜骨牡蛎湯エキス錠⊖　三和生薬㈱

区分 第2類
組成 錠：18錠(5.4g)中 桂枝加竜骨牡蛎湯水製エキス2.1g（ケイヒ・シャクヤク・タイソウ各2.4g, ショウキョウ0.6g, カンゾウ1.2g, リュウコツ・ボレイ各1.8g）
添加 乳糖, トウモロコシデンプン, メタケイ酸アルミン酸マグネシウム, ステアリン酸カルシウム, カルメロースカルシウム(CMC-Ca)
適応 体力中等度以下で, 疲れやすく, 神経過敏で, 興奮しやすいものの次の諸症：神経質, 不眠症, 小児夜なき, 夜尿症, 眼精疲労, 神経症
用法 1回15才以上6錠, 14〜7才4錠, 6〜5才3錠, 1日3回食前又は食間。5才未満は服用しない
包装 270錠〔Ⓐ2,835(税込み)〕

順成（エキス顆粒）⊖　㈱建林松鶴堂

区分 第2類
組成 顆(灰褐)：3包(6g)中 桂枝加竜骨牡蛎湯水製乾燥エキス1.3g（ケイヒ・シャクヤク・タイソウ・ボレイ末各1.5g, カンゾウ・リュウコツ末各1g, ショウキョウ0.5g）
添加 乳糖, バレイショデンプン
適応 体力中等度以下で, 疲れやすく, 神経過敏で, 興奮しやすいものの次の諸症：神経質, 不眠症, 小児夜なき, 夜尿症, 眼精疲労, 神経症

|用法|1回15才以上1包，14〜7才⅔，6〜4才½，3〜2才⅓，2才未満¼以下，1日3回食間。1才未満には，医師の診療を受けさせることを優先し，止むを得ない場合にだけ服用させる。3ヵ月未満は服用しない
|包装|90包〔Ⓐ7,140（税込み）〕

錠剤桂枝加龍牡湯⊖　一元製薬㈱−㈱イチゲン
|区分|第2類
|組成|錠（褐）：100錠中 ケイヒ末4.4g，シャクヤク末4.4g，ショウキョウ末4.4g，カンゾウ末2.5g，ボレイ末3.4g，リュウコツ末3.4g，水性エキス2.5g（ケイヒ・シャクヤク各4.2g，タイソウ・ショウキョウ各4g，カンゾウ2.2g，ボレイ・リュウコツ各3.2g）
|適応|体力中等度以下で，疲れやすく，神経過敏で，興奮しやすいものの次の諸症：神経質，不眠症，小児夜なき，夜尿症，眼精疲労，神経症
|用法|1回成人4〜6錠，13〜7才2〜3錠，1日3回食前1時間。温湯で服用
|包装|350錠〔Ⓐ3,500Ⓑ1,750〕，1000錠〔Ⓐ8,400Ⓑ4,200〕，2000錠〔Ⓐ15,000Ⓑ7,500〕

ツムラ漢方桂枝加竜骨牡蠣湯エキス顆粒⊖　㈱ツムラ
|区分|第2類
|組成|顆（灰褐）：2包（3.75g）中 混合生薬乾燥エキス1.625g（ケイヒ・シャクヤク・タイソウ各2g，ボレイ・リュウコツ各1.5g，カンゾウ1g，ショウキョウ0.75g）
|添加|ステアリン酸マグネシウム，乳糖水和物
|適応|体力中等度以下で，疲れやすく，神経過敏で，興奮しやすいものの次の諸症：神経質，不眠症，小児夜なき，夜尿症，眼精疲労，神経症
|用法|1回15才以上1包，14〜7才⅔，6〜4才½，3〜2才⅓，2才未満¼，1日2回食前。1才未満には，医師の診療を受けさせることを優先し，止むを得ない場合にだけ服用させる。3ヵ月未満は服用しない
|包装|24包〔Ⓐ2,625（税込み）〕

ホノミスイセイ錠⊖　剤盛堂薬品㈱
|区分|第2類
|組成|錠（淡黄褐）：18錠（3.6g）中 桂枝加竜骨牡蠣湯水製エキス1.15g（カンゾウ1g，ケイヒ・シャクヤク・タイソウ各2g，ショウキョウ0.67g，ボレイ・リュウコツ各1.5g）
|添加|ステアリン酸マグネシウム，乳糖，バレイショデンプン，メタケイ酸アルミン酸マグネシウム
|適応|体力中等度以下で，疲れやすく，神経過敏で，興奮しやすいものの次の諸症：神経質，不眠症，小児夜なき，夜尿症，眼精疲労，神経症
|用法|1回成人6錠，14〜7才4錠，6〜5才3錠，1日3回食間。5才未満は服用しない

桂枝加苓朮附湯
ケイシカリョウジュツブトウ

〔基準〕

（平成20年9月30日　厚生労働省医薬食品局審査管理課長通知による）
1．成分・分量
　桂皮3〜4，芍薬3〜4，大棗3〜4，生姜1〜1.5（ヒネショウガを使用する場合3〜4），甘草2，蒼朮3〜4（白朮も可），加工ブシ0.5〜1，茯苓4
2．用法・用量
　湯
3．効能・効果
　体力虚弱で，手足が冷えてこわばり，尿量が少なく，ときに動悸，めまい，筋肉のぴくつきがあるものの次の諸症：関節痛，神経痛

〔使用上の注意〕

（平成25年3月27日　厚生労働省医薬食品局安全対策課長・審査管理課長通知による）

【添付文書等に記載すべき事項】
『してはいけないこと』
（守らないと現在の症状が悪化したり，副作用が起こりやすくなる）
　次の人は服用しないこと
　　生後3ヵ月未満の乳児。
　〔生後3ヵ月未満の用法がある製剤に記載すること。〕
『相談すること』
1．次の人は服用前に医師，薬剤師又は登録販売者に相談すること
（1）医師の治療を受けている人。
（2）妊婦又は妊娠していると思われる人。
（3）のぼせが強く赤ら顔で体力の充実している人。
（4）高齢者。
　　〔1日最大配合量が甘草として1g以上（エキス剤については原生薬に換算して1g以上）含有する製剤に記載すること。〕
（5）今までに薬などにより発疹・発赤，かゆみ等を起こしたことがある人。
（6）次の症状のある人。
　　むくみ
　　〔1日最大配合量が甘草として1g以上（エキス剤については原生薬に換算して1g以上）含有する製剤に記載すること。〕
（7）次の診断を受けた人。
　　高血圧，心臓病，腎臓病
　　〔1日最大配合量が甘草として1g以上（エキス剤については原生薬に換算して1g以上）含有する製剤に記載すること。〕
2．服用後，次の症状があらわれた場合は副作用の可能性があるので，直ちに服用を中止し，この文書を持って医師，薬剤師又は登録販売者に相談すること

関係部位	症　状
皮　膚	発疹・発赤，かゆみ
その他	動悸，のぼせ，ほてり，口唇・舌のしびれ

まれに下記の重篤な症状が起こることがある。その場合は直ちに医師の診療を受けること。

桂枝加苓朮附湯　253

症状の名称	症　　　状
偽アルドステロン症,ミオパチー	手足のだるさ,しびれ,つっぱり感やこわばりに加えて,脱力感,筋肉痛があらわれ,徐々に強くなる。

　〔1日最大配合量が甘草として1g以上（エキス剤については原生薬に換算して1g以上）含有する製剤に記載すること。〕
3.　1ヵ月位服用しても症状がよくならない場合は服用を中止し,この文書を持って医師,薬剤師又は登録販売者に相談すること
4.　長期連用する場合には,医師,薬剤師又は登録販売者に相談すること
　〔1日最大配合量が甘草として1g以上（エキス剤については原生薬に換算して1g以上）含有する製剤に記載すること。〕
〔用法及び用量に関連する注意として,用法及び用量の項目に続けて以下を記載すること。〕
(1)　小児に服用させる場合には,保護者の指導監督のもとに服用させること。
　〔小児の用法及び用量がある場合に記載すること。〕
(2)　〔小児の用法がある場合,剤形により,次に該当する場合には,そのいずれかを記載すること。〕
　1)　3歳以上の幼児に服用させる場合には,薬剤がのどにつかえることのないよう,よく注意すること。
　　〔5歳未満の幼児の用法がある錠剤・丸剤の場合に記載すること。〕
　2)　幼児に服用させる場合には,薬剤がのどにつかえることのないよう,よく注意すること。
　　〔3歳未満の用法及び用量を有する丸剤の場合に記載すること。〕
　3)　1歳未満の乳児には,医師の診療を受けさせることを優先し,やむを得ない場合にのみ服用させること。
　　〔カプセル剤及び錠剤・丸剤以外の製剤の場合に記載すること。なお,生後3ヵ月未満の用法がある製剤の場合,「生後3ヵ月未満の乳児」を『してはいけないこと』に記載し,用法及び用量欄には記載しないこと。〕

保管及び取扱い上の注意
(1)　直射日光の当たらない（湿気の少ない）涼しい所に（密栓して）保管すること。
　〔（　）内は必要とする場合に記載すること。〕
(2)　小児の手の届かない所に保管すること。
(3)　他の容器に入れ替えないこと。（誤用の原因になったり品質が変わる。）
　〔容器等の個々に至適表示がなされていて,誤用のおそれのない場合には記載しなくてもよい。〕

【外部の容器又は外部の被包に記載すべき事項】
注意
1.　次の人は服用しないこと
　生後3ヵ月未満の乳児。
　〔生後3ヵ月未満の用法がある製剤に記載すること。〕
2.　次の人は服用前に医師,薬剤師又は登録販売者に相談すること
(1)　医師の治療を受けている人。
(2)　妊婦又は妊娠していると思われる人。
(3)　のぼせが強く赤ら顔で体力の充実している人。
(4)　高齢者。
　〔1日最大配合量が甘草として1g以上（エキス剤については原生薬に換算して1g以上）含有する製剤に記載すること。〕
(5)　今までに薬などにより発疹・発赤,かゆみ等を起こしたことがある人。
(6)　次の症状のある人。
　むくみ
　〔1日最大配合量が甘草として1g以上（エキス剤については原生薬に換算して1g以上）含有する製剤に記載すること。〕
(7)　次の診断を受けた人。
　高血圧,心臓病,腎臓病
　〔1日最大配合量が甘草として1g以上（エキス剤については原生薬に換算して1g以上）含有する製剤に記載すること。〕
2′.　服用が適さない場合があるので,服用前に医師,薬剤師又は登録販売者に相談すること
　〔2.の項目の記載に際し,十分な記載スペースがない場合には2′.を記載すること。〕
3.　服用に際しては,説明文書をよく読むこと
4.　直射日光の当たらない（湿気の少ない）涼しい所に（密栓して）保管すること
　〔（　）内は必要とする場合に記載すること。〕

ウチダの恵賜去風㊀　㈱ウチダ和漢薬
区分 第2類
組成 細：3包(7.5g)中 桂枝加苓朮附湯エキス3.3g（ケイヒ・シャクヤク・タイソウ・ソウジュツ・ブクリョウ各2g,カンゾウ1g,ショウキョウ・ブシ末1各0.5g）
添加 乳糖水和物,バレイショデンプン,メタケイ酸アルミン酸マグネシウム
適応 関節痛,神経痛
用法 1回15才以上1包,14～7才⅔,6～4才½,3～2才⅓,2才未満¼,1日3回食前又は食間。1才未満には,医師の診療を受けさせることを優先し,止むを得ない場合にだけ服用させる。3ヵ月未満は服用しない
包装 300包

「クラシエ」漢方桂枝加苓朮附湯エキス顆粒㊀　クラシエ製薬㈱-クラシエ薬品㈱
区分 第2類
組成 顆（淡褐）：3包(3.6g)中 桂枝加苓朮附湯エキス粉末M 2200mg（ケイヒ・シャクヤク・タイソウ・ビャクジュツ・ブクリョウ各2g,ショウキョウ0.5g,カンゾウ1g,ブシ末0.25g）
添加 ヒドロキシプロピルセルロース,乳糖,ポリオキシエチレンポリオキシプロピレングリコール
適応 体力虚弱で,手足が冷えてこわばり,尿量が少なく,ときに動悸,めまい,筋肉のぴくつきがあるものの次の諸症：関節痛,神経痛
用法 1回15才以上1包,14～7才⅔,6～4才½,1日3回食前又は食間。4才未満は服用しない
包装 45包〔Ⓐ3,675(税込み)〕,90包

桂枝加苓朮附湯エキス顆粒KM㊀　㈱カーヤ-㈱イチゲン,一元製薬㈱,山本漢方製薬㈱
区分 第2類
組成 顆（褐）：7.5g中 桂枝加苓朮附湯水製乾燥エキス4g（ケイヒ・シャクヤク・タイソウ・ソウジュツ・ブクリョウ各4g,カンゾウ2g,ショウキョウ1.5g,ホウブシ0.5g）
添加 乳糖,ステアリン酸マグネシウム
適応 体力虚弱で,手足が冷えてこわばり,尿量が少なく,ときに動悸,めまい,筋肉のぴくつきがあるものの次の諸症：関節痛,神経痛
用法 1回15才以上2.5g,14～7才1.6g,6～4才1.2g,3～2才0.8g,2才未満0.6g以下,1日3回食前又は食間。1才未満には,医師の診療を受けさせることを優先し,止むを得ない場合にだけ服用させる。3ヵ月未満は服用しない
包装 500g,12包,36包　備考 製造：天津泰達薬業有限公司（中国）

桂枝加苓朮附湯エキス錠〔大峰〕㊀㊑　大峰堂薬品工業㈱-伸和製薬㈱,日邦薬品工業㈱
区分 第2類
組成 錠（淡褐）：12錠中 桂枝加苓朮附湯エキス粉末2400mg（ケイヒ・シャクヤク・タイソウ・ビャクジュツ・ブクリョウ各2g,

ショウキョウ0.5g，カンゾウ1g，ブシ末0.25g)
|添加| ステアリン酸マグネシウム，ラウリル硫酸ナトリウム，カルメロースカルシウム(CMC-Ca)，二酸化ケイ素，セルロース
|適応| 体力虚弱で，手足が冷えてこわばり，尿量が少なく，ときに，動悸，めまい，筋肉のぴくつきがあるものの次の諸症：関節痛，神経痛
|用法| 1回15才以上4錠，14〜7才3錠，6〜5才2錠，1日3回食前又は食間。5才未満は服用しない
|包装| 240錠〔Ⓐ3,990（税込み）〕

桂枝加苓朮附湯エキス錠クラシエ⊖　クラシエ製薬㈱-クラシエ薬品㈱
|区分| 第2類
|組成| 錠(褐)：12錠(3972mg)中 桂枝加苓朮附湯エキス粉末2400mg（ケイヒ・シャクヤク・タイソウ・ブクリョウ・ビャクジュツ各2g，ショウキョウ0.5g，カンゾウ1g，ブシ末0.25g)
|添加| タルク，ステアリン酸マグネシウム，二酸化ケイ素，クロスカルメロースナトリウム(CMC-Na)，水酸化アルミナマグネシウム，セルロース，ポリオキシエチレンポリオキシプロピレングリコール，ヒプロメロース(ヒドロキシプロピルメチルセルロース)
|適応| 体力虚弱で，手足が冷えてこわばり，尿量が少なく，ときに動悸，めまい，筋肉のぴくつきがあるものの次の諸症：関節痛，神経痛
|用法| 1回15才以上4錠，14〜7才3錠，6〜5才2錠，1日3回食前又は食間。5才未満は服用しない
|包装| 96錠〔Ⓐ2,280（税込み）〕，180錠〔Ⓐ3,675（税込み）〕

桂枝加苓朮附湯「タキザワ」⊖　㈱タキザワ漢方廠
|区分| 第2類
|組成| 煎：3包(23.5g)中 ケイヒ4g，シャクヤク4g，タイソウ4g，ショウキョウ1g，カンゾウ2g，ソウジュツ4g，ブクリョウ4g，ブシ0.5g
|適応| 体力が虚弱で，手足が冷えてこわばり，尿量が少なく，ときに，動悸，めまい，筋肉のぴくつきがあるものの次の諸症：関節痛，神経痛
|用法| 15才以上1回1包を煎じ，1日3回朝昼夕の空腹時。14〜7才⅔，6〜4才½，3〜2才⅓，2才未満¼。1才未満には，医師の診療を受けさせることを優先し，止むを得ない場合にだけ服用させる。3ヵ月未満は服用しない
|包装| 180包〔Ⓐ28,350（税込み）〕Ⓑ14,175（税込み）〕

桂枝加苓朮附湯分包エキス顆粒〔大峰〕⊖　大峰堂薬品工業㈱-伸和製薬㈱，日邦薬品工業㈱
|区分| 第2類
|組成| (褐)：3包(4.5g)中 桂枝加苓朮附湯エキス粉末2400mg（ケイヒ・シャクヤク・タイソウ・ビャクジュツ・ブクリョウ各2g，ショウキョウ0.5g，カンゾウ1g，ブシ末0.25g)
|添加| ヒドロキシプロピルセルロース，乳糖
|適応| 体力虚弱で，手足が冷えてこわばり，尿量が少なく，ときに，動悸，めまい，筋肉のぴくつきがあるものの次の諸症：関節痛，神経痛
|用法| 1回15才以上1包，14〜7才⅔，6〜4才½，3〜2才⅓，1日3回食前又は食間。2才未満は服用しない
|包装| 60包

モリハイツウN⊖　大杉製薬㈱
|区分| 第2類
|組成| (茶褐)：3包(9g)中 桂枝加苓朮附湯エキス4.6g（ケイヒ・タイソウ・シャクヤク・ブクリョウ・ソウジュツ各4g，ショウキョウ・加工ブシ各1g，カンゾウ2g)
|添加| 乳糖，トウモロコシデンプン，ステアリン酸マグネシウム
|適応| 体力虚弱で，手足が冷えてこわばり，尿量が少なく，ときに，動悸，めまい，筋肉のぴくつきがあるものの次の諸症：関節痛，神経痛
|用法| 1回15才以上1包，14〜7才⅔，6〜4才½，3〜2才⅓，2才未満¼，1日3回食前又は食間。1才未満には，医師の診療を受けさせることを優先し，止むを得ない場合にだけ服用させる。3ヵ月未満は服用しない
|包装| 45包〔Ⓐ4,500〕

桂枝芍薬知母湯（ケイシシャクヤクチモトウ）

〔基準〕

（平成23年4月15日 厚生労働省医薬食品局審査管理課長通知による）

1. 成分・分量
   桂皮3〜4，芍薬3〜4，甘草1.5〜2，麻黄2〜3，生姜1〜2（ヒネショウガを使用する場合3〜5），白朮4〜5（蒼朮も可），知母2〜4，防風3〜4，加工ブシ0.3〜1
2. 用法・用量
   湯
3. 効能・効果
   体力虚弱で，皮膚が乾燥し，四肢あるいは諸関節のはれが慢性に経過して，痛むものの次の諸症：関節のはれや痛み，関節炎，神経痛

〔使用上の注意〕

（平成25年3月27日　厚生労働省医薬食品局安全対策課長・審査管理課長通知による）

【添付文書等に記載すべき事項】
『してはいけないこと』
（守らないと現在の症状が悪化したり，副作用が起こりやすくなる）
　次の人は服用しないこと
　　生後3ヵ月未満の乳児。
　　〔生後3ヵ月未満の用法がある製剤に記載すること。〕
『相談すること』
1. 次の人は服用前に医師，薬剤師又は登録販売者に相談すること
   (1) 医師の治療を受けている人。
   (2) 妊婦又は妊娠していると思われる人。
   (3) 体の虚弱な人（体力の衰えている人，体の弱い人）。
   (4) 胃腸の弱い人。
   (5) のぼせが強く赤ら顔で体力の充実している人。
   (6) 発汗傾向の著しい人。
   (7) 高齢者。
      〔マオウ又は，1日最大配合量が甘草として1g以上（エキス剤については原生薬に換算して1g以上）含有する製剤に記載すること。〕
   (8) 今までに薬などにより発疹・発赤，かゆみ等を起こしたことがある人。
   (9) 次の症状のある人。
      むくみ[1]，排尿困難[2]
      〔[1]は，1日最大配合量が甘草として1g以上（エキス剤については原生薬に換算して1g以上）含有する製剤に記載すること。[2]は，マオウを含有する製剤に記載すること。〕
   (10) 次の診断を受けた人。
      高血圧[1,2]，心臓病[1,2]，腎臓病[1,2]，甲状腺機能障害[2]
      〔[1]は，1日最大配合量が甘草として1g以上（エキス剤については原生薬に換算して1g以上）含有する製剤に記載すること。[2]は，マオウを含有する製剤に記載すること。〕
2. 服用後，次の症状があらわれた場合は副作用の可能性があるので，直ちに服用を中止し，この文書を持って医師，薬剤師又は登録販売者に相談すること

関係部位	症状
皮膚	発疹・発赤，かゆみ
消化器	吐き気，食欲不振，胃部不快感

関係部位	症状
その他	動悸，のぼせ，ほてり，口唇・舌のしびれ

まれに下記の重篤な症状が起こることがある。その場合は直ちに医師の診療を受けること。

症状の名称	症状
偽アルドステロン症，ミオパチー	手足のだるさ，しびれ，つっぱり感やこわばりに加えて，脱力感，筋肉痛があらわれ，徐々に強くなる。

〔1日最大配合量が甘草として1g以上（エキス剤については原生薬に換算して1g以上）を含有する製剤に記載すること。〕

3. 1ヵ月位服用しても症状がよくならない場合は服用を中止し，この文書を持って医師，薬剤師又は登録販売者に相談すること
4. 長期連用する場合には，医師，薬剤師又は登録販売者に相談すること
　〔1日最大配合量が，甘草として1g以上（エキス剤については原生薬に換算して1g以上）含有する製剤に記載すること。〕

〔用法及び用量に関連する注意として，用法及び用量の項目に続けて以下を記載すること。〕
(1) 小児に服用させる場合には，保護者の指導監督のもとに服用させること。
　〔小児の用法及び用量がある場合に記載すること。〕
(2) 〔小児の用法がある場合，剤形により，次に該当する場合には，そのいずれかを記載すること。〕
　1) 3歳以上の幼児に服用させる場合には，薬剤がのどにつかえることのないよう，よく注意すること。
　　〔5歳未満の幼児の用法がある錠剤・丸剤の場合に記載すること。〕
　2) 幼児に服用させる場合には，薬剤がのどにつかえることのないよう，よく注意すること。
　　〔3歳未満の用法及び用量を有する丸剤の場合に記載すること。〕
　3) 1歳未満の乳児には，医師の診療を受けさせることを優先し，やむを得ない場合にのみ服用させること。
　　〔カプセル剤及び錠剤・丸剤以外の製剤の場合に記載すること。なお，生後3ヵ月未満の用法がある製剤の場合，「生後3ヵ月未満の乳児」を『してはいけないこと』に記載し，用法及び用量欄には記載しないこと。〕

保管及び取扱い上の注意
(1) 直射日光の当たらない（湿気の少ない）涼しい所に（密栓して）保管すること。
　　〔（ ）内は必要とする場合に記載すること。〕
(2) 小児の手の届かない所に保管すること。
(3) 他の容器に入れ替えないこと。（誤用の原因になったり品質が変わる。）
　　〔容器等の個々に至適表示がなされていて，誤用のおそれのない場合には記載しなくてもよい。〕

【外部の容器又は外部の被包に記載すべき事項】
注意
1. 次の人は服用しないこと
　　生後3ヵ月未満の乳児。
　　　〔生後3ヵ月未満の用法がある製剤に記載すること。〕
2. 次の人は服用前に医師，薬剤師又は登録販売者に相談すること
　(1) 医師の治療を受けている人。
　(2) 妊婦又は妊娠していると思われる人。
　(3) 体の虚弱な人（体力の衰えている人，体の弱い人）。
　(4) 胃腸の弱い人。
　(5) のぼせが強く赤ら顔で体力の充実している人。
　(6) 発汗傾向の著しい人。
　(7) 高齢者。
　　〔マオウ又は，1日最大配合量が甘草として1g以上（エキス剤については原生薬に換算して1g以上）含有する製剤に記載すること。〕
　(8) 今までに薬などにより発疹・発赤，かゆみ等を起こしたことがある人。
　(9) 次の症状のある人。
　　　むくみ[1]，排尿困難[2]
　　〔[1]は，1日最大配合量が甘草として1g以上（エキス剤については原生薬に換算して1g以上）含有する製剤に記載すること。[2]は，マオウを含有する製剤に記載すること。〕
　(10) 次の診断を受けた人。
　　　高血圧[1)2)]，心臓病[1)2)]，腎臓病[1)2)]，甲状腺機能障害[2)]
　　〔[1]は，1日最大配合量が甘草として1g以上（エキス剤については原生薬に換算して1g以上）含有する製剤に記載すること。[2]は，マオウを含有する製剤に記載すること。〕
2'. 服用が適さない場合があるので，服用前に医師，薬剤師又は登録販売者に相談すること
　　〔2.の項目の記載に際し，十分な記載スペースがない場合には2'.を記載すること。〕
3. 服用に際しては，説明文書をよく読むこと
4. 直射日光の当たらない（湿気の少ない）涼しい所に（密栓して）保管すること
　　〔（ ）内は必要とする場合に記載すること。〕

ウチダの桂枝芍薬知母湯㊀ ㈱ウチダ和漢薬
区分 第2類
組成㊜：1袋中 ケイヒ3g，チモ3g，ハマボウフウ3g，シャクヤク3g，マオウ3g，ショウキョウ1g，ソウジュツ4g，カンゾウ1.5g，加工ブシ末0.3g
適応 諸肢関節疼痛し，やせて脚部腫脹し，だるく，あるいは関節だけがはれてこぶのようになり，めまい，悪心のあるもの：慢性関節炎，関節リウマチ
用法 15才以上1日1袋を煎じ2～3回に分けて食前1時間又は食間空腹時に温服。15才未満は服用しない
包装 30袋

サンワロンT㊀ 三和生薬㈱
区分 第2類
組成錠：30錠(9g)中 サンワロンT水製エキス4.8g（ケイヒ・ショウキョウ・マオウ・チモ・ボウフウ・シャクヤク各3g，カンゾウ1.5g，ビャクジュツ4g），加工ブシ末1.2g
添加 カルメロースカルシウム（CMC-Ca），メタケイ酸アルミン酸マグネシウム，ステアリン酸カルシウム，乳糖
適応 体力虚弱で，皮膚が乾燥し，四肢あるいは諸関節のはれが慢性に経過して，痛むものの次の諸症：関節のはれや痛み，関節炎，神経痛
用法 15才以上1回10錠1日3回食前又は食間。15才未満は服用しない
包装 270錠〔Ⓐ4,620（税込み）〕

サンワロンT顆粒㊀ 三和生薬㈱-ジェービーエス製薬㈱
区分 第2類
組成顆（褐）：12包(9g)中 サンワロンT水製エキス4.8g（ケイヒ・ショウキョウ・マオウ・チモ・ボウフウ・シャクヤク各3g，カンゾウ1.5g，ソウジュツ4g），加工ブシ末1.2g
添加 ステアリン酸カルシウム，トウモロコシデンプン，乳糖
適応 体力虚弱で，皮膚が乾燥し，四肢あるいは諸関節のはれが慢性に経過して，痛むものの次の諸症：関節のはれや痛み，関節炎，神経痛
用法 15才以上1回2～4包1日3回食前又は食間。15才未満は服用しない
包装 三和生薬㈱販売：90包〔Ⓐ3,990（税込み）〕。ジェービーエス

製薬㈱販売：180包
備考 ジェーピーエス製薬㈱販売の商品名：JPS漢方顆粒-93号

桂枝湯

〔基準〕

（平成20年9月30日 厚生労働省医薬食品局審査管理課長通知による）
1. 成分・分量
   桂皮3〜4，芍薬3〜4，大棗3〜4，生姜1〜1.5（ヒネショウガを使用する場合3〜4），甘草2
2. 用法・用量
   湯
3. 効能・効果
   体力虚弱で，汗が出るものの次の症状：かぜの初期

〔使用上の注意〕

（平成25年3月27日 厚生労働省医薬食品局安全対策課長・審査管理課長通知による）
【添付文書等に記載すべき事項】
『してはいけないこと』
（守らないと現在の症状が悪化したり，副作用が起こりやすくなる）
1. 次の人は服用しないこと
   生後3ヵ月未満の乳児。
   〔生後3ヵ月未満の用法がある製剤に記載すること。〕
2. 短期間の服用にとどめ，連用しないこと
   〔1日最大配合量が甘草として1g以上（エキス剤については原生薬に換算して1g以上）含有する製剤に記載すること。〕

『相談すること』
1. 次の人は服用前に医師，薬剤師又は登録販売者に相談すること
   (1) 医師の治療を受けている人。
   (2) 妊婦又は妊娠していると思われる人。
   (3) 高齢者。
       〔1日最大配合量が甘草として1g以上（エキス剤については原生薬に換算して1g以上）含有する製剤に記載すること。〕
   (4) 今までに薬などにより発疹・発赤，かゆみ等を起こしたことがある人。
   (5) 次の症状のある人。
       むくみ
       〔1日最大配合量が甘草として1g以上（エキス剤については原生薬に換算して1g以上）含有する製剤に記載すること。〕
   (6) 次の診断を受けた人。
       高血圧，心臓病，腎臓病
       〔1日最大配合量が甘草として1g以上（エキス剤については原生薬に換算して1g以上）含有する製剤に記載すること。〕
2. 服用後，次の症状があらわれた場合は副作用の可能性があるので，直ちに服用を中止し，この文書を持って医師，薬剤師又は登録販売者に相談すること

関係部位	症　状
皮　膚	発疹・発赤，かゆみ

まれに下記の重篤な症状が起こることがある。その場合は直ちに医師の診療を受けること。

症状の名称	症　状
偽アルドステロン症，ミオパチー	手足のだるさ，しびれ，つっぱり感やこわばりに加えて，脱力感，筋肉痛があらわれ，徐々に強くなる。

〔1日最大配合量が甘草として1g以上（エキス剤については原生薬に換算して1g以上）含有する製剤に記載すること。〕
3. 5～6回服用しても症状がよくならない場合は服用を中止し，この文書を持って医師，薬剤師又は登録販売者に相談すること
〔用法及び用量に関連する注意として，用法及び用量の項目に続けて以下を記載すること。〕
(1) 小児に服用させる場合には，保護者の指導監督のもとに服用させること。
〔小児の用法及び用量がある場合に記載すること。〕
(2) 〔小児の用法がある場合，剤形により，次に該当する場合には，そのいずれかを記載すること。〕
  1) 3歳以上の幼児に服用させる場合には，薬剤がのどにつかえることのないよう，よく注意すること。
  〔5歳未満の幼児の用法がある錠剤・丸剤の場合に記載すること。〕
  2) 幼児に服用させる場合には，薬剤がのどにつかえることのないよう，よく注意すること。
  〔3歳未満の用法及び用量を有する丸剤の場合に記載すること。〕
  3) 1歳未満の乳児には，医師の診療を受けさせることを優先し，やむを得ない場合にのみ服用させること。
  〔カプセル剤及び錠剤・丸剤以外の製剤の場合に記載すること。なお，生後3ヵ月未満の用法がある製剤の場合，「生後3ヵ月未満の乳児」を『してはいけないこと』に記載し，用法及び用量欄には記載しないこと。〕

保管及び取扱い上の注意
(1) 直射日光の当たらない（湿気の少ない）涼しい所に（密栓して）保管すること。
  〔（ ）内は必要とする場合に記載すること。〕
(2) 小児の手の届かない所に保管すること。
(3) 他の容器に入れ替えないこと。（誤用の原因になったり品質が変わる。）
  〔容器等の個々に至適表示がなされていて，誤用のおそれのない場合には記載しなくてもよい。〕

【外部の容器又は外部の被包に記載すべき事項】
注意
1. 次の人は服用しないこと
  生後3ヵ月未満の乳児。
  〔生後3ヵ月未満の用法がある製剤に記載すること。〕
2. 次の人は服用前に医師，薬剤師又は登録販売者に相談すること
(1) 医師の治療を受けている人。
(2) 妊婦又は妊娠していると思われる人。
(3) 高齢者。
  〔1日最大配合量が甘草として1g以上（エキス剤については原生薬に換算して1g以上）含有する製剤に記載すること。〕
(4) 今までに薬などにより発疹・発赤，かゆみ等を起こしたことがある人。
(5) 次の症状のある人。
  むくみ
  〔1日最大配合量が甘草として1g以上（エキス剤については原生薬に換算して1g以上）含有する製剤に記載すること。〕
(6) 次の診断を受けた人。
  高血圧，心臓病，腎臓病
  〔1日最大配合量が甘草として1g以上（エキス剤については原生薬に換算して1g以上）含有する製剤に記載すること。〕
2'. 服用が適さない場合があるので，服用前に医師，薬剤師又は登録販売者に相談すること
  〔2.の項目の記載に際し，十分な記載スペースがない場合には2'.を記載すること。〕
3. 服用に際しては，説明文書をよく読むこと
4. 直射日光の当たらない（湿気の少ない）涼しい所に（密栓して）保管すること
  〔（ ）内は必要とする場合に記載すること。〕

一般用漢方製剤

JPS漢方顆粒-58号 ジェーピーエス製薬㈱
区分 第2類
組成 顆 （淡褐）：3包(6g)中 桂枝湯乾燥エキス3.04g（ケイヒ・シャクヤク・タイソウ各3.2g，ショウキョウ0.8g，カンゾウ1.6g）
添加 ステアリン酸マグネシウム，ショ糖脂肪酸エステル，乳糖水和物
適応 体力虚弱で，汗が出るものの次の症状：風邪の初期
用法 1回15才以上1包，14～7才2/3，6～4才1/2，3～2才1/3，2才未満1/4，1日3回食前又は食間。1才未満には，医師の診療を受けさせることを優先し，止むを得ない場合にだけ服用させる。3ヵ月未満は服用しない
包装 12包，180包

ウチダの桂枝湯 ㈱ウチダ和漢薬
区分 第2類
組成 煎 1袋中 ケイヒ4g，シャクヤク4g，タイソウ4g，ショウキョウ1g，カンゾウ2g
適応 虚弱体質で，寒気，発熱，頭痛，のぼせ，自汗，身体疼痛のあるもの：感冒，神経痛，リウマチ，頭痛
用法 15才以上1日1袋を煎じ2～3回に分けて食前1時間又は食間空腹時に温服。15才未満は服用しない
包装 30袋

ウチダの桂枝湯エキス散 ㈱ウチダ和漢薬
区分 第2類
組成 細 6g中 桂枝湯エキス2.34g（ケイヒ・シャクヤク・タイソウ各2.4g，ショウキョウ0.6g，カンゾウ1.2g）
添加 乳糖水和物，バレイショデンプン，メタケイ酸アルミン酸マグネシウム
適応 体力が衰えたときの風邪の初期
用法 1回15才以上1包，14～7才2/3，6～4才1/2，3～2才1/3，2才未満1/4以下，1日3回食前又は食間。1才未満には，医師の診療を受けさせることを優先し，止むを得ない場合にだけ服用させる。3ヵ月未満は服用しない
包装 500g

ウチダの千方里芯 ㈱ウチダ和漢薬
区分 第2類
組成 細 3包(6g)中 桂枝湯エキス2.34g（ケイヒ・シャクヤク・タイソウ各2.4g，ショウキョウ0.6g，カンゾウ1.2g）
添加 乳糖水和物，バレイショデンプン，メタケイ酸アルミン酸マグネシウム
適応 体力が衰えたときの風邪の初期
用法 1回15才以上1包，14～7才2/3，6～4才1/2，3～2才1/3，2才未満1/4，1日3回食前又は食間。1才未満には，医師の診療を受けさせることを優先し，止むを得ない場合にだけ服用させる。3ヵ月未満は服用しない
包装 300包

桂枝湯 東洋漢方製薬㈱
区分 第2類
組成 煎 1包(15.5g)中 ケイヒ4g，シャクヤク4g，タイソウ4g，ショウキョウ1.5g，カンゾウ2g
適応 体力が衰えたときの風邪の初期
用法 15才以上1日1包を煎じ2～3回（食前1時間又は食間空腹時）に分けて温服。14～7才2/3，6～4才1/2，3～2才1/3，1日3回
包装 100包 〔Ⓑ10,000〕

桂枝湯エキス顆粒KM カーヤ-㈱イチゲン，一元製薬㈱
区分 第2類
組成 顆 7.5g中 桂枝湯水製乾燥エキス3g（ケイヒ・シャクヤク・

桂枝湯

タイソウ各4g，カンゾウ2g，ショウキョウ1g）
添加 乳糖，ステアリン酸マグネシウム
適応 体力虚弱で，汗が出るものの次の症状：かぜの初期
用法 1回15才以上2.5g，14〜7才1.6g，6〜4才1.2g，3〜2才0.8g，2才未満0.6g以下，1日3回食前又は食間。1才未満には，医師の診療を受けさせることを優先し，止むを得ない場合にだけ服用させる。3ヵ月未満は服用しない
包装 500g **備考** 製造：天津泰達薬業有限公司(中国)

桂枝湯エキス〔細粒〕13⊖ 松浦薬業㈱-松浦漢方㈱
区分 第2類
組成 細（淡褐）：3包(6g)又は6g中 桂枝湯水製エキス2.3g(乾燥物換算で約1.15gに相当)（ケイヒ・シャクヤク・タイソウ各2g，ショウキョウ0.5g，カンゾウ1g）
添加 メタケイ酸アルミン酸マグネシウム，ヒプロメロース(ヒドロキシプロピルメチルセルロース)，乳糖，バレイショデンプン，香料
適応 体力虚弱で，汗が出るものの次の症状：かぜの初期
用法 1回15才以上1包又は2g，14〜7才⅔，6〜4才½，3〜2才⅓，2才未満¼以下，1日3回食前又は食間。1才未満には，医師の診療を受けさせることを優先し，止むを得ない場合にだけ服用させる。3ヵ月未満は服用しない
包装 500g，12包〔Ⓐ1,260(税込み)〕，300包

桂枝湯「タキザワ」⊖ ㈱タキザワ漢方廠
区分 第2類
組成 煎：2包(15g)中 ケイヒ4g，シャクヤク4g，タイソウ4g，ショウキョウ1g，カンゾウ2g
適応 体力が衰えたときの風邪の初期
用法 15才以上1回1包を煎じ，1日2回朝夕空腹時。14〜7才⅔，6〜4才½，3〜2才⅓，2才未満¼。1才未満には，医師の診療を受けさせることを優先し，止むを得ない場合にだけ服用させる。3ヵ月未満は服用しない
包装 120g〔Ⓐ22,050(税込み)Ⓑ11,025(税込み)〕

月光⊖ 日の丸漢方㈱
区分 第2類
組成 丸：1丸(100mg)中 カンゾウ15mg，ケイヒ20mg，シャクヤク20mg，ショウキョウ20mg，タイソウ20mg，デンプン5mg
適応 平素からやや虚症体質で，悪寒，発熱，頭痛，身体疼痛あり，自然発汗ある者の感冒・神経痛・リウマチ
用法 1回成人20丸，14〜7才10丸，6〜4才6丸，3〜2才4丸，1日3回食間。3ヵ月未満は服用しない
包装 75g〔Ⓐ3,000〕，150g〔Ⓐ5,000〕

サンワ桂枝湯エキス細粒⊖ 三和生薬㈱
区分 第2類
組成 細：6g中 桂枝湯水製エキス2.3g（ケイヒ・シャクヤク・タイソウ各3.2g，ショウキョウ0.8g，カンゾウ1.6g）
添加 乳糖，トウモロコシデンプン
適応 体力虚弱で，汗が出るものの次の症状：かぜの初期
用法 1回15才以上2g，14〜7才1.3g，6〜4才1g，1日3回食前又は食間。4才未満は服用しない
包装 500g

サンワ桂枝湯エキス細粒「分包」⊖ 三和生薬㈱
区分 第2類
組成 細：3包(6g)中 桂枝湯水製エキス2.3g（ケイヒ・シャクヤク・タイソウ各3.2g，ショウキョウ0.8g，カンゾウ1.6g）
添加 乳糖，トウモロコシデンプン
適応 体力虚弱で，汗が出るものの次の症状：かぜの初期
用法 1回15才以上1包，14〜7才⅔，6〜4才½，1日3回食前又は食間。4才未満は服用しない
包装 30包〔Ⓐ2,205(税込み)〕，90包〔Ⓐ5,985(税込み)〕

サンワ桂枝湯エキス錠⊖ 三和生薬㈱
区分 第2類
組成 錠：18錠中 桂枝湯水製エキス2.3g（ケイヒ・シャクヤク・タイソウ各3.2g，ショウキョウ0.8g，カンゾウ1.6g）
添加 乳糖，トウモロコシデンプン，カルメロース(CMC)，セルロース，メタケイ酸アルミン酸マグネシウム，ステアリン酸カルシウム
適応 体力虚弱で，汗が出るものの次の症状：かぜの初期
用法 1回15才以上6錠，14〜7才4錠，6〜5才3錠，1日3回食前又は食間。5才未満は服用しない
包装 270錠〔Ⓐ2,835(税込み)〕

錠剤桂枝湯⊖ 一元製薬㈱-㈱イチゲン
区分 第2類
組成 錠（褐）：100錠中 ケイヒ末5g，シャクヤク末5g，ショウキョウ末5g，カンゾウ末2.5g，タイソウ末5g，桂枝湯水性エキス2.5g（ケイヒ・シャクヤク・タイソウ・ショウキョウ各5.5g，カンゾウ3g）
適応 体力虚弱で，汗が出るものの次の諸症：かぜの初期
用法 成人1日4〜8錠1日3回食前1時間
包装 350錠〔Ⓐ3,500Ⓑ1,750〕，1000錠〔Ⓐ8,400Ⓑ4,200〕，2000錠〔Ⓐ15,000Ⓑ7,500〕

ツムラ漢方桂枝湯エキス顆粒⊖ ㈱ツムラ
区分 第2類
組成 顆（淡褐）：2包(3.75g)中 混合生薬乾燥エキス1.5g（ケイヒ・シャクヤク・タイソウ各2g，カンゾウ1g，ショウキョウ0.75g）
添加 ステアリン酸マグネシウム，乳糖水和物
適応 体力虚弱で，汗が出るものの次の症状：かぜの初期
用法 1回15才以上1包，14〜7才⅔，6〜4才½，3〜2才⅓，1日2回食前。2才未満は服用しない
包装 24包〔Ⓐ2,625(税込み)〕

ホリエの桂枝湯⊖ 堀江生薬㈱
区分 第2類
組成 煎：1袋(15g)中 ケイヒ4g，シャクヤク4g，タイソウ4g，ショウキョウ1g，カンゾウ2g
適応 体力が衰えたときの風邪の初期
用法 成人1日1袋を煎じ食間3回に分服。14〜7才⅔，6〜4才½，3〜2才⅓，2才未満¼以下。1才未満には，医師の診療を受けさせることを優先し，止むを得ない場合にだけ服用させる。3ヵ月未満は服用しない
包装 10袋，30袋

桂枝二越婢一湯
ケイシニエッピイットウ

〔基準〕

(平成23年4月15日 厚生労働省医薬食品局審査管理課長通知による)

1. 成分・分量
   桂皮2.5～3.5, 芍薬2.5～3.5, 麻黄2.5～3.5, 甘草2.5～3.5, 大棗3～4, 石膏3～8, 生姜1 (ヒネショウガを使用する場合2.8～3.5)
2. 用法・用量
   湯
3. 効能・効果
   体力中等度で, のどが渇き, 汗が出るものの次の諸症：感冒, 頭痛, 腰痛, 筋肉痛, 関節のはれや痛み

〔使用上の注意〕

(平成25年3月27日　厚生労働省医薬食品局安全対策課長・審査管理課長通知による)

【添付文書等に記載すべき事項】

『してはいけないこと』
(守らないと現在の症状が悪化したり, 副作用が起こりやすくなる)

次の人は服用しないこと
　生後3ヵ月未満の乳児。
　〔生後3ヵ月未満の用法がある製剤に記載すること。〕

『相談すること』

1. 次の人は服用前に医師, 薬剤師又は登録販売者に相談すること
   (1) 医師の治療を受けている人。
   (2) 妊婦又は妊娠していると思われる人。
   (3) 体の虚弱な人 (体力の衰えている人, 体の弱い人)。
   (4) 胃腸の弱い人。
   (5) 発汗傾向の著しい人。
   (6) 高齢者。
   　〔マオウ又は, 1日最大配合量が甘草として1g以上 (エキス剤については原生薬に換算して1g以上) 含有する製剤に記載すること。〕
   (7) 今までに薬などにより発疹・発赤, かゆみ等を起こしたことがある人。
   (8) 次の症状のある人。
   　むくみ[1], 排尿困難[2]
   　〔[1]は, 1日最大配合量が甘草として1g以上 (エキス剤については原生薬に換算して1g以上) 含有する製剤に記載すること。[2]は, マオウを含有する製剤に記載すること。〕
   (9) 次の診断を受けた人。
   　高血圧[1,2], 心臓病[1,2], 腎臓病[1,2], 甲状腺機能障害[2]
   　〔[1]は, 1日最大配合量が甘草として1g以上 (エキス剤については原生薬に換算して1g以上) 含有する製剤に記載すること。[2]は, マオウを含有する製剤に記載すること。〕
2. 服用後, 次の症状があらわれた場合は副作用の可能性があるので, 直ちに服用を中止し, この文書を持って医師, 薬剤師又は登録販売者に相談すること

関係部位	症　　状
皮　膚	発疹・発赤, かゆみ
消化器	吐き気, 食欲不振, 胃部不快感

まれに下記の重篤な症状が起こることがある。その場合は直ちに医師の診療を受けること。

症状の名称	症　　状
偽アルドステロン症, ミオパチー	手足のだるさ, しびれ, つっぱり感やこわばりに加えて, 脱力感, 筋肉痛があらわれ, 徐々に強くなる。

　〔1日最大配合量が甘草として1g以上 (エキス剤については原生薬に換算して1g以上) を含有する製剤に記載すること。〕

3. 1ヵ月位 (感冒に服用する場合には5～6日間) 服用しても症状がよくならない場合は服用を中止し, この文書を持って医師, 薬剤師又は登録販売者に相談すること
4. 長期連用する場合には, 医師, 薬剤師又は登録販売者に相談すること
   〔1日最大配合量が, 甘草として1g以上 (エキス剤については原生薬に換算して1g以上) 含有する製剤に記載すること。〕

〔用法及び用量に関連する注意として, 用法及び用量の項目に続けて以下を記載すること。〕

(1) 小児に服用させる場合には, 保護者の指導監督のもとに服用させること。
　〔小児の用法及び用量がある場合に記載すること。〕
(2) 〔小児の用法がある場合, 剤形により, 次に該当する場合には, そのいずれかを記載すること。〕
   1) 3歳以上の幼児に服用させる場合には, 薬剤がのどにつかえることのないよう, よく注意すること。
   　〔5歳未満の幼児の用法がある錠剤・丸剤の場合に記載すること。〕
   2) 幼児に服用させる場合には, 薬剤がのどにつかえることのないよう, よく注意すること。
   　〔3歳未満の用法及び用量を有する丸剤の場合に記載すること。〕
   3) 1歳未満の乳児には, 医師の診療を受けさせることを優先し, やむを得ない場合にのみ服用させること。
   　〔カプセル剤及び錠剤・丸剤以外の製剤の場合に記載すること。なお, 生後3ヵ月未満の用法がある製剤の場合, 「生後3ヵ月未満の乳児」を『してはいけないこと』に記載し, 用法及び用量欄には記載しないこと。〕

保管及び取扱い上の注意
(1) 直射日光の当たらない (湿気の少ない) 涼しい所に (密栓して) 保管すること。
　〔(　) 内は必要とする場合に記載すること。〕
(2) 小児の手の届かない所に保管すること。
(3) 他の容器に入れ替えないこと。(誤用の原因になったり品質が変わる。)
　〔容器等の個々に至適表示がなされていて, 誤用のおそれのない場合には記載しなくてもよい。〕

【外部の容器又は外部の被包に記載すべき事項】

注意
1. 次の人は服用しないこと
   生後3ヵ月未満の乳児。
   〔生後3ヵ月未満の用法がある製剤に記載すること。〕
2. 次の人は服用前に医師, 薬剤師又は登録販売者に相談すること
   (1) 医師の治療を受けている人。
   (2) 妊婦又は妊娠していると思われる人。
   (3) 体の虚弱な人 (体力の衰えている人, 体の弱い人)。
   (4) 胃腸の弱い人。
   (5) 発汗傾向の著しい人。
   (6) 高齢者。
   　〔マオウ又は, 1日最大配合量が甘草として1g以上 (エキス剤については原生薬に換算して1g以上) 含有する製剤に記載すること。〕
   (7) 今までに薬などにより発疹・発赤, かゆみ等を起こしたことがある人。
   (8) 次の症状のある人。

桂枝二越婢一湯加朮附
ケイシニエッピイットウカジュツブ

〔基準〕

（平成23年4月15日 厚生労働省医薬食品局審査管理課長通知による）
1. 成分・分量
   桂皮2.5，芍薬2.5，甘草2.5，麻黄2.5，生姜1（ヒネショウガを使用する場合3.5），大棗3，石膏3，白朮3（蒼朮も可），加工ブシ0.5～1
2. 用法・用量
   湯
3. 効能・効果
   体力中等度以下で，冷えがあって，のどが渇き，汗が出て，ときに尿量が減少するものの次の諸症：関節のはれや痛み，筋肉痛，腰痛，頭痛

〔使用上の注意〕

（平成25年3月27日　厚生労働省医薬食品局安全対策課長・審査管理課長通知による）

【添付文書等に記載すべき事項】
『してはいけないこと』
（守らないと現在の症状が悪化したり，副作用が起こりやすくなる）
　次の人は服用しないこと
　　生後3ヵ月未満の乳児。
　　〔生後3ヵ月未満の用法がある製剤に記載すること。〕
『相談すること』
1. 次の人は服用前に医師，薬剤師又は登録販売者に相談すること
   (1) 医師の治療を受けている人。
   (2) 妊婦又は妊娠していると思われる人。
   (3) 体の虚弱な人（体力の衰えている人，体の弱い人）。
   (4) 胃腸の弱い人。
   (5) のぼせが強く赤ら顔で体力の充実している人。
   (6) 発汗傾向の著しい人。
   (7) 高齢者。
      〔マオウ又は，1日最大配合量が甘草として1g以上（エキス剤については原生薬に換算して1g以上）含有する製剤に記載すること。〕
   (8) 今までに薬などにより発疹・発赤，かゆみ等を起こしたことがある人。
   (9) 次の症状のある人。
      むくみ[1]，排尿困難[2]
      〔[1]は，1日最大配合量が甘草として1g以上（エキス剤については原生薬に換算して1g以上）含有する製剤に記載すること。[2]は，マオウを含有する製剤に記載すること。〕
   (10) 次の診断を受けた人。
      高血圧[1)2)]，心臓病[1)2)]，腎臓病[1)2)]，甲状腺機能障害[2)]
      〔[1]は，1日最大配合量が甘草として1g以上（エキス剤については原生薬に換算して1g以上）含有する製剤に記載すること。[2]は，マオウを含有する製剤に記載すること。〕
2. 服用後，次の症状があらわれた場合は副作用の可能性があるので，直ちに服用を中止し，この文書を持って医師，薬剤師又は登録販売者に相談すること

関係部位	症　　　状
皮　膚	発疹・発赤，かゆみ
消化器	吐き気，食欲不振，胃部不快感

　　　　　むくみ[1]，排尿困難[2]
　　　　　〔[1]は，1日最大配合量が甘草として1g以上（エキス剤については原生薬に換算して1g以上）含有する製剤に記載すること。[2]は，マオウを含有する製剤に記載すること。〕
   (9) 次の診断を受けた人。
      高血圧[1)2)]，心臓病[1)2)]，腎臓病[1)2)]，甲状腺機能障害[2)]
      〔[1]は，1日最大配合量が甘草として1g以上（エキス剤については原生薬に換算して1g以上）含有する製剤に記載すること。[2]は，マオウを含有する製剤に記載すること。〕
2′. 服用が適さない場合があるので，服用前に医師，薬剤師又は登録販売者に相談すること
　　〔2.の項目の記載に際し，十分な記載スペースがない場合には2′.を記載すること。〕
3. 服用に際しては，説明文書をよく読むこと
4. 直射日光の当たらない（湿気の少ない）涼しい所に（密栓して）保管すること
　　〔（　）内は必要とする場合に記載すること。〕

関係部位	症　　状
その他	動悸，のぼせ，ほてり，口唇・舌のしびれ

まれに下記の重篤な症状が起こることがある。その場合は直ちに医師の診療を受けること。

症状の名称	症　　状
偽アルドステロン症，ミオパチー	手足のだるさ，しびれ，つっぱり感やこわばりに加えて，脱力感，筋肉痛があらわれ，徐々に強くなる。

〔1日最大配合量が甘草として1g以上（エキス剤については原生薬に換算して1g以上）を含有する製剤に記載すること。〕

3．1ヵ月位服用しても症状がよくならない場合は服用を中止し，この文書を持って医師，薬剤師又は登録販売者に相談すること
4．長期連用する場合には，医師，薬剤師又は登録販売者に相談すること
　　　〔1日最大配合量が，甘草として1g以上（エキス剤については原生薬に換算して1g以上）含有する製剤に記載すること。〕
〔用法及び用量に関連する注意として，用法及び用量の項目に続けて以下を記載すること。〕
(1) 小児に服用させる場合には，保護者の指導監督のもとに服用させること。
　　〔小児の用法及び用量がある場合に記載すること。〕
(2) 〔小児の用法がある場合，剤形により，次に該当する場合には，そのいずれかを記載すること。〕
　1) 3歳以上の幼児に服用させる場合には，薬剤がのどにつかえることのないよう，よく注意すること。
　　〔5歳未満の幼児の用法がある錠剤・丸剤の場合に記載すること。〕
　2) 幼児に服用させる場合には，薬剤がのどにつかえることのないよう，よく注意すること。
　　〔3歳未満の用法及び用量を有する丸剤の場合に記載すること。〕
　3) 1歳未満の乳児には，医師の診療を受けさせることを優先し，やむを得ない場合にのみ服用させること。
　　〔カプセル剤及び錠剤・丸剤以外の製剤の場合に記載すること。なお，生後3ヵ月未満の用法がある製剤の場合，「生後3ヵ月未満の乳児」を『してはいけないこと』に記載し，用法及び用量欄には記載しないこと。〕

保管及び取扱い上の注意
(1) 直射日光の当たらない（湿気の少ない）涼しい所に（密栓して）保管すること。
　　〔（　）内は必要とする場合に記載すること。〕
(2) 小児の手の届かない所に保管すること。
(3) 他の容器に入れ替えないこと。（誤用の原因になったり品質が変わる。）
　　〔容器等の個々に至適表示がなされていて，誤用のおそれのない場合には記載しなくてもよい。〕

【外部の容器又は外部の被包に記載すべき事項】
注意
1．次の人は服用しないこと
　生後3ヵ月未満の乳児
　　〔生後3ヵ月未満の用法がある製剤に記載すること。〕
2．次の人は服用前に医師，薬剤師又は登録販売者に相談すること
(1) 医師の治療を受けている人。
(2) 妊婦又は妊娠していると思われる人。
(3) 体の虚弱な人（体力の衰えている人，体の弱い人）。
(4) 胃腸の弱い人。
(5) のぼせが強く赤ら顔で体力の充実している人。
(6) 発汗傾向の著しい人。
(7) 高齢者。
　　〔マオウ又は，1日最大配合量が甘草として1g以上（エキス剤については原生薬に換算して1g以上）含有する製剤に記載すること。〕
(8) 今までに薬などにより発疹・発赤，かゆみ等を起こしたことがある人。
(9) 次の症状のある人。
　むくみ[1]，排尿困難[2]
　　〔[1]は，1日最大配合量が甘草として1g以上（エキス剤については原生薬に換算して1g以上）含有する製剤に記載すること。[2]は，マオウを含有する製剤に記載すること。〕
(10) 次の診断を受けた人。
　高血圧[1)2)]，心臓病[1)2)]，腎臓病[1)2)]，甲状腺機能障害[2)]
　　〔[1)]は，1日最大配合量が甘草として1g以上（エキス剤については原生薬に換算して1g以上）含有する製剤に記載すること。[2)]は，マオウを含有する製剤に記載すること。〕
2′．服用が適さない場合があるので，服用前に医師，薬剤師又は登録販売者に相談すること
　　〔2.の項目の記載に際し，十分な記載スペースがない場合には2′.を記載すること。〕
3．服用に際しては，説明文書をよく読むこと
4．直射日光の当たらない（湿気の少ない）涼しい所に（密栓して）保管すること
　　〔（　）内は必要とする場合に記載すること。〕

桂枝人参湯 (ケイシニンジントウ)

〔基準〕

（平成20年9月30日 厚生労働省医薬食品局審査管理課長通知による）
1. 成分・分量
    桂皮4，甘草3〜4，人参3，乾姜2〜3，白朮3（蒼朮も可）
2. 用法・用量
    湯
3. 効能・効果
    体力虚弱で，胃腸が弱く，ときに発熱・悪寒を伴うものの次の諸症：頭痛，動悸，慢性胃腸炎，胃腸虚弱，下痢，消化器症状を伴う感冒

〔使用上の注意〕

（平成25年3月27日 厚生労働省医薬食品局安全対策課長・審査管理課長通知による）

【添付文書等に記載すべき事項】

『してはいけないこと』
（守らないと現在の症状が悪化したり，副作用が起こりやすくなる）
　次の人は服用しないこと
　　生後3ヵ月未満の乳児。
　　〔生後3ヵ月未満の用法がある製剤に記載すること。〕

『相談すること』
1. 次の人は服用前に医師，薬剤師又は登録販売者に相談すること
   (1) 医師の治療を受けている人。
   (2) 妊婦又は妊娠していると思われる人。
   (3) 高齢者。
       〔1日最大配合量が甘草として1g以上（エキス剤については原生薬に換算して1g以上）含有する製剤に記載すること。〕
   (4) 今までに薬などにより発疹・発赤，かゆみ等を起こしたことがある人。
   (5) 次の症状のある人。
       むくみ
       〔1日最大配合量が甘草として1g以上（エキス剤については原生薬に換算して1g以上）含有する製剤に記載すること。〕
   (6) 次の診断を受けた人。
       高血圧，心臓病，腎臓病
       〔1日最大配合量が甘草として1g以上（エキス剤については原生薬に換算して1g以上）含有する製剤に記載すること。〕
2. 服用後，次の症状があらわれた場合は副作用の可能性があるので，直ちに服用を中止し，この文書を持って医師，薬剤師又は登録販売者に相談すること

関係部位	症状
皮膚	発疹・発赤，かゆみ

　まれに下記の重篤な症状が起こることがある。その場合は直ちに医師の診療を受けること。

症状の名称	症状
偽アルドステロン症，ミオパチー	手足のだるさ，しびれ，つっぱり感やこわばりに加えて，脱力感，筋肉痛があらわれ，徐々に強くなる。

〔1日最大配合量が甘草として1g以上（エキス剤については原生薬に換算して1g以上）含有する製剤に記載すること。〕

3. 1ヵ月位（頭痛，動悸，消化器症状を伴う感冒に服用する場合には1週間位）服用しても症状がよくならない場合は服用を中止し，この文書を持って医師，薬剤師又は登録販売者に相談すること
4. 長期連用する場合には，医師，薬剤師又は登録販売者に相談すること
   〔1日最大配合量が甘草として1g以上（エキス剤については原生薬に換算して1g以上）含有する製剤に記載すること。〕

〔用法及び用量に関連する注意として，用法及び用量の項目に続けて以下を記載すること。〕
(1) 小児に服用させる場合には，保護者の指導監督のもとに服用させること。
    〔小児の用法及び用量がある場合に記載すること。〕
(2) 〔小児の用法がある場合，剤形により，次に該当する場合には，そのいずれかを記載すること。〕
   1) 3歳以上の幼児に服用させる場合には，薬剤がのどにつかえることのないよう，よく注意すること。
       〔5歳未満の幼児の用法がある錠剤・丸剤の場合に記載すること。〕
   2) 幼児に服用させる場合には，薬剤がのどにつかえることのないよう，よく注意すること。
       〔3歳未満の用法及び用量を有する丸剤の場合に記載すること。〕
   3) 1歳未満の乳児には，医師の診療を受けさせることを優先し，やむを得ない場合にのみ服用させること。
       〔カプセル剤及び錠剤・丸剤以外の製剤の場合に記載すること。なお，生後3ヵ月未満の用法がある製剤の場合，「生後3ヵ月未満の乳児」を『してはいけないこと』に記載し，用法及び用量欄には記載しないこと。〕

保管及び取扱い上の注意
(1) 直射日光の当たらない（湿気の少ない）涼しい所に（密栓して）保管すること。
    〔（　）内は必要とする場合に記載すること。〕
(2) 小児の手の届かない所に保管すること。
(3) 他の容器に入れ替えないこと。（誤用の原因になったり品質が変わる。）
    〔容器等の個々に至適表示がなされていて，誤用のおそれのない場合には記載しなくてもよい。〕

【外部の容器又は外部の被包に記載すべき事項】

注意
1. 次の人は服用しないこと
    生後3ヵ月未満の乳児。
    〔生後3ヵ月未満の用法がある製剤に記載すること。〕
2. 次の人は服用前に医師，薬剤師又は登録販売者に相談すること
   (1) 医師の治療を受けている人。
   (2) 妊婦又は妊娠していると思われる人。
   (3) 高齢者。
       〔1日最大配合量が甘草として1g以上（エキス剤については原生薬に換算して1g以上）含有する製剤に記載すること。〕
   (4) 今までに薬などにより発疹・発赤，かゆみ等を起こしたことがある人。
   (5) 次の症状のある人。
       むくみ
       〔1日最大配合量が甘草として1g以上（エキス剤については原生薬に換算して1g以上）含有する製剤に記載すること。〕
   (6) 次の診断を受けた人。
       高血圧，心臓病，腎臓病
       〔1日最大配合量が甘草として1g以上（エキス剤については原生薬に換算して1g以上）含有する製剤に記載すること。〕

2′. 服用が適さない場合があるので，服用前に医師，薬剤師又は登録販売者に相談すること
〔2.の項目の記載に際し，十分な記載スペースがない場合には2′.を記載すること。〕
3. 服用に際しては，説明文書をよく読むこと
4. 直射日光の当たらない（湿気の少ない）涼しい所に（密栓して）保管すること
〔（　）内は必要とする場合に記載すること。〕

桂枝人参湯エキス〔細粒〕95 ⊖　松浦薬業㈱-松浦漢方㈱
区分 第2類
組成細（淡褐）：3包（6g）又は6g中 桂枝人参湯エキス2.8g（ケイヒ2g，ニンジン・ビャクジュツ・カンゾウ各1.5g，カンキョウ1g）
添加 メタケイ酸アルミン酸マグネシウム，ヒプロメロース（ヒドロキシプロピルメチルセルロース），乳糖，バレイショデンプン，香料
適応 体力虚弱で，胃腸が弱く，ときに発熱・悪寒を伴うものの次の諸症：頭痛，動悸，慢性胃腸炎，胃腸虚弱，下痢，消化器症状を伴う感冒
用法 1回15才以上1包又は2g，14〜7才⅔，6〜4才½，3〜2才⅓，2才未満¼以下，1日3回食前又は食間。1才未満には，医師の診療を受けさせることを優先し，止むを得ない場合にだけ服用させる。3ヵ月未満は服用しない
包装 500g，300包

桂枝人参湯「タキザワ」 ⊖　㈱タキザワ漢方廠
区分 第2類
組成煎：2包（15g）中 ケイヒ4g，ニンジン3g，ソウジュツ3g，カンゾウ3g，ショウキョウ2g
適応 体力虚弱で，胃腸が弱く，ときに発熱・悪寒を伴うものの次の諸症：頭痛，動悸，慢性胃腸炎，胃腸虚弱，下痢，消化器症状を伴う感冒
用法 15才以上1回1包を煎じ，1日2回朝夕空腹時。14〜7才⅔，6〜4才½，3〜2才⅓，2才未満¼以下。1才未満には，医師の診療を受けさせることを優先し，止むを得ない場合にだけ服用させる。3ヵ月未満は服用しない
包装 120g〔Ⓐ28,350（税込み）Ⓑ14,175（税込み）〕

デルマンジングル ⊖　㈲本町薬品
区分 第2類
組成散（茶褐）：3包（4.5g）中 桂枝人参湯水製エキス粉末3.2g（ケイヒ4g，ニンジン・ビャクジュツ・カンゾウ各3g，ショウキョウ2g），バレイショデンプン1.3g
適応 内臓及び筋肉が総体に虚弱体質で心悸亢進を訴えるものの次の諸症状：かぜ等による胃腸障害，常習頭痛，神経性心悸亢進，小児の疳
用法 1回成人1包，15〜7才½，6〜4才¼，1日3回食間。4才未満は服用しない
包装 24包〔Ⓐ12,010（税込み）〕

ケイシブクリョウガン
桂枝茯苓丸

〔基準〕
（平成20年9月30日　厚生労働省医薬食品局審査管理課長通知による）
1. **成分・分量**
　　桂皮3〜4，茯苓4，牡丹皮3〜4，桃仁4，芍薬4
2. **用法・用量**
　　(1)散：1回2〜3g　1日3回　(2)湯
3. **効能・効果**
　　比較的体力があり，ときに下腹部痛，肩こり，頭重，めまい，のぼせて足冷えなどを訴えるものの次の諸症：月経不順，月経異常，月経痛，更年期障害，血の道症(注)，肩こり，めまい，頭重，打ち身（打撲症），しもやけ，しみ，湿疹・皮膚炎，にきび

《備考》
注）血の道症とは，月経，妊娠，出産，産後，更年期など女性のホルモンの変動に伴って現れる精神不安やいらだちなどの精神神経症状および身体症状のことである。
【注）表記については，効能・効果欄に記載するのではなく，〈効能・効果に関連する注意〉として記載する。】

〔使用上の注意〕
（平成25年3月27日　厚生労働省医薬食品局安全対策課長・審査管理課長通知による）

【添付文書等に記載すべき事項】
『してはいけないこと』
（守らないと現在の症状が悪化したり，副作用が起こりやすくなる）
　　次の人は服用しないこと
　　　生後3ヵ月未満の乳児。
　　〔生後3ヵ月未満の用法がある製剤に記載すること。〕

『相談すること』
1. 次の人は服用前に医師，薬剤師又は登録販売者に相談すること
　(1) 医師の治療を受けている人。
　(2) 妊婦又は妊娠していると思われる人。
　(3) 体の虚弱な人（体力の衰えている人，体の弱い人）。
　(4) 今までに薬などにより発疹・発赤，かゆみ等を起こしたことがある人。
2. 服用後，次の症状があらわれた場合は副作用の可能性があるので，直ちに服用を中止し，この文書を持って医師，薬剤師又は登録販売者に相談すること

関係部位	症　状
皮　膚	発疹・発赤，かゆみ
消化器	食欲不振

まれに下記の重篤な症状が起こることがある。その場合は直ちに医師の診療を受けること。

症状の名称	症　状
肝機能障害	発熱，かゆみ，発疹，黄疸（皮膚や白目が黄色くなる），褐色尿，全身のだるさ，食欲不振等があらわれる。

3. 服用後，次の症状があらわれることがあるので，このような症状の持続又は増強が見られた場合には，服用を中止し，この文書を持って医師，薬剤師又は登録販売者に相談すること
　　下痢
4. 1ヵ月位服用しても症状がよくならない場合は服用を中

止し，この文書を持って医師，薬剤師又は登録販売者に相談すること
〔効能又は効果に関連する注意として，効能又は効果の項目に続けて以下を記載すること。〕
　血の道症とは，月経，妊娠，出産，産後，更年期など女性のホルモンの変動に伴って現れる精神不安やいらだちなどの精神神経症状および身体症状のことである。
〔用法及び用量に関連する注意として，用法及び用量の項目に続けて以下を記載すること。〕
（1）小児に服用させる場合には，保護者の指導監督のもとに服用させること。
　　〔小児の用法及び用量がある場合に記載すること。〕
（2）〔小児の用法がある場合，剤形により，次に該当する場合には，そのいずれかを記載すること。〕
　1）3歳以上の幼児に服用させる場合には，薬剤がのどにつかえることのないよう，よく注意すること。
　　〔5歳未満の幼児の用法がある錠剤・丸剤の場合に記載すること。〕
　2）幼児に服用させる場合には，薬剤がのどにつかえることのないよう，よく注意すること。
　　〔3歳未満の用法及び用量を有する丸剤の場合に記載すること。〕
　3）1歳未満の乳児には，医師の診療を受けさせることを優先し，やむを得ない場合にのみ服用させること。
　　〔カプセル剤及び錠剤・丸剤以外の製剤の場合に記載すること。なお，生後3ヵ月未満の用法がある製剤の場合，「生後3ヵ月未満の乳児」を『してはいけないこと』に記載し，用法及び用量欄には記載しないこと。〕

保管及び取扱い上の注意
（1）直射日光の当たらない（湿気の少ない）涼しい所に（密栓して）保管すること。
　　〔（　）内は必要とする場合に記載すること。〕
（2）小児の手の届かない所に保管すること。
（3）他の容器に入れ替えないこと。（誤用の原因になったり品質が変わる。）
　　〔容器等の個々に至適表示がなされていて，誤用のおそれのない場合には記載しなくてもよい。〕

【外部の容器又は外部の被包に記載すべき事項】
注意
1．次の人は服用しないこと
　　生後3ヵ月未満の乳児。
　　〔生後3ヵ月未満の用法がある製剤に記載すること。〕
2．次の人は服用前に医師，薬剤師又は登録販売者に相談すること
（1）医師の治療を受けている人。
（2）妊婦又は妊娠していると思われる人。
（3）体の虚弱な人（体力の衰えている人，体の弱い人）。
（4）今までに薬などにより発疹・発赤，かゆみ等を起こしたことがある人。
2′．服用が適さない場合があるので，服用前に医師，薬剤師又は登録販売者に相談すること
　　〔2．の項目の記載に際し，十分な記載スペースがない場合には2′．を記載すること。〕
3．服用に際しては，説明文書をよく読むこと
4．直射日光の当たらない（湿気の少ない）涼しい所に（密栓して）保管すること
　　〔（　）内は必要とする場合に記載すること。〕
〔効能又は効果に関連する注意として，効能又は効果の項目に続けて以下を記載すること。〕
　血の道症とは，月経，妊娠，出産，産後，更年期など女性のホルモンの変動に伴って現れる精神不安やいらだちなどの精神神経症状および身体症状のことである。

JPS漢方顆粒-11号㊀　ジェーピーエス製薬㈱
区分 第2類
組成 顆（淡褐）：3包(6g)中 桂枝茯苓丸エキス(4／5量)2.08g（ケイヒ・ブクリョウ・ボタンピ・トウニン・シャクヤク各3.2g）
添加 ショ糖脂肪酸エステル，ステアリン酸マグネシウム，乳糖水和物
適応 比較的体力があり，ときに下腹部痛，肩こり，頭重，めまい，のぼせて足冷えなどを訴えるものの次の諸症：月経不順，月経異常，月経痛，更年期障害，血の道症，肩こり，めまい，頭重，打ち身（打撲症），しもやけ，しみ，湿疹・皮膚炎，にきび
用法 1回15才以上1包，14〜7才⅔，6〜4才½，1日3回食前又は食間。4才未満は服用しない
包装 12包，180包

JPS桂枝茯苓丸料エキス錠N㊀　ジェーピーエス製薬㈱
区分 第2類
組成 錠（褐〜茶褐）：9錠中 桂枝茯苓丸エキス(3／4量)1.95g（ケイヒ・ブクリョウ・ボタンピ・トウニン・シャクヤク各3g）
添加 無水ケイ酸，ケイ酸アルミニウム，セルロース，カルメロースカルシウム(CMC-Ca)，ステアリン酸マグネシウム，乳糖水和物
適応 比較的体力があり，ときに下腹部痛，肩こり，頭重，めまい，のぼせて足冷えなどを訴えるものの次の諸症：月経不順，月経異常，月経痛，更年期障害，血の道症，肩こり，めまい，頭重，打ち身（打撲症），しもやけ，しみ，湿疹・皮膚炎，にきび
用法 1回15才以上3錠，14〜7才2錠，6〜5才1錠，1日3回食前又は食間。5才未満は服用しない
包装 200錠

ウチダの桂枝茯苓丸㊀　㈱ウチダ和漢薬
区分 第2類
組成 丸：9g(90丸)中 生薬末8.083g（ケイヒ・ブクリョウ・ボタンピ・トウニン・シャクヤク各4g）
添加 ハチミツ，カルメロースナトリウム(CMC-Na)
適応 比較的体力があり，ときに下腹部痛，肩こり，頭重，めまい，のぼせて足冷えなどを訴えるものの次の諸症：月経不順，月経異常，月経痛，更年期障害，血の道症，肩こり，めまい，頭重，打ち身（打撲症），しもやけ，しみ，湿疹・皮膚炎，にきび
用法 1回15才以上20〜30丸，14〜7才13〜20丸，1日3回食前又は食間。7才未満は服用しない
包装 160g，500g，30丸×168包

ウチダの桂枝茯苓丸料㊀　㈱ウチダ和漢薬
区分 第2類
組成 煎：1袋(20g)中 ケイヒ4g，ブクリョウ4g，ボタンピ4g，トウニン4g，シャクヤク4g
適応 比較的体力があり，ときに下腹部痛，肩こり，頭重，めまい，のぼせて足冷えなどを訴える次の諸症：月経不順，月経異常，月経痛，更年期障害，血の道症，肩こり，めまい，頭重，打ち身（打撲症），しもやけ，しみ
用法 15才以上1日1袋を煎じ3回に分けて食前1時間又は食間空腹時に温服。15才未満は服用しない
包装 30袋

ウチダの桂枝茯苓丸料エキス散㊀　㈱ウチダ和漢薬
区分 第2類
組成 細（褐）：6g中 桂枝茯苓丸料エキス2.09g（ケイヒ・シャクヤク・トウニン・ブクリョウ・ボタンピ各2.5g）
添加 乳糖水和物，バレイショデンプン，メタケイ酸アルミン酸マグネシウム
適応 比較的体力があり，ときに下腹部痛，肩こり，頭重，めまい，のぼせて足冷えなどを訴えるものの次の諸症：月経不順，月経異常，月経痛，更年期障害，血の道症，肩こり，めまい，頭重，打ち身（打撲症），しもやけ，しみ，湿疹・皮膚炎，にきび
用法 1回15才以上2g，14〜7才⅔，6〜4才½，1日3回食前又は食間。4才未満は服用しない
包装 500g

ウチダの恵麗安順㊀　㈱ウチダ和漢薬
区分 第2類

- 組成 細：3包(6g)中 桂枝茯苓丸料エキス2.09g（ケイヒ・シャクヤク・トウニン・ブクリョウ・ボタンピ各2.5g）
- 添加 乳糖水和物，バレイショデンプン，メタケイ酸アルミン酸マグネシウム
- 適応 比較的体力があり，ときに下腹部痛，肩こり，頭重，めまい，のぼせて足冷えなどを訴える次の諸症：月経不順，月経異常，月経痛，更年期障害，血の道症，肩こり，めまい，頭重，打ち身（打撲症），しもやけ，しみ
- 用法 1回15才以上1包，14〜7才2/3，6〜4才1/2，1日3回食前又は食間。4才未満は服用しない
- 包装 300包

オオクサ桂枝茯苓丸⊖ 大草薬品㈱-日邦薬品工業㈱
- 区分 第2類
- 組成 丸：3包(60丸)中 ケイヒ末1200mg，ブクリョウ末1200mg，ボタンピ末1200mg，トウニン末1200mg，シャクヤク末1200mg
- 添加 寒梅粉，ハチミツ，セラック
- 適応 比較的体力があり，ときに下腹部痛，肩こり，頭重，めまい，のぼせて足冷えなどを訴えるものの次の諸症：月経不順，月経異常，月経痛，更年期障害，血の道症，肩こり，めまい，頭重，打ち身（打撲症），しもやけ，しみ，湿疹・皮膚炎，にきび
- 用法 1回15才以上1包（20丸），14〜7才約2/3（14丸），1日3回食前又は空腹時。かまずに服用。7才未満は服用しない
- 包装 360包，1200丸〔Ⓐ3,200〕，740g

オオクサ桂枝茯苓丸料エキス錠⊖ 大草薬品㈱-日邦薬品工業㈱
- 区分 第2類
- 組成 錠中 桂枝茯苓丸エキス(2/3量)1870mg（ケイヒ・ブクリョウ・ボタンピ・トウニン・シャクヤク各2.67g）
- 添加 バレイショデンプン，セルロース，カルメロースカルシウム（CMC-Ca），ステアリン酸マグネシウム
- 適応 比較的体力があり，ときに下腹部痛，肩こり，頭重，めまい，のぼせて足冷えなどを訴えるものの次の諸症：月経不順，月経異常，月経痛，更年期障害，血の道症，肩こり，めまい，頭重，打ち身（打撲症），しもやけ，しみ，湿疹・皮膚炎，にきび
- 用法 1回15才以上5錠，14〜7才3錠，6〜5才2錠，1日3回食間。かまずに服用。5才未満は服用しない
- 包装 280錠〔Ⓐ3,000〕

大峰堂の桂枝茯苓丸A⊖ 大峰堂薬品工業㈱
- 区分 第2類
- 組成 丸（茶褐）：42丸中 ケイヒ1.2g，ブクリョウ1.2g，ボタンピ1.2g，トウニン1.2g，シャクヤク1.2g
- 添加 コメデンプン，ハチミツ，白色セラック
- 適応 比較的体力があり，ときに下腹部痛，肩こり，頭重，めまい，のぼせて足冷えなどを訴える次の諸症：月経不順，月経異常，月経痛，更年期障害，血の道症，肩こり，めまい，頭重，打ち身（打撲症），しもやけ，しみ
- 用法 1回15才以上14丸，14〜7才9丸，1日3回食前又は食間。7才未満は服用しない
- 包装 1680丸

紀伊国屋桂枝茯苓丸⊖ ㈱紀伊国屋漢薬局
- 区分 第2類
- 組成 丸：120丸(9g)中 ケイヒ末1.44g，ブクリョウ末1.44g，ボタンピ末1.44g，トウニン末1.44g，シャクヤク末1.44g
- 添加 ハチミツ
- 適応 比較的体力があり，ときに下腹部痛，肩こり，頭重，めまい，のぼせて足冷えなどを訴える次の諸症：月経不順，月経異常，月経痛，更年期障害，血の道症，肩こり，めまい，頭重，打ち身（打撲症），しもやけ，しみ
- 用法 15才以上1回40丸1日3回食間。15才未満は服用しない
- 包装 150g〔Ⓐ3,150(税込み)Ⓑ1,890(税込み)〕，500g〔Ⓐ7,875(税込み)Ⓑ4,200(税込み)〕

「クラシエ」漢方桂枝茯苓丸料エキス顆粒⊖ クラシエ製薬㈱-クラシエ薬品㈱
- 区分 第2類
- 組成 顆（淡褐）：3包(4.5g)中 桂枝茯苓丸エキス(1/2量)1150mg（ケイヒ・ブクリョウ・ボタンピ・トウニン・シャクヤク各2g）
- 添加 ヒドロキシプロピルセルロース，乳糖，ポリオキシエチレンポリオキシプロピレングリコール
- 適応 比較的体力があり，ときに下腹部痛，肩こり，頭重，めまい，のぼせて足冷えなどを訴えるものの次の諸症：月経不順，月経異常，月経痛，更年期障害，血の道症，肩こり，めまい，頭重，打ち身（打撲症），しもやけ，しみ，湿疹・皮膚炎，にきび
- 用法 1回15才以上1包，14〜7才2/3，6〜4才1/2，1日3回食前又は食間。4才未満は服用しない
- 包装 24包〔Ⓐ1,880(税込み)〕，45包〔Ⓐ3,675(税込み)〕，90包

「クラシエ」漢方桂枝茯苓丸料エキス錠⊖ クラシエ製薬㈱-クラシエ薬品㈱
- 区分 第2類
- 組成 錠（淡褐）：6錠中 桂枝茯苓丸エキス(1/2量)1150mg（ケイヒ・ブクリョウ・ボタンピ・トウニン・シャクヤク各2g）
- 添加 ヒドロキシプロピルセルロース，クロスカルメロースナトリウム（クロスCMC-Na），ステアリン酸マグネシウム，二酸化ケイ素，セルロース
- 適応 比較的体力があり，ときに下腹部痛，肩こり，頭重，めまい，のぼせて足冷えなどを訴えるものの次の諸症：月経不順，月経異常，月経痛，更年期障害，血の道症，肩こり，めまい，頭重，打ち身（打撲症），しもやけ，しみ，湿疹・皮膚炎，にきび
- 用法 1回15才以上2錠，14〜7才1錠，1日3回食前又は食間。7才未満は服用しない
- 包装 24錠〔Ⓐ980(税込み)〕，48錠〔Ⓐ1,880(税込み)〕，90錠〔Ⓐ3,675(税込み)〕

桂枝茯苓丸⊖ ㈱延寿堂-㈱池田屋安兵衛商店
- 区分 第2類
- 組成 丸：7320mg(60丸)中 ケイヒ900mg，ブクリョウ900mg，ボタンピ900mg，トウニン900mg，シャクヤク900mg
- 添加 デヒドロ酢酸ナトリウム，ハチミツ，米粉，精製セラック，ヒドロキシプロピルセルロース
- 適応 比較的体力があり，ときに下腹部痛，肩こり，頭重，めまい，のぼせて足冷えなどを訴える次の諸症：月経不順，月経異常，月経痛，更年期障害，血の道症，肩こり，めまい，頭重，打ち身（打撲症），しもやけ，しみ
- 用法 15才以上1回20丸1日3回食間又は食前空腹時
- 包装 1200丸〔Ⓐ4,200(税込み)Ⓑ2,100(税込み)〕，4200丸〔Ⓑ3,675(税込み)〕

桂枝茯苓丸エキス錠OM⊖ 大峰堂薬品工業㈱-伸和製薬㈱，日邦薬品工業㈱
- 区分 第2類
- 組成 錠（褐）：9錠中 桂枝茯苓丸エキス(1/2量)1150mg（ケイヒ・ブクリョウ・ボタンピ・トウニン・シャクヤク各2g）
- 添加 クロスカルメロースナトリウム（クロスCMC-Na），トウモロコシデンプン，タルク，無水ケイ酸，ステアリン酸マグネシウム，セルロース
- 適応 比較的体力があり，ときに下腹部痛，肩こり，頭重，めまい，のぼせて足冷えなどを訴えるものの次の諸症：月経不順，月経異常，月経痛，更年期障害，血の道症，肩こり，めまい，頭重，打ち身（打撲症），しもやけ，しみ，湿疹・皮膚炎，にきび
- 用法 1回15才以上3錠，14〜5才2錠，1日3回食前又は食間。5才未満は服用しない

桂枝茯苓丸ダイコー⊖ 大晃生薬㈲
- 区分 第2類
- 組成：45丸(9000mg)中 ケイヒ末1125mg，ブクリョウ末1125mg，ボタンピ末1125mg，トウニン末1125mg，シャクヤク末1125mg
- 添加 ハチミツ，白色セラック
- 適応 比較的体力があり，ときに下腹部痛，肩こり，頭重，めまい，のぼせて足冷えなどを訴えるものの次の諸症：月経不順，月経異常，月経痛，更年期障害，血の道症，肩こり，めまい，頭重，打ち身（打撲症），しもやけ，しみ，湿疹・皮膚炎，にきび
- 用法 15才以上1回15丸1日3回食間又は空腹時。軽く振って使用。15才未満は服用しない
- 包装 900丸，2500丸

一般用漢方製剤

桂枝茯苓丸粒状㊀ 長倉製薬㈱-日邦薬品工業㈱
区分第２類
組成顆(褐)：6g中 ケイヒ1.126g，ブクリョウ1.126g，シャクヤク1.126g，トウニン1.126g，ボタンピ1.126g
適応比較的体力があり，ときに下腹部痛，肩こり，頭重，めまい，のぼせて足冷えなどを訴える次の諸症：月経不順，月経異常，月経痛，更年期障害，血の道症，肩こり，めまい，頭重，打ち身（打撲症），しもやけ，しみ
用法1回成人2g，14～7才⅔，6～4才½，3～2才⅓，2才未満¼以下，1日3回食間。1才未満には，止むを得ない場合の他は服用させない。3ヵ月未満は服用しない
包装100g〔Ⓑ3,240〕，500g〔Ⓑ10,000〕

桂枝茯苓丸料Aエキス細粒三和生薬㊀ 三和生薬㈱
区分第２類
組成細(褐)：4.5g中 桂枝茯苓丸エキス2.6g（ケイヒ・ブクリョウ・ボタンピ・トウニン・シャクヤク各4g）
添加乳糖，セルロース，部分アルファー化デンプン，ステアリン酸カルシウム，無水ケイ酸
適応比較的体力があり，ときに下腹部痛，肩こり，頭重，めまい，のぼせて足冷えなどを訴えるものの次の諸症：月経不順，月経異常，月経痛，更年期障害，血の道症，肩こり，めまい，頭重，打ち身（打撲症），しもやけ，しみ，湿疹・皮膚炎，にきび
用法1回15才以上1.5g，14～7才1g，6～4才0.75g，1日3回食前又は食間。4才未満は服用しない
包装500g

桂枝茯苓丸料Aエキス細粒「分包」三和生薬㊀ 三和生薬㈱-湧永製薬㈱
区分第２類
組成細(褐)：3包(4.5g)中 桂枝茯苓丸エキス2.6g（ケイヒ・ブクリョウ・ボタンピ・トウニン・シャクヤク各4g）
添加乳糖，セルロース，部分アルファー化デンプン，ステアリン酸カルシウム，無水ケイ酸
適応比較的体力があり，ときに下腹部痛，肩こり，頭重，めまい，のぼせて足冷えなどを訴えるものの次の諸症：月経不順，月経異常，月経痛，更年期障害，血の道症，肩こり，めまい，頭重，打ち身（打撲症），しもやけ，しみ，湿疹・皮膚炎，にきび
用法1回15才以上1包，14～7才⅔，6～4才½，1日3回食前又は食間。4才未満は服用しない
包装三和生薬㈱販売：30包〔Ⓐ2,520(税込み)〕，90包〔Ⓐ6,825(税込み)〕。湧永製薬㈱販売：45包

桂枝茯苓丸料Aエキス錠三和生薬㊀ 三和生薬㈱
区分第２類
組成錠(褐)：18錠(6.3g)中 桂枝茯苓丸エキス2.5g（ケイヒ・ブクリョウ・ボタンピ・トウニン・シャクヤク各4g）
添加乳糖，セルロース，部分アルファー化デンプン，カルメロースカルシウム(CMC-Ca)，カルメロース(CMC)，ステアリン酸カルシウム，無水ケイ酸，メタケイ酸アルミン酸マグネシウム
適応比較的体力があり，ときに下腹部痛，肩こり，頭重，めまい，のぼせて足冷えなどを訴えるものの次の諸症：月経不順，月経異常，月経痛，更年期障害，血の道症，肩こり，めまい，頭重，打ち身（打撲症），しもやけ，しみ，湿疹・皮膚炎，にきび
用法1回15才以上6錠，14～7才4錠，6～5才3錠，1日3回食前又は食間。5才未満は服用しない
包装270錠〔Ⓐ3,780(税込み)〕，900錠

桂枝茯苓丸料エキス顆粒KM-2㊀ ㈱カーヤ-㈱イチゲン，一元製薬㈱
区分第２類
組成顆(褐)：7.5g中 桂枝茯苓丸料水製乾燥エキス2.35g（ケイヒ・シャクヤク・トウニン・ブクリョウ・ボタンピ各4g）
添加乳糖，ステアリン酸マグネシウム
適応比較的体力があり，ときに下腹部痛，肩こり，頭重，めまい，のぼせて足冷えなどを訴えるものの次の諸症：月経不順，月経異常，月経痛，更年期障害，血の道症，肩こり，めまい，頭重，打ち身（打撲症），しもやけ，しみ，湿疹・皮膚炎，にきび
用法1回15才以上2.5g，14～7才1.6g，6～4才1.2g，1日3回食前又は食間。4才未満は服用しない
包装500g 備考製造：天津泰達薬業有限公司(中国)

桂枝茯苓丸料エキス顆粒［東洋］分包㊀ ㈱東洋薬行
区分第２類
組成顆(茶褐)：6g(3包)中 桂枝茯苓丸料水製エキス(「漢方診療医典」)2.4g（ケイシ・ブクリョウ・ボタンピ・トウニン・シャクヤク各4g)
添加トウモロコシデンプン
適応比較的体力があり，ときに下腹部痛，肩こり，頭重，めまい，のぼせて足冷えなどを訴えるものの次の諸症：月経不順，月経異常，月経痛，更年期障害，血の道症，肩こり，めまい，頭重，打ち身（打撲症），しもやけ，しみ，湿疹・皮膚炎，にきび
用法1回15才以上1包，14～7才⅔，6～4才½，1日3回食前又は食間
包装90包×2〔Ⓑ9,450(税込み)〕

桂枝茯苓丸料エキス〔細粒〕69㊀ 松浦薬業㈱-松浦漢方㈱
区分第２類
組成細：3包(6g)又は6g中 桂枝茯苓丸エキス(1／2量)2.75g(乾燥物換算で約1.1gに相当)（ケイヒ・シャクヤク・トウニン・ブクリョウ・ボタンピ各2g)
添加メタケイ酸アルミン酸マグネシウム，ヒプロメロース(ヒドロキシプロピルメチルセルロース)，乳糖，トウモロコシデンプン，香料
適応比較的体力があり，ときに下腹部痛，肩こり，頭重，めまい，のぼせて足冷えなどを訴えるものの次の諸症：月経不順，月経異常，月経痛，更年期障害，血の道症，肩こり，めまい，頭重，打ち身（打撲症），しもやけ，しみ，湿疹・皮膚炎，にきび
用法1回15才以上1包又は2g，14～7才⅔，6～4才½，3～2才⅓，2才未満¼以下，1日3回食前又は食間。1才未満には，医師の診療を受けさせることを優先し，止むを得ない場合にだけ服用させる。3ヵ月未満は服用しない
包装500g，48包〔Ⓐ4,200(税込み)〕，300包

桂枝茯苓丸料エキス細粒G「コタロー」㊀ 小太郎漢方製薬㈱
区分第２類
組成細(褐)：3包(4.8g)中 桂枝茯苓丸エキス(4／5量)2.24g（ケイヒ・ブクリョウ・ボタンピ・トウニン・シャクヤク各3.2g)
添加ステアリン酸マグネシウム，トウモロコシデンプン，乳糖水和物，プルラン，メタケイ酸アルミン酸マグネシウム
適応比較的体力があり，ときに下腹部痛，肩こり，頭重，めまい，のぼせて足冷えなどを訴えるものの次の諸症：月経不順，月経異常，月経痛，更年期障害，血の道症，肩こり，打ち身（打撲症），めまい，頭重，しみ，湿疹・皮膚炎，にきび，しもやけ
用法1回15才以上1包，14～7才⅔，6～4才½，1日3回食前又は食間。4才未満は服用しない
包装90包

桂枝茯苓丸料エキス散〔勝昌〕㊀ ㈱東洋薬行
区分第２類
組成散(褐)：4.5g中 桂枝茯苓丸料水製エキス3g（ケイヒ・ブクリョウ・ボタンピ・トウニン・シャクヤク各4g）
添加トウモロコシデンプン
適応比較的体力があり，ときに下腹部痛，肩こり，頭重，めまい，のぼせて足冷えなどを訴えるものの次の諸症：月経不順，月経異常，月経痛，更年期障害，血の道症，肩こり，めまい，頭重，打ち身（打撲症），しもやけ，しみ，湿疹・皮膚炎，にきび
用法1回1.5g1日3回空腹時
包装200g〔Ⓑ5,250(税込み)〕，600g〔Ⓑ15,225(税込み)〕

桂枝茯苓丸料エキス錠〔大峰〕㊀ 大峰堂薬品工業㈱-伸和製薬㈱，日邦薬品工業㈱
区分第２類
組成錠(褐)：12錠中 桂枝茯苓丸料エキス1150mg（ケイヒ・ブクリョウ・ボタンピ・トウニン・シャクヤク各2g)
添加ステアリン酸マグネシウム，カルメロースカルシウム(CMC-Ca)，セルロース，メタケイ酸アルミン酸マグネシウム，水酸化アルミナマグネシウム，乳糖
適応比較的体力があり，ときに下腹部痛，肩こり，頭重，めまい，のぼせて足冷えなどを訴える次の諸症：月経不順，月経異常，月経痛，更年期障害，血の道症，肩こり，めまい，頭重，打ち

身（打撲症），しもやけ，しみ
用法 1回15才以上4錠，14〜7才3錠，6〜5才2錠，1日3回食前又は食間。5才未満は服用しない
包装 大峰堂薬品工業㈱販売：240錠〔Ⓐ3,780（税込み）〕。日邦薬品工業㈱販売：240錠。伸和製薬㈱販売：240錠，720錠

桂枝茯苓丸料「タキザワ」⊖　㈱タキザワ漢方廠
区分 第2類
組成 煎：2包（20g）中 ケイヒ4g，ブクリョウ4g，ボタンピ4g，トウニン4g，シャクヤク4g
適応 比較的体力があり，ときに下腹部痛，肩こり，頭重，めまい，のぼせて足冷えなどを訴えるものの次の諸症：月経不順，月経異常，月経痛，更年期障害，血の道症，肩こり，めまい，頭重，打ち身（打撲症），しもやけ，しみ，湿疹・皮膚炎，にきび
用法 15才以上1回1包を煎じ，1日2回朝夕空腹時に服用。14〜7才⅔，6〜4才½。4才未満は服用しない
包装 120包〔Ⓐ22,050（税込み）Ⓑ11,025（税込み）〕

桂枝茯苓湯⊖　東洋漢方製薬㈱
区分 第2類
組成 煎：1包（20g）中 ケイヒ4g，ブクリョウ4g，ボタンピ4g，トウニン4g，シャクヤク4g
適応 比較的体力があり，ときに下腹部痛，肩こり，頭重，めまい，のぼせて足冷えなどを訴える次の諸症：月経不順，月経異常，月経痛，更年期障害，血の道症，肩こり，めまい，頭重，打ち身（打撲症），しもやけ，しみ
用法 15才以上1日1包を煎じ2〜3回（食前1時間又は食間空腹時）に分けて温服。14〜7才⅔，1日3回食間空腹時。7才未満は服用しない
包装 100包〔Ⓐ12,000〕

桂枝茯苓湯（顆粒）⊖　東洋漢方製薬㈱
区分 第2類
組成 顆：3包（4.5g）中 水製乾燥エキス0.5g（ケイヒ・ブクリョウ・ボタンピ・シャクヤク・トウニン各1.4g），ケイヒ末0.8g，ブクリョウ末0.8g，ボタンピ末0.8g，シャクヤク末0.8g，トウニン0.8g
適応 比較的体力があり，ときに下腹部痛，肩こり，頭重，めまい，のぼせて足冷えなどを訴える次の諸症：月経不順，月経異常，月経痛，更年期障害，血の道症，肩こり，めまい，頭重，打ち身（打撲症），しもやけ，しみ
用法 1回15才以上1包，14〜7才⅔，1日3回食前又は空腹時
包装 90包〔Ⓐ3,000Ⓑ1,500〕

桂枝茯苓粒状⊖　長倉製薬㈱-日邦薬品工業㈱
区分 第2類
組成 顆（褐）：4.5g中 ケイヒ0.9g，シャクヤク0.9g，トウニン0.9g，ブクリョウ0.9g，ボタンピ0.9g
適応 月経不順，頭痛
用法 1回成人1.5g，15〜8才½，7〜5才⅓，4〜2才⅙，1才〜3ヵ月¼，1日3回食間。1才未満には，止むを得ない場合の他は服用させない。3ヵ月未満は服用しない
包装 45包〔Ⓑ2,000〕，500包〔Ⓑ11,500〕

恵婦丸⊖　大峰堂薬品工業㈱
区分 第2類
組成 丸（黒褐）：30丸中 ケイヒ900mg，ブクリョウ900mg，ボタンピ900mg，トウニン900mg，シャクヤク900mg
添加 寒梅粉，コメデンプン，ハチミツ，ポリオキシエチレンポリオキシプロピレングリコール，乳糖，タルク，白色セラック
適応 比較的体力があり，ときに下腹部痛，肩こり，頭重，めまい，のぼせて足冷えなどを訴えるものの次の諸症：月経不順，月経異常，月経痛，更年期障害，血の道症，肩こり，めまい，頭重，打ち身（打撲症），しもやけ，しみ，湿疹・皮膚炎，にきび
用法 1回15才以上10丸，14〜7才7丸，1日3回食前又は食間。7才未満は服用しない
包装 900丸〔Ⓐ6,300（税込み）〕

ケイブックN「コタロー」⊖　小太郎漢方製薬㈱
区分 第2類
組成 錠（茶）：9錠中 桂枝茯苓丸エキス散（1/2量）1.68g（ケイヒ・ブクリョウ・ボタンピ・トウニン・シャクヤク各2g）
添加 カルメロースカルシウム（CMC-Ca），含水二酸化ケイ素，軽質無水ケイ酸，ステアリン酸マグネシウム，トウモロコシデンプン，アメ粉
適応 比較的体力があり，ときに下腹部痛，肩こり，頭重，めまい，のぼせて足冷えなどを訴えるものの次の諸症：月経不順，月経異常，月経痛，更年期障害，血の道症，肩こり，めまい，頭重，打ち身（打撲症），しもやけ，しみ，湿疹・皮膚炎，にきび
用法 1回15才以上3錠，14〜5才2錠，1日3回食前又は食間。5才未満は服用しない
包装 180錠，540錠

ケイホープB⊖　国産薬品工業㈱-湧永製薬㈱
区分 第2類
組成 錠（白）：6錠中 水製乾燥エキス1201mg（ケイヒ・ボタンピ・シャクヤク・ブクリョウ・トウニン各3g），アスコルビン酸60mg，リボフラビン3mg，硝酸チアミン10mg，ニコチン酸アミド30mg
添加 炭酸カルシウム，タルク，ポビドン，メチルセルロース，セラック，アラビアゴム，白糖
適応 比較的体力があり，ときに下腹部痛，肩こり，頭重，めまい，のぼせて足冷えなどを訴える次の諸症：しみ，月経不順，月経痛，肩こり，めまい，月経異常，更年期障害，頭重，打ち身（打撲症），しもやけ，血の道症
用法 15才以上1回3錠1日2回朝夕食前。15才未満は服用しない
包装 60錠

健婦丸⊖　㈱栃本天海堂
区分 第2類
組成 丸：90丸中 ケイヒ末1000mg，ブクリョウ末1000mg，シャクヤク末1000mg，ボタンピ末1000mg，トウニン末1000mg，コメデンプン600mg，ハチミツ3400mg
適応 比較的体力があり，ときに下腹部痛，肩こり，頭重，めまい，のぼせて足冷えなどを訴える次の諸症：月経不順，月経異常，月経痛，更年期障害，血の道症，肩こり，めまい，頭重，打ち身（打撲症），しもやけ，しみ
用法 15才以上1回30丸1日3回食前又は食間。15才未満は服用しない
包装 1800丸，5000丸

阪本漢法の桂枝茯苓丸300⊖　㈱阪本漢法製薬
区分 第2類
組成 丸：24丸（7680mg）中 ケイヒ末900mg，ブクリョウ末900mg，ボタンピ末900mg，トウニン末900mg，シャクヤク末900mg
添加 ハチミツ，コメデンプン，ヒドロキシプロピルセルロース，セラック
適応 比較的体力があり，ときに下腹部痛，肩こり，頭重，めまい，のぼせて足冷えなどを訴えるものの次の諸症：月経不順，月経異常，月経痛，更年期障害，血の道症，肩こり，めまい，頭重，打ち身（打撲症），しもやけ，しみ，湿疹・皮膚炎，にきび
用法 1回15才以上8丸，14〜5才4丸，1日3回食前。5才未満は服用しない
包装 520丸〔Ⓐ5,250（税込み）〕

サンワ桂枝茯苓丸料エキス細粒⊖　三和生薬㈱
区分 第2類
組成 細：6g中 桂枝茯苓丸料希エタノール（20%）エキス1.27g（ケイヒ・ブクリョウ・ボタンピ・トウニン・シャクヤク各2g）
添加 乳糖，トウモロコシデンプン
適応 比較的体力があり，ときに下腹部痛，肩こり，頭重，めまい，のぼせて足冷えなどを訴える次の諸症：月経不順，月経異常，月経痛，更年期障害，血の道症，肩こり，めまい，頭重，打ち身（打撲症），しもやけ，しみ
用法 1回15才以上2g，14〜7才1.4g，6〜4才1g，1日3回食前又は食間

サンワ桂枝茯苓丸料エキス細粒「分包」⊖　三和生薬㈱
区分 第2類
組成 細：3包（6g）中 桂枝茯苓丸料希エタノール（20%）エキス

1.27g（ケイヒ・ブクリョウ・ボタンピ・トウニン・シャクヤク各2g）
添加 乳糖，トウモロコシデンプン
適応 比較的体力があり，ときに下腹部痛，肩こり，頭重，めまい，のぼせて足冷えなどを訴える次の諸症：月経不順，月経異常，月経痛，更年期障害，血の道症，肩こり，めまい，頭重，打ち身（打撲症），しもやけ，しみ
用法 1回15才以上1包，14〜7才2/3，6〜4才1/2，1日3回食前又は食間

サンワ桂枝茯苓丸料エキス錠㊀　三和生薬㈱
区分 第2類
組成 錠：18錠（5.4g）中 桂枝茯苓丸料希エタノール（20%）エキス1.27g（ケイヒ・ブクリョウ・ボタンピ・トウニン・シャクヤク各2g）
添加 乳糖，トウモロコシデンプン，ステアリン酸カルシウム，メタケイ酸アルミン酸マグネシウム
適応 比較的体力があり，ときに下腹部痛，肩こり，頭重，めまい，のぼせて足冷えなどを訴える次の諸症：月経不順，月経異常，月経痛，更年期障害，血の道症，肩こり，めまい，頭重，打ち身（打撲症），しもやけ，しみ
用法 1回15才以上6錠，14〜7才4錠，6〜5才3錠，1日3回食前又は食間。5才未満は服用しない

錠剤桂枝茯苓丸㊀　一元製薬㈱-㈱イチゲン
区分 第2類
組成 錠（褐）：100錠中 ケイヒ末4.5g，ブクリョウ末4.5g，ボタンピ末4.5g，シャクヤク末4.5g，トウニン末4.5g，水性エキス2.5g（ケイヒ・シャクヤク・ブクリョウ・ボタンピ・トウニン各5g）
適応 比較的体力があり，ときに下腹部痛，肩こり，頭重，めまい，のぼせて足冷えなどを訴えるものの次の諸症：月経不順，月経異常，月経痛，更年期障害，血の道症，肩こり，めまい，頭重，打ち身（打撲症），しもやけ，しみ，湿疹・皮膚炎，にきび
用法 成人1回5〜6錠1日3回食間時又は空腹時
包装 350錠〔Ⓐ4,000Ⓑ2,000〕，1000錠〔Ⓐ9,600Ⓑ4,800〕，2000錠〔Ⓐ17,000Ⓑ8,500〕

神農桂枝茯苓丸料エキス錠㊀　神農製薬㈱
区分 第2類
組成 錠（褐〜茶褐）：9錠中 桂枝茯苓丸エキス（3/4量）1.95g（ケイヒ・ブクリョウ・ボタンピ・トウニン・シャクヤク各3g）
添加 無水ケイ酸，ケイ酸アルミニウム，セルロース，カルメロースカルシウム（CMC-Ca），ステアリン酸マグネシウム，乳糖水和物
適応 比較的体力があり，ときに下腹部痛，肩こり，頭重，めまい，のぼせて足冷えなどを訴えるものの次の諸症：月経不順，月経異常，月経痛，更年期障害，血の道症，肩こり，めまい，頭重，打ち身（打撲症），しもやけ，しみ，湿疹・皮膚炎，にきび
用法 1回15才以上3錠，14〜7才2錠，6〜5才1錠，1日3回食前又は食間。5才未満は服用しない
包装 180錠

杉原の桂皮茯苓丸㊀　㈲杉原達二商店
区分 第2類
組成 丸：60丸中 ケイヒ0.92g，ブクリョウ0.92g，シャクヤク0.92g，ボタンピ0.92g，トウニン0.92g
適応 比較的体力があり，ときに下腹部痛，肩こり，頭重，めまい，のぼせて足冷えなどを訴える次の諸症：月経不順，月経異常，月経痛，更年期障害，血の道症，肩こり，めまい，頭重，打ち身（打撲症），しもやけ，しみ
用法 成人1回20丸1日3回食間又は食前
包装 250g，500g

田尻漢宝丸㊀　田尻製薬㈲
区分 第2類
組成 丸：90丸中 ケイヒ900mg，ブクリョウ900mg，ボタンピ900mg，トウニン900mg，シャクヤク900mg
適応 比較的体力があり，ときに下腹部痛，肩こり，頭重，めまい，のぼせ，足冷えなどを訴える次の諸症：月経不順，月経異常，月経痛，更年期障害，血の道症，肩こり，めまい，頭重，打ち身（打撲症），しもやけ，しみ
用法 15才以上1回30丸1日3回食間。15才未満は服用しない
包装 120g〔Ⓐ5,000（税込み）〕

ツムラ漢方桂枝茯苓丸料エキス顆粒㊀　㈱ツムラ
区分 第2類
組成 顆（淡黄褐）：2包（5g）中 桂枝茯苓丸エキス（処方分量集，5/8量）1.5g（ケイヒ・シャクヤク・トウニン・ブクリョウ・ボタンピ各2.5g）
添加 軽質無水ケイ酸，ステアリン酸マグネシウム，乳糖水和物
適応 比較的体力があり，ときに下腹部痛，肩こり，頭重，めまい，のぼせて足冷えなどを訴えるものの次の諸症：月経不順，月経異常，月経痛，更年期障害，血の道症，肩こり，めまい，頭重，打ち身（打撲症），しもやけ，しみ，湿疹・皮膚炎，にきび
用法 1回15才以上1包，14〜7才2/3，6〜4才1/2，3〜2才1/3，1日2回食前。2才未満は服用しない
包装 24包〔Ⓐ2,625（税込み）〕，64包〔Ⓐ6,825（税込み）〕

ツムラ漢方桂枝茯苓丸料エキス錠A㊀　㈱ツムラ
区分 第2類
組成 錠（淡褐）：9錠中 桂枝茯苓丸エキス（処方分量集，2/3量）1.6g（ケイヒ・シャクヤク・トウニン・ブクリョウ・ボタンピ各2.67g）
添加 カルメロース（CMC），軽質無水ケイ酸，ステアリン酸マグネシウム，炭酸水素ナトリウム
適応 比較的体力があり，ときに下腹部痛，肩こり，頭重，めまい，のぼせて足冷えなどを訴えるものの次の諸症：月経不順，月経異常，月経痛，更年期障害，血の道症，肩こり，めまい，頭重，打ち身（打撲症），しもやけ，しみ，湿疹・皮膚炎，にきび
用法 1回15才以上3錠，14〜7才2錠，6〜5才1錠，1日3回食前又は食間。5才未満は服用しない
包装 90錠〔Ⓐ2,730（税込み）〕

てんぐ桂枝茯苓丸㊀配　二反田薬品工業㈱
区分 第2類
組成 丸：60丸（6.8g）中 ケイヒ末1.2g，シャクヤク末1.2g，トウニン末1.2g，ボタンピ末1.2g，ブクリョウ末1.2g
添加 ハチミツ，コメデンプン，セラック
適応 比較的体力があり，ときに下腹部痛，肩こり，頭重，めまい，のぼせて足冷えなどを訴えるものの次の諸症：月経不順，月経異常，月経痛，更年期障害，血の道症，肩こり，めまい，頭重，打ち身（打撲症），しもやけ，しみ，湿疹・皮膚炎，にきび
用法 15才以上1回20丸1日3回食間。15才未満は服用しない
包装 1260丸〔Ⓐ5,250（税込み）〕，4600丸〔Ⓐ14,700（税込み）〕

東洋の桂枝茯苓丸料エキス顆粒㊀　東洋漢方製薬㈱
区分 第2類
組成 顆：4.5g中 水製乾燥エキス0.5g（ケイヒ・ブクリョウ・ボタンピ・シャクヤク・トウニン各1.1g），ケイヒ末0.8g，ブクリョウ末0.8g，ボタンピ末0.8g，シャクヤク末0.8g，トウニン末0.8g
適応 比較的体力があり，ときに下腹部痛，肩こり，頭重，めまい，のぼせて足冷えなどを訴える次の諸症：月経不順，月経異常，月経痛，更年期障害，血の道症，肩こり，めまい，頭重，打ち身（打撲症），しもやけ，しみ
用法 1回15才以上1.5g，14〜7才1g，1日3回食間又は空腹時。7才未満は服用しない
包装 500g〔Ⓑ7,000〕

トチモトの桂枝茯苓丸料㊀　㈱栃本天海堂
区分 第2類
組成 煎：1包（20g）中 ケイヒ4g，ブクリョウ4g，ボタンピ4g，トウニン4g，シャクヤク4g
適応 比較的体力があり，ときに下腹部痛，肩こり，頭重，めまい，のぼせて足冷えなどを訴える次の諸症：月経不順，月経異常，月経痛，更年期障害，血の道症，肩こり，めまい，頭重，打ち身（打撲症），しもやけ，しみ
用法 成人1日1包を煎じ食間（空腹時）3回に分服。15才未満は服用しない
包装 10包

花扇桂枝茯苓丸㊀ 小西製薬㈱
区分 第２類
組成 丸（茶）：90丸（約9g）中 ケイヒ末1g，ブクリョウ末1g，ボタンピ末1g，トウニン末1g，シャクヤク末1g
添加 トウモロコシデンプン，ハチミツ，アラビアゴム末，セラック
適応 比較的体力があり，ときに下腹部痛，肩こり，頭重，めまい，のぼせて足冷えなどを訴える次の諸症：月経不順，月経異常，月経痛，更年期障害，血の道症，肩こり，めまい，頭重，打ち身（打撲症），しもやけ，しみ
用法 15才以上1回30丸1日3回食前又は食間
包装 100g，500g

フッケツ散㊀ 剤盛堂薬品㈱
区分 第２類
組成 細（淡褐）：4.5g又は3包中 桂枝茯苓丸エキス（3／10量）0.7g（ケイヒ・シャクヤク・トウニン・ブクリョウ・ボタンピ各1.2g），ケイヒ末0.36g，シャクヤク末0.36g，トウニン末0.36g，ブクリョウ末0.36g，ボタンピ末0.36g
添加 バレイショデンプン
適応 比較的体力があり，ときに下腹部痛，肩こり，頭重，めまい，のぼせて足冷えなどを訴えるものの次の諸症：月経不順，月経異常，月経痛，更年期障害，血の道症，肩こり，めまい，頭重，打ち身（打撲症），しもやけ，しみ，湿疹・皮膚炎，にきび
用法 1回15才以上1.5g又は1包，14～7才⅔，6～4才½，3～2才⅓，2才未満¼，1日3回食前又は食間。1才未満には，医師の診療を受けさせることを優先し，止むを得ない場合にだけ服用させる。3ヵ月未満は服用しない

フルチノン㊀ 日の丸漢方㈱
区分 第２類
組成 丸：1丸（100mg）中 ケイヒ16mg，シャクヤク16mg，トウニン16mg，ブクリョウ16mg，ボタンピ16mg，ハチミツ20mg
適応 のぼせ症で，頭痛，肩こり，めまい，足腰の冷え・下腹部痛などを伴う者の月経痛，月経不順，月経困難，更年期障害，高血圧，湿疹，神経痛，リウマチ
用法 成人1回20丸1日3回食前
包装 75g〔Ⓐ3,000〕，150g〔Ⓐ5,000〕

ペア漢方エキス錠 *Pair Kampo Extract Tablets*㊀ 大峰堂薬品工業㈱-ライオン㈱
区分 第２類
組成 錠：8錠中 桂枝茯苓丸エキス（2／3量）1533mg（ケイヒ・ブクリョウ・ボタンピ・トウニン・シャクヤク各2.67g），ケイヒ末100mg，ブクリョウ末100mg，ボタンピ末100mg，トウニン末100mg，シャクヤク末100mg
添加 クロスカルメロースナトリウム（クロスCMC-Na），無水ケイ酸，タルク，ステアリン酸マグネシウム，セルロース
適応 比較的体力があり，ときに下腹部痛，肩こり，頭重，めまい，のぼせて足冷えなどを訴えるものの次の諸症：にきび，湿疹・皮膚炎，しみ，月経痛，月経不順，月経異常，更年期障害，血の道症，肩こり，めまい，頭重，打ち身（打撲症），しもやけ
用法 15才以上1回4錠1日2回食前又は食間。15才未満は服用しない
包装 112錠〔Ⓐ2,289（税込み）〕，240錠〔Ⓐ4,410（税込み）〕

ホノミフッケツEX錠㊀ 剤盛堂薬品㈱
区分 第２類
組成 錠（淡褐）：18錠（3.6g）中 桂枝茯苓丸エキス（1／2量）0.95g（ケイヒ・シャクヤク・トウニン・ブクリョウ・ボタンピ各2g）
添加 カルメロースカルシウム（CMC-Ca），結晶セルロース，ステアリン酸マグネシウム，トウモロコシデンプン，乳糖，メタケイ酸アルミン酸マグネシウム
適応 比較的体力があり，ときに下腹部痛，肩こり，頭重，めまい，のぼせて足冷えなどを訴えるものの次の諸症：月経不順，月経異常，月経痛，更年期障害，血の道症，肩こり，めまい，頭重，打ち身（打撲症），しもやけ，しみ，湿疹・皮膚炎，にきび
用法 1回成人6錠，14～7才4錠，6～5才3錠，1日3回食間。5才未満は服用しない

ホリエの桂枝茯苓丸料㊀ 堀江生薬㈱
区分 第２類
組成 煎：1袋（20g）中 ケイヒ4g，トウニン4g，ブクリョウ4g，シャクヤク4g，ボタンピ4g
適応 比較的体力があり，ときに下腹部痛，肩こり，頭重，めまい，のぼせて足冷えなどを訴える次の諸症：月経不順，月経異常，月経痛，更年期障害，血の道症，肩こり，めまい，頭重，打ち身（打撲症），しもやけ
用法 成人1日1袋を煎じ食間3回に分服。14～7才⅔，6～4才½。4才未満は服用しない
包装 10袋，30袋

モリ　ビーシャン㊀ 大杉製薬㈱
区分 第２類
組成 顆（茶褐）：3包（4.5g）中 桂枝茯苓丸料エキス2g（ケイヒ・ブクリョウ・ボタンピ・トウニン・シャクヤク各4g）
添加 乳糖，トウモロコシデンプン，ステアリン酸マグネシウム
適応 比較的体力があり，ときに下腹部痛，肩こり，頭重，めまい，のぼせて足冷えなどを訴えるものの次の諸症：月経不順，月経異常，月経痛，更年期障害，血の道症，肩こり，めまい，頭重，打ち身（打撲症），しもやけ，しみ，湿疹・皮膚炎，にきび
用法 1回15才以上1包，14～7才⅔，6～4才½，1日3回食前又は食間
包装 45包〔Ⓐ3,800〕

薬研桂枝茯苓丸料エキス丸㊀ 端壮薬品工業㈱
区分 第２類
組成 丸：18丸中 桂枝茯苓丸料エキス400mg（ケイヒ・ブクリョウ・ボタンピ・トウニン・シャクヤク各4g），ケイヒ末360mg，ブクリョウ末360mg，ボタンピ末360mg，トウニン末360mg，シャクヤク末360mg
適応 比較的体力があり，ときに下腹部痛，肩こり，頭重，めまい，のぼせて足冷えなどを訴える次の諸症：月経不順，月経異常，月経痛，更年期障害，血の道症，肩こり，めまい，頭重，打ち身（打撲症），しもやけ，しみ
用法 1回15才以上6丸，14～7才4丸，1日3回。5才未満は服用しない
包装 540丸

療方調血顆粒㊀ クラシエ製薬㈱-クラシエ薬品㈱
区分 第２類
組成 顆：3包（4.5g）中 桂枝茯苓丸エキス（1／2量）1150mg（ケイヒ・ブクリョウ・ボタンピ・トウニン・シャクヤク各2g）
添加 ヒドロキシプロピルセルロース，乳糖，ポリオキシエチレンポリオキシプロピレングリコール
適応 比較的体力があり，ときに下腹部痛，肩こり，頭重，めまい，のぼせて足冷えなどを訴えるものの次の諸症：月経不順，月経異常，月経痛，更年期障害，血の道症，肩こり，めまい，頭重，打ち身（打撲症），しもやけ，しみ，湿疹・皮膚炎，にきび
用法 1回15才以上1包，14～7才⅔，6～4才½，1日3回食前又は食間。4才未満は服用しない
包装 90包

ワクナガ桂枝茯苓丸料エキス細粒㊀ 湧永製薬㈱
区分 第２類
組成 細（淡褐）：3包（6g）中 桂枝茯苓丸料水製エキス（1／2量）2.75g（ケイヒ・ブクリョウ・ボタンピ・トウニン・シャクヤク各2g）
添加 乳糖，トウモロコシデンプン，香料，メタケイ酸アルミン酸マグネシウム，ヒプロメロース（ヒドロキシプロピルメチルセルロース）
適応 比較的体力があり，ときに下腹部痛，肩こり，頭重，めまい，のぼせて足冷えなどを訴える次の諸症：月経不順，月経異常，月経痛，更年期障害，血の道症，肩こり，めまい，頭重，打ち身（打撲症），しもやけ，しみ
用法 1回15才以上1包，14～7才⅔，6～4才½，1日3回食前又は食間。4才未満は服用しない
包装 45包〔Ⓐ3,675（税込み）〕

桂枝茯苓丸料加薏苡仁
ケイシブクリョウガンリョウカヨクイニン

〔基準〕

(平成20年9月30日 厚生労働省医薬食品局審査管理課長通知による)
1. 成分・分量
   桂皮3〜4, 茯苓4, 牡丹皮3〜4, 桃仁4, 芍薬4, 薏苡仁10〜20
2. 用法・用量
   湯
3. 効能・効果
   比較的体力があり，ときに下腹部痛，肩こり，頭重，めまい，のぼせて足冷えなどを訴えるものの次の諸症：にきび，しみ，手足のあれ（手足の湿疹・皮膚炎），月経不順，血の道症注）

《備考》
注）血の道症とは，月経，妊娠，出産，産後，更年期など女性のホルモンの変動に伴って現れる精神不安やいらだちなどの精神神経症状および身体症状のことである。
【注）表記については，効能・効果欄に記載するのではなく，〈効能・効果に関連する注意〉として記載する。】

〔使用上の注意〕

(平成25年3月27日 厚生労働省医薬食品局安全対策課長・審査管理課長通知による)

【添付文書等に記載すべき事項】
『してはいけないこと』
(守らないと現在の症状が悪化したり，副作用が起こりやすくなる)
  次の人は服用しないこと
    生後3ヵ月未満の乳児。
    〔生後3ヵ月未満の用法がある製剤に記載すること。〕
『相談すること』
1. 次の人は服用前に医師，薬剤師又は登録販売者に相談すること
   (1) 医師の治療を受けている人。
   (2) 妊婦又は妊娠していると思われる人。
   (3) 体の虚弱な人（体力の衰えている人，体の弱い人）。
   (4) 今までに薬などにより発疹・発赤，かゆみ等を起こしたことがある人。
2. 服用後，次の症状があらわれた場合は副作用の可能性があるので，直ちに服用を中止し，この文書を持って医師，薬剤師又は登録販売者に相談すること

関係部位	症　　状
皮　膚	発疹・発赤，かゆみ
消化器	食欲不振

3. 服用後，次の症状があらわれることがあるので，このような症状の持続又は増強が見られた場合には，服用を中止し，この文書を持って医師，薬剤師又は登録販売者に相談すること
   下痢
4. 1ヵ月位服用しても症状がよくならない場合は服用を中止し，この文書を持って医師，薬剤師又は登録販売者に相談すること
〔効能又は効果に関連する注意として，効能又は効果の項目に続けて以下を記載すること。〕
   血の道症とは，月経，妊娠，出産，産後，更年期など女性のホルモンの変動に伴って現れる精神不安やいらだちなどの精神神経症状および身体症状のことである。
〔用法及び用量に関連する注意として，用法及び用量の項目に続けて以下を記載すること。〕
  (1) 小児に服用させる場合には，保護者の指導監督のもとに服用させること。
     〔小児の用法及び用量がある場合に記載すること。〕
  (2) 〔小児の用法がある場合，剤形により，次に該当する場合には，そのいずれかを記載すること。〕
    1) 3歳以上の幼児に服用させる場合には，薬剤がのどにつかえることのないよう，よく注意すること。
       〔5歳未満の幼児の用法がある錠剤・丸剤の場合に記載すること。〕
    2) 幼児に服用させる場合には，薬剤がのどにつかえることのないよう，よく注意すること。
       〔3歳未満の用法及び用量を有する丸剤の場合に記載すること。〕
    3) 1歳未満の乳児には，医師の診療を受けさせることを優先し，やむを得ない場合にのみ服用させること。
       〔カプセル剤及び錠剤・丸剤以外の製剤の場合に記載すること。なお，生後3ヵ月未満の用法がある製剤の場合，「生後3ヵ月未満の乳児」を『してはいけないこと』に記載し，用法及び用量欄には記載しないこと。〕

保管及び取扱い上の注意
  (1) 直射日光の当たらない（湿気の少ない）涼しい所に（密栓して）保管すること。
     〔(　)内は必要とする場合に記載すること。〕
  (2) 小児の手の届かない所に保管すること。
  (3) 他の容器に入れ替えないこと。（誤用の原因になったり品質が変わる。）
     〔容器等の個々に至適表示がなされていて，誤用のおそれのない場合には記載しなくてもよい。〕

【外部の容器又は外部の被包に記載すべき事項】
注意
1. 次の人は服用しないこと
     生後3ヵ月未満の乳児。
     〔生後3ヵ月未満の用法がある製剤に記載すること。〕
2. 次の人は服用前に医師，薬剤師又は登録販売者に相談すること
  (1) 医師の治療を受けている人。
  (2) 妊婦又は妊娠していると思われる人。
  (3) 体の虚弱な人（体力の衰えている人，体の弱い人）。
  (4) 今までに薬などにより発疹・発赤，かゆみ等を起こしたことがある人。
2′. 服用が適さない場合があるので，服用前に医師，薬剤師又は登録販売者に相談すること
     〔2.の項目の記載に際し，十分な記載スペースがない場合には2′.を記載すること。〕
3. 服用に際しては，説明文書をよく読むこと
4. 直射日光の当たらない（湿気の少ない）涼しい所に（密栓して）保管すること
     〔(　)内は必要とする場合に記載すること。〕
〔効能又は効果に関連する注意として，効能又は効果の項目に続けて以下を記載すること。〕
   血の道症とは，月経，妊娠，出産，産後，更年期など女性のホルモンの変動に伴って現れる精神不安やいらだちなどの精神神経症状および身体症状のことである。

「クラシエ」漢方桂枝茯苓丸料加薏苡仁エキス錠㊀　クラシエ製薬㈱-クラシエ薬品㈱
区分 第2類
組成 フィルム（白）：8錠(2736mg)中 桂枝茯苓丸料加薏苡仁エキス粉末1800mg（ケイヒ・ブクリョウ・ボタンピ・トウニン・シャクヤク各2g，ヨクイニン5g）
添加 二酸化ケイ素，クロスカルメロースナトリウム（クロス

桂枝茯苓丸料加薏苡仁　271

CMC-Na)，セルロース，ステアリン酸マグネシウム，ヒプロメロース(ヒドロキシプロピルメチルセルロース)，酸化チタン，カルナウバロウ
|適応|比較的体力があり，ときに下腹部痛，肩こり，頭重，めまい，のぼせて足冷えなどを訴えるものの次の諸症：にきび，しみ，手足のあれ（手足の湿疹・皮膚炎），月経不順，血の道症
|用法|1回15才以上4錠，14〜7才3錠，6〜5才2錠，1日2回食前又は食間。5才未満は服用しない
|包装|40錠〔Ⓐ1,380(税込み)〕，48錠〔Ⓐ1,980(税込み)〕，120錠〔Ⓐ2,980(税込み)〕

恵賜（エキス顆粒）㊀ ㈱建林松鶴堂
|区分|第2類
|組成|顆(淡褐)：3包(6.6g)中 桂枝茯苓丸料加薏苡仁水製乾燥エキス1.5g（ケイヒ・ボタンピ・シャクヤク・ブクリョウ・トウニン各2g，ヨクイニン5g）
|添加|乳糖
|適応|比較的体力があり，ときに下腹部痛，肩こり，頭重，めまい，のぼせて足冷えなどを訴えるものの次の諸症：にきび，しみ，手足のあれ（手足の湿疹・皮膚炎），月経不順，血の道症
|用法|1回成人1包，14〜7才2/3，6〜4才1/2，3〜2才1/3，2才未満1/4，1日3回食間。1才未満には，医師の診療を受けさせることを優先し，止むを得ない場合にだけ服用させる。3ヵ月未満は服用しない
|包装|30包〔Ⓐ2,730(税込み)〕，90包〔Ⓐ7,140(税込み)〕

桂枝茯苓丸料加薏苡仁エキス〔細粒〕96 ㊀ 松浦薬業㈱-三宝製薬㈱，松浦漢方㈱
|区分|第2類
|組成|細(茶褐)：3包(6g)又は6g中 桂枝茯苓丸料加薏苡仁水製エキス2.7g(乾燥物換算で約1.35gに相当)（ケイヒ・シャクヤク・トウニン・ブクリョウ・ボタンピ各2g，ヨクイニン5g）
|添加|メタケイ酸アルミン酸マグネシウム，ヒプロメロース(ヒドロキシプロピルメチルセルロース)，乳糖，バレイショデンプン，香料
|適応|比較的体力があり，ときに下腹部痛，肩こり，頭重，めまい，のぼせて足冷えなどを訴えるものの次の諸症：にきび，しみ，手足のあれ（手足の湿疹・皮膚炎），月経不順，血の道症
|用法|1回15才以上1包又は2g，14〜7才2/3，6〜4才1/2，3〜2才1/3，2才未満1/4以下，1日3回食前又は食間。1才未満には，医師の診療を受けさせることを優先し，止むを得ない場合にだけ服用させる。3ヵ月未満は服用しない
|包装|松浦漢方㈱販売：500g，300包。三宝製薬㈱販売：45g，48包

桂枝茯苓丸料加薏苡仁「タキザワ」㊀ ㈱タキザワ漢方廠
|区分|第2類
|組成|煎：2包(30g)中 ケイヒ4g，ブクリョウ4g，ボタンピ4g，トウニン4g，シャクヤク4g，ヨクイニン10g
|適応|比較的体力があり，ときに下腹部痛，肩こり，頭重，めまい，のぼせて足冷えなどを訴えるものの次の諸症：にきび，しみ，手足のあれ（手足の湿疹・皮膚炎），月経不順，血の道症
|用法|15才以上1回1包を煎じ，1日2回朝夕空腹時。14〜7才2/3，6〜4才1/2。4才未満は服用しない
|包装|120包〔Ⓐ28,350(税込み)Ⓑ14,175(税込み)〕

桂皮茯苓加ヨクイニン丸 ㊀ ㈲杉原達二商店
|区分|第2類
|組成|丸：100丸中 ケイヒ1.6g，ボタンピ1.6g，シャクヤク1.6g，トウニン1.6g，ブクリョウ1.6g，ヨクイニン2g
|適応|比較的体力があり，ときに下腹部痛，肩こり，頭重，めまい，のぼせて足冷えなどを訴えるものの次の諸症：月経不順，血の道症，にきび，しみ，手足のあれ
|用法|1回20丸1日3回食間
|包装|250g，500g

ケイヨック「コタロー」㊀ 小太郎漢方製薬㈱
|区分|第2類
|組成|錠(白)：12錠中 水製エキス1.7g（ケイヒ・ブクリョウ・ボタンピ・トウニン・シャクヤク各2g，ヨクイニン5g）
|添加|酸化チタン，ステアリン酸マグネシウム，タルク，ヒプロメロース(ヒドロキシプロピルメチルセルロース)，粉末飴，メタケイ酸アルミン酸マグネシウム，カルナウバロウ，サラシミツロウ
|適応|比較的体力があり，ときに下腹部痛，肩こり，頭重，めまい，のぼせて足冷えなどを訴えるものの次の諸症：しみ，手足のあれ（手足の湿疹・皮膚炎），にきび，月経不順，血の道症
|用法|1回15才以上4錠，14〜7才3錠，6〜5才2錠，1日3回食前又は食間。5才未満は服用しない
|包装|180錠，540錠

一般用漢方製剤

啓脾湯 (ケイヒトウ)

〔基準〕

(平成20年9月30日 厚生労働省医薬食品局審査管理課長通知による)
1. 成分・分量
　　人参3，白朮3～4（蒼朮も可），茯苓3～4，蓮肉3，山薬3，山査子2，陳皮2，沢瀉2，大棗1，生姜1（ヒネショウガを使用する場合3），甘草1（大棗，生姜はなくても可）
2. 用法・用量
　　(1)散：1回1～2g　1日3回　(2)湯
3. 効能・効果
　　体力虚弱で，痩せて顔色が悪く，食欲がなく，下痢の傾向があるものの次の諸症：胃腸虚弱，慢性胃腸炎，消化不良，下痢

〔使用上の注意〕

(平成25年3月27日　厚生労働省医薬食品局安全対策課長・審査管理課長通知による)

【添付文書等に記載すべき事項】

『してはいけないこと』
(守らないと現在の症状が悪化したり，副作用が起こりやすくなる)
　　次の人は服用しないこと
　　　生後3ヵ月未満の乳児。
　　　〔生後3ヵ月未満の用法がある製剤に記載すること。〕

『相談すること』
1. 次の人は服用前に医師，薬剤師又は登録販売者に相談すること
　(1) 医師の治療を受けている人。
　(2) 妊婦又は妊娠していると思われる人。
　(3) 高齢者。
　　　〔1日最大配合量が甘草として1g以上（エキス剤については原生薬に換算して1g以上）含有する製剤に記載すること。〕
　(4) 今までに薬などにより発疹・発赤，かゆみ等を起こしたことがある人。
　(5) 次の症状のある人。
　　　むくみ
　　　〔1日最大配合量が甘草として1g以上（エキス剤については原生薬に換算して1g以上）含有する製剤に記載すること。〕
　(6) 次の診断を受けた人。
　　　高血圧，心臓病，腎臓病
　　　〔1日最大配合量が甘草として1g以上（エキス剤については原生薬に換算して1g以上）含有する製剤に記載すること。〕
2. 服用後，次の症状があらわれた場合は副作用の可能性があるので，直ちに服用を中止し，この文書を持って医師，薬剤師又は登録販売者に相談すること

関係部位	症状
皮　膚	発疹・発赤，かゆみ

　　まれに下記の重篤な症状が起こることがある。その場合は直ちに医師の診療を受けること。

症状の名称	症状
偽アルドステロン症，ミオパチー	手足のだるさ，しびれ，つっぱり感やこわばりに加えて，脱力感，筋肉痛があらわれ，徐々に強くなる。

　　〔1日最大配合量が甘草として1g以上（エキス剤については原生薬に換算して1g以上）含有する製剤に記載すること。〕
3. 1ヵ月位（消化不良，下痢に服用する場合には1週間位）服用しても症状がよくならない場合は服用を中止し，この文書を持って医師，薬剤師又は登録販売者に相談すること
4. 長期連用する場合には，医師，薬剤師又は登録販売者に相談すること
　　〔1日最大配合量が甘草として1g以上（エキス剤については原生薬に換算して1g以上）含有する製剤に記載すること。〕

〔用法及び用量に関連する注意として，用法及び用量の項目に続けて以下を記載すること。〕
(1) 小児に服用させる場合には，保護者の指導監督のもとに服用させること。
　　〔小児の用法及び用量がある場合に記載すること。〕
(2) 〔小児の用法がある場合，剤形により，次に該当する場合には，そのいずれかを記載すること。〕
　1) 3歳以上の幼児に服用させる場合には，薬剤がのどにつかえることのないよう，よく注意すること。
　　〔5歳未満の幼児の用法がある錠剤・丸剤の場合に記載すること。〕
　2) 幼児に服用させる場合には，薬剤がのどにつかえることのないよう，よく注意すること。
　　〔3歳未満の用法及び用量を有する丸剤の場合に記載すること。〕
　3) 1歳未満の乳児には，医師の診療を受けさせることを優先し，やむを得ない場合にのみ服用させること。
　　〔カプセル剤及び錠剤・丸剤以外の製剤の場合に記載すること。なお，生後3ヵ月未満の用法がある製剤の場合，「生後3ヵ月未満の乳児」を『してはいけないこと』に記載し，用法及び用量欄には記載しないこと。〕

保管及び取扱い上の注意
(1) 直射日光の当たらない（湿気の少ない）涼しい所に（密栓して）保管すること。
　　〔（　）内は必要とする場合に記載すること。〕
(2) 小児の手の届かない所に保管すること。
(3) 他の容器に入れ替えないこと。（誤用の原因になったり品質が変わる。）
　　〔容器等の個々に至適表示がなされていて，誤用のおそれのない場合には記載しなくてもよい。〕

【外部の容器又は外部の被包に記載すべき事項】
注意
1. 次の人は服用しないこと
　　生後3ヵ月未満の乳児。
　　〔生後3ヵ月未満の用法がある製剤に記載すること。〕
2. 次の人は服用前に医師，薬剤師又は登録販売者に相談すること
　(1) 医師の治療を受けている人。
　(2) 妊婦又は妊娠していると思われる人。
　(3) 高齢者。
　　〔1日最大配合量が甘草として1g以上（エキス剤については原生薬に換算して1g以上）含有する製剤に記載すること。〕
　(4) 今までに薬などにより発疹・発赤，かゆみ等を起こしたことがある人。
　(5) 次の症状のある人。
　　　むくみ
　　　〔1日最大配合量が甘草として1g以上（エキス剤については原生薬に換算して1g以上）含有する製剤に記載すること。〕
　(6) 次の診断を受けた人。
　　　高血圧，心臓病，腎臓病
　　　〔1日最大配合量が甘草として1g以上（エキス剤については原生薬に換算して1g以上）含有する製剤に記

2'. 服用が適さない場合があるので，服用前に医師，薬剤師又は登録販売者に相談すること
　〔2.の項目の記載に際し，十分な記載スペースがない場合には2'.を記載すること。〕
3. 服用に際しては，説明文書をよく読むこと
4. 直射日光の当たらない（湿気の少ない）涼しい所に（密栓して）保管すること
　〔（　）内は必要とする場合に記載すること。〕

荊防敗毒散（ケイボウハイドクサン）

〔基準〕

（平成20年9月30日　厚生労働省医薬食品局審査管理課長通知による）

1. 成分・分量
　荊芥1.5～2，防風1.5～2，羌活1.5～2，独活1.5～2，柴胡1.5～2，薄荷葉1.5～2，連翹1.5～2，桔梗1.5～2，枳殻（又は枳実）1.5～2，川芎1.5～2，前胡1.5～2，金銀花1.5～2，甘草1～1.5，生姜1
2. 用法・用量
　湯
3. 効能・効果
　比較的体力があるものの次の諸症：急性化膿性皮膚疾患の初期，湿疹・皮膚炎

〔使用上の注意〕

（平成25年3月27日　厚生労働省医薬食品局安全対策課長・審査管理課長通知による）

【添付文書等に記載すべき事項】

『してはいけないこと』
（守らないと現在の症状が悪化したり，副作用が起こりやすくなる）

次の人は服用しないこと
　生後3ヵ月未満の乳児。
　〔生後3ヵ月未満の用法がある製剤に記載すること。〕

『相談すること』
1. 次の人は服用前に医師，薬剤師又は登録販売者に相談すること
　(1) 医師の治療を受けている人。
　(2) 妊婦又は妊娠していると思われる人。
　(3) 胃腸が弱く下痢しやすい人。
　(4) 高齢者。
　　〔1日最大配合量が甘草として1g以上（エキス剤については原生薬に換算して1g以上）含有する製剤に記載すること。〕
　(5) 今までに薬などにより発疹・発赤，かゆみ等を起こしたことがある人。
　(6) 次の症状のある人。
　　むくみ
　　〔1日最大配合量が甘草として1g以上（エキス剤については原生薬に換算して1g以上）含有する製剤に記載すること。〕
　(7) 次の診断を受けた人。
　　高血圧，心臓病，腎臓病
　　〔1日最大配合量が甘草として1g以上（エキス剤については原生薬に換算して1g以上）含有する製剤に記載すること。〕
2. 服用後，次の症状があらわれた場合は副作用の可能性があるので，直ちに服用を中止し，この文書を持って医師，薬剤師又は登録販売者に相談すること

関係部位	症　　状
皮　膚	発疹・発赤，かゆみ
消化器	食欲不振，胃部不快感

　まれに下記の重篤な症状が起こることがある。その場合は直ちに医師の診療を受けること。

症状の名称	症　　状
偽アルドステロン症, ミオパチー	手足のだるさ, しびれ, つっぱり感やこわばりに加えて, 脱力感, 筋肉痛があらわれ, 徐々に強くなる。

〔1日最大配合量が甘草として1g以上（エキス剤については原生薬に換算して1g以上）含有する製剤に記載すること。〕

3. 1週間位服用しても症状がよくならない場合は服用を中止し, この文書を持って医師, 薬剤師又は登録販売者に相談すること
4. 長期連用する場合には, 医師, 薬剤師又は登録販売者に相談すること
　〔1日最大配合量が甘草として1g以上（エキス剤については原生薬に換算して1g以上）含有する製剤に記載すること。〕
5. 本剤の服用により, まれに症状が進行することもあるので, このような場合には, 服用を中止し, この文書を持って医師, 薬剤師又は登録販売者に相談すること
　〔用法及び用量に関連する注意として, 用法及び用量の項目に続けて以下を記載すること。〕
(1) 小児に服用させる場合には, 保護者の指導監督のもとに服用させること。
　〔小児の用法及び用量がある場合に記載すること。〕
(2) 〔小児の用法がある場合, 剤形により, 次に該当する場合には, そのいずれかを記載すること。〕
　1) 3歳以上の幼児に服用させる場合には, 薬剤がのどにつかえることのないよう, よく注意すること。
　〔5歳未満の幼児の用法がある錠剤・丸剤の場合に記載すること。〕
　2) 幼児に服用させる場合には, 薬剤がのどにつかえることのないよう, よく注意すること。
　〔3歳未満の用法及び用量を有する丸剤の場合に記載すること。〕
　3) 1歳未満の乳児には, 医師の診療を受けさせることを優先し, やむを得ない場合にのみ服用させること。
　〔カプセル剤及び錠剤・丸剤以外の製剤の場合に記載すること。なお, 生後3ヵ月未満の用法がある製剤の場合, 「生後3ヵ月未満の乳児」を『してはいけないこと』に記載し, 用法及び用量欄には記載しないこと。〕

保管及び取扱い上の注意
(1) 直射日光の当たらない（湿気の少ない）涼しい所に（密栓して）保管すること。
　〔（ ）内は必要とする場合に記載すること。〕
(2) 小児の手の届かない所に保管すること。
(3) 他の容器に入れ替えないこと。（誤用の原因になったり品質が変わる。）
　〔容器等の個々に至適表示がなされていて, 誤用のおそれのない場合には記載しなくてもよい。〕

【外部の容器又は外部の被包に記載すべき事項】
注意
1. 次の人は服用しないこと
　生後3ヵ月未満の乳児。
　〔生後3ヵ月未満の用法がある製剤に記載すること。〕
2. 次の人は服用前に医師, 薬剤師又は登録販売者に相談すること
(1) 医師の治療を受けている人。
(2) 妊婦又は妊娠していると思われる人。
(3) 胃腸が弱く下痢しやすい人。
(4) 高齢者。
　〔1日最大配合量が甘草として1g以上（エキス剤については原生薬に換算して1g以上）含有する製剤に記載すること。〕
(5) 今までに薬などにより発疹・発赤, かゆみ等を起こしたことがある人。
(6) 次の症状のある人。
　むくみ
　〔1日最大配合量が甘草として1g以上（エキス剤については原生薬に換算して1g以上）含有する製剤に記載すること。〕
(7) 次の診断を受けた人。
　高血圧, 心臓病, 腎臓病
　〔1日最大配合量が甘草として1g以上（エキス剤については原生薬に換算して1g以上）含有する製剤に記載すること。〕
2′. 服用が適さない場合があるので, 服用前に医師, 薬剤師又は登録販売者に相談すること
　〔2.の項目の記載に際し, 十分な記載スペースがない場合には2′.を記載すること。〕
3. 服用に際しては, 説明文書をよく読むこと
4. 直射日光の当たらない（湿気の少ない）涼しい所に（密栓して）保管すること
　〔（ ）内は必要とする場合に記載すること。〕

荊防敗毒散エキス細粒G「コタロー」　⊖　小太郎漢方製薬㈱
区分 第2類
組成 細（茶）：3包(6g)中 水製エキス4.8g（ケイガイ・ボウフウ・キョウカツ・ドクカツ・サイコ・ハッカ・レンギョウ・キキョウ・キコク・センキュウ・ゼンコ・キンギンカ・ブクリョウ各1.6g, カンゾウ0.8g）
添加 含水二酸化ケイ素, ステアリン酸マグネシウム
適応 比較的体力があるものの次の諸症：急性化膿性皮膚疾患の初期, 湿疹・皮膚炎
用法 1回15才以上1包又は2g, 14〜7才2/3, 6〜4才1/2, 3〜2才1/3, 2才未満1/4, 1日3回食前又は食間。1才未満には, 医師の診療を受けさせることを優先し, 止むを得ない場合にだけ服用させる。3ヵ月未満は服用しない
包装 90包

荊防敗毒散エキス細粒〔勝昌〕　⊖　㈱東洋薬行
区分 第2類
組成 細（褐）：4.5g中 荊防敗毒散水製エキス3g（ケイガイ・ボウフウ・キョウカツ・ドクカツ・サイコ・ハッカ・レンギョウ・キキョウ・キコク・センキュウ・ゼンコ・キンギンカ各1.5g, カンゾウ・ショウキョウ各1g）
添加 トウモロコシデンプン
適応 比較的体力があるものの次の諸症：急性化膿性皮膚疾患の初期, 湿疹・皮膚炎
用法 1回1.5g1日3回空腹時
包装 200g〔Ⓑ6,720（税込み）〕, 600g〔Ⓑ17,640（税込み）〕

荊防敗毒散エキス細粒〔勝昌〕分包　⊖　㈱東洋薬行
区分 第2類
組成 細（茶褐）：4.5g(3包)中 荊防敗毒散水製エキス3g（ケイガイ・ボウフウ・キョウカツ・ドクカツ・サイコ・ハッカ・レンギョウ・キキョウ・キコク・センキュウ・ゼンコ・キンギンカ各1.5g, カンゾウ・ショウキョウ各1g）
添加 トウモロコシデンプン
適応 比較的体力があるものの次の諸症：急性化膿性皮膚疾患の初期, 湿疹・皮膚炎
用法 1回1包1日3回空腹時
包装 15包×8〔Ⓑ7,140（税込み）〕

松鶴太陽（エキス顆粒）　⊖　㈱建林松鶴堂
区分 第2類
組成 顆（淡褐）：3包(6g)中 荊防敗毒散水製乾燥エキス1.51g（ケイガイ・センキュウ・ボウフウ・ゼンコ・キョウカツ・キンギンカ・ドクカツ・カンゾウ・サイコ・レンギョウ・ブクリョウ・キキョウ・ニンジン・キジツ各0.9g, ショウキョウ0.6g）
添加 乳糖
適応 比較的体力があるものの次の諸症：急性化膿性皮膚疾患の初

期，湿疹・皮膚炎
[用法]1回15才以上1包，14〜7才2/3，6〜4才1/2，3〜2才1/3，2才未満1/4以下，1日3回食間。1才未満には，医師の診療を受けさせることを優先し，止むを得ない場合にだけ服用させる。3ヵ月未満は服用しない
[包装]30包〔Ⓐ2,730（税込み）〕，90包〔Ⓐ7,350（税込み）〕

デルマンロセニア⊖ ㈲本町薬品
[区分]第2類
[組成]散（茶褐）：3包（6g）中 荊防敗毒散水製乾燥エキス粉末5g（ケイガイ・ドクカツ・レンギョウ・キョウカツ・ゼンコ・キンギンカ・ハッカヨウ・サイコ・ハマボウフウ・センキュウ・キジツ・キキョウ各1.5g，カンゾウ・ショウキョウ各1g），バレイショデンプン1g
[適応]痛みやはれのあるものの次の諸症状：ひょうそ・乳腺炎・じんましん・面ちょう，ァレルギー体質者の湿疹・痔癬
[用法]1回成人1包，15〜7才1/2，6〜4才1/4，1日3回食間。4才未満は服用しない
[包装]24包〔Ⓐ6,550（税込み）〕

桂麻各半湯
ケイマカクハントウ

〔基準〕

(平成20年9月30日 厚生労働省医薬食品局審査管理課長通知による)
1. 成分・分量
   桂皮3.5，芍薬2，生姜0.5〜1（ヒネショウガを使用する場合2），甘草2，麻黄2，大棗2，杏仁2.5
2. 用法・用量
   湯
3. 効能・効果
   体力中等度又はやや虚弱なものの次の諸症：感冒，せき，かゆみ

〔使用上の注意〕

(平成25年3月27日 厚生労働省医薬食品局安全対策課長・審査管理課長通知による)

【添付文書等に記載すべき事項】
『してはいけないこと』
(守らないと現在の症状が悪化したり，副作用が起こりやすくなる)
　　次の人は服用しないこと
　　生後3ヵ月未満の乳児。
　　〔生後3ヵ月未満の用法がある製剤に記載すること。〕

『相談すること』
1. 次の人は服用前に医師，薬剤師又は登録販売者に相談すること
   (1) 医師の治療を受けている人。
   (2) 妊婦又は妊娠していると思われる人。
   (3) 体の虚弱な人（体力の衰えている人，体の弱い人）。
   (4) 胃腸の弱い人。
   (5) 発汗傾向の著しい人。
   (6) 高齢者。
       〔マオウ又は，1日最大配合量が甘草として1g以上（エキス剤については原生薬に換算して1g以上）含有する製剤に記載すること。〕
   (7) 今までに薬などにより発疹・発赤，かゆみ等を起こしたことがある人。
   (8) 次の症状のある人。
       むくみ[1]，排尿困難[2]
       〔[1]は，1日最大配合量が甘草として1g以上（エキス剤については原生薬に換算して1g以上）含有する製剤に記載すること。[2]は，マオウを含有する製剤に記載すること。〕
   (9) 次の診断を受けた人。
       高血圧[1,2]，心臓病[1,2]，腎臓病[1,2]，甲状腺機能障害[2]
       〔[1]は，1日最大配合量が甘草として1g以上（エキス剤については原生薬に換算して1g以上）含有する製剤に記載すること。[2]は，マオウを含有する製剤に記載すること。〕
2. 服用後，次の症状があらわれた場合は副作用の可能性があるので，直ちに服用を中止し，この文書を持って医師，薬剤師又は登録販売者に相談すること

関係部位	症　　状
皮　膚	発疹・発赤，かゆみ

まれに下記の重篤な症状が起こることがある。その場合は直ちに医師の診療を受けること。

一般用漢方製剤

症状の名称	症　　　状
偽アルドステロン症,ミオパチー	手足のだるさ，しびれ，つっぱり感やこわばりに加えて，脱力感，筋肉痛があらわれ，徐々に強くなる。

〔1日最大配合量が甘草として1g以上（エキス剤については原生薬に換算して1g以上）含有する製剤に記載すること。〕

3．5〜6日間服用しても症状がよくならない場合は服用を中止し，この文書を持って医師，薬剤師又は登録販売者に相談すること
4．長期連用する場合には，医師，薬剤師又は登録販売者に相談すること
〔1日最大配合量が甘草として1g以上（エキス剤については原生薬に換算して1g以上）含有する製剤に記載すること。〕
5．本剤の服用により，まれに症状が進行することもあるので，このような場合には，服用を中止し，この文書を持って医師，薬剤師又は登録販売者に相談すること

〔用法及び用量に関連する注意として，用法及び用量の項目に続けて以下を記載すること。〕
(1) 小児に服用させる場合には，保護者の指導監督のもとに服用させること。
〔小児の用法及び用量がある場合に記載すること。〕
(2) 〔小児の用法がある場合，剤形により，次に該当する場合には，そのいずれかを記載すること。〕
　1) 3歳以上の幼児に服用させる場合には，薬剤がのどにつかえることのないよう，よく注意すること。
〔5歳未満の幼児の用法がある錠剤・丸剤の場合に記載すること。〕
　2) 幼児に服用させる場合には，薬剤がのどにつかえることのないよう，よく注意すること。
〔3歳未満の用法及び用量を有する丸剤の場合に記載すること。〕
　3) 1歳未満の乳児には，医師の診療を受けさせることを優先し，やむを得ない場合にのみ服用させること。
〔カプセル剤及び錠剤・丸剤以外の製剤の場合に記載すること。なお，生後3ヵ月未満の用法がある製剤の場合，「生後3ヵ月未満の乳児」を『してはいけないこと』に記載し，用法及び用量欄には記載しないこと。〕

保管及び取扱い上の注意
(1) 直射日光の当たらない（湿気の少ない）涼しい所に（密栓して）保管すること。
〔（　）内は必要とする場合に記載すること。〕
(2) 小児の手の届かない所に保管すること。
(3) 他の容器に入れ替えないこと。（誤用の原因になったり品質が変わる。）
〔容器等の個々に至適表示がなされていて，誤用のおそれのない場合には記載しなくてもよい。〕

【外部の容器又は外部の被包に記載すべき事項】
注意
1．次の人は服用しないこと
生後3ヵ月未満の乳児。
〔生後3ヵ月未満の用法がある製剤に記載すること。〕
2．次の人は服用前に医師，薬剤師又は登録販売者に相談すること
(1) 医師の治療を受けている人。
(2) 妊婦又は妊娠していると思われる人。
(3) 体の虚弱な人（体力の衰えている人，体の弱い人）。
(4) 胃腸の弱い人。
(5) 発汗傾向の著しい人。
(6) 高齢者。
〔マオウ又は，1日最大配合量が甘草として1g以上（エキス剤については原生薬に換算して1g以上）含有する製剤に記載すること。〕
(7) 今までに薬などにより発疹・発赤，かゆみ等を起こしたことがある人。
(8) 次の症状のある人。
むくみ[1]，排尿困難[2]
〔[1]は，1日最大配合量が甘草として1g以上（エキス剤については原生薬に換算して1g以上）含有する製剤に記載すること。[2]は，マオウを含有する製剤に記載すること。〕
(9) 次の診断を受けた人。
高血圧[1,2]，心臓病[1,2]，腎臓病[1,2]，甲状腺機能障害[2]
〔[1]は，1日最大配合量が甘草として1g以上（エキス剤については原生薬に換算して1g以上）含有する製剤に記載すること。[2]は，マオウを含有する製剤に記載すること。〕
2′．服用が適さない場合があるので，服用前に医師，薬剤師又は登録販売者に相談すること
〔2．の項目の記載に際し，十分な記載スペースがない場合には2′．を記載すること。〕
3．服用に際しては，説明文書をよく読むこと
4．直射日光の当たらない（湿気の少ない）涼しい所に（密栓して）保管すること
〔（　）内は必要とする場合に記載すること。〕

ウチダの桂枝麻黄各半湯㊀　㈱ウチダ和漢薬
区分　第2類
組成（煎）：1袋中　ケイヒ3g，シャクヤク2g，カンゾウ2g，マオウ2g，タイソウ2g，キョウニン2g，ショウキョウ1g
適応　感冒，せき，かゆみ
用法　15才以上1日1袋を煎じ2〜3回に分けて食前1時間又は食間空腹時に温服。15才未満は服用しない
包装　30袋

鶏鳴散加茯苓
ケイメイサンカブクリョウ

〔基準〕

(平成20年9月30日 厚生労働省医薬食品局審査管理課長通知による)
1. 成分・分量
   檳榔子3～4, 木瓜3, 橘皮2～3, 桔梗2～3, 茯苓4～6, 呉茱萸1～1.5, 蘇葉1～2, 生姜1～1.5(ヒネショウガを使用する場合3)
2. 用法・用量
   湯
3. 効能・効果
   体力中等度のものの次の諸症：下肢の倦怠感, ふくらはぎの緊張・圧痛

〔使用上の注意〕

(平成25年3月27日　厚生労働省医薬食品局安全対策課長・審査管理課長通知による)

【添付文書等に記載すべき事項】
『してはいけないこと』
(守らないと現在の症状が悪化したり, 副作用が起こりやすくなる)
　次の人は服用しないこと
　　生後3ヵ月未満の乳児。
　　〔生後3ヵ月未満の用法がある製剤に記載すること。〕
『相談すること』
1. 次の人は服用前に医師, 薬剤師又は登録販売者に相談すること
   (1) 医師の治療を受けている人。
   (2) 妊婦又は妊娠していると思われる人。
   (3) 今までに薬などにより発疹・発赤, かゆみ等を起こしたことがある人。
2. 5～6回服用しても症状がよくならない場合は服用を中止し, この文書を持って医師, 薬剤師又は登録販売者に相談すること
〔用法及び用量に関連する注意として, 用法及び用量の項目に続けて以下を記載すること。〕
   (1) 小児に服用させる場合には, 保護者の指導監督のもとに服用させること。
       〔小児の用法及び用量がある場合に記載すること。〕
   (2) 〔小児の用法がある場合, 剤形により, 次に該当する場合には, そのいずれかを記載すること。〕
   1) 3歳以上の幼児に服用させる場合には, 薬剤がのどにつかえることのないよう, よく注意すること。
      〔5歳未満の幼児の用法がある錠剤・丸剤の場合に記載すること。〕
   2) 幼児に服用させる場合には, 薬剤がのどにつかえることのないよう, よく注意すること。
      〔3歳未満の用法及び用量を有する丸剤の場合に記載すること。〕
   3) 1歳未満の乳児には, 医師の診療を受けさせることを優先し, やむを得ない場合にのみ服用させること。
      〔カプセル剤及び錠剤・丸剤以外の製剤の場合に記載すること。なお, 生後3ヵ月未満の用法がある製剤の場合, 「生後3ヵ月未満の乳児」を『してはいけないこと』に記載し, 用法及び用量欄には記載しないこと。〕

保管及び取扱い上の注意
(1) 直射日光の当たらない(湿気の少ない)涼しい所に(密栓して)保管すること。
   〔(　)内は必要とする場合に記載すること。〕
(2) 小児の手の届かない所に保管すること。
(3) 他の容器に入れ替えないこと。(誤用の原因になったり品質が変わる。)
   〔容器等の個々に至適表示がなされていて, 誤用のおそれのない場合には記載しなくてもよい。〕

【外部の容器又は外部の被包に記載すべき事項】
注意
1. 次の人は服用しないこと
   生後3ヵ月未満の乳児。
   〔生後3ヵ月未満の用法がある製剤に記載すること。〕
2. 次の人は服用前に医師, 薬剤師又は登録販売者に相談すること
   (1) 医師の治療を受けている人。
   (2) 妊婦又は妊娠していると思われる人。
   (3) 今までに薬などにより発疹・発赤, かゆみ等を起こしたことがある人。
2′. 服用が適さない場合があるので, 服用前に医師, 薬剤師又は登録販売者に相談すること
   〔2.の項目の記載に際し, 十分な記載スペースがない場合には2′.を記載すること。〕
3. 服用に際しては, 説明文書をよく読むこと
4. 直射日光の当たらない(湿気の少ない)涼しい所に(密栓して)保管すること
   〔(　)内は必要とする場合に記載すること。〕

一般用漢方製剤

外台四物湯加味（ゲダイシモツトウカミ）

〔基準〕
（平成24年8月30日　厚生労働省医薬食品局審査管理課長通知による）
1．成分・分量
　　桔梗3，紫苑1.5，甘草2，麦門冬9，人参1.5，貝母2.5，杏仁4.5
2．用法・用量
　　湯
3．効能・効果
　　のどが痛くて声が出ない感冒
《備考》
注）体力に関わらず，使用できる。
【注】表記については，効能・効果欄に記載するのではなく，〈効能・効果に関連する注意〉として記載する。

〔使用上の注意〕
（平成25年3月27日　厚生労働省医薬食品局安全対策課長・審査管理課長通知による）
【添付文書等に記載すべき事項】
『してはいけないこと』
（守らないと現在の症状が悪化したり，副作用が起こりやすくなる）
　　次の人は服用しないこと
　　　生後3ヵ月未満の乳児。
　　　〔生後3ヵ月未満の用法がある製剤に記載すること。〕
『相談すること』
1．次の人は服用前に医師，薬剤師又は登録販売者に相談すること
　(1) 医師の治療を受けている人。
　(2) 妊婦又は妊娠していると思われる人。
　(3) 高齢者。
　　　〔1日最大配合量が甘草として1g以上（エキス剤については原生薬に換算して1g以上）含有する製剤に記載すること。〕
　(4) 次の症状のある人。
　　　むくみ
　　　〔1日最大配合量が甘草として1g以上（エキス剤については原生薬に換算して1g以上）含有する製剤に記載すること。〕
　(5) 次の診断を受けた人。
　　　高血圧，心臓病，腎臓病
　　　〔1日最大配合量が甘草として1g以上（エキス剤については原生薬に換算して1g以上）含有する製剤に記載すること。〕
2．服用後，次の症状があらわれた場合は副作用の可能性があるので，直ちに服用を中止し，この文書を持って医師，薬剤師又は登録販売者に相談すること

関係部位	症状
消化器	食欲不振，胃部不快感

　まれに下記の重篤な症状が起こることがある。その場合は直ちに医師の診療を受けること。

症状の名称	症状
偽アルドステロン症，ミオパチー	手足のだるさ，しびれ，つっぱり感やこわばりに加えて，脱力感，筋肉痛があらわれ，徐々に強くなる。

　　　〔1日最大配合量が甘草として1g以上（エキス剤については原生薬に換算して1g以上）含有する製剤に記載すること。〕

3．5～6日間服用しても症状がよくならない場合は服用を中止し，この文書を持って医師，薬剤師又は登録販売者に相談すること
4．長期連用する場合には，医師，薬剤師又は登録販売者に相談すること
　　　〔1日最大配合量が甘草として1g以上（エキス剤については原生薬に換算して1g以上）含有する製剤に記載すること。〕
〔効能又は効果に関連する注意として，効能又は効果の項目に続けて以下を記載すること。〕
　　体力に関わらず，使用できる。
〔用法及び用量に関連する注意として，用法及び用量の項目に続けて以下を記載すること。〕
(1) 小児に服用させる場合には，保護者の指導監督のもとに服用させること。
　　〔小児の用法及び用量がある場合に記載すること。〕
(2) 〔小児の用法がある場合，剤形により，次に該当する場合には，そのいずれかを記載すること。〕
　1) 3歳以上の幼児に服用させる場合には，薬剤がのどにつかえることのないよう，よく注意すること。
　　〔5歳未満の幼児の用法がある錠剤・丸剤の場合に記載すること。〕
　2) 幼児に服用させる場合には，薬剤がのどにつかえることのないよう，よく注意すること。
　　〔3歳未満の用法及び用量を有する丸剤の場合に記載すること。〕
　3) 1歳未満の乳児には，医師の診療を受けさせることを優先し，やむを得ない場合にのみ服用させること。
　　〔カプセル剤及び錠剤・丸剤以外の製剤の場合に記載すること。なお，生後3ヵ月未満の用法がある製剤の場合，「生後3ヵ月未満の乳児」を『してはいけないこと』に記載し，用法及び用量欄には記載しないこと。〕

保管及び取扱い上の注意
(1) 直射日光の当たらない（湿気の少ない）涼しい所に（密栓して）保管すること。
　　〔（　）内は必要とする場合に記載すること。〕
(2) 小児の手の届かない所に保管すること。
(3) 他の容器に入れ替えないこと。（誤用の原因になったり品質が変わる。）
　　〔容器等の個々に至適表示がなされていて，誤用のおそれのない場合には記載しなくてもよい。〕
【外部の容器又は外部の被包に記載すべき事項】
注意
1．次の人は服用しないこと
　　生後3ヵ月未満の乳児。
　　〔生後3ヵ月未満の用法がある製剤に記載すること。〕
2．次の人は服用前に医師，薬剤師又は登録販売者に相談すること
　(1) 医師の治療を受けている人。
　(2) 妊婦又は妊娠していると思われる人。
　(3) 高齢者。
　　〔1日最大配合量が甘草として1g以上（エキス剤については原生薬に換算して1g以上）含有する製剤に記載すること。〕
　(4) 次の症状のある人。
　　　むくみ
　　　〔1日最大配合量が甘草として1g以上（エキス剤については原生薬に換算して1g以上）含有する製剤に記載すること。〕
　(5) 次の診断を受けた人。
　　　高血圧，心臓病，腎臓病
　　　〔1日最大配合量が甘草として1g以上（エキス剤については原生薬に換算して1g以上）含有する製剤に記

載すること。〕
2′. 服用が適さない場合があるので，服用前に医師，薬剤師又は登録販売者に相談すること
　　〔2.の項目の記載に際し，十分な記載スペースがない場合には2′.を記載すること。〕
3. 服用に際しては，説明文書をよく読むこと
4. 直射日光の当たらない（湿気の少ない）涼しい所に（密栓して）保管すること
　　〔（　）内は必要とする場合に記載すること。〕
〔効能又は効果に関連する注意として，効能又は効果の項目に続けて以下を記載すること。〕
　　まれに体力に関わらず，使用できる。

堅中湯 (ケンチュウトウ)

〔基準〕

(平成20年9月30日　厚生労働省医薬食品局審査管理課長通知による)

1. 成分・分量
　　半夏5，茯苓5，桂皮4，大棗3，芍薬3，乾姜3（生姜1でも可），甘草1〜1.5
2. 用法・用量
　　湯
3. 効能・効果
　　体力虚弱で，ときに胃部に水がたまる感じのするものの次の諸症：慢性胃炎，腹痛

〔使用上の注意〕

(平成25年3月27日　厚生労働省医薬食品局安全対策課長・審査管理課長通知による)

【添付文書等に記載すべき事項】

『してはいけないこと』
(守らないと現在の症状が悪化したり，副作用が起こりやすくなる)
　　次の人は服用しないこと
　　　生後3ヵ月未満の乳児。
　　〔生後3ヵ月未満の用法がある製剤に記載すること。〕

『相談すること』
1. 次の人は服用前に医師，薬剤師又は登録販売者に相談すること
　(1) 医師の治療を受けている人。
　(2) 妊婦又は妊娠していると思われる人。
　(3) 高齢者。
　　　〔1日最大配合量が甘草として1g以上（エキス剤については原生薬に換算して1g以上）含有する製剤に記載すること。〕
　(4) 今までに薬などにより発疹・発赤，かゆみ等を起こしたことがある人。
　(5) 次の症状のある人。
　　　むくみ
　　　〔1日最大配合量が甘草として1g以上（エキス剤については原生薬に換算して1g以上）含有する製剤に記載すること。〕
　(6) 次の診断を受けた人。
　　　高血圧，心臓病，腎臓病
　　　〔1日最大配合量が甘草として1g以上（エキス剤については原生薬に換算して1g以上）含有する製剤に記載すること。〕
2. 服用後，次の症状があらわれた場合は副作用の可能性があるので，直ちに服用を中止し，この文書を持って医師，薬剤師又は登録販売者に相談すること

関係部位	症　　状
皮　膚	発疹・発赤，かゆみ

まれに下記の重篤な症状が起こることがある。その場合は直ちに医師の診療を受けること。

症状の名称	症　　状
偽アルドステロン症，ミオパチー	手足のだるさ，しびれ，つっぱり感やこわばりに加えて，脱力感，筋肉痛があらわれ，徐々に強くなる。

〔1日最大配合量が甘草として1g以上（エキス剤については原生薬に換算して1g以上）含有する製剤に記載すること。〕

一般用漢方製剤

3. 1ヵ月位（腹痛に服用する場合には1週間位）服用しても症状がよくならない場合は服用を中止し，この文書を持って医師，薬剤師又は登録販売者に相談すること
4. 長期連用する場合には，医師，薬剤師又は登録販売者に相談すること
〔1日最大配合量が甘草として1g以上（エキス剤については原生薬に換算して1g以上）含有する製剤に記載すること。〕

〔用法及び用量に関連する注意として，用法及び用量の項目に続けて以下を記載すること。〕
(1) 小児に服用させる場合には，保護者の指導監督のもとに服用させること。
〔小児の用法及び用量がある場合に記載すること。〕
(2) 〔小児の用法がある場合，剤形により，次に該当する場合には，そのいずれかを記載すること。〕
 1) 3歳以上の幼児に服用させる場合には，薬剤がのどにつかえることのないよう，よく注意すること。
〔5歳未満の幼児の用法がある錠剤・丸剤の場合に記載すること。〕
 2) 幼児に服用させる場合には，薬剤がのどにつかえることのないよう，よく注意すること。
〔3歳未満の用法及び用量を有する丸剤の場合に記載すること。〕
 3) 1歳未満の乳児には，医師の診療を受けさせることを優先し，やむを得ない場合にのみ服用させること。
〔カプセル剤及び錠剤・丸剤以外の製剤の場合に記載すること。なお，生後3ヵ月未満の用法がある製剤の場合，「生後3ヵ月未満の乳児」を『してはいけないこと』に記載し，用法及び用量欄には記載しないこと。〕

保管及び取扱い上の注意
(1) 直射日光の当たらない（湿気の少ない）涼しい所に（密栓して）保管すること。
〔（ ）内は必要とする場合に記載すること。〕
(2) 小児の手の届かない所に保管すること。
(3) 他の容器に入れ替えないこと．（誤用の原因になったり品質が変わる。）
〔容器等の個々に至適表示がなされていて，誤用のおそれのない場合には記載しなくてもよい。〕

【外部の容器又は外部の被包に記載すべき事項】
注意
1. 次の人は服用しないこと
生後3ヵ月未満の乳児。
〔生後3ヵ月未満の用法がある製剤に記載すること。〕
2. 次の人は服用前に医師，薬剤師又は登録販売者に相談すること
(1) 医師の治療を受けている人。
(2) 妊婦又は妊娠していると思われる人。
(3) 高齢者。
〔1日最大配合量が甘草として1g以上（エキス剤については原生薬に換算して1g以上）含有する製剤に記載すること。〕
(4) 今までに薬などにより発疹・発赤，かゆみ等を起こしたことがある人。
(5) 次の症状のある人。
むくみ
〔1日最大配合量が甘草として1g以上（エキス剤については原生薬に換算して1g以上）含有する製剤に記載すること。〕
(6) 次の診断を受けた人。
高血圧，心臓病，腎臓病
〔1日最大配合量が甘草として1g以上（エキス剤については原生薬に換算して1g以上）含有する製剤に記載すること。〕
2′. 服用が適さない場合があるので，服用前に医師，薬剤師又は登録販売者に相談すること
〔2.の項目の記載に際し，十分な記載スペースがない場合には2′.を記載すること。〕
3. 服用に際しては，説明文書をよく読むこと
4. 直射日光の当たらない（湿気の少ない）涼しい所に（密栓して）保管すること
〔（ ）内は必要とする場合に記載すること。〕

コウジトウ
甲字湯

〔基準〕

(平成20年9月30日 厚生労働省医薬食品局審査管理課長通知による)
1. 成分・分量
   桂皮3〜4, 茯苓3〜4, 牡丹皮3〜4, 桃仁3〜4, 芍薬3〜4, 甘草1.5, 生姜1〜1.5 (ヒネショウガを使用する場合3)
2. 用法・用量
   湯
3. 効能・効果
   比較的体力があり,ときに下腹部痛,肩こり,頭重,めまい,のぼせて足冷えなどを訴えるものの次の諸症:月経不順,月経異常,月経痛,更年期障害,血の道症[注],肩こり,めまい,頭重,打ち身(打撲症),しもやけ,しみ
《備考》
注) 血の道症とは,月経,妊娠,出産,産後,更年期など女性のホルモンの変動に伴って現れる精神不安やいらだちなどの精神神経症状および身体症状のことである。
【注) 表記については,効能・効果欄に記載するのではなく,〈効能・効果に関連する注意〉として記載する。】

〔使用上の注意〕

(平成25年3月27日 厚生労働省医薬食品局安全対策課長・審査管理課長通知による)

【添付文書等に記載すべき事項】
『してはいけないこと』
(守らないと現在の症状が悪化したり,副作用が起こりやすくなる)
　　次の人は服用しないこと
　　　生後3ヵ月未満の乳児。
　　〔生後3ヵ月未満の用法がある製剤に記載すること。〕
『相談すること』
1. 次の人は服用前に医師,薬剤師又は登録販売者に相談すること
　(1) 医師の治療を受けている人。
　(2) 妊婦又は妊娠していると思われる人。
　(3) 体の虚弱な人(体力の衰えている人,体の弱い人)。
　(4) 高齢者。
　　〔1日最大配合量が甘草として1g以上(エキス剤については原生薬に換算して1g以上)含有する製剤に記載すること。〕
　(5) 今までに薬などにより発疹・発赤,かゆみ等を起こしたことがある人。
　(6) 次の症状のある人。
　　　むくみ
　　〔1日最大配合量が甘草として1g以上(エキス剤については原生薬に換算して1g以上)含有する製剤に記載すること。〕
　(7) 次の診断を受けた人。
　　　高血圧,心臓病,腎臓病
　　〔1日最大配合量が甘草として1g以上(エキス剤については原生薬に換算して1g以上)含有する製剤に記載すること。〕
2. 服用後,次の症状があらわれた場合は副作用の可能性があるので,直ちに服用を中止し,この文書を持って医師,薬剤師又は登録販売者に相談すること

関係部位	症　　状
皮　膚	発疹・発赤,かゆみ
消化器	食欲不振

　まれに下記の重篤な症状が起こることがある。その場合は直ちに医師の診療を受けること。

症状の名称	症　　状
偽アルドステロン症,ミオパチー	手足のだるさ,しびれ,つっぱり感やこわばりに加えて,脱力感,筋肉痛があらわれ,徐々に強くなる。

　〔1日最大配合量が甘草として1g以上(エキス剤については原生薬に換算して1g以上)含有する製剤に記載すること。〕

3. 服用後,次の症状があらわれることがあるので,このような症状の持続又は増強が見られた場合には,服用を中止し,この文書を持って医師,薬剤師又は登録販売者に相談すること
　　下痢
4. 1ヵ月位服用しても症状がよくならない場合は服用を中止し,この文書を持って医師,薬剤師又は登録販売者に相談すること
5. 長期連用する場合には,医師,薬剤師又は登録販売者に相談すること
　〔1日最大配合量が甘草として1g以上(エキス剤については原生薬に換算して1g以上)含有する製剤に記載すること。〕

〔効能又は効果に関連する注意として,効能又は効果の項目に続けて以下を記載すること。〕
　血の道症とは,月経,妊娠,出産,産後,更年期など女性のホルモンの変動に伴って現れる精神不安やいらだちなどの精神神経症状および身体症状のことである。

〔用法及び用量に関連する注意として,用法及び用量の項目に続けて以下を記載すること。〕
(1) 小児に服用させる場合には,保護者の指導監督のもとに服用させること。
　〔小児の用法及び用量がある場合に記載すること。〕
(2) 〔小児の用法がある場合,剤形により,次に該当する場合には,そのいずれかを記載すること。〕
　1) 3歳以上の幼児に服用させる場合には,薬剤がのどにつかえることのないよう,よく注意すること。
　　〔5歳未満の幼児の用法がある錠剤・丸剤の場合に記載すること。〕
　2) 幼児に服用させる場合には,薬剤がのどにつかえることのないよう,よく注意すること。
　　〔3歳未満の用法及び用量を有する丸剤の場合に記載すること。〕
　3) 1歳未満の乳児には,医師の診療を受けさせることを優先し,やむを得ない場合にのみ服用させること。
　　〔カプセル剤及び錠剤・丸剤以外の製剤の場合に記載すること。なお,生後3ヵ月未満の用法がある製剤の場合,「生後3ヵ月未満の乳児」を『してはいけないこと』に記載し,用法及び用量欄には記載しないこと。〕

保管及び取扱い上の注意
(1) 直射日光の当たらない(湿気の少ない)涼しい所に(密栓して)保管すること。
　〔(　)内は必要とする場合に記載すること。〕
(2) 小児の手の届かない所に保管すること。
(3) 他の容器に入れ替えないこと。(誤用の原因になったり品質が変わる。)
　〔容器等の個々に至適表示がなされていて,誤用のおそれのない場合には記載しなくてもよい。〕

【外部の容器又は外部の被包に記載すべき事項】
注意
1. 次の人は服用しないこと
　　生後3ヵ月未満の乳児。

香砂平胃散（コウシャヘイイサン）

〔基準〕

（平成20年9月30日 厚生労働省医薬食品局審査管理課長通知による）

1. 成分・分量
   蒼朮4～6（白朮も可），厚朴3～4.5，陳皮3～4.5，甘草1～1.5，縮砂1.5～2，香附子2～4，生姜0.5～1（ヒネショウガを使用する場合2～3），大棗2～3，藿香1（藿香はなくても可）
2. 用法・用量
   湯
3. 効能・効果
   体力中等度で，食べ過ぎて胃がもたれる傾向のあるものの次の諸症：食欲異常，食欲不振，急・慢性胃炎，消化不良

〔使用上の注意〕

（平成25年3月27日　厚生労働省医薬食品局安全対策課長・審査管理課長通知による）

【添付文書等に記載すべき事項】

『してはいけないこと』
（守らないと現在の症状が悪化したり，副作用が起こりやすくなる）

　　次の人は服用しないこと
　　　生後3ヵ月未満の乳児。
　　　〔生後3ヵ月未満の用法がある製剤に記載すること。〕

『相談すること』
1. 次の人は服用前に医師，薬剤師又は登録販売者に相談すること
   (1) 医師の治療を受けている人。
   (2) 妊婦又は妊娠していると思われる人。
   (3) 高齢者。
       〔1日最大配合量が甘草として1g以上（エキス剤については原生薬に換算して1g以上）含有する製剤に記載すること。〕
   (4) 今までに薬などにより発疹・発赤，かゆみ等を起こしたことがある人。
   (5) 次の症状のある人。
       むくみ
       〔1日最大配合量が甘草として1g以上（エキス剤については原生薬に換算して1g以上）含有する製剤に記載すること。〕
   (6) 次の診断を受けた人。
       高血圧，心臓病，腎臓病
       〔1日最大配合量が甘草として1g以上（エキス剤については原生薬に換算して1g以上）含有する製剤に記載すること。〕
2. 服用後，次の症状があらわれた場合は副作用の可能性があるので，直ちに服用を中止し，この文書を持って医師，薬剤師又は登録販売者に相談すること

   まれに下記の重篤な症状が起こることがある。その場合は直ちに医師の診療を受けること。

症状の名称	症　　　状
偽アルドステロン症，ミオパチー	手足のだるさ，しびれ，つっぱり感やこわばりに加えて，脱力感，筋肉痛があらわれ，徐々に強くなる。

   〔1日最大配合量が甘草として1g以上（エキス剤については原生薬に換算して1g以上）含有する製剤に記載すること。〕
3. 1ヵ月位（急性胃炎に服用する場合には5～6回）服用して

　　　〔生後3ヵ月未満の用法がある製剤に記載すること。〕
2. 次の人は服用前に医師，薬剤師又は登録販売者に相談すること
   (1) 医師の治療を受けている人。
   (2) 妊婦又は妊娠していると思われる人。
   (3) 体の虚弱な人（体力の衰えている人，体の弱い人）。
   (4) 高齢者。
       〔1日最大配合量が甘草として1g以上（エキス剤については原生薬に換算して1g以上）含有する製剤に記載すること。〕
   (5) 今までに薬などにより発疹・発赤，かゆみ等を起こしたことがある人。
   (6) 次の症状のある人。
       むくみ
       〔1日最大配合量が甘草として1g以上（エキス剤については原生薬に換算して1g以上）含有する製剤に記載すること。〕
   (7) 次の診断を受けた人。
       高血圧，心臓病，腎臓病
       〔1日最大配合量が甘草として1g以上（エキス剤については原生薬に換算して1g以上）含有する製剤に記載すること。〕

2′. 服用が適さない場合があるので，服用前に医師，薬剤師又は登録販売者に相談すること
   〔2.の項目の記載に際し，十分な記載スペースがない場合には2′.を記載すること。〕
3. 服用に際しては，説明文書をよく読むこと
4. 直射日光の当たらない（湿気の少ない）涼しい所に（密栓して）保管すること
   〔（　）内は必要とする場合に記載すること。〕

〔効能又は効果に関連する注意として，効能又は効果の項目に続けて以下を記載すること。
　血の道症とは，月経，妊娠，出産，産後，更年期など女性のホルモンの変動に伴って現れる精神不安やいらだちなどの精神神経症状および身体症状のことである。〕

も症状がよくならない場合は服用を中止し，この文書を持って医師，薬剤師又は登録販売者に相談すること
4. 長期連用する場合には，医師，薬剤師又は登録販売者に相談すること
〔1日最大配合量が甘草として1g以上（エキス剤については原生薬に換算して1g以上）含有する製剤に記載すること。〕
〔用法及び用量に関連する注意として，用法及び用量の項目に続けて以下を記載すること。〕
(1) 小児に服用させる場合には，保護者の指導監督のもとに服用させること。
〔小児の用法及び用量がある場合に記載すること。〕
(2) 〔小児の用法がある場合，剤形により，次に該当する場合には，そのいずれかを記載すること。〕
 1) 3歳以上の幼児に服用させる場合には，薬剤がのどにつかえることのないよう，よく注意すること。
〔5歳未満の幼児の用法がある錠剤・丸剤の場合に記載すること。〕
 2) 幼児に服用させる場合には，薬剤がのどにつかえることのないよう，よく注意すること。
〔3歳未満の用法及び用量を有する丸剤の場合に記載すること。〕
 3) 1歳未満の乳児には，医師の診療を受けさせることを優先し，やむを得ない場合にのみ服用させること。
〔カプセル剤及び錠剤・丸剤以外の製剤の場合に記載すること。なお，生後3ヵ月未満の用法がある製剤の場合，「生後3ヵ月未満の乳児」を『してはいけないこと』に記載し，用法及び用量欄には記載しないこと。〕

保管及び取扱い上の注意
(1) 直射日光の当たらない（湿気の少ない）涼しい所に（密栓して）保管すること。
〔（ ）内は必要とする場合に記載すること。〕
(2) 小児の手の届かない所に保管すること。
(3) 他の容器に入れ替えないこと。（誤用の原因になったり品質が変わる。）
〔容器等の個々に至適表示がなされていて，誤用のおそれのない場合には記載しなくてもよい。〕

【外部の容器又は外部の被包に記載すべき事項】
注意
1. 次の人は服用しないこと
生後3ヵ月未満の乳児。
〔生後3ヵ月未満の用法がある製剤に記載すること。〕
2. 次の人は服用前に医師，薬剤師又は登録販売者に相談すること
(1) 医師の治療を受けている人。
(2) 妊婦又は妊娠していると思われる人。
(3) 高齢者。
〔1日最大配合量が甘草として1g以上（エキス剤については原生薬に換算して1g以上）含有する製剤に記載すること。〕
(4) 今までに薬などにより発疹・発赤，かゆみ等を起こしたことがある人。
(5) 次の症状のある人。
むくみ
〔1日最大配合量が甘草として1g以上（エキス剤については原生薬に換算して1g以上）含有する製剤に記載すること。〕
(6) 次の診断を受けた人。
高血圧，心臓病，腎臓病
〔1日最大配合量が甘草として1g以上（エキス剤については原生薬に換算して1g以上）含有する製剤に記載すること。〕
2′. 服用が適さない場合があるので，服用前に医師，薬剤師又は登録販売者に相談すること
〔2.の項目の記載に際し，十分な記載スペースがない場合には2′.を記載すること。〕
3. 服用に際しては，説明文書をよく読むこと
4. 直射日光の当たらない（湿気の少ない）涼しい所に（密栓して）保管すること
〔（ ）内は必要とする場合に記載すること。〕

香砂養胃湯 (コウシャヨウイトウ)

〔基準〕

(平成20年9月30日　厚生労働省医薬食品局審査管理課長通知による)

1. 成分・分量
   白朮2.5～3，茯苓2.5～3，蒼朮2，厚朴2～2.5，陳皮2～2.5，香附子2～2.5，白豆蔲2（小豆蔲代用可），人参1.5～2，木香1.5，縮砂1.5～2.5，甘草1.5～2.5，大棗1.5～2.5，生姜0.7～1

2. 用法・用量
   湯

3. 効能・効果
   体力虚弱なものの次の諸症：胃弱，胃腸虚弱，慢性胃腸炎，食欲不振

〔使用上の注意〕

(平成25年3月27日　厚生労働省医薬食品局安全対策課長・審査管理課長通知による)

【添付文書等に記載すべき事項】

『してはいけないこと』
(守らないと現在の症状が悪化したり，副作用が起こりやすくなる)

次の人は服用しないこと
　生後3ヵ月未満の乳児。
　　〔生後3ヵ月未満の用法がある製剤に記載すること。〕

『相談すること』
1. 次の人は服用前に医師，薬剤師又は登録販売者に相談すること
   (1) 医師の治療を受けている人。
   (2) 妊婦又は妊娠していると思われる人。
   (3) 高齢者。
   　〔1日最大配合量が甘草として1g以上（エキス剤については原生薬に換算して1g以上）含有する製剤に記載すること。〕
   (4) 今までに薬などにより発疹・発赤，かゆみ等を起こしたことがある人。
   (5) 次の症状のある人。
   　　むくみ
   　〔1日最大配合量が甘草として1g以上（エキス剤については原生薬に換算して1g以上）含有する製剤に記載すること。〕
   (6) 次の診断を受けた人。
   　　高血圧，心臓病，腎臓病
   　〔1日最大配合量が甘草として1g以上（エキス剤については原生薬に換算して1g以上）含有する製剤に記載すること。〕

2. 服用後，次の症状があらわれた場合は副作用の可能性があるので，直ちに服用を中止し，この文書を持って医師，薬剤師又は登録販売者に相談すること

関係部位	症　　状
皮　膚	発疹・発赤，かゆみ

まれに下記の重篤な症状が起こることがある。その場合は直ちに医師の診療を受けること。

症状の名称	症　　状
偽アルドステロン症，ミオパチー	手足のだるさ，しびれ，つっぱり感やこわばりに加えて，脱力感，筋肉痛があらわれ，徐々に強くなる。

　〔1日最大配合量が甘草として1g以上（エキス剤については原生薬に換算して1g以上）含有する製剤に記載すること。〕

3. 1ヵ月位服用しても症状がよくならない場合は服用を中止し，この文書を持って医師，薬剤師又は登録販売者に相談すること

4. 長期連用する場合には，医師，薬剤師又は登録販売者に相談すること
　〔1日最大配合量が甘草として1g以上（エキス剤については原生薬に換算して1g以上）含有する製剤に記載すること。〕

〔用法及び用量に関連する注意として，用法及び用量の項目に続けて以下を記載すること。〕

(1) 小児に服用させる場合には，保護者の指導監督のもとに服用させること。
　〔小児の用法及び用量がある場合に記載すること。〕

(2) 〔小児の用法がある場合，剤形により，次に該当する場合には，そのいずれかを記載すること。〕

　1) 3歳以上の幼児に服用させる場合には，薬剤がのどにつかえることのないよう，よく注意すること。
　　〔5歳未満の幼児の用法がある錠剤・丸剤の場合に記載すること。〕

　2) 幼児に服用させる場合には，薬剤がのどにつかえることのないよう，よく注意すること。
　　〔3歳未満の用法及び用量を有する丸剤の場合に記載すること。〕

　3) 1歳未満の乳児には，医師の診療を受けさせることを優先し，やむを得ない場合にのみ服用させること。
　　〔カプセル剤及び錠剤・丸剤以外の製剤の場合に記載すること。なお，生後3ヵ月未満の用法がある製剤の場合，「生後3ヵ月未満の乳児」を『してはいけないこと』に記載し，用法及び用量欄には記載しないこと。〕

保管及び取扱い上の注意
(1) 直射日光の当たらない（湿気の少ない）涼しい所に（密栓して）保管すること。
　〔（　）内は必要とする場合に記載すること。〕
(2) 小児の手の届かない所に保管すること。
(3) 他の容器に入れ替えないこと。（誤用の原因になったり品質が変わる。）
　〔容器等の個々に至適表示がなされていて，誤用のおそれのない場合には記載しなくてもよい。〕

【外部の容器又は外部の被包に記載すべき事項】

注意

1. 次の人は服用しないこと
　生後3ヵ月未満の乳児。
　〔生後3ヵ月未満の用法がある製剤に記載すること。〕

2. 次の人は服用前に医師，薬剤師又は登録販売者に相談すること
   (1) 医師の治療を受けている人。
   (2) 妊婦又は妊娠していると思われる人。
   (3) 高齢者。
   　〔1日最大配合量が甘草として1g以上（エキス剤については原生薬に換算して1g以上）含有する製剤に記載すること。〕
   (4) 今までに薬などにより発疹・発赤，かゆみ等を起こしたことがある人。
   (5) 次の症状のある人。
   　　むくみ
   　〔1日最大配合量が甘草として1g以上（エキス剤については原生薬に換算して1g以上）含有する製剤に記載すること。〕
   (6) 次の診断を受けた人。
   　　高血圧，心臓病，腎臓病
   　〔1日最大配合量が甘草として1g以上（エキス剤については原生薬に換算して1g以上）含有する製剤に記

香砂六君子湯 (コウシャリックンシトウ)

〔基準〕

(平成20年9月30日　厚生労働省医薬食品局審査管理課長通知による)
1. 成分・分量
　　人参3～4，白朮3～4（蒼朮も可），茯苓3～4，半夏3～6，陳皮2～3，香附子2～3，大棗1.5～2，生姜0.5～1（ヒネショウガを使用する場合1～2），甘草1～1.5，縮砂1～2，藿香1～2
2. 用法・用量
　　湯
3. 効能・効果
　　体力中等度以下で，気分が沈みがちで頭が重く，胃腸が弱く，食欲がなく，みぞおちがつかえて疲れやすく，貧血性で手足が冷えやすいものの次の諸症：胃炎，胃腸虚弱，胃下垂，消化不良，食欲不振，胃痛，嘔吐

〔使用上の注意〕

(平成25年3月27日　厚生労働省医薬食品局安全対策課長・審査管理課長通知による)

【添付文書等に記載すべき事項】
『してはいけないこと』
(守らないと現在の症状が悪化したり，副作用が起こりやすくなる)
　　次の人は服用しないこと
　　　生後3ヵ月未満の乳児。
　　　〔生後3ヵ月未満の用法がある製剤に記載すること。〕

『相談すること』
1. 次の人は服用前に医師，薬剤師又は登録販売者に相談すること
　(1) 医師の治療を受けている人。
　(2) 妊婦又は妊娠していると思われる人。
　(3) 高齢者。
　　　〔1日最大配合量が甘草として1g以上（エキス剤については原生薬に換算して1g以上）含有する製剤に記載すること。〕
　(4) 今までに薬などにより発疹・発赤，かゆみ等を起こしたことがある人。
　(5) 次の症状のある人。
　　　むくみ
　　　〔1日最大配合量が甘草として1g以上（エキス剤については原生薬に換算して1g以上）含有する製剤に記載すること。〕
　(6) 次の診断を受けた人。
　　　高血圧，心臓病，腎臓病
　　　〔1日最大配合量が甘草として1g以上（エキス剤については原生薬に換算して1g以上）含有する製剤に記載すること。〕
2. 服用後，次の症状があらわれた場合は副作用の可能性があるので，直ちに服用を中止し，この文書を持って医師，薬剤師又は登録販売者に相談すること

関係部位	症　状
皮　膚	発疹・発赤，かゆみ

　まれに下記の重篤な症状が起こることがある。その場合は直ちに医師の診療を受けること。

2′. 服用が適さない場合があるので，服用前に医師，薬剤師又は登録販売者に相談すること
　　〔2.の項目の記載に際し，十分な記載スペースがない場合には2′.を記載すること。〕
3. 服用に際しては，説明文書をよく読むこと
4. 直射日光の当たらない（湿気の少ない）涼しい所に（密栓して）保管すること
　　〔（　）内は必要とする場合に記載すること。〕

精華香砂養胃丸 ― 八ッ目製薬㈱
[区分]第2類
[組成]丸：30丸中　香砂養胃湯エキス末3.75g（ビャクジュツ・ブクリョウ各3g，ソウジュツ・コウボク・チンピ・コウブシ・ビャクズク・ニンジン各2g，モッコウ・シュクシャ・カンゾウ・タイソウ各1.5g，ショウキョウ1g）
[添加]バレイショデンプン，ハチミツ，滑石
[適応]体力虚弱なものの次の諸症：胃弱，胃腸虚弱，慢性胃腸炎，食欲不振
[用法]1回15才以上10丸，14～7才6丸，6～5才4丸，1日3回食前又は食間。5才未満は服用しない
[包装]450丸〔Ⓐ4,200（税込み）〕

命枯（エキス顆粒） ― ㈱建林松鶴堂
[区分]第2類
[組成]顆（淡褐）：3包(6g)中　香砂養胃湯水製乾燥エキス1.6g（ビャクジュツ・ブクリョウ各1.5g，ソウジュツ・コウボク・チンピ・コウブシ・ニンジン・ビャクズク各1g，モッコウ・シュクシャ・カンゾウ・タイソウ各0.75g，ショウキョウ0.25g）
[添加]乳糖，バレイショデンプン
[適応]体力虚弱なものの次の諸症：胃弱，胃腸虚弱，慢性胃腸炎，食欲不振
[用法]1回15才以上1包，14～7才2/3，6～4才1/2，3～2才1/3，2才以下1/4，1日3回食間。1才未満には，医師の診療を受けさせることを優先し，止むを得ない場合にだけ服用させる。3ヵ月未満は服用しない
[包装]30包〔Ⓐ2,730（税込み）〕，90包〔Ⓐ7,140（税込み）〕

症状の名称	症　　状
偽アルドステロン症，ミオパチー	手足のだるさ，しびれ，つっぱり感やこわばりに加えて，脱力感，筋肉痛があらわれ，徐々に強くなる。

〔1日最大配合量が甘草として1g以上（エキス剤については原生薬に換算して1g以上）含有する製剤に記載すること。〕

3. 1ヵ月位（消化不良，胃痛，嘔吐に服用する場合には1週間位）服用しても症状がよくならない場合は服用を中止し，この文書を持って医師，薬剤師又は登録販売者に相談すること
4. 長期連用する場合には，医師，薬剤師又は登録販売者に相談すること

〔1日最大配合量が甘草として1g以上（エキス剤については原生薬に換算して1g以上）含有する製剤に記載すること。〕

〔用法及び用量に関連する注意として，用法及び用量の項目に続けて以下を記載すること。〕
(1) 小児に服用させる場合には，保護者の指導監督のもとに服用させること。
〔小児の用法及び用量がある場合に記載すること。〕
(2) 〔小児の用法がある場合，剤形により，次に該当する場合には，そのいずれかを記載すること。〕
　1) 3歳以上の幼児に服用させる場合には，薬剤がのどにつかえることのないよう，よく注意すること。
〔5歳未満の幼児の用法がある錠剤・丸剤の場合に記載すること。〕
　2) 幼児に服用させる場合には，薬剤がのどにつかえることのないよう，よく注意すること。
〔3歳未満の用法及び用量を有する丸剤の場合に記載すること。〕
　3) 1歳未満の乳児には，医師の診療を受けさせることを優先し，やむを得ない場合にのみ服用させること。
〔カプセル剤及び錠剤・丸剤以外の製剤の場合に記載すること。なお，生後3ヵ月未満の用法がある製剤の場合，『生後3ヵ月未満の乳児』を『してはいけないこと』に記載し，用法及び用量欄には記載しないこと。〕

保管及び取扱い上の注意
(1) 直射日光の当たらない（湿気の少ない）涼しい所に（密栓して）保管すること。
〔（　）内は必要とする場合に記載すること。〕
(2) 小児の手の届かない所に保管すること。
(3) 他の容器に入れ替えないこと。（誤用の原因になったり品質が変わる。）
〔容器等の個々に至適表示がなされていて，誤用のおそれのない場合には記載しなくてもよい。〕

【外部の容器又は外部の被包に記載すべき事項】
注意
1. 次の人は服用しないこと
　生後3ヵ月未満の乳児。
〔生後3ヵ月未満の用法がある製剤に記載すること。〕
2. 次の人は服用前に医師，薬剤師又は登録販売者に相談すること
(1) 医師の治療を受けている人。
(2) 妊婦又は妊娠していると思われる人。
(3) 高齢者。
〔1日最大配合量が甘草として1g以上（エキス剤については原生薬に換算して1g以上）含有する製剤に記載すること。〕
(4) 今までに薬などにより発疹・発赤，かゆみ等を起こしたことがある人。
(5) 次の症状のある人。
　むくみ
〔1日最大配合量が甘草として1g以上（エキス剤については原生薬に換算して1g以上）含有する製剤に記載すること。〕
(6) 次の診断を受けた人。
　高血圧，心臓病，腎臓病
〔1日最大配合量が甘草として1g以上（エキス剤については原生薬に換算して1g以上）含有する製剤に記載すること。〕
2'. 服用が適さない場合があるので，服用前に医師，薬剤師又は登録販売者に相談すること
〔2.の項目の記載に際し，十分な記載スペースがない場合には2'.を記載すること。〕
3. 服用に際しては，説明文書をよく読むこと
4. 直射日光の当たらない（湿気の少ない）涼しい所に（密栓して）保管すること
〔（　）内は必要とする場合に記載すること。〕

香砂六君子湯エキス細粒G「コタロー」 ⊖　　小太郎漢方製薬㈱
区分 第2類
組成 細（茶）：3包(6g)中　水製エキス4.7g（ニンジン・ビャクジュツ・ブクリョウ・ハンゲ各3.2g，チンピ・コウブシ・タイソウ・シュクシャ・カッコウ各1.6g，ショウキョウ0.4g，カンゾウ0.8g）
添加 含水二酸化ケイ素，ステアリン酸マグネシウム，トウモロコシデンプン
適応 体力中等度以下で，気分が沈みがちで頭が重く，胃腸が弱く，食欲がなく，みぞおちがつかえて疲れやすく，貧血性で手足が冷えやすいものの次の諸症：胃炎，胃腸虚弱，胃下垂，消化不良，食欲不振，胃痛，嘔吐
用法 1回15才以上1包又は2g，14〜7才⅔，6〜4才½，3〜2才⅓，2才未満¼，1日3回食前又は食間。1才未満には，医師の診療を受けさせることを優先し，止むを得ない場合にだけ服用させる。3ヵ月未満は服用しない
包装 90包

香蘇散 (コウソサン)

〔基準〕

(平成20年9月30日 厚生労働省医薬食品局審査管理課長通知による)
1. 成分・分量
   香附子3.5～4.5、蘇葉1～3、陳皮2～3、甘草1～1.5、生姜1～2
2. 用法・用量
   (1) 散：1回1～2g　1日3回　(2) 湯
3. 効能・効果
   体力虚弱で、神経過敏で気分がすぐれず胃腸の弱いものの次の諸症：かぜの初期、血の道症注)

《備考》
注) 血の道症とは、月経、妊娠、出産、産後、更年期など女性のホルモンの変動に伴って現れる精神不安やいらだちなどの精神神経症状および身体症状のことである。
【注) 表記については、効能・効果欄に記載するのではなく、〈効能・効果に関連する注意〉として記載する。】

〔使用上の注意〕

(平成25年3月27日　厚生労働省医薬食品局安全対策課長・審査管理課長通知による)

【添付文書等に記載すべき事項】
『してはいけないこと』
(守らないと現在の症状が悪化したり、副作用が起こりやすくなる)

次の人は服用しないこと
　生後3ヵ月未満の乳児。
　〔生後3ヵ月未満の用法がある製剤に記載すること。〕

『相談すること』
1. 次の人は服用前に医師、薬剤師又は登録販売者に相談すること
  (1) 医師の治療を受けている人。
  (2) 妊婦又は妊娠していると思われる人。
  (3) 高齢者。
     〔1日最大配合量が甘草として1g以上（エキス剤については原生薬に換算して1g以上）含有する製剤に記載すること。〕
  (4) 今までに薬などにより発疹・発赤、かゆみ等を起こしたことがある人。
  (5) 次の症状のある人。
     むくみ
     〔1日最大配合量が甘草として1g以上（エキス剤については原生薬に換算して1g以上）含有する製剤に記載すること。〕
  (6) 次の診断を受けた人。
     高血圧、心臓病、腎臓病
     〔1日最大配合量が甘草として1g以上（エキス剤については原生薬に換算して1g以上）含有する製剤に記載すること。〕
2. 服用後、次の症状があらわれた場合は副作用の可能性があるので、直ちに服用を中止し、この文書を持って医師、薬剤師又は登録販売者に相談すること

関係部位	症　　　状
皮　膚	発疹・発赤、かゆみ

まれに下記の重篤な症状が起こることがある。その場合は直ちに医師の診療を受けること。

症状の名称	症　　　状
偽アルドステロン症、ミオパチー	手足のだるさ、しびれ、つっぱり感やこわばりに加えて、脱力感、筋肉痛があらわれ、徐々に強くなる。

〔1日最大配合量が甘草として1g以上（エキス剤については原生薬に換算して1g以上）含有する製剤に記載すること。〕

3. 1ヵ月位（かぜの初期に服用する場合には5～6回）服用しても症状がよくならない場合は服用を中止し、この文書を持って医師、薬剤師又は登録販売者に相談すること
4. 長期連用する場合には、医師、薬剤師又は登録販売者に相談すること
   〔1日最大配合量が甘草として1g以上（エキス剤については原生薬に換算して1g以上）含有する製剤に記載すること。〕

〔効能又は効果に関連する注意として、効能又は効果の項目に続けて以下を記載すること。〕
　血の道症とは、月経、妊娠、出産、産後、更年期など女性のホルモンの変動に伴って現れる精神不安やいらだちなどの精神神経症状および身体症状のことである。

〔用法及び用量に関連する注意として、用法及び用量の項目に続けて以下を記載すること。〕
(1) 小児に服用させる場合には、保護者の指導監督のもとに服用させること。
   〔小児の用法及び用量がある場合に記載すること。〕
(2) 〔小児の用法がある場合、剤形により、次に該当する場合には、そのいずれかを記載すること。〕
   1) 3歳以上の幼児に服用させる場合には、薬剤がのどにつかえることのないよう、よく注意すること。
      〔5歳未満の幼児の用法がある錠剤・丸剤の場合に記載すること。〕
   2) 幼児に服用させる場合には、薬剤がのどにつかえることのないよう、よく注意すること。
      〔3歳未満の用法及び用量を有する丸剤の場合に記載すること。〕
   3) 1歳未満の乳児には、医師の診療を受けさせることを優先し、やむを得ない場合にのみ服用させること。
      〔カプセル剤及び錠剤・丸剤以外の製剤の場合に記載すること。なお、生後3ヵ月未満の用法がある製剤の場合、「生後3ヵ月未満の乳児」を『してはいけないこと』に記載し、用法及び用量欄には記載しないこと。〕

保管及び取扱い上の注意
(1) 直射日光の当たらない（湿気の少ない）涼しい所に（密栓して）保管すること。
   〔（　）内は必要とする場合に記載すること。〕
(2) 小児の手の届かない所に保管すること。
(3) 他の容器に入れ替えないこと。（誤用の原因になったり品質が変わる。）
   〔容器等の個々に至適表示がなされていて、誤用のおそれのない場合には記載しなくてもよい。〕

【外部の容器又は外部の被包に記載すべき事項】
注意
1. 次の人は服用しないこと
   生後3ヵ月未満の乳児。
   〔生後3ヵ月未満の用法がある製剤に記載すること。〕
2. 次の人は服用前に医師、薬剤師又は登録販売者に相談すること
  (1) 医師の治療を受けている人。
  (2) 妊婦又は妊娠していると思われる人。
  (3) 高齢者。
     〔1日最大配合量が甘草として1g以上（エキス剤については原生薬に換算して1g以上）含有する製剤に記載すること。〕
  (4) 今までに薬などにより発疹・発赤、かゆみ等を起こし

(5) 次の症状のある人。
　　むくみ
　　〔1日最大配合量が甘草として1g以上（エキス剤については原生薬に換算して1g以上）含有する製剤に記載すること。〕
(6) 次の診断を受けた人。
　　高血圧，心臓病，腎臓病
　　〔1日最大配合量が甘草として1g以上（エキス剤については原生薬に換算して1g以上）含有する製剤に記載すること。〕
2′．服用が適さない場合があるので，服用前に医師，薬剤師又は登録販売者に相談すること
　　〔2．の項目の記載に際し，十分な記載スペースがない場合には2′．を記載すること。〕
3．服用に際しては，説明文書をよく読むこと
4．直射日光の当たらない（湿気の少ない）涼しい所に（密栓して）保管すること
　　〔（　）内は必要とする場合に記載すること。〕
〔効能又は効果に関連する注意として，効能又は効果の項目に続けて以下を記載すること。〕
　　血の道症とは，月経，妊娠，出産，産後，更年期など女性のホルモンの変動に伴って現れる精神不安やいらだちなどの精神神経症状および身体症状のことである。

JPS漢方顆粒-13号⊖　ジェーピーエス製薬㈱
[区分] 第2類
[組成] 顆 (淡灰褐～灰褐)：3包(6g)中 香蘇散料乾燥エキス1.6g (コウブシ3.2g，チンピ・ショウキョウ・ソヨウ各1.6g，カンゾウ1.2g)
[添加] ステアリン酸マグネシウム，乳糖水和物
[適応] 体力虚弱で，神経過敏で気分がすぐれず胃腸の弱いものの次の諸症：かぜの初期，血の道症
[用法] 1回15才以上1包，14～7才⅔，6～4才½，3～2才⅓，2才未満¼，1日3回食前又は食間。1才未満には，医師の診療を受けさせることを優先し，止むを得ない場合にだけ服用させる。3ヵ月未満は服用しない
[包装] 180包

JPS香蘇散料エキス錠N⊖　ジェーピーエス製薬㈱
[区分] 第2類
[組成] 錠 (淡褐)：12錠中 香蘇散料乾燥エキス2g (コウブシ4g，チンピ・ショウキョウ・ソヨウ各2g，カンゾウ1.5g)
[添加] 無水ケイ酸，ケイ酸アルミニウム，カルメロースカルシウム (CMC-Ca)，トウモロコシデンプン，ステアリン酸マグネシウム，乳糖水和物
[適応] 体力虚弱で，神経過敏で気分がすぐれず胃腸の弱いものの次の諸症：かぜの初期，血の道症
[用法] 1回15才以上4錠，14～5才2錠，1日3回食前又は食間。5才未満は服用しない
[包装] 260錠

ウチダの香蘇散⊖　㈱ウチダ和漢薬
[区分] 第2類
[組成] 煎：9.5g中 コウブシ4g，ソヨウ1g，カンゾウ1g，チンピ2.5g，ショウキョウ1g
[適応] 神経質で気分がふさぎ，みぞおちがつかえ，倦怠感，食欲不振などがあるもので，肩こり，頭重，頭痛，めまい，耳鳴，腹痛，悪心などを伴うもの：胃腸の弱い人の感冒，気鬱，じんましん，神経性月経困難症
[用法] 1回15才以上2g，14～12才1.6g，11～7才1.4g，6～5才1g，4～2才0.6g，2才未満0.3g，1日3回食前1時間又は食間空腹時。1才未満には，医師の診療を受けさせることを優先し，止むを得ない場合にだけ服用させる。3ヵ月未満は服用しない
[包装] 100g×5

ウチダの香蘇散料⊖　㈱ウチダ和漢薬
[区分] 第2類
[組成] 煎：1袋中 コウブシ4g，ソヨウ1g，カンゾウ1g，ショウキョウ1g，チンピ2.5g
[適応] 神経質で気分がふさぎ，みぞおちがつかえ，倦怠感，食欲不振などがあるもので，肩こり，頭重，頭痛，めまい，耳鳴り，腹痛，悪心などを伴うもの：胃腸の弱い人の感冒，気鬱，じんましん，月経困難症
[用法] 15才以上1日1袋を煎じ2～3回に分けて食前1時間又は食間空腹時に温服。15才未満は服用しない
[包装] 30袋

香寿⊖　東洋漢方製薬㈱-日邦薬品工業㈱
[区分] 第2類
[組成] 顆 (暗褐)：3包(4.5g)中 水製乾燥エキス0.5g (コウブシ1.05g，ソヨウ0.45g，チンピ0.9g，カンゾウ・ショウキョウ各0.3g)，コウブシ末1.4g，ソヨウ末0.6g，チンピ末1.2g，カンゾウ末0.4g，ショウキョウ末0.4g
[適応] 胃腸の弱い人の風邪の初期
[用法] 1回1包15才以上1包，14～7才⅔，6～4才½，3～2才⅓，1日3回食前又は食間。2才未満は服用しない
[包装] 20包〔Ⓐ1,350Ⓑ675〕

香蘇散エキス細粒〔東洋〕⊖　㈱東洋薬行
[区分] 第2類
[組成] 細 (褐)：3g中 香蘇散水製エキス2g (コウブシ4g，ソヨウ・チンピ各2g，カンゾウ1.5g，生ショウキョウ3g)
[添加] トウモロコシデンプン
[適応] 体力虚弱で，神経過敏で気分がすぐれず胃腸の弱いものの次の諸症：かぜの初期，血の道症
[用法] 1回1g1日3回空腹時
[包装] 200g〔Ⓑ6,090(税込み)〕，600g〔Ⓑ15,750(税込み)〕

香蘇散料エキス顆粒「クラシエ」⊖　大峰堂薬品工業㈱-クラシエ薬品㈱
[区分] 第2類
[組成] 顆 (褐)：3(4.5g)中 香蘇散料エキス850mg (コウブシ1.75g，チンピ1.5g，ソヨウ0.75g，カンゾウ・ショウキョウ各0.5g)
[添加] ヒドロキシプロピルセルロース，乳糖
[適応] 体力虚弱で，神経過敏で気分がすぐれず胃腸の弱いものの次の諸症：かぜの初期，血の道症
[用法] 1回15才以上1包，14～7才⅔，6～4才½，3～2才⅓，1日3回食前又は食間。2才未満は服用しない
[包装] 90包

香蘇散料エキス〔細粒〕18⊖　松浦薬業㈱-松浦漢方㈱
[区分] 第2類
[組成] 細 (淡褐)：3包(6g)又は6g中 香蘇散料水製エキス2.1g(乾燥物換算で約0.85gに相当)(コウブシ2g，カンゾウ・ショウキョウ・ソヨウ各0.5g，チンピ1.25g)
[添加] メタケイ酸アルミン酸マグネシウム，ヒプロメロース(ヒドロキシプロピルメチルセルロース)，乳糖，バレイショデンプン，香料
[適応] 体力虚弱で，神経過敏で気分がすぐれず胃腸の弱いものの次の諸症：かぜの初期，血の道症
[用法] 1回15才以上1包又は2g，14～7才⅔，6～4才½，3～2才⅓，2才未満¼以下，1日3回食前又は食間。1才未満には，医師の診療を受けさせることを優先し，止むを得ない場合にだけ服用させる。3ヵ月未満は服用しない
[包装] 500g，12包〔Ⓐ1,050(税込み)〕，300包

コオソニンV「コタロー」(香蘇散エキス錠)⊖　小太郎漢方製薬㈱
[区分] 第2類
[組成] 錠 (茶)：15錠中 水製エキス1.583g (コウブシ2.92g，ソヨウ1.25g，チンピ2.5g，カンゾウ・ショウキョウ各0.83g)
[添加] 結晶セルロース，酸化チタン，ステアリン酸マグネシウム，タルク，乳糖水和物，ヒプロメロース(ヒドロキシプロピルメチルセルロース)，粉末飴，メタケイ酸アルミン酸マグネシウム，カラメル，カルナウバロウ，サラシミツロウ

適応 胃腸虚弱で神経質の人の風邪の初期
用法 1回15才以上5錠，14〜5才3錠，1日3回食前又は食間。5才未満は服用しない
包装 180錠

錠剤香蘇散 ㊀　一元製薬㈱-㈱イチゲン
区分 第2類
組成 錠（褐）：100錠中 コウブシ末6.2g，ショウキョウ末5.2g，カンゾウ末3.2g，ソヨウ末3.2g，チンピ末4.7g，水製エキス2.5g（コウブシ6.7g，ショウキョウ5.7g，カンゾウ・ソヨウ各3.7g，チンピ5.2g）
適応 体力虚弱で，神経過敏で気分がすぐれず胃腸の弱いものの次の諸症：かぜの初期，血の道症
用法 1回成人4〜6錠，13〜7才2〜3錠，1日3回食間又は空腹時。温湯で服用
包装 350錠〔Ⓐ3,500Ⓑ1,750〕，1000錠〔Ⓐ8,000Ⓑ4,000〕，2000錠〔Ⓐ14,400Ⓑ7,200〕

清香散（顆粒）　*Shinko-San* ㊀　㈱和漢薬研究所-カポニー産業㈱
区分 第2類
組成 顆：3包中 香蘇散料水製エキス0.7g（コウブシ2g，シソヨウ・チンピ・ショウキョウ各1g，カンゾウ0.75g），コウブシ1.05g，シソヨウ末0.52g，チンピ末0.52g，カンゾウ末0.39g，ショウキョウ末0.52g
添加 デンプン
適応 体力虚弱で，神経過敏で気分がすぐれず胃腸の弱いものの次の諸症：かぜの初期，血の道症
用法 1回成人1包，14〜7才2/3，6〜4才1/2，3〜2才1/3，1日3回食前又は食後。2才未満は服用しない
包装 40包〔Ⓐ3,675（税込み）〕，400包〔Ⓐ34,440（税込み）〕

杉原の香蘇散 ㊀　㈲杉原達二商店
区分 第2類
組成 散：6g中 コウブシ2.53g，ショウキョウ0.63g，カンゾウ0.63g，ソヨウ0.63g，チンピ1.58g
適応 胃腸虚弱で神経質の人の風邪の初期
用法 1回15才以上2g，14〜4才1g，1日3回食間又は食前。4才未満は服用しない
包装 200g，400g

東洋の香蘇散料エキス顆粒 ㊀　東洋漢方製薬㈱
区分 第2類
組成 顆：4.5g中 水製乾燥エキス0.5g（コウブシ1.05g，ソヨウ0.45g，チンピ0.9g，カンゾウ・ショウキョウ各0.3g），コウブシ1.4g，ソヨウ末0.6g，チンピ末1.2g，カンゾウ末0.4g，ショウキョウ末0.4g
適応 胃腸虚弱で神経質の人の風邪の初期
用法 1回15才以上1.5g，14〜7才1g，6〜4才0.75g，3〜2才0.5g，1日3回食前又は食間
包装 500g〔Ⓑ7,000〕

長倉香蘇散粒状 ㊀　長倉製薬㈱
区分 第2類
組成 粒（茶褐）：6g中 コウブシ2.1g，ソヨウ0.9g，チンピ1.8g，カンゾウ0.6g，ショウキョウ0.6g
適応 胃腸虚弱で神経質の人の風邪の初期
用法 1回成人2g，14〜7才2/3，6〜4才1/2，3〜2才1/3，1日3回食前又は食間。2才未満は服用しない
包装 500g〔Ⓑ7,000〕

コウボクショウキョウハンゲニンジンカンゾウトウ
厚朴生姜半夏人参甘草湯

〔基準〕

（平成20年9月30日　厚生労働省医薬食品局審査管理課長通知による）

1. 成分・分量
   厚朴3，ヒネショウガ3（生姜を使用する場合1），半夏4，人参1.5，甘草2.5
2. 用法・用量
   湯
3. 効能・効果
   体力虚弱で，腹部膨満感のあるものの次の諸症：胃腸虚弱，嘔吐

〔使用上の注意〕

（平成25年3月27日　厚生労働省医薬食品局安全対策課長・審査管理課長通知による）

【添付文書等に記載すべき事項】
『してはいけないこと』
（守らないと現在の症状が悪化したり，副作用が起こりやすくなる）
　　次の人は服用しないこと
　　　生後3ヵ月未満の乳児。
　　〔生後3ヵ月未満の用法がある製剤に記載すること。〕
『相談すること』
1. 次の人は服用前に医師，薬剤師又は登録販売者に相談すること
   (1) 医師の治療を受けている人。
   (2) 妊婦又は妊娠していると思われる人。
   (3) 高齢者。
   　〔1日最大配合量が甘草として1g以上（エキス剤については原生薬に換算して1g以上）含有する製剤に記載すること。〕
   (4) 今までに薬などにより発疹・発赤，かゆみ等を起こしたことがある人。
   (5) 次の症状のある人。
   　むくみ
   　〔1日最大配合量が甘草として1g以上（エキス剤については原生薬に換算して1g以上）含有する製剤に記載すること。〕
   (6) 次の診断を受けた人。
   　高血圧，心臓病，腎臓病
   　〔1日最大配合量が甘草として1g以上（エキス剤については原生薬に換算して1g以上）含有する製剤に記載すること。〕
2. 服用後，次の症状があらわれた場合は副作用の可能性があるので，直ちに服用を中止し，この文書を持って医師，薬剤師又は登録販売者に相談すること

関係部位	症　　状
皮　膚	発疹・発赤，かゆみ

まれに下記の重篤な症状が起こることがある。その場合は直ちに医師の診療を受けること。

症状の名称	症　　状
偽アルドステロン症，ミオパチー	手足のだるさ，しびれ，つっぱり感やこわばりに加えて，脱力感，筋肉痛があらわれ，徐々に強くなる。

　〔1日最大配合量が甘草として1g以上（エキス剤については原生薬に換算して1g以上）含有する製剤に記載すること。〕

3. 1週間位服用しても症状がよくならない場合は服用を中止し，この文書を持って医師，薬剤師又は登録販売者に相談すること
4. 長期連用する場合には，医師，薬剤師又は登録販売者に相談すること
〔1日最大配合量が甘草として1g以上（エキス剤については原生薬に換算して1g以上）含有する製剤に記載すること。〕
〔用法及び用量に関連する注意として，用法及び用量の項目に続けて以下を記載すること。〕
(1) 小児に服用させる場合には，保護者の指導監督のもとに服用させること。
〔小児の用法及び用量がある場合に記載すること。〕
(2) 〔小児の用法がある場合，剤形により，次に該当する場合には，そのいずれかを記載すること。〕
 1) 3歳以上の幼児に服用させる場合には，薬剤がのどにつかえることのないよう，よく注意すること。
〔5歳未満の幼児の用法がある錠剤・丸剤の場合に記載すること。〕
 2) 幼児に服用させる場合には，薬剤がのどにつかえることのないよう，よく注意すること。
〔3歳未満の用法及び用量を有する丸剤の場合に記載すること。〕
 3) 1歳未満の乳児には，医師の診療を受けさせることを優先し，やむを得ない場合にのみ服用させること。
〔カプセル剤及び錠剤・丸剤以外の製剤の場合に記載すること。なお，生後3ヵ月未満の用法がある製剤の場合，「生後3ヵ月未満の乳児」を『してはいけないこと』に記載し，用法及び用量欄には記載しないこと。〕

保管及び取扱い上の注意
(1) 直射日光の当たらない（湿気の少ない）涼しい所に（密栓して）保管すること。
〔（ ）内は必要とする場合に記載すること。〕
(2) 小児の手の届かない所に保管すること。
(3) 他の容器に入れ替えないこと。（誤用の原因になったり品質が変わる。）
〔容器等の個々に至適表示がなされていて，誤用のおそれのない場合には記載しなくてもよい。〕

【外部の容器又は外部の被包に記載すべき事項】
注意
1. 次の人は服用しないこと
生後3ヵ月未満の乳児。
〔生後3ヵ月未満の用法がある製剤に記載すること。〕
2. 次の人は服用前に医師，薬剤師又は登録販売者に相談すること
(1) 医師の治療を受けている人。
(2) 妊婦又は妊娠していると思われる人。
(3) 高齢者。
〔1日最大配合量が甘草として1g以上（エキス剤については原生薬に換算して1g以上）含有する製剤に記載すること。〕
(4) 今までに薬などにより発疹・発赤，かゆみ等を起こしたことがある人。
(5) 次の症状のある人。
むくみ
〔1日最大配合量が甘草として1g以上（エキス剤については原生薬に換算して1g以上）含有する製剤に記載すること。〕
(6) 次の診断を受けた人。
高血圧，心臓病，腎臓病
〔1日最大配合量が甘草として1g以上（エキス剤については原生薬に換算して1g以上）含有する製剤に記載すること。〕
2′. 服用が適さない場合があるので，服用前に医師，薬剤師又は登録販売者に相談すること
〔2.の項目の記載に際し，十分な記載スペースがない場合には2′.を記載すること。〕
3. 服用に際しては，説明文書をよく読むこと
4. 直射日光の当たらない（湿気の少ない）涼しい所に（密栓して）保管すること
〔（ ）内は必要とする場合に記載すること。〕

杞菊地黄丸 (コギクジオウガン)

〔基準〕

(平成23年4月15日 厚生労働省医薬食品局審査管理課長通知による)

1. 成分・分量
   地黄5～8，8，山茱萸3～4，4，山薬4，4，沢瀉3，3，茯苓3，3，牡丹皮2～3，3，枸杞子4～5，5，菊花3，3（左側の数字は湯，右側は散）

2. 用法・用量
   (1) 散：1回2g 1日3回 (2) 湯

3. 効能・効果
   体力中等度以下で，疲れやすく胃腸障害がなく，尿量減少又は多尿で，ときに手足のほてりや口渇があるものの次の諸症：かすみ目，つかれ目，のぼせ，頭重，めまい，排尿困難，頻尿，むくみ，視力低下

〔使用上の注意〕

(平成25年3月27日 厚生労働省医薬食品局安全対策課長・審査管理課長通知による)

【添付文書等に記載すべき事項】

『してはいけないこと』
(守らないと現在の症状が悪化したり，副作用が起こりやすくなる)

次の人は服用しないこと
生後3ヵ月未満の乳児。
〔生後3ヵ月未満の用法がある製剤に記載すること。〕

『相談すること』

1. 次の人は服用前に医師，薬剤師又は登録販売者に相談すること
   (1) 医師の治療を受けている人。
   (2) 妊婦又は妊娠していると思われる人。
   (3) 胃腸が弱く下痢しやすい人。
   (4) 今までに薬などにより発疹・発赤，かゆみ等を起こしたことがある人。

2. 服用後，次の症状があらわれた場合は副作用の可能性があるので，直ちに服用を中止し，この文書を持って医師，薬剤師又は登録販売者に相談すること

関係部位	症　　状
皮　膚	発疹・発赤，かゆみ
消化器	食欲不振，胃部不快感，腹痛

3. 服用後，次の症状があらわれることがあるので，このような症状の持続又は増強が見られた場合には，服用を中止し，この文書を持って医師，薬剤師又は登録販売者に相談すること
   下痢

4. 1ヵ月位服用しても症状がよくならない場合は服用を中止し，この文書を持って医師，薬剤師又は登録販売者に相談すること

〔用法及び用量に関連する注意として，用法及び用量の項目に続けて以下を記載すること。〕
   (1) 小児に服用させる場合には，保護者の指導監督のもとに服用させること。
      〔小児の用法及び用量がある場合に記載すること。〕
   (2) 〔小児の用法がある場合，剤形により，次に該当する場合には，そのいずれかを記載すること。〕
      1) 3歳以上の幼児に服用させる場合には，薬剤がのどにつかえることのないよう，よく注意すること。
         〔5歳未満の幼児の用法がある錠剤・丸剤の場合に記載すること。〕
      2) 幼児に服用させる場合には，薬剤がのどにつかえることのないよう，よく注意すること。
         〔3歳未満の用法及び用量を有する丸剤の場合に記載すること。〕
      3) 1歳未満の乳児には，医師の診療を受けさせることを優先し，やむを得ない場合にのみ服用させること。
         〔カプセル剤及び錠剤・丸剤以外の製剤の場合に記載すること。なお，生後3ヵ月未満の用法がある製剤の場合，「生後3ヵ月未満の乳児」を『してはいけないこと』に記載し，用法及び用量欄には記載しないこと。〕

保管及び取扱い上の注意
(1) 直射日光の当たらない（湿気の少ない）涼しい所に（密栓して）保管すること。
   〔（　）内は必要とする場合に記載すること。〕
(2) 小児の手の届かない所に保管すること。
(3) 他の容器に入れ替えないこと。（誤用の原因になったり品質が変わる。）
   〔容器等の個々に至適表示がなされていて，誤用のおそれのない場合には記載しなくてもよい。〕

【外部の容器又は外部の被包に記載すべき事項】

注意

1. 次の人は服用しないこと
   生後3ヵ月未満の乳児。
   〔生後3ヵ月未満の用法がある製剤に記載すること。〕

2. 次の人は服用前に医師，薬剤師又は登録販売者に相談すること
   (1) 医師の治療を受けている人。
   (2) 妊婦又は妊娠していると思われる人。
   (3) 胃腸が弱く下痢しやすい人。
   (4) 今までに薬などにより発疹・発赤，かゆみ等を起こしたことがある人。

2′. 服用が適さない場合があるので，服用前に医師，薬剤師又は登録販売者に相談すること
   〔2.の項目の記載に際し，十分な記載スペースがない場合には2′.を記載すること。〕

3. 服用に際しては，説明文書をよく読むこと

4. 直射日光の当たらない（湿気の少ない）涼しい所に（密栓して）保管すること
   〔（　）内は必要とする場合に記載すること。〕

JPS漢方顆粒-75号 (一)　ジェーピーエス製薬㈱
区分 第2類
組成 顆（灰茶褐）：3包（8.1g）中 杞菊地黄丸料乾燥エキス6g（クコシ・キクカ各1.5g，ジオウ6g，サンシュユ・サンヤク各3g，タクシャ・ブクリョウ・ボタンピ各2.25g）
添 ケイ酸アルミニウム，ステアリン酸マグネシウム，乳糖水和物
適応 体力中等度以下で，疲れやすく胃腸障害がなく，尿量減少又は多尿で，ときに手足のほてりや口渇があるものの次の諸症：かすみ目，疲れ目，のぼせ，頭重，めまい，排尿困難，頻尿，むくみ，視力低下
用法 15才以上1回1包1日3回食前又は食間。15才未満は服用しない
包装 46包，90包

イスクラ杞菊地黄丸 (一)　イスクラ産業㈱
区分 第2類
組成 丸（暗褐）：2丸（19.6g）中 ジオウ2.86g，サンシュユ1.43g，サンヤク1.43g，タクシャ1.07g，ブクリョウ1.07g，ボタンピ1.07g，キクカ0.71g，クコシ0.71g
添 ハチミツ，ゴマ油，ミツロウ
適応 体力中等度以下で，疲れやすく胃腸障害がなく，尿量減少又は多尿で，ときに手足のほてりや口渇があるものの次の諸症：かすみ目，疲れ目，のぼせ，頭重，めまい，排尿困難，頻尿，むくみ，視力低下

杞菊地黄丸

用法 15才以上1回1丸を分割して，あるいは100～200mLの水に懸濁して服用。1日2回朝夕。蝋封の容器を割り丸剤を取り出し，包みをはがして服用。15才未満は服用しない
包装 10丸，30丸

イスクラ双料杞菊顆粒S㊀　イスクラ産業㈱
区分 第2類
組成 顆(褐)：3包(7.5g)中 双料杞菊エキス3.2g（ジオウ6.06g，サンシュユ・サンヤク各3.02g，タクシャ・ブクリョウ・ボタンピ各2.25g，キクカ・クコシ各1.51g）
添加 トウモロコシデンプン
適応 体力中等度以下で，疲れやすく胃腸障害がなく，尿量減少又は多尿で，ときに手足のほてりや口渇があるものの次の諸症：かすみ目，疲れ目，のぼせ，頭重，めまい，排尿困難，頻尿，むくみ，視力低下
用法 1回15才以上1包，14～7才2/3，6～4才1/2，1日3回食前又は食間。4才未満は服用しない
包装 45包，90包（45包×2）

杞菊地黄丸エキス細粒G「コタロー」㊀　小太郎漢方製薬㈱
区分 第2類
組成 細(茶)：3包(10.5g)中 水製エキス7.6g（ジオウ6.4g，サンシュユ・サンヤク各3.2g，タクシャ・ブクリョウ・ボタンピ・キクカ各2.4g，クコシ4g）
添加 含水二酸化ケイ素，ステアリン酸マグネシウム，アメ粉
適応 体力中等度以下で，疲れやすく胃腸障害がなく，尿量減少又は多尿で，ときに手足のほてりや口渇があるものの次の諸症：かすみ目，疲れ目，のぼせ，頭重，めまい，排尿困難，頻尿，むくみ，視力低下
用法 1回15才以上1包又は3.5g，14～7才2/3，6～4才1/2，3～2才1/3，2才未満1/4，1日3回食前又は食間。1才未満には，医師の診察を受けさせることを優先し，止むを得ない場合にだけ服用させる。3ヵ月未満は服用しない
包装 90包

杞菊地黄丸クラシエ㊀　八ッ目製薬㈱-クラシエ薬品㈱
区分 第2類
組成 丸：24丸(6g)中 クコシ0.288g，キクカ0.288g，ジオウ1.152g，サンシュユ0.576g，サンヤク0.576g，ブクリョウ0.432g，ボタンピ0.432g，タクシャ0.432g
添加 ハチミツ，滑石
適応 体力中等度以下で，疲れやすく胃腸障害がなく，尿量減少又は多尿で，ときに手足のほてりや口渇があるものの次の諸症：かすみ目，疲れ目，のぼせ，頭重，めまい，排尿困難，頻尿，むくみ，視力低下
用法 15才以上1回8丸1日3回。15才未満は服用しない
包装 720丸

杞菊妙見顆粒㊀　八ッ目製薬㈱
区分 第2類
組成 顆(薄茶～灰茶)：3包中 杞菊地黄丸料エキス末5.4g（クコシ・キクカ各1.5g，ジオウ6g，サンシュユ・サンヤク各3g，ブクリョウ・ボタンピ・タクシャ各2.25g）
添加 乳糖，ステアリン酸マグネシウム
適応 体力中等度以下で，疲れやすく胃腸障害がなく，尿量減少又は多尿で，ときに手足のほてりや口渇があるものの次の諸症：かすみ目，つかれ目，のぼせ，頭重，めまい，排尿困難，頻尿，むくみ，視力低下
用法 15才以上1回1包1日3回食前又は食間。15才未満は服用しない
包装 45包〔Ⓐ4,515（税込み）〕

杞菊妙見丸㊀　八ッ目製薬㈱-一粒丸　三橋薬局，小太郎漢方製薬㈱
区分 第2類
組成 丸(黒褐)：24丸中 クコシ0.288g，キクカ0.288g，ジオウ1.152g，サンシュユ0.576g，サンヤク0.576g，ブクリョウ0.432g，ボタンピ0.432g，タクシャ0.432g
添加 ハチミツ，滑石
適応 体力中等度以下で，疲れやすく胃腸障害がなく，尿量減少又は多尿で，ときに手足のほてりや口渇があるものの次の諸症：かすみ目，疲れ目，のぼせ，頭重，めまい，排尿困難，頻尿，むくみ，視力低下
用法 15才以上1回8丸1日3回。15才未満は服用しない
包装 八ッ目製薬㈱販売：360丸〔Ⓐ3,990（税込み）〕，720丸〔Ⓐ7,350（税込み）〕。小太郎漢方製薬㈱販売：480丸

中薬杞菊地黄丸㊀　松浦薬業㈱-イスクラ産業㈱，薬日本堂㈱，松浦漢方㈱
区分 第2類
組成 丸：24丸中 クコシ300mg，キクカ300mg，ジオウ1200mg，サンシュユ600mg，サンヤク600mg，ブクリョウ450mg，ボタンピ450mg，タクシャ450mg
添加 安息香酸ナトリウム，ハチミツ，タルク，トウモロコシデンプン，サラシミツロウ
適応 体力中等度以下で，疲れやすく胃腸障害がなく，尿量減少又は多尿で，ときに手足のほてりや口渇があるものの次の諸症：かすみ目，疲れ目，のぼせ，頭重，めまい，排尿困難，頻尿，むくみ，視力低下
用法 15才以上1回8丸1日3回食前又は食間。ビンを軽く振るか，スプーン等でほぐしてから使用。15才未満は服用しない
包装 松浦漢方㈱販売：360丸〔Ⓐ3,990（税込み）〕，720丸〔Ⓐ7,350（税込み）〕。薬日本堂㈱販売：720丸。イスクラ産業㈱販売：360丸，720丸，3120丸

ベルアベトンK㊀　八ッ目製薬㈱-クラシエ薬品㈱
区分 第2類
組成 丸：24丸(6g)中 クコシ0.288g，キクカ0.288g，ジオウ1.152g，サンシュユ0.576g，サンヤク0.576g，ブクリョウ0.432g，ボタンピ0.432g，タクシャ0.432g
添加 ハチミツ，滑石
適応 体力中等度以下で，疲れやすく胃腸障害がなく，尿量減少又は多尿で，ときに手足のほてりや口渇があるものの次の諸症：かすみ目，疲れ目，のぼせ，頭重，めまい，排尿困難，頻尿，むくみ，視力低下
用法 15才以上1回8丸1日3回。15才未満は服用しない
包装 368丸

ラクミナ㊀　小林製薬㈱
区分 第2類
組成 錠：15錠中 クコシ0.3g，キクカ0.3g，ジオウ1.2g，サンシュユ0.6g，サンヤク0.6g，ブクリョウ0.45g，ボタンピ0.45g，タクシャ0.45g
添加 無水ケイ酸，ヒドロキシプロピルセルロース，ステアリン酸マグネシウム，タルク，乳糖
適応 体力中等度以下で，疲れやすく胃腸障害がなく，尿量減少又は多尿で，ときに手足のほてりや口渇があるものの次の諸症：かすみ目，疲れ目，のぼせ，頭重，めまい，排尿困難，頻尿，むくみ，視力低下
用法 15才以上1回5錠1日3回食前又は食間。15才未満は服用しない
包装 105錠（パウチタイプ）〔Ⓐ1,974（税込み）〕，225錠（瓶タイプ）〔Ⓐ3,990（税込み）〕

五虎湯

〔基準〕

(平成20年9月30日 厚生労働省医薬食品局審査管理課長通知による)
1. 成分・分量
   麻黄4，杏仁4，甘草2，石膏10，桑白皮1～3
2. 用法・用量
   湯
3. 効能・効果
   体力中等度以上で，せきが強くでるものの次の諸症：せき，気管支ぜんそく，気管支炎，小児ぜんそく，感冒，痔の痛み

〔使用上の注意〕

(平成25年3月27日 厚生労働省医薬食品局安全対策課長・審査管理課長通知による)

【添付文書等に記載すべき事項】

『してはいけないこと』
(守らないと現在の症状が悪化したり，副作用が起こりやすくなる)

次の人は服用しないこと
生後3ヵ月未満の乳児。
〔生後3ヵ月未満の用法がある製剤に記載すること。〕

『相談すること』
1. 次の人は服用前に医師，薬剤師又は登録販売者に相談すること
   (1) 医師の治療を受けている人。
   (2) 妊婦又は妊娠していると思われる人。
   (3) 体の虚弱な人(体力の衰えている人，体の弱い人)で軟便下痢になりやすい人。
   (4) 胃腸の弱い人。
   (5) 発汗傾向の著しい人。
   (6) 高齢者。
      〔マオウ又は，1日最大配合量が甘草として1g以上(エキス剤については原生薬に換算して1g以上)含有する製剤に記載すること。〕
   (7) 次の症状のある人。
      むくみ[1]，排尿困難[2]
      〔[1]は，1日最大配合量が甘草として1g以上(エキス剤については原生薬に換算して1g以上)含有する製剤に記載すること。[2]は，マオウを含有する製剤に記載すること。〕
   (8) 次の診断を受けた人。
      高血圧[1)2)]，心臓病[1)2)]，腎臓病[1)2)]，甲状腺機能障害[2)]
      〔[1]は，1日最大配合量が甘草として1g以上(エキス剤については原生薬に換算して1g以上)含有する製剤に記載すること。[2]は，マオウを含有する製剤に記載すること。〕
2. 服用後，次の症状があらわれた場合は副作用の可能性があるので，直ちに服用を中止し，この文書を持って医師，薬剤師又は登録販売者に相談すること

関係部位	症　　　　状
皮　膚	発疹・発赤，かゆみ
消化器	吐き気，食欲不振，胃部不快感

まれに下記の重篤な症状が起こることがある。その場合は直ちに医師の診療を受けること。

症状の名称	症　　　　状
偽アルドステロン症，ミオパチー	手足のだるさ，しびれ，つっぱり感やこわばりに加えて，脱力感，筋肉痛があらわれ，徐々に強くなる。

〔1日最大配合量が甘草として1g以上(エキス剤については原生薬に換算して1g以上)含有する製剤に記載すること。〕

3. 1ヵ月位(感冒に服用する場合には5～6日間)服用しても症状がよくならない場合は服用を中止し，この文書を持って医師，薬剤師又は登録販売者に相談すること
4. 長期連用する場合には，医師，薬剤師又は登録販売者に相談すること
   〔1日最大配合量が甘草として1g以上(エキス剤については原生薬に換算して1g以上)含有する製剤に記載すること。〕

〔用法及び用量に関連する注意として，用法及び用量の項に続けて以下を記載すること。〕
(1) 小児に服用させる場合には，保護者の指導監督のもとに服用させること。
   〔小児の用法及び用量がある場合に記載すること。〕
(2) 〔小児の用法がある場合，剤形により，次に該当する場合には，そのいずれかを記載すること。〕
   1) 3歳以上の幼児に服用させる場合には，薬剤がのどにつかえることのないよう，よく注意すること。
      〔5歳未満の幼児の用法がある錠剤・丸剤の場合に記載すること。〕
   2) 幼児に服用させる場合には，薬剤がのどにつかえることのないよう，よく注意すること。
      〔3歳未満の用法及び用量を有する丸剤の場合に記載すること。〕
   3) 1歳未満の乳児には，医師の診療を受けさせることを優先し，やむを得ない場合にのみ服用させること。
      〔カプセル剤及び錠剤・丸剤以外の製剤の場合に記載すること。なお，生後3ヵ月未満の用法がある製剤の場合，「生後3ヵ月未満の乳児」を『してはいけないこと』に記載し，用法及び用量欄には記載しないこと。〕

保管及び取扱い上の注意
(1) 直射日光の当たらない(湿気の少ない)涼しい所に(密栓して)保管すること。
   〔( )内は必要とする場合に記載すること。〕
(2) 小児の手の届かない所に保管すること。
(3) 他の容器に入れ替えないこと。(誤用の原因になったり品質が変わる。)
   〔容器等の個々に至適表示がなされていて，誤用のおそれのない場合には記載しなくてもよい。〕

【外部の容器又は外部の被包に記載すべき事項】
注意
1. 次の人は服用しないこと
   生後3ヵ月未満の乳児。
   〔生後3ヵ月未満の用法がある製剤に記載すること。〕
2. 次の人は服用前に医師，薬剤師又は登録販売者に相談すること
   (1) 医師の治療を受けている人。
   (2) 妊婦又は妊娠していると思われる人。
   (3) 体の虚弱な人(体力の衰えている人，体の弱い人)で軟便下痢になりやすい人。
   (4) 胃腸の弱い人。
   (5) 発汗傾向の著しい人。
   (6) 高齢者。
      〔マオウ又は，1日最大配合量が甘草として1g以上(エキス剤については原生薬に換算して1g以上)含有する製剤に記載すること。〕
   (7) 次の症状のある人。
      むくみ[1]，排尿困難[2]

〔¹⁾は，1日最大配合量が甘草として1g以上（エキス剤については原生薬に換算して1g以上）含有する製剤に記載すること。²⁾は，マオウを含有する製剤に記載すること。〕

(8) 次の診断を受けた人。
　高血圧¹⁾²⁾，心臓病¹⁾²⁾，腎臓病¹⁾²⁾，甲状腺機能障害²⁾
　〔¹⁾は，1日最大配合量が甘草として1g以上（エキス剤については原生薬に換算して1g以上）含有する製剤に記載すること。²⁾は，マオウを含有する製剤に記載すること。〕

2′．服用が適さない場合があるので，服用前に医師，薬剤師又は登録販売者に相談すること
　　〔2．の項目の記載に際し，十分な記載スペースがない場合には2′．を記載すること。〕

3．服用に際しては，説明文書をよく読むこと

4．直射日光の当たらない（湿気の少ない）涼しい所に（密栓して）保管すること
　　〔（　）内は必要とする場合に記載すること。〕

「クラシエ」漢方五虎湯エキス顆粒A⊖　クラシエ製薬㈱-クラシエ薬品㈱
区分 第2類
組成 顆（淡褐）：3包(6g)中 五虎湯エキス粉末M 2100mg（マオウ・キョウニン各4g, カンゾウ2g, セッコウ10g, ソウハクヒ3g）
添加 ヒドロキシプロピルセルロース，乳糖，ポリオキシエチレンポリオキシプロピレングリコール
適応 体力中等度以上で，せきが強くでるものの次の諸症：せき，気管支ぜんそく，気管支炎，小児ぜんそく，感冒，痔の痛み
用法 1回15才以上1包，14～7才⅔，6～4才½，3～2才⅓，2才未満¼，1日3回食前又は食間。1才未満には，医師の診療を受けさせることを優先し，止むを得ない場合にだけ服用させる。3ヵ月未満は服用しない
包装 10包〔Ⓐ1,890(税込み)〕，90包

「クラシエ」漢方五虎湯エキス顆粒S⊖　クラシエ製薬㈱-クラシエ薬品㈱
区分 第2類
組成 顆（淡褐）：3包(4.5g)中 五虎湯エキス粉末M 1575mg（マオウ・キョウニン各3g, カンゾウ1.5g, セッコウ7.5g, ソウハクヒ2.25g）
添加 ヒドロキシプロピルセルロース，乳糖，ポリオキシエチレンポリオキシプロピレングリコール
適応 体力中等度以上で，せきが強くでるものの次の諸症：せき，気管支ぜんそく，気管支炎，小児ぜんそく，感冒，痔の痛み
用法 1回15才以上1包，14～7才⅔，6～4才½，3～2才⅓，2才未満¼，1日3回食前又は食間。1才未満には，医師の診療を受けさせることを優先し，止むを得ない場合にだけ服用させる。3ヵ月未満は服用しない
包装 12包〔Ⓐ1,890(税込み)〕，24包〔Ⓐ1,680(税込み)〕，45包〔Ⓐ2,940(税込み)〕

「クラシエ」漢方五虎湯エキス顆粒SⅡ⊖　クラシエ製薬㈱-クラシエ薬品㈱
区分 第2類
組成 顆（淡褐）：2包(4.5g)中 五虎湯エキス粉末M 1575mg（マオウ・キョウニン各3g, カンゾウ1.5g, セッコウ7.5g, ソウハクヒ2.25g）
添加 ヒドロキシプロピルセルロース，乳糖，ポリオキシエチレンポリオキシプロピレングリコール
適応 体力中等度以上で，せきが強くでるものの次の諸症：せき，気管支ぜんそく，気管支炎，小児ぜんそく，感冒，痔の痛み
用法 1回15才以上1包，14～7才⅔，6～4才½，3～2才⅓，1日2回食前又は食間。2才未満は服用しない
包装 10包〔Ⓐ1,890(税込み)〕

宝樹（エキス顆粒）⊖　㈱建林松鶴堂
区分 第2類
組成 顆（淡灰褐）：3包(6g)中 五虎湯水製乾燥エキス1.3g（マオウ・キョウニン各2g, カンゾウ・ソウハクヒ各1g, セッコウ5g）
添加 乳糖，バレイショデンプン
適応 体力中等度以上で，せきが強くでるものの次の諸症：せき，気管支ぜんそく，気管支炎，小児ぜんそく，感冒，痔の痛み
用法 1回成人1包，14～7才⅔，6～4才½，3～2才⅓，2才未満¼以下，1日3回食間。1才未満には，医師の診療を受けさせることを優先し，止むを得ない場合にだけ服用させる。3ヵ月未満は服用しない
包装 12包〔Ⓐ1,522(税込み)〕，90包〔Ⓐ7,140(税込み)〕

ゴシツサン
牛膝散

〔基準〕

(平成20年9月30日 厚生労働省医薬食品局審査管理課長通知による)
1. 成分・分量
   牛膝3，桂皮3，芍薬3，桃仁3，当帰3，牡丹皮3，延胡索3，木香1
2. 用法・用量
   湯
3. 効能・効果
   比較的体力があるものの次の諸症：月経困難，月経不順，月経痛

〔使用上の注意〕

(平成25年3月27日　厚生労働省医薬食品局安全対策課長・審査管理課長通知による)

【添付文書等に記載すべき事項】
『してはいけないこと』
(守らないと現在の症状が悪化したり，副作用が起こりやすくなる)

　　次の人は服用しないこと
　　　生後3ヵ月未満の乳児。
　　　〔生後3ヵ月未満の用法がある製剤に記載すること。〕

『相談すること』
1. 次の人は服用前に医師，薬剤師又は登録販売者に相談すること
   (1) 医師の治療を受けている人。
   (2) 妊婦又は妊娠していると思われる人。
   (3) 胃腸の弱い人。
   (4) 今までに薬などにより発疹・発赤，かゆみ等を起こしたことがある人。
2. 服用後，次の症状があらわれた場合は副作用の可能性があるので，直ちに服用を中止し，この文書を持って医師，薬剤師又は登録販売者に相談すること

関係部位	症　　　状
皮　膚	発疹・発赤，かゆみ

3. 1ヵ月位服用しても症状がよくならない場合は服用を中止し，この文書を持って医師，薬剤師又は登録販売者に相談すること
〔用法及び用量に関連する注意として，用法及び用量の項目に続けて以下を記載すること。〕
   (1) 小児に服用させる場合には，保護者の指導監督のもとに服用させること。
       〔小児の用法及び用量がある場合に記載すること。〕
   (2) 〔小児の用法がある場合，剤形により，次に該当する場合には，そのいずれかを記載すること。〕
   　1) 3歳以上の幼児に服用させる場合には，薬剤がのどにつかえることのないよう，よく注意すること。
       〔5歳未満の幼児の用法がある錠剤・丸剤の場合に記載すること。〕
   　2) 幼児に服用させる場合には，薬剤がのどにつかえることのないよう，よく注意すること。
       〔3歳未満の用法及び用量を有する丸剤の場合に記載すること。〕
   　3) 1歳未満の乳児には，医師の診療を受けさせることを優先し，やむを得ない場合にのみ服用させること。
       〔カプセル剤及び錠剤・丸剤以外の製剤の場合に記載すること。なお，生後3ヵ月未満の用法がある製剤の場合，「生後3ヵ月未満の乳児」を『してはいけないこと』に記載し，用法及び用量欄には記載しないこと。〕

保管及び取扱い上の注意
   (1) 直射日光の当たらない(湿気の少ない)涼しい所に(密栓して)保管すること。
       〔( )内は必要とする場合に記載すること。〕
   (2) 小児の手の届かない所に保管すること。
   (3) 他の容器に入れ替えないこと。(誤用の原因になったり品質が変わる。)
       〔容器等の個々に至適表示がなされていて，誤用のおそれのない場合には記載しなくてもよい。〕

【外部の容器又は外部の被包に記載すべき事項】
注意
1. 次の人は服用しないこと
   生後3ヵ月未満の乳児。
   〔生後3ヵ月未満の用法がある製剤に記載すること。〕
2. 次の人は服用前に医師，薬剤師又は登録販売者に相談すること
   (1) 医師の治療を受けている人。
   (2) 妊婦又は妊娠していると思われる人。
   (3) 胃腸の弱い人。
   (4) 今までに薬などにより発疹・発赤，かゆみ等を起こしたことがある人。
2′. 服用が適さない場合があるので，服用前に医師，薬剤師又は登録販売者に相談すること
   〔2.の項目の記載に際し，十分な記載スペースがない場合には2′.を記載すること。〕
3. 服用に際しては，説明文書をよく読むこと
4. 直射日光の当たらない(湿気の少ない)涼しい所に(密栓して)保管すること
   〔( )内は必要とする場合に記載すること。〕

喜効（エキス顆粒） ㈱建林松鶴堂

[区分] 第2類
[組成] 顆(淡褐)：3包(6.6g)中 牛膝散水製乾燥エキス1.5g(ゴシツ・ケイヒ・シャクヤク・トウニン・トウキ・ボタンピ・エンゴサク各1.5g，モッコウ0.5g)
[添加] 乳糖
[適応] 比較的体力があるものの次の諸症：月経困難，月経不順，月経痛
[用法] 1回成人1包，14～7才⅔，6～4才½，3～2才⅓，2才未満¼，1日3回食間。1才未満には，医師の診療を受けさせることを優先し，止むを得ない場合にだけ服用させる。3ヵ月未満は服用しない
[包装] 30包〔Ⓐ2,940(税込み)〕，90包〔Ⓐ7,140(税込み)〕

一般用漢方製剤

五積散 (ゴシャクサン)

〔基準〕

(平成20年9月30日 厚生労働省医薬食品局審査管理課長通知による)

1. 成分・分量
    茯苓2～3，蒼朮2～3（白朮も可），陳皮2～3，半夏2～3，当帰1.2～3，芍薬1～3，川芎1～3，厚朴1～3，白芷1～3，枳殻（実）1～3，桔梗1～3，乾姜1～1.5，生姜0.3～0.6（ヒネショウガを使用する場合1～2），桂皮1～1.5，麻黄1～2.5，大棗1～2，甘草1～1.2，香附子1.2（生姜，香附子のない場合も可）

2. 用法・用量
    湯（原則として）

3. 効能・効果
    体力中等度又はやや虚弱で，冷えがあるものの次の諸症：胃腸炎，腰痛，神経痛，関節痛，月経痛，頭痛，更年期障害，感冒

〔使用上の注意〕

(平成25年3月27日 厚生労働省医薬食品局安全対策課長・審査管理課長通知による)

【添付文書等に記載すべき事項】

『してはいけないこと』
（守らないと現在の症状が悪化したり，副作用が起こりやすくなる）

次の人は服用しないこと
    生後3ヵ月未満の乳児。
    〔生後3ヵ月未満の用法がある製剤に記載すること。〕

『相談すること』
1. 次の人は服用前に医師，薬剤師又は登録販売者に相談すること
    (1) 医師の治療を受けている人。
    (2) 妊婦又は妊娠していると思われる人。
    (3) 体の虚弱な人（体力の衰えている人，体の弱い人）。
    (4) 胃腸の弱い人。
    (5) 発汗傾向の著しい人。
    (6) 高齢者。
        〔マオウ又は，1日最大配合量が甘草として1g以上（エキス剤については原生薬に換算して1g以上）含有する製剤に記載すること。〕
    (7) 今までに薬などにより発疹・発赤，かゆみ等を起こしたことがある人。
    (8) 次の症状のある人。
        むくみ[1]，排尿困難[2]
        〔[1]は，1日最大配合量が甘草として1g以上（エキス剤については原生薬に換算して1g以上）含有する製剤に記載すること。[2]は，マオウを含有する製剤に記載すること。〕
    (9) 次の診断を受けた人。
        高血圧[1][2]，心臓病[1][2]，腎臓病[1][2]，甲状腺機能障害[2]
        〔[1]は，1日最大配合量が甘草として1g以上（エキス剤については原生薬に換算して1g以上）含有する製剤に記載すること。[2]は，マオウを含有する製剤に記載すること。〕

2. 服用後，次の症状があらわれた場合は副作用の可能性があるので，直ちに服用を中止し，この文書を持って医師，薬剤師又は登録販売者に相談すること

関係部位	症　　状
皮　膚	発疹・発赤，かゆみ

まれに下記の重篤な症状が起こることがある。その場合は直ちに医師の診療を受けること。

症状の名称	症　　状
偽アルドステロン症，ミオパチー	手足のだるさ，しびれ，つっぱり感やこわばりに加えて，脱力感，筋肉痛があらわれ，徐々に強くなる。

〔1日最大配合量が甘草として1g以上（エキス剤については原生薬に換算して1g以上）含有する製剤に記載すること。〕

3. 1ヵ月位（感冒に服用する場合には1週間位）服用しても症状がよくならない場合は服用を中止し，この文書を持って医師，薬剤師又は登録販売者に相談すること

4. 長期連用する場合には，医師，薬剤師又は登録販売者に相談すること
    〔1日最大配合量が甘草として1g以上（エキス剤については原生薬に換算して1g以上）含有する製剤に記載すること。〕

〔用法及び用量に関連する注意として，用法及び用量の項目に続けて以下を記載すること。〕

(1) 小児に服用させる場合には，保護者の指導監督のもとに服用させること。
    〔小児の用法及び用量がある場合に記載すること。〕

(2) 〔小児の用法がある場合，剤形により，次に該当する場合には，そのいずれかを記載すること。〕
    1) 3歳以上の幼児に服用させる場合には，薬剤がのどにつかえることのないよう，よく注意すること。
        〔5歳未満の幼児の用法がある錠剤・丸剤の場合に記載すること。〕
    2) 幼児に服用させる場合には，薬剤がのどにつかえることのないよう，よく注意すること。
        〔3歳未満の用法及び用量を有する丸剤の場合に記載すること。〕
    3) 1歳未満の乳児には，医師の診療を受けさせることを優先し，やむを得ない場合にのみ服用させること。
        〔カプセル剤及び錠剤・丸剤以外の製剤の場合に記載すること。なお，生後3ヵ月未満の用法がある場合の場合，「生後3ヵ月未満の乳児」を『してはいけないこと』に記載し，用法及び用量欄には記載しないこと。〕

保管及び取扱い上の注意
(1) 直射日光の当たらない（湿気の少ない）涼しい所に（密栓して）保管すること。
    〔（　）内は必要とする場合に記載すること。〕
(2) 小児の手の届かない所に保管すること。
(3) 他の容器に入れ替えないこと。（誤用の原因になったり品質が変わる。）
    〔容器等の個々に至適表示がなされていて，誤用のおそれのない場合には記載しなくてもよい。〕

【外部の容器又は外部の被包に記載すべき事項】
注意
1. 次の人は服用しないこと
    生後3ヵ月未満の乳児。
    〔生後3ヵ月未満の用法がある製剤に記載すること。〕

2. 次の人は服用前に医師，薬剤師又は登録販売者に相談すること
    (1) 医師の治療を受けている人。
    (2) 妊婦又は妊娠していると思われる人。
    (3) 体の虚弱な人（体力の衰えている人，体の弱い人）。
    (4) 胃腸の弱い人。
    (5) 発汗傾向の著しい人。
    (6) 高齢者。
        〔マオウ又は，1日最大配合量が甘草として1g以上（エ

五積散　297

キス剤については原生薬に換算して1g以上）含有する製剤に記載すること。〕
(7) 今までに薬などにより発疹・発赤，かゆみ等を起こしたことがある人。
(8) 次の症状のある人。
　　むくみ[1]，排尿困難[2]
　　〔[1]は，1日最大配合量が甘草として1g以上（エキス剤については原生薬に換算して1g以上）含有する製剤に記載すること。[2]は，マオウを含有する製剤に記載すること。〕
(9) 次の診断を受けた人。
　　高血圧[1][2]，心臓病[1][2]，腎臓病[1][2]，甲状腺機能障害[2]
　　〔[1]は，1日最大配合量が甘草として1g以上（エキス剤については原生薬に換算して1g以上）含有する製剤に記載すること。[2]は，マオウを含有する製剤に記載すること。〕
2．服用が適さない場合があるので，服用前に医師，薬剤師又は登録販売者に相談すること
　　〔2.の項目の記載に際し，十分な記載スペースがない場合には2'.を記載すること。〕
3．服用に際しては，説明文書をよく読むこと
4．直射日光の当たらない（湿気の少ない）涼しい所に（密栓して）保管すること
　　〔（　）内は必要とする場合に記載すること。〕

JPS漢方顆粒-12号 ⊖　ジェーピーエス製薬㈱
区分 第2類
組成（顆）（淡褐）：3包(6g)中　五積散料乾燥エキス3.76g（ブクリョウ・チンピ・ハンゲ・トウキ各1.6g，ソウジュツ3.2g，シャクヤク・センキュウ・コウボク・ビャクシ・キジツ・キキョウ・ショウキョウ・ケイヒ・マオウ・タイソウ・カンゾウ各0.8g）
添加 ステアリン酸マグネシウム，ショ糖脂肪酸エステル，乳糖水和物
適応 体力中等度又はやや虚弱で，冷えがあるものの次の諸症：胃腸炎，腰痛，神経痛，関節痛，月経痛，頭痛，更年期障害，感冒
用法 1回15才以上1包，14～7才2/3，6～4才1/2，3～2才1/3，2才未満1/4，1日3回食前又は食間。1才未満には，医師の診療を受けさせることを優先し，止むを得ない場合にだけ服用させる。3ヵ月未満は服用しない
包装 180包

JPS五積散料エキス錠N ⊖　ジェーピーエス製薬㈱
区分 第2類
組成（錠）（淡灰褐）：12錠中　五積散料乾燥エキス2.35g（ソウジュツ2g，チンピ・ブクリョウ・ハンゲ・トウキ各1g，コウボク・シャクヤク・センキュウ・ビャクシ・キジツ・キキョウ・ケイヒ・マオウ・タイソウ・ショウキョウ・カンゾウ各0.5g）
添加 無水ケイ酸，ケイ酸アルミニウム，カルメロースカルシウム(CMC-Ca)，トウモロコシデンプン，ステアリン酸マグネシウム，乳糖水和物
適応 体力中等度又はやや虚弱で，冷えがあるものの次の諸症：胃腸炎，腰痛，神経痛，関節痛，月経痛，頭痛，更年期障害，感冒
用法 1回15才以上4錠，14～7才3錠，6～5才2錠，1日3回食前又は食間。5才未満は服用しない
包装 260錠

ウチダの五積散 ⊖　㈱ウチダ和漢薬
区分 第2類
組成（散）：23g中　ソウジュツ2g，チンピ2g，ブクリョウ2g，ビャクジュツ2g，ハンゲ2g，トウキ2g，コウボク1g，シャクヤク1g，センキュウ1g，ビャクシ1g，キコク1g，キキョウ1g，ショウキョウ1g，ケイヒ1g，マオウ1g，カンゾウ1g，タイソウ1g
適応 冷え症，貧血症で胃腸の弱い体質のもので上半身に熱感があり，下半身が冷え，腰，股，下腹などが冷え痛むもの：急性慢性胃腸炎，腰痛，坐骨神経痛，リウマチ，帯下，月経不順
用法 1回15才以上2g，14～12才1.6g，11～7才1.4g，6～5才1g，4～2才0.6g，2才未満0.3g，1日3回食前1時間又は食間空腹時。1才未満には，医師の診療を受けさせることを優先し，止むを得ない場合にだけ服用させる。3ヵ月未満は服用しない
包装 100g×5

ウチダの五積散料 ⊖　㈱ウチダ和漢薬
区分 第2類
組成（煎）：1袋中　ソウジュツ2g，チンピ2g，ブクリョウ2g，ビャクジュツ2g，ハンゲ2g，トウキ2g，コウボク1g，シャクヤク1g，センキュウ1g，ビャクシ1g，キコク1g，キキョウ1g，ショウキョウ1g，ケイヒ1g，マオウ1g，カンゾウ1g，タイソウ1g
適応 冷え症，貧血症で胃腸の弱い体質のもので上半身に熱感があり，下半身が冷え，腰，股，下腹等が冷え痛むもの：急性慢性胃腸炎，腰痛，坐骨神経痛，リウマチ，帯下，月経不順
用法 15才以上1日1袋を煎じ2～3回に分けて食前1時間又は食間空腹時に温服。15才未満は服用しない
包装 30袋

五積散エキス顆粒「クラシエ」⊖　大峰堂薬品工業㈱-クラシエ薬品㈱
区分 第2類
組成（顆）（褐）：3包(4.5g)中　五積散エキス2400mg（ソウジュツ2g，チンピ・ブクリョウ・ハンゲ・トウキ各1g，コウボク・シャクヤク・センキュウ・ビャクシ・キキョウ・ケイヒ・マオウ・タイソウ・カンゾウ・コウブシ・キコク各0.5g，ショウキョウ0.625g）
添加 ヒドロキシプロピルセルロース，乳糖
適応 体力中等度又はやや虚弱で，冷えがあるものの次の諸症：胃腸炎，腰痛，神経痛，関節痛，月経痛，頭痛，更年期障害，感冒
用法 1回15才以上1包，14～7才2/3，6～4才1/2，3～2才1/3，1日3回食前又は食間。2才未満は服用しない
包装 90包

五積散エキス細粒G「コタロー」⊖　小太郎漢方製薬㈱
区分 第2類
組成（細）（茶）：3包(7.2g)中　水製エキス4.4g（ソウジュツ・ビャクジュツ・チンピ・ブクリョウ・ハンゲ・トウキ各1.6g，コウボク・シャクヤク・センキュウ・ビャクシ・キコク・キキョウ・ケイヒ・マオウ・タイソウ・カンキョウ・カンゾウ各0.8g，ショウキョウ0.24g）
添加 ステアリン酸マグネシウム，トウモロコシデンプン，乳糖水和物，プルラン，メタケイ酸アルミン酸マグネシウム
適応 体力中等度又はやや虚弱で，冷えがあるものの次の諸症：腰痛，神経痛，関節痛，頭痛，感冒，月経痛，更年期障害，胃腸炎
用法 1回15才以上1包又は2.4g，14～7才2/3，6～4才1/2，3～2才1/3，2才未満1/4，1日3回食前又は食間。1才未満には，医師の診療を受けさせることを優先し，止むを得ない場合にだけ服用させる。3ヵ月未満は服用しない
包装 90包

五積散「タキザワ」⊖　㈱タキザワ漢方廠
区分 第2類
組成（煎）：2包(22.3g)中　ソウジュツ3g，チンピ2g，ブクリョウ2g，ハンゲ2g，トウキ2g，コウボク1g，シャクヤク1g，センキュウ1g，ビャクシ1g，キジツ1g，キキョウ1g，ケイヒ1g，マオウ1g，タイソウ1g，ショウキョウ1.3g，カンゾウ1g
適応 体力中等度又はやや虚弱で，冷えがあるものの次の諸症：胃腸炎，腰痛，神経痛，関節痛，月経痛，頭痛，更年期障害，感冒
用法 15才以上1日1回1包を煎じ，1日2回朝夕空腹時。14～7才2/3，6～4才1/2，3～2才1/3，2才未満1/4。1才未満には，医師の診療を受けさせることを優先し，止むを得ない場合にだけ服用させる。3ヵ月未満は服用しない
包装 120包〔Ⓐ28,350(税込み)Ⓑ14,175(税込み)〕

五積散粒状 ⊖　長倉製薬㈱-日邦薬品工業㈱
区分 第2類

一般用漢方製剤

組成顆（黄褐）：6.6g中 トウキ0.4g, センキュウ0.4g, シャクヤク0.4g, ビャクジュツ0.4g, コウボク0.4g, トウヒ0.4g, ブクリョウ0.4g, ハンゲ0.4g, ビャクシ0.4g, キジツ0.4g, キキョウ0.6g, カンキョウ0.2g, ケイヒ0.2g, マオウ0.4g, カンゾウ0.2g, ショウキョウ0.4g, タイソウ0.6g

適応 神経痛, リウマチ, 腰痛

用法 1回成人2.2g, 15〜8才½, 7〜5才⅓, 4〜2才⅙, 1才〜3ヵ月1/12, 1日3回食前30分又は食間。1才未満には, 止むを得ない場合の他は服用させない。3ヵ月未満は服用しない

包装 100g〔Ⓑ2,880〕, 500g〔Ⓑ8,000〕

五積散料エキス顆粒KM⊖ ㈱カーヤ-㈱イチゲン, 一元製薬㈱

区分 第2類

組成顆（褐）：9g中 五積散料水製乾燥エキス4.4g（ソウジュツ4g, チンピ・トウキ・ハンゲ・ブクリョウ各2g, カンキョウ・カンゾウ・キジツ・ケイヒ・コウボク・シャクヤク・センキュウ・タイソウ・ビャクシ・マオウ各1g, ショウキョウ0.3g）

添加 乳糖, ステアリン酸マグネシウム

適応 体力中等度又はやや虚弱で, 冷えがあるものの次の諸症：胃腸炎, 腰痛, 神経痛, 関節痛, 月経痛, 頭痛, 更年期障害, 感冒

用法 1回15才以上3g, 14〜7才2g, 6〜4才1.5g, 3〜2才1g, 2才未満0.75g以下, 1日3回食前又は食間。1才未満には, 医師の診療を受けさせることを優先し, 止むを得ない場合にだけ服用させる。3ヵ月未満は服用しない

包装 500g 　**備考** 製造：天津泰達薬業有限公司（中国）

五積散料エキス〔細粒〕17⊖ 松浦薬業㈱-松浦漢方㈱

区分 第2類

組成細（淡褐〜褐）：3包(6g)又は6g中 五積散料エキス4.6g（乾燥物換算で約2.3gに相当）（ブクリョウ・チンピ・ハンゲ・トウキ各1g, ソウジュツ1.5g, シャクヤク・センキュウ・コウボク・キジツ・キキョウ・カンキョウ・ケイヒ・マオウ・タイソウ・カンゾウ・ビャクシ各0.5g, ショウキョウ0.15g）

添加 メタケイ酸アルミン酸マグネシウム, ヒプロメロース(ヒドロキシプロピルメチルセルロース), 乳糖, バレイショデンプン, 香料

適応 体力中等度又はやや虚弱で, 冷えがあるものの次の諸症：胃腸炎, 腰痛, 神経痛, 関節痛, 月経痛, 頭痛, 更年期障害, 感冒

用法 1回15才以上1包又は2g, 14〜7才⅔, 6〜4才½, 3〜2才⅓, 2才未満¼以下, 1日3回食前又は食間。1才未満には, 医師の診療を受けさせることを優先し, 止むを得ない場合にだけ服用させる。3ヵ月未満は服用しない

包装 500g, 48包〔Ⓐ3,570(税込み)〕, 300包

ゴーシャン「コタロー」⊖ 小太郎漢方製薬㈱

区分 第2類

組成錠（茶）：12錠中 水製エキス2.75g（ソウジュツ・ビャクジュツ・チンピ・ブクリョウ・ハンゲ各1g, トウキ・コウボク・シャクヤク・センキュウ・ビャクシ・キコク・キキョウ・ケイヒ・マオウ・タイソウ・カンキョウ・カンゾウ・コウブシ各0.6g）

添加 結晶セルロース, 酸化チタン, ステアリン酸マグネシウム, タルク, ヒプロメロース(ヒドロキシプロピルメチルセルロース), 粉末飴, メタケイ酸アルミン酸マグネシウム, カラメル, カルナウバロウ, サラシミツロウ

適応 慢性に経過し, 症状の激しくない次の諸症：腰痛, 神経痛, 関節痛, 冷え症, 頭痛, 感冒, 月経痛, 更年期障害, 胃腸炎

用法 1回15才以上4錠, 14〜7才3錠, 6〜5才2錠, 1日3回食前又は食間。5才未満は服用しない

包装 180錠

錠剤五積散⊖ 一元製薬㈱-㈱イチゲン

区分 第2類

組成錠（褐）：100錠中 ソウジュツ末2g, ブクリョウ末2g, ビャクジュツ末2g, トウキ末2g, キキョウ末1.1g, コウボク末1.1g, シャクヤク末1.1g, センキュウ末1.1g, キジツ末1.1g, ケイヒ末1.1g, カンゾウ末1.1g, ショウキョウ末2g, ハンゲ末2g, チンピ末2g, マオウ末1.1g, タイソウ末1.1g, ビャクシ末1.1g

適応 体力中等度又はやや虚弱で, 冷えがあるものの次の諸症：胃腸炎, 腰痛, 神経痛, 関節痛, 月経痛, 頭痛, 更年期障害, 感冒

用法 成人1回6〜8錠1日3回食前1時間。温湯で服用

包装 350錠〔Ⓐ3,500Ⓑ1,750〕, 1000錠〔Ⓐ8,400Ⓑ4,200〕, 2000錠〔Ⓐ15,000Ⓑ7,500〕

しんせんとう「五積散」⊖ ㈱アラクス

区分 第2類

組成煎：1包(11.15g)中 ブクリョウ1g, ソウジュツ1.5g, チンピ1g, ハンゲ1g, トウキ1g, シャクヤク0.5g, センキュウ0.5g, コウボク0.5g, ビャクシ0.5g, キジツ0.5g, キキョウ0.5g, カンキョウ0.5g, ショウキョウ0.15g, ケイヒ0.5g, マオウ0.5g, タイソウ0.5g, カンゾウ0.5g

適応 体力中等度又はやや虚弱で, 冷えがあるものの次の諸症：胃腸炎, 腰痛, 神経痛, 関節痛, 月経痛, 頭痛, 更年期障害, 感冒

用法 15才以上1日1包を煎じ食前又は食間3回に分服。15才未満は服用しない

包装 5包〔Ⓐ1,575(税込み)Ⓑ945(税込み)〕

ホリエ蘇真湯⊖ 堀江生薬㈱

区分 第2類

組成煎：1袋(22.2g)中 ソウジュツ3g, ブクリョウ2g, ハンゲ2g, トウキ2g, コウボク1g, シャクヤク1g, センキュウ1g, キジツ1g, キキョウ1g, ケイヒ1g, タイソウ1g, カンゾウ1g, ショウキョウ1.2g, マオウ1g, チンピ2g, ビャクシ1g

適応 慢性に経過し, 症状の激しくない次の諸症：胃腸炎, 腰痛, 神経痛, 関節痛, 月経痛, 頭痛, 冷え症, 更年期障害, 感冒

用法 成人1日1袋を煎じ2〜3回に分けて食前又は食間空腹時に服用。14〜7才⅔, 6〜4才½, 3〜2才⅓, 2才未満¼以下。1才未満には, 医師の診療を受けさせることを優先し, 止むを得ない場合にだけ服用させる。3ヵ月未満は服用しない

包装 10袋, 30袋

牛車腎気丸
ゴシャジンキガン

〔基準〕

(平成20年9月30日 厚生労働省医薬食品局審査管理課長通知による)
1. 成分・分量
   地黄5～8, 山茱萸2～4, 山薬3～4, 沢瀉3, 茯苓3～4, 牡丹皮3, 桂皮1～2, 加工ブシ0.5～1, 牛膝2～3, 車前子2～3
2. 用法・用量
   (1)散：1回2g 1日3回 (2)湯
3. 効能・効果
   体力中等度以下で，疲れやすくて，四肢が冷えやすく尿量減少し，むくみがあり，ときに口渇があるものの次の諸症：下肢痛，腰痛，しびれ，高齢者のかすみ目，かゆみ，排尿困難，頻尿，むくみ，高血圧に伴う随伴症状の改善（肩こり，頭重，耳鳴り）

〔使用上の注意〕

(平成25年3月27日 厚生労働省医薬食品局安全対策課長・審査管理課長通知による)

【添付文書等に記載すべき事項】
『してはいけないこと』
（守らないと現在の症状が悪化したり，副作用が起こりやすくなる）

次の人は服用しないこと
　生後3ヵ月未満の乳児。
　〔生後3ヵ月未満の用法がある製剤に記載すること。〕

『相談すること』
1. 次の人は服用前に医師，薬剤師又は登録販売者に相談すること
   (1) 医師の治療を受けている人。
   (2) 妊婦又は妊娠していると思われる人。
   (3) 胃腸が弱く下痢しやすい人。
   (4) のぼせが強く赤ら顔で体力の充実している人。
   (5) 今までに薬などにより発疹・発赤，かゆみ等を起こしたことがある人。
2. 服用後，次の症状があらわれた場合は副作用の可能性があるので，直ちに服用を中止し，この文書を持って医師，薬剤師又は登録販売者に相談すること

関係部位	症　　状
皮　膚	発疹・発赤，かゆみ
消化器	食欲不振，胃部不快感，腹痛
その他	動悸，のぼせ，口唇・舌のしびれ

まれに下記の重篤な症状が起こることがある。その場合は直ちに医師の診療を受けること。

症状の名称	症　　状
間質性肺炎	階段を上ったり，少し無理をしたりすると息切れがする・息苦しくなる，空せき，発熱等がみられ，これらが急にあらわれたり，持続したりする。
肝機能障害	発熱，かゆみ，発疹，黄疸（皮膚や白目が黄色くなる），褐色尿，全身のだるさ，食欲不振等があらわれる。

3. 服用後，次の症状があらわれることがあるので，このような症状の持続又は増強が見られた場合には，服用を中止し，この文書を持って医師，薬剤師又は登録販売者に相談すること
　下痢
4. 1ヵ月位服用しても症状がよくならない場合は服用を中止し，この文書を持って医師，薬剤師又は登録販売者に相談すること

〔用法及び用量に関連する注意として，用法及び用量の項目に続けて以下を記載すること。〕
(1) 小児に服用させる場合には，保護者の指導監督のもとに服用させること。
　　〔小児の用法及び用量がある場合に記載すること。〕
(2) 〔小児の用法がある場合，剤形により，次に該当する場合には，そのいずれかを記載すること。〕
   1) 3歳以上の幼児に服用させる場合には，薬剤がのどにつかえることのないよう，よく注意すること。
　　〔5歳未満の幼児の用法がある錠剤・丸剤の場合に記載すること。〕
   2) 幼児に服用させる場合には，薬剤がのどにつかえることのないよう，よく注意すること。
　　〔3歳未満の用法及び用量を有する丸剤の場合に記載すること。〕
   3) 1歳未満の乳児には，医師の診療を受けさせることを優先し，やむを得ない場合にのみ服用させること。
　　〔カプセル剤及び錠剤・丸剤以外の製剤の場合に記載すること。なお，生後3ヵ月未満の用法がある製剤の場合，「生後3ヵ月未満の乳児」を『してはいけないこと』に記載し，用法及び用量欄には記載しないこと。〕

保管及び取扱い上の注意
(1) 直射日光の当たらない（湿気の少ない）涼しい所に（密栓して）保管すること。
　　〔( )内は必要とする場合に記載すること。〕
(2) 小児の手の届かない所に保管すること。
(3) 他の容器に入れ替えないこと。（誤用の原因になったり品質が変わる。）
　　〔容器等の個々に至適表示がなされていて，誤用のおそれのない場合には記載しなくてもよい。〕

【外部の容器又は外部の被包に記載すべき事項】
注意
1. 次の人は服用しないこと
　生後3ヵ月未満の乳児。
　〔生後3ヵ月未満の用法がある製剤に記載すること。〕
2. 次の人は服用前に医師，薬剤師又は登録販売者に相談すること
   (1) 医師の治療を受けている人。
   (2) 妊婦又は妊娠していると思われる人。
   (3) 胃腸が弱く下痢しやすい人。
   (4) のぼせが強く赤ら顔で体力の充実している人。
   (5) 今までに薬などにより発疹・発赤，かゆみ等を起こしたことがある人。
2′. 服用が適さない場合があるので，服用前に医師，薬剤師又は登録販売者に相談すること
　　〔2.の項目の記載に際し，十分な記載スペースがない場合には2′.を記載すること。〕
3. 服用に際しては，説明文書をよく読むこと
4. 直射日光の当たらない（湿気の少ない）涼しい所に（密栓して）保管すること
　　〔( )内は必要とする場合に記載すること。〕

一般用漢方製剤

一元乃錠剤牛車腎気丸 ㊀　一元製薬㈱-㈱イチゲン
区分 第2類
組成 錠：45錠中 エキス末2300mg（ジオウ5000mg，サンシュユ・サンヤク・タクシャ・ブクリョウ・ボタンピ・ゴシツ・シャゼンシ各3000mg，ケイヒ・加工ブシ末各1000mg）
添加 乳糖，結晶セルロース，ステアリン酸マグネシウム
適応 体力中等度以下で，疲れやすくて，四肢が冷えやすく尿量減少し，むくみがあり，ときに口渇があるものの次の諸症：下肢痛，腰痛，しびれ，高齢者のかすみ目，かゆみ，排尿困難，頻

尿，むくみ，高血圧に伴う随伴症状の改善（肩こり，頭重，耳鳴り）
用法 成人1回15錠1日3回食前又は食間
包装 900錠〔Ⓐ4,800Ⓑ2,400〕，2500錠〔Ⓐ12,000Ⓑ6,000〕，5000錠〔Ⓐ22,000Ⓑ11,000〕

ウロバランス *Uro Balance*㊀ 松浦薬業㈱–佐藤製薬㈱
区分 **第2類**
組成 散：3包(6g)中 牛車腎気丸料水製エキス7g（ジオウ2.5g，サンシュユ・サンヤク・タクシャ・ブクリョウ・ボタンピ・ゴシツ・シャゼンシ各1.5g，ケイヒ・ブシ末各0.5g）
添加 メタケイ酸アルミン酸マグネシウム，ヒプロメロース(ヒドロキシプロピルメチルセルロース)，デキストリン，D-マンニトール，乳糖水和物，香料
適応 体力中等度以下で，疲れやすくて，四肢が冷えやすく尿量減少し，むくみがあり，ときに口渇があるものの次の諸症：下肢痛，腰痛，しびれ，高齢者のかすみ目，かゆみ，排尿困難，頻尿，むくみ，高血圧に伴う随伴症状の改善（肩こり，頭重，耳鳴り）
用法 1回15才以上1包，14～7才⅔，6～4才½，3～2才⅓，2才未満¼，1日3回食前又は食間。1才未満には，医師の診療を受けさせることを優先し，止むを得ない場合にだけ服用させる。3ヵ月未満は服用しない
包装 30包〔Ⓐ3,570(税込み)〕

［救心漢方］金匱腎気丸料エキス顆粒 *Kyushin Kampo Kinki-jinki-gan-ryo*㊀ 救心製薬㈱
区分 **第2類**
組成 顆(褐)：3包(6g)中 生薬抽出乾燥エキス(牛車腎気丸エキス(4／5量))4000mg(ジオウ4g，サンシュユ・サンヤク・タクシャ・ブクリョウ・ボタンピ・ゴシツ・シャゼンシ各2.4g，ケイヒ・ブシ末各0.8g)
添加 乳糖，ヒドロキシプロピルセルロース，ヒドロキシプロピルスターチ
適応 体力中等度以下で，疲れやすくて，四肢が冷えやすく尿量減少し，むくみがあり，ときに口渇があるものの次の諸症：下肢痛，腰痛，しびれ，高齢者のかすみ目，かゆみ，排尿困難，頻尿，むくみ，高血圧に伴う随伴症状の改善（肩こり，頭重，耳鳴り）
用法 15才以上1回1包1日3回食前又は食間。15才未満は服用しない
包装 42包〔Ⓐ5,301(税込み)〕

「クラシエ」漢方牛車腎気丸料エキス錠㊀ クラシエ製薬㈱–クラシエ薬品㈱
区分 **第2類**
組成 錠(淡褐)：12錠(3828mg)中 牛車腎気丸エキス(「症候別治療」，1／2量)2400mg（ジオウ2.5g，サンシュユ・サンヤク・タクシャ・ブクリョウ・ボタンピ・ゴシツ・シャゼンシ各1.5g，ケイヒ0.5g，ブシ末0.25g）
添加 二酸化ケイ素，セルロース，カルメロースカルシウム(CMC-Ca)，ステアリン酸マグネシウム，ヒプロメロース(ヒドロキシプロピルメチルセルロース)，マクロゴール，酸化チタン，カラメル，カルナウバロウ
適応 体力中等度以下で，疲れやすくて，四肢が冷えやすく尿量減少し，むくみがあり，ときに口渇があるものの次の諸症：下肢痛，腰痛，しびれ，高齢者のかすみ目，かゆみ，排尿困難，頻尿，むくみ，高血圧に伴う随伴症状の改善（肩こり，頭重，耳鳴り）
用法 1回15才以上4錠，14～7才3錠，6～5才2錠，1日3回食前又は食間。5才未満は服用しない
包装 96錠〔Ⓐ1,980(税込み)〕，168錠〔Ⓐ3,129(税込み)〕，180錠〔Ⓐ3,360(税込み)〕，360錠〔Ⓐ6,090(税込み)〕

牛車腎気丸料エキス顆粒KM㊀ ㈱カーヤ-㈱イチゲン，一元製薬㈱，山本漢方製薬㈱
区分 **第2類**
組成 顆(褐)：9g中 牛車腎気丸料水製乾燥エキス4.5g（ジオウ5g，ゴシツ・サンシュユ・サンヤク・シャゼンシ・タクシャ・ブクリョウ・ボタンピ各3g，ケイヒ・ホウブシ各1g）
添加 乳糖，ステアリン酸マグネシウム
適応 体力中等度以下で，疲れやすくて，四肢が冷えやすく尿量減少し，むくみがあり，ときに口渇があるものの次の諸症：下肢痛，腰痛，しびれ，高齢者のかすみ目，かゆみ，排尿困難，頻尿，むくみ，高血圧に伴う随伴症状の改善（肩こり，頭重，耳鳴り）
用法 1回15才以上3g，14～7才2g，6～4才1.5g，1日3回食前又は食間。4才未満は服用しない
包装 500g，12包，36包 備考 製造：天津泰達薬業有限公司(中国)

牛車腎気丸料エキス顆粒「クラシエ」㊀ 大峰堂薬品工業㈱–クラシエ薬品㈱
区分 **第2類**
組成 顆(淡褐)：3包(4.5g)中 牛車腎気丸エキス(「症候別治療」，1／2量)2400mg(ジオウ2.5g，サンシュユ・サンヤク・タクシャ・ブクリョウ・ボタンピ・ゴシツ・シャゼンシ各1.5g，ケイヒ0.5g，ブシ末0.25g)
添加 ヒドロキシプロピルセルロース，乳糖
適応 体力中等度以下で，疲れやすくて，四肢が冷えやすく尿量減少し，むくみがあり，ときに口渇があるものの次の諸症：下肢痛，腰痛，しびれ，高齢者のかすみ目，かゆみ，排尿困難，頻尿，むくみ，高血圧に伴う随伴症状の改善（肩こり，頭重，耳鳴り）
用法 1回15才以上1包，14～7才⅔，6～4才½，3～2才⅓，2才未満¼，1日3回食前又は食間。1才未満には，医師の診療を受けさせることを優先し，止むを得ない場合にだけ服用させる。3ヵ月未満は服用しない
包装 90包

牛車腎気丸料エキス〔細粒〕98㊀ 松浦薬業㈱–松浦漢方㈱
区分 **第2類**
組成 細：3包(6g)中 牛車腎気丸エキス(1／2量)7g(乾燥物換算で約2.8gに相当)（ジオウ2.5g，サンシュユ・サンヤク・タクシャ・ブクリョウ・ボタンピ・ゴシツ・シャゼンシ各1.5g，ケイヒ・ブシ末各0.5g）
添加 メタケイ酸アルミン酸マグネシウム，ヒプロメロース(ヒドロキシプロピルメチルセルロース)，デキストリン，D-マンニトール，乳糖，香料
適応 体力中等度以下で，疲れやすくて，四肢が冷えやすく尿量減少し，むくみがあり，ときに口渇があるものの次の諸症：下肢痛，腰痛，しびれ，高齢者のかすみ目，かゆみ，排尿困難，頻尿，むくみ，高血圧に伴う随伴症状の改善（肩こり，頭重，耳鳴り）
用法 1回15才以上1包，14～7才⅔，6～4才½，3～2才⅓，2才未満¼，1日3回食前又は食間。1才未満には，医師の診療を受けさせることを優先し，止むを得ない場合にだけ服用させる。3ヵ月未満は服用しない
包装 48包〔Ⓐ4,200(税込み)〕，300包

牛車腎気丸料「タキザワ」㊀ ㈱タキザワ漢方廠
区分 **第2類**
組成 煎：3包(28.5g)中 ジオウ6g，サンシュユ3g，サンヤク3g，タクシャ3g，ブクリョウ3g，ボタンピ3g，ケイヒ1g，ブシ0.5g，ゴシツ3g，シャゼンシ3g
適応 体力中等度以下で，疲れやすくて，四肢が冷えやすく尿量減少し，むくみがあり，ときに口渇があるものの次の諸症：下肢痛，腰痛，しびれ，高齢者のかすみ目，かゆみ，排尿困難，頻尿，むくみ，高血圧に伴う随伴症状の改善（肩こり，頭重，耳鳴り）
用法 15才以上1回1包を煎じ，1日3回朝昼夕空腹時。15才未満は服用しない
包装 180包〔Ⓐ28,350(税込み)Ⓑ14,175(税込み)〕

十味寿泉丸㊀ 中新薬業㈱
区分 **第2類**
組成 丸(褐)：36丸中 牛車腎気丸エキス末1200mg（ジオウ2.58g，サンシュユ・サンヤク・タクシャ・ブクリョウ・ボタンピ・ゴシツ・シャゼンシ各1.55g，ケイヒ・ブシ末各0.51g）
添加 乳糖水和物，トウモロコシデンプン，デヒドロ酢酸ナトリウム，無水ケイ酸，セルロース，カルメロースナトリウム(CMC-Na)，ハチミツ，寒梅粉，カルメロースカルシウム

(CMC-Ca)，ポリビニルアセタールジエチルアミノアセテート，マクロゴール
[適応] 体力中等度以下で，疲れやすくて，四肢が冷えやすく尿量減少し，むくみがあり，ときに口渇があるものの次の諸症：下肢痛，腰痛，しびれ，高齢者のかすみ目，かゆみ，排尿困難，頻尿，むくみ，高血圧に伴う随伴症状の改善（肩こり，頭重，耳鳴り）
[用法] 1回15才以上12丸，14～7才8丸，1日3回食前又は食間。7才未満は服用しない
[包装] 1100丸

精華牛車腎気丸㊀　八ッ目製薬㈱-イスクラ産業㈱，小太郎漢方製薬㈱
[区分] 第2類
[組成] 丸（黒～茶褐）：24丸中 牛車腎気丸料エキス末（「症候別治療」，1／2量）2.4g（ジオウ2.5g，サンシュユ・サンヤク・タクシャ・ブクリョウ・ボタンピ・ゴシツ・シャゼンシ各1.5g，ケイヒ0.5g，ブシ0.25g）
[添加] バレイショデンプン，滑石
[適応] 体力中等度以下で，疲れやすくて，四肢が冷えやすく尿量減少し，むくみがあり，ときに口渇があるものの次の諸症：下肢痛，腰痛，しびれ，高齢者のかすみ目，かゆみ，排尿困難，頻尿，むくみ，高血圧に伴う随伴症状の改善（肩こり，頭重，耳鳴り）
[用法] 15才以上1回8丸1日3回。15才未満は服用しない
[包装] イスクラ産業㈱販売：720丸〔Ⓐ7,500〕。八ッ目製薬㈱販売：360丸〔Ⓐ4,200（税込み）〕，720丸〔Ⓐ7,875（税込み）〕。小太郎漢方製薬㈱販売：480丸

ロート牛車腎気丸錠㊀　ロート製薬㈱
[区分] 第2類
[組成] 錠：12錠中 牛車腎気丸料エキス（「症候別治療」，1／2量）2.4g（ジオウ2.5g，サンシュユ・サンヤク・タクシャ・ブクリョウ・ボタンピ・ゴシツ・シャゼンシ各1.5g，ケイヒ0.5g，ブシ末0.25g）
[添加] カルメロースカルシウム（CMC-Ca），無水ケイ酸，セルロース，ステアリン酸マグネシウム，ヒプロメロース（ヒドロキシプロピルメチルセルロース），マクロゴール，酸化チタン，タルク，カルナウバロウ，三二酸化鉄
[適応] 体力中等度以下で，疲れやすくて，四肢が冷えやすく尿量減少し，むくみがあり，ときに口渇があるものの次の諸症：下肢痛，腰痛，しびれ，高齢者のかすみ目，かゆみ，排尿困難，頻尿，むくみ，高血圧に伴う随伴症状の改善（肩こり，頭重，耳鳴り）
[用法] 1回15才以上4錠，14～7才3錠，6～5才2錠，1日3回食前又は食間。5才未満は服用しない
[包装] 84錠〔Ⓐ1,995（税込み）〕，252錠〔Ⓐ5,775（税込み）〕

ゴシュユトウ
呉茱萸湯

〔基準〕

（平成20年9月30日　厚生労働省医薬食品局審査管理課長通知による）
1．成分・分量
　　呉茱萸3～4，大棗2～4，人参2～3，生姜1～2（ヒネショウガを使用する場合4～6）
2．用法・用量
　　湯
3．効能・効果
　　体力中等度以下で，手足が冷えて肩がこり，ときにみぞおちが膨満するものの次の諸症：頭痛，頭痛に伴うはきけ・嘔吐，しゃっくり

〔使用上の注意〕

（平成25年3月27日　厚生労働省医薬食品局安全対策課長・審査管理課長通知による）

【添付文書等に記載すべき事項】
『してはいけないこと』
（守らないと現在の症状が悪化したり，副作用が起こりやすくなる）
　　次の人は服用しないこと
　　　生後3ヵ月未満の乳児。
　　〔生後3ヵ月未満の用法がある製剤に記載すること。〕
『相談すること』
1．次の人は服用前に医師，薬剤師又は登録販売者に相談すること
　（1）医師の治療を受けている人。
　（2）妊婦又は妊娠していると思われる人。
　（3）今までに薬などにより発疹・発赤，かゆみ等を起こしたことがある人。
2．服用後，次の症状があらわれた場合は副作用の可能性があるので，直ちに服用を中止し，この文書を持って医師，薬剤師又は登録販売者に相談すること

関係部位	症　　状
皮　膚	発疹・発赤，かゆみ

3．1ヵ月位（しゃっくりに服用する場合には5～6回）服用しても症状がよくならない場合は服用を中止し，この文書を持って医師，薬剤師又は登録販売者に相談すること
〔用法及び用量に関連する注意として，用法及び用量の項目に続けて以下を記載すること。〕
　（1）小児に服用させる場合には，保護者の指導監督のもとに服用させること。
　　　〔小児の用法及び用量がある場合に記載すること。〕
　（2）〔小児の用法がある場合，剤形により，次に該当する場合には，そのいずれかを記載すること。〕
　　　1）3歳以上の幼児に服用させる場合には，薬剤がのどにつかえることのないよう，よく注意すること。
　　　　〔5歳未満の幼児の用法がある錠剤・丸剤の場合に記載すること。〕
　　　2）幼児に服用させる場合には，薬剤がのどにつかえることのないよう，よく注意すること。
　　　　〔3歳未満の用法及び用量を有する丸剤の場合に記載すること。〕
　　　3）1歳未満の乳児には，医師の診療を受けさせることを優先し，やむを得ない場合にのみ服用させること。
　　　　〔カプセル剤及び錠剤・丸剤以外の製剤の場合に記載すること。なお，生後3ヵ月未満の用法がある製剤の場合，「生後3ヵ月未満の乳児」を『してはいけないこ

と』に記載し，用法及び用量欄には記載しないこと。〕
保管及び取扱い上の注意
（1）直射日光の当たらない（湿気の少ない）涼しい所に（密栓して）保管すること。
〔（　）内は必要とする場合に記載すること。〕
（2）小児の手の届かない所に保管すること。
（3）他の容器に入れ替えないこと。（誤用の原因になったり品質が変わる。）
〔容器等の個々に至適表示がなされていて，誤用のおそれのない場合には記載しなくてもよい。〕
【外部の容器又は外部の被包に記載すべき事項】
注意
1．次の人は服用しないこと
　生後3ヵ月未満の乳児。
　　〔生後3ヵ月未満の用法がある製剤に記載すること。〕
2．次の人は服用前に医師，薬剤師又は登録販売者に相談すること
　（1）医師の治療を受けている人。
　（2）妊婦又は妊娠していると思われる人。
　（3）今までに薬などにより発疹・発赤，かゆみ等を起こしたことがある人。
2′．服用が適さない場合があるので，服用前に医師，薬剤師又は登録販売者に相談すること
　　〔2．の項目の記載に際し，十分な記載スペースがない場合には2′．を記載すること。〕
3．服用に際しては，説明文書をよく読むこと
4．直射日光の当たらない（湿気の少ない）涼しい所に（密栓して）保管すること
　　〔（　）内は必要とする場合に記載すること。〕

ウチダの呉茱萸湯 ㊀　㈱ウチダ和漢薬
区分 第2類
組成 煎：1袋(10g)中　ゴシュユ3g，ニンジン2g，タイソウ4g，ショウキョウ1g
適応 みぞおちが膨満して手足が冷えるものの次の諸症：頭痛，頭痛に伴う吐き気，しゃっくり
用法 15才以上1日1袋を煎じ3回に分けて食前又は食間空腹時に温服。15才未満は服用しない
包装 30袋

呉茱萸湯エキス顆粒 ㊀　クラシエ製薬㈱-クラシエ薬品㈱
区分 第2類
組成 顆(褐)：3包(3g)中　呉茱萸湯エキス1000mg (ゴシュユ3g，ニンジン2g，タイソウ4g，ショウキョウ1g)
添加 ヒドロキシプロピルセルロース，乳糖
適応 体力中等度以下で，手足が冷えて肩がこり，ときにみぞおちが膨満するものの次の諸症：頭痛，頭痛に伴う吐き気・嘔吐，しゃっくり
用法 1回15才以上1包，14～7才⅔，6～4才½，3～2才⅓，1日3回食前又は食間。2才未満は服用しない
包装 90包

呉茱萸湯エキス〔細粒〕19 ㊀　松浦薬業㈱-松浦漢方㈱
区分 第2類
組成 細(淡黄褐)：3包(6g)又は6g中　呉茱萸湯水製エキス2.1g(乾燥物換算で約0.85gに相当) (ゴシュユ1.5g，ショウキョウ0.5g，ニンジン1g，タイソウ2g)
添加 メタケイ酸アルミン酸マグネシウム，ヒプロメロース(ヒドロキシプロピルメチルセルロース)，乳糖，バレイショデンプン，D-マンニトール，香料
適応 体力中等度以下で，手足が冷えて肩がこり，ときにみぞおちが膨満するものの次の諸症：頭痛，頭痛に伴う吐き気・嘔吐，しゃっくり
用法 1回15才以上1包又は2g，14～7才⅔，6～4才½，3～2才⅓，2才未満¼以下，1日3回食前又は食間。1才未満には，医師の診療を受けさせることを優先し，止むを得ない場合にだけ服用させる。3ヵ月未満は服用しない
包装 500g，12包〔Ⓐ1,260(税込み)〕，300包

呉茱萸湯「タキザワ」㊀　㈱タキザワ漢方廠
区分 第2類
組成 煎：2包(10g)中　ゴシュユ3g，ショウキョウ1g，ニンジン2g，タイソウ4g
適応 体力中等度以下で，手足が冷えて肩がこり，ときにみぞおちが膨満するものの次の諸症：頭痛，頭痛に伴う吐き気・嘔吐，しゃっくり
用法 15才以上1回1包を煎じ，1日2回朝夕空腹時。14～7才⅔，6～4才½，3～2才⅓，2才未満¼。1才未満には，医師の診療を受けさせることを優先し，止むを得ない場合にだけ服用させる。3ヵ月未満は服用しない
包装 120包〔Ⓐ28,350(税込み)Ⓑ14,175(税込み)〕

ホノミカンタン粒 ㊀　剤盛堂薬品㈱
区分 第2類
組成 顆(淡褐)：4.5g中　呉茱萸湯水製エキス0.7g (ゴシュユ1.5g，ショウキョウ0.5g，タイソウ2g，ニンジン1g)
添加 カルメロースカルシウム(CMC-Ca)，結晶セルロース，ステアリン酸マグネシウム，トウモロコシデンプン，メタケイ酸アルミン酸マグネシウム
適応 体力中等度以下で，手足が冷えて肩がこり，ときにみぞおちが膨満するものの次の諸症：頭痛，頭痛に伴う吐き気・嘔吐，しゃっくり
用法 1回15才以上1.5g，14～7才⅔，6～4才½，3～2才⅓，2才未満¼，1日3回食間。1才未満には，医師の診療を受けさせることを優先し，止むを得ない場合にだけ服用させる。3ヵ月未満は服用しない

五物解毒散 (ゴモツゲドクサン)

〔基準〕
(平成20年9月30日 厚生労働省医薬食品局審査管理課長通知による)
1. 成分・分量
    川芎5, 金銀花2, 十薬2, 大黄1, 荊芥1.5
2. 用法・用量
    湯
3. 効能・効果
    体力中等度以上のものの次の諸症：かゆみ, 湿疹・皮膚炎

〔使用上の注意〕
(平成25年3月27日 厚生労働省医薬食品局安全対策課長・審査管理課長通知による)

【添付文書等に記載すべき事項】
『してはいけないこと』
(守らないと現在の症状が悪化したり, 副作用が起こりやすくなる)
1. 次の人は服用しないこと
    生後3ヵ月未満の乳児。
    〔生後3ヵ月未満の用法がある製剤に記載すること。〕
2. 授乳中の人は本剤を服用しないか, 本剤を服用する場合は授乳を避けること

『相談すること』
1. 次の人は服用前に医師, 薬剤師, 又は登録販売者に相談すること
    (1) 医師の治療を受けている人。
    (2) 妊婦又は妊娠していると思われる人。
    (3) 体の虚弱な人 (体力の衰えている人, 体の弱い人)。
    (4) 胃腸が弱く下痢しやすい人。
    (5) 今までに薬などにより発疹・発赤, かゆみ等を起こしたことがある人。
    (6) 次の医薬品を服用している人。
        瀉下薬 (下剤)
2. 服用後, 次の症状があらわれた場合は副作用の可能性があるので, 直ちに服用を中止し, この文書を持って医師, 薬剤師又は登録販売者に相談すること

関係部位	症　　状
皮　膚	発疹・発赤, かゆみ
消化器	食欲不振, 胃部不快感, はげしい腹痛を伴う下痢, 腹痛

3. 服用後, 次の症状があらわれることがあるので, このような症状の持続又は増強が見られた場合には, 服用を中止し, この文書を持って医師, 薬剤師又は登録販売者に相談すること
    軟便, 下痢
4. 1ヵ月位服用しても症状がよくならない場合は服用を中止し, この文書を持って医師, 薬剤師又は登録販売者に相談すること
5. 本剤の服用により, まれに症状が進行することもあるので, このような場合には, 服用を中止し, この文書を持って医師, 薬剤師又は登録販売者に相談すること
〔用法及び用量に関連する注意として, 用法及び用量の項目に続けて以下を記載すること。〕
    (1) 小児に服用させる場合には, 保護者の指導監督のもとに服用させること。
        〔小児の用法及び用量がある場合に記載すること。〕
    (2) 〔小児の用法がある場合, 剤形により, 次に該当する場合には, そのいずれかを記載すること。〕
        1) 3歳以上の幼児に服用させる場合には, 薬剤がのどにつかえることのないよう, よく注意すること。
            〔5歳未満の幼児の用法がある錠剤・丸剤の場合に記載すること。〕
        2) 幼児に服用させる場合には, 薬剤がのどにつかえることのないよう, よく注意すること。
            〔3歳未満の用法及び用量を有する丸剤の場合に記載すること。〕
        3) 1歳未満の乳児には, 医師の診療を受けさせることを優先し, やむを得ない場合にのみ服用させること。
            〔カプセル剤及び錠剤・丸剤以外の製剤の場合に記載すること。なお, 生後3ヵ月未満の用法がある製剤の場合, 「生後3ヵ月未満の乳児」を『してはいけないこと』に記載し, 用法及び用量欄には記載しないこと。〕

保管及び取扱い上の注意
(1) 直射日光の当たらない (湿気の少ない) 涼しい所に (密栓して) 保管すること。
    〔( ) 内は必要とする場合に記載すること。〕
(2) 小児の手の届かない所に保管すること。
(3) 他の容器に入れ替えないこと。(誤用の原因になったり品質が変わる。)
    〔容器等の個々に至適表示がなされていて, 誤用のおそれのない場合には記載しなくてもよい。〕

【外部の容器又は外部の被包に記載すべき事項】
注意
1. 次の人は服用しないこと
    生後3ヵ月未満の乳児。
    〔生後3ヵ月未満の用法がある製剤に記載すること。〕
2. 授乳中の人は本剤を服用しないか, 本剤を服用する場合は授乳を避けること
3. 次の人は服用前に医師, 薬剤師又は登録販売者に相談すること
    (1) 医師の治療を受けている人。
    (2) 妊婦又は妊娠していると思われる人。
    (3) 体の虚弱な人 (体力の衰えている人, 体の弱い人)。
    (4) 胃腸が弱く下痢しやすい人。
    (5) 今までに薬などにより発疹・発赤, かゆみ等を起こしたことがある人。
    (6) 次の医薬品を服用している人。
        瀉下薬 (下剤)
3′. 服用が適さない場合があるので, 服用前に医師, 薬剤師又は登録販売者に相談すること
    〔3.の項目の記載に際し, 十分な記載スペースがない場合には3′.を記載すること。〕
4. 服用に際しては, 説明文書をよく読むこと
5. 直射日光の当たらない (湿気の少ない) 涼しい所に (密栓して) 保管すること
    〔( ) 内は必要とする場合に記載すること。〕

五物解毒湯エキス〔細粒〕20一 松浦薬業㈱-松浦漢方㈱
区分 第2類
組成 細：3包(6g)又は6g中 五物解毒湯水製エキス4.4g (センキュウ4g, キンギンカ・ジュウヤク各1.6g, ダイオウ0.8g, ケイガイ1.2g)
添加 メタケイ酸アルミン酸マグネシウム, ヒプロメロース(ヒドロキシプロピルメチルセルロース), 乳糖, トウモロコシデンプン
適応 体力中等度以上のものの次の諸症：かゆみ, 湿疹・皮膚炎
用法 1回15才以上1包又は2g, 14〜7才2/3, 6〜4才1/2, 3〜2才1/3, 2才未満1/4以下, 1日3回食前又は食間。1才未満には, 医師の診療を受けさせることを優先し, 止むを得ない場合にだけ服用させる。3ヵ月未満は服用しない
包装 500g, 300包

東洋の五物解毒散料エキス顆粒S㊀　東洋漢方製薬㈱-日邦薬品工業㈱
区分 第2類
組成 顆：4.5g中 水製乾燥エキス1.6g（センキュウ5g, キンギンカ・ジュウヤク各2g, ダイオウ1g, ケイガイ1.5g）
添加 乳糖, 結晶セルロース, メタケイ酸アルミン酸マグネシウム, ステアリン酸マグネシウム
適応 かゆみ, 湿疹
用法 1回15才以上1.5g, 14〜7才1g, 6〜4才0.75g, 3〜2才0.5g, 1日3回食前又は食間。2才未満は服用しない
包装 500g〔Ⓑ12,000〕

五淋散
ゴリンサン

〔基準〕
（平成20年9月30日　厚生労働省医薬食品局審査管理課長通知による）
1. 成分・分量
   茯苓5〜6, 当帰3, 黄芩3, 甘草3, 芍薬1〜2, 山梔子1〜2, 地黄3, 沢瀉3, 木通3, 滑石3, 車前子3（地黄以下のない場合も可）
2. 用法・用量
   湯
3. 効能・効果
   体力中等度のものの次の諸症：頻尿, 排尿痛, 残尿感, 尿のにごり

〔使用上の注意〕
（平成25年3月27日　厚生労働省医薬食品局安全対策課長・審査管理課長通知による）
【添付文書等に記載すべき事項】
『してはいけないこと』
（守らないと現在の症状が悪化したり, 副作用が起こりやすくなる）
　　次の人は服用しないこと
　　　生後3ヵ月未満の乳児。
　　　〔生後3ヵ月未満の用法がある製剤に記載すること。〕
『相談すること』
1. 次の人は服用前に医師, 薬剤師又は登録販売者に相談すること
   (1) 医師の治療を受けている人。
   (2) 妊婦又は妊娠していると思われる人。
   (3) 胃腸が弱く下痢しやすい人。
       〔地黄を含有する製剤に記載すること。〕
   (3)′胃腸の弱い人。
       〔地黄を含有しない製剤に記載すること。ただし, この場合(3)の項は記載しないこと。〕
   (4) 高齢者。
       〔1日最大配合量が甘草として1g以上（エキス剤については原生薬に換算して1g以上）含有する製剤に記載すること。〕
   (5) 次の症状のある人。
       むくみ
       〔1日最大配合量が甘草として1g以上（エキス剤については原生薬に換算して1g以上）含有する製剤に記載すること。〕
   (6) 次の診断を受けた人。
       高血圧, 心臓病, 腎臓病
       〔1日最大配合量が甘草として1g以上（エキス剤については原生薬に換算して1g以上）含有する製剤に記載すること。〕
2. 服用後, 次の症状があらわれた場合は副作用の可能性があるので, 直ちに服用を中止し, この文書を持って医師, 薬剤師又は登録販売者に相談すること

関係部位	症　　状
消化器	食欲不振, 胃部不快感

　まれに下記の重篤な症状が起こることがある。その場合は直ちに医師の診療を受けること。

症状の名称	症　　　　状
間質性肺炎	階段を上ったり，少し無理をしたりすると息切れがする・息苦しくなる，空せき，発熱等がみられ，これらが急にあらわれたり，持続したりする。
偽アルドステロン症，ミオパチー[1]	手足のだるさ，しびれ，つっぱり感やこわばりに加えて，脱力感，筋肉痛があらわれ，徐々に強くなる。

　　〔[1]は，1日最大配合量が甘草として1g以上（エキス剤については原生薬に換算して1g以上）含有する製剤に記載すること。〕

3. 服用後，次の症状があらわれることがあるので，このような症状の持続又は増強が見られた場合には，服用を中止し，この文書を持って医師，薬剤師又は登録販売者に相談すること
　　　下痢
4. 1ヵ月位服用しても症状がよくならない場合は服用を中止し，この文書を持って医師，薬剤師又は登録販売者に相談すること
5. 長期連用する場合には，医師，薬剤師又は登録販売者に相談すること
　　〔1日最大配合量が甘草として1g以上（エキス剤については原生薬に換算して1g以上）含有する製剤に記載すること。〕
〔用法及び用量に関連する注意として，用法及び用量の項目に続けて以下を記載すること。〕
(1) 小児に服用させる場合には，保護者の指導監督のもとに服用させること。
　　〔小児の用法及び用量がある場合に記載すること。〕
(2) 〔小児の用法がある場合，剤形により，次に該当する場合には，そのいずれかを記載すること。〕
　1) 3歳以上の幼児に服用させる場合には，薬剤がのどにつかえることのないよう，よく注意すること。
　　　〔5歳未満の幼児の用法がある錠剤・丸剤の場合に記載すること。〕
　2) 幼児に服用させる場合には，薬剤がのどにつかえることのないよう，よく注意すること。
　　　〔3歳未満の用法及び用量を有する丸剤の場合に記載すること。〕
　3) 1歳未満の乳児には，医師の診療を受けさせることを優先し，やむを得ない場合にのみ服用させること。
　　　〔カプセル剤及び錠剤・丸剤以外の製剤の場合に記載すること。なお，生後3ヵ月未満の用法がある製剤の場合，「生後3ヵ月未満の乳児」を『してはいけないこと』に記載し，用法及び用量欄には記載しないこと。〕

保管及び取扱い上の注意
(1) 直射日光の当たらない（湿気の少ない）涼しい所に（密栓して）保管すること。
　　〔（　）内は必要とする場合に記載すること。〕
(2) 小児の手の届かない所に保管すること。
(3) 他の容器に入れ替えないこと。（誤用の原因になったり品質が変わる。）
　　〔容器等の個々に至適表示がなされていて，誤用のおそれのない場合には記載しなくてもよい。〕

【外部の容器又は外部の被包に記載すべき事項】
注意
1. 次の人は服用しないこと
　　生後3ヵ月未満の乳児。
　　〔生後3ヵ月未満の用法がある製剤に記載すること。〕
2. 次の人は服用前に医師，薬剤師又は登録販売者に相談すること
(1) 医師の治療を受けている人。
(2) 妊婦又は妊娠していると思われる人。
(3) 胃腸が弱く下痢しやすい人。
　　〔地黄を含有する製剤に記載すること。〕
(3) 胃腸の弱い人。
　　〔地黄を含有しない製剤に記載すること。ただし，この場合(3)の項は記載しないこと。〕
(4) 高齢者。
　　〔1日最大配合量が甘草として1g以上（エキス剤については原生薬に換算して1g以上）含有する製剤に記載すること。〕
(5) 次の症状のある人。
　　むくみ
　　〔1日最大配合量が甘草として1g以上（エキス剤については原生薬に換算して1g以上）含有する製剤に記載すること。〕
(6) 次の診断を受けた人。
　　高血圧，心臓病，腎臓病
　　〔1日最大配合量が甘草として1g以上（エキス剤については原生薬に換算して1g以上）含有する製剤に記載すること。〕
2′. 服用が適さない場合があるので，服用前に医師，薬剤師又は登録販売者に相談すること
　　〔2.の項目の記載に際し，十分な記載スペースがない場合には2′.を記載すること。〕
3. 服用に際しては，説明文書をよく読むこと
4. 直射日光の当たらない（湿気の少ない）涼しい所に（密栓して）保管すること
　　〔（　）内は必要とする場合に記載すること。〕

ゴリンサンN「コタロー」 ⊖　小太郎漢方製薬㈱
区分 第2類
組成 錠（茶）：15錠中 エキス散3.36g（ブクリョウ3g，トウキ・オウゴン・カンゾウ・ジオウ・タクシャ・モクツウ・カッセキ・シャゼンシ各1.5g，シャクヤク・サンシシ各1g）
添加 カルメロースカルシウム（CMC-Ca），含水二酸化ケイ素，軽質無水ケイ酸，ステアリン酸マグネシウム，トウモロコシデンプン，乳糖水和物
適応 体力中等度のものの次の諸症：排尿痛，頻尿，残尿感，尿のにごり
用法 1回15才以上5錠，14〜7才4錠，6〜5才3錠，1日3回食前又は食間。5才未満は服用しない
包装 180錠

五淋散エキス細粒G「コタロー」 ⊖　小太郎漢方製薬㈱
区分 第2類
組成 細（茶）：3包（4.5g）中 エキス散3.36g（ブクリョウ3g，トウキ・オウゴン・カンゾウ・ジオウ・タクシャ・モクツウ・カッセキ・シャゼンシ各1.5g，シャクヤク・サンシシ各1g）
添加 含水二酸化ケイ素，軽質無水ケイ酸，ステアリン酸マグネシウム，トウモロコシデンプン，乳糖水和物
適応 体力中等度のものの次の諸症：頻尿，排尿痛，残尿感，尿のにごり
用法 1回15才以上1包又は1.5g，14〜7才2/3，6〜4才1/2，3〜2才1/3，2才未満1/4，1日3回食前又は食間。1才未満には，医師の診療を受けさせることを優先し,止むを得ない場合にだけ服用させる。3ヵ月未満は服用しない
包装 90包

五淋散エキス錠「コタロー」 ⊖　小太郎漢方製薬㈱
区分 第2類
組成 錠：15錠中 水製エキス2.8g（ブクリョウ3g，カンゾウ・ジオウ・カッセキ・トウキ・タクシャ・シャゼンシ・オウゴン・モクツウ各1.5g，シャクヤク・サンシシ各1g）
添加 酸化チタン，ステアリン酸マグネシウム，タルク，乳糖水和物，ヒプロメロース（ヒドロキシプロピルメチルセルロース），粉末飴，メタケイ酸アルミン酸マグネシウム，カラメル，カルナウバロウ，サラシミツロウ

五淋散

|適応|体力中等度のものの次の諸症：排尿痛，頻尿，残尿感，尿のにごり
|用法|1回15才以上5錠，14～7才4錠，6～5才3錠，1日3回食前又は食間。5才未満は服用しない
|包装|60錠，150錠

五淋散カプレット「コタロー」　─　小太郎漢方製薬㈱
|区分|第2類
|組成|錠|カプレット(茶)：6錠中 エキス散3.36g(ブクリョウ3g，トウキ・オウゴン・カンゾウ・ジオウ・タクシャ・モクツウ・カッセキ・シャゼンシ各1.5g，シャクヤク・サンシシ各1g)
|添加|含水二酸化ケイ素，カンテン末，クロスカルメロースナトリウム(クロスCMC-Na)，軽質無水ケイ酸，ステアリン酸マグネシウム，マクロゴール6000
|適応|体力中等度のものの次の諸症：排尿痛，頻尿，残尿感，尿のにごり
|用法|1回7才以上2錠，6～5才1錠，1日3回食前又は食間。5才未満は服用しない
|包装|24錠

五淋散料　─　東洋漢方製薬㈱
|区分|第2類
|組成|煎|：1包(18g)中 ブクリョウ5g，トウキ3g，オウゴン3g，カンゾウ3g，シャクヤク2g，サンシシ2g
|適応|頻尿，排尿痛，残尿感
|用法|15才以上1日1包を煎じ2～3回に分けて食前1時間又は食間空腹時に温服。14～7才⅔，1日3回に分けて食前1時間前又は食間空腹時に温服。7才未満は服用しない
|包装|100包〔Ⓑ10,000〕

五淋散料（A）　─　東洋漢方製薬㈱
|区分|第2類
|組成|煎|：1包(33g)中 ブクリョウ5g，トウキ3g，オウゴン3g，カンゾウ3g，タクシャ3g，モクツウ3g，シャゼンシ3g，シャクヤク2g，サンシシ2g，カッセキ3g
|適応|頻尿，排尿痛，残尿感
|用法|15才以上1日1包を煎じ2～3回に分けて食前1時間又は食間空腹時に温服。15才未満は服用しない
|包装|100包〔Ⓑ15,000〕

五淋散料エキス〔細粒〕80　─　松浦薬業㈱-天野商事㈱，松浦漢方㈱
|区分|第2類
|組成|細|(淡褐)：3包(6g)又は6g中 五淋散料エキス5.2g(乾燥物換算で約2.6gに相当)(ブクリョウ3g，トウキ・オウゴン・カンゾウ・ジオウ・タクシャ・モクツウ・カッセキ・シャゼンシ各1.5g，シャクヤク・サンシシ各1g)
|添加|メタケイ酸アルミン酸マグネシウム，ヒプロメロース(ヒドロキシプロピルメチルセルロース)，結晶セルロース，乳糖，バレイショデンプン，香料
|適応|体力中等度のものの次の諸症：頻尿，排尿痛，残尿感，尿のにごり
|用法|1回15才以上1包又は2g，14～7才⅔，6～4才½，3～2才⅓，2才未満¼以下，1日3回食前又は食間。1才未満には，医師の診療を受けさせることを優先し，止むを得ない場合にだけ服用させる。3ヵ月未満は服用しない
|包装|松浦漢方㈱販売：500g，12包〔Ⓐ1,470(税込み)〕，300包。天野商事㈱販売：12包

腫経（エキス顆粒）　─　㈱建林松鶴堂
|区分|第2類
|組成|顆|(淡褐)：3包(6.6g)中 五淋散水製乾燥エキス1.6g(ブクリョウ2.5g，トウキ・オウゴン・カンゾウ・ジオウ・タクシャ・モクツウ・シャゼンシ・カッセキ各1.5g，シャクヤク・サンシシ各1g)
|添加|乳糖
|適応|体力中等度のものの次の諸症：頻尿，排尿痛，残尿感，尿のにごり
|用法|1回成人1包，14～7才⅔，6～4才½，3～2才⅓，2才未満¼以下，1日3回食前。1才未満には，医師の診療を受けさせることを優先し，止むを得ない場合にだけ服用させる。3ヵ月未満は服用しない
|包装|30包〔Ⓐ2,730(税込み)〕，90包〔Ⓐ7,140(税込み)〕

デルマンテーマ-A　─　㈲本町薬品
|区分|第2類
|組成|散|(茶褐)：3包(4.5g)中 五淋散水製乾燥エキス粉末3.5g(ブクリョウ5g，トウキ・オウゴン・カンゾウ各3g，シャクヤク・サンシシ各2g)，バレイショデンプン1g
|適応|頻尿，排尿痛，残尿感
|用法|1回成人1包，15～7才½，6～4才¼，1日3回食間。4才未満は服用しない
|包装|45包〔Ⓐ9,550(税込み)〕，90包〔Ⓐ17,740(税込み)〕

ノルクスK錠　─　明治薬品㈱
|区分|第2類
|組成|錠|：9錠中 五淋散料エキス2.6g(シャクヤク・サンシシ各1g，ブクリョウ3g，トウキ・カンゾウ・オウゴン・ジオウ・タクシャ・モクツウ・カッセキ・シャゼンシ各1.5g)
|添加|無水ケイ酸，乳糖水和物，クロスカルメロースナトリウム(クロスCMC-Na)，ステアリン酸マグネシウム
|適応|体力中等度のものの次の諸症：頻尿，排尿痛，残尿感，尿のにごり
|用法|1回15才以上3錠，14～7才2錠，1日3回食前又は食間。7才未満は服用しない
|包装|40錠〔Ⓐ1,575(税込み)〕，80錠〔Ⓐ2,940(税込み)〕

ボーコレン　─　小林製薬㈱
|区分|第2類
|組成|錠|(黄～褐)：12錠中 五淋散料エキス2.55g(ブクリョウ3g，トウキ・オウゴン・カンゾウ・ジオウ・タクシャ・モクツウ・カッセキ・シャゼンシ各1.5g，シャクヤク・サンシシ各1g)
|添加|無水ケイ酸，カルメロースカルシウム(CMC-Ca)，ステアリン酸マグネシウム，セルロース
|適応|体力中等度のものの次の諸症：頻尿，排尿痛，残尿感，尿のにごり
|用法|1回15才以上4錠，14～7才3錠，6～5才2錠，1日3回食前又は食間。5才未満は服用しない
|包装|48錠〔Ⓐ1,680(税込み)〕

ゴレイサン 五苓散

〔基準〕

(平成20年9月30日 厚生労働省医薬食品局審査管理課長通知による)
1. 成分・分量
   沢瀉4～6, 猪苓3～4.5, 茯苓3～4.5, 蒼朮3～4.5 (白朮も可), 桂皮2～3
2. 用法・用量
   (1)散：1回1～2g　1日3回　(2)湯
3. 効能・効果
   体力に関わらず使用でき, のどが渇いて尿量が少ないもので, めまい, はきけ, 嘔吐, 腹痛, 頭痛, むくみなどのいずれかを伴う次の諸症：水様性下痢, 急性胃腸炎 (しぶり腹注)のものには使用しないこと), 暑気あたり, 頭痛, むくみ, 二日酔

《備考》
注) しぶり腹とは, 残便感があり, くり返し腹痛を伴う便意を催すもののことである。
【注) 表記については, 効能・効果欄に記載するのではなく, 〈効能・効果に関連する注意〉として記載する。】

〔使用上の注意〕

(平成25年3月27日　厚生労働省医薬食品局安全対策課長・審査管理課長通知による)

【添付文書等に記載すべき事項】
『してはいけないこと』
(守らないと現在の症状が悪化したり, 副作用が起こりやすくなる)

次の人は服用しないこと
　生後3ヵ月未満の乳児。
　〔生後3ヵ月未満の用法がある製剤に記載すること。〕

『相談すること』
1. 次の人は服用前に医師, 薬剤師又は登録販売者に相談すること
   (1) 医師の治療を受けている人。
   (2) 妊婦又は妊娠していると思われる人。
   (3) 今までに薬などにより発疹・発赤, かゆみ等を起こしたことがある人。
2. 服用後, 次の症状があらわれた場合は副作用の可能性があるので, 直ちに服用を中止し, この文書を持って医師, 薬剤師又は登録販売者に相談すること

関係部位	症　状
皮　膚	発疹・発赤, かゆみ

3. 1ヵ月位 (急性胃腸炎, 二日酔に服用する場合には5～6回, 水様性下痢, 暑気あたりに服用する場合には5～6日間) 服用しても症状がよくならない場合は服用を中止し, この文書を持って医師, 薬剤師又は登録販売者に相談すること
〔効能又は効果に関連する注意として, 効能又は効果の項目に続けて以下を記載すること。〕
　しぶり腹とは, 残便感があり, くり返し腹痛を伴う便意を催すもののことである。
〔用法及び用量に関連する注意として, 用法及び用量の項目に続けて以下を記載すること。〕
(1) 小児に服用させる場合には, 保護者の指導監督のもとに服用させること。
　〔小児の用法及び用量がある場合に記載すること。〕
(2) 〔小児の用法がある場合, 剤形により, 次に該当する場合には, そのいずれかを記載すること。〕

1) 3歳以上の幼児に服用させる場合には, 薬剤がのどにつかえることのないよう, よく注意すること。
　〔5歳未満の幼児の用法がある錠剤・丸剤の場合に記載すること。〕
2) 幼児に服用させる場合には, 薬剤がのどにつかえることのないよう, よく注意すること。
　〔3歳未満の用法及び用量を有する丸剤の場合に記載すること。〕
3) 1歳未満の乳児には, 医師の診療を受けさせることを優先し, やむを得ない場合にのみ服用させること。
　〔カプセル剤及び錠剤・丸剤以外の製剤の場合に記載すること。なお, 生後3ヵ月未満の用法がある製剤の場合,「生後3ヵ月未満の乳児」を『してはいけないこと』に記載し, 用法及び用量欄には記載しないこと。〕

保管及び取扱い上の注意
(1) 直射日光の当たらない (湿気の少ない) 涼しい所に (密栓して) 保管すること。
　〔( ) 内は必要とする場合に記載すること。〕
(2) 小児の手の届かない所に保管すること。
(3) 他の容器に入れ替えないこと。(誤用の原因になったり品質が変わる。)
　〔容器等の個々に至適表示がなされていて, 誤用のおそれのない場合には記載しなくてもよい。〕

【外部の容器又は外部の被包に記載すべき事項】
注意
1. 次の人は服用しないこと
　生後3ヵ月未満の乳児。
　〔生後3ヵ月未満の用法がある製剤に記載すること。〕
2. 次の人は服用前に医師, 薬剤師又は登録販売者に相談すること
   (1) 医師の治療を受けている人。
   (2) 妊婦又は妊娠していると思われる人。
   (3) 今までに薬などにより発疹・発赤, かゆみ等を起こしたことがある人。
2′. 服用が適さない場合があるので, 服用前に医師, 薬剤師又は登録販売者に相談すること
　〔2.の項目の記載に際し, 十分な記載スペースがない場合には2′.を記載すること。〕
3. 服用に際しては, 説明文書をよく読むこと
4. 直射日光の当たらない (湿気の少ない) 涼しい所に (密栓して) 保管すること
　〔( ) 内は必要とする場合に記載すること。〕
〔効能又は効果に関連する注意として, 効能又は効果の項目に続けて以下を記載すること。〕
　しぶり腹とは, 残便感があり, くり返し腹痛を伴う便意を催すもののことである。

JPS漢方顆粒-14号 ㊀ ジェーピーエス製薬㈱
区分 第2類
組成 顆 (淡褐)：3包(6g)中 五苓散料乾燥エキス1.92g (タクシャ4.8g, チョレイ・ブクリョウ・ソウジュツ各3.6g, ケイヒ2.4g)
添加 ステアリン酸マグネシウム, ショ糖脂肪酸エステル, 乳糖水和物
適応 体力に関わらず使用でき, のどが渇いて尿量が少ないもので, めまい, 吐き気, 嘔吐, 腹痛, 頭痛, むくみなどのいずれかを伴う次の諸症：水様性下痢, 急性胃腸炎 (しぶり腹のものには使用しないこと), 暑気あたり, 頭痛, むくみ, 二日酔
用法 1回15才以上1包, 14～7才2/3, 6～4才1/2, 3～2才1/3, 2才未満1/4, 1日3回食前又は食間。1才未満には, 医師の診療を受けさせることを優先し, 止むを得ない場合にだけ服用させる。3ヵ月未満は服用しない
包装 12包, 180包

JPS五苓散料エキス錠N ジェーピーエス製薬㈱
区分 第2類
組成 錠（淡灰褐）：9錠中 五苓散料乾燥エキス1.8g（タクシャ4.5g、チョレイ・ブクリョウ・ソウジュツ各3.375g、ケイヒ2.25g）
添加 無水ケイ酸、ケイ酸アルミニウム、カルメロースカルシウム（CMC-Ca）、ステアリン酸マグネシウム、乳糖水和物
適応 体力に関わらず使用でき、のどが渇いて尿量が少ないもので、めまい、吐き気、嘔吐、腹痛、頭痛、むくみなどのいずれかを伴う次の諸症：水様性下痢、急性胃腸炎（しぶり腹のものには使用しないこと）、暑気あたり、頭痛、むくみ、二日酔
用法 1回15才以上3錠、14〜7才2錠、6〜5才1錠、1日3回食前又は食間。5才未満は服用しない
包装 200錠

ウチダの五味利水 ㈱ウチダ和漢薬
区分 第2類
組成 細：3包（6g）中 五苓散料エキス1.8g（タクシャ4g、チョレイ・ブクリョウ・ソウジュツ各3g、ケイヒ2g）
添加 乳糖水和物、バレイショデンプン、メタケイ酸アルミン酸マグネシウム、ヒドロキシプロピルセルロース
適応 のどが渇いて、尿量が少なく、吐き気、嘔吐、腹痛、頭痛、むくみなどのいずれかを伴う次の諸症：水瀉性下痢、急性胃腸炎（しぶり腹のものには使用しないこと）、暑気あたり、頭痛、むくみ
用法 1回15才以上1包、14〜7才⅔、6〜4才½、3〜2才⅓、2才未満¼、1日3回食前又は食間。1才未満には、医師の診療を受けさせることを優先し、止むを得ない場合にだけ服用させる。3ヵ月未満は服用しない
包装 300包

ウチダの五苓散 ㈱ウチダ和漢薬
区分 第2類
組成 散：1000g中 タクシャ末310g、チョレイ190g、ブクリョウ末190g、ソウジュツ末190g、ケイヒ末120g
適応 胃部に水分停滞感があり、口渇し、尿量減少するもの、また頭痛、発熱、めまい、悪心、嘔吐、下痢、浮腫などを伴うもの：急性胃腸炎、胃拡張、糖尿病、てんかん、船酔病、急性慢性腎炎、ネフローゼ、急性膀胱炎、小児の下痢、吐乳、暑気当り、二日酔
用法 1回15才以上1〜2g、14〜5才0.5〜1g、5才未満0.3〜0.6g、1日3回食前1時間又は食間空腹時。1才未満には、医師の診療を受けさせることを優先し、止むを得ない場合にだけ服用させる。3ヵ月未満は服用しない
包装 100g×5

ウチダの五苓散料 ㈱ウチダ和漢薬
区分 第2類
組成 煎：1袋（22.5g）中 タクシャ6g、チョレイ4.5g、ブクリョウ4.5g、ソウジュツ4.5g、ケイヒ3g
適応 のどが渇いて、尿量が少なく、吐き気、嘔吐、腹痛、頭痛、むくみなどのいずれかを伴う次の諸症：水瀉性下痢、急性胃腸炎（しぶり腹のものには使用しないこと）、暑気あたり、頭痛、むくみ
用法 15才以上1日1袋を煎じ3回に分けて食前1時間又は食間空腹時に温服。15才未満は服用しない
包装 30袋

ウチダの五苓散料エキス散 ㈱ウチダ和漢薬
区分 第2類
組成 細：6g中 五苓散料エキス1.8g（タクシャ4g、チョレイ・ブクリョウ・ソウジュツ各3g、ケイヒ2g）
添加 乳糖水和物、バレイショデンプン、メタケイ酸アルミン酸マグネシウム、ヒドロキシプロピルセルロース
適応 体力に関わらず使用でき、のどが渇いて尿量が少ないもので、めまい、吐き気、嘔吐、腹痛、頭痛、むくみなどのいずれかを伴う次の諸症：水様性下痢、急性胃腸炎（しぶり腹のものには使用しないこと）、暑気あたり、頭痛、むくみ、二日酔
用法 1回15才以上2g、14〜7才⅔、6〜4才½、3〜2才⅓、1日3回食前又は食間。2才未満は服用しない
包装 500g

かんぽう循々五苓散 松浦薬業㈱-松浦漢方㈱
区分 第2類
組成 散：3包（4.5g）又は4.5g中 タクシャ1.406g、チョレイ0.844g、ブクリョウ0.844g、ビャクジュツ0.844g、ケイヒ0.562g
適応 体力に関わらず使用でき、のどが渇いて尿量が少ないもので、めまい、吐き気、嘔吐、腹痛、頭痛、むくみなどのいずれかを伴う次の諸症：水様性下痢、急性胃腸炎（しぶり腹のものには使用しないこと）、暑気あたり、頭痛、むくみ、二日酔
用法 1回15才以上1包又は1.5g、14〜7才⅔、6〜4才½、3〜2才⅓、2才未満¼以下、1日3回食前又は食間。1才未満には、医師の診療を受けさせることを優先し、止むを得ない場合にだけ服用させる。3ヵ月未満は服用しない
包装 24包〔Ⓐ1,890（税込み）〕、500g

[救心漢方] 五苓散 Kyushin Kampo Gorei-san 救心製薬㈱
区分 第2類
組成 散（淡褐）：3包（6g）中 五苓散料乾燥エキス1050mg（タクシャ3g、チョレイ・ブクリョウ・ソウジュツ各2.25g、ケイヒ1.5g）、五苓散末2250mg（タクシャ0.6g、チョレイ・ブクリョウ・ソウジュツ各0.45g、ケイヒ0.3g）
添加 コメデンプン、部分アルファー化デンプン、ヒドロキシプロピルセルロース、セルロース、無水ケイ酸
適応 体力に関わらず使用でき、のどが渇いて尿量が少ないもので、めまい、吐き気、嘔吐、腹痛、頭痛、むくみなどのいずれかを伴う次の諸症：水様性下痢、急性胃腸炎（しぶり腹のものには使用しないこと）、暑気あたり、頭痛、むくみ、二日酔
用法 1回15才以上1包、14〜7才⅔、6〜4才½、3〜2才⅓、2才未満¼、1日3回食前又は食間。1才未満には、医師の診療を受けさせることを優先し、止むを得ない場合にだけ服用させる。3ヵ月未満は服用しない
包装 10包〔Ⓐ1,995（税込み）〕

「クラシエ」漢方五苓散料エキス顆粒 クラシエ製薬㈱-クラシエ薬品㈱
区分 第2類
組成 顆（淡褐）：3包（2.4g）中 五苓散料エキス粉末M 1000mg（タクシャ2.5g、チョレイ・ブクリョウ・ビャクジュツ各1.5g、ケイヒ1g）
添加 ヒドロキシプロピルセルロース、乳糖
適応 体力に関わらず使用でき、のどが渇いて尿量が少ないもので、めまい、吐き気、嘔吐、腹痛、頭痛、むくみなどのいずれかを伴う次の諸症：水様性下痢、急性胃腸炎（しぶり腹のものには使用しないこと）、暑気あたり、頭痛、むくみ、二日酔
用法 1回15才以上1包、14〜7才⅔、6〜4才½、3〜2才⅓、2才未満¼、1日3回食前又は食間。1才未満には、医師の診療を受けさせることを優先し、止むを得ない場合にだけ服用させる。3ヵ月未満は服用しない
包装 45包〔Ⓐ5,040（税込み）〕

「クラシエ」漢方五苓散料エキス顆粒S クラシエ製薬㈱-クラシエ薬品㈱
区分 第2類
組成 顆（淡褐）：3包（3.6g）中 五苓散料エキス粉末M 1500mg（タクシャ3.75g、チョレイ・ブクリョウ・ビャクジュツ各2.25g、ケイヒ1.5g）
添加 ヒドロキシプロピルセルロース、乳糖
適応 のどが渇いて、尿量が少なく、吐き気、嘔吐、腹痛、頭痛、むくみなどのいずれかを伴う次の諸症：水瀉性下痢、急性胃腸炎（しぶり腹のものには使用しないこと）、暑気あたり、頭痛、むくみ
用法 1回15才以上1包、14〜7才⅔、6〜4才½、3〜2才⅓、2才未満¼、1日3回食前又は食間。1才未満には、医師の診療を受けさせることを優先し、止むを得ない場合にだけ服用させる。3ヵ月未満は服用しない
包装 90包

クラシエ五苓散錠 クラシエ製薬㈱-クラシエ薬品㈱
区分 第2類
組成 錠（淡褐）：12錠（4800mg）中 タクシャ末703mg、チョレイ末422mg、ブクリョウ末422mg、ソウジュツ末422mg、ケイヒ末

281mg
添加 ヒドロキシプロピルセルロース，ケイ酸アルミニウム，ステアリン酸マグネシウム，セルロース
適応 体力に関わらず使用でき，のどが渇いて尿量が少ないもので，めまい，吐き気，嘔吐，腹痛，頭痛，むくみなどのいずれかを伴う次の諸症：水様性下痢，急性胃腸炎（しぶり腹のものには使用しないこと），暑気あたり，頭痛，むくみ，二日酔
用法 1回15才以上4錠，14〜7才3錠，6〜5才2錠，1日3回食前又は食間。5才未満は服用しない
包装 180錠〔Ⓐ5,040（税込み）〕

光風（エキス顆粒）⊖ ㈱建林松鶴堂
区分 第2類
組成 顆（淡褐）：3包(6g)中 五苓散水製乾燥エキス0.9g（タクシャ2.5g，チョレイ・ブクリョウ・ビャクジュツ各1.5g，ケイヒ1g）
添加 乳糖，バレイショデンプン
適応 体力に関わらず使用でき，のどが渇いて尿量が少ないもので，めまい，吐き気，嘔吐，腹痛，頭痛，むくみなどのいずれかを伴う次の諸症：水様性下痢，急性胃腸炎（しぶり腹のものには使用しないこと），暑気あたり，頭痛，むくみ，二日酔
用法 1回成人1包，14〜7才⅔，6〜4才½，3〜2才⅓，2才未満¼以下，1日3回食間。1才未満には，医師の診療を受けさせることを優先し，止むを得ない場合にだけ服用させる。3ヵ月未満は服用しない
包装 30包〔Ⓐ2,730（税込み）〕，90包〔Ⓐ7,140（税込み）〕

五苓散⊖ ㈲杉原達二商店
区分 第2類
組成 散：100g中 チョレイ18.7g，ビャクジュツ18.7g，ブクリョウ18.7g，タクシャ31.2g，ケイヒ12.5g
適応 のどが渇いて，尿量が少なく，吐き気，嘔吐，腹痛，頭痛，むくみなどのいずれかを伴う次の諸症：水瀉性下痢，急性胃腸炎（しぶり腹のものには使用しないこと），暑気あたり，頭痛，むくみ
用法 1回成人2g，14〜7才1g，1日3回食間
包装 200g，400g

五苓散エキス顆粒SA⊖ 帝國漢方製薬㈱-湧永製薬㈱
区分 第2類
組成 顆：3包(6g)中 五苓散水製乾燥エキス1.35g（タクシャ4g，チョレイ・ブクリョウ・ビャクジュツ各2.4g，ケイヒ1.6g）
添加 乳糖，セルロース，ステアリン酸マグネシウム
適応 体力に関わらず使用でき，のどが渇いて尿量が少ないもので，めまい，吐き気，嘔吐，腹痛，頭痛，むくみなどのいずれかを伴う次の諸症：水様性下痢，急性胃腸炎（しぶり腹のものには使用しないこと），暑気あたり，頭痛，むくみ，二日酔
用法 1回15才以上1包，14〜7才⅔，6〜4才½，3〜2才⅓，2才未満¼，1日3回食前又は食間。1才未満には，医師の診療を受けさせることを優先し，止むを得ない場合にだけ服用させる。3ヵ月未満は服用しない
包装 45包〔Ⓐ4,935（税込み）〕

五苓散錠⊖ 長倉製薬㈱-日邦薬品工業㈱
区分 第2類
組成 錠（黄褐）：24錠中 ケイヒ0.55g，チョレイ0.85g，ブクリョウ0.85g，ビャクジュツ0.85g，タクシャ1.4g
適応 のどが渇いて，尿量が少なく，吐き気，嘔吐，腹痛，頭痛，むくみなどのいずれかを伴う次の諸症：水瀉性下痢，急性胃腸炎（しぶり腹のものには使用しないこと），暑気あたり，頭痛，むくみ
用法 1回成人8錠，14〜7才5錠，6〜5才4錠，1日3回食前又は食間
包装 320錠〔Ⓑ2,580〕，380錠〔Ⓑ1,600〕

五苓散粒状⊖ 長倉製薬㈱-日邦薬品工業㈱
区分 第2類
組成 顆（褐）：4.8g中 ケイヒ0.56g，チョレイ0.84g，ビャクジュツ0.84g，ブクリョウ0.84g，タクシャ1.4g
適応 のどが渇いて，尿量が少なく，吐き気，嘔吐，腹痛，頭痛，むくみなどのいずれかを伴う次の諸症：水瀉性下痢，急性胃腸炎（しぶり腹のものには使用しないこと），暑気あたり，頭痛，むくみ
用法 1回成人1.6g，14〜7才⅔，6〜4才½，3〜2才⅓，2才未満¼以下，1日3回食間。1才未満には，止むを得ない場合の他は服用させない。3ヵ月未満は服用しない
包装 500g〔Ⓑ10,000〕

五苓散粒状（分包）⊖ 長倉製薬㈱-日邦薬品工業㈱
区分 第2類
組成 顆（褐）：3包(4.8g)中 ケイヒ0.56g，チョレイ0.84g，ビャクジュツ0.84g，ブクリョウ0.84g，タクシャ1.4g
適応 のどが渇いて，尿量が少なく，吐き気，嘔吐，腹痛，頭痛，むくみなどのいずれかを伴う次の諸症：水様性下痢，急性胃腸炎（しぶり腹のものには使用しないこと），暑気あたり，頭痛，むくみ
用法 1回成人1包，14〜7才⅔，6〜4才½，3〜2才⅓，1才〜3ヵ月¼以下，1日3回食間。1才未満には，止むを得ない場合の他は服用させない。3ヵ月未満は服用しない
包装 45包〔Ⓑ2,000〕，500包〔Ⓑ13,500〕

五苓散料A⊖ 大杉製薬㈱
区分 第2類
組成 顆（淡褐）：3包(4.5g)中 五苓散料乾燥エキス2.1g（タクシャ6g，チョレイ・ブクリョウ・ソウジュツ各4.5g，ケイヒ3g）
添加 乳糖，トウモロコシデンプン，ステアリン酸マグネシウム
適応 体力に関わらず使用でき，のどが渇いて尿量が少ないもので，めまい，吐き気，嘔吐，腹痛，頭痛，むくみなどのいずれかを伴う次の諸症：水様性下痢，急性胃腸炎（しぶり腹のものには使用しないこと），暑気あたり，頭痛，むくみ，二日酔
用法 1回15才以上1包，14〜7才⅔，6〜4才½，3〜2才⅓，2才未満¼，1日3回食前又は食間。1才未満には，医師の診療を受けさせることを優先し，止むを得ない場合にだけ服用させる。3ヵ月未満は服用しない
包装 45包〔Ⓐ5,000〕

五苓散料Aエキス細粒三和生薬⊖ 三和生薬㈱
区分 第2類
組成 細（褐）：6g中 五苓散料A水製エキス3.8g（タクシャ6g，チョレイ・ブクリョウ・ビャクジュツ各4.5g，ケイヒ3g）
添加 乳糖，セルロース，部分アルファー化デンプン，ステアリン酸カルシウム，無水ケイ酸
適応 体力に関わらず使用でき，のどが渇いて尿量が少ないもので，めまい，吐き気，嘔吐，腹痛，頭痛，むくみなどのいずれかを伴う次の諸症：水様性下痢，急性胃腸炎（しぶり腹のものには使用しないこと），暑気あたり，頭痛，むくみ，二日酔
用法 1回15才以上2g，14〜7才1.3g，6〜4才1g，1日3回食前又は食間。4才未満は服用しない
包装 500g

五苓散料Aエキス細粒「分包」三和生薬⊖ 三和生薬㈱
区分 第2類
組成 細（褐）：3包(6g)中 五苓散料A水製エキス3.8g（タクシャ6g，チョレイ・ブクリョウ・ビャクジュツ各4.5g，ケイヒ3g）
添加 乳糖，セルロース，部分アルファー化デンプン，ステアリン酸カルシウム，無水ケイ酸
適応 体力に関わらず使用でき，のどが渇いて尿量が少ないもので，めまい，吐き気，嘔吐，腹痛，頭痛，むくみなどのいずれかを伴う次の諸症：水様性下痢，急性胃腸炎（しぶり腹のものには使用しないこと），暑気あたり，頭痛，むくみ，二日酔
用法 1回15才以上1包，14〜7才⅔，6〜4才½，1日3回食前又は食間。4才未満は服用しない
包装 30包〔Ⓐ2,625（税込み）〕，90包〔Ⓐ7,140（税込み）〕

五苓散料Aエキス錠三和生薬⊖ 三和生薬㈱
区分 第2類
組成 錠（褐）：18錠中 五苓散料A水製エキス2.9g（タクシャ4.8g，チョレイ・ブクリョウ・ビャクジュツ各3.6g，ケイヒ2.4g）
添加 乳糖，セルロース，部分アルファー化デンプン，カルメロースカルシウム(CMC-Ca)，カルメロース(CMC)，メタケイ酸アルミン酸マグネシウム，ステアリン酸カルシウム，無水ケイ酸
適応 体力に関わらず使用でき，のどが渇いて尿量が少ないもので，

五苓散

めまい，吐き気，嘔吐，腹痛，頭痛，むくみなどのいずれかを伴う次の諸症：水様性下痢，急性胃腸炎（しぶり腹のものには使用しないこと），暑気あたり，頭痛，むくみ，二日酔
用法 1回15才以上6錠，14〜7才4錠，6〜5才3錠，1日3回食前又は食間。5才未満は服用しない
包装 270錠〔Ⓐ3,990（税込み）〕，900錠

五苓散料エキス〔細粒〕16 ㊀ 松浦薬業㈱-松浦漢方㈱
区分 第2類
組成 細：3包(6g)又は6g中 五苓散料水製エキス3.7g(タクシャ4g，チョレイ・ブクリョウ・ビャクジュツ各3g，ケイヒ1.67g)
添加 メタケイ酸アルミン酸マグネシウム，ヒプロメロース(ヒドロキシプロピルメチルセルロース)，乳糖，トウモロコシデンプン，香料
適応 体力に関わらず使用でき，のどが渇いて尿量が少ないもので，めまい，吐き気，嘔吐，腹痛，頭痛，むくみなどのいずれかを伴う次の諸症：水様性下痢，急性胃腸炎（しぶり腹のものには使用しないこと），暑気あたり，頭痛，むくみ，二日酔
用法 1回15才以上1包又は2g，14〜7才2/3，6〜4才1/2，3〜2才1/3，2才未満1/4以下，1日3回食前又は食間。1才未満には，医師の診療を受けさせることを優先し，止むを得ない場合にだけ服用させる。3ヵ月未満は服用しない
包装 500g，12包〔Ⓐ1,470（税込み）〕，48包〔Ⓐ5,040（税込み）〕，300包

五苓散料エキス散〔勝昌〕㊀ ㈱東洋薬行
区分 第2類
組成 散(褐):4.5g中 五苓散料水製エキス2.4g(タクシャ5g，ビャクジュツ・ブクリョウ・チョレイ各3g，ケイヒ2g)
添加 トウモロコシデンプン
適応 体力に関わらず使用でき，のどが渇いて尿量が少ないもので，めまい，吐き気，嘔吐，腹痛，頭痛，むくみなどのいずれかを伴う次の諸症：水様性下痢，急性胃腸炎（しぶり腹のものには使用しないこと），暑気あたり，頭痛，むくみ，二日酔
用法 1回1.5g1日3回空腹時
包装 200g〔Ⓑ7,350（税込み）〕，600g〔Ⓑ19,950（税込み）〕

五苓散料エキス錠〔大峰〕㊀ 大峰堂薬品工業㈱-伸和製薬㈱，日邦薬品工業㈱
区分 第2類
組成 錠(淡褐):12錠中 五苓散エキス1050mg(タクシャ2.5g，チョレイ・ブクリョウ・ビャクジュツ各1.5g，ケイヒ1g)
添加 ステアリン酸マグネシウム，カルメロースカルシウム(CMC-Ca)，セルロース，メタケイ酸アルミン酸マグネシウム，水酸化アルミナマグネシウム，乳糖
適応 体力に関わらず使用でき，のどが渇いて尿量が少ないもので，めまい，吐き気，嘔吐，腹痛，頭痛，むくみなどのいずれかを伴う次の諸症：水様性下痢，急性胃腸炎（しぶり腹のものには使用しないこと），暑気あたり，頭痛，むくみ，二日酔
用法 1回15才以上4錠，14〜7才3錠，6〜5才2錠，1日3回食前又は食間。5才未満は服用しない
包装 240錠〔Ⓐ4,410（税込み）〕

五苓散料エキス錠「コタロー」㊀ 小太郎漢方製薬㈱
区分 第2類
組成 錠:9錠中 水製エキス1.4g(タクシャ3g，チョレイ・ブクリョウ・ビャクジュツ各2.25g，ケイヒ1.5g)
添加 酸化チタン，ステアリン酸マグネシウム，タルク，トウモロコシデンプン，乳糖水和物，ヒプロメロース(ヒドロキシプロピルメチルセルロース)，メタケイ酸アルミン酸マグネシウム，カラメル，カルナウバロウ，サラシミツロウ
適応 体力に関わらず使用でき，のどが渇いて尿量が少ないもので，めまい，吐き気，嘔吐，腹痛，頭痛，むくみなどのいずれかを伴う次の諸症：むくみ，水様性下痢，頭痛，暑気あたり，急性胃腸炎（しぶり腹のものには使用しないこと），二日酔
用法 1回15才以上3錠，14〜5才2錠，1日3回食前又は食間。5才未満は服用しない
包装 150錠

五苓散料「タキザワ」㊀ ㈱タキザワ漢方廠
区分 第2類
組成 煎:2包(22.5g)中 タクシャ6g，チョレイ4.5g，ブクリョウ4.5g，ソウジュツ4.5g，ケイヒ3g
適応 体力に関わらず使用でき，のどが渇いて尿量が少ないもので，めまい，吐き気，嘔吐，腹痛，頭痛，むくみなどのいずれかを伴う次の諸症：水様性下痢，急性胃腸炎（しぶり腹のものには使用しないこと），暑気あたり，頭痛，むくみ，二日酔
用法 15才以上1回1包を煎じ，1日2回朝夕空腹時。14〜7才2/3，6〜4才1/2，3〜2才1/3，2才未満1/4。1才未満には，医師の診療を受けさせることを優先し，止むを得ない場合にだけ服用させる。3ヵ月未満は服用しない
包装 120包〔Ⓐ34,650（税込み）Ⓑ17,325（税込み）〕

ゴレーンS「コタロー」（五苓散料エキス錠）㊀ 小太郎漢方製薬㈱
区分 第2類
組成 錠(茶):9錠中 水製エキス1.4g(タクシャ3g，チョレイ・ブクリョウ・ビャクジュツ各2.25g，ケイヒ1.5g)
添加 酸化チタン，ステアリン酸マグネシウム，タルク，トウモロコシデンプン，乳糖水和物，ヒプロメロース(ヒドロキシプロピルメチルセルロース)，メタケイ酸アルミン酸マグネシウム，カラメル，カルナウバロウ
適応 体力に関わらず使用でき，のどが渇いて尿量が少ないもので，めまい，吐き気，嘔吐，腹痛，頭痛，むくみなどのいずれかを伴う次の諸症：水様性下痢，急性胃腸炎（しぶり腹のものには使用しないこと），暑気あたり，頭痛，むくみ，二日酔
用法 1回15才以上3錠，14〜5才2錠，1日3回食前又は食間。5才未満は服用しない
包装 180錠，540錠

サンワ五苓散料エキス顆粒 ㊀ 三和生薬㈱
区分 第2類
組成 顆:6g中 五苓散料希エタノール(20%)エキス1g(タクシャ3g，チョレイ・ブクリョウ・ソウジュツ各2.25g，ケイヒ1.5g)
添加 乳糖，バレイショデンプン
適応 のどが渇いて，尿量が少なく，吐き気，嘔吐，むくみなどのいずれかを伴う次の諸症：水瀉性下痢，急性胃腸炎（しぶり腹のものには使用しないこと），暑気あたり，頭痛，むくみ
用法 1回15才以上2g，14〜7才1.4g，6〜4才1g，3〜2才0.7g，1日3回食前又は食間

サンワ五苓散料エキス細粒「分包」㊀ 三和生薬㈱
区分 第2類
組成 細:3包(6g)中 五苓散料希エタノール(20%)エキス1g(タクシャ3g，チョレイ・ブクリョウ・ソウジュツ各2.25g，ケイヒ1.5g)
添加 乳糖，バレイショデンプン
適応 のどが渇いて，尿量が少なく，吐き気，嘔吐，むくみなどのいずれかを伴う次の諸症：水瀉性下痢，急性胃腸炎（しぶり腹のものには使用しないこと），暑気あたり，頭痛，むくみ
用法 1回15才以上1包，14〜7才2/3，6〜4才1/2，3〜2才1/3，1日3回食前又は食間

サンワ五苓散料エキス錠 ㊀ 三和生薬㈱
区分 第2類
組成 錠:21錠(6.3g)中 五苓散料希エタノール(20%)エキス1g(タクシャ3g，チョレイ・ブクリョウ・ソウジュツ各2.25g，ケイヒ1.5g)
添加 乳糖，バレイショデンプン，ステアリン酸カルシウム，メタケイ酸アルミン酸マグネシウム，タルク
適応 のどが渇いて，尿量が少なく，吐き気，嘔吐，むくみなどのいずれかを伴う次の諸症：水瀉性下痢，急性胃腸炎（しぶり腹のものには使用しないこと），暑気あたり，頭痛，むくみ
用法 1回15才以上7錠，14〜7才5錠，6〜5才4錠，1日3回食前又は食間。5才未満は服用しない

五苓散　311

錠剤五苓散㊀　一元製薬㈱-㈲イチゲン
|区分|第2類
|組成|錠(褐):100錠中 ケイヒ末3.2g, ソウジュツ末4.7g, タクシャ末5.2g, ブクリョウ末4.7g, チョレイ末4.7g, 水性エキス2.5g (ケイヒ3.7g, ソウジュツ・チョレイ・ブクリョウ各5.2g, タクシャ5.7g)
|適応|体力に関わらず使用でき, のどが渇いて尿量が少ないもので, めまい, 吐き気, 嘔吐, 腹痛, 頭痛, むくみなどのいずれかを伴う次の諸症:水様性下痢, 急性胃腸炎(しぶり腹のものには使用しないこと), 暑気あたり, 頭痛, むくみ, 二日酔
|用法|1回成人5～6錠, 13～7才2～3錠, 6～5才1～2錠, 1日3回食前1時間又は空腹時
|包装|100錠〔Ⓐ1,500Ⓑ750〕, 350錠〔Ⓐ4,000Ⓑ2,000〕, 1000錠〔Ⓐ9,600Ⓑ4,800〕, 2000錠〔Ⓐ17,000Ⓑ8,500〕

神農五苓散料エキス錠㊀　神農製薬㈱
|区分|第2類
|組成|錠(淡灰褐):9錠中 五苓散乾燥エキス1.8g(タクシャ4.5g, チョレイ・ブクリョウ・ソウジュツ各3.375g, ケイヒ2.25g)
|添加|無水ケイ酸, ケイ酸アルミニウム, カルメロースカルシウム(CMC-Ca), ステアリン酸マグネシウム, 乳糖水和物
|適応|体力に関わらず使用でき, のどが渇いて尿量が少ないもので, めまい, 吐き気, 嘔吐, 腹痛, 頭痛, むくみなどのいずれかを伴う次の諸症:水様性下痢, 急性胃腸炎(しぶり腹のものには使用しないこと), 暑気あたり, 頭痛, むくみ, 二日酔
|用法|1回15才以上3錠, 14～7才2錠, 6～5才1錠, 1日3回食前又は食間。5才未満は服用しない
|包装|180錠

スイギャクEP錠㊀　剤盛堂薬品㈱
|区分|第2類
|組成|錠(淡褐):18錠(3.6g)中 五苓散料エキス0.95g (ケイヒ1.08g, タクシャ2.16g, チョレイ・ビャクジュツ・ブクリョウ各1.62g), ケイヒ末0.096g, タクシャ末0.192g, チョレイ末0.144g, ビャクジュツ末0.144g, ブクリョウ末0.144g
|添加|軽質無水ケイ酸, ステアリン酸マグネシウム, 乳糖, バレイショデンプン, ヒドロキシプロピルセルロース
|適応|体力に関わらず使用でき, のどが渇いて尿量が少ないもので, めまい, 吐き気, 嘔吐, 腹痛, 頭痛, むくみなどのいずれかを伴う次の諸症:水様性下痢, 急性胃腸炎(しぶり腹のものには使用しないこと), 暑気あたり, 頭痛, むくみ, 二日酔
|用法|1回15才以上6錠, 14～7才4錠, 6～5才3錠, 1日3回食前又は食間。5才未満は服用しない

聖恵㊀　昭和化学工業㈱
|区分|第2類
|組成|丸:45丸中 タクシャ1406.25mg, チョレイ843.75mg, ブクリョウ843.75mg, ビャクジュツ843.75mg, ケイヒ562.5mg, ハチミツ1.8g
|添加|寒梅粉
|適応|のどが渇いて, 尿量が少なく, 吐き気, 嘔吐, 腹痛, 頭痛, むくみなどのいずれかを伴う次の諸症:水瀉性下痢, 急性胃腸炎(しぶり腹のものには使用しないこと), 暑気あたり, 頭痛, むくみ
|用法|1回15才以上15丸, 14～7才10丸, 6～5才7丸, 1日3回
|包装|675丸〔Ⓐ6,300(税込み)〕

ツムラ漢方五苓散料エキス顆粒㊀　㈱ツムラ
|区分|第2類
|組成|顆(淡灰褐):2包(5g)中 混合生薬乾燥エキス1.4g (タクシャ3.3g, ソウジュツ・チョレイ・ブクリョウ各1.98g, ケイヒ1.32g)
|添加|ステアリン酸マグネシウム, 乳糖水和物
|適応|体力に関わらず使用でき, のどが渇いて尿量が少ないもので, めまい, 吐き気, 嘔吐, 腹痛, 頭痛, むくみなどのいずれかを伴う次の諸症:水様性下痢, 急性胃腸炎(しぶり腹のものには使用しないこと), 暑気あたり, 頭痛, むくみ, 二日酔
|用法|1回15才以上1包, 14～7才2/3, 6～4才1/2, 3～2才1/3, 1日2回食前。2才未満は服用しない
|包装|24包〔Ⓐ3,675(税込み)〕

デルマンテーマ㊀　㈲本町薬品
|区分|第2類
|組成|散(茶褐):3包(4.5g)中 五苓散水製乾燥エキス粉末2.7g (タクシャ6g, チョレイ・ブクリョウ・ビャクジュツ各4.5g, ケイヒ3g), バレイショデンプン1.8g
|適応|のどが渇いて水を飲んでも尿量が減少するもので, 吐き気, 嘔吐, 腹痛, 頭痛, むくみなどのいずれかを伴う次の諸症:水瀉性下痢, 急性胃腸炎(しぶり腹のものは使用しないこと), 暑気あたり, 頭痛, むくみ
|用法|1回成人1包, 15～7才1/2, 6～4才1/4, 1日3回食間。4才未満は服用しない
|包装|45包〔Ⓐ15,350(税込み)〕

てんぐ五苓散(顆粒)㊀㊑　二反田薬品工業㈱
|区分|第2類
|組成|顆:3包(4.8g)中 タクシャ末1.40625g, ブクリョウ末0.84375g, ビャクジュツ末0.84375g, ケイヒ末0.5625g, チョレイ末0.84375g
|適応|のどが渇いて, 尿量が少なく, 吐き気, 嘔吐, 腹痛, 頭痛, むくみなどのいずれかを伴う次の諸症:水様性下痢, 急性胃腸炎(しぶり腹のものには使用しないこと), 暑気あたり, 頭痛, むくみ
|用法|1回15才以上1包, 14～7才2/3, 6～4才1/2, 3～2才1/3, 1日3回食間。2才未満は服用しない
|包装|60包〔Ⓐ5,775(税込み)〕

東洋の五苓散料エキス顆粒㊀　東洋漢方製薬㈱
|区分|第2類
|組成|顆:4.5g中 水製乾燥エキス1.05g (タクシャ2g, チョレイ・ブクリョウ・ビャクジュツ各1.5g, ケイヒ1g), タクシャ末0.6g, チョレイ末0.45g, ブクリョウ末0.45g, ビャクジュツ末0.45g, ケイヒ末0.3g
|添加|部分アルファー化デンプン
|適応|のどが渇いて, 尿量が少なく, 吐き気, 嘔吐, 腹痛, 頭痛, むくみなどのいずれかを伴う次の諸症:水瀉性下痢, 急性胃腸炎(しぶり腹のものには使用しないこと), 暑気あたり, 頭痛, むくみ
|用法|1回15才以上1.5g, 14～7才1g, 6～4才0.75g, 1日3回食間又は空腹時
|包装|500g〔Ⓑ9,000〕

東洋の五苓散料エキス顆粒(分包)㊀　東洋漢方製薬㈱-日邦薬品工業㈱
|区分|第2類
|組成|顆:3包(4.5g)中 水製乾燥エキス1.05g (タクシャ2g, チョレイ・ブクリョウ・ビャクジュツ各1.5g, ケイヒ1g), タクシャ末0.6g, チョレイ末0.45g, ブクリョウ末0.45g, ビャクジュツ末0.45g, ケイヒ末0.3g
|添加|部分アルファー化デンプン
|適応|のどが渇いて, 尿量が少なく, 吐き気, 嘔吐, 腹痛, 頭痛, むくみなどのいずれかを伴う次の諸症:水瀉性下痢, 急性胃腸炎(しぶり腹のものには使用しないこと), 暑気あたり, 頭痛, むくみ
|用法|1回15才以上1包, 14～7才2/3, 6～4才1/2, 1日3回食間又は空腹時。4才未満は服用しない
|包装|15包〔Ⓑ675〕

トチモトの五苓湯㊀　㈱栃本天海堂
|区分|第2類
|組成|煎:1包(22.5g)中 タクシャ6g, チョレイ4.5g, ブクリョウ4.5g, ビャクジュツ4.5g, ケイヒ3g
|適応|のどが渇いて, 尿量が少なく, 吐き気, 嘔吐, 腹痛, 頭痛, むくみなどのいずれかを伴う次の諸症:水瀉性下痢, 急性胃腸炎(しぶり腹のものには使用しないこと), 暑気あたり, 頭痛, むくみ
|用法|成人1日1包を煎じ食間(空腹時)3回に分服。15才未満は服用しない
|包装|10包

一般用漢方製剤

ホノミスイギャクEX錠㊀　剤盛堂薬品㈱

|区分|第2類
|組成|錠|（淡褐）：18錠（3.6g）中　五苓散料水製エキス0.8g（ケイヒ1.5g，タクシャ3g，チョレイ・ビャクジュツ・ブクリョウ各2.25g）
|添加|カルメロースカルシウム（CMC-Ca），結晶セルロース，ステアリン酸マグネシウム，トウモロコシデンプン，乳糖，メタケイ酸アルミン酸マグネシウムネシウム
|適応|体力に関わらず使用でき，のどが渇いて尿量が少ないもので，めまい，吐き気，嘔吐，腹痛，頭痛，むくみなどのいずれかを伴う次の諸症：水様性下痢，急性胃腸炎（しぶり腹のものには使用しないこと），暑気あたり，頭痛，むくみ，二日酔
|用法|1回成人6錠，14～7才4錠，6～5才3錠，1日3回食間。5才未満は服用しない

ホリエの五苓散料㊀　堀江生薬㈱

|区分|第2類
|組成|煎|1袋（22.5g）中　タクシャ6g，ソウジュツ4.5g，チョレイ4.5g，ケイヒ3g，ブクリョウ4.5g
|適応|のどがかわいて，尿量が少なく，吐き気，嘔吐，腹痛，頭痛，むくみなどのいずれかを伴う次の諸症：水瀉性下痢，急性胃腸炎（しぶり腹のものには使用しないこと），暑気あたり，頭痛，むくみ
|用法|成人1日1袋を煎じ食間3回に分服。14～7才2/3，6～4才1/2，3～2才1/3，2才未満1/4以下。1才未満には，医師の診療を受けさせることを優先し，止むを得ない場合にだけ服用させる。3ヵ月未満は服用しない
|包装|10袋，30袋

療方調流顆粒㊀　クラシエ製薬㈱-クラシエ薬品㈱

|区分|第2類
|組成|顆|3包（3.6g）中　五苓散料エキス粉末1500mg（タクシャ3.75g，チョレイ・ブクリョウ・ビャクジュツ各2.25g，ケイヒ1.5g）
|添加|ヒドロキシプロピルセルロース，乳糖
|適応|体力に関わらず使用でき，のどが渇いて尿量が少ないもので，めまい，吐き気，嘔吐，腹痛，頭痛，むくみなどのいずれかを伴う次の諸症：水様性下痢，急性胃腸炎（しぶり腹のものには使用しないこと），暑気あたり，頭痛，むくみ，二日酔
|用法|1回15才以上1包，14～7才2/3，6～4才1/2，3～2才1/3，2才未満1/4，1日3回食前又は食間。1才未満には，医師の診療を受けさせることを優先し，止むを得ない場合にだけ服用させる。3ヵ月未満は服用しない
|包装|90包

柴葛解肌湯（サイカツゲキトウ）

〔基準〕

（平成24年8月30日　厚生労働省医薬食品局審査管理課長通知による）

1. 成分・分量
　　柴胡3～5，葛根2.5～4，麻黄2～3，桂皮2～3，黄芩2～3，芍薬2～3，半夏2～4，生姜1（ヒネショウガを使用する場合1～2），甘草1～2，石膏4～8
2. 用法・用量
　　湯
3. 効能・効果
　　体力中等度以上で，激しい感冒様症状を示すものの次の諸症：発熱，悪寒，頭痛，四肢の痛み，口渇，不眠，鼻腔乾燥，食欲不振，はきけ，全身倦怠

〔使用上の注意〕

（平成25年3月27日　厚生労働省医薬食品局安全対策課長・審査管理課長通知による）

【添付文書等に記載すべき事項】
『してはいけないこと』
（守らないと現在の症状が悪化したり，副作用が起こりやすくなる）
　次の人は服用しないこと
　　生後3ヵ月未満の乳児。
　　〔生後3ヵ月未満の用法がある製剤に記載すること。〕

『相談すること』
1. 次の人は服用前に医師，薬剤師又は登録販売者に相談すること
　(1) 医師の治療を受けている人。
　(2) 妊婦又は妊娠していると思われる人。
　(3) 体の虚弱な人（体力の衰えている人，体の弱い人）。
　(4) 胃腸の弱い人。
　(5) 発汗傾向の著しい人。
　(6) 高齢者。
　　〔マオウ又は，1日最大配合量が甘草として1g以上（エキス剤については原生薬に換算して1g以上）含有する製剤に記載すること。〕
　(7) 今までに薬などにより発疹・発赤，かゆみ等を起こしたことがある人。
　(8) 次の症状のある人。
　　むくみ[1]，排尿困難[2]
　　〔[1]は，1日最大配合量が甘草として1g以上（エキス剤については原生薬に換算して1g以上）含有する製剤に記載すること。[2]は，マオウを含有する製剤に記載すること。〕
　(9) 次の診断を受けた人。
　　高血圧[1,2]，心臓病[1,2]，腎臓病[1,2]，甲状腺機能障害[2]
　　〔[1]は，1日最大配合量が甘草として1g以上（エキス剤については原生薬に換算して1g以上）含有する製剤に記載すること。[2]は，マオウを含有する製剤に記載すること。〕
2. 服用後，次の症状があらわれた場合は副作用の可能性があるので，直ちに服用を中止し，この文書を持って医師，薬剤師又は登録販売者に相談すること

関係部位	症　　状
皮　膚	発疹・発赤，かゆみ
消化器	吐き気，食欲不振，胃部不快感

まれに下記の重篤な症状が起こることがある。その場合

は直ちに医師の診療を受けること。

症状の名称	症　　　状
偽アルドステロン症,ミオパチー	手足のだるさ,しびれ,つっぱり感やこわばりに加えて,脱力感,筋肉痛があらわれ,徐々に強くなる。

〔1日最大配合量が甘草として1g以上（エキス剤については原生薬に換算して1g以上）含有する製剤に記載すること。〕

3. 服用後,次の症状があらわれることがあるので,このような症状の持続又は増強が見られた場合には,服用を中止し,この文書を持って医師,薬剤師又は登録販売者に相談すること
　　下痢
4. 5～6日間（発熱,悪寒,頭痛,はきけに服用する場合には5～6回）服用しても症状がよくならない場合は服用を中止し,この文書を持って医師,薬剤師又は登録販売者に相談すること
5. 長期連用する場合には,医師,薬剤師又は登録販売者に相談すること
　　　〔1日最大配合量が甘草として1g以上（エキス剤については原生薬に換算して1g以上）含有する製剤に記載すること。〕
〔用法及び用量に関連する注意として,用法及び用量の項目に続けて以下を記載すること。〕
（1）小児に服用させる場合には,保護者の指導監督のもとに服用させること。
　　〔小児の用法及び用量がある場合に記載すること。〕
（2）〔小児の用法がある場合,剤形により,次に該当する場合には,そのいずれかを記載すること。〕
　1）3歳以上の幼児に服用させる場合には,薬剤がのどにつかえることのないよう,よく注意すること。
　　〔5歳未満の幼児の用法がある錠剤・丸剤の場合に記載すること。〕
　2）幼児に服用させる場合には,薬剤がのどにつかえることのないよう,よく注意すること。
　　〔3歳未満の用法及び用量を有する丸剤の場合に記載すること。〕
　3）1歳未満の乳児には,医師の診療を受けさせることを優先し,やむを得ない場合にのみ服用させること。
　　〔カプセル剤及び錠剤・丸剤以外の製剤の場合に記載すること。なお,生後3ヵ月未満の用法がある製剤の場合,「生後3ヵ月未満の乳児」を『してはいけないこと』に記載し,用法及び用量欄には記載しないこと。〕

保管及び取扱い上の注意
（1）直射日光の当たらない（湿気の少ない）涼しい所に（密栓して）保管すること。
　　〔（　）内は必要とする場合に記載すること。〕
（2）小児の手の届かない所に保管すること。
（3）他の容器に入れ替えないこと。（誤用の原因になったり品質が変わる。）
　　〔容器等の個々に至適表示がなされていて,誤用のおそれのない場合には記載しなくてもよい。〕

【外部の容器又は外部の被包に記載すべき事項】
注意
1. 次の人は服用しないこと
　　生後3ヵ月未満の乳児。
　　〔生後3ヵ月未満の用法がある製剤に記載すること。〕
2. 次の人は服用前に医師,薬剤師又は登録販売者に相談すること
（1）医師の治療を受けている人。
（2）妊婦又は妊娠していると思われる人。
（3）体の虚弱な人（体力の衰えている人,体の弱い人）。
（4）胃腸の弱い人。
（5）発汗傾向の著しい人。
（6）高齢者。
　　〔マオウ又は,1日最大配合量が甘草として1g以上（エキス剤については原生薬に換算して1g以上）含有する製剤に記載すること。〕
（7）今までに薬などにより発疹・発赤,かゆみ等を起こしたことがある人。
（8）次の症状のある人。
　　むくみ[1],排尿困難[2]
　　〔[1]は,1日最大配合量が甘草として1g以上（エキス剤については原生薬に換算して1g以上）含有する製剤に記載すること。[2]は,マオウを含有する製剤に記載すること。〕
（9）次の診断を受けた人。
　　高血圧[1)2)],心臓病[1)2)],腎臓病[1)2)],甲状腺機能障害[2)]
　　〔[1)]は,1日最大配合量が甘草として1g以上（エキス剤については原生薬に換算して1g以上）含有する製剤に記載すること。[2)]は,マオウを含有する製剤に記載すること。〕
2′. 服用が適さない場合があるので,服用前に医師,薬剤師又は登録販売者に相談すること
　　〔2.の項目の記載に際し,十分な記載スペースがない場合には2′.を記載すること。〕
3. 服用に際しては,説明文書をよく読むこと
4. 直射日光の当たらない（湿気の少ない）涼しい所に（密栓して）保管すること
　　〔（　）内は必要とする場合に記載すること。〕

柴葛湯加川芎辛夷
サイカツトウカセンキュウシンイ

〔基準〕
（平成24年8月30日　厚生労働省医薬食品局審査管理課長通知による）
1. 成分・分量
　　柴胡6，半夏3.5，黄芩3，桂皮5，芍薬3，葛根6，麻黄2，竹節人参2，甘草1，大棗1.2，生姜2.5，川芎3，辛夷2
2. 用法・用量
　　湯
3. 効能・効果
　　体力中等度以上のものの次の諸症：慢性に経過した鼻炎，蓄膿症（副鼻腔炎）

〔使用上の注意〕
（平成25年3月27日　厚生労働省医薬食品局安全対策課長・審査管理課長通知による）

【添付文書等に記載すべき事項】
『してはいけないこと』
（守らないと現在の症状が悪化したり，副作用が起こりやすくなる）
　　次の人は服用しないこと
　　　生後3ヵ月未満の乳児。
　　　〔生後3ヵ月未満の用法がある製剤に記載すること。〕

『相談すること』
1. 次の人は服用前に医師，薬剤師又は登録販売者に相談すること
　(1) 医師の治療を受けている人。
　(2) 妊婦又は妊娠していると思われる人。
　(3) 体の虚弱な人（体力の衰えている人，体の弱い人）。
　(4) 胃腸の弱い人。
　(5) 発汗傾向の著しい人。
　(6) 高齢者。
　　〔マオウ又は，1日最大配合量が甘草として1g以上（エキス剤については原生薬に換算して1g以上）含有する製剤に記載すること。〕
　(7) 今までに薬などにより発疹・発赤，かゆみ等を起こしたことがある人。
　(8) 次の症状のある人。
　　　むくみ[1]，排尿困難[2]
　　〔[1]は，1日最大配合量が甘草として1g以上（エキス剤については原生薬に換算して1g以上）含有する製剤に記載すること。[2]は，マオウを含有する製剤に記載すること。〕
　(9) 次の診断を受けた人。
　　　高血圧[1,2]，心臓病[1,2]，腎臓病[1,2]，甲状腺機能障害[2]
　　〔[1]は，1日最大配合量が甘草として1g以上（エキス剤については原生薬に換算して1g以上）含有する製剤に記載すること。[2]は，マオウを含有する製剤に記載すること。〕
2. 服用後，次の症状があらわれた場合は副作用の可能性があるので，直ちに服用を中止し，この文書を持って医師，薬剤師又は登録販売者に相談すること

関係部位	症　　状
皮　膚	発疹・発赤，かゆみ
消化器	吐き気，食欲不振，胃部不快感，腹痛

まれに下記の重篤な症状が起こることがある。その場合は直ちに医師の診療を受けること。

症状の名称	症　　状
偽アルドステロン症，ミオパチー	手足のだるさ，しびれ，つっぱり感やこわばりに加えて，脱力感，筋肉痛があらわれ，徐々に強くなる。

　〔1日最大配合量が甘草として1g以上（エキス剤については原生薬に換算して1g以上）含有する製剤に記載すること。〕

3. 服用後，次の症状があらわれることがあるので，このような症状の持続又は増強が見られた場合には，服用を中止し，この文書を持って医師，薬剤師又は登録販売者に相談すること
　　下痢
4. 1ヵ月位服用しても症状がよくならない場合は服用を中止し，この文書を持って医師，薬剤師又は登録販売者に相談すること
5. 長期連用する場合には，医師，薬剤師又は登録販売者に相談すること
　〔1日最大配合量が甘草として1g以上（エキス剤については原生薬に換算して1g以上）含有する製剤に記載すること。〕

〔用法及び用量に関連する注意として，用法及び用量の項に続けて以下を記載すること。〕
(1) 小児に服用させる場合には，保護者の指導監督のもとに服用させること。
　〔小児の用法及び用量がある場合に記載すること。〕
(2) 〔小児の用法がある場合，剤形により，次に該当する場合には，そのいずれかを記載すること。〕
　1) 3歳以上の幼児に服用させる場合には，薬剤がのどにつかえることのないよう，よく注意すること。
　　〔5歳未満の幼児の用法がある錠剤・丸剤の場合に記載すること。〕
　2) 幼児に服用させる場合には，薬剤がのどにつかえることのないよう，よく注意すること。
　　〔3歳未満の用法及び用量を有する丸剤の場合に記載すること。〕
　3) 1歳未満の乳児には，医師の診療を受けさせることを優先し，やむを得ない場合にのみ服用させること。
　　〔カプセル剤及び錠剤・丸剤以外の製剤の場合に記載すること。なお，生後3ヵ月未満の用法がある製剤の場合，「生後3ヵ月未満の乳児」を『してはいけないこと』に記載し，用法及び用量欄には記載しないこと。〕

保管及び取扱い上の注意
(1) 直射日光の当たらない（湿気の少ない）涼しい所に（密栓して）保管すること。
　〔（　）内は必要とする場合に記載すること。〕
(2) 小児の手の届かない所に保管すること。
(3) 他の容器に入れ替えないこと。（誤用の原因になったり品質が変わる。）
　〔容器等の個々に至適表示がなされていて，誤用のおそれのない場合には記載しなくてもよい。〕

【外部の容器又は外部の被包に記載すべき事項】
注意
1. 次の人は服用しないこと
　　生後3ヵ月未満の乳児。
　　〔生後3ヵ月未満の用法がある製剤に記載すること。〕
2. 次の人は服用前に医師，薬剤師又は登録販売者に相談すること
　(1) 医師の治療を受けている人。
　(2) 妊婦又は妊娠していると思われる人。
　(3) 体の虚弱な人（体力の衰えている人，体の弱い人）。
　(4) 胃腸の弱い人。
　(5) 発汗傾向の著しい人。
　(6) 高齢者。
　　〔マオウ又は，1日最大配合量が甘草として1g以上（エ

キス剤については原生薬に換算して1g以上）含有する製剤に記載すること。〕
（7）今までに薬などにより発疹・発赤，かゆみ等を起こしたことがある人。
（8）次の症状のある人。
　むくみ[1]，排尿困難[2]
　　〔[1]は，1日最大配合量が甘草として1g以上（エキス剤については原生薬に換算して1g以上）含有する製剤に記載すること。[2]は，マオウを含有する製剤に記載すること。〕
（9）次の診断を受けた人。
　高血圧[1,2]，心臓病[1,2]，腎臓病[1,2]，甲状腺機能障害[2]
　　〔[1]は，1日最大配合量が甘草として1g以上（エキス剤については原生薬に換算して1g以上）含有する製剤に記載すること。[2]は，マオウを含有する製剤に記載すること。〕
2′．服用が適さない場合があるので，服用前に医師，薬剤師又は登録販売者に相談すること
　　〔2.の項目の記載に際し，十分な記載スペースがない場合には2′.を記載すること。〕
3．服用に際しては，説明文書をよく読むこと
4．直射日光の当たらない（湿気の少ない）涼しい所に（密栓して）保管すること
　　〔（　）内は必要とする場合に記載すること。〕

柴陥湯 (サイカントウ)

〔基準〕

（平成20年9月30日　厚生労働省医薬食品局審査管理課長通知による）

1．成分・分量
　柴胡5～8，半夏5～8，黄芩3，大棗3，人参2～3，甘草1.5～3，生姜1～1.5（ヒネショウガを使用する場合3～4），栝楼仁3，黄連1～1.5

2．用法・用量
　湯

3．効能・効果
　体力中等度以上で，ときに脇腹（腹）からみぞおちあたりにかけて苦しく，食欲不振で口が苦く，舌に白苔がつき，強いせきが出てたんが切れにくく，ときに胸痛があるものの次の諸症：せき，胸痛，気管支炎

〔使用上の注意〕

（平成25年3月27日　厚生労働省医薬食品局安全対策課長・審査管理課長通知による）

【添付文書等に記載すべき事項】
『してはいけないこと』
（守らないと現在の症状が悪化したり，副作用が起こりやすくなる）
　次の人は服用しないこと
　　生後3ヵ月未満の乳児。
　　〔生後3ヵ月未満の用法がある製剤に記載すること。〕

『相談すること』
1．次の人は服用前に医師，薬剤師又は登録販売者に相談すること
（1）医師の治療を受けている人。
（2）妊婦又は妊娠していると思われる人。
（3）体の虚弱な人（体力の衰えている人，体の弱い人）。
（4）高齢者。
　　〔1日最大配合量が甘草として1g以上（エキス剤については原生薬に換算して1g以上）含有する製剤に記載すること。〕
（5）今までに薬などにより発疹・発赤，かゆみ等を起こしたことがある人。
（6）次の症状のある人。
　むくみ
　　〔1日最大配合量が甘草として1g以上（エキス剤については原生薬に換算して1g以上）含有する製剤に記載すること。〕
（7）次の診断を受けた人。
　高血圧，心臓病，腎臓病
　　〔1日最大配合量が甘草として1g以上（エキス剤については原生薬に換算して1g以上）含有する製剤に記載すること。〕
2．服用後，次の症状があらわれた場合は副作用の可能性があるので，直ちに服用を中止し，この文書を持って医師，薬剤師又は登録販売者に相談すること

関係部位	症　状
皮　膚	発疹・発赤，かゆみ

まれに下記の重篤な症状が起こることがある。その場合は直ちに医師の診療を受けること。

症状の名称	症　　　状
偽アルドステロン症，ミオパチー	手足のだるさ，しびれ，つっぱり感やこわばりに加えて，脱力感，筋肉痛があらわれ，徐々に強くなる。

〔1日最大配合量が甘草として1g以上（エキス剤については原生薬に換算して1g以上）含有する製剤に記載すること。〕

3. 1ヵ月位（せき，胸痛に服用する場合には5～6日間）服用しても症状がよくならない場合は服用を中止し，この文書を持って医師，薬剤師又は登録販売者に相談すること
4. 長期連用する場合には，医師，薬剤師又は登録販売者に相談すること
　〔1日最大配合量が甘草として1g以上（エキス剤については原生薬に換算して1g以上）含有する製剤に記載すること。〕

〔用法及び用量に関連する注意として，用法及び用量の項目に続けて以下を記載すること。〕
(1) 小児に服用させる場合には，保護者の指導監督のもとに服用させること。
　〔小児の用法及び用量がある場合に記載すること。〕
(2) 〔小児の用法がある場合，剤形により，次に該当する場合には，そのいずれかを記載すること。〕
　1) 3歳以上の幼児に服用させる場合には，薬剤がのどにつかえることのないよう，よく注意すること。
　　〔5歳未満の幼児の用法がある錠剤・丸剤の場合に記載すること。〕
　2) 幼児に服用させる場合には，薬剤がのどにつかえることのないよう，よく注意すること。
　　〔3歳未満の用法及び用量を有する丸剤の場合に記載すること。〕
　3) 1歳未満の乳児には，医師の診療を受けさせることを優先し，やむを得ない場合にのみ服用させること。
　　〔カプセル剤及び錠剤・丸剤以外の製剤の場合に記載すること。なお，生後3ヵ月未満の用法がある製剤の場合，「生後3ヵ月未満の乳児」を『してはいけないこと』に記載し，用法及び用量欄には記載しないこと。〕

【保管及び取扱い上の注意】
(1) 直射日光の当たらない（湿気の少ない）涼しい所に（密栓して）保管すること。
　〔（　）内は必要とする場合に記載すること。〕
(2) 小児の手の届かない所に保管すること。
(3) 他の容器に入れ替えないこと。（誤用の原因になったり品質が変わる。）
　〔容器等の個々に至適表示がなされていて，誤用のおそれのない場合には記載しなくてもよい。〕

【外部の容器又は外部の被包に記載すべき事項】
注意
1. 次の人は服用しないこと
　生後3ヵ月未満の乳児。
　〔生後3ヵ月未満の用法がある製剤に記載すること。〕
2. 次の人は服用前に医師，薬剤師又は登録販売者に相談すること
　(1) 医師の治療を受けている人。
　(2) 妊婦又は妊娠していると思われる人。
　(3) 体の虚弱な人（体力の衰えている人，体の弱い人）。
　(4) 高齢者。
　　〔1日最大配合量が甘草として1g以上（エキス剤については原生薬に換算して1g以上）含有する製剤に記載すること。〕
　(5) 今までに薬などにより発疹・発赤，かゆみ等を起こしたことがある人。
　(6) 次の症状のある人。
　　むくみ
　　〔1日最大配合量が甘草として1g以上（エキス剤については原生薬に換算して1g以上）含有する製剤に記載すること。〕
　(7) 次の診断を受けた人。
　　高血圧，心臓病，腎臓病
　　〔1日最大配合量が甘草として1g以上（エキス剤については原生薬に換算して1g以上）含有する製剤に記載すること。〕
2′. 服用が適さない場合があるので，服用前に医師，薬剤師又は登録販売者に相談すること
　〔2.の項目の記載に際し，十分な記載スペースがない場合には2′.を記載すること。〕
3. 服用に際しては，説明文書をよく読むこと
4. 直射日光の当たらない（湿気の少ない）涼しい所に（密栓して）保管すること
　〔（　）内は必要とする場合に記載すること。〕

ウチダの柴陥湯 ㈱ウチダ和漢薬
区分 第2類
組成煎：1袋(25g)中 サイコ5g，ハンゲ5g，オウゴン3g，タイソウ3g，カロニン3g，ショウキョウ1g，カンゾウ1.5g，オウレン1.5g，ニンジン2g
適応 せき，せきによる胸痛
用法 15才以上1日1袋を煎じ3回に分けて食前又は食間空腹時に温服。15才未満は服用しない
包装 30袋

[救心漢方] **柴陥湯エキス顆粒** *Kyushin Kampo Saikan-to*
救心製薬㈱
区分 第2類
組成顆：(黄褐) 3包(6g)中 柴陥湯乾燥エキス5000mg（サイコ・ハンゲ各5g，オウゴン・タイソウ・カロニン各3g，ニンジン2g，カンゾウ・オウレン各1.5g，ショウキョウ1g）
添加 乳糖，ヒドロキシプロピルセルロース，ヒドロキシプロピルスターチ
適応 体力中等度以上で，ときに脇腹（腹）からみぞおちあたりにかけて苦しく，食欲不振で口が苦く，舌に白苔がつき，強いせきが出てたんが切れにくく，ときに胸痛があるものの次の諸症：せき，胸痛，気管支炎
用法 1回15才以上1包，14～7才2/3，6～4才1/2，3～2才1/3，2才未満1/4，1日3回食前又は食間。1才未満には，医師の診療を受けさせることを優先し，止むを得ない場合にだけ服用させる。3ヵ月未満は服用しない
包装 10包〔Ⓐ2,854(税込み)〕

柴梗半夏湯
(サイキョウハンゲトウ)

〔基準〕

(平成24年8月30日 厚生労働省医薬食品局審査管理課長通知による)
1. 成分・分量
    柴胡4，半夏4，桔梗2～3，杏仁2～3，栝楼仁2～3，黄芩2.5，大棗2.5，枳実1.5～2，青皮1.5～2，甘草1～1.5，生姜1.5（ヒネショウガを使用する場合2.5）
2. 用法・用量
    湯
3. 効能・効果
    体力中等度以上で，かぜがこじれたものの次の症状：腹にひびく強度のせき

〔使用上の注意〕

(平成25年3月27日　厚生労働省医薬食品局安全対策課長・審査管理課長通知による)

【添付文書等に記載すべき事項】
『してはいけないこと』
(守らないと現在の症状が悪化したり，副作用が起こりやすくなる)
  次の人は服用しないこと
    生後3ヵ月未満の乳児。
    〔生後3ヵ月未満の用法がある製剤に記載すること。〕
『相談すること』
1. 次の人は服用前に医師，薬剤師又は登録販売者に相談すること
   (1) 医師の治療を受けている人。
   (2) 妊婦又は妊娠していると思われる人。
   (3) 高齢者。
       〔1日最大配合量が甘草として1g以上（エキス剤については原生薬に換算して1g以上）含有する製剤に記載すること。〕
   (4) 今までに薬などにより発疹・発赤，かゆみ等を起こしたことがある人。
   (5) 次の症状のある人。
       むくみ
       〔1日最大配合量が甘草として1g以上（エキス剤については原生薬に換算して1g以上）含有する製剤に記載すること。〕
   (6) 次の診断を受けた人。
       高血圧，心臓病，腎臓病
       〔1日最大配合量が甘草として1g以上（エキス剤については原生薬に換算して1g以上）含有する製剤に記載すること。〕
2. 服用後，次の症状があらわれた場合は副作用の可能性があるので，直ちに服用を中止し，この文書を持って医師，薬剤師又は登録販売者に相談すること

関係部位	症状
皮膚	発疹・発赤，かゆみ
消化器	食欲不振，胃部不快感

まれに下記の重篤な症状が起こることがある。その場合は直ちに医師の診療を受けること。

症状の名称	症状
偽アルドステロン症，ミオパチー	手足のだるさ，しびれ，つっぱり感やこわばりに加えて，脱力感，筋肉痛があらわれ，徐々に強くなる。

〔1日最大配合量が甘草として1g以上（エキス剤については原生薬に換算して1g以上）含有する製剤に記載すること。〕
3. 5～6日間服用しても症状がよくならない場合は服用を中止し，この文書を持って医師，薬剤師又は登録販売者に相談すること
4. 長期連用する場合には，医師，薬剤師又は登録販売者に相談すること
    〔1日最大配合量が甘草として1g以上（エキス剤については原生薬に換算して1g以上）含有する製剤に記載すること。〕
〔用法及び用量に関連する注意として，用法及び用量の項目に続けて以下を記載すること。〕
(1) 小児に服用させる場合には，保護者の指導監督のもとに服用させること。
    〔小児の用法及び用量がある場合に記載すること。〕
(2) 〔小児の用法がある場合，剤形により，次に該当する場合には，そのいずれかを記載すること。〕
    1) 3歳以上の幼児に服用させる場合には，薬剤がのどにつかえることのないよう，よく注意すること。
       〔5歳未満の幼児の用法がある錠剤・丸剤の場合に記載すること。〕
    2) 幼児に服用させる場合には，薬剤がのどにつかえることのないよう，よく注意すること。
       〔3歳未満の用法及び用量を有する丸剤の場合に記載すること。〕
    3) 1歳未満の乳児には，医師の診療を受けさせることを優先し，やむを得ない場合にのみ服用させること。
       〔カプセル剤及び錠剤・丸剤以外の製剤の場合に記載すること。なお，生後3ヵ月未満の用法がある製剤の場合，「生後3ヵ月未満の乳児」を『してはいけないこと』に記載し，用法及び用量欄には記載しないこと。〕

保管及び取扱い上の注意
(1) 直射日光の当たらない（湿気の少ない）涼しい所に（密栓して）保管すること。
    〔( )内は必要とする場合に記載すること。〕
(2) 小児の手の届かない所に保管すること。
(3) 他の容器に入れ替えないこと。（誤用の原因になったり品質が変わる。）
    〔容器等の個々に至適表示がなされていて，誤用のおそれのない場合には記載しなくてもよい。〕

【外部の容器又は外部の被包に記載すべき事項】
注意
1. 次の人は服用しないこと
    生後3ヵ月未満の乳児。
    〔生後3ヵ月未満の用法がある製剤に記載すること。〕
2. 次の人は服用前に医師，薬剤師又は登録販売者に相談すること
   (1) 医師の治療を受けている人。
   (2) 妊婦又は妊娠していると思われる人。
   (3) 高齢者。
       〔1日最大配合量が甘草として1g以上（エキス剤については原生薬に換算して1g以上）含有する製剤に記載すること。〕
   (4) 今までに薬などにより発疹・発赤，かゆみ等を起こしたことがある人。
   (5) 次の症状のある人。
       むくみ
       〔1日最大配合量が甘草として1g以上（エキス剤については原生薬に換算して1g以上）含有する製剤に記載すること。〕
   (6) 次の診断を受けた人。
       高血圧，心臓病，腎臓病
       〔1日最大配合量が甘草として1g以上（エキス剤については原生薬に換算して1g以上）含有する製剤に記

2′. 服用が適さない場合があるので，服用前に医師，薬剤師又は登録販売者に相談すること
〔2.の項目の記載に際し，十分な記載スペースがない場合には2′.を記載すること。〕
3. 服用に際しては，説明文書をよく読むこと
4. 直射日光の当たらない（湿気の少ない）涼しい所に（密栓して）保管すること
〔（ ）内は必要とする場合に記載すること。〕

柴胡加竜骨牡蠣湯
サイコカリュウコツボレイトウ

〔基準〕

（平成20年9月30日 厚生労働省医薬食品局審査管理課長通知による）

1. 成分・分量
   柴胡5，半夏4，茯苓3，桂皮3，大棗2.5，人参2.5，竜骨2.5，牡蛎2.5，生姜0.5～1，大黄1，黄芩2.5，甘草2以内（大黄，黄芩，甘草のない場合も可）
2. 用法・用量
   湯
3. 効能・効果
   体力中等度以上で，精神不安があって，動悸，不眠，便秘などを伴う次の諸症：高血圧の随伴症状（動悸，不安，不眠），神経症，更年期神経症，小児夜泣き，便秘

〔使用上の注意〕

（平成25年3月27日 厚生労働省医薬食品局安全対策課長・審査管理課長通知による）

【添付文書等に記載すべき事項】
『してはいけないこと』
（守らないと現在の症状が悪化したり，副作用が起こりやすくなる）
1. 次の人は服用しないこと
   生後3ヵ月未満の乳児。
   〔生後3ヵ月未満の用法がある製剤に記載すること。〕
2. 本剤を服用している間は，次の医薬品を服用しないこと
   他の瀉下薬（下剤）
   〔大黄を含有する製剤に記載すること。〕
3. 授乳中の人は本剤を服用しないか，本剤を服用する場合は授乳を避けること
   〔大黄を含有する製剤に記載すること。〕

『相談すること』
1. 次の人は服用前に医師，薬剤師又は登録販売者に相談すること
   (1) 医師の治療を受けている人。
   (2) 妊婦又は妊娠していると思われる人。
   (3) 体の虚弱な人（体力の衰えている人，体の弱い人）。
       〔大黄を含有する製剤に記載すること。〕
   (4) 胃腸が弱く下痢しやすい人。
       〔大黄を含有する製剤に記載すること。〕
   (5) 高齢者。
       〔1日最大配合量が甘草として1g以上（エキス剤については原生薬に換算して1g以上）含有する製剤に記載すること。〕
   (6) 今までに薬などにより発疹・発赤，かゆみ等を起こしたことがある人。
   (7) 次の症状のある人。
       むくみ
       〔1日最大配合量が甘草として1g以上（エキス剤については原生薬に換算して1g以上）含有する製剤に記載すること。〕
   (8) 次の診断を受けた人。
       高血圧，心臓病，腎臓病
       〔1日最大配合量が甘草として1g以上（エキス剤については原生薬に換算して1g以上）含有する製剤に記載すること。〕
2. 服用後，次の症状があらわれた場合は副作用の可能性があるので，直ちに服用を中止し，この文書を持って医師，薬剤師又は登録販売者に相談すること

関係部位	症　　状
皮　膚	発疹・発赤，かゆみ
消化器[1]	はげしい腹痛を伴う下痢，腹痛

〔[1]は，大黄を含有する製剤に記載すること。〕
まれに下記の重篤な症状が起こることがある。その場合は直ちに医師の診療を受けること。

症状の名称	症　　状
間質性肺炎	階段を上ったり，少し無理をしたりすると息切れがする・息苦しくなる，空せき，発熱等がみられ，これらが急にあらわれたり，持続したりする。
偽アルドステロン症, ミオパチー[1]	手足のだるさ，しびれ，つっぱり感やこわばりに加えて，脱力感，筋肉痛があらわれ，徐々に強くなる。
肝機能障害	発熱，かゆみ，発疹，黄疸（皮膚や白目が黄色くなる），褐色尿，全身のだるさ，食欲不振等があらわれる。

〔[1]は，1日最大配合量が甘草として1g以上（エキス剤については原生薬に換算して1g以上）含有する製剤に記載すること。〕

3．服用後，次の症状があらわれることがあるので，このような症状の持続又は増強が見られた場合には，服用を中止し，この文書を持って医師，薬剤師又は登録販売者に相談すること
  　軟便，下痢
  　〔大黄を含有する製剤に記載すること。〕
4．1ヵ月位（小児夜泣き，便秘に服用する場合には1週間位）服用しても症状がよくならない場合は服用を中止し，この文書を持って医師，薬剤師又は登録販売者に相談すること
5．長期連用する場合には，医師，薬剤師又は登録販売者に相談すること
  　〔1日最大配合量が甘草として1g以上（エキス剤については原生薬に換算して1g以上）含有する製剤に記載すること。〕
〔用法及び用量に関連する注意として，用法及び用量の項目に続けて以下を記載すること。〕
(1) 小児に服用させる場合には，保護者の指導監督のもとに服用させること。
  　〔小児の用法及び用量がある場合に記載すること。〕
(2) 〔小児の用法がある場合，剤形により，次に該当する場合には，そのいずれかを記載すること。〕
  1) 3歳以上の幼児に服用させる場合には，薬剤がのどにつかえることのないよう，よく注意すること。
  　〔5歳未満の幼児の用法がある錠剤・丸剤の場合に記載すること。〕
  2) 幼児に服用させる場合には，薬剤がのどにつかえることのないよう，よく注意すること。
  　〔3歳未満の用法及び用量を有する丸剤の場合に記載すること。〕
  3) 1歳未満の乳児には，医師の診療を受けさせることを優先し，やむを得ない場合にのみ服用させること。
  　〔カプセル剤及び錠剤・丸剤以外の製剤の場合に記載すること。なお，生後3ヵ月未満の用法がある製剤の場合，「生後3ヵ月未満の乳児」を『してはいけないこと』に記載し，用法及び用量欄には記載しないこと。〕

保管及び取扱い上の注意
(1) 直射日光の当たらない（湿気の少ない）涼しい所に（密栓して）保管すること。
  〔（　）内は必要とする場合に記載すること。〕
(2) 小児の手の届かない所に保管すること。
(3) 他の容器に入れ替えないこと。（誤用の原因になったり品質が変わる。）
  〔容器等の個々に至適表示がなされていて，誤用のおそれのない場合には記載しなくてもよい。〕

【外部の容器又は外部の被包に記載すべき事項】
注意
1．次の人は服用しないこと
  　生後3ヵ月未満の乳児。
  　〔生後3ヵ月未満の用法がある製剤に記載すること。〕
2．授乳中の人は本剤を服用しないか，本剤を服用する場合は授乳を避けること
  　〔大黄を含有する製剤に記載すること。〕
3．次の人は服用前に医師，薬剤師又は登録販売者に相談すること
  (1) 医師の治療を受けている人。
  (2) 妊婦又は妊娠していると思われる人。
  (3) 体の虚弱な人（体力の衰えている人，体の弱い人）。
  　〔大黄を含有する製剤に記載すること。〕
  (4) 胃腸が弱く下痢しやすい人。
  　〔大黄を含有する製剤に記載すること。〕
  (5) 高齢者。
  　〔1日最大配合量が甘草として1g以上（エキス剤については原生薬に換算して1g以上）含有する製剤に記載すること。〕
  (6) 今までに薬などにより発疹・発赤，かゆみ等を起こしたことがある人。
  (7) 次の症状のある人。
  　むくみ
  　〔1日最大配合量が甘草として1g以上（エキス剤については原生薬に換算して1g以上）含有する製剤に記載すること。〕
  (8) 次の診断を受けた人。
  　高血圧，心臓病，腎臓病
  　〔1日最大配合量が甘草として1g以上（エキス剤については原生薬に換算して1g以上）含有する製剤に記載すること。〕
3′．服用が適さない場合があるので，服用前に医師，薬剤師又は登録販売者に相談すること
  　〔3.の項目の記載に際し，十分な記載スペースがない場合には3′.を記載すること。〕
4．服用に際しては，説明文書をよく読むこと
5．直射日光の当たらない（湿気の少ない）涼しい所に（密栓して）保管すること
  　〔（　）内は必要とする場合に記載すること。〕

JPS漢方顆粒-15号㊀　ジェーピーエス製薬㈱
区分 第2類
組成 顆（淡褐）：3包(6g)中 柴胡加竜骨牡蛎湯乾燥エキス3.28g(サイコ4g，ハンゲ3.2g，ブクリョウ・ケイヒ各2.4g，オウゴン・タイソウ・ニンジン・リュウコツ・ボレイ各2g，ショウキョウ0.64g，ダイオウ0.8g)
添加 ステアリン酸マグネシウム，ショ糖脂肪酸エステル，乳糖水和物
適応 体力中等度以上で，精神不安があって，動悸，不眠，便秘などを伴う次の諸症：高血圧の随伴症状（動悸，不安，不眠），神経症，更年期神経症，小児夜なき，便秘
用法 1回15才以上1包，14〜7才⅔，6〜4才½，3〜2才⅓，2才未満¼，1日3回食前又は食間。1才未満は，医師の診療を受けさせることを優先し，止むを得ない場合にだけ服用させる。3ヵ月未満は服用しない
包装 12包，180包

JPS柴胡加竜骨牡蛎湯エキス錠N㊀　ジェーピーエス製薬㈱
区分 第2類
組成 錠（灰褐）：12錠中 柴胡加竜骨牡蛎湯乾燥エキス2.05g(サイコ2.5g，ハンゲ2g，ブクリョウ・ケイヒ各1.5g，オウゴン・タイソウ・ニンジン・リュウコツ・ボレイ各1.25g，ショウキョウ

0.4g, ダイオウ0.5g)
添加 無水ケイ酸, ケイ酸アルミニウム, カルメロースカルシウム (CMC-Ca), トウモロコシデンプン, ステアリン酸マグネシウム, 乳糖水和物
適応 体力中等度以上で, 精神不安があって, 動悸, 不眠, 便秘などを伴う次の諸症: 高血圧の随伴症状（動悸, 不安, 不眠), 神経症, 更年期神経症, 小児夜なき, 便秘
用法 1回15才以上4錠, 14〜7才3錠, 6〜5才2錠, 1日3回食前又は食間。5才未満は服用しない
包装 260錠

ウチダの柴胡加龍骨牡蛎湯 ㊂ ㈱ウチダ和漢薬
区分 第2類
組成 煎: 1袋(29.5g)中 サイコ5g, ハンゲ4g, ブクリョウ3g, ケイヒ3g, オウゴン2.5g, タイソウ2.5g, ニンジン2.5g, ボレイ2.5g, リュウコツ2.5g, ショウキョウ1g, ダイオウ1g
適応 精神不安があって, 動悸, 不眠などを伴う次の諸症: 高血圧の随伴症状（動悸, 不安, 不眠), 神経症, 更年期神経症, 小児夜なき
用法 15才以上1日1袋を煎じ3回に分けて食前1時間又は食間空腹時に温服。14〜7才⅔, 6〜4才½, 3〜2才⅓。2才未満は服用しない
包装 30袋

ウチダの柴胡加竜骨牡蛎湯エキス散 ㊂ ㈱ウチダ和漢薬
区分 第2類
組成: 6g中 柴胡加竜骨牡蛎湯エキス2.34g（サイコ2.5g, ハンゲ2g, ケイヒ・ブクリョウ各1.5g, オウゴン・タイソウ・ニンジン・リュウコツ・ボレイ各1.25g, ダイオウ0.5g, ショウキョウ0.4g）
添加 乳糖水和物, バレイショデンプン, メタケイ酸アルミン酸マグネシウム
適応 体力中等度以上で, 精神不安があって, 動悸, 不眠, 便秘などを伴う次の諸症: 高血圧の随伴症状（動悸, 不安, 不眠), 神経症, 更年期神経症, 小児夜なき, 便秘
用法 1回15才以上2g, 14〜7才⅔, 6〜4才½, 3〜2才⅓, 2才未満¼以下, 1日3回食前又は食間。1才未満には, 医師の診療を受けさせることを優先し, 止むを得ない場合にだけ服用させる。3ヵ月未満は服用しない
包装 500g

ウチダの竜化順清 ㊂ ㈱ウチダ和漢薬
区分 第2類
組成 細: 3包(6g)中 柴胡加竜骨牡蛎湯エキス2.34g（サイコ2.5g, ハンゲ2g, ケイヒ・ブクリョウ各1.5g, オウゴン・タイソウ・ニンジン・リュウコツ・ボレイ各1.25g, ダイオウ0.5g, ショウキョウ0.4g)
添加 乳糖水和物, バレイショデンプン, メタケイ酸アルミン酸マグネシウム
適応 精神不安があって, 動悸, 不眠などを伴う次の諸症: 高血圧の随伴症状（動悸, 不安, 不眠), 神経症, 更年期神経症, 小児夜なき
用法 1回15才以上1包, 14〜7才⅔, 6〜4才½, 3〜2才⅓, 2才未満¼, 1日3回食前又は食間。1才未満には, 医師の診療を受けさせることを優先し, 止むを得ない場合にだけ服用させる。3ヵ月未満は服用しない
包装 300包

オオクサ柴胡加龍骨牡蠣湯エキス錠 ㊂ 大草薬品㈱-日邦薬品工業㈱
区分 第2類
組成 錠(黄褐): 15錠中 柴胡加龍骨牡蠣湯水製エキス2300mg（サイコ2.5g, ハンゲ2g, ブクリョウ・ケイヒ各1.5g, オウゴン・タイソウ・ニンジン・リュウコツ・ボレイ各1.25g, ショウキョウ0.35g, ダイオウ0.5g)
添加 バレイショデンプン, 乳糖, 無水ケイ酸, カルメロースカルシウム (CMC-Ca), ステアリン酸マグネシウム
適応 体力中等度以上で, 精神不安があって, 動悸, 不眠, 便秘などを伴う次の諸症: 高血圧の随伴症状（動悸, 不安, 不眠), 神経症, 更年期神経症, 小児夜なき, 便秘
用法 1回15才以上5錠, 14〜7才3錠, 6〜5才2錠, 1日3回食前又は食間。かまずに服用。5才未満は服用しない
包装 270錠

休意（エキス顆粒）㊂ ㈱建林松鶴堂
区分 第2類
組成 顆(淡黄褐): 3包(6g)中 柴胡加竜骨牡蛎湯水製乾燥エキス1.8g（サイコ・ハンゲ各2g, オウゴン1.25g, ブクリョウ・ケイヒ・タイソウ・ニンジン・リュウコツ末・ボレイ末・ショウキョウ・カンゾウ各1g, ダイオウ0.5g)
添加 乳糖, バレイショデンプン
適応 体力中等度以上で, 精神不安があって, 動悸, 不眠, 便秘などを伴う次の諸症: 高血圧の随伴症状（動悸, 不安, 不眠), 神経症, 更年期神経症, 小児夜なき, 便秘
用法 1回成人1包, 14〜7才⅔, 6〜4才½, 3〜2才⅓, 2才未満¼以下, 1日3回食間。1才未満には, 医師の診療を受けさせることを優先し, 止むを得ない場合にだけ服用させる。3ヵ月未満は服用しない
包装 30包〔Ⓐ2,940（税込み)], 90包〔Ⓐ7,140（税込み)〕

「クラシエ」漢方柴胡加竜骨牡蛎湯エキス顆粒 ㊂ クラシエ製薬㈱-クラシエ薬品㈱
区分 第2類
組成 顆(褐): 3包(3.6g)中 柴胡加竜骨牡蛎湯エキス粉末M 1950mg（サイコ2.5g, ハンゲ2g, ブクリョウ・ケイヒ各1.5g, オウゴン・タイソウ・ニンジン・リュウコツ・ボレイ各1.25g, ダイオウ0.5g, ショウキョウ0.4g)
添加 ヒドロキシプロピルセルロース, 乳糖
適応 体力中等度以上で, 精神不安があって, 動悸, 不眠, 便秘などを伴う次の諸症: 高血圧の随伴症状（動悸, 不安, 不眠), 神経症, 更年期神経症, 小児夜なき, 便秘
用法 1回15才以上1包, 14〜7才⅔, 6〜4才½, 3〜2才⅓, 2才未満¼, 1日3回食前又は食間。1才未満には, 医師の診療を受けさせることを優先し, 止むを得ない場合にだけ服用させる。3ヵ月未満は服用しない
包装 24包〔Ⓐ1,974（税込み)], 45包〔Ⓐ5,565（税込み)], 90包

柴胡加竜骨牡蛎湯 ㊂ 東洋漢方製薬㈱
区分 第2類
組成 煎: 1包(29.5g)中 サイコ5g, ハンゲ4g, ブクリョウ3g, ケイヒ3g, オウゴン2.5g, タイソウ2.5g, チクセツニンジン2.5g, ボレイ2.5g, ショウキョウ1g, ダイオウ1g, リュウコツ2.5g
適応 精神不安があって, 動悸, 不眠などを伴う次の諸症: 高血圧の随伴症状（動悸, 不安, 不眠), 神経症, 更年期神経症, 小児夜なき
用法 15才以上1日1包を煎じ2〜3回（食前1時間又は食間空腹時）に分けて温服。14〜7才⅔, 6〜4才½, 1日3回
包装 100包〔Ⓑ23,000〕

柴胡加竜骨牡蛎湯エキス顆粒KM ㊂ ㈱カーヤ-㈱イチゲン, 一元製薬㈱, 山本漢方製薬㈱
区分 第2類
組成 顆(褐): 7.5g中 柴胡加竜骨牡蛎湯水製乾燥エキス3g（サイコ5g, ハンゲ4g, ブクリョウ・ケイヒ各3g, オウゴン・タイソウ・ニンジン・リュウコツ・ボレイ各2.5g, ダイオウ1g, ショウキョウ0.8g)
添加 乳糖, ステアリン酸マグネシウム
適応 体力中等度以上で, 精神不安があって, 動悸, 不眠, 便秘などを伴う次の諸症: 高血圧の随伴症状（動悸, 不安, 不眠), 神経症, 更年期神経症, 小児夜なき, 便秘
用法 1回15才以上2.5g, 14〜7才1.6g, 6〜4才1.2g, 3〜2才0.8g, 2才未満0.6g以下, 1日3回食前又は食間。1才未満には, 医師の診療を受けさせることを優先し, 止むを得ない場合にだけ服用させる。3ヵ月未満は服用しない
包装 500g, 12包, 36包　**備考** 製造: 天津泰達薬業有限公司（中国）

柴胡加竜骨牡蛎湯エキス〔細粒〕22 ㊂ 松浦薬業㈱-一心堂漢方㈱, 松浦漢方㈱
区分 第2類
組成 細: 3包(6g)又は6g中 柴胡加竜骨牡蛎湯水製エキス3.2g（乾燥物換算で約1.45gに相当）（サイコ2.5g, ハンゲ2g, ブクリョ

ウ・ケイヒ各1.5g，オウゴン・タイソウ・ニンジン・リュウコツ・ボレイ各1.25g，ショウキョウ0.4g，ダイオウ0.5g)
添加 メタケイ酸アルミン酸マグネシウム，ヒプロメロース(ヒドロキシプロピルメチルセルロース)，乳糖，バレイショデンプン，香料
適応 体力中等度以上で，精神不安があって，動悸，不眠，便秘などを伴う次の諸症：高血圧の随伴症状（動悸，不安，不眠），神経症，更年期神経症，小児夜なき，便秘
用法 1回15才以上1包又は2g，14～7才⅔，6～4才½，3～2才⅓，2才未満¼以下，1日3回食前又は食間。1才未満には，医師の診療を受けさせることを優先し，止むを得ない場合にだけ服用させる。3ヵ月未満は服用しない
包装 500g，48包〔Ⓐ5,250(税込み)〕，300包

柴胡加龍骨牡蛎湯エキス散〔勝昌〕㊀ ㈱東洋薬行
区分 **第２類**
組成 散(褐)：6g中 柴胡加龍骨牡蛎湯水製エキス3.5g（サイコ5g，ハンゲ4g，ブクリョウ・ケイヒ各3g，タイソウ・ニンジン・リュウコツ・ボレイ・生ショウキョウ・オウゴン各2.5g，ダイオウ1g)
添加 トウモロコシデンプン
適応 体力中等度以上で，精神不安があって，動悸，不眠，便秘などを伴う次の諸症：高血圧の随伴症状（動悸，不安，不眠），神経症，更年期神経症，小児夜なき，便秘
用法 1回2g1日3回空腹時
包装 200g〔Ⓑ9,450(税込み)〕，600g〔Ⓑ25,830(税込み)〕

柴胡加竜骨牡蛎湯エキス錠〔大峰〕㊀ 大峰堂薬品工業㈱-伸和製薬㈱，日邦薬品工業㈱
区分 **第２類**
組成 錠(淡褐)：12錠中 柴胡加竜骨牡蛎湯エキス1950mg（サイコ2.5g，ハンゲ2g，ブクリョウ・ケイヒ各1.5g，オウゴン・タイソウ・ニンジン・ボレイ・リュウコツ各1.25g，ショウキョウ0.4g，ダイオウ0.5g)
添加 ステアリン酸マグネシウム，カルメロースナトリウム(CMC-Na)，セルロース，メタケイ酸アルミン酸マグネシウム，水酸化アルミナマグネシウム，乳糖
適応 体力中等度以上で，精神不安があって，動悸，不眠，便秘などを伴う次の諸症：高血圧の随伴症状（動悸，不安，不眠），神経症，更年期神経症，小児夜なき，便秘
用法 1回15才以上4錠，14～7才3錠，6～5才2錠，1日3回食前又は食間。5才未満は服用しない
包装 240錠〔Ⓐ4,410(税込み)〕

柴胡加竜骨牡蛎湯「タキザワ」㊀ ㈱タキザワ漢方廠
区分 **第２類**
組成 煎(白～褐)：2包(29.5g)中 サイコ5g，ハンゲ4g，ブクリョウ3g，ケイヒ3g，オウゴン2.5g，タイソウ2.5g，ショウキョウ1g，ニンジン2.5g，リュウコツ2.5g，ボレイ2.5g，ダイオウ1g
適応 体力中等度以上で，精神不安があって，動悸，不眠，便秘などを伴う次の諸症：高血圧の随伴症状（動悸，不安，不眠），神経症，更年期神経症，小児夜なき，便秘
用法 15才以上1回1包を煎じ，1日2回朝夕空腹時。14～7才⅔，6～4才½，3～2才⅓，2才未満¼。1才未満には，医師の診療を受けさせることを優先し，止むを得ない場合にだけ服用させる。3ヵ月未満は服用しない
包装 120包〔Ⓐ34,650(税込み)Ⓑ17,325(税込み)〕

柴胡龍牡粒状㊀ 長倉製薬㈱-日邦薬品工業㈱
区分 **第２類**
組成 顆(黄褐)：4.8g中 サイコ1g，ハンゲ0.9g，リュウコツ0.3g，オウゴン0.5g，ショウキョウ0.2g，ケイヒ0.4g，ブクリョウ0.6g，ダイオウ0.5g，ボレイ末0.3g，水浸エキス0.1g（大棗3g)
適応 ヒステリー，不眠症，めまい，肩のこり，心悸亢進，耳鳴り，高血圧症の鎮静
用法 1回成人1.6g，15～8才½，7～5才⅓，4～2才⅙，1才～3ヵ月1/12，1日3回食前又は食間。1才未満には，止むを得ない場合の他は服用させない。3ヵ月未満は服用しない
包装 100g〔Ⓑ3,240〕，500g〔Ⓑ10,000〕

サイリュンN「コタロー」㊀ 小太郎漢方製薬㈱
区分 **第２類**
組成 錠(茶)：12錠中 エキス散3g（サイコ2.5g，ハンゲ2g，ブクリョウ・ケイヒ各1.5g，タイソウ・ニンジン・リュウコツ・ボレイ・オウゴン各1.25g，ショウキョウ0.35g，ダイオウ0.5g)
添加 カルメロースカルシウム(CMC-Ca)，含水二酸化ケイ素，クロスカルメロースナトリウム(クロスCMC-Na)，軽質無水ケイ酸，ステアリン酸マグネシウム，トウモロコシデンプン，アメ粉
適応 体力中等度以上で，精神不安があって，動悸，不眠，便秘などを伴う次の諸症：高血圧の随伴症状（動悸，不安，不眠），神経症，更年期神経症，小児夜なき，便秘
用法 1回15才以上4錠，14～7才3錠，6～5才2錠，1日3回食前又は食間。5才未満は服用しない
包装 180錠，540錠

サンワ柴胡加竜骨牡蛎湯エキス細粒㊀ 三和生薬㈱
区分 **第２類**
組成 細：6g中 柴胡加竜骨牡蛎湯水製エキス1.9g（サイコ3g，ハンゲ2.4g，ブクリョウ・ケイヒ各1.8g，オウゴン・タイソウ・ニンジン・リュウコツ・ボレイ各1.5g，ショウキョウ0.5g，ダイオウ0.6g)
添加 乳糖，トウモロコシデンプン
適応 体力中等度以上で，精神不安があって，動悸，不眠，便秘などを伴う次の諸症：高血圧の随伴症状（動悸，不安，不眠），神経症，更年期神経症，小児夜なき，便秘
用法 1回15才以上2g，14～7才1.3g，6～4才1g，3～2才0.6g，1日3回食前又は食間。2才未満は服用しない
包装 500g

サンワ柴胡加竜骨牡蛎湯エキス細粒「分包」㊀ 三和生薬㈱-湧永製薬㈱
区分 **第２類**
組成 細：3包(6g)中 柴胡加竜骨牡蛎湯水製エキス1.9g(サイコ3g，ハンゲ2.4g，ブクリョウ・ケイヒ各1.8g，オウゴン・タイソウ・ニンジン・リュウコツ・ボレイ各1.5g，ショウキョウ0.5g，ダイオウ0.6g)
添加 乳糖，トウモロコシデンプン
適応 体力中等度以上で，精神不安があって，動悸，不眠，便秘などを伴う次の諸症：高血圧の随伴症状（動悸，不安，不眠），神経症，更年期神経症，小児夜なき，便秘
用法 1回15才以上1包，14～7才⅔，6～4才½，3～2才⅓，1日3回食前又は食間。2才未満は服用しない
包装 30包〔Ⓐ3,675(税込み)〕，90包〔Ⓐ9,870(税込み)〕

サンワ柴胡加竜骨牡蛎湯エキス錠㊀ 三和生薬㈱
区分 **第２類**
組成 錠：18錠(5.4g)中 柴胡加竜骨牡蛎湯水製エキス1.9g（サイコ3g，ハンゲ2.4g，ブクリョウ・ケイヒ各1.8g，オウゴン・タイソウ・ニンジン・リュウコツ・ボレイ各1.5g，ショウキョウ0.5g，ダイオウ0.6g)
添加 乳糖，トウモロコシデンプン，ヒドロキシプロピルスターチ，ステアリン酸カルシウム
適応 体力中等度以上で，精神不安があって，動悸，不眠，便秘などを伴う次の諸症：高血圧の随伴症状（動悸，不安，不眠），神経症，更年期神経症，小児夜なき，便秘
用法 1回15才以上6錠，14～7才4錠，6～5才3錠，1日3回食前又は食間。5才未満は服用しない
包装 270錠〔Ⓐ4,935(税込み)〕

錠剤柴胡加竜骨牡蠣湯㊀ 一元製薬㈱-㈱イチゲン
区分 **第２類**
組成 錠(褐)：100錠中 ブクリョウ末3g，ケイヒ末3g，オウゴン末2.5g，ショウキョウ末1.5g，ボレイ末2.5g，ダイオウ末1g，サイコ末5g，ハンゲ末4g，タイソウ末2.5g，ニンジン末2.5g，リュウコツ末2.5g
適応 体力中等度以上で，精神不安があって，動悸，不眠，便秘などを伴う次の諸症：高血圧の随伴症状（動悸，不安，不眠），神経症，更年期神経症，小児夜なき，便秘
用法 1回成人5～6錠，13～7才3～5錠，6～5才1～3錠，1日3回食前

1時間。温湯で服用
包装 300錠〔Ⓐ4,800Ⓑ2,400〕，830錠〔Ⓐ12,000Ⓑ6,000〕，1650錠〔Ⓐ22,000Ⓑ11,000〕

神農柴胡加竜骨牡蠣湯エキス錠⊖　神農製薬㈱
区分 第2類
組成 錠(灰褐)：12錠中 柴胡加竜骨牡蠣湯乾燥エキス2.05g（サイコ2.5g，ハンゲ2g，ブクリョウ・ケイヒ各1.5g，オウゴン・タイソウ・ニンジン・リュウコツ・ボレイ各1.25g，ショウキョウ0.4g，ダイオウ0.5g）
添加 無水ケイ酸，ケイ酸アルミニウム，カルメロースカルシウム（CMC-Ca），トウモロコシデンプン，ステアリン酸マグネシウム，乳糖水和物
適応 体力中等度以上で，精神不安があって，動悸，不眠，便秘などを伴う次の諸症：高血圧の随伴症状（動悸，不安，不眠），神経症，更年期神経症，小児夜なき，便秘
用法 1回15才以上4錠，14〜7才3錠，6〜5才2錠，1日3回食前又は食間。5才未満は服用しない
包装 180錠

ツムラ漢方柴胡加竜骨牡蛎湯エキス顆粒⊖　㈱ツムラ
区分 第2類
組成 顆(黄褐)：2包(3.75g)中 混合生薬乾燥エキス2.25g（サイコ2.5g，ハンゲ2g，ケイヒ・ブクリョウ各1.5g，オウゴン・タイソウ・ニンジン・ボレイ・リュウコツ各1.25g，ショウキョウ0.5g）
添加 ステアリン酸マグネシウム，乳糖水和物，ショ糖脂肪酸エステル
適応 体力中等度以上で，精神不安があって，動悸，不眠，便秘などを伴う次の諸症：高血圧の随伴症状（動悸，不安，不眠），神経症，更年期神経症，小児夜なき，便秘
用法 1回15才以上1包，14〜7才2/3，6〜4才1/2，3〜2才1/3，2才未満1/4，1日2回食前。1才未満には，医師の診療を受けさせることを優先し，止むを得ない場合にだけ服用させる。3ヵ月未満は服用しない
包装 12包〔Ⓐ1,995（税込み）〕，24包〔Ⓐ4,200（税込み）〕

トチモトの柴胡加竜骨牡蛎湯⊖　㈱栃本天海堂
区分 第2類
組成 煎：1包(29.5g)中 サイコ5g，ハンゲ4g，ブクリョウ3g，ケイヒ3g，オウゴン2.5g，タイソウ2.5g，ニンジン2.5g，ボレイ2.5g，リュウコツ2.5g，ショウキョウ1g，ダイオウ1g
適応 精神不安があって，動悸，不眠などを伴う次の諸症：高血圧の随伴症状（動悸，不安，不眠），神経症，更年期神経症，小児夜なき
用法 成人1日1包を煎じ食間（空腹時）3回に分服。1才未満には，止むを得ない場合の他は服用させない。3ヵ月未満は服用しない
包装 10包

ホノミサイキ錠⊖　剤盛堂薬品㈱
区分 第2類
組成 錠(淡褐)：18錠(3.6g)中 柴胡加竜骨牡蛎湯水製エキス1.8g（オウゴン・タイソウ・ニンジン・ボレイ・リュウコツ各1.25g，ケイヒ・ブクリョウ各1.5g，サイコ2.5g，ショウキョウ・ダイオウ各0.5g，ハンゲ2g）
添加 カルメロースカルシウム（CMC-Ca），結晶セルロース，ステアリン酸マグネシウム，トウモロコシデンプン，乳糖，メタケイ酸アルミン酸マグネシウム
適応 体力中等度以上で，精神不安があって，動悸，不眠，便秘などを伴う次の諸症：高血圧の随伴症状（動悸，不安，不眠），神経症，更年期神経症，小児夜なき，便秘
用法 1回成人6錠，14〜7才4錠，6〜5才3錠，1日3回食間。5才未満は服用しない

ホリエ五沈湯⊖　堀江生薬㈱
区分 第2類
組成 煎：1袋(29.2g)中 サイコ5g，ハンゲ4g，ブクリョウ3g，ケイヒ3g，タイソウ2.5g，ニンジン2.5g，ボレイ2.5g，ショウキョウ0.7g，オウゴン2.5g，ダイオウ1g，リュウコツ2.5g

適応 精神不安があって，動悸，不眠などを伴う次の諸症：高血圧の随伴症状（動悸，不安，不眠），神経症，更年期神経症，小児夜なき
用法 成人1日1袋を煎じ2〜3回に分けて食前又は食間空腹時に温服。14〜7才2/3，6〜4才1/2，3〜2才1/3，2才未満1/4以下。1才未満には，医師の診療を受けさせることを優先し，止むを得ない場合にだけ服用させる。3ヵ月未満は服用しない
包装 10袋，30袋

モリ　コーミニ⊖　大杉製薬㈱
区分 第2類
組成 顆(淡灰黄褐)：3包(7.5g)中 柴胡加竜骨牡蛎湯乾燥エキス3.4g（サイコ5g，ハンゲ4g，ブクリョウ・ケイヒ各3g，オウゴン・タイソウ・ニンジン・リュウコツ・ボレイ各2.5g，ショウキョウ・ダイオウ各1g）
添加 乳糖，トウモロコシデンプン，ステアリン酸マグネシウム
適応 体力中等度以上で，精神不安があって，動悸，不眠，便秘などを伴う次の諸症：高血圧の随伴症状（動悸，不安，不眠），神経症，更年期神経症，小児夜なき，便秘
用法 1回15才以上1包，14〜7才2/3，6〜4才1/2，3〜2才1/3，2才未満1/4，1日3回食前又は食間。1才未満には，医師の診療を受けさせることを優先し，止むを得ない場合にだけ服用させる。3ヵ月未満は服用しない
包装 45包〔Ⓐ6,000〕

ロート柴胡加竜骨牡蠣湯錠⊖　大峰堂薬品工業㈱-ロート製薬㈱
区分 第2類
組成 錠(褐)：12錠中 柴胡加竜骨牡蠣湯エキス1.95g（サイコ2.5g，ハンゲ2g，ブクリョウ・ケイヒ各1.5g，オウゴン・タイソウ・ニンジン・ボレイ・リュウコツ各1.25g，ショウキョウ0.4g，ダイオウ0.5g）
添加 ステアリン酸マグネシウム，カルメロースナトリウム（CMC-Na），セルロース，メタケイ酸アルミン酸マグネシウム，水酸化アルミナマグネシウム，乳糖
適応 体力中等度以上で，精神不安があって，動悸，不眠，便秘などを伴う次の諸症：高血圧の随伴症状（動悸，不安，不眠），神経症，更年期神経症，小児夜なき，便秘
用法 1回15才以上4錠，14〜7才3錠，6〜5才2錠，1日3回食前又は食間。5才未満は服用しない
包装 84錠〔Ⓐ1,680（税込み）〕，252錠〔Ⓐ4,725（税込み）〕

ワクナガ柴胡加竜骨牡蛎湯エキス細粒⊖　湧永製薬㈱
区分 第2類
組成 細：3包(4200mg)中 柴胡加竜骨牡蛎湯乾燥エキス1950mg（サイコ2.5g，ハンゲ2g，ブクリョウ・ケイヒ各1.5g，ショウキョウ0.4g，オウゴン・タイソウ・ニンジン・リュウコツ・ボレイ各1.25g，ダイオウ0.5g）
添加 乳糖，ヒドロキシプロピルセルロース，無水ケイ酸，カルメロースカルシウム（CMC-Ca）
適応 精神不安があって，動悸，不眠などを伴う次の諸症：高血圧の随伴症状（動悸，不安，不眠），神経症，更年期神経症，小児夜なき
用法 1回15才以上1包，14〜7才2/3，6〜4才1/2，3〜2才1/3，1日3回食前又は食間。2才未満は服用しない
包装 45包〔Ⓐ5,565（税込み）〕

サイコキキツトウ
柴胡枳桔湯

〔基準〕

(平成24年8月30日　厚生労働省医薬食品局審査管理課長通知による)
1. 成分・分量
   　柴胡4～5，半夏4～5，生姜1(ヒネショウガを使用する場合3)，黄芩3，栝楼仁3，桔梗3，甘草1～2，枳実1.5～2
2. 用法・用量
   　湯
3. 効能・効果
   　体力中等度以上のものの次の諸症：せき，たん

〔使用上の注意〕

(平成25年3月27日　厚生労働省医薬食品局安全対策課長・審査管理課長通知による)

【添付文書等に記載すべき事項】

『してはいけないこと』

(守らないと現在の症状が悪化したり，副作用が起こりやすくなる)
　　次の人は服用しないこと
　　　生後3ヵ月未満の乳児。
　　　〔生後3ヵ月未満の用法がある製剤に記載すること。〕

『相談すること』
1. 次の人は服用前に医師，薬剤師又は登録販売者に相談すること
   (1) 医師の治療を受けている人。
   (2) 妊婦又は妊娠していると思われる人。
   (3) 高齢者。
   　　〔1日最大配合量が甘草として1g以上（エキス剤については原生薬に換算して1g以上）含有する製剤に記載すること。〕
   (4) 今までに薬などにより発疹・発赤，かゆみ等を起こしたことがある人。
   (5) 次の症状のある人。
   　　むくみ
   　　〔1日最大配合量が甘草として1g以上（エキス剤については原生薬に換算して1g以上）含有する製剤に記載すること。〕
   (6) 次の診断を受けた人。
   　　高血圧，心臓病，腎臓病
   　　〔1日最大配合量が甘草として1g以上（エキス剤については原生薬に換算して1g以上）含有する製剤に記載すること。〕
2. 服用後，次の症状があらわれた場合は副作用の可能性があるので，直ちに服用を中止し，この文書を持って医師，薬剤師又は登録販売者に相談すること

関係部位	症　　状
皮　膚	発疹・発赤，かゆみ
消化器	食欲不振，胃部不快感

　　まれに下記の重篤な症状が起こることがある。その場合は直ちに医師の診療を受けること。

症状の名称	症　　状
偽アルドステロン症，ミオパチー	手足のだるさ，しびれ，つっぱり感やこわばりに加えて，脱力感，筋肉痛があらわれ，徐々に強くなる。

　　〔1日最大配合量が甘草として1g以上（エキス剤については原生薬に換算して1g以上）含有する製剤に記載すること。〕

3. 5～6日間服用しても症状がよくならない場合は服用を中止し，この文書を持って医師，薬剤師又は登録販売者に相談すること
4. 長期連用する場合には，医師，薬剤師又は登録販売者に相談すること
   　　〔1日最大配合量が甘草として1g以上（エキス剤については原生薬に換算して1g以上）含有する製剤に記載すること。〕

〔用法及び用量に関連する注意として，用法及び用量の項目に続けて以下を記載すること。〕
(1) 小児に服用させる場合には，保護者の指導監督のもとに服用させること。
　　〔小児の用法及び用量がある場合に記載すること。〕
(2) 〔小児の用法がある場合，剤形により，次に該当する場合には，そのいずれかを記載すること。〕
   1) 3歳以上の幼児に服用させる場合には，薬剤がのどにつかえることのないよう，よく注意すること。
   　　〔5歳未満の幼児の用法がある錠剤・丸剤の場合に記載すること。〕
   2) 幼児に服用させる場合には，薬剤がのどにつかえることのないよう，よく注意すること。
   　　〔3歳未満の用法及び用量を有する丸剤の場合に記載すること。〕
   3) 1歳未満の乳児には，医師の診療を受けさせることを優先し，やむを得ない場合にのみ服用させること。
   　　〔カプセル剤及び錠剤・丸剤以外の製剤の場合に記載すること。なお，生後3ヵ月未満の用法がある製剤の場合，「生後3ヵ月未満の乳児」を『してはいけないこと』に記載し，用法及び用量欄には記載しないこと。〕

保管及び取扱い上の注意
(1) 直射日光の当たらない（湿気の少ない）涼しい所に（密栓して）保管すること。
　　〔（　）内は必要とする場合に記載すること。〕
(2) 小児の手の届かない所に保管すること。
(3) 他の容器に入れ替えないこと。(誤用の原因になったり品質が変わる。)
　　〔容器等の個々に至適表示がなされていて，誤用のおそれのない場合には記載しなくてもよい。〕

【外部の容器又は外部の被包に記載すべき事項】

注意
1. 次の人は服用しないこと
   　　生後3ヵ月未満の乳児。
   　　〔生後3ヵ月未満の用法がある製剤に記載すること。〕
2. 次の人は服用前に医師，薬剤師又は登録販売者に相談すること
   (1) 医師の治療を受けている人。
   (2) 妊婦又は妊娠していると思われる人。
   (3) 高齢者。
   　　〔1日最大配合量が甘草として1g以上（エキス剤については原生薬に換算して1g以上）含有する製剤に記載すること。〕
   (4) 今までに薬などにより発疹・発赤，かゆみ等を起こしたことがある人。
   (5) 次の症状のある人。
   　　むくみ
   　　〔1日最大配合量が甘草として1g以上（エキス剤については原生薬に換算して1g以上）含有する製剤に記載すること。〕
   (6) 次の診断を受けた人。
   　　高血圧，心臓病，腎臓病
   　　〔1日最大配合量が甘草として1g以上（エキス剤については原生薬に換算して1g以上）含有する製剤に記載すること。〕
2′. 服用が適さない場合があるので，服用前に医師，薬剤師

又は登録販売者に相談すること
　　　　〔2.の項目の記載に際し，十分な記載スペースがない
　　　　　場合には2'.を記載すること。〕
3．服用に際しては，説明文書をよく読むこと
4．直射日光の当たらない（湿気の少ない）涼しい所に（密栓
　して）保管すること
　　　　〔（　）内は必要とする場合に記載すること。〕

柴胡桂枝乾姜湯（サイコケイシカンキョウトウ）

〔基準〕
（平成20年9月30日　厚生労働省医薬食品局審査管理課長通知による）
1．成分・分量
　　柴胡6～8，桂皮3，栝楼根3～4，黄芩3，牡蛎3，乾姜2，甘草2
2．用法・用量
　　湯
3．効能・効果
　　体力中等度以下で，冷え症，貧血気味，神経過敏で，動悸，息切れ，ときにねあせ，頭部の発汗，口の乾きがあるものの次の諸症：更年期障害，血の道症[注]，不眠症，神経症，動悸，息切れ，かぜの後期の症状，気管支炎

《備考》
注）血の道症とは，月経，妊娠，出産，産後，更年期など女性のホルモンの変動に伴って現れる精神不安やいらだちなどの精神神経症状および身体症状のことである。
【注】表記については，効能・効果欄に記載するのではなく，〈効能・効果に関連する注意〉として記載する。〕

〔使用上の注意〕
（平成25年3月27日　厚生労働省医薬食品局安全対策課長・審査管理課長通知による）
【添付文書等に記載すべき事項】
『してはいけないこと』
（守らないと現在の症状が悪化したり，副作用が起こりやすくなる）
　　次の人は服用しないこと
　　　生後3ヵ月未満の乳児。
　　　〔生後3ヵ月未満の用法がある製剤に記載すること。〕
『相談すること』
1．次の人は服用前に医師，薬剤師又は登録販売者に相談すること
　(1) 医師の治療を受けている人。
　(2) 妊婦又は妊娠していると思われる人。
　(3) 高齢者。
　　　〔1日最大配合量が甘草として1g以上（エキス剤については原生薬に換算して1g以上）含有する製剤に記載すること。〕
　(4) 今までに薬などにより発疹・発赤，かゆみ等を起こしたことがある人。
　(5) 次の症状のある人。
　　　むくみ
　　　〔1日最大配合量が甘草として1g以上（エキス剤については原生薬に換算して1g以上）含有する製剤に記載すること。〕
　(6) 次の診断を受けた人。
　　　高血圧，心臓病，腎臓病
　　　〔1日最大配合量が甘草として1g以上（エキス剤については原生薬に換算して1g以上）含有する製剤に記載すること。〕
2．服用後，次の症状があらわれた場合は副作用の可能性があるので，直ちに服用を中止し，この文書を持って医師，薬剤師又は登録販売者に相談すること

関係部位	症　　状
皮　膚	発疹・発赤，かゆみ
消化器	吐き気・嘔吐

まれに下記の重篤な症状が起こることがある。その場合は直ちに医師の診療を受けること。

症状の名称	症　　状
間質性肺炎	階段を上ったり，少し無理をしたりすると息切れがする・息苦しくなる，空せき，発熱等がみられ，これらが急にあらわれたり，持続したりする。
偽アルドステロン症，ミオパチー[1]	手足のだるさ，しびれ，つっぱり感やこわばりに加えて，脱力感，筋肉痛があらわれ，徐々に強くなる。
肝機能障害	発熱，かゆみ，発疹，黄疸（皮膚や白目が黄色くなる），褐色尿，全身のだるさ，食欲不振等があらわれる。

〔[1]は，1日最大配合量が甘草として1g以上（エキス剤については原生薬に換算して1g以上）含有する製剤に記載すること。〕

3．1ヵ月位（かぜの後期の症状に服用する場合には5〜6日間）服用しても症状がよくならない場合は服用を中止し，この文書を持って医師，薬剤師又は登録販売者に相談すること

4．長期連用する場合には，医師，薬剤師又は登録販売者に相談すること
〔1日最大配合量が甘草として1g以上（エキス剤については原生薬に換算して1g以上）含有する製剤に記載すること。〕

〔効能又は効果に関連する注意として，効能又は効果の項目に続けて以下を記載すること。〕
血の道症とは，月経，妊娠，出産，産後，更年期など女性のホルモンの変動に伴って現れる精神不安やいらだちなどの精神神経症状および身体症状のことである。

〔用法及び用量に関連する注意として，用法及び用量の項目に続けて以下を記載すること。〕
(1) 小児に服用させる場合には，保護者の指導監督のもとに服用させること。
〔小児の用法及び用量がある場合に記載すること。〕
(2) 〔小児の用法がある場合，剤形により，次に該当する場合には，そのいずれかを記載すること。〕
　1) 3歳以上の幼児に服用させる場合には，薬剤がのどにつかえることのないよう，よく注意すること。
〔5歳未満の幼児の用法がある錠剤・丸剤の場合に記載すること。〕
　2) 幼児に服用させる場合には，薬剤がのどにつかえることのないよう，よく注意すること。
〔3歳未満の用法及び用量を有する丸剤の場合に記載すること。〕
　3) 1歳未満の乳児には，医師の診療を受けさせることを優先し，やむを得ない場合にのみ服用させること。
〔カプセル剤及び錠剤・丸剤以外の製剤の場合に記載すること。なお，生後3ヵ月未満の用法がある製剤の場合，「生後3ヵ月未満の乳児」を『してはいけないこと』に記載し，用法及び用量欄には記載しないこと。〕

保管及び取扱い上の注意
(1) 直射日光の当たらない（湿気の少ない）涼しい所に（密栓して）保管すること。
〔（　）内は必要とする場合に記載すること。〕
(2) 小児の手の届かない所に保管すること。
(3) 他の容器に入れ替えないこと。（誤用の原因になったり品質が変わる。）
〔容器等の個々に至適表示がなされていて，誤用のおそれのない場合には記載しなくてもよい。〕

【外部の容器又は外部の被包に記載すべき事項】
注意
1．次の人は服用しないこと

生後3ヵ月未満の乳児。
〔生後3ヵ月未満の用法がある製剤に記載すること。〕

2．次の人は服用前に医師，薬剤師又は登録販売者に相談すること
(1) 医師の治療を受けている人。
(2) 妊婦又は妊娠していると思われる人。
(3) 高齢者。
〔1日最大配合量が甘草として1g以上（エキス剤については原生薬に換算して1g以上）含有する製剤に記載すること。〕
(4) 今までに薬などにより発疹・発赤，かゆみ等を起こしたことがある人。
(5) 次の症状のある人。
むくみ
〔1日最大配合量が甘草として1g以上（エキス剤については原生薬に換算して1g以上）含有する製剤に記載すること。〕
(6) 次の診断を受けた人。
高血圧，心臓病，腎臓病
〔1日最大配合量が甘草として1g以上（エキス剤については原生薬に換算して1g以上）含有する製剤に記載すること。〕

2′．服用が適さない場合があるので，服用前に医師，薬剤師又は登録販売者に相談すること
〔2.の項目の記載に際し，十分な記載スペースがない場合には2′.を記載すること。〕

3．服用に際しては，説明文書をよく読むこと

4．直射日光の当たらない（湿気の少ない）涼しい所に（密栓して）保管すること
〔（　）内は必要とする場合に記載すること。〕

〔効能又は効果に関連する注意として，効能又は効果の項目に続けて以下を記載すること。〕
血の道症とは，月経，妊娠，出産，産後，更年期など女性のホルモンの変動に伴って現れる精神不安やいらだちなどの精神神経症状および身体症状のことである。

JPS漢方顆粒-17号　　ジェーピーエス製薬㈱
区分 第2類
組成 顆（淡黄褐）：3包(6g)中 柴胡桂枝乾姜湯乾燥エキス2.48g（サイコ4.8g, ケイヒ・オウゴン・ボレイ・カロコン各2.4g, カンキョウ・カンゾウ各1.6g）
添 ステアリン酸マグネシウム，ショ糖脂肪酸エステル，乳糖水和物
適応 体力中等度以下で，冷え症，貧血気味，神経過敏で，動悸，息切れ，ときにねあせ，頭部の発汗，口のかわきがあるものの次の諸症：更年期障害，血の道症，不眠症，神経症，動悸，息切れ，かぜの後期の症状，気管支炎
用法 1回15才以上1包，14〜7才⅔，6〜4才½，1日3回食前又は食間。4才未満は服用しない
包装 12包，180包

JPS柴胡桂枝乾姜湯エキス錠N　　ジェーピーエス製薬㈱
区分 第2類
組成 錠（淡黄褐）：12錠中 柴胡桂枝乾姜湯乾燥エキス2.48g（サイコ4.8g, ケイヒ・オウゴン・ボレイ・カロコン各2.4g, カンキョウ・カンゾウ各1.6g）
添 無水ケイ酸，ケイ酸アルミニウム，カルメロースカルシウム（CMC-Ca），ステアリン酸マグネシウム，トウモロコシデンプン
適応 体力中等度以下で，冷え症，貧血気味，神経過敏で，動悸，息切れ，ときにねあせ，頭部の発汗，口のかわきがあるものの次の諸症：更年期障害，血の道症，不眠症，神経症，動悸，息切れ，かぜの後期の症状，気管支炎
用法 1回15才以上4錠，14〜7才3錠，6〜5才2錠，1日3回食前又は食間。5才未満は服用しない

包装260錠

ウチダの柴胡桂枝乾姜湯㊀ ㈱ウチダ和漢薬
区分第２類
組成煎：1袋(22g)中 サイコ6g，ケイヒ3g，カロコン3g，オウゴン3g，ボレイ3g，カンキョウ2g，カンゾウ2g
適応体力が弱く，冷え症，貧血気味で，動悸，息切れがあり，神経過敏のものの次の諸症：更年期障害，血の道症，不眠症，神経症
用法15才以上1日1袋を煎じ食前又は食間3回に分服。14～7才⅔，6～4才½。4才未満は服用しない
包装30袋

ウチダの柴胡桂枝乾姜湯エキス散㊀ ㈱ウチダ和漢薬
区分第２類
組成細：6g中 柴胡桂枝乾姜湯エキス1.87g（サイコ3g，ケイヒ・カロコン・オウゴン・ボレイ各1.5g，カンキョウ・カンゾウ各1g）
添加乳糖水和物，バレイショデンプン，軽質無水ケイ酸
適応体力中等度以下で，冷え症，貧血気味，神経過敏で，動悸，息切れ，ときにねあせ，頭部の発汗，口のかわきがあるものの次の諸症：更年期障害，血の道症，不眠症，神経症，動悸，息切れ，かぜの後期の症状，気管支炎
用法1回15才以上2g，14～7才⅔，6～4才½，1日3回食前又は食間。4才未満は服用しない
包装500g

柴桂姜粒状㊀ 長倉製薬㈱-日邦薬品工業㈱
区分第２類
組成顆(褐)：4.8g中 サイコ1.2g，カロコン0.8g，ケイヒ0.5g，オウゴン0.6g，ボレイ末0.7g，ショウキョウ0.5g，カンゾウ0.5g
適応感冒，肋膜炎（胸膜炎），胃酸過多症，盗汗，心悸亢進，胃痛
用法1回成人1.6g，15～8才½，7～5才⅓，4～2才⅙，1才～3ヵ月1/12，1日3回食前又は食間。1才未満には，止むを得ない場合の他は服用させない。3ヵ月未満は服用しない
包装500g〔Ⓑ10,000〕

サイケーカンS「コタロー」(柴胡桂枝乾姜湯エキス錠)㊀ 小太郎漢方製薬㈱
区分第２類
組成錠(茶)：9錠中 水製エキス1.5g（サイコ3g，ケイヒ・カロコン・オウゴン・ボレイ各1.5g，カンゾウ・カンキョウ各1g）
添加酸化チタン，ステアリン酸マグネシウム，タルク，乳糖水和物，ヒプロメロース(ヒドロキシプロピルメチルセルロース)，粉末飴，メタケイ酸アルミン酸マグネシウム，カラメル，カルナウバロウ，サラシミツロウ
適応体力中等度以下で，冷え症，貧血気味，神経過敏で，動悸，息切れ，ときにねあせ，頭部の発汗，口のかわきがあるものの次の諸症：不眠症，神経症，動悸，息切れ，かぜの後期の症状，気管支炎，更年期障害，血の道症
用法1回15才以上3錠，14～5才2錠，1日3回食前又は食間。5才未満は服用しない
包装180錠

柴胡桂枝乾姜湯エキス顆粒㊀ クラシエ製薬㈱-クラシエ薬品㈱
区分第２類
組成顆(淡褐)：3包(3g)中 柴胡桂枝乾姜湯エキス700mg（サイコ3g，ケイヒ・オウゴン・ボレイ・カロコン各1.5g，ショウキョウ・カンゾウ各1g）
添加ヒドロキシプロピルセルロース，乳糖
適応体力中等度以下で，冷え症，貧血気味，神経過敏で，動悸，息切れ，ときにねあせ，頭部の発汗，口のかわきがあるものの次の諸症：更年期障害，血の道症，不眠症，神経症，動悸，息切れ，かぜの後期の症状，気管支炎
用法1回15才以上1包，14～7才⅔，6～4才½，1日3回食前又は食間。4才未満は服用しない
包装45包〔Ⓐ5,250(税込み)〕，90包

柴胡桂枝乾姜湯エキス顆粒KM㊀ ㈱カーヤ-㈱イチゲン，一元製薬㈱
区分第２類
組成顆(褐)：7.5g中 柴胡桂枝乾姜湯水製乾燥エキス3.5g（サイコ6g，オウゴン・カロコン・ケイヒ・ボレイ各3g，カンゾウ・カンキョウ各2g）
添加乳糖，ステアリン酸マグネシウム
適応体力中等度以下で，冷え症，貧血気味，神経過敏で，動悸，息切れ，ときにねあせ，頭部の発汗，口のかわきがあるものの次の諸症：更年期障害，血の道症，不眠症，神経症，動悸，息切れ，かぜの後期の症状，気管支炎
用法1回15才以上2.5g，14～7才1.6g，6～4才1.2g，1日3回食前又は食間。4才未満は服用しない
包装500g 備考製造：天津泰達薬業有限公司(中国)

柴胡桂枝乾姜湯エキス〔細粒〕24㊀ 松浦薬業㈱-一心堂漢方㈱，松浦漢方㈱
区分第２類
組成細(淡黄褐～黄褐)：3包(6g)又は6g中 柴胡桂枝乾姜湯水製エキス2.5g(乾燥物換算で約1.25gに相当)（サイコ3g，ケイヒ・オウゴン・カロコン・ボレイ各1.5g，カンキョウ・カンゾウ各1g）
添加メタケイ酸アルミン酸マグネシウム，ヒプロメロース(ヒドロキシプロピルメチルセルロース)，乳糖，バレイショデンプン，香料
適応体力中等度以下で，冷え症，貧血気味，神経過敏で，動悸，息切れ，ときにねあせ，頭部の発汗，口のかわきがあるものの次の諸症：更年期障害，血の道症，不眠症，神経症，動悸，息切れ，かぜの後期の症状，気管支炎
用法1回15才以上1包又は2g，14～7才⅔，6～4才½，3～2才⅓，2才未満¼，1日3回食前又は食間。1才未満には，医師の診療を受けさせることを優先し，止むを得ない場合にだけ服用させる。3ヵ月未満は服用しない
包装500g，300包

柴胡桂枝乾姜湯エキス散〔勝昌〕㊀ ㈱東洋薬行
区分第２類
組成散(褐)：4.5g又は4.5g(3包)中 柴胡桂枝乾姜湯水製エキス3g（サイコ5g，ケイヒ・カロコン・オウゴン・ボレイ各3g，カンキョウ・カンゾウ各2g）
添加トウモロコシデンプン
適応体力中等度以下で，冷え症，貧血気味，神経過敏で，動悸，息切れ，ときにねあせ，頭部の発汗，口のかわきがあるものの次の諸症：更年期障害，血の道症，不眠症，神経症，動悸，息切れ，かぜの後期の症状，気管支炎
用法1回1.5g1日3回空腹時
包装200g〔Ⓑ9,030(税込み)〕，600g〔Ⓑ22,806(税込み)〕，150包〔Ⓑ9,450(税込み)〕，90包×2〔Ⓑ10,500(税込み)〕

柴胡桂枝乾姜湯「タキザワ」㊀ ㈱タキザワ漢方廠
区分第２類
組成煎：2包(24g)中 サイコ6g，ケイヒ3g，オウゴン3g，ボレイ3g，ショウキョウ3g，カンゾウ2g，カロコン4g
適応体力中等度以下で，冷え症，貧血気味，神経過敏で，動悸，息切れ，ときにねあせ，頭部の発汗，口のかわきがあるものの次の諸症：更年期障害，血の道症，不眠症，神経症，動悸，息切れ，かぜの後期の症状，気管支炎
用法15才以上1回1包を煎じ，1日2回朝夕空腹時。14～7才⅔，6～4才½。4才未満は服用しない
包装120包〔Ⓐ28,350(税込み)Ⓑ14,175(税込み)〕

松鶴快生（エキス顆粒）㊀ ㈱建林松鶴堂
区分第２類
組成顆：3包(6g)中 柴胡桂枝乾姜湯水製乾燥エキス2.1g（サイコ5.6g，ケイヒ・オウゴン・ボレイ各2.1g，カンキョウ・カンゾウ各1.4g，カロコン2.8g）
添加乳糖
適応体力中等度以下で，冷え症，貧血気味，神経過敏で，動悸，息切れ，ときにねあせ，頭部の発汗，口のかわきがあるものの次の諸症：更年期障害，血の道症，不眠症，神経症，動悸，息切れ，かぜの後期の症状，気管支炎
用法1回成人1包，14～7才⅔，6～4才½，3～2才⅓，2才未満¼以下，1日3回食間。1才未満には，医師の診療を受けさせることを

優先し，止むを得ない場合にだけ服用させる。3ヵ月未満は服用しない
包装 30包〔Ⓐ2,940（税込み）〕，90包〔Ⓐ7,140（税込み）〕

錠剤柴胡桂枝乾姜湯⊖　一元製薬㈱-㈱イチゲン
区分 第2類
組成 錠（褐）：100錠中 ケイヒ末3.04g，オウゴン末3.04g，ボレイ末3.04g，カンゾウ末1.85g，サイコ末6.64g，カロコン末3.04g，カンキョウ末1.85g，柴胡桂枝乾姜湯水製エキス2.5g（サイコ7g，ケイヒ・カロコン・オウゴン・ボレイ各3.4g，カンゾウ・カンキョウ各2.2g）
適応 体力中等度以下で，冷え症，貧血気味，神経過敏で，動悸，息切れ，ときにねあせ，頭部の発汗，口のかわきがあるものの次の諸症：更年期障害，血の道症，不眠症，神経症，動悸，息切れ，かぜの後期の症状，気管支炎
用法 成人1回4～8錠1日3回貫前1時間
包装 350錠〔Ⓐ4,800Ⓑ2,400〕，1000錠〔Ⓐ12,000Ⓑ6,000〕，2000錠〔Ⓐ22,000Ⓑ11,000〕

デルマンリーベット⊖　㈲本町薬品
区分 第2類
組成 散（茶褐）：3包(4.5g)中 柴胡桂枝乾姜湯水製乾燥エキス粉末3.2g（サイコ6g，ケイヒ・カロニン・オウゴン・ボレイ各3g，ショウキョウ・カンゾウ各2g），バレイショデンプン1.3g
適応 虚弱体質であるいは貧血症のものの次の諸症状：肺炎・流感・肺結核・胸膜炎・腹膜炎・胃アトニー，神経症・血の道症・不眠症の補助療法，気管支炎・肩こり・頸筋のこり・耳鳴り・肝炎・黄だんの補助療法
用法 1回成人1包，15～7才½，6～4才¼，1日3回食間又は随時。4才未満は服用しない
包装 45包〔Ⓐ7,500（税込み）〕

東洋漢方の柴胡桂枝乾姜湯⊖　東洋漢方製薬㈱
区分 第2類
組成 煎：1包(22g)中 サイコ6g，ケイヒ3g，オウゴン3g，ボレイ3g，カンキョウ2g，カンゾウ2g，カロコン3g
適応 体力が弱く，冷え症，貧血気味で，動悸，息切れがあり，神経過敏のものの次の諸症：更年期障害，血の道症，不眠症，神経症
用法 15才以上1日1包を煎じ食間3回に分けて温服。14～7才⅔，6～4才½。4才未満は服用しない
包装 100包〔Ⓑ18,000〕

東洋の柴胡桂枝乾姜湯エキス顆粒⊖　東洋漢方製薬㈱
区分 第2類
組成 顆（淡褐）：4.5g中 水製乾燥エキス1.64g（サイコ3g，ケイヒ・カロコン・オウゴン・ボレイ各1.5g，カンキョウ・カンゾウ各1g）
添加 乳糖，バレイショデンプン
適応 体力が弱く，冷え症，貧血気味で，動悸，息切れがあり，神経過敏のものの次の諸症：更年期障害，血の道症，不眠症，神経症
用法 1回15才以上1.5g，14～7才1g，6～4才0.75g，3～2才0.5g，1日3回食前又は食間
包装 500g〔Ⓑ9,500〕

トチモトの柴胡桂枝乾姜湯⊖　㈱栃本天海堂
区分 第2類
組成 煎：1包(22g)中 オウゴン3g，カロコン3g，ケイヒ3g，ボレイ3g，カンゾウ2g，カンキョウ2g，サイコ6g
適応 体力が弱く，冷え症，貧血気味で，動悸，息切れがあり，神経過敏のものの次の諸症：更年期障害，血の道症，不眠症，神経症
用法 15才以上1日1包を煎じ食前又は食間3回に分服。14～7才⅔，6～4才½以下。4才未満は服用しない

ホノミキョウキョ錠⊖　剤盛堂薬品㈱
区分 第2類
組成 錠（淡褐）：18錠(3.6g)中 柴胡桂枝乾姜湯水製エキス1.43g（サイコ3g，ケイヒ・オウゴン・ボレイ・カロコン各1.5g，カンキョウ・カンゾウ各1g）
添加 カルメロースカルシウム(CMC-Ca)，結晶セルロース，ステアリン酸マグネシウム，トウモロコシデンプン，乳糖，メタケイ酸アルミン酸マグネシウム
適応 体力中等度以下で，冷え症，貧血気味，神経過敏で，動悸，息切れ，ときにねあせ，頭部の発汗，口のかわきがあるものの次の諸症：更年期障害，血の道症，不眠症，神経症，動悸，息切れ，かぜの後期の症状，気管支炎
用法 1回成人6錠，14～7才4錠，6～5才3錠，1日3回食間。5才未満は服用しない

柴胡桂枝湯
サイコケイシトウ

〔基準〕

（平成20年9月30日 厚生労働省医薬食品局審査管理課長通知による）

1. 成分・分量
    柴胡4～5，半夏4，桂皮1.5～2.5，芍薬1.5～2.5，黄芩1.5～2，人参1.5～2，大棗1.5～2，甘草1～1.5，生姜1（ヒネショウガを使用する場合2）
2. 用法・用量
    湯
3. 効能・効果
    体力中等度又はやや虚弱で，多くは腹痛を伴い，ときに微熱・寒気・頭痛・はきけなどのあるものの次の諸症：胃腸炎，かぜの中期から後期の症状

〔使用上の注意〕

（平成25年3月27日 厚生労働省医薬食品局安全対策課長・審査管理課長通知による）

【添付文書等に記載すべき事項】

『してはいけないこと』
（守らないと現在の症状が悪化したり，副作用が起こりやすくなる）
  次の人は服用しないこと
    生後3ヵ月未満の乳児。
    〔生後3ヵ月未満の用法がある製剤に記載すること。〕

『相談すること』
1. 次の人は服用前に医師，薬剤師又は登録販売者に相談すること
  (1) 医師の治療を受けている人。
  (2) 妊婦又は妊娠していると思われる人。
  (3) 高齢者。
     〔1日最大配合量が甘草として1g以上（エキス剤については原生薬に換算して1g以上）含有する製剤に記載すること。〕
  (4) 今までに薬などにより発疹・発赤，かゆみ等を起こしたことがある人。
  (5) 次の症状のある人。
     むくみ
     〔1日最大配合量が甘草として1g以上（エキス剤については原生薬に換算して1g以上）含有する製剤に記載すること。〕
  (6) 次の診断を受けた人。
     高血圧，心臓病，腎臓病
     〔1日最大配合量が甘草として1g以上（エキス剤については原生薬に換算して1g以上）含有する製剤に記載すること。〕
2. 服用後，次の症状があらわれた場合は副作用の可能性があるので，直ちに服用を中止し，この文書を持って医師，薬剤師又は登録販売者に相談すること

関係部位	症　　　状
皮　膚	発疹・発赤，かゆみ
その他	頻尿，排尿痛，血尿，残尿感

   まれに下記の重篤な症状が起こることがある。その場合は直ちに医師の診療を受けること。

症状の名称	症　　　状
間質性肺炎	階段を上ったり，少し無理をしたりすると息切れがする・息苦しくなる，空せき，発熱等がみられ，これらが急にあらわれたり，持続したりする。
偽アルドステロン症，ミオパチー[1]	手足のだるさ，しびれ，つっぱり感やこわばりに加えて，脱力感，筋肉痛があらわれ，徐々に強くなる。
肝機能障害	発熱，かゆみ，発疹，黄疸（皮膚や白目が黄色くなる），褐色尿，全身のだるさ，食欲不振等があらわれる。

   〔[1]は，1日最大配合量が甘草として1g以上（エキス剤については原生薬に換算して1g以上）含有する製剤に記載すること。〕
3. 1ヵ月位（かぜの中期から後期の症状の場合には1週間位）服用しても症状がよくならない場合は服用を中止し，この文書を持って医師，薬剤師又は登録販売者に相談すること
4. 長期連用する場合には，医師，薬剤師又は登録販売者に相談すること
   〔1日最大配合量が甘草として1g以上（エキス剤については原生薬に換算して1g以上）含有する製剤に記載すること。〕

〔用法及び用量に関連する注意として，用法及び用量の項目に続けて以下を記載すること。〕
(1) 小児に服用させる場合には，保護者の指導監督のもとに服用させること。
   〔小児の用法及び用量がある場合に記載すること。〕
(2) 〔小児の用法がある場合，剤形により，次に該当する場合には，そのいずれかを記載すること。〕
  1) 3歳以上の幼児に服用させる場合には，薬剤がのどにつかえることのないよう，よく注意すること。
     〔5歳未満の幼児の用法がある錠剤・丸剤の場合に記載すること。〕
  2) 幼児に服用させる場合には，薬剤がのどにつかえることのないよう，よく注意すること。
     〔3歳未満の用法及び用量を有する丸剤の場合に記載すること。〕
  3) 1歳未満の乳児には，医師の診療を受けさせることを優先し，やむを得ない場合にのみ服用させること。
     〔カプセル剤及び錠剤・丸剤以外の製剤の場合に記載すること。なお，生後3ヵ月未満の用法がある製剤の場合，「生後3ヵ月未満の乳児」を『してはいけないこと』に記載し，用法及び用量欄には記載しないこと。〕

保管及び取扱い上の注意
(1) 直射日光の当たらない（湿気の少ない）涼しい所に（密栓して）保管すること。
   〔(　)内は必要とする場合に記載すること。〕
(2) 小児の手の届かない所に保管すること。
(3) 他の容器に入れ替えないこと。（誤用の原因になったり品質が変わる。）
   〔容器等の個々に至適表示がなされていて，誤用のおそれのない場合には記載しなくてもよい。〕

【外部の容器又は外部の被包に記載すべき事項】
注意
1. 次の人は服用しないこと
    生後3ヵ月未満の乳児。
    〔生後3ヵ月未満の用法がある製剤に記載すること。〕
2. 次の人は服用前に医師，薬剤師又は登録販売者に相談すること
  (1) 医師の治療を受けている人。
  (2) 妊婦又は妊娠していると思われる人。
  (3) 高齢者。
    〔1日最大配合量が甘草として1g以上（エキス剤につ

いては原生薬に換算して1g以上）含有する製剤に記載すること。〕
(4) 今までに薬などにより発疹・発赤，かゆみ等を起こしたことがある人。
(5) 次の症状のある人。
むくみ
〔1日最大配合量が甘草として1g以上（エキス剤については原生薬に換算して1g以上）含有する製剤に記載すること。〕
(6) 次の診断を受けた人。
高血圧，心臓病，腎臓病
〔1日最大配合量が甘草として1g以上（エキス剤については原生薬に換算して1g以上）含有する製剤に記載すること。〕

2′. 服用が適さない場合があるので，服用前に医師，薬剤師又は登録販売者に相談すること
〔2.の項目の記載に際し，十分な記載スペースがない場合には2′.を記載すること。〕

3. 服用に際しては，説明文書をよく読むこと

4. 直射日光の当たらない（湿気の少ない）涼しい所に（密栓して）保管すること
〔（ ）内は必要とする場合に記載すること。〕

JPS漢方顆粒-16号㊀ ジェーピーエス製薬㈱
区分 第２類
組成 顆（淡褐）：3包(6g)中 柴胡桂枝湯乾燥エキス3.04g（サイコ4g，ハンゲ3.2g，ケイヒ2g，シャクヤク・オウゴン・ニンジン・タイソウ各1.6g，カンゾウ1.2g，ショウキョウ0.8g）
添加 ショ糖脂肪酸エステル，ステアリン酸マグネシウム，乳糖水和物
適応 体力中等度又はやや虚弱で，多くは腹痛を伴い，ときに微熱・寒気・頭痛・吐き気などのあるものの次の諸症：胃腸炎，かぜの中期から後期の症状
用法 1回15才以上1包，14〜7才⅔，6〜4才½，3〜2才⅓，2才未満¼，1日3回食前又は食間。1才未満には，医師の診療を受けさせることを優先し，止むを得ない場合にだけ服用させる。3ヵ月未満は服用しない
包装 12包，180包

JPS柴胡桂枝湯エキス錠N㊀ ジェーピーエス製薬㈱
区分 第２類
組成 錠（淡灰褐）：12錠中 柴胡桂枝湯エキス(3／5量)2.28g（サイコ3g，ハンゲ2.4g，ケイヒ1.5g，シャクヤク・オウゴン・ニンジン・タイソウ各1.2g，カンゾウ0.9g，ショウキョウ0.6g）
添加 無水ケイ酸，ケイ酸アルミニウム，カルメロースカルシウム(CMC-Ca)，ステアリン酸マグネシウム，乳糖水和物
適応 体力中等度又はやや虚弱で，多くは腹痛を伴い，ときに微熱・寒気・頭痛・吐き気などのあるものの次の諸症：胃腸炎，かぜの中期から後期の症状
用法 1回15才以上4錠，14〜7才3錠，6〜5才2錠，1日3回食前又は食間。5才未満は服用しない
包装 260錠

SKコール内服液㊀ 大草薬品㈱-日邦薬品工業㈱
区分 第２類
組成 液：3本(90mL)中 柴胡桂枝湯濃縮液45mL（サイコ5g，ハンゲ4g，ケイヒ2.5g，シャクヤク・オウゴン・ニンジン・タイソウ各2g，カンゾウ1.5g，ショウキョウ1g）
添加 パラベン，安息香酸ナトリウム，プロピレングリコール，ポリオキシエチレン硬化ヒマシ油，白糖，ハチミツ
適応 体力中等度又はやや虚弱で，多くは腹痛を伴い，ときに微熱・寒気・頭痛・吐き気などのあるものの次の諸症：胃腸炎，かぜの中期から後期の症状
用法 15才以上1回1本1日3回食間。よく振りまぜてから服用。15才未満は服用しない
包装 30mL×3本〔Ⓐ1,260〕

ウチダの柴胡桂枝湯㊀ ㈱ウチダ和漢薬
区分 第２類
組成 煎：1袋中 サイコ5g，ハンゲ4g，ケイヒ2.5g，オウゴン2g，ニンジン2g，シャクヤク2g，ショウキョウ1g，タイソウ2g，カンゾウ1.5g
適応 頭痛，微悪寒，微熱，関節痛があり，みぞおちがつかえ，胸や脇腹に圧迫感や疼痛のあるもの，あるいは腹痛，胃痛，胸痛が激しく，食欲減退などを伴うもの：感冒，胃酸過多症
用法 15才以上1日1袋を煎じ2〜3回に分けて食前1時間又は食間空腹時に温服。15才未満は服用しない
包装 30袋

ウチダの柴胡桂枝湯エキス散㊀ ㈱ウチダ和漢薬
区分 第２類
組成 細：6g中 柴胡桂枝湯エキス2.77g（サイコ3g，ハンゲ2.4g，ケイヒ1.5g，シャクヤク・オウゴン・ニンジン・タイソウ各1.2g，カンゾウ0.9g，ショウキョウ0.6g）
添加 乳糖水和物，バレイショデンプン，メタケイ酸アルミン酸マグネシウム
適応 体力中等度又はやや虚弱で，多くは腹痛を伴い，ときに微熱・寒気・頭痛・吐き気などのあるものの次の諸症：胃腸炎，かぜの中期から後期の症状
用法 1回15才以上2g，14〜7才⅔，6〜4才½，3〜2才⅓，2才未満¼以下，1日3回食前又は食間。1才未満には，医師の診療を受けさせることを優先し，止むを得ない場合にだけ服用させる。3ヵ月未満は服用しない
包装 500g

ウチダの半裏回陽㊀ ㈱ウチダ和漢薬
区分 第２類
組成 細：3包(6g)中 柴胡桂枝湯エキス2.77g（サイコ3g，ハンゲ2.4g，ケイヒ1.5g，シャクヤク・オウゴン・ニンジン・タイソウ各1.2g，カンゾウ0.9g，ショウキョウ0.6g）
添加 乳糖水和物，バレイショデンプン，メタケイ酸アルミン酸マグネシウム
適応 多くは腹痛を伴う胃腸炎，微熱・寒気・頭痛・吐き気などのある感冒，風邪の後期の症状
用法 1回15才以上1包，14〜7才⅔，6〜4才½，3〜2才⅓，2才未満¼，1日3回食前又は食間。1才未満には，医師の診療を受けさせることを優先し，止むを得ない場合にだけ服用させる。3ヵ月未満は服用しない
包装 300包

オオクサ柴胡桂枝湯エキス顆粒（分包）㊀ 大草薬品㈱-日邦薬品工業㈱
区分 第２類
組成 顆（黄褐）：3包(7.5g)中 柴胡桂枝湯エキス(2／3量)3500mg（サイコ3.33g，ハンゲ2.67g，ケイヒ1.67g，シャクヤク・オウゴン・ニンジン・タイソウ各1.33g，カンゾウ1g，ショウキョウ0.67g）
添加 バレイショデンプン，乳糖，無水ケイ酸，白糖，カルメロースカルシウム(CMC-Ca)
適応 体力中等度又はやや虚弱で，多くは腹痛を伴い，ときに微熱・寒気・頭痛・吐き気などのあるものの次の諸症：胃腸炎，かぜの中期から後期の症状
用法 1回15才以上1包，14〜7才⅔，6〜4才½，3〜2才⅓，1日3回食前又は食間。2才未満は服用しない
包装 7包〔Ⓐ1,200〕，9包〔Ⓐ1,300〕，26包〔Ⓐ3,500〕

「クラシエ」漢方柴胡桂枝湯エキス顆粒㊀ クラシエ製薬㈱-クラシエ薬品㈱
区分 第２類
組成 顆（褐）：3包(3g)中 柴胡桂枝湯エキス(1／2量)2000mg（サイコ2.5g，ハンゲ2g，ケイヒ1.25g，シャクヤク・オウゴン・ニンジン・タイソウ各1g，カンゾウ0.75g，ショウキョウ0.25g）
添加 ヒドロキシプロピルセルロース，乳糖
適応 体力中等度又はやや虚弱で，多くは腹痛を伴い，ときに微熱・寒気・頭痛・吐き気などのあるものの次の諸症：胃腸炎，かぜの中期から後期の症状
用法 1回15才以上1包，14〜7才⅔，6〜4才½，3〜2才⅓，2才未満

柴胡桂枝湯

1/4, 1日3回食前又は食間。1才未満には,医師の診療を受けさせることを優先し,止むを得ない場合にだけ服用させる。3ヵ月未満は服用しない
包装 24包〔Ⓐ1,980(税込み)〕,45包〔Ⓐ5,250(税込み)〕

「クラシエ」漢方柴胡桂枝湯エキス顆粒A ⊖   クラシエ製薬㈱-クラシエ薬品㈱
区分 第2類
組成㊗(褐):3包(6g)中 柴胡桂枝湯エキス4000mg(サイコ5g,ハンゲ4g,ケイヒ2.5g,シャクヤク・オウゴン・ニンジン・タイソウ各2g,カンゾウ1.5g,ショウキョウ0.5g)
添加 ヒドロキシプロピルセルロース,乳糖
適応 体力中等度又はやや虚弱で,多くは腹痛を伴い,ときに微熱・寒気・頭痛・吐き気などのあるものの次の諸症:胃腸炎,かぜの中期から後期の症状
用法 1回15才以上1包,14〜7才2/3,6〜4才1/2,1日3回食前又は食間。4才未満は服用しない
包装 8包〔Ⓐ1,890(税込み)〕,90包

「クラシエ」漢方柴胡桂枝湯エキス顆粒SⅡ ⊖   クラシエ製薬㈱-クラシエ薬品㈱
区分 第2類
組成㊗(褐):2包(4.5g)中 柴胡桂枝湯エキス(3/4量)3000mg(サイコ3.75g,ハンゲ3g,ケイヒ1.875g,シャクヤク・オウゴン・ニンジン・タイソウ各1.5g,カンゾウ1.125g,ショウキョウ0.375g)
添加 ヒドロキシプロピルセルロース,乳糖
適応 体力中等度又はやや虚弱で,多くは腹痛を伴い,ときに微熱・寒気・頭痛・吐き気などのあるものの次の諸症:胃腸炎,かぜの中期から後期の症状
用法 1回15才以上1包,14〜7才2/3,6〜4才1/2,3〜2才1/3,2才未満1/4,1日2回食前又は食間。1才未満には,医師の診療を受けさせることを優先し,止むを得ない場合にだけ服用させる。3ヵ月未満は服用しない
包装 8包〔Ⓐ1,890(税込み)〕

「クラシエ」柴胡桂枝湯液 ⊖   大協薬品工業㈱-クラシエ薬品㈱
区分 第2類
組成㊗(茶褐):3本(90mL)中 柴胡桂枝湯抽出液A 60mL(サイコ5g,ハンゲ4g,ケイヒ・シャクヤク各2.5g,オウゴン・ニンジン・タイソウ各2g,カンゾウ1.5g,ショウキョウ1g,柴胡桂枝湯抽出液A 1mLは原生薬約0.38gに相当)
添加 プロピレングリコール,ポリオキシエチレン硬化ヒマシ油,安息香酸ナトリウム,パラベン,香料,還元麦芽糖水アメ,L-グルタミン酸ナトリウム,L-アスパラギン酸ナトリウム,ハチミツ,ジメチルポリシロキサン,二酸化ケイ素
適応 体力中等度又はやや虚弱で,多くは腹痛を伴い,ときに微熱・寒気・頭痛・吐き気などのあるものの次の諸症:胃腸炎,かぜの中期から後期の症状
用法 15才以上1回1本1日3回食間。服用前によく振ってから服用する。15才未満は服用しない
包装 30mL×3〔Ⓐ1,575(税込み)〕

サイケットN「コタロー」 ⊖   小太郎漢方製薬㈱
区分 第2類
組成㊗(茶):9錠中 柴胡桂枝湯エキス散(1/2量)2.4g(サイコ2.5g,ハンゲ2g,オウゴン・シャクヤク・タイソウ・ニンジン各1g,ケイヒ1.25g,カンゾウ0.75g,ショウキョウ0.25g)
添加 カルメロースカルシウム(CMC-Ca),含水二酸化ケイ素,クロスカルメロースナトリウム(クロスCMC-Na),軽質無水ケイ酸,ステアリン酸マグネシウム,トウモロコシデンプン,アメ粉
適応 体力中等度又はやや虚弱で,多くは腹痛を伴い,ときに微熱・寒気・頭痛・吐き気などのあるものの次の諸症:胃腸炎,かぜの中期から後期の症状
用法 1回15才以上3錠,14〜5才2錠,1日3回食前又は食間。5才未満は服用しない
包装 180錠,540錠

柴胡桂枝湯 ⊖   東洋漢方製薬㈱
区分 第2類
組成㊙:1包(22.5g)中 サイコ5g,ハンゲ4g,ケイヒ2.5g,シャクヤク2.5g,オウゴン2g,チクセツニンジン2g,タイソウ2g,カンゾウ1.5g,ショウキョウ1g
適応 腹痛を伴う胃腸炎,微熱,寒気,頭痛,吐き気などのある感冒
用法 15才以上1日1包を煎じ2〜3回(食前1時間又は食間空腹時)に分けて温服。14〜7才2/3,6〜4才1/2,3〜2才1/3,2才未満1/4,1日3回食間空腹時。1才未満には,医師の診療を受けさせることを優先し,止むを得ない場合にだけ服用させる。3ヵ月未満は服用しない
包装 100包〔Ⓑ23,000〕

柴胡桂枝湯Aエキス細粒三和生薬 ⊖   三和生薬㈱
区分 第2類
組成㊗(褐):6g中 柴胡桂枝湯エキス(9/10量)3.9g(サイコ4.5g,ハンゲ3.6g,ケイヒ・シャクヤク各2.25g,オウゴン・ニンジン・タイソウ各1.8g,カンゾウ1.35g,ショウキョウ0.9g)
添加 乳糖,セルロース,部分アルファー化デンプン,ステアリン酸カルシウム,無水ケイ酸
適応 体力中等度又はやや虚弱で,多くは腹痛を伴い,ときに微熱・寒気・頭痛・吐き気などのあるものの次の諸症:胃腸炎,かぜの中期から後期の症状
用法 1回15才以上2g,14〜7才1.3g,6〜4才1g,1日3回食前又は食間。4才未満は服用しない
包装 500g

柴胡桂枝湯Aエキス細粒「分包」三和生薬 ⊖   三和生薬㈱
区分 第2類
組成㊗(褐):3包(6g)中 柴胡桂枝湯エキス(9/10量)3.9g(サイコ4.5g,ハンゲ3.6g,ケイヒ・シャクヤク各2.25g,オウゴン・ニンジン・タイソウ各1.8g,カンゾウ1.35g,ショウキョウ0.9g)
添加 乳糖,セルロース,部分アルファー化デンプン,ステアリン酸カルシウム,無水ケイ酸
適応 体力中等度又はやや虚弱で,多くは腹痛を伴い,ときに微熱・寒気・頭痛・吐き気などのあるものの次の諸症:胃腸炎,かぜの中期から後期の症状
用法 1回15才以上1包,14〜7才2/3,6〜4才1/2,1日3回食前又は食間。4才未満は服用しない
包装 30包〔Ⓐ2,835(税込み)〕,90包〔Ⓐ7,560(税込み)〕

柴胡桂枝湯Aエキス錠三和生薬 ⊖   三和生薬㈱
区分 第2類
組成㊗(褐):18錠中 柴胡桂枝湯エキス(3/5量)2.6g(サイコ3g,ハンゲ2.4g,ケイヒ・シャクヤク各1.5g,オウゴン・ニンジン・タイソウ各1.2g,カンゾウ0.9g,ショウキョウ0.6g)
添加 乳糖,セルロース,部分アルファー化デンプン,カルメロースカルシウム(CMC-Ca),カルメロース(CMC),メタケイ酸アルミン酸マグネシウム,ステアリン酸カルシウム,無水ケイ酸
適応 体力中等度又はやや虚弱で,多くは腹痛を伴い,ときに微熱・寒気・頭痛・吐き気などのあるものの次の諸症:胃腸炎,かぜの中期から後期の症状
用法 1回15才以上6錠,14〜7才4錠,6〜5才3錠,1日3回食前又は食間。5才未満は服用しない
包装 270錠〔Ⓐ4,200(税込み)〕,900錠

柴胡桂枝湯エキス顆粒KM ⊖   ㈱カーヤ-㈱イチゲン,一元製薬㈱
区分 第2類
組成㊗(褐):7.5g中 柴胡桂枝湯水製乾燥エキス4g(サイコ5g,ハンゲ4g,ケイヒ2.5g,オウゴン・シャクヤク・ニンジン各2g,カンゾウ1.5g,ショウキョウ1g)
添加 乳糖,ステアリン酸マグネシウム
適応 体力中等度又はやや虚弱で,多くは腹痛を伴い,ときに微熱・寒気・頭痛・吐き気などのあるものの次の諸症:胃腸炎,かぜの中期から後期の症状
用法 1回15才以上2.5g,14〜7才1.6g,6〜4才1.2g,3〜2才0.8g,2才未満0.6g以下,1日3回食前又は食間。1才未満には,医師の診療を受けさせることを優先し,止むを得ない場合にだけ服用させる。3ヵ月未満は服用しない

包装500g 備考製造：天津泰達薬業有限公司(中国)

柴胡桂枝湯エキス顆粒SA⊖　帝國漢方製薬㈱-湧永製薬㈱
区分第2類
組成顆：3包(6g)中 柴胡桂枝湯エキス(2/3量)2.95g(サイコ3.33g、ハンゲ2.67g、ケイヒ・シャクヤク各1.67g、オウゴン・ニンジン・タイソウ各1.33g、カンゾウ1g、ショウキョウ0.67g)
添加乳糖、セルロース、ステアリン酸マグネシウム
適応体力中等度又はやや虚弱で、多くは腹痛を伴い、ときに微熱・寒気・頭痛・吐き気などのあるものの次の諸症：胃腸炎、かぜの中期から後期の症状
用法1回15才以上1包、14～7才2/3、6～4才1/2、3～2才1/3、1日3回食前又は食間。2才未満は服用しない
包装21包〔Ⓐ1,995(税込み)〕、45包〔Ⓐ3,938(税込み)〕

柴胡桂枝湯エキス〔細粒〕23⊖　松浦薬業㈱-一心堂漢方㈱、松浦漢方㈱
区分第2類
組成細：3包(6g)又は6g中 柴胡桂枝湯エキス(「漢方診療医典」、1/2量)3.6g(サイコ2.5g、ハンゲ2g、ケイヒ1.25g、シャクヤク・オウゴン・ニンジン・タイソウ各1g、カンゾウ0.75g、ショウキョウ0.33g)
添加メタケイ酸アルミン酸マグネシウム、ヒプロメロース(ヒドロキシプロピルメチルセルロース)、乳糖、トウモロコシデンプン、香料
適応体力中等度又はやや虚弱で、多くは腹痛を伴い、ときに微熱・寒気・頭痛・吐き気などのあるものの次の諸症：胃腸炎、かぜの中期から後期の症状
用法1回15才以上1包又は2g、14～7才2/3、6～4才1/2、3～2才1/3、2才未満1/4以下、1日3回食前又は食間。1才未満には、医師の診療を受けさせることを優先し、止むを得ない場合にだけ服用させる。3ヵ月未満は服用しない
包装500g、12包〔Ⓐ1,470(税込み)〕、15包、48包〔Ⓐ4,830(税込み)〕、300包

柴胡桂枝湯エキス細粒G「コタロー」⊖　小太郎漢方製薬㈱
区分第2類
組成細(褐)：3包(4.8g)中 水製エキス3.2g(サイコ4g、ハンゲ3.2g、ケイヒ2g、シャクヤク・オウゴン・ニンジン・タイソウ各1.6g、カンゾウ1.2g、ショウキョウ0.4g)
添加ステアリン酸マグネシウム、トウモロコシデンプン、乳糖水和物、プルラン、メタケイ酸アルミン酸マグネシウム
適応多くは腹痛を伴う胃腸炎、微熱・寒気・頭痛・吐き気などのある感冒、風邪の後期の症状
用法1回15才以上1包、14～7才2/3、6～4才1/2、3～2才1/3、2才未満1/4、1日3回食前又は食間。1才未満には、医師の診療を受けさせることを優先し、止むを得ない場合にだけ服用させる。3ヵ月未満は服用しない
包装90包

柴胡桂枝湯エキス細粒〔東洋〕⊖　㈱東洋薬行
区分第2類
組成細(茶褐)：6g(3包)中 柴胡桂枝湯水製エキス(「漢方診療の実際」)3g(サイコ5g、ハンゲ4g、ケイシ2.5g、シャクヤク・オウゴン・ニンジン・タイソウ各2g、カンゾウ1.5g、生ショウキョウ3g)
添加トウモロコシデンプン
適応体力中等度又はやや虚弱で、多くは腹痛を伴い、ときに微熱・寒気・頭痛・吐き気などのあるものの次の諸症：胃腸炎、かぜの中期から後期の症状
用法1回1包1日3回空腹時
包装15g×8〔Ⓑ10,500(税込み)〕

柴胡桂枝湯エキス散〔勝昌〕⊖　㈱東洋薬行
区分第2類
組成散(茶褐)：4.5g中 柴胡桂枝湯水製エキス(「漢方処方応用の実際」)3g(サイコ5g、ハンゲ4g、ケイヒ・シャクヤク・オウゴン・ニンジン・タイソウ各2g、カンゾウ1.5g、生ショウキョウ3g)
添加トウモロコシデンプン

適応体力中等度又はやや虚弱で、多くは腹痛を伴い、ときに微熱・寒気・頭痛・吐き気などのあるものの次の諸症：胃腸炎、かぜの中期から後期の症状
用法1回1.5g1日3回空腹時
包装200g〔Ⓑ9,345(税込み)〕、600g〔Ⓑ25,011(税込み)〕

柴胡桂枝湯エキス錠〔大峰〕⊖　大峰堂薬品工業㈱-伸和製薬㈱、日邦薬品工業㈱
区分第2類
組成錠(褐)：12錠中 柴胡桂枝湯エキス1900mg(サイコ2.5g、ハンゲ2g、ケイヒ・シャクヤク各1.25g、オウゴン・ニンジン・タイソウ各1g、カンゾウ0.75g、ショウキョウ0.5g)
添加ステアリン酸マグネシウム、カルメロースカルシウム(CMC-Ca)、セルロース、メタケイ酸アルミン酸マグネシウム、水酸化アルミナマグネシウム、乳糖
適応体力中等度又はやや虚弱で、多くは腹痛を伴い、ときに微熱・寒気・頭痛・吐き気などのあるものの次の諸症：胃腸炎、かぜの中期から後期の症状
用法1回15才以上4錠、14～7才3錠、6～5才2錠、1日3回食前又は食間。5才未満は服用しない
包装大峰堂薬品工業㈱販売：240錠〔Ⓐ4,410(税込み)〕。日邦薬品工業㈱販売：240錠。伸和製薬㈱販売：48錠、240錠

柴胡桂枝湯「タキザワ」⊖　㈱タキザワ漢方廠
区分第2類
組成煎：2包(22.5g)中 サイコ5g、ハンゲ4g、ケイヒ2.5g、シャクヤク2.5g、オウゴン2g、ニンジン2g、タイソウ2g、カンゾウ1.5g、ショウキョウ1g
適応体力中等度又はやや虚弱で、多くは腹痛を伴い、ときに微熱・寒気・頭痛・吐き気などのあるものの次の諸症：胃腸炎、かぜの中期から後期の症状
用法(1)15才以上及び14～7才の場合：1日2包に水約600mLを加え半量まで煎じ、朝夕空腹時2回に分服。1回15才以上煎液の1/2、14～7才1/3。又は15才以上1回1包に水約300mLを加え同様に煎じ、1日2回朝夕空腹時。1回14～7才煎液の2/3。(2)7才未満の場合：1日1包に水約300mLを加え同様に煎じ、朝夕空腹時2回に分服。1回6～4才煎液の1/2、3～2才1/3、2才未満1/4以下。1才未満には、医師の診療を受けさせることを優先し、止むを得ない場合にだけ服用させる。3ヵ月未満は服用しない
包装120包〔Ⓐ34,650(税込み)〕Ⓑ17,325(税込み)〕

柴胡桂枝湯分包エキス顆粒〔大峰〕⊖　大峰堂薬品工業㈱
区分第2類
組成顆(淡褐)：3包(4.5g)中 柴胡桂枝湯エキス(3/5量)2280mg(サイコ3g、ハンゲ2.4g、ケイヒ1.5g、シャクヤク・オウゴン・ニンジン・タイソウ各1.2g、カンゾウ0.9g、ショウキョウ0.3g)
添加ヒドロキシプロピルセルロース、乳糖
適応体力中等度又はやや虚弱で、多くは腹痛を伴い、ときに微熱・寒気・頭痛・吐き気などのあるものの次の諸症：胃腸炎、かぜの中期から後期の症状
用法1回15才以上1包、14～7才2/3、6～4才1/2、3～2才1/3、1日3回食前又は食間。2才未満は服用しない
包装12包

柴胡桂枝湯粒状⊖　長倉製薬㈱-日邦薬品工業㈱
区分第2類
組成顆(黄褐)：4.8g中 サイコ1.3g、オウゴン0.6g、ハンゲ0.6g、ケイヒ0.6g、シャクヤク0.6g、チクセツニンジン0.6g、ショウキョウ0.3g、水溶性乾橙エキス0.2g(タイソウ3g、カンゾウ2g)
適応感冒、胃痛、腹痛、胃カタル、胃酸過多症、婦人更年期の神経症
用法1回成人1.6g、15～8才1/2、7～5才1/3、4～2才1/5、1才～3ヵ月1/2、1日3回食前又は食間。1才未満には、止むを得ない場合の他は服用させない。3ヵ月未満は服用しない
包装100g〔Ⓑ2,940〕、500g〔Ⓑ10,000〕

サイトンL⊖　大草薬品㈱-大草薬品販売㈱
区分第2類
組成液(茶褐)：3本(90mL)中 柴胡桂枝湯濃縮液45mL(サイコ5g、ハンゲ4g、ケイヒ2.5g、シャクヤク・オウゴン・ニンジン・タ

332　柴胡桂枝湯

イ・ソウ各2g，カンゾウ1.5g，ショウキョウ1g）
[添加] パラベン，安息香酸ナトリウム，プロピレングリコール，ポリオキシエチレン硬化ヒマシ油，白糖，ハチミツ
[適応] 体力中等度又はやや虚弱で，多くは腹痛を伴い，ときに微熱・寒気・頭痛・吐き気などのあるものの次の諸症：胃腸炎，かぜの中期から後期の症状
[用法] 15才以上1回1本1日3回食間。よく振りまぜてから服用。15才未満は服用しない
[包装] 3本〔Ⓐ1,300〕

三宝柴胡桂枝湯液　三宝製薬㈱
[区分] 第2類
[組成] 液（褐）：3瓶（90mL）中　柴胡桂枝湯エキス4200mg（サイコ5g，ハンゲ4g，ケイヒ・シャクヤク各3g，オウゴン・ニンジン・タイソウ・カンゾウ各2g，ショウキョウ1g）
[添加] 安息香酸ナトリウム，白糖，D-ソルビトール，アルコール，プロピレングリコール，香料
[適応] 体力中等度又はやや虚弱で，多くは腹痛を伴い，ときに微熱・寒気・頭痛・吐き気などのあるものの次の諸症：胃腸炎，かぜの中期から後期の症状
[用法] 15才以上1回1瓶1日3回食間。よく振ってから服用。15才未満は服用しない
[包装] 3瓶〔Ⓐ1,554（税込み）〕

三宝柴胡桂枝湯エキス顆粒　三宝製薬㈱
[区分] 第2類
[組成] 顆（褐）：3包（9g）中　柴胡桂枝湯エキス4.2g（サイコ5g，ハンゲ4g，ケイヒ・シャクヤク各3g，オウゴン・ニンジン・タイソウ・カンゾウ各2g，ショウキョウ1g）
[添加] 乳糖，カルメロースカルシウム（CMC-Ca），無水ケイ酸，バレイショデンプン
[適応] 体力中等度又はやや虚弱で，多くは腹痛を伴い，ときに微熱・寒気・頭痛・吐き気などのあるものの次の諸症：胃腸炎，かぜの中期から後期の症状
[用法] 1回1包，15才以上1包，14〜7才2/3，6〜4才1/2，3〜2才1/3，1日3回空腹時又は食間
[包装] 9包〔Ⓐ1,890（税込み）〕

サンワ柴胡桂枝湯エキス細粒　三和生薬㈱
[区分] 第2類
[組成] 細：6g中　柴胡桂枝湯エタノール（20%）エキス1.4g（サイコ2.5g，ハンゲ2g，ケイヒ1.25g，オウゴン・ニンジン・シャクヤク・タイソウ各1g，ショウキョウ0.25g，カンゾウ0.75g）
[添加] 乳糖，トウモロコシデンプン
[適応] 多くは腹痛を伴う胃腸炎，微熱，寒気，頭痛，吐き気などのある感冒，風邪の後期の症状
[用法] 1回15才以上2g，14〜7才1.4g，6〜4才1g，3〜2才0.7g，1日3回食前又は食間

サンワ柴胡桂枝湯エキス細粒「分包」　三和生薬㈱
[区分] 第2類
[組成] 細：3包（6g）中　柴胡桂枝湯希エタノール（20%）エキス1.4g（サイコ2.5g，ハンゲ2g，ケイヒ1.25g，オウゴン・ニンジン・シャクヤク・タイソウ各1g，ショウキョウ0.25g，カンゾウ0.75g）
[添加] 乳糖，トウモロコシデンプン
[適応] 多くは腹痛を伴う胃腸炎，微熱，寒気，頭痛，吐き気などのある感冒，風邪の後期の症状
[用法] 1回15才以上1包，14〜7才2/3，6〜4才1/2，3〜2才1/3，1日3回食前又は食間

サンワ柴胡桂枝湯エキス錠　三和生薬㈱
[区分] 第2類
[組成] 錠：18錠（5.4g）中　柴胡桂枝湯希エタノール（20%）エキス1.4g（サイコ2.5g，ハンゲ2g，ケイヒ1.25g，オウゴン・ニンジン・シャクヤク・タイソウ各1g，ショウキョウ0.25g，カンゾウ0.75g）
[添加] 乳糖，トウモロコシデンプン，カルメロースカルシウム（CMC-Ca），ステアリン酸カルシウム，メタケイ酸アルミン酸マグネシウム
[適応] 多くは腹痛を伴う胃腸炎，微熱，寒気，頭痛，吐き気などのある感冒，風邪の後期の症状
[用法] 1回15才以上6錠，14〜7才4錠，6〜5才3錠，1日3回食前又は食間。5才未満は服用しない

錠剤柴胡桂枝湯　一元製薬㈱-㈱イチゲン
[区分] 第2類
[組成] 錠（褐）：100錠中　ケイヒ末2.5g，オウゴン末1.9g，シャクヤク末1.9g，ショウキョウ末1.9g，カンゾウ末1.5g，サイコ末5g，ハンゲ末4g，ニンジン末1.9g，タイソウ末1.9g，水性エキス2.5g（サイコ5.4g，ハンゲ4.2g，ケイヒ2.7g，オウゴン・ニンジン・シャクヤク・ショウキョウ・タイソウ各2.2g，カンゾウ1.7g）
[適応] 体力中等度又はやや虚弱で，多くは腹痛を伴い，ときに微熱・寒気・頭痛・吐き気などのあるものの次の諸症：胃腸炎，かぜの中期から後期の症状
[用法] 1回成人4〜6錠，13〜7才2〜3錠，1日3回食前1時間又は空腹時。温湯で服用
[包装] 100錠〔Ⓐ1,800Ⓑ900〕，350錠〔Ⓐ4,800Ⓑ2,400〕，1000錠〔Ⓐ12,000Ⓑ6,000〕，2000錠〔Ⓐ22,000Ⓑ11,000〕

神農柴胡桂枝湯エキス錠　神農製薬㈱
[区分] 第2類
[組成] 錠（淡灰褐）：12錠中　柴胡桂枝湯乾燥エキス2.28g（サイコ3g，ハンゲ2.4g，ケイヒ1.5g，シャクヤク・オウゴン・ニンジン・タイソウ各1.2g，カンゾウ0.9g，ショウキョウ0.6g）
[添加] 無水ケイ酸，ケイ酸アルミニウム，カルメロースカルシウム（CMC-Ca），ステアリン酸マグネシウム，乳糖水和物
[適応] 体力中等度又はやや虚弱で，多くは腹痛を伴い，ときに微熱・寒気・頭痛・吐き気などのあるものの次の諸症：胃腸炎，かぜの中期から後期の症状
[用法] 1回15才以上4錠，14〜7才3錠，6〜5才2錠，1日3回食前又は食間。5才未満は服用しない
[包装] 180錠

ツムラ漢方柴胡桂枝湯エキス顆粒A　㈱ツムラ
[区分] 第2類
[組成] 顆（淡褐〜淡黄褐）：2包（3.75g）中　柴胡桂枝湯エキス（1/2量）2g（サイコ2.5g，ハンゲ2g，オウゴン・カンゾウ・ケイヒ・シャクヤク・タイソウ・ニンジン各1g，ショウキョウ0.5g）
[添加] ステアリン酸マグネシウム，乳糖水和物，ショ糖脂肪酸エステル
[適応] 体力中等度又はやや虚弱で，多くは腹痛を伴い，ときに微熱・寒気・頭痛・吐き気などのあるものの次の諸症：胃腸炎，かぜの中期から後期の症状
[用法] 1回15才以上1包，14〜7才2/3，6〜4才1/2，3〜2才1/3，1日2回食前。2才未満は服用しない
[包装] 8包〔Ⓐ1,785（税込み）〕，24包〔Ⓐ4,200（税込み）〕，64包〔Ⓐ11,025（税込み）〕

ツムラ漢方内服液柴胡桂枝湯　㈱廣貫堂-㈱ツムラ
[区分] 第2類
[組成] 液（褐）：3本（90mL）中　柴胡桂枝湯エキス5500mg（サイコ5g，ハンゲ4g，ケイヒ・オウゴン・ニンジン・シャクヤク・タイソウ各2g，カンゾウ1.5g，ショウキョウ0.5g）
[添加] 安息香酸ナトリウム，エタノール，精製水，D-ソルビトール液，白糖，パラオキシ安息香酸ブチル，果糖ブドウ糖液糖
[適応] 体力中等度又はやや虚弱で，多くは腹痛を伴い，ときに微熱・寒気・頭痛・吐き気などのあるものの次の諸症：胃腸炎，かぜの中期から後期の症状
[用法] 15才以上1回1本1日3回食間。よく振ってから服用。15才未満は服用しない
[包装] 3本

ツムラ漢方内服液柴胡桂枝湯S　新生薬品工業㈱・奈-㈱ツムラ
[区分] 第2類
[組成] 液：3本（90mL）中　柴胡桂枝湯エキス81mL（サイコ5g，ハンゲ4g，ケイヒ2.5g，オウゴン・シャクヤク・タイソウ・ニンジン各2g，カンゾウ1.5g，ショウキョウ1g）
[添加] 白糖，ハチミツ，パラベン，香料（エタノール，エチルバニリ

適応 体力中等度又はやや虚弱で，多くは腹痛を伴い，ときに微熱・寒気・頭痛・吐き気などのあるものの次の諸症：胃腸炎，かぜの中期から後期の症状
用法 15才以上1回1本1日3回食前又は食間。よく振ってから服用。15才未満は服用しない
包装 3本

天香（エキス顆粒）⊖ ㈱建林松鶴堂
区分 第2類
組成 顆 （明赤褐）：3包(6g)中 柴胡桂枝湯水製乾燥エキス1.3g（サイコ2.5g，ハンゲ2g，ケイヒ・シャクヤク・オウゴン・ニンジン・タイソウ各1g，カンゾウ0.75g，ショウキョウ0.5g）
添加 乳糖，バレイショデンプン
適応 体力中等度又はやや虚弱で，多くは腹痛を伴い，ときに微熱・寒気・頭痛・吐き気などのあるものの次の諸症：胃腸炎，かぜの中期から後期の症状
用法 1回成人1包，14〜7才2/3，6〜4才1/2，3〜2才1/3，2才未満1/4以下，1日3回食間。1才未満には，医師の診療を受けさせることを優先し，止むを得ない場合にだけ服用させる。3ヵ月未満は服用しない
包装 12包〔Ⓐ1,522(税込み)〕，30包〔Ⓐ2,730(税込み)〕，90包〔Ⓐ7,140(税込み)〕

トチモトの柴胡桂枝湯⊖ ㈱栃本天海堂
区分 第2類
組成 煎 ：1包(22.5g)中 サイコ5g，ハンゲ4g，ケイヒ2.5g，シャクヤク2.5g，オウゴン2g，ニンジン2g，タイソウ2g，カンゾウ1.5g，ショウキョウ1g
適応 多くは腹痛を伴う胃腸炎，微熱，寒気，頭痛，吐き気のある感冒，風邪の後期の症状
用法 成人1日1包を煎じ食間（空腹時）3回に分服。15才未満は服用しない
包装 10包

ニタンダ柴胡桂枝湯エキス顆粒⊖ 二反田薬品工業㈱
区分 第2類
組成 顆 ：3包(9g)中 柴胡桂枝湯乾燥エキス3.67g（サイコ5g，ハンゲ4g，ケイヒ・シャクヤク各2.5g，オウゴン・ニンジン・タイソウ各2g，カンゾウ1.5g，ショウキョウ1g）
添加 乳糖，セルロース，無水ケイ酸，ステアリン酸マグネシウム
適応 体力中等度又はやや虚弱で，多くは腹痛を伴い，ときに微熱・寒気・頭痛・吐き気などのあるものの次の諸症：胃腸炎，かぜの中期から後期の症状
用法 1回15才以上1包，14〜7才2/3，6〜4才1/2，3〜2才1/3，1日3回食前又は食間。なるべく空腹時に服用。2才未満は服用しない
包装 5包〔Ⓐ998(税込み)〕，30包〔Ⓐ5,250(税込み)〕

ハイ・カンポール⊖ 大杉製薬㈱
区分 第2類
組成 顆 （黄褐）：3包(7.5g)中 柴胡桂枝湯エキス3.3g（サイコ5g，ハンゲ4g，ケイヒ2.5g，オウゴン・ニンジン・シャクヤク・タイソウ各2g，ショウキョウ1g，カンゾウ1.5g）
添加 乳糖，トウモロコシデンプン，ステアリン酸マグネシウム
適応 体力中等度又はやや虚弱で，多くは腹痛を伴い，ときに微熱・寒気・頭痛・吐き気などのあるものの次の諸症：胃腸炎，かぜの中期から後期の症状
用法 1回15才以上1包，14〜7才2/3，6〜4才1/2，3〜2才1/3，2才未満1/4，1日3回食前又は食間。1才未満には，医師の診療を受けさせることを優先し，止むを得ない場合にだけ服用させる。3ヵ月未満は服用しない
包装 45包〔Ⓐ6,000〕

ホノミキョウカン錠⊖ 剤盛堂薬品㈱
区分 第2類
組成 錠 （淡灰褐）：18錠(3.6g)中 柴胡桂枝湯エキス(1/2量)1.6g（オウゴン・タイソウ・ニンジン各1g，カンゾウ0.75g，ケイヒ・シャクヤク各1.25g，サイコ2.5g，ショウキョウ0.5g，ハンゲ2g）
添加 カルメロースカルシウム(CMC-Ca)，結晶セルロース，ステアリン酸マグネシウム，トウモロコシデンプン，乳糖，メタケイ酸アルミン酸マグネシウム
適応 体力中等度又はやや虚弱で，多くは腹痛を伴い，ときに微熱・寒気・頭痛・吐き気などのあるものの次の諸症：胃腸炎，かぜの中期から後期の症状
用法 1回成人6錠，14〜7才4錠，6〜5才3錠，1日3回食間。5才未満は服用しない

ホリエの柴胡桂枝湯⊖ 堀江生薬㈱
区分 第2類
組成 煎 ：1袋(22.5g)中 サイコ5g，ハンゲ4g，ケイヒ2.5g，シャクヤク2.5g，オウゴン2g，ニンジン2g，タイソウ2g，カンゾウ1.5g，ショウキョウ1g
適応 多くは腹痛を伴う胃腸炎，微熱，寒気，頭痛，吐き気のある感冒，風邪の後期の症状
用法 成人1日1袋を煎じ食間3回に分服。14〜7才2/3，6〜4才1/2，3〜2才1/3，2才未満1/4以下。1才未満には，医師の診療を受けさせることを優先し，止むを得ない場合にだけ服用させる。3ヵ月未満は服用しない
包装 10袋，30袋

本草柴胡桂枝湯エキス顆粒-H⊖ 本草製薬㈱-天野商事㈱
区分 第2類
組成 顆 ：2包(5g)中 柴胡桂枝湯エキス(2/3量)2.31g（サイコ3.33g，ハンゲ2.67g，ケイヒ・シャクヤク各1.67g，オウゴン・ニンジン・タイソウ各1.33g，カンゾウ1g，ショウキョウ0.67g）
添加 乳糖，セルロース，メタケイ酸アルミン酸マグネシウム，ステアリン酸マグネシウム
適応 体力中等度又はやや虚弱で，多くは腹痛を伴い，ときに微熱・寒気・頭痛・吐き気などのあるものの次の諸症：胃腸炎，かぜの中期から後期の症状
用法 1回15才以上1包，14〜7才2/3，6〜4才1/2，3〜2才1/3，2才未満1/4，1日2回朝夕食前又は食間。1才未満には，医師の診療を受けさせることを優先し，止むを得ない場合にだけ服用させる。3ヵ月未満は服用しない
包装 8包〔Ⓐ1,890(税込み)〕

ワクナガ柴胡桂枝湯エキス細粒⊖ 湧永製薬㈱
区分 第2類
組成 細 （淡黄褐）：3包(6g)中 柴胡桂枝湯水製エキス3.6g（サイコ2.5g，ハンゲ2g，ケイヒ1.25g，オウゴン・ニンジン・シャクヤク・タイソウ各1g，ショウキョウ0.33g，カンゾウ0.75g）
添加 乳糖，トウモロコシデンプン，香料，メタケイ酸アルミン酸マグネシウム，ヒプロメロース(ヒドロキシプロピルメチルセルロース)
適応 多くは腹痛を伴う胃腸炎，微熱・寒気・頭痛のある感冒，風邪の後期の症状
用法 1回15才以上1包，14〜7才2/3，6〜4才1/2，3〜2才1/3，1日3回食前又は食間。2才未満は服用しない
包装 21包〔Ⓐ1,995(税込み)〕，45包〔Ⓐ3,937(税込み)〕

柴胡清肝湯（サイコセイカントウ）

〔基準〕

（平成20年9月30日 厚生労働省医薬食品局審査管理課長通知による）
1. 成分・分量
    湯：柴胡2，当帰1.5，芍薬1.5，川芎1.5，地黄1.5，黄連1.5，黄芩1.5，黄柏1.5，山梔子1.5，連翹1.5，桔梗1.5，牛蒡子1.5，栝楼根1.5，薄荷葉1.5，甘草1.5
    散：柴胡2，当帰1.5～2.5，芍薬1.5～2.5，川芎1.5～2.5，地黄1.5～2.5，黄連1.5，黄芩1.5，黄柏1.5，山梔子1.5，連翹1.5～2.5，桔梗1.5～2.5，牛蒡子1.5～2.5，栝楼根1.5～2.5，薄荷葉1.5～2.5，甘草1.5～2.5
2. 用法・用量
    (1)散：1回2g　1日3回　(2)湯
3. 効能・効果
    体力中等度で，痒の強い傾向（神経過敏）にあるものの次の諸症：神経症，慢性扁桃炎，湿疹・皮膚炎，虚弱児の体質改善

〔使用上の注意〕

（平成25年3月27日　厚生労働省医薬食品局安全対策課長・審査管理課長通知による）

【添付文書等に記載すべき事項】

『してはいけないこと』
（守らないと現在の症状が悪化したり，副作用が起こりやすくなる）

次の人は服用しないこと
　　生後3ヵ月未満の乳児。
　　〔生後3ヵ月未満の用法がある製剤に記載すること。〕

『相談すること』
1. 次の人は服用前に医師，薬剤師又は登録販売者に相談すること
   (1) 医師の治療を受けている人。
   (2) 妊婦又は妊娠していると思われる人。
   (3) 胃腸が弱く下痢しやすい人。
   (4) 高齢者。
       〔1日最大配合量が甘草として1g以上（エキス剤については原生薬に換算して1g以上）含有する製剤に記載すること。〕
   (5) 今までに薬などにより発疹・発赤，かゆみ等を起こしたことがある人。
   (6) 次の症状のある人。
       むくみ
       〔1日最大配合量が甘草として1g以上（エキス剤については原生薬に換算して1g以上）含有する製剤に記載すること。〕
   (7) 次の診断を受けた人。
       高血圧，心臓病，腎臓病
       〔1日最大配合量が甘草として1g以上（エキス剤については原生薬に換算して1g以上）含有する製剤に記載すること。〕
2. 服用後，次の症状があらわれた場合は副作用の可能性があるので，直ちに服用を中止し，この文書を持って医師，薬剤師又は登録販売者に相談すること

関係部位	症状
皮膚	発疹・発赤，かゆみ
消化器	食欲不振，胃部不快感

まれに下記の重篤な症状が起こることがある。その場合は直ちに医師の診療を受けること。

症状の名称	症状
偽アルドステロン症，ミオパチー	手足のだるさ，しびれ，つっぱり感やこわばりに加えて，脱力感，筋肉痛があらわれ，徐々に強くなる。

〔1日最大配合量が甘草として1g以上（エキス剤については原生薬に換算して1g以上）含有する製剤に記載すること。〕
3. 服用後，次の症状があらわれることがあるので，このような症状の持続又は増強が見られた場合には，服用を中止し，この文書を持って医師，薬剤師又は登録販売者に相談すること
    下痢
4. 1ヵ月位服用しても症状がよくならない場合は服用を中止し，この文書を持って医師，薬剤師又は登録販売者に相談すること
5. 長期連用する場合には，医師，薬剤師又は登録販売者に相談すること
    〔1日最大配合量が甘草として1g以上（エキス剤については原生薬に換算して1g以上）含有する製剤に記載すること。〕
6. 本剤の服用により，まれに症状が進行することもあるので，このような場合には，服用を中止し，この文書を持って医師，薬剤師又は登録販売者に相談すること

〔用法及び用量に関連する注意として，用法及び用量の項目に続けて以下を記載すること。〕
(1) 小児に服用させる場合には，保護者の指導監督のもとに服用させること。
    〔小児の用法及び用量がある場合に記載すること。〕
(2) 〔小児の用法がある場合，剤形により，次に該当する場合には，そのいずれかを記載すること。〕
    1) 3歳以上の幼児に服用させる場合には，薬剤がのどにつかえることのないよう，よく注意すること。
       〔5歳未満の幼児の用法がある錠剤・丸剤の場合に記載すること。〕
    2) 幼児に服用させる場合には，薬剤がのどにつかえることのないよう，よく注意すること。
       〔3歳未満の用法及び用量を有する丸剤の場合に記載すること。〕
    3) 1歳未満の乳児には，医師の診療を受けさせることを優先し，やむを得ない場合にのみ服用させること。
       〔カプセル剤及び錠剤・丸剤以外の製剤の場合に記載すること。なお，生後3ヵ月未満の用法がある製剤の場合，「生後3ヵ月未満の乳児」を『してはいけないこと』に記載し，用法及び用量欄には記載しないこと。〕

保管及び取扱い上の注意
(1) 直射日光の当たらない（湿気の少ない）涼しい所に（密栓して）保管すること。
    〔（　）内は必要とする場合に記載すること。〕
(2) 小児の手の届かない所に保管すること。
(3) 他の容器に入れ替えないこと。（誤用の原因になったり品質が変わる。）
    〔容器等の個々に至適表示がなされていて，誤用のおそれのない場合には記載しなくてもよい。〕

【外部の容器又は外部の被包に記載すべき事項】

注意
1. 次の人は服用しないこと
    生後3ヵ月未満の乳児。
    〔生後3ヵ月未満の用法がある製剤に記載すること。〕
2. 次の人は服用前に医師，薬剤師又は登録販売者に相談すること
    (1) 医師の治療を受けている人。
    (2) 妊婦又は妊娠していると思われる人。
    (3) 胃腸が弱く下痢しやすい人。

(4) 高齢者。
〔1日最大配合量が甘草として1g以上（エキス剤については原生薬に換算して1g以上）含有する製剤に記載すること。〕
(5) 今までに薬などにより発疹・発赤，かゆみ等を起こしたことがある人。
(6) 次の症状のある人。
むくみ
〔1日最大配合量が甘草として1g以上（エキス剤については原生薬に換算して1g以上）含有する製剤に記載すること。〕
(7) 次の診断を受けた人。
高血圧，心臓病，腎臓病
〔1日最大配合量が甘草として1g以上（エキス剤については原生薬に換算して1g以上）含有する製剤に記載すること。〕
2′. 服用が適さない場合があるので，服用前に医師，薬剤師又は登録販売者に相談すること
〔2.の項目の記載に際し，十分な記載スペースがない場合には2′.を記載すること。〕
3. 服用に際しては，説明文書をよく読むこと
4. 直射日光の当たらない（湿気の少ない）涼しい所に（密栓して）保管すること
〔（ ）内は必要とする場合に記載すること。〕

ウチダの柴胡清肝湯 ㈱ウチダ和漢薬
区分 第2類
組成 煎：1袋中 サイコ2g，トウキ1.5g，シャクヤク1.5g，センキュウ1.5g，ジオウ1.5g，レンギョウ1.5g，キキョウ1.5g，ゴボウシ1.5g，カロコン1.5g，ハッカ1.5g，カンゾウ1.5g，オウレン1.5g，オウゴン1.5g，オウバク1.5g，サンシシ1.5g
適応 虚弱者，小児腺病体質者及びこれらに伴う次の諸症：肺門リンパ腺炎，頸部リンパ腺炎，扁桃腺肥大，アデノイド，るいれき，神経症
用法 13才以上1日1袋を煎じ2～3回に分けて食前1時間又は食間空腹時に温服。12～5才½，5才未満⅓。1才未満には，医師の診療を受けさせることを優先し，止むを得ない場合にだけ服用させる。3ヵ月未満は服用しない
包装 30袋

ウチダの柴胡清肝湯エキス散 ㈱ウチダ和漢薬
区分 第2類
組成 細：6g中 柴胡清肝湯エキス2.6g（サイコ1g，トウキ・シャクヤク・センキュウ・ジオウ・レンギョウ・キキョウ・カロコン・ハッカ・カンゾウ・オウレン・オウバク・オウゴン・サンシシ・ゴボウシ各0.75g）
添加 乳糖水和物，バレイショデンプン，メタケイ酸アルミン酸マグネシウム
適応 疳の強い傾向のある小児の次の諸症：神経症，慢性扁桃腺炎，湿疹
用法 1回14～7才2g，6～4才1.5g，3～2才1g，2才未満0.75g以下，1日3回食前又は食間。1才未満には，医師の診療を受けさせることを優先し，止むを得ない場合にだけ服用させる。3ヵ月未満は服用しない
包装 500g

柴胡清肝湯エキス〔細粒〕25 松浦薬業㈱-松浦漢方㈱
区分 第2類
組成 細（黄褐～褐）：3包(6g)又は6g中 柴胡清肝湯水製エキス5.2g（サイコ1g，トウキ・シャクヤク・センキュウ・ジオウ・レンギョウ・キキョウ・ゴボウシ・カロコン・ハッカ・カンゾウ・オウレン・オウゴン・オウバク・サンシシ各0.75g）
添加 アスパルテーム（L-フェニルアラニン化合物），メタケイ酸アルミン酸マグネシウム，ヒプロメロース（ヒドロキシプロピルメチルセルロース），乳糖，デキストリン，トウモロコシデンプン，香料
適応 体力中等度で，疳の強い傾向（神経過敏）にあるものの次の諸症：神経症，慢性扁桃炎，湿疹，皮膚炎，虚弱児の体質改善
用法 1回14～7才1包又は2g，6～4才¾，3～2才½，2才未満⅓以下，1日3回食前又は食間。1才未満には，医師の診療を受けさせることを優先し，止むを得ない場合にだけ服用させる。3ヵ月未満は服用しない
包装 500g, 48包〔Ⓐ4,200(税込み)〕，300包

柴胡清肝湯「タキザワ」 ㈱タキザワ漢方廠
区分 第2類
組成 煎：1包(11.5g)中 トウキ0.75g，シャクヤク0.75g，センキュウ0.75g，ジオウ0.75g，レンギョウ0.75g，キキョウ0.75g，ゴボウシ0.75g，カロコン0.75g，ハッカ0.75g，カンゾウ0.75g，オウレン0.75g，オウゴン0.75g，オウバク0.75g，サンシシ0.75g，サイコ1g
適応 疳の強い傾向のある小児の次の諸症：神経症，慢性扁桃腺炎，湿疹
用法 1日1包を煎じ，朝夕空腹時2回に分服。1回6～4才煎液の½，3～2才⅓，2才未満¼。1才未満には，医師の診療を受けさせることを優先し，止むを得ない場合にだけ服用させる。3ヵ月未満は服用しない
包装 60包〔Ⓐ15,750(税込み)Ⓑ7,875(税込み)〕

サイセイン「コタロー」 小太郎漢方製薬㈱
区分 第2類
組成 錠（茶）：9錠中 水製エキス2.14g（トウキ・シャクヤク・センキュウ・ジオウ・レンギョウ・キキョウ・カロコン・ハッカ・カンゾウ・オウレン・オウゴン・オウバク・サンシシ・ゴボウシ各0.56g，サイコ0.75g）
添加 酸化チタン，ステアリン酸マグネシウム，タルク，ヒプロメロース（ヒドロキシプロピルメチルセルロース），粉末飴，メタケイ酸アルミン酸マグネシウム，カラメル，カルナウバロウ，サラシミツロウ
適応 体力中等度で，疳の強い傾向（神経過敏）にあるものの次の諸症：神経症，慢性扁桃炎，湿疹・皮膚炎，虚弱児の体質改善
用法 1回14～7才3錠，6～5才2錠，1日3回食前又は食間。5才未満は服用しない
包装 180錠

錠剤柴胡清肝散 一元製薬㈱-㈱イチゲン
区分 第2類
組成 錠（褐）：100錠中 トウキ末1.63g，シャクヤク末1.63g，センキュウ末1.63g，キキョウ末1.63g，カンゾウ末1.63g，オウレン末1.63g，オンゴン末1.63g，オウバク末1.63g，サンシシ末1.63g，ジオウ末1.63g，カロコン末1.63g，ハッカ末1.63g，サイコ末2.18g，レンギョウ末1.63g，ゴボウシ末1.63g
適応 体力中等度で，疳の強い傾向（神経過敏）にあるものの次の諸症：神経症，慢性扁桃腺炎，湿疹・皮膚炎，虚弱児の体質改善
用法 1回成人6～8錠，13～7才3～4錠，1日3回食前1時間。温湯で服用
包装 350錠〔Ⓐ4,500Ⓑ2,250〕，1000錠〔Ⓐ11,000Ⓑ5,500〕，2000錠〔Ⓐ20,000Ⓑ10,000〕

柴胡疎肝湯 (サイコソカントウ)

〔基準〕

(平成22年4月1日 厚生労働省医薬食品局審査管理課長通知による)

1. 成分・分量
   柴胡4～6，芍薬3～4，枳実2～3，甘草2～3，香附子3～4，川芎3，青皮2
2. 用法・用量
   湯
3. 効能・効果
   体力中等度で，胸腹部に重苦しさがあり，ときに頭痛や肩背がこわばるものの次の諸症：腹痛，側胸部痛，神経痛

〔使用上の注意〕

(平成25年3月27日 厚生労働省医薬食品局安全対策課長・審査管理課長通知による)

【添付文書等に記載すべき事項】
『してはいけないこと』
(守らないと現在の症状が悪化したり，副作用が起こりやすくなる)

次の人は服用しないこと
　生後3ヵ月未満の乳児。
　〔生後3ヵ月未満の用法がある製剤に記載すること。〕

『相談すること』

1. 次の人は服用前に医師，薬剤師又は登録販売者に相談すること
   (1) 医師の治療を受けている人。
   (2) 妊婦又は妊娠していると思われる人。
   (3) 体の虚弱な人（体力の衰えている人，体の弱い人）。
   (4) 高齢者。
      〔1日最大配合量が甘草として1g以上（エキス剤については原生薬に換算して1g以上）含有する製剤に記載すること。〕
   (5) 次の症状のある人。
      むくみ
      〔1日最大配合量が甘草として1g以上（エキス剤については原生薬に換算して1g以上）含有する製剤に記載すること。〕
   (6) 次の診断を受けた人。
      高血圧，心臓病，腎臓病
      〔1日最大配合量が甘草として1g以上（エキス剤については原生薬に換算して1g以上）含有する製剤に記載すること。〕

2. 服用後，次の症状があらわれた場合は副作用の可能性があるので，直ちに服用を中止し，この文書を持って医師，薬剤師又は登録販売者に相談すること

関係部位	症状
消化器	吐き気，食欲不振，胃部不快感，腹痛

   まれに下記の重篤な症状が起こることがある。その場合は直ちに医師の診療を受けること。

症状の名称	症状
偽アルドステロン症，ミオパチー	手足のだるさ，しびれ，つっぱり感やこわばりに加えて，脱力感，筋肉痛があらわれ，徐々に強くなる。

   〔1日最大配合量が甘草として1g以上（エキス剤については原生薬に換算して1g以上）含有する製剤に記載すること。〕

3. 服用後，次の症状があらわれることがあるので，このような症状の持続又は増強が見られた場合には，服用を中止し，この文書を持って医師，薬剤師又は登録販売者に相談すること
   　下痢
4. 1ヵ月位（腹痛に服用する場合には5～6日間）服用しても症状がよくならない場合は服用を中止し，この文書を持って医師，薬剤師又は登録販売者に相談すること
5. 長期連用する場合には，医師，薬剤師又は登録販売者に相談すること
   〔1日最大配合量が甘草として1g以上（エキス剤については原生薬に換算して1g以上）含有する製剤に記載すること。〕

〔用法及び用量に関連する注意として，用法及び用量の項目に続けて以下を記載すること。〕

(1) 小児に服用させる場合には，保護者の指導監督のもとに服用させること。
   〔小児の用法及び用量がある場合に記載すること。〕
(2) 〔小児の用法がある場合，剤形により，次に該当する場合には，そのいずれかを記載すること。〕
   1) 3歳以上の幼児に服用させる場合には，薬剤がのどにつかえることのないよう，よく注意すること。
      〔5歳未満の幼児の用法がある錠剤・丸剤の場合に記載すること。〕
   2) 幼児に服用させる場合には，薬剤がのどにつかえることのないよう，よく注意すること。
      〔3歳未満の用法及び用量を有する丸剤の場合に記載すること。〕
   3) 1歳未満の乳児には，医師の診療を受けさせることを優先し，やむを得ない場合にのみ服用させること。
      〔カプセル剤及び錠剤・丸剤以外の製剤の場合に記載すること。なお，生後3ヵ月未満の用法がある製剤の場合，「生後3ヵ月未満の乳児」を『してはいけないこと』に記載し，用法及び用量欄には記載しないこと。〕

保管及び取扱い上の注意
(1) 直射日光の当たらない（湿気の少ない）涼しい所に（密栓して）保管すること。
   〔( )内は必要とする場合に記載すること。〕
(2) 小児の手の届かない所に保管すること。
(3) 他の容器に入れ替えないこと。（誤用の原因になったり品質が変わる。）
   〔容器等の個々に至適表示がなされていて，誤用のおそれのない場合には記載しなくてもよい。〕

【外部の容器又は外部の被包に記載すべき事項】
注意
1. 次の人は服用しないこと
   生後3ヵ月未満の乳児。
   〔生後3ヵ月未満の用法がある製剤に記載すること。〕
2. 次の人は服用前に医師，薬剤師又は登録販売者に相談すること
   (1) 医師の治療を受けている人。
   (2) 妊婦又は妊娠していると思われる人。
   (3) 体の虚弱な人（体力の衰えている人，体の弱い人）。
   (4) 高齢者。
      〔1日最大配合量が甘草として1g以上（エキス剤については原生薬に換算して1g以上）含有する製剤に記載すること。〕
   (5) 次の症状のある人。
      むくみ
      〔1日最大配合量が甘草として1g以上（エキス剤については原生薬に換算して1g以上）含有する製剤に記載すること。〕
   (6) 次の診断を受けた人。
      高血圧，心臓病，腎臓病
      〔1日最大配合量が甘草として1g以上（エキス剤につ

いては原生薬に換算して1g以上）含有する製剤に記載すること。〕
2'. 服用が適さない場合があるので，服用前に医師，薬剤師又は登録販売者に相談すること
　　〔2.の項目の記載に際し，十分な記載スペースがない場合には2'.を記載すること。〕
3. 服用に際しては，説明文書をよく読むこと
4. 直射日光の当たらない（湿気の少ない）涼しい所に（密栓して）保管すること
　　〔（　）内は必要とする場合に記載すること。〕

柴胡疎肝湯エキス〔細粒〕27 ⊖　松浦薬業㈱-松浦漢方㈱
区分 第2類
組成 細（淡褐）：3包(6g)又は6g中 柴胡疎肝湯エキス6.9g（乾燥物換算で約2.8gに相当）（サイコ・シャクヤク各3g, キジツ・コウブシ・センキュウ各2.25g, カンゾウ・セイヒ各1.5g）
添加 乳糖，トウモロコシデンプン，デキストリン，軽質無水ケイ酸，香料
適応 体力中等度で，胸脇部に重苦しさがあり，ときに頭痛や肩背がこわばるものの次の諸症：腹痛，側胸部痛，神経痛
用法 1回15才以上1包又は2g, 14〜7才⅔, 6〜4才½, 3〜2才⅓, 2才未満¼以下，1日3回食前又は食間。1才未満には，医師の診療を受けさせることを優先し，止むを得ない場合にだけ服用させる。3ヵ月未満は服用しない
包装 500g, 48包, 300包

柴胡疎肝湯エキス細粒G「コタロー」 ⊖　小太郎漢方製薬㈱
区分 第2類
組成 細（茶）：3包(4.5g)中 水製エキス3.5g（サイコ・シャクヤク各3.2g, カンゾウ・セイヒ各1.6g, センキュウ・コウブシ・キジツ各2.4g）
添加 含水二酸化ケイ素，ステアリン酸マグネシウム，トウモロコシデンプン
適応 体力中等度で，胸脇部に重苦しさがあり，ときに頭痛や肩背がこわばるものの次の諸症：腹痛，側胸部痛，神経痛
用法 1回15才以上1包又は1.5g, 14〜7才⅔, 6〜4才½, 3〜2才⅓, 2才未満¼, 1日3回食前又は食間。1才未満には，医師の診療を受けさせることを優先し，止むを得ない場合にだけ服用させる。3ヵ月未満は服用しない
包装 90包

柴苓六君子湯
サイシャクリックンシトウ

〔基準〕
（平成20年9月30日　厚生労働省医薬食品局審査管理課長通知による）

1. 成分・分量
　人参3〜4, 白朮3〜4（蒼朮も可），茯苓3〜4, 半夏4, 陳皮2〜3, 大棗2, 甘草1〜2, 生姜0.5〜1（ヒネショウガを使用する場合1〜2），柴胡3〜4, 芍薬3〜4

2. 用法・用量
　湯

3. 効能・効果
　体力中等度以下で，神経質であり，胃腸が弱くみぞおちがつかえ，食欲不振，腹痛，貧血，冷え症の傾向のあるものの次の諸症：胃炎，胃腸虚弱，胃下垂，消化不良，食欲不振，胃痛，嘔吐，神経性胃炎

〔使用上の注意〕
（平成25年3月27日　厚生労働省医薬食品局安全対策課長・審査管理課長通知による）

【添付文書等に記載すべき事項】
『してはいけないこと』
（守らないと現在の症状が悪化したり，副作用が起こりやすくなる）
　次の人は服用しないこと
　　生後3ヵ月未満の乳児。
　　〔生後3ヵ月未満の用法がある製剤に記載すること。〕

『相談すること』
1. 次の人は服用前に医師，薬剤師又は登録販売者に相談すること
　(1) 医師の治療を受けている人。
　(2) 妊婦又は妊娠していると思われる人。
　(3) 高齢者。
　　〔1日最大配合量が甘草として1g以上（エキス剤については原生薬に換算して1g以上）含有する製剤に記載すること。〕
　(4) 今までに薬などにより発疹・発赤，かゆみ等を起こしたことがある人。
　(5) 次の症状のある人。
　　むくみ
　　〔1日最大配合量が甘草として1g以上（エキス剤については原生薬に換算して1g以上）含有する製剤に記載すること。〕
　(6) 次の診断を受けた人。
　　高血圧，心臓病，腎臓病
　　〔1日最大配合量が甘草として1g以上（エキス剤については原生薬に換算して1g以上）含有する製剤に記載すること。〕

2. 服用後，次の症状があらわれた場合は副作用の可能性があるので，直ちに服用を中止し，この文書を持って医師，薬剤師又は登録販売者に相談すること

関係部位	症状
皮膚	発疹・発赤，かゆみ

まれに下記の重篤な症状が起こることがある。その場合は直ちに医師の診療を受けること。

症状の名称	症状
偽アルドステロン症，ミオパチー	手足のだるさ，しびれ，つっぱり感やこわばりに加えて，脱力感，筋肉痛があらわれ，徐々に強くなる。

一般用漢方製剤

〔1日最大配合量が甘草として1g以上（エキス剤については原生薬に換算して1g以上）含有する製剤に記載すること。〕
3. 1ヵ月位（消化不良，胃痛，嘔吐に服用する場合には1週間位）服用しても症状がよくならない場合は服用を中止し，この文書を持って医師，薬剤師又は登録販売者に相談すること
4. 長期連用する場合には，医師，薬剤師又は登録販売者に相談すること
〔1日最大配合量が甘草として1g以上（エキス剤については原生薬に換算して1g以上）含有する製剤に記載すること。〕

〔用法及び用量に関連する注意として，用法及び用量の項目に続けて以下を記載すること。〕
(1) 小児に服用させる場合には，保護者の指導監督のもとに服用させること。
〔小児の用法及び用量がある場合に記載すること。〕
(2) 〔小児の用法がある場合，剤形により，次に該当する場合には，そのいずれかを記載すること。〕
1) 3歳以上の幼児に服用させる場合には，薬剤がのどにつかえることのないよう，よく注意すること。
〔5歳未満の幼児の用法がある錠剤・丸剤の場合に記載すること。〕
2) 幼児に服用させる場合には，薬剤がのどにつかえることのないよう，よく注意すること。
〔3歳未満の用法及び用量を有する丸剤の場合に記載すること。〕
3) 1歳未満の乳児には，医師の診療を受けさせることを優先し，やむを得ない場合にのみ服用させること。
〔カプセル剤及び錠剤・丸剤以外の製剤の場合に記載すること。なお，生後3ヵ月未満の用法がある製剤の場合，「生後3ヵ月未満の乳児」を『してはいけないこと』に記載し，用法及び用量欄には記載しないこと。〕

保管及び取扱い上の注意
(1) 直射日光の当たらない（湿気の少ない）涼しい所に（密栓して）保管すること。
〔（ ）内は必要とする場合に記載すること。〕
(2) 小児の手の届かない所に保管すること。
(3) 他の容器に入れ替えないこと。（誤用の原因になったり品質が変わる。）
〔容器等の個々に至適表示がなされていて，誤用のおそれのない場合には記載しなくてもよい。〕

【外部の容器又は外部の被包に記載すべき事項】
注意
1. 次の人は服用しないこと
生後3ヵ月未満の乳児。
〔生後3ヵ月未満の用法がある製剤に記載すること。〕
2. 次の人は服用前に医師，薬剤師又は登録販売者に相談すること
(1) 医師の治療を受けている人。
(2) 妊婦又は妊娠していると思われる人。
(3) 高齢者。
〔1日最大配合量が甘草として1g以上（エキス剤については原生薬に換算して1g以上）含有する製剤に記載すること。〕
(4) 今までに薬などにより発疹・発赤，かゆみ等を起こしたことがある人。
(5) 次の症状のある人。
むくみ
〔1日最大配合量が甘草として1g以上（エキス剤については原生薬に換算して1g以上）含有する製剤に記載すること。〕
(6) 次の診断を受けた人。
高血圧，心臓病，腎臓病

〔1日最大配合量が甘草として1g以上（エキス剤については原生薬に換算して1g以上）含有する製剤に記載すること。〕
2′. 服用が適さない場合があるので，服用前に医師，薬剤師又は登録販売者に相談すること
〔2.の項目の記載に際し，十分な記載スペースがない場合には2′.を記載すること。〕
3. 服用に際しては，説明文書をよく読むこと
4. 直射日光の当たらない（湿気の少ない）涼しい所に（密栓して）保管すること
〔（ ）内は必要とする場合に記載すること。〕

柴芍六君子湯⊖　東洋漢方製薬㈱
区分 第2類
組成 煎：1包（28.5g）中 ニンジン4g，ビャクジュツ4g，ブクリョウ4g，ハンゲ4g，タイソウ2g，カンゾウ1g，ショウキョウ0.5g，サイコ4g，シャクヤク3g，チンピ2g
適応 胃腸の弱いもので，みぞおちがつかえ，食欲不振，貧血，冷え症の傾向のあるものの次の諸症：胃炎，胃アトニー，胃下垂，消化不良，食欲不振，胃痛，嘔吐
用法 15才以上1日1包を煎じ2～3回（食前1時間又は食間空腹時）に分けて温服。14～7才⅔，6～4才½，1日3回食間空腹時。4才未満は服用しない
包装 100包〔Ⓑ23,000〕

柴芍六君子湯エキス細粒G「コタロー」⊖　小太郎漢方製薬㈱
区分 第2類
組成 細（茶）：3包（6g）中 水製エキス4.9g（ニンジン・ビャクジュツ・ブクリョウ・ハンゲ各3.2g，サイコ・シャクヤク各2.4g，チンピ・タイソウ各1.6g，ショウキョウ0.4g，カンゾウ0.8g）
添加 含水二酸化ケイ素，ステアリン酸マグネシウム
適応 体力中等度以下で，神経質であり，胃腸が弱くみぞおちがつかえ，食欲不振，腹痛，貧血，冷え症の傾向のあるものの次の諸症：胃炎，神経性胃炎，胃痛，胃腸虚弱，胃下垂，消化不良，食欲不振，嘔吐
用法 1回1回15才以上1包又は2g，14～7才⅔，6～4才½，3～2才⅓，2才未満¼，1日3回食前又は食間。1才未満には，医師の診療を受けさせることを優先し，止むを得ない場合にだけ服用させる。3ヵ月未満は服用しない
包装 90包

柴蘇飲 (サイソイン)

〔基準〕

(平成22年4月1日 厚生労働省医薬食品局審査管理課長通知による)
1. 成分・分量
   柴胡5, 半夏5, 黄芩3, 人参3, 大棗3, 香附子4, 蘇葉1.5〜3, 甘草1.5, 陳皮2, 生姜1
2. 用法・用量
   湯
3. 効能・効果
   体力中等度で, ときに脇腹（腹）からみぞおちあたりにかけて苦しく, やや神経質で気鬱傾向を認めるものの次の諸症：耳鳴り, 耳閉感

〔使用上の注意〕

(平成25年3月27日 厚生労働省医薬食品局安全対策課長・審査管理課長通知による)

【添付文書等に記載すべき事項】

『してはいけないこと』
(守らないと現在の症状が悪化したり, 副作用・事故が起こりやすくなる)

次の人は服用しないこと
生後3ヵ月未満の乳児。
〔生後3ヵ月未満の用法がある製剤に記載すること。〕

『相談すること』
1. 次の人は服用前に医師, 薬剤師又は登録販売者に相談すること
   (1) 医師の治療を受けている人。
   (2) 妊婦又は妊娠していると思われる人。
   (3) 体の虚弱な人（体力の衰えている人, 体の弱い人）。
   (4) 高齢者。
       〔1日最大配合量が甘草として1g以上（エキス剤については原生薬に換算して1g以上）含有する製剤に記載すること。〕
   (5) 今までに薬などにより発疹・発赤, かゆみ等を起こしたことがある人。
   (6) 次の症状のある人。
       むくみ
       〔1日最大配合量が甘草として1g以上（エキス剤については原生薬に換算して1g以上）含有する製剤に記載すること。〕
   (7) 次の診断を受けた人。
       高血圧, 心臓病, 腎臓病
       〔1日最大配合量が甘草として1g以上（エキス剤については原生薬に換算して1g以上）含有する製剤に記載すること。〕

2. 服用後, 次の症状があらわれた場合は副作用の可能性があるので, 直ちに服用を中止し, この文書を持って医師, 薬剤師又は登録販売者に相談すること

関係部位	症状
皮膚	発疹・発赤, かゆみ

まれに下記の重篤な症状が起こることがある。その場合は直ちに医師の診療を受けること。

症状の名称	症状
偽アルドステロン症, ミオパチー	手足のだるさ, しびれ, つっぱり感やこわばりに加えて, 脱力感, 筋肉痛があらわれ, 徐々に強くなる。

〔1日最大配合量が甘草として1g以上（エキス剤については原生薬に換算して1g以上）含有する製剤に記載すること。〕

3. 1ヵ月位服用しても症状がよくならない場合は服用を中止し, この文書を持って医師, 薬剤師又は登録販売者に相談すること
4. 長期連用する場合には, 医師, 薬剤師又は登録販売者に相談すること
   〔1日最大配合量が甘草として1g以上（エキス剤については原生薬に換算して1g以上）含有する製剤に記載すること。〕

〔用法及び用量に関連する注意として, 用法及び用量の項目に続けて以下を記載すること。〕
(1) 小児に服用させる場合には, 保護者の指導監督のもとに服用させること。
   〔小児の用法及び用量がある場合に記載すること。〕
(2) 〔小児用法がある場合, 剤形により, 次に該当する場合には, そのいずれかを記載すること。〕
   1) 3歳以上の幼児に服用させる場合には, 薬剤がのどにつかえることのないよう, よく注意すること。
      〔5歳未満の幼児の用法がある錠剤・丸剤の場合に記載すること。〕
   2) 幼児に服用させる場合には, 薬剤がのどにつかえることのないよう, よく注意すること。
      〔3歳未満の用法及び用量を有する丸剤の場合に記載すること。〕
   3) 1歳未満の乳児には, 医師の診療を受けさせることを優先し, やむを得ない場合にのみ服用させること。
      〔カプセル剤及び錠剤・丸剤以外の製剤の場合に記載すること。なお, 生後3ヵ月未満の用法がある製剤の場合,「生後3ヵ月未満の乳児」を『してはいけないこと』に記載し, 用法及び用量欄には記載しないこと。〕

保管及び取扱い上の注意
(1) 直射日光の当たらない（湿気の少ない）涼しい所に（密栓して）保管すること。
   〔（ ）内は必要とする場合に記載すること。〕
(2) 小児の手の届かない所に保管すること。
(3) 他の容器に入れ替えないこと。（誤用の原因になったり品質が変わる。）
   〔容器等の個々に至適表示がなされていて, 誤用のおそれのない場合には記載しなくてもよい。〕

【外部の容器又は外部の被包に記載すべき事項】

注意
1. 次の人は服用しないこと
   生後3ヵ月未満の乳児。
   〔生後3ヵ月未満の用法がある製剤に記載すること。〕
2. 次の人は服用前に医師, 薬剤師又は登録販売者に相談すること
   (1) 医師の治療を受けている人。
   (2) 妊婦又は妊娠していると思われる人。
   (3) 体の虚弱な人（体力の衰えている人, 体の弱い人）。
   (4) 高齢者。
       〔1日最大配合量が甘草として1g以上（エキス剤については原生薬に換算して1g以上）含有する製剤に記載すること。〕
   (5) 今までに薬などにより発疹・発赤, かゆみ等を起こしたことがある人。
   (6) 次の症状のある人。
       むくみ
       〔1日最大配合量が甘草として1g以上（エキス剤については原生薬に換算して1g以上）含有する製剤に記載すること。〕
   (7) 次の診断を受けた人。
       高血圧, 心臓病, 腎臓病
       〔1日最大配合量が甘草として1g以上（エキス剤につ

いては原生薬に換算して1g以上）含有する製剤に記載すること。〕
2'. 服用が適さない場合があるので，服用前に医師，薬剤師又は登録販売者に相談すること
　　〔2.の項目の記載に際し，十分な記載スペースがない場合には2'.を記載すること。〕
3. 服用に際しては，説明文書をよく読むこと
4. 直射日光の当たらない（湿気の少ない）涼しい所に（密栓して）保管すること
　　〔（　）内は必要とする場合に記載すること。〕

柴朴湯　サイボクトウ

〔基準〕

（平成20年9月30日　厚生労働省医薬食品局審査管理課長通知による）

1. 成分・分量
   柴胡7, 半夏5～8, 生姜1～2（ヒネショウガを使用する場合3～4）, 黄芩3, 大棗3, 人参3, 甘草2, 茯苓4～5, 厚朴3, 蘇葉2～3
2. 用法・用量
   湯
3. 効能・効果
   体力中等度で，気分がふさいで，咽喉，食道部に異物感があり，かぜをひきやすく，ときに動悸，めまい，嘔気などを伴うものの次の諸症：小児ぜんそく，気管支ぜんそく，気管支炎，せき，不安神経症，虚弱体質

〔使用上の注意〕

（平成25年3月27日　厚生労働省医薬食品局安全対策課長・審査管理課長通知による）

【添付文書等に記載すべき事項】

『してはいけないこと』
（守らないと現在の症状が悪化したり，副作用が起こりやすくなる）

　次の人は服用しないこと
　　生後3ヵ月未満の乳児。
　　〔生後3ヵ月未満の用法がある製剤に記載すること。〕

『相談すること』
1. 次の人は服用前に医師，薬剤師又は登録販売者に相談すること
   (1) 医師の治療を受けている人。
   (2) 妊婦又は妊娠していると思われる人。
   (3) 体の虚弱な人（体力の衰えている人，体の弱い人）。
   (4) 高齢者。
       〔1日最大配合量が甘草として1g以上（エキス剤については原生薬に換算して1g以上）含有する製剤に記載すること。〕
   (5) 今までに薬などにより発疹・発赤，かゆみ等を起こしたことがある人。
   (6) 次の症状のある人。
       むくみ
       〔1日最大配合量が甘草として1g以上（エキス剤については原生薬に換算して1g以上）含有する製剤に記載すること。〕
   (7) 次の診断を受けた人。
       高血圧，心臓病，腎臓病
       〔1日最大配合量が甘草として1g以上（エキス剤については原生薬に換算して1g以上）含有する製剤に記載すること。〕
2. 服用後，次の症状があらわれた場合は副作用の可能性があるので，直ちに服用を中止し，この文書を持って医師，薬剤師又は登録販売者に相談すること

関係部位	症状
皮膚	発疹・発赤，かゆみ
その他	頻尿，排尿痛，血尿，残尿感

まれに下記の重篤な症状が起こることがある。その場合は直ちに医師の診療を受けること。

症状の名称	症　　　状
間質性肺炎	階段を上ったり，少し無理をしたりすると息切れがする・息苦しくなる，空せき，発熱等がみられ，これらが急にあらわれたり，持続したりする。
偽アルドステロン症，ミオパチー[1]	手足のだるさ，しびれ，つっぱり感やこわばりに加えて，脱力感，筋肉痛があらわれ，徐々に強くなる。
肝機能障害	発熱，かゆみ，発疹，黄疸（皮膚や白目が黄色くなる），褐色尿，全身のだるさ，食欲不振等があらわれる。

〔[1]は，1日最大配合量が甘草として1g以上（エキス剤については原生薬に換算して1g以上）含有する製剤に記載すること。〕

3．1ヵ月位服用しても症状がよくならない場合は服用を中止し，この文書を持って医師，薬剤師又は登録販売者に相談すること
4．長期連用する場合には，医師，薬剤師又は登録販売者に相談すること
〔1日最大配合量が甘草として1g以上（エキス剤については原生薬に換算して1g以上）含有する製剤に記載すること。〕

〔用法及び用量に関連する注意として，用法及び用量の項目に続けて以下を記載すること。〕
(1) 小児に服用させる場合には，保護者の指導監督のもとに服用させること。
〔小児の用法及び用量がある場合に記載すること。〕
(2) 〔小児の用法がある場合，剤形により，次に該当する場合には，そのいずれかを記載すること。〕
　1) 3歳以上の幼児に服用させる場合には，薬剤がのどにつかえることのないよう，よく注意すること。
〔5歳未満の幼児の用法がある錠剤・丸剤の場合に記載すること。〕
　2) 幼児に服用させる場合には，薬剤がのどにつかえることのないよう，よく注意すること。
〔3歳未満の用法及び用量を有する丸剤の場合に記載すること。〕
　3) 1歳未満の乳児には，医師の診療を受けさせることを優先し，やむを得ない場合にのみ服用させること。
〔カプセル剤及び錠剤・丸剤以外の製剤の場合に記載すること。なお，生後3ヵ月未満の用法がある製剤の場合，「生後3ヵ月未満の乳児」を『してはいけないこと』に記載し，用法及び用量欄には記載しないこと。〕

保管及び取扱い上の注意
(1) 直射日光の当たらない（湿気の少ない）涼しい所に（密栓して）保管すること。
〔（　）内は必要とする場合に記載すること。〕
(2) 小児の手の届かない所に保管すること。
(3) 他の容器に入れ替えないこと。（誤用の原因になったり品質が変わる。）
〔容器等の個々に至適表示がなされていて，誤用のおそれのない場合には記載しなくてもよい。〕

【外部の容器又は外部の被包に記載すべき事項】
注意
1．次の人は服用しないこと
　生後3ヵ月未満の乳児。
〔生後3ヵ月未満の用法がある製剤に記載すること。〕
2．次の人は服用前に医師，薬剤師又は登録販売者に相談すること
(1) 医師の治療を受けている人。
(2) 妊婦又は妊娠していると思われる人。
(3) 体の虚弱な人（体力の衰えている人，体の弱い人）。
(4) 高齢者。

〔1日最大配合量が甘草として1g以上（エキス剤については原生薬に換算して1g以上）含有する製剤に記載すること。〕
(5) 今までに薬などにより発疹・発赤，かゆみ等を起こしたことがある人。
(6) 次の症状のある人。
　むくみ
〔1日最大配合量が甘草として1g以上（エキス剤については原生薬に換算して1g以上）含有する製剤に記載すること。〕
(7) 次の診断を受けた人。
　高血圧，心臓病，腎臓病
〔1日最大配合量が甘草として1g以上（エキス剤については原生薬に換算して1g以上）含有する製剤に記載すること。〕
2′．服用が適さない場合があるので，服用前に医師又は登録販売者に相談すること
〔2．の項目の記載に際し，十分な記載スペースがない場合には2′．を記載すること。〕
3．服用に際しては，説明文書をよく読むこと
4．直射日光の当たらない（湿気の少ない）涼しい所に（密栓して）保管すること
〔（　）内は必要とする場合に記載すること。〕

ウチダの小柴胡合半夏厚朴湯　㈱ウチダ和漢薬
区分　第2類
組成（煎）：1袋(34g)中 サイコ7g, ハンゲ5g, ブクリョウ5g, ショウキョウ1g, オウゴン3g, タイソウ3g, ニンジン3g, コウボク3g, カンゾウ2g, ソヨウ2g
適応　気分がふさいで，のど，食道部に異物感があり，時に動悸，めまい，嘔気などを伴う次の諸症：小児ぜんそく，気管支ぜんそく，気管支炎，せき，不安神経症
用法　15才以上1日1袋を煎じ3回に分けて食前1時間又は食間空腹時に温服。15才未満は服用しない
包装　30袋

延寿（エキス顆粒）　㈱建林松鶴堂
区分　第2類
組成（顆）：（淡茶）3包(6g)中 柴朴湯水製乾燥エキス1.6g (サイコ3.5g, ハンゲ・ブクリョウ各2.5g, コウボク・オウゴン・タイソウ・ニンジン各1.5g, ショウキョウ0.5g, カンゾウ・ソヨウ各1g)
添加　乳糖，バレイショデンプン
適応　体力中等度で，気分がふさいで，咽喉，食道部に異物感があり，かぜをひきやすく，ときに動悸，めまい，嘔気などを伴うものの次の諸症：小児ぜんそく，気管支ぜんそく，気管支炎，せき，不安神経症，虚弱体質
用法　1回成人1包，14〜7才2/3，6〜4才1/2，3〜2才1/3，2才未満1/4以下，1日3回食間。1才未満には，医師の診療を受けさせることを優先し，止むを得ない場合にだけ服用させる。3ヵ月未満は服用しない
包装　30包〔Ⓐ2,730(税込み)〕，90包〔Ⓐ7,140(税込み)〕

柴朴湯エキス顆粒KM　㈱カーヤ−㈱イチゲン，一元製薬㈱
区分　第2類
組成（顆）：9g中 柴朴湯水製乾燥エキス5g (サイコ7g, ハンゲ5g, ブクリョウ4g, オウゴン・コウボク・タイソウ・ニンジン各3g, カンゾウ・ソヨウ各2g, ショウキョウ1g)
添加　乳糖，ステアリン酸マグネシウム
適応　体力中等度で，気分がふさいで，咽喉，食道部に異物感があり，かぜをひきやすく，ときに動悸，めまい，嘔気などを伴うものの次の諸症：小児ぜんそく，気管支ぜんそく，気管支炎，せき，不安神経症，虚弱体質
用法　1回15才以上3g，14〜7才2g，6〜4才1.5g，3〜2才1g，2才未満0.75g以下，1日3回食前又は食間。1才未満には，医師の診療を受けさせることを優先し，止むを得ない場合にだけ服用させる。

3ヵ月未満は服用しない
包装500g　備考製造：天津泰達薬業有限公司(中国)

柴朴湯エキス〔細粒〕82㊀　松浦薬業㈱-松浦漢方㈱
区分第2類
組成細：3包(6g)又は6g中 柴朴湯水製エキス4.6g(乾燥物換算で約2.3gに相当)(サイコ3.5g，ハンゲ2.5g，ショウキョウ0.5g，オウゴン・タイソウ・ニンジン・コウボク各1.5g，カンゾウ・ソヨウ各1g，ブクリョウ2g)
添加メタケイ酸アルミン酸マグネシウム，ヒプロメロース(ヒドロキシプロピルメチルセルロース)，乳糖，トウモロコシデンプン，香料
適応体力中等度で，気分がふさいで，咽喉，食道部に異物感があり，かぜをひきやすく，ときに動悸，めまい，嘔気などを伴うものの次の諸症：小児ぜんそく，気管支ぜんそく，気管支炎，せき，不安神経症，虚弱体質
用法1回15才以上1包又は2g，14～7才⅔，6～4才½，3～2才⅓，2才未満¼以下，1日3回食前又は食間。1才未満には，医師の診療を受けさせることを優先し，止むを得ない場合にだけ服用させる。3ヵ月未満は服用しない
包装500g，12包〔Ⓐ1,470(税込み)〕，15包，48包〔Ⓐ5,250(税込み)〕，300包

柴朴湯「タキザワ」㊀　㈱タキザワ漢方廠
区分第2類
組成煎：2包(34g)中 サイコ7g，ショウキョウ1g，タイソウ3g，カンゾウ2g，ソヨウ2g，ハンゲ5g，オウゴン3g，ニンジン3g，コウボク3g，ブクリョウ5g
適応体力中等度で，気分がふさいで，咽喉，食道部に異物感があり，かぜをひきやすく，ときに動悸，めまい，嘔気などを伴うものの次の諸症：小児ぜんそく，気管支ぜんそく，気管支炎，せき，不安神経症，虚弱体質
用法15才以上1回1包を煎じ，1日2回朝夕空腹時。14～7才⅔，6～4才½，3～2才⅓，2才未満¼。1才未満には，医師の診療を受けさせることを優先し，止むを得ない場合にだけ服用させる。3ヵ月未満は服用しない
包装120包〔Ⓐ34,650(税込み)Ⓑ17,325(税込み)〕

サイボック「コタロー」(柴朴湯エキス錠)㊀　小太郎漢方製薬㈱
区分第2類
組成錠(白)：12錠中 柴朴湯エキス(「処方解説」，1／2量)3g(サイコ3.5g，ハンゲ3g，ショウキョウ0.75g，オウゴン・タイソウ・ニンジン・コウボク各1.5g，カンゾウ・ソヨウ各1g，ブクリョウ2.5g)
添加酸化チタン，ステアリン酸マグネシウム，タルク，ヒプロメロース(ヒドロキシプロピルメチルセルロース)，粉末飴，メタケイ酸アルミン酸マグネシウム，カルナウバロウ，サラシミツロウ
適応気分がふさいで，咽喉，食道部に異物感があり，時に動悸，めまい，嘔気などを伴う次の諸症：気管支ぜんそく，小児ぜんそく，せき，気管支炎，不安神経症
用法1回15才以上4錠，14～7才3錠，6～5才2錠，1日3回食前又は食間。5才未満は服用しない
包装180錠，540錠

東洋の柴朴湯㊀　東洋漢方製薬㈱
区分第2類
組成煎：1包(33g)中 サイコ7g，ハンゲ5g，ショウキョウ1g，オウゴン3g，タイソウ3g，ニンジン3g，カンゾウ2g，コウボク3g，ソヨウ2g，ブクリョウ4g
適応気分がふさいで，のど，食道部に異物感があり，時に動悸，めまい，嘔気などを伴う次の諸症：小児ぜんそく，気管支ぜんそく，気管支炎，せき，不安神経症
用法15才以上1日1包を煎じ食前又は食間2回に分服。14～7才⅔，6～4才½，3～2才⅓，2才未満¼以下。3ヵ月未満は服用しない
包装100包〔Ⓑ24,150(税込み)〕

プロアスゲン細粒㊀　アスゲン製薬㈱-日邦薬品工業㈱
区分第2類
組成細(黄褐)：3包(4.5g)中 柴朴湯(小柴胡合半夏厚朴湯)エキス3.5g(サイコ3.5g，ショウキョウ0.5g，ハンゲ3g，オウゴン・タイソウ・ニンジン・コウボク各1.5g，カンゾウ・ソヨウ各1g，ブクリョウ2.5g)
添加結晶セルロース，無水ケイ酸，部分アルファー化デンプン，リン酸水素カルシウム，乳糖
適応気分がふさいで，のど，食道部に異物感があり，時に動悸，めまい，嘔気などを伴う次の諸症：小児ぜんそく，気管支ぜんそく，気管支炎，せき，不安神経症
用法1回15才以上1包，14～7才⅔，6～4才½，3～2才⅓，2才未満¼以下，1日3回食前又は食間。1才未満には，医師の診療を受けさせることを優先し，止むを得ない場合にだけ服用させる。3ヵ月未満は服用しない
包装12包，30包，60包

プロアスゲン「細粒」㊀　アスゲン製薬㈱-日邦薬品工業㈱
区分第2類
組成細(淡黄褐～黄褐)：3包(6g)中 柴朴湯(小柴胡合半夏厚朴湯)エキス4.6g(サイコ3.5g，ショウキョウ0.5g，ハンゲ2.5g，オウゴン・タイソウ・ニンジン・コウボク各1.5g，カンゾウ・ソヨウ各1g，ブクリョウ2g)
添加メタケイ酸アルミン酸マグネシウム，ヒプロメロース(ヒドロキシプロピルメチルセルロース)，乳糖，トウモロコシデンプン，香料
適応体力中等度で，気分がふさいで，咽喉，食道部に異物感があり，かぜをひきやすく，ときに動悸，めまい，嘔気などを伴うものの次の諸症：小児ぜんそく，気管支ぜんそく，気管支炎，せき，不安神経症，虚弱体質
用法1回15才以上1包，14～7才⅔，6～4才½，3～2才⅓，2才未満¼，1日3回食前又は食間。1才未満には，医師の診療を受けさせることを優先し，止むを得ない場合にだけ服用させる。3ヵ月未満は服用しない
包装12包〔Ⓐ1,785(税込み)〕，48包〔Ⓐ7,056(税込み)〕，500g

プロアスゲン細粒G㊀　アスゲン製薬㈱-日邦薬品工業㈱
区分第2類
組成細(黄褐)：4.5g中 柴朴湯(小柴胡合半夏厚朴湯)エキス3.5g(サイコ3.5g，ショウキョウ0.5g，ハンゲ3g，オウゴン・タイソウ・ニンジン・コウボク各1.5g，カンゾウ・ソヨウ各1g，ブクリョウ2.5g)
添加結晶セルロース，無水ケイ酸，部分アルファー化デンプン，リン酸水素カルシウム，乳糖
適応気分がふさいで，のど，食道部に異物感があり，時に動悸，めまい，嘔気などを伴う次の諸症：小児ぜんそく，気管支ぜんそく，気管支炎，せき，不安神経症
用法1回15才以上1.5g，14～7才⅔，6～4才½，3～2才⅓，2才未満¼以下，1日3回食前又は食間。1才未満には，医師の診療を受けさせることを優先し，止むを得ない場合にだけ服用させる。3ヵ月未満は服用しない
包装500g

「モリ」サイボン㊀　大杉製薬㈱
区分第2類
組成顆(茶褐)：3包(4.5g)中 柴朴湯乾燥エキス2.5g(サイコ3.5g，ハンゲ・ブクリョウ各2.5g，ショウキョウ0.5g，オウゴン・タイソウ・ニンジン・コウボク各1.5g，カンゾウ・ソヨウ各1g)
添加乳糖，トウモロコシデンプン，ステアリン酸マグネシウム
適応体力中等度で，気分がふさいで，咽喉，食道部に異物感があり，かぜをひきやすく，ときに動悸，めまい，嘔気などを伴うものの次の諸症：小児ぜんそく，気管支ぜんそく，気管支炎，せき，不安神経症，虚弱体質
用法1回15才以上1包，14～7才⅔，6～4才½，3～2才⅓，2才未満¼，1日3回食前又は食間。1才未満には，医師の診療を受けさせることを優先し，止むを得ない場合にだけ服用させる。3ヵ月未満は服用しない
包装45包〔Ⓐ4,500〕

サイレイトウ
柴苓湯

〔基準〕

(平成20年9月30日 厚生労働省医薬食品局審査管理課長通知による)
1. 成分・分量
   柴胡4〜7,半夏4〜5,生姜1（ヒネショウガを使用する場合3〜4),黄芩2.5〜3,大棗2.5〜3,人参2.5〜3,甘草2〜2.5,沢瀉4〜6,猪苓2.5〜4.5,茯苓2.5〜4.5,白朮2.5〜4.5（蒼朮も可),桂皮2〜3
2. 用法・用量
   湯
3. 効能・効果
   体力中等度で,のどが渇いて尿量が少なく,ときにはきけ,食欲不振,むくみなどを伴うものの次の諸症：水様性下痢,急性胃腸炎,暑気あたり,むくみ

〔使用上の注意〕

(平成25年3月27日 厚生労働省医薬食品局安全対策課長・審査管理課長通知による)

【添付文書等に記載すべき事項】
『してはいけないこと』
（守らないと現在の症状が悪化したり,副作用が起こりやすくなる）
次の人は服用しないこと
生後3ヵ月未満の乳児。
〔生後3ヵ月未満の用法がある製剤に記載すること。〕
『相談すること』
1. 次の人は服用前に医師,薬剤師又は登録販売者に相談すること
   (1) 医師の治療を受けている人。
   (2) 妊婦又は妊娠していると思われる人。
   (3) 体の虚弱な人（体力の衰えている人,体の弱い人）。
   (4) 高齢者。
      〔1日最大配合量が甘草として1g以上（エキス剤については原生薬に換算して1g以上）含有する製剤に記載すること。〕
   (5) 今までに薬などにより発疹・発赤,かゆみ等を起こしたことがある人。
   (6) 次の症状のある人。
      むくみ
      〔1日最大配合量が甘草として1g以上（エキス剤については原生薬に換算して1g以上）含有する製剤に記載すること。〕
   (7) 次の診断を受けた人。
      高血圧,心臓病,腎臓病
      〔1日最大配合量が甘草として1g以上（エキス剤については原生薬に換算して1g以上）含有する製剤に記載すること。〕
2. 服用後,次の症状があらわれた場合は副作用の可能性があるので,直ちに服用を中止し,この文書を持って医師,薬剤師又は登録販売者に相談すること

関係部位	症　　状
皮　膚	発疹・発赤,かゆみ
その他	頻尿,排尿痛,血尿,残尿感

まれに下記の重篤な症状が起こることがある。その場合は直ちに医師の診療を受けること。

症状の名称	症　　状
間質性肺炎	階段を上ったり,少し無理をしたりすると息切れがする・息苦しくなる,空せき,発熱等がみられ,これらが急にあらわれたり,持続したりする。
偽アルドステロン症,ミオパチー[1]	手足のだるさ,しびれ,つっぱり感やこわばりに加えて,脱力感,筋肉痛があらわれ,徐々に強くなる。
肝機能障害	発熱,かゆみ,発疹,黄疸（皮膚や白目が黄色くなる),褐色尿,全身のだるさ,食欲不振等があらわれる。

〔[1]は,1日最大配合量が甘草として1g以上（エキス剤については原生薬に換算して1g以上）含有する製剤に記載すること。〕
3. 1ヵ月位（急性胃腸炎に服用する場合には5〜6回,水様性下痢,暑気あたりに服用する場合には5〜6日間）服用しても症状がよくならない場合は服用を中止し,この文書を持って医師,薬剤師又は登録販売者に相談すること
4. 長期連用する場合には,医師,薬剤師又は登録販売者に相談すること
   〔1日最大配合量が甘草として1g以上（エキス剤については原生薬に換算して1g以上）含有する製剤に記載すること。〕
〔用法及び用量に関連する注意として,用法及び用量の項目に続けて以下を記載すること。〕
(1) 小児に服用させる場合には,保護者の指導監督のもとに服用させること。
   〔小児の用法及び用量がある場合に記載すること。〕
(2) 〔小児の用法がある場合,剤形により,次に該当する場合には,そのいずれかを記載すること。〕
   1) 3歳以上の幼児に服用させる場合には,薬剤がのどにつかえることのないよう,よく注意すること。
      〔5歳未満の幼児の用法がある錠剤・丸剤の場合に記載すること。〕
   2) 幼児に服用させる場合には,薬剤がのどにつかえることのないよう,よく注意すること。
      〔3歳未満の用法及び用量を有する丸剤の場合に記載すること。〕
   3) 1歳未満の乳児には,医師の診療を受けさせることを優先し,やむを得ない場合にのみ服用させること。
      〔カプセル剤及び錠剤・丸剤以外の製剤の場合に記載すること。なお,生後3ヵ月未満の用法がある製剤の場合,「生後3ヵ月未満の乳児」を『してはいけないこと』に記載し,用法及び用量欄には記載しないこと。〕
保管及び取扱い上の注意
(1) 直射日光の当たらない（湿気の少ない）涼しい所に（密栓して）保管すること。
   〔(　)内は必要とする場合に記載すること。〕
(2) 小児の手の届かない所に保管すること。
(3) 他の容器に入れ替えないこと。（誤用の原因になったり品質が変わる。）
   〔容器等の個々に至適表示がなされていて,誤用のおそれのない場合には記載しなくてもよい。〕
【外部の容器又は外部の被包に記載すべき事項】
注意
1. 次の人は服用しないこと
   生後3ヵ月未満の乳児。
   〔生後3ヵ月未満の用法がある製剤に記載すること。〕
2. 次の人は服用前に医師,薬剤師又は登録販売者に相談すること
   (1) 医師の治療を受けている人。
   (2) 妊婦又は妊娠していると思われる人。
   (3) 体の虚弱な人（体力の衰えている人,体の弱い人）。

(4) 高齢者。
　　〔1日最大配合量が甘草として1g以上（エキス剤については原生薬に換算して1g以上）含有する製剤に記載すること。〕
(5) 今までに薬などにより発疹・発赤，かゆみ等を起こしたことがある人。
(6) 次の症状のある人。
　　むくみ
　　〔1日最大配合量が甘草として1g以上（エキス剤については原生薬に換算して1g以上）含有する製剤に記載すること。〕
(7) 次の診断を受けた人。
　　高血圧，心臓病，腎臓病
　　〔1日最大配合量が甘草として1g以上（エキス剤については原生薬に換算して1g以上）含有する製剤に記載すること。〕

2′. 服用が適さない場合があるので，服用前に医師，薬剤師又は登録販売者に相談すること
　　〔2.の項目の記載に際し，十分な記載スペースがない場合には2′.を記載すること。〕
3. 服用に際しては，説明文書をよく読むこと
4. 直射日光の当たらない（湿気の少ない）涼しい所に（密栓して）保管すること
　　〔（　）内は必要とする場合に記載すること。〕

ウチダの柴苓湯⊖　㈱ウチダ和漢薬
区分 第2類
組成(煎)：1袋(40g)中　サイコ7g，ハンゲ5g，ショウキョウ1g，オウゴン3g，タイソウ3g，ニンジン3g，カンゾウ2g，タクシャ5g，チョレイ3g，ブクリョウ3g，ソウジュツ3g，ケイヒ2g
適応 吐き気，食欲不振，のどの渇き，排尿が少ないなどの次の諸症：水瀉性下痢，急性胃腸炎，暑気あたり，むくみ
用法 15才以上1日1袋を煎じ3回に分けて食前1時間又は食間空腹時に温服。14〜7才⅔，6〜4才½，3〜2才⅓，2才未満¼以下。1才未満には，医師の診療を受けさせることを優先し，止むを得ない場合にだけ服用させる。3ヵ月未満は服用しない
包装 30袋

柴苓湯エキス顆粒KM⊖　㈱カーヤ-㈱イチゲン，一元製薬㈱
区分 第2類
組成(顆)（褐）：10.5g中　柴苓湯水製乾燥エキス6g（サイコ7g，タクシャ・ハンゲ各5g，オウゴン・ソウジュツ・タイソウ・チョレイ・ニンジン・ブクリョウ各3g，カンゾウ・ケイヒ各2g，ショウキョウ1g）
添加 乳糖，ステアリン酸マグネシウム
適応 体力中等度で，のどが渇いて尿量が少なく，ときに吐き気，食欲不振，むくみなどを伴うものの次の諸症：水様性下痢，急性胃腸炎，暑気あたり，むくみ
用法 1回15才以上3.5g，14〜7才2.3g，6〜4才1.7g，3〜2才1.1g，2才未満0.8g以下，1日3回食前又は食間。1才未満には，医師の診療を受けさせることを優先し，止むを得ない場合にだけ服用させる。3ヵ月未満は服用しない
包装 500g　**備考**：製造：天津泰達薬業有限公司(中国)

柴苓湯エキス細粒G「コタロー」⊖　小太郎漢方製薬㈱
区分 第2類
組成(細)（茶）：3包(6g)中　柴苓湯エキス(診療医典，4／5量)4.8g（サイコ5.6g，タクシャ・ハンゲ各4g，オウゴン・ソウジュツ・タイソウ・チョレイ・ニンジン・ブクリョウ各2.4g，カンゾウ・ケイヒ各1.6g，ショウキョウ0.8g）
添加 含水二酸化ケイ素，ステアリン酸マグネシウム，トウモロコシデンプン
適応 吐き気，食欲不振，のどの渇き，排尿が少ないなどの次の諸症：水瀉性下痢，急性胃腸炎，暑気あたり，むくみ
用法 1回15才以上1包又は2g，14〜7才⅔，6〜4才½，3〜2才⅓，2才未満¼，1日3回食前又は食間。1才未満には，医師の診療を受けさせることを優先し，止むを得ない場合にだけ服用させる。3ヵ月未満は服用しない
包装 90包

柴苓湯「タキザワ」⊖　㈱タキザワ漢方廠
区分 第2類
組成(煎)：2包(33g)中　サイコ5g，ショウキョウ1g，タイソウ2.5g，カンゾウ2g，チョレイ2.5g，ソウジュツ2.5g，ハンゲ4g，オウゴン2.5g，ニンジン2.5g，タクシャ4g，ブクリョウ2.5g，ケイヒ2g
適応 体力中等度で，のどが渇いて尿量が少なく，ときに吐き気，食欲不振，むくみなどを伴うものの次の諸症：水様性下痢，急性胃腸炎，暑気あたり，むくみ
用法 15才以上1回1包を煎じ，1日2回朝夕空腹時。14〜7才⅔，6〜4才½，3〜2才⅓，2才未満¼。1才未満には，医師の診療を受けさせることを優先し，止むを得ない場合にだけ服用させる。3ヵ月未満は服用しない
包装 120包〔Ⓐ34,650（税込み）Ⓑ17,325（税込み）〕

東洋の柴苓湯⊖　東洋漢方製薬㈱
区分 第2類
組成(煎)：1包(40g)中　サイコ7g，ハンゲ5g，ショウキョウ1g，オウゴン3g，タイソウ3g，ニンジン3g，カンゾウ2g，タクシャ5g，チョレイ3g，ブクリョウ3g，ソウジュツ3g，ケイヒ2g
適応 吐き気，食欲不振，のどの渇き，排尿が少ないなどの次の諸症：水瀉性下痢，急性胃腸炎，暑気あたり，むくみ
用法 15才以上1日1包を煎じ食前又は食間2回に分服。14〜7才⅔，6〜4才½，3〜2才⅓，2才未満¼。3ヵ月未満は服用しない
包装 100包〔Ⓑ26,250（税込み）〕

サトツコウ 左突膏

〔基準〕

(平成20年9月30日　厚生労働省医薬食品局審査管理課長通知による)
1. 成分・分量
   　松脂800，黄蝋220，豚脂58，ゴマ油1000
2. 用法・用量
   　外用
3. 効能・効果
   　化膿性のはれもの

〔使用上の注意〕

(平成25年3月27日　厚生労働省医薬食品局安全対策課長・審査管理課長通知による)

【添付文書等に記載すべき事項】
『相談すること』
1. 次の人は使用前に医師，薬剤師又は登録販売者に相談すること
   (1) 医師の治療を受けている人。
   (2) 薬などによりアレルギー症状を起こしたことがある人。
   (3) 湿潤・ただれ・やけどのひどい人。
   (4) 傷口が化膿している人。
   (5) 患部が広範囲の人。
2. 使用後，次の症状があらわれた場合は副作用の可能性があるので，直ちに使用を中止し，この文書を持って医師，薬剤師又は登録販売者に相談すること

関係部位	症　　状
皮　膚	発疹・発赤，かゆみ

〔用法及び用量に関連する注意として，用法及び用量の項目に続けて以下を記載すること。〕
(1) 小児に使用させる場合には，保護者の指導監督のもとに使用させること。
(2) 外用にのみ使用すること。
(3) 目に入らないよう注意すること。

保管及び取扱い上の注意
(1) 直射日光の当たらない（湿気の少ない）涼しい所に（密栓して）保管すること。
    〔（　）内は必要とする場合に記載すること。〕
(2) 小児の手の届かない所に保管すること。
(3) 他の容器に入れ替えないこと。（誤用の原因になったり品質が変わる。）
    〔容器等の個々に至適表示がなされていて，誤用のおそれのない場合には記載しなくてもよい。〕

【外部の容器又は外部の被包に記載すべき事項】
注意
1. 次の人は使用前に医師，薬剤師又は登録販売者に相談すること
   (1) 医師の治療を受けている人。
   (2) 薬などによりアレルギー症状を起こしたことがある人。
   (3) 湿潤・ただれ・やけどのひどい人。
   (4) 傷口が化膿している人。
   (5) 患部が広範囲の人。
1'. 使用が適さない場合があるので，使用前に医師，薬剤師又は登録販売者に相談すること
    〔1.の項目の記載に際し，十分な記載スペースがない場合には1'.を記載すること。〕
2. 使用に際しては，説明文書をよく読むこと
3. 直射日光の当たらない（湿気の少ない）涼しい所に（密栓して）保管すること
    〔（　）内は必要とする場合に記載すること。〕

一般用漢方製剤

三黄散

〔基準〕

(平成20年9月30日 厚生労働省医薬食品局審査管理課長通知による)
1. 成分・分量
   大黄1～2，黄芩1，黄連1
2. 用法・用量
   散：1回0.8g 1日3回
3. 効能・効果
   体力中等度以上で，のぼせ気味で顔面紅潮し，精神不安，みぞおちのつかえ，便秘傾向などのあるものの次の諸症：高血圧の随伴症状（のぼせ，肩こり，耳なり，頭重，不眠，不安），鼻血，痔出血，便秘，更年期障害，血の道症^{注)}

《備考》
注）血の道症とは，月経，妊娠，出産，産後，更年期など女性のホルモンの変動に伴って現れる精神不安やいらだちなどの精神神経症状および身体症状のことである。
【注）表記については，効能・効果欄に記載するのではなく，〈効能・効果に関連する注意〉として記載する。】

〔使用上の注意〕

(平成25年3月27日 厚生労働省医薬食品局安全対策課長・審査管理課長通知による)

【添付文書等に記載すべき事項】
『してはいけないこと』
(守らないと現在の症状が悪化したり，副作用が起こりやすくなる)
1. 次の人は服用しないこと
   生後3ヵ月未満の乳児。
   〔生後3ヵ月未満の用法がある製剤に記載すること。〕
2. 本剤を服用している間は，次の医薬品を服用しないこと
   他の瀉下薬（下剤）
3. 授乳中の人は本剤を服用しないか，本剤を服用する場合は授乳を避けること

『相談すること』
1. 次の人は服用前に医師，薬剤師又は登録販売者に相談すること
   (1) 医師の治療を受けている人。
   (2) 妊婦又は妊娠していると思われる人。
   (3) 体の虚弱な人（体力の衰えている人，体の弱い人）。
   (4) 胃腸が弱く下痢しやすい人。
   (5) だらだら出血が長びいている人。
   (6) 今までに薬などにより発疹・発赤，かゆみ等を起こしたことがある人。
2. 服用後，次の症状があらわれた場合は副作用の可能性があるので，直ちに服用を中止し，この文書を持って医師，薬剤師又は登録販売者に相談すること

関係部位	症　　状
皮　膚	発疹・発赤，かゆみ
消化器	吐き気・嘔吐，食欲不振，胃部不快感，はげしい腹痛を伴う下痢，腹痛

3. 服用後，次の症状があらわれることがあるので，このような症状の持続又は増強が見られた場合には，服用を中止し，この文書を持って医師，薬剤師又は登録販売者に相談すること
   軟便，下痢
4. 1ヵ月位（鼻血に服用する場合には5～6回，痔出血，便秘に服用する場合には1週間位）服用しても症状がよくならない場合は服用を中止し，この文書を持って医師，薬剤師又は登録販売者に相談すること
〔効能又は効果に関連する注意として，効能又は効果の項目に続けて以下を記載すること。〕
　血の道症とは，月経，妊娠，出産，産後，更年期など女性のホルモンの変動に伴って現れる精神不安やいらだちなどの精神神経症状および身体症状のことである。
〔用法及び用量に関連する注意として，用法及び用量の項目に続けて以下を記載すること。〕
(1) 小児に服用させる場合には，保護者の指導監督のもとに服用させること。
   〔小児の用法及び用量がある場合に記載すること。〕
(2) 〔小児の用法がある場合，剤形により，次に該当する場合には，そのいずれかを記載すること。〕
   1) 3歳以上の幼児に服用させる場合には，薬剤がのどにつかえることのないよう，よく注意すること。
     〔5歳未満の幼児の用法がある錠剤・丸剤の場合に記載すること。〕
   2) 幼児に服用させる場合には，薬剤がのどにつかえることのないよう，よく注意すること。
     〔3歳未満の用法及び用量を有する丸剤の場合に記載すること。〕
   3) 1歳未満の乳児には，医師の診療を受けさせることを優先し，やむを得ない場合にのみ服用させること。
     〔カプセル剤及び錠剤・丸剤以外の製剤の場合に記載すること。なお，生後3ヵ月未満の用法がある製剤の場合，「生後3ヵ月未満の乳児」を『してはいけないこと』に記載し，用法及び用量欄には記載しないこと。〕

保管及び取扱い上の注意
(1) 直射日光の当たらない（湿気の少ない）涼しい所に（密栓して）保管すること。
   〔（　）内は必要とする場合に記載すること。〕
(2) 小児の手の届かない所に保管すること。
(3) 他の容器に入れ替えないこと。（誤用の原因になったり品質が変わる。）
   〔容器等の個々に至適表示がなされていて，誤用のおそれのない場合には記載しなくてもよい。〕

【外部の容器又は外部の被包に記載すべき事項】
注意
1. 次の人は服用しないこと
   生後3ヵ月未満の乳児。
   〔生後3ヵ月未満の用法がある製剤に記載すること。〕
2. 授乳中の人は本剤を服用しないか，本剤を服用する場合は授乳を避けること
3. 次の人は服用前に医師，薬剤師又は登録販売者に相談すること
   (1) 医師の治療を受けている人。
   (2) 妊婦又は妊娠していると思われる人。
   (3) 体の虚弱な人（体力の衰えている人，体の弱い人）。
   (4) 胃腸が弱く下痢しやすい人。
   (5) だらだら出血が長びいている人。
   (6) 今までに薬などにより発疹・発赤，かゆみ等を起こしたことがある人。
3′. 服用が適さない場合があるので，服用前に医師，薬剤師又は登録販売者に相談すること
   〔3.の項目の記載に際し，十分な記載スペースがない場合には3′.を記載すること。〕
4. 服用に際しては，説明文書をよく読むこと
5. 直射日光の当たらない（湿気の少ない）涼しい所に（密栓して）保管すること
   〔（　）内は必要とする場合に記載すること。〕
〔効能又は効果に関連する注意として，効能又は効果の項目に続けて以下を記載すること。〕
　血の道症とは，月経，妊娠，出産，産後，更年期など女性

のホルモンの変動に伴って現れる精神不安やいらだちなどの精神神経症状および身体症状のことである。

サンオウシャシントウ
三黄瀉心湯

〔基準〕

(平成20年9月30日　厚生労働省医薬食品局審査管理課長通知による)

1. 成分・分量
   大黄1～5，黄芩1～4，黄連1～4
2. 用法・用量
   湯（振り出しの場合1/3量を用いる）
3. 効能・効果
   体力中等度以上で，のぼせ気味で顔面紅潮し，精神不安，みぞおちのつかえ，便秘傾向などのあるものの次の諸症：
   高血圧の随伴症状（のぼせ，肩こり，耳なり，頭重，不眠，不安），鼻血，痔出血，便秘，更年期障害，血の道症注)

《備考》
注) 血の道症とは，月経，妊娠，出産，産後，更年期など女性のホルモンの変動に伴って現れる精神不安やいらだちなどの精神神経症状および身体症状のことである。
【注】表記については，効能・効果欄に記載するのではなく，〈効能・効果に関連する注意〉として記載する。】

〔使用上の注意〕

(平成25年3月27日　厚生労働省医薬食品局安全対策課長・審査管理課長通知による)

【添付文書等に記載すべき事項】
『してはいけないこと』
（守らないと現在の症状が悪化したり，副作用が起こりやすくなる）

1. 次の人は服用しないこと
   生後3ヵ月未満の乳児。
   〔生後3ヵ月未満の用法がある製剤に記載すること。〕
2. 本剤を服用している間は，次の医薬品を服用しないこと
   他の瀉下薬（下剤）
3. 授乳中の人は本剤を服用しないか，本剤を服用する場合は授乳を避けること

『相談すること』
1. 次の人は服用前に医師，薬剤師又は登録販売者に相談すること
   (1) 医師の治療を受けている人。
   (2) 妊婦又は妊娠していると思われる人。
   (3) 体の虚弱な人（体力の衰えている人，体の弱い人）。
   (4) 胃腸が弱く下痢しやすい人。
   (5) だらだら出血が長びいている人。
   (6) 今までに薬などにより発疹・発赤，かゆみ等を起こしたことがある人。
2. 服用後，次の症状があらわれた場合は副作用の可能性があるので，直ちに服用を中止し，この文書を持って医師，薬剤師又は登録販売者に相談すること

関係部位	症　　状
皮　膚	発疹・発赤，かゆみ
消化器	吐き気・嘔吐，食欲不振，胃部不快感，はげしい腹痛を伴う下痢，腹痛

まれに下記の重篤な症状が起こることがある。その場合は直ちに医師の診療を受けること。

症状の名称	症　　状
間質性肺炎	階段を上ったり，少し無理をしたりすると息切れがする・息苦しくなる，空せき，発熱等がみられ，これらが急にあらわれたり，持続したりする。
肝機能障害	発熱，かゆみ，発疹，黄疸（皮膚や白目が黄色くなる），褐色尿，全身のだるさ，食欲不振等があらわれる。

3．服用後，次の症状があらわれることがあるので，このような症状の持続又は増強が見られた場合には，服用を中止し，この文書を持って医師，薬剤師又は登録販売者に相談すること
　　軟便，下痢
4．1ヵ月位（鼻血に服用する場合には5〜6回，痔出血，便秘に服用する場合には1週間位）服用しても症状がよくならない場合は服用を中止し，この文書を持って医師，薬剤師又は登録販売者に相談すること
〔効能又は効果に関連する注意として，効能又は効果の項目に続けて以下を記載すること。〕
　　血の道症とは，月経，妊娠，出産，産後，更年期など女性のホルモンの変動に伴って現れる精神不安やいらだちなどの精神神経症状および身体症状のことである。
〔用法及び用量に関連する注意として，用法及び用量の項目に続けて以下を記載すること。〕
(1) 小児に服用させる場合には，保護者の指導監督のもとに服用させること。
　　〔小児の用法及び用量がある場合に記載すること。〕
(2) 〔小児の用法がある場合，剤形により，次に該当する場合には，そのいずれかを記載すること。〕
　1) 3歳以上の幼児に服用させる場合には，薬剤がのどにつかえることのないよう，よく注意すること。
　　〔5歳未満の幼児の用法がある錠剤・丸剤の場合に記載すること。〕
　2) 幼児に服用させる場合には，薬剤がのどにつかえることのないよう，よく注意すること。
　　〔3歳未満の用法及び用量を有する丸剤の場合に記載すること。〕
　3) 1歳未満の乳児には，医師の診療を受けさせることを優先し，やむを得ない場合にのみ服用させること。
　　〔カプセル剤及び錠剤・丸剤以外の製剤の場合に記載すること。なお，生後3ヵ月未満の用法がある製剤の場合，「生後3ヵ月未満の乳児」を『してはいけないこと』に記載し，用法及び用量欄には記載しないこと。〕

保管及び取扱い上の注意
(1) 直射日光の当たらない（湿気の少ない）涼しい所に（密栓して）保管すること。
　　〔（　）内は必要とする場合に記載すること。〕
(2) 小児の手の届かない所に保管すること。
(3) 他の容器に入れ替えないこと。（誤用の原因になったり品質が変わる。）
　　〔容器等の個々に至適表示がなされていて，誤用のおそれのない場合には記載しなくてもよい。〕

【外部の容器又は外部の被包に記載すべき事項】
注意
1．次の人は服用しないこと
　　生後3ヵ月未満の乳児。
　　〔生後3ヵ月未満の用法がある製剤に記載すること。〕
2．授乳中の人は本剤を服用しないか，本剤を服用する場合は授乳を避けること
3．次の人は服用前に医師，薬剤師又は登録販売者に相談すること
(1) 医師の治療を受けている人。
(2) 妊婦又は妊娠していると思われる人。
(3) 体の虚弱な人（体力の衰えている人，体の弱い人）。
(4) 胃腸が弱く下痢しやすい人。
(5) だらだら出血が長びいている人。
(6) 今までに薬などにより発疹・発赤，かゆみ等を起こしたことがある人。
3′．服用が適さない場合があるので，服用前に医師，薬剤師又は登録販売者に相談すること
　　〔3.の項目の記載に際し，十分な記載スペースがない場合には3′．を記載すること。〕
4．服用に際しては，説明文書をよく読むこと
5．直射日光の当たらない（湿気の少ない）涼しい所に（密栓して）保管すること
　　〔（　）内は必要とする場合に記載すること。〕
〔効能又は効果に関連する注意として，効能又は効果の項目に続けて以下を記載すること。〕
　　血の道症とは，月経，妊娠，出産，産後，更年期など女性のホルモンの変動に伴って現れる精神不安やいらだちなどの精神神経症状および身体症状のことである。

JPS漢方顆粒-18号㊀　ジェーピーエス製薬㈱
区分 第2類
組成 顆（淡黄褐）：1包(2g)中 三黄瀉心湯乾燥エキス0.56g（ダイオウ・オウゴン・オウレン各0.8g）
添加 ステアリン酸マグネシウム，ショ糖脂肪酸エステル，乳糖水和物
適応 体力中等度以上で，のぼせ気味で顔面紅潮し，精神不安，みぞおちのつかえ，便秘傾向などのあるものの次の諸症：高血圧の随伴症状（のぼせ，肩こり，耳鳴り，頭重，不眠，不安），鼻血，痔出血，便秘，更年期障害，血の道症
用法 15才以上1日1回1包食前又は食間。15才未満は服用しない
包装 180包

JPS三黄瀉心湯エキス錠N㊀　ジェーピーエス製薬㈱
区分 第2類
組成 錠（淡黄褐）：6錠中 三黄瀉心湯乾燥エキス0.7g（ダイオウ・オウレン・オウゴン各1g）
添加 無水ケイ酸，ケイ酸アルミニウム，カルメロースカルシウム（CMC-Ca），トウモロコシデンプン，ステアリン酸マグネシウム，乳糖水和物
適応 体力中等度以上で，のぼせ気味で顔面紅潮し，精神不安，みぞおちのつかえ，便秘傾向などのあるものの次の諸症：高血圧の随伴症状（のぼせ，肩こり，耳鳴り，頭重，不眠，不安），鼻血，痔出血，便秘，更年期障害，血の道症
用法 15才以上1回3錠1日2回食前又は食間。15才未満は服用しない
包装 200錠

ウチダの三黄丸㊀　㈱ウチダ和漢薬
区分 第2類
組成 丸：45丸中 ダイオウ末0.975g，オウゴン末0.975g，オウレン末0.4875g
添加 コメデンプン
適応 比較的体力があり，のぼせ気味で，顔面紅潮し，精神不安で，便秘の傾向のあるものの次の諸症：高血圧の随伴症状（のぼせ，肩こり，耳鳴り，頭重，不眠，不安），鼻血，痔出血，便秘，更年期障害，血の道症
用法 15才以上1回15丸1日3回食間。15才未満は服用しない
包装 500g

ウチダの三黄瀉心湯㊀　㈱ウチダ和漢薬
区分 第2類
組成 煎：1袋中 ダイオウ3g，オウゴン3g，オウレン3g
適応 のぼせ症で精神不安があり胃部がつかえ，便秘がひどいもので不眠，心悸亢進，充血，顔面紅潮，鼻血，痔出血，耳鳴などを伴うもの：高血圧症，動脈硬化症，鼻血，痔出血，常習便秘
用法 15才以上1日1袋を煎じ2〜3回食前1時間又は食間空腹時に分服。15才未満は服用しない
包装 30袋

ウチダの三黄瀉心湯エキス散 ㈱ウチダ和漢薬
- **区分** 第2類
- **組成** 細：3g中 三黄瀉心湯エキス0.7g（ダイオウ・オウゴン・オウレン各1g）
- **添加** 乳糖水和物、バレイショデンプン、メタケイ酸アルミン酸マグネシウム
- **適応** 比較的体力があり、のぼせ気味で、顔面紅潮し、精神不安で、便秘の傾向のあるものの次の諸症：高血圧の随伴症状（のぼせ、肩こり、耳鳴り、頭重、不眠、不安）、鼻血、痔出血、便秘、更年期障害、血の道症
- **用法** 1回15才以上1g、14〜7才2/3、6〜4才1/2、1日3回食前又は食間。4才未満は服用しない
- **包装** 500g

紀伊国屋三黄丸 ㈱紀伊国屋漢薬局
- **区分** 第2類
- **組成** 丸：100丸(7.2g)中 ダイオウ末2.2g、オウゴン末2.2g、オウレン末1.1g
- **添加** コメデンプン
- **適応** 比較的体力があり、のぼせ気味で、顔面紅潮し、精神不安で、便秘の傾向のあるものの次の諸症：高血圧の随伴症状（のぼせ、肩こり、耳鳴り、頭重、不眠、不安）、鼻血、痔出血、便秘、更年期障害、血の道症
- **用法** 15才以上1回10〜15丸1日3回食間。15才未満は服用しない
- **包装** 500g〔Ⓐ8,400（税込み）Ⓑ5,250（税込み）〕

紀伊国屋三黄錠 ㈱紀伊国屋漢薬局
- **区分** 第2類
- **組成** 錠：100錠中 ダイオウ末16g、オウゴン末16g、オウレン末8g
- **適応** 比較的体力があり、のぼせ気味で、顔面紅潮し、精神不安で、便秘の傾向のあるものの次の諸症：高血圧の随伴症状（のぼせ、肩こり、耳鳴り、頭重、不眠、不安）、鼻血、痔出血、便秘、更年期障害、血の道症
- **用法** 15才以上1回2錠1日3回食間。15才未満は服用しない
- **包装** 300錠〔Ⓐ3,150（税込み）Ⓑ1,890（税込み）〕

「クラシエ」漢方三黄瀉心湯エキス顆粒 クラシエ製薬㈱-クラシエ薬品㈱
- **区分** 第2類
- **組成** 顆（黄褐）：3包(3g)中 三黄瀉心湯エキス粉末350mg（ダイオウ1g、オウゴン・オウレン各0.5g）
- **添加** ヒドロキシプロピルセルロース、乳糖、ポリオキシエチレンポリオキシプロピレングリコール
- **適応** 体力中等度以上で、のぼせ気味で顔面紅潮し、精神不安、みぞおちのつかえ、便秘傾向などのあるものの次の諸症：高血圧の随伴症状（のぼせ、肩こり、耳鳴り、頭重、不眠、不安）、鼻血、痔出血、便秘、更年期障害、血の道症
- **用法** 1回15才以上1包、14〜7才2/3、6〜4才1/2、1日3回食前又は食間。4才未満は服用しない
- **包装** 45包〔Ⓐ4,200（税込み）〕、90包

三皇 日の丸漢方㈱
- **区分** 第2類
- **組成** 丸：1丸(100mg)中 オウゴン36mg、オウレン18mg、ダイオウ36mg、デンプン10mg
- **適応** のぼせ症で、気分のいらだち、胃部膨満、便秘、不眠、心悸亢進、顔面紅潮、耳鳴りなどを伴う者の高血圧症、動脈硬化症、痔出血、常習便秘症、鼻血、下血
- **用法** 1回成人10丸、14〜7才5丸、1日1〜3回食間
- **包装** 55g〔Ⓐ3,000〕、110g〔Ⓐ5,000〕

三黄丸 ㈲杉原達二商店
- **区分** 第2類
- **組成** 丸：100丸中 ダイオウ3g、オウゴン3g、オウレン1.5g
- **適応** 比較的体力があり、のぼせ気味で、顔面紅潮し、精神不安で、便秘の傾向のあるものの次の諸症：高血圧の随伴症状（のぼせ、肩こり、耳鳴り、頭重、不眠、不安）、鼻血、痔出血、便秘、更年期障害、血の道症
- **用法** 1回30丸1日3回食間
- **包装** 250g、500g

三黄瀉心湯Aエキス錠三和生薬 三和生薬㈱
- **区分** 第2類
- **組成** 錠（黄褐）：15錠(3g)中 三黄瀉心湯A水製エキス0.6g（ダイオウ・オウゴン・オウレン各1g）
- **添加** 乳糖、セルロース、部分アルファー化デンプン、カルメロースカルシウム(CMC-Ca)、カルメロース(CMC)、ステアリン酸カルシウム、無水ケイ酸
- **適応** 体力中等度以上で、のぼせ気味で顔面紅潮し、精神不安、みぞおちのつかえ、便秘傾向などのあるものの次の諸症：高血圧の随伴症状（のぼせ、肩こり、耳鳴り、頭重、不眠、不安）、鼻血、痔出血、便秘、更年期障害、血の道症
- **用法** 1回15才以上5錠、14〜7才3錠、6〜5才2錠、1日3回食前又は食間。5才未満は服用しない
- **包装** 270錠〔Ⓐ2,730（税込み）〕、900錠

二黄瀉心湯エキス〔細粒〕26 松浦薬業㈱ 松浦漢方㈱
- **区分** 第2類
- **組成** 細（淡黄褐）：3包(6g)又は6g中 三黄瀉心湯水製エキス1.3g（乾燥物換算で約0.45gに相当）（ダイオウ1.5g、オウゴン・オウレン各0.75g）
- **添加** メタケイ酸アルミン酸マグネシウム、乳糖、バレイショデンプン、香料
- **適応** 体力中等度以上で、のぼせ気味で顔面紅潮し、精神不安、みぞおちのつかえ、便秘傾向などのあるものの次の諸症：高血圧の随伴症状（のぼせ、肩こり、耳鳴り、頭重、不眠、不安）、鼻血、痔出血、便秘、更年期障害、血の道症
- **用法** 1回15才以上1包は2g、14〜7才2/3、6〜4才1/2、3〜2才1/3、2才未満1/4以下、1日3回食前又は食間。1才未満には、医師の診療を受けさせることを優先し、止むを得ない場合にだけ服用させる。3ヵ月未満は服用しない
- **包装** 500g、300包

三黄瀉心湯エキス散〔勝昌〕 ㈱東洋薬行
- **区分** 第2類
- **組成** 散（褐）：0.6g中 三黄瀉心湯水製エキス0.4g（ダイオウ・オウゴン・オウレン各1g）
- **添加** トウモロコシデンプン
- **適応** 体力中等度以上で、のぼせ気味で顔面紅潮し、精神不安、みぞおちのつかえ、便秘傾向などのあるものの次の諸症：高血圧の随伴症状（のぼせ、肩こり、耳鳴り、頭重、不眠、不安）、鼻血、痔出血、便秘、更年期障害、血の道症
- **用法** 1回0.2g1日3回空腹時
- **包装** 200g〔Ⓑ10,080（税込み）〕

三黄瀉心湯エキス錠三和生薬 三和生薬㈱
- **区分** 第2類
- **組成** 錠：15錠(3g)中 三黄瀉心湯水製エキス0.6g（オウレン・オウゴン・ダイオウ各1g）
- **添加** 乳糖、トウモロコシデンプン、カルメロースカルシウム(CMC-Ca)、ステアリン酸カルシウム
- **適応** 比較的体力があり、のぼせ気味で、顔面紅潮し、精神不安で、便秘の傾向のあるものの次の諸症：高血圧の随伴症状（のぼせ、肩こり、耳鳴り、頭重、不眠、不安）、鼻血、痔出血、便秘、更年期障害、血の道症
- **用法** 1回15才以上5錠、14〜7才3錠、1日3回食前又は食間。5才未満は服用しない

三黄瀉心湯「タキザワ」 ㈱タキザワ漢方廠
- **区分** 第2類
- **組成** 煎：2包(9g)中 ダイオウ3g、オウゴン3g、オウレン3g
- **適応** 比較的体力があり、のぼせ気味で、顔面紅潮し、精神不安で、便秘の傾向のあるものの次の諸症：高血圧の随伴症状（のぼせ、肩こり、耳鳴り、頭重、不眠、不安）、鼻血、痔出血、便秘、更年期障害、血の道症
- **用法** 15才以上1回1包を煎じ、1日2回朝夕空腹時。14〜7才2/3、6〜4才1/2。4才未満は服用しない
- **包装** 120包〔Ⓐ28,350（税込み）Ⓑ14,175（税込み）〕

三黄錠 長倉製薬㈱-日邦薬品工業㈱
- **区分** 第2類

三黄瀉心湯

組成錠(黄褐):1錠中 ダイオウ50mg,オウゴン50mg,オウレン25mg
適応 常習便秘,便秘による肩のこり,高血圧症,動脈硬化症,脳充血,のぼせ症
用法 1回成人6錠,15〜8才3錠,7〜5才2錠,4〜3才1錠,1日3回空腹時又は食間。3才未満は服用しない
包装 350錠〔Ⓑ1,250〕

サン・コーミョウ㊀　大杉製薬㈱
区分 第2類
組成顆(茶褐):3包(3g)中 三黄瀉心湯乾燥エキス1.4g(オウゴン・オウレン・ダイオウ各3g)
添加 乳糖,トウモロコシデンプン,ステアリン酸マグネシウム
適応 体力中等度以上で,のぼせ気味で顔面紅潮し,精神不安,みぞおちのつかえ,便秘傾向などのあるものの次の諸症:高血圧の随伴症状(のぼせ,肩こり,耳鳴り,頭重,不眠,不安),鼻血,痔出血,便秘,更年期障害,血の道症
用法 1回15才以上1包,14〜7才⅔,6〜4才½,1日3回食前又は食間
包装 45包〔Ⓐ4,000〕

神農三黄瀉心湯エキス錠㊀　神農製薬㈱
区分 第2類
組成錠(淡黄褐):6錠中 三黄瀉心湯乾燥エキス0.7g(ダイオウ・オウレン・オウゴン各1g)
添加 無水ケイ酸,ケイ酸アルミニウム,カルメロースカルシウム(CMC-Ca),トウモロコシデンプン,ステアリン酸マグネシウム,乳糖水和物
適応 体力中等度以上で,のぼせ気味で顔面紅潮し,精神不安,みぞおちのつかえ,便秘傾向などのあるものの次の諸症:高血圧の随伴症状(のぼせ,肩こり,耳鳴り,頭重,不眠,不安),鼻血,痔出血,便秘,更年期障害,血の道症
用法 15才以上1回3錠1日2回食前又は食間。15才未満は服用しない
包装 180錠

てんぐ三黄丸㊀㊑　二反田薬品工業㈱
区分 第2類
組成丸:45丸(3.9g)中 ダイオウ末1g,オウレン末0.5g,オウゴン末1g
添加 ハチミツ,コメデンプン,セラック
適応 (一般用の場合)比較的体力があり,のぼせ気味で,顔面紅潮し,精神不安で,便秘の傾向のあるものの次の諸症:高血圧の随伴症状(のぼせ,肩こり,耳鳴り,頭重,不眠,不安),鼻血,痔出血,便秘,更年期障害,血の道症　(配置用の場合)のぼせ感のある便秘,更年期障害,鼻出血又は痔出血
用法 15才以上1回15丸1日3回食間。15才未満は服用しない
包装 1100丸〔Ⓐ5,250(税込み)〕

東洋漢方の三黄散㊀　東洋漢方製薬㈱
区分 第2類
組成顆:2.4g中 ダイオウ末0.96g,オウゴン末0.96g,オウレン末0.48g
適応 比較的体力があり,のぼせ気味で,顔面紅潮し,精神不安で便秘の傾向のあるもの:高血圧の随伴症状(のぼせ,肩こり,耳鳴り,頭重,不眠,不安),鼻血,痔出血,便秘,更年期障害,血の道症
用法 15才以上1回0.8g1日3回食間。15才未満は服用しない
包装 500g〔Ⓑ8,000〕

脳快(エキス顆粒)㊀　㈱建林松鶴堂
区分 第2類
組成顆(黄褐):3包(6g)中 三黄瀉心湯水製乾燥エキス0.5g(ダイオウ・オウレン・オウゴン各0.5g)
添加 乳糖,バレイショデンプン
適応 体力中等度以上で,のぼせ気味で顔面紅潮し,精神不安,みぞおちのつかえ,便秘傾向などのあるものの次の諸症:高血圧の随伴症状(のぼせ,肩こり,耳鳴り,頭重,不眠,不安),鼻血,痔出血,便秘,更年期障害,血の道症
用法 1回成人1包,14〜7才⅔,6〜4才½,3〜2才⅓,2才未満¼,1日3回食間。1才未満には,医師の診療を受けさせることを優先し,止むを得ない場合にだけ服用させる。3ヵ月未満は服用しない
包装 30包〔Ⓐ2,730(税込み)〕

花扇三黄丸㊀㊑　小西製薬㈱
区分 第2類
組成丸(茶〜こげ茶):45丸(約4.5g)中 ダイオウ0.8g,オウゴン0.8g,オウレン0.8g
添加 トウモロコシデンプン,ハチミツ,薬用炭,セラック
適応 比較的体力があり,のぼせ気味で,顔面紅潮し,精神不安で,便秘の傾向のあるものの次の諸症:高血圧の随伴症状(のぼせ,肩こり,耳鳴り,頭重,不眠,不安),鼻血,痔出血,便秘,更年期障害,血の道症
用法 15才以上1回15丸1日3回食前又は食間
包装 100g,500g

補益㊀　一元製薬㈱-㈱イチゲン
区分 第2類
組成錠(褐):100錠中 オウレン末5g,ダイオウ末12.5g,オウゴン末5g,水性エキス2.5g(オウレン・オウゴン各7.5g,ダイオウ15g)
適応 体力中等度以上で,のぼせ気味で顔面紅潮し,精神不安,みぞおちのつかえ,便秘傾向などのあるものの次の諸症:高血圧の随伴症状(のぼせ,肩こり,耳鳴り,頭重,不眠,不安),鼻血,痔出血,便秘,更年期障害,血の道症
用法 成人1回5〜8錠1日2回朝食時,就寝30分前
包装 350錠〔Ⓐ4,800Ⓑ2,400〕,1000錠〔Ⓐ12,000Ⓑ6,000〕,2000錠〔Ⓐ22,000Ⓑ11,000〕

ホノミイネツ錠㊀　剤盛堂薬品㈱
区分 第2類
組成錠(淡褐):18錠(3.6g)中 三黄瀉心湯水製エキス0.35g(オウゴン・オウレン各0.5g,ダイオウ1g)
添加 カルメロースカルシウム(CMC-Ca),結晶セルロース,ステアリン酸マグネシウム,トウモロコシデンプン,乳糖,メタケイ酸アルミン酸マグネシウム
適応 体力中等度以上で,のぼせ気味で顔面紅潮し,精神不安,みぞおちのつかえ,便秘傾向などのあるものの次の諸症:高血圧の随伴症状(のぼせ,肩こり,耳鳴り,頭重,不眠,不安),鼻血,痔出血,便秘,更年期障害,血の道症
用法 1回成人6錠,14〜7才4錠,6〜5才3錠,1日3回食間。5才未満は服用しない

ホリエ三黄散㊀　堀江生薬㈱
区分 第2類
組成散:3包(2.4g)中 ダイオウ末0.96g,オウゴン末0.96g,オウレン末0.48g
適応 比較的体力があり,のぼせ気味で,顔面紅潮し,精神不安で便秘の傾向のあるもの:高血圧の随伴症状(のぼせ,肩こり,耳鳴り,頭重,不眠,不安),鼻血,痔出血,便秘,更年期障害,血の道症
用法 15才以上1回1包1日3回食間。15才未満は服用しない
包装 30包,90包

ヤギクラミン㊀　神農製薬㈱-ムサシノ製薬㈱
区分 第2類
組成錠(淡黄褐):6錠中 三黄瀉心湯乾燥エキス0.7g(ダイオウ・オウレン・オウゴン各1g)
添加 無水ケイ酸,ケイ酸アルミニウム,カルメロースカルシウム(CMC-Ca),トウモロコシデンプン,ステアリン酸マグネシウム,乳糖水和物
適応 体力中等度以上で,のぼせ気味で顔面紅潮し,精神不安,みぞおちのつかえ,便秘傾向などのあるものの次の諸症:高血圧の随伴症状(のぼせ,肩こり,耳鳴り,頭重,不眠,不安),鼻血,痔出血,便秘,更年期障害,血の道症
用法 15才以上1回3錠1日2回食前又は食間。15才未満は服用しない
包装 240錠

酸棗仁湯 (サンソウニントウ)

〔基準〕

(平成20年9月30日　厚生労働省医薬食品局審査管理課長通知による)
1. 成分・分量
   酸棗仁10～18，知母2～3，川芎2～3，茯苓2～5，甘草1
2. 用法・用量
   湯
3. 効能・効果
   体力中等度以下で，心身が疲れ，精神不安，不眠などがあるものの次の諸症：不眠症，神経症

〔使用上の注意〕

(平成25年3月27日　厚生労働省医薬食品局安全対策課長・審査管理課長通知による)

【添付文書等に記載すべき事項】
『してはいけないこと』
(守らないと現在の症状が悪化したり，副作用が起こりやすくなる)
　　次の人は服用しないこと
　　　生後3ヵ月未満の乳児。
　　　〔生後3ヵ月未満の用法がある製剤に記載すること。〕

『相談すること』
1. 次の人は服用前に医師，薬剤師又は登録販売者に相談すること
   (1) 医師の治療を受けている人。
   (2) 妊婦又は妊娠していると思われる人。
   (3) 胃腸の弱い人。
   (4) 下痢又は下痢傾向のある人。
   (5) 高齢者。
        〔1日最大配合量が甘草として1g以上(エキス剤については原生薬に換算して1g以上)含有する製剤に記載すること。〕
   (6) 次の症状のある人。
        むくみ
        〔1日最大配合量が甘草として1g以上(エキス剤については原生薬に換算して1g以上)含有する製剤に記載すること。〕
   (7) 次の診断を受けた人。
        高血圧，心臓病，腎臓病
        〔1日最大配合量が甘草として1g以上(エキス剤については原生薬に換算して1g以上)含有する製剤に記載すること。〕
2. 服用後，次の症状があらわれた場合は副作用の可能性があるので，直ちに服用を中止し，この文書を持って医師，薬剤師又は登録販売者に相談すること

関係部位	症状
消化器	吐き気，食欲不振，胃部不快感

   まれに下記の重篤な症状が起こることがある。その場合は直ちに医師の診療を受けること。

症状の名称	症状
偽アルドステロン症，ミオパチー	手足のだるさ，しびれ，つっぱり感やこわばりに加えて，脱力感，筋肉痛があらわれ，徐々に強くなる。

   〔1日最大配合量が甘草として1g以上(エキス剤については原生薬に換算して1g以上)を含有する製剤に記載すること。〕
3. 服用後，次の症状があらわれることがあるので，このような症状の持続又は増強が見られた場合には，服用を中止し，この文書を持って医師，薬剤師又は登録販売者に相談すること
   下痢
4. 1週間位服用しても症状がよくならない場合は服用を中止し，この文書を持って医師，薬剤師又は登録販売者に相談すること
5. 長期連用する場合には，医師，薬剤師又は登録販売者に相談すること
   〔1日最大配合量が，甘草として1g以上(エキス剤については原生薬に換算して1g以上)含有する製剤に記載すること。〕

〔用法及び用量に関連する注意として，用法及び用量の項目に続けて以下を記載すること。〕
(1) 小児に服用させる場合には，保護者の指導監督のもとに服用させること。
    〔小児の用法及び用量がある場合に記載すること。〕
(2) 〔小児の用法がある場合，剤形により，次に該当する場合には，そのいずれかを記載すること。〕
    1) 3歳以上の幼児に服用させる場合には，薬剤がのどにつかえることのないよう，よく注意すること。
       〔5歳未満の幼児の用法がある錠剤・丸剤の場合に記載すること。〕
    2) 幼児に服用させる場合には，薬剤がのどにつかえることのないよう，よく注意すること。
       〔3歳未満の用法及び用量を有する丸剤の場合に記載すること。〕
    3) 1歳未満の乳児には，医師の診療を受けさせることを優先し，やむを得ない場合にのみ服用させること。
       〔カプセル剤及び錠剤・丸剤以外の製剤の場合に記載すること。なお，生後3ヵ月未満の用法がある製剤の場合，「生後3ヵ月未満の乳児」を『してはいけないこと』に記載し，用法及び用量欄には記載しないこと。〕

保管及び取扱い上の注意
(1) 直射日光の当たらない(湿気の少ない)涼しい所に(密栓して)保管すること。
    〔( )内は必要とする場合に記載すること。〕
(2) 小児の手の届かない所に保管すること。
(3) 他の容器に入れ替えないこと。(誤用の原因になったり品質が変わる。)
    〔容器等の個々に至適表示がなされていて，誤用のおそれのない場合には記載しなくてもよい。〕

【外部の容器又は外部の被包に記載すべき事項】
注意
1. 次の人は服用しないこと
   生後3ヵ月未満の乳児。
   〔生後3ヵ月未満の用法がある製剤に記載すること。〕
2. 次の人は服用前に医師，薬剤師又は登録販売者に相談すること
   (1) 医師の治療を受けている人。
   (2) 妊婦又は妊娠していると思われる人。
   (3) 胃腸の弱い人。
   (4) 下痢又は下痢傾向のある人。
   (5) 高齢者。
        〔1日最大配合量が甘草として1g以上(エキス剤については原生薬に換算して1g以上)含有する製剤に記載すること。〕
   (6) 次の症状のある人。
        むくみ
        〔1日最大配合量が甘草として1g以上(エキス剤については原生薬に換算して1g以上)含有する製剤に記載すること。〕
   (7) 次の診断を受けた人。
        高血圧，心臓病，腎臓病

一般用漢方製剤

酸棗仁湯

〔1日最大配合量が甘草として1g以上（エキス剤については原生薬に換算して1g以上）含有する製剤に記載すること。〕
2′．服用が適さない場合があるので，服用前に医師，薬剤師又は登録販売者に相談すること
〔2．の項目の記載に際し，十分な記載スペースがない場合には2′．を記載すること。〕
3．服用に際しては，説明文書をよく読むこと
4．直射日光の当たらない（湿気の少ない）涼しい所に（密栓して）保管すること
〔（　）内は必要とする場合に記載すること。〕

JPS漢方顆粒-66号　ジェーピーエス製薬㈱
- 区分：第2類
- 組成（顆）（淡黄灰褐）：3包(6g)中　酸棗仁湯乾燥エキス散3.04g（サンソウニン12g，チモ・センキュウ各2.4g，ブクリョウ4g，カンゾウ0.8g）
- 添加：ステアリン酸マグネシウム，ショ糖脂肪酸エステル，乳糖水和物，二酸化ケイ素
- 適応：体力中等度以下で，心身が疲れ，精神不安，不眠などがあるものの次の諸症：不眠症，神経症
- 用法：1回15才以上1包，14〜7才2/3，6〜4才1/2，3〜2才1/3，2才未満1/4，1日3回食前又は食間。1才未満には，医師の診療を受けさせることを優先し，止むを得ない場合にだけ服用させる。3ヵ月未満は服用しない
- 包装：180包

イスクラ酸棗仁湯顆粒　イスクラ産業㈱
- 区分：第2類
- 組成（顆）（淡褐）：3包(6g)中　酸棗仁湯エキス4.7g（センキュウ・チモ・ブクリョウ各1.88g，カンゾウ0.94g，サンソウニン24g）
- 添加：トウモロコシデンプン，乳糖
- 適応：体力中等度以下で，心身が疲れ，精神不安，不眠などがあるものの次の諸症：不眠症，神経症
- 用法：15才以上1回1包1日3回。15才未満は服用しない
- 包装：45包

ウチダの酸棗仁湯　㈱ウチダ和漢薬
- 区分：第2類
- 組成（煎）：1袋(22g)中　サンソウニン10g，チモ3g，センキュウ3g，ブクリョウ5g，カンゾウ1g
- 適応：心身が疲れ弱って眠れないもの
- 用法：15才以上1日1袋を煎じ3回に分けて食前1時間又は食間空腹時に温服。15才未満は服用しない
- 包装：30袋

漢方ナイトミン　明治薬品㈱-小林製薬㈱
- 区分：第2類
- 組成（錠）：12錠中　酸棗仁湯エキス1500mg（サンソウニン7500mg，チモ・センキュウ各2250mg，ブクリョウ3750mg，カンゾウ750mg）
- 添加：無水ケイ酸，ヒドロキシプロピルセルロース，乳糖，カルメロースカルシウム（CMC-Ca），ステアリン酸マグネシウム
- 適応：体力中等度以下で，心身が疲れ，精神不安，不眠などがあるものの次の諸症：不眠症，神経症
- 用法：15才以上1回4錠1日3回食間。15才未満は服用しない
- 包装：72錠

コンレス錠　剤盛堂薬品㈱
- 区分：第2類
- 組成（錠）（淡黄褐）：18錠(3.6g)中　酸棗仁湯水製エキス1.1g（カンゾウ0.5g，サンソウニン7.5g，センキュウ・チモ各1.5g，ブクリョウ2.5g）
- 添加：ステアリン酸マグネシウム，乳糖，バレイショデンプン，メタケイ酸アルミン酸マグネシウム
- 適応：体力中等度以下で，心身が疲れ，精神不安，不眠などがあるものの次の諸症：不眠症，神経症
- 用法：1回成人6錠，14〜7才4錠，6〜5才3錠，1日3回食間。5才未満は服用しない

酸棗仁湯　東洋漢方製薬㈱
- 区分：第2類
- 組成（煎）：1包(19.5g)中　チモ3g，センキュウ3g，ブクリョウ5g，カンゾウ1g，サンソウニン7.5g
- 適応：心身が疲れ，弱って眠れないもの
- 用法：15才以上1日1包を煎じ2〜3回（食前1時間又は食間空腹時）に分けて温服
- 包装：100包〔Ⓑ14,700〕

酸棗仁湯エキス顆粒〔東洋〕分包　㈱東洋薬行
- 区分：第2類
- 組成（顆）（茶褐）：6g(3包)中　酸棗仁湯水製エキス4g（サンソウニン15g，チモ・センキュウ各3g，ブクリョウ5g，カンゾウ1g）
- 添加：トウモロコシデンプン
- 適応：体力中等度以下で，心身が疲れ，精神不安，不眠などがあるものの次の諸症：不眠症，神経症
- 用法：1回15才以上1包，14〜7才2/3，6〜4才1/2，1日3回食前又は食間
- 包装：15g×8〔Ⓑ8,400（税込み）〕

酸棗仁湯エキス〔細粒〕21　松浦薬業㈱-松浦漢方㈱
- 区分：第2類
- 組成（細）：3包(6g)又は6g中　酸棗仁湯水製エキス2.5g（乾燥物換算で約1.25gに相当）（サンソウニン5g，チモ・センキュウ各1.5g，ブクリョウ2.5g，カンゾウ0.5g）
- 添加：メタケイ酸アルミン酸マグネシウム，乳糖，バレイショデンプン，香料
- 適応：体力中等度以下で，心身が疲れ，精神不安，不眠などがあるものの次の諸症：不眠症，神経症
- 用法：1回15才以上1包又は2g，14〜7才2/3，6〜4才1/2，3〜2才1/3，2才未満1/4以下，1日3回食前又は食間。1才未満には，医師の診療を受けさせることを優先し，止むを得ない場合にだけ服用させる。3ヵ月未満は服用しない
- 包装：500g，12包〔Ⓐ1,260（税込み）〕，300包

酸棗仁湯エキス細粒G「コタロー」　小太郎漢方製薬㈱
- 区分：第2類
- 組成（細）（茶）：3包(4.5g)中　水製エキス2.4g（サンソウニン12g，チモ・センキュウ各2.4g，ブクリョウ4g，カンゾウ0.8g）
- 添加：含水二酸化ケイ素，ステアリン酸マグネシウム，トウモロコシデンプン，アメ粉
- 適応：体力中等度以下で，心身が疲れ，精神不安，不眠などがあるものの次の諸症：不眠症，神経症
- 用法：1回15才以上1包又は1.5g，14〜7才2/3，6〜4才1/2，3〜2才1/3，2才未満1/4，1日3回食前又は食間。1才未満には，医師の診療を受けさせることを優先し，止むを得ない場合にだけ服用させる。3ヵ月未満は服用しない
- 包装：90包

酸棗仁湯「タキザワ」　㈱タキザワ漢方廠
- 区分：第2類
- 組成（煎）：2包(27g)中　サンソウニン15g，チモ3g，センキュウ3g，ブクリョウ5g，カンゾウ1g
- 適応：体力中等度以下で，心身が疲れ，精神不安，不眠などがあるものの次の諸症：不眠症，神経症
- 用法：15才以上1回1包を煎じ，1日2回朝夕空腹時。14〜7才2/3，6〜4才1/2，3〜2才1/3，2才未満1/4以下。1才未満には，医師の診療を受けさせることを優先し，止むを得ない場合にだけ服用させる。3ヵ月未満は服用しない
- 包装：120包〔Ⓐ22,050（税込み）Ⓑ11,025（税込み）〕

サンワ酸棗仁湯エキス細粒　三和生薬㈱
- 区分：第2類
- 組成（細）：6g中　酸棗仁湯水製エキス1.9g（チモ・センキュウ各2.4g，ブクリョウ4g，カンゾウ0.8g，サンソウニン8g）
- 添加：乳糖，トウモロコシデンプン
- 適応：体力中等度以下で，心身が疲れ，精神不安，不眠などがあるものの次の諸症：不眠症，神経症

酸棗仁湯 353

|用法|1回15才以上2g，14〜7才1.3g，6〜4才1g，1日3回食前又は食間。4才未満は服用しない
|包装|500g

サンワ酸棗仁湯エキス細粒「分包」⊖　三和生薬㈱
|区分|第2類
|組成|細|：3包(6g)中　酸棗仁湯水製エキス1.9g（サンソウニン8g，チモ・センキュウ各2.4g，ブクリョウ4g，カンゾウ0.8g）
|添加|乳糖，トウモロコシデンプン
|適応|体力中等度以下で，心身が疲れ，精神不安，不眠などがあるものの次の諸症：不眠症，神経症
|用法|1回15才以上1包，14〜7才⅔，6〜4才½，1日3回食前又は食間。4才未満は服用しない
|包装|30包〔Ⓐ2,415（税込み）〕，90包〔Ⓐ6,615（税込み）〕

サンワ酸棗仁湯エキス錠⊖　三和生薬㈱
|区分|第2類
|組成|錠|：18錠(5.4g)中　酸棗仁湯水製エキス1.9g（チモ・センキュウ各2.4g，ブクリョウ4g，カンゾウ0.8g，サンソウニン8g）
|添加|乳糖，トウモロコシデンプン，メタケイ酸アルミン酸マグネシウム，ステアリン酸カルシウム
|適応|体力中等度以下で，心身が疲れ，精神不安，不眠などがあるものの次の諸症：不眠症，神経症
|用法|1回15才以上6錠，14〜7才4錠，6〜5才3錠，1日3回食前又は食間。5才未満は服用しない
|包装|270錠〔Ⓐ3,255（税込み）〕

スリーパン錠 Sleepan⊖　明治薬品㈱
|区分|第2類
|組成|錠|（淡褐）：12錠中　酸棗仁湯エキス1500mg（サンソウニン7500mg，チモ・センキュウ各2250mg，ブクリョウ3750mg，カンゾウ750mg）
|添加|無水ケイ酸，乳糖水和物，カルメロースカルシウム（CMC-Ca），ヒドロキシプロピルセルロース，ステアリン酸マグネシウム
|適応|心身が疲れ弱って眠れないもの
|用法|15才以上1回4錠1日3回食間。15才未満は服用しない
|包装|72錠〔Ⓐ1,890（税込み）〕

爽明仙　北宝薬品㈱
|区分|第2類
|組成|カ|：9カプセル中　酸棗仁湯軟稠エキス1.35g（サンソウニン6.75g，チモ・センキュウ各2.025g，ブクリョウ3.375g，カンゾウ0.675g）
|適応|心身が疲れ弱って眠れないもの
|用法|15才以上1回3カプセル1日3回空腹時
|包装|36カプセル，60カプセル

東洋の酸棗仁湯エキス顆粒⊖　東洋漢方製薬㈱
|区分|第2類
|組成|顆|（淡灰褐）：6g中　水製乾燥エキス2.08g（サンソウニン8g，チモ・センキュウ各3g，ブクリョウ5g，カンゾウ1g）
|添加|乳糖，バレイショデンプン
|適応|心身が疲れ弱って眠れないもの
|用法|1回15才以上2g，14〜7才1.3g，6〜4才1g，1日3回食前又は食間
|包装|500g〔Ⓑ8,000〕

パルミン⊖　米田薬品工業㈱-日邦薬品工業㈱
|区分|第2類
|組成|錠|：12錠中　酸棗仁湯エキスM 2000mg（サンソウニン10000mg，チモ・センキュウ各3000mg，ブクリョウ5000mg，カンゾウ1000mg）
|添加|乳糖水和物，バレイショデンプン，炭酸カルシウム，セルロース，ポリビニルアセタールジエチルアミノアセテート，ステアリン酸マグネシウム
|適応|心身が疲れ弱って眠れないもの
|用法|1回15才以上4錠，14〜4才2錠，1日2〜3回食間
|包装|120錠

ホスロールS Hosrol S⊖　救心製薬㈱
|区分|第2類
|組成|顆|（淡黄褐〜褐）：3包(6g)中　生薬抽出乾燥エキス4g（サンソウニン15g，ブクリョウ5g，チモ・センキュウ各3g，カンゾウ1g）
|添加|トウモロコシデンプン
|適応|体力中等度以下で，心身が疲れ，精神不安，不眠などがあるものの次の諸症：不眠症，神経症
|用法|15才以上1回1包1日3回食前又は食間。15才未満は服用しない
|包装|12包〔Ⓐ1,785（税込み）〕，28包〔Ⓐ3,990（税込み）〕
|備考|提携：勝昌製薬廠股份有限公司（台湾　台北市）

ラクミン⊖　ユニテックメディカル㈱-松本製薬工業㈱
|区分|第2類
|組成|錠|：12錠(4.2g)中　酸棗仁湯エキス2.4g（サンソウニン11.333g，ブクリョウ3.778g，チモ・センキュウ各2.267g，カンゾウ0.756g）
|添加|無水ケイ酸，バレイショデンプン，乳糖，セルロース，ヒドロキシプロピルセルロース，ステアリン酸マグネシウム，カルメロースカルシウム（CMC-Ca）
|適応|体力中等度以下で，心身が疲れ，精神不安，不眠などがあるものの次の諸症：不眠症，神経症
|用法|1回15才以上4錠，14〜7才3錠，1日3回。7才未満は服用しない
|包装|36錠，72錠

三物黄芩湯 （サンモツオウゴントウ）

〔基準〕

（平成20年9月30日 厚生労働省医薬食品局審査管理課長通知による）
1. 成分・分量
　　黄芩1.5～3，苦参3，地黄6
2. 用法・用量
　　湯
3. 効能・効果
　　体力中等度又はやや虚弱で，手足のほてりがあるものの次の諸症：湿疹・皮膚炎，手足のあれ（手足の湿疹・皮膚炎），不眠

〔使用上の注意〕

（平成25年3月27日 厚生労働省医薬食品局安全対策課長・審査管理課長通知による）

【添付文書等に記載すべき事項】
『してはいけないこと』
（守らないと現在の症状が悪化したり，副作用が起こりやすくなる）
　次の人は服用しないこと
　　生後3ヵ月未満の乳児。
　　〔生後3ヵ月未満の用法がある製剤に記載すること。〕
『相談すること』
1. 次の人は服用前に医師，薬剤師又は登録販売者に相談すること
　(1) 医師の治療を受けている人。
　(2) 妊婦又は妊娠していると思われる人。
　(3) 胃腸が弱く下痢しやすい人。
2. 服用後，次の症状があらわれた場合は副作用の可能性があるので，直ちに服用を中止し，この文書を持って医師，薬剤師又は登録販売者に相談すること

関係部位	症　　状
皮　膚	発疹・発赤，かゆみ
消化器	食欲不振，胃部不快感

　まれに下記の重篤な症状が起こることがある。その場合は直ちに医師の診療を受けること。

症状の名称	症　　状
間質性肺炎	階段を上ったり，少し無理をしたりすると息切れがする・息苦しくなる，空せき，発熱等がみられ，これらが急にあらわれたり，持続したりする。
肝機能障害	発熱，かゆみ，発疹，黄疸（皮膚や白目が黄色くなる），褐色尿，全身のだるさ，食欲不振等があらわれる。

3. 1ヵ月位服用しても症状がよくならない場合は服用を中止し，この文書を持って医師，薬剤師又は登録販売者に相談すること
〔用法及び用量に関連する注意として，用法及び用量の項目に続けて以下を記載すること。〕
　(1) 小児に服用させる場合には，保護者の指導監督のもとに服用させること。
　　　〔小児の用法及び用量がある場合に記載すること。〕
　(2) 〔小児の用法がある場合，剤形により，次に該当する場合には，そのいずれかを記載すること。〕
　　1) 3歳以上の幼児に服用させる場合には，薬剤がのどにつかえることのないよう，よく注意すること。
　　　〔5歳未満の幼児の用法がある錠剤・丸剤の場合に記載すること。〕
　　2) 幼児に服用させる場合には，薬剤がのどにつかえることのないよう，よく注意すること。
　　　〔3歳未満の用法及び用量を有する丸剤の場合に記載すること。〕
　　3) 1歳未満の乳児には，医師の診療を受けさせることを優先し，やむを得ない場合にのみ服用させること。
　　　〔カプセル剤及び錠剤・丸剤以外の製剤の場合に記載すること。なお，生後3ヵ月未満の用法がある製剤の場合，「生後3ヵ月未満の乳児」を『してはいけないこと』に記載し，用法及び用量欄には記載しないこと。〕

保管及び取扱い上の注意
(1) 直射日光の当たらない（湿気の少ない）涼しい所に（密栓して）保管すること。
　〔（ ）内は必要とする場合に記載すること。〕
(2) 小児の手の届かない所に保管すること。
(3) 他の容器に入れ替えないこと。（誤用の原因になったり品質が変わる。）
　〔容器等の個々に至適表示がなされていて，誤用のおそれのない場合には記載しなくてもよい。〕

【外部の容器又は外部の被包に記載すべき事項】
注意
1. 次の人は服用しないこと
　生後3ヵ月未満の乳児。
　〔生後3ヵ月未満の用法がある製剤に記載すること。〕
2. 次の人は服用前に医師，薬剤師又は登録販売者に相談すること
　(1) 医師の治療を受けている人。
　(2) 妊婦又は妊娠していると思われる人。
　(3) 胃腸が弱く下痢しやすい人。
2′. 服用が適さない場合があるので，服用前に医師，薬剤師又は登録販売者に相談すること
　〔2.の項目の記載に際し，十分な記載スペースがない場合には2′.を記載すること。〕
3. 服用に際しては，説明文書をよく読むこと
4. 直射日光の当たらない（湿気の少ない）涼しい所に（密栓して）保管すること
　〔（ ）内は必要とする場合に記載すること。〕

三物黄芩湯エキス顆粒KM ⊖　㈱カーヤ-㈱イチゲン，一元製薬㈱
区分 第2類
組成 顆（褐）：7.5g中 三物黄芩湯水製乾燥エキス3.75g（ジオウ6g，オウゴン・クジン各3g）
添 乳糖，ステアリン酸マグネシウム
適応 体力中等度又はやや虚弱で，手足のほてりがあるものの次の諸症：湿疹・皮膚炎，手足のあれ（手足の湿疹・皮膚炎），不眠
用法 1回15才以上2.5g，14～7才1.6g，6～4才1.2g，3～2才0.8g，2才未満0.6g以下，1日3回食前又は食間。1才未満には，医師の診療を受けさせることを優先し，止むを得ない場合にだけ服用させる。3ヵ月未満は服用しない
包装 500g
備考 製造：天津泰達薬業有限公司(中国)

三物黄芩湯エキス細粒G「コタロー」 ⊖　小太郎漢方製薬㈱
区分 第2類
組成 細（茶）：3包(4.5g)中 水製エキス3.65g（オウゴン・クジン各2.4g，ジオウ4.8g）
添 含水二酸化ケイ素，ステアリン酸マグネシウム，トウモロコシデンプン
適応 体力中等度又はやや虚弱で，手足のほてりがあるものの次の諸症：湿疹・皮膚炎，手足のあれ（手足の湿疹・皮膚炎），不眠
用法 1回15才以上1包又は1.5g，14～7才⅔，6～4才½，3～2才⅓，2才未満¼，1日3回食前又は食間。1才未満には，医師の診療を受けさせることを優先し，止むを得ない場合にだけ服用させる。

3ヵ月未満は服用しない
包装 90包

滋陰降火湯 (ジインコウカトウ)

〔基準〕

(平成20年9月30日　厚生労働省医薬食品局審査管理課長通知による)

1. 成分・分量

    当帰2.5，芍薬2.5，地黄2.5，天門冬2.5，麦門冬2.5，陳皮2.5，白朮あるいは蒼朮3，知母1〜1.5，黄柏1〜1.5，甘草1〜1.5，大棗1，生姜1（大棗，生姜はなくても可）

2. 用法・用量

    湯

3. 効能・効果

    体力虚弱で，のどにうるおいがなく，たんが切れにくくてせきこみ，皮膚が浅黒く乾燥し，便秘傾向のあるものの次の諸症：気管支炎，せき

〔使用上の注意〕

(平成25年3月27日　厚生労働省医薬食品局安全対策課長・審査管理課長通知による)

【添付文書等に記載すべき事項】

『してはいけないこと』
(守らないと現在の症状が悪化したり，副作用が起こりやすくなる)

次の人は服用しないこと

　生後3ヵ月未満の乳児。
　〔生後3ヵ月未満の用法がある製剤に記載すること。〕

『相談すること』

1. 次の人は服用前に医師，薬剤師又は登録販売者に相談すること
   (1) 医師の治療を受けている人。
   (2) 妊婦又は妊娠していると思われる人。
   (3) 胃腸の弱い人。
   (4) 高齢者。
       〔1日最大配合量が甘草として1g以上（エキス剤については原生薬に換算して1g以上）含有する製剤に記載すること。〕
   (5) 今までに薬などにより発疹・発赤，かゆみ等を起こしたことがある人。
   (6) 次の症状のある人。
       むくみ
       〔1日最大配合量が甘草として1g以上（エキス剤については原生薬に換算して1g以上）含有する製剤に記載すること。〕
   (7) 次の診断を受けた人。
       高血圧，心臓病，腎臓病
       〔1日最大配合量が甘草として1g以上（エキス剤については原生薬に換算して1g以上）含有する製剤に記載すること。〕

2. 服用後，次の症状があらわれた場合は副作用の可能性があるので，直ちに服用を中止し，この文書を持って医師，薬剤師又は登録販売者に相談すること

関係部位	症　状
皮　膚	発疹・発赤，かゆみ
消化器	胃部不快感

まれに下記の重篤な症状が起こることがある。その場合は直ちに医師の診療を受けること。

症状の名称	症　　状
偽アルドステロン症，ミオパチー	手足のだるさ，しびれ，つっぱり感やこわばりに加えて，脱力感，筋肉痛があらわれ，徐々に強くなる。

〔1日最大配合量が甘草として1g以上（エキス剤については原生薬に換算して1g以上）を含有する製剤に記載すること。〕

3. 服用後，次の症状があらわれることがあるので，このような症状の持続又は増強が見られた場合には，服用を中止し，この文書を持って医師，薬剤師又は登録販売者に相談すること
　　下痢
4. 1ヵ月位服用しても症状がよくならない場合は服用を中止し，この文書を持って医師，薬剤師又は登録販売者に相談すること
5. 長期連用する場合には，医師，薬剤師又は登録販売者に相談すること
　　〔1日最大配合量が甘草として1g以上（エキス剤については原生薬に換算して1g以上）含有する製剤に記載すること。〕

〔用法及び用量に関連する注意として，用法及び用量の項目に続けて以下を記載すること。〕
(1) 小児に服用させる場合には，保護者の指導監督のもとに服用させること。
　　〔小児の用法及び用量がある場合に記載すること。〕
(2) 〔小児の用法がある場合，剤形により，次に該当する場合には，そのいずれかを記載すること。〕
　1) 3歳以上の幼児に服用させる場合には，薬剤がのどにつかえることのないよう，よく注意すること。
　　〔5歳未満の幼児の用法がある錠剤・丸剤の場合に記載すること。〕
　2) 幼児に服用させる場合には，薬剤がのどにつかえることのないよう，よく注意すること。
　　〔3歳未満の用法及び用量を有する丸剤の場合に記載すること。〕
　3) 1歳未満の乳児には，医師の診療を受けさせることを優先し，やむを得ない場合にのみ服用させること。
　　〔カプセル剤及び錠剤・丸剤以外の製剤の場合に記載すること。なお，生後3ヵ月未満の用法がある製剤の場合，「生後3ヵ月未満の乳児」を『してはいけないこと』に記載し，用法及び用量欄には記載しないこと。〕

保管及び取扱い上の注意
(1) 直射日光の当たらない（湿気の少ない）涼しい所に（密栓して）保管すること。
　　〔（　）内は必要とする場合に記載すること。〕
(2) 小児の手の届かない所に保管すること。
(3) 他の容器に入れ替えないこと。（誤用の原因になったり品質が変わる。）
　　〔容器等の個々に至適表示がなされていて，誤用のおそれのない場合には記載しなくてもよい。〕

【外部の容器又は外部の被包に記載すべき事項】
注意
1. 次の人は服用しないこと
　　生後3ヵ月未満の乳児。
　　〔生後3ヵ月未満の用法がある製剤に記載すること。〕
2. 次の人は服用前に医師，薬剤師又は登録販売者に相談すること
(1) 医師の治療を受けている人。
(2) 妊婦又は妊娠していると思われる人。
(3) 胃腸の弱い人。
(4) 高齢者。
　　〔1日最大配合量が甘草として1g以上（エキス剤については原生薬に換算して1g以上）含有する製剤に記載すること。〕
(5) 今までに薬などにより発疹・発赤，かゆみ等を起こしたことがある人。
(6) 次の症状のある人。
　　むくみ
　　〔1日最大配合量が甘草として1g以上（エキス剤については原生薬に換算して1g以上）含有する製剤に記載すること。〕
(7) 次の診断を受けた人。
　　高血圧，心臓病，腎臓病
　　〔1日最大配合量が甘草として1g以上（エキス剤については原生薬に換算して1g以上）含有する製剤に記載すること。〕
2′. 服用が適さない場合があるので，服用前に医師，薬剤師又は登録販売者に相談すること
　　〔2.の項目の記載に際し，十分な記載スペースがない場合には2′.を記載すること。〕
3. 服用に際しては，説明文書をよく読むこと
4. 直射日光の当たらない（湿気の少ない）涼しい所に（密栓して）保管すること
　　〔（　）内は必要とする場合に記載すること。〕

滋陰降火湯エキス細粒G「コタロー」　─　小太郎漢方製薬㈱
区分 第2類
組成 細（褐）：3包（9g）中 水製エキス6.7g（オウバク・チモ・カンゾウ各1.2g，ビャクジュツ2.4g，チンピ・テンモンドウ・ジオウ・トウキ・シャクヤク・バクモンドウ各2g）
添加 含水二酸化ケイ素，ステアリン酸マグネシウム，トウモロコシデンプン
適応 体力虚弱で，のどにうるいがなく，たんが切れにくくてせきこみ，皮膚が浅黒く乾燥し，便秘傾向のあるものの次の諸症：気管支炎，せき
用法 1回15才以上1包，14～7才⅔，6～4才½，3～2才⅓，2才未満¼，1日3回食前又は食間。1才未満には，医師の診療を受けさせることを優先し，止むを得ない場合にだけ服用させる。3ヵ月未満は服用しない
包装 90包

壽量（エキス顆粒）　─　㈱建林松鶴堂
区分 第2類
組成 顆（褐）：3包（6.6g）中 滋陰降火湯水製乾燥エキス1.6g（トウキ・シャクヤク・ジオウ・テンモンドウ・バクモンドウ・チンピ各1.25g，ビャクジュツ1.5g，チモ・オウバク・カンゾウ各0.75g，タイソウ0.5g，ショウキョウ0.17g）
添加 乳糖
適応 体力虚弱で，のどにうるいがなく，たんが切れにくくてせきこみ，皮膚が浅黒く乾燥し，便秘傾向のあるものの次の諸症：気管支炎，せき
用法 1回成人1包，14～7才⅔，6～4才½，3～2才⅓，2才未満¼以下，1日3回食間。1才未満には，医師の診療を受けさせることを優先し，止むを得ない場合にだけ服用させる。3ヵ月未満は服用しない
包装 30包〔Ⓐ3,150（税込み）〕，90包〔Ⓐ8,400（税込み）〕

滋陰至宝湯（ジインシホウトウ）

〔基準〕

（平成20年9月30日　厚生労働省医薬食品局審査管理課長通知による）

1. 成分・分量
   当帰2～3，芍薬2～3，白朮あるいは蒼朮2～3，茯苓2～3，陳皮2～3，柴胡1～3，知母2～3，香附子2～3，地骨皮2～3，麦門冬2～3，貝母1～2，薄荷葉1，甘草1
2. 用法・用量
   湯
3. 効能・効果
   体力虚弱なものの次の諸症：慢性のせき，たん，気管支炎

〔使用上の注意〕

（平成25年3月27日　厚生労働省医薬食品局安全対策課長・審査管理課長通知による）

【添付文書等に記載すべき事項】

『してはいけないこと』
（守らないと現在の症状が悪化したり，副作用が起こりやすくなる）

次の人は服用しないこと
生後3ヵ月未満の乳児。
〔生後3ヵ月未満の用法がある製剤に記載すること。〕

『相談すること』
1. 次の人は服用前に医師，薬剤師又は登録販売者に相談すること
   (1) 医師の治療を受けている人。
   (2) 妊婦又は妊娠していると思われる人。
   (3) 胃腸の弱い人。
   (4) 高齢者。
      〔1日最大配合量が甘草として1g以上（エキス剤については原生薬に換算して1g以上）含有する製剤に記載すること。〕
   (5) 今までに薬などにより発疹・発赤，かゆみ等を起こしたことがある人。
   (6) 次の症状のある人。
      むくみ
      〔1日最大配合量が甘草として1g以上（エキス剤については原生薬に換算して1g以上）含有する製剤に記載すること。〕
   (7) 次の診断を受けた人。
      高血圧，心臓病，腎臓病
      〔1日最大配合量が甘草として1g以上（エキス剤については原生薬に換算して1g以上）含有する製剤に記載すること。〕
2. 服用後，次の症状があらわれた場合は副作用の可能性があるので，直ちに服用を中止し，この文書を持って医師，薬剤師又は登録販売者に相談すること

関係部位	症　状
皮　膚	発疹・発赤，かゆみ
消化器	胃部不快感

まれに下記の重篤な症状が起こることがある。その場合は直ちに医師の診療を受けること。

症状の名称	症　状
偽アルドステロン症，ミオパチー	手足のだるさ，しびれ，つっぱり感やこわばりに加えて，脱力感，筋肉痛があらわれ，徐々に強くなる。

〔1日最大配合量が甘草として1g以上（エキス剤については原生薬に換算して1g以上）を含有する製剤に記載すること。〕

3. 服用後，次の症状の持続又は増強が見られた場合には，服用を中止し，この文書を持って医師，薬剤師又は登録販売者に相談すること
   下痢
4. 1ヵ月位服用しても症状がよくならない場合は服用を中止し，この文書を持って医師，薬剤師又は登録販売者に相談すること
5. 長期連用する場合には，医師，薬剤師又は登録販売者に相談すること
   〔1日最大配合量が甘草として1g以上（エキス剤については原生薬に換算して1g以上）含有する製剤に記載すること。〕

〔用法及び用量に関連する注意として，用法及び用量の項目に続けて以下を記載すること。〕
(1) 小児に服用させる場合には，保護者の指導監督のもとに服用させること。
   〔小児の用法及び用量がある場合に記載すること。〕
(2) 〔小児の用法がある場合，剤形により，次に該当する場合には，そのいずれかを記載すること。〕
   1) 3歳以上の幼児に服用させる場合には，薬剤がのどにつかえることのないよう，よく注意すること。
      〔5歳未満の幼児の用法がある錠剤・丸剤の場合に記載すること。〕
   2) 幼児に服用させる場合には，薬剤がのどにつかえることのないよう，よく注意すること。
      〔3歳未満の用法及び用量を有する丸剤の場合に記載すること。〕
   3) 1歳未満の乳児には，医師の診療を受けさせることを優先し，やむを得ない場合にのみ服用させること。
      〔カプセル剤及び錠剤・丸剤以外の製剤の場合に記載すること。なお，生後3ヵ月未満の用法がある製剤の場合，「生後3ヵ月未満の乳児」を『してはいけないこと』に記載し，用法及び用量欄には記載しないこと。〕

保管及び取扱い上の注意
(1) 直射日光の当たらない（湿気の少ない）涼しい所に（密栓して）保管すること。
   〔（　）内は必要とする場合に記載すること。〕
(2) 小児の手の届かない所に保管すること。
(3) 他の容器に入れ替えないこと。（誤用の原因になったり品質が変わる。）
   〔容器等の個々に至適表示がなされていて，誤用のおそれのない場合には記載しなくてもよい。〕

【外部の容器又は外部の被包に記載すべき事項】

注意
1. 次の人は服用しないこと
   生後3ヵ月未満の乳児。
   〔生後3ヵ月未満の用法がある製剤に記載すること。〕
2. 次の人は服用前に医師，薬剤師又は登録販売者に相談すること
   (1) 医師の治療を受けている人。
   (2) 妊婦又は妊娠していると思われる人。
   (3) 胃腸の弱い人。
   (4) 高齢者。
      〔1日最大配合量が甘草として1g以上（エキス剤については原生薬に換算して1g以上）含有する製剤に記載すること。〕
   (5) 今までに薬などにより発疹・発赤，かゆみ等を起こしたことがある人。
   (6) 次の症状のある人。
      むくみ
      〔1日最大配合量が甘草として1g以上（エキス剤につ

いては原生薬に換算して1g以上）含有する製剤に記載すること。〕
　(7) 次の診断を受けた人。
　　　　高血圧，心臓病，腎臓病
　　　　〔1日最大配合量が甘草として1g以上（エキス剤については原生薬に換算して1g以上）含有する製剤に記載すること。〕
2′．服用が適さない場合があるので，服用前に医師，薬剤師又は登録販売者に相談すること
　　　　〔2．の項目の記載に際し，十分な記載スペースがない場合には2′．を記載すること。〕
3．服用に際しては，説明文書をよく読むこと
4．直射日光の当たらない（湿気の少ない）涼しい所に（密栓して）保管すること
　　　　〔（　）内は必要とする場合に記載すること。〕

紫雲膏 シウンコウ

〔基準〕
（平成20年9月30日　厚生労働省医薬食品局審査管理課長通知による）
1．成分・分量
　　紫根100〜120，当帰60〜100，豚脂20〜30，黄蝋300〜400，ゴマ油1,000
2．用法・用量
　　外用
3．効能・効果
　　ひび，あかぎれ，しもやけ，魚の目，あせも，ただれ，外傷，火傷，痔核による疼痛，肛門裂傷，湿疹・皮膚炎

〔使用上の注意〕
（平成25年3月27日　厚生労働省医薬食品局安全対策課長・審査管理課長通知による）
【添付文書等に記載すべき事項】
『してはいけないこと』
（守らないと現在の症状が悪化したり，副作用が起こりやすくなる）
　　次の人は使用しないこと
　　(1) 本剤又は本剤の成分によるアレルギー症状を起こしたことがある人。
　　(2) 湿潤・ただれ・やけど・外傷のひどい人。
　　(3) 傷口が化膿している人。
　　(4) 患部が広範囲の人。
『相談すること』
1．次の人は使用前に医師，薬剤師又は登録販売者に相談すること
　　医師の治療を受けている人。
2．使用後，次の症状があらわれた場合は副作用の可能性があるので，直ちに使用を中止し，この文書を持って医師，薬剤師又は登録販売者に相談すること

関係部位	症　状
皮　膚	発疹・発赤，かゆみ

〔用法及び用量に関連する注意として，用法及び用量の項目に続けて以下を記載すること。〕
　(1) 小児に使用させる場合には，保護者の指導監督のもとに使用させること。
　(2) 外用にのみ使用すること。
　(3) 目に入らないよう注意すること。
保管及び取扱い上の注意
　(1) 直射日光の当たらない（湿気の少ない）涼しい所に（密栓して）保管すること。
　　〔（　）内は必要とする場合に記載すること。〕
　(2) 小児の手の届かない所に保管すること。
　(3) 他の容器に入れ替えないこと。（誤用の原因になったり品質が変わる。）
　　〔容器等の個々に至適表示がなされていて，誤用のおそれのない場合には記載しなくてもよい。〕
【外部の容器又は外部の被包に記載すべき事項】
注意
1．使用に際しては，説明文書をよく読むこと
2．次の人は使用しないこと。
　　(1) 本剤又は本剤の成分によるアレルギー症状を起こしたことがある人。
　　(2) 湿潤・ただれ・やけど・外傷のひどい人。
　　(3) 傷口が化膿している人。
　　(4) 患部が広範囲の人。

起生（エキス顆粒）　㊀　㈱建林松鶴堂
区分 第2類
組成 顆 （明褐）：3包(6g)中　滋陰至宝湯水製乾燥エキス1.3g（トウキ・シャクヤク・ビャクジュツ・ブクリョウ・チンピ・チモ・コウブシ・バクモンドウ・ジコッピ・バイモ各1g，サイコ・ハッカ・カンゾウ各0.5g）
添加 乳糖，バレイショデンプン
適応 体力虚弱なものの次の諸症：慢性のせき，たん，気管支炎
用法 1回15才以上1包，14〜7才2/3，6〜4才1/2，3〜2才1/3，2才未満1/4以下，1日3回食間。1才未満には，医師の診療を受けさせることを優先し，止むを得ない場合にだけ服用させる。3ヵ月未満は服用しない
包装 30包〔Ⓐ2,940(税込み)〕，90包〔Ⓐ7,140(税込み)〕

3. 次の人は使用前に医師，薬剤師又は登録販売者に相談すること
   医師の治療を受けている人。
3'. 使用が適さない場合があるので，使用前に医師，薬剤師又は登録販売者に相談すること
   〔3.の項目の記載に際し，十分な記載スペースがない場合には3'.を記載すること。〕
4. 直射日光の当たらない（湿気の少ない）涼しい所に（密栓して）保管すること
   〔（ ）内は必要とする場合に記載すること。〕

アピトベール㊀　ジェーピーエス製薬㈱-小林製薬㈱
区分 第2類
組成軟（赤紫）：100g中 シコン6.2g, トウキ6.2g, ミツロウ23.7g, ゴマ油62.3g, 豚脂1.6g
適応 湿疹・皮膚炎, ひび, あかぎれ, しもやけ, 魚の目, あせも, ただれ, 外傷, 火傷, 痔核による疼痛, 肛門裂傷
用法 塗布又はガーゼ, 布片等にのばしてはる
包装 20g〔Ⓐ1,050（税込み）〕

ウチダの紫雲膏㊀　㈱ウチダ和漢薬
区分 第2類
組成軟：1605g中 ゴマ油1000g, トウキ100g, シコン100g, ミツロウ380g, 豚脂25g
適応 ひび, あかぎれ, しもやけ, 魚の目, あせも, ただれ, 外傷, 火傷, 痔核による疼痛, 肛門裂傷, 湿疹・皮膚炎
用法 塗布又はガーゼ等にのばしてはる
包装 50g〔Ⓐ1,732（税込み）〕, 500g

紀伊国屋紫雲膏㊀　㈱紀伊国屋漢薬局
区分 第2類
組成軟：1540g中 シコン120g, トウキ60g, ゴマ油1000g, ミツロウ340g, 豚脂20g
適応 ひび, あかぎれ, しもやけ, 魚の目, あせも, ただれ, 外傷, 火傷, 痔核による疼痛, 肛門裂傷, かぶれ
用法 塗布
包装 40g〔Ⓐ1,260（税込み）Ⓑ756（税込み）〕, 500g〔Ⓐ7,350（税込み）Ⓑ4,410（税込み）〕

クラシエ紫雲膏㊀　クラシエ製薬㈱-クラシエ薬品㈱
区分 第2類
組成軟（紫赤）：100g（本品1gは原生薬約1.37gに相当）中 シコン10.74g, トウキ7.16g, ゴマ油89.53g, ミツロウ26.86g, 豚脂2.69g
適応 ひび, あかぎれ, しもやけ, 魚の目, あせも, ただれ, 外傷, 火傷, 痔核による疼痛, 肛門裂傷, 湿疹・皮膚炎
用法 1日数回塗布又は脱脂綿, ガーゼにのばしてはる
包装 14g〔Ⓐ893（税込み）〕

紫雲膏㊀㊁　ジェーピーエス製薬㈱
区分 第2類
組成軟（赤紫）：油脂性抽出物（シコン・トウキ各100, ミツロウ380, ゴマ油1000, 豚脂25の割合）
適応 ひび, あかぎれ, しもやけ, 魚の目, あせも, ただれ, 外傷, 火傷, 痔核による疼痛, 肛門裂傷, 湿疹・皮膚炎
用法 塗布又はガーゼ, 布片等にのばしてはる
包装 20g

紫雲膏㊀㊁　長倉製薬㈱
区分 第2類
組成軟（赤紫）：10g中 油性エキス（トウキ・シコン各1g）, 黄ロウ3.8g, 豚脂0.25g, ゴマ油適量
適応 切傷・擦過傷・打撲傷・凍傷・火傷・潰瘍・痔・痔瘻・脱肛・水疱・ひび・あかぎれ・かぶれ・あせもなど
用法 1日数回塗擦
包装 10g〔Ⓑ650〕

紫雲膏㊀㊁　松浦薬業㈱-松浦漢方㈱
区分 第2類
組成軟：1g中 トウキ0.08g, シコン0.12g, ゴマ油1g, ミツロウ0.3g, 豚脂0.03g
適応 ひび, あかぎれ, しもやけ, 魚の目, あせも, ただれ, 外傷, 火傷, 痔核による疼痛, 肛門裂傷, 湿疹・皮膚炎
用法 1日2〜3回塗擦又はガーゼ等に塗布してはる
包装 20g〔Ⓐ1,029（税込み）〕, 500g

紫雲膏〔大草〕㊀　大草薬品㈱-日邦薬品工業㈱
区分 第2類
組成軟（赤紫）：100g中 シコン10.2g, トウキ5.1g, ゴマ油84.6g, ミツロウ33.8g
適応 ひび, あかぎれ, しもやけ, 魚の目, あせも, ただれ, 外傷, 火傷, 痔核による疼痛, 肛門裂傷, 湿疹・皮膚炎
用法 1日数回塗布
包装 20g〔Ⓐ1,505〕, 350g

紫雲膏〔弘真〕㊀　大草薬品㈱-大草薬品販売㈱
区分 第2類
組成軟：100g中 シコン10.2g, トウキ5.1g, ゴマ油84.6g, ミツロウ33.8g
適応 ひび, あかぎれ, しもやけ, 魚の目, あせも, ただれ, 外傷, 火傷, 痔核による疼痛, 肛門裂傷, 湿疹・皮膚炎
用法 1日数回塗布
包装 26g〔Ⓐ1,500〕

紫雲膏ダイコー㊀　大晃生薬㈲-大杉製薬㈱, 小太郎漢方製薬㈱, 山本漢方製薬㈱
区分 第2類
組成軟（赤紫）：1605g中 トウキ100g, シコン100g, ゴマ油1000g, ミツロウ380g, 豚脂25g,（全量1605gから得られる紫雲膏は約1300g）
適応 ひび, あかぎれ, しもやけ, 魚の目, あせも, ただれ, 外傷, 火傷, 痔核による疼痛, 肛門裂傷, 湿疹・皮膚炎
用法 塗布又はガーゼ等にのばしてはる
包装 大杉製薬㈱・山本漢方製薬㈱販売：20g, 50g。小太郎漢方製薬㈱販売：20g。大晃生薬㈲販売：50g, 500g

紫雲膏チューブ Shiunkou Tube ㊀　アルフレッサファーマ㈱
区分 第2類
組成軟（紫）：20g中 シコン2.15g, トウキ1.43g, トン脂0.54g, ミツロウ5.37g, ゴマ油17.91g
適応 ひび, あかぎれ, しもやけ, 魚の目, あせも, ただれ, 外傷, 火傷, 痔核による疼痛, 肛門裂傷, 湿疹・皮膚炎
用法 塗布又は塗擦。又は脱脂綿, ガーゼ等に塗布してはる
包装 20g〔Ⓐ1,029（税込み）〕

ジュンキコウ Junkiko ㊀　㈱和漢薬研究所-カポニー産業㈱
区分 第2類
組成軟：120g中 ゴマ油100g, トウキ10g, シコン10g, ミツロウ38g, 豚脂2.5g
適応 ひび, あかぎれ, しもやけ, 魚の目, あせも, ただれ, 外傷, 火傷, 痔核による疼痛, 肛門裂傷, 湿疹・皮膚炎
用法 1日2〜3回塗布, 又はガーゼにのばしてはる
包装 17g〔Ⓐ998（税込み）〕, 1kg〔Ⓐ13,965（税込み）〕

ニタンダ紫雲膏㊀㊁　二反田薬品工業㈱
区分 第2類
組成軟（赤紫）：35g中 シコン3g, トウキ2g, ゴマ油25g, ミツロウ8.75g, 豚脂0.75g
適応 軽度の外傷, 火傷, ただれ, 痔の痛み, ひび, あかぎれ, しもやけ
用法 1日数回塗布又は塗擦, あるいはガーゼ等にのばしてはる
包装 35g〔Ⓐ1,575（税込み）〕

ニッポー紫雲膏 Nippo Shiunko ㊀　興亜製薬㈱-日邦薬品工業㈱
区分 第2類
組成軟：1480g中 シコン100g, トウキ60g, ゴマ油1000g, 豚脂20g, ミツロウ300g

一般用漢方製剤

[適応]ひび，あかぎれ，しもやけ，魚の目，あせも，ただれ，外傷，火傷，痔核による疼痛，肛門裂傷，湿疹・皮膚炎
[用法]1日数回塗布
[包装]500g〔Ⓑ12,128(税込み)〕

ニッポー紫雲膏坐薬 *Nippo Shiunko Supp.*㊀　興亜製薬㈱-日邦薬品工業㈱
[区分]第2類
[組成][坐]：1個(2g)中 紫雲膏0.3g(シコン0.0203g，トウキ0.0121g，ゴマ油0.2027g，豚脂0.0041g，ミツロウ0.0608g)
[添加]ハードファット
[適応]肛門裂傷，痔核による疼痛
[用法]15才以上1回1個1日3回肛門内に挿入。15才未満は使用しない
[包装]10個〔Ⓐ2,310(税込み)〕Ⓑ1,617(税込み)〕，20個〔Ⓐ3,360(税込み)〕Ⓑ2,352(税込み)〕，100個〔Ⓑ8,453(税込み)〕

四逆加人参湯
シギャクカニンジントウ

〔基準〕

(平成23年4月15日 厚生労働省医薬食品局審査管理課長通知による)

1. 成分・分量
    甘草2～4.8，乾姜1.5～3.6，加工ブシ0.5～2.4，人参1～3
2. 用法・用量
    湯
3. 効能・効果
    体力虚弱あるいは体力が消耗し，貧血気味で手足が冷えるものの次の諸症：感冒，急・慢性胃腸炎，下痢，はきけ，貧血

〔使用上の注意〕

(平成25年3月27日 厚生労働省医薬食品局安全対策課長・審査管理課長通知による)

【添付文書等に記載すべき事項】
『してはいけないこと』
(守らないと現在の症状が悪化したり，副作用が起こりやすくなる)

　　　次の人は服用しないこと
　　　　生後3ヵ月未満の乳児。
　　　〔生後3ヵ月未満の用法がある製剤に記載すること。〕

『相談すること』
1. 次の人は服用前に医師，薬剤師又は登録販売者に相談すること
   (1) 医師の治療を受けている人。
   (2) 妊婦又は妊娠していると思われる人。
   (3) のぼせが強く赤ら顔で体力の充実している人。
   (4) 高齢者。
     〔1日最大配合量が甘草として1g以上(エキス剤については原生薬に換算して1g以上)含有する製剤に記載すること。〕
   (5) 今までに薬などにより発疹・発赤，かゆみ等を起こしたことがある人。
   (6) 次の症状のある人。
     むくみ
     〔1日最大配合量が甘草として1g以上(エキス剤については原生薬に換算して1g以上)含有する製剤に記載すること。〕
   (7) 次の診断を受けた人。
     高血圧，心臓病，腎臓病
     〔1日最大配合量が甘草として1g以上(エキス剤については原生薬に換算して1g以上)含有する製剤に記載すること。〕
2. 服用後，次の症状があらわれた場合は副作用の可能性があるので，直ちに服用を中止し，この文書を持って医師，薬剤師又は登録販売者に相談すること

関係部位	症　　　　状
皮　膚	発疹・発赤，かゆみ
その他	動悸，のぼせ，ほてり，口唇・舌のしびれ

まれに下記の重篤な症状が起こることがある。その場合は直ちに医師の診療を受けること。

症状の名称	症　　　　状
偽アルドステロン症，ミオパチー	手足のだるさ，しびれ，つっぱり感やこわばりに加えて，脱力感，筋肉痛があらわれ，徐々に強くなる。

〔1日最大配合量が甘草として1g以上（エキス剤については原生薬に換算して1g以上）を含有する製剤に記載すること。〕
3. 1ヵ月位（下痢，急性胃腸炎に服用する場合には5～6回，感冒に服用する場合は5～6日間）服用しても症状がよくならない場合は服用を中止し，この文書を持って医師，薬剤師又は登録販売者に相談すること
4. 長期連用する場合には，医師，薬剤師又は登録販売者に相談すること
〔1日最大配合量が，甘草として1g以上（エキス剤については原生薬に換算して1g以上）含有する製剤に記載すること。〕

〔用法及び用量に関連する注意として，用法及び用量の項目に続けて以下を記載すること。〕
(1) 小児に服用させる場合には，保護者の指導監督のもとに服用させること。
〔小児の用法及び用量がある場合に記載すること。〕
(2) 〔小児の用法がある場合，剤形により，次に該当する場合には，そのいずれかを記載すること。〕
1) 3歳以上の幼児に服用させる場合には，薬剤がのどにつかえることのないよう，よく注意すること。
〔5歳未満の幼児の用法がある錠剤・丸剤の場合に記載すること。〕
2) 幼児に服用させる場合には，薬剤がのどにつかえることのないよう，よく注意すること。
〔3歳未満の用法及び用量を有する丸剤の場合に記載すること。〕
3) 1歳未満の乳児には，医師の診療を受けさせることを優先し，やむを得ない場合にのみ服用させること。
〔カプセル剤及び錠剤・丸剤以外の製剤の場合に記載すること。なお，生後3ヵ月未満の用法がある製剤の場合，「生後3ヵ月未満の乳児」を『してはいけないこと』に記載し，用法及び用量欄には記載しないこと。〕

保管及び取扱い上の注意
(1) 直射日光の当たらない（湿気の少ない）涼しい所に（密栓して）保管すること。
〔（ ）内は必要とする場合に記載すること。〕
(2) 小児の手の届かない所に保管すること。
(3) 他の容器に入れ替えないこと。（誤用の原因になったり品質が変わる。）
〔容器等の個々に至適表示がなされていて，誤用のおそれのない場合には記載しなくてもよい。〕

【外部の容器又は外部の被包に記載すべき事項】
注意
1. 次の人は服用しないこと
生後3ヵ月未満の乳児。
〔生後3ヵ月未満の用法がある製剤に記載すること。〕
2. 次の人は服用前に医師，薬剤師又は登録販売者に相談すること
(1) 医師の治療を受けている人。
(2) 妊婦又は妊娠していると思われる人。
(3) のぼせが強く赤ら顔で体力の充実している人。
(4) 高齢者。
〔1日最大配合量が甘草として1g以上（エキス剤については原生薬に換算して1g以上）含有する製剤に記載すること。〕
(5) 今までに薬などにより発疹・発赤，かゆみ等を起こしたことがある人。
(6) 次の症状のある人。
むくみ
〔1日最大配合量が甘草として1g以上（エキス剤については原生薬に換算して1g以上）含有する製剤に記載すること。〕
(7) 次の診断を受けた人。

高血圧，心臓病，腎臓病
〔1日最大配合量が甘草として1g以上（エキス剤については原生薬に換算して1g以上）含有する製剤に記載すること。〕
2′. 服用が適さない場合があるので，服用前に医師，薬剤師又は登録販売者に相談すること
〔2.の項目の記載に際し，十分な記載スペースがない場合には2′.を記載すること。〕
3. 服用に際しては，説明文書をよく読むこと
4. 直射日光の当たらない（湿気の少ない）涼しい所に（密栓して）保管すること
〔（ ）内は必要とする場合に記載すること。〕

四逆散 (シギャクサン)

〔基準〕

(平成20年9月30日 厚生労働省医薬食品局審査管理課長通知による)

1. 成分・分量
    柴胡2～5, 芍薬2～4, 枳実2, 甘草1～2
2. 用法・用量
    (1)散：1回2～2.5g 1日3回 (2)湯
3. 効能・効果
    体力中等度以上で, 胸腹部に重苦しさがあり, ときに不安, 不眠などがあるものの次の諸症：胃炎, 胃痛, 腹痛, 神経症

〔使用上の注意〕

(平成25年3月27日 厚生労働省医薬食品局安全対策課長・審査管理課長通知による)

【添付文書等に記載すべき事項】

『してはいけないこと』
(守らないと現在の症状が悪化したり, 副作用が起こりやすくなる)

次の人は服用しないこと
生後3ヵ月未満の乳児。
〔生後3ヵ月未満の用法がある製剤に記載すること。〕

『相談すること』

1. 次の人は服用前に医師, 薬剤師又は登録販売者に相談すること
    (1) 医師の治療を受けている人。
    (2) 妊婦又は妊娠していると思われる人。
    (3) 体の虚弱な人（体力の衰えている人, 体の弱い人）。
    (4) 高齢者。
        〔1日最大配合量が甘草として1g以上（エキス剤については原生薬に換算して1g以上）含有する製剤に記載すること。〕
    (5) 次の症状のある人。
        むくみ
        〔1日最大配合量が甘草として1g以上（エキス剤については原生薬に換算して1g以上）含有する製剤に記載すること。〕
    (6) 次の診断を受けた人。
        高血圧, 心臓病, 腎臓病
        〔1日最大配合量が甘草として1g以上（エキス剤については原生薬に換算して1g以上）含有する製剤に記載すること。〕
2. 服用後, 次の症状があらわれた場合は副作用の可能性があるので, 直ちに服用を中止し, この文書を持って医師, 薬剤師又は登録販売者に相談すること
    まれに下記の重篤な症状が起こることがある。その場合は直ちに医師の診療を受けること。

症状の名称	症　　状
偽アルドステロン症, ミオパチー	手足のだるさ, しびれ, つっぱり感やこわばりに加えて, 脱力感, 筋肉痛があらわれ, 徐々に強くなる。

〔1日最大配合量が甘草として1g以上（エキス剤については原生薬に換算して1g以上）含有する製剤に記載すること。〕

3. 1ヵ月位（胃炎, 胃痛, 腹痛に服用する場合には1週間位）服用しても症状がよくならない場合は服用を中止し, この文書を持って医師, 薬剤師又は登録販売者に相談すること
4. 長期連用する場合には, 医師, 薬剤師又は登録販売者に相談すること
    〔1日最大配合量が甘草として1g以上（エキス剤については原生薬に換算して1g以上）含有する製剤に記載すること。〕

〔用法及び用量に関連する注意として, 用法及び用量の項目に続けて以下を記載すること。〕
(1) 小児に服用させる場合には, 保護者の指導監督のもとに服用させること。
    〔小児の用法及び用量がある場合に記載すること。〕
(2) 〔小児の用法がある場合, 剤形により, 次に該当する場合には, そのいずれかを記載すること。〕
    1) 3歳以上の幼児に服用させる場合には, 薬剤がのどにつかえることのないよう, よく注意すること。
        〔5歳未満の幼児の用法がある錠剤・丸剤の場合に記載すること。〕
    2) 幼児に服用させる場合には, 薬剤がのどにつかえることのないよう, よく注意すること。
        〔3歳未満の用法及び用量を有する丸剤の場合に記載すること。〕
    3) 1歳未満の乳児には, 医師の診療を受けさせることを優先し, やむを得ない場合にのみ服用させること。
        〔カプセル剤及び錠剤・丸剤以外の製剤の場合に記載すること。なお, 生後3ヵ月未満の用法がある製剤の場合, 「生後3ヵ月未満の乳児」を『してはいけないこと』に記載し, 用法及び用量欄には記載しないこと。〕

保管及び取扱い上の注意
(1) 直射日光の当たらない（湿気の少ない）涼しい所に（密栓して）保管すること。
    〔(　)内は必要とする場合に記載すること。〕
(2) 小児の手の届かない所に保管すること。
(3) 他の容器に入れ替えないこと。（誤用の原因になったり品質が変わる。）
    〔容器等の個々に至適表示がなされていて, 誤用のおそれのない場合には記載しなくてもよい。〕

【外部の容器又は外部の被包に記載すべき事項】

注意
1. 次の人は服用しないこと
    生後3ヵ月未満の乳児。
    〔生後3ヵ月未満の用法がある製剤に記載すること。〕
2. 次の人は服用前に医師, 薬剤師又は登録販売者に相談すること
    (1) 医師の治療を受けている人。
    (2) 妊婦又は妊娠していると思われる人。
    (3) 体の虚弱な人（体力の衰えている人, 体の弱い人）。
    (4) 高齢者。
        〔1日最大配合量が甘草として1g以上（エキス剤については原生薬に換算して1g以上）含有する製剤に記載すること。〕
    (5) 次の症状のある人。
        むくみ
        〔1日最大配合量が甘草として1g以上（エキス剤については原生薬に換算して1g以上）含有する製剤に記載すること。〕
    (6) 次の診断を受けた人。
        高血圧, 心臓病, 腎臓病
        〔1日最大配合量が甘草として1g以上（エキス剤については原生薬に換算して1g以上）有する製剤に記載すること。〕
2′. 服用が適さない場合があるので, 服用前に医師, 薬剤師又は登録販売者に相談すること
    〔2.の項目の記載に際し, 十分な記載スペースがない場合には2′.を記載すること。〕
3. 服用に際しては, 説明文書をよく読むこと
4. 直射日光の当たらない（湿気の少ない）涼しい所に（密栓

して）保管すること
　〔（　）内は必要とする場合に記載すること。〕

ウチダの四逆散㊀　㈱ウチダ和漢薬
区分 第2類
組成 散：1000g中 サイコ400g, キジツ160g, シャクヤク末320g, カンゾウ末120g
適応 腹直筋が著しく攣急し, 胸や脇腹が重苦しく, あるいは痛み, みぞおちがつかえ, 四肢厥冷し, 腹痛, 下痢の傾向があり, 咳嗽, 心悸亢進, 小便不利, 不定熱, 神経症状などを伴うもの：胆嚢炎, 胆石症, 胃炎, 胃酸過多症, 鼻炎
用法 1回15才以上1～2g, 14～5才0.5～1g, 5才未満0.3～0.6g, 1日3回食前1時間又は食間空腹時。1才未満には, 医師の診療を受けさせることを優先し, 止むを得ない場合にだけ服用させる。3ヵ月未満は服用しない
包装 100g×5

［救心漢方］四逆散 Kyushin Kampo Shigyaku-san㊀　救心製薬㈱
区分 第2類
組成 散（黄褐～褐）：3包(6g)中 四逆散料乾燥エキス1600mg（サイコ2.5g, シャクヤク2g, キジツ1g, カンゾウ0.75g), 四逆散末3000mg（サイコ・シャクヤク・キジツ・カンゾウ各0.75g）
添加 コメデンプン, 部分アルファー化デンプン, セルロース, 無水ケイ酸
適応 体力中等度以上で, 胸脇部に重苦しさがあり, ときに不眠などがあるものの次の諸症：胃炎, 胃痛, 腹痛, 神経症
用法 1回15才以上1包, 14～7才2/3, 6～4才1/2, 3～2才1/3, 2才未満1/4, 1日3回食前又は食間。1才未満には, 医師の診療を受けさせることを優先し, 止むを得ない場合にだけ服用させる。3ヵ月未満は服用しない
包装 10包〔Ⓐ1,995（税込み）〕

四逆散㊀　㈲杉原達二商店
区分 第2類
組成 散：100g中 サイコ25g, カンゾウ25g, シャクヤク25g, キジツ25g
適応 胸腹部に重苦しさがあるような場合の次の諸症：胃炎, 胃痛, 腹痛
用法 1回2g1日3回食間
包装 200g, 400g

四逆散（エキス顆粒）㊀　㈱建林松鶴堂
区分 第2類
組成 顆（帯褐）：3包(6g)中 四逆散水製乾燥エキス0.8g（サイコ・キジツ・シャクヤク各1g, カンゾウ0.5g）
添加 乳糖, バレイショデンプン
適応 体力中等度以上で, 胸脇部に重苦しさがあり, ときに不眠などがあるものの次の諸症：胃炎, 胃痛, 腹痛, 神経症
用法 1回成人1包, 14～7才2/3, 6～4才1/2, 3～2才1/3, 2才未満1/4以下, 1日3回食間。1才未満には, 医師の診療を受けさせることを優先し, 止むを得ない場合にだけ服用させる。3ヵ月未満は服用しない
包装 30包〔Ⓐ2,730（税込み）〕, 90包〔Ⓐ7,140（税込み）〕

四逆散（顆粒）㊀　東洋漢方製薬㈱
区分 第2類
組成 顆：3包(4.8g)中 水製乾燥エキス0.8g（サイコ1.66g, シャクヤク1.33g, キジツ0.66g, カンゾウ0.5g), サイコ1.6g, シャクヤク末1.28g, キジツ0.64g, カンゾウ末0.48g
適応 胸腹部に重苦しさがあるような場合の次の諸症：胃炎, 胃痛, 腹痛
用法 1回15才以上1包, 14～7才2/3, 6～4才1/2, 1日3回食前又は食後

四逆散（顆粒）KM㊀　㈱カーヤ-㈱イチゲン, 一元製薬㈱
区分 第2類
組成 顆（褐）：3包(6.3g)中 サイコ1.8g, シャクヤク1.8g, キジツ1.8g, カンゾウ0.9g
適応 体力中等度以上で, 胸脇部に重苦しさがあり, ときに不眠などがあるものの次の諸症：胃炎, 胃痛, 腹痛, 神経症
用法 1回15才以上2.1g, 14～7才1.4g, 6～4才1.05g, 3～2才0.7g, 2才未満0.52g以下, 1日3回食前又は食間。1才未満には, 医師の診療を受けさせることを優先し, 止むを得ない場合にだけ服用させる。3ヵ月未満は服用しない
包装 300g　**備考** 製造：天津泰達薬業有限公司(中国)

四逆散料エキス細粒〔東洋〕㊀　㈱東洋薬行
区分 第2類
組成 細（茶褐）：3.6g(3包)又は3.6g中 四逆散料水製エキス1.8g（サイコ5g, シャクヤク4g, キジツ2g, カンゾウ1.5g）
添加 トウモロコシデンプン
適応 体力中等度以上で, 胸脇部に重苦しさがあり, ときに不眠などがあるものの次の諸症：胃炎, 胃痛, 腹痛, 神経症
用法 1回15才以上1包又は1.2g, 14～7才2/3, 6～4才1/2, 3～2才1/3, 1日3回食前又は食間
包装 90包×2〔Ⓑ7,350（税込み）〕, 200g〔Ⓑ7,035（税込み）〕, 600g〔Ⓑ18,165（税込み）〕

シギロン「コタロー」㊀　小太郎漢方製薬㈱
区分 第2類
組成 錠（白）：9錠中 水製エキス1.25g（サイコ2.5g, シャクヤク2g, キジツ1g, カンゾウ0.75g）
添加 酸化チタン, ステアリン酸マグネシウム, タルク, 乳糖水和物, ヒプロメロース（ヒドロキシプロピルメチルセルロース), 粉末飴, メタケイ酸アルミン酸マグネシウム, カルナウバロウ, サラシミツロウ
適応 体力中等度以上で, 胸脇部に重苦しさがあり, ときに不眠などがあるものの次の諸症：胃炎, 胃痛, 腹痛, 神経症
用法 1回15才以上3錠, 14～5才2錠, 1日3回食前又は食間。5才未満は服用しない
包装 180錠

長倉四逆散粒状㊀　長倉製薬㈱
区分 第2類
組成 顆（淡褐）：6g中 サイコ1.714g, キジツ1.714g, シャクヤク1.714g, カンゾウ0.858g
適応 胸腹部に重苦しさがあるような次の諸症：胃炎, 胃痛, 腹痛
用法 1回成人2g, 14～7才2/3, 6～4才1/2, 3～2才1/3, 1日3回食前又は食間。2才未満は服用しない
包装 500g〔Ⓑ8,000〕

シギャクトウ
四逆湯

〔基準〕

(平成23年4月15日 厚生労働省医薬食品局審査管理課長通知による)
1. 成分・分量
   甘草2～4.8, 乾姜1.5～3.6, 加工ブシ0.3～2.4
2. 用法・用量
   湯
3. 効能・効果
   体力虚弱あるいは体力が消耗し, 手足が冷えるものの次の諸症：感冒, 急・慢性胃腸炎, 下痢, はきけ

〔使用上の注意〕

(平成25年3月27日 厚生労働省医薬食品局安全対策課長・審査管理課長通知による)

【添付文書等に記載すべき事項】
『してはいけないこと』
(守らないと現在の症状が悪化したり, 副作用が起こりやすくなる)
1. 次の人は服用しないこと
   生後3ヵ月未満の乳児。
   〔生後3ヵ月未満の用法がある製剤に記載すること。〕

『相談すること』
1. 次の人は服用前に医師, 薬剤師又は登録販売者に相談すること
   (1) 医師の治療を受けている人。
   (2) 妊婦又は妊娠していると思われる人。
   (3) のぼせが強く赤ら顔で体力の充実している人。
   (4) 高齢者。
      〔1日最大配合量が甘草として1g以上（エキス剤については原生薬に換算して1g以上）含有する製剤に記載すること。〕
   (5) 今までに薬などにより発疹・発赤, かゆみ等を起こしたことがある人。
   (6) 次の症状のある人。
      むくみ
      〔1日最大配合量が甘草として1g以上（エキス剤については原生薬に換算して1g以上）含有する製剤に記載すること。〕
   (7) 次の診断を受けた人。
      高血圧, 心臓病, 腎臓病
      〔1日最大配合量が甘草として1g以上（エキス剤については原生薬に換算して1g以上）含有する製剤に記載すること。〕
2. 服用後, 次の症状があらわれた場合は副作用の可能性があるので, 直ちに服用を中止し, この文書を持って医師, 薬剤師又は登録販売者に相談すること

関係部位	症　　状
皮　膚	発疹・発赤, かゆみ
その他	動悸, のぼせ, ほてり, 口唇・舌のしびれ

まれに下記の重篤な症状が起こることがある。その場合は直ちに医師の診療を受けること。

症状の名称	症　　状
偽アルドステロン症, ミオパチー	手足のだるさ, しびれ, つっぱり感やこわばりに加えて, 脱力感, 筋肉痛があらわれ, 徐々に強くなる。

〔1日最大配合量が甘草として1g以上（エキス剤については原生薬に換算して1g以上）を含有する製剤に記載すること。〕
3. 1週間位服用しても症状がよくならない場合は服用を中止し, この文書を持って医師, 薬剤師又は登録販売者に相談すること
4. 長期連用する場合には, 医師, 薬剤師又は登録販売者に相談すること
   〔1日最大配合量が, 甘草として1g以上（エキス剤については原生薬に換算して1g以上）含有する製剤に記載すること。〕

〔用法及び用量に関連する注意として, 用法及び用量の項目に続けて以下を記載すること。〕
(1) 小児に服用させる場合には, 保護者の指導監督のもとに服用させること。
   〔小児の用法及び用量がある場合に記載すること。〕
(2) 〔小児の用法がある場合, 剤形により, 次に該当する場合には, そのいずれかを記載すること。〕
   1) 3歳以上の幼児に服用させる場合には, 薬剤がのどにつかえることのないよう, よく注意すること。
      〔5歳未満の幼児の用法がある錠剤・丸剤の場合に記載すること。〕
   2) 幼児に服用させる場合には, 薬剤がのどにつかえることのないよう, よく注意すること。
      〔3歳未満の用法及び用量を有する丸剤の場合に記載すること。〕
   3) 1歳未満の乳児には, 医師の診療を受けさせることを優先し, やむを得ない場合にのみ服用させること。
      〔カプセル剤及び錠剤・丸剤以外の製剤の場合に記載すること。なお, 生後3ヵ月未満の用法がある製剤の場合,「生後3ヵ月未満の乳児」を『してはいけないこと』に記載し, 用法及び用量欄には記載しないこと。〕

保管及び取扱い上の注意
(1) 直射日光の当たらない（湿気の少ない）涼しい所に（密栓して）保管すること。
   〔(　)内は必要とする場合に記載すること。〕
(2) 小児の手の届かない所に保管すること。
(3) 他の容器に入れ替えないこと。(誤用の原因になったり品質が変わる。)
   〔容器等の個々に至適表示がなされていて, 誤用のおそれのない場合には記載しなくてもよい。〕

【外部の容器又は外部の被包に記載すべき事項】
注意
1. 次の人は服用しないこと
   生後3ヵ月未満の乳児。
   〔生後3ヵ月未満の用法がある製剤に記載すること。〕
2. 次の人は服用前に医師, 薬剤師又は登録販売者に相談すること
   (1) 医師の治療を受けている人。
   (2) 妊婦又は妊娠していると思われる人。
   (3) のぼせが強く赤ら顔で体力の充実している人。
   (4) 高齢者。
      〔1日最大配合量が甘草として1g以上（エキス剤については原生薬に換算して1g以上）含有する製剤に記載すること。〕
   (5) 今までに薬などにより発疹・発赤, かゆみ等を起こしたことがある人。
   (6) 次の症状のある人。
      むくみ
      〔1日最大配合量が甘草として1g以上（エキス剤については原生薬に換算して1g以上）含有する製剤に記載すること。〕
   (7) 次の診断を受けた人。
      高血圧, 心臓病, 腎臓病
      〔1日最大配合量が甘草として1g以上（エキス剤につ

いては原生薬に換算して1g以上）含有する製剤に記載すること。〕
2．服用が適さない場合があるので，服用前に医師，薬剤師又は登録販売者に相談すること
〔2．の項目の記載に際し，十分な記載スペースがない場合には2′．を記載すること。〕
3．服用に際しては，説明文書をよく読むこと
4．直射日光の当たらない（湿気の少ない）涼しい所に（密栓して）保管すること
〔（　）内は必要とする場合に記載すること。〕

ウチダの四逆湯 ㊀　㈱ウチダ和漢薬
区分 第2類
組成 煎：1袋中 カンゾウ3g, ショウキョウ2g, ブシ末1 0.3g
適応 四肢厥冷し，身体疼痛し，不消化便の下痢あるいは尿利多いもの，あるいは腹部膨満，嘔吐，発熱，悪寒，頭痛，発汗などを伴うもの：急性吐瀉病，急性慢性腸炎，自家中毒病，下痢症，感冒
用法 15才以上1日1袋を煎じ2〜3回に分けて食前1時間又は食間空腹時に温服。15才未満は服用しない
包装 30袋

「クラシエ」療方回陽救逆エキス顆粒A ㊀　クラシエ製薬㈱-クラシエ薬品㈱
区分 第2類
組成 顆：3包(4.8g)中 四逆湯エキス粉末1700mg（カンゾウ3g, カンキョウ2g, ブシ末1g）
添加 乳糖，ヒドロキシプロピルセルロース
適応 体力虚弱あるいは体力が消耗し，手足が冷えるものの次の諸症：感冒，急・慢性胃腸炎，下痢，吐き気
用法 15才以上1回1包1日3回食前又は食間。15才未満は服用しない
包装 90包

四君子湯 シクンシトウ

〔基準〕

（平成20年9月30日　厚生労働省医薬食品局審査管理課長通知による）

1．成分・分量
人参3〜4，白朮3〜4（蒼朮も可），茯苓4，甘草1〜2，生姜0.5〜1，大棗1〜2

2．用法・用量
湯

3．効能・効果
体力虚弱で，痩せて顔色が悪くて，食欲がなく，疲れやすいものの次の諸症：胃腸虚弱，慢性胃炎，胃のもたれ，嘔吐，下痢，夜尿症

〔使用上の注意〕

（平成25年3月27日　厚生労働省医薬食品局安全対策課長・審査管理課長通知による）

【添付文書等に記載すべき事項】

『してはいけないこと』
（守らないと現在の症状が悪化したり，副作用が起こりやすくなる）

次の人は服用しないこと
生後3ヵ月未満の乳児。
〔生後3ヵ月未満の用法がある製剤に記載すること。〕

『相談すること』
1．次の人は服用前に医師，薬剤師又は登録販売者に相談すること
(1) 医師の治療を受けている人。
(2) 妊婦又は妊娠していると思われる人。
(3) 高齢者。
〔1日最大配合量が甘草として1g以上（エキス剤については原生薬に換算して1g以上）含有する製剤に記載すること。〕
(4) 今までに薬などにより発疹・発赤，かゆみ等を起こしたことがある人。
(5) 次の症状のある人。
むくみ
〔1日最大配合量が甘草として1g以上（エキス剤については原生薬に換算して1g以上）含有する製剤に記載すること。〕
(6) 次の診断を受けた人。
高血圧，心臓病，腎臓病
〔1日最大配合量が甘草として1g以上（エキス剤については原生薬に換算して1g以上）含有する製剤に記載すること。〕

2．服用後，次の症状があらわれた場合は副作用の可能性があるので，直ちに服用を中止し，この文書を持って医師，薬剤師又は登録販売者に相談すること

関係部位	症　状
皮　膚	発疹・発赤，かゆみ

まれに下記の重篤な症状が起こることがある。その場合は直ちに医師の診療を受けること。

症状の名称	症　状
偽アルドステロン症，ミオパチー	手足のだるさ，しびれ，つっぱり感やこわばりに加えて，脱力感，筋肉痛があらわれ，徐々に強くなる。

〔1日最大配合量が甘草として1g以上（エキス剤については原生薬に換算して1g以上）を含有する製剤

記載すること。〕
3. 1ヵ月位（嘔吐，下痢に服用する場合には1週間位）服用しても症状がよくならない場合は服用を中止し，この文書を持って医師，薬剤師又は登録販売者に相談すること
4. 長期連用する場合には，医師，薬剤師又は登録販売者に相談すること
　　〔1日最大配合量が甘草として1g以上（エキス剤については原生薬に換算して1g以上）含有する製剤に記載すること。〕
〔用法及び用量に関連する注意として，用法及び用量の項目に続けて以下を記載すること。〕
(1) 小児に服用させる場合には，保護者の指導監督のもとに服用させること。
　　〔小児の用法及び用量がある場合に記載すること。〕
(2) 〔小児の用法がある場合，剤形により，次に該当する場合には，そのいずれかを記載すること。〕
　1) 3歳以上の幼児に服用させる場合には，薬剤がのどにつかえることのないよう，よく注意すること。
　　〔5歳未満の幼児の用法がある錠剤・丸剤の場合に記載すること。〕
　2) 幼児に服用させる場合には，薬剤がのどにつかえることのないよう，よく注意すること。
　　〔3歳未満の用法及び用量を有する丸剤の場合に記載すること。〕
　3) 1歳未満の乳児には，医師の診療を受けさせることを優先し，やむを得ない場合にのみ服用させること。
　　〔カプセル剤及び錠剤・丸剤以外の製剤の場合に記載すること。なお，生後3ヵ月未満の用法がある製剤の場合，「生後3ヵ月未満の乳児」を『してはいけないこと』に記載し，用法及び用量欄には記載しないこと。〕

保管及び取扱い上の注意
(1) 直射日光の当たらない（湿気の少ない）涼しい所に（密栓して）保管すること。
　　〔（　）内は必要とする場合に記載すること。〕
(2) 小児の手の届かない所に保管すること。
(3) 他の容器に入れ替えないこと。（誤用の原因になったり品質が変わる。）
　　〔容器等の個々に至適表示がなされていて，誤用のおそれのない場合には記載しなくてもよい。〕

【外部の容器又は外部の被包に記載すべき事項】
注意
1. 次の人は服用しないこと
　生後3ヵ月未満の乳児。
　　〔生後3ヵ月未満の用法がある製剤に記載すること。〕
2. 次の人は服用前に医師，薬剤師又は登録販売者に相談すること
(1) 医師の治療を受けている人。
(2) 妊婦又は妊娠していると思われる人。
(3) 高齢者。
　　〔1日最大配合量が甘草として1g以上（エキス剤については原生薬に換算して1g以上）含有する製剤に記載すること。〕
(4) 今までに薬などにより発疹・発赤，かゆみ等を起こしたことがある人。
(5) 次の症状のある人。
　むくみ
　　〔1日最大配合量が甘草として1g以上（エキス剤については原生薬に換算して1g以上）含有する製剤に記載すること。〕
(6) 次の診断を受けた人。
　高血圧，心臓病，腎臓病
　　〔1日最大配合量が甘草として1g以上（エキス剤については原生薬に換算して1g以上）含有する製剤に記載すること。〕

2′. 服用が適さない場合があるので，服用前に医師，薬剤師又は登録販売者に相談すること
　　〔2.の項目の記載に際し，十分な記載スペースがない場合には2′.を記載すること。〕
3. 服用に際しては，説明文書をよく読むこと
4. 直射日光の当たらない（湿気の少ない）涼しい所に（密栓して）保管すること
　　〔（　）内は必要とする場合に記載すること。〕

ジケツジュンチョウトウ
滋血潤腸湯

〔基準〕

(平成20年9月30日 厚生労働省医薬食品局審査管理課長通知による)
1. 成分・分量
    当帰4, 地黄4, 桃仁4, 芍薬3, 枳実2～3, 韮2～3, 大黄1～3, 紅花1
2. 用法・用量
    湯
3. 効能・効果
    体力中等度以下で, 皮膚にうるおいがないものの次の諸症：便秘, のぼせ, 肩こり

〔使用上の注意〕

(平成25年3月27日 厚生労働省医薬食品局安全対策課長・審査管理課長通知による)

【添付文書等に記載すべき事項】
『してはいけないこと』
(守らないと現在の症状が悪化したり, 副作用が起こりやすくなる)
1. 次の人は服用しないこと
    生後3ヵ月未満の乳児。
        〔生後3ヵ月未満の用法がある製剤に記載すること。〕
2. 本剤を服用している間は, 次の医薬品を服用しないこと
    他の瀉下薬 (下剤)
3. 授乳中の人は本剤を服用しないか, 本剤を服用する場合は授乳を避けること

『相談すること』
1. 次の人は服用前に医師, 薬剤師又は登録販売者に相談すること
    (1) 医師の治療を受けている人。
    (2) 妊婦又は妊娠していると思われる人。
    (3) 体の虚弱な人 (体力の衰えている人, 体の弱い人)。
    (4) 胃腸が弱く下痢しやすい人。
2. 服用後, 次の症状があらわれた場合は副作用の可能性があるので, 直ちに服用を中止し, この文書を持って医師, 薬剤師又は登録販売者に相談すること

関係部位	症　　状
消化器	はげしい腹痛を伴う下痢, 腹痛

3. 服用後, 次の症状があらわれることがあるので, このような症状の持続又は増強が見られた場合には, 服用を中止し, この文書を持って医師, 薬剤師又は登録販売者に相談すること
    軟便, 下痢
4. 1ヵ月位 (便秘に服用する場合には5～6日間) 服用しても症状がよくならない場合は服用を中止し, この文書を持って医師, 薬剤師又は登録販売者に相談すること

〔用法及び用量に関連する注意として, 用法及び用量の項目に続けて以下を記載すること。〕
(1) 小児に服用させる場合には, 保護者の指導監督のもとに服用させること。
    〔小児の用法及び用量がある場合に記載すること。〕
(2) 〔小児の用法がある場合, 剤形により, 次に該当する場合には, そのいずれかを記載すること。〕
    1) 3歳以上の幼児に服用させる場合には, 薬剤がのどにつかえることのないよう, よく注意すること。
        〔5歳未満の幼児の用法がある錠剤・丸剤の場合に記載すること。〕
    2) 幼児に服用させる場合には, 薬剤がのどにつかえることのないよう, よく注意すること。
        〔3歳未満の用法及び用量を有する丸剤の場合に記載すること。〕
    3) 1歳未満の乳児には, 医師の診療を受けさせることを優先し, やむを得ない場合にのみ服用させること。
        〔カプセル剤及び錠剤・丸剤以外の製剤の場合に記載すること。なお, 生後3ヵ月未満の用法がある製剤の場合, 「生後3ヵ月未満の乳児」を『してはいけないこと』に記載し, 用法及び用量欄には記載しないこと。〕

保管及び取扱い上の注意
(1) 直射日光の当たらない (湿気の少ない) 涼しい所に (密栓して) 保管すること。
    〔( ) 内は必要とする場合に記載すること。〕
(2) 小児の手の届かない所に保管すること。
(3) 他の容器に入れ替えないこと。(誤用の原因になったり品質が変わる。)
    〔容器等の個々に至適表示がなされていて, 誤用のおそれのない場合には記載しなくてもよい。〕

【外部の容器又は外部の被包に記載すべき事項】
注意
1. 次の人は服用しないこと
    生後3ヵ月未満の乳児。
        〔生後3ヵ月未満の用法がある製剤に記載すること。〕
2. 授乳中の人は本剤を服用しないか, 本剤を服用する場合は授乳を避けること
3. 次の人は服用前に医師, 薬剤師又は登録販売者に相談すること
    (1) 医師の治療を受けている人。
    (2) 妊婦又は妊娠していると思われる人。
    (3) 体の虚弱な人 (体力の衰えている人, 体の弱い人)。
    (4) 胃腸が弱く下痢しやすい人。
3′. 服用が適さない場合があるので, 服用前に医師, 薬剤師又は登録販売者に相談すること
    〔3.の項目の記載に際し, 十分な記載スペースがない場合には3′.を記載すること。〕
4. 服用に際しては, 説明文書をよく読むこと
5. 直射日光の当たらない (湿気の少ない) 涼しい所に (密栓して) 保管すること
    〔( ) 内は必要とする場合に記載すること。〕

紫根牡蠣湯
シコンボレイトウ

〔基準〕

(平成23年4月15日 厚生労働省医薬食品局審査管理課長通知による)

1. 成分・分量
   当帰4～5，芍薬3，川芎3，大黄0.5～2，升麻1～2，牡蛎3～4，黄耆2，紫根3～4，甘草1～2，忍冬1.5～2
2. 用法・用量
   湯
3. 効能・効果
   体力中等度以下のもので，消耗性疾患などに伴うものの次の諸症：乳腺の痛み，痔の痛み，湿疹・皮膚炎，貧血，疲労倦怠

〔使用上の注意〕

(平成25年3月27日 厚生労働省医薬食品局安全対策課長・審査管理課長通知による)

【添付文書等に記載すべき事項】
『してはいけないこと』
(守らないと現在の症状が悪化したり，副作用が起こりやすくなる)

1. 次の人は服用しないこと
   生後3ヵ月未満の乳児。
   〔生後3ヵ月未満の用法がある製剤に記載すること。〕
2. 本剤を服用している間は，次の医薬品を服用しないこと
   他の瀉下薬（下剤）
3. 授乳中の人は本剤を服用しないか，本剤を服用する場合は授乳を避けること

『相談すること』

1. 次の人は服用前に医師，薬剤師又は登録販売者に相談すること
   (1) 医師の治療を受けている人。
   (2) 妊婦又は妊娠していると思われる人。
   (3) 体の虚弱な人（体力の衰えている人，体の弱い人）。
   (4) 胃腸が弱く下痢しやすい人。
   (5) 高齢者。
      〔1日最大配合量が甘草として1g以上（エキス剤については原生薬に換算して1g以上）含有する製剤に記載すること。〕
   (6) 今までに薬などにより発疹・発赤，かゆみ等を起こしたことがある人。
   (7) 次の症状のある人。
      むくみ
      〔1日最大配合量が甘草として1g以上（エキス剤については原生薬に換算して1g以上）含有する製剤に記載すること。〕
   (8) 次の診断を受けた人。
      高血圧，心臓病，腎臓病
      〔1日最大配合量が甘草として1g以上（エキス剤については原生薬に換算して1g以上）含有する製剤に記載すること。〕
2. 服用後，次の症状があらわれた場合は副作用の可能性があるので，直ちに服用を中止し，この文書を持って医師，薬剤師又は登録販売者に相談すること

関係部位	症　　状
皮　膚	発疹・発赤，かゆみ
消化器	はげしい腹痛を伴う下痢，腹痛

まれに下記の重篤な症状が起こることがある。その場合は直ちに医師の診療を受けること。

症状の名称	症　　状
偽アルドステロン症，ミオパチー	手足のだるさ，しびれ，つっぱり感やこわばりに加えて，脱力感，筋肉痛があらわれ，徐々に強くなる。

〔1日最大配合量が甘草として1g以上（エキス剤については原生薬に換算して1g以上）を含有する製剤に記載すること。〕

3. 服用後，次の症状があらわれることがあるので，このような症状の持続又は増強が見られた場合には，服用を中止し，この文書を持って医師，薬剤師又は登録販売者に相談すること
   下痢
4. 1ヵ月位服用しても症状がよくならない場合は服用を中止し，この文書を持って医師，薬剤師又は登録販売者に相談すること
5. 長期連用する場合には，医師，薬剤師又は登録販売者に相談すること
   〔1日最大配合量が，甘草として1g以上（エキス剤については原生薬に換算して1g以上）含有する製剤に記載すること。〕
6. 本剤の服用により，まれに症状が進行することもあるので，このような場合には，服用を中止し，この文書を持って医師，薬剤師又は登録販売者に相談すること

〔用法及び用量に関連する注意として，用法及び用量の項目に続けて以下を記載すること。〕

(1) 小児に服用させる場合には，保護者の指導監督のもとに服用させること。
   〔小児の用法及び用量がある場合に記載すること。〕
(2) 〔小児の用法がある場合，剤形により，次に該当する場合には，そのいずれかを記載すること。〕
   1) 3歳以上の幼児に服用させる場合には，薬剤がのどにつかえることのないよう，よく注意すること。
      〔5歳未満の幼児の用法がある錠剤・丸剤の場合に記載すること。〕
   2) 幼児に服用させる場合には，薬剤がのどにつかえることのないよう，よく注意すること。
      〔3歳未満の用法及び用量を有する丸剤の場合に記載すること。〕
   3) 1歳未満の乳児には，医師の診療を受けさせることを優先し，やむを得ない場合にのみ服用させること。
      〔カプセル剤及び錠剤・丸剤以外の製剤の場合に記載すること。なお，生後3ヵ月未満の用法がある製剤の場合，「生後3ヵ月未満の乳児」を『してはいけないこと』に記載し，用法及び用量欄には記載しないこと。〕

保管及び取扱い上の注意
(1) 直射日光の当たらない（湿気の少ない）涼しい所に（密栓して）保管すること。
   〔（ ）内は必要とする場合に記載すること。〕
(2) 小児の手の届かない所に保管すること。
(3) 他の容器に入れ替えないこと。（誤用の原因になったり品質が変わる。）
   〔容器等の個々に至適表示がなされていて，誤用のおそれのない場合には記載しなくてもよい。〕

【外部の容器又は外部の被包に記載すべき事項】
注意
1. 次の人は服用しないこと
   生後3ヵ月未満の乳児。
   〔生後3ヵ月未満の用法がある製剤に記載すること。〕
2. 授乳中の人は本剤を服用しないか，本剤を服用する場合は授乳を避けること
3. 次の人は服用前に医師，薬剤師又は登録販売者に相談すること
   (1) 医師の治療を受けている人。

(2) 妊婦又は妊娠していると思われる人。
(3) 体の虚弱な人（体力の衰えている人，体の弱い人）。
(4) 胃腸が弱く下痢しやすい人。
(5) 高齢者。
〔1日最大配合量が甘草として1g以上（エキス剤については原生薬に換算して1g以上）含有する製剤に記載すること。〕
(6) 今までに薬などにより発疹・発赤，かゆみ等を起こしたことがある人。
(7) 次の症状のある人。
むくみ
〔1日最大配合量が甘草として1g以上（エキス剤については原生薬に換算して1g以上）含有する製剤に記載すること。〕
(8) 次の診断を受けた人。
高血圧，心臓病，腎臓病
〔1日最大配合量が甘草として1g以上（エキス剤については原生薬に換算して1g以上）含有する製剤に記載すること。〕
3′. 服用が適さない場合があるので，服用前に医師，薬剤師又は登録販売者に相談すること
〔3.の項目の記載に際し，十分な記載スペースがない場合には3′.を記載すること。〕
4. 服用に際しては，説明文書をよく読むこと
5. 直射日光の当たらない（湿気の少ない）涼しい所に（密栓して）保管すること
〔（ ）内は必要とする場合に記載すること。〕

ウチダの紫根牡蠣湯 ㊀ ㈱ウチダ和漢薬
区分 第2類
組成（煎）：1袋中 トウキ5g，シャクヤク3g，センキュウ3g，シコン3g，ダイオウ1.5g，ニンドウ1.5g，オウギ2g，ボレイ4g，ショウマ1g，カンゾウ1g
適応 体力中等度以下のもので，消耗性疾患などに伴うものの次の諸症：乳腺の痛み，痔の痛み，湿疹・皮膚炎，貧血，疲労倦怠
用法 15才以上1日1袋を煎じ2～3回に分けて食前1時間又は食間空腹時に温服。15才未満は服用しない
包装 30袋

紫根牡蛎湯エキス細粒G「コタロー」 ㊀ 小太郎漢方製薬㈱
区分 第2類
組成（細）（茶）：3包(6g)中 水製エキス5.2g（トウキ4g，ショウマ・オウギ各1.6g，シコン・シャクヤク・センキュウ各2.4g，ボレイ3.2g，カンゾウ0.8g，ニンドウ・ダイオウ各1.2g）
添加 含水二酸化ケイ素，ステアリン酸マグネシウム
適応 体力中等度以下のもので，消耗性疾患などに伴うものの次の諸症：乳腺の痛み，痔の痛み，湿疹・皮膚炎，貧血，疲労倦怠
用法 1回15才以上1包を2g，14～7才2/3，6～4才1/2，3～2才1/3，2才未満1/4，1日3回食前又は食間。1才未満には，医師の診療を受けさせることを優先し，止むを得ない場合にだけ服用させる。3ヵ月未満は服用しない
包装 90包

梔子鼓湯（シシシトウ）

〔基準〕
（平成24年8月30日 厚生労働省医薬食品局審査管理課長通知による）
1. 成分・分量
山梔子1.4～3.2，香豉2～9.5
2. 用法・用量
湯
3. 効能・効果
体力中等度以下で，胸がふさがり苦しく，熱感があるものの次の諸症：不眠，口内炎，舌炎，咽喉炎，湿疹・皮膚炎

〔使用上の注意〕
（平成25年3月27日 厚生労働省医薬食品局安全対策課長・審査管理課長通知による）
【添付文書等に記載すべき事項】
『してはいけないこと』
（守らないと現在の症状が悪化したり，副作用が起こりやすくなる）
次の人は服用しないこと
生後3ヵ月未満の乳児。
〔生後3ヵ月未満の用法がある製剤に記載すること。〕
『相談すること』
1. 次の人は服用前に医師，薬剤師又は登録販売者に相談すること
(1) 医師の治療を受けている人。
(2) 妊婦又は妊娠していると思われる人。
2. 1ヵ月位（不眠，口内炎に服用する場合には5～6日間）服用しても症状がよくならない場合は服用を中止し，この文書を持って医師，薬剤師又は登録販売者に相談すること
3. 本剤の服用により，まれに症状が進行することもあるので，このような場合には，服用を中止し，この文書を持って医師，薬剤師又は登録販売者に相談すること
〔用法及び用量に関連する注意として，用法及び用量の項目に続けて以下を記載すること。〕
(1) 小児に服用させる場合には，保護者の指導監督のもとに服用させること。
〔小児の用法及び用量がある場合に記載すること。〕
(2) 〔小児の用法がある場合，剤形により，次に該当する場合には，そのいずれかを記載すること。〕
1) 3歳以上の幼児に服用させる場合には，薬剤がのどにつかえることのないよう，よく注意すること。
〔5歳未満の幼児の用法がある錠剤・丸剤の場合に記載すること。〕
2) 幼児に服用させる場合には，薬剤がのどにつかえることのないよう，よく注意すること。
〔3歳未満の用法及び用量を有する丸剤の場合に記載すること。〕
3) 1歳未満の乳児には，医師の診療を受けさせることを優先し，やむを得ない場合にのみ服用させること。
〔カプセル剤及び錠剤・丸剤以外の製剤の場合に記載すること。なお，生後3ヵ月未満の用法がある製剤の場合，「生後3ヵ月未満の乳児」を『してはいけないこと』に記載し，用法及び用量欄には記載しないこと。〕

保管及び取扱い上の注意
(1) 直射日光の当たらない（湿気の少ない）涼しい所に（密栓して）保管すること。
〔（ ）内は必要とする場合に記載すること。〕
(2) 小児の手の届かない所に保管すること。

(3) 他の容器に入れ替えないこと。（誤用の原因になったり品質が変わる。）
　　　〔容器等の個々に至適表示がなされていて，誤用のおそれのない場合には記載しなくてもよい。〕
【外部の容器又は外部の被包に記載すべき事項】
注意
1. 次の人は服用しないこと
　生後3ヵ月未満の乳児。
　　〔生後3ヵ月未満の用法がある製剤に記載すること。〕
2. 次の人は服用前に医師，薬剤師又は登録販売者に相談すること
　(1) 医師の治療を受けている人。
　(2) 妊婦又は妊娠していると思われる人。
2′. 服用が適さない場合があるので，服用前に医師，薬剤師又は登録販売者に相談すること
　　〔2.の項目の記載に際し，十分な記載スペースがない場合には2′.を記載すること。〕
3. 服用に際しては，説明文書をよく読むこと
4. 直射日光の当たらない（湿気の少ない）涼しい所に（密栓して）保管すること
　　〔（　）内は必要とする場合に記載すること。〕

梔子柏皮湯（シシハクヒトウ）

〔基準〕
（平成24年8月30日　厚生労働省医薬食品局審査管理課長通知による）
1. 成分・分量
　山梔子1.5〜4.8，甘草1〜2，黄柏2〜4
2. 用法・用量
　湯
3. 効能・効果
　体力中等度で，冷えはなく，ときにかゆみがあるものの次の諸症：湿疹・皮膚炎，かゆみ，目の充血

〔使用上の注意〕
（平成25年3月27日　厚生労働省医薬食品局安全対策課長・審査管理課長通知による）

【添付文書等に記載すべき事項】
『してはいけないこと』
（守らないと現在の症状が悪化したり，副作用が起こりやすくなる）
　次の人は服用しないこと
　　生後3ヵ月未満の乳児。
　　〔生後3ヵ月未満の用法がある製剤に記載すること。〕

『相談すること』
1. 次の人は服用前に医師，薬剤師又は登録販売者に相談すること
　(1) 医師の治療を受けている人。
　(2) 妊婦又は妊娠していると思われる人。
　(3) 高齢者。
　　〔1日最大配合量が甘草として1g以上（エキス剤については原生薬に換算して1g以上）含有する製剤に記載すること。〕
　(4) 次の症状のある人。
　　むくみ
　　〔1日最大配合量が甘草として1g以上（エキス剤については原生薬に換算して1g以上）含有する製剤に記載すること。〕
　(5) 次の診断を受けた人。
　　高血圧，心臓病，腎臓病
　　〔1日最大配合量が甘草として1g以上（エキス剤については原生薬に換算して1g以上）含有する製剤に記載すること。〕
2. 服用後，次の症状があらわれた場合は副作用の可能性があるので，直ちに服用を中止し，この文書を持って医師，薬剤師又は登録販売者に相談すること

関係部位	症　状
消化器	吐き気・嘔吐，食欲不振，胃部不快感

　まれに下記の重篤な症状が起こることがある。その場合は直ちに医師の診療を受けること。

症状の名称	症　状
偽アルドステロン症，ミオパチー	手足のだるさ，しびれ，つっぱり感やこわばりに加えて，脱力感，筋肉痛があらわれ，徐々に強くなる。

　　〔1日最大配合量が甘草として1g以上（エキス剤については原生薬に換算して1g以上）含有する製剤に記載すること。〕
3. 服用後，次の症状があらわれることがあるので，このような症状の持続又は増強が見られた場合には，服用を中止し，この文書を持って医師，薬剤師又は登録販売者に相談

すること
　　　下痢
4. 1ヵ月位服用しても症状がよくならない場合は服用を中止し、この文書を持って医師、薬剤師又は登録販売者に相談すること
5. 長期連用する場合には、医師、薬剤師又は登録販売者に相談すること
　　〔1日最大配合量が甘草として1g以上（エキス剤については原生薬に換算して1g以上）含有する製剤に記載すること。〕
6. 本剤の服用により、まれに症状が進行することもあるので、このような場合には、服用を中止し、この文書を持って医師、薬剤師又は登録販売者に相談すること
〔用法及び用量に関連する注意として、用法及び用量の項目に続けて以下を記載すること。〕
(1) 小児に服用させる場合には、保護者の指導監督のもとに服用させること。
　　〔小児の用法及び用量がある場合に記載すること。〕
(2) 〔小児の用法がある場合、剤形により、次に該当する場合には、そのいずれかを記載すること。〕
　　1) 3歳以上の幼児に服用させる場合には、薬剤がのどにつかえることのないよう、よく注意すること。
　　　〔5歳未満の幼児の用法がある錠剤・丸剤の場合に記載すること。〕
　　2) 幼児に服用させる場合には、薬剤がのどにつかえることのないよう、よく注意すること。
　　　〔5歳未満の用法及び用量を有する丸剤の場合に記載すること。〕
　　3) 1歳未満の乳児には、医師の診療を受けさせることを優先し、やむを得ない場合にのみ服用させること。
　　　〔カプセル剤及び錠剤・丸剤以外の製剤の場合に記載すること。なお、生後3ヵ月未満の用法がある製剤の場合、「生後3ヵ月未満の乳児」を『してはいけないこと』に記載し、用法及び用量欄には記載しないこと。〕

保管及び取扱い上の注意
(1) 直射日光の当たらない（湿気の少ない）涼しい所に（密栓して）保管すること。
　　〔（　）内は必要とする場合に記載すること。〕
(2) 小児の手の届かない所に保管すること。
(3) 他の容器に入れ替えないこと。（誤用の原因になったり品質が変わる。）
　　〔容器等の個々に至適表示がなされていて、誤用のおそれのない場合には記載しなくてもよい。〕

【外部の容器又は外部の被包に記載すべき事項】
注意
1. 次の人は服用しないこと
　　生後3ヵ月未満の乳児。
　　〔生後3ヵ月未満の用法がある製剤に記載すること。〕
2. 次の人は服用前に医師、薬剤師又は登録販売者に相談すること
(1) 医師の治療を受けている人。
(2) 妊婦又は妊娠していると思われる人。
(3) 高齢者。
　　〔1日最大配合量が甘草として1g以上（エキス剤については原生薬に換算して1g以上）含有する製剤に記載すること。〕
(4) 次の症状のある人。
　　むくみ
　　〔1日最大配合量が甘草として1g以上（エキス剤については原生薬に換算して1g以上）含有する製剤に記載すること。〕
(5) 次の診断を受けた人。
　　高血圧、心臓病、腎臓病
　　〔1日最大配合量が甘草として1g以上（エキス剤については原生薬に換算して1g以上）含有する製剤に記載すること。〕
2'. 服用が適さない場合があるので、服用前に医師、薬剤師又は登録販売者に相談すること
　　〔2. の項目の記載に際し、十分な記載スペースがない場合には2'. を記載すること。〕
3. 服用に際しては、説明文書をよく読むこと
4. 直射日光の当たらない（湿気の少ない）涼しい所に（密栓して）保管すること
　　〔（　）内は必要とする場合に記載すること。〕

滋腎通耳湯 ジジンツウジトウ

〔基準〕

(平成23年4月15日 厚生労働省医薬食品局審査管理課長通知による)
1. 成分・分量
   当帰2.5～3，川芎2.5～3，芍薬2.5～3，知母2.5～3，地黄2.5～3，黄柏2.5～3，白芷2.5～3，黄芩2.5～3，柴胡2.5～3，香附子2.5～3
2. 用法・用量
   湯
3. 効能・効果
   体力虚弱なものの次の諸症：耳鳴り，聴力低下，めまい

〔使用上の注意〕

(平成25年3月27日　厚生労働省医薬食品局安全対策課長・審査管理課長通知による)

【添付文書等に記載すべき事項】
『してはいけないこと』
(守らないと現在の症状が悪化したり，副作用が起こりやすくなる)
　次の人は服用しないこと
　　生後3ヵ月未満の乳児。
　　〔生後3ヵ月未満の用法がある製剤に記載すること。〕
『相談すること』
1. 次の人は服用前に医師，薬剤師又は登録販売者に相談すること
   (1) 医師の治療を受けている人。
   (2) 妊婦又は妊娠していると思われる人。
   (3) 胃腸の弱い人。
2. 服用後，次の症状があらわれた場合は副作用の可能性があるので，直ちに服用を中止し，この文書を持って医師，薬剤師又は登録販売者に相談すること

関係部位	症　　状
消化器	吐き気，食欲不振，胃部不快感，腹痛

3. 服用後，次の症状があらわれることがあるので，このような症状の持続又は増強が見られた場合には，服用を中止し，この文書を持って医師，薬剤師又は登録販売者に相談すること
　　下痢
4. 1ヵ月位服用しても症状がよくならない場合は服用を中止し，この文書を持って医師，薬剤師又は登録販売者に相談すること
〔用法及び用量に関連する注意として，用法及び用量の項目に続けて以下を記載すること。〕
(1) 小児に服用させる場合には，保護者の指導監督のもとに服用させること。
　　〔小児の用法及び用量がある場合に記載すること。〕
(2) 〔小児の用法がある場合，剤形により，次に該当する場合には，そのいずれかを記載すること。〕
　1) 3歳以上の幼児に服用させる場合には，薬剤がのどにつかえることのないよう，よく注意すること。
　　〔5歳未満の幼児の用法がある錠剤・丸剤の場合に記載すること。〕
　2) 幼児に服用させる場合には，薬剤がのどにつかえることのないよう，よく注意すること。
　　〔3歳未満の用法及び用量を有する丸剤の場合に記載すること。〕
　3) 1歳未満の乳児には，医師の診療を受けさせることを優先し，やむを得ない場合にのみ服用させること。
　　〔カプセル剤及び錠剤・丸剤以外の製剤の場合に記載すること。なお，生後3ヵ月未満の用法がある製剤の場合，「生後3ヵ月未満の乳児」を『してはいけないこと』に記載し，用法及び用量欄には記載しないこと。〕

保管及び取扱い上の注意
(1) 直射日光の当たらない（湿気の少ない）涼しい所に（密栓して）保管すること。
　　〔（　）内は必要とする場合に記載すること。〕
(2) 小児の手の届かない所に保管すること。
(3) 他の容器に入れ替えないこと。（誤用の原因になったり品質が変わる。）
　　〔容器等の個々に至適表示がなされていて，誤用のおそれのない場合には記載しなくてもよい。〕

【外部の容器又は外部の被包に記載すべき事項】
注意
1. 次の人は服用しないこと
　　生後3ヵ月未満の乳児。
　　〔生後3ヵ月未満の用法がある製剤に記載すること。〕
2. 次の人は服用前に医師，薬剤師又は登録販売者に相談すること
   (1) 医師の治療を受けている人。
   (2) 妊婦又は妊娠していると思われる人。
   (3) 胃腸の弱い人。
2′. 服用が適さない場合があるので，服用前に医師，薬剤師又は登録販売者に相談すること
　　〔2.の項目の記載に際し，十分な記載スペースがない場合には2′.を記載すること。〕
3. 服用に際しては，説明文書をよく読むこと
4. 直射日光の当たらない（湿気の少ない）涼しい所に（密栓して）保管すること
　　〔（　）内は必要とする場合に記載すること。〕

滋腎通耳湯エキス細粒G「コタロー」 ─　小太郎漢方製薬㈱
区分 第2類
組成 細(茶)：3包(6g)中 水製エキス4.6g（トウキ・センキュウ・シャクヤク・チモ・ジオウ・オウバク・ビャクシ・オウゴン・サイコ・コウブシ各2g）
添加 含水二酸化ケイ素，ステアリン酸マグネシウム，アメ粉
適応 体力虚弱なものの次の諸症：耳鳴り，聴力低下，めまい
用法 1回15才以上1包又は2g，14〜7才⅔，6〜4才½，3〜2才⅓，2才未満¼，1日3回食前又は食間。1才未満には，医師の診療を受けさせることを優先し，止むを得ない場合にだけ服用させる。3ヵ月未満は服用しない
包装 90包

ジジンメイモクトウ
滋腎明目湯

〔基準〕

(平成23年4月15日 厚生労働省医薬食品局審査管理課長通知による)
1. 成分・分量
   当帰3～4，川芎3～4，熟地黄3～4，地黄3～4，芍薬3～4，桔梗1.5～2，人参1.5～2，山梔子1.5～2，黄連1.5～2，白芷1.5～2，蔓荊子1.5～2，菊花1.5～2，甘草1.5～2，細茶1.5，燈心草1～1.5（燈心草のない場合も可）
2. 用法・用量
   湯
3. 効能・効果
   体力虚弱なものの次の諸症：目のかすみ，目の疲れ，目の痛み

〔使用上の注意〕

(平成25年3月27日 厚生労働省医薬食品局安全対策課長・審査管理課長通知による)

【添付文書等に記載すべき事項】

『してはいけないこと』
(守らないと現在の症状が悪化したり，副作用が起こりやすくなる)
次の人は服用しないこと
　　生後3ヵ月未満の乳児。
　　〔生後3ヵ月未満の用法がある製剤に記載すること。〕

『相談すること』
1. 次の人は服用前に医師，薬剤師又は登録販売者に相談すること
   (1) 医師の治療を受けている人。
   (2) 妊婦又は妊娠していると思われる人。
   (3) 胃腸の弱い人。
   (4) 高齢者。
      〔1日最大配合量が甘草として1g以上（エキス剤については原生薬に換算して1g以上）含有する製剤に記載すること。〕
   (5) 次の症状のある人。
      むくみ
      〔1日最大配合量が甘草として1g以上（エキス剤については原生薬に換算して1g以上）含有する製剤に記載すること。〕
   (6) 次の診断を受けた人。
      高血圧，心臓病，腎臓病
      〔1日最大配合量が甘草として1g以上（エキス剤については原生薬に換算して1g以上）含有する製剤に記載すること。〕
2. 服用後，次の症状があらわれた場合は副作用の可能性があるので，直ちに服用を中止し，この文書を持って医師，薬剤師又は登録販売者に相談すること

関係部位	症　　状
消化器	吐き気，食欲不振，胃部不快感，腹痛

　まれに下記の重篤な症状が起こることがある。その場合は直ちに医師の診療を受けること。

症状の名称	症　　状
偽アルドステロン症，ミオパチー	手足のだるさ，しびれ，つっぱり感やこわばりに加えて，脱力感，筋肉痛があらわれ，徐々に強くなる。

　〔1日最大配合量が甘草として1g以上（エキス剤については原生薬に換算して1g以上）を含有する製剤に記載すること。〕

3. 服用後，次の症状があらわれることがあるので，このような症状の持続又は増強が見られた場合には，服用を中止し，この文書を持って医師，薬剤師又は登録販売者に相談すること
   下痢
4. 1ヵ月位服用しても症状がよくならない場合は服用を中止し，この文書を持って医師，薬剤師又は登録販売者に相談すること
5. 長期連用する場合には，医師，薬剤師又は登録販売者に相談すること
   〔1日最大配合量が，甘草として1g以上（エキス剤については原生薬に換算して1g以上）含有する製剤に記載すること。〕

〔用法及び用量に関連する注意として，用法及び用量の項目に続けて以下を記載すること。〕
(1) 小児に服用させる場合には，保護者の指導監督のもとに服用させること。
   〔小児の用法及び用量がある場合に記載すること。〕
(2) 〔小児の用法がある場合，剤形により，次に該当する場合には，そのいずれかを記載すること。〕
   1) 3歳以上の幼児に服用させる場合には，薬剤がのどにつかえることのないよう，よく注意すること。
      〔5歳未満の幼児の用法がある錠剤・丸剤の場合に記載すること。〕
   2) 幼児に服用させる場合には，薬剤がのどにつかえることのないよう，よく注意すること。
      〔3歳未満の用法及び用量を有する丸剤の場合に記載すること。〕
   3) 1歳未満の乳児には，医師の診療を受けさせることを優先し，やむを得ない場合にのみ服用させること。
      〔カプセル剤及び錠剤・丸剤以外の製剤の場合に記載すること。なお，生後3ヵ月未満の用法がある製剤の場合，「生後3ヵ月未満の乳児」を『してはいけないこと』に記載し，用法及び用量欄には記載しないこと。〕

保管及び取扱い上の注意
(1) 直射日光の当たらない（湿気の少ない）涼しい所に（密栓して）保管すること。
   〔（　）内は必要とする場合に記載すること。〕
(2) 小児の手の届かない所に保管すること。
(3) 他の容器に入れ替えないこと。（誤用の原因になったり品質が変わる。）
   〔容器等の個々に至適表示がなされていて，誤用のおそれのない場合には記載しなくてもよい。〕

【外部の容器又は外部の被包に記載すべき事項】
注意
1. 次の人は服用しないこと
   生後3ヵ月未満の乳児。
   〔生後3ヵ月未満の用法がある製剤に記載すること。〕
2. 次の人は服用前に医師，薬剤師又は登録販売者に相談すること
   (1) 医師の治療を受けている人。
   (2) 妊婦又は妊娠していると思われる人。
   (3) 胃腸の弱い人。
   (4) 高齢者。
      〔1日最大配合量が甘草として1g以上（エキス剤については原生薬に換算して1g以上）含有する製剤に記載すること。〕
   (5) 次の症状のある人。
      むくみ
      〔1日最大配合量が甘草として1g以上（エキス剤については原生薬に換算して1g以上）含有する製剤に記載すること。〕
   (6) 次の診断を受けた人。

七物降下湯 シチモツコウカトウ

〔基準〕

(平成20年9月30日 厚生労働省医薬食品局審査管理課長通知による)

1. 成分・分量
   当帰3～5, 芍薬3～5, 川芎3～5, 地黄3～5, 釣藤鈎3～4, 黄耆2～3, 黄柏2
2. 用法・用量
   湯
3. 効能・効果
   体力中等度以下で, 顔色が悪くて疲れやすく, 胃腸障害のないものの次の諸症：高血圧に伴う随伴症状（のぼせ, 肩こり, 耳なり, 頭重）

〔使用上の注意〕

(平成25年3月27日 厚生労働省医薬食品局安全対策課長・審査管理課長通知による)

【添付文書等に記載すべき事項】

『してはいけないこと』
(守らないと現在の症状が悪化したり, 副作用が起こりやすくなる)

次の人は服用しないこと
生後3ヵ月未満の乳児。
〔生後3ヵ月未満の用法がある製剤に記載すること。〕

『相談すること』

1. 次の人は服用前に医師, 薬剤師又は登録販売者に相談すること
   (1) 医師の治療を受けている人。
   (2) 妊婦又は妊娠していると思われる人。
   (3) 胃腸が弱く下痢しやすい人。
2. 服用後, 次の症状があらわれた場合は副作用の可能性があるので, 直ちに服用を中止し, この文書を持って医師, 薬剤師又は登録販売者に相談すること

関係部位	症　　　状
皮　膚	発疹・発赤, かゆみ
消化器	食欲不振, 胃部不快感

3. 服用後, 次の症状があらわれることがあるので, このような症状の持続又は増強が見られた場合には, 服用を中止し, この文書を持って医師, 薬剤師又は登録販売者に相談すること
   下痢
4. 1ヵ月位服用しても症状がよくならない場合は服用を中止し, この文書を持って医師, 薬剤師又は登録販売者に相談すること

〔用法及び用量に関連する注意として, 用法及び用量の項目に続けて以下を記載すること。〕
(1) 小児に服用させる場合には, 保護者の指導監督のもとに服用させること。
〔小児の用法及び用量がある場合に記載すること。〕
(2) 〔小児の用法がある場合, 剤形により, 次に該当する場合には, そのいずれかを記載すること。〕
　1) 3歳以上の幼児に服用させる場合には, 薬剤がのどにつかえることのないよう, よく注意すること。
〔5歳未満の幼児の用法がある錠剤・丸剤の場合に記載すること。〕
　2) 幼児に服用させる場合には, 薬剤がのどにつかえることのないよう, よく注意すること。
〔3歳未満の用法及び用量を有する丸剤の場合に記載

高血圧, 心臓病, 腎臓病
〔1日最大配合量が甘草として1g以上（エキス剤については原生薬に換算して1g以上）含有する製剤に記載すること。〕

2′. 服用が適さない場合があるので, 服用前に医師, 薬剤師又は登録販売者に相談すること
〔2.の項目の記載に際し, 十分な記載スペースがない場合には2′.を記載すること。〕

3. 服用に際しては, 説明文書をよく読むこと
4. 直射日光の当たらない（湿気の少ない）涼しい所に（密栓して）保管すること
〔（　）内は必要とする場合に記載すること。〕

滋腎明目湯エキス細粒G「コタロー」 ⊖　小太郎漢方製薬㈱

区分 第2類

組成 細（茶）：3包(7.5g)中 水製エキス6.3g（トウキ・センキュウ・熟ジオウ・乾ジオウ・シャクヤク各2.4g, キキョウ・ニンジン・サンシシ・オウレン・ビャクシ・マンケイシ・キクカ・カンゾウ・サイチャ・トウシンソウ各1.2g）

添加 含水二酸化ケイ素, ステアリン酸マグネシウム

適応 体力虚弱なものの次の諸症：目のかすみ, 目の疲れ, 目の痛み

用法 1回15才以上1包又は2.5g, 14～7才⅔, 6～4才½, 3～2才⅓, 2才未満¼, 1日3回食前又は食間。1才未満には, 医師の診療を受けさせることを優先し, 止むを得ない場合にだけ服用させる。3ヵ月未満は服用しない

包装 90包

すること。〕
3) 1歳未満の乳児には，医師の診療を受けさせることを優先し，やむを得ない場合にのみ服用させること。
〔カプセル剤及び錠剤・丸剤以外の製剤の場合に記載すること。なお，生後3ヵ月未満の用法がある製剤の場合，「生後3ヵ月未満の乳児」を『してはいけないこと』に記載し，用法及び用量欄には記載しないこと。〕

保管及び取扱い上の注意
(1) 直射日光の当たらない（湿気の少ない）涼しい所に（密栓して）保管すること。
〔( )内は必要とする場合に記載すること。〕
(2) 小児の手の届かない所に保管すること。
(3) 他の容器に入れ替えないこと。（誤用の原因になったり品質が変わる。）
〔容器等の個々に至適表示がなされていて，誤用のおそれのない場合には記載しなくてもよい。〕

【外部の容器又は外部の被包に記載すべき事項】
注意
1. 次の人は服用しないこと
　生後3ヵ月未満の乳児。
　〔生後3ヵ月未満の用法がある製剤に記載すること。〕
2. 次の人は服用前に医師，薬剤師又は登録販売者に相談すること
　(1) 医師の治療を受けている人。
　(2) 妊婦又は妊娠していると思われる人。
　(3) 胃腸が弱く下痢しやすい人。
2′. 服用が適さない場合があるので，服用前に医師，薬剤師又は登録販売者に相談すること
　〔2.の項目の記載に際し，十分な記載スペースがない場合には2′.を記載すること。〕
3. 服用に際しては，説明文書をよく読むこと
4. 直射日光の当たらない（湿気の少ない）涼しい所に（密栓して）保管すること
　〔( )内は必要とする場合に記載すること。〕

JPS漢方顆粒-67号㊀　ジェーピーエス製薬㈱
区分 第2類
組成 顆（茶褐）：3包(6g)中　七物降下湯乾燥エキス3.68g（ジオウ・トウキ・センキュウ・シャクヤク・オウギ各2.4g，オウバク1.6g，チョウトウコウ3.2g）
添加 ステアリン酸マグネシウム，ショ糖脂肪酸エステル，乳糖水和物
適応 体力中等度以下で，顔色が悪くて疲れやすく，胃腸障害のないものの次の諸症：高血圧に伴う随伴症状（のぼせ，肩こり，耳鳴り，頭重）
用法 1回15才以上1包，14～7才⅔，6～4才½，3～2才⅓，2才未満¼，1日3回食前又は食間。1才未満には，医師の診療を受けさせることを優先し，止むを得ない場合にだけ服用させる。3ヵ月未満は服用しない
包装 180包

JPS七物降下湯エキス錠N㊀　ジェーピーエス製薬㈱
区分 第2類
組成 錠（灰褐）：12錠中　七物降下湯乾燥エキス2.3g（ジオウ・トウキ・センキュウ・シャクヤク・オウギ各1.5g，オウバク1g，チョウトウコウ2g）
添加 無水ケイ酸，ケイ酸アルミニウム，カルメロースカルシウム（CMC-Ca），ステアリン酸マグネシウム，トウモロコシデンプン
適応 体力中等度以下で，顔色が悪くて疲れやすく，胃腸障害のないものの次の諸症：高血圧に伴う随伴症状（のぼせ，肩こり，耳鳴り，頭重）
用法 1回15才以上4錠，14～7才3錠，6～5才2錠，1日3回食前又は食間。5才未満は服用しない
包装 260錠

ウチダの七物降下湯㊀　㈱ウチダ和漢薬
区分 第2類
組成 煎：1袋中　トウキ3g，センキュウ3g，シャクヤク3g，ジオウ3g，オウギ3g，オウバク2g，チョウトウコウ4g
適応 身体虚弱の傾向のあるものの次の諸症：高血圧に伴う随伴症状（のぼせ，肩こり，耳鳴り，頭重）
用法 15才以上1日1袋を煎じ2～3回に分けて食前1時間又は食間空腹時に温服。15才未満は服用しない
包装 30袋

クラシエ七物降下湯エキス錠㊀　クラシエ製薬㈱-クラシエ薬品㈱
区分 第2類
組成 錠（淡褐）：12錠(4800mg)中　七物降下湯エキス粉末2000mg（チョウトウコウ2g，ジオウ・トウキ・センキュウ・シャクヤク・オウギ各1.5g，オウバク1g）
添加 セルロース，ケイ酸アルミニウム，カルメロースカルシウム（CMC-Ca），ステアリン酸マグネシウム
適応 体力中等度以下で，顔色が悪くて疲れやすく，胃腸障害のないものの次の諸症：高血圧に伴う随伴症状（のぼせ，肩こり，耳鳴り，頭重）
用法 15才以上1回4錠1日3回食前又は食間。15才未満は服用しない
包装 96錠〔Ⓐ1,980(税込み)〕，240錠〔Ⓐ4,200(税込み)〕

サイロヤング錠㊀　剤盛堂薬品㈱
区分 第2類
組成 錠フィルム（淡褐）：15錠(4.725g)中　七物降下湯水製エキス1.6g（オウギ・ジオウ・シャクヤク・センキュウ・トウキ各1.5g，オウバク1g，チョウトウコウ2g）
添加 黄色5号，酸化チタン，ステアリン酸マグネシウム，乳糖，バレイショデンプン，ヒドロキシプロピルセルロース，ヒプロメロース（ヒドロキシプロピルメチルセルロース），メタケイ酸アルミン酸マグネシウム
適応 体力中等度以下で，顔色が悪くて疲れやすく，胃腸障害のないものの次の諸症：高血圧に伴う随伴症状（のぼせ，肩こり，耳鳴り，頭重）
用法 成人1回5錠1日3回食間。15才未満は服用しない

七物降下湯エキス顆粒㊀　クラシエ製薬㈱-クラシエ薬品㈱
区分 第2類
組成 顆（淡褐）：3包(6g)中　七物降下湯エキス粉末2000mg（チョウトウコウ2g，ジオウ・トウキ・センキュウ・シャクヤク・オウギ各1.5g，オウバク1g）
添加 ヒドロキシプロピルセルロース，乳糖
適応 体力中等度以下で，顔色が悪くて疲れやすく，胃腸障害のないものの次の諸症：高血圧に伴う随伴症状（のぼせ，肩こり，耳鳴り，頭重）
用法 1回15才以上1包，14～7才⅔，6～4才½，3～2才⅓，2才未満¼，1日3回食前又は食間。1才未満には，医師の診療を受けさせることを優先し，止むを得ない場合にだけ服用させる。3ヵ月未満は服用しない
包装 45包〔Ⓐ3,675(税込み)〕，90包

七物降下湯エキス〔細粒〕83㊀　松浦薬業㈱-松浦漢方㈱
区分 第2類
組成 細：3包(6g)又は6g中　七物降下湯水製エキス4.8g（乾燥物換算で約2.4gに相当）（トウキ・シャクヤク・センキュウ・ジオウ・オウギ各1.5g，チョウトウコウ2g，オウバク1g）
添加 メタケイ酸アルミン酸マグネシウム，ヒプロメロース（ヒドロキシプロピルメチルセルロース），乳糖，結晶セルロース，トウモロコシデンプン，香料
適応 体力中等度以下で，顔色が悪くて疲れやすく，胃腸障害のないものの次の諸症：高血圧に伴う随伴症状（のぼせ，肩こり，耳鳴り，頭重）
用法 1回15才以上1包又は2g，14～7才⅔，6～4才½，3～2才⅓，2才未満¼以下，1日3回食前又は食間。1才未満には，医師の診療を受けさせることを優先し，止むを得ない場合にだけ服用させる。3ヵ月未満は服用しない
包装 500g，48包〔Ⓐ3,990(税込み)〕，300包

七物降下湯

七物降下湯エキス散〔勝昌〕⊖ ㈱東洋薬行
区分 第2類
組成 (散)(褐)：4.5g中 七物降下湯水製エキス3g(トウキ・シャクヤク・センキュウ・ジオウ各4g，チョウトウ3g，オウギ・オウバク各2g)
添加 トウモロコシデンプン
適応 体力中等度以下で，顔色が悪くて疲れやすく，胃腸障害のないものの次の諸症：高血圧に伴う随伴症状（のぼせ，肩こり，耳鳴り，頭重）
用法 1回1.5g1日3回空腹時
包装 200g〔Ⓑ4,095(税込み)〕，600g〔Ⓑ11,025(税込み)〕

七物降下湯「タキザワ」⊖ ㈱タキザワ漢方廠
区分 第2類
組成 (煎)：2包(24g)中 ジオウ4g，トウキ4g，センキュウ4g，シャクヤク4g，オウバク2g，チョウトウコウ3g，オウギ3g
適応 体力中等度以下で，顔色が悪くて疲れやすく，胃腸障害のないものの次の諸症：高血圧に伴う随伴症状（のぼせ，肩こり，耳鳴り，頭重）
用法 15才以上1回1包を煎じ，1日2回朝夕空腹時。15才未満は服用しない
包装 120包〔Ⓐ28,350(税込み)Ⓑ14,175(税込み)〕

シチモール「コタロー」⊖ 小太郎漢方製薬㈱
区分 第2類
組成 (錠)(茶)：12錠中 水製エキス2.5g(ジオウ・トウキ・センキュウ・シャクヤク各2g，オウバク1g，オウギ・チョウトウコウ各1.5g)
添加 酸化チタン，ステアリン酸マグネシウム，タルク，ヒプロメロース(ヒドロキシプロピルメチルセルロース)，粉末飴，メタケイ酸アルミン酸マグネシウム，カラメル，カルナウバロウ，サラシミツロウ
適応 身体虚弱の傾向のあるものの次の諸症：高血圧に伴う随伴症状（頭重，肩こり，のぼせ，耳鳴り）
用法 15才以上1回4錠1日3回食前又は食間。15才未満は服用しない
包装 180錠

神農七物降下湯エキス錠⊖ 神農製薬㈱
区分 第2類
組成 (錠)(灰褐)：12錠中 七物降下湯乾燥エキス2.3g(ジオウ・トウキ・センキュウ・シャクヤク・オウギ各1.5g，オウバク1g，チョウトウコウ2g)
添加 無水ケイ酸，ケイ酸アルミニウム，カルメロースカルシウム(CMC-Ca)，ステアリン酸マグネシウム，トウモロコシデンプン
適応 体力中等度以下で，顔色が悪くて疲れやすく，胃腸障害のないものの次の諸症：高血圧に伴う随伴症状（のぼせ，肩こり，耳鳴り，頭重）
用法 15才以上1回4錠1日3回食前又は食間。15才未満は服用しない
包装 180錠

神扶（エキス顆粒）⊖ ㈱建林松鶴堂
区分 第2類
組成 (顆)(淡褐)：3包(6g)中 七物降下湯水製乾燥エキス1g(トウキ・シャクヤク・センキュウ・ジオウ・オウギ各1.5g，チョウトウコウ2g，オウバク1g)
添加 乳糖，バレイショデンプン
適応 体力中等度以下で，顔色が悪くて疲れやすく，胃腸障害のないものの次の諸症：高血圧に伴う随伴症状（のぼせ，肩こり，耳鳴り，頭重）
用法 1回成人1包，14〜7才⅔，6〜4才½，3〜2才⅓，2才未満¼，1日3回食間。1才未満には，医師の診療を受けさせることを優先し，止むを得ない場合にだけ服用させる。3ヵ月未満は服用しない
包装 30包〔Ⓐ2,940(税込み)〕，90包〔Ⓐ7,140(税込み)〕

ホリエ文殊湯⊖ 堀江生薬㈱
区分 第2類
組成 (煎)：1袋(21g)中 トウキ3g，シャクヤク3g，センキュウ3g，ジオウ3g，オウギ3g，オウバク2g，チョウトウコウ4g

適応 身体虚弱の傾向のあるものの次の諸症：高血圧に伴う随伴症状（のぼせ，肩こり，耳鳴り，頭重）
用法 成人1日1袋を煎じ2〜3回に分けて食前又は食間空腹時に温服。15才未満は服用しない
包装 10袋，30袋

モリ コーミョウ⊖ 大杉製薬㈱
区分 第2類
組成 (顆)(茶褐)：3包(7.5g)中 七物降下湯エキス4.3g(トウキ・シャクヤク・センキュウ・ジオウ・オウギ各3g，チョウトウコウ4g，オウバク2g)
添加 乳糖，トウモロコシデンプン，ステアリン酸マグネシウム
適応 体力中等度以下で，顔色が悪くて疲れやすく，胃腸障害のないものの次の諸症：高血圧に伴う随伴症状（のぼせ，肩こり，耳鳴り，頭重）
用法 15才以上1回1包1日3回食前又は食間。15才未満は服用しない
包装 45包〔Ⓐ4,500〕

柿蒂湯 (シテイトウ)

〔基準〕

(平成20年9月30日 厚生労働省医薬食品局審査管理課長通知による)
1. 成分・分量
   丁子1〜1.5，柿蒂5，ヒネショウガ4（生姜を使用する場合1）
2. 用法・用量
   湯
3. 効能・効果
   しゃっくり

《備考》
注）体力に関わらず，使用できる。
【注）表記については，効能・効果欄に記載するのではなく，〈効能・効果に関連する注意〉として記載する。〕

〔使用上の注意〕

(平成25年3月27日 厚生労働省医薬食品局安全対策課長・審査管理課長通知による)

【添付文書等に記載すべき事項】
『してはいけないこと』
(守らないと現在の症状が悪化したり，副作用が起こりやすくなる)

次の人は服用しないこと
　生後3ヵ月未満の乳児。
　〔生後3ヵ月未満の用法がある製剤に記載すること。〕

『相談すること』
1. 次の人は服用前に医師，薬剤師又は登録販売者に相談すること
   (1) 医師の治療を受けている人。
   (2) 妊婦又は妊娠していると思われる人。
   (3) 今までに薬などにより発疹・発赤，かゆみ等を起こしたことがある人。
2. 服用後，次の症状があらわれた場合は副作用の可能性があるので，直ちに服用を中止し，この文書を持って医師，薬剤師又は登録販売者に相談すること

関係部位	症　状
皮　膚	発疹・発赤，かゆみ

3. 5〜6回服用しても症状がよくならない場合は服用を中止し，この文書を持って医師，薬剤師又は登録販売者に相談すること
〔効能又は効果に関連する注意として，効能又は効果の項目に続けて以下を記載すること。〕
　体力に関わらず，使用できる。
〔用法及び用量に関連する注意として，用法及び用量の項目に続けて以下を記載すること。〕
(1) 小児に服用させる場合には，保護者の指導監督のもとに服用させること。
　　〔小児の用法及び用量がある場合に記載すること。〕
(2) 〔小児の用法がある場合，剤形により，次に該当する場合には，そのいずれかを記載すること。〕
　1) 3歳以上の幼児に服用させる場合には，薬剤がのどにつかえることのないよう，よく注意すること。
　　〔5歳未満の幼児の用法がある錠剤・丸剤の場合に記載すること。〕
　2) 幼児に服用させる場合には，薬剤がのどにつかえることのないよう，よく注意すること。
　　〔3歳未満の用法及び用量を有する丸剤の場合に記載すること。〕
　3) 1歳未満の乳児には，医師の診療を受けさせることを優先し，やむを得ない場合にのみ服用させること。
　　〔カプセル剤及び錠剤・丸剤以外の製剤の場合に記載すること。なお，生後3ヵ月未満の用法がある製剤の場合，「生後3ヵ月未満の乳児」を『してはいけないこと』に記載し，用法及び用量欄には記載しないこと。〕

保管及び取扱い上の注意
(1) 直射日光の当たらない（湿気の少ない）涼しい所に（密栓して）保管すること。
　　〔（　）内は必要とする場合に記載すること。〕
(2) 小児の手の届かない所に保管すること。
(3) 他の容器に入れ替えないこと。（誤用の原因になったり品質が変わる。）
　　〔容器等の個々に至適表示がなされていて，誤用のおそれのない場合には記載しなくてもよい。〕

【外部の容器又は外部の被包に記載すべき事項】
注意
1. 次の人は服用しないこと
　生後3ヵ月未満の乳児。
　〔生後3ヵ月未満の用法がある製剤に記載すること。〕
2. 次の人は服用前に医師，薬剤師又は登録販売者に相談すること
　(1) 医師の治療を受けている人。
　(2) 妊婦又は妊娠していると思われる人。
　(3) 今までに薬などにより発疹・発赤，かゆみ等を起こしたことがある人。
2′. 服用が適さない場合があるので，服用前に医師，薬剤師又は登録販売者に相談すること
　　〔2.の項目の記載に際し，十分な記載スペースがない場合には2′.を記載すること。〕
3. 服用に際しては，説明文書をよく読むこと
4. 直射日光の当たらない（湿気の少ない）涼しい所に（密栓して）保管すること
　　〔（　）内は必要とする場合に記載すること。〕
〔効能又は効果に関連する注意として，効能又は効果の項目に続けて以下を記載すること。〕
　体力に関わらず，使用できる。

ネオカキックス細粒「コタロー」 ⊖　小太郎漢方製薬㈱
[区分] 第2類
[組成] 細：3包(3g)中　水製エキス0.6g（チョウジ1.5g，シテイ5g，ショウキョウ1g）
[添加] 結晶セルロース，ステアリン酸マグネシウム，デキストリン，メタケイ酸アルミン酸マグネシウム
[適応] しゃっくり
[用法] 1回15才以上1包，14〜7才2/3，6〜4才1/2，3〜2才1/3，2才未満1/4，1日3回食前又は食間。1才未満には，医師の診療を受けさせることを優先し，止むを得ない場合にだけ服用させる。3ヵ月未満は服用しない
[包装] 9包

一般用漢方製剤

シモツトウ
四物湯

〔基準〕

(平成20年9月30日 厚生労働省医薬食品局審査管理課長通知による)
1. 成分・分量
   当帰3～5，芍薬3～5，川芎3～5，地黄3～5
2. 用法・用量
   (1)散：1回1.5～2g　1日3回　(2)湯
3. 効能・効果
   体力虚弱で，冷え症で皮膚が乾燥，色つやの悪い体質で胃腸障害のないものの次の諸症：月経不順，月経異常，更年期障害，血の道症(注)，冷え症，しもやけ，しみ，貧血，産後あるいは流産後の疲労回復

《備考》
注）血の道症とは，月経，妊娠，出産，産後，更年期など女性のホルモンの変動に伴って現れる精神不安やいらだちなどの精神神経症状および身体症状のことである。
【注）表記については，効能・効果欄に記載するのではなく，〈効能・効果に関連する注意〉として記載する。】

〔使用上の注意〕

(平成25年3月27日　厚生労働省医薬食品局安全対策課長・審査管理課長通知による)

【添付文書等に記載すべき事項】
『してはいけないこと』
(守らないと現在の症状が悪化したり，副作用が起こりやすくなる)
　次の人は服用しないこと
　　生後3ヵ月未満の乳児。
　　〔生後3ヵ月未満の用法がある製剤に記載すること。〕
『相談すること』
1. 次の人は服用前に医師，薬剤師又は登録販売者に相談すること
   (1) 医師の治療を受けている人。
   (2) 妊婦又は妊娠していると思われる人。
   (3) 体の虚弱な人（体力の衰えている人，体の弱い人）。
   (4) 胃腸の弱い人。
   (5) 下痢しやすい人。
   (6) 今までに薬などにより発疹・発赤，かゆみ等を起こしたことがある人。
2. 服用後，次の症状があらわれた場合は副作用の可能性があるので，直ちに服用を中止し，この文書を持って医師，薬剤師又は登録販売者に相談すること

関係部位	症　　状
皮　膚	発疹・発赤，かゆみ
消化器	胃部不快感，食欲不振，腹痛

3. 服用後，次の症状があらわれることがあるので，このような症状の持続又は増強が見られた場合には，服用を中止し，この文書を持って医師，薬剤師又は登録販売者に相談すること
　　下痢
4. 1ヵ月位服用しても症状がよくならない場合は服用を中止し，この文書を持って医師，薬剤師又は登録販売者に相談すること
〔効能又は効果に関連する注意として，効能又は効果の項目に続けて以下を記載すること。〕
　　血の道症とは，月経，妊娠，出産，産後，更年期など女性のホルモンの変動に伴って現れる精神不安やいらだちなどの精神神経症状および身体症状のことである。
〔用法及び用量に関連する注意として，用法及び用量の項目に続けて以下を記載すること。〕
(1) 小児に服用させる場合には，保護者の指導監督のもとに服用させること。
　　〔小児の用法及び用量がある場合に記載すること。〕
(2) 〔小児の用法がある場合，剤形により，次に該当する場合には，そのいずれかを記載すること。〕
　1) 3歳以上の幼児に服用させる場合には，薬剤がのどにつかえることのないよう，よく注意すること。
　　〔5歳未満の幼児の用法がある錠剤・丸剤の場合に記載すること。〕
　2) 幼児に服用させる場合には，薬剤がのどにつかえることのないよう，よく注意すること。
　　〔3歳未満の用法及び用量を有する丸剤の場合に記載すること。〕
　3) 1歳未満の乳児には，医師の診療を受けさせることを優先し，やむを得ない場合にのみ服用させること。
　　〔カプセル剤及び錠剤・丸剤以外の製剤の場合に記載すること。なお，生後3ヵ月未満の用法がある製剤の場合，「生後3ヵ月未満の乳児」を『してはいけないこと』に記載し，用法及び用量欄には記載しないこと。〕
保管及び取扱い上の注意
(1) 直射日光の当たらない（湿気の少ない）涼しい所に（密栓して）保管すること。
　　〔（　）内は必要とする場合に記載すること。〕
(2) 小児の手の届かない所に保管すること。
(3) 他の容器に入れ替えないこと。（誤用の原因になったり品質が変わる。）
　　〔容器等の個々に至適表示がなされていて，誤用のおそれのない場合には記載しなくてもよい。〕
【外部の容器又は外部の被包に記載すべき事項】
注意
1. 次の人は服用しないこと
　　生後3ヵ月未満の乳児。
　　〔生後3ヵ月未満の用法がある製剤に記載すること。〕
2. 次の人は服用前に医師，薬剤師又は登録販売者に相談すること
   (1) 医師の治療を受けている人。
   (2) 妊婦又は妊娠していると思われる人。
   (3) 体の虚弱な人（体力の衰えている人，体の弱い人）。
   (4) 胃腸の弱い人。
   (5) 下痢しやすい人。
   (6) 今までに薬などにより発疹・発赤，かゆみ等を起こしたことがある人。
2'. 服用が適さない場合があるので，服用前に医師，薬剤師又は登録販売者に相談すること
　　〔2.の項目の記載に際し，十分な記載スペースがない場合には2'.を記載すること。〕
3. 服用に際しては，説明文書をよく読むこと
4. 直射日光の当たらない（湿気の少ない）涼しい所に（密栓して）保管すること
　　〔（　）内は必要とする場合に記載すること。〕
〔効能又は効果に関連する注意として，効能又は効果の項目に続けて以下を記載すること。〕
　　血の道症とは，月経，妊娠，出産，産後，更年期など女性のホルモンの変動に伴って現れる精神不安やいらだちなどの精神神経症状および身体症状のことである。

JPS漢方顆粒-27号　ジェーピーエス製薬㈱
区分 第2類
組成 顆（淡灰褐）：3包(6g)中 四物湯乾燥エキス2.88g（トウキ・シャクヤク・センキュウ・ジオウ各2.4g）

四物湯 379

|添加|ステアリン酸マグネシウム，ショ糖脂肪酸エステル，乳糖水和物
|適応|体力虚弱で，冷え症で皮膚が乾燥，色つやの悪い体質で胃腸障害のないものの次の諸症：月経不順，月経異常，更年期障害，血の道症，冷え症，しもやけ，しみ，貧血，産後あるいは流産後の疲労回復
|用法|1回15才以上1包，14～7才2/3，6～4才1/2，1日3回食前又は食間。4才未満は服用しない
|包装|180包

JPS四物湯エキス錠N⊖　ジェーピーエス製薬㈱
|区分|第2類
|組成|錠(灰褐)：12錠中 四物湯乾燥エキス2.16g（トウキ・シャクヤク・センキュウ・ジオウ各1.8g）
|添加|無水ケイ酸，ケイ酸アルミニウム，カルメロースカルシウム（CMC-Ca），トウモロコシデンプン，ステアリン酸マグネシウム，乳糖水和物
|適応|体力虚弱で，冷え症で皮膚が乾燥，色つやの悪い体質で胃腸障害のないものの次の諸症：月経不順，月経異常，更年期障害，血の道症，冷え症，しもやけ，しみ，貧血，産後あるいは流産後の疲労回復
|用法|1回15才以上4錠，14～7才3錠，6～5才2錠，1日3回食前又は食間。5才未満は服用しない
|包装|260錠

ウチダの四物湯⊖　㈱ウチダ和漢薬
|区分|第2類
|組成|煎：1袋中 トウキ4g，センキュウ4g，シャクヤク4g，ジオウ4g
|適応|貧血，冷え症で皮膚が乾いてかさかさし，腹部が軟弱で臍上に動悸を認めるもの：月経不順，更年期神経症，貧血症，乾性皮膚病
|用法|15才以上1日1袋を煎じ2～3回に分けて食前1時間又は食間空腹時に温服。15才未満は服用しない
|包装|30袋

ウチダの四物湯エキス散⊖　㈱ウチダ和漢薬
|区分|第2類
|組成|細：6g中 四物湯エキス2.4g（トウキ・シャクヤク・センキュウ・ジオウ各1.8g）
|添加|乳糖水和物，バレイショデンプン，メタケイ酸アルミン酸マグネシウム
|適応|体力虚弱で，冷え症で皮膚が乾燥，色つやの悪い体質で胃腸障害のないものの次の諸症：月経不順，月経異常，更年期障害，血の道症，冷え症，しもやけ，しみ，貧血，産後あるいは流産後の疲労回復
|用法|1回15才以上2g，14～7才2/3，6～4才1/2，1日3回食前又は食間。4才未満は服用しない
|包装|500g

ウチダの四薬温血湯（分包）⊖　㈱ウチダ和漢薬
|区分|第2類
|組成|細：3包(6g)中 四物湯エキス2.4g（トウキ・シャクヤク・センキュウ・ジオウ各1.8g）
|添加|乳糖水和物，バレイショデンプン，メタケイ酸アルミン酸マグネシウム
|適応|皮膚が枯燥し，色つやの悪い体質で胃腸障害のない人の次の諸症：産後あるいは流産後の疲労回復，月経不順，冷え症，しもやけ，しみ，血の道症
|用法|1回15才以上1包，14～7才2/3，6～4才1/2，1日3回食前又は食間。4才未満は服用しない
|包装|300包

サンワ四物湯エキス細粒⊖　三和生薬㈱
|区分|第2類
|組成|細：6g中 四物湯水製エキス1.8g（トウキ・センキュウ・シャクヤク・ジオウ各3g）
|添加|乳糖，トウモロコシデンプン
|適応|体力虚弱で，冷え症で皮膚が乾燥，色つやの悪い体質で胃腸障害のないものの次の諸症：月経不順，月経異常，更年期障害，血の道症，冷え症，しもやけ，しみ，貧血，産後あるいは流産後の疲労回復
|用法|1回15才以上2g，14～7才1.3g，6～4才1g，1日3回食前又は食間。4才未満は服用しない
|包装|500g

サンワ四物湯エキス細粒「分包」⊖　三和生薬㈱
|区分|第2類
|組成|細：3包(6g)中 四物湯水製エキス1.8g（トウキ・センキュウ・シャクヤク・ジオウ各3g）
|添加|乳糖，トウモロコシデンプン
|適応|体力虚弱で，冷え症で皮膚が乾燥，色つやの悪い体質で胃腸障害のないものの次の諸症：月経不順，月経異常，更年期障害，血の道症，冷え症，しもやけ，しみ，貧血，産後あるいは流産後の疲労回復
|用法|1回15才以上1包，14～7才2/3，6～4才1/2，1日3回食前又は食間。4才未満は服用しない
|包装|30包〔Ⓐ2,205(税込み)〕，90包〔Ⓐ5,985(税込み)〕

サンワ四物湯エキス錠⊖　三和生薬㈱
|区分|第2類
|組成|錠：18錠中 四物湯水製エキス1.8g（トウキ・センキュウ・シャクヤク・ジオウ各3g）
|添加|乳糖，トウモロコシデンプン，メタケイ酸アルミン酸マグネシウム，ステアリン酸カルシウム，カルメロースカルシウム（CMC-Ca）
|適応|体力虚弱で，冷え症で皮膚が乾燥，色つやの悪い体質で胃腸障害のないものの次の諸症：月経不順，月経異常，更年期障害，血の道症，冷え症，しもやけ，しみ，貧血，産後あるいは流産後の疲労回復
|用法|1回15才以上6錠，14～7才4錠，6～5才3錠，1日3回食前又は食間。5才未満は服用しない
|包装|270錠〔Ⓐ2,835(税込み)〕

シモツS「コタロー」⊖　小太郎漢方製薬㈱
|区分|第2類
|組成|錠(茶)：12錠中 水製エキス2.1g（トウキ・センキュウ・シャクヤク・ジオウ各2g）
|添加|結晶セルロース，酸化チタン，ステアリン酸マグネシウム，タルク，乳糖水和物，ヒプロメロース（ヒドロキシプロピルメチルセルロース），粉末飴，メタケイ酸アルミン酸マグネシウム，カラメル，カルナウバロウ，サラシミツロウ
|適応|皮膚が枯燥し，色つやの悪い体質で胃腸障害のない人の次の諸症：産後あるいは流産後の疲労回復，月経不順，冷え症，しもやけ，しみ，血の道症
|用法|1回15才以上4錠，14～7才3錠，6～5才2錠，1日3回食前又は食間。5才未満は服用しない
|包装|180錠

四物湯エキス顆粒KM⊖　㈱カーヤ-㈱イチゲン，一元製薬㈱
|区分|第2類
|組成|顆(褐)：7.5g中 四物湯水製乾燥エキス2.8g（ジオウ・シャクヤク・センキュウ・トウキ各3g）
|添加|乳糖，ステアリン酸マグネシウム
|適応|体力虚弱で，冷え症で皮膚が乾燥，色つやの悪い体質で胃腸障害のないものの次の諸症：月経不順，月経異常，更年期障害，血の道症，冷え症，しもやけ，しみ，貧血，産後あるいは流産後の疲労回復
|用法|1回15才以上2.5g，14～7才1.6g，6～4才1.2g，1日3回食前又は食間。4才未満は服用しない
|包装|500g　|備考|製造：天津泰達薬業有限公司(中国)

四物湯エキス顆粒クラシエ⊖　クラシエ製薬㈱-クラシエ薬品㈱
|区分|第2類
|組成|顆(淡褐)：3包(4.5g)中 四物湯エキス粉末1800mg（ジオウ・トウキ・シャクヤク・センキュウ各1.5g）
|添加|ヒドロキシプロピルセルロース，乳糖
|適応|体力虚弱で，冷え症で皮膚が乾燥，色つやの悪い体質で胃腸障害のないものの次の諸症：月経不順，月経異常，更年期障害，血の道症，冷え症，しもやけ，しみ，貧血，産後あるいは流産

一般用漢方製剤

後の疲労回復
用法 1回15才以上1包，14〜7才2/3，6〜4才1/2，3〜2才1/3，2才未満1/4，1日3回食前又は食間。1才未満には，医師の診療を受けさせることを優先し，止むを得ない場合にだけ服用させる。3ヵ月未満は服用しない
包装 90包

四物湯エキス〔細粒〕31 ⊖　松浦薬業㈱−松浦漢方㈱
区分 第2類
組成 細 (灰褐〜淡灰褐)：3包(6g)又は6g中 四物湯水製エキス3.8g（トウキ・シャクヤク・センキュウ・ジオウ各1.5g）
添加 メタケイ酸アルミン酸マグネシウム，ヒプロメロース（ヒドロキシプロピルメチルセルロース），乳糖，トウモロコシデンプン，香料
適応 体力虚弱で，冷え症で皮膚が乾燥，色つやの悪い体質で胃腸障害のないものの次の諸症：月経不順，月経異常，更年期障害，血の道症，冷え症，しもやけ，しみ，貧血，産後あるいは流産後の疲労回復
用法 1回15才以上1包又は2g，14〜7才2/3，6〜4才1/2，3〜2才1/3，2才未満1/4以下，1日3回食前又は食間。1才未満には，医師の診療を受けさせることを優先し，止むを得ない場合にだけ服用させる。3ヵ月未満は服用しない
包装 500g，48包〔Ⓐ3,675(税込み)〕，300包

四物湯エキス散〔勝昌〕⊖　㈱東洋薬行
区分 第2類
組成 散 (褐)：4.5g中 四物湯水製エキス3g（トウキ・シャクヤク・センキュウ・ジオウ各4g）
添加 トウモロコシデンプン
適応 体力虚弱で，冷え症で皮膚が乾燥，色つやの悪い体質で胃腸障害のないものの次の諸症：月経不順，月経異常，更年期障害，血の道症，冷え症，しもやけ，しみ，貧血，産後あるいは流産後の疲労回復
用法 1回1.5g1日3回空腹時
包装 200g〔Ⓑ5,775(税込み)〕，600g〔Ⓑ15,750(税込み)〕

四物湯「タキザワ」⊖　㈱タキザワ漢方廠
区分 第2類
組成 煎 ：2包(20g)中 トウキ5g，シャクヤク5g，センキュウ5g，ジオウ5g
適応 体力虚弱で，冷え症で皮膚が乾燥，色つやの悪い体質で胃腸障害のないものの次の諸症：月経不順，月経異常，更年期障害，血の道症，冷え症，しもやけ，しみ，貧血，産後あるいは流産後の疲労回復
用法 15才以上1回1包を煎じ，1日2回朝夕空腹時。15才未満は服用しない
包装 120包〔Ⓐ28,350(税込み)Ⓑ14,175(税込み)〕

四物湯粒状 ⊖　長倉製薬㈱−日邦薬品工業㈱
区分 第2類
組成 顆 (黒褐)：4.8g中 トウキ1.2g，センキュウ1.2g，シャクヤク1.2g，ジオウ1.2g
適応 皮膚が枯燥し，色つやの悪い体質で胃腸障害のない人の次の諸症：産後あるいは流産後の疲労回復，月経不順，冷え症，しもやけ，しみ，血の道症
用法 1回成人1.6g，14〜7才2/3，6〜4才1/2，1日3回食前又は食間。4才未満は服用しない
包装 500g〔Ⓑ10,500〕

錠剤四物湯 ⊖　一元製薬㈱−㈱イチゲン
区分 第2類
組成 錠 (褐)：100錠中 シャクヤク末5.6g，トウキ末5.6g，センキュウ末5.6g，ジオウ末5.6g，水性エキス2.6g（シャクヤク・トウキ・センキュウ・ジオウ各6.5g）
適応 体力虚弱で，冷え症で皮膚が乾燥，色つやの悪い体質で胃腸障害のないものの次の諸症：月経不順，月経異常，更年期障害，血の道症，冷え症，しもやけ，しみ，貧血，産後あるいは流産後の疲労回復
用法 成人1回4〜6錠1日3回食前1時間又は空腹時
包装 350錠〔Ⓐ3,500Ⓑ1,750〕，1000錠〔Ⓐ8,400Ⓑ4,200〕，2000錠〔Ⓐ15,000Ⓑ7,500〕

デルマンアクチノン ⊖　㈲本町薬品
区分 第2類
組成 散 (茶褐)：4包(6g)中 四物湯水製エキス粉末5.4g（トウキ・シャクヤク・センキュウ・ジオウ各4g），バレイショデンプン0.6g
適応 婦人の血の道症と言われる神経症状があり，自律神経失調で貧血気味，月経不調のある場合の諸症状：月経異常・不妊症・血の道症，産前産後の諸病（産後脚気，産後の口内炎，産後血脚気），下肢のしびれ及びカリエス及び乾燥性皮膚病の補助薬
用法 成人1回1包1日4回食間又は随時。15才未満は服用しない
包装 45包〔Ⓐ7,640(税込み)〕

トチモトの四物湯 ⊖　㈱栃本天海堂
区分 第2類
組成 煎 ：1包(16g)中 トウキ4g，シャクヤク4g，センキュウ4g，ジオウ4g
適応 皮膚が枯燥し，色つやの悪い体質で胃腸障害のない人の次の諸症：産後あるいは流産後の疲労回復，月経不順，冷え症，しもやけ，しみ，血の道症
用法 15才以上1日1包を煎じ食間3回に分服。14〜7才2/3，6〜4才1/2
包装 10包

ホリエの四物湯 ⊖　堀江生薬㈱
区分 第2類
組成 煎 ：1袋(16g)中 トウキ4g，シャクヤク4g，センキュウ4g，ジオウ4g
適応 皮膚が枯燥し，色つやの悪い体質で胃腸障害がない人の次の諸症：産後あるいは流産後の疲労回復，月経不順，冷え性，しもやけ，しみ，血の道症
用法 成人1日1袋を煎じ食間3回に分服。14〜7才2/3，6〜4才1/2。4才未満は服用しない
包装 10袋，30袋

炙甘草湯（シャカンゾウトウ）

〔基準〕

（平成20年9月30日　厚生労働省医薬食品局審査管理課長通知による）

1. 成分・分量
   炙甘草3～4，生姜0.8～1（ヒネショウガを使用する場合3），桂皮3，麻子仁3～4，大棗3～7.5，人参2～3，地黄4～6，麦門冬5～6，阿膠2～3
2. 用法・用量
   湯
3. 効能・効果
   体力中等度以下で，疲れやすく，ときに手足のほてりなどがあるものの次の諸症：動悸，息切れ，脈のみだれ

〔使用上の注意〕

（平成25年3月27日　厚生労働省医薬食品局安全対策課長・審査管理課長通知による）

【添付文書等に記載すべき事項】

『してはいけないこと』

（守らないと現在の症状が悪化したり，副作用が起こりやすくなる）

次の人は服用しないこと
生後3ヵ月未満の乳児。
〔生後3ヵ月未満の用法がある製剤に記載すること。〕

『相談すること』

1. 次の人は服用前に医師，薬剤師又は登録販売者に相談すること
   (1) 医師の治療を受けている人。
   (2) 妊婦又は妊娠していると思われる人。
   (3) 胃腸が弱く下痢しやすい人。
   (4) 高齢者。
      〔1日最大配合量が炙甘草として1g以上（エキス剤については原生薬に換算して1g以上）含有する製剤に記載すること。〕
   (5) 今までに薬などにより発疹・発赤，かゆみ等を起こしたことがある人。
   (6) 次の症状のある人。
      むくみ
      〔1日最大配合量が炙甘草として1g以上（エキス剤については原生薬に換算して1g以上）含有する製剤に記載すること。〕
   (7) 次の診断を受けた人。
      高血圧，心臓病，腎臓病
      〔1日最大配合量が炙甘草として1g以上（エキス剤については原生薬に換算して1g以上）含有する製剤に記載すること。〕

2. 服用後，次の症状があらわれた場合は副作用の可能性があるので，直ちに服用を中止し，この文書を持って医師，薬剤師又は登録販売者に相談すること

関係部位	症　状
皮　膚	発疹・発赤，かゆみ
消化器	食欲不振，胃部不快感

まれに下記の重篤な症状が起こることがある。その場合は直ちに医師の診療を受けること。

症状の名称	症　状
偽アルドステロン症，ミオパチー	手足のだるさ，しびれ，つっぱり感やこわばりに加えて，脱力感，筋肉痛があらわれ，徐々に強くなる。

　〔1日最大配合量が炙甘草として1g以上（エキス剤については原生薬に換算して1g以上）含有する製剤に記載すること。〕

3. 服用後，次の症状があらわれることがあるので，このような症状の持続又は増強が見られた場合には，服用を中止し，この文書を持って医師，薬剤師又は登録販売者に相談すること
   下痢

4. 1ヵ月位服用しても症状がよくならない場合は服用を中止し，この文書を持って医師，薬剤師又は登録販売者に相談すること

5. 長期連用する場合には，医師，薬剤師又は登録販売者に相談すること
   〔1日最大配合量が炙甘草として1g以上（エキス剤については原生薬に換算して1g以上）含有する製剤に記載すること。〕

〔用法及び用量に関連する注意として，用法及び用量の項目に続けて以下を記載すること。〕

(1) 小児に服用させる場合には，保護者の指導監督のもとに服用させること。
   〔小児の用法及び用量がある場合に記載すること。〕
(2) 〔小児の用法がある場合，剤形により，次に該当する場合には，そのいずれかを記載すること。〕
   1) 3歳以上の幼児に服用させる場合には，薬剤がのどにつかえることのないよう，よく注意すること。
      〔5歳未満の幼児の用法がある錠剤・丸剤の場合に記載すること。〕
   2) 幼児に服用させる場合には，薬剤がのどにつかえることのないよう，よく注意すること。
      〔3歳未満の用法及び用量を有する丸剤の場合に記載すること。〕
   3) 1歳未満の乳児には，医師の診療を受けさせることを優先し，やむを得ない場合にのみ服用させること。
      〔カプセル剤及び錠剤・丸剤以外の製剤の場合に記載すること。なお，生後3ヵ月未満の用法がある製剤の場合，「生後3ヵ月未満の乳児」を『してはいけないこと』に記載し，用法及び用量欄には記載しないこと。〕

保管及び取扱い上の注意
(1) 直射日光の当たらない（湿気の少ない）涼しい所に（密栓して）保管すること。
   〔（　）内は必要とする場合に記載すること。〕
(2) 小児の手の届かない所に保管すること。
(3) 他の容器に入れ替えないこと。（誤用の原因になったり品質が変わる。）
   〔容器等の個々に至適表示がなされていて，誤用のおそれのない場合には記載しなくてもよい。〕

【外部の容器又は外部の被包に記載すべき事項】
注意
1. 次の人は服用しないこと
   生後3ヵ月未満の乳児。
   〔生後3ヵ月未満の用法がある製剤に記載すること。〕
2. 次の人は服用前に医師，薬剤師又は登録販売者に相談すること
   (1) 医師の治療を受けている人。
   (2) 妊婦又は妊娠していると思われる人。
   (3) 胃腸が弱く下痢しやすい人。
   (4) 高齢者。
      〔1日最大配合量が炙甘草として1g以上（エキス剤については原生薬に換算して1g以上）含有する製剤に記載すること。〕
   (5) 今までに薬などにより発疹・発赤，かゆみ等を起こしたことがある人。
   (6) 次の症状のある人。
      むくみ

〔1日最大配合量が炙甘草として1g以上（エキス剤については原生薬に換算して1g以上）含有する製剤に記載すること。〕
(7) 次の診断を受けた人。
高血圧，心臓病，腎臓病
〔1日最大配合量が炙甘草として1g以上（エキス剤については原生薬に換算して1g以上）含有する製剤に記載すること。〕

2′．服用が適さない場合があるので，服用前に医師，薬剤師又は登録販売者に相談すること
〔2.の項目の記載に際し，十分な記載スペースがない場合には2′.を記載すること。〕
3．服用に際しては，説明文書をよく読むこと
4．直射日光の当たらない（湿気の少ない）涼しい所に（密栓して）保管すること
〔（ ）内は必要とする場合に記載すること。〕

ウチダの炙甘草湯㊀　㈱ウチダ和漢薬
区分 第2類
組成 煎：1袋(30g)中　シャカンゾウ3g, ケイヒ3g, タイソウ3g, ニンジン3g, マシニン3g, ショウキョウ1g, ジオウ6g, バクモンドウ6g, ゼラチン2g
適応 体力が衰えて，疲れやすいものの動悸，息切れ
用法 15才以上1日1袋を煎じ，更にゼラチンを加えて溶かし，3回に分けて食前1時間又は食間空腹時に温服。15才未満は服用しない
包装 30袋

奇応（エキス顆粒）㊀　㈱建林松鶴堂
区分 第2類
組成 顆(帯褐)：3包(6.6g)中　炙甘草湯水製乾燥エキス1.6g（シャカンゾウ・ケイヒ・タイソウ・マシニン各1.5g, ジオウ2g, アキョウ・ニンジン各1g, ショウキョウ0.5g, バクモンドウ3g）
添加 乳糖
適応 体力中等度以下で，疲れやすく，ときに手足のほてりなどがあるものの次の諸症：動悸，息切れ，脈のみだれ
用法 1回成人1包，14〜7才⅔，1日3回食間。7才未満は服用しない
包装 30包〔Ⓐ2,940(税込み)〕, 90包〔Ⓐ7,140(税込み)〕

炙甘草湯エキス〔細粒〕37㊀　松浦薬業㈱-松浦漢方㈱
区分 第2類
組成 細：3包(7.5g)又は7.5g中　炙甘草湯水製エキス7.6g(乾燥物換算で約3.8gに相当)（シャカンゾウ・タイソウ・ニンジン・ケイヒ・マシニン各1.5g, ショウキョウ0.5g, ジオウ・バクモンドウ各3g），ゼラチン1g
添加 メタケイ酸アルミン酸マグネシウム，ヒプロメロース（ヒドロキシプロピルメチルセルロース），乳糖，デキストリン，香料
適応 体力中等度以下で，疲れやすく，ときに手足のほてりなどがあるものの次の諸症：動悸，息切れ，脈のみだれ
用法 1回15才以上1包又は2.5g, 14〜7才⅔, 6〜4才½, 3〜2才⅓, 2才未満¼以下, 1日3回食前又は食間。1才未満には，医師の診療を受けさせることを優先し，止むを得ない場合にだけ服用させる。3ヵ月未満は服用しない
包装 500g, 300包

東洋漢方の炙甘草湯㊀　東洋漢方製薬㈱
区分 第2類
組成 煎：1包(30g)中　シャカンゾウ3g, ケイヒ3g, マシニン3g, タイソウ3g, ニンジン3g, ジオウ6g, ショウキョウ1g, バクモンドウ6g, ゼラチン2g
適応 体力が衰えて，疲れやすいものの動悸，息切れ
用法 15才以上1日1包を煎じ食間3回に分けて温服。14〜7才⅔, 6〜4才½
包装 100包〔Ⓑ15,000〕

ホノミシンキ粒㊀　剤盛堂薬品㈱
区分 第2類
組成 顆(淡褐)：4.5g中　炙甘草湯水製エキス2.25g（ケイヒ・タイソウ・ニンジン・シャカンゾウ・マシニン各1.5g, ジオウ・バクモンドウ各3g, ショウキョウ0.5g, ゼラチン1g）
添加 カルメロースカルシウム(CMC-Ca)，結晶セルロース，ステアリン酸マグネシウム，トウモロコシデンプン，メタケイ酸アルミン酸マグネシウム
適応 体力中等度以下で，疲れやすく，ときに手足のほてりなどがあるものの次の諸症：動悸，息切れ，脈のみだれ
用法 1回15才以上1.5g, 14〜7才⅔, 6〜4才½, 3〜2才⅓, 2才未満¼, 1日3回食間。1才未満には，医師の診療を受けさせることを優先し，止むを得ない場合にだけ服用させる。3ヵ月未満は服用しない

芍薬甘草湯
シャクヤクカンゾウトウ

〔基準〕
（平成20年9月30日 厚生労働省医薬食品局審査管理課長通知による）
1. 成分・分量
   芍薬3～8，甘草3～8
2. 用法・用量
   湯
3. 効能・効果
   体力に関わらず使用でき，筋肉の急激なけいれんを伴う痛みのあるものの次の諸症：こむらがえり，筋肉のけいれん，腹痛，腰痛

〔使用上の注意〕
（平成25年3月27日 厚生労働省医薬食品局安全対策課長・審査管理課長通知による）

【添付文書等に記載すべき事項】
『してはいけないこと』
（守らないと現在の症状が悪化したり，副作用が起こりやすくなる）
1. 次の人は服用しないこと
   (1) 生後3ヵ月未満の乳児。
      〔生後3ヵ月未満の用法がある製剤に記載すること。〕
   (2) 次の診断を受けた人
      心臓病
2. 症状があるときのみの服用にとどめ，連用しないこと

『相談すること』
1. 次の人は服用前に医師，薬剤師又は登録販売者に相談すること
   (1) 医師の治療を受けている人。
   (2) 妊婦又は妊娠していると思われる人。
   (3) 高齢者。
      〔1日最大配合量が甘草として1g以上（エキス剤については原生薬に換算して1g以上）含有する製剤に記載すること。〕
   (4) 次の症状のある人。
      むくみ
      〔1日最大配合量が甘草として1g以上（エキス剤については原生薬に換算して1g以上）含有する製剤に記載すること。〕
   (5) 次の診断を受けた人。
      高血圧，腎臓病
      〔1日最大配合量が甘草として1g以上（エキス剤については原生薬に換算して1g以上）含有する製剤に記載すること。〕
2. 服用後，次の症状があらわれた場合は副作用の可能性があるので，直ちに服用を中止し，この文書を持って医師，薬剤師又は登録販売者に相談すること

まれに下記の重篤な症状が起こることがある。その場合は直ちに医師の診療を受けること。

症状の名称	症　状
間質性肺炎	階段を上ったり，少し無理をしたりすると息切れがする・息苦しくなる，空せき，発熱等がみられ，これらが急にあらわれたり，持続したりする。
偽アルドステロン症，ミオパチー[1]	手足のだるさ，しびれ，つっぱり感やこわばりに加えて，脱力感，筋肉痛があらわれ，徐々に強くなる。
うっ血性心不全，心室頻拍	全身のだるさ，動悸，息切れ，胸部の不快感，胸が痛む，めまい，失神等があらわれる。
肝機能障害	発熱，かゆみ，発疹，黄疸（皮膚や白目が黄色くなる），褐色尿，全身のだるさ，食欲不振等があらわれる。

〔[1]は，1日最大配合量が甘草として1g以上（エキス剤については原生薬に換算して1g以上）含有する製剤に記載すること。〕

3. 5～6回服用しても症状がよくならない場合は服用を中止し，この文書を持って医師，薬剤師又は登録販売者に相談すること

〔用法及び用量に関連する注意として，用法及び用量の項目に続けて以下を記載すること。〕
(1) 小児に服用させる場合には，保護者の指導監督のもとに服用させること。
   〔小児の用法及び用量がある場合に記載すること。〕
(2) 〔小児の用法がある場合，剤形により，次に該当する場合には，そのいずれかを記載すること。〕
   1) 3歳以上の幼児に服用させる場合には，薬剤がのどにつかえることのないよう，よく注意すること。
      〔5歳未満の幼児の用法がある錠剤・丸剤の場合に記載すること。〕
   2) 幼児に服用させる場合には，薬剤がのどにつかえることのないよう，よく注意すること。
      〔3歳未満の用法及び用量を有する丸剤の場合に記載すること。〕
   3) 1歳未満の乳児には，医師の診療を受けさせることを優先し，やむを得ない場合にのみ服用させること。
      〔カプセル剤及び錠剤・丸剤以外の製剤の場合に記載すること。なお，生後3ヵ月未満の用法がある製剤の場合，「生後3ヵ月未満の乳児」を『してはいけないこと』に記載し，用法及び用量欄には記載しないこと。〕

保管及び取扱い上の注意
(1) 直射日光の当たらない（湿気の少ない）涼しい所に（密栓して）保管すること。
   〔（　）内は必要とする場合に記載すること。〕
(2) 小児の手の届かない所に保管すること。
(3) 他の容器に入れ替えないこと。（誤用の原因になったり品質が変わる。）
   〔容器等の個々に至適表示がなされていて，誤用のおそれのない場合には記載しなくてもよい。〕

【外部の容器又は外部の被包に記載すべき事項】
注意
1. 次の人は服用しないこと
   (1) 生後3ヵ月未満の乳児。
      〔生後3ヵ月未満の用法がある製剤に記載すること。〕
   (2) 次の診断を受けた人
      心臓病
2. 次の人は服用前に医師，薬剤師又は登録販売者に相談すること
   (1) 医師の治療を受けている人。
   (2) 妊婦又は妊娠していると思われる人。
   (3) 高齢者。
      〔1日最大配合量が甘草として1g以上（エキス剤については原生薬に換算して1g以上）含有する製剤に記載すること。〕
   (4) 次の症状のある人。
      むくみ
      〔1日最大配合量が甘草として1g以上（エキス剤については原生薬に換算して1g以上）含有する製剤に記載すること。〕
   (5) 次の診断を受けた人。

高血圧，腎臓病
〔1日最大配合量が甘草として1g以上（エキス剤については原生薬に換算して1g以上）含有する製剤に記載すること。〕
2′．服用が適さない場合があるので，服用前に医師，薬剤師又は登録販売者に相談すること
〔2．の項目の記載に際し，十分な記載スペースがない場合には2′．を記載すること。〕
3．服用に際しては，説明文書をよく読むこと
4．直射日光の当たらない（湿気の少ない）涼しい所に（密栓して）保管すること
〔（ ）内は必要とする場合に記載すること。〕

JPS漢方顆粒-20号 ジェーピーエス製薬㈱
区分 第2類
組成 顆（淡黄褐）：3包(6g)中 芍薬甘草湯エキス(4／5量)2.16g（シャクヤク・カンゾウ各4.8g）
添加 ステアリン酸マグネシウム，ショ糖脂肪酸エステル，乳糖水和物
適応 体力に関わらず使用でき，筋肉の急激なけいれんを伴う痛みのあるものの次の諸症：こむらがえり，筋肉のけいれん，腹痛，腰痛
用法 1回15才以上1包，14〜7才2/3，6〜4才1/2，3〜2才1/3，2才未満1/4，1日3回食前又は食間。1才未満には，医師の診療を受けさせることを優先し，止むを得ない場合にだけ服用させる。3ヵ月未満は服用しない
包装 12包，180包

ウチダの解筋止痛湯（分包） ㈱ウチダ和漢薬
区分 第2類
組成 細：3包(3g)中 芍薬甘草湯エキス1.1g（シャクヤク・カンゾウ各2g）
添加 乳糖水和物，バレイショデンプン，メタケイ酸アルミン酸マグネシウム
適応 急激におこる筋肉のけいれんを伴う疼痛
用法 1回15才以上1包，14〜7才2/3，6〜4才1/2，3〜2才1/3，2才未満1/4，1日3回食前又は食間。1才未満には，医師の診療を受けさせることを優先し，止むを得ない場合にだけ服用させる。3ヵ月未満は服用しない
包装 300包

ウチダの芍薬甘草湯 ㈱ウチダ和漢薬
区分 第2類
組成 煎：1袋中 シャクヤク6g，カンゾウ6g
適応 腹直筋けいれんし，腹痛するもの，あるいは四肢筋肉のけいれん，疼痛あるもの：腹痛，坐骨神経痛，腰痛，胃けいれん，排尿痛
用法 15才以上1日1袋を煎じ2〜3回に分けて食前1時間又は食間空腹時に温服。15才未満は服用しない
包装 30袋

ウチダの芍薬甘草湯エキス散 ㈱ウチダ和漢薬
区分 第2類
組成 細：3g中 芍薬甘草湯エキス1.1g（シャクヤク・カンゾウ各2g）
添加 乳糖水和物，バレイショデンプン，メタケイ酸アルミン酸マグネシウム
適応 急激におこる筋肉のけいれんを伴う疼痛
用法 1回15才以上1g，14〜7才2/3，6〜4才1/2，3〜2才1/3，2才未満1/4以下，1日3回食前又は食間。1才未満には，医師の診療を受けさせることを優先し，止むを得ない場合にだけ服用させる。3ヵ月未満は服用しない
包装 500g

「クラシエ」漢方芍薬甘草湯エキス顆粒 クラシエ製薬㈱-クラシエ薬品㈱
区分 第2類
組成 顆（黄褐）：3包(4.5g)中 芍薬甘草湯エキス(1／2量)1450mg（シャクヤク・カンゾウ各3g）
添加 ヒドロキシプロピルセルロース，乳糖
適応 体力に関わらず使用でき，筋肉の急激なけいれんを伴う痛みのあるものの次の諸症：こむらがえり，筋肉のけいれん，腹痛，腰痛
用法 1回15才以上1包，14〜7才2/3，6〜4才1/2，3〜2才1/3，2才未満1/4，1日3回食前は食間。1才未満には，医師の診療を受けさせることを優先し，止むを得ない場合にだけ服用させる。3ヵ月未満は服用しない
包装 12包〔Ⓐ1,280(税込み)〕，15包〔Ⓐ1,260(税込み)〕，90包

コムレケアa 小林製薬㈱
区分 第2類
組成 錠：12錠中 芍薬甘草湯エキス2.4g（シャクヤク・カンゾウ各6g）
添加 カルメロースカルシウム(CMC-Ca)，二酸化ケイ素，ステアリン酸マグネシウム，タルク，セルロース
適応 体力に関わらず使用でき，筋肉の急激なけいれんを伴う痛みのあるものの次の諸症：こむらがえり，筋肉のけいれん，腹痛，腰痛
用法 1回15才以上4錠，14〜7才2錠，1日3回食前又は食間。7才未満は服用しない
包装 24錠〔Ⓐ1,050(税込み)〕

コムロン 小太郎漢方製薬㈱
区分 第2類
組成 錠（茶）：3錠中 芍薬甘草湯エキス散(1／2量)1.5g（シャクヤク・カンゾウ各2.5g）
添加 含水二酸化ケイ素，クロスカルメロースナトリウム（クロスCMC-Na），軽質無水ケイ酸，ステアリン酸マグネシウム
適応 体力に関わらず使用でき，筋肉の急激なけいれんを伴う痛みのあるものの次の諸症：こむらがえり，筋肉のけいれん，腰痛，腹痛
用法 15才以上1回1錠1日3回食前又は食間。15才未満は服用しない
包装 12錠

サンワ芍薬甘草湯エキス細粒 三和生薬㈱
区分 第2類
組成 細：6g中 芍薬甘草湯エキス(3／5量)1g（シャクヤク・カンゾウ各3g）
添加 乳糖，トウモロコシデンプン
適応 体力に関わらず使用でき，筋肉の急激なけいれんを伴う痛みのあるものの次の諸症：こむらがえり，筋肉のけいれん，腹痛，腰痛
用法 1回15才以上2g，14〜7才1.3g，6〜4才1g，3〜2才0.6g，1日3回食前又は食間。2才未満は服用しない
包装 500g

サンワ芍薬甘草湯エキス細粒「分包」 三和生薬㈱-湧永製薬㈱
区分 第2類
組成 細：3包(6g)中 芍薬甘草湯水製エキス1g（シャクヤク・カンゾウ各3g）
添加 乳糖，トウモロコシデンプン
適応 急激におこる筋肉のけいれんを伴う疼痛
用法 1回15才以上1包，14〜7才2/3，6〜4才1/2，3〜2才1/3，1日3回食前又は食間

サンワ芍薬甘草湯エキス錠 三和生薬㈱
区分 第2類
組成 錠：18錠(5.4g)中 芍薬甘草湯エキス(3／5量)1g（シャクヤク・カンゾウ各3g）
添加 乳糖，トウモロコシデンプン，メタケイ酸アルミン酸マグネシウム，ステアリン酸カルシウム
適応 体力に関わらず使用でき，筋肉の急激なけいれんを伴う痛みのあるものの次の諸症：こむらがえり，筋肉のけいれん，腹痛，腰痛
用法 1回15才以上6錠，14〜7才4錠，6〜5才3錠，1日3回食前又は食間。5才未満は服用しない
包装 270錠〔Ⓐ2,835(税込み)〕

芍薬甘草湯

芍薬甘草湯エキス〔細粒〕34 ― 松浦薬業㈱-松浦漢方㈱
区分 第2類
組成〔細〕：3包(6g)又は6g中 芍薬甘草湯エキス(「漢方診療医典」、1/2量)1.8g(乾燥物換算で約0.9gに相当)(シャクヤク・カンゾウ各2g)
添加 メタケイ酸アルミン酸マグネシウム、ヒプロメロース(ヒドロキシプロピルメチルセルロース)、乳糖、トウモロコシデンプン、香料
適応 体力に関わらず使用でき、筋肉の急激なけいれんを伴う痛みのあるものの次の諸症：こむらがえり、筋肉のけいれん、腹痛、腰痛
用法 1回15才以上1包又は2g、14〜7才2/3、6〜4才1/2、3〜2才1/3、2才未満1/4以下、1日3回食前又は食間。1才未満には、医師の診療を受けさせることを優先し、止むを得ない場合にだけ服用させる。3ヵ月未満は服用しない
包装 12包〔Ⓐ1,260(税込み)〕、500g、300包

芍薬甘草湯エキス細粒G「コタロー」― 小太郎漢方製薬㈱
区分 第2類
組成〔細〕(茶)：3包(4.8g)中 芍薬甘草湯エキス(4/5量)2g(シャクヤク・カンゾウ各4g)
添加 ステアリン酸マグネシウム、トウモロコシデンプン、乳糖水和物、プルラン、メタケイ酸アルミン酸マグネシウム
適応 体力に関わらず使用でき、筋肉の急激なけいれんを伴う痛みのあるものの次の諸症：こむらがえり、筋肉のけいれん、腹痛、腰痛
用法 1回15才以上1包又は1.6g、14〜7才2/3、6〜4才1/2、3〜2才1/3、2才未満1/4、1日3回食前又は食間。1才未満には、医師の診療を受けさせることを優先し、止むを得ない場合にだけ服用させる。3ヵ月未満は服用しない
包装 90包

芍薬甘草湯エキス細粒「分包」三和生薬 ― 三和生薬㈱-湧永製薬㈱
区分 第2類
組成〔細〕(灰褐)：3包(6g)中 芍薬甘草湯エキス(3/5量)1g(シャクヤク・カンゾウ各3g)
添加 乳糖、トウモロコシデンプン
適応 体力に関わらず使用でき、筋肉の急激なけいれんを伴う痛みのあるものの次の諸症：こむらがえり、筋肉のけいれん、腹痛、腰痛
用法 1回15才以上1包、14〜7才2/3、6〜4才1/2、3〜2才1/3、1日3回食前又は食間。2才未満は服用しない
包装 三和生薬㈱販売：30包〔Ⓐ2,205(税込み)〕、90包〔Ⓐ5,985(税込み)〕。湧永製薬㈱販売：45包

芍薬甘草湯エキス散〔勝昌〕― ㈱東洋薬行
区分 第2類
組成〔散〕(茶褐)：1.2g中 芍薬甘草湯水製エキス(「漢方処方応用の実際」)0.8g(シャクヤク・カンゾウ各3g)
添加 トウモロコシデンプン
適応 体力に関わらず使用でき、筋肉の急激なけいれんを伴う痛みのあるものの次の諸症：こむらがえり、筋肉のけいれん、腹痛、腰痛
用法 1回0.4g1日3回空腹時
包装 200g〔Ⓑ5,250(税込み)〕、600g〔Ⓑ13,608(税込み)〕

芍薬甘草湯エキス錠〔大峰〕― 大峰堂薬品工業㈱-伸和製薬㈱、日邦薬品工業㈱
区分 第2類
組成〔錠〕：12錠中 芍薬甘草湯エキス粉末2400mg(シャクヤク・カンゾウ各6g)
添加 ステアリン酸マグネシウム、カルメロース(CMC)、カルメロースナトリウム(CMC-Na)、二酸化ケイ素、トウモロコシデンプン
適応 体力に関わらず使用でき、筋肉の急激なけいれんを伴う痛みのあるものの次の諸症：こむらがえり、筋肉のけいれん、腹痛、腰痛
用法 1回15才以上4錠、14〜7才2錠、1日3回食前又は食間。7才未満は服用しない
包装 大峰堂薬品工業㈱販売：240錠〔Ⓐ3,360(税込み)〕。日邦薬品工業㈱販売：240錠。伸和製薬㈱販売：60錠、240錠

芍薬甘草湯「タキザワ」― ㈱タキザワ漢方廠
区分 第2類
組成〔前〕：2包(6g)中 シャクヤク3g、カンゾウ3g
適応 体力に関わらず使用でき、筋肉の急激なけいれんを伴う痛みのあるものの次の諸症：こむらがえり、筋肉のけいれん、腹痛、腰痛
用法 15才以上1回1包を煎じ、1日2回朝夕空腹時。14〜7才2/3、6〜4才1/2、3〜2才1/3、2才未満1/4。1才未満には、止むを得ない場合の他は服用させない。3ヵ月未満は服用しない
包装 120包〔Ⓐ15,750(税込み)Ⓑ7,875(税込み)〕

芍薬甘草粒状 ― 長倉製薬㈱-日邦薬品工業㈱
区分 第2類
組成〔顆〕(茶褐)：2.1g中 シャクヤク1g、カンゾウ1.1g
適応 腹痛、四肢疼痛
用法 1回成人0.7g、15〜8才1/2、7〜5才1/3、4〜2才1/5、1才〜3ヵ月1/2、1日3回食前又は食間。1才未満には、止むを得ない場合の他は服用させない。3ヵ月未満は服用しない
包装 500g〔Ⓑ7,000〕

錠剤芍薬甘草湯 ― 一元製薬㈱-㈱イチゲン
区分 第2類
組成〔錠〕(褐)：100錠中 シャクヤク末12.5g、カンゾウ末12.5g
適応 体力に関わらず使用でき、筋肉の急激なけいれんを伴う痛みのあるものの次の諸症：こむらがえり、筋肉のけいれん、腹痛、腰痛
用法 成人1日12錠発作時
包装 350錠〔Ⓐ3,500Ⓑ1,750〕、1000錠〔Ⓐ8,000Ⓑ4,000〕、2000錠〔Ⓐ14,400Ⓑ7,200〕

太虎堂の仙敢「分包」― 太虎精堂製薬㈱
区分 第2類
組成〔散〕(3g)中 芍薬甘草湯エキス1000mg(シャクヤク・カンゾウ各6g)
添加 乳糖水和物
適応 体力に関わらず使用でき、筋肉の急激なけいれんを伴う痛みのあるものの次の諸症：こむらがえり、筋肉のけいれん、腹痛、腰痛
用法 1回15才以上1包、14〜7才2/3、6〜4才1/2、3〜2才1/3、2才未満1/4以下、1日3回食前又は食間。1才未満には、医師の診療を受けさせることを優先し、止むを得ない場合にだけ服用させる。3ヵ月未満は服用しない
包装 21包〔Ⓐ1,750〕

ツムラ漢方芍薬甘草湯エキス顆粒 ― ㈱ツムラ
区分 第2類
組成〔顆〕(淡灰褐)：2包(3.75g)中 芍薬甘草湯エキス(1/2量)1.25g(カンゾウ・シャクヤク各3g)
添加 ステアリン酸マグネシウム、乳糖水和物
適応 体力に関わらず使用でき、筋肉の急激なけいれんを伴う痛みのあるものの次の諸症：こむらがえり、筋肉のけいれん、腹痛、腰痛
用法 1回15才以上1包、14〜7才2/3、6〜4才1/2、3〜2才1/3、1日2回食前。2才未満は服用しない
包装 24包〔Ⓐ2,625(税込み)〕

デルマンドラマ-B ― ㈲本町薬品
区分 第2類
組成〔散〕(茶褐)：3包(4.5g)中 芍薬甘草湯水製乾燥エキス粉末2.6g(シャクヤク・カンゾウ各6g)、バレイショデンプン1.9g
適応 急激におこる筋肉のけいれんを伴う疼痛
用法 1回成人1包、15〜7才1/2、6〜4才1/4、1日3回食間。4才未満は服用しない
包装 24包〔Ⓐ2,730(税込み)〕

東洋の芍薬甘草湯エキス顆粒 ― 東洋漢方製薬㈱
区分 第2類
組成〔顆〕(淡褐)：4.5g中 水製乾燥エキス1.34g(シャクヤク・カン

一般用漢方製剤

ゾウ各3g)
|添加|乳糖，バレイショデンプン
|適応|急激におこる筋肉のけいれんを伴う疼痛
|用法|1回15才以上1.5g，14〜7才1g，6〜4才0.75g，3〜2才0.5g，1日3回食前又は食間
|包装|500g〔Ⓑ6,000〕

トチモトの芍薬甘草湯 ㈱栃本天海堂
|区分|第2類
|組成|煎：1包(12g)中 シャクヤク6g，カンゾウ6g
|適応|急激におこる筋肉のけいれんを伴う疼痛
|用法|15才以上1日1包を煎じ食間3回に分服。14〜7才⅔，6〜4才½，3〜2才⅓，2才未満¼以下

ドルチェ顆粒 ㈱阪本漢法製薬
|区分|第2類
|組成|顆(淡褐〜褐)：3包(6g)中 芍薬甘草湯乾燥エキス2.4g（シャクヤク・カンゾウ各6g）
|添加|乳糖水和物，バレイショデンプン，メタケイ酸アルミン酸マグネシウム，低置換度ヒドロキシプロピルセルロース，カルメロースカルシウム(CMC-Ca)，ステアリン酸マグネシウム
|適応|体力に関わらず使用でき，筋肉の急激なけいれんを伴う痛みのあるものの次の諸症：こむらがえり，筋肉のけいれん，腹痛，腰痛
|用法|1回15才以上1包，14〜7才⅔，6〜4才½，3〜2才⅓，2才未満¼，1日2〜3回。1才未満には，医師の診療を受けさせることを優先し，止むを得ない場合にだけ服用させる。3ヵ月未満は服用しない
|包装|9包〔Ⓐ1,260(税込み)〕

ホリエの芍薬甘草湯 堀江生薬㈱
|区分|第2類
|組成|煎：1袋(12g)中 シャクヤク6g，カンゾウ6g
|適応|急激におこる筋肉のけいれんを伴う疼痛
|用法|成人1日1袋を煎じ食間3回に分服。14〜7才⅔，6〜4才½，3〜2才⅓，2才未満¼以下。1才未満には，医師の診療を受けさせることを優先し，止むを得ない場合にだけ服用させる。3ヵ月未満は服用しない
|包装|10袋，30袋

芍薬甘草附子湯
シャクヤクカンゾウブシトウ

〔基準〕

(平成22年4月1日 厚生労働省医薬食品局審査管理課長通知による)
1. 成分・分量
   芍薬3〜10，甘草3〜8，加工ブシ0.3〜1.6
2. 用法・用量
   湯
3. 効能・効果
   体力中等度以下で，冷えを伴うものの次の諸症：こむらがえり，筋肉のけいれん，胃痛，腹痛，腰痛，神経痛

〔使用上の注意〕

(平成25年3月27日 厚生労働省医薬食品局安全対策課長・審査管理課長通知による)
【添付文書等に記載すべき事項】
『してはいけないこと』
(守らないと現在の症状が悪化したり，副作用が起こりやすくなる)
1. 次の人は服用しないこと
   生後3ヵ月未満の乳児。
   〔生後3ヵ月未満の用法がある製剤に記載すること。〕
2. 短期間の服用にとどめ，連用しないこと
『相談すること』
1. 次の人は服用前に医師，薬剤師又は登録販売者に相談すること
   (1) 医師の治療を受けている人。
   (2) 妊婦又は妊娠していると思われる人。
   (3) のぼせが強く赤ら顔で体力の充実している人。
   (4) 高齢者。
      〔1日最大配合量が甘草として1g以上（エキス剤については原生薬に換算して1g以上）含有する製剤に記載すること。〕
   (5) 今までに薬などにより発疹・発赤，かゆみ等を起こしたことがある人。
   (6) 次の症状のある人。
      むくみ
      〔1日最大配合量が甘草として1g以上（エキス剤については原生薬に換算して1g以上）含有する製剤に記載すること。〕
   (7) 次の診断を受けた人。
      高血圧，心臓病，腎臓病
      〔1日最大配合量が甘草として1g以上（エキス剤については原生薬に換算して1g以上）含有する製剤に記載すること。〕
2. 服用後，次の症状があらわれた場合は副作用の可能性があるので，直ちに服用を中止し，この文書を持って医師，薬剤師又は登録販売者に相談すること

関係部位	症　　状
皮　膚	発疹・発赤，かゆみ
その他	動悸，のぼせ，ほてり，口唇・舌のしびれ

まれに下記の重篤な症状が起こることがある。その場合は直ちに医師の診療を受けること。

症状の名称	症　　状
偽アルドステロン症，ミオパチー	手足のだるさ，しびれ，つっぱり感やこわばりに加えて，脱力感，筋肉痛があらわれ，徐々に強くなる。

〔1日最大配合量が甘草として1g以上（エキス剤については原生薬に換算して1g以上）含有する製剤に記載すること。〕
3．5〜6回服用しても症状がよくならない場合は服用を中止し，この文書を持って医師，薬剤師又は登録販売者に相談すること
〔用法及び用量に関連する注意として，用法及び用量の項目に続けて以下を記載すること。〕
（1）小児に服用させる場合には，保護者の指導監督のもとに服用させること。
〔小児の用法及び用量がある場合に記載すること。〕
（2）〔小児の用法がある場合，剤形により，次に該当する場合には，そのいずれかを記載すること。〕
 1）3歳以上の幼児に服用させる場合には，薬剤がのどにつかえることのないよう，よく注意すること。
〔5歳未満の幼児の用法がある錠剤・丸剤の場合に記載すること。〕
 2）幼児に服用させる場合には，薬剤がのどにつかえることのないよう，よく注意すること。
〔3歳未満の用法及び用量を有する丸剤の場合に記載すること。〕
 3）1歳未満の乳児には，医師の診療を受けさせることを優先し，やむを得ない場合にのみ服用させること。
〔カプセル剤及び錠剤・丸剤以外の製剤の場合に記載すること。なお，生後3ヵ月未満の用法がある製剤の場合，「生後3ヵ月未満の乳児」を『してはいけないこと』に記載し，用法及び用量欄には記載しないこと。〕

保管及び取扱い上の注意
（1）直射日光の当たらない（湿気の少ない）涼しい所に（密栓して）保管すること。
〔（ ）内は必要とする場合に記載すること。〕
（2）小児の手の届かない所に保管すること。
（3）他の容器に入れ替えないこと。（誤用の原因になったり品質が変わる。）
〔容器等の個々に至適表示がなされていて，誤用のおそれのない場合には記載しなくてもよい。〕

【外部の容器又は外部の被包に記載すべき事項】
注意
1．次の人は服用しないこと
 生後3ヵ月未満の乳児。
〔生後3ヵ月未満の用法がある製剤に記載すること。〕
2．次の人は服用前に医師，薬剤師又は登録販売者に相談すること
（1）医師の治療を受けている人。
（2）妊婦又は妊娠していると思われる人。
（3）のぼせが強く赤ら顔で体力の充実している人。
（4）高齢者。
〔1日最大配合量が甘草として1g以上（エキス剤については原生薬に換算して1g以上）含有する製剤に記載すること。〕
（5）今までに薬などにより発疹・発赤，かゆみ等を起こしたことがある人。
（6）次の症状のある人。
 むくみ
〔1日最大配合量が甘草として1g以上（エキス剤については原生薬に換算して1g以上）含有する製剤に記載すること。〕
（7）次の診断を受けた人。
 高血圧，心臓病，腎臓病
〔1日最大配合量が甘草として1g以上（エキス剤については原生薬に換算して1g以上）含有する製剤に記載すること。〕
2′．服用が適さない場合があるので，服用前に医師，薬剤師又は登録販売者に相談すること

〔2.の項目の記載に際し，十分な記載スペースがない場合には2′.を記載すること。〕
3．服用に際しては，説明文書をよく読むこと
4．直射日光の当たらない（湿気の少ない）涼しい所に（密栓して）保管すること
〔（ ）内は必要とする場合に記載すること。〕

サンワロンY⊖ 三和生薬㈱
[区分]第2類
[組成][錠]：15錠(4.5g)中 サンワロンY水製エキス1.5g（シャクヤク・カンゾウ各4.5g），加工ブシ末1.5g
[添加]カルメロースカルシウム（CMC-Ca），メタケイ酸アルミン酸マグネシウム，ステアリン酸カルシウム，トウモロコシデンプン
[適応]体力中等度以下で，冷えを伴うものの次の諸症：こむらがえり，筋肉のけいれん，胃痛，腹痛，腰痛，神経痛
[用法]15才以上1回5錠1日3回食前又は食間。15才未満は服用しない
[包装]270錠〔Ⓐ5,985（税込み）〕

サンワロンY顆粒⊖ 三和生薬㈱-ジェーピーエス製薬㈱
[区分]第2類
[組成][顆]：6包(4.5g)中 サンワロンY水製エキス1.5g（シャクヤク・カンゾウ各4.5g），加工ブシ末1.5g
[添加]乳糖，トウモロコシデンプン，ステアリン酸カルシウム
[適応]体力中等度以下で，冷えを伴うものの次の諸症：こむらがえり，筋肉のけいれん，胃痛，腹痛，腰痛，神経痛
[用法]15才以上1回1〜2包1日3回食前又は食間。15才未満は服用しない
[包装]三和生薬㈱販売：90包〔Ⓐ5,040（税込み）〕。ジェーピーエス製薬㈱販売：180包
[備考]ジェーピーエス製薬㈱販売の商品名：JPS漢方顆粒-83号

鷓鴣菜湯（三味鷓鴣菜湯）シャコサイトウ（サンミシャコサイトウ）

〔基準〕

(平成20年9月30日 厚生労働省医薬食品局審査管理課長通知による)
1. 成分・分量
   海人草3～5，大黄1～1.5，甘草1～2
2. 用法・用量
   湯
3. 効能・効果
   回虫の駆除

《備考》
注）体力に関わらず，使用できる。
【注】表記については，効能・効果欄に記載するのではなく，〈効能・効果に関連する注意〉として記載する。〕

〔使用上の注意〕

(平成25年3月27日　厚生労働省医薬食品局安全対策課長・審査管理課長通知による)

【添付文書等に記載すべき事項】

『してはいけないこと』
(守らないと現在の症状が悪化したり，副作用が起こりやすくなる)

1. 次の人は服用しないこと
   生後3ヵ月未満の乳児。
   〔生後3ヵ月未満の用法がある製剤に記載すること。〕
2. 授乳中の人は本剤を服用しないか，本剤を服用する場合は授乳を避けること

『相談すること』
1. 次の人は服用前に医師，薬剤師又は登録販売者に相談すること
   (1) 医師の治療を受けている人。
   (2) 妊婦又は妊娠していると思われる人。
   (3) 体の虚弱な人（体力の衰えている人，体の弱い人）。
   (4) 胃腸が弱く下痢しやすい人。
   (5) 高齢者。
       〔1日最大配合量が甘草として1g以上（エキス剤については原生薬に換算して1g以上）含有する製剤に記載すること。〕
   (6) 次の症状のある人。
       むくみ
       〔1日最大配合量が甘草として1g以上（エキス剤については原生薬に換算して1g以上）含有する製剤に記載すること。〕
   (7) 次の診断を受けた人。
       高血圧，心臓病，腎臓病
       〔1日最大配合量が甘草として1g以上（エキス剤については原生薬に換算して1g以上）含有する製剤に記載すること。〕
   (8) 次の医薬品を服用している人。
       瀉下薬（下剤）
2. 服用後，次の症状があらわれた場合は副作用の可能性があるので，直ちに服用を中止し，この文書を持って医師，薬剤師又は登録販売者に相談すること

関係部位	症　　状
消化器	はげしい腹痛を伴う下痢，腹痛

まれに下記の重篤な症状が起こることがある。その場合は直ちに医師の診療を受けること。

症状の名称	症　　状
偽アルドステロン症，ミオパチー	手足のだるさ，しびれ，つっぱり感やこわばりに加えて，脱力感，筋肉痛があらわれ，徐々に強くなる。

〔1日最大配合量が甘草として1g以上（エキス剤については原生薬に換算して1g以上）含有する製剤に記載すること。〕

3. 服用後，次の症状があらわれることがあるので，このような症状の持続又は増強が見られた場合には，服用を中止し，この文書を持って医師，薬剤師又は登録販売者に相談すること
   軟便，下痢
4. 5～6回服用しても症状がよくならない場合は服用を中止し，この文書を持って医師，薬剤師又は登録販売者に相談すること
5. 長期連用する場合には，医師，薬剤師又は登録販売者に相談すること
   〔1日最大配合量が甘草として1g以上（エキス剤については原生薬に換算して1g以上）含有する製剤に記載すること。〕

〔効能又は効果に関連する注意として，効能又は効果の項目に続けて以下を記載すること。〕
   体力に関わらず，使用できる。

〔用法及び用量に関連する注意として，用法及び用量の項目に続けて以下を記載すること。〕
(1) 小児に服用させる場合には，保護者の指導監督のもとに服用させること。
    〔小児の用法及び用量がある場合に記載すること。〕
(2) 〔小児の用法がある場合，剤形により，次に該当する場合には，そのいずれかを記載すること。〕
    1) 3歳以上の幼児に服用させる場合には，薬剤がのどにつかえることのないよう，よく注意すること。
       〔5歳未満の幼児の用法がある錠剤・丸剤の場合に記載すること。〕
    2) 幼児に服用させる場合には，薬剤がのどにつかえることのないよう，よく注意すること。
       〔3歳未満の用法及び用量を有する丸剤の場合に記載すること。〕
    3) 1歳未満の乳児には，医師の診療を受けさせることを優先し，やむを得ない場合にのみ服用させること。
       〔カプセル剤及び錠剤・丸剤以外の製剤の場合に記載すること。なお，生後3ヵ月未満の用法がある製剤の場合，「生後3ヵ月未満の乳児」を『してはいけないこと』に記載し，用法及び用量欄には記載しないこと。〕

保管及び取扱い上の注意
(1) 直射日光の当たらない（湿気の少ない）涼しい所に（密栓して）保管すること。
    〔(　)内は必要とする場合に記載すること。〕
(2) 小児の手の届かない所に保管すること。
(3) 他の容器に入れ替えないこと。（誤用の原因になったり品質が変わる。）
    〔容器等の個々に至適表示がなされていて，誤用のおそれのない場合には記載しなくてもよい。〕

【外部の容器又は外部の被包に記載すべき事項】
注意
1. 次の人は服用しないこと
   生後3ヵ月未満の乳児。
   〔生後3ヵ月未満の用法がある製剤に記載すること。〕
2. 授乳中の人は本剤を服用しないか，本剤を服用する場合は授乳を避けること
3. 次の人は服用前に医師，薬剤師又は登録販売者に相談すること
   (1) 医師の治療を受けている人。
   (2) 妊婦又は妊娠していると思われる人。

(3) 体の虚弱な人（体力の衰えている人，体の弱い人）。
(4) 胃腸が弱く下痢しやすい人。
(5) 高齢者。
　　〔1日最大配合量が甘草として1g以上（エキス剤については原生薬に換算して1g以上）含有する製剤に記載すること。〕
(6) 次の症状のある人。
　　むくみ
　　〔1日最大配合量が甘草として1g以上（エキス剤については原生薬に換算して1g以上）含有する製剤に記載すること。〕
(7) 次の診断を受けた人。
　　高血圧，心臓病，腎臓病
　　〔1日最大配合量が甘草として1g以上（エキス剤については原生薬に換算して1g以上）含有する製剤に記載すること。〕
(8) 次の医薬品を服用している人。
　　瀉下薬（下剤）
3′．服用が適さない場合があるので，服用前に医師，薬剤師又は登録販売者に相談すること
　　〔3.の項目の記載に際し，十分な記載スペースがない場合には3′.を記載すること。〕
4．服用に際しては，説明文書をよく読むこと
5．直射日光の当たらない（湿気の少ない）涼しい所に（密栓して）保管すること
　　〔（　）内は必要とする場合に記載すること。〕
〔効能又は効果に関連する注意として，効能又は効果の項目に続けて以下を記載すること。〕
　　体力に関わらず，使用できる。

蛇床子湯
ジャショウシトウ

〔基準〕

(平成20年9月30日　厚生労働省医薬食品局審査管理課長通知による)
1．成分・分量
　　蛇床子10，当帰10，威霊仙10，苦参10
2．用法・用量
　　水1,000mLを加えて濃縮し700mLとし外用する
3．効能・効果
　　ただれ，かゆみ，たむし

〔使用上の注意〕

(平成25年3月27日　厚生労働省医薬食品局安全対策課長・審査管理課長通知による)

【添付文書等に記載すべき事項】
『してはいけないこと』
（守らないと現在の症状が悪化したり，副作用が起こりやすくなる）
　　次の部位には使用しないこと
(1) 目や目の周囲，粘膜（例えば，口腔，鼻腔，膣等），陰のう，外陰部等。
(2) 湿疹。
(3) 湿潤，ただれ，亀裂や外傷のひどい患部。
　　〔外用液剤，軟膏剤又はエアゾール剤の場合に記載すること。〕

『相談すること』
1．次の人は使用前に医師，薬剤師又は登録販売者に相談すること
(1) 医師の治療を受けている人。
(2) 乳幼児。
(3) 薬などによりアレルギー症状を起こしたことがある人。
(4) 患部が顔面又は広範囲の人。
(5) 患部が化膿している人。
(6) 「湿疹」か「みずむし，いんきんたむし，ぜにたむし」かがはっきりしない人。
　　（陰のうにかゆみ・ただれ等の症状がある場合は，湿疹等他の原因による場合が多い。）
2．使用後，次の症状があらわれた場合は副作用の可能性があるので，直ちに使用を中止し，この文書を持って医師，薬剤師又は登録販売者に相談すること

関係部位	症　　状
皮　膚	発疹・発赤，かゆみ，かぶれ，はれ，刺激感

3．2週間位使用しても症状がよくならない場合は使用を中止し，この文書を持って医師，薬剤師又は登録販売者に相談すること
〔用法及び用量に関連する注意として，用法及び用量の項目に続けて以下を記載すること。〕
(1) 患部やその周囲が汚れたまま使用しないこと。
(2) 目に入らないように注意すること。万一，目に入った場合には，すぐに水又はぬるま湯で洗い，直ちに眼科医の診療を受けること。
(3) 小児に使用させる場合には，保護者の指導監督のもとに使用させること。
(4) 外用にのみ使用すること。
(5) 使用前によく振とうすること。
　　〔必要な場合に記載すること。〕

(6) 患部まで○○cmの距離で噴霧すること。
〔エアゾール剤の場合に当該製品の至適な距離を記載すること。〕
(7) 同じ箇所に連続して○○秒以上噴霧しないこと。
〔エアゾール剤の場合に当該製品の至適な時間を3秒を超えない範囲で記載すること。〕

保管及び取扱い上の注意
(1) 直射日光の当たらない（湿気の少ない）涼しい所に（密栓して）保管すること。
〔（　）内は必要とする場合に記載すること。〕
(2) 小児の手の届かない所に保管すること。
(3) 他の容器に入れ替えないこと。（誤用の原因になったり品質が変わる。）
〔容器等の個々に至適表示がなされていて，誤用のおそれのない場合には記載しなくてもよい。〕

【外部の容器又は外部の被包に記載すべき事項】
注意
1. 次の部位には使用しないこと
(1) 目や目の周囲，粘膜（例えば，口腔，鼻腔，膣等），陰のう，外陰部等。
(2) 湿疹。
(3) 湿潤，ただれ，亀裂や外傷のひどい患部。
〔外用液剤，軟膏剤又はエアゾール剤の場合に記載すること。〕
2. 次の人は使用前に医師，薬剤師又は登録販売者に相談すること
(1) 医師の治療を受けている人。
(2) 乳幼児。
(3) 薬などによりアレルギー症状を起こしたことがある人。
(4) 患部が顔面又は広範囲の人。
(5) 患部が化膿している人。
(6) 「湿疹」か「みずむし，いんきんたむし，ぜにたむし」かがはっきりしない人。
（陰のうにかゆみ・ただれ等の症状がある場合は，湿疹等の原因による場合が多い。）
2′. 使用が適さない場合があるので，使用前に医師，薬剤師又は登録販売者に相談すること
〔2.の項目の記載に際し，十分な記載スペースがない場合には2′.を記載すること。〕
3. 使用に際しては，説明文書をよく読むこと
4. 直射日光の当たらない（湿気の少ない）涼しい所に（密栓して）保管すること
〔（　）内は必要とする場合に記載すること。〕
5. 火気に近づけないこと
〔引火性液剤又はエアゾール剤の場合に記載すること。〕

十全大補湯
ジュウゼンタイホトウ

〔基準〕
(平成20年9月30日　厚生労働省医薬食品局審査管理課長通知による)
1. 成分・分量
人参2.5〜3，黄耆2.5〜3，白朮3〜4（蒼朮も可），茯苓3〜4，当帰3〜4，芍薬3，地黄3〜4，川芎3，桂皮3，甘草1〜2
2. 用法・用量
湯（原則として）
3. 効能・効果
体力虚弱なものの次の諸症：病後・術後の体力低下，疲労倦怠，食欲不振，ねあせ，手足の冷え，貧血

〔使用上の注意〕
(平成25年3月27日　厚生労働省医薬食品局安全対策課長・審査管理課長通知による)

【添付文書等に記載すべき事項】
『してはいけないこと』
（守らないと現在の症状が悪化したり，副作用が起こりやすくなる）
次の人は服用しないこと
生後3ヵ月未満の乳児。
〔生後3ヵ月未満の用法がある製剤に記載すること。〕

『相談すること』
1. 次の人は服用前に医師，薬剤師又は登録販売者に相談すること
(1) 医師の治療を受けている人。
(2) 妊婦又は妊娠していると思われる人。
(3) 胃腸の弱い人。
(4) 高齢者。
〔1日最大配合量が甘草として1g以上（エキス剤については原生薬に換算して1g以上）含有する製剤に記載すること。〕
(5) 今までに薬などにより発疹・発赤，かゆみ等を起こしたことがある人。
(6) 次の症状のある人。
むくみ
〔1日最大配合量が甘草として1g以上（エキス剤については原生薬に換算して1g以上）含有する製剤に記載すること。〕
(7) 次の診断を受けた人。
高血圧，心臓病，腎臓病
〔1日最大配合量が甘草として1g以上（エキス剤については原生薬に換算して1g以上）含有する製剤に記載すること。〕
2. 服用後，次の症状があらわれた場合は副作用の可能性があるので，直ちに服用を中止し，この文書を持って医師，薬剤師又は登録販売者に相談すること

関係部位	症状
皮　膚	発疹・発赤，かゆみ
消化器	胃部不快感

まれに下記の重篤な症状が起こることがある。その場合は直ちに医師の診療を受けること。

症状の名称	症状
偽アルドステロン症，ミオパチー[1]	手足のだるさ，しびれ，つっぱり感やこわばりに加えて，脱力感，筋肉痛があらわれ，徐々に強くなる。

症状の名称	症　　　状
肝機能障害	発熱，かゆみ，発疹，黄疸（皮膚や白目が黄色くなる），褐色尿，全身のだるさ，食欲不振等があらわれる。

〔[1]は，1日最大配合量が甘草として1g以上（エキス剤については原生薬に換算して1g以上）含有する製剤に記載すること。〕

3. 服用後，次の症状があらわれることがあるので，このような症状の持続又は増強が見られた場合には，服用を中止し，この文書を持って医師，薬剤師又は登録販売者に相談すること
　　下痢
4. 1ヵ月位服用しても症状がよくならない場合は服用を中止し，この文書を持って医師，薬剤師又は登録販売者に相談すること
5. 長期連用する場合には，医師，薬剤師又は登録販売者に相談すること
〔1日最大配合量が甘草として1g以上（エキス剤については原生薬に換算して1g以上）含有する製剤に記載すること。〕

〔用法及び用量に関連する注意として，用法及び用量の項目に続けて以下を記載すること。〕
(1) 小児に服用させる場合には，保護者の指導監督のもとに服用させること。
　　〔小児の用法及び用量がある場合に記載すること。〕
(2) 〔小児の用法がある場合，剤形により，次に該当する場合には，そのいずれかを記載すること。〕
　1) 3歳以上の幼児に服用させる場合には，薬剤がのどにつかえることのないよう，よく注意すること。
　　〔5歳未満の幼児の用法がある錠剤・丸剤の場合に記載すること。〕
　2) 幼児に服用させる場合には，薬剤がのどにつかえることのないよう，よく注意すること。
　　〔3歳未満の用法及び用量を有する丸剤の場合に記載すること。〕
　3) 1歳未満の乳児には，医師の診療を受けさせることを優先し，やむを得ない場合にのみ服用させること。
　　〔カプセル剤及び錠剤・丸剤以外の製剤の場合に記載すること。なお，生後3ヵ月未満の用法がある製剤の場合，「生後3ヵ月未満の乳児」を『してはいけないこと』に記載し，用法及び用量欄には記載しないこと。〕

保管及び取扱い上の注意
(1) 直射日光の当たらない（湿気の少ない）涼しい所に（密栓して）保管すること。
　　〔（　）内は必要とする場合に記載すること。〕
(2) 小児の手の届かない所に保管すること。
(3) 他の容器に入れ替えないこと。（誤用の原因になったり品質が変わる。）
　　〔容器等の個々に至適表示がなされていて，誤用のおそれのない場合には記載しなくてもよい。〕

【外部の容器又は外部の被包に記載すべき事項】
注意
1. 次の人は服用しないこと
　　生後3ヵ月未満の乳児。
　　〔生後3ヵ月未満の用法がある製剤に記載すること。〕
2. 次の人は服用前に医師，薬剤師又は登録販売者に相談すること
　(1) 医師の治療を受けている人。
　(2) 妊婦又は妊娠していると思われる人。
　(3) 胃腸の弱い人。
　(4) 高齢者。
　　〔1日最大配合量が甘草として1g以上（エキス剤については原生薬に換算して1g以上）含有する製剤に記載すること。〕
　(5) 今までに薬などにより発疹・発赤，かゆみ等を起こしたことがある人。
　(6) 次の症状のある人。
　　むくみ
　　〔1日最大配合量が甘草として1g以上（エキス剤については原生薬に換算して1g以上）含有する製剤に記載すること。〕
　(7) 次の診断を受けた人。
　　高血圧，心臓病，腎臓病
　　〔1日最大配合量が甘草として1g以上（エキス剤については原生薬に換算して1g以上）含有する製剤に記載すること。〕
2′. 服用が適さない場合があるので，服用前に医師，薬剤師又は登録販売者に相談すること
　　〔2.の項目の記載に際し，十分な記載スペースがない場合には2′.を記載すること。〕
3. 服用に際しては，説明文書をよく読むこと
4. 直射日光の当たらない（湿気の少ない）涼しい所に（密栓して）保管すること
　　〔（　）内は必要とする場合に記載すること。〕

JPS漢方顆粒-70号⊖　ジェーピーエス製薬㈱
区分 第2類
組成 顆（淡褐）：3包(7.5g)中 十全大補湯乾燥エキス4.96g（ニンジン・オウギ・ビャクジュツ・ブクリョウ・トウキ・シャクヤク・ジオウ・センキュウ・ケイヒ各2.4g，カンゾウ1.2g）
添加 トウモロコシデンプン，ステアリン酸マグネシウム，ショ糖脂肪酸エステル，乳糖水和物
適応 体力虚弱なものの次の諸症：病後・術後の体力低下，疲労倦怠，食欲不振，ねあせ，手足の冷え，貧血
用法 1回1包15才以上1包，14〜7才2/3，6〜4才1/2，3〜2才1/3，2才未満1/4，1日3回食前又は食間。1才未満には，医師の診療を受けさせることを優先し，止むを得ない場合にだけ服用させる。3ヵ月未満は服用しない
包装 180包

JPS十全大補湯エキス錠N⊖　ジェーピーエス製薬㈱
区分 第2類
組成 錠（淡灰褐）：15錠中 十全大補湯エキス(1／2量)3.1g（ニンジン・オウギ・ビャクジュツ・ブクリョウ・トウキ・シャクヤク・ジオウ・センキュウ・ケイヒ各1.5g，カンゾウ0.75g）
添加 無水ケイ酸，ケイ酸アルミニウム，カルメロースカルシウム(CMC-Ca)，ステアリン酸マグネシウム，トウモロコシデンプン
適応 体力虚弱なものの次の諸症：病後・術後の体力低下，疲労倦怠，食欲不振，ねあせ，手足の冷え，貧血
用法 1回15才以上5錠，14〜7才4錠，6〜5才3錠，1日3回食前又は食間。5才未満は服用しない
包装 260錠

ウチダの十全大補湯⊖　㈱ウチダ和漢薬
区分 第2類
組成 煎：1包(28.5g)中 ニンジン3g，オウギ3g，ビャクジュツ3g，ブクリョウ3g，トウキ3g，シャクヤク3g，ジオウ3g，センキュウ3g，ケイヒ3g，カンゾウ1.5g
適応 病後の体力低下，疲労倦怠，食欲不振，ねあせ，手足の冷え，貧血
用法 15才以上1日1包を煎じ3回に分けて食前又は食間に温服。14〜7才2/3，6〜4才1/2，3〜2才1/3，2才未満1/4。1才未満には，医師の診療を受けさせることを優先し，止むを得ない場合にだけ服用させる。3ヵ月未満は服用しない
包装 30包

サンワ十全大補湯エキス細粒⊖　三和生薬㈱
区分 第2類
組成 細：6g中 十全大補湯希エタノール(20%)エキス1.68g（ニン

十全大補湯

ジン・オウギ・ビャクジュツ・トウキ・ブクリョウ・ジオウ・センキュウ・シャクヤク・ケイヒ各1.5g，カンゾウ0.75g）
添加 乳糖，トウモロコシデンプン
適応 病後の体力低下，疲労倦怠，食欲不振，ねあせ，手足の冷え，貧血
用法 1回15才以上2g，14〜7才1.3g，6〜4才1g，3〜2才0.7g，1日3回食前又は食間

サンワ十全大補湯エキス細粒「分包」 三和生薬㈱-湧永製薬㈱
区分 第2類
組成 細：3包(6g)中 十全大補湯希エタノール(20%)エキス1.68g（ニンジン・オウギ・ビャクジュツ・トウキ・ブクリョウ・ジオウ・センキュウ・シャクヤク・ケイヒ各1.5g，カンゾウ0.75g）
添加 乳糖，トウモロコシデンプン
適応 病後の体力低下，疲労倦怠，食欲不振，ねあせ，手足の冷え，貧血
用法 1回15才以上1包，14〜7才2/3，6〜4才1/2，3〜2才1/3，1日3回食前又は食間

サンワ十全大補湯エキス錠 三和生薬㈱
区分 第2類
組成 錠：18錠(5.4g)中 十全大補湯希エタノール(20%)エキス1.68g（ニンジン・オウギ・ビャクジュツ・トウキ・ブクリョウ・ジオウ・センキュウ・シャクヤク・ケイヒ各1.5g，カンゾウ0.75g）
添加 乳糖，トウモロコシデンプン，カルメロースカルシウム(CMC-Ca)，ステアリン酸カルシウム
適応 病後の体力低下，疲労倦怠，食欲不振，ねあせ，手足の冷え，貧血
用法 1回15才以上6錠，14〜7才4錠，6〜5才3錠，1日3回食前又は食間。5才未満は服用しない

十全大補湯 東洋漢方製薬㈱
区分 第2類
組成 煎：1包(28g)中 ニンジン3g，オウギ3g，ビャクジュツ3g，ブクリョウ3g，トウキ3g，シャクヤク3g，ジオウ3g，センキュウ3g，ケイヒ3g，カンゾウ1g
適応 病後の体力低下，疲労倦怠，食欲不振，ねあせ，手足の冷え，貧血
用法 15才以上1日1包を煎じ2〜3回に分けて食前1時間又は食間空腹時に温服。14〜7才2/3，6〜4才1/2，1日3回に分けて食間空腹時に温服。4才未満は服用しない
包装 100包〔Ⓑ23,000〕

十全大補湯Aエキス細粒三和生薬 三和生薬㈱
区分 第2類
組成 細（褐）：6g中 十全大補湯エキス(7/10量)4.2g（ニンジン・オウギ・ビャクジュツ・トウキ・ブクリョウ・ジオウ・センキュウ・シャクヤク・ケイヒ各2.1g，カンゾウ1.05g）
添加 乳糖，セルロース，部分アルファー化デンプン，ステアリン酸カルシウム，無水ケイ酸
適応 体力虚弱なものの次の諸症：病後・術後の体力低下，疲労倦怠，食欲不振，ねあせ，手足の冷え，貧血
用法 1回15才以上2g，14〜7才1.3g，6〜4才1g，1日3回食前又は食間。4才未満は服用しない
包装 500g

十全大補湯Aエキス細粒「分包」三和生薬 三和生薬㈱-湧永製薬㈱
区分 第2類
組成 細（褐）：3包(6g)中 十全大補湯エキス(7/10量)4.2g（ニンジン・オウギ・ビャクジュツ・トウキ・ブクリョウ・ジオウ・センキュウ・シャクヤク・ケイヒ各2.1g，カンゾウ1.05g）
添加 乳糖，セルロース，部分アルファー化デンプン，ステアリン酸カルシウム，無水ケイ酸
適応 体力虚弱なものの次の諸症：病後・術後の体力低下，疲労倦怠，食欲不振，ねあせ，手足の冷え，貧血
用法 1回15才以上1包，14〜7才2/3，6〜4才1/2，1日3回食前又は食間。4才未満は服用しない
包装 三和生薬㈱販売：30包〔Ⓐ2,835（税込み）〕，90包〔Ⓐ7,560（税込み）〕。湧永製薬㈱販売：45包

十全大補湯Aエキス錠三和生薬 三和生薬㈱
区分 第2類
組成 錠（褐）：18錠中 十全大補湯エキス(1/2量)3g（ニンジン・オウギ・ビャクジュツ・トウキ・ブクリョウ・ジオウ・センキュウ・シャクヤク・ケイヒ各1.5g，カンゾウ0.75g）
添加 乳糖，セルロース，部分アルファー化デンプン，カルメロースカルシウム(CMC-Ca)，カルメロース(CMC)，ステアリン酸カルシウム，無水ケイ酸，メタケイ酸アルミン酸マグネシウム
適応 体力虚弱なものの次の諸症：病後・術後の体力低下，疲労倦怠，食欲不振，ねあせ，手足の冷え，貧血
用法 1回15才以上6錠，14〜7才4錠，6〜5才3錠，1日3回食前又は食間。5才未満は服用しない
包装 270錠〔Ⓐ4,200（税込み）〕

十全大補湯エキス顆粒KM ㈱カーヤ-㈱イチゲン，一元製薬㈱
区分 第2類
組成 顆（褐）：9g中 十全大補湯水製乾燥エキス5g（ジオウ・ソウジュツ・トウキ・ブクリョウ各3.5g，ケイヒ・シャクヤク・センキュウ各3g，オウギ・ニンジン各2.5g，カンゾウ1g）
添加 乳糖，ステアリン酸マグネシウム
適応 体力虚弱なものの次の諸症：病後・術後の体力低下，疲労倦怠，食欲不振，ねあせ，手足の冷え，貧血
用法 1回15才以上3g，14〜7才2g，6〜4才1.5g，3〜2才1g，2才未満0.75g以下，1日3回食前又は食間。1才未満には，医師の診療を受けさせることを優先し，止むを得ない場合にだけ服用させる。3ヵ月未満は服用しない
包装 500g **備考** 製造：天津泰達薬業有限公司（中国）

十全大補湯エキス顆粒［東洋］分包 ㈱東洋薬行
区分 第2類
組成 顆（茶褐）：6g(3包)中 十全大補湯水製エキス（「漢方処方応用の実際」）4g（ニンジン・オウギ・ビャクジュツ・ブクリョウ・トウキ・シャクヤク・ジオウ・センキュウ・ケイヒ各3g，カンゾウ1.5g）
添加 トウモロコシデンプン
適応 体力虚弱なものの次の諸症：病後・術後の体力低下，疲労倦怠，食欲不振，ねあせ，手足の冷え，貧血
用法 1回15才以上1包，14〜7才2/3，6〜4才1/2，3〜2才1/3，1日3回食前又は食間
包装 90包×2〔Ⓑ15,750（税込み）〕

十全大補湯エキス〔細粒〕36 松浦薬業㈱-松浦漢方㈱
区分 第2類
組成 細：3包(6g)又は6g中 十全大補湯エキス(1/2量)6.5g(乾燥物換算で約3.3gに相当)（ニンジン・オウギ各1.25g，ビャクジュツ・ブクリョウ・トウキ・ジオウ各1.75g，シャクヤク・センキュウ各1.5g，カンゾウ0.5g）
添加 メタケイ酸アルミン酸マグネシウム，ヒプロメロース(ヒドロキシプロピルメチルセルロース)，乳糖，デキストリン，トウモロコシデンプン，香料
適応 体力虚弱なものの次の諸症：病後・術後の体力低下，疲労倦怠，食欲不振，ねあせ，手足の冷え，貧血
用法 1回15才以上1包又は2g，14〜7才2/3，6〜4才1/2，3〜2才1/3，2才未満1/4以下，1日3回食前又は食間。1才未満には，医師の診療を受けさせることを優先し，止むを得ない場合にだけ服用させる。3ヵ月未満は服用しない
包装 500g，48包〔Ⓐ5,040（税込み）〕，300包

十全大補湯エキス散〔勝昌〕 ㈱東洋薬行
区分 第2類
組成 散（茶褐）：6g中 十全大補湯エキス4g（ニンジン・オウギ・ビャクジュツ・ブクリョウ・トウキ・シャクヤク・ジオウ・センキュウ・ケイヒ各3g，カンゾウ1.5g）
添加 トウモロコシデンプン
適応 体力虚弱なものの次の諸症：病後・術後の体力低下，疲労倦怠，食欲不振，ねあせ，手足の冷え，貧血
用法 1回2g1日3回空腹時
包装 200g〔Ⓑ8,400（税込み）〕，600g〔Ⓑ23,100（税込み）〕

十全大補湯エキス錠〔大峰〕 大峰堂薬品工業㈱-伸和製薬㈱,日邦薬品工業㈱

区分 第2類
組成 錠(褐):12錠中 十全大補湯エキス2300mg(ニンジン・オウギ・ビャクジュツ・ブクリョウ・トウキ・シャクヤク・ジオウ・センキュウ・ケイヒ各1.5g, カンゾウ0.75g)
添加 ステアリン酸マグネシウム, カルメロースカルシウム(CMC-Ca), セルロース, メタケイ酸アルミン酸マグネシウム, 水酸化アルミナマグネシウム, 乳糖
適応 体力虚弱なものの次の諸症:病後・術後の体力低下, 疲労倦怠, 食欲不振, ねあせ, 手足の冷え, 貧血
用法 1回15才以上4錠, 14〜7才3錠, 6〜5才2錠, 1日3回食前又は食間。5才未満は服用しない
包装 240錠〔Ⓐ4,410(税込み)〕

十全大補湯エキス錠クラシエ クラシエ製薬㈱-クラシエ薬品㈱

区分 第2類
組成 錠(褐):12錠(4212mg)中 十全大補湯エキス(1/2量)3100mg(ニンジン・オウギ・ビャクジュツ・ブクリョウ・トウキ・シャクヤク・ジオウ・センキュウ・ケイヒ各1.5g, カンゾウ0.75g)
添加 タルク, ステアリン酸マグネシウム, 二酸化ケイ素, 水酸化アルミナマグネシウム, クロスカルメロースナトリウム(クロスCMC-Na), セルロース, ポリオキシエチレンポリオキシプロピレングリコール, ヒプロメロース(ヒドロキシプロピルメチルセルロース)
適応 体力虚弱なものの次の諸症:病後・術後の体力低下, 疲労倦怠, 食欲不振, ねあせ, 手足の冷え, 貧血
用法 1回15才以上4錠, 14〜7才3錠, 6〜5才2錠, 1日3回食前又は食間。5才未満は服用しない
包装 48錠〔Ⓐ1,480(税込み)〕, 180錠〔Ⓐ4,515(税込み)〕

十全大補湯「タキザワ」 ㈱タキザワ漢方廠

区分 第2類
組成 煎(33g)中 ニンジン3g, ブクリョウ4g, ジオウ4g, ケイヒ3g, オウギ3g, トウキ4g, センキュウ3g, カンゾウ2g, ソウジュツ4g, シャクヤク3g
適応 体力虚弱なものの次の諸症:病後・術後の体力低下, 疲労倦怠, 食欲不振, ねあせ, 手足の冷え, 貧血
用法 15才以上1回1包を煎じ, 1日2回朝夕空腹時。14〜7才2/3, 6〜4才1/2, 3〜2才1/3, 2才未満1/4以下。1才未満には, 医師の診療を受けさせることを優先し, 止むを得ない場合にだけ服用させる。3ヵ月未満は服用しない
包装 120包〔Ⓐ34,650(税込み)Ⓑ17,325(税込み)〕

ジューゼンS「コタロー」(十全大補湯エキス錠) 小太郎漢方製薬㈱

区分 第2類
組成 錠(茶):12錠中 十全大補湯エキス(1/2量)3.45g(ニンジン・オウギ・ビャクジュツ・ブクリョウ・トウキ・シャクヤク・ジオウ・センキュウ・ケイヒ各1.5g, カンゾウ0.5g)
添加 酸化チタン, ステアリン酸マグネシウム, タルク, トウモロコシデンプン, 乳糖水和物, ヒプロメロース(ヒドロキシプロピルメチルセルロース), メタケイ酸アルミン酸マグネシウム, カラメル, カルナウバロウ, サラシミツロウ
適応 病後の体力低下, 疲労倦怠, 食欲不振, ねあせ, 貧血
用法 1回15才以上4錠, 14〜7才3錠, 6〜5才2錠, 1日3回食前又は食間。5才未満は服用しない
包装 180錠

ジュホトウ 大杉製薬㈱

区分 第2類
組成 顆(褐):3包(12g)中 十全大補湯エキス6.1g(ニンジン・オウギ・ビャクジュツ・トウキ・ブクリョウ・ジオウ・センキュウ・シャクヤク・ケイヒ各3g, カンゾウ1.5g)
添加 乳糖, トウモロコシデンプン, ステアリン酸マグネシウム
適応 体力虚弱なものの次の諸症:病後・術後の体力低下, 疲労倦怠, 食欲不振, ねあせ, 手足の冷え, 貧血
用法 1回15才以上1包, 14〜7才2/3, 6〜4才1/2, 3〜2才1/3, 2才未満1/4, 1日3回食前又は食間。1才未満には, 医師の診療を受けさせることを優先し, 止むを得ない場合にだけ服用させる。3ヵ月未満は服用しない
包装 48包〔Ⓐ5,000〕

錠剤十全大補湯 一元製薬㈱-㈱イチゲン

区分 第2類
組成 錠(褐):100錠中 オウギ末1.89g, ビャクジュツ末2.69g, トウキ末2.69g, ブクリョウ末2.69g, センキュウ末2.29g, シャクヤク末2.29g, ケイヒ末0.69g, カンゾウ末0.69g, ニンジン末1.89g, ジオウ末2.69g, 水性エキス2.9g(ニンジン・オウギ各2.5g, ビャクジュツ・トウキ・ブクリョウ・ジオウ各3.5g, センキュウ・シャクヤク・ケイヒ各3g, カンゾウ1g)
適応 体力虚弱なものの次の諸症:病後・術後の体力低下, 疲労倦怠, 食欲不振, ねあせ, 手足の冷え, 貧血
用法 1日成人4〜6錠, 13〜7才2〜3錠, 1日3回食間又は空腹時。温湯で服用
包装 350錠〔Ⓐ4,000Ⓑ2,000〕, 1000錠〔Ⓐ9,600Ⓑ4,800〕, 2000錠〔Ⓐ17,000Ⓑ8,500〕

太補 日の丸漢方㈱

区分 第2類
組成 丸:1丸(100mg)中 ジオウ10mg, トウキ10mg, ニンジン10mg, ビャクジュツ10mg, ブクリョウ10mg, ハチミツ10mg, オウギ9mg, ケイヒ8mg, シャクヤク8mg, センキュウ8mg, カンゾウ7mg
適応 病後の全身的な疲労又は衰弱あり, やせて, 皮膚も枯燥し, 血色悪しき者の貧血症, 食欲不振, 胃腸虚弱, 痔, 産後の体力回復, 病後の体力回復, 消耗性疾患時の補助療法
用法 1回成人20丸, 14〜7才10丸, 6〜4才6丸, 3〜2才4丸, 2才未満2丸, 1日3回食前又は空腹時に湯又は酒で服用。1才未満には, 止むを得ない場合の他は服用させない。3ヵ月未満は服用しない
包装 75g〔Ⓐ3,000〕, 150g〔Ⓐ5,000〕

東洋の十全大補湯エキス顆粒 東洋漢方製薬㈱

区分 第2類
組成 顆:9g中 水製乾燥エキス3.12g(ニンジン・オウギ・ビャクジュツ・ブクリョウ・トウキ・シャクヤク・ジオウ・センキュウ・ケイヒ各1.5g, カンゾウ0.5g)
添加 乳糖, バレイショデンプン
適応 病後の体力低下, 疲労倦怠, 食欲不振, 手足の冷え, 貧血
用法 1回15才以上3g, 14〜7才2g, 6〜4才1.5g, 3〜2才1g, 1日3回食間又は空腹時
包装 500g〔Ⓑ8,500〕

補全-S 明治薬品㈱

区分 第2類
組成 液:10mL中 十全大補湯エキス1000mg(ニンジン・ソウジュツ・トウキ・ジオウ・ケイヒ・オウギ・ブクリョウ・シャクヤク・センキュウ各1.5g, カンゾウ0.5g)
添加 ハチミツ, 白糖, クエン酸水和物, クエン酸ナトリウム水和物, フマル酸ナトリウム, エタノール, 安息香酸ナトリウム, ブチルパラベン, バニリン, エチルバニリン, 香料
適応 体力虚弱なものの次の諸症:病後・術後の体力低下, 疲労倦怠, 食欲不振, ねあせ, 手足の冷え, 貧血
用法 15才以上1回5mL1日2回。よく振ってから服用。15才未満は服用しない
包装 200mL

ホノミジュンケツ錠 剤盛堂薬品㈱

区分 第2類
組成 錠(淡褐):18錠(3.6g)中 十全大補湯エキス(1/2量)2.1g(オウギ・ケイヒ・ジオウ・シャクヤク・センキュウ・トウキ・ニンジン・ビャクジュツ・ブクリョウ各1.5g, カンゾウ0.75g)
添加 カルメロースカルシウム(CMC-Ca), 軽質無水ケイ酸, 結晶セルロース, ステアリン酸マグネシウム, トウモロコシデンプン, 乳糖
適応 体力虚弱なものの次の諸症:病後・術後の体力低下, 疲労倦

怠，食欲不振，ねあせ，手足の冷え，貧血
[用法]1回成人6錠，14～7才4錠，6～5才3錠，1日3回食前又は食間。5才未満は服用しない

ホノミジュンケツ粒⊖　剤盛堂薬品㈱
[区分]第2類
[組成][顆](淡褐)：4.5g又は3包中 十全大補湯エキス(1/2量)2.1g（オウギ・ケイヒ・ジオウ・シャクヤク・センキュウ・トウキ・ニンジン・ビャクジュツ・ブクリョウ各1.5g，カンゾウ0.75g）
[添加]軽質無水ケイ酸，ステアリン酸マグネシウム，乳糖，ヒドロキシプロピルセルロース
[適応]体力虚弱なものの次の諸症：病後・術後の体力低下，疲労倦怠，食欲不振，ねあせ，手足の冷え，貧血
[用法]1回成人1.5g又は1包，14～7才⅔，6～4才½，3～2才⅓，2才未満¼，1日3回食前又は食間。1才未満には，医師の診療を受けさせることを優先し，止むを得ない場合にだけ服用させる。3ヵ月未満は服用しない

養力丸⊖　北宝薬品㈱
[区分]第2類
[組成][丸]：36丸中 十全大補湯水製エキス1650mg（ニンジン・オウギ・ビャクジュツ・ブクリョウ・トウキ・センキュウ・シャクヤク・ケイヒ各1500mg，カンゾウ750mg）
[適応]病後の体力低下，疲労倦怠，食欲不振，ねあせ，手足の冷え，貧血
[用法]1回15才以上12丸，14～7才8丸，1日3回食前
[包装]1000丸

離雲（エキス顆粒）⊖　㈱建林松鶴堂
[区分]第2類
[組成][顆](茶)：3包(6g)中 十全大補湯エキス(1/2量)1.5g（ビャクジュツ・ブクリョウ・トウキ・シャクヤク・ジオウ・センキュウ・ケイヒ・ニンジン・オウギ各1.5g，カンゾウ0.75g）
[添加]乳糖，バレイショデンプン
[適応]体力虚弱なものの次の諸症：病後・術後の体力低下，疲労倦怠，食欲不振，ねあせ，手足の冷え，貧血
[用法]1回成人1包，14～7才⅔，6～4才½，3～2才⅓，2才未満¼以下，1日3回食間。1才未満には，医師の診療を受けさせることを優先し，止むを得ない場合にだけ服用させる。3ヵ月未満は服用しない
[包装]30包〔Ⓐ2,940（税込み）〕，90包〔Ⓐ7,140（税込み）〕

ロート十全大補湯錠⊖　大峰堂薬品工業㈱-ロート製薬㈱
[区分]第2類
[組成][錠]：12錠中 十全大補湯エキス2.3g（ニンジン・オウギ・ビャクジュツ・ブクリョウ・トウキ・シャクヤク・ジオウ・センキュウ・ケイヒ各1.5g，カンゾウ0.75g）
[添加]ステアリン酸マグネシウム，カルメロースカルシウム（CMC-Ca），セルロース，メタケイ酸アルミン酸マグネシウム，水酸化アルミナマグネシウム，乳糖
[適応]病後の体力低下，疲労倦怠，食欲不振，ねあせ，手足の冷え，貧血
[用法]1回15才以上4錠，14～7才3錠，6～5才2錠，1日3回食前又は食間。5才未満は服用しない
[包装]252錠〔Ⓐ5,775（税込み）〕

十味敗毒湯
ジュウミハイドクトウ

〔基準〕

（平成20年9月30日 厚生労働省医薬食品局審査管理課長通知による）

1. 成分・分量
　　柴胡2.5～3.5，桜皮（樸樕）2.5～3.5，桔梗2.5～3.5，川芎2.5～3.5，茯苓2.5～4，独活1.5～3，防風1.5～3.5，甘草1～2，生姜1～1.5（ヒネショウガを使用する場合3），荊芥1～2，連翹2～3（連翹のない場合も可）

2. 用法・用量
　(1)散：1回1.5～2g　1日3回　(2)湯

3. 効能・効果
　　体力中等度なものの皮膚疾患で，発赤があり，ときに化膿するものの次の諸症：化膿性皮膚疾患・急性皮膚疾患の初期，じんましん，湿疹・皮膚炎，水虫

〔使用上の注意〕

（平成25年3月27日　厚生労働省医薬食品局安全対策課長・審査管理課長通知による）

【添付文書等に記載すべき事項】

『してはいけないこと』
（守らないと現在の症状が悪化したり，副作用が起こりやすくなる）

次の人は服用しないこと
　生後3ヵ月未満の乳児。
　〔生後3ヵ月未満の用法がある製剤に記載すること。〕

『相談すること』
1. 次の人は服用前に医師，薬剤師又は登録販売者に相談すること
　(1) 医師の治療を受けている人。
　(2) 妊婦又は妊娠していると思われる人。
　(3) 体の虚弱な人（体力の衰えている人，体の弱い人）。
　(4) 胃腸の弱い人。
　(5) 高齢者。
　　〔1日最大配合量が甘草として1g以上（エキス剤については原生薬に換算して1g以上）含有する製剤に記載すること。〕
　(6) 今までに薬などにより発疹・発赤，かゆみ等を起こしたことがある人。
　(7) 次の症状のある人。
　　むくみ
　　〔1日最大配合量が甘草として1g以上（エキス剤については原生薬に換算して1g以上）含有する製剤に記載すること。〕
　(8) 次の診断を受けた人。
　　高血圧，心臓病，腎臓病
　　〔1日最大配合量が甘草として1g以上（エキス剤については原生薬に換算して1g以上）含有する製剤に記載すること。〕

2. 服用後，次の症状があらわれた場合は副作用の可能性があるので，直ちに服用を中止し，この文書を持って医師，薬剤師又は登録販売者に相談すること
　まれに下記の重篤な症状が起こることがある。その場合は直ちに医師の診療を受けること。

症状の名称	症　状
偽アルドステロン症，ミオパチー	手足のだるさ，しびれ，つっぱり感やこわばりに加えて，脱力感，筋肉痛があらわれ，徐々に強くなる。

　〔1日最大配合量が甘草として1g以上（エキス剤につ

3. 1ヵ月位（化膿性皮膚疾患・急性皮膚疾患の初期に服用する場合には1週間位）服用しても症状がよくならない場合は服用を中止し，この文書を持って医師，薬剤師又は登録販売者に相談すること
4. 長期連用する場合には，医師，薬剤師又は登録販売者に相談すること
　　〔1日最大配合量が甘草として1g以上（エキス剤については原生薬に換算して1g以上）含有する製剤に記載すること。〕
5. 本剤の服用により，まれに症状が進行することもあるので，このような場合には，服用を中止し，この文書を持って医師，薬剤師又は登録販売者に相談すること
〔用法及び用量に関連する注意として，用法及び用量の項目に続けて以下を記載すること。〕
(1) 小児に服用させる場合には，保護者の指導監督のもとに服用させること。
　　〔小児の用法及び用量がある場合に記載すること。〕
(2) 〔小児の用法がある場合，剤形により，次に該当する場合には，そのいずれかを記載すること。〕
　1) 3歳以上の幼児に服用させる場合には，薬剤がのどにつかえることのないよう，よく注意すること。
　　〔5歳未満の幼児の用法がある錠剤・丸剤の場合に記載すること。〕
　2) 幼児に服用させる場合には，薬剤がのどにつかえることのないよう，よく注意すること。
　　〔3歳未満の用法及び用量を有する丸剤の場合に記載すること。〕
　3) 1歳未満の乳児には，医師の診療を受けさせることを優先し，やむを得ない場合にのみ服用させること。
　　〔カプセル剤及び錠剤・丸剤以外の製剤の場合に記載すること。なお，生後3ヵ月未満の用法がある製剤の場合，「生後3ヵ月未満の乳児」を『してはいけないこと』に記載し，用法及び用量欄には記載しないこと。〕

保管及び取扱い上の注意
(1) 直射日光の当たらない（湿気の少ない）涼しい所に（密栓して）保管すること。
　　〔（　）内は必要とする場合に記載すること。〕
(2) 小児の手の届かない所に保管すること。
(3) 他の容器に入れ替えないこと。（誤用の原因になったり品質が変わる。）
　　〔容器等の個々に至適表示がなされていて，誤用のおそれのない場合には記載しなくてもよい。〕

【外部の容器又は外部の被包に記載すべき事項】
注意
1. 次の人は服用しないこと
　生後3ヵ月未満の乳児。
　〔生後3ヵ月未満の用法がある製剤に記載すること。〕
2. 次の人は服用前に医師，薬剤師又は登録販売者に相談すること
(1) 医師の治療を受けている人。
(2) 妊婦又は妊娠していると思われる人。
(3) 体の虚弱な人（体力の衰えている人，体の弱い人）。
(4) 胃腸の弱い人。
(5) 高齢者。
　　〔1日最大配合量が甘草として1g以上（エキス剤については原生薬に換算して1g以上）含有する製剤に記載すること。〕
(6) 今までに薬などにより発疹・発赤，かゆみ等を起こしたことがある人。
(7) 次の症状のある人。
　　むくみ
　　〔1日最大配合量が甘草として1g以上（エキス剤については原生薬に換算して1g以上）含有する製剤に記載すること。〕
(8) 次の診断を受けた人。
　　高血圧，心臓病，腎臓病
　　〔1日最大配合量が甘草として1g以上（エキス剤については原生薬に換算して1g以上）含有する製剤に記載すること。〕
2′. 服用が適さない場合があるので，服用前に医師，薬剤師又は登録販売者に相談すること
　　〔2.の項目の記載に際し，十分な記載スペースがない場合には2′.を記載すること。〕
3. 服用に際しては，説明文書をよく読むこと
4. 直射日光の当たらない（湿気の少ない）涼しい所に（密栓して）保管すること
　　〔（　）内は必要とする場合に記載すること。〕

一般用漢方製剤

JPS漢方顆粒-28号　ジェーピーエス製薬㈱
区分 第2類
組成〔顆〕（淡褐）：3包(6g)中 十味敗毒湯乾燥エキス2.08g（サイコ・オウヒ・キキョウ・センキュウ・ブクリョウ・ボウフウ各2g，ドクカツ・カンゾウ・ケイガイ各1.2g，ショウキョウ0.8g）
添加 ステアリン酸マグネシウム，ショ糖脂肪酸エステル，乳糖水和物
適応 体力中等度なものの皮膚疾患で，発赤があり，ときに化膿するものの次の諸症：化膿性皮膚疾患・急性皮膚疾患の初期，じんましん，湿疹・皮膚炎，水虫
用法 1回15才以上1包，14〜7才2/3，6〜4才1/2，3〜2才1/3，2才未満1/4，1日3回食前又は食間。1才未満には，医師の診療を受けさせることを優先し，止むを得ない場合にだけ服用させる。3ヵ月未満は服用しない
包装 180包

JPS十味敗毒湯エキス錠N　ジェーピーエス製薬㈱
区分 第2類
組成〔錠〕（淡灰褐）：12錠中 十味敗毒湯乾燥エキス2.6g（サイコ・オウヒ・キキョウ・センキュウ・ブクリョウ・ボウフウ各2.5g，ドクカツ・カンゾウ・ケイガイ各1.5g，ショウキョウ1g）
添加 無水ケイ酸，ケイ酸アルミニウム，カルメロースカルシウム（CMC-Ca），ステアリン酸マグネシウム，乳糖水和物
適応 体力中等度なものの皮膚疾患で，発赤があり，ときに化膿するものの次の諸症：化膿性皮膚疾患・急性皮膚疾患の初期，じんましん，湿疹・皮膚炎，水虫
用法 1回15才以上4錠，14〜7才2錠，1日3回食前又は食間。7才未満は服用しない
包装 260錠

ウチダの十味敗毒散　㈱ウチダ和漢薬
区分 第2類
組成〔散〕：1000g中 サイコ120g，キキョウ末120g，ハマボウフウ120g，センキュウ末120g，オウヒ120g，ブクリョウ末120g，トウドクカツ80g，ケイガイ80g，カンゾウ末80g，ショウキョウ末40g
適応 神経質で胸や脇腹が重苦しいもので化膿症をくり返すフルンクロージス，アレルギー性の湿疹，じんましんを起こしやすいもの：よう，せつ，湿疹，じんましん，フルンクロージス，アレルギー体質改善
用法 1回15才以上1〜2g，14〜5才0.5〜1g，5才未満0.3〜0.6g，1日3回食前1時間又は食間空腹時。1才未満には，医師の診療を受けさせることを優先し，止むを得ない場合にだけ服用させる。3ヵ月未満は服用しない
包装 100g×5

ウチダの十味敗毒湯　㈱ウチダ和漢薬
区分 第2類
組成〔煎〕：1袋(20.5g)中 サイコ2.5g，キキョウ2.5g，ハマボウフウ2.5g，センキュウ2.5g，オウヒ2.5g，ブクリョウ2.5g，ドク

カツ1.5g，ケイガイ1.5g，カンゾウ1.5g，ショウキョウ1g
適応 神経質で胸や脇腹が重苦しいもので化膿症をくり返すフルンクロージス，アレルギー性の湿疹，じんましんを起こしやすいもの：よう，せつ，湿疹，じんましん，フルンクロージス，アレルギー体質改善
用法 15才以上1日1袋を煎じ2～3回に分けて食前1時間又は食間空腹時に温服。15才未満は服用しない
包装 30袋

ウチダの十味敗毒湯エキス散㊀　㈱ウチダ和漢薬
区分 第２類
組成 細(褐)：6g中 十味敗毒湯エキス2.13g（サイコ・オウヒ・キキョウ・センキュウ・ブクリョウ各1.5g，ドクカツ・ボウフウ各1g，カンゾウ・ケイガイ各0.5g，ショウキョウ0.15g）
添加 乳糖水和物，バレイショデンプン，メタケイ酸アルミン酸マグネシウム
適応 化膿性皮膚疾患・急性皮膚疾患の初期，じんましん，急性湿疹，水虫
用法 1回15才以上2g，14～7才⅔，6～4才½，3～2才⅓，2才未満¼以下，1日3回食前又は食間。1才未満には，医師の診療を受けさせることを優先し，止むを得ない場合にだけ服用させる。3ヵ月未満は服用しない
包装 500g

ウチダの表解麗容㊀　㈱ウチダ和漢薬
区分 第２類
組成 細：3包(6g)中 十味敗毒湯エキス2.13g（サイコ・オウヒ・キキョウ・センキュウ・ブクリョウ各1.5g，ドクカツ・ボウフウ各1g，カンゾウ・ケイガイ各0.5g，ショウキョウ0.15g）
添加 乳糖水和物，バレイショデンプン，メタケイ酸アルミン酸マグネシウム
適応 化膿性皮膚疾患・急性皮膚疾患の初期，じんましん，急性湿疹，水虫
用法 1回15才以上1包，14～7才⅔，6～4才½，3～2才⅓，2才未満¼，1日3回食前又は食間。1才未満には，医師の診療を受けさせることを優先し，止むを得ない場合にだけ服用させる。3ヵ月未満は服用しない
包装 300包

「クラシエ」漢方十味敗毒湯エキス顆粒㊀　クラシエ製薬㈱-クラシエ薬品㈱
区分 第２類
組成 顆(淡褐)：3包(3.6g)中 十味敗毒湯エキス粉末M 1950mg（サイコ・オウヒ・キキョウ・センキュウ・ブクリョウ・ボウフウ各1.25g，ドクカツ・カンゾウ・ケイガイ各0.75g，ショウキョウ0.5g）
添加 ヒドロキシプロピルセルロース，乳糖
適応 体力中等度なものの皮膚疾患で，発赤があり，ときに化膿するものの次の諸症：化膿性皮膚疾患・急性皮膚疾患の初期，じんましん，湿疹・皮膚炎，水虫
用法 1回15才以上1包，14～7才⅔，6～4才½，3～2才⅓，2才未満¼，1日3回食前又は食間。1才未満には，医師の診療を受けさせることを優先し，止むを得ない場合にだけ服用させる。3ヵ月未満は服用しない
包装 45包〔Ⓐ3,990(税込み)〕，90包

サンワ十味敗毒湯エキス細粒㊀　三和生薬㈱
区分 第２類
組成 細：6g中 十味敗毒湯希エタノール(20%)エキス1.4g（サイコ・キキョウ・ハマボウフウ・センキュウ・オウヒ・ブクリョウ各1.25g，ドクカツ・ケイガイ・カンゾウ各0.75g，ショウキョウ0.5g）
添加 乳糖，トウモロコシデンプン
適応 化膿性皮膚疾患，急性皮膚疾患の初期，じんましん，急性湿疹，水虫
用法 1回15才以上2g，14～7才1.4g，6～4才1g，3～2才0.7g，1日3回食前又は食間

サンワ十味敗毒湯エキス細粒「分包」㊀　三和生薬㈱
区分 第２類
組成 細：3包(6g)中 十味敗毒湯希エタノール(20%)エキス1.4g（サイコ・キキョウ・ハマボウフウ・センキュウ・オウヒ・ブクリョウ各1.25g，ドクカツ・ケイガイ・カンゾウ各0.75g，ショウキョウ0.5g）
添加 乳糖，トウモロコシデンプン
適応 化膿性皮膚疾患，急性皮膚疾患の初期，じんましん，急性湿疹，水虫
用法 1回15才以上1包，14～7才⅔，6～4才½，3～2才⅓，1日3回食前又は食間

サンワ十味敗毒湯エキス錠㊀　三和生薬㈱
区分 第２類
組成 錠：18錠(5.4g)中 十味敗毒湯希エタノール(20%)エキス1.4g（サイコ・キキョウ・ハマボウフウ・センキュウ・オウヒ・ブクリョウ各1.25g，ドクカツ・ケイガイ・カンゾウ各0.75g，ショウキョウ0.5g）
添加 乳糖，トウモロコシデンプン，カルメロースカルシウム(CMC-Ca)，ステアリン酸カルシウム，メタケイ酸アルミン酸マグネシウム
適応 化膿性皮膚疾患，急性皮膚疾患の初期，じんましん，急性湿疹，水虫
用法 1回15才以上6錠，14～7才4錠，6～5才3錠，1日3回食前又は食間。5才未満は服用しない

十味敗毒散㊀　㈲杉原達二商店
区分 第２類
組成 散：100g中 カンゾウ6.8g，ショウキョウ6.8g，ドクカツ6.8g，ケイガイ6.8g，サイコ10.3g，キキョウ10.3g，ハマボウフウ10.3g，センキュウ10.3g，ブクリョウ10.3g，オウヒ10.3g，レンギョウ10.3g
適応 化膿性皮膚疾患，急性皮膚疾患の初期，じんましん，急性湿疹，水虫
用法 1回2g1日3回食間
包装 200g，400g

十味敗毒散粒状㊀　長倉製薬㈱-日邦薬品工業㈱
区分 第２類
組成 顆(灰褐)：4.8g中 サイコ0.6g，オウヒ0.5g，キキョウ0.5g，ショウキョウ0.3g，ブクリョウ0.5g，ドクカツ0.5g，ハマボウフウ0.5g，センキュウ0.5g，ケイガイ0.5g，カンゾウ0.4g
適応 湿疹，せつ，腫瘍，頸部リンパ腺腫，乳腺炎，頭瘡，じんましん
用法 1回成人1.6g，15～8才½，7～5才⅓，4～2才⅙，1才～3ヵ月1/12，1日3回食前又は食間。1才未満には，止むを得ない場合の他は服用させない。3ヵ月未満は服用しない
包装 100g〔Ⓑ3,240〕，500g〔Ⓑ10,000〕

ジュウミハイドク錠㊀　長倉製薬㈱-日邦薬品工業㈱
区分 第２類
組成 錠(茶褐)：24錠中 サイコ0.5g，ブクリョウ0.45g，オウヒ0.35g，キキョウ0.35g，ドクカツ0.35g，ハマボウフウ0.35g，センキュウ0.35g，ショウキョウ0.15g，ケイガイ0.15g，カンゾウ0.15g，レンギョウ0.2g，水製乾燥エキス1.45g（サイコ・オウヒ・キキョウ・ドクカツ・ハマボウフウ・センキュウ各1.2g，ショウキョウ0.4g，ブクリョウ1.5g，ケイガイ・カンゾウ各0.5g，レンギョウ1g）
適応 湿疹，せつ，腫よう，頭瘡，じんましん
用法 1回成人8錠，15～8才4錠，7～5才3錠，1日3回食前又は食間。1才未満には，止むを得ない場合の他は服用させない。3ヵ月未満は服用しない
包装 320錠〔Ⓑ2,580〕，380錠

十味敗毒湯㊀　東洋漢方製薬㈱
区分 第２類
組成 煎：1包(25g)中 サイコ3g，オウヒ3g，キキョウ3g，センキュウ3g，ブクリョウ4g，ドクカツ3g，ハマボウフウ3g，カンゾウ1g，ショウキョウ1g，ケイガイ1g
適応 化膿性皮膚疾患，急性皮膚疾患の初期，じんましん，急性湿疹，水虫
用法 15才以上1日1包を煎じ2～3回（食前1時間又は食間空腹時）に

分けて温服。14〜7才⅔，6〜4才½，1日3回。4才未満は服用しない
[包装]100包〔Ⓑ16,000〕

十味敗毒湯Aエキス細粒三和生薬⊖　三和生薬㈱
[区分]第2類
[組成細](褐)：6g中　十味敗毒湯A水製エキス3.8g（サイコ・オウヒ・キキョウ・センキュウ・ブクリョウ各3g，ドクカツ・ハマボウフウ各1.5g，ショウキョウ・カンゾウ・ケイガイ各1g）
[添加]乳糖，セルロース，部分アルファー化デンプン，ステアリン酸カルシウム，無水ケイ酸
[適応]体力中等度なものの皮膚疾患で，発赤があり，ときに化膿するものの次の諸症：化膿性皮膚疾患・急性皮膚疾患の初期，じんましん，湿疹・皮膚炎，水虫
[用法]1回15才以上2g，14〜7才1.3g，6〜4才1g，1日3回食前又は食間。4才未満は服用しない
[包装]500g

十味敗毒湯Aエキス細粒「分包」三和生薬⊖　三和生薬㈱
[区分]第2類
[組成細](褐)：3包(6g)中　十味敗毒湯A水製エキス3.8g（サイコ・オウヒ・キキョウ・センキュウ・ブクリョウ各3g，ショウキョウ1g，ドクカツ・ハマボウフウ各1.5g，カンゾウ・ケイガイ各1g）
[添加]乳糖，セルロース，部分アルファー化デンプン，ステアリン酸カルシウム，無水ケイ酸
[適応]体力中等度なものの皮膚疾患で，発赤があり，ときに化膿するものの次の諸症：化膿性皮膚疾患・急性皮膚疾患の初期，じんましん，湿疹・皮膚炎，水虫
[用法]1回15才以上1包，14〜7才⅔，6〜4才½，1日3回食前又は食間。4才未満は服用しない
[包装]30包〔Ⓐ2,625(税込み)〕，90包〔Ⓐ7,140(税込み)〕

十味敗毒湯Aエキス錠三和生薬⊖　三和生薬㈱
[区分]第2類
[組成錠](褐)：18錠中　十味敗毒湯A水製エキス2.9g（サイコ・オウヒ・キキョウ・センキュウ・ブクリョウ各2.4g，ショウキョウ0.8g，ドクカツ・ハマボウフウ各1.2g，カンゾウ・ケイガイ各0.8g）
[添加]乳糖，セルロース，部分アルファー化デンプン，カルメロースカルシウム(CMC-Ca)，カルメロース(CMC)，メタケイ酸アルミン酸マグネシウム，ステアリン酸カルシウム，無水ケイ酸
[適応]体力中等度なものの皮膚疾患で，発赤があり，ときに化膿するものの次の諸症：化膿性皮膚疾患・急性皮膚疾患の初期，じんましん，湿疹・皮膚炎，水虫
[用法]1回15才以上6錠，14〜7才4錠，6〜5才3錠，1日3回食前又は食間。5才未満は服用しない
[包装]270錠〔Ⓐ3,990(税込み)〕，900錠

十味敗毒湯エキス顆粒KM⊖　㈱カーヤ-㈱イチゲン，一元製薬㈱
[区分]第2類
[組成顆](褐)：7.5g中　十味敗毒湯水製乾燥エキス3.7g（オウヒ・キキョウ・サイコ・センキュウ・ブクリョウ各3g，ドクカツ・ボウフウ各2g，カンゾウ・ケイガイ各1g，ショウキョウ0.3g）
[添加]乳糖，ステアリン酸マグネシウム
[適応]体力中等度なものの皮膚疾患で，発赤があり，ときに化膿するものの次の諸症：化膿性皮膚疾患・急性皮膚疾患の初期，じんましん，湿疹・皮膚炎，水虫
[用法]1回15才以上2.5g，14〜7才1.6g，6〜4才1.2g，3〜2才0.8g，2才未満0.6g以下，1日3回食前又は食間。1才未満には，医師の診療を受けさせることを優先し，止むを得ない場合にだけ服用させる。3ヵ月未満は服用しない
[包装]500g　[備考]製造：天津泰達薬業有限公司(中国)

十味敗毒湯エキス〔細粒〕32⊖　松浦薬業㈱-松浦漢方㈱
[区分]第2類
[組成細](褐)：3包(6g)又は6g中　十味敗毒湯水製エキス3.6g（サイコ・オウヒ・キキョウ・ブクリョウ各1.5g，ドクカツ・ボウフウ各1g，カンゾウ・ケイガイ各0.5g，ショウキョウ0.17g）
[添加]メタケイ酸アルミン酸マグネシウム，ヒプロメロース(ヒドロキシプロピルメチルセルロース)，乳糖，トウモロコシデンプン，香料
[適応]体力中等度なものの皮膚疾患で，発赤があり，ときに化膿するものの次の諸症：化膿性皮膚疾患・急性皮膚疾患の初期，じんましん，湿疹・皮膚炎，水虫
[用法]1回15才以上1包又は2g，14〜7才⅔，6〜4才½，3〜2才⅓，2才未満¼以下，1日3回食前又は食間。1才未満には，医師の診療を受けさせることを優先し，止むを得ない場合にだけ服用させる。3ヵ月未満は服用しない
[包装]500g，45包，48包〔Ⓐ4,200(税込み)〕，300包

十味敗毒湯エキス細粒〔勝昌〕⊖　㈱東洋薬行
[区分]第2類
[組成細](褐)：4.5g中　十味敗毒湯水製エキス（「漢方診療の実際」）3g（サイコ・オウヒ・キキョウ・センキュウ・ブクリョウ・生ショウキョウ各3g，ドクカツ・ボウフウ各1.5g，ケイガイ・カンゾウ各1g）
[添加]トウモロコシデンプン
[適応]体力中等度なものの皮膚疾患で，発赤があり，ときに化膿するものの次の諸症：化膿性皮膚疾患・急性皮膚疾患の初期，じんましん，湿疹・皮膚炎，水虫
[用法]1回1.5g1日3回空腹時
[包装]200g〔Ⓑ6,930(税込み)〕，600g〔Ⓑ18,900(税込み)〕

十味敗毒湯エキス錠〔大峰〕⊖　大峰堂薬品工業㈱-伸和製薬㈱，日邦薬品工業㈱
[区分]第2類
[組成錠](淡褐)：12錠中　十味敗毒湯エキス2000mg（サイコ・キキョウ・センキュウ・ブクリョウ・レンギョウ・オウヒ各1.5g，ボウフウ・ドクカツ各1g，カンゾウ・ケイガイ各0.5g，ショウキョウ0.16g）
[添加]ステアリン酸マグネシウム，カルメロースカルシウム(CMC-Ca)，セルロース，メタケイ酸アルミン酸マグネシウム，水酸化アルミナマグネシウム，乳糖
[適応]体力中等度なものの皮膚疾患で，発赤があり，ときに化膿するものの次の諸症：化膿性皮膚疾患・急性皮膚疾患の初期，じんましん，湿疹・皮膚炎，水虫
[用法]1回15才以上4錠，14〜7才3錠，6〜5才2錠，1日3回食前又は食間。5才未満は服用しない
[包装]大峰堂薬品工業㈱販売：240錠〔Ⓐ4,200(税込み)〕。日邦薬品工業㈱販売：240錠。伸和製薬㈱販売：48錠，240錠

十味敗毒湯エキス錠クラシエ⊖　クラシエ製薬㈱-クラシエ薬品㈱
[区分]第2類
[組成錠](褐)：12錠(4800mg)中　十味敗毒湯エキス2000mg（サイコ・キキョウ・センキュウ・ブクリョウ・レンギョウ・オウヒ各1.5g，ボウフウ・ドクカツ各1g，カンゾウ・ケイガイ各0.5g，ショウキョウ0.16g）
[添加]乳糖，ステアリン酸マグネシウム，カルメロースカルシウム(CMC-Ca)，セルロース，メタケイ酸アルミン酸マグネシウム，水酸化アルミナマグネシウム
[適応]体力中等度なものの皮膚疾患で，発赤があり，ときに化膿するものの次の諸症：化膿性皮膚疾患・急性皮膚疾患の初期，じんましん，湿疹・皮膚炎，水虫
[用法]1回15才以上4錠，14〜7才3錠，6〜5才2錠，1日3回食前又は食間。5才未満は服用しない
[包装]96錠〔Ⓐ2,480(税込み)〕，180錠〔Ⓐ3,990(税込み)〕

十味敗毒湯「タキザワ」⊖　㈱タキザワ漢方廠
[区分]第2類
[組成煎](煎)：2包(25g)中　サイコ3g，オウヒ3g，キキョウ3g，センキュウ3g，ブクリョウ4g，ドクカツ3g，ボウフウ3g，カンゾウ1g，ショウキョウ1g，ケイガイ1g
[適応]体力中等度なものの皮膚疾患で，発赤があり，ときに化膿するものの次の諸症：化膿性皮膚疾患・急性皮膚疾患の初期，じんましん，湿疹・皮膚炎，水虫
[用法]15才以上1回1包を煎じ，1日2回朝夕空腹時。14〜7才⅔，6〜4才½，3〜2才⅓，2才未満¼。1才未満には，医師の診療を受けさせることを優先し，止むを得ない場合にだけ服用させる。3ヵ月未満は服用しない

包装120包〔Ⓐ28,350(税込み)Ⓑ14,175(税込み)〕

ジューハインS「コタロー」(十味敗毒湯エキス錠) ㊀ 小太郎漢方製薬㈱
- 区分 第2類
- 組成 錠(茶):9錠中 水製エキス2g(サイコ・キキョウ・ボウフウ・センキュウ・ブクリョウ・オウヒ各1.25g,ケイガイ・カンゾウ・ドクカツ各0.75g,ショウキョウ0.5g)
- 添加 酸化チタン,ステアリン酸マグネシウム,タルク,トウモロコシデンプン,乳糖水和物,ヒプロメロース(ヒドロキシプロピルメチルセルロース),メタケイ酸アルミン酸マグネシウム,カラメル,カルナウバロウ,サラシミツロウ
- 適応 化膿性皮膚疾患,急性皮膚疾患の初期,じんましん,急性湿疹,水虫
- 用法 1回15才以上3錠,14〜5才2錠,1日3回食前又は食間。5才未満は服用しない
- 包装 180錠,540錠

錠剤十味敗毒湯 ㊀ 一元製薬㈱-㈱イチゲン
- 区分 第2類
- 組成 錠(褐):100錠中 キキョウ末2.9g,センキュウ末2.9g,ショウキョウ末2.9g,ブクリョウ末2.9g,カンゾウ末1.6g,サイコ末2.9g,ボウフウ末2.2g,ドクカツ末2.2g,オウヒ末2.9g,ケイガイ末1.6g
- 適応 体力中等度なものの皮膚疾患で,発赤があり,ときに化膿するものの次の諸症:化膿性皮膚疾患・急性皮膚疾患の初期,じんましん,湿疹・皮膚炎,水虫
- 用法 成人1回6〜8錠1日3回食前1時間。温湯で服用
- 包装 350錠〔Ⓐ4,500Ⓑ2,250〕,1000錠〔Ⓐ11,000Ⓑ5,500〕,2000錠〔Ⓐ20,000Ⓑ10,000〕

神農十味敗毒湯エキス錠 ㊀ 神農製薬㈱
- 区分 第2類
- 組成 錠(淡灰褐):12錠中 十味敗毒湯乾燥エキス2.6g(サイコ・オウヒ・キキョウ・センキュウ・ブクリョウ・ボウフウ各2.5g,ドクカツ・カンゾウ・ケイガイ各1.5g,ショウキョウ1g)
- 添加 無水ケイ酸,ケイ酸アルミニウム,カルメロースカルシウム(CMC-Ca),ステアリン酸マグネシウム,乳糖水和物
- 適応 体力中等度なものの皮膚疾患で,発赤があり,ときに化膿するものの次の諸症:化膿性皮膚疾患・急性皮膚疾患の初期,じんましん,湿疹・皮膚炎,水虫
- 用法 1回15才以上4錠,14〜7才2錠,1日3回食前又は食間。7才未満は服用しない
- 包装 180錠

ツムラ漢方十味敗毒湯エキス顆粒 ㊀ ㈱ツムラ
- 区分 第2類
- 組成 顆(淡灰褐):2包(3.75g)中 混合生薬乾燥エキス1.75g(キキョウ・サイコ・センキュウ・ブクリョウ・ボクソク各1.5g,ドクカツ・ボウフウ各0.75g,カンゾウ・ケイガイ・ショウキョウ0.5g)
- 添加 ステアリン酸マグネシウム,乳糖水和物
- 適応 体力中等度なものの皮膚疾患で,発赤があり,ときに化膿するものの次の諸症:化膿性皮膚疾患・急性皮膚疾患の初期,じんましん,湿疹・皮膚炎,水虫
- 用法 1回15才以上1包,14〜7才$\frac{2}{3}$,6〜4才$\frac{1}{2}$,3〜2才$\frac{1}{3}$,1日2回食前。2才未満は服用しない
- 包装 24包〔Ⓐ3,675(税込み)〕

東洋漢方の十味敗毒湯エキス顆粒 ㊀ 東洋漢方製薬㈱
- 区分 第2類
- 組成 顆:6g中 水製乾燥エキス2g(サイコ・オウヒ・キキョウ・センキュウ・ドクカツ・ハマボウフウ各0.996g,ブクリョウ1.328g,カンゾウ・カンキョウ・ケイガイ各0.332g),サイコ末0.48g,オウヒ末0.48g,キキョウ末0.48g,センキュウ末0.48g,ブクリョウ末0.64g,ドクカツ末0.48g,ハマボウフウ末0.48g,カンゾウ末0.16g,カンキョウ末0.16g,ケイガイ末0.16g
- 適応 化膿性皮膚疾患・急性皮膚疾患の初期,じんましん,急性湿疹,水虫
- 用法 1回15才以上2g,14〜7才1.3g,6〜4才1g,3〜2才0.7g,1日3回食間
- 包装 500g〔Ⓑ9,000〕

トチモトの十味敗毒湯 ㊀ ㈱栃本天海堂
- 区分 第2類
- 組成 煎:1包(20.5g)中 サイコ2.5g,キキョウ2.5g,センキュウ2.5g,ブクリョウ2.5g,ハマボウフウ1.5g,オウヒ2.5g,カンゾウ1.5g,ドクカツ1.5g,ケイガイ1.5g,ショウキョウ1g
- 適応 化膿性皮膚疾患,急性皮膚疾患の初期,じんましん,急性湿疹,水虫
- 用法 成人1日1包を煎じ食間(空腹時)3回に分服
- 包装 10包

ハイトーク ㊀ 日の丸漢方㈱
- 区分 第2類
- 組成 丸:1丸(100mg)中 カンゾウ9mg,キキョウ9mg,ケイガイ9mg,サイコ9mg,ショウキョウ9mg,デンプン10mg,センキュウ9mg,ハマボウフウ9mg,ブクリョウ9mg,オウヒ9mg,ドクカツ9mg
- 適応 神経質で,化膿性疾患をくりかえしたり,アレルギー性の湿疹などをおこしやすい体質の者の湿疹,おでき,じんましん,にきび,吹出物,皮膚そう痒,水虫
- 用法 1回成人20丸,14〜7才10丸,6〜4才6丸,3〜2才4丸,2才未満2丸,1日3回食間。1才未満には,止むを得ない場合の他は服用させない。3ヵ月未満は服用しない
- 包装 75g〔Ⓐ3,000〕,150g〔Ⓐ5,000〕

ホリエの十味敗毒湯 ㊀ 堀江生薬㈱
- 区分 第2類
- 組成 煎:1袋(25g)中 サイコ3g,ドクカツ3g,オウヒ3g,ボウフウ3g,キキョウ3g,センキュウ3g,ブクリョウ4g,ケイガイ1g,カンゾウ1g,ショウキョウ1g
- 適応 化膿性皮膚疾患・急性皮膚疾患の初期,じんましん,水虫,急性湿疹
- 用法 成人1日1袋を煎じ食間3回に分服。14〜7才$\frac{2}{3}$,6〜4才$\frac{1}{2}$,3〜2才$\frac{1}{3}$,2才未満$\frac{1}{4}$以下。1才未満には,医師の診療を受けさせることを優先し,止むを得ない場合にだけ服用させる。3ヵ月未満は服用しない
- 包装 10袋,30袋

モリ ハイドクミン ㊀ 大杉製薬㈱
- 区分 第2類
- 組成 顆(褐):3包(3g)中 十味敗毒湯エキス1.4g(サイコ・オウヒ・キキョウ・センキュウ・ブクリョウ各1.5g,ドクカツ・ハマボウフウ各1g,カンゾウ・ケイガイ各0.5g,ショウキョウ0.125g)
- 添加 乳糖,トウモロコシデンプン,ステアリン酸マグネシウム
- 適応 体力中等度なものの皮膚疾患で,発赤があり,ときに化膿するものの次の諸症:化膿性皮膚疾患・急性皮膚疾患の初期,じんましん,湿疹・皮膚炎,水虫
- 用法 1回15才以上1包,14〜7才$\frac{2}{3}$,6〜4才$\frac{1}{2}$,3〜2才$\frac{1}{3}$,2才未満$\frac{1}{4}$,1日3回食前又は食間。1才未満には,医師の診療を受けさせることを優先し,止むを得ない場合にだけ服用させる。3ヵ月未満は服用しない
- 包装 45包〔Ⓐ4,300〕

潤腸湯 ジュンチョウトウ

〔基準〕

(平成20年9月30日 厚生労働省医薬食品局審査管理課長通知による)
1. 成分・分量
    当帰3～4，熟地黄・乾地黄 各3～4（又は地黄6），麻子仁2，桃仁2，杏仁2，枳実0.5～2，黄芩2，厚朴2，大黄1～3，甘草1～1.5
2. 用法・用量
    (1)散：1回2～3g 1日3回 (2)湯：上記量を1日量
3. 効能・効果
    体力中等度又はやや虚弱で，ときに皮膚乾燥などがあるものの次の症状：便秘

〔使用上の注意〕

(平成25年3月27日 厚生労働省医薬食品局安全対策課長・審査管理課長通知による)

【添付文書等に記載すべき事項】

『してはいけないこと』
（守らないと現在の症状が悪化したり，副作用が起こりやすくなる）
1. 次の人は服用しないこと
    生後3ヵ月未満の乳児。
    〔生後3ヵ月未満の用法がある製剤に記載すること。〕
2. 本剤を服用している間は，次の医薬品を服用しないこと
    他の瀉下薬（下剤）
3. 授乳中の人は本剤を服用しないか，本剤を服用する場合は授乳を避けること

『相談すること』
1. 次の人は服用前に医師，薬剤師又は登録販売者に相談すること
   (1) 医師の治療を受けている人。
   (2) 妊婦又は妊娠していると思われる人。
   (3) 体の虚弱な人（体力の衰えている人，体の弱い人）。
   (4) 胃腸が弱く下痢しやすい人。
   (5) 高齢者。
       〔1日最大配合量が甘草として1g以上（エキス剤については原生薬に換算して1g以上）含有する製剤に記載すること。〕
   (6) 次の症状のある人。
       むくみ
       〔1日最大配合量が甘草として1g以上（エキス剤については原生薬に換算して1g以上）含有する製剤に記載すること。〕
   (7) 次の診断を受けた人。
       高血圧，心臓病，腎臓病
       〔1日最大配合量が甘草として1g以上（エキス剤については原生薬に換算して1g以上）含有する製剤に記載すること。〕
2. 服用後，次の症状があらわれた場合は副作用の可能性があるので，直ちに服用を中止し，この文書を持って医師，薬剤師又は登録販売者に相談すること

関係部位	症　　状
消化器	食欲不振，胃部不快感，はげしい腹痛を伴う下痢，腹痛

まれに下記の重篤な症状が起こることがある。その場合は直ちに医師の診療を受けること。

症状の名称	症　　状
間質性肺炎	階段を上ったり，少し無理をしたりすると息切れがする・息苦しくなる，空せき，発熱等がみられ，これらが急にあらわれたり，持続したりする。
偽アルドステロン症，ミオパチー[1]	手足のだるさ，しびれ，つっぱり感やこわばりに加えて，脱力感，筋肉痛があらわれ，徐々に強くなる。
肝機能障害	発熱，かゆみ，発疹，黄疸（皮膚や白目が黄色くなる），褐色尿，全身のだるさ，食欲不振等があらわれる。

〔[1]は，1日最大配合量が甘草として1g以上（エキス剤については原生薬に換算して1g以上）含有する製剤に記載すること。〕

3. 服用後，次の症状があらわれることがあるので，このような症状の持続又は増強が見られた場合には，服用を中止し，この文書を持って医師，薬剤師又は登録販売者に相談すること
    下痢
4. 1週間位服用しても症状がよくならない場合は服用を中止し，この文書を持って医師，薬剤師又は登録販売者に相談すること
5. 長期連用する場合には，医師，薬剤師又は登録販売者に相談すること
    〔1日最大配合量が甘草として1g以上（エキス剤については原生薬に換算して1g以上）含有する製剤に記載すること。〕

〔用法及び用量に関連する注意として，用法及び用量の項目に続けて以下を記載すること。〕
(1) 小児に服用させる場合には，保護者の指導監督のもとに服用させること。
    〔小児の用法及び用量がある場合に記載すること。〕
(2) 〔小児の用法がある場合，剤形により，次に該当する場合には，そのいずれかを記載すること。〕
    1) 3歳以上の幼児に服用させる場合には，薬剤がのどにつかえることのないよう，よく注意すること。
       〔5歳未満の幼児の用法がある錠剤・丸剤の場合に記載すること。〕
    2) 幼児に服用させる場合には，薬剤がのどにつかえることのないよう，よく注意すること。
       〔3歳未満の用法及び用量を有する丸剤の場合に記載すること。〕
    3) 1歳未満の乳児には，医師の診療を受けさせることを優先し，やむを得ない場合にのみ服用させること。
       〔カプセル剤及び錠剤・丸剤以外の製剤の場合に記載すること。なお，生後3ヵ月未満の用法がある製剤の場合，「生後3ヵ月未満の乳児」を『してはいけないこと』に記載し，用法及び用量欄には記載しないこと。〕

保管及び取扱い上の注意
(1) 直射日光の当たらない（湿気の少ない）涼しい所に（密栓して）保管すること。
    〔( )内は必要とする場合に記載すること。〕
(2) 小児の手の届かない所に保管すること。
(3) 他の容器に入れ替えないこと。（誤用の原因になったり品質が変わる。）
    〔容器等の個々に至適表示がなされていて，誤用のおそれのない場合には記載しなくてもよい。〕

【外部の容器又は外部の被包に記載すべき事項】
注意
1. 次の人は服用しないこと
    生後3ヵ月未満の乳児。
    〔生後3ヵ月未満の用法がある製剤に記載すること。〕
2. 授乳中の人は本剤を服用しないか，本剤を服用する場合

一般用漢方製剤

は授乳を避けること
3. 次の人は服用前に医師，薬剤師又は登録販売者に相談すること
 (1) 医師の治療を受けている人。
 (2) 妊婦又は妊娠していると思われる人。
 (3) 体の虚弱な人（体力の衰えている人，体の弱い人）。
 (4) 胃腸が弱く下痢しやすい人。
 (5) 高齢者。
  〔1日最大配合量が甘草として1g以上（エキス剤については原生薬に換算して1g以上）含有する製剤に記載すること。〕
 (6) 次の症状のある人。
  むくみ
  〔1日最大配合量が甘草として1g以上（エキス剤については原生薬に換算して1g以上）含有する製剤に記載すること。〕
 (7) 次の診断を受けた人。
  高血圧，心臓病，腎臓病
  〔1日最大配合量が甘草として1g以上（エキス剤については原生薬に換算して1g以上）含有する製剤に記載すること。〕
3′. 服用が適さない場合があるので，服用前に医師，薬剤師又は登録販売者に相談すること
  〔3.の項目の記載に際し，十分な記載スペースがない場合には3′.を記載すること。〕
4. 服用に際しては，説明文書をよく読むこと
5. 直射日光の当たらない（湿気の少ない）涼しい所に（密栓して）保管すること
  〔（ ）内は必要とする場合に記載すること。〕

潤腸湯エキス顆粒KM㊀　㈱カーヤ・㈱イチゲン，一元製薬㈱
区分 第2類
組成 顆(褐)：9g中 潤腸湯水製乾燥エキス5g（ジオウ6g，トウキ3g，オウゴン・キョウニン・キジツ・コウボク・ダイオウ・トウニン・マシニン各2g，カンゾウ1.5g）
添加 乳糖，ステアリン酸マグネシウム
適応 体力中等度又はやや虚弱で，ときに皮膚乾燥などがあるものの次の症状：便秘
用法 1回15才以上3g，14〜7才2g，6〜4才1.5g，3〜2才1g，2才未満0.75g以下，1日3回食前又は食間。1才未満には，医師の診療を優先し，止むを得ない場合にだけ服用させる。3ヵ月未満は服用しない
包装 500g　備考 製造：天津泰達薬業有限公司（中国）

ジョウガンイッポウ
蒸眼一方

〔基準〕

（平成20年9月30日 厚生労働省医薬食品局審査管理課長通知による）
1. 成分・分量
 白礬（明礬）2，甘草2，黄連2，黄柏2，紅花2
2. 用法・用量
 各生薬を混合後，水300mLを加え煎じて200mLとする。洗眼又は温湿布する。
3. 効能・効果
 ものもらい，ただれ目，はやり目

〔使用上の注意〕

（平成25年3月27日　厚生労働省医薬食品局安全対策課長・審査管理課長通知による）
【添付文書等に記載すべき事項】
『してはいけないこと』
（守らないと現在の症状が悪化したり，副作用が起こりやすくなる）
  次の部位には使用しないこと
  湿疹，かぶれ，傷口。
  〔温湿布の場合に記載すること。〕
『相談すること』
1. 次の人は使用前に医師，薬剤師又は登録販売者に相談すること
 (1) 医師の治療を受けている人。
  〔洗眼薬の場合に記載すること。〕
 (2) 薬などによりアレルギー症状を起こしたことがある人。
 (3) 次の症状のある人。
  はげしい目の痛み
  〔洗眼薬の場合に記載すること。〕
2. 使用後，次の症状があらわれた場合は副作用の可能性があるので，直ちに使用を中止し，この文書を持って医師，薬剤師又は登録販売者に相談すること

関係部位	症状
皮膚	発疹・発赤，かゆみ
目[1]	充血，かゆみ，はれ

  〔[1]は，洗眼薬の場合に記載すること〕
3. 5〜6日間使用しても症状がよくならない場合は使用を中止し，この文書を持って医師，薬剤師又は登録販売者に相談すること
  〔温湿布の場合に記載すること。〕
〔用法及び用量に関連する注意として，用法及び用量の項目に続けて以下を記載すること。〕
 (1) 小児に使用させる場合には，保護者の指導監督のもとに使用させること。
  〔小児の用法及び用量がある場合に記載すること。〕
 (2) コンタクトレンズを装着したまま使用しないこと。
 (3) 洗眼カップは使用前後に水道水で十分に洗浄すること。
  〔洗眼薬の場合に記載すること。〕
 (4) 混濁したものは使用しないこと。
  〔洗眼薬の場合に記載すること。〕
 (5) 洗眼用にのみ使用すること。
  〔洗眼薬の場合に記載すること。〕
 (5) 外用にのみ使用すること。
  〔温湿布の場合に記載すること。〕

生姜瀉心湯
ショウキョウシャシントウ

〔基準〕

(平成20年9月30日　厚生労働省医薬食品局審査管理課長通知による)

1. 成分・分量
   半夏5～8，人参2.5～4，黄芩2.5～4，甘草2.5～4，大棗2.5～4，黄連1，乾姜1～2，生姜1～2（ヒネショウガを使用する場合2～4）
2. 用法・用量
   湯
3. 効能・効果
   体力中等度で，みぞおちがつかえた感じがあり，はきけやげっぷを伴うものの次の諸症：食欲不振，胸やけ，はきけ，嘔吐，下痢，胃腸炎，口臭

〔使用上の注意〕

(平成25年3月27日　厚生労働省医薬食品局安全対策課長・審査管理課長通知による)

【添付文書等に記載すべき事項】

『してはいけないこと』
(守らないと現在の症状が悪化したり，副作用が起こりやすくなる)

次の人は服用しないこと
　生後3ヵ月未満の乳児。
　〔生後3ヵ月未満の用法がある製剤に記載すること。〕

『相談すること』
1. 次の人は服用前に医師，薬剤師又は登録販売者に相談すること
   (1) 医師の治療を受けている人。
   (2) 妊婦又は妊娠していると思われる人。
   (3) 高齢者。
   　　〔1日最大配合量が甘草として1g以上（エキス剤については原生薬に換算して1g以上）含有する製剤に記載すること。〕
   (4) 今までに薬などにより発疹・発赤，かゆみ等を起こしたことがある人。
   (5) 次の症状のある人。
   　　むくみ
   　　〔1日最大配合量が甘草として1g以上（エキス剤については原生薬に換算して1g以上）含有する製剤に記載すること。〕
   (6) 次の診断を受けた人。
   　　高血圧，心臓病，腎臓病
   　　〔1日最大配合量が甘草として1g以上（エキス剤については原生薬に換算して1g以上）含有する製剤に記載すること。〕
2. 服用後，次の症状があらわれた場合は副作用の可能性があるので，直ちに服用を中止し，この文書を持って医師，薬剤師又は登録販売者に相談すること

関係部位	症　　状
皮　膚	発疹・発赤，かゆみ

　まれに下記の重篤な症状が起こることがある。その場合は直ちに医師の診療を受けること。

症状の名称	症　　状
偽アルドステロン症，ミオパチー	手足のだるさ，しびれ，つっぱり感やこわばりに加えて，脱力感，筋肉痛があらわれ，徐々に強くなる。

〔1日最大配合量が甘草として1g以上（エキス剤につ

保管及び取扱い上の注意
(1) 直射日光の当たらない（湿気の少ない）涼しい所に（密栓して）保管すること。
　　〔（　）内は必要とする場合に記載すること。〕
(2) 小児の手の届かない所に保管すること。
(3) 他の容器に入れ替えないこと。（誤用の原因になったり品質が変わる。）
　　〔容器等の個々に至適表示がなされていて，誤用のおそれのない場合には記載しなくてもよい。〕
(4) 洗眼カップは他の人と共有しないこと。
　　〔洗眼薬の場合に記載すること。〕

【外部の容器又は外部の被包に記載すべき事項】

注意
1. 次の部位は使用しないこと
   湿疹，かぶれ，傷口。
   〔温湿布の場合に記載すること。〕
2. 次の人は使用前に医師，薬剤師又は登録販売者に相談すること
   (1) 医師の治療を受けている人。
   　　〔洗眼薬の場合に記載すること。〕
   (2) 薬などによりアレルギー症状を起こしたことがある人。
   (3) 次の症状のある人。
   　　はげしい目の痛み
   　　〔洗眼薬の場合に記載すること。〕
2′. 使用が適さない場合があるので，使用前に医師，薬剤師又は登録販売者に相談すること
   　〔2.の項目の記載に際し，十分な記載スペースがない場合には2′.を記載すること。〕
3. 使用に際しては，説明文書をよく読むこと
4. 直射日光の当たらない（湿気の少ない）涼しい所に（密栓して）保管すること
   　〔（　）内は必要とする場合に記載すること。〕

3. 1ヵ月位（胸やけ，はきけ，嘔吐，下痢に服用する場合には5～6回）服用しても症状がよくならない場合は服用を中止し，この文書を持って医師，薬剤師又は登録販売者に相談すること
4. 長期連用する場合には，医師，薬剤師又は登録販売者に相談すること
〔1日最大配合量が甘草として1g以上（エキス剤については原生薬に換算して1g以上）含有する製剤に記載すること。〕

〔用法及び用量に関連する注意として，用法及び用量の項目に続けて以下を記載すること。〕
(1) 小児に服用させる場合には，保護者の指導監督のもとに服用させること。
〔小児の用法及び用量がある場合に記載すること。〕
(2) 〔小児の用法がある場合，剤形により，次に該当する場合には，そのいずれかを記載すること。〕
1) 3歳以上の幼児に服用させる場合には，薬剤がのどにつかえることのないよう，よく注意すること。
〔5歳未満の幼児の用法がある錠剤・丸剤の場合に記載すること。〕
2) 幼児に服用させる場合には，薬剤がのどにつかえることのないよう，よく注意すること。
〔3歳未満の用法及び用量を有する丸剤の場合に記載すること。〕
3) 1歳未満の乳児には，医師の診療を受けさせることを優先し，やむを得ない場合にのみ服用させること。
〔カプセル剤及び錠剤・丸剤以外の製剤の場合に記載すること。なお，生後3ヵ月未満の用法がある製剤の場合，「生後3ヵ月未満の乳児」を『してはいけないこと』に記載し，用法及び用量欄には記載しないこと。〕

保管及び取扱い上の注意
(1) 直射日光の当たらない（湿気の少ない）涼しい所に（密栓して）保管すること。
〔（ ）内は必要とする場合に記載すること。〕
(2) 小児の手の届かない所に保管すること。
(3) 他の容器に入れ替えないこと。（誤用の原因になったり品質が変わる。）
〔容器等の個々に至適表示がなされていて，誤用のおそれのない場合には記載しなくてもよい。〕

【外部の容器又は外部の被包に記載すべき事項】
注意
1. 次の人は服用しないこと
生後3ヵ月未満の乳児。
〔生後3ヵ月未満の用法がある製剤に記載すること。〕
2. 次の人は服用前に医師，薬剤師又は登録販売者に相談すること
(1) 医師の治療を受けている人。
(2) 妊婦又は妊娠していると思われる人。
(3) 高齢者。
〔1日最大配合量が甘草として1g以上（エキス剤については原生薬に換算して1g以上）含有する製剤に記載すること。〕
(4) 今までに薬などにより発疹・発赤，かゆみ等を起こしたことがある人。
(5) 次の症状のある人。
むくみ
〔1日最大配合量が甘草として1g以上（エキス剤については原生薬に換算して1g以上）含有する製剤に記載すること。〕
(6) 次の診断を受けた人。
高血圧，心臓病，腎臓病
〔1日最大配合量が甘草として1g以上（エキス剤については原生薬に換算して1g以上）含有する製剤に記載すること。〕
2'. 服用が適さない場合があるので，服用前に医師，薬剤師又は登録販売者に相談すること
〔2.の項目の記載に際し，十分な記載スペースがない場合には2'.を記載すること。〕
3. 服用に際しては，説明文書をよく読むこと
4. 直射日光の当たらない（湿気の少ない）涼しい所に（密栓して）保管すること
〔（ ）内は必要とする場合に記載すること。〕

ウチダの生姜瀉心湯㊀ ㈱ウチダ和漢薬
区分 第2類
組成 煎：1袋(18g)中 ハンゲ5g，オウゴン2.5g，ニンジン2.5g，カンゾウ2.5g，タイソウ2.5g，オウレン1g，ショウキョウ0.5g，カンキョウ1.5g
適応 みぞおちがつかえた感じがあり，げっぷを伴う次の諸症：食欲不振，胸やけ，吐き気，嘔吐，下痢，胃腸炎，口臭
用法 15才以上1日1袋を煎じ3回に分けて食前又は食間空腹時に温服。15才未満は服用しない
包装 30袋

小建中湯 (ショウケンチュウトウ)

〔基準〕

(平成20年9月30日　厚生労働省医薬食品局審査管理課長通知による)

1. 成分・分量
   桂皮3～4, 生姜1～1.5 (ヒネショウガを使用する場合3～4), 大棗3～4, 芍薬6, 甘草2～3, 膠飴20 (マルツエキス, 滋養糖可, 水飴の場合40)

2. 用法・用量
   湯

3. 効能・効果
   体力虚弱で, 疲労しやすく腹痛があり, 血色がすぐれず, ときに動悸, 手足のほてり, 冷え, ねあせ, 鼻血, 頻尿および多尿などを伴うものの次の諸症: 小児虚弱体質, 疲労倦怠, 慢性胃腸炎, 腹痛, 神経質, 小児夜尿症, 夜泣き

〔使用上の注意〕

(平成25年3月27日　厚生労働省医薬食品局安全対策課長・審査管理課長通知による)

【添付文書等に記載すべき事項】

『してはいけないこと』
(守らないと現在の症状が悪化したり, 副作用が起こりやすくなる)

次の人は服用しないこと
　生後3ヵ月未満の乳児。
　〔生後3ヵ月未満の用法がある製剤に記載すること。〕

『相談すること』

1. 次の人は服用前に医師, 薬剤師又は登録販売者に相談すること
   (1) 医師の治療を受けている人。
   (2) 妊婦又は妊娠していると思われる人。
   (3) 吐き気・嘔吐のある人。
   (4) 高齢者。
   　〔1日最大配合量が甘草として1g以上 (エキス剤については原生薬に換算して1g以上) 含有する製剤に記載すること。〕
   (5) 今までに薬などにより発疹・発赤, かゆみ等を起こしたことがある人。
   (6) 次の症状のある人。
   　むくみ
   　〔1日最大配合量が甘草として1g以上 (エキス剤については原生薬に換算して1g以上) 含有する製剤に記載すること。〕
   (7) 次の診断を受けた人。
   　高血圧, 心臓病, 腎臓病
   　〔1日最大配合量が甘草として1g以上 (エキス剤については原生薬に換算して1g以上) 含有する製剤に記載すること。〕

2. 服用後, 次の症状があらわれた場合は副作用の可能性があるので, 直ちに服用を中止し, この文書を持って医師, 薬剤師又は登録販売者に相談すること

関係部位	症　状
皮膚	発疹・発赤, かゆみ

　まれに下記の重篤な症状が起こることがある。その場合は直ちに医師の診療を受けること。

症状の名称	症　状
偽アルドステロン症, ミオパチー	手足のだるさ, しびれ, つっぱり感やこわばりに加えて, 脱力感, 筋肉痛があらわれ, 徐々に強くなる。

　〔1日最大配合量が甘草として1g以上 (エキス剤については原生薬に換算して1g以上) 含有する製剤に記載すること。〕

3. 1ヵ月位服用しても症状がよくならない場合は服用を中止し, この文書を持って医師, 薬剤師又は登録販売者に相談すること

4. 長期連用する場合には, 医師, 薬剤師又は登録販売者に相談すること
   〔1日最大配合量が甘草として1g以上 (エキス剤については原生薬に換算して1g以上) 含有する製剤に記載すること。〕

〔用法及び用量に関連する注意として, 用法及び用量の項目に続けて以下を記載すること。〕

(1) 小児に服用させる場合には, 保護者の指導監督のもとに服用させること。
　〔小児の用法及び用量がある場合に記載すること。〕

(2) 小児の用法がある場合, 剤形により, 次に該当する場合には, そのいずれかを記載すること。
   1) 3歳以上の幼児に服用させる場合には, 薬剤がのどにつかえることのないよう, よく注意すること。
   　〔5歳未満の幼児の用法がある錠剤・丸剤の場合に記載すること。〕
   2) 幼児に服用させる場合には, 薬剤がのどにつかえることのないよう, よく注意すること。
   　〔3歳未満の用法及び用量を有する丸剤の場合に記載すること。〕
   3) 1歳未満の乳児には, 医師の診療を受けさせることを優先し, やむを得ない場合にのみ服用させること。
   　〔カプセル剤及び錠剤・丸剤以外の製剤の場合に記載すること。なお, 生後3ヵ月未満の用法がある製剤の場合,「生後3ヵ月未満の乳児」を『してはいけないこと』に記載し, 用法及び用量欄には記載しないこと。〕

保管及び取扱い上の注意

(1) 直射日光の当たらない (湿気の少ない) 涼しい所に (密栓して) 保管すること。
　〔(　) 内は必要とする場合に記載すること。〕

(2) 小児の手の届かない所に保管すること。

(3) 他の容器に入れ替えないこと。(誤用の原因になったり品質が変わる。)
　〔容器等の個々に至適表示がなされていて, 誤用のおそれのない場合には記載しなくてもよい。〕

【外部の容器又は外部の被包に記載すべき事項】

注意

1. 次の人は服用しないこと
   生後3ヵ月未満の乳児。
   〔生後3ヵ月未満の用法がある製剤に記載すること。〕

2. 次の人は服用前に医師, 薬剤師又は登録販売者に相談すること
   (1) 医師の治療を受けている人。
   (2) 妊婦又は妊娠していると思われる人。
   (3) 吐き気・嘔吐のある人。
   (4) 高齢者。
   　〔1日最大配合量が甘草として1g以上 (エキス剤については原生薬に換算して1g以上) 含有する製剤に記載すること。〕
   (5) 今までに薬などにより発疹・発赤, かゆみ等を起こしたことがある人。
   (6) 次の症状のある人。
   　むくみ
   　〔1日最大配合量が甘草として1g以上 (エキス剤につ

いては原生薬に換算して1g以上）含有する製剤に記載すること。〕
　(7)　次の診断を受けた人。
　　　　高血圧，心臓病，腎臓病
　　　〔1日最大配合量が甘草として1g以上（エキス剤については原生薬に換算して1g以上）含有する製剤に記載すること。〕
2′．服用が適さない場合があるので，服用前に医師，薬剤師又は登録販売者に相談すること
　　　〔2.の項目の記載に際し，十分な記載スペースがない場合には2′.を記載すること。〕
3．服用に際しては，説明文書をよく読むこと
4．直射日光の当たらない（湿気の少ない）涼しい所に（密栓して）保管すること
　　　〔（　）内は必要とする場合に記載すること。〕

JPS漢方顆粒-21号⊖　ジェーピーエス製薬㈱
区分 第2類
組成 顆 (淡褐)：3包(8.7g)中 小建中湯乾燥エキス8g（ケイヒ・タイソウ各2g，カンゾウ1g，ショウキョウ0.5g，シャクヤク3g，マルツエキス10g）
添加 ケイ酸アルミニウム，ステアリン酸マグネシウム，乳糖水和物
適応 体力虚弱で，疲労しやすく腹痛があり，血色がすぐれず，ときに動悸，手足のほてり，冷え，ねあせ，鼻血，頻尿及び多尿などを伴うものの次の諸症：小児虚弱体質，疲労倦怠，慢性胃腸炎，腹痛，神経質，小児夜尿症，夜なき
用法 1回15才以上1包，14〜7才⅔，6〜4才½，3〜2才⅓，2才未満¼，1日3回食前又は食間。1才未満には，医師の診療を受けさせることを優先し，止むを得ない場合にだけ服用させる。3ヵ月未満は服用しない
包装 12包，180包

ウチダの小建中湯⊖　㈱ウチダ和漢薬
区分 第2類
組成 煎：1袋中 ケイヒ4g，タイソウ4g，ショウキョウ1g，シャクヤク6g，カンゾウ2g，コウイ20g
適応 虚弱体質で疲労しやすく，直腹筋は拘攣しているもので腹痛，心悸亢進，鼻血，盗汗，手足のほてり，口内乾燥，小便頻数などを伴うもの：胃腸病，腺病質，夜尿症，夜啼症，頻尿症，小児の腹痛，下痢あるいは便秘
用法 15才以上1日1袋を煎じ，更にコウイを入れ5分間煮沸し，2〜3回に分けて食前1時間又は食間空腹時に温服
包装 30袋

「クラシエ」漢方小建中湯エキス顆粒⊖　クラシエ製薬㈱-クラシエ薬品㈱
区分 第2類
組成 顆 (淡褐)：3包(12.15g)中 桂枝加芍薬湯エキス粉末M 1.6g（ケイヒ・タイソウ各2g，シャクヤク3g，カンゾウ1g，ショウキョウ0.5g），コウイ10g
添加 無水ケイ酸，ステアリン酸マグネシウム
適応 体力虚弱で，疲労しやすく腹痛があり，血色がすぐれず，ときに動悸，手足のほてり，冷え，ねあせ，鼻血，頻尿及び多尿などを伴うものの次の諸症：小児虚弱体質，疲労倦怠，慢性胃腸炎，腹痛，神経質，小児夜尿症，夜なき
用法 1回15才以上1包，14〜7才⅔，6〜4才½，3〜2才⅓，2才未満¼，1日3回食前又は食間。1才未満には，医師の診療を受けさせることを優先し，止むを得ない場合にだけ服用させる。3ヵ月未満は服用しない
包装 45包〔Ⓐ3,150(税込み)〕，90包

ケンショトウ⊖　大杉製薬㈱
組成 顆 (褐)：3包(12.6g)中 小建中湯エキス2g（ケイヒ・タイソウ各2g，ショウキョウ0.5g，カンゾウ1g，シャクヤク3g），コウイ10g
添加 乳糖，ステアリン酸マグネシウム
適応 体力虚弱で，疲労しやすく腹痛があり，血色がすぐれず，ときに動悸，手足のほてり，冷え，ねあせ，鼻血，頻尿及び多尿などを伴うものの次の諸症：小児虚弱体質，疲労倦怠，慢性胃腸炎，腹痛，神経質，小児夜尿症，夜なき
用法 1回15才以上1包，14〜7才⅔，6〜4才½，3〜2才⅓，2才未満¼，1日3回食前又は食間。1才未満には，医師の診療を受けさせることを優先し，止むを得ない場合にだけ服用させる。3ヵ月未満は服用しない
包装 48包〔Ⓐ4,000〕

小建中湯エキス顆粒KM⊖　㈱カーヤ-㈱イチゲン，一元製薬㈱
区分 第2類
組成 顆 (褐)：27g中 桂枝加芍薬湯水製乾燥エキス3.25g（シャクヤク6g，ケイヒ・タイソウ各4g，カンゾウ2g，ショウキョウ1g），粉末飴20g
添加 乳糖，ステアリン酸マグネシウム
適応 体力虚弱で，疲労しやすく腹痛があり，血色がすぐれず，ときに動悸，手足のほてり，冷え，ねあせ，鼻血，頻尿及び多尿などを伴うものの次の諸症：小児虚弱体質，疲労倦怠，慢性胃腸炎，腹痛，神経質，小児夜尿症，夜なき
用法 1回15才以上9g，14〜7才6g，6〜4才4.5g，3〜2才3g，2才未満2.25g以下，1日3回食前又は食間。1才未満には，医師の診療を受けさせることを優先し，止むを得ない場合にだけ服用させる。3ヵ月未満は服用しない
包装 500g　備考 製造：天津泰達薬業有限公司(中国)

小建中湯丸⊖　㈲杉原達二商店
区分 第2類
組成 丸：100丸中 ケイヒ2g，シャクヤク4g，カンゾウ1.5g，タイソウ1.5g，ショウキョウ1g
適応 体質虚弱で疲労しやすく，血色がすぐれず，腹痛，動悸，手足のほてり，冷え，頻尿及び多尿などのいずれかを伴う次の諸症：小児虚弱体質，疲労倦怠，神経質，慢性胃腸炎，小児夜尿症，夜なき
用法 1回成人20丸，14〜7才10丸，1日3回食間
包装 250g，500g

小建中湯チュアブル⊖　松浦薬業㈱-松浦漢方㈱
区分 第2類
組成 錠 チュアブル：12粒中 桂枝加芍薬湯エキス2.2g（ケイヒ・タイソウ各2g，シャクヤク3g，ショウキョウ0.5g，カンゾウ1g），コウイ10g
添加 グリセリン脂肪酸エステル，白糖
適応 体力虚弱で，疲労しやすく腹痛があり，血色がすぐれず，ときに動悸，手足のほてり，冷え，ねあせ，鼻血，頻尿及び多尿などを伴うものの次の諸症：小児虚弱体質，小児夜尿症，夜なき，慢性胃腸炎，神経質，腹痛，疲労倦怠
用法 1回15才以上4粒，14〜7才3粒，6〜5才2粒，1日3回食間又は空腹時。かみ砕くか口中で溶かす。5才未満は服用しない
包装 4粒×150包

錠剤小建中湯⊖　一元製薬㈱-㈱イチゲン
区分 第2類
組成 錠 (褐)：100錠中 ケイヒ末2.7g，シャクヤク末4g，ショウキョウ末1.3g，カンゾウ末1.3g，水飴13g，タイソウ末2.7g
適応 体力虚弱で，疲労しやすく腹痛があり，血色がすぐれず，ときに動悸，手足のほてり，冷え，ねあせ，鼻血，頻尿及び多尿などを伴うものの次の諸症：小児虚弱体質，疲労倦怠，慢性胃腸炎，腹痛，神経質，小児夜尿症，夜なき
用法 1回成人4〜8錠，13〜7才2〜4錠，6〜5才1〜2錠，1日3回食前1時間。温湯で服用
包装 350錠〔Ⓐ3,500Ⓑ1,750〕，1000錠〔Ⓐ8,400Ⓑ4,200〕，2000錠〔Ⓐ15,000Ⓑ7,500〕

ショーケン分包「小児用」（小建中湯エキス細粒）⊖　小太郎漢方製薬㈱
区分 第2類
組成 細 (淡黄〜淡褐)：3包(2.25g)中 水製エキス1.25g（ケイヒ・

タイソウ各1g, シャクヤク1.5g, ショウキョウ0.25g, カンゾウ0.5g), 粉末飴5g)
[添加]ステアリン酸マグネシウム, トウモロコシデンプン, プルラン, メタケイ酸アルミン酸マグネシウム
[適応]体質虚弱で疲労しやすく, 血色がすぐれず, 腹痛, 動悸, 手足のほてり, 冷え, 頻尿及び多尿などのいずれかを伴う次の諸症：小児虚弱体質, 小児夜尿症, 慢性胃腸炎, 夜なき, 神経質, 疲労倦怠
[用法]1回1才6～4才1包, 3～2才⅔, 2才未満½, 1日3回食前又は食間。1才未満には, 医師の診療を受けさせることを優先し, 止むを得ない場合にだけ服用させる。3ヵ月未満は服用しない
[包装]48包

シンワの小建中湯飴⊖ 高市製薬㈱-仲和製薬㈱, 日邦薬品工業㈱
[区分]第2類
[組成]錠チュアブル（茶）：6個中 コウイ10000mg, 桂枝加芍薬湯乾燥エキス1500mg（ケイヒ・タイソウ各2g, シャクヤク3g, ショウキョウ0.5g, カンゾウ1g)
[添加]白糖, グリセリン脂肪酸エステル
[適応]体質虚弱で疲労しやすく, 血色がすぐれず, 腹痛, 動悸, 手足のほてり, 冷え, 頻尿及び多尿などいずれかを伴う次の諸症：小児虚弱体質, 疲労倦怠, 神経質, 慢性胃腸炎, 小児夜尿症, 夜なき
[用法]1回7才以上2個, 6～4才1個, 1日3回食間又は空腹時。1個ずつを口中に含み, かみ砕くか溶かす。4才未満は服用しない
[包装]60個

ツムラ漢方小建中湯エキス顆粒⊖ ㈱ツムラ
[区分]第2類
[組成]顆（淡灰白）：2包(3.75g)中 混合生薬乾燥エキス0.9375g（シャクヤク1.5g, ケイヒ・タイソウ各1g, カンゾウ0.5g, ショウキョウ0.25g), コウイ2.5g
[添加]ステアリン酸マグネシウム, 乳糖水和物
[適応]体力虚弱で, 疲労しやすく腹痛があり, 血色がすぐれず, ときに動悸, 手足のほてり, 冷え, ねあせ, 鼻血, 頻尿及び多尿などを伴うものの次の諸症：小児虚弱体質, 疲労倦怠, 慢性胃腸炎, 腹痛, 神経質, 小児夜尿症, 夜なき
[用法]1回14～7才1包, 6～4才⅔, 3～2才½, 2才未満⅓, 1日2回食前。1才未満には, 医師の診療を受けさせることを優先し, 止むを得ない場合にだけ服用させる。3ヵ月未満は服用しない
[包装]24包〔Ⓐ2,625（税込み）〕

東洋漢方の小建中湯⊖ 東洋漢方製薬㈱
[区分]第2類
[組成]煎：1包(17g)＋コウイ2個中 ケイヒ4g, ショウキョウ1g, タイソウ4g, シャクヤク6g, カンゾウ2g, コウイ20g
[適応]体質虚弱で疲労しやすく, 血色がすぐれず, 腹痛, 動悸, 手足のほてり, 冷え, 頻尿及び多尿などのいずれかを伴う次の諸症：小児虚弱体質, 疲労倦怠, 神経質, 慢性胃腸炎, 小児夜尿症, 夜なき
[用法]15才以上1日1包を煎じ, コウイ2個を入れ再び5分程煎じ食間3回に分けて温服。14～7才⅔, 6～4才½, 3～2才⅓, 2才未満¼。1才未満には, 医師の診療を受けさせることを優先し, 止むを得ない場合にだけ服用させる。3ヵ月未満は服用しない
[包装]50包〔Ⓑ9,450〕

東洋の小建中湯エキス顆粒⊖ 東洋漢方製薬㈱
[区分]第2類
[組成]顆：18g中 水製乾燥エキス7.5g（ケイヒ・タイソウ各2g, ショウキョウ0.5g, シャクヤク3g, カンゾウ1g, コウイ10g)
[添加]乳糖, バレイショデンプン
[適応]体質虚弱で疲労しやすく, 血色がすぐれず, 腹痛, 動悸, 手足のほてり, 冷え, 頻尿及び多尿などのいずれかを伴う次の諸症：小児虚弱体質, 疲労倦怠, 神経質, 慢性胃腸炎, 小児夜尿症, 夜なき
[用法]1回15才以上6g, 14～7才4g, 6～4才3g, 3～2才2g, 2才未満1.5g以下, 1日3回食前又は食間。1才未満には, 医師の診療を受けさせることを優先し, 止むを得ない場合にだけ服用させる。3ヵ月未満は服用しない
[包装]500g〔Ⓑ9,000〕

ショウサイコトウ 小柴胡湯

〔基準〕
(平成20年9月30日 厚生労働省医薬食品局審査管理課長通知による)

1. **成分・分量**
   柴胡5～8, 半夏3.5～8, 生姜1～2（ヒネショウガを使用する場合3～4), 黄芩2.5～3, 大棗2.5～3, 人参2.5～3, 甘草1～3
2. **用法・用量**
   湯
3. **効能・効果**
   体力中等度で, ときに脇腹（腹）からみぞおちあたりにかけて苦しく, 食欲不振や口の苦味があり, 舌に白苔がつくものの次の諸症：食欲不振, はきけ, 胃炎, 胃痛, 胃腸虚弱, 疲労感, かぜの後期の諸症状

〔使用上の注意〕
(平成25年3月27日 厚生労働省医薬食品局安全対策課長・審査管理課長通知による)

【添付文書等に記載すべき事項】

『してはいけないこと』
(守らないと現在の症状が悪化したり, 副作用が起こりやすくなる)

次の人は服用しないこと
　生後3ヵ月未満の乳児。
　〔生後3ヵ月未満の用法がある製剤に記載すること。〕

『相談すること』

1. **次の人は服用前に医師, 薬剤師又は登録販売者に相談すること**
   (1) 医師の治療を受けている人。
   (2) 妊婦又は妊娠していると思われる人。
   (3) 体の虚弱な人（体力の衰えている人, 体の弱い人）。
   (4) 高齢者。
      〔1日最大配合量が甘草として1g以上（エキス剤については原生薬に換算して1g以上）含有する製剤に記載すること。〕
   (5) 今までに薬などにより発疹・発赤, かゆみ等を起こしたことがある人。
   (6) 次の症状のある人。
      むくみ
      〔1日最大配合量が甘草として1g以上（エキス剤については原生薬に換算して1g以上）含有する製剤に記載すること。〕
   (7) 次の診断を受けた人。
      肝臓病, 高血圧[1], 心臓病[1], 腎臓病[1]
      〔[1]は, 1日最大配合量が甘草として1g以上（エキス剤については原生薬に換算して1g以上）含有する製剤に記載すること。〕
   (8) インターフェロン製剤で治療を受けている人。
2. **服用後, 次の症状があらわれた場合は副作用の可能性があるので, 直ちに服用を中止し, この文書を持って医師, 薬剤師又は登録販売者に相談すること**

関係部位	症　　　状
皮　膚	発疹・発赤, かゆみ
その他	頻尿, 排尿痛, 血尿, 残尿感

　まれに下記の重篤な症状が起こることがある。その場合は直ちに医師の診療を受けること。

症状の名称	症　　状
間質性肺炎	階段を上ったり，少し無理をしたりすると息切れがする・息苦しくなる，空せき，発熱等がみられ，これらが急にあらわれたり，持続したりする。
偽アルドステロン症，ミオパチー[1]	手足のだるさ，しびれ，つっぱり感やこわばりに加えて，脱力感，筋肉痛があらわれ，徐々に強くなる。
肝機能障害	発熱，かゆみ，発疹，黄疸（皮膚や白目が黄色くなる），褐色尿，全身のだるさ，食欲不振等があらわれる。

〔[1]は，1日最大配合量が甘草として1g以上（エキス剤については原生薬に換算して1g以上）含有する製剤に記載すること。〕

3．1ヵ月位（かぜの後期の諸症状に服用する場合には1週間位）服用しても症状がよくならない場合は服用を中止し，この文書を持って医師，薬剤師又は登録販売者に相談すること

4．長期連用する場合には，医師，薬剤師又は登録販売者に相談すること
〔1日最大配合量が甘草として1g以上（エキス剤については原生薬に換算して1g以上）含有する製剤に記載すること。〕

〔用法及び用量に関連する注意として，用法及び用量の項目に続けて以下を記載すること。〕
(1) 小児に服用させる場合には，保護者の指導監督のもとに服用させること。
〔小児の用法及び用量がある場合に記載すること。〕
(2) 〔小児の用法がある場合，剤形により，次に該当する場合には，そのいずれかを記載すること。〕
　1) 3歳以上の幼児に服用させる場合には，薬剤がのどにつかえることのないよう，よく注意すること。
〔5歳未満の幼児の用法がある錠剤・丸剤の場合に記載すること。〕
　2) 幼児に服用させる場合には，薬剤がのどにつかえることのないよう，よく注意すること。
〔3歳未満の用法及び用量を有する丸剤の場合に記載すること。〕
　3) 1歳未満の乳児には，医師の診療を受けさせることを優先し，やむを得ない場合にのみ服用させること。
〔カプセル剤及び錠剤・丸剤以外の製剤に記載すること。なお，生後3ヵ月未満の用法がある製剤の場合，「生後3ヵ月未満の乳児」を『してはいけないこと』に記載し，用法及び用量欄には記載しないこと。〕

保管及び取扱い上の注意
(1) 直射日光の当たらない（湿気の少ない）涼しい所に（密栓して）保管すること。
〔（　）内は必要とする場合に記載すること。〕
(2) 小児の手の届かない所に保管すること。
(3) 他の容器に入れ替えないこと。（誤用の原因になったり品質が変わる。）
〔容器等の個々に至適表示がなされていて，誤用のおそれのない場合には記載しなくてもよい。〕

【外部の容器又は外部の被包に記載すべき事項】
注意
1．次の人は服用しないこと
　生後3ヵ月未満の乳児。
〔生後3ヵ月未満の用法がある製剤に記載すること。〕
2．次の人は服用前に医師，薬剤師又は登録販売者に相談すること
(1) 医師の治療を受けている人。
(2) 妊婦又は妊娠していると思われる人。
(3) 体の虚弱な人（体力の衰えている人，体の弱い人）。
(4) 高齢者。
〔1日最大配合量が甘草として1g以上（エキス剤については原生薬に換算して1g以上）含有する製剤に記載すること。〕
(5) 今までに薬などにより発疹・発赤，かゆみ等を起こしたことがある人。
(6) 次の症状のある人。
　むくみ
〔1日最大配合量が甘草として1g以上（エキス剤については原生薬に換算して1g以上）含有する製剤に記載すること。〕
(7) 次の診断を受けた人。
　肝臓病，高血圧[1]，心臓病[1]，腎臓病
〔[1]は，1日最大配合量が甘草として1g以上（エキス剤については原生薬に換算して1g以上）含有する製剤に記載すること。〕
(8) インターフェロン製剤で治療を受けている人。
2′．服用が適さない場合があるので，服用前に医師，薬剤師又は登録販売者に相談すること
〔2．の項目の記載に際し，十分な記載スペースがない場合には2′．を記載すること。〕
3．服用に際しては，説明文書をよく読むこと
4．直射日光の当たらない（湿気の少ない）涼しい所に（密栓して）保管すること
〔（　）内は必要とする場合に記載すること。〕

JPS漢方顆粒-24号㊀　　ジェーピーエス製薬㈱
区分　第2類
組成　顆（淡褐）：3包(6g)中 小柴胡湯エキス(4/5量)3.44g（サイコ5.6g，ハンゲ4g，ショウキョウ0.8g，オウゴン・タイソウ・ニンジン各2.4g，カンゾウ1.6g）
添加　ショ糖脂肪酸エステル，ステアリン酸マグネシウム，乳糖水和物
適応　体力中等度で，ときに脇腹（腹）からみぞおちあたりにかけて苦しく，食欲不振や口の苦味があり，舌に白苔がつくものの次の諸症：食欲不振，吐き気，胃炎，胃痛，胃腸虚弱，疲労感，かぜの後期の諸症状
用法　1回15才以上1包，14〜7才2/3，6〜4才1/2，3〜2才1/3，2才未満1/4，1日3回食前又は食間。1才未満には，医師の診療を受けさせることを優先し，止むを得ない場合にだけ服用させる。3ヵ月未満は服用しない
包装　12包，180包

JPS小柴胡湯液㊀　　ジェーピーエス製薬㈱
区分　第2類
組成　液（褐）：3本(90mL)中 小柴胡湯エキス12.5g（サイコ7g，ハンゲ5g，ショウキョウ1g，オウゴン・タイソウ・ニンジン各3g，カンゾウ2g）
添加　白糖，D-ソルビトール，クエン酸，dl-リンゴ酸，クエン酸ナトリウム，安息香酸ナトリウム，パラベン，ポリオキシエチレン硬化ヒマシ油，エタノール
適応　体力中等度で，ときに脇腹（腹）からみぞおちあたりにかけて苦しく，食欲不振や口の苦味があり，舌に白苔がつくものの次の諸症：食欲不振，吐き気，胃炎，胃痛，胃腸虚弱，疲労感，かぜの後期の諸症状
用法　15才以上1回1本1日3回食間。よく振ってから服用。15才未満は服用しない
包装　3本

JPS小柴胡湯エキス錠N㊀　　ジェーピーエス製薬㈱
区分　第2類
組成　錠（淡灰黄〜灰黄）：12錠中 小柴胡湯エキス(1/2量)2.15g（サイコ3.5g，ハンゲ2.5g，ショウキョウ0.5g，オウゴン・ニンジン・タイソウ各1.5g，カンゾウ1g）
添加　無水ケイ酸，ケイ酸アルミニウム，カルメロースカルシウム

（CMC-Ca），トウモロコシデンプン，ステアリン酸マグネシウム，乳糖水和物
適応 体力中等度で，ときに脇腹（腹）からみぞおちあたりにかけて苦しく，食欲不振や口の苦味があり，舌に白苔がつくものの次の諸症：食欲不振，吐き気，胃炎，胃痛，胃腸虚弱，疲労感，かぜの後期の諸症状
用法 1回15才以上4錠，14～7才3錠，6～5才2錠，1日3回食前又は食間。5才未満は服用しない
包装 260錠

ウチダの小柴胡湯 ㈱ウチダ和漢薬
区分 第2類
組成（煎）：1袋（24g）中 サイコ7g，ハンゲ5g，ショウキョウ1g，オウゴン3g，タイソウ3g，ニンジン3g，カンゾウ2g
適応 吐き気，食欲不振，胃炎，胃腸虚弱，疲労感及び風邪の後期の症状
用法 15才以上1日1袋を煎じ3回に分けて食前1時間又は食間空腹時に温服。14～7才⅔，6～4才½，3～2才⅓。2才未満は服用しない
包装 30袋

ウチダの小柴胡湯エキス散U ㈱ウチダ和漢薬
区分 第2類
組成（細）：6g中 小柴胡湯エキス2.75g（サイコ3.5g，ハンゲ2.5g，ショウキョウ0.5g，オウゴン・タイソウ・ニンジン各1.5g，カンゾウ1g）
添加 乳糖水和物，バレイショデンプン，メタケイ酸アルミン酸マグネシウム
適応 体力中等度で，ときに脇腹（腹）からみぞおちあたりにかけて苦しく，食欲不振や口の苦味があり，舌に白苔がつくものの次の諸症：食欲不振，吐き気，胃炎，胃痛，胃腸虚弱，疲労感，かぜの後期の諸症状
用法 1回15才以上2g，14～7才⅔，6～4才½，3～2才⅓，2才未満¼以下，1日3回食前又は食間。1才未満には，医師の診療を受けさせることを優先し，止むを得ない場合にだけ服用させる。3ヵ月未満は服用しない
包装 500g

ウチダの小少陽 ㈱ウチダ和漢薬
区分 第2類
組成（細）：6g中 小柴胡湯エキス2.75g（サイコ3.5g，ハンゲ2.5g，ショウキョウ0.5g，オウゴン・タイソウ・ニンジン各1.5g，カンゾウ1g）
添加 乳糖水和物，バレイショデンプン，メタケイ酸アルミン酸マグネシウム
適応 吐き気，食欲不振，胃炎，胃腸虚弱，疲労感及び風邪の後期の症状
用法 1回15才以上1包，14～7才⅔，6～4才½，3～2才⅓，2才未満¼，1日3回食前又は食間。1才未満には，医師の診療を受けさせることを優先し，止むを得ない場合にだけ服用させる。3ヵ月未満は服用しない
包装 300包

エスエス小柴胡湯エキス顆粒A ㈱カーヤ-エスエス製薬㈱
区分 第2類
組成（顆）（褐）：3包（7.5g）中 小柴胡湯水製乾燥エキス3.3g（サイコ7g，ハンゲ5g，ショウキョウ1g，オウゴン・タイソウ・ニンジン各3g，カンゾウ2g）
添加 乳糖，ステアリン酸マグネシウム
適応 吐き気，食欲不振，胃炎，胃腸虚弱，疲労感及び風邪の後期の症状
用法 1回15才以上1包，14～7才⅔，6～4才½，3～2才⅓，2才未満¼，1日3回食前又は食間。1才未満には，医師の診療を受けさせることを優先し，止むを得ない場合にだけ服用させる。3ヵ月未満は服用しない
包装 10包 **備考** 提携：天津泰達薬業有限公司　中国　天津市

エスタック漢方「小柴胡湯」エキス顆粒 ㈱カーヤ-エスエス製薬㈱
区分 第2類
組成（顆）（褐）：3包（7.5g）中 小柴胡湯水製乾燥エキス3.3g（サイコ7g，ハンゲ5g，ショウキョウ1g，オウゴン・タイソウ・ニンジン各3g，カンゾウ2g）
添加 乳糖，ステアリン酸マグネシウム
適応 体力中等度で，ときに脇腹（腹）からみぞおちあたりにかけて苦しく，食欲不振や口の苦味があり，舌に白苔がつくものの次の諸症：食欲不振，吐き気，胃炎，胃痛，胃腸虚弱，疲労感，かぜの後期の諸症状
用法 1回15才以上1包，14～7才⅔，6～4才½，3～2才⅓，2才未満¼，1日3回食前又は食間。1才未満には，医師の診療を受けさせることを優先し，止むを得ない場合にだけ服用させる。3ヵ月未満は服用しない
包装 9包 **備考** 製造元：天津泰達薬業有限公司　中国　天津市

オースギ　カンポール ㈱大杉製薬㈱
区分 第2類
組成（顆）（茶褐）：3包（7.5g）中 小柴胡湯エキス4g（サイコ7g，ハンゲ5g，ショウキョウ1g，オウゴン・タイソウ・ニンジン各3g，カンゾウ2g）
添加 乳糖，トウモロコシデンプン，ステアリン酸マグネシウム
適応 体力中等度で，ときに脇腹（腹）からみぞおちあたりにかけて苦しく，食欲不振や口の苦味があり，舌に白苔がつくものの次の諸症：食欲不振，吐き気，胃炎，胃痛，胃腸虚弱，疲労感，かぜの後期の諸症状
用法 1回15才以上1包，14～7才⅔，6～4才½，3～2才⅓，2才未満¼，1日3回食前又は食間。1才未満には，医師の診療を受けさせることを優先し，止むを得ない場合にだけ服用させる。3ヵ月未満は服用しない
包装 45包〔Ⓐ6,000〕

「紀伊国屋」小柴胡湯エキス顆粒 ㈱紀伊国屋漢薬局
区分 第2類
組成（顆）：6g中 水製乾燥エキス3g（サイコ3.5g，ハンゲ2.5g，オウゴン・ニンジン・タイソウ各1.5g，カンゾウ1g，ショウキョウ0.5g）
添加 トウモロコシデンプン，メタケイ酸アルミン酸マグネシウム，ステアリン酸マグネシウム
適応 吐き気，食欲不振，胃炎，胃腸虚弱，疲労感及び風邪の後期の症状
用法 15才以上1回2g1日3回食間。15才未満は服用しない
包装 100g〔Ⓐ4,200（税込み）Ⓑ2,520（税込み）〕，500g〔Ⓐ18,900（税込み）Ⓑ12,600（税込み）〕

サンワ小柴胡湯エキス細粒 三和生薬㈱
区分 第2類
組成（細）：6g中 小柴胡湯希エタノール（20%）エキス1.6g（サイコ3.5g，ハンゲ2.5g，ショウキョウ0.5g，オウゴン・タイソウ・ニンジン各1.5g，カンゾウ1g）
添加 乳糖，トウモロコシデンプン
適応 吐き気，食欲不振，胃炎，胃腸虚弱，疲労感及び風邪の後期の症状
用法 1回15才以上2g，14～7才1.4g，6～4才1g，3～2才0.7g，1日3回食前又は食間

サンワ小柴胡湯エキス細粒「分包」 三和生薬㈱
区分 第2類
組成（細）：3包（6g）中 小柴胡湯希エタノール（20%）エキス1.6g（サイコ3.5g，ハンゲ2.5g，オウゴン・タイソウ・ニンジン各1.5g，ショウキョウ0.5g，カンゾウ1g）
添加 乳糖，トウモロコシデンプン
適応 吐き気，食欲不振，胃炎，胃腸虚弱，疲労感及び風邪の後期の症状
用法 1回15才以上1包，14～7才⅔，6～4才½，3～2才⅓，1日3回食前又は食間

サンワ小柴胡湯エキス錠 三和生薬㈱
区分 第2類
組成（錠）：18錠（5.4g）中 小柴胡湯希エタノール（20%）エキス1.6g（サイコ3.5g，ハンゲ2.5g，オウゴン・タイソウ・ニンジン各1.5g，カンゾウ1g，ショウキョウ0.5g）
添加 乳糖，トウモロコシデンプン，カルメロースカルシウム

(CMC-Ca)，ステアリン酸カルシウム，メタケイ酸アルミン酸マグネシウム
適応 吐き気，食欲不振，胃炎，胃腸虚弱，疲労感及び風邪の後期の症状
用法 1回15才以上6錠，14〜7才4錠，6〜5才3錠，1日3回食前又は食間。5才未満は服用しない

小柴胡湯㊀ 東洋漢方製薬㈱
区分 **第２類**
組成 煎：1包(22g)中 サイコ6g，ハンゲ4g，オウゴン3g，チクセツニンジン3g，タイソウ3g，ショウキョウ1g，カンゾウ2g
適応 吐き気，食欲不振，胃炎，胃腸虚弱，疲労感及び風邪の後期の症状
用法 15才以上1日1包を煎じ2〜3回（食前1時間又は食間空腹時）に分けて温服。14〜7才⅔，6〜4才½，3〜2才⅓，1日3回
包装 100包〔Ⓑ23,000〕

小柴胡湯Aエキス細粒三和生薬㊀ 三和生薬㈱
区分 **第２類**
組成 細(黄褐)：6g中 小柴胡湯エキス(4/5量)3.7g（サイコ4.8g，ハンゲ4g，オウゴン・タイソウ・ニンジン各2.4g，カンゾウ1.6g，ショウキョウ0.8g）
添加 乳糖，セルロース，部分アルファー化デンプン，ステアリン酸カルシウム，無水ケイ酸
適応 体力中等度で，ときに脇腹（腹）からみぞおちあたりにかけて苦しく，食欲不振や口の苦味があり，舌に白苔がつくものの次の諸症：食欲不振，吐き気，胃炎，胃痛，胃腸虚弱，疲労感，かぜの後期の諸症状
用法 1回15才以上2g，14〜7才1.3g，6〜4才1g，1日3回食前又は食間。4才未満は服用しない
包装 500g

小柴胡湯Aエキス細粒「分包」三和生薬㊀ 三和生薬㈱
区分 **第２類**
組成 細(黄褐)：3包(6g)中 小柴胡湯エキス(4/5量)3.7g（サイコ4.8g，ハンゲ4g，オウゴン・タイソウ・ニンジン各2.4g，カンゾウ1.6g，ショウキョウ0.8g）
添加 乳糖，セルロース，部分アルファー化デンプン，ステアリン酸カルシウム，無水ケイ酸
適応 体力中等度で，ときに脇腹（腹）からみぞおちあたりにかけて苦しく，食欲不振や口の苦味があり，舌に白苔がつくものの次の諸症：食欲不振，吐き気，胃炎，胃痛，胃腸虚弱，疲労感，かぜの後期の諸症状
用法 1回15才以上1包，14〜7才⅔，6〜4才½，1日3回食前又は食間。4才未満は服用しない
包装 30包〔Ⓐ2,835(税込み)〕，90包〔Ⓐ7,560(税込み)〕

小柴胡湯Aエキス錠三和生薬㊀ 三和生薬㈱
区分 **第２類**
組成 錠(黄褐)：18錠(6.3g)中 小柴胡湯エキス(3/5量)2.8g（サイコ3.6g，ハンゲ3g，オウゴン・タイソウ・ニンジン各1.8g，カンゾウ1.2g，ショウキョウ0.6g）
添加 乳糖，セルロース，部分アルファー化デンプン，カルメロースカルシウム(CMC-Ca)，カルメロース(CMC)，ステアリン酸カルシウム，無水ケイ酸，メタケイ酸アルミン酸マグネシウム
適応 体力中等度で，ときに脇腹（腹）からみぞおちあたりにかけて苦しく，食欲不振や口の苦味があり，舌に白苔がつくものの次の諸症：食欲不振，吐き気，胃炎，胃痛，胃腸虚弱，疲労感，かぜの後期の諸症状
用法 1回15才以上6錠，14〜7才4錠，6〜5才3錠，1日3回食前又は食間。5才未満は服用しない
包装 270錠〔Ⓐ4,200(税込み)〕，900錠

小柴胡湯エキス顆粒KM㊀ ㈱カーヤ-㈱イチゲン，一元製薬㈱
区分 **第２類**
組成 顆：7.5g中 小柴胡湯水製乾燥エキス3.3g（サイコ7g，ハンゲ5g，オウゴン・タイソウ・ニンジン各3g，カンゾウ2g，ショウキョウ1g）
添加 乳糖，ステアリン酸マグネシウム
適応 体力中等度で，ときに脇腹（腹）からみぞおちあたりにかけて苦しく，食欲不振や口の苦味があり，舌に白苔がつくものの次の諸症：食欲不振，吐き気，胃炎，胃痛，胃腸虚弱，疲労感，かぜの後期の諸症状
用法 1回15才以上2.5g，14〜7才1.6g，6〜4才1.2g，3〜2才0.8g，2才未満0.6g以下，1日3回食前又は食間。1才未満には，医師の診療を受けさせることを優先し，止むを得ない場合にだけ服用させる。3ヵ月未満は服用しない
包装 500g　備考 製造：天津泰達薬業有限公司(中国)

小柴胡湯エキス顆粒SA㊀ 帝國漢方製薬㈱-湧永製薬㈱
区分 **第２類**
組成 顆：3包(4.5g)中 小柴胡湯エキス(3/5量)2.07g（サイコ4.2g，ハンゲ3g，ショウキョウ0.6g，オウゴン・タイソウ・ニンジン各1.8g，カンゾウ1.2g）
添加 乳糖，セルロース，ステアリン酸マグネシウム
適応 体力中等度で，ときに脇腹（腹）からみぞおちあたりにかけて苦しく，食欲不振や口の苦味があり，舌に白苔がつくものの次の諸症：食欲不振，吐き気，胃炎，胃痛，胃腸虚弱，疲労感，かぜの後期の諸症状
用法 1回15才以上1包，14〜7才⅔，6〜4才½，3〜2才⅓，1日3回食前又は食間。2才未満は服用しない
包装 45包〔Ⓐ5,985(税込み)〕

小柴胡湯エキス顆粒クラシエ㊀ クラシエ製薬㈱-クラシエ薬品㈱
区分 **第２類**
組成 顆(黄褐)：3包(4.5g)中 小柴胡湯エキス(1/2量)2700mg（サイコ3.5g，ハンゲ2.5g，ショウキョウ0.5g，オウゴン・ニンジン・タイソウ各1.5g，カンゾウ1g）
添加 ヒドロキシプロピルセルロース，乳糖
適応 体力中等度で，ときに脇腹（腹）からみぞおちあたりにかけて苦しく，食欲不振や口の苦味があり，舌に白苔がつくものの次の諸症：食欲不振，吐き気，胃炎，胃痛，胃腸虚弱，疲労感，かぜの後期の諸症状
用法 1回15才以上1包，14〜7才⅔，6〜4才½，1日3回食前又は食間。4才未満は服用しない
包装 45包〔Ⓐ5,565(税込み)〕，90包

小柴胡湯エキス顆粒［東洋］分包㊀ ㈱東洋薬行
区分 **第２類**
組成 顆(茶褐)：3包(4.5g)中 小柴胡湯水製エキス3.2g（サイコ6g，ハンゲ5g，ショウキョウ4g，オウゴン・タイソウ・ニンジン各3g，カンゾウ2g）
添加 トウモロコシデンプン
適応 体力中等度で，ときに脇腹（腹）からみぞおちあたりにかけて苦しく，食欲不振や口の苦味があり，舌に白苔がつくものの次の諸症：食欲不振，吐き気，胃炎，胃痛，胃腸虚弱，疲労感，かぜの後期の諸症状
用法 1回15才以上1包，14〜7才⅔，6〜4才½，3〜2才⅓，1日3回食前又は食間
包装 90包×2〔Ⓑ13,650(税込み)〕

小柴胡湯エキス〔細粒〕29㊀配 松浦薬業㈱-一心堂漢方㈱，松浦漢方㈱
区分 **第２類**
組成 細：3包(6g)又は6g中 小柴胡湯エキス(1/2量)4g(乾燥物換算で約2gに相当)（サイコ3.5g，ハンゲ2.5g，ショウキョウ0.5g，オウゴン・タイソウ・ニンジン各1.5g，カンゾウ1g）
添加 メタケイ酸アルミン酸マグネシウム，ヒプロメロース(ヒドロキシプロピルメチルセルロース)，乳糖，トウモロコシデンプン，香料
適応 体力中等度で，ときに脇腹（腹）からみぞおちあたりにかけて苦しく，食欲不振や口の苦味があり，舌に白苔がつくものの次の諸症：食欲不振，吐き気，胃炎，胃痛，胃腸虚弱，疲労感，かぜの後期の諸症状
用法 1回15才以上1包又は2g，14〜7才⅔，6〜4才½，3〜2才⅓，2才未満¼以下，1日3回食前又は食間。1才未満には，医師の診療を受けさせることを優先し，止むを得ない場合にだけ服用させる。3ヵ月未満は服用しない
包装 500g，48包〔Ⓐ5,040(税込み)〕，300包

小柴胡湯

小柴胡湯エキス散〔勝昌〕 ㈱東洋薬行
- **区分** 第2類
- **組成** 散（茶褐）：4.5g中 小柴胡湯水製エキス（「漢方処方応用の実際」）3g（サイコ6g、オウゴン・タイソウ・ニンジン各3g、カンゾウ2g、生ショウキョウ4g）
- **添加** トウモロコシデンプン
- **適応** 体力中等度で、ときに脇腹（腹）からみぞおちあたりにかけて苦しく、食欲不振や口の苦味があり、舌に白苔がつくものの次の諸症：食欲不振、吐き気、胃炎、胃痛、胃腸虚弱、疲労感、かぜの後期の諸症状
- **用法** 1回1.5g1日3回空腹時
- **包装** 200g〔Ⓑ9,345（税込み）〕、600g〔Ⓑ25,704（税込み）〕

小柴胡湯エキス錠〔大峰〕 配 大峰堂薬品工業㈱–伸和製薬㈱、日邦薬品工業㈱
- **区分** 第2類
- **組成** 錠（褐）：12錠中 小柴胡湯エキス2000mg（サイコ3.5g、ハンゲ2.5g、ショウキョウ0.5g、オウゴン・タイソウ・ニンジン各1.5g、カンゾウ1g）
- **添加** ステアリン酸マグネシウム、カルメロースカルシウム（CMC-Ca）、セルロース、メタケイ酸アルミン酸マグネシウム、水酸化アルミナマグネシウム、乳糖
- **適応** 体力中等度で、ときに脇腹（腹）からみぞおちあたりにかけて苦しく、食欲不振や口の苦味があり、舌に白苔がつくものの次の諸症：食欲不振、吐き気、胃炎、胃痛、胃腸虚弱、疲労感、かぜの後期の諸症状
- **用法** 1回15才以上4錠、14～7才3錠、6～5才2錠、1日3回食前又は食間。5才未満は服用しない
- **包装** 大峰堂薬品工業㈱販売：240錠〔Ⓐ4,410（税込み）〕。日邦薬品工業㈱販売：240錠。伸和製薬㈱販売：60錠、240錠、720錠

小柴胡湯エキス錠クラシエ クラシエ製薬㈱–クラシエ薬品㈱
- **区分** 第2類
- **組成** 錠（黄褐）：12錠（4680mg）中 小柴胡湯エキス（1／2量）2700mg（サイコ3.5g、ハンゲ2.5g、ショウキョウ0.5g、オウゴン・タイソウ・ニンジン各1.5g、カンゾウ1g）
- **添加** ステアリン酸マグネシウム、ケイ酸アルミニウム、カルメロースカルシウム（CMC-Ca）、セルロース
- **適応** 体力中等度で、ときに脇腹（腹）からみぞおちあたりにかけて苦しく、食欲不振や口の苦味があり、舌に白苔がつくものの次の諸症：食欲不振、吐き気、胃炎、胃痛、胃腸虚弱、疲労感、かぜの後期の諸症状
- **用法** 1回15才以上4錠、14～7才3錠、6～5才2錠、1日3回食前又は食間。5才未満は服用しない
- **包装** 180錠〔Ⓐ6,090（税込み）〕

小柴胡湯「タキザワ」 ㈱タキザワ漢方廠
- **区分** 第2類
- **組成** 煎：2包（29g）中 サイコ8g、ハンゲ8g、オウゴン3g、タイソウ3g、ニンジン3g、カンゾウ3g、ショウキョウ1g
- **適応** 体力中等度で、ときに脇腹（腹）からみぞおちあたりにかけて苦しく、食欲不振や口の苦味があり、舌に白苔がつくものの次の諸症：食欲不振、吐き気、胃炎、胃痛、胃腸虚弱、疲労感、かぜの後期の諸症状
- **用法** (1)15才以上及び14～7才の場合：1日2包に水約600mLを加え半量まで煎じ、朝夕空腹時2回に分服。1回15才以上煎液の1/2、14～7才1/3。又は15才以上1回1包に水約300mLを加え同様に煎じ、1日2回朝夕空腹時。1回14～7才煎液の2/3。(2)7才未満の場合：1日1包に水約300mLを加え同様に煎じ、朝夕空腹時2回に分服。1回6～4才煎液の1/2、3～2才1/3、2才未満1/4以下。1才未満には、医師の診療を受けさせることを優先し、止むを得ない場合にだけ服用させる。3ヵ月未満は服用しない
- **包装** 120包〔Ⓐ34,650（税込み）Ⓑ17,325（税込み）〕

小柴胡粒状 長倉製薬㈱–日邦薬品工業㈱
- **区分** 第2類
- **組成** 顆（褐）：3包又は4.5g中 サイコ1.5g、オウゴン0.6g、ハンゲ0.6g、チクセツニンジン0.6g、カンゾウ0.3g、ショウキョウ0.3g、タイソウ0.6g
- **適応** 感冒、気管支炎、耳下腺炎、肋膜炎（胸膜炎）
- **用法** 1回成人1包又は1.5g、15～8才1/2、7～5才1/3、4～2才1/6、1才～3ヵ月1/2、1日3回食前又は食間。1才未満には、止むを得ない場合の他は服用させない。3ヵ月未満は服用しない
- **包装** 45包〔Ⓑ2,500〕、500包〔Ⓑ23,000〕、500g

錠剤小柴胡湯 一元製薬㈱–㈱イチゲン
- **区分** 第2類
- **組成** 錠（褐）：100錠中 ショウキョウ末3.3g、オウゴン末2.5g、カンゾウ末1.7g、サイコ末5.8g、ハンゲ末4.2g、タイソウ末2.5g、ニンジン末2.5g、水製エキス2.5g（サイコ7g、ハンゲ5g、ショウキョウ4g、オウゴン・タイソウ・ニンジン各3g、カンゾウ2g）
- **適応** 体力中等度で、ときに脇腹（腹）からみぞおちあたりにかけて苦しく、食欲不振や口の苦味があり、舌に白苔がつくものの次の諸症：食欲不振、吐き気、胃炎、胃痛、胃腸虚弱、疲労感、かぜの後期の諸症状
- **用法** 1回成人4～6錠、13～7才2～3錠、1日3回食前1時間又は空腹時。温湯で服用
- **包装** 100錠〔Ⓐ1,800 Ⓑ900〕、350錠〔Ⓐ4,800 Ⓑ2,400〕、1000錠〔Ⓐ12,000 Ⓑ6,000〕、2000錠〔Ⓐ22,000 Ⓑ11,000〕

ショウサインS「コタロー」（小柴胡湯エキス錠） 小太郎漢方製薬㈱
- **区分** 第2類
- **組成** 錠（茶）：9錠中 小柴胡湯エキス（1／2量）2.2g（サイコ3.5g、ハンゲ2.5g、ショウキョウ0.5g、オウゴン・タイソウ・ニンジン各1.5g、カンゾウ1g）
- **添加** 酸化チタン、ステアリン酸マグネシウム、タルク、トウモロコシデンプン、乳糖水和物、ヒプロメロース（ヒドロキシプロピルメチルセルロース）、メタケイ酸アルミン酸マグネシウム、カラメル、カルナウバロウ、サラシミツロウ
- **適応** 吐き気、食欲不振、胃炎、胃腸虚弱、疲労感及び風邪の後期の症状
- **用法** 1回15才以上3錠、14～5才2錠、1日3回食前又は食間。5才未満は服用しない
- **包装** 180錠、540錠

神農小柴胡湯エキス錠 神農製薬㈱
- **区分** 第2類
- **組成** 錠（淡灰黄～灰黄）：12錠中 小柴胡湯エキス（1／2量）2.15g（サイコ3.5g、ハンゲ2.5g、ショウキョウ0.5g、オウゴン・タイソウ・ニンジン各1.5g、カンゾウ1g）
- **添加** 無水ケイ酸、ケイ酸アルミニウム、カルメロースカルシウム（CMC-Ca）、トウモロコシデンプン、ステアリン酸マグネシウム、乳糖水和物
- **適応** 体力中等度で、ときに脇腹（腹）からみぞおちあたりにかけて苦しく、食欲不振や口の苦味があり、舌に白苔がつくものの次の諸症：食欲不振、吐き気、胃炎、胃痛、胃腸虚弱、疲労感、かぜの後期の諸症状
- **用法** 1回15才以上4錠、14～7才3錠、6～5才2錠、1日3回食前又は食間。5才未満は服用しない
- **包装** 180錠

ツムラ漢方小柴胡湯エキス顆粒 ㈱ツムラ
- **区分** 第2類
- **組成** 顆（淡黄褐）：2包（3.75g）中 小柴胡湯エキス（1／2量）2.25g（サイコ3.5g、ハンゲ2.5g、オウゴン・タイソウ・ニンジン各1.5g、カンゾウ1g、ショウキョウ0.5g）
- **添加** ステアリン酸マグネシウム、乳糖水和物、ショ糖脂肪酸エステル
- **適応** 体力中等度で、ときに脇腹（腹）からみぞおちあたりにかけて苦しく、食欲不振や口の苦味があり、舌に白苔がつくものの次の諸症：食欲不振、吐き気、胃炎、胃痛、胃腸虚弱、疲労感、かぜの後期の諸症状
- **用法** 1回15才以上1包、14～7才2/3、6～4才1/2、3～2才1/3、1日2回食前。2才未満は服用しない
- **包装** 24包〔Ⓐ4,200（税込み）〕、64包〔Ⓐ11,025（税込み）〕

天寿 日の丸漢方㈱
- **区分** 第2類
- **組成** 丸：1丸（100mg）中 サイコ23mg、ハンゲ17mg、ショウキョ

ウ13mg，オウゴン10mg，タイソウ10mg，ニンジン10mg，デンプン10mg，カンゾウ7mg
適応 やせ型，又は筋骨質で，胸脇苦満を訴え，往来寒熱があり，口苦く，食欲不振，舌白苔などを伴う者の感冒，気管支炎，気管支ぜんそく，胃腸虚弱症
用法 1回成人20丸，14～7才10丸，6～4才6丸，3～2才4丸，2才未満2丸，1日3回食間。1才未満には，止むを得ない場合の他は服用させない
包装 75g〔Ⓐ3,000〕，150g〔Ⓐ5,000〕

東洋の小柴胡湯エキス顆粒S㊀　東洋漢方製薬㈱
区分 第２類
組成 顆：4.5g中 水製乾燥エキス2.2g（サイコ3.5g，ハンゲ2.5g，オウゴン・ニンジン・タイソウ各1.5g，カンゾウ1g，ショウキョウ0.5g）
添加 乳糖，メタケイ酸アルミン酸マグネシウム，ステアリン酸マグネシウム
適応 吐き気，食欲不振，胃炎，胃腸虚弱，疲労感及び風邪の後期の症状
用法 1回15才以上1.5g，14～7才1g，6～4才0.75g，3～2才0.5g，1日3回食前又は食間。2才未満は服用しない
包装 500g〔Ⓑ11,000〕

トチモトの小柴胡湯㊀　㈱栃本天海堂
区分 第２類
組成 煎：1包（24g）中 サイコ7g，ハンゲ5g，ショウキョウ1g，オウゴン3g，タイソウ3g，ニンジン3g，カンゾウ2g
適応 吐き気，食欲不振，胃炎，胃腸虚弱，疲労感及び風邪の後期の症状
用法 成人1日1包を煎じ食間（空腹時）3回に分服。15才未満は服用しない
包装 10包

ニタンダ小柴胡湯エキス顆粒㊀配　二反田薬品工業㈱
区分 第２類
組成 顆：3包（9g）中 小柴胡湯乾燥エキス4g（サイコ7g，ハンゲ5g，オウゴン・ニンジン・タイソウ各3g，カンゾウ2g，ショウキョウ1g）
添加 乳糖，セルロース，無水ケイ酸，ステアリン酸マグネシウム
適応 体力中等度で，ときに脇腹（腹）からみぞおちあたりにかけて苦しく，食欲不振や口の苦味があり，舌に白苔がつくものの次の諸症：食欲不振，吐き気，胃炎，胃痛，胃腸虚弱，疲労感，かぜの後期の諸症状
用法 1回15才以上1包，14～7才⅔，6～4才½，3～2才⅓，1日3回食前又は食間。なるべく空腹時に服用。2才未満は服用しない
包装 30包〔Ⓐ5,250（税込み）〕

宝生（エキス顆粒）㊀　㈱建林松鶴堂
区分 第２類
組成 顆（帯褐）：3包（6g）中 小柴胡湯水製乾燥エキス1.2g（サイコ・ハンゲ・ショウキョウ各2g，タイソウ・ニンジン・カンゾウ各1g，オウゴン1.5g）
添加 乳糖，デンプン
適応 体力中等度で，ときに脇腹（腹）からみぞおちあたりにかけて苦しく，食欲不振や口の苦味があり，舌に白苔がつくものの次の諸症：食欲不振，吐き気，胃炎，胃痛，胃腸虚弱，疲労感，かぜの後期の諸症状
用法 1回15才以上1包，14～7才⅔，6～4才½，3～2才⅓，2才未満¼以下，1日3回食間。1才未満には，医師の診療を受けさせることを優先し，止むを得ない場合にだけ服用させる。3ヵ月未満は服用しない
包装 30包〔Ⓐ2,730（税込み）〕

ホノミチキョウ錠㊀　剤盛堂薬品㈱
区分 第２類
組成 錠（淡褐）：18錠（3.6g）中 小柴胡湯エキス（1／2量）1.8g（オウゴン・タイソウ・ニンジン各1.5g，カンゾウ1g，サイコ3.5g，ショウキョウ0.5g，ハンゲ2.5g）
添加 カルメロースカルシウム（CMC-Ca），結晶セルロース，ステアリン酸マグネシウム，トウモロコシデンプン，乳糖，メタケイ酸アルミン酸マグネシウム
適応 体力中等度で，ときに脇腹（腹）からみぞおちあたりにかけて苦しく，食欲不振や口の苦味があり，舌に白苔がつくものの次の諸症：食欲不振，吐き気，胃炎，胃痛，胃腸虚弱，疲労感，かぜの後期の諸症状
用法 1回成人6錠，14～7才4錠，6～5才3錠，1日3回食間。5才未満は服用しない

マルホの小柴胡湯㊀　堀江生薬㈱
区分 第２類
組成 煎：1袋（24g）中 サイコ7g，ハンゲ5g，オウゴン3g，ショウキョウ1g，タイソウ3g，ニンジン3g，カンゾウ2g
適応 吐き気，食欲不振，胃炎，胃腸虚弱，疲労感及びかぜの後期の症状
用法 成人1日1袋を煎じ2～3回に分けて食前又は食間空腹時に温服。14～7才⅔，6～4才½，3～2才⅓，2才未満¼以下。1才未満には，医師の診療を受けさせることを優先し，止むを得ない場合にだけ服用させる。3ヵ月未満は服用しない
包装 10袋，30袋

力湧仙 *Rikiyuusen*㊀　㈱和漢薬研究所-カポニー産業㈱
区分 第２類
組成 顆：3包（7.5g）中 小柴胡湯水製エキス2.7g（サイコ6g，ハンゲ5g，ショウキョウ1g，オウゴン・タイソウ・ニンジン各3g，カンゾウ2g）
添加 デンプン
適応 体力中等度で，ときに脇腹（腹）からみぞおちあたりにかけて苦しく，食欲不振や口の苦味があり，舌に白苔がつくものの次の諸症：食欲不振，吐き気，胃炎，胃痛，胃腸虚弱，疲労感，かぜの後期の諸症状
用法 1回成人1包，14～7才⅔，6～4才½，3～2才⅓，1日3回食前又は食後。2才未満は服用しない
包装 30包〔Ⓐ5,670（税込み）〕，300包〔Ⓐ53,550（税込み）〕

ワクナガ小柴胡湯エキス細粒㊀　湧永製薬㈱
区分 第２類
組成 細（淡灰褐～褐）：3包（6.3g）中 小柴胡湯エキス4000mg（サイコ3.5g，ハンゲ2.5g，オウゴン・タイソウ・ニンジン各1.5g，カンゾウ1g，ショウキョウ0.5g）
添加 乳糖，ヒプロメロース（ヒドロキシプロピルメチルセルロース），無水ケイ酸，カルメロースカルシウム（CMC-Ca）
適応 吐き気，食欲不振，胃炎，胃腸虚弱，疲労感及び風邪の後期の症状
用法 1回15才以上1包，14～7才⅔，6～4才½，3～2才⅓，1日3回食前又は食間。2才未満は服用しない
包装 45包〔Ⓐ5,985（税込み）〕

小柴胡湯加桔梗石膏 (ショウサイコトウカキキョウセッコウ)

〔基準〕

(平成20年9月30日 厚生労働省医薬食品局審査管理課長通知による)
1. 成分・分量
   柴胡7, 半夏5, 生姜1～1.5 (ヒネショウガを使用する場合4), 黄芩3, 大棗3, 人参3, 甘草2, 桔梗3, 石膏10
2. 用法・用量
   湯
3. 効能・効果
   比較的体力があり, ときに脇腹(腹)からみぞおちあたりにかけて苦しく, 食欲不振や口の苦味があり, 舌に白苔がつき, のどがはれて痛むものの次の諸症:のどの痛み, 扁桃炎, 扁桃周囲炎

〔使用上の注意〕

(平成25年3月27日 厚生労働省医薬食品局安全対策課長・審査管理課長通知による)

【添付文書等に記載すべき事項】

『してはいけないこと』
(守らないと現在の症状が悪化したり, 副作用が起こりやすくなる)
次の人は服用しないこと
　生後3ヵ月未満の乳児。
　〔生後3ヵ月未満の用法がある製剤に記載すること。〕

『相談すること』
1. 次の人は服用前に医師, 薬剤師又は登録販売者に相談すること
   (1) 医師の治療を受けている人。
   (2) 妊婦又は妊娠していると思われる人。
   (3) 体の虚弱な人(体力の衰えている人, 体の弱い人)。
   (4) 胃腸の弱い人。
   (5) 高齢者。
      〔1日最大配合量が甘草として1g以上(エキス剤については原生薬に換算して1g以上)含有する製剤に記載すること。〕
   (6) 今までに薬などにより発疹・発赤, かゆみ等を起こしたことがある人。
   (7) 次の症状のある人。
      むくみ
      〔1日最大配合量が甘草として1g以上(エキス剤については原生薬に換算して1g以上)含有する製剤に記載すること。〕
   (8) 次の診断を受けた人。
      高血圧, 心臓病, 腎臓病
      〔1日最大配合量が甘草として1g以上(エキス剤については原生薬に換算して1g以上)含有する製剤に記載すること。〕
2. 服用後, 次の症状があらわれた場合は副作用の可能性があるので, 直ちに服用を中止し, この文書を持って医師, 薬剤師又は登録販売者に相談すること

関係部位	症　　状
皮　膚	発疹・発赤, かゆみ

まれに下記の重篤な症状が起こることがある。その場合は直ちに医師の診療を受けること。

症状の名称	症　　状
偽アルドステロン症, ミオパチー[1]	手足のだるさ, しびれ, つっぱり感やこわばりに加えて, 脱力感, 筋肉痛があらわれ, 徐々に強くなる。
肝機能障害	発熱, かゆみ, 発疹, 黄疸(皮膚や白目が黄色くなる), 褐色尿, 全身のだるさ, 食欲不振等があらわれる。

〔[1]は, 1日最大配合量が甘草として1g以上(エキス剤については原生薬に換算して1g以上)含有する製剤に記載すること。〕

3. 1週間位服用しても症状がよくならない場合は服用を中止し, この文書を持って医師, 薬剤師又は登録販売者に相談すること
4. 長期連用する場合には, 医師, 薬剤師又は登録販売者に相談すること
   〔1日最大配合量が甘草として1g以上(エキス剤については原生薬に換算して1g以上)含有する製剤に記載すること。〕

〔用法及び用量に関連する注意として, 用法及び用量の項目に続けて以下を記載すること。〕
(1) 小児に服用させる場合には, 保護者の指導監督のもとに服用させること。
   〔小児の用法及び用量がある場合に記載すること。〕
(2) 〔小児の用法がある場合, 剤形により, 次に該当する場合には, そのいずれかを記載すること。〕
   1) 3歳以上の幼児に服用させる場合には, 薬剤がのどにつかえることのないよう, よく注意すること。
      〔5歳未満の幼児の用法がある錠剤・丸剤の場合に記載すること。〕
   2) 幼児に服用させる場合には, 薬剤がのどにつかえることのないよう, よく注意すること。
      〔3歳未満の用法及び用量を有する丸剤の場合に記載すること。〕
   3) 1歳未満の乳児には, 医師の診療を受けさせることを優先し, やむを得ない場合にのみ服用させること。
      〔カプセル剤及び錠剤・丸剤以外の製剤の場合に記載すること。なお, 生後3ヵ月未満の用法がある製剤の場合,「生後3ヵ月未満の乳児」を『してはいけないこと』に記載し, 用法及び用量欄には記載しないこと。〕

保管及び取扱い上の注意
(1) 直射日光の当たらない(湿気の少ない)涼しい所に(密栓して)保管すること。
   〔( )内は必要とする場合に記載すること。〕
(2) 小児の手の届かない所に保管すること。
(3) 他の容器に入れ替えないこと。(誤用の原因になったり品質が変わる。)
   〔容器等の個々に至適表示がなされていて, 誤用のおそれのない場合には記載しなくてもよい。〕

【外部の容器又は外部の被包に記載すべき事項】
注意
1. 次の人は服用しないこと
   生後3ヵ月未満の乳児。
   〔生後3ヵ月未満の用法がある製剤に記載すること。〕
2. 次の人は服用前に医師, 薬剤師又は登録販売者に相談すること
   (1) 医師の治療を受けている人。
   (2) 妊婦又は妊娠していると思われる人。
   (3) 体の虚弱な人(体力の衰えている人, 体の弱い人)。
   (4) 胃腸の弱い人。
   (5) 高齢者。
      〔1日最大配合量が甘草として1g以上(エキス剤については原生薬に換算して1g以上)含有する製剤に記載すること。〕
   (6) 今までに薬などにより発疹・発赤, かゆみ等を起こし

たことがある人。
(7) 次の症状のある人。
　　むくみ
　　　〔1日最大配合量が甘草として1g以上（エキス剤については原生薬に換算して1g以上）含有する製剤に記載すること。〕
(8) 次の診断を受けた人。
　　高血圧，心臓病，腎臓病
　　　〔1日最大配合量が甘草として1g以上（エキス剤については原生薬に換算して1g以上）含有する製剤に記載すること。〕
2′．服用が適さない場合があるので，服用前に医師，薬剤師又は登録販売者に相談すること
　　　〔2．の項目の記載に際し，十分な記載スペースがない場合には2′．を記載すること。〕
3．服用に際しては，説明文書をよく読むこと
4．直射日光の当たらない（湿気の少ない）涼しい所に（密栓して）保管すること
　　　〔（　）内は必要とする場合に記載すること。〕

ウチダの小柴胡湯加桔梗石膏 ㈱ウチダ和漢薬
区分 第2類
組成/煎：1袋（37g）中 サイコ7g，ハンゲ5g，ショウキョウ1g，オウゴン3g，タイソウ3g，ニンジン3g，キキョウ3g，カンゾウ2g，セッコウ10g
適応 のどがはれて痛む次の諸症：扁桃炎，扁桃周囲炎
用法 15才以上1日1袋を煎じ3回に分けて食前1時間又は食間空腹時に温服。15才未満は服用しない
包装 30袋

ショウジョウキトウ
小承気湯

〔基準〕

（平成20年9月30日 厚生労働省医薬食品局審査管理課長通知による）
1．成分・分量
　　大黄2〜4，枳実2〜4，厚朴2〜3
2．用法・用量
　　湯
3．効能・効果
　　比較的体力があり，腹部が張って膨満し，ときに発熱するものの次の症状：便秘

〔使用上の注意〕

（平成25年3月27日　厚生労働省医薬食品局安全対策課長・審査管理課長通知による）
【添付文書等に記載すべき事項】
『してはいけないこと』
（守らないと現在の症状が悪化したり，副作用が起こりやすくなる）
1．次の人は服用しないこと
　　生後3ヵ月未満の乳児。
　　　〔生後3ヵ月未満の用法がある製剤に記載すること。〕
2．本剤を服用している間は，次の医薬品を服用しないこと
　　他の瀉下薬（下剤）
3．授乳中の人は本剤を服用しないか，本剤を服用する場合は授乳を避けること
『相談すること』
1．次の人は服用前に医師，薬剤師又は登録販売者に相談すること
　(1) 医師の治療を受けている人。
　(2) 妊婦又は妊娠していると思われる人。
　(3) 体の虚弱な人（体力の衰えている人，体の弱い人）。
　(4) 胃腸が弱く下痢しやすい人。
2．服用後，次の症状があらわれた場合は副作用の可能性があるので，直ちに服用を中止し，この文書を持って医師，薬剤師又は登録販売者に相談すること

関係部位	症　　状
消化器	はげしい腹痛を伴う下痢，腹痛

3．服用後，次の症状があらわれることがあるので，このような症状の持続又は増強が見られた場合には，服用を中止し，この文書を持って医師，薬剤師又は登録販売者に相談すること
　　下痢
4．1週間位服用しても症状がよくならない場合は服用を中止し，この文書を持って医師，薬剤師又は登録販売者に相談すること
〔用法及び用量に関連する注意として，用法及び用量の項目に続けて以下を記載すること。〕
(1) 小児に服用させる場合には，保護者の指導監督のもとに服用させること。
　　　〔小児の用法及び用量がある場合に記載すること。〕
(2) 〔小児の用法がある場合，剤形により，次に該当する場合には，そのいずれかを記載すること。〕
　1) 3歳以上の幼児に服用させる場合には，薬剤がのどにつかえることのないよう，よく注意すること。
　　　〔5歳未満の幼児の用法がある錠剤・丸剤の場合に記載すること。〕
　2) 幼児に服用させる場合には，薬剤がのどにつかえる

ことのないよう，よく注意すること。
〔3歳未満の用法及び用量を有する丸剤の場合に記載すること。〕
3） 1歳未満の乳児には，医師の診療を受けさせることを優先し，やむを得ない場合にのみ服用させること。
〔カプセル剤及び錠剤・丸剤以外の製剤の場合に記載すること。なお，生後3ヵ月未満の用法がある製剤の場合，「生後3ヵ月未満の乳児」を『してはいけないこと』に記載し，用法及び用量欄には記載しないこと。〕

保管及び取扱い上の注意
(1) 直射日光の当たらない（湿気の少ない）涼しい所に（密栓して）保管すること。
〔（ ）内は必要とする場合に記載すること。〕
(2) 小児の手の届かない所に保管すること。
(3) 他の容器に入れ替えないこと。（誤用の原因になったり品質が変わる。）
〔容器等の個々に至適表示がなされていて，誤用のおそれない場合には記載しなくてもよい。〕

【外部の容器又は外部の被包に記載すべき事項】
注意
1. 次の人は服用しないこと
生後3ヵ月未満の乳児。
〔生後3ヵ月未満の用法がある製剤に記載すること。〕
2. 授乳中の人は本剤を服用しないか，本剤を服用する場合は授乳を避けること
3. 次の人は服用前に医師，薬剤師又は登録販売者に相談すること
(1) 医師の治療を受けている人。
(2) 妊婦又は妊娠していると思われる人。
(3) 体の虚弱な人（体力の衰えている人，体の弱い人）。
(4) 胃腸が弱く下痢しやすい人。
3′. 服用が適さない場合があるので，服用前に医師，薬剤師又は登録販売者に相談すること
〔3.の項目の記載に際し，十分な記載スペースがない場合には3′.を記載すること。〕
4. 服用に際しては，説明文書をよく読むこと
5. 直射日光の当たらない（湿気の少ない）涼しい所に（密栓して）保管すること
〔（ ）内は必要とする場合に記載すること。〕

小青竜湯
ショウセイリュウトウ

〔基準〕
(平成20年9月30日 厚生労働省医薬食品局審査管理課長通知による)
1. 成分・分量
麻黄2～3.5，芍薬2～3.5，乾姜2～3.5，甘草2～3.5，桂皮2～3.5，細辛2～3.5，五味子1～3，半夏3～8
2. 用法・用量
湯
3. 効能・効果
体力中等度又はやや虚弱で，うすい水様のたんを伴うせきや鼻水が出るものの次の諸症：気管支炎，気管支ぜんそく，鼻炎，アレルギー性鼻炎，むくみ，感冒，花粉症

〔使用上の注意〕
(平成25年3月27日 厚生労働省医薬食品局安全対策課長・審査管理課長通知による)
【添付文書等に記載すべき事項】
『してはいけないこと』
(守らないと現在の症状が悪化したり，副作用が起こりやすくなる)
次の人は服用しないこと
生後3ヵ月未満の乳児。
〔生後3ヵ月未満の用法がある製剤に記載すること。〕
『相談すること』
1. 次の人は服用前に医師，薬剤師又は登録販売者に相談すること
(1) 医師の治療を受けている人。
(2) 妊婦又は妊娠していると思われる人。
(3) 体の虚弱な人（体力の衰えている人，体の弱い人）。
(4) 胃腸の弱い人。
(5) 発汗傾向の著しい人。
(6) 高齢者。
〔マオウ又は，1日最大配合量が甘草として1g以上（エキス剤については原生薬に換算して1g以上）含有する製剤に記載すること。〕
(7) 今までに薬などにより発疹・発赤，かゆみ等を起こしたことがある人。
(8) 次の症状のある人。
むくみ[1]，排尿困難[2]
〔[1]は，1日最大配合量が甘草として1g以上（エキス剤については原生薬に換算して1g以上）含有する製剤に記載すること。[2]は，マオウを含有する製剤に記載すること。〕
(9) 次の診断を受けた人。
高血圧[1,2]，心臓病[1,2]，腎臓病[1,2]，甲状腺機能障害[2]
〔[1]は，1日最大配合量が甘草として1g以上（エキス剤については原生薬に換算して1g以上）含有する製剤に記載すること。[2]は，マオウを含有する製剤に記載すること。〕
2. 服用後，次の症状があらわれた場合は副作用の可能性があるので，直ちに服用を中止し，この文書を持って医師，薬剤師又は登録販売者に相談すること

関係部位	症　　状
皮　膚	発疹・発赤，かゆみ
消化器	吐き気，食欲不振，胃部不快感

まれに下記の重篤な症状が起こることがある。その場合は直ちに医師の診療を受けること。

一般用漢方製剤

症状の名称	症　　状
間質性肺炎	階段を上ったり，少し無理をしたりすると息切れがする・息苦しくなる，空せき，発熱等がみられ，これらが急にあらわれたり，持続したりする。
偽アルドステロン症，ミオパチー[1)]	手足のだるさ，しびれ，つっぱり感やこわばりに加えて，脱力感，筋肉痛があらわれ，徐々に強くなる。
肝機能障害	発熱，かゆみ，発疹，黄疸（皮膚や白目が黄色くなる），褐色尿，全身のだるさ，食欲不振等があらわれる。

〔[1)]は，1日最大配合量が甘草として1g以上（エキス剤については原生薬に換算して1g以上）含有する製剤に記載すること。〕

3. 1ヵ月位（感冒に服用する場合には5〜6日間）服用しても症状がよくならない場合は服用を中止し，この文書を持って医師，薬剤師又は登録販売者に相談すること
4. 長期連用する場合には，医師，薬剤師又は登録販売者に相談すること
　　〔1日最大配合量が甘草として1g以上（エキス剤については原生薬に換算して1g以上）含有する製剤に記載すること。〕

〔用法及び用量に関連する注意として，用法及び用量の項目に続けて以下を記載すること。〕
(1) 小児に服用させる場合には，保護者の指導監督のもとに服用させること。
　　〔小児の用法及び用量がある場合に記載すること。〕
(2) 〔小児の用法がある場合，剤形により，次に該当する場合には，そのいずれかを記載すること。〕
　1) 3歳以上の幼児に服用させる場合には，薬剤がのどにつかえることのないよう，よく注意すること。
　　〔5歳未満の幼児の用法がある錠剤・丸剤の場合に記載すること。〕
　2) 幼児に服用させる場合には，薬剤がのどにつかえることのないよう，よく注意すること。
　　〔3歳未満の用法及び用量を有する丸剤の場合に記載すること。〕
　3) 1歳未満の乳児には，医師の診療を受けさせることを優先し，やむを得ない場合にのみ服用させること。
　　〔カプセル剤及び錠剤・丸剤以外の製剤の場合に記載すること。なお，生後3ヵ月未満の用法がある製剤の場合，「生後3ヵ月未満の乳児」を『してはいけないこと』に記載し，用法及び用量欄には記載しないこと。〕

保管及び取扱い上の注意
(1) 直射日光の当たらない（湿気の少ない）涼しい所に（密栓して）保管すること。
　　〔（　）内は必要とする場合に記載すること。〕
(2) 小児の手の届かない所に保管すること。
(3) 他の容器に入れ替えないこと。（誤用の原因になったり品質が変わる。）
　　〔容器等の個々に至適表示がなされていて，誤用のおそれのない場合には記載しなくてもよい。〕

【外部の容器又は外部の被包に記載すべき事項】
注意
1. 次の人は服用しないこと
　　生後3ヵ月未満の乳児。
　　〔生後3ヵ月未満の用法がある製剤に記載すること。〕
2. 次の人は服用前に医師，薬剤師又は登録販売者に相談すること
(1) 医師の治療を受けている人。
(2) 妊婦又は妊娠していると思われる人。
(3) 体の虚弱な人（体力の衰えている人，体の弱い人）。
(4) 胃腸の弱い人。
(5) 発汗傾向の著しい人。
(6) 高齢者。
　　〔マオウ又は，1日最大配合量が甘草として1g以上（エキス剤については原生薬に換算して1g以上）含有する製剤に記載すること。〕
(7) 今までに薬などにより発疹・発赤，かゆみ等を起こしたことがある人。
(8) 次の症状のある人。
　　むくみ[1)]，排尿困難[2)]
　　〔[1)]は，1日最大配合量が甘草として1g以上（エキス剤については原生薬に換算して1g以上）含有する製剤に記載すること。[2)]は，マオウを含有する製剤に記載すること。〕
(9) 次の診断を受けた人。
　　高血圧[1)2)]，心臓病[1)2)]，腎臓病[1)2)]，甲状腺機能障害[2)]
　　〔[1)]は，1日最大配合量が甘草として1g以上（エキス剤については原生薬に換算して1g以上）含有する製剤に記載すること。[2)]は，マオウを含有する製剤に記載すること。〕

2′. 服用が適さない場合があるので，服用前に医師，薬剤師又は登録販売者に相談すること
　　〔2.の項目の記載に際し，十分な記載スペースがない場合には2′.を記載すること。〕
3. 服用に際しては，説明文書をよく読むこと
4. 直射日光の当たらない（湿気の少ない）涼しい所に（密栓して）保管すること
　　〔（　）内は必要とする場合に記載すること。〕

JPS漢方顆粒-25号⊖　ジェーピーエス製薬㈱
区分 第2類
組成 顆（茶褐）：3包(7.5g)中 小青竜湯エキス(4/5量)4g（マオウ・シャクヤク・カンキョウ・カンゾウ・ケイヒ・サイシン・ゴミシ各2.4g，ハンゲ4.8g）
添加 ステアリン酸マグネシウム，乳糖水和物
適応 体力中等度又はやや虚弱で，うすい水様のたんを伴うせきや鼻水が出るものの次の諸症：気管支炎，気管支ぜんそく，鼻炎，アレルギー性鼻炎，むくみ，感冒，花粉症
用法 1回15才以上1包，14〜7才2/3，6〜4才1/2，3〜2才1/3，2才未満1/4，1日3回食前又は食間。1才未満には，医師の診療を受けさせることを優先し，止むを得ない場合にだけ服用させる。3ヵ月未満は服用しない
包装 12包，16包，180包

JPS小青竜湯エキス錠N⊖　ジェーピーエス製薬㈱
区分 第2類
組成 錠（淡灰褐）：12錠中 小青竜湯エキス(1/2量)2.5g（マオウ・シャクヤク・カンキョウ・カンゾウ・ケイヒ・サイシン・ゴミシ各1.5g，ハンゲ3g）
添加 無水ケイ酸，ケイ酸アルミニウム，カルメロースカルシウム(CMC-Ca)，ステアリン酸マグネシウム，乳糖水和物
適応 体力中等度又はやや虚弱で，うすい水様のたんを伴うせきや鼻水が出るものの次の諸症：気管支炎，気管支ぜんそく，鼻炎，アレルギー性鼻炎，むくみ，感冒，花粉症
用法 1回15才以上4錠，14〜7才3錠，1日3回食前又は食間。7才未満は服用しない
包装 260錠

ウチダの小青龍湯⊖　㈱ウチダ和漢薬
区分 第2類
組成 煎：1袋(18g)中 マオウ2g，シャクヤク2g，ショウキョウ2g，カンゾウ2g，ケイヒ2g，サイシン2g，ゴミシ3g，ハンゲ3g
適応 気管支炎，気管支ぜんそく，鼻水，うすい水様の痰を伴うせき，鼻炎
用法 15才以上1日1袋を煎じ食前又は食間3回に分服。15才未満は服用しない

包装30袋

ウチダの小青竜湯エキス散 ㊀ ㈱ウチダ和漢薬
- 区分 第2類
- 組成 細：6g中 小青竜湯エキス2.58g（マオウ・シャクヤク・カンキョウ・カンゾウ・ケイヒ・サイシン・ゴミシ各1.5g、ハンゲ3g）
- 添加 乳糖水和物、バレイショデンプン、メタケイ酸アルミン酸マグネシウム
- 適応 体力中等度又はやや虚弱で、うすい水様のたんを伴うせきや鼻水が出るものの次の諸症：気管支炎、気管支ぜんそく、鼻炎、アレルギー性鼻炎、むくみ、感冒、花粉症
- 用法 1回15才以上2g、14〜7才⅔、6〜4才½、3〜2才⅓、2才未満¼以下、1日3回食前又は食間。1才未満には、医師の診療を受けさせることを優先し、止むを得ない場合にだけ服用させる。3ヵ月未満は服用しない
- 包装 500g

エスエス小青竜湯エキス顆粒A ㊀ ㈱カーヤ-エスエス製薬㈱
- 区分 第2類
- 組成 顆（褐）：3包（7.5g）中 小青竜湯水製乾燥エキス3.6g（マオウ・シャクヤク・ショウキョウ・カンゾウ・ケイヒ・サイシン・ゴミシ各3g、ハンゲ6g）
- 添加 乳糖、ステアリン酸マグネシウム
- 適応 気管支炎、気管支ぜんそく、鼻水、うすい水様の痰を伴うせき、鼻炎
- 用法 1回15才以上1包、14〜7才⅔、6〜4才½、3〜2才⅓、2才未満¼、1日3回食前又は食間。1才未満には、医師の診療を受けさせることを優先し、止むを得ない場合にだけ服用させる。3ヵ月未満は服用しない
- 包装 10包　備考 提携：天津泰達薬業有限公司　中国　天津市

エスタック漢方「小青竜湯」エキス顆粒 ㊀ ㈱カーヤ-エスエス製薬㈱
- 区分 第2類
- 組成 顆（褐）：3包（7.5g）中 小青竜湯水製乾燥エキス3.6g（マオウ・シャクヤク・ショウキョウ・カンゾウ・ケイヒ・サイシン・ゴミシ各3g、ハンゲ6g）
- 添加 乳糖、ステアリン酸マグネシウム
- 適応 体力中等度又はやや虚弱で、うすい水様のたんを伴うせきや鼻水が出るものの次の諸症：気管支炎、気管支ぜんそく、鼻炎、アレルギー性鼻炎、むくみ、感冒、花粉症
- 用法 1回15才以上1包、14〜7才⅔、6〜4才½、3〜2才⅓、2才未満¼、1日3回食前又は食間。1才未満には、医師の診療を受けさせることを優先し、止むを得ない場合にだけ服用させる。3ヵ月未満は服用しない
- 包装 9包　備考 製造元：天津泰達薬業有限公司　中国　天津市

オオクサ小青龍湯エキス錠 ㊀ 大草薬品㈱-日邦薬品工業㈱
- 区分 第2類
- 組成 錠：15錠中 小青竜湯エキス（2／3量）2783mg（マオウ・シャクヤク・ショウキョウ・カンゾウ・ケイヒ・サイシン・ゴミシ各2g、ハンゲ4g）
- 添加 バレイショデンプン、セルロース、カルメロースカルシウム（CMC-Ca）、ステアリン酸マグネシウム
- 適応 体力中等度又はやや虚弱で、うすい水様のたんを伴うせきや鼻水が出るものの次の諸症：気管支炎、気管支ぜんそく、鼻炎、アレルギー性鼻炎、むくみ、感冒、花粉症
- 用法 1回15才以上5錠、14〜7才3錠、6〜5才2錠、1日3回食前又は食間。かまずに服用。5才未満は服用しない
- 包装 75錠〔Ⓐ1,200〕、260錠〔Ⓐ3,500〕

カコナール小青竜湯液〈鼻かぜ・鼻炎用〉 ㊀ 新生薬品工業㈱・奈-第一三共ヘルスケア㈱
- 区分 第2類
- 組成 液（褐）：3本（90mL）中 小青竜湯水製抽出液81mL（マオウ・シャクヤク・カンゾウ・ケイヒ・ゴミシ・カンキョウ各3g、ハンゲ6g）
- 添加 白糖、ハチミツ、安息香酸ナトリウム、パラベン、ショ糖脂肪酸エステル、香料、バニリン、エタノール
- 適応 体力中等度又はやや虚弱で、うすい水様のたんを伴うせきや鼻水が出るものの次の諸症：気管支炎、気管支ぜんそく、鼻炎、アレルギー性鼻炎、むくみ、感冒、花粉症
- 用法 15才以上1回1本1日3回食間。よく振ってから服用。15才未満は服用しない
- 包装 3本〔Ⓐ1,029（税込み）〕

紀伊国屋小青龍湯 ㊀ ㈱紀伊国屋漢薬局
- 区分 第2類
- 組成 煎：1包（18g）中 マオウ2g、カンゾウ2g、サイシン2g、シャクヤク2g、ケイヒ2g、ショウキョウ2g、ハンゲ3g、ゴミシ3g
- 適応 気管支炎、気管支ぜんそく、鼻水、うすい水様の痰を伴うせき、鼻炎
- 用法 15才以上1日1包を煎じ食前3回に分服。15才未満は服用しない
- 包装 10包

薬日本堂小青龍湯エキス錠 ㊀ 大草薬品㈱-薬日本堂
- 区分 第2類
- 組成 錠（淡褐）：15錠中 小青竜湯エキス（2／3量）2783mg（マオウ・シャクヤク・ショウキョウ・カンゾウ・ケイヒ・サイシン・ゴミシ各2g、ハンゲ4g）
- 添加 バレイショデンプン、セルロース、カルメロースカルシウム（CMC-Ca）、ステアリン酸マグネシウム
- 適応 体力中等度又はやや虚弱で、うすい水様のたんを伴うせきや鼻水が出るものの次の諸症：気管支炎、気管支ぜんそく、鼻炎、アレルギー性鼻炎、むくみ、感冒、花粉症
- 用法 1回15才以上5錠、14〜7才3錠、6〜5才2錠、1日3回食前又は食間。かまずに服用。5才未満は服用しない
- 包装 300錠

「クラシエ」漢方小青竜湯エキス顆粒SⅡ ㊀ クラシエ製薬㈱-クラシエ薬品㈱
- 区分 第2類
- 組成 顆（褐）：2包（4.5g）中 小青竜湯エキス（3／4量）3900mg（マオウ・シャクヤク・カンキョウ・カンゾウ・ケイヒ・サイシン・ゴミシ各2.25g、ハンゲ4.5g）
- 添加 ヒドロキシプロピルセルロース、乳糖、ポリオキシエチレンポリオキシプロピレングリコール
- 適応 体力中等度又はやや虚弱で、うすい水様のたんを伴うせきや鼻水が出るものの次の諸症：気管支炎、気管支ぜんそく、鼻炎、アレルギー性鼻炎、むくみ、感冒、花粉症
- 用法 1回15才以上1包、14〜7才⅔、6〜4才½、3〜2才⅓、2才未満¼、1日2回食前又は食間。1才未満には、医師の診療を受けさせることを優先し、止むを得ない場合にだけ服用させる。3ヵ月未満は服用しない
- 包装 10包〔Ⓐ1,890（税込み）〕

「クラシエ」漢方小青竜湯エキス錠 ㊀ クラシエ製薬㈱-クラシエ薬品㈱
- 区分 第2類
- 組成 錠（淡褐）：12錠（4680mg）中 小青竜湯エキス（1／2量）2600mg（マオウ・シャクヤク・カンキョウ・カンゾウ・ケイヒ・サイシン・ゴミシ各1.5g、ハンゲ3g）
- 添加 二酸化ケイ素、ケイ酸アルミニウム、セルロース、クロスカルメロースナトリウム（クロスCMC-Na）、クロスポビドン、ステアリン酸マグネシウム
- 適応 体力中等度又はやや虚弱で、うすい水様のたんを伴うせきや鼻水が出るものの次の諸症：気管支炎、気管支ぜんそく、鼻炎、アレルギー性鼻炎、むくみ、感冒、花粉症
- 用法 1回15才以上4錠、14〜7才3錠、6〜5才2錠、1日3回食前又は食間。5才未満は服用しない
- 包装 96錠〔Ⓐ1,980（税込み）〕、180錠〔Ⓐ3,780（税込み）〕

「クラシエ」ベルエムピS小青竜湯エキス錠 ㊀ クラシエ製薬㈱-クラシエ薬品㈱
- 区分 第2類
- 組成 錠（淡褐）：12錠（4680mg）中 小青竜湯エキス（1／2量）2600mg（マオウ・シャクヤク・カンキョウ・カンゾウ・ケイヒ・サイシン・ゴミシ各1.5g、ハンゲ3g）
- 添加 二酸化ケイ素、ケイ酸アルミニウム、セルロース、クロスカ

小青竜湯

ルメロースナトリウム(クロスCMC-Na)，クロスポビドン，ステアリン酸マグネシウム
適応 体力中等度又はやや虚弱で，うすい水様のたんを伴うせきや鼻水が出るものの次の諸症：気管支炎，気管支ぜんそく，鼻炎，アレルギー性鼻炎，むくみ，感冒，花粉症
用法 1回15才以上4錠，14〜7才3錠，6〜5才2錠，1日3回食前又は食間。5才未満は服用しない
包装 84錠〔Ⓐ2,079(税込み)〕，192錠〔Ⓐ4,179(税込み)〕

阪本漢法の小青竜湯エキス顆粒㊀ ㈱阪本漢法製薬
区分 第2類
組成 顆(淡灰褐〜灰褐)：3包(9g)中 小青竜湯乾燥エキス4.22g(マオウ・シャクヤク・カンキョウ・カンゾウ・ケイヒ・サイシン・ゴミシ各3g，ハンゲ6g)
添加 乳糖水和物，結晶セルロース，ステアリン酸マグネシウム
適応 体力中等度又はやや虚弱で，うすい水様のたんを伴うせきや鼻水が出るものの次の諸症：気管支炎，気管支ぜんそく，鼻炎，アレルギー性鼻炎，むくみ，感冒，花粉症
用法 1回15才以上1包，14〜7才⅔，6〜4才½，3〜2才⅓，2才未満¼，1日3回食前又は食間。1才未満には，医師の診療を受けさせることを優先し，止むを得ない場合にだけ服用させる。3ヵ月未満は服用しない
包装 12包〔Ⓐ1,680(税込み)〕

サンワ小青龍湯エキス細粒㊀ 三和生薬㈱
区分 第2類
組成 細(褐)：6g中 小青龍湯希エタノール(20%)エキス1.08g(マオウ・シャクヤク・カンゾウ・ケイヒ・サイシン・ゴミシ・カンキョウ各1.5g，ハンゲ3g)
添加 乳糖，トウモロコシデンプン
適応 気管支炎，気管支ぜんそく，鼻水，うすい水様の痰を伴うせき，鼻炎
用法 1回15才以上2g，14〜7才1.4g，6〜4才1g，3〜2才0.7g，1日3回食前又は食間

サンワ小青龍湯エキス細粒「分包」㊀ 三和生薬㈱
区分 第2類
組成 細(褐)：3包(6g)中 小青龍湯希エタノール(20%)エキス1.08g(マオウ・シャクヤク・カンゾウ・ケイヒ・サイシン・ゴミシ・カンキョウ各1.5g，ハンゲ3g)
添加 乳糖，トウモロコシデンプン
適応 気管支炎，気管支ぜんそく，鼻水，うすい水様の痰を伴うせき，鼻炎
用法 1回15才以上1包，14〜7才⅔，6〜4才½，3〜2才⅓，1日3回食前又は食間

サンワ小青龍湯エキス錠㊀ 三和生薬㈱
区分 第2類
組成 錠：18錠中 小青龍湯希エタノール(20%)エキス1.08g(マオウ・シャクヤク・カンゾウ・ケイヒ・サイシン・ゴミシ・カンキョウ各1.5g，ハンゲ3g)
添加 乳糖，トウモロコシデンプン，ステアリン酸カルシウム，メタケイ酸アルミン酸マグネシウム
適応 気管支炎，気管支ぜんそく，鼻水，うすい水様の痰を伴うせき，鼻炎
用法 1回15才以上6錠，14〜7才4錠，6〜5才3錠，1日3回食前又は食間。5才未満は服用しない

錠剤小青竜湯㊀ 一元製薬㈱-㈱イチゲン
区分 第2類
組成 錠(褐)：100錠中 シャクヤク末2.5g，カンゾウ末2.5g，ケイヒ末2.5g，マオウ末2.5g，ハンゲ末5g，ゴミシ末2.5g，サイシン末2.5g，カンキョウ末2.5g，小青竜湯水性エキス2.5g(マオウ・シャクヤク・カンゾウ・ケイヒ・サイシン・ゴミシ・カンキョウ各3g，ハンゲ6g)
適応 体力中等度又はやや虚弱で，うすい水様のたんを伴うせきや鼻水が出るものの次の諸症：気管支炎，気管支ぜんそく，鼻炎，アレルギー性鼻炎，むくみ，感冒，花粉症
用法 1回成人4〜6錠，13〜7才2〜3錠，1日3回食前1時間又は空腹時。温湯で服用

包装 100錠〔Ⓐ1,500Ⓑ750〕，350錠〔Ⓐ4,000Ⓑ2,000〕，1000錠〔Ⓐ9,600Ⓑ4,800〕，2000錠〔Ⓐ17,000Ⓑ8,500〕

ショウセイリュウ錠㊀ 長倉製薬㈱-日邦薬品工業㈱
区分 第2類
組成 錠(茶褐)：24錠中 ケイヒ0.3g，カンゾウ0.3g，ゴミシ0.5g，マオウ0.6g，シャクヤク0.6g，サイシン0.6g，ハンゲ0.6g，ショウキョウ0.2g，水製乾燥エキス1.1g(マオウ・シャクヤク・カンゾウ・ケイヒ・サイシン・ゴミシ各1g，ショウキョウ0.5g，ハンゲ2g)
適応 胃部に水分停滞感があり，発熱，せき，水泡性のたん，鼻汁，尿量の減少などを伴うもの：気管支カタル，気管支ぜんそく，感冒性咳嗽，ネフローゼ
用法 1回成人8錠，15〜8才4錠，7〜5才3錠，1日3回食前又は食間。1才未満には，止むを得ない場合の他は服用させない。3ヵ月未満は服用しない
包装 320錠〔Ⓑ2,580〕，380錠〔Ⓑ1,600〕

小青竜湯Aエキス細粒三和生薬㊀ 三和生薬㈱
区分 第2類
組成 細(褐)：6g中 小青竜湯エキス(7/10量)4g(マオウ・シャクヤク・カンキョウ・カンゾウ・ケイヒ・サイシン・ゴミシ各2.1g，ハンゲ4.2g)
添加 乳糖，セルロース，部分アルファー化デンプン，ステアリン酸カルシウム，無水ケイ酸
適応 体力中等度又はやや虚弱で，うすい水様のたんを伴うせきや鼻水が出るものの次の諸症：気管支炎，気管支ぜんそく，鼻炎，アレルギー性鼻炎，むくみ，感冒，花粉症
用法 1回15才以上2g，14〜7才1.3g，6〜4才1g，1日3回食前又は食間。4才未満は服用しない
包装 500g

小青竜湯Aエキス細粒「分包」三和生薬㊀ 三和生薬㈱
区分 第2類
組成 細(褐)：3包(6g)中 小青竜湯エキス(7/10量)4g(マオウ・シャクヤク・カンキョウ・カンゾウ・ケイヒ・サイシン・ゴミシ各2.1g，ハンゲ4.2g)
添加 乳糖，セルロース，部分アルファー化デンプン，ステアリン酸カルシウム，無水ケイ酸
適応 体力中等度又はやや虚弱で，うすい水様のたんを伴うせきや鼻水が出るものの次の諸症：気管支炎，気管支ぜんそく，鼻炎，アレルギー性鼻炎，むくみ，感冒，花粉症
用法 1回15才以上1包，14〜7才⅔，6〜4才½，1日3回食前又は食間。4才未満は服用しない
包装 15包〔Ⓐ1,470(税込み)〕，30包〔Ⓐ2,625(税込み)〕，90包〔Ⓐ7,140(税込み)〕

小青竜湯Aエキス錠三和生薬㊀ 三和生薬㈱
区分 第2類
組成 錠(褐)：18錠(6.3g)中 小青竜湯エキス(1/2量)2.8g(マオウ・シャクヤク・カンキョウ・カンゾウ・ケイヒ・サイシン・ゴミシ各1.5g，ハンゲ3g)
添加 乳糖，セルロース，部分アルファー化デンプン，カルメロースカルシウム(CMC-Ca)，カルメロース(CMC)，ステアリン酸カルシウム，無水ケイ酸，メタケイ酸アルミン酸マグネシウム
適応 体力中等度又はやや虚弱で，うすい水様のたんを伴うせきや鼻水が出るものの次の諸症：気管支炎，気管支ぜんそく，鼻炎，アレルギー性鼻炎，むくみ，感冒，花粉症
用法 1回15才以上6錠，14〜7才4錠，6〜5才3錠，1日3回食前又は食間。5才未満は服用しない
包装 270錠〔Ⓐ3,990(税込み)〕

小青竜湯エキス顆粒Aクラシエ㊀ クラシエ製薬㈱-クラシエ薬品㈱
区分 第2類
組成 顆(褐)：3包(6g)中 小青竜湯エキス5200mg(マオウ・シャクヤク・カンキョウ・カンゾウ・ケイヒ・サイシン・ゴミシ各3g，ハンゲ6g)
添加 ヒドロキシプロピルセルロース，乳糖，ポリオキシエチレンポリオキシプロピレングリコール
適応 体力中等度又はやや虚弱で，うすい水様のたんを伴うせきや

鼻水が出るものの次の諸症：気管支炎，気管支ぜんそく，鼻炎，アレルギー性鼻炎，むくみ，感冒，花粉症
用法 1回15才以上1包，14〜7才2/3，6〜4才1/2，1日3回食前又は食間。4才未満は服用しない
包装 10包〔Ⓐ1,890（税込み）〕，90包

小青竜湯エキス顆粒F 配 ㈱富士薬品
区分 第2類
組成 顆（茶）：3包（3.9g）中 小青竜湯乾燥エキス2000mg（マオウ・シャクヤク・カンゾウ・ケイヒ・サイシン・ゴミシ・カンキョウ各3g，ハンゲ6g）
添加 ヒドロキシプロピルセルロース，ヒドロキシプロピルスターチ，D-マンニトール，デヒドロ酢酸ナトリウム，香料
適応 くしゃみ，鼻水，鼻炎
用法 1回15才以上1包，14〜7才2/3，6〜4才1/2，3〜2才1/3，1日3回空腹時又は食間。2才未満は服用しない
包装 6包

小青竜湯エキス顆粒KM ─ ㈱カーヤ-㈱イチゲン，一元製薬㈱
区分 第2類
組成 顆（褐）：7.5g中 小青竜湯水製乾燥エキス3.6g（ハンゲ6g，カンゾウ・ケイヒ・ゴミシ・サイシン・シャクヤク・ショウキョウ・マオウ各3g）
添加 乳糖，ステアリン酸マグネシウム
適応 体力中等度又はやや虚弱で，うすい水様のたんを伴うせきや鼻水が出るものの次の諸症：気管支炎，気管支ぜんそく，鼻炎，アレルギー性鼻炎，むくみ，感冒，花粉症
用法 1回15才以上2.5g，14〜7才1.6g，6〜4才1.2g，3〜2才0.8g，2才未満0.6g以下，1日3回食前又は食間。1才未満には，医師の診療を受けさせることを優先し，止むを得ない場合にだけ服用させる。3ヵ月未満は服用しない
包装 500g 備考 製造：天津泰達薬業有限公司（中国）

小青竜湯エキス顆粒SA ─ 帝國漢方製薬㈱-湧永製薬㈱
区分 第2類
組成 顆：3包（6g）中 小青竜湯エキス（2/3量）2.81g（マオウ・シャクヤク・カンキョウ・カンゾウ・ケイヒ・サイシン・ゴミシ各2g，ハンゲ4g）
添加 乳糖，セルロース，ステアリン酸マグネシウム
適応 体力中等度又はやや虚弱で，うすい水様のたんを伴うせきや鼻水が出るものの次の諸症：気管支炎，気管支ぜんそく，鼻炎，アレルギー性鼻炎，むくみ，感冒，花粉症
用法 1回15才以上1包，14〜7才2/3，6〜4才1/2，3〜2才1/3，2才未満1/4，1日3回食前又は食間。1才未満には，医師の診療を受けさせることを優先し，止むを得ない場合にだけ服用させる。3ヵ月未満は服用しない
包装 21包〔Ⓐ1,575（税込み）〕，45包〔Ⓐ3,150（税込み）〕

小青竜湯エキス顆粒クラシエ ─ クラシエ製薬㈱-クラシエ薬品㈱
区分 第2類
組成 顆（褐）：3包（3g）中 小青竜湯エキス粉末2600mg（マオウ・シャクヤク・カンキョウ・カンゾウ・ケイヒ・サイシン・ゴミシ各1.5g，ハンゲ3g）
添加 ヒドロキシプロピルセルロース，乳糖，ポリオキシエチレンポリオキシプロピレングリコール
適応 体力中等度又はやや虚弱で，うすい水様のたんを伴うせきや鼻水が出るものの次の諸症：気管支炎，気管支ぜんそく，鼻炎，アレルギー性鼻炎，むくみ，感冒，花粉症
用法 1回15才以上1包，14〜7才2/3，6〜4才1/2，3〜2才1/3，2才未満1/4，1日3回食前又は食間。1才未満には，医師の診療を受けさせることを優先し，止むを得ない場合にだけ服用させる。3ヵ月未満は服用しない
包装 24包〔Ⓐ1,980（税込み）〕，45包〔Ⓐ3,465（税込み）〕

小青竜湯エキス顆粒「創至聖」 ─ 北日本製薬㈱
区分 第2類
組成 顆（茶）：3包（7.5g）中 小青竜湯乾燥エキス6g（マオウ・シャクヤク・ショウキョウ・カンゾウ・ケイヒ・サイシン・ゴミシ各3g，ハンゲ6g）
添加 乳糖，ショ糖脂肪酸エステル

適応 体力中等度又はやや虚弱で，うすい水様のたんを伴うせきや鼻水が出るものの次の諸症：気管支炎，気管支ぜんそく，鼻炎，アレルギー性鼻炎，むくみ，感冒，花粉症
用法 1回15才以上1包，14〜7才2/3，6〜4才1/2，3〜2才1/3，2才未満1/4，1日3回食前又は食間。1才未満には，医師の診療を受けさせることを優先し，止むを得ない場合にだけ服用させる。3ヵ月未満は服用しない
包装 12包

小青竜湯エキス顆粒「トーア」 ─ 配 北日本製薬㈱
区分 第2類
組成 顆（褐〜淡褐）：3包（9g）中 小青竜湯乾燥エキス3g（マオウ・シャクヤク・ショウキョウ・カンゾウ・ケイヒ・サイシン・ゴミシ各1.5g，ハンゲ3g）
添加 白糖，乳糖，D-マンニトール，ショ糖脂肪酸エステル
適応 体力中等度又はやや虚弱で，うすい水様のたんを伴うせきや鼻水が出るものの次の諸症：気管支炎，気管支ぜんそく，鼻炎，アレルギー性鼻炎，むくみ，感冒，花粉症
用法 1回15才以上1包，14〜7才2/3，6〜4才1/2，1日3回食前又は食間。そのまま，又は湯に溶かして服用。4才未満は服用しない

小青竜湯エキス〔細粒〕28 ─ 配 松浦薬業㈱-イスクラ産業㈱，松浦漢方㈱
区分 第2類
組成 細（淡褐〜淡黄褐）：3包（6g）又は6g中 小青竜湯エキス（1/2量）5.5g（乾燥物換算で約2.2gに相当）（マオウ・シャクヤク・カンキョウ・カンゾウ・ケイヒ・サイシン・ゴミシ各1.5g，ハンゲ3g）
添加 メタケイ酸アルミン酸マグネシウム，ヒプロメロース（ヒドロキシプロピルメチルセルロース），乳糖，トウモロコシデンプン，香料
適応 体力中等度又はやや虚弱で，うすい水様のたんを伴うせきや鼻水が出るものの次の諸症：気管支炎，気管支ぜんそく，鼻炎，アレルギー性鼻炎，むくみ，感冒，花粉症
用法 1回15才以上1包又は2g，14〜7才2/3，6〜4才1/2，3〜2才1/3，2才未満1/4以下，1日3回食前又は食間。1才未満には，医師の診療を受けさせることを優先し，止むを得ない場合にだけ服用させる。3ヵ月未満は服用しない
包装 イスクラ産業㈱販売：12包〔Ⓐ1,470（税込み）〕。松浦漢方㈱販売：500g，12包〔Ⓐ1,470（税込み）〕，15包，48包〔Ⓐ4,200（税込み）〕，300包

小青竜湯エキス細粒G「コタロー」 ─ 小太郎漢方製薬㈱
区分 第2類
組成 細：3包（6g）中 小青竜湯エキス（4/5量）4g（マオウ・シャクヤク・カンキョウ・カンゾウ・ケイヒ・サイシン・ゴミシ各2.4g，ハンゲ4.8g）
添加 ステアリン酸マグネシウム，トウモロコシデンプン，乳糖水和物，プルラン，メタケイ酸アルミン酸マグネシウム
適応 体力中等度又はやや虚弱で，うすい水様のたんを伴うせきや鼻水が出るものの次の諸症：アレルギー性鼻炎，花粉症，鼻炎，気管支炎，気管支ぜんそく，感冒，むくみ
用法 1回15才以上1包又は2g，14〜7才2/3，6〜4才1/2，3〜2才1/3，2才未満1/4以下，1日3回食前又は食間。1才未満には，医師の診療を受けさせることを優先し，止むを得ない場合にだけ服用させる。3ヵ月未満は服用しない
包装 9包，90包

小青龍湯エキス細粒〔勝昌〕分包 ─ ㈱東洋薬行
区分 第2類
組成 細（茶褐）：4.5g（3包）中 小青龍湯水製エキス（「漢方診療の実際」）3g（マオウ・シャクヤク・カンキョウ・カンゾウ・ケイシ・サイシン・ゴミシ各3g，ハンゲ6g）
添加 トウモロコシデンプン
適応 体力中等度又はやや虚弱で，うすい水様のたんを伴うせきや鼻水が出るものの次の諸症：気管支炎，気管支ぜんそく，鼻炎，アレルギー性鼻炎，むくみ，感冒，花粉症
用法 1回1包1日3回空腹時
包装 15包×8〔Ⓑ6,300（税込み）〕

小青龍湯エキス散〔勝昌〕⊖ ㈱東洋薬行
- **区分** 第2類
- **組成** 散(茶褐):4.5g中 小青龍湯エキス3g(マオウ・シャクヤク・カンキョウ・カンゾウ・ケイヒ・サイシン・ゴミシ各3g、ハンゲ6g)
- **添加** トウモロコシデンプン
- **適応** 体力中等度又はやや虚弱で、うすい水様のたんを伴うせきや鼻水が出るものの次の諸症:気管支炎,気管支ぜんそく,鼻炎,アレルギー性鼻炎,感冒,花粉症
- **用法** 1回1.5g1日3回空腹時
- **包装** 200g〔Ⓑ6,930(税込み)〕、600g〔Ⓑ17,850(税込み)〕

小青竜湯エキス錠N「コタロー」⊖ 小太郎漢方製薬㈱
- **区分** 第2類
- **組成** 錠(茶):12錠中 小青竜湯エキス散(1/2量)2.5g(マオウ・シャクヤク・カンキョウ・カンゾウ・ケイヒ・サイシン・ゴミシ各1.5g、ハンゲ3g)
- **添加** カルメロースカルシウム(CMC-Ca)、含水二酸化ケイ素、軽質無水ケイ酸、ステアリン酸マグネシウム、トウモロコシデンプン、アメ粉
- **適応** 体力中等度又はやや虚弱で、うすい水様のたんを伴うせきや鼻水が出るものの次の諸症:アレルギー性鼻炎,花粉症,気管支炎,気管支ぜんそく,鼻炎,むくみ,感冒
- **用法** 1回15才以上4錠、14~7才3錠、6~5才2錠、1日3回食前又は食間。5才未満は服用しない
- **包装** 84錠

小青竜湯エキス錠〔大峰〕⊖配 大峰堂薬品工業㈱-伸和製薬㈱、日邦薬品工業㈱
- **区分** 第2類
- **組成** 錠(淡褐):12錠中 小青竜湯エキス(1/2量)2500mg(ハンゲ3g、カンゾウ・ケイヒ・ゴミシ・サイシン・シャクヤク・マオウ・ショウキョウ各1.5g)
- **添加** ステアリン酸マグネシウム、カルメロースカルシウム(CMC-Ca)、ポリオキシエチレンポリオキシプロピレングリコール、メタケイ酸アルミン酸マグネシウム、水酸化アルミナマグネシウム、セルロース
- **適応** (一般用の場合)体力中等度又はやや虚弱で、うすい水様のたんを伴うせきや鼻水が出るものの次の諸症:気管支炎,気管支ぜんそく,鼻炎,アレルギー性鼻炎,むくみ,感冒,花粉症(配置用の場合)くしゃみ,鼻水又は鼻炎
- **用法** 1回15才以上4錠、14~7才3錠、6~5才2錠、1日3回食前又は食間。5才未満は服用しない
- **包装** 大峰堂薬品工業㈱販売:240錠〔Ⓐ3,780(税込み)〕。日邦薬品工業㈱販売:240錠。伸和製薬㈱販売:60錠、240錠、720錠

小青竜湯「タキザワ」⊖ ㈱タキザワ漢方廠
- **区分** 第2類
- **組成** 煎:2包(27g)中 マオウ3g、シャクヤク3g、ショウキョウ3g、カンゾウ3g、ケイヒ3g、サイシン3g、ゴミシ3g、ハンゲ6g
- **適応** 体力中等度又はやや虚弱で、うすい水様のたんを伴うせきや鼻水が出るものの次の諸症:気管支炎,気管支ぜんそく,鼻炎,アレルギー性鼻炎,むくみ,感冒,花粉症
- **用法** 15才以上1日1包を煎じ、1日2回朝夕空腹時。14~7才⅔、6~4才½、3~2才⅓、2才未満¼。1才未満には、医師の診療を受けさせることを優先し、止むを得ない場合にだけ服用させる。3ヵ月未満は服用しない
- **包装** 120包〔Ⓐ28,350(税込み)Ⓑ14,175(税込み)〕

小青竜湯内服液J⊖ ジェーピーエス製薬㈱
- **区分** 第2類
- **組成** 液(褐):3本(90mL)中 小青竜湯エキス10.25g(マオウ・シャクヤク・カンキョウ・カンゾウ・ケイヒ・サイシン・ゴミシ各3g、ハンゲ6g)
- **添加** 白糖、D-ソルビトール、安息香酸ナトリウム、パラベン、ポリオキシエチレン硬化ヒマシ油、エタノール
- **適応** 体力中等度又はやや虚弱で、うすい水様のたんを伴うせきや鼻水が出るものの次の諸症:気管支炎,気管支ぜんそく,鼻炎,アレルギー性鼻炎,むくみ,感冒,花粉症
- **用法** 15才以上1回1本1日3回食間。よく振ってから服用。15才未満は服用しない
- **包装** 3本

小青竜湯分包エキス顆粒〔大峰〕⊖配 大峰堂薬品工業㈱
- **区分** 第2類
- **組成** 顆(淡褐):3包(4.5g)中 小青竜湯エキス(1/2量)2500mg(ハンゲ3g、カンゾウ・ケイヒ・ゴミシ・サイシン・シャクヤク・マオウ・ショウキョウ各1.5g)
- **添加** ポリオキシエチレンポリオキシプロピレングリコール、ヒドロキシプロピルセルロース、トウモロコシデンプン、乳糖
- **適応** (一般用の場合)体力中等度又はやや虚弱で、うすい水様のたんを伴うせきや鼻水が出るものの次の諸症:気管支炎,気管支ぜんそく,鼻炎,アレルギー性鼻炎,むくみ,感冒,花粉症(配置用の場合)くしゃみ,鼻水,鼻炎
- **用法** 1回15才以上1包、14~7才⅔、6~4才½、3~2才⅓、1日3回食前又は食間。2才未満は服用しない
- **包装** 8包

小青龍粒状⊖ 長倉製薬㈱-日邦薬品工業㈱
- **区分** 第2類
- **組成** 顆(褐):4.5g中 マオウ0.6g、ショウキョウ0.3g、ケイヒ0.3g、ゴミシ0.9g、シャクヤク0.6g、カンゾウ0.3g、サイシン0.6g、ハンゲ0.9g
- **適応** 気管支カタル,気管支ぜんそく,感冒性咳嗽,ネフローゼ
- **用法** 1回成人1.5g、15~8才½、7~5才⅓、4~2才¼、1才~3ヵ月½、1日3回食前又は食間。1才未満には、止むを得ない場合の他は服用させない。3ヵ月未満は服用しない
- **包装** 500g〔Ⓑ10,000〕

ショウセリンN「コタロー」⊖ 小太郎漢方製薬㈱
- **区分** 第2類
- **組成** 錠(茶):12錠中 小青竜湯エキス散(1/2量)2.5g(マオウ・シャクヤク・カンキョウ・カンゾウ・ケイヒ・サイシン・ゴミシ各1.5g、ハンゲ3g)
- **添加** カルメロースカルシウム(CMC-Ca)、含水二酸化ケイ素、軽質無水ケイ酸、ステアリン酸マグネシウム、トウモロコシデンプン、アメ粉
- **適応** 体力中等度又はやや虚弱で、うすい水様のたんを伴うせきや鼻水が出るものの次の諸症:アレルギー性鼻炎,花粉症,鼻炎,気管支炎,気管支ぜんそく,感冒,むくみ
- **用法** 1回15才以上4錠、14~7才3錠、6~5才2錠、1日3回食前又は食間。5才未満は服用しない
- **包装** 60錠、180錠、540錠

新生小青竜湯2〈鼻かぜ・鼻炎用〉⊖ 新生薬品工業㈱・奈-クラシエ薬品㈱
- **区分** 第2類
- **組成** 液(茶褐):2本(90mL)中 小青竜湯濃縮液81mL(マオウ・シャクヤク・カンキョウ・カンゾウ・ケイヒ・サイシン・ゴミシ各3g、ハンゲ6g)
- **添加** 安息香酸ナトリウム、パラベン、香料、バニリン、エチルバニリン、エタノール、白糖、ハチミツ、ショ糖脂肪酸エステル
- **適応** 体力中等度又はやや虚弱で、うすい水様のたんを伴うせきや鼻水が出るものの次の諸症:気管支炎,気管支ぜんそく,鼻炎,アレルギー性鼻炎,むくみ,感冒,花粉症
- **用法** 15才以上1回1本1日2回朝夕、食前又は食間。よく振ってから服用。15才未満は服用しない
- **包装** 2本

神農小青竜湯エキス錠⊖ 神農製薬㈱
- **区分** 第2類
- **組成** 錠(淡灰褐):12錠中 小青竜湯エキス(1/2量)2.5g(マオウ・シャクヤク・カンキョウ・カンゾウ・ケイヒ・サイシン・ゴミシ各1.5g、ハンゲ3g)
- **添加** 無水ケイ酸、ケイ酸アルミニウム、カルメロースカルシウム(CMC-Ca)、ステアリン酸マグネシウム、乳糖水和物
- **適応** 体力中等度又はやや虚弱で、うすい水様のたんを伴うせきや鼻水が出るものの次の諸症:気管支炎,気管支ぜんそく,鼻炎,アレルギー性鼻炎,むくみ,感冒,花粉症
- **用法** 1回15才以上4錠、14~7才3錠、1日3回食前又は食間。7才未満

小青竜湯　419

は服用しない
包装 72錠, 180錠

角野龍雲湯 ㈲角野製薬所
区分 第2類
組成 煎：1包(18g)中 ハンゲ3g, マオウ2g, シャクヤク2g, カンゾウ2g, ケイヒ2g, サイシン2g, ショウキョウ2g, ゴミシ3g
適応 気管支炎, 気管支ぜんそく, 鼻水, うすい水様の痰を伴うせき, 鼻炎
用法 15才以上1日1包を煎じ食前3回に分服。1才未満には, 止むを得ない場合の他は服用させない。3ヵ月未満は服用しない
包装 10包〔Ⓐ3,150(税込み)〕

第一小青竜湯エキス〈顆粒〉 ㈠配 第一薬品工業㈱
区分 第2類
組成 顆(淡褐)：3包(9g)中 小青竜湯水製乾燥エキス3g (マオウ・シャクヤク・ショウキョウ・カンゾウ・ケイヒ・サイシン・ゴミシ各1.5g, ハンゲ3g)
添加 白糖, D-マンニトール, 乳糖, ショ糖脂肪酸エステル
適応 くしゃみ, 鼻水, 鼻炎
用法 1回15才以上1包, 14～7才2/3, 6～4才1/2, 1日3回食前又は食間。4才未満は服用しない
包装 5包, 60包

ツムラ漢方小青竜湯エキス顆粒 ㈠ ㈱ツムラ
区分 第2類
組成 顆(淡褐)：2包(4.5g)中 小青竜湯エキス(1/2量)2.5g (ハンゲ3g, カンキョウ・カンゾウ・ケイヒ・ゴミシ・サイシン・シャクヤク・マオウ各1.5g)
添加 ステアリン酸マグネシウム, 乳糖水和物, ショ糖脂肪酸エステル
適応 体力中等度又はやや虚弱で, うすい水様のたんを伴うせきや鼻水が出るものの次の諸症：気管支炎, 気管支ぜんそく, 鼻炎, アレルギー性鼻炎, むくみ, 感冒, 花粉症
用法 1回15才以上1包, 14～7才2/3, 6～4才1/2, 3～2才1/3, 1日2回食前。2才未満は服用しない
包装 8包〔Ⓐ1,575(税込み)〕, 16包〔Ⓐ3,045(税込み)〕, 24包〔Ⓐ3,675(税込み)〕, 64包〔Ⓐ9,450(税込み)〕

ツムラ漢方小青竜湯内服液〈鼻かぜ・鼻炎用〉 ㈠ ㈱廣貫堂-㈱ツムラ
区分 第2類
組成 液(褐)：3本(90mL)中 小青竜湯エキス8720mg (ハンゲ6g, カンキョウ・カンゾウ・ケイヒ・ゴミシ・サイシン・シャクヤク・マオウ各3g)
添加 安息香酸ナトリウム, エタノール, 精製水, D-ソルビトール液, 白糖, パラオキシ安息香酸ブチル, 果糖ブドウ糖液糖
適応 体力中等度又はやや虚弱で, うすい水様のたんを伴うせきや鼻水が出るものの次の諸症：気管支炎, 気管支ぜんそく, 鼻炎, アレルギー性鼻炎, むくみ, 感冒, 花粉症
用法 15才以上1回1本1日3回食間。よく振ってから服用。15才未満は服用しない
包装 3本

ツムラ漢方内服液小青竜湯S ㈠ 新生薬品工業㈱・奈-㈱ツムラ
区分 第2類
組成 液：3本(90mL)中 小青竜湯エキス81mL (ハンゲ6g, カンキョウ・カンゾウ・ケイヒ・ゴミシ・サイシン・シャクヤク・マオウ各3g)
添加 安息香酸ナトリウム, ショ糖脂肪酸エステル, 白糖, ハチミツ, パラベン, 香料(エタノール, エチルバニリン, バニリン, プロピレングリコール)
適応 体力中等度又はやや虚弱で, うすい水様のたんを伴うせきや鼻水が出るものの次の諸症：気管支炎, 気管支ぜんそく, 鼻炎, アレルギー性鼻炎, むくみ, 感冒, 花粉症
用法 15才以上1回1本1日3回食間。よく振ってから服用。15才未満は服用しない
包装 3本

東洋漢方の小青龍湯 ㈠ 東洋漢方製薬㈱
区分 第2類
組成 煎：1包(18g)中 マオウ2g, シャクヤク2g, ショウキョウ2g, カンゾウ2g, ケイヒ2g, サイシン2g, ゴミシ3g, ハンゲ3g
適応 気管支炎, 気管支ぜんそく, 鼻水, うすい水様の痰を伴うせき, 鼻炎
用法 15才以上1日1包を煎じ, 食前1日3回に分けて温服。14～7才2/3, 6～4才1/2, 3～2才1/3
包装 100包〔Ⓑ14,700〕

東洋の小青竜湯エキス顆粒S ㈠ 東洋漢方製薬㈱
区分 第2類
組成 顆：4.5g中 水製乾燥エキス2.25g (シャクヤク・カンゾウ・マオウ・ケイヒ・サイシン・ゴミシ・ショウキョウ各1.5g, ハンゲ3g)
添加 乳糖, メタケイ酸アルミン酸マグネシウム, ステアリン酸マグネシウム
適応 気管支炎, 気管支ぜんそく, 鼻水, うすい水様の痰を伴うせき, 鼻炎
用法 1回15才以上1.5g, 14～7才1g, 6～4才0.75g, 3～2才0.5g, 1日3回食前又は食間。2才未満は服用しない
包装 500g〔Ⓑ9,000〕

東洋の小青竜湯エキス顆粒S分包 ㈠ 東洋漢方製薬㈱-日邦薬品工業㈱
区分 第2類
組成 顆：3包(4.5g)中 水製乾燥エキス2.25g (シャクヤク・カンゾウ・マオウ・ケイヒ・サイシン・ゴミシ・ショウキョウ各1.5g, ハンゲ3g)
添加 乳糖, メタケイ酸アルミン酸マグネシウム, ステアリン酸マグネシウム
適応 気管支炎, 気管支ぜんそく, 鼻水, うすい水様の痰を伴うせき, 鼻炎
用法 1回15才以上1包, 14～7才2/3, 6～4才1/2, 3～2才1/3, 1日3回食前又は食間。2才未満は服用しない
包装 12包〔Ⓐ1,200 Ⓑ600〕, 15包〔Ⓐ1,400 Ⓑ700〕, 510包〔Ⓑ12,000〕

トチモトの小青龍湯 ㈠ ㈱栃本天海堂
区分 第2類
組成 煎：1包(18g)中 マオウ2g, シャクヤク2g, ショウキョウ2g, カンゾウ2g, ケイヒ2g, サイシン2g, ゴミシ3g, ハンゲ3g
適応 気管支炎, 気管支ぜんそく, 鼻水, うすい水様の痰を伴うせき, 鼻炎
用法 15才以上1日1包を煎じ食前3回に分服
包装 10包

ニタンダ小青竜湯エキス顆粒 ㈠配 二反田薬品工業㈱
区分 第2類
組成 顆：3包(9g)中 小青竜湯乾燥エキス4.2g (マオウ・シャクヤク・カンキョウ・カンゾウ・ケイヒ・サイシン・ゴミシ各3g, ハンゲ6g)
添加 乳糖, セルロース, ステアリン酸マグネシウム
適応 (一般用の場合)体力中等度又はやや虚弱で, うすい水様のたんを伴うせきや鼻水が出るものの次の諸症：気管支炎, 気管支ぜんそく, 鼻炎, アレルギー性鼻炎, むくみ, 感冒, 花粉症 (配置用の場合)くしゃみ, 鼻水, 鼻炎
用法 1回15才以上1包, 14～7才2/3, 6～4才1/2, 3～2才1/3, 1日3回食前又は食間。なるべく空腹時に服用。2才未満は服用しない
包装 5包〔Ⓐ945(税込み)〕, 30包〔Ⓐ4,725(税込み)〕

ホノミチンガイン錠 ㈠ 剤盛堂薬品㈱
区分 第2類
組成 錠(淡灰褐)：18錠(3.6g)中 小青竜湯エキス(1/2量)1.8g (カンキョウ・カンゾウ・ケイヒ・ゴミシ・サイシン・シャクヤク・マオウ各1.5g, ハンゲ3g)
添加 カルメロースカルシウム(CMC-Ca), 結晶セルロース, ステアリン酸マグネシウム, トウモロコシデンプン, 乳糖, メタケイ酸アルミン酸マグネシウム
適応 体力中等度又はやや虚弱で, うすい水様のたんを伴うせきや鼻水が出るものの次の諸症：気管支炎, 気管支ぜんそく, 鼻炎, アレルギー性鼻炎, むくみ, 感冒, 花粉症
用法 1回成人6錠, 14～7才4錠, 6～5才3錠, 1日3回食間。5才未満

は服用しない

ホリエ小青龍湯 ⊖　堀江生薬㈱
区分 第2類
組成（煎）：1包(18g)中 マオウ2g、ケイヒ2g、シャクヤク2g、サイシン2g、ゴミシ3g、カンゾウ2g、ハンゲ3g、ショウキョウ2g
適応 気管支炎、気管支ぜんそく、鼻水、うすい水様の痰を伴うせき、鼻炎
用法 15才以上1日1包を煎じ食前3回に分服。14～7才2/3、6～4才1/2、3～2才1/3、2才未満1/4以下。1才未満には、医師の診療を受けさせることを優先し、止むを得ない場合にだけ服用させる。3ヵ月未満は服用しない
包装 10包、30包

本草小青龍湯エキス顆粒-H ⊖　本草製薬㈱-天野商事㈱
区分 第2類
組成（顆）：2包(5g)中 小青竜湯エキス(2/3量)3g (ハンゲ4g、マオウ・シャクヤク・カンゾウ・ケイヒ・サイシン・ゴミシ・カンキョウ各2g)
添加 乳糖、セルロース、メタケイ酸アルミン酸マグネシウム、ステアリン酸マグネシウム
適応 体力中等度又はやや虚弱で、うすい水様のたんを伴うせきや鼻水が出るものの次の諸症：気管支炎、気管支ぜんそく、鼻炎、アレルギー性鼻炎、むくみ、感冒、花粉症
用法 1回15才以上1包、14～7才2/3、6～4才1/2、3～2才1/3、2才未満1/4、1日2回朝夕食前又は食間。1才未満には、医師の診療を受けさせることを優先し、止むを得ない場合にだけ服用させる。3ヵ月未満は服用しない
包装 8包〔Ⓐ1,680(税込み)〕

本草小青龍湯エキス錠-H ⊖　本草製薬㈱
区分 第2類
組成（錠）：12錠中 小青竜湯エキス(1/2量)2.25g (ハンゲ3g、マオウ・シャクヤク・カンゾウ・ケイヒ・サイシン・ゴミシ・カンキョウ各1.5g)
添加 セルロース、炭酸カルシウム、メタケイ酸アルミン酸マグネシウム、クロスカルメロースナトリウム(クロスCMC-Na)、ステアリン酸マグネシウム
適応 体力中等度又はやや虚弱で、うすい水様のたんを伴うせきや鼻水が出るものの次の諸症：気管支炎、気管支ぜんそく、鼻炎、アレルギー性鼻炎、むくみ、感冒、花粉症
用法 1回15才以上4錠、14～7才3錠、6～5才2錠、1日3回食前又は食間。5才未満は服用しない
包装 60錠〔Ⓐ1,554(税込み)〕

モリ　ゼンチトウ ⊖配　大杉製薬㈱
区分 第2類
組成（顆）（黄褐）：3包(7.5g)中 小青竜湯エキス4.1g (マオウ・シャクヤク・カンキョウ・カンゾウ・ケイヒ・サイシン・ゴミシ各3g、ハンゲ6g)
添加 乳糖、トウモロコシデンプン、ステアリン酸マグネシウム
適応 体力中等度又はやや虚弱で、うすい水様のたんを伴うせきや鼻水が出るものの次の諸症：気管支炎、気管支ぜんそく、鼻炎、アレルギー性鼻炎、むくみ、感冒、花粉症
用法 1回15才以上1包、14～7才2/3、6～4才1/2、3～2才1/3、2才未満1/4、1日3回食前又は食間。1才未満には、医師の診療を受けさせることを優先し、止むを得ない場合にだけ服用させる。3ヵ月未満は服用しない
包装 45包〔Ⓐ4,000〕

山本漢方「小青竜湯エキス顆粒」 ⊖　山本漢方製薬㈱
区分 第2類
組成（顆）：3包(6g)中 小青竜湯乾燥エキス3g (ハンゲ3g、マオウ・シャクヤク・サイシン・ゴミシ・ケイヒ・カンゾウ・ショウキョウ各1.5g)
添加 トウモロコシデンプン、メタケイ酸アルミン酸マグネシウム、ステアリン酸マグネシウム
適応 体力中等度又はやや虚弱で、うすい水様のたんを伴うせきや鼻水が出るものの次の諸症：気管支炎、気管支ぜんそく、鼻炎、アレルギー性鼻炎、むくみ、感冒、花粉症
用法 1回15才以上1包、14～7才2/3、1日3回食前又は食間。7才未満は服用しない
包装 10包〔Ⓐ819(税込み)Ⓑ491(税込み)〕

ラベリン小青竜湯内服液 ⊖　ジェーピーエス製薬㈱
区分 第2類
組成（液）：3本(90mL)中 小青竜湯エキス10.25g (マオウ・シャクヤク・カンキョウ・カンゾウ・ケイヒ・サイシン・ゴミシ各3g、ハンゲ6g)
添加 白糖、D-ソルビトール、安息香酸ナトリウム、パラベン、ポリオキシエチレン硬化ヒマシ油、エタノール
適応 体力中等度又はやや虚弱で、うすい水様のたんを伴うせきや鼻水が出るものの次の諸症：気管支炎、気管支ぜんそく、鼻炎、アレルギー性鼻炎、むくみ、感冒、花粉症
用法 15才以上1回1本1日3回食間。よく振ってから服用。15才未満は服用しない
包装 30mL×3

呂仁「分包」 ⊖　太虎精堂製薬㈱
区分 第2類
組成（顆）：3包(5.4g)中 小青竜湯水製エキス粉末3.9g (マオウ・シャクヤク・カンゾウ・ケイヒ・サイシン・ゴミシ・カンキョウ各1.8g、ハンゲ3.6g)
添加 乳糖、ステアリン酸マグネシウム
適応 気管支炎、気管支ぜんそく、鼻水、うすい水様の痰を伴うせき、鼻炎
用法 1回15才以上1包、14～7才2/3、6～4才1/2、3～2才1/3、2才未満1/4、1日3回食前又は食間。1才未満には、医師の診療を受けさせることを優先し、止むを得ない場合にだけ服用させる。3ヵ月未満は服用しない
包装 12包〔Ⓐ1,200〕

ロート小青竜湯錠 ⊖　大峰堂薬品工業㈱-ロート製薬㈱
区分 第2類
組成（錠）（褐）：12錠中 小青竜湯エキス2.5g (ハンゲ3g、カンゾウ・ケイヒ・ゴミシ・サイシン・シャクヤク・マオウ・ショウキョウ各1.5g)
添加 カルメロースカルシウム(CMC-Ca)、水酸化アルミナマグネシウム、メタケイ酸アルミン酸マグネシウム、ステアリン酸マグネシウム、ポリオキシエチレンポリオキシプロピレングリコール、セルロース
適応 体力中等度又はやや虚弱で、うすい水様のたんを伴うせきや鼻水が出るものの次の諸症：気管支炎、気管支ぜんそく、鼻炎、アレルギー性鼻炎、むくみ、感冒、花粉症
用法 1回15才以上4錠、14～7才3錠、6～5才2錠、1日3回食前又は食間。5才未満は服用しない
包装 84錠〔Ⓐ1,680(税込み)〕

ロート小青竜湯錠Ⅱ ⊖　ロート製薬㈱
区分 第2類
組成（錠）：8錠中 小青竜湯エキス(1/2量)1950mg (マオウ・シャクヤク・カンキョウ・カンゾウ・ケイヒ・サイシン・ゴミシ各1.5g、ハンゲ3g)
添加 カルメロースカルシウム(CMC-Ca)、クロスカルメロースナトリウム(クロスCMC-Na)、無水ケイ酸、ラウリル硫酸ナトリウム、ステアリン酸マグネシウム、セルロース
適応 体力中等度又はやや虚弱で、うすい水様のたんを伴うせきや鼻水が出るものの次の諸症：気管支炎、気管支ぜんそく、鼻炎、アレルギー性鼻炎、むくみ、感冒、花粉症
用法 1回15才以上4錠、14～7才3錠、6～5才2錠、1日2回食前又は食間。5才未満は服用しない
包装 42錠〔Ⓐ1,418(税込み)〕

ワクナガ小青竜湯エキス細粒 ⊖　湧永製薬㈱
区分 第2類
組成（細）：3包(4200mg)中 小青竜湯エキス2700mg (マオウ・シャクヤク・ショウキョウ・カンゾウ・ケイヒ・サイシン・ゴミシ各1.5g、ハンゲ3g)
添加 乳糖、トウモロコシデンプン、ヒドロキシプロピルセルロース、無水ケイ酸

小青竜湯加杏仁石膏（小青竜湯合麻杏甘石湯）

ショウセイリュウトウカキョウニンセッコウ
（ショウセイリュウトウゴウマキョウカンセキトウ）

適応 気管支炎，気管支ぜんそく，鼻水，うすい水様の痰を伴うせき，鼻炎

用法 1回15才以上1包，14～7才2/3，6～4才1/2，3～2才1/3，1日3回食前又は食間。2才未満は服用しない

包装 21包〔Ⓐ1,575（税込み）〕，45包〔Ⓐ3,150（税込み）〕

〔基準〕

（平成20年9月30日 厚生労働省医薬食品局審査管理課長通知による）

1. 成分・分量
   麻黄2～4，芍薬2～3，乾姜2～3，甘草2～3，桂皮2～3，細辛2～3，五味子1.5～3，半夏3～6，杏仁4，石膏5～10

2. 用法・用量
   湯

3. 効能・効果
   体力中等度で，せきが出て，のどの渇きがあるものの次の諸症：気管支ぜんそく，小児ぜんそく，せき

〔使用上の注意〕

（平成25年3月27日 厚生労働省医薬食品局安全対策課長・審査管理課長通知による）

【添付文書等に記載すべき事項】

『してはいけないこと』
（守らないと現在の症状が悪化したり，副作用が起こりやすくなる）

次の人は服用しないこと
生後3ヵ月未満の乳児。
〔生後3ヵ月未満の用法がある製剤に記載すること。〕

『相談すること』

1. 次の人は服用前に医師，薬剤師又は登録販売者に相談すること
   (1) 医師の治療を受けている人。
   (2) 妊婦又は妊娠していると思われる人。
   (3) 体の虚弱な人（体力の衰えている人，体の弱い人）。
   (4) 胃腸の弱い人。
   (5) 発汗傾向の著しい人。
   (6) 高齢者。
       〔マオウ又は，1日最大配合量が甘草として1g以上（エキス剤については原生薬に換算して1g以上）含有する製剤に記載すること。〕
   (7) 今までに薬などにより発疹・発赤，かゆみ等を起こしたことがある人。
   (8) 次の症状のある人。
       むくみ[1]，排尿困難[2]
       〔[1]は，1日最大配合量が甘草として1g以上（エキス剤については原生薬に換算して1g以上）含有する製剤に記載すること。[2]は，マオウを含有している製剤に記載すること。〕
   (9) 次の診断を受けた人。
       高血圧[1][2]，心臓病[1][2]，腎臓病[1][2]，甲状腺機能障害[2]
       〔[1]は，1日最大配合量が甘草として1g以上（エキス剤については原生薬に換算して1g以上）含有する製剤に記載すること。[2]は，マオウを含有している製剤に記載すること。〕

2. 服用後，次の症状があらわれた場合は副作用の可能性があるので，直ちに服用を中止し，この文書を持って医師，薬剤師又は登録販売者に相談すること

関係部位	症　状
皮　膚	発疹・発赤，かゆみ
消化器	吐き気，食欲不振，胃部不快感

まれに下記の重篤な症状が起こることがある。その場合は直ちに医師の診療を受けること。

小青竜湯加杏仁石膏（小青竜湯合麻杏甘石湯）

症状の名称	症状
偽アルドステロン症，ミオパチー	手足のだるさ，しびれ，つっぱり感やこわばりに加えて，脱力感，筋肉痛があらわれ，徐々に強くなる。

　　〔1日最大配合量が甘草として1g以上（エキス剤については原生薬に換算して1g以上）含有する製剤に記載すること。〕
3．1ヵ月位服用しても症状がよくならない場合は服用を中止し，この文書を持って医師，薬剤師又は登録販売者に相談すること
4．長期連用する場合には，医師，薬剤師又は登録販売者に相談すること
　　〔1日最大配合量が甘草として1g以上（エキス剤については原生薬に換算して1g以上）含有する製剤に記載すること。〕
〔用法及び用量に関連する注意として，用法及び用量の項目に続けて以下を記載すること。〕
（1）小児に服用させる場合には，保護者の指導監督のもとに服用させること。
　　〔小児の用法及び用量がある場合に記載すること。〕
（2）〔小児の用法がある場合，剤形により，次に該当する場合には，そのいずれかを記載すること。〕
　　1）3歳以上の幼児に服用させる場合には，薬剤がのどにつかえることのないよう，よく注意すること。
　　　〔5歳未満の幼児の用法がある錠剤・丸剤の場合に記載すること。〕
　　2）幼児に服用させる場合には，薬剤がのどにつかえることのないよう，よく注意すること。
　　　〔5歳未満の用法及び用量を有する丸剤の場合に記載すること。〕
　　3）1歳未満の乳児には，医師の診療を受けさせることを優先し，やむを得ない場合にのみ服用させること。
　　　〔カプセル剤及び錠剤・丸剤以外の製剤の場合に記載すること。なお，生後3ヵ月未満の用法がある製剤の場合，「生後3ヵ月未満の乳児」を『してはいけないこと』に記載し，用法及び用量欄には記載しないこと。〕

保管及び取扱い上の注意
（1）直射日光の当たらない（湿気の少ない）涼しい所に（密栓して）保管すること。
　　〔（　）内は必要とする場合に記載すること。〕
（2）小児の手の届かない所に保管すること。
（3）他の容器に入れ替えないこと。（誤用の原因になったり品質が変わる。）
　　〔容器等の個々に至適表示がなされていて，誤用のおそれのない場合には記載しなくてもよい。〕

【外部の容器又は外部の被包に記載すべき事項】
注意
1．次の人は服用しないこと
　生後3ヵ月未満の乳児。
　　〔生後3ヵ月未満の用法がある製剤に記載すること。〕
2．次の人は服用前に医師，薬剤師又は登録販売者に相談すること
（1）医師の治療を受けている人。
（2）妊婦又は妊娠していると思われる人。
（3）体の虚弱な人（体力の衰えている人，体の弱い人）。
（4）胃腸の弱い人。
（5）発汗傾向の著しい人。
（6）高齢者。
　　〔マオウ又は，1日最大配合量が甘草として1g以上（エキス剤については原生薬に換算して1g以上）含有する製剤に記載すること。〕
（7）今までに薬などにより発疹・発赤，かゆみ等を起こしたことがある人。
（8）次の症状のある人。
　むくみ[1]，排尿困難[2]
　　〔[1]は，1日最大配合量が甘草として1g以上（エキス剤については原生薬に換算して1g以上）含有する製剤に記載すること。[2]は，マオウを含有している製剤に記載すること。〕
（9）次の診断を受けた人。
　高血圧[1,2]，心臓病[1,2]，腎臓病[1,2]，甲状腺機能障害[2]
　　〔[1]は，1日最大配合量が甘草として1g以上（エキス剤については原生薬に換算して1g以上）含有する製剤に記載すること。[2]は，マオウを含有している製剤に記載すること。〕
2′．服用が適さない場合があるので，服用前に医師，薬剤師又は登録販売者に相談すること
　　〔2．の項目の記載に際し，十分な記載スペースがない場合には2′．を記載すること。〕
3．服用に際しては，説明文書をよく読むこと
4．直射日光の当たらない（湿気の少ない）涼しい所に（密栓して）保管すること
　　〔（　）内は必要とする場合に記載すること。〕

小太郎漢方せき止め錠㊀　小太郎漢方製薬㈱
区分 第2類
組成 錠：12錠中 水製エキス2.6g（マオウ・キョウニン各2g, シャクヤク・カンゾウ・ケイヒ・サイシン各1.5g, ショウキョウ・ゴミシ各0.75g, ハンゲ3g, セッコウ5g）
添加 酸化チタン，ステアリン酸マグネシウム，タルク，乳糖水和物，ヒプロメロース（ヒドロキシプロピルメチルセルロース），粉末飴，メタケイ酸アルミン酸マグネシウム，カルナウバロウ，サラシミツロウ
適応 せき，気管支ぜんそく，小児ぜんそく
用法 1回15才以上4錠，14～7才3錠，6～5才2錠，1日3回食前又は食間。5才未満は服用しない
包装 60錠

マキセリン「コタロー」㊀　小太郎漢方製薬㈱
区分 第2類
組成 錠（茶）：12錠中 水製エキス2.6g（マオウ・キョウニン各2g, シャクヤク・カンゾウ・ケイヒ・サイシン各1.5g, ショウキョウ・ゴミシ各0.75g, ハンゲ3g, セッコウ5g）
添加 酸化チタン，ステアリン酸マグネシウム，タルク，乳糖，ヒプロメロース（ヒドロキシプロピルメチルセルロース），粉末飴，メタケイ酸アルミン酸マグネシウム，カルナウバロウ，サラシミツロウ
適応 気管支ぜんそく，小児ぜんそく，せき
用法 1回15才以上4錠，14～7才3錠，6～5才2錠，1日3回食前又は食間。5才未満は服用しない
包装 60錠，180錠

小青竜湯加石膏

ショウセイリュウトウカセッコウ

〔基準〕

（平成20年9月30日　厚生労働省医薬食品局審査管理課長通知による）
1. 成分・分量
    麻黄3，芍薬3，乾姜2〜3，甘草2〜3，桂皮3，細辛2〜3，五味子2〜3，半夏6〜8，石膏2〜5
2. 用法・用量
    湯
3. 効能・効果
    体力中等度で，うすい水様のたんを伴うせきや鼻水が出て，のどの渇きがあるものの次の諸症：気管支炎，気管支ぜんそく，鼻炎，アレルギー性鼻炎，むくみ，感冒

〔使用上の注意〕

（平成25年3月27日　厚生労働省医薬食品局安全対策課長・審査管理課長通知による）

【添付文書等に記載すべき事項】

『してはいけないこと』
（守らないと現在の症状が悪化したり，副作用が起こりやすくなる）
　次の人は服用しないこと
　　生後3ヵ月未満の乳児。
　　〔生後3ヵ月未満の用法がある製剤に記載すること。〕

『相談すること』
1. 次の人は服用前に医師，薬剤師又は登録販売者に相談すること
    (1) 医師の治療を受けている人。
    (2) 妊婦又は妊娠していると思われる人。
    (3) 体の虚弱な人（体力の衰えている人，体の弱い人）。
    (4) 胃腸の弱い人。
    (5) 発汗傾向の著しい人。
    (6) 高齢者。
        〔マオウ又は，1日最大配合量が甘草として1g以上（エキス剤については原生薬に換算して1g以上）含有する製剤に記載すること。〕
    (7) 今までに薬などにより発疹・発赤，かゆみ等を起こしたことがある人。
    (8) 次の症状のある人。
        むくみ[1]，排尿困難[2]
        〔[1]は，1日最大配合量が甘草として1g以上（エキス剤については原生薬に換算して1g以上）含有する製剤に記載すること。[2]は，マオウを含有する製剤に記載すること。〕
    (9) 次の診断を受けた人。
        高血圧[1,2]，心臓病[1,2]，腎臓病[1,2]，甲状腺機能障害[2]
        〔[1]は，1日最大配合量が甘草として1g以上（エキス剤については原生薬に換算して1g以上）含有する製剤に記載すること。[2]は，マオウを含有する製剤に記載すること。〕
2. 服用後，次の症状があらわれた場合は副作用の可能性があるので，直ちに服用を中止し，この文書を持って医師，薬剤師又は登録販売者に相談すること

関係部位	症　　　状
皮　膚	発疹・発赤，かゆみ
消化器	吐き気，食欲不振，胃部不快感

まれに下記の重篤な症状が起こることがある。その場合は直ちに医師の診療を受けること。

症状の名称	症　　　状
偽アルドステロン症，ミオパチー	手足のだるさ，しびれ，つっぱり感やこわばりに加えて，脱力感，筋肉痛があらわれ，徐々に強くなる。

〔1日最大配合量が甘草として1g以上（エキス剤については原生薬に換算して1g以上）含有する製剤に記載すること。〕

3. 1ヵ月位（感冒に服用する場合には5〜6日間）服用しても症状がよくならない場合は服用を中止し，この文書を持って医師，薬剤師又は登録販売者に相談すること
4. 長期連用する場合には，医師，薬剤師又は登録販売者に相談すること
    〔1日最大配合量が甘草として1g以上（エキス剤については原生薬に換算して1g以上）含有する製剤に記載すること。〕

〔用法及び用量に関連する注意として，用法及び用量の項目に続けて以下を記載すること。〕
(1) 小児に服用させる場合には，保護者の指導監督のもとに服用させること。
    〔小児の用法及び用量がある場合に記載すること。〕
(2) 小児の用法がある場合，剤形により，次に該当する場合には，そのいずれかを記載すること。
    1) 3歳以上の幼児に服用させる場合には，薬剤がのどにつかえることのないよう，よく注意すること。
        〔5歳未満の幼児の用法がある錠剤・丸剤の場合に記載すること。〕
    2) 幼児に服用させる場合には，薬剤がのどにつかえることのないよう，よく注意すること。
        〔3歳未満の用法及び用量を有する丸剤の場合に記載すること。〕
    3) 1歳未満の乳児には，医師の診療を受けさせることを優先し，やむを得ない場合にのみ服用させること。
        〔カプセル剤及び錠剤・丸剤以外の製剤の場合に記載すること。なお，生後3ヵ月未満の用法がある製剤の場合，「生後3ヵ月未満の乳児」を『してはいけないこと』に記載し，用法及び用量欄には記載しないこと。〕

保管及び取扱い上の注意
(1) 直射日光の当たらない（湿気の少ない）涼しい所に（密栓して）保管すること。
    〔（　）内は必要とする場合に記載すること。〕
(2) 小児の手の届かない所に保管すること。
(3) 他の容器に入れ替えないこと。（誤用の原因になったり品質が変わる。）
    〔容器等の個々に至適表示がなされていて，誤用のおそれのない場合には記載しなくてもよい。〕

【外部の容器又は外部の被包に記載すべき事項】
注意
1. 次の人は服用しないこと
    生後3ヵ月未満の乳児。
    〔生後3ヵ月未満の用法がある製剤に記載すること。〕
2. 次の人は服用前に医師，薬剤師又は登録販売者に相談すること
    (1) 医師の治療を受けている人。
    (2) 妊婦又は妊娠していると思われる人。
    (3) 体の虚弱な人（体力の衰えている人，体の弱い人）。
    (4) 胃腸の弱い人。
    (5) 発汗傾向の著しい人。
    (6) 高齢者。
        〔マオウ又は，1日最大配合量が甘草として1g以上（エキス剤については原生薬に換算して1g以上）含有する製剤に記載すること。〕
    (7) 今までに薬などにより発疹・発赤，かゆみ等を起こしたことがある人。
    (8) 次の症状のある人。

むくみ[1]，排尿困難[2]
〔[1]は，1日最大配合量が甘草として1g以上（エキス剤については原生薬に換算して1g以上）含有する製剤に記載すること。[2]は，マオウを含有する製剤に記載すること。〕
(9) 次の診断を受けた人。
高血圧[1][2]，心臓病[1][2]，腎臓病[1][2]，甲状腺機能障害[2]
〔[1]は，1日最大配合量が甘草として1g以上（エキス剤については原生薬に換算して1g以上）含有する製剤に記載すること。[2]は，マオウを含有する製剤に記載すること。〕
2′．服用が適さない場合があるので，服用前に医師，薬剤師又は登録販売者に相談すること
〔2.の項目の記載に際し，十分な記載スペースがない場合には2′.を記載すること。〕
3．服用に際しては，説明文書をよく読むこと
4．直射日光の当たらない（湿気の少ない）涼しい所に（密栓して）保管すること
〔（　）内は必要とする場合に記載すること。〕

金竜（エキス顆粒） ― ㈱建林松鶴堂
区分 第2類
組成 ㊗（淡褐）:3包(6g)中 小青竜湯加石膏水製乾燥エキス1.5g（マオウ・シャクヤク・ショウキョウ・カンゾウ・ケイヒ・サイシン各1g，ゴミシ0.75g，ハンゲ1.5g，セッコウ2.5g）
添加 乳糖，バレイショデンプン
適応 体力中等度で，うすい水様のたんを伴うせきや鼻水が出て，のどの渇きがあるものの次の諸症:気管支炎，気管支ぜんそく，鼻炎，アレルギー性鼻炎，むくみ，感冒
用法 1回成人1包，14〜7才2/3，6〜4才1/2，3〜2才1/3，2才未満1/4以下，1日3回食間。1才未満には，医師の診療を受けさせることを優先し，止むを得ない場合にだけ服用させる。3ヵ月未満は服用しない
包装 12包〔Ⓐ1,522(税込み)〕，30包〔Ⓐ2,730(税込み)〕，90包〔Ⓐ7,140(税込み)〕

ショウゾクメイトウ
小続命湯

〔基準〕
（平成23年4月15日 厚生労働省医薬食品局審査管理課長通知による）
1．成分・分量
麻黄2〜4，防已2〜3，人参1〜3，黄芩2〜3，桂皮2〜4，甘草1〜4，芍薬2〜3，川芎2〜3，杏仁3〜3.5，加工ブシ0.3〜1，防風2〜4，生姜1〜3（ヒネショウガを使用する場合4〜10）
2．用法・用量
湯
3．効能・効果
体力中等度以下のものの次の諸症：しびれ，筋力低下，気管支ぜんそく，気管支炎

〔使用上の注意〕
（平成25年3月27日　厚生労働省医薬食品局安全対策課長・審査管理課長通知による）
【添付文書等に記載すべき事項】
『してはいけないこと』
（守らないと現在の症状が悪化したり，副作用が起こりやすくなる）
次の人は服用しないこと
生後3ヵ月未満の乳児。
〔生後3ヵ月未満の用法がある製剤に記載すること。〕
『相談すること』
1．次の人は服用前に医師，薬剤師又は登録販売者に相談すること
(1) 医師の治療を受けている人。
(2) 妊婦又は妊娠していると思われる人。
(3) 体の虚弱な人（体力の衰えている人，体の弱い人）。
(4) 胃腸の弱い人。
(5) のぼせが強く赤ら顔で体力の充実している人。
(6) 発汗傾向の著しい人。
(7) 高齢者。
〔マオウ又は，1日最大配合量が甘草として1g以上（エキス剤については原生薬に換算して1g以上）含有する製剤に記載すること。〕
(8) 今までに薬などにより発疹・発赤，かゆみ等を起こしたことがある人。
(9) 次の症状のある人。
むくみ[1]，排尿困難[2]
〔[1]は，1日最大配合量が甘草として1g以上（エキス剤については原生薬に換算して1g以上）含有する製剤に記載すること。[2]は，マオウを含有する製剤に記載すること。〕
(10) 次の診断を受けた人。
高血圧[1][2]，心臓病[1][2]，腎臓病[1][2]，甲状腺機能障害[2]
〔[1]は，1日最大配合量が甘草として1g以上（エキス剤については原生薬に換算して1g以上）含有する製剤に記載すること。[2]は，マオウを含有する製剤に記載すること。〕
2．服用後，次の症状があらわれた場合は副作用の可能性があるので，直ちに服用を中止し，この文書を持って医師，薬剤師又は登録販売者に相談すること

関係部位	症　　状
皮　膚	発疹・発赤，かゆみ
消化器	吐き気，食欲不振，胃部不快感，腹痛

関係部位	症状
その他	動悸，のぼせ，ほてり，口唇・舌のしびれ

まれに下記の重篤な症状が起こることがある。その場合は直ちに医師の診療を受けること。

症状の名称	症状
偽アルドステロン症，ミオパチー	手足のだるさ，しびれ，つっぱり感やこわばりに加えて，脱力感，筋肉痛があらわれ，徐々に強くなる。

〔1日最大配合量が甘草として1g以上（エキス剤については原生薬に換算して1g以上）を含有する製剤に記載すること。〕

3. 服用後，次の症状があらわれることがあるので，このような症状の持続又は増強が見られた場合には，服用を中止し，この文書を持って医師，薬剤師又は登録販売者に相談すること
   下痢
4. 1ヵ月位服用しても症状がよくならない場合は服用を中止し，この文書を持って医師，薬剤師又は登録販売者に相談すること
5. 長期連用する場合には，医師，薬剤師又は登録販売者に相談すること
   〔1日最大配合量が，甘草として1g以上（エキス剤については原生薬に換算して1g以上）含有する製剤に記載すること。〕

〔用法及び用量に関連する注意として，用法及び用量の項目に続けて以下を記載すること。〕
(1) 小児に服用させる場合には，保護者の指導監督のもとに服用させること。
   〔小児の用法及び用量がある場合に記載すること。〕
(2) 〔小児の用法がある場合，剤形により，次に該当する場合には，そのいずれかを記載すること。〕
   1) 3歳以上の幼児に服用させる場合には，薬剤がのどにつかえることのないよう，よく注意すること。
      〔5歳未満の幼児の用法がある錠剤・丸剤の場合に記載すること。〕
   2) 幼児に服用させる場合には，薬剤がのどにつかえることのないよう，よく注意すること。
      〔3歳未満の用法及び用量を有する丸剤の場合に記載すること。〕
   3) 1歳未満の乳児には，医師の診療を受けさせることを優先し，やむを得ない場合にのみ服用させること。
      〔カプセル剤及び錠剤・丸剤以外の製剤の場合に記載すること。なお，生後3ヵ月未満の用法がある製剤の場合，「生後3ヵ月未満の乳児」を『してはいけないこと』に記載し，用法及び用量欄には記載しないこと。〕

保管及び取扱い上の注意
(1) 直射日光の当たらない（湿気の少ない）涼しい所に（密栓して）保管すること。
   〔（ ）内は必要とする場合に記載すること。〕
(2) 小児の手の届かない所に保管すること。
(3) 他の容器に入れ替えないこと。（誤用の原因になったり品質が変わる。）
   〔容器等の個々に至適表示がなされていて，誤用のおそれのない場合には記載しなくてもよい。〕

【外部の容器又は外部の被包に記載すべき事項】
注意
1. 次の人は服用しないこと
   生後3ヵ月未満の乳児。
   〔生後3ヵ月未満の用法がある製剤に記載すること。〕
2. 次の人は服用前に医師，薬剤師又は登録販売者に相談すること
   (1) 医師の治療を受けている人。
   (2) 妊婦又は妊娠していると思われる人。
   (3) 体の虚弱な人（体力の衰えている人，体の弱い人）。
   (4) 胃腸の弱い人。
   (5) のぼせが強く赤ら顔で体力の充実している人。
   (6) 発汗傾向の著しい人。
   (7) 高齢者。
      〔マオウ又は，1日最大配合量が甘草として1g以上（エキス剤については原生薬に換算して1g以上）含有する製剤に記載すること。〕
   (8) 今までに薬などにより発疹・発赤，かゆみ等を起こしたことがある人。
   (9) 次の症状のある人。
      むくみ[1]，排尿困難[2]
      〔[1]は，1日最大配合量が甘草として1g以上（エキス剤については原生薬に換算して1g以上）含有する製剤に記載すること。[2]は，マオウを含有する製剤に記載すること。〕
   (10) 次の診断を受けた人。
      高血圧[1)2)]，心臓病[1)2)]，腎臓病[1)2)]，甲状腺機能障害[2)]
      〔[1]は，1日最大配合量が甘草として1g以上（エキス剤については原生薬に換算して1g以上）含有する製剤に記載すること。[2]は，マオウを含有する製剤に記載すること。〕
2'. 服用が適さない場合があるので，服用前に医師，薬剤師又は登録販売者に相談すること
   〔2.の項目の記載に際し，十分な記載スペースがない場合には2'.を記載すること。〕
3. 服用に際しては，説明文書をよく読むこと
4. 直射日光の当たらない（湿気の少ない）涼しい所に（密栓して）保管すること
   〔（ ）内は必要とする場合に記載すること。〕

椒梅湯 (ショウバイトウ)

〔基準〕

(平成20年9月30日 厚生労働省医薬食品局審査管理課長通知による)
1. 成分・分量
    烏梅2, 山椒2, 檳榔子2, 枳実2, 木香2, 縮砂2, 香附子2, 桂皮2, 川楝子2, 厚朴2, 甘草2, 乾姜2
2. 用法・用量
    湯
3. 効能・効果
    回虫の駆除

《備考》
注) 体力に関わらず, 使用できる。
【注) 表記については, 効能・効果欄に記載するのではなく, 〈効能・効果に関連する注意〉として記載する。】

〔使用上の注意〕

(平成25年3月27日 厚生労働省医薬食品局安全対策課長・審査管理課長通知による)

【添付文書等に記載すべき事項】
『してはいけないこと』
(守らないと現在の症状が悪化したり, 副作用が起こりやすくなる)
  次の人は服用しないこと
    生後3ヵ月未満の乳児。
      〔生後3ヵ月未満の用法がある製剤に記載すること。〕
『相談すること』
1. 次の人は服用前に医師, 薬剤師又は登録販売者に相談すること
  (1) 医師の治療を受けている人。
  (2) 妊婦又は妊娠していると思われる人。
  (3) 高齢者。
      〔1日最大配合量が甘草として1g以上(エキス剤については原生薬に換算して1g以上)含有する製剤に記載すること。〕
  (4) 今までに薬などにより発疹・発赤, かゆみ等を起こしたことがある人。
  (5) 次の症状のある人。
      むくみ
      〔1日最大配合量が甘草として1g以上(エキス剤については原生薬に換算して1g以上)含有する製剤に記載すること。〕
  (6) 次の診断を受けた人。
      高血圧, 心臓病, 腎臓病
      〔1日最大配合量が甘草として1g以上(エキス剤については原生薬に換算して1g以上)含有する製剤に記載すること。〕
2. 服用後, 次の症状があらわれた場合は副作用の可能性があるので, 直ちに服用を中止し, この文書を持って医師, 薬剤師又は登録販売者に相談すること
   まれに下記の重篤な症状が起こることがある。その場合は直ちに医師の診療を受けること。

症状の名称	症　　状
偽アルドステロン症, ミオパチー	手足のだるさ, しびれ, つっぱり感やこわばりに加えて, 脱力感, 筋肉痛があらわれ, 徐々に強くなる。

      〔1日最大配合量が甘草として1g以上(エキス剤については原生薬に換算して1g以上)含有する製剤に記載すること。〕
3. 5～6回服用しても症状がよくならない場合は服用を中止し, この文書を持って医師, 薬剤師又は登録販売者に相談すること
4. 長期連用する場合には, 医師, 薬剤師又は登録販売者に相談すること
      〔1日最大配合量が甘草として1g以上(エキス剤については原生薬に換算して1g以上)含有する製剤に記載すること。〕
〔効能又は効果に関連する注意として, 効能又は効果の項目に続けて以下を記載すること。〕
  体力に関わらず, 使用できる。
〔用法及び用量に関連する注意として, 用法及び用量の項目に続けて以下を記載すること。〕
  (1) 小児に服用させる場合には, 保護者の指導監督のもとに服用させること。
      〔小児の用法及び用量がある場合に記載すること。〕
  (2) 〔小児の用法がある場合, 剤形により, 次に該当する場合には, そのいずれかを記載すること。〕
    1) 3歳以上の幼児に服用させる場合には, 薬剤がのどにつかえることのないよう, よく注意すること。
        〔5歳未満の幼児の用法がある錠剤・丸剤の場合に記載すること。〕
    2) 幼児に服用させる場合には, 薬剤がのどにつかえることのないよう, よく注意すること。
        〔3歳未満の用法及び用量を有する丸剤の場合に記載すること。〕
    3) 1歳未満の乳児には, 医師の診療を受けさせることを優先し, やむを得ない場合にのみ服用させること。
        〔カプセル剤及び錠剤・丸剤以外の製剤の場合に記載すること。なお, 生後3ヵ月未満の用法がある製剤の場合, 「生後3ヵ月未満の乳児」を『してはいけないこと』に記載し, 用法及び用量欄には記載しないこと。〕

保管及び取扱い上の注意
  (1) 直射日光の当たらない(湿気の少ない)涼しい所に(密栓して)保管すること。
      〔(　)内は必要とする場合に記載すること。〕
  (2) 小児の手の届かない所に保管すること。
  (3) 他の容器に入れ替えないこと。(誤用の原因になったり品質が変わる。)
      〔容器等の個々に至適表示がなされていて, 誤用のおそれのない場合には記載しなくてもよい。〕

【外部の容器又は外部の被包に記載すべき事項】
注意
1. 次の人は服用しないこと
    生後3ヵ月未満の乳児。
      〔生後3ヵ月未満の用法がある製剤に記載すること。〕
2. 次の人は服用前に医師, 薬剤師又は登録販売者に相談すること
  (1) 医師の治療を受けている人。
  (2) 妊婦又は妊娠していると思われる人。
  (3) 高齢者。
      〔1日最大配合量が甘草として1g以上(エキス剤については原生薬に換算して1g以上)含有する製剤に記載すること。〕
  (4) 今までに薬などにより発疹・発赤, かゆみ等を起こしたことがある人。
  (5) 次の症状のある人。
      むくみ
      〔1日最大配合量が甘草として1g以上(エキス剤については原生薬に換算して1g以上)含有する製剤に記載すること。〕
  (6) 次の診断を受けた人。
      高血圧, 心臓病, 腎臓病
      〔1日最大配合量が甘草として1g以上(エキス剤につ

いては原生薬に換算して1g以上）含有する製剤に記載すること。〕
2'. 服用が適さない場合があるので，服用前に医師，薬剤師又は登録販売者に相談すること
　　　〔2.の項目の記載に際し，十分な記載スペースがない場合には2'.を記載すること。〕
3. 服用に際しては，説明文書をよく読むこと
4. 直射日光の当たらない（湿気の少ない）涼しい所に（密栓して）保管すること
　　　〔（　）内は必要とする場合に記載すること。〕
〔効能又は効果に関連する注意として，効能又は効果の項目に続けて以下を記載すること。〕
　　体力に関わらず，使用できる。

小半夏加茯苓湯
ショウハンゲカブクリョウトウ

〔基準〕

（平成20年9月30日　厚生労働省医薬食品局審査管理課長通知による）

1. 成分・分量
　　半夏5～8，ヒネショウガ5～8（生姜を用いる場合1.5～3），茯苓3～8
2. 用法・用量
　　湯
3. 効能・効果
　　体力に関わらず使用でき，悪心があり，ときに嘔吐するものの次の諸症：つわり，嘔吐，悪心，胃炎

〔使用上の注意〕

（平成25年3月27日　厚生労働省医薬食品局安全対策課長・審査管理課長通知による）

【添付文書等に記載すべき事項】
『してはいけないこと』
（守らないと現在の症状が悪化したり，副作用が起こりやすくなる）

　　次の人は服用しないこと
　　　生後3ヵ月未満の乳児。
　　〔生後3ヵ月未満の用法がある製剤に記載すること。〕

『相談すること』
1. 次の人は服用前に医師，薬剤師又は登録販売者に相談すること
　（1）医師の治療を受けている人。
　（2）今までに薬などにより発疹・発赤，かゆみ等を起こしたことがある人。
2. 服用後，次の症状があらわれた場合は副作用の可能性があるので，直ちに服用を中止し，この文書を持って医師，薬剤師又は登録販売者に相談すること

関係部位	症　　状
皮　膚	発疹・発赤，かゆみ

3. 5～6日間服用しても症状がよくならない場合は服用を中止し，この文書を持って医師，薬剤師又は登録販売者に相談すること

〔用法及び用量に関連する注意として，用法及び用量の項目に続けて以下を記載すること。〕
　（1）小児に服用させる場合には，保護者の指導監督のもとに服用させること。
　　　〔小児の用法及び用量がある場合に記載すること。〕
　（2）〔小児の用法がある場合，剤形により，次に該当する場合には，そのいずれかを記載すること。〕
　　1）3歳以上の幼児に服用させる場合には，薬剤がのどにつかえることのないよう，よく注意すること。
　　　〔5歳未満の幼児の用法がある錠剤・丸剤の場合に記載すること。〕
　　2）幼児に服用させる場合には，薬剤がのどにつかえることのないよう，よく注意すること。
　　　〔3歳未満の用法及び用量を有する丸剤の場合に記載すること。〕
　　3）1歳未満の乳児には，医師の診療を受けさせることを優先し，やむを得ない場合にのみ服用させること。
　　　〔カプセル剤及び錠剤・丸剤以外の製剤の場合に記載すること。なお，生後3ヵ月未満の用法がある製剤の場合，「生後3ヵ月未満の乳児」を『してはいけないこと』に記載し，用法及び用量欄には記載しないこと。〕

保管及び取扱い上の注意

一般用漢方製剤

(1) 直射日光の当たらない（湿気の少ない）涼しい所に（密栓して）保管すること。
　　〔（　）内は必要とする場合に記載すること。〕
(2) 小児の手の届かない所に保管すること。
(3) 他の容器に入れ替えないこと。（誤用の原因になったり品質が変わる。）
　　〔容器等の個々に至適表示がなされていて，誤用のおそれのない場合には記載しなくてもよい。〕

【外部の容器又は外部の被包に記載すべき事項】
注意
1．次の人は服用しないこと
　　生後3ヵ月未満の乳児。
　　〔生後3ヵ月未満の用法がある製剤に記載すること。〕
2．次の人は服用前に医師，薬剤師又は登録販売者に相談すること
　(1) 医師の治療を受けている人。
　(2) 今までに薬などにより発疹・発赤，かゆみ等を起こしたことがある人。
2′．服用が適さない場合があるので，服用前に医師，薬剤師又は登録販売者に相談すること
　　〔2.の項目の記載に際し，十分な記載スペースがない場合には2′.を記載すること。〕
3．服用に際しては，説明文書をよく読むこと
4．直射日光の当たらない（湿気の少ない）涼しい所に（密栓して）保管すること
　　〔（　）内は必要とする場合に記載すること。〕

JPS小半夏加茯苓湯エキス錠N⊖　ジェーピーエス製薬㈱
区分 第2類
組成 錠（淡黄白）：9錠中 小半夏加茯苓湯乾燥エキス1.6g（ハンゲ6g，ショウキョウ1.5g，ブクリョウ5g）
添加 二酸化ケイ素，カルメロースカルシウム（CMC-Ca），トウモロコシデンプン，ステアリン酸マグネシウム，乳糖水和物
適応 体力に関わらず使用でき，悪心があり，ときに嘔吐するものの次の諸症：つわり，嘔吐，悪心，胃炎
用法 1回15才以上3錠，14～7才2錠，6～5才1錠，1日3回食前又は食間。5才未満は服用しない
包装 120錠

ウチダの小ハンゲ加ブクリョウ湯⊖　㈱ウチダ和漢薬
区分 第2類
組成 煎：1袋(15g)中 ハンゲ9g，ブクリョウ3g，ショウキョウ3g
適応 つわり，嘔吐，悪心
用法 15才以上1日1袋を煎じ食前又は食間3回に分服。15才未満は服用しない
包装 30袋

サンワ小半夏加茯苓湯エキス細粒⊖　三和生薬㈱
区分 第2類
組成 細：6g中 小半夏加茯苓湯水製エキス1.4g（ハンゲ8g，ショウキョウ1.5g，ブクリョウ5g）
添加 乳糖，トウモロコシデンプン
適応 体力に関わらず使用でき，悪心があり，ときに嘔吐するものの次の諸症：つわり，嘔吐，悪心，胃炎
用法 1回15才以上2g，14～7才1.3g，6～4才1g，1日3回食前又は食間。4才未満は服用しない
包装 500g

サンワ小半夏加茯苓湯エキス細粒「分包」⊖　三和生薬㈱
区分 第2類
組成 細：3包(6g)中 小半夏加茯苓湯水製エキス1.4g（ハンゲ8g，ショウキョウ1.5g，ブクリョウ5g）
添加 乳糖，トウモロコシデンプン
適応 体力に関わらず使用でき，悪心があり，ときに嘔吐するものの次の諸症：つわり，嘔吐，悪心，胃炎
用法 1回15才以上1包，14～7才⅔，6～4才½，1日3回食前又は食間。4才未満は服用しない
包装 30包〔Ⓐ3,255(税込み)〕，90包〔Ⓐ9,030(税込み)〕

サンワ小半夏加茯苓湯エキス錠⊖　三和生薬㈱
区分 第2類
組成 錠：18錠(5.4g)中 小半夏加茯苓湯水製エキス1.4g（ハンゲ8g，ショウキョウ1.5g，ブクリョウ5g）
添加 乳糖，トウモロコシデンプン，ステアリン酸カルシウム，メタケイ酸アルミン酸マグネシウム
適応 体力に関わらず使用でき，悪心があり，ときに嘔吐するものの次の諸症：つわり，嘔吐，悪心，胃炎
用法 1回15才以上6錠，14～7才4錠，6～5才3錠，1日3回食前又は食間。5才未満は服用しない
包装 270錠〔Ⓐ4,515(税込み)〕

東洋漢方の小半夏加茯苓湯⊖　東洋漢方製薬㈱
区分 第2類
組成 煎：1包(15g)中 ハンゲ9g，ブクリョウ3g，ショウキョウ3g
適応 つわり，嘔吐・悪心
用法 15才以上1日1包を煎じ食前3回に分けて温服
包装 100包〔Ⓑ12,000〕

トチモトの小ハンゲ加ブクリョウ湯⊖　㈱栃本天海堂
区分 第2類
組成 煎：1包(15g)中 ハンゲ9g，ブクリョウ3g，ショウキョウ3g
適応 つわり，嘔吐，悪心
用法 15才以上1日1包を煎じ食前3回に分服

ホリエ小ハンゲ加ブクリョウ湯⊖　堀江生薬㈱
区分 第2類
組成 煎：1包(15g)中 ハンゲ9g，ブクリョウ3g，ショウキョウ3g
適応 つわり，嘔吐，悪心
用法 15才以上1日1包を煎じ食前3回に分服。14～7才⅔，6～4才½，3～2才⅓，2才未満¼以下。1才未満には，医師の診療を受けさせることを優先し，止むを得ない場合にだけ服用させる。3ヵ月未満は服用しない
包装 10包，30包

消風散 (ショウフウサン)

〔基準〕

(平成20年9月30日 厚生労働省医薬食品局審査管理課長通知による)
1. 成分・分量
    当帰3，知母1～2，地黄，胡麻1～1.5，石膏3～5，蝉退1～1.5，防風2，苦参1～1.5，蒼朮2～3（白朮も可），荊芥1～2，木通2～5，甘草1～1.5，牛蒡子2
2. 用法・用量
    湯
3. 効能・効果
    体力中等度以上の人の皮膚疾患で，かゆみが強くて分泌物が多く，ときに局所の熱感があるものの次の諸症：湿疹・皮膚炎，じんましん，水虫，あせも

〔使用上の注意〕

(平成25年3月27日 厚生労働省医薬食品局安全対策課長・審査管理課長通知による)

【添付文書等に記載すべき事項】
『してはいけないこと』
(守らないと現在の症状が悪化したり，副作用が起こりやすくなる)
　　次の人は服用しないこと
　　　生後3ヵ月未満の乳児。
　　　　〔生後3ヵ月未満の用法がある製剤に記載すること。〕
『相談すること』
1. 次の人は服用前に医師，薬剤師又は登録販売者に相談すること
    (1) 医師の治療を受けている人。
    (2) 妊婦又は妊娠していると思われる人。
    (3) 体の虚弱な人（体力の衰えている人，体の弱い人）。
    (4) 胃腸が弱く下痢しやすい人。
    (5) 高齢者。
        〔1日最大配合量が甘草として1g以上（エキス剤については原生薬に換算して1g以上）含有する製剤に記載すること。〕
    (6) 次の症状のある人。
        むくみ
        〔1日最大配合量が甘草として1g以上（エキス剤については原生薬に換算して1g以上）含有する製剤に記載すること。〕
    (7) 次の診断を受けた人。
        高血圧，心臓病，腎臓病
        〔1日最大配合量が甘草として1g以上（エキス剤については原生薬に換算して1g以上）含有する製剤に記載すること。〕
2. 服用後，次の症状があらわれた場合は副作用の可能性があるので，直ちに服用を中止し，この文書を持って医師，薬剤師又は登録販売者に相談すること

関係部位	症状
消化器	食欲不振，胃部不快感，腹痛

　　まれに下記の重篤な症状が起こることがある。その場合は直ちに医師の診療を受けること。

症状の名称	症状
偽アルドステロン症，ミオパチー	手足のだるさ，しびれ，つっぱり感やこわばりに加えて，脱力感，筋肉痛があらわれ，徐々に強くなる。

〔1日最大配合量が甘草として1g以上（エキス剤については原生薬に換算して1g以上）含有する製剤に記載すること。〕
3. 服用後，次の症状があらわれることがあるので，このような症状の持続又は増強が見られた場合には，服用を中止し，この文書を持って医師，薬剤師又は登録販売者に相談すること
    下痢
4. 1ヵ月位服用しても症状がよくならない場合は服用を中止し，この文書を持って医師，薬剤師又は登録販売者に相談すること
5. 長期連用する場合には，医師，薬剤師又は登録販売者に相談すること
    〔1日最大配合量が甘草として1g以上（エキス剤については原生薬に換算して1g以上）含有する製剤に記載すること。〕
6. 本剤の服用により，まれに症状が進行することもあるので，このような場合には，服用を中止し，この文書を持って医師，薬剤師又は登録販売者に相談すること

〔用法及び用量に関連する注意として，用法及び用量の項目に続けて以下を記載すること。〕
(1) 小児に服用させる場合には，保護者の指導監督のもとに服用させること。
    〔小児の用法及び用量がある場合に記載すること。〕
(2) 〔小児の用法がある場合，剤形により，次に該当する場合には，そのいずれかを記載すること。〕
    1) 3歳以上の幼児に服用させる場合には，薬剤がのどにつかえることのないよう，よく注意すること。
        〔5歳未満の幼児の用法がある錠剤・丸剤の場合に記載すること。〕
    2) 幼児に服用させる場合には，薬剤がのどにつかえることのないよう，よく注意すること。
        〔3歳未満の用法及び用量を有する丸剤の場合に記載すること。〕
    3) 1歳未満の乳児には，医師の診療を受けさせることを優先し，やむを得ない場合にのみ服用させること。
        〔カプセル剤及び錠剤・丸剤以外の製剤の場合に記載すること。なお，生後3ヵ月未満の用法がある製剤の場合，「生後3ヵ月未満の乳児」を『してはいけないこと』に記載し，用法及び用量欄には記載しないこと。〕

保管及び取扱い上の注意
(1) 直射日光の当たらない（湿気の少ない）涼しい所に（密栓して）保管すること。
    〔( )内は必要とする場合に記載すること。〕
(2) 小児の手の届かない所に保管すること。
(3) 他の容器に入れ替えないこと。（誤用の原因になったり品質が変わる。）
    〔容器等の個々に至適表示がなされていて，誤用のおそれのない場合には記載しなくてもよい。〕

【外部の容器又は外部の被包に記載すべき事項】
注意
1. 次の人は服用しないこと
    生後3ヵ月未満の乳児。
    〔生後3ヵ月未満の用法がある製剤に記載すること。〕
2. 次の人は服用前に医師，薬剤師又は登録販売者に相談すること
    (1) 医師の治療を受けている人。
    (2) 妊婦又は妊娠していると思われる人。
    (3) 体の虚弱な人（体力の衰えている人，体の弱い人）。
    (4) 胃腸が弱く下痢しやすい人。
    (5) 高齢者。
        〔1日最大配合量が甘草として1g以上（エキス剤については原生薬に換算して1g以上）含有する製剤に記載すること。〕
    (6) 次の症状のある人。

一般用漢方製剤

むくみ
〔1日最大配合量が甘草として1g以上（エキス剤については原生薬に換算して1g以上）含有する製剤に記載すること。〕
(7) 次の診断を受けた人。
高血圧，心臓病，腎臓病
〔1日最大配合量が甘草として1g以上（エキス剤については原生薬に換算して1g以上）含有する製剤に記載すること。〕
2′．服用が適さない場合があるので，服用前に医師，薬剤師又は登録販売者に相談すること
〔2.の項目の記載に際し，十分な記載スペースがない場合には2′.を記載すること。〕
3．服用に際しては，説明文書をよく読むこと
4．直射日光の当たらない（湿気の少ない）涼しい所に（密栓して）保管すること
〔（ ）内は必要とする場合に記載すること。〕

JPS漢方顆粒-23号㊀　ジェーピーエス製薬㈱
区分 第2類
組成顆（淡褐）：3包(6g)中 消風散料乾燥エキス3.76g（トウキ・ジオウ・セッコウ各2.4g，ボウフウ・ソウジュツ・モクツウ・ゴボウシ各1.6g，チモ・ゴマ各1.2g，センタイ・クジン・ケイガイ・カンゾウ各0.8g）
添加 ステアリン酸マグネシウム，ショ糖脂肪酸エステル，乳糖水和物
適応 体力中等度以上の人の皮膚疾患で，かゆみが強くて分泌物が多く，ときに局所の熱感があるものの次の諸症：湿疹・皮膚炎，じんましん，水虫，あせも
用法 1回15才以上1包，14〜7才2/3，6〜4才1/2，3〜2才1/3，2才未満1/4，1日3回食前又は食間。1才未満には，医師の診療を受けさせることを優先し，止むを得ない場合にだけ服用させる。3ヵ月未満は服用しない
包装 180包

JPS消風散料エキス錠N㊀　ジェーピーエス製薬㈱
区分 第2類
組成錠（灰褐〜淡灰褐）：12錠中 消風散料乾燥エキス2.35g（トウキ・ジオウ・セッコウ各1.5g，ボウフウ・ソウジュツ・モクツウ・ゴボウシ各1g，チモ・ゴマ各0.75g，センタイ・クジン・ケイガイ・カンゾウ各0.5g）
添加 無水ケイ酸，ケイ酸アルミニウム，カルメロースカルシウム（CMC-Ca），ステアリン酸マグネシウム，トウモロコシデンプン
適応 体力中等度以上の人の皮膚疾患で，かゆみが強くて分泌物が多く，ときに局所の熱感があるものの次の諸症：湿疹・皮膚炎，じんましん，水虫，あせも
用法 1回15才以上4錠，14〜7才3錠，6〜5才2錠，1日3回食前又は食間。5才未満は服用しない
包装 260錠

ウチダの消風散㊀　㈱ウチダ和漢薬
区分 第2類
組成散：23g中 トウキ3g，ジオウ3g，セッコウ3g，ハマボウフウ2g，ソウジュツ2g，モクツウ2g，ゴボウシ2g，チモ1.5g，センタイ1g，クジン1g，ケイガイ1g，ゴマ1g
適応 長年治らない頑固な皮膚病で分泌物が多く，痂皮を形成し，口渇を訴えそう痒感甚しく，夏期又は温暖時に悪化するもの：湿疹，じんましん，水虫，あせも，皮膚そう痒症
用法 1回15才以上2g，14〜12才1.6g，11〜7才1.4g，6〜5才1g，4〜2才0.6g，2才未満0.3g，1日3回食前1時間又は食間空腹時。1才未満には，医師の診療を受けさせることを優先し，止むを得ない場合にだけ服用させる。3ヵ月未満は服用しない
包装 100g×5

錠剤消風散㊀　一元製薬㈱-㈱イチゲン
区分 第2類
組成錠（褐）：100錠中 トウキ末2.8g，クジン末0.9g，ソウジュツ末1.9g，カンゾウ末0.9g，ジオウ末2.8g，ボウフウ末1.9g，センタイ末0.9g，チモ末1.5g，ゴマ末1.5g，ケイガイ末0.9g，ゴボウシ末1.9g，セッコウ末2.8g，モクツウ末1.9g，水製エキス2.4g（トウキ・ジオウ・セッコウ各3g，ボウフウ・ソウジュツ・モクツウ・ゴボウシ各2g，チモ・ゴマ各1.5g，クジン・カンゾウ・ケイガイ・センタイ各1g）
適応 体力中等度以上の人の皮膚疾患で，かゆみが強くて分泌物が多く，ときに局所の熱感があるものの次の諸症：湿疹・皮膚炎，じんましん，水虫，あせも
用法 1回成人4〜6錠，13〜7才2〜3錠，1日3回食前1時間又は空腹時
包装 350錠〔Ⓐ4,000Ⓑ2,000〕，1000錠〔Ⓐ9,600Ⓑ4,800〕，2000錠〔Ⓐ17,000Ⓑ8,500〕

消風散（エキス顆粒）㊀　㈱建林松鶴堂
区分 第2類
組成顆（褐）：3包(6g)中 消風散水製乾燥エキス2g（トウキ・ジオウ・セッコウ各1.5g，クジン・カンゾウ・ケイガイ・センタイ各0.5g，モクツウ・ボウフウ・ゴボウシ・ソウジュツ各1g，ゴマ・チモ各0.75g）
添加 乳糖，バレイショデンプン
適応 体力中等度以上の人の皮膚疾患で，かゆみが強くて分泌物が多く，ときに局所の熱感があるものの次の諸症：湿疹・皮膚炎，じんましん，水虫，あせも
用法 1回15才以上1包，14〜7才2/3，6〜4才1/2，3〜2才1/3，2才未満1/4以下，1日3回食間。1才未満には，医師の診療を受けさせることを優先し，止むを得ない場合にだけ服用させる。3ヵ月未満は服用しない
包装 90包〔Ⓐ7,140(税込み)〕

消風散エキス〔細粒〕33㊀　松浦薬業㈱-松浦漢方㈱
区分 第2類
組成細：3包(6g)又は6g中 消風散水製エキス5.5g（乾燥物換算で約2.8gに相当）（トウキ・ジオウ・セッコウ各1.5g，ボウフウ・ソウジュツ・モクツウ・ゴボウシ各1g，チモ・ゴマ各0.75g，センタイ・クジン・ケイガイ・カンゾウ各0.5g）
添加 メタケイ酸アルミン酸マグネシウム，ヒプロメロース（ヒドロキシプロピルメチルセルロース），乳糖，トウモロコシデンプン，香料
適応 体力中等度以上の人の皮膚疾患で，かゆみが強くて分泌物が多く，ときに局所の熱感があるものの次の諸症：湿疹・皮膚炎，じんましん，水虫，あせも
用法 1回15才以上1包又は2g，14〜7才2/3，6〜4才1/2，3〜2才1/3，2才未満1/4以下，1日3回食前又は食間。1才未満には，医師の診療を受けさせることを優先し，止むを得ない場合にだけ服用させる。3ヵ月未満は服用しない
包装 500g，48包〔Ⓐ3,990(税込み)〕，300包

消風散エキス細粒G「コタロー」㊀　小太郎漢方製薬㈱
区分 第2類
組成細：3包(7.2g)中 水製エキス4.8g（トウキ・ジオウ・セッコウ各2.4g，ハマボウフウ・ソウジュツ・モクツウ・ゴボウシ各1.6g，チモ・ゴマ各1.2g，センタイ・クジン・ケイガイ・カンゾウ各0.8g）
添加 ステアリン酸マグネシウム，トウモロコシデンプン，乳糖水和物，プルラン，メタケイ酸アルミン酸マグネシウム
適応 慢性湿疹（分泌物の多いもの）
用法 1回15才以上1包，14〜7才2/3，6〜4才1/2，3〜2才1/3，2才未満1/4，1日3回食前又は食間。1才未満には，医師の診療を受けさせることを優先し，止むを得ない場合にだけ服用させる。3ヵ月未満は服用しない
包装 90包

消風散「タキザワ」㊀　㈱タキザワ漢方廠
区分 第2類
組成煎：2包(30.5g)中 トウキ3g，ジオウ3g，セッコウ5g，ボウフウ2g，モクツウ5g，ゴボウシ2g，チモ1.5g，ゴマ1.5g，センタイ1g，クジン1g，ケイガイ1g，カンゾウ1.5g，ソウジュツ3g

適応 体力中等度以上の人の皮膚疾患で，かゆみが強くて分泌物が多く，ときに局所の熱感があるものの次の諸症：湿疹・皮膚炎，じんましん，水虫，あせも
用法 15才以上1回1包を煎じ，1日2回朝夕空腹時。14〜7才2/3，6〜4才1/2，3〜2才1/3，2才未満1/4以下。1才未満には，医師の診療を受けさせることを優先し，止むを得ない場合にだけ服用させる。3カ月未満は服用しない
包装 120包〔Ⓐ28,350(税込み)Ⓑ14,175(税込み)〕

消風散料エキス顆粒KM ㊀ ㈱カーヤー㈱イチゲン，一元製薬㈱
区分 第2類
組成 顆：7.5g中 消風散料水製乾燥エキス4g (ジオウ・セッコウ・トウキ各3g, ゴボウシ・ソウジュツ・ボウフウ・モクツウ各2g, ゴマ・チモ各1.5g, カンゾウ・クジン・ケイガイ・センタイ各1g)
添加 乳糖，ステアリン酸マグネシウム
適応 体力中等度以上の人の皮膚疾患で，かゆみが強くて分泌物が多く，ときに局所の熱感があるものの次の諸症：湿疹・皮膚炎，じんましん，水虫，あせも
用法 1回15才以上2.5g, 14〜7才1.6g, 6〜4才1.2g, 3〜2才0.8g, 2才未満0.6g以下，1日3回食前又は食間。1才未満には，医師の診療を受けさせることを優先し，止むを得ない場合にだけ服用させる。3カ月未満は服用しない
包装 500g
備考 製造：天津泰達薬業有限公司(中国)

消風散料エキス顆粒「クラシエ」 ㊀ 大峰堂薬品工業㈱-クラシエ薬品㈱
区分 第2類
組成 顆(淡褐)：3包(4.5g)中 消風散料エキス粉末2800mg (トウキ・ジオウ・ビャクジュツ各1.5g, セッコウ・モクツウ各2.5g, ボウフウ・ゴボウシ各1g, チモ・ゴマ・カンゾウ各0.75g, センタイ・クジン・ケイガイ各0.5g)
添加 ヒドロキシプロピルセルロース，乳糖
適応 体力中等度以上の人の皮膚疾患で，かゆみが強くて分泌物が多く，ときに局所の熱感があるものの次の諸症：湿疹・皮膚炎，じんましん，水虫，あせも
用法 1回15才以上1包，14〜7才2/3，6〜4才1/2，3〜2才1/3，1日3回食前又は食間。2才未満は服用しない
包装 90包

消風散料エキス錠クラシエ ㊀ クラシエ製薬㈱-クラシエ薬品㈱
区分 第2類
組成 錠(褐)：12錠(3972mg)中 消風散エキス粉末2800mg (チモ・ゴマ・カンゾウ各0.75g, セッコウ・モクツウ各2.5g, クジン・ケイガイ・センタイ各0.5g, ボウフウ・ゴボウシ各1g, ジオウ・トウキ・ビャクジュツ各1.5g)
添加 タルク，ステアリン酸マグネシウム，カルメロースカルシウム(CMC-Ca)，カルメロースナトリウム(CMC-Na)，二酸化ケイ素，ポリオキシエチレンポリオキシプロピレングリコール，ヒプロメロース(ヒドロキシプロピルメチルセルロース)
適応 体力中等度以上の人の皮膚疾患で，かゆみが強くて分泌物が多く，ときに局所の熱感があるものの次の諸症：湿疹・皮膚炎，じんましん，水虫，あせも
用法 1回15才以上4錠，14〜7才3錠，6〜5才2錠，1日3回食前又は食間。5才未満は服用しない
包装 180錠〔Ⓐ3,465(税込み)〕

ショウフット「コタロー」 ㊀ 小太郎漢方製薬㈱
区分 第2類
組成 錠(茶)：12錠中 水製エキス2.6g (トウキ・ジオウ・セッコウ各1.5g, ボウフウ・ソウジュツ・モクツウ・ゴボウシ各1g, チモ・ゴマ各0.75g, クジン・ケイガイ・カンゾウ・センタイ各0.5g)
添加 酸化チタン，ステアリン酸マグネシウム，タルク，トウモロコシデンプン，乳糖水和物，ヒプロメロース(ヒドロキシプロピルメチルセルロース)，メタケイ酸アルミン酸マグネシウム，カラメル，カルナウバロウ，サラシミツロウ
適応 慢性湿疹(分泌物の多いもの)
用法 1回15才以上4錠，14〜7才3錠，6〜5才2錠，1日3回食前又は食間。5才未満は服用しない
包装 180錠

神農消風散料エキス錠 ㊀ 神農製薬㈱
区分 第2類
組成 錠(灰褐〜淡灰褐)：12錠中 消風散料乾燥エキス2.35g (トウキ・ジオウ・セッコウ各1.5g, ボウフウ・ソウジュツ・モクツウ・ゴボウシ各1g, チモ・ゴマ各0.75g, センタイ・クジン・ケイガイ・カンゾウ各0.5g)
添加 無水ケイ酸，ケイ酸アルミニウム，カルメロースカルシウム(CMC-Ca)，ステアリン酸マグネシウム，トウモロコシデンプン
適応 体力中等度以上の人の皮膚疾患で，かゆみが強くて分泌物が多く，ときに局所の熱感があるものの次の諸症：湿疹・皮膚炎，じんましん，水虫，あせも
用法 1回15才以上4錠，14〜7才3錠，6〜5才2錠，1日3回食前又は食間。5才未満は服用しない
包装 180錠

ツムラ漢方消風散エキス顆粒 ㊀ ㈱ツムラ
区分 第2類
組成 顆(灰褐)：2包(3.75g)中 混合生薬乾燥エキス2g (セッコウ・ジオウ・トウキ各1.25g, ゴボウシ・ソウジュツ・ボウフウ・モクツウ各1g, ゴマ・チモ各0.75g, カンゾウ・クジン・ケイガイ・センタイ各0.5g)
添加 軽質無水ケイ酸，ステアリン酸マグネシウム，乳糖水和物
適応 体力中等度以上の人の皮膚疾患で，かゆみが強くて分泌物が多く，ときに局所の熱感があるものの次の諸症：湿疹・皮膚炎，じんましん，水虫，あせも
用法 1回15才以上1包，14〜7才2/3，6〜4才1/2，3〜2才1/3，1日2回食前。2才未満は服用しない
包装 24包〔Ⓐ2,625(税込み)〕

トチモトの消風散 ㊀ ㈱栃本天海堂
区分 第2類
組成 煎：1包(24g)中 ジオウ3g, セッコウ3g, トウキ3g, ソウジュツ2g, ボウフウ2g, モクツウ2g, ゴボウシ2g, チモ1.5g, ゴマ1.5g, カンゾウ1g, クジン1g, ケイガイ1g, センタイ1g
適応 慢性湿疹(分泌物の多いもの)
用法 15才以上1日1包を煎じ食間3回に分服。14〜7才2/3，6〜4才1/2，3〜2才1/3，2才未満1/4以下。1才未満には，止むを得ない場合の他は服用させない。3カ月未満は服用しない
包装 10包

ホノミショウフン錠 ㊀ 剤盛堂薬品㈱
区分 第2類
組成 錠(淡褐)：18錠(3.6g)中 消風散水製エキス1.8g (カンゾウ・クジン・ケイガイ・センタイ各0.5g, ゴボウシ・ソウジュツ・ボウフウ・モクツウ各1g, ゴマ・チモ各0.75g, ジオウ・セッコウ・トウキ各1.5g)
添加 カルメロースカルシウム(CMC-Ca)，軽質無水ケイ酸，結晶セルロース，ステアリン酸マグネシウム，トウモロコシデンプン，乳糖
適応 体力中等度以上の人の皮膚疾患で，かゆみが強くて分泌物が多く，ときに局所の熱感があるものの次の諸症：湿疹・皮膚炎，じんましん，水虫，あせも
用法 1回成人6錠，14〜7才4錠，6〜5才3錠，1日3回食間。5才未満は服用しない

ホノミショウフン粒 ㊀ 剤盛堂薬品㈱
区分 第2類
組成 顆(淡褐)：4.5g又は3包中 消風散水製エキス1.8g (カンゾウ・クジン・ケイガイ・センタイ各0.5g, ゴボウシ・ソウジュツ・ボウフウ・モクツウ各1g, ジオウ・セッコウ・トウキ各1.5g, ゴマ・チモ各0.75g)
添加 軽質無水ケイ酸，ステアリン酸マグネシウム，乳糖，ヒドロキシプロピルセルロース
適応 体力中等度以上の人の皮膚疾患で，かゆみが強くて分泌物が多く，ときに局所の熱感があるものの次の諸症：湿疹・皮膚炎，じんましん，水虫，あせも
用法 1回成人1.5g又は1包，14〜7才2/3，6〜4才1/2，3〜2才1/3，2才

未満¼, 1日3回食間。1才未満には, 医師の診療を受けさせることを優先し, 止むを得ない場合にだけ服用させる。3ヵ月未満は服用しない

ショウマカッコントウ 升麻葛根湯

〔基準〕

(平成20年9月30日　厚生労働省医薬食品局審査管理課長通知による)

1. 成分・分量
   葛根5～6, 升麻1～3, 生姜0.5～1 (ヒネショウガを使用する場合2～3), 芍薬3, 甘草1.5～3
2. 用法・用量
   湯
3. 効能・効果
   体力中等度で, 頭痛, 発熱, 悪寒などがあるものの次の諸症：感冒の初期, 湿疹・皮膚炎

〔使用上の注意〕

(平成25年3月27日　厚生労働省医薬食品局安全対策課長・審査管理課長通知による)

【添付文書等に記載すべき事項】
『してはいけないこと』
(守らないと現在の症状が悪化したり, 副作用が起こりやすくなる)

次の人は服用しないこと
生後3ヵ月未満の乳児。
〔生後3ヵ月未満の用法がある製剤に記載すること。〕

『相談すること』

1. 次の人は服用前に医師, 薬剤師又は登録販売者に相談すること
   (1) 医師の治療を受けている人。
   (2) 妊婦又は妊娠していると思われる人。
   (3) 高齢者。
       〔1日最大配合量が甘草として1g以上（エキス剤については原生薬に換算して1g以上）含有する製剤に記載すること。〕
   (4) 今までに薬などにより発疹・発赤, かゆみ等を起こしたことがある人。
   (5) 次の症状のある人。
       むくみ
       〔1日最大配合量が甘草として1g以上（エキス剤については原生薬に換算して1g以上）含有する製剤に記載すること。〕
   (6) 次の診断を受けた人。
       高血圧, 心臓病, 腎臓病
       〔1日最大配合量が甘草として1g以上（エキス剤については原生薬に換算して1g以上）含有する製剤に記載すること。〕

2. 服用後, 次の症状があらわれた場合は副作用の可能性があるので, 直ちに服用を中止し, この文書を持って医師, 薬剤師又は登録販売者に相談すること

関係部位	症　状
皮　膚	発疹・発赤, かゆみ

まれに下記の重篤な症状が起こることがある。その場合は直ちに医師の診療を受けること。

症状の名称	症　状
偽アルドステロン症, ミオパチー	手足のだるさ, しびれ, つっぱり感やこわばりに加えて, 脱力感, 筋肉痛が現れ, 徐々に強くなる。

〔1日最大配合量が甘草として1g以上（エキス剤については原生薬に換算して1g以上）含有する製剤に記載すること。〕

3. 1ヵ月位（感冒の初期に服用する場合には5～6回）服用しても症状がよくならない場合は服用を中止し，この文書を持って医師，薬剤師又は登録販売者に相談すること
4. 長期連用する場合には，医師，薬剤師又は登録販売者に相談すること
〔1日最大配合量が甘草として1g以上（エキス剤については原生薬に換算して1g以上）含有する製剤に記載すること。〕
5. 本剤の服用により，まれに症状が進行することもあるので，このような場合には，服用を中止し，この文書を持って医師，薬剤師又は登録販売者に相談すること

〔用法及び用量に関連する注意として，用法及び用量の項目に続けて以下を記載すること。〕
(1) 小児に服用させる場合には，保護者の指導監督のもとに服用させること。
〔小児の用法及び用量がある場合に記載すること。〕
(2) 〔小児の用法がある場合，剤形により，次に該当する場合には，そのいずれかを記載すること。〕
1) 3歳以上の幼児に服用させる場合には，薬剤がのどにつかえることのないよう，よく注意すること。
〔5歳未満の幼児の用法がある錠剤・丸剤の場合に記載すること。〕
2) 幼児に服用させる場合には，薬剤がのどにつかえることのないよう，よく注意すること。
〔3歳未満の用法及び用量を有する丸剤の場合に記載すること。〕
3) 1歳未満の乳児には，医師の診療を受けさせることを優先し，やむを得ない場合にのみ服用させること。
〔カプセル剤及び錠剤・丸剤以外の製剤の場合に記載すること。なお，生後3ヵ月未満の用法がある製剤の場合，「生後3ヵ月未満の乳児」を『してはいけないこと』に記載し，用法及び用量欄には記載しないこと。〕

保管及び取扱い上の注意
(1) 直射日光の当たらない（湿気の少ない）涼しい所に（密栓して）保管すること。
〔（ ）内は必要とする場合に記載すること。〕
(2) 小児の手の届かない所に保管すること。
(3) 他の容器に入れ替えないこと。（誤用の原因になったり品質が変わる。）
〔容器等の個々に至適表示がなされていて，誤用のおそれのない場合には記載しなくてもよい。〕

【外部の容器又は外部の被包に記載すべき事項】
注意
1. 次の人は服用しないこと
生後3ヵ月未満の乳児。
〔生後3ヵ月未満の用法がある製剤に記載すること。〕
2. 次の人は服用前に医師，薬剤師又は登録販売者に相談すること
(1) 医師の治療を受けている人。
(2) 妊婦又は妊娠していると思われる人。
(3) 高齢者。
〔1日最大配合量が甘草として1g以上（エキス剤については原生薬に換算して1g以上）含有する製剤に記載すること。〕
(4) 今までに薬などにより発疹・発赤，かゆみ等を起こしたことがある人。
(5) 次の症状のある人。
むくみ
〔1日最大配合量が甘草として1g以上（エキス剤については原生薬に換算して1g以上）含有する製剤に記載すること。〕
(6) 次の診断を受けた人。
高血圧，心臓病，腎臓病
〔1日最大配合量が甘草として1g以上（エキス剤については原生薬に換算して1g以上）含有する製剤に記載すること。〕
2′. 服用が適さない場合があるので，服用前に医師，薬剤師又は登録販売者に相談すること
〔2.の項目の記載に際し，十分な記載スペースがない場合には2′.を記載すること。〕
3. 服用に際しては，説明文書をよく読むこと
4. 直射日光の当たらない（湿気の少ない）涼しい所に（密栓して）保管すること
〔（ ）内は必要とする場合に記載すること。〕

ウチダの升麻葛根湯 ㈱ウチダ和漢薬
区分 第2類
組成 煎：1袋中 カッコン5g，ショウマ1g，ショウキョウ1g，シャクヤク3g，カンゾウ1.5g
適応 頭痛，発熱，悪寒し，身体煩疼し，麻疹，水痘など出るか出ないか疑わしいもの，あるいは出にくいもの：感冒，麻疹，水痘，鼻血，眼充血，扁桃腺炎，皮膚病
用法 15才以上1日1袋を煎じ2～3回に分けて食前1時間又は食間空腹時に温服。15才未満は服用しない
包装 30袋

逍遙散（八味逍遙散）

〔基準〕
（平成20年9月30日 厚生労働省医薬食品局審査管理課長通知による）

1. 成分・分量
   当帰3～4.5，芍薬3～4.5，柴胡3～4.5，白朮3～4.5（蒼朮も可），茯苓3～4.5，甘草1.5～3，生姜0.5～1，薄荷葉1～2.1

2. 用法・用量
   湯

3. 効能・効果
   体力中等度以下で，肩がこり，疲れやすく精神不安などの精神神経症状，ときに便秘の傾向のあるものの次の諸症：
   冷え症，虚弱体質，月経不順，月経困難，更年期障害，血の道症(注)，不眠症，神経症

《備考》
注）血の道症とは，月経，妊娠，出産，産後，更年期など女性のホルモンの変動に伴って現れる精神不安やいらだちなどの精神神経症状および身体症状のことである。
【注）表記については，効能・効果欄に記載するのではなく，〈効能・効果に関連する注意〉として記載する。】

〔使用上の注意〕
（平成25年3月27日 厚生労働省医薬食品局安全対策課長・審査管理課長通知による）

【添付文書等に記載すべき事項】
『してはいけないこと』
（守らないと現在の症状が悪化したり，副作用が起こりやすくなる）

次の人は服用しないこと
　生後3ヵ月未満の乳児。
　〔生後3ヵ月未満の用法がある製剤に記載すること。〕

『相談すること』
1. 次の人は服用前に医師，薬剤師又は登録販売者に相談すること
   (1) 医師の治療を受けている人。
   (2) 妊婦又は妊娠していると思われる人。
   (3) 胃腸の弱い人。
   (4) 高齢者。
       〔1日最大配合量が甘草として1g以上（エキス剤については原生薬に換算して1g以上）含有する製剤に記載すること。〕
   (5) 今までに薬などにより発疹・発赤，かゆみ等を起こしたことがある人。
   (6) 次の症状のある人。
       むくみ
       〔1日最大配合量が甘草として1g以上（エキス剤については原生薬に換算して1g以上）含有する製剤に記載すること。〕
   (7) 次の診断を受けた人。
       高血圧，心臓病，腎臓病
       〔1日最大配合量が甘草として1g以上（エキス剤については原生薬に換算して1g以上）含有する製剤に記載すること。〕

2. 服用後，次の症状があらわれた場合は副作用の可能性があるので，直ちに服用を中止し，この文書を持って医師，薬剤師又は登録販売者に相談すること

関係部位	症　　状
皮　膚	発疹・発赤，かゆみ
消化器	吐き気・嘔吐，食欲不振

まれに下記の重篤な症状が起こることがある。その場合は直ちに医師の診療を受けること。

症状の名称	症　　状
偽アルドステロン症，ミオパチー	手足のだるさ，しびれ，つっぱり感やこわばりに加えて，脱力感，筋肉痛があらわれ，徐々に強くなる。

〔1日最大配合量が甘草として1g以上（エキス剤については原生薬に換算して1g以上）含有する製剤に記載すること。〕

3. 1ヵ月位服用しても症状がよくならない場合は服用を中止し，この文書を持って医師，薬剤師又は登録販売者に相談すること
4. 長期連用する場合には，医師，薬剤師又は登録販売者に相談すること
   〔1日最大配合量が甘草として1g以上（エキス剤については原生薬に換算して1g以上）含有する製剤に記載すること。〕

〔効能又は効果に関連する注意として，効能又は効果の項目に続けて以下を記載すること。〕
　血の道症とは，月経，妊娠，出産，産後，更年期など女性のホルモンの変動に伴って現れる精神不安やいらだちなどの精神神経症状および身体症状のことである。

〔用法及び用量に関連する注意として，用法及び用量の項目に続けて以下を記載すること。〕
(1) 小児に服用させる場合には，保護者の指導監督のもとに服用させること。
   〔小児の用法及び用量がある場合に記載すること。〕
(2) 〔小児の用法がある場合，剤形により，次に該当する場合には，そのいずれかを記載すること。〕
   1) 3歳以上の幼児に服用させる場合には，薬剤がのどにつかえることのないよう，よく注意すること。
      〔5歳未満の幼児の用法がある錠剤・丸剤の場合に記載すること。〕
   2) 幼児に服用させる場合には，薬剤がのどにつかえることのないよう，よく注意すること。
      〔3歳未満の用法及び用量を有する丸剤の場合に記載すること。〕
   3) 1歳未満の乳児には，医師の診療を受けさせることを優先し，やむを得ない場合にのみ服用させること。
      〔カプセル剤及び錠剤・丸剤以外の製剤の場合に記載すること。なお，生後3ヵ月未満の用法がある製剤の場合，「生後3ヵ月未満の乳児」を『してはいけないこと』に記載し，用法及び用量欄には記載しないこと。〕

保管及び取扱い上の注意
(1) 直射日光の当たらない（湿気の少ない）涼しい所に（密栓して）保管すること。
   〔（　）内は必要とする場合に記載すること。〕
(2) 小児の手の届かない所に保管すること。
(3) 他の容器に入れ替えないこと。（誤用の原因になったり品質が変わる。）
   〔容器等の個々に至適表示がなされていて，誤用のおそれのない場合には記載しなくてもよい。〕

【外部の容器又は外部の被包に記載すべき事項】
注意
1. 次の人は服用しないこと
   生後3ヵ月未満の乳児。
   〔生後3ヵ月未満の用法がある製剤に記載すること。〕
2. 次の人は服用前に医師，薬剤師又は登録販売者に相談すること
   (1) 医師の治療を受けている人。

逍遙散（八味逍遙散）

(2) 妊婦又は妊娠していると思われる人。
(3) 胃腸の弱い人。
(4) 高齢者。
〔1日最大配合量が甘草として1g以上（エキス剤については原生薬に換算して1g以上）含有する製剤に記載すること。〕
(5) 今までに薬などにより発疹・発赤，かゆみ等を起こしたことがある人。
(6) 次の症状のある人。
むくみ
〔1日最大配合量が甘草として1g以上（エキス剤については原生薬に換算して1g以上）含有する製剤に記載すること。〕
(7) 次の診断を受けた人。
高血圧，心臓病，腎臓病
〔1日最大配合量が甘草として1g以上（エキス剤については原生薬に換算して1g以上）含有する製剤に記載すること。〕
2′．服用が適さない場合があるので，服用前に医師，薬剤師又は登録販売者に相談すること
〔2.の項目の記載に際し，十分な記載スペースがない場合には2′.を記載すること。〕
3．服用に際しては，説明文書をよく読むこと
4．直射日光の当たらない（湿気の少ない）涼しい所に（密栓して）保管すること
〔（　）内は必要とする場合に記載すること。〕
〔効能又は効果に関連する注意として，効能又は効果の項目に続けて記載すること。〕
血の道症とは，月経，妊娠，出産，産後，更年期など女性のホルモンの変動に伴って現れる精神不安やいらだちなどの精神神経症状および身体症状のことである。

イスクラ消遙丸 ⊖　イスクラ産業㈱
区分 第2類
組成 丸（暗褐）：36丸(9.72g)中　逍遙丸軟エキス4.3g（シャクヤク・ビャクジュツ・ブクリョウ・トウキ・サイコ各3g，カンゾウ1.5g，ショウキョウ・ハッカ各1g）
添加 トウモロコシデンプン，ハチミツ，タルク
適応 体力中等度以下で，肩がこり，疲れやすく精神不安などの精神神経症状，ときに便秘の傾向のあるものの次の諸症：冷え症，虚弱体質，月経不順，月経困難，更年期障害，血の道症，不眠症，神経症
用法 15才以上1回12丸1日3回食間又は空腹時。15才未満は服用しない
包装 252丸，504丸

逍遙散 ⊖　㈲杉原達二商店
区分 第2類
組成 散：100g中　シャクヤク15g，ビャクジュツ15g，ブクリョウ15g，サイコ15g，トウキ15g，トウヒ10g，ショウキョウ5g，ハッカ5g，カンゾウ5g
適応 冷え症，虚弱体質，月経不順，月経困難，更年期障害，血の道症
用法 1回2g1日3回食間
包装 200g，400g

逍遙散粒状 ⊖　長倉製薬㈱-日邦薬品工業㈱
区分 第2類
組成 顆（帯黄褐）：4.5g中　トウキ0.7g，シャクヤク0.8g，サイコ0.7g，ビャクジュツ0.7g，ブクリョウ0.7g，ショウキョウ0.3g，カンゾウ0.3g，ハッカ0.3g
適応 月経不順，更年期神経症状，神経性心悸亢進，不眠症
用法 1回成人1.5g，15〜8才½，7〜5才⅓，4〜2才⅙，1才〜3ヵ月½，1日3回食前又は食間。1才未満には，止むを得ない場合の他は服用させない。3ヵ月未満は服用しない

包装 100g〔Ⓑ3,240〕，500g〔Ⓑ10,000〕

逍遙散料エキス顆粒「クラシエ」 ⊖　大峰堂薬品工業㈱-クラシエ薬品㈱
区分 第2類
組成 顆（淡褐）：3包(4.5g)中　逍遙散料エキス粉末2200mg（トウキ・シャクヤク・サイコ・ビャクジュツ・ブクリョウ各1.5g，カンゾウ0.75g，ショウキョウ・ハッカ各0.5g）
添加 ヒドロキシプロピルセルロース，乳糖，ステアリン酸マグネシウム
適応 体力中等度以下で，肩がこり，疲れやすく精神不安などの精神神経症状，ときに便秘の傾向のあるものの次の諸症：冷え症，虚弱体質，月経不順，月経困難，更年期障害，血の道症，不眠症，神経症
用法 1回15才以上1包，14〜7才⅔，6〜4才½，3〜2才⅓，2才未満¼，1日3回食前又は食間。1才未満には，医師の診療を受けさせることを優先し，止むを得ない場合にだけ服用させる。3ヵ月未満は服用しない
包装 90包

フラーリンL錠 ⊖　剤盛堂薬品㈱
区分 第2類
組成 錠（灰褐）：18錠(3.6g)中　八味逍遙散水製エキス1.2g（カンキョウ・ハッカ各0.5g，カンゾウ0.75g，サイコ・シャクヤク・トウキ・ビャクジュツ・ブクリョウ各1.5g）
添加 ステアリン酸マグネシウム，乳糖，バレイショデンプン，メタケイ酸アルミン酸マグネシウム
適応 体力中等度以下で，肩がこり，疲れやすく精神不安などの精神神経症状，ときに便秘の傾向のあるものの次の諸症：冷え症，虚弱体質，月経不順，月経困難，更年期障害，血の道症，不眠症，神経症
用法 1回15才以上6錠，14〜7才4錠，6〜5才3錠，1日3回食間。5才未満は服用しない

フラーリンL粒 ⊖　剤盛堂薬品㈱
区分 第2類
組成 顆（淡褐）・3包(4.5g)中　八味逍遙散料エキス1.2g（カンキョウ・ハッカ各0.5g，カンゾウ0.75g，サイコ・シャクヤク・トウキ・ビャクジュツ・ブクリョウ各1.5g）
添加 軽質無水ケイ酸，ステアリン酸マグネシウム，乳糖，ヒドロキシプロピルセルロース
適応 体力中等度以下で，肩がこり，疲れやすく精神不安などの精神神経症状，ときに便秘の傾向のあるものの次の諸症：冷え症，虚弱体質，月経不順，月経困難，更年期障害，血の道症，不眠症，神経症
用法 1回15才以上1包，14〜7才⅔，6〜4才½，3〜2才⅓，2才未満¼，1日3回食後。1才未満には，医師の診療を受けさせることを優先し，止むを得ない場合にだけ服用させる。3ヵ月未満は服用しない

一般用漢方製剤

シレイトウ
四苓湯

〔基準〕

(平成20年9月30日 厚生労働省医薬食品局審査管理課長通知による)

1. 成分・分量
    沢瀉4, 茯苓4, 蒼朮4（白朮も可）, 猪苓4
2. 用法・用量
    (1)散：1回1～1.5g　1日2～3回　(2)湯
3. 効能・効果
    体力に関わらず使用でき, のどが渇いて水を飲んでも尿量が少なく, はきけ, 嘔吐, 腹痛, むくみなどのいずれかを伴うものの次の諸症：暑気あたり, 急性胃腸炎, むくみ

〔使用上の注意〕

(平成25年3月27日 厚生労働省医薬食品局安全対策課長・審査管理課長通知による)

【添付文書等に記載すべき事項】
『してはいけないこと』
(守らないと現在の症状が悪化したり, 副作用が起こりやすくなる)
　　次の人は服用しないこと
　　　生後3ヵ月未満の乳児。
　　　〔生後3ヵ月未満の用法がある製剤に記載すること。〕
『相談すること』
1. 次の人は服用前に医師, 薬剤師又は登録販売者に相談すること
   (1) 医師の治療を受けている人。
   (2) 妊婦又は妊娠していると思われる人。
2. 1ヵ月位（急性胃腸炎に服用する場合には5～6回, 暑気あたりに服用する場合には5～6日間）服用しても症状がよくならない場合は服用を中止し, この文書を持って医師, 薬剤師又は登録販売者に相談すること
〔用法及び用量に関連する注意として, 用法及び用量の項目に続けて以下を記載すること。〕
   (1) 小児に服用させる場合には, 保護者の指導監督のもとに服用させること。
       〔小児の用法及び用量がある場合に記載すること。〕
   (2) 〔小児の用法がある場合, 剤形により, 次に該当する場合には, そのいずれかを記載すること。〕
       1) 3歳以上の幼児に服用させる場合には, 薬剤がのどにつかえることのないよう, よく注意すること。
          〔5歳未満の幼児の用法がある錠剤・丸剤の場合に記載すること。〕
       2) 幼児に服用させる場合には, 薬剤がのどにつかえることのないよう, よく注意すること。
          〔3歳未満の用法及び用量を有する丸剤の場合に記載すること。〕
       3) 1歳未満の乳児には, 医師の診療を受けさせることを優先し, やむを得ない場合にのみ服用させること。
          〔カプセル剤及び錠剤・丸剤以外の製剤の場合に記載すること。なお, 生後3ヵ月未満の用法がある製剤の場合,「生後3ヵ月未満の乳児」を『してはいけないこと』に記載し, 用法及び用量欄には記載しないこと。〕

保管及び取扱い上の注意
(1) 直射日光の当たらない（湿気の少ない）涼しい所に（密栓して）保管すること。
    〔（　）内は必要とする場合に記載すること。〕
(2) 小児の手の届かない所に保管すること。
(3) 他の容器に入れ替えないこと。（誤用の原因になったり品質が変わる。）
    〔容器等の個々に至適表示がなされていて, 誤用のおそれのない場合には記載しなくてもよい。〕

【外部の容器又は外部の被包に記載すべき事項】
注意
1. 次の人は服用しないこと
    生後3ヵ月未満の乳児。
    〔生後3ヵ月未満の用法がある製剤に記載すること。〕
2. 次の人は服用前に医師, 薬剤師又は登録販売者に相談すること
   (1) 医師の治療を受けている人。
   (2) 妊婦又は妊娠していると思われる人。
2'. 服用が適さない場合があるので, 服用前に医師, 薬剤師又は登録販売者に相談すること
    〔2.の項目の記載に際し, 十分な記載スペースがない場合には2'.を記載すること。〕
3. 服用に際しては, 説明文書をよく読むこと
4. 直射日光の当たらない（湿気の少ない）涼しい所に（密栓して）保管すること
    〔（　）内は必要とする場合に記載すること。〕

トチモトの四苓湯 ㈱栃本天海堂
- 区分 第2類
- 組成 煎：1包(16g)中 タクシャ4g, ブクリョウ4g, ビャクジュツ4g, チョレイ4g
- 適応 のどが渇いて水を飲んでも尿量が少なく, 吐き気, 嘔吐, 腹痛, むくみなどのいずれかを伴う次の諸症：暑気あたり, 急性胃腸炎, むくみ
- 用法 15才以上1日1包を煎じ食間3回に分服。14～7才2/3, 6～4才1/2, 3～2才1/3, 2才未満1/4以下

辛夷清肺湯

〔基準〕
(平成20年9月30日 厚生労働省医薬食品局審査管理課長通知による)
1. 成分・分量
   辛夷2～3, 知母3, 百合3, 黄芩3, 山梔子1.5～3, 麦門冬5～6, 石膏5～6, 升麻1～1.5, 枇杷葉1～3
2. 用法・用量
   湯
3. 効能・効果
   体力中等度以上で，濃い鼻汁が出て，ときに熱感を伴うものの次の諸症：鼻づまり，慢性鼻炎，蓄膿症（副鼻腔炎）

〔使用上の注意〕
(平成25年8月6日 厚生労働省医薬食品局安全対策課長通知による)
【添付文書等に記載すべき事項】
『してはいけないこと』
(守らないと現在の症状が悪化したり，副作用が起こりやすくなる)
　　次の人は服用しないこと
　　　生後3ヵ月未満の乳児。
　　　〔生後3ヵ月未満の用法がある製剤に記載すること。〕
『相談すること』
1. 次の人は服用前に医師，薬剤師又は登録販売者に相談すること
   (1) 医師の治療を受けている人。
   (2) 妊婦又は妊娠していると思われる人。
   (3) 体の虚弱な人（体力の衰えている人，体の弱い人）。
   (4) 胃腸虚弱で冷え症の人。
2. 服用後，次の症状があらわれた場合は副作用の可能性があるので，直ちに服用を中止し，この文書を持って医師，薬剤師又は登録販売者に相談すること

関係部位	症　　状
消化器	食欲不振，胃部不快感

まれに下記の重篤な症状が起こることがある。その場合は直ちに医師の診療を受けること。

症状の名称	症　　状
間質性肺炎	階段を上ったり，少し無理をしたりすると息切れがする・息苦しくなる，空せき，発熱等がみられ，これらが急にあらわれたり，持続したりする。
肝機能障害	発熱，かゆみ，発疹，黄疸（皮膚や白目が黄色くなる），褐色尿，全身のだるさ，食欲不振等があらわれる。
腸間膜静脈硬化症	長期服用により，腹痛，下痢，便秘，腹部膨満等が繰り返しあらわれる。

3. 1ヵ月位服用しても症状がよくならない場合は服用を中止し，この文書を持って医師，薬剤師又は登録販売者に相談すること
〔用法及び用量に関連する注意として，用法及び用量の項目に続けて以下を記載すること。〕
   (1) 小児に服用させる場合には，保護者の指導監督のもとに服用させること。
      〔小児の用法及び用量がある場合に記載すること。〕
   (2) 〔小児の用法がある場合，剤形により，次に該当する場合には，そのいずれかを記載すること。〕
      1) 3歳以上の幼児に服用させる場合には，薬剤がのどにつかえることのないよう，よく注意すること。
      〔5歳未満の幼児の用法がある錠剤・丸剤の場合に記載すること。〕
      2) 幼児に服用させる場合には，薬剤がのどにつかえることのないよう，よく注意すること。
      〔5歳未満の用法及び用量を有する丸剤の場合に記載すること。〕
   3) 1歳未満の乳児には，医師の診療を受けさせることを優先し，やむを得ない場合にのみ服用させること。
      〔カプセル剤及び錠剤・丸剤以外の製剤の場合に記載すること。なお，生後3ヵ月未満の用法がある製剤の場合，「生後3ヵ月未満の乳児」を『してはいけないこと』に記載し，用法及び用量欄には記載しないこと。〕

保管及び取扱い上の注意
(1) 直射日光の当たらない（湿気の少ない）涼しい所に（密栓して）保管すること。
   〔(　) 内は必要とする場合に記載すること。〕
(2) 小児の手の届かない所に保管すること。
(3) 他の容器に入れ替えないこと。（誤用の原因になったり品質が変わる。）
   〔容器等の個々に至適表示がなされていて，誤用のおそれのない場合には記載しなくてもよい。〕

【外部の容器又は外部の被包に記載すべき事項】
注意
1. 次の人は服用しないこと
   生後3ヵ月未満の乳児。
   〔生後3ヵ月未満の用法がある製剤に記載すること。〕
2. 次の人は服用前に医師，薬剤師又は登録販売者に相談すること
   (1) 医師の治療を受けている人。
   (2) 妊婦又は妊娠していると思われる人。
   (3) 体の虚弱な人（体力の衰えている人，体の弱い人）。
   (4) 胃腸虚弱で冷え症の人。
2′. 服用が適さない場合があるので，服用前に医師，薬剤師又は登録販売者に相談すること
   〔2.の項目の記載に際し，十分な記載スペースがない場合には2′.を記載すること。〕
3. 服用に際しては，説明文書をよく読むこと
4. 直射日光の当たらない（湿気の少ない）涼しい所に（密栓して）保管すること
   〔(　) 内は必要とする場合に記載すること。〕

ウチダの辛夷清肺湯㊀　㈱ウチダ和漢薬
区分 第2類
組成煎：1袋中 シンイ2g，ビワヨウ2g，チモ3g，ビャクゴウ3g，オウゴン3g，サンシシ3g，バクモンドウ5g，セッコウ5g，ショウマ1g
適応 鼻閉塞，鼻茸，肥厚性鼻炎，上顎洞化膿症
用法 13才以上1日1袋を煎じ2～3回に分けて食前1時間又は食間空腹時に温服。12～5才½，5才未満⅓。1才未満には，医師の診療を受けさせることを優先し，止むを得ない場合にだけ服用させる。3ヵ月未満は服用しない
包装 30袋

ウチダの辛夷清肺湯エキス散㊀　㈱ウチダ和漢薬
区分 第2類
組成細：7.5g中 辛夷清肺湯エキス3.2g（セッコウ・バクモンドウ各2.5g，オウゴン・サンシシ・チモ・ビャクゴウ各1.5g，ショウマ0.5g，シンイ・ビワヨウ各1g）
添加 乳糖水和物，バレイショデンプン，メタケイ酸アルミン酸マグネシウム
適応 体力中等度以上で，濃い鼻汁が出て，ときに熱感を伴うものの次の諸症：鼻づまり，慢性鼻炎，蓄膿症（副鼻腔炎）
用法 1回15才以上2.5g，14～7才⅔，6～4才½，3～2才⅓，2才未満¼以下，1日3回食前又は食間。1才未満には，医師の診療を受け

辛夷清肺湯

させることを優先し、止むを得ない場合にだけ服用させる。3ヵ月未満は服用しない
包装500g

辛夷清肺湯 ⊖ 東洋漢方製薬㈱
区分 第2類
組成 煎：1包(27g)中 チモ3g, オウゴン3g, サンシシ3g, バクモンドウ5g, セッコウ5g, ショウマ1g, シンイ2g, ビワヨウ2g, ビャクゴウ3g
適応 鼻づまり、慢性鼻炎、蓄膿症
用法 15才以上1日1包を煎じ2〜3回（食前1時間又は食間空腹時）に分けて温服。14〜7才⅔, 6〜4才½, 3〜2才⅓, 1日3回。2才未満は服用しない
包装 100包〔Ⓑ17,850〕

辛夷清肺湯エキス顆粒「クラシエ」⊖ 大峰堂薬品工業㈱-クラシエ薬品㈱
区分 第2類
組成 顆（淡褐）：3包(4.5g)中 辛夷清肺湯エキス2500mg（チモ・オウゴン・シンイ・ビャクゴウ各1.5g, サンシシ・ショウマ各0.75g, バクモンドウ・セッコウ各3g, ビワヨウ0.5g）
添加 ヒドロキシプロピルセルロース，乳糖
適応 体力中等度以上で、濃い鼻汁が出て、ときに熱感を伴うものの次の諸症：鼻づまり、慢性鼻炎、蓄膿症（副鼻腔炎）
用法 1回15才以上1包, 14〜7才⅔, 6〜4才½, 3〜2才⅓, 1日3回食前又は食間。2才未満は服用しない
包装 90包

辛夷清肺湯エキス錠（チオセルエース）⊖ 原沢製薬工業㈱-㈱ニッド
区分 第2類
組成 錠（帯茶黄緑）：12錠中 辛夷清肺湯乾燥エキス3g（シンイ・ビワヨウ各2g, ビャクゴウ・チモ・オウゴン・サンシシ各3g, バクモンドウ・セッコウ各5g, ショウマ1g）
添加 バレイショデンプン，タルク
適応 鼻づまり、慢性鼻炎、蓄膿症
用法 1回15才以上4錠, 14〜7才2錠, 1日3回食間。7才未満は服用しない
包装 原沢製薬工業㈱販売：90錠〔Ⓐ2,100(税込み)〕, 240錠〔Ⓐ5,040(税込み)〕。㈱ニッド販売：84錠, 180錠

辛夷清肺湯「タキザワ」⊖ ㈱タキザワ漢方廠
区分 第2類
組成 煎：2包(28g)中 シンイ3g, チモ3g, ビャクゴウ3g, オウゴン3g, サンシシ1.5g, バクモンドウ6g, セッコウ6g, ショウマ1.5g, ビワヨウ1g
適応 体力中等度以上で、濃い鼻汁が出て、ときに熱感を伴うものの次の諸症：鼻づまり、慢性鼻炎、蓄膿症（副鼻腔炎）
用法 15才以上1回1包を煎じ、1日2回朝夕空腹時。14〜7才⅔, 6〜4才½, 3〜2才⅓, 2才未満¼以下。1才未満には、医師の診察を受けさせることを優先し、止むを得ない場合にだけ服用させる。3ヵ月未満は服用しない
包装 120包〔Ⓐ28,350(税込み)Ⓑ14,175(税込み)〕

チクナイン ⊖ 小林製薬㈱
区分 第2類
組成 顆：2包(4.6g)中 辛夷清肺湯エキス粉末2.5g（シンイ・チモ・ビャクゴウ・オウゴン各1.5g, サンシシ・ショウマ各0.75g, バクモンドウ・セッコウ各3g, ビワヨウ0.5g）
添加 ヒドロキシプロピルセルロース，二酸化ケイ素，乳糖
適応 体力中等度以上で、濃い鼻汁が出て、ときに熱感を伴うものの次の諸症：鼻づまり、慢性鼻炎、蓄膿症（副鼻腔炎）
用法 1回15才以上1包, 14〜7才⅔, 6〜4才½, 3〜2才⅓, 1日2回朝夕食前又は食間。2才未満は服用しない
包装 14包〔Ⓐ2,100(税込み)〕, 28包〔Ⓐ3,990(税込み)〕

チクナイン錠 ⊖ 小林製薬㈱
区分 第2類
組成 錠：10錠中 辛夷清肺湯エキス粉末2.5g（シンイ・チモ・ビャクゴウ・オウゴン各1.5g, サンシシ・ショウマ各0.75g, バクモンドウ・セッコウ各3g, ビワヨウ0.5g）
添加 カルメロースカルシウム(CMC-Ca), クロスカルメロースナトリウム(クロスCMC-Na), ステアリン酸マグネシウム，タルク，二酸化ケイ素
適応 体力中等度以上で、濃い鼻汁が出て、ときに熱感を伴うものの次の諸症：鼻づまり、慢性鼻炎、蓄膿症（副鼻腔炎）
用法 15才以上1回5錠1日2回朝夕食前又は食間。15才未満は服用しない
包装 70錠〔Ⓐ2,100(税込み)〕

デルマンエビス ⊖ ㈲本町薬品
区分 第2類
組成 散（茶褐）：3包(6g)中 辛夷清肺湯水性乾燥エキス粉末5.9g（シンイ・ビワヨウ各2g, ユリネ・チモ・オウゴン・サンシシ各3g, バクモンドウ・セッコウ各5g), バレイショデンプン0.1g
適応 鼻づまり、慢性鼻炎、蓄膿症
用法 1回15才以上1包, 14〜7才⅔, 6〜4才⅓, 3〜2才¼, 1日3回食間随時。2才未満は服用しない
包装 90包〔Ⓐ8,190(税込み)〕

東洋の辛夷清肺湯エキス顆粒 ⊖ 東洋漢方製薬㈱
区分 第2類
組成 顆：9g中 水製乾燥エキス3.44g（シンイ・ビワヨウ各2g, チモ・ビャクゴウ・オウゴン・サンシシ各3g, バクモンドウ・セッコウ各5g, ショウマ1g）
添加 乳糖, バレイショデンプン
適応 鼻づまり、慢性鼻炎、蓄膿症
用法 1回15才以上3g, 14〜7才2g, 6〜4才1.5g, 3〜2才1g, 1日3回食間又は空腹時
包装 500g〔Ⓑ8,500〕

東洋の辛夷清肺湯エキス顆粒（分包）⊖ 東洋漢方製薬㈱
区分 第2類
組成 顆：3包(9g)中 水製乾燥エキス3.44g（シンイ・ビワヨウ各2g, チモ・ビャクゴウ・オウゴン・サンシシ各3g, バクモンドウ・セッコウ各5g, ショウマ1g）
添加 乳糖, バレイショデンプン
適応 鼻づまり、慢性鼻炎、蓄膿症
用法 1回15才以上1包, 14〜7才⅔, 6〜4才½, 3〜2才⅓, 1日3回食間又は空腹時。2才未満は服用しない
包装 30包〔Ⓐ3,500Ⓑ1,750〕

ノーザV「コタロー」⊖ 小太郎漢方製薬㈱
区分 第2類
組成 錠（茶）：12錠中 水製エキス2.7g（シンイ・ビワヨウ各1g, チモ・ビャクゴウ・オウゴン・サンシシ各1.5g, バクモンドウ・セッコウ各2.5g, ショウマ0.5g）
添加 酸化チタン, ステアリン酸マグネシウム, タルク, トウモロコシデンプン, 乳糖水和物, ヒプロメロース（ヒドロキシプロピルメチルセルロース）, メタケイ酸アルミン酸マグネシウム, カラメル, カルナウバロウ, サラシミツロウ
適応 鼻づまり、慢性鼻炎、蓄膿症
用法 1回15才以上4錠, 14〜7才3錠, 6〜5才2錠, 1日3回食前又は食間。5才未満は服用しない
包装 180錠

ノンパースD（錠剤辛夷清肺湯）⊖ 一元製薬㈱-㈱イチゲン
区分 第2類
組成 錠（褐）：100錠中 オウゴン末2.5g, サンシシ末2.5g, シンイ末1.7g, チモ末2.5g, ビャクゴウ末2.5g, バクモンドウ末4.1g, セッコウ末4.1g, ショウマ末0.9g, ビワヨウ末1.7g, 水性エキス2.5g（チモ・オウゴン・サンシシ・ビャクゴウ各3g, バクモンドウ・セッコウ各5g, ショウマ1g, シンイ・ビワヨウ各2g）
適応 体力中等度以上で、濃い鼻汁が出て、ときに熱感を伴うものの次の諸症：鼻づまり、慢性鼻炎、蓄膿症（副鼻腔炎）
用法 1回成人4〜6錠, 13〜7才2〜3錠, 1日3回食前1時間又は空腹時
包装 350錠〔Ⓐ3,500Ⓑ1,750〕, 1000錠〔Ⓐ8,400Ⓑ4,200〕, 2000錠〔Ⓐ15,000Ⓑ7,500〕

ハイビナール ⊖ 大杉製薬㈱
区分 第2類

| 組成 |顆(黄褐):3包(12g)中 辛夷清肺湯エキス6.3g(シンイ・ビワヨウ各2g,チモ・ビャクゴウ・オウゴン・サンシシ各3g,バクモンドウ・セッコウ各5g,ショウマ1g)
| 添加 |乳糖,トウモロコシデンプン,ステアリン酸マグネシウム
| 適応 |体力中等度以上で,濃い鼻汁が出て,ときに熱感を伴うものの次の諸症:鼻づまり,慢性鼻炎,蓄膿症(副鼻腔炎)
| 用法 |1回15才以上1包,14~7才2/3,6~4才1/2,3~2才1/3,2才未満1/4,1日3回食前又は食間。1才未満には,医師の診療を受けさせることを優先し,止むを得ない場合にだけ服用させる。3ヵ月未満は服用しない
| 包装 |48包〔Ⓐ4,200〕

秦艽羌活湯 (ジンギョウキョウカツトウ)

〔基準〕

(平成20年9月30日 厚生労働省医薬食品局審査管理課長通知による)

1. 成分・分量
   秦艽3,羌活5,黄耆3,防風2,升麻1.5,甘草1.5,麻黄1.5,柴胡1.5,藁本0.5,細辛0.5,紅花0.5
2. 用法・用量
   湯
3. 効能・効果
   体力中等度なものの次の症状:かゆみのある痔疾

〔使用上の注意〕

(平成25年3月27日 厚生労働省医薬食品局安全対策課長・審査管理課長通知による)

【添付文書等に記載すべき事項】

『してはいけないこと』
(守らないと現在の症状が悪化したり,副作用が起こりやすくなる)

次の人は服用しないこと
生後3ヵ月未満の乳児。
〔生後3ヵ月未満の用法がある製剤に記載すること。〕

『相談すること』

1. 次の人は服用前に医師,薬剤師又は登録販売者に相談すること
   (1) 医師の治療を受けている人。
   (2) 妊婦又は妊娠していると思われる人。
   (3) 体の虚弱な人(体力の衰えている人,体の弱い人)。
   (4) 胃腸の弱い人。
   (5) 発汗傾向の著しい人。
   (6) 高齢者。
      〔マオウ又は,1日最大配合量が甘草として1g以上(エキス剤については原生薬に換算して1g以上)含有する製剤に記載すること。〕
   (7) 次の症状のある人。
      むくみ[1],排尿困難[2]
      〔[1]は,1日最大配合量が甘草として1g以上(エキス剤については原生薬に換算して1g以上)含有する製剤に記載すること。[2]は,マオウを含有する製剤に記載すること。〕
   (8) 次の診断を受けた人。
      高血圧[1][2],心臓病[1][2],腎臓病[1][2],甲状腺機能障害[2]
      〔[1]は,1日最大配合量が甘草として1g以上(エキス剤については原生薬に換算して1g以上)含有する製剤に記載すること。[2]は,マオウを含有する製剤に記載すること。〕
2. 服用後,次の症状があらわれた場合は副作用の可能性があるので,直ちに服用を中止し,この文書を持って医師,薬剤師又は登録販売者に相談すること
   まれに下記の重篤な症状が起こることがある。その場合は直ちに医師の診療を受けること。

症状の名称	症　　　状
偽アルドステロン症,ミオパチー	手足のだるさ,しびれ,つっぱり感やこわばりに加えて,脱力感,筋肉痛があらわれ,徐々に強くなる。

〔1日最大配合量が甘草として1g以上(エキス剤については原生薬に換算して1g以上)含有する製剤に記載すること。〕

3. 1ヵ月位服用しても症状がよくならない場合は服用を中止し，この文書を持って医師，薬剤師又は登録販売者に相談すること
4. 長期連用する場合には，医師，薬剤師又は登録販売者に相談すること
〔1日最大配合量が甘草として1g以上（エキス剤については原生薬に換算して1g以上）含有する製剤に記載すること。〕

〔用法及び用量に関連する注意として，用法及び用量の項目に続けて以下を記載すること。〕
(1) 小児に服用させる場合には，保護者の指導監督のもとに服用させること。
〔小児の用法及び用量がある場合に記載すること。〕
(2) 〔小児の用法がある場合，剤形により，次に該当する場合には，そのいずれかを記載すること。〕
 1) 3歳以上の幼児に服用させる場合には，薬剤がのどにつかえることのないよう，よく注意すること。
 〔5歳未満の幼児の用法がある錠剤・丸剤の場合に記載すること。〕
 2) 幼児に服用させる場合には，薬剤がのどにつかえることのないよう，よく注意すること。
 〔3歳未満の用法及び用量を有する丸剤の場合に記載すること。〕
 3) 1歳未満の乳児には，医師の診療を受けさせることを優先し，やむを得ない場合にのみ服用させること。
 〔カプセル剤及び錠剤・丸剤以外の製剤の場合に記載すること。なお，生後3ヵ月未満の用法がある製剤の場合，「生後3ヵ月未満の乳児」を『してはいけないこと』に記載し，用法及び用量欄には記載しないこと。〕

保管及び取扱い上の注意
(1) 直射日光の当たらない（湿気の少ない）涼しい所に（密栓して）保管すること。
〔（ ）内は必要とする場合に記載すること。〕
(2) 小児の手の届かない所に保管すること。
(3) 他の容器に入れ替えないこと。（誤用の原因になったり品質が変わる。）
〔容器等の個々に至適表示がなされていて，誤用のおそれのない場合には記載しなくてもよい。〕

【外部の容器又は外部の被包に記載すべき事項】
注意
1. 次の人は服用しないこと
生後3ヵ月未満の乳児。
〔生後3ヵ月未満の用法がある製剤に記載すること。〕
2. 次の人は服用前に医師，薬剤師又は登録販売者に相談すること
(1) 医師の治療を受けている人。
(2) 妊婦又は妊娠していると思われる人。
(3) 体の虚弱な人（体力の衰えている人，体の弱い人）。
(4) 胃腸の弱い人。
(5) 発汗傾向の著しい人。
(6) 高齢者。
〔マオウ又は，1日最大配合量が甘草として1g以上（エキス剤については原生薬に換算して1g以上）含有する製剤に記載すること。〕
(7) 次の症状のある人。
むくみ[1]，排尿困難[2]
〔[1]は，1日最大配合量が甘草として1g以上（エキス剤については原生薬に換算して1g以上）含有する製剤に記載すること。[2]は，マオウを含有する製剤に記載すること。〕
(8) 次の診断を受けた人。
高血圧[1][2]，心臓病[1][2]，腎臓病[1][2]，甲状腺機能障害[2]
〔[1]は，1日最大配合量が甘草として1g以上（エキス剤については原生薬に換算して1g以上）含有する製剤に記載すること。[2]は，マオウを含有する製剤に記載すること。〕
2'. 服用が適さない場合があるので，服用前に医師，薬剤師又は登録販売者に相談すること
〔2.の項目の記載に際し，十分な記載スペースがない場合には2'.を記載すること。〕
3. 服用に際しては，説明文書をよく読むこと
4. 直射日光の当たらない（湿気の少ない）涼しい所に（密栓して）保管すること
〔（ ）内は必要とする場合に記載すること。〕

秦艽防風湯 (ジンギョウボウフウトウ)

〔基準〕

(平成20年9月30日 厚生労働省医薬食品局審査管理課長通知による)
1. 成分・分量
   秦艽2，沢瀉2，陳皮2，柴胡2，防風2，当帰3，蒼朮3，甘草1，黄柏1，升麻1，大黄1，桃仁2，紅花1
2. 用法・用量
   湯
3. 効能・効果
   体力中等度で，便秘傾向があるものの次の症状：痔核で排便痛のあるもの

〔使用上の注意〕

(平成25年3月27日 厚生労働省医薬食品局安全対策課長・審査管理課長通知による)

【添付文書等に記載すべき事項】
『してはいけないこと』
(守らないと現在の症状が悪化したり，副作用が起こりやすくなる)
1. 次の人は服用しないこと
   生後3ヵ月未満の乳児。
   〔生後3ヵ月未満の用法がある製剤に記載すること。〕
2. 授乳中の人は本剤を服用しないか，本剤を服用する場合は授乳を避けること

『相談すること』
1. 次の人は服用前に医師，薬剤師又は登録販売者に相談すること
   (1) 医師の治療を受けている人。
   (2) 妊婦又は妊娠していると思われる人。
   (3) 体の虚弱な人（体力の衰えている人，体の弱い人）。
   (4) 胃腸が弱く下痢しやすい人。
   (5) 高齢者。
       〔1日最大配合量が甘草として1g以上（エキス剤については原生薬に換算して1g以上）含有する製剤に記載すること。〕
   (6) 今までに薬などにより発疹・発赤，かゆみ等を起こしたことがある人。
   (7) 次の症状のある人。
       むくみ
       〔1日最大配合量が甘草として1g以上（エキス剤については原生薬に換算して1g以上）含有する製剤に記載すること。〕
   (8) 次の診断を受けた人。
       高血圧，心臓病，腎臓病
       〔1日最大配合量が甘草として1g以上（エキス剤については原生薬に換算して1g以上）含有する製剤に記載すること。〕
   (9) 次の医薬品を服用している人。
       瀉下薬（下剤）
2. 服用後，次の症状があらわれた場合は副作用の可能性があるので，直ちに服用を中止し，この文書を持って医師，薬剤師又は登録販売者に相談すること

関係部位	症　　状
皮　膚	発疹・発赤，かゆみ
消化器	はげしい腹痛を伴う下痢，腹痛

まれに下記の重篤な症状が起こることがある。その場合は直ちに医師の診療を受けること。

症状の名称	症　　状
偽アルドステロン症，ミオパチー	手足のだるさ，しびれ，つっぱり感やこわばりに加えて，脱力感，筋肉痛があらわれ，徐々に強くなる。

〔1日最大配合量が甘草として1g以上（エキス剤については原生薬に換算して1g以上）含有する製剤に記載すること。〕

3. 服用後，次の症状があらわれることがあるので，このような症状の持続又は増強が見られた場合には，服用を中止し，この文書を持って医師，薬剤師又は登録販売者に相談すること
   軟便，下痢
4. 1ヵ月位服用しても症状がよくならない場合は服用を中止し，この文書を持って医師，薬剤師又は登録販売者に相談すること
5. 長期連用する場合には，医師，薬剤師又は登録販売者に相談すること
   〔1日最大配合量が甘草として1g以上（エキス剤については原生薬に換算して1g以上）含有する製剤に記載すること。〕

〔用法及び用量に関連する注意として，用法及び用量の項目に続けて以下を記載すること。〕
(1) 小児に服用させる場合には，保護者の指導監督のもとに服用させること。
    〔小児の用法及び用量がある場合に記載すること。〕
(2) 〔小児の用法がある場合，剤形により，次に該当する場合には，そのいずれかを記載すること。〕
    1) 3歳以上の幼児に服用させる場合には，薬剤がのどにつかえることのないよう，よく注意すること。
       〔5歳未満の幼児の用法がある錠剤・丸剤の場合に記載すること。〕
    2) 幼児に服用させる場合には，薬剤がのどにつかえることのないよう，よく注意すること。
       〔3歳未満の用法及び用量を有する丸剤の場合に記載すること。〕
    3) 1歳未満の乳児には，医師の診療を受けさせることを優先し，やむを得ない場合にのみ服用させること。
       〔カプセル剤及び錠剤・丸剤以外の製剤の場合に記載すること。なお，生後3ヵ月未満の用法がある製剤の場合，「生後3ヵ月未満の乳児」を『してはいけないこと』に記載し，用法及び用量欄には記載しないこと。〕

保管及び取扱い上の注意
(1) 直射日光の当たらない（湿気の少ない）涼しい所に（密栓して）保管すること。
    〔(　)内は必要とする場合に記載すること。〕
(2) 小児の手の届かない所に保管すること。
(3) 他の容器に入れ替えないこと。（誤用の原因になったり品質が変わる。）
    〔容器等の個々に至適表示がなされていて，誤用のおそれのない場合には記載しなくてもよい。〕

【外部の容器又は外部の被包に記載すべき事項】
注意
1. 次の人は服用しないこと
   生後3ヵ月未満の乳児。
   〔生後3ヵ月未満の用法がある製剤に記載すること。〕
2. 授乳中の人は本剤を服用しないか，本剤を服用する場合は授乳を避けること
3. 次の人は服用前に医師，薬剤師又は登録販売者に相談すること
   (1) 医師の治療を受けている人。
   (2) 妊婦又は妊娠していると思われる人。
   (3) 体の虚弱な人（体力の衰えている人，体の弱い人）。
   (4) 胃腸が弱く下痢しやすい人。
   (5) 高齢者。

〔1日最大配合量が甘草として1g以上（エキス剤については原生薬に換算して1g以上）含有する製剤に記載すること。〕
(6) 今までに薬などにより発疹・発赤，かゆみ等を起こしたことがある人。
(7) 次の症状のある人。
　　むくみ
〔1日最大配合量が甘草として1g以上（エキス剤については原生薬に換算して1g以上）含有する製剤に記載すること。〕
(8) 次の診断を受けた人。
　　高血圧，心臓病，腎臓病
〔1日最大配合量が甘草として1g以上（エキス剤については原生薬に換算して1g以上）含有する製剤に記載すること。〕
(9) 次の医薬品を服用している人。
　　瀉下薬（下剤）
3′．服用が適さない場合があるので，服用前に医師，薬剤師又は登録販売者に相談すること
〔3.の項目の記載に際し，十分な記載スペースがない場合には3′.を記載すること。〕
4．服用に際しては，説明文書をよく読むこと
5．直射日光の当たらない（湿気の少ない）涼しい所に（密栓して）保管すること
〔（　）内は必要とする場合に記載すること。〕

恵痔（エキス顆粒）　㈱建林松鶴堂
区分 第2類
組成 顆（褐黄）：3包(6g)中 秦艽防風湯水製乾燥エキス1.4g（ジンギョウ・タクシャ・チンピ・サイコ・ボウフウ各1g，トウキ・ソウジュツ・トウニン各1.5g，カンゾウ・オウバク・ショウマ・ダイオウ・コウカ各0.5g）
添加 乳糖，バレイショデンプン
適応 体力中等度で，便秘傾向があるものの次の症状：痔核で排便痛のあるもの
用法 1回成人1包，14〜7才⅔，6〜4才½，3〜2才⅓，2才未満¼以下，1日3回食間。1才未満には，医師の診療を受けさせることを優先し，止むを得ない場合にだけ服用させる。3ヵ月未満は服用しない
包装 30包〔Ⓐ2,730(税込み)〕，90包〔Ⓐ7,140(税込み)〕

シンセンタイツコウ　神仙太乙膏

〔基準〕
（平成24年8月30日　厚生労働省医薬食品局審査管理課長通知による）
1．成分・分量
　　当帰1，桂皮1，大黄1，芍薬1，地黄1，玄参1，白芷1，ゴマ油30〜48，黄蝋12〜48
2．用法・用量
　　外用
3．効能・効果
　　切り傷，かゆみ，虫刺され，軽いとこずれ，やけど

〔使用上の注意〕
（平成25年3月27日　厚生労働省医薬食品局安全対策課長・審査管理課長通知による）
【添付文書等に記載すべき事項】
『相談すること』
1．次の人は使用前に医師，薬剤師又は登録販売者に相談すること
(1) 医師の治療を受けている人。
(2) 薬などによりアレルギー症状を起こしたことがある人。
(3) 湿潤・ただれのひどい人。
(4) 傷口が化膿している人。
(5) 患部が広範囲の人。
2．使用後，次の症状があらわれた場合は副作用の可能性があるので，直ちに使用を中止し，この文書を持って医師，薬剤師又は登録販売者に相談すること

関係部位	症　　状
皮　膚	発疹・発赤，かゆみ

3．5〜6日間使用しても症状がよくならない場合は使用を中止し，この文書を持って医師，薬剤師又は登録販売者に相談すること
〔用法及び用量に関連する注意として，用法及び用量の項目に続けて以下を記載すること。〕
(1) 小児に使用させる場合には，保護者の指導監督のもとに使用させること。
(2) 外用にのみ使用すること。
(3) 目に入らないよう注意すること。
保管及び取扱い上の注意
(1) 直射日光の当たらない（湿気の少ない）涼しい所に（密栓して）保管すること。
〔（　）内は必要とする場合に記載すること。〕
(2) 小児の手の届かない所に保管すること。
(3) 他の容器に入れ替えないこと。（誤用の原因になったり品質が変わる。）
〔容器等の個々に至適表示がなされていて，誤用のおそれのない場合には記載しなくてもよい。〕
【外部の容器又は外部の被包に記載すべき事項】
注意
1．次の人は使用前に医師，薬剤師又は登録販売者に相談すること
(1) 医師の治療を受けている人。
(2) 薬などによりアレルギー症状を起こしたことがある人。
(3) 湿潤・ただれのひどい人。
(4) 傷口が化膿している人。
(5) 患部が広範囲の人。

1′. 使用が適さない場合があるので，使用前に医師，薬剤師又は登録販売者に相談すること
〔1.の項目の記載に際し，十分な記載スペースがない場合には1′.を記載すること。〕
2. 使用に際しては，説明文書をよく読むこと
3. 直射日光の当たらない（湿気の少ない）涼しい所に（密栓して）保管すること
〔（ ）内は必要とする場合に記載すること。〕

参蘇飲 (ジンソイン)

〔基準〕

(平成20年9月30日　厚生労働省医薬食品局審査管理課長通知による)

1. 成分・分量
   蘇葉1～3，枳実1～3，桔梗2～3，陳皮2～3，葛根2～6，前胡2～6，半夏3，茯苓3，人参1.5～2，大棗1.5～2，生姜0.5～1（ヒネショウガを使用する場合1.5～3，生姜の替わりに乾姜も可），木香1～1.5，甘草1～2（木香はなくても可）
2. 用法・用量
   湯
3. 効能・効果
   体力虚弱で，胃腸が弱いものの次の諸症：感冒，せき

〔使用上の注意〕

(平成25年3月27日　厚生労働省医薬食品局安全対策課長・審査管理課長通知による)

【添付文書等に記載すべき事項】

『してはいけないこと』
(守らないと現在の症状が悪化したり，副作用が起こりやすくなる)

次の人は服用しないこと
生後3ヵ月未満の乳児。
〔生後3ヵ月未満の用法がある製剤に記載すること。〕

『相談すること』
1. 次の人は服用前に医師，薬剤師又は登録販売者に相談すること
   (1) 医師の治療を受けている人。
   (2) 妊婦又は妊娠していると思われる人。
   (3) 高齢者。
   〔1日最大配合量が甘草として1g以上（エキス剤については原生薬に換算して1g以上）含有する製剤に記載すること。〕
   (4) 今までに薬などにより発疹・発赤，かゆみ等を起こしたことがある人。
   (5) 次の症状のある人。
   むくみ
   〔1日最大配合量が甘草として1g以上（エキス剤については原生薬に換算して1g以上）含有する製剤に記載すること。〕
   (6) 次の診断を受けた人。
   高血圧，心臓病，腎臓病
   〔1日最大配合量が甘草として1g以上（エキス剤については原生薬に換算して1g以上）含有する製剤に記載すること。〕
2. 服用後，次の症状があらわれた場合は副作用の可能性があるので，直ちに服用を中止し，この文書を持って医師，薬剤師又は登録販売者に相談すること

関係部位	症　　　状
皮　膚	発疹・発赤，かゆみ

まれに下記の重篤な症状が起こることがある。その場合は直ちに医師の診療を受けること。

症状の名称	症　　　状
偽アルドステロン症，ミオパチー	手足のだるさ，しびれ，つっぱり感やこわばりに加えて，脱力感，筋肉痛があらわれ，徐々に強くなる。

〔1日最大配合量が甘草として1g以上（エキス剤については原生薬に換算して1g以上）含有する製剤に記

3. 1週間位服用しても症状がよくならない場合は服用を中止し，この文書を持って医師，薬剤師又は登録販売者に相談すること
4. 長期連用する場合には，医師，薬剤師又は登録販売者に相談すること
〔1日最大配合量が甘草として1g以上（エキス剤については原生薬に換算して1g以上）含有する製剤に記載すること。〕

〔用法及び用量に関連する注意として，用法及び用量の項目に続けて以下を記載すること。〕
(1) 小児に服用させる場合には，保護者の指導監督のもとに服用させること。
〔小児の用法及び用量がある場合に記載すること。〕
(2) 〔小児の用法がある場合，剤形により，次に該当する場合には，そのいずれかを記載すること。〕
1) 3歳以上の幼児に服用させる場合には，薬剤がのどにつかえることのないよう，よく注意すること。
〔5歳未満の幼児の用法がある錠剤・丸剤の場合に記載すること。〕
2) 幼児に服用させる場合には，薬剤がのどにつかえることのないよう，よく注意すること。
〔3歳未満の用法及び用量を有する丸剤の場合に記載すること。〕
3) 1歳未満の乳児には，医師の診療を受けさせることを優先し，やむを得ない場合にのみ服用させること。
〔カプセル剤及び錠剤・丸剤以外の製剤の場合に記載すること。なお，生後3ヵ月未満の用法がある製剤の場合，「生後3ヵ月未満の乳児」を『してはいけないこと』に記載し，用法及び用量欄には記載しないこと。〕

保管及び取扱い上の注意
(1) 直射日光の当たらない（湿気の少ない）涼しい所に（密栓して）保管すること。
〔（ ）内は必要とする場合に記載すること。〕
(2) 小児の手の届かない所に保管すること。
(3) 他の容器に入れ替えないこと。（誤用の原因になったり品質が変わる。）
〔容器等の個々に至適表示がなされていて，誤用のおそれのない場合には記載しなくてもよい。〕

〔外部の容器又は外部の被包に記載すべき事項〕
注意
1. 次の人は服用しないこと
生後3ヵ月未満の乳児。
〔生後3ヵ月未満の用法がある製剤に記載すること。〕
2. 次の人は服用前に医師，薬剤師又は登録販売者に相談すること
(1) 医師の治療を受けている人。
(2) 妊婦又は妊娠していると思われる人。
(3) 高齢者。
〔1日最大配合量が甘草として1g以上（エキス剤については原生薬に換算して1g以上）含有する製剤に記載すること。〕
(4) 今までに薬などにより発疹・発赤，かゆみ等を起こしたことがある人。
(5) 次の症状のある人。
むくみ
〔1日最大配合量が甘草として1g以上（エキス剤については原生薬に換算して1g以上）含有する製剤に記載すること。〕
(6) 次の診断を受けた人。
高血圧，心臓病，腎臓病
〔1日最大配合量が甘草として1g以上（エキス剤については原生薬に換算して1g以上）含有する製剤に記載すること。〕

2'. 服用が適さない場合があるので，服用前に医師，薬剤師又は登録販売者に相談すること
〔2.の項目の記載に際し，十分な記載スペースがない場合には2'.を記載すること。〕
3. 服用に際しては，説明文書をよく読むこと
4. 直射日光の当たらない（湿気の少ない）涼しい所に（密栓して）保管すること
〔（ ）内は必要とする場合に記載すること。〕

ウチダの参蘇飲㊀　㈱ウチダ和漢薬
区分　第2類
組成煎：1袋(21.5g)中 ソヨウ1g，キジツ1g，キキョウ2g，チンピ2g，カッコン2g，ハンゲ3g，ブクリョウ3g，ニンジン1.5g，タイソウ1.5g，ショウキョウ0.5g，モッコウ1g，カンゾウ1g，ゼンコ2g
適応　感冒，せき
用法　15才以上1日1袋を煎じ3回に分けて食前1時間又は食間空腹時に温服。14〜7才⅔，6〜4才½，3〜2才⅓，2才未満¼以下。1才未満には，医師の診療を受けさせることを優先し，止むを得ない場合にだけ服用させる。3ヵ月未満は服用しない
包装　30袋

参蘇飲エキス顆粒KM㊀　㈱カーヤー・㈱イチゲン，一元製薬㈱
区分　第2類
組成顆：7.5g中 参蘇飲水製乾燥エキス2.85g（ハンゲ・ブクリョウ各3g，カッコン・キキョウ・ゼンコ・チンピ各2g，キジツ・ソヨウ・タイソウ・ニンジン各1.5g，カンキョウ・カンゾウ各1g）
添加　乳糖，ステアリン酸マグネシウム
適応　体力虚弱で，胃腸が弱いものの次の諸症：感冒，せき
用法　1回15才以上2.5g，14〜7才1.6g，6〜4才1.2g，3〜2才0.8g，2才未満0.6g以下，1日3回食前又は食間。1才未満には，医師の診療を受けさせることを優先し，止むを得ない場合にだけ服用させる。3ヵ月未満は服用しない
包装　500g　備考　製造：天津泰達薬業有限公司(中国)

参蘇飲エキス顆粒「クラシエ」㊀　大峰堂薬品工業㈱-クラシエ薬品㈱
区分　第2類
組成顆（褐）：3包(4.5g)中 参蘇飲エキス2300mg（ソヨウ・キジツ・モッコウ・カンゾウ各0.5g，キキョウ・チンピ・カッコン・ゼンコ各1g，ハンゲ・ブクリョウ各1.5g，ニンジン・タイソウ各0.75g，ショウキョウ0.25g）
添加　ヒドロキシプロピルセルロース，乳糖
適応　体力虚弱で，胃腸が弱いものの次の諸症：感冒，せき
用法　1回15才以上1包，14〜7才⅔，6〜4才½，3〜2才⅓，1日3回食前又は食間。2才未満は服用しない
包装　90包

参蘇飲エキス〔細粒〕97㊀　松浦薬業㈱-松浦漢方㈱
区分　第2類
組成細（淡褐）：3包(6g)又は6g中 参蘇飲水製エキス4.6g(乾燥物換算で約2.3g)に相当）（ソヨウ・キジツ・モッコウ・カンゾウ各0.5g，キキョウ・チンピ・カッコン・ゼンコ各1g，ハンゲ・ブクリョウ各1.5g，ニンジン・タイソウ各0.75g，ショウキョウ0.25g）
添加　メタケイ酸アルミン酸マグネシウム，ヒプロメロース(ヒドロキシプロピルメチルセルロース)，乳糖，トウモロコシデンプン，香料
適応　体力虚弱で，胃腸が弱いものの次の諸症：感冒，せき
用法　1回15才以上1包又は2g，14〜7才⅔，6〜4才½，3〜2才⅓，2才未満¼以下，1日3回食前又は食間。1才未満には，医師の診療を受けさせることを優先し，止むを得ない場合にだけ服用させる。3ヵ月未満は服用しない
包装　500g，12包〔Ⓐ1,260(税込み)〕，300包

参蘇飲エキス細粒G「コタロー」㊀　小太郎漢方製薬㈱
区分　第2類

組成	細(茶):3包(6g)中 水製エキス4.32g(ソヨウ・キジツ・ニンジン・タイソウ・モッコウ各1.2g, キキョウ・チンピ・カッコン・ゼンコ各1.6g, ハンゲ・ブクリョウ各2.4g, ショウキョウ・カンゾウ各0.8g)
添加	含水二酸化ケイ素, ステアリン酸マグネシウム, アメ粉
適応	体力虚弱で, 胃腸が弱いものの次の諸症:感冒, せき
用法	1回15才以上1包又は2g, 14〜7才2/3, 6〜4才1/2, 3〜2才1/3, 2才未満1/4, 1日3回食前又は食間。1才未満には, 医師の診療を受けさせることを優先し, 止むを得ない場合にだけ服用させる。3ヵ月未満は服用しない
包装	90包

ジンソニン「コタロー」(参蘇飲エキス錠) ⊖ 小太郎漢方製薬㈱

区分	第2類
組成	錠(白):12錠中 水製エキス2.7g(ソヨウ・キジツ・ニンジン・モッコウ各0.75g, ブクリョウ・ハンゲ各1.5g, チンピ・カッコン・キキョウ・ゼンコ各1g, ショウキョウ・カンゾウ各0.5g)
添加	酸化チタン, ステアリン酸マグネシウム, タルク, ヒプロメロース(ヒドロキシプロピルメチルセルロース), 粉末飴, メタケイ酸アルミン酸マグネシウム, カルナウバロウ, サラシミツロウ
適応	感冒, せき
用法	1回15才以上4錠, 14〜7才3錠, 6〜5才2錠, 1日3回食前又は食間。5才未満は服用しない
包装	60錠, 180錠

ベンザ調薬J末 ⊖ 武田薬品工業㈱

区分	第2類
組成	細(褐):3包(4.2g)中 参蘇飲エキス散3010mg(ソヨウ・キジツ・モッコウ・カンゾウ各500mg, キキョウ・チンピ・カッコン・ゼンコ各1000mg, ハンゲ・ブクリョウ各1500mg, ニンジン・タイソウ各750mg, ショウキョウ250mg)
添加	デキストリン, トウモロコシデンプン, 乳糖水和物, アルファー化デンプン, セルロース, スクラロース, アセスルファムカリウム, 無水ケイ酸
適応	体力虚弱で, 胃腸が弱いものの次の諸症:感冒, せき
用法	1回15才以上1包, 14〜7才2/3, 6〜4才1/2, 3才1/3, 1日3回食前又は食間。3才未満は服用しない
包装	1.4g×10包〔Ⓐ1,680(税込み)〕

妙煎(エキス顆粒) ⊖ ㈱建林松鶴堂

区分	第2類
組成	顆(淡赤褐):3包(6g)中 参蘇飲水製乾燥エキス1.4g(ソヨウ・キジツ・モッコウ・カンゾウ各0.5g, キキョウ・チンピ・カッコン・ゼンコ各1g, ハンゲ・ブクリョウ各1.5g, ニンジン・タイソウ各0.75g, ショウキョウ0.25g)
添加	乳糖, バレイショデンプン
適応	体力虚弱で, 胃腸が弱いものの次の諸症:感冒, せき
用法	1回成人1包, 14〜7才2/3, 6〜4才1/2, 3〜2才1/3, 2才未満1/4以下, 1日3回食間。1才未満には, 医師の診療を受けさせることを優先し, 止むを得ない場合にだけ服用させる。3ヵ月未満は服用しない
包装	12包〔Ⓐ1,522(税込み)〕, 90包〔Ⓐ7,140(税込み)〕

ワクナガ参蘇飲エキス細粒 ⊖ 湧永製薬㈱

区分	第2類
組成	細(淡褐):3包(6g)中 参蘇飲水製エキス4.6g(ソヨウ・キジツ・モッコウ・カンゾウ各0.5g, キキョウ・チンピ・カッコン・ゼンコ各1g, ハンゲ・ブクリョウ各1.5g, ニンジン・タイソウ各0.75g, ショウキョウ0.25g)
添加	乳糖, トウモロコシデンプン, 香料, メタケイ酸アルミン酸マグネシウム, ヒプロメロース(ヒドロキシプロピルメチルセルロース)
適応	感冒, せき
用法	1回15才以上1包, 14〜7才2/3, 6〜4才1/2, 3〜2才1/3, 1日3回食前又は食間。2才未満は服用しない
包装	21包〔Ⓐ1,995(税込み)〕

神秘湯 シンピトウ

〔基準〕

(平成20年9月30日 厚生労働省医薬食品局審査管理課長通知による)

1. 成分・分量
   麻黄3〜5, 杏仁4, 厚朴3, 陳皮2〜3, 甘草2, 柴胡2〜4, 蘇葉1.5〜3
2. 用法・用量
   湯
3. 効能・効果
   体力中等度で, せき, 喘鳴, 息苦しさがあり, たんが少ないものの次の諸症:小児ぜんそく, 気管支ぜんそく, 気管支炎

〔使用上の注意〕

(平成25年3月27日 厚生労働省医薬食品局安全対策課長・審査管理課長通知による)

【添付文書等に記載すべき事項】
『してはいけないこと』
(守らないと現在の症状が悪化したり, 副作用が起こりやすくなる)

次の人は服用しないこと
生後3ヵ月未満の乳児。
〔生後3ヵ月未満の用法がある製剤に記載すること。〕

『相談すること』
1. 次の人は服用前に医師, 薬剤師又は登録販売者に相談すること
   (1) 医師の治療を受けている人。
   (2) 妊婦又は妊娠していると思われる人。
   (3) 体の虚弱な人(体力の衰えている人, 体の弱い人)。
   (4) 胃腸の弱い人。
   (5) 発汗傾向の著しい人。
   (6) 高齢者。
       〔マオウ又は, 1日最大配合量が甘草として1g以上(エキス剤については原生薬に換算して1g以上)含有する製剤に記載すること。〕
   (7) 次の症状のある人。
       むくみ[1], 排尿困難[2]
       〔[1]は, 1日最大配合量が甘草として1g以上(エキス剤については原生薬に換算して1g以上)含有する製剤に記載すること。[2]は, マオウを含有する製剤に記載すること。〕
   (8) 次の診断を受けた人。
       高血圧[1,2], 心臓病[1,2], 腎臓病[1,2], 甲状腺機能障害[2]
       〔[1]は, 1日最大配合量が甘草として1g以上(エキス剤については原生薬に換算して1g以上)含有する製剤に記載すること。[2]は, マオウを含有する製剤に記載すること。〕
2. 服用後, 次の症状があらわれた場合は副作用の可能性があるので, 直ちに服用を中止し, この文書を持って医師, 薬剤師又は登録販売者に相談すること

関係部位	症　状
皮　膚	発疹・発赤, かゆみ
消化器	吐き気, 食欲不振, 胃部不快感

まれに下記の重篤な症状が起こることがある。その場合は直ちに医師の診療を受けること。

症状の名称	症　　状
偽アルドステロン症, ミオパチー	手足のだるさ，しびれ，つっぱり感やこわばりに加えて，脱力感，筋肉痛があらわれ，徐々に強くなる。

〔1日最大配合量が甘草として1g以上（エキス剤については原生薬に換算して1g以上）含有する製剤に記載すること。〕

3. 1ヵ月位服用しても症状がよくならない場合は服用を中止し，この文書を持って医師，薬剤師又は登録販売者に相談すること
4. 長期連用する場合には，医師，薬剤師又は登録販売者に相談すること
　〔1日最大配合量が甘草として1g以上（エキス剤については原生薬に換算して1g以上）含有する製剤に記載すること。〕

〔用法及び用量に関連する注意として，用法及び用量の項目に続けて以下を記載すること。〕
(1) 小児に服用させる場合には，保護者の指導監督のもとに服用させること。
　〔小児の用法及び用量がある場合に記載すること。〕
(2) 〔小児の用法がある場合，剤形により，次に該当する場合は，そのいずれかを記載すること。〕
　1) 3歳以上の幼児に服用させる場合には，薬剤がのどにつかえることのないよう，よく注意すること。
　　〔5歳未満の幼児の用法がある錠剤・丸剤の場合に記載すること。〕
　2) 幼児に服用させる場合には，薬剤がのどにつかえることのないよう，よく注意すること。
　　〔3歳未満の用法及び用量を有する丸剤の場合に記載すること。〕
　3) 1歳未満の乳児には，医師の診療を受けさせることを優先し，やむを得ない場合にのみ服用させること。
　　〔カプセル剤及び錠剤・丸剤以外の製剤の場合に記載すること。なお，生後3ヵ月未満の用法がある製剤の場合，「生後3ヵ月未満の乳児」を『してはいけないこと』に記載し，用法及び用量欄には記載しないこと。〕

保管及び取扱い上の注意
(1) 直射日光の当たらない（湿気の少ない）涼しい所に（密栓して）保管すること。
　〔（　）内は必要とする場合に記載すること。〕
(2) 小児の手の届かない所に保管すること。
(3) 他の容器に入れ替えないこと。（誤用の原因になったり品質が変わる。）
　〔容器等の個々に至適表示がなされていて，誤用のおそれのない場合には記載しなくてもよい。〕

【外部の容器又は外部の被包に記載すべき事項】
注意
1. 次の人は服用しないこと
　生後3ヵ月未満の乳児。
　〔生後3ヵ月未満の用法がある製剤に記載すること。〕
2. 次の人は服用前に医師，薬剤師又は登録販売者に相談すること
　(1) 医師の治療を受けている人。
　(2) 妊婦又は妊娠していると思われる人。
　(3) 体の虚弱な人（体力の衰えている人，体の弱い人）。
　(4) 胃腸の弱い人。
　(5) 発汗傾向の著しい人。
　(6) 高齢者。
　　〔マオウ又は，1日最大配合量が甘草として1g以上（エキス剤については原生薬に換算して1g以上）含有する製剤に記載すること。〕
　(7) 次の症状のある人。
　　むくみ[1]，排尿困難[2]
　　〔[1]は，1日最大配合量が甘草として1g以上（エキス剤については原生薬に換算して1g以上）含有する製剤に記載すること。[2]は，マオウを含有する製剤に記載すること。〕
　(8) 次の診断を受けた人。
　　高血圧[1,2]，心臓病[1,2]，腎臓病[1,2]，甲状腺機能障害[2]
　　〔[1]は，1日最大配合量が甘草として1g以上（エキス剤については原生薬に換算して1g以上）含有する製剤に記載すること。[2]は，マオウを含有する製剤に記載すること。〕
2′. 服用が適さない場合があるので，服用前に医師，薬剤師又は登録販売者に相談すること
　〔2.の項目の記載に際し，十分な記載スペースがない場合には2′.を記載すること。〕
3. 服用に際しては，説明文書をよく読むこと
4. 直射日光の当たらない（湿気の少ない）涼しい所に（密栓して）保管すること
　〔（　）内は必要とする場合に記載すること。〕

ウチダの神秘湯⊖　㈱ウチダ和漢薬
区分 第2類
組成 煎：1袋中 マオウ5g，キョウニン4g，コウボク3g，チンピ2.5g，カンゾウ2g，サイコ2g，ソヨウ1.5g
適応 咳嗽発作時に呼吸困難があり喀痰は少なく気鬱の神経症が加わったもので病症のやや慢性化したもの：気管支ぜんそく，小児ぜんそく
用法 13才以上1日1袋を煎じ2～3回に分けて食前1時間又は食間空腹時に温服。12～5才1/2，5才未満1/4。1才未満には，医師の診療を受けさせることを優先し，止むを得ない場合にだけ服用させる。3ヵ月未満は服用しない
包装 30袋

ウチダの神秘湯エキス散⊖　㈱ウチダ和漢薬
区分 第2類
組成 細：6g中 神秘湯エキス2g（マオウ3g，キョウニン2.4g，コウボク1.8g，チンピ1.5g，カンゾウ・サイコ各1.2g，ソヨウ0.9g）
添加 乳糖水和物，バレイショデンプン，メタケイ酸アルミン酸マグネシウム
適応 小児ぜんそく，気管支ぜんそく，気管支炎
用法 1回15才以上2g，14～7才2/3，6～4才1/2，3～2才1/3，2才未満1/4以下，1日3回食前又は食間。1才未満には，医師の診療を受けさせることを優先し，止むを得ない場合にだけ服用させる。3ヵ月未満は服用しない
包装 500g

顆粒露恵⊖　㈱建林松鶴堂
区分 第2類
組成 顆（淡褐～暗）：3包(6g)中 神秘湯水製乾燥エキス2.08g（マオウ・コウボク・チンピ・ソヨウ各1.8g，キョウニン・サイコ各2.4g，カンゾウ1.2g）
添加 乳糖，バレイショデンプン
適応 体力中等度で，せき，喘鳴，息苦しさがあり，たんが少ないものの次の諸症：小児ぜんそく，気管支ぜんそく，気管支炎
用法 1回成人1包，14～7才2/3，6～4才1/2，3～2才1/3，1日3回空腹時又は食間。2才未満は服用しない
包装 30包〔Ⓐ2,730(税込み)〕，90包〔Ⓐ7,140(税込み)〕

神秘湯「タキザワ」⊖　㈱タキザワ漢方廠
区分 第2類
組成 煎：2包(20g)中 マオウ5g，キョウニン4g，コウボク3g，チンピ2.5g，カンゾウ2g，サイコ2g，ソヨウ1.5g
適応 小児ぜんそく，気管支ぜんそく，気管支炎
用法 15才以上1回1包を煎じ，1日2回朝夕空腹時。14～7才2/3，6～4才1/2，3～2才1/3，2才未満1/4。1才未満には，医師の診療を受けさせることを優先し，止むを得ない場合にだけ服用させる。3ヵ月未満は服用しない
包装 120包〔Ⓐ28,350(税込み)〕Ⓑ14,175(税込み)〕

神秘湯粒状㊀　長倉製薬㈱-日邦薬品工業㈱
[区分]第2類
[組成]顆(帯黄褐):4.8g中 マオウ0.8g, ソヨウ0.5g, カンピ0.5g, サイコ1g, ブクリョウ1g, コウボク0.8g, 水溶性乾燥エキス0.2g (マオウ1.6g, カンゾウ1.5g)
[適応]気管支カタル, 気管支ぜんそく
[用法]1回成人1.6g, 15～8才½, 7～5才⅓, 4～2才⅙, 1才～3ヵ月½, 1日3回食前又は食間。1才未満には, 止むを得ない場合の他は服用させない。3ヵ月未満は服用しない
[包装]500g〔Ⓑ8,000〕

デルマンメグミ-A㊀　㈲本町薬品
[区分]第2類
[組成]散(茶褐):3包(4.5g)中 神秘湯水製乾燥エキス粉末3.3g (ソヨウ1.5g, チンピ2.5g, マオウ5g, キョウニン4g, コウボク3g, カンゾウ・サイコ各2g), バレイショデンプン1.2g
[適応]小児ぜんそく, 気管支ぜんそく, 気管支炎
[用法]1回成人1包, 14～7才½, 6～4才¼, 3～1才⅙, 1日1～3回食間又は随時。1才未満は服用しない
[包装]45包〔Ⓐ6,140(税込み)〕

シンブトウ 真武湯

〔基準〕
(平成23年4月15日　厚生労働省医薬食品局審査管理課長通知による)

1. 成分・分量
   茯苓3～5, 芍薬3～3.6, 白朮2～3 (蒼朮も可), 生姜1 (ヒネショウガを使用する場合2～3.6), 加工ブシ0.3～1.5
2. 用法・用量
   湯
3. 効能・効果
   体力虚弱で, 冷えがあって, 疲労倦怠感があり, ときに下痢, 腹痛, めまいがあるものの次の諸症:下痢, 急・慢性胃腸炎, 胃腸虚弱, めまい, 動悸, 感冒, むくみ, 湿疹・皮膚炎, 皮膚のかゆみ

〔使用上の注意〕

(平成25年3月27日　厚生労働省医薬食品局安全対策課長・審査管理課長通知による)

【添付文書等に記載すべき事項】
『してはいけないこと』
(守らないと現在の症状が悪化したり, 副作用が起こりやすくなる)

　　次の人は服用しないこと
　　　生後3ヵ月未満の乳児。
　　　〔生後3ヵ月未満の用法がある製剤に記載すること。〕

『相談すること』
1. 次の人は服用前に医師, 薬剤師又は登録販売者に相談すること
   (1) 医師の治療を受けている人。
   (2) 妊婦又は妊娠していると思われる人。
   (3) のぼせが強く赤ら顔で体力の充実している人。
   (4) 今までに薬などにより発疹・発赤, かゆみ等を起こしたことがある人。
2. 服用後, 次の症状があらわれた場合は副作用の可能性があるので, 直ちに服用を中止し, この文書を持って医師, 薬剤師又は登録販売者に相談すること

関係部位	症　　状
皮　膚	発疹・発赤, かゆみ
その他	動悸, のぼせ, ほてり, 口唇・舌のしびれ

3. 1ヵ月位 (急性胃腸炎に服用する場合は5～6回, 下痢, 感冒に服用する場合には5～6日間) 服用しても症状がよくならない場合は服用を中止し, この文書を持って医師, 薬剤師又は登録販売者に相談すること
4. 本剤の服用により, まれに症状が進行することもあるので, このような場合には, 服用を中止し, この文書を持って医師, 薬剤師又は登録販売者に相談すること

〔用法及び用量に関連する注意として, 用法及び用量の項目に続けて以下を記載すること。〕
(1) 小児に服用させる場合には, 保護者の指導監督のもとに服用させること。
　　〔小児の用法及び用量がある場合に記載すること。〕
(2) 〔小児の用法がある場合, 剤形により, 次に該当する場合には, そのいずれかを記載すること。〕
　　1) 3歳以上の幼児に服用させる場合には, 薬剤がのどにつかえることのないよう, よく注意すること。
　　　〔5歳未満の幼児の用法がある錠剤・丸剤の場合に記載すること。〕

一般用漢方製剤

2) 幼児に服用させる場合には，薬剤がのどにつかえることのないよう，よく注意すること。
〔3歳未満の用法及び用量を有する丸剤の場合に記載すること。〕
3) 1歳未満の乳児には，医師の診療を受けさせることを優先し，やむを得ない場合にのみ服用させること。
〔カプセル剤及び錠剤・丸剤以外の製剤の場合に記載すること。なお，生後3ヵ月未満の用法がある製剤の場合，「生後3ヵ月未満の乳児」を『してはいけないこと』に記載し，用法及び用量欄には記載しないこと。〕

保管及び取扱い上の注意
(1) 直射日光の当たらない（湿気の少ない）涼しい所に（密栓して）保管すること。
〔（　）内は必要とする場合に記載すること。〕
(2) 小児の手の届かない所に保管すること。
(3) 他の容器に入れ替えないこと。（誤用の原因になったり品質が変わる。）
〔容器等の個々に至適表示がなされていて，誤用のおそれのない場合には記載しなくてもよい。〕

【外部の容器又は外部の被包に記載すべき事項】
注意
1. 次の人は服用しないこと
生後3ヵ月未満の乳児。
〔生後3ヵ月未満の用法がある製剤に記載すること。〕
2. 次の人は服用前に医師，薬剤師又は登録販売者に相談すること
(1) 医師の治療を受けている人。
(2) 妊婦又は妊娠していると思われる人。
(3) のぼせが強く赤ら顔で体力の充実している人。
(4) 今までに薬などにより発疹・発赤，かゆみ等を起こしたことがある人。
2′. 服用が適さない場合があるので，服用前に医師，薬剤師又は登録販売者に相談すること
〔2.の項目の記載に際し，十分な記載スペースがない場合には2′.を記載すること。〕
3. 服用に際しては，説明文書をよく読むこと
4. 直射日光の当たらない（湿気の少ない）涼しい所に（密栓して）保管すること
〔（　）内は必要とする場合に記載すること。〕

ウチダの真武湯⊖　㈱ウチダ和漢薬
[区分] 第2類
[組成]煎：1袋中 ブクリョウ5g，シャクヤク3g，ショウキョウ1g，ソウジュツ3g，ブシ末1 0.3g
[適応] 生気がなく疲労倦怠感がいちじるしく胃部に水分停滞感がありめまいや動悸あるいは腹痛や下痢あるいは小便不利などのあるもので手足冷えやすく四肢沈重疼痛，麻痺，咳嗽，浮腫などを伴うもの：感冒，慢性下痢，胃下垂症，じんましん，慢性腎炎，血圧異常
[用法] 15才以上1日1袋を煎じ2～3回に分けて食前1時間又は食間空腹時に温服。15才未満は服用しない
[包装] 30袋

サンワロンS⊖　三和生薬㈱-ジェーピーエス製薬㈱
[区分] 第2類
[組成]錠：15錠(4.5g)中 サンワロンS水製エキス2.4g（ブクリョウ3g，シャクヤク・ソウジュツ各1.8g，ショウキョウ0.6g），加工ブシ末0.6g
[添加] 乳糖，カルメロースカルシウム(CMC-Ca)，メタケイ酸アルミン酸マグネシウム，ステアリン酸カルシウム
[適応] 体力虚弱で，冷えがあって，疲労倦怠感があり，ときに下痢，腹痛，めまいがあるものの次の諸症：下痢，急・慢性胃腸炎，胃腸虚弱，めまい，動悸，感冒，むくみ，湿疹・皮膚炎，皮膚のかゆみ
[用法] 15才以上1回5錠1日3回食前又は食間。15才未満は服用しない
[包装] 三和生薬㈱販売：270錠〔Ⓐ5,985（税込み）〕。ジェーピーエス製薬㈱販売：210錠

サンワロンS顆粒⊖　三和生薬㈱-ジェーピーエス製薬㈱，湧永製薬㈱
[区分] 第2類
[組成]顆：6包(4.5g)中 サンワロンS水製エキス2.4g（ブクリョウ3g，シャクヤク・ソウジュツ各1.8g，ショウキョウ0.6g），加工ブシ末0.6g
[添加] 乳糖，トウモロコシデンプン，ステアリン酸カルシウム
[適応] 体力虚弱で，冷えがあって，疲労倦怠感があり，ときに下痢，腹痛，めまいがあるものの次の諸症：下痢，急・慢性胃腸炎，胃腸虚弱，めまい，動悸，感冒，むくみ，湿疹・皮膚炎，皮膚のかゆみ
[用法] 15才以上1回1～2包1日3回食前又は食間。15才未満は服用しない
[包装] 三和生薬㈱販売：90包〔Ⓐ5,040（税込み）〕。ジェーピーエス製薬㈱販売：180包。湧永製薬㈱販売：45包
[備考] ジェーピーエス製薬㈱販売の商品名：JPS漢方顆粒-82号

参苓白朮散 (ジンレイビャクジュツサン)

〔基準〕

(平成20年9月30日 厚生労働省医薬食品局審査管理課長通知による)

1. 成分・分量
   人参1.5～3，山薬1.2～4，白朮1.5～4，茯苓1.5～4，薏苡仁0.8～8，扁豆1～4，蓮肉0.8～4，桔梗0.8～2.5，縮砂0.8～2，甘草0.8～2

2. 用法・用量
   (1)散：1回1.5～2g　1日3回　(2)湯

3. 効能・効果
   体力虚弱で，胃腸が弱く，痩せて顔色が悪く，食欲がなく下痢が続く傾向があるものの次の諸症：食欲不振，慢性下痢，病後の体力低下，疲労倦怠，消化不良，慢性胃腸炎

〔使用上の注意〕

(平成25年3月27日　厚生労働省医薬食品局安全対策課長・審査管理課長通知による)

【添付文書等に記載すべき事項】

『してはいけないこと』
(守らないと現在の症状が悪化したり，副作用が起こりやすくなる)

次の人は服用しないこと
　生後3ヵ月未満の乳児。
　〔生後3ヵ月未満の用法がある製剤に記載すること。〕

『相談すること』

1. 次の人は服用前に医師，薬剤師又は登録販売者に相談すること
   (1) 医師の治療を受けている人。
   (2) 妊婦又は妊娠していると思われる人。
   (3) 高齢者。
   　〔1日最大配合量が甘草として1g以上（エキス剤については原生薬に換算して1g以上）含有する製剤に記載すること。〕
   (4) 次の症状のある人。
   　むくみ
   　〔1日最大配合量が甘草として1g以上（エキス剤については原生薬に換算して1g以上）含有する製剤に記載すること。〕
   (5) 次の診断を受けた人。
   　高血圧，心臓病，腎臓病
   　〔1日最大配合量が甘草として1g以上（エキス剤については原生薬に換算して1g以上）含有する製剤に記載すること。〕

2. 服用後，次の症状があらわれた場合は副作用の可能性があるので，直ちに服用を中止し，この文書を持って医師，薬剤師又は登録販売者に相談すること
   まれに下記の重篤な症状が起こることがある。その場合は直ちに医師の診療を受けること。

症状の名称	症　　状
偽アルドステロン症，ミオパチー	手足のだるさ，しびれ，つっぱり感やこわばりに加えて，脱力感，筋肉痛があらわれ，徐々に強くなる。

　〔1日最大配合量が甘草として1g以上（エキス剤については原生薬に換算して1g以上）含有する製剤に記載すること。〕

3. 1ヵ月位服用しても症状がよくならない場合は服用を中止し，この文書を持って医師，薬剤師又は登録販売者に相談すること

4. 長期連用する場合には，医師，薬剤師又は登録販売者に相談すること
   〔1日最大配合量が甘草として1g以上（エキス剤については原生薬に換算して1g以上）含有する製剤に記載すること。〕

〔用法及び用量に関連する注意として，用法及び用量の項目に続けて以下を記載すること。〕
(1) 小児に服用させる場合には，保護者の指導監督のもとに服用させること。
　〔小児の用法及び用量がある場合に記載すること。〕
(2) 〔小児の用法がある場合，剤形により，次に該当する場合には，そのいずれかを記載すること。〕
　1) 3歳以上の幼児に服用させる場合には，薬剤がのどにつかえることのないよう，よく注意すること。
　　〔5歳未満の幼児の用法がある錠剤・丸剤の場合に記載すること。〕
　2) 幼児に服用させる場合には，薬剤がのどにつかえることのないよう，よく注意すること。
　　〔3歳未満の用法及び用量を有する丸剤の場合に記載すること。〕
　3) 1歳未満の乳児には，医師の診療を受けさせることを優先し，やむを得ない場合にのみ服用させること。
　　〔カプセル剤及び錠剤・丸剤以外の製剤の場合に記載すること。なお，生後3ヵ月未満の用法がある製剤の場合，「生後3ヵ月未満の乳児」を『してはいけないこと』に記載し，用法及び用量欄には記載しないこと。〕

保管及び取扱い上の注意
(1) 直射日光の当たらない（湿気の少ない）涼しい所に（密栓して）保管すること。
　〔（　）内は必要とする場合に記載すること。〕
(2) 小児の手の届かない所に保管すること。
(3) 他の容器に入れ替えないこと。（誤用の原因になったり品質が変わる。）
　〔容器等の個々に至適表示がなされていて，誤用のおそれのない場合には記載しなくてもよい。〕

【外部の容器又は外部の被包に記載すべき事項】

注意
1. 次の人は服用しないこと
　生後3ヵ月未満の乳児。
　〔生後3ヵ月未満の用法がある製剤に記載すること。〕
2. 次の人は服用前に医師，薬剤師又は登録販売者に相談すること
   (1) 医師の治療を受けている人。
   (2) 妊婦又は妊娠していると思われる人。
   (3) 高齢者。
   　〔1日最大配合量が甘草として1g以上（エキス剤については原生薬に換算して1g以上）含有する製剤に記載すること。〕
   (4) 次の症状のある人。
   　むくみ
   　〔1日最大配合量が甘草として1g以上（エキス剤については原生薬に換算して1g以上）含有する製剤に記載すること。〕
   (5) 次の診断を受けた人。
   　高血圧，心臓病，腎臓病
   　〔1日最大配合量が甘草として1g以上（エキス剤については原生薬に換算して1g以上）含有する製剤に記載すること。〕
2′. 服用が適さない場合があるので，服用前に医師，薬剤師又は登録販売者に相談すること
　〔2.の項目の記載に際し，十分な記載スペースがない場合には2′.を記載すること。〕
3. 服用に際しては，説明文書をよく読むこと
4. 直射日光の当たらない（湿気の少ない）涼しい所に（密栓

イスクラ健脾散エキス顆粒 ― イスクラ産業㈱
区分 第2類
組成顆:3包(5.1g)中 健脾エキス4.5g（ニンジン・ビャクジュツ各2.4g, サンヤク・ブクリョウ・レンニク各3.2g, ヨクイニン4.8g, ヘンズ・キキョウ・シュクシャ・カンゾウ各1.6g）
添加 トウモロコシデンプン, 結晶セルロース
適応 体力虚弱で, 胃腸が弱く, 痩せて顔色が悪く, 食欲がなく下痢が続く傾向があるものの次の諸症：食欲不振, 慢性下痢, 病後の体力低下, 疲労倦怠, 消化不良, 慢性胃腸炎
用法 1回15才以上1包, 14～7才2/3, 6～4才1/2, 3～2才1/3, 2才未満1/4, 1日3回食前又は食間。1才未満には, 医師の診療を受けさせることを優先し, 止むを得ない場合にだけ服用させる。3ヵ月未満は服用しない
包装 90包

参苓白朮散〔散剤〕35 ― 松浦薬業㈱-松浦漢方㈱
区分 第2類
組成散:3包(4.5g)又は4.5g中 ニンジン0.474g, ビャクジュツ0.631g, ブクリョウ0.631g, サンヤク0.474g, ヘンズ0.316g, レンニク0.316g, キキョウ0.316g, ヨクイニン0.789g, シュクシャ0.316g, カンゾウ0.237g
添加 含水二酸化ケイ素, ステアリン酸マグネシウム, トウモロコシデンプン
適応 体力虚弱で, 胃腸が弱く, 痩せて顔色が悪く, 食欲がなく下痢が続く傾向があるものの次の諸症：食欲不振, 慢性下痢, 病後の体力低下, 疲労倦怠, 消化不良, 慢性胃腸炎
用法 1回15才以上1包又は1.5g, 14～7才2/3, 6～4才1/2, 3～2才1/3, 2才未満1/4以下, 1日3回食前又は食間。1才未満には, 医師の診療を受けさせることを優先し, 止むを得ない場合にだけ服用させる。3ヵ月未満は服用しない
包装 450g, 300包

参苓白朮散料エキス細粒G「コタロー」 ― 小太郎漢方製薬㈱
区分 第2類
組成細:3包(6g)中 水製エキス3.9g（ニンジン・サンヤク各2.4g, ビャクジュツ・ブクリョウ各3.2g, ヨクイニン4g, ヘンズ・レンニク・キキョウ・シュクシャ各1.6g, カンゾウ1.2g）
添加 含水二酸化ケイ素, ステアリン酸マグネシウム, トウモロコシデンプン
適応 やせて顔色が悪く, 食欲がなく下痢が続く傾向があるものの次の諸症：食欲不振, 慢性下痢, 病後の体力低下, 疲労倦怠
用法 1回15才以上1包又は2g, 14～7才2/3, 6～4才1/2, 3～2才1/3, 2才未満1/4, 1日3回食前又は食間。1才未満には, 医師の診療を受けさせることを優先し, 止むを得ない場合にだけ服用させる。3ヵ月未満は服用しない
包装 90包

参苓白朮散 ― ㈲杉原達二商店
区分 第2類
組成散:100g中 ハクヘンズ11.5g, レンニク11.5g, ビャクジュツ11.5g, サンヤク11.5g, キキョウ7.6g, ヨクイニン19g, ブクリョウ15.2g, ニンジン3.8g, シュクシャ3.8g, カンゾウ3.8g
適応 やせて顔色が悪く, 食欲がなく下痢が続く傾向があるものの次の諸症：食欲不振, 慢性下痢, 病後の体力低下, 疲労倦怠
用法 1回2g1日3回食間
包装 200g, 400g

参苓白朮散料エキス顆粒「クラシエ」 ― 大峰堂薬品工業㈱-クラシエ薬品㈱
区分 第2類
組成顆(褐):3包(4.5g)中 参苓白朮散料エキス粉末3400mg（ニンジン・サンヤク各1.5g, ビャクジュツ・ブクリョウ各2g, ヨクイニン2.5g, ヘンズ・レンニク・キキョウ・シュクシャ各1g, カンゾウ0.75g）
添加 ヒドロキシプロピルセルロース, 乳糖, ステアリン酸マグネシウム
適応 体力虚弱で, 胃腸が弱く, 痩せて顔色が悪く, 食欲がなく下痢が続く傾向があるものの次の諸症：食欲不振, 慢性下痢, 病後の体力低下, 疲労倦怠, 消化不良, 慢性胃腸炎
用法 1回15才以上1包, 14～7才2/3, 6～4才1/2, 3～2才1/3, 1日3回食前又は食間。2才未満は服用しない
包装 90包

清肌安蛔湯（セイキアンカイトウ）

〔基準〕

(平成20年9月30日　厚生労働省医薬食品局審査管理課長通知による)

1. 成分・分量
　　柴胡6～7，半夏5～6，生姜1～1.5（ヒネショウガを使用する場合3～4），人参3，黄芩3，甘草2，海人草3，麦門冬3
2. 用法・用量
　　湯
3. 効能・効果
　　体力中等度で，ときに脇腹（腹）からみぞおちあたりにかけて苦しく，食欲不振や口の苦味があり，舌に白苔がつくものの次の症状：回虫の駆除

〔使用上の注意〕

（平成25年3月27日　厚生労働省医薬食品局安全対策課長・審査管理課長通知による）

【添付文書等に記載すべき事項】

『してはいけないこと』
（守らないと現在の症状が悪化したり，副作用が起こりやすくなる）

　　次の人は服用しないこと
　　　生後3ヵ月未満の乳児。
　　　〔生後3ヵ月未満の用法がある製剤に記載すること。〕

『相談すること』

1. 次の人は服用前に医師，薬剤師又は登録販売者に相談すること
　(1) 医師の治療を受けている人。
　(2) 妊婦又は妊娠していると思われる人。
　(3) 体の虚弱な人（体力の衰えている人，体の弱い人）。
　(4) 高齢者。
　　　〔1日最大配合量が甘草として1g以上（エキス剤については原生薬に換算して1g以上）含有する製剤に記載すること。〕
　(5) 今までに薬などにより発疹・発赤，かゆみ等を起こしたことがある人。
　(6) 次の症状のある人。
　　　むくみ
　　　〔1日最大配合量が甘草として1g以上（エキス剤については原生薬に換算して1g以上）含有する製剤に記載すること。〕
　(7) 次の診断を受けた人。
　　　高血圧，心臓病，腎臓病
　　　〔1日最大配合量が甘草として1g以上（エキス剤については原生薬に換算して1g以上）含有する製剤に記載すること。〕

2. 服用後，次の症状があらわれた場合は副作用の可能性があるので，直ちに服用を中止し，この文書を持って医師，薬剤師又は登録販売者に相談すること
　　まれに下記の重篤な症状が起こることがある。その場合は直ちに医師の診療を受けること。

症状の名称	症　　　　状
偽アルドステロン症，ミオパチー	手足のだるさ，しびれ，つっぱり感やこわばりに加えて，脱力感，筋肉痛があらわれ，徐々に強くなる。

　　〔1日最大配合量が甘草として1g以上（エキス剤については原生薬に換算して1g以上）含有する製剤に記載すること。〕

3. 5～6回服用しても症状がよくならない場合は服用を中止し，この文書を持って医師，薬剤師又は登録販売者に相談すること

4. 長期連用する場合には，医師，薬剤師又は登録販売者に相談すること
　　〔1日最大配合量が甘草として1g以上（エキス剤については原生薬に換算して1g以上）含有する製剤に記載すること。〕

〔用法及び用量に関連する注意として，用法及び用量の項目に続けて以下を記載すること。〕

(1) 小児に服用させる場合には，保護者の指導監督のもとに服用させること。
　　〔小児の用法及び用量がある場合に記載すること。〕

(2) 〔小児の用法がある場合，剤形により，次に該当する場合には，そのいずれかを記載すること。〕
　1) 3歳以上の幼児に服用させる場合には，薬剤がのどにつかえることのないよう，よく注意すること。
　　〔5歳未満の幼児の用法がある錠剤・丸剤の場合に記載すること。〕
　2) 幼児に服用させる場合には，薬剤がのどにつかえることのないよう，よく注意すること。
　　〔3歳未満の用法及び用量を有する丸剤の場合に記載すること。〕
　3) 1歳未満の乳児には，医師の診療を受けさせることを優先し，やむを得ない場合にのみ服用させること。
　　〔カプセル剤及び錠剤・丸剤以外の製剤の場合に記載すること。なお，生後3ヵ月未満の用法がある製剤の場合，「生後3ヵ月未満の乳児」を『してはいけないこと』に記載し，用法及び用量欄には記載しないこと。〕

保管及び取扱い上の注意

(1) 直射日光の当たらない（湿気の少ない）涼しい所に（密栓して）保管すること。
　　〔（　）内は必要とする場合に記載すること。〕

(2) 小児の手の届かない所に保管すること。

(3) 他の容器に入れ替えないこと。（誤用の原因になったり品質が変わる。）
　　〔容器等の個々に至適表示がなされていて，誤用のおそれのない場合には記載しなくてもよい。〕

【外部の容器又は外部の被包に記載すべき事項】

注意

1. 次の人は服用しないこと
　　生後3ヵ月未満の乳児。
　　〔生後3ヵ月未満の用法がある製剤に記載すること。〕

2. 次の人は服用前に医師，薬剤師又は登録販売者に相談すること
　(1) 医師の治療を受けている人。
　(2) 妊婦又は妊娠していると思われる人。
　(3) 体の虚弱な人（体力の衰えている人，体の弱い人）。
　(4) 高齢者。
　　〔1日最大配合量が甘草として1g以上（エキス剤については原生薬に換算して1g以上）含有する製剤に記載すること。〕
　(5) 今までに薬などにより発疹・発赤，かゆみ等を起こしたことがある人。
　(6) 次の症状のある人。
　　　むくみ
　　〔1日最大配合量が甘草として1g以上（エキス剤については原生薬に換算して1g以上）含有する製剤に記載すること。〕
　(7) 次の診断を受けた人。
　　　高血圧，心臓病，腎臓病
　　〔1日最大配合量が甘草として1g以上（エキス剤については原生薬に換算して1g以上）含有する製剤に記載すること。〕

2′. 服用が適さない場合があるので，服用前に医師，薬剤師

清湿化痰湯
セイシツケタントウ

〔基準〕

(平成20年9月30日 厚生労働省医薬食品局審査管理課長通知による)

1. 成分・分量
   天南星3，黄芩3，生姜1（ヒネショウガを使用する場合3），半夏3～4，茯苓3～4，蒼朮3～4（白朮も可），陳皮2～3，羌活1.5～3，白芷1.5～3，白芥子1.5～3，甘草1～1.5
2. 用法・用量
   湯
3. 効能・効果
   体力中等度以下で，背中に冷感があり痛みがあるものの次の諸症：神経痛，関節痛，筋肉痛

〔使用上の注意〕

(平成25年3月27日 厚生労働省医薬食品局安全対策課長・審査管理課長通知による)

【添付文書等に記載すべき事項】
『してはいけないこと』
（守らないと現在の症状が悪化したり，副作用が起こりやすくなる）

 次の人は服用しないこと
  生後3ヵ月未満の乳児。
  〔生後3ヵ月未満の用法がある製剤に記載すること。〕

『相談すること』
1. 次の人は服用前に医師，薬剤師又は登録販売者に相談すること
   (1) 医師の治療を受けている人。
   (2) 妊婦又は妊娠していると思われる人。
   (3) 高齢者。
    〔1日最大配合量が甘草として1g以上（エキス剤については原生薬に換算して1g以上）含有する製剤に記載すること。〕
   (4) 今までに薬などにより発疹・発赤，かゆみ等を起こしたことがある人。
   (5) 次の症状のある人。
    むくみ
    〔1日最大配合量が甘草として1g以上（エキス剤については原生薬に換算して1g以上）含有する製剤に記載すること。〕
   (6) 次の診断を受けた人。
    高血圧，心臓病，腎臓病
    〔1日最大配合量が甘草として1g以上（エキス剤については原生薬に換算して1g以上）含有する製剤に記載すること。〕
2. 服用後，次の症状があらわれた場合は副作用の可能性があるので，直ちに服用を中止し，この文書を持って医師，薬剤師又は登録販売者に相談すること
   まれに下記の重篤な症状が起こることがある。その場合は直ちに医師の診療を受けること。

症状の名称	症　状
偽アルドステロン症，ミオパチー	手足のだるさ，しびれ，つっぱり感やこわばりに加えて，脱力感，筋肉痛があらわれ，徐々に強くなる。

 〔1日最大配合量が甘草として1g以上（エキス剤については原生薬に換算して1g以上）含有する製剤に記載すること。〕
3. 1ヵ月位服用しても症状がよくならない場合は服用を中止し，この文書を持って医師，薬剤師又は登録販売者に相

又は登録販売者に相談すること
 〔2.の項目の記載に際し，十分な記載スペースがない場合には2'.を記載すること。〕
3. 服用に際しては，説明文書をよく読むこと
4. 直射日光の当たらない（湿気の少ない）涼しい所に（密栓して）保管すること
 〔（　）内は必要とする場合に記載すること。〕

談すること
4. 長期連用する場合には，医師，薬剤師又は登録販売者に相談すること
〔1日最大配合量が甘草として1g以上（エキス剤については原生薬に換算して1g以上）含有する製剤に記載すること。〕

〔用法及び用量に関連する注意として，用法及び用量の項目に続けて以下を記載すること。〕
(1) 小児に服用させる場合には，保護者の指導監督のもとに服用させること。
〔小児の用法及び用量がある場合に記載すること。〕
(2) 〔小児の用法がある場合，剤形により，次に該当する場合には，そのいずれかを記載すること。〕
 1) 3歳以上の幼児に服用させる場合には，薬剤がのどにつかえることのないよう，よく注意すること。
〔5歳未満の幼児の用法がある錠剤・丸剤の場合に記載すること。〕
 2) 幼児に服用させる場合には，薬剤がのどにつかえることのないよう，よく注意すること。
〔3歳未満の用法及び用量を有する丸剤の場合に記載すること。〕
 3) 1歳未満の乳児には，医師の診療を受けさせることを優先し，やむを得ない場合にのみ服用させること。
〔カプセル剤及び錠剤・丸剤以外の製剤の場合に記載すること。なお，生後3ヵ月未満の用法がある製剤の場合，「生後3ヵ月未満の乳児」を『してはいけないこと』に記載し，用法及び用量欄には記載しないこと。〕

保管及び取扱い上の注意
(1) 直射日光の当たらない（湿気の少ない）涼しい所に（密栓して）保管すること。
〔（ ）内は必要とする場合に記載すること。〕
(2) 小児の手の届かない所に保管すること。
(3) 他の容器に入れ替えないこと。（誤用の原因になったり品質が変わる。）
〔容器等の個々に至適表示がなされていて，誤用のおそれのない場合には記載しなくてもよい。〕

【外部の容器又は外部の被包に記載すべき事項】
注意
1. 次の人は服用しないこと
生後3ヵ月未満の乳児。
〔生後3ヵ月未満の用法がある製剤に記載すること。〕
2. 次の人は服用前に医師，薬剤師又は登録販売者に相談すること
(1) 医師の治療を受けている人。
(2) 妊婦又は妊娠していると思われる人。
(3) 高齢者。
〔1日最大配合量が甘草として1g以上（エキス剤については原生薬に換算して1g以上）含有する製剤に記載すること。〕
(4) 今までに薬などにより発疹・発赤，かゆみ等を起こしたことがある人。
(5) 次の症状のある人。
むくみ
〔1日最大配合量が甘草として1g以上（エキス剤については原生薬に換算して1g以上）含有する製剤に記載すること。〕
(6) 次の診断を受けた人。
高血圧，心臓病，腎臓病
〔1日最大配合量が甘草として1g以上（エキス剤については原生薬に換算して1g以上）含有する製剤に記載すること。〕
2′. 服用が適さない場合があるので，服用前に医師，薬剤師又は登録販売者に相談すること
〔2.の項目の記載に際し，十分な記載スペースがない場合には2′.を記載すること。〕
3. 服用に際しては，説明文書をよく読むこと
4. 直射日光の当たらない（湿気の少ない）涼しい所に（密栓して）保管すること
〔（ ）内は必要とする場合に記載すること。〕

清湿化痰湯㊀　東洋漢方製薬㈱
区分 第2類
組成【煎】：1包(27.5g)中 オウゴン3g，ショウキョウ1g，ハンゲ4g，ブクリョウ4g，ソウジュツ4g，カンゾウ1g，テンナンショウ3g，チンピ3g，キョウカツ1.5g，ビャクシ1.5g，ビャクガイシ1.5g
適応 背中に悪寒をおぼえるものの次の諸症：神経痛，関節痛，筋肉痛
用法 15才以上1日1包を煎じ2～3回（食前1時間又は食間空腹時）に分けて温服
包装 100包〔Ⓑ15,750〕

清上蠲痛湯（駆風觸痛湯）
セイジョウケンツウトウ（クフウショクツウトウ）

〔基準〕
（平成20年9月30日 厚生労働省医薬食品局審査管理課長通知による）

1. 成分・分量
   麦門冬2.5～6，黄芩3～5，羌活2.5～3，独活2.5～3，防風2.5～3，蒼朮2.5～3（白朮も可），当帰2.5～3，川芎2.5～3，白芷2.5～3，蔓荊子1.5～2，細辛1，甘草1，藁本1.5，菊花1.5～2，生姜0.5～1（ヒネショウガを使用する場合1.5～2.5）（藁本，菊花，生姜はなくても可）

2. 用法・用量
   湯

3. 効能・効果
   体力に関わらず使用でき，慢性化した痛みのあるものの次の諸症：顔面痛，頭痛

〔使用上の注意〕
（平成25年3月27日 厚生労働省医薬食品局安全対策課長・審査管理課長通知による）

【添付文書等に記載すべき事項】

『してはいけないこと』
（守らないと現在の症状が悪化したり，副作用が起こりやすくなる）
  次の人は服用しないこと
    生後3ヵ月未満の乳児。
    〔生後3ヵ月未満の用法がある製剤に記載すること。〕

『相談すること』
1. 次の人は服用前に医師，薬剤師又は登録販売者に相談すること
   (1) 医師の治療を受けている人。
   (2) 妊婦又は妊娠していると思われる人。
   (3) 胃腸の弱い人。
   (4) 高齢者。
       〔1日最大配合量が甘草として1g以上（エキス剤については原生薬に換算して1g以上）含有する製剤に記載すること。〕
   (5) 今までに薬などにより発疹・発赤，かゆみ等を起こしたことがある人。
   (6) 次の症状のある人。
       むくみ
       〔1日最大配合量が甘草として1g以上（エキス剤については原生薬に換算して1g以上）含有する製剤に記載すること。〕
   (7) 次の診断を受けた人。
       高血圧，心臓病，腎臓病
       〔1日最大配合量が甘草として1g以上（エキス剤については原生薬に換算して1g以上）含有する製剤に記載すること。〕

2. 服用後，次の症状があらわれた場合は副作用の可能性があるので，直ちに服用を中止し，この文書を持って医師，薬剤師又は登録販売者に相談すること

関係部位	症　　状
皮　膚	発疹・発赤，かゆみ

まれに下記の重篤な症状が起こることがある。その場合は直ちに医師の診療を受けること。

症状の名称	症　　状
偽アルドステロン症，ミオパチー	手足のだるさ，しびれ，つっぱり感やこわばりに加えて，脱力感，筋肉痛があらわれ，徐々に強くなる。

〔1日最大配合量が甘草として1g以上（エキス剤については原生薬に換算して1g以上）含有する製剤に記載すること。〕

3. 1ヵ月位服用しても症状がよくならない場合は服用を中止し，この文書を持って医師，薬剤師又は登録販売者に相談すること

4. 長期連用する場合には，医師，薬剤師又は登録販売者に相談すること
   〔1日最大配合量が甘草として1g以上（エキス剤については原生薬に換算して1g以上）含有する製剤に記載すること。〕

〔用法及び用量に関連する注意として，用法及び用量の項目に続けて以下を記載すること。〕

(1) 小児に服用させる場合には，保護者の指導監督のもとに服用させること。
    〔小児の用法及び用量がある場合に記載すること。〕
(2) 〔小児の用法がある場合，剤形により，次に該当する場合には，そのいずれかを記載すること。〕
    1) 3歳以上の幼児に服用させる場合には，薬剤がのどにつかえることのないよう，よく注意すること。
       〔5歳未満の幼児の用法がある錠剤・丸剤の場合に記載すること。〕
    2) 幼児に服用させる場合には，薬剤がのどにつかえることのないよう，よく注意すること。
       〔3歳未満の用法及び用量を有する丸剤の場合に記載すること。〕
    3) 1歳未満の乳児には，医師の診療を受けさせることを優先し，やむを得ない場合にのみ服用させること。
       〔カプセル剤及び錠剤・丸剤・丸剤以外の製剤の場合に記載すること。なお，生後3ヵ月未満の用法がある製剤の場合，「生後3ヵ月未満の乳児」を『してはいけないこと』に記載し，用法及び用量欄には記載しないこと。〕

保管及び取扱い上の注意
(1) 直射日光の当たらない（湿気の少ない）涼しい所に（密栓して）保管すること。
    〔（　）内は必要とする場合に記載すること。〕
(2) 小児の手の届かない所に保管すること。
(3) 他の容器に入れ替えないこと。（誤用の原因になったり品質が変わる。）
    〔容器等の個々に至適表示がなされていて，誤用のおそれのない場合には記載しなくてもよい。〕

【外部の容器又は外部の被包に記載すべき事項】
注意
1. 次の人は服用しないこと
   生後3ヵ月未満の乳児。
   〔生後3ヵ月未満の用法がある製剤に記載すること。〕

2. 次の人は服用前に医師，薬剤師又は登録販売者に相談すること
   (1) 医師の治療を受けている人。
   (2) 妊婦又は妊娠していると思われる人。
   (3) 胃腸の弱い人。
   (4) 高齢者。
       〔1日最大配合量が甘草として1g以上（エキス剤については原生薬に換算して1g以上）含有する製剤に記載すること。〕
   (5) 今までに薬などにより発疹・発赤，かゆみ等を起こしたことがある人。
   (6) 次の症状のある人。
       むくみ
       〔1日最大配合量が甘草として1g以上（エキス剤につ

(7) 次の診断を受けた人。
　　高血圧，心臓病，腎臓病
　　〔1日最大配合量が甘草として1g以上（エキス剤については原生薬に換算して1g以上）含有する製剤に記載すること。〕
2'. 服用が適さない場合があるので，服用前に医師，薬剤師又は登録販売者に相談すること
　　〔2.の項目の記載に際し，十分な記載スペースがない場合には2'.を記載すること。〕
3. 服用に際しては，説明文書をよく読むこと
4. 直射日光の当たらない（湿気の少ない）涼しい所に（密栓して）保管すること
　　〔（　）内は必要とする場合に記載すること。〕

仁寿（エキス顆粒） ⊖ ㈱建林松鶴堂
区分 第2類
組成 顆（褐）：3包(6g)中 清上蠲痛湯水製乾燥エキス1.2g（バクモンドウ3g，オウゴン2g，ボウフウ・ソウジュツ・トウキ・センキュウ・ビャクシ・キョウカツ・ドクカツ各1.5g，サイシン・カンゾウ各0.5g，マンケイシ1g，コウホン0.75g）
添加 乳糖，バレイショデンプン
適応 体力に関わらず使用でき，慢性化した痛みのあるものの次の諸症：顔面痛，頭痛
用法 1回成人1包，14〜7才⅔，6〜4才½，3〜2才⅓，2才未満¼以下，1日3回食間に。1才未満には，医師の診療を受けさせることを優先し，止むを得ない場合にだけ服用させる。3ヵ月未満は服用しない
包装 30包〔Ⓐ2,940（税込み）〕，90包〔Ⓐ7,140（税込み）〕

清上防風湯 セイジョウボウフウトウ

〔基準〕

（平成20年9月30日　厚生労働省医薬食品局審査管理課長通知による）

1. 成分・分量
　　荊芥1〜1.5，黄連1〜1.5，薄荷葉1〜1.5，枳実1〜1.5，甘草1〜1.5，山梔子1.5〜3，川芎2〜3，黄芩2〜3，連翹2.5〜3，白芷2.5−3，桔梗2.5〜3，防風2.5〜3
2. 用法・用量
　　湯
3. 効能・効果
　　体力中等度以上で，赤ら顔でときにのぼせがあるものの次の諸症：にきび，顔面・頭部の湿疹・皮膚炎，あかはな（酒さ）

〔使用上の注意〕

（平成25年3月27日　厚生労働省医薬食品局安全対策課長・審査管理課長通知による）

【添付文書等に記載すべき事項】
『してはいけないこと』
（守らないと現在の症状が悪化したり，副作用が起こりやすくなる）
　次の人は服用しないこと
　　生後3ヵ月未満の乳児。
　　〔生後3ヵ月未満の用法がある製剤に記載すること。〕
『相談すること』
1. 次の人は服用前に医師，薬剤師又は登録販売者に相談すること
　(1) 医師の治療を受けている人。
　(2) 妊婦又は妊娠していると思われる人。
　(3) 胃腸の弱い人。
　(4) 高齢者。
　　　〔1日最大配合量が甘草として1g以上（エキス剤については原生薬に換算して1g以上）含有する製剤に記載すること。〕
　(5) 次の症状のある人。
　　　むくみ
　　　〔1日最大配合量が甘草として1g以上（エキス剤については原生薬に換算して1g以上）含有する製剤に記載すること。〕
　(6) 次の診断を受けた人。
　　　高血圧，心臓病，腎臓病
　　　〔1日最大配合量が甘草として1g以上（エキス剤については原生薬に換算して1g以上）含有する製剤に記載すること。〕
2. 服用後，次の症状があらわれた場合は副作用の可能性があるので，直ちに服用を中止し，この文書を持って医師，薬剤師又は登録販売者に相談すること

関係部位	症状
消化器	食欲不振，胃部不快感

　まれに下記の重篤な症状が起こることがある。その場合は直ちに医師の診療を受けること。

症状の名称	症状
偽アルドステロン症，ミオパチー[1]	手足のだるさ，しびれ，つっぱり感やこわばりに加えて，脱力感，筋肉痛があらわれ，徐々に強くなる。

一般用漢方製剤

症状の名称	症　　状
肝機能障害	発熱，かゆみ，発疹，黄疸（皮膚や白目が黄色くなる），褐色尿，全身のだるさ，食欲不振等があらわれる。

　〔[1]は，1日最大配合量が甘草として1g以上（エキス剤については原生薬に換算して1g以上）含有する製剤に記載すること。〕

3．1ヵ月位服用しても症状がよくならない場合は服用を中止し，この文書を持って医師，薬剤師又は登録販売者に相談すること
4．長期連用する場合には，医師，薬剤師又は登録販売者に相談すること
　〔1日最大配合量が甘草として1g以上（エキス剤については原生薬に換算して1g以上）含有する製剤に記載すること。〕
5．本剤の服用により，まれに症状が進行することもあるので，このような場合には，服用を中止し，この文書を持って医師，薬剤師又は登録販売者に相談すること

〔用法及び用量に関連する注意として，用法及び用量の項目に続けて以下に記載すること。〕
　(1)　小児に服用させる場合には，保護者の指導監督のもとに服用させること。
　　〔小児の用法及び用量がある場合に記載すること。〕
　(2)　〔小児の用法がある場合，剤形により，次に該当する場合には，そのいずれかを記載すること。〕
　　1)　3歳以上の幼児に服用させる場合には，薬剤がのどにつかえることのないよう，よく注意すること。
　　　〔5歳未満の幼児の用法がある錠剤・丸剤の場合に記載すること。〕
　　2)　幼児に服用させる場合には，薬剤がのどにつかえることのないよう，よく注意すること。
　　　〔3歳未満の用法及び用量を有する丸剤の場合に記載すること。〕
　　3)　1歳未満の乳児には，医師の診察を受けさせることを優先し，やむを得ない場合にのみ服用させること。
　　　〔カプセル剤及び錠剤・丸剤以外の製剤の場合に記載すること。なお，生後3ヵ月未満の用法がある製剤の場合，「生後3ヵ月未満の乳児」を『してはいけないこと』に記載し，用法及び用量欄には記載しないこと。〕

保管及び取扱い上の注意
　(1)　直射日光の当たらない（湿気の少ない）涼しい所に（密栓して）保管すること。
　　　〔（　）内は必要とする場合に記載すること。〕
　(2)　小児の手の届かない所に保管すること。
　(3)　他の容器に入れ替えないこと。（誤用の原因になったり品質が変わる。）
　　　〔容器等の個々に至適表示がなされていて，誤用のおそれのない場合には記載しなくてもよい。〕

【外部の容器又は外部の被包に記載すべき事項】
注意
1．次の人は服用しないこと
　生後3ヵ月未満の乳児。
　〔生後3ヵ月未満の用法がある製剤に記載すること。〕
2．次の人は服用前に医師，薬剤師又は登録販売者に相談すること
　(1)　医師の治療を受けている人。
　(2)　妊婦又は妊娠していると思われる人。
　(3)　胃腸の弱い人。
　(4)　高齢者。
　　〔1日最大配合量が甘草として1g以上（エキス剤については原生薬に換算して1g以上）含有する製剤に記載すること。〕
　(5)　次の症状のある人。
　　むくみ

　　〔1日最大配合量が甘草として1g以上（エキス剤については原生薬に換算して1g以上）含有する製剤に記載すること。〕
　(6)　次の診断を受けた人。
　　高血圧，心臓病，腎臓病
　　〔1日最大配合量が甘草として1g以上（エキス剤については原生薬に換算して1g以上）含有する製剤に記載すること。〕
2′．服用が適さない場合があるので，服用前に医師，薬剤師又は登録販売者に相談すること
　〔2.の項目の記載に際し，十分な記載スペースがない場合には2′.を記載すること。〕
3．服用に際しては，説明文書をよく読むこと
4．直射日光の当たらない（湿気の少ない）涼しい所に（密栓して）保管すること
　〔（　）内は必要とする場合に記載すること。〕

JPS漢方顆粒-29号⊖　ジェーピーエス製薬㈱
区分 第2類
組成 顆（淡黄褐）：3包(6g)中　清上防風湯乾燥エキス3.92g（ケイガイ・オウレン・ハッカ・キジツ・カンゾウ各0.8g，サンシシ・センキュウ・オウゴン・レンギョウ・ビャクシ・キキョウ・ボウフウ各2g）
添加 ステアリン酸マグネシウム，ショ糖脂肪酸エステル，乳糖
適応 にきび
用法 1回15才以上1包，14～7才⅔，1日3回食前又は食間。7才未満は服用しない
包装 180包

JPS清上防風湯エキス錠N⊖　ジェーピーエス製薬㈱
区分 第2類
組成 錠（淡黄褐～黄褐）：12錠中　清上防風湯乾燥エキス2.45g（ケイガイ・オウレン・ハッカ・キジツ・カンゾウ各0.5g，サンシシ・センキュウ・オウゴン・レンギョウ・ビャクシ・キキョウ・ボウフウ各1.25g）
添加 無水ケイ酸，ケイ酸アルミニウム，セルロース，カルメロースカルシウム(CMC-Ca)，ステアリン酸マグネシウム，乳糖水和物
適応 体力中等度以上で，赤ら顔でときにのぼせがあるものの次の諸症：にきび，顔面・頭部の湿疹・皮膚炎，あかはな（酒さ）
用法 1回15才以上4錠，14～7才3錠，6～5才2錠，1日3回食前又は食間。5才未満は服用しない
包装 260錠

漢方ニキビ薬N「コタロー」⊖　小太郎漢方製薬㈱
区分 第2類
組成 錠（茶）：12錠中　エキス散3g（ケイガイ・オウレン・サンシシ各0.75g，ハッカ・キジツ・カンゾウ各0.5g，センキュウ・オウゴン・レンギョウ・ビャクシ・キキョウ・ボウフウ各1.25g）
添加 カルメロースカルシウム(CMC-Ca)，含水二酸化ケイ素，軽質無水ケイ酸，ステアリン酸マグネシウム，トウモロコシデンプン
適応 にきび
用法 1回15才以上4錠，14～7才3錠，1日3回食前又は食間。7才未満は服用しない
包装 48錠，144錠

錠剤清上防風湯⊖　一元製薬㈱-㈱イチゲン
区分 第2類
組成 錠（褐）：100錠中　オウレン末0.95g，サンシシ末1.95g，カンゾウ末1.5g，センキュウ末2.45g，オウゴン末2.45g，キキョウ末2.45g，ハッカ末0.95g，ボウフウ末2.45g，ケイガイ末0.95g，レンギョウ末2.45g，ビャクシ末2.45g，キコク末1.5g，清上防風湯水製エキス2.5g（オウレン・ハッカ・ケイガイ各1g，サンシシ2g，カンゾウ・キコク各1.5g，センキュウ・オウゴン・キキョウ・ボウフウ・レンギョウ・ビャクシ各2.5g）

適応 体力中等度以上で，赤ら顔でときにのぼせがあるものの次の諸症：にきび，顔面・頭部の湿疹・皮膚炎，あかはな（酒さ）
用法 1回成人4〜6錠，13〜7才2〜3錠，1日3回食間又は空腹時。温湯で服用
包装 350錠〔Ⓐ4,000Ⓑ2,000〕，1000錠〔Ⓐ9,600Ⓑ4,800〕，2000錠〔Ⓐ17,000Ⓑ8,500〕

神農清上防風湯エキス錠 ― 神農製薬㈱

区分 第2類
組成 錠（淡黄褐〜黄褐）：12錠中 清上防風湯乾燥エキス2.45g（ケイガイ・オウレン・ハッカ・キジツ・カンゾウ各0.5g，サンシシ・センキュウ・オウゴン・レンギョウ・ビャクシ・キキョウ・ボウフウ各1.25g）
添加 無水ケイ酸，ケイ酸アルミニウム，セルロース，カルメロースカルシウム(CMC-Ca)，ステアリン酸マグネシウム，乳糖水和物
適応 体力中等度以上で，赤ら顔でときにのぼせがあるものの次の諸症：にきび，顔面・頭部の湿疹・皮膚炎，あかはな（酒さ）
用法 1回15才以上4錠，14〜7才3錠，6〜5才2錠，1日3回食前又は食間。5才未満は服用しない
包装 72錠，180錠

ストレージタイプSA ― ㈱ツムラ-武田薬品工業㈱

区分 第2類
組成 顆（黄褐）：2包(3.75g)中 清上防風湯エキス2.375g(乾燥エキスとして)（オウゴン・キキョウ・サンシシ・センキュウ・ハマボウフウ・ビャクシ・レンギョウ各1.25g，オウレン・カンゾウ・キジツ・ケイガイ・ハッカ各0.5g）
添加 乳糖水和物，ステアリン酸マグネシウム
適応 体力中等度以上で，赤ら顔でときにのぼせがあるものの次の諸症：にきび，顔面・頭部の湿疹・皮膚炎，あかはな（酒さ）
用法 1回15才以上1包，14〜7才$\frac{2}{3}$，6〜4才$\frac{1}{2}$，3〜2才$\frac{1}{3}$，1日2回食前。2才未満は服用しない
包装 12包〔Ⓐ1,659(税込み)〕，24包〔Ⓐ2,814(税込み)〕

清上防風湯 ― 東洋漢方製薬㈱

区分 第2類
組成 煎：1包(22.5g)中 ハマボウフウ2.5g，キキョウ2.5g，オウゴン2.5g，センキュウ2.5g，サンシシ1.5g，オウレン1.5g，キジツ1g，カンゾウ1g，レンギョウ2.5g，ビャクシ2.5g，ケイガイ1.5g，ハッカ1g
適応 にきび
用法 15才以上1日1包を煎じ2〜3回（食前1時間又は食間空腹時）に分けて温服。15才未満は服用しない
包装 100包〔Ⓐ15,000〕

清上防風湯エキス顆粒KM ― ㈱カーヤ-㈱イチゲン，一元製薬㈱

区分 第2類
組成 顆：9g中 清上防風湯水製乾燥エキス4.75g（オウゴン・キキョウ・サンシシ・センキュウ・ビャクシ・ボウフウ・レンギョウ各3g，オウレン・カンゾウ・キジツ・ケイガイ・ハッカ各1.5g）
添加 乳糖，ステアリン酸マグネシウム
適応 体力中等度以上で，赤ら顔でときにのぼせがあるものの次の諸症：にきび，顔面・頭部の湿疹・皮膚炎，あかはな（酒さ）
用法 1回15才以上3g，14〜7才2g，6〜4才1.5g，3〜2才1g，2才未満0.75g以下，1日3回食前又は食間。1才未満には，医師の診療を受けさせることを優先し，止むを得ない場合にだけ服用させる。3ヵ月未満は服用しない
包装 500g 備考 製造：天津泰達薬業有限公司(中国)

清上防風湯エキス顆粒クラシエ ― クラシエ製薬㈱-クラシエ薬品㈱

区分 第2類
組成 顆（淡褐）：3包(5.4g)中 清上防風湯エキス粉末3500mg（ケイガイ・オウレン・ハッカ・キジツ・カンゾウ各0.75g，サンシシ・センキュウ・オウゴン・ビャクシ・キキョウ・ボウフウ各1.5g）
添加 ヒドロキシプロピルセルロース，乳糖
適応 体力中等度以上で，赤ら顔で，ときにのぼせがあるものの諸症：にきび，顔面・頭部の湿疹・皮膚炎，あかはな（酒さ）
用法 1回15才以上1包，14〜7才$\frac{2}{3}$，1日3回食前又は食間。7才未満は服用しない
包装 90包

清上防風湯エキス〔細粒〕85 ― 松浦薬業㈱-松浦漢方㈱

区分 第2類
組成 細：3包(6g)又は6g中 清上防風湯水製エキス6.3g（乾燥物換算で約2.84gに相当）（ケイガイ・オウレン・ハッカ・キジツ・カンゾウ各0.75g，サンシシ・センキュウ・オウゴン・レンギョウ・ビャクシ・キキョウ・ボウフウ各1.5g）
添加 メタケイ酸アルミン酸マグネシウム，ヒプロメロース(ヒドロキシプロピルメチルセルロース)，結晶セルロース，乳糖，トウモロコシデンプン，香料
適応 体力中等度以上で，赤ら顔でときにのぼせがあるものの次の諸症：にきび，顔面・頭部の湿疹・皮膚炎，あかはな（酒さ）
用法 1回15才以上1包又は2g，14〜7才$\frac{2}{3}$，6〜4才$\frac{1}{2}$，3〜2才$\frac{1}{3}$，2才未満$\frac{1}{4}$以下，1日3回食前又は食間。1才未満には，医師の診療を受けさせることを優先し，止むを得ない場合にだけ服用させる。3ヵ月未満は服用しない
包装 500g，12包〔Ⓐ1,365(税込み)〕，48包〔Ⓐ4,725(税込み)〕，300包

清上防風湯エキス細粒G「コタロー」 ― 小太郎漢方製薬㈱

区分 第2類
組成 細（茶）：3包(4.5g)中 エキス散3g（ケイガイ・オウレン・サンシシ各0.75g，ハッカ・キジツ・カンゾウ各0.5g，センキュウ・オウゴン・レンギョウ・ビャクシ・キキョウ・ボウフウ各1.25g）
添加 含水二酸化ケイ素，軽質無水ケイ酸，ステアリン酸マグネシウム，トウモロコシデンプン，乳糖水和物
適応 にきび
用法 1回15才以上1包，14〜7才$\frac{2}{3}$，1日3回食前又は食間。7才未満は服用しない
包装 90包

清上防風湯「タキザワ」 ― ㈱タキザワ漢方廠

区分 第2類
組成 煎：2包(28.5g)中 ケイガイ1.5g，オウレン1.5g，ハッカ1.5g，キジツ1.5g，カンゾウ1.5g，サンシシ3g，センキュウ3g，オウゴン3g，レンギョウ3g，ビャクシ3g，キキョウ3g，ボウフウ3g
適応 体力中等度以上で，赤ら顔でときにのぼせがあるものの次の諸症：にきび，顔面・頭部の湿疹・皮膚炎，赤鼻（酒さ）
用法 15才以上1日1包2包に水約600mLを加え半量まで煎じ，朝夕空腹時2回に分服。1回14〜7才煎液の$\frac{1}{3}$。又は15才以上1包に水約300mLを加え同様に煎じ，1日2回朝夕空腹時。1回14〜7才煎液の$\frac{2}{3}$。7才未満は服用しない
包装 120包〔Ⓐ28,350(税込み)Ⓑ14,175(税込み)〕

ツムラ漢方清上防風湯エキス顆粒 ― ㈱ツムラ

区分 第2類
組成 顆（黄褐）：2包(3.75g)中 混合生薬乾燥エキス2.375g（オウゴン・キキョウ・サンシシ・センキュウ・ハマボウフウ・ビャクシ・レンギョウ各1.25g，オウレン・カンゾウ・キジツ・ケイガイ・ハッカ各0.5g）
添加 ステアリン酸マグネシウム，乳糖水和物
適応 体力中等度以上で，赤ら顔でときにのぼせがあるものの次の諸症：にきび，顔面・頭部の湿疹・皮膚炎，あかはな（酒さ）
用法 1回15才以上1包，14〜7才$\frac{2}{3}$，6〜4才$\frac{1}{2}$，3〜2才$\frac{1}{3}$，1日2回食前。2才未満は服用しない
包装 24包〔Ⓐ3,150(税込み)〕

ヘトイン-S ― 剤盛堂薬品㈱

区分 第2類
組成 散（黄褐）：6g又は3包中 清上防風湯エキス1.25g（オウゴン・キキョウ・センキュウ・ビャクシ・レンギョウ各1.25g，オウレン・ケイガイ・サンシシ各0.75g，カンゾウ・キジツ・ハッカ各0.5g）
添加 バレイショデンプン，メタケイ酸アルミン酸マグネシウム
適応 体力中等度以上で，赤ら顔でときにのぼせがあるものの次の諸症：にきび，顔面・頭部の湿疹・皮膚炎，あかはな（酒さ）
用法 1回15才以上2g，14〜7才$\frac{2}{3}$，6〜4才$\frac{1}{2}$，3〜2才$\frac{1}{3}$，2才未満

¼，1日3回食前又は食間。1才未満には，医師の診療を受けさせることを優先し，止むを得ない場合にだけ服用させる。3ヵ月未満は服用しない

ベーラコタローN　小太郎漢方製薬㈱
区分 第2類
組成 錠(茶)：12錠中 エキス散3g（ケイガイ・オウレン・サンシシ各0.75g，ハッカ・キジツ・カンゾウ各0.5g，センキュウ・オウゴン・レンギョウ・ビャクシ・キキョウ・ボウフウ各1.25g）
添加 カルメロースカルシウム（CMC-Ca），含水二酸化ケイ素，軽質無水ケイ酸，ステアリン酸マグネシウム，トウモロコシデンプン
適応 にきび
用法 1回15才以上4錠，14〜7才3錠，1日3回食前又は食間。7才未満は服用しない
包装 180錠

本草清上防風湯エキス錠-H　本草製薬㈱
区分 第2類
組成 錠(淡褐)：15錠中 清上防風湯水製乾燥エキス末2.75g（サンシシ・センキュウ・オウゴン・ビャクシ・キキョウ・ボウフウ各1.5g，ケイガイ・オウレン・ハッカ・キジツ・カンゾウ各0.75g）
添加 セルロース，酸化チタン，炭酸カルシウム，メタケイ酸アルミン酸マグネシウム，クロスカルメロースナトリウム（クロスCMC-Na），ステアリン酸マグネシウム
適応 体力中等度以上で，赤ら顔でときにのぼせがあるものの次の諸症：にきび，顔面・頭部の湿疹・皮膚炎，あかはな（酒さ）
用法 1回15才以上5錠，14〜7才4錠，1日3回食前又は食間。7才未満は服用しない
包装 150錠〔Ⓐ2,940（税込み）〕，240錠〔Ⓐ3,990（税込み）〕

モリ　ビナール　大杉製薬㈱
区分 第2類
組成 顆(黄褐)：3包(7.5g)中 清上防風湯エキス4.4g（センキュウ・オウゴン・レンギョウ・ボウフウ・ビャクシ・キキョウ・サンシシ各2.5g，ケイガイ・オウレン・キジツ・カンゾウ・ハッカ各1g）
添加 乳糖，トウモロコシデンプン，ステアリン酸マグネシウム
適応 体力中等度以上で，赤ら顔でときにのぼせがあるものの次の諸症：にきび，顔面・頭部の湿疹・皮膚炎，あかはな（酒さ）
用法 15才以上1回1包1日3回食前又は食間。15才未満は服用しない
包装 45包〔Ⓐ4,000〕

セイショエッキトウ
清暑益気湯

〔基準〕

（平成20年9月30日 厚生労働省医薬食品局審査管理課長通知による）

1. **成分・分量**
   人参3〜3.5，白朮3〜3.5（蒼朮も可），麦門冬3〜3.5，当帰3，黄耆3，陳皮2〜3，五味子1〜2，黄柏1〜2，甘草1〜2

2. **用法・用量**
   湯

3. **効能・効果**
   体力虚弱で，疲れやすく，食欲不振，ときに口渇などがあるものの次の諸症：暑気あたり，暑さによる食欲不振・下痢，夏痩せ，全身倦怠，慢性疾患による体力低下・食欲不振

〔使用上の注意〕

（平成25年3月27日　厚生労働省医薬食品局安全対策課長・審査管理課長通知による）

【添付文書等に記載すべき事項】
『してはいけないこと』
（守らないと現在の症状が悪化したり，副作用が起こりやすくなる）

　　次の人は服用しないこと
　　生後3ヵ月未満の乳児。
　〔生後3ヵ月未満の用法がある製剤に記載すること。〕

『相談すること』
1. 次の人は服用前に医師，薬剤師又は登録販売者に相談すること
   (1) 医師の治療を受けている人。
   (2) 妊婦又は妊娠していると思われる人。
   (3) 高齢者。
   　〔1日最大配合量が甘草として1g以上（エキス剤については原生薬に換算して1g以上）含有する製剤に記載すること。〕
   (4) 今までに薬などにより発疹・発赤，かゆみ等を起こしたことがある人。
   (5) 次の症状のある人。
   　むくみ
   　〔1日最大配合量が甘草として1g以上（エキス剤については原生薬に換算して1g以上）含有する製剤に記載すること。〕
   (6) 次の診断を受けた人。
   　高血圧，心臓病，腎臓病
   　〔1日最大配合量が甘草として1g以上（エキス剤については原生薬に換算して1g以上）含有する製剤に記載すること。〕

2. 服用後，次の症状があらわれた場合は副作用の可能性があるので，直ちに服用を中止し，この文書を持って医師，薬剤師又は登録販売者に相談すること

関係部位	症　　状
皮　膚	発疹・発赤，かゆみ

　まれに下記の重篤な症状が起こることがある。その場合は直ちに医師の診療を受けること。

症状の名称	症　　状
偽アルドステロン症，ミオパチー	手足のだるさ，しびれ，つっぱり感やこわばりに加えて，脱力感，筋肉痛があらわれ，徐々に強くなる。

　〔1日最大配合量が甘草として1g以上（エキス剤については原生薬に換算して1g以上）含有する製剤に記

載すること。〕
3. 1ヵ月位（暑気あたり，暑さによる下痢に服用する場合には5～6回）服用しても症状がよくならない場合は服用を中止し，この文書を持って医師，薬剤師又は登録販売者に相談すること
4. 長期連用する場合には，医師，薬剤師又は登録販売者に相談すること
〔1日最大配合量が甘草として1g以上（エキス剤については原生薬に換算して1g以上）含有する製剤に記載すること。〕
〔用法及び用量に関連する注意として，用法及び用量の項目に続けて以下を記載すること。〕
(1) 小児に服用させる場合には，保護者の指導監督のもとに服用させること。
〔小児の用法及び用量がある場合に記載すること。〕
(2) 〔小児の用法がある場合，剤形により，次に該当する場合には，そのいずれかを記載すること。〕
 1) 3歳以上の幼児に服用させる場合には，薬剤がのどにつかえることのないよう，よく注意すること。
〔5歳未満の幼児の用法がある錠剤・丸剤の場合に記載すること。〕
 2) 幼児に服用させる場合には，薬剤がのどにつかえることのないよう，よく注意すること。
〔3歳未満の用法及び用量を有する丸剤の場合に記載すること。〕
 3) 1歳未満の乳児には，医師の診療を受けさせることを優先し，やむを得ない場合にのみ服用させること。
〔カプセル剤及び錠剤・丸剤以外の製剤の場合に記載すること。なお，生後3ヵ月未満の用法がある製剤の場合，「生後3ヵ月未満の乳児」を『してはいけないこと』に記載し，用法及び用量欄には記載しないこと。〕

保管及び取扱い上の注意
(1) 直射日光の当たらない（湿気の少ない）涼しい所に（密栓して）保管すること。
〔（ ）内は必要とする場合に記載すること。〕
(2) 小児の手の届かない所に保管すること。
(3) 他の容器に入れ替えないこと。（誤用の原因になったり品質が変わる。）
〔容器等の個々に至適表示がなされていて，誤用のおそれのない場合には記載しなくてもよい。〕

【外部の容器又は外部の被包に記載すべき事項】
注意
1. 次の人は服用しないこと
 生後3ヵ月未満の乳児。
〔生後3ヵ月未満の用法がある製剤に記載すること。〕
2. 次の人は服用前に医師，薬剤師又は登録販売者に相談すること
(1) 医師の治療を受けている人。
(2) 妊婦又は妊娠していると思われる人。
(3) 高齢者。
〔1日最大配合量が甘草として1g以上（エキス剤については原生薬に換算して1g以上）含有する製剤に記載すること。〕
(4) 今までに薬などにより発疹・発赤，かゆみ等を起こしたことがある人。
(5) 次の症状のある人。
 むくみ
〔1日最大配合量が甘草として1g以上（エキス剤については原生薬に換算して1g以上）含有する製剤に記載すること。〕
(6) 次の診断を受けた人。
 高血圧，心臓病，腎臓病
〔1日最大配合量が甘草として1g以上（エキス剤については原生薬に換算して1g以上）含有する製剤に記

載すること。〕
2′. 服用が適さない場合があるので，服用前に医師，薬剤師又は登録販売者に相談すること
〔2.の項目の記載に際し，十分な記載スペースがない場合には2′.を記載すること。〕
3. 服用に際しては，説明文書をよく読むこと
4. 直射日光の当たらない（湿気の少ない）涼しい所に（密栓して）保管すること
〔（ ）内は必要とする場合に記載すること。〕

夢覚（エキス顆粒） ⊖ ㈱建林松鶴堂
区分 第2類
組成 顆（褐）：3包(6g)中 清暑益気湯水製乾燥エキス1.5g（ニンジン・ビャクジュツ・バクモンドウ・トウキ・オウギ各1.5g，チンピ1g，ゴミシ・オウバク・カンゾウ各0.5g）
添 乳糖，バレイショデンプン
適応 体力虚弱で，疲れやすく，食欲不振，ときに口渇などがあるものの次の諸症：暑気あたり，暑さによる食欲不振・下痢，夏やせ，全身倦怠，慢性疾患による体力低下・食欲不振
用法 1回成人1包，14～7才2/3，6～4才1/2，3～2才1/3，2才未満1/4以下，1日3回食間。1才未満には，医師の診療を受けさせることを優先し，止むを得ない場合にだけ服用させる。3ヵ月未満は服用しない
包装 30包〔Ⓐ2,730（税込み）〕

清心蓮子飲

セイシンレンシイン

〔基準〕

(平成20年9月30日 厚生労働省医薬食品局審査管理課長通知による)
1. 成分・分量
   蓮肉4～5，麦門冬3～4，茯苓4，人参3～5，車前子3，黄芩3，黄耆2～4，地骨皮2～3，甘草1.5～2
2. 用法・用量
   湯
3. 効能・効果
   体力中等度以下で，胃腸が弱く，全身倦怠感があり，口や舌が乾き，尿が出しぶるものの次の諸症：残尿感，頻尿，排尿痛，尿のにごり，排尿困難，こしけ（おりもの）

〔使用上の注意〕

(平成25年3月27日 厚生労働省医薬食品局安全対策課長・審査管理課長通知による)

【添付文書等に記載すべき事項】
『してはいけないこと』
(守らないと現在の症状が悪化したり，副作用が起こりやすくなる)
　次の人は服用しないこと
　　生後3ヵ月未満の乳児。
　　〔生後3ヵ月未満の用法がある製剤に記載すること。〕
『相談すること』
1. 次の人は服用前に医師，薬剤師又は登録販売者に相談すること
   (1) 医師の治療を受けている人。
   (2) 妊婦又は妊娠していると思われる人。
   (3) 高齢者。
       〔1日最大配合量が甘草として1g以上（エキス剤については原生薬に換算して1g以上）含有する製剤に記載すること。〕
   (4) 次の症状のある人。
       むくみ
       〔1日最大配合量が甘草として1g以上（エキス剤については原生薬に換算して1g以上）含有する製剤に記載すること。〕
   (5) 次の診断を受けた人。
       高血圧，心臓病，腎臓病
       〔1日最大配合量が甘草として1g以上（エキス剤については原生薬に換算して1g以上）含有する製剤に記載すること。〕
2. 服用後，次の症状があらわれた場合は副作用の可能性があるので，直ちに服用を中止し，この文書を持って医師，薬剤師又は登録販売者に相談すること
   まれに下記の重篤な症状が起こることがある。その場合は直ちに医師の診療を受けること。

症状の名称	症　　　状
間質性肺炎	階段を上ったり，少し無理をしたりすると息切れがする・息苦しくなる，空せき，発熱等がみられ，これらが急にあらわれたり，持続したりする。
偽アルドステロン症，ミオパチー[1]	手足のだるさ，しびれ，つっぱり感やこわばりに加えて，脱力感，筋肉痛があらわれ，徐々に強くなる。
肝機能障害	発熱，かゆみ，発疹，黄疸（皮膚や白目が黄色くなる），褐色尿，全身のだるさ，食欲不振等があらわれる。

　　〔[1]は，1日最大配合量が甘草として1g以上（エキス剤については原生薬に換算して1g以上）含有する製剤に記載すること。〕
3. 1ヵ月位服用しても症状がよくならない場合は服用を中止し，この文書を持って医師，薬剤師又は登録販売者に相談すること
4. 長期連用する場合には，医師，薬剤師又は登録販売者に相談すること
   〔1日最大配合量が甘草として1g以上（エキス剤については原生薬に換算して1g以上）含有する製剤に記載すること。〕

〔用法及び用量に関連する注意として，用法及び用量の項目に続けて以下を記載すること。〕
(1) 小児に服用させる場合には，保護者の指導監督のもとに服用させること。
    〔小児の用法及び用量がある場合に記載すること。〕
(2) 〔小児の用法がある場合，剤形により，次に該当する場合に，そのいずれかを記載すること。〕
    1) 3歳以上の幼児に服用させる場合には，薬剤がのどにつかえることのないよう，よく注意すること。
       〔5歳未満の幼児の用法がある錠剤・丸剤の場合に記載すること。〕
    2) 幼児に服用させる場合には，薬剤がのどにつかえることのないよう，よく注意すること。
       〔3歳未満の用法及び用量を有する丸剤の場合に記載すること。〕
    3) 1歳未満の乳児には，医師の診療を受けさせることを優先し，やむを得ない場合にのみ服用させること。
       〔カプセル剤及び錠剤・丸剤以外の製剤の場合に記載すること。なお，生後3ヵ月未満の用法がある製剤の場合，「生後3ヵ月未満の乳児」を『してはいけないこと』に記載し，用法及び用量欄には記載しないこと。〕

保管及び取り扱い上の注意
(1) 直射日光の当たらない（湿気の少ない）涼しい所に（密栓して）保管すること。
    〔（　）内は必要とする場合に記載すること。〕
(2) 小児の手の届かない所に保管すること。
(3) 他の容器に入れ替えないこと。（誤用の原因になったり品質が変わる。）
    〔容器等の個々に至適表示がなされていて，誤用のおそれのない場合には記載しなくてもよい。〕

【外部の容器又は外部の被包に記載すべき事項】
注意
1. 次の人は服用しないこと
   生後3ヵ月未満の乳児。
   〔生後3ヵ月未満の用法がある製剤に記載すること。〕
2. 次の人は服用前に医師，薬剤師又は登録販売者に相談すること
   (1) 医師の治療を受けている人。
   (2) 妊婦又は妊娠していると思われる人。
   (3) 高齢者。
       〔1日最大配合量が甘草として1g以上（エキス剤については原生薬に換算して1g以上）含有する製剤に記載すること。〕
   (4) 次の症状のある人。
       むくみ
       〔1日最大配合量が甘草として1g以上（エキス剤については原生薬に換算して1g以上）含有する製剤に記載すること。〕
   (5) 次の診断を受けた人。

高血圧，心臓病，腎臓病
〔1日最大配合量が甘草として1g以上（エキス剤については原生薬に換算して1g以上）含有する製剤に記載すること。〕
2′．服用が適さない場合があるので，服用前に医師，薬剤師又は登録販売者に相談すること
〔2．の項目の記載に際し，十分な記載スペースがない場合には2′．を記載すること。〕
3．服用に際しては，説明文書をよく読むこと
4．直射日光の当たらない（湿気の少ない）涼しい所に（密栓して）保管すること
〔（ ）内は必要とする場合に記載すること。〕

清心蓮子飲㊀　東洋漢方製薬㈱
区分 第2類
組成 煎：1包(27g)中 レンニク4g，バクモンドウ4g，ブクリョウ4g，ニンジン3g，シャゼンシ3g，オウゴン3g，オウギ2g，ジコッピ2g，カンゾウ2g
適応 全身倦怠感があり，口や舌がかわき，尿が出しぶるものの次の諸症：残尿感，頻尿，排尿痛
用法 15才以上1日1包を煎じ2～3回（食前1時間又は食間空腹時）に分けて温服
包装 100包〔Ⓑ18,000〕

清心蓮子飲エキス顆粒H㊀　ホーユー㈱-アスゲン製薬㈱，日邦薬品工業㈱
区分 第2類
組成 顆（褐）：3包(6g)中 清心蓮子飲乾燥エキス粉末4.5g（レンニク・ニンジン各3.5g，オウゴン・バクモンドウ・ジコッピ・シャゼンシ各2.1g，オウギ・ブクリョウ各2.8g，カンゾウ0.7g）
添加 乳糖，ヒドロキシプロピルセルロース，二酸化ケイ素
適応 体力中等度以下で，胃腸が弱く，全身倦怠感があり，口や舌がかわき，尿が出しぶるものの次の諸症：残尿感，頻尿，排尿痛，尿のにごり，排尿困難，こしけ（おりもの）
用法 1回15才以上1包．14～7才⅔，6～4才½，3～2才⅓，2才未満¼以下，1日3回食前又は食間．1才未満には，医師の診療を受けさせることを優先し，止むを得ない場合にだけ服用させる．3ヵ月未満は服用しない
包装 24包

清澄（エキス顆粒）㊀　㈱建林松鶴堂
区分 第2類
組成 顆（淡褐）：3包(6.6g)中 清心蓮子飲水製乾燥エキス1.6g（レンニク・バクモンドウ・ブクリョウ各2g，ニンジン・シャゼンシ・オウゴン各1.5g，オウギ・ジコッピ各1g，カンゾウ0.75g）
添加 乳糖
適応 体力中等度以下で，胃腸が弱く，全身倦怠感があり，口や舌がかわき，尿が出しぶるものの次の諸症：残尿感，頻尿，排尿痛，尿のにごり，排尿困難，こしけ（おりもの）
用法 1回成人1包．14～7才⅔，6～4才½，3～2才⅓，2才未満¼以下，1日3回食間．1才未満には，医師の診療を受けさせることを優先し，止むを得ない場合にだけ服用させる．3ヵ月未満は服用しない
包装 30包〔Ⓐ2,730(税込み)〕，90包〔Ⓐ7,140(税込み)〕

ユリナール㊀　㈱パナケイア製薬-小林製薬㈱
区分 第2類
組成 顆（褐）：3包(5.4g)中 清心蓮子飲乾燥エキス-A 4.06g（レンニク・ニンジン各3.5g，バクモンドウ・シャゼンシ・オウゴン・ジコッピ各2.1g，ブクリョウ・オウギ各2.8g，カンゾウ0.7g）
添加 デヒドロ酢酸ナトリウム，ケイ酸アルミニウム，D-マンニトール，プロピレングリコール，バニリン，エチルバニリン，香料
適応 体力中等度以下で，胃腸が弱く，全身倦怠感があり，口や舌がかわき，尿が出しぶるものの次の諸症：頻尿，残尿感，排尿痛，排尿困難，尿のにごり，こしけ（おりもの）
用法 15才以上1回1包1日3回食前又は食間．15才未満は服用しない
包装 18包〔Ⓐ2,625(税込み)〕，36包〔Ⓐ5,040(税込み)〕

ユリナールJ㊀　㈱パナケイア製薬-小林製薬㈱
区分 第2類
組成 錠（淡褐）：12錠中 清心蓮子飲乾燥エキスEX 2238mg（レンニク・ニンジン各3.5g，バクモンドウ・シャゼンシ・オウゴン・ジコッピ各2.1g，ブクリョウ・オウギ各2.8g，カンゾウ0.7g）
添加 無水ケイ酸，ケイ酸アルミニウム，カルメロースカルシウム(CMC-Ca)，セルロース，トウモロコシデンプン，乳糖，クロスポビドン，ステアリン酸マグネシウム，プロピレングリコール，バニリン，エチルバニリン，香料
適応 体力中等度以下で，胃腸が弱く，全身倦怠感があり，口や舌がかわき，尿が出しぶるものの次の諸症：頻尿，残尿感，排尿痛，排尿困難，尿のにごり，こしけ（おりもの）
用法 15才以上1回4錠1日3回食前又は食間．15才未満は服用しない
包装 72錠〔Ⓐ2,625(税込み)〕，144錠〔Ⓐ5,040(税込み)〕

清熱補気湯 （セイネツホキトウ）

〔基準〕

（平成23年4月15日 厚生労働省医薬食品局審査管理課長通知による）
1. 成分・分量
    人参3，白朮3～4，茯苓3～4，当帰3，芍薬3，升麻0.5～1，五味子1，玄参1～2，麦門冬3，甘草1
2. 用法・用量
    湯
3. 効能・効果
    体力中等度以下で，胃腸が弱いものの次の諸症：口内炎，口腔や舌の荒れ・痛み，口の乾き・乾燥

〔使用上の注意〕

（平成25年3月27日 厚生労働省医薬食品局安全対策課長・審査管理課長通知による）

【添付文書等に記載すべき事項】

『してはいけないこと』
（守らないと現在の症状が悪化したり，副作用が起こりやすくなる）
　次の人は服用しないこと
　　生後3ヵ月未満の乳児。
　　〔生後3ヵ月未満の用法がある製剤に記載すること。〕

『相談すること』
1. 次の人は服用前に医師，薬剤師又は登録販売者に相談すること
   (1) 医師の治療を受けている人。
   (2) 妊婦又は妊娠していると思われる人。
   (3) 高齢者。
       〔1日最大配合量が甘草として1g以上（エキス剤については原生薬に換算して1g以上）含有する製剤に記載すること。〕
   (4) 次の症状のある人。
       むくみ
       〔1日最大配合量が甘草として1g以上（エキス剤については原生薬に換算して1g以上）含有する製剤に記載すること。〕
   (5) 次の診断を受けた人。
       高血圧，心臓病，腎臓病
       〔1日最大配合量が甘草として1g以上（エキス剤については原生薬に換算して1g以上）含有する製剤に記載すること。〕
2. 服用後，次の症状があらわれた場合は副作用の可能性があるので，直ちに服用を中止し，この文書を持って医師，薬剤師又は登録販売者に相談すること

関係部位	症　　状
消化器	吐き気，食欲不振，胃部不快感，腹痛

    まれに下記の重篤な症状が起こることがある。その場合は直ちに医師の診療を受けること。

症状の名称	症　　状
偽アルドステロン症，ミオパチー	手足のだるさ，しびれ，つっぱり感やこわばりに加えて，脱力感，筋肉痛があらわれ，徐々に強くなる。

    〔1日最大配合量が甘草として1g以上（エキス剤については原生薬に換算して1g以上）を含有する製剤に記載すること。〕
3. 服用後，次の症状があらわれることがあるので，このような症状の持続又は増強が見られた場合には，服用を中止し，この文書を持って医師，薬剤師又は登録販売者に相談すること
    下痢
4. 1ヵ月位服用しても症状がよくならない場合は服用を中止し，この文書を持って医師，薬剤師又は登録販売者に相談すること
5. 長期連用する場合には，医師，薬剤師又は登録販売者に相談すること
    〔1日最大配合量が，甘草として1g以上（エキス剤については原生薬に換算して1g以上）含有する製剤に記載すること。〕

〔用法及び用量に関連する注意として，用法及び用量の項目に続けて以下を記載すること。〕
(1) 小児に服用させる場合には，保護者の指導監督のもとに服用させること。
    〔小児の用法及び用量がある場合に記載すること。〕
(2) 〔小児の用法がある場合，剤形により，次に該当する場合には，そのいずれかを記載すること。〕
    1) 3歳以上の幼児に服用させる場合には，薬剤がのどにつかえることのないよう，よく注意すること。
        〔5歳未満の幼児の用法がある錠剤・丸剤の場合に記載すること。〕
    2) 幼児に服用させる場合には，薬剤がのどにつかえることのないよう，よく注意すること。
        〔3歳未満の用法及び用量を有する丸剤の場合に記載すること。〕
    3) 1歳未満の乳児には，医師の診療を受けさせることを優先し，やむを得ない場合にのみ服用させること。
        〔カプセル剤及び錠剤・丸剤以外の製剤の場合に記載すること。なお，生後3ヵ月未満の用法がある製剤の場合，「生後3ヵ月未満の乳児」を『してはいけないこと』に記載し，用法及び用量欄には記載しないこと。〕

保管及び取扱い上の注意
(1) 直射日光の当たらない（湿気の少ない）涼しい所に（密栓して）保管すること。
    〔（　）内は必要とする場合に記載すること。〕
(2) 小児の手の届かない所に保管すること。
(3) 他の容器に入れ替えないこと。（誤用の原因になったり品質が変わる。）
    〔容器等の個々に至適表示がなされていて，誤用のおそれのない場合には記載しなくてもよい。〕

【外部の容器又は外部の被包に記載すべき事項】

注意
1. 次の人は服用しないこと
    生後3ヵ月未満の乳児。
    〔生後3ヵ月未満の用法がある製剤に記載すること。〕
2. 次の人は服用前に医師，薬剤師又は登録販売者に相談すること
   (1) 医師の治療を受けている人。
   (2) 妊婦又は妊娠していると思われる人。
   (3) 高齢者。
       〔1日最大配合量が甘草として1g以上（エキス剤については原生薬に換算して1g以上）含有する製剤に記載すること。〕
   (4) 次の症状のある人。
       むくみ
       〔1日最大配合量が甘草として1g以上（エキス剤については原生薬に換算して1g以上）含有する製剤に記載すること。〕
   (5) 次の診断を受けた人。
       高血圧，心臓病，腎臓病
       〔1日最大配合量が甘草として1g以上（エキス剤については原生薬に換算して1g以上）含有する製剤に記載すること。〕

2′. 服用が適さない場合があるので，服用前に医師，薬剤師又は登録販売者に相談すること
〔2.の項目の記載に際し，十分な記載スペースがない場合には2′.を記載すること。〕
3. 服用に際しては，説明文書をよく読むこと
4. 直射日光の当たらない（湿気の少ない）涼しい所に（密栓して）保管すること
〔（ ）内は必要とする場合に記載すること。〕

セイネツホケツトウ
清熱補血湯

〔基準〕

（平成23年4月15日 厚生労働省医薬食品局審査管理課長通知による）
1. 成分・分量
　　当帰3，川芎3，芍薬3，地黄3，玄参1.5，知母1.5，五味子1.5，黄柏1.5，麦門冬1.5～3，柴胡1.5，牡丹皮1.5
2. 用法・用量
　　湯
3. 効能・効果
　　体力中等度以下で，胃腸障害はなく，貧血気味で皮膚が乾燥しているものの次の諸症：口内炎，口腔や舌の荒れ・痛み，口の乾き・乾燥

〔使用上の注意〕

（平成25年3月27日　厚生労働省医薬食品局安全対策課長・審査管理課長通知による）

【添付文書等に記載すべき事項】
『してはいけないこと』
（守らないと現在の症状が悪化したり，副作用が起こりやすくなる）
　　次の人は服用しないこと
　　　生後3ヵ月未満の乳児。
　　〔生後3ヵ月未満の用法がある製剤に記載すること。〕
『相談すること』
1. 次の人は服用前に医師，薬剤師又は登録販売者に相談すること
　(1) 医師の治療を受けている人。
　(2) 妊婦又は妊娠していると思われる人。
　(3) 胃腸の弱い人。
2. 服用後，次の症状があらわれた場合は副作用の可能性があるので，直ちに服用を中止し，この文書を持って医師，薬剤師又は登録販売者に相談すること

関係部位	症　　状
消化器	吐き気，食欲不振，胃部不快感，腹痛

3. 服用後，次の症状があらわれることがあるので，このような症状の持続又は増強が見られた場合には，服用を中止し，この文書を持って医師，薬剤師又は登録販売者に相談すること
　　下痢
4. 1ヵ月位服用しても症状がよくならない場合は服用を中止し，この文書を持って医師，薬剤師又は登録販売者に相談すること
〔用法及び用量に関連する注意として，用法及び用量の項目に続けて以下を記載すること。〕
　(1) 小児に服用させる場合には，保護者の指導監督のもとに服用させること。
　　〔小児の用法及び用量がある場合に記載すること。〕
　(2) 〔小児の用法がある場合，剤形により，次に該当する場合には，そのいずれかを記載すること。〕
　　1) 3歳以上の幼児に服用させる場合には，薬剤がのどにつかえることのないよう，よく注意すること。
　　　〔5歳未満の幼児の用法がある錠剤・丸剤の場合に記載すること。〕
　　2) 幼児に服用させる場合には，薬剤がのどにつかえることのないよう，よく注意すること。
　　　〔3歳未満の用法及び用量を有する丸剤の場合に記載すること。〕
　　3) 1歳未満の乳児には，医師の診療を受けさせることを

清肺湯 セイハイトウ

〔基準〕

(平成20年9月30日 厚生労働省医薬食品局審査管理課長通知による)

1. **成分・分量**
   黄芩2～2.5, 桔梗2～2.5, 桑白皮2～2.5, 杏仁2～2.5, 山梔子2～2.5, 天門冬2～2.5, 貝母2～2.5, 陳皮2～2.5, 大棗2～2.5, 竹茹2～2.5, 茯苓3, 当帰3, 麦門冬3, 五味子0.5～1, 生姜1, 甘草1

2. **用法・用量**
   湯

3. **効能・効果**
   体力中等度で，せきが続き，たんが多くて切れにくいものの次の諸症：たんの多く出るせき，気管支炎

〔使用上の注意〕

(平成25年3月27日　厚生労働省医薬食品局安全対策課長・審査管理課長通知による)

【添付文書等に記載すべき事項】

『してはいけないこと』

(守らないと現在の症状が悪化したり，副作用が起こりやすくなる)

　　次の人は服用しないこと
　　　生後3ヵ月未満の乳児。
　　　〔生後3ヵ月未満の用法がある製剤に記載すること。〕

『相談すること』

1. 次の人は服用前に医師，薬剤師又は登録販売者に相談すること
   (1) 医師の治療を受けている人。
   (2) 妊婦又は妊娠していると思われる人。
   (3) 胃腸の弱い人。
   (4) 高齢者。
   　　〔1日最大配合量が甘草として1g以上（エキス剤については原生薬に換算して1g以上）含有する製剤に記載すること。〕
   (5) 今までに薬などにより発疹・発赤，かゆみ等を起こしたことがある人。
   (6) 次の症状のある人。
   　　むくみ
   　　〔1日最大配合量が甘草として1g以上（エキス剤については原生薬に換算して1g以上）含有する製剤に記載すること。〕
   (7) 次の診断を受けた人。
   　　高血圧，心臓病，腎臓病
   　　〔1日最大配合量が甘草として1g以上（エキス剤については原生薬に換算して1g以上）含有する製剤に記載すること。〕

2. 服用後，次の症状があらわれた場合は副作用の可能性があるので，直ちに服用を中止し，この文書を持って医師，薬剤師又は登録販売者に相談すること

関係部位	症　　状
皮　膚	発疹・発赤，かゆみ

まれに下記の重篤な症状が起こることがある。その場合は直ちに医師の診療を受けること。

　　　　　　　優先し，やむを得ない場合にのみ服用させること。
　　　　〔カプセル剤及び錠剤・丸剤以外の製剤の場合に記載すること。なお，生後3ヵ月未満の用法がある製剤の場合，「生後3ヵ月未満の乳児」を『してはいけないこと』に記載し，用法及び用量欄には記載しないこと。〕

保管及び取扱い上の注意
(1) 直射日光の当たらない（湿気の少ない）涼しい所に（密栓して）保管すること。
　　〔（　）内は必要とする場合に記載すること。〕
(2) 小児の手の届かない所に保管すること。
(3) 他の容器に入れ替えないこと。（誤用の原因になったり品質が変わる。）
　　〔容器等の個々に至適表示がなされていて，誤用のおそれのない場合には記載しなくてもよい。〕

【外部の容器又は外部の被包に記載すべき事項】

注意
1. 次の人は服用しないこと
   生後3ヵ月未満の乳児。
   〔生後3ヵ月未満の用法がある製剤に記載すること。〕
2. 次の人は服用前に医師，薬剤師又は登録販売者に相談すること
   (1) 医師の治療を受けている人。
   (2) 妊婦又は妊娠していると思われる人。
   (3) 胃腸の弱い人。
2′. 服用が適さない場合があるので，服用前に医師，薬剤師又は登録販売者に相談すること
   〔2.の項目の記載に際し，十分な記載スペースがない場合には2′.を記載すること。〕
3. 服用に際しては，説明文書をよく読むこと
4. 直射日光の当たらない（湿気の少ない）涼しい所に（密栓して）保管すること
   〔（　）内は必要とする場合に記載すること。〕

症状の名称	症　　状
間質性肺炎	階段を上ったり，少し無理をしたりすると息切れがする・息苦しくなる，空せき，発熱等がみられ，これらが急にあらわれたり，持続したりする。
偽アルドステロン症，ミオパチー[1]	手足のだるさ，しびれ，つっぱり感やこわばりに加えて，脱力感，筋肉痛があらわれ，徐々に強くなる。
肝機能障害	発熱，かゆみ，発疹，黄疸（皮膚や白目が黄色くなる），褐色尿，全身のだるさ，食欲不振等があらわれる。

　　〔[1]は，1日最大配合量が甘草として1g以上（エキス剤については原生薬に換算して1g以上）含有する製剤に記載すること。〕
3. 1ヵ月位服用しても症状がよくならない場合は服用を中止し，この文書を持って医師，薬剤師又は登録販売者に相談すること
4. 長期連用する場合には，医師，薬剤師又は登録販売者に相談すること
　　〔1日最大配合量が甘草として1g以上（エキス剤については原生薬に換算して1g以上）含有する製剤に記載すること。〕

〔用法及び用量に関連する注意として，用法及び用量の項目に続けて以下を記載すること。〕
(1) 小児に服用させる場合には，保護者の指導監督のもとに服用させること。
　　〔小児の用法及び用量がある場合に記載すること。〕
(2) 〔小児の用法がある場合，剤形により，次に該当する場合には，そのいずれかを記載すること。〕
　1) 3歳以上の幼児に服用させる場合には，薬剤がのどにつかえることのないよう，よく注意すること。
　　　〔5歳未満の幼児の用法がある錠剤・丸剤の場合に記載すること。〕
　2) 幼児に服用させる場合には，薬剤がのどにつかえることのないよう，よく注意すること。
　　　〔3歳未満の用法及び用量を有する丸剤の場合に記載すること。〕
　3) 1歳未満の乳児には，医師の診療を受けさせることを優先し，やむを得ない場合にのみ服用させること。
　　　〔カプセル剤及び錠剤・丸剤以外の製剤の場合に記載すること。なお，生後3ヵ月未満の用法がある製剤の場合，「生後3ヵ月未満の乳児」を『してはいけないこと』に記載し，用法及び用量欄には記載しないこと。〕

保管及び取り扱い上の注意
(1) 直射日光の当たらない（湿気の少ない）涼しい所に（密栓して）保管すること。
　　〔（　）内は必要とする場合に記載すること。〕
(2) 小児の手の届かない所に保管すること。
(3) 他の容器に入れ替えないこと。（誤用の原因になったり品質が変わる。）
　　〔容器等の個々に至適表示がなされていて，誤用のおそれのない場合には記載しなくてもよい。〕

【外部の容器又は外部の被包に記載すべき事項】
注意
1. 次の人は服用しないこと
　生後3ヵ月未満の乳児。
　　〔生後3ヵ月未満の用法がある製剤に記載すること。〕
2. 次の人は服用前に医師，薬剤師又は登録販売者に相談すること
(1) 医師の治療を受けている人。
(2) 妊婦又は妊娠していると思われる人。
(3) 胃腸の弱い人。
(4) 高齢者。
　　〔1日最大配合量が甘草として1g以上（エキス剤については原生薬に換算して1g以上）含有する製剤に記載すること。〕
(5) 今までに薬などにより発疹・発赤，かゆみ等を起こしたことがある人。
(6) 次の症状のある人。
　むくみ
　　〔1日最大配合量が甘草として1g以上（エキス剤については原生薬に換算して1g以上）含有する製剤に記載すること。〕
(7) 次の診断を受けた人。
　高血圧，心臓病，腎臓病
　　〔1日最大配合量が甘草として1g以上（エキス剤については原生薬に換算して1g以上）含有する製剤に記載すること。〕
2′. 服用が適さない場合があるので，服用前に医師，薬剤師又は登録販売者に相談すること
　　〔2.の項目の記載に際し，十分な記載スペースがない場合には2′.を記載すること。〕
3. 服用に際しては，説明文書をよく読むこと
4. 直射日光の当たらない（湿気の少ない）涼しい所に（密栓して）保管すること
　　〔（　）内は必要とする場合に記載すること。〕

松鶴天与（エキス顆粒） ㈱建林松鶴堂
区分 第2類
組成 顆：3包(6g)中 清肺湯水製乾燥エキス3.6g（オウゴン・キキョウ・ソウハクヒ・キョウニン・サンシシ・テンモンドウ・バイモ・チンピ・タイソウ・チクジョ各1.75g，ブクリョウ・トウキ・バクモンドウ各2.1g，ゴミシ・カンゾウ各0.7g，ショウキョウ0.2g）
添加 乳糖
適応 体力中等度で，せきが続き，たんが多くて切れにくいものの次の諸症：たんの多く出るせき，気管支炎
用法 1回成人1包，14～7才2/3，6～4才1/2，3～2才1/3，2才未満1/4，1日3回食前又は食間空腹時。1才未満には，医師の診療を受けさせることを優先し，止むを得ない場合にだけ服用させる。3ヵ月未満は服用しない
包装 30包〔Ⓐ2,940（税込み）〕，90包〔Ⓐ7,140（税込み）〕

トチモトの清肺湯 ㈱栃本天海堂
区分 第2類
組成 煎：1包(32g)中 カンゾウ1g，ゴミシ1g，ショウキョウ1g，オウゴン2g，キキョウ2g，キョウニン2g，サンシシ2g，ソウハクヒ2g，タイソウ2g，チンピ2g，チクジョ2g，テンモンドウ2g，バイモ2g，トウキ3g，バクモンドウ3g，ブクリョウ3g
適応 痰の多くでるせき
用法 15才以上1日1包を煎じ食間3回に分服。14～7才2/3，6～4才1/2，3～2才1/3，2才未満1/4以下。1才未満には，止むを得ない場合の他は服用させない。3ヵ月未満は服用しない
包装 10包

折衝飲

〔基準〕

(平成20年9月30日 厚生労働省医薬食品局審査管理課長通知による)
1. 成分・分量
   牡丹皮3，川芎3，芍薬3，桂皮3，桃仁4～5，当帰4～5，延胡索2～2.5，牛膝2～2.5，紅花1～1.5
2. 用法・用量
   湯
3. 効能・効果
   体力中等度以上で，下腹部痛があるものの次の諸症：月経不順，月経痛，月経困難，神経痛，腰痛，肩こり

〔使用上の注意〕

(平成25年3月27日 厚生労働省医薬食品局安全対策課長・審査管理課長通知による)

【添付文書等に記載すべき事項】
『してはいけないこと』
(守らないと現在の症状が悪化したり，副作用が起こりやすくなる)
　　次の人は服用しないこと
　　　生後3ヵ月未満の乳児。
　　　〔生後3ヵ月未満の用法がある製剤に記載すること。〕
『相談すること』
1. 次の人は服用前に医師，薬剤師又は登録販売者に相談すること
   (1) 医師の治療を受けている人。
   (2) 妊婦又は妊娠していると思われる人。
   (3) 胃腸が弱く下痢しやすい人。
   (4) 今までに薬などにより発疹・発赤，かゆみ等を起こしたことがある人。
2. 服用後，次の症状があらわれた場合は副作用の可能性があるので，直ちに服用を中止し，この文書を持って医師，薬剤師又は登録販売者に相談すること

関係部位	症　　状
皮　膚	発疹・発赤，かゆみ
消化器	食欲不振，胃部不快感

3. 1ヵ月位服用しても症状がよくならない場合は服用を中止し，この文書を持って医師，薬剤師又は登録販売者に相談すること

〔用法及び用量に関連する注意として，用法及び用量の項目に続けて以下を記載すること。〕
   (1) 小児に服用させる場合には，保護者の指導監督のもとに服用させること。
       〔小児の用法及び用量がある場合に記載すること。〕
   (2) 〔小児の用法がある場合，剤形により，次に該当する場合には，そのいずれかを記載すること。〕
       1) 3歳以上の幼児に服用させる場合には，薬剤がのどにつかえることのないよう，よく注意すること。
          〔5歳未満の幼児の用法がある錠剤・丸剤の場合に記載すること。〕
       2) 幼児に服用させる場合には，薬剤がのどにつかえることのないよう，よく注意すること。
          〔3歳未満の用法及び用量を有する丸剤の場合に記載すること。〕
       3) 1歳未満の乳児には，医師の診療を受けさせることを優先し，やむを得ない場合にのみ服用させること。
          〔カプセル剤及び錠剤・丸剤以外の製剤の場合に記載すること。〕

すること。なお，生後3ヵ月未満の用法がある製剤の場合，「生後3ヵ月未満の乳児」を『してはいけないこと』に記載し，用法及び用量欄には記載しないこと。〕
保管及び取扱い上の注意
(1) 直射日光の当たらない（湿気の少ない）涼しい所に（密栓して）保管すること。
   〔（　）内は必要とする場合に記載すること。〕
(2) 小児の手の届かない所に保管すること。
(3) 他の容器に入れ替えないこと。（誤用の原因になったり品質が変わる。）
   〔容器等の個々に至適表示がなされていて，誤用のおそれのない場合には記載しなくてもよい。〕

【外部の容器又は外部の被包に記載すべき事項】
注意
1. 次の人は服用しないこと
   生後3ヵ月未満の乳児。
   〔生後3ヵ月未満の用法がある製剤に記載すること。〕
2. 次の人は服用前に医師，薬剤師又は登録販売者に相談すること
   (1) 医師の治療を受けている人。
   (2) 妊婦又は妊娠していると思われる人。
   (3) 胃腸が弱く下痢しやすい人。
   (4) 今までに薬などにより発疹・発赤，かゆみ等を起こしたことがある人。
2′. 服用が適さない場合があるので，服用前に医師，薬剤師又は登録販売者に相談すること
   〔2.の項目の記載に際し，十分な記載スペースがない場合は2′.を記載すること。〕
3. 服用に際しては，説明文書をよく読むこと
4. 直射日光の当たらない（湿気の少ない）涼しい所に（密栓して）保管すること
   〔（　）内は必要とする場合に記載すること。〕

ウチダの折衝飲㊀　㈱ウチダ和漢薬
区分 第2類
組成[煎]：1袋中 トウニン5g，トウキ5g，ボタンピ3g，センキュウ3g，シャクヤク3g，ケイヒ3g，エンゴサク2g，ゴシツ2g，コウカ1g
適応 妊娠初期の出血，産後悪露排泄，月経不順，骨盤腹膜炎，子宮実質炎，卵管炎
用法 15才以上1日1袋を煎じ2～3回に分けて食前1時間又は食間空腹時に温服。15才未満は服用しない
包装 30袋

セッショイン「コタロー」（折衝飲エキス錠）㊀　小太郎漢方製薬㈱
区分 第2類
組成[錠]（白）：12錠中 水製エキス3.4g（ボタンピ・センキュウ・シャクヤク・ケイヒ各1.5g，トウニン・トウキ各2.5g，エンゴサク・ゴシツ各1.25g，コウカ0.75g）
添加 酸化チタン，ステアリン酸マグネシウム，タルク，ヒプロメロース（ヒドロキシプロピルメチルセルロース），粉末飴，メタケイ酸アルミン酸マグネシウム，カルナウバロウ，サラシミツロウ
適応 月経痛，月経不順
用法 15才以上1回4錠1日3回食前又は食間。15才未満は服用しない
包装 180錠

折衝飲エキス〔細粒〕73㊀　松浦薬業㈱-松浦漢方㈱
区分 第2類
組成[細]：3包(6g)又は6g中 折衝飲水製エキス5g(乾燥物換算で約2.5gに相当)（ボタンピ・センキュウ・シャクヤク・ケイヒ各1.5g，トウニン・トウキ各2.5g，エンゴサク・ゴシツ各1g，コウカ0.5g）
添加 メタケイ酸アルミン酸マグネシウム，ヒプロメロース（ヒドロキシプロピルメチルセルロース），結晶セルロース，乳糖，ト

ウモロコシデンプン，香料
- **適応** 体力中等度以上で，下腹部痛があるものの次の諸症：月経不順，月経痛，月経困難，神経痛，腰痛，肩こり
- **用法** 1回15才以上1包又は2g，14～7才2/3，6～4才1/2，3～2才1/3，2才未満1/4以下，1日3回食前又は食間。1才未満には，医師の診療を受けさせることを優先し，止むを得ない場合にだけ服用させる。3ヵ月未満は服用しない
- **包装** 500g，300包

折衝飲エキス細粒〔東洋〕⊖ ㈱東洋薬行
- **区分** 第2類
- **組成** 細（茶褐）：6g中 折衝飲水製エキス4g（ボタンピ・センキュウ・シャクヤク・ケイシ各3g，トウニン・トウキ各5g，エンゴサク・ゴシツ各2.5g，コウカ1.5g）
- **添加** トウモロコシデンプン
- **適応** 体力中等度以上で，下腹部痛があるものの次の諸症：月経不順，月経痛，月経困難，神経痛，腰痛，肩こり
- **用法** 1回2g1日3回空腹時
- **包装** 200g〔Ⓑ5,460（税込み）〕，600g〔Ⓑ15,750（税込み）〕

折衝飲エキス細粒〔東洋〕分包⊖ ㈱東洋薬行
- **区分** 第2類
- **組成** 細（茶褐）：6g(3包)中 折衝飲水製エキス4g（ボタンピ・センキュウ・シャクヤク・ケイシ各3g，トウニン・トウキ各5g，エンゴサク・ゴシツ各2.5g，コウカ1.5g）
- **添加** トウモロコシデンプン
- **適応** 体力中等度以上で，下腹部痛があるものの次の諸症：月経不順，月経痛，月経困難，神経痛，腰痛，肩こり
- **用法** 1回1包1日3回空腹時
- **包装** 90包×2〔Ⓑ11,550（税込み）〕

洗肝明目湯（センカンメイモクトウ）

〔基準〕

（平成24年8月30日 厚生労働省医薬食品局審査管理課長通知による）

1. **成分・分量**
   当帰1.5，川芎1.5，芍薬1.5，地黄1.5，黄芩1.5，山梔子1.5，連翹1.5，防風1.5，決明子1.5，黄連1～1.5，荊芥1～1.5，薄荷1～1.5，羌活1～1.5，蔓荊子1～1.5，菊花1～1.5，桔梗1～1.5，蒺藜子1～1.5，甘草1～1.5，石膏1.5～3
2. **用法・用量**
   湯
3. **効能・効果**
   体力中等度のものの次の諸症：目の充血，目の痛み，目の乾燥

〔使用上の注意〕

（平成25年3月27日 厚生労働省医薬食品局安全対策課長・審査管理課長通知による）

【添付文書等に記載すべき事項】

『してはいけないこと』
（守らないと現在の症状が悪化したり，副作用が起こりやすくなる）

次の人は服用しないこと
生後3ヵ月未満の乳児。
〔生後3ヵ月未満の用法がある製剤に記載すること。〕

『相談すること』
1. 次の人は服用前に医師，薬剤師又は登録販売者に相談すること
   (1) 医師の治療を受けている人。
   (2) 妊婦又は妊娠していると思われる人。
   (3) 体の虚弱な人（体力の衰えている人，体の弱い人）。
   (4) 胃腸の弱い人。
   (5) 高齢者。
   〔1日最大配合量が甘草として1g以上（エキス剤については原生薬に換算して1g以上）含有する製剤に記載すること。〕
   (6) 今までに薬などにより発疹・発赤，かゆみ等を起こしたことがある人。
   (7) 次の症状のある人。
   むくみ
   〔1日最大配合量が甘草として1g以上（エキス剤については原生薬に換算して1g以上）含有する製剤に記載すること。〕
   (8) 次の診断を受けた人。
   高血圧，心臓病，腎臓病
   〔1日最大配合量が甘草として1g以上（エキス剤については原生薬に換算して1g以上）含有する製剤に記載すること。〕
2. 服用後，次の症状があらわれた場合は副作用の可能性があるので，直ちに服用を中止し，この文書を持って医師，薬剤師又は登録販売者に相談すること

関係部位	症状
皮膚	発疹・発赤，かゆみ
消化器	吐き気・嘔吐，食欲不振，胃部不快感，腹痛

まれに下記の重篤な症状が起こることがある。その場合は直ちに医師の診療を受けること。

症状の名称	症　　状
偽アルドステロン症，ミオパチー	手足のだるさ，しびれ，つっぱり感やこわばりに加えて，脱力感，筋肉痛があらわれ，徐々に強くなる。

〔1日最大配合量が甘草として1g以上（エキス剤については原生薬に換算して1g以上）含有する製剤に記載すること。〕
3．服用後，次の症状があらわれることがあるので，このような症状の持続又は増強が見られた場合には，服用を中止し，この文書を持って医師，薬剤師又は登録販売者に相談すること
　　下痢
4．1ヵ月位服用しても症状がよくならない場合は服用を中止し，この文書を持って医師，薬剤師又は登録販売者に相談すること
5．長期連用する場合には，医師，薬剤師又は登録販売者に相談すること
〔1日最大配合量が甘草として1g以上（エキス剤については原生薬に換算して1g以上）含有する製剤に記載すること。〕
〔用法及び用量に関連する注意として，用法及び用量の項目に続けて以下を記載すること。〕
(1) 小児に服用させる場合には，保護者の指導監督のもとに服用させること。
〔小児の用法及び用量がある場合に記載すること。〕
(2) 〔小児の用法がある場合，剤形により，次に該当する場合には，そのいずれかを記載すること。〕
　1) 3歳以上の幼児に服用させる場合には，薬剤がのどにつかえることのないよう，よく注意すること。
〔5歳未満の幼児の用法がある錠剤・丸剤の場合に記載すること。〕
　2) 幼児に服用させる場合には，薬剤がのどにつかえることのないよう，よく注意すること。
〔3歳未満の用法及び用量を有する丸剤の場合に記載すること。〕
　3) 1歳未満の乳児には，医師の診療を受けさせることを優先し，やむを得ない場合にのみ服用させること。
〔カプセル剤及び錠剤・丸剤以外の製剤の場合に記載すること。なお，生後3ヵ月未満の用法がある製剤の場合，「生後3ヵ月未満の乳児」を『してはいけないこと』に記載し，用法及び用量欄には記載しないこと。〕

保管及び取扱い上の注意
(1) 直射日光の当たらない（湿気の少ない）涼しい所に（密栓して）保管すること。
〔（　）内は必要とする場合に記載すること。〕
(2) 小児の手の届かない所に保管すること。
(3) 他の容器に入れ替えないこと。（誤用の原因になったり品質が変わる。）
〔容器等の個々に至適表示がなされていて，誤用のおそれのない場合には記載しなくてもよい。〕

【外部の容器又は外部の被包に記載すべき事項】
注意
1．次の人は服用しないこと
　　生後3ヵ月未満の乳児。
〔生後3ヵ月未満の用法がある製剤に記載すること。〕
2．次の人は服用前に医師，薬剤師又は登録販売者に相談すること
(1) 医師の治療を受けている人。
(2) 妊婦又は妊娠していると思われる人。
(3) 体の虚弱な人（体力の衰えている人，体の弱い人）。
(4) 胃腸の弱い人。
(5) 高齢者。
〔1日最大配合量が甘草として1g以上（エキス剤については原生薬に換算して1g以上）含有する製剤に記載すること。〕
(6) 今までに薬などにより発疹・発赤，かゆみ等を起こしたことがある人。
(7) 次の症状のある人。
　　むくみ
〔1日最大配合量が甘草として1g以上（エキス剤については原生薬に換算して1g以上）含有する製剤に記載すること。〕
(8) 次の診断を受けた人。
　　高血圧，心臓病，腎臓病
〔1日最大配合量が甘草として1g以上（エキス剤については原生薬に換算して1g以上）含有する製剤に記載すること。〕
2′．服用が適さない場合があるので，服用前に医師，薬剤師又は登録販売者に相談すること
〔2．の項目の記載に際し，十分な記載スペースがない場合には2′．を記載すること。〕
3．服用に際しては，説明文書をよく読むこと
4．直射日光の当たらない（湿気の少ない）涼しい所に（密栓して）保管すること
〔（　）内は必要とする場合に記載すること。〕

川芎茶調散
センキュウチャチョウサン

〔基準〕

(平成20年9月30日 厚生労働省医薬食品局審査管理課長通知による)
1. 成分・分量
   白芷2，羌活2，荊芥2，防風2，薄荷葉2，甘草1.5，細茶1.5，川芎3，香附子3～4
2. 用法・用量
   湯
3. 効能・効果
   体力に関わらず使用でき，頭痛があるものの次の諸症：
   かぜ，血の道症(注)，頭痛

《備考》
注）血の道症とは，月経，妊娠，出産，産後，更年期など女性のホルモンの変動に伴って現れる精神不安やいらだちなどの精神神経症状および身体症状のことである。
【注）表記については，効能・効果欄に記載するのではなく，〈効能・効果に関連する注意〉として記載する。〕

〔使用上の注意〕

(平成25年3月27日 厚生労働省医薬食品局安全対策課長・審査管理課長通知による)

【添付文書等に記載すべき事項】
『してはいけないこと』
(守らないと現在の症状が悪化したり，副作用が起こりやすくなる)

次の人は服用しないこと
生後3ヵ月未満の乳児。
〔生後3ヵ月未満の用法がある製剤に記載すること。〕

『相談すること』
1. 次の人は服用前に医師，薬剤師又は登録販売者に相談すること
   (1) 医師の治療を受けている人。
   (2) 妊婦又は妊娠していると思われる人。
   (3) 胃腸の弱い人。
   (4) 高齢者。
      〔1日最大配合量が甘草として1g以上（エキス剤については原生薬に換算して1g以上）含有する製剤に記載すること。〕
   (5) 次の症状のある人。
      むくみ
      〔1日最大配合量が甘草として1g以上（エキス剤については原生薬に換算して1g以上）含有する製剤に記載すること。〕
   (6) 次の診断を受けた人。
      高血圧，心臓病，腎臓病
      〔1日最大配合量が甘草として1g以上（エキス剤については原生薬に換算して1g以上）含有する製剤に記載すること。〕
2. 服用後，次の症状があらわれた場合は副作用の可能性があるので，直ちに服用を中止し，この文書を持って医師，薬剤師又は登録販売者に相談すること

関係部位	症　　状
消化器	食欲不振，胃部不快感

まれに下記の重篤な症状が起こることがある。その場合は直ちに医師の診療を受けること。

症状の名称	症　　状
偽アルドステロン症，ミオパチー	手足のだるさ，しびれ，つっぱり感やこわばりに加えて，脱力感，筋肉痛があらわれ，徐々に強くなる。

〔1日最大配合量が甘草として1g以上（エキス剤については原生薬に換算して1g以上）含有する製剤に記載すること。〕

3. 1ヵ月位（かぜに服用する場合には5～6日間）服用しても症状がよくならない場合は服用を中止し，この文書を持って医師，薬剤師又は登録販売者に相談すること
4. 長期連用する場合には，医師，薬剤師又は登録販売者に相談すること
   〔1日最大配合量が甘草として1g以上（エキス剤については原生薬に換算して1g以上）含有する製剤に記載すること。〕

〔効能又は効果に関連する注意として，効能又は効果の項目に続けて以下を記載すること。〕
血の道症とは，月経，妊娠，出産，産後，更年期など女性のホルモンの変動に伴って現れる精神不安やいらだちなどの精神神経症状および身体症状のことである。

〔用法及び用量に関連する注意として，用法及び用量の項目に続けて以下を記載すること。〕
(1) 小児に服用させる場合には，保護者の指導監督のもとに服用させること。
   〔小児の用法及び用量がある場合に記載すること。〕
(2) 〔小児の用法がある場合，剤形により，次に該当する場合には，そのいずれかを記載すること。〕
   1) 3歳以上の幼児に服用させる場合には，薬剤がのどにつかえることのないよう，よく注意すること。
      〔5歳未満の幼児の用法がある錠剤・丸剤の場合に記載すること。〕
   2) 幼児に服用させる場合には，薬剤がのどにつかえることのないよう，よく注意すること。
      〔3歳未満の用法及び用量を有する丸剤の場合に記載すること。〕
   3) 1歳未満の乳児には，医師の診療を受けさせることを優先し，やむを得ない場合にのみ服用させること。
      〔カプセル剤及び錠剤・丸剤以外の製剤の場合に記載すること。なお，生後3ヵ月未満の用法がある製剤の場合，「生後3ヵ月未満の乳児」を『してはいけないこと』に記載し，用法及び用量欄には記載しないこと。〕

保管及び取り扱い上の注意
(1) 直射日光の当たらない（湿気の少ない）涼しい所に（密栓して）保管すること。
   〔（　）内は必要とする場合に記載すること。〕
(2) 小児の手の届かない所に保管すること。
(3) 他の容器に入れ替えないこと。（誤用の原因になったり品質が変わる。）
   〔容器等の個々に至適表示がなされていて，誤用のおそれのない場合には記載しなくてもよい。〕

【外部の容器又は外部の被包に記載すべき事項】
注意
1. 次の人は服用しないこと
   生後3ヵ月未満の乳児。
   〔生後3ヵ月未満の用法がある製剤に記載すること。〕
2. 次の人は服用前に医師，薬剤師又は登録販売者に相談すること
   (1) 医師の治療を受けている人。
   (2) 妊婦又は妊娠していると思われる人。
   (3) 胃腸の弱い人。
   (4) 高齢者。
      〔1日最大配合量が甘草として1g以上（エキス剤については原生薬に換算して1g以上）含有する製剤に記載すること。〕

(5) 次の症状のある人。
　　むくみ
　　　〔1日最大配合量が甘草として1g以上（エキス剤については原生薬に換算して1g以上）含有する製剤に記載すること。〕
　(6) 次の診断を受けた人。
　　高血圧，心臓病，腎臓病
　　　〔1日最大配合量が甘草として1g以上（エキス剤については原生薬に換算して1g以上）含有する製剤に記載すること。〕
2′．服用が適さない場合があるので，服用前に医師，薬剤師又は登録販売者に相談すること
　　〔2.の項目の記載に際し，十分な記載スペースがない場合には2′.を記載すること。〕
3．服用に際しては，説明文書をよく読むこと
4．直射日光の当たらない（湿気の少ない）涼しい所に（密栓して）保管すること
　　〔（　）内は必要とする場合に記載すること。〕
〔効能又は効果に関連する注意として，効能又は効果の項目に続けて以下を記載すること。〕
　血の道症とは，月経，妊娠，出産，産後，更年期など女性のホルモンの変動に伴って現れる精神不安やいらだちなどの精神神経症状および身体症状のことである。

イスクラ頂調顆粒 ㊀　　イスクラ産業㈱
【区分】第2類
【組成】顆（褐）：3包(6g)中 頂調エキス2.8g（ビャクシ・ケイガイ・ボウフウ・ハッカ・キョウカツ各2g，カンゾウ・チャヨウ各1.5g，センキュウ・コウブシ各3g）
【添加】乳糖，部分アルファー化デンプン
【適応】体力に関わらず使用でき，頭痛があるものの次の諸症：かぜ，血の道症，頭痛
【用法】1回15才以上1包，14～7才2/3，6～4才1/2，3～2才1/3，2才未満1/4，1日3回食前又は食間。1才未満には，医師の診療を受けさせることを優先し，止むを得ない場合にだけ服用させる。3ヵ月未満は服用しない
【包装】45包

川芎茶調散料エキス顆粒Aクラシエ ㊀　クラシエ製薬㈱-クラシエ薬品㈱
【区分】第2類
【組成】顆（黄褐）：3包(6g)中 川芎茶調散料エキス粉末4600mg（ビャクシ・キョウカツ・ケイガイ・ボウフウ・ハッカ各2g，カンゾウ・チャヨウ各1.5g，センキュウ3g，コウブシ4g）
【添加】ヒドロキシプロピルセルロース，乳糖，ポリオキシエチレンポリオキシプロピレングリコール
【適応】体力に関わらず使用でき，頭痛があるものの次の諸症：かぜ，血の道症，頭痛
【用法】1回15才以上1包，14～7才2/3，6～4才1/2，3～2才1/3，2才未満1/4，1日3回食前又は食間。1才未満には，医師の診療を受けさせることを優先し，止むを得ない場合にだけ服用させる。3ヵ月未満は服用しない
【包装】90包

川芎茶調散料エキス顆粒〔東洋〕分包 ㊀　㈱東洋薬行
【区分】第2類
【組成】顆（茶褐）：4.5g(3包)中 川芎茶調散料水製エキス3g（ビャクシ・キョウカツ・ケイガイ・ボウフウ・ハッカ各2g，カンゾウ・サイチャ各1.5g，センキュウ3g，コウブシ4g）
【添加】トウモロコシデンプン
【適応】体力に関わらず使用でき，頭痛があるものの次の諸症：かぜ，血の道症，頭痛
【用法】1回15才以上1包，14～7才2/3，6～4才1/2，3～2才1/3，1日3回食前又は食間
【包装】15包×8〔Ⓑ8,400（税込み）〕

千金鶏鳴散
（センキンケイメイサン）

〔基準〕
（平成20年9月30日　厚生労働省医薬食品局審査管理課長通知による）
1．成分・分量
　　大黄1～2，当帰4～5，桃仁4～5
2．用法・用量
　　湯
3．効能・効果
　　打撲のはれと痛み
《備考》
注）体力に関わらず，使用できる。
【注】表記については，効能・効果欄に記載するのではなく，〈効能・効果に関連する注意〉として記載する。〕

〔使用上の注意〕
（平成25年3月27日　厚生労働省医薬食品局安全対策課長・審査管理課長通知による）
【添付文書等に記載すべき事項】
『してはいけないこと』
（守らないと現在の症状が悪化したり，副作用が起こりやすくなる）
1．次の人は服用しないこと
　　生後3ヵ月未満の乳児。
　　〔生後3ヵ月未満の用法がある製剤に記載すること。〕
2．授乳中の人は本剤を服用しないか，本剤を服用する場合は授乳を避けること
『相談すること』
1．次の人は服用前に医師，薬剤師又は登録販売者に相談すること
　(1) 医師の治療を受けている人。
　(2) 妊婦又は妊娠していると思われる人。
　(3) 体の虚弱な人（体力の衰えている人，体の弱い人）。
　(4) 胃腸が弱く下痢しやすい人。
　(5) 今までに薬などにより発疹・発赤，かゆみ等を起こしたことがある人。
　(6) 次の医薬品を服用している人。
　　瀉下薬（下剤）
2．服用後，次の症状があらわれた場合は副作用の可能性があるので，直ちに服用を中止し，この文書を持って医師，薬剤師又は登録販売者に相談すること

関係部位	症　　状
皮　膚	発疹・発赤，かゆみ
消化器	はげしい腹痛を伴う下痢，腹痛

3．服用後，次の症状があらわれることがあるので，このような症状の持続又は増強が見られた場合には，服用を中止し，この文書を持って医師，薬剤師又は登録販売者に相談すること
　　軟便，下痢
4．1週間位服用しても症状がよくならない場合は服用を中止し，この文書を持って医師，薬剤師又は登録販売者に相談すること
〔効能又は効果に関連する注意として，効能又は効果の項目に続けて以下を記載すること。〕
　　体力に関わらず，使用できる。
〔用法及び用量に関連する注意として，用法及び用量の項目に続けて以下を記載すること。〕
　(1) 小児に服用させる場合には，保護者の指導監督のもと

センキンナイタクサン
千金内托散

〔基準〕

(平成23年4月15日 厚生労働省医薬食品局審査管理課長通知による)

1. **成分・分量**
   黄耆2，当帰3〜4，人参2〜3，川芎2，防風2，桔梗2，白芷1〜2，厚朴2，甘草1〜2，桂皮2〜4（金銀花2を加えても可）
2. **用法・用量**
   湯
3. **効能・効果**
   体力虚弱で，患部が化膿するものの次の諸症：化膿性皮膚疾患の初期，痔，軽いとこずれ

〔使用上の注意〕

(平成25年3月27日 厚生労働省医薬食品局安全対策課長・審査管理課長通知による)

【添付文書等に記載すべき事項】

『してはいけないこと』
(守らないと現在の症状が悪化したり，副作用が起こりやすくなる)

　　次の人は服用しないこと
　　生後3ヵ月未満の乳児。
　〔生後3ヵ月未満の用法がある製剤に記載すること。〕

『相談すること』

1. 次の人は服用前に医師，薬剤師又は登録販売者に相談すること
   (1) 医師の治療を受けている人。
   (2) 妊婦又は妊娠していると思われる人。
   (3) 胃腸の弱い人。
   (4) 高齢者。
   〔1日最大配合量が甘草として1g以上（エキス剤については原生薬に換算して1g以上）含有する製剤に記載すること。〕
   (5) 今までに薬などにより発疹・発赤，かゆみ等を起こしたことがある人。
   (6) 次の症状のある人。
   　　むくみ
   〔1日最大配合量が甘草として1g以上（エキス剤については原生薬に換算して1g以上）含有する製剤に記載すること。〕
   (7) 次の診断を受けた人。
   　　高血圧，心臓病，腎臓病
   〔1日最大配合量が甘草として1g以上（エキス剤については原生薬に換算して1g以上）含有する製剤に記載すること。〕
2. 服用後，次の症状があらわれた場合は副作用の可能性があるので，直ちに服用を中止し，この文書を持って医師，薬剤師又は登録販売者に相談すること

関係部位	症　　　状
皮　膚	発疹・発赤，かゆみ
消化器	吐き気，食欲不振，胃部不快感，腹痛

まれに下記の重篤な症状が起こることがある。その場合は直ちに医師の診療を受けること。

症状の名称	症　　　状
偽アルドステロン症，ミオパチー	手足のだるさ，しびれ，つっぱり感やこわばりに加えて，脱力感，筋肉痛があらわれ，徐々に強くなる。

〔1日最大配合量が甘草として1g以上（エキス剤につ

に服用させること。
〔小児の用法及び用量がある場合に記載すること。〕
(2) 〔小児の用法がある場合，剤形により，次に該当する場合には，そのいずれかを記載すること。〕
　1) 3歳以上の幼児に服用させる場合には，薬剤がのどにつかえることのないよう，よく注意すること。
　〔5歳未満の幼児の用法がある錠剤・丸剤の場合に記載すること。〕
　2) 幼児に服用させる場合には，薬剤がのどにつかえることのないよう，よく注意すること。
　〔5歳未満の用法及び用量を有する丸剤の場合に記載すること。〕
　3) 1歳未満の乳児には，医師の診療を受けさせることを優先し，やむを得ない場合にのみ服用させること。
　〔カプセル剤及び錠剤・丸剤以外の製剤の場合に記載すること。なお，生後3ヵ月未満の用法がある製剤の場合，「生後3ヵ月未満の乳児」を『してはいけないこと』に記載し，用法及び用量欄には記載しないこと。〕

保管及び取扱い上の注意
(1) 直射日光の当たらない（湿気の少ない）涼しい所に（密栓して）保管すること。
　〔（ ）内は必要とする場合に記載すること。〕
(2) 小児の手の届かない所に保管すること。
(3) 他の容器に入れ替えないこと。（誤用の原因になったり品質が変わる。）
　〔容器等の個々に至適表示がなされていて，誤用のおそれのない場合には記載しなくてもよい。〕

【外部の容器又は外部の被包に記載すべき事項】

注意
1. 次の人は服用しないこと
　生後3ヵ月未満の乳児。
　〔生後3ヵ月未満の用法がある製剤に記載すること。〕
2. 授乳中の人は本剤を服用しないか，本剤を服用する場合は授乳を避けること
3. 次の人は服用前に医師，薬剤師又は登録販売者に相談すること
　(1) 医師の治療を受けている人。
　(2) 妊婦又は妊娠していると思われる人。
　(3) 体の虚弱な人（体力の衰えている人，体の弱い人）。
　(4) 胃腸が弱く下痢しやすい人。
　(5) 今までに薬などにより発疹・発赤，かゆみ等を起こしたことがある人。
　(6) 次の医薬品を服用している人。
　　瀉下薬（下剤）
3′. 服用が適さない場合があるので，服用前に医師，薬剤師又は登録販売者に相談すること
　〔3.の項目の記載に際し，十分な記載スペースがない場合には3′.を記載すること。〕
4. 服用に際しては，説明文書をよく読むこと
5. 直射日光の当たらない（湿気の少ない）涼しい所に（密栓して）保管すること
　〔（ ）内は必要とする場合に記載すること。〕
〔効能又は効果に関連する注意として，効能又は効果の項目に続けて以下を記載すること。〕
　体力に関わらず，使用できる。

いては原生薬に換算して1g以上）を含有する製剤に記載すること。〕
3. 服用後，次の症状があらわれることがあるので，このような症状の持続又は増強が見られた場合には，服用を中止し，この文書を持って医師，薬剤師又は登録販売者に相談すること
　　下痢
4. 1ヵ月位（化膿性皮膚疾患の初期に服用する場合には5〜6日間）服用しても症状がよくならない場合は服用を中止し，この文書を持って医師，薬剤師又は登録販売者に相談すること
5. 長期連用する場合には，医師，薬剤師又は登録販売者に相談すること
　　〔1日最大配合量が，甘草として1g以上（エキス剤については原生薬に換算して1g以上）含有する製剤に記載すること。〕
6. 本剤の服用により，まれに症状が進行することもあるので，このような場合には，服用を中止し，この文書を持って医師，薬剤師又は登録販売者に相談すること
〔用法及び用量に関連する注意として，用法及び用量の項目に続けて以下を記載すること。〕
(1) 小児に服用させる場合には，保護者の指導監督のもとに服用させること。
　　〔小児の用法及び用量がある場合に記載すること。〕
(2) 〔小児の用法がある場合，剤形により，次に該当する場合には，そのいずれかを記載すること。〕
　1) 3歳以上の幼児に服用させる場合には，薬剤がのどにつかえることのないよう，よく注意すること。
　　〔5歳未満の幼児の用法がある錠剤・丸剤の場合に記載すること。〕
　2) 幼児に服用させる場合には，薬剤がのどにつかえることのないよう，よく注意すること。
　　〔3歳未満の用法及び用量を有する丸剤の場合に記載すること。〕
　3) 1歳未満の乳児には，医師の診療を受けさせることを優先し，やむを得ない場合にのみ服用させること。
　　〔カプセル剤及び錠剤・丸剤以外の製剤の場合に記載すること。なお，生後3ヵ月未満の用法がある製剤の場合，「生後3ヵ月未満の乳児」を『してはいけないこと』に記載し，用法及び用量欄には記載しないこと。〕

保管及び取扱い上の注意
(1) 直射日光の当たらない（湿気の少ない）涼しい所に（密栓して）保管すること。
　　〔（ ）内は必要とする場合に記載すること。〕
(2) 小児の手の届かない所に保管すること。
(3) 他の容器に入れ替えないこと。（誤用の原因になったり品質が変わる。）
　　〔容器等の個々に至適表示がなされていて，誤用のおそれのない場合には記載しなくてもよい。〕

【外部の容器又は外部の被包に記載すべき事項】
注意
1. 次の人は服用しないこと
　　生後3ヵ月未満の乳児。
　　〔生後3ヵ月未満の用法がある製剤に記載すること。〕
2. 次の人は服用前に医師，薬剤師又は登録販売者に相談すること
(1) 医師の治療を受けている人。
(2) 妊婦又は妊娠していると思われる人。
(3) 胃腸の弱い人。
(4) 高齢者。
　　〔1日最大配合量が甘草として1g以上（エキス剤については原生薬に換算して1g以上）含有する製剤に記載すること。〕
(5) 今までに薬などにより発疹・発赤，かゆみ等を起こしたことがある人。
(6) 次の症状のある人。
　　むくみ
　　〔1日最大配合量が甘草として1g以上（エキス剤については原生薬に換算して1g以上）含有する製剤に記載すること。〕
(7) 次の診断を受けた人。
　　高血圧，心臓病，腎臓病
　　〔1日最大配合量が甘草として1g以上（エキス剤については原生薬に換算して1g以上）含有する製剤に記載すること。〕
2′. 服用が適さない場合があるので，服用前に医師，薬剤師又は登録販売者に相談すること
　　〔2.の項目の記載に際し，十分な記載スペースがない場合には2′.を記載すること。〕
3. 服用に際しては，説明文書をよく読むこと
4. 直射日光の当たらない（湿気の少ない）涼しい所に（密栓して）保管すること
　　〔（ ）内は必要とする場合に記載すること。〕

千金内托散エキス細粒G「コタロー」 ⊖ 　小太郎漢方製薬㈱
区分 第2類
組成 細(茶)：3包(4.5g)中 水製エキス3.6g(オウギ・センキュウ・ボウフウ・キキョウ・コウボク・ケイヒ・キンギンカ各1.6g，トウキ2.4g，ニンジン2g，ビャクシ・カンゾウ各0.8g)
添加 含水二酸化ケイ素，ステアリン酸マグネシウム
適応 体力虚弱で，患部が化膿するものの次の諸症：化膿性皮膚疾患の初期，痔，軽いとこずれ
用法 1回15才以上1包又は1.5g，14〜7才⅔，6〜4才½，3〜2才⅓，2才未満¼，1日3回食前又は食間。1才未満には，医師の診療を受けさせることを優先し，止むを得ない場合にだけ服用させる。3ヵ月未満は服用しない
包装 90包

喘四君子湯
（ゼンシクンシトウ）

〔基準〕

（平成24年8月30日 厚生労働省医薬食品局審査管理課長通知による）
1. 成分・分量
   人参2〜3，白朮2〜4，茯苓2〜4，陳皮2，厚朴2，縮砂1〜2，紫蘇子2，沈香1〜1.5，桑白皮1.5〜2，当帰2〜4，木香1〜1.5，甘草1〜3，生姜1，大棗2（生姜，大棗なくても可）
2. 用法・用量
   湯
3. 効能・効果
   体力虚弱で，胃腸の弱いものの次の諸症：気管支ぜんそく，息切れ

〔使用上の注意〕

（平成25年3月27日 厚生労働省医薬食品局安全対策課長・審査管理課長通知による）

【添付文書等に記載すべき事項】
『してはいけないこと』
（守らないと現在の症状が悪化したり，副作用が起こりやすくなる）

次の人は服用しないこと
　　生後3ヵ月未満の乳児。
　　〔生後3ヵ月未満の用法がある製剤に記載すること。〕

『相談すること』
1. 次の人は服用前に医師，薬剤師又は登録販売者に相談すること
   (1) 医師の治療を受けている人。
   (2) 妊婦又は妊娠していると思われる人。
   (3) 胃腸の弱い人。
   (4) 高齢者。
       〔1日最大配合量が甘草として1g以上（エキス剤については原生薬に換算して1g以上）含有する製剤に記載すること。〕
   (5) 今までに薬などにより発疹・発赤，かゆみ等を起こしたことがある人。
       〔生姜を含有する製剤に記載すること。〕
   (6) 次の症状のある人。
       むくみ
       〔1日最大配合量が甘草として1g以上（エキス剤については原生薬に換算して1g以上）含有する製剤に記載すること。〕
   (7) 次の診断を受けた人。
       高血圧，心臓病，腎臓病
       〔1日最大配合量が甘草として1g以上（エキス剤については原生薬に換算して1g以上）含有する製剤に記載すること。〕
2. 服用後，次の症状があらわれた場合は副作用の可能性があるので，直ちに服用を中止し，この文書を持って医師，薬剤師又は登録販売者に相談すること

関係部位	症　　状
皮　膚[1]	発疹・発赤，かゆみ
消化器	吐き気，食欲不振，胃部不快感

　　〔[1]は，生姜を含有する製剤に記載すること。〕
　まれに下記の重篤な症状が起こることがある。その場合は直ちに医師の診療を受けること。

症状の名称	症　　状
偽アルドステロン症，ミオパチー	手足のだるさ，しびれ，つっぱり感やこわばりに加えて，脱力感，筋肉痛があらわれ，徐々に強くなる。

　　〔1日最大配合量が甘草として1g以上（エキス剤については原生薬に換算して1g以上）含有する製剤に記載すること。〕
3. 1ヵ月位服用しても症状がよくならない場合は服用を中止し，この文書を持って医師，薬剤師又は登録販売者に相談すること
4. 長期連用する場合には，医師，薬剤師又は登録販売者に相談すること
   〔1日最大配合量が甘草として1g以上（エキス剤については原生薬に換算して1g以上）含有する製剤に記載すること。〕

〔用法及び用量に関連する注意として，用法及び用量の項目に続けて以下を記載すること。〕
(1) 小児に服用させる場合には，保護者の指導監督のもとに服用させること。
    〔小児の用法及び用量がある場合に記載すること。〕
(2) 〔小児の用法がある場合，剤形により，次に該当する場合には，そのいずれかを記載すること。〕
    1) 3歳以上の幼児に服用させる場合には，薬剤がのどにつかえることのないよう，よく注意すること。
       〔5歳未満の幼児の用法がある錠剤・丸剤の場合に記載すること。〕
    2) 幼児に服用させる場合には，薬剤がのどにつかえることのないよう，よく注意すること。
       〔3歳未満の用法及び用量を有する丸剤の場合に記載すること。〕
    3) 1歳未満の乳児には，医師の診療を受けさせることを優先し，やむを得ない場合にのみ服用させること。
       〔カプセル剤及び錠剤・丸剤以外の製剤の場合に記載すること。なお，生後3ヵ月未満の用法がある製剤の場合，「生後3ヵ月未満の乳児」を『してはいけないこと』に記載し，用法及び用量欄には記載しないこと。〕

保管及び取扱い上の注意
(1) 直射日光の当たらない（湿気の少ない）涼しい所に（密栓して）保管すること。
    〔（　）内は必要とする場合に記載すること。〕
(2) 小児の手の届かない所に保管すること。
(3) 他の容器に入れ替えないこと。（誤用の原因になったり品質が変わる。）
    〔容器等の個々に至適表示がなされていて，誤用のおそれのない場合には記載しなくてもよい。〕

【外部の容器又は外部の被包に記載すべき事項】
注意
1. 次の人は服用しないこと
   生後3ヵ月未満の乳児。
   〔生後3ヵ月未満の用法がある製剤に記載すること。〕
2. 次の人は服用前に医師，薬剤師又は登録販売者に相談すること
   (1) 医師の治療を受けている人。
   (2) 妊婦又は妊娠していると思われる人。
   (3) 胃腸の弱い人。
   (4) 高齢者。
       〔1日最大配合量が甘草として1g以上（エキス剤については原生薬に換算して1g以上）含有する製剤に記載すること。〕
   (5) 今までに薬などにより発疹・発赤，かゆみ等を起こしたことがある人。
       〔生姜を含有する製剤に記載すること。〕
   (6) 次の症状のある人。
       むくみ

センシビャクジュツサン
銭氏白朮散

〔基準〕

(平成20年9月30日 厚生労働省医薬食品局審査管理課長通知による)
1. 成分・分量
   白朮4，茯苓4，葛根4，人参3，藿香1，木香1，甘草1
2. 用法・用量
   湯
   小児の消化不良の効能については小児用量に注意のこと
3. 効能・効果
   体力虚弱で，嘔吐や下痢があり，ときに口渇や発熱があるものの次の諸症：感冒時の嘔吐・下痢，小児の消化不良

〔使用上の注意〕

(平成25年3月27日　厚生労働省医薬食品局安全対策課長・
審査管理課長通知による)

【添付文書等に記載すべき事項】
『してはいけないこと』
(守らないと現在の症状が悪化したり，副作用が起こりやすくなる)
　　　次の人は服用しないこと
　　　　生後3ヵ月未満の乳児。
　　〔生後3ヵ月未満の用法がある製剤に記載すること。〕
『相談すること』
1. 次の人は服用前に医師，薬剤師又は登録販売者に相談すること
   (1) 医師の治療を受けている人。
   (2) 妊婦又は妊娠していると思われる人。
   (3) 高齢者。
       〔1日最大配合量が甘草として1g以上（エキス剤については原生薬に換算して1g以上）含有する製剤に記載すること。〕
   (4) 次の症状のある人。
       むくみ
       〔1日最大配合量が甘草として1g以上（エキス剤については原生薬に換算して1g以上）含有する製剤に記載すること。〕
   (5) 次の診断を受けた人。
       高血圧，心臓病，腎臓病
       〔1日最大配合量が甘草として1g以上（エキス剤については原生薬に換算して1g以上）含有する製剤に記載すること。〕
2. 服用後，次の症状があらわれた場合は副作用の可能性があるので，直ちに服用を中止し，この文書を持って医師，薬剤師又は登録販売者に相談すること
   まれに下記の重篤な症状が起こることがある。その場合は直ちに医師の診療を受けること。

症状の名称	症　　　状
偽アルドステロン症，ミオパチー	手足のだるさ，しびれ，つっぱり感やこわばりに加えて，脱力感，筋肉痛があらわれ，徐々に強くなる。

　　〔1日最大配合量が甘草として1g以上（エキス剤については原生薬に換算して1g以上）含有する製剤に記載すること。〕
3. 5～6日間服用しても症状がよくならない場合は服用を中止し，この文書を持って医師，薬剤師又は登録販売者に相談すること
4. 長期連用する場合には，医師，薬剤師又は登録販売者に相談すること

　　〔1日最大配合量が甘草として1g以上（エキス剤については原生薬に換算して1g以上）含有する製剤に記載すること。〕
　(7) 次の診断を受けた人。
       高血圧，心臓病，腎臓病
       〔1日最大配合量が甘草として1g以上（エキス剤については原生薬に換算して1g以上）含有する製剤に記載すること。〕
2′. 服用が適さない場合があるので，服用前に医師，薬剤師又は登録販売者に相談すること
       〔2.の項目の記載に際し，十分な記載スペースがない場合には2′.を記載すること。〕
3. 服用に際しては，説明文書をよく読むこと
4. 直射日光の当たらない（湿気の少ない）涼しい所に（密栓して）保管すること
       〔（　）内は必要とする場合に記載すること。〕

〔1日最大配合量が甘草として1g以上（エキス剤については原生薬に換算して1g以上）含有する製剤に記載すること。〕

〔用法及び用量に関連する注意として，用法及び用量の項目に続けて以下を記載すること。〕
(1) 小児に服用させる場合には，保護者の指導監督のもとに服用させること。
〔小児の用法及び用量がある場合に記載すること。〕
(2) 〔小児の用法がある場合，剤形により，次に該当する場合には，そのいずれかを記載すること。〕
1) 3歳以上の幼児に服用させる場合には，薬剤がのどにつかえることのないよう，よく注意すること。
〔5歳未満の幼児の用法がある錠剤・丸剤の場合に記載すること。〕
2) 幼児に服用させる場合には，薬剤がのどにつかえることのないよう，よく注意すること。
〔3歳未満の用法及び用量を有する丸剤の場合に記載すること。〕
3) 1歳未満の乳児には，医師の診療を受けさせることを優先し，やむを得ない場合にのみ服用させること。
〔カプセル剤及び錠剤・丸剤以外の製剤の場合に記載すること。なお，生後3ヵ月未満の用法がある製剤の場合，「生後3ヵ月未満の乳児」を『してはいけないこと』に記載し，用法及び用量欄には記載しないこと。〕

保管及び取り扱い上の注意
(1) 直射日光の当たらない（湿気の少ない）涼しい所に（密栓して）保管すること。
〔（ ）内は必要とする場合に記載すること。〕
(2) 小児の手の届かない所に保管すること。
(3) 他の容器に入れ替えないこと。（誤用の原因になったり品質が変わる。）
〔容器等の個々に至適表示がなされていて，誤用のおそれのない場合には記載しなくてもよい。〕

【外部の容器又は外部の被包に記載すべき事項】
注意
1. 次の人は服用しないこと
生後3ヵ月未満の乳児。
〔生後3ヵ月未満の用法がある製剤に記載すること。〕
2. 次の人は服用前に医師，薬剤師又は登録販売者に相談すること
(1) 医師の治療を受けている人。
(2) 妊婦又は妊娠していると思われる人。
(3) 高齢者。
〔1日最大配合量が甘草として1g以上（エキス剤については原生薬に換算して1g以上）含有する製剤に記載すること。〕
(4) 次の症状のある人。
むくみ
〔1日最大配合量が甘草として1g以上（エキス剤については原生薬に換算して1g以上）含有する製剤に記載すること。〕
(5) 次の診断を受けた人。
高血圧，心臓病，腎臓病
〔1日最大配合量が甘草として1g以上（エキス剤については原生薬に換算して1g以上）含有する製剤に記載すること。〕
2′. 服用が適さない場合があるので，服用前に医師，薬剤師又は登録販売者に相談すること
〔2.の項目の記載に際し，十分な記載スペースがない場合には2′.を記載すること。〕
3. 服用に際しては，説明文書をよく読むこと
4. 直射日光の当たらない（湿気の少ない）涼しい所に（密栓して）保管すること
〔（ ）内は必要とする場合に記載すること。〕

続命湯 ゾクメイトウ

〔基準〕
(平成23年4月15日　厚生労働省医薬食品局審査管理課長通知による)

1. 成分・分量
麻黄3，桂皮3，当帰3，人参3，石膏3～6，乾姜2～3，甘草2～3，川芎1.5～3，杏仁2.5～4
2. 用法・用量
湯
3. 効能・効果
体力中等度以上のものの次の諸症：しびれ，筋力低下，高血圧に伴う症状（めまい，耳鳴り，肩こり，頭痛，頭重，頭部圧迫感），気管支炎，気管支ぜんそく，神経痛，関節のはれや痛み，頭痛，むくみ

〔使用上の注意〕
(平成25年3月27日　厚生労働省医薬食品局安全対策課長・審査管理課長通知による)

【添付文書等に記載すべき事項】
『してはいけないこと』
(守らないと現在の症状が悪化したり，副作用が起こりやすくなる)

次の人は服用しないこと
生後3ヵ月未満の乳児。
〔生後3ヵ月未満の用法がある製剤に記載すること。〕

『相談すること』
1. 次の人は服用前に医師，薬剤師又は登録販売者に相談すること
(1) 医師の治療を受けている人。
(2) 妊婦又は妊娠していると思われる人。
(3) 体の虚弱な人（体力の衰えている人，体の弱い人）。
(4) 胃腸の弱い人。
(5) 発汗傾向の著しい人。
(6) 高齢者。
〔マオウ又は，1日最大配合量が甘草として1g以上（エキス剤については原生薬に換算して1g以上）含有する製剤に記載すること。〕
(7) 今までに薬などにより発疹・発赤，かゆみ等を起こしたことがある人。
(8) 次の症状のある人。
むくみ[1]，排尿困難[2]
〔[1]は，1日最大配合量が甘草として1g以上（エキス剤については原生薬に換算して1g以上）含有する製剤に記載すること。[2]は，マオウを含有する製剤に記載すること。〕
(9) 次の診断を受けた人。
高血圧[1,2]，心臓病[1,2]，腎臓病[1,2]，甲状腺機能障害[2]
〔[1]は，1日最大配合量が甘草として1g以上（エキス剤については原生薬に換算して1g以上）含有する製剤に記載すること。[2]は，マオウを含有する製剤に記載すること。〕

2. 服用後，次の症状があらわれた場合は副作用の可能性があるので，直ちに服用を中止し，この文書を持って医師，薬剤師又は登録販売者に相談すること

関係部位	症　状
皮　膚	発疹・発赤，かゆみ
消化器	吐き気・嘔吐，食欲不振，胃部不快感

まれに下記の重篤な症状が起こることがある。その場合

一般用漢方製剤

は直ちに医師の診療を受けること。

症状の名称	症　　状
偽アルドステロン症，ミオパチー	手足のだるさ，しびれ，つっぱり感やこわばりに加えて，脱力感，筋肉痛があらわれ，徐々に強くなる。

〔1日最大配合量が甘草として1g以上（エキス剤については原生薬に換算して1g以上）を含有する製剤に記載すること。〕

3. 1ヵ月位（頭痛に服用する場合には5〜6回）服用しても症状がよくならない場合は服用を中止し，この文書を持って医師，薬剤師又は登録販売者に相談すること
4. 長期連用する場合には，医師，薬剤師又は登録販売者に相談すること
〔1日最大配合量が，甘草として1g以上（エキス剤については原生薬に換算して1g以上）含有する製剤に記載すること。〕

〔用法及び用量に関連する注意として，用法及び用量の項目に続けて以下を記載すること。〕
(1) 小児に服用させる場合には，保護者の指導監督のもとに服用させること。
〔小児の用法及び用量がある場合に記載すること。〕
(2) 小児の用法がある場合，剤形により，次に該当する場合には，そのいずれかを記載すること。
 1) 3歳以上の幼児に服用させる場合には，薬剤がのどにつかえることのないよう，よく注意すること。
〔5歳未満の幼児の用法がある錠剤・丸剤の場合に記載すること。〕
 2) 幼児に服用させる場合には，薬剤がのどにつかえることのないよう，よく注意すること。
〔3歳未満の用法及び用量を有する丸剤の場合に記載すること。〕
 3) 1歳未満の乳児には，医師の診療を受けさせることを優先し，やむを得ない場合にのみ服用させること。
〔カプセル剤及び錠剤・丸剤以外の製剤の場合に記載すること。なお，生後3ヵ月未満の用法がある製剤の場合，「生後3ヵ月未満の乳児」を『してはいけないこと』に記載し，用法及び用量欄には記載しないこと。〕

保管及び取扱い上の注意
(1) 直射日光の当たらない（湿気の少ない）涼しい所に（密栓して）保管すること。
〔（　）内は必要とする場合に記載すること。〕
(2) 小児の手の届かない所に保管すること。
(3) 他の容器に入れ替えないこと。（誤用の原因になったり品質が変わる。）
〔容器等の個々に至適表示がなされていて，誤用のおそれのない場合には記載しなくてもよい。〕

【外部の容器又は外部の被包に記載すべき事項】
注意
1. 次の人は服用しないこと
生後3ヵ月未満の乳児。
〔生後3ヵ月未満の用法がある製剤に記載すること。〕
2. 次の人は服用前に医師，薬剤師又は登録販売者に相談すること
(1) 医師の治療を受けている人。
(2) 妊婦又は妊娠していると思われる人。
(3) 体の虚弱な人（体力の衰えている人，体の弱い人）。
(4) 胃腸の弱い人。
(5) 発汗傾向の著しい人。
(6) 高齢者。
〔マオウ又は，1日最大配合量が甘草として1g以上（エキス剤については原生薬に換算して1g以上）含有する製剤に記載すること。〕
(7) 今までに薬などにより発疹・発赤，かゆみ等を起こしたことがある人。
(8) 次の症状のある人。
むくみ[1]，排尿困難[2]
〔[1]は，1日最大配合量が甘草として1g以上（エキス剤については原生薬に換算して1g以上）含有する製剤に記載すること。[2]は，マオウを含有する製剤に記載すること。〕
(9) 次の診断を受けた人。
高血圧[1][2]，心臓病[1][2]，腎臓病[1][2]，甲状腺機能障害[2]
〔[1]は，1日最大配合量が甘草として1g以上（エキス剤については原生薬に換算して1g以上）含有する製剤に記載すること。[2]は，マオウを含有する製剤に記載すること。〕
2′. 服用が適さない場合があるので，服用前に医師，薬剤師又は登録販売者に相談すること
〔2.の項目の記載に際し，十分な記載スペースがない場合には2′.を記載すること。〕
3. 服用に際しては，説明文書をよく読むこと
4. 直射日光の当たらない（湿気の少ない）涼しい所に（密栓して）保管すること
〔（　）内は必要とする場合に記載すること。〕

ウチダの続命湯　㈱ウチダ和漢薬
区分 第2類
組成前 1袋中　キョウニン4g，マオウ3g，ケイヒ3g，チクセツニンジン3g，トウキ3g，センキュウ2g，ショウキョウ2g，カンゾウ2g，セッコウ6g
適応 体力中等度以上のものの次の諸症：しびれ，筋力低下，高血圧に伴う症状（めまい，耳鳴り，肩こり，頭痛，頭重，頭部圧迫感），気管支炎，気管支ぜんそく，神経痛，関節のはれや痛み，頭痛，むくみ
用法 15才以上1日1袋を煎じ2〜3回に分けて食前1時間又は食間空腹時に温服。15才未満は服用しない
包装 30袋

続命湯エキス〔細粒〕39　松浦薬業㈱－松浦漢方㈱
区分 第2類
組成細 3包(6g)又は6g中　続命湯水製エキス2.32g(乾燥物換算で約1.39gに相当)（キョウニン1.33g，マオウ・ケイヒ・ニンジン・トウキ各1g，センキュウ・ショウキョウ・カンゾウ各0.67g，セッコウ2g）
添加 メタケイ酸アルミン酸マグネシウム，乳糖，トウモロコシデンプン
適応 体力中等度以上のものの次の諸症：しびれ，筋力低下，高血圧に伴う症状（めまい，耳鳴り，肩こり，頭痛，頭重，頭部圧迫感），気管支炎，気管支ぜんそく，神経痛，関節のはれや痛み，頭痛，むくみ
用法 15才以上1回1包又は2g，1日3回食前又は食間。15才未満は服用しない
包装 500g，48包〔Ⓐ4,200(税込み)〕，300包

続命湯エキス細粒G「コタロー」　小太郎漢方製薬㈱
区分 第2類
組成細（茶）3包(4.2g)中　水製エキス3.36g（マオウ・ケイヒ・トウキ・ニンジン各2.4g，セッコウ4.8g，ショウキョウ・カンゾウ・センキュウ各1.6g，キョウニン3.2g）
添加 含水二酸化ケイ素，ステアリン酸マグネシウム
適応 体力中等度以上のものの次の諸症：しびれ，筋力低下，高血圧に伴う症状（めまい，耳鳴り，肩こり，頭痛，頭重，頭部圧迫感），気管支炎，気管支ぜんそく，神経痛，関節のはれや痛み，頭痛，むくみ
用法 1回15才以上1包又は1.4g，14〜7才2/3，6〜4才1/2，3〜2才1/3，2才未満1/4，1日3回食前又は食間。1才未満には，医師の診療を受けさせることを優先し，止むを得ない場合にだけ服用させる。3ヵ月未満は服用しない
包装 90包

続命湯エキス散「コタロー」 ㊀ 小太郎漢方製薬㈱

区分	第2類
組成	(散)(灰褐～淡褐）：3包(6g)中 水製エキス1.4g（トウキ・ニンジン・ケイヒ・マオウ各1g，ショウキョウ・センキュウ・カンゾウ各0.67g，キョウニン1.33g，セッコウ2g）
添加	トウモロコシデンプン，乳糖水和物，メタケイ酸アルミン酸マグネシウム
適応	言葉のもつれや手足の知覚がにぶり，しびれを伴う次の諸症：高血圧に伴う症状（めまい，耳鳴り，頭痛，頭重，肩こり，頭部圧迫感），関節痛，神経痛，むくみ
用法	15才以上1回1包又は2g1日3回食前又は食間。15才未満は服用しない
包装	90包

疎経活血湯
ソケイカッケツトウ

〔基準〕

（平成20年9月30日　厚生労働省医薬食品局審査管理課長通知による）

1. 成分・分量
   当帰2～3.5，地黄2～3，川芎2～2.5，蒼朮2～3（白朮も可），茯苓1～2，桃仁2～3，芍薬2.5～4.5，牛膝1.5～3，威霊仙1.5～3，防已1.5～2.5，羌活1.5～2.5，防風1.5～2.5，竜胆1.5～2.5，生姜0.5，陳皮1.5～3，白芷1～2.5，甘草1

2. 用法・用量
   湯

3. 効能・効果
   体力中等度で，痛みがあり，ときにしびれがあるものの次の諸症：関節痛，神経痛，腰痛，筋肉痛

〔使用上の注意〕

（平成25年3月27日　厚生労働省医薬食品局安全対策課長・審査管理課長通知による）

【添付文書等に記載すべき事項】
『してはいけないこと』
（守らないと現在の症状が悪化したり，副作用が起こりやすくなる）

　　次の人は服用しないこと
　　　生後3ヵ月未満の乳児。
　　〔生後3ヵ月未満の用法がある製剤に記載すること。〕

『相談すること』
1. 次の人は服用前に医師，薬剤師又は登録販売者に相談すること
   (1) 医師の治療を受けている人。
   (2) 妊婦又は妊娠していると思われる人。
   (3) 胃腸が弱く下痢しやすい人。
   (4) 高齢者。
       〔1日最大配合量が甘草として1g以上（エキス剤については原生薬に換算して1g以上）含有する製剤に記載すること。〕
   (5) 今までに薬などにより発疹・発赤，かゆみ等を起こしたことがある人。
   (6) 次の症状のある人。
       むくみ
       〔1日最大配合量が甘草として1g以上（エキス剤については原生薬に換算して1g以上）含有する製剤に記載すること。〕
   (7) 次の診断を受けた人。
       高血圧，心臓病，腎臓病
       〔1日最大配合量が甘草として1g以上（エキス剤については原生薬に換算して1g以上）含有する製剤に記載すること。〕

2. 服用後，次の症状があらわれた場合は副作用の可能性があるので，直ちに服用を中止し，この文書を持って医師，薬剤師又は登録販売者に相談すること

関係部位	症　　　状
皮　膚	発疹・発赤，かゆみ
消化器	食欲不振，胃部不快感

　まれに下記の重篤な症状が起こることがある。その場合は直ちに医師の診療を受けること。

症状の名称	症　　状
偽アルドステロン症，ミオパチー	手足のだるさ，しびれ，つっぱり感やこわばりに加えて，脱力感，筋肉痛があらわれ，徐々に強くなる。

〔1日最大配合量が甘草として1g以上（エキス剤については原生薬に換算して1g以上）含有する製剤に記載すること。〕

3．1ヵ月位服用しても症状がよくならない場合は服用を中止し，この文書を持って医師，薬剤師又は登録販売者に相談すること
4．長期連用する場合には，医師，薬剤師又は登録販売者に相談すること
　　〔1日最大配合量が甘草として1g以上（エキス剤については原生薬に換算して1g以上）含有する製剤に記載すること。〕

〔用法及び用量に関連する注意として，用法及び用量の項目に続けて以下を記載すること。〕
(1)　小児に服用させる場合には，保護者の指導監督のもとに服用させること。
　　〔小児の用法及び用量がある場合に記載すること。〕
(2)　〔小児の用法がある場合，剤形により，次に該当する場合には，そのいずれかを記載すること。〕
　　1)　3歳以上の幼児に服用させる場合には，薬剤がのどにつかえることのないよう，よく注意すること。
　　　〔5歳未満の幼児の用法がある錠剤・丸剤の場合に記載すること。〕
　　2)　幼児に服用させる場合には，薬剤がのどにつかえることのないよう，よく注意すること。
　　　〔3歳未満の用法及び用量を有する丸剤の場合に記載すること。〕
　　3)　1歳未満の乳児には，医師の診療を受けさせることを優先し，やむを得ない場合にのみ服用させること。
　　　〔カプセル剤及び錠剤・丸剤以外の製剤の場合に記載すること。なお，生後3ヵ月未満の用法がある製剤の場合，「生後3ヵ月未満の乳児」を『してはいけないこと』に記載し，用法及び用量欄には記載しないこと。〕

保管及び取り扱い上の注意
(1)　直射日光の当たらない（湿気の少ない）涼しい所に（密栓して）保管すること。
　　〔（　）内は必要とする場合に記載すること。〕
(2)　小児の手の届かない所に保管すること。
(3)　他の容器に入れ替えないこと。（誤用の原因になったり品質が変わる。）
　　〔容器等の個々に至適表示がなされていて，誤用のおそれのない場合には記載しなくてもよい。〕

〔外部の容器又は外部の被包に記載すべき事項〕
注意
1．次の人は服用しないこと
　　生後3ヵ月未満の乳児。
　　〔生後3ヵ月未満の用法がある製剤に記載すること。〕
2．次の人は服用前に医師，薬剤師又は登録販売者に相談すること
(1)　医師の治療を受けている人。
(2)　妊婦又は妊娠していると思われる人。
(3)　胃腸が弱く下痢しやすい人。
(4)　高齢者。
　　〔1日最大配合量が甘草として1g以上（エキス剤については原生薬に換算して1g以上）含有する製剤に記載すること。〕
(5)　今までに薬などにより発疹・発赤，かゆみ等を起こしたことがある人。
(6)　次の症状のある人。
　　むくみ
　　〔1日最大配合量が甘草として1g以上（エキス剤について

いては原生薬に換算して1g以上）含有する製剤に記載すること。〕
(7)　次の診断を受けた人。
　　高血圧，心臓病，腎臓病
　　〔1日最大配合量が甘草として1g以上（エキス剤については原生薬に換算して1g以上）含有する製剤に記載すること。〕
2′．服用が適さない場合があるので，服用前に医師，薬剤師又は登録販売者に相談すること
　　〔2.の項目の記載に際し，十分な記載スペースがない場合には2′.を記載すること。〕
3．服用に際しては，説明文書をよく読むこと
4．直射日光の当たらない（湿気の少ない）涼しい所に（密栓して）保管すること
　　〔（　）内は必要とする場合に記載すること。〕

JPS漢方顆粒-72号 ㊀　ジェーピーエス製薬㈱
区分 第2類
組成 顆（淡褐）：3包(7.5g)中　疎経活血湯乾燥エキス4.8g（トウキ・ジオウ・ソウジュツ・センキュウ・トウニン・ブクリョウ各1.6g，シャクヤク2g，ゴシツ・イレイセン・ボウイ・キョウカツ・ボウフウ・リュウタン・チンピ各1.2g，ショウキョウ0.4g，ビャクシ・カンゾウ各0.8g）
添加 ステアリン酸マグネシウム，ショ糖脂肪酸エステル，乳糖水和物
適応 体力中等度で，痛みがあり，ときにしびれがあるものの次の諸症：関節痛，神経痛，腰痛，筋肉痛
用法 1回15才以上1包，14〜7才2/3，6〜4才1/2，3〜2才1/3，2才未満1/4，1日3回食前又は食間。1才未満には，医師の診療を受けさせることを優先し，止むを得ない場合にだけ服用させる。3ヵ月未満は服用しない
包装 12包，180包

JPS疎経活血湯エキス錠N ㊀　ジェーピーエス製薬㈱
区分 第2類
組成 錠（淡灰褐）：15錠中　疎経活血湯乾燥エキス3g（トウキ・ジオウ・ソウジュツ・センキュウ・トウニン・ブクリョウ各1g，シャクヤク1.25g，ゴシツ・イレイセン・ボウイ・キョウカツ・ボウフウ・リュウタン・チンピ各0.75g，ショウキョウ0.25g，ビャクシ・カンゾウ各0.5g）
添加 無水ケイ酸，ケイ酸アルミニウム，カルメロースカルシウム（CMC-Ca），ステアリン酸マグネシウム，トウモロコシデンプン
適応 体力中等度で，痛みがあり，ときにしびれがあるものの次の諸症：関節痛，神経痛，腰痛，筋肉痛
用法 1回15才以上5錠，14〜7才4錠，6〜5才3錠，1日3回食前又は食間。5才未満は服用しない
包装 260錠

ウチダの疎経活血湯 ㊀　㈱ウチダ和漢薬
区分 第2類
組成 煎：1袋(27.5g)中　トウキ2g，ジオウ2g，ソウジュツ2g，センキュウ2g，トウニン2g，ブクリョウ2g，シャクヤク2.5g，ゴシツ1.5g，イレイセン1.5g，ボウイ1.5g，キョウカツ1.5g，ボウフウ1.5g，リュウタン1.5g，ショウキョウ0.5g，チンピ1.5g，ビャクシ1g，カンゾウ1g
適応 関節痛，神経痛，腰痛，筋肉痛
用法 15才以上1日1袋を煎じ3回に分けて食間空腹時に温服。15才未満は服用しない
包装 30袋

ウチダの疎経活血湯エキス散 ㊀　㈱ウチダ和漢薬
区分 第2類
組成 細：7.5g中　疎経活血湯エキス4.03g（シャクヤク1.25g，ジオウ・センキュウ・トウキ・ソウジュツ・トウニン・ブクリョウ各1g，ゴシツ・チンピ・ボウイ・ボウフウ・リュウタン・イ

疎経活血湯

レイセン・キョウカツ各0.75g, カンゾウ・ビャクシ各0.5g, ショウキョウ0.25g)
添加 乳糖水和物, バレイショデンプン, メタケイ酸アルミン酸マグネシウム
適応 体力中等度で, 痛みがあり, ときにしびれがあるものの次の諸症：関節痛, 神経痛, 腰痛, 筋肉痛
用法 1回15才以上2.5g, 14〜7才2/3, 6〜4才1/2, 3〜2才1/3, 2才未満1/4以下, 1日3回食前又は食間。1才未満には, 医師の診療を受けさせることを優先し, 止むを得ない場合にだけ服用させる。3ヵ月未満は服用しない
包装 500g

ウチダの疎風定痛湯（分包） ㈱ウチダ和漢薬
区分 第2類
組成細 3包(7.5g)中 疎経活血湯エキス4.03g (シャクヤク1.25g, ジオウ・センキュウ・トウキ・ソウジュツ・トウニン・ブクリョウ各1g, ゴシツ・チンピ・ボウイ・ボウフウ・リュウタン・イレイセン・キョウカツ各0.75g, カンゾウ・ビャクシ各0.5g, ショウキョウ0.25g)
添加 乳糖水和物, バレイショデンプン, メタケイ酸アルミン酸マグネシウム
適応 関節痛, 神経痛, 腰痛, 筋肉痛
用法 1回15才以上1包, 14〜7才2/3, 6〜4才1/2, 3〜2才1/3, 2才未満1/4, 1日3回食前又は食間。1才未満には, 医師の診療を受けさせることを優先し, 止むを得ない場合にだけ服用させる。3ヵ月未満は服用しない
包装 300包

健美丸 北宝薬品㈱
区分 第2類
組成丸 15丸中 疎経活血湯水製エキス3230mg (トウキ・センキュウ・ソウジュツ・ブクリョウ・ジオウ・トウニン各2000mg, キョウカツ・ボウイ・リュウタン・イレイセン・ボウフウ・チンピ・ゴシツ各1500mg, ショウキョウ500mg, シャクヤク2500mg, カンゾウ・ビャクシ各1000mg)
適応 関節痛, 神経痛, 腰痛, 筋肉痛
用法 15才以上1回5丸1日3回空腹時
包装 180丸

散痛楽楽丸 松浦薬業㈱-イスクラ産業㈱
区分 第2類
組成丸 (褐)：30丸中 疎経活血湯エキス2500mg (トウキ・ジオウ・ソウジュツ・センキュウ・トウニン・ブクリョウ各1000mg, シャクヤク1250mg, ゴシツ・イレイセン・ボウイ・キョウカツ・ボウフウ・リュウタン・チンピ各750mg, ショウキョウ250mg, ビャクシ・カンゾウ各500mg)
添加 安息香酸ナトリウム, アルファー化デンプン, バレイショデンプン, セラック
適応 体力中等度で, 痛みがあり, ときにしびれがあるものの次の諸症：関節痛, 神経痛, 腰痛, 筋肉痛
用法 1回15才以上10丸, 14〜7才7丸, 1日3回食前又は食間。7才未満は服用しない
包装 450丸〔Ⓐ4,515(税込み)〕

神農疎経活血湯エキス錠 神農製薬㈱
区分 第2類
組成錠 (淡灰褐)：15錠中 疎経活血湯乾燥エキス3g (トウキ・ジオウ・ソウジュツ・センキュウ・トウニン・ブクリョウ各1g, シャクヤク1.25g, ゴシツ・イレイセン・ボウイ・キョウカツ・ボウフウ・リュウタン・チンピ各0.75g, ショウキョウ0.25g, ビャクシ・カンゾウ各0.5g)
添加 無水ケイ酸, ケイ酸アルミニウム, カルメロースカルシウム (CMC-Ca), ステアリン酸マグネシウム, トウモロコシデンプン
適応 体力中等度で, 痛みがあり, ときにしびれがあるものの次の諸症：関節痛, 神経痛, 腰痛, 筋肉痛
用法 1回15才以上5錠, 14〜7才4錠, 6〜5才3錠, 1日3回食前又は食間。5才未満は服用しない
包装 180錠

角野の疎経活血湯 ㈲角野製薬所
区分 第2類
組成煎 1包(28.5g)中 トウキ2g, ジオウ2g, センキュウ2g, ビャクジュツ2g, ブクリョウ2g, トウニン2g, シャクヤク2.5g, ゴシツ1.5g, ボウイ1.5g, ボウフウ1.5g, リュウタン1.5g, ショウキョウ1.5g, チンピ1.5g, ビャクシ1g, カンゾウ1g, イレイセン1.5g, キョウカツ1.5g
適応 関節痛, 神経痛, 腰痛, 筋肉痛
用法 1日1包を煎じ食前又は食間3回に分服。14〜7才2/3, 6〜4才1/2, 3〜2才1/3, 2才未満1/4以下。3ヵ月未満は服用しない
包装 10包〔Ⓐ3,150(税込み)〕

疎経活血湯エキス顆粒OM 大峰堂薬品工業㈱ 塩野義製薬㈱
区分 第2類
組成顆 (淡褐〜褐)：3包(6g)中 疎経活血湯エキス3500mg (トウキ・ジオウ・センキュウ・ビャクジュツ・ブクリョウ・トウニン各1g, シャクヤク1.25g, ゴシツ・イレイセン・ボウイ・キョウカツ・ボウフウ・リュウタン・チンピ各0.75g, ショウキョウ0.25g, ビャクシ・カンゾウ各0.5g)
添加 塩酸グルコサミン, ヒドロキシプロピルセルロース, 乳糖水和物, ポリオキシエチレン(105)ポリオキシプロピレン(5)グリコール, 含水二酸化ケイ素
適応 体力中等度で, 痛みがあり, ときにしびれがあるものの次の諸症：腰痛, 関節痛, 神経痛, 筋肉痛
用法 1回15才以上1包, 14〜7才2/3, 6〜4才1/2, 1日3回食前又は食間。4才未満は服用しない
包装 28包, 90包

疎経活血湯エキス顆粒「クラシエ」 大峰堂薬品工業㈱-クラシエ薬品㈱
区分 第2類
組成顆 (淡褐)：3包(4.5g)中 疎経活血湯エキス粉末3000mg (トウキ・ジオウ・センキュウ・ビャクジュツ・ブクリョウ・トウニン各1g, シャクヤク1.25g, ゴシツ・イレイセン・ボウイ・キョウカツ・ボウフウ・リュウタン・チンピ各0.75g, ショウキョウ0.25g, ビャクシ・カンゾウ各0.5g)
添加 ヒドロキシプロピルセルロース, 乳糖
適応 体力中等度で, 痛みがあり, ときにしびれがあるものの次の諸症：関節痛, 神経痛, 腰痛, 筋肉痛
用法 1回15才以上1包, 14〜7才2/3, 6〜4才1/2, 3〜2才1/3, 1日3回食前又は食間。2才未満は服用しない
包装 90包

疎経活血湯エキス顆粒［東洋］分包 ㈱東洋薬行
区分 第2類
組成顆 (褐)：6g(3包)中 疎経活血湯水製エキス4g (トウキ・ジオウ・センキュウ・ソウジュツ・ブクリョウ・トウニン各2g, シャクヤク2.5g, ゴシツ・イレイセン・ボウイ・キョウカツ・ボウフウ・リュウタン・ショウキョウ・チンピ各1.5g, ビャクシ・カンゾウ各1g)
添加 トウモロコシデンプン
適応 体力中等度で, 痛みがあり, ときにしびれがあるものの次の諸症：関節痛, 神経痛, 腰痛, 筋肉痛
用法 1回15才以上1包, 14〜7才2/3, 6〜4才1/2, 1日3回食前又は食間
包装 90包×2〔Ⓑ13,650(税込み)〕

疎経活血湯エキス細粒G「コタロー」 小太郎漢方製薬㈱
区分 第2類
組成細 (淡褐〜茶褐)：3包(4.5g)中 水製エキス3.6g (トウキ・ジオウ・ソウジュツ・センキュウ・トウニン・ブクリョウ各1g, シャクヤク1.25g, ゴシツ・イレイセン・ボウイ・ワキョウカツ・ボウフウ・リュウタン・チンピ・ビャクシ各0.75g, ショウキョウ・カンゾウ各0.5g)
添加 含水二酸化ケイ素, ステアリン酸マグネシウム
適応 腰痛, 関節痛, 神経痛, 筋肉痛
用法 1回15才以上1包又は1.5g, 14〜7才2/3, 6〜4才1/2, 3〜2才1/3, 1日3回食前又は食間。2才未満は服用しない
包装 18包, 90包

疎経活血湯エキス細粒〔勝昌〕⊖　㈱東洋薬行
区分 第2類
組成 細（褐）：6g中 疎経活血湯水製エキス4g（トウキ・ジオウ・ソウジュツ・センキュウ・トウニン・ブクリョウ各2g、シャクヤク2.5g、ゴシツ・イレイセン・ボウイ・キョウカツ・ボウフウ・リュウタン・生ショウキョウ・チンピ各1.5g、ビャクシ・カンゾウ各1g）
添加 トウモロコシデンプン
適応 体力中等度で、痛みがあり、ときにしびれがあるものの次の諸症：関節痛、神経痛、腰痛、筋肉痛
用法 1回2g1日3回空腹時
包装 200g〔Ⓑ6,720（税込み）〕、600g〔Ⓑ18,690（税込み）〕

疎経活血湯エキス錠クラシエ　大峰堂薬品工業㈱-クラシエ薬品㈱
区分 第2類
組成 錠（淡褐）：12錠(4236mg)中 疎経活血湯エキス粉末3000mg（ジオウ・トウキ・トウニン・センキュウ・ブクリョウ・ビャクジュツ各1g、ゴシツ・リュウタン・チンピ・キョウカツ・イレイセン・ボウイ・ボウフウ各0.75g、ビャクシ・カンゾウ各0.5g、シャクヤク1.25g、ショウキョウ0.25g）
添加 タルク、ステアリン酸マグネシウム、カルメロースカルシウム（CMC-Ca）、カルメロースナトリウム（CMC-Na）、二酸化ケイ素、ポリオキシエチレンポリオキシプロピレングリコール、ヒプロメロース（ヒドロキシプロピルメチルセルロース）
適応 体力中等度で、痛みがあり、ときにしびれがあるものの次の諸症：関節痛、神経痛、腰痛、筋肉痛
用法 1回15才以上4錠、14〜7才3錠、6〜5才2錠、1日3回食前又は食間。5才未満は服用しない
包装 96錠、168錠、180錠

疎経活血湯「タキザワ」⊖　㈱タキザワ漢方廠
区分 第2類
組成 煎：2包(27.5g)中 トウキ2g、ジオウ2g、ソウジュツ2g、センキュウ2g、トウニン2g、ブクリョウ2g、シャクヤク2.5g、ゴシツ1.5g、イレイセン1.5g、ボウイ1.5g、キョウカツ1.5g、ボウフウ1.5g、リュウタン1.5g、ショウキョウ0.5g、チンピ1.5g、ビャクシ1g、カンゾウ1g
適応 体力中等度で、痛みがあり、ときにしびれがあるものの次の諸症：関節痛、神経痛、腰痛、筋肉痛
用法 15才以上1回1包を煎じ、1日2回朝夕空腹時。14〜7才⅔、6〜4才½、3〜2才⅓、2才未満¼。1才未満には、医師の診療を受けさせることを優先し、止むを得ない場合にだけ服用させる。3ヵ月未満は服用しない
包装 120包〔Ⓐ28,350（税込み）〕Ⓑ14,175（税込み）〕

ソケーカンS「コタロー」⊖　小太郎漢方製薬㈱
区分 第2類
組成 錠（茶）：12錠中 水製エキス3.6g（トウキ・ジオウ・ソウジュツ・センキュウ・トウニン・ブクリョウ各1g、シャクヤク1.25g、ゴシツ・イレイセン・ボウイ・ワキョウカツ・ボウフウ・リュウタン・チンピ・ビャクシ各0.75g、ショウキョウ・カンゾウ各0.5g）
添加 結晶セルロース、酸化チタン、ステアリン酸マグネシウム、タルク、乳糖水和物、ヒプロメロース（ヒドロキシプロピルメチルセルロース）、メタケイ酸アルミン酸マグネシウム、カラメル、カルナウバロウ、サラシミツロウ
適応 神経痛、腰痛、関節痛、筋肉痛
用法 1回15才以上4錠、14〜7才3錠、6〜5才2錠、1日3回食前又は食間。5才未満は服用しない
包装 168錠、504錠

痛絡丸⊖　松浦薬業㈱・くすりの厚生会、松浦漢方㈱
区分 第2類
組成 丸：30丸中 疎経活血湯エキス2500mg（トウキ・ジオウ・ソウジュツ・センキュウ・トウニン・ブクリョウ各1000mg、シャクヤク1250mg、ゴシツ・イレイセン・ボウイ・キョウカツ・ボウフウ・リュウタン・チンピ各750mg、ショウキョウ250mg、ビャクシ・カンゾウ各500mg）
添加 安息香酸ナトリウム、アルファー化デンプン、バレイショデンプン、精製セラック
適応 体力中等度で、痛みがあり、ときにしびれがあるものの次の諸症：関節痛、神経痛、腰痛、筋肉痛
用法 1回15才以上10丸、14〜7才7丸、1日3回食前又は食間。ビンを軽く振るか、スプーン等でほぐしてから使用。7才未満は服用しない
包装 450丸〔Ⓐ3,990（税込み）〕、600丸〔Ⓐ5,040（税込み）〕

東洋の疎経活血湯⊖　東洋漢方製薬㈱
区分 第2類
組成 煎：1包(27.5g)中 トウキ2g、ジオウ2g、ソウジュツ2g、センキュウ2g、トウニン2g、ブクリョウ2g、シャクヤク2.5g、ゴシツ1.5g、イレイセン1.5g、ボウイ1.5g、キョウカツ1.5g、ボウフウ1.5g、リュウタン1.5g、ショウキョウ0.5g、チンピ1.5g、ビャクシ1g、カンゾウ1g
適応 関節痛、神経痛、腰痛、筋肉痛
用法 15才以上1日1包を煎じ食前又は食間2回に分服。14〜7才⅔、6〜4才½、3〜2才⅓、2才未満¼以下。1才未満には、医師の診療を受けさせることを優先し、止むを得ない場合にだけ服用させる。3ヵ月未満は服用しない
包装 100包〔Ⓑ18,900（税込み）〕

風湿舒筋丸⊖　八ツ目製薬㈱
区分 第2類
組成 丸（黒〜茶褐）：24丸中 疎経活血丸料エキス末3.5g（トウキ・ジオウ・センキュウ・ソウジュツ・ブクリョウ・トウニン各2g、カンゾウ・ビャクシ各1g、シャクヤク2.5g、ゴシツ・ボウイ・ボウフウ・ショウキョウ・チンピ・リュウタン・イレイセン・キョウカツ各1.5g）
添加 バレイショデンプン、滑石
適応 体力中等度で、痛みがあり、ときにしびれがあるものの次の諸症：関節痛、神経痛、腰痛、筋肉痛
用法 15才以上1回8丸1日3回。15才未満は服用しない
包装 360丸〔Ⓑ5,250（税込み）〕、720丸〔Ⓐ9,975（税込み）〕

ホリエ龍円湯⊖　堀江生薬㈱
区分 第2類
組成 煎：1袋(28.5g)中 トウキ2g、ジオウ2g、センキュウ2g、ソウジュツ2g、ブクリョウ2g、トウニン2g、シャクヤク2.5g、ゴシツ1.5g、ボウイ1.5g、リュウタン1.5g、ショウキョウ1g、カンゾウ1g、イレイセン1.5g、ボウフウ1.5g、チンピ1.5g、キョウカツ1.5g、ビャクシ1.5g
適応 関節痛、神経痛、腰痛、筋肉痛
用法 成人1日1袋を煎じ2〜3回に分けて食前又は食間空腹時に温服。14〜7才⅔、6〜4才½、3〜2才⅓、2才未満¼以下。1才未満には、医師の診療を受けさせることを優先し、止むを得ない場合にだけ服用させる。3ヵ月未満は服用しない
包装 10袋、30袋

ムツリキ⊖　剤盛堂薬品㈱-越島漢方薬局
区分 第2類
組成 錠（褐）：18錠(3.6g)中 疎経活血湯水製エキス1.8g（イレイセン・ゴシツ・チンピ・ボウフウ・リュウタン・キョウカツ・ボウイ各0.75g、カンゾウ・ショウキョウ0.25g、ビャクシ・カンゾウ各0.5g、ジオウ・センキュウ・トウキ・ブクリョウ・ソウジュツ・トウニン各1g、シャクヤク1.25g）
添加 ステアリン酸マグネシウム、乳糖、バレイショデンプン、メタケイ酸アルミン酸マグネシウム
適応 体力中等度で、痛みがあり、ときにしびれがあるものの次の諸症：関節痛、神経痛、腰痛、筋肉痛
用法 1回成人6錠、14〜7才4錠、6〜5才3錠、1日3回食間。5才未満は服用しない

モリ　ハイツウン⊖　大杉製薬㈱
区分 第2類
組成 顆（褐）：3包(12g)中 疎経活血湯エキス5.6g（トウキ・ジオウ・ビャクジュツ・センキュウ・トウニン・ブクリョウ各2g、シャクヤク2.5g、ゴシツ・イレイセン・ボウイ・キョウカツ・ハマボウフウ・リュウタン・チンピ各1.5g、ショウキョウ0.5g、ビャクシ・カンゾウ各1g）

添加 乳糖，トウモロコシデンプン，ステアリン酸マグネシウム
適応 体力中等度で，痛みがあり，ときにしびれがあるものの次の諸症：関節痛，神経痛，腰痛，筋肉痛
用法 1回15才以上1包，14～7才2/3，6～4才1/2，3～2才1/3，2才未満1/4，1日3回食前又は食間。1才未満には，医師の診療を受けさせることを優先し，止むを得ない場合にだけ服用させる。3ヵ月未満は服用しない
包装 48包〔Ⓐ4,500〕

蘇子降気湯　ソシコウキトウ

〔基準〕

（平成20年9月30日　厚生労働省医薬食品局審査管理課長通知による）

1. 成分・分量
    紫蘇子3～5（蘇葉可），半夏3～5，陳皮2～3，前胡2～3，桂皮2～3，当帰2.5～3，厚朴2～3，大棗1～2，生姜0.5～1又は乾姜0.5～1，甘草1～2
2. 用法・用量
    湯
3. 効能・効果
    体力虚弱で，足冷えや顔ののぼせがあり，息苦しさのあるものの次の諸症：慢性気管支炎，気管支ぜんそく

〔使用上の注意〕

（平成25年3月27日　厚生労働省医薬食品局安全対策課長・審査管理課長通知による）

【添付文書等に記載すべき事項】

『してはいけないこと』
（守らないと現在の症状が悪化したり，副作用が起こりやすくなる）

　　次の人は服用しないこと
　　　生後3ヵ月未満の乳児。
　　〔生後3ヵ月未満の用法がある製剤に記載すること。〕

『相談すること』
1. 次の人は服用前に医師，薬剤師又は登録販売者に相談すること
　(1) 医師の治療を受けている人。
　(2) 妊婦又は妊娠していると思われる人。
　(3) 胃腸の弱い人。
　(4) 高齢者。
　　〔1日最大配合量が甘草として1g以上（エキス剤については原生薬に換算して1g以上）含有する製剤に記載すること。〕
　(5) 今までに薬などにより発疹・発赤，かゆみ等を起こしたことがある人。
　(6) 次の症状のある人。
　　　むくみ
　　〔1日最大配合量が甘草として1g以上（エキス剤については原生薬に換算して1g以上）含有する製剤に記載すること。〕
　(7) 次の診断を受けた人。
　　　高血圧，心臓病，腎臓病
　　〔1日最大配合量が甘草として1g以上（エキス剤については原生薬に換算して1g以上）含有する製剤に記載すること。〕
2. 服用後，次の症状があらわれた場合は副作用の可能性があるので，直ちに服用を中止し，この文書を持って医師，薬剤師又は登録販売者に相談すること

関係部位	症状
皮膚	発疹・発赤，かゆみ

まれに下記の重篤な症状が起こることがある。その場合は直ちに医師の診療を受けること。

症状の名称	症状
偽アルドステロン症，ミオパチー	手足のだるさ，しびれ，つっぱり感やこわばりに加えて，脱力感，筋肉痛があらわれ，徐々に強くなる。

〔1日最大配合量が甘草として1g以上（エキス剤につ

いては原生薬に換算して1g以上）含有する製剤に記載すること。〕
3. 1ヵ月位服用しても症状がよくならない場合は服用を中止し，この文書を持って医師，薬剤師又は登録販売者に相談すること
4. 長期連用する場合には，医師，薬剤師又は登録販売者に相談すること
〔1日最大配合量が甘草として1g以上（エキス剤については原生薬に換算して1g以上）含有する製剤に記載すること。〕

〔用法及び用量に関連する注意として，用法及び用量の項目に続けて以下を記載すること。〕
(1) 小児に服用させる場合には，保護者の指導監督のもとに服用させること。
〔小児の用法及び用量がある場合に記載すること。〕
(2) 〔小児の用法がある場合，剤形により，次に該当する場合には，そのいずれかを記載すること。〕
 1) 3歳以上の幼児に服用させる場合には，薬剤がのどにつかえることのないよう，よく注意すること。
〔5歳未満の幼児の用法がある錠剤・丸剤の場合に記載すること。〕
 2) 幼児に服用させる場合には，薬剤がのどにつかえることのないよう，よく注意すること。
〔3歳未満の用法及び用量を有する丸剤の場合に記載すること。〕
 3) 1歳未満の乳児には，医師の診療を受けさせることを優先し，やむを得ない場合にのみ服用させること。
〔カプセル剤及び錠剤・丸剤以外の製剤の場合に記載すること。なお，生後3ヵ月未満の用法がある製剤の場合，「生後3ヵ月未満の乳児」を『してはいけないこと』に記載し，用法及び用量欄には記載しないこと。〕

保管及び取扱い上の注意
(1) 直射日光の当たらない（湿気の少ない）涼しい所に（密栓して）保管すること。
〔( ) 内は必要とする場合に記載すること。〕
(2) 小児の手の届かない所に保管すること。
(3) 他の容器に入れ替えないこと。（誤用の原因になったり品質が変わる。）
〔容器等の個々に至適表示がなされていて，誤用のおそれのない場合には記載しなくてもよい。〕

【外部の容器又は外部の被包に記載すべき事項】
注意
1. 次の人は服用しないこと
生後3ヵ月未満の乳児。
〔生後3ヵ月未満の用法がある製剤に記載すること。〕
2. 次の人は服用前に医師，薬剤師又は登録販売者に相談すること
(1) 医師の治療を受けている人。
(2) 妊婦又は妊娠していると思われる人。
(3) 胃腸の弱い人。
(4) 高齢者。
〔1日最大配合量が甘草として1g以上（エキス剤については原生薬に換算して1g以上）含有する製剤に記載すること。〕
(5) 今までに薬などにより発疹・発赤，かゆみ等を起こしたことがある人。
(6) 次の症状のある人。
むくみ
〔1日最大配合量が甘草として1g以上（エキス剤については原生薬に換算して1g以上）含有する製剤に記載すること。〕
(7) 次の診断を受けた人。
高血圧，心臓病，腎臓病
〔1日最大配合量が甘草として1g以上（エキス剤につ
いては原生薬に換算して1g以上）含有する製剤に記載すること。〕
2′. 服用が適さない場合があるので，服用前に医師，薬剤師又は登録販売者に相談すること
〔2.の項目の記載に際し，十分な記載スペースがない場合には2′.を記載すること。〕
3. 服用に際しては，説明文書をよく読むこと
4. 直射日光の当たらない（湿気の少ない）涼しい所に（密栓して）保管すること
〔( ) 内は必要とする場合に記載すること。〕

イスクラ平喘顆粒 ⊖   イスクラ産業㈱
区分 第2類
組成 顆（褐）：3包(4.5g)中 平喘エキス2.4g（シソシ3g，ハンゲ4g，チンピ・ゼンコ・ケイヒ・トウキ・コウボク各2.5g，タイソウ・カンゾウ各1g，ショウキョウ0.5g）
添加 乳糖，デキストリン
適応 体力虚弱で，足冷えや顔ののぼせがあり，息苦しさのあるものの次の諸症：慢性気管支炎，気管支ぜんそく
用法 1回15才以上1包，14〜7才⅔，6〜4才½，3〜2才⅓，2才未満¼，1日3回食前又は食間。1才未満には，医師の診療を受けさせることを優先し，止むを得ない場合にだけ服用させる。3ヵ月未満は服用しない
包装 90包

蘇子降気湯エキス細粒G「コタロー」 ⊖   小太郎漢方製薬㈱
区分 第2類
組成 細（茶）：3包(4.5g)中 水製エキス2.7g（シソシ2.4g，ハンゲ3.2g，チンピ・ゼンコ・ケイヒ・トウキ・コウボク各2g，タイソウ1.2g，ショウキョウ0.4g，カンゾウ0.8g）
添加 含水二酸化ケイ素，ステアリン酸マグネシウム，トウモロコシデンプン，アメ粉
適応 体力虚弱で，足冷えや顔ののぼせがあり，息苦しさのあるものの次の諸症：慢性気管支炎，気管支ぜんそく
用法 1回15才以上1包又は1.5g，14〜7才⅔，6〜4才½，3〜2才⅓，2才未満¼，1日3回食前又は食間。1才未満には，医師の診療を受けさせることを優先し，止むを得ない場合にだけ服用させる。3ヵ月未満は服用しない
包装 90包

大黄甘草湯
ダイオウカンゾウトウ

〔基準〕

（平成20年9月30日　厚生労働省医薬食品局審査管理課長通知による）
1. 成分・分量
　　大黄4～10，甘草1～5
2. 用法・用量
　　(1)散：1回0.75～1.5g　1日1～2回　(2)湯
3. 効能・効果
　　便秘，便秘に伴う頭重・のぼせ・湿疹・皮膚炎・ふきでもの（にきび）・食欲不振（食欲減退）・腹部膨満・腸内異常醗酵・痔などの症状の緩和

《備考》
注）体力に関わらず，使用できる。
【注）表記については，効能・効果欄に記載するのではなく，〈効能・効果に関連する注意〉として記載する。】

〔使用上の注意〕

（平成25年3月27日　厚生労働省医薬食品局安全対策課長・審査管理課長通知による）

【添付文書等に記載すべき事項】
『してはいけないこと』
（守らないと現在の症状が悪化したり，副作用が起こりやすくなる）
1. 次の人は服用しないこと
　　生後3ヵ月未満の乳児。
　　〔生後3ヵ月未満の用法がある製剤に記載すること。〕
2. 本剤を服用している間は，次の医薬品を服用しないこと
　　他の瀉下薬（下剤）
3. 授乳中の人は本剤を服用しないか，本剤を服用する場合は授乳を避けること

『相談すること』
1. 次の人は服用前に医師，薬剤師又は登録販売者に相談すること
　(1) 医師の治療を受けている人。
　(2) 妊婦又は妊娠していると思われる人。
　(3) 体の虚弱な人（体力の衰えている人，体の弱い人）。
　(4) 胃腸が弱く下痢しやすい人。
　(5) 高齢者。
　　　〔1日最大配合量が甘草として1g以上（エキス剤については原生薬に換算して1g以上）含有する製剤に記載すること。〕
　(6) 次の症状のある人。
　　　むくみ
　　　〔1日最大配合量が甘草として1g以上（エキス剤については原生薬に換算して1g以上）含有する製剤に記載すること。〕
　(7) 次の診断を受けた人。
　　　高血圧，心臓病，腎臓病
　　　〔1日最大配合量が甘草として1g以上（エキス剤については原生薬に換算して1g以上）含有する製剤に記載すること。〕
2. 服用後，次の症状があらわれた場合は副作用の可能性があるので，直ちに服用を中止し，この文書を持って医師，薬剤師又は登録販売者に相談すること

関係部位	症　　状
消化器	はげしい腹痛を伴う下痢，腹痛

まれに下記の重篤な症状が起こることがある。その場合は直ちに医師の診療を受けること。

症状の名称	症　　状
偽アルドステロン症，ミオパチー	手足のだるさ，しびれ，つっぱり感やこわばりに加えて，脱力感，筋肉痛があらわれ，徐々に強くなる。

〔1日最大配合量が甘草として1g以上（エキス剤については原生薬に換算して1g以上）含有する製剤に記載すること。〕

3. 服用後，次の症状があらわれることがあるので，このような症状の持続又は増強が見られた場合には，服用を中止し，この文書を持って医師，薬剤師又は登録販売者に相談すること
　　下痢
4. 5～6日間位服用しても症状がよくならない場合は服用を中止し，この文書を持って医師，薬剤師又は登録販売者に相談すること
5. 長期連用する場合には，医師，薬剤師又は登録販売者に相談すること
　　〔1日最大配合量が甘草として1g以上（エキス剤については原生薬に換算して1g以上）含有する製剤に記載すること。〕

〔効能又は効果に関連する注意として，効能又は効果の項目に続けて以下を記載すること。〕
　体力に関わらず，使用できる。

〔用法及び用量に関連する注意として，用法及び用量の項目に続けて以下を記載すること。〕
　(1) 小児に服用させる場合には，保護者の指導監督のもとに服用させること。
　　　〔小児の用法及び用量がある場合に記載すること。〕
　(2) 〔小児の用法がある場合，剤形により，次に該当する場合には，そのいずれかを記載すること。〕
　　1) 3歳以上の幼児に服用させる場合には，薬剤がのどにつかえることのないよう，よく注意すること。
　　　〔5歳未満の幼児の用法がある錠剤・丸剤の場合に記載すること。〕
　　2) 幼児に服用させる場合には，薬剤がのどにつかえることのないよう，よく注意すること。
　　　〔3歳未満の用法及び用量を有する丸剤の場合に記載すること。〕
　　3) 1歳未満の乳児には，医師の診療を受けさせることを優先し，やむを得ない場合にのみ服用させること。
　　　〔カプセル剤及び錠剤・丸剤以外の製剤の場合に記載すること。なお，生後3ヵ月未満の用法がある製剤の場合，「生後3ヵ月未満の乳児」を『してはいけないこと』に記載し，用法及び用量欄には記載しないこと。〕

保管及び取扱い上の注意
　(1) 直射日光の当たらない（湿気の少ない）涼しい所に（密栓して）保管すること。
　　　〔（　）内は必要とする場合に記載すること。〕
　(2) 小児の手の届かない所に保管すること。
　(3) 他の容器に入れ替えないこと。（誤用の原因になったり品質が変わる。）
　　　〔容器等の個々に至適表示がなされていて，誤用のおそれのない場合には記載しなくてもよい。〕

【外部の容器又は外部の被包に記載すべき事項】
注意
1. 次の人は服用しないこと
　　生後3ヵ月未満の乳児。
　　〔生後3ヵ月未満の用法がある製剤に記載すること。〕
2. 授乳中の人は本剤を服用しないか，本剤を服用する場合は授乳を避けること
3. 次の人は服用前に医師，薬剤師又は登録販売者に相談すること
　(1) 医師の治療を受けている人。
　(2) 妊婦又は妊娠していると思われる人。

(3) 体の虚弱な人（体力の衰えている人，体の弱い人）。
(4) 胃腸が弱く下痢しやすい人。
(5) 高齢者。
　〔1日最大配合量が甘草として1g以上（エキス剤については原生薬に換算して1g以上）含有する製剤に記載すること。〕
(6) 次の症状のある人。
　むくみ
　〔1日最大配合量が甘草として1g以上（エキス剤については原生薬に換算して1g以上）含有する製剤に記載すること。〕
(7) 次の診断を受けた人。
　高血圧，心臓病，腎臓病
　〔1日最大配合量が甘草として1g以上（エキス剤については原生薬に換算して1g以上）含有する製剤に記載すること。〕
3′. 服用が適さない場合があるので，服用前に医師，薬剤師又は登録販売者に相談すること
　〔3.の項目の記載に際し，十分な記載スペースがない場合には3′.を記載すること。〕
4. 服用に際しては，説明文書をよく読むこと
5. 直射日光の当たらない（湿気の少ない）涼しい所に（密栓して）保管すること
　〔（　）内は必要とする場合に記載すること。〕
〔効能又は効果に関連する注意として，効能又は効果の項目に続けて以下を記載すること。〕
　体力に関わらず，使用できる。

JPS大黄甘草湯（錠剤）⊖　ジェーピーエス製薬㈱
区分 第2類
組成 錠（淡黄茶）：16錠中 ダイオウ末2g，カンゾウ末1g
添加 ステアリン酸マグネシウム，タルク，カルメロースカルシウム（CMC-Ca），ヒドロキシプロピルセルロース，セルロース，乳糖水和物
適応 便秘，便秘に伴う頭重・のぼせ・湿疹・皮膚炎・吹出物（にきび）・食欲不振（食欲減退）・腹部膨満・腸内異常醗酵・痔などの症状の緩和
用法 1回15才以上4～8錠，14～7才3～6錠，1日1～2回食前又は食間。7才未満は服用しない
包装 100錠，300錠

ウチダの大甘丸⊖　㈱ウチダ和漢薬
区分 第2類
組成 丸：3g（40丸）中 生薬末2.941g（ダイオウ末10g，カンゾウ末5g）
添加 カルメロースナトリウム（CMC-Na）
適応 便秘，便秘に伴う頭重・のぼせ・湿疹・皮膚炎・吹出物（にきび）・食欲不振（食欲減退）・腹部膨満・腸内異常醗酵・痔などの症状の緩和
用法 1回15才以上10～20丸，14～7才7～13丸，6～4才5～10丸，1日2回食前又は食間あるいは就寝前。4才未満は服用しない
包装 45g〔Ⓐ1,470（税込み）〕，100g〔Ⓐ2,940（税込み）〕，500g

オオクサ大甘丸　大草薬品㈱-日邦薬品工業㈱
区分 第2類
組成 丸（褐）：2包（40丸）中 ダイオウ末1960mg，カンゾウ末980mg
添加 ハチミツ，セラック
適応 便秘，便秘に伴う頭重・のぼせ・湿疹・皮膚炎・吹出物（にきび）・食欲不振（食欲減退）・腹部膨満・腸内異常醗酵・痔などの症状の緩和
用法 1回15才以上20丸，14～7才13丸，6～4才10丸，1日2回就寝前及び朝食前。かまずに服用。4才未満は服用しない
包装 500g

オオクサ大甘丸（分包）⊖　大草薬品㈱-日邦薬品工業㈱
区分 第2類
組成 丸（黄褐）：2包（40丸）中 ダイオウ末1960mg，カンゾウ末980mg
添加 ハチミツ，セラック
適応 便秘，便秘に伴う頭重・のぼせ・湿疹・皮膚炎・吹出物（にきび）・食欲不振（食欲減退）・腹部膨満・腸内異常醗酵・痔などの症状の緩和
用法 1回15才以上1包，14～7才約⅔，6～4才½，1日2回就寝前及び朝食前。かまずに服用。4才未満は服用しない
包装 16包〔Ⓐ1,000〕

漢方便秘薬「東亜」⊖配　北日本製薬㈱
区分 第2類
組成 錠（茶褐）：4錠中 大黄甘草湯乾燥エキス（1／2量）500mg（ダイオウ2000mg，カンゾウ500mg）
添加 乳糖，セルロース，カルメロースカルシウム（CMC-Ca），ステアリン酸マグネシウム，タルク
適応 便秘，便秘に伴う頭重・のぼせ・湿疹・皮膚炎・吹出物（にきび）・食欲不振（食欲減退）・腹部膨満・腸内異常醗酵・痔などの症状の緩和
用法 1日1回15才以上1～3錠（4日以上便通がないとき2～4錠），14～5才半錠～1錠半（1～2錠），就寝前。かまずに服用。ただし，初回は最小量を用い，便通の具合や状態をみながら，半錠ないし1錠ずつ増量（前記の最大量まで）又は減量。5才未満は服用しない
包装 180錠

紀伊国屋大黄甘草湯錠⊖　㈱紀伊国屋漢薬局
区分 第2類
組成 錠：12錠中 ダイオウ末2g，カンゾウ末1g
添加 ステアリン酸マグネシウム
適応 便秘
用法 1回15才以上3～6錠，14～7才2～4錠，1日1～2回食間又は就寝前。7才未満は服用しない
包装 480錠〔Ⓐ3,150（税込み）Ⓑ1,890（税込み）〕

紀伊国屋大甘丸⊖　㈱紀伊国屋漢薬局
区分 第2類
組成 丸（暗褐）：40丸中 ダイオウ末2g，カンゾウ末1g
添加 ハチミツ
適応 便秘
用法 1回15才以上10～20丸，14～7才7～13丸，1日1～2回食間又は就寝前。7才未満は服用しない
包装 500g〔Ⓐ7,875（税込み）Ⓑ4,725（税込み）〕

皇漢堂漢方便秘薬⊖　皇漢堂製薬㈱
区分 第2類
組成 錠（褐）：4錠中 大黄甘草湯エキス末（「漢方診療医典」（南山堂），2／5量）400mg（ダイオウ1600mg，カンゾウ400mg）
添加 セルロース，アメ，メタケイ酸アルミン酸マグネシウム，ステアリン酸マグネシウム
適応 便秘，便秘に伴う頭重・のぼせ・湿疹・皮膚炎・吹出物（にきび）・食欲不振（食欲減退）・腹部膨満・腸内異常醗酵・痔などの症状の緩和
用法 1日1回15才以上1～3錠（4日以上便通がないとき2～4錠），14～5才半錠～1錠半（1～2錠），就寝前。かまずに服用。ただし，初回は最小量を用い，便通の具合や状態をみながら少しずつ増量又は減量。5才未満は服用しない
包装 100錠〔Ⓐ1,890（税込み）〕，220錠〔Ⓐ3,780（税込み）〕

サンワ大黄甘草湯エキス細粒⊖　三和生薬㈱
区分 第2類
組成 細：3g中 大黄甘草湯水製エキス0.75g（ダイオウ2g，カンゾウ0.5g），ダイオウ末0.6g，カンゾウ末0.15g
添加 乳糖，トウモロコシデンプン
適応 便秘
用法 1回15才以上1g，14～7才0.6g，6～4才0.5g，1日3回食前又は食間

大黄甘草湯

サンワ大黄甘草湯エキス細粒「分包」 ⊖ 三和生薬㈱
区分 第2類
組成細：3包(3g)中 大黄甘草湯水製エキス0.75g（ダイオウ2g，カンゾウ0.5g），ダイオウ末0.6g，カンゾウ末0.15g
添加 乳糖，トウモロコシデンプン
適応 便秘
用法 1回15才以上1包，14～7才2/3，6～4才1/2，1日3回食前又は食間

杉原の大甘丸 ⊖ ㈲杉原達二商店
区分 第2類
組成丸：40丸中 ダイオウ2g，カンゾウ1g
適応 便秘
用法 1回15才以上10～20丸，14～7才7～13丸，1日1回就寝前，又は1日2回就寝前及び朝食前30分又は朝食後2時間空腹時。1日2回まで。ただし，初回は最少量を用い，便通の具合や状態をみながら少しずつ増量又は減量。7才未満は服用しない
包装 40g，200g，400g

大黄甘草湯Aエキス細粒三和生薬 ⊖ 三和生薬㈱
区分 第2類
組成細（黄褐）：1.6g中 大黄甘草湯エキス(1/2量)0.8g（ダイオウ2g，カンゾウ0.5g）
添加 乳糖，セルロース，部分アルファー化デンプン，ステアリン酸カルシウム，無水ケイ酸
適応 便秘，便秘に伴う頭重・のぼせ・湿疹・皮膚炎・吹出物（にきび）・食欲不振（食欲減退）・腹部膨満・腸内異常醗酵・痔などの症状の緩和
用法 1日1回15才以上0.8g～1.6g，14～11才0.5g～1g，10～7才0.4g～0.8g，就寝前又は空腹時。ただし，初回は最少量を用い，便通の具合をみながら，少しずつ増量（前記の最大量まで）又は減量。7才未満は服用しない
包装 500g

大黄甘草湯Aエキス細粒「分包」三和生薬 ⊖ 三和生薬㈱
区分 第2類
組成細（黄褐）：1包(1.6g)中 大黄甘草湯エキス(1/2量)0.8g（ダイオウ2g，カンゾウ0.5g）
添加 乳糖，セルロース，部分アルファー化デンプン，ステアリン酸カルシウム，無水ケイ酸
適応 便秘，便秘に伴う頭重・のぼせ・湿疹・皮膚炎・吹出物（にきび）・食欲不振（食欲減退）・腹部膨満・腸内異常醗酵・痔などの症状の緩和
用法 1日1回15才以上1/2～1包，14～11才1/3～2/3，10～7才1/4～1/2包，就寝前又は空腹時。ただし，初回は最少量を用い，便通の具合をみながら，少しずつ増量（前記の最大量まで）又は減量。7才未満は服用しない
包装 15包〔Ⓐ1,575（税込み）〕，30包〔Ⓐ2,940（税込み）〕，90包〔Ⓐ7,980（税込み）〕

大黄甘草湯Aエキス錠三和生薬 ⊖ 三和生薬㈱
区分 第2類
組成錠（黄褐）：8錠(1.6g)中 大黄甘草湯エキス(1/2量)0.8g（ダイオウ2g，カンゾウ0.5g）
添加 乳糖，セルロース，部分アルファー化デンプン，カルメロースカルシウム（CMC-Ca），カルメロース（CMC），ステアリン酸カルシウム，無水ケイ酸
適応 便秘，便秘に伴う頭重・のぼせ・湿疹・皮膚炎・吹出物（にきび）・食欲不振（食欲減退）・腹部膨満・腸内異常醗酵・痔などの症状の緩和
用法 1日1回15才以上4～8錠，14～11才3～5錠，10～7才2～4錠，就寝前又は空腹時。ただし，初回は最少量を用い，便通の具合をみながら1錠ずつ増量（前記の最大量まで）又は減量。7才未満は服用しない
包装 120錠〔Ⓐ1,575（税込み）〕，900錠

大黄甘草湯エキス細粒G「コタロー」 ⊖ 小太郎漢方製薬㈱
区分 第2類
組成細（茶）：3包(4.5g)中 大黄甘草湯エキス(4/5量)1.2g（ダイオウ3.2g，カンゾウ1.6g）
添加 含水二酸化ケイ素，ステアリン酸マグネシウム，トウモロコシデンプン，粉末飴
適応 便秘
用法 1回15才以上1包，14～7才2/3，6～4才1/2，1日3回食前又は食間。4才未満は服用しない
包装 90包

大黄甘草湯エキス錠 ⊖㊝ 北日本製薬㈱
区分 第2類
組成錠：8錠(2560mg)中 大黄甘草湯乾燥エキス1000mg（ダイオウ4000mg，カンゾウ1000mg）
添加 乳糖，セルロース，カルメロースカルシウム（CMC-Ca），ステアリン酸マグネシウム，タルク
適応 便秘，便秘に伴う頭重・のぼせ・湿疹・皮膚炎・吹出物（にきび）・食欲不振（食欲減退）・腹部膨満・腸内異常醗酵・痔などの症状の緩和
用法 1日1回15才以上2～6錠（4日以上便通がないとき4～8錠），14～5才1～3錠（2～4錠），就寝前。かまずに服用。ただし，初回は最少量を用い，便通の具合や状態をみながら，半錠ないし1錠ずつ増量（前記の最大量まで）又は減量。5才未満は服用しない
包装 40錠，110錠

大黄甘草湯エキス錠三和生薬 ⊖ 三和生薬㈱
区分 第2類
組成錠：15錠中 大黄甘草湯水製エキス0.75g（ダイオウ2g，カンゾウ0.5g），ダイオウ末0.6g，カンゾウ末0.15g
添加 乳糖，トウモロコシデンプン，ステアリン酸カルシウム
適応 便秘
用法 1回15才以上5錠，14～7才3錠，6～5才2錠，1日3回食前又は食間。5才未満は服用しない

大黄甘草湯「タキザワ」 ⊖ ㈱タキザワ漢方廠
区分 第2類
組成煎：2包(5g)中 ダイオウ4g，カンゾウ1g
適応 便秘，便秘に伴う頭重・のぼせ・湿疹・皮膚炎・吹出物（にきび）・食欲不振（食欲減退）・腹部膨満・腸内異常醗酵・痔などの症状の緩和
用法 15才以上1回1包を煎じ，1日2回朝夕空腹時。14～7才2/3，6～4才1/2，3～2才1/3，2才未満1/4以下。1才未満には，医師の診療を受けさせることを優先し，止むを得ない場合にだけ服用させる。3ヵ月未満は服用しない
包装 120包〔Ⓐ15,750（税込み）Ⓑ7,875（税込み）〕

ダイカーン ⊖㊝ 大杉製薬㈱
区分 第2類
組成顆（淡灰褐）：3包(3g)中 大黄甘草湯乾燥エキス0.8g（ダイオウ4g，カンゾウ1g）
添加 乳糖，トウモロコシデンプン，ステアリン酸マグネシウム
適応 便秘，便秘に伴う頭重・のぼせ・湿疹・皮膚炎・吹出物（にきび）・食欲不振（食欲減退）・腹部膨満・腸内異常醗酵・痔などの症状の緩和
用法 1回15才以上1包，14～7才2/3，6～4才1/2，3～2才1/3，2才未満1/4，1日3回食前又は食間。1才未満には，医師の診療を受けさせることを優先し，止むを得ない場合にだけ服用させる。3ヵ月未満は服用しない
包装 45包〔Ⓐ2,800〕

大正漢方便秘薬 ⊖ 大正製薬㈱
区分 第2類
組成錠（黄褐）：4錠中 大黄甘草湯エキス末(2/5量)400mg（ダイオウ1600mg，カンゾウ400mg）
添加 メタケイ酸アルミン酸マグネシウム，無水ケイ酸，バレイショデンプン，カルメロースカルシウム（CMC-Ca），ヒドロキシプロピルセルロース，ステアリン酸マグネシウム，硬化油
適応 便秘，便秘に伴う頭重・のぼせ・湿疹・皮膚炎・吹出物（にきび）・食欲不振（食欲減退）・腹部膨満・腸内異常発酵・痔などの症状の緩和
用法 1日1回15才以上1～3錠（4日以上便通がないとき2～4錠），14～5才半錠～1錠半（1～2錠）。かまずに就寝前。ただし，初回は最少量を用い，便通の具合や状態をみながら，半錠ないし1錠

一般用漢方製剤

ずつ増量（前記の最大量まで）又は減量。月経時の婦人は服用量を減らす。5才未満は服用しない
[包装]80錠〔Ⓐ1,470（税込み）〕，140錠〔Ⓐ2,415（税込み）〕

タケダ漢方便秘薬Ⓗ　武田薬品工業㈱
[区分]第2類
[組成][錠]（黄褐）：4錠中　大黄甘草湯エキス散（金匱要略，26.7％量）800mg（ダイオウ1068mg，カンゾウ268mg）
[添加]無水ケイ酸，セルロース，カルメロースカルシウム（CMC-Ca），ステアリン酸マグネシウム
[適応]便秘。便秘に伴う腹部膨満・吹出物（にきび）・腸内異常醗酵・痔・頭重・のぼせ・湿疹・皮膚炎・食欲不振（食欲減退）などの症状の緩和
[用法]1日1回15才以上1～3錠（4日以上便通がないとき2～4錠），14～5才半錠～1錠半（1～2錠），就寝前。かまずに服用。便通の改善がみられたら量を減らし，服用間隔をあける。便通の具合をみながら，半錠ないし1錠ずつ増量（前記の最大量まで）又は減量。5才未満は服用しない
[包装]65錠〔Ⓐ1,449（税込み）〕，120錠〔Ⓐ2,499（税込み）〕，180錠〔Ⓐ3,444（税込み）〕

ツムラ漢方大黄甘草湯エキス顆粒Ⓗ　㈱ツムラ
[区分]第2類
[組成][顆]（黄褐）：2包（3.75g）中　大黄甘草湯エキス（1／2量）0.75g（ダイオウ2g，カンゾウ1g）
[添加]ステアリン酸マグネシウム，乳糖水和物
[適応]便秘，便秘に伴う頭重・のぼせ・湿疹・皮膚炎・吹出物（にきび）・食欲不振（食欲減退）・腹部膨満・腸内異常醗酵・痔などの症状の緩和
[用法]1回15才以上1包，14～7才⅔，6～4才½，3～2才⅓，1日2回食前。2才未満は服用しない
[包装]12包〔Ⓐ735（税込み）〕

東亜漢方便秘薬小粒Ⓗ配　北日本製薬㈱
[区分]第2類
[組成][錠]：8錠中　大黄甘草湯乾燥エキス（1／2量）500mg（ダイオウ2g，カンゾウ0.5g）
[添加]乳糖，セルロース，カルメロースカルシウム（CMC-Ca），ヒドロキシプロピルセルロース，ステアリン酸マグネシウム，カルナウバロウ
[適応]便秘，便秘に伴う頭重・のぼせ・湿疹・皮膚炎・吹出物（にきび）・食欲不振（食欲減退）・腹部膨満・腸内異常醗酵・痔などの症状の緩和
[用法]1日1回15才以上2～6錠（4日以上便通がないとき4～8錠），14～7才2～4錠（3～6錠），6～5才1～3錠（2～4錠），就寝前。かまずに服用。ただし，初回は最小量を用い，便通の具合や状態をみながら，1～2錠ずつ増量（前記の最大量まで）又は減量。5才未満は服用しない

花扇大甘丸Ⓗ配　小西製薬㈱
[区分]第2類
[組成][丸]（黒）：20丸（約2g）中　ダイオウ1g，カンゾウ0.5g
[添加]トウモロコシデンプン，寒梅粉，薬用炭，セラック
[適応]便秘
[用法]15才以上1日1回20丸就寝前
[包装]100g，500g

ハミノン漢方便秘薬Ⓗ　堀井薬品工業㈱
[区分]第2類
[組成][錠]（黄褐）：4錠中　大黄甘草湯エキス末（2／5量）400mg（ダイオウ1600mg，カンゾウ400mg）
[添加]乳糖水和物，合成ケイ酸アルミニウム，結晶セルロース，低置換度ヒドロキシプロピルセルロース，ポビドン，クロスポビドン，タルク，ステアリン酸マグネシウム
[適応]便秘。便秘に伴う次の症状の緩和：頭重・のぼせ・湿疹・皮膚炎・吹出物（にきび）・食欲不振（食欲減退）・腹部膨満・腸内異常醗酵・痔
[用法]1日1回15才以上1～3錠（4日以上便通がないとき2～4錠），14～5才半錠～1錠半（1～2錠），就寝前。かまずに服用。ただし，初回は最小量を用い，便通の具合や状態をみながら，少しずつ増量（前記の最大量まで）又は減量。5才未満は服用しない
[包装]72錠〔Ⓐ1,200Ⓑ660〕

ラフェルサ漢方便秘薬Ⓗ　中村薬品工業㈱-グレートアンドグランド㈱
[区分]第2類
[組成][錠]（褐）：4錠中　大黄甘草湯エキス（9／20量）450mg（ダイオウ1800mg，カンゾウ450mg）
[添加]クロスカルメロースナトリウム（クロスCMC-Na），無水ケイ酸，セルロース，乳糖，タルク，ステアリン酸マグネシウム
[適応]便秘。便秘に伴う頭重・のぼせ・湿疹・皮膚炎・吹出物（にきび）・食欲不振（食欲減退）・腹部膨満・腸内異常醗酵・痔などの症状の緩和
[用法]1日1回15才以上1～3錠（4日以上便通がないとき2～4錠），14～5才半錠～1錠半（1～2錠），就寝前。かまずに服用。ただし，初回は最小量を用い，便通の具合や状態を見ながら，半錠ないし1錠ずつ増量又は減量。5才未満は服用しない
[包装]100錠〔Ⓐ2,000〕，220錠〔Ⓐ4,000〕

大黄附子湯 (ダイオウブシトウ)

〔基準〕

(平成24年8月30日 厚生労働省医薬食品局審査管理課長通知による)
1. 成分・分量
    大黄1〜3，加工ブシ0.2〜1.5，細辛2〜3
2. 用法・用量
    湯
3. 効能・効果
    体力中等度以下で，冷えて，ときに便秘するものの次の諸症：腹痛，神経痛，便秘

〔使用上の注意〕

(平成25年3月27日 厚生労働省医薬食品局安全対策課長・審査管理課長通知による)

【添付文書等に記載すべき事項】

『してはいけないこと』
(守らないと現在の症状が悪化したり，副作用が起こりやすくなる)
1. 次の人は服用しないこと
    生後3ヵ月未満の乳児。
    〔生後3ヵ月未満の用法がある製剤に記載すること。〕
2. 本剤を服用している間は，次の医薬品を服用しないこと
    他の瀉下薬（下剤）
3. 授乳中の人は本剤を服用しないか，本剤を服用する場合は授乳を避けること

『相談すること』
1. 次の人は服用前に医師，薬剤師又は登録販売者に相談すること
    (1) 医師の治療を受けている人。
    (2) 妊婦又は妊娠していると思われる人。
    (3) 体の虚弱な人（体力の衰えている人，体の弱い人）。
    (4) 胃腸が弱く下痢しやすい人。
    (5) のぼせが強く赤ら顔で体力の充実している人。
2. 服用後，次の症状があらわれた場合は副作用の可能性があるので，直ちに服用を中止し，この文書を持って医師，薬剤師又は登録販売者に相談すること

関係部位	症　　状
消化器	はげしい腹痛を伴う下痢，腹痛
その他	動悸，のぼせ，ほてり，口唇・舌のしびれ

3. 服用後，次の症状があらわれることがあるので，このような症状の持続又は増強が見られた場合には，服用を中止し，この文書を持って医師，薬剤師又は登録販売者に相談すること
    下痢
4. 1ヵ月位（腹痛，便秘に服用する場合には5〜6日間）服用しても症状がよくならない場合は服用を中止し，この文書を持って医師，薬剤師又は登録販売者に相談すること

〔用法及び用量に関連する注意として，用法及び用量の項目に続けて以下を記載すること。〕
(1) 小児に服用させる場合には，保護者の指導監督のもとに服用させること。
    〔小児の用法及び用量がある場合に記載すること。〕
(2) 〔小児の用法がある場合，剤形により，次に該当する場合には，そのいずれかを記載すること。〕
    1) 3歳以上の幼児に服用させる場合には，薬剤がのどにつかえることのないよう，よく注意すること。
       〔5歳未満の幼児の用法がある錠剤・丸剤の場合に記載すること。〕
    2) 幼児に服用させる場合には，薬剤がのどにつかえることのないよう，よく注意すること。
       〔3歳未満の用法及び用量を有する丸剤の場合に記載すること。〕
    3) 1歳未満の乳児には，医師の診療を受けさせることを優先し，やむを得ない場合にのみ服用させること。
       〔カプセル剤及び錠剤・丸剤以外の製剤の場合に記載すること。なお，生後3ヵ月未満の用法がある製剤の場合，「生後3ヵ月未満の乳児」を『してはいけないこと』に記載し，用法及び用量欄には記載しないこと。〕

保管及び取扱い上の注意
(1) 直射日光の当たらない（湿気の少ない）涼しい所に（密栓して）保管すること。
    〔( )内は必要とする場合に記載すること。〕
(2) 小児の手の届かない所に保管すること。
(3) 他の容器に入れ替えないこと。（誤用の原因になったり品質が変わる。）
    〔容器等の個々に至適表示がなされていて，誤用のおそれのない場合には記載しなくてもよい。〕

【外部の容器又は外部の被包に記載すべき事項】

注意
1. 次の人は服用しないこと
    生後3ヵ月未満の乳児。
    〔生後3ヵ月未満の用法がある製剤に記載すること。〕
2. 授乳中の人は本剤を服用しないか，本剤を服用する場合は授乳を避けること
3. 次の人は服用前に医師，薬剤師又は登録販売者に相談すること
    (1) 医師の治療を受けている人。
    (2) 妊婦又は妊娠していると思われる人。
    (3) 体の虚弱な人（体力の衰えている人，体の弱い人）。
    (4) 胃腸が弱く下痢しやすい人。
    (5) のぼせが強く赤ら顔で体力の充実している人。
3′. 服用が適さない場合があるので，服用前に医師，薬剤師又は登録販売者に相談すること
    〔3.の項目の記載に際し，十分な記載スペースがない場合には3′.を記載すること。〕
4. 服用に際しては，説明文書をよく読むこと
5. 直射日光の当たらない（湿気の少ない）涼しい所に（密栓して）保管すること
    〔( )内は必要とする場合に記載すること。〕

大黄牡丹皮湯
ダイオウボタンピトウ

〔基準〕

(平成20年9月30日 厚生労働省医薬食品局審査管理課長通知による)
1. 成分・分量
    大黄1～5，牡丹皮1～4，桃仁2～4，芒硝3.6～4，冬瓜子2～6
2. 用法・用量
    湯
3. 効能・効果
    体力中等度以上で，下腹部痛があって，便秘しがちなものの次の諸症：月経不順，月経困難，月経痛，便秘，痔疾

〔使用上の注意〕

(平成25年3月27日 厚生労働省医薬食品局安全対策課長・審査管理課長通知による)

【添付文書等に記載すべき事項】
『してはいけないこと』
(守らないと現在の症状が悪化したり，副作用が起こりやすくなる)
1. 次の人は服用しないこと
    生後3ヵ月未満の乳児。
    〔生後3ヵ月未満の用法がある製剤に記載すること。〕
2. 本剤を服用している間は，次の医薬品を服用しないこと
    他の瀉下薬（下剤）
3. 授乳中の人は本剤を服用しないか，本剤を服用する場合は授乳を避けること
『相談すること』
1. 次の人は服用前に医師，薬剤師又は登録販売者に相談すること
    (1) 医師の治療を受けている人。
    (2) 妊婦又は妊娠していると思われる人。
    (3) 体の虚弱な人（体力の衰えている人，体の弱い人）。
    (4) 胃腸が弱く下痢しやすい人。
2. 服用後，次の症状があらわれた場合は副作用の可能性があるので，直ちに服用を中止し，この文書を持って医師，薬剤師又は登録販売者に相談すること

関係部位	症　　状
消化器	はげしい腹痛を伴う下痢，腹痛

3. 服用後，次の症状があらわれることがあるので，このような症状の持続又は増強が見られた場合には，服用を中止し，この文書を持って医師，薬剤師又は登録販売者に相談すること
    下痢
4. 1ヵ月位（便秘，痔疾に服用する場合には1週間位）服用しても症状がよくならない場合は服用を中止し，この文書を持って医師，薬剤師又は登録販売者に相談すること
〔用法及び用量に関連する注意として，用法及び用量の項目に続けて以下を記載すること。〕
    (1) 小児に服用させる場合には，保護者の指導監督のもとに服用させること。
        〔小児の用法及び用量がある製剤に記載すること。〕
    (2) 〔小児の用法がある場合，剤形により，次に該当する場合には，そのいずれかを記載すること。〕
        1) 3歳以上の幼児に服用させる場合には，薬剤がのどにつかえることのないよう，よく注意すること。
            〔5歳未満の幼児の用法がある錠剤・丸剤の場合に記載すること。〕
        2) 幼児に服用させる場合には，薬剤がのどにつかえることのないよう，よく注意すること。
            〔3歳未満の用法及び用量を有する丸剤の場合に記載すること。〕
        3) 1歳未満の乳児には，医師の診療を受けさせることを優先し，やむを得ない場合にのみ服用させること。
            〔カプセル剤及び錠剤・丸剤以外の製剤の場合に記載すること。なお，生後3ヵ月未満の用法がある製剤の場合，「生後3ヵ月未満の乳児」を『してはいけないこと』に記載し，用法及び用量欄には記載しないこと。〕
保管及び取扱い上の注意
    (1) 直射日光の当たらない（湿気の少ない）涼しい所に（密栓して）保管すること。
        〔(　)内は必要とする場合に記載すること。〕
    (2) 小児の手の届かない所に保管すること。
    (3) 他の容器に入れ替えないこと。（誤用の原因になったり品質が変わる。）
        〔容器等の個々に至適表示がなされていて，誤用のおそれのない場合には記載しなくてもよい。〕
【外部の容器又は外部の被包に記載すべき事項】
注意
1. 次の人は服用しないこと
    生後3ヵ月未満の乳児。
        〔生後3ヵ月未満の用法がある製剤に記載すること。〕
2. 授乳中の人は本剤を服用しないか，本剤を服用する場合は授乳を避けること
3. 次の人は服用前に医師，薬剤師又は登録販売者に相談すること
    (1) 医師の治療を受けている人。
    (2) 妊婦又は妊娠していると思われる人。
    (3) 体の虚弱な人（体力の衰えている人，体の弱い人）。
    (4) 胃腸が弱く下痢しやすい人。
3′. 服用が適さない場合があるので，服用前に医師，薬剤師又は登録販売者に相談すること
        〔3.の項目の記載に際し，十分な記載スペースがない場合には3′.を記載すること。〕
4. 服用に際しては，説明文書をよく読むこと
5. 直射日光の当たらない（湿気の少ない）涼しい所に（密栓して）保管すること
        〔(　)内は必要とする場合に記載すること。〕

JPS大黄牡丹皮湯エキス錠N ㊀　ジェーピーエス製薬㈱
区分 第2類
組成 錠：12錠中 大黄牡丹皮湯乾燥エキス2.16g（ダイオウ1.2g，トウニン・ボタンピ・硫酸ナトリウム十水和物各2.4g，トウガシ3.6g）
添加 無水ケイ酸，ケイ酸アルミニウム，カルメロースカルシウム（CMC-Ca），セルロース，トウモロコシデンプン，ステアリン酸マグネシウム，乳糖水和物
適応 体力中等度以上で，下腹部痛があって，便秘しがちなものの次の諸症：月経不順，月経困難，月経痛，便秘，痔疾
用法 1回15才以上4錠，14～7才3錠，6～5才2錠，1日3回食前又は食間。5才未満は服用しない
包装 260錠

ウチダの大黄牡丹皮湯 ㊀　㈱ウチダ和漢薬
区分 第2類
組成 煎：1袋中 ダイオウ2g，ボタンピ4g，トウニン4g，硫酸ナトリウム4g，カシ6g
適応 下腹部に化膿性の腫瘍又は凝結を認め，圧痛があり便秘の傾向あるもので，発熱，自汗，悪寒などを伴うもの：痔疾，肛門周囲炎，月経不順及びこれに伴う障害
用法 15才以上1日1袋を煎じ2～3回に分けて食前1時間又は食間空腹時に温服。15才未満は服用しない
包装 30袋

錠剤大黄牡丹皮湯 ㊀ 一元製薬㈱-㈱イチゲン
区分 第2類
組成 錠(褐)：100錠中 ダイオウ末1.2g, ボタンピ末4.7g, 硫酸ナトリウム4.7g, トウニン末4.7g, トウガシ末7.2g, 水製エキス2.5g（ダイオウ1.3g, ボタンピ・トウニン・硫酸ナトリウム各5.3g, トウガシ7.8g）
適応 体力が充実しているもので，便秘の傾向があり，盲腸部に圧痛のあるものの次の諸症：月経不順，月経不順による障害，更年期障害，湿疹，じんましん，常習便秘
用法 1回成人4～6錠，13～7才2～3錠，1日3回食前1時間又は食間
包装 350錠〔Ⓐ4,000Ⓑ2,000〕，1000錠〔Ⓐ9,600Ⓑ4,800〕，2000錠〔Ⓐ17,000Ⓑ8,500〕

大黄牡丹皮丸 ㊀ ㈲杉原達二商店
区分 第2類
組成 丸：100丸中 ダイオウ2.4g, 硫酸マグネシウム2.4g, トウニン1.2g, ボタンピ0.5g, トウガシ1g
適応 比較的の体力があり，下腹部痛があって，便秘しがちなものの次の諸症：月経不順，月経困難，便秘，痔疾
用法 1回20丸1日3回食間
包装 250g, 500g

大黄牡丹皮湯 ㊀ 東洋漢方製薬㈱
区分 第2類
組成 煎：1包(20g)中 ダイオウ2g, ボタンピ4g, トウニン4g, 硫酸ナトリウム4g, トウガシ6g
適応 比較的体力があり，下腹部痛があって，便秘しがちなものの次の諸症：月経不順，月経困難，便秘，痔疾
用法 15才以上1日1包を煎じ2～3回（食前1時間又は食間空腹時）に分けて温服
包装 100包〔Ⓑ10,000〕

大黄牡丹皮湯エキス顆粒KM ㊀ ㈱カーヤ-㈱イチゲン，一元製薬㈱
区分 第2類
組成 顆：7.5g中 大黄牡丹皮湯水製乾燥エキス4g（トウガシ6g, トウニン・ボタンピ・硫酸ナトリウム各4g, ダイオウ2g）
添加 乳糖，ステアリン酸マグネシウム
適応 体力中等度以上で，下腹部痛があって，便秘しがちなものの次の諸症：月経不順，月経困難，月経痛，便秘，痔疾
用法 1回15才以上2.5g，14～7才1.6g，6～4才1.2g，1日3回食間。4才未満は服用しない
包装 500g **備考** 製造：天津泰達薬業有限公司(中国)

大黄牡丹皮湯エキス〔細粒〕41 ㊀ 松浦薬業㈱-松浦漢方㈱
区分 第2類
組成 細(淡黄褐～褐)：3包(6g)又は6g中 生薬エキス2g（ダイオウ1g, ボタンピ・トウニン各2g, トウガシ3g），硫酸ナトリウム2g
添加 メタケイ酸アルミン酸マグネシウム，乳糖，バレイショデンプン，香料
適応 体力中等度以上で，下腹部痛があって，便秘しがちなものの次の諸症：月経不順，月経困難，月経痛，便秘，痔疾
用法 1回15才以上1包又は2g，14～7才⅔，6～4才½，3～2才⅓，2才未満¼以下，1日3回食前又は食間。1才未満には，医師の診療を受けさせることを優先し，止むを得ない場合にだけ服用させる。3ヵ月未満は服用しない
包装 500g, 300包

大黄牡丹皮湯「タキザワ」 ㊀ ㈱タキザワ漢方廠
区分 第2類
組成 煎：2包(18g)中 ダイオウ2g, 乾燥硫酸ナトリウム2g, ボタンピ4g, トウガシ6g, トウニン4g
適応 体力中等度以上で，下腹部痛があって，便秘しがちなものの次の諸症：月経不順，月経困難，月経痛，便秘，痔疾
用法 15才以上1回1包を煎じ，1日2回朝夕空腹時。14～7才⅔。7才未満は服用しない
包装 120包〔Ⓐ28,350(税込み)Ⓑ14,175(税込み)〕

デルマンモウトバランス ㊀ ㈲本町薬品
区分 第2類
組成 散(茶褐)：3包(4.5g)中 大黄牡丹皮湯水製乾燥エキス粉末4.2g（カシ6g, ボタンピ・トウニン・硫酸ナトリウム各4g, ダイオウ2g），バレイショデンプン0.3g
適応 比較的体力があり，下腹部痛があって便秘しがちなものの次の諸症：月経不順，月経困難，便秘，痔疾
用法 15才以上1回1包1日3回食間。15才未満は服用しない
包装 24包〔Ⓐ6,820(税込み)〕

大建中湯
ダイケンチュウトウ

〔基準〕

(平成20年9月30日 厚生労働省医薬食品局審査管理課長通知による)
1. 成分・分量
   山椒1〜2，人参2〜3，乾姜3〜5，膠飴20〜64
2. 用法・用量
   湯
3. 効能・効果
   体力虚弱で，腹が冷えて痛むものの次の諸症：下腹部痛，腹部膨満感

〔使用上の注意〕

(平成25年3月27日 厚生労働省医薬食品局安全対策課長・審査管理課長通知による)

【添付文書等に記載すべき事項】
『してはいけないこと』
(守らないと現在の症状が悪化したり，副作用が起こりやすくなる)
　　次の人は服用しないこと
　　　生後3ヵ月未満の乳児。
　　　〔生後3ヵ月未満の用法がある製剤に記載すること。〕
『相談すること』
1. 次の人は服用前に医師，薬剤師又は登録販売者に相談すること
   (1) 医師の治療を受けている人。
   (2) 妊婦又は妊娠していると思われる人。
   (3) 今までに薬などにより発疹・発赤，かゆみ等を起こしたことがある人。
   (4) 次の診断を受けた人。
       肝臓病
2. 服用後，次の症状があらわれた場合は副作用の可能性があるので，直ちに服用を中止し，この文書を持って医師，薬剤師又は登録販売者に相談すること

関係部位	症　　状
皮　膚	発疹・発赤，かゆみ

まれに下記の重篤な症状が起こることがある。その場合は直ちに医師の診療を受けること。

症状の名称	症　　状
間質性肺炎	階段を上ったり，少し無理をしたりすると息切れがする・息苦しくなる，空せき，発熱等がみられ，これらが急にあらわれたり，持続したりする。
肝機能障害	発熱，かゆみ，発疹，黄疸（皮膚や白目が黄色くなる），褐色尿，全身のだるさ，食欲不振等があらわれる。

3. 1週間位服用しても症状がよくならない場合は服用を中止し，この文書を持って医師，薬剤師又は登録販売者に相談すること

〔用法及び用量に関連する注意として，用法及び用量の項目に続けて以下を記載すること。〕
   (1) 小児に服用させる場合には，保護者の指導監督のもとに服用させること。
       〔小児の用法及び用量がある場合に記載すること。〕
   (2) 〔小児の用法がある場合，剤形により，次に該当する場合には，そのいずれかを記載すること。〕
       1) 3歳以上の幼児に服用させる場合には，薬剤がのどにつかえることのないよう，よく注意すること。
          〔5歳未満の幼児の用法がある錠剤・丸剤の場合に記載すること。〕
       2) 幼児に服用させる場合には，薬剤がのどにつかえることのないよう，よく注意すること。
          〔3歳未満の用法及び用量を有する丸剤の場合に記載すること。〕
       3) 1歳未満の乳児には，医師の診療を受けさせることを優先し，やむを得ない場合にのみ服用させること。
          〔カプセル剤及び錠剤・丸剤以外の製剤の場合に記載すること。なお，生後3ヵ月未満の用法がある製剤の場合，「生後3ヵ月未満の乳児」を『してはいけないこと』に記載し，用法及び用量欄には記載しないこと。〕

保管及び取扱い上の注意
   (1) 直射日光の当たらない（湿気の少ない）涼しい所に（密栓して）保管すること。
       〔（　）内は必要とする場合に記載すること。〕
   (2) 小児の手の届かない所に保管すること。
   (3) 他の容器に入れ替えないこと。（誤用の原因になったり品質が変わる。）
       〔容器等の個々に至適表示がなされていて，誤用のおそれのない場合には記載しなくてもよい。〕

【外部の容器又は外部の被包に記載すべき事項】
注意
1. 次の人は服用しないこと
   生後3ヵ月未満の乳児。
   〔生後3ヵ月未満の用法がある製剤に記載すること。〕
2. 次の人は服用前に医師，薬剤師又は登録販売者に相談すること
   (1) 医師の治療を受けている人。
   (2) 妊婦又は妊娠していると思われる人。
   (3) 今までに薬などにより発疹・発赤，かゆみ等を起こしたことがある人。
   (4) 次の診断を受けた人。
       肝臓病
2′. 服用が適さない場合があるので，服用前に医師，薬剤師又は登録販売者に相談すること
   〔2.の項目の記載に際し，十分な記載スペースがない場合には2′.を記載すること。〕
3. 服用に際しては，説明文書をよく読むこと
4. 直射日光の当たらない（湿気の少ない）涼しい所に（密栓して）保管すること
   〔（　）内は必要とする場合に記載すること。〕

JPS漢方顆粒-30号ⓘ　ジェーピーエス製薬㈱
区分 第2類
組成 顆（淡褐）：3包(8.7g)中 大建中湯乾燥エキス7.5g（サンショウ1g，カンキョウ2g，ニンジン1.5g，マルツエキス10g）
添加 ケイ酸アルミニウム，ステアリン酸マグネシウム，乳糖水和物
適応 体力虚弱で，腹が冷えて痛むものの次の諸症：下腹部痛，腹部膨満感
用法 1回15才以上1包，14〜7才2/3，6〜4才1/2，3〜2才1/3，1日3回食前又は食間。2才未満は服用しない
包装 180包

大柴胡湯（ダイサイコトウ）

〔基準〕

（平成20年9月30日　厚生労働省医薬食品局審査管理課長通知による）

1. 成分・分量
   柴胡6～8，半夏2.5～8，生姜1～2（ヒネショウガを使用する場合4～5），黄芩3，芍薬3，大棗3～4，枳実2～3，大黄1～2
2. 用法・用量
   湯
3. 効能・効果
   体力が充実して，脇腹からみぞおちあたりにかけて苦しく，便秘の傾向があるものの次の諸症：胃炎，常習便秘，高血圧や肥満に伴う肩こり・頭痛・便秘，神経症，肥満症

〔使用上の注意〕

（平成25年3月27日　厚生労働省医薬食品局安全対策課長・審査管理課長通知による）

【添付文書等に記載すべき事項】
『してはいけないこと』
（守らないと現在の症状が悪化したり，副作用が起こりやすくなる）

1. 次の人は服用しないこと
   生後3ヵ月未満の乳児。
   〔生後3ヵ月未満の用法がある製剤に記載すること。〕
2. 本剤を服用している間は，次の医薬品を服用しないこと
   他の瀉下薬（下剤）
3. 授乳中の人は本剤を服用しないか，本剤を服用する場合は授乳を避けること

『相談すること』

1. 次の人は服用前に医師，薬剤師又は登録販売者に相談すること
   (1) 医師の治療を受けている人。
   (2) 妊婦又は妊娠していると思われる人。
   (3) 体の虚弱な人（体力の衰えている人，体の弱い人）。
   (4) 胃腸が弱く下痢しやすい人。
   (5) 今までに薬などにより発疹・発赤，かゆみ等を起こしたことがある人。
2. 服用後，次の症状があらわれた場合は副作用の可能性があるので，直ちに服用を中止し，この文書を持って医師，薬剤師又は登録販売者に相談すること

関係部位	症　状
皮　膚	発疹・発赤，かゆみ
消化器	はげしい腹痛を伴う下痢，腹痛

まれに下記の重篤な症状が起こることがある。その場合は直ちに医師の診療を受けること。

症状の名称	症　状
間質性肺炎	階段を上ったり，少し無理をしたりすると息切れがする・息苦しくなる，空せき，発熱等がみられ，これらが急にあらわれたり，持続したりする。
肝機能障害	発熱，かゆみ，発疹，黄疸（皮膚や白目が黄色くなる），褐色尿，全身のだるさ，食欲不振等があらわれる。

3. 服用後，次の症状があらわれることがあるので，このような症状の持続又は増強が見られた場合には，服用を中止し，この文書を持って医師，薬剤師又は登録販売者に相談すること
   下痢
4. 1ヵ月位（常習便秘，高血圧や肥満に伴う便秘に服用する場合には5～6日間）服用しても症状がよくならない場合は服用を中止し，この文書を持って医師，薬剤師又は登録販売者に相談すること

〔用法及び用量に関連する注意として，用法及び用量の項目に続けて以下を記載すること。〕

(1) 小児に服用させる場合には，保護者の指導監督のもとに服用させること。
　　〔小児の用法及び用量がある場合に記載すること。〕
(2) 〔小児の用法がある場合，剤形により，次に該当する場合には，そのいずれかを記載すること。〕
　1) 3歳以上の幼児に服用させる場合には，薬剤がのどにつかえることのないよう，よく注意すること。
　　〔5歳未満の幼児の用法がある錠剤・丸剤の場合に記載すること。〕
　2) 幼児に服用させる場合には，薬剤がのどにつかえることのないよう，よく注意すること。
　　〔3歳未満の用法及び用量を有する丸剤の場合に記載すること。〕
　3) 1歳未満の乳児には，医師の診療を受けさせることを優先し，やむを得ない場合にのみ服用させること。
　　〔カプセル剤及び錠剤・丸剤以外の製剤の場合に記載すること。なお，生後3ヵ月未満の用法がある製剤の場合，「生後3ヵ月未満の乳児」を『してはいけないこと』に記載し，用法及び用量欄には記載しないこと。〕

保管及び取扱い上の注意

(1) 直射日光の当たらない（湿気の少ない）涼しい所に（密栓して）保管すること。
　　〔（　）内は必要とする場合に記載すること。〕
(2) 小児の手の届かない所に保管すること。
(3) 他の容器に入れ替えないこと。（誤用の原因になったり品質が変わる。）
　　〔容器等の個々に至適表示がなされていて，誤用のおそれのない場合には記載しなくてもよい。〕

【外部の容器又は外部の被包に記載すべき事項】
注意

1. 次の人は服用しないこと
   生後3ヵ月未満の乳児。
   〔生後3ヵ月未満の用法がある製剤に記載すること。〕
2. 授乳中の人は本剤を服用しないか，本剤を服用する場合は授乳を避けること
3. 次の人は服用前に医師，薬剤師又は登録販売者に相談すること
   (1) 医師の治療を受けている人。
   (2) 妊婦又は妊娠していると思われる人。
   (3) 体の虚弱な人（体力の衰えている人，体の弱い人）。
   (4) 胃腸が弱く下痢しやすい人。
   (5) 今までに薬などにより発疹・発赤，かゆみ等を起こしたことがある人。
3'. 服用が適さない場合があるので，服用前に医師，薬剤師又は登録販売者に相談すること
   〔3.の項目の記載に際し，十分な記載スペースがない場合には3'.を記載すること。〕
4. 服用に際しては，説明文書をよく読むこと
5. 直射日光の当たらない（湿気の少ない）涼しい所に（密栓して）保管すること
   〔（　）内は必要とする場合に記載すること。〕

JPS漢方顆粒-31号　ジェーピーエス製薬㈱
区分第2類
組成 顆（褐）：3包(6g)中　大柴胡湯乾燥エキス3.6g（サイコ4.8g，ハンゲ3.2g，ショウキョウ・ダイオウ各0.8g，オウゴン・シャクヤク・タイソウ各2.4g，キジツ1.6g）

大柴胡湯

添加 ショ糖脂肪酸エステル，ステアリン酸マグネシウム，乳糖水和物
適応 体力が充実して，脇腹からみぞおちあたりにかけて苦しく，便秘の傾向があるものの次の諸症：胃炎，常習便秘，高血圧や肥満に伴う肩こり・頭痛・便秘，神経症，肥満症
用法 1回15才以上1包，14〜7才2/3，6〜4才1/2，3〜2才1/3，2才未満1/4，1日3回食前又は食間。1才未満には，医師の診療を受けさせることを優先し，止むを得ない場合にだけ服用させる。3ヵ月未満は服用しない
包装 180包

JPS大柴胡湯エキス錠N ○一 ジェーピーエス製薬㈱
区分 第2類
組成錠 (灰褐〜淡灰褐)：12錠中 大柴胡湯乾燥エキス2.25g (サイコ3g，ハンゲ2g，ショウキョウ・ダイオウ各0.5g，オウゴン・シャクヤク・タイソウ各1.5g，キジツ1g)
添加 無水ケイ酸，ケイアルミニウム，カルメロースカルシウム(CMC-Ca)，トウモロコシデンプン，ステアリン酸マグネシウム，乳糖水和物
適応 体力が充実して，脇腹からみぞおちあたりにかけて苦しく，便秘の傾向があるものの次の諸症：胃炎，常習便秘，高血圧や肥満に伴う肩こり・頭痛・便秘，神経症，肥満症
用法 1回15才以上4錠，14〜7才3錠，6〜5才2錠，1日3回食前又は食間。5才未満は服用しない
包装 260錠

ウチダの大柴胡湯 ○一 ㈱ウチダ和漢薬
区分 第2類
組成 :1袋(23.3g)中 サイコ6g，ハンゲ4g，ショウキョウ1.3g，オウゴン3g，シャクヤク3g，タイソウ3g，キジツ2g，ダイオウ1g
適応 がっしりとした体格で比較的体力があり，便秘の傾向のあるものの次の諸症：胃炎，常習便秘，高血圧に伴う肩こり・頭痛・便秘，肩こり，肥満症 (肥満症)
用法 15才以上1日1袋を煎じ3回に分けて食前1時間又は食間空腹時に温服。15才未満は服用しない
包装 30袋

ウチダの大柴胡湯エキス散U ○一 ㈱ウチダ和漢薬
区分 第2類
組成細 :6g中 大柴胡湯エキス2.91g (サイコ3g，ハンゲ2g，ショウキョウ・ダイオウ各0.5g，オウゴン・シャクヤク・タイソウ各1.5g，キジツ1g)
添加 乳糖水和物，バレイショデンプン，メタケイ酸アルミン酸マグネシウム，その他1成分
適応 体力が充実して，脇腹からみぞおちあたりにかけて苦しく，便秘の傾向があるものの次の諸症：胃炎，常習便秘，高血圧や肥満に伴う肩こり・頭痛・便秘，神経症，肥満症
用法 1回15才以上2g，14〜7才2/3，6〜4才1/2，3〜2才1/3，2才未満1/4以下，1日3回食前又は食間。1才未満には，医師の診療を受けさせることを優先し，止むを得ない場合にだけ服用させる。3ヵ月未満は服用しない
包装 500g

ウチダの大少陽 ○一 ㈱ウチダ和漢薬
区分 第2類
組成細 :3包(6g)中 大柴胡湯エキス2.91g (サイコ3g，ハンゲ2g，ショウキョウ・ダイオウ各0.5g，オウゴン・シャクヤク・タイソウ各1.5g，キジツ1g)
添加 乳糖水和物，バレイショデンプン，メタケイ酸アルミン酸マグネシウム，その他1成分
適応 がっしりとした体格で比較的体力があり，便秘の傾向があるものの次の諸症：胃炎，常習便秘，高血圧に伴う肩こり・頭痛・便秘，肩こり，肥満症
用法 1回15才以上1包，14〜7才2/3，6〜4才1/2，3〜2才1/3，2才未満1/4，1日3回食前又は食間。1才未満には，医師の診療を受けさせることを優先し，止むを得ない場合にだけ服用させる。3ヵ月未満は服用しない
包装 300包

回陽 (エキス顆粒) ○一 ㈱建林松鶴堂
区分 第2類
組成顆 :3包(6g)中 大柴胡湯水製乾燥エキス1.8g (サイコ3g，オウゴン・タイソウ・ハンゲ・シャクヤク各1.5g，キジツ1g，ダイオウ・ショウキョウ各0.5g)
添加 乳糖，バレイショデンプン
適応 体力が充実して，脇腹からみぞおちあたりにかけて苦しく，便秘の傾向があるものの次の諸症：胃炎，常習便秘，高血圧や肥満に伴う肩こり・頭痛・便秘，神経症，肥満症
用法 1回15才以上1包，14〜7才2/3，6〜4才1/2，3〜2才1/3，2才未満1/4以下，1日3回食間。1才未満には，医師の診療を受けさせることを優先し，止むを得ない場合にだけ服用させる。3ヵ月未満は服用しない
包装 30包〔Ⓐ2,940(税込み)〕，90包〔Ⓐ7,140(税込み)〕

「紀伊国屋」大柴胡湯エキス顆粒 ○一 ㈱紀伊国屋漢薬局
区分 第2類
組成顆 :6g中 水製乾燥エキス3g (サイコ3g，ハンゲ2g，オウゴン・シャクヤク・タイソウ各1.5g，キジツ・ショウキョウ各1g，ダイオウ0.5g)
添加 トウモロコシデンプン，メタケイ酸アルミン酸マグネシウム，ステアリン酸マグネシウム
適応 がっしりとした体格で比較的体力があり，便秘の傾向があるものの次の諸症：胃炎，常習便秘，高血圧に伴う肩こり，頭痛，便秘，肩こり，肥満症 (肥満症)
用法 15才以上1回2g1日3回食間。15才未満は服用しない
包装 100g〔Ⓐ4,200(税込み)Ⓑ2,520(税込み)〕，500g〔Ⓐ18,900(税込み)Ⓑ12,600(税込み)〕

「クラシエ」漢方大柴胡湯エキス錠 ○一 クラシエ製薬㈱-クラシエ薬品㈱
区分 第2類
組成錠 (淡褐〜褐)：12錠(4080mg)中 大柴胡湯エキス粉末2700mg (サイコ3g，ハンゲ2g，ショウキョウ・ダイオウ各0.5g，オウゴン・シャクヤク・タイソウ各1.5g，キジツ1g)
添加 二酸化ケイ素，クロスカルメロースナトリウム (クロスCMC-Na)，クロスポビドン，ステアリン酸マグネシウム
適応 体力が充実して，脇腹からみぞおちあたりにかけて苦しく，便秘の傾向があるものの次の諸症：胃炎，常習便秘，高血圧や肥満に伴う肩こり・頭痛・便秘，神経症，肥満症
用法 1回15才以上4錠，14〜7才3錠，6〜5才2錠，1日3回食前又は食間。5才未満は服用しない
包装 180錠〔Ⓐ2,780(税込み)〕

サンワ大柴胡湯エキス細粒 ○一 三和生薬㈱
区分 第2類
組成細 :6g中 大柴胡湯希エタノール(20%)エキス1.5g (サイコ3g，ハンゲ2g，ショウキョウ・ダイオウ各0.5g，オウゴン・シャクヤク・タイソウ各1.5g，キジツ1g)
添加 乳糖，トウモロコシデンプン
適応 がっしりとした体格で比較的体力があり，便秘の傾向があるものの次の諸症：胃炎，常習便秘，高血圧に伴う肩こり・頭痛・便秘，肩こり，肥満症 (肥満症)
用法 1回15才以上2g，14〜7才1.4g，6〜4才1g，3〜2才0.7g，1日3回食前又は食間

サンワ大柴胡湯エキス細粒「分包」 ○一 三和生薬㈱
区分 第2類
組成細 :3包(6g)中 大柴胡湯希エタノール(20%)エキス1.5g (サイコ3g，ハンゲ2g，ショウキョウ・ダイオウ各0.5g，オウゴン・シャクヤク・タイソウ各1.5g，キジツ1g)
添加 乳糖，トウモロコシデンプン
適応 がっしりとした体格で比較的体力があり，便秘の傾向があるものの次の諸症：胃炎，常習便秘，高血圧に伴う肩こり・頭痛・便秘，肩こり，肥満症 (肥満症)
用法 1回15才以上1包，14〜7才2/3，6〜4才1/2，3〜2才1/3，1日3回食前又は食間

サンワ大柴胡湯エキス錠 ○一 三和生薬㈱
区分 第2類

組成錠：18錠中 大柴胡湯希エタノール(20%)エキス1.5g（サイコ3g，ハンゲ2g，オウゴン・シャクヤク・タイソウ各1.5g，キジツ1g，ショウキョウ・ダイオウ各0.5g）
添加 乳糖，トウモロコシデンプン，カルメロースカルシウム（CMC-Ca），ステアリン酸カルシウム
適応 がっしりとした体格で比較的体力があり，便秘の傾向があるものの次の諸症：胃炎，常習便秘，高血圧に伴う肩こり・頭痛・便秘，肩こり，肥胖症（肥満症）
用法 1回15才以上6錠，14～7才4錠，6～5才3錠，1日3回食前又は食間。5才未満は服用しない

錠剤大柴胡湯⊖　　一元製薬㈱-㈱イチゲン
区分 第2類
組成錠（褐）：100錠中 ショウキョウ末1g，オウゴン末2.5g，シャクヤク末4.5g，ダイオウ末1g，サイコ末4.5g，ハンゲ末3.5g，タイソウ末3g，キジツ末2.5g，水性エキス6g（サイコ6g，ハンゲ・ショウキョウ各4g，オウゴン・シャクヤク・タイソウ各3g，キジツ2g，ダイオウ1g）
適応 体力が充実して，脇腹からみぞおちあたりにかけて苦しく，便秘の傾向があるものの次の諸症：胃炎，常習便秘，高血圧や肥満に伴う肩こり・頭痛・便秘，神経症，肥満症
用法 1回成人4～6錠，13～7才2～3錠，1日3回食前1時間又は空腹時
包装 350錠〔Ⓐ4,500Ⓑ2,250〕，1000錠〔Ⓐ11,000Ⓑ5,500〕，2000錠〔Ⓐ20,000Ⓑ10,000〕

神農大柴胡湯エキス錠⊖　　神農製薬㈱
区分 第2類
組成錠（灰褐～淡灰褐）：12錠中 大柴胡湯乾燥エキス2.25g（サイコ3g，ハンゲ2g，ショウキョウ・ダイオウ各0.5g，オウゴン・シャクヤク・タイソウ各1.5g，キジツ1g）
添加 無水ケイ酸，ケイ酸アルミニウム，カルメロースカルシウム（CMC-Ca），トウモロコシデンプン，ステアリン酸マグネシウム，乳糖水和物
適応 体力が充実して，脇腹からみぞおちあたりにかけて苦しく，便秘の傾向があるものの次の諸症：胃炎，常習便秘，高血圧や肥満に伴う肩こり・頭痛・便秘，神経症，肥満症
用法 1回15才以上4錠，14～7才3錠，6～5才2錠，1日3回食前又は食間。5才未満は服用しない
包装 180錠

ソービレイK⊖　　㈱タキザワ漢方廠
区分 第2類
組成錠（褐）：12錠中 大柴胡湯エキス2050mg（サイコ3g，ハンゲ2g，オウゴン・シャクヤク・タイソウ各1.5g，キジツ1g，ショウキョウ・ダイオウ各0.5g）
添加 ステアリン酸マグネシウム，カルメロースカルシウム（CMC-Ca），結晶セルロース，水酸化アルミナ・マグネシウム，メタケイ酸アルミン酸マグネシウム，乳糖
適応 がっしりとした体格で比較的体力があり，便秘の傾向があるものの次の諸症：胃炎，常習便秘，高血圧に伴う肩こり，頭痛，便秘，肩こり，肥胖症（肥満症）
用法 1回15才以上4錠，14～7才3錠，6～5才2錠，1日3回食前又は食間。5才未満は服用しない
包装 336錠〔Ⓐ5,229(税込み)Ⓑ3,137(税込み)〕

大柴胡湯⊖　　東洋漢方製薬㈱
区分 第2類
組成煎：1包(23.5g)中 サイコ6g，ハンゲ4g，ショウキョウ1.5g，オウゴン3g，シャクヤク3g，タイソウ3g，キジツ2g，ダイオウ1g
適応 がっしりとした体格で比較的体力があり，便秘の傾向があるものの次の諸症：胃炎，常習便秘，高血圧に伴う肩こり・頭痛・便秘，肩こり，肥胖症
用法 15才以上1日1包を煎じ2～3回（食前1時間又は食間空腹時）に分けて温服。14～7才⅔，6～4才½，3～2才⅓，2才未満¼，1日3回。1才未満には，医師の診療を受けさせることを優先し，止むを得ない場合にだけ服用させる。3ヵ月未満は服用しない
包装 100包〔Ⓑ23,000〕

大柴胡湯Aエキス細粒三和生薬⊖　　三和生薬㈱
区分 第2類
組成細（黄褐）：6g中 大柴胡湯A水製エキス4g（サイコ4.2g，ハンゲ2.8g，オウゴン・シャクヤク・タイソウ各2.1g，キジツ・ショウキョウ各1.4g，ダイオウ0.7g）
添加 乳糖，セルロース，部分アルファー化デンプン，ステアリン酸カルシウム，無水ケイ酸
適応 体力が充実して，脇腹からみぞおちあたりにかけて苦しく，便秘の傾向があるものの次の諸症：胃炎，常習便秘，高血圧や肥満に伴う肩こり・頭痛・便秘，神経症，肥満症
用法 1回15才以上2g，14～7才1.3g，6～4才1g，1日3回食前又は食間。4才未満は服用しない
包装 500g

大柴胡湯Aエキス細粒「分包」三和生薬⊖　　三和生薬㈱
区分 第2類
組成細（黄褐）：3包(6g)中 大柴胡湯A水製エキス4g（サイコ4.2g，ハンゲ2.8g，オウゴン・シャクヤク・タイソウ各2.1g，キジツ・ショウキョウ各1.4g，ダイオウ0.7g）
添加 乳糖，セルロース，部分アルファー化デンプン，ステアリン酸カルシウム，無水ケイ酸
適応 体力が充実して，脇腹からみぞおちあたりにかけて苦しく，便秘の傾向があるものの次の諸症：胃炎，常習便秘，高血圧や肥満に伴う肩こり・頭痛・便秘，神経症，肥満症
用法 1回15才以上1包，14～7才⅔，6～4才½，1日3回食前又は食間。4才未満は服用しない
包装 30包〔Ⓐ2,625(税込み)〕，90包〔Ⓐ7,140(税込み)〕

大柴胡湯Aエキス錠三和生薬⊖　　三和生薬㈱
区分 第2類
組成錠（黄褐）：18錠(6.3g)中 大柴胡湯A水製エキス2.9g（サイコ3g，ハンゲ2g，オウゴン・シャクヤク・タイソウ各1.5g，キジツ・ショウキョウ各1g，ダイオウ0.5g）
添加 乳糖，セルロース，部分アルファー化デンプン，カルメロースカルシウム（CMC-Ca），カルメロース（CMC），ステアリン酸カルシウム，無水ケイ酸
適応 体力が充実して，脇腹からみぞおちあたりにかけて苦しく，便秘の傾向があるものの次の諸症：胃炎，常習便秘，高血圧や肥満に伴う肩こり・頭痛・便秘，神経症，肥満症
用法 1回15才以上6錠，14～7才4錠，6～5才3錠，1日3回食前又は食間。5才未満は服用しない
包装 270錠〔Ⓐ3,990(税込み)〕，900錠

大柴胡湯エキス顆粒KM⊖　　㈱カーヤ-㈱イチゲン，一元製薬㈱
区分 第2類
組成顆（褐）：7.5g中 大柴胡湯水製乾燥エキス3.5g（サイコ6g，ハンゲ4g，オウゴン・シャクヤク・タイソウ各3g，キジツ・ダイオウ各2g，ショウキョウ1.5g）
添加 乳糖，ステアリン酸マグネシウム
適応 体力が充実して，脇腹からみぞおちあたりにかけて苦しく，便秘の傾向があるものの次の諸症：胃炎，常習便秘，高血圧や肥満に伴う肩こり・頭痛・便秘，神経症，肥満症
用法 1回15才以上2.5g，14～7才1.6g，6～4才1.2g，3～2才0.8g，2才未満0.6g以下，1日3回食前又は食間。1才未満には，医師の診療を受けさせることを優先し，止むを得ない場合にだけ服用させる。3ヵ月未満は服用しない
包装 500g　備考 製造：天津泰達薬業有限公司（中国）

大柴胡湯エキス顆粒クラシエ⊖　　クラシエ製薬㈱-クラシエ薬品㈱
区分 第2類
組成顆（褐）：3包(4.5g)中 大柴胡湯エキス粉末2700mg（サイコ3g，ハンゲ2g，ショウキョウ・ダイオウ各0.5g，オウゴン・シャクヤク・タイソウ各1.5g，キジツ1g）
添加 ヒドロキシプロピルセルロース，乳糖
適応 体力が充実して，脇腹からみぞおちあたりにかけて苦しく，便秘の傾向があるものの次の諸症：胃炎，常習便秘，高血圧や肥満に伴う肩こり・頭痛・便秘，神経症，肥満症
用法 1回15才以上1包，14～7才⅔，6～4才½，1日3回食間又は食間。4才未満は服用しない
包装 45包〔Ⓐ5,250(税込み)〕，90包

一般用漢方製剤

大柴胡湯エキス〔細粒〕40㊀ 松浦薬業㈱–松浦漢方㈱
区分 第２類
組成 細：3包(6g)又は6g中 大柴胡湯水製エキス3.7g(乾燥物換算で約1.5gに相当)(サイコ3g，ハンゲ2g，ショウキョウ・ダイオウ各0.5g，オウゴン・シャクヤク・タイソウ各1.5g，キジツ1g)
添加 メタケイ酸アルミン酸マグネシウム，ヒプロメロース(ヒドロキシプロピルメチルセルロース)，乳糖，トウモロコシデンプン，香料
適応 体力が充実して，脇腹からみぞおちあたりにかけて苦しく，便秘の傾向があるものの次の諸症：胃炎，常習便秘，高血圧や肥満に伴う肩こり・頭痛・便秘，神経症，肥満症
用法 1回15才以上1包又は2g，14〜7才⅔，6〜4才½，3〜2才⅓，2才未満¼以下，1日3回食前又は食間。1才未満には，医師の診療を受けさせることを優先し，止むを得ない場合にだけ服用させる。3ヵ月未満は服用しない
包装 500g，48包〔Ⓐ4,200〕，300包

大柴胡湯エキス散〔勝昌〕㊀ ㈱東洋薬行
区分 第２類
組成 散(褐)：4.5g中 大柴胡湯水製エキス3g(サイコ6g，ハンゲ・オウゴン・シャクヤク・タイソウ各3g，ショウキョウ・ダイオウ各1g，キジツ2g)
添加 トウモロコシデンプン
適応 体力が充実して，脇腹からみぞおちあたりにかけて苦しく，便秘の傾向があるものの次の諸症：胃炎，常習便秘，高血圧や肥満に伴う肩こり・頭痛・便秘，神経症，肥満症
用法 1回1.5g1日3回空腹時
包装 200g〔Ⓑ8,400(税込み)〕，600g〔Ⓑ22,869(税込み)〕

大柴胡湯エキス錠OM㊀ 大峰堂薬品工業㈱–中村薬品工業㈱
区分 第２類
組成 錠フィルム(淡褐)：9錠中 大柴胡湯エキス2050mg(サイコ3g，ハンゲ2g，ショウキョウ・ダイオウ各0.5g，オウゴン・シャクヤク・タイソウ各1.5g，キジツ1g)
添加 カルメロースカルシウム(CMC-Ca)，クロスカルメロースナトリウム(クロスCMC-Na)，無水ケイ酸，ステアリン酸マグネシウム，セルロース，ヒプロメロース(ヒドロキシプロピルメチルセルロース)，酸化チタン，タルク，マクロゴール，カラメル，カルナウバロウ
適応 体力が充実して，脇腹からみぞおちあたりにかけて苦しく，便秘の傾向があるものの次の諸症：胃炎，常習便秘，高血圧や肥満に伴う肩こり・頭痛・便秘，神経症，肥満症
用法 1回15才以上3錠，14〜5才2錠，1日3回食前又は食間。5才未満は服用しない

大柴胡湯エキス錠〔大峰〕㊀ 大峰堂薬品工業㈱–伸和製薬㈱，日邦薬品工業㈱
区分 第２類
組成 錠(褐)：12錠中 大柴胡湯エキス2050mg(サイコ3g，ハンゲ2g，オウゴン・シャクヤク・タイソウ各1.5g，キジツ1g，ショウキョウ・ダイオウ各0.5g)
添加 ステアリン酸マグネシウム，カルメロースカルシウム(CMC-Ca)，セルロース，水酸化アルミナマグネシウム，メタケイ酸アルミン酸マグネシウム，乳糖
適応 がっしりとした体格で比較的体力があり，便秘の傾向があるものの次の諸症：胃炎，常習便秘，高血圧に伴う肩こり・頭痛・便秘，肩こり，肥胖症(肥満症)
用法 1回15才以上4錠，14〜7才3錠，6〜5才2錠，1日3回食前又は食間。かまずに服用。5才未満は服用しない
包装 240錠〔Ⓐ4,200(税込み)〕

大柴胡湯「タキザワ」㊀ ㈱タキザワ漢方廠
区分 第２類
組成 煎：2包(31.5g)中 サイコ8g，ハンゲ8g，ショウキョウ1.5g，オウゴン3g，シャクヤク3g，タイソウ3g，キジツ3g，ダイオウ2g
適応 体力が充実して，脇腹からみぞおちあたりにかけて苦しく，便秘の傾向があるものの次の諸症：胃炎，常習便秘，高血圧や肥満に伴う肩こり・頭痛・便秘，神経症，肥満症
用法 15才以上1回1包を煎じ，1日2回朝夕空腹時。14〜7才⅔，6〜4才½，3〜2才⅓，2才未満¼。1才未満には，医師の診療を受けさせることを優先し，止むを得ない場合にだけ服用させる。3ヵ月未満は服用しない
包装 120包〔Ⓐ34,650(税込み)Ⓑ17,325(税込み)〕

大柴胡粒状㊀ 長倉製薬㈱–日邦薬品工業㈱
区分 第２類
組成 顆(黄褐)：3包(4.8g)中 サイコ1.5g，オウゴン0.6g，ハンゲ0.6g，シャクヤク0.6g，キジツ0.4g，ダイオウ0.5g，ショウキョウ0.3g，タイソウ0.3g
適応 胆石病，胆嚢炎，カタル性黄疸，急性胃カタル，胃酸過多症
用法 1回成人1包又は1.6g，15〜8才½，7〜5才⅓，4〜2才⅙，1才〜3ヵ月1/12，1日3回食前又は食間。1才未満には，止むを得ない場合の他は服用させない。3ヵ月未満は服用しない
包装 45包〔Ⓑ2,300〕，500包〔Ⓑ21,000〕，500g〔Ⓑ10,000〕

ダイサインS「コタロー」(大柴胡湯エキス錠)㊀ 小太郎漢方製薬㈱
区分 第２類
組成 錠(茶)：12錠中 水製エキス2.2g(サイコ3g，ハンゲ2g，ショウキョウ・キジツ各1g，オウゴン・シャクヤク・タイソウ各1.5g，ダイオウ0.5g)
添加 酸化チタン，ステアリン酸マグネシウム，タルク，トウモロコシデンプン，乳糖水和物，ヒプロメロース(ヒドロキシプロピルメチルセルロース)，メタケイ酸アルミン酸マグネシウム，カラメル，カルナウバロウ，サラシミツロウ
適応 がっしりとした体格で比較的体力があり，便秘の傾向があるものの次の諸症：肥胖症(肥満症)，高血圧に伴う肩こり・頭痛・便秘・肩こり，常習便秘，胃炎
用法 1回15才以上4錠，14〜7才3錠，6〜5才2錠，1日3回食前又は食間。5才未満は服用しない
包装 180錠，540錠

ツムラ漢方大柴胡湯エキス顆粒㊀ ㈱ツムラ
区分 第２類
組成 顆(淡黄褐)：2包(3.75g)中 混合生薬乾燥エキス2.25g(サイコ3g，ハンゲ2g，オウゴン・シャクヤク・タイソウ各1.5g，キジツ1g，ショウキョウ・ダイオウ各0.5g)
添加 ステアリン酸マグネシウム，乳糖水和物，ショ糖脂肪酸エステル
適応 体力が充実して，脇腹からみぞおちあたりにかけて苦しく，便秘の傾向があるものの次の諸症：胃炎，常習便秘，高血圧や肥満に伴う肩こり・頭痛・便秘，神経症，肥満症
用法 1回15才以上1包，14〜7才⅔，6〜4才½，3〜2才⅓，1日2回食前。2才未満は服用しない
包装 24包〔Ⓐ4,200(税込み)〕

トチモトの大柴胡湯㊀ ㈱栃本天海堂
区分 第２類
組成 煎：1包(24g)中 サイコ6g，ハンゲ4g，オウゴン3g，シャクヤク3g，タイソウ3g，キジツ2g，ショウキョウ2g，ダイオウ1g
適応 がっしりとした体格で比較的体力があり，便秘の傾向があるものの次の諸症：胃炎，常習便秘，高血圧に伴う肩こり，頭痛，便秘，肩こり，肥胖症(肥満症)
用法 成人1日1包を煎じ食間(空腹時)3回に分服。15才未満は服用しない
包装 10包

ビスラットゴールドa㊀ 小林製薬㈱
区分 第２類
組成 錠：12錠中 大柴胡湯乾燥エキス2.25g(サイコ3g，ハンゲ2g，ショウキョウ・ダイオウ各0.5g，オウゴン・シャクヤク・タイソウ各1.5g，キジツ1g)
添加 無水ケイ酸，ケイ酸アルミニウム，カルメロースカルシウム(CMC-Ca)，トウモロコシデンプン，ステアリン酸マグネシウム，乳糖
適応 体力が充実して，脇腹からみぞおちあたりにかけて苦しく，便秘の傾向があるものの次の諸症：肥満症，常習便秘，神経症，高血圧や肥満に伴う肩こり・頭痛・便秘，胃炎
用法 1回15才以上4錠，14〜7才3錠，6〜5才2錠，1日3回食前又は食間。5才未満は服用しない
包装 84錠〔Ⓐ1,449(税込み)〕，180錠〔Ⓐ2,919(税込み)〕

平安 ― 日の丸漢方㈱
- **区分** 第2類
- **組成（丸）**：1丸(100mg)中 サイコ21mg，ハンゲ15mg，タイソウ13mg，ショウキョウ12mg，オウゴン10mg，シャクヤク10mg，キジツ7mg，ダイオウ7mg，デンプン5mg
- **適応** 胃部が硬くつかえて，便秘し，胸脇腹に圧迫感や痛みがあり，肩こり，耳鳴り，食欲減退などを伴う者の胆石症，高血圧症，動脈硬化症，常習便秘，胃酸過多症，胃腸カタル
- **用法** 1回成人20丸，14～7才10丸，1日3回食間
- **包装** 75g〔Ⓐ3,000〕，150g〔Ⓐ5,000〕

ホノミジッキョウ錠 ― 剤盛堂薬品㈱
- **区分** 第2類
- **組成（錠）**（淡褐）：18錠(3.6g)中 大柴胡湯水製エキス1.46g（オウゴン・シャクヤク・タイソウ各1.5g，キジツ1g，サイコ3g，ショウキョウ・ダイオウ各0.5g，ハンゲ2g）
- **添加** カルメロースカルシウム(CMC-Ca)，結晶セルロース，ステアリン酸マグネシウム，トウモロコシデンプン，乳糖，メタケイ酸アルミン酸マグネシウム
- **適応** 体力が充実して，脇腹からみぞおちあたりにかけて苦しく，便秘の傾向があるものの次の諸症：胃炎，常習便秘，高血圧や肥満に伴う肩こり・頭痛・便秘，神経症，肥満症
- **用法** 1回成人6錠，14～7才4錠，6～5才3錠，1日3回食間。5才未満は服用しない

ホリエの大柴胡湯 ― 堀江生薬㈱
- **区分** 第2類
- **組成（煎）**：1袋(24g)中 サイコ6g，タイソウ3g，ハンゲ4g，キジツ2g，オウゴン3g，ショウキョウ1g，シャクヤク2g，ダイオウ1g
- **適応** がっしりとした体格で，比較的体力があり，便秘の傾向のあるものの次の諸症：胃炎，常習便秘，高血圧に伴う肩こり，頭痛，便秘，肩こり，肥胖症（肥満症）
- **用法** 成人1日1袋を煎じ食間3回に分服。14～7才⅔，6～4才½，3～2才⅓，2才未満¼以下。1才未満には，医師の診療を受けさせることを優先し，止むを得ない場合にだけ服用させる。3ヵ月未満は服用しない
- **包装** 10袋，30袋

本草大柴胡湯エキス錠-H ― 本草製薬㈱
- **区分** 第2類
- **組成（錠）**（淡茶褐）：12錠中 大柴胡湯水製乾燥エキス末1.7g（サイコ3g，ハンゲ2g，オウゴン・シャクヤク・タイソウ各1.5g，キジツ・ダイオウ各1g，ショウキョウ0.75g）
- **添加** セルロース，炭酸カルシウム，メタケイ酸アルミン酸マグネシウム，クロスカルメロースナトリウム（クロスCMC-Na），ステアリン酸マグネシウム
- **適応** 体力が充実して，脇腹からみぞおちあたりにかけて苦しく，便秘の傾向があるものの次の諸症：胃炎，常習便秘，高血圧や肥満に伴う肩こり・頭痛・便秘，神経症，肥満症
- **用法** 1回15才以上4錠，14～7才3錠，1日3回食前又は食間。5才未満は服用しない
- **包装** 180錠〔Ⓐ2,940（税込み）〕

モリ カンポールン ― 大杉製薬㈱
- **区分** 第2類
- **組成（顆）**（淡灰黄褐）：3包(7.5g)中 大柴胡湯乾燥エキス3.9g（サイコ6g，ハンゲ4g，ショウキョウ・ダイオウ各1g，オウゴン・シャクヤク・タイソウ各3g，キジツ2g）
- **添加** 乳糖，トウモロコシデンプン，ステアリン酸マグネシウム
- **適応** 体力が充実して，脇腹からみぞおちあたりにかけて苦しく，便秘の傾向があるものの次の諸症：胃炎，常習便秘，高血圧や肥満に伴う肩こり・頭痛・便秘，神経症，肥満症
- **用法** 1回15才以上1包，14～7才⅔，6～4才½，3～2才⅓，2才未満¼，1日3回食前又は食間。1才未満には，医師の診療を受けさせることを優先し，止むを得ない場合にだけ服用させる。3ヵ月未満は服用しない
- **包装** 45包〔Ⓐ5,000〕

大柴胡湯去大黄
(ダイサイコトウキョダイオウ)

〔基準〕
（平成20年9月30日 厚生労働省医薬食品局審査管理課長通知による）

1. **成分・分量**
   柴胡6～8，半夏3～8，生姜1～2（ヒネショウガを使用する場合4～5），黄芩3～6，芍薬3，大棗3，枳実2～3
2. **用法・用量**
   湯
3. **効能・効果**
   体力中等度以上で，脇腹からみぞおちあたりにかけて苦しいものの次の諸症：胃炎，高血圧や肥満に伴う肩こり・頭痛，神経症

〔使用上の注意〕
（平成25年3月27日 厚生労働省医薬食品局安全対策課長・審査管理課長通知による）

【添付文書等に記載すべき事項】

『してはいけないこと』
（守らないと現在の症状が悪化したり，副作用が起こりやすくなる）

次の人は服用しないこと
　生後3ヵ月未満の乳児。
　〔生後3ヵ月未満の用法がある製剤に記載すること。〕

『相談すること』
1. 次の人は服用前に医師，薬剤師又は登録販売者に相談すること
   (1) 医師の治療を受けている人。
   (2) 妊婦又は妊娠していると思われる人。
   (3) 体の虚弱な人（体力の衰えている人，体の弱い人）。
   (4) 今までに薬などにより発疹・発赤，かゆみ等を起こしたことがある人。
2. 服用後，次の症状があらわれた場合は副作用の可能性があるので，直ちに服用を中止し，この文書を持って医師，薬剤師又は登録販売者に相談すること

関係部位	症　　状
皮　膚	発疹・発赤，かゆみ

3. 1ヵ月位服用しても症状がよくならない場合は服用を中止し，この文書を持って医師，薬剤師又は登録販売者に相談すること

〔用法及び用量に関連する注意として，用法及び用量の項目に続けて以下を記載すること。〕
(1) 小児に服用させる場合には，保護者の指導監督のもとに服用させること。
　〔小児の用法及び用量がある場合に記載すること。〕
(2) 〔小児の用法がある場合，剤形により，次に該当する場合には，そのいずれかを記載すること。〕
　1) 3歳以上の幼児に服用させる場合には，薬剤がのどにつかえることのないよう，よく注意すること。
　〔5歳未満の幼児の用法がある錠剤・丸剤の場合に記載すること。〕
　2) 幼児に服用させる場合には，薬剤がのどにつかえることのないよう，よく注意すること。
　〔3歳未満の用法及び用量を有する丸剤の場合に記載すること。〕
　3) 1歳未満の乳児には，医師の診療を受けさせることを優先し，やむを得ない場合にのみ服用させること。
　〔カプセル剤及び錠剤・丸剤以外の製剤の場合に記載すること。なお，生後3ヵ月未満の用法がある製剤の

場合，「生後3ヵ月未満の乳児」を『してはいけないこと』に記載し，用法及び用量欄には記載しないこと。〕

保管及び取扱い上の注意
(1) 直射日光の当たらない（湿気の少ない）涼しい所に（密栓して）保管すること。
　　〔( )内は必要とする場合に記載すること。〕
(2) 小児の手の届かない所に保管すること。
(3) 他の容器に入れ替えないこと。（誤用の原因になったり品質が変わる。）
　　〔容器等の個々に至適表示がなされていて，誤用のおそれのない場合には記載しなくてもよい。〕

【外部の容器又は外部の被包に記載すべき事項】
注意
1. 次の人は服用しないこと
　　生後3ヵ月未満の乳児。
　　〔生後3ヵ月未満の用法がある製剤に記載すること。〕
2. 次の人は服用前に医師，薬剤師又は登録販売者に相談すること
　(1) 医師の治療を受けている人。
　(2) 妊婦又は妊娠していると思われる人。
　(3) 体の虚弱な人（体力の衰えている人，体の弱い人）。
　(4) 今までに薬などにより発疹・発赤，かゆみ等を起こしたことがある人。
2′. 服用が適さない場合があるので，服用前に医師，薬剤師又は登録販売者に相談すること
　　〔2.の項目の記載に際し，十分な記載スペースがない場合には2′.を記載すること。〕
3. 服用に際しては，説明文書をよく読むこと
4. 直射日光の当たらない（湿気の少ない）涼しい所に（密栓して）保管すること
　　〔( )内は必要とする場合に記載すること。〕

ウチダの大柴胡去大黄湯㊀　㈱ウチダ和漢薬
区分 第2類
組成 煎：1袋中 サイコ6g，ハンゲ4g，ショウキョウ1.5g，オウゴン3g，シャクヤク3g，タイソウ3g，キジツ2g
適応 みぞおちが硬くはって抵抗圧痛感があり，胸や脇腹が重苦しくあるいは痛むもので，吐き気，嘔吐，耳鳴り，肩こり，不眠，舌苔，口渇，咳嗽，食欲不振などを伴うこともあり，便秘しないもの
用法 15才以上1日1袋を煎じ2～3回に分けて食前1時間又は食間空腹時に温服。15才未満は服用しない
包装 30袋

大半夏湯 ダイハングトウ

〔基準〕
（平成20年9月30日 厚生労働省医薬食品局審査管理課長通知による）
1. 成分・分量
　　半夏7，人参3，ハチミツ20
2. 用法・用量
　　湯
3. 効能・効果
　　体力中等度以下で，みぞおちがつかえた感じがあるものの次の諸症：嘔吐，むかつき，はきけ，悪心

〔使用上の注意〕
（平成25年3月27日　厚生労働省医薬食品局安全対策課長・審査管理課長通知による）

【添付文書等に記載すべき事項】
『してはいけないこと』
（守らないと現在の症状が悪化したり，副作用が起こりやすくなる）
　　次の人は服用しないこと
　　　1歳未満の乳児。
　　〔1歳未満の用法がある製剤に記載すること。〕
『相談すること』
1. 次の人は服用前に医師，薬剤師又は登録販売者に相談すること
　(1) 医師の治療を受けている人。
　(2) 妊婦又は妊娠していると思われる人。
2. 5～6日間服用しても症状がよくならない場合は服用を中止し，この文書を持って医師，薬剤師又は登録販売者に相談すること
〔用法及び用量に関連する注意として，用法及び用量の項目に続けて以下を記載すること。〕
(1) 小児に服用させる場合には，保護者の指導監督のもとに服用させること。
　　〔小児の用法及び用量がある場合に記載すること。〕
(2) 小児の用法がある場合，剤形により，次に該当する場合には，そのいずれかを記載すること。〕
　1) 3歳以上の幼児に服用させる場合には，薬剤がのどにつかえることのないよう，よく注意すること。
　　〔5歳未満の幼児の用法がある錠剤・丸剤の場合に記載すること。〕
　2) 幼児に服用させる場合には，薬剤がのどにつかえることのないよう，よく注意すること。
　　〔3歳未満の用法及び用量を有する丸剤の場合に記載すること。〕

保管及び取扱い上の注意
(1) 直射日光の当たらない（湿気の少ない）涼しい所に（密栓して）保管すること。
　　〔( )内は必要とする場合に記載すること。〕
(2) 小児の手の届かない所に保管すること。
(3) 他の容器に入れ替えないこと。（誤用の原因になったり品質が変わる。）
　　〔容器等の個々に至適表示がなされていて，誤用のおそれのない場合には記載しなくてもよい。〕

【外部の容器又は外部の被包に記載すべき事項】
注意
1. 次の人は服用しないこと
　　1歳未満の乳児。
　　〔1歳未満の用法がある製剤に記載すること。〕

大防風湯 ダイボウフウトウ

〔基準〕

(平成24年8月30日　厚生労働省医薬食品局審査管理課長通知による)

1. 成分・分量

   地黄2.5〜3.5，芍薬2.5〜3.5，甘草1.2〜1.5，防風2.5〜3.5，白朮2.5〜4.5（蒼朮も可），加工ブシ0.5〜2，杜仲2.5〜3.5，羌活1.2〜1.5，川芎2〜3，当帰2.5〜3.5，牛膝1 2〜1.5，生姜0.5〜1（乾姜1も可，ヒネショウガを使用する場合1.2〜1.5），黄耆2.5〜3.5，人参1.2〜1.5，大棗1.2〜2

2. 用法・用量

   湯

3. 効能・効果

   体力虚弱あるいは体力が消耗し衰え，貧血気味なものの次の諸症：慢性関節炎，関節のはれや痛み，神経痛

〔使用上の注意〕

(平成25年3月27日　厚生労働省医薬食品局安全対策課長・審査管理課長通知による)

【添付文書等に記載すべき事項】

『してはいけないこと』

(守らないと現在の症状が悪化したり，副作用が起こりやすくなる)

次の人は服用しないこと

生後3ヵ月未満の乳児。

〔生後3ヵ月未満の用法がある製剤に記載すること。〕

『相談すること』

1. 次の人は服用前に医師，薬剤師又は登録販売者に相談すること
   (1) 医師の治療を受けている人。
   (2) 妊婦又は妊娠していると思われる人。
   (3) 胃腸の弱い人。
   (4) 下痢しやすい人。
   (5) のぼせが強く赤ら顔で体力の充実している人。
   (6) 高齢者。
       〔1日最大配合量が甘草として1g以上（エキス剤については原生薬に換算して1g以上）含有する製剤に記載すること。〕
   (7) 今までに薬などにより発疹・発赤，かゆみ等を起こしたことがある人。
   (8) 次の症状のある人。
       むくみ
       〔1日最大配合量が甘草として1g以上（エキス剤については原生薬に換算して1g以上）含有する製剤に記載すること。〕
   (9) 次の診断を受けた人。
       高血圧，心臓病，腎臓病
       〔1日最大配合量が甘草として1g以上（エキス剤については原生薬に換算して1g以上）含有する製剤に記載すること。〕

2. 服用後，次の症状があらわれた場合は副作用の可能性があるので，直ちに服用を中止し，この文書を持って医師，薬剤師又は登録販売者に相談すること

関係部位	症　状
皮　膚	発疹・発赤，かゆみ
消化器	吐き気，食欲不振，胃部不快感，腹痛

2. 次の人は服用前に医師，薬剤師又は登録販売者に相談すること
   (1) 医師の治療を受けている人。
   (2) 妊婦又は妊娠していると思われる人。

2′. 服用が適さない場合があるので，服用前に医師，薬剤師又は登録販売者に相談すること

〔2.の項目の記載に際し，十分な記載スペースがない場合には2′.を記載すること。〕

3. 服用に際しては，説明文書をよく読むこと

4. 直射日光の当たらない（湿気の少ない）涼しい所に（密栓して）保管すること

〔（　）内は必要とする場合に記載すること。〕

関係部位	症　　状
その他	動悸，のぼせ，ほてり，口唇・舌のしびれ

まれに下記の重篤な症状が起こることがある。その場合は直ちに医師の診療を受けること。

症状の名称	症　　状
偽アルドステロン症，ミオパチー	手足のだるさ，しびれ，つっぱり感やこわばりに加えて，脱力感，筋肉痛があらわれ，徐々に強くなる。

〔1日最大配合量が甘草として1g以上（エキス剤については原生薬に換算して1g以上）含有する製剤に記載すること。〕

3. 服用後，次の症状があらわれることがあるので，このような症状の持続又は増強が見られた場合には，服用を中止し，この文書を持って医師，薬剤師又は登録販売者に相談すること
　下痢
4. 1ヵ月位服用しても症状がよくならない場合は服用を中止し，この文書を持って医師，薬剤師又は登録販売者に相談すること
5. 長期連用する場合には，医師，薬剤師又は登録販売者に相談すること
　〔1日最大配合量が甘草として1g以上（エキス剤については原生薬に換算して1g以上）含有する製剤に記載すること。〕

〔用法及び用量に関連する注意として，用法及び用量の項目に続けて以下を記載すること。〕
(1) 小児に服用させる場合には，保護者の指導監督のもとに服用させること。
　〔小児の用法及び用量がある場合に記載すること。〕
(2) 〔小児の用法がある場合，剤形により，次に該当する場合には，そのいずれかを記載すること。〕
　1) 3歳以上の幼児に服用させる場合には，薬剤がのどにつかえることのないよう，よく注意すること。
　　〔5歳未満の幼児の用法がある錠剤・丸剤の場合に記載すること。〕
　2) 幼児に服用させる場合には，薬剤がのどにつかえることのないよう，よく注意すること。
　　〔3歳未満の用法及び用量を有する丸剤の場合に記載すること。〕
　3) 1歳未満の乳児には，医師の診療を受けさせることを優先し，やむを得ない場合にのみ服用させること。
　　〔カプセル剤及び錠剤・丸剤以外の製剤の場合に記載すること。なお，生後3ヵ月未満の用法がある製剤の場合，「生後3ヵ月未満の乳児」を『してはいけないこと』に記載し，用法及び用量欄には記載しないこと。〕

保管及び取扱い上の注意
(1) 直射日光の当たらない（湿気の少ない）涼しい所に（密栓して）保管すること。
　〔（　）内は必要とする場合に記載すること。〕
(2) 小児の手の届かない所に保管すること。
(3) 他の容器に入れ替えないこと。（誤用の原因になったり品質が変わる。）
　〔容器等の個々に至適表示がなされていて，誤用のおそれのない場合には記載しなくてもよい。〕

【外部の容器又は外部の被包に記載すべき事項】
注意
1. 次の人は服用しないこと
　生後3ヵ月未満の乳児。
　〔生後3ヵ月未満の用法がある製剤に記載すること。〕
2. 次の人は服用前に医師，薬剤師又は登録販売者に相談すること
(1) 医師の治療を受けている人。
(2) 妊婦又は妊娠していると思われる人。
(3) 胃腸の弱い人。
(4) 下痢しやすい人。
(5) のぼせが強く赤ら顔で体力の充実している人。
(6) 高齢者。
　〔1日最大配合量が甘草として1g以上（エキス剤については原生薬に換算して1g以上）含有する製剤に記載すること。〕
(7) 今までに薬などにより発疹・発赤，かゆみ等を起こしたことがある人。
(8) 次の症状のある人。
　むくみ
　〔1日最大配合量が甘草として1g以上（エキス剤については原生薬に換算して1g以上）含有する製剤に記載すること。〕
(9) 次の診断を受けた人。
　高血圧，心臓病，腎臓病
　〔1日最大配合量が甘草として1g以上（エキス剤については原生薬に換算して1g以上）含有する製剤に記載すること。〕
2′. 服用が適さない場合があるので，服用前に医師，薬剤師又は登録販売者に相談すること
　〔2.の項目の記載に際し，十分な記載スペースがない場合には2′.を記載すること。〕
3. 服用に際しては，説明文書をよく読むこと
4. 直射日光の当たらない（湿気の少ない）涼しい所に（密栓して）保管すること
　〔（　）内は必要とする場合に記載すること。〕

タクシャトウ
沢瀉湯

〔基準〕

（平成22年4月1日 厚生労働省医薬食品局審査管理課長通知による）
1. 成分・分量
    沢瀉5〜6，白朮2〜3
2. 用法・用量
    湯
3. 効能・効果
    めまい，頭重

《備考》
注）体力に関わらず，使用できる。
【注）表記については，効能・効果欄に記載するのではなく，〈効能・効果に関連する注意〉として記載する。】

〔使用上の注意〕

（平成25年3月27日 厚生労働省医薬食品局安全対策課長・審査管理課長通知による）

【添付文書等に記載すべき事項】
『してはいけないこと』
（守らないと現在の症状が悪化したり，副作用が起こりやすくなる）
　次の人は服用しないこと
　　生後3ヵ月未満の乳児。
　　〔生後3ヵ月未満の用法がある製剤に記載すること。〕

『相談すること』
1. 次の人は服用前に医師，薬剤師又は登録販売者に相談すること
   (1) 医師の治療を受けている人。
   (2) 妊婦又は妊娠していると思われる人。
2. 1ヵ月位服用しても症状がよくならない場合は服用を中止し，この文書を持って医師，薬剤師又は登録販売者に相談すること
〔効能又は効果に関連する注意として，効能又は効果の項目に続けて以下を記載すること。〕
　体力に関わらず，使用できる。
〔用法及び用量に関連する注意として，用法及び用量の項目に続けて以下を記載すること。〕
   (1) 小児に服用させる場合には，保護者の指導監督のもとに服用させること。
        〔小児の用法及び用量がある場合に記載すること。〕
   (2) 〔小児の用法がある場合，剤形により，次に該当する場合には，そのいずれかを記載すること。〕
        1) 3歳以上の幼児に服用させる場合には，薬剤がのどにつかえることのないよう，よく注意すること。
           〔5歳未満の幼児の用法がある錠剤・丸剤の場合に記載すること。〕
        2) 幼児に服用させる場合には，薬剤がのどにつかえることのないよう，よく注意すること。
           〔3歳未満の用法及び用量を有する丸剤の場合に記載すること。〕
        3) 1歳未満の乳児には，医師の診療を受けさせることを優先し，やむを得ない場合にのみ服用させること。
           〔カプセル剤及び錠剤・丸剤以外の製剤の場合に記載すること。なお，生後3ヵ月未満の用法がある製剤の場合，「生後3ヵ月未満の乳児」を『してはいけないこと』に記載し，用法及び用量欄には記載しないこと。〕

保管及び取扱い上の注意
   (1) 直射日光の当たらない（湿気の少ない）涼しい所に（密栓して）保管すること。
        〔（　）内は必要とする場合に記載すること。〕
   (2) 小児の手の届かない所に保管すること。
   (3) 他の容器に入れ替えないこと。（誤用の原因になったり品質が変わる。）
        〔容器等の個々に至適表示がなされていて，誤用のおそれのない場合には記載しなくてもよい。〕

【外部の容器又は外部の被包に記載すべき事項】
注意
1. 次の人は服用しないこと
   生後3ヵ月未満の乳児。
        〔生後3ヵ月未満の用法がある製剤に記載すること。〕
2. 次の人は服用前に医師，薬剤師又は登録販売者に相談すること
   (1) 医師の治療を受けている人。
   (2) 妊婦又は妊娠していると思われる人。
2′. 服用が適さない場合があるので，服用前に医師，薬剤師又は登録販売者に相談すること
        〔2.の項目の記載に際し，十分な記載スペースがない場合には2′.を記載すること。〕
3. 服用に際しては，説明文書をよく読むこと
4. 直射日光の当たらない（湿気の少ない）涼しい所に（密栓して）保管すること
        〔（　）内は必要とする場合に記載すること。〕
〔効能又は効果に関連する注意として，効能又は効果の項目に続けて以下を記載すること。〕
   体力に関わらず，使用できる。

沢瀉湯エキス細粒G「コタロー」　⊖　小太郎漢方製薬㈱
区分　第2類
組成　細（茶）：3包(4.5g)中　水製エキス2g（タクシャ4.8g，ビャクジュツ2.4g）
添加　含水二酸化ケイ素，ステアリン酸マグネシウム，トウモロコシデンプン，アメ粉
適応　めまい，頭重
用法　1回15才以上1包又は1.5g，14〜7才2/3，6〜4才1/2，3〜2才1/3，2才未満1/4，1日3回食前又は食間。1才未満には，医師の診療を受けさせることを優先し，止むを得ない場合にだけ服用させる。3ヵ月未満は服用しない
包装　90包

竹茹温胆湯 （チクジョウンタントウ）

〔基準〕
（平成20年9月30日 厚生労働省医薬食品局審査管理課長通知による）
1. 成分・分量
   柴胡3～6，竹茹3，茯苓3，麦門冬3～4，陳皮2～3，枳実1～3，黄連1～4.5，甘草1，半夏3～5，香附子2～2.5，生姜1，桔梗2～3，人参1～2
2. 用法・用量
   湯
3. 効能・効果
   体力中等度のものの次の諸症：かぜ，インフルエンザ，肺炎などの回復期に熱が長びいたり，また平熱になっても，気分がさっぱりせず，せきやたんが多くて安眠が出来ないもの

〔使用上の注意〕
（平成25年3月27日 厚生労働省医薬食品局安全対策課長・審査管理課長通知による）

【添付文書等に記載すべき事項】
『してはいけないこと』
（守らないと現在の症状が悪化したり，副作用が起こりやすくなる）
　次の人は服用しないこと
　　生後3ヵ月未満の乳児。
　　〔生後3ヵ月未満の用法がある製剤に記載すること。〕
『相談すること』
1. 次の人は服用前に医師，薬剤師又は登録販売者に相談すること
   (1) 医師の治療を受けている人。
   (2) 妊婦又は妊娠していると思われる人。
   (3) 高齢者。
       〔1日最大配合量が甘草として1g以上（エキス剤については原生薬に換算して1g以上）含有する製剤に記載すること。〕
   (4) 今までに薬などにより発疹・発赤，かゆみ等を起こしたことがある人。
   (5) 次の症状のある人。
       むくみ
       〔1日最大配合量が甘草として1g以上（エキス剤については原生薬に換算して1g以上）含有する製剤に記載すること。〕
   (6) 次の診断を受けた人。
       高血圧，心臓病，腎臓病
       〔1日最大配合量が甘草として1g以上（エキス剤については原生薬に換算して1g以上）含有する製剤に記載すること。〕
2. 服用後，次の症状があらわれた場合は副作用の可能性があるので，直ちに服用を中止し，この文書を持って医師，薬剤師又は登録販売者に相談すること

関係部位	症状
皮膚	発疹・発赤，かゆみ

　まれに下記の重篤な症状が起こることがある。その場合は直ちに医師の診療を受けること。

症状の名称	症状
偽アルドステロン症，ミオパチー	手足のだるさ，しびれ，つっぱり感やこわばりに加えて，脱力感，筋肉痛があらわれ，徐々に強くなる。

　　〔1日最大配合量が甘草として1g以上（エキス剤については原生薬に換算して1g以上）含有する製剤に記載すること。〕
3. 1週間位服用しても症状がよくならない場合は服用を中止し，この文書を持って医師，薬剤師又は登録販売者に相談すること
4. 長期連用する場合には，医師，薬剤師又は登録販売者に相談すること
　　〔1日最大配合量が甘草として1g以上（エキス剤については原生薬に換算して1g以上）含有する製剤に記載すること。〕
〔用法及び用量に関連する注意として，用法及び用量の項目に続けて以下を記載すること。〕
(1) 小児に服用させる場合には，保護者の指導監督のもとに服用させること。
　　〔小児の用法及び用量がある場合に記載すること。〕
(2) 〔小児の用法がある場合，剤形により，次に該当する場合には，そのいずれかを記載すること。〕
   1) 3歳以上の幼児に服用させる場合には，薬剤がのどにつかえることのないよう，よく注意すること。
       〔5歳未満の幼児の用法がある錠剤・丸剤の場合に記載すること。〕
   2) 幼児に服用させる場合には，薬剤がのどにつかえることのないよう，よく注意すること。
       〔3歳未満の用法及び用量を有する丸剤の場合に記載すること。〕
   3) 1歳未満の乳児には，医師の診療を受けさせることを優先し，やむを得ない場合にのみ服用させること。
       〔カプセル剤及び錠剤・丸剤以外の製剤の場合に記載すること。なお，生後3ヵ月未満の用法がある製剤の場合，「生後3ヵ月未満の乳児」を『してはいけないこと』に記載し，用法及び用量欄には記載しないこと。〕

保管及び取扱い上の注意
(1) 直射日光の当たらない（湿気の少ない）涼しい所に（密栓して）保管すること。
　　〔（　）内は必要とする場合に記載すること。〕
(2) 小児の手の届かない所に保管すること。
(3) 他の容器に入れ替えないこと。（誤用の原因になったり品質が変わる。）
　　〔容器等の個々に至適表示がなされていて，誤用のおそれのない場合には記載しなくてもよい。〕

【外部の容器又は外部の被包に記載すべき事項】
注意
1. 次の人は服用しないこと
   生後3ヵ月未満の乳児。
   〔生後3ヵ月未満の用法がある製剤に記載すること。〕
2. 次の人は服用前に医師，薬剤師又は登録販売者に相談すること
   (1) 医師の治療を受けている人。
   (2) 妊婦又は妊娠していると思われる人。
   (3) 高齢者。
       〔1日最大配合量が甘草として1g以上（エキス剤については原生薬に換算して1g以上）含有する製剤に記載すること。〕
   (4) 今までに薬などにより発疹・発赤，かゆみ等を起こしたことがある人。
   (5) 次の症状のある人。
       むくみ
       〔1日最大配合量が甘草として1g以上（エキス剤については原生薬に換算して1g以上）含有する製剤に記載すること。〕
   (6) 次の診断を受けた人。
       高血圧，心臓病，腎臓病
       〔1日最大配合量が甘草として1g以上（エキス剤につ

いては原生薬に換算して1g以上）含有する製剤に記載すること。〕
2'. 服用が適さない場合があるので，服用前に医師，薬剤師又は登録販売者に相談すること
〔2.の項目の記載に際し，十分な記載スペースがない場合には2'.を記載すること。〕
3. 服用に際しては，説明文書をよく読むこと
4. 直射日光の当たらない（湿気の少ない）涼しい所に（密栓して）保管すること
〔（ ）内は必要とする場合に記載すること。〕

「クラシエ」漢方竹茹温胆湯エキス顆粒i ⊖　クラシエ製薬㈱ クラシエ薬品㈱
区分	第2類
組成	顆：3包(5.85g)中 竹茹温胆湯エキス粉末4950mg（ハンゲ3.75g，サイコ・チクジョ・ブクリョウ・バクモンドウ各2.25g，チンピ・キジツ・コウブシ・キキョウ各1.5g，オウレン・カンゾウ・ショウキョウ・ニンジン各0.75g）
添加	カルメロースカルシウム(CMC-Ca)，二酸化ケイ素，セルロース，スクラロース，アセスルファムカリウム，ステアリン酸マグネシウム
適応	体力中等度のものの次の諸症：かぜ，インフルエンザ，肺炎などの回復期に熱が長びいたり，また平熱になっても，気分がさっぱりせず，せきやたんが多くて安眠ができないもの
用法	1回15才以上1包，14〜7才⅔，6〜4才½，3〜2才⅓，1日3回食前又は食間。1才未満には，医師の診療を受けさせることを優先し，止むを得ない場合にだけ服用させる。3ヵ月未満は服用しない
包装	8包〔Ⓐ1,449（税込み）〕

ストナ漢方かぜフルー ⊖　佐藤製薬㈱
区分	第2類
組成	顆：2包(5g)中 竹茹温胆湯エキス5.3g（乾燥物として約2.4g）（サイコ・チクジョ・ブクリョウ・バクモンドウ各1.5g，ショウキョウ・オウレン・カンゾウ・ニンジン各0.5g，ハンゲ2.5g，コウブシ・キキョウ・チンピ・キジツ各1g）
添加	デキストリン，結晶セルロース，軽質無水ケイ酸，アスパルテーム(L-フェニルアラニン化合物)，ステアリン酸マグネシウム，乳糖，香料，l-メントール
適応	体力中等度のものの次の諸症：かぜ，インフルエンザ，肺炎などの回復期に熱が長びいたり，また平熱になっても，気分がさっぱりせず，せきやたんが多くて安眠ができないもの
用法	1回15才以上1包，14〜7才⅔，6〜4才½，3〜2才⅓，1日2回食前又は食間。2才未満は服用しない
包装	6包〔Ⓐ1,239（税込み）〕，12包〔Ⓐ2,205（税込み）〕

竹茹温胆湯エキス顆粒87 ⊖　松浦薬業㈱-松浦漢方㈱
区分	第2類
組成	顆（黄褐〜褐）：2包(5g)中 竹茹温胆湯エキス5.3g（サイコ・チクジョ・ブクリョウ・バクモンドウ各1.5g，ショウキョウ・オウレン・カンゾウ・ニンジン各0.5g，ハンゲ2.5g，コウブシ・キキョウ・チンピ・キジツ各1g）
添加	アスパルテーム(L-フェニルアラニン化合物)，デキストリン，結晶セルロース，軽質無水ケイ酸，ステアリン酸マグネシウム，乳糖，香料，l-メントール
適応	体力中等度のものの次の諸症：かぜ，インフルエンザ，肺炎などの回復期に熱が長びいたり，また平熱になっても，気分がさっぱりせず，せきやたんが多くて安眠ができないもの
用法	1回15才以上1包，14〜7才⅔，6〜4才½，3〜2才⅓，1日2回食前又は食間。2才未満は服用しない
包装	240包

竹葉石膏湯　チクヨウセッコウトウ

〔基準〕

（平成22年4月1日 厚生労働省医薬食品局審査管理課長通知による）

1. 成分・分量
   竹葉1.2〜2，石膏4.8〜16，半夏1.6〜8，麦門冬3.4〜12，人参0.8〜3，甘草0.6〜2，粳米2〜8.5
2. 用法・用量
   湯
3. 効能・効果
   体力虚弱で，かぜが治りきらず，たんが切れにくく，ときに熱感，強いせきこみ，口が渇くものの次の諸症：からせき，気管支炎，気管支ぜんそく，口渇，軽い熱中症

〔使用上の注意〕

（平成25年3月27日　厚生労働省医薬食品局安全対策課長・審査管理課長通知による）

【添付文書等に記載すべき事項】

『してはいけないこと』
（守らないと現在の症状が悪化したり，副作用が起こりやすくなる）

　次の人は服用しないこと
　　生後3ヵ月未満の乳児。
　〔生後3ヵ月未満の用法がある製剤に記載すること。〕

『相談すること』
1. 次の人は服用前に医師，薬剤師又は登録販売者に相談すること
   (1) 医師の治療を受けている人。
   (2) 妊婦又は妊娠していると思われる人。
   (3) 体の虚弱な人（体力の衰えている人，体の弱い人）。
   (4) 胃腸虚弱で冷え症の人。
   (5) 高齢者。
   　〔1日最大配合量が甘草として1g以上（エキス剤については原生薬に換算して1g以上）含有する製剤に記載すること。〕
   (6) 次の症状のある人。
   　むくみ
   　〔1日最大配合量が甘草として1g以上（エキス剤については原生薬に換算して1g以上）含有する製剤に記載すること。〕
   (7) 次の診断を受けた人。
   　高血圧，心臓病，腎臓病
   　〔1日最大配合量が甘草として1g以上（エキス剤については原生薬に換算して1g以上）含有する製剤に記載すること。〕
2. 服用後，次の症状があらわれた場合は副作用の可能性があるので，直ちに服用を中止し，この文書を持って医師，薬剤師又は登録販売者に相談すること

関係部位	症状
消化器	食欲不振，胃部不快感

まれに下記の重篤な症状が起こることがある。その場合は直ちに医師の診療を受けること。

症状の名称	症状
偽アルドステロン症，ミオパチー	手足のだるさ，しびれ，つっぱり感やこわばりに加えて，脱力感，筋肉痛があらわれ，徐々に強くなる。

〔1日最大配合量が甘草として1g以上（エキス剤については原生薬に換算して1g以上）含有する製剤に記

3. 1ヵ月位（からぜきに服用する場合には5～6日間）服用しても症状がよくならない場合は服用を中止し，この文書を持って医師，薬剤師又は登録販売者に相談すること
4. 長期連用する場合には，医師，薬剤師又は登録販売者に相談すること
〔1日最大配合量が甘草として1g以上（エキス剤については原生薬に換算して1g以上）含有する製剤に記載すること。〕

〔用法及び用量に関連する注意として，用法及び用量の項目に続けて以下を記載すること。〕
(1) 小児に服用させる場合には，保護者の指導監督のもとに服用させること。
〔小児の用法及び用量がある場合に記載すること。〕
(2) 〔小児の用法がある場合，剤形により，次に該当する場合には，そのいずれかを記載すること。〕
1) 3歳以上の幼児に服用させる場合には，薬剤がのどにつかえることのないよう，よく注意すること。
〔5歳未満の幼児の用法がある錠剤・丸剤の場合に記載すること。〕
2) 幼児に服用させる場合には，薬剤がのどにつかえることのないよう，よく注意すること。
〔3歳未満の用法及び用量を有する丸剤の場合に記載すること。〕
3) 1歳未満の乳児には，医師の診療を受けさせることを優先し，やむを得ない場合にのみ服用させること。
〔カプセル剤及び錠剤・丸剤以外の製剤の場合に記載すること。なお，生後3ヵ月未満の用法がある製剤の場合，「生後3ヵ月未満の乳児」を『してはいけないこと』に記載し，用法及び用量欄には記載しないこと。〕

保管及び取扱い上の注意
(1) 直射日光の当たらない（湿気の少ない）涼しい所に（密栓して）保管すること。
〔（ ）内は必要とする場合に記載すること。〕
(2) 小児の手の届かない所に保管すること。
(3) 他の容器に入れ替えないこと。(誤用の原因になったり品質が変わる。)
〔容器等の個々に至適表示がなされていて，誤用のおそれのない場合には記載しなくてもよい。〕

【外部の容器又は外部の被包に記載すべき事項】
注意
1. 次の人は服用しないこと
生後3ヵ月未満の乳児。
〔生後3ヵ月未満の用法がある製剤に記載すること。〕
2. 次の人は服用前に医師，薬剤師又は登録販売者に相談すること
(1) 医師の治療を受けている人。
(2) 妊婦又は妊娠していると思われる人。
(3) 体の虚弱な人（体力の衰えている人，体の弱い人）。
(4) 胃腸虚弱で冷え症の人。
(5) 高齢者。
〔1日最大配合量が甘草として1g以上（エキス剤については原生薬に換算して1g以上）含有する製剤に記載すること。〕
(6) 次の症状のある人。
むくみ
〔1日最大配合量が甘草として1g以上（エキス剤については原生薬に換算して1g以上）含有する製剤に記載すること。〕
(7) 次の診断を受けた人。
高血圧，心臓病，腎臓病
〔1日最大配合量が甘草として1g以上（エキス剤については原生薬に換算して1g以上）含有する製剤に記載すること。〕

2′. 服用が適さない場合があるので，服用前に医師，薬剤師又は登録販売者に相談すること
〔2.の項目の記載に際し，十分な記載スペースがない場合には2′.を記載すること。〕
3. 服用に際しては，説明文書をよく読むこと
4. 直射日光の当たらない（湿気の少ない）涼しい所に（密栓して）保管すること
〔（ ）内は必要とする場合に記載すること。〕

ウチダの竹葉石膏湯 ㈱ウチダ和漢薬
区分 第2類
組成 煎：1袋中 チクヨウ2g，カンゾウ2g，セッコウ10g，コウベイ6g，バクモンドウ6g，ハンゲ4g，ニンジン3g
適応 体力虚弱で，かぜが治りきらず，たんが切れにくく，ときに熱感，強いせきこみ，口が渇くものの次の諸症：からぜき，気管支炎，気管支ぜんそく，口渇，軽い熱中症
用法 15才以上1日1袋を煎じ2～3回に分けて食前1時間又は食間空腹時に温服。15才未満は服用しない
包装 30袋

治打撲一方
（チダボクイッポウ）

〔基準〕

（平成20年9月30日 厚生労働省医薬食品局審査管理課長通知による）

1. 成分・分量
   川芎3，樸樕（又は桜皮）3，川骨3，桂皮3，甘草1.5，丁子1～1.5，大黄1～1.5
2. 用法・用量
   湯
3. 効能・効果
   体力に関わらず使用でき，はれ，痛みがあるものの次の諸症：打撲，捻挫

〔使用上の注意〕

（平成25年3月27日　厚生労働省医薬食品局安全対策課長・審査管理課長通知による）

【添付文書等に記載すべき事項】
『してはいけないこと』
（守らないと現在の症状が悪化したり，副作用が起こりやすくなる）
1. 次の人は服用しないこと
    生後3ヵ月未満の乳児。
    〔生後3ヵ月未満の用法がある製剤に記載すること。〕
2. 授乳中の人は本剤を服用しないか，本剤を服用する場合は授乳を避けること

『相談すること』
1. 次の人は服用前に医師，薬剤師又は登録販売者に相談すること
   (1) 医師の治療を受けている人。
   (2) 妊婦又は妊娠していると思われる人。
   (3) 体の虚弱な人（体力の衰えている人，体の弱い人）。
   (4) 胃腸が弱く下痢しやすい人。
   (5) 高齢者。
       〔1日最大配合量が甘草として1g以上（エキス剤については原生薬に換算して1g以上）含有する製剤に記載すること。〕
   (6) 今までに薬などにより発疹・発赤，かゆみ等を起こしたことがある人。
   (7) 次の症状のある人。
       むくみ
       〔1日最大配合量が甘草として1g以上（エキス剤については原生薬に換算して1g以上）含有する製剤に記載すること。〕
   (8) 次の診断を受けた人。
       高血圧，心臓病，腎臓病
       〔1日最大配合量が甘草として1g以上（エキス剤については原生薬に換算して1g以上）含有する製剤に記載すること。〕
   (9) 次の医薬品を服用している人。
       瀉下薬（下剤）
2. 服用後，次の症状があらわれた場合は副作用の可能性があるので，直ちに服用を中止し，この文書を持って医師，薬剤師又は登録販売者に相談すること

関係部位	症　　状
皮膚	発疹・発赤，かゆみ
消化器	はげしい腹痛を伴う下痢，腹痛

まれに下記の重篤な症状が起こることがある。その場合は直ちに医師の診療を受けること。

症状の名称	症　　状
偽アルドステロン症，ミオパチー	手足のだるさ，しびれ，つっぱり感やこわばりに加えて，脱力感，筋肉痛があらわれ，徐々に強くなる。

〔1日最大配合量が甘草として1g以上（エキス剤については原生薬に換算して1g以上）含有する製剤に記載すること。〕

3. 服用後，次の症状があらわれることがあるので，このような症状の持続又は増強が見られた場合には，服用を中止し，この文書を持って医師，薬剤師又は登録販売者に相談すること
    軟便，下痢
4. 1週間位服用しても症状がよくならない場合は服用を中止し，この文書を持って医師，薬剤師又は登録販売者に相談すること
5. 長期連用する場合には，医師，薬剤師又は登録販売者に相談すること
   〔1日最大配合量が甘草として1g以上（エキス剤については原生薬に換算して1g以上）含有する製剤に記載すること。〕

〔用法及び用量に関連する注意として，用法及び用量の項目に続けて以下を記載すること。〕
(1) 小児に服用させる場合には，保護者の指導監督のもとに服用させること。
    〔小児の用法及び用量がある場合に記載すること。〕
(2) 〔小児の用法がある場合，剤形により，次に該当する場合には，そのいずれかを記載すること。〕
  1) 3歳以上の幼児に服用させる場合には，薬剤がのどにつかえることのないよう，よく注意すること。
     〔5歳未満の幼児の用法がある錠剤・丸剤の場合に記載すること。〕
  2) 幼児に服用させる場合には，薬剤がのどにつかえることのないよう，よく注意すること。
     〔3歳未満の用法及び用量を有する丸剤の場合に記載すること。〕
  3) 1歳未満の乳児には，医師の診療を受けさせることを優先し，やむを得ない場合にのみ服用させること。
     〔カプセル剤及び錠剤・丸剤以外の製剤の場合に記載すること。なお，生後3ヵ月未満の用法がある製剤の場合，「生後3ヵ月未満の乳児」を『してはいけないこと』に記載し，用法及び用量欄には記載しないこと。〕

保管及び取扱い上の注意
(1) 直射日光の当たらない（湿気の少ない）涼しい所に（密栓して）保管すること。
    〔（　）内は必要とする場合に記載すること。〕
(2) 小児の手の届かない所に保管すること。
(3) 他の容器に入れ替えないこと。（誤用の原因になったり品質が変わる。）
    〔容器等の個々に至適表示がなされていて，誤用のおそれのない場合には記載しなくてもよい。〕

【外部の容器又は外部の被包に記載すべき事項】
注意
1. 次の人は服用しないこと
   生後3ヵ月未満の乳児。
   〔生後3ヵ月未満の用法がある製剤に記載すること。〕
2. 授乳中の人は本剤を服用しないか，本剤を服用する場合は授乳を避けること
3. 次の人は服用前に医師，薬剤師又は登録販売者に相談すること
   (1) 医師の治療を受けている人。
   (2) 妊婦又は妊娠していると思われる人。
   (3) 体の虚弱な人（体力の衰えている人，体の弱い人）。
   (4) 胃腸が弱く下痢しやすい人。
   (5) 高齢者。

　　　　〔1日最大配合量が甘草として1g以上（エキス剤については原生薬に換算して1g以上）含有する製剤に記載すること。〕
　(6)　今までに薬などにより発疹・発赤，かゆみ等を起こしたことがある人。
　(7)　次の症状のある人。
　　　むくみ
　　　　〔1日最大配合量が甘草として1g以上（エキス剤については原生薬に換算して1g以上）含有する製剤に記載すること。〕
　(8)　次の診断を受けた人。
　　　高血圧，心臓病，腎臓病
　　　　〔1日最大配合量が甘草として1g以上（エキス剤については原生薬に換算して1g以上）含有する製剤に記載すること。〕
　(9)　次の医薬品を服用している人。
　　　瀉下薬（下剤）
3′．服用が適さない場合があるので，服用前に医師，薬剤師又は登録販売者に相談すること
　　　〔3.の項目の記載に際し，十分な記載スペースがない場合には3′.を記載すること。〕
4．服用に際しては，説明文書をよく読むこと
5．直射日光の当たらない（湿気の少ない）涼しい所に（密栓して）保管すること
　　　〔(　)内は必要とする場合に記載すること。〕

チーボック「コタロー」　　小太郎漢方製薬㈱
区分 第2類
組成 錠（茶）：9錠中 水製エキス1.15g（センキュウ・センコツ・ケイヒ・ボクソク各1.5g，カンゾウ0.75g，チョウジ・ダイオウ各0.5g）
添加 酸化チタン，ステアリン酸マグネシウム，タルク，乳糖水和物，ヒプロメロース（ヒドロキシプロピルメチルセルロース），粉末飴，メタケイ酸アルミン酸マグネシウム，カラメル，カルナウバロウ，サラシミツロウ
適応 体力に関わらず使用でき，はれ，痛みがあるものの次の諸症：打撲，捻挫
用法 1回15才以上3錠，14～5才2錠，1日3回食前又は食間。5才未満は服用しない
包装 180錠

治頭瘡一方 （ヂヅソウイッポウ）

〔基準〕

（平成20年9月30日 厚生労働省医薬食品局審査管理課長通知による）

1．成分・分量
　　連翹3～4，蒼朮3～4，川芎3，防風2～3，忍冬2～3，荊芥1～4，甘草0.5～1.5，紅花0.5～2，大黄0.5～2
2．用法・用量
　　湯
3．効能・効果
　　体力中等度以上のものの顔面，頭部などの皮膚疾患で，ときにかゆみ，分泌物などがあるものの次の諸症：湿疹・皮膚炎，乳幼児の湿疹・皮膚炎

〔使用上の注意〕

（平成25年3月27日　厚生労働省医薬食品局安全対策課長・審査管理課長通知による）

【添付文書等に記載すべき事項】
『してはいけないこと』
（守らないと現在の症状が悪化したり，副作用が起こりやすくなる）
1．次の人は服用しないこと
　　生後3ヵ月未満の乳児。
　　　〔生後3ヵ月未満の用法がある製剤に記載すること。〕
2．授乳中の人は本剤を服用しないか，本剤を服用する場合は授乳を避けること
『相談すること』
1．次の人は服用前に医師，薬剤師又は登録販売者に相談すること
　(1)　医師の治療を受けている人。
　(2)　妊婦又は妊娠していると思われる人。
　(3)　体の虚弱な人（体力の衰えている人，体の弱い人）。
　(4)　胃腸が弱く下痢しやすい人。
　(5)　高齢者。
　　　　〔1日最大配合量が甘草として1g以上（エキス剤については原生薬に換算して1g以上）含有する製剤に記載すること。〕
　(6)　今までに薬などにより発疹・発赤，かゆみ等を起こしたことがある人。
　(7)　次の症状のある人。
　　　むくみ
　　　　〔1日最大配合量が甘草として1g以上（エキス剤については原生薬に換算して1g以上）含有する製剤に記載すること。〕
　(8)　次の診断を受けた人。
　　　高血圧，心臓病，腎臓病
　　　　〔1日最大配合量が甘草として1g以上（エキス剤については原生薬に換算して1g以上）含有する製剤に記載すること。〕
　(9)　次の医薬品を服用している人。
　　　瀉下薬（下剤）
2．服用後，次の症状があらわれた場合は副作用の可能性があるので，直ちに服用を中止し，この文書を持って医師，薬剤師又は登録販売者に相談すること

関係部位	症　　　　状
皮　膚	発疹・発赤，かゆみ
消化器	食欲不振，胃部不快感，はげしい腹痛を伴う下痢，腹痛

まれに下記の重篤な症状が起こることがある。その場合は直ちに医師の診療を受けること。

症状の名称	症　　状
偽アルドステロン症，ミオパチー	手足のだるさ，しびれ，つっぱり感やこわばりに加えて，脱力感，筋肉痛があらわれ，徐々に強くなる。

　　〔1日最大配合量が甘草として1g以上（エキス剤については原生薬に換算して1g以上）含有する製剤に記載すること。〕
3．服用後，次の症状があらわれることがあるので，このような症状の持続又は増強が見られた場合には，服用を中止し，この文書を持って医師，薬剤師又は登録販売者に相談すること
　　軟便，下痢
4．1ヵ月位服用しても症状がよくならない場合は服用を中止し，この文書を持って医師，薬剤師又は登録販売者に相談すること
5．長期連用する場合には，医師，薬剤師又は登録販売者に相談すること
　　〔1日最大配合量が甘草として1g以上（エキス剤については原生薬に換算して1g以上）含有する製剤に記載すること。〕
6．本剤の服用により，まれに症状が進行することもあるので，このような場合には，服用を中止し，この文書を持って医師，薬剤師又は登録販売者に相談すること
〔用法及び用量に関連する注意として，用法及び用量の項目に続けて以下を記載すること。〕
(1) 小児に服用させる場合には，保護者の指導監督のもとに服用させること。
　　〔小児の用法及び用量がある場合に記載すること。〕
(2) 〔小児の用法がある場合，剤形により，次に該当する場合には，そのいずれかを記載すること。〕
　1) 3歳以上の幼児に服用させる場合には，薬剤がのどにつかえることのないよう，よく注意すること。
　　〔5歳未満の幼児の用法がある錠剤・丸剤の場合に記載すること。〕
　2) 幼児に服用させる場合には，薬剤がのどにつかえることのないよう，よく注意すること。
　　〔3歳未満の用法及び用量を有する丸剤の場合に記載すること。〕
　3) 1歳未満の乳児には，医師の診療を受けさせることを優先し，やむを得ない場合にのみ服用させること。
　　〔カプセル剤及び錠剤・丸剤以外の製剤の場合に記載すること。なお，生後3ヵ月未満の用法がある製剤の場合，「生後3ヵ月未満の乳児」を『してはいけないこと』に記載し，用法及び用量欄には記載しないこと。〕

保管及び取扱い上の注意
(1) 直射日光の当たらない（湿気の少ない）涼しい所に（密栓して）保管すること。
　　〔（　）内は必要とする場合に記載すること。〕
(2) 小児の手の届かない所に保管すること。
(3) 他の容器に入れ替えないこと。（誤用の原因になったり品質が変わる。）
　　〔容器等の個々に至適表示がなされていて，誤用のおそれのない場合には記載しなくてもよい。〕

【外部の容器又は外部の被包に記載すべき事項】
注意
1．次の人は服用しないこと
　　生後3ヵ月未満の乳児。
　　〔生後3ヵ月未満の用法がある製剤に記載すること。〕
2．授乳中の人は本剤を服用しないか，本剤を服用する場合は授乳を避けること
3．次の人は服用前に医師，薬剤師又は登録販売者に相談すること

(1) 医師の治療を受けている人。
(2) 妊婦又は妊娠していると思われる人。
(3) 体の虚弱な人（体力の衰えている人，体の弱い人）。
(4) 胃腸が弱く下痢しやすい人。
(5) 高齢者。
　　〔1日最大配合量が甘草として1g以上（エキス剤については原生薬に換算して1g以上）含有する製剤に記載すること。〕
(6) 今までに薬などにより発疹・発赤，かゆみ等を起こしたことがある人。
(7) 次の症状のある人。
　　むくみ
　　〔1日最大配合量が甘草として1g以上（エキス剤については原生薬に換算して1g以上）含有する製剤に記載すること。〕
(8) 次の診断を受けた人。
　　高血圧，心臓病，腎臓病
　　〔1日最大配合量が甘草として1g以上（エキス剤については原生薬に換算して1g以上）含有する製剤に記載すること。〕
(9) 次の医薬品を服用している人。
　　瀉下薬（下剤）
3′．服用が適さない場合があるので，服用前に医師，薬剤師又は登録販売者に相談すること
　　〔3．の項目の記載に際し，十分な記載スペースがない場合には3′．を記載すること。〕
4．服用に際しては，説明文書をよく読むこと
5．直射日光の当たらない（湿気の少ない）涼しい所に（密栓して）保管すること
　　〔（　）内は必要とする場合に記載すること。〕

治頭瘡一方（エキス顆粒） ㈱建林松鶴堂
区分 第2類
組成顆：3包（6g）中　治頭瘡一方水製乾燥エキス1.1g（レンギョウ1.75g，ソウジュツ・センキュウ各1.5g，ボウフウ・ニンドウ各1g，ケイガイ0.75g，カンゾウ・コウカ・ダイオウ各0.25g）
添加 乳糖，バレイショデンプン
適応 体力中等度以上のものの顔面，頭部などの皮膚疾患で，ときにかゆみ，分泌物などがあるものの次の諸症：湿疹・皮膚炎，乳幼児の湿疹・皮膚炎
用法 1回成人1包，14〜7才2/3，6〜4才1/2，3〜2才1/3，2才未満1/4，1日3回食間。1才未満には，医師の診療を受けさせることを優先し，止むを得ない場合にだけ服用させる。3ヵ月未満は服用しない
包装 30包〔Ⓐ2,730（税込み）〕，90包〔Ⓐ7,140（税込み）〕

治頭瘡一方去大黄

チヅソウイッポウキョダイオウ

〔基準〕
(平成20年9月30日 厚生労働省医薬食品局審査管理課長通知による)
1. 成分・分量
    連翹3, 蒼朮3, 川芎3, 防風2, 忍冬2, 荊芥1, 甘草1, 紅花1
2. 用法・用量
    湯
3. 効能・効果
    体力中等度以下で, 下痢傾向があるものの顔面, 頭部などの皮膚疾患で, ときにかゆみ, 分泌物などがあるものの次の諸症：湿疹・皮膚炎, 乳幼児の湿疹・皮膚炎

〔使用上の注意〕
(平成25年3月27日 厚生労働省医薬食品局安全対策課長・審査管理課長通知による)

【添付文書等に記載すべき事項】
『してはいけないこと』
(守らないと現在の症状が悪化したり, 副作用が起こりやすくなる)
　　次の人は服用しないこと
　　　生後3ヵ月未満の乳児。
　　　〔生後3ヵ月未満の用法がある製剤に記載すること。〕

『相談すること』
1. 次の人は服用前に医師, 薬剤師又は登録販売者に相談すること
    (1) 医師の治療を受けている人。
    (2) 妊婦又は妊娠していると思われる人。
    (3) 胃腸の弱い人。
    (4) 高齢者。
        〔1日最大配合量が甘草として1g以上（エキス剤については原生薬に換算して1g以上）含有する製剤に記載すること。〕
    (5) 今までに薬などにより発疹・発赤, かゆみ等を起こしたことがある人。
    (6) 次の症状のある人。
        むくみ
        〔1日最大配合量が甘草として1g以上（エキス剤については原生薬に換算して1g以上）含有する製剤に記載すること。〕
    (7) 次の診断を受けた人。
        高血圧, 心臓病, 腎臓病
        〔1日最大配合量が甘草として1g以上（エキス剤については原生薬に換算して1g以上）含有する製剤に記載すること。〕
2. 服用後, 次の症状があらわれた場合は副作用の可能性があるので, 直ちに服用を中止し, この文書を持って医師, 薬剤師又は登録販売者に相談すること

関係部位	症状
皮膚	発疹・発赤, かゆみ
消化器	食欲不振, 胃部不快感

　まれに下記の重篤な症状が起こることがある。その場合は直ちに医師の診療を受けること。

症状の名称	症状
偽アルドステロン症, ミオパチー	手足のだるさ, しびれ, つっぱり感やこわばりに加えて, 脱力感, 筋肉痛があらわれ, 徐々に強くなる。

　　　〔1日最大配合量が甘草として1g以上（エキス剤については原生薬に換算して1g以上）含有する製剤に記載すること。〕
3. 1ヵ月位服用しても症状がよくならない場合は服用を中止し, この文書を持って医師, 薬剤師又は登録販売者に相談すること
4. 長期連用する場合には, 医師, 薬剤師又は登録販売者に相談すること
    〔1日最大配合量が甘草として1g以上（エキス剤については原生薬に換算して1g以上）含有する製剤に記載すること。〕
5. 本剤の服用により, まれに症状が進行することもあるので, このような場合には, 服用を中止し, この文書を持って医師, 薬剤師又は登録販売者に相談すること

〔用法及び用量に関連する注意として, 用法及び用量の項目に続けて以下を記載すること。〕
(1) 小児に服用させる場合には, 保護者の指導監督のもとに服用させること。
    〔小児の用法及び用量がある場合に記載すること。〕
(2) 〔小児の用法がある場合, 剤形により, 次に該当する場合には, そのいずれかを記載すること。〕
    1) 3歳以上の幼児に服用させる場合には, 薬剤がのどにつかえることのないよう, よく注意すること。
        〔5歳未満の幼児の用法がある錠剤・丸剤の場合に記載すること。〕
    2) 幼児に服用させる場合には, 薬剤がのどにつかえることのないよう, よく注意すること。
        〔3歳未満の用法及び用量を有する丸剤の場合に記載すること。〕
    3) 1歳未満の乳児には, 医師の診療を受けさせることを優先し, やむを得ない場合にのみ服用させること。
        〔カプセル剤及び錠剤・丸剤以外の製剤の場合に記載すること。なお, 生後3ヵ月未満の用法がある製剤の場合, 「生後3ヵ月未満の乳児」を『してはいけないこと』に記載し, 用法及び用量欄には記載しないこと。〕

保管及び取扱い上の注意
(1) 直射日光の当たらない（湿気の少ない）涼しい所に（密栓して）保管すること。
    〔( )内は必要とする場合に記載すること。〕
(2) 小児の手の届かない所に保管すること。
(3) 他の容器に入れ替えないこと。（誤用の原因になったり品質が変わる。）
    〔容器等の個々に至適表示がなされていて, 誤用のおそれのない場合には記載しなくてもよい。〕

【外部の容器又は外部の被包に記載すべき事項】
注意
1. 次の人は服用しないこと
    生後3ヵ月未満の乳児。
    〔生後3ヵ月未満の用法がある製剤に記載すること。〕
2. 次の人は服用前に医師, 薬剤師又は登録販売者に相談すること
    (1) 医師の治療を受けている人。
    (2) 妊婦又は妊娠していると思われる人。
    (3) 胃腸の弱い人。
    (4) 高齢者。
        〔1日最大配合量が甘草として1g以上（エキス剤については原生薬に換算して1g以上）含有する製剤に記載すること。〕
    (5) 今までに薬などにより発疹・発赤, かゆみ等を起こしたことがある人。
    (6) 次の症状のある人。
        むくみ
        〔1日最大配合量が甘草として1g以上（エキス剤については原生薬に換算して1g以上）含有する製剤に記載

　　　　載すること。〕
　(7)　次の診断を受けた人。
　　　　高血圧，心臓病，腎臓病
　　　　〔1日最大配合量が甘草として1g以上（エキス剤については原生薬に換算して1g以上）含有する製剤に記載すること。〕
2′．服用が適さない場合があるので，服用前に医師，薬剤師又は登録販売者に相談すること
　　　〔2.の項目の記載に際し，十分な記載スペースがない場合には2′.を記載すること。〕
3．服用に際しては，説明文書をよく読むこと
4．直射日光の当たらない（湿気の少ない）涼しい所に（密栓して）保管すること
　　　〔（　）内は必要とする場合に記載すること。〕

知柏地黄丸 （チバクジオウガン）

〔基準〕

（平成23年4月15日　厚生労働省医薬食品局審査管理課長通知による）

1．成分・分量
　　地黄8，8，山茱萸4，4，山薬4，4，沢瀉3，3，茯苓3，3，牡丹皮3，3，知母3，3，黄柏3，3（左側の数字は湯，右側は散）
2．用法・用量
　　(1)散：1回2g　1日3回　(2)湯
3．効能・効果
　　体力中等度以下で，疲れやすく胃腸障害がなく，口渇があるものの次の諸症：顔や四肢のほてり，排尿困難，頻尿，むくみ

〔使用上の注意〕

（平成25年3月27日　厚生労働省医薬食品局安全対策課長・審査管理課長通知による）

【添付文書等に記載すべき事項】

『してはいけないこと』
（守らないと現在の症状が悪化したり，副作用が起こりやすくなる）
　次の人は服用しないこと
　(1)　生後3ヵ月未満の乳児。
　　　〔生後3ヵ月未満の用法がある製剤に記載すること。〕
　(2)　胃腸の弱い人。
　(3)　下痢しやすい人。

『相談すること』
1．次の人は服用前に医師，薬剤師又は登録販売者に相談すること
　(1)　医師の治療を受けている人。
　(2)　妊婦又は妊娠していると思われる人。
2．服用後，次の症状があらわれた場合は副作用の可能性があるので，直ちに服用を中止し，この文書を持って医師，薬剤師又は登録販売者に相談すること

関係部位	症　　状
消化器	吐き気，胸やけ，食欲不振，胃部不快感，腹痛

3．服用後，次の症状があらわれることがあるので，このような症状の持続又は増強が見られた場合には，服用を中止し，この文書を持って医師，薬剤師又は登録販売者に相談すること
　　下痢
4．1ヵ月位服用しても症状がよくならない場合は服用を中止し，この文書を持って医師，薬剤師又は登録販売者に相談すること
〔用法及び用量に関連する注意として，用法及び用量の項目に続けて以下を記載すること。〕
　(1)　小児に服用させる場合には，保護者の指導監督のもとに服用させること。
　　　〔小児の用法及び用量がある場合に記載すること。〕
　(2)　〔小児の用法がある場合，剤形により，次に該当する場合には，そのいずれかを記載すること。〕
　　1)　3歳以上の幼児に服用させる場合には，薬剤がのどにつかえることのないよう，よく注意すること。
　　　　〔5歳未満の幼児の用法がある錠剤・丸剤の場合に記載すること。〕
　　2)　幼児に服用させる場合には，薬剤がのどにつかえることのないよう，よく注意すること。

〔3歳未満の用法及び用量を有する丸剤の場合に記載すること。〕
3) 1歳未満の乳児には、医師の診療を受けさせることを優先し、やむを得ない場合にのみ服用させること。
〔カプセル剤及び錠剤・丸剤以外の製剤の場合に記載すること。なお、生後3ヵ月未満の用法がある製剤の場合、「生後3ヵ月未満の乳児」を『してはいけないこと』に記載し、用法及び用量欄には記載しないこと。〕

保管及び取扱い上の注意
(1) 直射日光の当たらない(湿気の少ない)涼しい所に(密栓して)保管すること。
〔( )内は必要とする場合に記載すること。〕
(2) 小児の手の届かない所に保管すること。
(3) 他の容器に入れ替えないこと。(誤用の原因になったり品質が変わる。)
〔容器等の個々に至適表示がなされていて、誤用のおそれのない場合には記載しなくてもよい。〕

【外部の容器又は外部の被包に記載すべき事項】
注意
1. 次の人は服用しないこと
(1) 生後3ヵ月未満の乳児。
〔生後3ヵ月未満の用法がある製剤に記載すること。〕
(2) 胃腸の弱い人。
(3) 下痢しやすい人。
2. 次の人は服用前に医師、薬剤師又は登録販売者に相談すること
(1) 医師の治療を受けている人。
(2) 妊婦又は妊娠していると思われる人。
2′. 服用が適さない場合があるので、服用前に医師、薬剤師又は登録販売者に相談すること
〔2.の項目の記載に際し、十分な記載スペースがない場合には2′.を記載すること。〕
3. 服用に際しては、説明文書をよく読むこと
4. 直射日光の当たらない(湿気の少ない)涼しい所に(密栓して)保管すること
〔( )内は必要とする場合に記載すること。〕

JPS漢方顆粒-76号㊀ ジェーピーエス製薬㈱
[区分]第2類
[組成][顆](淡灰褐):2包(5g)中 知柏地黄丸料乾燥エキス3g(チモ・オウバク各0.65g, ジオウ2.59g, サンシュユ・サンヤク各1.3g, ボタンピ・ブクリョウ・タクシャ各0.98g)
[添加]ショ糖脂肪酸エステル、ステアリン酸マグネシウム、乳糖水和物
[適応]体力中等度以下で、疲れやすく胃腸障害がなく、口渇があるものの次の諸症:顔や四肢のほてり、排尿困難、頻尿、むくみ
[用法]15才以上1回1包1日2回食前又は食間。15才未満は服用しない
[包装]30包, 60包

知柏地黄丸クラシエ㊀ 八ッ目製薬㈱-クラシエ薬品㈱
[区分]第2類
[組成][丸](黒):18丸(4.5g)中 知柏地黄丸エキス3g(チモ・オウバク各0.65g, ジオウ2.59g, サンシュユ・サンヤク各1.3g, ボタンピ・ブクリョウ・タクシャ各0.98g)
[添加]バレイショデンプン
[適応]体力中等度以下で、疲れやすく胃腸障害がなく、口渇があるものの次の諸症:顔や四肢のほてり、排尿困難、頻尿、むくみ
[用法]15才以上1回9丸1日2回。15才未満は服用しない
[包装]540丸

知柏壮健丸㊀ 八ッ目製薬㈱-イスクラ産業㈱
[区分]第2類
[組成][丸](黒褐):18丸中 知柏地黄丸エキス3g(チモ・オウバク各0.65g, ジオウ2.59g, サンシュユ・サンヤク各1.3g, ボタンピ・ブクリョウ・タクシャ各0.98g)

[添加]バレイショデンプン
[適応]体力中等度以下で、疲れやすく胃腸障害がなく、口渇があるものの次の諸症:顔や四肢のほてり、排尿困難、頻尿、むくみ
[用法]15才以上1回9丸1日2回。15才未満は服用しない
[包装]270丸〔Ⓐ4,725(税込み)〕, 540丸〔Ⓐ8,925(税込み)〕

中黄膏 (チュウオウコウ)

〔基準〕

(平成20年9月30日 厚生労働省医薬食品局審査管理課長通知による)
1. 成分・分量
   ゴマ油1,000mL，黄蝋380，欝金40，黄柏20
2. 用法・用量
   外用
3. 効能・効果
   急性化膿性皮膚疾患（はれもの）の初期，うち身，捻挫

〔使用上の注意〕

(平成25年3月27日 厚生労働省医薬食品局安全対策課長・審査管理課長通知による)

【添付文書等に記載すべき事項】
『相談すること』
1. 次の人は使用前に医師，薬剤師又は登録販売者に相談すること
   (1) 医師の治療を受けている人。
   (2) 薬などによりアレルギー症状を起こしたことがある人。
   (3) 湿潤・ただれ・やけどのひどい人。
   (4) 傷口が化膿している人。
   (5) 患部が広範囲の人。
2. 使用後，次の症状があらわれた場合は副作用の可能性があるので，直ちに使用を中止し，この文書を持って医師，薬剤師又は登録販売者に相談すること

関係部位	症　　状
皮　膚	発疹・発赤，かゆみ

〔用法及び用量に関連する注意として，用法及び用量の項目に続けて以下を記載すること。〕
(1) 小児に使用させる場合には，保護者の指導監督のもとに使用させること。
(2) 外用にのみ使用すること。
(3) 目に入らないよう注意すること。

保管及び取扱い上の注意
(1) 直射日光の当たらない（湿気の少ない）涼しい所に（密栓して）保管すること。
   〔（　）内は必要とする場合に記載すること。〕
(2) 小児の手の届かない所に保管すること。
(3) 他の容器に入れ替えないこと。（誤用の原因になったり品質が変わる。）
   〔容器等の個々に至適表示がなされていて，誤用のおそれのない場合には記載しなくてもよい。〕

【外部の容器又は外部の被包に記載すべき事項】
注意
1. 次の人は使用前に医師，薬剤師又は登録販売者に相談すること
   (1) 医師の治療を受けている人。
   (2) 薬などによりアレルギー症状を起こしたことがある人。
   (3) 湿潤・ただれ・やけどのひどい人。
   (4) 傷口が化膿している人。
   (5) 患部が広範囲の人。
1'. 使用が適さない場合があるので，使用前に医師，薬剤師又は登録販売者に相談すること
   〔1.の項目の記載に際し，十分な記載スペースがない場合には1'.を記載すること。〕
2. 使用に際しては，説明文書をよく読むこと
3. 直射日光の当たらない（湿気の少ない）涼しい所に（密栓して）保管すること
   〔（　）内は必要とする場合に記載すること。〕

漢方中黄膏パップ⊖　救急薬品工業㈱-第一三共ヘルスケア㈱
[区分]第2類
[組成][貼](黄褐)：膏体100g(1200cm²)中 中黄膏30g（オウバク末0.44g，ウコン末0.88g，ミツロウ8.4g，ゴマ油20.28g），(1枚14×9cm²)
[添加]グリセリン，天然ゴムラテックス，ゼラチン，流動パラフィン，ポリアクリル酸ナトリウム，プロピレングリコール，メトキシエチレン無水マレイン酸共重合体，カルメロースナトリウム(CMC-Na)，酸化亜鉛，ステアリン酸ソルビタン，ステアリン酸ポリオキシエチレンソルビタン，ジブチルヒドロキシトルエン(BHT)，pH調節剤，パラベン
[適応]捻挫，打撲，関節痛，腰痛，筋肉痛，肩こり
[用法]1日1～2回はる。必要に応じて包帯，テープ等でとめる
[包装]12枚〔Ⓐ1,260(税込み)〕

中黄膏ダイコー⊖　大晃生薬㈲
[区分]第2類
[組成][軟](黄褐)：50g中 オウバク末0.7g，ウコン末1.4g，ミツロウ13.2g，ゴマ油34.7g
[適応]急性化膿性皮膚疾患（はれもの）の初期，打ち身，捻挫
[用法]塗布又はガーゼ等にのばしてはる
[包装]50g，500g

一般用漢方製剤

中建中湯（チュウケンチュウトウ）

〔基準〕

（平成22年4月1日　厚生労働省医薬食品局審査管理課長通知による）

1. 成分・分量
   桂皮4, 芍薬6, 甘草2, 大棗3, 山椒2, 乾姜1, 人参3,（膠飴20を加えることもある）
2. 用法・用量
   湯
3. 効能・効果
   体力中等度以下で, 腹痛を伴うものの次の諸症：慢性胃腸炎, 下痢, 便秘

〔使用上の注意〕

（平成25年3月27日　厚生労働省医薬食品局安全対策課長・審査管理課長通知による）

【添付文書等に記載すべき事項】
『してはいけないこと』
（守らないと現在の症状が悪化したり, 副作用が起こりやすくなる）

次の人は服用しないこと
　生後3ヵ月未満の乳児。
　〔生後3ヵ月未満の用法がある製剤に記載すること。〕

『相談すること』
1. 次の人は服用前に医師, 薬剤師又は登録販売者に相談すること
   (1) 医師の治療を受けている人。
   (2) 妊婦又は妊娠していると思われる人。
   (3) 高齢者。
       〔1日最大配合量が甘草として1g以上（エキス剤については原生薬に換算して1g以上）含有する製剤に記載すること。〕
   (4) 今までに薬などにより発疹・発赤, かゆみ等を起こしたことがある人。
   (5) 次の症状のある人。
       むくみ
       〔1日最大配合量が甘草として1g以上（エキス剤については原生薬に換算して1g以上）含有する製剤に記載すること。〕
   (6) 次の診断を受けた人。
       高血圧, 心臓病, 腎臓病
       〔1日最大配合量が甘草として1g以上（エキス剤については原生薬に換算して1g以上）含有する製剤に記載すること。〕
2. 服用後, 次の症状があらわれた場合は副作用の可能性があるので, 直ちに服用を中止し, この文書を持って医師, 薬剤師又は登録販売者に相談すること

関係部位	症　　状
皮　膚	発疹・発赤, かゆみ

まれに下記の重篤な症状が起こることがある。その場合は直ちに医師の診療を受けること。

症状の名称	症　　状
偽アルドステロン症, ミオパチー	手足のだるさ, しびれ, つっぱり感やこわばりに加えて, 脱力感, 筋肉痛があらわれ, 徐々に強くなる。

〔1日最大配合量が甘草として1g以上（エキス剤については原生薬に換算して1g以上）含有する製剤に記載すること。〕

3. 1ヵ月位（下痢, 便秘に服用する場合には5〜6日間）服用しても症状がよくならない場合は服用を中止し, この文書を持って医師, 薬剤師又は登録販売者に相談すること
4. 長期連用する場合には, 医師, 薬剤師又は登録販売者に相談すること
   〔1日最大配合量が甘草として1g以上（エキス剤については原生薬に換算して1g以上）含有する製剤に記載すること。〕

〔用法及び用量に関連する注意として, 用法及び用量の項目に続けて以下を記載すること。〕
(1) 小児に服用させる場合には, 保護者の指導監督のもとに服用させること。
    〔小児の用法及び用量がある場合に記載すること。〕
(2) 〔小児の用法がある場合, 剤形により, 次に該当する場合には, そのいずれかを記載すること。〕
    1) 3歳以上の幼児に服用させる場合には, 薬剤がのどにつかえることのないよう, よく注意すること。
       〔5歳未満の幼児の用法がある錠剤・丸剤の場合に記載すること。〕
    2) 幼児に服用させる場合には, 薬剤がのどにつかえることのないよう, よく注意すること。
       〔3歳未満の用法及び用量を有する丸剤の場合に記載すること。〕
    3) 1歳未満の乳児には, 医師の診療を受けさせることを優先し, やむを得ない場合にのみ服用させること。
       〔カプセル剤及び錠剤・丸剤以外の製剤の場合に記載すること。なお, 生後3ヵ月未満の用法がある製剤の場合,「生後3ヵ月未満の乳児」を『してはいけないこと』に記載し, 用法及び用量欄には記載しないこと。〕

保管及び取扱い上の注意
(1) 直射日光の当たらない（湿気の少ない）涼しい所に（密栓して）保管すること。
    〔（　）内は必要とする場合に記載すること。〕
(2) 小児の手の届かない所に保管すること。
(3) 他の容器に入れ替えないこと。（誤用の原因になったり品質が変わる。）
    〔容器等の個々に至適表示がなされていて, 誤用のおそれのない場合には記載しなくてもよい。〕

【外部の容器又は外部の被包に記載すべき事項】
注意
1. 次の人は服用しないこと
   生後3ヵ月未満の乳児。
   〔生後3ヵ月未満の用法がある製剤に記載すること。〕
2. 次の人は服用前に医師, 薬剤師又は登録販売者に相談すること
   (1) 医師の治療を受けている人。
   (2) 妊婦又は妊娠していると思われる人。
   (3) 高齢者。
       〔1日最大配合量が甘草として1g以上（エキス剤については原生薬に換算して1g以上）含有する製剤に記載すること。〕
   (4) 今までに薬などにより発疹・発赤, かゆみ等を起こしたことがある人。
   (5) 次の症状のある人。
       むくみ
       〔1日最大配合量が甘草として1g以上（エキス剤については原生薬に換算して1g以上）含有する製剤に記載すること。〕
   (6) 次の診断を受けた人。
       高血圧, 心臓病, 腎臓病
       〔1日最大配合量が甘草として1g以上（エキス剤については原生薬に換算して1g以上）含有する製剤に記載すること。〕
2'. 服用が適さない場合があるので, 服用前に医師, 薬剤師

又は登録販売者に相談すること
〔2.の項目の記載に際し，十分な記載スペースがない場合には2′.を記載すること。〕
3. 服用に際しては，説明文書をよく読むこと
4. 直射日光の当たらない（湿気の少ない）涼しい所に（密栓して）保管すること
〔（　）内は必要とする場合に記載すること。〕

チョウイジョウキトウ 調胃承気湯

〔基準〕

(平成20年9月30日　厚生労働省医薬食品局審査管理課長通知による)
1. 成分・分量
　　大黄2〜6.4, 芒硝1〜6.5, 甘草1〜3.2
2. 用法・用量
　　湯
3. 効能・効果
　　体力中等度なものの次の諸症：便秘，便秘に伴う頭重・のぼせ・湿疹・皮膚炎・ふきでもの（にきび）・食欲不振（食欲減退）・腹部膨満・腸内異常醗酵・痔などの症状の緩和

〔使用上の注意〕

(平成25年3月27日　厚生労働省医薬食品局安全対策課長・審査管理課長通知による)

【添付文書等に記載すべき事項】
『してはいけないこと』
（守らないと現在の症状が悪化したり，副作用が起こりやすくなる）
1. 次の人は服用しないこと
　　生後3ヵ月未満の乳児。
　　〔生後3ヵ月未満の用法がある製剤に記載すること。〕
2. 本剤を服用している間は，次の医薬品を服用しないこと
　　他の瀉下薬（下剤）
3. 授乳中の人は本剤を服用しないか，本剤を服用する場合は授乳を避けること

『相談すること』
1. 次の人は服用前に医師，薬剤師又は登録販売者に相談すること
　(1) 医師の治療を受けている人。
　(2) 妊婦又は妊娠していると思われる人。
　(3) 体の虚弱な人（体力の衰えている人，体の弱い人）。
　(4) 胃腸が弱く下痢しやすい人。
　(5) 高齢者。
　　〔1日最大配合量が甘草として1g以上（エキス剤については原生薬に換算して1g以上）含有する製剤に記載すること。〕
　(6) 次の症状のある人。
　　むくみ
　　〔1日最大配合量が甘草として1g以上（エキス剤については原生薬に換算して1g以上）含有する製剤に記載すること。〕
　(7) 次の診断を受けた人。
　　高血圧，心臓病，腎臓病
　　〔1日最大配合量が甘草として1g以上（エキス剤については原生薬に換算して1g以上）含有する製剤に記載すること。〕
2. 服用後，次の症状があらわれた場合は副作用の可能性があるので，直ちに服用を中止し，この文書を持って医師，薬剤師又は登録販売者に相談すること

関係部位	症状
消化器	はげしい腹痛を伴う下痢，腹痛

　まれに下記の重篤な症状が起こることがある。その場合は直ちに医師の診療を受けること。

症状の名称	症　　　状
偽アルドステロン症，ミオパチー	手足のだるさ，しびれ，つっぱり感やこわばりに加えて，脱力感，筋肉痛があらわれ，徐々に強くなる。

〔1日最大配合量が甘草として1g以上（エキス剤については原生薬に換算して1g以上）含有する製剤に記載すること。〕

3. 服用後，次の症状があらわれることがあるので，このような症状の持続又は増強が見られた場合には，服用を中止し，この文書を持って医師，薬剤師又は登録販売者に相談すること
　　下痢
4. 1週間位服用しても症状がよくならない場合は服用を中止し，この文書を持って医師，薬剤師又は登録販売者に相談すること
5. 長期連用する場合には，医師，薬剤師又は登録販売者に相談すること
　　〔1日最大配合量が甘草として1g以上（エキス剤については原生薬に換算して1g以上）含有する製剤に記載すること。〕

〔用法及び用量に関連する注意として，用法及び用量の項目に続けて以下を記載すること。〕
(1) 小児に服用させる場合には，保護者の指導監督のもとに服用させること。
　　〔小児の用法及び用量がある場合に記載すること。〕
(2) 〔小児の用法がある場合，剤形により，次に該当する場合には，そのいずれかを記載すること。〕
　1) 3歳以上の幼児に服用させる場合には，薬剤がのどにつかえることのないよう，よく注意すること。
　　〔5歳未満の幼児の用法がある錠剤・丸剤の場合に記載すること。〕
　2) 幼児に服用させる場合には，薬剤がのどにつかえることのないよう，よく注意すること。
　　〔3歳未満の用法及び用量を有する丸剤の場合に記載すること。〕
　3) 1歳未満の乳児には，医師の診療を受けさせることを優先し，やむを得ない場合にのみ服用させること。
　　〔カプセル剤及び錠剤・丸剤以外の製剤の場合に記載すること。なお，生後3ヵ月未満の用法がある製剤の場合，「生後3ヵ月未満の乳児」を『してはいけないこと』に記載し，用法及び用量欄には記載しないこと。〕

保管及び取扱い上の注意
(1) 直射日光の当たらない（湿気の少ない）涼しい所に（密栓して）保管すること。
　　〔（　）内は必要とする場合に記載すること。〕
(2) 小児の手の届かない所に保管すること。
(3) 他の容器に入れ替えないこと。（誤用の原因になったり品質が変わる。）
　　〔容器等の個々に至適表示がなされていて，誤用のおそれのない場合には記載しなくてもよい。〕

【外部の容器又は外部の被包に記載すべき事項】
注意
1. 次の人は服用しないこと
　　生後3ヵ月未満の乳児。
　　〔生後3ヵ月未満の用法がある製剤に記載すること。〕
2. 授乳中の人は本剤を服用しないか，本剤を服用する場合は授乳を避けること
3. 次の人は服用前に医師，薬剤師又は登録販売者に相談すること
　(1) 医師の治療を受けている人。
　(2) 妊婦又は妊娠していると思われる人。
　(3) 体の虚弱な人（体力の衰えている人，体の弱い人）。
　(4) 胃腸が弱く下痢しやすい人。
　(5) 高齢者。
　　〔1日最大配合量が甘草として1g以上（エキス剤については原生薬に換算して1g以上）含有する製剤に記載すること。〕
　(6) 次の症状のある人。
　　　むくみ
　　〔1日最大配合量が甘草として1g以上（エキス剤については原生薬に換算して1g以上）含有する製剤に記載すること。〕
　(7) 次の診断を受けた人。
　　　高血圧，心臓病，腎臓病
　　〔1日最大配合量が甘草として1g以上（エキス剤については原生薬に換算して1g以上）含有する製剤に記載すること。〕
3′. 服用が適さない場合があるので，服用前に医師，薬剤師又は登録販売者に相談すること
　　〔3.の項目の記載に際し，十分な記載スペースがない場合には3′.を記載すること。〕
4. 服用に際しては，説明文書をよく読むこと
5. 直射日光の当たらない（湿気の少ない）涼しい所に（密栓して）保管すること
　　〔（　）内は必要とする場合に記載すること。〕

「クラシエ」漢方調胃承気湯エキス顆粒⊖　クラシエ製薬㈱-クラシエ薬品㈱
区分 第2類
組成 顆：2包(3g)中　調胃承気湯エキス粉末1100mg（ダイオウ2.5g，カンゾウ1g，乾燥硫酸ナトリウム0.5g）
添加 トウモロコシデンプン，乳糖，ステアリン酸マグネシウム，二酸化ケイ素
適応 体力中等度なものの次の諸症：便秘，便秘に伴う頭重・のぼせ・湿疹・皮膚炎・吹出物（にきび）・食欲不振（食欲減退）・腹部膨満，腸内異常醗酵・痔などの症状の緩和
用法 1回15才以上1包，14〜7才2/3，6〜4才1/2，3〜2才1/3，2才未満1/4，1日2回食前又は食間。1才未満には，医師の診療を受けさせることを優先し，止むを得ない場合にだけ服用させる。3ヵ月未満は服用しない
包装 90包

調胃承気湯エキス〔細粒〕86⊖　松浦薬業㈱-松浦漢方㈱
区分 第2類
組成 細（淡黄褐）：3包(6g)又は6g中　調胃承気湯水製エキス1.3g（ダイオウ1.5g，カンゾウ0.75g），硫酸ナトリウム0.75g
添加 メタケイ酸アルミン酸マグネシウム，ヒプロメロース（ヒドロキシプロピルメチルセルロース），乳糖，バレイショデンプン，香料
適応 体力中等度なものの次の諸症：便秘，便秘に伴う頭重・のぼせ・湿疹・皮膚炎・吹出物（にきび）・食欲不振（食欲減退）・腹部膨満，腸内異常醗酵・痔などの症状の緩和
用法 1回15才以上1包又は2g，14〜7才2/3，6〜4才1/2，3〜2才1/3，2才未満1/4以下，1日3回食前又は食間。1才未満には，医師の診療を受けさせることを優先し，止むを得ない場合にだけ服用させる。3ヵ月未満は服用しない
包装 500g，300包

デルマンタイソウ⊖　㈲本町薬品
区分 第2類
組成 散（茶褐）：3包(4.5g)中　調胃承気湯水製エキス粉末1.5g（ダイオウ・硫酸ナトリウム各2g，カンゾウ1g），バレイショデンプン3g
適応 体力のやや衰えた人の次の症状の調整：便秘，常習便秘
用法 1回15才以上1包，14〜7才1/2，6〜4才1/4，1日3回食間又は随時。4才未満は服用しない
包装 24包〔Ⓐ2,730（税込み）〕

ワカ末漢方便秘薬錠⊖　クラシエ製薬㈱-クラシエ薬品㈱
区分 第2類

丁香柿蒂湯
チョウコウシテイトウ

〔基準〕

(平成20年9月30日　厚生労働省医薬食品局審査管理課長通知による)

1. 成分・分量
    柿蒂3, 桂皮3, 半夏3, 陳皮3, 丁子1, 良姜1, 木香1, 沈香1, 茴香1, 藿香1, 厚朴1, 縮砂1, 甘草1, 乳香1
2. 用法・用量
    湯
3. 効能・効果
    体力中等度以下のものの次の諸症：しゃっくり, 胃腸虚弱

〔使用上の注意〕

(平成25年3月27日　厚生労働省医薬食品局安全対策課長・審査管理課長通知による)

【添付文書等に記載すべき事項】

『してはいけないこと』
(守らないと現在の症状が悪化したり, 副作用が起こりやすくなる)

次の人は服用しないこと
生後3ヵ月未満の乳児。
〔生後3ヵ月未満の用法がある製剤に記載すること。〕

『相談すること』
1. 次の人は服用前に医師, 薬剤師又は登録販売者に相談すること
    (1) 医師の治療を受けている人。
    (2) 妊婦又は妊娠していると思われる人。
    (3) 高齢者。
        〔1日最大配合量が甘草として1g以上（エキス剤については原生薬に換算して1g以上）含有する製剤に記載すること。〕
    (4) 今までに薬などにより発疹・発赤, かゆみ等を起こしたことがある人。
    (5) 次の症状のある人。
        むくみ
        〔1日最大配合量が甘草として1g以上（エキス剤については原生薬に換算して1g以上）含有する製剤に記載すること。〕
    (6) 次の診断を受けた人。
        高血圧, 心臓病, 腎臓病
        〔1日最大配合量が甘草として1g以上（エキス剤については原生薬に換算して1g以上）含有する製剤に記載すること。〕
2. 服用後, 次の症状があらわれた場合は副作用の可能性があるので, 直ちに服用を中止し, この文書を持って医師, 薬剤師又は登録販売者に相談すること
    まれに下記の重篤な症状が起こることがある。その場合は直ちに医師の診療を受けること。

症状の名称	症　　状
偽アルドステロン症, ミオパチー	手足のだるさ, しびれ, つっぱり感やこわばりに加えて, 脱力感, 筋肉痛があらわれ, 徐々に強くなる。

〔1日最大配合量が甘草として1g以上（エキス剤については原生薬に換算して1g以上）含有する製剤に記載すること。〕
3. 1ヵ月位（しゃっくりに服用する場合には5〜6回）服用しても症状がよくならない場合は服用を中止し, この文書を持って医師, 薬剤師又は登録販売者に相談すること

組成 錠（淡褐）：6錠(1800mg)中 調胃承気湯エキス粉末1100mg（ダイオウ2.5g, カンゾウ1g, 乾燥硫酸ナトリウム0.5g）
添加 ステアリン酸マグネシウム, クロスカルメロースナトリウム(CMC-Na), 二酸化ケイ素, アルファー化デンプン, セルロース
適応 体力中等度なものの次の諸症：便秘, 便秘に伴う頭重・のぼせ・湿疹・皮膚炎・吹出物（にきび）・食欲不振（食欲減退）・腹部膨満, 腸内異常醗酵・痔などの症状の緩和
用法 1回15才以上3錠, 14〜7才2錠, 6〜5才1錠, 1日2回食前又は食間。5才未満は服用しない
包装 72錠〔Ⓐ1,280（税込み）〕

4. 長期連用する場合には，医師，薬剤師又は登録販売者に相談すること
　　〔1日最大配合量が甘草として1g以上（エキス剤については原生薬に換算して1g以上）含有する製剤に記載すること。〕

〔用法及び用量に関連する注意として，用法及び用量の項目に続けて以下を記載すること。〕
(1) 小児に服用させる場合には，保護者の指導監督のもとに服用させること。
　　〔小児の用法及び用量がある場合に記載すること。〕
(2) 〔小児の用法がある場合，剤形により，次に該当する場合には，そのいずれかを記載すること。〕
　1) 3歳以上の幼児に服用させる場合には，薬剤がのどにつかえることのないよう，よく注意すること。
　　〔5歳未満の幼児の用法がある錠剤・丸剤の場合に記載すること。〕
　2) 幼児に服用させる場合には，薬剤がのどにつかえることのないよう，よく注意すること。
　　〔3歳未満の用法及び用量を有する丸剤の場合に記載すること。〕
　3) 1歳未満の乳児には，医師の診療を受けさせることを優先し，やむを得ない場合にのみ服用させること。
　　〔カプセル剤及び錠剤・丸剤以外の製剤の場合に記載すること。なお，生後3ヵ月未満の用法がある製剤の場合，「生後3ヵ月未満の乳児」を『してはいけないこと』に記載し，用法及び用量欄には記載しないこと。〕

保管及び取扱い上の注意
(1) 直射日光の当たらない（湿気の少ない）涼しい所に（密栓して）保管すること。
　　〔( ) 内は必要とする場合に記載すること。〕
(2) 小児の手の届かない所に保管すること。
(3) 他の容器に入れ替えないこと。（誤用の原因になったり品質が変わる。）
　　〔容器等の個々に至適表示がなされていて，誤用のおそれのない場合には記載しなくてもよい。〕

【外部の容器又は外部の被包に記載すべき事項】
注意
1. 次の人は服用しないこと
　　生後3ヵ月未満の乳児。
　　〔生後3ヵ月未満の用法がある製剤に記載すること。〕
2. 次の人は服用前に医師，薬剤師又は登録販売者に相談すること
(1) 医師の治療を受けている人。
(2) 妊婦又は妊娠していると思われる人。
(3) 高齢者。
　　〔1日最大配合量が甘草として1g以上（エキス剤については原生薬に換算して1g以上）含有する製剤に記載すること。〕
(4) 今までに薬などにより発疹・発赤，かゆみ等を起こしたことがある人。
(5) 次の症状のある人。
　　むくみ
　　〔1日最大配合量が甘草として1g以上（エキス剤については原生薬に換算して1g以上）含有する製剤に記載すること。〕
(6) 次の診断を受けた人。
　　高血圧，心臓病，腎臓病
　　〔1日最大配合量が甘草として1g以上（エキス剤については原生薬に換算して1g以上）含有する製剤に記載すること。〕
2′. 服用が適さない場合があるので，服用前に医師，薬剤師又は登録販売者に相談すること
　　〔2.の項目の記載に際し，十分な記載スペースがない場合には2′.を記載すること。〕

3. 服用に際しては，説明文書をよく読むこと
4. 直射日光の当たらない（湿気の少ない）涼しい所に（密栓して）保管すること
　　〔( ) 内は必要とする場合に記載すること。〕

釣藤散 （チョウトウサン）

〔基準〕

(平成20年9月30日　厚生労働省医薬食品局審査管理課長通知による)

1. **成分・分量**
   釣藤鈎3，橘皮3（陳皮も可），半夏3，麦門冬3，茯苓3，人参2～3，防風2～3，菊花2～3，甘草1，生姜1，石膏5～7
2. **用法・用量**
   湯
3. **効能・効果**
   体力中等度で，慢性に経過する頭痛，めまい，肩こりなどがあるものの次の諸症：慢性頭痛，神経症，高血圧の傾向のあるもの

〔使用上の注意〕

(平成25年3月27日　厚生労働省医薬食品局安全対策課長・審査管理課長通知による)

【添付文書等に記載すべき事項】

『してはいけないこと』
(守らないと現在の症状が悪化したり，副作用が起こりやすくなる)

　　次の人は服用しないこと
　　生後3ヵ月未満の乳児。
　　〔生後3ヵ月未満の用法がある製剤に記載すること。〕

『相談すること』
1. 次の人は服用前に医師，薬剤師又は登録販売者に相談すること
   (1) 医師の治療を受けている人。
   (2) 妊婦又は妊娠していると思われる人。
   (3) 胃腸虚弱で冷え症の人。
   (4) 高齢者。
   　　〔1日最大配合量が甘草として1g以上（エキス剤については原生薬に換算して1g以上）含有する製剤に記載すること。〕
   (5) 今までに薬などにより発疹・発赤，かゆみ等を起こしたことがある人。
   (6) 次の症状のある人。
   　　むくみ
   　　〔1日最大配合量が甘草として1g以上（エキス剤については原生薬に換算して1g以上）含有する製剤に記載すること。〕
   (7) 次の診断を受けた人。
   　　高血圧，心臓病，腎臓病
   　　〔1日最大配合量が甘草として1g以上（エキス剤については原生薬に換算して1g以上）含有する製剤に記載すること。〕
2. 服用後，次の症状があらわれた場合は副作用の可能性があるので，直ちに服用を中止し，この文書を持って医師，薬剤師又は登録販売者に相談すること

関係部位	症状
皮膚	発疹・発赤，かゆみ
消化器	食欲不振，胃部不快感

　　まれに下記の重篤な症状が起こることがある。その場合は直ちに医師の診療を受けること。

症状の名称	症状
偽アルドステロン症，ミオパチー	手足のだるさ，しびれ，つっぱり感やこわばりに加えて，脱力感，筋肉痛があらわれ，徐々に強くなる。

　　〔1日最大配合量が甘草として1g以上（エキス剤については原生薬に換算して1g以上）含有する製剤に記載すること。〕
3. 1ヵ月位服用しても症状がよくならない場合は服用を中止し，この文書を持って医師，薬剤師又は登録販売者に相談すること
4. 長期連用する場合には，医師，薬剤師又は登録販売者に相談すること
   〔1日最大配合量が甘草として1g以上（エキス剤については原生薬に換算して1g以上）含有する製剤に記載すること。〕

〔用法及び用量に関連する注意として，用法及び用量の項目に続けて以下を記載すること。〕
(1) 小児に服用させる場合には，保護者の指導監督のもとに服用させること。
   〔小児の用法及び用量がある場合に記載すること。〕
(2) 〔小児の用法がある場合，剤形により，次に該当する場合には，そのいずれかを記載すること。〕
   1) 3歳以上の幼児に服用させる場合には，薬剤がのどにつかえることのないよう，よく注意すること。
     〔5歳未満の幼児の用法がある錠剤・丸剤の場合に記載すること。〕
   2) 幼児に服用させる場合には，薬剤がのどにつかえることのないよう，よく注意すること。
     〔3歳未満の用法及び用量を有する丸剤の場合に記載すること。〕
   3) 1歳未満の乳児には，医師の診療を受けさせることを優先し，やむを得ない場合にのみ服用させること。
     〔カプセル剤及び錠剤・丸剤以外の製剤の場合に記載すること。なお，生後3ヵ月未満の用法がある製剤の場合，「生後3ヵ月未満の乳児」を『してはいけないこと』に記載し，用法及び用量欄には記載しないこと。〕

保管及び取扱い上の注意
(1) 直射日光の当たらない（湿気の少ない）涼しい所に（密栓して）保管すること。
   〔（　）内は必要とする場合に記載すること。〕
(2) 小児の手の届かない所に保管すること。
(3) 他の容器に入れ替えないこと。（誤用の原因になったり品質が変わる。）
   〔容器等の個々に至適表示がなされていて，誤用のおそれのない場合には記載しなくてもよい。〕

【外部の容器又は外部の被包に記載すべき事項】
注意
1. 次の人は服用しないこと
   生後3ヵ月未満の乳児。
   〔生後3ヵ月未満の用法がある製剤に記載すること。〕
2. 次の人は服用前に医師，薬剤師又は登録販売者に相談すること
   (1) 医師の治療を受けている人。
   (2) 妊婦又は妊娠していると思われる人。
   (3) 胃腸虚弱で冷え症の人。
   (4) 高齢者。
     〔1日最大配合量が甘草として1g以上（エキス剤については原生薬に換算して1g以上）含有する製剤に記載すること。〕
   (5) 今までに薬などにより発疹・発赤，かゆみ等を起こしたことがある人。
   (6) 次の症状のある人。
     むくみ
     〔1日最大配合量が甘草として1g以上（エキス剤については原生薬に換算して1g以上）含有する製剤に記載すること。〕
   (7) 次の診断を受けた人。
     高血圧，心臓病，腎臓病

一般用漢方製剤

〔1日最大配合量が甘草として1g以上（エキス剤については原生薬に換算して1g以上）含有する製剤に記載すること。〕
2′．服用が適さない場合があるので，服用前に医師，薬剤師又は登録販売者に相談すること
〔2.の項目の記載に際し，十分な記載スペースがない場合には2′.を記載すること。〕
3．服用に際しては，説明文書をよく読むこと
4．直射日光の当たらない（湿気の少ない）涼しい所に（密栓して）保管すること
〔（ ）内は必要とする場合に記載すること。〕

JPS漢方顆粒-63号㊀　ジェーピーエス製薬㈱
区分 第2類
組成 顆（淡褐）：3包(6g)中 釣藤散エキス(4／5量)4g（チョウトウコウ・チンピ・ハンゲ・バクモンドウ・ブクリョウ各2.4g，ニンジン・ボウフウ・キクカ各1.6g，カンゾウ・ショウキョウ各0.8g，セッコウ4g）
添加 ステアリン酸マグネシウム，ショ糖脂肪酸エステル，乳糖水和物
適応 体力中等度で，慢性に経過する頭痛，めまい，肩こりなどがあるものの次の諸症：慢性頭痛，神経症，高血圧の傾向のあるもの
用法 1回15才以上1包，14〜7才⅔，6〜4才½，3〜2才⅓，2才未満¼，1日3回食前又は食間。1才未満には，医師の診療を受けさせることを優先し，止むを得ない場合にだけ服用させる。3ヵ月未満は服用しない
包装 180包

JPS釣藤散料エキス錠N㊀　ジェーピーエス製薬㈱
区分 第2類
組成 錠（淡褐）：12錠中 釣藤散料乾燥エキス2.5g（チョウトウコウ・チンピ・ハンゲ・バクモンドウ・ブクリョウ各1.5g，ニンジン・ボウフウ・キクカ各1g，カンゾウ・ショウキョウ各0.5g，セッコウ2.5g）
添加 無水ケイ酸，ケイ酸アルミニウム，カルメロースカルシウム(CMC-Ca)，ステアリン酸マグネシウム，トウモロコシデンプン
適応 体力中等度で，慢性に経過する頭痛，めまい，肩こりなどがあるものの次の諸症：慢性頭痛，神経症，高血圧の傾向のあるもの
用法 1回15才以上4錠，14〜7才3錠，6〜5才2錠，1日3回食前又は食間。5才未満は服用しない
包装 260錠

一元乃錠剤釣藤散㊀　一元製薬㈱-イチゲン
区分 第2類
組成 錠（褐）：15錠中 水製エキス1200mg（チョウトウコウ・キクカ・ハンゲ・バクモンドウ・ブクリョウ・ニンジン・ボウフウ・セッコウ・チンピ各2000mg，カンゾウ・ショウキョウ各667mg）
添加 トウモロコシデンプン，乳糖，ステアリン酸マグネシウム
適応 体力中等度で，慢性に経過する頭痛，めまい，肩こりなどがあるものの次の諸症：慢性頭痛，神経症，高血圧の傾向のあるもの
用法 成人1回5錠1日3回食前又は食間
包装 300錠〔Ⓐ4,800Ⓑ2,400〕，830錠〔Ⓐ12,000Ⓑ6,000〕，1650錠〔Ⓐ22,000Ⓑ11,000〕

ウチダの双鉤順気㊀　㈱ウチダ和漢薬
区分 第2類
組成 細（3包(6g)中 釣藤散料エキス3.22g（チョウトウコウ・キッピ・ハンゲ・バクモンドウ・ブクリョウ各1.5g，ニンジン・ボウフウ・キクカ各1g，カンゾウ・ショウキョウ各0.5g，セッコウ2.5g）
添加 乳糖水和物，メタケイ酸アルミン酸マグネシウム，その他1成分
適応 慢性に続く頭痛で中年以降，又は高血圧の傾向のあるもの
用法 15才以上1回1包1日3回食前又は食間。15才未満は服用しない
包装 300包

ウチダの釣藤散㊀　㈱ウチダ和漢薬
区分 第2類
組成 煎：1袋中 ハンゲ3g，バクモンドウ3g，ブクリョウ3g，チョウトウコウ3g，チンピ3g，ニンジン2g，ハマボウフウ2g，キクカ2g，カンゾウ1g，ショウキョウ1g，セッコウ5g
適応 慢性に続く頭痛で中年以降，又は高血圧の傾向のあるもの
用法 15才以上1日1袋を煎じ2〜3回に分けて食前1時間又は食間空腹時に温服。15才未満は服用しない
包装 30袋

ウチダの釣藤散料エキス散㊀　㈱ウチダ和漢薬
区分 第2類
組成 細（褐）：6g中 釣藤散料エキス3.22g（チョウトウコウ・キッピ・ハンゲ・バクモンドウ・ブクリョウ各1.5g，ニンジン・ボウフウ・キクカ各1g，カンゾウ・ショウキョウ各0.5g，セッコウ2.5g）
添加 乳糖水和物，メタケイ酸アルミン酸マグネシウム，その他1成分
適応 体力中等度で，慢性に経過する頭痛，めまい，肩こりなどがあるものの次の諸症：慢性頭痛，神経症，高血圧の傾向のあるもの
用法 15才以上1回2g1日3回食前又は食間。15才未満は服用しない
包装 500g

クラシエ釣藤散料エキス錠㊀　クラシエ製薬㈱-クラシエ薬品㈱
区分 第2類
組成 錠（淡褐）：12錠(4800mg)中 釣藤散エキス(1／2量)1800mg（チョウトウコウ・チンピ・バクモンドウ・ハンゲ・ブクリョウ各1.5g，ボウフウ・キクカ・ニンジン各1g，セッコウ2.5g，ショウキョウ・カンゾウ各0.5g）
添加 トウモロコシデンプン，セルロース，ケイ酸アルミニウム，カルメロースカルシウム(CMC-Ca)，ステアリン酸マグネシウム
適応 体力中等度で，慢性に経過する頭痛，めまい，肩こりなどがあるものの次の諸症：慢性頭痛，神経症，高血圧の傾向のあるもの
用法 15才以上1回4錠1日3回食前又は食間。15才未満は服用しない
包装 96錠〔Ⓐ1,980(税込み)〕，240錠〔Ⓐ5,040(税込み)〕

健風丸㊀　北宝薬品㈱
区分 第2類
組成 丸：42丸中 釣藤散料乾燥エキス2.16g（チョウトウコウ・キッピ・ハンゲ・バクモンドウ・ブクリョウ各1.8g，ニンジン・ボウフウ・キクカ各1.2g，カンゾウ・ショウキョウ各0.6g，セッコウ3g）
適応 慢性に続く頭痛で中年以降，又は高血圧の傾向のあるもの
用法 成人1回14丸1日3回食後
包装 850丸

真仙（エキス顆粒）㊀　㈱建林松鶴堂
区分 第2類
組成 顆（淡褐）：3包(6g)中 釣藤散エキス(1／2量)2g（チョウトウコウ・チンピ・ハンゲ・バクモンドウ・ブクリョウ各1.5g，キクカ・ニンジン・ボウフウ各1g，カンゾウ・ショウキョウ各0.5g，セッコウ2.5g）
添加 乳糖，バレイショデンプン
適応 体力中等度で，慢性に経過する頭痛，めまい，肩こりなどがあるものの次の諸症：慢性頭痛，神経症，高血圧の傾向のあるもの
用法 1回成人1包，14〜7才⅔，6〜4才½，3〜2才⅓，2才未満¼，1日3回食間。1才未満には，医師の診療を受けさせることを優先し，止むを得ない場合にだけ服用させる。3ヵ月未満は服用しない
包装 30包〔Ⓐ2,730(税込み)〕，90包〔Ⓐ7,140(税込み)〕

神農釣藤散料エキス錠㊀　神農製薬㈱
区分 第2類

組成 錠(淡褐)：12錠中 釣藤散料乾燥エキス2.5g（チョウトウコウ・チンピ・ハンゲ・バクモンドウ・ブクリョウ各1.5g、ニンジン・ボウフウ・キクカ各1g、カンゾウ・ショウキョウ各0.5g、セッコウ2.5g）
添加 無水ケイ酸、ケイ酸アルミニウム、カルメロースカルシウム（CMC-Ca）、ステアリン酸マグネシウム、トウモロコシデンプン
適応 体力中等度で、慢性に経過する頭痛、めまい、肩こりなどがあるものの次の諸症：慢性頭痛、神経症、高血圧の傾向のあるもの
用法 15才以上1回4錠1日3回食前又は食間。15才未満は服用しない
包装 180錠

ズッキノン⊖ 小林製薬㈱
区分 第2類
組成 顆(褐)：2包(4.4g)中 釣藤散エキス(1／2量)2.5g（チョウトウコウ・チンピ・ハンゲ・バクモンドウ・ブクリョウ各1.5g、ニンジン・ボウフウ・キクカ各1g、カンゾウ・ショウキョウ各0.5g、セッコウ2.5g）
添加 ケイ酸アルミニウム、ステアリン酸マグネシウム、乳糖
適応 体力中等度で、慢性に経過する頭痛、肩こり、めまいなどがあるものの次の諸症：慢性頭痛、神経症、高血圧の傾向のあるもの
用法 15才以上1回1包1日2回食前又は食間。15才未満は服用しない
包装 14包〔Ⓐ1,575(税込み)〕

ストレージタイプZK⊖ ㈱ツムラ-武田薬品工業㈱
区分 第2類
組成 顆(淡灰褐)：2包(3.75g)中 釣藤散エキス(1／2量)2.25g（乾燥エキスとして）（セッコウ2.5g、チョウトウコウ・チンピ・バクモンドウ・ハンゲ・ブクリョウ各1.5g、キクカ・ニンジン・ボウフウ各1g、カンゾウ・ショウキョウ各0.5g）
添加 乳糖水和物、ステアリン酸マグネシウム
適応 体力中等度で、慢性に経過する頭痛、めまい、肩こりなどがあるものの次の諸症：慢性頭痛、神経症、高血圧の傾向のあるもの
用法 1回15才以上1包、14～7才2/3、6～4才1/2、3～2才1/3、1日2回食前。2才未満は服用しない
包装 12包〔Ⓐ1,659(税込み)〕、24包〔Ⓐ2,814(税込み)〕

釣藤散エキス〔細粒〕43⊖ 松浦薬業㈱-松浦漢方㈱
区分 第2類
組成 細：3包(6g)又は6g中 釣藤散エキス（「漢方診療医典」、1／2量)4.6g（乾燥物換算で約2.3gに相当）（チョウトウコウ・チンピ・ハンゲ・バクモンドウ・ブクリョウ各1.5g、ニンジン・ボウフウ・キクカ各1g、カンゾウ0.5g、ショウキョウ0.17g、セッコウ2.5g）
添加 メタケイ酸アルミン酸マグネシウム、ヒプロメロース（ヒドロキシプロピルメチルセルロース）、乳糖、トウモロコシデンプン、香料
適応 体力中等度で、慢性に経過する頭痛、めまい、肩こりなどがあるものの次の諸症：慢性頭痛、神経症、高血圧の傾向のあるもの
用法 1回15才以上1包又は2g、14～7才2/3、6～4才1/2、3～2才1/3、2才未満1/4以下、1日3回食前又は食間。1才未満には、医師の診療を受けさせることを優先し、止むを得ない場合にだけ服用させる。3ヵ月未満は服用しない
包装 500g、48包〔Ⓐ4,830(税込み)〕、300包

釣藤散エキス細粒G「コタロー」⊖ 小太郎漢方製薬㈱
区分 第2類
組成 細(褐)：3包(6g)中 釣藤散エキス(4／5量)4.48g（チョウトウコウ・チンピ・ハンゲ・バクモンドウ・ブクリョウ各2.4g、ニンジン・ボウフウ・キクカ各1.6g、カンゾウ・ショウキョウ各0.8g、セッコウ4g）
添加 含水二酸化ケイ素、ステアリン酸マグネシウム、トウモロコシデンプン
適応 体力中等度で、慢性に経過する頭痛、めまい、肩こりなどがあるものの次の諸症：慢性頭痛、神経症、高血圧の傾向のあるもの

用法 1回15才以上1包又は2g、14～7才2/3、6～4才1/2、1日3回食前又は食間。4才未満は服用しない
包装 90包

釣藤散エキス細粒〔東洋〕⊖ ㈱東洋薬行
区分 第2類
組成 細(茶褐)：6g又は6g(3包)中 釣藤散水製エキス（「漢方診療医典」)4g（チョウトウコウ・キッピ・ハンゲ・バクモンドウ・ブクリョウ各3g、ニンジン・ボウフウ・キクカ各2g、カンゾウ・ショウキョウ各1g、セッコウ5g）
添加 トウモロコシデンプン
適応 体力中等度で、慢性に経過する頭痛、めまい、肩こりなどがあるものの次の諸症：慢性頭痛、神経症、高血圧の傾向のあるもの
用法 1回2g1日3回空腹時
包装 200g〔Ⓑ5,460(税込み)〕、600g〔Ⓑ14,700(税込み)〕、90包×2〔Ⓑ10,500(税込み)〕

釣藤散「タキザワ」⊖ ㈱タキザワ漢方廠
区分 第2類
組成 煎：2包(28g)中 チョウトウコウ3g、キッピ3g、ハンゲ3g、バクモンドウ3g、ブクリョウ3g、ボウフウ2g、キクカ2g、カンゾウ1g、ショウキョウ1g、セッコウ5g
適応 体力中等度で、慢性に経過する頭痛、めまい、肩こりなどがあるものの次の諸症：慢性頭痛、神経症、高血圧の傾向のあるもの
用法 15才以上1日2包に水約600mLを加え半量まで煎じ、朝夕空腹時2回に分服。又は1回1包に水約300mLを加え同様に煎じ、1日2回朝夕空腹時。15才未満は服用しない
包装 120包〔Ⓐ28,350(税込み)Ⓑ14,175(税込み)〕

釣藤散料A⊖ 大杉製薬㈱
区分 第2類
組成 顆(淡褐)：3包(7.5g)中 釣藤散料乾燥エキス4.6g（チョウトウコウ・キッピ・ハンゲ・バクモンドウ・ブクリョウ各3g、ニンジン・キクカ・ボウフウ各2g、セッコウ5g、カンゾウ・ショウキョウ各1g）
添加 乳糖、トウモロコシデンプン、ステアリン酸マグネシウム
適応 体力中等度で、慢性に経過する頭痛、めまい、肩こりなどがあるものの次の諸症：慢性頭痛、神経症、高血圧の傾向のあるもの
用法 15才以上1回1包1日3回食前又は食間。15才未満は服用しない
包装 45包〔Ⓐ4,800〕

釣藤散料エキス顆粒KM⊖ ㈱カーヤ-㈱イチゲン、一元製薬㈱
区分 第2類
組成 顆(褐)：9g中 釣藤散料水製乾燥エキス4.5g（セッコウ5g、キッピ・チョウトウコウ・バクモンドウ・ハンゲ・ブクリョウ各3g、キクカ・ニンジン・ボウフウ各2g、カンゾウ・ショウキョウ各1g）
添加 乳糖、ステアリン酸マグネシウム
適応 体力中等度で、慢性に経過する頭痛、めまい、肩こりなどがあるものの次の諸症：慢性頭痛、神経症、高血圧の傾向のあるもの
用法 15才以上1回3g1日3回食前又は食間
包装 500g　**備考** 製造：天津泰達薬業有限公司(中国)

釣藤散料エキス顆粒クラシエ⊖ クラシエ製薬㈱-クラシエ薬品㈱
区分 第2類
組成 顆(黄褐)：3包(4.5g)中 釣藤散エキス(1／2量)1800mg（チョウトウコウ・チンピ・バクモンドウ・ハンゲ・ブクリョウ各1.5g、ボウフウ・キクカ・ニンジン各1g、セッコウ2.5g、ショウキョウ・カンゾウ各0.5g）
添加 ヒドロキシプロピルセルロース、乳糖
適応 体力中等度で、慢性に経過する頭痛、めまい、肩こりなどがあるものの次の諸症：慢性頭痛、神経症、高血圧の傾向のあるもの
用法 15才以上1回1包1日3回食前又は食間。15才未満は服用しない
包装 90包

チョウトーン「コタロー」⊖ 小太郎漢方製薬㈱
[区分]第2類
[組成][錠](茶):15錠中 釣藤散エキス(1/2量)3.5g(チョウトウコウ・チンピ・ハンゲ・バクモンドウ・ブクリョウ各1.5g,ニンジン・ボウフウ・キクカ各1g,カンゾウ・ショウキョウ各0.5g,セッコウ2.5g)
[添加]結晶セルロース,酸化チタン,ステアリン酸マグネシウム,タルク,ヒプロメロース(ヒドロキシプロピルメチルセルロース),粉末飴,メタケイ酸アルミン酸マグネシウム,カラメル,カルナウバロウ,サラシミツロウ
[適応]体力中等度で,慢性に経過する頭痛,めまい,肩こりなどがあるものの次の諸症:慢性頭痛,神経症,高血圧の傾向のあるもの
[用法]1回15才以上5錠,14~7才4錠,6~5才3錠,1日3回食前又は食間。5才未満は服用しない
[包装]180錠,540錠

ツムラ漢方釣藤散エキス顆粒⊖ ㈱ツムラ
[区分]第2類
[組成][顆](淡灰褐):2包(3.75g)中 釣藤散エキス(1/2量)2.25g(セッコウ2.5g,チョウトウコウ・チンピ・バクモンドウ・ハンゲ・ブクリョウ各1.5g,キクカ・ニンジン・ボウフウ各1g,カンゾウ・ショウキョウ各0.5g)
[添加]ステアリン酸マグネシウム,乳糖水和物
[適応]体力中等度で,慢性に経過する頭痛,めまい,肩こりなどがあるものの次の諸症:慢性頭痛,神経症,高血圧の傾向のあるもの
[用法]1回15才以上1包,14~7才⅔,6~4才½,3~2才⅓,1日2回食前。2才未満は服用しない
[包装]24包〔Ⓐ3,675(税込み)〕,64包〔Ⓐ9,450(税込み)〕

東洋漢方の釣藤散⊖ 東洋漢方製薬㈱
[区分]第2類
[組成][煎]:1包(28g)中 チョウトウコウ3g,キッピ3g,ハンゲ3g,バクモンドウ3g,ブクリョウ3g,ニンジン2g,ハマボウフウ2g,キクカ2g,カンゾウ1g,ショウキョウ1g,セッコウ5g
[適応]慢性に続く頭痛で中年以降,又は高血圧の傾向のあるもの
[用法]15才以上1日1包を煎じ食間3回に分けて温服。15才未満は服用しない
[包装]100包〔Ⓑ23,000〕

トチモトの釣藤散⊖ ㈱栃本天海堂
[区分]第2類
[組成][煎]:1包(28g)中 カンゾウ1g,ショウキョウ1g,セッコウ5g,チンピ3g,バクモンドウ3g,ハンゲ3g,ブクリョウ3g,チョウトウコウ3g,ニンジン2g,ボウフウ2g,キクカ2g
[適応]慢性に続く頭痛で中年以降,又は高血圧の傾向のあるもの
[用法]15才以上1日1包を煎じ食前又は食間3回に分服。15才未満は服用しない
[包装]10包

ホリエの釣藤散料⊖ 堀江生薬㈱
[区分]第2類
[組成][煎]:1袋(28g)中 チョウトウコウ3g,キッピ3g,キクカ2g,バクモンドウ3g,ハンゲ3g,ブクリョウ3g,ニンジン2g,ボウフウ2g,セッコウ5g,ショウキョウ1g,カンゾウ1g
[適応]慢性に続く頭痛で,中年以降,又は高血圧の傾向のあるもの
[用法]成人1日1袋を煎じ食間3回に分服。15才未満は服用しない
[包装]10袋,30袋

猪苓湯　チョレイトウ

〔基準〕
(平成20年9月30日 厚生労働省医薬食品局審査管理課長通知による)
1. 成分・分量
   猪苓3~5,茯苓3~5,滑石3~5,沢瀉3~5,阿膠3~5
2. 用法・用量
   湯
3. 効能・効果
   体力に関わらず使用でき,排尿異常があり,ときに口が渇くものの次の諸症:排尿困難,排尿痛,残尿感,頻尿,むくみ

〔使用上の注意〕
(平成25年3月27日 厚生労働省医薬食品局安全対策課長・審査管理課長通知による)
【添付文書等に記載すべき事項】
『してはいけないこと』
(守らないと現在の症状が悪化したり,副作用が起こりやすくなる)
　次の人は服用しないこと
　　生後3ヵ月未満の乳児。
　　〔生後3ヵ月未満の用法がある製剤に記載すること。〕
『相談すること』
1. 次の人は服用前に医師,薬剤師又は登録販売者に相談すること
　(1) 医師の治療を受けている人。
　(2) 妊婦又は妊娠していると思われる人。
2. 服用後,次の症状があらわれた場合は副作用の可能性があるので,直ちに服用を中止し,この文書を持って医師,薬剤師又は登録販売者に相談すること

関係部位	症　状
皮　膚	発疹・発赤,かゆみ

3. 1ヵ月位服用しても症状がよくならない場合は服用を中止し,この文書を持って医師,薬剤師又は登録販売者に相談すること
〔用法及び用量に関連する注意として,用法及び用量の項目に続けて以下を記載すること。〕
(1) 小児に服用させる場合には,保護者の指導監督のもとに服用させること。
　〔小児の用法及び用量がある場合に記載すること。〕
(2) 〔小児の用法がある場合,剤形により,次に該当する場合には,そのいずれかを記載すること。〕
　1) 3歳以上の幼児に服用させる場合には,薬剤がのどにつかえることのないよう,よく注意すること。
　　〔5歳未満の幼児の用法がある錠剤・丸剤の場合に記載すること。〕
　2) 幼児に服用させる場合には,薬剤がのどにつかえることのないよう,よく注意すること。
　　〔3歳未満の用法及び用量を有する丸剤の場合に記載すること。〕
　3) 1歳未満の乳児には,医師の診療を受けさせることを優先し,やむを得ない場合にのみ服用させること。
　　〔カプセル剤及び錠剤・丸剤以外の製剤の場合に記載すること。なお,生後3ヵ月未満の用法がある製剤の場合,「生後3ヵ月未満の乳児」を『してはいけないこと』に記載し,用法及び用量欄には記載しないこと。〕
保管及び取扱い上の注意
(1) 直射日光の当たらない(湿気の少ない)涼しい所に(密

栓して）保管すること。
〔（　）内は必要とする場合に記載すること。〕
(2) 小児の手の届かない所に保管すること。
(3) 他の容器に入れ替えないこと。（誤用の原因になったり品質が変わる。）
〔容器等の個々に至適表示がなされていて，誤用のおそれのない場合には記載しなくてもよい。〕

【外部の容器又は外部の被包に記載すべき事項】
注意
1. 次の人は服用しないこと
   生後3ヵ月未満の乳児。
   〔生後3ヵ月未満の用法がある製剤に記載すること。〕
2. 次の人は服用前に医師，薬剤師又は登録販売者に相談すること
   (1) 医師の治療を受けている人。
   (2) 妊婦又は妊娠していると思われる人。
2′. 服用が適さない場合があるので，服用前に医師，薬剤師又は登録販売者に相談すること
   〔2.の項目の記載に際し，十分な記載スペースがない場合には2′.を記載すること。〕
3. 服用に際しては，説明文書をよく読むこと
4. 直射日光の当たらない（湿気の少ない）涼しい所に（密栓して）保管すること
   〔（　）内は必要とする場合に記載すること。〕

JPS漢方顆粒-32号㊀　ジェーピーエス製薬㈱
区分 第2類
組成 顆 (淡灰褐)：3包(6g)中 猪苓湯乾燥エキス2.08g（チョレイ・ブクリョウ・カッセキ・タクシャ・アキョウ各2.4g）
添加 ステアリン酸マグネシウム，ショ糖脂肪酸エステル，乳糖水和物
適応 体力に関わらず使用でき，排尿異常があり，ときに口が渇くものの次の諸症：排尿困難，排尿痛，残尿感，頻尿，むくみ
用法 1回15才以上1包，14～7才⅔，6～4才½，3～2才⅓，2才未満¼，1日3回食前又は食間。1才未満には，医師の診療を受けさせることを優先し，止むを得ない場合にだけ服用させる。3ヵ月未満は服用しない
包装 12包，180包

JPS猪苓湯エキス錠N㊀　ジェーピーエス製薬㈱
区分 第2類
組成 錠 (淡灰褐)：12錠中 猪苓湯乾燥エキス1.56g（チョレイ・ブクリョウ・カッセキ・アキョウ各1.8g）
添加 無水ケイ酸，ケイ酸アルミニウム，カルメロースカルシウム (CMC-Ca)，セルロース，ステアリン酸マグネシウム，トウモロコシデンプン，乳糖水和物
適応 体力に関わらず使用でき，排尿異常があり，ときに口が渇くものの次の諸症：排尿困難，排尿痛，残尿感，頻尿，むくみ
用法 1回15才以上4錠，14～7才3錠，6～5才2錠，1日3回食前又は食間。5才未満は服用しない
包装 120錠，260錠

ウチダの猪苓湯㊀　㈱ウチダ和漢薬
区分 第2類
組成 煎：1袋(15g)中 チョレイ3g，ブクリョウ3g，タクシャ3g，ゼラチン3g，カッセキ3g
適応 尿量が減少し，尿が出にくく，排尿痛あるいは残尿感のあるもの
用法 15才以上1日1袋を煎じ3回に分けて食前1時間又は食間空腹時に温服。14～7才⅔，6～4才½。4才未満は服用しない
包装 30袋

ウチダの猪苓湯エキス散㊀　㈱ウチダ和漢薬
区分 第2類
組成 細：6g中 猪苓湯エキス4.08g〔水製乾燥エキス1.08g（チョレイ・ブクリョウ・カッセキ・タクシャ各3g），アキョウ3g〕

添加 乳糖水和物，バレイショデンプン，軽質無水ケイ酸，その他1成分
適応 体力に関わらず使用でき，排尿異常があり，ときに口が渇くものの次の諸症：排尿困難，排尿痛，残尿感，頻尿，むくみ
用法 1回15才以上2g，14～7才⅔，6～4才½，3～2才⅓，2才未満¼以下，1日3回食前又は食間。1才未満には，医師の診療を受けさせることを優先し，止むを得ない場合にだけ服用させる。3ヵ月未満は服用しない
包装 500g

「クラシエ」漢方猪苓湯エキス顆粒㊀　クラシエ製薬㈱-クラシエ薬品㈱
区分 第2類
組成 顆 (淡褐)：3包(1.5g)中 猪苓湯エキス粉末1250mg（チョレイ・ブクリョウ・タクシャ・アキョウ・カッセキ各1.5g）
添加 ヒドロキシプロピルセルロース，乳糖
適応 体力に関わらず使用でき，排尿異常があり，ときに口が渇くものの次の諸症：排尿困難，排尿痛，残尿感，頻尿，むくみ
用法 1回15才以上1包，14～7才⅔，6～4才½，3～2才⅓，2才未満¼，1日3回食前又は食間。1才未満には，医師の診断を受けさせることを優先し，止むを得ない場合にだけ服用させる。3ヵ月未満は服用しない
包装 45包〔Ⓐ5,565(税込み)〕，90包

「クラシエ」漢方猪苓湯エキス錠㊀　クラシエ製薬㈱-クラシエ薬品㈱
区分 第2類
組成 錠 (淡褐)：12錠中 猪苓湯エキス粉末1250mg（チョレイ・ブクリョウ・タクシャ・アキョウ・カッセキ各1.5g）
添加 ステアリン酸マグネシウム，クロスカルメロースナトリウム（クロスCMC-Na），ケイ酸アルミニウム，セルロース
適応 体力に関わらず使用でき，排尿異常があり，ときに口が渇くものの次の諸症：排尿困難，排尿痛，残尿感，頻尿，むくみ
用法 1回15才以上4錠，14～7才3錠，6～5才2錠，1日3回食前又は食間。5才未満は服用しない
包装 36錠〔Ⓐ1,344(税込み)〕，72錠〔Ⓐ2,520(税込み)〕

サンワ猪苓湯エキス細粒㊀　三和生薬㈱
区分 第2類
組成 細：6g中 猪苓湯希エタノール(20％)エキス1.68g（チョレイ・ブクリョウ・タクシャ・ゼラチン・カッセキ各1.5g）
添加 乳糖，バレイショデンプン
適応 尿量が減少し，尿が出にくく，排尿痛あるいは残尿感のあるもの
用法 1回15才以上2g，14～7才1.4g，6～4才1g，3～2才0.7g，1日3回食前又は食間

サンワ猪苓湯エキス細粒「分包」㊀　三和生薬㈱
区分 第2類
組成 細：3包(6g)中 猪苓湯希エタノール(20％)エキス1.68g（チョレイ・ブクリョウ・タクシャ・ゼラチン・カッセキ各1.5g）
添加 乳糖，バレイショデンプン
適応 尿量が減少し，尿が出にくく，排尿痛あるいは残尿感のあるもの
用法 1回15才以上1包，14～7才⅔，6～4才½，3～2才⅓，1日3回食前又は食間

サンワ猪苓湯エキス錠㊀　三和生薬㈱
区分 第2類
組成 錠：18錠中 猪苓湯希エタノール(20％)エキス1.68g（チョレイ・ブクリョウ・タクシャ・ゼラチン・カッセキ各1.5g）
添加 乳糖，トウモロコシデンプン，カルメロースカルシウム(CMC-Ca)，ステアリン酸カルシウム，メタケイ酸アルミン酸マグネシウム
適応 尿量が減少し，尿が出にくく，排尿痛あるいは残尿感のあるもの
用法 1回15才以上6錠，14～7才4錠，6～5才3錠，1日3回食前又は食間。5才未満は服用しない

錠剤猪苓湯 一元製薬㈱-㈱イチゲン
- 区分 第2類
- 組成 錠(褐):100錠中 タクシャ末5g、ブクリョウ末5g、チョレイ末5g、カッセキ末5g、アキョウ末5g
- 適応 体力に関わらず使用でき、排尿異常があり、ときに口が渇くものの次の諸症:排尿困難、排尿痛、残尿感、頻尿、むくみ
- 用法 成人1回6~8錠1日3回食前1時間。温湯で服用
- 包装 100錠〔Ⓐ1,700Ⓑ850〕、350錠〔Ⓐ4,500Ⓑ2,250〕、1000錠〔Ⓐ11,000Ⓑ5,500〕、2000錠〔Ⓐ20,000Ⓑ10,000〕

神農猪苓湯エキス錠 神農製薬㈱
- 区分 第2類
- 組成 錠(淡灰褐):12錠中 猪苓湯乾燥エキス1.56g(チョレイ・ブクリョウ・カッセキ・タクシャ・アキョウ各1.8g)
- 添加 無水ケイ酸、ケイ酸アルミニウム、カルメロースカルシウム(CMC-Ca)、セルロース、トウモロコシデンプン、ステアリン酸マグネシウム、乳糖水和物
- 適応 体力に関わらず使用でき、排尿異常があり、ときに口が渇くものの次の諸症:排尿困難、排尿痛、残尿感、頻尿、むくみ
- 用法 1回15才以上4錠、14~7才3錠、6~5才2錠、1日3回食前又は食間。5才未満は服用しない
- 包装 48錠、72錠、180錠

猪苓湯 東洋漢方製薬㈱
- 区分 第2類
- 組成 煎:1包(15g)中 チョレイ3g、ブクリョウ3g、タクシャ3g、ゼラチン3g、カッセキ3g
- 適応 尿量が減少し、尿が出にくく、排尿痛あるいは残尿感のあるもの
- 用法 15才以上1日1包を煎じ2~3回(食前1時間又は食間空腹時)に分けて温服。14~7才⅔、6~4才½、1日3回
- 包装 100包〔Ⓑ16,000〕

猪苓湯Aエキス細粒三和生薬 三和生薬㈱
- 区分 第2類
- 組成 細(褐):6g中 猪苓湯A水製エキス3.7g(チョレイ・ブクリョウ・カッセキ・タクシャ・ゼラチン各3g)
- 添加 乳糖、セルロース、部分アルファー化デンプン、ステアリン酸カルシウム、無水ケイ酸
- 適応 体力に関わらず使用でき、排尿異常があり、ときに口が渇くものの次の諸症:排尿困難、排尿痛、残尿感、頻尿、むくみ
- 用法 1回15才以上2g、14~7才1.3g、6~4才1g、1日3回食前又は食間。4才未満は服用しない
- 包装 500g

猪苓湯Aエキス細粒「分包」三和生薬 三和生薬㈱-湧永製薬㈱
- 区分 第2類
- 組成 細(褐):3包(6g)中 猪苓湯A水製エキス3.7g(チョレイ・ブクリョウ・カッセキ・タクシャ・ゼラチン各3g)
- 添加 乳糖、セルロース、部分アルファー化デンプン、ステアリン酸カルシウム、無水ケイ酸
- 適応 体力に関わらず使用でき、排尿異常があり、ときに口が渇くものの次の諸症:排尿困難、排尿痛、残尿感、頻尿、むくみ
- 用法 1回15才以上1包、14~7才⅔、6~4才½、1日3回食前又は食間。4才未満は服用しない
- 包装 三和生薬㈱販売:30包〔Ⓐ2,625(税込み)〕、90包〔Ⓐ7,140(税込み)〕。湧永製薬㈱販売:45包

猪苓湯Aエキス錠三和生薬 三和生薬㈱
- 区分 第2類
- 組成 錠(褐):18錠中 猪苓湯A水製エキス2.9g(チョレイ・ブクリョウ・カッセキ・タクシャ・ゼラチン各2.4g)
- 添加 乳糖、セルロース、部分アルファー化デンプン、カルメロースカルシウム(CMC-Ca)、カルメロース(CMC)、ステアリン酸カルシウム、無水ケイ酸、メタケイ酸アルミン酸マグネシウム
- 適応 体力に関わらず使用でき、排尿異常があり、ときに口が渇くものの次の諸症:排尿困難、排尿痛、残尿感、頻尿、むくみ
- 用法 1回15才以上6錠、14~7才4錠、6~5才3錠、1日3回食前又は食間。5才未満は服用しない
- 包装 270錠〔Ⓐ3,990(税込み)〕

猪苓湯エキス顆粒KM ㈱カーヤ-㈱イチゲン、一元製薬㈱
- 区分 第2類
- 組成 顆:7.5g中 猪苓湯水製乾燥エキス3.75g(アキョウ・カッセキ・タクシャ・チョレイ・ブクリョウ各3g)
- 添加 乳糖、ステアリン酸マグネシウム
- 適応 体力に関わらず使用でき、排尿異常があり、ときに口が渇くものの次の諸症:排尿困難、排尿痛、残尿感、頻尿、むくみ
- 用法 1回15才以上2.5g、14~7才1.6g、6~4才1.2g、3~2才0.8g、2才未満0.6g以下、1日3回食前又は食間。1才未満には、医師の診療を受けさせることを優先し、止むを得ない場合にだけ服用させる。3ヵ月未満は服用しない
- 包装 500g 備考 製造:天津泰達薬業有限公司(中国)

猪苓湯エキス〔細粒〕42 松浦薬業㈱-全薬工業㈱、松浦漢方㈱
- 区分 第2類
- 組成 細:3包(6g)又は6g中 猪苓湯水製エキス0.8g(乾燥物換算で約0.25gに相当)(チョレイ・ブクリョウ・カッセキ・タクシャ各1.5g)、ゼラチン1.5g
- 添加 メタケイ酸アルミン酸マグネシウム、乳糖、トウモロコシデンプン、香料
- 適応 体力に関わらず使用でき、排尿異常があり、ときに口が渇くものの次の諸症:排尿困難、排尿痛、残尿感、頻尿、むくみ
- 用法 1回15才以上1包又は2g、14~7才⅔、6~4才½、3~2才⅓、2才未満¼以下、1日3回食前又は食間。1才未満には、医師の診療を受けさせることを優先し、止むを得ない場合にだけ服用させる。3ヵ月未満は服用しない
- 包装 松浦漢方㈱販売:500g、12包〔Ⓐ1,260(税込み)〕、300包。全薬工業㈱販売:12包

猪苓湯エキス散〔勝昌〕 ㈱東洋薬行
- 区分 第2類
- 組成 散(褐):6g中 猪苓湯水製エキス4g(チョレイ・ブクリョウ・タクシャ・カッセキ・アキョウ各3g)
- 添加 トウモロコシデンプン
- 適応 体力に関わらず使用でき、排尿異常があり、ときに口が渇くものの次の諸症:排尿困難、排尿痛、残尿感、頻尿、むくみ
- 用法 1回2g1日3回空腹時
- 包装 200g〔Ⓑ6,720(税込み)〕、600g〔Ⓑ18,743(税込み)〕

猪苓湯エキス錠V「コタロー」 小太郎漢方製薬㈱
- 区分 第2類
- 組成 錠:12錠中 水製エキス2.133g(チョレイ・タクシャ・カッセキ・ブクリョウ・ゼラチン各2g)
- 添加 酸化チタン、ステアリン酸マグネシウム、タルク、トウモロコシデンプン、乳糖水和物、ヒプロメロース(ヒドロキシプロピルメチルセルロース)、メタケイ酸アルミン酸マグネシウム、カラメル、カルナウバロウ、サラシミツロウ
- 適応 体力に関わらず使用でき、排尿異常があり、ときに口が渇くものの次の諸症:排尿痛、残尿感、排尿困難、頻尿、むくみ
- 用法 1回15才以上4錠、14~5才3錠、1日3回食前又は食間。5才未満は服用しない
- 包装 150錠

猪苓湯エキス錠〔大峰〕 大峰堂薬品工業㈱-伸和製薬㈱、日邦薬品工業㈱
- 区分 第2類
- 組成 錠(淡褐):12錠中 猪苓湯エキス粉末2420mg(チョレイ・ブクリョウ・カッセキ・タクシャ・アキョウ各3g)
- 添加 ステアリン酸マグネシウム、カルメロースナトリウム(CMC-Na)、カルメロース(CMC)、二酸化ケイ素、トウモロコシデンプン
- 適応 体力に関わらず使用でき、排尿異常があり、ときに口が渇くものの次の諸症:排尿困難、排尿痛、残尿感、頻尿、むくみ
- 用法 1回15才以上4錠、14~5才2錠、1日3回食前又は食間。5才未満は服用しない
- 包装 大峰堂薬品工業㈱販売:240錠〔Ⓐ3,675(税込み)〕。日邦薬品工業㈱・伸和製薬㈱販売:60錠、240錠

猪苓湯「タキザワ」 ㈱タキザワ漢方廠
- 区分 第2類

|組成|煎|：2包(15g)中 チョレイ3g, ブクリョウ3g, カッセキ3g, タクシャ3g, アキョウ3g
|適応|体力に関わらず使用でき，排尿異常があり，ときに口が渇くものの次の諸症：排尿困難，排尿痛，残尿感，頻尿，むくみ
|用法|15才以上1回1包を煎じ，1日2回朝夕空腹時。14〜7才2/3, 6〜4才1/2, 3〜2才1/3, 2才未満1/4。1才未満には，医師の診療を受けさせることを優先し，止むを得ない場合にだけ服用させる。3ヵ月未満は服用しない
|包装|120包〔Ⓐ28,350(税込み)Ⓑ14,175(税込み)〕

猪苓湯粒状㊀　長倉製薬㈱−日邦薬品工業㈱
|区分|第2類
|組成|顆|(黄褐)：4.5g中 チョレイ1g, ブクリョウ1g, タクシャ1g, ゼラチン1g, カッセキ0.5g
|適応|急性腎炎，ネフローゼ，膀胱炎，尿道炎
|用法|成人1回1.5g, 15〜8才1/2, 7〜5才1/3, 4〜2才1/6, 1才〜3ヵ月1/2, 1日3回食前30分又は食間。1才未満には，止むを得ない場合の他は服用させない。3ヵ月未満は服用しない
|包装|100g〔Ⓑ3,360〕, 500g〔Ⓑ10,000〕

チョレインV「コタロー」(猪苓湯エキス錠)㊀　小太郎漢方製薬㈱
|区分|第2類
|組成|錠|(茶)：12錠中 水製エキス2.133g (チョレイ・ブクリョウ・タクシャ・ゼラチン・カッセキ各2g)
|添加|酸化チタン，ステアリン酸マグネシウム，タルク，トウモロコシデンプン，乳糖水和物，ヒプロメロース(ヒドロキシプロピルメチルセルロース)，メタケイ酸アルミン酸マグネシウム，カラメル，カルナウバロウ，サラシミツロウ
|適応|体力に関わらず使用でき，排尿異常があり，ときに口が渇くものの次の諸症：排尿痛，残尿感，排尿困難，頻尿，むくみ
|用法|1回15才以上4錠，14〜5才3錠，1日3回食前又は食間。5才未満は服用しない
|包装|180錠, 540錠

ツムラ漢方猪苓湯エキス顆粒A㊀　㈱ツムラ
|区分|第2類
|組成|顆|(淡灰白)：2包(3.75g)中 混合生薬乾燥エキス1.25g (カッセキ・タクシャ・チョレイ・ブクリョウ・アキョウ各1.5g)
|添加|ステアリン酸マグネシウム，乳糖水和物
|適応|体力に関わらず使用でき，排尿異常があり，ときに口が渇くものの次の諸症：排尿困難，排尿痛，残尿感，頻尿，むくみ
|用法|1回15才以上1包，14〜7才2/3, 6〜4才1/2, 3〜2才1/3, 1日2回食前。2才未満は服用しない
|包装|12包〔Ⓐ2,310(税込み)〕, 24包〔Ⓐ3,675(税込み)〕, 64包〔Ⓐ9,450(税込み)〕

ホノミボウネツ錠㊀　剤盛堂薬品㈱
|区分|第2類
|組成|錠|(帯黄白)：18錠(3.6g)中 猪苓湯水製エキス1.6g (カッセキ・ゼラチン・タクシャ・チョレイ・ブクリョウ各1.5g)
|添加|ステアリン酸マグネシウム，乳糖，バレイショデンプン，メタケイ酸アルミン酸マグネシウム
|適応|体力に関わらず使用でき，排尿異常があり，ときに口が渇くものの次の諸症：排尿困難，排尿痛，残尿感，頻尿，むくみ
|用法|1回成人6錠，14〜7才4錠，6〜5才3錠，1日3回食間。5才未満は服用しない

ホノミボウネツ粒㊀　剤盛堂薬品㈱
|区分|第2類
|組成|顆|(淡褐)：4.5g又は3包中 猪苓湯水製エキス1.25g (カッセキ・ゼラチン・タクシャ・チョレイ・ブクリョウ各1.5g)
|添加|カルメロースカルシウム(CMC-Ca)，結晶セルロース，ステアリン酸マグネシウム，トウモロコシデンプン，メタケイ酸アルミン酸マグネシウム
|適応|体力に関わらず使用でき，排尿異常があり，ときに口が渇くものの次の諸症：排尿困難，排尿痛，残尿感，頻尿，むくみ
|用法|1回15才以上1.5g又は1包，14〜7才2/3, 6〜4才1/2, 3〜2才1/3, 2才未満1/4, 1日3回食間。1才未満には，医師の診療を受けさせることを優先し，止むを得ない場合にだけ服用させる。3ヵ月未満は服用しない

ホリエ猪苓湯㊀　堀江生薬㈱
|区分|第2類
|組成|煎|：1袋(15g)中 チョレイ3g, ブクリョウ3g, タクシャ3g, アキョウ3g, カッセキ3g
|適応|尿量が減少し，尿が出にくく，排尿痛あるいは残尿感のあるもの
|用法|成人1日1袋を煎じ食前又は食間3回に分服。14〜7才2/3, 6〜4才1/2, 3〜2才1/3, 2才未満1/4以下。1才未満には，医師の診療を受けさせることを優先し，止むを得ない場合にだけ服用させる。3ヵ月未満は服用しない
|包装|10包, 30包

ワクナガ猪苓湯エキス細粒㊀　湧永製薬㈱
|区分|第2類
|組成|細|：3包(2.4g)中 猪苓湯乾燥エキス1.125g (チョレイ・ブクリョウ・カッセキ・タクシャ・ゼラチン各1.5g)
|添加|乳糖，ヒドロキシプロピルセルロース，無水ケイ酸
|適応|尿量が減少し，尿が出にくく，排尿痛あるいは残尿感のあるもの
|用法|1回15才以上1包，14〜7才2/3, 6〜4才1/2, 3〜2才1/3, 1日3回食前又は食間。2才未満は服用しない
|包装|45包〔Ⓐ4,725(税込み)〕

猪苓湯合四物湯
（チョレイトウゴウシモツトウ）

〔基準〕

(平成20年9月30日 厚生労働省医薬食品局審査管理課長通知による)
1. 成分・分量
    当帰3，芍薬3，川芎3，地黄3，猪苓3，茯苓3，滑石3，沢瀉3，阿膠3
2. 用法・用量
    湯
3. 効能・効果
    体力に関わらず使用でき，皮膚が乾燥し，色つやが悪く，胃腸障害のない人で，排尿異常があり口が渇くものの次の諸症：排尿困難，排尿痛，残尿感，頻尿

〔使用上の注意〕

(平成25年3月27日 厚生労働省医薬食品局安全対策課長・審査管理課長通知による)

【添付文書等に記載すべき事項】

『してはいけないこと』
(守らないと現在の症状が悪化したり，副作用が起こりやすくなる)
次の人は服用しないこと
  生後3ヵ月未満の乳児。
    〔生後3ヵ月未満の用法がある製剤に記載すること。〕

『相談すること』
1. 次の人は服用前に医師，薬剤師又は登録販売者に相談すること
  (1) 医師の治療を受けている人。
  (2) 妊婦又は妊娠していると思われる人。
  (3) 胃腸が弱く下痢しやすい人。
  (4) 今までに薬などにより発疹・発赤，かゆみ等を起こしたことがある人。
2. 服用後，次の症状があらわれた場合は副作用の可能性があるので，直ちに服用を中止し，この文書を持って医師，薬剤師又は登録販売者に相談すること

関係部位	症　　　状
皮　膚	発疹・発赤，かゆみ
消化器	食欲不振，胃部不快感

3. 服用後，次の症状があらわれることがあるので，このような症状の持続又は増強が見られた場合には，服用を中止し，この文書を持って医師，薬剤師又は登録販売者に相談すること
    下痢
4. 1ヵ月位服用しても症状がよくならない場合は服用を中止し，この文書を持って医師，薬剤師又は登録販売者に相談すること
〔用法及び用量に関連する注意として，用法及び用量の項目に続けて以下を記載すること。〕
  (1) 小児に服用させる場合には，保護者の指導監督のもとに服用させること。
    〔小児の用法及び用量がある場合に記載すること。〕
  (2) 〔小児の用法がある場合，剤形により，次に該当する場合には，そのいずれかを記載すること。〕
    1) 3歳以上の幼児に服用させる場合には，薬剤がのどにつかえることのないよう，よく注意すること。
      〔5歳未満の幼児の用法がある錠剤・丸剤の場合に記載すること。〕
    2) 幼児に服用させる場合には，薬剤がのどにつかえることのないよう，よく注意すること。
      〔3歳未満の用法及び用量を有する丸剤の場合に記載すること。〕
    3) 1歳未満の乳児には，医師の診療を受けさせることを優先し，やむを得ない場合にのみ服用させること。
      〔カプセル剤及び錠剤・丸剤以外の製剤の場合に記載すること。なお，生後3ヵ月未満の用法がある製剤の場合，「生後3ヵ月未満の乳児」を『してはいけないこと』に記載し，用法及び用量欄には記載しないこと。〕

保管及び取扱い上の注意
  (1) 直射日光の当たらない（湿気の少ない）涼しい所に（密栓して）保管すること。
    〔（ ）内は必要とする場合に記載すること。〕
  (2) 小児の手の届かない所に保管すること。
  (3) 他の容器に入れ替えないこと。（誤用の原因になったり品質が変わる。）
    〔容器等の個々に至適表示がなされていて，誤用のおそれのない場合には記載しなくてもよい。〕

【外部の容器又は外部の被包に記載すべき事項】
注意
1. 次の人は服用しないこと
    生後3ヵ月未満の乳児。
    〔生後3ヵ月未満の用法がある製剤に記載すること。〕
2. 次の人は服用前に医師，薬剤師又は登録販売者に相談すること
  (1) 医師の治療を受けている人。
  (2) 妊婦又は妊娠していると思われる人。
  (3) 胃腸が弱く下痢しやすい人。
  (4) 今までに薬などにより発疹・発赤，かゆみ等を起こしたことがある人。
2′. 服用が適さない場合があるので，服用前に医師，薬剤師又は登録販売者に相談すること
    〔2.の項目の記載に際し，十分な記載スペースがない場合には2′.を記載すること。〕
3. 服用に際しては，説明文書をよく読むこと
4. 直射日光の当たらない（湿気の少ない）涼しい所に（密栓して）保管すること
    〔（ ）内は必要とする場合に記載すること。〕

ホノマリア顆粒（分包） ㊀　剤盛堂薬品㈱
区分 第2類
組成 顆（灰褐）：3包(4.5g)中 猪苓湯合四物湯エキス2.3g（カッセキ・ジオウ・シャクヤク・ゼラチン・センキュウ・タクシャ・チョレイ・トウキ・ブクリョウ各1.5g）
添加 ステアリン酸マグネシウム，トウモロコシデンプン，乳糖，ヒドロキシプロピルセルロース，メタケイ酸アルミン酸マグネシウム
適応 体力に関わらず使用でき，皮膚が乾燥し，色つやが悪く，胃腸障害のない人で，排尿異常があり口が渇くものの次の諸症：排尿困難，排尿痛，残尿感，頻尿
用法 1回15才以上1包，14〜7才⅔，6〜4才½，3〜2才⅓，2才未満¼，1日3回食間。1才未満には，医師の診療を受けさせることを優先し，止むを得ない場合にだけ服用させる。3ヵ月未満は服用しない

ホノマリア錠 ㊀　剤盛堂薬品㈱
区分 第2類
組成 錠（灰褐）：18錠(3.6g)中 猪苓湯合四物湯エキス2.3g（カッセキ・ジオウ・シャクヤク・ゼラチン・センキュウ・タクシャ・チョレイ・トウキ・ブクリョウ各1.5g）
添加 ステアリン酸マグネシウム，乳糖，ヒドロキシプロピルセルロース，メタケイ酸アルミン酸マグネシウム
適応 体力に関わらず使用でき，皮膚が乾燥し，色つやが悪く，胃腸障害のない人で，排尿異常があり口が渇くものの次の諸症：

排尿困難, 排尿痛, 残尿感, 頻尿
[用法]1回15才以上6錠, 14〜7才4錠, 6〜5才3錠, 1日3回食間。5才未満は服用しない

通導散 ツウドウサン

〔基準〕

(平成20年9月30日 厚生労働省医薬食品局審査管理課長通知による)
1. 成分・分量
   当帰3, 大黄3, 芒硝3〜4, 枳実（枳殻でも可）2〜3, 厚朴2, 陳皮2, 木通2, 紅花2〜3, 蘇木2, 甘草2〜3
2. 用法・用量
   湯
3. 効能・効果
   体力中等度以上で, 下腹部に圧痛があって便秘しがちなものの次の諸症：月経不順, 月経痛, 更年期障害, 腰痛, 便秘, 打ち身（打撲）, 高血圧の随伴症状（頭痛, めまい, 肩こり）

〔使用上の注意〕

(平成25年3月27日 厚生労働省医薬食品局安全対策課長・審査管理課長通知による)

【添付文書等に記載すべき事項】
『してはいけないこと』
(守らないと現在の症状が悪化したり, 副作用が起こりやすくなる)
1. 次の人は服用しないこと
   生後3ヵ月未満の乳児。
   〔生後3ヵ月未満の用法がある製剤に記載すること。〕
2. 本剤を服用している間は, 次の医薬品を服用しないこと
   他の瀉下薬（下剤）
3. 授乳中の人は本剤を服用しないか, 本剤を服用する場合は授乳を避けること

『相談すること』
1. 次の人は服用前に医師, 薬剤師又は登録販売者に相談すること
   (1) 医師の治療を受けている人。
   (2) 妊婦又は妊娠していると思われる人。
   (3) 体の虚弱な人（体力の衰えている人, 体の弱い人）。
   (4) 胃腸が弱く下痢しやすい人。
   (5) 高齢者。
       〔1日最大配合量が甘草として1g以上（エキス剤については原生薬に換算して1g以上）含有する製剤に記載すること。〕
   (6) 次の症状のある人。
       むくみ
       〔1日最大配合量が甘草として1g以上（エキス剤については原生薬に換算して1g以上）含有する製剤に記載すること。〕
   (7) 次の診断を受けた人。
       高血圧, 心臓病, 腎臓病
       〔1日最大配合量が甘草として1g以上（エキス剤については原生薬に換算して1g以上）含有する製剤に記載すること。〕
2. 服用後, 次の症状があらわれた場合は副作用の可能性があるので, 直ちに服用を中止し, この文書を持って医師, 薬剤師又は登録販売者に相談すること

関係部位	症　　状
消化器	はげしい腹痛を伴う下痢, 腹痛

まれに下記の重篤な症状が起こることがある。その場合は直ちに医師の診療を受けること。

症状の名称	症　　状
偽アルドステロン症,ミオパチー	手足のだるさ，しびれ，つっぱり感やこわばりに加えて，脱力感，筋肉痛があらわれ，徐々に強くなる。

〔1日最大配合量が甘草として1g以上（エキス剤については原生薬に換算して1g以上）含有する製剤に記載すること。〕
3．服用後，次の症状があらわれることがあるので，このような症状の持続又は増強が見られた場合には，服用を中止し，この文書を持って医師，薬剤師又は登録販売者に相談すること
　　下痢
4．1ヵ月位（便秘に服用する場合には5〜6日間）服用しても症状がよくならない場合は服用を中止し，この文書を持って医師，薬剤師又は登録販売者に相談すること
5．長期連用する場合には，医師，薬剤師又は登録販売者に相談すること
〔1日最大配合量が甘草として1g以上（エキス剤については原生薬に換算して1g以上）含有する製剤に記載すること。〕
〔用法及び用量に関連する注意として，用法及び用量の項目に続けて以下を記載すること。〕
（1）小児に服用させる場合には，保護者の指導監督のもとに服用させること。
〔小児の用法及び用量がある場合に記載すること。〕
（2）〔小児の用法がある場合，剤形により，次に該当する場合には，そのいずれかを記載すること。〕
　1）3歳以上の幼児に服用させる場合には，薬剤がのどにつかえることのないよう，よく注意すること。
〔5歳未満の幼児の用法がある錠剤・丸剤の場合に記載すること。〕
　2）幼児に服用させる場合には，薬剤がのどにつかえることのないよう，よく注意すること。
〔3歳未満の用法及び用量を有する丸剤の場合に記載すること。〕
　3）1歳未満の乳児には，医師の診療を受けさせることを優先し，やむを得ない場合にのみ服用させること。
〔カプセル剤及び錠剤・丸剤以外の製剤の場合に記載すること。なお，生後3ヵ月未満の用法がある製剤の場合，「生後3ヵ月未満の乳児」を『してはいけないこと』に記載し，用法及び用量欄には記載しないこと。〕

保管及び取扱い上の注意
（1）直射日光の当たらない（湿気の少ない）涼しい所に（密栓して）保管すること。
〔（　）内は必要とする場合に記載すること。〕
（2）小児の手の届かない所に保管すること。
（3）他の容器に入れ替えないこと。（誤用の原因になったり品質が変わる。）
〔容器等の個々に至適表示がなされていて，誤用のおそれのない場合には記載しなくてもよい。〕

【外部の容器又は外部の被包に記載すべき事項】
注意
1．次の人は服用しないこと
　生後3ヵ月未満の乳児。
〔生後3ヵ月未満の用法がある製剤に記載すること。〕
2．授乳中の人は本剤を服用しないか，本剤を服用する場合は授乳を避けること
3．次の人は服用前に医師，薬剤師又は登録販売者に相談すること
　（1）医師の治療を受けている人。
　（2）妊婦又は妊娠していると思われる人。
　（3）体の虚弱な人（体力の衰えている人，体の弱い人）。
　（4）胃腸が弱く下痢しやすい人。
　（5）高齢者。

〔1日最大配合量が甘草として1g以上（エキス剤については原生薬に換算して1g以上）含有する製剤に記載すること。〕
（6）次の症状のある人。
　むくみ
〔1日最大配合量が甘草として1g以上（エキス剤については原生薬に換算して1g以上）含有する製剤に記載すること。〕
（7）次の診断を受けた人。
　高血圧，心臓病，腎臓病
〔1日最大配合量が甘草として1g以上（エキス剤については原生薬に換算して1g以上）含有する製剤に記載すること。〕
3′．服用が適さない場合があるので，服用前に医師，薬剤師又は登録販売者に相談すること
〔3．の項目の記載に際し，十分な記載スペースがない場合には3′．を記載すること。〕
4．服用に際しては，説明文書をよく読むこと
5．直射日光の当たらない（湿気の少ない）涼しい所に（密栓して）保管すること
〔（　）内は必要とする場合に記載すること。〕

ウチダの通導散㊀　　㈱ウチダ和漢薬
区分 第2類
組成 散：25g中　ダイオウ3g，キコク3g，トウキ3g，硫酸ナトリウム4g，コウボク2g，チンピ2g，モクツウ2g，コウカ2g，ソボク2g，カンゾウ2g
適応 打撲により内出血を起こし，重篤なもので，大小便通ぜず，腹部膨満し，みぞおちも緊張し上衝が強いもの
用法 15才以上1回2g1日3回食前1時間又は食間空腹時。15才未満は服用しない
包装 100g×5

ウチダの通導散料㊀　　㈱ウチダ和漢薬
区分 第2類
組成 煎：1袋(22.8g)中　トウキ3g，ダイオウ3g，キジツ3g，コウボク2g，チンピ2g，モクツウ2g，コウカ2g，カンゾウ2g，乾燥硫酸ナトリウム1.8g，ソボク2g
適応 比較的体力があり，下腹部に圧痛があって便秘しがちなものの次の諸症：月経不順，月経痛，更年期障害，腰痛，便秘，打ち身（打撲），高血圧の随伴症状（頭痛，めまい，肩こり）
用法 15才以上1日1袋を煎じ3回に分けて食前1時間又は食間空腹時に温服。15才未満は服用しない
包装 30袋

角野の通導散㊀　　㈲角野製薬所
区分 第2類
組成 煎：1包(25g)中　トウキ3g，ダイオウ3g，乾燥硫酸ナトリウム4g，キジツ3g，コウボク2g，チンピ2g，モクツウ2g，コウカ2g，カンゾウ2g，ソボク2g
適応 比較的体力があり下腹部に圧痛があって便秘しがちなものの次の諸症：月経不順，月経痛，更年期障害，腰痛，便秘，打ち身（打撲）高血圧の随伴症状（頭痛，めまい，肩こり）
用法 15才以上1日1包を煎じ食前又は食間3回に分服
包装 10包〔Ⓐ3,150（税込み）〕

通導散エキス細粒G「コタロー」㊀　小太郎漢方製薬㈱
区分 第2類
組成 細(茶)：3包(9.6g)中　水製エキス5.2g（トウキ・ダイオウ・キジツ各2.4g，無水硫酸ナトリウム1.44g，コウボク・チンピ・モクツウ・コウカ・ソボク・カンゾウ各1.6g）
添加 ステアリン酸マグネシウム，トウモロコシデンプン，乳糖水和物，プルラン，メタケイ酸アルミン酸マグネシウム
適応 体力中等度以上で，下腹部に圧痛があって便秘しがちなものの次の諸症：月経不順，月経痛，更年期障害，打ち身（打撲），腰痛，便秘，高血圧の随伴症状（頭痛，めまい，肩こり）

ツードーンS「コタロー」（通導散エキス錠） ⊖ 　小太郎漢方製薬㈱
区分 第2類
組成 錠（茶）：15錠中 水製エキス2.9g（トウキ・ダイオウ・キジツ各1.5g，コウボク・チンピ・モクツウ・コウカ・ソボク・カンゾウ各1g，無水硫酸ナトリウム0.9g）
添加 結晶セルロース，酸化チタン，ステアリン酸マグネシウム，タルク，ヒプロメロース（ヒドロキシプロピルメチルセルロース），粉末飴，メタケイ酸アルミン酸マグネシウム，カラメル，カルナウバロウ，サラシミツロウ
適応 比較的体力があり下腹部に圧痛があって便秘しがちなものの次の諸症：月経不順，月経痛，更年期障害，腰痛，便秘，打ち身（打撲），高血圧の随伴症状（頭痛，めまい，肩こり）
用法 15才以上1回5錠1日3回食前又は食間。15才未満は服用しない
包装 180錠

ホリエ腸麗湯 ⊖ 　堀江生薬㈱
区分 第2類
組成 煎：1袋（25g）中 トウキ3g，ダイオウ3g，硫酸ナトリウム4g，キジツ3g，コウボク2g，モクツウ2g，コウカ2g，カンゾウ2g，チンピ2g，ソボク2g
適応 比較的体力があり下腹部に圧痛があって便秘しがちなものの次の諸症：月経不順，月経痛，更年期障害，便秘，打ち身（打撲），高血圧の随伴症状（頭痛，めまい，肩こり）
用法 成人1日1袋を煎じ2〜3回に分けて食前又は食間空腹時に温服。15才未満は服用しない
包装 10袋，30袋

メスコン-ST *Mescon-ST* ⊖ 　芳香園製薬㈱
区分 第2類
組成 カ：6カプセル中 水製エキス1.75g（ダイオウ・キジツ・トウキ各1.5g，乾燥硫酸ナトリウム0.88g，コウボク・チンピ・モクツウ・コウカ・ソボク・カンゾウ各1g）
添加 トウモロコシデンプン，軽質無水ケイ酸，ゼラチン，青色1号，赤色3号，黄色5号，ラウリル硫酸ナトリウム，亜硫酸水素ナトリウム，酸化チタン
適応 比較的体力があり下腹部に圧痛があって便秘しがちなものの次の諸症：月経不順，月経痛
用法 15才以上1回2カプセル1日3回食間。かまずに服用。15才未満は服用しない
包装 24カプセル〔Ⓐ10,500（税込み）Ⓑ6,300（税込み）〕

定悸飲（テイキイン）

〔基準〕
（平成22年4月1日 厚生労働省医薬食品局審査管理課長通知による）

1. **成分・分量**
   李根皮2，甘草1.5〜2，茯苓4〜6，牡蛎3，桂皮3，白朮2〜3（蒼朮も可），呉茱萸1.5〜2
2. **用法・用量**
   湯
3. **効能・効果**
   体力中等度で，ときにめまい，ふらつき，のぼせがあるものの次の諸症：動悸，不安神経症

〔使用上の注意〕
（平成25年3月27日 厚生労働省医薬食品局安全対策課長・審査管理課長通知による）

【添付文書等に記載すべき事項】

『してはいけないこと』
（守らないと現在の症状が悪化したり，副作用が起こりやすくなる）

次の人は服用しないこと
生後3ヵ月未満の乳児。
〔生後3ヵ月未満の用法がある製剤に記載すること。〕

『相談すること』
1. 次の人は服用前に医師，薬剤師又は登録販売者に相談すること
   (1) 医師の治療を受けている人。
   (2) 妊婦又は妊娠していると思われる人。
   (3) 高齢者。
       〔1日最大配合量が甘草として1g以上（エキス剤については原生薬に換算して1g以上）含有する製剤に記載すること。〕
   (4) 今までに薬などにより発疹・発赤，かゆみ等を起こしたことがある人。
   (5) 次の症状のある人。
       むくみ
       〔1日最大配合量が甘草として1g以上（エキス剤については原生薬に換算して1g以上）含有する製剤に記載すること。〕
   (6) 次の診断を受けた人。
       高血圧，心臓病，腎臓病
       〔1日最大配合量が甘草として1g以上（エキス剤については原生薬に換算して1g以上）含有する製剤に記載すること。〕
2. 服用後，次の症状があらわれた場合は副作用の可能性があるので，直ちに服用を中止し，この文書を持って医師，薬剤師又は登録販売者に相談すること

関係部位	症　　状
皮　膚	発疹・発赤，かゆみ

まれに下記の重篤な症状が起こることがある。その場合は直ちに医師の診療を受けること。

症状の名称	症　　状
偽アルドステロン症，ミオパチー	手足のだるさ，しびれ，つっぱり感やこわばりに加えて，脱力感，筋肉痛があらわれ，徐々に強くなる。

〔1日最大配合量が甘草として1g以上（エキス剤については原生薬に換算して1g以上）含有する製剤に記載すること。〕

【用法】1回15才以上1包又は3.2g，14〜7才2/3，6〜4才1/2，3〜2才1/3，1日3回食前又は食間。2才未満は服用しない
【包装】90包

3．1ヵ月位服用しても症状がよくならない場合は服用を中止し，この文書を持って医師，薬剤師又は登録販売者に相談すること
4．長期連用する場合には，医師，薬剤師又は登録販売者に相談すること
〔1日最大配合量が甘草として1g以上（エキス剤については原生薬に換算して1g以上）含有する製剤に記載すること。〕
〔用法及び用量に関連する注意として，用法及び用量の項目に続けて以下を記載すること。〕
（1）小児に服用させる場合には，保護者の指導監督のもとに服用させること。
〔小児の用法及び用量がある場合に記載すること。〕
（2）〔小児の用法がある場合，剤形により，次に該当する場合には，そのいずれかを記載すること。〕
　1）3歳以上の幼児に服用させる場合には，薬剤がのどにつかえることのないよう，よく注意すること。
〔5歳未満の幼児の用法がある錠剤・丸剤の場合に記載すること。〕
　2）幼児に服用させる場合には，薬剤がのどにつかえることのないよう，よく注意すること。
〔3歳未満の用法及び用量を有する丸剤の場合に記載すること。〕
　3）1歳未満の乳児には，医師の診療を受けさせることを優先し，やむを得ない場合にのみ服用させること。
〔カプセル剤及び錠剤・丸剤以外の製剤の場合に記載すること。なお，生後3ヵ月未満の用法がある製剤の場合，「生後3ヵ月未満の乳児」を『してはいけないこと』に記載し，用法及び用量欄には記載しないこと。〕

保管及び取扱い上の注意
（1）直射日光の当たらない（湿気の少ない）涼しい所に（密栓して）保管すること。
〔（　）内は必要とする場合に記載すること。〕
（2）小児の手の届かない所に保管すること。
（3）他の容器に入れ替えないこと。（誤用の原因になったり品質が変わる。）
〔容器等の個々に至適表示がなされていて，誤用のおそれのない場合には記載しなくてもよい。〕

【外部の容器又は外部の被包に記載すべき事項】
注意
1．次の人は服用しないこと
　生後3ヵ月未満の乳児。
〔生後3ヵ月未満の用法がある製剤に記載すること。〕
2．次の人は服用前に医師，薬剤師又は登録販売者に相談すること
（1）医師の治療を受けている人。
（2）妊婦又は妊娠していると思われる人。
（3）高齢者。
〔1日最大配合量が甘草として1g以上（エキス剤については原生薬に換算して1g以上）含有する製剤に記載すること。〕
（4）今までに薬などにより発疹・発赤，かゆみ等を起こしたことがある人。
（5）次の症状のある人。
　むくみ
〔1日最大配合量が甘草として1g以上（エキス剤については原生薬に換算して1g以上）含有する製剤に記載すること。〕
（6）次の診断を受けた人。
　高血圧，心臓病，腎臓病
〔1日最大配合量が甘草として1g以上（エキス剤については原生薬に換算して1g以上）含有する製剤に記載すること。〕
2′．服用が適さない場合があるので，服用前に医師，薬剤師又は登録販売者に相談すること
〔2.の項目の記載に際し，十分な記載スペースがない場合には2′.を記載すること。〕
3．服用に際しては，説明文書をよく読むこと
4．直射日光の当たらない（湿気の少ない）涼しい所に（密栓して）保管すること
〔（　）内は必要とする場合に記載すること。〕

桃核承気湯
トウカクジョウキトウ

〔基準〕
（平成20年9月30日 厚生労働省医薬食品局審査管理課長通知による）
1. 成分・分量
   桃仁5，桂皮4，大黄3，芒硝2，甘草1.5
2. 用法・用量
   湯
3. 効能・効果
   体力中等度以上で，のぼせて便秘しがちなものの次の諸症：月経不順，月経困難症，月経痛，月経時や産後の精神不安，腰痛，便秘，高血圧の随伴症状（頭痛，めまい，肩こり），痔疾，打撲症

〔使用上の注意〕
（平成25年3月27日 厚生労働省医薬食品局安全対策課長・審査管理課長通知による）
【添付文書等に記載すべき事項】
『してはいけないこと』
（守らないと現在の症状が悪化したり，副作用が起こりやすくなる）
1. 次の人は服用しないこと
   生後3ヵ月未満の乳児。
   〔生後3ヵ月未満の用法がある製剤に記載すること。〕
2. 本剤を服用している間は，次の医薬品を服用しないこと
   他の瀉下薬（下剤）
3. 授乳中の人は本剤を服用しないか，本剤を服用する場合は授乳を避けること

『相談すること』
1. 次の人は服用前に医師，薬剤師又は登録販売者に相談すること
   (1) 医師の治療を受けている人。
   (2) 妊婦又は妊娠していると思われる人。
   (3) 体の虚弱な人（体力の衰えている人，体の弱い人）。
   (4) 胃腸が弱く下痢しやすい人。
   (5) 高齢者。
       〔1日最大配合量が甘草として1g以上（エキス剤については原生薬に換算して1g以上）含有する製剤に記載すること。〕
   (6) 今までに薬などにより発疹・発赤，かゆみ等を起こしたことがある人。
   (7) 次の症状のある人。
       むくみ
       〔1日最大配合量が甘草として1g以上（エキス剤については原生薬に換算して1g以上）含有する製剤に記載すること。〕
   (8) 次の診断を受けた人。
       高血圧，心臓病，腎臓病
       〔1日最大配合量が甘草として1g以上（エキス剤については原生薬に換算して1g以上）含有する製剤に記載すること。〕
2. 服用後，次の症状があらわれた場合は副作用の可能性があるので，直ちに服用を中止し，この文書を持って医師，薬剤師又は登録販売者に相談すること

関係部位	症　　　状
皮膚	発疹・発赤，かゆみ
消化器	はげしい腹痛を伴う下痢，腹痛

まれに下記の重篤な症状が起こることがある。その場合は直ちに医師の診療を受けること。

症状の名称	症　　　状
偽アルドステロン症，ミオパチー	手足のだるさ，しびれ，つっぱり感やこわばりに加えて，脱力感，筋肉痛があらわれ，徐々に強くなる。

〔1日最大配合量が甘草として1g以上（エキス剤については原生薬に換算して1g以上）含有する製剤に記載すること。〕
3. 服用後，次の症状があらわれることがあるので，このような症状の持続又は増強が見られた場合には，服用を中止し，この文書を持って医師，薬剤師又は登録販売者に相談すること
   下痢
4. 1ヵ月位（便秘に服用する場合には5〜6日間）服用しても症状がよくならない場合は服用を中止し，この文書を持って医師，薬剤師又は登録販売者に相談すること
5. 長期連用する場合には，医師，薬剤師又は登録販売者に相談すること
   〔1日最大配合量が甘草として1g以上（エキス剤については原生薬に換算して1g以上）含有する製剤に記載すること。〕
6. 本剤の服用により，予期しない出血があらわれた場合には，服用を中止し，この文書を持って医師，薬剤師又は登録販売者に相談すること

〔用法及び用量に関連する注意として，用法及び用量の項目に続けて以下を記載すること。〕
(1) 小児に服用させる場合には，保護者の指導監督のもとに服用させること。
    〔小児の用法及び用量がある場合に記載すること。〕
(2) 〔小児の用法がある場合，剤形により，次に該当する場合には，そのいずれかを記載すること。〕
    1) 3歳以上の幼児に服用させる場合には，薬剤がのどにつかえることのないよう，よく注意すること。
       〔5歳未満の幼児の用法がある錠剤・丸剤の場合に記載すること。〕
    2) 幼児に服用させる場合には，薬剤がのどにつかえることのないよう，よく注意すること。
       〔3歳未満の用法及び用量を有する丸剤の場合に記載すること。〕
    3) 1歳未満の乳児には，医師の診療を受けさせることを優先し，やむを得ない場合にのみ服用させること。
       〔カプセル剤及び錠剤・丸剤以外の製剤の場合に記載すること。なお，生後3ヵ月未満の用法がある製剤の場合，「生後3ヵ月未満の乳児」を『してはいけないこと』に記載し，用法及び用量欄には記載しないこと。〕

保管及び取扱い上の注意
(1) 直射日光の当たらない（湿気の少ない）涼しい所に（密栓して）保管すること。
    〔（　）内は必要とする場合に記載すること。〕
(2) 小児の手の届かない所に保管すること。
(3) 他の容器に入れ替えないこと。（誤用の原因になったり品質が変わる。）
    〔容器等の個々に至適表示がなされていて，誤用のおそれのない場合には記載しなくてもよい。〕

【外部の容器又は外部の被包に記載すべき事項】
注意
1. 次の人は服用しないこと
   生後3ヵ月未満の乳児。
   〔生後3ヵ月未満の用法がある製剤に記載すること。〕
2. 授乳中の人は本剤を服用しないか，本剤を服用する場合は授乳を避けること
3. 次の人は服用前に医師，薬剤師又は登録販売者に相談すること
   (1) 医師の治療を受けている人。

(2) 妊婦又は妊娠していると思われる人。
(3) 体の虚弱な人（体力の衰えている人，体の弱い人）。
(4) 胃腸が弱く下痢しやすい人。
(5) 高齢者。
〔1日最大配合量が甘草として1g以上（エキス剤については原生薬に換算して1g以上）含有する製剤に記載すること。〕
(6) 今までに薬などにより発疹・発赤，かゆみ等を起こしたことがある人。
(7) 次の症状のある人。
むくみ
〔1日最大配合量が甘草として1g以上（エキス剤については原生薬に換算して1g以上）含有する製剤に記載すること。〕
(8) 次の診断を受けた人。
高血圧，心臓病，腎臓病
〔1日最大配合量が甘草として1g以上（エキス剤については原生薬に換算して1g以上）含有する製剤に記載すること。〕

3′．服用が適さない場合があるので，服用前に医師，薬剤師又は登録販売者に相談すること
〔3．の項目の記載に際し，十分な記載スペースがない場合には3′．を記載すること。〕
4．服用に際しては，説明文書をよく読むこと
5．直射日光の当たらない（湿気の少ない）涼しい所に（密栓して）保管すること
〔（ ）内は必要とする場合に記載すること。〕

JPS漢方顆粒-33号㊀ ジェーピーエス製薬㈱
区分 第2類
組成顆（淡黄褐）：3包(6g)中 桃核承気湯乾燥エキス1.92g（トウニン4g，ケイヒ3.2g，ダイオウ2.4g，カンゾウ1.2g，硫酸ナトリウム1.6g）
添加 ステアリン酸マグネシウム，ショ糖脂肪酸エステル，乳糖水和物
適応 体力中等度以上で，のぼせて便秘しがちなものの次の諸症：月経不順，月経困難症，月経痛，月経時や産後の精神不安，腰痛，便秘，高血圧の随伴症状（頭痛，めまい，肩こり），痔疾，打撲症
用法 1回15才以上1包，14～7才2/3，6～4才1/2，1日3回食前又は食間。4才未満は服用しない
包装 180包

JPS桃核承気湯エキス錠N㊀ ジェーピーエス製薬㈱
区分 第2類
組成錠（淡黄褐～淡黄茶褐）：9錠中 桃核承気湯乾燥エキス1.8g（トウニン3.75g，ケイヒ3g，ダイオウ2.25g，硫酸ナトリウム十水和物1.5g，カンゾウ1.125g）
添加 無水ケイ酸，ケイ酸アルミニウム，カルメロースカルシウム(CMC-Ca)，ヒドロキシプロピルセルロース，ステアリン酸マグネシウム，トウモロコシデンプン
適応 体力中等度以上で，のぼせて便秘しがちなものの次の諸症：月経不順，月経困難症，月経痛，月経時や産後の精神不安，腰痛，便秘，高血圧の随伴症状（頭痛，めまい，肩こり），痔疾，打撲症
用法 1回15才以上3錠，14～7才2錠，6～5才1錠，1日3回食前又は食間。5才未満は服用しない
包装 200錠

大峰エキス錠桃核承気湯㊀㊥ 大峰堂薬品工業㈱-伸和製薬㈱，日邦薬品工業㈱
区分 第2類
組成錠（淡褐）：9錠中 桃核承気湯エキス900mg（トウニン2.5g，ケイヒ2g，ダイオウ1.5g，乾燥硫酸ナトリウム0.5g，カンゾウ0.75g）
添加 ステアリン酸マグネシウム，タルク，トウモロコシデンプン，乳糖，メタケイ酸アルミン酸マグネシウム
適応 体力中等度以上で，のぼせて便秘しがちなものの次の諸症：月経不順，月経困難症，月経痛，月経時や産後の精神不安，腰痛，便秘，高血圧の随伴症状（頭痛，めまい，肩こり），痔疾，打撲症
用法 1回15才以上3錠，14～7才2錠，1日3回食前又は食間。7才未満は服用しない
包装 大峰堂薬品工業㈱販売：270錠〔Ⓐ4,515(税込み)〕。日邦薬品工業㈱・伸和製薬㈱販売：180錠

「クラシエ」漢方桃核承気湯エキス顆粒㊀ クラシエ製薬㈱-クラシエ薬品㈱
区分 第2類
組成顆（黄褐）：3包(3.6g)中 桃核承気湯エキス粉末1250mg（トウニン2.5g，ケイヒ2g，ダイオウ1.5g，カンゾウ0.75g，乾燥硫酸ナトリウム0.5g）
添加 ヒドロキシプロピルセルロース，乳糖，ポリオキシエチレンポリオキシプロピレングリコール
適応 体力中等度以上で，のぼせて便秘しがちなものの次の諸症：月経不順，月経困難症，月経痛，月経時や産後の精神不安，腰痛，便秘，高血圧の随伴症状（頭痛，めまい，肩こり），痔疾，打撲症
用法 1回15才以上1包，14～7才2/3，1日3回食前又は食間。7才未満は服用しない
包装 45包〔Ⓐ2,940(税込み)〕

「クラシエ」漢方桃核承気湯エキス顆粒S㊀ クラシエ製薬㈱-クラシエ薬品㈱
区分 第2類
組成顆（黄褐）：3包(5.4g)中 桃核承気湯エキス粉末1875mg（トウニン3.75g，ケイヒ3g，ダイオウ2.25g，カンゾウ1.125g，乾燥硫酸ナトリウム0.75g）
添加 ヒドロキシプロピルセルロース，乳糖，ポリオキシエチレンポリオキシプロピレングリコール
適応 体力中等度以上で，のぼせて便秘しがちなものの次の諸症：月経不順，月経困難症，月経痛，月経時や産後の精神不安，腰痛，便秘，高血圧の随伴症状（頭痛，めまい，肩こり），痔疾，打撲症
用法 1回15才以上1包，14～7才2/3，6～4才1/2，3～2才1/3，2才未満1/4，1日3回食前又は食間。1才未満には，医師の診療を受けさせることを優先し，止むを得ない場合にだけ服用させる。3ヵ月未満は服用しない
包装 90包

更賜（エキス顆粒）㊀ ㈱建林松鶴堂
区分 第2類
組成顆（淡褐）：3包(6g)中 桃核承気湯水製乾燥エキス0.9g（トウニン2.5g，硫酸ナトリウム0.5g，ケイヒ2g，カンゾウ0.75g，ダイオウ1g）
添加 乳糖
適応 体力中等度以上で，のぼせて便秘しがちなものの次の諸症：月経不順，月経困難症，月経痛，月経時や産後の精神不安，腰痛，便秘，高血圧の随伴症状（頭痛，めまい，肩こり），痔疾，打撲症
用法 1回成人1包，14～7才2/3，6～4才1/2，3～2才1/3，2才未満1/4，1日3回食間。1才未満には，医師の診療を受けさせることを優先し，止むを得ない場合にだけ服用させる。3ヵ月未満は服用しない
包装 90包〔Ⓐ7,140(税込み)〕

錠剤桃核承気湯㊀ 一元製薬㈱-㈱イチゲン
区分 第2類
組成錠（褐）：100錠中 ケイヒ末2.5g，硫酸ナトリウム2g，ダイオウ末0.8g，カンゾウ末1.2g，トウニン末2.5g，水製エキス1g（トウニン・ケイヒ各2.7g，硫酸ナトリウム2.2g，ダイオウ1g，カンゾウ1.4g）
適応 体力充実し，便秘の傾向を伴い，下腹部に圧痛をみとめるものに用いる。月経困難，月経不順，月経不順による諸種障害，更年期障害，坐骨神経痛，こしけ，めまい，のぼせ，高血圧，

腰痛，痔疾
用法 成人1回12～15錠1日3回食前1時間又は空腹時。温湯で服用
包装 1000錠〔Ⓐ4,000Ⓑ2,000〕，2500錠〔Ⓐ9,600Ⓑ4,800〕，5000錠〔Ⓐ17,000Ⓑ8,500〕

神農桃核承気湯エキス錠　　神農製薬㈱
区分 第2類
組成 錠（淡黄褐～淡黄茶褐）：9錠中 桃核承気湯乾燥エキス1.8g（トウニン3.75g，ケイヒ3g，ダイオウ2.25g，硫酸ナトリウム十水和物1.5g，カンゾウ1.125g）
添加 無水ケイ酸，ケイ酸アルミニウム，カルメロースカルシウム（CMC-Ca），ヒドロキシプロピルセルロース，ステアリン酸マグネシウム，トウモロコシデンプン
適応 体力中等度以上で，のぼせて便秘しがちなものの次の諸症：月経不順，月経困難症，月経痛，月経時や産後の精神不安，腰痛，便秘，高血圧の随伴症状（頭痛，めまい，肩こり），痔疾，打撲症
用法 1回15才以上3錠，14～7才2錠，6～5才1錠，1日3回食前又は食間。5才未満は服用しない
包装 180錠

ツウケイ散　　剤盛堂薬品㈱
区分 第2類
組成 細（黄褐）：4.5g中 桃核承気湯エキス1.1g（カンゾウ0.75g，ケイヒ2g，ダイオウ1.5g，トウニン2.5g，硫酸ナトリウム1g）
添加 バレイショデンプン
適応 体力中等度以上で，のぼせて便秘しがちなものの次の諸症：月経不順，月経困難症，月経痛，月経時や産後の精神不安，腰痛，便秘，高血圧の随伴症状（頭痛，めまい，肩こり），痔疾，打撲症
用法 1回15才以上1.5g，14～7才2/3，6～4才1/2，3～2才1/3，2才未満1/4，1日3回食前又は食間。1才未満には，医師の診療を受けさせることを優先し，止むを得ない場合にだけ服用させる。3ヵ月未満は服用しない

ツムラ漢方桃核承気湯エキス顆粒　　㈱ツムラ
区分 第2類
組成 顆（黄褐）：2包(3.75g)中 混合生薬乾燥エキス1.5g（トウニン2.5g，ケイヒ2g，ダイオウ1.5g，カンゾウ0.75g，乾燥ボウショウ（硫酸ナトリウム）0.45g）
添加 軽質無水ケイ酸，ステアリン酸マグネシウム，乳糖水和物
適応 体力中等度以上で，のぼせて便秘しがちなものの次の諸症：月経不順，月経困難症，月経痛，月経時や産後の精神不安，腰痛，便秘，高血圧の随伴症状（頭痛，めまい，肩こり），痔疾，打撲症
用法 1回15才以上1包，14～7才2/3，6～4才1/2，3～2才1/3，1日2回食前。2才未満は服用しない
包装 24包〔Ⓐ2,625（税込み）〕

桃核承気丸　　㈱ウチダ和漢薬
区分 第2類
組成 丸：260丸中 ケイヒ末4g，ダイオウ末2g，硫酸ナトリウム3g，カンゾウ末1.5g，トウニン5g
添加 コメデンプン，アラビアゴム，パラベン
適応 月経不順，月経痛，便秘
用法 15才以上1回60丸1日3回食前1時間。15才未満は服用しない
包装 500g

桃核承気丸　　㈲杉原達二商店
区分 第2類
組成 丸：100丸中 トウニン2g，ダイオウ2g，ケイヒ1g，カンゾウ1g，硫酸ナトリウム1.5g
適応 比較的体力があり，のぼせて便秘しがちなものの次の諸症：月経不順，月経困難症，月経時や産後の精神不安，腰痛，便秘，高血圧の随伴症状（頭痛，めまい，肩こり）
用法 1回30丸1日3回食間
包装 250g，500g

桃核承気湯　　東洋漢方製薬㈱
区分 第2類
組成 煎：1包(15.5g)中 トウニン5g，ケイヒ4g，ダイオウ3g，硫酸ナトリウム2g，カンゾウ1.5g
適応 比較的体力があり，のぼせて便秘しがちなものの次の諸症：月経不順，月経困難症，月経時や産後の精神不安，腰痛，便秘，高血圧の随伴症状（頭痛，めまい，肩こり）
用法 15才以上1日1包を煎じ3回（食前1時間又は食間空腹時）に分けて温服
包装 100包〔Ⓑ13,125〕

桃核承気湯Aエキス細粒三和生薬　　三和生薬㈱
区分 第2類
組成 細（褐）：6g中 桃核承気湯A水製エキス3g（トウニン5g，ケイヒ4g，乾燥硫酸ナトリウム1g，ダイオウ3g，カンゾウ1.5g）
添加 乳糖，トウモロコシデンプン，セルロース，部分アルファー化デンプン，ステアリン酸カルシウム，無水ケイ酸
適応 体力中等度以上で，のぼせて便秘しがちなものの次の諸症：月経不順，月経困難症，月経痛，月経時や産後の精神不安，腰痛，便秘，高血圧の随伴症状（頭痛，めまい，肩こり），痔疾，打撲症
用法 1回15才以上2g，14～7才1.3g，6～4才1g，1日3回食前又は食間。4才未満は服用しない
包装 500g

桃核承気湯Aエキス細粒「分包」三和生薬　　三和生薬㈱
区分 第2類
組成 細（褐）：3包(6g)中 桃核承気湯A水製エキス3g（トウニン5g，ケイヒ4g，乾燥硫酸ナトリウム1g，ダイオウ3g，カンゾウ1.5g）
添加 乳糖，トウモロコシデンプン，セルロース，部分アルファー化デンプン，ステアリン酸カルシウム，無水ケイ酸
適応 体力中等度以上で，のぼせて便秘しがちなものの次の諸症：月経不順，月経困難症，月経痛，月経時や産後の精神不安，腰痛，便秘，高血圧の随伴症状（頭痛，めまい，肩こり），痔疾，打撲症
用法 1回15才以上1包，14～7才2/3，6～4才1/2，1日3回食前又は食間。4才未満は服用しない
包装 30包〔Ⓐ2,625（税込み）〕，90包〔Ⓐ7,140（税込み）〕

桃核承気湯エキス顆粒KM　　㈱カーヤ-㈱イチゲン，一元製薬㈱
区分 第2類
組成 顆：6g中 桃核承気湯水製乾燥エキス2.7g（トウニン5g，ケイヒ4g，ダイオウ1.5g，カンゾウ1.5g，硫酸ナトリウム2g）
添加 乳糖，ステアリン酸マグネシウム
適応 体力中等度以上で，のぼせて便秘しがちなものの次の諸症：月経不順，月経困難症，月経痛，月経時や産後の精神不安，腰痛，便秘，高血圧の随伴症状（頭痛，めまい，肩こり），痔疾，打撲症
用法 1回15才以上2g，14～7才1.3g，6～4才1g，1日3回食前又は食間。4才未満は服用しない
包装 500g　**備考** 製造：天津泰達薬業有限公司（中国）

桃核承気湯エキス〔細粒〕47　　松浦薬業㈱-松浦漢方㈱
区分 第2類
組成 細（淡黄褐～黄褐）：3包(6g)又は6g中 桃核承気湯水製エキス2.15g（トウニン2.5g，ケイヒ2g，ダイオウ1.5g，カンゾウ0.75g，硫酸ナトリウム1g）
添加 メタケイ酸アルミン酸マグネシウム，乳糖，バレイショデンプン，香料
適応 体力中等度以上で，のぼせて便秘しがちなものの次の諸症：月経不順，月経困難症，月経痛，月経時や産後の精神不安，腰痛，便秘，高血圧の随伴症状（頭痛，めまい，肩こり），痔疾，打撲症
用法 1回15才以上1包又は2g，14～7才2/3，6～4才1/2，3～2才1/3，2才未満1/4以下，1日3回食前又は食間。1才未満には，医師の診療を受けさせることを優先し，止むを得ない場合にだけ服用させる。3ヵ月未満は服用しない
包装 500g，48包〔Ⓐ3,675（税込み）〕，300包

桃核承気湯エキス細粒三和生薬　　三和生薬㈱
区分 第2類
組成 細：6g中 桃核承気湯水製エキス1.9g（トウニン5g，ケイヒ

一般用漢方製剤

4g，ダイオウ3g，カンゾウ1.5g，乾燥硫酸ナトリウム1g）
添加 乳糖，トウモロコシデンプン，軽質無水ケイ酸
適応 比較的体力があり，のぼせて便秘がちなものの次の諸症：
月経不順，月経困難症，月経時や産後の精神不安，腰痛，便秘，高血圧の随伴症状（頭痛，めまい，肩こり）
用法 1回15才以上2g，14〜7才1.4g，6〜4才1g，1日3回食前又は食間

桃核承気湯エキス細粒〔勝昌〕　㈱東洋薬行
区分 第2類
組成 細(褐)：4.5g中　桃核承気湯水製エキス3g（トウニン5g，ケイヒ4g，ダイオウ3g，硫酸ナトリウム2g，カンゾウ1.5g）
添加 トウモロコシデンプン
適応 体力中等度以上で，のぼせて便秘がちなものの次の諸症：月経不順，月経困難症，月経痛，月経時や産後の精神不安，腰痛，便秘，高血圧の随伴症状（頭痛，めまい，肩こり），痔疾，打撲症
用法 1回1.5g1日3回空腹時
包装 200g〔Ⓑ4,620（税込み）〕，600g〔Ⓑ16,695（税込み）〕

桃核承気湯エキス細粒「分包」三和生薬　三和生薬㈱
区分 第2類
組成 細：3包(6g)中　桃核承気湯水製エキス1.9g（トウニン5g，ケイヒ4g，ダイオウ3g，カンゾウ1.5g，乾燥硫酸ナトリウム1g）
添加 乳糖，トウモロコシデンプン，軽質無水ケイ酸
適応 比較的体力があり，のぼせて便秘がちなものの次の諸症：月経不順，月経困難症，月経時や産後の精神不安，腰痛，便秘，高血圧の随伴症状（頭痛，めまい，肩こり）
用法 1回15才以上1包，14〜7才2/3，6〜4才1/2，1日3回食前又は食間

桃核承気湯エキス錠三和生薬N　三和生薬㈱
区分 第2類
組成 錠：30錠(6g)中　桃核承気湯水製エキス1.9g（トウニン5g，ケイヒ4g，ダイオウ3g，カンゾウ1.5g，乾燥硫酸ナトリウム1g）
添加 乳糖，トウモロコシデンプン，アラビアゴム末，ステアリン酸カルシウム
適応 体力中等度以上で，のぼせて便秘がちなものの次の諸症：月経不順，月経困難症，月経痛，月経時や産後の精神不安，腰痛，便秘，高血圧の随伴症状（頭痛，めまい，肩こり），痔疾，打撲症
用法 1回15才以上10錠，14〜7才6錠，6〜5才5錠，1日3回食前又は食間。5才未満は服用しない
包装 270錠〔Ⓐ2,415（税込み）〕

桃核承気湯「タキザワ」　㈱タキザワ漢方廠
区分 第2類
組成 煎：2包(14.5g)中　トウニン5g，ケイヒ4g，ダイオウ3g，乾燥硫酸ナトリウム1g，カンゾウ1.5g
適応 体力中等度以上で，のぼせて便秘がちなものの次の諸症：月経不順，月経困難症，月経痛，月経時や産後の精神不安，腰痛，便秘，高血圧の随伴症状（頭痛，めまい，肩こり），痔疾，打撲症
用法 15才以上1回1包を煎じ，1日2回朝夕空腹時。14〜7才2/3。7才未満は服用しない
包装 120包〔Ⓐ22,050（税込み）Ⓑ11,025（税込み）〕

桃核承気粒状　長倉製薬㈱-日邦薬品工業㈱
区分 第2類
組成 顆(黄褐)：4.5g中　トウニン1.2g，ダイオウ1.7g，ケイヒ0.6g，硫酸マグネシウム0.6g，カンゾウ0.4g
適応 月経不順，のぼせ，便秘，じんましん，膀胱結石，打撲，肩こり，腰痛
用法 1回成人1.5g，15〜8才1/2，7〜5才1/3，4〜2才1/6，1日3回食前又は食間。2才未満は服用しない
包装 500g〔Ⓑ10,000〕

トーガックV「コタロー」（桃核承気湯エキス錠）　小太郎漢方製薬㈱
区分 第2類
組成 錠(茶)：12錠中　水製エキス1.8g（トウニン3.33g，ケイヒ2.67g，ダイオウ2g，カンゾウ1g，硫酸ナトリウム1.33g）
添加 酸化チタン，ステアリン酸マグネシウム，タルク，トウモロコシデンプン，乳糖水和物，ヒプロメロース(ヒドロキシプロピルメチルセルロース)，粉末飴，メタケイ酸アルミン酸マグネシウム，カラメル，カルナウバロウ，サラシミツロウ
適応 比較的体力があり，のぼせて便秘がちなものの次の諸症：月経不順，月経困難症，月経時や産後の精神不安，腰痛，便秘，高血圧の随伴症状（頭痛，めまい，肩こり）
用法 1回15才以上4錠，14〜5才3錠，1日3回食前又は食間。5才未満は服用しない
包装 180錠，540錠

トーショキン　大杉製薬㈱
区分 第2類
組成 顆(黄褐)：3包(4.5g)中　桃核承気湯乾燥エキス2.4g（トウニン5g，ケイヒ4g，ボウショウ(硫酸ナトリウム)0.9g，カンゾウ1.5g，ダイオウ3g）
添加 乳糖，トウモロコシデンプン，ステアリン酸マグネシウム
適応 体力中等度以上で，のぼせて便秘がちなものの次の諸症：月経不順，月経困難症，月経痛，月経時や産後の精神不安，腰痛，便秘，高血圧の随伴症状（頭痛，めまい，肩こり），痔疾，打撲症
用法 1回15才以上1包，14〜7才2/3，6〜4才1/2，1日3回食前又は食間
包装 45包〔3,500〕

ホノミツウケット錠　剤盛堂薬品㈱
区分 第2類
組成 錠(淡褐)：18錠(3.6g)中　桃核承気湯水製エキス1.1g（カンゾウ0.75g，ケイヒ2g，ダイオウ1.5g，トウニン2.5g，硫酸ナトリウム1g）
添加 カルメロースカルシウム(CMC-Ca)，結晶セルロース，ステアリン酸マグネシウム，トウモロコシデンプン，乳糖，メタケイ酸アルミン酸マグネシウム
適応 体力中等度以上で，のぼせて便秘がちなものの次の諸症：月経不順，月経困難症，月経痛，月経時や産後の精神不安，腰痛，便秘，高血圧の随伴症状（頭痛，めまい，肩こり），痔疾，打撲症
用法 1回成人6錠，14〜7才4錠，6〜5才3錠，1日3回食間。5才未満は服用しない

ホリエ桃核承気湯　堀江生薬㈱
区分 第2類
組成 煎：1袋(15.5g)中　トウニン5g，ケイヒ4g，ダイオウ3g，カンゾウ1.5g，硫酸ナトリウム2g
適応 比較的体力があり，のぼせて便秘がちなものの次の諸症：月経不順，月経困難症，月経時や産後の精神不安，腰痛，便秘，高血圧の随伴症状（頭痛，めまい，肩こり）
用法 成人1日1袋を煎じ食間3回に分服。14〜7才2/3，6〜4才1/2。4才未満は服用しない
包装 10袋，30袋

当帰飲子（トウキインシ）

〔基準〕

(平成20年9月30日 厚生労働省医薬食品局審査管理課長通知による)

1. 成分・分量
   当帰5，芍薬3，川芎3，蒺藜子3，防風3，地黄4，荊芥1.5，黄耆1.5，何首烏2，甘草1

2. 用法・用量
   湯

3. 効能・効果
   体力中等度以下で，冷え症で，皮膚が乾燥するものの次の諸症：湿疹・皮膚炎（分泌物の少ないもの），かゆみ

〔使用上の注意〕

(平成25年3月27日 厚生労働省医薬食品局安全対策課長・審査管理課長通知による)

【添付文書等に記載すべき事項】

『してはいけないこと』
(守らないと現在の症状が悪化したり，副作用が起こりやすくなる)

　　次の人は服用しないこと
　　　生後3ヵ月未満の乳児。
　　　〔生後3ヵ月未満の用法がある製剤に記載すること。〕

『相談すること』

1. 次の人は服用前に医師，薬剤師又は登録販売者に相談すること
   (1) 医師の治療を受けている人。
   (2) 妊婦又は妊娠していると思われる人。
   (3) 胃腸が弱く下痢しやすい人。
   (4) 高齢者。
       〔1日最大配合量が甘草として1g以上（エキス剤については原生薬に換算して1g以上）含有する製剤に記載すること。〕
   (5) 今までに薬などにより発疹・発赤，かゆみ等を起こしたことがある人。
   (6) 次の症状のある人。
       むくみ
       〔1日最大配合量が甘草として1g以上（エキス剤については原生薬に換算して1g以上）含有する製剤に記載すること。〕
   (7) 次の診断を受けた人。
       高血圧，心臓病，腎臓病
       〔1日最大配合量が甘草として1g以上（エキス剤については原生薬に換算して1g以上）含有する製剤に記載すること。〕

2. 服用後，次の症状があらわれた場合は副作用の可能性があるので，直ちに服用を中止し，この文書を持って医師，薬剤師又は登録販売者に相談すること

関係部位	症　　　状
皮　膚	発疹・発赤，かゆみ
消化器	食欲不振，胃部不快感，腹痛

　まれに下記の重篤な症状が起こることがある。その場合は直ちに医師の診療を受けること。

症状の名称	症　　　状
偽アルドステロン症，ミオパチー	手足のだるさ，しびれ，つっぱり感やこわばりに加えて，脱力感，筋肉痛があらわれ，徐々に強くなる。

　〔1日最大配合量が甘草として1g以上（エキス剤については原生薬に換算して1g以上）含有する製剤に記載すること。〕

3. 服用後，次の症状があらわれることがあるので，このような症状の持続又は増強が見られた場合には，服用を中止し，この文書を持って医師，薬剤師又は登録販売者に相談すること
   下痢

4. 1ヵ月位服用しても症状がよくならない場合は服用を中止し，この文書を持って医師，薬剤師又は登録販売者に相談すること

5. 長期連用する場合には，医師，薬剤師又は登録販売者に相談すること
   〔1日最大配合量が甘草として1g以上（エキス剤については原生薬に換算して1g以上）含有する製剤に記載すること。〕

〔用法及び用量に関連する注意として，用法及び用量の項目に続けて以下を記載すること。〕
(1) 小児に服用させる場合には，保護者の指導監督のもとに服用させること。
    〔小児の用法及び用量がある場合に記載すること。〕
(2) 〔小児の用法がある場合，剤形により，次に該当する場合には，そのいずれかを記載すること。〕
    1) 3歳以上の幼児に服用させる場合には，薬剤がのどにつかえることのないよう，よく注意すること。
       〔5歳未満の幼児の用法がある錠剤・丸剤の場合に記載すること。〕
    2) 幼児に服用させる場合には，薬剤がのどにつかえることのないよう，よく注意すること。
       〔3歳未満の用法及び用量を有する丸剤の場合に記載すること。〕
    3) 1歳未満の乳児には，医師の診療を受けさせることを優先し，やむを得ない場合にのみ服用させること。
       〔カプセル剤及び錠剤・丸剤以外の製剤の場合に記載すること。なお，生後3ヵ月未満の用法がある製剤の場合，「生後3ヵ月未満の乳児」を『してはいけないこと』に記載し，用法及び用量欄には記載しないこと。〕

保管及び取扱い上の注意
(1) 直射日光の当たらない（湿気の少ない）涼しい所に（密栓して）保管すること。
    〔（　）内は必要とする場合に記載すること。〕
(2) 小児の手の届かない所に保管すること。
(3) 他の容器に入れ替えないこと。（誤用の原因になったり品質が変わる。）
    〔容器等の個々に至適表示がなされていて，誤用のおそれのない場合には記載しなくてもよい。〕

【外部の容器又は外部の被包に記載すべき事項】

注意

1. 次の人は服用しないこと
   生後3ヵ月未満の乳児。
   〔生後3ヵ月未満の用法がある製剤に記載すること。〕

2. 次の人は服用前に医師，薬剤師又は登録販売者に相談すること
   (1) 医師の治療を受けている人。
   (2) 妊婦又は妊娠していると思われる人。
   (3) 胃腸が弱く下痢しやすい人。
   (4) 高齢者。
       〔1日最大配合量が甘草として1g以上（エキス剤については原生薬に換算して1g以上）含有する製剤に記載すること。〕
   (5) 今までに薬などにより発疹・発赤，かゆみ等を起こしたことがある人。
   (6) 次の症状のある人。
       むくみ
       〔1日最大配合量が甘草として1g以上（エキス剤につ

いては原生薬に換算して1g以上）含有する製剤に記載すること。〕
（7）次の診断を受けた人。
高血圧，心臓病，腎臓病
〔1日最大配合量が甘草として1g以上（エキス剤については原生薬に換算して1g以上）含有する製剤に記載すること。〕
2′．服用が適さない場合があるので，服用前に医師，薬剤師又は登録販売者に相談すること
〔2．の項目の記載に際し，十分な記載スペースがない場合には2′．を記載すること。〕
3．服用に際しては，説明文書をよく読むこと
4．直射日光の当たらない（湿気の少ない）涼しい所に（密栓して）保管すること
〔（ ）内は必要とする場合に記載すること。〕

JPS漢方顆粒-68号⊖　ジェーピーエス製薬㈱
区分 第2類
組成 顆（淡灰褐）：3包(7.5g)中 当帰飲子乾燥エキス4.56g（トウキ4g，シャクヤク・センキュウ・シツリシ・ボウフウ各2.4g，ジオウ3.2g，ケイガイ・オウギ各1.2g，カシュウ1.6g，カンゾウ0.8g）
添加 ステアリン酸マグネシウム，ショ糖脂肪酸エステル，乳糖水和物
適応 体力中等度以下で，冷え症で，皮膚が乾燥するものの次の諸症：湿疹・皮膚炎（分泌物の少ないもの），かゆみ
用法 1回15才以上1包，14〜7才2/3，6〜4才1/2，3〜2才1/3，2才未満1/4，1日3回食前又は食間。1才未満には，医師の診療を受けさせることを優先し，止むを得ない場合にだけ服用させる。3ヵ月未満は服用しない
包装 180包

JPS当帰飲子エキス錠N⊖　ジェーピーエス製薬㈱
区分 第2類
組成 錠（淡灰褐）：15錠中 当帰飲子乾燥エキス2.85g（トウキ2.5g，シャクヤク・センキュウ・シツリシ・ボウフウ各2g，ジオウ2g，ケイガイ・オウギ各0.75g，カシュウ1g，カンゾウ0.5g）
添加 無水ケイ酸，ケイ酸アルミニウム，カルメロースカルシウム（CMC-Ca），トウモロコシデンプン，ステアリン酸マグネシウム，乳糖水和物
適応 体力中等度以下で，冷え症で，皮膚が乾燥するものの次の諸症：湿疹・皮膚炎（分泌物の少ないもの），かゆみ
用法 1回15才以上5錠，14〜7才4錠，6〜5才3錠，1日3回食前又は食間。5才未満は服用しない
包装 260錠

ウチダの当帰飲子⊖　㈱ウチダ和漢薬
区分 第2類
組成 煎：1袋中 トウキ5g，ジオウ4g，シャクヤク3g，センキュウ3g，ハマボウフウ3g，オウギ1.5g，カンゾウ1g，シツリシ3g，カシュウ2g，ケイガイ1.5g
適応 冷え症のものの次の諸症：慢性湿疹（分泌物の少ないもの），かゆみ
用法 15才以上1日1袋を煎じ2〜3回に分けて食前1時間又は食間空腹時に温服。15才未満は服用しない
包装 30袋

当帰飲子エキス顆粒「クラシエ」⊖　大峰堂薬品工業㈱-クラシエ薬品㈱
区分 第2類
組成 顆（褐）：3包(4.5g)中 当帰飲子エキス粉末3200mg（トウキ2.5g，シャクヤク・センキュウ・シツリシ・ボウフウ各1.5g，ジオウ2g，ケイガイ・オウギ各0.75g，カシュウ1g，カンゾウ0.5g）
添加 ヒドロキシプロピルセルロース，乳糖
適応 体力中等度以下で，冷え症で，皮膚が乾燥するものの次の諸症：湿疹・皮膚炎（分泌物の少ないもの），かゆみ
用法 1回15才以上1包，14〜7才2/3，6〜4才1/2，3〜2才1/3，1日3回食前又は食間。2才未満は服用しない
包装 90包

当帰飲子エキス〔細粒〕46⊖　松浦薬業㈱-松浦漢方㈱
区分 第2類
組成 細（茶褐）：3包(6g)又は6g中 当帰飲子水製エキス7g（乾燥物換算で約3.5gに相当）（トウキ2.5g，シャクヤク・センキュウ・シツリシ・ボウフウ各1.5g，ジオウ2g，ケイガイ・オウギ各0.75g，カシュウ1g，カンゾウ0.5g）
添加 メタケイ酸アルミン酸マグネシウム，ヒプロメロース（ヒドロキシプロピルメチルセルロース），デキストリン，乳糖，トウモロコシデンプン，香料
適応 体力中等度以下で，冷え症で，皮膚が乾燥するものの次の諸症：湿疹・皮膚炎（分泌物の少ないもの），かゆみ
用法 1回15才以上1包又は2g，14〜7才2/3，6〜4才1/2，3〜2才1/3，2才未満1/4，1日3回食前又は食間。1才未満には，医師の診療を受けさせることを優先し，止むを得ない場合にだけ服用させる。3ヵ月未満は服用しない
包装 500g，45包，48包〔Ⓐ4,200(税込み)〕，300包

当帰飲子エキス細粒G「コタロー」⊖　小太郎漢方製薬㈱
区分 第2類
組成 細（茶）：3包(7.5g)中 水製エキス5.2g（トウキ4g，シャクヤク・センキュウ・シツリシ・ボウフウ各2.4g，ジオウ3.2g，ケイガイ・オウギ各1.6g，カシュウ2g，カンゾウ0.8g）
添加 含水二酸化ケイ素，ステアリン酸マグネシウム，アメ粉
適応 体力中等度以下で，冷え症で，皮膚が乾燥するものの次の諸症：湿疹・皮膚炎（分泌物の少ないもの），かゆみ
用法 1回15才以上1包又は2.5g，14〜7才2/3，6〜4才1/2，1日3回食前又は食間。4才未満は服用しない
包装 90包

トーキイン「コタロー」（当帰飲子エキス錠）⊖　小太郎漢方製薬㈱
区分 第2類
組成 錠（茶）：12錠中 水製エキス3g（トウキ2.5g，シャクヤク・センキュウ・シツリシ・ボウフウ各1.5g，ジオウ2g，ケイガイ・オウギ各1g，カシュウ1.25g，カンゾウ0.5g）
添加 酸化チタン，ステアリン酸マグネシウム，タルク，ヒプロメロース（ヒドロキシプロピルメチルセルロース），粉末飴，メタケイ酸アルミン酸マグネシウム，カラメル，カルナウバロウ，サラシミツロウ
適応 冷え症のものの次の諸症：慢性湿疹（分泌物の少ないもの），かゆみ
用法 1回15才以上4錠，14〜7才3錠，6〜5才2錠，1日3回食前又は食間。5才未満は服用しない
包装 180錠

ロート当帰飲子錠⊖　ロート製薬㈱
区分 第2類
組成 錠：12錠中 当帰飲子エキス3.2g（トウキ2.5g，シャクヤク・センキュウ・シツリシ・ボウフウ各1.5g，ジオウ2g，ケイガイ・オウギ各0.75g，カシュウ1g，カンゾウ0.5g）
添加 カルメロースナトリウム（CMC-Na），無水ケイ酸，クロスカルメロースナトリウム（クロスCMC-Na），ステアリン酸マグネシウム，ヒプロメロース（ヒドロキシプロピルメチルセルロース），マクロゴール，酸化チタン，タルク，カルナウバロウ，三二酸化鉄
適応 体力中等度以下で，冷え症で，皮膚が乾燥するものの次の諸症：湿疹・皮膚炎（分泌物の少ないもの），かゆみ
用法 1回15才以上4錠，14〜7才3錠，6〜5才2錠，1日3回食前又は食間。5才未満は服用しない
包装 84錠〔Ⓐ1,680(税込み)〕，252錠〔Ⓐ4,725(税込み)〕

当帰建中湯 (トウキケンチュウトウ)

〔基準〕

(平成20年9月30日 厚生労働省医薬食品局審査管理課長通知による)

1. **成分・分量**
   当帰4，桂皮3～4，生姜1～1.5（ヒネショウガを使用する場合4），大棗3～4，芍薬5～7.5，甘草2～2.5，膠飴20（膠飴はなくても可）

2. **用法・用量**
   湯

3. **効能・効果**
   体力虚弱で，疲労しやすく血色のすぐれないものの次の諸症：月経痛，月経困難症，月経不順，腹痛，下腹部痛，腰痛，痔，脱肛の痛み，病後・術後の体力低下

〔使用上の注意〕

(平成25年3月27日　厚生労働省医薬食品局安全対策課長・審査管理課長通知による)

【添付文書等に記載すべき事項】

『してはいけないこと』
(守らないと現在の症状が悪化したり，副作用が起こりやすくなる)

- 次の人は服用しないこと
  生後3ヵ月未満の乳児。
  〔生後3ヵ月未満の用法がある製剤に記載すること。〕

『相談すること』
1. 次の人は服用前に医師，薬剤師又は登録販売者に相談すること
   (1) 医師の治療を受けている人。
   (2) 妊婦又は妊娠していると思われる人。
   (3) 胃腸の弱い人。
   (4) 高齢者。
       〔1日最大配合量が甘草として1g以上（エキス剤については原生薬に換算して1g以上）含有する製剤に記載すること。〕
   (5) 今までに薬などにより発疹・発赤，かゆみ等を起こしたことがある人。
   (6) 次の症状のある人。
       むくみ
       〔1日最大配合量が甘草として1g以上（エキス剤については原生薬に換算して1g以上）含有する製剤に記載すること。〕
   (7) 次の診断を受けた人。
       高血圧，心臓病，腎臓病
       〔1日最大配合量が甘草として1g以上（エキス剤については原生薬に換算して1g以上）含有する製剤に記載すること。〕

2. 服用後，次の症状があらわれた場合は副作用の可能性があるので，直ちに服用を中止し，この文書を持って医師，薬剤師又は登録販売者に相談すること

関係部位	症状
皮膚	発疹・発赤，かゆみ

まれに下記の重篤な症状が起こることがある。その場合は直ちに医師の診療を受けること。

症状の名称	症状
偽アルドステロン症，ミオパチー	手足のだるさ，しびれ，つっぱり感やこわばりに加えて，脱力感，筋肉痛があらわれ，徐々に強くなる。

〔1日最大配合量が甘草として1g以上（エキス剤については原生薬に換算して1g以上）含有する製剤に記載すること。〕

3. 1ヵ月位（下腹部痛，痔，脱肛の痛みに服用する場合には1週間位）服用しても症状がよくならない場合は服用を中止し，この文書を持って医師，薬剤師又は登録販売者に相談すること

4. 長期連用する場合には，医師，薬剤師又は登録販売者に相談すること
   〔1日最大配合量が甘草として1g以上（エキス剤については原生薬に換算して1g以上）含有する製剤に記載すること。〕

〔用法及び用量に関連する注意として，用法及び用量の項目に続けて以下を記載すること。〕

(1) 小児に服用させる場合には，保護者の指導監督のもとに服用させること。
    〔小児の用法及び用量がある場合に記載すること。〕
(2) 〔小児の用法がある場合，剤形により，次に該当する場合には，そのいずれかを記載すること。〕
    1) 3歳以上の幼児に服用させる場合には，薬剤がのどにつかえることのないよう，よく注意すること。
       〔5歳未満の幼児の用法がある錠剤・丸剤の場合に記載すること。〕
    2) 幼児に服用させる場合には，薬剤がのどにつかえることのないよう，よく注意すること。
       〔3歳未満の用法及び用量を有する丸剤の場合に記載すること。〕
    3) 1歳未満の乳児には，医師の診療を受けさせることを優先し，やむを得ない場合にのみ服用させること。
       〔カプセル剤及び錠剤・丸剤以外の製剤の場合に記載すること。なお，生後3ヵ月未満の用法がある製剤の場合，「生後3ヵ月未満の乳児」を『してはいけないこと』に記載し，用法及び用量欄には記載しないこと。〕

保管及び取扱い上の注意
(1) 直射日光の当たらない（湿気の少ない）涼しい所に（密栓して）保管すること。
    〔(　) 内は必要とする場合に記載すること。〕
(2) 小児の手の届かない所に保管すること。
(3) 他の容器に入れ替えないこと。（誤用の原因になったり品質が変わる。）
    〔容器等の個々に至適表示がなされていて，誤用のおそれのない場合には記載しなくてもよい。〕

【外部の容器又は外部の被包に記載すべき事項】

注意
1. 次の人は服用しないこと
   生後3ヵ月未満の乳児。
   〔生後3ヵ月未満の用法がある製剤に記載すること。〕
2. 次の人は服用前に医師，薬剤師又は登録販売者に相談すること
   (1) 医師の治療を受けている人。
   (2) 妊婦又は妊娠していると思われる人。
   (3) 胃腸の弱い人。
   (4) 高齢者。
       〔1日最大配合量が甘草として1g以上（エキス剤については原生薬に換算して1g以上）含有する製剤に記載すること。〕
   (5) 今までに薬などにより発疹・発赤，かゆみ等を起こしたことがある人。
   (6) 次の症状のある人。
       むくみ
       〔1日最大配合量が甘草として1g以上（エキス剤については原生薬に換算して1g以上）含有する製剤に記載すること。〕
   (7) 次の診断を受けた人。

高血圧, 心臓病, 腎臓病
〔1日最大配合量が甘草として1g以上（エキス剤については原生薬に換算して1g以上）含有する製剤に記載すること。〕
2′. 服用が適さない場合があるので, 服用前に医師, 薬剤師又は登録販売者に相談すること
〔2.の項目の記載に際し, 十分な記載スペースがない場合には2′.を記載すること。〕
3. 服用に際しては, 説明文書をよく読むこと
4. 直射日光の当たらない（湿気の少ない）涼しい所に（密栓して）保管すること
〔（ ）内は必要とする場合に記載すること。〕

ウチダの当帰建中湯㊀　㈱ウチダ和漢薬
区分 第2類
組成［煎］:1袋中 トウキ4g, ケイヒ4g, ショウキョウ1g, タイソウ4g, シャクヤク5g, カンゾウ2g
適応 虚弱体質で疲労しやすく, 直腹筋拘攣し, 貧血の傾向あり, 腹痛, 下腹より腰背におよぶ疼痛, 下血などを伴うもの：婦人の腹痛, 子宮出血, 月経痛, 産後の衰弱, 坐骨神経痛, 腎石症, 腰痛, 脊椎カリエス
用法 15才以上1日1袋を煎じ2〜3回に分けて食前1時間又は食間空腹時に温服。15才未満は服用しない
包装 30袋

エルネースG㊀　大峰堂薬品工業㈱-伸和製薬㈱, 日邦薬品工業㈱
区分 第2類
組成［顆］（褐）:3包（4.5g）中 当帰建中湯エキス粉末2800mg（トウキ・ケイヒ・タイソウ各2g, ショウキョウ0.5g, シャクヤク2.5g, カンゾウ1g）
添加 ヒドロキシプロピルセルロース, 乳糖, ポリオキシエチレンポリオキシプロピレングリコール, 二酸化ケイ素
適応 体力虚弱で, 疲労しやすく血色のすぐれないものの次の諸症：月経痛, 月経困難症, 月経不順, 腹痛, 下腹部痛, 腰痛, 痔, 脱肛の痛み, 病後・術後の体力低下
用法 1回15才以上1包, 14〜7才⅔, 6〜4才½, 1日3回食前又は食間。4才未満は服用しない
包装 60包

シンワの当帰建中湯エキス顆粒㊀　大峰堂薬品工業㈱-伸和製薬㈱
区分 第2類
組成［顆］（淡褐）:4.5g中 当帰建中湯エキス粉末2800mg（トウキ・ケイヒ・タイソウ各2g, ショウキョウ0.5g, シャクヤク2.5g, カンゾウ1g）
添加 ヒドロキシプロピルセルロース, 乳糖, ポリオキシエチレンポリオキシプロピレングリコール, 二酸化ケイ素
適応 体力虚弱で, 疲労しやすく血色のすぐれないものの次の諸症：月経痛, 月経困難症, 月経不順, 腹痛, 下腹部痛, 腰痛, 痔, 脱肛の痛み, 病後・術後の体力低下
用法 1回15才以上1.5g, 14〜7才⅔, 6〜4才½, 1日3回食前又は食間。4才未満は服用しない
包装 60包, 300g

フジパイゾールK錠㊀　国産薬品工業㈱-湧永製薬㈱
区分 第2類
組成［錠］（褐）:18錠中 当帰建中湯乾燥エキス3776mg（トウキ・ケイヒ・タイソウ各4g, ショウキョウ1g, シャクヤク5g, カンゾウ2g）
添加 ヒドロキシプロピルセルロース, 無水ケイ酸, カルメロースカルシウム（CMC-Ca）, ステアリン酸マグネシウム
適応 体力虚弱で, 疲労しやすく血色のすぐれないものの次の諸症：月経痛, 月経困難症, 月経不順, 腹痛, 下腹部痛, 腰痛, 痔, 脱肛の痛み, 病後・術後の体力低下
用法 1回15才以上6錠, 14〜7才4錠, 6〜5才3錠, 1日3回食前又は食間。5才未満は服用しない
包装 180錠

当帰散 (トウキサン)

〔基準〕
（平成20年9月30日 厚生労働省医薬食品局審査管理課長通知による）
1. 成分・分量
当帰2〜3, 芍薬2〜3, 川芎2〜3, 黄芩2〜3, 白朮1〜1.5（蒼朮も可）
2. 用法・用量
(1)散：1回1〜2g　1日3回　(2)湯
3. 効能・効果
体力中等度以下のものの次の諸症：産前産後の障害（貧血, 疲労倦怠, めまい, むくみ）

〔使用上の注意〕
（平成25年3月27日　厚生労働省医薬食品局安全対策課長・審査管理課長通知による）
【添付文書等に記載すべき事項】
『してはいけないこと』
（守らないと現在の症状が悪化したり, 副作用が起こりやすくなる）
次の人は服用しないこと
生後3ヵ月未満の乳児。
〔生後3ヵ月未満の用法がある製剤に記載すること。〕
『相談すること』
1. 次の人は服用前に医師, 薬剤師又は登録販売者に相談すること
(1) 医師の治療を受けている人。
(2) 妊婦又は妊娠していると思われる人。
(3) 胃腸が弱く下痢しやすい人。
(4) 今までに薬などにより発疹・発赤, かゆみ等を起こしたことがある人。
2. 服用後, 次の症状があらわれた場合は副作用の可能性があるので, 直ちに服用を中止し, この文書を持って医師, 薬剤師又は登録販売者に相談すること

関係部位	症　　状
皮　膚	発疹・発赤, かゆみ
消化器	食欲不振, 胃部不快感

3. 1ヵ月位服用しても症状がよくならない場合は服用を中止し, この文書を持って医師, 薬剤師又は登録販売者に相談すること
〔用法及び用量に関連する注意として, 用法及び用量の項目に続けて以下を記載すること。〕
(1) 小児に服用させる場合には, 保護者の指導監督のもとに服用させること。
〔小児の用法及び用量がある場合に記載すること。〕
(2) 〔小児の用法がある場合, 剤形により, 次に該当する場合には, そのいずれかを記載すること。〕
1) 3歳以上の幼児に服用させる場合には, 薬剤がのどにつかえることのないよう, よく注意すること。
〔5歳未満の幼児の用法がある錠剤・丸剤の場合に記載すること。〕
2) 幼児に服用させる場合には, 薬剤がのどにつかえることのないよう, よく注意すること。
〔3歳未満の用法及び用量を有する丸剤の場合に記載すること。〕
3) 1歳未満の乳児には, 医師の診療を受けさせることを優先し, やむを得ない場合にのみ服用させること。
〔カプセル剤及び錠剤・丸剤以外の製剤の場合に記載

すること。なお，生後3ヵ月未満の用法がある製剤の場合，「生後3ヵ月未満の乳児」を『してはいけないこと』に記載し，用法及び用量欄には記載しないこと。〕

保管及び取扱い上の注意
(1) 直射日光の当たらない（湿気の少ない）涼しい所に（密栓して）保管すること。
〔（　）内は必要とする場合に記載すること。〕
(2) 小児の手の届かない所に保管すること。
(3) 他の容器に入れ替えないこと。（誤用の原因になったり品質が変わる。）
〔容器等の個々に至適表示がなされていて，誤用のおそれのない場合には記載しなくてもよい。〕

【外部の容器又は外部の被包に記載すべき事項】
注意
1. 次の人は服用しないこと
　生後3ヵ月未満の乳児。
〔生後3ヵ月未満の用法がある製剤に記載すること。〕
2. 次の人は服用前に医師，薬剤師又は登録販売者に相談すること
(1) 医師の治療を受けている人。
(2) 妊婦又は妊娠していると思われる人。
(3) 胃腸が弱く下痢しやすい人。
(4) 今までに薬などにより発疹・発赤，かゆみ等を起こしたことがある人。
2'. 服用が適さない場合があるので，服用前に医師，薬剤師又は登録販売者に相談すること
〔2.の項目の記載に際し，十分な記載スペースがない場合には2'.を記載すること。〕
3. 服用に際しては，説明文書をよく読むこと
4. 直射日光の当たらない（湿気の少ない）涼しい所に（密栓して）保管すること
〔（　）内は必要とする場合に記載すること。〕

杉原の当帰散㊀　㈲杉原達二商店
区分 第2類
組成 散：4g中 シャクヤク0.89g，オウゴン0.89g，センキュウ0.89g，トウキ0.89g，ビャクジュツ0.44g
適応 産前産後の障害（貧血，疲労倦怠，めまい，むくみ）
用法 成人1回2g1日2回食前又は食間
包装 200g，400g

当帰四逆加呉茱萸生姜湯
（トウキシギャクカゴシュユショウキョウトウ）

〔基準〕
（平成20年9月30日　厚生労働省医薬食品局審査管理課長通知による）
1. 成分・分量
　当帰3～4，桂皮3～4，芍薬3～4，木通1.5～3，細辛2～3，甘草1.5～2，大棗4～6.5，呉茱萸1～6，生姜0.5～2（ヒネショウガを使用する場合4～8）
2. 用法・用量
　湯
3. 効能・効果
　体力中等度以下で，手足の冷えを感じ，下肢の冷えが強く，下肢又は下腹部が痛くなりやすいものの次の諸症：冷え症，しもやけ，頭痛，下腹部痛，腰痛，下痢，月経痛

〔使用上の注意〕
（平成25年3月27日　厚生労働省医薬食品局安全対策課長・審査管理課長通知による）

【添付文書等に記載すべき事項】
『してはいけないこと』
（守らないと現在の症状が悪化したり，副作用が起こりやすくなる）
　次の人は服用しないこと
　　生後3ヵ月未満の乳児。
〔生後3ヵ月未満の用法がある製剤に記載すること。〕

『相談すること』
1. 次の人は服用前に医師，薬剤師又は登録販売者に相談すること
(1) 医師の治療を受けている人。
(2) 妊婦又は妊娠していると思われる人。
(3) 胃腸の弱い人。
(4) 高齢者。
〔1日最大配合量が甘草として1g以上（エキス剤については原生薬に換算して1g以上）含有する製剤に記載すること。〕
(5) 今までに薬などにより発疹・発赤，かゆみ等を起こしたことがある人。
(6) 次の症状のある人。
　　むくみ
〔1日最大配合量が甘草として1g以上（エキス剤については原生薬に換算して1g以上）含有する製剤に記載すること。〕
(7) 次の診断を受けた人。
　　高血圧，心臓病，腎臓病
〔1日最大配合量が甘草として1g以上（エキス剤については原生薬に換算して1g以上）含有する製剤に記載すること。〕
2. 服用後，次の症状があらわれた場合は副作用の可能性があるので，直ちに服用を中止し，この文書を持って医師，薬剤師又は登録販売者に相談すること

関係部位	症　　状
皮　膚	発疹・発赤，かゆみ

　まれに下記の重篤な症状が起こることがある。その場合は直ちに医師の診療を受けること。

症状の名称	症　　状
偽アルドステロン症，ミオパチー	手足のだるさ，しびれ，つっぱり感やこわばりに加えて，脱力感，筋肉痛があらわれ，徐々に強くなる。

〔1日最大配合量が甘草として1g以上（エキス剤については原生薬に換算して1g以上）含有する製剤に記載すること。〕

3. 1ヵ月位服用しても症状がよくならない場合は服用を中止し，この文書を持って医師，薬剤師又は登録販売者に相談すること
4. 長期連用する場合には，医師，薬剤師又は登録販売者に相談すること
〔1日最大配合量が甘草として1g以上（エキス剤については原生薬に換算して1g以上）含有する製剤に記載すること。〕

〔用法及び用量に関連する注意として，用法及び用量の項目に続けて以下を記載すること。〕
(1) 小児に服用させる場合には，保護者の指導監督のもとに服用させること。
〔小児の用法及び用量がある場合に記載すること。〕
(2) 〔小児の用法がある場合，剤形により，次に該当する場合には，そのいずれかを記載すること。〕
  1) 3歳以上の幼児に服用させる場合には，薬剤がのどにつかえることのないよう，よく注意すること。
  〔5歳未満の幼児の用法がある錠剤・丸剤の場合に記載すること。〕
  2) 幼児に服用させる場合には，薬剤がのどにつかえることのないよう，よく注意すること。
  〔3歳未満の用法及び用量を有する丸剤の場合に記載すること。〕
  3) 1歳未満の乳児には，医師の診療を受けさせることを優先し，やむを得ない場合にのみ服用させること。
  〔カプセル剤及び錠剤・丸剤以外の製剤の場合に記載すること。なお，生後3ヵ月未満の用法がある製剤の場合，「生後3ヵ月未満の乳児」を『してはいけないこと』に記載し，用法及び用量欄には記載しないこと。〕

保管及び取扱い上の注意
(1) 直射日光の当たらない（湿気の少ない）涼しい所に（密栓して）保管すること。
〔（ ）内は必要とする場合に記載すること。〕
(2) 小児の手の届かない所に保管すること。
(3) 他の容器に入れ替えないこと。（誤用の原因になったり品質が変わる。）
〔容器等の個々に至適表示がなされていて，誤用のおそれのない場合には記載しなくてもよい。〕

〔外部の容器又は外部の被包に記載すべき事項〕
注意
1. 次の人は服用しないこと
生後3ヵ月未満の乳児。
〔生後3ヵ月未満の用法がある製剤に記載すること。〕
2. 次の人は服用前に医師，薬剤師又は登録販売者に相談すること
(1) 医師の治療を受けている人。
(2) 妊婦又は妊娠していると思われる人。
(3) 胃腸の弱い人。
(4) 高齢者。
〔1日最大配合量が甘草として1g以上（エキス剤については原生薬に換算して1g以上）含有する製剤に記載すること。〕
(5) 今までに薬などにより発疹・発赤，かゆみ等を起こしたことがある人。
(6) 次の症状のある人。
  むくみ
〔1日最大配合量が甘草として1g以上（エキス剤については原生薬に換算して1g以上）含有する製剤に記載すること。〕
(7) 次の診断を受けた人。
高血圧，心臓病，腎臓病

〔1日最大配合量が甘草として1g以上（エキス剤については原生薬に換算して1g以上）含有する製剤に記載すること。〕

2'. 服用が適さない場合があるので，服用前に医師，薬剤師又は登録販売者に相談すること
〔2.の項目の記載に際し，十分な記載スペースがない場合には2'.を記載すること。〕
3. 服用に際しては，説明文書をよく読むこと
4. 直射日光の当たらない（湿気の少ない）涼しい所に（密栓して）保管すること
〔（ ）内は必要とする場合に記載すること。〕

JPS漢方顆粒-34号 ジェーピーエス製薬㈱
区分 第2類
組成 顆（淡黄褐）：3包(6g)中 当帰四逆加呉茱萸生姜湯乾燥エキス散4.48g（トウキ・ケイヒ・シャクヤク・モクツウ各2.4g，サイシン・カンゾウ・ゴシュユ各1.6g，タイソウ4g，ショウキョウ0.8g）
添加 ステアリン酸マグネシウム，ショ糖脂肪酸エステル，乳糖水和物，二酸化ケイ素
適応 体力中等度以下で，手足の冷えを感じ，下肢の冷えが強く，下肢又は下腹部が痛くなりやすいものの次の諸症：冷え症，しもやけ，頭痛，下腹部痛，腰痛，下痢，月経痛
用法 1回15才以上1包，14〜7才2/3，6〜4才1/2，1日3回食前又は食間。4才未満は服用しない
包装 180包

JPS当帰四逆加呉茱萸生姜湯エキス錠N ジェーピーエス製薬㈱
区分 第2類
組成 錠（淡灰褐）：12錠中 当帰四逆加呉茱萸生姜湯乾燥エキス散2.8g（トウキ・ケイヒ・シャクヤク・モクツウ各1.5g，サイシン・カンゾウ・ゴシュユ各1g，タイソウ2.5g，ショウキョウ0.5g）
添加 二酸化ケイ素，無水ケイ酸，カルメロースカルシウム（CMC-Ca），ステアリン酸マグネシウム，トウモロコシデンプン
適応 体力中等度以下で，手足の冷えを感じ，下肢の冷えが強く，下肢又は下腹部が痛くなりやすいものの次の諸症：冷え症，しもやけ，頭痛，下腹部痛，腰痛，下痢，月経痛
用法 1回15才以上4錠，14〜7才3錠，6〜5才2錠，1日3回食前又は食間。5才未満は服用しない
包装 260錠

ウチダの順血温補湯（分包） ㈱ウチダ和漢薬
区分 第2類
組成 細：3包(6g)中 当帰四逆加呉茱萸生姜湯エキス2.88g（トウキ・ケイヒ・シャクヤク・モクツウ各1.5g，サイシン・カンゾウ・ゴシュユ各1g，タイソウ2.5g，ショウキョウ0.5g）
添加 乳糖水和物，バレイショデンプン，メタケイ酸アルミン酸マグネシウム
適応 手足の冷えを感じ，下肢が冷えると下肢又は下腹部が痛くなりやすいものの次の諸症：しもやけ，頭痛，下腹部痛，腰痛
用法 1回15才以上1包，14〜7才2/3，6〜4才1/2，1日3回食前又は食間。4才未満は服用しない
包装 300包

ウチダの当帰四逆加呉茱萸生姜湯 ㈱ウチダ和漢薬
区分 第2類
組成 煎：1袋中 トウキ3g，ケイヒ3g，シャクヤク3g，モクツウ3g，サイシン2g，カンゾウ2g，ゴシュユ2g，タイソウ5g，ショウキョウ1g
適応 冷え症で手足厥冷し，頭痛，悪寒，胸満，嘔吐，下痢，腰痛，下腹痛などを伴うもの：凍傷，手足冷感，坐骨神経痛，婦人下腹痛
用法 15才以上1日1袋を煎じ2〜3回に分けて食前1時間又は食間空腹時に温服。15才未満は服用しない
包装 30袋

ウチダの当帰四逆加呉茱萸生姜湯エキス散 ㊀　㈱ウチダ和漢薬
- [区分] 第2類
- [組成] 細：6g中 当帰四逆加呉茱萸生姜湯エキス2.88g（トウキ・ケイヒ・シャクヤク・モクツウ各1.5g、サイシン・カンゾウ・ゴシュユ各1g、タイソウ2.5g、ショウキョウ0.5g）
- [添加] 乳糖水和物、バレイショデンプン、メタケイ酸アルミン酸マグネシウム
- [適応] 体力中等度以下で、手足の冷えを感じ、下肢の冷えが強く、下肢又は下腹部が痛くなりやすいものの次の諸症：冷え症、しもやけ、頭痛、下腹部痛、腰痛、下痢、月経痛
- [用法] 1回1才以上2g、14〜7才⅔、6〜4才½、1日3回食前又は食間。4才未満は服用しない
- [包装] 500g

シモラS「コタロー」㊀　小太郎漢方製薬㈱
- [区分] 第2類
- [組成] 錠（茶）：12錠中 水製エキス2.85g（トウキ・ケイヒ・シャクヤク・モクツウ各1.5g、サイシン・カンゾウ・ゴシュユ各1g、タイソウ2.5g、ショウキョウ0.5g）
- [添加] 酸化チタン、ステアリン酸マグネシウム、タルク、ヒプロメロース（ヒドロキシプロピルメチルセルロース）、粉末飴、メタケイ酸アルミン酸マグネシウム、カラメル、カルナウバロウ、サラシミツロウ
- [適応] 手足の冷えを感じ、下肢が冷えると下肢又は下腹部が痛くなりやすいものの次の諸症：しもやけ、頭痛、下腹部痛、腰痛
- [用法] 1回15才以上4錠、14〜7才3錠、6〜5才2錠、1日3回食前又は食間。5才未満は服用しない
- [包装] 180錠

錠剤当帰四逆加呉生姜湯 ㊀　一元製薬㈱-㈱イチゲン
- [区分] 第2類
- [組成] 錠（褐）：100錠中 トウキ末3g、ケイヒ末3g、シャクヤク末3g、カンゾウ末1.9g、ショウキョウ末4.1g、モクツウ末3g、サイシン末1.9g、タイソウ末5.2g、ゴシュユ末1.9g、当帰四逆加呉茱萸生姜湯水性エキス3g（トウキ・ケイヒ・シャクヤク・モクツウ各3.3g、サイシン・カンゾウ・ゴシュユ各2.3g、タイソウ5.5g、ゴシュユ4.4g）
- [適応] 体力中等度以下で、手足の冷えを感じ、下肢の冷えが強く、下肢又は下腹部が痛くなりやすいものの次の諸症：冷え症、しもやけ、頭痛、下腹部痛、腰痛、下痢、月経痛
- [用法] 成人1回6〜8錠1日3回食前1時間
- [包装] 350錠〔Ⓐ3,500Ⓑ1,750〕、1000錠〔Ⓐ8,400Ⓑ4,200〕、2000錠〔Ⓐ15,000Ⓑ7,500〕

当帰四逆加呉茱萸生姜湯 ㊀　東洋漢方製薬㈱
- [区分] 第2類
- [組成] 煎：1包（23.5g）中 トウキ3g、ケイヒ3g、シャクヤク3g、モクツウ3g、サイシン2g、カンゾウ2g、タイソウ5g、ゴシュユ1.5g、ショウキョウ1g
- [適応] 手足の冷えを感じ、下肢が冷えると下肢又は下腹部が痛くなりやすいものの次の諸症：しもやけ、頭痛、下腹部痛、腰痛
- [用法] 15才以上1日1包を煎じ2〜3回に分けて食間1時間又は食間空腹時に温服。14〜7才⅔、6〜4才½、1日3回。4才未満は服用しない
- [包装] 100包〔Ⓑ14,175〕

当帰四逆加呉茱萸生姜湯エキス〔細粒〕48 ㊀　松浦薬業㈱-松浦漢方㈱
- [区分] 第2類
- [組成] 細：3包（6g）又は6g中 当帰四逆加呉茱萸生姜湯水製エキス4g（乾燥物換算で約2gに相当）（トウキ・ケイヒ・シャクヤク・モクツウ各1.5g、サイシン・カンゾウ・ゴシュユ各1g、タイソウ2.5g、ショウキョウ0.5g）
- [添加] メタケイ酸アルミン酸マグネシウム、ヒプロメロース（ヒドロキシプロピルメチルセルロース）、乳糖、バレイショデンプン、香料
- [適応] 体力中等度以下で、手足の冷えを感じ、下肢の冷えが強く、下肢又は下腹部が痛くなりやすいものの次の諸症：冷え症、しもやけ、頭痛、下腹部痛、腰痛、下痢、月経痛
- [用法] 1回15才以上1包又は2g、14〜7才⅔、6〜4才½、3〜2才⅓、2才未満¼、1日3回食前又は食間。1才未満には、医師の診療を受けさせることを優先し、止むを得ない場合にだけ服用させる。3ヵ月未満は服用しない
- [包装] 500g、48包〔Ⓐ4,620（税込み）〕、300包

当帰四逆加呉茱萸生姜湯エキス細粒G「コタロー」㊀　小太郎漢方製薬㈱
- [区分] 第2類
- [組成] 細：3包（7.2g）中 水製エキス4.8g（トウキ・ケイヒ・シャクヤク・モクツウ各2.4g、サイシン・カンゾウ・ゴシュユ各1.6g、タイソウ4g、ショウキョウ0.8g）
- [添加] ステアリン酸マグネシウム、トウモロコシデンプン、乳糖水和物、プルラン、メタケイ酸アルミン酸マグネシウム
- [適応] 手足の冷えを感じ、下肢が冷えると下肢又は下腹部が痛くなりやすいものの次の諸症：しもやけ、頭痛、下腹部痛、腰痛
- [用法] 1回15才以上1包、14〜7才⅔、6〜4才½、1日3回食前又は食間。4才未満は服用しない
- [包装] 90包

当帰四逆加呉茱萸生姜湯エキス錠〔大峰〕㊀　大峰堂薬品工業㈱-伸和製薬㈱、日邦薬品工業㈱
- [区分] 第2類
- [組成] 錠（淡褐）：12錠中 当帰四逆加呉茱萸生姜湯エキス1800mg（トウキ・ケイヒ・シャクヤク・モクツウ各1.5g、サイシン・カンゾウ・ゴシュユ各1g、タイソウ2.5g、ショウキョウ0.5g）
- [添加] ステアリン酸マグネシウム、カルメロースカルシウム（CMC-Ca）、セルロース、水酸化アルミナマグネシウム、メタケイ酸アルミン酸マグネシウム、乳糖
- [適応] 体力中等度以下で、手足の冷えを感じ、下肢の冷えが強く、下肢又は下腹部が痛くなりやすいものの次の諸症：冷え症、しもやけ、頭痛、下腹部痛、腰痛、下痢、月経痛
- [用法] 1回15才以上4錠、14〜7才3錠、6〜5才2錠、1日3回食前又は食間。5才未満は服用しない
- [包装] 240錠〔Ⓐ3,675（税込み）〕

当帰四逆加呉茱萸生姜湯エキス錠クラシエ ㊀　クラシエ製薬㈱-クラシエ薬品㈱
- [区分] 第2類
- [組成] 錠（褐）：12錠（4800mg）中 当帰四逆加呉茱萸生姜湯エキス粉末2500mg（トウキ・ケイヒ・シャクヤク・モクツウ各1.5g、サイシン・カンゾウ・ゴシュユ各1g、タイソウ2.5g、ショウキョウ0.5g）
- [添加] ケイ酸アルミニウム、カルメロースカルシウム（CMC-Ca）、ステアリン酸マグネシウム、セルロース
- [適応] 体力中等度以下で、手足の冷えを感じ、下肢の冷えが強く、下肢又は下腹部が痛くなりやすいものの次の諸症：冷え症、しもやけ、頭痛、下腹部痛、腰痛、下痢、月経痛
- [用法] 1回15才以上4錠、14〜7才3錠、6〜5才2錠、1日3回食前又は食間。5才未満は服用しない
- [包装] 48錠〔Ⓐ1,280（税込み）〕

当帰四逆加呉茱萸生姜湯「タキザワ」㊀　㈱タキザワ漢方廠
- [区分] 第2類
- [組成] 煎：2包（24g）中 トウキ3g、ケイヒ3g、シャクヤク3g、モクツウ3g、サイシン2g、カンゾウ2g、タイソウ5g、ゴシュユ2g、ショウキョウ1g
- [適応] 体力中等度以下で、手足の冷えを感じ、下肢の冷えが強く、下肢又は下腹部が痛くなりやすいものの次の諸症：冷え症、しもやけ、頭痛、下腹部痛、腰痛、下痢、月経痛
- [用法] 15才以上1回1包を煎じ、1日2回朝夕空腹時に服用。15才未満は服用しない
- [包装] 120包〔Ⓐ28,350（税込み）Ⓑ14,175（税込み）〕

当帰四逆呉姜粒状 ㊀　長倉製薬㈱-日邦薬品工業㈱
- [区分] 第2類
- [組成] 顆（茶褐）：5.7g中 トウキ0.8g、ケイヒ0.5g、シャクヤク0.8g、サイシン0.6g、カンゾウ0.35g、ゴシュユ0.8g、ショウキョウ0.8g、モクツウ0.8g、タイソウ0.5g
- [適応] 凍傷、坐骨神経痛、腰痛（疝痛）、慢性腹膜炎、冷え症による婦人の腰痛、腹痛
- [用法] 1回成人1.9g、15〜8才½、7〜5才⅓、4〜2才⅙、1才〜3ヵ月

一般用漢方製剤

½，1日3回食前又は食間。1才未満には，止むを得ない場合の他は服用させない。3ヵ月未満は服用しない
包装 500g〔Ⓑ8,000〕

トーゴシュウ㊀　大杉製薬㈱
区分 第2類
組成 顆(赤褐)：3包(9g)中 当帰四逆加呉茱萸生姜湯エキス4.6g(トウキ・ケイヒ・シャクヤク・モクツウ各3g，サイシン・カンゾウ・ゴシュユ各2g，タイソウ5g，ショウキョウ1g)
添加 乳糖，トウモロコシデンプン，ステアリン酸マグネシウム
適応 体力中等度以下で，手足の冷えを感じ，下肢の冷えが強く，下肢又は下腹部が痛くなりやすいものの次の諸症：冷え症，しもやけ，頭痛，下腹部痛，腰痛，下痢，月経痛
用法 1回15才以上1包，14〜7才⅔，6〜4才½，1日3回食前又は食間
包装 45包〔Ⓐ4,200〕

ベルクリーン錠㊀　クラシエ製薬㈱-クラシエ薬品㈱
区分 第2類
組成 錠(暗褐)：12錠(4800mg)中 当帰四逆加呉茱萸生姜湯エキス粉末2500mg(トウキ・ケイヒ・シャクヤク・モクツウ各1.5g，サイシン・カンゾウ・ゴシュユ各1g，タイソウ2.5g，ショウキョウ0.5g)
添加 ケイ酸アルミニウム，カルメロースカルシウム(CMC-Ca)，ステアリン酸マグネシウム，セルロース
適応 体力中等度以下で，手足の冷えを感じ，下肢の冷えが強く，下肢又は下腹部が痛くなりやすいものの次の諸症：冷え症，しもやけ，頭痛，下腹部痛，腰痛，下痢，月経痛
用法 1回15才以上4錠，14〜7才3錠，6〜5才2錠，1日3回食前又は食間。5ヵ月未満は服用しない
包装 72錠〔Ⓐ1,554(税込み)〕

ホノミオンケツ錠㊀　剤盛堂薬品㈱
区分 第2類
組成 錠(淡褐)：18錠(3.6g)中 当帰四逆加呉茱萸生姜湯水製エキス1.8g(カンゾウ・ゴシュユ・サイシン各1g，ケイヒ・シャクヤク・トウキ・モクツウ各1.5g，タイソウ2.5g，ショウキョウ0.5g)
添加 カルメロースカルシウム(CMC-Ca)，結晶セルロース，ステアリン酸マグネシウム，トウモロコシデンプン，乳糖，メタケイ酸アルミン酸マグネシウム
適応 体力中等度以下で，手足の冷えを感じ，下肢の冷えが強く，下肢又は下腹部が痛くなりやすいものの次の諸症：冷え症，しもやけ，頭痛，下腹部痛，腰痛，下痢，月経痛
用法 1回成人6錠，14〜7才4錠，6〜5才3錠，1日3回食間。5才未満は服用しない

当帰四逆湯（トウキシギャクトウ）

〔基準〕

(平成20年9月30日 厚生労働省医薬食品局審査管理課長通知による)

1. 成分・分量
   当帰1.8〜4，桂皮1.8〜4，芍薬1.8〜4，木通2〜3，大棗1.8〜6.5，細辛1.8〜3，甘草1.2〜2.5
2. 用法・用量
   湯
3. 効能・効果
   体力中等度以下で，手足が冷えて下腹部が痛くなりやすいものの次の諸症：しもやけ，下腹部痛，腰痛，下痢，月経痛，冷え症

〔使用上の注意〕

(平成25年3月27日 厚生労働省医薬食品局安全対策課長・審査管理課長通知による)

【添付文書等に記載すべき事項】
『してはいけないこと』
(守らないと現在の症状が悪化したり，副作用が起こりやすくなる)

次の人は服用しないこと
生後3ヵ月未満の乳児。
〔生後3ヵ月未満の用法がある製剤に記載すること。〕

『相談すること』
1. 次の人は服用前に医師，薬剤師又は登録販売者に相談すること
   (1) 医師の治療を受けている人。
   (2) 妊婦又は妊娠していると思われる人。
   (3) 胃腸の弱い人。
   (4) 高齢者。
      〔1日最大配合量が甘草として1g以上（エキス剤については原生薬に換算して1g以上）含有する製剤に記載すること。〕
   (5) 今までに薬などにより発疹・発赤，かゆみ等を起こしたことがある人。
   (6) 次の症状のある人。
      むくみ
      〔1日最大配合量が甘草として1g以上（エキス剤については原生薬に換算して1g以上）含有する製剤に記載すること。〕
   (7) 次の診断を受けた人。
      高血圧，心臓病，腎臓病
      〔1日最大配合量が甘草として1g以上（エキス剤については原生薬に換算して1g以上）含有する製剤に記載すること。〕
2. 服用後，次の症状があらわれた場合は副作用の可能性があるので，直ちに服用を中止し，この文書を持って医師，薬剤師又は登録販売者に相談すること

関係部位	症　　状
皮　膚	発疹・発赤，かゆみ

まれに下記の重篤な症状が起こることがある。その場合は直ちに医師の診療を受けること。

症状の名称	症　　状
偽アルドステロン症，ミオパチー	手足のだるさ，しびれ，つっぱり感やこわばりに加えて，脱力感，筋肉痛があらわれ，徐々に強くなる。

〔1日最大配合量が甘草として1g以上（エキス剤につ

いては原生薬に換算して1g以上）含有する製剤に記
　　　載すること。〕
3. 1ヵ月位（下腹部痛，下痢に服用する場合には5～6回）服
　用しても症状がよくならない場合は服用を中止し，この文
　書を持って医師，薬剤師又は登録販売者に相談すること
4. 長期連用する場合には，医師，薬剤師又は登録販売者に
　相談すること
　　　〔1日最大配合量が甘草として1g以上（エキス剤につ
　　　いては原生薬に換算して1g以上）含有する製剤に記
　　　載すること。〕
〔用法及び用量に関連する注意として，用法及び用量の項目
に続いて以下を記載すること。〕
(1) 小児に服用させる場合には，保護者の指導監督のもと
　　に服用させること。
　　　〔小児の用法及び用量がある場合に記載すること。〕
(2) 〔小児の用法がある場合，剤形により，次に該当する場合
　　には，そのいずれかを記載すること。〕
　1) 3歳以上の幼児に服用させる場合には，薬剤がのどに
　　つかえることのないよう，よく注意すること。
　　　〔5歳未満の幼児の用法がある錠剤・丸剤の場合に記載
　　　すること。〕
　2) 幼児に服用させる場合には，薬剤がのどにつかえる
　　ことのないよう，よく注意すること。
　　　〔3歳未満の用法及び用量を有する丸剤の場合に記載
　　　すること。〕
　3) 1歳未満の乳児には，医師の診療を受けさせることを
　　優先し，やむを得ない場合にのみ服用させること。
　　　〔カプセル剤及び錠剤・丸剤以外の製剤の場合に記載
　　　すること。なお，生後3ヵ月未満の用法がある製剤の
　　　場合，「生後3ヵ月未満の乳児」を『してはいけないこ
　　　と』に記載し，用法及び用量欄には記載しないこと。〕

保管及び取扱い上の注意
(1) 直射日光の当たらない（湿気の少ない）涼しい所に（密
　　栓して）保管すること。
　　　〔（ ）内は必要とする場合に記載すること。〕
(2) 小児の手の届かない所に保管すること。
(3) 他の容器に入れ替えないこと。（誤用の原因になった
　　り品質が変わる。）
　　　〔容器等の個々に至適表示がなされていて，誤用のお
　　　それのない場合には記載しなくてもよい。〕

【外部の容器又は外部の被包に記載すべき事項】
注意
1. 次の人は服用しないこと
　　生後3ヵ月未満の乳児。
　　　〔生後3ヵ月未満の用法がある製剤に記載すること。〕
2. 次の人は服用前に医師，薬剤師又は登録販売者に相談す
　ること
(1) 医師の治療を受けている人。
(2) 妊婦又は妊娠していると思われる人。
(3) 胃腸の弱い人。
(4) 高齢者。
　　　〔1日最大配合量が甘草として1g以上（エキス剤につ
　　　いては原生薬に換算して1g以上）含有する製剤に記
　　　載すること。〕
(5) 今までに薬などにより発疹・発赤，かゆみ等を起こし
　　たことがある人。
(6) 次の症状のある人。
　　むくみ
　　　〔1日最大配合量が甘草として1g以上（エキス剤につ
　　　いては原生薬に換算して1g以上）含有する製剤に記
　　　載すること。〕
(7) 次の診断を受けた人。
　　高血圧，心臓病，腎臓病
　　　〔1日最大配合量が甘草として1g以上（エキス剤につ

　　　いては原生薬に換算して1g以上）含有する製剤に記
　　　載すること。〕
2′. 服用が適さない場合があるので，服用前に医師，薬剤師
　又は登録販売者に相談すること
　　　〔2.の項目の記載に際し，十分な記載スペースがない
　　　場合には2′.を記載すること。〕
3. 服用に際しては，説明文書をよく読むこと
4. 直射日光の当たらない（湿気の少ない）涼しい所に（密栓
　して）保管すること
　　　〔（ ）内は必要とする場合に記載すること。〕

帯子（エキス顆粒） ㊀　　㈱建林松鶴堂
区分 第2類
組成 顆 （淡褐）：3包(6g)中 当帰四逆湯水製乾燥エキス0.8g（トウキ・タイソウ・ケイヒ・シャクヤク各1.5g, サイシン・カンゾウ・モクツウ各1g）
添加 乳糖，バレイショデンプン
適応 体力中等度以下で，手足が冷えて下腹部が痛くなりやすいものの次の諸症：しもやけ，下腹部痛，腰痛，下痢，月経痛，冷え症
用法 1回成人1包，14～7才2/3，6～4才1/2，3～2才1/3，2才未満1/4，1日3回食間。1才未満には，医師の診療を受けさせることを優先し，止むを得ない場合にだけ服用させる。3ヵ月未満は服用しない
包装 30包〔Ⓐ2,940(税込み)〕，90包〔Ⓐ7,140(税込み)〕

当帰芍薬散 トウキシャクヤクサン

〔基準〕

(平成20年9月30日 厚生労働省医薬食品局審査管理課長通知による)

1. 成分・分量
    当帰3～3.9, 川芎3, 芍薬4～16, 茯苓4～5, 白朮4～5 (蒼朮も可), 沢瀉4～12
2. 用法・用量
    (1)散：1回1～2g 1日3回 (2)湯
3. 効能・効果
    体力虚弱で, 冷え症で貧血の傾向があり疲労しやすく, ときに下腹部痛, 頭重, めまい, 肩こり, 耳鳴り, 動悸などを訴えるものの次の諸症：月経不順, 月経異常, 月経痛, 更年期障害, 産前産後あるいは流産による障害 (貧血, 疲労倦怠, めまい, むくみ), めまい・立ちくらみ, 頭重, 肩こり, 腰痛, 足腰の冷え症, しもやけ, むくみ, しみ, 耳鳴り

〔使用上の注意〕

(平成25年3月27日 厚生労働省医薬食品局安全対策課長・審査管理課長通知による)

【添付文書等に記載すべき事項】

『してはいけないこと』
(守らないと現在の症状が悪化したり, 副作用が起こりやすくなる)

次の人は服用しないこと
　生後3ヵ月未満の乳児。
　〔生後3ヵ月未満の用法がある製剤に記載すること。〕

『相談すること』
1. 次の人は服用前に医師, 薬剤師又は登録販売者に相談すること
    (1) 医師の治療を受けている人。
    (2) 胃腸の弱い人。
    (3) 今までに薬などにより発疹・発赤, かゆみ等を起こしたことがある人。
2. 服用後, 次の症状があらわれた場合は副作用の可能性があるので, 直ちに服用を中止し, この文書を持って医師, 薬剤師又は登録販売者に相談すること

関係部位	症　　状
皮　膚	発疹・発赤, かゆみ
消化器	食欲不振, 胃部不快感

3. 1ヵ月位服用しても症状がよくならない場合は服用を中止し, この文書を持って医師, 薬剤師又は登録販売者に相談すること

〔用法及び用量に関連する注意として, 用法及び用量の項目に続けて以下を記載すること。〕
    (1) 小児に服用させる場合には, 保護者の指導監督のもとに服用させること。
        〔小児の用法及び用量がある場合に記載すること。〕
    (2) 〔小児の用法がある場合, 剤形により, 次に該当する場合のいずれかを記載すること。〕
        1) 3歳以上の幼児に服用させる場合には, 薬剤がのどにつかえることのないよう, よく注意すること。
            〔5歳未満の幼児の用法がある錠剤・丸剤の場合に記載すること。〕
        2) 幼児に服用させる場合には, 薬剤がのどにつかえることのないよう, よく注意すること。
            〔3歳未満の用法及び用量を有する丸剤の場合に記載すること。〕
        3) 1歳未満の乳児には, 医師の診療を受けさせることを優先し, やむを得ない場合にのみ服用させること。
            〔カプセル剤及び錠剤・丸剤以外の製剤の場合に記載すること。なお, 生後3ヵ月未満の用法がある製剤の場合, 「生後3ヵ月未満の乳児」を『してはいけないこと』に記載し, 用法及び用量欄には記載しないこと。〕

保管及び取扱い上の注意
(1) 直射日光の当たらない (湿気の少ない) 涼しい所に (密栓して) 保管すること。
    〔( ) 内は必要とする場合に記載すること。〕
(2) 小児の手の届かない所に保管すること。
(3) 他の容器に入れ替えないこと。(誤用の原因になったり品質が変わる。)
    〔容器等の個々に至適表示がなされていて, 誤用のおそれのない場合には記載しなくてもよい。〕

【外部の容器又は外部の被包に記載すべき事項】

注意
1. 次の人は服用しないこと
    生後3ヵ月未満の乳児。
    〔生後3ヵ月未満の用法がある製剤に記載すること。〕
2. 次の人は服用前に医師, 薬剤師又は登録販売者に相談すること
    (1) 医師の治療を受けている人。
    (2) 胃腸の弱い人。
    (3) 今までに薬などにより発疹・発赤, かゆみ等を起こしたことがある人。
2′. 服用が適さない場合があるので, 服用前に医師, 薬剤師又は登録販売者に相談すること
    〔2.の項目の記載に際し, 十分な記載スペースがない場合には2′.を記載すること。〕
3. 服用に際しては, 説明文書をよく読むこと
4. 直射日光の当たらない (湿気の少ない) 涼しい所に (密栓して) 保管すること
    〔( ) 内は必要とする場合に記載すること。〕

JPS漢方顆粒-35号㊀　　ジェーピーエス製薬㈱

区分 第2類

組成 顆 (淡褐)：3包(6g)中 当帰芍薬散料乾燥エキス3.68g (トウキ・センキュウ各2.4g, シャクヤク・ブクリョウ・ソウジュツ・タクシャ各3.2g)

添 ステアリン酸マグネシウム, ショ糖脂肪酸エステル, 乳糖水和物

適応 体力虚弱で, 冷え症で貧血の傾向があり疲労しやすく, ときに下腹部痛, 頭重, めまい, 肩こり, 耳鳴り, 動悸などを訴えるものの次の諸症：月経不順, 月経異常, 月経痛, 更年期障害, 産前産後あるいは流産による障害 (貧血, 疲労倦怠, めまい, むくみ), めまい・立ちくらみ, 頭重, 肩こり, 腰痛, 足腰の冷え症, しもやけ, むくみ, しみ, 耳鳴り

用法 1回15才以上1包, 14～7才2/3, 6～4才1/2, 1日3回食前又は食間。4才未満は服用しない

包装 180包

JPS当帰芍薬散料エキス錠N㊀　　ジェーピーエス製薬㈱

区分 第2類

組成 錠 (灰褐～淡灰褐)：12錠中 当帰芍薬散料乾燥エキス2.3g (トウキ・センキュウ各1.5g, シャクヤク・ブクリョウ・ソウジュツ・タクシャ各2g)

添 無水ケイ酸, ケイ酸アルミニウム, カルメロースカルシウム (CMC-Ca), ステアリン酸マグネシウム, 乳糖水和物

適応 体力虚弱で, 冷え症で貧血の傾向があり疲労しやすく, ときに下腹部痛, 頭重, めまい, 肩こり, 耳鳴り, 動悸などを訴えるものの次の諸症：月経不順, 月経異常, 月経痛, 更年期障害, 産前産後あるいは流産による障害 (貧血, 疲労倦怠, めまい, むくみ), めまい・立ちくらみ, 頭重, 肩こり, 腰痛, 足腰の冷え症, しもやけ, むくみ, しみ, 耳鳴り

用法 1回15才以上4錠, 14～7才3錠, 6～5才2錠, 1日3回食前又は食

間。5才未満は服用しない
包装 260錠

ウチダの当帰芍薬散 ㈱ウチダ和漢薬
区分 第2類
組成 散：22g中 トウキ3g, センキュウ3g, シャクヤク4g, ブクリョウ4g, ソウジュツ4g, タクシャ4g
適応 比較的に体力が乏しく, 冷え症で貧血の傾向があり疲労しやすく, ときに下腹部痛, 頭重, めまい, 肩こり, 耳鳴り, 動悸などを訴える次の諸症：月経不順, 月経異常, 月経痛, 更年期障害, 産前産後あるいは流産による障害（貧血, 疲労倦怠, めまい, むくみ), めまい, 頭重, 肩こり, 腰痛, 足腰の冷え症, しもやけ, むくみ, しみ
用法 15才以上1回1～2g1日3回食前1時間又は食間空腹時。15才未満は服用しない
包装 100g×5

ウチダの当帰芍薬散料 ㈱ウチダ和漢薬
区分 第2類
組成 煎：1袋(22g)中 トウキ3g, センキュウ3g, シャクヤク4g, ブクリョウ4g, ソウジュツ4g, タクシャ4g
適応 比較的に体力が乏しく, 冷え症で貧血の傾向があり疲労しやすく, ときに下腹部痛, 頭重, めまい, 肩こり, 耳鳴り, 動悸などを訴える次の諸症：月経不順, 月経異常, 月経痛, 更年期障害, 産前産後あるいは流産による障害（貧血, 疲労倦怠, めまい, むくみ), めまい, 頭重, 肩こり, 腰痛, 足腰の冷え症, しもやけ, むくみ, しみ
用法 15才以上1日1袋を煎じ3回に分けて食前1時間又は食間空腹時に温服。15才未満は服用しない
包装 30袋

ウチダの当帰芍薬散料エキス散 ㈱ウチダ和漢薬
区分 第2類
組成 細：6g中 当帰芍薬散料エキス2.7g（トウキ・センキュウ各1.5g, シャクヤク・ブクリョウ・ソウジュツ・タクシャ各2g）
添加 乳糖水和物, バレイショデンプン, メタケイ酸アルミン酸マグネシウム, ヒドロキシプロピルセルロース
適応 体力虚弱で, 冷え症で貧血の傾向があり疲労しやすく, ときに下腹部痛, 頭重, めまい, 肩こり, 耳鳴り, 動悸などを訴えるものの次の諸症：月経不順, 月経異常, 月経痛, 更年期障害, 産前産後あるいは流産による障害（貧血, 疲労倦怠, めまい, むくみ), めまい・立ちくらみ, 頭重, 肩こり, 腰痛, 足腰の冷え症, しもやけ, むくみ, しみ, 耳鳴り
用法 1回15才以上2g, 14～7才2/3, 6～4才1/2, 1日3回食前又は食間。4才未満は服用しない
包装 500g

ウチダの婦徳安潤 ㈱ウチダ和漢薬
区分 第2類
組成 細（褐）：3包(6g)中 当帰芍薬散料エキス2.7g（トウキ・センキュウ各1.5g, シャクヤク・ブクリョウ・ソウジュツ・タクシャ各2g）
添加 乳糖水和物, バレイショデンプン, メタケイ酸アルミン酸マグネシウム, ヒドロキシプロピルセルロース
適応 比較的に体力が乏しく, 冷え症で貧血の傾向があり疲労しやすく, ときに下腹部痛, 頭重, めまい, 肩こり, 耳鳴り, 動悸などを訴える次の諸症：月経不順, 月経異常, 月経痛, 更年期障害, 産前産後あるいは流産による障害（貧血, 疲労倦怠, めまい, むくみ), めまい, 頭重, 肩こり, 腰痛, 足腰の冷え症, しもやけ, むくみ, しみ
用法 1回15才以上1包, 14～7才2/3, 6～4才1/2, 1日3回食前又は食間。4才未満は服用しない
包装 300包

カイケツEP錠 剤盛堂薬品㈱
区分 第2類
組成 錠（淡褐）：18錠(3.6g)中 当帰芍薬散料エキス1.6g（シャクヤク・タクシャ・ビャクジュツ・ブクリョウ各1.44g, センキュウ・トウキ各1.08g), シャクヤク末0.131g, センキュウ末0.098g, タクシャ末0.131g, トウキ末0.098g, ビャクジュツ末0.131g, ブクリョウ末0.131g
添加 軽質無水ケイ酸, ステアリン酸マグネシウム, 乳糖, バレイショデンプン, ヒドロキシプロピルセルロース
適応 体力虚弱で, 冷え症で貧血の傾向があり疲労しやすく, ときに下腹部痛, 頭重, めまい, 肩こり, 耳鳴り, 動悸などを訴えるものの次の諸症：月経不順, 月経異常, 月経痛, 更年期障害, 産前産後あるいは流産による障害（貧血, 疲労倦怠, めまい, むくみ), めまい・立ちくらみ, 頭重, 肩こり, 腰痛, 足腰の冷え症, しもやけ, むくみ, しみ, 耳鳴り
用法 1回15才以上6錠, 14～7才4錠, 6～5才3錠, 1日3回食前又は食間。5才未満は服用しない

かんぽう咲々当帰芍薬散 松浦薬業㈱-松浦漢方㈱
区分 第2類
組成 散：3包(4.5g)又は4.5g中 トウキ0.614g, センキュウ0.614g, シャクヤク0.818g, ブクリョウ0.818g, ビャクジュツ0.818g, タクシャ0.818g
適応 体力虚弱で, 冷え症で貧血の傾向があり疲労しやすく, ときに下腹部痛, 頭重, めまい, 肩こり, 耳鳴り, 動悸などを訴えるものの次の諸症：月経不順, 月経異常, 月経痛, 更年期障害, 産前産後あるいは流産による障害（貧血, 疲労倦怠, めまい, むくみ), めまい・立ちくらみ, 頭重, 肩こり, 腰痛, 足腰の冷え症, しもやけ, むくみ, しみ, 耳鳴り
用法 1回15才以上1包又は1.5g, 14～7才2/3, 6～4才1/2, 3～2才1/3, 2才未満1/4, 1日3回食前又は食間。1才未満には, 医師の診療を受けさせることを優先し, 止むを得ない場合にだけ服用させる。3ヵ月未満は服用しない
包装 24包〔Ⓐ1,680(税込み)〕, 500g

クラシエ当帰芍薬散錠 クラシエ製薬㈱-クラシエ薬品㈱
区分 第2類
組成 錠（淡褐）：12錠(4800mg)中 トウキ末409mg, センキュウ末409mg, シャクヤク末546mg, ブクリョウ末546mg, ソウジュツ末546mg, タクシャ末546mg
添加 ヒドロキシプロピルセルロース, ケイ酸アルミニウム, ステアリン酸マグネシウム, セルロース
適応 体力虚弱で, 冷え症で貧血の傾向があり疲労しやすく, ときに下腹部痛, 頭重, めまい, 肩こり, 耳鳴り, 動悸などを訴えるものの次の諸症：月経不順, 月経異常, 月経痛, 更年期障害, 産前産後あるいは流産による障害（貧血, 疲労倦怠, めまい, むくみ), めまい・立ちくらみ, 頭重, 肩こり, 腰痛, 足腰の冷え症, しもやけ, むくみ, しみ, 耳鳴り
用法 1回15才以上4錠, 14～7才3錠, 6～5才2錠, 1日3回食前又は食間。5才未満は服用しない
包装 48錠〔Ⓐ980(税込み)〕, 96錠〔Ⓐ1,880(税込み)〕, 180錠〔Ⓐ3,150(税込み)〕

サンワ当帰芍薬散料エキス顆粒 三和生薬㈱
区分 第2類
組成 顆：6g中 当帰芍薬散料希エタノール(20%)エキス2.1g（トウキ・センキュウ各1.5g, シャクヤク・ブクリョウ・ソウジュツ・タクシャ各2g）
添加 乳糖, バレイショデンプン
適応 比較的に体力が乏しく, 冷え症で貧血の傾向があり疲労しやすく, ときに下腹部痛, 頭重, めまい, 肩こり, 耳鳴り, 動悸などを訴える次の諸症：月経不順, 月経異常, 月経痛, 更年期障害, 産前産後あるいは流産による障害（貧血, 疲労倦怠, めまい, むくみ), めまい, 頭重, 肩こり, 腰痛, 足腰の冷え症, しもやけ, むくみ, しみ
用法 1回15才以上2g, 14～7才1.4g, 6～4才1g, 1日3回食前又は食間。

サンワ当帰芍薬散料エキス細粒「分包」 三和生薬㈱
区分 第2類
組成 細：3包(6g)中 当帰芍薬散料希エタノール(20%)エキス2.1g（トウキ・センキュウ各1.5g, シャクヤク・ブクリョウ・ソウジュツ・タクシャ各2g）
添加 乳糖, バレイショデンプン
適応 比較的に体力が乏しく, 冷え症で貧血の傾向があり疲労しやすく, ときに下腹部痛, 頭重, めまい, 肩こり, 耳鳴り, 動悸な

どを訴える次の諸症：月経不順，月経異常，月経痛，更年期障害，産前産後あるいは流産による障害（貧血，疲労倦怠，めまい，むくみ），めまい，頭重，肩こり，腰痛，足腰の冷え症，しもやけ，むくみ，しみ

用法 1回15才以上1包，14～7才2/3，6～4才1/2，1日3回食前又は食間

サンワ当帰芍薬散料エキス錠 三和生薬㈱

区分 第2類

組成 ：21錠中 当帰芍薬散料希エタノール(20%)エキス2.1g（トウキ・センキュウ各1.5g，シャクヤク・ブクリョウ・ソウジュツ・タクシャ各2g）

添加 乳糖，バレイショデンプン，ステアリン酸カルシウム，メタケイ酸アルミン酸マグネシウム，タルク

適応 比較的体力が乏しく，冷え症で貧血の傾向があり疲労しやすく，ときに下腹部痛，頭重，めまい，肩こり，耳鳴り，動悸などを訴える次の諸症：月経不順，月経異常，月経痛，更年期障害，産前産後あるいは流産による障害（貧血，疲労倦怠，めまい，むくみ），めまい，頭重，肩こり，腰痛，足腰の冷え症，しもやけ，むくみ，しみ

用法 1回15才以上7錠，14～7才5錠，6～5才4錠，1日3回食前又は食間。5才未満は服用しない

錠剤当芍散 一元製薬㈱－㈱イチゲン

区分 第2類

組成 錠（褐）：100錠中 トウキ末3.7g，センキュウ末3.7g，シャクヤク末4.9g，ブクリョウ末4.9g，ソウジュツ末4.9g，タクシャ末4.9g，水性エキス3g（トウキ・センキュウ各4.5g，シャクヤク・ブクリョウ・ソウジュツ・タクシャ各6g）

適応 体力虚弱で，冷え症で貧血の傾向があり疲労しやすく，ときに下腹部痛，頭重，めまい，肩こり，耳鳴り，動悸などを訴えるものの次の諸症：月経不順，月経異常，月経痛，更年期障害，産前産後あるいは流産による障害（貧血，疲労倦怠，めまい，むくみ），めまい・立ちくらみ，頭重，肩こり，腰痛，足腰の冷え症，しもやけ，むくみ，しみ，耳鳴り

用法 1回成人4～6錠，13～7才2～3錠，1日3回食前1時間又は空腹時。温湯で服用

包装 300錠〔Ⓐ3,500Ⓑ1,750〕，830錠〔Ⓐ8,400Ⓑ4,200〕，1650錠〔Ⓐ15,000Ⓑ7,500〕

神農当帰芍薬散料エキス錠 神農製薬㈱

区分 第2類

組成 錠（灰褐～淡灰褐）：12錠中 当帰芍薬散料乾燥エキス2.3g（トウキ・センキュウ各1.5g，シャクヤク・ブクリョウ・ソウジュツ・タクシャ各2g）

添加 無水ケイ酸，ケイ酸アルミニウム，カルメロースカルシウム（CMC-Ca），ステアリン酸マグネシウム，乳糖水和物

適応 体力虚弱で，冷え症で貧血の傾向があり疲労しやすく，ときに下腹部痛，頭重，めまい，肩こり，耳鳴り，動悸などを訴えるものの次の諸症：月経不順，月経異常，月経痛，更年期障害，産前産後あるいは流産による障害（貧血，疲労倦怠，めまい，むくみ），めまい・立ちくらみ，頭重，肩こり，腰痛，足腰の冷え症，しもやけ，むくみ，しみ，耳鳴り

用法 1回15才以上4錠，14～7才3錠，6～5才2錠，1日3回食前又は食間。5才未満は服用しない

包装 180錠

角野血の薬 ㈲角野製薬所

区分 第2類

組成 煎：1包(22g)中 トウキ3g，センキュウ3g，シャクヤク4g，ブクリョウ4g，ビャクジュツ4g，タクシャ4g

適応 比較的体力が乏しく，冷え症で貧血の傾向があり疲労しやすく，ときに下腹部痛，頭重，めまい，肩こり，耳鳴り，動悸などを訴える次の諸症：月経不順，月経異常，月経痛，更年期障害，産前産後あるいは流産による障害（貧血，疲労倦怠，めまい，むくみ），めまい，頭重，肩こり，腰痛，足腰の冷え症，しもやけ，むくみ，しみ

用法 15才以上1日1包を煎じ食前3回に分服。14～7才2/3

包装 10包〔Ⓐ3,150（税込み）〕

立花振薬 田尻製薬㈲

区分 第2類

組成 浸：1袋(22g)中 当帰芍薬散（トウキ・センキュウ各3g，ブクリョウ・シャクヤク・ビャクジュツ各4g）

適応 比較的体力が乏しく，冷え症で貧血の傾向があり疲労しやすく，ときに下腹部痛，頭重，めまい，肩こり，耳鳴り，動悸などを訴える次の諸症：月経不順，月経異常，月経痛，更年期障害，産前産後あるいは流産による障害（貧血，疲労倦怠，めまい，むくみ），めまい，頭重，肩こり，腰痛，足腰の冷え症，しもやけ，むくみ，しみ

用法 1日1袋を3回に分服。1袋を初めの2回は振り出し，3回目は煎じる

包装 7袋〔Ⓐ2,000（税込み）〕

ツムラ漢方当帰芍薬散料エキス顆粒 ㈱ツムラ

区分 第2類

組成 顆（淡灰褐）：2包(3.75g)中 混合生薬乾燥エキス2g（シャクヤク・ソウジュツ・タクシャ・ブクリョウ各2g，センキュウ・トウキ各1.5g）

添加 ステアリン酸マグネシウム，乳糖水和物

適応 体力虚弱で，冷え症で貧血の傾向があり疲労しやすく，ときに下腹部痛，頭重，めまい，肩こり，耳鳴り，動悸などを訴えるものの次の諸症：月経不順，月経異常，月経痛，更年期障害，産前産後あるいは流産による障害（貧血，疲労倦怠，めまい，むくみ），めまい・立ちくらみ，頭重，肩こり，腰痛，足腰の冷え症，しもやけ，むくみ，しみ，耳鳴り

用法 1回15才以上1包，14～7才2/3，6～4才1/2，3～2才1/3，1日2回食前。2才未満は服用しない

包装 24包〔Ⓐ2,625（税込み）〕，64包〔Ⓐ6,825（税込み）〕

ツムラ漢方当帰芍薬散料エキス錠A ㈱ツムラ

区分 第2類

組成 錠（淡灰褐）：9錠中 混合生薬乾燥エキス2g（シャクヤク・ソウジュツ・タクシャ・ブクリョウ各2g，センキュウ・トウキ各1.5g）

添加 カルメロース(CMC)，軽質無水ケイ酸，ステアリン酸マグネシウム，炭酸水素ナトリウム

適応 体力虚弱で，冷え症で貧血の傾向があり疲労しやすく，ときに下腹部痛，頭重，めまい，肩こり，耳鳴り，動悸などを訴えるものの次の諸症：月経不順，月経異常，月経痛，更年期障害，産前産後あるいは流産による障害（貧血，疲労倦怠，めまい，むくみ），めまい・立ちくらみ，頭重，肩こり，腰痛，足腰の冷え症，しもやけ，むくみ，しみ，耳鳴り

用法 1回15才以上3錠，14～7才2錠，6～5才1錠，1日3回食前又は食間。5才未満は服用しない

包装 90錠〔Ⓐ2,730（税込み）〕

てんぐ当帰芍薬散（顆粒） 二反田薬品工業㈱

区分 第2類

組成 顆：3包(4.8g)中 トウキ末0.614g，センキュウ末0.614g，シャクヤク末0.818g，タクシャ末0.818g，ブクリョウ末0.818g，ビャクジュツ末0.818g

適応 冷え症又は冷えを伴う月経不順，月経痛，更年期障害，産前産後のめまい，頭重，肩こり，腰痛又はむくみ

用法 1回15才以上1包，14～7才2/3，1日3回食間。7才未満は服用しない

包装 60包〔Ⓐ5,250（税込み）〕

当帰芍薬丸 ㈲杉原達二商店

区分 第2類

組成 丸：100丸中 トウキ0.7g，センキュウ1.8g，タクシャ1.8g，ビャクジュツ0.9g，ブクリョウ0.9g，シャクヤク3.9g

適応 比較的体力が乏しく，冷え症で貧血の傾向があり疲労しやすく，ときに下腹部痛，頭重，めまい，肩こり，耳鳴り，動悸などを訴える次の諸症：月経不順，月経異常，月経痛，更年期障害，産前産後あるいは流産による障害（貧血，疲労倦怠，めまい，むくみ），めまい，頭重，肩こり，腰痛，足腰の冷え症，しもやけ，むくみ，しみ

用法 1回20丸1日3回食間

包装 250g，500g

当帰芍薬散

当帰芍薬散㊀　㈱延寿堂-㈱池田屋安兵衛商店
- 区分 第2類
- 組成 散：100g中 トウキ末13g，センキュウ末13g，シャクヤク末25g，ブクリョウ末18g，ソウジュツ末18g，タクシャ末13g
- 適応 比較的の体力が乏しいもので腰足の冷え，貧血，頭痛，めまい，耳鳴り，肩こり，心悸亢進，腹痛などを伴うものの次の諸症：月経不順，産前産後あるいは流産による障害時，更年期神経症，ヒステリー，腎炎，痔，脱肛
- 用法 15才以上1回1～2g1日3回食前又は食間
- 包装 100g〔Ⓐ3,150（税込み）Ⓑ1,575（税込み）〕

当帰芍薬散㊀　㈲杉原達二商店
- 区分 第2類
- 組成 散：100g中 トウキ6.6g，ブクリョウ8.8g，ビャクジュツ8.8g，シャクヤク40g，センキュウ17.6g，タクシャ17.6g
- 適応 比較的の体力が乏しく，冷え症で貧血の傾向があり疲労しやすく，ときに下腹部痛，頭重，めまい，肩こり，耳鳴り，動悸などを訴える次の諸症：月経不順，月経異常，月経痛，更年期障害，産前産後あるいは流産による障害（貧血，疲労倦怠，めまい，むくみ），めまい，頭重，肩こり，腰痛，足腰の冷え症，しもやけ，むくみ，しみ
- 用法 1回2g1日3回食間
- 包装 200g，400g

当帰芍薬散エキス顆粒SA㊀　帝國漢方製薬㈱-湧永製薬㈱
- 区分 第2類
- 組成 顆：3包(4.5g)中 当帰芍薬散エキス(3/5量)1.92g（トウキ・センキュウ各1.8g，シャクヤク・ブクリョウ・ビャクジュツ・タクシャ各2.4g）
- 添加 乳糖，セルロース，ステアリン酸マグネシウム
- 適応 体力虚弱で，冷え症で貧血の傾向があり疲労しやすく，ときに下腹部痛，頭重，めまい，肩こり，耳鳴り，動悸などを訴えるものの次の諸症：月経不順，月経異常，月経痛，更年期障害，産前産後あるいは流産による障害（貧血，疲労倦怠，めまい，むくみ），めまい・立ちくらみ，頭重，肩こり，腰痛，足腰の冷え症，しもやけ，むくみ，しみ，耳鳴り
- 用法 1回15才以上1包，14～7才2/3，6～4才1/2，1日3回食前又は食間。4才未満は服用しない
- 包装 45包〔Ⓐ3,465（税込み）〕

当帰芍薬散エキス錠N「コタロー」㊀　小太郎漢方製薬㈱
- 区分 第2類
- 組成 錠（茶）：12錠中 エキス散3.3g（トウキ・センキュウ各1.5g，シャクヤク・ブクリョウ・ビャクジュツ・タクシャ各2g）
- 添加 含水二酸化ケイ素，クロスカルメロースナトリウム（クロスCMC-Na），軽質無水ケイ酸，ステアリン酸マグネシウム，トウモロコシデンプン，アメ粉
- 適応 体力虚弱で，冷え症で貧血の傾向があり疲労しやすく，ときに下腹部痛，頭重，めまい，肩こり，耳鳴り，動悸などを訴えるものの次の諸症：月経不順，月経異常，月経痛，更年期障害，産前産後あるいは流産による障害（貧血，疲労倦怠，めまい，むくみ），めまい・立ちくらみ，頭重，肩こり，腰痛，足腰の冷え症，しもやけ，むくみ，しみ，耳鳴り
- 用法 1回15才以上4錠，14～7才3錠，6～5才2錠，1日3回食前又は食間。5才未満は服用しない
- 包装 150錠

当帰芍薬散エキス錠OM㊀㊁　大峰堂薬品工業㈱-伸和製薬㈱，日邦薬品工業㈱
- 区分 第2類
- 組成 錠（淡赤褐）：9錠中 当帰芍薬散エキス2200mg（トウキ・センキュウ各1.5g，シャクヤク3g，ブクリョウ・ビャクジュツ・タクシャ各2g）
- 添加 クロスカルメロースナトリウム（クロスCMC-Na），カルメロースカルシウム（CMC-Ca），無水ケイ酸，ステアリン酸マグネシウム，セルロース，ヒプロメロース（ヒドロキシプロピルメチルセルロース），マクロゴール，酸化チタン，タルク，黄色5号，カルナウバロウ
- 適応 体力虚弱で，冷え症で貧血の傾向があり疲労しやすく，ときに下腹部痛，頭重，めまい，肩こり，耳鳴り，動悸などを訴えるものの次の諸症：月経不順，月経異常，月経痛，更年期障害，産前産後あるいは流産による障害（貧血，疲労倦怠，めまい，むくみ），めまい・立ちくらみ，頭重，肩こり，腰痛，足腰の冷え症，しもやけ，むくみ，しみ，耳鳴り
- 用法 1回15才以上3錠，14～5才2錠，1日3回食前又は食間。5才未満は服用しない

當帰芍薬散（顆粒）㊀　東洋漢方製薬㈱
- 区分 第2類
- 組成 顆：3包(4.5g)中 水製乾燥エキス1.5g（トウキ・センキュウ各1.5g，シャクヤク3g，ブクリョウ・ビャクジュツ・タクシャ各2g），トウキ末0.375g，センキュウ末0.375g，シャクヤク末0.75g，ブクリョウ末0.5g，ビャクジュツ末0.5g，タクシャ末0.5g
- 適応 体力が乏しく，冷え症で貧血の傾向があり，疲労しやすく，ときに下腹部痛，頭重，めまい，肩こり，耳鳴り，動悸などを訴える次の諸症：月経不順，月経異常，月経痛，更年期障害，産前産後あるいは流産による障害（貧血，疲労倦怠，めまい，むくみ），めまい，頭重，肩こり，腰痛，足腰の冷え，しもやけ，むくみ，しみ
- 用法 1回15才以上1包，14～7才2/3，6～4才1/2，1日3回食前又は空腹時。4才未満は服用しない
- 包装 90包〔Ⓐ3,000 Ⓑ1,500〕

当帰芍薬散粒状㊀　長倉製薬㈱-日邦薬品工業㈱
- 区分 第2類
- 組成 顆（類黄褐）：4.5g中 トウキ末562.5mg，センキュウ末562.5mg，シャクヤク末1125mg，タクシャ末750mg，ビャクジュツ末750mg，ブクリョウ末750mg
- 適応 比較的の体力が乏しく，冷え症で，貧血の傾向があり，疲労しやすくときに下腹部痛，頭重，めまい，肩こり，耳鳴り，動悸などを訴える次の諸症：月経不順，月経異常，月経痛，更年期障害，産前産後あるいは流産による障害（貧血，疲労倦怠，めまい，むくみ），めまい，頭重，肩こり，腰痛，足腰の冷え症，しもやけ，むくみ，しみ
- 用法 1回成人1.5g，14～7才2/3，6～4才1/2，1日3回食前又は食間。4才未満は服用しない
- 包装 500g〔Ⓑ8,000〕

當帰芍薬散料㊀　東洋漢方製薬㈱
- 区分 第2類
- 組成 煎：1包(24g)中 トウキ3g，センキュウ3g，シャクヤク6g，ブクリョウ4g，ビャクジュツ4g，タクシャ4g
- 適応 比較的の体力が乏しく，冷え症で貧血の傾向があり，疲労しやすく，ときに下腹部痛，頭重，めまい，肩こり，耳鳴り，動悸などを訴える次の諸症：月経不順，月経異常，月経痛，更年期障害，産前産後あるいは流産による障害（貧血，疲労倦怠，めまい，むくみ），めまい，頭重，肩こり，腰痛，足腰の冷え，しもやけ，むくみ，しみ
- 用法 15才以上1日1包を煎じ2～3回（食前1時間又は食間空腹時）に分けて温服。14～7才2/3，6～4才1/2，1日3回食間空腹時。4才未満は服用しない
- 包装 100包〔Ⓑ12,075〕

当帰芍薬散料Aエキス細粒三和生薬㊀　三和生薬㈱
- 区分 第2類
- 組成 細（褐）：6g中 当帰芍薬散エキス(4/5量)3.8g（トウキ・センキュウ各2.4g，シャクヤク・ブクリョウ・ビャクジュツ・タクシャ各3.2g）
- 添加 乳糖，セルロース，部分アルファー化デンプン，ステアリン酸カルシウム，無水ケイ酸
- 適応 体力虚弱で，冷え症で貧血の傾向があり疲労しやすく，ときに下腹部痛，頭重，めまい，肩こり，耳鳴り，動悸などを訴えるものの次の諸症：月経不順，月経異常，月経痛，更年期障害，産前産後あるいは流産による障害（貧血，疲労倦怠，めまい，むくみ），めまい・立ちくらみ，頭重，肩こり，腰痛，足腰の冷え症，しもやけ，むくみ，しみ，耳鳴り
- 用法 1回15才以上2g，14～7才1.3g，6～4才1g，1日3回食前又は食間。4才未満は服用しない
- 包装 500g

一般用漢方製剤

当帰芍薬散料Aエキス細粒「分包」三和生薬 ㊀　三和生薬㈱
区分 第2類
組成 細（褐）：3包(6g)中 当帰芍薬散エキス(4/5量)3.8g（トウキ・センキュウ各2.4g、シャクヤク・ブクリョウ・ビャクジュツ・タクシャ各3.2g）
添加 乳糖、セルロース、部分アルファー化デンプン、ステアリン酸カルシウム、無水ケイ酸
適応 体力虚弱で、冷え症で貧血の傾向があり疲労しやすく、ときに下腹部痛、頭重、めまい、肩こり、耳鳴り、動悸などを訴えるものの次の諸症：月経不順、月経異常、月経痛、更年期障害、産前産後あるいは流産による障害（貧血、疲労倦怠、めまい、むくみ）、めまい・立ちくらみ、頭重、肩こり、腰痛、足腰の冷え症、しもやけ、むくみ、しみ、耳鳴り
用法 1回15才以上1包、14～7才2/3、6～4才1/2、1日3回食前又は食間。4才未満は服用しない
包装 30包〔Ⓐ2,520(税込み)〕、90包〔Ⓐ6,825(税込み)〕

当帰芍薬散料Aエキス錠三和生薬 ㊀　三和生薬㈱
区分 第2類
組成 錠（褐）：18錠(6.3g)中 当帰芍薬散エキス(3/5量)2.8g（トウキ・センキュウ各1.8g、シャクヤク・ブクリョウ・ビャクジュツ・タクシャ各2.4g）
添加 乳糖、セルロース、部分アルファー化デンプン、カルメロースカルシウム(CMC-Ca)、カルメロース(CMC)、メタケイ酸アルミン酸マグネシウム、ステアリン酸カルシウム、無水ケイ酸
適応 体力虚弱で、冷え症で貧血の傾向があり疲労しやすく、ときに下腹部痛、頭重、めまい、肩こり、耳鳴り、動悸などを訴えるものの次の諸症：月経不順、月経異常、月経痛、更年期障害、産前産後あるいは流産による障害（貧血、疲労倦怠、めまい、むくみ）、めまい・立ちくらみ、頭重、肩こり、腰痛、足腰の冷え症、しもやけ、むくみ、しみ、耳鳴り
用法 1回15才以上6錠、14～7才4錠、6～5才3錠、1日3回食前又は食間。5才未満は服用しない
包装 270錠〔Ⓐ3,780(税込み)〕、900錠

当帰芍薬散料エキス顆粒KM-2 ㊀　㈱カーヤ-㈱イチゲン、一元製薬㈱
区分 第2類
組成 顆（褐）：7.5g中 当帰芍薬散料水製乾燥エキス4g（シャクヤク・ソウジュツ・タクシャ・ブクリョウ各4g、センキュウ・トウキ各3g）
添加 乳糖、ステアリン酸マグネシウム
適応 体力虚弱で、冷え症で貧血の傾向があり疲労しやすく、ときに下腹部痛、頭重、めまい、肩こり、耳鳴り、動悸などを訴えるものの次の諸症：月経不順、月経異常、月経痛、更年期障害、産前産後あるいは流産による障害（貧血、疲労倦怠、めまい、むくみ）、めまい・立ちくらみ、頭重、肩こり、腰痛、足腰の冷え症、しもやけ、むくみ、しみ、耳鳴り
用法 1回15才以上2.5g、14～7才1.6g、6～4才1.2g、1日3回食前又は食間。4才未満は服用しない
包装 500g　**備考** 製造：天津泰達薬業有限公司（中国）

当帰芍薬散料エキス顆粒クラシエ ㊀　クラシエ製薬㈱-クラシエ薬品㈱
区分 第2類
組成 顆（褐）：3包(4.5g)中 当帰芍薬散料エキス粉末2500mg（トウキ・センキュウ各1.5g、ブクリョウ・ビャクジュツ・タクシャ各2g、シャクヤク3g）
添加 ヒドロキシプロピルセルロース、乳糖
適応 体力虚弱で、冷え症で貧血の傾向があり疲労しやすく、ときに下腹部痛、頭重、めまい、肩こり、耳鳴り、動悸などを訴えるものの次の諸症：月経不順、月経異常、月経痛、更年期障害、産前産後あるいは流産による障害（貧血、疲労倦怠、めまい、むくみ）、めまい・立ちくらみ、頭重、肩こり、腰痛、足腰の冷え症、しもやけ、むくみ、しみ、耳鳴り
用法 1回15才以上1包、14～7才2/3、6～4才1/2、3～2才1/3、2才未満1/4、1日3回食前又は食間。1才未満には、医師の診療を受けさせることを優先し、止むを得ない場合にだけ服用させる。3ヵ月未満は服用しない
包装 24包〔Ⓐ1,880(税込み)〕、45包〔Ⓐ3,150(税込み)〕、90包

当帰芍薬散料エキス顆粒［東洋］分包 ㊀　㈱東洋薬行
区分 第2類
組成 顆（褐）：6g(3包)中 当帰芍薬散水製エキス5.4g（トウキ・センキュウ各3g、シャクヤク・ブクリョウ・タクシャ・ビャクジュツ各4g）
添加 トウモロコシデンプン
適応 体力虚弱で、冷え症で貧血の傾向があり疲労しやすく、ときに下腹部痛、頭重、めまい、肩こり、耳鳴り、動悸などを訴えるものの次の諸症：月経不順、月経異常、月経痛、更年期障害、産前産後あるいは流産による障害（貧血、疲労倦怠、めまい、むくみ）、めまい・立ちくらみ、頭重、肩こり、腰痛、足腰の冷え症、しもやけ、むくみ、しみ、耳鳴り
用法 1回15才以上1包、14～7才2/3、6～4才1/2、1日3回食前又は食間
包装 90包×2〔Ⓑ10,500(税込み)〕

当帰芍薬散料エキス〔細粒〕44 ㊀　松浦薬業㈱-一心堂漢方㈱、松浦漢方㈱
区分 第2類
組成 細（褐）：3包(6g)又は6g中 当帰芍薬散料水製エキス4g（乾燥物換算で約2gに相当）（トウキ・センキュウ各1.5g、シャクヤク・ブクリョウ・ビャクジュツ・タクシャ各2g）
添加 メタケイ酸アルミン酸マグネシウム、ヒプロメロース（ヒドロキシプロピルメチルセルロース）、乳糖、トウモロコシデンプン、香料
適応 体力虚弱で、冷え症で貧血の傾向があり疲労しやすく、ときに下腹部痛、頭重、めまい、肩こり、耳鳴り、動悸などを訴えるものの次の諸症：月経不順、月経異常、月経痛、更年期障害、産前産後あるいは流産による障害（貧血、疲労倦怠、めまい、むくみ）、めまい・立ちくらみ、頭重、肩こり、腰痛、足腰の冷え症、しもやけ、むくみ、しみ、耳鳴り
用法 1回15才以上1包又は2g、14～7才2/3、6～4才1/2、3～2才1/3、2才未満1/4、1日3回食前又は食間。1才未満には、医師の診療を受けさせることを優先し、止むを得ない場合にだけ服用させる。3ヵ月未満は服用しない
包装 500g、48包〔Ⓐ3,990(税込み)〕、300包

当帰芍薬散料エキス細粒G「コタロー」 ㊀　小太郎漢方製薬㈱
区分 第2類
組成 細（褐）：3包(7.2g)中 水製エキス4.4g（トウキ・センキュウ各2.4g、シャクヤク・ブクリョウ・ビャクジュツ・タクシャ各3.2g）
添加 ステアリン酸マグネシウム、トウモロコシデンプン、乳糖水和物、プルラン、メタケイ酸アルミン酸マグネシウム
適応 体力虚弱で、冷え症で貧血の傾向があり疲労しやすく、ときに下腹部痛、頭重、めまい、肩こり、耳鳴り、動悸などを訴えるものの次の諸症：月経不順、月経異常、月経痛、更年期障害、産前産後あるいは流産による障害（貧血、疲労倦怠、めまい、むくみ）、めまい・立ちくらみ、むくみ、頭重、肩こり、腰痛、足腰の冷え症、しみ、しもやけ
用法 1回15才以上1包、14～7才2/3、6～4才1/2、1日3回食前又は食間。4才未満は服用しない
包装 90包

当帰芍薬散料エキス散〔勝昌〕 ㊀　㈱東洋薬行
区分 第2類
組成 散（褐）：4.5g中 当帰芍薬散水製エキス3g（トウキ・センキュウ各3g、シャクヤク・ブクリョウ・ビャクジュツ・タクシャ各4g）
添加 トウモロコシデンプン
適応 体力虚弱で、冷え症で貧血の傾向があり疲労しやすく、ときに下腹部痛、頭重、めまい、肩こり、耳鳴り、動悸などを訴えるものの次の諸症：月経不順、月経異常、月経痛、更年期障害、産前産後あるいは流産による障害（貧血、疲労倦怠、めまい、むくみ）、めまい・立ちくらみ、頭重、肩こり、腰痛、足腰の冷え症、しもやけ、むくみ、しみ、耳鳴り
用法 1回1.5g1日3回空腹時
包装 200g〔Ⓑ5,380(税込み)〕、600g〔Ⓑ16,695(税込み)〕

当帰芍薬散料エキス錠〔大峰〕 ㊀　大峰堂薬品工業㈱-伸和製薬㈱、日邦薬品工業㈱

当帰芍薬散　545

- 区分 第2類
- 組成 錠 (黒褐)：12錠中 当帰芍薬散料エキス2200mg（トウキ・センキュウ各1.5g，シャクヤク3g，ブクリョウ・ビャクジュツ・タクシャ各2g）
- 添加 ステアリン酸マグネシウム，カルメロースカルシウム（CMC-Ca），セルロース，メタケイ酸アルミン酸マグネシウム，水酸化アルミナマグネシウム，乳糖
- 適応 比較的体力が乏しく，冷え症で貧血の傾向があり疲労しやすく，ときに下腹部痛，頭重，めまい，肩こり，耳鳴り，動悸などを訴える次の諸症：月経不順，月経異常，月経痛，更年期障害，産前産後あるいは流産による障害（貧血，疲労倦怠，めまい，むくみ），めまい，頭重，肩こり，腰痛，足腰の冷え症，しもやけ，むくみ，しみ
- 用法 1回15才以上4錠，14〜7才3錠，6〜5才2錠，1日3回食前又は食間。5才未満は服用しない
- 包装 人峰堂薬品工業㈱販売：240錠〔Ⓐ3,780（税込み）〕。日邦薬品工業㈱販売：240錠。伸和製薬㈱販売：240錠，720錠

当帰芍薬散料「タキザワ」─　㈱タキザワ漢方廠

- 区分 第2類
- 組成 煎：2包(25g)中 トウキ3g，センキュウ3g，シャクヤク6g，ブクリョウ4g，ビャクジュツ4g，タクシャ5g
- 適応 体力虚弱で，冷え症で貧血の傾向があり疲労しやすく，ときに下腹部痛，頭重，めまい，肩こり，耳鳴り，動悸などを訴えるものの次の諸症：月経不順，月経異常，月経痛，更年期障害，産前産後あるいは流産による障害（貧血，疲労倦怠，めまい，むくみ），めまい・立ちくらみ，頭重，肩こり，腰痛，足腰の冷え症，しもやけ，むくみ，しみ，耳鳴り
- 用法 15才以上1回1包を煎じ，1日2回朝夕空腹時。14〜7才⅔。7才未満は服用しない
- 包装 120包〔Ⓐ22,050（税込み）Ⓑ11,025（税込み）〕

トウシャンN「コタロー」─　小太郎漢方製薬㈱

- 区分 第2類
- 組成 錠(茶)：12錠中 エキス散3.3g（トウキ・センキュウ各1.5g，シャクヤク・ブクリョウ・ビャクジュツ・タクシャ各2g）
- 添加 含水二酸化ケイ素，クロスカルメロースナトリウム（クロスCMC-Na），軽質無水ケイ酸，ステアリン酸マグネシウム，トウモロコシデンプン，アメ粉
- 適応 体力虚弱で，冷え症で貧血の傾向があり疲労しやすく，ときに下腹部痛，頭重，めまい，肩こり，耳鳴り，動悸などを訴えるものの次の諸症：月経不順，月経異常，月経痛，更年期障害，産前産後あるいは流産による障害（貧血，疲労倦怠，めまい，むくみ），めまい・立ちくらみ，耳鳴り，頭重，肩こり，腰痛，足腰の冷え症，むくみ，しもやけ，しみ
- 用法 1回15才以上4錠，14〜7才3錠，6〜5才2錠，1日3回食前又は食間。5才未満は服用しない
- 包装 180錠，540錠

東洋の当帰芍薬散料エキス顆粒─　東洋漢方製薬㈱

- 区分 第2類
- 組成 顆：4.5g中 水製乾燥エキス1.5g（トウキ・センキュウ各1g，シャクヤク2g，ブクリョウ・ビャクジュツ・タクシャ各1.33g），トウキ末0.375g，センキュウ末0.375g，シャクヤク末0.75g，ブクリョウ末0.5g，ビャクジュツ末0.5g，タクシャ末0.5g
- 適応 比較的体力が乏しく，冷え症で貧血の傾向があり疲労しやすく，ときに下腹部痛，頭重，めまい，肩こり，耳鳴り，動悸などを訴える次の諸症：月経不順，月経異常，月経痛，更年期障害，産前産後あるいは流産による障害（貧血，疲労倦怠，めまい，むくみ），めまい，頭重，肩こり，腰痛，足腰の冷え症，しもやけ，むくみ，しみ
- 用法 1回15才以上1.5g，14〜7才1g，1日3回食前又は空腹時
- 包装 500g〔Ⓑ8,000〕

トチモトの当帰芍薬散料─　㈱栃本天海堂

- 区分 第2類
- 組成 煎：1包(24g)中 トウキ3g，センキュウ3g，シャクヤク6g，ブクリョウ4g，ビャクジュツ4g，タクシャ4g
- 適応 比較的体力が乏しく，冷え症で貧血の傾向があり疲労しやすく，ときに下腹部痛，頭重，めまい，肩こり，耳鳴り，動悸などを訴える次の諸症：月経不順，月経異常，月経痛，更年期障害，産前産後あるいは流産による障害（貧血，疲労倦怠，めまい，むくみ），めまい，頭重，肩こり，腰痛，足腰の冷え症，しもやけ，むくみ，しみ
- 用法 成人1日1包を煎じ食間（空腹時）3回に分服。15才未満は服用しない
- 包装 10包

富貴─　日の丸漢方㈱

- 区分 第2類
- 組成 丸：1丸(100mg)中 シャクヤク15mg，センキュウ13mg，タクシャ20mg，トウキ13mg，ビャクジュツ15mg，ブクリョウ15mg，デンプン9mg
- 適応 貧血症で，筋肉軟弱，やせ型，色白の虚症体質で疲れやすく，頭重，めまい，手足の冷え症，貧血，めまい，耳鳴り，下腹部痛，月経不順，月経痛
- 用法 成人1回20丸1日3回食前又は空腹時に湯又は酒で服用
- 包装 75g〔Ⓐ3,000〕，150g〔Ⓐ5,000〕

ホノミカイケツEX錠─　剤盛堂薬品㈱

- 区分 第2類
- 組成 錠(淡褐)：18錠(3.6g)中 当帰芍薬散料水製エキス1.65g（シャクヤク・タクシャ・ビャクジュツ・ブクリョウ各2g，センキュウ・トウキ各1.5g）
- 添加 カルメロースカルシウム（CMC-Ca），結晶セルロース，ステアリン酸マグネシウム，トウモロコシデンプン，乳糖，メタケイ酸アルミン酸マグネシウム
- 適応 体力虚弱で，冷え症で貧血の傾向があり疲労しやすく，ときに下腹部痛，頭重，めまい，肩こり，耳鳴り，動悸などを訴えるものの次の諸症：月経不順，月経異常，月経痛，更年期障害，産前産後あるいは流産による障害（貧血，疲労倦怠，めまい，むくみ），めまい・立ちくらみ，頭重，肩こり，腰痛，足腰の冷え症，しもやけ，むくみ，しみ，耳鳴り
- 用法 1回成人6錠，14〜7才4錠，6〜5才3錠，1日3回食間。5才未満は服用しない

ホリエの当帰芍薬散料─　堀江生薬㈱

- 区分 第2類
- 組成 煎：1袋(24g)中 トウキ3g，ブクリョウ4g，センキュウ3g，ソウジュツ4g，シャクヤク6g，タクシャ4g
- 適応 比較的体力が乏しく，冷え性で貧血の傾向があり，疲労しやすく，ときに下腹部痛，頭重，めまい，肩こり，耳鳴り，動悸などを訴える次の諸症：月経不順，月経異常，月経痛，更年期障害，産前産後あるいは流産による障害（貧血，疲労倦怠，めまい，むくみ），めまい，頭重，肩こり，腰痛，足腰の冷え性，しもやけ，むくみ，しみ
- 用法 成人1日1袋を煎じ食間3回に分服。14〜7才⅔，6〜4才½。4才未満は服用しない
- 包装 10袋，30袋

ママヘルス Mama Health㊡　国民製薬㈱

- 区分 第2類
- 組成 丸(褐)：18丸中 当帰芍薬散料水製抽出乾燥エキス600mg（トウキ・センキュウ各3g，シャクヤク6g，ブクリョウ・ソウジュツ・タクシャ各4g），トウキ末225mg，センキュウ末255mg，シャクヤク末450mg，ブクリョウ末300mg，ソウジュツ末300mg，タクシャ末300mg
- 添加 カルメロースカルシウム（CMC-Ca），安息香酸，寒梅粉，米粉，ハチミツ，タルク，アラビアゴム末
- 適応 冷え症又は冷えを伴う月経不順，月経痛，更年期障害，産前産後のめまい，頭重，肩こり，腰痛又はむくみ
- 用法 15才以上1回6丸1日3回食前又は食間。軽く振ってばらしてから飲む

モリ　エーシャン─　大杉製薬㈱

- 区分 第2類
- 組成 顆(茶褐)：3包(7.5g)中 当帰芍薬散エキス4.2g（トウキ・センキュウ各3g，シャクヤク・ブクリョウ・ビャクジュツ・タクシャ各4g）
- 添加 乳糖，トウモロコシデンプン，ステアリン酸マグネシウム

一般用漢方製剤

当帰芍薬散加黄耆釣藤

トウキシャクヤクサンカオウギチョウトウ

〔基準〕

（平成23年4月15日 厚生労働省医薬食品局審査管理課長通知による）
1. 成分・分量
    当帰3，沢瀉4，川芎3，芍薬4，茯苓4，蒼朮4（白朮も可），黄耆3，釣藤鈎4
2. 用法・用量
    湯
3. 効能・効果
    体力虚弱で血圧が高く，冷え症で貧血の傾向があり，疲労しやすく，ときに下腹部痛，頭重，めまい，肩こり，耳鳴り，動悸などを訴えるものの次の諸症：高血圧の随伴症状（のぼせ，肩こり，耳鳴り，頭重）

〔使用上の注意〕

（平成25年3月27日 厚生労働省医薬食品局安全対策課長・審査管理課長通知による）

【添付文書等に記載すべき事項】

『してはいけないこと』
（守らないと現在の症状が悪化したり，副作用・事故が起こりやすくなる）

次の人は服用しないこと
　生後3ヵ月未満の乳児。
　〔生後3ヵ月未満の用法がある製剤に記載すること。〕

『相談すること』
1. 次の人は服用前に医師，薬剤師又は登録販売者に相談すること
   (1) 医師の治療を受けている人。
   (2) 妊婦又は妊娠していると思われる人。
   (3) 胃腸の弱い人。
   (4) 今までに薬などにより発疹・発赤，かゆみ等を起こしたことがある人。
2. 服用後，次の症状があらわれた場合は副作用の可能性があるので，直ちに服用を中止し，この文書を持って医師，薬剤師又は登録販売者に相談すること

関係部位	症　　状
皮　膚	発疹・発赤，かゆみ
消化器	吐き気，食欲不振，胃部不快感，腹痛

3. 服用後，次の症状があらわれることがあるので，このような症状の持続又は増強が見られた場合には，服用を中止し，この文書を持って医師，薬剤師又は登録販売者に相談すること
    下痢
4. 1ヵ月位服用しても症状がよくならない場合は服用を中止し，この文書を持って医師，薬剤師又は登録販売者に相談すること

〔用法及び用量に関連する注意として，用法及び用量の項目に続けて以下を記載すること。〕
   (1) 小児に服用させる場合には，保護者の指導監督のもとに服用させること。
      〔小児の用法及び用量がある場合に記載すること。〕
   (2) 〔小児の用法がある場合，剤形により，次に該当する場合には，そのいずれかを記載すること。〕
      1) 3歳以上の幼児に服用させる場合には，薬剤がのどにつかえることのないよう，よく注意すること。
         〔5歳未満の幼児の用法がある錠剤・丸剤の場合に記載すること。〕

適応 体力虚弱で，冷え症で貧血の傾向があり疲労しやすく，ときに下腹部痛，頭重，めまい，肩こり，耳鳴り，動悸を訴えるものの次の諸症：月経不順，月経異常，月経痛，更年期障害，産前産後あるいは流産による障害（貧血，疲労倦怠，めまい，むくみ），めまい・立ちくらみ，頭重，肩こり，腰痛，足腰の冷え症，しもやけ，むくみ，しみ，耳鳴り
用法 1回15才以上1包，14～7才2/3，6～4才1/2，1日3回食前又は食間。4才未満は服用しない
包装 45包 〔Ⓐ3,800〕

薬研当帰芍薬散料エキス丸 ─ 端壮薬品工業㈱
区分 第2類
組成 丸：18丸中 当帰芍薬散料エキス560mg（トウキ・センキュウ各3g，シャクヤク6g，ブクリョウ・ソウジュツ・タクシャ各4g），トウキ末225mg，センキュウ末225mg，シャクヤク末450mg，ブクリョウ末300mg，ソウジュツ末300mg，タクシャ末300mg
適応 比較的体力が乏しく，冷え症で貧血の傾向があり疲労しやすく，ときに下腹部痛，頭重，めまい，肩こり，耳鳴り，動悸などを訴える次の諸症：月経不順，月経異常，月経痛，更年期障害，産前産後あるいは流産による障害（貧血，疲労倦怠，めまい，むくみ），めまい，頭重，肩こり，腰痛，足腰の冷え症，しもやけ，むくみ，しみ
用法 1回15才以上6丸，14～7才4丸，1日3回。5才未満は服用しない
包装 540丸

涌出（エキス顆粒）─ ㈱建林松鶴堂
区分 第2類
組成 顆（淡褐）：3包（6.6g）中 当帰芍薬散水製乾燥エキス1.5g（トウキ・センキュウ各1.5g，シャクヤク・ブクリョウ・ビャクジュツ・タクシャ各2g）
添加 乳糖
適応 体力虚弱で，冷え症で貧血の傾向があり疲労しやすく，ときに下腹部痛，頭重，めまい，肩こり，耳鳴り，動悸などを訴えるものの次の諸症：月経不順，月経異常，月経痛，更年期障害，産前産後あるいは流産による障害（貧血，疲労倦怠，めまい，むくみ），めまい・立ちくらみ，頭重，肩こり，腰痛，足腰の冷え症，しもやけ，むくみ，しみ，耳鳴り
用法 1回成人1包，14～7才2/3，6～4才1/2，3～2才1/3，2才未満1/4，1日3回食間。1才未満には，医師の診療を受けさせることを優先し，止むを得ない場合にだけ服用させる。3ヵ月未満は服用しない
包装 30包〔Ⓐ2,730（税込み）〕，90包〔Ⓐ7,140（税込み）〕

ワクナガ当帰芍薬散料エキス顆粒 ─ 湧永製薬㈱
区分 第2類
組成 顆：3包（6.9g）中 当帰芍薬散末3.6g（トウキ末・センキュウ末各0.45g，シャクヤク末0.9g，ブクリョウ末・ソウジュツ末・タクシャ末各0.6g），当帰芍薬散エキス1.12g（トウキ・センキュウ各1.2g，シャクヤク2.4g，ブクリョウ・ソウジュツ・タクシャ各1.6g）
添加 乳糖，カルメロースカルシウム（CMC-Ca），白糖，無水ケイ酸，グリチルリチン酸アンモニウム
適応 比較的体力が乏しく，冷え症で貧血の傾向があり疲労しやすく，ときに下腹部痛，頭重，めまい，肩こり，耳鳴り，動悸などを訴える次の諸症：月経不順，月経異常，月経痛，更年期障害，産前産後あるいは流産による障害（貧血，疲労倦怠，めまい，むくみ），めまい，頭重，肩こり，腰痛，足腰の冷え症，しもやけ，むくみ，しみ
用法 1回15才以上1包，14～7才2/3，6～4才1/2，1日3回食前又は食間。4才未満は服用しない
包装 45包〔Ⓐ3,465（税込み）〕

当帰芍薬散加人参

〔基準〕

(平成23年4月15日 厚生労働省医薬食品局審査管理課長通知による)

1. 成分・分量
    当帰3.5, 沢瀉3.5, 川芎3, 芍薬4, 茯苓3.5, 白朮3 (蒼朮も可), 人参1〜2
2. 用法・用量
    湯
3. 効能・効果
    体力虚弱で胃腸が弱く, 冷え症で貧血の傾向があり, 疲労しやすく, ときに下腹部痛, 頭重, めまい, 肩こり, 耳鳴り, 動悸などを訴えるものの次の諸症：月経不順, 月経異常, 月経痛, 更年期障害, 産前産後あるいは流産による障害 (貧血, 疲労倦怠, めまい, むくみ), めまい・立ちくらみ, 頭重, 肩こり, 腰痛, 足腰の冷え症, しもやけ, むくみ, しみ, 耳鳴り

〔使用上の注意〕

(平成25年3月27日 厚生労働省医薬食品局安全対策課長・審査管理課長通知による)

【添付文書等に記載すべき事項】
『してはいけないこと』
(守らないと現在の症状が悪化したり, 副作用が起こりやすくなる)
　　次の人は服用しないこと
　　　生後3ヵ月未満の乳児。
　　〔生後3ヵ月未満の用法がある製剤に記載すること。〕
『相談すること』
1. 次の人は服用前に医師, 薬剤師又は登録販売者に相談すること
   (1) 医師の治療を受けている人。
   (2) 胃腸の弱い人。
   (3) 今までに薬などにより発疹・発赤, かゆみ等を起こしたことがある人。
2. 服用後, 次の症状があらわれた場合は副作用の可能性があるので, 直ちに服用を中止し, この文書を持って医師, 薬剤師又は登録販売者に相談すること

関係部位	症　　　状
皮　膚	発疹・発赤, かゆみ
消化器	吐き気, 食欲不振, 胃部不快感, 腹痛

3. 1ヵ月位服用しても症状がよくならない場合は服用を中止し, この文書を持って医師, 薬剤師又は登録販売者に相談すること

〔用法及び用量に関連する注意として, 用法及び用量の項目に続けて以下を記載すること。〕
(1) 小児に服用させる場合には, 保護者の指導監督のもとに服用させること。
〔小児の用法及び用量がある場合に記載すること。〕
(2) 〔小児の用法がある場合, 剤形により, 次に該当する場合には, そのいずれかを記載すること。〕
1) 3歳以上の幼児に服用させる場合には, 薬剤がのどにつかえることのないよう, よく注意すること。
〔5歳未満の幼児の用法がある錠剤・丸剤の場合に記載すること。〕
2) 幼児に服用させる場合には, 薬剤がのどにつかえることのないよう, よく注意すること。
〔3歳未満の用法及び用量を有する丸剤の場合に記載

2) 幼児に服用させる場合には, 薬剤がのどにつかえることのないよう, よく注意すること。
〔3歳未満の用法及び用量を有する丸剤の場合に記載すること。〕
3) 1歳未満の乳児には, 医師の診療を受けさせることを優先し, やむを得ない場合にのみ服用させること。
〔カプセル剤及び錠剤・丸剤以外の製剤の場合に記載すること。なお, 生後3ヵ月未満の用法がある製剤の場合,「生後3ヵ月未満の乳児」を『してはいけないこと』に記載し, 用法及び用量欄には記載しないこと。〕

保管及び取扱い上の注意
(1) 直射日光の当たらない (湿気の少ない) 涼しい所に (密栓して) 保管すること。
　〔( ) 内は必要とする場合に記載すること。〕
(2) 小児の手の届かない所に保管すること。
(3) 他の容器に入れ替えないこと。(誤用の原因になったり品質が変わる。)
　〔容器等の個々に至適表示がなされていて, 誤用のおそれのない場合には記載しなくてもよい。〕

【外部の容器又は外部の被包に記載すべき事項】
注意
1. 次の人は服用しないこと
　生後3ヵ月未満の乳児。
　〔生後3ヵ月未満の用法がある製剤に記載すること。〕
2. 次の人は服用前に医師, 薬剤師又は登録販売者に相談すること
   (1) 医師の治療を受けている人。
   (2) 妊婦又は妊娠していると思われる人。
   (3) 胃腸の弱い人。
   (4) 今までに薬などにより発疹・発赤, かゆみ等を起こしたことがある人。
2′. 服用が適さない場合があるので, 服用前に医師, 薬剤師又は登録販売者に相談すること
　〔2.の項目の記載に際し, 十分な記載スペースがない場合には2′.を記載すること。〕
3. 服用に際しては, 説明文書をよく読むこと
4. 直射日光の当たらない (湿気の少ない) 涼しい所に (密栓して) 保管すること
　〔( ) 内は必要とする場合に記載すること。〕

当帰芍薬散加附子

〔基準〕
(平成23年4月15日 厚生労働省医薬食品局審査管理課長通知による)

1. **成分・分量**
   当帰3、沢瀉4、川芎3、加工ブシ0.4、芍薬4、茯苓4、白朮4（蒼朮も可）
2. **用法・用量**
   湯
3. **効能・効果**
   体力虚弱で、冷えが強く、貧血の傾向があり疲労しやすく、ときに下腹部痛、頭重、めまい、肩こり、耳鳴り、動悸などがあるものの次の諸症：月経不順、月経異常、月経痛、更年期障害、産前産後あるいは流産による障害（貧血、疲労倦怠、めまい、むくみ）、めまい・立ちくらみ、頭重、肩こり、腰痛、足腰の冷え症、しもやけ、むくみ、しみ、耳鳴り

〔使用上の注意〕
(平成25年3月27日 厚生労働省医薬食品局安全対策課長・審査管理課長通知による)

【添付文書等に記載すべき事項】

『してはいけないこと』
(守らないと現在の症状が悪化したり、副作用が起こりやすくなる)

次の人は服用しないこと
　生後3ヵ月未満の乳児。
　〔生後3ヵ月未満の用法がある製剤に記載すること。〕

『相談すること』
1. 次の人は服用前に医師、薬剤師又は登録販売者に相談すること
   (1) 医師の治療を受けている人。
   (2) 胃腸の弱い人。
   (3) のぼせが強く赤ら顔で体力の充実している人。
   (4) 今までに薬などにより発疹・発赤、かゆみ等を起こしたことがある人。
2. 服用後、次の症状があらわれた場合は副作用の可能性があるので、直ちに服用を中止し、この文書を持って医師、薬剤師又は登録販売者に相談すること

関係部位	症　　状
皮　膚	発疹・発赤、かゆみ
消化器	吐き気、食欲不振、胃部不快感、腹痛
その他	動悸、のぼせ、ほてり、口唇・舌のしびれ

3. 服用後、次の症状があらわれることがあるので、このような症状の持続又は増強が見られた場合には、服用を中止し、この文書を持って医師、薬剤師又は登録販売者に相談すること
   下痢
4. 1ヵ月位服用しても症状がよくならない場合は服用を中止し、この文書を持って医師、薬剤師又は登録販売者に相談すること

〔用法及び用量に関連する注意として、用法及び用量の項目に続けて以下を記載すること。〕
   (1) 小児に服用させる場合には、保護者の指導監督のもとに服用させること。
　　〔小児の用法及び用量がある場合に記載すること。〕
   (2) 〔小児の用法がある場合、剤形により、次に該当する場合には、そのいずれかを記載すること。〕

　　3) 1歳未満の乳児には、医師の診療を受けさせることを優先し、やむを得ない場合にのみ服用させること。
　　〔カプセル剤及び錠剤・丸剤以外の製剤の場合に記載すること。なお、生後3ヵ月未満の用法がある製剤の場合、「生後3ヵ月未満の乳児」を『してはいけないこと』に記載し、用法及び用量欄には記載しないこと。〕

保管及び取扱い上の注意
(1) 直射日光の当たらない（湿気の少ない）涼しい所に（密栓して）保管すること。
　　〔（ ）内は必要とする場合に記載すること。〕
(2) 小児の手の届かない所に保管すること。
(3) 他の容器に入れ替えないこと。（誤用の原因になったり品質が変わる。）
　　〔容器等の個々に至適表示がなされていて、誤用のおそれのない場合には記載しなくてもよい。〕

【外部の容器又は外部の被包に記載すべき事項】

注意
1. 次の人は服用しないこと
　生後3ヵ月未満の乳児。
　〔生後3ヵ月未満の用法がある製剤に記載すること。〕
2. 次の人は服用前に医師、薬剤師又は登録販売者に相談すること
   (1) 医師の治療を受けている人。
   (2) 胃腸の弱い人。
   (3) 今までに薬などにより発疹・発赤、かゆみ等を起こしたことがある人。
2′. 服用が適さない場合があるので、服用前に医師、薬剤師又は登録販売者に相談すること
　　〔2.の項目の記載に際し、十分な記載スペースがない場合には2′.を記載すること。〕
3. 服用に際しては、説明文書をよく読むこと
4. 直射日光の当たらない（湿気の少ない）涼しい所に（密栓して）保管すること
　　〔（ ）内は必要とする場合に記載すること。〕

1) 3歳以上の幼児に服用させる場合には，薬剤がのどにつかえることのないよう，よく注意すること。
   〔5歳未満の幼児の用法がある錠剤・丸剤の場合に記載すること。〕
2) 幼児に服用させる場合には，薬剤がのどにつかえることのないよう，よく注意すること。
   〔3歳未満の用法及び用量を有する丸剤の場合に記載すること。〕
3) 1歳未満の乳児には，医師の診療を受けさせることを優先し，やむを得ない場合にのみ服用させること。
   〔カプセル剤及び錠剤・丸剤以外の製剤の場合に記載すること。なお，生後3ヵ月未満の用法がある製剤の場合，「生後3ヵ月未満の乳児」を『してはいけないこと』に記載し，用法及び用量欄には記載しないこと。〕

保管及び取扱い上の注意
(1) 直射日光の当たらない（湿気の少ない）涼しい所に（密栓して）保管すること。
   〔( ) 内は必要とする場合に記載すること。〕
(2) 小児の手の届かない所に保管すること。
(3) 他の容器に入れ替えないこと。（誤用の原因になったり品質が変わる。）
   〔容器等の個々に至適表示がなされていて，誤用のおそれのない場合には記載しなくてもよい。〕

【外部の容器又は外部の被包に記載すべき事項】
注意
1. 次の人は服用しないこと
   生後3ヵ月未満の乳児。
   〔生後3ヵ月未満の用法がある製剤に記載すること。〕
2. 次の人は服用前に医師，薬剤師又は登録販売者に相談すること
   (1) 医師の治療を受けている人。
   (2) 胃腸の弱い人。
   (3) のぼせが強く赤ら顔で体力の充実している人。
   (4) 今までに薬などにより発疹・発赤，かゆみ等を起こしたことがある人。
2'. 服用が適さない場合があるので，服用前に医師，薬剤師又は登録販売者に相談すること
   〔2.の項目の記載に際し，十分な記載スペースがない場合には2'.を記載すること。〕
3. 服用に際しては，説明文書をよく読むこと
4. 直射日光の当たらない（湿気の少ない）涼しい所に（密栓して）保管すること
   〔( ) 内は必要とする場合に記載すること。〕

当帰湯 (トウキトウ)

〔基準〕
(平成20年9月30日　厚生労働省医薬食品局審査管理課長通知による)
1. 成分・分量
   当帰5，半夏5，芍薬3，厚朴3，桂皮3，人参3，乾姜1.5，黄耆1.5，山椒1.5，甘草1
2. 用法・用量
   湯
3. 効能・効果
   体力中等度以下で，背中に冷感があり，腹部膨満感や腹痛・胸背部痛のあるものの次の諸症：胸痛，腹痛，胃炎

〔使用上の注意〕
(平成25年3月27日　厚生労働省医薬食品局安全対策課長・審査管理課長通知による)

【添付文書等に記載すべき事項】
『してはいけないこと』
(守らないと現在の症状が悪化したり，副作用が起こりやすくなる)
  次の人は服用しないこと
    生後3ヵ月未満の乳児。
    〔生後3ヵ月未満の用法がある製剤に記載すること。〕

『相談すること』
1. 次の人は服用前に医師，薬剤師又は登録販売者に相談すること
   (1) 医師の治療を受けている人。
   (2) 妊婦又は妊娠していると思われる人。
   (3) 胃腸の弱い人。
   (4) 高齢者。
      〔1日最大配合量が甘草として1g以上（エキス剤については原生薬に換算して1g以上）含有する製剤に記載すること。〕
   (5) 今までに薬などにより発疹・発赤，かゆみ等を起こしたことがある人。
   (6) 次の症状のある人。
      むくみ
      〔1日最大配合量が甘草として1g以上（エキス剤については原生薬に換算して1g以上）含有する製剤に記載すること。〕
   (7) 次の診断を受けた人。
      高血圧，心臓病，腎臓病
      〔1日最大配合量が甘草として1g以上（エキス剤については原生薬に換算して1g以上）含有する製剤に記載すること。〕
2. 服用後，次の症状があらわれた場合は副作用の可能性があるので，直ちに服用を中止し，この文書を持って医師，薬剤師又は登録販売者に相談すること

関係部位	症状
皮膚	発疹・発赤，かゆみ

まれに下記の重篤な症状が起こることがある。その場合は直ちに医師の診療を受けること。

症状の名称	症状
偽アルドステロン症，ミオパチー	手足のだるさ，しびれ，つっぱり感やこわばりに加えて，脱力感，筋肉痛があらわれ，徐々に強くなる。

〔1日最大配合量が甘草として1g以上（エキス剤については原生薬に換算して1g以上）含有する製剤に記

3. 1ヵ月位服用しても症状がよくならない場合は服用を中止し，この文書を持って医師，薬剤師又は登録販売者に相談すること
4. 長期連用する場合には，医師，薬剤師又は登録販売者に相談すること
〔1日最大配合量が甘草として1g以上（エキス剤については原生薬に換算して1g以上）含有する製剤に記載すること。〕
〔用法及び用量に関連する注意として，用法及び用量の項目に続けて以下を記載すること。〕
(1) 小児に服用させる場合には，保護者の指導監督のもとに服用させること。
〔小児の用法及び用量がある場合に記載すること。〕
(2) 〔小児の用法がある場合，剤形により，次に該当する場合には，そのいずれかを記載すること。〕
1) 3歳以上の幼児に服用させる場合には，薬剤がのどにつかえることのないよう，よく注意すること。
〔5歳未満の幼児の用法がある錠剤・丸剤の場合に記載すること。〕
2) 幼児に服用させる場合には，薬剤がのどにつかえることのないよう，よく注意すること。
〔3歳未満の用法及び用量を有する丸剤の場合に記載すること。〕
3) 1歳未満の乳児には，医師の診療を受けさせることを優先し，やむを得ない場合にのみ服用させること。
〔カプセル剤及び錠剤・丸剤以外の製剤の場合に記載すること。なお，生後3ヵ月未満の用法がある製剤の場合，「生後3ヵ月未満の乳児」を『してはいけないこと』に記載し，用法及び用量欄には記載しないこと。〕

保管及び取扱い上の注意
(1) 直射日光の当たらない（湿気の少ない）涼しい所に（密栓して）保管すること。
〔（ ）内は必要とする場合に記載すること。〕
(2) 小児の手の届かない所に保管すること。
(3) 他の容器に入れ替えないこと。（誤用の原因になったり品質が変わる。）
〔容器等の個々に至適表示がなされていて，誤用のおそれのない場合には記載しなくてもよい。〕

【外部の容器又は外部の被包に記載すべき事項】
注意
1. 次の人は服用しないこと
生後3ヵ月未満の乳児。
〔生後3ヵ月未満の用法がある製剤に記載すること。〕
2. 次の人は服用前に医師，薬剤師又は登録販売者に相談すること
(1) 医師の治療を受けている人。
(2) 妊婦又は妊娠していると思われる人。
(3) 胃腸の弱い人。
(4) 高齢者。
〔1日最大配合量が甘草として1g以上（エキス剤については原生薬に換算して1g以上）含有する製剤に記載すること。〕
(5) 今までに薬などにより発疹・発赤，かゆみ等を起こしたことがある人。
(6) 次の症状のある人。
むくみ
〔1日最大配合量が甘草として1g以上（エキス剤については原生薬に換算して1g以上）含有する製剤に記載すること。〕
(7) 次の診断を受けた人。
高血圧，心臓病，腎臓病
〔1日最大配合量が甘草として1g以上（エキス剤については原生薬に換算して1g以上）含有する製剤に記載すること。〕
2′. 服用が適さない場合があるので，服用前に医師，薬剤師又は登録販売者に相談すること
〔2.の項目の記載に際し，十分な記載スペースがない場合には2′.を記載すること。〕
3. 服用に際しては，説明文書をよく読むこと
4. 直射日光の当たらない（湿気の少ない）涼しい所に（密栓して）保管すること
〔（ ）内は必要とする場合に記載すること。〕

当帰貝母苦参丸料 (トウキバイモクジンガンリョウ)

〔基準〕

(平成20年9月30日 厚生労働省医薬食品局審査管理課長通知による)
1. 成分・分量
   当帰3, 貝母3, 苦参3
2. 用法・用量
   湯
3. 効能・効果
   体力中等度以下のものの次の諸症:小便がしぶって出にくいもの, 排尿困難

〔使用上の注意〕

(平成25年3月27日 厚生労働省医薬食品局安全対策課長・審査管理課長通知による)

【添付文書等に記載すべき事項】
『してはいけないこと』
(守らないと現在の症状が悪化したり, 副作用が起こりやすくなる)

次の人は服用しないこと
生後3ヵ月未満の乳児。
〔生後3ヵ月未満の用法がある製剤に記載すること。〕

『相談すること』
1. 次の人は服用前に医師, 薬剤師又は登録販売者に相談すること
   (1) 医師の治療を受けている人。
   (2) 妊婦又は妊娠していると思われる人。
   (3) 胃腸の弱い人。
2. 1ヵ月位服用しても症状がよくならない場合は服用を中止し, この文書を持って医師, 薬剤師又は登録販売者に相談すること

〔用法及び用量に関連する注意として, 用法及び用量の項目に続けて以下を記載すること
(1) 小児に服用させる場合には, 保護者の指導監督のもとに服用させること。
   〔小児の用法及び用量がある場合に記載すること。〕
(2) 〔小児の用法がある場合, 剤形により, 次に該当する場合には, そのいずれかを記載すること。〕
   1) 3歳以上の幼児に服用させる場合には, 薬剤がのどにつかえることのないよう, よく注意すること。
      〔5歳未満の幼児の用法がある錠剤・丸剤の場合に記載すること。〕
   2) 幼児に服用させる場合には, 薬剤がのどにつかえることのないよう, よく注意すること。
      〔3歳未満の用法及び用量を有する丸剤の場合に記載すること。〕
   3) 1歳未満の乳児には, 医師の診療を受けさせることを優先し, やむを得ない場合にのみ服用させること。
      〔カプセル剤及び錠剤・丸剤以外の製剤の場合に記載すること。なお, 生後3ヵ月未満の用法がある製剤の場合,「生後3ヵ月未満の乳児」を『してはいけないこと』に記載し, 用法及び用量欄には記載しないこと。〕

保管及び取扱い上の注意
(1) 直射日光の当たらない(湿気の少ない)涼しい所に(密栓して)保管すること。
   〔( )内は必要とする場合に記載すること。〕
(2) 小児の手の届かない所に保管すること。
(3) 他の容器に入れ替えないこと。(誤用の原因になったり品質が変わる。)

〔容器等の個々に至適表示がなされていて, 誤用のおそれのない場合には記載しなくてもよい。〕

【外部の容器又は外部の被包に記載すべき事項】
注意
1. 次の人は服用しないこと
   生後3ヵ月未満の乳児。
   〔生後3ヵ月未満の用法がある製剤に記載すること。〕
2. 次の人は服用前に医師, 薬剤師又は登録販売者に相談すること
   (1) 医師の治療を受けている人。
   (2) 妊婦又は妊娠していると思われる人。
   (3) 胃腸の弱い人。
2′. 服用が適さない場合があるので, 服用前に医師, 薬剤師又は登録販売者に相談すること
   〔2.の項目の記載に際し, 十分な記載スペースがない場合には2′.を記載すること。〕
3. 服用に際しては, 説明文書をよく読むこと
4. 直射日光の当たらない(湿気の少ない)涼しい所に(密栓して)保管すること
   〔( )内は必要とする場合に記載すること。〕

一般用漢方製剤

独活葛根湯
ドクカツカッコントウ

〔基準〕

（平成20年9月30日 厚生労働省医薬食品局審査管理課長通知による）
1. 成分・分量
   葛根5，桂皮3，芍薬3，麻黄2，独活2，生姜0.5～1（ヒネショウガを使用する場合1～2），地黄4，大棗1～2，甘草1～2
2. 用法・用量
   湯
3. 効能・効果
   体力中等度又はやや虚弱なものの次の諸症：四十肩，五十肩，寝ちがえ，肩こり

〔使用上の注意〕

（平成25年3月27日 厚生労働省医薬食品局安全対策課長・審査管理課長通知による）

【添付文書等に記載すべき事項】
『してはいけないこと』
（守らないと現在の症状が悪化したり，副作用が起こりやすくなる）

次の人は服用しないこと
  生後3ヵ月未満の乳児。
  〔生後3ヵ月未満の用法がある製剤に記載すること。〕

『相談すること』
1. 次の人は服用前に医師，薬剤師又は登録販売者に相談すること
   (1) 医師の治療を受けている人。
   (2) 妊婦又は妊娠していると思われる人。
   (3) 体の虚弱な人（体力の衰えている人，体の弱い人）。
   (4) 胃腸が弱く下痢しやすい人。
   (5) 発汗傾向の著しい人。
   (6) 高齢者。
      〔マオウ又は，1日最大配合量が甘草として1g以上（エキス剤については原生薬に換算して1g以上）含有する製剤に記載すること。〕
   (7) 今までに薬などにより発疹・発赤，かゆみ等を起こしたことがある人。
   (8) 次の症状のある人。
      むくみ[1]，排尿困難[2]
      〔[1]は，1日最大配合量が甘草として1g以上（エキス剤については原生薬に換算して1g以上）含有する製剤に記載すること。[2]は，マオウを含有する製剤に記載すること。〕
   (9) 次の診断を受けた人。
      高血圧[1,2]，心臓病[1,2]，腎臓病[1,2]，甲状腺機能障害[2]
      〔[1]は，1日最大配合量が甘草として1g以上（エキス剤については原生薬に換算して1g以上）含有する製剤に記載すること。[2]は，マオウを含有する製剤に記載すること。〕
2. 服用後，次の症状があらわれた場合は副作用の可能性があるので，直ちに服用を中止し，この文書を持って医師，薬剤師又は登録販売者に相談すること

関係部位	症状
皮膚	発疹・発赤，かゆみ
消化器	食欲不振，胃部不快感

まれに下記の重篤な症状が起こることがある。その場合は直ちに医師の診療を受けること。

症状の名称	症状
偽アルドステロン症，ミオパチー	手足のだるさ，しびれ，つっぱり感やこわばりに加えて，脱力感，筋肉痛があらわれ，徐々に強くなる。

〔1日最大配合量が甘草として1g以上（エキス剤については原生薬に換算して1g以上含有する製剤に記載すること。〕

3. 1ヵ月位服用しても症状がよくならない場合は服用を中止し，この文書を持って医師，薬剤師又は登録販売者に相談すること
4. 長期連用する場合には，医師，薬剤師又は登録販売者に相談すること
   〔1日最大配合量が甘草として1g以上（エキス剤については原生薬に換算して1g以上）含有する製剤に記載すること。〕

〔用法及び用量に関連する注意として，用法及び用量の項目に続けて以下を記載すること。〕
(1) 小児に服用させる場合には，保護者の指導監督のもとに服用させること。
   〔小児の用法及び用量がある場合に記載すること。〕
(2) 〔小児の用法がある場合，剤形により，次に該当する場合には，そのいずれかを記載すること。〕
   1) 3歳以上の幼児に服用させる場合には，薬剤がのどにつかえることのないよう，よく注意すること。
      〔5歳未満の幼児の用法がある錠剤・丸剤の場合に記載すること。〕
   2) 幼児に服用させる場合には，薬剤がのどにつかえることのないよう，よく注意すること。
      〔3歳未満の用法及び用量を有する丸剤の場合に記載すること。〕
   3) 1歳未満の乳児には，医師の診療を受けさせることを優先し，やむを得ない場合にのみ服用させること。
      〔カプセル剤及び錠剤・丸剤以外の製剤の場合に記載すること。なお，生後3ヵ月未満の用法がある製剤の場合，「生後3ヵ月未満の乳児」を『してはいけないこと』に記載し，用法及び用量欄には記載しないこと。〕

保管及び取扱い上の注意
(1) 直射日光の当たらない（湿気の少ない）涼しい所に（密栓して）保管すること。
   〔（ ）内は必要とする場合に記載すること。〕
(2) 小児の手の届かない所に保管すること。
(3) 他の容器に入れ替えないこと。（誤用の原因になったり品質が変わる。）
   〔容器等の個々に至適表示がなされていて，誤用のおそれのない場合には記載しなくてもよい。〕

【外部の容器又は外部の被包に記載すべき事項】
注意
1. 次の人は服用しないこと
   生後3ヵ月未満の乳児。
   〔生後3ヵ月未満の用法がある製剤に記載すること。〕
2. 次の人は服用前に医師，薬剤師又は登録販売者に相談すること
   (1) 医師の治療を受けている人。
   (2) 妊婦又は妊娠していると思われる人。
   (3) 体の虚弱な人（体力の衰えている人，体の弱い人）。
   (4) 胃腸が弱く下痢しやすい人。
   (5) 発汗傾向の著しい人。
   (6) 高齢者。
      〔マオウ又は，1日最大配合量が甘草として1g以上（エキス剤については原生薬に換算して1g以上）含有する製剤に記載すること。〕
   (7) 今までに薬などにより発疹・発赤，かゆみ等を起こしたことがある人。
   (8) 次の症状のある人。

むくみ[1]，排尿困難[2]
〔[1]は，1日最大配合量が甘草として1g以上（エキス剤については原生薬に換算して1g以上）含有する製剤に記載すること。[2]は，マオウを含有する製剤に記載すること。〕

(9) 次の診断を受けた人。
高血圧[1)2)]，心臓病[1)2)]，腎臓病[1)2)]，甲状腺機能障害[2]
〔[1]は，1日最大配合量が甘草として1g以上（エキス剤については原生薬に換算して1g以上）含有する製剤に記載すること。[2]は，マオウを含有する製剤に記載すること。〕

2′．服用が適さない場合があるので，服用前に医師，薬剤師又は登録販売者に相談すること
〔2.の項目の記載に際し，十分な記載スペースがない場合には2′.を記載すること。〕

3．服用に際しては，説明文書をよく読むこと
4．直射日光の当たらない（湿気の少ない）涼しい所に（密栓して）保管すること
〔（ ）内は必要とする場合に記載すること。〕

漢方ラックホン内服液㊀　大協薬品工業㈱
区分 第2類
組成 液）：3本（90mL）中 独活葛根湯エキス60mL（カッコン5g，ジオウ4g，ケイヒ・シャクヤク各3g，マオウ・ドクカツ各2g，ショウキョウ・タイソウ・カンゾウ各1g）
添加 精製白糖，D-ソルビトール液，エタノール，ポリオキシエチレン硬化ヒマシ油60，安息香酸ナトリウム，パラオキシ安息香酸ブチル，シリコーン樹脂，ソルビタン脂肪酸エステル，グリセリン脂肪酸エステル，カルメロースナトリウム（CMC-Na），エチルバニリン，バニリン，香料
適応 体力中等度か，やや虚弱なものの次の諸症：四十肩，五十肩，寝ちがえ，肩こり
用法 15才以上1回1本1日3回食間。よく振ってから服用。15才未満は服用しない
包装 3本

顧痛（エキス顆粒）㊀　㈱建林松鶴堂
区分 第2類
組成 顆（茶褐）：3包（6g）中 独活葛根湯水製乾燥エキス1.2g（カッコン2.5g，ショウキョウ0.15g，ケイヒ・シャクヤク各1.5g，ジオウ2g，タイソウ・カンゾウ各0.5g，マオウ・ドクカツ各1g）
添加 乳糖，バレイショデンプン
適応 体力中等度又はやや虚弱なものの次の諸症：四十肩，五十肩，寝ちがえ，肩こり
用法 1回成人1包，14～7才⅔，6～4才½，3～2才⅓，2才未満¼，1日3回食間。1才未満には，医師の診療を受けさせることを優先し，止むを得ない場合にだけ服用させる。3ヵ月未満は服用しない
包装 30包〔Ⓐ2,730（税込み）〕，90包〔Ⓐ7,140（税込み）〕

ドカクール「コタロー」（独活葛根湯エキス錠）㊀　小太郎漢方製薬㈱
区分 第2類
組成 錠（白）：12錠中 水製エキス2.55g（カッコン2.5g，ケイヒ・シャクヤク各1.5g，マオウ・ドクカツ各1g，ショウキョウ・タイソウ・カンゾウ各0.5g，ジオウ2g）
添加 酸化チタン，ステアリン酸マグネシウム，タルク，トウモロコシデンプン，乳糖，ヒプロメロース（ヒドロキシプロピルメチルセルロース），粉末飴，メタケイ酸アルミン酸マグネシウム，カルナウバロウ，サラシミツロウ
適応 肩こり，五十肩
用法 15才以上1回4錠1日3回食前又は食間。15才未満は服用しない
包装 180錠

独活葛根湯エキス錠クラシエ㊀　クラシエ製薬㈱-クラシエ薬品㈱
区分 第2類
組成 錠（褐）：12錠（4800mg）中 独活葛根湯エキス粉末2800mg（カッコン2.5g，ケイヒ・シャクヤク各1.5g，マオウ・ドクカツ各1g，ショウキョウ・タイソウ・カンゾウ各0.5g，ジオウ2g）
添加 カルメロースカルシウム（CMC-Ca），ケイ酸アルミニウム，無水ケイ酸，ステアリン酸マグネシウム，セルロース
適応 体力中等度又はやや虚弱なものの次の諸症：四十肩，五十肩，寝ちがえ，肩こり
用法 15才以上1回4錠1日3回食前又は食間。15才未満は服用しない
包装 48錠〔Ⓐ980（税込み）〕，84錠〔Ⓐ1,554（税込み）〕，168錠〔Ⓐ2,814（税込み）〕

パスタントン顆粒㊀　㈱阪本漢法製薬
区分 第2類
組成 顆（褐～暗褐）：3包（9g）中 独活葛根湯乾燥エキス3.8g（カッコン5g，ケイヒ・シャクヤク各3g，マオウ・ドクカツ各2g，ショウキョウ0.5g，ジオウ4g，タイソウ・カンゾウ各1g）
添加 乳糖水和物，結晶セルロース，ステアリン酸マグネシウム
適応 体力中等度又はやや虚弱なものの次の諸症：四十肩，五十肩，寝ちがえ，肩こり
用法 15才以上1回1包1日3回食前又は食間。15才未満は服用しない
包装 12包〔Ⓐ1,575（税込み）〕

ラックル顆粒㊀　新生薬品工業㈱・奈-日本臓器製薬㈱
区分 第2類
組成 顆：2包（5.4g）中 独活葛根湯乾燥エキス4.8g（ドクカツ・マオウ各2g，シャクヤク・ケイヒ各3g，カンゾウ・タイソウ各1g，カッコン5g，ジオウ4g，ショウキョウ0.5g）
添加 ヒドロキシプロピルセルロース，アセスルファムカリウム，ステアリン酸マグネシウム，乳糖水和物
適応 体力中等度又はやや虚弱なものの次の諸症：五十肩，四十肩，肩こり，寝ちがえ
用法 1回15才以上1包，14～7才⅔，6～4才½，3～2才⅓，1日2回朝夕，食前又は食間
包装 14包

ロート独活葛根湯錠㊀　ロート製薬㈱
区分 第2類
組成 錠：12錠中 独活葛根湯エキス1950mg（カッコン2.5g，ケイヒ・シャクヤク各1.5g，マオウ・ドクカツ各1g，ショウキョウ0.25g，ジオウ2g，タイソウ・カンゾウ各0.5g）
添加 セルロース，カルメロースカルシウム（CMC-Ca），クロスカルメロースナトリウム（クロスCMC-Na），メタケイ酸アルミン酸マグネシウム，ステアリン酸マグネシウム
適応 体力中等度又はやや虚弱なものの次の諸症：四十肩，五十肩，寝ちがえ，肩こり
用法 15才以上1回4錠1日3回食前又は食間。15才未満は服用しない
包装 36錠〔Ⓐ998（税込み）〕，168錠〔Ⓐ2,940（税込み）〕

独活湯
ドクカツトウ

〔基準〕

（平成20年9月30日 厚生労働省医薬食品局審査管理課長通知による）
1. 成分・分量
   独活2，羌活2，防風2，桂皮2，大黄2，沢瀉2，当帰3，桃仁3，連翹3，防已5，黄柏5，甘草1.5
2. 用法・用量
   湯
3. 効能・効果
   体力中等度なものの次の諸症：腰痛，手足の屈伸痛

〔使用上の注意〕

（平成25年3月27日 厚生労働省医薬食品局安全対策課長・審査管理課長通知による）

【添付文書等に記載すべき事項】
『してはいけないこと』
（守らないと現在の症状が悪化したり，副作用が起こりやすくなる）
1. 次の人は服用しないこと
   生後3ヵ月未満の乳児。
   〔生後3ヵ月未満の用法がある製剤に記載すること。〕
2. 授乳中の人は本剤を服用しないか，本剤を服用する場合は授乳を避けること

『相談すること』
1. 次の人は服用前に医師，薬剤師又は登録販売者に相談すること
   (1) 医師の治療を受けている人。
   (2) 妊婦又は妊娠していると思われる人。
   (3) 体の虚弱な人（体力の衰えている人，体の弱い人）。
   (4) 胃腸が弱く下痢しやすい人。
   (5) 高齢者。
      〔1日最大配合量が甘草として1g以上（エキス剤については原生薬に換算して1g以上）含有する製剤に記載すること。〕
   (6) 今までに薬などにより発疹・発赤，かゆみ等を起こしたことがある人。
   (7) 次の症状のある人。
      むくみ
      〔1日最大配合量が甘草として1g以上（エキス剤については原生薬に換算して1g以上）含有する製剤に記載すること。〕
   (8) 次の診断を受けた人。
      高血圧，心臓病，腎臓病
      〔1日最大配合量が甘草として1g以上（エキス剤については原生薬に換算して1g以上）含有する製剤に記載すること。〕
   (9) 次の医薬品を服用している人。
      瀉下薬（下剤）
2. 服用後，次の症状があらわれた場合は副作用の可能性があるので，直ちに服用を中止し，この文書を持って医師，薬剤師又は登録販売者に相談すること

関係部位	症　　状
皮　膚	発疹・発赤，かゆみ
消化器	食欲不振，胃部不快感，はげしい腹痛を伴う下痢，腹痛

まれに下記の重篤な症状が起こることがある。その場合は直ちに医師の診療を受けること。

症状の名称	症　　状
偽アルドステロン症，ミオパチー	手足のだるさ，しびれ，つっぱり感やこわばりに加えて，脱力感，筋肉痛があらわれ，徐々に強くなる。

〔1日最大配合量が甘草として1g以上（エキス剤については原生薬に換算して1g以上）含有する製剤に記載すること。〕

3. 服用後，次の症状があらわれることがあるので，このような症状の持続又は増強が見られた場合には，服用を中止し，この文書を持って医師，薬剤師又は登録販売者に相談すること
   軟便，下痢
4. 1ヵ月位服用しても症状がよくならない場合は服用を中止し，この文書を持って医師，薬剤師又は登録販売者に相談すること
5. 長期連用する場合には，医師，薬剤師又は登録販売者に相談すること
   〔1日最大配合量が甘草として1g以上（エキス剤については原生薬に換算して1g以上）含有する製剤に記載すること。〕

〔用法及び用量に関連する注意として，用法及び用量の項目に続けて以下を記載すること。〕
(1) 小児に服用させる場合には，保護者の指導監督のもとに服用させること。
   〔小児の用法及び用量がある場合に記載すること。〕
(2) 〔小児の用法がある場合，剤形により，次に該当する場合には，そのいずれかを記載すること。〕
   1) 3歳以上の幼児に服用させる場合には，薬剤がのどにつかえることのないよう，よく注意すること。
      〔5歳未満の幼児の用法がある錠剤・丸剤の場合に記載すること。〕
   2) 幼児に服用させる場合には，薬剤がのどにつかえることのないよう，よく注意すること。
      〔3歳未満の用法及び用量を有する丸剤の場合に記載すること。〕
   3) 1歳未満の乳児には，医師の診療を受けさせることを優先し，やむを得ない場合にのみ服用させること。
      〔カプセル剤及び錠剤・丸剤以外の製剤の場合に記載すること。なお，生後3ヵ月未満の用法がある製剤の場合，「生後3ヵ月未満の乳児」を『してはいけないこと』に記載し，用法及び用量欄には記載しないこと。〕

保管及び取扱い上の注意
(1) 直射日光の当たらない（湿気の少ない）涼しい所に（密栓して）保管すること。
   〔（　）は必要とする場合に記載すること。〕
(2) 小児の手の届かない所に保管すること。
(3) 他の容器に入れ替えないこと。（誤用の原因になったり品質が変わる。）
   〔容器等の個々に至適表示がなされていて，誤用のおそれのない場合には記載しなくてもよい。〕

【外部の容器又は外部の被包に記載すべき事項】
注意
1. 次の人は服用しないこと
   生後3ヵ月未満の乳児。
   〔生後3ヵ月未満の用法がある製剤に記載すること。〕
2. 授乳中の人は本剤を服用しないか，本剤を服用する場合は授乳を避けること
3. 次の人は服用前に医師，薬剤師又は登録販売者に相談すること
   (1) 医師の治療を受けている人。
   (2) 妊婦又は妊娠していると思われる人。
   (3) 体の虚弱な人（体力の衰えている人，体の弱い人）。
   (4) 胃腸が弱く下痢しやすい人。
   (5) 高齢者。

〔1日最大配合量が甘草として1g以上（エキス剤については原生薬に換算して1g以上）含有する製剤に記載すること。〕
(6) 今までに薬などにより発疹・発赤，かゆみ等を起こしたことがある人。
(7) 次の症状のある人。
　　むくみ
　　〔1日最大配合量が甘草として1g以上（エキス剤については原生薬に換算して1g以上）含有する製剤に記載すること。〕
(8) 次の診断を受けた人。
　　高血圧，心臓病，腎臓病
　　〔1日最大配合量が甘草として1g以上（エキス剤については原生薬に換算して1g以上）含有する製剤に記載すること。〕
(9) 次の医薬品を服用している人。
　　瀉下薬（下剤）
3′．服用が適さない場合があるので，服用前に医師，薬剤師又は登録販売者に相談すること
　　〔3．の項目の記載に際し，十分な記載スペースがない場合には3′．を記載すること。〕
4．服用に際しては，説明文書をよく読むこと
5．直射日光の当たらない（湿気の少ない）涼しい所に（密栓して）保管すること
　　〔（　）内は必要とする場合に記載すること。〕

示顕（エキス顆粒） ⊖　㈱建林松鶴堂
区分 第2類
組成 顆（帯褐）：3包(6g)中　独活湯水製乾燥エキス1.4g（ドクカツ・キョウカツ・ボウフウ・ケイヒ・ダイオウ・タクシャ各1g，トウキ・トウニン・レンギョウ各1.5g，ボウイ・オウバク各2.5g，カンゾウ0.75g）
添加 乳糖，バレイショデンプン
適応 体力中等度のものの次の諸症：腰痛，手足の屈伸痛
用法 15才以上1回1包1日3回食間。15才未満は服用しない
包装 30包〔Ⓐ2,730（税込み）〕，90包〔Ⓐ7,140（税込み）〕

二朮湯　ニジュットウ

〔基準〕
（平成20年9月30日　厚生労働省医薬食品局審査管理課長通知による）
1．成分・分量
　　白朮1.5～2.5，茯苓1.5～2.5，陳皮1.5～2.5，天南星1.5～2.5，香附子1.5～2.5，黄芩1.5～2.5，威霊仙1.5～2.5，羌活1.5～2.5，半夏2～4，蒼朮1.5～3，甘草1～1.5，生姜0.6～1
2．用法・用量
　　湯
3．効能・効果
　　体力中等度で，肩や上腕などに痛みがあるものの次の諸症：四十肩，五十肩

〔使用上の注意〕
（平成25年3月27日　厚生労働省医薬食品局安全対策課長・審査管理課長通知による）
【添付文書等に記載すべき事項】
『してはいけないこと』
（守らないと現在の症状が悪化したり，副作用が起こりやすくなる）
　　次の人は服用しないこと
　　　生後3ヵ月未満の乳児。
　　〔生後3ヵ月未満の用法がある製剤に記載すること。〕
『相談すること』
1．次の人は服用前に医師，薬剤師又は登録販売者に相談すること
　(1) 医師の治療を受けている人。
　(2) 妊婦又は妊娠していると思われる人。
　(3) 高齢者。
　　〔1日最大配合量が甘草として1g以上（エキス剤については原生薬に換算して1g以上含有する製剤に記載すること。〕
　(4) 今までに薬などにより発疹・発赤，かゆみ等を起こしたことがある人。
　(5) 次の症状のある人。
　　　むくみ
　　〔1日最大配合量が甘草として1g以上（エキス剤については原生薬に換算して1g以上）含有する製剤に記載すること。〕
　(6) 次の診断を受けた人。
　　　高血圧，心臓病，腎臓病
　　〔1日最大配合量が甘草として1g以上（エキス剤については原生薬に換算して1g以上）含有する製剤に記載すること。〕
2．服用後，次の症状があらわれた場合は副作用の可能性があるので，直ちに服用を中止し，この文書を持って医師，薬剤師又は登録販売者に相談すること

関係部位	症　状
皮　膚	発疹・発赤，かゆみ

　　まれに下記の重篤な症状が起こることがある。その場合は直ちに医師の診療を受けること。

症状の名称	症　状
間質性肺炎	階段を上ったり，少し無理をしたりすると息切れがする・息苦しくなる，空せき，発熱等がみられ，これらが急にあらわれたり，持続したりする。

症状の名称	症　　状
偽アルドステロン症,ミオパチー[1]	手足のだるさ，しびれ，つっぱり感やこわばりに加えて，脱力感，筋肉痛があらわれ，徐々に強くなる。
肝機能障害	発熱，かゆみ，発疹，黄疸（皮膚や白目が黄色くなる），褐色尿，全身のだるさ，食欲不振等があらわれる。

〔[1]は，1日最大配合量が甘草として1g以上（エキス剤については原生薬に換算して1g以上）含有する製剤に記載すること。〕

3. 1ヵ月位服用しても症状がよくならない場合は服用を中止し，この文書を持って医師，薬剤師又は登録販売者に相談すること
4. 長期連用する場合には，医師，薬剤師又は登録販売者に相談すること
〔1日最大配合量が甘草として1g以上（エキス剤については原生薬に換算して1g以上）含有する製剤に記載すること。〕

〔用法及び用量に関連する注意として，用法及び用量の項目に続けて以下を記載すること。〕
(1) 小児に服用させる場合には，保護者の指導監督のもとに服用させること。
〔小児の用法及び用量がある場合に記載すること。〕
(2) 〔小児の用法がある場合，剤形により，次に該当する場合には，そのいずれかを記載すること。〕
　1) 3歳以上の幼児に服用させる場合には，薬剤がのどにつかえることのないよう，よく注意すること。
〔5歳未満の幼児の用法がある錠剤・丸剤の場合に記載すること。〕
　2) 幼児に服用させる場合には，薬剤がのどにつかえることのないよう，よく注意すること。
〔3歳未満の用法及び用量を有する丸剤の場合に記載すること。〕
　3) 1歳未満の乳児には，医師の診療を受けさせることを優先し，やむを得ない場合にのみ服用させること。
〔カプセル剤及び錠剤・丸剤以外の製剤の場合に記載すること。なお，生後3ヵ月未満の用法がある製剤の場合，「生後3ヵ月未満の乳児」を『してはいけないこと』に記載し，用法及び用量欄には記載しないこと。〕

保管及び取扱い上の注意
(1) 直射日光の当たらない（湿気の少ない）涼しい所に（密栓して）保管すること。
〔（　）内は必要とする場合に記載すること。〕
(2) 小児の手の届かない所に保管すること。
(3) 他の容器に入れ替えないこと。（誤用の原因になったり品質が変わる。）
〔容器等の個々に至適表示がなされていて，誤用のおそれのない場合には記載しなくてもよい。〕

【外部の容器又は外部の被包に記載すべき事項】
注意
1. 次の人は服用しないこと
生後3ヵ月未満の乳児。
〔生後3ヵ月未満の用法がある製剤に記載すること。〕
2. 次の人は服用前に医師，薬剤師又は登録販売者に相談すること
(1) 医師の治療を受けている人。
(2) 妊婦又は妊娠していると思われる人。
(3) 高齢者。
〔1日最大配合量が甘草として1g以上（エキス剤については原生薬に換算して1g以上含有する製剤に記載すること。〕
(4) 今までに薬などにより発疹・発赤，かゆみ等を起こしたことがある人。
(5) 次の症状のある人。
　むくみ
〔1日最大配合量が甘草として1g以上（エキス剤については原生薬に換算して1g以上）含有する製剤に記載すること。〕
(6) 次の診断を受けた人。
　高血圧，心臓病，腎臓病
〔1日最大配合量が甘草として1g以上（エキス剤については原生薬に換算して1g以上）含有する製剤に記載すること。〕
2′. 服用が適さない場合があるので，服用前に医師，薬剤師又は登録販売者に相談すること
〔2.の項目の記載に際し，十分な記載スペースがない場合には2′.を記載すること。〕
3. 服用に際しては，説明文書をよく読むこと
4. 直射日光の当たらない（湿気の少ない）涼しい所に（密栓して）保管すること
〔（　）内は必要とする場合に記載すること。〕

二朮湯エキス顆粒KM⊖　㈱カーヤ-㈱イチゲン，一元製薬㈱
区分 第2類
組成 顆：9g中　二朮湯水製乾燥エキス5g（ハンゲ4g，ソウジュツ3g，イレイセン・オウゴン・キョウカツ・コウブシ・テンナンショウ・チンピ・ブクリョウ・ビャクジュツ各2.5g，カンゾウ・ショウキョウ各1g）
添加 乳糖，ステアリン酸マグネシウム
適応 体力中等度で，肩や上腕などに痛みがあるものの次の諸症：四十肩，五十肩
用法 15才以上1回3g1日3回食前又は食間
包装 500g　備考 製造：天津泰達薬業有限公司(中国)

二朮湯「タキザワ」⊖　㈱タキザワ漢方廠
区分 第2類
組成 煎：2包(29g)中　ビャクジュツ2.5g，ブクリョウ2.5g，チンピ2.5g，テンナンショウ2.5g，コウブシ2.5g，オウゴン2.5g，イレイセン2.5g，キョウカツ2.5g，ハンゲ4g，ソウジュツ3g，カンゾウ1g，ショウキョウ1g
適応 体力中等度で，肩や上腕などに痛みがあるものの次の諸症：四十肩，五十肩
用法 15才以上1回1包を煎じ，1日2回朝夕空腹時。15才未満は服用しない
包装 120包〔Ⓐ28,350(税込み)Ⓑ14,175(税込み)〕

ニチントウ
二陳湯

〔基準〕

(平成20年9月30日 厚生労働省医薬食品局審査管理課長通知による)

1. **成分・分量**
   半夏5～7，茯苓3.5～5，陳皮3.5～4，生姜1～1.5（ヒネショウガを使用する場合2～3），甘草1～2

2. **用法・用量**
   湯

3. **効能・効果**
   体力中等度で，悪心，嘔吐があるものの次の諸症：悪心，嘔吐，胃部不快感，慢性胃炎，二日酔

〔使用上の注意〕

(平成25年3月27日 厚生労働省医薬食品局安全対策課長・審査管理課長通知による)

【添付文書等に記載すべき事項】

『してはいけないこと』
(守らないと現在の症状が悪化したり，副作用が起こりやすくなる)

次の人は服用しないこと
　　生後3ヵ月未満の乳児。
　　〔生後3ヵ月未満の用法がある製剤に記載すること。〕

『相談すること』

1. 次の人は服用前に医師，薬剤師又は登録販売者に相談すること
   (1) 医師の治療を受けている人。
   (2) 妊婦又は妊娠していると思われる人。
   (3) 高齢者。
   　　〔1日最大配合量が甘草として1g以上（エキス剤については原生薬に換算して1g以上）含有する製剤に記載すること。〕
   (4) 今までに薬などにより発疹・発赤，かゆみ等を起こしたことがある人。
   (5) 次の症状のある人。
   　　むくみ
   　　〔1日最大配合量が甘草として1g以上（エキス剤については原生薬に換算して1g以上）含有する製剤に記載すること。〕
   (6) 次の診断を受けた人。
   　　高血圧，心臓病，腎臓病
   　　〔1日最大配合量が甘草として1g以上（エキス剤については原生薬に換算して1g以上）含有する製剤に記載すること。〕

2. 服用後，次の症状があらわれた場合は副作用の可能性があるので，直ちに服用を中止し，この文書を持って医師，薬剤師又は登録販売者に相談すること

関係部位	症状
皮膚	発疹・発赤，かゆみ

まれに下記の重篤な症状が起こることがある。その場合は直ちに医師の診療を受けること。

症状の名称	症状
偽アルドステロン症，ミオパチー	手足のだるさ，しびれ，つっぱり感やこわばりに加えて，脱力感，筋肉痛があらわれ，徐々に強くなる。

〔1日最大配合量が甘草として1g以上（エキス剤については原生薬に換算して1g以上）含有する製剤に記載すること。〕

3. 5～6日間（二日酔に服用する場合には5～6回）服用しても症状がよくならない場合は服用を中止し，この文書を持って医師，薬剤師又は登録販売者に相談すること

4. 長期連用する場合には，医師，薬剤師又は登録販売者に相談すること
　　〔1日最大配合量が甘草として1g以上（エキス剤については原生薬に換算して1g以上）含有する製剤に記載すること。〕

〔用法及び用量に関連する注意として，用法及び用量の項目に続けて以下を記載すること。〕

(1) 小児に服用させる場合には，保護者の指導監督のもとに服用させること。
　　〔小児の用法及び用量がある場合に記載すること。〕

(2) 〔小児の用法がある場合，剤形により，次に該当する場合には，そのいずれかを記載すること。〕
   1) 3歳以上の幼児に服用させる場合には，薬剤がのどにつかえることのないよう，よく注意すること。
   　　〔5歳未満の幼児の用法がある錠剤・丸剤の場合に記載すること。〕
   2) 幼児に服用させる場合には，薬剤がのどにつかえることのないよう，よく注意すること。
   　　〔3歳未満の用法及び用量を有する丸剤の場合に記載すること。〕
   3) 1歳未満の乳児には，医師の診療を受けさせることを優先し，やむを得ない場合にのみ服用させること。
   　　〔カプセル剤及び錠剤・丸剤以外の製剤の場合に記載すること。なお，生後3ヵ月未満の用法がある製剤の場合，「生後3ヵ月未満の乳児」を『してはいけないこと』に記載し，用法及び用量欄には記載しないこと。〕

保管及び取扱い上の注意

(1) 直射日光の当たらない（湿気の少ない）涼しい所に（密栓して）保管すること。
　　〔（ ）内は必要とする場合に記載すること。〕
(2) 小児の手の届かない所に保管すること。
(3) 他の容器に入れ替えないこと。（誤用の原因になったり品質が変わる。）
　　〔容器等の個々に至適表示がなされていて，誤用のおそれのない場合には記載しなくてもよい。〕

【外部の容器又は外部の被包に記載すべき事項】

注意

1. 次の人は服用しないこと
   生後3ヵ月未満の乳児。
   〔生後3ヵ月未満の用法がある製剤に記載すること。〕

2. 次の人は服用前に医師，薬剤師又は登録販売者に相談すること
   (1) 医師の治療を受けている人。
   (2) 妊婦又は妊娠していると思われる人。
   (3) 高齢者。
   　　〔1日最大配合量が甘草として1g以上（エキス剤については原生薬に換算して1g以上）含有する製剤に記載すること。〕
   (4) 今までに薬などにより発疹・発赤，かゆみ等を起こしたことがある人。
   (5) 次の症状のある人。
   　　むくみ
   　　〔1日最大配合量が甘草として1g以上（エキス剤については原生薬に換算して1g以上）含有する製剤に記載すること。〕
   (6) 次の診断を受けた人。
   　　高血圧，心臓病，腎臓病
   　　〔1日最大配合量が甘草として1g以上（エキス剤については原生薬に換算して1g以上）含有する製剤に記載すること。〕

2'. 服用が適さない場合があるので，服用前に医師，薬剤師

二陳湯エキス顆粒「クラシエ」⊖ 大峰堂薬品工業㈱-クラシエ薬品㈱

[区分]第2類
[組成][顆](淡黄)：3包(4.5g)中 二陳湯エキス1500mg（ハンゲ・ブクリョウ各2.5g, チンピ2g, カンゾウ・ショウキョウ各0.5g）
[添加]ヒドロキシプロピルセルロース, 乳糖
[適応]体力中等度で, 悪心, 嘔吐があるものの次の諸症：悪心, 嘔吐, 胃部不快感, 慢性胃炎, 二日酔
[用法]1回15才以上1包, 14～7才⅔, 6～4才½, 3～2才⅓, 1日3回食前又は食間。2才未満は服用しない
[包装]90包

女神散（安栄湯） ニョシンサン（アンエイトウ）

〔基準〕

（平成20年9月30日 厚生労働省医薬食品局審査管理課長通知による）

1. 成分・分量
   当帰3～4, 川芎3, 白朮3（蒼朮も可）, 香附子3～4, 桂皮2～3, 黄芩2～4, 人参1.5～2, 檳榔子2～4, 黄連1～2, 木香1～2, 丁子0.5～1, 甘草1～1.5, 大黄0.5～1（大黄はなくても可）
2. 用法・用量
   湯
3. 効能・効果
   体力中等度以上で, のぼせとめまいのあるものの次の諸症：産前産後の神経症, 月経不順, 血の道症[注], 更年期障害, 神経症

《備考》
注）血の道症とは, 月経, 妊娠, 出産, 産後, 更年期など女性のホルモンの変動に伴って現れる精神不安やいらだちなどの精神神経症状および身体症状のことである。
【注】表記については, 効能・効果欄に記載するのではなく, 〈効能・効果に関連する注意〉として記載する。】

〔使用上の注意〕

（平成25年3月27日 厚生労働省医薬食品局安全対策課長・審査管理課長通知による）

【添付文書等に記載すべき事項】
『してはいけないこと』
（守らないと現在の症状が悪化したり, 副作用が起こりやすくなる）
1. 次の人は服用しないこと
   生後3ヵ月未満の乳児。
   〔生後3ヵ月未満の用法がある製剤に記載すること。〕
2. 授乳中の人は本剤を服用しないか, 本剤を服用する場合は授乳を避けること
   〔大黄を含有する製剤に記載すること。〕

『相談すること』
1. 次の人は服用前に医師, 薬剤師又は登録販売者に相談すること
   (1) 医師の治療を受けている人。
   (2) 妊婦又は妊娠していると思われる人。
       〔大黄を含有する製剤に記載すること。〕
   (3) 体の虚弱な人（体力の衰えている人, 体の弱い人）。
       〔大黄を含有する製剤に記載すること。〕
   (4) 胃腸が弱く下痢しやすい人。
   (5) 高齢者。
       〔1日最大配合量が甘草として1g以上（エキス剤については原生薬に換算して1g以上）含有する製剤に記載すること。〕
   (6) 今までに薬などにより発疹・発赤, かゆみ等を起こしたことがある人。
   (7) 次の症状のある人。
       むくみ
       〔1日最大配合量が甘草として1g以上（エキス剤については原生薬に換算して1g以上含有する製剤に記載すること。〕
   (8) 次の診断を受けた人。
       高血圧, 心臓病, 腎臓病
       〔1日最大配合量が甘草として1g以上（エキス剤については原生薬に換算して1g以上）含有する製剤に記

女神散（安栄湯）

(9) 次の医薬品を服用している人。
　瀉下薬（下剤）
　　〔大黄を含有する製剤に記載すること。〕
2. 服用後，次の症状があらわれた場合は副作用の可能性があるので，直ちに服用を中止し，この文書を持って医師，薬剤師又は登録販売者に相談すること

関係部位	症　　状
皮　膚	発疹・発赤，かゆみ
消化器	食欲不振，胃部不快感，はげしい腹痛を伴う下痢[1]，腹痛[1]

　〔[1]は，大黄を含有する製剤に記載すること。〕
　まれに下記の重篤な症状が起こることがある。その場合は直ちに医師の診療を受けること。

症状の名称	症　　状
偽アルドステロン症，ミオパチー[1]	手足のだるさ，しびれ，つっぱり感やこわばりに加えて，脱力感，筋肉痛があらわれ，徐々に強くなる。
肝機能障害	発熱，かゆみ，発疹，黄疸（皮膚や白目が黄色くなる），褐色尿，全身のだるさ，食欲不振等があらわれる。

　〔[1]は，1日最大配合量が甘草として1g以上（エキス剤については原生薬に換算して1g以上）含有する製剤に記載すること。〕
3. 服用後，次の症状があらわれることがあるので，このような症状の持続又は増強が見られた場合には，服用を中止し，この文書を持って医師，薬剤師又は登録販売者に相談すること
　軟便，下痢
　　〔大黄を含有する製剤に記載すること。〕
4. 1ヵ月位服用しても症状がよくならない場合は服用を中止し，この文書を持って医師，薬剤師又は登録販売者に相談すること
5. 長期連用する場合には，医師，薬剤師又は登録販売者に相談すること
　　〔1日最大配合量が甘草として1g以上（エキス剤については原生薬に換算して1g以上）含有する製剤に記載すること。〕
〔効能又は効果に関連する注意として，効能又は効果の項目に続けて以下を記載すること。〕
　血の道症とは，月経，妊娠，出産，産後，更年期など女性のホルモンの変動に伴って現れる精神不安やいらだちなどの精神神経症状および身体症状のことである。
〔用法及び用量に関連する注意として，用法及び用量の項目に続けて以下を記載すること。〕
(1) 小児に服用させる場合には，保護者の指導監督のもとに服用させること。
　　〔小児の用法及び用量がある場合に記載すること。〕
(2) 〔小児の用法がある場合，剤形により，次に該当する場合には，そのいずれかを記載すること。〕
　1) 3歳以上の幼児に服用させる場合には，薬剤がのどにつかえることのないよう，よく注意すること。
　　〔5歳未満の幼児の用法がある錠剤・丸剤の場合に記載すること。〕
　2) 幼児に服用させる場合には，薬剤がのどにつかえることのないよう，よく注意すること。
　　〔3歳未満の用法及び用量を有する丸剤の場合に記載すること。〕
　3) 1歳未満の乳児には，医師の診療を受けさせることを優先し，やむを得ない場合にのみ服用させること。
　　〔カプセル剤及び錠剤・丸剤以外の製剤の場合に記載すること。なお，生後3ヵ月未満の用法がある製剤の場合，「生後3ヵ月未満の乳児」を『してはいけないこ

と』に記載し，用法及び用量欄には記載しないこと。〕
保管及び取扱い上の注意
(1) 直射日光の当たらない（湿気の少ない）涼しい所に（密栓して）保管すること。
　　〔（　）内は必要とする場合に記載すること。〕
(2) 小児の手の届かない所に保管すること。
(3) 他の容器に入れ替えないこと。（誤用の原因になったり品質が変わる。）
　　〔容器等の個々に至適表示がなされていて，誤用のおそれのない場合には記載しなくてもよい。〕

【外部の容器又は外部の被包に記載すべき事項】
注意
1. 次の人は服用しないこと
　生後3ヵ月未満の乳児。
　　〔生後3ヵ月未満の用法がある製剤に記載すること。〕
2. 授乳中の人は本剤を服用しないか，本剤を服用する場合は授乳を避けること
　　〔大黄を含有する製剤に記載すること。〕
3. 次の人は服用前に医師，薬剤師又は登録販売者に相談すること
(1) 医師の治療を受けている人。
(2) 妊婦又は妊娠していると思われる人。
　　〔大黄を含有する製剤に記載すること。〕
(3) 体の虚弱な人（体力の衰えている人，体の弱い人）。
　　〔大黄を含有する製剤に記載すること。〕
(4) 胃腸が弱く下痢しやすい人。
(5) 高齢者。
　　〔1日最大配合量が甘草として1g以上（エキス剤については原生薬に換算して1g以上）含有する製剤に記載すること。〕
(6) 今までに薬などにより発疹・発赤，かゆみ等を起こしたことがある人。
(7) 次の症状のある人。
　むくみ
　　〔1日最大配合量が甘草として1g以上（エキス剤については原生薬に換算して1g以上含有する製剤に記載すること。〕
(8) 次の診断を受けた人。
　高血圧，心臓病，腎臓病
　　〔1日最大配合量が甘草として1g以上（エキス剤については原生薬に換算して1g以上）含有する製剤に記載すること。〕
(9) 次の医薬品を服用している人。
　瀉下薬（下剤）
　　〔大黄を含有する製剤に記載すること。〕
3′. 服用が適さない場合があるので，服用前に医師，薬剤師又は登録販売者に相談すること
　　〔3.の項目の記載に際し，十分な記載スペースがない場合には3′.を記載すること。〕
4. 服用に際しては，説明文書をよく読むこと
5. 直射日光の当たらない（湿気の少ない）涼しい所に（密栓して）保管すること
　　〔（　）内は必要とする場合に記載すること。〕
〔効能又は効果に関連する注意として，効能又は効果の項目に続けて以下を記載すること。〕
　血の道症とは，月経，妊娠，出産，産後，更年期など女性のホルモンの変動に伴って現れる精神不安やいらだちなどの精神神経症状および身体症状のことである。

女神散料エキス顆粒KM⊖　㈱カーヤ-㈱イチゲン，一元製薬㈱
区分 第2類
組成 顆：10.5g中　女神散料水製乾燥エキス5g（コウブシ・センキュウ・ソウジュツ・トウキ各3g，オウゴン・ケイヒ・ニンジン・

ビンロウジ各2g, オウレン・カンゾウ・モッコウ各1.5g, ダイオウ・チョウジ各0.5g)
|添加|乳糖, ステアリン酸マグネシウム
|適応|体力中等度以上で, のぼせとめまいのあるものの次の諸症：産前産後の神経症, 月経不順, 血の道症, 更年期障害, 神経症
|用法|15才以上1回3.5g1日3回食前又は食間
|包装|500g　|備考|製造：天津泰達薬業有限公司(中国)

人参湯（理中丸）

〔基準〕

(平成20年9月30日 厚生労働省医薬食品局審査管理課長通知による)

1. 成分・分量
   人参3, 甘草3, 白朮3（蒼朮も可）, 乾姜2～3
2. 用法・用量
   (1)散：1回2～3g 1日3回　(2)湯
3. 効能・効果
   体力虚弱で，疲れやすくて手足などが冷えやすいものの次の諸症：胃腸虚弱, 下痢, 嘔吐, 胃痛, 腹痛, 急・慢性胃炎

〔使用上の注意〕

(平成25年3月27日　厚生労働省医薬食品局安全対策課長・審査管理課長通知による)

【添付文書等に記載すべき事項】
『してはいけないこと』
(守らないと現在の症状が悪化したり，副作用が起こりやすくなる)

　　次の人は服用しないこと
　　　生後3ヵ月未満の乳児。
　　〔生後3ヵ月未満の用法がある製剤に記載すること。〕

『相談すること』
1. 次の人は服用前に医師, 薬剤師又は登録販売者に相談すること
   (1) 医師の治療を受けている人。
   (2) 妊婦又は妊娠していると思われる人。
   (3) 高齢者。
       〔1日最大配合量が甘草として1g以上（エキス剤については原生薬に換算して1g以上）含有する製剤に記載すること。〕
   (4) 今までに薬などにより発疹・発赤, かゆみ等を起こしたことがある人。
   (5) 次の症状のある人。
       むくみ
       〔1日最大配合量が甘草として1g以上（エキス剤については原生薬に換算して1g以上）含有する製剤に記載すること。〕
   (6) 次の診断を受けた人。
       高血圧, 心臓病, 腎臓病
       〔1日最大配合量が甘草として1g以上（エキス剤については原生薬に換算して1g以上）含有する製剤に記載すること。〕
2. 服用後, 次の症状があらわれた場合は副作用の可能性があるので, 直ちに服用を中止し, この文書を持って医師, 薬剤師又は登録販売者に相談すること

関係部位	症　状
皮　膚	発疹・発赤, かゆみ

まれに下記の重篤な症状が起こることがある。その場合は直ちに医師の診療を受けること。

症状の名称	症　状
偽アルドステロン症, ミオパチー	手足のだるさ, しびれ, つっぱり感やこわばりに加えて, 脱力感, 筋肉痛があらわれ, 徐々に強くなる。

〔1日最大配合量が甘草として1g以上（エキス剤については原生薬に換算して1g以上）含有する製剤に記載すること。〕
3. 1ヵ月位（急性胃炎に服用する場合には5～6回, 下痢, 嘔

吐に服用する場合には1週間位）服用しても症状がよくならない場合は服用を中止し，この文書を持って医師，薬剤師又は登録販売者に相談すること
4. 長期連用する場合には，医師，薬剤師又は登録販売者に相談すること
　　　〔1日最大配合量が甘草として1g以上（エキス剤については原生薬に換算して1g以上）含有する製剤に記載すること。〕
〔用法及び用量に関連する注意として，用法及び用量の項目に続けて以下を記載すること。〕
（1）小児に服用させる場合には，保護者の指導監督のもとに服用させること。
　　　〔小児の用法及び用量がある場合に記載すること。〕
（2）〔小児の用法がある場合，剤形により，次に該当する場合には，そのいずれかを記載すること。〕
　1）3歳以上の幼児に服用させる場合には，薬剤がのどにつかえることのないよう，よく注意すること。
　　　〔5歳未満の幼児の用法がある錠剤・丸剤の場合に記載すること。〕
　2）幼児に服用させる場合には，薬剤がのどにつかえることのないよう，よく注意すること。
　　　〔3歳未満の用法及び用量を有する丸剤の場合に記載すること。〕
　3）1歳未満の乳児には，医師の診療を受けさせることを優先し，やむを得ない場合にのみ服用させること。
　　　〔カプセル剤及び錠剤・丸剤以外の製剤の場合に記載すること。なお，生後3ヵ月未満の用法がある製剤の場合，「生後3ヵ月未満の乳児」を『してはいけないこと』に記載し，用法及び用量欄には記載しないこと。〕

保管及び取扱い上の注意
（1）直射日光の当たらない（湿気の少ない）涼しい所に（密栓して）保管すること。
　　　〔（　）内は必要とする場合に記載すること。〕
（2）小児の手の届かない所に保管すること。
（3）他の容器に入れ替えないこと。（誤用の原因になったり品質が変わる。）
　　　〔容器等の個々に至適表示がなされていて，誤用のおそれのない場合には記載しなくてもよい。〕

【外部の容器又は外部の被包に記載すべき事項】
注意
1. 次の人は服用しないこと
　　生後3ヵ月未満の乳児。
　　　〔生後3ヵ月未満の用法がある製剤に記載すること。〕
2. 次の人は服用前に医師，薬剤師又は登録販売者に相談すること
（1）医師の治療を受けている人。
（2）妊婦又は妊娠していると思われる人。
（3）高齢者。
　　　〔1日最大配合量が甘草として1g以上（エキス剤については原生薬に換算して1g以上）含有する製剤に記載すること。〕
（4）今までに薬などにより発疹・発赤，かゆみ等を起こしたことがある人。
（5）次の症状のある人。
　　　むくみ
　　　〔1日最大配合量が甘草として1g以上（エキス剤については原生薬に換算して1g以上）含有する製剤に記載すること。〕
（6）次の診断を受けた人。
　　　高血圧，心臓病，腎臓病
　　　〔1日最大配合量が甘草として1g以上（エキス剤については原生薬に換算して1g以上）含有する製剤に記載すること。〕
2'. 服用が適さない場合があるので，服用前に医師，薬剤師又は登録販売者に相談すること
　　　〔2.の項目の記載に際し，十分な記載スペースがない場合には2'.を記載すること。〕
3. 服用に際しては，説明文書をよく読むこと
4. 直射日光の当たらない（湿気の少ない）涼しい所に（密栓して）保管すること
　　　〔（　）内は必要とする場合に記載すること。〕

JPS漢方顆粒-38号　ジェーピーエス製薬㈱
区分 第2類
組成（顆）（淡黄褐）：3包(6g)中 人参湯乾燥エキス3.12g（ニンジン・カンゾウ・ビャクジュツ・カンキョウ各2.4g）
添加 ステアリン酸マグネシウム，ショ糖脂肪酸エステル，乳糖水和物
適応 体力虚弱で，疲れやすくて手足などが冷えやすいものの次の諸症：胃腸虚弱，下痢，嘔吐，胃痛，腹痛，急・慢性胃炎
用法 1回15才以上1包，14〜7才2/3，6〜4才1/2，3〜2才1/3，2才未満1/4，1日3回食前又は食間。1才未満には，医師の診療を受けさせることを優先し，止むを得ない場合にだけ服用させる。3ヵ月未満は服用しない
包装 180包

ウチダの人参湯　㈱ウチダ和漢薬
区分 第2類
組成（煎）：1袋(12g)中 ニンジン3g，カンゾウ3g，ビャクジュツ3g，カンキョウ3g
適応 手足が冷えやすく，尿量が多いものの次の諸症：胃腸虚弱，胃アトニー，下痢，嘔吐，胃痛
用法 15才以上1日1袋を煎じ3回に分けて食前又は食間に温服。15才未満は服用しない
包装 30袋

ウチダの理中丸　㈱ウチダ和漢薬
区分 第2類
組成（丸）：90丸(9.231g)中 生薬末7.692g（ニンジン・カンゾウ・ビャクジュツ・カンキョウ各3g）
添加 ハチミツ
適応 体力虚弱で，疲れやすくて手足などが冷えやすいものの次の諸症：胃腸虚弱，下痢，嘔吐，胃痛，腹痛，急・慢性胃炎
用法 1回15才以上20〜30丸，14〜7才13〜20丸，6〜4才10〜15丸，1日3回食前又は食間。4才未満は服用しない
包装 5000丸，30丸×168包

サンワ人参湯エキス細粒　三和生薬㈱
区分 第2類
組成（細）：6g中 人参湯水製エキス2.1g（ニンジン・カンゾウ・ビャクジュツ・カンキョウ各3g）
添加 乳糖，トウモロコシデンプン
適応 体力虚弱で，疲れやすくて手足などが冷えやすいものの次の諸症：胃腸虚弱，下痢，嘔吐，胃痛，腹痛，急・慢性胃炎
用法 1回15才以上2g，14〜7才1.3g，6〜4才1g，1日3回食前又は食間。4才未満は服用しない
包装 500g

サンワ人参湯エキス細粒「分包」　三和生薬㈱
区分 第2類
組成（細）：3包(6g)中 人参湯水製エキス2.1g（ニンジン・カンゾウ・ビャクジュツ・カンキョウ各3g）
添加 乳糖，トウモロコシデンプン
適応 体力虚弱で，疲れやすくて手足などが冷えやすいものの次の諸症：胃腸虚弱，下痢，嘔吐，胃痛，腹痛，急・慢性胃炎
用法 1回15才以上1包，14〜7才2/3，6〜4才1/2，1日3回食前又は食間。4才未満は服用しない
包装 30包〔Ⓐ3,675（税込み）〕，90包〔Ⓐ9,870（税込み）〕

サンワ人参湯エキス錠　三和生薬㈱
区分 第2類

人参湯（理中丸）

組成錠：18錠(5.4g)中 人参湯水製エキス2.1g（ニンジン・カンゾウ・ビャクジュツ・カンキョウ各3g）
添加乳糖，トウモロコシデンプン，カルメロースカルシウム(CMC-Ca)，ステアリン酸カルシウム，メタケイ酸アルミン酸マグネシウム
適応体力虚弱で，疲れやすくて手足などが冷えやすいものの次の諸症：胃腸虚弱，下痢，嘔吐，胃痛，腹痛，急・慢性胃炎
用法1回15才以上6錠，14～7才4錠，6～5才3錠，1日3回食前又は食間。5才未満は服用しない
包装270錠〔Ⓐ4,935（税込み）〕

錠剤人参湯 ― 一元製薬㈱・㈱イチゲン
区分第2類
組成錠(褐)：100錠中 ソウジュツ末6.25g，カンゾウ末6.25g，ニンジン末6.25g，カンキョウ末6.25g
適応体力虚弱で，疲れやすくて手足などが冷えやすいものの次の諸症：胃腸虚弱，下痢，嘔吐，胃痛，腹痛，急・慢性胃炎
用法成人1回4～6錠1日3回食前1時間。温湯で服用
包装350錠〔Ⓐ4,800Ⓑ2,400〕，1000錠〔Ⓐ12,000Ⓑ6,000〕，2000錠〔Ⓐ22,000Ⓑ11,000〕

ツムラ漢方人参湯エキス顆粒 ― ㈱ツムラ
区分第2類
組成顆(淡灰褐)：2包(3.75g)中 混合生薬乾燥エキス1.25g（カンキョウ・カンゾウ・ソウジュツ・ニンジン・各1.5g）
添加ステアリン酸マグネシウム，乳糖水和物
適応体力虚弱で，疲れやすくて手足などが冷えやすいものの次の諸症：胃腸虚弱，下痢，嘔吐，胃痛，腹痛，急・慢性胃炎
用法1回15才以上1包，14～7才⅔，6～4才½，3～2才⅓，1日2回食前。2才未満は服用しない
包装24包〔Ⓐ3,675（税込み）〕

東洋の人参湯エキス顆粒 ― 東洋漢方製薬㈱
区分第2類
組成顆：4.5g中 水製乾燥エキス1.04g（ニンジン・カンゾウ・ビャクジュツ・カンキョウ各1.5g），ニンジン末0.75g，カンゾウ末0.75g，ビャクジュツ末0.75g，カンキョウ末0.75g
添加乳糖，バレイショデンプン
適応手足などが冷えやすく，尿量が多いものの次の諸症：胃腸虚弱，胃アトニー，下痢，嘔吐，胃痛
用法1回15才以上1.5g，14～7才1g，6～4才0.75g，3～2才0.5g，1日3回食間又は空腹時
包装500g〔Ⓑ9,500〕

東洋の人参湯エキス顆粒（分包） ― 東洋漢方製薬㈱-日邦薬品工業㈱
区分第2類
組成顆：3包(4.5g)中 水製乾燥エキス1.04g（ニンジン・カンゾウ・ビャクジュツ・カンキョウ各1.5g），ニンジン末0.75g，カンゾウ末0.75g，ビャクジュツ末0.75g，カンキョウ末0.75g
添加乳糖，バレイショデンプン
適応手足などが冷えやすく，尿量が多いものの次の諸症：胃腸虚弱，胃アトニー，下痢，嘔吐，胃痛
用法1回15才以上1包，14～7才⅔，6～4才½，3～2才⅓，1日3回食間又は空腹時。2才未満は服用しない
包装18包〔Ⓐ1,450Ⓑ725〕

トチモトの人参湯 ― ㈱栃本天海堂
区分第2類
組成煎：1包(11g)中 ニンジン3g，ビャクジュツ3g，カンゾウ3g，カンキョウ2g
適応手足が冷えやすく，尿量が多いものの次の諸症：胃腸虚弱，胃アトニー，下痢，嘔吐，胃痛
用法成人1日1包を煎じ食間（空腹時）3回に分服。15才未満は服用しない
包装10包

ニンジーナ「コタロー」（人参湯エキス錠） ― 小太郎漢方製薬㈱
区分第2類
組成錠(白)：9錠中 水製エキス1.3g（ニンジン・カンゾウ・ビャクジュツ・カンキョウ各1.5g）
添加酸化チタン，ステアリン酸マグネシウム，タルク，トウモロコシデンプン，乳糖水和物，ヒプロメロース（ヒドロキシプロピルメチルセルロース），メタケイ酸アルミン酸マグネシウム，カルナウバロウ，サラシミツロウ
適応手足などが冷えやすく，尿量が多いものの次の諸症：下痢，胃痛，嘔吐，胃アトニー，胃腸虚弱
用法1回15才以上3錠，14～7才2錠，1日3回食前又は食間。5才未満は服用しない
包装180錠

人参湯 ― 東洋漢方製薬㈱
区分第2類
組成煎：1包(12g)中 ニンジン3g，ビャクジュツ3g，カンゾウ3g，カンキョウ3g
適応手足などが冷えやすく，尿量が多いものの次の諸症：胃腸虚弱，胃アトニー，下痢，嘔吐，胃痛
用法15才以上1日1包を煎じ2～3回（食前1時間又は食間空腹時）に分けて温服。14～7才⅔，6～4才½，3～2才⅓，1日3回
包装100包〔Ⓐ15,000〕

人参湯エキス顆粒KM ― ㈱カーヤ・㈱イチゲン，一元製薬㈱
区分第2類
組成顆：7.5g中 人参湯水製乾燥エキス3g（カンゾウ・カンキョウ・ソウジュツ・ニンジン各3g）
添加乳糖，ステアリン酸マグネシウム
適応体力虚弱で，疲れやすくて手足などが冷えやすいものの次の諸症：胃腸虚弱，下痢，嘔吐，胃痛，腹痛，急・慢性胃炎
用法1回15才以上2.5g，14～7才1.6g，6～4才1.2g，3～2才0.8g，2才未満0.6g以下，1日3回食前又は食間。1才未満には，医師の診療を受けさせることを優先し，止むを得ない場合にだけ服用させる。3ヵ月未満は服用しない
包装500g　**備考**製造：天津泰達薬業有限公司(中国)

人参湯エキス顆粒「クラシエ」 ― 大峰堂薬品工業㈱-クラシエ薬品㈱
区分第2類
組成顆(淡褐)：3包(4.5g)中 人参湯エキス1200mg（ニンジン・カンゾウ・ビャクジュツ・カンキョウ各1.5g）
添加ヒドロキシプロピルセルロース，乳糖
適応体力虚弱で，疲れやすくて手足などが冷えやすいものの次の諸症：胃腸虚弱，下痢，嘔吐，胃痛，腹痛，急・慢性胃炎
用法1回15才以上1包，14～7才⅔，6～4才½，3～2才⅓，1日3回食前又は食間。2才未満は服用しない
包装90包

人参湯エキス〔細粒〕49 ― 松浦薬業㈱-松浦漢方㈱
区分第2類
組成細(淡黄褐～淡褐)：3包(6g)又は6g中 人参湯水製エキス2.8g（乾燥物換算で約1.25gに相当）（ニンジン・カンゾウ・ビャクジュツ・カンキョウ各1.5g）
添加メタケイ酸アルミン酸マグネシウム，ヒプロメロース（ヒドロキシプロピルメチルセルロース），乳糖，バレイショデンプン，香料
適応体力虚弱で，疲れやすくて手足などが冷えやすいものの次の諸症：胃腸虚弱，下痢，嘔吐，胃痛，腹痛，急・慢性胃炎
用法1回15才以上1包又は2g，14～7才⅔，6～4才½，3～2才⅓，2才未満¼以下，1日3回食前又は食間。1才未満には，医師の診療を受けさせることを優先し，止むを得ない場合にだけ服用させる。3ヵ月未満は服用しない
包装500g，12包〔Ⓐ1,470（税込み）〕，300包

人参湯エキス細粒G「コタロー」 ― 小太郎漢方製薬㈱
区分第2類
組成細(茶)：3包(4.8g)中 水製エキス2.56g（ニンジン・ビャクジュツ・カンキョウ・カンゾウ各2.4g）
添加ステアリン酸マグネシウム，トウモロコシデンプン，乳糖水和物，プルラン，メタケイ酸アルミン酸マグネシウム
適応体力虚弱で，疲れやすくて手足などが冷えやすいものの次の諸症：胃腸虚弱，下痢，嘔吐，胃痛，腹痛，急・慢性胃炎
用法1回15才以上1包又は1.6g，14～7才⅔，6～4才½，3～2才⅓，2才未満¼，1日3回食前又は食間。1才未満には，医師の診療を

人参湯エキス散〔勝昌〕⊖　㈱東洋薬行
区分 第2類
組成 散(褐)：3g中 人参湯水製エキス2g(ニンジン・ビャクジュツ・カンゾウ各3g, カンキョウ2g)
添加 トウモロコシデンプン
適応 体力虚弱で, 疲れやすくて手足などが冷えやすいものの次の諸症：胃腸虚弱, 下痢, 嘔吐, 胃痛, 腹痛, 急・慢性胃炎
用法 1回1g1日3回空腹時
包装 200g〔Ⓑ9,135(税込み)〕, 600g〔Ⓑ24,570(税込み)〕

人参湯（顆粒）⊖　東洋漢方製薬㈱
区分 第2類
組成 顆(4.2g)：3包(4.2g)中 水製乾燥エキス1.2g(ニンジン・カンゾウ・ビャクジュツ・カンキョウ各1.5g), ニンジン0.75g, カンゾウ末0.75g, ビャクジュツ末0.75g, カンキョウ0.75g
適応 手足が冷えやすく, 尿量が多いものの次の諸症：胃腸虚弱, 胃アトニー, 下痢, 嘔吐, 胃痛
用法 1回15才以上1包, 14〜7才2/3, 6〜4才1/2, 1日3回食前又は空腹時

人参湯「タキザワ」⊖　㈱タキザワ漢方廠
区分 第2類
組成 煎：2包(12g)中 ニンジン3g, カンゾウ3g, ソウジュツ3g, カンキョウ3g
適応 体力虚弱で, 疲れやすくて手足などが冷えやすいものの次の諸症：胃腸虚弱, 下痢, 嘔吐, 胃痛, 腹痛, 急・慢性胃炎
用法 15才以上1回1包を煎じ, 1日2回朝夕空腹時。14〜7才2/3, 6〜4才1/2, 3〜2才1/3, 2才未満1/4。1才未満には, 医師の診療を受けさせることを優先し, 止むを得ない場合にだけ服用させる。3ヵ月未満は服用しない
包装 10包, 120包〔Ⓐ28,350(税込み)Ⓑ14,175(税込み)〕

人参湯粒状⊖　長倉製薬㈱-日邦薬品工業㈱
区分 第2類
組成 顆(灰褐)：4.5g中 ニンジン1.227g, カンゾウ1.227g, ビャクジュツ1.227g, カンキョウ0.819g
適応 手足などが冷えやすく, 尿量が多いものの次の諸症：胃腸虚弱, 胃アトニー, 下痢, 嘔吐, 胃痛
用法 1回成人1.5g, 14〜7才2/3, 6〜4才1/2, 3〜2才1/3, 1才〜3ヵ月1/4以下, 1日3回食間。1才未満には, 止むを得ない場合の他は服用させない。3ヵ月未満は服用しない
包装 500g〔Ⓑ10,000〕

ホノミヨウジョウ錠⊖　剤盛堂薬品㈱
区分 第2類
組成 錠(灰褐)：18錠(3.6g)中 人参湯水製エキス0.9g(カンキョウ・カンゾウ・ニンジン・ビャクジュツ各1.5g)
添加 カルメロースカルシウム(CMC-Ca), 結晶セルロース, ステアリン酸マグネシウム, トウモロコシデンプン, 乳糖, メタケイ酸アルミン酸マグネシウム
適応 体力虚弱で, 疲れやすくて手足などが冷えやすいものの次の諸症：胃腸虚弱, 下痢, 嘔吐, 胃痛, 腹痛, 急・慢性胃炎
用法 1回成人6錠, 14〜7才4錠, 6〜5才3錠, 1日3回食間。5才未満は服用しない

ホノミヨウジョウ粒⊖　剤盛堂薬品㈱
区分 第2類
組成 顆(灰褐)：4.5g中 人参湯水製エキス0.9g(カンキョウ・カンゾウ・ニンジン・ビャクジュツ各1.5g)
添加 カルメロースカルシウム(CMC-Ca), 結晶セルロース, ステアリン酸マグネシウム, トウモロコシデンプン, メタケイ酸アルミン酸マグネシウム
適応 体力虚弱で, 疲れやすくて手足などが冷えやすいものの次の諸症：胃腸虚弱, 下痢, 嘔吐, 胃痛, 腹痛, 急・慢性胃炎
用法 1回15才以上1.5g, 14〜7才2/3, 6〜4才1/2, 3〜2才1/3, 2才未満1/4, 1日3回食間。1才未満には, 医師の診療を受けさせることを優先し, 止むを得ない場合にだけ服用させる。3ヵ月未満は服用しない
包装 90包

理中（エキス顆粒）⊖　㈱建林松鶴堂
区分 第2類
組成 顆(淡褐)：3包(6g)中 人参湯水製乾燥エキス0.7g(ニンジン・ビャクジュツ・カンゾウ各1.5g, ショウキョウ1g)
添加 乳糖
適応 体力虚弱で, 疲れやすくて手足などが冷えやすいものの次の諸症：胃腸虚弱, 下痢, 嘔吐, 胃痛, 腹痛, 急・慢性胃炎
用法 1回15才以上1包, 14〜7才2/3, 6〜4才1/2, 3〜2才1/3, 2才未満1/4以下, 1日3回食間。1才未満には, 医師の診療を受けさせることを優先し, 止むを得ない場合にだけ服用させる。3ヵ月未満は服用しない
包装 30包〔Ⓐ2,940(税込み)〕, 90包〔Ⓐ7,140(税込み)〕

理中丸⊖　㈲杉原達二商店
区分 第2類
組成 丸：100丸中 カンゾウ1.8g, ニンジン1.9g, ビャクジュツ1.9g, ショウキョウ1.9g
適応 手足が冷えやすく, 尿量が多いものの次の諸症：胃腸虚弱, 胃アトニー, 下痢, 嘔吐, 胃痛
用法 1回20丸1日3回食間
包装 250g, 500g

人参養栄湯
ニンジンヨウエイトウ

〔基準〕

(平成20年9月30日 厚生労働省医薬食品局審査管理課長通知による)
1. 成分・分量
　　人参3, 当帰4, 芍薬2～4, 地黄4, 白朮4 (蒼朮も可), 茯苓4, 桂皮2～2.5, 黄耆1.5～2.5, 陳皮 (橘皮も可) 2～2.5, 遠志1～2, 五味子1～1.5, 甘草1～1.5
2. 用法・用量
　　湯
3. 効能・効果
　　体力虚弱なものの次の諸症：病後・術後などの体力低下, 疲労倦怠, 食欲不振, ねあせ, 手足の冷え, 貧血

〔使用上の注意〕

(平成25年3月27日　厚生労働省医薬食品局安全対策課長・審査管理課長通知による)

【添付文書等に記載すべき事項】
『してはいけないこと』
(守らないと現在の症状が悪化したり, 副作用が起こりやすくなる)
　次の人は服用しないこと
　　生後3ヵ月未満の乳児
　　〔生後3ヵ月未満の用法がある製剤に記載すること。〕
『相談すること』
1. 次の人は服用前に医師, 薬剤師又は登録販売者に相談すること
　(1) 医師の治療を受けている人。
　(2) 妊婦又は妊娠していると思われる人。
　(3) 胃腸が弱く下痢しやすい人。
　(4) 高齢者。
　　〔1日最大配合量が甘草として1g以上（エキス剤については原生薬に換算して1g以上）含有する製剤に記載すること。〕
　(5) 今までに薬などにより発疹・発赤, かゆみ等を起こしたことがある人
　(6) 次の症状のある人。
　　むくみ
　　〔1日最大配合量が甘草として1g以上（エキス剤については原生薬に換算して1g以上）含有する製剤に記載すること。〕
　(7) 次の診断を受けた人。
　　高血圧, 心臓病, 腎臓病
　　〔1日最大配合量が甘草として1g以上（エキス剤については原生薬に換算して1g以上）含有する製剤に記載すること。〕
2. 服用後, 次の症状があらわれた場合は副作用の可能性があるので, 直ちに服用を中止し, この文書を持って医師, 薬剤師又は登録販売者に相談すること

関係部位	症　状
皮　膚	発疹・発赤, かゆみ
消化器	胃部不快感

　まれに下記の重篤な症状が起こることがある。その場合は直ちに医師の診療を受けること。

症状の名称	症　状
偽アルドステロン症, ミオパチー[1]	手足のだるさ, しびれ, つっぱり感やこわばりに加えて, 脱力感, 筋肉痛があらわれ, 徐々に強くなる。
肝機能障害	発熱, かゆみ, 発疹, 黄疸 (皮膚や白目が黄色くなる), 褐色尿, 全身のだるさ, 食欲不振等があらわれる。

　　〔[1]は, 1日最大配合量が甘草として1g以上（エキス剤については原生薬に換算して1g以上）含有する製剤に記載すること。〕
3. 1ヵ月位服用しても症状がよくならない場合は服用を中止し, この文書を持って医師, 薬剤師又は登録販売者に相談すること
4. 長期連用する場合には, 医師, 薬剤師又は登録販売者に相談すること
　　〔1日最大配合量が甘草として1g以上（エキス剤については原生薬に換算して1g以上）含有する製剤に記載すること。〕
〔用法及び用量に関連する注意として, 用法及び用量の項目に続けて以下を記載すること。〕
　(1) 小児に服用させる場合には, 保護者の指導監督のもとに服用させること。
　　〔小児の用法及び用量がある場合に記載すること。〕
　(2) 〔小児の用法がある場合, 剤形により, 次に該当する場合には, そのいずれかを記載すること。〕
　　1) 3歳以上の幼児に服用させる場合には, 薬剤がのどにつかえることのないよう, よく注意すること。
　　　〔5歳未満の幼児の用法がある錠剤・丸剤の場合に記載すること。〕
　　2) 幼児に服用させる場合には, 薬剤がのどにつかえることのないよう, よく注意すること。
　　　〔3歳未満の用法及び用量を有する丸剤の場合に記載すること。〕
　　3) 1歳未満の乳児には, 医師の診療を受けさせることを優先し, やむを得ない場合にのみ服用させること。
　　　〔カプセル剤及び錠剤・丸剤以外の製剤の場合に記載すること。なお, 生後3ヵ月未満の用法がある製剤の場合,「生後3ヵ月未満の乳児」を『してはいけないこと』に記載し, 用法及び用量欄には記載しないこと。〕
〔成分及び分量に関連する注意として, 成分及び分量の項目に続けて以下を記載すること。〕
　本剤の服用により, 糖尿病の検査値に影響を及ぼすことがある。
　　〔1日最大配合量がオンジとして1g以上（エキス剤については原生薬に換算して1g以上）含有する製剤に記載すること。〕
保管及び取扱い上の注意
　(1) 直射日光の当たらない (湿気の少ない) 涼しい所に (密栓して) 保管すること。
　　〔( ) 内は必要とする場合に記載すること。〕
　(2) 小児の手の届かない所に保管すること。
　(3) 他の容器に入れ替えないこと。(誤用の原因になったり品質が変わる。)
　　〔容器等の個々に至適表示がなされていて, 誤用のおそれのない場合には記載しなくてもよい。〕
【外部の容器又は外部の被包に記載すべき事項】
注意
1. 次の人は服用しないこと
　　生後3ヵ月未満の乳児
　　〔生後3ヵ月未満の用法がある製剤に記載すること。〕
2. 次の人は服用前に医師, 薬剤師又は登録販売者に相談すること
　(1) 医師の治療を受けている人。
　(2) 妊婦又は妊娠していると思われる人。
　(3) 胃腸が弱く下痢しやすい人。
　(4) 高齢者。
　　〔1日最大配合量が甘草として1g以上（エキス剤につ

いては原生薬に換算して1g以上）含有する製剤に記
　　　載すること。〕
　(5)　今までに薬などにより発疹・発赤，かゆみ等を起こし
　　たことがある人
　(6)　次の症状のある人。
　　　むくみ
　　　〔1日最大配合量が甘草として1g以上（エキス剤につ
　　　いては原生薬に換算して1g以上）含有する製剤に記
　　　載すること。〕
　(7)　次の診断を受けた人。
　　　高血圧，心臓病，腎臓病
　　　〔1日最大配合量が甘草として1g以上（エキス剤につ
　　　いては原生薬に換算して1g以上）含有する製剤に記
　　　載すること。〕
2′.　服用が適さない場合があるので，服用前に医師，薬剤師
　　又は登録販売者に相談すること
　　　〔2.の項目の記載に際し，十分な記載スペースがない
　　　場合には2′.を記載すること。〕
3.　服用に際しては，説明文書をよく読むこと
4.　直射日光の当たらない（湿気の少ない）涼しい所に（密栓
　　して）保管すること
　　　〔（　）内は必要とする場合に記載すること。〕

ウチダの人参養栄湯 ㈱ウチダ和漢薬
区分 第2類
組成煎：1袋中 ジオウ4g，トウキ4g，ソウジュツ4g，ブクリョウ4g，ケイヒ2.5g，シャクヤク2g，オンジ2g，チンピ2g，オウギ2g，ニンジン3g，カンゾウ1g，ゴミシ1g
適応 やせて顔色悪く発熱，悪寒があり四肢倦怠感あり喘咳，喀痰，自汗，不眠，食欲不振などを伴うもの：病後の衰弱，産後の衰弱，結核症の衰弱，虚弱体質
用法 15才以上1日1袋を煎じ2～3回に分けて食前1時間又は食間空腹時に温服。15才未満は服用しない
包装 30袋

栄衛（エキス顆粒） ㈱建林松鶴堂
区分 第2類
組成顆（褐）：3包(6g)中 水製乾燥エキス1.4g（トウキ・ジオウ・ビャクジュツ・ブクリョウ各2g，ニンジン1.5g，ケイヒ1.25g，シャクヤク・チンピ各1g，オウギ・オンジ各0.75g，ゴミシ・カンゾウ各0.5g）
添加 乳糖，バレイショデンプン
適応 体力虚弱なものの次の諸症：病後・術後などの体力低下，疲労倦怠，食欲不振，ねあせ，手足の冷え，貧血
用法 1回成人1包，14～7才2/3，6～4才1/2，3～2才1/3，2才未満1/4以下，1日3回食間。1才未満には，医師の診療を受けさせることを優先し，止むを得ない場合にだけ服用させる。3ヵ月未満は服用しない
包装 30包〔Ⓐ2,940（税込み）〕，90包〔Ⓐ7,140（税込み）〕

人参養栄湯エキス顆粒クラシエ クラシエ製薬㈱-クラシエ薬品㈱
区分 第2類
組成顆（褐）：3包(4.5g)中 人参養栄湯エキス粉末3350mg（ニンジン1.5g，トウキ・ジオウ・ビャクジュツ・ブクリョウ各2g，シャクヤク・チンピ・オンジ各1g，オウギ0.75g，ケイヒ1.25g，ゴミシ・カンゾウ各0.5g）
添加 ヒドロキシプロピルセルロース，乳糖
適応 体力虚弱なものの次の諸症：病後・術後などの体力低下，疲労倦怠，食欲不振，ねあせ，手足の冷え，貧血
用法 1回15才以上1包，14～7才2/3，6～4才1/2，3～2才1/3，1日3回食前又は食間。2才未満は服用しない
包装 45包〔Ⓐ5,040（税込み）〕，90包

人参養栄湯「タキザワ」 ㈱タキザワ漢方廠
区分 第2類
組成煎：2包(31g)中 ニンジン3g，シャクヤク2g，チンピ2g，オンジ2g，トウキ4g，ジオウ4g，ソウジュツ4g，ブクリョウ4g，ケイヒ2.5g，オウギ1.5g，ゴミシ1g，カンゾウ1g
適応 体力虚弱なものの次の諸症：病後・術後などの体力低下，疲労倦怠，食欲不振，ねあせ，手足の冷え，貧血
用法 15才以上1回1包を煎じ，1日2回朝夕空腹時。14～7才2/3，6～4才1/2，3～2才1/3，2才未満1/4。1才未満には，医師の診療を受けさせることを優先し，止むを得ない場合にだけ服用させる。3ヵ月未満は服用しない
包装 120包〔Ⓐ34,650（税込み）Ⓑ17,325（税込み）〕

排膿散 (ハイノウサン)

〔基準〕
(平成20年9月30日 厚生労働省医薬食品局審査管理課長通知による)

1. 成分・分量
   枳実3～10, 芍薬3～6, 桔梗1.5～2, 卵黄1個 (卵黄はない場合も可)
2. 用法・用量
   (1)散:1回1.5～4g 1日1～2回 (2)湯(卵黄ははぶくのが普通)
   生薬を細末とし1回量2～3gに卵黄を加えて, よく攪拌し白湯にて服す。1日1～2回頓服として用いる。
3. 効能・効果
   体力中等度以上で, 患部が化膿するものの次の諸症:化膿性皮膚疾患の初期又は軽いもの, 歯肉炎, 扁桃炎

《備考》
排膿散の湯液剤は排膿湯の処方と区別するため排膿散料と称する。

〔使用上の注意〕
(平成25年3月27日 厚生労働省医薬食品局安全対策課長・審査管理課長通知による)

【添付文書等に記載すべき事項】
『してはいけないこと』
(守らないと現在の症状が悪化したり, 副作用が起こりやすくなる)
　次の人は服用しないこと
(1) 生後3ヵ月未満の乳児。
　　〔生後3ヵ月未満の用法がある製剤に記載すること。〕
(2) 本剤又は鶏卵によるアレルギー症状を起こしたことがある人。
　　〔卵黄を含有する製剤に記載すること。〕

『相談すること』
1. 次の人は服用前に医師, 歯科医師, 薬剤師又は登録販売者に相談すること
   (1) 医師, 歯科医師の治療を受けている人。
   (2) 妊婦又は妊娠していると思われる人。
2. 服用後, 次の症状があらわれた場合は副作用の可能性があるので, 直ちに服用を中止し, この文書を持って医師, 薬剤師又は登録販売者に相談すること

関係部位	症　　状
消化器	胃部不快感

3. 5～6日間服用しても症状がよくならない場合は服用を中止し, この文書を持って医師, 歯科医師, 薬剤師又は登録販売者に相談すること

〔用法及び用量に関連する注意として, 用法及び用量の項目に続けて以下を記載すること。〕
(1) 小児に服用させる場合には, 保護者の指導監督のもとに服用させること。
　　〔小児の用法及び用量がある場合に記載すること。〕
(2) 〔小児の用法がある場合, 剤形により, 次に該当する場合には, そのいずれかを記載すること。〕
  1) 3歳以上の幼児に服用させる場合には, 薬剤がのどにつかえることのないよう, よく注意すること。
　　〔5歳未満の幼児の用法がある錠剤・丸剤の場合に記載すること。〕
  2) 幼児に服用させる場合には, 薬剤がのどにつかえることのないよう, よく注意すること。
　　〔3歳未満の用法及び用量を有する丸剤の場合に記載すること。〕
  3) 1歳未満の乳児には, 医師の診療を受けさせることを優先し, やむを得ない場合にのみ服用させること。
　　〔カプセル剤及び錠剤・丸剤以外の製剤の場合に記載すること。なお, 生後3ヵ月未満の用法がある製剤の場合,「生後3ヵ月未満の乳児」を『してはいけないこと』に記載し, 用法及び用量欄には記載しないこと。〕

保管及び取扱い上の注意
(1) 直射日光の当たらない(湿気の少ない)涼しい所に(密栓して)保管すること。
　〔( )内は必要とする場合に記載すること。〕
(2) 小児の手の届かない所に保管すること。
(3) 他の容器に入れ替えないこと。(誤用の原因になったり品質が変わる。)
　〔容器等の個々に至適表示がなされていて, 誤用のおそれのない場合には記載しなくてもよい。〕

【外部の容器又は外部の被包に記載すべき事項】
注意
1. 次の人は服用しないこと
   (1) 生後3ヵ月未満の乳児。
　　〔生後3ヵ月未満の用法がある製剤に記載すること。〕
   (2) 本剤又は鶏卵によるアレルギー症状を起こしたことがある人。
　　〔卵黄を含有する製剤に記載すること。〕
2. 次の人は服用前に医師, 歯科医師, 薬剤師又は登録販売者に相談すること
   (1) 医師, 歯科医師の治療を受けている人。
   (2) 妊婦又は妊娠していると思われる人。
2′. 服用が適さない場合があるので, 服用前に医師, 歯科医師, 薬剤師又は登録販売者に相談すること
　〔2.の項目の記載に際し, 十分な記載スペースがない場合には2′.を記載すること。〕
3. 服用に際しては, 説明文書をよく読むこと
4. 直射日光の当たらない(湿気の少ない)涼しい所に(密栓して)保管すること
　〔( )内は必要とする場合に記載すること。〕

ウチダの排膿散 ㊀　㈱ウチダ和漢薬
区分 第2類
組成 散:1000g中 キジツ400g, シャクヤク末400g, キキョウ末200g
適応 局所症状が強く, 全身症状が少ない疼痛を伴う化膿性の腫物で患部は緊張し, 炎症浸潤熱感強く, 堅硬の状態を示し排膿しがたきもの:せつ, よう, ちょう, 皮下膿瘍, 扁桃膿瘍, 蓄膿症, 歯齦炎, 歯槽膿漏, 肛囲炎, 痔瘻, 乳腺炎
用法 15才以上1回3gに卵黄1個を加え1日1～2回, 温湯で服用。14～5才½, 5才未満⅓。1才未満には, 医師の診療を受けさせることを優先し, 止むを得ない場合にだけ服用させる。3ヵ月未満は服用しない
包装 100g×5

サンワ排膿散料エキス細粒 ㊀　三和生薬㈱
区分 第2類
組成 細:6g中 排膿散料水製エキス1.3g (キジツ・シャクヤク各3g, キキョウ1g)
添加 乳糖, トウモロコシデンプン
適応 体力中等度以上で, 患部が化膿するものの次の諸症:化膿性皮膚疾患の初期又は軽いもの, 歯肉炎, 扁桃炎
用法 1回15才以上2g, 14～7才1.3g, 6～4才1g, 1日3回食前又は食間。4才未満は服用しない
包装 500g

サンワ排膿散料エキス細粒「分包」 ㊀　三和生薬㈱
区分 第2類

排膿散及湯

組成細：3包(6g)中 排膿散料水製エキス1.3g（キジツ・シャクヤク各3g，キキョウ1g）
添加 乳糖，トウモロコシデンプン
適応 体力中等度以上で，患部が化膿するものの次の諸症：化膿性皮膚疾患の初期又は軽いもの，歯肉炎，扁桃炎
用法 1回15才以上1包，14～7才2/3，6～4才1/2，1日3回食前又は食間。4才未満は服用しない
包装 30包〔Ⓐ2,205（税込み）〕，90包〔Ⓐ5,985（税込み）〕

サンワ排膿散料エキス錠㊀ 三和生薬㈱
区分 第2類
組成錠：18錠(5.4g)中 排膿散料水製エキス1.3g（キジツ・シャクヤク各3g，キキョウ1g）
添加 乳糖，トウモロコシデンプン，メタケイ酸アルミン酸マグネシウム，ステアリン酸カルシウム，カルメロースカルシウム（CMC-Ca）
適応 体力中等度以上で，患部が化膿するものの次の諸症：化膿性皮膚疾患の初期又は軽いもの，歯肉炎，扁桃炎
用法 1回15才以上6錠，14～7才4錠，6～5才3錠，1日3回食前又は食間。5才未満は服用しない
包装 270錠〔Ⓐ2,835（税込み）〕

排膿散㊀ ㈲杉原達二商店
区分 第2類
組成散：100g中 キジツ55.5g，シャクヤク33.3g，キキョウ11.1g
適応 化膿性皮膚疾患の軽いもの
用法 1回4gに鶏卵黄1個を混和し白湯に和し1日1回空腹時
包装 200g，400g

排膿散粒状㊀ 長倉製薬㈱-日邦薬品工業㈱
区分 第2類
組成顆（黄褐）：3g中 キジツ1.25g，シャクヤク1.25g，キキョウ0.5g
適応 化膿性疾患の初期又は軽いもの
用法 成人1回1.5gに卵黄1個を加えて1日1～2回，白湯で頓服。14～7才2/3，6～4才1/2，3～2才1/3。2才未満は服用しない
包装 500g〔Ⓑ7,000〕

排膿散料㊀ 東洋漢方製薬㈱
区分 第2類
組成煎：1包(12g)中 キジツ5g，シャクヤク5g，キキョウ2g
適応 化膿性皮膚疾患の軽いもの
用法 15才以上1日1包を煎じ2～3回（食前1時間又は食間空腹時）に分けて温服。14～7才2/3，6～4才1/2，1日3回
包装 100包〔Ⓑ10,000〕

排膿散料「タキザワ」㊀ ㈱タキザワ漢方廠
区分 第2類
組成煎：2包(7.5g)中 キジツ3g，シャクヤク3g，キキョウ1.5g
適応 体力中等度以上で，患部が化膿するものの次の諸症：化膿性皮膚疾患の初期又は軽いもの，歯肉炎，扁桃炎
用法 15才以上1回1包を煎じ，1日2回朝夕空腹時。14～7才2/3，6～4才1/2，3～2才1/3，2才未満1/4。1才未満には，医師の診療を受けさせることを優先し，止むを得ない場合にだけ服用させる。3ヵ月未満は服用しない
包装 120包〔Ⓐ22,050（税込み）Ⓑ11,025（税込み）〕

排膿散及湯 ハイノウサンキュウトウ

〔基準〕
（平成22年4月1日 厚生労働省医薬食品局審査管理課長通知による）
1. 成分・分量
   桔梗3～4，甘草3，大棗3～6，芍薬3，生姜0.5～1（ヒネショウガを使用する場合2～3），枳実2～3
2. 用法・用量
   湯
3. 効能・効果
   化膿性皮膚疾患の初期又は軽いもの，歯肉炎，扁桃炎
《備考》
注）体力に関わらず，使用できる。
【注）表記については，効能・効果欄に記載するのではなく，〈効能・効果に関連する注意〉として記載する。】

〔使用上の注意〕
（平成25年3月27日 厚生労働省医薬食品局安全対策課長・審査管理課長通知による）

【添付文書等に記載すべき事項】
『してはいけないこと』
（守らないと現在の症状が悪化したり，副作用が起こりやすくなる）
次の人は服用しないこと
　生後3ヵ月未満の乳児。
　〔生後3ヵ月未満の用法がある製剤に記載すること。〕
『相談すること』
1. 次の人は服用前に医師，歯科医師，薬剤師又は登録販売者に相談すること
   (1) 医師，歯科医師の治療を受けている人。
   (2) 妊婦又は妊娠していると思われる人。
   (3) 高齢者。
      〔1日最大配合量が甘草として1g以上（エキス剤については原生薬に換算して1g以上）含有する製剤に記載すること。〕
   (4) 今までに薬などにより発疹・発赤，かゆみ等を起こしたことがある人。
   (5) 次の症状のある人。
      むくみ
      〔1日最大配合量が甘草として1g以上（エキス剤については原生薬に換算して1g以上）含有する製剤に記載すること。〕
   (6) 次の診断を受けた人。
      高血圧，心臓病，腎臓病
      〔1日最大配合量が甘草として1g以上（エキス剤については原生薬に換算して1g以上）含有する製剤に記載すること。〕
2. 服用後，次の症状があらわれた場合は副作用の可能性があるので，直ちに服用を中止し，この文書を持って医師，薬剤師又は登録販売者に相談すること

関係部位	症状
皮膚	発疹・発赤，かゆみ
消化器	胃部不快感

まれに下記の重篤な症状が起こることがある。その場合は直ちに医師の診療を受けること。

症状の名称	症　　状
偽アルドステロン症，ミオパチー	手足のだるさ，しびれ，つっぱり感やこわばりに加えて，脱力感，筋肉痛があらわれ，徐々に強くなる。

〔1日最大配合量が甘草として1g以上（エキス剤については原生薬に換算して1g以上）含有する製剤に記載すること。〕

3．5～6日間服用しても症状がよくならない場合は服用を中止し，この文書を持って医師，歯科医師，薬剤師又は登録販売者に相談すること
4．長期連用する場合には，医師，薬剤師又は登録販売者に相談すること
〔1日最大配合量が甘草として1g以上（エキス剤については原生薬に換算して1g以上）含有する製剤に記載すること。〕
5．本剤の服用により，まれに症状が進行することもありますので，このような場合には，服用を中止し，この文書を持って医師，薬剤師又は登録販売者に相談すること

〔効能又は効果に関連する注意として，効能又は効果の項目に続けて以下を記載すること。〕
　　体力に関わらず，使用できる。
〔用法及び用量に関連する注意として，用法及び用量の項目に続けて以下を記載すること。〕
(1) 小児に服用させる場合には，保護者の指導監督のもとに服用させること。
〔小児の用法及び用量がある場合に記載すること。〕
(2) 〔小児の用法がある場合，剤形により，次に該当する場合には，そのいずれかを記載すること。〕
　1) 3歳以上の幼児に服用させる場合には，薬剤がのどにつかえることのないよう，よく注意すること。
〔5歳未満の幼児の用法がある錠剤・丸剤の場合に記載すること。〕
　2) 幼児に服用させる場合には，薬剤がのどにつかえることのないよう，よく注意すること。
〔3歳未満の用法及び用量を有する丸剤の場合に記載すること。〕
　3) 1歳未満の乳児には，医師の診療を受けさせることを優先し，やむを得ない場合にのみ服用させること。
〔カプセル剤及び錠剤・丸剤以外の製剤の場合に記載すること。なお，生後3ヵ月未満の用法がある製剤の場合，「生後3ヵ月未満の乳児」を『してはいけないこと』に記載し，用法及び用量欄には記載しないこと。〕

保管及び取扱い上の注意
(1) 直射日光の当たらない（湿気の少ない）涼しい所に（密栓して）保管すること。
〔（　）内は必要とする場合に記載すること。〕
(2) 小児の手の届かない所に保管すること。
(3) 他の容器に入れ替えないこと。（誤用の原因になったり品質が変わる。）
〔容器等の個々に至適表示がなされていて，誤用のおそれのない場合には記載しなくてもよい。〕

【外部の容器又は外部の被包に記載すべき事項】
注意
1．次の人は服用しないこと
　生後3ヵ月未満の乳児。
〔生後3ヵ月未満の用法がある製剤に記載すること。〕
2．次の人は服用前に医師，歯科医師，薬剤師又は登録販売者に相談すること
(1) 医師，歯科医師の治療を受けている人。
(2) 妊婦又は妊娠していると思われる人。
(3) 高齢者。
〔1日最大配合量が甘草として1g以上（エキス剤については原生薬に換算して1g以上）含有する製剤に記載すること。〕
(4) 今までに薬などにより発疹・発赤，かゆみ等を起こしたことがある人。
(5) 次の症状のある人。
　むくみ
〔1日最大配合量が甘草として1g以上（エキス剤については原生薬に換算して1g以上）含有する製剤に記載すること。〕
(6) 次の診断を受けた人。
　高血圧，心臓病，腎臓病
〔1日最大配合量が甘草として1g以上（エキス剤については原生薬に換算して1g以上）含有する製剤に記載すること。〕
2′．服用が適さない場合があるので，服用前に医師，歯科医師，薬剤師又は登録販売者に相談すること
〔2．の項目の記載に際し，十分な記載スペースがない場合には2′．を記載すること。〕
3．服用に際しては，説明文書をよく読むこと
4．直射日光の当たらない（湿気の少ない）涼しい所に（密栓して）保管すること
〔（　）内は必要とする場合に記載すること。〕
〔効能又は効果に関連する注意として，効能又は効果の項目に続けて以下を記載すること。〕
　　体力に関わらず，使用できる。

EX.ハイノウサンキュウトウ㊀　松浦薬業㈱-㈱SLC壮快生活，松浦漢方㈱
区分 第2類
組成㉚：3g中　水製エキス1g（キジツ6g，タイソウ8g，ショウキョウ4g），シャクヤク0.72g，キジツ0.36g，キキョウ0.48g，カンゾウ0.44g
適応 化膿性皮膚疾患の初期又は軽いもの
用法 15才以上1回0.5～1g1日3回食間又は空腹時，温湯にて服用。15才未満は服用しない
包装 松浦漢方㈱販売：500g。㈱SLC壮快生活販売：250g

ウチダの排膿散及湯㊀　㈱ウチダ和漢薬
区分 第2類
組成㊙：1袋中　タイソウ3g，キジツ3g，シャクヤク3g，キキョウ4g，カンゾウ3g，ショウキョウ3g
適応 化膿性皮膚疾患の初期又は軽いもの，歯肉炎，扁桃炎
用法 15才以上1日1袋を煎じ2～3回に分けて食前1時間又は食間空腹時に温服。15才未満は服用しない
包装 30袋

排膿散及湯エキス〔細粒〕52㊀　松浦薬業㈱-松浦漢方㈱
区分 第2類
組成㊣：3包(6g)又は6g中　排膿散及湯エキス3.7g（乾燥物換算で約1.85gに相当）（キキョウ2g，カンゾウ・タイソウ・シャクヤク各1.5g，ショウキョウ0.25g，キジツ1g）
添加 乳糖，トウモロコシデンプン，デキストリン，軽質無水ケイ酸，香料
適応 化膿性皮膚疾患の初期又は軽いもの，歯肉炎，扁桃炎
用法 1回15才以上1包又2g，14～7才⅔，6～4才½，3～2才⅓，2才未満¼以下，1日3回食前又は食間。1才未満には，医師の診療を受けさせることを優先し，止むを得ない場合にだけ服用させる。3ヵ月未満は服用しない
包装 500g，300包

排膿散及湯エキス錠㊀　ジェーピーエス製薬㈱
区分 第2類
組成㊆：18錠中　排膿散及湯乾燥エキス3g（キジツ・シャクヤク各6g，タイソウ・キキョウ・ショウキョウ・カンゾウ各3g）
添加 二酸化ケイ素，カルメロースカルシウム(CMC-Ca)，ケイ酸アルミニウム，ヒドロキシプロピルスターチ，セルロース，ステアリン酸マグネシウム，乳糖水和物
適応 化膿性皮膚疾患の初期又は軽いもの，歯肉炎，扁桃炎

[用法]1回15才以上3～6錠，14～7才2～3錠，1日3回食前又は食間。
7才未満は服用しない
[包装]120錠，260錠

ハイノウトウ 排膿湯

〔基準〕

（平成20年9月30日　厚生労働省医薬食品局審査管理課長通知による）

1. 成分・分量
　　甘草1.5～3，桔梗1.5～5，生姜0.5～1（ヒネショウガを使用する場合1～3），大棗2.5～6
2. 用法・用量
　　湯
3. 効能・効果
　　体力中等度以下で，患部が化膿するものの次の諸症：化膿性皮膚疾患・歯肉炎・扁桃炎の初期または軽いもの

〔使用上の注意〕

（平成25年3月27日　厚生労働省医薬食品局安全対策課長・審査管理課長通知による）

【添付文書等に記載すべき事項】

『してはいけないこと』
（守らないと現在の症状が悪化したり，副作用が起こりやすくなる）

　　次の人は服用しないこと
　　　生後3ヵ月未満の乳児。
　　　〔生後3ヵ月未満の用法がある製剤に記載すること。〕

『相談すること』
1. 次の人は服用前に医師，歯科医師，薬剤師又は登録販売者に相談すること
　(1) 医師，歯科医師の治療を受けている人。
　(2) 妊婦又は妊娠していると思われる人。
　(3) 高齢者。
　　　〔1日最大配合量が甘草として1g以上（エキス剤については原生薬に換算して1g以上）含有する製剤に記載すること。〕
　(4) 今までに薬などにより発疹・発赤，かゆみ等を起こしたことがある人。
　(5) 次の症状のある人。
　　　むくみ
　　　〔1日最大配合量が甘草として1g以上（エキス剤については原生薬に換算して1g以上）含有する製剤に記載すること。〕
　(6) 次の診断を受けた人。
　　　高血圧，心臓病，腎臓病
　　　〔1日最大配合量が甘草として1g以上（エキス剤については原生薬に換算して1g以上）含有する製剤に記載すること。〕
2. 服用後，次の症状があらわれた場合は副作用の可能性があるので，直ちに服用を中止し，この文書を持って医師，薬剤師又は登録販売者に相談すること

関係部位	症　　　　状
皮　膚	発疹・発赤，かゆみ
消化器	胃部不快感

　まれに下記の重篤な症状が起こることがある。その場合は直ちに医師の診療を受けること。

症状の名称	症　　　　状
偽アルドステロン症，ミオパチー	手足のだるさ，しびれ，つっぱり感やこわばりに加えて，脱力感，筋肉痛があらわれ，徐々に強くなる。

　〔1日最大配合量が甘草として1g以上（エキス剤については原生薬に換算して1g以上）含有する製剤に記

一般用漢方製剤

載すること。〕
3. 5〜6日間服用しても症状がよくならない場合は服用を中止し，この文書を持って医師，歯科医師，薬剤師又は登録販売者に相談すること
4. 長期連用する場合には，医師，薬剤師又は登録販売者に相談すること
    〔1日最大配合量が甘草として1g以上（エキス剤については原生薬に換算して1g以上）含有する製剤に記載すること。〕
5. 本剤の服用により，まれに症状が進行することもあるので，このような場合には，服用を中止し，この文書を持って医師，薬剤師又は登録販売者に相談すること

〔用法及び用量に関連する注意として，用法及び用量の項目に続けて以下を記載すること。〕
 (1) 小児に服用させる場合には，保護者の指導監督のもとに服用させること。
    〔小児の用法及び用量がある場合に記載すること。〕
 (2) 〔小児の用法がある場合，剤形により，次に該当する場合には，そのいずれかを記載すること。〕
    1) 3歳以上の幼児に服用させる場合には，薬剤がのどにつかえることのないよう，よく注意すること。
       〔5歳未満の幼児の用法がある錠剤・丸剤の場合に記載すること。〕
    2) 幼児に服用させる場合には，薬剤がのどにつかえることのないよう，よく注意すること。
       〔3歳未満の用法及び用量を有する丸剤の場合に記載すること。〕
    3) 1歳未満の乳児には，医師の診療を受けさせることを優先し，やむを得ない場合にのみ服用させること。
       〔カプセル剤及び錠剤・丸剤以外の製剤の場合に記載すること。なお，生後3ヵ月未満の用法がある製剤の場合，「生後3ヵ月未満の乳児」を『してはいけないこと』に記載し，用法及び用量欄には記載しないこと。〕

保管及び取扱い上の注意
 (1) 直射日光の当たらない（湿気の少ない）涼しい所に（密栓して）保管すること。
    〔（ ）内は必要とする場合に記載すること。〕
 (2) 小児の手の届かない所に保管すること。
 (3) 他の容器に入れ替えないこと。（誤用の原因になったり品質が変わる。）
    〔容器等の個々に至適表示がなされていて，誤用のおそれのない場合には記載しなくてもよい。〕

【外部の容器又は外部の被包に記載すべき事項】
注意
1. 次の人は服用しないこと
    生後3ヵ月未満の乳児。
    〔生後3ヵ月未満の用法がある製剤に記載すること。〕
2. 次の人は服用前に医師，歯科医師，薬剤師又は登録販売者に相談すること
 (1) 医師，歯科医師の治療を受けている人。
 (2) 妊婦又は妊娠していると思われる人。
 (3) 高齢者。
    〔1日最大配合量が甘草として1g以上（エキス剤については原生薬に換算して1g以上）含有する製剤に記載すること。〕
 (4) 今までに薬などにより発疹・発赤，かゆみ等を起こしたことがある人。
 (5) 次の症状のある人。
    むくみ
    〔1日最大配合量が甘草として1g以上（エキス剤については原生薬に換算して1g以上）含有する製剤に記載すること。〕
 (6) 次の診断を受けた人。
    高血圧，心臓病，腎臓病
    〔1日最大配合量が甘草として1g以上（エキス剤については原生薬に換算して1g以上）含有する製剤に記載すること。〕
2'. 服用が適さない場合があるので，服用前に医師，歯科医師，薬剤師又は登録販売者に相談すること
    〔2.の項目の記載に際し，十分な記載スペースがない場合には2'.を記載すること。〕
3. 服用に際しては，説明文書をよく読むこと
4. 直射日光の当たらない（湿気の少ない）涼しい所に（密栓して）保管すること
    〔（ ）内は必要とする場合に記載すること。〕

デルマンあわゆき-A ⊖　㈲本町薬品
区分 第2類
組成(散)(茶褐)：3包(6g)中 排膿湯水製エキス粉末5.6g（カンゾウ3g，ショウキョウ1g，キキョウ5g，タイソウ6g），バレイショデンプン0.4g
適応 化膿性皮膚疾患の初期又は軽いもの
用法 1回成人1包，15〜7才½，6〜4才¼，1日3回食間。4才未満は服用しない
包装 24包〔Ⓐ2,450(税込み)〕

排膿湯 ⊖　東洋漢方製薬㈱
区分 第2類
組成(煎)：1包(15g)中 カンゾウ3g，キキョウ5g，ショウキョウ1g，タイソウ6g
適応 化膿性皮膚疾患の初期又は軽いもの
用法 15才以上1日1包を煎じ2〜3回（食前1時間又は食間空腹時）に分けて温服。14〜7才⅔，6〜4才½，1日3回
包装 100包〔Ⓑ10,000〕

排膿湯「タキザワ」 ⊖　㈱タキザワ漢方廠
区分 第2類
組成(煎)：2包(13g)中 カンゾウ3g，キキョウ3g，ショウキョウ1g，タイソウ6g
適応 体力中等度以下で，患部が化膿するものの次の諸症：化膿性皮膚疾患・歯肉炎・扁桃炎の初期又は軽いもの
用法 15才以上1回1包を煎じ，1日2回朝夕空腹時。15才未満は服用しない
包装 120包〔Ⓐ22,050(税込み)Ⓑ11,025(税込み)〕

麦門冬湯 (バクモンドウトウ)

〔基準〕

(平成20年9月30日　厚生労働省医薬食品局審査管理課長通知による)
1. 成分・分量
    麦門冬8～10, 半夏5, 粳米5～10, 大棗2～3, 人参2, 甘草2
2. 用法・用量
    湯
3. 効能・効果
    体力中等度以下で、たんが切れにくく、ときに強くせきこみ、又は咽頭の乾燥感があるものの次の諸症：からぜき、気管支炎、気管支ぜんそく、咽頭炎、しわがれ声

〔使用上の注意〕

(平成25年3月27日　厚生労働省医薬食品局安全対策課長・審査管理課長通知による)

【添付文書等に記載すべき事項】

『してはいけないこと』
(守らないと現在の症状が悪化したり、副作用が起こりやすくなる)

次の人は服用しないこと
　生後3ヵ月未満の乳児。
　〔生後3ヵ月未満の用法がある製剤に記載すること。〕

『相談すること』
1. 次の人は服用前に医師、薬剤師又は登録販売者に相談すること
    (1) 医師の治療を受けている人。
    (2) 妊婦又は妊娠していると思われる人。
    (3) 水様性の痰の多い人。
    (4) 高齢者。
       〔1日最大配合量が甘草として1g以上（エキス剤については原生薬に換算して1g以上）含有する製剤に記載すること。〕
    (5) 次の症状のある人。
       むくみ
       〔1日最大配合量が甘草として1g以上（エキス剤については原生薬に換算して1g以上）含有する製剤に記載すること。〕
    (6) 次の診断を受けた人。
       高血圧, 心臓病, 腎臓病
       〔1日最大配合量が甘草として1g以上（エキス剤については原生薬に換算して1g以上）含有する製剤に記載すること。〕
2. 服用後、次の症状があらわれた場合は副作用の可能性があるので、直ちに服用を中止し、この文書を持って医師、薬剤師又は登録販売者に相談すること

関係部位	症　状
消化器	食欲不振, 胃部不快感

    まれに下記の重篤な症状が起こることがある。その場合は直ちに医師の診療を受けること。

症状の名称	症　状
間質性肺炎	階段を上ったり、少し無理をしたりすると息切れがする・息苦しくなる、空せき、発熱等がみられ、これらが急にあらわれたり、持続したりする。
偽アルドステロン症, ミオパチー[1]	手足のだるさ, しびれ, つっぱり感やこわばりに加えて、脱力感、筋肉痛があらわれ、徐々に強くなる。
肝機能障害	発熱, かゆみ, 発疹, 黄疸（皮膚や白目が黄色くなる）, 褐色尿, 全身のだるさ, 食欲不振等があらわれる。

　〔[1]は、1日最大配合量が甘草として1g以上（エキス剤については原生薬に換算して1g以上）含有する製剤に記載すること。〕
3. 1ヵ月位（からぜきに服用する場合には1週間位）服用しても症状がよくならない場合は服用を中止し、この文書を持って医師、薬剤師又は登録販売者に相談すること
4. 長期連用する場合には、医師、薬剤師又は登録販売者に相談すること
　〔1日配合量が甘草として1g以上（エキス剤については原生薬に換算して1g以上）含有する製剤に記載すること。〕

〔用法及び用量に関連する注意として、用法及び用量の項目に続けて以下を記載すること。〕
(1) 小児に服用させる場合には、保護者の指導監督のもとに服用させること。
　〔小児の用法及び用量がある場合に記載すること。〕
(2) 〔小児の用法がある場合、剤形により、次に該当する場合には、そのいずれかを記載すること。〕
    1) 3歳以上の幼児に服用させる場合には、薬剤がのどにつかえることのないよう、よく注意すること。
       〔5歳未満の幼児の用法がある錠剤・丸剤の場合に記載すること。〕
    2) 幼児に服用させる場合には、薬剤がのどにつかえることのないよう、よく注意すること。
       〔3歳未満の用法及び用量を有する丸剤の場合に記載すること。〕
    3) 1歳未満の乳児には、医師の診療を受けさせることを優先し、やむを得ない場合にのみ服用させること。
       〔カプセル剤及び錠剤・丸剤以外の製剤の場合に記載すること。なお、生後3ヵ月未満の用法がある製剤の場合、「生後3ヵ月未満の乳児」を『してはいけないこと』に記載し、用法及び用量欄には記載しないこと。〕

保管及び取扱い上の注意
(1) 直射日光の当たらない（湿気の少ない）涼しい所に（密栓して）保管すること。
　〔(　) 内は必要とする場合に記載すること。〕
(2) 小児の手の届かない所に保管すること。
(3) 他の容器に入れ替えないこと。（誤用の原因になったり品質が変わる。）
　〔容器等の個々に至適表示がなされていて、誤用のおそれのない場合には記載しなくてもよい。〕

【外部の容器又は外部の被包に記載すべき事項】
注意
1. 次の人は服用しないこと
    生後3ヵ月未満の乳児
    〔生後3ヵ月未満の用法がある製剤に記載すること。〕
2. 次の人は服用前に医師、薬剤師又は登録販売者に相談すること
    (1) 医師の治療を受けている人。
    (2) 妊婦又は妊娠していると思われる人。
    (3) 水様性の痰の多い人。
    (4) 高齢者。
       〔1日最大配合量が甘草として1g以上（エキス剤については原生薬に換算して1g以上）含有する製剤に記載すること。〕
    (5) 次の症状のある人。
       むくみ
       〔1日最大配合量が甘草として1g以上（エキス剤については原生薬に換算して1g以上）含有する製剤に記載すること。〕

(6) 次の診断を受けた人。
　高血圧，心臓病，腎臓病
　　〔1日最大配合量が甘草として1g以上（エキス剤については原生薬に換算して1g以上）含有する製剤に記載すること。〕
2′．服用が適さない場合があるので，服用前に医師，薬剤師又は登録販売者に相談すること
　　〔2．の項目の記載に際し，十分な記載スペースがない場合には2′．を記載すること。〕
3．服用に際しては，説明文書をよく読むこと
4．直射日光の当たらない（湿気の少ない）涼しい所に（密栓して）保管すること
　　〔（　）内は必要とする場合に記載すること。〕

JPS漢方顆粒-37号　ジェーピーエス製薬㈱
区分 第2類
組成顆（淡褐）：3包（6g）中　麦門冬湯エキス（4／5量）4.64g（バクモンドウ8g，ハンゲ・コウベイ各4g，タイソウ2.4g，ニンジン・カンゾウ各1.6g）
添加 ステアリン酸マグネシウム，ショ糖脂肪酸エステル，乳糖水和物
適応 体力中等度以下で，たんが切れにくく，ときに強くせきこみ，又は咽頭の乾燥感があるものの次の諸症：からぜき，気管支炎，気管支ぜんそく，咽頭炎，しわがれ声
用法 1回15才以上1包，14～7才⅔，6～4才½，3～2才⅓，2才未満¼，1日3回食前又は食間。1才未満には，医師の診療を受けさせることを優先し，止むを得ない場合にだけ服用させる。3ヵ月未満は服用しない
包装 12包，180包

JPS麦門冬湯液　ジェーピーエス製薬㈱
区分 第2類
組成液（褐）：3瓶（90mL）中　麦門冬湯エキス22.5g（バクモンドウ10g，ハンゲ・コウベイ各5g，タイソウ3g，ニンジン・カンゾウ各2g）
添加 D-ソルビトール，安息香酸ナトリウム，パラベン，ポリオキシエチレン硬化ヒマシ油，エタノール
適応 体力中等度以下で，たんが切れにくく，ときに強くせきこみ，又は咽頭の乾燥感があるものの次の諸症：からぜき，気管支炎，気管支ぜんそく，咽頭炎，しわがれ声
用法 15才以上1回1瓶1日3回食間。よく振ってから服用。15才未満は服用しない
包装 3瓶

JPS麦門冬湯エキス錠N　ジェーピーエス製薬㈱
区分 第2類
組成錠（淡灰黄）：15錠中　麦門冬湯乾燥エキス2.9g（バクモンドウ5g，ハンゲ・コウベイ各2.5g，タイソウ1.5g，ニンジン・カンゾウ各1g）
添加 無水ケイ酸，ケイ酸アルミニウム，カルメロースカルシウム（CMC-Ca），ステアリン酸マグネシウム，乳糖水和物
適応 体力中等度以下で，たんが切れにくく，ときに強くせきこみ，又は咽頭の乾燥感があるものの次の諸症：からぜき，気管支炎，気管支ぜんそく，咽頭炎，しわがれ声
用法 1回15才以上5錠，14～7才4錠，6～5才3錠，1日3回食前又は食間。5才未満は服用しない
包装 120錠，260錠

ウチダの麦門冬湯　㈱ウチダ和漢薬
区分 第2類
組成煎：1袋中　バクモンドウ10g，ハンゲ5g，コウベイ5g，タイソウ3g，ニンジン2g，カンゾウ2g
適応 体力衰えて皮膚枯燥し，のぼせてのどに異物感，乾燥感，刺激感などがあり，下からこみあげてくるような強い咳嗽をし，顔面紅潮するもので，通常喀痰は少量でねばく喀出困難なものの：気管支炎，気管支ぜんそく，咽喉炎，胸部疾患の咳嗽，百日咳，妊娠咳，しゃっくり
用法 15才以上1日1袋を煎じ2～3回に分けて食前1時間又は食間空腹時に温服。15才未満は服用しない
包装 30袋

漢方せき止めトローチS「麦門冬湯」　小太郎漢方製薬㈱
区分 第2類
組成 トローチ（茶。環）：6個中　水製エキス4.5g（バクモンドウ5g，ハンゲ・コウベイ各2.5g，タイソウ1.5g，ニンジン・カンゾウ各1g）
添加 β-シクロデキストリン，ステアリン酸マグネシウム，粉末還元麦芽糖水アメ，ポビドン，メタケイ酸アルミン酸マグネシウム，香料，l-メントール
適応 体力中等度以下で，たんが切れにくく，ときに強くせきこみ，又は咽頭の乾燥感があるものの次の諸症：からぜき，気管支炎，気管支ぜんそく，咽頭炎，しわがれ声
用法 1回7才以上2個，6～5才1個，1日3回食間又は空腹時。1個ずつ口中に含み，かまずにゆっくり溶かす。5才未満は使用しない
包装 18個

「クラシエ」漢方麦門冬湯エキス顆粒A　クラシエ製薬㈱-クラシエ薬品㈱
区分 第2類
組成顆（淡褐）：3包（7.2g）中　麦門冬湯エキス散（「診療医典」）6200mg（バクモンドウ10g，ハンゲ・コウベイ各5g，タイソウ3g，ニンジン・カンゾウ各2g，添加物デキストリンを含む）
添加 二酸化ケイ素，カルメロースカルシウム（CMC-Ca），ステアリン酸マグネシウム，セルロース
適応 体力中等度以下で，たんが切れにくく，ときに強くせきこみ，又は咽頭の乾燥感があるものの次の諸症：からぜき，気管支炎，気管支ぜんそく，咽頭炎，しわがれ声
用法 1回15才以上1包，14～7才⅔，6～4才½，3～2才⅓，2才未満¼，1日3回食前又は食間。1才未満には，医師の診療を受けさせることを優先し，止むを得ない場合にだけ服用させる。3ヵ月未満は服用しない
包装 8包〔Ⓐ1,890（税込み）〕

「クラシエ」漢方麦門冬湯エキス顆粒S　クラシエ製薬㈱-クラシエ薬品㈱
区分 第2類
組成顆（淡褐）：3包（5.4g）中　麦門冬湯エキス散（「診療医典」，3／4量）4650mg（バクモンドウ7.5g，ハンゲ・コウベイ各3.75g，タイソウ2.25g，ニンジン・カンゾウ各1.5g，添加物デキストリンを含む）
添加 二酸化ケイ素，カルメロースカルシウム（CMC-Ca），ステアリン酸マグネシウム，セルロース
適応 体力中等度以下で，たんが切れにくく，ときに強くせきこみ，又は咽頭の乾燥感があるものの次の諸症：からぜき，気管支炎，気管支ぜんそく，咽頭炎，しわがれ声
用法 1回15才以上1包，14～7才⅔，6～4才½，3～2才⅓，2才未満¼，1日3回食前又は食間。1才未満には，医師の診療を受けさせることを優先し，止むを得ない場合にだけ服用させる。3ヵ月未満は服用しない
包装 9包〔Ⓐ1,890（税込み）〕，90包

「クラシエ」漢方麦門冬湯エキス顆粒SⅡ　クラシエ製薬㈱-クラシエ薬品㈱
区分 第2類
組成顆（淡褐）：2包（5.4g）中　麦門冬湯エキス散（「診療医典」，3／4量）4650mg（バクモンドウ7.5g，ハンゲ・コウベイ各3.75g，タイソウ2.25g，ニンジン・カンゾウ各1.5g，添加物デキストリンを含む）
添加 二酸化ケイ素，カルメロースカルシウム（CMC-Ca），ステアリン酸マグネシウム，セルロース
適応 体力中等度以下で，たんが切れにくく，ときに強くせきこみ，又は咽頭の乾燥感があるものの次の諸症：からぜき，気管支炎，気管支ぜんそく，咽頭炎，しわがれ声
用法 1回15才以上1包，14～7才⅔，6～4才½，3～2才⅓，2才未満¼，1日2回食前又は食間。1才未満には，医師の診療を受けさせることを優先し，止むを得ない場合にだけ服用させる。3ヵ月

麦門冬湯 573

未満は服用しない
包装8包〔Ⓐ1,890(税込み)〕

サンワ麦門冬湯エキス細粒⊖　三和生薬㈱
区分 第2類
組成 細：6g中 麦門冬湯エキス(1/2量)2.4g (バクモンドウ5g, ハンゲ・コウベイ各2.5g, タイソウ1.5g, ニンジン・カンゾウ各1g)
添加 乳糖, トウモロコシデンプン
適応 体力中等度以下で, たんが切れにくく, ときに強くせきこみ, 又は咽頭の乾燥感があるものの次の諸症：からぜき, 気管支炎, 気管支ぜんそく, 咽頭炎, しわがれ声
用法 1回15才以上2g, 14～7才1.4g, 6～4才1g, 1日3回食前又は食間。4才未満は服用しない
包装 500g

サンワ麦門冬湯エキス細粒「分包」⊖　三和生薬㈱-湧永製薬㈱
区分 第2類
組成 細(淡褐)：3包(6g)中 麦門冬湯エキス(1/2量)2.4g (バクモンドウ5g, ハンゲ・コウベイ各2.5g, タイソウ1.5g, ニンジン・カンゾウ各1g)
添加 乳糖, トウモロコシデンプン
適応 体力中等度以下で, たんが切れにくく, ときに強くせきこみ, 又は咽頭の乾燥感があるものの次の諸症：からぜき, 気管支炎, 気管支ぜんそく, 咽頭炎, しわがれ声
用法 1回15才以上1包, 14～7才2/3, 6～4才1/2, 1日3回食前又は食間。4才未満は服用しない
包装 三和生薬㈱販売：30包〔Ⓐ2,835(税込み)〕, 90包〔Ⓐ7,770(税込み)〕。湧永製薬㈱販売：21包

サンワ麦門冬湯エキス錠⊖　三和生薬㈱
区分 第2類
組成 錠：18錠(5.4g)中 麦門冬湯エキス(1/2量)2.4g (バクモンドウ5g, ハンゲ・コウベイ各2.5g, タイソウ1.5g, ニンジン・カンゾウ各1g)
添加 乳糖, トウモロコシデンプン, カルメロース(CMC), セルロース, メタケイ酸アルミン酸マグネシウム, ステアリン酸カルシウム
適応 体力中等度以下で, たんが切れにくく, ときに強くせきこみ, 又は咽頭の乾燥感があるものの次の諸症：からぜき, 気管支炎, 気管支ぜんそく, 咽頭炎, しわがれ声
用法 1回15才以上6錠, 14～7才4錠, 6～5才3錠, 1日3回食前又は食間。5才未満は服用しない
包装 270錠〔Ⓐ3,885(税込み)〕

錠剤麦門冬湯⊖　一元製薬㈱-㈱イチゲン
区分 第2類
組成 錠(褐)：100錠中 カンゾウ末1.88g, バクモンドウ末9.08g, ハンゲ末4.58g, ニンジン末1.88g, コウベイ末4.58g, 麦門冬湯水製エキス3g (バクモンドウ10g, ハンゲ・コウベイ各5g, タイソウ・ニンジン・カンゾウ各3g)
適応 体力中等度以下で, たんが切れにくく, ときに強くせきこみ, 又は咽頭の乾燥感があるものの次の諸症：からぜき, 気管支炎, 気管支ぜんそく, 咽頭炎, しわがれ声
用法 1回成人5～6錠, 13～7才2～3錠, 1日3回食前1時間又は食間。温湯で服用
包装 100錠〔Ⓐ1,700Ⓑ850〕, 350錠〔Ⓐ4,500Ⓑ2,250〕, 1000錠〔Ⓐ11,000Ⓑ5,500〕, 2000錠〔Ⓐ20,000Ⓑ10,000〕

神農麦門冬湯エキス錠⊖　神農製薬㈱
区分 第2類
組成 錠(淡灰黄)：15錠中 麦門冬湯乾燥エキス2.9g (バクモンドウ5g, ハンゲ・コウベイ各2.5g, タイソウ1.5g, ニンジン・カンゾウ各1g)
添加 無水ケイ酸, ケイ酸アルミニウム, カルメロースカルシウム(CMC-Ca), ステアリン酸マグネシウム, 乳糖水和物
適応 体力中等度以下で, たんが切れにくく, ときに強くせきこみ, 又は咽頭の乾燥感があるものの次の諸症：からぜき, 気管支炎, 気管支ぜんそく, 咽頭炎, しわがれ声
用法 1回15才以上5錠, 14～7才4錠, 6～5才3錠, 1日3回食前又は食間。5才未満は服用しない
包装 180錠

ツムラ漢方内服液麦門冬湯⊖　㈱廣貫堂-㈱ツムラ
区分 第2類
組成 液(褐)：3本(90mL)中 麦門冬湯エキス11.9g (バクモンドウ10g, ハンゲ・コウベイ各5g, タイソウ3g, カンゾウ・ニンジン各2g)
添加 安息香酸ナトリウム, エタノール, 精製水, D-ソルビトール液, パラオキシ安息香酸ブチル, 果糖ブドウ糖液糖
適応 体力中等度以下で, たんが切れにくく, ときに強くせきこみ, 又は咽頭の乾燥感があるものの次の諸症：からぜき, 気管支炎, 気管支ぜんそく, 咽頭炎, しわがれ声
用法 15才以上1回1本1日3回食間。よく振ってから服用。15才未満は服用しない
包装 3本

ツムラ漢方麦門冬湯エキス顆粒⊖　㈱ツムラ
区分 第2類
組成 顆(淡灰褐)：2包(4.5g)中 麦門冬湯エキス(1/2量)3g (バクモンドウ5g, コウベイ・ハンゲ各2.5g, タイソウ1.5g, カンゾウ・ニンジン各1g)
添加 ステアリン酸マグネシウム, 乳糖水和物, ショ糖脂肪酸エステル
適応 体力中等度以下で, たんが切れにくく, ときに強くせきこみ, 又は咽頭の乾燥感があるものの次の諸症：からぜき, 気管支炎, 気管支ぜんそく, 咽頭炎, しわがれ声
用法 1回15才以上1包, 14～7才2/3, 6～4才1/2, 3～2才1/3, 1日2回食前。2才未満は服用しない
包装 8包〔Ⓐ1,575(税込み)〕, 24包〔Ⓐ3,675(税込み)〕

東洋漢方の麦門冬湯⊖　東洋漢方製薬㈱
区分 第2類
組成 煎：1包(27g)中 バクモンドウ10g, ハンゲ5g, コウベイ5g, タイソウ3g, ニンジン2g, カンゾウ2g
適応 痰の切れにくいせき, 気管支炎, 気管支ぜんそく
用法 15才以上1日1包を煎じ食間3回に分けて温服。14～7才2/3, 6～4才1/2, 3～2才1/3, 1日3回
包装 100包〔Ⓑ22,050〕

東洋漢方の麦門冬湯エキス顆粒⊖　東洋漢方製薬㈱
区分 第2類
組成 顆：9g中 水製乾燥エキス3.943g (バクモンドウ10g, ハンゲ・コウベイ各5g, タイソウ3g, ニンジン・カンゾウ各2g)
添加 乳糖, バレイショデンプン
適応 痰のきれにくいせき, 気管支炎, 気管支ぜんそく
用法 1回15才以上1包, 14～7才2g, 6～4才1.5g, 3～2才1g, 1日3回食間又は空腹時。2才未満は服用しない
包装 500g〔Ⓑ8,500〕

東洋漢方の麦門冬湯エキス顆粒(分包)⊖　東洋漢方製薬㈱-日邦薬品工業㈱
区分 第2類
組成 顆：3包(9g)中 水製乾燥エキス3.943g (バクモンドウ10g, ハンゲ・コウベイ各5g, タイソウ3g, ニンジン・カンゾウ各2g)
添加 乳糖, バレイショデンプン
適応 痰のきれにくいせき, 気管支炎, 気管支ぜんそく
用法 1回15才以上1包, 14～7才2/3, 6～4才1/2, 3～2才1/3, 2才未満1/4, 1日3回食間又は空腹時。1才未満には, 医師の診療を受けさせることを優先し, 止むを得ない場合にだけ服用させる。3ヵ月未満は服用しない
包装 12包〔Ⓐ1,400Ⓑ700〕

トチモトの麦門冬湯⊖　㈱栃本天海堂
区分 第2類
組成 煎：1包(27g)中 カンゾウ2g, ニンジン2g, タイソウ3g, バクモンドウ10g, ハンゲ5g, コウベイ5g
適応 痰の切れにくいせき, 気管支炎, 気管支ぜんそく
用法 15才以上1日1包を煎じ食前又は食間3回に分服。14～7才2/3, 6～4才1/2, 3～2才1/3, 2才未満1/4

一般用漢方製剤

包装10包

ニタンダ麦門冬湯エキス顆粒㊀㊎ 二反田薬品工業㈱
区分第２類
組成顆：3包(9g)中 麦門冬湯乾燥エキス4.4g（バクモンドウ10g，ハンゲ・コウベイ各5g，タイソウ3g，ニンジン・カンゾウ各2g）
添加乳糖，セルロース，ステアリン酸マグネシウム
適応たんの切れにくいせき
用法1回15才以上1包，14～7才⅔，6～4才½，3～2才⅓，1日3回食前又は食間。なるべく空腹時に服用。2才未満は服用しない
包装30包〔Ⓐ5,250(税込み)〕

バクニン㊀ 大杉製薬㈱
区分第２類
組成顆(黄褐)：3包(9g)中 麦門冬湯乾燥エキス5.7g（バクモンドウ10g，ハンゲ・コウベイ各5g，タイソウ3g，ニンジン・カンゾウ各2g）
添加乳糖，トウモロコシデンプン，ステアリン酸マグネシウム
適応体力中等度以下で，たんが切れにくく，ときに強くせきこみ，又は咽頭の乾燥感があるものの次の諸症：からぜき，気管支炎，気管支ぜんそく，咽頭炎，しわがれ声
用法1回15才以上1包，14～7才⅔，6～4才½，3～2才⅓，2才未満¼，1日3回食前又は食間。1才未満には，医師の診療を受けさせることを優先し，止むを得ない場合にだけ服用させる。3ヵ月未満は服用しない
包装45包〔Ⓐ4,500〕

麦門冬湯エキス顆粒KM㊀ ㈱カーヤ-㈱イチゲン，一元製薬㈱
区分第２類
組成顆(褐)：9g中 麦門冬湯水製乾燥エキス6g（バクモンドウ10g，コウベイ・ハンゲ各5g，タイソウ3g，カンゾウ・ニンジン各2g）
添加乳糖，ステアリン酸マグネシウム
適応体力中等度以下で，たんが切れにくく，ときに強くせきこみ，又は咽頭の乾燥感があるものの次の諸症：からぜき，気管支炎，気管支ぜんそく，咽頭炎，しわがれ声
用法1回15才以上3g，14～7才2g，6～4才1.5g，3～2才1g，2才未満0.75g以下，1日3回食前又は食間。1才未満には，医師の診療を受けさせることを優先し，止むを得ない場合にだけ服用させる。3ヵ月未満は服用しない
包装500g 備考製造：天津泰達薬業有限公司(中国)

麦門冬湯エキス〔細粒〕54㊀ 松浦薬業㈱-松浦漢方㈱
区分第２類
組成細(淡黄褐)：3包(6g)又は6g中 麦門冬湯エキス(1／2量)4g（乾燥物換算で約2gに相当）（バクモンドウ5g，ハンゲ・コウベイ各2.5g，タイソウ1.5g，ニンジン・カンゾウ各1g）
添加メタケイ酸アルミン酸マグネシウム，ヒプロメロース(ヒドロキシプロピルメチルセルロース)，乳糖，バレイショデンプン，香料
適応体力中等度以下で，たんが切れにくく，ときに強くせきこみ，又は咽頭の乾燥感があるものの次の諸症：からぜき，気管支炎，気管支ぜんそく，咽頭炎，しわがれ声
用法1回15才以上1包又は2g，14～7才⅔，6～4才½，3～2才⅓，2才未満¼以下，1日3回食前又は食間。1才未満には，医師の診療を受けさせることを優先し，止むを得ない場合にだけ服用させる。3ヵ月未満は服用しない
包装500g，12包〔Ⓐ1,470(税込み)〕，15包，48包〔Ⓐ4,515(税込み)〕，300包

麦門冬湯エキス細粒〔勝昌〕㊀ ㈱東洋薬行
区分第２類
組成細(茶褐)：6g又は6g(3包)中 麦門冬湯エキス4g（バクモンドウ10g，ハンゲ・コウベイ各5g，タイソウ3g，ニンジン・カンゾウ各2g）
添加トウモロコシデンプン
適応体力中等度以下で，たんが切れにくく，ときに強くせきこみ，又は咽頭の乾燥感があるものの次の諸症：からぜき，気管支炎，気管支ぜんそく，咽頭炎，しわがれ声
用法1回2g1日3回空腹時
包装200g〔Ⓑ5,985(税込み)〕，600g〔Ⓑ16,590(税込み)〕

麦門冬湯「タキザワ」㊀ ㈱タキザワ漢方廠
区分第２類
組成煎：2包(27g)中 バクモンドウ10g，ハンゲ5g，コウベイ5g，タイソウ3g，ニンジン2g，カンゾウ2g
適応体力中等度以下で，たんが切れにくく，ときに強くせきこみ，又は咽頭の乾燥感があるものの次の諸症：からぜき，気管支炎，気管支ぜんそく，咽頭炎，しわがれ声
用法15才以上1回1包を煎じ，1日2回朝夕空腹時。14～7才⅔，6～4才½，3～2才⅓，2才未満¼以下。1才未満には，医師の診療を受けさせることを優先し，止むを得ない場合にだけ服用させる。3ヵ月未満は服用しない
包装120包〔Ⓐ28,350(税込み)Ⓑ14,175(税込み)〕

麦門冬湯粒状㊀ 長倉製薬㈱-日邦薬品工業㈱
区分第２類
組成顆(灰白)：4.8g中 ハンゲ0.8g，チクセツニンジン0.8g，カンゾウ0.8g，カンピ末0.5g，玄米1.5g，水溶性乾燥エキス0.4g（バクモンドウ8g，タイソウ・ハンゲ各2g）
適応気管支カタル，感冒，去痰
用法1回成人1.6g，15～8才½，7～5才⅓，4～2才⅙，1才～3ヵ月1/12，1日3回食前又は食間。1才未満には，止むを得ない場合の他は服用させない。3ヵ月未満は服用しない
包装500g〔Ⓑ10,000〕

バックモンS「コタロー」(麦門冬湯エキス錠)㊀ 小太郎漢方製薬㈱
区分第２類
組成錠(茶)：15錠中 麦門冬湯エキス(1／2量)3.15g（バクモンドウ5g，ハンゲ・コウベイ各2.5g，タイソウ1.5g，ニンジン・カンゾウ各1g）
添加カルメロースカルシウム(CMC-Ca)，結晶セルロース，合成ケイ酸アルミニウム，酸化チタン，ステアリン酸マグネシウム，タルク，ヒドロキシプロピルスターチ，ヒプロメロース(ヒドロキシプロピルメチルセルロース)，メタケイ酸アルミン酸マグネシウム，カラメル，カルナウバロウ，サラシミツロウ
適応体力中等度以下で，たんが切れにくく，ときに強くせきこみ，又は咽頭の乾燥感があるものの次の諸症：からぜき，気管支炎，気管支ぜんそく，咽頭炎，しわがれ声
用法1回15才以上5錠，14～7才4錠，6～5才3錠，1日3回食前又は食間。5才未満は服用しない
包装60錠，180錠

ホノミダイギャク錠㊀ 剤盛堂薬品㈱
区分第２類
組成錠(淡褐)：18錠(3.6g)中 麦門冬湯エキス(1／2量)2g（カンゾウ・ニンジン各1g，コウベイ・ハンゲ各2.5g，タイソウ1.5g，バクモンドウ5g）
添加ステアリン酸マグネシウム，乳糖，ヒドロキシプロピルセルロース，メタケイ酸アルミン酸マグネシウム
適応体力中等度以下で，たんが切れにくく，ときに強くせきこみ，又は咽頭の乾燥感があるものの次の諸症：からぜき，気管支炎，気管支ぜんそく，咽頭炎，しわがれ声
用法1回成人6錠，14～7才4錠，6～5才3錠，1日3回食間。5才未満は服用しない

ホノミダイギャク粒㊀ 剤盛堂薬品㈱
区分第２類
組成顆(淡褐)：4.5g又は3包中 麦門冬湯エキス(1／2量)2g（カンゾウ・ニンジン各1g，コウベイ・ハンゲ各2.5g，タイソウ1.5g，バクモンドウ5g）
添加ステアリン酸マグネシウム，乳糖，ヒドロキシプロピルセルロース，メタケイ酸アルミン酸マグネシウム
適応体力中等度以下で，たんが切れにくく，ときに強くせきこみ，又は咽頭の乾燥感があるものの次の諸症：からぜき，気管支炎，気管支ぜんそく，咽頭炎，しわがれ声
用法1回15才以上1.5g又は1包，14～7才⅔，6～4才½，3～2才⅓，2才未満¼，1日3回食間。1才未満には，医師の診療を受けさせることを優先し，止むを得ない場合にだけ服用させる。3ヵ月未満は服用しない

ワクナガ麦門冬湯エキス細粒⊖　湧永製薬㈱
- 区分 第2類
- 組成 細（淡黄褐）：3包(6g)中 麦門冬湯エキス4g（バクモンドウ5g, ハンゲ・コウベイ各2.5g, タイソウ1.5g, ニンジン・カンゾウ各1g）
- 添加 乳糖, バレイショデンプン, 香料, メタケイ酸アルミン酸マグネシウム, ヒプロメロース（ヒドロキシプロピルメチルセルロース）
- 適応 痰の切れにくいせき, 気管支炎, 気管支ぜんそく
- 用法 1回15才以上1包, 14～7才2/3, 6～4才1/2, 3～2才1/3, 1日3回食前又は食間。2才未満は服用しない
- 包装 21包〔Ⓐ1,995(税込み)〕

八解散
ハチゲサン

〔基準〕
（平成22年4月1日　厚生労働省医薬食品局審査管理課長通知による）

1. 成分・分量
   半夏3, 茯苓3, 陳皮3, 大棗2, 甘草2, 厚朴6, 人参3, 藿香3, 白朮3, 生姜1（ヒネショウガを使用する場合2）
2. 用法・用量
   湯
3. 効能・効果
   体力虚弱で, 胃腸が弱いものの次の諸症：発熱, 下痢, 嘔吐, 食欲不振のいずれかを伴う感冒

〔使用上の注意〕
（平成25年3月27日　厚生労働省医薬食品局安全対策課長・審査管理課長通知による）

【添付文書等に記載すべき事項】
『してはいけないこと』
（守らないと現在の症状が悪化したり, 副作用が起こりやすくなる）
次の人は服用しないこと
  生後3ヵ月未満の乳児。
  〔生後3ヵ月未満の用法がある製剤に記載すること。〕
『相談すること』
1. 次の人は服用前に医師, 薬剤師又は登録販売者に相談すること
   (1) 医師の治療を受けている人。
   (2) 妊婦又は妊娠していると思われる人。
   (3) 高齢者。
      〔1日最大配合量が甘草として1g以上（エキス剤については原生薬に換算して1g以上）含有する製剤に記載すること。〕
   (4) 今までに薬などにより発疹・発赤, かゆみ等を起こしたことがある人。
   (5) 次の症状のある人。
      むくみ
      〔1日最大配合量が甘草として1g以上（エキス剤については原生薬に換算して1g以上）含有する製剤に記載すること。〕
   (6) 次の診断を受けた人。
      高血圧, 心臓病, 腎臓病
      〔1日最大配合量が甘草として1g以上（エキス剤については原生薬に換算して1g以上）含有する製剤に記載すること。〕
2. 服用後, 次の症状があらわれた場合は副作用の可能性があるので, 直ちに服用を中止し, この文書を持って医師, 薬剤師又は登録販売者に相談すること

関係部位	症　　状
皮　膚	発疹・発赤, かゆみ

まれに下記の重篤な症状が起こることがある。その場合は直ちに医師の診療を受けること。

症状の名称	症　　状
偽アルドステロン症, ミオパチー	手足のだるさ, しびれ, つっぱり感やこわばりに加えて, 脱力感, 筋肉痛があらわれ, 徐々に強くなる。

〔1日最大配合量が甘草として1g以上（エキス剤については原生薬に換算して1g以上）含有する製剤に記載すること。〕

3. 発熱を伴う感冒に服用する場合には5～6回，下痢，嘔吐，食欲不振のいずれかを伴う感冒に服用する場合には5～6日間服用しても症状がよくならない場合は服用を中止し，この文書を持って医師，薬剤師又は登録販売者に相談すること
4. 長期連用する場合には，医師，薬剤師又は登録販売者に相談すること
〔1日最大配合量が甘草として1g以上（エキス剤については原生薬に換算して1g以上）含有する製剤に記載すること。〕

〔用法及び用量に関連する注意として，用法及び用量の項目に続けて以下を記載すること。〕
(1) 小児に服用させる場合には，保護者の指導監督のもとに服用させること。
〔小児の用法及び用量がある場合に記載すること。〕
(2) 〔小児の用法がある場合，剤形により，次に該当する場合には，そのいずれかを記載すること。〕
1) 3歳以上の幼児に服用させる場合には，薬剤がのどにつかえることのないよう，よく注意すること。
〔5歳未満の幼児の用法がある錠剤・丸剤の場合に記載すること。〕
2) 幼児に服用させる場合には，薬剤がのどにつかえることのないよう，よく注意すること。
〔3歳未満の用法及び用量を有する丸剤の場合に記載すること。〕
3) 1歳未満の乳児には，医師の診療を受けさせることを優先し，やむを得ない場合にのみ服用させること。
〔カプセル剤及び錠剤・丸剤以外の製剤の場合に記載すること。なお，生後3ヵ月未満の用法がある製剤の場合，「生後3ヵ月未満の乳児」を『してはいけないこと』に記載し，用法及び用量欄には記載しないこと。〕

保管及び取扱い上の注意
(1) 直射日光の当たらない（湿気の少ない）涼しい所に（密栓して）保管すること。
〔（　）内は必要とする場合に記載すること。〕
(2) 小児の手の届かない所に保管すること。
(3) 他の容器に入れ替えないこと。（誤用の原因になったり品質が変わる。）
〔容器等の個々に至適表示がなされていて，誤用のおそれのない場合には記載しなくてもよい。〕

【外部の容器又は外部の被包に記載すべき事項】
注意
1. 次の人は服用しないこと
生後3ヵ月未満の乳児。
〔生後3ヵ月未満の用法がある製剤に記載すること。〕
2. 次の人は服用前に医師，薬剤師又は登録販売者に相談すること
(1) 医師の治療を受けている人。
(2) 妊婦又は妊娠していると思われる人。
(3) 高齢者。
〔1日最大配合量が甘草として1g以上（エキス剤については原生薬に換算して1g以上）含有する製剤に記載すること。〕
(4) 今までに薬などにより発疹・発赤，かゆみ等を起こしたことがある人。
(5) 次の症状のある人。
むくみ
〔1日最大配合量が甘草として1g以上（エキス剤については原生薬に換算して1g以上）含有する製剤に記載すること。〕
(6) 次の診断を受けた人。
高血圧，心臓病，腎臓病
〔1日最大配合量が甘草として1g以上（エキス剤については原生薬に換算して1g以上）含有する製剤に記載すること。〕

2'. 服用が適さない場合があるので，服用前に医師，薬剤師又は登録販売者に相談すること
〔2.の項目の記載に際し，十分な記載スペースがない場合には2'.を記載すること。〕
3. 服用に際しては，説明文書をよく読むこと
4. 直射日光の当たらない（湿気の少ない）涼しい所に（密栓して）保管すること
〔（　）内は必要とする場合に記載すること。〕

八味地黄丸 (ハチミジオウガン)

〔基準〕

(平成20年9月30日 厚生労働省医薬食品局審査管理課長通知による)

1. 成分・分量
   地黄5, 6〜8, 山茱萸3, 3〜4, 山薬3, 3〜4, 沢瀉3, 3, 茯苓3, 3, 牡丹皮3, 3, 桂皮1, 1, 加工ブシ0.5〜1, 0.5〜1
   （左側の数字は湯，右側は散）

2. 用法・用量
   (1)散：1回2g 1日3回 (2)湯

3. 効能・効果
   体力中等度以下で，疲れやすくて，四肢が冷えやすく，尿量減少又は多尿で，ときに口渇があるものの次の諸症：下肢痛，腰痛，しびれ，高齢者のかすみ目，かゆみ，排尿困難，残尿感，夜間尿，頻尿，むくみ，高血圧に伴う随伴症状の改善（肩こり，頭重，耳鳴り），軽い尿漏れ

〔使用上の注意〕

(平成25年3月27日 厚生労働省医薬食品局安全対策課長・審査管理課長通知による)

【添付文書等に記載すべき事項】

『してはいけないこと』
（守らないと現在の症状が悪化したり，副作用が起こりやすくなる）

次の人は服用しないこと
(1) 生後3ヵ月未満の乳児。
    〔生後3ヵ月未満の用法がある製剤に記載すること。〕
(2) 胃腸の弱い人。
(3) 下痢しやすい人。

『相談すること』

1. 次の人は服用前に医師，薬剤師又は登録販売者に相談すること
   (1) 医師の治療を受けている人。
   (2) 妊婦又は妊娠していると思われる人。
   (3) のぼせが強く赤ら顔で体力の充実している人。
   (4) 今までに薬などにより発疹・発赤，かゆみ等を起こしたことがある人。

2. 服用後，次の症状があらわれた場合は副作用の可能性があるので，直ちに服用を中止し，この文書を持って医師，薬剤師又は登録販売者に相談すること

関係部位	症　　状
皮膚	発疹・発赤，かゆみ
消化器	食欲不振，胃部不快感，腹痛
その他	動悸，のぼせ，口唇・舌のしびれ

3. 服用後，次の症状があらわれることがあるので，このような症状の持続又は増強が見られた場合には，服用を中止し，この文書を持って医師，薬剤師又は登録販売者に相談すること
   下痢

4. 1ヵ月位服用しても症状がよくならない場合は服用を中止し，この文書を持って医師，薬剤師又は登録販売者に相談すること

〔用法及び用量に関連する注意として，用法及び用量の項目に続けて以下を記載すること。〕
(1) 小児に服用させる場合には，保護者の指導監督のもとに服用させること。
    〔小児の用法及び用量がある場合に記載すること。〕
(2) 〔小児の用法がある場合，剤形により，次に該当する場合には，そのいずれかを記載すること。〕

1) 3歳以上の幼児に服用させる場合には，薬剤がのどにつかえることのないよう，よく注意すること。
   〔5歳未満の幼児の用法がある錠剤・丸剤の場合に記載すること。〕
2) 幼児に服用させる場合には，薬剤がのどにつかえることのないよう，よく注意すること。
   〔3歳未満の用法及び用量を有する丸剤の場合に記載すること。〕
3) 1歳未満の乳児には，医師の診療を受けさせることを優先し，やむを得ない場合にのみ服用させること。
   〔カプセル剤及び錠剤・丸剤以外の製剤の場合に記載すること。なお，生後3ヵ月未満の用法がある製剤の場合，「生後3ヵ月未満の乳児」を『してはいけないこと』に記載し，用法及び用量欄には記載しないこと。〕

保管及び取扱い上の注意
(1) 直射日光の当たらない（湿気の少ない）涼しい所に（密栓して）保管すること。
   〔（ ）内は必要とする場合に記載すること。〕
(2) 小児の手の届かない所に保管すること。
(3) 他の容器に入れ替えないこと。（誤用の原因になったり品質が変わる。）
   〔容器等の個々に至適表示がなされていて，誤用のおそれのない場合には記載しなくてもよい。〕

【外部の容器又は外部の被包に記載すべき事項】
注意
1. 次の人は服用しないこと
   (1) 生後3ヵ月未満の乳児。
      〔生後3ヵ月未満の用法がある製剤に記載すること。〕
   (2) 胃腸の弱い人。
   (3) 下痢しやすい人。
2. 次の人は服用前に医師，薬剤師又は登録販売者に相談すること
   (1) 医師の治療を受けている人。
   (2) 妊婦又は妊娠していると思われる人。
   (3) のぼせが強く赤ら顔で体力の充実している人。
   (4) 今までに薬などにより発疹・発赤，かゆみ等を起こしたことがある人。
2′. 服用が適さない場合があるので，服用前に医師，薬剤師又は登録販売者に相談すること
    〔2.の項目の記載に際し，十分な記載スペースがない場合には2′.を記載すること。〕
3. 服用に際しては，説明文書をよく読むこと
4. 直射日光の当たらない（湿気の少ない）涼しい所に（密栓して）保管すること
    〔（ ）内は必要とする場合に記載すること。〕

JPS漢方顆粒-61号　ジェーピーエス製薬㈱

区分 第2類

組成 顆（灰褐）：3包(6g)中 八味地黄丸エキス(4／5量)3.68g（ジオウ4g，サンシュユ・サンヤク・タクシャ・ブクリョウ・ボタンピ各2.4g，ケイヒ・ブシ末各0.8g）

添加 ステアリン酸マグネシウム，ショ糖脂肪酸エステル，乳糖水和物

適応 体力中等度以下で，疲れやすくて，四肢が冷えやすく，尿量減少又は多尿でときに口渇があるものの次の諸症：下肢痛，腰痛，しびれ，高齢者のかすみ目，かゆみ，排尿困難，残尿感，夜間尿，頻尿，むくみ，高血圧に伴う随伴症状の改善（肩こり，頭重，耳鳴り），軽い尿漏れ

用法 1回15才以上1包，14〜7才2/3，6〜4才1/2，1日3回食前又は食間。4才未満は服用しない

包装 180包

JPS八味地黄丸料エキス錠N ジェーピーエス製薬㈱
区分 第2類
組成 錠（灰褐～淡灰褐）：12錠中 八味地黄丸エキス（1/2量）2.3g（ジオウ2.5g，サンシュ・サンヤク・タクシャ・ブクリョウ・ボタンピ各1.5g，ケイヒ・ブシ末各0.5g）
添加 無水ケイ酸，ケイ酸アルミニウム，セルロース，カルメロースカルシウム（CMC-Ca），トウモロコシデンプン，ステアリン酸マグネシウム，乳糖水和物
適応 体力中等度以下で，疲れやすくて，四肢が冷えやすく，尿量減少又は多尿でときに口渇があるものの次の諸症：下肢痛，腰痛，しびれ，高齢者のかすみ目，かゆみ，排尿困難，残尿感，夜間尿，頻尿，むくみ，高血圧に伴う随伴症状の改善（肩こり，頭重，耳鳴り），軽い尿漏れ
用法 1回15才以上4錠，14～7才3錠，1日3回食前又は食間。7才未満は服用しない
包装 260錠

ウチダの八味丸 ㈱ウチダ和漢薬
区分 第2類
組成 丸：6.154g（60丸）中 混合粉末5.031g（ジオウ8g，サンシュユ・サンヤク各4g，タクシャ・ブクリョウ・ボタンピ各3g，ケイヒ1g，ブシ末1 0.097g）
添加 ハチミツ
適応 体力中等度以下で，疲れやすくて，四肢が冷えやすく，尿量減少又は多尿でときに口渇があるものの次の諸症：下肢痛，腰痛，しびれ，高齢者のかすみ目，かゆみ，排尿困難，残尿感，夜間尿，頻尿，むくみ，高血圧に伴う随伴症状の改善（肩こり，頭重，耳鳴り），軽い尿漏れ
用法 15才以上1回20丸1日3回食前又は食間。15才未満は服用しない
包装 180g〔Ⓐ6,300（税込み）〕，500g，20丸×252包

ウチダの八味丸料 ㈱ウチダ和漢薬
区分 第2類
組成 煎：1袋中 ジオウ5g，サンシュユ3g，サンヤク3g，タクシャ3g，ブクリョウ3g，ボタンピ3g，ケイヒ1g，ブシ末1 0.3g
適応 疲労倦怠感がいちじるしく，口渇，尿量異常（減少又は増大），手足冷感又は煩熱，下腹部弛緩麻痺又は緊張があり，腰痛，浮腫，めまいなどを伴うもの：腎炎，ネフローゼ，膀胱炎，糖尿病，血圧異常，動脈硬化症，坐骨神経痛
用法 15才以上1日1袋を煎じ2～3回に分けて食前1時間又は食間空腹時に温服。15才未満は服用しない
包装 30袋

オオクサ八味丸 大草薬品㈱-日邦薬品工業㈱
区分 第2類
組成 丸（暗褐）：3包（60丸）中 ジオウ1600mg，サンシュユ800mg，サンヤク800mg，タクシャ600mg，ブクリョウ600mg，ボタンピ600mg，ケイヒ200mg，加工ブシ末200mg
添加 寒梅粉，ハチミツ，セラック
適応 体力中等度以下で，疲れやすくて，四肢が冷えやすく，尿量減少又は多尿でときに口渇があるものの次の諸症：下肢痛，腰痛，しびれ，高齢者のかすみ目，かゆみ，排尿困難，残尿感，夜間尿，頻尿，むくみ，高血圧に伴う随伴症状の改善（肩こり，頭重，耳鳴り），軽い尿漏れ
用法 1回15才以上20丸，14～7才14丸，1日3回食前又は食間。かまずに服用。7才未満は服用しない
包装 1200丸〔Ⓐ3,800〕，5000丸〔Ⓐ12,000〕

オオクサ八味丸（分包） 大草薬品㈱-日邦薬品工業㈱
区分 第2類
組成 丸（暗褐）：3包（60丸）中 ジオウ1600mg，サンシュユ800mg，サンヤク800mg，タクシャ600mg，ブクリョウ600mg，ボタンピ600mg，ケイヒ200mg，加工ブシ末200mg
添加 寒梅粉，ハチミツ，セラック
適応 体力中等度以下で，疲れやすくて，四肢が冷えやすく，尿量減少又は多尿でときに口渇があるものの次の諸症：下肢痛，腰痛，しびれ，高齢者のかすみ目，かゆみ，排尿困難，残尿感，夜間尿，頻尿，むくみ，高血圧に伴う随伴症状の改善（肩こり，頭重，耳鳴り），軽い尿漏れ
用法 1回15才以上1包，14～7才約2/3，1日3回食前又は食間。かまずに服用。7才未満は服用しない
包装 360包

大峰堂の八味丸B 大峰堂薬品工業㈱
区分 第2類
組成 丸（黒褐）：42丸中 ジオウ1777mg，サンシュユ889mg，サンヤク889mg，タクシャ667mg，ブクリョウ667mg，ボタンピ667mg，ケイヒ222mg，ブシ222mg
添加 寒梅粉，コメ，コメデンプン，ハチミツ，ポリオキシエチレンポリオキシプロピレングリコール，タルク，乳糖，白色セラック
適応 体力中等度以下で，疲れやすくて，四肢が冷えやすく，尿量減少又は多尿でときに口渇があるものの次の諸症：下肢痛，腰痛，しびれ，高齢者のかすみ目，かゆみ，排尿困難，残尿感，夜間尿，頻尿，むくみ，高血圧に伴う随伴症状の改善（肩こり，頭重，耳鳴り），軽い尿漏れ
用法 1回15才以上14丸，14～7才9丸，1日3回食前又は食間。7才未満は服用しない
包装 1680丸

オースギ八味地黄丸A 大杉製薬㈱
区分 第2類
組成 顆（褐）：3包（7.5g）中 八味地黄丸料エキス4.6g（ジオウ5g，サンシュユ・サンヤク・タクシャ・ブクリョウ・ボタンピ各3g，ケイヒ・加工ブシ各1g）
添加 乳糖，トウモロコシデンプン，ステアリン酸マグネシウム
適応 体力中等度以下で，疲れやすくて，四肢が冷えやすく，尿量減少又は多尿でときに口渇があるものの次の諸症：下肢痛，腰痛，しびれ，高齢者のかすみ目，かゆみ，排尿困難，残尿感，夜間尿，頻尿，むくみ，高血圧に伴う随伴症状の改善（肩こり，頭重，耳鳴り），軽い尿漏れ
用法 1回15才以上1包，14～7才2/3，1日3回食前又は食間
包装 45包〔Ⓐ4,500〕

紀伊国屋腎気丸（八味丸） ㈱紀伊国屋漢薬局
区分 第2類
組成 丸：100丸（8g）中 ブクリョウ末0.67g，タクシャ末0.67g，ボタンピ末0.67g，ジオウ1.78g，サンヤク0.89g，サンシュユ0.89g，ケイヒ末0.22g，加工ブシ末0.22g
添加 ハチミツ
適応 疲れやすくて，四肢が冷えやすく，尿量減少又は多尿でときに口渇がある次の諸症：下肢痛，腰痛，しびれ，老人のかすみ目，かゆみ，排尿困難，頻尿，むくみ
用法 15才以上1回30丸1日3回食間。15才未満は服用しない
包装 150g〔Ⓐ3,150（税込み）Ⓑ1,890（税込み）〕，500g〔Ⓐ7,875（税込み）Ⓑ4,200（税込み）〕

貴宝八味丸 北宝薬品㈱
区分 第2類
組成 丸：27丸中 八味丸エタノールエキス500mg（ケイヒ・加工ブシ各166.7mg，タクシャ・ブクリョウ・ボタンピ・サンシュ・サンヤク各500mg，ジオウ833.3mg），生薬粉末2020mg，ハチミツ180mg
適応 疲れやすくて，四肢が冷えやすく，尿量減少又は多尿でときに口渇がある次の諸症：下肢痛，腰痛，しびれ，老人のかすみ目，かゆみ，排尿困難，頻尿，むくみ
用法 成人1回9丸1日3回空腹時
包装 1000丸

クミアイ八味地黄丸錠 協同薬品工業㈱-全国農業協同組合連合会
区分 第2類
組成 錠（褐）：9錠中 八味地黄丸料エキス1800mg（ジオウ2.5g，サンシュユ・サンヤク・タクシャ・ブクリョウ・ボタンピ各1.5g，ケイヒ・加工ブシ末各0.5g）
添加 ケイ酸カルシウム，クロスポビドン，ステアリン酸マグネシウム
適応 老人の冷えを伴う腰痛，手足のしびれ，むくみ又はかゆみ
用法 1回15才以上3錠，14～7才2錠，1日3回食前又は食間。7才未満

「クラシエ」漢方八味地黄丸料エキス錠　クラシエ製薬㈱-クラシエ薬品㈱

区分 第2類
組成錠(淡褐)：12錠(4440mg)中 八味地黄丸エキス(1／2量)2600mg(ジオウ2.5g、サンシュユ・サンヤク・タクシャ・ブクリョウ・ボタンピ各1.5g、ケイヒ・ブシ末各0.5g)
添加 ヒドロキシプロピルセルロース、二酸化ケイ素、セルロース、クロスカルメロースナトリウム(クロスCMC-Na)、クロスポビドン、ステアリン酸マグネシウム
適応 体力中等度以下で、疲れやすくて、四肢が冷えやすく、尿量減少又は多尿でときに口渇があるものの次の諸症：下肢痛、腰痛、しびれ、高齢者のかすみ目、かゆみ、排尿困難、残尿感、夜間尿、頻尿、むくみ、高血圧に伴う随伴症状の改善(肩こり、頭重、耳鳴り)、軽い尿漏れ
用法 1回15才以上4錠、14〜7才3錠、1日3回食前又は食間。7才未満は服用しない
包装 96錠〔Ⓐ1,680(税込み)〕、180錠〔Ⓐ2,940(税込み)〕、360錠〔Ⓐ5,250(税込み)〕、540錠〔Ⓐ7,350(税込み)〕

クラシエ八味地黄丸A　クラシエ製薬㈱-クラシエ薬品㈱

区分 第2類
組成錠(褐)：12錠(3660mg)中 ジオウ(熟地黄)末890mg、サンシュユ末445mg、サンヤク末445mg、タクシャ末334mg、ブクリョウ末334mg、ボタンピ末334mg、ケイヒ末111mg、ブシ末111mg
添加 ヒドロキシプロピルセルロース、ハチミツ、ポビドン、ステアリン酸マグネシウム、ケイ酸アルミニウム、白糖
適応 体力中等度以下で、疲れやすくて、四肢が冷えやすく、尿量減少又は多尿で、ときに口渇があるものの次の諸症：下肢痛、腰痛、しびれ、高齢者のかすみ目、かゆみ、排尿困難、残尿感、夜間尿、頻尿、むくみ、高血圧に伴う随伴症状の改善(肩こり、頭重、耳鳴り)、軽い尿漏れ
用法 15才以上1回4錠1日3回食前又は食間。15才未満は服用しない
包装 60錠〔Ⓐ945(税込み)〕、180錠〔Ⓐ2,310(税込み)〕、360錠〔Ⓐ3,990(税込み)〕

ケアテ顆粒　㈱ツムラ

区分 第2類
組成顆(灰褐〜暗褐)：2包(5g)中 八味地黄丸エキス(処方解説、1／2量)2.8g(ジオウ2.5g、サンシュユ・サンヤク・タクシャ・ブクリョウ・ボタンピ各1.5g、ケイヒ0.5g、ブシ0.25g)
添加 ステアリン酸マグネシウム、アメ粉、ショ糖脂肪酸エステル
適応 体力中等度以下で、疲れやすくて、四肢が冷えやすく、尿量減少又は多尿で、ときに口渇があるものの次の諸症：下肢痛、腰痛、しびれ、高齢者のかすみ目、かゆみ、排尿困難、残尿感、夜間尿、頻尿、むくみ、高血圧に伴う随伴症状の改善(肩こり、頭重、耳鳴り)、軽い尿漏れ
用法 1回15才以上1包、14〜7才⅔、6〜4才½、3〜2才⅓、1日2回食前。2才未満は服用しない
包装 12包〔Ⓐ2,310(税込み)〕

玄武峰寿丸(販売名:峰寿丸)　大峰堂薬品工業㈱-伸和製薬㈱、日邦薬品工業㈱

区分 第2類
組成丸(黒褐)：21丸中 ジオウ896mg、サンシュユ448mg、サンヤク448mg、タクシャ336mg、ブクリョウ336mg、ボタンピ336mg、ケイヒ112mg、ブシ末112mg
添加 寒梅粉、コムギ、コメ、ハチミツ、白色セラック
適応 体力中等度以下で、疲れやすくて、四肢が冷えやすく、尿量減少又は多尿でときに口渇があるものの次の諸症：下肢痛、腰痛、しびれ、高齢者のかすみ目、かゆみ、排尿困難、残尿感、夜間尿、頻尿、むくみ、高血圧に伴う随伴症状の改善(肩こり、頭重、耳鳴り)、軽い尿漏れ
用法 15才以上1回7丸1日3回食前又は食間。15才未満は服用しない
包装 630丸、1890丸

胡慶・腎気丸　原沢製薬工業㈱-牛津製薬㈱

区分 第2類
組成丸(黒)：24丸(5.28g)中 八味地黄丸料エキス1.848g(ジオウ2.5g、サンシュユ・サンヤク・タクシャ・ブクリョウ・ボタンピ各1.5g、ケイヒ、炮附子各0.5g)
添加 バレイショデンプン、カンゾウ末、薬用炭
適応 疲れやすくて、四肢が冷えやすく、尿量減少又は多尿でときに口渇がある次の諸症：下肢痛、腰痛、しびれ、老人のかすみ目、かゆみ、排尿困難、頻尿、むくみ
用法 15才以上1回8丸1日3回食間。15才未満は服用しない
包装 480丸〔Ⓐ6,300(税込み)〕　備考 原産国：中華人民共和国

阪本漢法の八味丸300A　㈱阪本漢法製薬

区分 第2類
組成丸：30丸(9600mg)中 ジオウ末1777mg、サンシュユ末888mg、サンヤク末888mg、タクシャ末666mg、ブクリョウ末666mg、ボタンピ末666mg、ケイヒ末222mg、ブシ末222mg
添加 ハチミツ、コメデンプン、セラック
適応 体力中等度以下で、疲れやすくて、四肢が冷えやすく、尿量減少又は多尿でときに口渇があるものの次の諸症：下肢痛、腰痛、しびれ、高齢者のかすみ目、かゆみ、排尿困難、残尿感、夜間尿、頻尿、むくみ、高血圧に伴う随伴症状の改善(肩こり、頭重、耳鳴り)、軽い尿漏れ
用法 15才以上1回10丸1日3回食直後。15才未満は服用しない
包装 570丸〔Ⓐ5,775(税込み)〕

三宝八味地黄丸　三宝製薬㈱

区分 第2類
組成丸(褐)：75丸中 ジオウ1.5g、サンシュユ0.75g、サンヤク0.75g、タクシャ0.75g、ブクリョウ0.75g、ボタンピ0.75g、ケイヒ0.25g、加工ブシ0.125g、ハチミツ1.135g
添加 ハチミツ、寒梅粉、タルク
適応 体力中等度以下で、疲れやすくて、四肢が冷えやすく、尿量減少又は多尿でときに口渇があるものの次の諸症：下肢痛、腰痛、しびれ、高齢者のかすみ目、かゆみ、排尿困難、残尿感、夜間尿、頻尿、むくみ、高血圧に伴う随伴症状の改善(肩こり、頭重、耳鳴り)、軽い尿漏れ
用法 15才以上1回25丸1日3回食間
包装 1500丸〔Ⓐ4,515(税込み)〕

サンワロン　三和生薬㈱

区分 第2類
組成錠：15錠(4.5g)中 サンワロン水製エキス1.5g(ジオウ1.8g、サンヤク・サンシュユ・ブクリョウ・タクシャ・ボタンピ各1.05g、ケイヒ0.6g)、加工ブシ末1.5g
添加 カルメロースカルシウム(CMC-Ca)、メタケイ酸アルミン酸マグネシウム、ステアリン酸カルシウム
適応 体力中等度以下で、疲れやすくて、四肢が冷えやすく、尿量減少又は多尿で、ときに口渇があるものの次の諸症：下肢痛、腰痛、しびれ、高齢者のかすみ目、かゆみ、排尿困難、残尿感、夜間尿、頻尿、むくみ、高血圧に伴う随伴症状の改善(肩こり、頭重、耳鳴り)、軽い尿漏れ
用法 15才以上1回5錠1日3回食前又は食間。15才未満は服用しない
包装 270錠〔Ⓐ5,985(税込み)〕

サンワロン顆粒　三和生薬㈱

区分 第2類
組成顆：6包(4.5g)中 サンワロン水製エキス1.5g(ジオウ1.8g、サンヤク・サンシュユ・ブクリョウ・タクシャ・ボタンピ各1.05g、ケイヒ0.6g)、加工ブシ末1.5g
添加 乳糖、トウモロコシデンプン、ステアリン酸カルシウム
適応 体力中等度以下で、疲れやすくて、四肢が冷えやすく、尿量減少又は多尿で、ときに口渇があるものの次の諸症：下肢痛、腰痛、しびれ、高齢者のかすみ目、かゆみ、排尿困難、残尿感、夜間尿、頻尿、むくみ、高血圧に伴う随伴症状の改善(肩こり、頭重、耳鳴り)、軽い尿漏れ
用法 15才以上1回1〜2包1日3回食前又は食間。15才未満は服用しない
包装 90包〔Ⓐ5,040(税込み)〕

松鶴堂・八味地黄錠 ㈱建林松鶴堂

区分 第2類

組成錠（黒褐）：18錠中 ジオウ1.07g，サンシュ0.53g，サンヤク0.53g，タクシャ末0.4g，ブクリョウ末0.4g，ボタンピ末0.4g，ケイヒ末0.13g，ブシ末0.13g

添加 ハチミツ

適応 体力中等度以下で，疲れやすくて，四肢が冷えやすく，尿量減少又は多尿でときに口渇があるものの次の諸症：下肢痛，腰痛，しびれ，高齢者のかすみ目，かゆみ，排尿困難，残尿感，夜間尿，頻尿，むくみ，高血圧に伴う随伴症状の改善（肩こり，頭重，耳鳴り），軽い尿漏れ

用法 1回成人6錠，14～7才4錠，6～5才3錠，1日3回食前又は食間空腹時。5才未満は服用しない

包装 360錠〔Ⓐ5,040（税込み）〕

真聖八味丸 渡辺薬品工業㈱

区分 第2類

組成丸：60丸中 ジオウ末1760mg，サンシュユ末880mg，サンヤク末880mg，タクシャ末660mg，ブクリョウ末660mg，ボタンピ末660mg，ケイヒ末220mg，加工ブシ末220mg

適応 疲れやすくて，四肢が冷えやすく，尿量減少又は多尿でときに口渇がある次の諸症：下肢痛，腰痛，しびれ，老人のかすみ目，かゆみ，排尿困難，頻尿，むくみ

用法 成人1回20丸1日3回食前又は食間

神農八味地黄丸料エキス錠 神農製薬㈱

区分 第2類

組成錠（灰褐～淡灰褐）：12錠中 八味地黄丸エキス（1/2量）2.3g（ジオウ2.5g，サンシュユ・サンヤク・タクシャ・ブクリョウ・ボタンピ各1.5g，ケイヒ・ブシ各0.5g）

添加 無水ケイ酸，ケイ酸アルミニウム，セルロース，カルメロースカルシウム（CMC-Ca），トウモロコシデンプン，ステアリン酸マグネシウム，乳糖水和物

適応 体力中等度以下で，疲れやすくて，四肢が冷えやすく，尿量減少又は多尿でときに口渇があるものの次の諸症：下肢痛，腰痛，しびれ，高齢者のかすみ目，かゆみ，排尿困難，残尿感，夜間尿，頻尿，むくみ，高血圧に伴う随伴症状の改善（肩こり，頭重，耳鳴り），軽い尿漏れ

用法 1回15才以上4錠，14～7才3錠，1日3回食前又は食間。7才未満は服用しない

包装 180錠

杉原の八味丸 ㈲杉原達二商店

区分 第2類

組成丸：60丸中 加工ブシ0.16g，ケイヒ0.16g，タクシャ0.48g，ブクリョウ0.48g，ボタンピ0.48g，サンシュユ0.64g，サンヤク0.64g，ジオウ1.28g

適応 疲れやすくて，四肢が冷えやすく，尿量減少又は多尿でときに口渇がある次の諸症：下肢痛，腰痛，しびれ，老人のかすみ目，かゆみ

用法 成人1回30丸1日2回食間

包装 250g，500g

ゼネル八味地黄丸 ゼネル薬工伊都㈱-ゼネル薬品工業㈱

区分 第2類

組成丸：75丸中 ジオウ1500mg，サンシュユ750mg，サンヤク750mg，タクシャ750mg，ブクリョウ750mg，ボタンピ750mg，ケイヒ250mg，ブシ末125mg

添加 ハチミツ，寒梅粉，タルク

適応 体力中等度以下で，疲れやすくて，四肢が冷えやすく，尿量減少又は多尿でときに口渇があるものの次の諸症：下肢痛，腰痛，しびれ，高齢者のかすみ目，かゆみ，排尿困難，残尿感，夜間尿，頻尿，むくみ，高血圧に伴う随伴症状の改善（肩こり，頭重，耳鳴り），軽い尿漏れ

用法 15才以上1回25丸1日3回食間。15才未満は服用しない

包装 1500丸

大寿八味丸 森本製薬㈱

区分 第2類

組成丸（黒褐）：30丸中 ジオウ末1000mg，サンシュユ末500mg，サンヤク末500mg，タクシャ末375mg，ブクリョウ末375mg，ボタンピ末375mg，ケイヒ末125mg，加工ブシ末125mg，ハチミツ適量

適応 疲れやすくて，四肢が冷えやすく，尿量減少又は多尿でときに口渇がある次の諸症：下肢痛，腰痛，しびれ，老人のかすみ目，かゆみ，排尿困難，頻尿，むくみ

用法 成人1回10丸1日3回食前又は食間

包装 600丸〔Ⓐ3,780（税込み）〕，900丸〔Ⓐ5,775（税込み）〕

ツムラ漢方八味地黄丸料エキス顆粒 ㈱ツムラ

区分 第2類

組成顆（灰褐～暗褐）：2包（5g）中 八味地黄丸エキス（処方解説，1/2量）2.8g（ジオウ2.5g，サンシュユ・サンヤク・タクシャ・ブクリョウ・ボタンピ各1.5g，ケイヒ0.5g，ブシ0.25g）

添加 ステアリン酸マグネシウム，アメ粉，ショ糖脂肪酸エステル

適応 体力中等度以下で，疲れやすくて，四肢が冷えやすく，尿量減少は多尿で，ときに口渇があるものの次の諸症：下肢痛，腰痛，しびれ，高齢者のかすみ目，かゆみ，排尿困難，残尿感，夜間尿，頻尿，むくみ，高血圧に伴う随伴症状の改善（肩こり，頭重，耳鳴り），軽い尿漏れ

用法 1回15才以上1包，14～7才2/3，6～4才1/2，3～2才1/3，1日2回食前。2才未満は服用しない

包装 24包〔Ⓐ3,150（税込み）〕，64包〔Ⓐ7,875（税込み）〕

てんぐ八味丸 二反田薬品工業㈱

区分 第2類

組成丸：60丸中 タクシャ末0.67g，ブクリョウ末0.67g，ボタンピ末0.67g，ケイヒ末0.22g，ジオウ末1.77g，サンシュユ末0.89g，サンヤク末0.89g，加工ブシ末0.22g

添加 ハチミツ，セラック

適応 体力中等度以下で，疲れやすくて，四肢が冷えやすく，尿量減少は多尿でときに口渇があるものの次の諸症：下肢痛，腰痛，しびれ，高齢者のかすみ目，かゆみ，排尿困難，残尿感，夜間尿，頻尿，むくみ，高血圧に伴う随伴症状の改善（肩こり，頭重，耳鳴り），軽い尿漏れ

用法 15才以上1回20丸1日3回食間。15才未満は服用しない

包装 800丸〔Ⓐ2,940（税込み）〕，1600丸〔Ⓐ5,250（税込み）〕，4800丸〔Ⓐ14,700（税込み）〕

トチモトの八味地黄丸料 ㈱栃本天海堂

区分 第2類

組成煎：1包（23g）中 ケイヒ1g，ホウブシ1g，サンシュユ3g，サンヤク3g，タクシャ3g，ブクリョウ3g，ボタンピ3g，ジオウ6g

適応 疲れやすくて，四肢が冷えやすく，尿量減少又は多尿でときに口渇がある次の諸症：下肢痛，腰痛，しびれ，老人のかすみ目，かゆみ，排尿困難，頻尿，むくみ

用法 15才以上1日1包を煎じ食前又は食間3回に分服

八元腎気丸 渡辺薬品工業㈱-㈱イー・エス・ピー薬品

区分 第2類

組成丸：60丸中 ジオウ末1760mg，サンヤク末880mg，サンシュユ末880mg，ボタンピ末660mg，ブクリョウ末660mg，タクシャ末660mg，加工ブシ末220mg，ケイヒ末220mg

適応 疲れやすくて，四肢が冷えやすく，尿量減少又は多尿でときに口渇がある次の諸症：下肢痛，腰痛，しびれ，老人のかすみ目，かゆみ，排尿困難，頻尿，むくみ

用法 成人1回20丸1日3回食前又は食間

包装 1000丸

八味丸 第一薬品工業㈱-㈱オノジユウ

区分 第2類

組成丸：36丸中 ジオウ末1000mg，サンシュユ末580mg，サンヤク末580mg，タクシャ末580mg，ブクリョウ末580mg，ボタンピ末580mg，ケイヒ末330mg，加工ブシ末100mg

添加 トウモロコシデンプン，デヒドロ酢酸ナトリウム，寒梅粉，ハチミツ，マクロゴール，ナタネ油，タルク

適応 （一般用の場合）体力中等度以下で，疲れやすくて，四肢が冷えやすく，尿量減少又は多尿でときに口渇があるものの次の諸症：下肢痛，腰痛，しびれ，高齢者のかすみ目，かゆみ，排尿困難，残尿感，夜間尿，頻尿，むくみ，高血圧に伴う随伴症

状の改善（肩こり，頭重，耳鳴り），軽い尿漏れ（配置用の場合）老人の冷えを伴う腰痛，手足のしびれ，むくみ又はかゆみ
- **用法** 1回15才以上12丸，14〜7才8丸，1日3回食前又は食間。7才未満は服用しない
- **包装** 1000丸

八味丸ダイコー ⊖ 大晃生薬㈲
- **区分** 第2類
- **組成** 丸：30丸（6000mg）中 ジオウ末1040mg，サンシュユ末520mg，サンヤク末520mg，タクシャ末390mg，ブクリョウ末390mg，ボタンピ末390mg，ケイヒ末130mg，ホウブシ末130mg
- **添加** ハチミツ，コメデンプン，白色セラック
- **適応** 体力中等度以下で，疲れやすくて，四肢が冷えやすく，尿量減少又は多尿でときに口渇があるものの次の諸症：下肢痛，腰痛，しびれ，高齢者のかすみ目，かゆみ，排尿困難，残尿感，夜間尿，頻尿，むくみ，高血圧に伴う随伴症状の改善（肩こり，頭重，耳鳴り），軽い尿漏れ
- **用法** 15才以上1回10丸1日3回食間又は空腹時。軽く振って使用。15才未満は服用しない
- **包装** 900丸，2500丸

八味地黄丸（販売名：峰寿丸）⊖ 配 大峰堂薬品工業㈱-伸和製薬㈱
- **区分** 第2類
- **組成** 丸（黒褐）：21丸中 ジオウ896mg，サンシュユ448mg，サンヤク448mg，タクシャ336mg，ブクリョウ336mg，ボタンピ336mg，ケイヒ112mg，ブシ末112mg
- **添加** 寒梅粉，コムギ，コメ，ハチミツ，白色セラック
- **適応** 体力中等度以下で，疲れやすくて，四肢が冷えやすく，尿量減少又は多尿でときに口渇があるものの次の諸症：下肢痛，腰痛，しびれ，高齢者のかすみ目，かゆみ，排尿困難，残尿感，夜間尿，頻尿，むくみ，高血圧に伴う随伴症状の改善（肩こり，頭重，耳鳴り），軽い尿漏れ
- **用法** 15才以上1回7丸1日3回食前又は食間。15才未満は服用しない
- **包装** 630丸，1890丸

八味地黄丸 ⊖ 配 三星製薬㈱-長野県製薬㈱
- **区分** 第2類
- **組成** 丸（黒）：75丸中 ジオウ1.5g，サンシュユ0.75g，サンヤク0.75g，タクシャ0.75g，ブクリョウ0.75g，ボタンピ0.75g，ケイヒ0.25g，ブシ末0.125g
- **添加** ハチミツ，寒梅粉，タルク
- **適応** 体力中等度以下で，疲れやすくて，四肢が冷えやすく，尿量減少又は多尿でときに口渇があるものの次の諸症：下肢痛，腰痛，しびれ，高齢者のかすみ目，かゆみ，排尿困難，残尿感，夜間尿，頻尿，むくみ，高血圧に伴う随伴症状の改善（肩こり，頭重，耳鳴り），軽い尿漏れ
- **用法** 15才以上1回25丸1日3回食間。15才未満は服用しない
- **包装** 1500粒

八味地黄丸「オオクサ」 ⊖ 大草薬品㈱-大草薬品販売㈱
- **区分** 第2類
- **組成** 丸（暗褐）：3包（60丸）中 ジオウ1600mg，サンシュユ800mg，サンヤク800mg，タクシャ600mg，ブクリョウ600mg，ボタンピ600mg，ケイヒ200mg，加工ブシ末200mg
- **添加** 寒梅粉，ハチミツ，セラック
- **適応** 体力中等度以下で，疲れやすくて，四肢が冷えやすく，尿量減少又は多尿でときに口渇があるものの次の諸症：下肢痛，腰痛，しびれ，高齢者のかすみ目，かゆみ，排尿困難，残尿感，夜間尿，頻尿，むくみ，高血圧に伴う随伴症状の改善（肩こり，頭重，耳鳴り），軽い尿漏れ
- **用法** 1回15才以上20丸，14〜7才14丸，1日3回食前又は食間。かまずに服用。7才未満は服用しない
- **包装** 500g，1500丸〔Ⓐ4,500〕

八味地黄丸「廣貫堂」 配 ㈱廣貫堂
- **区分** 第2類
- **組成** 丸（黒）：30丸中 ジオウ1280mg，タクシャ640mg，ブクリョウ640mg，サンヤク640mg，サンシュユ640mg，ボタンピ640mg，ケイヒ213.4mg，ブシ末106.6mg
- **添加** 炭酸カルシウム，サリチル酸，アラビアゴム，寒梅粉

- **適応** 老人の冷えを伴う腰痛，手足のしびれ，むくみ又はかゆみ
- **用法** 1回15才以上10丸，14〜7才7丸，6〜5才5丸，1日3回食前。5才未満は服用しない
- **包装** 600丸〔Ⓐ5,000〕

八味地黄丸（錠剤） ⊖ ジェーピーエス製薬㈱
- **区分** 第2類
- **組成** 錠（茶褐）：18錠中 八味地黄丸末6g（ジオウ8，サンシュユ・サンヤク各4，タクシャ・ブクリョウ・ボタンピ各3，ケイヒ・ブシ末各1の割合）
- **添加** ステアリン酸マグネシウム，タルク，カルメロース（CMC），ヒドロキシプロピルスターチ，メタケイ酸アルミン酸マグネシウム，乳糖水和物
- **適応** 体力中等度以下で，疲れやすくて，四肢が冷えやすく，尿量減少又は多尿でときに口渇があるものの次の諸症：下肢痛，腰痛，しびれ，高齢者のかすみ目，かゆみ，排尿困難，残尿感，夜間尿，頻尿，むくみ，高血圧に伴う随伴症状の改善（肩こり，頭重，耳鳴り），軽い尿漏れ
- **用法** 1回15才以上6錠，14〜7才4錠，1日3回食前又は食間。7才未満は服用しない
- **包装** 300錠

八味地黄丸錠「創至聖」 ⊖ 配 北日本製薬㈱
- **区分** 第2類
- **組成** 錠：12錠（3600mg）中 ジオウ末800mg，サンシュユ末400mg，サンヤク末400mg，ケイヒ末133mg，タクシャ末400mg，ブクリョウ末400mg，ボタンピ末400mg，加工ブシ末67mg
- **添加** メタケイ酸アルミン酸マグネシウム，カルボキシメチルスターチナトリウム，ショ糖脂肪酸エステル，アスパルテーム（L-フェニルアラニン化合物）
- **適応** 疲れやすくて，四肢が冷えやすく，尿量減少又は多尿で時に口渇がある次の諸症：下肢痛，腰痛，しびれ，老人のかすみ目，かゆみ，排尿困難，頻尿，むくみ
- **用法** 1回15才以上4錠，14〜7才3錠，1日3回食前又は食間。7才未満は服用しない

八味地黄丸［東洋］ ⊖ ㈱東洋薬行
- **区分** 第2類
- **組成** 丸（黒褐）：27丸（6750mg）中 ジオウ1512mg，サンシュユ756mg，サンヤク756mg，タクシャ567mg，ブクリョウ567mg，ボタンピ567mg，ケイヒ189mg，ホウブシ189mg，ハチミツ1647mg
- **添加** ハチミツ
- **適応** 体力中等度以下で，疲れやすくて，四肢が冷えやすく，尿量減少又は多尿で，ときに口渇があるものの次の諸症：下肢痛，腰痛，しびれ，高齢者のかすみ目，かゆみ，排尿困難，残尿感，夜間尿，頻尿，むくみ，高血圧に伴う随伴症状の改善（肩こり，頭重，耳鳴り），軽い尿漏れ
- **用法** 1回15才以上9丸，14〜7才6丸，1日3回食前又は食間
- **包装** 810丸×6〔Ⓑ15,750（税込み）〕

八味地黄丸（分包）「オオクサ」 ⊖ 大草薬品㈱-大草薬品販売㈱
- **区分** 第2類
- **組成** 丸（暗褐）：3包（60丸）中 ジオウ1600mg，サンシュユ800mg，サンヤク800mg，タクシャ600mg，ブクリョウ600mg，ボタンピ600mg，ケイヒ200mg，加工ブシ末200mg
- **添加** 寒梅粉，ハチミツ，セラック
- **適応** 体力中等度以下で，疲れやすくて，四肢が冷えやすく，尿量減少又は多尿でときに口渇があるものの次の諸症：下肢痛，腰痛，しびれ，高齢者のかすみ目，かゆみ，排尿困難，残尿感，夜間尿，頻尿，むくみ，高血圧に伴う随伴症状の改善（肩こり，頭重，耳鳴り），軽い尿漏れ
- **用法** 1回15才以上1包，14〜7才約2/3，1日3回食前又は食間。かまずに服用。7才未満は服用しない
- **包装** 200包

八味地黄丸料エキス顆粒KM ⊖ ㈱カーヤ-㈱イチゲン，一元製薬㈱
- **区分** 第2類
- **組成** 顆（褐）：9g中 八味地黄丸料水製乾燥エキス4g（ジオウ5g，サンシュユ・サンヤク・タクシャ・ブクリョウ・ボタンピ各3g，

ケイヒ・ホウブシ各1g)
添加 乳糖、ステアリン酸マグネシウム
適応 体力中等度以下で、疲れやすくて、四肢が冷えやすく、尿量減少又は多尿でときに口渇があるものの次の諸症：下肢痛、腰痛、しびれ、高齢者のかすみ目、かゆみ、排尿困難、残尿感、夜間尿、頻尿、むくみ、高血圧に伴う随伴症状の改善（肩こり、頭重、耳鳴り）、軽い尿漏れ
用法 1回15才以上3g、14〜7才2g、1日3回食前又は食間。4才未満は服用しない
包装 500g 備考 製造：天津泰達薬業有限公司(中国)

八味地黄丸料エキス顆粒クラシエ ㊀　クラシエ製薬㈱-クラシエ薬品㈱
区分 第2類
組成 顆(暗褐)：3包(4.5g)中 八味地黄丸エキス(1/2量)2600mg (ジオウ2.5g、サンシュユ・サンヤク・タクシャ・ブクリョウ・ボタンピ各1.5g、ケイヒ・ブシ末各0.5g)
添加 ヒドロキシプロピルセルロース、乳糖
適応 体力中等度以下で、疲れやすくて、四肢が冷えやすく、尿量減少又は多尿で、ときに口渇があるものの次の諸症：下肢痛、腰痛、しびれ、高齢者のかすみ目、かゆみ、排尿困難、残尿感、夜間尿、頻尿、むくみ、高血圧に伴う随伴症状の改善（肩こり、頭重、耳鳴り）、軽い尿漏れ
用法 1回15才以上1包、14〜7才2/3、6〜4才1/2、1日3回食前又は食間。4才未満は服用しない
包装 45包〔Ⓐ2,940(税込み)〕、90包

八味地黄丸料エキス顆粒〔東洋〕分包 ㊀　㈱東洋薬行
区分 第2類
組成 顆(褐)：3包(6g)中 八味地黄丸料水製エキス(「症候による漢方治療の実際」)4g(ジオウ5g、サンシュユ・サンヤク・タクシャ・ブクリョウ・ボタンピ各3g、ケイシ・ホウブシ各1g)
添加 トウモロコシデンプン
適応 体力中等度以下で、疲れやすくて、四肢が冷えやすく、尿量減少又は多尿でときに口渇があるものの次の諸症：下肢痛、腰痛、しびれ、高齢者のかすみ目、かゆみ、排尿困難、残尿感、夜間尿、頻尿、むくみ、高血圧に伴う随伴症状の改善（肩こり、頭重、耳鳴り）、軽い尿漏れ
用法 1回15才以上1包、14〜7才2/3、1日3回食前又は食間
包装 150包〔Ⓑ9,765(税込み)〕

八味地黄丸料エキス錠N「コタロー」 ㊀　小太郎漢方製薬㈱
区分 第2類
組成 錠(茶)：12錠中 八味地黄丸エキス散(1/2量)3.18g (ジオウ2.5g、タクシャ・サンシュユ・ブクリョウ・サンヤク・ボタンピ各1.5g、ケイヒ・ブシ末各0.5g)
添加 カルメロースカルシウム(CMC-Ca)、含水二酸化ケイ素、クロスカルメロースナトリウム(クロスCMC-Na)、軽質無水ケイ酸、ステアリン酸マグネシウム、トウモロコシデンプン、アメ粉
適応 体力中等度以下で、疲れやすくて、四肢が冷えやすく、尿量減少又は多尿で、ときに口渇があるものの次の諸症：下肢痛、腰痛、しびれ、高齢者のかすみ目、かゆみ、排尿困難、残尿感、夜間尿、頻尿、むくみ、高血圧に伴う随伴症状の改善（肩こり、頭重、耳鳴り）、軽い尿漏れ
用法 1回15才以上4錠、14〜7才3錠、6〜5才2錠、1日3回食前又は食間。5才未満は服用しない
包装 180錠、540錠

八味地黄丸料エキス錠〔大峰〕 ㊀　大峰堂薬品工業㈱
区分 第2類
組成 錠(淡褐)：12錠中 八味地黄丸料エキス(1/2量)2200mg (ジオウ2.5g、サンシュユ・サンヤク・タクシャ・ブクリョウ・ボタンピ各1.5g、ケイヒ・ブシ末各0.5g)
添加 ステアリン酸マグネシウム、クロスカルメロースナトリウム(クロスCMC-Na)、メタケイ酸アルミン酸マグネシウム、水酸化アルミナマグネシウム、セルロース、乳糖
適応 体力中等度以下で、疲れやすくて、四肢が冷えやすく、尿量減少又は多尿でときに口渇があるものの次の諸症：下肢痛、腰痛、しびれ、高齢者のかすみ目、かゆみ、排尿困難、残尿感、夜間尿、頻尿、むくみ、高血圧に伴う随伴症状の改善（肩こり、頭重、耳鳴り）、軽い尿漏れ
用法 1回15才以上4錠、14〜7才3錠、1日3回食前又は食間。7才未満は服用しない
包装 240錠〔Ⓐ3,990(税込み)〕

八味地黄丸料「タキザワ」 ㊀　㈱タキザワ漢方廠
区分 第2類
組成 煎：3包(21.5g)中 ジオウ5g、サンシュユ3g、サンヤク3g、タクシャ3g、ブクリョウ3g、ボタンピ3g、ケイヒ1g、ブシ0.5g
適応 体力中等度以下で、疲れやすくて、四肢が冷えやすく、尿量減少又は多尿でときに口渇があるものの次の諸症：下肢痛、腰痛、しびれ、高齢者のかすみ目、かゆみ、排尿困難、残尿感、夜間尿、頻尿、むくみ、高血圧に伴う随伴症状の改善（肩こり、頭重、耳鳴り）、軽い尿漏れ
用法 15才以上1回1包を煎じ、1日3回朝昼夕空腹時。14〜7才2/3、6〜4才1/2。4才未満は服用しない
包装 180包〔Ⓐ28,350(税込み)〕、Ⓑ14,175(税込み)〕

ハチミジオウ錠 ㊀　長倉製薬㈱-日邦薬品工業㈱
区分 第2類
組成 錠(茶褐)：24錠中 サンヤク0.8g、タクシャ0.4g、ブクリョウ0.4g、ボタンピ0.4g、サンシュユ0.6g、ケイヒ0.2g、水製乾燥エキス2g(ジオウ6g、サンヤク・サンシュユ各1.3g、タクシャ・ブクリョウ・ボタンピ各1g、ケイヒ0.3g)
適応 下腹部が軟弱で、腰に冷痛があり、尿利減少又は頻数で、全身又は手足に熱感のあるもの：腎炎、糖尿症、腰神経痛、水腫、膀胱カタル
用法 1回成人8錠、15〜8才4錠、7〜5才3錠、1日3回食前又は食間。5才未満は服用しない
包装 320錠〔Ⓑ2,580〕、380錠〔Ⓑ1,500〕

八味地黄粒状 ㊀　長倉製薬㈱-日邦薬品工業㈱
区分 第2類
組成 顆(灰黒)：5.4g中 水浸エキス（地黄3g）、サンヤク1g、サンシュユ1g、ボタンピ0.8g、タクシャ0.8g、ブクリョウ0.8g、ケイヒ0.5g、ハチミツ0.5g
適応 急性及び慢性腎炎、ネフローゼ、膀胱カタル、脚気
用法 1回成人1包又は1.8g、15〜8才1/2、7〜5才1/3、4〜2才1/6、1才〜3ヵ月1/2、1日3回食前又は食間。1才未満には、止むを得ない場合の他は服用させない。3ヵ月未満は服用しない
包装 45包〔Ⓑ2,000〕、500錠〔Ⓑ13,000〕、500g〔Ⓑ10,000〕

花扇八味地黄丸 ㊀　小西製薬㈱
区分 第2類
組成 丸(黒褐〜黒)：90丸(約9g)中 ジオウ1.6g、サンシュユ0.8g、サンヤク0.8g、タクシャ0.6g、ブクリョウ0.6g、ボタンピ0.6g、ケイヒ0.2g、ブシ末0.2g
添加 トウモロコシデンプン、ハチミツ、アルファー化デンプン、薬用炭、セラック、グリセリン
適応 疲れやすくて、四肢が冷えやすく、尿量減少又は多尿で時に口渇がある次の諸症：下肢痛、腰痛、しびれ、老人のかすみ目、かゆみ、排尿困難、頻尿、むくみ
用法 15才以上1回30丸1日3回食前又は空腹時
包装 100g、500g

ベルアベトン ㊀　クラシエ製薬㈱-クラシエ薬品㈱
区分 第2類
組成 錠：12錠(3660mg)中 ジオウ(熟地黄)末890mg、サンシュユ末445mg、サンヤク末445mg、タクシャ末334mg、ブクリョウ末334mg、ボタンピ末334mg、ケイヒ末111mg、ブシ末111mg
添加 ヒドロキシプロピルセルロース、ハチミツ、ポビドン、ステアリン酸マグネシウム、ケイ酸アルミニウム、白糖
適応 体力中等度以下で、疲れやすくて、四肢が冷えやすく、尿量減少又は多尿で、ときに口渇があるものの次の諸症：頻尿、夜間尿、軽い尿漏れ、排尿困難、残尿感、下肢痛、腰痛、しびれ、高齢者のかすみ目、かゆみ、むくみ、高血圧に伴う随伴症状の改善（肩こり、頭重、耳鳴り）
用法 15才以上1回4錠1日3回食前又は食間。15才未満は服用しない
包装 60錠〔Ⓐ945(税込み)〕、120錠〔Ⓐ1,580(税込み)〕、240錠〔Ⓐ2,980(税込み)〕

峰寿丸 　大峰堂薬品工業㈱
区分 第2類
組成 丸(黒褐)：21丸中　ジオウ896mg，サンシュユ448mg，サンヤク448mg，タクシャ336mg，ブクリョウ336mg，ボタンピ336mg，ケイヒ112mg，ブシ末112mg
添加 寒梅粉，コムギ，コメ，ハチミツ，白色セラック
適応 体力中等度以下で，疲れやすくて，四肢が冷えやすく，尿量減少又は多尿でときに口渇があるものの次の諸症：下肢痛，腰痛，しびれ，高齢者のかすみ目，かゆみ，排尿困難，残尿感，夜間尿，頻尿，むくみ，高血圧に伴う随伴症状の改善（肩こり，頭重，耳鳴り），軽い尿漏れ
用法 15才以上1回7丸1日3回食前又は食間。15才未満は服用しない
包装 840丸〔7,350（税込み）〕

ホノミカツジン錠 　剤盛堂薬品㈱
区分 第2類
組成 錠(淡褐)：18錠(3.6g)中　八味地黄丸エキス(1／2量)1.65g（ケイヒ・ブシ末各0.5g，サンシュユ・サンヤク・タクシャ・ブクリョウ・ボタンピ各1.5g，ジオウ2.5g）
添加 カルメロースカルシウム（CMC-Ca），結晶セルロース，ステアリン酸マグネシウム，トウモロコシデンプン，乳糖，メタケイ酸アルミン酸マグネシウム
適応 体力中等度以下で，疲れやすくて，四肢が冷えやすく，尿量減少又は多尿でときに口渇があるものの次の諸症：下肢痛，腰痛，しびれ，高齢者のかすみ目，かゆみ，排尿困難，残尿感，夜間尿，頻尿，むくみ，高血圧に伴う随伴症状の改善（肩こり，頭重，耳鳴り），軽い尿漏れ
用法 1回15才以上6錠，14〜7才4錠，6〜5才3錠，1日3回食間。5才未満は服用しない

ホリエ金剛湯 　堀江生薬㈱
区分 第2類
組成 煎：1袋(22g)中　ジオウ5g，タクシャ3g，ブクリョウ3g，ボタンピ3g，ケイヒ1g，サンシュユ3g，サンヤク3g，加工ブシ1g
適応 疲れやすくて，手足が冷えやすく，尿量減少又は多尿で，ときに口のかわきのある次の諸症：下肢痛，腰痛，しびれ，老人のかすみ目，かゆみ，排尿困難，頻尿，むくみ
用法 成人1日1袋を煎じ2〜3回に分けて食前又は食間空腹時に温服。14〜7才⅔，6〜4才½。4才未満は服用しない
包装 10袋，30袋

本草八味地黄丸料エキス錠-H 　本草製薬㈱
区分 第2類
組成 錠(淡褐)：9錠中　八味地黄丸エキス(1／2量)2.2g（ジオウ2.5g，サンシュユ・サンヤク・タクシャ・ブクリョウ・ボタンピ各1.5g，ケイヒ・ブシ末各0.5g）
添加 セルロース，カルメロースカルシウム（CMC-Ca），炭酸カルシウム，メタケイ酸アルミン酸マグネシウム，クロスカルメロースナトリウム（クロスCMC-Na），ステアリン酸マグネシウム
適応 体力中等度以下で，疲れやすくて，四肢が冷えやすく，尿量減少又は多尿でときに口渇があるものの次の諸症：下肢痛，腰痛，しびれ，高齢者のかすみ目，かゆみ，排尿困難，残尿感，夜間尿，頻尿，むくみ，高血圧に伴う随伴症状の改善（肩こり，頭重，耳鳴り），軽い尿漏れ
用法 1回15才以上3錠，14〜7才2錠，1日3回食前又は食間。7才未満は服用しない
包装 180錠〔3,990（税込み）〕

蘭州金匱腎気丸 　八ッ目製薬㈱-イスクラ産業㈱
区分 第2類
組成 丸(黒褐)：24丸中　ジオウ1.2g，サンシュユ0.6g，サンヤク0.6g，タクシャ0.45g，ブクリョウ0.45g，ボタンピ0.45g，ケイヒ0.15g，ホウブシ0.15g
添加 ハチミツ，タルク，カルナウバロウ
適応 体力中等度以下で，疲れやすくて，四肢が冷えやすく，尿量減少又は多尿でときに口渇があるものの次の諸症：下肢痛，腰痛，しびれ，高齢者のかすみ目，かゆみ，排尿困難，残尿感，夜間尿，頻尿，むくみ，高血圧に伴う随伴症状の改善（肩こり，頭重，耳鳴り），軽い尿漏れ
用法 15才以上1回8丸1日3回食前又は食間。15才未満は服用しない

包装 イスクラ産業㈱販売：720丸〔7,000〕。八ッ目製薬㈱販売：360丸〔3,990（税込み）〕，720丸〔7,350（税込み）〕

リエイジEX錠 　クラシエ製薬㈱-クラシエ薬品㈱
区分 第2類
組成 錠：12錠(4680mg)中　ジオウ1072mg，サンシュユ536mg，サンヤク536mg，タクシャ402mg，ブクリョウ402mg，ボタンピ402mg，ケイヒ末134mg，ブシ末134mg
添加 二酸化ケイ素，ハチミツ，アメ粉，ステアリン酸マグネシウム
適応 体力中等度以下で，疲れやすくて，四肢が冷えやすく，尿量減少又は多尿で，ときに口渇があるものの次の諸症：下肢痛，腰痛，しびれ，高齢者のかすみ目，かゆみ，排尿困難，残尿感，夜間尿，頻尿，むくみ，高血圧に伴う随伴症状の改善（肩こり，頭重，耳鳴り），軽い尿漏れ
用法 15才以上1回4錠1日3回食前又は食間。15才未満は服用しない
包装 168錠〔2,380（税込み）〕

ワクナガ八味地黄丸 　国産薬品工業㈱-湧永製薬㈱
区分 第2類
組成 丸(褐)：30丸中　ジオウ末1040mg，サンシュユ末520mg，サンヤク末520mg，タクシャ末390mg，ブクリョウ末390mg，ボタンピ末390mg，ケイヒ末130mg，ホウブシ末130mg
添加 コメデンプン，ハチミツ，セラック
適応 体力中等度以下で，疲れやすくて，四肢が冷えやすく，尿量減少又は多尿でときに口渇があるものの次の諸症：下肢痛，腰痛，しびれ，高齢者のかすみ目，かゆみ，排尿困難，残尿感，夜間尿，頻尿，むくみ，高血圧に伴う随伴症状の改善（肩こり，頭重，耳鳴り），軽い尿漏れ
用法 15才以上1回10丸1日3回食前又は食間。15才未満は服用しない
包装 450丸，900丸

八味疝気方

〔基準〕

(平成24年8月30日 厚生労働省医薬食品局審査管理課長通知による)
1. 成分・分量
   桂皮3〜4，木通3〜4，延胡索3〜4，桃仁3〜6，烏薬3，牽牛子1〜3，大黄1，牡丹皮3〜4
2. 用法・用量
   湯
3. 効能・効果
   体力中等度以上で，冷えがあるものの次の諸症：下腹部の痛み，腰痛，こむら返り，月経痛

〔使用上の注意〕

(平成25年3月27日 厚生労働省医薬食品局安全対策課長・審査管理課長通知による)

【添付文書等に記載すべき事項】

『してはいけないこと』
(守らないと現在の症状が悪化したり，副作用が起こりやすくなる)
1. 次の人は服用しないこと
   生後3ヵ月未満の乳児。
   〔生後3ヵ月未満の用法がある製剤に記載すること。〕
2. 授乳中の人は本剤を服用しないか，本剤を服用する場合は授乳を避けること

『相談すること』
1. 次の人は服用前に医師，薬剤師又は登録販売者に相談すること
   (1) 医師の治療を受けている人。
   (2) 妊婦又は妊娠していると思われる人。
   (3) 体の虚弱な人（体力の衰えている人，体の弱い人）。
   (4) 胃腸が弱く下痢しやすい人。
   (5) 今までに薬などにより発疹・発赤，かゆみ等を起こしたことがある人。
   (6) 次の医薬品を服用している人。
       瀉下薬（下剤）
2. 服用後，次の症状があらわれた場合は副作用の可能性があるので，直ちに服用を中止し，この文書を持って医師，薬剤師又は登録販売者に相談すること

関係部位	症　　　状
皮　膚	発疹・発赤，かゆみ
消化器	はげしい腹痛を伴う下痢，腹痛

3. 服用後，次の症状があらわれることがあるので，このような症状の持続又は増強が見られた場合には，服用を中止し，この文書を持って医師，薬剤師又は登録販売者に相談すること
   軟便，下痢
4. 1ヵ月位（下腹部の痛み，こむら返り，月経痛に服用する場合には5〜6間）服用しても症状がよくならない場合は服用を中止し，この文書を持って医師，薬剤師又は登録販売者に相談すること
〔用法及び用量に関連する注意として，用法及び用量の項目に続けて以下を記載すること。〕
   (1) 小児に服用させる場合には，保護者の指導監督のもとに服用させること。
       〔小児の用法及び用量がある場合に記載すること。〕
   (2) 〔小児の用法がある場合，剤形により，次に該当する場合には，そのいずれかを記載すること。〕
       1) 3歳以上の幼児に服用させる場合には，薬剤がのどにつかえることのないよう，よく注意すること。
          〔5歳未満の幼児の用法がある錠剤・丸剤の場合に記載すること。〕
       2) 幼児に服用させる場合には，薬剤がのどにつかえることのないよう，よく注意すること。
          〔3歳未満の用法及び用量を有する丸剤の場合に記載すること。〕
       3) 1歳未満の乳児には，医師の診療を受けさせることを優先し，やむを得ない場合にのみ服用させること。
          〔カプセル剤及び錠剤・丸剤以外の製剤の場合に記載すること。なお，生後3ヵ月未満の用法がある製剤の場合，「生後3ヵ月未満の乳児」を『してはいけないこと』に記載し，用法及び用量欄には記載しないこと。〕

保管及び取扱い上の注意
(1) 直射日光の当たらない（湿気の少ない）涼しい所に（密栓して）保管すること。
   〔(　)内は必要とする場合に記載すること。〕
(2) 小児の手の届かない所に保管すること。
(3) 他の容器に入れ替えないこと。（誤用の原因になったり品質が変わる。）
   〔容器等の個々に至適表示がなされていて，誤用のおそれのない場合には記載しなくてもよい。〕

【外部の容器又は外部の被包に記載すべき事項】
注意
1. 次の人は服用しないこと
   生後3ヵ月未満の乳児。
   〔生後3ヵ月未満の用法がある製剤に記載すること。〕
2. 授乳中の人は本剤を服用しないか，本剤を服用する場合は授乳を避けること
3. 次の人は服用前に医師，薬剤師又は登録販売者に相談すること
   (1) 医師の治療を受けている人。
   (2) 妊婦又は妊娠していると思われる人。
   (3) 体の虚弱な人（体力の衰えている人，体の弱い人）。
   (4) 胃腸が弱く下痢しやすい人。
   (5) 今までに薬などにより発疹・発赤，かゆみ等を起こしたことがある。
   (6) 次の医薬品を服用している人。
       瀉下薬（下剤）
3′. 服用が適さない場合があるので，服用前に医師，薬剤師又は登録販売者に相談すること
   〔3.の項目の記載に際し，十分な記載スペースがない場合には3′.を記載すること。〕
4. 服用に際しては，説明文書をよく読むこと
5. 直射日光の当たらない（湿気の少ない）涼しい所に（密栓して）保管すること
   〔(　)内は必要とする場合に記載すること。〕

半夏厚朴湯 (ハンゲコウボクトウ)

〔基準〕

(平成20年9月30日 厚生労働省医薬食品局審査管理課長通知による)

1. 成分・分量
   半夏6〜8, 茯苓5, 厚朴3, 蘇葉2〜3, 生姜1〜2 (ヒネショウガを使用する場合2〜4)
2. 用法・用量
   湯
3. 効能・効果
   体力中等度をめやすとして, 気分がふさいで, 咽喉・食道部に異物感があり, ときに動悸, めまい, 嘔気などを伴う次の諸症: 不安神経症, 神経性胃炎, つわり, せき, しわがれ声, のどのつかえ感

〔使用上の注意〕

(平成25年3月27日 厚生労働省医薬食品局安全対策課長・審査管理課長通知による)

【添付文書等に記載すべき事項】

『してはいけないこと』
(守らないと現在の症状が悪化したり, 副作用が起こりやすくなる)

次の人は服用しないこと
生後3ヵ月未満の乳児。
〔生後3ヵ月未満の用法がある製剤に記載すること。〕

『相談すること』

1. 次の人は服用前に医師, 薬剤師又は登録販売者に相談すること
   (1) 医師の治療を受けている人。
   (2) 今までに薬などにより発疹・発赤, かゆみ等を起こしたことがある人。
2. 服用後, 次の症状があらわれた場合は副作用の可能性があるので, 直ちに服用を中止し, この文書を持って医師, 薬剤師又は登録販売者に相談すること

関係部位	症　　状
皮　膚	発疹・発赤, かゆみ

3. 1ヵ月位 (つわりに服用する場合には5〜6日間) 服用しても症状がよくならない場合は服用を中止し, この文書を持って医師, 薬剤師又は登録販売者に相談すること

〔用法及び用量に関連する注意として, 用法及び用量の項目に続けて以下を記載すること。〕
   (1) 小児に服用させる場合には, 保護者の指導監督のもとに服用させること。
      〔小児の用法及び用量がある場合に記載すること。〕
   (2) 〔小児の用法がある場合, 剤形により, 次に該当する場合には, そのいずれかを記載すること。〕
      1) 3歳以上の幼児に服用させる場合には, 薬剤がのどにつかえることのないよう, よく注意すること。
         〔5歳未満の幼児の用法がある錠剤・丸剤の場合に記載すること。〕
      2) 幼児に服用させる場合には, 薬剤がのどにつかえることのないよう, よく注意すること。
         〔3歳未満の用法及び用量を有する丸剤の場合に記載すること。〕
      3) 1歳未満の乳児には, 医師の診療を受けさせることを優先し, やむを得ない場合にのみ服用させること。
         〔カプセル剤及び錠剤・丸剤以外の製剤の場合に記載すること。なお, 生後3ヵ月未満の用法がある製剤の場合, 「生後3ヵ月未満の乳児」を『してはいけないこと』に記載し, 用法及び用量欄には記載しないこと。〕

保管及び取扱い上の注意
   (1) 直射日光の当たらない (湿気の少ない) 涼しい所に (密栓して) 保管すること。
      〔( ) 内は必要とする場合に記載すること。〕
   (2) 小児の手の届かない所に保管すること。
   (3) 他の容器に入れ替えないこと。(誤用の原因になったり品質が変わる。)
      〔容器等の個々に至適表示がなされていて, 誤用のおそれのない場合には記載しなくてもよい。〕

【外部の容器又は外部の被包に記載すべき事項】
注意
1. 次の人は服用しないこと
   生後3ヵ月未満の乳児。
   〔生後3ヵ月未満の用法がある製剤に記載すること。〕
2. 次の人は服用前に医師, 薬剤師又は登録販売者に相談すること
   (1) 医師の治療を受けている人。
   (2) 今までに薬などにより発疹・発赤, かゆみ等を起こしたことがある人。
2′. 服用が適さない場合があるので, 服用前に医師, 薬剤師又は登録販売者に相談すること
   〔2.の項目の記載に際し, 十分な記載スペースがない場合には2′.を記載すること〕
3. 服用に際しては, 説明文書をよく読むこと
4. 直射日光の当たらない (湿気の少ない) 涼しい所に (密栓して) 保管すること
   〔( ) 内は必要とする場合に記載すること。〕

JPS漢方顆粒-39号 ㊀　ジェーピーエス製薬㈱
- 区分 第2類
- 組成 顆 (淡褐):3包(6g)中 半夏厚朴湯エキス(4/5量)1.76g (ハンゲ4.8g, ブクリョウ4g, コウボク・ソヨウ各2.4g, ショウキョウ0.8g)
- 添加 ステアリン酸マグネシウム, ショ糖脂肪酸エステル, 乳糖水和物
- 適応 体力中等度をめやすとして, 気分がふさいで, 咽喉・食道部に異物感があり, ときに動悸, めまい, 嘔気などを伴う次の諸症:不安神経症, 神経性胃炎, つわり, せき, しわがれ声, のどのつかえ感
- 用法 1回15才以上1包, 14〜7才2/3, 6〜4才1/2, 3〜2才1/3, 2才未満1/4, 1日3回食前又は食間。1才未満には, 医師の診療を受けさせることを優先し, 止むを得ない場合にだけ服用させる。3ヵ月未満は服用しない
- 包装 12包, 180包

JPS半夏厚朴湯エキス錠N ㊀　ジェーピーエス製薬㈱
- 区分 第2類
- 組成 錠 (灰赤褐):9錠中 半夏厚朴湯エキス(3/4量)1.65g (ハンゲ4.5g, ブクリョウ3.75g, コウボク2.25g, ソヨウ1.5g, ショウキョウ0.75g)
- 添加 無水ケイ酸, ケイ酸アルミニウム, カルメロースカルシウム (CMC-Ca), ステアリン酸マグネシウム, 乳糖水和物
- 適応 体力中等度をめやすとして, 気分がふさいで, 咽喉・食道部に異物感があり, ときに動悸, めまい, 嘔気などを伴う次の諸症:不安神経症, 神経性胃炎, つわり, せき, しわがれ声, のどのつかえ感
- 用法 1回15才以上3錠, 14〜7才2錠, 6〜5才1錠, 1日3回食前又は食間。5才未満は服用しない
- 包装 200錠

ウチダの半夏厚朴湯 ㊀　㈱ウチダ和漢薬
- 区分 第2類
- 組成 煎:1袋(17g)中 ハンゲ6g, ブクリョウ5g, コウボク3g, ソヨウ2g, ショウキョウ1g

適応 気分がふさいで，咽喉・食道部に異物感があり，ときに動悸，めまい，嘔気などを伴う次の諸症：不安神経症，神経性胃炎，つわり，せき，しわがれ声
用法 15才以上1日1袋を煎じ2～3回に分けて食前1時間又は食間空腹時に温服。15才未満は服用しない
包装 30袋

ウチダの半夏厚朴湯エキス散㊀ ㈱ウチダ和漢薬
区分 第２類
組成 細：3g中 半夏厚朴湯エキス0.98g（ハンゲ3g，ブクリョウ2.5g，コウボク1.5g，ソヨウ1g，ショウキョウ0.5g）
添加 乳糖水和物，バレイショデンプン，メタケイ酸アルミン酸マグネシウム
適応 体力中等度をめやすとして，気分がふさいで，咽喉・食道部に異物感があり，ときに動悸，めまい，嘔気などを伴う次の諸症：不安神経症，神経性胃炎，つわり，せき，しわがれ声，のどのつかえ感
用法 1回15才以上1g，14～7才⅔，6～4才½，3～2才⅓，2才未満¼以下，1日3回食前又は食間。1才未満には，医師の診療を受けさせることを優先し，止むを得ない場合にだけ服用させる。3ヵ月未満は服用しない
包装 500g

ウチダの理気利心㊀ ㈱ウチダ和漢薬
区分 第２類
組成 細：3包(3g)中 半夏厚朴湯エキス0.98g(ハンゲ3g，ブクリョウ2.5g，コウボク1.5g，ソヨウ1g，ショウキョウ0.5g)
添加 乳糖水和物，バレイショデンプン，メタケイ酸アルミン酸マグネシウム
適応 気分がふさいで，咽喉・食道部に異物感があり，ときに動悸，めまい，嘔気などを伴う次の諸症：不安神経症，神経性胃炎，つわり，せき，しわがれ声
用法 1回15才以上1包，14～7才⅔，6～4才½，3～2才⅓，2才未満¼，1日3回食前又は食間。1才未満には，医師の診療を受けさせることを優先し，止むを得ない場合にだけ服用させる。3ヵ月未満は服用しない
包装 300包

雲桂（エキス顆粒）㊀ ㈱建林松鶴堂
区分 第２類
組成 顆(淡茶)：3包(6g)中 半夏厚朴湯エキス(1／2量)1g（ハンゲ3g，ブクリョウ2.5g，コウボク1.5g，ショウキョウ0.5g，ソヨウ1g）
添加 乳糖，バレイショデンプン
適応 体力中等度をめやすとして，気分がふさいで，咽喉・食道部に異物感があり，ときに動悸，めまい，嘔気などを伴う次の諸症：不安神経症，神経性胃炎，つわり，せき，しわがれ声，のどのつかえ感
用法 1回成人1包，14～7才⅔，6～4才½，3～2才⅓，2才未満¼以下，1日3回食間。1才未満には，医師の診療を受けさせることを優先し，止むを得ない場合にだけ服用させる。3ヵ月未満は服用しない
包装 30包〔Ⓐ2,730(税込み)〕，90包〔Ⓐ7,140(税込み)〕

「クラシエ」漢方半夏厚朴湯エキス顆粒㊀ クラシエ製薬㈱-クラシエ薬品㈱
区分 第２類
組成 顆(淡褐)：3包(3g)中 半夏厚朴湯エキス(1／2量)750mg（ハンゲ3g，ブクリョウ2.5g，コウボク1.5g，ソヨウ1g，ショウキョウ0.65g）
添加 ヒドロキシプロピルセルロース，乳糖
適応 体力中等度をめやすとして，気分がふさいで，咽喉・食道部に異物感があり，ときに動悸，めまい，嘔気などを伴う次の諸症：不安神経症，神経性胃炎，つわり，せき，しわがれ声，のどのつかえ感
用法 1回15才以上1包，14～7才⅔，6～4才½，3～2才⅓，2才未満¼，1日3回食前又は食間。1才未満には，医師の診療を受けさせることを優先し，止むを得ない場合にだけ服用させる。3ヵ月未満は服用しない
包装 45包〔Ⓐ4,725(税込み)〕，90包

光明㊀ 日の丸漢方㈱
区分 第２類
組成 丸：1丸(100mg)中 ハンゲ27mg，ブクリョウ22mg，ショウキョウ18mg，コウボク14mg，デンプン10mg，シソヨウ9mg
適応 咽喉内に異物停滞感のある者で，吐き気，動悸，むくみ，尿利減少などがある者のつわり・嗄声・胃腸虚弱・胃下垂・不眠症
用法 1回成人20丸，14～7才10丸，1日3回食間。3ヵ月未満は服用しない
包装 75g〔Ⓐ3,000〕，150g〔Ⓐ5,000〕

サンワ半夏厚朴湯エキス細粒㊀ 三和生薬㈱
区分 第２類
組成 細：6g中 半夏厚朴湯希エタノール(20%)エキス0.9g（ハンゲ3g，ブクリョウ2.5g，コウボク1.5g，ソヨウ1g，ショウキョウ0.5g）
添加 乳糖，トウモロコシデンプン
適応 気分がふさいで，のど・食道部に異物感があり，ときに動悸，めまい，嘔気などを伴う次の諸症：不安神経症，神経性胃炎，つわり，せき，しわがれ声
用法 1回15才以上2g，14～7才1.4g，6～4才1g，3～2才0.7g，1日3回食前又は食間

サンワ半夏厚朴湯エキス細粒「分包」㊀ 三和生薬㈱
区分 第２類
組成 細：3包(6g)中 半夏厚朴湯希エタノール(20%)エキス0.9g（ハンゲ3g，ブクリョウ2.5g，ショウキョウ0.5g，コウボク1.5g，ソヨウ1g）
添加 乳糖，トウモロコシデンプン
適応 気分がふさいで，のど・食道部に異物感があり，ときに動悸，めまい，嘔気などを伴う次の諸症：不安神経症，神経性胃炎，つわり，せき，しわがれ声
用法 1回15才以上1包，14～7才⅔，6～4才½，3～2才⅓，1日3回食前又は食間

サンワ半夏厚朴湯エキス錠㊀ 三和生薬㈱
区分 第２類
組成 錠：18錠中 半夏厚朴湯希エタノール(20%)エキス0.9g（ハンゲ3g，ブクリョウ2.5g，コウボク1.5g，ソヨウ1g，ショウキョウ0.5g）
添加 乳糖，トウモロコシデンプン，ステアリン酸カルシウム，メタケイ酸アルミン酸マグネシウム
適応 気分がふさいで，のど・食道部に異物感があり，ときに動悸，めまい，嘔気などを伴う次の諸症：不安神経症，神経性胃炎，つわり，せき，しわがれ声
用法 1回15才以上6錠，14～7才4錠，6～5才3錠，1日3回食前又は食間。5才未満は服用しない

錠剤半夏厚朴湯㊀ 一元製薬㈱-㈱イチゲン
区分 第２類
組成 錠(褐)：100錠中 コウボク末4.1g，ブクリョウ末7g，ショウキョウ末2.8g，ハンゲ末8.3g，シソヨウ末2.8g
適応 体力中等度をめやすとして，気分がふさいで，咽喉・食道部に異物感があり，ときに動悸，めまい，嘔気などを伴う次の諸症：不安神経症，神経性胃炎，つわり，せき，しわがれ声，のどのつかえ感
用法 成人1回4～6錠1日3回食前1時間。温湯で服用
包装 350錠〔Ⓐ4,000Ⓑ2,000〕，1000錠〔Ⓐ9,600Ⓑ4,800〕，2000錠〔Ⓐ17,000Ⓑ8,500〕

神農半夏厚朴湯エキス錠㊀ 神農製薬㈱
区分 第２類
組成 錠(灰赤褐)：9錠中 半夏厚朴湯乾燥エキス1.65g（ハンゲ4.5g，ブクリョウ3.75g，コウボク2.25g，ソヨウ1.5g，ショウキョウ0.75g）
添加 無水ケイ酸，ケイ酸アルミニウム，カルメロースカルシウム(CMC-Ca)，ステアリン酸マグネシウム，乳糖水和物
適応 気分がふさいで，のど・食道部に異物感があり，ときに動悸，めまい，嘔気などを伴う次の諸症：不安神経症，神経性胃炎，つわり，せき，しわがれ声

ストレージタイプH⊖ ㈱ツムラ-武田薬品工業㈱
- **区分** 第2類
- **組成** 顆(灰褐)：2包(3.75g)中 半夏厚朴湯エキス(1／2量)1.25g (乾燥エキスとして)(ハンゲ3g, ブクリョウ2.5g, コウボク1.5g, ショウキョウ0.5g)
- **添加** ショ糖脂肪酸エステル, 乳糖水和物, ステアリン酸マグネシウム
- **適応** 体力中等度をめやすとして, 気分がふさいで, 咽喉・食道部に異物感があり, ときに動悸, めまい, 嘔気などを伴う次の諸症：のどのつかえ感, 神経性胃炎, 不安神経症, せき, しわがれ声, つわり
- **用法** 1回15才以上1包, 14〜7才2/3, 6〜4才1/2, 3〜2才1/3, 1日2回食前。2才未満は服用しない
- **包装** 6包〔Ⓐ980(税込み)〕, 12包〔Ⓐ1,580(税込み)〕

ツムラ漢方半夏厚朴湯エキス顆粒⊖ ㈱ツムラ
- **区分** 第2類
- **組成** 顆(灰褐)：2包(3.75g)中 半夏厚朴湯エキス(1／2量)1.25g (ハンゲ3g, ブクリョウ2.5g, コウボク1.5g, ショウキョウ0.5g)
- **添加** ステアリン酸マグネシウム, 乳糖水和物, ショ糖脂肪酸エステル
- **適応** 体力中等度をめやすとして, 気分がふさいで, 咽喉・食道部に異物感があり, ときに動悸, めまい, 嘔気などを伴う次の諸症：不安神経症, 神経性胃炎, つわり, せき, しわがれ声, のどのつかえ感
- **用法** 1回15才以上1包, 14〜7才2/3, 6〜4才1/2, 3〜2才1/3, 1日2回食前。2才未満は服用しない
- **包装** 24包〔Ⓐ3,150(税込み)〕

デルマンピネリア⊖ ㈲本町薬品
- **区分** 第2類
- **組成** 散(茶褐)：3包(4.5g)中 半夏厚朴湯水製乾燥エキス粉末2.2g (シソヨウ2g, ハンゲ8g, コウボク3g, ブクリョウ5g, ショウキョウ1.5g), バレイショデンプン2.3g
- **適応** 神経質で弱々しい体質でのどにつかえる異物感を訴えるものの次の諸症状：血の道症・神経質・不眠症・ノイローゼ・恐怖症, 気管支ぜんそく・気管支炎, 妊娠悪阻・胃炎・胃下垂・胃アトニー症
- **用法** 1回成人1包, 15〜7才1/2, 6〜4才1/4, 1日3回食間。4才未満は服用しない
- **包装** 24包〔Ⓐ6,820(税込み)〕

トチモトの半夏厚朴湯⊖ ㈱栃本天海堂
- **区分** 第2類
- **組成** 煎：1包(17.5g)中 ハンゲ6g, ブクリョウ5g, コウボク3g, ショウキョウ1.5g, ソヨウ2g
- **適応** 気分がふさいで, のど・食道部に異物感があり, ときに動悸, めまい, 嘔気などを伴う次の諸症：不安神経症, 神経性胃炎, つわり, せき, しわがれ声
- **用法** 成人1日1包を煎じ食間(空腹時) 3回に分服。15才未満は服用しない
- **包装** 10包

ハイ・コーミン⊖ 大杉製薬㈱
- **区分** 第2類
- **組成** 顆(褐)：3包(3g)中 半夏厚朴湯エキス1.4g (ハンゲ6g, ブクリョウ5g, ショウキョウ1g, コウボク3g, ソヨウ2g)
- **添加** 乳糖, トウモロコシデンプン, ステアリン酸マグネシウム
- **適応** 体力中等度をめやすとして, 気分がふさいで, 咽喉・食道部に異物感があり, ときに動悸, めまい, 嘔気などを伴う次の諸症：不安神経症, 神経性胃炎, つわり, せき, しわがれ声, のどのつかえ感
- **用法** 1回15才以上1包, 14〜7才2/3, 6〜4才1/2, 3〜2才1/3, 2才未満1/4, 1日3回食前又は食間。1才未満には, 医師の診療を受けさせることを優先し, 止むを得ない場合にだけ服用させる。3ヵ月未満は服用しない
- **包装** 45包〔Ⓐ4,500〕

ハンゲコーN「コタロー」⊖ 小太郎漢方製薬㈱
- **区分** 第2類
- **組成** 錠(茶)：9錠中 半夏厚朴湯エキス散(2/3量)1.6g (ハンゲ4g, ブクリョウ3.33g, コウボク2g, ソヨウ1.33g, ショウキョウ0.67g)
- **添加** カルメロースカルシウム(CMC-Ca), 含水二酸化ケイ素, 軽質無水ケイ酸, ステアリン酸マグネシウム, トウモロコシデンプン, アメ粉
- **適応** 体力中等度をめやすとして, 気分がふさいで, 咽喉・食道部に異物感があり, ときに動悸, めまい, 嘔気などを伴う次の諸症：不安神経症, 神経性胃炎, つわり, せき, しわがれ声, のどのつかえ感
- **用法** 1回15才以上3錠, 14〜5才2錠, 1日3回食前又は食間。5才未満は服用しない
- **包装** 135錠, 405錠

ハンゲコーV「コタロー」(半夏厚朴湯エキス錠)⊖ 小太郎漢方製薬㈱
- **区分** 第2類
- **組成** 錠(茶)：12錠中 半夏厚朴湯エキス(2/3量)1.333g (ハンゲ4g, ブクリョウ3.33g, コウボク2g, ソヨウ1.33g, ショウキョウ0.67g)
- **添加** カルメロースカルシウム(CMC-Ca), 酸化チタン, ステアリン酸マグネシウム, タルク, トウモロコシデンプン, 乳糖, ヒプロメロース(ヒドロキシプロピルメチルセルロース), メタケイ酸アルミン酸マグネシウム, カラメル, カルナウバロウ, サラシミツロウ
- **適応** 気分がふさいで, のど・食道部に異物感があり, ときに動悸, めまい, 嘔気などを伴う次の諸症：不安神経症, 神経性胃炎, つわり, せき, しわがれ声
- **用法** 1回15才以上4錠, 14〜5才3錠, 1日3回食前又は食間。5才未満は服用しない
- **包装** 180錠, 540錠

半夏厚朴湯⊖ 東洋漢方製薬㈱
- **区分** 第2類
- **組成** 煎：1包(17g)中 ハンゲ6g, ブクリョウ5g, コウボク3g, ソヨウ2g, ショウキョウ1g
- **適応** 気分がふさいで, のど・食道部に異物感があり, ときに動悸, めまい, 嘔気などを伴う次の諸症：不安神経症, 神経性胃炎, つわり, 咳, しわがれ声
- **用法** 15才以上1日1包を煎じ2〜3回(食前1時間又は食間空腹時)に分けて温服。14〜7才2/3, 6〜4才1/2, 1日3回。4才未満は服用しない
- **包装** 100包〔Ⓑ12,000〕

半夏厚朴湯Aエキス細粒三和生薬⊖ 三和生薬㈱
- **区分** 第2類
- **組成** 細(褐)：4.5g中 半夏厚朴湯エキス2.6g (ハンゲ6g, ブクリョウ5g, ショウキョウ1g, コウボク3g, ソヨウ2g)
- **添加** 乳糖, セルロース, 部分アルファー化デンプン, ステアリン酸カルシウム, 無水ケイ酸
- **適応** 体力中等度をめやすとして, 気分がふさいで, 咽喉・食道部に異物感があり, ときに動悸, めまい, 嘔気などを伴う次の諸症：不安神経症, 神経性胃炎, つわり, せき, しわがれ声, のどのつかえ感
- **用法** 1回15才以上1.5g, 14〜7才1g, 6〜4才0.75g, 1日3回食前又は食間。4才未満は服用しない
- **包装** 500g

半夏厚朴湯Aエキス細粒「分包」三和生薬⊖ 三和生薬㈱-湧永製薬㈱
- **区分** 第2類
- **組成** 細(褐)：3包(4.5g)中 半夏厚朴湯エキス2.6g (ハンゲ6g, ブクリョウ5g, ショウキョウ1g, コウボク3g, ソヨウ2g)
- **添加** 乳糖, セルロース, 部分アルファー化デンプン, ステアリン酸カルシウム, 無水ケイ酸
- **適応** 体力中等度をめやすとして, 気分がふさいで, 咽喉・食道部

に異物感があり，ときに動悸，めまい，嘔気などを伴う次の諸症：不安神経症，神経性胃炎，つわり，せき，しわがれ声，のどのつかえ感
用法 1回15才以上1包，14～7才2/3，6～4才1/2，1日3回食前又は食間。4才未満は服用しない
包装 三和生薬㈱販売：30包〔Ⓐ2,835(税込み)〕，90包〔Ⓐ7,560(税込み)〕。湧永製薬㈱販売：45包

半夏厚朴湯Aエキス錠三和生薬㊂　三和生薬㈱
区分 第2類
組成 錠(褐)：18錠中 半夏厚朴湯エキス2.6g（ハンゲ6g，ブクリョウ5g，ショウキョウ1g，コウボク3g，ソヨウ2g）
添加 乳糖，セルロース，部分アルファー化デンプン，カルメロースカルシウム(CMC-Ca)，カルメロース(CMC)，ステアリン酸カルシウム，無水ケイ酸，メタケイ酸アルミン酸マグネシウム
適応 体力中等度をめやすとして，気分がふさいで，咽喉・食道部に異物感があり，ときに動悸，めまい，嘔気などを伴う次の諸症：不安神経症，神経性胃炎，つわり，せき，しわがれ声，のどのつかえ感
用法 1回15才以上6錠，14～7才4錠，6～5才3錠，1日3回食前又は食間。5才未満は服用しない
包装 270錠〔Ⓐ4,200(税込み)〕，900錠

半夏厚朴湯エキス顆粒KM㊂　㈱カーヤ-㈱イチゲン，一元製薬㈱
区分 第2類
組成 顆(褐)：7.5g中 半夏厚朴湯水製乾燥エキス2.5g（ハンゲ6g，ブクリョウ5g，コウボク3g，ソヨウ2g，ショウキョウ1g）
添加 乳糖，ステアリン酸マグネシウム
適応 体力中等度をめやすとして，気分がふさいで，咽喉・食道部に異物感があり，ときに動悸，めまい，嘔気などを伴う次の諸症：不安神経症，神経性胃炎，つわり，せき，しわがれ声，のどのつかえ感
用法 1回15才以上2.5g，14～7才1.6g，6～4才1.2g，3～2才0.8g，2才未満0.6g以下，1日3回食前又は食間。1才未満には，医師の診療を受けさせることを優先し，止むを得ない場合にだけ服用させる。3ヵ月未満は服用しない
包装 500g　**備考** 製造：天津泰達薬業有限公司(中国)

半夏厚朴湯エキス〔細粒〕51㊂　松浦薬業㈱-松浦漢方㈱
区分 第2類
組成 細(淡褐)：3包(6g) 又は6g中 半夏厚朴湯エキス(1/2量)1.5g(乾燥物換算で約0.75gに相当)（ハンゲ3g，ブクリョウ2.5g，コウボク1.5g，ソヨウ1g，ショウキョウ0.5g）
添加 メタケイ酸アルミン酸マグネシウム，乳糖，バレイショデンプン，香料
適応 体力中等度をめやすとして，気分がふさいで，咽喉・食道部に異物感があり，ときに動悸，めまい，嘔気などを伴う次の諸症：不安神経症，神経性胃炎，つわり，せき，しわがれ声，のどのつかえ感
用法 1回15才以上1包又は2g，14～7才2/3，6～4才1/2，3～2才1/3，2才未満1/4以下，1日3回食前又は食間。1才未満には，医師の診療を受けさせることを優先し，止むを得ない場合にだけ服用させる。3ヵ月未満は服用しない
包装 500g，12包〔Ⓐ1,260(税込み)〕，300包

半夏厚朴湯エキス細粒G「コタロー」㊂　小太郎漢方製薬㈱
区分 第2類
組成 細(褐)：3包(4.8g)中 半夏厚朴湯エキス(4/5量)1.76g（ハンゲ4.8g，ブクリョウ4g，ショウキョウ0.8g，コウボク2.4g，ソヨウ1.6g）
添加 ステアリン酸マグネシウム，トウモロコシデンプン，乳糖水和物，プルラン，メタケイ酸アルミン酸マグネシウム
適応 気分がふさいで，のど・食道部に異物感があり，ときに動悸，めまい，嘔気などを伴う次の諸症：不安神経症，神経性胃炎，つわり，せき，しわがれ声
用法 1回15才以上1包，14～7才2/3，6～4才1/2，3～2才1/3，2才未満1/4，1日3回食前又は食間。1才未満には，医師の診療を受けさせることを優先し，止むを得ない場合にだけ服用させる。3ヵ月未満は服用しない
包装 90包

半夏厚朴湯エキス錠〔大峰〕㊂㊉　大峰堂薬品工業㈱-伸和製薬㈱，日邦薬品工業㈱
区分 第2類
組成 錠(淡褐)：12錠中 半夏厚朴湯エキス(1/2量)1400mg（ハンゲ3g，ブクリョウ2.5g，コウボク1.5g，ショウキョウ0.5g，ソヨウ1g）
添加 ステアリン酸マグネシウム，カルメロースカルシウム(CMC-Ca)，セルロース，メタケイ酸アルミン酸マグネシウム，水酸化アルミナマグネシウム，乳糖
適応 体力中等度をめやすとして，気分がふさいで，咽喉・食道部に異物感があり，ときに動悸，めまい，嘔気などを伴う次の諸症：不安神経症，神経性胃炎，つわり，せき，しわがれ声，のどのつかえ感
用法 1回15才以上4錠，14～7才3錠，6～5才2錠，1日3回食後又は食間。5才未満は服用しない
包装 240錠〔Ⓐ3,780(税込み)〕

半夏厚朴湯「タキザワ」㊂　㈱タキザワ漢方廠
区分 第2類
組成 煎：2包(17g)中 ハンゲ6g，ブクリョウ5g，コウボク3g，ソヨウ2g，ショウキョウ1g
適応 体力中等度をめやすとして，気分がふさいで，咽喉・食道部に異物感があり，ときに動悸，めまい，嘔気などを伴う次の諸症：不安神経症，神経性胃炎，つわり，せき，しわがれ声，のどのつかえ感
用法 15才以上1回1包を煎じ，1日2回朝夕空腹時。14～7才2/3，6～4才1/2，3～2才1/3，2才未満1/4。1才未満には，医師の診療を受けさせることを優先し，止むを得ない場合にだけ服用させる。3ヵ月未満は服用しない
包装 120包〔Ⓐ28,350(税込み)Ⓑ14,175(税込み)〕

半夏厚朴粒状㊂　長倉製薬㈱-日邦薬品工業㈱
区分 第2類
組成 顆(灰黒褐)：3包又は4.5g中 ハンゲ1.5g，ブクリョウ1.25g，コウボク0.8g，ソヨウ0.5g，ショウキョウ0.2g，カンゾウ0.25g
適応 気管支カタル，気管支ぜんそく，悪阻，浮腫
用法 1回成人1包又は1.5g，15～8才1/2，7～5才1/3，4～2才1/5，1才～3ヵ月1/2，1日3回食前又は食間。1才未満は，止むを得ない場合の他は服用させない。3ヵ月未満は服用しない
包装 45包〔Ⓑ2,000〕，500包〔Ⓑ12,000〕，500g〔Ⓑ10,000〕

ホノミアンセイ錠㊂　剤盛堂薬品㈱
区分 第2類
組成 錠(淡褐)：18錠(3.6g)中 半夏厚朴湯エキス(1/2量)0.77g（コウボク1.5g，ショウキョウ0.5g，ソヨウ1g，ハンゲ3g，ブクリョウ2.5g）
添加 カルメロースカルシウム(CMC-Ca)，結晶セルロース，ステアリン酸マグネシウム，トウモロコシデンプン，乳糖，メタケイ酸アルミン酸マグネシウム
適応 体力中等度をめやすとして，気分がふさいで，咽喉・食道部に異物感があり，ときに動悸，めまい，嘔気などを伴う次の諸症：不安神経症，神経性胃炎，つわり，せき，しわがれ声，のどのつかえ感
用法 1回成人6錠，14～7才4錠，6～5才3錠，1日3回食間。5才未満は服用しない

ホノミアンセイ粒㊂　剤盛堂薬品㈱
区分 第2類
組成 顆(淡褐)：4.5g中 半夏厚朴湯エキス(1/2量)0.77g（コウボク1.5g，ショウキョウ0.5g，ソヨウ1g，ハンゲ3g，ブクリョウ2.5g）
添加 カルメロースカルシウム(CMC-Ca)，結晶セルロース，ステアリン酸マグネシウム，トウモロコシデンプン，メタケイ酸アルミン酸マグネシウム
適応 体力中等度をめやすとして，気分がふさいで，咽喉・食道部に異物感があり，ときに動悸，めまい，嘔気などを伴う次の諸症：不安神経症，神経性胃炎，つわり，せき，しわがれ声，のどのつかえ感
用法 1回15才以上1.5g，14～7才2/3，6～4才1/2，3～2才1/3，2才未満

¼，1日3回食間。1才未満には，医師の診療を受けさせることを優先し，止むを得ない場合にだけ服用させる。3ヵ月未満は服用しない

ホリエの半夏厚朴湯㊀　堀江生薬㈱
区分 第2類
組成㊈：1袋(17g)中 ハンゲ6g，ブクリョウ5g，コウボク3g，ソヨウ2g，ショウキョウ1g
適応 気分がふさいで咽喉，食道部に異物感があり，時に動悸，めまい，嘔気などを伴う次の諸症：不安神経症，神経性胃炎，つわり，咳，しわがれ声
用法 成人1日1袋を煎じ食間3回に分服。14～7才⅔，6～4才½，3～2才⅓，2才未満¼以下。1才未満には，医師の診療を受けさせることを優先し，止むを得ない場合にだけ服用させる。3ヵ月未満は服用しない
包装 10袋，30袋

ワクナガ半夏厚朴湯エキス細粒㊀　湧永製薬㈱
区分 第2類
組成㊅：3包(6g)中 半夏厚朴湯水製エキス(1／2量)1.5g (ハンゲ3g，ブクリョウ2.5g，ショウキョウ0.5g，コウボク1.5g，ソヨウ1g)
添加 乳糖，バレイショデンプン，香料，メタケイ酸アルミン酸マグネシウム
適応 気分がふさいで，咽喉・食道部に異物感があり，ときに動悸，めまい，嘔気などを伴う次の諸症：不安神経症，神経性胃炎，つわり，せき，しわがれ声
用法 1回15才以上1包，14～7才⅔，6～4才½，3～2才⅓，1日3回食前又は食間。2才未満は服用しない
包装 45包〔Ⓐ4,095(税込み)〕

半夏散及湯
（ハンゲサンキュウトウ）

〔基準〕
(平成24年8月30日 厚生労働省医薬食品局審査管理課長通知による)
1．成分・分量
　　半夏3～6，桂皮3～4，甘草2～3
2．用法・用量
　　湯
3．効能・効果
　　のどの痛み，扁桃炎，のどのあれ，声がれ
《備考》
注）体力に関わらず，使用できる。
【注】表記については，効能・効果欄に記載するのではなく，〈効能・効果に関連する注意〉として記載する。〕

〔使用上の注意〕
（平成25年3月27日　厚生労働省医薬食品局安全対策課長・審査管理課長通知による）
【添付文書等に記載すべき事項】
『してはいけないこと』
(守らないと現在の症状が悪化したり，副作用が起こりやすくなる)
　　次の人は服用しないこと
　　　生後3ヵ月未満の乳児。
　　　〔生後3ヵ月未満の用法がある製剤に記載すること。〕
『相談すること』
1．次の人は服用前に医師，薬剤師又は登録販売者に相談すること
　(1) 医師の治療を受けている人。
　(2) 妊婦又は妊娠していると思われる人。
　(3) 高齢者。
　　　〔1日最大配合量が甘草として1g以上（エキス剤については原生薬に換算して1g以上）含有する製剤に記載すること。〕
　(4) 今までに薬などにより発疹・発赤，かゆみ等を起こしたことがある人。
　(5) 次の症状のある人。
　　　むくみ
　　　〔1日最大配合量が甘草として1g以上（エキス剤については原生薬に換算して1g以上）含有する製剤に記載すること。〕
　(6) 次の診断を受けた人。
　　　高血圧，心臓病，腎臓病
　　　〔1日最大配合量が甘草として1g以上（エキス剤については原生薬に換算して1g以上）含有する製剤に記載すること。〕
2．服用後，次の症状があらわれた場合は副作用の可能性があるので，直ちに服用を中止し，この文書を持って医師，薬剤師又は登録販売者に相談すること

関係部位	症　　状
皮　膚	発疹・発赤，かゆみ

　まれに下記の重篤な症状が起こることがある。その場合は直ちに医師の診療を受けること。

症状の名称	症　　状
偽アルドステロン症，ミオパチー	手足のだるさ，しびれ，つっぱり感やこわばりに加えて，脱力感，筋肉痛があらわれ，徐々に強くなる。

　　　〔1日最大配合量が甘草として1g以上（エキス剤につ

3. 5～6日間服用しても症状がよくならない場合は服用を中止し、この文書を持って医師、薬剤師又は登録販売者に相談すること
4. 長期連用する場合には、医師、薬剤師又は登録販売者に相談すること
〔1日最大配合量が甘草として1g以上（エキス剤については原生薬に換算して1g以上）含有する製剤に記載すること。〕
〔効能又は効果に関連する注意として、効能又は効果の項目に続けて以下を記載すること。〕
体力に関わらず、使用できる。
〔用法及び用量に関連する注意として、用法及び用量の項目に続けて以下を記載すること。〕
(1) 小児に服用させる場合には、保護者の指導監督のもとに服用させること。
〔小児の用法及び用量がある場合に記載すること。〕
(2) 〔小児の用法がある場合、剤形により、次に該当する場合には、そのいずれかを記載すること。〕
　1) 3歳以上の幼児に服用させる場合には、薬剤がのどにつかえることのないよう、よく注意すること。
〔5歳未満の幼児の用法がある錠剤・丸剤の場合に記載すること。〕
　2) 幼児に服用させる場合には、薬剤がのどにつかえることのないよう、よく注意すること。
〔3歳未満の用法及び用量を有する丸剤の場合に記載すること。〕
　3) 1歳未満の乳児には、医師の診療を受けさせることを優先し、やむを得ない場合にのみ服用させること。
〔カプセル剤及び錠剤・丸剤以外の製剤の場合に記載すること。なお、生後3ヵ月未満の用法がある製剤の場合、「生後3ヵ月未満の乳児」を『してはいけないこと』に記載し、用法及び用量欄には記載しないこと。〕

保管及び取扱い上の注意
(1) 直射日光の当たらない（湿気の少ない）涼しい所に（密栓して）保管すること。
〔（　）内は必要とする場合に記載すること。〕
(2) 小児の手の届かない所に保管すること。
(3) 他の容器に入れ替えないこと。（誤用の原因になったり品質が変わる。）
〔容器等の個々に至適表示がなされていて、誤用のおそれのない場合には記載しなくてもよい。〕

【外部の容器又は外部の被包に記載すべき事項】
注意
1. 次の人は服用しないこと
生後3ヵ月未満の乳児。
〔生後3ヵ月未満の用法がある製剤に記載すること。〕
2. 次の人は服用前に医師、薬剤師又は登録販売者に相談すること
(1) 医師の治療を受けている人。
(2) 妊婦又は妊娠していると思われる人。
(3) 高齢者。
〔1日最大配合量が甘草として1g以上（エキス剤については原生薬に換算して1g以上）含有する製剤に記載すること。〕
(4) 今までに薬などにより発疹・発赤、かゆみ等を起こしたことがある人。
(5) 次の症状のある人。
むくみ
〔1日最大配合量が甘草として1g以上（エキス剤については原生薬に換算して1g以上）含有する製剤に記載すること。〕
(6) 次の診断を受けた人。
高血圧、心臓病、腎臓病
〔1日最大配合量が甘草として1g以上（エキス剤については原生薬に換算して1g以上）含有する製剤に記載すること。〕
2′. 服用が適さない場合があるので、服用前に医師、薬剤師又は登録販売者に相談すること
〔2.の項目の記載に際し、十分な記載スペースがない場合には2′.を記載すること。〕
3. 服用に際しては、説明文書をよく読むこと
4. 直射日光の当たらない（湿気の少ない）涼しい所に（密栓して）保管すること
〔（　）内は必要とする場合に記載すること。〕
〔効能又は効果に関連する注意として、効能又は効果の項目に続けて以下を記載すること。〕
体力に関わらず、使用できる。

半夏瀉心湯
ハンゲシャシントウ

〔基準〕

(平成20年9月30日 厚生労働省医薬食品局審査管理課長通知による)

1. 成分・分量
    半夏4～6，黄芩2.5～3，乾姜2～3，人参2.5～3，甘草2.5～3，大棗2.5～3，黄連1
2. 用法・用量
    湯
3. 効能・効果
    体力中等度で，みぞおちがつかえた感じがあり，ときに悪心，嘔吐があり食欲不振で腹が鳴って軟便又は下痢の傾向のあるものの次の諸症：急・慢性胃腸炎，下痢・軟便，消化不良，胃下垂，神経性胃炎，胃弱，二日酔，げっぷ，胸やけ，口内炎，神経症

〔使用上の注意〕

(平成25年3月27日 厚生労働省医薬食品局安全対策課長・審査管理課長通知による)

【添付文書等に記載すべき事項】

『してはいけないこと』
(守らないと現在の症状が悪化したり，副作用が起こりやすくなる)

次の人は服用しないこと
    生後3ヵ月未満の乳児。
    〔生後3ヵ月未満の用法がある製剤に記載すること。〕

『相談すること』

1. 次の人は服用前に医師，薬剤師又は登録販売者に相談すること
   (1) 医師の治療を受けている人。
   (2) 妊婦又は妊娠していると思われる人。
   (3) 高齢者。
       〔1日最大配合量が甘草として1g以上（エキス剤については原生薬に換算して1g以上）含有する製剤に記載すること。〕
   (4) 今までに薬などにより発疹・発赤，かゆみ等を起こしたことがある人。
   (5) 次の症状のある人。
       むくみ
       〔1日最大配合量が甘草として1g以上（エキス剤については原生薬に換算して1g以上）含有する製剤に記載すること。〕
   (6) 次の診断を受けた人。
       高血圧，心臓病，腎臓病
       〔1日最大配合量が甘草として1g以上（エキス剤については原生薬に換算して1g以上）含有する製剤に記載すること。〕
2. 服用後，次の症状があらわれた場合は副作用の可能性があるので，直ちに服用を中止し，この文書を持って医師，薬剤師又は登録販売者に相談すること

関係部位	症　　　状
皮　膚	発疹・発赤，かゆみ

まれに下記の重篤な症状が起こることがある。その場合は直ちに医師の診療を受けること。

症状の名称	症　　　状
間質性肺炎	階段を上ったり，少し無理をしたりすると息切れがする・息苦しくなる，空せき，発熱等がみられ，これらが急にあらわれたり，持続したりする。
偽アルドステロン症，ミオパチー[1]	手足のだるさ，しびれ，つっぱり感やこわばりに加えて，脱力感，筋肉痛があらわれ，徐々に強くなる。
肝機能障害	発熱，かゆみ，発疹，黄疸（皮膚や白目が黄色くなる），褐色尿，全身のだるさ，食欲不振等があらわれる。

〔[1]は，1日最大配合量が甘草として1g以上（エキス剤については原生薬に換算して1g以上）含有する製剤に記載すること。〕

3. 1ヵ月位（急性胃腸炎，二日酔，げっぷ，胸やけに服用する場合には5～6回）服用しても症状がよくならない場合は服用を中止し，この文書を持って医師，薬剤師又は登録販売者に相談すること
4. 長期連用する場合には，医師，薬剤師又は登録販売者に相談すること
    〔1日最大配合量が甘草として1g以上（エキス剤については原生薬に換算して1g以上）含有する製剤に記載すること。〕

〔用法及び用量に関連する注意として，用法及び用量の項目に続けて以下を記載すること。〕

(1) 小児に服用させる場合には，保護者の指導監督のもとに服用させること。
    〔小児の用法及び用量がある場合に記載すること。〕
(2) 〔小児の用法がある場合，剤形により，次に該当する場合には，そのいずれかを記載すること。〕
   1) 3歳以上の幼児に服用させる場合には，薬剤がのどにつかえることのないよう，よく注意すること。
       〔5歳未満の幼児の用法がある錠剤・丸剤の場合に記載すること。〕
   2) 幼児に服用させる場合には，薬剤がのどにつかえることのないよう，よく注意すること。
       〔3歳未満の用法及び用量を有する丸剤の場合に記載すること。〕
   3) 1歳未満の乳児には，医師の診療を受けさせることを優先し，やむを得ない場合にのみ服用させること。
       〔カプセル剤及び錠剤・丸剤以外の製剤の場合に記載すること。なお，生後3ヵ月未満の用法がある製剤の場合，「生後3ヵ月未満の乳児」を『してはいけないこと』に記載し，用法及び用量欄には記載しないこと。〕

保管及び取扱い上の注意
(1) 直射日光の当たらない（湿気の少ない）涼しい所に（密栓して）保管すること。
    〔（　）内は必要とする場合に記載すること。〕
(2) 小児の手の届かない所に保管すること。
(3) 他の容器に入れ替えないこと。（誤用の原因になったり品質が変わる。）
    〔容器等の個々に至適表示がなされていて，誤用のおそれのない場合には記載しなくてもよい。〕

【外部の容器又は外部の被包に記載すべき事項】
注意
1. 次の人は服用しないこと
    生後3ヵ月未満の乳児
    〔生後3ヵ月未満の用法がある製剤に記載すること。〕
2. 次の人は服用前に医師，薬剤師又は登録販売者に相談すること
   (1) 医師の治療を受けている人。
   (2) 妊婦又は妊娠していると思われる人。
   (3) 高齢者。

〔1日最大配合量が甘草として1g以上（エキス剤については原生薬に換算して1g以上）含有する製剤に記載すること。〕
(4) 今までに薬などにより発疹・発赤，かゆみ等を起こしたことがある人。
(5) 次の症状のある人。
　むくみ
〔1日最大配合量が甘草として1g以上（エキス剤については原生薬に換算して1g以上）含有する製剤に記載すること。〕
(6) 次の診断を受けた人。
　高血圧，心臓病，腎臓病
〔1日最大配合量が甘草として1g以上（エキス剤については原生薬に換算して1g以上）含有する製剤に記載すること。〕
2′．服用が適さない場合があるので，服用前に医師，薬剤師又は登録販売者に相談すること
〔2.の項目の記載に際し，十分な記載スペースがない場合には2′.を記載すること。〕
3. 服用に際しては，説明文書をよく読むこと
4. 直射日光の当たらない（湿気の少ない）涼しい所に（密栓して）保管すること
〔（　）内は必要とする場合に記載すること。〕

JPS漢方顆粒-40号　ジェーピーエス製薬㈱
区分 第2類
組成顆（黄褐）：3包(6g)中 半夏瀉心湯乾燥エキス3.68g（ハンゲ4g，オウゴン・ショウキョウ・ニンジン・カンゾウ・タイソウ各2g，オウレン0.8g）
添加 ステアリン酸マグネシウム，ショ糖脂肪酸エステル，乳糖水和物
適応 体力中等度で，みぞおちがつかえた感じがあり，ときに悪心，嘔吐があり食欲不振で腹が鳴って軟便又は下痢の傾向のあるものの次の諸症：急・慢性胃腸炎，下痢・軟便，消化不良，胃下垂，神経性胃炎，胃弱，二日酔，げっぷ，胸やけ，口内炎，神経症
用法 1回15才以上1包，14～7才⅔，6～4才½，3～2才⅓，2才未満¼，1日3回食前又は食間。1才未満には，医師の診療を受けさせることを優先し，止むを得ない場合にだけ服用させる。3ヵ月未満は服用しない
包装 12包，180包

JPS半夏瀉心湯エキス錠N　ジェーピーエス製薬㈱
区分 第2類
組成錠（淡黄褐～黄褐）：12錠中 半夏瀉心湯乾燥エキス2.3g（ハンゲ2.5g，オウゴン・ショウキョウ・ニンジン・カンゾウ・タイソウ各1.25g，オウレン0.5g）
添加 無水ケイ酸，ケイ酸アルミニウム，カルメロースカルシウム（CMC-Ca），トウモロコシデンプン，ステアリン酸マグネシウム，乳糖水和物
適応 体力中等度で，みぞおちがつかえた感じがあり，ときに悪心，嘔吐があり食欲不振で腹が鳴って軟便又は下痢の傾向のあるものの次の諸症：急・慢性胃腸炎，下痢・軟便，消化不良，胃下垂，神経性胃炎，胃弱，二日酔，げっぷ，胸やけ，口内炎，神経症
用法 1回15才以上4錠，14～7才3錠，6～5才2錠，1日3回食前又は食間。5才未満は服用しない
包装 260錠

ウチダの中焦健和　㈱ウチダ和漢薬
区分 第2類
組成細：3包(6g)中 半夏瀉心湯エキス2.3g（ハンゲ2.5g，オウゴン・ニンジン・カンゾウ・タイソウ・カンキョウ各1.25g，オウレン0.5g）
添加 乳糖水和物，バレイショデンプン，メタケイ酸アルミン酸マグネシウム
適応 みぞおちがつかえ，ときに悪心，嘔吐があり食欲不振で腹が鳴って軟便又は下痢の傾向のあるものの次の諸症：急・慢性胃腸カタル，醗酵性下痢，消化不良，胃下垂，神経性胃炎，胃弱，二日酔，げっぷ，胸やけ，口内炎，神経症
用法 1回15才以上1包，14～7才⅔，6～4才½，3～2才⅓，2才未満¼，1日3回食前又は食間。1才未満には，医師の診療を受けさせることを優先し，止むを得ない場合にだけ服用させる。3ヵ月未満は服用しない
包装 300包

ウチダの半夏瀉心湯　㈱ウチダ和漢薬
区分 第2類
組成煎：1包(18.5g)中 ハンゲ5g，オウゴン2.5g，カンキョウ2.5g，ニンジン2.5g，カンゾウ2.5g，タイソウ2.5g，オウレン1g
適応 みぞおちがつかえ，ときに悪心，嘔吐があり食欲不振で腹が鳴って軟便又は下痢の傾向のあるものの次の諸症：急・慢性胃腸カタル，醗酵性下痢，消化不良，胃下垂，神経性胃炎，胃弱，二日酔，げっぷ，胸やけ，口内炎，神経症
用法 15才以上1日1包を煎じ食前又は食間3回に分服。14～7才⅔，6～4才½，3～2才⅓，2才未満¼以下。1才未満には，医師の診療を受けさせることを優先し，止むを得ない場合にだけ服用させる。3ヵ月未満は服用しない
包装 30包

ウチダの半夏瀉心湯エキス散　㈱ウチダ和漢薬
区分 第2類
組成細：6g中 半夏瀉心湯エキス2.3g（ハンゲ2.5g，オウゴン・ニンジン・カンゾウ・タイソウ・カンキョウ各1.25g，オウレン0.5g）
添加 乳糖水和物，バレイショデンプン，メタケイ酸アルミン酸マグネシウム
適応 体力中等度で，みぞおちがつかえた感じがあり，ときに悪心，嘔吐があり食欲不振で腹が鳴って軟便又は下痢の傾向のあるものの次の諸症：急・慢性胃腸炎，下痢・軟便，消化不良，胃下垂，神経性胃炎，胃弱，二日酔，げっぷ，胸やけ，口内炎，神経症
用法 1回15才以上2g，14～7才⅔，6～4才½，3～2才⅓，2才未満¼以下，1日3回食前又は食間。1才未満には，医師の診療を受けさせることを優先し，止むを得ない場合にだけ服用させる。3ヵ月未満は服用しない
包装 500g

オオクサ半夏瀉心湯エキス錠　大草薬品㈱-日邦薬品工業㈱
区分 第2類
組成錠：15錠中 半夏瀉心湯軟エキス1759mg（ハンゲ2.5g，オウゴン・ショウキョウ・ニンジン・カンゾウ・タイソウ各1.25g，オウレン0.5g）
添加 無水ケイ酸，バレイショデンプン，乳糖，カルメロースカルシウム（CMC-Ca），ステアリン酸マグネシウム
適応 体力中等度で，みぞおちがつかえた感じがあり，ときに悪心，嘔吐があり食欲不振で腹が鳴って軟便又は下痢の傾向のあるものの次の諸症：急・慢性胃腸炎，下痢・軟便，消化不良，胃下垂，神経性胃炎，胃弱，二日酔，げっぷ，胸やけ，口内炎，神経症
用法 1回15才以上5錠，14～7才3錠，6～5才2錠，1日3回食前又は食間。かまずに服用。5才未満は服用しない
包装 260錠〔Ⓐ3,500〕

鶴寿（エキス顆粒）　㈱建林松鶴堂
区分 第2類
組成顆（淡黄褐）：3包(6.6g)中 半夏瀉心湯水製乾燥エキス1.6g（ハンゲ2g，オウゴン・ニンジン・カンゾウ・タイソウ各1.25g，ショウキョウ1g，オウレン0.5g）
添加 乳糖
適応 体力中等度で，みぞおちがつかえた感じがあり，ときに悪心，嘔吐があり食欲不振で腹が鳴って軟便又は下痢の傾向のあるものの次の諸症：急・慢性胃腸炎，下痢・軟便，消化不良，胃下垂，神経性胃炎，胃弱，二日酔，げっぷ，胸やけ，口内炎，神経症
用法 1回成人1包，14～7才⅔，6～4才½，3～2才⅓，2才未満¼以

下，1日3回食間。1才未満には，医師の診療を受けさせることを優先し，止むを得ない場合にだけ服用させる。3ヵ月未満は服用しない
包装30包〔Ⓐ2,730（税込み）〕，90包〔Ⓐ7,140（税込み）〕

三共胃腸薬「漢方」⊖　第一三共ヘルスケア㈱
区分 第2類
組成顆：3包(3.75g)中 半夏瀉心湯水製乾燥エキス1.85g（ハンゲ2.5g，オウゴン・カンキョウ・ニンジン・カンゾウ・タイソウ各1.25g，オウレン0.5g）
添加 乳糖，無水ケイ酸，ヒドロキシプロピルセルロース
適応 体力中等度で，みぞおちがつかえた感じがあり，ときに悪心，嘔吐があり食欲不振で腹が鳴って軟便又は下痢の傾向のあるものの次の諸症：神経性胃炎，胸やけ，げっぷ，下痢・軟便，急・慢性胃腸炎，消化不良，胃下垂，胃弱，二日酔，口内炎，神経症
用法 1回15才以上1包，14～7才⅔，1日3回食前又は食間。7才未満は服用しない
包装 12包，24包

サンワ半夏瀉心湯エキス細粒⊖　三和生薬㈱
区分 第2類
組成細：6g中 半夏瀉心湯希エタノール(20%)エキス1.4g（ハンゲ2.5g，オウゴン・カンキョウ・ニンジン・カンゾウ・タイソウ各1.25g，オウレン0.5g）
添加 乳糖，トウモロコシデンプン
適応 みぞおちがつかえ，ときに悪心，嘔吐があり食欲不振で腹が鳴って軟便又は下痢の傾向のあるものの次の諸症：急・慢性胃腸カタル，醗酵性下痢，消化不良，胃下垂，神経性胃炎，胃弱，二日酔，げっぷ，胸やけ，口内炎，神経症
用法 1回15才以上2g，14～7才1.4g，6～4才1g，3～2才0.7g，1日3回食前又は食間

サンワ半夏瀉心湯エキス細粒「分包」⊖　三和生薬㈱
区分 第2類
組成細：3包(6g)中 半夏瀉心湯希エタノール(20%)エキス1.4g（ハンゲ2.5g，オウゴン・カンキョウ・ニンジン・カンゾウ・タイソウ各1.25g，オウレン0.5g）
添加 乳糖，トウモロコシデンプン
適応 みぞおちがつかえ，ときに悪心，嘔吐があり食欲不振で腹が鳴って軟便又は下痢の傾向のあるものの次の諸症：急・慢性胃腸カタル，醗酵性下痢，消化不良，胃下垂，神経性胃炎，胃弱，二日酔，げっぷ，胸やけ，口内炎，神経症
用法 1回15才以上1包，14～7才⅔，6～4才½，3～2才⅓，1日3回食前又は食間

サンワ半夏瀉心湯エキス錠⊖　三和生薬㈱
区分 第2類
組成錠：18錠中 半夏瀉心湯希エタノール(20%)エキス1.4g（ハンゲ2.5g，オウゴン・カンキョウ・ニンジン・カンゾウ・タイソウ各1.25g，オウレン0.5g）
添加 乳糖，トウモロコシデンプン，カルメロースカルシウム（CMC-Ca），ステアリン酸カルシウム，メタケイ酸アルミン酸マグネシウム
適応 みぞおちがつかえ，ときに悪心，嘔吐があり食欲不振で腹が鳴って軟便又は下痢の傾向のあるものの次の諸症：急・慢性胃腸カタル，醗酵性下痢，消化不良，胃下垂，神経性胃炎，胃弱，二日酔，げっぷ，胸やけ，口内炎，神経症
用法 1回15才以上6錠，14～7才4錠，6～5才3錠，1日3回食前又は食間。5才未満は服用しない

錠剤半夏瀉心湯⊖　一元製薬㈱-㈱イチゲン
区分 第2類
組成錠(褐)：100錠中 オウゴン末2.5g，カンゾウ末2.5g，オウレン末2g，ショウキョウ末1.5g，ハンゲ末5g，ニンジン末2g，タイソウ末2.5g，半夏瀉心湯水性エキス2g（ハンゲ5.3g，オウゴン・カンゾウ・タイソウ各2.8g，オウレン・ニンジン各2.3g，ショウキョウ1.8g）
適応 体力中等度で，みぞおちがつかえた感じがあり，ときに悪心，嘔吐があり食欲不振で腹が鳴って軟便又は下痢の傾向のあるものの次の諸症：急・慢性胃腸炎，下痢・軟便，消化不良，胃下垂，神経性胃炎，胃弱，二日酔，げっぷ，胸やけ，口内炎，神経症
用法 成人1回4～6錠1日3回食前1時間又は空腹時。温湯で服用
包装 100錠〔Ⓐ1,500Ⓑ750〕，450錠〔Ⓐ4,800Ⓑ2,400〕，1250錠〔Ⓐ12,000Ⓑ6,000〕，2500錠〔Ⓐ22,000Ⓑ11,000〕

神農半夏瀉心湯エキス錠⊖　神農製薬㈱
区分 第2類
組成錠(淡黄褐～黄褐)：12錠中 半夏瀉心湯乾燥エキス2.3g（ハンゲ2.5g，オウゴン・ショウキョウ・ニンジン・カンゾウ・タイソウ各1.25g，オウレン0.5g）
添加 無水ケイ酸，ケイ酸アルミニウム，カルメロースカルシウム（CMC-Ca），トウモロコシデンプン，ステアリン酸マグネシウム，乳糖水和物
適応 体力中等度で，みぞおちがつかえた感じがあり，ときに悪心，嘔吐があり食欲不振で腹が鳴って軟便又は下痢の傾向のあるものの次の諸症：急・慢性胃腸炎，下痢・軟便，消化不良，胃下垂，神経性胃炎，胃弱，二日酔，げっぷ，胸やけ，口内炎，神経症
用法 1回15才以上4錠，14～7才3錠，6～5才2錠，1日3回食前又は食間。5才未満は服用しない
包装 180錠

ストレージタイプG⊖　㈱ツムラ-武田薬品工業㈱
区分 第2類
組成顆(黄褐)：2包(3.75g)中 半夏瀉心湯エキス2.25g(乾燥エキスとして)（ハンゲ2.5g，オウゴン・カンキョウ・カンゾウ・タイソウ・ニンジン各1.25g，オウレン0.5g）
添加 ショ糖脂肪酸エステル，乳糖水和物，ステアリン酸マグネシウム
適応 体力中等度で，みぞおちがつかえた感じがあり，ときに悪心，嘔吐があり食欲不振で腹が鳴って軟便又は下痢の傾向のあるものの次の諸症：下痢・軟便，神経症，神経性胃炎，消化不良，胃下垂，胃弱，二日酔，げっぷ，胸やけ，急・慢性胃腸炎，口内炎
用法 1回15才以上1包，14～7才⅔，6～4才½，3～2才⅓，1日2回食前。2才未満は服用しない
包装 6包〔Ⓐ980（税込み）〕，12包〔Ⓐ1,580（税込み）〕

ツムラ漢方半夏瀉心湯エキス顆粒⊖　㈱ツムラ
区分 第2類
組成顆(黄褐)：2包(3.75g)中 混合生薬乾燥エキス2.25g（ハンゲ2.5g，オウゴン・カンキョウ・カンゾウ・タイソウ・ニンジン各1.25g，オウレン0.5g）
添加 ステアリン酸マグネシウム，乳糖水和物，ショ糖脂肪酸エステル
適応 体力中等度で，みぞおちがつかえた感じがあり，ときに悪心，嘔吐があり食欲不振で腹が鳴って軟便又は下痢の傾向のあるものの次の諸症：急・慢性胃腸炎，下痢・軟便，消化不良，胃下垂，神経性胃炎，胃弱，二日酔，げっぷ，胸やけ，口内炎，神経症
用法 1回15才以上1包，14～7才⅔，6～4才½，3～2才⅓，1日2回食前。2才未満は服用しない
包装 24包〔Ⓐ4,200（税込み）〕

東洋の半夏瀉心湯エキス顆粒⊖　東洋漢方製薬㈱
区分 第2類
組成顆：9g中 水製乾燥エキス3.44g（ハンゲ5g，オウゴン・カンキョウ・ニンジン・カンゾウ・タイソウ各2.5g，オウレン1g）
添加 乳糖，バレイショデンプン
適応 みぞおちがつかえ，時に悪心，嘔吐があり食欲不振で腹が鳴って軟便又は下痢の傾向のあるものの次の諸症：急・慢性胃腸カタル，醗酵性下痢，消化不良，胃下垂，神経性胃炎，胃弱，二日酔，げっぷ，胸やけ，口内炎，神経症
用法 1回15才以上3g，14～7才2g，6～4才1.5g，3～2才1g，1日3回食間又は空腹時
包装 500g〔Ⓑ9,000〕

東洋の半夏瀉心湯エキス顆粒（分包） 東洋漢方製薬㈱-日邦薬品工業㈱

区分 第2類
組成 顆：3包(9g)中 水製乾燥エキス3.44g（ハンゲ5g，オウゴン・カンキョウ・ニンジン・カンゾウ・タイソウ各2.5g，オウレン1g）
添加 乳糖，バレイショデンプン
適応 みぞおちがつかえ，時に悪心，嘔吐があり食欲不振で腹が鳴って軟便又は下痢の傾向のあるものの次の諸症：急・慢性胃腸カタル，醱酵性下痢，消化不良，胃下垂，神経性胃炎，胃弱，二日酔，げっぷ，胸やけ，口内炎，神経症
用法 1回15才以上1包，14～7才⅔，6～4才½，3～2才⅓，1日3回食間又は空腹時。2才未満は服用しない
包装 12包〔Ⓐ1,450Ⓑ725〕

半夏瀉心湯 東洋漢方製薬㈱

区分 第2類
組成 煎：1包(18.5g)中 ハンゲ5g，オウゴン2.5g，ショウキョウ2.5g，チクセツニンジン2.5g，カンゾウ2.5g，タイソウ2.5g，オウレン1g
適応 みぞおちがつかえ，時に悪心，嘔吐があり食欲不振で腹が鳴って軟便又は下痢の傾向のあるものの次の諸症：急・慢性胃腸カタル，醱酵性下痢，消化不良，胃下垂，神経性胃炎，胃弱，二日酔，げっぷ，胸やけ，口内炎，神経症
用法 15才以上1日1包を煎じ2～3回に分けて食前1時間又は食間空腹時に温服。14～7才⅔，6～4才½，3～2才⅓，2才未満¼以下，1日3回。1才未満には，医師の診療を受けさせることを優先し，止むを得ない場合にだけ服用させる。3ヵ月未満は服用しない
包装 100包〔Ⓑ17,850〕

半夏瀉心湯Aエキス細粒三和生薬 三和生薬㈱

区分 第2類
組成 細（黄褐）：6g中 半夏瀉心湯エキス(4/5量)3.9g（ハンゲ4g，オウゴン・カンキョウ・ニンジン・カンゾウ・タイソウ各2g，オウレン0.8g）
添加 乳糖，セルロース，部分アルファー化デンプン，ステアリン酸カルシウム，無水ケイ酸
適応 体力中等度で，みぞおちがつかえた感じがあり，ときに悪心，嘔吐があり食欲不振で腹が鳴って軟便又は下痢の傾向のあるものの次の諸症：急・慢性胃腸炎，下痢・軟便，消化不良，胃下垂，神経性胃炎，胃弱，二日酔，げっぷ，胸やけ，口内炎，神経症
用法 1回15才以上2g，14～7才1.3g，6～4才1g，1日3回食前又は食間。4才未満は服用しない
包装 500g

半夏瀉心湯Aエキス細粒「分包」三和生薬 三和生薬㈱-湧永製薬㈱

区分 第2類
組成 細（黄褐）：3包(6g)中 半夏瀉心湯エキス(4/5量)3.9g（ハンゲ4g，オウゴン・カンキョウ・ニンジン・カンゾウ・タイソウ各2g，オウレン0.8g）
添加 乳糖，セルロース，部分アルファー化デンプン，ステアリン酸カルシウム，無水ケイ酸
適応 体力中等度で，みぞおちがつかえた感じがあり，ときに悪心，嘔吐があり食欲不振で腹が鳴って軟便又は下痢の傾向のあるものの次の諸症：急・慢性胃腸炎，下痢・軟便，消化不良，胃下垂，神経性胃炎，胃弱，二日酔，げっぷ，胸やけ，口内炎，神経症
用法 1回15才以上1包，14～7才⅔，6～4才½，1日3回食前又は食間。4才未満は服用しない
包装 三和生薬㈱販売：30包〔Ⓐ2,625(税込み)〕，90包〔Ⓐ7,140(税込み)〕。湧永製薬㈱販売：45包

半夏瀉心湯Aエキス錠三和生薬 三和生薬㈱

区分 第2類
組成 錠（黄褐）：18錠(6.3g)中 半夏瀉心湯エキス(3/5量)2.8g（ハンゲ3g，オウゴン・カンキョウ・ニンジン・カンゾウ・タイソウ各1.5g，オウレン0.6g）
添加 乳糖，セルロース，部分アルファー化デンプン，カルメロースカルシウム(CMC-Ca)，カルメロース(CMC)，メタケイ酸アルミン酸マグネシウム，ステアリン酸カルシウム，無水ケイ酸
適応 体力中等度で，みぞおちがつかえた感じがあり，ときに悪心，嘔吐があり食欲不振で腹が鳴って軟便又は下痢の傾向のあるものの次の諸症：急・慢性胃腸炎，下痢・軟便，消化不良，胃下垂，神経性胃炎，胃弱，二日酔，げっぷ，胸やけ，口内炎，神経症
用法 1回15才以上6錠，14～7才4錠，6～5才3錠，1日3回食前又は食間。5才未満は服用しない
包装 270錠〔Ⓐ3,990(税込み)〕，900錠

半夏瀉心湯エキス顆粒KM ㈱カーヤ-㈱イチゲン，一元製薬㈱

区分 第2類
組成 顆（褐）：9g中 半夏瀉心湯水製乾燥エキス4.5g（ハンゲ5g，オウゴン・カンゾウ・カンキョウ・タイソウ・ニンジン各2.5g，オウレン1g）
添加 乳糖，ステアリン酸マグネシウム
適応 体力中等度で，みぞおちがつかえた感じがあり，ときに悪心，嘔吐があり食欲不振で腹が鳴って軟便又は下痢の傾向のあるものの次の諸症：急・慢性胃腸炎，下痢・軟便，消化不良，胃下垂，神経性胃炎，胃弱，二日酔，げっぷ，胸やけ，口内炎，神経症
用法 1回15才以上3g，14～7才2g，6～4才1.5g，3～2才1g，2才未満0.75g以下，1日3回食前又は食間。1才未満には，医師の診療を受けさせることを優先し，止むを得ない場合にだけ服用させる。3ヵ月未満は服用しない
包装 500g **備考** 製造：天津泰達薬業有限公司(中国)

半夏瀉心湯エキス顆粒「クラシエ」 大峰堂薬品工業㈱-クラシエ薬品㈱

区分 第2類
組成 顆（淡黄）：3包(4.5g)中 半夏瀉心湯エキス2000mg（オウレン0.5g，ハンゲ2.5g，ニンジン・オウゴン・ショウキョウ・カンゾウ・タイソウ各1.25g）
添加 ヒドロキシプロピルセルロース，乳糖
適応 体力中等度で，みぞおちがつかえた感じがあり，ときに悪心，嘔吐があり食欲不振で腹が鳴って軟便又は下痢の傾向のあるものの次の諸症：急・慢性胃腸炎，下痢・軟便，消化不良，胃下垂，神経性胃炎，胃弱，二日酔，げっぷ，胸やけ，口内炎，神経症
用法 1回15才以上1包，14～7才⅔，6～4才½，3～2才⅓，1日3回食前又は食間。2才未満は服用しない
包装 90包

半夏瀉心湯エキス顆粒［東洋］分包 ㈱東洋薬行

区分 第2類
組成 顆（茶褐）：4.5g(3包)中 半夏瀉心湯水製エキス3g（ハンゲ5g，オウゴン・カンキョウ・ニンジン・カンゾウ・タイソウ各2.5g，オウレン1g）
添加 トウモロコシデンプン
適応 体力中等度で，みぞおちがつかえた感じがあり，ときに悪心，嘔吐があり食欲不振で腹が鳴って軟便又は下痢の傾向のあるものの次の諸症：急・慢性胃腸炎，下痢・軟便，消化不良，胃下垂，神経性胃炎，胃弱，二日酔，げっぷ，胸やけ，口内炎，神経症
用法 1回15才以上1包，14～7才⅔，6～4才½，3～2才⅓，1日3回食前又は食間
包装 15g×8〔Ⓑ7,350(税込み)〕

半夏瀉心湯エキス〔細粒〕53 松浦薬業㈱-松浦漢方㈱

区分 第2類
組成 細：3包(6g)又は6g中 半夏瀉心湯水製エキス3.5g（乾燥物換算で約1.4gに相当）（ハンゲ2.5g，オウゴン・カンキョウ・ニンジン・カンゾウ・タイソウ各1.25g，オウレン0.5g）
添加 メタケイ酸アルミン酸マグネシウム，ヒプロメロース(ヒドロキシプロピルメチルセルロース)，乳糖，トウモロコシデンプン，香料
適応 体力中等度で，みぞおちがつかえた感じがあり，ときに悪心，嘔吐があり食欲不振で腹が鳴って軟便又は下痢の傾向のあるものの次の諸症：急・慢性胃腸炎，下痢・軟便，消化不良，胃下垂，神経性胃炎，胃弱，二日酔，げっぷ，胸やけ，口内炎，神

経症
用法 1回15才以上1包又は2g、14～7才2/3、6～4才1/2、3～2才1/3、2才未満1/4以下、1日3回食前又は食間。1才未満には、医師の診療を受けさせることを優先し、止むを得ない場合にだけ服用させる。3ヵ月未満は服用しない
包装 500g、12包〔Ⓐ1,470（税込み）〕、300包

半夏瀉心湯エキス散〔勝昌〕⊖　㈱東洋薬行
区分 第2類
組成 散（褐）：4.5g中 半夏瀉心湯水製エキス3g（ハンゲ5g、オウゴン・カンキョウ・ニンジン・カンゾウ・タイソウ各2.5g、オウレン1g）
添加 トウモロコシデンプン
適応 体力中等度で、みぞおちがつかえた感じがあり、ときに悪心、嘔吐があり食欲不振で腹が鳴って軟便又は下痢の傾向のあるものの次の諸症：急・慢性胃腸炎、下痢・軟便、消化不良、胃下垂、神経性胃炎、胃弱、二日酔、げっぷ、胸やけ、口内炎、神経症
用法 1回1.5g 1日3回空腹時
包装 200g〔Ⓑ8,400（税込み）〕、600g〔Ⓑ22,239（税込み）〕

半夏瀉心湯エキス錠Fクラシエ⊖　クラシエ製薬㈱-クラシエ薬品㈱
区分 第2類
組成 錠（淡褐）：12錠中 半夏瀉心湯エキス粉末2850mg（オウレン0.75g、ハンゲ3.75g、ニンジン・オウゴン・ショウキョウ・カンゾウ・タイソウ各1.875g）
添加 タルク、ステアリン酸マグネシウム、二酸化ケイ素、クロスカルメロースナトリウム（クロスCMC-Na）、水酸化アルミナマグネシウム、セルロース、ポリオキシエチレンポリオキシプロピレングリコール、ヒプロメロース（ヒドロキシプロピルメチルセルロース）
適応 体力中等度で、みぞおちがつかえた感じがあり、ときに悪心、嘔吐があり食欲不振で腹が鳴って軟便又は下痢の傾向のあるものの次の諸症：急・慢性胃腸炎、下痢・軟便、消化不良、胃下垂、神経性胃炎、胃弱、二日酔、げっぷ、胸やけ、口内炎、神経症
用法 1回15才以上4錠、14～7才3錠、6～5才2錠、1日3回食前又は食間。5才未満は服用しない
包装 36錠〔Ⓐ1,050（税込み）〕、180錠〔Ⓐ5,040（税込み）〕

半夏瀉心湯エキス錠〔大峰〕⊖　大峰堂薬品工業㈱-伸和製薬㈱、日邦薬品工業㈱
区分 第2類
組成 錠（淡褐）：12錠中 半夏瀉心湯エキス2000mg（ハンゲ2.5g、オウゴン・ショウキョウ・ニンジン・カンゾウ・タイソウ各1.25g、オウレン0.5g）
添加 ステアリン酸マグネシウム、カルメロースカルシウム（CMC-Ca）、セルロース、メタケイ酸アルミン酸マグネシウム、水酸化アルミナマグネシウム、乳糖
適応 体力中等度で、みぞおちがつかえた感じがあり、ときに悪心、嘔吐があり食欲不振で腹が鳴って軟便又は下痢の傾向のあるものの次の諸症：急・慢性胃腸炎、下痢・軟便、消化不良、胃下垂、神経性胃炎、胃弱、二日酔、げっぷ、胸やけ、口内炎、神経症
用法 1回15才以上4錠、14～7才3錠、6～5才2錠、1日3回食前又は食間。5才未満は服用しない
包装 大峰堂薬品工業㈱販売：240錠〔Ⓐ4,410（税込み）〕。日邦薬品工業㈱販売：240錠。伸和製薬販売：48錠、240錠、720錠

半夏瀉心湯「タキザワ」⊖　㈱タキザワ漢方廠
区分 第2類
組成 煎：2包（18.5g）中 ハンゲ5g、オウゴン2.5g、ショウキョウ2.5g、ニンジン2.5g、カンゾウ2.5g、タイソウ2.5g、オウレン1g
適応 体力中等度で、みぞおちがつかえた感じがあり、ときに悪心、嘔吐があり食欲不振で腹が鳴って軟便又は下痢の傾向のあるものの次の諸症：急・慢性胃腸炎、下痢・軟便、消化不良、胃下垂、神経性胃炎、胃弱、二日酔、げっぷ、胸やけ、口内炎、神経症
用法 15才以上1回1包を煎じ、1日2回朝夕空腹時。14～7才2/3、6～4

才1/2、3～2才1/3、2才未満1/4。1才未満には、医師の診療を受けさせることを優先し、止むを得ない場合にだけ服用させる。3ヵ月未満は服用しない
包装 120包〔Ⓐ34,650（税込み）Ⓑ17,325（税込み）〕

ハンシャンN「コタロー」⊖　小太郎漢方製薬㈱
区分 第2類
組成 錠（茶）：9錠中 半夏瀉心湯エキス散（2／3量）2.8g（ハンゲ3.33g、ニンジン・タイソウ・オウゴン・カンゾウ・カンキョウ各1.67g、オウレン0.67g）
添加 カルメロースカルシウム（CMC-Ca）、含水二酸化ケイ素、クロスカルメロースナトリウム（クロスCMC-Na）、軽質無水ケイ酸、ステアリン酸マグネシウム、トウモロコシデンプン
適応 体力中等度で、みぞおちがつかえた感じがあり、ときに悪心、嘔吐があり食欲不振で腹が鳴って軟便又は下痢の傾向のあるものの次の諸症：急・慢性胃腸炎、下痢・軟便、消化不良、胃下垂、神経性胃炎、胃弱、二日酔、げっぷ、胸やけ、口内炎、神経症
用法 1回15才以上3錠、14～5才2錠、1日3回食前又は食間。5才未満は服用しない
包装 180錠、540錠

ハンシャンV「コタロー」（半夏瀉心湯エキス錠）⊖　小太郎漢方製薬㈱
区分 第2類
組成 錠（茶）：12錠中 水製エキス2.266g（ハンゲ3.33g、オウゴン・ニンジン・カンゾウ・タイソウ・カンキョウ各1.67g、オウレン0.67g）
添加 酸化チタン、ステアリン酸マグネシウム、タルク、乳糖水和物、ヒプロメロース（ヒドロキシプロピルメチルセルロース）、粉末飴、メタケイ酸アルミン酸マグネシウム、カラメル、カルナウバロウ、サラシミツロウ
適応 みぞおちがつかえ、ときに悪心、嘔吐があり食欲不振で腹が鳴って軟便又は下痢の傾向のあるものの次の諸症：急・慢性胃腸カタル、醗酵性下痢、消化不良、胃下垂、神経性胃炎、胃弱、二日酔、げっぷ、胸やけ、口内炎、神経症
用法 1回15才以上4錠、14～5才3錠、1日3回食前又は食間。5才未満は服用しない
包装 180錠、540錠

ホノミイチョウ錠⊖　剤盛堂薬品㈱
区分 第2類
組成 錠（淡褐）：18錠（3.6g）中 半夏瀉心湯水製エキス1.38g（オウゴン・カンキョウ・カンゾウ・ニンジン各1.25g、オウレン0.5g、ハンゲ2.5g）
添加 カルメロースカルシウム（CMC-Ca）、結晶セルロース、ステアリン酸マグネシウム、トウモロコシデンプン、乳糖、メタケイ酸アルミン酸マグネシウム
適応 体力中等度で、みぞおちがつかえた感じがあり、ときに悪心、嘔吐があり食欲不振で腹が鳴って軟便又は下痢の傾向のあるものの次の諸症：急・慢性胃腸炎、下痢・軟便、消化不良、胃下垂、神経性胃炎、胃弱、二日酔、げっぷ、胸やけ、口内炎、神経症
用法 1回成人6錠、14～7才4錠、6～5才3錠、1日3回食間。5才未満は服用しない

ホリエ半夏瀉心湯⊖　堀江生薬㈱
区分 第2類
組成 煎：1袋（18.5g）中 ハンゲ5g、オウゴン2.5g、ショウキョウ2.5g、ニンジン2.5g、カンゾウ2.5g、タイソウ2.5g、オウレン1g
適応 みぞおちがつかえ、時に悪心、嘔吐があり、食欲不振で腹が鳴って、軟便又は下痢の傾向のあるものの次の諸症：急慢性胃腸カタル、醗酵性下痢、消化不良、胃下垂、神経性胃炎、胃弱、二日酔、げっぷ、胸やけ、口内炎、神経症
用法 成人1日1袋を煎じ3回に分けて食間空腹時に温服。14～7才2/3、6～4才1/2、3～2才1/3、2才未満1/4以下。1才未満には、医師の診療を受けさせることを優先し、止むを得ない場合にだけ服用させる。3ヵ月未満は服用しない
包装 10袋、30袋

|マヤ半夏瀉心湯エキス散㊀　摩耶堂製薬㈱|
|区分|第2類
|組成|散：3包(3.9g)中 半夏瀉心湯エキス2.5g（ハンゲ4g、オウゴン・ニンジン・カンゾウ・タイソウ各2.5g、カンキョウ2g、オウレン1g）
|添加|カルメロースカルシウム(CMC-Ca)
|適応|みぞおちがつかえ、時に悪心、嘔吐があり食欲不振で腹が鳴って軟便又は下痢の傾向のあるものの次の諸症：急・慢性胃腸カタル、発酵性下痢、消化不良、胃下垂、神経性胃炎、胃弱、二日酔、げっぷ、胸やけ、口内炎、神経症
|用法|1回15才以上1包、14～7才⅔、6～4才½、1日3回食前又は食間。4才未満は服用しない
|包装|90包

|モリ漢方胃腸薬㊀　大杉製薬㈱|
|区分|第2類
|組成|顆(黄褐)：3包(7.5g)中 半夏瀉心湯エキス3.4g（ハンゲ5g、オウゴン・カンキョウ・ニンジン・カンゾウ・タイソウ各2.5g、オウレン1g）
|添加|乳糖、トウモロコシデンプン、ステアリン酸マグネシウム
|適応|体力中等度で、みぞおちがつかえた感じがあり、ときに悪心、嘔吐があり食欲不振で腹が鳴って軟便又は下痢の傾向のあるものの次の諸症：急・慢性胃腸炎、下痢・軟便、消化不良、胃下垂、神経性胃炎、胃弱、二日酔、げっぷ、胸やけ、口内炎、神経症
|用法|1回15才以上1包、14～7才⅔、6～4才½、3～2才⅓、2才未満¼、1日3回食前又は食間。1才未満には、医師の診療を受けさせることを優先し、止むを得ない場合にだけ服用させる。3ヵ月未満は服用しない
|包装|45包〔Ⓐ4,800〕

|ワクナガ半夏瀉心湯エキス細粒㊀　湧永製薬㈱|
|区分|第2類
|組成|細：3包(4500mg)中 半夏瀉心湯エキス1125mg（ハンゲ3g、オウゴン・ニンジン・カンゾウ・タイソウ各2.25g、オウレン0.75g、カンキョウ1.5g）
|添加|乳糖、ヒドロキシプロピルセルロース、無水ケイ酸、カルメロースカルシウム(CMC-Ca)
|適応|みぞおちがつかえ、時に悪心、嘔吐があり食欲不振で腹が鳴って軟便又は下痢の傾向のあるものの次の諸症：急・慢性胃腸カタル、発酵性下痢、消化不良、胃下垂、神経性胃炎、胃弱、二日酔、げっぷ、胸やけ、口内炎、神経症
|用法|1回15才以上1包、14～7才⅔、6～4才½、3～2才⅓、1日3回食前又は食間。2才未満は服用しない
|包装|45包〔Ⓐ4,725(税込み)〕

ハンゲビャクジュツテンマトウ　半夏白朮天麻湯

〔基準〕

（平成20年9月30日　厚生労働省医薬食品局審査管理課長通知による）

1. 成分・分量
   半夏3、白朮1.5～3、陳皮3、茯苓3、麦芽1.5～2、天麻2、生姜0.5～2（ヒネショウガを使用する場合2～4）、神麹1.5～2、黄耆1.5～2、人参1.5～2、沢瀉1.5～2、黄柏1、乾姜0.5～1（神麹のない場合も可）（蒼朮2～3を加えても可）
2. 用法・用量
   湯
3. 効能・効果
   体力中等度以下で、胃腸が弱く下肢が冷えるものの次の諸症：頭痛、頭重、立ちくらみ、めまい、蓄膿症（副鼻腔炎）

〔使用上の注意〕

（平成25年3月27日　厚生労働省医薬食品局安全対策課長・審査管理課長通知による）

【添付文書等に記載すべき事項】

『してはいけないこと』

（守らないと現在の症状が悪化したり、副作用が起こりやすくなる）

次の人は服用しないこと
　生後3ヵ月未満の乳児。
　〔生後3ヵ月未満の用法がある製剤に記載すること。〕

『相談すること』

1. 次の人は服用前に医師、薬剤師又は登録販売者に相談すること
   (1) 医師の治療を受けている人。
   (2) 妊婦又は妊娠していると思われる人。
   (3) 今までに薬などにより発疹・発赤、かゆみ等を起こしたことがある人。
2. 服用後、次の症状があらわれた場合は副作用の可能性があるので、直ちに服用を中止し、この文書を持って医師、薬剤師又は登録販売者に相談すること

関係部位	症　　状
皮　膚	発疹・発赤、かゆみ

3. 1ヵ月位服用しても症状がよくならない場合は服用を中止し、この文書を持って医師、薬剤師又は登録販売者に相談すること

〔用法及び用量に関連する注意として、用法及び用量の項目に続けて以下を記載すること。〕

(1) 小児に服用させる場合には、保護者の指導監督のもとに服用させること。
　　〔小児の用法及び用量がある場合に記載すること。〕
(2) 〔小児の用法がある場合、剤形により、次に該当する場合には、そのいずれかを記載すること。〕
　　1) 3歳以上の幼児に服用させる場合には、薬剤がのどにつかえることのないよう、よく注意すること。
　　　〔5歳未満の幼児の用法がある錠剤・丸剤の場合に記載すること。〕
　　2) 幼児に服用させる場合には、薬剤がのどにつかえることのないよう、よく注意すること。
　　　〔3歳未満の用法及び用量を有する丸剤の場合に記載すること。〕
　　3) 1歳未満の乳児には、医師の診療を受けさせることを優先し、やむを得ない場合にのみ服用させること。
　　　〔カプセル剤及び錠剤・丸剤以外の製剤の場合に記載すること。なお、生後3ヵ月未満の用法がある製剤の

場合,「生後3ヵ月未満の乳児」を『してはいけないこと』に記載し,用法及び用量欄には記載しないこと。〕

保管及び取扱い上の注意
(1) 直射日光の当たらない(湿気の少ない)涼しい所に(密栓して)保管すること。
〔( )内は必要とする場合に記載すること。〕
(2) 小児の手の届かない所に保管すること。
(3) 他の容器に入れ替えないこと。(誤用の原因になったり品質が変わる。)
〔容器等の個々に至適表示がなされていて,誤用のおそれのない場合には記載しなくてもよい。〕

【外部の容器又は外部の被包に記載すべき事項】
注意
1. 次の人は服用しないこと
   生後3ヵ月未満の乳児。
   〔生後3ヵ月未満の用法がある製剤に記載すること。〕
2. 次の人は服用前に医師,薬剤師又は登録販売者に相談すること
   (1) 医師の治療を受けている人。
   (2) 妊婦又は妊娠していると思われる人。
   (3) 今までに薬などにより発疹・発赤,かゆみ等を起こしたことがある人。
2′. 服用が適さない場合があるので,服用前に医師,薬剤師又は登録販売者に相談すること
   〔2.の項目の記載に際し,十分な記載スペースがない場合には2′.を記載すること。〕
3. 服用に際しては,説明文書をよく読むこと
4. 直射日光の当たらない(湿気の少ない)涼しい所に(密栓して)保管すること
   〔( )内は必要とする場合に記載すること。〕

ウチダの半夏白朮天麻湯㊀　㈱ウチダ和漢薬
区分 第2類
組成 煎:1袋(27.15g)中 ハンゲ3g, ビャクジュツ3g, ソウジュツ3g, チンピ3g, ブクリョウ3g, ショウキョウ0.15g, オウギ1.5g, ニンジン1.5g, タクシャ1.5g, オウバク1g, テンマ2g, バクガ2g, シンキク2g, カンキョウ0.5g
適応 胃腸虚弱で下肢が冷え,めまい,頭痛などがある者
用法 15才以上1日1袋を煎じ3回に分けて食前1時間又は食間空腹時に温服。15才未満は服用しない
包装 30袋

サンワ半夏白朮天麻湯エキス細粒㊀　三和生薬㈱
区分 第2類
組成 細:6g中 半夏白朮天麻湯希エタノール(20%)エキス1.6g(ハンゲ・ビャクジュツ・チンピ・ブクリョウ各1.5g, テンマ・シンキク各1g, オウギ・ニンジン・タクシャ・バクガ各0.75g, オウバク・カンキョウ各0.5g, ショウキョウ0.25g)
添加 乳糖, トウモロコシデンプン
適応 胃腸虚弱で下肢が冷え,めまい,頭痛などがあるもの
用法 1回15才以上2g, 14〜7才1.4g, 6〜4才1g, 3〜2才0.7g, 1日3回食前又は食間

サンワ半夏白朮天麻湯エキス細粒「分包」㊀　三和生薬㈱
区分 第2類
組成 細:3包(6g)中 半夏白朮天麻湯希エタノール(20%)エキス1.6g(ハンゲ・ビャクジュツ・チンピ・ブクリョウ各1.5g, テンマ・シンキク各1g, オウギ・ニンジン・タクシャ・バクガ各0.75g, オウバク・カンキョウ各0.5g, ショウキョウ0.25g)
添加 乳糖, トウモロコシデンプン
適応 胃腸虚弱で下肢が冷え,めまい,頭痛などがあるもの
用法 1回15才以上1包, 14〜7才⅔, 6〜4才½, 3〜2才⅓, 1日3回食前又は食間

サンワ半夏白朮天麻湯エキス錠㊀　三和生薬㈱
区分 第2類
組成 錠:18錠中 半夏白朮天麻湯希エタノール(20%)エキス1.6g(ハンゲ・ビャクジュツ・チンピ・ブクリョウ各1.5g, テンマ・シンキク各1g, オウギ・ニンジン・タクシャ・バクガ各0.75g, オウバク・カンキョウ各0.5g, ショウキョウ0.25g)
添加 乳糖, トウモロコシデンプン, カルメロースカルシウム(CMC-Ca), メタケイ酸アルミン酸マグネシウム, タルク
適応 胃腸虚弱で下肢が冷え,めまい,頭痛などがあるもの
用法 1回15才以上6錠, 14〜7才4錠, 6〜5才3錠, 1日3回食前又は食間。5才未満は服用しない

生令(エキス顆粒)　㈱建林松鶴堂
区分 第2類
組成 顆(淡褐):3包(6g)中 半夏白朮天麻湯水製乾燥エキス1.3g(ハンゲ・ビャクジュツ・チンピ・ブクリョウ各1.5g, ショウキョウ0.3g, オウギ・ニンジン・タクシャ・バクガ各0.75g, テンマ・シンキク各1g, オウバク・カンキョウ各0.5g)
添加 乳糖, バレイショデンプン
適応 体力中等度以下で,胃腸が弱く下肢が冷えるものの次の諸症:頭痛, 頭重, 立ちくらみ, めまい, 蓄膿症(副鼻腔炎)
用法 1回成人1包, 14〜7才⅔, 6〜4才½, 3〜2才⅓, 2才未満¼以下, 1日3回食間。1才未満には, 医師の診療を受けさせることを優先し, 止むを得ない場合にだけ服用させる。3ヵ月未満は服用しない
包装 30包〔Ⓐ2,940(税込み)〕, 90包〔Ⓐ7,140(税込み)〕

トチモトの半夏白朮天麻湯㊀　㈱栃本天海堂
区分 第2類
組成 煎:1包(24.5g)中 オウギ1.5g, タクシャ1.5g, ニンジン1.5g, オウバク1g, ショウキョウ0.5g, カンキョウ0.5g, チンピ3g, ハンゲ3g, ビャクジュツ3g, ブクリョウ3g, テンマ2g, シンキク2g, バクガ2g
適応 胃腸虚弱で下肢が冷え,めまい,頭痛などがあるもの
用法 15才以上1日1包を煎じ食前又は食間3回に分服。14〜7才⅔, 6〜4才½, 3〜2才⅓, 2才未満¼以下。1才未満には, 止むを得ない場合の他は服用させない。3ヵ月未満は服用しない
包装 10包

半夏白朮天麻湯Aエキス細粒三和生薬㊀　三和生薬㈱
区分 第2類
組成 細(褐):6g中 半夏白朮天麻湯A水製エキス3.9g(ハンゲ・ビャクジュツ・チンピ・ブクリョウ各2.1g, バクガ・テンマ・シンキク各1.4g, ショウキョウ0.35g, オウギ・ニンジン・タクシャ各1.05g, オウバク・カンキョウ各0.7g)
添加 乳糖, セルロース, 部分アルファー化デンプン, ステアリン酸カルシウム, 無水ケイ酸
適応 体力中等度以下で,胃腸が弱く下肢が冷えるものの次の諸症:頭痛, 頭重, 立ちくらみ, めまい, 蓄膿症(副鼻腔炎)
用法 1回15才以上2g, 14〜7才1.3g, 6〜4才1g, 1日3回食前又は食間。4才未満は服用しない
包装 500g

半夏白朮天麻湯Aエキス細粒「分包」三和生薬㊀　三和生薬㈱-ジェーピーエス製薬㈱, 湧永製薬㈱
区分 第2類
組成 細(褐):3包(6g)中 半夏白朮天麻湯A水製エキス3.9g(ハンゲ・ビャクジュツ・チンピ・ブクリョウ各2.1g, バクガ・テンマ・シンキク各1.4g, オウギ・ニンジン・タクシャ各1.05g, オウバク・カンキョウ各0.7g, ショウキョウ0.35g)
添加 乳糖, セルロース, 部分アルファー化デンプン, ステアリン酸カルシウム, 無水ケイ酸
適応 体力中等度以下で,胃腸が弱く下肢が冷えるものの次の諸症:頭痛, 頭重, 立ちくらみ, めまい, 蓄膿症(副鼻腔炎)
用法 1回15才以上1包, 14〜7才⅔, 6〜4才½, 1日3回食前又は食間。4才未満は服用しない
包装 三和生薬㈱販売:30包〔Ⓐ2,835(税込み)〕, 90包〔Ⓐ7,560(税込み)〕。湧永製薬㈱販売:45包。ジェーピーエス製薬㈱販売:180包
備考 ジェーピーエス製薬㈱販売の商品名:JPS漢方細粒-89号

半夏白朮天麻湯Aエキス錠三和生薬 ㊂　三和生薬㈱
区分 第2類
組成 錠（褐）：18錠中 半夏白朮天麻湯A水製エキス2.9g（ハンゲ・ビャクジュツ・チンピ・ブクリョウ各1.8g, バクガ・テンマ・シンキク各1.2g, ショウキョウ0.3g, オウギ・ニンジン・タクシャ各0.9g, オウバク・カンキョウ各0.6g）
添加 乳糖, セルロース, 部分アルファー化デンプン, カルメロースカルシウム(CMC-Ca), カルメロース(CMC), ステアリン酸カルシウム, 無水ケイ酸, メタケイ酸アルミン酸マグネシウム
適応 体力中等度以下で, 胃腸が弱く下肢が冷えるものの次の諸症：頭痛, 頭重, 立ちくらみ, めまい, 蓄膿症（副鼻腔炎）
用法 1回15才以上6錠, 14～7才4錠, 6～5才3錠, 1日3回食前又は食間。5才未満は服用しない
包装 270錠〔Ⓐ4,200(税込み)〕, 900錠

半夏白朮天麻湯エキス顆粒KM ㊂　㈱カーヤ-㈱イチゲン, 一元製薬㈱
区分 第2類
組成 顆：9g中 半夏白朮天麻湯水製乾燥エキス4.65g（ソウジュツ・チンピ・ハンゲ・ビャクジュツ・ブクリョウ各3g, シンキク・テンマ・バクガ各2g, オウギ・タクシャ・ニンジン各1.5g, カンキョウ・オウバク各1g, ショウキョウ0.5g）
添加 乳糖, ステアリン酸マグネシウム
適応 体力中等度以下で, 胃腸が弱く下肢が冷えるものの次の諸症：頭痛, 頭重, 立ちくらみ, めまい, 蓄膿症（副鼻腔炎）
用法 1回15才以上3g, 14～7才2g, 6～4才1.5g, 3～2才1g, 2才未満0.75g以下, 1日3回食前又は食間。1才未満には, 医師の診療を受けさせることを優先し, 止むを得ない場合にだけ服用させる。3ヵ月未満は服用しない
包装 500g　**備考** 製造：天津泰達薬業有限公司(中国)

半夏白朮天麻湯エキス顆粒「クラシエ」 ㊂　大峰堂薬品工業㈱-クラシエ薬品㈱
区分 第2類
組成 顆（淡黄）：3包(4.5g)中 半夏白朮天麻湯エキス2500mg（ハンゲ・ビャクジュツ・ソウジュツ・チンピ・ブクリョウ各1.5g, テンマ・シンキク・バクガ各1g, オウギ・ニンジン・タクシャ各0.75g, オウバク0.5g, ショウキョウ0.325g）
添加 ヒドロキシプロピルセルロース, 乳糖
適応 体力中等度以下で, 胃腸が弱く下肢が冷えるものの次の諸症：頭痛, 頭重, 立ちくらみ, めまい, 蓄膿症（副鼻腔炎）
用法 1回15才以上1包, 14～7才2/3, 6～4才1/2, 3～2才1/3, 1日3回食前又は食間。2才未満は服用しない
包装 90包

半夏白朮天麻湯エキス〔細粒〕88 ㊂　松浦薬業㈱-松浦漢方㈱
区分 第2類
組成 細（淡黄褐）：3包(6g)又は6g中 半夏白朮天麻湯エキス5g（乾燥物換算で約2.5gに相当）（ハンゲ・ビャクジュツ・チンピ・ブクリョウ各1.5g, バクガ・オウギ・ニンジン・タクシャ各0.75g, テンマ・シンキク各1g, ショウキョウ0.25g, オウバク・カンキョウ各0.5g）
添加 メタケイ酸アルミン酸マグネシウム, ヒプロメロース(ヒドロキシプロピルメチルセルロース), 乳糖, バレイショデンプン, 香料
適応 体力中等度以下で, 胃腸が弱く下肢が冷えるものの次の諸症：頭痛, 頭重, 立ちくらみ, めまい, 蓄膿症（副鼻腔炎）
用法 1回15才以上1包又は2g, 14～7才2/3, 6～4才1/2, 3～2才1/3, 2才未満1/4以下, 1日3回食前又は食間。1才未満には, 医師の診療を受けさせることを優先し, 止むを得ない場合にだけ服用させる。3ヵ月未満は服用しない
包装 500g, 48包〔Ⓐ5,250(税込み)〕, 300包

半夏白朮天麻湯「タキザワ」 ㊂　㈱タキザワ漢方廠
区分 第2類
組成 煎：2包(23g)中 ハンゲ3g, ビャクジュツ3g, チンピ3g, ブクリョウ3g, バクガ2g, テンマ2g, オウギ1.5g, ニンジン1.5g, タクシャ1.5g, オウバク1g, ショウキョウ1.5g
適応 体力中等度以下で, 胃腸が弱く下肢が冷えるものの次の諸症：頭痛, 頭重, 立ちくらみ, めまい, 蓄膿症（副鼻腔炎）
用法 15才以上1回1包を煎じ, 1日2回朝夕空腹時。14～7才2/3, 6～4才1/2, 3～2才1/3, 2才未満1/4以下。1才未満には, 医師の診療を受けさせることを優先し, 止むを得ない場合にだけ服用させる。3ヵ月未満は服用しない
包装 120包〔Ⓐ34,650(税込み)Ⓑ17,325(税込み)〕

白朮附子湯
(ビャクジュツブシトウ)

〔基準〕

(平成24年8月30日 厚生労働省医薬食品局審査管理課長通知による)
1. 成分・分量
   白朮2～4，加工ブシ0.3～1，甘草1～2，生姜0.5～1（ヒネショウガを用いる場合1.5～3），大棗2～4
2. 用法・用量
   湯
3. 効能・効果
   体力虚弱で，手足が冷え，ときに頻尿があるものの次の諸症：筋肉痛，関節のはれや痛み，神経痛，しびれ，めまい，感冒

〔使用上の注意〕

(平成25年3月27日　厚生労働省医薬食品局安全対策課長・審査管理課長通知による)

【添付文書等に記載すべき事項】

『してはいけないこと』
（守らないと現在の症状が悪化したり，副作用が起こりやすくなる）

  次の人は服用しないこと
   生後3ヵ月未満の乳児。
   〔生後3ヵ月未満の用法がある製剤に記載すること。〕

『相談すること』
1. 次の人は服用前に医師，薬剤師又は登録販売者に相談すること
   (1) 医師の治療を受けている人。
   (2) 妊婦又は妊娠していると思われる人。
   (3) のぼせが強く赤ら顔で体力の充実している人。
   (4) 高齢者。
   〔1日最大配合量が甘草として1g以上（エキス剤については原生薬に換算して1g以上）含有する製剤に記載すること。〕
   (5) 今までに薬などにより発疹・発赤，かゆみ等を起こしたことがある人。
   (6) 次の症状のある人。
   むくみ
   〔1日最大配合量が甘草として1g以上（エキス剤については原生薬に換算して1g以上）含有する製剤に記載すること。〕
   (7) 次の診断を受けた人。
   高血圧，心臓病，腎臓病
   〔1日最大配合量が甘草として1g以上（エキス剤については原生薬に換算して1g以上）含有する製剤に記載すること。〕
2. 服用後，次の症状があらわれた場合は副作用の可能性があるので，直ちに服用を中止し，この文書を持って医師，薬剤師又は登録販売者に相談すること

関係部位	症　　状
皮　膚	発疹・発赤，かゆみ
その他	動悸，のぼせ，ほてり，口唇・舌のしびれ

  まれに下記の重篤な症状が起こることがある。その場合は直ちに医師の診療を受けること。

症状の名称	症　　状
偽アルドステロン症，ミオパチー	手足のだるさ，しびれ，つっぱり感やこわばりに加えて，脱力感，筋肉痛があらわれ，徐々に強くなる。

 〔1日最大配合量が甘草として1g以上（エキス剤については原生薬に換算して1g以上）含有する製剤に記載すること。〕

3. 1ヵ月位（感冒に服用する場合には5～6日間）服用しても症状がよくならない場合は服用を中止し，この文書を持って医師，薬剤師又は登録販売者に相談すること
4. 長期連用する場合には，医師，薬剤師又は登録販売者に相談すること
   〔1日最大配合量が甘草として1g以上（エキス剤については原生薬に換算して1g以上）含有する製剤に記載すること。〕

〔用法及び用量に関連する注意として，用法及び用量の項目に続けて以下を記載すること。〕
(1) 小児に服用させる場合には，保護者の指導監督のもとに服用させること。
   〔小児の用法及び用量がある場合に記載すること。〕
(2) 〔小児の用法がある場合，剤形により，次に該当する場合には，そのいずれかを記載すること。〕
   1) 3歳以上の幼児に服用させる場合には，薬剤がのどにつかえることのないよう，よく注意すること。
      〔5歳未満の幼児の用法がある錠剤・丸剤の場合に記載すること。〕
   2) 幼児に服用させる場合には，薬剤がのどにつかえることのないよう，よく注意すること。
      〔3歳未満の用法及び用量を有する丸剤の場合に記載すること。〕
   3) 1歳未満の乳児には，医師の診療を受けさせることを優先し，やむを得ない場合にのみ服用させること。
      〔カプセル剤及び錠剤・丸剤以外の製剤の場合に記載すること。なお，生後3ヵ月未満の用法がある製剤の場合，「生後3ヵ月未満の乳児」を『してはいけないこと』に記載し，用法及び用量欄には記載しないこと。〕

保管及び取扱い上の注意
(1) 直射日光の当たらない（湿気の少ない）涼しい所に（密栓して）保管すること。
   〔（　）内は必要とする場合に記載すること。〕
(2) 小児の手の届かない所に保管すること。
(3) 他の容器に入れ替えないこと。（誤用の原因になったり品質が変わる。）
   〔容器等の個々に至適表示がなされていて，誤用のおそれのない場合には記載しなくてもよい。〕

【外部の容器又は外部の被包に記載すべき事項】
注意
1. 次の人は服用しないこと
   生後3ヵ月未満の乳児。
   〔生後3ヵ月未満の用法がある製剤に記載すること。〕
2. 次の人は服用前に医師，薬剤師又は登録販売者に相談すること
   (1) 医師の治療を受けている人。
   (2) 妊婦又は妊娠していると思われる人。
   (3) のぼせが強く赤ら顔で体力の充実している人。
   (4) 高齢者。
      〔1日最大配合量が甘草として1g以上（エキス剤については原生薬に換算して1g以上）含有する製剤に記載すること。〕
   (5) 今までに薬などにより発疹・発赤，かゆみ等を起こしたことがある人。
   (6) 次の症状のある人。
   むくみ
   〔1日最大配合量が甘草として1g以上（エキス剤につ

いては原生薬に換算して1g以上）含有する製剤に記載すること。〕
(7) 次の診断を受けた人。
高血圧，心臓病，腎臓病
〔1日最大配合量が甘草として1g以上（エキス剤については原生薬に換算して1g以上）含有する製剤に記載すること。〕
2′. 服用が適さない場合があるので，服用前に医師，薬剤師又は登録販売者に相談すること
〔2.の項目の記載に際し，十分な記載スペースがない場合には2′.を記載すること。〕
3. 服用に際しては，説明文書をよく読むこと
4. 直射日光の当たらない（湿気の少ない）涼しい所に（密栓して）保管すること
〔（ ）内は必要とする場合に記載すること。〕

ビャッコカケイシトウ
白虎加桂枝湯

〔基準〕

（平成20年9月30日 厚生労働省医薬食品局審査管理課長通知による）
1. 成分・分量
知母5～6，粳米8～10，石膏15～16，甘草2，桂皮3～4
2. 用法・用量
湯
3. 効能・効果
体力中等度以上で，熱感，口渇，のぼせがあるものの次の諸症：のどの渇き，ほてり，湿疹・皮膚炎，皮膚のかゆみ

〔使用上の注意〕

（平成25年3月27日 厚生労働省医薬食品局安全対策課長・審査管理課長通知による）
【添付文書等に記載すべき事項】
『してはいけないこと』
（守らないと現在の症状が悪化したり，副作用が起こりやすくなる）
次の人は服用しないこと
生後3ヵ月未満の乳児。
〔生後3ヵ月未満の用法がある製剤に記載すること。〕
『相談すること』
1. 次の人は服用前に医師，薬剤師又は登録販売者に相談すること
(1) 医師の治療を受けている人。
(2) 妊婦又は妊娠していると思われる人。
(3) 体の虚弱な人（体力の衰えている人，体の弱い人）。
(4) 胃腸虚弱で冷え症の人。
(5) 高齢者。
〔1日最大配合量が甘草として1g以上（エキス剤については原生薬に換算して1g以上）含有する製剤に記載すること。〕
(6) 今までに薬などにより発疹・発赤，かゆみ等を起こしたことがある人。
(7) 次の症状のある人。
むくみ
〔1日最大配合量が甘草として1g以上（エキス剤については原生薬に換算して1g以上）含有する製剤に記載すること。〕
(8) 次の診断を受けた人。
高血圧，心臓病，腎臓病
〔1日最大配合量が甘草として1g以上（エキス剤については原生薬に換算して1g以上）含有する製剤に記載すること。〕
2. 服用後，次の症状があらわれた場合は副作用の可能性があるので，直ちに服用を中止し，この文書を持って医師，薬剤師又は登録販売者に相談すること

関係部位	症　　状
皮　膚	発疹・発赤，かゆみ
消化器	食欲不振，胃部不快感

まれに下記の重篤な症状が起こることがある。その場合は直ちに医師の診療を受けること。

症状の名称	症　　状
偽アルドステロン症，ミオパチー	手足のだるさ，しびれ，つっぱり感やこわばりに加えて，脱力感，筋肉痛があらわれ，徐々に強くなる。

〔1日最大配合量が甘草として1g以上（エキス剤につ

いては原生薬に換算して1g以上）含有する製剤に記載すること。〕
3. 1ヵ月位服用しても症状がよくならない場合は服用を中止し，この文書を持って医師，薬剤師又は登録販売者に相談すること
4. 長期連用する場合には，医師，薬剤師又は登録販売者に相談すること
〔1日最大配合量が甘草として1g以上（エキス剤については原生薬に換算して1g以上）含有する製剤に記載すること。〕

〔用法及び用量に関連する注意として，用法及び用量の項目に続けて以下を記載すること。〕
(1) 小児に服用させる場合には，保護者の指導監督のもとに服用させること。
〔小児の用法及び用量がある場合に記載すること。〕
(2) 〔小児の用法がある場合，剤形により，次に該当する場合には，そのいずれかを記載すること。〕
 1) 3歳以上の幼児に服用させる場合には，薬剤がのどにつかえることのないよう，よく注意すること。
〔5歳未満の幼児の用法がある錠剤・丸剤の場合に記載すること。〕
 2) 幼児に服用させる場合には，薬剤がのどにつかえることのないよう，よく注意すること。
〔3歳未満の用法及び用量を有する丸剤の場合に記載すること。〕
 3) 1歳未満の乳児には，医師の診療を受けさせることを優先し，やむを得ない場合にのみ服用させること。
〔カプセル剤及び錠剤・丸剤以外の製剤の場合に記載すること。なお，生後3ヵ月未満の用法がある製剤の場合，「生後3ヵ月未満の乳児」を『してはいけないこと』に記載し，用法及び用量欄には記載しないこと。〕

保管及び取扱い上の注意
(1) 直射日光の当たらない（湿気の少ない）涼しい所に（密栓して）保管すること。
〔（ ）内は必要とする場合に記載すること。〕
(2) 小児の手の届かない所に保管すること。
(3) 他の容器に入れ替えないこと。（誤用の原因になったり品質が変わる。）
〔容器等の個々に至適表示がなされていて，誤用のおそれのない場合には記載しなくてもよい。〕

【外部の容器又は外部の被包に記載すべき事項】
注意
1. 次の人は服用しないこと
　　生後3ヵ月未満の乳児
〔生後3ヵ月未満の用法がある製剤に記載すること。〕
2. 次の人は服用前に医師，薬剤師又は登録販売者に相談すること
(1) 医師の治療を受けている人。
(2) 妊婦又は妊娠していると思われる人。
(3) 体の虚弱な人（体力の衰えている人，体の弱い人）。
(4) 胃腸虚弱で冷え症の人。
(5) 高齢者。
〔1日最大配合量が甘草として1g以上（エキス剤については原生薬に換算して1g以上）含有する製剤に記載すること。〕
(6) 今までに薬などにより発疹・発赤，かゆみ等を起こしたことがある人。
(7) 次の症状のある人。
　　むくみ
〔1日最大配合量が甘草として1g以上（エキス剤については原生薬に換算して1g以上）含有する製剤に記載すること。〕
(8) 次の診断を受けた人。
　　高血圧，心臓病，腎臓病

〔1日最大配合量が甘草として1g以上（エキス剤については原生薬に換算して1g以上）含有する製剤に記載すること。〕
2′. 服用が適さない場合があるので，服用前に医師，薬剤師又は登録販売者に相談すること
〔2.の項目の記載に際し，十分な記載スペースがない場合には2′.を記載すること。〕
3. 服用に際しては，説明文書をよく読むこと
4. 直射日光の当たらない（湿気の少ない）涼しい所に（密栓して）保管すること
〔（ ）内は必要とする場合に記載すること。〕

ウチダの白虎加桂枝湯⊖　㈱ウチダ和漢薬
|区分|第2類
|組成|煎|：1袋中　チモ5g，セッコウ15g，カンゾウ2g，ケイヒ4g，コウベイ8g
|適応|身体灼熱し，上衝して煩渇あり，骨節疼痛し頭痛，頭汗，そう痒感などを伴うもの：諸熱性病で高熱のもの，筋炎，骨膜炎，湿疹，乾癬
|用法|15才以上1日1袋を煎じ2～3回に分けて食前1時間又は食間空腹時に温服。15才未満は服用しない
|包装|30袋

白虎加桂枝湯エキス顆粒KM⊖　㈱カーヤー㈱イチゲン，一元製薬㈱
|区分|第2類
|組成|顆|（褐）：9g中　白虎加桂枝湯水製乾燥エキス4.8g（セッコウ15g，コウベイ8g，チモ5g，ケイヒ4g，カンゾウ2g）
|添加|乳糖，ステアリン酸マグネシウム
|適応|体力中等度以上で，熱感，口渇，のぼせがあるものの次の諸症：のどの渇き，ほてり，湿疹・皮膚炎，皮膚のかゆみ
|用法|1回15才以上3g，14～7才2g，6～4才1.5g，3～2才1g，2才未満0.75g以下，1日3回食前又は食間。1才未満には，医師の診療を受けさせることを優先し，止むを得ない場合にだけ服用させる。3ヵ月未満は服用しない
|包装|500g　|備考|製造：天津泰達薬業有限公司(中国)

白虎加人参湯
(ビャッコカニンジントウ)

〔基準〕

(平成20年9月30日 厚生労働省医薬食品局審査管理課長通知による)
1. 成分・分量
    知母5～6，石膏15～16，甘草2，粳米8～20，人参1.5～3
2. 用法・用量
    湯
3. 効能・効果
    体力中等度以上で，熱感と口渇が強いものの次の諸症：のどの渇き，ほてり，湿疹・皮膚炎，皮膚のかゆみ

〔使用上の注意〕

(平成25年3月27日 厚生労働省医薬食品局安全対策課長・審査管理課長通知による)

【添付文書等に記載すべき事項】
『してはいけないこと』
(守らないと現在の症状が悪化したり，副作用が起こりやすくなる)
　　次の人は服用しないこと
　　　生後3ヵ月未満の乳児。
　　　〔生後3ヵ月未満の用法がある製剤に記載すること。〕
『相談すること』
1. 次の人は服用前に医師，薬剤師又は登録販売者に相談すること
  (1) 医師の治療を受けている人。
  (2) 妊婦又は妊娠していると思われる人。
  (3) 体の虚弱な人(体力の衰えている人，体の弱い人)。
  (4) 胃腸虚弱で冷え症の人。
  (5) 高齢者。
      〔1日最大配合量が甘草として1g以上(エキス剤については原生薬に換算して1g以上)含有する製剤に記載すること。〕
  (6) 次の症状のある人。
      むくみ
      〔1日最大配合量が甘草として1g以上(エキス剤については原生薬に換算して1g以上)含有する製剤に記載すること。〕
  (7) 次の診断を受けた人。
      高血圧，心臓病，腎臓病
      〔1日最大配合量が甘草として1g以上(エキス剤については原生薬に換算して1g以上)含有する製剤に記載すること。〕
2. 服用後，次の症状があらわれた場合は副作用の可能性があるので，直ちに服用を中止し，この文書を持って医師，薬剤師又は登録販売者に相談すること

関係部位	症　　　状
消化器	食欲不振，胃部不快感

　まれに下記の重篤な症状が起こることがある。その場合は直ちに医師の診療を受けること。

症状の名称	症　　　状
偽アルドステロン症，ミオパチー	手足のだるさ，しびれ，つっぱり感やこわばりに加えて，脱力感，筋肉痛があらわれ，徐々に強くなる。

　　〔1日最大配合量が甘草として1g以上(エキス剤については原生薬に換算して1g以上)含有する製剤に記載すること。〕
3. 1ヵ月位服用しても症状がよくならない場合は服用を中止し，この文書を持って医師，薬剤師又は登録販売者に相談すること
4. 長期連用する場合には，医師，薬剤師又は登録販売者に相談すること
    〔1日最大配合量が甘草として1g以上(エキス剤については原生薬に換算して1g以上)含有する製剤に記載すること。〕
〔用法及び用量に関連する注意として，用法及び用量の項目に続けて以下を記載すること。〕
(1) 小児に服用させる場合には，保護者の指導監督のもとに服用させること。
    〔小児の用法及び用量がある場合に記載すること。〕
(2) 〔小児の用法がある場合，剤形により，次に該当する場合には，そのいずれかを記載すること。〕
  1) 3歳以上の幼児に服用させる場合には，薬剤がのどにつかえることのないよう，よく注意すること。
      〔5歳未満の幼児の用法がある錠剤・丸剤の場合に記載すること。〕
  2) 幼児に服用させる場合には，薬剤がのどにつかえることのないよう，よく注意すること。
      〔3歳未満の用法及び用量を有する丸剤の場合に記載すること。〕
  3) 1歳未満の乳児には，医師の診療を受けさせることを優先し，やむを得ない場合にのみ服用させること。
      〔カプセル剤及び錠剤・丸剤以外の製剤の場合に記載すること。なお，生後3ヵ月未満の用法がある製剤の場合，「生後3ヵ月未満の乳児」を『してはいけないこと』に記載し，用法及び用量欄には記載しないこと。〕

保管及び取扱い上の注意
(1) 直射日光の当たらない(湿気の少ない)涼しい所に(密栓して)保管すること。
    〔( )内は必要とする場合に記載すること。〕
(2) 小児の手の届かない所に保管すること。
(3) 他の容器に入れ替えないこと。(誤用の原因になったり品質が変わる。)
    〔容器等の個々に至適表示がなされていて，誤用のおそれのない場合には記載しなくてもよい。〕

【外部の容器又は外部の被包に記載すべき事項】
注意
1. 次の人は服用しないこと
    生後3ヵ月未満の乳児
    〔生後3ヵ月未満の用法がある製剤に記載すること。〕
2. 次の人は服用前に医師，薬剤師又は登録販売者に相談すること
  (1) 医師の治療を受けている人。
  (2) 妊婦又は妊娠していると思われる人。
  (3) 体の虚弱な人(体力の衰えている人，体の弱い人)。
  (4) 胃腸虚弱で冷え症の人。
  (5) 高齢者。
      〔1日最大配合量が甘草として1g以上(エキス剤については原生薬に換算して1g以上)含有する製剤に記載すること。〕
  (6) 次の症状のある人。
      むくみ
      〔1日最大配合量が甘草として1g以上(エキス剤については原生薬に換算して1g以上)含有する製剤に記載すること。〕
  (7) 次の診断を受けた人。
      高血圧，心臓病，腎臓病
      〔1日最大配合量が甘草として1g以上(エキス剤については原生薬に換算して1g以上)含有する製剤に記載すること。〕
2′. 服用が適さない場合があるので，服用前に医師，薬剤師又は登録販売者に相談すること

〔2.の項目の記載に際し，十分な記載スペースがない場合には2'.を記載すること。〕
3. 服用に際しては，説明文書をよく読むこと
4. 直射日光の当たらない（湿気の少ない）涼しい所に（密栓して）保管すること
〔（ ）内は必要とする場合に記載すること。〕

JPS漢方顆粒-41号 ⊖　ジェーピーエス製薬㈱
区分 第2類
組成顆（淡灰褐）：3包（6g）中 白虎加人参湯乾燥エキス2.8g（チモ4g, セッコウ12g, カンゾウ1.6g, コウベイ6.4g, ニンジン1.2g）
添加 ステアリン酸マグネシウム，ショ糖脂肪酸エステル，乳糖水和物
適応 体力中等度以上で，熱感と口渇が強いものの次の諸症：のどの渇き，ほてり，湿疹・皮膚炎，皮膚のかゆみ
用法 1回15才以上1包，14～7才⅔，6～4才½，3～2才⅓，2才未満¼，1日3回食前又は食間。1才未満には，医師の診療を受けさせることを優先し，止むを得ない場合にだけ服用させる。3ヵ月未満は服用しない
包装 180包

JPS白虎加人参湯エキス錠N ⊖　ジェーピーエス製薬㈱
区分 第2類
組成錠（淡黄褐）：12錠中 白虎加人参湯乾燥エキス2.1g（チモ3g, セッコウ9g, カンゾウ1.2g, コウベイ4.8g, ニンジン0.9g）
添加 無水ケイ酸，ケイ酸アルミニウム，カルメロースカルシウム（CMC-Ca），トウモロコシデンプン，ステアリン酸マグネシウム，乳糖水和物
適応 体力中等度以上で，熱感と口渇が強いものの次の諸症：のどの渇き，ほてり，湿疹・皮膚炎，皮膚のかゆみ
用法 1回15才以上4錠，14～7才3錠，6～5才2錠，1日3回食前又は食間。5才未満は服用しない
包装 260錠

ウチダの白虎加人参湯 ⊖　㈱ウチダ和漢薬
区分 第2類
組成煎：1袋中 チモ5g, コウベイ8g, セッコウ15g, カンゾウ2g, ニンジン3g
適応 激しい口渇があり，口舌乾燥し，熱感があり，汗出で悪風，悪寒，尿利頻数，腹満などを伴うもの：熱性疾患，日射病，糖尿病，じんましん
用法 15才以上1日1袋を煎じ2～3回に分けて食前1時間又は食間空腹時に温服。15才未満は服用しない
包装 30袋

「クラシエ」漢方白虎加人参湯エキス顆粒 ⊖　クラシエ製薬㈱-クラシエ薬品㈱
区分 第2類
組成顆：3包（3g）中 白虎加人参湯エキス粉末M 1300mg（チモ2.5g, セッコウ7.5g, カンゾウ1g, コウベイ4g, ニンジン0.75g）
添加 ヒドロキシプロピルセルロース，乳糖
適応 体力中等度以上で，熱感と口渇が強いものの次の諸症：のどの渇き，ほてり，湿疹・皮膚炎，皮膚のかゆみ
用法 1回15才以上1包，14～7才⅔，6～4才½，3～2才⅓，2才未満¼，1日3回食前又は食間。1才未満には，医師の診療を受けさせることを優先し，止むを得ない場合にだけ服用させる。3ヵ月未満は服用しない
包装 90包

サンワ白虎加人参湯エキス細粒 ⊖　三和生薬㈱
区分 第2類
組成細：6g中 白虎加人参湯水製エキス2.3g（チモ2.5g, コウベイ4g, セッコウ7.5g, カンゾウ1g, ニンジン1.5g）
添加 乳糖，トウモロコシデンプン
適応 体力中等度以上で，熱感と口渇が強いものの次の諸症：のどの渇き，ほてり，湿疹・皮膚炎，皮膚のかゆみ
用法 1回15才以上2g, 14～7才1.4g, 6～4才1g, 1日3回食前又は食間。4才未満は服用しない
包装 500g

サンワ白虎加人参湯エキス細粒「分包」 ⊖　三和生薬㈱
区分 第2類
組成細：3包（6g）中 白虎加人参湯水製エキス2.3g（チモ2.5g, コウベイ4g, セッコウ7.5g, カンゾウ1g, ニンジン1.5g）
添加 乳糖，トウモロコシデンプン
適応 体力中等度以上で，熱感と口渇が強いものの次の諸症：のどの渇き，ほてり，湿疹・皮膚炎，皮膚のかゆみ
用法 1回15才以上1包，14～7才⅔，6～4才½，1日3回食前又は食間。4才未満は服用しない
包装 30包〔Ⓐ2,730（税込み）〕, 90包〔Ⓐ7,455（税込み）〕

サンワ白虎加人参湯エキス錠 ⊖　三和生薬㈱
区分 第2類
組成錠：18錠中 白虎加人参湯水製エキス2.3g（チモ2.5g, コウベイ4g, セッコウ7.5g, カンゾウ1g, ニンジン1.5g）
添加 乳糖，トウモロコシデンプン，カルメロースカルシウム（CMC-Ca），セルロース，メタケイ酸アルミン酸マグネシウム，ステアリン酸カルシウム
適応 体力中等度以上で，熱感と口渇が強いものの次の諸症：のどの渇き，ほてり，湿疹・皮膚炎，皮膚のかゆみ
用法 1回15才以上6錠，14～7才4錠，6～5才3錠，1日3回食前又は食間。5才未満は服用しない
包装 270錠〔Ⓐ3,675（税込み）〕

デルマンメグミ ⊖　㈲本町薬品
区分 第2類
組成散（茶褐）：3包（4.5g）中 白虎加人参湯水製エキス粉末4.5g（コウベイ10g, チモ5g, セッコウ15g, カンゾウ2g, ニンジン3g）
適応 のどの渇きとほてりのあるもの
用法 1回15才以上1包，14～7才½，6～4才¼，1日3回食間又は随時。4才未満は服用しない
包装 24包〔Ⓐ8,870（税込み）〕

白虎加人参湯 ⊖　東洋漢方製薬㈱
区分 第2類
組成煎：1包（35g）中 チモ5g, セッコウ15g, カンゾウ2g, ニンジン3g, コウベイ10g
適応 のどの渇きとほてりのあるもの
用法 15才以上1日1包を煎じ2～3回に分けて食前1時間又は食間空腹時に温服。14～7才⅔，6～4才½，3回に分けて食間空腹時に温服。4才未満は服用しない
包装 100包〔Ⓑ16,000〕

白虎加人参湯エキス顆粒KM ⊖　㈱カーヤ-イチゲン，一元製薬㈱
区分 第2類
組成顆：9g中 白虎加人参湯水製乾燥エキス5g（セッコウ15g, コウベイ8g, チモ5g, カンゾウ2g, ニンジン1.5g）
添加 乳糖，ステアリン酸マグネシウム
適応 体力中等度以上で，熱感と口渇が強いものの次の諸症：のどの渇き，ほてり，湿疹・皮膚炎，皮膚のかゆみ
用法 1回15才以上3g, 14～7才2g, 6～4才1.5g, 3～2才1g, 2才未満0.75g以下，1日3回食前又は食間。1才未満には，医師の診療を受けさせることを優先し，止むを得ない場合にだけ服用させる。3ヵ月未満は服用しない
包装 500g **備考** 製造：天津泰達薬業有限公司（中国）

白虎加人参湯エキス〔細粒〕89 ⊖　松浦薬業㈱-松浦漢方㈱
区分 第2類
組成細（淡褐～黄褐）：3包（6g）又は6g中 白虎加人参湯エキス3.8g（乾燥物換算で約1.9gに相当）（チモ2.5g, セッコウ7.5g, カンゾウ1g, コウベイ4g, ニンジン1.5g）
添加 メタケイ酸アルミン酸マグネシウム，ヒプロメロース（ヒドロキシプロピルメチルセルロース），乳糖，バレイショデンプン，香料
適応 体力中等度以上で，熱感と口渇が強いものの次の諸症：のどの渇き，ほてり，湿疹・皮膚炎，皮膚のかゆみ

白虎湯 ビャッコトウ

〔基準〕

(平成20年9月30日 厚生労働省医薬食品局審査管理課長通知による)
1. 成分・分量
　　知母5〜6，粳米8〜10，石膏15〜16，甘草2
2. 用法・用量
　　湯
3. 効能・効果
　　体力中等度以上で，熱感，口渇があるものの次の諸症：のどの渇き，ほてり，湿疹・皮膚炎，皮膚のかゆみ

〔使用上の注意〕

(平成25年3月27日　厚生労働省医薬食品局安全対策課長・審査管理課長通知による)

【添付文書等に記載すべき事項】
『してはいけないこと』
(守らないと現在の症状が悪化したり，副作用が起こりやすくなる)
　　次の人は服用しないこと
　　　生後3ヵ月未満の乳児。
　　〔生後3ヵ月未満の用法がある製剤に記載すること。〕

『相談すること』
1. 次の人は服用前に医師，薬剤師又は登録販売者に相談すること
　(1) 医師の治療を受けている人。
　(2) 妊婦又は妊娠していると思われる人。
　(3) 体の虚弱な人（体力の衰えている人，体の弱い人）。
　(4) 胃腸が弱く冷え症の人。
　(5) 高齢者。
　　〔1日最大配合量が甘草として1g以上（エキス剤については原生薬に換算して1g以上）含有する製剤に記載すること。〕
　(6) 次の症状のある人。
　　むくみ
　　〔1日最大配合量が甘草として1g以上（エキス剤については原生薬に換算して1g以上）含有する製剤に記載すること。〕
　(7) 次の診断を受けた人。
　　高血圧，心臓病，腎臓病
　　〔1日最大配合量が甘草として1g以上（エキス剤については原生薬に換算して1g以上）含有する製剤に記載すること。〕
2. 服用後，次の症状があらわれた場合は副作用の可能性があるので，直ちに服用を中止し，この文書を持って医師，薬剤師又は登録販売者に相談すること

関係部位	症　　状
消化器	食欲不振，胃部不快感

まれに下記の重篤な症状が起こることがある。その場合は直ちに医師の診療を受けること。

症状の名称	症　　状
偽アルドステロン症，ミオパチー	手足のだるさ，しびれ，つっぱり感やこわばりに加えて，脱力感，筋肉痛があらわれ，徐々に強くなる。

　〔1日最大配合量が甘草として1g以上（エキス剤については原生薬に換算して1g以上）含有する製剤に記載すること。〕
3. 1ヵ月位服用しても症状がよくならない場合は服用を中

用法　1回15才以上1包又は2g，14〜7才2/3，6〜4才1/2，3〜2才1/3，2才未満1/4以下，1日3回食前又は食間。1才未満には，医師の診療を受けさせることを優先し，止むを得ない場合にだけ服用させる。3ヵ月未満は服用しない
包装　500g，300包

白虎加人参湯「タキザワ」⊖　㈱タキザワ漢方廠
区分　第2類
組成煎：2包(33g)中　チモ5g，セッコウ15g，カンゾウ2g，コウベイ8g，ニンジン3g
適応　体力中等度以上で，熱感と口渇が強いものの次の諸症：のどの渇き，ほてり，湿疹・皮膚炎，皮膚のかゆみ
用法　15才以上1回1包を煎じ，1日2回朝夕空腹時。14〜7才2/3，6〜4才1/2，3〜2才1/3，2才未満1/4。1才未満には，医師の診療を受けさせることを優先し，止むを得ない場合にだけ服用させる。3ヵ月未満は服用しない
包装　120包〔Ⓐ28,350（税込み）Ⓑ14,175（税込み）〕

止し，この文書を持って医師，薬剤師又は登録販売者に相談すること
4. 長期連用する場合には，医師，薬剤師又は登録販売者に相談すること
〔1日最大配合量が甘草として1g以上（エキス剤については原生薬に換算して1g以上）含有する製剤に記載すること。〕
〔用法及び用量に関連する注意として，用法及び用量の項目に続けて以下を記載すること。〕
(1) 小児に服用させる場合には，保護者の指導監督のもとに服用させること。
〔小児の用法及び用量がある場合に記載すること。〕
(2) 〔小児の用法がある場合，剤形により，次に該当する場合には，そのいずれかを記載すること。〕
1) 3歳以上の幼児に服用させる場合には，薬剤がのどにつかえることのないよう，よく注意すること。
〔5歳未満の幼児の用法がある錠剤・丸剤の場合に記載すること。〕
2) 幼児に服用させる場合には，薬剤がのどにつかえることのないよう，よく注意すること。
〔3歳未満の用法及び用量を有する丸剤の場合に記載すること。〕
3) 1歳未満の乳児には，医師の診療を受けさせることを優先し，やむを得ない場合にのみ服用させること。
〔カプセル剤及び錠剤・丸剤以外の製剤の場合に記載すること。なお，生後3ヵ月未満の用法がある製剤の場合，「生後3ヵ月未満の乳児」を『してはいけないこと』に記載し，用法及び用量欄には記載しないこと。〕

保管及び取扱い上の注意
(1) 直射日光の当たらない（湿気の少ない）涼しい所に（密栓して）保管すること。
〔（　）内は必要とする場合に記載すること。〕
(2) 小児の手の届かない所に保管すること。
(3) 他の容器に入れ替えないこと。（誤用の原因になったり品質が変わる。）
〔容器等の個々に至適表示がなされていて，誤用のおそれのない場合には記載しなくてもよい。〕

【外部の容器又は外部の被包に記載すべき事項】
注意
1. 次の人は服用しないこと
生後3ヵ月未満の乳児
〔生後3ヵ月未満の用法がある製剤に記載すること。〕
2. 次の人は服用前に医師，薬剤師又は登録販売者に相談すること
(1) 医師の治療を受けている人。
(2) 妊婦又は妊娠していると思われる人。
(3) 体の虚弱な人（体力の衰えている人，体の弱い人）。
(4) 胃腸が弱く冷え症の人。
(5) 高齢者。
〔1日最大配合量が甘草として1g以上（エキス剤については原生薬に換算して1g以上）含有する製剤に記載すること。〕
(6) 次の症状のある人。
むくみ
〔1日最大配合量が甘草として1g以上（エキス剤については原生薬に換算して1g以上）含有する製剤に記載すること。〕
(7) 次の診断を受けた人。
高血圧，心臓病，腎臓病
〔1日最大配合量が甘草として1g以上（エキス剤については原生薬に換算して1g以上）含有する製剤に記載すること。〕
2′. 服用が適さない場合があるので，服用前に医師，薬剤師又は登録販売者に相談すること
〔2.の項目の記載に際し，十分な記載スペースがない場合には2′.を記載すること。〕
3. 服用に際しては，説明文書をよく読むこと
4. 直射日光の当たらない（湿気の少ない）涼しい所に（密栓して）保管すること
〔（　）内は必要とする場合に記載すること。〕

不換金正気散（フカンキンショウキサン）

〔基準〕

（平成20年9月30日　厚生労働省医薬食品局審査管理課長通知による）

1. 成分・分量
    蒼朮4（白朮も可），厚朴3，陳皮3，大棗1～3，生姜0.5～1（ヒネショウガを使用する場合2～3），半夏6，甘草1.5，藿香1～1.5

2. 用法・用量
    湯

3. 効能・効果
    体力中等度で，胃がもたれて食欲がなく，ときにはきけがあるものの次の諸症：急・慢性胃炎，胃腸虚弱，消化不良，食欲不振，消化器症状のある感冒

〔使用上の注意〕

（平成25年3月27日　厚生労働省医薬食品局安全対策課長・審査管理課長通知による）

【添付文書等に記載すべき事項】

『してはいけないこと』
（守らないと現在の症状が悪化したり，副作用が起こりやすくなる）

次の人は服用しないこと
    生後3ヵ月未満の乳児。
    〔生後3ヵ月未満の用法がある製剤に記載すること。〕

『相談すること』

1. 次の人は服用前に医師，薬剤師又は登録販売者に相談すること
    (1) 医師の治療を受けている人。
    (2) 妊婦又は妊娠していると思われる人。
    (3) 高齢者。
        〔1日最大配合量が甘草として1g以上（エキス剤については原生薬に換算して1g以上）含有する製剤に記載すること。〕
    (4) 今までに薬などにより発疹・発赤，かゆみ等を起こしたことがある人。
    (5) 次の症状のある人。
        むくみ
        〔1日最大配合量が甘草として1g以上（エキス剤については原生薬に換算して1g以上）含有する製剤に記載すること。〕
    (6) 次の診断を受けた人。
        高血圧，心臓病，腎臓病
        〔1日最大配合量が甘草として1g以上（エキス剤については原生薬に換算して1g以上）含有する製剤に記載すること。〕

2. 服用後，次の症状があらわれた場合は副作用の可能性があるので，直ちに服用を中止し，この文書を持って医師，薬剤師又は登録販売者に相談すること
    まれに下記の重篤な症状が起こることがある。その場合は直ちに医師の診療を受けること。

症状の名称	症　状
偽アルドステロン症，ミオパチー	手足のだるさ，しびれ，つっぱり感やこわばりに加えて，脱力感，筋肉痛があらわれ，徐々に強くなる。

〔1日最大配合量が甘草として1g以上（エキス剤については原生薬に換算して1g以上）含有する製剤に記載すること。〕

3. 1ヵ月位（急性胃炎に服用する場合には5～6回，消化器症状のある感冒に服用する場合には5～6日間）服用しても症状がよくならない場合は服用を中止し，この文書を持って医師，薬剤師又は登録販売者に相談すること

4. 長期連用する場合には，医師，薬剤師又は登録販売者に相談すること
    〔1日最大配合量が甘草として1g以上（エキス剤については原生薬に換算して1g以上）含有する製剤に記載すること。〕

〔用法及び用量に関連する注意として，用法及び用量の項目に続けて以下を記載すること。〕

(1) 小児に服用させる場合には，保護者の指導監督のもとに服用させること。
    〔小児の用法及び用量がある場合に記載すること。〕
(2) 〔小児の用法がある場合，剤形により，次に該当する場合には，そのいずれかを記載すること。〕
    1) 3歳以上の幼児に服用させる場合には，薬剤がのどにつかえることのないよう，よく注意すること。
        〔5歳未満の幼児の用法がある錠剤・丸剤の場合に記載すること。〕
    2) 幼児に服用させる場合には，薬剤がのどにつかえることのないよう，よく注意すること。
        〔3歳未満の用法及び用量を有する丸剤の場合に記載すること。〕
    3) 1歳未満の乳児には，医師の診療を受けさせることを優先し，やむを得ない場合にのみ服用させること。
        〔カプセル剤及び錠剤・丸剤以外の製剤の場合に記載すること。なお，生後3ヵ月未満の用法がある製剤の場合，「生後3ヵ月未満の乳児」を『してはいけないこと』に記載し，用法及び用量欄には記載しないこと。〕

保管及び取扱い上の注意
(1) 直射日光の当たらない（湿気の少ない）涼しい所に（密栓して）保管すること。
    〔（　）内は必要とする場合に記載すること。〕
(2) 小児の手の届かない所に保管すること。
(3) 他の容器に入れ替えないこと。（誤用の原因になったり品質が変わる。）
    〔容器等の個々に至適表示がなされていて，誤用のおそれのない場合には記載しなくてもよい。〕

【外部の容器又は外部の被包に記載すべき事項】

注意

1. 次の人は服用しないこと
    生後3ヵ月未満の乳児。
    〔生後3ヵ月未満の用法がある製剤に記載すること。〕

2. 次の人は服用前に医師，薬剤師又は登録販売者に相談すること
    (1) 医師の治療を受けている人。
    (2) 妊婦又は妊娠していると思われる人。
    (3) 高齢者。
        〔1日最大配合量が甘草として1g以上（エキス剤については原生薬に換算して1g以上）含有する製剤に記載すること。〕
    (4) 今までに薬などにより発疹・発赤，かゆみ等を起こしたことがある人。
    (5) 次の症状のある人。
        むくみ
        〔1日最大配合量が甘草として1g以上（エキス剤については原生薬に換算して1g以上）含有する製剤に記載すること。〕
    (6) 次の診断を受けた人。
        高血圧，心臓病，腎臓病
        〔1日最大配合量が甘草として1g以上（エキス剤については原生薬に換算して1g以上）含有する製剤に記載すること。〕

2'. 服用が適さない場合があるので，服用前に医師，薬剤師

又は登録販売者に相談すること
　　　〔2.の項目の記載に際し，十分な記載スペースがない場合には2'.を記載すること。〕
3. 服用に際しては，説明文書をよく読むこと
4. 直射日光の当たらない（湿気の少ない）涼しい所に（密栓して）保管すること
　　　〔（　）内は必要とする場合に記載すること。〕

ブクリュウカントウ
伏竜肝湯

〔基準〕

（平成20年9月30日　厚生労働省医薬食品局審査管理課長通知による）
1. 成分・分量
　　伏竜肝4～10，ヒネショウガ5～8（生姜を使用する場合1.5～3），半夏6～8，茯苓3～5
2. 用法・用量
　　湯
3. 効能・効果
　　つわり，悪心，嘔吐

《備考》
注）体力に関わらず，使用できる。
【注）表記については，効能・効果欄に記載するのではなく，〈効能・効果に関連する注意〉として記載する。】

〔使用上の注意〕

（平成25年3月27日　厚生労働省医薬食品局安全対策課長・審査管理課長通知による）

【添付文書等に記載すべき事項】
『してはいけないこと』
（守らないと現在の症状が悪化したり，副作用が起こりやすくなる）
　　次の人は服用しないこと
　　　生後3ヵ月未満の乳児。
　　　〔生後3ヵ月未満の用法がある製剤に記載すること。〕

『相談すること』
1. 次の人は服用前に医師，薬剤師又は登録販売者に相談すること
　(1) 医師の治療を受けている人。
　(2) 今までに薬などにより発疹・発赤，かゆみ等を起こしたことがある人。
2. 服用後，次の症状があらわれた場合は副作用の可能性があるので，直ちに服用を中止し，この文書を持って医師，薬剤師又は登録販売者に相談すること

関係部位	症　　状
皮　膚	発疹・発赤，かゆみ

3. 5～6日間服用しても症状がよくならない場合は服用を中止し，この文書を持って医師，薬剤師又は登録販売者に相談すること
〔効能又は効果に関連する注意として，効能又は効果の項目に続けて以下を記載すること。〕
　　体力に関わらず，使用できる。
〔用法及び用量に関連する注意として，用法及び用量の項目に続けて以下を記載すること。〕
　(1) 小児に服用させる場合には，保護者の指導監督のもとに服用させること。
　　　〔小児の用法及び用量がある場合に記載すること。〕
　(2) 〔小児の用法がある場合，剤形により，次に該当する場合には，そのいずれかを記載すること。〕
　　1) 3歳以上の幼児に服用させる場合には，薬剤がのどにつかえることのないよう，よく注意すること。
　　　〔5歳未満の幼児の用法がある錠剤・丸剤の場合に記載すること。〕
　　2) 幼児に服用させる場合には，薬剤がのどにつかえることのないよう，よく注意すること。
　　　〔3歳未満の用法及び用量を有する丸剤の場合に記載すること。〕
　　3) 1歳未満の乳児には，医師の診療を受けさせることを

ブクリョウイン
茯苓飲

〔基準〕

(平成20年9月30日 厚生労働省医薬食品局審査管理課長通知による)
1. 成分・分量
    茯苓2.4〜5，白朮2.4〜4（蒼朮も可），人参2.4〜3，生姜1〜1.5（ヒネショウガを使用する場合3〜4），陳皮2.5〜3，枳実1〜2
2. 用法・用量
    湯
3. 効能・効果
    体力中等度以下で，はきけや胸やけ，上腹部膨満感があり尿量減少するものの次の諸症：胃炎，神経性胃炎，胃腸虚弱，胸やけ

〔使用上の注意〕

(平成25年3月27日 厚生労働省医薬食品局安全対策課長・審査管理課長通知による)

【添付文書等に記載すべき事項】
『してはいけないこと』
(守らないと現在の症状が悪化したり，副作用が起こりやすくなる)
　　次の人は服用しないこと
　　　生後3ヵ月未満の乳児。
　　　〔生後3ヵ月未満の用法がある製剤に記載すること。〕
『相談すること』
1. 次の人は服用前に医師，薬剤師又は登録販売者に相談すること
   (1) 医師の治療を受けている人。
   (2) 妊婦又は妊娠していると思われる人。
   (3) 今までに薬などにより発疹・発赤，かゆみ等を起こしたことがある人。
2. 服用後，次の症状があらわれた場合は副作用の可能性があるので，直ちに服用を中止し，この文書を持って医師，薬剤師又は登録販売者に相談すること

関係部位	症　　状
皮　膚	発疹・発赤，かゆみ

3. 1ヵ月位（胃炎，胸やけに服用する場合には1週間位）服用しても症状がよくならない場合は服用を中止し，この文書を持って医師，薬剤師又は登録販売者に相談すること
〔用法及び用量に関連する注意として，用法及び用量の項目に続けて以下を記載すること。〕
(1) 小児に服用させる場合には，保護者の指導監督のもとに服用させること。
　　〔小児の用法及び用量がある場合に記載すること。〕
(2) 〔小児の用法がある場合，剤形により，次に該当する場合には，そのいずれかを記載すること。〕
  1) 3歳以上の幼児に服用させる場合には，薬剤がのどにつかえることのないよう，よく注意すること。
　　〔5歳未満の幼児の用法がある錠剤・丸剤の場合に記載すること。〕
  2) 幼児に服用させる場合には，薬剤がのどにつかえることのないよう，よく注意すること。
　　〔3歳未満の用法及び用量を有する丸剤の場合に記載すること。〕
  3) 1歳未満の乳児には，医師の診療を受けさせることを優先し，やむを得ない場合にのみ服用させること。
　　〔カプセル剤及び錠剤・丸剤以外の製剤の場合に記載すること。なお，生後3ヵ月未満の用法がある製剤の

優先し，やむを得ない場合にのみ服用させること。
　〔カプセル剤及び錠剤・丸剤以外の製剤の場合に記載すること。なお，生後3ヵ月未満の用法がある製剤の場合，「生後3ヵ月未満の乳児」を『してはいけないこと』に記載し，用法及び用量欄には記載しないこと。〕
保管及び取扱い上の注意
(1) 直射日光の当たらない（湿気の少ない）涼しい所に（密栓して）保管すること。
　　〔（　）内は必要とする場合に記載すること。〕
(2) 小児の手の届かない所に保管すること。
(3) 他の容器に入れ替えないこと。（誤用の原因になったり品質が変わる。）
　　〔容器等の個々に至適表示がなされていて，誤用のおそれのない場合には記載しなくてもよい。〕
【外部の容器又は外部の被包に記載すべき事項】
注意
1. 次の人は服用しないこと
　　生後3ヵ月未満の乳児。
　　〔生後3ヵ月未満の用法がある製剤に記載すること。〕
2. 次の人は服用前に医師，薬剤師又は登録販売者に相談すること
　(1) 医師の治療を受けている人。
　(2) 今までに薬などにより発疹・発赤，かゆみ等を起こしたことがある人。
2′. 服用が適さない場合があるので，服用前に医師，薬剤師又は登録販売者に相談すること
　　〔2.の項目の記載に際し，十分な記載スペースがない場合には2′.を記載すること。〕
3. 服用に際しては，説明文書をよく読むこと
4. 直射日光の当たらない（湿気の少ない）涼しい所に（密栓して）保管すること
　　〔（　）内は必要とする場合に記載すること。〕
〔効能又は効果に関連する注意として，効能又は効果の項目に続けて以下を記載すること。〕
　　体力に関わらず，使用できる。

場合,「生後3ヵ月未満の乳児」を『してはいけないこと』に記載し,用法及び用量欄には記載しないこと。

保管及び取扱い上の注意
(1) 直射日光の当たらない(湿気の少ない)涼しい所に(密栓して)保管すること。
〔( )内は必要とする場合に記載すること。〕
(2) 小児の手の届かない所に保管すること。
(3) 他の容器に入れ替えないこと。(誤用の原因になったり品質が変わる。)
〔容器等の個々に至適表示がなされていて,誤用のおそれのない場合には記載しなくてもよい。〕

【外部の容器又は外部の被包に記載すべき事項】
注意
1. 次の人は服用しないこと
　生後3ヵ月未満の乳児。
〔生後3ヵ月未満の用法がある製剤に記載すること。〕
2. 次の人は服用前に医師,薬剤師又は登録販売者に相談すること
　(1) 医師の治療を受けている人。
　(2) 妊婦又は妊娠していると思われる人。
　(3) 今までに薬などにより発疹・発赤,かゆみ等を起こしたことがある人。
2′. 服用が適さない場合があるので,服用前に医師,薬剤師又は登録販売者に相談すること
〔2.の項目の記載に際し,十分な記載スペースがない場合には2′.を記載すること〕
3. 服用に際しては,説明文書をよく読むこと
4. 直射日光の当たらない(湿気の少ない)涼しい所に(密栓して)保管すること
〔( )内は必要とする場合に記載すること。〕

ウチダの茯苓飲㊀　㈱ウチダ和漢薬
区分 第2類
組成 煎:1袋(17.5g)中 ブクリョウ5g,ソウジュツ4g,ニンジン3g,キッピ3g,ショウキョウ1g,キジツ1.5g
適応 吐き気や胸やけがあり尿量が減少するものの次の諸症:胃炎,胃アトニー,溜飲
用法 15才以上1日1袋を煎じ3回に分けて食前1時間又は食間空腹時に温服。15才未満は服用しない
包装 30袋

錠剤茯苓飲㊀　一元製薬㈱-㈱イチゲン
区分 第2類
組成 錠(褐):100錠中 ブクリョウ末5.5g,ソウジュツ末4.5g,ショウキョウ末3.5g,ニンジン末3.5g,キジツ末2g,チンピ末4g,水性エキス2.5g(ブクリョウ6g,ソウジュツ5g,ニンジン・ショウキョウ・チンピ各4g,キジツ2.5g)
適応 体力中等度以下で,吐き気や胸やけ,上腹部膨満感があり尿量減少するものの次の諸症:胃炎,神経性胃炎,胃腸虚弱,胸やけ
用法 1回成人4～6錠,13～7才2～3錠,1日3回食前1時間又は空腹時。温湯で服用
包装 350錠〔Ⓐ4,500Ⓑ2,250〕,1000錠〔Ⓐ11,000Ⓑ5,500〕,2000錠〔Ⓐ20,000Ⓑ10,000〕

茯苓飲㊀　東洋漢方製薬㈱
区分 第2類
組成 煎:1包(17.5g)中 ブクリョウ5g,ビャクジュツ4g,ニンジン3g,ショウキョウ1g,チンピ3g,キジツ1.5g
適応 吐き気や胸やけがあり尿量が減少するものの次の諸症:胃炎,胃カタル,溜飲
用法 15才以上1日1包を煎じ2～3回(食前1時間又は食間空腹時)に分けて温服。14～7才⅔,6～4才½,1日3回
包装 100包〔Ⓑ16,000〕

茯苓飲「タキザワ」㊀　㈱タキザワ漢方廠
区分 第2類
組成 煎:2包(17.5g)中 ブクリョウ5g,ソウジュツ4g,ニンジン3g,ショウキョウ1g,チンピ3g,キジツ1.5g
適応 体力中等度以下で,吐き気や胸やけ,上腹部膨満感があり尿量減少するものの次の諸症:胃炎,神経性胃炎,胃腸虚弱,胸やけ
用法 15才以上1回1包を煎じ,1日2回朝夕空腹時。14～7才⅔,6～4才½,3～2才⅓,2才未満¼以下。1才未満には,医師の診療を受けさせることを優先し,止むを得ない場合にだけ服用させる。3ヵ月未満は服用しない
包装 120包〔Ⓐ28,350(税込み)Ⓑ14,175(税込み)〕

茯苓飲加半夏
ブクリョウインカハンゲ

〔基準〕

(平成20年9月30日　厚生労働省医薬食品局審査管理課長通知による)

1. 成分・分量
   茯苓5, 白朮4 (蒼朮も可), 人参3, 生姜1～1.5 (ヒネショウガを使用する場合3～4), 陳皮3, 枳実1.5, 半夏4
2. 用法・用量
   湯
3. 効能・効果
   体力中等度以下で, はきけや胸やけが強く, 上腹部膨満感があり尿量減少するものの次の諸症：胃炎, 神経性胃炎, 胃腸虚弱, 胸やけ

〔使用上の注意〕

(平成25年3月27日　厚生労働省医薬食品局安全対策課長・審査管理課長通知による)

【添付文書等に記載すべき事項】

『してはいけないこと』
(守らないと現在の症状が悪化したり, 副作用が起こりやすくなる)

次の人は服用しないこと
生後3ヵ月未満の乳児。
〔生後3ヵ月未満の用法がある製剤に記載すること。〕

『相談すること』
1. 次の人は服用前に医師, 薬剤師又は登録販売者に相談すること
   (1) 医師の治療を受けている人。
   (2) 妊婦又は妊娠していると思われる人。
   (3) 今までに薬などにより発疹・発赤, かゆみ等を起こしたことがある人。
2. 1ヵ月位 (胃炎, 胸やけに服用する場合には5～6日間) 服用しても症状がよくならない場合は服用を中止し, この文書を持って医師, 薬剤師又は登録販売者に相談すること

〔用法及び用量に関連する注意として, 用法及び用量の項目に続けて以下を記載すること。〕
(1) 小児に服用させる場合には, 保護者の指導監督のもとに服用させること。
   〔小児の用法及び用量がある場合に記載すること。〕
(2) 〔小児の用法がある場合, 剤形により, 次に該当する場合には, そのいずれかを記載すること。〕
   1) 3歳以上の幼児に服用させる場合には, 薬剤がのどにつかえることのないよう, よく注意すること。
      〔5歳未満の幼児の用法がある錠剤・丸剤の場合に記載すること。〕
   2) 幼児に服用させる場合には, 薬剤がのどにつかえることのないよう, よく注意すること。
      〔3歳未満の用法及び用量を有する丸剤の場合に記載すること。〕
   3) 1歳未満の乳児には, 医師の診療を受けさせることを優先し, やむを得ない場合にのみ服用させること。
      〔カプセル剤及び錠剤・丸剤以外の製剤の場合に記載すること。なお, 生後3ヵ月未満の用法がある製剤の場合,「生後3ヵ月未満の乳児」を『してはいけないこと』に記載し, 用法及び用量欄には記載しないこと。〕

保管及び取扱い上の注意
(1) 直射日光の当たらない (湿気の少ない) 涼しい所に (密栓して) 保管すること。
   〔(　) 内は必要とする場合に記載すること。〕
(2) 小児の手の届かない所に保管すること。
(3) 他の容器に入れ替えないこと。(誤用の原因になったり品質が変わる。)
   〔容器等の個々に至適表示がなされていて, 誤用のおそれのない場合には記載しなくてもよい。〕

【外部の容器又は外部の被包に記載すべき事項】

注意
1. 次の人は服用しないこと
   生後3ヵ月未満の乳児。
   〔生後3ヵ月未満の用法がある製剤に記載すること。〕
2. 次の人は服用前に医師, 薬剤師又は登録販売者に相談すること
   (1) 医師の治療を受けている人。
   (2) 妊婦又は妊娠していると思われる人。
   (3) 今までに薬などにより発疹・発赤, かゆみ等を起こしたことがある人。
2′. 服用が適さない場合があるので, 服用前に医師, 薬剤師又は登録販売者に相談すること
   〔2.の項目の記載に際し, 十分な記載スペースがない場合には2′.を記載すること。〕
3. 服用に際しては, 説明文書をよく読むこと
4. 直射日光の当たらない (湿気の少ない) 涼しい所に (密栓して) 保管すること
   〔(　) 内は必要とする場合に記載すること。〕

茯苓飲合半夏厚朴湯

〔基準〕

(平成20年9月30日 厚生労働省医薬食品局審査管理課長通知による)
1. 成分・分量
    茯苓4～6，白朮3～4（蒼朮も可），人参3，生姜1～1.5（ヒネショウガを使用する場合4～5），陳皮3，枳実1.5～2，半夏6～10，厚朴3，蘇葉2
2. 用法・用量
    湯
3. 効能・効果
    体力中等度以下で，気分がふさいで咽喉食道部に異物感があり，ときに動悸，めまい，嘔気，胸やけ，上腹部膨満感などがあり，尿量減少するものの次の諸症：不安神経症，神経性胃炎，つわり，胸やけ，胃炎，しわがれ声，のどのつかえ感

〔使用上の注意〕

(平成25年3月27日 厚生労働省医薬食品局安全対策課長・審査管理課長通知による)

【添付文書等に記載すべき事項】
『してはいけないこと』
（守らないと現在の症状が悪化したり，副作用が起こりやすくなる）
   次の人は服用しないこと
     生後3ヵ月未満の乳児。
      〔生後3ヵ月未満の用法がある製剤に記載すること。〕
『相談すること』
1. 次の人は服用前に医師，薬剤師又は登録販売者に相談すること
   (1) 医師の治療を受けている人。
   (2) 今までに薬などにより発疹・発赤，かゆみ等を起こしたことがある人。
2. 服用後，次の症状があらわれた場合は副作用の可能性があるので，直ちに服用を中止し，この文書を持って医師，薬剤師又は登録販売者に相談すること

関係部位	症　　状
皮　膚	発疹・発赤，かゆみ

3. 1ヵ月位（つわり，胸やけ，胃炎に服用する場合には5～6日間）服用しても症状がよくならない場合は服用を中止し，この文書を持って医師，薬剤師又は登録販売者に相談すること

〔用法及び用量に関連する注意として，用法及び用量の項目に続けて以下を記載すること。〕
(1) 小児に服用させる場合には，保護者の指導監督のもとに服用させること。
    〔小児の用法及び用量がある場合に記載すること。〕
(2) 〔小児の用法がある場合，剤形により，次に該当する場合には，そのいずれかを記載すること。〕
    1) 3歳以上の幼児に服用させる場合には，薬剤がのどにつかえることのないよう，よく注意すること。
       〔5歳未満の幼児の用法がある錠剤・丸剤の場合に記載すること。〕
    2) 幼児に服用させる場合には，薬剤がのどにつかえることのないよう，よく注意すること。
       〔3歳未満の用法及び用量を有する丸剤の場合に記載すること。〕
    3) 1歳未満の乳児には，医師の診療を受けさせることを優先し，やむを得ない場合にのみ服用させること。

〔カプセル剤及び錠剤・丸剤以外の製剤の場合に記載すること。なお，生後3ヵ月未満の用法がある製剤の場合，「生後3ヵ月未満の乳児」を『してはいけないこと』に記載し，用法及び用量欄には記載しないこと。〕

保管及び取扱い上の注意
(1) 直射日光の当たらない（湿気の少ない）涼しい所に（密栓して）保管すること。
   〔（　）内は必要とする場合に記載すること。〕
(2) 小児の手の届かない所に保管すること。
(3) 他の容器に入れ替えないこと。（誤用の原因になったり品質が変わる。）
   〔容器等の個々に至適表示がなされていて，誤用のおそれのない場合には記載しなくてもよい。〕

【外部の容器又は外部の被包に記載すべき事項】
注意
1. 次の人は服用しないこと
    生後3ヵ月未満の乳児。
     〔生後3ヵ月未満の用法がある製剤に記載すること。〕
2. 次の人は服用前に医師，薬剤師又は登録販売者に相談すること
   (1) 医師の治療を受けている人。
   (2) 今までに薬などにより発疹・発赤，かゆみ等を起こしたことがある人。
2′. 服用が適さない場合があるので，服用前に医師，薬剤師又は登録販売者に相談すること
   〔2.の項目の記載に際し，十分な記載スペースがない場合には2′.を記載すること。〕
3. 服用に際しては，説明文書をよく読むこと
4. 直射日光の当たらない（湿気の少ない）涼しい所に（密栓して）保管すること
   〔（　）内は必要とする場合に記載すること。〕

茯苓杏仁甘草湯
ブクリョウキョウニンカンゾウトウ

〔基準〕

(平成24年8月30日 厚生労働省医薬食品局審査管理課長通知による)
1. 成分・分量
   茯苓3～6，杏仁2～4，甘草1～2
2. 用法・用量
   湯
3. 効能・効果
   体力中等度以下で，胸につかえがあるものの次の諸症：
   息切れ，胸の痛み，気管支ぜんそく，せき，動悸

〔使用上の注意〕

(平成25年3月27日 厚生労働省医薬食品局安全対策課長・審査管理課長通知による)

【添付文書等に記載すべき事項】
『してはいけないこと』
(守らないと現在の症状が悪化したり，副作用が起こりやすくなる)
　次の人は服用しないこと
　　生後3ヵ月未満の乳児。
　　〔生後3ヵ月未満の用法がある製剤に記載すること。〕
『相談すること』
1. 次の人は服用前に医師，薬剤師又は登録販売者に相談すること
   (1) 医師の治療を受けている人。
   (2) 妊婦又は妊娠していると思われる人。
   (3) 高齢者。
       〔1日最大配合量が甘草として1g以上（エキス剤については原生薬に換算して1g以上）含有する製剤に記載すること。〕
   (4) 次の症状のある人。
       むくみ
       〔1日最大配合量が甘草として1g以上（エキス剤については原生薬に換算して1g以上）含有する製剤に記載すること。〕
   (5) 次の診断を受けた人。
       高血圧，心臓病，腎臓病
       〔1日最大配合量が甘草として1g以上（エキス剤については原生薬に換算して1g以上）含有する製剤に記載すること。〕
2. 服用後，次の症状があらわれた場合は副作用の可能性があるので，直ちに服用を中止し，この文書を持って医師，薬剤師又は登録販売者に相談すること
   まれに下記の重篤な症状が起こることがある。その場合は直ちに医師の診療を受けること。

症状の名称	症状
偽アルドステロン症，ミオパチー	手足のだるさ，しびれ，つっぱり感やこわばりに加えて，脱力感，筋肉痛があらわれ，徐々に強くなる。

　〔1日最大配合量が甘草として1g以上（エキス剤については原生薬に換算して1g以上）含有する製剤に記載すること。〕
3. 1ヵ月位服用しても症状がよくならない場合は服用を中止し，この文書を持って医師，薬剤師又は登録販売者に相談すること
4. 長期連用する場合には，医師，薬剤師又は登録販売者に相談すること

〔1日最大配合量が甘草として1g以上（エキス剤については原生薬に換算して1g以上）含有する製剤に記載すること。〕

〔用法及び用量に関連する注意として，用法及び用量の項目に続けて以下を記載すること。〕
(1) 小児に服用させる場合には，保護者の指導監督のもとに服用させること。
    〔小児の用法及び用量がある場合に記載すること。〕
(2) 〔小児の用法がある場合，剤形により，次に該当する場合には，そのいずれかを記載すること。〕
    1) 3歳以上の幼児に服用させる場合には，薬剤がのどにつかえることのないよう，よく注意すること。
       〔5歳未満の幼児の用法がある錠剤・丸剤の場合に記載すること。〕
    2) 幼児に服用させる場合には，薬剤がのどにつかえることのないよう，よく注意すること。
       〔3歳未満の用法及び用量を有する丸剤の場合に記載すること。〕
    3) 1歳未満の乳児には，医師の診療を受けさせることを優先し，やむを得ない場合にのみ服用させること。
       〔カプセル剤及び錠剤・丸剤以外の製剤の場合に記載すること。なお，生後3ヵ月未満の用法がある製剤の場合，「生後3ヵ月未満の乳児」を『してはいけないこと』に記載し，用法及び用量欄には記載しないこと。〕

保管及び取扱い上の注意
(1) 直射日光の当たらない（湿気の少ない）涼しい所に（密栓して）保管すること。
    〔( )内は必要とする場合に記載すること。〕
(2) 小児の手の届かない所に保管すること。
(3) 他の容器に入れ替えないこと。（誤用の原因になったり品質が変わる。）
    〔容器等の個々に至適表示がなされていて，誤用のおそれのない場合には記載しなくてもよい。〕

【外部の容器又は外部の被包に記載すべき事項】
注意
1. 次の人は服用しないこと
   生後3ヵ月未満の乳児。
   〔生後3ヵ月未満の用法がある製剤に記載すること。〕
2. 次の人は服用前に医師，薬剤師又は登録販売者に相談すること
   (1) 医師の治療を受けている人。
   (2) 妊婦又は妊娠していると思われる人。
   (3) 高齢者。
       〔1日最大配合量が甘草として1g以上（エキス剤については原生薬に換算して1g以上）含有する製剤に記載すること。〕
   (4) 次の症状のある人。
       むくみ
       〔1日最大配合量が甘草として1g以上（エキス剤については原生薬に換算して1g以上）含有する製剤に記載すること。〕
   (5) 次の診断を受けた人。
       高血圧，心臓病，腎臓病
       〔1日最大配合量が甘草として1g以上（エキス剤については原生薬に換算して1g以上）含有する製剤に記載すること。〕
2′. 服用が適さない場合があるので，服用前に医師，薬剤師又は登録販売者に相談すること
    〔2.の項目の記載に際し，十分な記載スペースがない場合には2′.を記載すること〕
3. 服用に際しては，説明文書をよく読むこと
4. 直射日光の当たらない（湿気の少ない）涼しい所に（密栓して）保管すること
   〔( )内は必要とする場合に記載すること。〕

ブクリョウシギャクトウ
茯苓四逆湯

〔基準〕

(平成23年4月15日 厚生労働省医薬食品局審査管理課長通知による)
1. 成分・分量
   茯苓4～4.8，甘草2～3，乾姜1.5～3，人参1～3，加工ブシ0.3～1.5
2. 用法・用量
   湯
3. 効能・効果
   体力虚弱あるいは体力が消耗し，手足が冷えるものの次の諸症：倦怠感，急・慢性胃腸炎，下痢，はきけ，尿量減少

〔使用上の注意〕

(平成25年3月27日 厚生労働省医薬食品局安全対策課長・審査管理課長通知による)

【添付文書等に記載すべき事項】
『してはいけないこと』
(守らないと現在の症状が悪化したり，副作用が起こりやすくなる)
　　次の人は服用しないこと
　　　生後3ヵ月未満の乳児。
　　　〔生後3ヵ月未満の用法がある製剤に記載すること。〕

『相談すること』
1. 次の人は服用前に医師，薬剤師又は登録販売者に相談すること
   (1) 医師の治療を受けている人。
   (2) 妊婦又は妊娠していると思われる人。
   (3) のぼせが強く赤ら顔で体力の充実している人。
   (4) 高齢者。
      〔1日最大配合量が甘草として1g以上（エキス剤については原生薬に換算して1g以上）含有する製剤に記載すること。〕
   (5) 今までに薬などにより発疹・発赤，かゆみ等を起こしたことがある人。
   (6) 次の症状のある人。
      むくみ
      〔1日最大配合量が甘草として1g以上（エキス剤については原生薬に換算して1g以上）含有する製剤に記載すること。〕
   (7) 次の診断を受けた人。
      高血圧，心臓病，腎臓病
      〔1日最大配合量が甘草として1g以上（エキス剤については原生薬に換算して1g以上）含有する製剤に記載すること。〕
2. 服用後，次の症状があらわれた場合は副作用の可能性があるので，直ちに服用を中止し，この文書を持って医師，薬剤師又は登録販売者に相談すること

関係部位	症　　　　状
皮　膚	発疹・発赤，かゆみ
その他	動悸，のぼせ，ほてり，口唇・舌のしびれ

まれに下記の重篤な症状が起こることがある。その場合は直ちに医師の診療を受けること。

症状の名称	症　　　　状
偽アルドステロン症，ミオパチー	手足のだるさ，しびれ，つっぱり感やこわばりに加えて，脱力感，筋肉痛があらわれ，徐々に強くなる。

　〔1日最大配合量が甘草として1g以上（エキス剤については原生薬に換算して1g以上）を含有する製剤に記載すること。〕
3. 1ヵ月位（下痢，急性胃腸炎に服用する場合には5～6回）服用しても症状がよくならない場合は服用を中止し，この文書を持って医師，薬剤師又は登録販売者に相談すること
4. 長期連用する場合には，医師，薬剤師又は登録販売者に相談すること
   〔1日最大配合量が，甘草として1g以上（エキス剤については原生薬に換算して1g以上）含有する製剤に記載すること。〕

〔用法及び用量に関連する注意として，用法及び用量の項目に続けて以下を記載すること。〕
(1) 小児に服用させる場合には，保護者の指導監督のもとに服用させること。
   〔小児の用法及び用量がある場合に記載すること。〕
(2) 小児の用法がある場合，剤形により，次に該当する場合には，そのいずれかを記載すること。
   1) 3歳以上の幼児に服用させる場合には，薬剤がのどにつかえることのないよう，よく注意すること。
      〔5歳未満の幼児の用法がある錠剤・丸剤の場合に記載すること。〕
   2) 幼児に服用させる場合には，薬剤がのどにつかえることのないよう，よく注意すること。
      〔3歳未満の用法及び用量を有する丸剤の場合に記載すること。〕
   3) 1歳未満の乳児には，医師の診療を受けさせることを優先し，やむを得ない場合にのみ服用させること。
      〔カプセル剤及び錠剤・丸剤以外の製剤に記載すること。なお，生後3ヵ月未満の用法がある製剤の場合，「生後3ヵ月未満の乳児」を『してはいけないこと』に記載し，用法及び用量欄には記載しないこと。〕

保管及び取扱い上の注意
(1) 直射日光の当たらない（湿気の少ない）涼しい所に（密栓して）保管すること。
   〔（　）内は必要とする場合に記載すること。〕
(2) 小児の手の届かない所に保管すること。
(3) 他の容器に入れ替えないこと。（誤用の原因になったり品質が変わる。）
   〔容器等の個々に至適表示がなされていて，誤用のおそれのない場合には記載しなくてもよい。〕

【外部の容器又は外部の被包に記載すべき事項】
注意
1. 次の人は服用しないこと
   生後3ヵ月未満の乳児。
   〔生後3ヵ月未満の用法がある製剤に記載すること。〕
2. 次の人は服用前に医師，薬剤師又は登録販売者に相談すること
   (1) 医師の治療を受けている人。
   (2) 妊婦又は妊娠していると思われる人。
   (3) のぼせが強く赤ら顔で体力の充実している人。
   (4) 高齢者。
      〔1日最大配合量が甘草として1g以上（エキス剤については原生薬に換算して1g以上）含有する製剤に記載すること。〕
   (5) 今までに薬などにより発疹・発赤，かゆみ等を起こしたことがある人。
   (6) 次の症状のある人。
      むくみ
      〔1日最大配合量が甘草として1g以上（エキス剤については原生薬に換算して1g以上）含有する製剤に記載すること。〕
   (7) 次の診断を受けた人。
      高血圧，心臓病，腎臓病

〔1日最大配合量が甘草として1g以上（エキス剤については原生薬に換算して1g以上）含有する製剤に記載すること。〕
2′. 服用が適さない場合があるので，服用前に医師，薬剤師又は登録販売者に相談すること
〔2.の項目の記載に際し，十分な記載スペースがない場合には2′.を記載すること。〕
3. 服用に際しては，説明文書をよく読むこと
4. 直射日光の当たらない（湿気の少ない）涼しい所に（密栓して）保管すること
〔（ ）内は必要とする場合に記載すること。〕

ブクリョウタクシャトウ 茯苓沢瀉湯

〔基準〕
（平成20年9月30日 厚生労働省医薬食品局審査管理課長通知による）
1. 成分・分量
   茯苓4～8，沢瀉2.4～4，白朮1.8～3（蒼朮も可），桂皮1.2～2，生姜1～1.5（ヒネショウガを使用する場合2.4～4），甘草1～1.5
2. 用法・用量
   湯
3. 効能・効果
   体力中等度以下で，胃のもたれ，悪心，嘔吐のいずれかがあり，渇きを覚えるものの次の諸症：胃炎，胃腸虚弱

〔使用上の注意〕
（平成25年3月27日 厚生労働省医薬食品局安全対策課長・審査管理課長通知による）
【添付文書等に記載すべき事項】
『してはいけないこと』
（守らないと現在の症状が悪化したり，副作用が起こりやすくなる）
　　次の人は服用しないこと
　　生後3ヵ月未満の乳児。
　　〔生後3ヵ月未満の用法がある製剤に記載すること。〕
『相談すること』
1. 次の人は服用前に医師，薬剤師又は登録販売者に相談すること
   (1) 医師の治療を受けている人。
   (2) 妊婦又は妊娠していると思われる人。
   (3) 高齢者。
       〔1日最大配合量が甘草として1g以上（エキス剤については原生薬に換算して1g以上）含有する製剤に記載すること。〕
   (4) 今までに薬などにより発疹・発赤，かゆみ等を起こしたことがある人。
   (5) 次の症状のある人。
       むくみ
       〔1日最大配合量が甘草として1g以上（エキス剤については原生薬に換算して1g以上）含有する製剤に記載すること。〕
   (6) 次の診断を受けた人。
       高血圧，心臓病，腎臓病
       〔1日最大配合量が甘草として1g以上（エキス剤については原生薬に換算して1g以上）含有する製剤に記載すること。〕
2. 服用後，次の症状があらわれた場合は副作用の可能性があるので，直ちに服用を中止し，この文書を持って医師，薬剤師又は登録販売者に相談すること

関係部位	症　　状
皮　膚	発疹・発赤，かゆみ

まれに下記の重篤な症状が起こることがある。その場合は直ちに医師の診療を受けること。

症状の名称	症　　状
偽アルドステロン症，ミオパチー	手足のだるさ，しびれ，つっぱり感やこわばりに加えて，脱力感，筋肉痛があらわれ，徐々に強くなる。

〔1日最大配合量が甘草として1g以上（エキス剤については原生薬に換算して1g以上）含有する製剤に記

載すること。〕
3. 1ヵ月位服用しても症状がよくならない場合は服用を中止し，この文書を持って医師，薬剤師又は登録販売者に相談すること
4. 長期連用する場合には，医師，薬剤師又は登録販売者に相談すること
　　　〔1日最大配合量が甘草として1g以上（エキス剤については原生薬に換算して1g以上）含有する製剤に記載すること。〕
〔用法及び用量に関連する注意として，用法及び用量の項目に続けて以下を記載すること。〕
（1）小児に服用させる場合には，保護者の指導監督のもとに服用させること。
　　〔小児の用法及び用量がある場合に記載すること。〕
（2）〔小児の用法がある場合，剤形により，次に該当する場合には，そのいずれかを記載すること。〕
　1）3歳以上の幼児に服用させる場合には，薬剤がのどにつかえることのないよう，よく注意すること。
　　〔5歳未満の幼児の用法がある錠剤・丸剤の場合に記載すること。〕
　2）幼児に服用させる場合には，薬剤がのどにつかえることのないよう，よく注意すること。
　　〔3歳未満の用法及び用量を有する丸剤の場合に記載すること。〕
　3）1歳未満の乳児には，医師の診療を受けさせることを優先し，やむを得ない場合にのみ服用させること。
　　〔カプセル剤及び錠剤・丸剤以外の製剤の場合に記載すること。なお，生後3ヵ月未満の用法がある製剤の場合，「生後3ヵ月未満の乳児」を『してはいけないこと』に記載し，用法及び用量欄には記載しないこと。〕

保管及び取扱い上の注意
（1）直射日光の当たらない（湿気の少ない）涼しい所に（密栓して）保管すること。
　　〔（　）内は必要とする場合に記載すること。〕
（2）小児の手の届かない所に保管すること。
（3）他の容器に入れ替えないこと。（誤用の原因になったり品質が変わる。）
　　〔容器等の個々に至適表示がなされていて，誤用のおそれのない場合には記載しなくてもよい。〕

【外部の容器又は外部の被包に記載すべき事項】
注意
1. 次の人は服用しないこと
　　生後3ヵ月未満の乳児。
　　〔生後3ヵ月未満の用法がある製剤に記載すること。〕
2. 次の人は服用前に医師，薬剤師又は登録販売者に相談すること
（1）医師の治療を受けている人。
（2）妊婦又は妊娠していると思われる人。
（3）高齢者。
　　〔1日最大配合量が甘草として1g以上（エキス剤については原生薬に換算して1g以上）含有する製剤に記載すること。〕
（4）今までに薬などにより発疹・発赤，かゆみ等を起こしたことがある人。
（5）次の症状のある人。
　　むくみ
　　〔1日最大配合量が甘草として1g以上（エキス剤については原生薬に換算して1g以上）含有する製剤に記載すること。〕
（6）次の診断を受けた人。
　　高血圧，心臓病，腎臓病
　　〔1日最大配合量が甘草として1g以上（エキス剤については原生薬に換算して1g以上）含有する製剤に記載すること。〕

2′. 服用が適さない場合があるので，服用前に医師，薬剤師又は登録販売者に相談すること
　　〔2.の項目の記載に際し，十分な記載スペースがない場合には2′.を記載すること。〕
3. 服用に際しては，説明文書をよく読むこと
4. 直射日光の当たらない（湿気の少ない）涼しい所に（密栓して）保管すること
　　〔（　）内は必要とする場合に記載すること。〕

サンワ茯苓沢瀉湯エキス細粒㊀　三和生薬㈱
区分 第2類
組成 細：6g中 茯苓沢瀉湯水製エキス1.9g（ブクリョウ・タクシャ各3.2g，ソウジュツ2.4g，ショウキョウ0.8g，ケイヒ1.6g，カンゾウ1.2g）
添加 乳糖，トウモロコシデンプン
適応 体力中等度以下で，胃のもたれ，悪心，嘔吐のいずれかがあり，渇きを覚えるものの次の諸症：胃炎，胃腸虚弱
用法 1回15才以上2g，14〜7才1.3g，6〜4才1g，1日3回食前又は食間。4才未満は服用しない
包装 500g

サンワ茯苓沢瀉湯エキス細粒「分包」㊀　三和生薬㈱
区分 第2類
組成 細：3包(6g)中 茯苓沢瀉湯水製エキス1.9g（ブクリョウ・タクシャ各3.2g，ソウジュツ2.4g，ショウキョウ0.8g，ケイヒ1.6g，カンゾウ1.2g）
添加 乳糖，トウモロコシデンプン
適応 体力中等度以下で，胃のもたれ，悪心，嘔吐のいずれかがあり，渇きを覚えるものの次の諸症：胃炎，胃腸虚弱
用法 1回15才以上1包，14〜7才⅔，6〜4才½，1日3回食前又は食間。4才未満は服用しない
包装 30包〔Ⓐ2,205(税込み)〕，90包〔Ⓐ5,985(税込み)〕

サンワ茯苓沢瀉湯エキス錠㊀　三和生薬㈱
区分 第2類
組成 錠：18錠(5.4g)中 茯苓沢瀉湯水製エキス1.9g（ブクリョウ・タクシャ各3.2g，ソウジュツ2.4g，ショウキョウ0.8g，ケイヒ1.6g，カンゾウ1.2g）
添加 乳糖，トウモロコシデンプン，メタケイ酸アルミン酸マグネシウム，ステアリン酸カルシウム
適応 体力中等度以下で，胃のもたれ，悪心，嘔吐のいずれかがあり，渇きを覚えるものの次の諸症：胃炎，胃腸虚弱
用法 1回15才以上6錠，14〜7才4錠，6〜5才3錠，1日3回食前又は食間。5才未満は服用しない
包装 270錠〔Ⓐ2,835(税込み)〕

ユートピアデルマンハイ㊀　㈲本町薬品
区分 第2類
組成 散(茶褐)：3包(4.5g)中 茯苓沢瀉湯水製エキス粉末2.3g（ブクリョウ・タクシャ各4g，ビャクジュツ3g，ケイヒ2g，ショウキョウ・カンゾウ各1.5g）
添加 バレイショデンプン
適応 胃のもたれで悪心と嘔吐のあるものの次の諸症状：胃アトニー・胃下垂・胃拡張・胃潰瘍・十二指腸潰瘍，妊娠悪阻，小児嘔吐
用法 1回15才以上1包，14〜7才½，6〜4才¼，1日3回食間又は随時。4才未満は服用しない
包装 24包〔Ⓐ5,460(税込み)〕

附子粳米湯
ブシコウベイトウ

〔基準〕

(平成24年8月30日 厚生労働省医薬食品局審査管理課長通知による)
1. 成分・分量
    加工ブシ0.3～1.5，半夏5～8，大棗2.5～3，甘草1～2.5，粳米6～8
2. 用法・用量
    湯
3. 効能・効果
    体力虚弱で，腹部が冷えて痛み，腹が鳴るものの次の諸症：胃痛，腹痛，嘔吐，急性胃腸炎

〔使用上の注意〕

(平成25年3月27日　厚生労働省医薬食品局安全対策課長・審査管理課長通知による)

【添付文書等に記載すべき事項】
『してはいけないこと』
(守らないと現在の症状が悪化したり，副作用が起こりやすくなる)
　　次の人は服用しないこと
　　　生後3ヵ月未満の乳児。
　　　〔生後3ヵ月未満の用法がある製剤に記載すること。〕
『相談すること』
1. 次の人は服用前に医師，薬剤師又は登録販売者に相談すること
   (1) 医師の治療を受けている人。
   (2) 妊婦又は妊娠していると思われる人。
   (3) のぼせが強く赤ら顔で体力の充実している人。
   (4) 高齢者。
       〔1日最大配合量が甘草として1g以上(エキス剤については原生薬に換算して1g以上)含有する製剤に記載すること。〕
   (5) 次の症状のある人。
       むくみ
       〔1日最大配合量が甘草として1g以上(エキス剤については原生薬に換算して1g以上)含有する製剤に記載すること。〕
   (6) 次の診断を受けた人。
       高血圧，心臓病，腎臓病
       〔1日最大配合量が甘草として1g以上(エキス剤については原生薬に換算して1g以上)含有する製剤に記載すること。〕
2. 服用後，次の症状があらわれた場合は副作用の可能性があるので，直ちに服用を中止し，この文書を持って医師，薬剤師又は登録販売者に相談すること

関係部位	症　　　状
その他	動悸，のぼせ，ほてり，口唇・舌のしびれ

まれに下記の重篤な症状が起こることがある。その場合は直ちに医師の診療を受けること。

症状の名称	症　　　状
偽アルドステロン症，ミオパチー	手足のだるさ，しびれ，つっぱり感やこわばりに加えて，脱力感，筋肉痛があらわれ，徐々に強くなる。

〔1日最大配合量が甘草として1g以上(エキス剤については原生薬に換算して1g以上)含有する製剤に記載すること。〕

3. 5～6日間(急性胃腸炎に服用する場合には5～6回)服用しても症状がよくならない場合は服用を中止し，この文書を持って医師，薬剤師又は登録販売者に相談すること
4. 長期連用する場合には，医師，薬剤師又は登録販売者に相談すること
   〔1日最大配合量が甘草として1g以上(エキス剤については原生薬に換算して1g以上)含有する製剤に記載すること。〕

〔用法及び用量に関連する注意として，用法及び用量の項に続けて以下を記載すること。〕
(1) 小児に服用させる場合には，保護者の指導監督のもとに服用させること。
    〔小児の用法及び用量がある場合に記載すること。〕
(2) 〔小児の用法がある場合，剤形により，次に該当する場合には，そのいずれかを記載すること。〕
   1) 3歳以上の幼児に服用させる場合には，薬剤がのどにつかえることのないよう，よく注意すること。
      〔5歳未満の幼児の用法がある錠剤・丸剤の場合に記載すること。〕
   2) 幼児に服用させる場合には，薬剤がのどにつかえることのないよう，よく注意すること。
      〔3歳未満の用法及び用量を有する丸剤の場合に記載すること。〕
   3) 1歳未満の乳児には，医師の診療を受けさせることを優先し，やむを得ない場合にのみ服用させること。
      〔カプセル剤及び錠剤・丸剤以外の製剤の場合に記載すること。なお，生後3ヵ月未満の乳児の用法がある製剤の場合，「生後3ヵ月未満の乳児」を『してはいけないこと』に記載し，用法及び用量欄には記載しないこと。〕

保管及び取扱い上の注意
(1) 直射日光の当たらない(湿気の少ない)涼しい所に(密栓して)保管すること。
    〔( )内は必要とする場合に記載すること。〕
(2) 小児の手の届かない所に保管すること。
(3) 他の容器に入れ替えないこと。(誤用の原因になったり品質が変わる。)
    〔容器等の個々に至適表示がなされていて，誤用のおそれのない場合には記載しなくてもよい。〕

【外部の容器又は外部の被包に記載すべき事項】
注意
1. 次の人は服用しないこと
   生後3ヵ月未満の乳児。
   〔生後3ヵ月未満の用法がある製剤に記載すること。〕
2. 次の人は服用前に医師，薬剤師又は登録販売者に相談すること
   (1) 医師の治療を受けている人。
   (2) 妊婦又は妊娠していると思われる人。
   (3) のぼせが強く赤ら顔で体力の充実している人。
   (4) 高齢者。
       〔1日最大配合量が甘草として1g以上(エキス剤については原生薬に換算して1g以上)含有する製剤に記載すること。〕
   (5) 次の症状のある人。
       むくみ
       〔1日最大配合量が甘草として1g以上(エキス剤については原生薬に換算して1g以上)含有する製剤に記載すること。〕
   (6) 次の診断を受けた人。
       高血圧，心臓病，腎臓病
       〔1日最大配合量が甘草として1g以上(エキス剤については原生薬に換算して1g以上)含有する製剤に記載すること。〕
2'. 服用が適さない場合があるので，服用前に医師，薬剤師又は登録販売者に相談すること

〔2.の項目の記載に際し，十分な記載スペースがない場合には2′.を記載すること。〕
3. 服用に際しては，説明文書をよく読むこと
4. 直射日光の当たらない（湿気の少ない）涼しい所に（密栓して）保管すること
〔（ ）内は必要とする場合に記載すること。〕

附子理中湯
ブシリチュウトウ

〔基準〕

（平成22年4月1日 厚生労働省医薬食品局審査管理課長通知による）
1. 成分・分量
　　人参3，加工ブシ0.5～1，乾姜2～3，甘草2～3，白朮3（蒼朮も可）
2. 用法・用量
　　湯
3. 効能・効果
　　体力虚弱で，手足の冷えが強く，疲れやすいものの次の諸症：胃腸虚弱，下痢，嘔吐，胃痛，腹痛，急・慢性胃炎

〔使用上の注意〕

（平成25年3月27日　厚生労働省医薬食品局安全対策課長・審査管理課長通知による）

【添付文書等に記載すべき事項】
『してはいけないこと』
（守らないと現在の症状が悪化したり，副作用が起こりやすくなる）
　　次の人は服用しないこと
　　　生後3ヵ月未満の乳児。
　　〔生後3ヵ月未満の用法がある製剤に記載すること。〕
『相談すること』
1. 次の人は服用前に医師，薬剤師又は登録販売者に相談すること
　(1) 医師の治療を受けている人。
　(2) 妊婦又は妊娠していると思われる人。
　(3) のぼせが強く赤ら顔で体力の充実している人。
　(4) 高齢者。
　　　〔1日最大配合量が甘草として1g以上（エキス剤については原生薬に換算して1g以上）含有する製剤に記載すること。〕
　(5) 今までに薬などにより発疹・発赤，かゆみ等を起こしたことがある人。
　(6) 次の症状のある人。
　　　むくみ
　　　〔1日最大配合量が甘草として1g以上（エキス剤については原生薬に換算して1g以上）含有する製剤に記載すること。〕
　(7) 次の診断を受けた人。
　　　高血圧，心臓病，腎臓病
　　　〔1日最大配合量が甘草として1g以上（エキス剤については原生薬に換算して1g以上）含有する製剤に記載すること。〕
2. 服用後，次の症状があらわれた場合は副作用の可能性があるので，直ちに服用を中止し，この文書を持って医師，薬剤師又は登録販売者に相談すること

関係部位	症　　　状
皮　膚	発疹・発赤，かゆみ
その他	動悸，のぼせ，ほてり，口唇・舌のしびれ

まれに下記の重篤な症状が起こることがある。その場合は直ちに医師の診療を受けること。

症状の名称	症　　　状
偽アルドステロン症，ミオパチー	手足のだるさ，しびれ，つっぱり感やこわばりに加えて，脱力感，筋肉痛があらわれ，徐々に強くなる。

一般用漢方製剤

〔1日最大配合量が甘草として1g以上（エキス剤については原生薬に換算して1g以上）含有する製剤に記載すること。〕
3. 1ヵ月位（急性胃炎に服用する場合には5～6回，下痢，嘔吐に服用する場合には5～6日間）服用しても症状がよくならない場合は服用を中止し，この文書を持って医師，薬剤師又は登録販売者に相談すること
4. 長期連用する場合には，医師，薬剤師又は登録販売者に相談すること
〔1日最大配合量が甘草として1g以上（エキス剤については原生薬に換算して1g以上）含有する製剤に記載すること。〕

〔用法及び用量に関連する注意として，用法及び用量の項目に続けて以下を記載すること。〕
(1) 小児に服用させる場合には，保護者の指導監督のもとに服用させること。
〔小児の用法及び用量がある場合に記載すること。〕
(2) 〔小児の用法がある場合，剤形により，次に該当する場合には，そのいずれかを記載すること。〕
1) 3歳以上の幼児に服用させる場合には，薬剤がのどにつかえることのないよう，よく注意すること。
〔5歳未満の幼児の用法がある錠剤・丸剤の場合に記載すること。〕
2) 幼児に服用させる場合には，薬剤がのどにつかえることのないよう，よく注意すること。
〔3歳未満の用法及び用量を有する丸剤の場合に記載すること。〕
3) 1歳未満の乳児には，医師の診療を受けさせることを優先し，やむを得ない場合にのみ服用させること。
〔カプセル剤及び錠剤・丸剤以外の製剤の場合に記載すること。なお，生後3ヵ月未満の用法がある製剤の場合，「生後3ヵ月未満の乳児」を『してはいけないこと』に記載し，用法及び用量欄には記載しないこと。〕

保管及び取扱い上の注意
(1) 直射日光の当たらない（湿気の少ない）涼しい所に（密栓して）保管すること。
〔（ ）内は必要とする場合に記載すること。〕
(2) 小児の手の届かない所に保管すること。
(3) 他の容器に入れ替えないこと。（誤用の原因になったり品質が変わる。）
〔容器等の個々に至適表示がなされていて，誤用のおそれのない場合には記載しなくてもよい。〕

【外部の容器又は外部の被包に記載すべき事項】
注意
1. 次の人は服用しないこと
生後3ヵ月未満の乳児。
〔生後3ヵ月未満の用法がある製剤に記載すること。〕
2. 次の人は服用前に医師，薬剤師又は登録販売者に相談すること
(1) 医師の治療を受けている人。
(2) 妊婦又は妊娠していると思われる人。
(3) のぼせが強く赤ら顔で体力の充実している人。
(4) 高齢者。
〔1日最大配合量が甘草として1g以上（エキス剤については原生薬に換算して1g以上）含有する製剤に記載すること。〕
(5) 今までに薬などにより発疹・発赤，かゆみ等を起こしたことがある人。
(6) 次の症状のある人。
むくみ
〔1日最大配合量が甘草として1g以上（エキス剤については原生薬に換算して1g以上）含有する製剤に記載すること。〕
(7) 次の診断を受けた人。
高血圧，心臓病，腎臓病
〔1日最大配合量が甘草として1g以上（エキス剤については原生薬に換算して1g以上）含有する製剤に記載すること。〕
2'. 服用が適さない場合があるので，服用前に医師，薬剤師又は登録販売者に相談すること
〔2.の項目の記載に際し，十分な記載スペースがない場合には2'.を記載すること。〕
3. 服用に際しては，説明文書をよく読むこと
4. 直射日光の当たらない（湿気の少ない）涼しい所に（密栓して）保管すること
〔（ ）内は必要とする場合に記載すること。〕

サンワロンN 三和生薬㈱
区分 第2類
組成 錠：15錠(4.5g)中 サンワロンN水製エキス2g（ニンジン・カンゾウ・ビャクジュツ・ショウキョウ各3g），加工ブシ末1g
添加 カルメロースカルシウム（CMC-Ca），メタケイ酸アルミン酸マグネシウム，乳糖
適応 体力虚弱で，手足の冷えが強く，疲れやすいものの次の諸症：胃腸虚弱，下痢，嘔吐，胃痛，腹痛，急・慢性胃炎
用法 1回15才以上5錠，14～7才3錠，6～5才2錠，1日3回食前又は食間。5才未満は服用しない
包装 270錠〔Ⓐ6,510（税込み）〕

サンワロンN顆粒 三和生薬㈱
区分 第2類
組成 顆：6包(4.5g)中 サンワロンN水製エキス2g（ニンジン・カンゾウ・ソウジュツ・ショウキョウ各3g），加工ブシ末1g
添加 トウモロコシデンプン，乳糖，ステアリン酸カルシウム
適応 体力虚弱で，手足の冷えが強く，疲れやすいものの次の諸症：胃腸虚弱，下痢，嘔吐，胃痛，腹痛，急・慢性胃炎
用法 15才以上1回1～2包1日3回食前又は食後。15才未満は服用しない
包装 90包〔Ⓐ5,670（税込み）〕

療方扶陽理中顆粒 クラシエ製薬㈱-クラシエ薬品㈱
区分 第2類
組成 顆：3包(4.8g)中 附子理中湯エキス粉末3800mg（ニンジン・カンキョウ・カンゾウ・ビャクジュツ各3g，ブシ末1g）
添加 乳糖，ヒドロキシプロピルセルロース
適応 体力虚弱で，手足の冷えが強く，疲れやすいものの次の諸症：胃腸虚弱，下痢，嘔吐，胃痛，腹痛，急・慢性胃炎
用法 1回15才以上1包，14～7才⅔，6～4才½，3～2才⅓，2才未満¼，1日3回食前又は食間。1才未満には，医師の診療を受けさせることを優先し，止むを得ない場合にだけ服用させる。3ヵ月未満は服用しない
包装 90包

扶脾生脈散
フヒショウミャクサン

〔基準〕

(平成24年8月30日 厚生労働省医薬食品局審査管理課長通知による)
1. 成分・分量
　　人参2，当帰4，芍薬3〜4，紫苑2，黄耆2，麦門冬6，五味子1.5，甘草1.5
2. 用法・用量
　　湯
3. 効能・効果
　　体力中等度以下で，出血傾向があり，せき，息切れがあるものの次の諸症：鼻血，歯肉からの出血，痔出血，気管支炎

〔使用上の注意〕

(平成25年3月27日　厚生労働省医薬食品局安全対策課長・審査管理課長通知による)

【添付文書等に記載すべき事項】
『してはいけないこと』
(守らないと現在の症状が悪化したり，副作用が起こりやすくなる)
　　次の人は服用しないこと
　　　生後3ヵ月未満の乳児。
　　　〔生後3ヵ月未満の用法がある製剤に記載すること。〕
『相談すること』
1. 次の人は服用前に医師，歯科医師，薬剤師又は登録販売者に相談すること
　(1) 医師又は歯科医師の治療を受けている人。
　(2) 妊婦又は妊娠していると思われる人。
　(3) 胃腸の弱い人。
　(4) 高齢者。
　　　〔1日最大配合量が甘草として1g以上（エキス剤については原生薬に換算して1g以上）含有する製剤に記載すること。〕
　(5) 次の症状のある人。
　　　むくみ
　　　〔1日最大配合量が甘草として1g以上（エキス剤については原生薬に換算して1g以上）含有する製剤に記載すること。〕
　(6) 次の診断を受けた人。
　　　高血圧，心臓病，腎臓病
　　　〔1日最大配合量が甘草として1g以上（エキス剤については原生薬に換算して1g以上）含有する製剤に記載すること。〕
2. 服用後，次の症状があらわれた場合は副作用の可能性があるので，直ちに服用を中止し，この文書を持って医師，薬剤師又は登録販売者に相談すること

関係部位	症　状
消化器	吐き気，食欲不振，胃部不快感

まれに下記の重篤な症状が起こることがある。その場合は直ちに医師の診療を受けること。

症状の名称	症　状
偽アルドステロン症，ミオパチー	手足のだるさ，しびれ，つっぱり感やこわばりに加えて，脱力感，筋肉痛があらわれ，徐々に強くなる。

　　〔1日最大配合量が甘草として1g以上（エキス剤については原生薬に換算して1g以上）含有する製剤に記載すること。〕
3. 1ヵ月位（鼻血，歯肉からの出血に服用する場合には5〜6回，痔出血に服用する場合には5〜6日間）服用しても症状がよくならない場合は服用を中止し，この文書を持って医師，歯科医師，薬剤師又は登録販売者に相談すること
4. 長期連用する場合には，医師，薬剤師又は登録販売者に相談すること
　　〔1日最大配合量が甘草として1g以上（エキス剤については原生薬に換算して1g以上）含有する製剤に記載すること。〕

〔用法及び用量に関連する注意として，用法及び用量の項目に続けて以下を記載すること。〕
(1) 小児に服用させる場合には，保護者の指導監督のもとに服用させること。
　　〔小児の用法及び用量がある場合に記載すること。〕
(2) 〔小児の用法がある場合，剤形により，次に該当する場合には，そのいずれかを記載すること〕
　1) 3歳以上の幼児に服用させる場合には，薬剤がのどにつかえることのないよう，よく注意すること。
　　　〔5歳未満の幼児の用法がある錠剤・丸剤の場合に記載すること。〕
　2) 幼児に服用させる場合には，薬剤がのどにつかえることのないよう，よく注意すること。
　　　〔3歳未満の用法及び用量を有する丸剤の場合に記載すること。〕
　3) 1歳未満の乳児には，医師の診療を受けさせることを優先し，やむを得ない場合にのみ服用させること。
　　　〔カプセル剤及び錠剤・丸剤以外の製剤の場合に記載すること。なお，生後3ヵ月未満の用法がある製剤の場合，「生後3ヵ月未満の乳児」を『してはいけないこと』に記載し，用法及び用量欄には記載しないこと。〕

保管及び取扱い上の注意
(1) 直射日光の当たらない（湿気の少ない）涼しい所に（密栓して）保管すること。
　　〔（　）内は必要とする場合に記載すること。〕
(2) 小児の手の届かない所に保管すること。
(3) 他の容器に入れ替えないこと。（誤用の原因になったり品質が変わる。）
　　〔容器等の個々に至適表示がなされていて，誤用のおそれのない場合には記載しなくてもよい。〕

【外部の容器又は外部の被包に記載すべき事項】
注意
1. 次の人は服用しないこと
　　生後3ヵ月未満の乳児。
　　〔生後3ヵ月未満の用法がある製剤に記載すること。〕
2. 次の人は服用前に医師，歯科医師，薬剤師又は登録販売者に相談すること
　(1) 医師又は歯科医師の治療を受けている人。
　(2) 妊婦又は妊娠していると思われる人。
　(3) 胃腸の弱い人。
　(4) 高齢者。
　　　〔1日最大配合量が甘草として1g以上（エキス剤については原生薬に換算して1g以上）含有する製剤に記載すること。〕
　(5) 次の症状のある人。
　　　むくみ
　　　〔1日最大配合量が甘草として1g以上（エキス剤については原生薬に換算して1g以上）含有する製剤に記載すること。〕
　(6) 次の診断を受けた人。
　　　高血圧，心臓病，腎臓病
　　　〔1日最大配合量が甘草として1g以上（エキス剤については原生薬に換算して1g以上）含有する製剤に記載すること。〕
2'. 服用が適さない場合があるので，服用前に医師，歯科医師，薬剤師又は登録販売者に相談すること

ブンショウトウ（ジッピイン）
分消湯（実脾飲）

〔基準〕

(平成20年9月30日　厚生労働省医薬食品局審査管理課長通知による)
1. 成分・分量
    白朮2.5〜3，蒼朮2.5〜3，茯苓2.5〜3，陳皮2〜3，厚朴2〜3，香附子2〜2.5，猪苓2〜2.5，沢瀉2〜2.5，枳実（枳殻）1〜3，大腹皮1〜2.5，縮砂1〜2，木香1，生姜1，燈心草1〜2（但し，枳殻を用いる場合は実脾飲とする）
2. 用法・用量
    湯
3. 効能・効果
    体力中等度以上で，尿量が少なくて，ときにみぞおちがつかえて便秘の傾向のあるものの次の諸症：むくみ，排尿困難，腹部膨満感

〔使用上の注意〕

(平成25年3月27日　厚生労働省医薬食品局安全対策課長・審査管理課長通知による)

【添付文書等に記載すべき事項】
『してはいけないこと』
（守らないと現在の症状が悪化したり，副作用が起こりやすくなる）

　　次の人は服用しないこと
　　　生後3ヵ月未満の乳児。
　　〔生後3ヵ月未満の用法がある製剤に記載すること。〕

『相談すること』
1. 次の人は服用前に医師，薬剤師又は登録販売者に相談すること
    (1) 医師の治療を受けている人。
    (2) 妊婦又は妊娠していると思われる人。
    (3) 今までに薬などにより発疹・発赤，かゆみ等を起こしたことがある人。
2. 服用後，次の症状があらわれた場合は副作用の可能性があるので，直ちに服用を中止し，この文書を持って医師，薬剤師又は登録販売者に相談すること

関係部位	症　　状
皮　膚	発疹・発赤，かゆみ

3. 1ヵ月位服用しても症状がよくならない場合は服用を中止し，この文書を持って医師，薬剤師又は登録販売者に相談すること

〔用法及び用量に関連する注意として，用法及び用量の項目に続けて以下を記載すること。〕
  (1) 小児に服用させる場合には，保護者の指導監督のもとに服用させること。
    〔小児の用法及び用量がある場合に記載すること。〕
  (2) 〔小児の用法がある場合，剤形により，次に該当する場合には，そのいずれかを記載すること。〕
    1) 3歳以上の幼児に服用させる場合には，薬剤がのどにつかえることのないよう，よく注意すること。
      〔5歳未満の幼児の用法がある錠剤・丸剤の場合に記載すること。〕
    2) 幼児に服用させる場合には，薬剤がのどにつかえることのないよう，よく注意すること。
      〔3歳未満の用法及び用量を有する丸剤の場合に記載すること。〕
    3) 1歳未満の乳児には，医師の診療を受けさせることを優先し，やむを得ない場合にのみ服用させること。
      〔カプセル剤及び錠剤・丸剤以外の製剤の場合に記載

〔2.の項目の記載に際し，十分な記載スペースがない場合には2′.を記載すること。〕
3. 服用に際しては，説明文書をよく読むこと
4. 直射日光の当たらない（湿気の少ない）涼しい所に（密栓して）保管すること
〔（　）内は必要とする場合に記載すること。〕

すること。なお，生後3ヵ月未満の用法がある製剤の場合，「生後3ヵ月未満の乳児」を『してはいけないこと』に記載し，用法及び用量欄には記載しないこと。〕

保管及び取扱い上の注意
(1) 直射日光の当たらない（湿気の少ない）涼しい所に（密栓して）保管すること。
　〔（　）内は必要とする場合に記載すること。〕
(2) 小児の手の届かない所に保管すること。
(3) 他の容器に入れ替えないこと。（誤用の原因になったり品質が変わる。）
　〔容器等の個々に至適表示がなされていて，誤用のおそれのない場合には記載しなくてもよい。〕

【外部の容器又は外部の被包に記載すべき事項】
注意
1. 次の人は服用しないこと
　生後3ヵ月未満の乳児。
　〔生後3ヵ月未満の用法がある製剤に記載すること。〕
2. 次の人は服用前に医師，薬剤師又は登録販売者に相談すること
　(1) 医師の治療を受けている人。
　(2) 妊婦又は妊娠していると思われる人。
　(3) 今までに薬などにより発疹・発赤，かゆみ等を起こしたことがある人。
2′. 服用が適さない場合があるので，服用前に医師，薬剤師又は登録販売者に相談すること
　〔2.の項目の記載に際し，十分な記載スペースがない場合には2′.を記載すること。〕
3. 服用に際しては，説明文書をよく読むこと
4. 直射日光の当たらない（湿気の少ない）涼しい所に（密栓して）保管すること
　〔（　）内は必要とする場合に記載すること。〕

寿徳（エキス顆粒） ⊖ ㈱建林松鶴堂
|区分|第2類
|組成|顆|（淡褐）：3包(6g)中　分消湯水製乾燥エキス0.9g（ビャクジュツ・ブクリョウ各1.25g，チンピ・コウブシ・タクシャ各1g，コウボク・チョレイ・キジツ・ダイフクヒ・シュクシャ・モッコウ・トウシンソウ各0.5g，ショウキョウ0.17g)
|添加|乳糖
|適応|体力中等度以上で，尿量が少なくて，ときにみぞおちがつかえて便秘の傾向のあるものの次の諸症：むくみ，排尿困難，腹部膨満感
|用法|1回成人1包，14〜7才2/3，6〜4才1/2，3〜2才1/3，2才未満1/4以下，1日3回食間。1才未満には，医師の診療を受けさせることを優先し，止むを得ない場合にだけ服用させる。3ヵ月未満は服用しない
|包装|30包〔Ⓐ2,730(税込み)〕，90包〔Ⓐ7,140(税込み)〕

分消湯 ⊖ 東洋漢方製薬㈱
|区分|第2類
|組成|煎|：1包(24.3g)中　ビャクジュツ6g，ブクリョウ3g，チンピ2g，コウボク2g，コウブシ2g，チョレイ2g，タクシャ2g，キジツ1g，ダイフクヒ1g，シュクシャ1g，モッコウ1g，ショウキョウ0.3g，トウシンソウ1g
|適応|むくみがあり尿量の少ないもの
|用法|15才以上1日1包を煎じ2〜3回（食前1時間又は食間空腹時）に分けて温服。14〜7才2/3，6〜4才1/2，1日3回
|包装|100包〔Ⓑ15,000〕

分消湯エキス細粒G「コタロー」 ⊖ 小太郎漢方製薬㈱
|区分|第2類
|組成|細|（茶）：3包(4.5g)中　水製エキス3.6g（ソウジュツ・ビャクジュツ・ブクリョウ各2g，チンピ・コウボク・コウブシ・チョレイ・タクシャ各1.6g，キジツ・ダイフクヒ・シュクシャ・モッコウ・ショウキョウ・トウシンソウ各0.8g）
|添加|含水二酸化ケイ素，ステアリン酸マグネシウム
|適応|体力中等度以上で，尿量が少なくて，ときにみぞおちがつかえて便秘の傾向のあるものの次の諸症：むくみ，排尿困難，腹部膨満感
|用法|1回15才以上1包又は1.5g，14〜7才2/3，6〜4才1/2，3〜2才1/3，2才未満1/4，1日3回食前又は食間。1才未満には，医師の診療を受けさせることを優先し，止むを得ない場合にだけ服用させる。3ヵ月未満は服用しない
|包装|90包

平胃散

〔基準〕

(平成20年9月30日 厚生労働省医薬食品局審査管理課長通知による)
1. 成分・分量
   蒼朮4〜6(白朮も可)，厚朴3〜4.5，陳皮3〜4.5，大棗2〜3，甘草1〜1.5，生姜0.5〜1
2. 用法・用量
   原則として湯
   (1)散：1回2g 1日3回 (2)湯
3. 効能・効果
   体力中等度以上で，胃がもたれて消化が悪く，ときにはきけ，食後に腹が鳴って下痢の傾向のあるものの次の諸症：食べ過ぎによる胃のもたれ，急・慢性胃炎，消化不良，食欲不振

〔使用上の注意〕

(平成25年3月27日 厚生労働省医薬食品局安全対策課長・審査管理課長通知による)

【添付文書等に記載すべき事項】

『してはいけないこと』
(守らないと現在の症状が悪化したり，副作用が起こりやすくなる)

次の人は服用しないこと
　生後3ヵ月未満の乳児。
　〔生後3ヵ月未満の用法がある製剤に記載すること。〕

『相談すること』
1. 次の人は服用前に医師，薬剤師又は登録販売者に相談すること
   (1) 医師の治療を受けている人。
   (2) 妊婦又は妊娠していると思われる人。
   (3) 高齢者。
       〔1日最大配合量が甘草として1g以上(エキス剤については原生薬に換算して1g以上)含有する製剤に記載すること。〕
   (4) 今までに薬などにより発疹・発赤，かゆみ等を起こしたことがある人。
   (5) 次の症状のある人。
       むくみ
       〔1日最大配合量が甘草として1g以上(エキス剤については原生薬に換算して1g以上)含有する製剤に記載すること。〕
   (6) 次の診断を受けた人。
       高血圧，心臓病，腎臓病
       〔1日最大配合量が甘草として1g以上(エキス剤については原生薬に換算して1g以上)含有する製剤に記載すること。〕
2. 服用後，次の症状があらわれた場合は副作用の可能性があるので，直ちに服用を中止し，この文書を持って医師，薬剤師又は登録販売者に相談すること

関係部位	症　状
皮　膚	発疹・発赤，かゆみ

まれに下記の重篤な症状が起こることがある。その場合は直ちに医師の診療を受けること。

症状の名称	症　状
偽アルドステロン症，ミオパチー	手足のだるさ，しびれ，つっぱり感やこわばりに加えて，脱力感，筋肉痛があらわれ，徐々に強くなる。

〔1日最大配合量が甘草として1g以上(エキス剤については原生薬に換算して1g以上)含有する製剤に記載すること。〕

3. 1ヵ月位(急性胃炎に服用する場合には5〜6回)服用しても症状がよくならない場合は服用を中止し，この文書を持って医師，薬剤師又は登録販売者に相談すること
4. 長期連用する場合には，医師，薬剤師又は登録販売者に相談すること
   〔1日最大配合量が甘草として1g以上(エキス剤については原生薬に換算して1g以上)含有する製剤に記載すること。〕

〔用法及び用量に関連する注意として，用法及び用量の項目に続けて以下を記載すること。〕
(1) 小児に服用させる場合には，保護者の指導監督のもとに服用させること。
    〔小児の用法及び用量がある場合に記載すること。〕
(2) 〔小児の用法がある場合，剤形により，次に該当する場合には，そのいずれかを記載すること。〕
    1) 3歳以上の幼児に服用させる場合には，薬剤がのどにつかえることのないよう，よく注意すること。
       〔5歳未満の幼児の用法がある錠剤・丸剤の場合に記載すること。〕
    2) 幼児に服用させる場合には，薬剤がのどにつかえることのないよう，よく注意すること。
       〔3歳未満の用法及び用量を有する丸剤の場合に記載すること。〕
    3) 1歳未満の乳児には，医師の診療を受けさせることを優先し，やむを得ない場合にのみ服用させること。
       〔カプセル剤及び錠剤・丸剤以外の製剤の場合に記載すること。なお，生後3ヵ月未満の用法がある製剤の場合，「生後3ヵ月未満の乳児」を『してはいけないこと』に記載し，用法及び用量欄には記載しないこと。〕

保管及び取扱い上の注意
(1) 直射日光の当たらない(湿気の少ない)涼しい所に(密栓して)保管すること。
    〔( )内は必要とする場合に記載すること。〕
(2) 小児の手の届かない所に保管すること。
(3) 他の容器に入れ替えないこと。(誤用の原因になったり品質が変わる。)
    〔容器等の個々に至適表示がなされていて，誤用のおそれのない場合には記載しなくてもよい。〕

【外部の容器又は外部の被包に記載すべき事項】

注意
1. 次の人は服用しないこと
   生後3ヵ月未満の乳児。
   〔生後3ヵ月未満の用法がある製剤に記載すること。〕
2. 次の人は服用前に医師，薬剤師又は登録販売者に相談すること
   (1) 医師の治療を受けている人。
   (2) 妊婦又は妊娠していると思われる人。
   (3) 高齢者。
       〔1日最大配合量が甘草として1g以上(エキス剤については原生薬に換算して1g以上)含有する製剤に記載すること。〕
   (4) 今までに薬などにより発疹・発赤，かゆみ等を起こしたことがある人。
   (5) 次の症状のある人。
       むくみ
       〔1日最大配合量が甘草として1g以上(エキス剤については原生薬に換算して1g以上)含有する製剤に記載すること。〕
   (6) 次の診断を受けた人。
       高血圧，心臓病，腎臓病
       〔1日最大配合量が甘草として1g以上(エキス剤については原生薬に換算して1g以上)含有する製剤に記

2′. 服用が適さない場合があるので，服用前に医師，薬剤師又は登録販売者に相談すること
〔2.の項目の記載に際し，十分な記載スペースがない場合には2′.を記載すること。〕
3. 服用に際しては，説明文書をよく読むこと
4. 直射日光の当たらない（湿気の少ない）涼しい所に（密栓して）保管すること
〔（ ）内は必要とする場合に記載すること。〕

JPS漢方顆粒-43号⊖ ジェーピーエス製薬㈱
区分 第2類
組成（顆）（淡褐）：3包(6g)中 平胃散料乾燥エキス散3.04g（ソウジュツ3.2g，コウボク・チンピ各2.4g，カンゾウ0.8g，ショウキョウ0.4g，タイソウ1.6g）
添加 ステアリン酸マグネシウム，ショ糖脂肪酸エステル，乳糖水和物，デキストリン
適応 体力中等度以上で，胃がもたれて消化が悪く，ときに吐き気，食後に腹が鳴って下痢の傾向のあるものの次の諸症：食べ過ぎによる胃のもたれ，急・慢性胃炎，消化不良，食欲不振
用法 1回15才以上1包，14〜7才2/3，6〜4才1/2，3〜2才1/3，2才未満1/4，1日3回食前又は食間。1才未満には，医師の診療を受けさせることを優先し，止むを得ない場合にだけ服用させる。3ヵ月未満は服用しない
包装 180包

ウチダの平胃散⊖ ㈱ウチダ和漢薬
区分 第2類
組成（散）：1000g中 ソウジュツ末325g，コウボク末160g，チンピ190g，タイソウ135g，ショウキョウ末55g，カンゾウ末135g
適応 消化障害があって，みぞおちがつかえ，胃部膨満感があり，食欲不振で食後腹鳴があり，下痢しやすいもの：急性慢性胃炎，過食によるぜんそく，胃腸虚弱でかぜをひきやすいもの
用法 1回15才以上1〜2g，14〜5才0.5〜1g，5才未満0.3〜0.6g，1日3回食前1時間又は食間空腹時。1才未満には，医師の診療を受けさせることを優先し，止むを得ない場合にだけ服用させる。3ヵ月未満は服用しない
包装 100g×5

ウチダの平胃散料⊖ ㈱ウチダ和漢薬
区分 第2類
組成（煎）：1袋中 ソウジュツ4g，コウボク3g，チンピ3g，タイソウ2g，ショウキョウ1g，カンゾウ1g
適応 消化障害があってみぞおちがつかえ，胃部膨満感があり，食欲不振で食後腹鳴があり，下痢しやすいもの：急・慢性胃炎，胃弱
用法 15才以上1日1袋を煎じ2〜3回に分けて食前1時間又は空腹時に温服。15才未満は服用しない
包装 30袋

ウチダの平胃散料エキス散⊖ ㈱ウチダ和漢薬
区分 第2類
組成（細）：6g中 平胃散料エキス2.24g（ソウジュツ2.4g，コウボク・チンピ各1.8g，タイソウ1.2g，カンゾウ0.6g，ショウキョウ0.3g）
添加 乳糖水和物，バレイショデンプン，メタケイ酸アルミン酸マグネシウム，ヒドロキシプロピルセルロース
適応 胃がもたれて消化不良の傾向のある次の諸症：急・慢性胃カタル，胃アトニー，消化不良，食欲不振
用法 15才以上1回2g1日3回食前又は食間。15才未満は服用しない
包装 500g

サンワ平胃散エキス細粒⊖ 三和生薬㈱
区分 第2類
組成（細）：6g中 平胃散料水製エキス2.1g（ソウジュツ3.2g，コウボク・チンピ各2.4g，カンゾウ0.8g，ショウキョウ0.4g，タイソウ1.6g）
添加 乳糖，トウモロコシデンプン
適応 体力中等度以上で，胃がもたれて消化が悪く，ときに吐き気，食後に腹が鳴って下痢の傾向のあるものの次の諸症：食べ過ぎによる胃のもたれ，急・慢性胃炎，消化不良，食欲不振
用法 1回15才以上2g，14〜7才1.3g，6〜4才1g，1日3回食前又は食間。4才未満は服用しない
包装 500g

サンワ平胃散エキス細粒「分包」⊖ 三和生薬㈱
区分 第2類
組成（細）：3包(6g)中 平胃散料水製エキス2.1g（ソウジュツ3.2g，コウボク・チンピ各2.4g，カンゾウ0.8g，ショウキョウ0.4g，タイソウ1.6g）
添加 乳糖，トウモロコシデンプン
適応 体力中等度以上で，胃がもたれて消化が悪く，ときに吐き気，食後に腹が鳴って下痢の傾向のあるものの次の諸症：食べ過ぎによる胃のもたれ，急・慢性胃炎，消化不良，食欲不振
用法 1回15才以上1包，14〜7才2/3，6〜4才1/2，1日3回食前又は食間。4才未満は服用しない
包装 30包〔Ⓐ2,205（税込み）〕，90包〔Ⓐ5,985（税込み）〕

サンワ平胃散エキス錠⊖ 三和生薬㈱
区分 第2類
組成（錠）：18錠(5.4g)中 平胃散料水製エキス2.1g（ソウジュツ3.2g，コウボク・チンピ各2.4g，カンゾウ0.8g，ショウキョウ0.4g，タイソウ1.6g）
添加 乳糖，トウモロコシデンプン，メタケイ酸アルミン酸マグネシウム，ステアリン酸カルシウム，カルメロースカルシウム（CMC-Ca）
適応 体力中等度以上で，胃がもたれて消化が悪く，ときに吐き気，食後に腹が鳴って下痢の傾向のあるものの次の諸症：食べ過ぎによる胃のもたれ，急・慢性胃炎，消化不良，食欲不振
用法 1回15才以上6錠，14〜7才4錠，6〜5才3錠，1日3回食前又は食間。5才未満は服用しない
包装 270錠〔Ⓐ2,835（税込み）〕

錠剤平胃散⊖ 一元製薬㈱‐㈱イチゲン
区分 第2類
組成（錠）（褐）：100錠中 ソウジュツ7g，コウボク末5g，ショウキョウ末3g，カンゾウ末2g，チンピ末5g，タイソウ末3g
適応 体力中等度以上で，胃がもたれて消化が悪く，ときに吐き気，食後に腹が鳴って下痢の傾向のあるものの次の諸症：食べ過ぎによる胃のもたれ，急・慢性胃炎，消化不良，食欲不振
用法 成人1回6錠1日3回食前1時間
包装 350錠〔Ⓐ3,500Ⓑ1,750〕，1000錠〔Ⓐ8,000Ⓑ4,000〕，2000錠〔Ⓐ14,400Ⓑ7,200〕

デルマンアウランチ⊖ ㈲本町薬品
区分 第2類
組成（散）（茶褐）：3包(4.5g)中 平胃散水製エキス粉末2.9g（チンピ・コウボク各3g，タイソウ2g，カンゾウ・ショウキョウ各1g，ソウジュツ4g），バレイショデンプン1.6g
適応 みぞおちがつかえて膨満感があり，腹鳴と下痢を伴う次の諸症状：急・慢性胃炎，消化不良，貧血，ぜんそく，胃腸アトニー，胃拡張症
用法 1回成人1包，15〜7才1/2，6〜4才1/4，1日3回食間又は随時。4才未満は服用しない
包装 24包〔Ⓐ2,730（税込み）〕

フジサワ漢方胃腸薬⊖ 大峰堂薬品工業㈱‐第一三共ヘルスケア㈱
区分 第2類
組成（錠）（淡褐〜褐）：12錠中 平胃散エキス粉末1500mg（ソウジュツ2g，コウボク・チンピ各1.5g，タイソウ1g，カンゾウ0.5g，ショウキョウ0.25g）
添加 ステアリン酸マグネシウム，二酸化ケイ素，カルメロースカルシウム（CMC-Ca），カルメロースナトリウム（CMC-Na），水酸化アルミナマグネシウム，*l*-メントール，トウモロコシデンプン
適応 胃がもたれて消化不良の傾向のある次の諸症：急・慢性胃カタル，胃アトニー，消化不良，食欲不振

防已黄耆湯（ボウイオウギトウ）

〔基準〕

（平成20年9月30日　厚生労働省医薬食品局審査管理課長通知による）

1. **成分・分量**
   防已4〜5，黄耆5，白朮3（蒼朮も可），生姜1〜1.5（ヒネショウガを使用する場合3），大棗3〜4，甘草1.5〜2
2. **用法・用量**
   湯
3. **効能・効果**
   体力中等度以下で，疲れやすく，汗のかきやすい傾向があるものの次の諸症：肥満に伴う関節の腫れや痛み，むくみ，多汗症，肥満症（筋肉にしまりのない，いわゆる水ぶとり）

〔使用上の注意〕

（平成25年3月27日　厚生労働省医薬食品局安全対策課長・審査管理課長通知による）

【添付文書等に記載すべき事項】
『してはいけないこと』
（守らないと現在の症状が悪化したり，副作用が起こりやすくなる）

次の人は服用しないこと
生後3ヵ月未満の乳児。
〔生後3ヵ月未満の用法がある製剤に記載すること。〕

『相談すること』
1. 次の人は服用前に医師，薬剤師又は登録販売者に相談すること
   (1) 医師の治療を受けている人。
   (2) 妊婦又は妊娠していると思われる人。
   (3) 高齢者。
       〔1日最大配合量が甘草として1g以上（エキス剤については原生薬に換算して1g以上）含有する製剤に記載すること。〕
   (4) 今までに薬などにより発疹・発赤，かゆみ等を起こしたことがある人。
   (5) 次の症状のある人。
       むくみ
       〔1日最大配合量が甘草として1g以上（エキス剤については原生薬に換算して1g以上）含有する製剤に記載すること。〕
   (6) 次の診断を受けた人。
       高血圧，心臓病，腎臓病
       〔1日最大配合量が甘草として1g以上（エキス剤については原生薬に換算して1g以上）含有する製剤に記載すること。〕
2. 服用後，次の症状があらわれた場合は副作用の可能性があるので，直ちに服用を中止し，この文書を持って医師，薬剤師又は登録販売者に相談すること

関係部位	症　　状
皮　膚	発疹・発赤，かゆみ
消化器	食欲不振，胃部不快感

まれに下記の重篤な症状が起こることがある。その場合は直ちに医師の診療を受けること。

用法 1回15才以上4錠，14〜7才3錠，6〜5才2錠，1日3回食前又は食間。5才未満は服用しない
包装 48錠

平胃散　㈲杉原達二商店
区分 第2類
組成（散）：100g中　ビャクジュツ26.6g，コウボク20g，トウヒ20g，ショウキョウ13.3g，タイソウ13.3g，カンゾウ6.6g
適応 胃がもたれて消化不良の傾向のある次の諸症：急・慢性胃カタル，胃アトニー，消化不良，食欲不振
用法 1回2g1日3回食間
包装 200g，400g

平胃散エキス顆粒「クラシエ」　大峰堂薬品工業㈱-クラシエ薬品㈱
区分 第2類
組成（顆）（褐）：3包(4.5g)中　平胃散エキス1250mg（ソウジュツ2g，コウボク・チンピ各1.5g，タイソウ1g，カンゾウ0.5g，ショウキョウ0.25g）
添加 ヒドロキシプロピルセルロース，乳糖
適応 体力中等度以上で，胃がもたれて消化が悪く，ときに吐き気，食後に腹が鳴って下痢の傾向のあるものの次の諸症：食べ過ぎによる胃のもたれ，急・慢性胃炎，消化不良，食欲不振
用法 1回15才以上1包，14〜7才⅔，6〜4才½，3〜2才⅓，1日3回食前又は食間。2才未満は服用しない
包装 90包

平胃散料　東洋漢方製薬㈱
区分 第2類
組成（煎）：1包(14g)中　ソウジュツ4g，コウボク3g，チンピ3g，タイソウ2g，カンゾウ1g，ショウキョウ1g
適応 胃がもたれて消化不良の傾向のある次の諸症：急・慢性胃カタル，消化不良，食欲不振
用法 15才以上1日1包を煎じ2〜3回（食前1時間又は食間空腹時）に分けて温服。14〜7才⅔，6〜4才½，1日3回
包装 100包〔Ⓑ10,000〕

症状の名称	症　　　状
間質性肺炎	階段を上ったり，少し無理をしたりすると息切れがする・息苦しくなる，空せき，発熱等がみられ，これらが急にあらわれたり，持続したりする。
偽アルドステロン症，ミオパチー[1]	手足のだるさ，しびれ，つっぱり感やこわばりに加えて，脱力感，筋肉痛があらわれ，徐々に強くなる。
肝機能障害	発熱，かゆみ，発疹，黄疸（皮膚や白目が黄色くなる），褐色尿，全身のだるさ，食欲不振等があらわれる。

〔[1]は，1日最大配合量が甘草として1g以上（エキス剤については原生薬に換算して1g以上）含有する製剤に記載すること。〕

3．1ヵ月位服用しても症状がよくならない場合は服用を中止し，この文書を持って医師，薬剤師又は登録販売者に相談すること
4．長期連用する場合には，医師，薬剤師又は登録販売者に相談すること
　〔1日最大配合量が甘草として1g以上（エキス剤については原生薬に換算して1g以上）含有する製剤に記載すること。〕

〔用法及び用量に関連する注意として，用法及び用量の項目に続けて以下を記載すること。〕
（1）小児に服用させる場合には，保護者の指導監督のもとに服用させること。
　〔小児の用法及び用量がある場合に記載すること。〕
（2）〔小児の用法がある場合，剤形により，次に該当する場合には，そのいずれかを記載すること。〕
　1）3歳以上の幼児に服用させる場合には，薬剤がのどにつかえることのないよう，よく注意すること。
　　〔5歳未満の幼児の用法がある錠剤・丸剤の場合に記載すること。〕
　2）幼児に服用させる場合には，薬剤がのどにつかえることのないよう，よく注意すること。
　　〔3歳未満の用法及び用量を有する丸剤の場合に記載すること。〕
　3）1歳未満の乳児には，医師の診療を受けさせることを優先し，やむを得ない場合にのみ服用させること。
　　〔カプセル剤及び錠剤・丸剤以外の製剤の場合に記載すること。なお，生後3ヵ月未満の用法がある製剤の場合，「生後3ヵ月未満の乳児」を『してはいけないこと』に記載し，用法及び用量欄には記載しないこと。〕

保管及び取扱い上の注意
（1）直射日光の当たらない（湿気の少ない）涼しい所に（密栓して）保管すること。
　〔（　）内は必要とする場合に記載すること。〕
（2）小児の手の届かない所に保管すること。
（3）他の容器に入れ替えないこと。（誤用の原因になったり品質が変わる。）
　〔容器等の個々に至適表示がなされていて，誤用のおそれのない場合には記載しなくてもよい。〕

【外部の容器又は外部の被包に記載すべき事項】
注意
1．次の人は服用しないこと
　生後3ヵ月未満の乳児。
　〔生後3ヵ月未満の用法がある製剤に記載すること。〕
2．次の人は服用前に医師，薬剤師又は登録販売者に相談すること
（1）医師の治療を受けている人。
（2）妊婦又は妊娠していると思われる人。
（3）高齢者。
　〔1日最大配合量が甘草として1g以上（エキス剤については原生薬に換算して1g以上）含有する製剤に記載すること。〕
（4）今までに薬などにより発疹・発赤，かゆみ等を起こしたことがある人。
（5）次の症状のある人。
　むくみ
　〔1日最大配合量が甘草として1g以上（エキス剤については原生薬に換算して1g以上）含有する製剤に記載すること。〕
（6）次の診断を受けた人。
　高血圧，心臓病，腎臓病
　〔1日最大配合量が甘草として1g以上（エキス剤については原生薬に換算して1g以上）含有する製剤に記載すること。〕
2′．服用が適さない場合があるので，服用前に医師，薬剤師又は登録販売者に相談すること
　〔2．の項目の記載に際し，十分な記載スペースがない場合には2′．を記載すること。〕
3．服用に際しては，説明文書をよく読むこと
4．直射日光の当たらない（湿気の少ない）涼しい所に（密栓して）保管すること
　〔（　）内は必要とする場合に記載すること。〕

JPS漢方顆粒-44号⊖　ジェーピーエス製薬㈱
区分 第2類
組成 顆（灰褐）：3包(6g)中 防已黄耆湯乾燥エキス2.24g（ボウイ・オウギ各4g，ソウジュツ・タイソウ各2.4g，ショウキョウ0.8g，カンゾウ1.2g）
添加 ステアリン酸マグネシウム，ショ糖脂肪酸エステル，乳糖水和物
適応 体力中等度以下で，疲れやすく，汗のかきやすい傾向があるものの次の諸症：肥満に伴う関節のはれや痛み，むくみ，多汗症，肥満症（筋肉にしまりのない，いわゆる水ぶとり）
用法 1回15才以上1包，14～7才⅔，6～4才½，3～2才⅓，2才未満¼，1日3回食前又は食間。1才未満には，医師の診療を受けさせることを優先し，止むを得ない場合にだけ服用させる。3ヵ月未満は服用しない
包装 180包

JPS防已黄耆湯エキス錠N⊖　ジェーピーエス製薬㈱
区分 第2類
組成 錠（淡黄褐）：12錠中 防已黄耆湯乾燥エキス2.24g（ボウイ・オウギ各4g，ソウジュツ・タイソウ各2.4g，ショウキョウ0.8g，カンゾウ1.2g）
添加 無水ケイ酸，ケイ酸アルミニウム，カルメロースカルシウム（CMC-Ca），トウモロコシデンプン，ステアリン酸マグネシウム，乳糖水和物
適応 体力中等度以下で，疲れやすく，汗のかきやすい傾向があるものの次の諸症：肥満に伴う関節のはれや痛み，むくみ，多汗症，肥満症（筋肉にしまりのない，いわゆる水ぶとり）
用法 1回15才以上4錠，14～7才3錠，6～5才2錠，1日3回食前又は食間。5才未満は服用しない
包装 260錠

ウチダの表湿清澄⊖　㈱ウチダ和漢薬
区分 第2類
組成 細：3包(6g)中 防已黄耆湯エキス2.65g（ボウイ・オウギ各2.5g，ソウジュツ・タイソウ各1.5g，ショウキョウ0.5g，カンゾウ0.75g）
添加 乳糖水和物，バレイショデンプン，メタケイ酸アルミン酸マグネシウム
適応 色白で疲れやすく，汗のかきやすい傾向のある次の諸症：肥満症（筋肉にしまりのない，いわゆる水ぶとり），関節痛，むくみ
用法 1回15才以上1包，14～7才⅔，6～4才½，3～2才⅓，2才未満¼，1日3回食前又は食間。1才未満には，医師の診療を受けさせ

ウチダの防已黄耆湯 ㊀　㈱ウチダ和漢薬
区分 第2類
組成 煎：1袋中 ボウイ5g, オウギ5g, ソウジュツ3g, タイソウ3g, カンゾウ1.5g, ショウキョウ1g
適応 水ぶとりで身体が重だるく発汗傾向が強く、尿利減少、下半身の浮腫、膝関節の腫痛などのあるもの：腎臓病、肥満症、多汗症、関節炎、脚気のむくみ
用法 15才以上1日1袋を煎じ2〜3回に分けて食前1時間又は食間空腹時に温服。15才未満は服用しない
包装 30袋

ウチダの防已黄耆湯エキス散 ㊀　㈱ウチダ和漢薬
区分 第2類
組成 細：6g中 防已黄耆湯エキス2.65g(ボウイ・オウギ各2.5g, ソウジュツ・タイソウ各1.5g, ショウキョウ0.5g, カンゾウ0.75g)
添加 乳糖水和物、バレイショデンプン、メタケイ酸アルミン酸マグネシウム
適応 色白で疲れやすく汗のかきやすい傾向のある次の諸症：肥満症(筋肉にしまりのない、いわゆる水ぶとり)、関節痛、むくみ
用法 1回15才以上2g, 14〜7才2/3, 6〜4才1/2, 3〜2才1/3, 2才未満1/4以下、1日3回食前又は食間。1才未満には、医師の診療を受けさせることを優先し、止むを得ない場合にだけ服用させる。3ヵ月未満は服用しない
包装 500g

薬日本堂防已黄耆湯エキス錠 ㊀　大草薬品㈱-薬日本堂㈱
区分 第2類
組成 錠(淡褐)：15錠中 防已黄耆湯エキス末2.35g(ボウイ・オウギ各2.5g, ビャクジュツ・タイソウ各1.5g, ショウキョウ0.5g, カンゾウ0.75g)
添加 乳糖、バレイショデンプン、カルメロースカルシウム(CMC-Ca)、ステアリン酸マグネシウム
適応 体力中等度以下で、疲れやすく、汗のかきやすい傾向があるものの次の諸症：肥満に伴う関節のはれや痛み、むくみ、多汗症、肥満症(筋肉にしまりのない、いわゆる水ぶとり)
用法 1回15才以上5錠、14〜7才3錠、6〜5才2錠、1日3回食前又は食間。かまずに服用。5才未満は服用しない
包装 300錠

コッコアポL錠 ㊀　クラシエ製薬㈱-クラシエ薬品㈱
区分 第2類
組成 錠(褐)：12錠(4212mg)中 防已黄耆湯エキス粉末3200mg(ボウイ・オウギ各5g, ビャクジュツ・タイソウ各3g, カンゾウ1.5g, ショウキョウ1g)
添加 タルク、ステアリン酸マグネシウム、二酸化ケイ素、カルメロースカルシウム(CMC-Ca)、クロスカルメロースナトリウム(クロスCMC-Na)、水酸化アルミナマグネシウム、ポリオキシエチレンポリオキシプロピレングリコール、ヒプロメロース(ヒドロキシプロピルメチルセルロース)
適応 体力中等度以下で、疲れやすく、汗のかきやすい傾向があるものの次の諸症：肥満に伴う関節のはれや痛み、むくみ、多汗症、肥満症(筋肉にしまりのない、いわゆる水ぶとり)
用法 1回15才以上4錠、14〜5才2錠、1日3回食前又は食間。5才未満は服用しない
包装 60錠〔Ⓐ998(税込み)〕, 84錠〔Ⓐ1,365(税込み)〕, 180錠〔Ⓐ2,783(税込み)〕, 360錠〔Ⓐ5,093(税込み)〕

サンワ防已黄耆湯エキス細粒 ㊀　三和生薬㈱
区分 第2類
組成 細：6g中 防已黄耆湯水製エキス2g(ボウイ・オウギ各3g, ソウジュツ・タイソウ各1.8g, ショウキョウ0.6g, カンゾウ0.9g)
添加 乳糖、トウモロコシデンプン
適応 体力中等度以下で、疲れやすく、汗のかきやすい傾向があるものの次の諸症：肥満に伴う関節のはれや痛み、むくみ、多汗症、肥満症(筋肉にしまりのない、いわゆる水ぶとり)
用法 1回15才以上2g, 14〜7才1.3g, 6〜4才1g, 1日3回食前又は食間。4才未満は服用しない
包装 500g

サンワ防已黄耆湯エキス細粒「分包」 ㊀　三和生薬㈱
区分 第2類
組成 細：3包(6g)中 防已黄耆湯水製エキス2g(ボウイ・オウギ各3g, ソウジュツ・タイソウ各1.8g, ショウキョウ0.6g, カンゾウ0.9g)
添加 乳糖、トウモロコシデンプン
適応 体力中等度以下で、疲れやすく、汗のかきやすい傾向があるものの次の諸症：肥満に伴う関節のはれや痛み、むくみ、多汗症、肥満症(筋肉にしまりのない、いわゆる水ぶとり)
用法 1回15才以上1包、14〜7才2/3, 6〜4才1/2, 1日3回食前又は食間。4才未満は服用しない
包装 30包〔Ⓐ2,205(税込み)〕, 90包〔Ⓐ5,985(税込み)〕

サンワ防已黄耆湯エキス錠 ㊀　三和生薬㈱
区分 第2類
組成 錠：18錠中 防已黄耆湯水製エキス2g(ボウイ・オウギ各3g, ソウジュツ・タイソウ各1.8g, ショウキョウ0.6g, カンゾウ0.9g)
添加 乳糖、トウモロコシデンプン、カルメロースカルシウム(CMC-Ca)、セルロース、メタケイ酸アルミン酸マグネシウム、ステアリン酸カルシウム
適応 体力中等度以下で、疲れやすく、汗のかきやすい傾向があるものの次の諸症：肥満に伴う関節のはれや痛み、むくみ、多汗症、肥満症(筋肉にしまりのない、いわゆる水ぶとり)
用法 1回15才以上6錠、14〜7才4錠、6〜5才3錠、1日3回食前又は食間。5才未満は服用しない
包装 270錠〔Ⓐ2,835(税込み)〕

ジーフェルスリムL ㊀　中村薬品工業㈱-グレートアンドグランド㈱
区分 第2類
組成 錠(淡褐〜褐)：12錠中 防已黄耆湯エキス1300mg(ボウイ・オウギ各2.5g, ビャクジュツ・タイソウ各1.5g, カンゾウ0.75g, ショウキョウ0.5g)
添加 ステアリン酸マグネシウム、カルメロースカルシウム(CMC-Ca)、セルロース、メタケイ酸アルミン酸マグネシウム、水酸化アルミナマグネシウム、乳糖
適応 体力中等度以下で、疲れやすく、汗のかきやすい傾向がある方の次の諸症：肥満に伴う関節のはれや痛み、むくみ、多汗症、肥満(筋肉にしまりのない、いわゆる水ぶとり)
用法 1回15才以上4錠、14〜7才3錠、6〜5才2錠、1日3回食前又は食間。5才未満は服用しない
包装 150錠〔Ⓐ3,150(税込み)Ⓑ703(税込み)〕

松鶴鶴姿(エキス顆粒) ㊀　㈱建林松鶴堂
区分 第2類
組成 顆(淡褐)：3包(6g)中 防已黄耆湯水製乾燥エキス1.8g(ボウイ・タイソウ各2.8g, オウギ3.5g, ビャクジュツ2.1g, ショウキョウ0.7g, カンゾウ1.4g)
添加 乳糖
適応 体力中等度以下で、疲れやすく、汗のかきやすい傾向があるものの次の諸症：肥満に伴う関節のはれや痛み、むくみ、多汗症、肥満症(筋肉にしまりのない、いわゆる水ぶとり)
用法 1回成人1包、14〜7才2/3, 6〜4才1/2, 3〜2才1/3, 2才未満1/4, 1日3回食間又は食間空腹時。1才未満には、医師の診療を受けさせることを優先し、止むを得ない場合にだけ服用させる。3ヵ月未満は服用しない
包装 30包〔Ⓐ2,940(税込み)〕, 90包〔Ⓐ7,140(税込み)〕

錠剤防已黄耆湯 ㊀　一元製薬㈱-㈱イチゲン
区分 第2類
組成 錠(褐)：100錠中 オウギ末5.6g, ビャクジュツ末3.2g, ショウキョウ末3.2g, カンゾウ末1.7g, ボウイ末5.6g, タイソウ末3.2g, 防已黄耆湯水性エキス2.5g(ボウイ・オウギ各6g, ビャクジュツ・ショウキョウ・タイソウ各3.6g, カンゾウ2.2g)
適応 体力中等度以下で、疲れやすく、汗のかきやすい傾向があるものの次の諸症：肥満に伴う関節のはれや痛み、むくみ、多汗症、

肥満症（筋肉にしまりのない，いわゆる水ぶとり）
用法 1回成人6錠，13〜7才3錠，1日3回食前1時間。温湯で服用
包装 350錠〔Ⓐ3,500Ⓑ1,750〕，1000錠〔Ⓐ8,400Ⓑ4,200〕，2000錠〔Ⓐ15,000Ⓑ7,500〕

神農防已黄耆湯エキス錠⊖ 神農製薬㈱
区分 第2類
組成 錠（淡褐）：12錠中 防已黄耆湯乾燥エキス2.24g（ボウイ・オウギ各4g，ソウジュツ・タイソウ各2.4g，ショウキョウ0.8g，カンゾウ1.2g）
添加 無水ケイ酸，ケイ酸アルミニウム，カルメロースカルシウム（CMC-Ca），トウモロコシデンプン，ステアリン酸マグネシウム，乳糖水和物
適応 体力中等度以下で，疲れやすく，汗のかきやすい傾向があるものの次の諸症：肥満に伴う関節のはれや痛み，むくみ，多汗症，肥満症（筋肉にしまりのない，いわゆる水ぶとり）
用法 1回15才以上4錠，14〜7才3錠，6〜5才2錠，1日3回食前又は食間。5才未満は服用しない
包装 180錠

ソービレイP⊖ ㈱タキザワ漢方廠
区分 第2類
組成 錠（褐）：12錠中 防已黄耆湯エキス1300mg（ボウイ・オウギ各2.5g，ビャクジュツ・タイソウ各1.5g，カンゾウ0.75g，ショウキョウ0.5g）
添加 ステアリン酸マグネシウム，カルメロースカルシウム（CMC-Ca），結晶セルロース，メタケイ酸アルミン酸マグネシウム，水酸化アルミナ・マグネシウム，乳糖
適応 色白で疲れやすく，汗のかきやすい傾向のある次の諸症：肥満症（筋肉にしまりのない，いわゆる水ぶとり），関節痛，むくみ
用法 1回15才以上4錠，14〜7才3錠，6〜5才2錠，1日3回食前又は食間。5才未満は服用しない
包装 336錠〔Ⓐ5,229(税込み)Ⓑ3,137(税込み)〕

ツムラ漢方防已黄耆湯エキス顆粒⊖ ㈱ツムラ
区分 第2類
組成 顆（淡褐）：2包(3.75g)中 混合生薬乾燥エキス1.875g（オウギ・ボウイ各2.5g，ソウジュツ・タイソウ各1.5g，カンゾウ0.75g，ショウキョウ0.5g）
添加 軽質無水ケイ酸，ステアリン酸マグネシウム，乳糖水和物
適応 体力中等度以下で，疲れやすく，汗のかきやすい傾向があるものの次の諸症：肥満に伴う関節のはれや痛み，むくみ，多汗症，肥満症（筋肉にしまりのない，いわゆる水ぶとり）
用法 1回15才以上1包，14〜7才⅔，6〜4才½，3〜2才⅓，1日2回食前。2才未満は服用しない
包装 12包〔Ⓐ1,365(税込み)〕，24包〔Ⓐ2,625(税込み)〕，64包〔Ⓐ5,775(税込み)〕

ハクスイトウ⊖ 大杉製薬㈱
区分 第2類
組成 顆（茶褐）：3包(7.5g)中 防已黄耆湯エキス3.8g（ボウイ・オウギ各5g，ビャクジュツ・タイソウ各3g，ショウキョウ1g，カンゾウ1.5g）
添加 乳糖，トウモロコシデンプン，ステアリン酸マグネシウム
適応 体力中等度以下で，疲れやすく，汗のかきやすい傾向があるものの次の諸症：肥満に伴う関節のはれや痛み，むくみ，多汗症，肥満症（筋肉にしまりのない，いわゆる水ぶとり）
用法 1回15才以上1包，14〜7才⅔，6〜4才½，3〜2才⅓，2才未満¼，1日3回食前又は食間。1才未満には，医師の診療を受けさせることを優先し，止むを得ない場合にだけ服用させる。3ヵ月未満は服用しない
包装 45包〔Ⓐ4,000〕

ビトラックS⊖ 東洋漢方製薬㈱-日邦薬品工業㈱
区分 第2類
組成 顆（灰褐）：3包(4.5g)中 水製乾燥エキス1.6g（ボウイ・オウギ各2.5g，ビャクジュツ・タイソウ各1.5g，ショウキョウ0.5g，カンゾウ0.75g）
添加 乳糖，メタケイ酸アルミン酸マグネシウム，部分アルファー化デンプン，ステアリン酸マグネシウム
適応 ひざの痛み又はむくみ
用法 1回15才以上1包，14〜7才⅔，6〜4才½，3〜2才⅓，1日3回食前又は食間。2才未満は服用しない
包装 30包〔Ⓐ2,600Ⓑ1,300〕，90包〔Ⓐ6,800Ⓑ3,400〕，510包〔Ⓑ18,000〕

防已黄耆湯⊖ 東洋漢方製薬㈱
区分 第2類
組成 1包(18.5g)中 ボウイ5g，オウギ5g，ビャクジュツ3g，タイソウ3g，カンゾウ1.5g，ショウキョウ1g
適応 色白で疲れやすく，汗のかきやすい傾向のある次の諸症：肥満症（筋肉にしまりのない，いわゆる水ぶとり），関節痛，むくみ
用法 15才以上1日1包を煎じ2〜3回に分けて食前1時間又は食間空腹時に温服。14〜7才⅔，6〜4才½，3回に分けて食前1時間又は食間空腹時に温服。4才未満は服用しない
包装 100包〔Ⓑ10,000〕

防已黄耆湯エキス顆粒KM⊖ ㈱カーヤ-㈱イチゲン，一元製薬㈱
区分 第2類
組成 顆：7.5g中 防已黄耆湯水製乾燥エキス3g（オウギ・ボウイ各5g，タイソウ・ビャクジュツ各3g，カンゾウ1.5g，ショウキョウ1g）
添加 乳糖，ステアリン酸マグネシウム
適応 体力中等度以下で，疲れやすく，汗のかきやすい傾向があるものの次の諸症：肥満に伴う関節のはれや痛み，むくみ，多汗症，肥満症（筋肉にしまりのない，いわゆる水ぶとり）
用法 1回15才以上2.5g，14〜7才1.6g，6〜4才1.2g，3〜2才0.8g，2才未満0.6g以下，1日3回食前又は食間。1才未満には，医師の診療を受けさせることを優先し，止むを得ない場合にだけ服用させる。3ヵ月未満は服用しない
包装 500g
備考 製造：天津泰達薬業有限公司(中国)

防已黄耆湯エキス顆粒「クラシエ」⊖ 大峰堂薬品工業㈱-クラシエ薬品㈱
区分 第2類
組成 顆（褐）：3包(4.5g)中 防已黄耆湯エキス1300mg（ボウイ・オウギ各2.5g，ビャクジュツ・タイソウ各1.5g，カンゾウ0.75g，ショウキョウ0.5g）
添加 ヒドロキシプロピルセルロース，乳糖
適応 体力中等度以下で，疲れやすく，汗のかきやすい傾向があるものの次の諸症：肥満に伴う関節のはれや痛み，むくみ，多汗症，肥満症（筋肉にしまりのない，いわゆる水ぶとり）
用法 1回15才以上1包，14〜7才⅔，6〜4才½，3〜2才⅓，1日3回食前又は食間。2才未満は服用しない
包装 90包

防已黄耆湯エキス〔細粒〕56⊖ 松浦薬業㈱-全薬工業㈱，松浦漢方㈱
区分 第2類
組成 細：3包(6g)中 防已黄耆湯水製エキス3.4g（ボウイ・オウギ各2.5g，ビャクジュツ・タイソウ各1.5g，ショウキョウ0.5g，カンゾウ0.75g）
添加 トウモロコシデンプン，乳糖，ヒプロメロース（ヒドロキシプロピルメチルセルロース），メタケイ酸アルミン酸マグネシウム，香料
適応 体力中等度以下で，疲れやすく，汗のかきやすい傾向があるものの次の諸症：肥満症（筋肉にしまりのない，いわゆる水ぶとり），肥満に伴う関節のはれや痛み，多汗症
用法 1回15才以上1包又は2g，14〜7才⅔，6〜4才½，3〜2才⅓，2才未満¼以下，1日3回食前又は食間。1才未満には，医師の診療を受けさせることを優先し，止むを得ない場合にだけ服用させる。3ヵ月未満は服用しない
包装 松浦漢方㈱販売：500g，48包〔Ⓐ3,990(税込み)〕，300包。全薬工業㈱販売：12包

防已黄耆湯エキス細粒G「コタロー」⊖ 小太郎漢方製薬㈱
区分 第2類
組成 細（褐）：3包(6g)中 水製エキス3.84g（オウギ・ボウイ各4g，

ビャクジュツ・タイソウ各2.4g，ショウキョウ0.64g，カンゾウ1.2g）
添加 ステアリン酸マグネシウム，トウモロコシデンプン，乳糖水和物，プルラン，メタケイ酸アルミン酸マグネシウム
適応 体力中等度以下で，疲れやすく，汗のかきやすい傾向があるものの次の諸症：肥満症（筋肉にしまりのない，いわゆる水ぶとり），多汗症，肥満に伴う関節のはれや痛み，むくみ
用法 1回15才以上1包又は2g，14〜7才2/3，6〜4才1/2，3〜2才1/3，2才未満1/4，1日3回食前又は食間。1才未満には，医師の診療を受けさせることを優先し，止むを得ない場合にだけ服用させる。3ヵ月未満は服用しない
包装 90包

防已黄耆湯エキス錠Fクラシエ ─ クラシエ製薬㈱-クラシエ薬品㈱
区分 第2類
組成 錠（褐）：12錠（4212mg）中 防已黄耆湯エキス粉末3200mg（ボウイ・オウギ各5g，ビャクジュツ・タイソウ各3g，カンゾウ1.5g，ショウキョウ1g）
添加 タルク，ステアリン酸マグネシウム，二酸化ケイ素，カルメロースカルシウム（CMC-Ca），クロスカルメロースナトリウム（クロスCMC-Na），水酸化アルミナマグネシウム，ポリオキシエチレンポリオキシプロピレングリコール，ヒプロメロース（ヒドロキシプロピルメチルセルロース）
適応 体力中等度以下で，疲れやすく，汗のかきやすい傾向があるものの次の諸症：肥満に伴う関節のはれや痛み，むくみ，多汗症，肥満症（筋肉にしまりのない，いわゆる水ぶとり）
用法 1回15才以上4錠，14〜5才2錠，1日3回食前又は食間。5才未満は服用しない
包装 96錠〔Ⓐ1,980（税込み）〕，180錠〔Ⓐ3,465（税込み）〕

防已黄耆湯エキス錠〔大峰〕 ─配 大峰堂薬品工業㈱-サラヤ㈱，伸和製薬㈱，日邦薬品工業㈱
区分 第2類
組成 錠（淡褐）：12錠中 防已黄耆湯エキス1300mg（ボウイ・オウギ各2.5g，ビャクジュツ・タイソウ各1.5g，カンゾウ0.75g，ショウキョウ0.5g）
添加 ステアリン酸マグネシウム，カルメロースカルシウム（CMC-Ca），セルロース，メタケイ酸アルミン酸マグネシウム，水酸化アルミナマグネシウム，乳糖
適応 体力中等度以下で，疲れやすく，汗のかきやすい傾向があるものの次の諸症：肥満に伴う関節のはれや痛み，むくみ，多汗症，肥満症（筋肉にしまりのない，いわゆる水ぶとり）
用法 1回15才以上4錠，14〜7才3錠，6〜5才2錠，1日3回食前又は食間。5才未満は服用しない
包装 240錠〔Ⓐ3,675（税込み）〕

防已黄耆湯エキス錠「東亜」 ─配 北日本製薬㈱
区分 第2類
組成 錠（淡黄褐）：12錠（3840mg）中 防已黄耆湯乾燥エキス1.9g（ボウイ・オウギ各2.5g，ビャクジュツ・タイソウ各1.5g，カンゾウ0.75g，ショウキョウ0.5g）
添加 乳糖，セルロース，カルメロースカルシウム（CMC-Ca），ステアリン酸マグネシウム
適応 体力中等度以下で，疲れやすく，汗のかきやすい傾向があるものの次の諸症：肥満に伴う関節のはれや痛み，むくみ，多汗症，肥満症（筋肉にしまりのない，いわゆる水ぶとり）
用法 1回15才以上4錠，14〜7才3錠，6〜5才2錠，1日3回食前又は食間。5才未満は服用しない

防已黄耆湯「タキザワ」 ─ ㈱タキザワ漢方廠
区分 第2類
組成 煎：2包（18.5g）中 ボウイ5g，オウギ5g，ビャクジュツ3g，ショウキョウ1g，タイソウ3g，カンゾウ1.5g
適応 体力中等度以下で，疲れやすく，汗のかきやすい傾向があるものの次の諸症：肥満に伴う関節のはれや痛み，むくみ，多汗症，肥満症（筋肉にしまりのない，いわゆる水ぶとり）
用法 15才以上1回1包を煎じ，1日2回朝夕空腹時。14〜7才2/3，6〜4才1/2，3〜2才1/3，2才未満1/4以下。1才未満には，医師の診療を受けさせることを優先し，止むを得ない場合にだけ服用させる。3ヵ月未満は服用しない

包装 10包，120包〔Ⓐ28,350（税込み）Ⓑ14,175（税込み）〕

ボーキットN「コタロー」 ─ 小太郎漢方製薬㈱
区分 第2類
組成 錠（茶）：12錠中 エキス散2.88g（ボウイ・オウギ各2.5g，ビャクジュツ・タイソウ各1.5g，ショウキョウ0.4g，カンゾウ0.75g）
添加 カルメロースカルシウム（CMC-Ca），含水二酸化ケイ素，軽質無水ケイ酸，ステアリン酸マグネシウム，トウモロコシデンプン，アメ粉
適応 体力中等度以下で，疲れやすく，汗のかきやすい傾向があるものの次の諸症：肥満症（筋肉にしまりのない，いわゆる水ぶとり），多汗症，肥満に伴う関節のはれや痛み，むくみ
用法 1回15才以上4錠，14〜7才3錠，6〜5才2錠，1日3回食前又は食間。5才未満は服用しない
包装 180錠，540錠

ホリエの防已黄耆湯 ─ 堀江生薬㈱
区分 第2類
組成 煎：1袋（18.5g）中 ボウイ5g，オウギ5g，ソウジュツ3g，タイソウ3g，カンゾウ1.5g，ショウキョウ1g
適応 色白で疲れやすく，汗のかきやすい傾向のある次の諸症：肥満症（筋肉のしまりのない，いわゆる水太り），関節痛，むくみ
用法 成人1日1袋を煎じ食間3回に分服。14〜7才2/3，6〜4才1/2，3〜2才1/3，2才未満1/4以下。1才未満には，医師の診療を受けさせることを優先し，止むを得ない場合にだけ服用させる。3ヵ月未満は服用しない
包装 10袋，30袋

本草防已黄耆湯エキス錠-H ─ 本草製薬㈱
区分 第2類
組成 錠（淡褐）：12錠中 防已黄耆湯水製乾燥エキス末1.6g（ボウイ・オウギ各2.5g，ビャクジュツ・タイソウ各1.5g，カンゾウ0.75g，ショウキョウ0.5g）
添加 乳糖，炭酸カルシウム，セルロース，メタケイ酸アルミン酸マグネシウム，クロスカルメロースナトリウム（クロスCMC-Na），ステアリン酸マグネシウム
適応 体力中等度以下で，疲れやすく，汗のかきやすい傾向があるものの次の諸症：肥満に伴う関節のはれや痛み，むくみ，多汗症，肥満症（筋肉にしまりのない，いわゆる水ぶとり）
用法 1回15才以上4錠，14〜7才3錠，6〜5才2錠，1日3回食前又は食間。5才未満は服用しない
包装 180錠〔Ⓐ2,940（税込み）〕，240錠〔Ⓐ3,990（税込み）〕

ロコフィットGL ─ ㈱太田胃散
区分 第2類
組成 錠：12錠中 防已黄耆湯エキス1600mg（ボウイ・オウギ各2508mg，ソウジュツ・タイソウ各1505mg，カンゾウ752mg，ショウキョウ502mg）
添加 塩酸グルコサミン，ケイ酸カルシウム，メタケイ酸アルミン酸マグネシウム，クロスカルメロースナトリウム（クロスCMC-Na），クロスポビドン，ステアリン酸マグネシウム
適応 体力中等度以下で，疲れやすく，汗のかきやすい傾向があるものの次の諸症：肥満に伴う関節のはれや痛み，むくみ，多汗症，肥満症（筋肉にしまりのない，いわゆる水ぶとり）
用法 15才以上1回4錠1日3回食前，食間（就寝前を含む）又は空腹時。15才未満は服用しない
包装 120錠〔Ⓐ2,079（税込み）〕，260錠〔Ⓐ3,864（税込み）〕

ロート防已黄耆湯錠 ─ ロート製薬㈱
区分 第2類
組成 錠：12錠中 防已黄耆湯エキス3200mg（ボウイ・オウギ各5g，ビャクジュツ・タイソウ各3g，カンゾウ1.5g，ショウキョウ1g）
添加 ステアリン酸マグネシウム，二酸化ケイ素，クロスカルメロースナトリウム（クロスCMC-Na），水酸化アルミナマグネシウム，セルロース，ヒプロメロース（ヒドロキシプロピルメチルセルロース），マクロゴール，酸化チタン，タルク，カルナウバロウ
適応 体力中等度以下で，疲れやすく，汗のかきやすい傾向があるものの次の諸症：肥満に伴う関節のはれや痛み，むくみ，多汗症，肥満症（筋肉にしまりのない，いわゆる水ぶとり）

用法 1回15才以上4錠，14〜5才2錠，1日3回食前又は食間。5才未満は服用しない

包装 84錠〔Ⓐ1,680（税込み）〕，300錠〔Ⓐ4,725（税込み）〕

ボウイブクリョウトウ
防已茯苓湯

〔基準〕

（平成20年9月30日 厚生労働省医薬食品局審査管理課長通知による）

1. 成分・分量
   防已2.4〜3，黄耆2.4〜3，桂皮2.4〜3，茯苓4〜6，甘草1.5〜2
2. 用法・用量
   湯
3. 効能・効果
   体力中等度以下で，手足のむくみや冷えやすい傾向のあるものの次の諸症：手足の疼痛・しびれ感，むくみ，めまい，慢性下痢

〔使用上の注意〕

（平成25年3月27日　厚生労働省医薬食品局安全対策課長・審査管理課長通知による）

【添付文書等に記載すべき事項】

『してはいけないこと』

（守らないと現在の症状が悪化したり，副作用が起こりやすくなる）

　　　次の人は服用しないこと
　　　　生後3ヵ月未満の乳児。
　　　〔生後3ヵ月未満の用法がある製剤に記載すること。〕

『相談すること』

1. 次の人は服用前に医師，薬剤師又は登録販売者に相談すること
   (1) 医師の治療を受けている人。
   (2) 妊婦又は妊娠していると思われる人。
   (3) 高齢者。
       〔1日最大配合量が甘草として1g以上（エキス剤については原生薬に換算して1g以上）含有する製剤に記載すること。〕
   (4) 今までに薬などにより発疹・発赤，かゆみ等を起こしたことがある人。
   (5) 次の症状のある人。
       むくみ
       〔1日最大配合量が甘草として1g以上（エキス剤については原生薬に換算して1g以上）含有する製剤に記載すること。〕
   (6) 次の診断を受けた人。
       高血圧，心臓病，腎臓病
       〔1日最大配合量が甘草として1g以上（エキス剤については原生薬に換算して1g以上）含有する製剤に記載すること。〕
2. 服用後，次の症状があらわれた場合は副作用の可能性があるので，直ちに服用を中止し，この文書を持って医師，薬剤師又は登録販売者に相談すること

関係部位	症　　　　状
皮　膚	発疹・発赤，かゆみ

まれに下記の重篤な症状が起こることがある。その場合は直ちに医師の診療を受けること。

症状の名称	症　　　　状
偽アルドステロン症，ミオパチー	手足のだるさ，しびれ，つっぱり感やこわばりに加えて，脱力感，筋肉痛があらわれ，徐々に強くなる。

〔1日最大配合量が甘草として1g以上（エキス剤については原生薬に換算して1g以上）含有する製剤に記

載すること。〕
3. 1ヵ月位服用しても症状がよくならない場合は服用を中止し,この文書を持って医師,薬剤師又は登録販売者に相談すること
4. 長期連用する場合には,医師,薬剤師又は登録販売者に相談すること
〔1日最大配合量が甘草として1g以上（エキス剤については原生薬に換算して1g以上）含有する製剤に記載すること。〕
〔用法及び用量に関連する注意として,用法及び用量の項目に続けて以下を記載すること。〕
(1) 小児に服用させる場合には,保護者の指導監督のもとに服用させること。
〔小児の用法及び用量がある場合に記載すること。〕
(2) 〔小児の用法がある場合,剤形により,次に該当する場合には,そのいずれかを記載すること。〕
　1) 3歳以上の幼児に服用させる場合には,薬剤がのどにつかえることのないよう,よく注意すること。
〔5歳未満の幼児の用法がある錠剤・丸剤の場合に記載すること。〕
　2) 幼児に服用させる場合には,薬剤がのどにつかえることのないよう,よく注意すること。
〔3歳未満の用法及び用量を有する丸剤の場合に記載すること。〕
　3) 1歳未満の乳児には,医師の診療を受けさせることを優先し,やむを得ない場合にのみ服用させること。
〔カプセル剤及び錠剤・丸剤以外の製剤の場合に記載すること。なお,生後3ヵ月未満の用法がある製剤の場合,「生後3ヵ月未満の乳児」を『してはいけないこと』に記載し,用法及び用量欄には記載しないこと。〕

保管及び取扱い上の注意
(1) 直射日光の当たらない（湿気の少ない）涼しい所に（密栓して）保管すること。
〔（ ）内は必要とする場合に記載すること。〕
(2) 小児の手の届かない所に保管すること。
(3) 他の容器に入れ替えないこと。（誤用の原因になったり品質が変わる。）
〔容器等の個々に至適表示がなされていて,誤用のおそれのない場合には記載しなくてもよい。〕

【外部の容器又は外部の被包に記載すべき事項】
注意
1. 次の人は服用しないこと
生後3ヵ月未満の乳児。
〔生後3ヵ月未満の用法がある製剤に記載すること。〕
2. 次の人は服用前に医師,薬剤師又は登録販売者に相談すること
(1) 医師の治療を受けている人。
(2) 妊婦又は妊娠していると思われる人。
(3) 高齢者。
〔1日最大配合量が甘草として1g以上（エキス剤については原生薬に換算して1g以上）含有する製剤に記載すること。〕
(4) 今までに薬などにより発疹・発赤,かゆみ等を起こしたことがある人。
(5) 次の症状のある人。
むくみ
〔1日最大配合量が甘草として1g以上（エキス剤については原生薬に換算して1g以上）含有する製剤に記載すること。〕
(6) 次の診断を受けた人。
高血圧,心臓病,腎臓病
〔1日最大配合量が甘草として1g以上（エキス剤については原生薬に換算して1g以上）含有する製剤に記載すること。〕

2′. 服用が適さない場合があるので,服用前に医師,薬剤師又は登録販売者に相談すること
〔2.の項目の記載に際し,十分な記載スペースがない場合には2′.を記載すること。〕
3. 服用に際しては,説明文書をよく読むこと
4. 直射日光の当たらない（湿気の少ない）涼しい所に（密栓して）保管すること
〔（ ）内は必要とする場合に記載すること。〕

防風通聖散
ボウフウツウショウサン

〔基準〕

(平成20年9月30日 厚生労働省医薬食品局審査管理課長通知による)

1. 成分・分量
   当帰1.2～1.5，芍薬1.2～1.5，川芎1.2～1.5，山梔子1.2～1.5，連翹1.2～1.5，薄荷葉1.2～1.5，生姜0.3～0.5（ヒネショウガを使用する場合1.2～1.5），荊芥1.2～1.5，防風1.2～1.5，麻黄1.2～1.5，大黄1.5，芒硝1.5，白朮2，桔梗2，黄芩2，甘草2，石膏2，滑石3（白朮のない場合も可）

2. 用法・用量
   原則として湯
   (1)散：1回2g 1日3回 (2)湯

3. 効能・効果
   体力充実して，腹部に皮下脂肪が多く，便秘がちなものの次の諸症：高血圧や肥満に伴う動悸・肩こり・のぼせ・むくみ・便秘，蓄膿症（副鼻腔炎），湿疹・皮膚炎，ふきでもの（にきび），肥満症

〔使用上の注意〕

(平成25年3月27日 厚生労働省医薬食品局安全対策課長・審査管理課長通知による)

【添付文書等に記載すべき事項】

『してはいけないこと』
（守らないと現在の症状が悪化したり，副作用が起こりやすくなる）

1. 次の人は服用しないこと
   生後3ヵ月未満の乳児。
   〔生後3ヵ月未満の用法がある製剤に記載すること。〕

2. 本剤を服用している間は，次の医薬品を服用しないこと
   他の瀉下薬（下剤）

3. 授乳中の人は本剤を服用しないか，本剤を服用する場合は授乳を避けること

『相談すること』

1. 次の人は服用前に医師，薬剤師又は登録販売者に相談すること
   (1) 医師の治療を受けている人。
   (2) 妊婦又は妊娠していると思われる人。
   (3) 体の虚弱な人（体力の衰えている人，体の弱い人）。
   (4) 胃腸が弱く下痢しやすい人。
   (5) 発汗傾向の著しい人。
   (6) 高齢者。
   〔マオウ又は，1日最大配合量が甘草として1g以上（エキス剤については原生薬に換算して1g以上）含有する製剤に記載すること。〕
   (7) 今までに薬などにより発疹・発赤，かゆみ等を起こしたことがある人。
   (8) 次の症状のある人。
   むくみ[1]，排尿困難[2]
   〔[1]は，1日最大配合量が甘草として1g以上（エキス剤については原生薬に換算して1g以上）含有する製剤に記載すること。[2]は，マオウを含有する製剤に記載すること。〕
   (9) 次の診断を受けた人。
   高血圧[1][2]，心臓病[1][2]，腎臓病[1][2]，甲状腺機能障害[2]
   〔[1]は，1日最大配合量が甘草として1g以上（エキス剤については原生薬に換算して1g以上）含有する製剤に記載すること。[2]は，マオウを含有する製剤に記載すること。〕

2. 服用後，次の症状があらわれた場合は副作用の可能性があるので，直ちに服用を中止し，この文書を持って医師，薬剤師又は登録販売者に相談すること

関係部位	症 状
皮 膚	発疹・発赤，かゆみ
消化器	胃部不快感，はげしい腹痛を伴う下痢，腹痛

まれに下記の重篤な症状が起こることがある。その場合は直ちに医師の診療を受けること。

症状の名称	症 状
間質性肺炎	階段を上ったり，少し無理をしたりすると息切れがする・息苦しくなる，空せき，発熱等がみられ，これらが急にあらわれたり，持続したりする。
偽アルドステロン症，ミオパチー[1]	手足のだるさ，しびれ，つっぱり感やこわばりに加えて，脱力感，筋肉痛があらわれ，徐々に強くなる。
肝機能障害	発熱，かゆみ，発疹，黄疸（皮膚や白目が黄色くなる），褐色尿，全身のだるさ，食欲不振等があらわれる。

〔[1]は，1日最大配合量が甘草として1g以上（エキス剤については原生薬に換算して1g以上）含有する製剤に記載すること。〕

3. 服用後，次の症状があらわれることがあるので，このような症状の持続又は増強が見られた場合には，服用を中止し，この文書を持って医師，薬剤師又は登録販売者に相談すること
   下痢

4. 1ヵ月位（便秘に服用する場合には1週間位）服用しても症状がよくならない場合は服用を中止し，この文書を持って医師，薬剤師又は登録販売者に相談すること

5. 長期連用する場合には，医師，薬剤師又は登録販売者に相談すること
   〔1日最大配合量が甘草として1g以上（エキス剤については原生薬に換算して1g以上）含有する製剤に記載すること。〕

〔用法及び用量に関連する注意として，用法及び用量の項目に続けて以下を記載すること。〕

(1) 小児に服用させる場合には，保護者の指導監督のもとに服用させること。
〔小児の用法及び用量がある場合に記載すること。〕

(2) 〔小児の用法がある場合，剤形により，次に該当する場合には，そのいずれかを記載すること。〕
   1) 3歳以上の幼児に服用させる場合には，薬剤がのどにつかえることのないよう，よく注意すること。
   〔5歳未満の幼児の用法がある錠剤・丸剤の場合に記載すること。〕
   2) 幼児に服用させる場合には，薬剤がのどにつかえることのないよう，よく注意すること。
   〔3歳未満の用法及び用量を有する丸剤の場合に記載すること。〕
   3) 1歳未満の乳児には，医師の診療を受けさせることを優先し，やむを得ない場合にのみ服用させること。
   〔カプセル剤及び錠剤・丸剤以外の製剤の場合に記載すること。なお，生後3ヵ月未満の用法がある製剤の場合，「生後3ヵ月未満の乳児」を『してはいけないこと』に記載し，用法及び用量欄には記載しないこと。〕

保管及び取扱い上の注意
(1) 直射日光の当たらない（湿気の少ない）涼しい所に（密栓して）保管すること。
   〔( ) 内は必要とする場合に記載すること。〕
(2) 小児の手の届かない所に保管すること。
(3) 他の容器に入れ替えないこと。（誤用の原因になった

り品質が変わる。〕
　　　〔容器等の個々に至適表示がなされていて，誤用のおそれのない場合には記載しなくてもよい。〕

【外部の容器又は外部の被包に記載すべき事項】
注意
1. 次の人は服用しないこと
　　生後3ヵ月未満の乳児。
　　〔生後3ヵ月未満の用法がある製剤に記載すること。〕
2. 授乳中の人は本剤を服用しないか，本剤を服用する場合は授乳を避けること
3. 次の人は服用前に医師，薬剤師又は登録販売者に相談すること
　(1) 医師の治療を受けている人。
　(2) 妊婦又は妊娠していると思われる人。
　(3) 体の虚弱な人（体力の衰えている人，体の弱い人）。
　(4) 胃腸が弱く下痢しやすい人。
　(5) 発汗傾向の著しい人。
　(6) 高齢者。
　　〔マオウ又は，1日最大配合量が甘草として1g以上（エキス剤については原生薬に換算して1g以上）含有する製剤に記載すること。〕
　(7) 今までに薬などにより発疹・発赤，かゆみ等を起こしたことがある人。
　(8) 次の症状のある人。
　　むくみ[1)]，排尿困難[2)]
　　〔[1)]は，1日最大配合量が甘草として1g以上（エキス剤については原生薬に換算して1g以上）含有する製剤に記載すること。[2)]は，マオウを含有する製剤に記載すること。〕
　(9) 次の診断を受けた人。
　　高血圧[1)2)]，心臓病[1)2)]，腎臓病[1)]，甲状腺機能障害[2)]
　　〔[1)]は，1日最大配合量が甘草として1g以上（エキス剤については原生薬に換算して1g以上）含有する製剤に記載すること。[2)]は，マオウを含有する製剤に記載すること。〕
3′. 服用が適さない場合があるので，服用前に医師，薬剤師又は登録販売者に相談すること
　　〔3.の項目の記載に際し，十分な記載スペースがない場合には3′.を記載すること。〕
4. 服用に際しては，説明文書をよく読むこと
5. 直射日光の当たらない（湿気の少ない）涼しい所に（密栓して）保管すること
　　〔（ ）内は必要とする場合に記載すること。〕

JPS漢方顆粒-45号 ジェーピーエス製薬㈱
区分 第2類
組成 顆（黄褐）：3包(6g)中 防風通聖散料乾燥エキス4g（トウキ・シャクヤク・センキュウ・サンシシ・レンギョウ・ハッカ・ケイガイ・ボウフウ・マオウ各0.96g，ダイオウ・硫酸ナトリウム各1.2g，ビャクジュツ・キキョウ・オウゴン・カンゾウ・セッコウ各1.6g，カッセキ2.4g）
添加 ステアリン酸マグネシウム，ショ糖脂肪酸エステル，乳糖水和物
適応 体力充実して，腹部に皮下脂肪が多く，便秘がちなものの次の諸症：高血圧や肥満に伴う動悸・肩こり・のぼせ・むくみ・便秘，蓄膿症（副鼻腔炎），湿疹・皮膚炎，吹出物（にきび），肥満症
用法 1回15才以上1包，14〜7才2/3，6〜4才1/2，3〜2才1/3，2才未満1/4，1日3回食前又は食間。1才未満には，医師の診療を受けさせることを優先し，止むを得ない場合にだけ服用させる。3ヵ月未満は服用しない
包装 180包

JPS防風通聖散料エキス錠N ジェーピーエス製薬㈱
区分 第2類
組成 錠（淡黄褐）：12錠中 防風通聖散料乾燥エキス2.5g（トウキ・シャクヤク・センキュウ・サンシシ・レンギョウ・ハッカ・ケイガイ・ボウフウ・マオウ各0.6g，ショウキョウ0.15g，ダイオウ・硫酸ナトリウム十水和物0.75g，ビャクジュツ・キキョウ・オウゴン・カンゾウ・セッコウ各1g，カッセキ1.5g）
添加 無水ケイ酸，ケイ酸アルミニウム，カルメロースカルシウム（CMC-Ca），ステアリン酸マグネシウム，乳糖水和物
適応 体力充実して，腹部に皮下脂肪が多く，便秘がちなものの次の諸症：高血圧や肥満に伴う動悸・肩こり・のぼせ・むくみ・便秘，蓄膿症（副鼻腔炎），湿疹・皮膚炎，吹出物（にきび），肥満症
用法 1回15才以上4錠，14〜7才3錠，6〜5才2錠，1日3回食前又は食間。5才未満は服用しない
包装 260錠

アトシトール 薬王製薬㈱
区分 第2類
組成 錠：18錠中 防風通聖散料乾燥エキス2750mg（トウキ・シャクヤク・センキュウ・サンシシ・レンギョウ・ハッカ・ケイガイ・ボウフウ・マオウ各0.66g，ビャクジュツ・キキョウ・オウゴン・カンゾウ・セッコウ各1.1g，ショウキョウ0.22g，ボウショウ・ダイオウ各0.825g，カッセキ1.65g）
添加 カルメロースカルシウム（CMC-Ca），無水ケイ酸，ステアリン酸マグネシウム，ヒプロメロース（ヒドロキシプロピルメチルセルロース），ステアリン酸
適応 （一般用の場合）体力充実して，腹部に皮下脂肪が多く，便秘がちなものの次の諸症：肥満症，高血圧や肥満に伴う動悸・肩こり・のぼせ・むくみ・便秘，蓄膿症（副鼻腔炎），湿疹・皮膚炎，吹出物（にきび）（配置用の場合）のぼせを伴う肩こり，むくみ又は便秘
用法 1回15才以上6錠，14〜7才4錠，6〜5才3錠，1日3回食前又は食間。5才未満は服用しない
包装 540錠

意発（エキス顆粒） ㈱建林松鶴堂
区分 第2類
組成 顆（褐）：3包(6.6g)中 防風通聖散水製乾燥エキス1.5g（トウキ・サンシシ・ケイガイ・マオウ・シャクヤク・レンギョウ・ハッカ・ハマボウフウ・センキュウ各0.6g，ダイオウ・硫酸ナトリウム各0.75g，ビャクジュツ・オウゴン・セッコウ・キキョウ・カンゾウ各1g，ショウキョウ0.2g，カッセキ1.5g）
添加 乳糖
適応 体力充実して，腹部に皮下脂肪が多く，便秘がちなものの次の諸症：高血圧や肥満に伴う動悸・肩こり・のぼせ・むくみ・便秘，蓄膿症（副鼻腔炎），湿疹・皮膚炎，吹出物（にきび），肥満症
用法 1回成人1包，14〜7才2/3，6〜4才1/2，3〜2才1/3，2才未満1/4，1日3回食間。1才未満には，医師の診療を受けさせることを優先し，止むを得ない場合にだけ服用させる。3ヵ月未満は服用しない
包装 30包〔Ⓐ2,730（税込み）〕，90包〔Ⓐ7,140（税込み）〕

ウチダの攻肥聖健 ㈱ウチダ和漢薬
区分 第2類
組成 細：3包(6g)中 防風通聖散エキス3.22g（トウキ・シャクヤク・センキュウ・サンシシ・レンギョウ・ハッカ・ケイガイ・ボウフウ・マオウ各0.6g，ショウキョウ0.2g，ダイオウ・硫酸ナトリウム各0.75g，ビャクジュツ・キキョウ・オウゴン・カンゾウ・セッコウ各1g，カッセキ1.5g）
添加 乳糖水和物，バレイショデンプン，軽質無水ケイ酸，その他1成分
適応 体力充実して，腹部に皮下脂肪が多く，便秘がちなものの次の諸症：高血圧や肥満に伴う動悸・肩こり・のぼせ・むくみ・便秘，蓄膿症（副鼻腔炎），湿疹・皮膚炎，吹出物（にきび），肥満症
用法 15才以上1回1包1日3回食前又は食間。15才未満は服用しない
包装 300包

防風通聖散

ウチダの防風通聖散料 ㈱ウチダ和漢薬
- **区分** 第2類
- **組成** 煎：1袋(26.36g)中 トウキ1.2g, シャクヤク1.2g, センキュウ1.2g, サンシシ1.2g, レンギョウ1.2g, ハッカ1.2g, ショウキョウ0.4g, ケイガイ1.2g, ボウフウ1.2g, マオウ1.2g, ダイオウ1.5g, ビャクジュツ2g, キキョウ2g, オウゴン2g, カンゾウ2g, セッコウ2g, カッセキ3g, 乾燥硫酸ナトリウム0.66g
- **適応** 腹部に皮下脂肪が多く, 便秘がちなものの次の諸症：高血圧の随伴症状（動悸, 肩こり, のぼせ）, 肥満症, むくみ, 便秘
- **用法** 15才以上1日1袋を煎じ3回に分けて食前1時間又は食間空腹時に温服。15才未満は服用しない
- **包装** 30袋

ウチダの防風通聖散料エキス散 ㈱ウチダ和漢薬
- **区分** 第2類
- **組成** 細：6g中 防風通聖散料エキス3.22g（トウキ・シャクヤク・センキュウ・サンシシ・レンギョウ・ハッカ・ケイガイ・ボウフウ・マオウ各0.6g, ショウキョウ0.2g, ダイオウ・硫酸ナトリウム各0.75g, ビャクジュツ・キキョウ・オウゴン・カンゾウ・セッコウ各1g, カッセキ1.5g）
- **添加** 乳糖水和物, バレイショデンプン, 軽質無水ケイ酸, その他1成分
- **適応** 体力充実して, 腹部に皮下脂肪が多く, 便秘がちなものの次の諸症：高血圧や肥満に伴う動悸・肩こり・のぼせ・むくみ・便秘, 蓄膿症（副鼻腔炎）, 湿疹・皮膚炎, 吹出物（にきび）, 肥満症
- **用法** 15才以上1回2g1日3回食前又は食間。15才未満は服用しない
- **包装** 500g

エバユーススリムF 大峰堂薬品工業㈱-第一三共ヘルスケア㈱
- **区分** 第2類
- **組成** 錠 フィルム（淡赤紫）：12錠中 防風通聖散エキス粉末2750mg（トウキ・シャクヤク・センキュウ・サンシシ・レンギョウ・ハッカ・ケイガイ・ボウフウ・マオウ各0.6g, ショウキョウ0.2g, ダイオウ0.75g, 乾燥硫酸ナトリウム0.375g, ビャクジュツ・キキョウ・オウゴン・カンゾウ・セッコウ各1g, カッセキ1.5g）
- **添加** ステアリン酸マグネシウム, カルメロースカルシウム（CMC-Ca）, 水酸化アルミナマグネシウム, メタケイ酸アルミン酸マグネシウム, セルロース, ヒプロメロース（ヒドロキシプロピルメチルセルロース）, マクロゴール, カルナウバロウ, 酸化チタン, 赤色3号
- **適応** 体力充実して, 腹部に皮下脂肪が多く, 便秘がちなものの次の諸症：高血圧や肥満に伴う動悸・肩こり・のぼせ・むくみ・便秘, 蓄膿症（副鼻腔炎）, 湿疹・皮膚炎, 吹出物（にきび）, 肥満症
- **用法** 1回15才以上4錠, 14～7才3錠, 6～5才2錠, 1日3回食前又は食間。5才未満は服用しない
- **包装** 180錠〔Ⓐ2,709(税込み)〕, 360錠〔Ⓐ5,040(税込み)〕

薬日本堂防風通聖散エキス錠 大草薬品㈱-薬日本堂㈱
- **区分** 第2類
- **組成** 錠（淡褐）：15錠中 防風通聖散エキス末2.03g（トウキ・シャクヤク・センキュウ・サンシシ・レンギョウ・ハッカ・ケイガイ・ボウフウ・マオウ各0.8g, ショウキョウ0.27g, ダイオウ・硫酸ナトリウム各1g, ビャクジュツ・キキョウ・オウゴン・カンゾウ・セッコウ各1.33g, カッセキ2g）
- **添加** 乳糖, バレイショデンプン, カルメロースカルシウム（CMC-Ca）, ステアリン酸マグネシウム
- **適応** 体力充実して, 腹部に皮下脂肪が多く, 便秘がちなものの次の諸症：高血圧や肥満に伴う動悸・肩こり・のぼせ・むくみ・便秘, 蓄膿症（副鼻腔炎）, 湿疹・皮膚炎, 吹出物（にきび）, 肥満症
- **用法** 15才以上1回5錠1日3回食前又は食間。かまずに服用。15才未満は服用しない
- **包装** 300錠

クミアイ防風通聖散錠 ㊎ 協同薬品工業㈱-全国農業協同組合連合会
- **区分** 第2類
- **組成** 錠（褐）：12錠中 防風通聖散料乾燥エキス2520mg（トウキ・シャクヤク・センキュウ・サンシシ・レンギョウ・ハッカ・ケイガイ・ボウフウ・マオウ各0.6g, ダイオウ・ボウショウ（硫酸ナトリウム）各0.75g, ビャクジュツ・キキョウ・オウゴン・カンゾウ・セッコウ各1g, ショウキョウ0.2g, カッセキ1.5g）
- **添加** ケイ酸カルシウム, クロスポビドン, ステアリン酸マグネシウム
- **適応** のぼせを伴う肩こり, むくみ又は便秘
- **用法** 15才以上1回4錠1日3回食前又は食間。15才未満は服用しない
- **包装** 240錠〔Ⓐ3,780(税込み)〕

「クラシエ」漢方防風通聖散料エキスFC錠 クラシエ製薬㈱-クラシエ薬品㈱
- **区分** 第2類
- **組成** 錠：12錠(4020mg)中 防風通聖散料エキス粉末2850mg（トウキ・シャクヤク・センキュウ・サンシシ・レンギョウ・ハッカ・ケイガイ・ボウフウ・マオウ各0.6g, ビャクジュツ・キキョウ・オウゴン・カンゾウ・セッコウ各1g, 乾燥硫酸ナトリウム0.375g, ショウキョウ0.2g, ダイオウ0.75g, カッセキ1.5g）
- **添加** ケイ酸アルミニウム, カルメロースカルシウム（CMC-Ca）, ステアリン酸マグネシウム, ヒプロメロース（ヒドロキシプロピルメチルセルロース）, マクロゴール, 酸化チタン, 三二酸化鉄, カルナウバロウ
- **適応** 体力充実して, 腹部に皮下脂肪が多く, 便秘がちなものの次の諸症：高血圧や肥満に伴う動悸・肩こり・のぼせ・むくみ・便秘, 蓄膿症（副鼻腔炎）, 湿疹・皮膚炎, 吹出物（にきび）, 肥満症
- **用法** 15才以上1回4錠1日3回食前又は食間。15才未満は服用しない

ココスリム 大峰堂薬品工業㈱-佐藤製薬㈱
- **区分** 第2類
- **組成** 錠（褐）：12錠中 防風通聖散エキス粉末2750mg（トウキ・シャクヤク・センキュウ・サンシシ・レンギョウ・ハッカ・ケイガイ・ボウフウ・マオウ各0.6g, ショウキョウ0.2g, ダイオウ0.75g, 乾燥硫酸ナトリウム0.375g, ビャクジュツ・キキョウ・オウゴン・カンゾウ・セッコウ各1g, カッセキ1.5g）
- **添加** ステアリン酸マグネシウム, カルメロースカルシウム（CMC-Ca）, 二酸化ケイ素
- **適応** 体力充実して, 腹部に皮下脂肪が多く, 便秘がちなものの次の諸症：高血圧や肥満に伴う動悸・肩こり・のぼせ・むくみ・便秘, 蓄膿症（副鼻腔炎）, 湿疹・皮膚炎, 吹出物（にきび）, 肥満症
- **用法** 1回15才以上4錠, 14～7才3錠, 6～5才2錠, 1日3回食前又は食間。5才未満は服用しない
- **包装** 192錠〔Ⓐ3,150(税込み)〕

コッコアポA錠 クラシエ製薬㈱-クラシエ薬品㈱
- **区分** 第2類
- **組成** 錠（褐）：12錠(4080mg)中 防風通聖散料エキス粉末2850mg（トウキ・シャクヤク・センキュウ・サンシシ・レンギョウ・ハッカ・ケイガイ・ボウフウ・マオウ各0.6g, ビャクジュツ・キキョウ・オウゴン・カンゾウ・セッコウ各1g, 乾燥硫酸ナトリウム0.375g, ショウキョウ0.2g, ダイオウ0.75g, カッセキ1.5g）
- **添加** 二酸化ケイ素, クロスカルメロースナトリウム（クロスCMC-Na）, クロスポビドン, ステアリン酸マグネシウム
- **適応** 体力充実して, 腹部に皮下脂肪が多く, 便秘がちなものの次の諸症：高血圧や肥満に伴う動悸・肩こり・のぼせ・むくみ・便秘, 蓄膿症（副鼻腔炎）, 湿疹・皮膚炎, 吹出物（にきび）, 肥満症
- **用法** 15才以上1回4錠1日3回食前又は食間。15才未満は服用しない
- **包装** 336錠〔Ⓐ5,229(税込み)〕, 504錠〔Ⓐ7,119(税込み)〕

コッコアポEX錠 クラシエ製薬㈱-クラシエ薬品㈱
- **区分** 第2類
- **組成** 錠：12錠(4680mg)中 防風通聖散料エキス粉末3420mg（トウキ・シャクヤク・センキュウ・サンシシ・レンギョウ・ハッカ・ケイガイ・ボウフウ・マオウ各0.72g, ショウキョウ0.24g, ダイオウ0.9g, 乾燥硫酸ナトリウム0.45g, ビャクジュツ・キキョウ・オウゴン・カンゾウ・セッコウ各1.2g, カッセキ1.8g）
- **添加** 二酸化ケイ素, クロスカルメロースナトリウム（クロス

CMC-Na），ステアリン酸マグネシウム，ヒプロメロース（ヒドロキシプロピルメチルセルロース），還元麦芽糖水アメ，マクロゴール，酸化チタン，黄色三二酸化鉄，三二酸化鉄，カルナウバロウ

適応 体力充実して，腹部に皮下脂肪が多く，便秘がちなものの次の諸症：高血圧や肥満に伴う動悸・肩こり・のぼせ・むくみ・便秘，蓄膿症（副鼻腔炎），湿疹・皮膚炎，吹出物（にきび），肥満症

用法 15才以上1回4錠1日3回食前又は食間。15才未満は服用しない

包装 216錠

ココアポプラスA錠⊖　クラシエ製薬㈱-クラシエ薬品㈱

区分 第2類

組成 錠フィルム（淡赤）：12錠（4020mg）中　防風通聖料エキス粉末2850mg（トウキ・シャクヤク・センキュウ・サンシシ・レンギョウ・ハッカ・ケイガイ・ボウフウ・マオウ各0.6g，ショウキョウ0.2g，ダイオウ0.75g，乾燥硫酸ナトリウム0.375g，ビャクジュツ・キキョウ・オウゴン・カンゾウ・セッコウ各1g，カッセキ1.5g）

添加 香料，デキストリン，二酸化ケイ素，カルメロースカルシウム（CMC-Ca），ステアリン酸マグネシウム，セルロース，ヒプロメロース（ヒドロキシプロピルメチルセルロース），マクロゴール，酸化チタン，三二酸化鉄，カルナウバロウ

適応 体力充実して，腹部に皮下脂肪が多く，便秘がちなものの次の諸症：高血圧や肥満に伴う動悸・肩こり・のぼせ・むくみ・便秘，蓄膿症（副鼻腔炎），湿疹・皮膚炎，吹出物（にきび），肥満症

用法 15才以上1回4錠1日3回食前又は食間。15才未満は服用しない

包装 84錠〔Ⓐ1,365（税込み）〕，168錠〔Ⓐ2,499（税込み）〕，336錠〔Ⓐ4,410（税込み）〕

サンスラット⊖　大峰堂薬品工業㈱-サンドラッグ・グループ

区分 第2類

組成 錠フィルム（淡褐）：12錠中　防風通聖散エキス3666.7mg（トウキ・シャクヤク・センキュウ・サンシシ・レンギョウ・ハッカ・ケイガイ・ボウフウ・マオウ各0.8g，ショウキョウ0.267g，ダイオウ1g，乾燥硫酸ナトリウム0.5g，ビャクジュツ・キキョウ・オウゴン・カンゾウ・セッコウ各1.333g，カッセキ2g）

添加 ステアリン酸マグネシウム，タルク，無水ケイ酸，セルロース，ヒプロメロース（ヒドロキシプロピルメチルセルロース），カラメル，酸化チタン，マクロゴール，カルナウバロウ

適応 体力充実して，腹部に皮下脂肪が多く，便秘がちなものの次の諸症：高血圧や肥満に伴う動悸・肩こり・のぼせ・むくみ・便秘，蓄膿症（副鼻腔炎），湿疹・皮膚炎，吹出物（にきび），肥満症

用法 1回15才以上4錠，14〜7才3錠，6〜5才2錠，1日3回食前又は食間。5才未満は服用しない

サンワ防風通聖料エキス細粒⊖　三和生薬㈱

区分 第2類

組成 細：6g中　防風通聖料希エタノール（20%）エキス1.6g（トウキ・シャクヤク・センキュウ・サンシシ・レンギョウ・ハッカ・ハマボウフウ・マオウ各0.6g，ビャクジュツ・カンゾウ・オウゴン・セッコウ・キキョウ各1g，ショウキョウ0.15g，ダイオウ0.75g，カッセキ1.5g，乾燥硫酸ナトリウム0.375g）

添加 乳糖，トウモロコシデンプン，軽質無水ケイ酸

適応 腹部に皮下脂肪が多く，便秘がちなものの次の諸症：高血圧の随伴症状（動悸，肩こり，のぼせ），肥満症，むくみ，便秘

用法 1回15才以上2g，14〜7才1.4g，6〜4才1g，3〜2才0.7g，1日3回食前又は食間

サンワ防風通聖散料エキス細粒「分包」⊖　三和生薬㈱

区分 第2類

組成 細：3包（6g）中　防風通聖料希エタノール（20%）エキス1.6g（トウキ・シャクヤク・センキュウ・サンシシ・レンギョウ・ハッカ・ケイガイ・ハマボウフウ・マオウ各0.6g，ビャクジュツ・カンゾウ・オウゴン・セッコウ・キキョウ各1g，ショウキョウ0.15g，ダイオウ0.75g，カッセキ1.5g，乾燥硫酸ナトリウム0.375g）

添加 乳糖，トウモロコシデンプン，軽質無水ケイ酸

適応 腹部に皮下脂肪が多く，便秘がちなものの次の諸症：高血圧の随伴症状（動悸，肩こり，のぼせ），肥満症，むくみ，便秘

用法 1回15才以上1包，14〜7才⅔，6〜4才½，3〜2才⅓，1日3回食前又は食間

サンワ防風通聖散料エキス錠⊖　三和生薬㈱

区分 第2類

組成 錠：18錠中　防風通聖散料希エタノール（20%）エキス1.6g（トウキ・シャクヤク・センキュウ・サンシシ・レンギョウ・ハッカ・ケイガイ・ハマボウフウ・マオウ各0.6g，ビャクジュツ・カンゾウ・オウゴン・セッコウ・キキョウ各1g，ショウキョウ0.15g，ダイオウ0.75g，カッセキ1.5g，乾燥硫酸ナトリウム0.375g）

添加 乳糖，トウモロコシデンプン，ステアリン酸カルシウム

適応 腹部に皮下脂肪が多く，便秘がちなものの次の諸症：高血圧の随伴症状（動悸，肩こり，のぼせ），肥満症，むくみ，便秘

用法 1回15才以上6錠，14〜7才4錠，6〜5才3錠，1日3回食前又は食間。5才未満は服用しない

ジーフェルスリムA⊖　中村薬品工業㈱-グレートアンドグランド㈱

区分 第2類

組成 錠（黄褐〜）：12錠中　防風通聖散エキス粉末2750mg（トウキ・シャクヤク・センキュウ・サンシシ・レンギョウ・ハッカ・ケイガイ・ボウフウ・マオウ各0.6g，ショウキョウ0.2g，ダイオウ0.75g，乾燥硫酸ナトリウム0.375g，ビャクジュツ・キキョウ・オウゴン・カンゾウ・セッコウ各1g，カッセキ1.5g）

添加 含水二酸化ケイ素，カルメロースカルシウム（CMC-Ca），ステアリン酸マグネシウム

適応 体力充実して，腹部に皮下脂肪が多く，便秘がちな方の次の諸症：高血圧や肥満に伴う動悸・肩こり・のぼせ・むくみ・便秘，蓄膿症（副鼻腔炎），湿疹・皮膚炎，吹出物（にきび），肥満症

用法 1回15才以上4錠，14〜7才3錠，6〜5才2錠，1日3回食前又は食間。5才未満は服用しない

包装 180錠〔Ⓐ3,150（税込み）Ⓑ703（税込み）〕

春宝丸⊖　北宝薬品㈱

区分 第2類

組成 丸：30丸中　防風通聖料水製エキス1.28g（トウキ・サンシシ・マオウ・センキュウ・ハッカ・ボウフウ・シャクヤク・レンギョウ・ケイガイ各0.6g，ダイオウ0.75g，カンゾウ・オウゴン・キキョウ・セッコウ各1g，ショウキョウ0.15g，芒硝0.33g，カッセキ1.5g）

適応 腹部に皮下脂肪が多く，便秘がちなものの次の諸症：高血圧の随伴症状（動悸，肩こり，のぼせ），肥満症，むくみ，便秘

用法 15才以上1回10丸1日3回空腹時

包装 900丸

錠剤防風通聖散⊖　一元製薬㈱-㈱イチゲン

区分 第2類

組成 錠（褐）：100錠中　シャクヤク末0.98g，ダイオウ末1.35g，硫酸ナトリウム1.35g，カンゾウ末1.8g，キキョウ末1.8g，ショウキョウ末0.98g，トウキ末0.98g，センキュウ末0.98g，サンシシ末0.98g，オウゴン末1.8g，ハッカ末0.98g，マオウ末0.98g，セッコウ末1.8g，ボウフウ末0.98g，レンギョウ末0.98g，ケイガイ末0.98g，カッセキ末2.8g，水製エキス2.5g（シャクヤク・ハッカ・マオウ・ショウキョウ・トウキ・センキュウ・サンシシ・ボウフウ・レンギョウ・ケイガイ各1.2g，ダイオウ・硫酸ナトリウム各1.5g，カンゾウ・キキョウ・セッコウ・オウゴン各2g，カッセキ3g）

適応 体力充実して，腹部に皮下脂肪が多く，便秘がちなものの次の諸症：高血圧や肥満に伴う動悸・肩こり・のぼせ・むくみ・便秘・蓄膿症（副鼻腔炎），湿疹・皮膚炎，吹出物（にきび），肥満症

用法 成人1回4〜6錠1日3回食前1時間又は空腹時

包装 350錠〔Ⓐ3,500Ⓑ1,750〕，1000錠〔Ⓐ8,400Ⓑ4,200〕，2000錠〔Ⓐ15,000Ⓑ7,500〕

防風通聖散

新コッコアポA錠㊀　クラシエ製薬㈱-クラシエ薬品㈱
- **区分** 第2類
- **組成** 錠(淡赤)：12錠(4020mg)中 防風通聖散料エキス粉末2850mg(トウキ・シャクヤク・センキュウ・サンシシ・レンギョウ・ハッカ・ケイガイ・ボウフウ・マオウ各0.6g、ビャクジュツ・キキョウ・オウゴン・カンゾウ・セッコウ各1g、乾燥硫酸ナトリウム0.375g、ショウキョウ0.2g、ダイオウ0.75g、カッセキ1.5g)
- **添加** ケイ酸アルミニウム、カルメロースカルシウム(CMC-Ca)、ステアリン酸マグネシウム、ヒプロメロース(ヒドロキシプロピルメチルセルロース)、マクロゴール、酸化チタン、三二酸化鉄、カルナウバロウ
- **適応** 体力充実して、腹部に皮下脂肪が多く、便秘がちなものの次の諸症：高血圧や肥満に伴う動悸・肩こり・のぼせ・むくみ・便秘、蓄膿症(副鼻腔炎)、湿疹・皮膚炎、吹出物(にきび)、肥満症
- **用法** 15才以上1回4錠1日3回食前又は食間。15才未満は服用しない
- **包装** 60錠〔Ⓐ998(税込み)〕、180錠〔Ⓐ2,783(税込み)〕、360錠〔Ⓐ5,093(税込み)〕

新コッコアポS錠㊀　クラシエ製薬㈱-クラシエ薬品㈱
- **区分** 第2類
- **組成** 錠(褐)：12錠(4080mg)中 防風通聖散料エキス粉末2850mg(トウキ・シャクヤク・センキュウ・サンシシ・レンギョウ・ハッカ・ケイガイ・ボウフウ・マオウ各0.6g、ビャクジュツ・キキョウ・オウゴン・カンゾウ・セッコウ各1g、乾燥硫酸ナトリウム0.375g、ショウキョウ0.2g、ダイオウ0.75g、カッセキ1.5g)
- **添加** 二酸化ケイ素、クロスカルメロースナトリウム(クロスCMC-Na)、クロスポビドン、ステアリン酸マグネシウム
- **適応** 体力充実して、腹部に皮下脂肪が多く、便秘がちなものの次の諸症：高血圧や肥満に伴う動悸・肩こり・のぼせ・むくみ・便秘、蓄膿症(副鼻腔炎)、湿疹・皮膚炎、吹出物(にきび)、肥満症
- **用法** 15才以上1回4錠1日3回食前又は食間。15才未満は服用しない
- **包装** 180錠〔Ⓐ2,783(税込み)〕、360錠〔Ⓐ5,093(税込み)〕

神農防風通聖散料エキス錠㊀　神農製薬㈱
- **区分** 第2類
- **組成** 錠(淡黄褐)：12錠中 防風通聖散料乾燥エキス2.5g(トウキ・シャクヤク・センキュウ・サンシシ・レンギョウ・ハッカ・ケイガイ・ボウフウ・マオウ各0.6g、ショウキョウ0.15g、ダイオウ・硫酸ナトリウム十水和物各0.75g、ビャクジュツ・キキョウ・オウゴン・カンゾウ・セッコウ各1g、カッセキ1.5g)
- **添加** 無水ケイ酸、ケイ酸アルミニウム、カルメロースカルシウム(CMC-Ca)、ステアリン酸マグネシウム、乳糖水和物
- **適応** 体力充実して、腹部に皮下脂肪が多く、便秘がちなものの次の諸症：高血圧や肥満に伴う動悸・肩こり・のぼせ・むくみ・便秘、蓄膿症(副鼻腔炎)、湿疹・皮膚炎、吹出物(にきび)、肥満症
- **用法** 15才以上1回4錠1日3回食前又は食間。15才未満は服用しない
- **包装** 180錠

スリムゴールド㊆　大協薬品工業㈱
- **区分** 第2類
- **組成** 錠(黄褐～褐)：12錠中 防風通聖散料乾燥エキス2750mg(トウキ・シャクヤク・センキュウ・サンシシ・レンギョウ・ハッカ・ケイガイ・ボウフウ・マオウ各0.6g、ショウキョウ0.2g、ダイオウ0.75g、乾燥硫酸ナトリウム0.375g、ビャクジュツ・キキョウ・オウゴン・カンゾウ・セッコウ各1g、カッセキ1.5g)
- **添加** 含水二酸化ケイ素、カルメロースカルシウム(CMC-Ca)、ステアリン酸マグネシウム
- **適応** のぼせを伴う肩こり、むくみ又は便秘
- **用法** 15才以上1回4錠1日3回食前又は食間。15才未満は服用しない
- **包装** 240錠〔Ⓐ5,040(税込み)〕

ソービレイS㊀　㈱タキザワ漢方廠
- **区分** 第2類
- **組成** 錠(褐)：12錠中 防風通聖散エキス末2750mg(トウキ・シャクヤク・センキュウ・サンシシ・レンギョウ・ハッカ・ケイガイ・ボウフウ・マオウ各0.6g、ショウキョウ0.2g、ダイオウ0.75g、乾燥硫酸ナトリウム0.375g、ビャクジュツ・キキョウ・オウゴン・カンゾウ・セッコウ各1g、カッセキ1.5g)
- **添加** ステアリン酸マグネシウム、カルメロースカルシウム(CMC-Ca)、二酸化ケイ素
- **適応** 腹部に皮下脂肪が多く、便秘がちなものの次の諸症：高血圧の随伴症状(動悸、肩こり、のぼせ)、肥満症、むくみ、便秘
- **用法** 15才以上1回4錠1日3回食前又は食間。15才未満は服用しない
- **包装** 336錠〔Ⓐ5,229(税込み)〕Ⓑ3,137(税込み)〕

通正㊀　日の丸漢方㈱
- **区分** 第2類
- **組成** 丸：1丸(100mg)中 サンシシ4mg、シャクヤク4mg、ショウキョウ4mg、センキュウ4mg、トウキ4mg、マオウ4mg、ハッカ4mg、ハマボウフウ4mg、ケイガイ4mg、レンギョウ4mg、ダイオウ5mg、硫酸ナトリウム5mg、オウゴン6mg、カンゾウ6mg、キキョウ6mg、デンプン6mg、ビャクジュツ6mg、タルク10mg、セッコウ10mg
- **適応** 一般に中풍体質型ともいわれる肥満型脂肪太り体であるが、胃腸など割合丈夫で便秘する者の肥満症、高血圧症、動脈硬化症、常習便秘
- **用法** 1回成人20丸、14～7才10丸、1日3回食間
- **包装** 75g〔Ⓐ3,000〕、150g〔Ⓐ5,000〕

ツムラ漢方防風通聖散エキス顆粒㊀　㈱ツムラ
- **区分** 第2類
- **組成** 顆(黄褐)：2包(3.75g)中 混合生薬乾燥エキス2.25g(カッセキ1.5g、オウゴン・カンゾウ・ビャクジュツ・セッコウ・ビャクジュツ各1g、ダイオウ0.75g、ケイガイ・サンシシ・シャクヤク・センキュウ・トウキ・ハッカ・ボウフウ・マオウ・レンギョウ各0.6g、ショウキョウ0.15g、乾燥ボウショウ(硫酸ナトリウム)0.35g)
- **添加** 軽質無水ケイ酸、ステアリン酸マグネシウム、乳糖水和物
- **適応** 体力充実して、腹部に皮下脂肪が多く、便秘がちなものの次の諸症：高血圧や肥満に伴う動悸・肩こり・のぼせ・むくみ・便秘、蓄膿症(副鼻腔炎)、湿疹・皮膚炎、吹出物(にきび)、肥満症
- **用法** 1回15才以上1包、14～7才2/3、6～4才1/2、3～2才1/3、1日2回食前。2才未満は服用しない
- **包装** 24包〔Ⓐ2,625(税込み)〕、48包〔Ⓐ4,515(税込み)〕、64包〔Ⓐ5,775(税込み)〕

デルマンベリスタイル㊀　㈲本町薬品
- **区分** 第2類
- **組成** 散(茶褐)：4包(8g)中 防風通聖散水製乾燥エキス粉末7.5g(レンギョウ・ハッカヨウ・ケイガイ・トウキ・シャクヤク・センキュウ・サンシシ・ハマボウフウ・マオウ各1.2g、カッセキ5g、ショウキョウ0.4g、ダイオウ各1.5g、ビャクジュツ・キキョウ・オウゴン・カンゾウ各2g、セッコウ3g)、バレイショデンプン0.5g
- **適応** 皮膚は比較的黄色を呈し、栄養状態がよく、便秘がちで腹部が膨満している場合の次の諸症：高血圧者、常習便秘、腎臓病
- **用法** 成人1回1包1日4回食間。15才未満は服用しない
- **包装** 90包〔Ⓐ12,280(税込み)〕

ナイシトール85㊀　小林製薬㈱
- **区分** 第2類
- **組成** 錠(淡黄褐)：12錠中 防風通聖散料乾燥エキス2.5g(トウキ・シャクヤク・センキュウ・サンシシ・レンギョウ・ハッカ・ケイガイ・ボウフウ・マオウ各0.6g、ショウキョウ0.15g、ダイオウ・硫酸ナトリウム十水和物各0.75g、ビャクジュツ・キキョウ・オウゴン・カンゾウ・セッコウ各1g、カッセキ1.5g)
- **添加** 無水ケイ酸、ケイ酸アルミニウム、カルメロースカルシウム(CMC-Ca)、ステアリン酸マグネシウム、乳糖
- **適応** 体力充実して、腹部に皮下脂肪が多く、便秘がちなものの次の諸症：肥満症、高血圧や肥満に伴う動悸・肩こり・のぼせ・むくみ・便秘、蓄膿症(副鼻腔炎)、湿疹・皮膚炎、吹出物(にきび)
- **用法** 15才以上1回4錠1日3回食前又は食間。15才未満は服用しない

ナイシトールG⊖　小林製薬㈱
区分 第2類
組成：12錠中　防風通聖散料乾燥エキス3.1g（トウキ・シャクヤク・センキュウ・サンシシ・レンギョウ・ハッカ・ケイガイ・ボウフウ・マオウ各0.74g, ショウキョウ0.19g, ダイオウ・硫酸ナトリウム十水和物各0.93g, ビャクジュツ・キキョウ・オウゴン・カンゾウ・セッコウ各1.24g, カッセキ1.86g）
添加無水ケイ酸, ケイ酸アルミニウム, カルメロースカルシウム（CMC-Ca）, ステアリン酸マグネシウム, トウモロコシデンプン
適応体力充実して, 腹部に皮下脂肪が多く, 便秘がちなものの次の諸症：肥満症, 高血圧や肥満に伴う動悸・肩こり・のぼせ・むくみ・便秘, 蓄膿症（副鼻腔炎）, 湿疹・皮膚炎, 吹出物（にきび）
用法15才以上1回4錠1日3回食前又は食間。15才未満は服用しない
包装84錠〔Ⓐ1,522（税込み）〕, 168錠〔Ⓐ2,940（税込み）〕, 336錠〔Ⓐ5,460（税込み）〕

ナイシトールL⊖　小林製薬㈱
区分 第2類
組成錠：12錠中　防風通聖散料乾燥エキス2.5g（トウキ・シャクヤク・センキュウ・サンシシ・レンギョウ・ハッカ・ケイガイ・ボウフウ・マオウ各0.6g, ショウキョウ0.15g, ダイオウ・硫酸ナトリウム十水和物各0.75g, ビャクジュツ・キキョウ・オウゴン・カンゾウ・セッコウ各1g, カッセキ1.5g）
添加無水ケイ酸, ケイ酸アルミニウム, カルメロースカルシウム（CMC-Ca）, ステアリン酸マグネシウム, 乳糖
適応体力充実して, 腹部に皮下脂肪が多く, 便秘がちなものの次の諸症：高血圧や肥満に伴う動悸・肩こり・のぼせ・むくみ・便秘, 蓄膿症（副鼻腔炎）, 湿疹・皮膚炎, 吹出物（にきび）, 肥満症
用法15才以上1回4錠1日3回食前又は食間。15才未満は服用しない
包装84錠〔Ⓐ1,449（税込み）〕, 180錠〔Ⓐ2,940（税込み）〕

ビナSLM⊖　東洋漢方製薬㈱-日邦薬品工業㈱
区分 第2類
組成顆（灰褐）：3包（6g）中　水製乾燥エキス3g（トウキ・センキュウ・レンギョウ・シャクヤク・サンシシ・ハッカ・ケイガイ・マオウ各0.6g, ダイオウ・ボウショウ（硫酸ナトリウム）各0.75g, ビャクジュツ・オウゴン・セッコウ・キキョウ・カンゾウ各1g, カッセキ1.5g）
添加乳糖, メタケイ酸アルミン酸マグネシウム, 部分アルファー化デンプン, ステアリン酸マグネシウム
適応腹部に皮下脂肪が多く, 便秘がちなものの次の諸症：高血圧の随伴症状（動悸, 肩こり, のぼせ）, 肥満症, むくみ, 便秘
用法15才以上1回1包1日3回食前又は食間。15才未満は服用しない
包装60包〔Ⓐ4,800Ⓑ2,400〕

ベラミスF⊖　寧薬化学工業㈱
区分 第2類
組成錠（灰褐）：12錠中　防風通聖散料乾燥エキス1.52g（トウキ・シャクヤク・センキュウ・サンシシ・レンギョウ・ハッカ・ケイガイ・ボウフウ・マオウ各0.6g, ビャクジュツ・キキョウ・オウゴン・カンゾウ・セッコウ各1g, ダイオウ・硫酸ナトリウム十水和物各0.75g, ショウキョウ0.2g, カッセキ1.5g）
添加乳糖水和物, セルロース, ケイ酸アルミニウム, ステアリン酸マグネシウム, マクロゴール, カルメロースカルシウム（CMC-Ca）
適応体力充実して, 腹部に皮下脂肪が多く, 便秘がちなものの次の諸症：高血圧や肥満に伴う動悸・肩こり・のぼせ・むくみ・便秘, 蓄膿症（副鼻腔炎）, 湿疹・皮膚炎, 吹出物（にきび）, 肥満症
用法15才以上1回4錠1日3回食前又は食間
包装192錠, 216錠

防風通聖散⊖　㈲杉原達二商店
区分 第2類
組成散：100g中　トウキ4.5g, シャクヤク4.5g, センキュウ4.5g, サンシシ4.5g, レンギョウ4.5g, ハッカ4.5g, ショウキョウ4.5g, ケイガイ4.5g, ハマボウフウ4.5g, ボウフウ4.5g, 硫酸ナトリウム4.5g, ビャクジュツ7.2g, キキョウ7.2g, オウゴン7.2g, カンゾウ7.2g, セッコウ7.2g, カッセキ10g
適応腹部に皮下脂肪が多く, 便秘がちなものの次の諸症：高血圧の随伴症状（動悸, 肩こり, のぼせ）, 肥満症, むくみ, 便秘
用法1回2.5g1日3回食前
包装200g, 400g

防風通聖散エキス〔細粒〕57⊖　松浦薬業㈱-松浦漢方㈱
区分 第2類
組成細：3包（6g）又は6g中　防風通聖散水製エキス5.4g（乾燥物換算で約2.7gに相当）（トウキ・シャクヤク・センキュウ・サンシシ・レンギョウ・ハッカ・ケイガイ・ボウフウ・マオウ各0.6g, ショウキョウ0.2g, ダイオウ・硫酸ナトリウム各0.75g, ビャクジュツ・キキョウ・オウゴン・カンゾウ・セッコウ各1g, カッセキ1.5g）
添加メタケイ酸アルミン酸マグネシウム, ヒプロメロース（ヒドロキシプロピルメチルセルロース）, 乳糖, トウモロコシデンプン, 香料
適応体力充実して, 腹部に皮下脂肪が多く, 便秘がちなものの次の諸症：高血圧や肥満に伴う動悸・肩こり・のぼせ・むくみ・便秘, 蓄膿症（副鼻腔炎）, 湿疹・皮膚炎, 吹出物（にきび）, 肥満症
用法1回15才以上1包又は2g, 14〜7才2/3, 6〜4才1/2, 3〜2才1/3, 2才未満1/4以下。1日3回食前又は食間。1才未満には, 医師の診療を受けさせることを優先し, 止むを得ない場合にだけ服用させる。3ヵ月未満は服用しない
包装500g, 48包〔Ⓐ3,990（税込み）〕, 300包

防風通聖散エキス細粒G「コタロー」⊖　小太郎漢方製薬㈱
区分 第2類
組成細（茶）：3包（7.2g）中　水製エキス4.8g（トウキ・シャクヤク・センキュウ・サンシシ・レンギョウ・ハッカ・ケイガイ・ボウフウ・マオウ各0.96g, ショウキョウ0.24g, ダイオウ1.2g, 無水硫酸ナトリウム0.56g, ビャクジュツ・キキョウ・オウゴン・カンゾウ・セッコウ各1.6g, カッセキ2.4g）
添加ステアリン酸マグネシウム, トウモロコシデンプン, 乳糖水和物, プルラン, メタケイ酸アルミン酸マグネシウム
適応体力充実して, 腹部に皮下脂肪が多く, 便秘がちなものの次の諸症：高血圧や肥満に伴う動悸・肩こり・のぼせ・むくみ・便秘, 蓄膿症（副鼻腔炎）, 湿疹・皮膚炎, 吹出物（にきび）, 肥満症
用法1回15才以上1包, 14〜7才2/3, 6〜4才1/2, 1日3回食前又は食間。4才未満は服用しない
包装90包

防風通聖散エキス錠N「コタロー」⊖　小太郎漢方製薬㈱
区分 第2類
組成錠（茶）：12錠中　エキス散3.6g（トウキ・シャクヤク・センキュウ・サンシシ・レンギョウ・ハッカ・ケイガイ・ボウフウ・マオウ各0.6g, ショウキョウ0.15g, ダイオウ0.75g, 無水硫酸ナトリウム0.35g, ビャクジュツ・キキョウ・オウゴン・カンゾウ・セッコウ各1g, カッセキ1.5g）
添加カルメロースカルシウム（CMC-Ca）, 含水二酸化ケイ素, 軽質無水ケイ酸, ステアリン酸マグネシウム, トウモロコシデンプン
適応体力充実して, 腹部に皮下脂肪が多く, 便秘がちなものの次の諸症：肥満症, 高血圧や肥満に伴う動悸・肩こり・のぼせ・むくみ・便秘, 蓄膿症（副鼻腔炎）, 湿疹・皮膚炎, 吹出物（にきび）
用法1回15才以上4錠, 14〜7才3錠, 6〜5才2錠, 1日3回食前又は食間。5才未満は服用しない
包装168錠

防風通聖散エキス錠〔大峰〕⊖　大峰堂薬品工業㈱-サラヤ㈱, 伸和製薬㈱, 日邦薬品工業㈱
区分 第2類

組成 錠（黄褐）：12錠中 防風通聖散エキス粉末2750mg（トウキ・シャクヤク・センキュウ・サンシシ・レンギョウ・ハッカ・ケイガイ・ボウフウ・マオウ各0.6g, ショウキョウ0.2g, ダイオウ0.75g, 乾燥硫酸ナトリウム0.375g, ビャクジュツ・キキョウ・オウゴン・カンゾウ・セッコウ各1g, カッセキ1.5g）
添加 ステアリン酸マグネシウム, カルメロースカルシウム(CMC-Ca), 二酸化ケイ素
適応 体力充実して，腹部に皮下脂肪が多く，便秘がちなものの次の諸症：高血圧や肥満に伴う動悸・肩こり・のぼせ・むくみ・便秘，蓄膿症（副鼻腔炎），湿疹・皮膚炎，吹出物（にきび），肥満症
用法 1回15才以上4錠, 14～7才3錠, 6～5才2錠, 1日3回食前又は食間。5才未満は服用しない
包装 大峰堂薬品工業㈱販売：180錠, 240錠〔Ⓐ4,200（税込み）〕。日邦薬品工業㈱販売：180錠, 240錠。伸和製薬㈱販売：180錠, 240錠, 720錠

防風通聖散粒状㊀　長倉製薬㈱-日邦薬品工業㈱
区分 第2類
組成 顆（黄褐）：6g中 トウキ0.3g, サンシシ0.3g, センキュウ0.3g, レンギョウ0.3g, ショウキョウ0.2g, ケイガイ0.3g, ハマボウフウ0.3g, マオウ0.3g, ダイオウ0.5g, シャクヤク0.3g, ビャクジュツ0.4g, ハッカ0.1g, キキョウ0.5g, オウゴン0.5g, カンゾウ0.3g, カッセキ0.3g, セッコウ0.3g, 硫酸マグネシウム0.5g
適応 高血圧症, 湿疹, 便秘
用法 1回成人2g, 15～8才⅓, 7～5才⅓, 4～2才⅙, 1才～3ヵ月½, 1日3回食前又は食間。1才未満には，止むを得ない場合の他は服用させない。3ヵ月未満は服用しない
包装 100g〔Ⓑ2,880〕, 500g〔Ⓑ8,000〕

防風通聖散料㊀　東洋漢方製薬㈱
区分 第2類
組成 煎：1包(30.2g)中 トウキ1.2g, ビャクジュツ2g, シャクヤク1.2g, キキョウ2g, センキュウ1.2g, オウゴン2g, サンシシ1.2g, カンゾウ2g, ショウキョウ0.4g, ハマボウフウ1.2g, ハッカ1.2g, マオウ1.2g, レンギョウ1.2g, ダイオウ1.5g, ケイガイ1.2g, 乾燥硫酸ナトリウム1.5g, カッセキ5g, セッコウ3g
適応 腹部に皮下脂肪が多く，便秘がちなものの次の諸症：高血圧の随伴症状（動悸，肩こり，のぼせ），肥満症，むくみ，便秘
用法 15才以上1日1包を煎じ2～3回（食前1時間又は食間空腹時）に分けて温服。15才未満は服用しない
包装 100包〔Ⓑ14,700〕

防風通聖散料Aエキス細粒三和生薬㊀　三和生薬㈱
区分 第2類
組成 細（黄褐）：6g中 防風通聖散料A水製エキス4g（トウキ・シャクヤク・センキュウ・サンシシ・レンギョウ・ハッカ・ケイガイ・ハマボウフウ・マオウ各0.84g, ショウキョウ0.21g, ダイオウ1.05g, 乾燥硫酸ナトリウム0.525g, キキョウ・ビャクジュツ・カンゾウ・オウゴン・セッコウ各1.4g, カッセキ2.1g）
添加 乳糖, セルロース, 部分アルファー化デンプン, ステアリン酸カルシウム, 無水ケイ酸
適応 体力充実して，腹部に皮下脂肪が多く，便秘がちなものの次の諸症：高血圧や肥満に伴う動悸・肩こり・のぼせ・むくみ・便秘，蓄膿症（副鼻腔炎），湿疹・皮膚炎，吹出物（にきび），肥満症
用法 1回15才以上2g, 14～7才1.3g, 6～4才1g, 1日3回食前又は食間。4才未満は服用しない
包装 500g

防風通聖散料Aエキス細粒「分包」三和生薬㊀　三和生薬㈱
区分 第2類
組成 細（黄褐）：3包(6g)中 防風通聖散料A水製エキス4g（トウキ・シャクヤク・センキュウ・サンシシ・レンギョウ・ハッカ・ケイガイ・ハマボウフウ・マオウ各0.84g, ショウキョウ0.21g, ダイオウ1.05g, 乾燥硫酸ナトリウム0.525g, キキョウ・ビャクジュツ・カンゾウ・オウゴン・セッコウ各1.4g, カッセキ2.1g）
添加 乳糖, セルロース, 部分アルファー化デンプン, ステアリン酸カルシウム, 無水ケイ酸
適応 体力充実して，腹部に皮下脂肪が多く，便秘がちなものの次の諸症：高血圧や肥満に伴う動悸・肩こり・のぼせ・むくみ・便秘，蓄膿症（副鼻腔炎），湿疹・皮膚炎，吹出物（にきび），肥満症
用法 1回15才以上1包, 14～7才⅔, 6～4才½, 1日3回食前又は食間。4才未満は服用しない
包装 30包〔Ⓐ2,205（税込み）〕, 90包〔Ⓐ6,090（税込み）〕

防風通聖散料Aエキス錠三和生薬㊀　三和生薬㈱
区分 第2類
組成 錠（黄褐）：18錠中 防風通聖散料A水製エキス2.7g（トウキ・シャクヤク・センキュウ・サンシシ・レンギョウ・ハッカ・ケイガイ・ハマボウフウ・マオウ各0.6g, ショウキョウ0.15g, ダイオウ0.75g, 乾燥硫酸ナトリウム0.375g, キキョウ・ビャクジュツ・カンゾウ・オウゴン・セッコウ各1g, カッセキ1.5g）
添加 乳糖, セルロース, 部分アルファー化デンプン, カルメロースカルシウム(CMC-Ca), カルメロース(CMC), ステアリン酸カルシウム, 無水ケイ酸
適応 体力充実して，腹部に皮下脂肪が多く，便秘がちなものの次の諸症：高血圧や肥満に伴う動悸・肩こり・のぼせ・むくみ・便秘，蓄膿症（副鼻腔炎），湿疹・皮膚炎，吹出物（にきび），肥満症
用法 1回15才以上6錠, 14～7才4錠, 6～5才3錠, 1日3回食前又は食間。5才未満は服用しない
包装 270錠〔Ⓐ3,360（税込み）〕, 900錠

防風通聖散料エキス顆粒KM㊀　㈱カーヤ-㈱イチゲン, 一元製薬㈱, 山本漢方製薬㈱
区分 第2類
組成 顆（褐）：7.5g中 防風通聖散料水製乾燥エキス4.5g（カッセキ3g, オウゴン・カンゾウ・キキョウ・セッコウ・ビャクジュツ各2g, ダイオウ・硫酸ナトリウム各1.5g, ケイガイ・サンシシ・シャクヤク・センキュウ・トウキ・ハッカ・ハマボウフウ・マオウ・レンギョウ各1.2g, ショウキョウ0.3g）
添加 乳糖, ステアリン酸マグネシウム
適応 体力充実して，腹部に皮下脂肪が多く，便秘がちなものの次の諸症：高血圧や肥満に伴う動悸・肩こり・のぼせ・むくみ・便秘，蓄膿症（副鼻腔炎），湿疹・皮膚炎，吹出物（にきび），肥満症
用法 7才以上1回2.5g1日3回食前又は食間
包装 500g, 12包, 36包　**備考** 製造：天津泰達薬業有限公司（中国）

防風通聖散料エキス顆粒クラシエ㊀　クラシエ製薬㈱-クラシエ薬品㈱
区分 第2類
組成 顆（褐）：3包(4.5g)中 防風通聖散料エキス粉末2850mg（トウキ・シャクヤク・センキュウ・サンシシ・レンギョウ・ハッカ・ケイガイ・ボウフウ・マオウ各0.6g, ビャクジュツ・キキョウ・オウゴン・カンゾウ・セッコウ各1g, ショウキョウ0.2g, ダイオウ0.75g, 乾燥硫酸ナトリウム0.375g, カッセキ1.5g）
添加 乳糖, ポビドン
適応 体力充実して，腹部に皮下脂肪が多く，便秘がちなものの次の諸症：高血圧や肥満に伴う動悸・肩こり・のぼせ・むくみ・便秘，蓄膿症（副鼻腔炎），湿疹・皮膚炎，吹出物（にきび），肥満症
用法 1回15才以上1包, 14～7才⅔, 6～4才½, 1日3回食前又は食間。4才未満は服用しない
包装 45包〔Ⓐ3,150（税込み）〕, 90包

防風通聖散料エキス細粒〔勝昌〕㊀　㈱東洋薬行
区分 第2類
組成 細（褐）：6g中 防風通聖散料水製エキス4g（トウキ・シャクヤク・センキュウ・サンシシ・レンギョウ・ハッカ・生ショウキョウ・ケイガイ・ボウフウ・マオウ各1.2g, ダイオウ・硫酸ナトリウム各1.5g, ビャクジュツ・キキョウ・オウゴン・カンゾウ・セッコウ各2g, カッセキ3g）
添加 トウモロコシデンプン
適応 体力充実して，腹部に皮下脂肪が多く，便秘がちなものの次の諸症：高血圧や肥満に伴う動悸・肩こり・のぼせ・むくみ・便秘，蓄膿症（副鼻腔炎），湿疹・皮膚炎，吹出物（にきび），

肥満症
用法 1回2g1日3回空腹時
包装 200g〔Ⓐ4,620(税込み)〕, 600g〔Ⓑ13,125(税込み)〕

防風通聖散料エキス錠クラシエ ─ クラシエ製薬㈱-クラシエ薬品㈱
区分 第2類
組成 錠(褐):12錠(4080mg)中 防風通聖散料エキス粉末2850mg (トウキ・シャクヤク・センキュウ・サンシシ・レンギョウ・ハッカ・ケイガイ・オウゴン・マオウ各0.6g, ビャクジュツ・キキョウ・オウゴン・カンゾウ・セッコウ各1g, 乾燥硫酸ナトリウム0.375g, ショウキョウ0.2g, ダイオウ0.75g, カッセキ1.5g)
添加 二酸化ケイ素, クロスカルメロースナトリウム(クロスCMC-Na), クロスポビドン, ステアリン酸マグネシウム
適応 体力充実して, 腹部に皮下脂肪が多く, 便秘がちなものの次の諸症:高血圧や肥満に伴う動悸・肩こり・のぼせ・むくみ・便秘, 蓄膿症(副鼻腔炎), 湿疹・皮膚炎, 吹出物(にきび), 肥満症
用法 15才以上1回4錠1日3回食前又は食間. 15才未満は服用しない
包装 96錠〔Ⓐ1,680(税込み)〕, 180錠〔Ⓐ2,940(税込み)〕, 360錠〔Ⓐ5,250(税込み)〕

防風通聖散料エキス錠「東亜」 ─㊞ 北日本製薬㈱
区分 第2類
組成 錠(淡褐):12錠(5400mg)中 防風通聖散料乾燥エキス3g (トウキ・センキュウ・レンギョウ・ボウフウ・シャクヤク・サンシシ・ハッカ・ケイガイ・マオウ各0.6g, ショウキョウ0.2g, ダイオウ・ボウショウ(硫酸ナトリウム)各0.75g, ビャクジュツ・オウゴン・セッコウ・キキョウ・カンゾウ各1g, カッセキ1.5g)
添加 乳糖, セルロース, カルメロースカルシウム(CMC-Ca), ステアリン酸マグネシウム, タルク
適応 体力充実して, 腹部に皮下脂肪が多く, 便秘がちなものの次の諸症:高血圧や肥満に伴う動悸・肩こり・のぼせ・むくみ・便秘, 蓄膿症(副鼻腔炎), 湿疹・皮膚炎, 吹出物(にきび), 肥満症
用法 15才以上1回4錠1日3回食前又は食間. 15才未満は服用しない
包装 360錠

防風通聖散料エキス錠「寧薬」 ─ 寧薬化学工業㈱
区分 第2類
組成 錠(灰褐):12錠中 防風通聖散料乾燥エキス1.52g (トウキ・シャクヤク・センキュウ・サンシシ・レンギョウ・ハッカ・ケイガイ・ボウフウ・マオウ各0.6g, ビャクジュツ・キキョウ・オウゴン・カンゾウ・セッコウ各1g, ダイオウ・硫酸ナトリウム十水和物各0.75g, ショウキョウ0.2g, カッセキ1.5g)
添加 乳糖, セルロース, ケイ酸アルミニウム, ステアリン酸マグネシウム, マクロゴール, カルメロースカルシウム(CMC-Ca)
適応 腹部に皮下脂肪が多く, 便秘がちなものの次の諸症:肥満症, 高血圧の随伴症状(動悸, 肩こり, のぼせ), むくみ, 便秘
用法 15才以上1回4錠1日3回食前又は食間
包装 360錠

防風通聖散料「タキザワ」 ─ ㈱タキザワ漢方廠
区分 第2類
組成 煎:2包(29.25g)中 トウキ1.5g, シャクヤク1.5g, センキュウ1.5g, サンシシ1.5g, レンギョウ1.5g, ハッカ1.5g, ショウキョウ0.5g, ケイガイ1.5g, ボウフウ1.5g, マオウ1.5g, ダイオウ1.5g, 乾燥硫酸ナトリウム0.75g, ビャクジュツ2g, キキョウ2g, オウゴン2g, カンゾウ2g, セッコウ2g, カッセキ3g
適応 体力充実して, 腹部に皮下脂肪が多く, 便秘がちなものの次の諸症:高血圧や肥満に伴う動悸・肩こり・のぼせ・むくみ・便秘, 蓄膿症(副鼻腔炎), 湿疹・皮膚炎, 吹出物(にきび), 肥満症
用法 15才以上1回1包を煎じ, 1日2回朝夕空腹時. 15才未満は服用しない
包装 120包〔Ⓐ28,350(税込み)Ⓑ14,175(税込み)〕

ボーツーステージA ─㊞ 中村薬品工業㈱
区分 第2類

組成 錠(褐):12錠中 防風通聖散エキス粉末2750mg (トウキ・マオウ・シャクヤク・センキュウ・サンシシ・レンギョウ・ハッカ・ケイガイ・ボウフウ各0.6g, ダイオウ0.75g, 乾燥硫酸ナトリウム0.375g, ビャクジュツ・キキョウ・オウゴン・カンゾウ・セッコウ各1g, ショウキョウ0.2g, カッセキ1.5g)
添加 含水二酸化ケイ素, カルメロースカルシウム(CMC-Ca), ステアリン酸マグネシウム
適応 (一般用の場合)体力充実して, 腹部に皮下脂肪が多く, 便秘がちな方の次の諸症:高血圧や肥満に伴う動悸・肩こり・のぼせ・むくみ・便秘, 蓄膿症(副鼻腔炎), 湿疹・皮膚炎, 吹出物(にきび), 肥満症(配置用の場合)のぼせを伴う肩こり, むくみ又は便秘
用法 1回15才以上4錠, 14〜7才3錠, 6〜5才2錠, 1日3回食前又は食間. 5才未満は服用しない
包装 360錠〔Ⓐ5,460(税込み)Ⓑ1,785(税込み)〕

ボーツーンN「コタロー」 ─ 小太郎漢方製薬㈱
区分 第2類
組成 錠(茶):12錠中 エキス散3.6g (トウキ・シャクヤク・センキュウ・サンシシ・レンギョウ・ハッカ・ケイガイ・ボウフウ・マオウ各0.6g, ショウキョウ0.15g, ダイオウ0.75g, 無水硫酸ナトリウム0.35g, ビャクジュツ・キキョウ・オウゴン・カンゾウ・セッコウ各1g, カッセキ1.5g)
添加 カルメロースカルシウム(CMC-Ca), 含水二酸化ケイ素, 軽質無水ケイ酸, ステアリン酸マグネシウム, トウモロコシデンプン
適応 体力充実して, 腹部に皮下脂肪が多く, 便秘がちなものの次の諸症:肥満症, 高血圧や肥満に伴う動悸・肩こり・のぼせ・むくみ・便秘, 蓄膿症(副鼻腔炎), 湿疹・皮膚炎, 吹出物(にきび)
用法 1回15才以上4錠, 14〜7才3錠, 6〜5才2錠, 1日3回食前又は食間. 5才未満は服用しない
包装 180錠, 540錠

ホノミサンイン錠 ─ 剤盛堂薬品㈱
区分 第2類
組成 錠(淡褐):18錠(3.6g)中 防風通聖散料エキス2g (オウゴン・カンゾウ・キキョウ・セッコウ・ビャクジュツ各1g, カッセキ1.5g, ケイガイ・サンシシ・シャクヤク・センキュウ・トウキ・ハッカ・ボウフウ・レンギョウ・マオウ各0.6g, ショウキョウ0.2g, ダイオウ・硫酸ナトリウム各0.75g)
添加 カルメロースカルシウム(CMC-Ca), 軽質無水ケイ酸, 結晶セルロース, ステアリン酸マグネシウム, トウモロコシデンプン, 乳糖
適応 体力充実して, 腹部に皮下脂肪が多く, 便秘がちなものの次の諸症:高血圧や肥満に伴う動悸・肩こり・のぼせ・むくみ・便秘, 蓄膿症(副鼻腔炎), 湿疹・皮膚炎, 吹出物(にきび), 肥満症
用法 1回15才以上6錠, 14〜7才4錠, 6〜5才3錠, 1日3回食前又は食間. 5才未満は服用しない

ホリエ白鳳湯 ─ 堀江生薬㈱
区分 第2類
組成 煎:1袋(27.2g)中 トウキ1.2g, シャクヤク1.2g, センキュウ1.2g, サンシシ1.2g, ショウキョウ0.4g, 硫酸ナトリウム1.5g, ハッカ1.2g, キキョウ2g, オウゴン2g, ダイオウ1.5g, カンゾウ2g, レンギョウ1.2g, ケイガイ1.2g, セッコウ2g, マオウ1.2g, カッセキ3g, ビャクジュツ2g, ボウフウ1.2g
適応 腹部に皮下脂肪が多く, 便秘がちなものの次の諸症:高血圧の随伴症状(動悸, 肩こり, のぼせ), 肥満症, むくみ, 便秘
用法 成人1日1袋を煎じ2〜3回に分けて食前又は食間空腹時に温服. 14〜7才⅔, 6〜4才½. 4才未満は服用しない
包装 10袋, 30袋

本草防風通聖散エキス顆粒-H ─ 本草製薬㈱
区分 第2類
組成 顆(淡黄褐):2包(5g)中 防風通聖散水製乾燥エキス末3.33g (キキョウ・ビャクジュツ・カンゾウ・オウゴン・セッコウ各1.33g, ダイオウ1g, トウキ・シャクヤク・センキュウ・サンシシ・レンギョウ・ハッカ・ケイガイ・ボウフウ・マオウ各0.8g,

ショウキョウ0.27g, カッセキ2g, ボウショウ1g)
- **添加** 乳糖, セルロース, メタケイ酸アルミン酸マグネシウム, ステアリン酸マグネシウム
- **適応** 体力充実して, 腹部に皮下脂肪が多く, 便秘がちなものの次の諸症：高血圧や肥満に伴う動悸・肩こり・のぼせ・むくみ・便秘, 蓄膿症（副鼻腔炎）, 湿疹・皮膚炎, 吹出物（にきび）, 肥満症
- **用法** 15才以上1回1包1日2回朝夕の食前又は食間。15才未満は服用しない
- **包装** 28包〔Ⓐ2,940（税込み）〕

本草防風通聖散エキス錠-H⊖　本草製薬㈱-ゲンキー㈱
- **区分** 第2類
- **組成** 錠（淡黄褐）：12錠中 防風通聖散水製乾燥エキス末2.5g（キキョウ・ビャクジュツ・カンゾウ・オウゴン・セッコウ各1g, ダイオウ0.75g, トウキ・シャクヤク・センキュウ・サンシシ・レンギョウ・ハッカ・ケイガイ・ボウフウ・マオウ各0.6g, ショウキョウ0.2g, カッセキ1.5g, ボウショウ（硫酸ナトリウム）0.75g）
- **添加** セルロース, 炭酸カルシウム, 酸化チタン, メタケイ酸アルミン酸マグネシウム, クロスカルメロースナトリウム（クロスCMC-Na）, ステアリン酸マグネシウム
- **適応** 体力充実して, 腹部に皮下脂肪が多く, 便秘がちなものの次の諸症：高血圧や肥満に伴う動悸・肩こり・のぼせ・むくみ・便秘, 蓄膿症（副鼻腔炎）, 湿疹・皮膚炎, 吹出物（にきび）, 肥満症
- **用法** 15才以上1回4錠1日3回食前又は食間。15才未満は服用しない
- **包装** 180錠〔Ⓐ2,940（税込み）〕, 240錠〔Ⓐ3,990（税込み）〕

マスラックⅡ⊖　㈱阪本漢法製薬
- **区分** 第2類
- **組成** 錠：9錠中 防風通聖散料乾燥エキス3000mg（キキョウ・ビャクジュツ・カンゾウ・オウゴン・セッコウ各1.2g, ダイオウ・ボウショウ（硫酸ナトリウム）各0.9g, トウキ・シャクヤク・センキュウ・サンシシ・レンギョウ・ハッカ・ケイガイ・ボウフウ・マオウ各0.72g, ショウキョウ0.24g, カッセキ1.8g）
- **添加** 乳糖水和物, バレイショデンプン, メタケイ酸アルミン酸マグネシウム, ステアリン酸マグネシウム, タルク, カルナウバロウ
- **適応** 体力充実して, 腹部に皮下脂肪が多く, 便秘がちなものの次の諸症：高血圧や肥満に伴う動悸・肩こり・のぼせ・むくみ・便秘, 蓄膿症（副鼻腔炎）, 湿疹・皮膚炎, 吹出物（にきび）, 肥満症
- **用法** 15才以上1回3錠1日3回食前又は食間。15才未満は服用しない
- **包装** 135錠, 270錠, 378錠

モリ　カッコミン⊖　大杉製薬㈱
- **区分** 第2類
- **組成** 顆（淡灰茶褐）：3包(9g)中 防風通聖散乾燥エキス5.2g（トウキ・シャクヤク・センキュウ・サンシシ・レンギョウ・ハッカ・ケイガイ・ボウフウ・マオウ各1.2g, ショウキョウ0.3g, ダイオウ1.5g, ボウショウ（硫酸ナトリウム）0.7g, ビャクジュツ・キキョウ・オウゴン・セッコウ・カンゾウ各2g, カッセキ3g）
- **添加** 乳糖, トウモロコシデンプン, ステアリン酸マグネシウム
- **適応** 体力充実して, 腹部に皮下脂肪が多く, 便秘がちなものの次の諸症：高血圧や肥満に伴う動悸・肩こり・のぼせ・むくみ・便秘, 蓄膿症（副鼻腔炎）, 湿疹・皮膚炎, 吹出物（にきび）, 肥満症
- **用法** 15才以上1回1包1日3回食前又は食間。15才未満は服用しない
- **包装** 45包〔Ⓐ4,500〕

ラーメンドF⊖　寧薬化学工業㈱
- **区分** 第2類
- **組成** 錠（灰褐）：12錠中 防風通聖散料乾燥エキス1.52g（トウキ・シャクヤク・センキュウ・サンシシ・レンギョウ・ハッカ・ケイガイ・ボウフウ・マオウ各0.6g, ビャクジュツ・キキョウ・オウゴン・カンゾウ・セッコウ各1g, ダイオウ・硫酸ナトリウム十水和物各0.75g, ショウキョウ0.2g, カッセキ1.5g）
- **添加** 乳糖, セルロース, ケイ酸アルミニウム, ステアリン酸マグネシウム, マクロゴール, カルメロースカルシウム（CMC-Ca）
- **適応** 腹部に皮下脂肪が多く, 便秘がちなものの次の諸症：肥満症, 高血圧の随伴症状（動悸, 肩こり, のぼせ）, むくみ, 便秘
- **用法** 15才以上1回4錠1日3回食前又は食間
- **包装** 192錠

ロート防風通聖散錠⊖　ロート製薬㈱
- **区分** 第2類
- **組成** 錠：9錠中 防風通聖散料乾燥エキス3g（キキョウ・ビャクジュツ・カンゾウ・オウゴン・セッコウ各1.2g, ダイオウ0.9g, トウキ・シャクヤク・センキュウ・サンシシ・レンギョウ・ハッカ・ケイガイ・ボウフウ・マオウ各0.72g, ショウキョウ0.24g, カッセキ1.8g, ボウショウ（硫酸ナトリウム）0.9g）
- **添加** 乳糖, バレイショデンプン, メタケイ酸アルミン酸マグネシウム, ステアリン酸マグネシウム, タルク, カルナウバロウ
- **適応** 体力充実して, 腹部に皮下脂肪が多く, 便秘がちなものの次の諸症：高血圧や肥満に伴う動悸・肩こり・のぼせ・むくみ・便秘, 蓄膿症（副鼻腔炎）, 湿疹・皮膚炎, 吹出物（にきび）, 肥満症
- **用法** 1回15才以上3錠, 14〜7才2錠, 1日3回食前又は食間。7才未満は服用しない
- **包装** 63錠〔Ⓐ1,418（税込み）〕, 126錠〔Ⓐ2,499（税込み）〕, 252錠〔Ⓐ4,179（税込み）〕

補気健中湯（補気建中湯）（ホキケンチュウトウ）

〔基準〕

(平成20年9月30日 厚生労働省医薬食品局審査管理課長通知による)
1. 成分・分量
　　白朮3～5，蒼朮2.5～3.5，茯苓3～5，陳皮2.5～3.5，人参1.5～4，黄耆2～3，厚朴2，沢瀉2～4，麦門冬2～8
2. 用法・用量
　　湯
3. 効能・効果
　　体力虚弱で，胃腸が弱いものの次の諸症：腹部膨満感，むくみ

〔使用上の注意〕

(平成25年3月27日 厚生労働省医薬食品局安全対策課長・審査管理課長通知による)

【添付文書等に記載すべき事項】
『してはいけないこと』
（守らないと現在の症状が悪化したり，副作用が起こりやすくなる）
　　次の人は服用しないこと
　　　生後3ヵ月未満の乳児。
　　〔生後3ヵ月未満の用法がある製剤に記載すること。〕
『相談すること』
1. 次の人は服用前に医師，薬剤師又は登録販売者に相談すること
　(1) 医師の治療を受けている人。
　(2) 妊婦又は妊娠していると思われる人。
2. 1ヵ月位服用しても症状がよくならない場合は服用を中止し，この文書を持って医師，薬剤師又は登録販売者に相談すること
〔用法及び用量に関連する注意として，用法及び用量の項目に続けて以下を記載すること。〕
　(1) 小児に服用させる場合には，保護者の指導監督のもとに服用させること。
　　〔小児の用法及び用量がある場合に記載すること。〕
　(2) 〔小児の用法がある場合，剤形により，次に該当する場合には，そのいずれかを記載すること。〕
　　1) 3歳以上の幼児に服用させる場合には，薬剤がのどにつかえることのないよう，よく注意すること。
　　　〔5歳未満の幼児の用法がある錠剤・丸剤の場合に記載すること。〕
　　2) 幼児に服用させる場合には，薬剤がのどにつかえることのないよう，よく注意すること。
　　　〔3歳未満の用法及び用量を有する丸剤の場合に記載すること。〕
　　3) 1歳未満の乳児には，医師の診療を受けさせることを優先し，やむを得ない場合にのみ服用させること。
　　　〔カプセル剤及び錠剤・丸剤以外の製剤の場合に記載すること。なお，生後3ヵ月未満の用法がある製剤の場合，「生後3ヵ月未満の乳児」を『してはいけないこと』に記載し，用法及び用量欄には記載しないこと。〕
保管及び取扱い上の注意
　(1) 直射日光の当たらない（湿気の少ない）涼しい所に（密栓して）保管すること。
　　〔（　）内は必要とする場合に記載すること。〕
　(2) 小児の手の届かない所に保管すること。
　(3) 他の容器に入れ替えないこと。（誤用の原因になったり品質が変わる。）

〔容器等の個々に至適表示がなされていて，誤用のおそれのない場合には記載しなくてもよい。〕
【外部の容器又は外部の被包に記載すべき事項】
注意
1. 次の人は服用しないこと
　　生後3ヵ月未満の乳児。
　　〔生後3ヵ月未満の用法がある製剤に記載すること。〕
2. 次の人は服用前に医師，薬剤師又は登録販売者に相談すること
　(1) 医師の治療を受けている人。
　(2) 妊婦又は妊娠していると思われる人。
2′. 服用が適さない場合があるので，服用前に医師，薬剤師又は登録販売者に相談すること
　　〔2.の項目の記載に際し，十分な記載スペースがない場合には2′.を記載すること。〕
3. 服用に際しては，説明文書をよく読むこと
4. 直射日光の当たらない（湿気の少ない）涼しい所に（密栓して）保管すること
　　〔（　）内は必要とする場合に記載すること。〕

補気建中湯エキス細粒G「コタロー」 ⊖　小太郎漢方製薬㈱
区分 第2類
組成 細(茶)：3包(6g)中 水製エキス4.9g(ビャクジュツ・ブクリョウ・ニンジン各2.4g，ソウジュツ・チンピ各2g，オウゴン・コウボク・タクシャ・バクモンドウ各1.6g)
添加 含水二酸化ケイ素，ステアリン酸マグネシウム
適応 体力虚弱で，胃腸が弱いものの次の諸症：腹部膨満感，むくみ
用法 1回15才以上1包又は2g，14～7才2/3，6～4才1/2，3～2才1/3，2才未満1/4，1日3回食前又は食間。1才未満には，医師の診療を受けさせることを優先し，止むを得ない場合にだけ服用させる。3ヵ月未満は服用しない
包装 90包

補中益気湯
（ホチュウエッキトウ）

〔基準〕

（平成20年9月30日　厚生労働省医薬食品局審査管理課長通知による）

1. 成分・分量
   人参3～4，白朮3～4（蒼朮も可），黄耆3～4.5，当帰3，陳皮2～3，大棗1.5～3，柴胡1～2，甘草1～2，生姜0.5，升麻0.5～2
2. 用法・用量
   湯
3. 効能・効果
   体力虚弱で，元気がなく，胃腸のはたらきが衰えて，疲れやすいものの次の諸症：虚弱体質，疲労倦怠，病後・術後の衰弱，食欲不振，ねあせ，感冒

〔使用上の注意〕

（平成25年3月27日　厚生労働省医薬食品局安全対策課長・審査管理課長通知による）

【添付文書等に記載すべき事項】

『してはいけないこと』
（守らないと現在の症状が悪化したり，副作用が起こりやすくなる）
次の人は服用しないこと
　生後3ヵ月未満の乳児。
　〔生後3ヵ月未満の用法がある製剤に記載すること。〕

『相談すること』
1. 次の人は服用前に医師，薬剤師又は登録販売者に相談すること
   (1) 医師の治療を受けている人。
   (2) 妊婦又は妊娠していると思われる人。
   (3) 高齢者。
       〔1日最大配合量が甘草として1g以上（エキス剤については原生薬に換算して1g以上）含有する製剤に記載すること。〕
   (4) 今までに薬などにより発疹・発赤，かゆみ等を起こしたことがある人。
   (5) 次の症状のある人。
       むくみ
       〔1日最大配合量が甘草として1g以上（エキス剤については原生薬に換算して1g以上）含有する製剤に記載すること。〕
   (6) 次の診断を受けた人。
       高血圧，心臓病，腎臓病
       〔1日最大配合量が甘草として1g以上（エキス剤については原生薬に換算して1g以上）含有する製剤に記載すること。〕
2. 服用後，次の症状があらわれた場合は副作用の可能性があるので，直ちに服用を中止し，この文書を持って医師，薬剤師又は登録販売者に相談すること

関係部位	症　　　状
皮膚	発疹・発赤，かゆみ

まれに下記の重篤な症状が起こることがある。その場合は直ちに医師の診療を受けること。

症状の名称	症　　　状
間質性肺炎	階段を上ったり，少し無理をしたりすると息切れがする・息苦しくなる，空せき，発熱等がみられ，これらが急にあらわれたり，持続したりする。
偽アルドステロン症，ミオパチー[1]	手足のだるさ，しびれ，つっぱり感やこわばりに加えて，脱力感，筋肉痛があらわれ，徐々に強くなる。
肝機能障害	発熱，かゆみ，発疹，黄疸（皮膚や白目が黄色くなる），褐色尿，全身のだるさ，食欲不振等があらわれる。

　〔[1]は，1日最大配合量が甘草として1g以上（エキス剤については原生薬に換算して1g以上）含有する製剤に記載すること。〕
3. 1ヵ月位（感冒に服用する場合には5～6日間）服用しても症状がよくならない場合は服用を中止し，この文書を持って医師，薬剤師又は登録販売者に相談すること
4. 長期連用する場合には，医師，薬剤師又は登録販売者に相談すること
   〔1日最大配合量が甘草として1g以上（エキス剤については原生薬に換算して1g以上）含有する製剤に記載すること。〕

〔用法及び用量に関連する注意として，用法及び用量の項目に続けて以下を記載すること。〕
(1) 小児に服用させる場合には，保護者の指導監督のもとに服用させること。
    〔小児の用法及び用量がある場合に記載すること。〕
(2) 〔小児の用法がある場合，剤形により，次に該当する場合には，そのいずれかを記載すること。〕
   1) 3歳以上の幼児に服用させる場合には，薬剤がのどにつかえることのないよう，よく注意すること。
      〔5歳未満の幼児の用法がある錠剤・丸剤の場合に記載すること。〕
   2) 幼児に服用させる場合には，薬剤がのどにつかえることのないよう，よく注意すること。
      〔3歳未満の用法及び用量を有する丸剤の場合に記載すること。〕
   3) 1歳未満の乳児には，医師の診療を受けさせることを優先し，やむを得ない場合にのみ服用させること。
      〔カプセル剤及び錠剤・丸剤以外の製剤の場合に記載すること。なお，生後3ヵ月未満の用法がある製剤の場合，「生後3ヵ月未満の乳児」を『してはいけないこと』に記載し，用法及び用量欄には記載しないこと。〕

保管及び取扱い上の注意
(1) 直射日光の当たらない（湿気の少ない）涼しい所に（密栓して）保管すること。
    〔（　）内は必要とする場合に記載すること。〕
(2) 小児の手の届かない所に保管すること。
(3) 他の容器に入れ替えないこと。（誤用の原因になったり品質が変わる。）
    〔容器等の個々に至適表示がなされていて，誤用のおそれのない場合には記載しなくてもよい。〕

【外部の容器又は外部の被包に記載すべき事項】
注意
1. 次の人は服用しないこと
   生後3ヵ月未満の乳児。
   〔生後3ヵ月未満の用法がある製剤に記載すること。〕
2. 次の人は服用前に医師，薬剤師又は登録販売者に相談すること
   (1) 医師の治療を受けている人。
   (2) 妊婦又は妊娠していると思われる人。
   (3) 高齢者。
       〔1日最大配合量が甘草として1g以上（エキス剤については原生薬に換算して1g以上）含有する製剤に記載すること。〕
   (4) 今までに薬などにより発疹・発赤，かゆみ等を起こしたことがある人。
   (5) 次の症状のある人。

むくみ
　　　　〔1日最大配合量が甘草として1g以上（エキス剤については原生薬に換算して1g以上）含有する製剤に記載すること。〕
　（6）次の診断を受けた人。
　　　高血圧，心臓病，腎臓病
　　　　〔1日最大配合量が甘草として1g以上（エキス剤については原生薬に換算して1g以上）含有する製剤に記載すること。〕
2′．服用が適さない場合があるので，服用前に医師，薬剤師又は登録販売者に相談すること
　　　　〔2.の項目の記載に際し，十分な記載スペースがない場合には2′.を記載すること。〕
3．服用に際しては，説明文書をよく読むこと
4．直射日光の当たらない（湿気の少ない）涼しい所に（密栓して）保管すること
　　　　〔（ ）内は必要とする場合に記載すること。〕

JPS漢方顆粒-46号 ㊀　ジェーピーエス製薬㈱
区分 第2類
組成 顆（淡褐）：3包(6g)中　補中益気湯エキス(4/5量)3.76g（ニンジン・ソウジュツ・オウギ各3.2g，トウキ2.4g，チンピ・タイソウ各1.6g，サイコ0.8g，カンゾウ1.2g，ショウキョウ・ショウマ各0.4g）
添加 ステアリン酸マグネシウム，ショ糖脂肪酸エステル，乳糖水和物
適応 体力虚弱で，元気がなく，胃腸の働きが衰えて，疲れやすいものの次の諸症：虚弱体質，疲労倦怠，病後・術後の衰弱，食欲不振，ねあせ，感冒
用法 1回15才以上1包，14～7才2/3，6～4才1/2，3～2才1/3，2才未満1/4，1日3回食前又は食間。1才未満には，医師の診療を受けさせることを優先し，止むを得ない場合にだけ服用させる。3ヵ月未満は服用しない
包装 12包，180包

JPS補中益気湯液 ㊀　ジェーピーエス製薬㈱
区分 第2類
組成 液（褐）：3本(90mL)中　補中益気湯エキス12g（ニンジン・ソウジュツ・オウギ各4g，トウキ3g，チンピ・タイソウ各2g，サイコ1g，カンゾウ1.5g，ショウキョウ・ショウマ各0.5g）
添加 白糖，D-ソルビトール，安息香酸ナトリウム，パラベン，ポリオキシエチレン硬化ヒマシ油，エタノール
適応 体力虚弱で，元気がなく，胃腸の働きが衰えて，疲れやすいものの次の諸症：虚弱体質，疲労倦怠，病後・術後の衰弱，食欲不振，ねあせ，感冒
用法 15才以上1回1本1日3回食前又は食間。よく振ってから服用。15才未満は服用しない
包装 3本

JPS補中益気湯エキス錠N ㊀　ジェーピーエス製薬㈱
区分 第2類
組成 錠（灰黄～淡灰黄）：12錠中　補中益気湯エキス(1/2量)2.35g（ニンジン・ソウジュツ・オウギ各2g，トウキ1.5g，チンピ・タイソウ各1g，サイコ0.5g，カンゾウ0.75g，ショウキョウ・ショウマ各0.25g）
添加 無水ケイ酸，ケイ酸アルミニウム，カルメロースカルシウム（CMC-Ca），トウモロコシデンプン，ステアリン酸マグネシウム，乳糖水和物
適応 体力虚弱で，元気がなく，胃腸の働きが衰えて，疲れやすいものの次の諸症：虚弱体質，疲労倦怠，病後・術後の衰弱，食欲不振，ねあせ，感冒
用法 1回15才以上4錠，14～7才3錠，6～5才2錠，1日3回食前又は食間。5才未満は服用しない
包装 260錠

ウチダの補中益気湯 ㊀　㈱ウチダ和漢薬
区分 第2類
組成 前：1袋中　オウギ4g，ニンジン4g，ビャクジュツ4g，トウキ3g，チンピ2g，タイソウ2g，カンゾウ1.5g，サイコ1g，ショウキョウ0.5g，ショウマ0.5g
適応 胃腸の機能が減退し，疲労倦怠感があるもの，あるいは，食欲不振，悪寒，盗汗などを伴うもの：虚弱体質改善，病後の体力増強，夏やせ，虚弱者の感冒
用法 15才以上1日1袋を煎じ2～3回に分けて食前1時間又は食間空腹時に温服。15才未満は服用しない
包装 30袋

ウチダの補中益気湯エキス散 ㊀　㈱ウチダ和漢薬
区分 第2類
組成 細：7.5g中　補中益気湯エキス3.3g（ニンジン・ビャクジュツ・オウギ各2g，トウキ1.5g，チンピ・タイソウ各1g，カンゾウ0.75g，サイコ0.5g，ショウキョウ・ショウマ各0.25g）
添加 乳糖水和物，バレイショデンプン，メタケイ酸アルミン酸マグネシウム
適応 体力虚弱で，元気がなく，胃腸の働きが衰えて，疲れやすいものの次の諸症：虚弱体質，疲労倦怠，病後・術後の衰弱，食欲不振，ねあせ，感冒
用法 1回15才以上2.5g，14～7才2/3，6～4才1/2，3～2才1/3，2才未満1/4以下，1日3回食前又は食間。1才未満には，医師の診療を受けさせることを優先し，止むを得ない場合にだけ服用させる。3ヵ月未満は服用しない
包装 500g

ウチダの保中回帰 ㊀　㈱ウチダ和漢薬
区分 第2類
組成 細：3包(7.5g)中　補中益気湯エキス3.3g（ニンジン・ビャクジュツ・オウギ各2g，トウキ1.5g，チンピ・タイソウ各1g，カンゾウ0.75g，サイコ0.5g，ショウキョウ・ショウマ各0.25g）
添加 乳糖水和物，バレイショデンプン，メタケイ酸アルミン酸マグネシウム
適応 体力虚弱で，元気がなく，胃腸の働きが衰えて，疲れやすいものの次の諸症：虚弱体質，疲労倦怠，病後・術後の衰弱，食欲不振，ねあせ，感冒
用法 1回15才以上1包，14～7才2/3，6～4才1/2，3～2才1/3，2才未満1/4，1日3回食前又は食間。1才未満には，医師の診療を受けさせることを優先し，止むを得ない場合にだけ服用させる。3ヵ月未満は服用しない
包装 300包

悦我「分包」 ㊀　太虎精堂製薬㈱
区分 第2類
組成 顆：3包(5.4g)中　補中益気湯水製エキス粉末3.6g（ニンジン・ビャクジュツ・オウギ各2.4g，トウキ1.8g，チンピ・タイソウ・サイコ各1.2g，カンゾウ0.9g，ショウキョウ0.3g，ショウマ0.6g）
添加 乳糖，ステアリン酸マグネシウム
適応 元気がなく胃腸の働きが衰えて，疲れやすいものの次の諸症：虚弱体質，疲労倦怠，病後の衰弱，食欲不振，ねあせ
用法 1回15才以上1包，14～7才2/3，6～4才1/2，3～2才1/3，2才未満1/4，1日3回食前又は食間。1才未満には，医師の診療を受けさせることを優先し，止むを得ない場合にだけ服用させる。3ヵ月未満は服用しない
包装 12包〔Ⓐ1,500〕，21包〔Ⓐ2,500〕，84包〔Ⓐ9,000〕

サンワ補中益気湯エキス細粒 ㊀　三和生薬㈱
区分 第2類
組成 細：6g中　補中益気湯希エタノール(20％)エキス1.56g（オウギ・ニンジン・ビャクジュツ・トウキ各1.5g，チンピ・タイソウ・サイコ各1g，ショウキョウ0.25g，カンゾウ0.75g，ショウマ0.5g）
添加 乳糖，トウモロコシデンプン
適応 元気がなく胃腸の働きが衰えて，疲れやすいものの次の諸症：虚弱体質，疲労倦怠，病後の衰弱，食欲不振，ねあせ
用法 1回15才以上2g，14～7才1.4g，6～4才1g，3～2才0.7g，1日3回食前又は食間

サンワ補中益気湯エキス細粒「分包」⊖　三和生薬㈱
区分 第2類
組成 細：3包(6g)中 補中益気湯希エタノール(20%)エキス1.56g（オウギ・ニンジン・ビャクジュツ・トウキ各1.5g，チンピ・タイソウ・サイコ各1g，ショウキョウ0.25g，カンゾウ0.75g，ショウマ0.5g）
添加 乳糖，トウモロコシデンプン
適応 元気がなく胃腸の働きが衰えて，疲れやすいものの次の諸症：虚弱体質，疲労倦怠，病後の衰弱，食欲不振，ねあせ
用法 1回15才以上1包，14〜7才2/3，6〜4才1/2，3〜2才1/3，1日3回食前又は食間

サンワ補中益気湯エキス錠⊖　三和生薬㈱
区分 第2類
組成 錠：18錠中 補中益気湯希エタノール(20%)エキス1.56g（オウギ・ニンジン・ビャクジュツ・トウキ各1.5g，チンピ・タイソウ・サイコ各1g，ショウキョウ0.25g，カンゾウ0.75g，ショウマ0.5g）
添加 乳糖，トウモロコシデンプン，ステアリン酸カルシウム
適応 元気がなく胃腸の働きが衰えて，疲れやすいものの次の諸症：虚弱体質，疲労倦怠，病後の衰弱，食欲不振，ねあせ
用法 1回15才以上6錠，14〜7才4錠，6〜5才3錠，1日3回食前又は食間。5才未満は服用しない

錠剤補中益気湯⊖　一元製薬㈱-㈱イチゲン
区分 第2類
組成 錠(褐)：100錠中 オウギ末4.8g，ビャクジュツ末4.8g，トウキ末3.6g，カンゾウ末2.4g，ショウキョウ末1.2g，ニンジン末4.8g，ショウマ末1.2g，タイソウ末2.4g，チンピ末2.4g，サイコ末2.4g
適応 体力虚弱で，元気がなく，胃腸の働きが衰えて，疲れやすいものの次の諸症：虚弱体質，疲労倦怠，病後・術後の衰弱，食欲不振，ねあせ，感冒
用法 成人1回5〜6錠1日3回食前1時間。温湯で服用
包装 300錠〔Ⓐ4,800Ⓑ2,400〕，830錠〔Ⓐ12,000Ⓑ6,000〕，1650錠〔Ⓐ22,000Ⓑ11,000〕

神農補中益気湯エキス錠⊖　神農製薬㈱
区分 第2類
組成 錠(灰黄〜淡灰黄)：12錠中 補中益気湯エキス(1/2量)2.35g（ニンジン・ソウジュツ・オウギ各2g，トウキ1.5g，チンピ・タイソウ各1g，サイコ0.5g，カンゾウ0.75g，ショウキョウ・ショウマ各0.25g）
添加 無水ケイ酸，ケイ酸アルミニウム，カルメロースカルシウム(CMC-Ca)，トウモロコシデンプン，ステアリン酸マグネシウム，乳糖水和物
適応 体力虚弱で，元気がなく，胃腸の働きが衰えて，疲れやすいものの次の諸症：虚弱体質，疲労倦怠，病後・術後の衰弱，食欲不振，感冒
用法 1回15才以上4錠，14〜7才3錠，6〜5才2錠，1日3回食前又は食間。5才未満は服用しない
包装 180錠

調寿（エキス顆粒）⊖　㈱建林松鶴堂
区分 第2類
組成 顆(淡褐)：3包(6g)中 補中益気湯エキス(1/2量)1.6g（ニンジン・ビャクジュツ各2g，オウギ・トウキ各1.5g，チンピ・タイソウ・サイコ各1g，カンゾウ0.75g，ショウキョウ0.25g，ショウマ0.5g）
添加 乳糖，バレイショデンプン
適応 体力虚弱で，元気がなく，胃腸の働きが衰えて，疲れやすいものの次の諸症：虚弱体質，疲労倦怠，病後・術後の衰弱，食欲不振，ねあせ，感冒
用法 1回成人1包，14〜7才2/3，6〜4才1/2，3〜2才1/3，2才未満1/4以下，1日3回食間。1才未満には，医師の診療を受けさせることを優先し，止むを得ない場合にだけ服用させる。3ヵ月未満は服用しない
包装 30包〔Ⓐ2,730(税込み)〕，90包〔Ⓐ7,140(税込み)〕

ツムラ漢方補中益気湯エキス顆粒⊖　㈱ツムラ
区分 第2類
組成 顆(淡褐)：2包(3.75g)中 補中益気湯エキス(1/2量)2.5g（オウギ・ソウジュツ・ニンジン各2g，トウキ1.5g，サイコ・タイソウ・チンピ各1g，カンゾウ0.75g，ショウマ0.5g，ショウキョウ0.25g）
添加 ステアリン酸マグネシウム，乳糖水和物
適応 体力虚弱で，元気がなく，胃腸の働きが衰えて，疲れやすいものの次の諸症：虚弱体質，疲労倦怠，病後・術後の衰弱，食欲不振，ねあせ，感冒
用法 1回15才以上1包，14〜7才2/3，6〜4才1/2，3〜2才1/3，1日2回食前。2才未満は服用しない
包装 24包〔Ⓐ4,200(税込み)〕，64包〔Ⓐ11,025(税込み)〕

東洋の補中益気湯エキス顆粒⊖　東洋漢方製薬㈱
区分 第2類
組成 顆(淡褐)：4.5g中 水製乾燥エキス2.3g（ニンジン・ビャクジュツ・オウギ各2g，トウキ1.5g，チンピ・タイソウ各1g，サイコ0.5g，カンゾウ0.75g，ショウキョウ・ショウマ各0.25g）
添加 乳糖，バレイショデンプン
適応 元気がなく胃腸の働きが衰えて疲れやすいものの次の諸症：虚弱体質，疲労倦怠，病後の衰弱，食欲不振，ねあせ
用法 1回15才以上1.5g，14〜7才1g，6〜4才0.75g，3〜2才0.5g，1日3回食前又は食間
包装 500g〔Ⓑ10,500〕

花扇補中益気湯⊖　小西製薬㈱
区分 第2類
組成 煎：1袋(22.5g)中 ニンジン4g，ビャクジュツ4g，オウギ4g，トウキ3g，チンピ2g，ショウキョウ0.5g，タイソウ2g，サイコ1g，カンゾウ1.5g，ショウマ0.5g
適応 元気がなく胃腸の働きが衰えて疲れやすい方で，次の諸症状のある場合：虚弱体質，疲労倦怠，病後の衰弱，食欲不振，ねあせ
用法 15才以上1日1包を煎じ食間3回に分けて温服。14〜7才2/3，6〜4才1/2，3〜2才1/3
包装 22.5g×10

ホエキンN「コタロー」⊖　小太郎漢方製薬㈱
区分 第2類
組成 錠(茶)：15錠中 補中益気湯エキス散(1/2量)4.2g（ニンジン・ビャクジュツ・オウギ各2g，トウキ1.5g，チンピ・タイソウ・サイコ各1g，カンゾウ0.75g，ショウキョウ0.25g，ショウマ0.5g）
添加 カルメロースカルシウム(CMC-Ca)，含水二酸化ケイ素，軽質無水ケイ酸，ステアリン酸マグネシウム，トウモロコシデンプン
適応 体力虚弱で，元気がなく，胃腸の働きが衰えて，疲れやすいものの次の諸症：疲労倦怠，病後・術後の衰弱，ねあせ，食欲不振，感冒，虚弱体質
用法 1回15才以上5錠，14〜7才4錠，6〜5才3錠，1日3回食前又は食間。5才未満は服用しない
包装 180錠，540錠

補中益気湯⊖　東洋漢方製薬㈱
区分 第2類
組成 煎：1包(21g)中 ニンジン4g，ビャクジュツ4g，オウギ3g，トウキ3g，タイソウ2g，サイコ1g，カンゾウ1g，ショウキョウ0.5g，ショウマ0.5g，チンピ2g
適応 元気がなく胃腸の働きが衰えて，疲れやすいものの次の諸症：虚弱体質，疲労倦怠，病後の衰弱，食欲不振，ねあせ
用法 15才以上1日1包を煎じ2〜3回（食前1時間又は食間空腹時）に分けて温服。14〜7才2/3，6〜4才1/2，1日3回。2才未満は服用しない
包装 100包〔Ⓑ16,000〕

補中益気湯Aエキス細粒三和生薬⊖　三和生薬㈱
区分 第2類
組成 細(黄褐)：6g中 補中益気湯エキス(7/10量)3.7g（ニンジン・ビャクジュツ各2.8g，オウギ・トウキ各2.1g，チンピ・タイソ

ウ・サイコ各1.4g，ショウキョウ0.35g，カンゾウ1.05g，ショウマ0.7g）
添加 乳糖，セルロース，部分アルファー化デンプン，ステアリン酸カルシウム，無水ケイ酸
適応 体力虚弱で，元気がなく，胃腸の働きが衰えて，疲れやすいものの次の諸症：虚弱体質，疲労倦怠，病後・術後の衰弱，食欲不振，ねあせ，感冒
用法 1回15才以上2g，14〜7才1.3g，6〜4才1g，1日3回食前又は食間。4才未満は服用しない
包装 500g

補中益気湯Aエキス細粒「分包」三和生薬⊖　三和生薬㈱-湧永製薬㈱

区分 第2類
組成 細（褐）：3包(6g)中 補中益気湯エキス(7／10量)3.7g（ニンジン・ビャクジュツ各2.8g，オウギ・トウキ各2.1g，チンピ・タイソウ・サイコ各1.4g，ショウキョウ0.35g，カンゾウ1.05g，ショウマ0.7g）
添加 乳糖，セルロース，部分アルファー化デンプン，ステアリン酸カルシウム，無水ケイ酸
適応 体力虚弱で，元気がなく，胃腸の働きが衰えて，疲れやすいものの次の諸症：虚弱体質，疲労倦怠，病後・術後の衰弱，食欲不振，ねあせ，感冒
用法 1回15才以上1包，14〜7才2/3，6〜4才1/2，1日3回食前又は食間。4才未満は服用しない
包装 三和生薬㈱販売：30包〔Ⓐ2,835（税込み）〕，90包〔Ⓐ7,560（税込み）〕。湧永製薬㈱販売：45包

補中益気湯Aエキス錠三和生薬⊖　三和生薬㈱

区分 第2類
組成 錠（黄褐）：18錠中 補中益気湯エキス(1／2量)2.8g（ニンジン・ビャクジュツ各2g，オウギ・トウキ各1.5g，チンピ・サイコ各1g，ショウキョウ0.25g，カンゾウ0.75g，ショウマ0.5g）
添加 乳糖，セルロース，部分アルファー化デンプン，カルメロースカルシウム(CMC-Ca)，カルメロース(CMC)，メタケイ酸アルミン酸マグネシウム，ステアリン酸カルシウム，無水ケイ酸
適応 体力虚弱で，元気がなく，胃腸の働きが衰えて，疲れやすいものの次の諸症：虚弱体質，疲労倦怠，病後・術後の衰弱，食欲不振，ねあせ，感冒
用法 1回15才以上6錠，14〜7才4錠，6〜4才3錠，1日3回食前又は食間。4才未満は服用しない
包装 270錠〔Ⓐ4,200（税込み）〕，900錠

補中益気湯エキス顆粒KM⊖　㈱カーヤ-㈱イチゲン，一元製薬㈱

区分 第2類
組成 顆（褐）：9g中 補中益気湯水製乾燥エキス5g（オウギ・ビャクジュツ・ニンジン各4g，トウキ3g，サイコ・タイソウ・チンピ各2g，カンゾウ1.5g，ショウマ1g，ショウキョウ0.5g）
添加 乳糖，ステアリン酸マグネシウム
適応 体力虚弱で，元気がなく，胃腸の働きが衰えて，疲れやすいものの次の諸症：虚弱体質，疲労倦怠，病後・術後の衰弱，食欲不振，ねあせ，感冒
用法 1回15才以上3g，14〜7才2g，6〜4才1.5g，3〜2才1g，2才未満0.75g以下，1日3回食前又は食間。1才未満には，医師の診療を受けさせることを優先し，止むを得ない場合にだけ服用させる。3ヵ月未満は服用しない
包装 500g　備考 製造：天津泰達薬業有限公司(中国)

補中益気湯エキス顆粒クラシエ⊖　クラシエ製薬㈱-クラシエ薬品㈱

区分 第2類
組成 顆（黄）：3包(4.5g)中 補中益気湯エキス(1／2量)3200mg（ニンジン・ビャクジュツ・オウギ各2g，タイソウ・サイコ・チンピ各1g，トウキ1.5g，カンゾウ0.75g，ショウキョウ0.25g，ショウマ0.5g）
添加 ヒドロキシプロピルセルロース，乳糖
適応 体力虚弱で，元気がなく，胃腸の働きが衰えて，疲れやすいものの次の諸症：虚弱体質，疲労倦怠，病後・術後の衰弱，食欲不振，ねあせ，感冒
用法 1回15才以上1包，14〜7才2/3，6〜4才1/2，1日3回食前又は食間。4才未満は服用しない

包装 45包〔Ⓐ5,460（税込み）〕，90包

補中益気湯エキス顆粒［東洋］分包⊖　㈱東洋薬行

区分 第2類
組成 顆（褐）：6g(3包)中 補中益気湯水製エキス（「漢方診療の実際」）4g（ニンジン・ビャクジュツ・オウギ各4g，トウキ3g，チンピ・タイソウ・サイコ・生ショウキョウ各2g，カンゾウ1.5g，ショウマ1g）
添加 トウモロコシデンプン
適応 体力虚弱で，元気がなく，胃腸の働きが衰えて，疲れやすいものの次の諸症：虚弱体質，疲労倦怠，病後・術後の衰弱，食欲不振，ねあせ，感冒
用法 1回15才以上1包，14〜7才2/3，6〜4才1/2，3〜2才1/3，1日3回食前又は食間
包装 90包×2〔Ⓑ15,750（税込み）〕

補中益気湯エキス〔細粒〕58⊖　松浦薬業㈱-松浦漢方㈱

区分 第2類
組成 細（褐）：3包(6g)又は6g中 補中益気湯エキス(1／2量)5.4g(乾燥物換算で約2.7gに相当)（ニンジン・ビャクジュツ・オウギ各2g，トウキ1.5g，チンピ・タイソウ・サイコ各1g，カンゾウ0.75g，ショウキョウ0.25g，ショウマ0.5g）
添加 メタケイ酸アルミン酸マグネシウム，ヒプロメロース(ヒドロキシプロピルメチルセルロース)，結晶セルロース，乳糖，トウモロコシデンプン，香料
適応 体力虚弱で，元気がなく，胃腸の働きが衰えて，疲れやすいものの次の諸症：虚弱体質，疲労倦怠，病後・術後の衰弱，食欲不振，ねあせ，感冒
用法 1回15才以上1包又は2g，14〜7才2/3，6〜4才1/2，3〜2才1/3，2才未満1/4，1日3回食前又は食間。1才未満には，医師の診療を受けさせることを優先し，止むを得ない場合にだけ服用させる。3ヵ月未満は服用しない
包装 500g，45包，48包〔Ⓐ4,830（税込み）〕，300包

補中益気湯エキス細粒G「コタロー」⊖　小太郎漢方製薬㈱

区分 第2類
組成 細（褐）：3包(9.6g)中 補中益気湯エキス(4／5量)5.6g（ニンジン・ビャクジュツ・オウギ各3.2g，トウキ2.4g，チンピ・タイソウ・サイコ各1.6g，カンゾウ1.2g，ショウマ0.8g，ショウキョウ0.4g）
添加 ステアリン酸マグネシウム，トウモロコシデンプン，乳糖水和物，プルラン，メタケイ酸アルミン酸マグネシウム
適応 体力虚弱で，元気がなく，胃腸の働きが衰えて，疲れやすいものの次の諸症：虚弱体質，疲労倦怠，病後・術後の衰弱，食欲不振，ねあせ，感冒
用法 1回15才以上1包又は3.2g，14〜7才2/3，6〜4才1/2，3〜2才1/3，2才未満1/4，1日3回食前又は食間。1才未満には，医師の診療を受けさせることを優先し，止むを得ない場合にだけ服用させる。3ヵ月未満は服用しない
包装 90包

補中益気湯エキス散〔勝昌〕⊖　㈱東洋薬行

区分 第2類
組成 散（茶褐）：4.5g中 補中益気湯水製エキス（「漢方処方応用の実際」）3g（ニンジン・ビャクジュツ各4g，オウギ・トウキ各3g，チンピ・タイソウ・サイコ・生ショウキョウ各2g，カンゾウ1.5g，ショウマ1g）
添加 トウモロコシデンプン
適応 体力虚弱で，元気がなく，胃腸の働きが衰えて，疲れやすいものの次の諸症：虚弱体質，疲労倦怠，病後・術後の衰弱，食欲不振，ねあせ，感冒
用法 1回1.5g1日3回空腹時
包装 200g〔Ⓑ9,345（税込み）〕，600g〔Ⓑ25,200（税込み）〕

補中益気湯エキス錠N「コタロー」⊖　小太郎漢方製薬㈱

区分 第2類
組成 錠（茶）：15錠中 補中益気湯エキス散(1／2量)4.2g（ニンジン・ビャクジュツ・オウギ各2g，トウキ1.5g，チンピ・タイソウ・サイコ各1g，カンゾウ0.75g，ショウキョウ0.25g，ショウマ0.5g）

添加カルメロースカルシウム(CMC-Ca)，含水二酸化ケイ素，軽質無水ケイ酸，ステアリン酸マグネシウム，トウモロコシデンプン
適応体力虚弱で，元気がなく，胃腸の働きが衰えて，疲れやすいものの次の諸症：疲労倦怠，虚弱体質，病後・術後の衰弱，食欲不振，ねあせ，感冒
用法1回15才以上5錠，14～7才4錠，6～5才3錠，1日3回食前又は食間。5才未満は服用しない
包装165錠

補中益気湯エキス錠〔大峰〕㊀　大峰堂薬品工業㈱-伸和製薬㈱，日邦薬品工業㈱
区分第２類
組成**錠**(褐)：12錠中 補中益気湯エキス(1／2量)2370mg（ニンジン・ビャクジュツ・オウギ各2g，トウキ1.5g，タイソウ・サイコ・チンピ各1g，カンゾウ0.75g，ショウキョウ0.25g，ショウマ0.5g)
添加ステアリン酸マグネシウム，カルメロースカルシウム(CMC-Ca)，セルロース，メタケイ酸アルミン酸マグネシウム，水酸化アルミナマグネシウム，乳糖
適応体力虚弱で，元気がなく，胃腸の働きが衰えて，疲れやすいものの次の諸症：虚弱体質，疲労倦怠，病後・術後の衰弱，食欲不振，ねあせ，感冒
用法1回15才以上4錠，14～7才3錠，6～5才2錠，1日3回食前又は食間。5才未満は服用しない
包装大峰堂薬品工業㈱販売：240錠〔Ⓐ4,410(税込み)〕。日邦薬品工業㈱販売：240錠。伸和製薬㈱販売：60錠，240錠，720錠

補中益気湯エキス錠クラシエ㊀　クラシエ製薬㈱-クラシエ薬品㈱
区分第２類
組成**錠**(淡黄)：12錠(4680mg)中 補中益気湯エキス(1／2量)3200mg（ニンジン・ビャクジュツ・オウギ各2g，トウキ1.5g，タイソウ・サイコ・チンピ各1g，カンゾウ0.75g，ショウキョウ0.25g，ショウマ0.5g)
添加ケイ酸アルミニウム，カルメロースカルシウム(CMC-Ca)，ステアリン酸マグネシウム
適応体力虚弱で，元気がなく，胃腸の働きが衰えて，疲れやすいものの次の諸症：虚弱体質，疲労倦怠，病後・術後の衰弱，食欲不振，ねあせ，感冒
用法1回15才以上4錠，14～7才3錠，6～5才2錠，1日3回食前又は食間。5才未満は服用しない
包装48錠〔Ⓐ1,480(税込み)〕

補中益気湯「タキザワ」㊀　㈱タキザワ漢方廠
区分第２類
組成**煎**：2包(22.5g)中 ニンジン4g，ソウジュツ4g，オウギ4g，トウキ3g，チンピ2g，タイソウ2g，サイコ1g，カンゾウ1.5g，ショウキョウ0.5g，ショウマ0.5g
適応体力虚弱で，元気がなく，胃腸の働きが衰えて，疲れやすいものの次の諸症：虚弱体質，疲労倦怠，病後・術後の衰弱，食欲不振，ねあせ，感冒
用法15才以上1回1包を煎じ，1日2回朝夕空腹時に服用。14～7才⅔，6～4才½，3～2才⅓，2才未満¼。1才未満には，医師の診療を受けさせることを優先し，止むを得ない場合にだけ服用させる。3ヵ月未満は服用しない
包装120包〔Ⓐ34,650(税込み)Ⓑ17,325(税込み)〕

補中益気粒状㊀　長倉製薬㈱-日邦薬品工業㈱
区分第２類
組成**顆**(黄褐)：4.5g中 ニンジン0.6g，トウキ0.6g，ビャクジュツ0.6g，カンゾウ0.5g，カンピ0.5g，サイコ0.4g，ショウマ0.3g，オウギ0.8g，ショウキョウ0.2g
適応食欲不振，神経衰弱，腺病質，肺尖カタル，疾病後の疲労，倦怠感，脱肛，痔核
用法1回成人1.5g，15～8才½，7～5才⅓，4～2才⅙，1才～3ヵ月1/12，1日3回食前又は食間。1才未満には，止むを得ない場合の他は服用させない。3ヵ月未満は服用しない
包装500g〔Ⓑ10,000〕

ホノミホイオー錠㊀　剤盛堂薬品㈱
区分第２類
組成**錠**(淡褐)：18錠(3.6g)中 補中益気湯エキス(1／2量)1.7g(オウギ・ニンジン・ビャクジュツ各2g，カンゾウ0.75g，サイコ0.5g，ショウキョウ・ショウマ各0.25g，タイソウ・チンピ各1g，トウキ1.5g)
添加カルメロースカルシウム(CMC-Ca)，結晶セルロース，ステアリン酸マグネシウム，トウモロコシデンプン，乳糖，メタケイ酸アルミン酸マグネシウム
適応体力虚弱で，元気がなく，胃腸の働きが衰えて，疲れやすいものの次の諸症：虚弱体質，疲労倦怠，病後・術後の衰弱，食欲不振，ねあせ，感冒
用法1回成人6錠，14～7才4錠，6～5才3錠，1日3回食間。5才未満は服用しない

ホリエ補中益気湯㊀　堀江生薬㈱
区分第２類
組成**煎**：1袋(21g)中 ニンジン4g，ビャクジュツ4g，オウギ3g，トウキ3g，チンピ2g，タイソウ2g，サイコ1g，カンゾウ1g，ショウキョウ0.5g，ショウマ0.5g
適応元気がなく胃腸の働きが衰えて，疲れやすいものの次の諸症：虚弱体質，疲労倦怠，病後の衰弱，食欲不振，ねあせ
用法成人1日1袋を煎じ食前又は食間3回に分服。14～7才⅔，6～4才½，3～2才⅓，2才未満¼以下。1才未満には，医師の診療を受けさせることを優先し，止むを得ない場合にだけ服用させる。3ヵ月未満は服用しない
包装10袋，30袋

モリ　エーポン㊀　大杉製薬㈱
区分第２類
組成**顆**(茶褐)：3包(12g)中 補中益気湯エキス6.2g(オウギ・ニンジン・ビャクジュツ各4g，トウキ3g，チンピ・タイソウ・サイコ各2g，ショウキョウ0.5g，カンゾウ1.5g，ショウマ1g)
添加乳糖，トウモロコシデンプン，ステアリン酸マグネシウム
適応体力虚弱で，元気がなく，胃腸の働きが衰えて，疲れやすいものの次の諸症：虚弱体質，疲労倦怠，病後・術後の衰弱，食欲不振，ねあせ，感冒
用法1回15才以上1包，14～7才⅔，6～4才½，3～2才⅓，2才未満¼以下，1日3回食前又は食間。1才未満には，医師の診療を受けさせることを優先し，止むを得ない場合にだけ服用させる。3ヵ月未満は服用しない
包装48包〔Ⓐ6,500〕

療方昇陽顆粒㊀　クラシエ製薬㈱-クラシエ薬品㈱
区分第２類
組成**顆**：3包(4.5g)中 補中益気湯エキス(1／2量)3200mg（ニンジン・ビャクジュツ・オウギ各2g，タイソウ・サイコ・チンピ各1g，トウキ1.5g，カンゾウ0.75g，ショウキョウ0.25g，ショウマ0.5g)
添加ヒドロキシプロピルセルロース，乳糖
適応体力虚弱で，元気がなく，胃腸の働きが衰えて，疲れやすいものの次の諸症：虚弱体質，疲労倦怠，病後・術後の衰弱，食欲不振，ねあせ，感冒
用法1回15才以上1包，14～7才⅔，6～4才½，1日3回食前又は食間。4才未満は服用しない
包装90包

ロート補中益気湯錠㊀　大峰堂薬品工業㈱-ロート製薬㈱
区分第２類
組成**錠**(褐)：12錠中 補中益気湯エキス(1／2量)2.37g(ニンジン・ビャクジュツ・オウギ各2g，トウキ1.5g，タイソウ・サイコ・チンピ各1g，カンゾウ0.75g，ショウキョウ0.25g，ショウマ0.5g)
添加ステアリン酸マグネシウム，カルメロースカルシウム(CMC-Ca)，セルロース，メタケイ酸アルミン酸マグネシウム，水酸化アルミナマグネシウム，乳糖
適応体力虚弱で，元気がなく，胃腸の働きが衰えて，疲れやすいものの次の諸症：虚弱体質，疲労倦怠，病後・術後の衰弱，食欲不振，ねあせ，感冒
用法1回15才以上4錠，14～7才3錠，6～5才2錠，1日3回食前又は食

間。5才未満は服用しない
包装 84錠〔Ⓐ1,680（税込み）〕，252錠〔Ⓐ4,725（税込み）〕

ワカゲン錠Ⓙ　クラシエ製薬㈱-クラシエ薬品㈱
区分 第2類
組成 錠（褐）：12錠中 補中益気湯エキス（1／2量）3200mg（ニンジン・ビャクジュツ・オウギ各2g，トウキ1.5g，タイソウ・サイコ・チンピ各1g，カンゾウ0.75g，ショウキョウ0.25g，ショウマ0.5g）
添加 ケイ酸アルミニウム，カルメロースカルシウム（CMC-Ca），ステアリン酸マグネシウム
適応 体力虚弱で，元気がなく，胃腸の働きが衰えて，疲れやすいものの次の諸症：虚弱体質，疲労倦怠，病後・術後の衰弱，食欲不振，ねあせ，感冒
用法 1回15才以上4錠，14～7才3錠，6～5才2錠，1日3回食前又は食間。5才未満は服用しない
包装 120錠〔Ⓐ2,940（税込み）〕

ワクナガ補中益気湯エキス顆粒Ⓙ　湧永製薬㈱
区分 第2類
組成 顆：3包（7.5g）中 補中益気湯エキス5000mg（オウギ・ニンジン・ビャクジュツ各4g，トウキ3g，チンピ・タイソウ各2g，カンゾウ1.5g，サイコ1g，ショウマ・カンキョウ各0.5g）
添加 乳糖，セルロース，メタケイ酸アルミン酸マグネシウム，ステアリン酸マグネシウム
適応 元気がなく胃腸の働きが衰えて，疲れやすいものの次の諸症：虚弱体質，疲労倦怠，病後の衰弱，食欲不振，ねあせ
用法 1回15才以上1包，14～7才⅔，6～4才½，3～2才⅓，2才未満¼，1日3回食前又は食間。1才未満には，医師の診療を受けさせることを優先し，止むを得ない場合にだけ服用させる。3ヵ月未満は服用しない
包装 45包〔Ⓐ4,894（税込み）〕

補肺湯 (ホハイトウ)

〔基準〕

（平成20年9月30日　厚生労働省医薬食品局審査管理課長通知による）

1. 成分・分量
   麦門冬4，五味子3，桂皮3，大棗3，粳米3，桑白皮3，款冬花2，生姜0.5～1（ヒネショウガを使用する場合2～3）
2. 用法・用量
   湯
3. 効能・効果
   体力中等度以下のものの次の諸症：せき，しわがれ声

〔使用上の注意〕

（平成25年3月27日　厚生労働省医薬食品局安全対策課長・審査管理課長通知による）

【添付文書等に記載すべき事項】

『してはいけないこと』
（守らないと現在の症状が悪化したり，副作用が起こりやすくなる）

　　次の人は服用しないこと
　　　生後3ヵ月未満の乳児。
　　〔生後3ヵ月未満の用法がある製剤に記載すること。〕

『相談すること』
1. 次の人は服用前に医師，薬剤師又は登録販売者に相談すること
   (1) 医師の治療を受けている人。
   (2) 妊婦又は妊娠していると思われる人。
   (3) 今までに薬などにより発疹・発赤，かゆみ等を起こしたことがある人。
2. 1ヵ月位服用しても症状がよくならない場合は服用を中止し，この文書を持って医師，薬剤師又は登録販売者に相談すること

〔用法及び用量に関連する注意として，用法及び用量の項に続けて以下を記載すること。〕
   (1) 小児に服用させる場合には，保護者の指導監督のもとに服用させること。
      〔小児の用法及び用量がある場合に記載すること。〕
   (2) 〔小児の用法がある場合，剤形により，次に該当する場合には，そのいずれかを記載すること。〕
      1) 3歳以上の幼児に服用させる場合には，薬剤がのどにつかえることのないよう，よく注意すること。
         〔5歳未満の幼児の用法がある錠剤・丸剤の場合に記載すること。〕
      2) 幼児に服用させる場合には，薬剤がのどにつかえることのないよう，よく注意すること。
         〔3歳未満の用法及び用量を有する丸剤の場合に記載すること。〕
      3) 1歳未満の乳児には，医師の診療を受けさせることを優先し，やむを得ない場合にのみ服用させること。
         〔カプセル剤及び錠剤・丸剤以外の製剤の場合に記載すること。なお，生後3ヵ月未満の用法がある製剤の場合，「生後3ヵ月未満の乳児」を『してはいけないこと』に記載し，用法及び用量欄には記載しないこと。〕

保管及び取扱い上の注意
(1) 直射日光の当たらない（湿気の少ない）涼しい所に（密栓して）保管すること。
   〔（　）内は必要とする場合に記載すること。〕
(2) 小児の手の届かない所に保管すること。
(3) 他の容器に入れ替えないこと。（誤用の原因になった

【外部の容器又は外部の被包に記載すべき事項】
注意
1. 次の人は服用しないこと
　　生後3ヵ月未満の乳児。
　　〔生後3ヵ月未満の用法がある製剤に記載すること。〕
2. 次の人は服用前に医師，薬剤師又は登録販売者に相談すること
　(1) 医師の治療を受けている人。
　(2) 妊婦又は妊娠していると思われる人。
　(3) 今までに薬などにより発疹・発赤，かゆみ等を起こしたことがある人。
2′. 服用が適さない場合があるので，服用前に医師，薬剤師又は登録販売者に相談すること
　　〔2.の項目の記載に際し，十分な記載スペースがない場合には2′.を記載すること。〕
3. 服用に際しては，説明文書をよく読むこと
4. 直射日光の当たらない（湿気の少ない）涼しい所に（密栓して）保管すること
　　〔（　）内は必要とする場合に記載すること。〕

補陽還五湯 (ホヨウカンゴトウ)

〔基準〕

（平成24年8月30日　厚生労働省医薬食品局審査管理課長通知による）

1. 成分・分量
　　黄耆5，当帰3，芍薬3，地竜2，川芎2，桃仁2，紅花2
2. 用法・用量
　　湯
3. 効能・効果
　　体力虚弱なものの次の諸症：しびれ，筋力低下，頻尿，軽い尿漏れ

〔使用上の注意〕

（平成25年3月27日　厚生労働省医薬食品局安全対策課長・審査管理課長通知による）

【添付文書等に記載すべき事項】
『してはいけないこと』
（守らないと現在の症状が悪化したり，副作用が起こりやすくなる）
　　次の人は服用しないこと
　　　生後3ヵ月未満の乳児。
　　　〔生後3ヵ月未満の用法がある製剤に記載すること。〕

『相談すること』
1. 次の人は服用前に医師，薬剤師又は登録販売者に相談すること
　(1) 医師の治療を受けている人。
　(2) 妊婦又は妊娠していると思われる人。
　(3) 胃腸の弱い人。
　(4) 今までに薬などにより発疹・発赤，かゆみ等を起こしたことがある人。
2. 服用後，次の症状があらわれた場合は副作用の可能性があるので，直ちに服用を中止し，この文書を持って医師，薬剤師又は登録販売者に相談すること

関係部位	症　　状
皮　膚	発疹・発赤，かゆみ
消化器	吐き気，食欲不振，胃部不快感，腹痛

3. 服用後，次の症状があらわれることがあるので，このような症状の持続又は増強が見られた場合には，服用を中止し，この文書を持って医師，薬剤師又は登録販売者に相談すること
　　下痢
4. 1ヵ月位服用しても症状がよくならない場合は服用を中止し，この文書を持って医師，薬剤師又は登録販売者に相談すること

〔用法及び用量に関連する注意として，用法及び用量の項目に続けて以下を記載すること。〕
　(1) 小児に服用させる場合には，保護者の指導監督のもとに服用させること。
　　　〔小児の用法及び用量がある場合に記載すること。〕
　(2) 〔小児の用法がある場合，剤形により，次に該当する場合には，そのいずれかを記載すること。〕
　　1) 3歳以上の幼児に服用させる場合には，薬剤がのどにつかえることのないよう，よく注意すること。
　　　　〔5歳未満の幼児の用法がある錠剤・丸剤の場合に記載すること。〕
　　2) 幼児に服用させる場合には，薬剤がのどにつかえることのないよう，よく注意すること。
　　　　〔3歳未満の用法及び用量を有する丸剤の場合に記載

すること。〕
3) 1歳未満の乳児には，医師の診療を受けさせることを優先し，やむを得ない場合にのみ服用させること。
〔カプセル剤及び錠剤・丸剤以外の製剤の場合に記載すること。なお，生後3ヵ月未満の用法がある製剤の場合，「生後3ヵ月未満の乳児」を『してはいけないこと』に記載し，用法及び用量欄には記載しないこと。〕

保管及び取扱い上の注意
(1) 直射日光の当たらない（湿気の少ない）涼しい所に（密栓して）保管すること。
〔( ) 内は必要とする場合に記載すること。〕
(2) 小児の手の届かない所に保管すること。
(3) 他の容器に入れ替えないこと。（誤用の原因になったり品質が変わる。）
〔容器等の個々に至適表示がなされていて，誤用のおそれのない場合には記載しなくてもよい。〕

【外部の容器又は外部の被包に記載すべき事項】
注意
1. 次の人は服用しないこと
  生後3ヵ月未満の乳児。
  〔生後3ヵ月未満の用法がある製剤に記載すること。〕
2. 次の人は服用前に医師，薬剤師又は登録販売者に相談すること
  (1) 医師の治療を受けている人。
  (2) 妊婦又は妊娠していると思われる人。
  (3) 胃腸の弱い人。
  (4) 今までに薬などにより発疹・発赤，かゆみ等を起こしたことがある人。
2'. 服用が適さない場合があるので，服用前に医師，薬剤師又は登録販売者に相談すること
  〔2.の項目の記載に際し，十分な記載スペースがない場合には2'.を記載すること。〕
3. 服用に際しては，説明文書をよく読むこと
4. 直射日光の当たらない（湿気の少ない）涼しい所に（密栓して）保管すること
  〔( ) 内は必要とする場合に記載すること。〕

補陽還五湯エキス細粒G「コタロー」 ⊖ 小太郎漢方製薬㈱
[区分]第2類
[組成]細（茶）：3包(6g)中 水製エキス3.2g（オウギ5g，ジリュウ・トウニン・センキュウ・コウカ各2g，トウキ・シャクヤク各3g）
[添加]含水二酸化ケイ素，ステアリン酸マグネシウム，トウモロコシデンプン，アメ粉
[適応]体力虚弱なものの次の諸症：しびれ，筋力低下，頻尿，軽い尿漏れ
[用法]15才以上1回1包又は2g1日3回食前又は食間。15才未満は服用しない
[包装]90包

ホントントウ（キンキヨウリャク）
奔豚湯（金匱要略）

〔基準〕
（平成24年8月30日 厚生労働省医薬食品局審査管理課長通知による）
1. 成分・分量
  甘草2，川芎2，当帰2，半夏4，黄芩2，葛根5，芍薬2，生姜1～1.5（ヒネショウガを使用する場合4），李根白皮5～8（桑白皮でも可）
2. 用法・用量
  湯
3. 効能・効果
  体力中等度で，下腹部から動悸が胸やのどに突き上げる感じがするものの次の諸症：発作性の動悸，不安神経症

〔使用上の注意〕
（平成25年3月27日 厚生労働省医薬食品局安全対策課長・審査管理課長通知による）
【添付文書等に記載すべき事項】
『してはいけないこと』
（守らないと現在の症状が悪化したり，副作用が起こりやすくなる）
  次の人は服用しないこと
  生後3ヵ月未満の乳児。
  〔生後3ヵ月未満の用法がある製剤に記載すること。〕
『相談すること』
1. 次の人は服用前に医師，薬剤師又は登録販売者に相談すること
  (1) 医師の治療を受けている人。
  (2) 妊婦又は妊娠していると思われる人。
  (3) 胃腸の弱い人。
  (4) 高齢者。
    〔1日最大配合量が甘草として1g以上（エキス剤については原生薬に換算して1g以上）含有する製剤に記載すること。〕
  (5) 今までに薬などにより発疹・発赤，かゆみ等を起こしたことがある人。
  (6) 次の症状のある人。
    むくみ
    〔1日最大配合量が甘草として1g以上（エキス剤については原生薬に換算して1g以上）含有する製剤に記載すること。〕
  (7) 次の診断を受けた人。
    高血圧，心臓病，腎臓病
    〔1日最大配合量が甘草として1g以上（エキス剤については原生薬に換算して1g以上）含有する製剤に記載すること。〕
2. 服用後，次の症状があらわれた場合は副作用の可能性があるので，直ちに服用を中止し，この文書を持って医師，薬剤師又は登録販売者に相談すること

関係部位	症　　状
皮　膚	発疹・発赤，かゆみ
消化器	吐き気，食欲不振，胃部不快感，腹痛

まれに下記の重篤な症状が起こることがある。その場合は直ちに医師の診療を受けること。

症状の名称	症　　状
偽アルドステロン症，ミオパチー	手足のだるさ，しびれ，つっぱり感やこわばりに加えて，脱力感，筋肉痛があらわれ，徐々に強くなる。

〔1日最大配合量が甘草として1g以上（エキス剤については原生薬に換算して1g以上）含有する製剤に記載すること。〕
3. 服用後，次の症状があらわれることがあるので，このような症状の持続又は増強が見られた場合には，服用を中止し，この文書を持って医師，薬剤師又は登録販売者に相談すること
　　下痢。
4. 1ヵ月位服用しても症状がよくならない場合は服用を中止し，この文書を持って医師，薬剤師又は登録販売者に相談すること
5. 長期連用する場合には，医師，薬剤師又は登録販売者に相談すること
　　〔1日最大配合量が甘草として1g以上（エキス剤については原生薬に換算して1g以上）含有する製剤に記載すること。〕
〔用法及び用量に関連する注意として，用法及び用量の項目に続けて以下を記載すること。〕
(1) 小児に服用させる場合には，保護者の指導監督のもとに服用させること。
　　〔小児の用法及び用量がある場合に記載すること。〕
(2) 〔小児の用法がある場合，剤形により，次に該当する場合には，そのいずれかを記載すること。〕
　1) 3歳以上の幼児に服用させる場合には，薬剤がのどにつかえることのないよう，よく注意すること。
　　　〔5歳未満の幼児の用法がある錠剤・丸剤の場合に記載すること。〕
　2) 幼児に服用させる場合には，薬剤がのどにつかえることのないよう，よく注意すること。
　　　〔3歳未満の用法及び用量を有する丸剤の場合に記載すること。〕
　3) 1歳未満の乳児には，医師の診療を受けさせることを優先し，やむを得ない場合にのみ服用させること。
　　　〔カプセル剤及び錠剤・丸剤以外の製剤の場合に記載すること。なお，生後3ヵ月未満の用法がある製剤の場合，「生後3ヵ月未満の乳児」を『してはいけないこと』に記載し，用法及び用量欄には記載しないこと。〕

保管及び取扱い上の注意
(1) 直射日光の当たらない（湿気の少ない）涼しい所に（密栓して）保管すること。
　　〔（　）内は必要とする場合に記載すること。〕
(2) 小児の手の届かない所に保管すること。
(3) 他の容器に入れ替えないこと。（誤用の原因になったり品質が変わる。）
　　〔容器等の個々に至適表示がなされていて，誤用のおそれのない場合には記載しなくてもよい。〕

【外部の容器又は外部の被包に記載すべき事項】
注意
1. 次の人は服用しないこと
　　生後3ヵ月未満の乳児。
　　〔生後3ヵ月未満の用法がある製剤に記載すること。〕
2. 次の人は服用前に医師，薬剤師又は登録販売者に相談すること
　(1) 医師の治療を受けている人。
　(2) 妊婦又は妊娠していると思われる人。
　(3) 胃腸の弱い人。
　(4) 高齢者。
　　　〔1日最大配合量が甘草として1g以上（エキス剤については原生薬に換算して1g以上）含有する製剤に記載すること。〕
　(5) 今までに薬などにより発疹・発赤，かゆみ等を起こしたことがある人。
　(6) 次の症状のある人。
　　　むくみ
　　　〔1日最大配合量が甘草として1g以上（エキス剤については原生薬に換算して1g以上）含有する製剤に記載すること。〕
　(7) 次の診断を受けた人。
　　　高血圧，心臓病，腎臓病
　　　〔1日最大配合量が甘草として1g以上（エキス剤については原生薬に換算して1g以上）含有する製剤に記載すること。〕
2′. 服用が適さない場合があるので，服用前に医師，薬剤師又は登録販売者に相談すること
　　〔2.の項目の記載に際し，十分な記載スペースがない場合には2′.を記載すること。〕
3. 服用に際しては，説明文書をよく読むこと
4. 直射日光の当たらない（湿気の少ない）涼しい所に（密栓して）保管すること
　　〔（　）内は必要とする場合に記載すること。〕

奔豚湯（肘後方）
ホントントウ（チュウゴホウ）

〔基準〕

(平成24年8月30日 厚生労働省医薬食品局審査管理課長通知による)
1. 成分・分量
   甘草2，人参2，桂皮4，呉茱萸2，生姜1，半夏4
2. 用法・用量
   湯
3. 効能・効果
   体力中等度以下で，下腹部から動悸が胸やのどに突き上げる感じがするものの次の諸症：発作性の動悸，不安神経症

〔使用上の注意〕

(平成25年3月27日　厚生労働省医薬食品局安全対策課長・審査管理課長通知による)

【添付文書等に記載すべき事項】

『してはいけないこと』
(守らないと現在の症状が悪化したり，副作用が起こりやすくなる)

　　次の人は服用しないこと
　　　生後3ヵ月未満の乳児。
　　　〔生後3ヵ月未満の用法がある製剤に記載すること。〕

『相談すること』
1. 次の人は服用前に医師，薬剤師又は登録販売者に相談すること
   (1) 医師の治療を受けている人。
   (2) 妊婦又は妊娠していると思われる人。
   (3) 高齢者。
   　　〔1日最大配合量が甘草として1g以上（エキス剤については原生薬に換算して1g以上）含有する製剤に記載すること。〕
   (4) 今までに薬などにより発疹・発赤，かゆみ等を起こしたことがある人。
   (5) 次の症状のある人。
   　　むくみ
   　　〔1日最大配合量が甘草として1g以上（エキス剤については原生薬に換算して1g以上）含有する製剤に記載すること。〕
   (6) 次の診断を受けた人。
   　　高血圧，心臓病，腎臓病
   　　〔1日最大配合量が甘草として1g以上（エキス剤については原生薬に換算して1g以上）含有する製剤に記載すること。〕
2. 服用後，次の症状があらわれた場合は副作用の可能性があるので，直ちに服用を中止し，この文書を持って医師，薬剤師又は登録販売者に相談すること

関係部位	症状
皮膚	発疹・発赤，かゆみ

まれに下記の重篤な症状が起こることがある。その場合は直ちに医師の診療を受けること。

症状の名称	症状
偽アルドステロン症，ミオパチー	手足のだるさ，しびれ，つっぱり感やこわばりに加えて，脱力感，筋肉痛があらわれ，徐々に強くなる。

　〔1日最大配合量が甘草として1g以上（エキス剤については原生薬に換算して1g以上）含有する製剤に記載すること。〕

3. 1ヵ月位服用しても症状がよくならない場合は服用を中止し，この文書を持って医師，薬剤師又は登録販売者に相談すること
4. 長期連用する場合には，医師，薬剤師又は登録販売者に相談すること
   〔1日最大配合量が甘草として1g以上（エキス剤については原生薬に換算して1g以上）含有する製剤に記載すること。〕

〔用法及び用量に関連する注意として，用法及び用量の項目に続けて以下を記載すること。〕
(1) 小児に服用させる場合には，保護者の指導監督のもとに服用させること。
　　〔小児の用法及び用量がある場合に記載すること。〕
(2) 〔小児の用法がある場合，剤形により，次に該当する場合には，そのいずれかを記載すること。〕
   1) 3歳以上の幼児に服用させる場合には，薬剤がのどにつかえることのないよう，よく注意すること。
   　　〔5歳未満の幼児の用法がある錠剤・丸剤の場合に記載すること。〕
   2) 幼児に服用させる場合には，薬剤がのどにつかえることのないよう，よく注意すること。
   　　〔3歳未満の用法及び用量を有する丸剤の場合に記載すること。〕
   3) 1歳未満の乳児には，医師の診療を受けさせることを優先し，やむを得ない場合にのみ服用させること。
   　　〔カプセル剤及び錠剤・丸剤以外の製剤の場合に記載すること。なお，生後3ヵ月未満の用法がある製剤の場合，「生後3ヵ月未満の乳児」を『してはいけないこと』に記載し，用法及び用量欄には記載しないこと。〕

保管及び取扱い上の注意
(1) 直射日光の当たらない（湿気の少ない）涼しい所に（密栓して）保管すること。
　　〔( )内は必要とする場合に記載すること。〕
(2) 小児の手の届かない所に保管すること。
(3) 他の容器に入れ替えないこと。（誤用の原因になったり品質が変わる。）
　　〔容器等の個々に至適表示がなされていて，誤用のおそれのない場合には記載しなくてもよい。〕

【外部の容器又は外部の被包に記載すべき事項】

注意
1. 次の人は服用しないこと
   生後3ヵ月未満の乳児。
   　　〔生後3ヵ月未満の用法がある製剤に記載すること。〕
2. 次の人は服用前に医師，薬剤師又は登録販売者に相談すること
   (1) 医師の治療を受けている人。
   (2) 妊婦又は妊娠していると思われる人。
   (3) 高齢者。
   　　〔1日最大配合量が甘草として1g以上（エキス剤については原生薬に換算して1g以上）含有する製剤に記載すること。〕
   (4) 今までに薬などにより発疹・発赤，かゆみ等を起こしたことがある人。
   (5) 次の症状のある人。
   　　むくみ
   　　〔1日最大配合量が甘草として1g以上（エキス剤については原生薬に換算して1g以上）含有する製剤に記載すること。〕
   (6) 次の診断を受けた人。
   　　高血圧，心臓病，腎臓病
   　　〔1日最大配合量が甘草として1g以上（エキス剤については原生薬に換算して1g以上）含有する製剤に記載すること。〕
2′. 服用が適さない場合があるので，服用前に医師，薬剤師

又は登録販売者に相談すること
〔2.の項目の記載に際し,十分な記載スペースがない場合には2′.を記載すること。〕
3. 服用に際しては,説明文書をよく読むこと
4. 直射日光の当たらない(湿気の少ない)涼しい所に(密栓して)保管すること
〔( )内は必要とする場合に記載すること。〕

マオウトウ 麻黄湯

〔基準〕

(平成20年9月30日 厚生労働省医薬食品局審査管理課長通知による)
1. 成分・分量
   麻黄3〜5,桂皮2〜4,杏仁4〜5,甘草1〜1.5
2. 用法・用量
   湯
3. 効能・効果
   体力充実して,かぜのひきはじめで,さむけがして発熱,頭痛があり,せきが出て身体のふしぶしが痛く汗が出ていないものの次の諸症:感冒,鼻かぜ,気管支炎,鼻づまり
   (使用上の注意:身体虚弱の人は使用しないこと)

〔使用上の注意〕

(平成25年3月27日 厚生労働省医薬食品局安全対策課長・審査管理課長通知による)

【添付文書等に記載すべき事項】
『してはいけないこと』
(守らないと現在の症状が悪化したり,副作用が起こりやすくなる)
1. 次の人は服用しないこと
   (1) 体の虚弱な人(体力の衰えている人,体の弱い人)。
   (2) 生後3ヵ月未満の乳児。
   〔生後3ヵ月未満の用法がある製剤に記載すること。〕
2. 短期間の服用にとどめ,連用しないこと
   〔1日最大配合量が甘草として1g以上(エキス剤については原生薬に換算して1g以上)含有する製剤に記載すること。〕

『相談すること』
1. 次の人は服用前に医師,薬剤師又は登録販売者に相談すること
   (1) 医師の治療を受けている人。
   (2) 妊婦又は妊娠していると思われる人。
   (3) 胃腸の弱い人。
   (4) 発汗傾向の著しい人。
   (5) 高齢者。
   〔マオウ又は,1日最大配合量が甘草として1g以上(エキス剤については原生薬に換算して1g以上)含有する製剤に記載すること。〕
   (6) 今までに薬などにより発疹・発赤,かゆみ等を起こしたことがある人。
   (7) 次の症状のある人。
   むくみ[1],排尿困難[2]
   〔[1]は,1日最大配合量が甘草として1g以上(エキス剤については原生薬に換算して1g以上)含有する製剤に記載すること。[2]は,マオウを含有する製剤に記載すること。〕
   (8) 次の診断を受けた人。
   高血圧[1][2],心臓病[1][2],腎臓病[1][2],甲状腺機能障害[2]
   〔[1]は,1日最大配合量が甘草として1g以上(エキス剤については原生薬に換算して1g以上)含有する製剤に記載すること。[2]は,マオウを含有する製剤に記載すること。〕
2. 服用後,次の症状があらわれた場合は副作用の可能性があるので,直ちに服用を中止し,この文書を持って医師,薬剤師又は登録販売者に相談すること

関係部位	症　　　状
皮　膚	発疹・発赤,かゆみ

一般用漢方製剤

関係部位	症　　状
消化器	吐き気，食欲不振，胃部不快感
その他	発汗過多，全身脱力感

まれに下記の重篤な症状が起こることがある。その場合は直ちに医師の診療を受けること。

症状の名称	症　　状
偽アルドステロン症，ミオパチー	手足のだるさ，しびれ，つっぱり感やこわばりに加えて，脱力感，筋肉痛があらわれ，徐々に強くなる。

〔1日最大配合量が甘草として1g以上（エキス剤については原生薬に換算して1g以上）含有する製剤に記載すること。〕

3．1ヵ月位（感冒，鼻かぜに服用する場合には5〜6回）服用しても症状がよくならない場合は服用を中止し，この文書を持って医師，薬剤師又は登録販売者に相談すること

〔用法及び用量に関連する注意として，用法及び用量の項目に続けて以下を記載すること。〕
(1) 小児に服用させる場合には，保護者の指導監督のもとに服用させること。
　　〔小児の用法及び用量がある場合に記載すること。〕
(2) 〔小児の用法がある場合，剤形により，次に該当する場合には，そのいずれかを記載すること。〕
　1) 3歳以上の幼児に服用させる場合には，薬剤がのどにつかえることのないよう，よく注意すること。
　　〔5歳未満の幼児の用法がある錠剤・丸剤の場合に記載すること。〕
　2) 幼児に服用させる場合には，薬剤がのどにつかえることのないよう，よく注意すること。
　　〔3歳未満の用法及び用量を有する丸剤の場合に記載すること。〕
　3) 1歳未満の乳児には，医師の診療を受けさせることを優先し，やむを得ない場合にのみ服用させること。
　　〔カプセル剤及び錠剤・丸剤以外の製剤の場合に記載すること。なお，生後3ヵ月未満の用法がある製剤の場合，「生後3ヵ月未満の乳児を」『してはいけないこと』に記載し，用法及び用量欄には記載しないこと。〕

保管及び取扱い上の注意
(1) 直射日光の当たらない（湿気の少ない）涼しい所に（密栓して）保管すること。
　　〔（　）内は必要とする場合に記載すること。〕
(2) 小児の手の届かない所に保管すること。
(3) 他の容器に入れ替えないこと。（誤用の原因になったり品質が変わる。）
　　〔容器等の個々に至適表示がなされていて，誤用のおそれのない場合には記載しなくてもよい。〕

【外部の容器又は外部の被包に記載すべき事項】
注意
1．次の人は服用しないこと
(1) 体の虚弱な人（体力の衰えている人，体の弱い人）。
(2) 生後3ヵ月未満の乳児。
　　〔生後3ヵ月未満の用法がある製剤に記載すること。〕
2．次の人は服用前に医師，薬剤師又は登録販売者に相談すること
(1) 医師の治療を受けている人。
(2) 妊婦又は妊娠していると思われる人。
(3) 胃腸の弱い人。
(4) 発汗傾向の著しい人。
(5) 高齢者。
　　〔マオウ又は，1日最大配合量が甘草として1g以上（エキス剤については原生薬に換算して1g以上）含有する製剤に記載すること。〕
(6) 今までに薬などにより発疹・発赤，かゆみ等を起こしたことがある人。

(7) 次の症状のある人。
　　むくみ[1]，排尿困難[2]
　　〔[1]は，1日最大配合量が甘草として1g以上（エキス剤については原生薬に換算して1g以上）含有する製剤に記載すること。[2]は，マオウを含有する製剤に記載すること。〕
(8) 次の診断を受けた人。
　　高血圧[1,2]，心臓病[1,2]，腎臓病[1,2]，甲状腺機能障害[2]
　　〔[1]は，1日最大配合量が甘草として1g以上（エキス剤については原生薬に換算して1g以上）含有する製剤に記載すること。[2]は，マオウを含有する製剤に記載すること。〕
2′．服用が適さない場合があるので，服用前に医師，薬剤師又は登録販売者に相談すること
　　〔2．の項目の記載に際し，十分な記載スペースがない場合には2′．を記載すること。〕
3．服用に際しては，説明文書をよく読むこと
4．直射日光の当たらない（湿気の少ない）涼しい所に（密栓して）保管すること
　　〔（　）内は必要とする場合に記載すること。〕

JPS漢方顆粒-47号⊖　　ジェーピーエス製薬㈱
区分　第2類
組成 顆（淡褐）：3包(6g)中 麻黄湯乾燥エキス1.36g（マオウ・キョウニン各4g，ケイヒ3.2g，カンゾウ1.2g）
添加 ステアリン酸マグネシウム，ショ糖脂肪酸エステル，乳糖水和物
適応 体力充実して，かぜのひきはじめで，寒気がして発熱，頭痛があり，せきが出て身体のふしぶしが痛く汗が出ていないものの次の諸症：感冒，鼻かぜ，気管支炎，鼻づまり
用法 1回15才以上1包，14〜7才2/3，6〜4才1/2，3〜2才1/3，2才未満1/4，1日3回食前又は食間。1才未満には，医師の診療を受けさせることを優先し，止むを得ない場合にだけ服用させる。3ヵ月未満は服用しない
包装 12包

JPS麻黄湯エキス錠N⊖　　ジェーピーエス製薬㈱
区分　第2類
組成 錠（淡褐）：9錠中 麻黄湯乾燥エキス1.7g（マオウ・キョウニン各5g，ケイヒ4g，カンゾウ1.5g）
添加 無水ケイ酸，ケイ酸アルミニウム，カルメロースカルシウム（CMC-Ca），トウモロコシデンプン，ステアリン酸マグネシウム，乳糖水和物
適応 体力充実して，かぜのひきはじめで，寒気がして発熱，頭痛があり，せきが出て身体のふしぶしが痛く汗が出ていないものの次の諸症：感冒，鼻かぜ，気管支炎，鼻づまり
用法 1回15才以上3錠，14〜7才2錠，6〜5才1錠，1日3回食前又は食間。5才未満は服用しない
包装 90錠

一元乃錠剤麻黄湯⊖　　一元製薬㈱-㈱イチゲン
区分　第2類
組成 錠（褐）：15錠中 乾燥エキス1400mg（マオウ・キョウニン各5000mg，ケイヒ4000mg，カンゾウ1500mg）
添加 トウモロコシデンプン，乳糖，メタケイ酸アルミン酸マグネシウム，ステアリン酸マグネシウム
適応 体力充実して，かぜのひきはじめで，寒気がして発熱，頭痛があり，せきが出て身体のふしぶしが痛く汗が出ていないものの次の諸症：感冒，鼻かぜ，気管支炎，鼻づまり
用法 成人1回5錠1日3回食前又は食間
包装 350錠〔Ⓐ3,500Ⓑ1,750〕，1000錠〔Ⓐ8,400Ⓑ4,200〕，2000錠〔Ⓐ15,000Ⓑ7,500〕

ウチダの麻黄湯⊖　　㈱ウチダ和漢薬
区分　第2類
組成 煎：1袋中 マオウ5g，キョウニン5g，ケイヒ4g，カンゾウ

麻黄湯

1.5g）
適応 頭痛，発熱，悪寒し汗は出ず身体疼痛，関節痛があるもの，あるいはせきや鼻血などを伴うもの：感冒，気管支ぜんそく，関節リウマチ，乳児鼻づまり
用法 15才以上1日1袋を煎じ2～3回に分けて食前1時間又は食間空腹時に温服。1才未満には，医師の診療を受けさせることを優先し，止むを得ない場合にだけ服用させる。3ヵ月未満は服用しない
包装 30袋

ウチダの麻黄湯エキス散㊀　㈱ウチダ和漢薬
区分 第2類
組成 散：6g中 麻黄湯エキス1.05g（マオウ・キョウニン各2.5g，ケイヒ2g，カンゾウ0.75g）
添加 乳糖水和物，バレイショデンプン，メタケイ酸アルミン酸マグネシウム
適応 風邪のひきはじめで，寒気がして発熱，頭痛があり，身体のふしぶしが痛い場合の次の諸症：感冒，鼻かぜ
用法 1回15才以上2g，14～7才1.3g，6～4才1g，3～2才0.6g，1才0.5g，1日3回食前又は食間。1才未満は服用しない
包装 15g〔Ⓐ1,575（税込み）〕

「クラシエ」漢方麻黄湯エキス顆粒㊀　クラシエ製薬㈱-クラシエ薬品㈱
区分 第2類
組成 顆（淡褐）：3包（3g）中 麻黄湯エキス粉末M 800mg（マオウ・キョウニン各2.5g，ケイヒ2g，カンゾウ0.75g）
添加 ヒドロキシプロピルセルロース，乳糖，ポリオキシエチレンポリオキシプロピレングリコール
適応 体力充実して，かぜのひきはじめで，寒気がして発熱，頭痛があり，せきが出て身体のふしぶしが痛く汗が出ていないものの次の諸症：感冒，鼻かぜ，気管支炎，鼻づまり
用法 1回15才以上1包，14～7才⅔，6～4才½，3～2才⅓，2才未満¼，1日3回食前又は食間。1才未満には，医師の診療を受けさせることを優先し，止むを得ない場合にだけ服用させる。3ヵ月未満は服用しない
包装 12包〔Ⓐ1,260（税込み）〕，45包〔Ⓐ2,940（税込み）〕，90包

「クラシエ」漢方麻黄湯エキス顆粒i㊀　クラシエ製薬㈱-クラシエ薬品㈱
区分 第2類
組成 顆：3包（4.5g）中 麻黄湯エキス粉末1200mg（マオウ・キョウニン各3.75g，ケイヒ3g，カンゾウ1.125g）
添加 ヒドロキシプロピルセルロース，乳糖，ポリオキシエチレンポリオキシプロピレングリコール
適応 体力充実して，かぜのひきはじめで，寒気がして発熱，頭痛があり，せきが出て身体のふしぶしが痛く汗が出ていないものの次の諸症：感冒，鼻かぜ，気管支炎，鼻づまり
用法 1回15才以上1包，14～7才⅔，6～4才½，3～2才⅓，2才未満¼，1日3回食前又は食間。1才未満には，医師の診療を受けさせることを優先し，止むを得ない場合にだけ服用させる。3ヵ月未満は服用しない
包装 10包〔Ⓐ1,449（税込み）〕

コルゲンコーワ液体かぜ薬㊀　興和㈱-興和新薬㈱
区分 第2類
組成 液（帯黄褐）：3本（90mL）中 麻黄湯エキス81mL（マオウ・キョウニン各5g，ケイヒ4g，カンゾウ1.5g）
添加 白糖，パラベン，香料，エタノール，プロピレングリコール
適応 体力充実して，かぜのひきはじめで，寒気がして発熱，頭痛があり，せきが出て身体のふしぶしが痛く汗が出ていないものの次の諸症：感冒，鼻かぜ，気管支炎，鼻づまり
用法 15才以上1回1本1日3回食前又は食間。服用の際には瓶をよく振ること。15才未満は服用しない
包装 30mL×3本〔Ⓐ1,050（税込み）〕

コルゲンコーワ顆粒かぜ薬㊀　興和㈱-興和新薬㈱
区分 第2類
組成 顆（淡褐～褐）：2包（3.6g）中 麻黄湯エキス1.92g（マオウ・キョウニン各5g，ケイヒ4g，カンゾウ1.5g）
添加 ケイ酸アルミニウム，ヒドロキシプロピルセルロース，ステアリン酸マグネシウム，乳糖
適応 体力充実して，かぜのひきはじめで，寒気がして発熱，頭痛があり，せきが出て身体のふしぶしが痛く汗が出ていないものの次の諸症：感冒，鼻かぜ，気管支炎，鼻づまり
用法 1回15才以上1包，14～7才⅔，6～4才½，3～2才⅓，1日2回朝夕食前又は食間。2才未満は服用しない
包装 6包〔Ⓐ1,050（税込み）〕

サンワ麻黄湯エキス細粒㊀　三和生薬㈱
区分 第2類
組成 細：6g中 麻黄湯水製エキス1.4g（マオウ・キョウニン各5g，ケイヒ4g，カンゾウ1.5g）
添加 乳糖，トウモロコシデンプン
適応 体力充実して，かぜのひきはじめで，寒気がして発熱，頭痛があり，せきが出て身体のふしぶしが痛く汗が出ていないものの次の諸症：感冒，鼻かぜ，気管支炎，鼻づまり
用法 1回15才以上2g，14～7才1.3g，6～4才1g，1日3回食前又は食間。4才未満は服用しない
包装 500g

サンワ麻黄湯エキス細粒「分包」㊀　三和生薬㈱
区分 第2類
組成 細：3包（6g）中 麻黄湯水製エキス1.4g（マオウ・キョウニン各5g，ケイヒ4g，カンゾウ1.5g）
添加 乳糖，トウモロコシデンプン
適応 体力充実して，かぜのひきはじめで，寒気がして発熱，頭痛があり，せきが出て身体のふしぶしが痛く汗が出ていないものの次の諸症：感冒，鼻かぜ，気管支炎，鼻づまり
用法 1回15才以上1包，14～7才⅔，6～4才½，1日3回食前又は食間
包装 12包〔Ⓐ998（税込み）〕，30包〔Ⓐ2,205（税込み）〕，90包〔Ⓐ5,985（税込み）〕

サンワ麻黄湯エキス錠㊀　三和生薬㈱
区分 第2類
組成 錠：18錠（5.4g）中 麻黄湯水製エキス1.4g（マオウ・キョウニン各5g，ケイヒ4g，カンゾウ1.5g）
添加 乳糖，トウモロコシデンプン，メタケイ酸アルミン酸マグネシウム，ステアリン酸カルシウム
適応 体力充実して，かぜのひきはじめで，寒気がして発熱，頭痛があり，せきが出て身体のふしぶしが痛く汗が出ていないものの次の諸症：感冒，鼻かぜ，気管支炎，鼻づまり
用法 1回15才以上6錠，14～7才4錠，6～5才3錠，1日3回食前又は食間。5才未満は服用しない
包装 270錠〔Ⓐ2,835（税込み）〕

ツムラ漢方内服液麻黄湯㊀　新生薬品工業㈱・奈-㈱ツムラ
区分 第2類
組成 液：3本（90mL）中 麻黄湯エキス81mL（マオウ・キョウニン各5g，ケイヒ4g，カンゾウ1.5g）
添加 白糖，パラベン，香料（エタノール，グリセリン，プロピレングリコール，メントールを含む）
適応 体力充実して，かぜのひきはじめで，寒気がして発熱，頭痛があり，せきが出て身体のふしぶしが痛く汗が出ていないものの次の諸症：感冒，鼻かぜ，気管支炎，鼻づまり
用法 15才以上1回1本1日3回食前又は食間。よく振ってから服用。15才未満は服用しない
包装 3本

ツムラ漢方麻黄湯エキス顆粒㊀　㈱ツムラ
区分 第2類
組成 顆（淡黄褐）：2包（3.75g）中 混合生薬乾燥エキス0.875g（キョウニン・マオウ各2.5g，ケイヒ2g，カンゾウ0.75g）
添加 軽質無水ケイ酸，ステアリン酸マグネシウム，乳糖水和物
適応 体力充実して，かぜのひきはじめで，寒気がして発熱，頭痛があり，せきが出て身体のふしぶしが痛く汗が出ていないものの次の諸症：感冒，鼻かぜ，気管支炎，鼻づまり
用法 1回15才以上1包，14～7才⅔，6～4才½，3～2才⅓，1日2回食前。2才未満は服用しない
包装 8包〔Ⓐ1,050（税込み）〕

一般用漢方製剤

麻黄湯

東洋の麻黄湯エキス顆粒⊖　東洋漢方製薬㈱
- 区分　第2類
- 組成㊣（淡褐）：6g中 水製乾燥エキス1.8g（マオウ・キョウニン各5g，ケイヒ4g，カンゾウ1.5g）
- 添加　乳糖，バレイショデンプン
- 適応　風邪のひきはじめで，寒気がして発熱，頭痛があり，身体のふしぶしが痛い場合の次の諸症：感冒，鼻かぜ
- 用法　1回15才以上2g，14〜7才1.3g，6〜4才1g，3〜2才0.7g，1日3回食前又は食間
- 包装　500g〔Ⓑ8,000〕

トチモトの麻黄湯⊖　㈱栃本天海堂
- 区分　第2類
- 組成㊣：1包(15.5g)中 マオウ5g，キョウニン5g，ケイヒ4g，カンゾウ1.5g
- 適応　風邪のひきはじめで，寒気がして発熱，頭痛があり，身体のふしぶしが痛い場合の次の諸症：感冒，鼻かぜ
- 用法　成人1日1包を煎じ食間（空腹時）3回に分服

ホノミキネツ錠⊖　剤盛堂薬品㈱
- 区分　第2類
- 組成㊣（淡褐）：18錠(3.6g)中 麻黄湯水製エキス0.9g（カンゾウ0.75g，キョウニン・マオウ各2.5g，ケイヒ2g）
- 添加　カルメロースカルシウム(CMC-Ca)，結晶セルロース，ステアリン酸マグネシウム，トウモロコシデンプン，乳糖，メタケイ酸アルミン酸マグネシウム
- 適応　体力充実して，かぜのひきはじめで，寒気がして発熱，頭痛があり，せきが出て身体のふしぶしが痛く汗が出ていないものの次の諸症：感冒，鼻かぜ，気管支炎，鼻づまり
- 用法　1回成人6錠，14〜7才4錠，6〜5才3錠，1日3回食間。5才未満は服用しない

ホリエの麻黄湯⊖　堀江生薬㈱
- 区分　第2類
- 組成㊣：1袋(15.5g)中 マオウ5g，キョウニン5g，ケイヒ4g，カンゾウ1.5g
- 適応　かぜのひきはじめで，寒気がして発熱，頭痛があり，身体のふしぶしが痛い場合の次の諸症：感冒，鼻かぜ
- 用法　成人1日1袋を煎じ食間3回に分服。14〜7才2/3，6〜4才1/2，3〜2才1/3，2才未満1/4以下。1才未満には，医師の診療を受けさせることを優先し，止むを得ない場合にだけ服用させる。3ヵ月未満は服用しない
- 包装　10袋，30袋

麻黄湯⊖　東洋漢方製薬㈱
- 区分　第2類
- 組成㊣：1包(15.5g)中 マオウ5g，キョウニン5g，ケイヒ4g，カンゾウ1.5g
- 適応　風邪のひきはじめで，寒気がして発熱，頭痛があり，身体のふしぶしが痛い場合の諸症：感冒，鼻かぜ
- 用法　15才以上1日1包を煎じ2〜3回（食前1時間又は食間空腹時）に分けて温服
- 包装　100包〔Ⓑ10,000〕

麻黄湯エキス顆粒KM⊖　㈱カーヤ-イチゲン，一元製薬㈱
- 区分　第2類
- 組成：7.5g中 麻黄湯水製乾燥エキス1.75g（キョウニン・マオウ各5g，ケイヒ4g，カンゾウ1.5g）
- 添加　乳糖，ステアリン酸マグネシウム
- 適応　体力充実して，かぜのひきはじめで，寒気がして発熱，頭痛があり，せきが出て身体のふしぶしが痛く汗が出ていないものの次の諸症：感冒，鼻かぜ，気管支炎，鼻づまり
- 用法　1回15才以上2.5g，14〜7才1.6g，6〜4才1.2g，3〜2才0.8g，2才未満0.6g以下，1日3回食前又は食間。1才未満には，医師の診療を受けさせることを優先し，止むを得ない場合にだけ服用させる。3ヵ月未満は服用しない
- 包装　500g　備考　製造：天津泰達薬業有限公司(中国)

麻黄湯エキス顆粒KM（分包）⊖　㈱カーヤ-エスエス製薬㈱
- 区分　第2類
- 組成㊣（褐）：3包(7.5g)中 麻黄湯水製乾燥エキス1.75g（マオウ・キョウニン各5g，ケイヒ4g，カンゾウ1.5g）
- 添加　乳糖，ステアリン酸マグネシウム
- 適応　体力充実して，かぜのひきはじめで，寒気がして発熱，頭痛があり，せきが出て身体のふしぶしが痛く汗が出ていないものの次の諸症：感冒，鼻かぜ，気管支炎，鼻づまり
- 用法　1回15才以上1包，14〜7才2/3，6〜4才1/2，3〜2才1/3，2才未満1/4，1日3回食間。1才未満には，医師の診療を受けさせることを優先し，止むを得ない場合にだけ服用させる。3ヵ月未満は服用しない
- 包装　9包　備考　製造元：天津泰達薬業有限公司　中国　天津市

麻黄湯エキス顆粒〔大峰〕⊖㊁　大峰堂薬品工業㈱
- 区分　第2類
- 組成㊣：3包(4.5g)中 麻黄湯エキス粉末1100mg（マオウ・キョウニン各2.5g，ケイヒ2g，カンゾウ0.75g）
- 添加　ヒドロキシプロピルセルロース，乳糖，ポリオキシエチレンポリオキシプロピレングリコール，二酸化ケイ素
- 適応　（一般用の場合）体力充実して，かぜのひきはじめで，寒気がして発熱，頭痛があり，せきが出て身体のふしぶしが痛く汗が出ていないものの次の諸症：感冒，鼻かぜ，気管支炎，鼻づまり（配置用の場合）ふしぶしの痛む初期のかぜ
- 用法　1回15才以上1包，14〜7才2/3，6〜4才1/2，3〜2才1/3，2才未満1/4，1日3回食前又は食間。1才未満には，医師の診療を受けさせることを優先し，止むを得ない場合にだけ服用させる。3ヵ月未満は服用しない

麻黄湯エキス〔細粒〕59⊖　松浦薬業㈱-松浦漢方㈱
- 区分　第2類
- 組成㊣（淡褐）：3包(6g)又は6g中 麻黄湯エキス1.8g（マオウ・キョウニン各2.5g，ケイヒ2g，カンゾウ0.75g）
- 添加　メタケイ酸アルミン酸マグネシウム，乳糖，バレイショデンプン，香料
- 適応　体力充実して，かぜのひきはじめで，寒気がして発熱，頭痛があり，せきが出て身体のふしぶしが痛く汗が出ていないものの次の諸症：感冒，鼻かぜ，気管支炎，鼻づまり
- 用法　1回15才以上1包又は2g，14〜7才2/3，6〜4才1/2，3〜2才1/3，2才未満1/4以下，1日3回食前又は食間。1才未満には，医師の診療を受けさせることを優先し，止むを得ない場合にだけ服用させる。3ヵ月未満は服用しない
- 包装　500g，12包〔Ⓐ1,260(税込み)〕，300包

麻黄湯「タキザワ」⊖　㈱タキザワ漢方廠
- 区分　第2類
- 組成㊣：2包(15.5g)中 マオウ5g，キョウニン5g，ケイヒ4g，カンゾウ1.5g
- 適応　体力充実して，かぜのひきはじめで，寒気がして発熱，頭痛があり，せきが出て身体のふしぶしが痛く汗が出ていないものの次の諸症：感冒，鼻かぜ，気管支炎，鼻づまり
- 用法　15才以上1回1包を煎じ，1日2回朝夕空腹時。14〜7才2/3，6〜4才1/2，3〜2才1/3，2才未満1/4。1才未満には，医師の診療を受けさせることを優先し，止むを得ない場合にだけ服用させる。3ヵ月未満は服用しない
- 包装　120包〔Ⓐ22,050(税込み)Ⓑ11,025(税込み)〕

麻黄湯粒状⊖　長倉製薬㈱-日邦薬品工業㈱
- 区分　第2類
- 組成㊣（黄褐）：4.5g中 マオウ1.5g，ケイヒ1g，カンゾウ0.6g，キョウニン1.3g，水溶性乾燥エキス0.1g（麻黄1.5g）
- 適応　感冒，気管支ぜんそく及び感冒による発熱，頭痛，関節の痛み，喘鳴
- 用法　1回成人1.5g，15〜8才1/2，7〜5才1/3，4〜2才1/4，1才〜3ヵ月1/2，1日3回食前又は食間。1才未満には，止むを得ない場合の他は服用させない。3ヵ月未満は服用しない
- 包装　500g〔Ⓑ7,000〕

[満量処方] 麻黄湯エキス顆粒A⊖　御所薬舗㈱
- 区分　第2類
- 組成㊣（茶）：3包(5.1g)中 麻黄湯エキス1.92g（マオウ・キョウニン各5g，ケイヒ4g，カンゾウ1.5g）

マオウブシサイシントウ
麻黄附子細辛湯

〔基準〕

(平成23年4月15日 厚生労働省医薬食品局審査管理課長通知による)
1. 成分・分量
   麻黄2～4, 細辛2～3, 加工ブシ0.3～1
2. 用法・用量
   湯
3. 効能・効果
   体力虚弱で, 手足に冷えがあり, ときに悪寒があるものの次の諸症：感冒, アレルギー性鼻炎, 気管支炎, 気管支ぜんそく, 神経痛

〔使用上の注意〕

(平成25年3月27日　厚生労働省医薬食品局安全対策課長・審査管理課長通知による)
【添付文書等に記載すべき事項】
『してはいけないこと』
(守らないと現在の症状が悪化したり, 副作用が起こりやすくなる)
　　次の人は服用しないこと
　　　生後3ヵ月未満の乳児。
　　〔生後3ヵ月未満の用法がある製剤に記載すること。〕
『相談すること』
1. 次の人は服用前に医師, 薬剤師又は登録販売者に相談すること
   (1) 医師の治療を受けている人。
   (2) 妊婦又は妊娠していると思われる人。
   (3) 体の虚弱な人 (体力の衰えている人, 体の弱い人)。
   (4) 胃腸の弱い人。
   (5) のぼせが強く赤ら顔で体力の充実している人。
   (6) 発汗傾向の著しい人。
   (7) 高齢者。
   (8) 今までに薬などにより発疹・発赤, かゆみ等を起こしたことがある人。
   (9) 次の症状のある人。
       排尿困難
   (10) 次の診断を受けた人。
        高血圧, 心臓病, 腎臓病, 甲状腺機能障害
2. 服用後, 次の症状があらわれた場合は副作用の可能性があるので, 直ちに服用を中止し, この文書を持って医師, 薬剤師又は登録販売者に相談すること

関係部位	症　状
皮　膚	発疹・発赤, かゆみ
消化器	吐き気・嘔吐, 食欲不振, 胃部不快感
その他	発汗過多, 全身倦怠感, 発熱, 動悸, のぼせ, ほてり, 口唇・舌のしびれ

まれに下記の重篤な症状が起こることがある。その場合は直ちに医師の診療を受けること。

症状の名称	症　状
肝機能障害	発熱, かゆみ, 発疹, 黄疸 (皮膚や白目が黄色くなる), 褐色尿, 全身のだるさ, 食欲不振等があらわれる。

3. 1ヵ月位 (感冒に服用する場合には5～6日間) 服用しても症状がよくならない場合は服用を中止し, この文書を持って医師, 薬剤師又は登録販売者に相談すること
〔用法及び用量に関連する注意として, 用法及び用量の項目に続けて以下を記載すること。〕

添 乳糖水和物, ステアリン酸マグネシウム, ヒドロキシプロピルセルロース, 軽質無水ケイ酸, 結晶セルロース, D-マンニトール
適応 体力充実して, かぜのひきはじめで, 寒気がして発熱, 頭痛があり, せきが出て身体のふしぶしが痛く汗が出ていないものの次の諸症：感冒, 鼻かぜ, 気管支炎, 鼻づまり
用法 1回15才以上1包, 14～7才2/3, 6～4才1/2, 3～2才1/3, 2才未満1/4, 1日3回食前又は食間。2才未満には, 医師の診療を受けさせることを優先し, 止むを得ない場合にだけ服用させる。1才未満は服用しない

ユートピアデルマンA ⊖　㈲本町薬品
区分 第2類
組成 散(茶褐)：3包(4.5g)中 麻黄湯水製エキス粉末1.4g(マオウ・キョウニン各5g, ケイヒ4g, カンゾウ1.5g), バレイショデンプン1.4g
適応 風邪のひきはじめで, 寒気がして, 発熱, 頭痛があり身体のふしぶしが痛い場合の次の諸症：感冒, 鼻かぜ
用法 成人1回1包, 14～7才1/2, 6～4才1/4, 3～1才1/6, 1日1～3回食間又は随時。1才未満は服用しない
包装 24包〔Ⓐ2,730(税込み)〕

ルル内服液〈麻黄湯〉 ⊖　田村薬品工業㈱-第一三共ヘルスケア㈱
区分 第2類
組成 液(褐)：3本(90mL)中 麻黄湯軟エキス3100mg(マオウ・キョウニン各5g, ケイヒ4g, カンゾウ1.5g)
添 ハチミツ, クエン酸, ポリオキシエチレン硬化ヒマシ油, 安息香酸ナトリウム, パラベン, 香料, ミツロウ, アルコール
適応 体力充実して, かぜのひきはじめで, 寒気がして発熱, 頭痛があり, せきが出て身体のふしぶしが痛く汗が出ていないものの次の諸症：感冒, 鼻かぜ, 気管支炎, 鼻づまり
用法 15才以上1回1本1日3回食間。よく振ってから服用。15才未満は服用しない
包装 3本〔Ⓐ1,260(税込み)〕

(1) 小児に服用させる場合には，保護者の指導監督のもとに服用させること。
〔小児の用法及び用量がある場合に記載すること。〕
(2) 〔小児の用法がある場合，剤形により，次に該当する場合には，そのいずれかを記載すること。〕
 1) 3歳以上の幼児に服用させる場合には，薬剤がのどにつかえることのないよう，よく注意すること。
〔5歳未満の幼児の用法がある錠剤・丸剤の場合に記載すること。〕
 2) 幼児に服用させる場合には，薬剤がのどにつかえることのないよう，よく注意すること。
〔3歳未満の用法及び用量を有する丸剤の場合に記載すること。〕
 3) 1歳未満の乳児には，医師の診療を受けさせることを優先し，やむを得ない場合にのみ服用させること。
〔カプセル剤及び錠剤・丸剤以外の製剤の場合に記載すること。なお，生後3ヵ月未満の用法がある製剤の場合，「生後3ヵ月未満の乳児」を『してはいけないこと』に記載し，用法及び用量欄には記載しないこと。〕

保管及び取扱い上の注意
(1) 直射日光の当たらない（湿気の少ない）涼しい所に（密栓して）保管すること。
〔（ ）内は必要とする場合に記載すること。〕
(2) 小児の手の届かない所に保管すること。
(3) 他の容器に入れ替えないこと。（誤用の原因になったり品質が変わる。）
〔容器等の個々に至適表示がなされていて，誤用のおそれのない場合には記載しなくてもよい。〕

【外部の容器又は外部の被包に記載すべき事項】
注意
1. 次の人は服用しないこと
 生後3ヵ月未満の乳児。
〔生後3ヵ月未満の用法がある製剤に記載すること。〕
2. 次の人は服用前に医師，薬剤師又は登録販売者に相談すること
(1) 医師の治療を受けている人。
(2) 妊婦又は妊娠していると思われる人。
(3) 体の虚弱な人（体力の衰えている人，体の弱い人）。
(4) 胃腸の弱い人。
(5) のぼせが強く赤ら顔で体力の充実している人。
(6) 発汗傾向の著しい人。
(7) 高齢者。
(8) 今までに薬などにより発疹・発赤，かゆみ等を起こしたことがある人。
(9) 次の症状のある人。
 排尿困難
(10) 次の診断を受けた人。
 高血圧，心臓病，腎臓病，甲状腺機能障害
2′. 服用が適さない場合があるので，服用前に医師，薬剤師又は登録販売者に相談すること
〔2.の項目の記載に際し，十分な記載スペースがない場合には2′.を記載すること。〕
3. 服用に際しては，説明文書をよく読むこと
4. 直射日光の当たらない（湿気の少ない）涼しい所に（密栓して）保管すること
〔（ ）内は必要とする場合に記載すること。〕

ウチダの麻黄附子細辛湯㊀　㈱ウチダ和漢薬
区分 第2類
組成 煎：1袋中 マオウ4g，サイシン3g，ブシ末1 0.3g
適応 虚弱で無気力な体質のもので，悪寒，微熱，全身倦怠感があり横臥することを好み，咳嗽，希薄なたん，身体疼重などを伴うもの：虚弱者や老人の感冒，気管支炎，気管支ぜんそく，神経痛
用法 15才以上1日1袋を煎じ2～3回に分けて食前1時間又は食間空腹時に温服。15才未満は服用しない
包装 30袋

サンワロンM㊀　三和生薬㈱-ジェーピーエス製薬㈱
区分 第2類
組成 錠：15錠（4.5g）中 サンワロンM水製エキス1.5g（マオウ6g，サイシン4.5g），加工ブシ末1.5g
添加 乳糖，カルメロースカルシウム（CMC-Ca），メタケイ酸アルミン酸マグネシウム，ステアリン酸カルシウム
適応 体力虚弱で，手足に冷えがあり，ときに悪寒があるものの次の諸症：感冒，アレルギー性鼻炎，気管支炎，気管支ぜんそく，神経痛
用法 1回15才以上5錠，14～7才3錠，6～5才2錠，1日3回食前又は食間。5才未満は服用しない
包装 三和生薬㈱販売：270錠〔Ⓐ6,510（税込み）〕。ジェーピーエス製薬㈱販売：100錠

サンワロンM顆粒㊀　三和生薬㈱-クラシエ薬品㈱，ジェーピーエス製薬㈱
区分 第2類
組成 顆：6包（4.5g）中 サンワロンM水製エキス1.5g（マオウ6g，サイシン4.5g），加工ブシ末1.5g
添加 トウモロコシデンプン，乳糖，ステアリン酸カルシウム
適応 体力虚弱で，手足に冷えがあり，ときに悪寒があるものの次の諸症：感冒，アレルギー性鼻炎，気管支炎，気管支ぜんそく，神経痛
用法 15才以上1回1～2包1日3回食前又は食間。15才未満は服用しない
包装 三和生薬㈱販売：30包〔Ⓐ2,100（税込み）〕，90包〔Ⓐ5,670（税込み）〕。クラシエ薬品㈱販売：90包。ジェーピーエス製薬㈱販売：12包，180包
備考 ジェーピーエス製薬㈱販売の商品名：JPS漢方顆粒-81号

麻杏甘石湯
マキョウカンセキトウ

〔基準〕
(平成20年9月30日 厚生労働省医薬食品局審査管理課長通知による)
1. 成分・分量
   麻黄4，杏仁4，甘草2，石膏10
2. 用法・用量
   湯
3. 効能・効果
   体力中等度以上で，せきが出て，ときにのどが渇くものの次の諸症：せき，小児ぜんそく，気管支ぜんそく，気管支炎，感冒，痔の痛み

〔使用上の注意〕
(平成25年3月27日 厚生労働省医薬食品局安全対策課長・審査管理課長通知による)

【添付文書等に記載すべき事項】
『してはいけないこと』
(守らないと現在の症状が悪化したり，副作用が起こりやすくなる)
  次の人は服用しないこと
  生後3ヵ月未満の乳児。
  〔生後3ヵ月未満の用法がある製剤に記載すること。〕

『相談すること』
1. 次の人は服用前に医師，薬剤師又は登録販売者に相談すること
  (1) 医師の治療を受けている人。
  (2) 妊婦又は妊娠していると思われる人。
  (3) 体の虚弱な人(体力の衰えている人，体の弱い人)。
  (4) 胃腸の弱い人。
  (5) 発汗傾向の著しい人。
  (6) 高齢者。
     〔マオウ又は，1日最大配合量が甘草として1g以上(エキス剤については原生薬に換算して1g以上)含有する製剤に記載すること。〕
  (7) 次の症状のある人。
     むくみ[1]，排尿困難[2]
     〔[1]は，1日最大配合量が甘草として1g以上(エキス剤については原生薬に換算して1g以上)含有する製剤に記載すること。[2]は，マオウを含有する製剤に記載すること。〕
  (8) 次の診断を受けた人。
     高血圧[1,2]，心臓病[1,2]，腎臓病[1,2]，甲状腺機能障害[2]
     〔[1]は，1日最大配合量が甘草として1g以上(エキス剤については原生薬に換算して1g以上)含有する製剤に記載すること。[2]は，マオウを含有する製剤に記載すること。〕
2. 服用後，次の症状があらわれた場合は副作用の可能性があるので，直ちに服用を中止し，この文書を持って医師，薬剤師又は登録販売者に相談すること

関係部位	症　　　　状
皮　膚	発疹・発赤，かゆみ
消化器	吐き気，食欲不振，胃部不快感

  まれに下記の重篤な症状が起こることがある。その場合は直ちに医師の診療を受けること。

症状の名称	症　　　　状
偽アルドステロン症，ミオパチー	手足のだるさ，しびれ，つっぱり感やこわばりに加えて，脱力感，筋肉痛があらわれ，徐々に強くなる。

  〔1日最大配合量が甘草として1g以上(エキス剤については原生薬に換算して1g以上)含有する製剤に記載すること。〕

3. 1ヵ月位(感冒に服用する場合には5〜6日間)服用しても症状がよくならない場合は服用を中止し，この文書を持って医師，薬剤師又は登録販売者に相談すること
4. 長期連用する場合には，医師，薬剤師又は登録販売者に相談すること
  〔1日最大配合量が甘草として1g以上(エキス剤については原生薬に換算して1g以上)含有する製剤に記載すること。〕

〔用法及び用量に関連する注意として，用法及び用量の項目に続けて以下を記載すること。〕
(1) 小児に服用させる場合には，保護者の指導監督のもとに服用させること。
   〔小児の用法及び用量がある場合に記載すること。〕
(2) 〔小児の用法がある場合，剤形により，次に該当する場合は，そのいずれかを記載すること。〕
   1) 3歳以上の幼児に服用させる場合には，薬剤がのどにつかえることのないよう，よく注意すること。
      〔5歳未満の幼児の用法がある錠剤・丸剤の場合に記載すること。〕
   2) 幼児に服用させる場合には，薬剤がのどにつかえることのないよう，よく注意すること。
      〔3歳未満の用法及び用量を有する丸剤の場合に記載すること。〕
   3) 1歳未満の乳児には，医師の診療を受けさせることを優先し，やむを得ない場合にのみ服用させること。
      〔カプセル剤及び錠剤・丸剤以外の製剤の場合に記載すること。なお，生後3ヵ月未満の用法がある製剤の場合，「生後3ヵ月未満の乳児」を『してはいけないこと』に記載し，用法及び用量欄には記載しないこと。〕

保管及び取扱い上の注意
(1) 直射日光の当たらない(湿気の少ない)涼しい所に(密栓して)保管すること。
   〔(　)内は必要とする場合に記載すること。〕
(2) 小児の手の届かない所に保管すること。
(3) 他の容器に入れ替えないこと。(誤用の原因になったり品質が変わる。)
   〔容器等の個々に至適表示がなされていて，誤用のおそれのない場合には記載しなくてもよい。〕

【外部の容器又は外部の被包に記載すべき事項】
注意
1. 次の人は服用しないこと
  生後3ヵ月未満の乳児。
  〔生後3ヵ月未満の用法がある製剤に記載すること。〕
2. 次の人は服用前に医師，薬剤師又は登録販売者に相談すること
  (1) 医師の治療を受けている人。
  (2) 妊婦又は妊娠していると思われる人。
  (3) 体の虚弱な人(体力の衰えている人，体の弱い人)。
  (4) 胃腸の弱い人。
  (5) 発汗傾向の著しい人。
  (6) 高齢者。
     〔マオウ又は，1日最大配合量が甘草として1g以上(エキス剤については原生薬に換算して1g以上)含有する製剤に記載すること。〕
  (7) 次の症状のある人。
     むくみ[1]，排尿困難[2]
     〔[1]は，1日最大配合量が甘草として1g以上(エキス剤

については原生薬に換算して1g以上）含有する製剤に記載すること。2)は，マオウを含有する製剤に記載すること。〕
　(8) 次の診断を受けた人。
　　　　高血圧1)2)，心臓病1)2)，腎臓病1)2)，甲状腺機能障害2)
　　　〔1)は，1日最大配合量が甘草として1g以上（エキス剤については原生薬に換算して1g以上）含有する製剤に記載すること。2)は，マオウを含有する製剤に記載すること。〕
2．服用が適さない場合があるので，服用前に医師，薬剤師又は登録販売者に相談すること
　　　〔2.の項目の記載に際し，十分な記載スペースがない場合には2′.を記載すること。〕
3．服用に際しては，説明文書をよく読むこと
4．直射日光の当たらない（湿気の少ない）涼しい所に（密栓して）保管すること
　　　〔（　）内は必要とする場合に記載すること。〕

JPS漢方顆粒-48号㊀　ジェーピーエス製薬㈱
区分 第2類
組成 顆（淡黄褐）：3包(6g)中 麻杏甘石湯乾燥エキス散2.8g（マオウ・キョウニン各3.2g，カンゾウ1.6g，セッコウ8g）
添加 ステアリン酸マグネシウム，ショ糖脂肪酸エステル，ケイ酸アルミニウム，乳糖水和物，デキストリン
適応 体力中等度以上で，せきが出て，ときにのどが渇くものの次の諸症：せき，小児ぜんそく，気管支ぜんそく，気管支炎，感冒，痔の痛み
用法 1回15才以上1包，14〜7才2/3，6〜4才1/2，3〜2才1/3，2才未満1/4，1日3回食前又は食間。1才未満には，医師の診療を受けさせることを優先し，止むを得ない場合にだけ服用させる。3ヵ月未満は服用しない
包装 12包，180包

一元乃錠剤麻杏甘石湯㊀　一元製薬㈱-㈱イチゲン
区分 第2類
組成 錠（褐）：15錠中 乾燥エキス1067mg（マオウ・キョウニン各2667mg，カンゾウ1333mg，セッコウ6666mg）
添加 トウモロコシデンプン，乳糖，メタケイ酸アルミン酸マグネシウム，ステアリン酸マグネシウム
適応 体力中等度以上で，せきが出て，ときにのどが渇くものの次の諸症：せき，小児ぜんそく，気管支ぜんそく，気管支炎，感冒，痔の痛み
用法 成人1回5錠1日3回食前又は食間
包装 350錠〔Ⓐ3,500Ⓑ1,750〕，1000錠〔Ⓐ8,400Ⓑ4,200〕，2000錠〔Ⓐ15,000Ⓑ7,500〕

ウチダの麻杏甘石湯㊀　㈱ウチダ和漢薬
区分 第2類
組成 煎：1袋中 マオウ4g，キョウニン4g，カンゾウ2g，セッコウ10g
適応 小児ぜんそく，気管支ぜんそく
用法 15才以上1日1袋を煎じ3回に分けて食前1時間又は食間空腹時に温服。14〜7才2/3，6〜4才1/2，3〜2才1/3。2才未満は服用しない
包装 30袋

ウチダの麻杏甘石湯エキス散㊀　㈱ウチダ和漢薬
区分 第2類
組成 細：6g中 麻杏甘石湯エキス1.7g（マオウ・キョウニン各3g，カンゾウ1.5g，セッコウ7.5g）
添加 乳糖水和物，バレイショデンプン，メタケイ酸アルミン酸マグネシウム
適応 小児ぜんそく，気管支ぜんそく
用法 1回15才以上2g，14〜7才1.3g，6〜4才1g，3〜2才0.7g，1才0.5g，1日3回食前又は食間。1才未満は服用しない
包装 500g

サンワ麻杏甘石湯エキス細粒㊀　三和生薬㈱
区分 第2類
組成 細：6g中 麻杏甘石湯水製エキス1.8g（マオウ・キョウニン各3.2g，カンゾウ1.6g，セッコウ8g）
添加 乳糖，トウモロコシデンプン
適応 体力中等度以上で，せきが出て，ときにのどが渇くものの次の諸症：せき，小児ぜんそく，気管支ぜんそく，気管支炎，感冒，痔の痛み
用法 1回15才以上2g，14〜7才1.3g，6〜4才1g，3〜2才0.6g，1日3回食前又は食間。2才未満は服用しない
包装 500g

サンワ麻杏甘石湯エキス細粒「分包」㊀　三和生薬㈱
区分 第2類
組成 細：3包(6g)中 麻杏甘石湯水製エキス1.8g（マオウ・キョウニン各3.2g，カンゾウ1.6g，セッコウ8g）
添加 乳糖，トウモロコシデンプン
適応 体力中等度以上で，せきが出て，ときにのどが渇くものの次の諸症：せき，小児ぜんそく，気管支ぜんそく，気管支炎，感冒，痔の痛み
用法 1回15才以上1包，14〜7才2/3，6〜4才1/2，3〜2才1/3，1日3回食前又は食間。2才未満は服用しない
包装 12包〔Ⓐ998（税込み）〕，30包〔Ⓐ2,205（税込み）〕，90包〔Ⓐ5,985（税込み）〕

サンワ麻杏甘石湯エキス錠㊀　三和生薬㈱
区分 第2類
組成 錠：18錠中 麻杏甘石湯水製エキス1.8g（マオウ・キョウニン各3.2g，カンゾウ1.6g，セッコウ8g）
添加 乳糖，トウモロコシデンプン，メタケイ酸アルミン酸マグネシウム，アラビアゴム末，ステアリン酸カルシウム
適応 体力中等度以上で，せきが出て，ときにのどが渇くものの次の諸症：せき，小児ぜんそく，気管支ぜんそく，気管支炎，感冒，痔の痛み
用法 1回15才以上6錠，14〜7才4錠，6〜5才3錠，1日3回食前又は食間。5才未満は服用しない
包装 270錠〔Ⓐ2,835（税込み）〕

ツムラ漢方麻杏甘石湯エキス顆粒㊀　㈱ツムラ
区分 第2類
組成 顆（淡黄褐）：2包(3.75g)中 混合生薬乾燥エキス0.875g（セッコウ5g，キョウニン・マオウ各2g，カンゾウ1g）
添加 軽質無水ケイ酸，ステアリン酸マグネシウム，乳糖水和物
適応 体力中等度以上で，せきが出て，ときにのどが渇くものの次の諸症：せき，小児ぜんそく，気管支ぜんそく，気管支炎，感冒，痔の痛み
用法 1回15才以上1包，14〜7才2/3，6〜4才1/2，3〜2才1/3，2才未満1/4，1日2回食前。1才未満には，医師の診療を受けさせることを優先し，止むを得ない場合にだけ服用させる。3ヵ月未満は服用しない
包装 24包〔Ⓐ2,625（税込み）〕

デルマンクルー㊀　㈲本町薬品
区分 第2類
組成 散（茶褐）：3包(4.5g)中 麻杏甘石湯水製エキス粉末2.7g（マオウ・キョウニン各4g，カンゾウ2g，セッコウ10g），バレイショデンプン1.8g
適応 発汗，浮腫を伴い喘咳のある次の諸症状：気管支ぜんそく・小児気管支ぜんそく，睾丸炎・痔痛のあるものの補助療法
用法 1回15才以上1包，14〜7才1/2，6〜4才1/4，1日3回食間又は随時。4才未満は服用しない
包装 24包〔Ⓐ2,730（税込み）〕

ニタンダ麻杏甘石湯エキス顆粒㊀配　二反田薬品工業㈱
区分 第2類
組成 顆：3包(6g)中 麻杏甘石湯乾燥エキス2.4g（マオウ・キョウニン各2g，カンゾウ2g，セッコウ10g）
添加 乳糖，セルロース，ステアリン酸マグネシウム
適応 せき，ぜんそく
用法 1回15才以上1包，14〜7才2/3，6〜4才1/2，3〜2才1/3，1日3回食

前又は食間。なるべく空腹時に服用。2才未満は服用しない
包装5包〔Ⓐ840(税込み)〕，30包〔Ⓐ4,200(税込み)〕

ホノミゼンガイ錠㊀ 剤盛堂薬品㈱
区分第２類
組成錠(淡褐)：18錠(3.6g)中 麻杏甘石湯水製エキス0.7g（カンゾウ1g，キョウニン・マオウ各2g，セッコウ5g)
添加カルメロースカルシウム(CMC-Ca)，結晶セルロース，ステアリン酸マグネシウム，トウモロコシデンプン，乳糖，メタケイ酸アルミン酸マグネシウム
適応体力中等度以上で，せきが出て，ときにのどが渇くものの次の諸症：せき，小児ぜんそく，気管支ぜんそく，気管支炎，感冒，痔の痛み
用法1回成人6錠，14～7才4錠，6～5才3錠，1日3回食間。5才未満は服用しない

ホリエの麻杏甘石湯㊀ 堀江生薬㈱
区分第２類
組成煎：1袋(20g)中 マオウ4g，カンゾウ2g，キョウニン4g，セッコウ10g
適応小児ぜんそく，気管支ぜんそく
用法成人1日1袋を煎じ食間3回に分服。14～7才⅔，6～4才½，3～2才⅓，2才未満¼以下。1才未満には，医師の診療を受けさせることを優先し，止むを得ない場合にだけ服用させる。3ヵ月未満は服用しない
包装10袋，30袋

マキョーS「コタロー」(麻杏甘石湯エキス錠)㊀ 小太郎漢方製薬㈱
区分第２類
組成錠(茶)：9錠中 水製エキス1.2g（マオウ・キョウニン各2g，カンゾウ1g，セッコウ5g)
添加酸化チタン，ステアリン酸マグネシウム，タルク，トウモロコシデンプン，乳糖水和物，ヒプロメロース(ヒドロキシプロピルメチルセルロース)，粉末飴，メタケイ酸アルミン酸マグネシウム，カラメル，カルナウバロウ，サラシミツロウ
適応体力中等度以上で，せきが出て，ときにのどが渇くものの次の諸症：せき，小児ぜんそく，気管支ぜんそく，気管支炎，感冒，痔の痛み
用法1回15才以上3錠，14～5才2錠，1日3回食前又は食間。5才未満は服用しない
包装180錠

麻杏甘石湯㊀ 東洋漢方製薬㈱
区分第２類
組成煎：1包(20g)中 マオウ4g，キョウニン4g，カンゾウ2g，セッコウ10g
適応咳がはげしく，発作時に喘鳴や頭部発汗を伴うもの。気管支ぜんそく，気管支炎
用法15才以上1日1包を煎じ2～3回（食前1時間又は食間空腹時）に分けて温服。14～7才⅔，6～4才½，1日3回
包装100包〔Ⓑ10,000〕

麻杏甘石湯エキス顆粒KM㊀ ㈱カーヤ-㈱イチゲン，一元製薬㈱
区分第２類
組成顆：7.5g中 麻杏甘石湯水製乾燥エキス1.75g（セッコウ10g，キョウニン・マオウ各4g，カンゾウ2g)
添加乳糖，ステアリン酸マグネシウム
適応体力中等度以上で，せきが出て，ときにのどが渇くものの次の諸症：せき，小児ぜんそく，気管支ぜんそく，気管支炎，感冒，痔の痛み
用法1回15才以上2.5g，14～7才1.6g，6～4才1.2g，3～2才0.8g，2才未満0.6g以下，1日3回食前又は食間。1才未満には，医師の診療を受けさせることを優先し，止むを得ない場合にだけ服用させる。3ヵ月未満は服用しない
包装500g 備考製造：天津泰達薬業有限公司(中国)

麻杏甘石湯エキス顆粒「トーア」㊀配 北日本製薬㈱
区分第２類
組成顆(褐)：3包(6g)中 麻杏甘石湯乾燥エキス2.4g(マオウ・キョウニン各4g，カンゾウ2g，セッコウ10g)
添加乳糖，白糖
適応体力中等度以上で，せきが出て，ときにのどが渇くものの次の諸症：せき，小児ぜんそく，気管支ぜんそく，気管支炎，感冒，痔の痛み
用法1回15才以上1包，14～7才⅔，6～4才½，1日3回食前又は食間。4才未満は服用しない
包装6包

麻杏甘石湯エキス〔細粒〕60㊀配 松浦薬業㈱-松浦漢方㈱
区分第２類
組成細：3包(6g)又は6g中 麻杏甘石湯水製エキス1.8g(乾燥物換算で約0.9gに相当)（マオウ・キョウニン各2g，カンゾウ1g，セッコウ5g)
添加メタケイ酸アルミン酸マグネシウム，乳糖，バレイショデンプン，香料
適応体力中等度以上で，せきが出て，ときにのどが渇くものの次の諸症：せき，小児ぜんそく，気管支ぜんそく，気管支炎，感冒，痔の痛み
用法1回15才以上1包又は2g，14～7才⅔，6～4才½，3～2才⅓，2才未満¼以下，1日3回食前又は食間。1才未満には，医師の診療を受けさせることを優先し，止むを得ない場合にだけ服用させる。3ヵ月未満は服用しない
包装500g，12包〔Ⓐ1,260(税込み)〕，300包

麻杏甘石湯エキス散〔勝昌〕㊀ ㈱東洋薬行
区分第２類
組成散(褐)：4.5g中 麻杏甘石湯水製エキス3g（マオウ・キョウニン各4g，カンゾウ2g，セッコウ10g)
添加トウモロコシデンプン
適応体力中等度以上で，せきが出て，ときにのどが渇くものの次の諸症：せき，小児ぜんそく，気管支ぜんそく，気管支炎，感冒，痔の痛み
用法1回15才以上1.5g，14～7才⅔，6～4才½，3～2才⅓，1日2～3回空腹時
包装200g〔Ⓑ3,675(税込み)〕，600g〔Ⓑ9,345(税込み)〕

麻杏甘石湯エキス錠〔大峰〕㊀ 大峰堂薬品工業㈱-伸和製薬㈱，日邦薬品工業㈱
区分第２類
組成錠(褐)：12錠中 麻杏甘石湯エキス1000mg（マオウ・キョウニン各2g，セッコウ5g，カンゾウ1g)
添加ステアリン酸マグネシウム，カルメロースカルシウム(CMC-Ca)，セルロース，メタケイ酸アルミン酸マグネシウム，水酸化アルミナマグネシウム，乳糖
適応体力中等度以上で，せきが出て，ときにのどが渇くものの次の諸症：せき，小児ぜんそく，気管支ぜんそく，気管支炎，感冒，痔の痛み
用法1回15才以上4錠，14～7才3錠，6～5才2錠，1日3回食前又は食間。5才未満は服用しない
包装240錠〔Ⓐ3,360(税込み)〕

麻杏甘石湯「タキザワ」㊀ ㈱タキザワ漢方廠
区分第２類
組成煎：2包(20g)中 マオウ4g，キョウニン4g，カンゾウ2g，セッコウ10g
適応体力中等度以上で，せきが出て，ときにのどが渇くものの次の諸症：せき，小児ぜんそく，気管支ぜんそく，気管支炎，感冒，痔の痛み
用法15才以上1回1包を煎じ，1日2回朝夕空腹時。14～7才⅔，6～4才½，3～2才⅓，2才未満¼。1才未満には，医師の診療を受けさせることを優先し，止むを得ない場合にだけ服用させる。3ヵ月未満は服用しない
包装120包〔Ⓐ22,050(税込み)Ⓑ11,025(税込み)〕

麻杏甘石粒状㊀ 長倉製薬㈱-日邦薬品工業㈱
区分第２類
組成顆(黄褐)：4.5g中 マオウ1.2g，キョウニン1g，カンゾウ0.8g，セッコウ1.5g
適応気管支ぜんそく，気管支炎，感冒，鎮咳
用法1回成人1.5g，15～8才½，7～5才⅓，4～2才⅙，1才～3ヵ月

½，1日3回食前又は食間．1才未満には，止むを得ない場合の他は服用させない．3ヵ月未満は服用しない
[包装]500g〔Ⓑ8,000〕

[モリ　アンソクトウ]㊀㊃　大杉製薬㈱
[区分]第2類
[組成][顆]（茶褐）：3包（4.5g）中　麻杏甘石湯エキス1.5g（マオウ・キョウニン各4g，カンゾウ2g，セッコウ10g）
[添加]乳糖，トウモロコシデンプン，ステアリン酸マグネシウム
[適応]体力中等度以上で，せきが出て，ときにのどが渇くものの次の諸症：せき，小児ぜんそく，気管支ぜんそく，気管支炎，感冒，痔の痛み
[用法]1回15才以上1包，14〜7才⅔，6〜4才½，3〜2才⅓，2才未満¼，1日3回食前又は食間．1才未満には，医師の診療を受けさせることを優先し，止むを得ない場合にだけ服用させる．3ヵ月未満は服用しない
[包装]45包〔Ⓐ3,500〕

麻杏薏甘湯
マキョウヨクカントウ

〔基準〕
（平成20年9月30日　厚生労働省医薬食品局審査管理課長通知による）
1．成分・分量
　　麻黄4，杏仁3，薏苡仁10，甘草2
2．用法・用量
　　湯
3．効能・効果
　　体力中等度なものの次の諸症：関節痛，神経痛，筋肉痛，いぼ，手足のあれ（手足の湿疹・皮膚炎）

〔使用上の注意〕
（平成25年3月27日　厚生労働省医薬食品局安全対策課長・審査管理課長通知による）
【添付文書等に記載すべき事項】
『してはいけないこと』
（守らないと現在の症状が悪化したり，副作用が起こりやすくなる）
　　次の人は服用しないこと
　　　生後3ヵ月未満の乳児．
　　　〔生後3ヵ月未満の用法がある製剤に記載すること．〕
『相談すること』
1．次の人は服用前に医師，薬剤師又は登録販売者に相談すること
　(1) 医師の治療を受けている人．
　(2) 妊婦又は妊娠していると思われる人．
　(3) 体の虚弱な人（体力の衰えている人，体の弱い人）．
　(4) 胃腸の弱い人．
　(5) 発汗傾向の著しい人．
　(6) 高齢者．
　　　〔マオウ又は，1日最大配合量が甘草として1g以上（エキス剤については原生薬に換算して1g以上）含有する製剤に記載すること．〕
　(7) 次の症状のある人．
　　　むくみ[1]，排尿困難[2]
　　　〔[1]は，1日最大配合量が甘草として1g以上（エキス剤については原生薬に換算して1g以上）含有する製剤に記載すること．[2]は，マオウを含有する製剤に記載すること．〕
　(8) 次の診断を受けた人．
　　　高血圧[1,2]，心臓病[1,2]，腎臓病[1,2]，甲状腺機能障害[2]
　　　〔[1]は，1日最大配合量が甘草として1g以上（エキス剤については原生薬に換算して1g以上）含有する製剤に記載すること．[2]は，マオウを含有する製剤に記載すること．〕
2．服用後，次の症状があらわれた場合は副作用の可能性があるので，直ちに服用を中止し，この文書を持って医師，薬剤師又は登録販売者に相談すること

関係部位	症　　状
消化器	吐き気・嘔吐，食欲不振，胃部不快感

まれに下記の重篤な症状が起こることがある．その場合は直ちに医師の診療を受けること．

症状の名称	症　　状
偽アルドステロン症，ミオパチー	手足のだるさ，しびれ，つっぱり感やこわばりに加えて，脱力感，筋肉痛があらわれ，徐々に強くなる．

〔1日最大配合量が甘草として1g以上（エキス剤につ

3. 1ヵ月位服用しても症状がよくならない場合は服用を中止し，この文書を持って医師，薬剤師又は登録販売者に相談すること
4. 長期連用する場合には，医師，薬剤師又は登録販売者に相談すること
〔1日最大配合量が甘草として1g以上（エキス剤については原生薬に換算して1g以上）含有する製剤に記載すること。〕

〔用法及び用量に関連する注意として，用法及び用量の項目に続けて以下を記載すること。〕
(1) 小児に服用させる場合には，保護者の指導監督のもとに服用させること。
〔小児の用法及び用量がある場合に記載すること。〕
(2) 〔小児の用法がある場合，剤形により，次に該当する場合は，そのいずれかを記載すること。〕
 1) 3歳以上の幼児に服用させる場合には，薬剤がのどにつかえることのないよう，よく注意すること。
〔5歳未満の幼児の用法がある錠剤・丸剤の場合に記載すること。〕
 2) 幼児に服用させる場合には，薬剤がのどにつかえることのないよう，よく注意すること。
〔3歳未満の用法及び用量を有する丸剤の場合に記載すること。〕
 3) 1歳未満の乳児には，医師の診療を受けさせることを優先し，やむを得ない場合にのみ服用させること。
〔カプセル剤及び錠剤・丸剤以外の製剤の場合に記載すること。なお，生後3ヵ月未満の用法がある製剤の場合，「生後3ヵ月未満の乳児」を『してはいけないこと』に記載し，用法及び用量欄には記載しないこと。〕

保管及び取扱い上の注意
(1) 直射日光の当たらない（湿気の少ない）涼しい所に（密栓して）保管すること。
〔（ ）内は必要とする場合に記載すること。〕
(2) 小児の手の届かない所に保管すること。
(3) 他の容器に入れ替えないこと。（誤用の原因になったり品質が変わる。）
〔容器等の個々に至適表示がなされていて，誤用のおそれのない場合には記載しなくてもよい。〕

【外部の容器又は外部の被包に記載すべき事項】
注意
1. 次の人は服用しないこと
生後3ヵ月未満の乳児。
〔生後3ヵ月未満の用法がある製剤に記載すること。〕
2. 次の人は服用前に医師，薬剤師又は登録販売者に相談すること
(1) 医師の治療を受けている人。
(2) 妊婦又は妊娠していると思われる人。
(3) 体の虚弱な人（体力の衰えている人，体の弱い人）。
(4) 胃腸の弱い人。
(5) 発汗傾向の著しい人。
(6) 高齢者。
〔マオウ又は，1日最大配合量が甘草として1g以上（エキス剤については原生薬に換算して1g以上）含有する製剤に記載すること。〕
(7) 次の症状のある人。
むくみ[1]，排尿困難[2]
〔[1]は，1日最大配合量が甘草として1g以上（エキス剤については原生薬に換算して1g以上）含有する製剤に記載すること。[2]は，マオウを含有する製剤に記載すること。〕
(8) 次の診断を受けた人。
高血圧[1,2]，心臓病[1,2]，腎臓病[1,2]，甲状腺機能障害[2]

〔[1]は，1日最大配合量が甘草として1g以上（エキス剤については原生薬に換算して1g以上）含有する製剤に記載すること。[2]は，マオウを含有する製剤に記載すること。〕
2'. 服用が適さない場合があるので，服用前に医師，薬剤師又は登録販売者に相談すること
〔2.の項目の記載に際し，十分な記載スペースがない場合には2'.を記載すること。〕
3. 服用に際しては，説明文書をよく読むこと
4. 直射日光の当たらない（湿気の少ない）涼しい所に（密栓して）保管すること
〔（ ）内は必要とする場合に記載すること。〕

JPS漢方顆粒-49号 ジェーピーエス製薬㈱
区分 第2類
組成顆（淡褐）：3包(6g)中 麻杏薏甘湯乾燥エキス1.92g（マオウ3.2g，キョウニン2.4g，ヨクイニン8g，カンゾウ1.6g）
添加 ステアリン酸マグネシウム，ショ糖脂肪酸エステル，乳糖水和物
適応 体力中等度なものの次の諸症：関節痛，神経痛，筋肉痛，いぼ，手足のあれ（手足の湿疹・皮膚炎）
用法 1回15才以上1包，14〜7才2/3，6〜4才1/2，3〜2才1/3，2才未満1/4，1日3回食前又は食間。1才未満には，医師の診療を受けさせることを優先し，止むを得ない場合にだけ服用させる。3ヵ月未満は服用しない
包装 180包

JPS麻杏薏甘湯エキス錠N ジェーピーエス製薬㈱
区分 第2類
組成錠（淡灰褐）：9錠中 麻杏薏甘湯乾燥エキス1.8g（マオウ3g，キョウニン2.25g，ヨクイニン7.5g，カンゾウ1.5g）
添加 無水ケイ酸，ケイ酸アルミニウム，カルメロースカルシウム（CMC-Ca），ステアリン酸マグネシウム，乳糖水和物
適応 体力中等度なものの次の諸症：関節痛，神経痛，筋肉痛，いぼ，手足のあれ（手足の湿疹・皮膚炎）
用法 1回15才以上3錠，14〜7才2錠，6〜5才1錠，1日3回食前又は食間。5才未満は服用しない
包装 200錠

ウチダの麻杏薏甘湯 ㈱ウチダ和漢薬
区分 第2類
組成煎：1袋中 マオウ4g，キョウニン3g，ヨクイニン10g，カンゾウ2g
適応 冷えが原因で発熱し，筋肉痛や関節痛があり，皮膚乾燥するもの：筋肉リウマチ，関節リウマチ，神経痛，いぼ，手掌角皮症
用法 15才以上1日1袋を煎じ2〜3回に分けて食前1時間又は食間空腹時に温服。15才未満は服用しない
包装 30袋

ウチダの麻杏薏甘湯エキス散 ㈱ウチダ和漢薬
区分 第2類
組成細：6g中 麻杏薏甘湯エキス1.9g（マオウ4g，キョウニン3g，ヨクイニン10g，カンゾウ2g）
添加 乳糖水和物，バレイショデンプン，メタケイ酸アルミン酸マグネシウム
適応 関節痛，神経痛，筋肉痛
用法 1回15才以上2g，14〜7才2/3，6〜4才1/2，3〜2才1/3，2才未満1/4以下，1日3回食前又は食間。1才未満には，医師の診療を受けさせることを優先し，止むを得ない場合にだけ服用させる。3ヵ月未満は服用しない
包装 500g

サンワ麻杏薏甘湯エキス細粒 三和生薬㈱
区分 第2類
組成細：6g中 麻杏薏甘湯希エタノール（20%）エキス0.8g（マオウ2g，キョウニン1.5g，ヨクイニン5g，カンゾウ1g）

添加乳糖，トウモロコシデンプン
適応関節痛，神経痛，筋肉痛
用法1回15才以上2g，14〜7才1.4g，6〜4才1g，1日3回食前又は食間

サンワ麻杏薏甘湯エキス細粒「分包」㊀ 三和生薬㈱
区分第2類
組成細：3包(6g)中 麻杏薏甘湯希エタノール(20%)エキス0.8g（マオウ2g，キョウニン1.5g，ヨクイニン5g，カンゾウ1g）
添加乳糖，トウモロコシデンプン
適応関節痛，神経痛，筋肉痛
用法1回15才以上1包，14〜7才⅔，6〜4才½，1日3回食前又は食間

サンワ麻杏薏甘湯エキス錠㊀ 三和生薬㈱
区分第2類
組成錠：18錠(5.4g)中 麻杏薏甘湯希エタノール(20%)エキス0.8g(マオウ2g，キョウニン1.5g，ヨクイニン5g，カンゾウ1g)
添加乳糖，トウモロコシデンプン，カルメロースカルシウム(CMC-Ca)，セルロース，メタケイ酸アルミン酸マグネシウム，ステアリン酸カルシウム
適応体力中等度なものの次の諸症：関節痛，神経痛，筋肉痛，いぼ，手足のあれ（手足の湿疹・皮膚炎）
用法1回15才以上6錠，14〜7才4錠，6〜5才3錠，1日3回食前又は食間。5才未満は服用しない
包装270錠〔Ⓐ3,780(税込み)〕

痛効散 *Tsuko-san*㊀ 救心製薬㈱
区分第2類
組成顆(灰褐)：3包(6g)中 生薬抽出乾燥エキス2020mg（マオウ4g，ヨクイニン10g，キョウニン3g，カンゾウ2g）
添加乳糖，ヒドロキシプロピルセルロース，ヒドロキシプロピルスターチ
適応体力中等度なものの次の諸症：関節痛，神経痛，筋肉痛，いぼ，手足のあれ（手足の湿疹・皮膚炎）
用法1回15才以上1包，14〜7才⅔，6〜4才½，3〜2才⅓，2才未満¼，1日3回食前又は食間。1才未満には，医師の診療を受けさせることを優先し，止むを得ない場合にだけ服用させる。3ヵ月未満は服用しない
包装20包〔Ⓐ2,520(税込み)〕，40包〔Ⓐ4,620(税込み)〕

豊温（エキス顆粒）㊀ ㈱建林松鶴堂
区分第2類
組成顆(淡褐)：3包(6.6g)中 麻杏薏甘湯水製乾燥エキス1.35g(ヨクイニン5g，マオウ2g，キョウニン1.5g，カンゾウ1g)
添加乳糖
適応体力中等度なものの次の諸症：関節痛，神経痛，筋肉痛，いぼ，手足のあれ（手足の湿疹・皮膚炎）
用法1回成人1包，14〜7才⅔，6〜4才½，3〜2才⅓，2才未満¼以下，1日3回食間。1才未満には，医師の診療を受けさせることを優先し，止むを得ない場合にだけ服用させる。3ヵ月未満は服用しない
包装30包〔Ⓐ2,730(税込み)〕，90包〔Ⓐ7,140(税込み)〕

麻杏薏甘湯㊀ 東洋漢方製薬㈱
区分第2類
組成煎：1包(19g)中 マオウ4g，キョウニン3g，ヨクイニン10g，カンゾウ2g
適応関節痛，神経痛，筋肉痛
用法15才以上1日1包を煎じ2〜3回（食前1時間又は食間空腹時）に分けて温服
包装100包〔Ⓑ10,000

麻杏薏甘湯Aエキス細粒三和生薬㊀ 三和生薬㈱
区分第2類
組成細(褐)：4.5g中 麻杏薏甘湯A水製エキス2.6g（マオウ4g，キョウニン3g，ヨクイニン10g，カンゾウ2g）
添加乳糖，セルロース，部分アルファー化デンプン，ステアリン酸カルシウム，無水ケイ酸
適応体力中等度なものの次の諸症：関節痛，神経痛，筋肉痛，いぼ，手足のあれ（手足の湿疹・皮膚炎）
用法1回15才以上1.5g，14〜7才1g，6〜4才0.75g，1日3回食前又は食間。4才未満は服用しない
包装500g

麻杏薏甘湯Aエキス細粒「分包」三和生薬㊀ 三和生薬㈱
区分第2類
組成細(褐)：3包(4.5g)中 麻杏薏甘湯A水製エキス2.6g（マオウ4g，キョウニン3g，ヨクイニン10g，カンゾウ2g）
添加乳糖，セルロース，部分アルファー化デンプン，ステアリン酸カルシウム，無水ケイ酸
適応体力中等度なものの次の諸症：関節痛，神経痛，筋肉痛，いぼ，手足のあれ（手足の湿疹・皮膚炎）
用法1回15才以上1包，14〜7才⅔，6〜4才½，1日3回食前又は食間。4才未満は服用しない
包装30包〔Ⓐ2,520(税込み)〕，90包〔Ⓐ6,825(税込み)〕

麻杏薏甘湯エキス顆粒㊀㊎ 北日本製薬㈱
区分第2類
組成顆：3包(4.5g)中 麻杏薏甘湯水製乾燥エキス1.8g（マオウ2.1g，ヨクイニン5.2g，キョウニン1.6g，カンゾウ1g）
添加乳糖，セルロース
適応関節痛，神経痛，筋肉痛
用法1回15才以上1包，14〜7才⅔，6〜4才½，1日3回食前。4才未満は服用しない
包装30包

麻杏薏甘湯エキス顆粒KM㊀ ㈱カーヤ-㈱イチゲン，一元製薬㈱
区分第2類
組成顆：7.5g中 麻杏薏甘湯水製乾燥エキス3.3g(ヨクイニン10g，マオウ4g，キョウニン3g，カンゾウ2g)
添加乳糖，ステアリン酸マグネシウム
適応体力中等度なものの次の諸症：関節痛，神経痛，筋肉痛，いぼ，手足のあれ（手足の湿疹・皮膚炎）
用法1回15才以上2.5g，14〜7才1.6g，6〜4才1.2g，3〜2才0.8g，2才未満0.6g以下，1日3回食前又は食間。1才未満には，医師の診療を受けさせることを優先し，止むを得ない場合にだけ服用させる。3ヵ月未満は服用しない
包装500g 備考製造：天津泰達薬業有限公司(中国)

麻杏薏甘湯エキス顆粒「クラシエ」㊀ 大峰堂薬品工業㈱-クラシエ薬品㈱
区分第2類
組成顆(淡褐)：3包(4.5g)中 麻杏薏甘湯エキス粉末1600mg（マオウ4g，キョウニン3g，カンゾウ2g，ヨクイニン10g）
添加ヒドロキシプロピルセルロース，乳糖，ポリオキシエチレンポリオキシプロピレングリコール
適応体力中等度なものの次の諸症：関節痛，神経痛，筋肉痛，いぼ，手足のあれ（手足の湿疹・皮膚炎）
用法1回15才以上1包，14〜7才⅔，6〜4才½，3〜2才⅓，1日3回食前又は食間。2才未満は服用しない
包装90包

麻杏薏甘湯エキス〔細粒〕61㊀㊎ 松浦薬業㈱-松浦漢方㈱
区分第2類
組成細(淡褐)：3包(6g)又は6g中 麻杏薏甘湯水製エキス2.2g(乾燥物換算で約1gに相当)（マオウ2g，キョウニン1.5g，ヨクイニン5g，カンゾウ1g)
添加メタケイ酸アルミン酸マグネシウム，乳糖，バレイショデンプン，香料
適応体力中等度なものの次の諸症：関節痛，神経痛，筋肉痛，いぼ，手足のあれ（手足の湿疹・皮膚炎）
用法1回15才以上1包又は2g，14〜7才⅔，6〜4才½，3〜2才⅓，2才未満¼以下，1日3回食前又は食間。1才未満には，医師の診療を受けさせることを優先し，止むを得ない場合にだけ服用させる。3ヵ月未満は服用しない
包装500g，48包〔Ⓐ3,465(税込み)〕，300包

麻杏薏甘湯エキス細粒〔勝昌〕㊀ ㈱東洋薬行
区分第2類
組成細(茶褐)：4.5g中 麻杏薏甘湯水製エキス3g（マオウ4g，キョ

ウニン3g, ヨクイニン10g, カンゾウ2g)
- 添加 トウモロコシデンプン
- 適応 体力中等度なものの次の諸症：関節痛, 神経痛, 筋肉痛, いぼ, 手足のあれ（手足の湿疹・皮膚炎）
- 用法 1回1.5g1日3回空腹時
- 包装 200g〔Ⓑ3,780(税込み)〕, 600g〔Ⓑ9,975(税込み)〕

麻杏薏甘湯エキス錠クラシエ⊖　クラシエ製薬㈱-クラシエ薬品㈱
- 区分 第2類
- 組成 錠(褐)：12錠(4200mg)中 麻杏薏甘湯エキス粉末1600mg (マオウ4g, キョウニン3g, ヨクイニン10g, カンゾウ2g)
- 添加 トウモロコシデンプン, ステアリン酸マグネシウム, カルメロースカルシウム(CMC-Ca), 二酸化ケイ素, セルロース
- 適応 体力中等度なものの次の諸症：関節痛, 神経痛, 筋肉痛, いぼ, 手足のあれ（手足の湿疹・皮膚炎）
- 用法 1回15才以上4錠, 14～5才2錠, 1日3回食前又は食間。5才未満は服用しない
- 包装 180錠〔Ⓐ3,465(税込み)〕

麻杏薏甘湯「タキザワ」⊖　㈱タキザワ漢方廠
- 区分 第2類
- 組成 煎：2包(19g)中 マオウ4g, キョウニン3g, ヨクイニン10g, カンゾウ2g
- 適応 体力中等度なものの次の諸症：関節痛, 神経痛, 筋肉痛, いぼ, 手足のあれ（手足の湿疹・皮膚炎）
- 用法 15才以上1回1包を煎じ, 1日2回朝夕空腹時。14～7才⅔, 6～4才½, 3～2才⅓, 2才未満¼。1才未満には, 医師の診療を受けさせることを優先し, 止むを得ない場合にだけ服用させる。3ヵ月未満は服用しない
- 包装 120包〔Ⓐ22,050(税込み)Ⓑ11,025(税込み)〕

マヨッカンN「コタロー」⊖　小太郎漢方製薬㈱
- 区分 第2類
- 組成 錠(茶)：12錠中 エキス散2.2g (マオウ4g, ヨクイニン10g, カンゾウ2g, キョウニン3g)
- 添加 カルメロースカルシウム(CMC-Ca), 含水二酸化ケイ素, クロスカルメロースナトリウム(クロスCMC-Na), 軽質無水ケイ酸, ステアリン酸マグネシウム, トウモロコシデンプン, アメ粉
- 適応 体力中等度なものの次の諸症：関節痛, 神経痛, 筋肉痛, 手足のあれ（手足の湿疹・皮膚炎）, いぼ
- 用法 1回15才以上4錠, 14～5才2錠, 1日3回食前又は食間。5才未満は服用しない
- 包装 144錠

マヨッカンV「コタロー」⊖　小太郎漢方製薬㈱
- 区分 第2類
- 組成 錠(茶)：15錠中 水製エキス2g (マオウ4g, キョウニン3g, ヨクイニン10g, カンゾウ2g)
- 添加 カルメロース(CMC), カルメロースカルシウム(CMC-Ca), 軽質無水ケイ酸, 結晶セルロース, 酸化チタン, ステアリン酸マグネシウム, タルク, ヒプロメロース(ヒドロキシプロピルメチルセルロース), メタケイ酸アルミン酸マグネシウム, カラメル, カルナウバロウ, サラシミツロウ
- 適応 体力中等度なものの次の諸症：関節痛, 神経痛, 筋肉痛, 手足のあれ（手足の湿疹・皮膚炎）, いぼ
- 用法 1回15才以上5錠, 14～7才4錠, 6～5才3錠, 1日3回食前又は食間。5才未満は服用しない
- 包装 180錠

モリ　ハイツウル⊖㊂　大杉製薬㈱
- 区分 第2類
- 組成 顆(黄褐)：3包(4.5g)中 麻杏薏甘湯エキス1.3g (マオウ4g, キョウニン3g, ヨクイニン10g, カンゾウ2g)
- 添加 乳糖, トウモロコシデンプン, ステアリン酸マグネシウム
- 適応 体力中等度なものの次の諸症：関節痛, 神経痛, 筋肉痛, いぼ, 手足のあれ（手足の湿疹・皮膚炎）
- 用法 1回15才以上1包, 14～7才⅔, 6～4才½, 3～2才⅓, 2才未満¼, 1日3回食前又は食間。1才未満には, 医師の診療を受けさせることを優先し, 止むを得ない場合にだけ服用させる。3ヵ月未満は服用しない
- 包装 45包〔Ⓐ4,000〕

麻子仁丸
マシニンガン

〔基準〕

(平成20年9月30日 厚生労働省医薬食品局審査管理課長通知による)
1. 成分・分量
   麻子仁4〜5，芍薬2，枳実2，厚朴2〜2.5，大黄3.5〜4，杏仁2〜2.5（甘草1.5を加えても可）
2. 用法・用量
   (1)散：1回2〜3g　1日1〜3回　(2)湯
3. 効能・効果
   体力中等度以下で，ときに便が硬く塊状のものの次の諸症：便秘，便秘に伴う頭重・のぼせ・湿疹・皮膚炎・ふきでもの（にきび）・食欲不振（食欲減退）・腹部膨満・腸内異常醗酵・痔などの症状の緩和

〔使用上の注意〕

(平成25年3月27日 厚生労働省医薬食品局安全対策課長・審査管理課長通知による)

【添付文書等に記載すべき事項】
『してはいけないこと』
(守らないと現在の症状が悪化したり，副作用が起こりやすくなる)
1. 次の人は服用しないこと
   生後3ヵ月未満の乳児。
   〔生後3ヵ月未満の用法がある製剤に記載すること。〕
2. 本剤を服用している間は，次の医薬品を服用しないこと
   他の瀉下薬（下剤）
3. 授乳中の人は本剤を服用しないか，本剤を服用する場合は授乳を避けること

『相談すること』
1. 次の人は服用前に医師，薬剤師又は登録販売者に相談すること
   (1) 医師の治療を受けている人。
   (2) 妊婦又は妊娠していると思われる人。
   (3) 胃腸が弱く下痢しやすい人。
   (4) 高齢者。
      〔1日最大配合量が甘草として1g以上（エキス剤については原生薬に換算して1g以上）含有する製剤に記載すること。〕
   (5) 次の症状のある人。
      むくみ
      〔1日最大配合量が甘草として1g以上（エキス剤については原生薬に換算して1g以上）含有する製剤に記載すること。〕
   (6) 次の診断を受けた人。
      高血圧，心臓病，腎臓病
      〔1日最大配合量が甘草として1g以上（エキス剤については原生薬に換算して1g以上）含有する製剤に記載すること。〕
2. 服用後，次の症状があらわれた場合は副作用の可能性があるので，直ちに服用を中止し，この文書を持って医師，薬剤師又は登録販売者に相談すること

関係部位	症　　　状
消化器	はげしい腹痛を伴う下痢，腹痛

まれに下記の重篤な症状が起こることがある。その場合は直ちに医師の診療を受けること。

症状の名称	症　　　状
偽アルドステロン症，ミオパチー	手足のだるさ，しびれ，つっぱり感やこわばりに加えて，脱力感，筋肉痛があらわれ，徐々に強くなる。

〔1日最大配合量が甘草として1g以上（エキス剤については原生薬に換算して1g以上）含有する製剤に記載すること。〕

3. 服用後，次の症状があらわれることがあるので，このような症状の持続又は増強が見られた場合には，服用を中止し，この文書を持って医師，薬剤師又は登録販売者に相談すること
   下痢
4. 5〜6日間服用しても症状がよくならない場合は服用を中止し，この文書を持って医師，薬剤師又は登録販売者に相談すること
5. 長期連用する場合には，医師，薬剤師又は登録販売者に相談すること
   〔1日最大配合量が甘草として1g以上（エキス剤については原生薬に換算して1g以上）含有する製剤に記載すること。〕

〔用法及び用量に関連する注意として，用法及び用量の項目に続けて以下を記載すること。〕
(1) 小児に服用させる場合には，保護者の指導監督のもとに服用させること。
   〔小児の用法及び用量がある場合に記載すること。〕
(2) 〔小児の用法がある場合，剤形により，次に該当する場合には，そのいずれかを記載すること。〕
   1) 3歳以上の幼児に服用させる場合には，薬剤がのどにつかえることのないよう，よく注意すること。
      〔5歳未満の幼児の用法がある錠剤・丸剤の場合に記載すること。〕
   2) 幼児に服用させる場合には，薬剤がのどにつかえることのないよう，よく注意すること。
      〔3歳未満の用法及び用量を有する丸剤の場合に記載すること。〕
   3) 1歳未満の乳児には，医師の診療を受けさせることを優先し，やむを得ない場合にのみ服用させること。
      〔カプセル剤及び錠剤・丸剤以外の製剤の場合に記載すること。なお，生後3ヵ月未満の用法がある製剤の場合，「生後3ヵ月未満の乳児」を『してはいけないこと』に記載し，用法及び用量欄には記載しないこと。〕

保管及び取扱い上の注意
(1) 直射日光の当たらない（湿気の少ない）涼しい所に（密栓して）保管すること。
   〔（　）内は必要とする場合に記載すること。〕
(2) 小児の手の届かない所に保管すること。
(3) 他の容器に入れ替えないこと。（誤用の原因になったり品質が変わる。）
   〔容器等の個々に至適表示がなされていて，誤用のおそれのない場合には記載しなくてもよい。〕

【外部の容器又は外部の被包に記載すべき事項】
注意
1. 次の人は服用しないこと
   生後3ヵ月未満の乳児。
   〔生後3ヵ月未満の用法がある製剤に記載すること。〕
2. 授乳中の人は本剤を服用しないか，本剤を服用する場合は授乳を避けること
3. 次の人は服用前に医師，薬剤師又は登録販売者に相談すること
   (1) 医師の治療を受けている人。
   (2) 妊婦又は妊娠していると思われる人。
   (3) 胃腸が弱く下痢しやすい人。
   (4) 高齢者。
      〔1日最大配合量が甘草として1g以上（エキスにつ

（5）次の症状のある人。
　　　　　むくみ
　　　　　　〔1日最大配合量が甘草として1g以上（エキス剤については原生薬に換算して1g以上）含有する製剤に記載すること。〕
　　　（6）次の診断を受けた人。
　　　　　高血圧，心臓病，腎臓病
　　　　　　〔1日最大配合量が甘草として1g以上（エキス剤については原生薬に換算して1g以上）含有する製剤に記載すること。〕
 3′．服用が適さない場合があるので，服用前に医師，薬剤師又は登録販売者に相談すること
　　　　　〔3．の項目の記載に際し，十分な記載スペースがない場合には3′．を記載すること。〕
 4．服用に際しては，説明文書をよく読むこと
 5．直射日光の当たらない（湿気の少ない）涼しい所に（密栓して）保管すること
　　　　　〔（ ）内は必要とする場合に記載すること。〕

JPS漢方顆粒-50号⊖　　ジェーピーエス製薬㈱
区分 第2類
組成 顆（淡黄褐）：3包（6g）中　麻子仁丸料乾燥エキス散2.4g（マシニン4g，シャクヤク・キジツ・コウボク・キョウニン各1.6g，ダイオウ3.2g）
添加 ステアリン酸マグネシウム，ショ糖脂肪酸エステル，乳糖水和物，二酸化ケイ素
適応 体力中等度以下で，ときに便が硬く塊状なものの次の諸症：便秘，便秘に伴う頭重・のぼせ・湿疹・皮膚炎・吹出物（にきび）・食欲不振（食欲減退）・腹部膨満・腸内異常醗酵・痔などの症状の緩和
用法 1回15才以上1包，14〜7才2/3，6〜4才1/2，3〜2才1/3，2才未満1/4，1日3回食前又は食間。1才未満には，医師の診療を受けさせることを優先し，止むを得ない場合にだけ服用させる。3ヵ月未満は服用しない
包装 180包

JPS麻子仁丸料エキス錠N⊖　　ジェーピーエス製薬㈱
区分 第2類
組成 錠（淡黄褐）：9錠中　麻子仁丸料乾燥エキス散2.25g（マシニン3.75g，シャクヤク・キジツ・コウボク・キョウニン各1.5g，ダイオウ3g）
添加 二酸化ケイ素，無水ケイ酸，ヒドロキシプロピルセルロース，カルメロースカルシウム（CMC-Ca），ステアリン酸マグネシウム，乳糖水和物
適応 体力中等度以下で，ときに便が硬く塊状なものの次の諸症：便秘，便秘に伴う頭重・のぼせ・湿疹・皮膚炎・吹出物（にきび）・食欲不振（食欲減退）・腹部膨満・腸内異常醗酵・痔などの症状の緩和
用法 1回15才以上3錠，14〜7才2錠，6〜5才1錠，1日3回食前又は食間。5才未満は服用しない
包装 200錠

ウチダの麻子仁丸⊖　　㈱ウチダ和漢薬
区分 第2類
組成 丸：9.231g（90丸）中　生薬末7.692g（マシニン5g，シャクヤク・キジツ・コウボク・キョウニン各2g，ダイオウ4g）
添加 ハチミツ
適応 体力中等度以下で，ときに便が硬く塊状なものの次の諸症：便秘，便秘に伴う頭重・のぼせ・湿疹・皮膚炎・吹出物（にきび）・食欲不振（食欲減退）・腹部膨満・腸内異常醗酵・痔などの症状の緩和
用法 1回15才以上20〜30丸，14〜7才13〜20丸，1日1〜3回食前又は食間あるいは就寝前。7才未満は服用しない
包装 45g〔Ⓐ1,890（税込み）〕，100g〔Ⓐ3,990（税込み）〕，500g

オオクサ麻子仁丸⊖　　大草薬品㈱-日邦薬品工業㈱
区分 第2類
組成 丸（褐）：3包（60丸）中　マシニン1330mg，シャクヤク532mg，キジツ532mg，コウボク532mg，ダイオウ1064mg，キョウニン532mg
添加 寒梅粉，ハチミツ，セラック
適応 便秘
用法 1回15才以上20丸，14〜7才14丸，6〜4才10丸，1日1〜3回食前又は食間。かまずに服用。4才未満は服用しない
包装 500g

オオクサ麻子仁丸（分包）⊖　　大草薬品㈱-日邦薬品工業㈱
区分 第2類
組成 丸（黄褐）：3包（60丸）中　マシニン1330mg，シャクヤク532mg，キジツ532mg，コウボク532mg，ダイオウ1064mg，キョウニン532mg
添加 寒梅粉，ハチミツ，セラック
適応 便秘
用法 1回15才以上1包，14〜7才約2/3，6〜4才1/2，1日1〜3回食前又は食間。かまずに服用。4才未満は服用しない
包装 16包〔Ⓐ1,000〕

阪本漢法の麻子仁丸⊖　　㈱阪本漢法製薬
区分 第2類
組成 丸：90丸中　マシニン末1500mg，シャクヤク末600mg，キジツ末600mg，コウボク末600mg，キョウニン末600mg，ダイオウ末1200mg
添加 ハチミツ，コメデンプン，ヒドロキシプロピルセルロース，セラック
適応 体力中等度以下で，ときに便が硬く塊状なものの次の諸症：便秘，便秘に伴う頭重・のぼせ・湿疹・皮膚炎・吹出物（にきび）・食欲不振（食欲減退）・腹部膨満・腸内異常醗酵・痔などの症状の緩和
用法 1回15才以上20〜30丸，14〜7才13〜20丸，6〜4才10〜15丸，3才6〜10丸，1日3回食前又は食間。3才未満は服用しない
包装 600丸〔Ⓐ2,940（税込み）〕

サンワ麻子仁丸料エキス細粒⊖　　三和生薬㈱
区分 第2類
組成 細：6g中　麻子仁丸料水製エキス2.1g（マシニン5g，シャクヤク・キジツ・コウボク・キョウニン各2g，ダイオウ4g）
添加 乳糖，トウモロコシデンプン
適応 体力中等度以下で，ときに便が硬く塊状なものの次の諸症：便秘，便秘に伴う頭重・のぼせ・湿疹・皮膚炎・吹出物（にきび）・食欲不振（食欲減退）・腹部膨満・腸内異常醗酵・痔などの症状の緩和
用法 1回15才以上2g，14〜7才1.3g，6〜4才1g，1日3回食前又は食間。4才未満は服用しない
包装 500g

サンワ麻子仁丸料エキス細粒「分包」⊖　　三和生薬㈱
区分 第2類
組成 細：3包（6g）中　麻子仁丸料水製エキス2.1g（マシニン5g，シャクヤク・キジツ・コウボク・キョウニン各2g，ダイオウ4g）
添加 乳糖，トウモロコシデンプン
適応 体力中等度以下で，ときに便が硬く塊状なものの次の諸症：便秘，便秘に伴う頭重・のぼせ・湿疹・皮膚炎・吹出物（にきび）・食欲不振（食欲減退）・腹部膨満・腸内異常醗酵・痔などの症状の緩和
用法 1回15才以上1包，14〜7才2/3，6〜4才1/2，1日3回食前又は食間。4才未満は服用しない
包装 30包〔Ⓐ2,415（税込み）〕，90包〔Ⓐ6,615（税込み）〕

サンワ麻子仁丸料エキス錠⊖　　三和生薬㈱
区分 第2類
組成 錠：18錠中　麻子仁丸料水製エキス2.1g（マシニン5g，シャクヤク・キジツ・コウボク・キョウニン各2g，ダイオウ4g）
添加 乳糖，トウモロコシデンプン，ヒドロキシプロピルスターチ，ステアリン酸カルシウム，カルメロース（CMC），セルロース
適応 体力中等度以下で，ときに便が硬く塊状なものの次の諸症：

便秘，便秘に伴う頭重・のぼせ・湿疹・皮膚炎・吹出物（にきび）・食欲不振（食欲減退）・腹部膨満・腸内異常醗酵・痔などの症状の緩和
用法 1回15才以上6錠，14〜7才4錠，6〜5才3錠，1日3回食前又は食間。5才未満は服用しない
包装 270錠〔Ⓐ3,255（税込み）〕

マシニーンV「コタロー」（麻子仁丸料エキス錠）⊖　小太郎漢方製薬㈱
区分 第2類
組成 錠（茶）：15錠中 水製エキス2.333g（マシニン3.333g，シャクヤク・キジツ・コウボク各1.667g，ダイオウ2.917g，キョウニン2.083g）
添加 カルメロースカルシウム（CMC-Ca），軽質無水ケイ酸，結晶セルロース，酸化チタン，ステアリン酸マグネシウム，タルク，トウモロコシデンプン，ヒプロメロース（ヒドロキシプロピルメチルセルロース），メタケイ酸アルミン酸マグネシウム，カラメル，カルナウバロウ，サラシミツロウ
適応 体力中等度以下で，ときに便が硬く塊状なものの次の諸症：便秘，便秘に伴う頭重・のぼせ・食欲不振（食欲減退）・腹部膨満・湿疹・皮膚炎・吹出物（にきび）・腸内異常醗酵・痔などの症状の緩和
用法 1回15才以上5錠，14〜5才3錠，1日3回食前又は食間。5才未満は服用しない
包装 180錠

麻子仁丸⊖　㈲杉原達二商店
区分 第2類
組成 丸：100丸中 マシニン3g，シャクヤク1.2g，キジツ1.2g，コウボク1.2g，キョウニン1.2g，ダイオウ2.2g
適応 便秘
用法 1回20丸1日3回食間
包装 250g，500g

麻子仁丸〔細粒〕90⊖　松浦薬業㈱-松浦漢方㈱
区分 第2類
組成 細（褐）：3包（6g）又は6g中 麻子仁丸料水製エキス3.7g（乾燥物換算で約1.3gに相当）（マシニン2.5g，シャクヤク・キジツ・コウボク・キョウニン各1g，ダイオウ2g），麻子仁丸混合末1.7g（マシニン0.441g，シャクヤク・キジツ・コウボク・キョウニン各0.176g，ダイオウ0.353g）
添加 アスパルテーム（L-フェニルアラニン化合物），ヒプロメロース（ヒドロキシプロピルメチルセルロース），乳糖，バレイショデンプン，軽質無水ケイ酸，香料
適応 体力中等度以下で，ときに便が硬く塊状なものの次の諸症：便秘，便秘に伴う頭重・のぼせ・湿疹・皮膚炎・吹出物（にきび）・食欲不振（食欲減退）・腹部膨満・腸内異常醗酵・痔などの症状の緩和
用法 1回15才以上1包又2g，14〜7才$\frac{2}{3}$，6〜4才$\frac{1}{2}$，3〜2才$\frac{1}{3}$，2才未満$\frac{1}{4}$以下，1日3回食前又は食間。1才未満には，医師の診療を受けさせることを優先し，止むを得ない場合にだけ服用させる。3ヵ月未満は服用しない
包装 500g，12包〔Ⓐ1,260（税込み）〕，300包

麻子仁丸料⊖　東洋漢方製薬㈱
区分 第2類
組成 煎：1包（16g）中 マシニン4g，シャクヤク2g，キジツ2g，コウボク2g，ダイオウ3.5g，キョウニン2.5g
適応 便秘
用法 15才以上1日1包を煎じ2〜3回（食前1時間又は食間空腹時）に分けて温服。14〜7才$\frac{2}{3}$，6〜4才$\frac{1}{2}$，1日3回
包装 100包〔Ⓑ10,000〕

麻子仁丸料エキス錠クラシエ⊖　クラシエ製薬㈱-クラシエ薬品㈱
区分 第2類
組成 錠（褐）：12錠（3636mg）中 麻子仁丸料エキス粉末1800mg（マシニン2.2g，シャクヤク・キジツ・コウボク各1.1g，ダイオウ1.925g，キョウニン1.375g）
添加 青色2号，ステアリン酸マグネシウム，ケイ酸アルミニウム，カルメロースカルシウム（CMC-Ca），セルロース，ヒプロメロース（ヒドロキシプロピルメチルセルロース），ヒプロメロースフタル酸エステル，マクロゴール，トリアセチン，三二酸化鉄，黄色三二酸化鉄
適応 体力中等度以下で，ときに便が硬く塊状なものの次の諸症：便秘，便秘に伴う頭重・のぼせ・湿疹・皮膚炎・吹出物（にきび）・食欲不振（食欲減退）・腹部膨満・腸内異常醗酵・痔などの症状の緩和
用法 15才以上1回4錠1日3回食前又は食間。15才未満は服用しない
包装 180錠，360錠

麻子仁丸料「タキザワ」⊖　㈱タキザワ漢方廠
区分 第2類
組成 煎：2包（17g）中 マシニン5g，シャクヤク2g，キジツ2g，コウボク2g，ダイオウ4g，キョウニン2g
適応 体力中等度以下で，ときに便が硬く塊状なものの次の諸症：便秘，便秘に伴う頭重・のぼせ・湿疹・皮膚炎・吹出物（にきび）・食欲不振（食欲減退）・腹部膨満・腸内異常醗酵・痔などの症状の緩和
用法 15才以上1回1包を煎じ，1日2回朝夕空腹時。14〜7才$\frac{2}{3}$，6〜4才$\frac{1}{2}$，3〜2才$\frac{1}{3}$，2才未満$\frac{1}{4}$。1才未満には，医師の診療を受けさせることを優先し，止むを得ない場合にだけ服用させる。3ヵ月未満は服用しない
包装 120包〔Ⓐ22,050（税込み）Ⓑ11,025（税込み）〕

モリ　マシン⊖　大杉製薬㈱
区分 第2類
組成 顆（茶褐）：3包（6g）中 麻子仁丸料乾燥エキス2.6g（マシニン5g，シャクヤク・キジツ・コウボク・キョウニン各2g，ダイオウ4g）
添加 乳糖，トウモロコシデンプン，ステアリン酸マグネシウム
適応 体力中等度以下で，ときに便が硬く塊状なものの次の諸症：便秘，便秘に伴う頭重・のぼせ・湿疹・皮膚炎・吹出物（にきび）・食欲不振（食欲減退）・腹部膨満・腸内異常醗酵・痔などの症状の緩和
用法 1回15才以上1包，14〜7才$\frac{2}{3}$，6〜4才$\frac{1}{2}$，3〜2才$\frac{1}{3}$，2才未満$\frac{1}{4}$，1日3回食前又は食間。1才未満には，医師の診療を受けさせることを優先し，止むを得ない場合にだけ服用させる。3ヵ月未満は服用しない
包装 45包〔Ⓐ3,500〕

味麦地黄丸
ミバクジオウガン

〔基準〕

(平成23年4月15日 厚生労働省医薬食品局審査管理課長通知による)
1. 成分・分量
    地黄8, 8, 山茱萸4, 4, 山薬4, 4, 沢瀉3, 3, 茯苓3, 3, 牡丹皮3, 3, 麦門冬6, 6, 五味子2, 2 (左側の数字は湯, 右側は散)
2. 用法・用量
    (1)散：1回2g　1日3回　(2)湯
3. 効能・効果
    体力中等度以下で, 疲れやすく胃腸障害がなく, ときにせき, 口渇があるものの次の諸症：下肢痛, 腰痛, しびれ, 高齢者のかすみ目, かゆみ, 排尿困難, 頻尿, むくみ, 息切れ, からぜき

〔使用上の注意〕

(平成25年3月27日　厚生労働省医薬食品局安全対策課長・審査管理課長通知による)

【添付文書等に記載すべき事項】

『してはいけないこと』
(守らないと現在の症状が悪化したり, 副作用が起こりやすくなる)
　次の人は服用しないこと
　　生後3ヵ月未満の乳児。
　　　〔生後3ヵ月未満の用法がある製剤に記載すること。〕

『相談すること』
1. 次の人は服用前に医師, 薬剤師又は登録販売者に相談すること
   (1) 医師の治療を受けている人。
   (2) 妊婦又は妊娠していると思われる人。
   (3) 胃腸が弱く下痢しやすい人。
2. 服用後, 次の症状があらわれた場合は副作用の可能性があるので, 直ちに服用を中止し, この文書を持って医師, 薬剤師又は登録販売者に相談すること

関係部位	症　　状
消化器	食欲不振, 胃部不快感, 腹痛

3. 服用後, 次の症状があらわれることがあるので, このような症状の持続又は増強が見られた場合には, 服用を中止し, この文書を持って医師, 薬剤師又は登録販売者に相談すること
   下痢
4. 1ヵ月位服用しても症状がよくならない場合は服用を中止し, この文書を持って医師, 薬剤師又は登録販売者に相談すること

〔用法及び用量に関連する注意として, 用法及び用量の項目に続けて以下を記載すること。〕
(1) 小児に服用させる場合には, 保護者の指導監督のもとに服用させること。
　　〔小児の用法及び用量がある場合に記載すること。〕
(2) 〔小児の用法がある場合, 剤形により, 次に該当する場合は, そのいずれかを記載すること。〕
    1) 3歳以上の幼児に服用させる場合には, 薬剤がのどにつかえることのないよう, よく注意すること。
       〔5歳未満の幼児の用法がある錠剤・丸剤の場合に記載すること。〕
    2) 幼児に服用させる場合には, 薬剤がのどにつかえることのないよう, よく注意すること。
       〔3歳未満の用法及び用量を有する丸剤の場合に記載すること。〕
    3) 1歳未満の乳児には, 医師の診療を受けさせることを優先し, やむを得ない場合にのみ服用させること。
       〔カプセル剤及び錠剤・丸剤以外の製剤の場合に記載すること。なお, 生後3ヵ月未満の用法がある製剤の場合, 「生後3ヵ月未満の乳児」を『してはいけないこと』に記載し, 用法及び用量欄には記載しないこと。〕

保管及び取扱い上の注意
(1) 直射日光の当たらない（湿気の少ない）涼しい所に（密栓して）保管すること。
　　〔( )内は必要とする場合に記載すること。〕
(2) 小児の手の届かない所に保管すること。
(3) 他の容器に入れ替えないこと。（誤用の原因になったり品質が変わる。）
　　〔容器等の個々に全適表示がなされていて, 誤用のおそれのない場合には記載しなくてもよい。〕

【外部の容器又は外部の被包に記載すべき事項】
注意
1. 次の人は服用しないこと
    生後3ヵ月未満の乳児。
    〔生後3ヵ月未満の用法がある製剤に記載すること。〕
2. 次の人は服用前に医師, 薬剤師又は登録販売者に相談すること
   (1) 医師の治療を受けている人。
   (2) 妊婦又は妊娠していると思われる人。
   (3) 胃腸が弱く下痢しやすい人。
2′. 服用が適さない場合があるので, 服用前に医師, 薬剤師又は登録販売者に相談すること
    〔2.の項目の記載に際し, 十分な記載スペースがない場合には2′.を記載すること。〕
3. 服用に際しては, 説明文書をよく読むこと
4. 直射日光の当たらない（湿気の少ない）涼しい所に（密栓して）保管すること
    〔( )内は必要とする場合に記載すること。〕

イスクラ八仙丸T ㊀　イスクラ産業㈱
区分 第2類
組成 丸（褐）：18丸(3.33g)中 ジオウ0.75g, サンシュユ0.37g, サンヤク0.37g, タクシャ0.28g, バクモンドウ0.28g, ブクリョウ0.28g, ボタンピ0.28g, ゴミシ0.19g
添加 トウモロコシデンプン, ハチミツ, 精製セラック, マクロゴール6000
適応 体力中等度以下で, 疲れやすく胃腸障害がなく, ときにせき, 口渇があるものの次の諸症：下肢痛, 腰痛, しびれ, 高齢者のかすみ目, かゆみ, 排尿困難, 頻尿, むくみ, 息切れ, からぜき
用法 1回15才以上6丸, 14～7才4丸, 6～5才3丸, 1日3回食前。5才未満は服用しない
包装 540丸, 3600丸

麦味地黄丸 ㊀　八ッ目製薬㈱-クラシエ薬品㈱
区分 第2類
組成 丸（黒褐）：21丸(4.011g)中 バクモンドウ0.28g, ボタンピ0.28g, タクシャ0.28g, ブクリョウ0.28g, ゴミシ0.19g, ジオウ0.75g, サンシュユ0.37g, サンヤク0.37g
添加 ハチミツ, 滑石
適応 体力中等度以下で, 疲れやすく胃腸障害がなく, ときにせき, 口渇があるものの次の諸症：下肢痛, 腰痛, しびれ, 高齢者のかすみ目, かゆみ, 排尿困難, 頻尿, むくみ, 息切れ, からぜき
用法 15才以上1回7丸1日3回食間。15才未満は服用しない
包装 630丸

八仙宝寿丸 ㊀　八ッ目製薬㈱-イスクラ産業㈱
区分 第2類

明朗飲

|組成丸|：21丸中 バクモンドウ0.28g，ゴミシ0.19g，ジオウ0.75g，サンシュユ0.37g，サンヤク0.37g，ボタンピ0.28g，タクシャ0.28g，ブクリョウ0.28g
|添加|ハチミツ，滑石
|適応|体力中等度以下で，疲れやすく胃腸障害がなく，ときにせき，口渇があるものの次の諸症：下肢痛，腰痛，しびれ，高齢者のかすみ目，かゆみ，排尿困難，頻尿，むくみ，息切れ，からぜき
|用法|15才以上1回7丸1日3回食間。15才未満は服用しない
|包装|630丸〔Ⓐ5,565(税込み)〕

〔基準〕

(平成22年4月1日 厚生労働省医薬食品局審査管理課長通知による)
1. 成分・分量
   茯苓4～6，細辛1.5～2，桂皮3～4，黄連1.5～2，白朮2～4，甘草2，車前子2～3
2. 用法・用量
   湯
3. 効能・効果
   体力中等度で，ときにめまい，ふらつき，動悸があるものの次の諸症：急・慢性結膜炎，目の充血，流涙（なみだ目）

〔使用上の注意〕

(平成25年3月27日 厚生労働省医薬食品局安全対策課長・審査管理課長通知による)

【添付文書等に記載すべき事項】
『してはいけないこと』
(守らないと現在の症状が悪化したり，副作用が起こりやすくなる)
　　次の人は服用しないこと
　　　生後3ヵ月未満の乳児。
　　〔生後3ヵ月未満の用法がある製剤に記載すること。〕

『相談すること』
1. 次の人は服用前に医師，薬剤師又は登録販売者に相談すること
   (1) 医師の治療を受けている人。
   (2) 妊婦又は妊娠していると思われる人。
   (3) 高齢者。
       〔1日最大配合量が甘草として1g以上（エキス剤については原生薬に換算して1g以上）含有する製剤に記載すること。〕
   (4) 今までに薬などにより発疹・発赤，かゆみ等を起こしたことがある人。
   (5) 次の症状のある人。
       むくみ
       〔1日最大配合量が甘草として1g以上（エキス剤については原生薬に換算して1g以上）含有する製剤に記載すること。〕
   (6) 次の診断を受けた人。
       高血圧，心臓病，腎臓病
       〔1日最大配合量が甘草として1g以上（エキス剤については原生薬に換算して1g以上）含有する製剤に記載すること。〕
2. 服用後，次の症状があらわれた場合は副作用の可能性があるので，直ちに服用を中止し，この文書を持って医師，薬剤師又は登録販売者に相談すること

関係部位	症　　状
皮　膚	発疹・発赤，かゆみ

まれに下記の重篤な症状が起こることがある。その場合は直ちに医師の診療を受けること。

症状の名称	症　　状
偽アルドステロン症，ミオパチー	手足のだるさ，しびれ，つっぱり感やこわばりに加えて，脱力感，筋肉痛があらわれ，徐々に強くなる。

〔1日最大配合量が甘草として1g以上（エキス剤については原生薬に換算して1g以上）含有する製剤に記載すること。〕

3. 1ヵ月位（急性結膜炎に服用する場合には5〜6回）服用しても症状がよくならない場合は服用を中止し、この文書を持って医師、薬剤師又は登録販売者に相談すること
4. 長期連用する場合には、医師、薬剤師又は登録販売者に相談すること
〔1日最大配合量が甘草として1g以上（エキス剤については原生薬に換算して1g以上）含有する製剤に記載すること。〕
〔用法及び用量に関連する注意として、用法及び用量の項目に続けて以下を記載すること。〕
(1) 小児に服用させる場合には、保護者の指導監督のもとに服用させること。
〔小児の用法及び用量がある場合に記載すること。〕
(2) 〔小児の用法がある場合、剤形により、次に該当する場合には、そのいずれかを記載すること。〕
 1) 3歳以上の幼児に服用させる場合には、薬剤がのどにつかえることのないよう、よく注意すること。
〔5歳未満の幼児の用法がある錠剤・丸剤の場合に記載すること。〕
 2) 幼児に服用させる場合には、薬剤がのどにつかえることのないよう、よく注意すること。
〔3歳未満の用法及び用量を有する丸剤の場合に記載すること。〕
 3) 1歳未満の乳児には、医師の診療を受けさせることを優先し、やむを得ない場合にのみ服用させること。
〔カプセル剤及び錠剤・丸剤以外の製剤の場合に記載すること。なお、生後3ヵ月未満の用法がある製剤の場合、「生後3ヵ月未満の乳児」を『してはいけないこと』に記載し、用法及び用量欄には記載しないこと。〕

保管及び取扱い上の注意
(1) 直射日光の当たらない（湿気の少ない）涼しい所に（密栓して）保管すること。
〔（　）内は必要とする場合に記載すること。〕
(2) 小児の手の届かない所に保管すること。
(3) 他の容器に入れ替えないこと。（誤用の原因になったり品質が変わる。）
〔容器等の個々に至適表示がなされていて、誤用のおそれのない場合には記載しなくてもよい。〕

【外部の容器又は外部の被包に記載すべき事項】
注意
1. 次の人は服用しないこと
生後3ヵ月未満の乳児。
〔生後3ヵ月未満の用法がある製剤に記載すること。〕
2. 次の人は服用前に医師、薬剤師又は登録販売者に相談すること
(1) 医師の治療を受けている人。
(2) 妊婦又は妊娠していると思われる人。
(3) 高齢者。
〔1日最大配合量が甘草として1g以上（エキス剤については原生薬に換算して1g以上）含有する製剤に記載すること。〕
(4) 今までに薬などにより発疹・発赤、かゆみ等を起こしたことがある人。
(5) 次の症状のある人。
むくみ
〔1日最大配合量が甘草として1g以上（エキス剤については原生薬に換算して1g以上）含有する製剤に記載すること。〕
(6) 次の診断を受けた人。
高血圧、心臓病、腎臓病
〔1日最大配合量が甘草として1g以上（エキス剤については原生薬に換算して1g以上）含有する製剤に記載すること。〕
2′. 服用が適さない場合があるので、服用前に医師、薬剤師又は登録販売者に相談すること
〔2.の項目の記載に際し、十分な記載スペースがない場合には2′.を記載すること。〕
3. 服用に際しては、説明文書をよく読むこと
4. 直射日光の当たらない（湿気の少ない）涼しい所に（密栓して）保管すること
〔（　）内は必要とする場合に記載すること。〕

モクボウイトウ 木防已湯

〔基準〕

(平成24年8月30日 厚生労働省医薬食品局審査管理課長通知による)
1. 成分・分量
   防已2.4～6, 石膏6～12, 桂皮1.6～6, 人参2～4 (竹節人参4でも可)
2. 用法・用量
   湯
3. 効能・効果
   体力中等度以上で, みぞおちがつかえ, 血色すぐれないものの次の諸症：動悸, 息切れ, 気管支ぜんそく, むくみ

〔使用上の注意〕

(平成25年3月27日 厚生労働省医薬食品局安全対策課長・審査管理課長通知による)

【添付文書等に記載すべき事項】
『してはいけないこと』
(守らないと現在の症状が悪化したり, 副作用が起こりやすくなる)
　次の人は服用しないこと
　　生後3ヵ月未満の乳児。
　　〔生後3ヵ月未満の用法がある製剤に記載すること。〕
『相談すること』
1. 次の人は服用前に医師, 薬剤師又は登録販売者に相談すること
   (1) 医師の治療を受けている人。
   (2) 妊婦又は妊娠していると思われる人。
   (3) 体の虚弱な人 (体力の衰えている人, 体の弱い人)。
   (4) 胃腸が虚弱で冷え症の人。
   (5) 今までに薬などにより発疹・発赤, かゆみ等を起こしたことがある人。
2. 服用後, 次の症状があらわれた場合は副作用の可能性があるので, 直ちに服用を中止し, この文書を持って医師, 薬剤師又は登録販売者に相談すること

関係部位	症　　　　状
皮　膚	発疹・発赤, かゆみ
消化器	吐き気, 食欲不振, 胃部不快感

3. 服用後, 次の症状があらわれることがあるので, このような症状の持続又は増強が見られた場合には, 服用を中止し, この文書を持って医師, 薬剤師又は登録販売者に相談すること
   下痢
4. 1ヵ月位服用しても症状がよくならない場合は服用を中止し, この文書を持って医師, 薬剤師又は登録販売者に相談すること

〔用法及び用量に関連する注意として, 用法及び用量の項目に続けて以下を記載すること。〕
(1) 小児に服用させる場合には, 保護者の指導監督のもとに服用させること。
　　〔小児の用法及び用量がある場合に記載すること。〕
(2) 〔小児の用法がある場合, 剤形により, 次に該当する場合には, そのいずれかを記載すること。〕
　1) 3歳以上の幼児に服用させる場合には, 薬剤がのどにつかえることのないよう, よく注意すること。
　　〔5歳未満の幼児の用法がある錠剤・丸剤の場合に記載すること。〕
　2) 幼児に服用させる場合には, 薬剤がのどにつかえることのないよう, よく注意すること。
　　〔3歳未満の用法及び用量を有する丸剤の場合に記載すること。〕
　3) 1歳未満の乳児には, 医師の診療を受けさせることを優先し, やむを得ない場合にのみ服用させること。
　　〔カプセル剤及び錠剤・丸剤以外の製剤の場合に記載すること。なお, 生後3ヵ月未満の用法がある製剤の場合,「生後3ヵ月未満の乳児」を『してはいけないこと』に記載し, 用法及び用量欄には記載しないこと。〕
保管及び取扱い上の注意
(1) 直射日光の当たらない (湿気の少ない) 涼しい所に (密栓して) 保管すること。
　　〔(　) 内は必要とする場合に記載すること。〕
(2) 小児の手の届かない所に保管すること。
(3) 他の容器に入れ替えないこと。(誤用の原因になったり品質が変わる。)
　　〔容器等の個々に至適表示がなされていて, 誤用のおそれのない場合には記載しなくてもよい。〕
【外部の容器又は外部の被包に記載すべき事項】
注意
1. 次の人は服用しないこと
   生後3ヵ月未満の乳児。
   〔生後3ヵ月未満の用法がある製剤に記載すること。〕
2. 次の人は服用前に医師, 薬剤師又は登録販売者に相談すること
   (1) 医師の治療を受けている人。
   (2) 妊婦又は妊娠していると思われる人。
   (3) 体の虚弱な人 (体力の衰えている人, 体の弱い人)。
   (4) 胃腸が虚弱で冷え症の人。
   (5) 今までに薬などにより発疹・発赤, かゆみ等を起こしたことがある人。
2′. 服用が適さない場合があるので, 服用前に医師, 薬剤師又は登録販売者に相談すること
   〔2.の項目の記載に際し, 十分な記載スペースがない場合には2′.を記載すること。〕
3. 服用に際しては, 説明文書をよく読むこと
4. 直射日光の当たらない (湿気の少ない) 涼しい所に (密栓して) 保管すること
   〔(　) 内は必要とする場合に記載すること。〕

楊柏散
ヨウハクサン

〔基準〕

(平成20年9月30日 厚生労働省医薬食品局審査管理課長通知による)

1. 成分・分量
   楊梅皮2，黄柏2，犬山椒1
2. 用法・用量
   外用である。細末を混和し，うすい酢又は水で泥状として患部に塗る。
3. 効能・効果
   捻挫，打撲

〔使用上の注意〕

(平成25年3月27日　厚生労働省医薬食品局安全対策課長・審査管理課長通知による)

【添付文書等に記載すべき事項】
『してはいけないこと』
(守らないと現在の症状が悪化したり，副作用が起こりやすくなる)
次の部位には使用しないこと
(1) 目の周囲，粘膜等。
(2) 湿疹，かぶれ，傷口。

『相談すること』
1. 次の人は使用前に医師，薬剤師又は登録販売者に相談すること
   薬などによりアレルギー症状を起こしたことがある人。
2. 使用後，次の症状があらわれた場合は副作用の可能性があるので，直ちに使用を中止し，この文書を持って医師，薬剤師又は登録販売者に相談すること

関係部位	症　　状
皮　膚	発疹・発赤，かゆみ

3. 5～6日間使用しても症状がよくならない場合は使用を中止し，この文書を持って医師，薬剤師又は登録販売者に相談すること

〔用法及び用量に関連する注意として，用法及び用量の項目に続けて以下を記載すること。〕
(1) 小児に使用させる場合には，保護者の指導監督のもとに使用させること。
(2) 目に入らないよう注意すること。万一，目に入った場合には，水又はぬるま湯で洗うこと。なお，症状が重い場合には，眼科医の診療を受けること。
　〔塗布剤又はエアゾール剤の場合に記載すること。〕
(3) 大量・広範囲には使用しないこと。
　〔エアゾール剤の場合に記載すること。〕
(4) 外用にのみ使用すること。
　〔塗布剤の場合に記載すること。〕
(4') 外用にのみ使用し，吸入しないこと。(まれに，)吸入によりめまい，はき気等の症状を起こすことがあるので，できるだけ吸入しないよう，また周囲の人にも十分注意して使用すること。
　〔エアゾール剤の場合に記載すること。ただし，(　)内は必要とする場合に記載すること。〕
(5) 使用する前によく振とうすること。
　〔必要な場合に記載すること。〕
(6) 患部まで〇〇cmの距離で噴霧すること。
　〔エアゾール剤の場合に当該製品の至適な距離を記載すること。〕
(7) 同じ個所に連続して〇秒以上噴霧しないこと。
　〔エアゾール剤の場合に当該製品の至適な時間を3秒を超えない範囲で記載すること。〕

保管及び取扱い上の注意
(1) 直射日光の当たらない(湿気の少ない)涼しい所に(密栓して)保管すること。
　〔(　)内は必要とする場合に記載すること。〕
(2) 小児の手の届かない所に保管すること。
(3) 他の容器に入れ替えないこと。(誤用の原因になったり品質が変わる。)
　〔容器等の個々に至適表示がなされていて，誤用のおそれのない場合には記載しなくてもよい。〕

【外部の容器又は外部の被包に記載すべき事項】
注意
1. 次の部位には使用しないこと
   (1) 目の周囲，粘膜等。
   (2) 湿疹，かぶれ，傷口。
2. 次の人は使用前に医師，薬剤師又は登録販売者に相談すること
   薬などによりアレルギー症状を起こしたことがある人。
2'. 使用が適さない場合があるので，使用前に医師，薬剤師又は登録販売者に相談すること
　〔2.の項目の記載に際し，十分な記載スペースがない場合には2'.を記載すること。〕
3. 使用に際しては，説明文書をよく読むこと
4. 使用に際しては，本人及び周囲の人も吸入しないように注意すること
　〔エアゾール剤の場合に記載すること。〕
5. 直射日光の当たらない(湿気の少ない)涼しい所に(密栓して)保管すること
　〔(　)内は必要とする場合に記載すること。〕
6. 火気には近づけないこと
　〔引火性液剤又はエアゾール剤の場合に記載すること。〕

一般用漢方製剤

ヨクイニントウ
薏苡仁湯

〔基準〕

(平成20年9月30日 厚生労働省医薬食品局審査管理課長通知による)
1. 成分・分量
   麻黄4, 当帰4, 蒼朮4 (白朮も可), 薏苡仁8〜10, 桂皮3, 芍薬3, 甘草2
2. 用法・用量
   湯
3. 効能・効果
   体力中等度で，関節や筋肉のはれや痛みがあるものの次の諸症：関節痛，筋肉痛，神経痛

〔使用上の注意〕

(平成25年3月27日 厚生労働省医薬食品局安全対策課長・審査管理課長通知による)

【添付文書等に記載すべき事項】
『してはいけないこと』
(守らないと現在の症状が悪化したり，副作用が起こりやすくなる)
  次の人は服用しないこと
    生後3ヵ月未満の乳児。
    〔生後3ヵ月未満の用法がある製剤に記載すること。〕
『相談すること』
1. 次の人は服用前に医師，薬剤師又は登録販売者に相談すること
   (1) 医師の治療を受けている人。
   (2) 妊婦又は妊娠していると思われる人。
   (3) 体の虚弱な人（体力の衰えている人，体の弱い人）。
   (4) 胃腸の弱い人。
   (5) 発汗傾向の著しい人。
   (6) 高齢者。
      〔マオウ又は，1日最大配合量が甘草として1g以上（エキス剤については原生薬に換算して1g以上）含有する製剤に記載すること。〕
   (7) 今までに薬などにより発疹・発赤，かゆみ等を起こしたことがある人。
   (8) 次の症状のある人。
      むくみ[1]，排尿困難[2]
      〔[1]は，1日最大配合量が甘草として1g以上（エキス剤については原生薬に換算して1g以上）含有する製剤に記載すること。[2]は，マオウを含有する製剤に記載すること。〕
   (9) 次の診断を受けた人。
      高血圧[1,2]，心臓病[1,2]，腎臓病[1,2]，甲状腺機能障害[2]
      〔[1]は，1日最大配合量が甘草として1g以上（エキス剤については原生薬に換算して1g以上）含有する製剤に記載すること。[2]は，マオウを含有する製剤に記載すること。〕
2. 服用後，次の症状があらわれた場合は副作用の可能性があるので，直ちに服用を中止し，この文書を持って医師，薬剤師又は登録販売者に相談すること

関係部位	症状
皮膚	発疹・発赤，かゆみ
消化器	吐き気・嘔吐，食欲不振，胃部不快感

まれに下記の重篤な症状が起こることがある。その場合は直ちに医師の診療を受けること。

症状の名称	症状
偽アルドステロン症，ミオパチー	手足のだるさ，しびれ，つっぱり感やこわばりに加えて，脱力感，筋肉痛があらわれ，徐々に強くなる。

〔1日最大配合量が甘草として1g以上（エキス剤については原生薬に換算して1g以上）含有する製剤に記載すること。〕

3. 1ヵ月位服用しても症状がよくならない場合は服用を中止し，この文書を持って医師，薬剤師又は登録販売者に相談すること
4. 長期連用する場合には，医師，薬剤師又は登録販売者に相談すること
   〔1日最大配合量が甘草として1g以上（エキス剤については原生薬に換算して1g以上）含有する製剤に記載すること。〕
〔用法及び用量に関連する注意として，用法及び用量の項目に続けて以下を記載すること。〕
(1) 小児に服用させる場合には，保護者の指導監督のもとに服用させること。
   〔小児の用法及び用量がある場合に記載すること。〕
(2) 小児の用法がある場合，剤形により，次に該当する場合には，そのいずれかを記載すること。
   1) 3歳以上の幼児に服用させる場合には，薬剤がのどにつかえることのないよう，よく注意すること。
      〔5歳未満の幼児の用法がある錠剤・丸剤の場合に記載すること。〕
   2) 幼児に服用させる場合には，薬剤がのどにつかえることのないよう，よく注意すること。
      〔3歳未満の用法及び用量を有する丸剤の場合に記載すること。〕
   3) 1歳未満の乳児には，医師の診療を受けさせることを優先し，やむを得ない場合にのみ服用させること。
      〔カプセル剤及び錠剤・丸剤以外の製剤の場合に記載すること。なお，生後3ヵ月未満の用法がある製剤の場合，「生後3ヵ月未満の乳児」を『してはいけないこと』に記載し，用法及び用量欄には記載しないこと。〕

保管及び取扱い上の注意
(1) 直射日光の当たらない（湿気の少ない）涼しい所に（密栓して）保管すること。
   〔（ ）内は必要とする場合に記載すること。〕
(2) 小児の手の届かない所に保管すること。
(3) 他の容器に入れ替えないこと。（誤用の原因になったり品質が変わる。）
   〔容器等の個々に至適表示がなされていて，誤用のおそれのない場合には記載しなくてもよい。〕

【外部の容器又は外部の被包に記載すべき事項】
注意
1. 次の人は服用しないこと
   生後3ヵ月未満の乳児。
   〔生後3ヵ月未満の用法がある製剤に記載すること。〕
2. 次の人は服用前に医師，薬剤師又は登録販売者に相談すること
   (1) 医師の治療を受けている人。
   (2) 妊婦又は妊娠していると思われる人。
   (3) 体の虚弱な人（体力の衰えている人，体の弱い人）。
   (4) 胃腸の弱い人。
   (5) 発汗傾向の著しい人。
   (6) 高齢者。
      〔マオウ又は，1日最大配合量が甘草として1g以上（エキス剤については原生薬に換算して1g以上）含有する製剤に記載すること。〕
   (7) 今までに薬などにより発疹・発赤，かゆみ等を起こしたことがある人。
   (8) 次の症状のある人。

むくみ[1]，排尿困難[2]

〔[1]は，1日最大配合量が甘草として1g以上（エキス剤については原生薬に換算して1g以上）含有する製剤に記載すること。[2]は，マオウを含有する製剤に記載すること。〕

(9) 次の診断を受けた人。
高血圧[1,2]，心臓病[1,2]，腎臓病[1,2]，甲状腺機能障害[2]

〔[1]は，1日最大配合量が甘草として1g以上（エキス剤については原生薬に換算して1g以上）含有する製剤に記載すること。[2]は，マオウを含有する製剤に記載すること。〕

2'．服用が適さない場合があるので，服用前に医師，薬剤師又は登録販売者に相談すること

〔2.の項目の記載に際し，十分な記載スペースがない場合には2'.を記載すること。〕

3．服用に際しては，説明文書をよく読むこと
4．直射日光の当たらない（湿気の少ない）涼しい所に（密栓して）保管すること
〔（ ）内は必要とする場合に記載すること。〕

ウチダの薏苡仁湯 ㈱ウチダ和漢薬
区分 第2類
組成 煎：1袋中 マオウ4g，トウキ4g，ビャクジュツ4g，ヨクイニン8g，ケイヒ3g，シャクヤク3g，カンゾウ2g
適応 四肢疼痛，麻痺があり，四肢屈伸困難なもので，亜急性期及び慢性期に移行したもの：多発性関節リウマチ，漿液性関節炎，筋肉リウマチ
用法 15才以上1日1袋を煎じ2〜3回に分けて食前1時間又は食間空腹時に温服。15才未満は服用しない
包装 30袋

オオクサ薏苡仁湯エキス錠 大草薬品㈱-日邦薬品工業㈱
区分 第2類
組成 錠（黄褐）：15錠中 薏苡仁湯軟エキス3248mg（マオウ・トウキ・ビャクジュツ各2g，ヨクイニン4g，ケイヒ・シャクヤク各1.5g，カンゾウ1g）
添加 バレイショデンプン，無水ケイ酸，セルロース，カルメロースカルシウム（CMC-Ca），ステアリン酸マグネシウム
適応 体力中等度で，関節や筋肉のはれや痛みがあるものの次の諸症：関節痛，筋肉痛，神経痛
用法 1回15才以上5錠，14〜7才3錠，6〜5才2錠，1日3回食前又は食間。かまずに服用。5才未満は服用しない
包装 280錠〔A3,000〕

「クラシエ」漢方薏苡仁湯エキス顆粒 クラシエ製薬㈱-クラシエ薬品㈱
区分 第2類
組成 顆（淡褐）：3包（3.6g）中 薏苡仁湯エキス粉末M 2300mg（ヨクイニン4g，マオウ・トウキ・ビャクジュツ各2g，ケイヒ・シャクヤク各1.5g，カンゾウ1g）
添加 ヒドロキシプロピルセルロース，乳糖，ポリオキシエチレンポリオキシプロピレングリコール
適応 体力中等度で，関節や筋肉のはれや痛みがあるものの次の諸症：関節痛，筋肉痛，神経痛
用法 1回15才以上1包，14〜7才2/3，6〜4才1/2，3〜2才1/3，2才未満1/4，1日3回食前又は食間。1才未満には，医師の診療を受けさせることを優先し，止むを得ない場合にだけ服用させる。3ヵ月未満は服用しない
包装 45包〔A3,465（税込み）〕，90包

サンワ薏苡仁湯エキス細粒 三和生薬㈱
区分 第2類
組成 細：6g中 薏苡仁湯水製エキス2.4g（マオウ・トウキ・ビャクジュツ各2g，ケイヒ・シャクヤク各1.5g，カンゾウ1g，ヨクイニン4g）
添加 乳糖，トウモロコシデンプン
適応 体力中等度で，関節や筋肉のはれや痛みがあるものの次の諸症：関節痛，筋肉痛，神経痛
用法 1回15才以上2g，14〜7才1.4g，6〜4才1g，1日3回食前又は食間。4才未満は服用しない
包装 500g

サンワ薏苡仁湯エキス錠 三和生薬㈱
区分 第2類
組成 錠：18錠（5.4g）中 薏苡仁湯水製エキス2.4g（マオウ・トウキ・ビャクジュツ各2g，ケイヒ・シャクヤク1.5g，カンゾウ1g，ヨクイニン4g）
添加 乳糖，トウモロコシデンプン，カルメロース（CMC），セルロース，メタケイ酸アルミン酸マグネシウム，ステアリン酸カルシウム
適応 体力中等度で，関節や筋肉のはれや痛みがあるものの次の諸症：関節痛，筋肉痛，神経痛
用法 1回15才以上6錠，14〜7才4錠，6〜5才3錠，1日3回食前又は食間。5才未満は服用しない
包装 270錠〔A3,255（税込み）〕

神経痛薬粒状 長倉製薬㈱-日邦薬品工業㈱
区分 第2類
組成 顆（灰褐）：3包（4.5g）中 ヨクイニン水浸エキス（薏苡仁8g），マオウ0.9g，トウキ1g，ビャクジュツ1g，ケイヒ0.3g，シャクヤク0.6g，カンゾウ0.5g
適応 関節炎，神経痛，リウマチ，肩のこり
用法 1回成人1包，15〜8才1/2，7〜5才1/3，4〜2才1/6，1日3回食前又は食間。2才未満は服用しない
包装 45包〔B2,000〕

デルマンジョイ ㈲本町薬品
区分 第2類
組成 散（茶褐）：3包（4.5g）中 薏苡仁湯水製乾燥エキス粉末3.9g（マオウ・トウキ・ビャクジュツ各4g，ヨクイニン10g，ケイヒ・シャクヤク各3g），バレイショデンプン0.6g
適応 慢性的で四肢や筋肉の痛み，熱感，腫脹のあるものの次の諸症状：関節リウマチ，関節炎，筋肉リウマチ
用法 1回成人1包，15〜7才1/2，6〜4才1/4，1日3回食間。4才未満は服用しない
包装 45包〔A5,460（税込み）〕，90包〔A10,230（税込み）〕

東洋の薏苡仁湯 東洋漢方製薬㈱
区分 第2類
組成 煎：1包（28g）中 マオウ4g，トウキ4g，ビャクジュツ4g，ヨクイニン8g，ケイヒ3g，シャクヤク3g，カンゾウ2g
適応 関節痛，筋肉痛
用法 15才以上1日1包を煎じ食間3回に分けて温服。14〜7才2/3，6〜4才1/2，3〜2才1/3。2才未満は服用しない
包装 100包〔B13,000〕

トチモトの薏苡仁湯 ㈱栃本天海堂
区分 第2類
組成 煎：1包（28g）中 カンゾウ2g，ケイヒ3g，シャクヤク3g，ソウジュツ4g，トウキ4g，マオウ4g，ヨクイニン8g
適応 関節痛，筋肉痛
用法 15才以上1日1包を煎じ食前又は食間3回に分服。14〜7才2/3，6〜4才1/2，3〜2才1/3，2才未満1/4以下。1才未満には，止むを得ない場合の他は服用させない。3ヵ月未満は服用しない
包装 10包

ニタンダ薏苡仁湯エキス顆粒 二反田薬品工業㈱
区分 第2類
組成 顆（淡褐）：3包（9g）中 薏苡仁湯乾燥エキス4.4g（マオウ・トウキ・ビャクジュツ各4g，ヨクイニン8g，ケイヒ・シャクヤク各3g，カンゾウ2g）
適応 筋肉痛，関節痛
用法 1回15才以上1包，14〜7才2/3，6〜4才1/2，3〜2才1/3，1日3回食前又は食間。なるべく空腹時に服用。2才未満は服用しない
包装 30包〔A5,250（税込み）〕

ヨクイット「コタロー」(薏苡仁湯エキス錠) ㊀ 小太郎漢方製薬㈱
[区分]**第2類**
[組成][錠](白)：9錠中 水製エキス2.05g（ヨクイニン4g，マオウ・トウキ・ビャクジュツ各2g，ケイヒ・シャクヤク各1.5g，カンゾウ1g）
[添加]酸化チタン，ステアリン酸マグネシウム，タルク，ヒプロメロース(ヒドロキシプロピルメチルセルロース)，粉末飴，メタケイ酸アルミン酸マグネシウム，カルナウバロウ，サラシミツロウ
[適応]関節痛，筋肉痛
[用法]1回15才以上3錠，14～5才2錠，1日3回食前又は食間。5才未満は服用しない
[包装]180錠

薏苡仁湯エキス顆粒KM㊀ ㈱カーヤ-㈱イチゲン，一元製薬㈱
[区分]**第2類**
[組成][顆]：10.5g中 薏苡仁湯水製乾燥エキス5.3g（ヨクイニン8g，ソウジュツ・トウキ・マオウ各4g，ケイヒ・シャクヤク各3g，カンゾウ2g）
[添加]乳糖，ステアリン酸マグネシウム
[適応]体力中等度で，関節や筋肉のはれや痛みがあるものの次の諸症：関節痛，筋肉痛，神経痛
[用法]1回15才以上3.5g，14～7才2.3g，6～4才1.7g，3～2才1.1g，2才未満0.8g以下，1日3回食前又は食間。1才未満には，医師の診療を受けさせることを優先し，止むを得ない場合にだけ服用させる。3ヵ月未満は服用しない
[包装]500g [備考]製造：天津泰達薬業有限公司(中国)

薏苡仁湯エキス〔細粒〕91㊀(配) 松浦薬業㈱-松浦漢方㈱
[区分]**第2類**
[組成][細](淡褐～淡黄褐)：3包(6g)又は6g中 薏苡仁湯水製エキス4.6g（マオウ・トウキ・ソウジュツ各2g，ヨクイニン5g，ケイヒ・シャクヤク各1.5g，カンゾウ1g）
[添加]メタケイ酸アルミン酸マグネシウム，ヒプロメロース(ヒドロキシプロピルメチルセルロース)，乳糖，トウモロコシデンプン，香料
[適応]体力中等度で，関節や筋肉のはれや痛みがあるものの次の諸症：関節痛，筋肉痛，神経痛
[用法]1回15才以上1包又は2g，14～7才⅔，6～4才½，3～2才⅓，2才未満¼以下，1日3回食前又は食間。1才未満には，医師の診療を受けさせることを優先し，止むを得ない場合にだけ服用させる。3ヵ月未満は服用しない
[包装]500g，48包〔Ⓐ3,780(税込み)〕，300包

薏苡仁湯エキス散〔勝昌〕 ㊀ ㈱東洋薬行
[区分]**第2類**
[組成][散](褐)：6g中 薏苡仁湯水製エキス4g（マオウ・トウキ・ビャクジュツ各4g，ヨクイニン8g，ケイシ・シャクヤク各3g，カンゾウ2g）
[添加]トウモロコシデンプン
[適応]体力中等度で，関節や筋肉のはれや痛みがあるものの次の諸症：関節痛，筋肉痛，神経痛
[用法]1回2g1日3回空腹時
[包装]200g〔Ⓑ3,150(税込み)〕，600g〔Ⓑ8,400(税込み)〕

薏苡仁湯「タキザワ」 ㊀ ㈱タキザワ漢方廠
[区分]**第2類**
[組成][煎]：2包(30g)中 マオウ4g，トウキ4g，ソウジュツ4g，ヨクイニン10g，ケイヒ3g，シャクヤク3g，カンゾウ2g
[適応]体力中等度で，関節や筋肉のはれや痛みがあるものの次の諸症：関節痛，筋肉痛，神経痛
[用法]15才以上1回1包を煎じ，1日2回朝夕空腹時。14～7才⅔，6～4才½，3～2才⅓，2才未満¼。1才未満には，医師の診療を受けさせることを優先し，止むを得ない場合にだけ服用させる。3ヵ月未満は服用しない
[包装]120包〔Ⓐ28,350(税込み)Ⓑ14,175(税込み)〕

薏苡仁湯粒状㊀ 長倉製薬㈱-日邦薬品工業㈱
[区分]**第2類**
[組成][顆](灰褐)：4.5g中 トウキ1g，マオウ0.9g，ビャクジュツ1g，ケイヒ0.3g，シャクヤク0.6g，カンゾウ0.5g，水溶性エキス（薏苡仁8g）
[適応]神経痛，リウマチ，関節炎，肩のこり
[用法]1回成人1.5g，15～8才½，7～5才⅓，4～2才⅙，1日3回食前又は食間。2才未満は服用しない
[包装]500g〔Ⓑ8,000〕

流水（エキス顆粒） ㊀ ㈱建林松鶴堂
[区分]**第2類**
[組成][顆](淡褐)：3包(6g)中 薏苡仁湯水製乾燥エキス1.5g（マオウ・トウキ・ビャクジュツ各2g，ケイヒ・シャクヤク各1.5g，カンゾウ1g，ヨクイニン4g）
[添加]乳糖，バレイショデンプン
[適応]体力中等度で，関節や筋肉のはれや痛みがあるものの次の諸症：関節痛，筋肉痛，神経痛
[用法]1回成人1包，14～7才⅔，6～4才½，3～2才⅓，2才未満¼以下，1日3回食間。1才未満には，医師の診療を受けさせることを優先し，止むを得ない場合にだけ服用させる。3ヵ月未満は服用しない
[包装]30包〔Ⓐ2,940(税込み)〕，90包〔Ⓐ7,140(税込み)〕

薏苡附子敗醬散

〔基準〕

（平成24年8月30日 厚生労働省医薬食品局審査管理課長通知による）

1. 成分・分量
   薏苡仁1～16，加工ブシ0.2～2，敗醬0.5～8
2. 用法・用量
   湯
3. 効能・効果
   体力虚弱なものの次の諸症：熱を伴わない下腹部の痛み，湿疹・皮膚炎，肌あれ，いぼ

〔使用上の注意〕

（平成25年3月27日　厚生労働省医薬食品局安全対策課長・審査管理課長通知による）

【添付文書等に記載すべき事項】

『してはいけないこと』
（守らないと現在の症状が悪化したり，副作用が起こりやすくなる）
　　次の人は服用しないこと
　　　生後3ヵ月未満の乳児。
　　　〔生後3ヵ月未満の用法がある製剤に記載すること。〕

『相談すること』
1. 次の人は服用前に医師，薬剤師又は登録販売者に相談すること
   (1) 医師の治療を受けている人。
   (2) 妊婦又は妊娠していると思われる人。
   (3) のぼせが強く赤ら顔で体力の充実している人。
2. 服用後，次の症状があらわれた場合は副作用の可能性があるので，直ちに服用を中止し，この文書を持って医師，薬剤師又は登録販売者に相談すること

関係部位	症状
その他	動悸，のぼせ，ほてり，口唇・舌のしびれ

3. 1ヵ月位（熱を伴わない下腹部の痛みに服用する場合には5～6間）服用しても症状がよくならない場合は服用を中止し，この文書を持って医師，薬剤師又は登録販売者に相談すること
4. 本剤の服用により，まれに症状が進行することもあるので，このような場合には，服用を中止し，この文書を持って医師，薬剤師又は登録販売者に相談すること

〔用法及び用量に関連する注意として，用法及び用量の項目に続けて以下を記載すること。〕
(1) 小児に服用させる場合には，保護者の指導監督のもとに服用させること。
　　〔小児の用法及び用量がある場合に記載すること。〕
(2) 〔小児の用法がある場合，剤形により，次に該当する場合には，そのいずれかを記載すること。〕
   1) 3歳以上の幼児に服用させる場合には，薬剤がのどにつかえることのないよう，よく注意すること。
   　　〔5歳未満の幼児の用法がある錠剤・丸剤の場合に記載すること。〕
   2) 幼児に服用させる場合には，薬剤がのどにつかえることのないよう，よく注意すること。
   　　〔3歳未満の用法及び用量を有する丸剤の場合に記載すること。〕
   3) 1歳未満の乳児には，医師の診療を受けさせることを優先し，やむを得ない場合にのみ服用させること。
   　　〔カプセル剤及び錠剤・丸剤以外の製剤の場合に記載すること。なお，生後3ヵ月未満の用法がある製剤の場合，「生後3ヵ月未満の乳児」を『してはいけないこと』に記載し，用法及び用量欄には記載しないこと。〕

保管及び取扱い上の注意
(1) 直射日光の当たらない（湿気の少ない）涼しい所に（密栓して）保管すること。
　　〔（　）内は必要とする場合に記載すること。〕
(2) 小児の手の届かない所に保管すること。
(3) 他の容器に入れ替えないこと。（誤用の原因になったり品質が変わる。）
　　〔容器等の個々に至適表示がなされていて，誤用のおそれのない場合には記載しなくてもよい。〕

【外部の容器又は外部の被包に記載すべき事項】

注意
1. 次の人は服用しないこと
　　生後3ヵ月未満の乳児。
　　〔生後3ヵ月未満の用法がある製剤に記載すること。〕
2. 次の人は服用前に医師，薬剤師又は登録販売者に相談すること
   (1) 医師の治療を受けている人。
   (2) 妊婦又は妊娠していると思われる人。
   (3) のぼせが強く赤ら顔で体力の充実している人。
2′. 服用が適さない場合があるので，服用前に医師，薬剤師又は登録販売者に相談すること
　　〔2.の項目の記載に際し，十分な記載スペースがない場合には2′.を記載すること。〕
3. 服用に際しては，説明文書をよく読むこと
4. 直射日光の当たらない（湿気の少ない）涼しい所に（密栓して）保管すること
　　〔（　）内は必要とする場合に記載すること。〕

抑肝散 (ヨクカンサン)

〔基準〕

(平成20年9月30日 厚生労働省医薬食品局審査管理課長通知による)

1. 成分・分量
   当帰3，釣藤鈎3，川芎3，白朮4（蒼朮も可），茯苓4，柴胡2～5，甘草1.5
2. 用法・用量
   湯
3. 効能・効果
   体力中等度をめやすとして，神経がたかぶり，怒りやすい，イライラなどがあるものの次の諸症：神経症，不眠症，小児夜泣き，小児疳症（神経過敏），歯ぎしり，更年期障害，血の道症^{注)}

《備考》
注）血の道症とは，月経，妊娠，出産，産後，更年期など女性のホルモンの変動に伴って現れる精神不安やいらだちなどの精神神経症状および身体症状のことである。
【注】表記については，効能・効果欄に記載するのではなく，〈効能・効果に関連する注意〉として記載する。

〔使用上の注意〕

(平成25年3月27日 厚生労働省医薬食品局安全対策課長・審査管理課長通知による)

【添付文書等に記載すべき事項】

『してはいけないこと』
(守らないと現在の症状が悪化したり，副作用が起こりやすくなる)

次の人は服用しないこと
　生後3ヵ月未満の乳児。
　〔生後3ヵ月未満の用法がある製剤に記載すること。〕

『相談すること』
1. 次の人は服用前に医師，薬剤師又は登録販売者に相談すること
   (1) 医師の治療を受けている人。
   (2) 妊婦又は妊娠していると思われる人。
   (3) 胃腸の弱い人。
   (4) 高齢者。
       〔1日最大配合量が甘草として1g以上（エキス剤については原生薬に換算して1g以上）含有する製剤に記載すること。〕
   (5) 今までに薬などにより発疹・発赤，かゆみ等を起こしたことがある人。
   (6) 次の症状のある人。
       むくみ
       〔1日最大配合量が甘草として1g以上（エキス剤については原生薬に換算して1g以上）含有する製剤に記載すること。〕
   (7) 次の診断を受けた人。
       高血圧，心臓病，腎臓病
       〔1日最大配合量が甘草として1g以上（エキス剤については原生薬に換算して1g以上）含有する製剤に記載すること。〕
2. 服用後，次の症状があらわれた場合は副作用の可能性があるので，直ちに服用を中止し，この文書を持って医師，薬剤師又は登録販売者に相談すること

関係部位	症　状
皮　膚	発疹・発赤，かゆみ

まれに下記の重篤な症状が起こることがある。その場合は直ちに医師の診療を受けること。

症状の名称	症　状
間質性肺炎	階段を上ったり，少し無理をしたりすると息切れがする・息苦しくなる，空せき，発熱等がみられ，これらが急にあらわれたり，持続したりする。
偽アルドステロン症，ミオパチー¹⁾	手足のだるさ，しびれ，つっぱり感やこわばりに加えて，脱力感，筋肉痛があらわれ，徐々に強くなる。
肝機能障害	発熱，かゆみ，発疹，黄疸（皮膚や白目が黄色くなる），褐色尿，全身のだるさ，食欲不振等があらわれる。

〔¹⁾は，1日最大配合量が甘草として1g以上（エキス剤については原生薬に換算して1g以上）含有する製剤に記載すること。〕

3. 1ヵ月位（小児夜泣きに服用する場合には1週間位）服用しても症状がよくならない場合は服用を中止し，この文書を持って医師，薬剤師又は登録販売者に相談すること
4. 長期連用する場合には，医師，薬剤師又は登録販売者に相談すること
   〔1日最大配合量が甘草として1g以上（エキス剤については原生薬に換算して1g以上）含有する製剤に記載すること。〕

〔効能又は効果に関連する注意として，効能又は効果の項目に続けて以下を記載すること。〕
血の道症とは，月経，妊娠，出産，産後，更年期などの女性ホルモンの変動に伴って現れる精神不安やいらだちなどの精神神経症状及び身体症状のことである。

〔用法及び用量に関連する注意として，用法及び用量の項目に続けて以下を記載すること。〕
(1) 小児に服用させる場合には，保護者の指導監督のもとに服用させること。
    〔小児の用法及び用量がある場合に記載すること。〕
(2) 〔小児の用法がある場合，剤形により，次に該当する場合には，そのいずれかを記載すること。〕
    1) 3歳以上の幼児に服用させる場合には，薬剤がのどにつかえることのないよう，よく注意すること。
       〔5歳未満の幼児の用法がある錠剤・丸剤の場合に記載すること。〕
    2) 幼児に服用させる場合には，薬剤がのどにつかえることのないよう，よく注意すること。
       〔3歳未満の用法及び用量を有する丸剤の場合に記載すること。〕
    3) 1歳未満の乳児には，医師の診療を受けさせることを優先し，やむを得ない場合にのみ服用させること。
       〔カプセル剤及び錠剤・丸剤以外の製剤の場合に記載すること。なお，生後3ヵ月未満の用法がある製剤の場合，「生後3ヵ月未満の乳児」を『してはいけないこと』に記載し，用法及び用量欄には記載しないこと。〕

保管及び取扱い上の注意
(1) 直射日光の当たらない（湿気の少ない）涼しい所に（密栓して）保管すること。
    〔（　）内は必要とする場合に記載すること。〕
(2) 小児の手の届かない所に保管すること。
(3) 他の容器に入れ替えないこと。（誤用の原因になったり品質が変わる。）
    〔容器等の個々に至適表示がなされていて，誤用のおそれのない場合には記載しなくてもよい。〕

【外部の容器又は外部の被包に記載すべき事項】
注意
1. 次の人は服用しないこと
   生後3ヵ月未満の乳児。

〔生後3ヵ月未満の用法がある製剤に記載すること。〕
2．次の人は服用前に医師，薬剤師又は登録販売者に相談すること
（1）医師の治療を受けている人。
（2）妊婦又は妊娠していると思われる人。
（3）胃腸の弱い人。
（4）高齢者。
　　〔1日最大配合量が甘草として1g以上（エキス剤については原生薬に換算して1g以上）含有する製剤に記載すること。〕
（5）今までに薬などにより発疹・発赤，かゆみ等を起こしたことがある人。
（6）次の症状のある人。
　　むくみ
　　〔1日最大配合量が甘草として1g以上（エキス剤については原生薬に換算して1g以上）含有する製剤に記載すること。〕
（7）次の診断を受けた人。
　　高血圧，心臓病，腎臓病
　　〔1日最大配合量が甘草として1g以上（エキス剤については原生薬に換算して1g以上）含有する製剤に記載すること。〕
2′．服用が適さない場合があるので，服用前に医師，薬剤師又は登録販売者に相談すること
　　〔2.の項目の記載に際し，十分な記載スペースがない場合には2′.を記載すること。〕
3．服用に際しては，説明文書をよく読むこと
4．直射日光の当たらない（湿気の少ない）涼しい所に（密栓して）保管すること
　　〔（　）内は必要とする場合に記載すること。〕
〔効能又は効果に関連する注意として，効能又は効果の項目に続けて以下を記載すること。〕
　血の道症とは，月経，妊娠，出産，産後，更年期などの女性ホルモンの変動に伴って現れる精神不安やいらだちなどの精神神経症状及び身体症状のことである。

アロパノール㊀　全薬工業㈱
区分 第2類
組成 錠 フィルム（淡黄）：21錠中 生薬抽出エキス3000mg（チョウトウコウ・トウキ・センキュウ各1500mg，サイコ1000mg，カンゾウ750mg，ブクリョウ・ビャクジュツ各2000mg）
添加 カルメロースカルシウム（CMC-Ca），酸化チタン，三二酸化鉄，ステアリン酸マグネシウム，セルロース，ヒプロメロース（ヒドロキシプロピルメチルセルロース），マクロゴール，無水ケイ酸，メタケイ酸アルミン酸マグネシウム
適応 体力中等度をめやすとして，神経がたかぶり，怒りやすい，イライラなどがあるものの次の諸症：神経症，不眠症，小児夜なき，小児疳症（神経過敏），歯ぎしり，更年期障害，血の道症
用法 1回15才以上7錠，14〜7才5錠，6〜5才4錠，1日3回食前又は食間。5才未満は服用しない
包装 63錠〔Ⓐ1,995（税込み）〕，147錠〔Ⓐ4,095（税込み）〕

アロパノール顆粒㊀　全薬工業㈱
区分 第2類
組成 顆（茶褐）：1包（1.5g）中 植物生薬抽出エキス650mg（チョウトウコウ・トウキ・センキュウ各500mg，サイコ333mg，カンゾウ250mg，ブクリョウ・ビャクジュツ各667mg）
添加 乳糖，ヒドロキシプロピルセルロース，カルメロースカルシウム（CMC-Ca），ステアリン酸マグネシウム，セルロース，無水ケイ酸
適応 体力中等度をめやすとして，神経がたかぶり，怒りやすい，イライラなどがあるものの次の諸症：神経症，不眠症，小児夜なき，小児疳症（神経過敏），歯ぎしり，更年期障害，血の道症
用法 1回15才以上1包，14〜7才2/3，6〜4才1/2，3〜2才1/3，2才未満1/4以下，1日3回食間。1才未満には，医師の診療を受けさせることを優先し，止むを得ない場合にだけ服用させる。3ヵ月未満は服用しない
包装 10包〔Ⓐ2,100（税込み）〕，16包〔Ⓐ3,150（税込み）〕

一元乃錠剤抑肝散㊀　一元製薬㈱-㈱イチゲン
区分 第2類
組成 錠：15錠中 抑肝散水製エキス2010mg（ビャクジュツ・ブクリョウ各2000mg，センキュウ・トウキ・チョウトウコウ各1500mg，サイコ1000mg，カンゾウ750mg）
添加 乳糖，結晶セルロース，ステアリン酸カルシウム
適応 体力中等度をめやすとして，神経がたかぶり，怒りやすい，イライラなどがあるものの次の諸症：神経症，不眠症，小児夜なき，小児疳症（神経過敏），歯ぎしり，更年期障害，血の道症
用法 1回成人5錠，14〜7才4錠，6〜5才3錠，1日3回食前又は食間
包装 350錠〔Ⓐ4,000Ⓑ2,000〕，1000錠〔Ⓐ9,600Ⓑ4,800〕，2000錠〔Ⓐ17,000Ⓑ8,500〕

オーカン㊀　大杉製薬㈱
区分 第2類
組成 顆（黄褐）：3包（7.5g）中 抑肝散エキス3.7g（トウキ・チョウトウコウ・センキュウ各3g，ビャクジュツ・ブクリョウ各4g，サイコ2g，カンゾウ1.5g）
添加 乳糖，トウモロコシデンプン，ステアリン酸マグネシウム
適応 体力中等度をめやすとして，神経がたかぶり，怒りやすい，イライラなどがあるものの次の諸症：神経症，不眠症，小児夜なき，小児疳症（神経過敏），歯ぎしり，更年期障害，血の道症
用法 1回15才以上1包，14〜7才2/3，6〜4才1/2，3〜2才1/3，2才未満1/4，1日3回食前又は食間。1才未満には，医師の診療を受けさせることを優先し，止むを得ない場合にだけ服用させる。3ヵ月未満は服用しない
包装 45包〔Ⓐ5,000〕

抑肝散「タキザワ」㊀　㈱タキザワ漢方廠
区分 第2類
組成 前：2包（23.5g）中 トウキ3g，チョウトウコウ3g，センキュウ3g，ソウジュツ4g，ブクリョウ4g，サイコ5g，カンゾウ1.5g
適応 体力中等度をめやすとして，神経がたかぶり，怒りやすい，イライラなどがあるものの次の諸症：神経症，不眠症，小児夜なき，小児疳症（神経過敏），歯ぎしり，更年期障害，血の道症
用法 15才以上1回1包を煎じ，1日2回朝夕空腹時。14〜7才2/3，6〜4才1/2，3〜2才1/3，2才未満1/4以下。1才未満には，医師の診療を受けさせることを優先し，止むを得ない場合にだけ服用させる。3ヵ月未満は服用しない
包装 120包〔Ⓐ28,350（税込み）Ⓑ14,175（税込み）〕

抑肝散料エキス顆粒KM㊀　㈱カーヤ-㈱イチゲン，一元製薬㈱
区分 第2類
組成 7.5g中 抑肝散料水製乾燥エキス3.25g（ソウジュツ・ブクリョウ各4g，センキュウ・チョウトウコウ・トウキ各3g，サイコ2g，カンゾウ1.5g）
添加 乳糖，ステアリン酸マグネシウム
適応 体力中等度をめやすとして，神経がたかぶり，怒りやすい，イライラなどがあるものの次の諸症：神経症，不眠症，小児夜なき，小児疳症（神経過敏），歯ぎしり，更年期障害，血の道症
用法 1回15才以上2.5g，14〜7才1.6g，6〜4才1.2g，3〜2才0.8g，2才未満0.6g以下，1日3回食前又は食間。1才未満には，医師の診療を受けさせることを優先し，止むを得ない場合にだけ服用させる。3ヵ月未満は服用しない
包装 500g　**備考** 製造：天津泰達薬業有限公司（中国）

抑肝散加芍薬黄連

ヨクカンサンカシャクヤクオウレン

〔基準〕

(平成23年4月15日　厚生労働省医薬食品局審査管理課長通知による)

1. **成分・分量**
    当帰5.5，釣藤鈎1.5，川芎2.7，白朮5.3（蒼朮も可），茯苓6.5，柴胡2，甘草0.6，芍薬4，黄連0.3
2. **用法・用量**
    湯
3. **効能・効果**
    体力中等度以上をめやすとして，神経のたかぶりが強く，怒りやすい，イライラなどがあるものの次の諸症：神経症，不眠症，小児夜泣き，小児疳症（神経過敏），歯ぎしり，更年期障害，血の道症[注]

《備考》
注）血の道症とは，月経，妊娠，出産，産後，更年期など女性のホルモンの変動に伴って現れる精神不安やいらだちなどの精神神経症状および身体症状のことである。
【注】表記については，効能・効果欄に記載するのではなく，〈効能・効果に関連する注意〉として記載する。

〔使用上の注意〕

(平成25年3月27日　厚生労働省医薬食品局安全対策課長・審査管理課長通知による)

【添付文書等に記載すべき事項】
『してはいけないこと』
(守らないと現在の症状が悪化したり，副作用が起こりやすくなる)
　次の人は服用しないこと
　　生後3ヵ月未満の乳児。
　〔生後3ヵ月未満の用法がある製剤に記載すること。〕
『相談すること』
1. 次の人は服用前に医師，薬剤師又は登録販売者に相談すること
    (1) 医師の治療を受けている人。
    (2) 妊婦又は妊娠していると思われる人。
    (3) 胃腸の弱い人。
    (4) 高齢者。
    〔1日最大配合量が甘草として1g以上（エキス剤については原生薬に換算して1g以上）含有する製剤に記載すること。〕
    (5) 今までに薬などにより発疹・発赤，かゆみ等を起こしたことがある人。
    (6) 次の症状のある人。
        むくみ
        〔1日最大配合量が甘草として1g以上（エキス剤については原生薬に換算して1g以上）含有する製剤に記載すること。〕
    (7) 次の診断を受けた人。
        高血圧，心臓病，腎臓病
        〔1日最大配合量が甘草として1g以上（エキス剤については原生薬に換算して1g以上）含有する製剤に記載すること。〕
2. 服用後，次の症状があらわれた場合は副作用の可能性があるので，直ちに服用を中止し，この文書を持って医師，薬剤師又は登録販売者に相談すること

関係部位	症　　状
皮　膚	発疹・発赤，かゆみ
消化器	胃部重圧感
その他	全身倦怠感，ふらつき

　まれに下記の重篤な症状が起こることがある。その場合は直ちに医師の診療を受けること。

症状の名称	症　　状
偽アルドステロン症，ミオパチー	手足のだるさ，しびれ，つっぱり感やこわばりに加えて，脱力感，筋肉痛があらわれ，徐々に強くなる。

　〔1日最大配合量が甘草として1g以上（エキス剤については原生薬に換算して1g以上）含有する製剤に記載すること。〕

3. 1ヵ月位（小児夜泣きに服用する場合には1週間位）服用しても症状がよくならない場合は服用を中止し，この文書を持って医師，薬剤師又は登録販売者に相談すること
4. 長期連用する場合には，医師，薬剤師又は登録販売者に相談すること
    〔1日最大配合量が甘草として1g以上（エキス剤については原生薬に換算して1g以上）含有する製剤に記載すること。〕

〔効能又は効果に関連する注意として，効能又は効果の項目に続けて以下を記載すること。〕
　血の道症とは，月経，妊娠，出産，産後，更年期など女性のホルモンの変動に伴って現れる精神不安やいらだちなどの精神神経症状および身体症状のことである。

〔用法及び用量に関連する注意として，用法及び用量の項目に続けて以下を記載すること。〕
(1) 小児に服用させる場合には，保護者の指導監督のもとに服用させること。
　〔小児の用法及び用量がある場合に記載すること。〕
(2) 〔小児の用法がある場合，剤形により，次に該当する場合には，そのいずれかを記載すること。〕
    1) 3歳以上の幼児に服用させる場合には，薬剤がのどにつかえることのないよう，よく注意すること。
    〔5歳未満の幼児の用法がある錠剤・丸剤の場合に記載すること。〕
    2) 幼児に服用させる場合には，薬剤がのどにつかえることのないよう，よく注意すること。
    〔3歳未満の用法及び用量を有する丸剤の場合に記載すること。〕
    3) 1歳未満の乳児には，医師の診療を受けさせることを優先し，やむを得ない場合にのみ服用させること。
    〔カプセル剤及び錠剤・丸剤以外の製剤の場合に記載すること。なお，生後3ヵ月未満の用法がある製剤の場合，「生後3ヵ月未満の乳児」を『してはいけないこと』に記載し，用法及び用量欄には記載しないこと。〕

保管及び取扱い上の注意
(1) 直射日光の当たらない（湿気の少ない）涼しい所に（密栓して）保管すること。
　〔（　）内は必要とする場合に記載すること。〕
(2) 小児の手の届かない所に保管すること。
(3) 他の容器に入れ替えないこと。（誤用の原因になったり品質が変わる。）
　〔容器等の個々に至適表示がなされていて，誤用のおそれのない場合には記載しなくてもよい。〕

【外部の容器又は外部の被包に記載すべき事項】
注意
1. 次の人は服用しないこと
　　生後3ヵ月未満の乳児。
　〔生後3ヵ月未満の用法がある製剤に記載すること。〕
2. 次の人は服用前に医師，薬剤師又は登録販売者に相談すること
(1) 医師の治療を受けている人。

(2) 妊婦又は妊娠していると思われる人。
(3) 胃腸の弱い人。
(4) 高齢者。
〔1日最大配合量が甘草として1g以上（エキス剤については原生薬に換算して1g以上）含有する製剤に記載すること。〕
(5) 今までに薬などにより発疹・発赤，かゆみ等を起こしたことがある人。
(6) 次の症状のある人。
むくみ
〔1日最大配合量が甘草として1g以上（エキス剤については原生薬に換算して1g以上）含有する製剤に記載すること。〕
(7) 次の診断を受けた人。
高血圧，心臓病，腎臓病
〔1日最大配合量が甘草として1g以上（エキス剤については原生薬に換算して1g以上）含有する製剤に記載すること。〕
2′. 服用が適さない場合があるので，服用前に医師，薬剤師又は登録販売者に相談すること
〔2.の項目の記載に際し，十分な記載スペースがない場合には2′.を記載すること。〕
3. 服用に際しては，説明文書をよく読むこと
4. 直射日光の当たらない（湿気の少ない）涼しい所に（密栓して）保管すること
〔（ ）内は必要とする場合に記載すること。〕
〔効能又は効果に関連する注意として，効能又は効果の項目に続けて以下を記載すること。〕
血の道症とは，月経，妊娠，出産，産後，更年期など女性のホルモンの変動に伴って現れる精神不安やいらだちなどの精神神経症状および身体症状のことである。

ナビゲート顆粒「分包」 *Nabigate* ㊀ 日東薬品工業㈱-日邦薬品工業㈱

区分 第2類
組成 顆（褐）：3包（6g）中 抑肝散加芍薬黄連水製乾燥エキス2700mg（ブクリョウ3433.2mg，カンゾウ316.8mg，サイコ1056.6mg，センキュウ1426.2mg，ソウジュツ2799mg，チョウトウコウ792mg，トウキ2905.2mg，シャクヤク2112.6mg，オウレン158.4mg）
添加 乳糖，D-マンニトール，ヒドロキシプロピルセルロース，無水ケイ酸，カルボキシメチルスターチナトリウム
適応 体力中等度以上をめやすとして，神経のたかぶりが強く，怒りやすい，イライラなどがあるものの次の諸症：神経症，不眠症，小児夜なき，小児疳症（神経過敏），歯ぎしり，更年期障害，血の道症
用法 1回15才以上1包，14〜4才½，3〜1才¼，1日3回食間。1才未満は服用しない
包装 6包〔Ⓐ1,029（税込み）〕，18包〔Ⓐ3,045（税込み）〕，36包〔Ⓐ5,565（税込み）〕

レスフィーナ細粒「分包」 ㊀ 日東薬品工業㈱-塩野義製薬㈱

区分 第2類
組成 細（褐）：3包（4.5g）中 抑肝散加芍薬黄連水製乾燥エキス2700mg（ブクリョウ3433.2mg，カンゾウ316.8mg，サイコ1056.6mg，センキュウ1426.2mg，ソウジュツ2799mg，チョウトウコウ792mg，トウキ2905.2mg，シャクヤク2112.6mg，オウレン158.4mg）
添加 白糖，セルロース，無水ケイ酸，ヒドロキシプロピルセルロース
適応 体力中等度以上をめやすとして，神経のたかぶりが強く，怒りやすい，イライラなどがあるものの次の諸症：神経症，不眠症，小児夜なき，小児疳症（神経過敏），歯ぎしり，更年期障害，血の道症
用法 1回15才以上1包，14〜4才½，3〜1才¼，1日3回食間。1才未満は服用しない
包装 6包〔Ⓐ980（税込み）〕，18包〔Ⓐ2,780（税込み）〕

抑肝散加陳皮半夏
ヨクカンサンカチンピハンゲ

〔基準〕

(平成20年9月30日 厚生労働省医薬食品局審査管理課長通知による)
1. 成分・分量
　　当帰3，釣藤鈎3，川芎3，白朮4（蒼朮も可），茯苓4，柴胡2～5，甘草1.5，陳皮3，半夏5
2. 用法・用量
　　湯
3. 効能・効果
　　体力中等度をめやすとして，やや消化器が弱く，神経がたかぶり，怒りやすい，イライラなどがあるものの次の諸症：神経症，不眠症，小児夜泣き，小児疳症（神経過敏），更年期障害，血の道症[注]，歯ぎしり

《備考》
注）血の道症とは，月経，妊娠，出産，産後，更年期など女性のホルモンの変動に伴って現れる精神不安やいらだちなどの精神神経症状および身体症状のことである。
【注）表記については，効能・効果欄に記載するのではなく，〈効能・効果に関連する注意〉として記載する。】

〔使用上の注意〕

(平成25年3月27日　厚生労働省医薬食品局安全対策課長・審査管理課長通知による)

【添付文書等に記載すべき事項】
『してはいけないこと』
(守らないと現在の症状が悪化したり，副作用が起こりやすくなる)
　次の人は服用しないこと
　　生後3ヵ月未満の乳児。
　　〔生後3ヵ月未満の用法がある製剤に記載すること。〕

『相談すること』
1. 次の人は服用前に医師，薬剤師又は登録販売者に相談すること
　(1) 医師の治療を受けている人。
　(2) 妊婦又は妊娠していると思われる人。
　(3) 胃腸の弱い人。
　(4) 高齢者。
　　　〔1日最大配合量が甘草として1g以上（エキス剤については原生薬に換算して1g以上）含有する製剤に記載すること。〕
　(5) 今までに薬などにより発疹・発赤，かゆみ等を起こしたことがある人。
　(6) 次の症状のある人。
　　　むくみ
　　　〔1日最大配合量が甘草として1g以上（エキス剤については原生薬に換算して1g以上）含有する製剤に記載すること。〕
　(7) 次の診断を受けた人。
　　　高血圧，心臓病，腎臓病
　　　〔1日最大配合量が甘草として1g以上（エキス剤については原生薬に換算して1g以上）含有する製剤に記載すること。〕
2. 服用後，次の症状があらわれた場合は副作用の可能性があるので，直ちに服用を中止し，この文書を持って医師，薬剤師又は登録販売者に相談すること

関係部位	症　　状
皮　膚	発疹・発赤，かゆみ

　まれに下記の重篤な症状が起こることがある。その場合は直ちに医師の診療を受けること。

症状の名称	症　　状
偽アルドステロン症，ミオパチー	手足のだるさ，しびれ，つっぱり感やこわばりに加えて，脱力感，筋肉痛があらわれ，徐々に強くなる。

　　〔1日最大配合量が甘草として1g以上（エキス剤については原生薬に換算して1g以上）含有する製剤に記載すること。〕
3. 1ヵ月位（小児夜泣きに服用する場合には1週間位）服用しても症状がよくならない場合は服用を中止し，この文書を持って医師，薬剤師又は登録販売者に相談すること
4. 長期連用する場合には，医師，薬剤師又は登録販売者に相談すること
　　〔1日最大配合量が甘草として1g以上（エキス剤については原生薬に換算して1g以上）含有する製剤に記載すること。〕
〔効能又は効果に関連する注意として，効能又は効果の項目に続けて以下を記載すること。〕
　　血の道症とは，月経，妊娠，出産，産後，更年期など女性のホルモンの変動に伴って現れる精神不安やいらだちなどの精神神経症状および身体症状のことである。
〔用法及び用量に関連する注意として，用法及び用量の項目に続けて以下を記載すること。〕
(1) 小児に服用させる場合には，保護者の指導監督のもとに服用させること。
　　〔小児の用法及び用量がある場合に記載すること。〕
(2) 〔小児の用法がある場合，剤形により，次に該当する場合には，そのいずれかを記載すること。〕
　1) 3歳以上の幼児に服用させる場合には，薬剤がのどにつかえることのないよう，よく注意すること。
　　〔5歳未満の幼児の用法がある錠剤・丸剤の場合に記載すること。〕
　2) 幼児に服用させる場合には，薬剤がのどにつかえることのないよう，よく注意すること。
　　〔3歳未満の用法及び用量を有する丸剤の場合に記載すること。〕
　3) 1歳未満の乳児には，医師の診療を受けさせることを優先し，やむを得ない場合にのみ服用させること。
　　〔カプセル剤及び錠剤・丸剤以外の製剤の場合に記載すること。なお，生後3ヵ月未満の用法がある製剤の場合，「生後3ヵ月未満の乳児」を『してはいけないこと』に記載し，用法及び用量欄には記載しないこと。〕

保管及び取扱い上の注意
(1) 直射日光の当たらない（湿気の少ない）涼しい所に（密栓して）保管すること。
　　〔（　）内は必要とする場合に記載すること。〕
(2) 小児の手の届かない所に保管すること。
(3) 他の容器に入れ替えないこと。（誤用の原因になったり品質が変わる。）
　　〔容器等の個々に至適表示がなされていて，誤用のおそれのない場合には記載しなくてもよい。〕

【外部の容器又は外部の被包に記載すべき事項】
注意
1. 次の人は服用しないこと
　　生後3ヵ月未満の乳児。
　　〔生後3ヵ月未満の用法がある製剤に記載すること。〕
2. 次の人は服用前に医師，薬剤師又は登録販売者に相談すること
　(1) 医師の治療を受けている人。
　(2) 妊婦又は妊娠していると思われる人。
　(3) 胃腸の弱い人。
　(4) 高齢者。
　　　〔1日最大配合量が甘草として1g以上（エキス剤につ

(5) 今までに薬などにより発疹・発赤，かゆみ等を起こしたことがある人。
(6) 次の症状のある人。
　　むくみ
　　　〔1日最大配合量が甘草として1g以上（エキス剤については原生薬に換算して1g以上）含有する製剤に記載すること。〕
(7) 次の診断を受けた人。
　　高血圧，心臓病，腎臓病
　　　〔1日最大配合量が甘草として1g以上（エキス剤については原生薬に換算して1g以上）含有する製剤に記載すること。〕
2′. 服用が適さない場合があるので，服用前に医師，薬剤師又は登録販売者に相談すること
　　　〔2.の項目の記載に際し，十分な記載スペースがない場合には2′.を記載すること。〕
3. 服用に際しては，説明文書をよく読むこと
4. 直射日光の当たらない（湿気の少ない）涼しい所に（密栓して）保管すること
　〔（　）内は必要とする場合に記載すること。〕
〔効能又は効果に関連する注意として，効能又は効果の項目に続けて以下を記載すること。〕
　　血の道症とは，月経，妊娠，出産，産後，更年期など女性のホルモンの変動に伴って現れる精神不安やいらだちなどの精神神経症状および身体症状のことである。

ウチダの抑肝散加陳皮半夏エキス散㊀　㈱ウチダ和漢薬
区分 第2類
組成細：7.5g中 抑肝散加陳皮半夏エキス3.15g（ハンゲ2.5g，ビャクジュツ・ブクリョウ各2g，センキュウ・チンピ・トウキ・チョウトウコウ各1.5g，サイコ1g，カンゾウ0.75g）
添加 乳糖水和物，バレイショデンプン，メタケイ酸アルミン酸マグネシウム
適応 体力中等度をめやすとして，やや消化器が弱く，神経がたかぶり，怒りやすい，イライラなどがあるものの次の諸症：神経症，不眠症，小児夜なき，小児疳症（神経過敏），更年期障害，血の道症，歯ぎしり
用法 1回15才以上2.5g，14〜7才⅔，6〜4才½，3〜2才⅓，2才未満¼以下，1日3回食前又は食間。1才未満には，医師の診療を受けさせることを優先し，止むを得ない場合にだけ服用させる。3ヵ月未満は服用しない
包装 500g

ウチダの抑肝散加陳皮半夏エキス散（分包）㊀　㈱ウチダ和漢薬
区分 第2類
組成細：3包(7.5g)中 抑肝散加陳皮半夏エキス3.15g（ハンゲ2.5g，ビャクジュツ・ブクリョウ各2g，センキュウ・チンピ・トウキ・チョウトウコウ各1.5g，サイコ1g，カンゾウ0.75g）
添加 乳糖水和物，バレイショデンプン，メタケイ酸アルミン酸マグネシウム
適応 虚弱な体質で神経がたかぶるものの次の諸症：神経症，不眠症，小児夜なき，小児疳症
用法 1回15才以上1包，14〜7才⅔，6〜4才½，3〜2才⅓，2才未満¼，1日3回食前又は食間。1才未満には，医師の診療を受けさせることを優先し，止むを得ない場合にだけ服用させる。3ヵ月未満は服用しない
包装 300包

ウチダの抑肝散加陳皮半夏湯㊀　㈱ウチダ和漢薬
区分 第2類
組成煎：1袋(28.5g)中 トウキ3g，センキュウ3g，ソウジュツ4g，ブクリョウ4g，サイコ2g，カンゾウ1.5g，チンピ3g，ハンゲ5g，チョウトウコウ3g
適応 虚弱な体質で神経がたかぶるものの次の諸症：神経症，不眠症，小児夜なき，小児疳症
用法 1袋を煎じ3回に分けて食間1時間又は食間空腹時に温服。14〜7才⅔，6〜4才½，3〜2才⅓，2才未満¼以下。1才未満には，医師の診療を受けさせることを優先し，止むを得ない場合にだけ服用させる。3ヵ月未満は服用しない
包装 30袋

ホノミヨクゲン錠㊀　剤盛堂薬品㈱
区分 第2類
組成錠（淡黄褐）：18錠(3.6g)中 抑肝散加陳皮半夏水製エキス2.1g（カンゾウ0.75g，サイコ1g，センキュウ・チョウトウコウ・チンピ・トウキ各1.5g，ソウジュツ・ブクリョウ各2g，ハンゲ2.5g）
添加 カルメロースカルシウム(CMC-Ca)，軽質無水ケイ酸，結晶セルロース，ステアリン酸マグネシウム，トウモロコシデンプン，乳糖
適応 体力中等度をめやすとして，やや消化器が弱く，神経がたかぶり，怒りやすい，イライラなどがあるものの次の諸症：神経症，不眠症，小児夜なき，小児疳症（神経過敏），更年期障害，血の道症，歯ぎしり
用法 1回成人6錠，14〜7才4錠，6〜5才3錠，1日3回食間。5才未満は服用しない

ヨクカーンN「コタロー」㊀　小太郎漢方製薬㈱
区分 第2類
組成錠（茶）：12錠中 エキス散3.66g（トウキ・チョウトウコウ・センキュウ・チンピ各1.5g，ビャクジュツ・ブクリョウ各2g，サイコ1g，カンゾウ0.75g，ハンゲ2.5g）
添加 カルメロースカルシウム(CMC-Ca)，含水二酸化ケイ酸，クロスカルメロースナトリウム（クロスCMC-Na），クロスポビドン，軽質無水ケイ酸，ステアリン酸マグネシウム
適応 体力中等度をめやすとして，やや消化器が弱く，神経がたかぶり，怒りやすい，イライラなどがあるものの次の諸症：神経症，不眠症，小児夜なき，小児疳症（神経過敏），更年期障害，血の道症，歯ぎしり
用法 1回15才以上4錠，14〜7才3錠，6〜5才2錠，1日3回食前又は食間。5才未満は服用しない
包装 180錠

抑肝散加陳皮半夏エキス顆粒クラシエ㊀　クラシエ製薬㈱-クラシエ薬品㈱
区分 第2類
組成顆（淡褐）：3包(4.5g)中 抑肝散加陳皮半夏エキス粉末2300mg（トウキ・センキュウ・チンピ・チョウトウコウ各1.5g，ソウジュツ・ブクリョウ各2g，ハンゲ2.5g，サイコ1g，カンゾウ0.75g）
添加 ヒドロキシプロピルセルロース，乳糖
適応 体力中等度をめやすとして，やや消化器が弱く，神経がたかぶり，怒りやすい，イライラなどがあるものの次の諸症：神経症，不眠症，小児夜なき，小児疳症（神経過敏），更年期障害，血の道症，歯ぎしり
用法 1回15才以上1包，14〜7才⅔，6〜4才½，3〜2才⅓，2才未満¼以下，1日3回食前又は食間。1才未満には，医師の診療を受けさせることを優先し，止むを得ない場合にだけ服用させる。3ヵ月未満は服用しない
包装 90包

抑肝散加陳皮半夏エキス〔細粒〕92㊀　松浦薬業㈱-松浦漢方㈱
区分 第2類
組成細（淡褐〜褐）：3包(6g)又は6g中 抑肝散加陳皮半夏エキス5.8g（乾燥物換算で約2.9gに相当）（トウキ・チョウトウコウ・センキュウ・チンピ各1.5g，ビャクジュツ・ブクリョウ各2g，サイコ1g，カンゾウ0.75g，ハンゲ2.5g）
添加 メタケイ酸アルミン酸マグネシウム，ヒプロメロース（ヒドロキシプロピルメチルセルロース），デキストリン，乳糖，トウモロコシデンプン，香料
適応 体力中等度をめやすとして，やや消化器が弱く，神経がたかぶり，怒りやすい，イライラなどがあるものの次の諸症：神経症，不眠症，小児夜なき，小児疳症（神経過敏），更年期障害，

血の道症, 歯ぎしり
用法 1回15才以上1包又は2g, 14〜7才2/3, 6〜4才1/2, 3〜2才1/3, 2才未満1/4以下, 1日3回食前又は食間. 1才未満には, 医師の診療を受けさせることを優先し, 止むを得ない場合にだけ服用させる. 3ヵ月未満は服用しない
包装 500g, 48包〔Ⓐ4,515(税込み)〕, 300包

抑肝散加陳皮半夏エキス細粒G「コタロー」⊖　小太郎漢方製薬㈱
区分 第2類
組成 細(茶):3包(7.2g)中 水製エキス4.88g(トウキ・チョウトウコウ・センキュウ・チンピ各2.4g, ビャクジュツ・ブクリョウ各3.2g, サイコ1.6g, カンゾウ1.2g, ハンゲ4g)
添加 ステアリン酸マグネシウム, トウモロコシデンプン, 乳糖水和物, プルラン, メタケイ酸アルミン酸マグネシウム
適応 体力中等度をめやすとして, やや消化器が弱く, 神経がたかぶり, 怒りやすい, イライラなどがあるものの次の諸症:神経症, 不眠症, 小児夜なき, 小児疳症(神経過敏), 歯ぎしり, 更年期障害, 血の道症
用法 1回15才以上1包又は2.4g, 14〜7才2/3, 6〜4才1/2, 3〜2才1/3, 2才未満1/4, 1日3回食前又は食間. 1才未満には, 医師の診療を受けさせることを優先し, 止むを得ない場合にだけ服用させる. 3ヵ月未満は服用しない
包装 90包

抑肝散加陳皮半夏湯⊖　東洋漢方製薬㈱
区分 第2類
組成 煎:1包(28.5g)中 トウキ3g, チョウトウコウ3g, センキュウ3g, ビャクジュツ4g, ブクリョウ4g, サイコ2g, カンゾウ1.5g, チンピ3g, ハンゲ5g
適応 虚弱な体質で神経がたかぶるものの次の諸症:神経症, 不眠症, 小児夜なき, 小児疳症
用法 15才以上1日1包を煎じ2〜3回(食前1時間又は食間空腹時)に分けて温服. 14〜7才2/3, 6〜4才1/2, 3〜2才1/3, 1日3回. 2才未満は服用しない
包装 100包〔Ⓑ16,000〕

抑肝散半夏陳皮粒状⊖　長倉製薬㈱-日邦薬品工業㈱
区分 第2類
組成 顆(黄褐):5.4g中 トウキ0.8g, ビャクジュツ0.8g, ブクリョウ0.8g, チョウトウコウ0.8g, ハンゲ0.8g, サイコ0.4g, カンゾウ0.4g, トウヒ0.6g
適応 神経衰弱, ヒステリー, 不眠
用法 1回成人1.8g, 15〜8才1/2, 7〜5才1/3, 4〜2才1/5, 1才〜3ヵ月1/2, 1日3回食前30分又は食間. 1才未満には, 止むを得ない場合の他は服用させない. 3ヵ月未満は服用しない
包装 500g〔Ⓑ10,000〕

六君子湯 (リックンシトウ)

〔基準〕
(平成20年9月30日 厚生労働省医薬食品局審査管理課長通知による)
1. 成分・分量
　　人参2〜4, 白朮3〜4(蒼朮も可), 茯苓3〜4, 半夏3〜4, 陳皮2〜4, 大棗2, 甘草1〜1.5, 生姜0.5〜1(ヒネショウガを使用する場合1〜2)
2. 用法・用量
　　湯
3. 効能・効果
　　体力中等度以下で, 胃腸が弱く, 食欲がなく, みぞおちがつかえ, 疲れやすく, 貧血性で手足が冷えやすいものの次の諸症:胃炎, 胃腸虚弱, 胃下垂, 消化不良, 食欲不振, 胃痛, 嘔吐

〔使用上の注意〕
(平成25年3月27日 厚生労働省医薬食品局安全対策課長・審査管理課長通知による)
【添付文書等に記載すべき事項】
『してはいけないこと』
(守らないと現在の症状が悪化したり, 副作用が起こりやすくなる)
　　次の人は服用しないこと
　　　　生後3ヵ月未満の乳児.
　　〔生後3ヵ月未満の用法がある製剤に記載すること.〕
『相談すること』
1. 次の人は服用前に医師, 薬剤師又は登録販売者に相談すること
　(1) 医師の治療を受けている人.
　(2) 妊婦又は妊娠していると思われる人.
　(3) 高齢者.
　　　〔1日最大配合量が甘草として1g以上(エキス剤については原生薬に換算して1g以上)含有する製剤に記載すること.〕
　(4) 今までに薬などにより発疹・発赤, かゆみ等を起こしたことがある人.
　(5) 次の症状のある人.
　　　むくみ
　　　〔1日最大配合量が甘草として1g以上(エキス剤については原生薬に換算して1g以上)含有する製剤に記載すること.〕
　(6) 次の診断を受けた人.
　　　高血圧, 心臓病, 腎臓病
　　　〔1日最大配合量が甘草として1g以上(エキス剤については原生薬に換算して1g以上)含有する製剤に記載すること.〕
2. 服用後, 次の症状があらわれた場合は副作用の可能性があるので, 直ちに服用を中止し, この文書を持って医師, 薬剤師又は登録販売者に相談すること

関係部位	症　状
皮　膚	発疹・発赤, かゆみ

まれに下記の重篤な症状が起こることがある. その場合は直ちに医師の診療を受けること.

症状の名称	症　状
偽アルドステロン症, ミオパチー[1]	手足のだるさ, しびれ, つっぱり感やこわばりに加えて, 脱力感, 筋肉痛があらわれ, 徐々に強くなる.

症状の名称	症　　　状
肝機能障害	発熱, かゆみ, 発疹, 黄疸（皮膚や白目が黄色くなる), 褐色尿, 全身のだるさ, 食欲不振等があらわれる。

〔¹⁾は, 1日最大配合量が甘草として1g以上（エキス剤については原生薬に換算して1g以上）含有する製剤に記載すること。〕

3. 1ヵ月位服用しても症状がよくならない場合は服用を中止し, この文書を持って医師, 薬剤師又は登録販売者に相談すること
4. 長期連用する場合には, 医師, 薬剤師又は登録販売者に相談すること
   〔1日最大配合量が甘草として1g以上（エキス剤については原生薬に換算して1g以上）含有する製剤に記載すること。〕

〔用法及び用量に関連する注意として, 用法及び用量の項目に続けて以下を記載すること。〕
(1) 小児に服用させる場合には, 保護者の指導監督のもとに服用させること。
　　〔小児の用法及び用量がある場合に記載すること。〕
(2) 〔小児の用法がある場合, 剤形により, 次に該当する場合には, そのいずれかを記載すること。〕
　1) 3歳以上の幼児に服用させる場合には, 薬剤がのどにつかえることのないよう, よく注意すること。
　　〔5歳未満の幼児の用法がある錠剤・丸剤の場合に記載すること。〕
　2) 幼児に服用させる場合には, 薬剤がのどにつかえることのないよう, よく注意すること。
　　〔3歳未満の用法及び用量を有する丸剤の場合に記載すること。〕
　3) 1歳未満の乳児には, 医師の診療を受けさせることを優先し, やむを得ない場合にのみ服用させること。
　　〔カプセル剤及び錠剤・丸剤以外の製剤の場合に記載すること。なお, 生後3ヵ月未満の用法がある製剤の場合,「生後3ヵ月未満の乳児」を『してはいけないこと』に記載し, 用法及び用量欄には記載しないこと。〕

保管及び取扱い上の注意
(1) 直射日光の当たらない（湿気の少ない）涼しい所に（密栓して）保管すること。
　　〔（　）内は必要とする場合に記載すること。〕
(2) 小児の手の届かない所に保管すること。
(3) 他の容器に入れ替えないこと。（誤用の原因になったり品質が変わる。）
　　〔容器等の個々に至適表示がなされていて, 誤用のおそれのない場合には記載しなくてもよい。〕

【外部の容器又は外部の被包に記載すべき事項】
注意
1. 次の人は服用しないこと
　　生後3ヵ月未満の乳児。
　　〔生後3ヵ月未満の用法がある製剤に記載すること。〕
2. 次の人は服用前に医師, 薬剤師又は登録販売者に相談すること
　(1) 医師の治療を受けている人。
　(2) 妊婦又は妊娠していると思われる人。
　(3) 高齢者。
　　〔1日最大配合量が甘草として1g以上（エキス剤については原生薬に換算して1g以上）含有する製剤に記載すること。〕
　(4) 今までに薬などにより発疹・発赤, かゆみ等を起こしたことがある人。
　(5) 次の症状のある人。
　　　むくみ
　　〔1日最大配合量が甘草として1g以上（エキス剤については原生薬に換算して1g以上）含有する製剤に記載すること。〕
　(6) 次の診断を受けた人。
　　　高血圧, 心臓病, 腎臓病
　　〔1日最大配合量が甘草として1g以上（エキス剤については原生薬に換算して1g以上）含有する製剤に記載すること。〕
2′. 服用が適さない場合があるので, 服用前に医師, 薬剤師又は登録販売者に相談すること
　　〔2.の項目の記載に際し, 十分な記載スペースがない場合には2′.を記載すること。〕
3. 服用に際しては, 説明文書をよく読むこと
4. 直射日光の当たらない（湿気の少ない）涼しい所に（密栓して）保管すること
　　〔（　）内は必要とする場合に記載すること。〕

JPS漢方顆粒-52号　ジェーピーエス製薬㈱
区分 第2類
組成顆（淡褐）：3包(6g)中 六君子湯エキス(4/5量)3.6g（ニンジン・ソウジュツ・ブクリョウ・ハンゲ各3.2g, チンピ・タイソウ各1.6g, カンゾウ0.8g, ショウキョウ0.4g)
添加 ステアリン酸マグネシウム, ショ糖脂肪酸エステル, 乳糖水和物
適応 体力中等度以下で, 胃腸が弱く, 食欲がなく, みぞおちがつかえ, 疲れやすく, 貧血性で手足が冷えやすいものの次の諸症：胃炎, 胃腸虚弱, 胃下垂, 消化不良, 食欲不振, 胃痛, 嘔吐
用法 1回15才以上1包, 14～7才⅔, 6～4才½, 3～2才⅓, 2才未満¼, 1日3回食前又は食間。1才未満には, 医師の診療を受けさせることを優先し, 止むを得ない場合にだけ服用させる。3ヵ月未満は服用しない
包装 180包

JPS六君子湯エキス錠N　ジェーピーエス製薬㈱
区分 第2類
組成錠（淡灰褐）：12錠中 六君子湯エキス(1/2量)2.25g（ニンジン・ソウジュツ・ブクリョウ・ハンゲ各2g, チンピ・タイソウ各1g, カンゾウ0.5g, ショウキョウ0.25g)
添加 無水ケイ酸, ケイ酸アルミニウム, カルメロースカルシウム(CMC-Ca), ステアリン酸マグネシウム, 乳糖水和物
適応 体力中等度以下で, 胃腸が弱く, 食欲がなく, みぞおちがつかえ, 疲れやすく, 貧血性で手足が冷えやすいものの次の諸症：胃炎, 胃腸虚弱, 胃下垂, 消化不良, 食欲不振, 胃痛, 嘔吐
用法 1回15才以上4錠, 14～7才3錠, 6～5才2錠, 1日3回食前又は食間。5才未満は服用しない
包装 260錠

ウチダの六君子湯　㈱ウチダ和漢薬
区分 第2類
組成煎：1袋中 ニンジン4g, ビャクジュツ4g, ブクリョウ4g, ハンゲ4g, チンピ2g, タイソウ2g, カンゾウ1g, ショウキョウ0.5g
適応 虚弱体質で貧血し, 冷え症で疲労しやすく, 胃部がつかえまた胃部の水分停滞感があり食欲衰え, 軟便の傾向があるもので悪心, 嘔吐などを伴うもの：慢性胃炎, 胃下垂炎, 胃アトニー症, 病後の食欲不振
用法 15才以上1日1袋を煎じ2～3回に分けて食前1時間又は食間空腹時に温服。15才未満は服用しない
包装 30袋

ウチダの六君子湯エキス散　㈱ウチダ和漢薬
区分 第2類
組成細：6g中 六君子湯エキス2.1g（ニンジン・ビャクジュツ・ブクリョウ・ハンゲ各2g, チンピ・タイソウ各1g, カンゾウ0.5g, ショウキョウ0.25g)
添加 乳糖水和物, バレイショデンプン, メタケイ酸アルミン酸マグネシウム
適応 体力中等度以下で, 胃腸が弱く, 食欲がなく, みぞおちがつ

かえ，疲れやすく，貧血性で手足が冷えやすいものの次の諸症：胃炎，胃腸虚弱，胃下垂，消化不良，食欲不振，胃痛，嘔吐
用法 1回15才以上2g，14〜7才2/3，6〜4才1/2，1日3回食前又は食間。4才未満は服用しない
包装 500g

「クラシエ」漢方六君子湯エキス顆粒㊀　クラシエ製薬㈱-クラシエ薬品㈱
区分 第2類
組成顆（淡褐）：3包(3.6g)中 六君子湯エキス(1/2量)2050mg（ニンジン・ビャクジュツ・ブクリョウ・ハンゲ各2g，チンピ・タイソウ各1g，カンゾウ0.5g，ショウキョウ0.25g）
添加 ヒドロキシプロピルセルロース，乳糖
適応 体力中等度以下で，胃腸が弱く，食欲がなく，みぞおちがつかえ，疲れやすく，貧血症で手足が冷えやすいものの次の諸症：胃炎，胃腸虚弱，胃下垂，消化不良，食欲不振，胃痛，嘔吐
用法 1回15才以上1包，14〜7才2/3，6〜4才1/2，3〜2才1/3，2才未満1/4，1日3回食前又は食間。1才未満には，医師の診療を受けさせることを優先し，止むを得ない場合にだけ服用させる。3ヵ月未満は服用しない
包装 45包〔Ⓐ5,250(税込み)〕

「クラシエ」漢方六君子湯エキス顆粒S㊀　クラシエ製薬㈱-クラシエ薬品㈱
区分 第2類
組成顆（黄褐）：3包(5.4g)中 六君子湯エキス粉末M 3075mg（ニンジン・ビャクジュツ・ブクリョウ・ハンゲ各3g，チンピ・タイソウ各1.5g，カンゾウ0.75g，ショウキョウ0.375g）
添加 ヒドロキシプロピルセルロース，乳糖
適応 胃腸の弱いもので，食欲がなく，みぞおちがつかえ，疲れやすく，貧血性で手足が冷えやすいものの次の諸症：胃炎，胃アトニー，胃下垂，消化不良，食欲不振，胃痛，嘔吐
用法 1回15才以上1包，14〜7才2/3，6〜4才1/2，3〜2才1/3，2才未満1/4，1日3回食前又は食間。1才未満には，医師の診療を受けさせることを優先し，止むを得ない場合にだけ服用させる。3ヵ月未満は服用しない
包装 90包

サンワ六君子湯エキス細粒㊀　三和生薬㈱
区分 第2類
組成細：6g中 六君子湯希エタノール(20%)エキス1.6g（ニンジン・タイソウ各1g，ビャクジュツ・ブクリョウ各1.5g，ハンゲ・チンピ各2g，カンゾウ0.75g，ショウキョウ0.25g）
添加 乳糖，トウモロコシデンプン，軽質無水ケイ酸
適応 胃腸の弱いもので，食欲がなく，みぞおちがつかえ，疲れやすく，貧血性で手足が冷えやすいものの次の諸症：胃炎，胃アトニー，胃下垂，消化不良，食欲不振，胃痛，嘔吐
用法 1回15才以上2g，14〜7才1.4g，6〜4才1g，3〜2才0.7g，1日3回食前又は食間

サンワ六君子湯エキス細粒「分包」㊀　三和生薬㈱
区分 第2類
組成細：3包(6g)中 六君子湯希エタノール(20%)エキス1.6g（ニンジン・タイソウ各1g，ビャクジュツ・ブクリョウ各1.5g，ハンゲ・チンピ各2g，カンゾウ0.75g，ショウキョウ0.25g）
添加 乳糖，トウモロコシデンプン，軽質無水ケイ酸
適応 胃腸の弱いもので，食欲がなく，みぞおちがつかえ，疲れやすく，貧血性で手足が冷えやすいものの次の諸症：胃炎，胃アトニー，胃下垂，消化不良，食欲不振，胃痛，嘔吐
用法 1回15才以上1包，14〜7才2/3，6〜4才1/2，3〜2才1/3，1日3回食前又は食間

サンワ六君子湯エキス錠㊀　三和生薬㈱
区分 第2類
組成錠：18錠中 六君子湯希エタノール(20%)エキス1.6g（チンピ・ハンゲ各2g，ビャクジュツ・ブクリョウ各1.5g，ニンジン・タイソウ各1g，カンゾウ0.75g，ショウキョウ0.25g）
添加 乳糖，トウモロコシデンプン，カルメロースカルシウム(CMC-Ca)，ステアリン酸カルシウム，メタケイ酸アルミン酸マグネシウム
適応 胃腸の弱いもので，食欲がなく，みぞおちがつかえ，疲れやすく，貧血性で手足が冷えやすいものの次の諸症：胃炎，胃アトニー，胃下垂，消化不良，食欲不振，胃痛，嘔吐
用法 1回15才以上6錠，14〜7才4錠，6〜5才3錠，1日3回食前又は食間。5才未満は服用しない

錠剤六君子湯㊀　一元製薬㈱-イチゲン
区分 第2類
組成錠（褐）：100錠中 ビャクジュツ末4.25g，ブクリョウ末4.25g，ショウキョウ末2g，カンゾウ末1.25g，ニンジン末4.25g，ハンゲ末4.25g，チンピ末2.25g，水性エキス2.5g（ニンジン・ビャクジュツ・ブクリョウ・ハンゲ各4.25g，ショウキョウ・タイソウ・チンピ各2.25g，カンゾウ1.25g）
適応 体力中等度以下で，胃腸が弱く，食欲がなく，みぞおちがつかえ，疲れやすく，貧血性で手足が冷えやすいものの次の諸症：胃炎，胃腸虚弱，胃下垂，消化不良，食欲不振，胃痛，嘔吐
用法 1回成人4〜6錠，13〜7才2〜3錠，1日3回食前1時間。温湯で服用
包装 350錠〔Ⓐ4,500Ⓑ2,250〕，1000錠〔Ⓐ11,000Ⓑ5,500〕，2000錠〔Ⓐ20,000Ⓑ10,000〕

ツムラ漢方六君子湯エキス顆粒㊀　㈱ツムラ
区分 第2類
組成顆（淡灰褐）：2包(3.75g)中 六君子湯エキス(1/2量)2g（ソウジュツ・ニンジン・ハンゲ・ブクリョウ各2g，タイソウ・チンピ各1g，カンゾウ0.5g，ショウキョウ0.25g）
添加 ステアリン酸マグネシウム，乳糖水和物，ショ糖脂肪酸エステル
適応 体力中等度以下で，胃腸が弱く，食欲がなく，みぞおちがつかえ，疲れやすく，貧血性で手足が冷えやすいものの次の諸症：胃炎，胃腸虚弱，胃下垂，消化不良，食欲不振，胃痛，嘔吐
用法 1回15才以上1包，14〜7才2/3，6〜4才1/2，3〜2才1/3，1日2回食前。2才未満は服用しない
包装 24包〔Ⓐ4,200(税込み)〕

ハイリクン　大杉製薬㈱
区分 第2類
組成顆（茶褐）：3包(7.5g)中 六君子湯エキス4.4g（ニンジン・ビャクジュツ・ブクリョウ・ハンゲ各4g，チンピ・タイソウ各2g，ショウキョウ0.5g，カンゾウ1g）
添加 乳糖，トウモロコシデンプン，ステアリン酸マグネシウム
適応 体力中等度以下で，胃腸が弱く，食欲がなく，みぞおちがつかえ，疲れやすく，貧血性で手足が冷えやすいものの次の諸症：胃炎，胃腸虚弱，胃下垂，消化不良，食欲不振，胃痛，嘔吐
用法 1回15才以上1包，14〜7才2/3，6〜4才1/2，3〜2才1/3，2才未満1/4，1日3回食前又は食間。1才未満には，医師の診療を受けさせることを優先し，止むを得ない場合にだけ服用させる。3ヵ月未満は服用しない
包装 45包〔Ⓐ6,500〕

ホノミリキ錠㊀　剤盛堂薬品㈱
区分 第2類
組成錠（淡褐）：18錠(3.6g)中 六君子湯エキス(1/2量)1.2g（カンゾウ0.5g，ショウキョウ0.25g，チンピ・タイソウ各1g，ニンジン・ハンゲ・ビャクジュツ・ブクリョウ各2g）
添加 カルメロースカルシウム(CMC-Ca)，結晶セルロース，ステアリン酸マグネシウム，トウモロコシデンプン，乳糖，メタケイ酸アルミン酸マグネシウム
適応 体力中等度以下で，胃腸が弱く，食欲がなく，みぞおちがつかえ，疲れやすく，貧血性で手足が冷えやすいものの次の諸症：胃炎，胃腸虚弱，胃下垂，消化不良，食欲不振，胃痛，嘔吐
用法 1回成人6錠，14〜7才4錠，6〜5才3錠，1日3回食間。5才未満は服用しない

リックーンS「コタロー」(六君子湯エキス錠)㊀　小太郎漢方製薬㈱
区分 第2類
組成錠（茶）：15錠中 六君子湯エキス(1/2量)2.45g（ニンジン・ビャクジュツ・ブクリョウ・ハンゲ各2g，チンピ・タイソウ各1g，カンゾウ0.5g，ショウキョウ0.25g）
添加 酸化チタン，ステアリン酸マグネシウム，タルク，乳糖水和

物，ヒプロメロース(ヒドロキシプロピルメチルセルロース)，粉末飴，メタケイ酸アルミン酸マグネシウム，カラメル，カルナウバロウ，サラシミツロウ
適応 胃腸の弱いもので，食欲がなく，みぞおちがつかえ，疲れやすく，貧血性で手足が冷えやすいものの次の諸症：胃炎，胃アトニー，胃下垂，消化不良，食欲不振，嘔吐，胃痛
用法 1回15才以上5錠，14〜7才4錠，6〜5才3錠，1日3回食前又は食間。5才未満は服用しない
包装 180錠，540錠

六君子湯㊀ 東洋漢方製薬㈱
区分 第２類
組成 煎：1包(21.5g)中 ニンジン4g，ビャクジュツ4g，ブクリョウ4g，ハンゲ4g，タイソウ2g，カンゾウ1g，ショウキョウ0.5g，チンピ2g
適応 胃腸の弱いもので，食欲がなく，みぞおちがつかえ，疲れやすく，貧血性で手足が冷えやすいものの次の諸症：胃炎，胃アトニー，胃下垂，消化不良，食欲不振，胃痛，嘔吐
用法 15才以上1日1包を煎じ2〜3回に分けて食前1時間又は食間空腹時に温服。14〜7才⅔，6〜4才½，3〜2才⅓，1日3回に分けて食間空腹時に温服。2才未満は服用しない
包装 100包〔Ⓑ18,000〕

六君子湯Aエキス細粒三和生薬㊀ 三和生薬㈱
区分 第２類
組成 細(黄褐)：6g中 六君子湯エキス(4／5量)3.9g (ニンジン・ビャクジュツ・ブクリョウ・ハンゲ各3.2g，チンピ1.6g，ショウキョウ0.4g，タイソウ1.6g，カンゾウ0.8g)
添加 乳糖，セルロース，部分アルファー化デンプン，ステアリン酸カルシウム，無水ケイ酸
適応 体力中等度以下で，胃腸が弱く，食欲がなく，みぞおちがつかえ，疲れやすく，貧血性で手足が冷えやすいものの次の諸症：胃炎，胃腸虚弱，胃下垂，消化不良，食欲不振，胃痛，嘔吐
用法 1回15才以上2g，14〜7才1.3g，6〜4才1g，1日3回食前又は食間。4才未満は服用しない
包装 500g

六君子湯Aエキス細粒「分包」三和生薬㊀ 三和生薬㈱-湧永製薬㈱
区分 第２類
組成 細(黄褐)：3包(6g)中 六君子湯エキス(4／5量)3.9g (ニンジン・ビャクジュツ・ブクリョウ・ハンゲ各3.2g，チンピ1.6g，ショウキョウ0.4g，タイソウ1.6g，カンゾウ0.8g)
添加 乳糖，セルロース，部分アルファー化デンプン，ステアリン酸カルシウム，無水ケイ酸
適応 体力中等度以下で，胃腸が弱く，食欲がなく，みぞおちがつかえ，疲れやすく，貧血性で手足が冷えやすいものの次の諸症：胃炎，胃腸虚弱，胃下垂，消化不良，食欲不振，胃痛，嘔吐
用法 1回15才以上1包，14〜7才⅔，6〜4才½，1日3回食前又は食間。4才未満は服用しない
包装 三和生薬㈱販売：30包〔Ⓐ2,625(税込み)〕，90包〔Ⓐ7,140(税込み)〕。湧永製薬㈱販売：45包

六君子湯Aエキス錠三和生薬㊀ 三和生薬㈱
区分 第２類
組成 錠(黄褐)：18錠(6.3g)中 六君子湯エキス(3／5量)2.9g (ニンジン・ビャクジュツ・ブクリョウ・ハンゲ各2.4g，チンピ1.2g，ショウキョウ0.3g，タイソウ1.2g，カンゾウ0.6g)
添加 乳糖，セルロース，部分アルファー化デンプン，カルメロースカルシウム(CMC-Ca)，カルメロース(CMC)，ステアリン酸カルシウム，無水ケイ酸，メタケイ酸アルミン酸マグネシウム
適応 体力中等度以下で，胃腸が弱く，食欲がなく，みぞおちがつかえ，疲れやすく，貧血性で手足が冷えやすいものの次の諸症：胃炎，胃腸虚弱，胃下垂，消化不良，食欲不振，胃痛，嘔吐
用法 1回15才以上6錠，14〜7才4錠，6〜5才3錠，1日3回食前又は食間。5才未満は服用しない
包装 270錠〔Ⓐ3,990(税込み)〕

六君子湯エキス顆粒KM㊀ ㈱カーヤ-㈱イチゲン，一元製薬㈱
区分 第２類
組成 顆(褐)：7.5g中 六君子湯水製乾燥エキス4g (ニンジン・ハンゲ・ビャクジュツ・ブクリョウ各4g，タイソウ・チンピ各2g，カンゾウ1g，ショウキョウ0.5g)
添加 乳糖，ステアリン酸マグネシウム
適応 体力中等度以下で，胃腸が弱く，食欲がなく，みぞおちがつかえ，疲れやすく，貧血性で手足が冷えやすいものの次の諸症：胃炎，胃腸虚弱，胃下垂，消化不良，食欲不振，胃痛，嘔吐
用法 1回15才以上2.5g，14〜7才1.6g，6〜4才1.2g，3〜2才0.8g，2才未満0.6g以下，1日3回食前又は食間。1才未満には，医師の診療を受けさせることを優先し，止むを得ない場合にだけ服用させる。3ヵ月未満は服用しない
包装 500g 備考 製造：天津泰達薬業有限公司(中国)

六君子湯エキス〔細粒〕65㊀ 松浦薬業㈱-松浦漢方㈱
区分 第２類
組成 細：3包(6g)又は6g中 六君子湯エキス(1／2量)4.7g(乾燥物換算で約2.1gに相当) (ニンジン・ビャクジュツ・ブクリョウ・ハンゲ各2g，チンピ・タイソウ各1g，カンゾウ0.5g，ショウキョウ0.25g)
添加 メタケイ酸アルミン酸マグネシウム，ヒプロメロース(ヒドロキシプロピルメチルセルロース)，乳糖，トウモロコシデンプン，香料
適応 体力中等度以下で，胃腸が弱く，食欲がなく，みぞおちがつかえ，疲れやすく，貧血性で手足が冷えやすいものの次の諸症：胃炎，胃腸虚弱，胃下垂，消化不良，食欲不振，胃痛，嘔吐
用法 1回15才以上1包又は2g，14〜7才⅔，6〜4才½，3〜2才⅓，2才未満¼以下，1日3回食前又は食間。1才未満には，医師の診療を受けさせることを優先し，止むを得ない場合にだけ服用させる。3ヵ月未満は服用しない
包装 500g，48包〔Ⓐ5,460(税込み)〕，300包

六君子湯エキス散〔勝昌〕㊀ ㈱東洋薬行
区分 第２類
組成 散(茶褐)：4.5g中 六君子湯水製エキス(「漢方精撰百八方-その運用とかんどころ」)3g (ニンジン・ビャクジュツ・ブクリョウ・ハンゲ各3g，カンゾウ1.5g，チンピ・生ショウキョウ・タイソウ各2g)
添加 トウモロコシデンプン
適応 体力中等度以下で，胃腸が弱く，食欲がなく，みぞおちがつかえ，疲れやすく，貧血性で手足が冷えやすいものの次の諸症：胃炎，胃腸虚弱，胃下垂，消化不良，食欲不振，胃痛，嘔吐
用法 1回1.5g1日3回空腹時
包装 200g〔Ⓑ7,665(税込み)〕，600g〔Ⓑ20,475(税込み)〕

六君子湯エキス錠〔大峰〕㊀ 大峰堂薬品工業㈱-伸和製薬㈱
区分 第２類
組成 錠(褐)：12錠中 六君子湯エキス粉末2180mg (ニンジン・ビャクジュツ・ブクリョウ・ハンゲ各2.4g，チンピ・タイソウ各1.2g，カンゾウ0.6g，ショウキョウ0.3g)
添加 ステアリン酸マグネシウム，カルメロースナトリウム(CMC-Na)，カルメロースカルシウム(CMC-Ca)，二酸化ケイ素，トウモロコシデンプン
適応 胃腸の弱いもので，食欲がなく，みぞおちがつかえ，疲れやすく，貧血性で手足が冷えやすいものの次の諸症：胃炎，胃アトニー，胃下垂，消化不良，食欲不振，胃痛，嘔吐
用法 1回15才以上4錠，14〜7才3錠，6〜5才2錠，1日3回食前又は食間。5才未満は服用しない
包装 240錠〔Ⓐ4,200(税込み)〕

六君子湯「タキザワ」㊀ ㈱タキザワ漢方廠
区分 第２類
組成 煎：2包(21.5g)中 ニンジン4g，ソウジュツ4g，ブクリョウ4g，ハンゲ4g，チンピ2g，タイソウ2g，カンゾウ1g，ショウキョウ0.5g
適応 体力中等度以下で，胃腸が弱く，食欲がなく，みぞおちがつかえ，疲れやすく，貧血性で手足が冷えやすいものの次の諸症：胃炎，胃腸虚弱，胃下垂，消化不良，食欲不振，胃痛，嘔吐
用法 15才以上1回1包を煎じ，1日2回朝夕空腹時。14〜7才⅔，6〜4才½，3〜2才⅓，2才未満¼。1才未満には，医師の診療を受けさせることを優先し，止むを得ない場合にだけ服用させる。3ヵ月未満は服用しない

包装 120包〔Ⓐ34,650（税込み）Ⓑ17,325（税込み）〕

六君子湯粒状 一　長倉製薬㈱-日邦薬品工業㈱
区分 第2類
組成 顆（黄褐）：4.2g中 ニンジン0.4g, トウヒ0.8g, ハンゲ0.8g, ビャクジュツ0.6g, ブクリョウ0.6g, カンゾウ0.2g, ショウキョウ0.4g, タイソウ0.4g
適応 胃酸過多症, 胃カタル
用法 1回成人1.4g, 15～8才½, 7～5才⅓, 4～2才⅙, 1才～3ヵ月½, 1日3回食前30分又は食間。1才未満には, 止むを得ない場合の他は服用させない。3ヵ月未満は服用しない
包装 500g〔Ⓑ10,000〕

療方健脾顆粒 一　クラシエ製薬㈱-クラシエ薬品㈱
区分 第2類
組成 顆：3包（5.4g）中 六君子湯エキス（3／4量）3075mg（ニンジン・ビャクジュツ・ブクリョウ・ハンゲ各3g, チンピ・タイソウ各1.5g, カンゾウ0.75g, ショウキョウ0.375g）
添加 ヒドロキシプロピルセルロース, 乳糖
適応 体力中等度以下で, 胃腸が弱く, 食欲がなく, みぞおちがつかえ, 疲れやすく, 貧血性で手足が冷えやすいものの次の諸症：胃炎, 胃腸虚弱, 胃下垂, 消化不良, 食欲不振, 胃痛, 嘔吐
用法 1回15才以上1包, 14～7才⅔, 6～4才½, 3～2才⅓, 2才未満¼, 1日3回食前又は食間。1才未満には, 医師の診療を受けさせることを優先し, 止むを得ない場合にだけ服用させる。3ヵ月未満は服用しない
包装 90包

ワクナガ六君子湯エキス細粒 一　湧永製薬㈱
区分 第2類
組成 細：3包（4500mg）中 六君子湯エキス1505mg（ニンジン・ビャクジュツ・ブクリョウ・ハンゲ各2.8g, チンピ・タイソウ各1.4g, カンゾウ0.7g, ショウキョウ0.35g）
添加 乳糖, バレイショデンプン, ヒドロキシプロピルセルロース, 無水ケイ酸, カルメロースカルシウム（CMC-Ca）
適応 胃腸の弱いもので, 食欲がなく, みぞおちがつかえ, 疲れやすく, 貧血性で手足が冷えやすいものの次の諸症：胃炎, 胃アトニー, 胃下垂, 消化不良, 食欲不振, 胃痛, 嘔吐
用法 1回15才以上1包, 14～7才⅔, 6～4才½, 3～2才⅓, 1日3回食前又は食間。2才未満は服用しない
包装 45包〔Ⓐ5,040（税込み）〕

立効散 リッコウサン

〔基準〕
（平成20年9月30日 厚生労働省医薬食品局審査管理課長通知による）
1. 成分・分量
　細辛1.5～2, 升麻1.5～2, 防風2～3, 甘草1.5～2, 竜胆1～1.5
2. 用法・用量
　湯（口に含んでゆっくり飲む）
3. 効能・効果
　歯痛, 抜歯後の疼痛
《備考》
注）体力に関わらず, 使用できる。
【注】表記については, 効能・効果欄に記載するのではなく,〈効能・効果に関連する注意〉として記載する。

〔使用上の注意〕
（平成25年3月27日 厚生労働省医薬食品局安全対策課長・審査管理課長通知による）
【添付文書等に記載すべき事項】
『してはいけないこと』
（守らないと現在の症状が悪化したり, 副作用が起こりやすくなる）
　次の人は服用しないこと
　　生後3ヵ月未満の乳児。
　　〔生後3ヵ月未満の用法がある製剤に記載すること。〕
『相談すること』
1. 次の人は服用前に医師, 歯科医師, 薬剤師又は登録販売者に相談すること
　⑴ 医師, 歯科医師の治療を受けている人。
　⑵ 妊婦又は妊娠していると思われる人。
　⑶ 高齢者。
　　〔1日最大配合量が甘草として1g以上（エキス剤については原生薬に換算して1g以上）含有する製剤に記載すること。〕
　⑷ 次の症状のある人。
　　むくみ
　　〔1日最大配合量が甘草として1g以上（エキス剤については原生薬に換算して1g以上）含有する製剤に記載すること。〕
　⑸ 次の診断を受けた人。
　　高血圧, 心臓病, 腎臓病
　　〔1日最大配合量が甘草として1g以上（エキス剤については原生薬に換算して1g以上）含有する製剤に記載すること。〕
2. 服用後, 次の症状があらわれた場合は副作用の可能性があるので, 直ちに服用を中止し, この文書を持って医師, 薬剤師又は登録販売者に相談すること
　まれに下記の重篤な症状が起こることがある。その場合は直ちに医師の診療を受けること。

症状の名称	症　　状
偽アルドステロン症, ミオパチー	手足のだるさ, しびれ, つっぱり感やこわばりに加えて, 脱力感, 筋肉痛があらわれ, 徐々に強くなる。

　〔1日最大配合量が甘草として1g以上（エキス剤については原生薬に換算して1g以上）含有する製剤に記載すること。〕
3. 5～6回服用しても症状がよくならない場合は服用を中止し, この文書を持って医師, 歯科医師, 薬剤師又は登録販売

者に相談すること
4. 長期連用する場合には，医師，薬剤師又は登録販売者に相談すること
　　〔1日最大配合量が甘草として1g以上（エキス剤については原生薬に換算して1g以上）含有する製剤に記載すること。〕
〔効能又は効果に関連する注意として，効能又は効果の項目に続けて以下を記載すること。〕
　　体力に関わらず，使用できる。
〔用法及び用量に関連する注意として，用法及び用量の項目に続けて以下を記載すること。〕
(1) 本剤は口に含んでゆっくりのむこと。
(2) 小児に服用させる場合には，保護者の指導監督のもとに服用させること。
　　〔小児の用法及び用量がある場合に記載すること。〕
(3) 〔小児の用法がある場合，剤形により，次に該当する場合には，そのいずれかを記載すること。〕
　　1) 3歳以上の幼児に服用させる場合には，薬剤がのどにつかえることのないよう，よく注意すること。
　　　〔5歳未満の幼児の用法がある錠剤・丸剤の場合に記載すること。〕
　　2) 幼児に服用させる場合には，薬剤がのどにつかえることのないよう，よく注意すること。
　　　〔3歳未満の用法及び用量を有する丸剤の場合に記載すること。〕
　　3) 1歳未満の乳児には，医師の診療を受けさせることを優先し，やむを得ない場合にのみ服用させること。
　　　〔カプセル剤及び錠剤・丸剤以外の製剤の場合に記載すること。なお，生後3ヵ月未満の用法がある製剤の場合，「生後3ヵ月未満の乳児」を『してはいけないこと』に記載し，用法及び用量欄には記載しないこと。〕

保管及び取扱い上の注意
(1) 直射日光の当たらない（湿気の少ない）涼しい所に（密栓して）保管すること。
　　〔（ ）内は必要とする場合に記載すること。〕
(2) 小児の手の届かない所に保管すること。
(3) 他の容器に入れ替えないこと。（誤用の原因になったり品質が変わる。）
　　〔容器等の個々に至適表示がなされていて，誤用のおそれのない場合には記載しなくてもよい。〕

【外部の容器又は外部の被包に記載すべき事項】
注意
1. 次の人は服用しないこと
　　生後3ヵ月未満の乳児。
　　〔生後3ヵ月未満の用法がある製剤に記載すること。〕
2. 次の人は服用前に医師，歯科医師，薬剤師又は登録販売者に相談すること
(1) 医師，歯科医師の治療を受けている人。
(2) 妊婦又は妊娠していると思われる人。
(3) 高齢者。
　　〔1日最大配合量が甘草として1g以上（エキス剤については原生薬に換算して1g以上）含有する製剤に記載すること。〕
(4) 次の症状のある人。
　　むくみ
　　〔1日最大配合量が甘草として1g以上（エキス剤については原生薬に換算して1g以上）含有する製剤に記載すること。〕
(5) 次の診断を受けた人。
　　高血圧，心臓病，腎臓病
　　〔1日最大配合量が甘草として1g以上（エキス剤については原生薬に換算して1g以上）含有する製剤に記載すること。〕
2′. 服用が適さない場合があるので，服用前に医師，歯科医師，薬剤師又は登録販売者に相談すること
　　〔2.の項目の記載に際し，十分な記載スペースがない場合には2′.を記載すること。〕
3. 服用に際しては，説明文書をよく読むこと
4. 直射日光の当たらない（湿気の少ない）涼しい所に（密栓して）保管すること
　　〔（ ）内は必要とする場合に記載すること。〕
〔効能又は効果に関連する注意として，効能又は効果の項目に続けて以下を記載すること。〕
　　体力に関わらず，使用できる。

立効散「タキザワ」 ─ ㈱タキザワ漢方廠
区分 第2類
組成 煎：2包(8.5g)中 サイシン2g，ショウマ2g，ボウフウ2g，カンゾウ1.5g，リュウタン1g
適応 歯痛，抜歯後の疼痛
用法 15才以上1回1包を煎じ，1日2回朝夕空腹時。14～7才2/3，6～4才1/2，3～2才1/3，2才未満1/4。口中に含み，ゆっくり服用。1才未満には，医師の診療を受けさせることを優先し，止むを得ない場合にだけ服用させる。3ヵ月未満は服用しない
包装 120包〔Ⓐ28,350(税込み)Ⓑ14,175(税込み)〕

竜胆瀉肝湯
リュウタンシャカントウ

〔基準〕

(平成20年9月30日 厚生労働省医薬食品局審査管理課長通知による)

1. 成分・分量
   当帰5, 地黄5, 木通5, 黄芩3, 沢瀉3, 車前子3, 竜胆1～1.5, 山梔子1～1.5, 甘草1～1.5
2. 用法・用量
   湯
3. 効能・効果
   体力中等度以上で, 下腹部に熱感や痛みがあるものの次の諸症:排尿痛, 残尿感, 尿のにごり, こしけ(おりもの), 頻尿

〔使用上の注意〕

(平成25年3月27日 厚生労働省医薬食品局安全対策課長・審査管理課長通知による)

【添付文書等に記載すべき事項】

『してはいけないこと』
(守らないと現在の症状が悪化したり, 副作用が起こりやすくなる)

次の人は服用しないこと
生後3ヵ月未満の乳児。
〔生後3ヵ月未満の用法がある製剤に記載すること。〕

『相談すること』
1. 次の人は服用前に医師, 薬剤師又は登録販売者に相談すること
   (1) 医師の治療を受けている人。
   (2) 妊婦又は妊娠していると思われる人。
   (3) 胃腸が弱く下痢しやすい人。
   (4) 高齢者。
      〔1日最大配合量が甘草として1g以上(エキス剤については原生薬に換算して1g以上)含有する製剤に記載すること。〕
   (5) 今までに薬などにより発疹・発赤, かゆみ等を起こしたことがある人。
   (6) 次の症状のある人。
      むくみ
      〔1日最大配合量が甘草として1g以上(エキス剤については原生薬に換算して1g以上)含有する製剤に記載すること。〕
   (7) 次の診断を受けた人。
      高血圧, 心臓病, 腎臓病
      〔1日最大配合量が甘草として1g以上(エキス剤については原生薬に換算して1g以上)含有する製剤に記載すること。〕
2. 服用後, 次の症状があらわれた場合は副作用の可能性があるので, 直ちに服用を中止し, この文書を持って医師, 薬剤師又は登録販売者に相談すること

関係部位	症　　状
皮　膚	発疹・発赤, かゆみ
消化器	食欲不振, 胃部不快感

まれに下記の重篤な症状が起こることがある。その場合は直ちに医師の診療を受けること。

症状の名称	症　　状
間質性肺炎	階段を上ったり, 少し無理をしたりすると息切れがする・息苦しくなる, 空せき, 発熱等がみられ, これらが急にあらわれたり, 持続したりする。
偽アルドステロン症, ミオパチー[1]	手足のだるさ, しびれ, つっぱり感やこわばりに加えて, 脱力感, 筋肉痛があらわれ, 徐々に強くなる。
肝機能障害	発熱, かゆみ, 発疹, 黄疸(皮膚や白目が黄色くなる), 褐色尿, 全身のだるさ, 食欲不振等があらわれる。

〔[1]は, 1日最大配合量が甘草として1g以上(エキス剤については原生薬に換算して1g以上)含有する製剤に記載すること。〕

3. 服用後, 次の症状があらわれることがあるので, このような症状の持続又は増強が見られた場合には, 服用を中止し, この文書を持って医師, 薬剤師又は登録販売者に相談すること
   下痢
4. 1ヵ月位服用しても症状がよくならない場合は服用を中止し, この文書を持って医師, 薬剤師又は登録販売者に相談すること
5. 長期連用する場合には, 医師, 薬剤師又は登録販売者に相談すること
   〔1日最大配合量が甘草として1g以上(エキス剤については原生薬に換算して1g以上)含有する製剤に記載すること。〕

〔用法及び用量に関連する注意として, 用法及び用量の項目に続けて以下を記載すること。〕
(1) 小児に服用させる場合には, 保護者の指導監督のもとに服用させること。
   〔小児の用法及び用量がある場合に記載すること。〕
(2) 〔小児の用法がある場合, 剤形により, 次に該当する場合には, そのいずれかを記載すること。〕
   1) 3歳以上の幼児に服用させる場合には, 薬剤がのどにつかえることのないよう, よく注意すること。
      〔5歳未満の幼児の用法がある錠剤・丸剤の場合に記載すること。〕
   2) 幼児に服用させる場合には, 薬剤がのどにつかえることのないよう, よく注意すること。
      〔3歳未満の用法及び用量を有する丸剤の場合に記載すること。〕
   3) 1歳未満の乳児には, 医師の診療を受けさせることを優先し, やむを得ない場合にのみ服用させること。
      〔カプセル剤及び錠剤・丸剤以外の製剤の場合に記載すること。なお, 生後3ヵ月未満の用法がある製剤の場合,「生後3ヵ月未満の乳児」を『してはいけないこと』に記載し, 用法及び用量欄には記載しないこと。〕

保管及び取扱い上の注意
(1) 直射日光の当たらない(湿気の少ない)涼しい所に(密栓して)保管すること。
   〔( )内は必要とする場合に記載すること。〕
(2) 小児の手の届かない所に保管すること。
(3) 他の容器に入れ替えないこと。(誤用の原因になったり品質が変わる。)
   〔容器等の個々に至適表示がなされていて, 誤用のおそれのない場合には記載しなくてもよい。〕

【外部の容器又は外部の被包に記載すべき事項】
注意
1. 次の人は服用しないこと
   生後3ヵ月未満の乳児。
   〔生後3ヵ月未満の用法がある製剤に記載すること。〕
2. 次の人は服用前に医師, 薬剤師又は登録販売者に相談す

ること
(1) 医師の治療を受けている人。
(2) 妊婦又は妊娠していると思われる人。
(3) 胃腸が弱く下痢しやすい人。
(4) 高齢者。
〔1日最大配合量が甘草として1g以上（エキス剤については原生薬に換算して1g以上）含有する製剤に記載すること。〕
(5) 今までに薬などにより発疹・発赤，かゆみ等を起こしたことがある人。
(6) 次の症状のある人。
むくみ
〔1日最大配合量が甘草として1g以上（エキス剤については原生薬に換算して1g以上）含有する製剤に記載すること。〕
(7) 次の診断を受けた人。
高血圧，心臓病，腎臓病
〔1日最大配合量が甘草として1g以上（エキス剤については原生薬に換算して1g以上）含有する製剤に記載すること。〕
2′. 服用が適さない場合があるので，服用前に医師，薬剤師又は登録販売者に相談すること
〔2.の項目の記載に際し，十分な記載スペースがない場合には2′.を記載すること。〕
3. 服用に際しては，説明文書をよく読むこと
4. 直射日光の当たらない（湿気の少ない）涼しい所に（密栓して）保管すること
〔（　）内は必要とする場合に記載すること。〕

JPS漢方顆粒-69号　ジェーピーエス製薬㈱
区分 第2類
組成 顆（淡褐）：3包(7.5g)中　竜胆瀉肝湯乾燥エキス5.28g（トウキ・ジオウ・モクツウ各4g，オウゴン・タクシャ・シャゼンシ各2.4g，リュウタン・サンシシ・カンゾウ各0.8g）
添加 ステアリン酸マグネシウム，ショ糖脂肪酸エステル，乳糖水和物
適応 体力中等度以上で，下腹部に熱感や痛みがあるものの次の諸症：排尿痛，残尿感，尿のにごり，こしけ（おりもの），頻尿
用法 1回15才以上1包，14～7才2/3，6～4才1/2，3～2才1/3，2才未満1/4，1日3回食前又は食間。1才未満には，医師の診療を受けさせることを優先し，止むを得ない場合にだけ服用させる。3ヵ月未満は服用しない
包装 12包，180包

JPS竜胆瀉肝湯エキス錠N　ジェーピーエス製薬㈱
区分 第2類
組成 錠（灰褐）：18錠中　竜胆瀉肝湯乾燥エキス3.3g（トウキ・ジオウ・モクツウ各2.5g，オウゴン・タクシャ・シャゼンシ各1.5g，リュウタン・サンシシ・カンゾウ各0.5g）
添加 無水ケイ酸，ケイ酸アルミニウム，カルメロースカルシウム（CMC-Ca），トウモロコシデンプン，ステアリン酸マグネシウム，乳糖水和物
適応 体力中等度以上で，下腹部に熱感や痛みがあるものの次の諸症：排尿痛，残尿感，尿のにごり，こしけ（おりもの），頻尿
用法 1回15才以上6錠，14～7才4錠，6～5才3錠，1日3回食前又は食間。5才未満は服用しない
包装 260錠

イスクラ瀉火利湿顆粒　イスクラ産業㈱
区分 第2類
組成 顆（濃褐）：3包(7.5g)中　瀉火利湿エキス5.7g（トウキ・ジオウ・モクツウ各5g，オウゴン・タクシャ・シャゼンシ各3g，リュウタン・サンシシ・カンゾウ各1.5g）
添加 トウモロコシデンプン，乳糖
適応 体力中等度以上で，下腹部に熱感や痛みがあるものの次の諸症：排尿痛，残尿感，尿のにごり，こしけ（おりもの），頻尿
用法 1回15才以上1包，14～7才2/3，6～4才1/2，3～2才1/3，2才未満1/4，1日3回食前又は食間。1才未満には，医師の診療を受けさせることを優先し，止むを得ない場合にだけ服用させる。3ヵ月未満は服用しない
包装 90包

ウチダの竜胆瀉肝湯　㈱ウチダ和漢薬
区分 第2類
組成 煎：1袋中　シャゼンシ3g，オウゴン3g，タクシャ3g，モクツウ5g，ジオウ5g，トウキ5g，サンシシ1.5g，カンゾウ1.5g，リュウタン1.5g
適応 比較的壮健な体質で下腹部及び陰部に炎症性疾患があり，充血，腫脹，疼痛を伴うもの：尿道炎，膀胱炎，帯下，陰部痒痛，腟炎，陰部湿疹
用法 15才以上1日1袋を煎じ2～3回に分けて食前1時間又は食間空腹時に温服。15才未満は服用しない
包装 30袋

ウチダの竜胆瀉肝湯エキス散　㈱ウチダ和漢薬
区分 第2類
組成 細：7.5g中　竜胆瀉肝湯エキス3.12g（トウキ・ジオウ・モクツウ各2.5g，オウゴン・タクシャ・シャゼンシ各1.5g，リュウタン・サンシシ・カンゾウ各0.75g）
添加 乳糖水和物，バレイショデンプン，メタケイ酸アルミン酸マグネシウム
適応 比較的体力があり，下腹部筋肉が緊張する傾向があるものの次の諸症：排尿痛，残尿感，尿の濁り，こしけ
用法 1回15才以上2.5g，14～7才2/3，6～4才1/2，3～2才1/3，2才未満1/4以下，1日3回食前又は食間。1才未満には，医師の診療を受けさせることを優先し，止むを得ない場合にだけ服用させる。3ヵ月未満は服用しない
包装 500g

ウチダの竜胆瀉肝湯エキス散（分包）　㈱ウチダ和漢薬
区分 第2類
組成 細：3包(7.5g)中　竜胆瀉肝湯エキス3.12g（トウキ・ジオウ・モクツウ各2.5g，オウゴン・タクシャ・シャゼンシ各1.5g，リュウタン・サンシシ・カンゾウ各0.75g）
添加 乳糖水和物，バレイショデンプン，メタケイ酸アルミン酸マグネシウム
適応 比較的体力があり，下腹部筋肉が緊張する傾向があるものの次の諸症：排尿痛，残尿感，尿の濁り，こしけ
用法 1回15才以上1包，14～7才2/3，6～4才1/2，3～2才1/3，2才未満1/4，1日3回食前又は食間。1才未満には，医師の診療を受けさせることを優先し，止むを得ない場合にだけ服用させる。3ヵ月未満は服用しない
包装 300包

サンワ竜胆瀉肝湯エキス細粒　三和生薬㈱
区分 第2類
組成 細：6g中　竜胆瀉肝湯希エタノール(20%)エキス1.56g（シャゼンシ・オウゴン・タクシャ各1.5g，モクツウ・ジオウ・トウキ各2.5g，サンシシ・カンゾウ・リュウタン各0.5g）
添加 乳糖，トウモロコシデンプン
適応 比較的体力があり，下腹部筋肉が緊張する傾向があるものの次の諸症：排尿痛，残尿感，尿の濁り，こしけ
用法 1回15才以上2g，14～7才1.4g，6～4才1g，3～2才0.7g，1日3回食前又は食間

サンワ竜胆瀉肝湯エキス細粒「分包」　三和生薬㈱
区分 第2類
組成 細：3包(6g)中　竜胆瀉肝湯希エタノール(20%)エキス1.56g（シャゼンシ・オウゴン・タクシャ各1.5g，モクツウ・ジオウ・トウキ各2.5g，サンシシ・カンゾウ・リュウタン各0.5g）
添加 乳糖，トウモロコシデンプン
適応 比較的体力があり，下腹部筋肉が緊張する傾向があるものの次の諸症：排尿痛，残尿感，尿の濁り，こしけ
用法 1回15才以上1包，14～7才2/3，6～4才1/2，3～2才1/3，1日3回食前又は食間

サンワ竜胆瀉肝湯エキス錠⊖　三和生薬㈱
[区分] 第2類
[組成] 錠：18錠(5.4g)中　竜胆瀉肝湯希エタノール(20%)エキス1.56g（シャゼンシ・オウゴン・タクシャ各1.5g、モクツウ・ジオウ・トウキ各2.5g、サンシシ・カンゾウ・リュウタン各0.5g）
[添加] 乳糖、トウモロコシデンプン、メタケイ酸アルミン酸マグネシウム、ステアリン酸カルシウム
[適応] 体力中等度以上で、下腹部に熱感や痛みがあるものの次の諸症：排尿痛、残尿感、尿のにごり、こしけ（おりもの）、頻尿
[用法] 1回15才以上6錠、14〜7才4錠、6〜5才3錠、1日3回食前又は食間。5才未満は服用しない
[包装] 270錠〔Ⓐ3,780(税込み)〕

制竜（エキス顆粒）⊖　㈱建林松鶴堂
[区分] 第2類
[組成] 顆(褐)：3包(6g)中　竜胆瀉肝湯水製乾燥エキス1.5g(トウキ・ジオウ・モクツウ各2.5g、オウゴン・タクシャ・シャゼンシ各1.5g、リュウタン・サンシシ・カンゾウ各0.5g)
[添加] 乳糖、バレイショデンプン
[適応] 体力中等度以上で、下腹部に熱感や痛みがあるものの次の諸症：排尿痛、残尿感、尿のにごり、こしけ（おりもの）、頻尿
[用法] 1回成人1包、14〜7才⅔、6〜4才½、3〜2才⅓、2才未満¼以下、1日3回食間。1才未満には、医師の診療を受けさせることを優先し、止むを得ない場合にだけ服用させる。3ヵ月未満は服用しない
[包装] 30包〔Ⓐ2,940(税込み)〕、90包〔Ⓐ7,140(税込み)〕

モリシンニョウA⊖　大杉製薬㈱
[区分] 第2類
[組成] 顆(灰褐)：3包(6g)中　竜胆瀉肝湯乾燥エキス2.5g（シャゼンシ・オウゴン・タクシャ各1.5g、モクツウ・トウキ各2.5g、サンシシ・カンゾウ・リュウタン各0.5g）
[添加] 乳糖、トウモロコシデンプン、ステアリン酸マグネシウム
[適応] 体力中等度以上で、下腹部に熱感や痛みがあるものの次の諸症：排尿痛、残尿感、尿のにごり、こしけ（おりもの）、頻尿
[用法] 1回15才以上1包、14〜7才⅔、6〜4才½、3〜2才⅓、2才未満¼、1日3回食前又は食間。1才未満には、医師の診療を受けさせることを優先し、止むを得ない場合にだけ服用させる。3ヵ月未満は服用しない
[包装] 45包〔Ⓐ4,500〕

リュウセーヌN「コタロー」⊖　小太郎漢方製薬㈱
[区分] 第2類
[組成] 錠(茶)：12錠中　エキス散3.9g（トウキ・ジオウ・モクツウ・オウゴン・シャゼンシ・サンシシ・カンゾウ・シャクヤク・センキュウ・オウレン・オウバク・レンギョウ・ハッカ・ハマボウフウ各0.75g、タクシャ・リュウタン各1g）
[添加] カルメロースカルシウム(CMC-Ca)、含水二酸化ケイ素、軽質無水ケイ酸、ステアリン酸マグネシウム、トウモロコシデンプン
[適応] 体力中等度以上で、下腹部に熱感や痛みがあるものの次の諸症：排尿痛、頻尿、残尿感、尿のにごり、こしけ（おりもの）
[用法] 1回15才以上4錠、14〜7才3錠、6〜5才2錠、1日3回食前又は食間。5才未満は服用しない
[包装] 180錠

竜胆瀉肝湯⊖　東洋漢方製薬㈱
[区分] 第2類
[組成] 煎：1包(28.5g)中　トウキ5g、ジオウ5g、モクツウ5g、オウゴン3g、タクシャ3g、シャゼンシ3g、リュウタン1.5g、サンシシ1.5g、カンゾウ1.5g
[適応] 比較的体力があり、下腹部筋肉が緊張する傾向があるものの次の諸症：排尿痛、残尿感、尿の濁り、こしけ
[用法] 15才以上1日1包を煎じ2〜3回（食前1時間又は食間空腹時）に分けて温服。15才未満は服用しない
[包装] 100包〔Ⓑ15,000〕

竜胆瀉肝湯Aエキス細粒三和生薬⊖　三和生薬㈱
[区分] 第2類
[組成] 細(褐)：6g中　竜胆瀉肝湯A水製エキス4g（シャゼンシ・オウゴン・タクシャ各2.1g、モクツウ・ジオウ・トウキ各3.5g、サンシシ・カンゾウ・リュウタン各0.7g）
[添加] 乳糖、セルロース、部分アルファー化デンプン、ステアリン酸カルシウム、無水ケイ酸
[適応] 体力中等度以上で、下腹部に熱感や痛みがあるものの次の諸症：排尿痛、残尿感、尿のにごり、こしけ（おりもの）、頻尿
[用法] 1回15才以上2g、14〜7才1.3g、6〜4才1g、1日3回食前又は食間。4才未満は服用しない
[包装] 500g

竜胆瀉肝湯Aエキス細粒「分包」三和生薬⊖　三和生薬㈱
[区分] 第2類
[組成] 細(褐)：3包(6g)中　竜胆瀉肝湯A水製エキス4g（シャゼンシ・オウゴン・タクシャ各2.1g、モクツウ・ジオウ・トウキ各3.5g、サンシシ・カンゾウ・リュウタン各0.7g）
[添加] 乳糖、セルロース、部分アルファー化デンプン、ステアリン酸カルシウム、無水ケイ酸
[適応] 体力中等度以上で、下腹部に熱感や痛みがあるものの次の諸症：排尿痛、残尿感、尿のにごり、こしけ（おりもの）、頻尿
[用法] 1回15才以上1包、14〜7才⅔、6〜4才½、1日3回食前又は食間。4才未満は服用しない
[包装] 30包〔Ⓐ2,520(税込み)〕、90包〔Ⓐ6,825(税込み)〕

竜胆瀉肝湯エキス顆粒KM⊖　㈱カーヤ-㈱イチゲン、一元製薬㈱
[区分] 第2類
[組成] 顆(褐)：10.5g中　竜胆瀉肝湯水製乾燥エキス5.5g（ジオウ・トウキ・モクツウ各5g、オウゴン・シャゼンシ・タクシャ各3g、カンゾウ・サンシシ・リュウタン各1g）
[添加] 乳糖、ステアリン酸マグネシウム
[適応] 体力中等度以上で、下腹部に熱感や痛みがあるものの次の諸症：排尿痛、残尿感、尿のにごり、こしけ（おりもの）、頻尿
[用法] 1回15才以上3.5g、14〜7才2.3g、6〜4才1.7g、3〜2才1.1g、2才未満0.8g以下、1日3回食前又は食間。1才未満には、医師の診療を受けさせることを優先し、止むを得ない場合にだけ服用させる。3ヵ月未満は服用しない
[包装] 500g　[備考] 製造：天津泰達薬業有限公司(中国)

竜胆瀉肝湯エキス顆粒「クラシエ」⊖　大峰堂薬品工業㈱-クラシエ薬品㈱
[区分] 第2類
[組成] 顆(褐)：3包(4.5g)中　竜胆瀉肝湯エキス粉末2750mg（リュウタン・サンシシ・カンゾウ各0.75g、モクツウ・ジオウ・トウキ各2.5g、オウゴン・タクシャ・シャゼンシ各1.5g）
[添加] ヒドロキシプロピルセルロース、乳糖
[適応] 体力中等度以上で、下腹部に熱感や痛みがあるものの次の諸症：排尿痛、残尿感、尿のにごり、こしけ（おりもの）、頻尿
[用法] 1回15才以上1包、14〜7才⅔、6〜4才½、3〜2才⅓、1日3回食前又は食間。2才未満は服用しない
[包装] 90包

竜胆瀉肝湯エキス〔細粒〕93⊖　松浦薬業㈱-松浦漢方㈱
[区分] 第2類
[組成] 細(褐)：3包(6g)又は6g中　竜胆瀉肝湯水製エキス7g(乾燥物換算で約2.8gに相当)（トウキ・ジオウ・モクツウ各2.5g、オウゴン・タクシャ・シャゼンシ各1.5g、リュウタン・サンシシ・カンゾウ各0.5g）
[添加] メタケイ酸アルミン酸マグネシウム、ヒプロメロース(ヒドロキシプロピルメチルセルロース)、デキストリン、乳糖、トウモロコシデンプン、香料
[適応] 体力中等度以上で、下腹部に熱感や痛みがあるものの次の諸症：排尿痛、残尿感、尿のにごり、こしけ（おりもの）、頻尿
[用法] 1回15才以上1包又は2g、14〜7才⅔、6〜4才½、3〜2才⅓、2才未満¼以下、1日3回食前又は食間。1才未満には、医師の診療を受けさせることを優先し、止むを得ない場合にだけ服用させる。3ヵ月未満は服用しない
[包装] 500g、12包〔Ⓐ1,470(税込み)〕、300包

竜胆瀉肝湯エキス細粒G「コタロー」⊖　小太郎漢方製薬㈱
[区分] 第2類
[組成] 細(褐)：3包(7.2g)中　水製エキス4.8g（トウキ・シャクヤク・

センキュウ・ジオウ・オウレン・オウゴン・オウバク・サンシシ・レンギョウ・ハッカ・モクツウ・ハマボウフウ・シャゼンシ・カンゾウ各1.2g，リュウタン・タクシャ各1.6g）

添加 ステアリン酸マグネシウム，トウモロコシデンプン，乳糖水和物，プルラン，メタケイ酸アルミン酸マグネシウム

適応 比較的体力があり，下腹部筋肉が緊張する傾向があるものの次の諸症：排尿痛，残尿感，尿の濁り，こしけ

用法 1回15才以上1包又は2.4g，14～7才⅔，6～4才½，3～2才⅓，2才未満¼，1日3回食前又は食間。1才未満には，医師の診療を受けさせることを優先し，止むを得ない場合にだけ服用させる。3ヵ月未満は服用しない

包装 90包

竜胆瀉肝湯エキス錠クラシエ⊖　クラシエ製薬㈱-クラシエ薬品㈱

区分 第2類

組成 鍵（褐）．12錠中 竜胆瀉肝湯エキス粉末2750mg（リュウタン・サンシシ・カンゾウ各0.75g，モクツウ・ジオウ・トウキ各2.5g，オウゴン・タクシャ・シャゼンシ各1.5g）

添加 タルク，ステアリン酸マグネシウム，二酸化ケイ素，クロスカルメロースナトリウム（クロスCMC-Na），水酸化アルミナマグネシウム，セルロース，ポリオキシエチレンポリオキシプロピレングリコール，ヒプロメロース（ヒドロキシプロピルメチルセルロース）

適応 体力中等度以上で，下腹部に熱感や痛みがあるものの次の諸症：排尿痛，残尿感，尿のにごり，こしけ（おりもの），頻尿

用法 1回15才以上4錠，14～7才3錠，6～5才2錠，1日3回食前又は食間。5才未満は服用しない

包装 48錠〔Ⓐ1,344(税込み)〕，180錠〔Ⓐ3,675(税込み)〕

竜胆瀉肝湯「タキザワ」⊖　㈱タキザワ漢方廠

区分 第2類

組成 煎．2包(28.5g)中 トウキ5g，ジオウ5g，モクツウ5g，オウゴン3g，タクシャ3g，シャゼンシ3g，リュウタン1.5g，サンシシ1.5g，カンゾウ1.5g

適応 体力中等度以上で，下腹部に熱感や痛みがあるものの次の諸症：排尿痛，残尿感，尿のにごり，こしけ（おりもの），頻尿

用法 15才以上1回1包を煎じ，1日2回朝夕空腹時。14～7才⅔，6～4才½，3～2才⅓，2才未満¼。1才未満には，医師の診療を受けさせることを優先し，止むを得ない場合にだけ服用させる。3ヵ月未満は服用しない

包装 120包〔Ⓐ28,350(税込み)Ⓑ14,175(税込み)〕

苓甘姜味辛夏仁湯（リョウカンキョウミシンゲニントウ）

〔基準〕

（平成24年8月30日 厚生労働省医薬食品局審査管理課長通知による）

1. 成分・分量
   茯苓1.6～4，甘草1.2～3，半夏2.4～5，乾姜1.2～3（生姜2でも可），杏仁2.4～4，五味子1.5～3，細辛1.2～3

2. 用法・用量
   湯

3. 効能・効果
   体力中等度又はやや虚弱で，胃腸が弱り，冷え症で薄い水様のたんが多いものの次の諸症：気管支炎，気管支ぜんそく，動悸，息切れ，むくみ

〔使用上の注意〕

（平成25年3月27日 厚生労働省医薬食品局安全対策課長・審査管理課長通知による）

【添付文書等に記載すべき事項】

『してはいけないこと』
（守らないと現在の症状が悪化したり，副作用が起こりやすくなる）

次の人は服用しないこと
生後3ヵ月未満の乳児。
〔生後3ヵ月未満の用法がある製剤に記載すること。〕

『相談すること』

1. 次の人は服用前に医師，薬剤師又は登録販売者に相談すること
   (1) 医師の治療を受けている人。
   (2) 妊婦又は妊娠していると思われる人。
   (3) 高齢者。
       〔1日最大配合量が甘草として1g以上（エキス剤については原生薬に換算して1g以上）含有する製剤に記載すること。〕
   (4) 今までに薬などにより発疹・発赤，かゆみ等を起こしたことがある人。
   (5) 次の症状のある人。
       むくみ
       〔1日最大配合量が甘草として1g以上（エキス剤については原生薬に換算して1g以上）含有する製剤に記載すること。〕
   (6) 次の診断を受けた人。
       高血圧，心臓病，腎臓病
       〔1日最大配合量が甘草として1g以上（エキス剤については原生薬に換算して1g以上）含有する製剤に記載すること。〕

2. 服用後，次の症状があらわれた場合は副作用の可能性があるので，直ちに服用を中止し，この文書を持って医師，薬剤師又は登録販売者に相談すること

関係部位	症　状
皮　膚	発疹・発赤，かゆみ

まれに下記の重篤な症状が起こることがある。その場合は直ちに医師の診療を受けること。

症状の名称	症　状
偽アルドステロン症，ミオパチー	手足のだるさ，しびれ，つっぱり感やこわばりに加えて，脱力感，筋肉痛があらわれ，徐々に強くなる。

〔1日最大配合量が甘草として1g以上（エキス剤については原生薬に換算して1g以上）含有する製剤に記

3. 1ヵ月位服用しても症状がよくならない場合は服用を中止し，この文書を持って医師，薬剤師又は登録販売者に相談すること
4. 長期連用する場合には，医師，薬剤師又は登録販売者に相談すること
　　〔1日最大配合量が甘草として1g以上（エキス剤については原生薬に換算して1g以上）含有する製剤に記載すること。〕
〔用法及び用量に関連する注意として，用法及び用量の項目に続けて以下を記載すること。〕
(1) 小児に服用させる場合には，保護者の指導監督のもとに服用させること。
　　〔小児の用法及び用量がある場合に記載すること。〕
(2) 〔小児の用法がある場合，剤形により，次に該当する場合には，そのいずれかを記載すること。〕
　1) 3歳以上の幼児に服用させる場合には，薬剤がのどにつかえることのないよう，よく注意すること。
　　〔5歳未満の幼児の用法がある錠剤・丸剤の場合に記載すること。〕
　2) 幼児に服用させる場合には，薬剤がのどにつかえることのないよう，よく注意すること。
　　〔3歳未満の用法及び用量を有する丸剤の場合に記載すること。〕
　3) 1歳未満の乳児には，医師の診療を受けさせることを優先し，やむを得ない場合にのみ服用させること。
　　〔カプセル剤及び錠剤・丸剤以外の製剤の場合に記載すること。なお，生後3ヵ月未満の用法がある製剤の場合，「生後3ヵ月未満の乳児」を『してはいけないこと』に記載し，用法及び用量欄には記載しないこと。〕

保管及び取扱い上の注意
(1) 直射日光の当たらない（湿気の少ない）涼しい所に（密栓して）保管すること。
　　〔（　）内は必要とする場合に記載すること。〕
(2) 小児の手の届かない所に保管すること。
(3) 他の容器に入れ替えないこと。（誤用の原因になったり品質が変わる。）
　　〔容器等の個々に至適表示がなされていて，誤用のおそれのない場合には記載しなくてもよい。〕

【外部の容器又は外部の被包に記載すべき事項】
注意
1. 次の人は服用しないこと
　　生後3ヵ月未満の乳児。
　　〔生後3ヵ月未満の用法がある製剤に記載すること。〕
2. 次の人は服用前に医師，薬剤師又は登録販売者に相談すること
(1) 医師の治療を受けている人。
(2) 妊婦又は妊娠していると思われる人。
(3) 高齢者。
　　〔1日最大配合量が甘草として1g以上（エキス剤については原生薬に換算して1g以上）含有する製剤に記載すること。〕
(4) 今までに薬などにより発疹・発赤，かゆみ等を起こしたことがある人。
(5) 次の症状のある人。
　　むくみ
　　〔1日最大配合量が甘草として1g以上（エキス剤については原生薬に換算して1g以上）含有する製剤に記載すること。〕
(6) 次の診断を受けた人。
　　高血圧，心臓病，腎臓病
　　〔1日最大配合量が甘草として1g以上（エキス剤については原生薬に換算して1g以上）含有する製剤に記載すること。〕

2'. 服用が適さない場合があるので，服用前に医師，薬剤師又は登録販売者に相談すること
　　〔2.の項目の記載に際し，十分な記載スペースがない場合には2'.を記載すること。〕
3. 服用に際しては，説明文書をよく読むこと
4. 直射日光の当たらない（湿気の少ない）涼しい所に（密栓して）保管すること
　　〔（　）内は必要とする場合に記載すること。〕

苓姜朮甘湯 （リョウキョウジュツカントウ）

〔基準〕

（平成20年9月30日 厚生労働省医薬食品局審査管理課長通知による）
1. 成分・分量
   茯苓4〜6，乾姜3〜4，白朮2〜3（蒼朮も可），甘草2
2. 用法・用量
   湯
3. 効能・効果
   体力中等度以下で，腰から下肢に冷えと痛みがあって，尿量が多いものの次の諸症：腰痛，腰の冷え，夜尿症，神経痛

〔使用上の注意〕

（平成25年3月27日 厚生労働省医薬食品局安全対策課長・審査管理課長通知による）

【添付文書等に記載すべき事項】
『してはいけないこと』
（守らないと現在の症状が悪化したり，副作用が起こりやすくなる）
　　次の人は服用しないこと
　　　生後3ヵ月未満の乳児。
　　　〔生後3ヵ月未満の用法がある製剤に記載すること。〕
『相談すること』
1. 次の人は服用前に医師，薬剤師又は登録販売者に相談すること
   (1) 医師の治療を受けている人。
   (2) 妊婦又は妊娠していると思われる人。
   (3) 高齢者。
       〔1日最大配合量が甘草として1g以上（エキス剤については原生薬に換算して1g以上）含有する製剤に記載すること。〕
   (4) 今までに薬などにより発疹・発赤，かゆみ等を起こしたことがある人。
   (5) 次の症状のある人。
       むくみ
       〔1日最大配合量が甘草として1g以上（エキス剤については原生薬に換算して1g以上）含有する製剤に記載すること。〕
   (6) 次の診断を受けた人。
       高血圧，心臓病，腎臓病
       〔1日最大配合量が甘草として1g以上（エキス剤については原生薬に換算して1g以上）含有する製剤に記載すること。〕
2. 服用後，次の症状があらわれた場合は副作用の可能性があるので，直ちに服用を中止し，この文書を持って医師，薬剤師又は登録販売者に相談すること

関係部位	症　状
皮　膚	発疹・発赤，かゆみ

まれに下記の重篤な症状が起こることがある。その場合は直ちに医師の診療を受けること。

症状の名称	症　状
偽アルドステロン症，ミオパチー	手足のだるさ，しびれ，つっぱり感やこわばりに加えて，脱力感，筋肉痛があらわれ，徐々に強くなる。

　　〔1日最大配合量が甘草として1g以上（エキス剤については原生薬に換算して1g以上）含有する製剤に記載すること。〕
3. 1ヵ月位服用しても症状がよくならない場合は服用を中止し，この文書を持って医師，薬剤師又は登録販売者に相談すること
4. 長期連用する場合には，医師，薬剤師又は登録販売者に相談すること
   〔1日最大配合量が甘草として1g以上（エキス剤については原生薬に換算して1g以上）含有する製剤に記載すること。〕

〔用法及び用量に関連する注意として，用法及び用量の項目に続けて以下を記載すること。〕
(1) 小児に服用させる場合には，保護者の指導監督のもとに服用させること。
    〔小児の用法及び用量がある場合に記載すること。〕
(2) 〔小児の用法がある場合，剤形により，次に該当する場合には，そのいずれかを記載すること。〕
    1) 3歳以上の幼児に服用させる場合には，薬剤がのどにつかえることのないよう，よく注意すること。
       〔5歳未満の幼児の用法がある錠剤・丸剤の場合に記載すること。〕
    2) 幼児に服用させる場合には，薬剤がのどにつかえることのないよう，よく注意すること。
       〔3歳未満の用法及び用量を有する丸剤の場合に記載すること。〕
    3) 1歳未満の乳児には，医師の診療を受けさせることを優先し，やむを得ない場合にのみ服用させること。
       〔カプセル剤及び錠剤・丸剤以外の製剤の場合に記載すること。なお，生後3ヵ月未満の用法がある製剤の場合，「生後3ヵ月未満の乳児」を『してはいけないこと』に記載し，用法及び用量欄には記載しないこと。〕

保管及び取扱い上の注意
(1) 直射日光の当たらない（湿気の少ない）涼しい所に（密栓して）保管すること。
    〔（　）内は必要とする場合に記載すること。〕
(2) 小児の手の届かない所に保管すること。
(3) 他の容器に入れ替えないこと。（誤用の原因になったり品質が変わる。）
    〔容器等の個々に至適表示がなされていて，誤用のおそれのない場合には記載しなくてもよい。〕

【外部の容器又は外部の被包に記載すべき事項】
注意
1. 次の人は服用しないこと
   生後3ヵ月未満の乳児。
   〔生後3ヵ月未満の用法がある製剤に記載すること。〕
2. 次の人は服用前に医師，薬剤師又は登録販売者に相談すること
   (1) 医師の治療を受けている人。
   (2) 妊婦又は妊娠していると思われる人。
   (3) 高齢者。
       〔1日最大配合量が甘草として1g以上（エキス剤については原生薬に換算して1g以上）含有する製剤に記載すること。〕
   (4) 今までに薬などにより発疹・発赤，かゆみ等を起こしたことがある人。
   (5) 次の症状のある人。
       むくみ
       〔1日最大配合量が甘草として1g以上（エキス剤については原生薬に換算して1g以上）含有する製剤に記載すること。〕
   (6) 次の診断を受けた人。
       高血圧，心臓病，腎臓病
       〔1日最大配合量が甘草として1g以上（エキス剤については原生薬に換算して1g以上）含有する製剤に記載すること。〕
2′. 服用が適さない場合があるので，服用前に医師，薬剤師又は登録販売者に相談すること

〔2.の項目の記載に際し，十分な記載スペースがない場合には2′.を記載すること。〕
3．服用に際しては，説明文書をよく読むこと
4．直射日光の当たらない（湿気の少ない）涼しい所に（密栓して）保管すること
〔（　）内は必要とする場合に記載すること。〕

JPS漢方顆粒-54号㊀　ジェーピーエス製薬㈱
区分 第２類
組成 顆（淡黄褐）：3包(6g)中 苓姜朮甘湯乾燥エキス1.52g（ブクリョウ4.8g，ショウキョウ・ソウジュツ各2.4g，カンゾウ1.6g）
添加 ステアリン酸マグネシウム，ショ糖脂肪酸エステル，乳糖水和物
適応 体力中等度以下で，腰から下肢に冷えと痛みがあって，尿量が多いものの次の諸症：腰痛，腰の冷え，夜尿症，神経痛
用法 1回15才以上1包，14～7才⅔，6～4才½，3～2才⅓，2才未満¼，1日3回食前又は食間。1才未満には，医師の診療を受けさせることを優先し，止むを得ない場合にだけ服用させる。3ヵ月未満は服用しない
包装 180包

ウチダの苓姜朮甘湯㊀　㈱ウチダ和漢薬
区分 第２類
組成 煎：1袋(14g)中 ブクリョウ6g，カンキョウ3g，ビャクジュツ3g，カンゾウ2g
適応 腰に冷えと痛みがあって，尿量が多い次の諸症：腰痛，腰の冷え，夜尿症
用法 15才以上1日1袋を煎じ3回に分けて食前1時間又は食間空腹時に温服。15才未満は服用しない
包装 30袋

サンワ苓姜朮甘湯エキス細粒㊀　三和生薬㈱
区分 第２類
組成 細：6g中 苓姜朮甘湯希エタノール(20%)エキス0.8g（ブクリョウ3g，カンキョウ・ソウジュツ各1.5g，カンゾウ1g）
添加 乳糖，トウモロコシデンプン
適応 体力中等度以下で，腰から下肢に冷えと痛みがあって，尿量が多いものの次の諸症：腰痛，腰の冷え，夜尿症，神経痛
用法 1回15才以上2g，14～7才1.4g，6～4才1g，3～2才0.7g，1日3回食前又は食間。2才未満は服用しない
包装 500g

サンワ苓姜朮甘湯エキス細粒「分包」㊀　三和生薬㈱
区分 第２類
組成 細：3包(6g)中 苓姜朮甘湯希エタノール(20%)エキス0.8g（ブクリョウ3g，カンキョウ・ソウジュツ各1.5g，カンゾウ1g）
添加 乳糖，トウモロコシデンプン
適応 体力中等度以下で，腰から下肢に冷えと痛みがあって，尿量が多いものの次の諸症：腰痛，腰の冷え，夜尿症，神経痛
用法 1回15才以上1包，14～7才⅔，6～4才½，3～2才⅓，1日3回食前又は食間。2才未満は服用しない
包装 30包〔Ⓐ2,520(税込み)〕，90包〔Ⓐ6,825(税込み)〕

サンワ苓姜朮甘湯エキス錠㊀　三和生薬㈱
区分 第２類
組成 錠：18錠中 苓姜朮甘湯希エタノール(20%)エキス0.8g（ブクリョウ3g，ソウジュツ・カンキョウ各1.5g，カンゾウ1g）
添加 乳糖，トウモロコシデンプン，ステアリン酸カルシウム，メタケイ酸アルミン酸マグネシウム
適応 腰に冷えと痛みがあって，尿量が多い次の諸症：腰痛，腰の冷え，夜尿症
用法 1回15才以上6錠，14～7才4錠，6～5才3錠，1日3回食前又は食間。5才未満は服用しない

錠剤苓姜朮甘湯㊀　一元製薬㈱-㈱イチゲン
区分 第２類
組成 錠（褐）：100錠中 ブクリョウ末9.6g，ショウキョウ末4.8g，ビャクジュツ末4.8g，カンゾウ末3.3g，水性エキス2.5g（ブクリョウ9g，ショウキョウ・ビャクジュツ各6g，カンゾウ5g）
適応 体力中等度以下で，腰から下肢に冷えと痛みがあって，尿量が多いものの次の諸症：腰痛，腰の冷え，夜尿症，神経痛
用法 1回成人4～6錠，13～7才2～3錠，1日3回食前1時間又は空腹時。温湯で服用
包装 350錠〔Ⓐ3,500Ⓑ1,750〕，1000錠〔Ⓐ8,400Ⓑ4,200〕，2000錠〔Ⓐ15,000Ⓑ7,500〕

トチモトの苓姜朮甘湯㊀　㈱栃本天海堂
区分 第２類
組成 煎：1包(14g)中 ブクリョウ6g，ビャクジュツ3g，カンキョウ3g，カンゾウ2g
適応 腰に冷えと痛みがあって，尿量が多い次の諸症：腰痛，腰の冷え，夜尿症
用法 成人1日1包を煎じ食間（空腹時）3回に分服

苓姜朮甘湯㊀　東洋漢方製薬㈱
区分 第２類
組成 煎：1包(14g)中 ブクリョウ6g，カンキョウ3g，ビャクジュツ3g，カンゾウ2g
適応 腰に冷えと痛みがあって，尿量が多い次の諸症：腰痛，腰の冷え，夜尿症
用法 15才以上1日1包を煎じ2～3回（食前1時間又は食間空腹時）に分けて温服。14～7才⅔，6～4才½，3～2才⅓，1日3回
包装 100包〔Ⓑ10,000〕

苓姜朮甘湯Aエキス錠三和生薬㊀　三和生薬㈱
区分 第２類
組成 錠（淡褐）：18錠中 苓姜朮甘湯A水製エキス1.8g（ブクリョウ6g，カンキョウ・ビャクジュツ各3g，カンゾウ2g）
添加 乳糖，セルロース，アルファー化デンプン，カルメロースカルシウム(CMC-Ca)，カルメロース(CMC)，メタケイ酸アルミン酸マグネシウム，ステアリン酸カルシウム，無水ケイ酸
適応 体力中等度以下で，腰から下肢に冷えと痛みがあって，尿量が多いものの次の諸症：腰痛，腰の冷え，夜尿症，神経痛
用法 1回15才以上6錠，14～7才4錠，6～5才3錠，1日3回食前又は食間。5才未満は服用しない
包装 270錠〔Ⓐ3,780(税込み)〕

苓姜朮甘湯「タキザワ」㊀　㈱タキザワ漢方廠
区分 第２類
組成 煎：2包(14g)中 ブクリョウ6g，ショウキョウ3g，ソウジュツ3g，カンゾウ2g
適応 体力中等度以下で，腰から下肢に冷えと痛みがあって，尿量が多いものの次の諸症：腰痛，腰の冷え，夜尿症，神経痛
用法 15才以上1回1包を煎じ，1日2回朝夕空腹時。14～7才⅔，6～4才½，3～2才⅓，2才未満¼以下。1才未満には，医師の診療を受けさせることを優先し，止むを得ない場合にだけ服用させる。3ヵ月未満は服用しない
包装 120包〔Ⓐ22,050(税込み)Ⓑ11,025(税込み)〕

苓姜朮甘粒状㊀　長倉製薬㈱-日邦薬品工業㈱
区分 第２類
組成 顆（灰白）：4.5g中 ブクリョウ2g，ショウキョウ1g，ビャクジュツ0.8g，カンゾウ0.7g
適応 腰痛，脚腰冷え，坐骨神経痛
用法 1回成人1.5g，15～8才½，7～5才⅓，4～2才⅙，1才～3ヵ月1/12，1日3回食前又は食間。1才未満には，止むを得ない場合の他は服用させない。3ヵ月未満は服用しない
包装 500g〔Ⓑ7,000〕

苓桂甘棗湯

リョウケイカンソウトウ

〔基準〕

(平成20年9月30日 厚生労働省医薬食品局審査管理課長通知による)

1. 成分・分量
   茯苓4～8, 桂皮4, 大棗4, 甘草2～3
2. 用法・用量
   湯
3. 効能・効果
   体力中等度以下で, のぼせや動悸があり神経がたかぶるものの次の諸症 : 動悸, 精神不安

〔使用上の注意〕

(平成25年3月27日 厚生労働省医薬食品局安全対策課長・審査管理課長通知による)

【添付文書等に記載すべき事項】

『してはいけないこと』
(守らないと現在の症状が悪化したり, 副作用が起こりやすくなる)

　　次の人は服用しないこと
　　　生後3ヵ月未満の乳児。
　　　〔生後3ヵ月未満の用法がある製剤に記載すること。〕

『相談すること』

1. 次の人は服用前に医師, 薬剤師又は登録販売者に相談すること
   (1) 医師の治療を受けている人。
   (2) 妊婦又は妊娠していると思われる人。
   (3) 高齢者。
       〔1日最大配合量が甘草として1g以上 (エキス剤については原生薬に換算して1g以上) 含有する製剤に記載すること。〕
   (4) 今までに薬などにより発疹・発赤, かゆみ等を起こしたことがある人。
   (5) 次の症状のある人。
       むくみ
       〔1日最大配合量が甘草として1g以上 (エキス剤については原生薬に換算して1g以上) 含有する製剤に記載すること。〕
   (6) 次の診断を受けた人。
       高血圧, 心臓病, 腎臓病
       〔1日最大配合量が甘草として1g以上 (エキス剤については原生薬に換算して1g以上) 含有する製剤に記載すること。〕
2. 服用後, 次の症状があらわれた場合は副作用の可能性があるので, 直ちに服用を中止し, この文書を持って医師, 薬剤師又は登録販売者に相談すること

関係部位	症　　　状
皮　膚	発疹・発赤, かゆみ

まれに下記の重篤な症状が起こることがある。その場合は直ちに医師の診療を受けること。

症状の名称	症　　　状
偽アルドステロン症, ミオパチー	手足のだるさ, しびれ, つっぱり感やこわばりに加えて, 脱力感, 筋肉痛があらわれ, 徐々に強くなる。

　〔1日最大配合量が甘草として1g以上 (エキス剤については原生薬に換算して1g以上) 含有する製剤に記載すること。〕

3. 1週間位服用しても症状がよくならない場合は服用を中止し, この文書を持って医師, 薬剤師又は登録販売者に相談すること
4. 長期連用する場合には, 医師, 薬剤師又は登録販売者に相談すること
   〔1日最大配合量が甘草として1g以上 (エキス剤については原生薬に換算して1g以上) 含有する製剤に記載すること。〕

〔用法及び用量に関連する注意として, 用法及び用量の項目に続けて以下を記載すること。〕

(1) 小児に服用させる場合には, 保護者の指導監督のもとに服用させること。
    〔小児の用法及び用量がある場合に記載すること。〕
(2) 〔小児の用法がある場合, 剤形により, 次に該当する場合には, そのいずれかを記載すること。〕
    1) 3歳以上の幼児に服用させる場合には, 薬剤がのどにつかえることのないよう, よく注意すること。
       〔5歳未満の幼児の用法がある錠剤・丸剤の場合に記載すること。〕
    2) 幼児に服用させる場合には, 薬剤がのどにつかえることのないよう, よく注意すること。
       〔3歳未満の用法及び用量を有する丸剤の場合に記載すること。〕
    3) 1歳未満の乳児には, 医師の診療を受けさせることを優先し, やむを得ない場合にのみ服用させること。
       〔カプセル剤及び錠剤・丸剤以外の製剤の場合に記載すること。なお, 生後3ヵ月未満の用法がある製剤の場合,「生後3ヵ月未満の乳児」を『してはいけないこと』に記載し, 用法及び用量欄には記載しないこと。〕

保管及び取扱い上の注意

(1) 直射日光の当たらない (湿気の少ない) 涼しい所に (密栓して) 保管すること。
    〔(　) 内は必要とする場合に記載すること。〕
(2) 小児の手の届かない所に保管すること。
(3) 他の容器に入れ替えないこと。(誤用の原因になったり品質が変わる。)
    〔容器等の個々に至適表示がなされていて, 誤用のおそれのない場合には記載しなくてもよい。〕

【外部の容器又は外部の被包に記載すべき事項】

注意

1. 次の人は服用しないこと
   生後3ヵ月未満の乳児。
   〔生後3ヵ月未満の用法がある製剤に記載すること。〕
2. 次の人は服用前に医師, 薬剤師又は登録販売者に相談すること
   (1) 医師の治療を受けている人。
   (2) 妊婦又は妊娠していると思われる人。
   (3) 高齢者。
       〔1日最大配合量が甘草として1g以上 (エキス剤については原生薬に換算して1g以上) 含有する製剤に記載すること。〕
   (4) 今までに薬などにより発疹・発赤, かゆみ等を起こしたことがある人。
   (5) 次の症状のある人。
       むくみ
       〔1日最大配合量が甘草として1g以上 (エキス剤については原生薬に換算して1g以上) 含有する製剤に記載すること。〕
   (6) 次の診断を受けた人。
       高血圧, 心臓病, 腎臓病
       〔1日最大配合量が甘草として1g以上 (エキス剤については原生薬に換算して1g以上) 含有する製剤に記載すること。〕
2′. 服用が適さない場合があるので, 服用前に医師, 薬剤師又は登録販売者に相談すること

〔2.の項目の記載に際し，十分な記載スペースがない場合には2′.を記載すること。〕
3. 服用に際しては，説明文書をよく読むこと
4. 直射日光の当たらない（湿気の少ない）涼しい所に（密栓して）保管すること
〔（ ）内は必要とする場合に記載すること。〕

ノイ・ホスロール Neu・Hosrol ⊖ 救心製薬㈱
|区分|第2類
|組成|顆(淡黄褐)：3包(6g)中 生薬抽出乾燥エキス2100mg（ブクリョウ6g，ケイヒ・タイソウ各4g，カンゾウ2g）
|添加|乳糖，ヒドロキシプロピルセルロース，ヒドロキシプロピルスターチ
|適応|体力中等度以下で，のぼせや動悸があり神経がたかぶるものの次の諸症：動悸，精神不安
|用法|1回15才以上1包，14〜7才⅔，6〜4才½，3〜2才⅓，2才未満¼，1日3回食前又は食間。1才未満には，医師の診療を受けさせることを優先し，止むを得ない場合にだけ服用させる。3ヵ月未満は服用しない
|包装|12包〔Ⓐ1,785（税込み）〕，36包〔Ⓐ4,725（税込み）〕

苓桂甘棗湯エキス細粒G「コタロー」 ⊖ 小太郎漢方製薬㈱
|区分|第2類
|組成|細(茶)：3包(4.5g)中 エキス散2g（ブクリョウ6.4g，タイソウ・ケイヒ各3.2g，カンゾウ1.6g）
|添加|含水二酸化ケイ素，ステアリン酸マグネシウム，トウモロコシデンプン，アメ粉
|適応|体力中等度以下で，のぼせや動悸があり神経がたかぶるものの次の諸症：動悸，精神不安
|用法|1回15才以上1包又は1.5g，14〜7才⅔，6〜4才½，3〜2才⅓，2才未満¼，1日3回食前又は食間。1才未満には，医師の診療を受けさせることを優先し，止むを得ない場合にだけ服用させる。3ヵ月未満は服用しない
|包装|90包

リョウケイジュツカントウ 苓桂朮甘湯

〔基準〕
（平成20年9月30日 厚生労働省医薬食品局審査管理課長通知による）
1. 成分・分量
  茯苓4〜6，白朮2〜4（蒼朮も可），桂皮3〜4，甘草2〜3
2. 用法・用量
  湯
3. 効能・効果
  体力中等度以下で，めまい，ふらつきがあり，ときにのぼせや動悸があるものの次の諸症：立ちくらみ，めまい，頭痛，耳鳴り，動悸，息切れ，神経症，神経過敏

〔使用上の注意〕
（平成25年3月27日 厚生労働省医薬食品局安全対策課長・審査管理課長通知による）
【添付文書等に記載すべき事項】
『してはいけないこと』
（守らないと現在の症状が悪化したり，副作用が起こりやすくなる）
  次の人は服用しないこと
    生後3ヵ月未満の乳児。
    〔生後3ヵ月未満の用法がある製剤に記載すること。〕
『相談すること』
1. 次の人は服用前に医師，薬剤師又は登録販売者に相談すること
  (1) 医師の治療を受けている人。
  (2) 妊婦又は妊娠していると思われる人。
  (3) 高齢者。
    〔1日最大配合量が甘草として1g以上（エキス剤については原生薬に換算して1g以上）含有する製剤に記載すること。〕
  (4) 今までに薬などにより発疹・発赤，かゆみ等を起こしたことがある人。
  (5) 次の症状のある人。
    むくみ
    〔1日最大配合量が甘草として1g以上（エキス剤については原生薬に換算して1g以上）含有する製剤に記載すること。〕
  (6) 次の診断を受けた人。
    高血圧，心臓病，腎臓病
    〔1日最大配合量が甘草として1g以上（エキス剤については原生薬に換算して1g以上）含有する製剤に記載すること。〕
2. 服用後，次の症状があらわれた場合は副作用の可能性があるので，直ちに服用を中止し，この文書を持って医師，薬剤師又は登録販売者に相談すること

関係部位	症状
皮膚	発疹・発赤，かゆみ

まれに下記の重篤な症状が起こることがある。その場合は直ちに医師の診療を受けること。

症状の名称	症状
偽アルドステロン症，ミオパチー	手足のだるさ，しびれ，つっぱり感やこわばりに加えて，脱力感，筋肉痛があらわれ，徐々に強くなる。

〔1日最大配合量が甘草として1g以上（エキス剤については原生薬に換算して1g以上）含有する製剤に記載すること。〕

3. 1ヵ月位服用しても症状がよくならない場合は服用を中止し，この文書を持って医師，薬剤師又は登録販売者に相談すること
4. 長期連用する場合には，医師，薬剤師又は登録販売者に相談すること
〔1日最大配合量が甘草として1g以上（エキス剤については原生薬に換算して1g以上）含有する製剤に記載すること。〕
〔用法及び用量に関連する注意として，用法及び用量の項目に続けて以下を記載すること。〕
(1) 小児に服用させる場合には，保護者の指導監督のもとに服用させること。
〔小児の用法及び用量がある場合に記載すること。〕
(2) 〔小児の用法がある場合，剤形により，次に該当する場合には，そのいずれかを記載すること。〕
1) 3歳以上の幼児に服用させる場合には，薬剤がのどにつかえることのないよう，よく注意すること。
〔5歳未満の幼児の用法がある錠剤・丸剤の場合に記載すること。〕
2) 幼児に服用させる場合には，薬剤がのどにつかえることのないよう，よく注意すること。
〔3歳未満の用法及び用量を有する丸剤の場合に記載すること。〕
3) 1歳未満の乳児には，医師の診療を受けさせることを優先し，やむを得ない場合にのみ服用させること。
〔カプセル剤及び錠剤・丸剤以外の製剤の場合に記載すること。なお，生後3ヵ月未満の用法がある製剤の場合，「生後3ヵ月未満の乳児」を『してはいけないこと』に記載し，用法及び用量欄には記載しないこと。〕

保管及び取扱い上の注意
(1) 直射日光の当たらない（湿気の少ない）涼しい所に（密栓して）保管すること。
〔（ ）内は必要とする場合に記載すること。〕
(2) 小児の手の届かない所に保管すること。
(3) 他の容器に入れ替えないこと。（誤用の原因になったり品質が変わる。）
〔容器等の個々に至適表示がなされていて，誤用のおそれのない場合には記載しなくてもよい。〕

【外部の容器又は外部の被包に記載すべき事項】
注意
1. 次の人は服用しないこと
生後3ヵ月未満の乳児。
〔生後3ヵ月未満の用法がある製剤に記載すること。〕
2. 次の人は服用前に医師，薬剤師又は登録販売者に相談すること
(1) 医師の治療を受けている人。
(2) 妊婦又は妊娠していると思われる人。
(3) 高齢者。
〔1日最大配合量が甘草として1g以上（エキス剤については原生薬に換算して1g以上）含有する製剤に記載すること。〕
(4) 今までに薬などにより発疹・発赤，かゆみ等を起こしたことがある人。
(5) 次の症状のある人。
むくみ
〔1日最大配合量が甘草として1g以上（エキス剤については原生薬に換算して1g以上）含有する製剤に記載すること。〕
(6) 次の診断を受けた人。
高血圧，心臓病，腎臓病
〔1日最大配合量が甘草として1g以上（エキス剤については原生薬に換算して1g以上）含有する製剤に記載すること。〕
2′. 服用が適さない場合があるので，服用前に医師，薬剤師又は登録販売者に相談すること
〔2.の項目の記載に際し，十分な記載スペースがない場合には2′.を記載すること。〕
3. 服用に際しては，説明文書をよく読むこと
4. 直射日光の当たらない（湿気の少ない）涼しい所に（密栓して）保管すること
〔（ ）内は必要とする場合に記載すること。〕

JPS漢方顆粒-53号⊖　ジェーピーエス製薬㈱
[区分]第2類
[組成]顆（淡褐）：3包（6g）中 苓桂朮甘湯エキス（4／5量）1.44g（ブクリョウ4.8g，ケイヒ3.2g，ソウジュツ2.4g，カンゾウ1.6g）
[添加]ステアリン酸マグネシウム，ショ糖脂肪酸エステル，乳糖水和物
[適応]体力中等度以下で，めまい，ふらつきがあり，ときにのぼせや動悸があるものの次の諸症：立ちくらみ，めまい，頭痛，耳鳴り，動悸，息切れ，神経症，神経過敏
[用法]1回15才以上1包，14～7才2/3，6～4才1/2，3～2才1/3，2才未満1/4，1日3回食前又は食間。1才未満には，医師の診療を受けさせることを優先し，止むを得ない場合にだけ服用させる。3ヵ月未満は服用しない
[包装]12包，180包

JPS苓桂朮甘湯エキス錠N⊖　ジェーピーエス製薬㈱
[区分]第2類
[組成]錠（淡褐）：9錠中 苓桂朮甘湯エキス1.8g（ブクリョウ6g，ケイヒ4g，ソウジュツ3g，カンゾウ2g）
[添加]無水ケイ酸，ケイ酸アルミニウム，カルメロースカルシウム（CMC-Ca），ステアリン酸マグネシウム，乳糖水和物
[適応]体力中等度以下で，めまい，ふらつきがあり，ときにのぼせや動悸があるものの次の諸症：立ちくらみ，めまい，頭痛，耳鳴り，動悸，息切れ，神経症，神経過敏
[用法]1回15才以上3錠，14～7才2錠，6～5才1錠，1日3回食前又は食間。5才未満は服用しない
[包装]200錠

ウチダの苓桂朮甘湯⊖　㈱ウチダ和漢薬
[区分]第2類
[組成]煎：1袋中 ブクリョウ6g，ケイヒ4g，ソウジュツ3g，カンゾウ2g
[適応]立ちくらみやめまい，動悸，頭痛，耳鳴，のぼせなどがあり，尿利減少，足冷え，胃部の水分停滞感などを伴うもの
[用法]15才以上1日1袋を煎じ2～3回に分けて食前1時間又は食間空腹時に温服。15才未満は服用しない
[包装]30袋

ウチダの苓桂朮甘湯エキス散⊖　㈱ウチダ和漢薬
[区分]第2類
[組成]細：6g中 苓桂朮甘湯エキス1.71g（ブクリョウ6g，ケイヒ4g，ビャクジュツ3g，カンゾウ2g）
[添加]乳糖水和物，バレイショデンプン，メタケイ酸アルミン酸マグネシウム
[適応]体力中等度以下で，めまい，ふらつきがあり，ときにのぼせや動悸があるものの次の諸症：立ちくらみ，めまい，頭痛，耳鳴り，動悸，息切れ，神経症，神経過敏
[用法]1回15才以上2g，14～7才2/3，6～4才1/2，3～2才1/3，1日3回食前又は食間。2才未満は服用しない
[包装]500g

「クラシエ」漢方苓桂朮甘湯エキス顆粒⊖　クラシエ製薬㈱-クラシエ薬品㈱
[区分]第2類
[組成]顆（淡褐）：3包（3g）中 苓桂朮甘湯エキス（1／2量）800mg（ブクリョウ3g，ケイヒ2g，ビャクジュツ1.5g，カンゾウ1g）
[添加]ヒドロキシプロピルセルロース，乳糖
[適応]体力中等度以下で，めまい，ふらつきがあり，ときにのぼせや動悸があるものの次の諸症：立ちくらみ，めまい，頭痛，耳

鳴り，動悸，息切れ，神経症，神経過敏
用法 1回15才以上1包，14～7才⅔，6～4才½，3～2才⅓，2才未満¼，1日3回食前又は食間。1才未満には，医師の診療を受けさせることを優先し，止むを得ない場合にだけ服用させる。3ヵ月未満は服用しない
包装 45包〔Ⓐ2,940(税込み)〕

「クラシエ」漢方苓桂朮甘湯エキス顆粒S⊖　クラシエ製薬㈱-クラシエ薬品㈱
区分 第2類
組成 顆(淡褐)：3包(4.5g)中 苓桂朮甘湯エキス(3/4量)1200mg(ブクリョウ4.5g，ケイヒ3g，ビャクジュツ2.25g，カンゾウ1.5g)
添加 ヒドロキシプロピルセルロース，乳糖
適応 体力中等度以下で，めまい，ふらつきがあり，ときにのぼせや動悸があるものの次の諸症：立ちくらみ，めまい，頭痛，耳鳴り，動悸，息切れ，神経症，神経過敏
用法 1回15才以上1包，14～7才⅔，6～4才½，3～2才⅓，2才未満¼，1日3回食前又は食間。1才未満には，医師の診療を受けさせることを優先し，止むを得ない場合にだけ服用させる。3ヵ月未満は服用しない
包装 90包

サンワ苓桂朮甘湯エキス細粒⊖　三和生薬㈱
区分 第2類
組成 細：6g中 苓桂朮甘湯希エタノール(20%)エキス0.75g(ブクリョウ3g，ケイヒ2g，ソウジュツ1.5g，カンゾウ1g)
添加 乳糖，トウモロコシデンプン
適応 めまい，ふらつきがあり，又は動悸があり尿量が減少するものの次の諸症：神経質，ノイローゼ，めまい，動悸，息切れ，頭痛
用法 1回15才以上2g，14～7才1.4g，6～4才1g，3～2才0.7g，1日3回食前又は食間

サンワ苓桂朮甘湯エキス細粒「分包」⊖　三和生薬㈱
区分 第2類
組成 細：3包(6g)中 苓桂朮甘湯希エタノール(20%)エキス0.75g(ブクリョウ3g，ケイヒ2g，ソウジュツ1.5g，カンゾウ1g)
添加 乳糖，トウモロコシデンプン
適応 めまい，ふらつきがあり，又は動悸があり尿量が減少するものの次の諸症：神経質，ノイローゼ，めまい，動悸，息切れ，頭痛
用法 1回15才以上1包，14～7才⅔，6～4才½，3～2才⅓，1日3回食前又は食間

サンワ苓桂朮甘湯エキス錠⊖　三和生薬㈱
区分 第2類
組成 錠：18錠中 苓桂朮甘湯希エタノール(20%)エキス0.75g(ブクリョウ3g，ケイヒ2g，ソウジュツ1.5g，カンゾウ1g)
添加 乳糖，トウモロコシデンプン，ステアリン酸カルシウム，メタケイ酸アルミン酸マグネシウム
適応 めまい，ふらつきがあり，又は動悸があり尿量が減少するものの次の諸症：神経質，ノイローゼ，めまい，動悸，息切れ，頭痛
用法 1回15才以上6錠，14～7才4錠，6～5才3錠，1日3回食前又は食間。5才未満は服用しない

錠剤苓桂朮甘湯⊖　一元製薬㈱-㈱イチゲン
区分 第2類
組成 錠(褐)：100錠中 ケイヒ末5.2g，ソウジュツ末5.2g，カンゾウ末3.5g，ブクリョウ末8.6g，苓桂朮甘湯水性エキス2.5g(ケイヒ・ソウジュツ各5.8g，カンゾウ4.2g，ブクリョウ9.2g)
適応 体力中等度以下で，めまい，ふらつきがあり，ときにのぼせや動悸があるものの次の諸症：立ちくらみ，めまい，頭痛，耳鳴り，動悸，息切れ，神経症，神経過敏
用法 1回成人4～6錠，13～7才2～3錠，1日3回食前1時間又は空腹時
包装 350錠〔Ⓐ3,500Ⓑ1,750〕，1000錠〔Ⓐ8,400Ⓑ4,200〕，2000錠〔Ⓐ15,000Ⓑ7,500〕

神農苓桂朮甘湯エキス錠⊖　神農製薬㈱
区分 第2類
組成 錠(淡褐)：9錠中 苓桂朮甘湯エキス1.8g(ブクリョウ6g，ケイヒ4g，ソウジュツ3g，カンゾウ2g)
添加 無水ケイ酸，ケイ酸アルミニウム，カルメロースカルシウム(CMC-Ca)，ステアリン酸マグネシウム，乳糖水和物
適応 体力中等度以下で，めまい，ふらつきがあり，ときにのぼせや動悸があるものの次の諸症：立ちくらみ，めまい，頭痛，耳鳴り，動悸，息切れ，神経症，神経過敏
用法 1回15才以上3錠，14～7才2錠，6～5才1錠，1日3回食前又は食間。5才未満は服用しない
包装 180錠

ストレージタイプZM⊖　㈱ツムラ-武田薬品工業㈱
区分 第2類
組成 顆(淡褐)：2包(3.75g)中 苓桂朮甘湯エキス(1/2量)0.75g(乾燥エキスとして)(ブクリョウ3g，ケイヒ2g，ソウジュツ1.5g，カンゾウ1g)
添加 乳糖水和物，無水ケイ酸，ステアリン酸マグネシウム
適応 体力中等度以下で，めまい，ふらつきがあり，ときにのぼせや動悸があるものの次の諸症：頭痛，めまい，立ちくらみ，神経症，神経過敏，耳鳴り，動悸，息切れ
用法 1回15才以上1包，14～7才⅔，6～4才½，3～2才⅓，1日2回食前。2才未満は服用しない
包装 12包〔Ⓐ1,659(税込み)〕，24包〔Ⓐ2,814(税込み)〕

角野薬師湯⊖　㈲角野製薬所
区分 第2類
組成 煎：1包(15g)中 ブクリョウ6g，ケイヒ4g，ビャクジュツ3g，カンゾウ2g
適応 めまい，ふらつきがあり，又は動悸があり尿量が減少するものの次の諸症：神経質，ノイローゼ，めまい，動悸，息切れ，頭痛
用法 15才以上1日1包を煎じ食前3回に分服。14～7才⅔，6～4才½。3ヵ月未満は服用しない
包装 10包〔Ⓐ3,150(税込み)〕

ツムラ漢方苓桂朮甘湯エキス顆粒⊖　㈱ツムラ
区分 第2類
組成 顆(淡褐)：2包(3.75g)中 苓桂朮甘湯エキス(1/2量)0.75g(ブクリョウ3g，ケイヒ2g，ソウジュツ1.5g，カンゾウ1g)
添加 軽質無水ケイ酸，ステアリン酸マグネシウム，乳糖水和物
適応 体力中等度以下で，めまい，ふらつきがあり，ときにのぼせや動悸があるものの次の諸症：立ちくらみ，めまい，頭痛，耳鳴り，動悸，息切れ，神経症，神経過敏
用法 1回15才以上1包，14～7才⅔，6～4才½，3～2才⅓，1日2回食前。2才未満は服用しない
包装 24包〔Ⓐ2,625(税込み)〕

デルマンバランスエリア⊖　㈲本町薬品
区分 第2類
組成 散(茶褐)：3包(4.5g)中 苓桂朮甘湯水製乾燥エキス粉末2.2g(ブクリョウ6g，ケイヒ4g，ビャクジュツ3g，カンゾウ2g)，バレイショデンプン2.3g
適応 めまい，ふらつきがあり，又は動悸があり尿量が減少するものの次の諸症：神経質，ノイローゼ，めまい，動悸，息切れ，頭痛
用法 成人1回1包1日3回食間。15才未満は服用しない
包装 24包〔Ⓐ3,270(税込み)〕

天祐（エキス顆粒）⊖　㈱建林松鶴堂
区分 第2類
組成 顆(淡赤褐)：3包(6g)中 苓桂朮甘湯エキス(1/2量)0.9g(ブクリョウ3g，ケイヒ2g，ビャクジュツ1.5g，カンゾウ1g)
添加 乳糖
適応 体力中等度以下で，めまい，ふらつきがあり，ときにのぼせや動悸があるものの次の諸症：立ちくらみ，めまい，頭痛，耳鳴り，動悸，息切れ，神経症，神経過敏
用法 1回成人1包，14～7才⅔，6～4才½，3～2才⅓，2才未満¼以下，1日3回食間。1才未満には，医師の診療を受けさせることを

優先し，止むを得ない場合にだけ服用させる。3ヵ月未満は服用しない
包装 30包〔Ⓐ2,940（税込み）〕，90包〔Ⓐ7,140（税込み）〕

東洋漢方の苓桂朮甘湯エキス顆粒 ⊖　東洋漢方製薬㈱
区分 第2類
組成 顆：9g中 水製乾燥エキス1.66g（ブクリョウ6g，ケイヒ4g，ビャクジュツ3g，カンゾウ2g）
添加 乳糖，バレイショデンプン
適応 めまい，ふらつきがあり，又は動悸があり尿量が減少するものの次の諸症：神経質，ノイローゼ，めまい，動悸，息切れ，頭痛
用法 1回15才以上3g，14～7才2g，6～4才1.5g，3～2才1g，1日3回食間又は空腹時
包装 500g〔Ⓑ7,000〕

トチモトの苓桂朮甘湯 ⊖　㈱栃本天海堂
区分 第2類
組成 煎：1包（15g）中 ブクリョウ6g，ケイヒ4g，ビャクジュツ3g，カンゾウ2g
適応 めまい，ふらつきがあり，又は動悸があり尿量が減少するものの次の諸症：神経質，ノイローゼ，めまい，動悸，息切れ，頭痛
用法 成人1日1包を煎じ食間（空腹時）3回に分服。15才未満は服用しない
包装 10包

ホノミキジョウ錠 ⊖　剤盛堂薬品㈱
区分 第2類
組成 錠（淡灰褐）：18錠（3.6g）中 苓桂朮甘湯エキス（1／2量）0.6g（カンゾウ1g，ケイヒ2g，ビャクジュツ1.5g，ブクリョウ3g）
添加 カルメロースカルシウム（CMC-Ca），結晶セルロース，ステアリン酸マグネシウム，トウモロコシデンプン，乳糖，メタケイ酸アルミン酸マグネシウム
適応 体力中等度以下で，めまい，ふらつきがあり，ときにのぼせや動悸があるものの次の諸症：立ちくらみ，めまい，頭痛，耳鳴り，動悸，息切れ，神経症，神経過敏
用法 1回成人6錠，14～7才4錠，6～5才3錠，1日3回食間。5才未満は服用しない

マルホの苓桂朮甘湯 ⊖　堀江生薬㈱
区分 第2類
組成 煎：1袋（15g）中 ブクリョウ6g，ケイヒ4g，ビャクジュツ3g，カンゾウ2g
適応 めまい，ふらつきがあり，又は動悸があり尿量が減少するものの次の諸症に用いる。神経質，ノイローゼ，めまい，動悸，息切れ，頭痛
用法 成人1日1袋を煎じ2～3回に分けて食前又は食間空腹時に温服。15才未満は服用しない
包装 10袋，30袋

苓桂朮甘湯 ⊖　東洋漢方製薬㈱
区分 第2類
組成 煎：1包（15g）中 ブクリョウ6g，ケイヒ4g，ビャクジュツ3g，カンゾウ2g
適応 めまい，ふらつきがあり，又は動悸があり尿量が減少するものの次の諸症：神経質，ノイローゼ，めまい，動悸，息切れ，頭痛
用法 15才以上1日1包を煎じ2～3回（食前1時間又は食間空腹時）に分けて温服。14～7才⅔，6～4才½，3～2才⅓，2才未満¼以下，1日3回
包装 100包〔Ⓑ10,000〕

苓桂朮甘湯Aエキス細粒三和生薬 ⊖　三和生薬㈱
区分 第2類
組成 細（褐）：4.5g中 苓桂朮甘湯エキス1.7g（ブクリョウ6g，ケイヒ4g，ビャクジュツ3g，カンゾウ2g）
添加 乳糖，トウモロコシデンプン，セルロース，アルファー化デンプン，ステアリン酸カルシウム，無水ケイ酸
適応 体力中等度以下で，めまい，ふらつきがあり，ときにのぼせや動悸があるものの次の諸症：立ちくらみ，めまい，頭痛，耳鳴り，動悸，息切れ，神経症，神経過敏
用法 1回15才以上1.5g，14～7才1g，6～4才0.75g，1日3回食前又は食間。4才未満は服用しない
包装 500g

苓桂朮甘湯Aエキス細粒「分包」三和生薬 ⊖　三和生薬㈱－湧永製薬㈱
区分 第2類
組成 細（褐）：3包（4.5g）中 苓桂朮甘湯エキス1.7g（ブクリョウ6g，ケイヒ4g，ビャクジュツ3g，カンゾウ2g）
添加 乳糖，トウモロコシデンプン，セルロース，アルファー化デンプン，ステアリン酸カルシウム，無水ケイ酸
適応 体力中等度以下で，めまい，ふらつきがあり，ときにのぼせや動悸があるものの次の諸症：立ちくらみ，めまい，頭痛，耳鳴り，動悸，息切れ，神経症，神経過敏
用法 1回15才以上1包，14～7才⅔，6～4才½，1日3回食前又は食間。4才未満は服用しない
包装 三和生薬㈱販売：30包〔Ⓐ2,520（税込み）〕，90包〔Ⓐ6,825（税込み）〕。湧永製薬㈱販売：45包

苓桂朮甘湯Aエキス錠三和生薬 ⊖　三和生薬㈱
区分 第2類
組成 錠（褐）：18錠中 苓桂朮甘湯エキス1.7g（ブクリョウ6g，ケイヒ4g，ビャクジュツ3g，カンゾウ2g）
添加 乳糖，セルロース，アルファー化デンプン，カルメロースカルシウム（CMC-Ca），カルメロース（CMC），メタケイ酸アルミン酸マグネシウム，ステアリン酸カルシウム，無水ケイ酸
適応 体力中等度以下で，めまい，ふらつきがあり，ときにのぼせや動悸があるものの次の諸症：立ちくらみ，めまい，頭痛，耳鳴り，動悸，息切れ，神経症，神経過敏
用法 1回15才以上6錠，14～7才4錠，6～5才3錠，1日3回食前又は食間。5才未満は服用しない
包装 270錠〔Ⓐ3,780（税込み）〕，900錠

苓桂朮甘湯エキス顆粒KM-2 ⊖　㈱カーヤ－㈱イチゲン，一元製薬㈱
区分 第2類
組成 顆（褐）：7.5g中 苓桂朮甘湯水製乾燥エキス1.5g（ブクリョウ6g，ケイヒ4g，ソウジュツ3g，カンゾウ2g）
添加 乳糖，ステアリン酸マグネシウム
適応 体力中等度以下で，めまい，ふらつきがあり，ときにのぼせや動悸があるものの次の諸症：立ちくらみ，めまい，頭痛，耳鳴り，動悸，息切れ，神経症，神経過敏
用法 1回15才以上2.5g，14～7才1.6g，6～4才1.2g，3～2才0.8g，2才未満0.6g以下，1日3回食前又は食間。1才未満には，医師の診療を受けさせることを優先し，止むを得ない場合にだけ服用させる。3ヵ月未満は服用しない
包装 500g　備考 製造：天津泰達薬業有限公司（中国）

苓桂朮甘湯エキス〔細粒〕63 ⊖　松浦薬業㈱－一心堂漢方㈱，全薬工業㈱，松浦漢方㈱
区分 第2類
組成 細：3包（6g）又は6g中 苓桂朮甘湯エキス（1／2量）2.5g（乾燥物換算で約1gに相当）（ブクリョウ3g，ケイヒ2g，ビャクジュツ1.5g，カンゾウ1g）
添加 メタケイ酸アルミン酸マグネシウム，乳糖，バレイショデンプン，香料
適応 体力中等度以下で，めまい，ふらつきがあり，ときにのぼせや動悸があるものの次の諸症：立ちくらみ，めまい，頭痛，耳鳴り，動悸，息切れ，神経症，神経過敏
用法 1回15才以上1包又は2g，14～7才⅔，6～4才½，3～2才⅓，2才¼以下，1日3回食前又は食間。1才未満には，医師の診療を受けさせることを優先し，止むを得ない場合にだけ服用させる。3ヵ月未満は服用しない
包装 松浦漢方㈱販売：500g，48包〔Ⓐ3,675（税込み）〕，300包。全薬工業㈱販売：12包

苓桂朮甘湯エキス細粒G「コタロー」 ⊖　小太郎漢方製薬㈱
区分 第2類
組成 細（褐）：3包（4.8g）中 苓桂朮甘湯エキス（4／5量）1.36g（ブクリョウ4.8g，ケイヒ3.2g，ビャクジュツ2.4g，カンゾウ1.6g）

添加 ステアリン酸マグネシウム，トウモロコシデンプン，乳糖水和物，プルラン，メタケイ酸アルミン酸マグネシウム
適応 体力中等度以下で，めまい，ふらつきがあり，ときにのぼせや動悸があるものの次の諸症：めまい，立ちくらみ，動悸，息切れ，頭痛，耳鳴り，神経症，神経過敏
用法 1回15才以上1包，14〜7才2/3，6〜4才1/2，3〜2才1/3，2才未満1/4，1日3回食前又は食間。1才未満には，医師の診療を受けさせることを優先し，止むを得ない場合にだけ服用させる。3ヵ月未満は服用しない
包装 90包

苓桂朮甘湯エキス錠N「コタロー」 ⊖ 小太郎漢方製薬㈱
区分 第2類
組成(錠)(茶)：9錠中 苓桂朮甘湯エキス散(3/4量)1.53g（ブクリョウ4.5g，ケイヒ3g，カンゾウ1.5g，ビャクジュツ2.25g）
添加 カルメロースカルシウム(CMC-Ca)，含水二酸化ケイ素，軽質無水ケイ酸，ステアリン酸マグネシウム，トウモロコシデンプン，アメ粉
適応 体力中等度以下で，めまい，ふらつきがあり，ときにのぼせや動悸があるものの次の諸症：めまい，立ちくらみ，耳鳴り，動悸，息切れ，頭痛，神経過敏，神経症
用法 1回15才以上3錠，14〜7才2錠，6〜5才1錠，1日3回食前又は食間。5才未満は服用しない
包装 45錠，135錠

苓桂朮甘湯エキス錠〔大峰〕 ⊖ 大峰堂薬品工業㈱-伸和製薬㈱，日邦薬品工業㈱
区分 第2類
組成(錠)(淡褐)：12錠中 苓桂朮甘湯エキス(1/2量)1000mg（ケイヒ2g，ブクリョウ3g，カンゾウ1g，ビャクジュツ1.5g）
添加 ステアリン酸マグネシウム，カルメロースカルシウム(CMC-Ca)，セルロース，メタケイ酸アルミン酸マグネシウム，水酸化アルミナマグネシウム，乳糖
適応 体力中等度以下で，めまい，ふらつきがあり，ときにのぼせや動悸があるものの次の諸症：立ちくらみ，めまい，頭痛，耳鳴り，動悸，息切れ，神経症，神経過敏
用法 1回15才以上4錠，14〜7才3錠，6〜5才2錠，1日3回食前又は食間。5才未満は服用しない
包装 大峰堂薬品工業㈱販売：240錠〔Ⓐ3,360(税込み)〕。日邦薬品工業㈱販売：240錠。伸和製薬㈱販売：60錠，240錠

苓桂朮甘湯「タキザワ」 ⊖ ㈱タキザワ漢方廠
区分 第2類
組成(煎)：1包(15g)中 ブクリョウ6g，ケイヒ4g，ビャクジュツ3g，カンゾウ2g
適応 体力中等度以下で，めまい，ふらつきがあり，ときにのぼせや動悸があるものの次の諸症：立ちくらみ，めまい，頭痛，耳鳴り，動悸，息切れ，神経症，神経過敏
用法 15才以上1回1包を煎じ，1日2回朝夕空腹時に服用。14〜7才2/3，6〜4才1/2，3〜2才1/3，2才未満1/4。1才未満には，医師の診療を受けさせることを優先し，止むを得ない場合にだけ服用させる。3ヵ月未満は服用しない
包装 120包〔Ⓐ22,050(税込み)Ⓑ11,025(税込み)〕

苓桂朮甘粒状 ⊖ 長倉製薬㈱-日邦薬品工業㈱
区分 第2類
組成(顆)(褐)：4.5g中 ブクリョウ2g，ケイヒ0.8g，ビャクジュツ1g，カンゾウ0.7g
適応 めまい，心悸亢進，神経衰弱，ヒステリー，胃下垂，胃アトニー，慢性腎炎
用法 1回成人1.5g，15〜8才2/3，7〜5才1/3，4〜2才1/6，1日3回食前又は食間。2才未満は服用しない
包装 100g〔Ⓑ2,880〕，500g〔Ⓑ8,000〕

レイジットN「コタロー」 ⊖ 小太郎漢方製薬㈱
区分 第2類
組成(錠)(茶)：9錠中 苓桂朮甘湯エキス散(3/4量)1.53g（ブクリョウ4.5g，ケイヒ3g，カンゾウ1.5g，ビャクジュツ2.25g）
添加 カルメロースカルシウム(CMC-Ca)，含水二酸化ケイ素，軽質無水ケイ酸，ステアリン酸マグネシウム，トウモロコシデンプン，アメ粉
適応 体力中等度以下で，めまい，ふらつきがあり，ときにのぼせや動悸があるものの次の諸症：めまい，立ちくらみ，耳鳴り，動悸，息切れ，頭痛，神経過敏，神経症
用法 1回15才以上3錠，14〜7才2錠，6〜5才1錠，1日3回食前又は食間。5才未満は服用しない
包装 180錠，540錠

ワクナガ苓桂朮甘湯エキス細粒 ⊖ 湧永製薬㈱
区分 第2類
組成(細)：3包(3000mg)中 苓桂朮甘湯乾燥エキス(1/2量)750mg（ブクリョウ3g，ケイヒ2g，ビャクジュツ1.5g，カンゾウ1g）
添加 乳糖，ヒドロキシプロピルセルロース，無水ケイ酸，カルメロースカルシウム(CMC-Ca)
適応 めまい，ふらつきがあり，又は動悸があり尿量が減少するものの次の諸症：神経質，ノイローゼ，めまい，動悸，息切れ，頭痛
用法 1回15才以上1包，14〜7才2/3，6〜4才1/2，3〜2才1/3，1日3回食前又は食間。2才未満は服用しない
包装 45包〔Ⓐ3,360(税込み)〕

苓桂味甘湯
リョウケイミカントウ

〔基準〕

(平成24年8月30日 厚生労働省医薬食品局審査管理課長通知による)

1. 成分・分量
    茯苓4～6, 甘草2～3, 桂皮4, 五味子2.5～3
2. 用法・用量
    湯
3. 効能・効果
    体力中等度以下で, 手足が冷えて顔が赤くなるものの次の諸症：のぼせ, 動悸, からぜき, のどのふさがり感, 耳のふさがり感

〔使用上の注意〕

(平成25年3月27日 厚生労働省医薬食品局安全対策課長・審査管理課長通知による)

【添付文書等に記載すべき事項】

『してはいけないこと』
(守らないと現在の症状が悪化したり, 副作用が起こりやすくなる)

次の人は服用しないこと
　生後3ヵ月未満の乳児。
　〔生後3ヵ月未満の用法がある製剤に記載すること。〕

『相談すること』
1. 次の人は服用前に医師, 薬剤師又は登録販売者に相談すること
   (1) 医師の治療を受けている人。
   (2) 妊婦又は妊娠していると思われる人。
   (3) 高齢者。
       〔1日最大配合量が甘草として1g以上（エキス剤については原生薬に換算して1g以上）含有する製剤に記載すること。〕
   (4) 今までに薬などにより発疹・発赤, かゆみ等を起こしたことがある人。
   (5) 次の症状のある人。
       むくみ
       〔1日最大配合量が甘草として1g以上（エキス剤については原生薬に換算して1g以上）含有する製剤に記載すること。〕
   (6) 次の診断を受けた人。
       高血圧, 心臓病, 腎臓病
       〔1日最大配合量が甘草として1g以上（エキス剤については原生薬に換算して1g以上）含有する製剤に記載すること。〕
2. 服用後, 次の症状があらわれた場合は副作用の可能性があるので, 直ちに服用を中止し, この文書を持って医師, 薬剤師又は登録販売者に相談すること

関係部位	症状
皮膚	発疹・発赤, かゆみ

まれに下記の重篤な症状が起こることがある。その場合は直ちに医師の診療を受けること。

症状の名称	症状
偽アルドステロン症, ミオパチー	手足のだるさ, しびれ, つっぱり感やこわばりに加えて, 脱力感, 筋肉痛があらわれ, 徐々に強くなる。

〔1日最大配合量が甘草として1g以上（エキス剤については原生薬に換算して1g以上）含有する製剤に記載すること。〕

3. 1ヵ月位服用しても症状がよくならない場合は服用を中止し, この文書を持って医師, 薬剤師又は登録販売者に相談すること
4. 長期連用する場合には, 医師, 薬剤師又は登録販売者に相談すること
   〔1日最大配合量が甘草として1g以上（エキス剤については原生薬に換算して1g以上）含有する製剤に記載すること。〕

〔用法及び用量に関連する注意として, 用法及び用量の項目に続けて以下を記載すること。〕
(1) 小児に服用させる場合には, 保護者の指導監督のもとに服用させること。
    〔小児の用法及び用量がある場合に記載すること。〕
(2) 〔小児の用法がある場合, 剤形により, 次に該当する場合には, そのいずれかを記載すること。〕
    1) 3歳以上の幼児に服用させる場合には, 薬剤がのどにつかえることのないよう, よく注意すること。
       〔5歳未満の幼児の用法がある錠剤・丸剤の場合に記載すること。〕
    2) 幼児に服用させる場合には, 薬剤がのどにつかえることのないよう, よく注意すること。
       〔3歳未満の用法及び用量を有する丸剤の場合に記載すること。〕
    3) 1歳未満の乳児には, 医師の診療を受けさせることを優先し, やむを得ない場合にのみ服用させること。
       〔カプセル剤及び錠剤・丸剤以外の製剤の場合に記載すること。なお, 生後3ヵ月未満の用法がある製剤の場合,「生後3ヵ月未満の乳児」を『してはいけないこと』に記載し, 用法及び用量欄には記載しないこと。〕

保管及び取扱い上の注意
(1) 直射日光の当たらない（湿気の少ない）涼しい所に（密栓して）保管すること。
    〔（ ）内は必要とする場合に記載すること。〕
(2) 小児の手の届かない所に保管すること。
(3) 他の容器に入れ替えないこと。（誤用の原因になったり品質が変わる。）
    〔容器等の個々に至適表示がなされていて, 誤用のおそれのない場合には記載しなくてもよい。〕

【外部の容器又は外部の被包に記載すべき事項】
注意
1. 次の人は服用しないこと
    生後3ヵ月未満の乳児。
    〔生後3ヵ月未満の用法がある製剤に記載すること。〕
2. 次の人は服用前に医師, 薬剤師又は登録販売者に相談すること
   (1) 医師の治療を受けている人。
   (2) 妊婦又は妊娠していると思われる人。
   (3) 高齢者。
       〔1日最大配合量が甘草として1g以上（エキス剤については原生薬に換算して1g以上）含有する製剤に記載すること。〕
   (4) 今までに薬などにより発疹・発赤, かゆみ等を起こしたことがある人。
   (5) 次の症状のある人。
       むくみ
       〔1日最大配合量が甘草として1g以上（エキス剤については原生薬に換算して1g以上）含有する製剤に記載すること。〕
   (6) 次の診断を受けた人。
       高血圧, 心臓病, 腎臓病
       〔1日最大配合量が甘草として1g以上（エキス剤については原生薬に換算して1g以上）含有する製剤に記載すること。〕
2′. 服用が適さない場合があるので, 服用前に医師, 薬剤師

又は登録販売者に相談すること
　　〔2.の項目の記載に際し，十分な記載スペースがない場合には2′.を記載すること。〕
3. 服用に際しては，説明文書をよく読むこと
4. 直射日光の当たらない（湿気の少ない）涼しい所に（密栓して）保管すること
　　〔（　）内は必要とする場合に記載すること。〕

レイタクツウキトウ
麗沢通気湯

〔基準〕

（平成23年4月15日　厚生労働省医薬食品局審査管理課長通知による）
1. 成分・分量
　　黄耆4，山椒1，蒼朮3，麻黄1，羌活3，白芷4，独活3，生姜1，防風3，大棗1，升麻1，葱白3，葛根3，甘草1（葱白はなくても可）
2. 用法・用量
　　湯
3. 効能・効果
　　体力中等度のものの次の諸症：嗅覚異常，嗅覚障害

〔使用上の注意〕

（平成25年3月27日　厚生労働省医薬食品局安全対策課長・審査管理課長通知による）

【添付文書等に記載すべき事項】
『してはいけないこと』
（守らないと現在の症状が悪化したり，副作用が起こりやすくなる）
　　次の人は服用しないこと
　　　生後3ヵ月未満の乳児。
　　〔生後3ヵ月未満の用法がある製剤に記載すること。〕
『相談すること』
1. 次の人は服用前に医師，薬剤師又は登録販売者に相談すること
　（1）医師の治療を受けている人。
　（2）妊婦又は妊娠していると思われる人。
　（3）体の虚弱な人（体力の衰えている人，体の弱い人）。
　（4）胃腸の弱い人。
　（5）発汗傾向の著しい人。
　（6）高齢者。
　　〔マオウ又は，1日最大配合量が甘草として1g以上（エキス剤については原生薬に換算して1g以上）含有する製剤に記載すること。〕
　（7）今までに薬などにより発疹・発赤，かゆみ等を起こしたことがある人。
　（8）次の症状のある人。
　　　むくみ[1]，排尿困難[2]
　　〔[1]は，1日最大配合量が甘草として1g以上（エキス剤については原生薬に換算して1g以上）含有する製剤に記載すること。[2]は，マオウを含有する製剤に記載すること。〕
　（9）次の診断を受けた人。
　　　高血圧[1,2]，心臓病[1,2]，腎臓病[1,2]，甲状腺機能障害[2]
　　〔[1]は，1日最大配合量が甘草として1g以上（エキス剤については原生薬に換算して1g以上）含有する製剤に記載すること。[2]は，マオウを含有する製剤に記載すること。〕
2. 服用後，次の症状があらわれた場合は副作用の可能性があるので，直ちに服用を中止し，この文書を持って医師，薬剤師又は登録販売者に相談すること

関係部位	症　状
皮　膚	発疹・発赤，かゆみ
消化器	吐き気，食欲不振，胃部不快感

　まれに下記の重篤な症状が起こることがある。その場合は直ちに医師の診療を受けること。

症状の名称	症　　状
偽アルドステロン症, ミオパチー	手足のだるさ, しびれ, つっぱり感やこわばりに加えて, 脱力感, 筋肉痛があらわれ, 徐々に強くなる。

　〔1日最大配合量が甘草として1g以上（エキス剤については原生薬に換算して1g以上）を含有する製剤に記載すること。〕
3. 1ヵ月位服用しても症状がよくならない場合は服用を中止し，この文書を持って医師，薬剤師又は登録販売者に相談すること
4. 長期連用する場合には，医師，薬剤師又は登録販売者に相談すること
　　〔1日最大配合量が，甘草として1g以上（エキス剤については原生薬に換算して1g以上）含有する製剤に記載すること。〕
〔用法及び用量に関連する注意として，用法及び用量の項目に続けて以下を記載すること。〕
　(1) 小児に服用させる場合には，保護者の指導監督のもとに服用させること。
　　　〔小児の用法及び用量がある場合に記載すること。〕
　(2) 〔小児の用法がある場合，剤形により，次に該当する場合には，そのいずれかを記載すること。〕
　　1) 3歳以上の幼児に服用させる場合には，薬剤がのどにつかえることのないよう，よく注意すること。
　　　　〔5歳未満の幼児の用法がある錠剤・丸剤の場合に記載すること。〕
　　2) 幼児に服用させる場合には，薬剤がのどにつかえることのないよう，よく注意すること。
　　　　〔3歳未満の用法及び用量を有する丸剤の場合に記載すること。〕
　　3) 1歳未満の乳児には，医師の診療を受けさせることを優先し，やむを得ない場合にのみ服用させること。
　　　　〔カプセル剤及び錠剤・丸剤以外の製剤の場合に記載すること。なお，生後3ヵ月未満の用法がある製剤の場合，「生後3ヵ月未満の乳児」を『してはいけないこと』に記載し，用法及び用量欄には記載しないこと。〕

保管及び取扱い上の注意
　(1) 直射日光の当たらない（湿気の少ない）涼しい所に（密栓して）保管すること。
　　　〔（　）内は必要とする場合に記載すること。〕
　(2) 小児の手の届かない所に保管すること。
　(3) 他の容器に入れ替えないこと。（誤用の原因になったり品質が変わる。）
　　　〔容器等の個々に至適表示がなされていて，誤用のおそれのない場合には記載しなくてもよい。〕

【外部の容器又は外部の被包に記載すべき事項】
注意
1. 次の人は服用しないこと
　　生後3ヵ月未満の乳児。
　　　〔生後3ヵ月未満の用法がある製剤に記載すること。〕
2. 次の人は服用前に医師，薬剤師又は登録販売者に相談すること
　(1) 医師の治療を受けている人。
　(2) 妊婦又は妊娠していると思われる人。
　(3) 体の虚弱な人（体力の衰えている人，体の弱い人）。
　(4) 胃腸の弱い人。
　(5) 発汗傾向の著しい人。
　(6) 高齢者。
　　　〔マオウ又は，1日最大配合量が甘草として1g以上（エキス剤については原生薬に換算して1g以上）含有する製剤に記載すること。〕
　(7) 今までに薬などにより発疹・発赤，かゆみ等を起こしたことがある人。
　(8) 次の症状のある人。
　　　むくみ[1]，排尿困難[2]
　　　〔[1]は，1日最大配合量が甘草として1g以上（エキス剤については原生薬に換算して1g以上）含有する製剤に記載すること。[2]は，マオウを含有する製剤に記載すること。〕
　(9) 次の診断を受けた人。
　　　高血圧[1,2]，心臓病[1,2]，腎臓病[1,2]，甲状腺機能障害[2]
　　　〔[1]は，1日最大配合量が甘草として1g以上（エキス剤については原生薬に換算して1g以上）含有する製剤に記載すること。[2]は，マオウを含有する製剤に記載すること。〕
2′. 服用が適さない場合があるので，服用前に医師，薬剤師又は登録販売者に相談すること
　　〔2.の項目の記載に際し，十分な記載スペースがない場合には2′.を記載すること。〕
3. 服用に際しては，説明文書をよく読むこと
4. 直射日光の当たらない（湿気の少ない）涼しい所に（密栓して）保管すること
　　〔（　）内は必要とする場合に記載すること。〕

麗沢通気湯加辛夷 レイタクツウキトウカシンイ

〔基準〕

(平成23年4月15日 厚生労働省医薬食品局審査管理課長通知による)
1. 成分・分量
   黄耆4, 山椒1, 蒼朮3, 麻黄1, 羌活3, 白芷4, 独活3, 生姜1, 防風3, 大棗1, 升麻1, 葱白3, 葛根3, 甘草1, 辛夷3 (葱白はなくても可)
2. 用法・用量
   湯
3. 効能・効果
   体力中等度のものの次の諸症：嗅覚異常, 嗅覚障害, 鼻づまり, アレルギー性鼻炎, 慢性鼻炎, 蓄膿症（副鼻腔炎）

〔使用上の注意〕

(平成25年3月27日 厚生労働省医薬食品局安全対策課長・審査管理課長通知による)

【添付文書等に記載すべき事項】
『してはいけないこと』
(守らないと現在の症状が悪化したり, 副作用が起こりやすくなる)
　次の人は服用しないこと
　　生後3ヵ月未満の乳児。
　　〔生後3ヵ月未満の用法がある製剤に記載すること。〕
『相談すること』
1. 次の人は服用前に医師, 薬剤師又は登録販売者に相談すること
　(1) 医師の治療を受けている人。
　(2) 妊婦又は妊娠していると思われる人。
　(3) 体の虚弱な人（体力の衰えている人, 体の弱い人）。
　(4) 胃腸の弱い人。
　(5) 発汗傾向の著しい人。
　(6) 高齢者。
　　〔マオウ又は, 1日最大配合量が甘草として1g以上（エキス剤については原生薬に換算して1g以上）含有する製剤に記載すること。〕
　(7) 今までに薬などにより発疹・発赤, かゆみ等を起こしたことがある人。
　(8) 次の症状のある人。
　　むくみ[1], 排尿困難[2]
　　〔[1]は, 1日最大配合量が甘草として1g以上（エキス剤については原生薬に換算して1g以上）含有する製剤に記載すること。[2]は, マオウを含有する製剤に記載すること。〕
　(9) 次の診断を受けた人。
　　高血圧[1,2], 心臓病[1,2], 腎臓病[1,2], 甲状腺機能障害[2]
　　〔[1]は, 1日最大配合量が甘草として1g以上（エキス剤については原生薬に換算して1g以上）含有する製剤に記載すること。[2]は, マオウを含有する製剤に記載すること。〕
2. 服用後, 次の症状があらわれた場合は副作用の可能性があるので, 直ちに服用を中止し, この文書を持って医師, 薬剤師又は登録販売者に相談すること

関係部位	症　　状
皮　膚	発疹・発赤, かゆみ
消化器	吐き気, 食欲不振, 胃部不快感

　まれに下記の重篤な症状が起こることがある。その場合は直ちに医師の診療を受けること。

症状の名称	症　　状
偽アルドステロン症, ミオパチー	手足のだるさ, しびれ, つっぱり感やこわばりに加えて, 脱力感, 筋肉痛があらわれ, 徐々に強くなる。

　　〔1日最大配合量が甘草として1g以上（エキス剤については原生薬に換算して1g以上）を含有する製剤に記載すること。〕
3. 1ヵ月位服用しても症状がよくならない場合は服用を中止し, この文書を持って医師, 薬剤師又は登録販売者に相談すること
4. 長期連用する場合には, 医師, 薬剤師又は登録販売者に相談すること
　　〔1日最大配合量が, 甘草として1g以上（エキス剤については原生薬に換算して1g以上）含有する製剤に記載すること。〕
〔用法及び用量に関連する注意として, 用法及び用量の項目に続けて以下を記載すること。〕
(1) 小児に服用させる場合には, 保護者の指導監督のもとに服用させること。
　　〔小児の用法及び用量がある場合に記載すること。〕
(2) 〔小児の用法がある場合, 剤形により, 次に該当する場合には, そのいずれかを記載すること。〕
　1) 3歳以上の幼児に服用させる場合には, 薬剤がのどにつかえることのないよう, よく注意すること。
　　〔5歳未満の幼児の用法がある錠剤・丸剤の場合に記載すること。〕
　2) 幼児に服用させる場合には, 薬剤がのどにつかえることのないよう, よく注意すること。
　　〔3歳未満の用法及び用量を有する丸剤の場合に記載すること。〕
　3) 1歳未満の乳児には, 医師の診療を受けさせることを優先し, やむを得ない場合にのみ服用させること。
　　〔カプセル剤及び錠剤・丸剤以外の製剤の場合に記載すること。なお, 生後3ヵ月未満の用法がある製剤の場合,「生後3ヵ月未満の乳児」を『してはいけないこと』に記載し, 用法及び用量欄には記載しないこと。〕

保管及び取扱い上の注意
(1) 直射日光の当たらない（湿気の少ない）涼しい所に（密栓して）保管すること。
　〔（ ）内は必要とする場合に記載すること。〕
(2) 小児の手の届かない所に保管すること。
(3) 他の容器に入れ替えないこと。（誤用の原因になったり品質が変わる。）
　〔容器等の個々に至適表示がなされていて, 誤用のおそれのない場合には記載しなくてもよい。〕

【外部の容器又は外部の被包に記載すべき事項】
注意
1. 次の人は服用しないこと
　生後3ヵ月未満の乳児。
　〔生後3ヵ月未満の用法がある製剤に記載すること。〕
2. 次の人は服用前に医師, 薬剤師又は登録販売者に相談すること
　(1) 医師の治療を受けている人。
　(2) 妊婦又は妊娠していると思われる人。
　(3) 体の虚弱な人（体力の衰えている人, 体の弱い人）。
　(4) 胃腸の弱い人。
　(5) 発汗傾向の著しい人。
　(6) 高齢者。
　　〔マオウ又は, 1日最大配合量が甘草として1g以上（エキス剤については原生薬に換算して1g以上）含有する製剤に記載すること。〕
　(7) 今までに薬などにより発疹・発赤, かゆみ等を起こしたことがある人。
　(8) 次の症状のある人。

連珠飲 レンジュイン

〔基準〕

(平成22年4月1日 厚生労働省医薬食品局審査管理課長通知による)

1. 成分・分量
   当帰3～4，白朮2～4（蒼朮も可），川芎3～4，甘草2～3，芍薬3～4，地黄3～4，茯苓4～6，桂皮3～4

2. 用法・用量
   湯

3. 効能・効果
   体力中等度又はやや虚弱で，ときにのぼせ，ふらつきがあるものの次の諸症：更年期障害，立ちくらみ，めまい，動悸，息切れ，貧血

〔使用上の注意〕

(平成25年3月27日 厚生労働省医薬食品局安全対策課長・審査管理課長通知による)

【添付文書等に記載すべき事項】

『してはいけないこと』
(守らないと現在の症状が悪化したり，副作用が起こりやすくなる)

　　次の人は服用しないこと
　　　生後3ヵ月未満の乳児。
　　　〔生後3ヵ月未満の用法がある製剤に記載すること。〕

『相談すること』

1. 次の人は服用前に医師，薬剤師又は登録販売者に相談すること
   (1) 医師の治療を受けている人。
   (2) 妊婦又は妊娠していると思われる人。
   (3) 体の虚弱な人（体力の衰えている人，体の弱い人）。
   (4) 胃腸の弱い人。
   (5) 下痢しやすい人。
   (6) 高齢者。
       〔1日最大配合量が甘草として1g以上（エキス剤については原生薬に換算して1g以上）含有する製剤に記載すること。〕
   (7) 今までに薬などにより発疹・発赤，かゆみ等を起こしたことがある人。
   (8) 次の症状のある人。
       むくみ
       〔1日最大配合量が甘草として1g以上（エキス剤については原生薬に換算して1g以上）含有する製剤に記載すること。〕
   (9) 次の診断を受けた人。
       高血圧，心臓病，腎臓病
       〔1日最大配合量が甘草として1g以上（エキス剤については原生薬に換算して1g以上）含有する製剤に記載すること。〕

2. 服用後，次の症状があらわれた場合は副作用の可能性があるので，直ちに服用を中止し，この文書を持って医師，薬剤師又は登録販売者に相談すること

関係部位	症　　　状
皮　膚	発疹・発赤，かゆみ
消化器	吐き気・嘔吐，胃部不快感，食欲不振，胃部圧迫感，腹痛

まれに下記の重篤な症状が起こることがある。その場合は直ちに医師の診療を受けること。

むくみ[1]，排尿困難[2]
〔[1]は，1日最大配合量が甘草として1g以上（エキス剤については原生薬に換算して1g以上）含有する製剤に記載すること。[2]は，マオウを含有する製剤に記載すること。〕

(9) 次の診断を受けた人。
　高血圧[1)2)]，心臓病[1)2)]，腎臓病[1)2)]，甲状腺機能障害[2)]
　〔[1]は，1日最大配合量が甘草として1g以上（エキス剤については原生薬に換算して1g以上）含有する製剤に記載すること。[2]は，マオウを含有する製剤に記載すること。〕

2′. 服用が適さない場合があるので，服用前に医師，薬剤師又は登録販売者に相談すること
　〔2.の項目の記載に際し，十分な記載スペースがない場合には2′.を記載すること。〕

3. 服用に際しては，説明文書をよく読むこと

4. 直射日光の当たらない（湿気の少ない）涼しい所に（密栓して）保管すること
　〔（　）内は必要とする場合に記載すること。〕

症状の名称	症　　状
偽アルドステロン症, ミオパチー	手足のだるさ,しびれ,つっぱり感やこわばりに加えて,脱力感,筋肉痛があらわれ,徐々に強くなる。

〔1日最大配合量が甘草として1g以上（エキス剤については原生薬に換算して1g以上）含有する製剤に記載すること。〕

3. 服用後,次の症状があらわれることがあるので,このような症状の持続又は増強が見られた場合には,服用を中止し,この文書を持って医師,薬剤師又は登録販売者に相談すること
　　下痢
4. 1ヵ月位服用しても症状がよくならない場合は服用を中止し,この文書を持って医師,薬剤師又は登録販売者に相談すること
5. 長期連用する場合には,医師,薬剤師又は登録販売者に相談すること
　　〔1日最大配合量が甘草として1g以上（エキス剤については原生薬に換算して1g以上）含有する製剤に記載すること。〕

〔用法及び用量に関連する注意として,用法及び用量の項目に続けて以下を記載すること。〕
(1) 小児に服用させる場合には,保護者の指導監督のもとに服用させること。
　　〔小児の用法及び用量がある場合に記載すること。〕
(2) 〔小児の用法がある場合,剤形により,次に該当する場合には,そのいずれかを記載すること。〕
　1) 3歳以上の幼児に服用させる場合には,薬剤がのどにつかえることのないよう,よく注意すること。
　　　〔5歳未満の幼児の用法がある錠剤・丸剤の場合に記載すること。〕
　2) 幼児に服用させる場合には,薬剤がのどにつかえることのないよう,よく注意すること。
　　　〔5歳未満の用法及び用量を有する丸剤の場合に記載すること。〕
　3) 1歳未満の乳児には,医師の診療を受けさせることを優先し,やむを得ない場合にのみ服用させること。
　　　〔カプセル剤及び錠剤・丸剤以外の製剤の場合に記載すること。なお,生後3ヵ月未満の用法がある製剤の場合,「生後3ヵ月未満の乳児」を『してはいけないこと』に記載し,用法及び用量欄には記載しないこと。〕

保管及び取扱い上の注意
(1) 直射日光の当たらない（湿気の少ない）涼しい所に（密栓して）保管すること。
　　〔（　）内は必要とする場合に記載すること。〕
(2) 小児の手の届かない所に保管すること。
(3) 他の容器に入れ替えないこと。（誤用の原因になったり品質が変わる。）
　　〔容器等の個々に至適表示がなされていて,誤用のおそれのない場合には記載しなくてもよい。〕

【外部の容器又は外部の被包に記載すべき事項】
注意
1. 次の人は服用しないこと
　　生後3ヵ月未満の乳児。
　　〔生後3ヵ月未満の用法がある製剤に記載すること。〕
2. 次の人は服用前に医師,薬剤師又は登録販売者に相談すること
(1) 医師の治療を受けている人。
(2) 妊婦又は妊娠していると思われる人。
(3) 体の虚弱な人（体力の衰えている人,体の弱い人）。
(4) 胃腸の弱い人。
(5) 下痢しやすい人。
(6) 高齢者。
　　〔1日最大配合量が甘草として1g以上（エキス剤については原生薬に換算して1g以上）含有する製剤に記載すること。〕
(7) 今までに薬などにより発疹・発赤,かゆみ等を起こしたことがある人。
(8) 次の症状のある人。
　　むくみ
　　〔1日最大配合量が甘草として1g以上（エキス剤については原生薬に換算して1g以上）含有する製剤に記載すること。〕
(9) 次の診断を受けた人。
　　高血圧,心臓病,腎臓病
　　〔1日最大配合量が甘草として1g以上（エキス剤については原生薬に換算して1g以上）含有する製剤に記載すること。〕
2′. 服用が適さない場合があるので,服用前に医師,薬剤師又は登録販売者に相談すること
　　〔2.の項目の記載に際し,十分な記載スペースがない場合には2′.を記載すること。〕
3. 服用に際しては,説明文書をよく読むこと
4. 直射日光の当たらない（湿気の少ない）涼しい所に（密栓して）保管すること
　　〔（　）内は必要とする場合に記載すること。〕

ルビーナ　Rubina⊖　武田薬品工業㈱
区分 第2類
組成 錠（灰黄～灰褐）:9錠中　連珠飲エキス散3150mg（トウキ・シャクヤク・ケイヒ・ソウジュツ各1500mg,センキュウ1000mg,ジオウ・カンゾウ各500mg,ブクリョウ2000mg）
添加 無水ケイ酸,カルメロースカルシウム（CMC-Ca）,ステアリン酸マグネシウム
適応 体力中等度又はやや虚弱で,ときにのぼせ,ふらつきがあるものの次の諸症:更年期障害,めまい,立ちくらみ,動悸,息切れ,貧血
用法 15才以上1回3錠1日3回食直後。かまずに服用。15才未満は服用しない
包装 180錠〔Ⓐ3,234（税込み）〕

ロクミガン（ロクミジオウガン）
六味丸（六味地黄丸）

〔基準〕

（平成20年9月30日 厚生労働省医薬食品局審査管理課長通知による）

1. 成分・分量
    地黄5～6，4～8，山茱萸3，3～4，山薬3，3～4，沢瀉3，3，茯苓3，3，牡丹皮3，3
    （左側の数字は湯，右側は散）
2. 用法・用量
    (1)散：1回2g 1日3回 (2)湯
3. 効能・効果
    体力中等度以下で，疲れやすくて尿量減少又は多尿で，ときに手足のほてり，口渇があるものの次の諸症：排尿困難，残尿感，頻尿，むくみ，かゆみ，夜尿症，しびれ

〔使用上の注意〕

（平成25年3月27日 厚生労働省医薬食品局安全対策課長・審査管理課長通知による）

【添付文書等に記載すべき事項】
『してはいけないこと』
(守らないと現在の症状が悪化したり，副作用が起こりやすくなる)
　次の人は服用しないこと
　　生後3ヵ月未満の乳児。
　　〔生後3ヵ月未満の用法がある製剤に記載すること。〕
『相談すること』
1. 次の人は服用前に医師，薬剤師又は登録販売者に相談すること
   (1) 医師の治療を受けている人。
   (2) 妊婦又は妊娠していると思われる人。
   (3) 胃腸が弱く下痢しやすい人。
2. 服用後，次の症状があらわれた場合は副作用の可能性があるので，直ちに服用を中止し，この文書を持って医師，薬剤師又は登録販売者に相談すること

関係部位	症　　状
消化器	食欲不振，胃部不快感，腹痛

3. 服用後，次の症状があらわれることがあるので，このような症状の持続又は増強が見られた場合には，服用を中止し，この文書を持って医師，薬剤師又は登録販売者に相談すること
    下痢
4. 1ヵ月位服用しても症状がよくならない場合は服用を中止し，この文書を持って医師，薬剤師又は登録販売者に相談すること
〔用法及び用量に関連する注意として，用法及び用量の項目に続けて以下を記載すること。〕
(1) 小児に服用させる場合には，保護者の指導監督のもとに服用させること。
    〔小児の用法及び用量がある場合に記載すること。〕
(2) 〔小児の用法がある場合，剤形により，次に該当する場合は，そのいずれかを記載すること。〕
    1) 3歳以上の幼児に服用させる場合には，薬剤がのどにつかえることのないよう，よく注意すること。
       〔5歳未満の幼児の用法がある錠剤・丸剤の場合に記載すること。〕
    2) 幼児に服用させる場合には，薬剤がのどにつかえることのないよう，よく注意すること。
       〔3歳未満の用法及び用量を有する丸剤の場合に記載すること。〕
    3) 1歳未満の乳児には，医師の診療を受けさせることを優先し，やむを得ない場合にのみ服用させること。
       〔カプセル剤及び錠剤・丸剤以外の製剤の場合に記載すること。なお，生後3ヵ月未満の用法がある製剤の場合，「生後3ヵ月未満の乳児」を『してはいけないこと』に記載し，用法及び用量欄には記載しないこと。〕

保管及び取扱い上の注意
(1) 直射日光の当たらない（湿気の少ない）涼しい所に（密栓して）保管すること。
    〔（　）内は必要とする場合に記載すること。〕
(2) 小児の手の届かない所に保管すること。
(3) 他の容器に入れ替えないこと。（誤用の原因になったり品質が変わる。）
    〔容器等の個々に至適表示がなされていて，誤用のおそれのない場合には記載しなくてもよい。〕

【外部の容器又は外部の被包に記載すべき事項】
注意
1. 次の人は服用しないこと
   生後3ヵ月未満の乳児。
   〔生後3ヵ月未満の用法がある製剤に記載すること。〕
2. 次の人は服用前に医師，薬剤師又は登録販売者に相談すること
   (1) 医師の治療を受けている人。
   (2) 妊婦又は妊娠していると思われる人。
   (3) 胃腸が弱く下痢しやすい人。
2′. 服用が適さない場合があるので，服用前に医師，薬剤師又は登録販売者に相談すること
    〔2.の項目の記載に際し，十分な記載スペースがない場合には2′.を記載すること。〕
3. 服用に際しては，説明文書をよく読むこと
4. 直射日光の当たらない（湿気の少ない）涼しい所に（密栓して）保管すること
    〔（　）内は必要とする場合に記載すること。〕

JPS漢方顆粒-77号⊖　ジェーピーエス製薬㈱
区分 第2類
組成 (淡褐)：3包(6g)中 六味丸料乾燥エキス4g（サンシュユ・サンヤク・タクシャ・ブクリョウ・ボタンピ各2.4g，ジオウ4.8g）
添加 トウモロコシデンプン，ステアリン酸マグネシウム，ショ糖脂肪酸エステル，乳糖水和物
適応 体力中等度以下で，疲れやすくて尿量減少又は多尿で，ときに手足のほてり，口渇があるものの次の諸症：排尿困難，残尿感，頻尿，むくみ，かゆみ，夜尿症，しびれ
用法 1回15才以上1包，14～7才⅔，6～4才½，1日3回食前又は食間。4才未満は服用しない
包装 180包

JPS六味丸料エキス錠N⊖　ジェーピーエス製薬㈱
区分 第2類
組成 錠(灰茶褐)：12錠中 六味丸料乾燥エキス2.5g（サンシュユ・サンヤク・タクシャ・ブクリョウ・ボタンピ各1.5g，ジオウ3g）
添加 無水ケイ酸，ケイ酸アルミニウム，カルメロースカルシウム（CMC-Ca），トウモロコシデンプン，ステアリン酸マグネシウム
適応 体力中等度以下で，疲れやすくて尿量減少又は多尿で，ときに手足のほてり，口渇があるものの次の諸症：排尿困難，残尿感，頻尿，むくみ，かゆみ，夜尿症，しびれ
用法 1回15才以上4錠，14～7才3錠，6～5才2錠，1日3回食前又は食間。5才未満は服用しない
包装 260錠

ウチダの六味丸⊖　㈱ウチダ和漢薬
区分 第2類
組成 丸：6.154g(60丸)中 生薬末5.128g（ジオウ6g，サンシュユ・サンヤク・タクシャ・ブクリョウ・ボタンピ各3g）

六味丸（六味地黄丸）

添加 ハチミツ
適応 体力中等度以下で、疲れやすくて尿量減少又は多尿で、ときに手足のほてり、口渇があるものの次の諸症：排尿困難、残尿感、頻尿、むくみ、かゆみ、夜尿症、しびれ
用法 1回15才以上20丸、14～7才13丸、6～4才10丸、3～2才6丸、1日3回食前又は食間。2才未満は服用しない
包装 180g〔Ⓐ6,300（税込み）〕、500g、20丸×252包

オオクサ六味丸㊀　大草薬品㈱-日邦薬品工業㈱
区分 第2類
組成 丸（暗褐）：3包（75丸）中 ジオウ1760mg、サンシュユ880mg、サンヤク880mg、タクシャ660mg、ブクリョウ660mg、ボタンピ660mg
添加 寒梅粉、ハチミツ、セラック
適応 体力中等度以下で、疲れやすくて尿量減少又は多尿で、ときに手足のほてり、口渇があるものの次の諸症：排尿困難、残尿感、頻尿、むくみ、かゆみ、夜尿症、しびれ
用法 1回15才以上25丸、14～7才16丸、6～4才12丸、1日3回食前又は食間。かまずに服用。4才未満は服用しない
包装 1500丸〔Ⓐ3,800〕、500g

オオクサ六味丸（分包）㊀　大草薬品㈱-日邦薬品工業㈱
区分 第2類
組成 丸（暗褐）：3包（75丸）中 ジオウ1760mg、サンヤク880mg、サンシュユ880mg、ブクリョウ660mg、タクシャ660mg、ボタンピ660mg
添加 寒梅粉、ハチミツ、セラック
適応 体力中等度以下で、疲れやすくて尿量減少又は多尿で、ときに手足のほてり、口渇があるものの次の諸症：排尿困難、残尿感、頻尿、むくみ、かゆみ、夜尿症、しびれ
用法 1回15才以上1包、14～7才⅔、6～4才約½、1日3回食前又は食間。かまずに服用。4才未満は服用しない
包装 360包

松鶴堂六味丸（エキス顆粒）㊀　㈱建林松鶴堂
区分 第2類
組成 顆（灰褐）：3包（6g）中 六味丸水製乾燥エキス1.4g（ジオウ3.5g、サンシュユ・サンヤク・タクシャ・ブクリョウ・ボタンピ各2.1g）
添加 乳糖
適応 体力中等度以下で、疲れやすくて尿量減少又は多尿で、ときに手足のほてり、口渇があるものの次の諸症：排尿困難、残尿感、頻尿、むくみ、かゆみ、夜尿症、しびれ
用法 1回成人1包、14～7才⅔、6～4才½、3～2才⅓、2才未満¼、1日3回食前又は食間空腹時。1才未満には、医師の診療を受けさせることを優先し、止むを得ない場合にだけ服用させる。3ヵ月未満は服用しない
包装 90包〔Ⓐ7,140（税込み）〕

第一六味丸㊀㊁　第一薬品工業㈱
区分 第2類
組成 丸：36丸中 ジオウ末960mg、サンシュユ末480mg、サンヤク末480mg、タクシャ末360mg、ブクリョウ末360mg、ボタンピ末360mg
添加 デヒドロ酢酸ナトリウム、米粉、寒梅粉、ハチミツ、カルボキシメチルスターチナトリウム、マクロゴール、ナタネ油、タルク
適応 疲れやすくて尿量減少又は多尿で、ときに口渇があるものの次の諸症：排尿困難、頻尿、むくみ、かゆみ
用法 1回15才以上12丸、14～7才8丸、6～5才6丸、1日3回食前又は食間。5才未満は服用しない

トチモトの六味丸㊀　㈱栃本天海堂
区分 第2類
組成 丸：60丸（6000mg）中 ジオウ末1200mg、サンシュユ末600mg、サンヤク末600mg、タクシャ末450mg、ブクリョウ末450mg、ボタンピ末450mg、コメデンプン450mg、ハチミツ1800mg
適応 疲れやすくて尿量減少又は多尿で、ときに口渇があるものの次の諸症：排尿困難、頻尿、むくみ、かゆみ
用法 15才以上1回20丸1日3回食前又は食間。15才未満は服用しない
包装 1800丸、5000丸

ニタンダ六味丸㊀㊁　二反田薬品工業㈱
区分 第2類
組成 ：60丸中 ジオウ末1.92g、サンシュユ末0.96g、サンヤク末0.96g、タクシャ末0.72g、ブクリョウ末0.72g、ボタンピ末0.72g
添加 ハチミツ、アルファー化デンプン、セラック
適応 体力中等度以下で、疲れやすくて尿量減少又は多尿で、ときに手足のほてり、口渇があるものの次の諸症：排尿困難、残尿感、頻尿、むくみ、かゆみ、夜尿症、しびれ
用法 1回15才以上20丸、14～7才13丸、6～4才10丸、1日3回食前又は食間。なるべく空腹時に服用。4才未満は服用しない
包装 900丸〔Ⓐ3,360（税込み）〕、5000丸〔Ⓐ14,700（税込み）〕

六味丸㊀　㈱延寿堂-㈱池田屋安兵衛商店
区分 第2類
組成 丸：60丸中 ジオウ1280mg、ボタンピ640mg、ブクリョウ640mg、タクシャ640mg、サンシュユ640mg、サンヤク640mg
添加 デヒドロ酢酸ナトリウム、ハチミツ、米粉、精製セラック、ヒドロキシプロピルセルロース
適応 疲れやすくて尿量減少又は多尿で、ときに口渇があるものの次の諸症：排尿困難、頻尿、むくみ、かゆみ
用法 15才以上1回20丸1日3回食間又は食前空腹時
包装 1200丸〔Ⓐ4,200（税込み）Ⓑ1,680（税込み）〕、4200丸〔Ⓑ4,200（税込み）〕

六味丸㊀　㈲杉原達二商店
区分 第2類
組成 丸：100丸中 ジオウ3g、サンヤク1.4g、サンシュユ1.4g、ボタンピ1.4g、タクシャ1.4g、ブクリョウ1.4g
適応 疲れやすくて尿量減少又は多尿で、ときに口渇があるものの次の諸症：排尿困難、頻尿、むくみ、かゆみ
用法 1回20丸1日3回食間
包装 250g、500g

六味丸エキス細粒G「コタロー」㊀　小太郎漢方製薬㈱
区分 第2類
組成 細（茶）：3包（6g）中 水製エキス4.2g（ジオウ4g、サンシュユ・サンヤク・タクシャ・ブクリョウ・ボタンピ各2.4g）
添加 含水二酸化ケイ素、ステアリン酸マグネシウム
適応 体力中等度以下で、疲れやすくて尿量減少又は多尿で、ときに手足のほてり、口渇があるものの次の諸症：排尿困難、残尿感、頻尿、むくみ、かゆみ、夜尿症、しびれ
用法 1回15才以上1包又は2g、14～7才⅔、6～4才½、3～2才⅓、2才未満¼、1日3回食前又は食間。1才未満には、医師の診療を受けさせることを優先し、止むを得ない場合にだけ服用させる。3ヵ月未満は服用しない
包装 90包

六味丸〔細粒〕74㊀　松浦薬業㈱-松浦漢方㈱
区分 第2類
組成 細（灰褐）：3包（6g）又は6g中 六味丸料水製エキス2.9g（ジオウ1.5g、サンシュユ・サンヤク・タクシャ・ブクリョウ・ボタンピ各0.75g）、ジオウ末0.43g、サンシュユ末0.215g、サンヤク末0.215g、タクシャ末0.215g、ブクリョウ末0.215g、ボタンピ末0.215g
添加 メタケイ酸アルミン酸マグネシウム、ヒプロメロース（ヒドロキシプロピルメチルセルロース）、乳糖、バレイショデンプン、香料
適応 体力中等度以下で、疲れやすくて尿量減少又は多尿で、ときに手足のほてり、口渇があるものの次の諸症：排尿困難、残尿感、頻尿、むくみ、かゆみ、夜尿症、しびれ
用法 1回15才以上1包又は2g、14～7才⅔、6～4才½、3～2才⅓、2才未満¼以下、1日3回食前又は食間。1才未満には、医師の診療を受けさせることを優先し、止むを得ない場合にだけ服用させる。3ヵ月未満は服用しない
包装 500g、48包〔Ⓐ3,150（税込み）〕、300包

六味丸（六味地黄丸）

六味丸料エキス顆粒クラシエ　クラシエ製薬㈱-クラシエ薬品㈱
区分 第2類
組成 顆（淡褐）：3包(4.5g)中 六味丸エキス粉末2100mg（ジオウ2.5g、サンヤク・サンシュユ・ボタンピ・ブクリョウ・タクシャ各1.5g）
添加 ヒドロキシプロピルセルロース、乳糖、ステアリン酸マグネシウム
適応 体力中等度以下で、疲れやすくて尿量減少又は多尿で、ときに手足のほてり、口渇があるものの次の諸症：排尿困難、残尿感、頻尿、むくみ、かゆみ、夜尿症、しびれ
用法 1回15才以上1包、14～7才2/3、6～4才1/2、3～2才1/3、2才未満1/4、1日3回食前又は食間。1才未満には、医師の診療を受けさせることを優先し、止むを得ない場合にだけ服用させる。3ヵ月未満は服用しない
包装 45包〔Ⓐ3,150(税込み)〕、90包

六味丸料エキス錠クラシエ　大峰堂薬品工業㈱-クラシエ薬品㈱
区分 第2類
組成 錠（淡褐）：12錠(3960mg)中 六味丸料エキス粉末2100mg（ジオウ2.5g、サンシュユ・サンヤク・タクシャ・ブクリョウ・ボタンピ各1.5g）
添加 タルク、ステアリン酸マグネシウム、カルメロースカルシウム(CMC-Ca)、カルメロースナトリウム(CMC-Na)、水酸化アルミナマグネシウム、二酸化ケイ素、セルロース
適応 体力中等度以下で、疲れやすくて尿量減少又は多尿で、ときに手足のほてり、口渇があるものの次の諸症：排尿困難、残尿感、頻尿、むくみ、かゆみ、夜尿症、しびれ
用法 1回15才以上4錠、14～7才3錠、6～5才2錠、1日3回食前又は食間。5才未満は服用しない
包装 180錠

六味丸料「タキザワ」　㈱タキザワ漢方廠
区分 第2類
組成 煎：3包(20g)中 ジオウ5g、サンシュユ3g、サンヤク3g、タクシャ3g、ブクリョウ3g、ボタンピ3g
適応 疲れやすくて尿量減少又は多尿で、ときに口渇があるものの次の諸症：排尿困難、頻尿、むくみ、かゆみ
用法 15才以上1回1包を煎じ1日3回食間あるいは食前空腹時。14～7才2/3、6～4才1/2。4才未満は服用しない
包装 180包〔Ⓐ22,050(税込み)Ⓑ11,025(税込み)〕

六味地黄丸料エキス顆粒［東洋］分包　㈱東洋薬行
区分 第2類
組成 顆（茶褐）：4.5g(3包)中 六味地黄丸料水製エキス3g（ジオウ5g、サンシュユ・サンヤク・タクシャ・ブクリョウ・ボタンピ各3g）
添加 トウモロコシデンプン
適応 体力中等度以下で、疲れやすくて尿量減少又は多尿で、ときに手足のほてり、口渇があるものの次の諸症：排尿困難、残尿感、頻尿、むくみ、かゆみ、夜尿症、しびれ
用法 1回15才以上1包、14～7才2/3、6～4才1/2、1日3回食前又は食間
包装 90包×2〔Ⓑ7,770(税込み)〕

六味地黄丸料エキス散〔勝昌〕　㈱東洋薬行
区分 第2類
組成 散（褐）：4.5g中 六味地黄丸料水製エキス3g（ジオウ5g、サンシュユ・サンヤク・タクシャ・ブクリョウ・ボタンピ各3g）
添加 トウモロコシデンプン
適応 体力中等度以下で、疲れやすくて尿量減少又は多尿で、ときに手足のほてり、口渇があるものの次の諸症：排尿困難、残尿感、頻尿、むくみ、かゆみ、夜尿症、しびれ
用法 1回1.5g 1日3回空腹時
包装 200g〔Ⓑ5,040(税込み)〕、600g〔Ⓑ14,070(税込み)〕

ロクミナール「コタロー」　小太郎漢方製薬㈱
区分 第2類
組成 錠（茶）：12錠中 水製エキス2.6g（ジオウ2.5g、サンシュユ・サンヤク・タクシャ・ブクリョウ・ボタンピ各1.5g）
添加 酸化チタン、ステアリン酸マグネシウム、タルク、ヒプロメロース(ヒドロキシプロピルメチルセルロース)、粉末飴、メタケイ酸アルミン酸マグネシウム、カラメル、カルナウバロウ、サラシミツロウ
適応 体力中等度以下で、疲れやすくて尿量減少又は多尿で、ときに手足のほてり、口渇があるものの次の諸症：排尿困難、残尿感、頻尿、かゆみ、むくみ、夜尿症、しびれ
用法 1回15才以上4錠、14～7才3錠、6～5才2錠、1日3回食前又は食間。5才未満は服用しない
包装 180錠

その他の漢方製剤

アクマチック 剤盛堂薬品㈱
区分 第2類
組成 錠(褐)：15錠(4.5g)中 エキス2.37mL(固形物1g) (オウゴン・オウバク・サンシシ各0.2g、オウレン・カンゾウ各0.1g、カロコン・キキョウ・ゴボウシ・ジオウ・シャクヤク・センキュウ・トウキ・ハッカ・レンギョウ各1g、サイコ0.8g)、オウゴン末0.3g、オウバク末0.3g、オウレン末0.3g、カンゾウ末0.8g、サンシシ末0.3g
添加 軽質無水ケイ酸、ステアリン酸マグネシウム、乳糖
適応 虚弱者、小児腺病質者の体質改善、及びこれらの者の次の諸症：扁桃腺肥大、アデノイド、湿疹
用法 1回15才以上5錠、14～12才4錠、11～7才3錠、6～5才2錠、1日3回随時。5才未満は服用しない

安神補心丸 松浦薬業㈱-松浦漢方㈱
区分 第2類
組成 丸：24丸中 ジオウ末1200mg、トウキ末300mg、タンジン末150mg、トウジン末150mg、サンソウニン末300mg、ハクシジン末300mg、オンジ末150mg、ブクリョウ末150mg、バクモンドウ末300mg、テンモンドウ末300mg、キキョウ末150mg
添加 バレイショデンプン、アルファー化デンプン、安息香酸ナトリウム、セラック
適応 体質虚弱な人の次の諸症：不眠、不安感、息切れ、動悸、肩こり、口渇、便秘
用法 15才以上1回8丸1日3回食前又は食間。ビンを軽く振るか、スプーン等でほぐしてから使用。15才未満は服用しない
包装 480丸〔Ⓐ4,830(税込み)〕

ウチダの黄解丸加大黄 ㈱ウチダ和漢薬
区分 第2類
組成 丸：90丸中 オウバク末0.75g、オウレン末0.75g、オウゴン末1.5g、サンシシ末1g、ダイオウ末1.5g
添加 コメデンプン
適応 比較的体力があり、のぼせ気味で顔色赤くいらいらする傾向のある次の諸症：鼻出血、不眠症、ノイローゼ、胃炎、二日酔、血の道症、めまい、動悸
用法 15才以上1回30丸1日3回食前又は食間。15才未満は服用しない
包装 45g〔Ⓐ1,890(税込み)〕、500g

ウチダの桂枝加附子湯 ㈱ウチダ和漢薬
区分 第2類
組成 煎：1袋中 ケイヒ4g、シャクヤク4g、タイソウ4g、ショウキョウ1g、カンゾウ2g、加工ブシ末0.3g
適応 頭痛、発熱し、発汗過度で悪寒があり、尿利少なく、四肢ひきつれ痛むもの、あるいは四肢屈伸困難なもの、感冒で悪寒・発汗止らぬもの、産後の脱汗、半身不随、筋けいれん、神経痛、リウマチ、手足冷え
用法 15才以上1日1袋を煎じ2～3回に分けて食前1時間又は食間空腹時に温服。15才未満は服用しない
包装 30袋

ウチダの梔子柏皮湯 ㈱ウチダ和漢薬
区分 第2類
組成 煎：1袋中 サンシシ3g、カンゾウ1g、オウバク2g
適応 発熱し、煩悶し、あるいは黄疸を発するもの：黄疸、そう痒性皮膚病、充血性眼病
用法 15才以上1日1袋を煎じ2～3回に分けて食前1時間又は食間空腹時に温服。15才未満は服用しない
包装 30袋

ウチダの小陥胸湯 ㈱ウチダ和漢薬
区分 第2類
組成 煎：1袋中 オウレン1.5g、カロニン3g、ハンゲ6g
適応 みぞおちが堅くつかえ、圧痛があり、胸中が煩悶し、呼吸が促迫し、咳嗽時に胸痛あり、たんが切れにくいもの：気管支炎、ぜんそく、胃酸過多症、胃痛、胆石症、肋間神経痛
用法 15才以上1日1袋を煎じ2～3回に分けて食前1時間又は食間空腹時に温服。15才未満は服用しない
包装 30袋

ウチダの洗肝明目湯 ㈱ウチダ和漢薬
区分 第2類
組成 煎：1袋中 トウキ1.5g、センキュウ1.5g、シャクヤク1.5g、ジオウ1.5g、オウゴン1.5g、サンシシ1.5g、ハマボウフウ1.5g、レンギョウ1.5g、ケツメイシ1.5g、オウレン1g、ケイガイ1g、ハッカ1g、トウドカツ1g、マンケイシ1g、キクカ1g、キキョウ1g、シツリシ1g、カンゾウ1g、セッコウ3g
適応 炎症・充血・疼痛などの刺激症状のある角膜・結膜の疾患、硬化性角膜炎、角膜実質炎、春季カタル、虹彩炎
用法 13才以上1日1袋を煎じ2～3回に分けて食前1時間又は食間空腹時に温服。12～5才½、5才未満⅓。1才未満には、医師の診療を受けさせることを優先し、止むを得ない場合にだけ服用させる。3ヵ月未満は服用しない
包装 30袋

ウチダの旋覆花代赭石湯 ㈱ウチダ和漢薬
区分 第2類
組成 煎：1袋中 センプクカ3g、タイソウ3g、タイシャセキ3g、カンゾウ2g、ニンジン2g、ハンゲ5g、ショウキョウ1g
適応 胃部がつかえて硬く、胸やけ、不快なゲップ、嘔吐、腹痛などがあり、便秘又は下痢しているもので、衰弱しているもの：胃酸過多症、胃拡張症、胃腸カタル、胃アトニー症、胃下垂症
用法 15才以上1日1袋を煎じ2～3回に分けて食前1時間又は食間空腹時に温服
包装 30袋

ウチダの大青龍湯 ㈱ウチダ和漢薬
区分 第2類
組成 煎：1袋中 マオウ6g、キョウニン5g、ケイヒ3g、タイソウ3g、カンゾウ2g、ショウキョウ1g、セッコウ10g
適応 発熱して身体疼痛し、汗なく口渇し、煩躁するもの、あるいは頭痛、四肢浮腫、尿利減少、喘鳴、眼充血などを伴うもの：感冒、急性関節炎
用法 15才以上1日1袋を煎じ2～3回に分けて食前1時間又は食間空腹時に温服。15才未満は服用しない
包装 30袋

ウチダの大防風湯 ㈱ウチダ和漢薬
区分 第2類
組成 煎：1袋中 トウキ3g、シャクヤク3g、ジオウ3g、オウギ3g、ハマボウフウ3g、トチュウ3g、ビャクジュツ3g、センキュウ2g、ニンジン1.5g、キョウカツ1.5g、ゴシツ1.5g、カンゾウ1.5g、タイソウ1.5g、ショウキョウ1g、加工ブシ末0.3g
適応 病状が慢性に経過して体力衰え、やせて貧血性となり熱状なく、下肢の運動麻痺と腫脹、疼痛を起こし、歩行困難又は歩行不能となったもの、あるいは関節強直を起こして年月を経たもの：関節リウマチ、脊髄炎、半身不随、脚気、産後のいへき
用法 15才以上1日1袋を煎じ2～3回に分けて食前1時間又は食間空腹時に温服。15才未満は服用しない
包装 30袋

ウチダの麻黄加朮湯 ㈱ウチダ和漢薬
区分 第2類
組成 煎：1袋中 マオウ5g、キョウニン5g、ケイヒ4g、ソウジュツ4g、カンゾウ1.5g
適応 頭痛、発熱、悪寒して汗無く、身体疼痛し、喘咳し、小便不利のもの：リウマチ、関節炎
用法 15才以上1日1袋を煎じ2～3回に分けて食前1時間又は食間空腹時に温服。15才未満は服用しない
包装 30袋

ウチダの木防巳湯エキス散 ㈱ウチダ和漢薬
区分 第2類
組成 散：3g中 水製エキス0.8g (ボウイ・ケイヒ・チクセツニンジ

ン各3g，セッコウ10g）
添加 乳糖水和物
適応 みぞおちがつかえて堅く，顔色は蒼黒く，喘鳴があり，呼吸促迫し，下半身の浮腫，尿利減少，口渇などを伴うもの：心臓病，腎臓病，脚気
用法 15才以上1回1g1日3回食前又は食間。15才未満は服用しない
包装 500g

ウチダの苓甘姜味辛夏仁湯㊀ ㈱ウチダ和漢薬
区分 第2類
組成 煎：1袋中 ブクリョウ4g，ハンゲ4g，キョウニン4g，ゴミシ3g，カンゾウ2g，ショウキョウ2g，サイシン2g
適応 貧血，冷え症で喀痰の多い咳嗽があるもので浮腫，胃部の水分停滞感，動悸，尿利減少などを伴うもの：気管支炎，気管支ぜんそく，慢性腎炎
用法 15才以上1日1袋を煎じ2〜3回に分けて食前1時間又は食間空腹時に温服。15才未満は服用しない
包装 30袋

雲仙散㊀ 摩耶堂製薬㈱
区分 第2類
組成 散：20包(30g)中 生薬エキス30g（カンゾウ・ソウジュツ・ショウキョウ・タイソウ・キョウニン・ボウフウ・トウニン・ダイオウ各5g，ケイヒ・ブクリョウ・ボタンピ・ヨクイニン各6g，マオウ・カッコン各10g，ボウイ・シャクヤク各8g）
添加 カルメロースカルシウム(CMC-Ca)，メタケイ酸アルミン酸マグネシウム
適応 神経痛・リウマチ・関節炎・筋肉痛・腰痛・背痛・五十肩
用法 1回成人1包，15〜8才½，7〜4才⅓，1日3回食間。4才未満は服用しない
包装 18包，93包

雲仙錠㊀ 摩耶堂製薬㈱
区分 第2類
組成 錠(緑)：100錠中 生薬エキス30g（カンゾウ・ソウジュツ・ショウキョウ・タイソウ・キョウニン・トウニン・ダイオウ・ボウフウ各5g，ケイヒ・ブクリョウ・ボタンピ・ヨクイニン各6g，マオウ・カッコン各10g，ボウイ・シャクヤク各8g）
添加 セルロース，水酸化アルミニウム，ステアリン酸マグネシウム，銅クロロフィリンナトリウム，アラビアゴム，ゼラチン，白糖，炭酸カルシウム，タルク，セラック
適応 神経痛，リウマチ，関節炎，筋肉痛，腰痛，背痛，五十肩
用法 1回成人3〜5錠，15〜8才2錠，1日3回食前又は食間。8才未満は服用しない
包装 190錠，430錠

越婢加朮粒状㊀ 長倉製薬㈱-日邦薬品工業㈱
区分 第2類
組成 顆(黄褐)：4.5g中 マオウ1g，セッコウ0.8g，ショウキョウ0.6g，カンゾウ0.5g，ビャクジュツ1.2g，水溶性乾燥エキス0.4g（マオウ1g，タイソウ3g）
適応 腎炎，ネフローゼ，脚気による浮腫
用法 1回成人1.5g，15〜8才½，7〜5才⅓，4〜2才⅙，1才〜3ヵ月 1/12，1日3回食前又は食間。1才未満には，止むを得ない場合の他は服用させない。3ヵ月未満は服用しない
包装 500g〔Ⓑ8,000〕

黄解B錠㊀ 一元製薬㈱-㈱イチゲン
区分 第2類
組成 錠(褐)：100錠中 オウレン末3.5g，オウゴン末5g，オウバク末3.5g，サンシシ末4g，ダイオウ末6.5g，水製エキス2.5g（オウレン・オウバク各4g，オウゴン5.5g，サンシシ4.5g，ダイオウ7g）
適応 比較的体力があり，のぼせ症で便秘するものの次の諸症：鼻出血，高血圧，高血圧による不眠症，不眠症，二日酔
用法 成人1回4〜6錠1日3回食前1時間又は空腹時。頓服には6〜8錠
包装 350錠〔Ⓐ4,800Ⓑ2,400〕，1000錠〔Ⓐ12,000Ⓑ6,000〕，2000錠〔Ⓐ22,000Ⓑ11,000〕

黄解丸 *Ogegan*㊀ ㈲杉原達二商店
区分 第2類
組成 丸：100丸中 オウレン2g，オウゴン1.5g，オウバク1.5g，ダイオウ1.5g，サンシシ1g
適応 比較的体力があり，のぼせ気味で顔色赤くいらいらする傾向のある次の諸症：鼻出血，不眠症，ノイローゼ，胃炎，二日酔，血の道症，めまい，動悸
用法 1回30丸1日3回食間
包装 250g，500g

オオクサ調血丸㊀ 大草薬品㈱-大草薬品販売㈱
区分 第2類
組成 丸(褐)：5包(100丸)中 ケイヒ末2g，ブクリョウ末2g，ボタンピ末2g，トウニン末2g，シャクヤク末2g，ダイオウ末0.5g
添加 寒梅粉，ハチミツ，セラック
適応 月経不順，月経困難症，打撲症，更年期の神経症・更年期障害に伴うのぼせ・動悸
用法 15才以上1回20〜30丸（1〜1.5包）1日3回食前又は空腹時。かまずに服用。15才未満は服用しない
包装 60包〔Ⓐ3,600〕，300包，1600丸〔Ⓐ4,500〕

オオクサ豊温㊀ 大草薬品㈱-大草薬品販売㈱，日邦薬品工業㈱
区分 第3類
組成 散(淡褐)：3包(6g)中 ケイヒ末500mg，ショウキョウ末500mg，トウキ末400mg，シャクヤク末1700mg，ブクリョウ末600mg，タクシャ末600mg，センキュウ末1100mg，ビャクジュツ末600mg
適応 冷え症，月経不順，貧血，頭重，めまい，更年期の神経症
用法 15才以上1回1包1日3回食前又は空腹時。15才未満は服用しない
包装 45包〔Ⓐ3,000〕，90包〔Ⓐ5,000〕，300包

オオクサ豊温錠㊀ 大草薬品㈱-大草薬品販売㈱，日邦薬品工業㈱
区分 第3類
組成 錠 糖衣(橙黄)：15錠中 ケイヒ末375mg，ショウキョウ末375mg，トウキ末300mg，シャクヤク末1275mg，ブクリョウ末450mg，タクシャ末450mg，センキュウ末825mg，ビャクジュツ末450mg
添加 ゼラチン，炭酸カルシウム，タルク，ポビドン，ステアリン酸マグネシウム，ヒプロメロース(ヒドロキシプロピルメチルセルロース)，セラック，アラビアゴム，酸化チタン，ヒマシ油，白糖，カルナウバロウ，黄色5号
適応 冷え症，月経不順，月経痛，頭重，めまい，血の道，肩こり，腰痛，手足のしびれ，むくみ，こしけ，息切れ，動悸，血色不良
用法 15才以上1回5錠1日3回食前又は空腹時。かまずに服用。15才未満は服用しない
包装 200錠〔Ⓐ3,000〕，400錠〔Ⓐ4,700〕

快気散（カイキサン）㊀ 摩耶堂製薬㈱
区分 第2類
組成 散：20包(30g)中 生薬エキス25g（マオウ15g，ショウキョウ・サイシン・タイソウ各4g，シャクヤク・ケイヒ各7g，カンゾウ・ゴミシ・ハンゲ・キョウニン・ブクリョウ・サイコ・オウゴン各5g，コウボク・オンジ・キキョウ・モッカ各6g）
添加 カルメロースカルシウム(CMC-Ca)，メタケイ酸アルミン酸マグネシウム
適応 ぜんそく，気管支炎，咳，喘鳴
用法 1回成人1〜2包，15〜8才½〜1包，7〜4才⅓〜½包，3〜2才¼〜⅓包，2才以下1/10〜⅕包，1日3回食間。2才未満には，医師の診療を受けさせることを優先し，止むを得ない場合にだけ服用させる
包装 18包，93包

加味葛根湯㊀ ㈱建林松鶴堂
区分 第2類
組成 煎：1袋(22g)中 カッコン4g，マオウ3g，タイソウ3g，ケイヒ2g，シャクヤク2g，カンゾウ2g，ショウキョウ3g，コウブシ1g，ソヨウ1g，チンピ1g
適応 発汗下熱，身体の疼痛

用法 成人1日1袋を煎じ食間3回に分けて温服。15～7才½，6～4才⅓，3～2才⅙，2才未満⅒。1才未満には，医師の診療を受けさせることを優先し，止むを得ない場合にだけ服用させる。3ヵ月未満は服用しない
包装 8袋〔Ⓐ5,355(税込み)〕

冠心調血飲エキス顆粒㊀　原沢製薬工業㈱
区分 第２類
組成 顆(灰褐～淡褐)：3包(9g)中 冠心調血飲エキス4.5g（センキュウ・シャクヤク・コウカ各2.25g，モッコウ・コウブシ各1.125g，タンジン4.5g）
添加 トウモロコシデンプン
適応 中年以降又は高血圧傾向のあるものの次の諸症：頭痛，頭重，肩こり，めまい，動悸
用法 15才以上1回1包1日3回食間又は空腹時。15才未満は服用しない
包装 12包〔Ⓐ1,890(税込み)〕，48包〔Ⓐ7,035(税込み)〕，96包〔Ⓐ13,440(税込み)〕

還精㊀　一元製薬㈱-㈱イチゲン
区分 第２類
組成 錠(褐)：100錠中 ケイヒ末0.6g，タクシャ末1.2g，ブクリョウ末1.2g，ボタンピ末1.2g，ジオウ末1.9g，サンヤク末1.3g，カンキョウ末0.4g，サンシュユ末1.2g，水製エキス1g（ケイヒ0.8g，ジオウ2.4g，タクシャ・ブクリョウ・ボタンピ・サンシュユ各1.4g，サンヤク1.6g，カンキョウ0.4g）
適応 疲労倦怠感が著しく腰冷，腰痛があり，四肢は冷えやすいが時にほてることもあり，口渇があり，排尿回数多く，尿量減少して残尿感ある場合と，逆に尿量が増大する場合がある，特に夜間多尿のものに用いる：糖尿病，腎臓病，老人性腰痛，坐骨神経痛，高血圧症，湿疹，産後脚気
用法 成人1回10～15錠1日3回食前1時間又は空腹時。温湯で服用
包装 900錠〔Ⓐ4,000Ⓑ2,000〕，2500錠〔Ⓐ9,600Ⓑ4,800〕，5000錠〔Ⓐ17,000Ⓑ8,500〕

甘草乾姜散㊀　㈲杉原達二商店
区分 第３類
組成 散：100g中 カンゾウ66.6g，ショウキョウ33.3g
適応 足冷え，腰痛，小便頻数
用法 1回2g1日3回食間
包装 200g，400g

桔梗石膏粒状㊀　長倉製薬㈱-日邦薬品工業㈱
区分 第３類
組成 顆(灰白)：2.1g中 キキョウ1g，セッコウ1g，キキョウ水溶性乾燥エキス0.1g
適応 去痰
用法 1回成人0.7g，15～8才½，7～5才⅓，4～2才⅙，1才～3ヵ月1/12，1日3回食前又は食間。1才未満には，止むを得ない場合の他は服用させない。3ヵ月未満は服用しない
包装 500g〔Ⓑ8,000〕

九檳呉茯粒状㊀　長倉製薬㈱-日邦薬品工業㈱
区分 第２類
組成 顆(褐)：4.8g中 ビンロウジ1g，コウボク0.8g，ケイヒ0.5g，カンピ0.5g，ショウキョウ0.3g，モッコウ0.2g，ソヨウ0.3g，カンゾウ0.3g，ゴシュユ0.3g，ブクリョウ0.6g
適応 脚気
用法 1回成人1.6g，15～8才½，7～5才⅓，4～2才⅙，1才～3ヵ月1/12，1日3回食前又は食間。1才未満には，止むを得ない場合の他は服用させない。3ヵ月未満は服用しない
包装 500g〔Ⓑ7,000〕

銀翹解毒散エキス細粒㊀　松浦薬業㈱-㈱ウチダ和漢薬，松浦漢方㈱，ロート製薬㈱
区分 第２類
組成 細：3包(7.5g)又は7.5g中 銀翹解毒散乾燥エキス4.3g（キンギンカ・レンギョウ各4.26g，キキョウ・カンゾウ・ハッカ各2.556g，タンズシ・ゴボウシ各2.136g，タンチクヨウ・ケイガイ各1.704g，レイヨウカク0.132g）
添加 トレハロース，メタケイ酸アルミン酸マグネシウム，ヒプロメロース（ヒドロキシプロピルメチルセルロース），軽質無水ケイ酸，トウモロコシデンプン
適応 かぜによるのどの痛み・せき・口（のど）の渇き・頭痛
用法 1回15才以上1包又は2.5g，14～7才½，6～5才¼，1日3回食間。5才未満は服用しない
包装 松浦漢方㈱販売：500g，2.5g×300包。ウチダ和漢薬㈱販売：15包

ケイシカレイジュツ錠㊀　長倉製薬㈱-日邦薬品工業㈱
区分 第２類
組成 錠(茶褐)：24錠中 ケイヒ0.6g，ショウキョウ0.3g，ビャクジュツ1g，シャクヤク0.8g，ブクリョウ0.9g，カンゾウ0.2g，水製乾燥エキス1g（ショウキョウ0.6g，シャクヤク・ブクリョウ・ビャクジュツ各1.3g，ケイヒ・タイソウ・カンゾウ各0.8g）
適応 悪寒をおぼえ尿が快通せず，四肢の屈伸困難，神経痛，リウマチ，腰痛，関節炎，肩こり
用法 1回成人8錠，15～8才4錠，7～5才3錠，1日3回食前又は食間。5才未満は服用しない
包装 320錠〔Ⓑ2,580〕，380錠〔Ⓑ1,500〕

桂枝加苓朮粒状㊀　長倉製薬㈱-日邦薬品工業㈱
区分 第２類
組成 顆(黄褐)：4.5g中 ケイヒ0.8g，ショウキョウ0.5g，ビャクジュツ1.2g，シャクヤク0.9g，ブクリョウ0.9g，水溶性乾燥エキス0.2g（タイソウ3g，カンゾウ2g）
適応 神経痛，リウマチ，腰痛
用法 1回成人1.5g，15～8才½，7～5才⅓，4～2才⅙，1才～3ヵ月1/12，1日3回食前又は食間。1才未満には，止むを得ない場合の他は服用させない。3ヵ月未満は服用しない
包装 500g〔Ⓑ10,000〕

桂枝五物湯エキス顆粒㊀　原沢製薬工業㈱-㈱ニッド
区分 第２類
組成 顆(灰褐～褐)：3包(9g)中 桂枝五物湯乾燥エキス5.9g（ケイヒ・オウゴン・キキョウ・ジオウ各4g，ブクリョウ8g）
添加 乳糖水和物，ステアリン酸マグネシウム
適応 口中の瘙痛とただれ及びあれのあるものの次の諸症状：口内炎・歯根炎，歯槽膿漏等の口臭
用法 1回15才以上1包，14～7才½，6～4才¼，1日3回食前又は食間。4才未満は服用しない
包装 原沢製薬工業㈱販売：15包〔Ⓐ2,100(税込み)〕，30包〔Ⓐ3,150(税込み)〕。㈱ニッド販売：15包

桂皮茯苓加大黄丸㊀　㈲杉原達二商店
区分 第２類
組成 丸：100丸中 ケイヒ1.5g，シャクヤク1.5g，ダイオウ1.5g，トウニン1.5g，ブクリョウ1.5g，ボタンピ1.5g，カンゾウ1g
適応 比較的体力があり，ときに下腹部痛，肩こり，頭重，めまい，のぼせて足冷えなどを訴えるものの次の諸症：月経不順，子宮出血
用法 1回20丸1日3回
包装 250g，500g

桂苓加大黄丸㊀　㈱ウチダ和漢薬
区分 第２類
組成 丸(褐)：120丸中 ケイヒ末1g，シャクヤク末1g，ダイオウ末1g，ブクリョウ末1g，ボタンピ末1g，トウニン1g
添加 ハチミツ，コメデンプン，アラビアゴム，パラベン
適応 比較的体力があり，ときに下腹部痛，肩こり，頭重，めまい，のぼせて足冷えなどを訴える次の諸症：月経不順，月経異常，月経痛，更年期障害，血の道症，肩こり，めまい，頭重，打ち身（打撲症），しもやけ，しみ，便秘，いぼ痔
用法 15才以上1回25丸1日3回食前。1回50丸まで。15才未満は服用しない
包装 500g

健康丸㊀　㈱栃本天海堂
区分 第２類
組成 丸：90丸中 ケイヒ0.6g，タクシャ0.9g，ブクリョウ0.9g，ボ

タンピ0.9g, サンシュユ1.2g, サンヤク1.2g, ジオウ2.4g, ホウブシ0.6g, ハチミツ2.4g
- **適応** 強壮, 身体の衰弱, 腰痛や貧血を伴う疲労
- **用法** 成人1回20〜30丸1日3回食間に温服。15才未満は服用しない
- **包装** 1800丸, 5000丸

五黄散粒状　長倉製薬㈱-日邦薬品工業㈱
- **区分** 第2類
- **組成** 顆(黄褐):2.4g中 オウレン0.45g, オウゴン0.35g, ダイオウ0.9g, オウバク0.35g, サンシシ0.35g
- **適応** 高血圧症, 脳充血, 便秘, 痔疾, のぼせ
- **用法** 1回成人0.8g, 15〜8才½, 7〜5才⅓, 4〜2才⅙, 1才〜3ヵ月½, 1日2〜3回空腹時。1才未満には, 止むを得ない場合の他は服用させない。3ヵ月未満は服用しない
- **包装** 500g〔Ⓑ8,000〕

コマチ散　摩耶堂製薬㈱
- **区分** 第2類
- **組成** 散:20包(26g)中 生薬エキス20g(サイコ・キキョウ・センキュウ・ボウフウ・オウゴン・レンギョウ各6g, ショウキョウ4g, ブクリョウ・マオウ・ヨクイニン・サンキライ・ニンドウ各7g, カンゾウ・モクツウ・サンシシ・ダイオウ・ケイガイ各5g)
- **添加** カルメロースカルシウム(CMC-Ca), メタケイ酸アルミン酸マグネシウム
- **適応** 慢性皮膚病・皮膚炎・湿疹・痒疹・あせも・吹出物・くさ・おでき
- **用法** 1回成人1〜2包, 15〜8才½〜1包, 7〜4才⅓〜½包, 3〜2才¼〜⅓包, 2才以下⅕〜⅒包, 1日3回食前
- **包装** 93包

サンワロンC　三和生薬㈱
- **区分** 第2類
- **組成** 錠:18錠(5.4g)中 サンワロンC水製エキス2.7g(カッコン3.6g, マオウ・ショウキョウ・タイソウ・ビャクジュツ各2.7g, ケイヒ・シャクヤク・カンゾウ各1.8g), 加工ブシ末0.9g
- **添加** カルメロース(CMC), メタケイ酸アルミン酸マグネシウム, ステアリン酸カルシウム, 乳糖
- **適応** 悪寒発熱して, 頭痛があり項部肩背部に緊張感のあるもの:肩こり, 肩甲部の神経痛, 上半身の関節リウマチ
- **用法** 15才以上1回6錠1日3回食前又は食間。15才未満は服用しない
- **包装** 270錠〔Ⓐ5,985(税込み)〕　**備考** 葛根加朮附湯

サンワロンC顆粒　三和生薬㈱-ジェーピーエス製薬㈱
- **区分** 第2類
- **組成** 顆(褐):9包(7.2g)中 サンワロンC水製エキス3.375g(カッコン4.5g, マオウ・ショウキョウ・タイソウ・ソウジュツ各3.375g, ケイヒ・シャクヤク・カンゾウ各2.25g), 加工ブシ末1.125g
- **添加** 乳糖, トウモロコシデンプン, ステアリン酸カルシウム
- **適応** 悪寒発熱して頭痛があり, 項部, 肩背部に緊張感のあるもの:肩こり, 肩甲部の神経痛, 上半身の関節リウマチ
- **用法** 15才以上1回1〜3包1日3回食前又は食後。15才未満は服用しない
- **包装** 三和生薬販売:90包〔Ⓐ4,095(税込み)〕。ジェーピーエス製薬㈱販売:180包
- **備考** 葛根加朮附湯。ジェーピーエス製薬㈱販売の商品名:JPS漢方顆粒-90号

サンワロンD　三和生薬㈱
- **区分** 第2類
- **組成** 錠:30錠(9g)中 サンワロンD水製エキス5.14g(トウキ・シャクヤク・ジオウ・オウギ・ボウフウ・トチュウ・ビャクジュツ各2.57g, ニンジン・キョウカツ・ゴシツ・カンゾウ・ショウキョウ・タイソウ各1.29g), 加工ブシ末0.86g
- **添加** 乳糖, カルメロースカルシウム(CMC-Ca), メタケイ酸アルミン酸マグネシウム, ステアリン酸カルシウム
- **適応** 関節がはれて痛み, 麻痺, 強直して屈伸がたいもの:下肢の慢性関節リウマチ, 慢性関節炎, 痛風
- **用法** 15才以上1回10錠1日3回食前又は食間。15才未満は服用しない

- **包装** 270錠〔Ⓐ4,620(税込み)〕　**備考** 大防風湯

サンワロンD顆粒　三和生薬㈱-ジェーピーエス製薬㈱
- **区分** 第2類
- **組成** 顆(褐):3包(3g)中 サンワロンD水製エキス1.29g(トウキ・シャクヤク・ジオウ・オウギ・ボウフウ・トチュウ・ソウジュツ各0.643g, ニンジン・キョウカツ・ゴシツ・カンゾウ・ショウキョウ・タイソウ各0.321g), 加工ブシ末0.21g
- **添加** トウモロコシデンプン, 乳糖, ステアリン酸カルシウム
- **適応** 関節がはれて痛み, 麻痺, 強直して屈伸がたいもの:下肢の関節リウマチ・慢性関節炎・痛風
- **用法** 15才以上1回1包1日3回食前又は食後。15才未満は服用しない
- **包装** 三和生薬販売:90包〔Ⓐ4,830(税込み)〕。ジェーピーエス製薬㈱販売:180包
- **備考** 大防風湯。ジェーピーエス製薬㈱販売の商品名:JPS漢方顆粒-92号

ジェントスルーコーワ細粒　興和㈱, 日東薬品工業㈱-興和新薬㈱
- **区分** 第2類
- **組成** 細(褐〜黒褐):3包(4.5g)中 八味地黄丸加五味子麦門冬エキス3240mg(ジオウ3000mg, サンシュユ・サンヤク・タクシャ・ブクリョウ・ボタンピ・バクモンドウ各1800mg, ケイヒ・ブシ末各600mg, ゴミシ1200mg)
- **添加** 白糖, セルロース, 無水ケイ酸, ヒドロキシプロピルセルロース
- **適応** 疲れやすくて, 四肢が冷えやすく, 尿量減少又は多尿で, ときに口の渇きがある次の諸症状:排尿困難, 夜間尿, 頻尿, 倦怠・疲労感, 腰痛, 下肢痛, 口の渇きからくる咳・痰, 咳こみ, 咳ばらい, 咽喉頭の違和感, 手足の冷え
- **用法** 15才以上1回1包1日3回食後。15才未満は服用しない
- **包装** 18包〔Ⓐ2,100(税込み)〕, 54包〔Ⓐ5,040(税込み)〕

錠剤鍼砂湯　一元製薬㈱-㈱イチゲン
- **区分** 第2類
- **組成** 錠(褐):100錠中 ボレイ末1.69g, ビャクジュツ末1.69g, ブクリョウ末2.54g, ケイヒ末1.69g, カンゾウ末0.53g, 還元鉄0.01g, ニンジン末0.85g, 水性エキス1g(ボレイ・ビャクジュツ・ケイヒ・ニンジン各2.13g, ブクリョウ3.19g, カンゾウ0.79g)
- **適応** 貧血, めまい
- **用法** 1回成人10〜15錠, 13〜7才5〜7錠, 1日3回食前1時間又は食間。温湯で服用
- **包装** 900錠〔Ⓐ4,500Ⓑ2,250〕, 2500錠〔Ⓐ11,000Ⓑ5,500〕, 5000錠〔Ⓐ20,000Ⓑ10,000〕

神竜湯　㈱築田三樹園社
- **区分** 第2類
- **組成** 煎:1包(16.6g)中 ボウイ3g, ショウキョウ2g, ジオウ1.6g, センキュウ2g, ソウハクヒ3g, トウキ2g, ブクリョウ2g, ヨクイニン1g
- **適応** 神経痛, 腰痛, 関節痛, 月経痛, 月経不順, 冷え症, むくみ
- **用法** 15才以上1日1包を煎じ食前又は食間3回に分服
- **包装** 5包〔Ⓐ1,785(税込み)〕

丹心方　㈱ウチダ和漢薬
- **区分** 第2類
- **組成** 顆:3包(6g)中 二号方エキス4.5g(センキュウ・シャクヤク・コウカ各2.25g, モッコウ・コウブ各1.125g, 丹参4.5g)
- **添加** 乳糖水和物, バレイショデンプン, メタケイ酸アルミン酸マグネシウム
- **適応** 中年以降又は高血圧傾向のあるものの次の諸症:頭痛, 頭重, 肩こり, めまい, 動悸
- **用法** 15才以上1回1包1日3回食間又は空腹時。15才未満は服用しない
- **包装** 96包

デルマンアストラガル　㈲本町薬品
- **区分** 第2類
- **組成** 散(茶褐):3包(4.5g)中 補陽還五湯水製乾燥エキス粉末2.9g

（ジリュウ・センキュウ・トウニン・コウカ各2g、オウギ5g、トウキ・シャクヤク各3g)、バレイショデンプン1.5g
適応 高血圧及び動脈硬化によっておこった次の後遺症：半身不随及び随伴症状・顔面の引きつり及び言語障害、脳軟化症の強壮と補助療法
用法 15才以上1回1包1日3回食間。15才未満は服用しない
包装 90包〔Ⓐ9,450（税込み）〕

デルマンアミグダラー㊀　㈲本町薬品
区分 第2類
組成 散（茶褐）：3包(4.5g)中 苓甘姜味辛夏仁湯水製乾燥エキス粉末3g（ブクリョウ・ハンゲ・キョウニン各4g、カンゾウ・ショウキョウ・サイシン・ゴミシ各2g)、バレイショデンプン1.5g
適応 貧血症で浮腫と喘を伴うものの次の諸症状：肺気腫、慢性気管支炎、気管支ぜんそく、腹水、浸出性肋膜炎（胸膜炎）、心臓弁膜症、慢性腎炎、ネフローゼ、心臓ぜんそくの補助療法
用法 1回成人1包、15〜7才½、6〜4才¼、1日3回食前又は食間。4才未満は服用しない
包装 24包〔Ⓐ5,460（税込み）〕

デルマンカンシー㊀　㈲本町薬品
区分 第2類
組成 散（茶褐）：3包(4.5g)中 甘連梔子湯水製乾燥エキス粉末1.7g（カンゾウ4g、オウレン・サンシシ各2g)、バレイショデンプン2.8g
適応 衰弱のひどくない場合で上腹部の痛みとみぞおちのつかえがある場合の次の諸症状の補助療法及び強壮：胃潰瘍、十二指腸潰瘍、胃酸過多症、慢性胃炎
用法 15才以上1回1包1日3回食間又は随時。15才未満は服用しない
包装 24包〔Ⓐ6,820（税込み）〕

デルマンテルナタ-A㊀　㈲本町薬品
区分 第2類
組成 散（茶褐）：3包(6g)中 桂枝五物湯水製エキス粉末5.9g（ケイヒ・オウゴン・キキョウ・ジオウ各4g、ブクリョウ8g)、バレイショデンプン0.1g
適応 口中の瘡痛とただれ及びあれのあるものの次の諸症状：口内炎・歯根炎、歯槽膿漏等の口臭
用法 1回成人1包、15〜7才½、6〜4才¼、1日3回食間又は随時。4才未満は服用しない
包装 45包〔Ⓐ6,820（税込み）〕、90包〔Ⓐ12,280（税込み）〕

デルマンフランツ㊀　㈲本町薬品
区分 第2類
組成 散（茶褐）：3包(4.5g)中 良根湯水製エキス粉末3.6g（リョウキョウ1g、ブクリョウ・ハンゲ各5g、キジツ・カンゾウ各1.5g、ケイヒ・タイソウ各3g)、バレイショデンプン0.9g
適応 虚弱体質のもので消化器のあたりに痛みがあり、嘔吐を伴うものの次の諸症状の補助療法：胃拡張症・胃潰瘍・十二指腸潰瘍・胃下垂症、胆石痛・膵臓炎、胃がんの痛み
用法 15才以上1回1包1日3回食間又は随時。15才未満は服用しない
包装 24包〔Ⓐ4,770（税込み）〕

デルマンリンテラー㊀　㈲本町薬品
区分 第2類
組成 散（茶褐）：3包(4.5g)中 治肩背拘急方水製乾燥エキス粉末2g（セイピ・ブクリョウ各4g、ウヤク・コウブシ・ガジュツ各3g、カンゾウ1g)、バレイショデンプン2.5g
適応 神経質のもので、背・肩にこりつける次の諸症状：肩凝症、背・肩の疼痛
用法 15才以上1回1包1日3回食間。15才未満は服用しない
包装 24包〔Ⓐ4,090（税込み）〕

糖解散（トウカイサン）㊀　摩耶堂製薬㈱
区分 第2類
組成 散：20包(40g)中 生薬エキス35g（バクモンドウ・カッコン・ジオウ・カロコン・ブクリョウ各12g、ニンジン8g、チモ・タラ根各10g、ゴミシ・カンゾウ各6g）
添加 カルメロースカルシウム(CMC-Ca)、メタケイ酸アルミン酸マグネシウム
適応 糖尿病
用法 1回1包1日3回食間
包装 60包、93包

糖解錠㊀　摩耶堂製薬㈱
区分 第2類
組成 錠 糖衣（緑）：120錠中 生薬エキス35g（バクモンドウ・カッコン・ジオウ・カロコン・ブクリョウ各12g、ニンジン8g、ゴミシ・カンゾウ各6g、チモ・タラ根各10g）
添加 セルロース、水酸化アルミニウム、ステアリン酸マグネシウム、銅クロロフィリンナトリウム、アラビアゴム、ゼラチン、白糖、炭酸カルシウム、タルク、セラック
適応 糖尿病
用法 15才以上1回3〜5錠1日3〜5回食間又は食前。15才未満は服用しない
包装 170錠、370錠

ネオ雲仙湯㊀　摩耶堂製薬㈱
区分 第2類
組成 浸：1袋(20g)中 カンゾウ1g、ソウジュツ1g、ケイヒ1.2g、マオウ2g、ショウキョウ1g、タイソウ1g、キョウニン1g、ボウイ1.6g、ボウフウ1g、シャクヤク1.6g、カッコン2g、ブクリョウ1.2g、ボタンピ1.2g、トウニン1g、ダイオウ1g、ヨクイニン1.2g
適応 神経痛・リウマチ・関節炎・筋肉痛・腰痛・背痛・五十肩
用法 成人1日1袋を3回熱湯約100mL中で振り出し食前又は食間に温服。又は1日1袋に水約500mLを加え約½に煎じ食前又は食間の3回に分け温服。小児約½
包装 20袋

ネオ快気湯㊀　摩耶堂製薬㈱
区分 第2類
組成 煎浸：1袋(20g)中 マオウ3g、ショウキョウ0.8g、シャクヤク1.4g、カンゾウ1g、ケイヒ1.4g、サイシン0.8g、ゴミシ1g、ハンゲ1g、キョウニン1g、ブクリョウ1g、コウボク1.2g、サイコ1g、オウゴン1g、タイソウ0.8g、キキョウ1.2g、オンジ1.2g、モッカ1.2g
適応 咳・気管支炎・ぜんそく・喘鳴・たん・体質改善
用法 成人1日1袋を3回熱湯約150mL中で振り出し食前又は食間に分服。又は1日1袋を煎じ食前又は食間3回に温服。15〜8才½、7〜4才⅓
包装 20袋

ネオ小町錠㊀　摩耶堂製薬㈱
区分 第2類
組成 錠 糖衣（緑）：10錠中 キキョウ200mg、センキュウ200mg、ダイオウ250mg、オウゴン200mg、トウキ150mg、ボタンピ200mg、ヨクイニン300mg、ケイヒ150mg、ケイガイ150mg、レンギョウ150mg、サンキライ200mg、ニンドウ150mg、ニコチン酸アミド100mg、リボフラビン5mg、ピリドキシン塩酸塩20mg、アスコルビン酸200mg、DL-メチオニン80mg、パントテン酸カルシウム25mg、乳酸カルシウム水和物340mg
添加 マクロゴール、ゼラチン、タルク、銅クロロフィリンナトリウム、アラビアゴム、白糖、セラック
適応 にきび・吹出物・しみ・そばかす・色素異常沈着・じんましん・湿疹・皮膚炎・痒疹・あせも・皮膚そう痒症・口唇炎・口唇亀裂・アレルギー体質・しもやけ・あかぎれ等の治療と予防
用法 1回3〜5錠1日2〜3回。年令・症状に応じ適宜増減。5才未満は服用しない
包装 130錠、300錠

ネオ糖解湯㊀　摩耶堂製薬㈱
区分 第2類
組成 浸：1袋(20g)中 バクモンドウ2.4g、ニンジン1.6g、カッコン2.4g、ジオウ2.4g、チモ2g、カロコン2.4g、ブクリョウ2.4g、ゴミシ1.2g、カンゾウ1.2g、タラ根2g
適応 糖尿病
用法 成人1日1袋に水約600mLを加え約½に煎じ、1回約100mL食前又は食間3回に分服。又は1日1袋を3回熱湯約150mL中で振り出し食前又は食間に分服。15〜8才½

その他の漢方製剤　715

包装 20袋

八味丸 ㈱延寿堂-㈱池田屋安兵衛商店
区分 第2類
組成 丸：50丸中 ジオウ1000mg, サンシュ500mg, ケイヒ250mg, タクシャ500mg, サンヤク500mg, ボタンピ500mg, ブクリョウ500mg, ショウキョウ250mg
添加 ハチミツ
適応 糖尿病, 水腫, 慢性腎炎, 膀胱カタル, 脚気のむくみ, 尿利減少又は頻数で全身又は手足に熱感あるもの
用法 15才以上1回16丸1日3回食間又は食前空腹時
包装 1500丸〔Ⓐ5,250(税込み)又Ⓑ2,625(税込み)〕, 4800丸〔Ⓑ4,725(税込み)〕

パンコールシロップ ㈲日本漢方医薬研究所
区分 第2類
組成 シ(褐)：60mL中 水性エキス2.5g (マオウ・タイソウ各3g, ケイヒ・カンゾウ・シャクヤク・ショウキョウ各2g), プレノーゲン(カッコンエキス)0.4g (葛根4g)
添加 白糖, D-ソルビトール, デヒドロ酢酸ナトリウム
適応 比較的体力のあるもので, 自然発汗がなく, 悪寒, 発熱, 頭痛, 肩こりのあるもの. 感冒, 上半身の神経痛, 肩こり, 扁桃腺炎
用法 成人1回20mL1日2～3回
包装 20mL×3本〔Ⓐ840(税込み)〕

ベルクミン 松浦薬業㈱-松浦漢方㈱
区分 第3類
組成 軟：100g中 油脂性抽出物100g (オウバク10g, ウコン8g)
添加 ゴマ油, ミツロウ, 豚脂
適応 火傷, 外傷, きれ痔(さけ痔)・いぼ痔の痛み・かゆみ・はれ・出血・ただれの緩和, おでき, 湿疹, かぶれ, ただれ, あせも, かゆみ, ひび, しもやけ, あかぎれ
用法 塗布又はガーゼ, 布片, リント布等に塗布してはる. かさぶたにはガーゼに広げて塗布
包装 20g〔Ⓐ1,029(税込み)〕, 500g

摩耶肝臓湯 摩耶堂製薬㈱
区分 第2類
組成 煎：1袋(31.5g)中 サイコ4g, シャクヤク4g, ハンゲ3g, ショウキョウ3g, オウゴン3g, サンシシ3g, ケイヒ2g, タイソウ2g, ダイオウ2g, キジツ2g, インチンコウ2g, カンゾウ1.5g
適応 肝臓疾患・胆石・黄疸
用法 成人1日1袋を煎じ食前又は食間3回に分け温服. 15～8才½, 7～5才⅓
包装 15袋

摩耶清肝散 摩耶堂製薬㈱
区分 第2類
組成 散：20包(30g)中 生薬エキス30g (サイコ・シャクヤク各16g, ハンゲ・ショウキョウ・オウゴン・サンシシ各12g, カンゾウ6g, ケイヒ・タイソウ・ダイオウ・キジツ・インチンコウ各8g)
添加 セルロース, 水酸化アルミニウム
適応 胆石, 黄疸
用法 1回成人1包, 15～8才½, 7～4才⅓, 1日3～5回食間. 4才未満は服用しない
包装 93包

「モリ」シンニョウ錠 大杉製薬㈱
区分 第2類
組成 錠：糖衣(白)：6錠(2.4g)中 水製乾燥エキス1.2g (ジオウ・トウキ・モクツウ各2.5g, オウゴン・シャゼンシ・タクシャ各1.5g, カンゾウ・サンシシ・リュウタン各0.75g, ケイヒ・ショウキョウ・ダイオウ・マオウ・レンギョウ各0.1g)
添加 白糖, タルク, アラビアゴム, 酸化チタン, ステアリン酸マグネシウム, ポリビニルアセタールジエチルアミノアセテート, カルナウバロウ
適応 膀胱カタル, 尿道炎, 腎臓病, ネフローゼ, 水腫
用法 1回16才以上3～6錠, 15～8才2～3錠, 1日2回朝夕空腹時
包装 300錠〔Ⓐ8,500〕, 600錠〔Ⓐ16,000〕, 960錠〔Ⓐ22,000〕

リバイチンS 大草薬品㈱-日邦薬品工業㈱
区分 第2類
組成 錠(白)：15錠中 ジオウ800mg, サンヤク400mg, ブクリョウ400mg, サンシュユ400mg, タクシャ400mg, ボタンピ400mg, ケイヒ133mg, 加工ブシ末67mg, ニンジン400mg
添加 乳糖, ゼラチン, 炭酸カルシウム, タルク, ポビドン, カルメロースカルシウム(CMC-Ca), ステアリン酸マグネシウム, ヒプロメロース(ヒドロキシプロピルメチルセルロース), セラック, アラビアゴム, 酸化チタン, ヒマシ油, 白糖, カルナウバロウ
適応 疲れやすくて, 四肢が冷えやすく, 尿量減少又は多尿で時に口渇がある次の諸症：下肢痛, 腰痛, しびれ, 老人のかすみ目, かゆみ, 排尿困難, 頻尿, むくみ, 倦怠感, 肩こり
用法 15才以上1回5錠1日3回食後. かまずに服用. 15才未満は服用しない
包装 150錠〔Ⓐ2,850〕, 300錠〔Ⓐ5,000〕, 450錠〔Ⓐ6,600〕

苓甘姜味辛夏仁湯エキス〔細粒〕62 松浦薬業㈱-松浦漢方㈱
区分 第2類
組成 細：3包(7.5g)又は7.5g中 苓甘姜味辛夏仁湯水製エキス4.3g (ブクリョウ・ハンゲ・キョウニン各4g, カンゾウ・ショウキョウ・サイシン・ゴミシ各2g)
添加 メタケイ酸アルミン酸マグネシウム, ヒプロメロース(ヒドロキシプロピルメチルセルロース), 乳糖, トウモロコシデンプン
適応 貧血, 冷え症で虚弱な人の次の諸症：気管支炎, 気管支ぜんそく
用法 1回15才以上1包又は2.5g, 14～7才½, 6～4才¼, 1日3回食間. 4才未満は服用しない
包装 500g, 12包〔Ⓐ1,470(税込み)〕, 300包

苓甘姜味辛夏仁粒状 長倉製薬㈱-日邦薬品工業㈱
区分 第2類
組成 顆(黄褐)：4.8g中 ブクリョウ0.8g, カンゾウ0.6g, ショウキョウ0.6g, ゴミシ0.6g, サイシン0.6g, ハンゲ0.8g, キョウニン0.8g
適応 気管支ぜんそく, 浮腫
用法 1回成人1.6g, 15～8才½, 7～5才⅓, 4～2才⅙, 1才～3ヵ月½, 1日3回食前30分又は食間. 1才未満には, 止むを得ない場合の他は服用させない. 3ヵ月未満は服用しない
包装 500g〔Ⓑ10,000〕

ロクジョン 三和生薬㈱-クラシエ薬品㈱
区分 第2類
組成 錠：18錠(5.4g)中 生薬アルコールエキス0.432g (ロクジョウ0.576g, ニンジン0.72g), 生薬水製エキス2.592g (ニクジュヨウ・ジュクジオウ・トチュウ・シャクヤク・ビャクジュツ・トウキ各0.576g, セッコク・ゴミシ・ハンゲ・オウギ・ブクリョウ・タイソウ・カンゾウ各0.432g, ショウキョウ0.288g), 加工ブシ末0.576g
添加 乳糖, セルロース, アルファー化デンプン, メタケイ酸アルミン酸マグネシウム, ステアリン酸カルシウム
適応 身体が衰弱し, やせて皮膚が枯燥して貧血食欲不振を呈するもの：補血・健胃強壮・食欲増進・疲労回復・神経痛・関節炎・肩こり・冷症
用法 15才以上1回6錠1日3回食前又は食間. 15才未満は服用しない
包装 三和生薬㈱販売：270錠〔Ⓐ18,480(税込み)〕. クラシエ薬品㈱販売：300錠
備考 鹿茸大補湯

ロックミンゴールド Rockmin Gold 武田薬品工業㈱
区分 第2類
組成 細(褐～暗褐)：3包(3.6g)中 八味丸3000mg (ジオウ800mg, サンシュユ・サンヤク・タクシャ・ブクリョウ・ボタンピ各400mg, ケイヒ133mg, ブシ末67mg), ニンジン末400mg
添加 アルファー化デンプン, 無水ケイ酸, トウモロコシデンプン
適応 疲れやすくて, 手足が冷えやすく, 尿量減少又は多尿で時に口渇がある次の諸症：倦怠感, 肩こり, 腰痛, 下肢痛, しびれ, 頻尿, 排尿困難, むくみ, 老人のかすみ目, かゆみ
用法 15才以上1回1包1日3回食後. 15才未満は服用しない
包装 60包〔Ⓐ8,925(税込み)〕

一般用漢方製剤

第三部　効能効果対応標準病名一覧

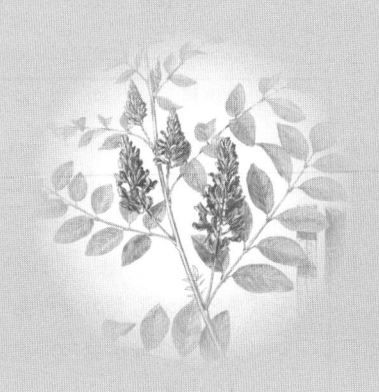

ご利用に際しての留意事項

本データは一般社団法人日本東洋医学会よりご提供いただいたものを中心に編集をしたものであります．ご利用に当たっては下記事項，特に【留意点】をお読み頂き，ご理解のうえご使用ください．

平成20年6月1日
一般社団法人日本東洋医学会　保険担当小委員会病名マスター作業班

　この表は，薬価収載されている漢方製剤の効能・効果（表の「効能・効果から直接考えられる傷病名」）とICD10対応電子カルテ用標準病名マスター(1)及び傷病名マスター(2)に収載されている傷病名（病名表記及び傷病名基本名称）との関係を示したものです．

　上記の傷病名（病名表記及び傷病名基本名称）とは医療課長通知「診療報酬請求書等の記載要領等の一部改正」（保医発第0325002号，平成14年3月25日）でいう，「磁気テープ等を用いた請求に関して厚生労働大臣が定める規格及び方式」（平成3年9月27日）別添3に規定する傷病名のことを指し，当該通知において原則としてレセプトの「傷病名」欄にはこの傷病名（病名表記及び傷病名基本名称）を用いることとされています．

　レセプト電子化が進展しつつありますが，この表が漢方保険診療を行われている方々の参考になれば幸いです．

> 【留意点】
> 　この表は，「漢方製剤の効能・効果から直接考えられる傷病名」と「傷病名（病名表記及び傷病名基本名称）」との関係を機械的にみたものに過ぎません．したがって，この表の「傷病名（病名表記及び傷病名基本名称）」をレセプトの「傷病名」欄に記載することによって当該処方の保険請求が保証されるものではありません．また決して，この表の「傷病名（病名表記及び傷病名基本名称）」以外の傷病名記載を制限するものでもありません．
> 　レセプト審査は承認の効能効果等を機械的に適用することによって行われるものではなく，医師による医学的判断に基づいて実施されるものですので，この点につきまして十分なご理解をいただきますようお願いします．

〈参考〉
(1) ICD10対応電子カルテ用標準病名マスター Ver.3.10
　　一般財団法人医療情報システム開発センター（MEDIS-DC）が提供するマスター．
　　約24,200語の病名表記と病名表記の同義・類義語である約48,900語の索引用語を持つ．
　　2002年6月に病名表記と傷病名マスターの傷病名基本名称は完全一致となった．
　　MEDIS-DCのホームページからダウンロードできます．
(2) 傷病名マスター
　　厚生労働省，支払基金等が提供するマスター．
　　約24,200語の傷病名基本名称を持ち，これはMEDIS-DCの病名表記と2002年6月に完全一致となった．ただし，同義・類義語（索引用語）は持たない．
　　診療報酬情報提供サービス（厚労省保険局運用）のホームページからダウンロードできます．

目　　次

安中散 … 720	柴胡桂枝湯 … 732	治頭瘡一方 … 746
胃苓湯 … 720	柴胡桂枝乾姜湯 … 733	調胃承気湯 … 746
茵蔯蒿湯 … 720	柴胡清肝湯 … 734	釣藤散 … 746
茵蔯五苓散 … 720	柴朴湯 … 734	腸癰湯 … 746
温経湯 … 721	柴苓湯 … 734	猪苓湯 … 746
温清飲 … 721	三黄瀉心湯 … 735	猪苓湯合四物湯 … 747
越婢加朮湯 … 721	酸棗仁湯 … 735	通導散 … 747
黄耆建中湯 … 722	三物黄芩湯 … 735	桃核承気湯 … 718
黄芩湯 … 722	滋陰降火湯 … 735	当帰湯 … 748
黄連湯 … 722	滋陰至宝湯 … 735	当帰飲子 … 748
黄連解毒湯 … 722	紫雲膏 … 735	当帰建中湯 … 748
乙字湯 … 723	四逆散 … 735	当帰四逆加呉茱萸生姜湯 … 748
葛根湯 … 723	四君子湯 … 736	当帰芍薬散 … 749
葛根加朮附湯 … 724	梔子柏皮湯 … 736	当帰芍薬散加附子
葛根湯加川芎辛夷 … 724	七物降下湯 … 736	（当帰芍薬加附子湯）… 751
加味帰脾湯 … 724	四物湯 … 736	二朮湯 … 751
加味逍遙散 … 725	炙甘草湯 … 736	二陳湯 … 751
甘草湯 … 725	芍薬甘草湯 … 737	女神散 … 751
甘麦大棗湯 … 725	芍薬甘草附子湯 … 737	人参湯 … 751
桔梗湯 … 725	十全大補湯 … 737	人参養栄湯 … 752
桔梗石膏 … 725	十味敗毒湯 … 738	排膿散及湯 … 752
帰脾湯 … 725	潤腸湯 … 738	麦門冬湯 … 752
芎帰膠艾湯 … 725	小建中湯 … 738	八味地黄丸（八味丸）… 752
芎帰調血飲 … 725	小柴胡湯 … 739	半夏厚朴湯 … 754
九味檳榔湯 … 725	小柴胡湯加桔梗石膏 … 740	半夏瀉心湯 … 755
荊芥連翹湯 … 726	小青竜湯 … 740	半夏白朮天麻湯 … 756
桂枝湯 … 726	小半夏加茯苓湯 … 741	白虎加人参湯 … 756
桂枝加黄耆湯 … 726	消風散 … 741	茯苓飲 … 757
桂枝加葛根湯 … 726	升麻葛根湯 … 741	茯苓飲合半夏厚朴湯 … 757
桂枝加厚朴杏仁湯 … 726	四苓湯 … 741	附子理中湯 … 757
桂枝加芍薬湯 … 726	辛夷清肺湯 … 741	平胃散 … 757
桂枝加芍薬大黄湯 … 726	参蘇飲 … 742	防已黄耆湯 … 758
桂枝加朮附湯 … 727	神秘湯 … 742	防風通聖散 … 758
桂枝加竜骨牡蛎湯 … 727	真武湯 … 742	補中益気湯 … 759
桂枝加苓朮附湯 … 727	清上防風湯 … 743	麻黄湯 … 760
桂枝人参湯 … 727	清暑益気湯 … 743	麻黄附子細辛湯 … 760
桂枝茯苓丸 … 728	清心蓮子飲 … 743	麻杏甘石湯 … 761
桂枝茯苓丸加薏苡仁 … 728	清肺湯 … 743	麻杏薏甘湯 … 761
桂芍知母湯 … 729	川芎茶調散 … 743	麻子仁丸 … 761
啓脾湯 … 729	疎経活血湯 … 743	木防已湯 … 761
桂麻各半湯 … 729	大黄甘草湯 … 743	薏苡仁湯 … 762
香蘇散 … 729	大黄牡丹皮湯 … 743	抑肝散 … 762
五虎湯 … 729	大建中湯 … 744	抑肝散加陳皮半夏 … 762
五積散 … 729	大柴胡湯 … 744	六君子湯 … 762
牛車腎気丸 … 730	大柴胡湯去大黄（大柴胡去大黄湯）	立効散 … 763
呉茱萸湯 … 730	… 745	竜胆瀉肝湯 … 763
五淋散 … 730	大承気湯 … 746	苓甘姜味辛夏仁湯 … 763
五苓散 … 730	大防風湯 … 746	苓姜朮甘湯 … 764
柴陥湯 … 731	竹茹温胆湯 … 746	苓桂朮甘湯 … 764
柴胡加竜骨牡蛎湯 … 732	治打撲一方 … 746	六味丸（六味地黄丸）… 765

処方名	製品名	効能又は効果	病名表記 傷病名基本名称	レセ電算コード	ICD10
安中散	〔東洋〕安中散料エキス細粒	やせ型で腹部筋肉が弛緩する傾向にあり，胃痛または腹痛があって，ときに胸やけ，げっぷ，食欲不振，はきけなどを伴う次の諸症　神経性胃炎，慢性胃炎，胃アトニー	やせ	7832001	R634
	クラシエ安中散料エキス細粒		胃痛	8830562	R101
	安中散料エキス顆粒T		腹痛症	8839710	R104
	オースギ安中散料エキスG		胸やけ	7871001	R12
	JPS安中散料エキス顆粒〔調剤用〕		おくび	8830990	R14
	ツムラ安中散エキス顆粒(医療用)		食欲不振	7830003	R630
	テイコク安中散料エキス顆粒		嘔気	7870012	R11
	本草安中散料エキス顆粒-M		神経性胃炎	3064021	F54
	オースギ安中散料エキスT錠		神経症	3009007	F489
	コタロー安中散エキスカプセル		胃炎	8830417	K297
			慢性胃炎	5351003	K295
			胃腸虚弱	8844662	K318
			心窩部痛	7865013	R101
			心窩部振水音	8844737	R198
	コタロー安中散エキス細粒	冷え症，神経質で，胃痛や胸やけのあるもの。胃腸病，胃炎，胃酸過多症，胃潰瘍による胃痛。	冷え症	8839176	R688
			神経質	8834942	R450
			胃痛	8830562	R101
			胸やけ	7871001	R12
			胃炎	8830417	K297
			過酸症	8831204	K318
			胃潰瘍	5319009	K259
			心窩部痛	7865013	R101
			心窩部振水音	8844737	R198
胃苓湯	ツムラ胃苓湯エキス顆粒(医療用)	水瀉性の下痢，嘔吐があり，口渇，尿量減少を伴う次の諸症　食あたり，暑気あたり，冷え腹，急性胃腸炎，腹痛	下痢症	8833267	A09
			嘔吐症	8830971	R11
			口渇症	8833352	R631
			乏尿	7885005	R34
			食中毒	59003	T629
			暑気あたり	8844730	T678
			急性胃腸炎	91009	A09
			腹痛症	8839710	R104
			心窩部振水音	8844737	R198
茵蔯蒿湯	ツムラ茵蔯蒿湯エキス顆粒(医療用)	尿量減少，やや便秘がちで比較的体力のあるものの次の諸症：黄疸，肝硬変症，ネフローゼ，じんましん，口内炎	乏尿	7885005	R34
			便秘症	8840042	K590
			黄疸	7824001	R17
			肝硬変症	8831512	K746
			ネフローゼ症候群	5819004	N049
			じんま疹	8841304	L509
			口内炎	5280017	K121
			心窩部不快	8844738	R198
	コタロー茵蔯蒿湯エキスカプセル	咽喉がかわき，胸苦しく，便秘するもの，あるいは肝臓部に圧痛があって黄疸を発するもの。ジンマ疹，口内炎，胆のう炎。	口渇症	8833352	R631
			便秘症	8840042	K590
			黄疸	7824001	R17
			じんま疹	8841304	L509
			口内炎	5280017	K121
			胆のう炎	8837151	K819
			心窩部不快	8844738	R198
	コタロー茵蔯蒿湯エキス細粒	口渇があり，尿量少なく，便秘するものの次の諸症：蕁麻疹，口内炎	口渇症	8833352	R631
	クラシエ茵蔯蒿湯エキス細粒		乏尿	7885005	R34
	オースギ茵蔯蒿湯エキスG		便秘症	8840042	K590
	テイコク茵蔯蒿湯エキス顆粒		じんま疹	8841304	L509
			口内炎	5280017	K121
			心窩部不快	8844738	R198
茵蔯五苓散	ツムラ茵蔯五苓散エキス顆粒(医療用)	のどが渇いて，尿が少ないものの次の諸症　嘔吐，じんましん，二日酔のむかつき，むくみ	口渇症	8833352	R631
			乏尿	7885005	R34
			嘔吐症	8830971	R11
			じんま疹	8841304	L509
			宿酔	3050006	F100
			悪心	7870002	R11
			浮腫	7823024	R609

処方名	製品名	効能又は効果	病名表記 傷病名基本名称	レセ電算コード	ICD10
			心窩部振水音	8844737	R198
			水毒	8844754	R688
温経湯	ツムラ温経湯エキス顆粒(医療用)	手足がほてり，唇がかわくものの次の諸症 月経不順，月経困難，こしけ，更年期障害，不眠，神経症，湿疹，足腰の冷え，しもやけ	ほてり	8844828	R232
			口唇乾燥	8844714	R682
			月経不順	8833261	N926
			月経困難症	8833259	N946
			帯下	6235001	N898
			更年期症候群	6272001	N951
			不眠症	8839792	G470
			神経症	3009007	F489
			湿疹	6923002	L309
			冷え症	8839176	R688
			凍瘡	8838043	T691
			お血	8844666	R688
	コタロー温経湯エキス細粒	冷え症で手掌がほてり，口唇が乾燥しやすいつぎの諸症に用いる。指掌角皮症，更年期神経症，月経不順，月経過多，月経痛，頭痛，腰痛，帯下。	冷え症	8839176	R688
			ほてり	8844828	R232
			口唇乾燥	8844714	R682
			手掌角皮症	7573018	Q828
			更年期神経症	8844717	N951
			更年期症候群	6272001	N951
			神経症	3009007	F489
			月経不順	8833261	N926
			過多月経	6262002	N920
			月経痛	6252001	N946
			頭痛	7840024	R51
			腰痛症	8840829	M5456
			帯下	6235001	N898
			お血	8844666	R688
温清飲	コタロー温清飲エキス細粒	皮膚の色つやが悪く，のぼせるものに用いる 月経不順，月経困難，血の道症，更年期障害，神経症	のぼせ	8844802	R232
	ジュンコウ温清飲FCエキス細粒医療用		月経不順	8833261	N926
	〔東洋〕温清飲エキス細粒		月経困難症	8833259	N946
	クラシエ温清飲エキス細粒		血の道症	8844785	N951
	オースギ温清飲エキスG		更年期症候群	6272001	N951
	ツムラ温清飲エキス顆粒(医療用)		神経症	3009007	F489
	テイコク温清飲エキス顆粒				
	本草温清飲エキス顆粒－M				
越婢加朮湯	ツムラ越婢加朮湯エキス顆粒(医療用)	浮腫と汗が出て小便不利のあるものの次の諸症 腎炎，ネフローゼ，脚気，関節リウマチ，夜尿症，湿疹	浮腫	7823024	R609
			多汗症	7808004	R619
			小便不利	8844729	R34
			腎炎	5839010	N059
			ネフローゼ症候群	5819004	N049
			脚気	8831376	E511
			関節リウマチ	8842106	M0690
			夜尿症	3076004	F980
			湿疹	6923002	L309
	コタロー越婢加朮湯エキス細粒	咽喉がかわき浮腫または水疱が甚だしく尿量減少または頻尿のもの，あるいは分泌物の多いもの。腎炎，ネフローゼ，湿疹，脚気。	口渇症	8833352	R631
			水疱症	8835713	L139
			浮腫	7823024	R609
			乏尿	7885005	R34
			頻尿症	8839433	R35
			腎炎	5839010	N059
			ネフローゼ症候群	5819004	N049
			湿疹	6923002	L309
			脚気	8831376	E511
	JPS越婢加朮湯エキス顆粒〔調剤用〕	浮腫，尿利減少などがあるものの次の諸症 腎炎，ネフローゼなどの初期の浮腫，脚気の浮腫，変形性膝関節症，関節リウマチ，急性結膜炎，フリクテン性結膜炎，翼状片，	浮腫	7823024	R609
			乏尿	7885005	R34
			腎炎	5839010	N059
			ネフローゼ症候群	5819004	N049
			脚気	8831376	E511
			変形性膝関節症	7153018	M179

処方名	製品名	効能又は効果	病名表記 傷病名基本名称	レセ電算コード	ICD10
		湿疹	関節リウマチ	8842106	M0690
			急性結膜炎	3720008	H103
			フリクテン性結膜炎	3703004	H162
			翼状片	3724001	H110
			湿疹	6923002	L309
黄耆建中湯	〔東洋〕黄耆建中湯エキス細粒 ツムラ黄耆建中湯エキス顆粒(医療用)	身体虚弱で疲労しやすいものの次の諸症 虚弱体質，病後の衰弱，ねあせ	虚弱	8832689	R53
			疲労感	8839426	R53
			体力低下	8844779	R53
			寝汗	8838640	R619
			腹皮拘急	8844822	R198
黄芩湯	三和黄芩湯エキス細粒	腸カタル，消化不良，嘔吐，下痢	腸カタル	91022	A09
			消化不良症	8834689	K30
			嘔吐症	8830971	R11
			下痢症	8833267	A09
黄連湯	〔東洋〕黄連湯エキス細粒 太虎堂の黄連湯エキス顆粒 ツムラ黄連湯エキス顆粒(医療用)	胃部の停滞感や重圧感，食欲不振のあるものの次の諸症 急性胃炎，二日酔，口内炎	心窩部不快	8844738	R198
			食欲不振	7830003	R630
			急性胃炎	5350004	K291
			宿酔	3050006	F100
			口内炎	5280017	K121
			心下痞硬	8844736	R198
	コタロー黄連湯エキス細粒	胃部に圧重感があって，食欲減退，腹痛，悪心，嘔吐，口臭，舌苔などがあり，便秘または下痢するもの。胃腸カタル，口内炎，消化不良，胃酸過多症，宿酔。	心窩部不快	8844738	R198
			食欲不振	7830003	R630
			腹痛症	8839710	R104
			悪心	7870002	R11
			嘔吐症	8830971	R11
			口臭	7849010	R196
			舌苔	8836451	K143
			便秘症	8840042	K590
			下痢症	8833267	A09
			カタル性胃腸炎	91002	A09
			口内炎	5280017	K121
			消化不良症	8834689	K30
			過酸症	8831204	K318
			宿酔	3050006	F100
			心下痞硬	8844736	R198
黄連解毒湯	ツムラ黄連解毒湯エキス顆粒(医療用)	比較的体力があり，のぼせ気味で，いらいらする傾向のあるものの次の諸症 喀血，吐血，下血，脳いっ血，高血圧，心悸亢進，ノイローゼ，皮膚そう痒症，胃炎	のぼせ	8844802	R232
			喀血	7863003	R042
			吐血	5780005	K920
			下血	5781001	K921
			脳卒中	4369009	I64
			高血圧症	8833421	I10
			動悸	7851005	R002
			神経症	3009007	F489
			皮膚そう痒症	8841388	L299
			胃炎	8830417	K297
			心下痞硬	8844736	R198
			心窩部痛	7865013	R101
	コタロー黄連解毒湯エキス細粒 ジュンコウ黄連解毒湯FCエキス細粒医療用 〔東洋〕黄連解毒湯エキス細粒 クラシエ黄連解毒湯エキス細粒 黄連解毒湯エキス顆粒T オースギ黄連解毒湯エキスG サカモト黄連解毒湯エキス顆粒－S JPS黄連解毒湯エキス顆粒〔調剤用〕 太虎堂の黄連解毒湯エキス顆粒 テイコク黄連解毒湯エキス顆粒 本草黄連解毒湯エキス顆粒－M オースギ黄連解毒湯エキスT錠 クラシエ黄連解毒湯エキス錠	比較的体力があり，のぼせぎみで顔色赤く，いらいらする傾向のある次の諸症：胃炎，二日酔，めまい，動悸，ノイローゼ，不眠症，血の道症，鼻出血。	のぼせ	8844802	R232
			胃炎	8830417	K297
			宿酔	3050006	F100
			めまい	8841308	R42
			動悸	7851005	R002
			神経症	3009007	F489
			不眠症	8839792	G470
			血の道症	8844785	N951
			鼻出血症	8839467	R040
			心下痞硬	8844736	R198
			心窩部痛	7865013	R101

処方名	製品名	効能又は効果	病名表記 傷病名基本名称	レセ電算コード	ICD10
	コタロー黄連解毒湯エキスカプセル				
	三和黄連解毒湯エキス細粒	比較的体力があり，のぼせて肩こり，不眠などの神経症状があって出血傾向のあるものの次の諸症：吐血，下血，鼻出血，高血圧症，高血圧による不眠症，皮膚そう痒症，神経症，胃炎	のぼせ	8844802	R232
			肩こり	8831347	M6281
			不眠症	8839792	G470
			出血傾向	2869010	D699
			吐血	5780005	K920
			下血	5781001	K921
			鼻出血症	8839467	R040
			高血圧症	8833421	I10
			皮膚そう痒症	8841388	L299
			神経症	3009007	F489
			胃炎	8830417	K297
			心下痞硬	8844736	R198
			心窩部痛	7865013	R101
乙字湯	ツムラ乙字湯エキス顆粒(医療用)	病状がそれほど激しくなく，体力が中位で衰弱していないものの次の諸症 キレ痔，イボ痔	裂肛	5650010	K602
			痔核	4556002	I849
			胸脇苦満	8844695	R198
	コタロー乙字湯エキス細粒	痔核，脱肛，肛門出血，痔疾の疼痛。	痔核	4556002	I849
			肛門脱	5691009	K622
			肛門出血	8833703	K625
			疼痛	8838060	R529
			胸脇苦満	8844695	R198
	三和乙字湯エキス細粒	便秘がちで局所に痛みがあり，時に少量の出血があるものの次の諸症：一般痔疾，痔核，脱肛，肛門出血，女子陰部そう痒症	便秘症	8840042	K590
			疼痛	8838060	R529
			出血	4590002	R58
			痔核	4556002	I849
			肛門脱	5691009	K622
			肛門出血	8833703	K625
			外陰部そう痒症	8841353	L292
			胸脇苦満	8844695	R198
	ジュンコウ乙字湯FCエキス細粒医療用	大便がかたくて便秘傾向のあるものの次の諸症：痔核(いぼ痔)，きれ痔，便秘	便秘症	8840042	K590
	クラシエ乙字湯エキス細粒		痔核	4556002	I849
	オースギ乙字湯エキスG		裂肛	5650010	K602
	乙字湯エキス顆粒T		胸脇苦満	8844695	R198
	JPS乙字湯エキス顆粒〔調剤用〕				
	太虎堂の乙字湯エキス顆粒				
	テイコク乙字湯エキス顆粒				
	本草乙字湯エキス顆粒－M				
葛根湯	ツムラ葛根湯エキス顆粒(医療用)	自然発汗がなく頭痛，発熱，悪寒，肩こり等を伴う比較的体力のあるものの次の諸症 感冒，鼻かぜ，熱性疾患の初期，炎症性疾患(結膜炎，角膜炎，中耳炎，扁桃腺炎，乳腺炎，リンパ腺炎)，肩こり，上半身の神経痛，じんましん	頭痛	7840024	R51
			発熱	7806011	R509
			悪寒	7809023	R688
			肩こり	8831347	M6281
			かぜ	4609023	J00
			感染性鼻炎	8831632	J00
			鼻炎	4781015	J310
			結膜炎	3723001	H109
			角膜炎	3709002	H169
			中耳炎	3829010	H669
			扁桃炎	4639033	J039
			乳腺炎	6110007	N61
			リンパ節炎	2893003	I889
			神経痛	8834958	M7929
			じんま疹	8841304	L509
	コタロー葛根湯エキス細粒	頭痛，発熱，悪寒がして，自然発汗がなく，項，肩，背などがこるもの，あるいは下痢するもの。感冒，鼻かぜ，蓄膿症，扁桃腺炎，結膜炎，乳腺炎，湿疹，蕁麻疹，肩こり，	頭痛	7840024	R51
			発熱	7806011	R509
			悪寒	7809023	R688
			肩こり	8831347	M6281
			下痢症	8833267	A09
			かぜ	4609023	J00

処方名	製品名	効能又は効果	病名表記 傷病名基本名称	レセ電算コード	ICD10
		神経痛，偏頭痛。	感染性鼻炎	8831632	J00
			かぜ	4609023	J00
			鼻炎	4781015	J310
			慢性副鼻腔炎	4739014	J329
			扁桃炎	4639033	J039
			結膜炎	3723001	H109
			乳腺炎	6110007	N61
			湿疹	6923002	L309
			じんま疹	8841304	L509
			神経痛	8834958	M7929
			片頭痛	3469004	G439
	三和葛根湯エキス細粒	比較的体力があって頭痛・発熱・悪寒がして自然の発汗がなく肩や背などがこるものの次の諸症。感冒・鼻かぜ・へんとう腺炎・中耳炎・蓄のう症・結膜炎・乳腺炎・肩こり・腕神経痛。	頭痛	7840024	R51
			発熱	7806011	R509
			悪寒	7809023	R688
			肩こり	8831347	M6281
			かぜ	4609023	J00
			感染性鼻炎	8831632	J00
			鼻炎	4781015	J310
			扁桃炎	4639033	J039
			中耳炎	3829010	H669
			慢性副鼻腔炎	4739014	J329
			結膜炎	3723001	H109
			乳腺炎	6110007	N61
			上腕神経根炎	8835529	G545
	ジュンコウ葛根湯FCエキス細粒医療用	感冒，鼻かぜ，頭痛，肩こり，筋肉痛，手や肩の痛み	かぜ	4609023	J00
	〔東洋〕葛根湯エキス細粒		感染性鼻炎	8831632	J00
	クラシエ葛根湯エキス細粒		鼻炎	4781015	J310
	オースギ葛根湯エキスG		頭痛	7840024	R51
	葛根湯エキスA顆粒		肩こり	8831347	M6281
	葛根湯エキス顆粒T		筋肉痛	7291015	M7919
	JPS葛根湯エキス顆粒〔調剤用〕		上腕痛	8835547	M7962
	太虎堂の葛根湯エキス顆粒		肩部痛	7233001	M758
	テイコク葛根湯エキス顆粒				
	本草葛根湯エキス顆粒－M				
	マツウラ葛根湯エキス顆粒				
	オースギ葛根湯エキスT錠				
	クラシエ葛根湯エキス錠T				
葛根加朮附湯	三和葛根加朮附湯エキス細粒	悪寒発熱して，頭痛があり，項部・肩背部に緊張感あるものの次の諸症 肩こり，肩甲部の神経痛，上半身の関節リウマチ	悪寒発熱	8842463	R500
			頭痛	7840024	R51
			筋強直	8841359	M6289
			肩こり	8831347	M6281
			神経痛	8834958	M7929
			関節リウマチ	8842106	M0690
葛根湯加川芎辛夷	〔東洋〕葛根湯加川芎辛夷エキス細粒	鼻づまり，蓄膿症，慢性鼻炎	鼻閉	4781056	R448
	クラシエ葛根湯加川芎辛夷エキス細粒		慢性副鼻腔炎	4739014	J329
	オースギ葛根湯加川芎辛夷エキスG		慢性鼻炎	4720021	J310
	葛根湯加川芎辛夷エキス顆粒T				
	JPS葛根湯加川芎辛夷エキス顆粒〔調剤用〕				
	ツムラ葛根湯加川芎辛夷エキス顆粒(医療用)				
	テイコク葛根湯加川芎辛夷エキス顆粒				
	本草葛根湯加川芎辛夷エキス顆粒－M				
	クラシエ葛根湯加川芎辛夷エキス錠				
	コタロー葛根湯加辛夷川きゅうエキス細粒	蓄膿症，慢性鼻炎，鼻閉。	慢性副鼻腔炎	4739014	J329
			慢性鼻炎	4720021	J310
			鼻閉	4781056	R448
加味帰脾湯	〔東洋〕加味帰脾湯エキス細粒	虚弱体質で血色の悪い人の次の諸症 貧血，不眠症，精神不安，神経症	虚弱	8832689	R53
	クラシエ加味帰脾湯エキス細粒		貧血	2859011	D649
	オースギ加味帰脾湯エキスG		不眠症	8839792	G470
	太虎堂の加味帰脾湯エキス顆粒		不安障害	8839596	F419
	ツムラ加味帰脾湯エキス顆粒(医療用)		神経症	3009007	F489

処方名	製品名	効能又は効果	病名表記 傷病名基本名称	レセ電算コード	ICD10
	クラシエ加味帰脾湯エキス錠		胸脇苦満	8844695	R198
加味逍遙散	太虎堂の加味逍遙散エキス散	体質虚弱な婦人で肩がこり，疲れやすく，精神不安などの精神神経症状，ときに便秘の傾向のある次の諸症　冷え症，虚弱体質，月経不順，月経困難，更年期障害，血の道症	虚弱	8832689	R53
	ジュンコウ加味逍遙散FCエキス細粒医療用		肩こり	8831347	M6281
	〔東洋〕加味逍遙散エキス細粒		疲労感	8839426	R53
	クラシエ加味逍遙散料エキス細粒		不安障害	8839596	F419
	オースギ加味逍遙散エキスG		精神神経症	3009009	F489
	JPS加味逍遙散料エキス顆粒〔調剤用〕		便秘症	8840042	K590
	太虎堂の加味逍遙散エキス顆粒		冷え症	8839176	R688
	ツムラ加味逍遙散エキス顆粒(医療用)		月経不順	8833261	N926
	テイコク加味逍遙散エキス顆粒		月経困難症	8833259	N946
	本草加味逍遙散エキス顆粒-M		更年期症候群	6272001	N951
	マツウラ加味逍遙散エキス顆粒		血の道症	8844785	N951
			小腹硬満	8844727	R198
			胸脇苦満	8844695	R198
			お血	8844666	R688
	コタロー加味逍遙散エキス細粒	頭痛，頭重，のぼせ，肩こり，けん怠感などがあって食欲減退し，便秘するもの。神経症，不眠症，更年期障害，月経不順，胃神経症，胃アトニー症，胃下垂症，胃拡張症，便秘症，湿疹。	頭痛	7840024	R51
			頭重感	7840022	R51
			のぼせ	8844802	R232
			肩こり	8831347	M6281
			倦怠感	7807010	R53
			食欲不振	7830003	R630
			便秘症	8840042	K590
			神経症	3009007	F489
			不眠症	8839792	G470
			更年期症候群	6272001	N951
			月経不順	8833261	N926
			胃神経症	3064002	F453
			慢性胃炎	5351003	K295
			胃腸虚弱	8844662	K318
			胃下垂	8830420	K318
			胃拡張	5368008	K318
			湿疹	6923002	L309
			小腹硬満	8844727	R198
			胸脇苦満	8844695	R198
			お血	8844666	R688
甘草湯	クラシエ甘草湯エキス細粒	激しい咳，咽喉痛の緩解	咳	7862008	R05
			咽喉痛	4629007	R070
甘麦大棗湯	オースギ甘麦大棗湯エキスTG	夜泣き，ひきつけ	夜なき	8844831	F514
	ツムラ甘麦大棗湯エキス顆粒(医療用)		ひきつけ	7803001	R568
	コタロー甘麦大棗湯エキス細粒	小児および婦人の神経症，不眠症。	神経症	3009007	F489
			不眠症	8839792	G470
桔梗湯	ツムラ桔梗湯エキス顆粒(医療用)	咽喉がはれて痛む次の諸症　扁桃炎，扁桃周囲炎	咽頭喉頭炎	4650002	J060
			咽喉痛	4629007	R070
			扁桃炎	4639033	J039
			扁桃周囲炎	4750007	J36
桔梗石膏	コタロー桔梗石膏エキス細粒	咳嗽あるいは化膿するもの。	咳	7862008	R05
帰脾湯	ジュンコウ帰脾湯FCエキス細粒医療用	虚弱体質で血色の悪い人の次の諸症　貧血，不眠症	虚弱	8832689	R53
	ツムラ帰脾湯エキス顆粒(医療用)		貧血	2859011	D649
			不眠症	8839792	G470
芎帰膠艾湯	ジュンコウ芎帰膠艾湯FCエキス細粒医療用	痔出血	痔核	4556002	I849
	ツムラ芎帰膠艾湯エキス顆粒(医療用)				
	コタロー芎帰膠艾湯エキス細粒	冷え症で，出血過多により，貧血するもの。痔出血，外傷後の内出血，産後出血，貧血症。	冷え症	8839176	R688
			貧血	2859011	D649
			痔核	4556002	I849
			内出血	4590006	R58
			分娩後出血	8839870	O721
芎帰調血飲	太虎堂の芎帰調血飲エキス顆粒	産後の神経症，体力低下，月経不順	神経症	3009007	F489
			体力低下	8844779	R53
			月経不順	8833261	N926
九味檳榔湯	コタロー九味檳榔湯エキス細粒	心悸亢進，肩こり，けん怠感	動悸	7851005	R002

処方名	製 品 名	効能又は効果	病名表記 傷病名基本名称	レセ電算コード	ICD10
		があって，便秘の傾向があるもの。脚気，高血圧，動脈硬化，及びこれらに伴う頭痛。	肩こり	8831347	M6281
			倦怠感	7807010	R53
			便秘症	8840042	K590
			脚気	8831376	E511
			高血圧症	8833421	I10
			動脈硬化症	8838263	I709
			頭痛	7840024	R51
荊芥連翹湯	オースギ荊芥連翹湯エキスG	蓄膿症，慢性鼻炎，慢性扁桃炎，にきび	慢性副鼻腔炎	4739014	J329
	太虎堂の荊芥連翹湯エキス顆粒		慢性鼻炎	4720021	J310
	ツムラ荊芥連翹湯エキス顆粒(医療用)		慢性扁桃炎	4740010	J350
	テイコク荊芥連翹湯エキス顆粒		尋常性ざ瘡	7061017	L700
			胸脇苦満	8844695	R198
桂枝湯	オースギ桂枝湯エキスG	体力が衰えたときの風邪の初期	体力低下	8844779	R53
	JPS桂枝湯エキス顆粒〔調剤用〕		かぜ	4609023	J00
	ツムラ桂枝湯エキス顆粒(医療用)				
	テイコク桂枝湯エキス顆粒				
	本草桂枝湯エキス顆粒－S				
	マツウラ桂枝湯エキス顆粒				
	コタロー桂枝湯エキス細粒	自然発汗があって，微熱，悪寒するもの。感冒，頭痛，神経痛，関節・筋肉リウマチ，神経衰弱。	微熱	7806012	R509
			発熱	7806011	R509
			悪寒	7809023	R688
			かぜ	4609023	J00
			頭痛	7840024	R51
			神経痛	8834958	M7929
			関節リウマチ	8842106	M0690
			リウマチ性筋炎	7290004	M7900
			神経衰弱	8834946	F480
桂枝加黄耆湯	〔東洋〕桂枝加黄耆湯エキス細粒	体力が衰えているもののねあせ，あせも	体力低下	8844779	R53
			寝汗	8838640	R619
			汗疹	7051003	L743
桂枝加葛根湯	〔東洋〕桂枝加葛根湯エキス細粒	身体虚弱なものの風邪の初期で，肩こりや頭痛のあるもの	虚弱	8832689	R53
			かぜ	4609023	J00
			肩こり	8831347	M6281
			頭痛	7840024	R51
桂枝加厚朴杏仁湯	〔東洋〕桂枝加厚朴杏仁湯エキス細粒	身体虚弱なもののせき	虚弱	8832689	R53
			咳	7862008	R05
桂枝加芍薬湯	ジュンコウ桂枝加芍薬湯FCエキス細粒医療用	腹部膨満感のある次の諸症 しぶり腹，腹痛	腹部膨満	7893014	R14
	〔東洋〕桂枝加芍薬湯エキス細粒		しぶり腹	8834478	R198
	クラシエ桂枝加芍薬湯エキス細粒		腹痛症	8839710	R104
	オースギ桂枝加芍薬湯エキスG		心窩部振水音	8844737	R198
	ツムラ桂枝加芍薬湯エキス顆粒(医療用)				
	テイコク桂枝加芍薬湯エキス顆粒				
	本草桂枝加芍薬湯エキス顆粒－M				
	クラシエ桂枝加芍薬湯エキス錠				
	コタロー桂枝加芍薬湯エキス細粒	腹部膨満感，腹痛があって下痢または便秘するもの，あるいは嘔吐するもの。しぶり腹，腸炎，慢性虫垂炎，移動性盲腸，慢性腹膜炎。	腹部膨満	7893014	R14
			腹痛症	8839710	R104
			下痢症	8833267	A09
			便秘症	8840042	K590
			嘔吐症	8830971	R11
			しぶり腹	8834478	R198
			腸炎	91023	A09
			慢性虫垂炎	5429003	K36
			移動性盲腸	8830587	Q438
			慢性腹膜炎	5678003	K658
			心窩部振水音	8844737	R198
桂枝加芍薬大黄湯	ツムラ桂枝加芍薬大黄湯エキス顆粒(医療用)	比較的体力のない人で，腹部膨満し，腹内の停滞感あるいは腹痛などを伴なうものの次の諸症 急性腸炎，大腸カタル，常習便秘，宿便，しぶり	腹部膨満	7893014	R14
			腹痛症	8839710	R104
			急性腸炎	91014	A09
			大腸炎	91021	A09
			習慣性便秘	5640018	K590

処方名	製品名	効能又は効果	病名表記 傷病名基本名称	レセ電算コード	ICD10
			腹 しぶり腹	8834478	R198
桂枝加朮附湯	JPS桂枝加朮附湯エキス顆粒〔調剤用〕	関節痛，神経痛	関節痛	7194005	M2559
	ツムラ桂枝加朮附湯エキス顆粒(医療用)		神経痛	8834958	M7929
	テイコク桂枝加朮附湯エキス顆粒		心窩部振水音	8844737	R198
	マツウラ桂枝加朮附湯エキス顆粒				
	コタロー桂枝加朮附湯エキス細粒	冷え症で痛み，四肢に麻痺感があるもの，あるいは屈伸困難のもの。神経痛，関節炎，リウマチ。	冷え症	8839176	R688
			疼痛	8838060	R529
			しびれ感	7820002	R208
			屈伸困難	8832803	M2589
			神経痛	8834958	M7929
			関節炎	7169005	M1399
			関節リウマチ	8842106	M0690
			心窩部振水音	8844737	R198
	三和桂枝加朮附湯エキス細粒	悪感をおぼえ尿快通せず，四肢の屈伸が困難なものの次の諸症 急性および慢性関節炎，関節リウマチ，神経痛，偏頭痛	悪寒	7809023	R688
			屈伸困難	8832803	M2589
			急性関節炎	7169049	M1399
			慢性関節炎	8840315	M1399
			関節リウマチ	8842106	M0690
			神経痛	8834958	M7929
			片頭痛	3469004	G439
			頭痛	7840024	R51
			心窩部振水音	8844737	R198
桂枝加竜骨牡蛎湯	ツムラ桂枝加竜骨牡蛎湯エキス顆粒(医療用)	下腹直腹筋に緊張のある比較的体力の衰えているものの次の諸症 小児夜尿症，神経衰弱，性的神経衰弱，遺精，陰萎	体力低下	8844779	R53
			小児夜尿症	8834804	R32
			神経衰弱	8834946	F480
			神経症	3009007	F489
			射精障害	6089002	N509
			性交不能症	3027006	F522
			腹皮拘急	8844822	R198
	コタロー桂枝加竜骨牡蛎湯エキス細粒	神経症状があり，頭痛，のぼせ，耳鳴などを伴って疲労しやすく，臍部周辺に動悸を自覚して排尿回数，尿量ともに増加するもの。神経衰弱，心悸亢進，性のノイローゼ，陰萎，小児夜尿症，夜驚症，脱毛症。	頭痛	7840024	R51
			のぼせ	8844802	R232
			耳鳴症	8835241	H931
			疲労感	8839426	R53
			頻尿症	8839433	R35
			多尿	7884011	R35
			神経衰弱	8834946	F480
			動悸	7851005	R002
			神経症	3009007	F489
			性交不能症	3027006	F522
			小児夜尿症	8834804	R32
			夜驚症	8840702	F514
			脱毛症	8837435	L659
			腹皮拘急	8844822	R198
	クラシエ桂枝加竜骨牡蛎湯エキス細粒	体質の虚弱な人で疲れやすく，興奮しやすいものの次の諸症：神経質，不眠症，小児夜泣き，小児夜尿症，眼精疲労	虚弱	8832689	R53
	オースギ桂枝加竜骨牡蛎湯エキスG		疲労感	8839426	R53
	テイコク桂枝加竜骨牡蛎湯エキス顆粒		神経質	8834942	R450
			不眠症	8839792	G470
			夜なき	8844831	F514
			小児夜尿症	8834804	R32
			眼精疲労	3681001	H531
			腹皮拘急	8844822	R198
桂枝加苓朮附湯	クラシエ桂枝加苓朮附湯エキス細粒	関節痛，神経痛	関節痛	7194005	M2559
	オースギ桂枝加苓朮附湯エキスG		神経痛	8834958	M7929
	クラシエ桂枝加苓朮附湯エキス錠				
桂枝人参湯	クラシエ桂枝人参湯エキス細粒	胃腸の弱い人の次の諸症 頭痛，動悸，慢性胃腸炎，胃アトニー	胃腸虚弱	8844662	K318
	ツムラ桂枝人参湯エキス顆粒(医療用)		頭痛	7840024	R51
			動悸	7851005	R002
			慢性胃腸炎	5580033	K529
			心下痞	8844734	R198
			心下痞硬	8844736	R198

処方名	製品名	効能又は効果	病名表記 傷病名基本名称	レセ電算コード	ICD10
桂枝茯苓丸	ツムラ桂枝茯苓丸エキス顆粒(医療用)	体格はしっかりしていて赤ら顔が多く，腹部は大体充実，下腹部に抵抗のあるものの次の諸症　子宮並びにその付属器の炎症，子宮内膜炎，月経不順，月経困難，帯下，更年期障害(頭痛，めまい，のぼせ，肩こり等)，冷え症，腹膜炎，打撲症，痔疾患，睾丸炎	心窩部振水音	8844737	R198
			小腹硬満	8844727	R198
			お血	8844666	R688
			子宮内膜炎	6159011	N719
			月経不順	8833261	N926
			月経困難症	8833259	N946
			帯下	6235001	N898
			更年期症候群	6272001	N951
			頭痛	7840024	R51
			めまい	8841308	R42
			のぼせ	8844802	R232
			肩こり	8831347	M6281
			冷え症	8839176	R688
			腹膜炎	5679015	K659
			打撲傷	9249021	T140
			痔核	4556002	I849
			精巣炎	6049013	N459
	コタロー桂枝茯苓丸料エキス細粒	比較的体力があり，ときに下腹部痛，肩こり，頭重，めまい，のぼせて足冷えなどを訴える次の諸症：月経不順，月経異常，月経痛，更年期障害，血の道症，肩こり，めまい，頭重，打ち身(打撲症)，しもやけ，しみ。	下腹痛	8831434	R103
	ジュンコウ桂枝茯苓丸料FCエキス細粒医療用		肩こり	8831347	M6281
	〔東洋〕桂枝茯苓丸料エキス細粒		頭重感	7840022	R51
	クラシエ桂枝茯苓丸料エキス細粒		めまい	8841308	R42
	オースギ桂枝茯苓丸料エキスG		のぼせ	8844802	R232
	桂枝茯苓丸エキスA顆粒		冷え症	8839176	R688
	JPS桂枝茯苓丸料エキス顆粒〔調剤用〕		月経不順	8833261	N926
	太虎堂の桂枝茯苓丸料エキス顆粒		月経異常	8844708	N926
	テイコク桂枝茯苓丸料エキス顆粒		月経痛	6252001	N946
	本草桂枝茯苓丸料エキス顆粒－M		更年期症候群	6272001	N951
	マツウラ桂枝茯苓丸料エキス顆粒		血の道症	8844785	N951
	クラシエ桂枝茯苓丸料エキス錠		打撲傷	9249021	T140
			凍瘡	8838043	T691
			肝斑	7090025	L811
			小腹硬満	8844727	R198
			お血	8844666	R688
	三和桂枝茯苓丸料エキス細粒	のぼせ症で充血し易く頭痛，肩こり，めまい，心悸亢進などがあって冷えを伴い下腹部に圧痛を認めるものの次の諸症：月経困難，子宮内膜炎，子宮実質炎，卵巣炎，子宮周囲炎，月経過多，痔出血，湿疹，蕁麻疹，にきび，しみ，皮膚炎，凍傷，打ぼく，皮下出血	のぼせ	8844802	R232
			頭痛	7840024	R51
			肩こり	8831347	M6281
			めまい	8841308	R42
			動悸	7851005	R002
			冷え症	8839176	R688
			小腹硬満	8844727	R198
			月経困難症	8833259	N946
			子宮内膜炎	6159011	N719
			卵巣炎	6142010	N709
			子宮周囲炎	6149004	N732
			過多月経	6262002	N920
			痔核	4556002	I849
			湿疹	6923002	L309
			じんま疹	8841304	L509
			尋常性ざ瘡	7061017	L700
			肝斑	7090025	L811
			皮膚炎	6869043	L309
			凍傷	9913008	T357
			打撲傷	9249021	T140
			皮下出血	7827008	R233
			お血	8844666	R688
桂枝茯苓丸加薏苡仁	ツムラ桂枝茯苓丸加薏苡仁エキス顆粒(医療用)	比較的体力があり，ときに下腹部痛，肩こり，頭痛，めまい，のぼせて足冷えなどを訴えるものの次の諸症　月経不順，血の道症，にきび，しみ，	下腹痛	8831434	R103
			肩こり	8831347	M6281
			頭痛	7840024	R51
			めまい	8841308	R42
			のぼせ	8844802	R232

処方名	製品名	効能又は効果	病名表記 傷病名基本名称	レセ電算コード	ICD10
		手足のあれ	冷え症	8839176	R688
			月経不順	8833261	N926
			血の道症	8844785	N951
			尋常性ざ瘡	7061017	L700
			肝斑	7090025	L811
			掌蹠角化症	7573022	L851
			皮膚炎	6869043	L309
			小腹硬満	8844727	R198
			お血	8844666	R688
桂芍知母湯	三和桂芍知母湯エキス細粒	関節痛み，身体やせ，脚部腫脹し，めまい，悪心あるものの次の諸症　神経痛，関節リウマチ	関節痛	7194005	M2559
			やせ	7832001	R634
			めまい	8841308	R42
			悪心	7870002	R11
			神経痛	8834958	M7929
			関節リウマチ	8842106	M0690
啓脾湯	〔東洋〕啓脾湯エキス細粒 ツムラ啓脾湯エキス顆粒(医療用)	やせて，顔色が悪く，食欲がなく，下痢の傾向があるものの次の諸症　胃腸虚弱，慢性胃腸炎，消化不良，下痢	やせ	7832001	R634
			食欲不振	7830003	R630
			下痢症	8833267	A09
			胃腸虚弱	8844662	K318
			慢性胃腸炎	5580033	K529
			消化不良症	8834689	K30
			心窩部振水音	8844737	R198
			心下痞硬	8844736	R198
桂麻各半湯	〔東洋〕桂麻各半湯エキス細粒	感冒，せき，かゆみ	かぜ	4609023	J00
			咳	7862008	R05
			そう痒	8841305	L299
香蘇散	ツムラ香蘇散エキス顆粒(医療用) テイコク香蘇散エキス顆粒	胃腸虚弱で神経質の人の風邪の初期	胃腸虚弱	8844662	K318
			神経質	8834942	R450
			かぜ	4609023	J00
			心窩部振水音	8844737	R198
	コタロー香蘇散エキス細粒	神経質で，頭痛がして，気分がすぐれず食欲不振を訴えるもの，あるいは頭重，めまい，耳鳴を伴うもの。感冒，頭痛，ジンマ疹，神経衰弱，婦人更年期神経症，神経性月経困難症。	神経質	8834942	R450
			頭痛	7840024	R51
			食欲不振	7830003	R630
			頭重感	7840022	R51
			めまい	8841308	R42
			耳鳴症	8835241	H931
			かぜ	4609023	J00
			じんま疹	8841304	L509
			神経衰弱	8834946	F480
			更年期神経症	8844717	N951
			更年期症候群	6272001	N951
			神経症	3009007	F489
			心因性月経困難症	8834892	F458
			心窩部振水音	8844737	R198
五虎湯	クラシエ五虎湯エキス細粒 ツムラ五虎湯エキス顆粒(医療用) オースギ五虎湯エキス錠	せき，気管支ぜんそく	咳	7862008	R05
			気管支喘息	4939008	J459
五積散	ツムラ五積散エキス顆粒(医療用) テイコク五積散エキス顆粒	慢性に経過し，症状の激しくない次の諸症　胃腸炎，腰痛，神経痛，関節痛，月経痛，頭痛，冷え症，更年期障害，感冒	胃腸炎	91005	A09
			腰痛症	8840829	M5456
			神経痛	8834958	M7929
			関節痛	7194005	M2559
			月経痛	6252001	N946
			頭痛	7840024	R51
			冷え症	8839176	R688
			更年期症候群	6272001	N951
			かぜ	4609023	J00
	コタロー五積散エキス細粒	冷え症，易労性で胃腸の弱い体質の主として次の諸症に用いる。胃炎，胃アトニー，胃下垂，腰痛，坐骨神経痛，リ	冷え症	8839176	R688
			疲労感	8839426	R53
			胃腸虚弱	8844662	K318
			胃炎	8830417	K297

処方名	製品名	効能又は効果	病名表記 傷病名基本名称	レセ電算コード	ICD10
		ウマチ，婦人科系機能障害，脚気。	胃下垂	8830420	K318
			腰痛症	8840829	M5456
			坐骨神経痛	7243008	M5438
			関節リウマチ	8842106	M0690
			脚気	8831376	E511
牛車腎気丸	ツムラ牛車腎気丸エキス顆粒(医療用)	疲れやすくて，四肢が冷えやすく尿量減少または多尿で時に口渇がある次の諸症 下肢痛，腰痛，しびれ，老人のかすみ目，かゆみ，排尿困難，頻尿，むくみ	疲労感	8839426	R53
			冷え症	8839176	R688
			乏尿	7885005	R34
			多尿	7884011	R35
			口渇症	8833352	R631
			下肢痛	7295003	M7969
			腰痛症	8840829	M5456
			しびれ感	7820002	R208
			視力低下	3699002	H547
			そう痒	8841305	L299
			排尿困難	7881001	R391
			頻尿症	8839433	R35
			浮腫	7823024	R609
			小腹不仁	8844728	R198
			小腹拘急	8844726	R198
呉茱萸湯	ツムラ呉茱萸湯エキス顆粒(医療用)	手足の冷えやすい中等度以下の体力のものの次の諸症 習慣性偏頭痛，習慣性頭痛，嘔吐，脚気衝心	冷え症	8839176	R688
			片頭痛	3469004	G439
			頭痛	7840024	R51
			習慣性頭痛	7840016	R51
			嘔吐症	8830971	R11
			脚気心	2650004	E511
			心窩部振水音	8844737	R198
			心下痞硬	8844736	R198
	コタロー呉茱萸湯エキス細粒	頭痛を伴った冷え症で，胃部圧重感があり，悪心または嘔吐するもの。吃逆，片頭痛，発作性頭痛，嘔吐症。	頭痛	7840024	R51
			冷え症	8839176	R688
			心窩部不快	8844738	R198
			悪心	7870002	R11
			嘔吐症	8830971	R11
			しゃっくり	7868001	R066
			片頭痛	3469004	G439
			発作性頭痛	7840028	R51
			心窩部振水音	8844737	R198
			心下痞硬	8844736	R198
	ジュンコウ呉茱萸湯FCエキス細粒医療用	みぞおちが膨満して手足が冷えるものの次の諸症：頭痛，頭痛に伴うはきけ，しゃっくり	冷え症	8839176	R688
			頭痛	7840024	R51
			嘔気	7870012	R11
			しゃっくり	7868001	R066
			心窩部振水音	8844737	R198
			心下痞硬	8844736	R198
	太虎堂の呉茱萸湯エキス顆粒	みぞおちが膨満して手足が冷えるものの次の諸症：頭痛に伴うはきけ，しゃっくり	冷え症	8839176	R688
			頭痛	7840024	R51
			嘔気	7870012	R11
			しゃっくり	7868001	R066
			心窩部振水音	8844737	R198
			心下痞硬	8844736	R198
五淋散	〔東洋〕五淋散エキス細粒	頻尿，排尿痛，残尿感	頻尿症	8839433	R35
	ツムラ五淋散エキス顆粒(医療用)		排尿痛	7880004	R309
			残尿感	7886003	R398
五苓散	ツムラ五苓散エキス顆粒(医療用)	口渇，尿量減少するものの次の諸症 浮腫，ネフローゼ，二日酔，急性胃腸カタル，下痢，悪心，嘔吐，めまい，胃内停水，頭痛，尿毒症，暑気あたり，糖尿病	口渇症	8833352	R631
			乏尿	7885005	R34
			浮腫	7823024	R609
			ネフローゼ症候群	5819004	N049
			宿酔	3050006	F100
			急性胃腸炎	91009	A09
			下痢症	8833267	A09

処方名	製品名	効能又は効果	病名表記 傷病名基本名称	レセ電算コード	ICD10
			悪心	7870002	R11
			嘔吐症	8830971	R11
			めまい	8841308	R42
			胃内停水	8844663	R198
			頭痛	7840024	R51
			尿毒症	5859001	N19
			暑気あたり	8844730	T678
			糖尿病	2500013	E14
			心窩部振水音	8844737	R198
			水毒	8844754	R688
	コタロー五苓散料エキス細粒	咽喉がかわいて，水を飲むにも拘らず，尿量減少するもの，頭痛，頭重，頭汗，悪心，嘔吐，あるいは浮腫を伴うもの。急性胃腸カタル，小児・乳児の下痢，宿酔，暑気当り，黄疸，腎炎，ネフローゼ，膀胱カタル。	口渇症	8833352	R631
			乏尿	7885005	R34
			頭痛	7840024	R51
			頭重感	7840022	R51
			悪心	7870002	R11
			嘔吐症	8830971	R11
			浮腫	7823024	R609
			急性胃腸炎	91009	A09
			下痢症	8833267	A09
			宿酔	3050006	F100
			暑気あたり	8844730	T678
			黄疸	7824001	R17
			腎炎	5839010	N059
			ネフローゼ症候群	5819004	N049
			膀胱炎	5959015	N309
			心窩部振水音	8844737	R198
			胃内停水	8844663	R198
			水毒	8844754	R688
	三和五苓散料エキス細粒	口渇，めまい，頭痛，浮腫などのあるものの次の諸症　急性胃腸カタル，はきけ，ネフローゼ	口渇症	8833352	R631
			めまい	8841308	R42
			頭痛	7840024	R51
			浮腫	7823024	R609
			急性胃腸炎	91009	A09
			嘔気	7870012	R11
			ネフローゼ症候群	5819004	N049
			心窩部振水音	8844737	R198
			胃内停水	8844663	R198
			水毒	8844754	R688
	本草五苓散顆粒－R ジュンコウ五苓散料FCエキス細粒医療用 〔東洋〕五苓散料エキス細粒 クラシエ五苓散料エキス細粒 JPS五苓散料エキス顆粒〔調剤用〕 太虎堂の五苓散料エキス顆粒 テイコク五苓散エキス顆粒 マツウラ五苓散料エキス顆粒 クラシエ五苓散料エキス錠	のどが渇いて，尿量が少なく，はき気，嘔吐，腹痛，頭痛，むくみなどのいずれかを伴う次の諸症：水瀉性下痢，急性胃腸炎(しぶり腹のものには使用しないこと)，暑気あたり，頭痛，むくみ	口渇症	8833352	R631
			乏尿	7885005	R34
			嘔気	7870012	R11
			嘔吐症	8830971	R11
			腹痛症	8839710	R104
			頭痛	7840024	R51
			浮腫	7823024	R609
			下痢症	8833267	A09
			急性胃腸炎	91009	A09
			暑気あたり	8844730	T678
			心窩部振水音	8844737	R198
			胃内停水	8844663	R198
			水毒	8844754	R688
柴陥湯	太虎堂の柴陥湯エキス顆粒 ツムラ柴陥湯エキス顆粒(医療用)	咳，咳による胸痛	咳	7862008	R05
			胸痛	7865004	R074
			胸脇苦満	8844695	R198
	コタロー柴陥湯エキス細粒	胸痛や背痛，あるいは胸水があって，胸元もしくは胃部がつかえ，尿量減少するもの，あるいは咳嗽して，粘稠な喀痰を排泄するもの。気管支炎，気管支喘息，肋膜炎の胸	胸痛	7865004	R074
			背部痛	7245015	M5495
			胸水貯留	5119004	J90
			胸脇苦満	8844695	R198
			乏尿	7885005	R34
			咳	7862008	R05

処方名	製品名	効能又は効果	病名表記 傷病名基本名称	レセ電算コード	ICD10
		痛。	喀痰	8831159	R093
			気管支炎	4900009	J40
			気管支喘息	4939008	J459
			胸膜炎	5110003	R091
柴胡加竜骨牡蛎湯	ツムラ柴胡加竜骨牡蛎湯エキス顆粒(医療用)	比較的体力があり，心悸亢進，不眠，いらだち等の精神症状のあるものの次の諸症　高血圧症，動脈硬化症，慢性腎臓病，神経衰弱症，神経性心悸亢進症，てんかん，ヒステリー，小児夜啼症，陰萎	動悸	7851005	R002
			不眠症	8839792	G470
			高血圧症	8833421	I10
			動脈硬化症	8838263	I709
			腎炎	5839010	N059
			慢性腎臓病	8844106	N289
			神経衰弱	8834946	F480
			神経性心悸亢進	3062022	F453
			神経症	3009007	F489
			てんかん	3459001	G409
			ヒステリー反応	3001018	F449
			夜なき	8844831	F514
			性交不能症	3027006	F522
			胸脇苦満	8844695	R198
	コタロー柴胡加竜骨牡蛎湯エキス細粒	精神不安があって驚きやすく，心悸亢進，胸内苦悶，めまい，のぼせ，不眠などを伴い，あるいは臍部周辺に動悸を自覚し，みぞおちがつかえて便秘し，尿量減少するもの。動脈硬化，高血圧，腎臓病，不眠症，神経性心悸亢進，心臓衰弱，テンカン，小児夜啼症，更年期神経症，陰萎，神経症。	不安障害	8839596	F419
			動悸	7851005	R002
			胸内苦悶	7865006	R074
			めまい	8841308	R42
			のぼせ	8844802	R232
			不眠症	8839792	G470
			胸脇苦満	8844695	R198
			便秘症	8840042	K590
			乏尿	7885005	R34
			動脈硬化症	8838263	I709
			高血圧症	8833421	I10
			腎炎	5839010	N059
			慢性腎臓病	8844106	N289
			神経性心悸亢進	3062022	F453
			神経症	3009007	F489
			慢性心不全	4289018	I509
			てんかん	3459001	G409
			夜なき	8844831	F514
			更年期神経症	8844717	N951
			更年期症候群	6272001	N951
			神経症	3009007	F489
			性交不能症	3027006	F522
	ジュンコウ柴胡加竜骨牡蠣湯FCエキス細粒医療用 クラシエ柴胡加竜骨牡蛎湯エキス細粒 オースギ柴胡加竜骨牡蛎湯エキスG JPS柴胡加竜骨牡蛎湯エキス顆粒〔調剤用〕 太虎堂の柴胡加竜骨牡蛎湯エキス顆粒 テイコク柴胡加竜骨牡蛎湯エキス顆粒 本草柴胡加竜骨牡蛎湯エキス顆粒－M マツウラ柴胡加竜骨牡蛎湯エキス顆粒 クラシエ柴胡加竜骨牡蛎湯エキス錠	精神不安があって，どうき，不眠などを伴う次の諸症：高血圧の随伴症状(どうき，不安，不眠)，神経症，更年期神経症，小児夜なき	不安障害	8839596	F419
			動悸	7851005	R002
			不眠症	8839792	G470
			高血圧症	8833421	I10
			不安神経症	3000010	F411
			神経症	3009007	F489
			更年期神経症	8844717	N951
			更年期症候群	6272001	N951
			夜なき	8844831	F514
			胸脇苦満	8844695	R198
柴胡桂枝湯	ツムラ柴胡桂枝湯エキス顆粒(医療用)	発熱汗出て，悪寒し，身体痛み，頭痛，はきけのあるものの次の諸症　感冒・流感・肺炎・肺結核などの熱性疾患，胃潰瘍・十二指腸潰瘍・胆のう炎・胆石・肝機能障害・膵臓炎などの心下部緊張疼痛	発熱	7806011	R509
			多汗症	7808004	R619
			悪寒	7809023	R688
			身体痛	8844739	R522
			疼痛	8838060	R529
			頭痛	7840024	R51
			嘔気	7870012	R11
			かぜ	4609023	J00
			インフルエンザ	4871001	J111
			肺炎	4860030	J189

処方名	製品名	効能又は効果	病名表記 傷病名基本名称	レセ電算コード	ICD10
			肺結核	8838810	A162
			胃潰瘍	5319009	K259
			十二指腸潰瘍	5329002	K269
			胆のう炎	8837151	K819
			胆のう結石症	8837169	K802
			肝機能障害	5738002	K769
			膵炎	5770014	K85
			心窩部痛	7865013	R101
			往来寒熱	8844665	R509
			胸脇苦満	8844695	R198
	コタロー柴胡桂枝湯エキス細粒	自然発汗があって，微熱，悪寒し，胸や脇腹に圧迫感があり，頭痛，関節痛があるもの，あるいは胃痛，胸痛，悪心，腹痛が激しく食欲減退などを伴うもの。感冒，肋膜炎。	微熱	7806012	R509
			発熱	7806011	R509
			悪寒	7809023	R688
			身体痛	8844739	R522
			胸脇苦満	8844695	R198
			頭痛	7840024	R51
			関節痛	7194005	M2559
			胃痛	8830562	R101
			胸痛	7865004	R074
			悪心	7870002	R11
			腹痛症	8839710	R104
			食欲不振	7830003	R630
			かぜ	4609023	J00
			胸膜炎	5110003	R091
			往来寒熱	8844665	R509
	三和柴胡桂枝湯エキス細粒	自然発汗があって微熱，悪感がし，胸や脇腹に圧迫感があり，頭痛，関節痛，食欲不振，下痢，悪心などを伴うものの次の諸症：感冒，胃痛，腹痛，神経痛，胆嚢炎，胃酸過多症	微熱	7806012	R509
			発熱	7806011	R509
			悪寒	7809023	R688
			身体痛	8844739	R522
			胸脇苦満	8844695	R198
			頭痛	7840024	R51
			関節痛	7194005	M2559
			食欲不振	7830003	R630
			下痢症	8833267	A09
			悪心	7870002	R11
			かぜ	4609023	J00
			胃痛	8830562	R101
			腹痛症	8839710	R104
			神経痛	8834958	M7929
			胆のう炎	8837151	K819
			過酸症	8831204	K318
			往来寒熱	8844665	R509
	ジュンコウ柴胡桂枝湯FCエキス細粒医療用 クラシエ柴胡桂枝湯エキス細粒 オースギ柴胡桂枝湯エキスG 柴胡桂枝湯エキス顆粒T JPS柴胡桂枝湯エキス顆粒〔調剤用〕 太虎堂の柴胡桂枝湯エキス顆粒 テイコク柴胡桂枝湯エキス顆粒 マツウラ柴胡桂枝湯エキス顆粒 クラシエ柴胡桂枝湯エキス錠	多くは腹痛を伴う胃腸炎，微熱・寒け・頭痛・はき気などのある感冒，風邪の後期の症状	腹痛症	8839710	R104
			胃腸炎	91005	A09
			微熱	7806012	R509
			発熱	7806011	R509
			悪寒	7809023	R688
			頭痛	7840024	R51
			嘔気	7870012	R11
			かぜ	4609023	J00
			身体痛	8844739	R522
			往来寒熱	8844665	R509
			胸脇苦満	8844695	R198
柴胡桂枝乾姜湯	太虎堂の柴胡桂枝乾姜湯エキス顆粒 ツムラ柴胡桂枝乾姜湯エキス顆粒（医療用） テイコク柴胡桂枝乾姜湯エキス顆粒 本草柴胡桂枝乾姜湯エキス顆粒－M	体力が弱く，冷え症，貧血気味で，動悸，息切れがあり，神経過敏のものの次の諸症 更年期障害，血の道症，神経症，不眠症	体力低下	8844779	R53
			冷え症	8839176	R688
			貧血	2859011	D649
			動悸	7851005	R002
			息切れ	7860016	R060
			神経過敏	8834934	R450
			更年期症候群	6272001	N951

処方名	製品名	効能又は効果	病名表記 傷病名基本名称	レセ電算コード	ICD10
	コタロー柴胡桂枝乾姜湯エキス細粒	衰弱して血色悪く，微熱，頭汗，盗汗，胸内苦悶，疲労けん怠感，食欲不振などがあり，胸部あるいは臍部周辺に動悸を自覚し，神経衰弱気味で，不眠，軟便の傾向があって，尿量減少し，口内がかわいて空咳などがあるもの。感冒，心臓衰弱，胸部疾患・肝臓病などの消耗性疾患の体力増強，貧血症，神経衰弱，不眠症，更年期神経症。	血の道症	8844785	N951
			神経症	3009007	F489
			不眠症	8839792	G470
			胸脇苦満	8844695	R198
			衰弱	8835677	R53
			微熱	7806012	R509
			発熱	7806011	R509
			寝汗	8838640	R619
			胸内苦悶	7865006	R074
			全身倦怠感	8836510	R53
			食欲不振	7830003	R630
			動悸	7851005	R002
			神経衰弱	8834946	F480
			不眠症	8839792	G470
			下痢症	8833267	A09
			乏尿	7885005	R34
			口乾	8844710	R682
			乾性咳	8831591	R05
			かぜ	4609023	J00
			慢性心不全	4289018	I509
			肝疾患	8831536	K769
			体力低下	8844779	R53
			貧血	2859011	D649
			更年期神経症	8844717	N951
			更年期症候群	6272001	N951
			神経症	3009007	F489
			胸脇苦満	8844695	R198
柴胡清肝湯	ツムラ柴胡清肝湯エキス顆粒(医療用) テイコク柴胡清肝湯エキス顆粒	かんの強い傾向のある小児の次の諸症　神経症，慢性扁桃腺炎，湿疹	小児神経症	3008007	F488
			神経症	3009007	F489
			慢性扁桃炎	4740010	J350
			湿疹	6923002	L309
			胸脇苦満	8844695	R198
	コタロー柴胡清肝湯エキス細粒	虚弱者，小児腺病体質者，およびこれに伴う次の諸症。慢性胃腸病，貧血，頚部淋巴腺炎，肺門淋巴腺炎，扁桃腺肥大，神経症，湿疹。	虚弱	8832689	R53
			慢性胃炎	5351003	K295
			貧血	2859011	D649
			リンパ節炎	2893003	I889
			扁桃肥大	8840014	J351
			神経症	3009007	F489
			湿疹	6923002	L309
			胸脇苦満	8844695	R198
柴朴湯	クラシエ柴朴湯エキス細粒 ツムラ柴朴湯エキス顆粒(医療用)	気分がふさいで，咽喉，食道部に異物感があり，時に動悸，めまい，嘔気などを伴う次の諸症　小児ぜんそく，気管支ぜんそく，気管支炎，せき，不安神経症	咽喉頭異常感症	7849002	F453
			咽頭異常感症	3061005	F453
			食道異物感	5309002	R198
			動悸	7851005	R002
			めまい	8841308	R42
			嘔気	7870012	R11
			小児喘息	4930005	J450
			気管支喘息	4939008	J459
			気管支炎	4900009	J40
			咳	7862008	R05
			不安神経症	3000010	F411
			胸脇苦満	8844695	R198
			気うつ	8844688	R454
			咽喉頭食道神経症	8830642	F453
柴苓湯	クラシエ柴苓湯エキス細粒 ツムラ柴苓湯エキス顆粒(医療用)	吐き気，食欲不振，のどのかわき，排尿が少ないなどの次の諸症　水瀉性下痢，急性胃腸炎，暑気あたり，むくみ	嘔気	7870012	R11
			食欲不振	7830003	R630
			口渇症	8833352	R631
			乏尿	7885005	R34
			下痢症	8833267	A09
			急性胃腸炎	91009	A09

処方名	製品名	効能又は効果	病名表記 傷病名基本名称	レセ電算コード	ICD10
			暑気あたり	8844730	T678
			浮腫	7823024	R609
			胸脇苦満	8844695	R198
			心窩部振水音	8844737	R198
三黄瀉心湯	クラシエ三黄瀉心湯エキス細粒 オースギ三黄瀉心湯エキスG JPS三黄瀉心湯エキス顆粒〔調剤用〕 太虎堂の三黄瀉心湯エキス顆粒 ツムラ三黄瀉心湯エキス顆粒(医療用) テイコク三黄瀉心湯エキス顆粒 本草三黄瀉心湯エキス顆粒-M マツウラ三黄瀉心湯エキス顆粒	比較的体力があり，のぼせ気味で，顔面紅潮し，精神不安で，便秘の傾向のあるものの次の諸症　高血圧の随伴症状(のぼせ，肩こり，耳なり，頭重，不眠，不安)，鼻血，痔出血，便秘，更年期障害，血の道症	のぼせ	8844802	R232
			顔面紅潮	8832085	R232
			不安障害	8839596	F419
			便秘症	8840042	K590
			高血圧症	8833421	I10
			肩こり	8831347	M6281
			耳鳴症	8835241	H931
			頭重感	7840022	R51
			不眠症	8839792	G470
			不安神経症	3000010	F411
			鼻血	7847004	R040
			痔核	4556002	I849
			更年期症候群	6272001	N951
			血の道症	8844785	N951
			心下痞硬	8844736	R198
	コタロー三黄瀉心湯エキス細粒	のぼせて精神不安があり，胃部がつかえて，便秘がひどいもの，あるいは鮮紅色の充血，出血の傾向を伴うもの。高血圧，動脈硬化，高血圧による不眠症，脳いっ血，吐血，下血，鼻出血，常習便秘。	のぼせ	8844802	R232
			不安障害	8839596	F419
			心下痞硬	8844736	R198
			便秘症	8840042	K590
			出血	4590002	R58
			高血圧症	8833421	I10
			動脈硬化症	8838263	I709
			不眠症	8839792	G470
			脳卒中	4369009	I64
			吐血	5780005	K920
			下血	5781001	K921
			鼻出血症	8839467	R040
			習慣性便秘	5640018	K590
	コタロー三黄瀉心湯エキスカプセル	のぼせて不安感があり，胃部がつかえて便秘がひどいもの，あるいは充血または出血の傾向を伴うもの。高血圧症，動脈硬化症，脳いっ血，下血，鼻出血，常習便秘。	のぼせ	8844802	R232
			不安障害	8839596	F419
			心下痞硬	8844736	R198
			便秘症	8840042	K590
			出血	4590002	R58
			高血圧症	8833421	I10
			動脈硬化症	8838263	I709
			脳卒中	4369009	I64
			下血	5781001	K921
			鼻出血症	8839467	R040
			習慣性便秘	5640018	K590
酸棗仁湯	オースギ酸棗仁湯エキスG ツムラ酸棗仁湯エキス顆粒(医療用) マツウラ酸棗仁湯エキス顆粒	心身がつかれ弱って眠れないもの	疲労感	8839426	R53
			心身過労状態	7807011	R53
			衰弱	8835677	R53
			不眠症	8839792	G470
三物黄芩湯	ツムラ三物黄芩湯エキス顆粒(医療用)	手足のほてり	ほてり	8844828	R232
滋陰降火湯	ツムラ滋陰降火湯エキス顆粒(医療用)	のどにうるおいがなく痰の出なくて咳こむもの	乾性咳	8831591	R05
			咳	7862008	R05
滋陰至宝湯	ツムラ滋陰至宝湯エキス顆粒(医療用)	虚弱なものの慢性のせき・たん	虚弱	8832689	R53
			咳	7862008	R05
			喀痰	8831159	R093
			胸脇苦満	8844695	R198
紫雲膏	紫雲膏「マルイシ」 ツムラ紫雲膏	火傷，痔核による疼痛，肛門裂傷	熱傷	9490012	T300
			痔核	4556002	I849
			疼痛	8838060	R529
			肛門裂創	5650009	S318
			裂肛	5650010	K602
四逆散	ツムラ四逆散エキス顆粒(医療用)	比較的体力のあるもので，大	胆のう炎	8837151	K819

処方名	製品名	効能又は効果	病名表記 傷病名基本名称	レセ電算コード	ICD10
		柴胡湯証と小柴胡湯証との中間証を表わすものの次の諸症 胆のう炎, 胆石症, 胃炎, 胃酸過多, 胃潰瘍, 鼻カタル, 気管支炎, 神経質, ヒステリー	胆のう結石症	8837169	K802
			胆のう胆管結石症	8837184	K805
			胆管結石症	8837094	K805
			胃炎	8830417	K297
			過酸症	8831204	K318
			胃潰瘍	5319009	K259
			カタル性鼻炎	8831368	J310
			気管支炎	4900009	J40
			神経質	8834942	R450
			ヒステリー反応	3001018	F449
			胸脇苦満	8844695	R198
			心窩部痛	7865013	R101
四君子湯	ツムラ四君子湯エキス顆粒(医療用) オースギ四君子湯エキス錠	やせて顔色が悪くて, 食欲がなく, つかれやすいものの次の諸症 胃腸虚弱, 慢性胃炎, 胃のもたれ, 嘔吐, 下痢	やせ	7832001	R634
			食欲不振	7830003	R630
			疲労感	8839426	R53
			胃腸虚弱	8844662	K318
			慢性胃炎	5351003	K295
			嘔吐症	8830971	R11
			下痢症	8833267	A09
			胃内停水	8844663	R198
			心窩部振水音	8844737	R198
	〔東洋〕四君子湯エキス細粒	やせて顔色が悪くて, 食欲がなく, つかれやすいものの次の諸症 胃腸虚弱, 慢性胃炎, 胃のもたれ。	やせ	7832001	R634
			食欲不振	7830003	R630
			疲労感	8839426	R53
			胃腸虚弱	8844662	K318
			慢性胃炎	5351003	K295
			胃内停水	8844663	R198
			心窩部振水音	8844737	R198
梔子柏皮湯	コタロー梔子柏皮湯エキス細粒	肝臓部に圧迫感があるもの。黄疸, 皮膚そう痒症, 宿酔。	黄疸	7824001	R17
			皮膚そう痒症	8841388	L299
			宿酔	3050006	F100
七物降下湯	〔東洋〕七物降下湯エキス細粒 オースギ七物降下湯エキスG ツムラ七物降下湯エキス顆粒(医療用) マツウラ七物降下湯エキス顆粒	身体虚弱の傾向のあるものの次の諸症 高血圧に伴う随伴症状(のぼせ, 肩こり, 耳なり, 頭重)	虚弱	8832689	R53
			高血圧症	8833421	I10
			のぼせ	8844802	R232
			肩こり	8831347	M6281
			耳鳴症	8835241	H931
			頭重感	7840022	R51
四物湯	ジュンコウ四物湯FCエキス細粒医療用 クラシエ四物湯エキス細粒 太虎堂の四物湯エキス顆粒 ツムラ四物湯エキス顆粒(医療用) テイコク四物湯エキス顆粒 本草四物湯エキス顆粒-M クラシエ四物湯エキス錠	皮膚が枯燥し, 色つやの悪い体質で胃腸障害のない人の次の諸症 産後あるいは流産後の疲労回復, 月経不順, 冷え症, しもやけ, しみ, 血の道症	産後回復不全	8834069	O909
			疲労感	8839426	R53
			月経不順	8833261	N926
			冷え症	8839176	R688
			凍瘡	8838043	T691
			肝斑	7090025	L811
			血の道症	8844785	N951
	コタロー四物湯エキス細粒	貧血, 冷え症で腹部が軟弱でやや膨満し, 便秘の傾向があるもの。高血圧症, 貧血症, 更年期障害, 月経不順, 月経痛, 過多月経, 産前産後の諸種の障害。	貧血	2859011	D649
			冷え症	8839176	R688
			腹部膨満	7893014	R14
			便秘症	8840042	K590
			高血圧症	8833421	I10
			更年期症候群	6272001	N951
			月経不順	8833261	N926
			月経痛	6252001	N946
			過多月経	6262002	N920
炙甘草湯	ツムラ炙甘草湯エキス顆粒(医療用)	体力がおとろえて, 疲れやすいものの動悸, 息切れ	体力低下	8844779	R53
			疲労感	8839426	R53
			動悸	7851005	R002
			息切れ	7860016	R060
	コタロー炙甘草湯エキス細粒	顔色悪く貧血し, 不整脈があって動悸息切れがはげしく, 便秘がちのもの, あるい	貧血	2859011	D649
			不整脈	4279016	I499
			動悸	7851005	R002

処方名	製品名	効能又は効果	病名表記 傷病名基本名称	レセ電算コード	ICD10
		は熱感があるもの。心臓神経症，心臓弁膜症，血痰を伴った咳嗽，バセドウ病の呼吸困難。	息切れ	7860016	R060
			便秘症	8840042	K590
			ほてり	8844828	R232
			心臓神経症	3062013	F453
			心臓弁膜症	4249004	I38
			血痰	7864002	R042
			咳	7862008	R05
			バセドウ病	2420002	E050
			呼吸困難	8833748	R060
芍薬甘草湯	ジュンコウ芍薬甘草湯FCエキス細粒医療用	急激におこる筋肉のけいれんを伴う疼痛	有痛性筋痙攣	8841396	R252
	〔東洋〕芍薬甘草湯エキス細粒		痙攣	8833025	R252
	クラシエ芍薬甘草湯エキス細粒		疼痛	8838060	R529
	ツムラ芍薬甘草湯エキス顆粒(医療用)				
	テイコク芍薬甘草湯エキス顆粒				
	本草芍薬甘草湯エキス顆粒-M				
	マツウラ芍薬甘草湯エキス顆粒				
	コタロー芍薬甘草湯エキス細粒	腹直筋緊張し，胃痛または腹痛があるもの。胆石症あるいは腎臓・膀胱結石の痙攣痛，四肢・筋肉・関節痛，薬物服用後の副作用の腹痛，胃痙攣，急迫性の胃痛。	胃痛	8830562	R101
			腹痛症	8839710	R104
			胆のう結石症	8837169	K802
			胆のう胆管結石症	8837184	K805
			胆管結石症	8837094	K805
			腎結石症	8835588	N200
			膀胱結石症	8840130	N210
			筋肉痛	7291015	M7919
			関節痛	7194005	M2559
			胃痙攣	5368018	K318
芍薬甘草附子湯	三和芍薬甘草附子湯エキス細粒	冷症で関節や筋肉が痛み，麻痺感があって四肢の屈伸が困難なものの次の諸症 慢性神経痛，慢性関節炎，関節リウマチ，筋肉リウマチ，五十肩，肩こり	冷え症	8839176	R688
			関節痛	7194005	M2559
			筋肉痛	7291015	M7919
			しびれ感	7820002	R208
			屈伸困難	8832803	M2589
			慢性神経痛	7292064	M7929
			慢性関節炎	8840315	M1399
			関節リウマチ	8842106	M0690
			リウマチ性筋炎	7290004	M7900
			肩関節周囲炎	7262008	M750
			肩こり	8831347	M6281
十全大補湯	ジュンコウ十全大補湯FCエキス細粒医療用	病後の体力低下，疲労けん怠，食欲不振，ねあせ，手足の冷え，貧血	体力低下	8844779	R53
	〔東洋〕十全大補湯エキス細粒		全身倦怠感	8836510	R53
	クラシエ十全大補湯エキス細粒		食欲不振	7830003	R630
	オースギ十全大補湯エキスG		寝汗	8838640	R619
	ツムラ十全大補湯エキス顆粒(医療用)		冷え症	8839176	R688
	テイコク十全大補湯エキス顆粒		貧血	2859011	D649
	本草十全大補湯エキス顆粒-M				
	コタロー十全大補湯エキス細粒	皮膚および粘膜が蒼白で，つやがなく，やせて貧血し，食欲不振や衰弱がはなはだしいもの。消耗性疾患，あるいは手術による衰弱，産後衰弱，全身衰弱時の次の諸症。低血圧症，貧血症，神経衰弱，疲労けん怠，胃腸虚弱，胃下垂	蒼白	8836689	R231
			やせ	7832001	R634
			貧血	2859011	D649
			食欲不振	7830003	R630
			衰弱	8835677	R53
			体力低下	8844779	R53
			産後回復不全	8834069	O909
			低血圧症	8837873	I959
			神経衰弱	8834946	F480
			全身倦怠感	8836510	R53
			胃腸虚弱	8844662	K318
			胃下垂	8830420	K318
	三和十全大補湯エキス細粒	貧血して皮膚および可視粘膜が蒼白で，栄養不良，痩せていて食欲がなく衰弱しているものの次の諸症 衰弱(産後,	貧血	2859011	D649
			蒼白	8836689	R231
			栄養失調	8830813	E46
			やせ	7832001	R634

処方名	製品名	効能又は効果	病名表記 傷病名基本名称	レセ電算コード	ICD10
		手術後, 大病後) などの貧血症, 低血圧症, 白血病, 痔瘻, カリエス, 消耗性疾患による衰弱, 出血, 脱肛	食欲不振	7830003	R630
			衰弱	8835677	R53
			低血圧症	8837873	I959
			白血病	2089006	C959
			痔瘻	5651003	K603
			出血	4590002	R58
			肛門脱	5691009	K622
十味敗毒湯	〔東洋〕十味敗毒湯エキス細粒	化膿性皮膚疾患・急性皮膚疾患の初期, じんましん, 急性湿疹, 水虫	化膿性皮膚疾患	8844680	L308
	クラシエ十味敗毒湯エキス細粒		じんま疹	8841304	L509
	オースギ十味敗毒湯エキスG		急性湿疹	6929086	L309
	JPS十味敗毒湯エキス顆粒〔調剤用〕		白癬	8838926	B359
	十味敗毒湯エキス顆粒T		胸脇苦満	8844695	R198
	太虎堂の十味敗毒湯エキス顆粒				
	ツムラ十味敗毒湯エキス顆粒(医療用)				
	テイコク十味敗毒湯エキス顆粒				
	本草十味敗毒湯エキス顆粒-M				
	マツウラ十味敗毒湯エキス顆粒				
	クラシエ十味敗毒湯エキス錠				
	コタロー十味敗毒湯エキス細粒	腫物, 湿疹, ジンマ疹, にきび, フルンクロージスの体質改善。	せつ	6809001	L029
			湿疹	6923002	L309
			じんま疹	8841304	L509
			尋常性ざ瘡	7061017	L700
			せつ腫症	6809002	L029
			胸脇苦満	8844695	R198
	三和十味敗毒湯エキス細粒	比較的神経質で胸脇苦満がありせつ, アレルギー性の湿疹などを起し易い体質のものの次の諸症 皮膚炎, 湿疹, 蕁麻疹, 乳房炎, フルンクロージスの体質改善, 腫物, 尋常性ざ瘡, とびひ	神経質	8834942	R450
			胸脇苦満	8844695	R198
			せつ	6809001	L029
			アレルギー性皮膚炎	6918003	L279
			皮膚炎	6869043	L309
			湿疹	6923002	L309
			じんま疹	8841304	L509
			乳腺炎	6110007	N61
			せつ腫症	6809002	L029
			尋常性ざ瘡	7061017	L700
			伝染性膿痂疹	8837977	L010
潤腸湯	太虎堂の潤腸湯エキス顆粒	便秘	便秘症	8840042	K590
	ツムラ潤腸湯エキス顆粒(医療用)				
小建中湯	オースギ小建中湯エキスG	体質虚弱で疲労しやすく, 血色がすぐれず, 腹痛, 動悸, 手足のほてり, 冷え, 頻尿および多尿などのいずれかを伴う次の諸症 小児虚弱体質, 疲労けん怠, 神経質, 慢性胃腸炎, 小児夜尿症, 夜なき	虚弱	8832689	R53
	ツムラ小建中湯エキス顆粒(医療用)		疲労感	8839426	R53
			腹痛症	8839710	R104
			動悸	7851005	R002
			ほてり	8844828	R232
			冷え症	8839176	R688
			頻尿症	8839433	R35
			多尿	7884011	R35
			全身倦怠感	8836510	R53
			神経質	8834942	R450
			慢性胃腸炎	5580033	K529
			小児夜尿症	8834804	R32
			夜なき	8844831	F514
			腹皮拘急	8844822	R198
	コタロー小建中湯エキス細粒	虚弱体質で疲労しやすく, のぼせ, 腹痛や動悸があり, 冷え症で手足がほてり, 排尿回数, 尿量ともに多いもの。胃腸病, 小児の下痢あるいは便秘, 神経質, 腺病質, 貧血症, 頻尿, 小児夜啼症, 小児夜尿症。	虚弱	8832689	R53
			疲労感	8839426	R53
			のぼせ	8844802	R232
			腹痛症	8839710	R104
			動悸	7851005	R002
			冷え症	8839176	R688
			ほてり	8844828	R232
			頻尿症	8839433	R35
			多尿	7884011	R35

処方名	製品名	効能又は効果	病名表記 傷病名基本名称	レセ電算コード	ICD10
			下痢症	8833267	A09
			便秘症	8840042	K590
			神経質	8834942	R450
			貧血	2859011	D649
			夜なき	8844831	F514
			小児夜尿症	8834804	R32
			腹皮拘急	8844822	R198
小柴胡湯	ツムラ小柴胡湯エキス顆粒(医療用)	1. 体力中等度で上腹部がはって苦しく，舌苔を生じ，口中不快，食欲不振，時により微熱，悪心などのあるものの次の諸症　諸種の急性熱性病，肺炎，気管支炎，感冒，胸膜炎・肺結核などの結核性諸疾患の補助療法，リンパ腺炎，慢性胃腸障害，産後回復不全　2. 慢性肝炎における肝機能障害の改善	胸脇苦満	8844695	R198
			舌苔	8836451	K143
			口苦	8844711	R198
			食欲不振	7830003	R630
			微熱	7806012	R509
			悪心	7870002	R11
			発熱	7806011	R509
			肺炎	4860030	J189
			気管支炎	4900009	J40
			かぜ	4609023	J00
			胸膜炎	5110003	R091
			肺結核	8838810	A162
			結核	8833031	A169
			リンパ節炎	2893003	I889
			慢性胃炎	5351003	K295
			産後回復不全	8834069	O909
			慢性肝炎	5714005	K739
			肝機能障害	5738002	K769
			往来寒熱	8844665	R509
	コタロー小柴胡湯エキス細粒	Ⅰ. 胸や脇腹が重苦しく，疲れやすくて微熱があったり熱感と寒感が交互にあったりして，食欲少なく，時に舌苔があり，悪心，嘔吐，咳嗽を伴うなどの症状があるもの。感冒，気管支炎，気管支喘息，肋膜炎，胃腸病，胸部疾患，腎臓病，貧血症，腺病質。Ⅱ. 慢性肝炎における肝機能障害の改善。	胸脇苦満	8844695	R198
			疲労感	8839426	R53
			微熱	7806012	R509
			発熱	7806011	R509
			往来寒熱	8844665	R509
			食欲不振	7830003	R630
			舌苔	8836451	K143
			悪心	7870002	R11
			嘔吐症	8830971	R11
			咳	7862008	R05
			かぜ	4609023	J00
			気管支炎	4900009	J40
			気管支喘息	4939008	J459
			胸膜炎	5110003	R091
			腎炎	5839010	N059
			慢性腎臓病	8844106	N289
			貧血	2859011	D649
			虚弱	8832689	R53
			慢性肝炎	5714005	K739
			肝機能障害	5738002	K769
	三和小柴胡湯エキス細粒	微熱があって頭痛，頭重，疲労倦怠感を自覚するものまた熱感や微熱がとれず，或は熱と悪寒が交互に現れ，咳を伴うものの次の諸症：感冒，気管支炎，気管支喘息，麻疹胸や脇腹に圧迫感を自覚，悪心や嘔吐，腹痛などを伴い舌に白苔があって，胃部が重苦しく食欲が減退するものの次の諸症：腎臓疾患，胃腸病，悪阻腺病体質で疲れ易く抵抗力が乏しく，体力の回復がながびくものの次の症状：腺病	微熱	7806012	R509
			発熱	7806011	R509
			頭痛	7840024	R51
			頭重感	7840022	R51
			全身倦怠感	8836510	R53
			ほてり	8844828	R232
			往来寒熱	8844665	R509
			咳	7862008	R05
			かぜ	4609023	J00
			気管支炎	4900009	J40
			気管支喘息	4939008	J459
			麻疹	559004	B059
			胸脇苦満	8844695	R198
			悪心	7870002	R11

処方名	製品名	効能又は効果	病名表記 傷病名基本名称	レセ電算コード	ICD10
		質の体質改善慢性肝炎における肝機能障害の改善	嘔吐症	8830971	R11
			腹痛症	8839710	R104
			舌苔	8836451	K143
			心窩部不快	8844738	R198
			食欲不振	7830003	R630
			腎炎	5839010	N059
			悪阻	6430002	O210
			虚弱	8832689	R53
			疲労感	8839426	R53
			体力低下	8844779	R53
			慢性肝炎	5714005	K739
			肝機能障害	5738002	K769
	ジュンコウ小柴胡湯FCエキス細粒医療用	I．はきけ，食欲不振，胃炎，胃腸虚弱，疲労感及び風邪の後期の症状　II．慢性肝炎における肝機能障害の改善	嘔気	7870012	R11
	〔東洋〕小柴胡湯エキス細粒		食欲不振	7830003	R630
	クラシエ小柴胡湯エキス細粒		胃炎	8830417	K297
	オースギ小柴胡湯エキスG		胃腸虚弱	8844662	K318
	サカモト小柴胡湯エキス顆粒		疲労感	8839426	R53
	小柴胡湯エキス顆粒T		かぜ	4609023	J00
	JPS小柴胡湯エキス顆粒〔調剤用〕		慢性肝炎	5714005	K739
	太虎堂の小柴胡湯エキス顆粒		肝機能障害	5738002	K769
	テイコク小柴胡湯エキス顆粒		胸脇苦満	8844695	R198
	本草小柴胡湯エキス顆粒-M		往来寒熱	8844665	R509
	マツウラ小柴胡湯エキス顆粒				
	オースギ小柴胡湯エキスT錠				
	クラシエ小柴胡湯エキス錠				
小柴胡湯加桔梗石膏	ツムラ小柴胡湯加桔梗石膏エキス顆粒（医療用）	咽喉がはれて痛む次の諸症　扁桃炎，扁桃周囲炎	咽頭喉頭炎	4650002	J060
			咽喉痛	4629007	R070
			扁桃炎	4639033	J039
			扁桃周囲炎	4750007	J36
			胸脇苦満	8844695	R198
			口苦	8844711	R198
小青竜湯	クラシエ小青竜湯エキス細粒	1．下記疾患における水様の痰，水様鼻汁，鼻閉，くしゃみ，喘鳴，咳嗽，流涙気管支喘息，鼻炎，アレルギー性鼻炎，アレルギー性結膜炎，感冒　2．気管支炎	喀痰	8831159	R093
	オースギ小青竜湯エキスG		鼻汁	8844817	J310
	サカモト小青竜湯エキス顆粒-S		鼻閉	4781056	R448
	小青竜湯エキス顆粒T		くしゃみ	8832797	R067
	JPS小青竜湯エキス顆粒〔調剤用〕		喘鳴	7861002	R061
	太虎堂の小青竜湯エキス顆粒		咳	7862008	R05
	ツムラ小青竜湯エキス顆粒（医療用）		流涙	8841010	H042
	テイコク小青竜湯エキス顆粒		気管支喘息	4939008	J459
	本草小青龍湯エキス顆粒-M		鼻炎	4781015	J310
	オースギ小青竜湯エキスT錠		アレルギー性鼻炎	4779004	J304
	クラシエ小青竜湯エキス錠		アレルギー性結膜炎	3721002	H101
			かぜ	4609023	J00
			気管支炎	4900009	J40
			心窩部振水音	8844737	R198
	コタロー小青竜湯エキス細粒	1．下記疾患における水様の痰，水様鼻汁，鼻閉，くしゃみ，喘鳴，咳嗽，流涙気管支喘息，鼻炎，アレルギー性鼻炎，アレルギー性結膜炎，感冒　2．発熱症状後，尿量減少し，胸内苦悶，胃部に水分停滞感があり，喘鳴を伴う喀痰の多い咳嗽があるもの，あるいは鼻汁の多い鼻炎や，流涙の多い眼病の如く，分泌液過多のもの。気管支炎	喀痰	8831159	R093
			鼻汁	8844817	J310
			鼻閉	4781056	R448
			くしゃみ	8832797	R067
			喘鳴	7861002	R061
			咳	7862008	R05
			流涙	8841010	H042
			気管支喘息	4939008	J459
			鼻炎	4781015	J310
			アレルギー性鼻炎	4779004	J304
			アレルギー性結膜炎	3721002	H101
			かぜ	4609023	J00
			乏尿	7885005	R34
			胸内苦悶	7865006	R074
			心窩部不快	8844738	R198

処方名	製品名	効能又は効果	病名表記 傷病名基本名称	レセ電算コード	ICD10
			気管支炎	4900009	J40
			心窩部振水音	8844737	R198
	三和小青竜湯エキス細粒	1. 下記疾患における水様の痰，水様鼻汁，鼻閉，くしゃみ，喘鳴，咳嗽，流涙気管支喘息，鼻炎，アレルギー性鼻炎，アレルギー性結膜炎，感冒 2. 咳とともに稀薄の喀痰がでて，呼吸困難，喘鳴あるいは水鼻などを伴うものの次の諸症：気管支炎	喀痰	8831159	R093
			鼻汁	8844817	J310
			鼻閉	4781056	R448
			くしゃみ	8832797	R067
			喘鳴	7861002	R061
			咳	7862008	R05
			流涙	8841010	H042
			気管支喘息	4939008	J459
			鼻炎	4781015	J310
			アレルギー性鼻炎	4779004	J304
			アレルギー性結膜炎	3721002	H101
			かぜ	4609023	J00
			呼吸困難	8833748	R060
			喘鳴	7861002	R061
			気管支炎	4900009	J40
			心窩部振水音	8844737	R198
小半夏加茯苓湯	ツムラ小半夏加茯苓湯エキス顆粒(医療用)	体力中等度の次の諸症　妊娠嘔吐(つわり)，そのほかの諸病の嘔吐(急性胃腸炎，湿性胸膜炎，水腫性脚気，蓄膿症)	悪阻	6430002	O210
			嘔吐症	8830971	R11
			急性胃腸炎	91009	A09
			湿性胸膜炎	8834438	J90
			浮腫	7823024	R609
			脚気	8831376	E511
			慢性副鼻腔炎	4739014	J329
			心窩部振水音	8844737	R198
	コタロー小半夏加茯苓湯エキス細粒	胃部に水分停滞感があって，嘔吐するもの。つわり，嘔吐症。	心窩部不快	8844738	R198
			嘔吐症	8830971	R11
			悪阻	6430002	O210
			心窩部振水音	8844737	R198
	クラシエ小半夏加茯苓湯エキス細粒 テイコク小半夏加茯苓湯エキス顆粒 本草小半夏加茯苓湯エキス顆粒－M オースギ小半夏加茯苓湯エキスG	つわり，嘔吐，悪心	悪阻	6430002	O210
			嘔吐症	8830971	R11
			悪心	7870002	R11
			心窩部振水音	8844737	R198
消風散	ツムラ消風散エキス顆粒(医療用)	分泌物が多く，かゆみの強い慢性の皮膚病(湿疹，蕁麻疹，水虫，あせも，皮膚そう痒症)	そう痒	8841305	L299
			湿疹	6923002	L309
			じんま疹	8841304	L509
			白癬	8838926	B359
			汗疹	7051003	L743
			皮膚そう痒症	8841388	L299
	コタロー消風散エキス細粒	長年なおらない頑固な皮膚疾患で患部が乾燥あるいはうすい分泌液があり，夏期または温暖時に悪化しやすいもの。湿疹，蕁麻疹。	湿疹	6923002	L309
			じんま疹	8841304	L509
	オースギ消風散エキスG	慢性湿疹(分泌物の多いもの)	慢性湿疹	6929320	L309
升麻葛根湯	ツムラ升麻葛根湯エキス顆粒(医療用)	感冒の初期，皮膚炎	かぜ	4609023	J00
			皮膚炎	6869043	L309
四苓湯	オースギ四苓湯細粒(調剤用)	のどが渇いて水を飲んでも尿量が少なく，はき気，嘔吐，腹痛，むくみなどのいずれかを伴う次の諸症：暑気あたり，急性胃腸炎，むくみ	口渇症	8833352	R631
			乏尿	7885005	R34
			嘔気	7870012	R11
			嘔吐症	8830971	R11
			腹痛症	8839710	R104
			浮腫	7823024	R609
			暑気あたり	8844730	T678
			急性胃腸炎	91009	A09
辛夷清肺湯	クラシエ辛夷清肺湯エキス細粒	鼻づまり，慢性鼻炎，蓄膿症	鼻閉	4781056	R448
	オースギ辛夷清肺湯エキスG		慢性鼻炎	4720021	J310
	ツムラ辛夷清肺湯エキス顆粒(医療用)		慢性副鼻腔炎	4739014	J329

処方名	製品名	効能又は効果	病名表記 傷病名基本名称	レセ電算コード	ICD10
	コタロー辛夷清肺湯エキス細粒	蓄膿症，慢性鼻炎，鼻閉。	慢性副鼻腔炎	4739014	J329
			慢性鼻炎	4720021	J310
			鼻閉	4781056	R448
参蘇飲	太虎堂の参蘇飲エキス顆粒	感冒，せき	かぜ	4609023	J00
	ツムラ参蘇飲エキス顆粒(医療用)		咳	7862008	R05
神秘湯	〔東洋〕神秘湯エキス細粒	小児ぜんそく，気管支ぜんそく，気管支炎	小児喘息	4930005	J450
	クラシエ神秘湯エキス細粒		気管支喘息	4939008	J459
	オースギ神秘湯エキスG		気管支炎	4900009	J40
	ツムラ神秘湯エキス顆粒(医療用)		胸脇苦満	8844695	R198
	本草神秘湯エキス顆粒－M				
	コタロー神秘湯エキス細粒	やや慢性的に経過し，咳嗽発作と共に，呼吸困難を訴えるもの。気管支炎,気管支喘息。	咳	7862008	R05
			呼吸困難	8833748	R060
			気管支炎	4900009	J40
			気管支喘息	4939008	J459
			胸脇苦満	8844695	R198
真武湯	ツムラ真武湯エキス顆粒(医療用)	新陳代謝の沈衰しているものの次の諸症 胃腸疾患，胃腸虚弱症，慢性腸炎，消化不良，胃アトニー症，胃下垂症，ネフローゼ，腹膜炎，脳いっ血，脊髄疾患による運動ならびに知覚麻痺，神経衰弱，高血圧症，心臓弁膜症，心不全で心悸亢進，半身不随，リウマチ，老人性そう痒症	体力低下	8844779	R53
			胃腸疾患	8830512	K929
			胃腸虚弱	8844662	K318
			慢性腸炎	5580037	K529
			消化不良症	8834689	K30
			胃下垂	8830420	K318
			ネフローゼ症候群	5819004	N049
			腹膜炎	5679015	K659
			脳卒中	4369009	I64
			運動麻痺	3449002	G839
			知覚麻痺	7820041	R448
			神経衰弱	8834946	F480
			高血圧症	8833421	I10
			心臓弁膜症	4249004	I38
			心不全	4289015	I509
			動悸	7851005	R002
			片麻痺	3429014	G819
			関節リウマチ	8842106	M0690
			老年性そう痒症	6988006	L298
			心窩部振水音	8844737	R198
			胃内停水	8844663	R198
	コタロー真武湯エキス細粒	冷え，けん怠感が強く，めまいや動悸があって尿量減少し，下痢しやすいもの。慢性下痢，胃下垂症，低血圧症，高血圧症，慢性腎炎，カゼ。	冷え症	8839176	R688
			倦怠感	7807010	R53
			めまい	8841308	R42
			動悸	7851005	R002
			乏尿	7885005	R34
			下痢症	8833267	A09
			慢性下痢症	8840341	K529
			胃下垂	8830420	K318
			低血圧症	8837873	I959
			高血圧症	8833421	I10
			慢性糸球体腎炎	5829020	N039
			腎炎	5839010	N059
			かぜ	4609023	J00
			心窩部振水音	8844737	R198
			胃内停水	8844663	R198
	三和真武湯エキス細粒	新陳代謝機能の衰退により，四肢や腰部が冷え，疲労倦怠感が著しく，尿量減少して，下痢し易く動悸やめまいを伴うものの次の諸症 胃腸虚弱症，慢性胃腸カタル，慢性腎炎	体力低下	8844779	R53
			冷え症	8839176	R688
			全身倦怠感	8836510	R53
			乏尿	7885005	R34
			下痢症	8833267	A09
			動悸	7851005	R002
			めまい	8841308	R42
			胃腸虚弱	8844662	K318
			慢性胃腸炎	5580033	K529

処方名	製品名	効能又は効果	病名表記 傷病名基本名称	レセ電算コード	ICD10
			慢性糸球体腎炎	5829003	N039
			腎炎	5839010	N059
			心窩部振水音	8844737	R198
			胃内停水	8844663	R198
	JPS真武湯エキス顆粒〔調剤用〕	新陳代謝が沈衰しているものの次の諸症　諸種の熱病，内臓下垂症，胃腸弛緩症，慢性腸炎，慢性腎炎，じんましん，湿疹，脳出血，脊髄疾患による運動および知覚麻痺	体力低下	8844779	R53
			発熱	7806011	R509
			胃下垂	8830420	K318
			胃腸虚弱	8844662	K318
			慢性腸炎	5580037	K529
			慢性糸球体腎炎	5829003	N039
			腎炎	5839010	N059
			じんま疹	8841304	L509
			湿疹	6923002	L309
			脳出血	4319020	I619
			運動麻痺	3449002	G839
			知覚麻痺	7820041	R448
			心窩部振水音	8844737	R198
			胃内停水	8844663	R198
清上防風湯	オースギ清上防風湯エキスG	にきび	尋常性ざ瘡	7061017	L700
	ツムラ清上防風湯エキス顆粒(医療用)				
清暑益気湯	ツムラ清暑益気湯エキス顆粒(医療用)	暑気あたり，暑さによる食欲不振・下痢・全身けん怠，夏やせ	暑気あたり	8844730	T678
			食欲不振	7830003	R630
			下痢症	8833267	A09
			全身倦怠感	8836510	R53
清心蓮子飲	ジュンコウ清心蓮子飲FCエキス細粒医療用	全身けん怠感があり，口や舌が乾き，尿が出しぶるものの次の諸症　残尿感，頻尿，排尿痛	全身倦怠感	8836510	R53
	ツムラ清心蓮子飲エキス顆粒(医療用)		口乾	8844710	R682
			乏尿	7885005	R34
			残尿感	7886003	R398
			頻尿症	8839433	R35
			排尿痛	7880004	R309
	〔東洋〕清心連子飲エキス細粒	全身倦怠感があり，口や舌が渇き，尿が出しぶるものの次の諸症　残尿感，排尿痛	全身倦怠感	8836510	R53
			口乾	8844710	R682
			乏尿	7885005	R34
			残尿感	7886003	R398
			排尿痛	7880004	R309
清肺湯	ツムラ清肺湯エキス顆粒(医療用)	痰の多く出る咳	喀痰	8831159	R093
			咳	7862008	R05
川芎茶調散	オースギ川芎茶調散料エキスTG	かぜ，血の道症，頭痛	かぜ	4609023	J00
	ツムラ川芎茶調散エキス顆粒(医療用)		血の道症	8844785	N951
			頭痛	7840024	R51
疎経活血湯	オースギ疎経活血湯エキスG	関節痛，神経痛，腰痛，筋肉痛	関節痛	7194005	M2559
	太虎堂の疎経活血湯エキス顆粒		神経痛	8834958	M7929
	ツムラ疎経活血湯エキス顆粒(医療用)		腰痛症	8840829	M5456
			筋肉痛	7291015	M7919
			小腹硬満	8844727	R198
			お血	8844666	R688
大黄甘草湯	オースギ大黄甘草湯エキスG	便秘症	便秘症	8840042	K590
	ツムラ大黄甘草湯エキス顆粒(医療用)				
	オースギ大黄甘草湯エキスT錠				
大黄牡丹皮湯	ツムラ大黄牡丹皮湯エキス顆粒(医療用)	比較的体力があり，下腹部痛があって，便秘しがちなものの次の諸症　月経不順，月経困難，便秘，痔疾	下腹痛	8831434	R103
	テイコク大黄牡丹皮湯エキス顆粒		便秘症	8840042	K590
			月経不順	8833261	N926
			月経困難症	8833259	N946
			痔核	4556002	I849
			お血	8844666	R688
			小腹硬満	8844727	R198
	コタロー大黄牡丹皮湯エキス細粒	盲腸部に圧痛や宿便があり，大便は硬く，皮膚は紫赤色あるいは暗赤色を呈し，鬱血または出血の傾向があるもの。	圧痛	7890025	R529
			出血	4590002	R58
			習慣性便秘	5640018	K590
			動脈硬化症	8838263	I709

処方名	製品名	効能又は効果	病名表記 傷病名基本名称	レセ電算コード	ICD10
		常習便秘, 動脈硬化, 月経不順による諸種の障害, 更年期障害, 湿疹, 蕁麻疹, にきび, 腫物, 膀胱カタル。	月経不順	8833261	N926
			更年期症候群	6272001	N951
			湿疹	6923002	L309
			じんま疹	8841304	L509
			尋常性ざ瘡	7061017	L700
			せつ	6809001	L029
			膀胱炎	5959015	N309
			お血	8844666	R688
			小腹硬満	8844727	R198
大建中湯	ツムラ大建中湯エキス顆粒(医療用)	腹が冷えて痛み, 腹部膨満感のあるもの	冷え症	8839176	R688
			下痢症	8833267	A09
			腹痛症	8839710	R104
			腹部膨満	7893014	R14
	コタロー大建中湯エキス細粒	腹壁胃腸弛緩し, 腹中に冷感を覚え, 嘔吐, 腹部膨満感があり, 腸の蠕動亢進と共に, 腹痛の甚だしいもの。胃下垂, 胃アトニー, 弛緩性下痢, 弛緩性便秘, 慢性腹膜炎, 腹痛。	冷え症	8839176	R688
			嘔吐症	8830971	R11
			腹部膨満	7893014	R14
			蠕動亢進	7874002	R192
			腹痛症	8839710	R104
			胃下垂	8830420	K318
			胃腸虚弱	8844662	K318
			下痢症	8833267	A09
			便秘症	8840042	K590
			慢性腹膜炎	5678003	K658
大柴胡湯	ツムラ大柴胡湯エキス顆粒(医療用)	比較的体力のある人で, 便秘がちで, 上腹部が張って苦しく, 耳鳴り, 肩こりなど伴うものの次の諸症 胆石症, 胆のう炎, 黄疸, 肝機能障害, 高血圧症, 脳溢血, じんましん, 胃酸過多症, 急性胃腸カタル, 悪心, 嘔吐, 食欲不振, 痔疾, 糖尿病, ノイローゼ, 不眠症	便秘症	8840042	K590
			心下急	8844733	R198
			胸脇苦満	8844695	R198
			耳鳴症	8835241	H931
			肩こり	8831347	M6281
			胆のう結石症	8837169	K802
			胆のう胆管結石症	8837184	K805
			胆管結石症	8837094	K805
			胆のう炎	8837151	K819
			黄疸	7824001	R17
			肝機能障害	5738002	K769
			高血圧症	8833421	I10
			脳卒中	4369009	I64
			じんま疹	8841304	L509
			過酸症	8831204	K318
			急性胃腸炎	91009	A09
			悪心	7870002	R11
			嘔吐症	8830971	R11
			食欲不振	7830003	R630
			痔核	4556002	I849
			糖尿病	2500013	E14
			神経症	3009007	F489
			不眠症	8839792	G470
			往来寒熱	8844665	R509
	コタロー大柴胡湯エキス細粒	肝臓部圧迫感, またはみぞおちが硬く張って, 胸や脇腹にも痛みや圧迫感があり, 便秘するもの, あるいはかえって下痢するもの, 耳鳴, 肩こり, 疲労感, 食欲減退などを伴うこともあるもの。高血圧, 動脈硬化, 常習便秘, 肥満症, 黄疸, 胆石症, 胆のう炎, 胃腸病, 気管支喘息, 不眠症, 神経衰弱, 陰萎, 痔疾, 半身不随。	疼痛	8838060	R529
			心下急	8844733	R198
			胸脇苦満	8844695	R198
			便秘症	8840042	K590
			下痢症	8833267	A09
			耳鳴症	8835241	H931
			肩こり	8831347	M6281
			疲労感	8839426	R53
			食欲不振	7830003	R630
			高血圧症	8833421	I10
			動脈硬化症	8838263	I709
			習慣性便秘	5640018	K590
			肥満症	8839404	E669

処方名	製品名	効能又は効果	病名表記 傷病名基本名称	レセ電算コード	ICD10
			黄疸	7824001	R17
			胆のう結石症	8837169	K802
			胆のう胆管結石症	8837184	K805
			胆管結石症	8837094	K805
			胆のう炎	8837151	K819
			気管支喘息	4939008	J459
			不眠症	8839792	G470
			神経衰弱	8834946	F480
			性交不能症	3027006	F522
			痔核	4556002	I849
			片麻痺	3429014	G819
			往来寒熱	8844665	R509
	三和大柴胡湯エキス細粒	胸やわき腹に圧迫感や痛みがあって胃部が硬く，つかえて便秘するもの。あるいは下痢したり，耳鳴り，食欲減退，疲労などを伴うものの次の諸症：胆嚢炎，胆石症，黄疸，胃腸カタル，動脈硬化，高血圧症，脳溢血，半身不随，肥満症，喘息，神経衰弱，不眠症，常習便秘，痔疾，肋間神経痛	疼痛	8838060	R529
			心下急	8844733	R198
			胸脇苦満	8844695	R198
			便秘症	8840042	K590
			下痢症	8833267	A09
			耳鳴症	8835241	H931
			食欲不振	7830003	R630
			疲労感	8839426	R53
			胆のう炎	8837151	K819
			胆のう結石症	8837169	K802
			胆のう胆管結石症	8837184	K805
			胆管結石症	8837094	K805
			黄疸	7824001	R17
			カタル性胃腸炎	91002	A09
			動脈硬化症	8838263	I709
			高血圧症	8833421	I10
			脳卒中	4369009	I64
			片麻痺	3429014	G819
			肥満症	8839404	E669
			気管支喘息	4939008	J459
			神経衰弱	8834946	F480
			不眠症	8839792	G470
			習慣性便秘	5640018	K590
			痔核	4556002	I849
			肋間神経痛	3548017	G580
			往来寒熱	8844665	R509
	ジュンコウ大柴胡湯FCエキス細粒医療用	がっしりとした体格で比較的体力があり，便秘の傾向のあるものの次の諸症：肥満症，高血圧に伴う肩こり・頭痛・便秘，肩こり，常習便秘，胃炎	便秘症	8840042	K590
	〔東洋〕大柴胡湯エキス細粒		肥満症	8839404	E669
	クラシエ大柴胡湯エキス細粒		高血圧症	8833421	I10
	オースギ大柴胡湯エキスG		肩こり	8831347	M6281
	サカモト大柴胡湯エキス顆粒-S		頭痛	7840024	R51
	JPS大柴胡湯エキス顆粒〔調剤用〕		習慣性便秘	5640018	K590
	太虎堂の大柴胡湯エキス顆粒		胃炎	8830417	K297
	テイコク大柴胡湯エキス顆粒		心下急	8844733	R198
	本草大柴胡湯エキス顆粒-M		胸脇苦満	8844695	R198
	マツウラ大柴胡湯エキス顆粒		往来寒熱	8844665	R509
	大柴胡湯エキス顆粒T				
	オースギ大柴胡湯エキスT錠				
	クラシエ大柴胡湯エキス錠				
大柴胡湯去大黄 （大柴胡去大黄湯）	コタロー大柴胡湯去大黄エキス細粒	みぞおちが硬く張って，胸や脇腹あるいは肝臓部などに痛みや圧迫感があるもの。耳鳴り，肩こり，疲労感，食欲減退などを伴うこともあり，便秘しないもの。高血圧，動脈硬化，胃腸病，気管支喘息，黄疸，胆石症，胆のう炎，不眠症，神経衰弱，陰萎，肋膜	胸脇苦満	8844695	R198
			耳鳴症	8835241	H931
			肩こり	8831347	M6281
			疲労感	8839426	R53
			食欲不振	7830003	R630
			高血圧症	8833421	I10
			動脈硬化症	8838263	I709
			気管支喘息	4939008	J459
			黄疸	7824001	R17

処方名	製品名	効能又は効果	病名表記 傷病名基本名称	レセ電算コード	ICD10
		炎，痔疾，半身不随。	胆のう結石症	8837169	K802
			胆のう胆管結石症	8837184	K805
			胆管結石症	8837094	K805
			胆のう炎	8837151	K819
			不眠症	8839792	G470
			神経衰弱	8834946	F480
			性交不能症	3027006	F522
			胸膜炎	5110003	R091
			痔核	4556002	I849
			片麻痺	3429014	G819
	三和大柴胡去大黄湯エキス細粒	胸や脇腹に圧迫感や痛みがあって下痢したり，肩こり，食欲減退などを伴うものの次の諸症 肝炎，胆嚢炎，胆石症，胃腸カタル，不眠症，肋間神経痛，動脈硬化症，高血圧症	胸脇苦満	8844695	R198
			下痢症	8833267	A09
			肩こり	8831347	M6281
			食欲不振	7830003	R630
			肝炎	5733005	K759
			胆のう炎	8837151	K819
			胆のう結石症	8837169	K802
			胆のう胆管結石症	8837184	K805
			胆管結石症	8837094	K805
			カタル性胃腸炎	91002	A09
			不眠症	8839792	G470
			肋間神経痛	3548017	G580
			動脈硬化症	8838263	I709
			高血圧症	8833421	I10
大承気湯	コタロー大承気湯エキス細粒	腹部がかたくつかえて，便秘するもの，あるいは肥満体質で便秘するもの。常習便秘，急性便秘，高血圧，神経症，食当り	腹部膨満	7893014	R14
	ツムラ大承気湯エキス顆粒(医療用)		便秘症	8840042	K590
			肥満症	8839404	E669
			習慣性便秘	5640018	K590
			高血圧症	8833421	I10
			神経症	3009007	F489
			食中毒	59003	T629
大防風湯	三和大防風湯エキス細粒	関節がはれて痛み，麻痺，強直して屈伸しがたいものの次の諸症 下肢の関節リウマチ，慢性関節炎，痛風	疼痛	8838060	R529
	ツムラ大防風湯エキス顆粒(医療用)		しびれ感	7820002	R208
			関節強直	7185002	M2469
			屈伸困難	8832803	M2589
			関節リウマチ	8842106	M0690
			慢性関節炎	8840315	M1399
			痛風	2749004	M1099
竹茹温胆湯	ツムラ竹茹温胆湯エキス顆粒(医療用)	インフルエンザ，風邪，肺炎などの回復期に熱が長びいたり，また平熱になっても，気分がさっぱりせず，せきや痰が多くて安眠が出来ないもの	インフルエンザ	4871001	J111
			かぜ	4609023	J00
			肺炎	4860030	J189
			発熱	7806011	R509
			不安神経症	3000010	F411
			咳	7862008	R05
			喀痰	8831159	R093
			不眠症	8839792	G470
			胸脇苦満	8844695	R198
治打撲一方	ツムラ治打撲一方エキス顆粒(医療用)	打撲によるはれ及び痛み	打撲傷	9249021	T140
			疼痛	8838060	R529
治頭瘡一方	ツムラ治頭瘡一方エキス顆粒(医療用)	湿疹，くさ，乳幼児の湿疹	湿疹	6923002	L309
			脂漏性皮膚炎	6900012	L219
調胃承気湯	ツムラ調胃承気湯エキス顆粒(医療用)	便秘	便秘症	8840042	K590
釣藤散	ツムラ釣藤散エキス顆粒(医療用)	慢性に続く頭痛で中年以降，または高血圧の傾向のあるもの	習慣性頭痛	7840016	R51
	マツウラ釣藤散エキス顆粒		頭痛	7840024	R51
			高血圧症	8833421	I10
腸癰湯	コタロー腸癰湯エキス細粒	盲腸部に急性または慢性の痛みがあるもの，あるいは月経痛のあるもの。	急性疼痛	8832414	R520
			慢性疼痛	8847821	R522
			下腹痛	8831434	R103
			月経痛	6252001	N946
猪苓湯	ツムラ猪苓湯エキス顆粒(医療用)	尿量減少，小便難，口渇を訴	乏尿	7885005	R34

処方名	製品名	効能又は効果	病名表記 傷病名基本名称	レセ電算コード	ICD10
		えるものの次の諸症 尿道炎, 腎臓炎, 腎石症, 淋炎, 排尿痛, 血尿, 腰以下の浮腫, 残尿感, 下痢	排尿困難	7881001	R391
			口渇症	8833352	R631
			尿道炎	5978015	N342
			腎炎	5839010	N059
			腎結石症	8835588	N200
			淋病	980013	A549
			排尿痛	7880004	R309
			血尿	8833170	R31
			浮腫	7823024	R609
			残尿感	7886003	R398
			下痢症	8833267	A09
	コタロー猪苓湯エキス細粒	咽喉がかわき, 排尿痛あるいは排尿困難があり, 尿の色は赤いか, または血液の混じるもの, あるいは腰や下肢に浮腫があるもの。腎炎, ネフローゼ, 膀胱カタル, 尿道炎, 腎臓・膀胱結石による排尿困難。	口渇症	8833352	R631
			排尿痛	7880004	R309
			排尿困難	7881001	R391
			肉眼的血尿	5997009	R31
			血尿	8833170	R31
			浮腫	7823024	R609
			腎炎	5839010	N059
			ネフローゼ症候群	5819004	N049
			膀胱炎	5959015	N309
			尿道炎	5978015	N342
			腎結石症	8835588	N200
			膀胱結石症	8840130	N210
	三和猪苓湯エキス細粒	膀胱炎, 特に急性膀胱炎, 腎炎, 腎臓結石症又は尿道炎における口渇, 尿意頻数, 排尿痛の諸症に用いる	膀胱炎	5959015	N309
			急性膀胱炎	5950005	N300
			腎炎	5839010	N059
			腎結石症	8835588	N200
			尿道炎	5978015	N342
			口渇症	8833352	R631
			頻尿症	8839433	R35
			排尿痛	7880004	R309
	〔東洋〕猪苓湯エキス細粒	尿量が減少し, 尿が出にくく, 排尿痛あるいは残尿感のあるもの	乏尿	7885005	R34
	クラシエ猪苓湯エキス細粒		排尿困難	7881001	R391
	オースギ猪苓湯エキスG		排尿痛	7880004	R309
	JPS猪苓湯エキス顆粒〔調剤用〕		残尿感	7886003	R398
	太虎堂の猪苓湯エキス顆粒				
	猪苓湯エキス顆粒T				
	テイコク猪苓湯エキス顆粒				
	本草猪苓湯エキス顆粒-M				
	マツウラ猪苓湯エキス顆粒				
猪苓湯合四物湯	ツムラ猪苓湯合四物湯エキス顆粒(医療用)	皮膚が枯燥し, 色つやの悪い体質で胃腸障害のない人の次の諸症 排尿困難, 排尿痛, 残尿感, 頻尿	排尿困難	7881001	R391
			排尿痛	7880004	R309
			残尿感	7886003	R398
			頻尿症	8839433	R35
通導散	コタロー通導散エキス細粒	比較的体力があり下腹部に圧痛があって便秘しがちなものの次の諸症 月経不順, 月経痛, 更年期障害, 腰痛, 便秘, 打ち身(打撲), 高血圧の随伴症状(頭痛, めまい, 肩こり)	小腹硬満	8844727	R198
	ツムラ通導散エキス顆粒(医療用)		便秘症	8840042	K590
			月経不順	8833261	N926
			月経痛	6252001	N946
			更年期症候群	6272001	N951
			腰痛症	8840829	M5456
			打撲傷	9249021	T140
			高血圧症	8833421	I10
			頭痛	7840024	R51
			めまい	8841308	R42
			肩こり	8831347	M6281
			お血	8844666	R688
	太虎堂の通導散エキス顆粒	比較的体力があり, 下腹部に圧痛があって便秘しがちなものの次の諸症：月経不順, 月経痛, 更年期障害, 便秘, 打	小腹硬満	8844727	R198
			便秘症	8840042	K590
			月経不順	8833261	N926
			月経痛	6252001	N946

処方名	製品名	効能又は効果	病名表記 傷病名基本名称	レセ電算コード	ICD10
		ち身(打撲)，高血圧の随伴症状(頭痛，めまい，肩こり)	更年期症候群	6272001	N951
			打撲傷	9249021	T140
			高血圧症	8833421	I10
			頭痛	7840024	R51
			めまい	8841308	R42
			肩こり	8831347	M6281
			お血	8844666	R688
桃核承気湯	ジュンコウ桃核承気湯FCエキス細粒医療用	比較的体力があり，のぼせて便秘しがちなものの次の諸症 月経不順，月経困難症，月経時や産後の精神不安，腰痛，便秘，高血圧の随伴症状(頭痛，めまい，肩こり)	のぼせ	8844802	R232
	クラシエ桃核承気湯エキス細粒		便秘症	8840042	K590
	オースギ桃核承気湯エキスG		月経不順	8833261	N926
	JPS桃核承気湯エキス顆粒〔調剤用〕		月経困難症	8833259	N946
	ツムラ桃核承気湯エキス顆粒(医療用)		不安神経症	3000010	F411
	テイコク桃核承気湯エキス細粒		産褥期うつ状態	2961016	F530
	本草桃核承気湯エキス顆粒-M		不安障害	8839596	F419
	クラシエ桃核承気湯エキス錠		神経症	3009007	F489
			腰痛症	8840829	M5456
			高血圧症	8833421	I10
			頭痛	7840024	R51
			めまい	8841308	R42
			肩こり	8831347	M6281
			小腹硬満	8844727	R198
			小腹急結	8844725	R103
			お血	8844666	R688
	コタロー桃核承気湯エキス細粒	頭痛またはのぼせる傾向があり，左下腹部に圧痛や宿便を認め，下肢や腰が冷えて尿量減少するもの。常習便秘，高血圧，動脈硬化，腰痛，痔核，月経不順による諸種の障害，更年期障害，にきび，しみ，湿疹，こしけ，坐骨神経痛。	頭痛	7840024	R51
			のぼせ	8844802	R232
			圧痛	7890025	R529
			冷え症	8839176	R688
			乏尿	7885005	R34
			習慣性便秘	5640018	K590
			高血圧症	8833421	I10
			動脈硬化症	8838263	I709
			腰痛症	8840829	M5456
			痔核	4556002	I849
			月経不順	8833261	N926
			更年期症候群	6272001	N951
			尋常性ざ瘡	7061017	L700
			肝斑	7090025	L811
			湿疹	6923002	L309
			帯下	6235001	N898
			坐骨神経痛	7243008	M5438
			小腹硬満	8844727	R198
			小腹急結	8844725	R103
			お血	8844666	R688
当帰湯	ツムラ当帰湯エキス顆粒(医療用)	背中に寒冷を覚え，腹部膨満感や腹痛のあるもの	冷え症	8839176	R688
			腹部膨満	7893014	R14
			腹痛症	8839710	R104
当帰飲子	ツムラ当帰飲子エキス顆粒(医療用)	冷え症のものの次の諸症 慢性湿疹(分泌物の少ないもの)，かゆみ	冷え症	8839176	R688
			慢性湿疹	6929320	L309
			そう痒	8841305	L299
当帰建中湯	ツムラ当帰建中湯エキス顆粒(医療用)	疲労しやすく，血色のすぐれないものの次の諸症 月経痛，下腹部痛，痔，脱肛の痛み	疲労感	8839426	R53
			月経痛	6252001	N946
			下腹痛	8831434	R103
			痔核	4556002	I849
			肛門脱	5691009	K622
			腹皮拘急	8844822	R198
当帰四逆加呉茱萸生姜湯	クラシエ当帰四逆加呉茱萸生姜湯エキス細粒	手足の冷えを感じ，下肢が冷えると下肢又は下腹部が痛くなり易いものの次の諸症 しもやけ，頭痛，下腹部痛，腰痛	冷え症	8839176	R688
	オースギ当帰四逆加呉茱萸生姜湯エキスG		下肢痛	7295003	M7969
	ツムラ当帰四逆加呉茱萸生姜湯エキス顆粒(医療用)		下腹痛	8831434	R103
			小腹硬満	8844727	R198
			凍瘡	8838043	T691

トウキ 749

処方名	製品名	効能又は効果	病名表記 傷病名基本名称	レセ電算コード	ICD10
			頭痛	7840024	R51
			腰痛症	8840829	M5456
	コタロー当帰四逆加呉茱萸生姜湯エキス細粒	貧血，冷え症で頭痛，胃部圧重感，腰痛または下腹痛があって凍傷にかかりやすいもの。凍傷，慢性頭痛，坐骨神経痛，婦人下腹痛。	貧血	2859011	D649
			冷え症	8839176	R688
			頭痛	7840024	R51
			心窩部不快	8844738	R198
			小腹硬満	8844727	R198
			腰痛症	8840829	M5456
			下腹痛	8831434	R103
			凍傷	9913008	T357
			凍傷	9913008	T357
			習慣性頭痛	7840016	R51
			坐骨神経痛	7243008	M5438
当帰芍薬散	ツムラ当帰芍薬散エキス顆粒(医療用)	筋肉が一体に軟弱で疲労しやすく，腰脚の冷えやすいものの次の諸症 貧血，けん怠感，更年期障害(頭重，頭痛，めまい，肩こり等)，月経不順，月経困難，不妊症，動悸，慢性腎炎，妊娠中の諸病(浮腫，習慣性流産，痔，腹痛)，脚気，半身不随，心臓弁膜症	疲労感	8839426	R53
			冷え症	8839176	R688
			貧血	2859011	D649
			倦怠感	7807010	R53
			更年期症候群	6272001	N951
			頭重感	7840022	R51
			頭痛	7840024	R51
			めまい	8841308	R42
			肩こり	8831347	M6281
			月経不順	8833261	N926
			月経困難症	8833259	N946
			不妊症	8839791	女性＝N979；男性＝N46
			動悸	7851005	R002
			慢性糸球体腎炎	5829003	N039
			腎炎	5839010	N059
			浮腫	7823024	R609
			習慣流産	8834535	N96
			痔核	4556002	I849
			腹痛症	8839710	R104
			脚気	8831376	E511
			片麻痺	3429014	G819
			心臓弁膜症	4249004	I38
			心窩部振水音	8844737	R198
			小腹硬満	8844727	R198
			お血	8844666	R688
	コタロー当帰芍薬散料エキス細粒	貧血，冷え症で胃腸が弱く，眼の周辺に薄黒いクマドリが出て，疲れやすく，頭重，めまい，肩こり，動悸などがあって，排尿回数多く尿量減少し，咽喉がかわくもの，あるいは冷えて下腹部に圧痛を認めるか，または痛みがあるもの，あるいは凍傷にかかりやすいもの。心臓衰弱，腎臓病，貧血症，産前産後あるいは流産による貧血症，痔核，脱肛，つわり，月経不順，月経痛，更年期神経症，にきび，しみ，血圧異常。	貧血	2859011	D649
			冷え症	8839176	R688
			胃腸虚弱	8844662	K318
			疲労感	8839426	R53
			頭重感	7840022	R51
			めまい	8841308	R42
			肩こり	8831347	M6281
			動悸	7851005	R002
			頻尿症	8839433	R35
			乏尿	7885005	R34
			口渇症	8833352	R631
			小腹硬満	8844727	R198
			凍傷	9913008	T357
			慢性心不全	4289018	I509
			腎炎	5839010	N059
			慢性腎臓病	8844106	N289
			流産	6379005	O039
			痔核	4556002	I849
			肛門脱	5691009	K622

処方名	製品名	効能又は効果	病名表記 傷病名基本名称	レセ電算コード	ICD10
			悪阻	6430002	O210
			月経不順	8833261	N926
			月経痛	6252001	N946
			更年期神経症	8844717	N951
			更年期症候群	6272001	N951
			神経症	3009007	F489
			尋常性ざ瘡	7061017	L700
			肝斑	7090025	L811
			血圧異常	8844707	R098
			高血圧症	8833421	I10
			低血圧症	8837873	I959
			心窩部振水音	8844737	R198
			お血	8844666	R688
	三和当帰芍薬散料エキス細粒	貧血，冷え症で顔色が悪く，頭重，めまい，肩こり，動悸，足腰の冷え等の不定愁訴があって，排尿回数が多くて尿量が少なく，下腹部が痛むものの次の諸症　貧血症，冷え症，婦人更年期症，不妊症，流産癖，妊娠腎，ネフローゼ，月経不順，子宮内膜炎，血圧異常，痔脱肛，尋常性ざ瘡	貧血	2859011	D649
			冷え症	8839176	R688
			頭重感	7840022	R51
			めまい	8841308	R42
			肩こり	8831347	M6281
			動悸	7851005	R002
			不定愁訴症	8839790	F459
			頻尿症	8839433	R35
			乏尿	7885005	R34
			下腹痛	8831434	R103
			更年期症候群	6272001	N951
			不妊症	8839791	女性＝ 　N979； 男性＝ 　N46
			習慣流産	8834535	N96
			妊娠腎	6462001	O268
			ネフローゼ症候群	5819004	N049
			月経不順	8833261	N926
			子宮内膜炎	6159011	N719
			血圧異常	8844707	R098
			高血圧症	8833421	I10
			低血圧症	8837873	I959
			痔核	4556002	I849
			肛門脱	5691009	K622
			尋常性ざ瘡	7061017	L700
			心窩部振水音	8844737	R198
			小腹硬満	8844727	R198
			お血	8844666	R688
	太虎堂の当帰芍薬散料エキス散 ジュンコウ当帰芍薬散料FCエキス細粒医療用 〔東洋〕当帰芍薬散料エキス細粒 クラシエ当帰芍薬散料エキス細粒 オースギ当帰芍薬散料エキスG JPS当帰芍薬散料エキス顆粒〔調剤用〕 太虎堂の当帰芍薬散料エキス顆粒 テイコク当帰芍薬散エキス顆粒 当帰芍薬散料エキス顆粒T 本草当帰芍薬散料エキス顆粒-M マツウラ当帰芍薬散料エキス顆粒 オースギ当帰芍薬散料エキスT錠	比較的体力が乏しく，冷え症で貧血の傾向があり，疲労しやすく，ときに下腹部痛，頭重，めまい，肩こり，耳鳴り，動悸などを訴える次の諸症：月経不順，月経異常，月経痛，更年期障害，産前産後あるいは流産による障害(貧血，疲労けん怠，めまい，むくみ)，めまい，頭重，肩こり，腰痛，足腰の冷え症，しもやけ，むくみ，しみ	冷え症	8839176	R688
			貧血	2859011	D649
			疲労感	8839426	R53
			下腹痛	8831434	R103
			頭重感	7840022	R51
			めまい	8841308	R42
			肩こり	8831347	M6281
			耳鳴症	8835241	H931
			動悸	7851005	R002
			月経不順	8833261	N926
			月経異常	8844708	N926
			月経痛	6252001	N946
			更年期症候群	6272001	N951
			流産	6379005	O039
			全身倦怠感	8836510	R53
			浮腫	7823024	R609
			腰痛症	8840829	M5456
			凍瘡	8838043	T691

処方名	製品名	効能又は効果	病名表記 傷病名基本名称	レセ電算コード	ICD10
			肝斑	7090025	L811
			心窩部振水音	8844737	R198
			小腹硬満	8844727	R198
			お血	8844666	R688
当帰芍薬散加附子 (当帰芍薬加附子湯)	三和当帰芍薬散加附子エキス細粒	血色悪く貧血性で足腰が冷え易く，頭痛，頭重で小便頻数を訴え時に目眩，肩こり，耳鳴り，動悸あるものの次の諸症　婦人の冷え症，月経痛，神経痛，慢性腎炎，更年期障害，妊娠中の障害（浮腫，習慣性流産の予防，痔疾，腹痛），産後の肥立不良	貧血	2859011	D649
			冷え症	8839176	R688
			頭痛	7840024	R51
			頭重感	7840022	R51
			頻尿症	8839433	R35
			めまい	8841308	R42
			肩こり	8831347	M6281
			耳鳴症	8835241	H931
			動悸	7851005	R002
			月経痛	6252001	N946
			神経痛	8834958	M7929
			慢性糸球体腎炎	5829003	N039
			腎炎	5839010	N059
			更年期症候群	6272001	N951
			浮腫	7823024	R609
			習慣流産	8834535	N96
			痔核	4556002	I849
			腹痛症	8839710	R104
			産後回復不全	8834069	O909
二朮湯	ツムラ二朮湯エキス顆粒(医療用)	五十肩	肩関節周囲炎	7262008	M750
二陳湯	〔東洋〕二陳湯エキス細粒	悪心，嘔吐	悪心	7870002	R11
	ツムラ二陳湯エキス顆粒(医療用)		嘔吐症	8830971	R11
			心窩部不快	8844738	R198
			心窩部振水音	8844737	R198
女神散	ツムラ女神散エキス顆粒(医療用)	のぼせとめまいのあるものの次の諸症　産前産後の神経症，月経不順，血の道症	のぼせ	8844802	R232
			めまい	8841308	R42
			神経症	3009007	F489
			月経不順	8833261	N926
			血の道症	8844785	N951
			小腹硬満	8844727	R198
人参湯	ツムラ人参湯エキス顆粒(医療用)	体質虚弱の人，或いは虚弱により体力低下した人の次の諸症　急性・慢性胃腸カタル，胃アトニー症，胃拡張，悪阻(つわり)，萎縮腎	虚弱	8832689	R53
			体力低下	8844779	R53
			急性胃腸炎	91009	A09
			慢性胃腸炎	5580033	K529
			胃腸虚弱	8844662	K318
			胃拡張	5368008	K318
			悪阻	6430002	O210
			萎縮腎	5870001	N26
			心下痞	8844734	R198
			心下痞硬	8844736	R198
			胃内停水	8844663	R198
			心窩部振水音	8844737	R198
			心窩部不快	8844738	R198
	コタロー人参湯エキス細粒	貧血，冷え症で胃部圧重感あるいは胃痛があり，軟便または下痢の傾向があるもの，あるいはときに頭重や嘔吐を伴うもの。慢性下痢，胃炎，胃アトニー症，貧血症，虚弱児の自家中毒，小児の食欲不振。	貧血	2859011	D649
			冷え症	8839176	R688
			心窩部不快	8844738	R198
			胃痛	8830562	R101
			下痢症	8833267	A09
			頭重感	7840022	R51
			嘔吐症	8830971	R11
			慢性下痢症	8840341	K529
			胃炎	8830417	K297
			胃腸虚弱	8844662	K318
			アセトン血性嘔吐症	8830250	R11
			食欲不振	7830003	R630
			心下痞	8844734	R198

処方名	製品名	効能又は効果	病名表記 傷病名基本名称	レセ電算コード	ICD10
			心下痞硬	8844736	R198
			胃内停水	8844663	R198
			心窩部振水音	8844737	R198
	〔東洋〕人参湯エキス細粒 本草人参湯エキス細粒 クラシエ人参湯エキス細粒 オースギ人参湯エキスG 太虎堂の人参湯エキス顆粒 テイコク人参湯エキス顆粒 マツウラ人参湯エキス顆粒	手足などが冷えやすく，尿量が多いものの次の諸症：胃腸虚弱，胃アトニー，下痢，嘔吐，胃痛	冷え症	8839176	R688
			胃腸虚弱	8844662	K318
			下痢症	8833267	A09
			嘔吐症	8830971	R11
			胃痛	8830562	R101
			心下痞	8844734	R198
			心下痞硬	8844736	R198
			胃内停水	8844663	R198
			心窩部振水音	8844737	R198
			心窩部不快	8844738	R198
人参養栄湯	クラシエ人参養栄湯エキス細粒 オースギ人参養栄湯エキスG ツムラ人参養栄湯エキス顆粒(医療用)	病後の体力低下，疲労けん怠，食欲不振，ねあせ，手足の冷え，貧血	体力低下	8844779	R53
			全身倦怠感	8836510	R53
			食欲不振	7830003	R630
			寝汗	8838640	R619
			冷え症	8839176	R688
			貧血	2859011	D649
	コタロー人参養栄湯エキス細粒	やせて血色悪く，微熱，悪寒，咳嗽がとれずにけん怠感が著しく，食欲不振で精神不安，不眠，盗汗などもあり，便秘気味のもの。病後または産後の体力増強，虚弱体質。	やせ	7832001	R634
			微熱	7806012	R509
			発熱	7806011	R509
			悪寒	7809023	R688
			咳	7862008	R05
			倦怠感	7807010	R53
			食欲不振	7830003	R630
			不安障害	8839596	F419
			不眠症	8839792	G470
			寝汗	8838640	R619
			便秘症	8840042	K590
			体力低下	8844779	R53
			虚弱	8832689	R53
排膿散及湯	コタロー排膿散及湯エキス細粒 ツムラ排膿散及湯エキス顆粒(医療用)	患部が発赤，腫脹して疼痛をともなった化膿症，瘍，せつ，面疔，その他せつ腫症	発赤	8840097	R21
			疼痛	8838060	R529
			よう	6809003	L029
			せつ	6809001	L029
			顔面せつ	6800005	L020
			せつ腫症	6809002	L029
麦門冬湯	ジュンコウ麦門冬湯FCエキス細粒医療用 JPS麦門冬湯エキス顆粒〔調剤用〕 ツムラ麦門冬湯エキス顆粒(医療用) テイコク麦門冬湯エキス顆粒 マツウラ麦門冬湯エキス顆粒	痰の切れにくい咳，気管支炎，気管支ぜんそく	喀痰喀出困難	7869009	R093
			喀痰	8831159	R093
			咳	7862008	R05
			気管支炎	4900009	J40
			気管支喘息	4939008	J459
			咽喉乾燥感	8844664	R098
			咽喉頭食道神経症	8830642	F453
	コタロー麦門冬湯エキス細粒	こみ上げてくるような強い咳をして顔が赤くなるもの，通常喀痰は少量でねばく，喀出困難であり，時には喀痰に血滴のあるもの，あるいはのぼせて咽喉がかわき，咽喉に異物感があるもの。気管支炎，気管支喘息，胸部疾患の咳嗽。	咳	7862008	R05
			喀痰	8831159	R093
			喀痰喀出困難	7869009	R093
			血痰	7864002	R042
			のぼせ	8844802	R232
			口乾	8844710	R682
			咽頭異常感症	3061005	F453
			咽喉頭異常感症	7849002	F453
			咽喉頭食道神経症	8830642	F453
			ヒステリー球	8847726	F458
			気管支炎	4900009	J40
			気管支喘息	4939008	J459
			咽喉乾燥感	8844664	R098
八味地黄丸(八味丸)	ツムラ八味地黄丸エキス顆粒(医療用)	疲労，けん怠感著しく，尿利減少または頻数，口渇し，手	疲労感	8839426	R53
			倦怠感	7807010	R53

処方名	製品名	効能又は効果	病名表記 傷病名基本名称	レセ電算コード	ICD10
		足に交互的に冷感と熱感のあるものの次の諸症 腎炎, 糖尿病, 陰萎, 坐骨神経痛, 腰痛, 脚気, 膀胱カタル, 前立腺肥大, 高血圧	乏尿	7885005	R34
			頻尿症	8839433	R35
			口渇症	8833352	R631
			冷え症	8839176	R688
			ほてり	8844828	R232
			腎炎	5839010	N059
			糖尿病	2500013	E14
			性交不能症	3027006	F522
			坐骨神経痛	7243008	M5438
			腰痛症	8840829	M5456
			脚気	8831376	E511
			膀胱炎	5959015	N309
			前立腺肥大症	8836591	N40
			高血圧症	8833421	I10
			小腹不仁	8844728	R198
			小腹拘急	8844726	R198
	コタロー八味丸料エキス細粒	疲労けん怠感がいちじるしく, 四肢は冷えやすいのにかかわらず, 時にはほてることもあり, 腰痛があって咽喉がかわき, 排尿回数多く, 尿量減少して残尿感がある場合と, 逆に尿量が増大する場合があり, 特に夜間多尿のもの。血糖増加による口渇, 糖尿病, 動脈硬化, 慢性腎炎, ネフローゼ, 萎縮腎, 膀胱カタル, 浮腫, 陰萎, 坐骨神経痛, 産後脚気, 更年期障害, 老人性の湿疹, 低血圧。	全身倦怠感	8836510	R53
			冷え症	8839176	R688
			ほてり	8844828	R232
			腰痛症	8840829	M5456
			口渇症	8833352	R631
			頻尿症	8839433	R35
			乏尿	7885005	R34
			残尿感	7886003	R398
			夜間多尿	7884009	R35
			糖尿病	2500013	E14
			動脈硬化症	8838263	I709
			慢性糸球体腎炎	5829003	N039
			腎炎	5839010	N059
			ネフローゼ症候群	5819004	N049
			萎縮腎	5870001	N26
			膀胱炎	5959015	N309
			浮腫	7823024	R609
			性交不能症	3027006	F522
			坐骨神経痛	7243008	M5438
			産後脚気	8834070	O992
			更年期症候群	6272001	N951
			湿疹	6923002	L309
			低血圧症	8837873	I959
			小腹不仁	8844728	R198
			小腹拘急	8844726	R198
	三和八味地黄丸料エキス細粒	下腹部軟弱, 腰に冷痛あり, 尿利減少または頻数で, 全身または手足に熱感あるものの次の諸症 慢性腎炎, 糖尿病, 水腫, 脚気のむくみ, 膀胱カタル, 腰痛, 五十肩, 肩こり	冷え症	8839176	R688
			腰痛症	8840829	M5456
			乏尿	7885005	R34
			頻尿症	8839433	R35
			ほてり	8844828	R232
			慢性糸球体腎炎	5829003	N039
			腎炎	5839010	N059
			糖尿病	2500013	E14
			浮腫	7823024	R609
			脚気	8831376	E511
			膀胱炎	5959015	N309
			肩関節周囲炎	7262008	M750
			肩こり	8831347	M6281
			小腹不仁	8844728	R198
			小腹拘急	8844726	R198
	テイコク八味丸エキス顆粒 本草八味丸料エキス顆粒-M ウチダの八味丸M クラシエ八味地黄丸料エキス細粒	疲れやすくて, 四肢が冷えやすく, 尿量減少または多尿で, ときに口渇がある次の諸症：下肢痛, 腰痛, しびれ, 老人	疲労感	8839426	R53
			冷え症	8839176	R688
			乏尿	7885005	R34
			多尿	7884011	R35

処方名	製品名	効能又は効果	病名表記 傷病名基本名称	レセ電算コード	ICD10
	オースギ八味地黄丸料エキスG JPS八味地黄丸料エキス顆粒〔調剤用〕 八味地黄丸料エキス顆粒T オースギ八味地黄丸料エキスT錠 クラシエ八味地黄丸料エキス錠	のかすみ目，かゆみ，排尿困難，頻尿，むくみ	口渇症	8833352	R631
			下肢痛	7295003	M7969
			腰痛症	8840829	M5456
			しびれ感	7820002	R208
			視力低下	3699002	H547
			そう痒	8841305	L299
			排尿困難	7881001	R391
			頻尿症	8839433	R35
			浮腫	7823024	R609
			小腹不仁	8844728	R198
			小腹拘急	8844726	R198
半夏厚朴湯	ツムラ半夏厚朴湯エキス顆粒(医療用)	気分がふさいで，咽喉，食道部に異物感があり，ときに動悸，めまい，嘔気などを伴う次の諸症　不安神経症，神経性胃炎，つわり，せき，しわがれ声，神経性食道狭窄症，不眠症	気うつ	8844688	R454
			咽喉頭異常感症	7849002	F453
			咽頭異常感症	3061005	F453
			食道異物感	5309002	R198
			咽喉頭食道神経症	8830642	F453
			ヒステリー球	8847726	F458
			動悸	7851005	R002
			めまい	8841308	R42
			嘔気	7870012	R11
			不安神経症	3000010	F411
			神経性胃炎	3064021	F54
			神経症	3009007	F489
			胃炎	8830417	K297
			悪阻	6430002	O210
			咳	7862008	R05
			嗄声	7844016	R490
			神経性食道通過障害	3064025	F453
			不眠症	8839792	G470
			咽喉頭食道神経症	8830642	F453
	コタロー半夏厚朴湯エキス細粒	精神不安があり，咽喉から胸元にかけてふさがるような感じがして，胃部に停滞膨満感のあるもの。通常消化機能悪く，悪心や嘔吐を伴うこともあるもの。気管支炎，嗄声，咳嗽発作，気管支喘息，神経性食道狭窄，胃弱，心臓喘息，神経症，神経衰弱，恐怖症，不眠症，つわり，その他嘔吐症，更年期神経症，浮腫，神経性頭痛。	不安障害	8839596	F419
			気うつ	8844688	R454
			咽喉頭異常感症	7849002	F453
			咽喉頭食道神経症	8830642	F453
			ヒステリー球	8847726	F458
			心窩部不快	8844738	R198
			悪心	7870002	R11
			嘔吐症	8830971	R11
			気管支炎	4900009	J40
			嗄声	7844016	R490
			咳	7862008	R05
			気管支喘息	4939008	J459
			神経性食道通過障害	3064025	F453
			胃腸虚弱	8844662	K318
			心臓喘息	4281005	I501
			神経症	3009007	F489
			神経衰弱	8834946	F480
			恐怖症性不安障害	8832574	F409
			不眠症	8839792	G470
			悪阻	6430002	O210
			更年期神経症	8844717	N951
			更年期症候群	6272001	N951
			浮腫	7823024	R609
			頭痛	7840024	R51
	三和半夏厚朴湯エキス細粒	精神不安があって咽喉から胸もとにかけて，ふさがるような感じがして胃部が重苦しく，不眠・恐怖感，食欲不振，咳嗽などを伴うものの次の諸症　気管支喘息，気管支炎，	不安障害	8839596	F419
			気うつ	8844688	R454
			咽喉頭異常感症	7849002	F453
			咽喉頭食道神経症	8830642	F453
			ヒステリー球	8847726	F458
			心窩部不快	8844738	R198

処方名	製品名	効能又は効果	病名表記 傷病名基本名称	レセ電算コード	ICD10
		百日咳，婦人悪阻，嗄声，胃神経症，更年期神経症，神経性咽頭痛，ノイローゼ	不眠症	8839792	G470
			食欲不振	7830003	R630
			咳	7862008	R05
			気管支喘息	4939008	J459
			気管支炎	4900009	J40
			百日咳	339001	A379
			悪阻	6430002	O210
			嗄声	7844016	R490
			胃神経症	3064002	F453
			慢性胃炎	5351003	K295
			神経症	3009007	F489
			更年期神経症	8844717	N951
			更年期症候群	6272001	N951
			咽頭異常感症	3061005	F453
	ジュンコウ半夏厚朴湯FCエキス細粒医療用 〔東洋〕半夏厚朴湯エキス細粒 クラシエ半夏厚朴湯エキス細粒 オースギ半夏厚朴湯エキスG JPS半夏厚朴湯エキス顆粒〔調剤用〕 太虎堂の半夏厚朴湯エキス顆粒 テイコク半夏厚朴湯エキス顆粒 本草半夏厚朴湯エキス顆粒-M オースギ半夏厚朴湯エキスT錠 クラシエ半夏厚朴湯エキス錠	気分がふさいで，咽喉・食道部に異物感があり，ときに動悸，めまい，嘔気などを伴う次の諸症：不安神経症，神経性胃炎，つわり，せき，しわがれ声	気うつ	8844688	R454
			咽頭異常感症	3061005	F453
			食道異物感	5309002	R198
			咽喉頭食道神経症	8830642	F453
			ヒステリー球	8847726	F458
			動悸	7851005	R002
			めまい	8841308	R42
			嘔気	7870012	R11
			不安神経症	3000010	F411
			神経性胃炎	3064021	F54
			神経症	3009007	F489
			胃炎	8830417	K297
			悪阻	6430002	O210
			咳	7862008	R05
			嗄声	7844016	R490
半夏瀉心湯	ジュンコウ半夏瀉心湯FCエキス細粒医療用 〔東洋〕半夏瀉心湯エキス細粒 クラシエ半夏瀉心湯エキス細粒 オースギ半夏瀉心湯エキスG サカモト半夏瀉心湯エキス顆粒 JPS半夏瀉心湯エキス顆粒〔調剤用〕 太虎堂の半夏瀉心湯エキス顆粒 ツムラ半夏瀉心湯エキス顆粒(医療用) テイコク半夏瀉心湯エキス顆粒 半夏瀉心湯エキス顆粒T 本草半夏瀉心湯エキス顆粒-M マツウラ半夏瀉心湯エキス顆粒 クラシエ半夏瀉心湯エキス錠	みぞおちがつかえ，ときに悪心，嘔吐があり食欲不振で腹が鳴って軟便または下痢の傾向のあるものの次の諸症：急・慢性胃腸カタル，はっ酵性下痢，消化不良，胃下垂，神経性胃炎，胃弱，二日酔，げっぷ，胸やけ，口内炎，神経症	悪心	7870002	R11
			嘔吐症	8830971	R11
			食欲不振	7830003	R630
			下痢症	8833267	A09
			急性胃腸炎	91009	A09
			慢性胃腸炎	5580033	K529
			発酵性下痢	8838959	K529
			消化不良症	8834689	K30
			胃下垂	8830420	K318
			神経性胃炎	3064021	F54
			神経症	3009007	F489
			胃炎	8830417	K297
			胃腸虚弱	8844662	K318
			宿酔	3050006	F100
			おくび	8830990	R14
			胸やけ	7871001	R12
			口内炎	5280017	K121
			心下痞硬	8844736	R198
			心下痞	8844734	R198
			心窩部痛	7865013	R101
			心窩部振水音	8844737	R198
	コタロー半夏瀉心湯エキス細粒	胃部がつかえ，悪心や嘔吐があり，食欲不振で舌苔や胃部に水分停滞感があり，腹鳴をともなって下痢するもの，あるいは軟便や粘液便を排出するもの。急性・慢性胃腸カタル，はっ酵性下痢，消化不良，口内炎，つわり。	悪心	7870002	R11
			嘔吐症	8830971	R11
			食欲不振	7830003	R630
			舌苔	8836451	K143
			心窩部不快	8844738	R198
			下痢症	8833267	A09
			急性胃腸炎	91009	A09
			慢性胃腸炎	5580033	K529
			発酵性下痢	8838959	K529
			消化不良症	8834689	K30

処方名	製　品　名	効能又は効果	病名表記 傷病名基本名称	レセ電算コード	ICD10
			口内炎	5280017	K121
			悪阻	6430002	O210
			心下痞硬	8844736	R198
			心下痞	8844734	R198
			心窩部痛	7865013	R101
			心窩部振水音	8844737	R198
	三和半夏瀉心湯エキス細粒	胃部がつかえて悪心や嘔吐があり，舌苔や胃部に水分停滞感があって，食欲不振で，腹鳴を伴って，下痢又は軟便を排出するものの次の諸症　急性・慢性胃腸カタル，醗酵性下痢，口内炎，消化不良，胃下垂，胃アトニー症，胃及び十二指腸潰瘍の軽症又は予後，つわり	悪心	7870002	R11
			嘔吐症	8830971	R11
			舌苔	8836451	K143
			心窩部不快	8844738	R198
			食欲不振	7830003	R630
			下痢症	8833267	A09
			急性胃腸炎	91009	A09
			慢性胃腸炎	5580033	K529
			発酵性下痢	8838959	K529
			口内炎	5280017	K121
			消化不良症	8834689	K30
			胃下垂	8830420	K318
			胃腸虚弱	8844662	K318
			胃潰瘍	5319009	K259
			十二指腸潰瘍	5329002	K269
			悪阻	6430002	O210
			心下痞硬	8844736	R198
			心下痞	8844734	R198
			心窩部痛	7865013	R101
			心窩部振水音	8844737	R198
半夏白朮天麻湯	クラシエ半夏白朮天麻湯エキス細粒 ツムラ半夏白朮天麻湯エキス顆粒(医療用)	胃腸虚弱で下肢が冷え，めまい，頭痛などがある者	胃腸虚弱	8844662	K318
			冷え症	8839176	R688
			めまい	8841308	R42
			頭痛	7840024	R51
			胃内停水	8844663	R198
			心窩部振水音	8844737	R198
	コタロー半夏白朮天麻湯エキス細粒	冷え症，アトニー体質で疲労しやすく，頭痛，頭重，めまい，肩こりなどがあり，ときには悪心，嘔吐などを伴うもの。胃アトニー症，胃腸虚弱者，または低血圧症に伴う頭痛，めまい。	冷え症	8839176	R688
			疲労感	8839426	R53
			頭痛	7840024	R51
			頭重感	7840022	R51
			めまい	8841308	R42
			肩こり	8831347	M6281
			悪心	7870002	R11
			嘔吐症	8830971	R11
			胃腸虚弱	8844662	K318
			低血圧症	8837873	I959
			胃内停水	8844663	R198
			心窩部振水音	8844737	R198
	三和半夏白朮天麻湯エキス細粒	平素より胃腸が虚弱で足が冷え，ときどき頭痛，めまいを起こし，激しいときは嘔吐を伴う症状：または食後に手足がだるくねむくなるもの，しばしば心下部に振水音を伴うものの次の諸症胃アトニー症，胃下垂，胃神経症，低血圧症	胃腸虚弱	8844662	K318
			冷え症	8839176	R688
			頭痛	7840024	R51
			めまい	8841308	R42
			嘔吐症	8830971	R11
			疲労感	8839426	R53
			非器質性過眠症	8839207	F511
			心窩部振水音	8844737	R198
			胃下垂	8830420	K318
			胃神経症	3064002	F453
			慢性胃炎	5351003	K295
			神経症	3009007	F489
			低血圧症	8837873	I959
			胃内停水	8844663	R198
白虎加人参湯	クラシエ白虎加人参湯エキス細粒 ツムラ白虎加人参湯エキス顆粒(医療用)	のどの渇きとほてりのあるもの	口渇症	8833352	R631
			ほてり	8844828	R232

処方名	製品名	効能又は効果	病名表記 傷病名基本名称	レセ電算コード	ICD10
	テイコク白虎加人参湯エキス顆粒 クラシエ白虎加人参湯エキス錠 コタロー白虎加人参湯エキス細粒	むやみに咽喉がかわいて水をほしがるもの。あるいは熱感のはげしいもの。糖尿病の初期，暑気あたり，熱性疾患時。	口渇症 ほてり 糖尿病 暑気あたり 発熱	8833352 8844828 2500013 8844730 7806011	R631 R232 E14 T678 R509
茯苓飲	ツムラ茯苓飲エキス顆粒(医療用)	吐きけや胸やけがあり尿量が減少するものの次の諸症 胃炎，胃アトニー，溜飲	嘔気 胸やけ 乏尿 胃炎 胃腸虚弱 胃内停水 心下痞硬 心窩部振水音	7870012 7871001 7885005 8830417 8844662 8844663 8844736 8844737	R11 R12 R34 K297 K318 R198 R198 R198
	コタロー茯苓飲エキス細粒	胃部がつかえて膨満感があり，胃液の分泌が過多で悪心，嘔吐や食欲不振があって尿量減少するもの。胃炎，胃下垂，胃アトニー，胃神経症，胃拡張，溜飲症，消化不良。	心下痞硬 胃液分泌過多 悪心 嘔吐症 食欲不振 乏尿 胃炎 胃下垂 胃腸虚弱 胃神経症 慢性胃炎 神経症 胃拡張 胃内停水 消化不良症 心下痞硬 心窩部振水音	8844736 8830416 7870002 8830971 7830003 7885005 8830417 8830420 8844662 3064002 5351003 3009007 5368008 8844663 8834689 8844736 8844737	R198 K318 R11 R11 R630 R34 K297 K318 K318 F453 K295 F489 K318 R198 K30 R198 R198
茯苓飲合半夏厚朴湯	ツムラ茯苓飲合半夏厚朴湯エキス顆粒(医療用)	気分がふさいで，咽喉，食道部に異物感があり，時に動悸，めまい，嘔気，胸やけなどがあり，尿量の減少するものの次の諸症 不安神経症，神経性胃炎，つわり，溜飲，胃炎	気うつ 咽喉頭異常感症 咽頭異常感症 食道異物感 動悸 めまい 嘔気 胸やけ 乏尿 不安神経症 神経性胃炎 神経症 胃炎 悪阻 胃内停水 心下痞硬 心窩部振水音	8844688 7849002 3061005 5309002 7851005 8841308 7870012 7871001 7885005 3000010 3064021 3009007 8830417 6430002 8844663 8844736 8844737	R454 F453 F453 R198 R002 R42 R11 R12 R34 F411 F54 F489 K297 O210 R198 R198 R198
附子理中湯	三和附子理中湯エキス細粒	胃腸虚弱で血色悪く，顔に生気なく，尿量多く手足に冷感あり，下痢の傾向あり，しばしばはき気，目眩，頭重，胃痛をうったえるものの次の諸症慢性の胃腸カタル，胃アトニー症	胃腸虚弱 多尿 冷え症 下痢症 嘔気 めまい 頭重感 胃痛 慢性胃腸炎	8844662 7884011 8839176 8833267 7870012 8841308 7840022 8830562 5580033	K318 R35 R688 A09 R11 R42 R51 R101 K529
平胃散	オースギ平胃散料エキスG ツムラ平胃散エキス顆粒(医療用)	胃がもたれて消化不良の傾向のある次の諸症 急・慢性胃	消化不良症 急性胃腸炎	8834689 91009	K30 A09

処方名	製品名	効能又は効果	病名表記 傷病名基本名称	レセ電算コード	ICD10
	テイコク平胃散エキス顆粒 本草平胃散料エキス顆粒-M	カタル，胃アトニー，消化不良，食欲不振	慢性胃腸炎	5580033	K529
			胃腸虚弱	8844662	K318
			食欲不振	7830003	R630
			心窩部不快	8844738	R198
			心窩部振水音	8844737	R198
	コタロー平胃散エキス細粒	消化不良を伴う胃痛，腹痛，食欲減退，あるいは食後腹鳴があり，下痢しやすいもの。口内炎，胃炎，胃アトニー，胃拡張。	消化不良症	8834689	K30
			胃痛	8830562	R101
			腹痛症	8839710	R104
			食欲不振	7830003	R630
			下痢症	8833267	A09
			口内炎	5280105	K121
			胃炎	8830417	K297
			胃腸虚弱	8844662	K318
			胃拡張	5368008	K318
			心窩部不快	8844738	R198
			心窩部振水音	8844737	R198
防已黄耆湯	ツムラ防已黄耆湯エキス顆粒(医療用)	色白で筋肉軟らかく水ぶとりの体質で疲れやすく，汗が多く，小便不利で下肢に浮腫をきたし，膝関節の腫痛するものの次の諸症 腎炎，ネフローゼ，妊娠腎，陰のう水腫，肥満症，関節炎，癰，せつ，筋炎，浮腫，皮膚病，多汗症，月経不順	疲労感	8839426	R53
			多汗症	7808004	R619
			小便不利	8844729	R34
			浮腫	7823024	R609
			腎炎	5839010	N059
			ネフローゼ症候群	5819004	N049
			妊娠腎	6462001	O268
			陰のう水腫	8843650	N433
			肥満症	8839404	E669
			関節炎	7169005	M1399
			よう	6809003	L029
			せつ	6809001	L029
			筋炎	7280003	M6099
			月経不順	8833261	N926
	コタロー防已黄耆湯エキス細粒	水ぶとりで皮膚の色が白く，疲れやすくて，汗をかきやすいか，または浮腫があるもの。関節炎，関節リウマチ，肥満症，多汗症。	疲労感	8839426	R53
			多汗症	7808004	R619
			浮腫	7823024	R609
			関節炎	7169005	M1399
			関節リウマチ	8842106	M0690
			肥満症	8839404	E669
	ジュンコウ防已黄耆湯FCエキス細粒医療用 クラシエ防已黄耆湯エキス細粒 オースギ防已黄耆湯エキスG JPS防已黄耆湯エキス顆粒〔調剤用〕 太虎堂の防已黄耆湯エキス顆粒 テイコク防已黄耆湯エキス顆粒 本草防已黄耆湯エキス顆粒-M マツウラ防已黄耆湯エキス顆粒 クラシエ防已黄耆湯エキス錠	色白で疲れやすく汗のかきやすい傾向のある次の諸症：肥満症(筋肉にしまりのない，いわゆる水ぶとり)，関節痛，むくみ	疲労感	8839426	R53
			多汗症	7808004	R619
			肥満症	8839404	E669
			関節痛	7194005	M2559
			浮腫	7823024	R609
防風通聖散	〔東洋〕防風通聖散料エキス細粒 クラシエ防風通聖散料エキス細粒 オースギ防風通聖散エキスG JPS防風通聖散料エキス顆粒〔調剤用〕 太虎堂の防風通聖散料エキス顆粒 ツムラ防風通聖散エキス顆粒(医療用) テイコク防風通聖散エキス顆粒 本草防風通聖散エキス顆粒-M マツウラ防風通聖散エキス顆粒 クラシエ防風通聖散エキス錠	腹部に皮下脂肪が多く，便秘がちなものの次の諸症 高血圧の随伴症状(どうき，肩こり，のぼせ)，肥満症，むくみ，便秘	便秘症	8840042	K590
			高血圧症	8833421	I10
			動悸	7851005	R002
			肩こり	8831347	M6281
			のぼせ	8844802	R232
			肥満症	8839404	E669
			浮腫	7823024	R609
	コタロー防風通聖散エキス細粒	脂肪ぶとりの体質で便秘し，尿量減少するもの。常習便秘，胃酸過多症，腎臓病，心臓衰弱，動脈硬化，高血圧，脳いっ血これらに伴う肩こり。	肥満症	8839404	E669
			便秘症	8840042	K590
			乏尿	7885005	R34
			習慣性便秘	5640018	K590
			過酸症	8831204	K318

処方名	製品名	効能又は効果	病名表記 傷病名基本名称	レセ電算コード	ICD10
			腎炎	5839010	N059
			慢性腎臓病	8844106	N289
			慢性心不全	4289018	I509
			動脈硬化症	8838263	I709
			高血圧症	8833421	I10
			脳卒中	4369009	I64
			肩こり	8831347	M6281
	三和防風通聖散料エキス細粒	脂肪ぶとりの体質で便秘したりあるいは胸やけ，肩こり，尿量減少などが伴うものの次の諸症：肥満症，高血圧症，常習便秘，痔疾，慢性腎炎，湿疹	便秘症	8840042	K590
			胸やけ	7871001	R12
			肩こり	8831347	M6281
			乏尿	7885005	R34
			肥満症	8839404	E669
			高血圧症	8833421	I10
			習慣性便秘	5640018	K590
			痔核	4556002	I849
			慢性糸球体腎炎	5829003	N039
			腎炎	5839010	N059
			湿疹	6923002	L309
補中益気湯	ツムラ補中益気湯エキス顆粒(医療用)	消化機能が衰え，四肢けん怠感著しい虚弱体質者の次の諸症 夏やせ，病後の体力増強，結核症，食欲不振，胃下垂，感冒，痔，脱肛，子宮下垂，陰萎，半身不随，多汗症	消化不良症	8834689	K30
			倦怠感	7807010	R53
			虚弱	8832689	R53
			暑気あたり	8844730	T678
			体力低下	8844779	R53
			結核	8833031	A169
			食欲不振	7830003	R630
			胃下垂	8830420	K318
			かぜ	4609023	J00
			痔核	4556002	I849
			肛門脱	5691009	K622
			子宮脱1度	8842181	N812
			性交不能症	3027006	F522
			片麻痺	3429014	G819
			多汗症	7808004	R619
			胸脇苦満	8844695	R198
			心窩部振水音	8844737	R198
	コタロー補中益気湯エキス細粒	胃腸機能減退し，疲労けん怠感があるもの，あるいは頭痛，悪寒，盗汗，弛緩性出血などを伴うもの。結核性疾患および病後の体力増強，胃弱，貧血症，夏やせ，虚弱体質，低血圧，腺病質，痔疾，脱肛。	胃腸機能減退	8830511	K319
			全身倦怠感	8836510	R53
			頭痛	7840024	R51
			悪寒	7809023	R688
			寝汗	8838640	R619
			出血	4590002	R58
			体力低下	8844779	R53
			胃腸虚弱	8844662	K318
			貧血	2859011	D649
			暑気あたり	8844730	T678
			虚弱	8832689	R53
			低血圧症	8837873	I959
			痔核	4556002	I849
			肛門脱	5691009	K622
			胸脇苦満	8844695	R198
			心窩部振水音	8844737	R198
	三和補中益気湯エキス細粒	体力が乏しく貧血ぎみで，胃腸機能が減退し，疲労倦怠感や食欲不振あるいは盗汗などあるものの次の諸症：病後・術後の衰弱，胸部疾患の体力増強，貧血症，低血圧症，夏やせ，胃弱，胃腸機能減退，多汗症	体力低下	8844779	R53
			貧血	2859011	D649
			胃腸機能減退	8830511	K319
			全身倦怠感	8836510	R53
			食欲不振	7830003	R630
			寝汗	8838640	R619
			低血圧症	8837873	I959
			暑気あたり	8844730	T678
			胃腸虚弱	8844662	K318

処方名	製品名	効能又は効果	病名表記 傷病名基本名称	レセ電算コード	ICD10
			多汗症	7808004	R619
			胸脇苦満	8844695	R198
			心窩部振水音	8844737	R198
	太虎堂の補中益気湯エキス散	元気がなく胃腸のはたらきが衰えて疲れやすいものの次の諸症：虚弱体質，疲労けん怠，病後の衰弱，食欲不振，ねあせ	体力低下	8844779	R53
	ジュンコウ補中益気湯FCエキス細粒医療用		胃腸機能減退	8830511	K319
	〔東洋〕補中益気湯エキス細粒		疲労感	8839426	R53
	クラシエ補中益気湯エキス細粒		虚弱	8832689	R53
	オースギ補中益気湯エキスG		全身倦怠感	8836510	R53
	JPS補中益気湯エキス顆粒〔調剤用〕		食欲不振	7830003	R630
	太虎堂の補中益気湯エキス顆粒		寝汗	8838640	R619
	テイコク補中益気湯エキス顆粒		胸脇苦満	8844695	R198
	補中益気湯エキス顆粒T		心窩部振水音	8844737	R198
	本草補中益気湯エキス顆粒－M				
麻黄湯	ツムラ麻黄湯エキス顆粒(医療用)	悪寒，発熱，頭痛，腰痛，自然に汗の出ないものの次の諸症 感冒，インフルエンザ(初期のもの)，関節リウマチ，喘息，乳児の鼻閉塞，哺乳困難	悪寒	7809023	R688
			発熱	7806011	R509
			頭痛	7840024	R51
			腰痛症	8840829	M5456
			かぜ	4609023	J00
			インフルエンザ	4871001	J111
			関節リウマチ	8842106	M0690
			気管支喘息	4939008	J459
			鼻閉	4781056	R448
			哺乳力低下	7793009	P922
			身体痛	8844739	R522
	コタロー麻黄湯エキス細粒	高熱悪寒があるにもかかわらず，自然の発汗がなく，身体痛，関節痛のあるもの，あるいは咳嗽や喘鳴のあるもの。感冒，鼻かぜ，乳児鼻づまり，気管支喘息。	高熱	7806005	R509
			悪寒	7809023	R688
			身体痛	8844739	R522
			関節痛	7194005	M2559
			咳	7862006	R05
			喘鳴	7861002	R061
			かぜ	4609023	J00
			感染性鼻炎	8831632	J00
			鼻炎	4781015	J310
			鼻閉	4781056	R448
			気管支喘息	4939008	J459
	ジュンコウ麻黄湯FCエキス細粒医療用	風邪のひきはじめで，さむけがして発熱，頭痛があり，身体のふしぶしが痛い場合の次の諸症：感冒，鼻かぜ	かぜ	4609023	J00
	クラシエ麻黄湯エキス細粒		悪寒	7809023	R688
	テイコク麻黄湯エキス顆粒		発熱	7806011	R509
	本草麻黄湯エキス顆粒－S		頭痛	7840024	R51
			身体痛	8844739	R522
			関節痛	7194005	M2559
			感染性鼻炎	8831632	J00
			鼻炎	4781015	J310
麻黄附子細辛湯	ツムラ麻黄附子細辛湯エキス顆粒(医療用)	悪寒，微熱，全身けん怠，低血圧で頭痛，めまいあり，四肢に疼痛冷感あるものの次の諸症 感冒，気管支炎	悪寒	7809023	R688
			微熱	7806012	R509
			発熱	7806011	R509
			全身倦怠感	8836510	R53
			低血圧症	8837873	I959
			頭痛	7840024	R51
			めまい	8841308	R42
			疼痛	8838060	R529
			冷え症	8839176	R688
			身体痛	8844739	R522
			かぜ	4609023	J00
			気管支炎	4900009	J40
	コタロー麻黄附子細辛湯エキスカプセル	全身けん怠感があって，無気力で，微熱，悪寒するもの。感冒，気管支炎。	全身倦怠感	8836510	R53
			無力症	7807017	R53
			微熱	7806012	R509
			発熱	7806011	R509
			悪寒	7809023	R688

処方名	製品名	効能又は効果	病名表記 傷病名基本名称	レセ電算コード	ICD10
	三和麻黄附子細辛湯エキス細粒	悪感，微熱，全身倦怠，低血圧で頭痛，めまいあり，四肢に疼痛冷感あるものの次の諸症：感冒，気管支炎，咳嗽	かぜ	4609023	J00
			気管支炎	4900009	J40
			身体痛	8844739	R522
			悪寒	7809023	R688
			微熱	7806012	R509
			発熱	7806011	R509
			全身倦怠感	8836510	R53
			低血圧症	8837873	I959
			頭痛	7840024	R51
			めまい	8841308	R42
			疼痛	8838060	R529
			冷え症	8839176	R688
			身体痛	8844739	R522
			かぜ	4609023	J00
			気管支炎	4900009	J40
			咳	7862008	R05
麻杏甘石湯	ジュンコウ麻杏甘石湯FCエキス細粒医療用	小児ぜんそく，気管支ぜんそく	小児喘息	4930005	J450
	オースギ麻杏甘石湯エキスG		気管支喘息	4939008	J459
	ツムラ麻杏甘石湯エキス顆粒(医療用)				
	テイコク麻杏甘石湯エキス顆粒				
	本草麻杏甘石湯エキス顆粒－M				
	マツウラ麻杏甘石湯エキス顆粒				
	コタロー麻杏甘石湯エキス細粒	咳嗽はげしく，発作時に頭部に発汗して喘鳴を伴い，咽喉がかわくもの。気管支炎，気管支喘息。	咳	7862008	R05
			喘鳴	7861002	R061
			咽喉乾燥感	8844664	R098
			口渇症	8833352	R631
			気管支炎	4900009	J40
			気管支喘息	4939008	J459
麻杏薏甘湯	クラシエ麻杏薏甘湯エキス細粒	関節痛，神経痛，筋肉痛	関節痛	7194005	M2559
	オースギ麻杏薏甘湯エキスG		神経痛	8834958	M7929
	JPS麻杏薏甘湯エキス顆粒〔調剤用〕		筋肉痛	7291015	M7919
	ツムラ麻杏薏甘湯エキス顆粒(医療用)				
	麻杏薏甘湯エキス顆粒T				
	コタロー麻杏薏甘湯エキス細粒	関節・筋肉リウマチ，神経痛，イボ。	関節リウマチ	8842106	M0690
			リウマチ性筋炎	7290004	M7900
			神経痛	8834958	M7929
			疣贅	781034	B07
	三和麻杏薏甘湯エキス細粒	筋肉リウマチ，関節リウマチ，いぼ，手掌角化症	リウマチ性筋炎	7290004	M7900
			関節リウマチ	8842106	M0690
			疣贅	781034	B07
			掌蹠角化症	7573022	L851
麻子仁丸	オースギ麻子仁丸料エキスG	便秘	便秘症	8840042	K590
	ツムラ麻子仁丸エキス顆粒(医療用)				
	コタロー麻子仁丸料エキス細粒	常習便秘，急性便秘，病後の便秘，便秘に伴う痔核，萎縮腎。	習慣性便秘	5640018	K590
			便秘症	8840042	K590
			痔核	4556002	I849
			萎縮腎	5870001	N26
木防已湯	ツムラ木防已湯エキス顆粒(医療用)	顔色がさえず，咳をともなう呼吸困難があり，心臓下部に緊張圧重感があるものの心臓，あるいは，腎臓にもとづく疾患，浮腫，心臓性喘息	顔面蒼白	8832101	R231
			咳	7862008	R05
			呼吸困難	8833748	R060
			心下痞堅	8844735	R198
			心疾患	8834984	I519
			腎炎	5839010	N059
			浮腫	7823024	R609
			心臓喘息	4281005	I501
	コタロー木防已湯エキス細粒	みぞおちがつかえて喘鳴を伴う呼吸困難があり，あるいは浮腫があって尿量減少し，口内または咽喉がかわくもの。心内膜炎，心臓弁膜症，心臓	心下痞堅	8844735	R198
			喘鳴	7861002	R061
			呼吸困難	8833748	R060
			浮腫	7823024	R609
			乏尿	7885005	R34

処方名	製品名	効能又は効果	病名表記 傷病名基本名称	レセ電算コード	ICD10
		性喘息，慢性腎炎，ネフローゼ。	口乾	8844710	R682
			口渇症	8833352	R631
			心内膜炎	8835117	I38
			心臓弁膜症	4249004	I38
			心臓喘息	4281005	I501
			慢性糸球体腎炎	5829003	N039
			腎炎	5839010	N059
			ネフローゼ症候群	5819004	N049
	三和木防已湯エキス細粒	心臓下部がつかえて喘息を伴う呼吸困難があって浮腫，尿量減少，口渇などの傾向あるものの次の諸症 心臓弁膜症，心臓性喘息，慢性腎炎，ネフローゼ	心下痞堅	8844735	R198
			気管支喘息	4939008	J459
			呼吸困難	8833748	R060
			浮腫	7823024	R609
			乏尿	7885005	R34
			口渇症	8833352	R631
			心臓弁膜症	4249004	I38
			心臓喘息	4281005	I501
			慢性糸球体腎炎	5829003	N039
			腎炎	5839010	N059
			ネフローゼ症候群	5819004	N049
薏苡仁湯	ジュンコウ薏苡仁湯FCエキス細粒医療用	関節痛，筋肉痛	関節痛	7194005	M2559
	〔東洋〕薏苡仁湯エキス細粒		筋肉痛	7291015	M7919
	クラシエ薏苡仁湯エキス細粒				
	オースギ薏苡仁湯エキスTG				
	ツムラ薏苡仁湯エキス顆粒(医療用)				
	本草薏苡仁湯エキス顆粒－M				
	マツウラ薏苡仁湯エキス顆粒				
	クラシエ薏苡仁湯エキス錠				
抑肝散	オースギ抑肝散料エキスTG	虚弱な体質で神経がたかぶるものの次の諸症 神経症，不眠症，小児夜なき，小児疳症	虚弱	8832689	R53
	ツムラ抑肝散エキス顆粒(医療用)		神経症	3009007	F489
			不眠症	8839792	G470
			夜なき	8844831	F514
			小児神経症	3008007	F488
抑肝散加陳皮半夏	クラシエ抑肝散加陳皮半夏エキス細粒	虚弱な体質で神経がたかぶるものの次の諸症 神経症，不眠症，小児夜なき，小児疳症	虚弱	8832689	R53
	ツムラ抑肝散加陳皮半夏エキス顆粒(医療用)		神経症	3009007	F489
			不眠症	8839792	G470
			夜なき	8844831	F514
			小児神経症	3008007	F488
	コタロー抑肝散加陳皮半夏エキス細粒	神経症，更年期神経症，不眠症，高血圧または動脈硬化による神経症状，小児夜啼症。	神経症	3009007	F489
			更年期神経症	8844717	N951
			更年期症候群	6272001	N951
			不眠症	8839792	G470
			高血圧症	8833421	I10
			動脈硬化症	8838263	I709
			夜なき	8844831	F514
六君子湯	〔東洋〕六君子湯エキス細粒	胃腸の弱いもので，食欲がなく，みぞおちがつかえ，疲れやすく，貧血性で手足が冷えやすいものの次の諸症 胃炎，胃アトニー，胃下垂，消化不良，食欲不振，胃痛，嘔吐	胃腸虚弱	8844662	K318
	クラシエ六君子湯エキス細粒		食欲不振	7830003	R630
	オースギ六君子湯エキスG		疲労感	8839426	R53
	ツムラ六君子湯エキス顆粒(医療用)		貧血	2859011	D649
	テイコク六君子湯エキス顆粒		冷え症	8839176	R688
	本草六君子湯エキス顆粒－M		胃炎	8830417	K297
	マツウラ六君子湯エキス顆粒		胃下垂	8830420	K318
			消化不良症	8834689	K30
			胃痛	8830562	R101
			嘔吐症	8830971	R11
			胃内停水	8844663	R198
			心窩部振水音	8844737	R198
	コタロー六君子湯エキス細粒	貧血，冷え症で胃部圧重感があり，軟便気味で疲れやすいもの。胃炎，胃拡張症，胃アトニー症，胃下垂症，胃神経	貧血	2859011	D649
			冷え症	8839176	R688
			心窩部不快	8844738	R198
			下痢症	8833267	A09

処方名	製品名	効能又は効果	病名表記 傷病名基本名称	レセ電算コード	ICD10
		症，つわり，虚弱児の食欲不振。	疲労感	8839426	R53
			胃炎	8830417	K297
			胃拡張	5368008	K318
			胃腸虚弱	8844662	K318
			胃下垂	8830420	K318
			胃神経症	3064002	F453
			慢性胃炎	5351003	K295
			神経症	3009007	F489
			悪阻	6430002	O210
			食欲不振	7830003	R630
			胃内停水	8844663	R198
			心窩部振水音	8844737	R198
	三和六君子湯エキス細粒	貧血，冷え症で胃部に重圧感があって，疲れやすいものの次の諸症 慢性胃腸カタル，胃下垂，胃アトニー症，悪阻，虚弱児の消化不良，胃潰瘍	貧血	2859011	D649
			冷え症	8839176	R688
			心窩部不快	8844738	R198
			疲労感	8839426	R53
			慢性胃腸炎	5580033	K529
			胃下垂	8830420	K318
			胃腸虚弱	8844662	K318
			悪阻	6430002	O210
			消化不良症	8834689	K30
			胃潰瘍	5319009	K259
			胃内停水	8844663	R198
			心窩部振水音	8844737	R198
立効散	ツムラ立効散エキス顆粒(医療用)	抜歯後の疼痛，歯痛	抜歯後疼痛	5258014	T888
			歯痛	8834412	K088
竜胆瀉肝湯	太虎堂の竜胆瀉肝湯エキス散 ジュンコウ龍胆瀉肝湯FCエキス細粒医療用 太虎堂の竜胆瀉肝湯エキス細粒 〔東洋〕龍胆瀉肝湯エキス細粒 太虎堂の竜胆瀉肝湯エキス顆粒 ツムラ竜胆瀉肝湯エキス顆粒(医療用)	比較的体力があり，下腹部筋肉が緊張する傾向があるものの次の諸症 排尿痛，残尿感，尿の濁り，こしけ	排尿痛	7880004	R309
			残尿感	7886003	R398
			混濁尿	7919006	R829
			帯下	6235001	N898
	コタロー竜胆瀉肝湯エキス細粒	比較的体力のあるものの次の諸症：尿道炎，膀胱カタル，膣炎，陰部湿疹，こしけ，陰部痒痛，子宮内膜炎。	尿道炎	5978015	N342
			膀胱炎	5959015	N309
			膣炎	8837491	N760
			湿疹	6923002	L309
			帯下	6235001	N898
			外陰部そう痒症	8841353	L292
			子宮内膜炎	6159011	N719
	三和竜胆瀉肝湯エキス細粒	比較的体力があり膀胱や尿道，子宮などに炎症があって排尿時に痛みや排尿困難があるものの次の諸症 尿道炎，膀胱カタル，膣炎，帯下，陰部湿疹，バルトリン腺炎，陰部そう痒症，子宮内膜炎，睾丸炎	膀胱炎	5959015	N309
			尿道炎	5978015	N342
			排尿痛	7880004	R309
			排尿困難	7881001	R391
			膣炎	8837491	N760
			帯下	6235001	N898
			湿疹	6923002	L309
			バルトリン腺炎	6168002	N758
			外陰部そう痒症	8841353	L292
			子宮内膜炎	6159011	N719
			精巣炎	6049013	N459
苓甘姜味辛夏仁湯	コタロー苓甘姜味辛夏仁湯エキス細粒 ツムラ苓甘姜味辛夏仁湯エキス顆粒(医療用)	貧血，冷え症で喘鳴を伴う喀痰の多い咳嗽があるもの。気管支炎，気管支喘息，心臓衰弱，腎臓病	貧血	2859011	D649
			冷え症	8839176	R688
			喘鳴	7861002	R061
			喀痰	8831159	R093
			咳	7862008	R05
			気管支炎	4900009	J40
			気管支喘息	4939008	J459
			慢性心不全	4289018	I509
			腎炎	5839010	N059
			慢性腎臓病	8844106	N289

処方名	製品名	効能又は効果	病名表記 傷病名基本名称	レセ電算コード	ICD10
			心窩部振水音	8844737	R198
苓姜朮甘湯	ツムラ苓姜朮甘湯エキス顆粒(医療用) 本草苓姜朮甘湯エキス顆粒－M	腰に冷えと痛みがあって，尿量が多い次の諸症 腰痛，腰の冷え，夜尿症	冷え症	8839176	R688
			疼痛	8838060	R529
			多尿	7884011	R35
			腰痛症	8840829	M5456
			夜尿症	3076004	F980
			心窩部振水音	8844737	R198
	コタロー苓姜朮甘湯エキス細粒	全身けん怠感，腰部の疼痛，冷感，重感などがあって，排尿回数，尿量ともに増加するもの。腰冷，腰痛，坐骨神経痛，夜尿症。	全身倦怠感	8836510	R53
			腰痛症	8840829	M5456
			疼痛	8838060	R529
			冷え症	8839176	R688
			頻尿症	8839433	R35
			多尿	7884011	R35
			坐骨神経痛	7243008	M5438
			夜尿症	3076004	F980
			心窩部振水音	8844737	R198
	三和苓姜朮甘湯エキス細粒	腰部から下肢にかけて，ひどい冷感を自覚し，腰冷痛，身体倦怠感を伴い，排尿回数，量ともに多いものの次の諸症 坐骨神経痛，腰痛，夜尿症，遺尿，帯下	冷え症	8839176	R688
			倦怠感	7807010	R53
			頻尿症	8839433	R35
			多尿	7884011	R35
			坐骨神経痛	7243008	M5438
			腰痛症	8840829	M5456
			夜尿症	3076004	F980
			遺尿症	8830590	R32
			帯下	6235001	N898
			心窩部振水音	8844737	R198
苓桂朮甘湯	ジュンコウ苓桂朮甘湯FCエキス細粒医療用 〔東洋〕苓桂朮甘湯エキス細粒 クラシエ苓桂朮甘湯エキス細粒 オースギ苓桂朮甘湯エキスTG JPS苓桂朮甘湯エキス顆粒〔調剤用〕 太虎堂の苓桂朮甘湯エキス顆粒 ツムラ苓桂朮甘湯エキス顆粒(医療用) 本草苓桂朮甘湯エキス顆粒－M マツウラ苓桂朮甘湯エキス顆粒	めまい，ふらつきがあり，または動悸があり尿量が減少するものの次の諸症 神経質，ノイローゼ，めまい，動悸，息切れ，頭痛	めまい	8841308	R42
			動悸	7851005	R002
			乏尿	7885005	R34
			神経質	8834942	R450
			神経症	3009007	F489
			息切れ	7860016	R060
			頭痛	7840024	R51
			心下悸	8844732	R002
			胃内停水	8844663	R198
			心窩部振水音	8844737	R198
	コタロー苓桂朮甘湯エキス細粒	立ちくらみやめまい，あるいは動悸がひどく，のぼせて頭痛がし，顔面やや紅潮したり，あるいは貧血し，排尿回数多く，尿量減少して口唇部がかわくもの。神経性心悸亢進，神経症，充血，耳鳴，不眠症，血圧異常，心臓衰弱，腎臓病。	起立性眩暈	4580006	I951
			めまい	8841308	R42
			動悸	7851005	R002
			のぼせ	8844802	R232
			頭痛	7840024	R51
			顔面紅潮	8832085	R232
			貧血	2859011	D649
			頻尿症	8839433	R35
			乏尿	7885005	R34
			神経性心悸亢進	3062022	F453
			神経症	3009007	F489
			結膜充血	3727016	H114
			耳鳴症	8835241	H931
			不眠症	8839792	G470
			血圧異常	8844707	R098
			高血圧症	8833421	I10
			低血圧症	8837873	I959
			慢性心不全	4289018	I509
			腎炎	5839010	N059
			慢性腎臓病	8844106	N289
			心下悸	8844732	R002
			胃内停水	8844663	R198
			心窩部振水音	8844737	R198
	三和苓桂朮甘湯エキス細粒	頭痛，頭重，のぼせ，めまい，	頭痛	7840024	R51

処方名	製品名	効能又は効果	病名表記 傷病名基本名称	レセ電算コード	ICD10
		立ちくらみ，動悸，心悸亢進などがあって不眠，精神不安などを伴い尿量減少の傾向があるものの次の諸症　神経性心悸亢進症，心臓弁膜症，血圧異常，起立性めまい，メニエル氏症候群，神経衰弱，腎臓疾患	頭重感	7840022	R51
			のぼせ	8844802	R232
			めまい	8841308	R42
			起立性眩暈	4580006	I951
			動悸	7851005	R002
			不眠症	8839792	G470
			不安障害	8839596	F419
			乏尿	7885005	R34
			神経性心悸亢進	3062022	F453
			心臓弁膜症	4249004	I38
			血圧異常	8844707	R098
			高血圧症	8833421	I10
			低血圧症	8837873	I959
			メニエール症候群	8847584	H810
			神経衰弱	8834946	F480
			腎炎	5839010	N059
			心下悸	8844732	R002
			胃内停水	8844663	R198
			心窩部振水音	8844737	R198
六味丸(六味地黄丸)	クラシエ六味丸料エキス細粒	疲れやすくて尿量減少または多尿で，時に口渇があるものの次の諸症　排尿困難，頻尿，むくみ，かゆみ	疲労感	8839426	R53
	ツムラ六味丸エキス顆粒(医療用)		乏尿	7885005	R34
	ジュンコウ六味地黄丸料FCエキス細粒医療用		多尿	7884011	R35
	〔東洋〕六味地黄丸料エキス細粒		口渇症	8833352	R631
			排尿困難	7881001	R391
			頻尿症	8839433	R35
			浮腫	7823024	R609
			そう痒	8841305	L299
			小腹不仁	8844728	R198
			小腹拘急	8844726	R198

製薬会社住所録

添付文書に記載されている会社・住所による。
医療用漢方製剤添付文書記載の会社・住所には"医"を付記し，会社名細字の部分は本誌内では省略している。
一般用漢方製剤添付文書記載の会社・住所には"⊖"を付記した。
同一名の会社が複数存在する場合は所在地の都道府県名の頭文字を付記した。

会社名		住所	電話	問合わせ先	問合わせ先住所	電話／FAX
アスゲン製薬㈱	⊖	名古屋市東区泉2-28-8		医薬安全情報課		TEL(052)931-1212
天野商事㈱	⊖	名古屋市中区丸の内3-13-12		お客様相談室		TEL(052)951-2340
㈱アラクス		名古屋市中区丸の内3-2-26		アラクスお客様相談室		TEL0120-225-081
アルフレッサファーマ㈱	⊖	大阪市中央区石町2-2-9		お客様相談室		TEL0120-060-334
㈱イー・エス・ピー薬品		東京都文京区湯島3-26-9 イヤサカビル1階				
㈱池田屋安兵衛商店		富山市堤町通り1-3-5	TEL(076)425-1871			
イスクラ産業㈱	⊖	東京都中央区日本橋1-14-2		お客様相談室		TEL(03)3281-3363
一元製薬㈱	⊖	東京都豊島区要町3-4-10		お客様相談室		TEL(03)3973-2917
一粒丸 三橋薬局		成田市仲町363	TEL(0476)22-0011			
一心堂漢方㈱	⊖	さいたま市大宮区高鼻町1-80アコルト大野1階	TEL(048)648-2014			
井藤漢方製薬㈱	⊖	東大阪市長田東2-4-1		お客様相談室		TEL(06)6743-3033
牛津製薬㈱	⊖	小城市牛津町下砥川1-2				
㈱ウチダ和漢薬	医	東京都荒川区東日暮里4-4-10	TEL(03)3806-1251	医薬情報部		
㈱ウチダ和漢薬	⊖	東京都荒川区東日暮里4-4-10	TEL(03)3806-4141			
エスエス製薬㈱	⊖	東京都中央区日本橋浜町2-12-4		お客様相談室		TEL0120-028-193
㈱SLC社快生活		東京都千代田区鍛冶町2-7-15	TEL(03)3252-0331			
㈱延寿堂	⊖	富山市下赤江町1-13-3		お客様相談窓口		TEL(076)431-7017 FAX(076)431-7013
大木製薬㈱	医	東京都千代田区神田鍛冶町3-3		学術課		TEL(03)3256-5051
大草薬品㈱	⊖	横須賀市森崎1-17-15		お客様相談係		TEL(046)834-1193
大草薬品販売㈱	⊖	大阪市天王寺区上汐5-1-18		お客様相談係		TEL(06)6779-5202
大杉製薬㈱	医	大阪市阿倍野区天王寺町南1-1-2		医薬情報部	大阪市東住吉区山坂1-8-6	TEL(050)3776-0358
大杉製薬㈱	⊖	大阪市阿倍野区天王寺町南1-1-2		お客様相談室		TEL(06)6629-0062
㈱太田胃散	⊖	東京都文京区千石2-3-2	TEL(03)3944-1311	お客様相談係		
大峰堂薬品工業㈱	医	大和高田市根成柿574				
大峰堂薬品工業㈱	⊖	大和高田市根成柿574	TEL(0745)22-3601	消費者相談窓口		
㈱オノジユウ	⊖	東京都大田区西蒲田6-26-3	TEL(03)5711-0841			
カイゲンファーマ㈱		大阪市中央区道修町2-5-14		お客様相談室		TEL(06)6202-8911
カシマ薬品商事㈱	⊖	鹿島市古枝字天神甲470-12		名古屋営業所		TEL0120-117-938
㈱カッセイシステム		岐阜市芥見堀田78-1				
カポニー産業㈱	⊖	東京都新宿区新宿1-29-8（日本公衆衛協会ビル）				
㈱カーヤ	⊖	吹田市垂水町3-4-11	TEL(06)6368-9730	お客様相談室		
北日本製薬㈱	⊖	富山県中新川郡上市町若杉55	TEL(076)472-1011			
㈱紀伊国屋漢薬局	⊖	東京都千代田区外神田1-2-14	TEL(03)3255-2771			
救急薬品工業㈱	⊖	射水市戸破32-7		お客様相談窓口		TEL(0766)56-9901

会社名		住所	電話	問合わせ先	問合わせ先住所	電話／FAX
救心製薬㈱	㊀	東京都杉並区和田1-22-10	TEL(03)5385-3211	お客様相談室		
協同薬品工業㈱	㊀	山形県東置賜郡川西町大字西大塚930		クミアイ家庭薬相談窓口		TEL(0238)46-2013
杏林製薬㈱	医	東京都千代田区神田駿河台4-6		くすり情報センター		TEL0120-409-341
杏林製薬㈱		東京都千代田区神田駿河台4-6		くすり情報センター		TEL0120-965-961
キョーリンリメディオ㈱	医	富山県南砺市井波885		学術部	金沢市諸江町下丁287-1	TEL0120-960-189 FAX0120-189-099
金陽製薬㈱	㊀	五條市住川町1420	TEL(0747)22-3451			
薬日本堂	㊀	東京都品川区北品川4-7-35	TEL(03)3446-2011			
くすりの厚生会		弘前市大字駅前町11-5	TEL(0172)36-5571			
グラクソ・スミスクライン㈱	㊀	東京都渋谷区千駄ヶ谷4-6-15		コンシューマーヘルスケア事業本部お客様相談室		TEL(03)5786-6315
クラシエ製薬㈱	医	東京都港区海岸3-20-20	TEL(03)5446-3300			
クラシエ製薬㈱	㊀	東京都港区海岸3-20-20				
クラシエ薬品㈱	医	東京都港区海岸3-20-20	TEL(03)5446-3300	お客様相談センター		TEL(03)5446-3334 FAX(03)5446-3374
クラシエ薬品㈱		東京都港区海岸3-20-20		お客様相談窓口		TEL(03)5446-3334
グレートアンドグランド㈱		大阪市中央区道修町2-1-10				
ゲンキー㈱	㊀	坂井市丸岡町下久米田38-33				
源平製薬㈱	㊀	射水市黒河新2643	TEL(0766)56-0239	お客様相談窓口		
興亜製薬㈱	㊀	横浜市港北区箕輪町2-17-5				
㈱廣貫堂		富山市梅沢町2-9-1		お客様相談窓口		TEL(076)424-2259
皇漢堂製薬㈱	㊀	尼崎市長洲本通2-8-27		お客様相談窓口		TEL0120-023-520
㈱廣昌堂	㊀	射水市水戸田2841	TEL(0766)54-1007			
厚生農業協同組合連合会	㊀	各厚生連参照				
興和㈱	㊀	東京都中央区日本橋本町3-4-14		医薬事業部お客様相談センター		TEL(03)3279-7755 FAX(03)3279-7566
康和薬通㈲	医	大阪府柏原市円明町1000-37				
国産薬品工業㈱	㊀	岐阜市秋沢370-2		お客様相談室		TEL0120-313-430
国民製薬㈱	㊀	富山市緑町2-4-4		消費者相談窓口		TEL(076)421-4032
越島漢方薬局	㊀	福井市毛矢2-7-6	TEL(0776)36-0531			
御所薬舗㈱	㊀	御所市1207	TEL(0745)62-3388	お客様相談室		
小太郎漢方製薬㈱	医	大阪市北区中津2-5-23		医薬事業部		TEL(06)6371-9106 FAX(06)6377-4140
小太郎漢方製薬㈱		大阪市北区中津2-5-23		医薬事業部お客様相談室		TEL(06)6371-9106
小西製薬㈱	㊀	東大阪市上石切町2-33-11		お客様相談窓口		TEL(072)981-2429
小林製薬㈱	㊀	大阪市中央区道修町4-4-10		お客様相談室		TEL0120-588-401
米田薬品工業㈱	㊀	大阪市天王寺区堀越町9-24		お客様相談室	奈良県高市郡高取町市尾986	TEL(0744)52-3720
剤盛堂薬品㈱	㊀	和歌山市太田2-8-31	TEL(073)472-3111	学術部		
㈱阪本漢法製薬	医	大阪市北区曾根崎2-7-4	TEL(06)6131-1200	研究開発部	尼崎市名神町1-5-12	
㈱阪本漢法製薬	㊀	大阪市北区曽根崎2-7-4		お客様相談室		TEL(06)6131-1300
佐藤製薬㈱	㊀	東京都港区元赤坂1-5-27		お客様相談窓口		TEL(03)5412-7393
サラヤ㈱	㊀	大阪市東住吉区湯里2-2-8	TEL(06)6797-2525	学術部		TEL(06)4706-3938
三宝製薬㈱	㊀	東京都新宿区下落合2-3-18		お客様相談室		TEL(03)3952-0100
三和生薬㈱	医	宇都宮市平出工業団地6-1				
三和生薬㈱	㊀	宇都宮市平出工業団地6-1		消費者くすり相談室	東京都千代田区外神田6-6-1	TEL(03)3834-2171

会社名		住　　所	電話	問合わせ先	問合わせ先住所	電話／FAX
ジェイドルフ製薬㈱	医	滋賀県甲賀市土山町北土山2739		安全性情報部	大阪府門真市末広町31-8 サンコオア第3ビル	TEL(06)6900-8884 FAX(06)6900-0681
ジェーピーエス製薬㈱	医	横浜市都筑区東山田4-42-22		営業部		TEL(045)593-2060
ジェーピーエス製薬㈱	一	横浜市都筑区東山田4-42-22		お客様相談室		TEL(045)593-2136
㈱CFSコーポレーション	一	横浜市港北区新横浜2-3-19				
塩釜蛮紅華湯㈱	一	名取市下余田字鹿島10				
塩野義製薬㈱	一	大阪市中央区道修町3-1-8		医薬情報センター		TEL(06)6209-6948
滋賀県製薬㈱	一	甲賀市甲賀町滝879	TEL(0748)88-3180	くすり相談室		
昭和化学工業㈱		甲賀市甲賀町大原市場157	TEL(0748)88-2174			
白石薬品㈱	一	茨木市五日市1-10-33	TEL(072)622-8500			
新生薬品工業㈱・奈		奈良県高市郡高取町清水谷1269	TEL(0744)52-3330			
神農製薬㈱	一	栃木県芳賀郡芳賀町芳賀台196-1		お客様相談室		TEL(045)593-5738
仁保産業㈱	一	長崎市本河内3-11-47	TEL(095)821-2481			FAX(095)827-6689
伸和製薬㈱	一	東京都中央区日本橋蛎殻町1-29-1		情報管理室		TEL(03)3639-9771
㈲角野製薬所	一	鹿屋市吾平町上名5756	TEL(0994)58-7978			
ゼネル薬品工業㈱	一	大阪市北区天満3-6-1	TEL(06)6352-2381			
ゼネル薬工伊都㈱	一	和歌山県伊都郡かつらぎ町笠田東153-1				
全国農業協同組合連合会	一	東京都千代田区大手町1-3-1				
全薬工業㈱	一	東京都文京区大塚5-6-15		お客様相談室		TEL(03)3946-3610
第一三共ヘルスケア㈱	一	東京都中央区日本橋3-14-10		お客様相談室		TEL(03)5205-8331
第一薬品工業㈱	一	富山市草島15-1		くすり相談窓口		TEL(076)435-5055
大協薬品工業㈱	一	富山市水橋畠等173		お客様相談窓口		TEL(076)479-1313
大晃生薬㈲	一	名古屋市千種区松軒1-5-12		試験室		TEL0120-335-064
太虎精堂製薬㈱	医	神戸市中央区吾妻通2-1-27		薬事情報部		TEL(078)232-1015 FAX(078)232-1077
太虎精堂製薬㈱	一	神戸市中央区吾妻通2-1-27	TEL(078)232-1015			
大正製薬㈱	一	東京都豊島区高田3-24-1		お客様119番室		TEL(03)3985-1800
大昭製薬㈱	一	甲賀市甲賀町大原市場168		おくすり相談室		TEL(0748)88-4181
大生堂薬品工業㈱	一	岐阜市六条大溝3-3-17		お客様相談室		TEL(058)271-9481
ダイト㈱	一	富山市八日町326		安全管理室 お客様相談係	東京都千代田区内神田3-6-2 アーバンネット神田ビル	TEL(03)5294-7147
大同薬品工業㈱	一	葛城市新村214-1		お客様相談室		TEL(0745)62-5031
高市製薬㈱	一	奈良県高市郡明日香村野口10		お客様相談室		TEL(0744)54-2514
高砂薬業㈱	医	大阪市阿倍野区天王寺町南1-1-2				
㈱タキザワ漢方廠	一	さいたま市見沼区片柳412-1		お客様相談室		TEL(048)688-7923
武田薬品工業㈱	一	大阪市中央区道修町4-1-1		ヘルスケアカンパニー「お客様相談室」	東京都中央区日本橋2-12-10	TEL0120-567-087
田尻製薬㈲	一	玉名市天水町立花1609				
㈱建林松鶴堂	医	戸田市戸田公園3-7		学術部	東京都台東区東上野4-3-1	
㈱建林松鶴堂	一	戸田市戸田公園3-7		お客様相談室		TEL(03)3843-3833
田辺三菱製薬㈱	一	大阪市中央区北浜2-6-18		くすり相談センター		TEL0120-547-080

会社名	住所	電話	問合わせ先	問合わせ先住所	電話／FAX
田村薬品工業㈱	⊖ 御所市西寺田50		お客様相談室		TEL(06)6203-5151
端壮薬品工業㈱	⊖ 橿原市今井町4-5-10	TEL(0744)23-7700			FAX(0744)23-1200
㈱中京医薬品	⊖ 半田市亀崎北浦町2-15-1		お客様相談室		TEL0120-099-850
中新薬業㈱	⊖ 滑川市上小泉504-2		お客様相談室		TEL(076)475-2121 内線57(開発部)
㈱築田三樹園社	⊖ 広島市中区東白島町21-21	TEL(082)221-3603	お客様相談係		FAX(082)223-8871
㈱ツムラ	㊩ 東京都港区赤坂2-17-11		お客様相談窓口		TEL0120-329-970 FAX(03)5574-6610
㈱ツムラ	⊖ 東京都港区赤坂2-17-11		お客様相談窓口		TEL0120-329-930
帝國漢方製薬㈱	㊩ 阿波市土成町土成字北原80-11				
帝國漢方製薬㈱	⊖ 阿波市土成町土成字北原80-11				
東亜薬品㈱	㊩ 富山市水橋開発277-10		安全管理部		TEL(076)478-5347 FAX(076)478-5348
東亜薬品㈱	⊖ 富山市水橋開発277-10		お客様くすり相談室		TEL(076)478-5580
東邦薬品工業㈱	⊖ 橿原市縄手町236	TEL(0744)22-2561		橿原市縄手町字久保カイト214-1	
東洋漢方製薬㈱	⊖ 富田林市中野町東2-1-16		お客様相談室		TEL(06)6211-4976
㈱東洋薬行	㊩ 東京都文京区本郷6-19-7				TEL(03)3813-2263 FAX(03)3813-0202
㈱東洋薬行	⊖ 東京都文京区本郷6-19-7		お客様相談係		TEL(03)3813-2263 FAX(03)3813-0202
常盤薬品工業㈱	⊖ 大阪市中央区安土町3-5-12		お客さま相談室		TEL0120-875-710
㈱栃本天海堂	⊖ 大阪市北区末広町3-21		品質保証部・品質保証課		TEL(06)7711-0730
長倉製薬㈱	⊖ 大阪市中央区日本橋1-17-17			大阪市西成区聖天下1-7-16	TEL(06)6652-5000
長崎県製薬㈿	⊖ 長崎市本河内3-11-1	TEL(095)823-5314			
長野県製薬㈱	⊖ 長野県木曽郡王滝村此の島100-1	TEL(0264)46-3003	お客様相談室		TEL0120-100-975
中村薬品工業㈱	⊖ 奈良県高市郡高取町大字丹生谷31-32		お客様相談窓口		TEL(0745)67-0038 FAX(0745)67-1438
二反田薬品工業㈱	⊖ 呉市吉浦新町2-5-2		お客様相談室		TEL(0823)31-1515
日医工㈱	㊩ 富山市総曲輪1-6-21		お客様サポートセンター		TEL0120-517-215 FAX(076)442-8948
日東薬品工業㈱	⊖ 向日市上植野町南開35-3	TEL(075)921-5344			
日邦薬品工業㈱	⊖ 東京都渋谷区代々木3-46-16	TEL(03)3370-7174	お客様相談室		
㈲日本漢方医薬研究所	⊖ 鳴門市北灘町櫛木字井ノ尻89-7	TEL(088)666-0678			
日本臓器製薬㈱	⊖ 大阪市中央区平野町2-1-2		お客様相談窓口		TEL(06)6222-0441
日本ドラッグチェーン	⊖ 東京都中央区八重洲2-3-12				
寧薬化学工業㈱	⊖ 大和高田市旭南町2-25	TEL(0745)22-4151			
ノーエチ薬品㈱	⊖ 松原市高見の里4-8-16		お客様相談室		TEL(072)331-0417
㈱パナケイア製薬	⊖ 高岡市中田4576		お客様相談係		TEL(0766)36-1118
原沢製薬工業㈱	⊖ 東京都港区高輪3-19-17	TEL(03)3441-5191	お客様相談室		
日の丸漢方㈱	⊖ 京都市下京区室町通六条下ル西魚屋町235	TEL(075)351-6810			
日野薬品工業㈱	⊖ 滋賀県蒲生郡日野町上野田119	TEL(0748)52-1231	お客様相談窓口		TEL(0748)52-1232
福井製薬㈱	⊖ 大阪市城東区今福東3-1-26		お客様相談室		TEL(06)6939-2677
㈱富士薬品	⊖ さいたま市大宮区桜木町4-383		OTC学術室		TEL(048)648-1118
扶桑薬品工業㈱	㊩ 大阪市城東区森之宮2-3-11		研究開発センター 学術部門	大阪市城東区森之宮2-3-30	TEL(06)6964-2763 FAX(06)6964-2706
㈱プロダクト・イノベーション	⊖ 富山市浜黒崎239				

会社名		住所	電話	問合わせ先	問合わせ先住所	電話／FAX
北宝薬品㈱	㊀	大阪市阿倍野区阪南町6-5-2				
ホーユー㈱	㊀	名古屋市東区徳川1-501		お客様相談室		TEL(052)935-9941
堀井薬品工業㈱	㊀	大阪市中央区内淡路町1-2-6		企画開発部 お客様相談室		TEL0120-010-320 FAX(06)6942-1505
堀江生薬㈱	㊀	大和郡山市今国府町367-1		お客様相談室		TEL(06)6231-1890
本草製薬㈱	㊗	名古屋市天白区古川町125		学術部		TEL(052)892-1287 FAX(052)895-4928
本草製薬㈱	㊀	名古屋市天白区古川町125	TEL(052)892-1287	お客様相談室		
㈲本町薬品	㊀	和歌山市西浜2-1-31		お客様相談室		TEL0120-577-744
増田製薬㈱	㊀	橿原市川西町429		お客様相談係		TEL(0744)27-4381
松浦漢方㈱	㊀	名古屋市昭和区円上町24-21		薬事学術部		TEL(052)883-5131
松浦薬業㈱	㊗	名古屋市緑区大高町寅新田36		薬務学術部		
松浦薬業㈱	㊀	名古屋市緑区大高町寅新田36				
松本製薬工業㈱	㊀	甲賀市甲賀町大原市場160	TEL(0748)88-3196			
摩耶堂製薬㈱	㊀	神戸市西区玉津町居住65-1		くすりの相談室	神戸市西区二ツ屋1-2-15	TEL(078)929-0112
丸石製薬㈱	㊗	大阪市鶴見区今津中2-4-2		学術情報 グループ		TEL0120-014-561
萬金薬品工業㈱	㊀	奈良県高市郡明日香村野口317		お客様相談室		TEL(0744)54-2012
三星製薬㈱	㊀	御所市153	TEL(0745)65-2130			
美吉野製薬㈱	㊀	奈良県吉野郡大淀町大岩692	TEL(0745)67-0144	お客様相談係		
ムサシノ製薬㈱	㊀	西東京市緑町1-4-26		お客様相談室		TEL0120-626-340
明治製薬㈱	㊀	滑川市中川原77		お客様相談窓口		TEL(076)476-1111
明治薬品㈱	㊀	富山市三郷6		お客様相談室		TEL0120-533-451 (03)3253-3451
森本製薬㈱	㊀	御所市783		お客様相談室		TEL(0745)62-2225
薬王製薬㈱	㊀	奈良県磯城郡田原本町245		お客様相談室		TEL(0744)33-8855
八ッ目製薬㈱	㊀	東京都江戸川区船堀2-14-14		お客様相談室		TEL(03)3680-0005
㈱ヤマダ薬研	㊀	東大阪市菱屋西4-1-19	TEL(06)6722-0586			
山本漢方製薬㈱	㊀	小牧市多気東町156		お客様相談窓口		TEL(0568)73-3131
ユニテックメディカル㈱	㊀	奈良県高市郡高取町車木323-1		お客様相談窓口	大阪市天王寺区東高津町9-23	TEL0120-324-117
㈱陽進堂	㊗	富山県富山市婦中町萩島3697-8		お客様相談室	東京都中央区日本橋浜町2-31-1	TEL0120-647-734
ライオン㈱	㊀	東京都墨田区本所1-3-7		お客様センター		TEL0120-813-752
リブ・ラボラトリーズ㈱	㊀	東京都文京区音羽2-1-4		お客様相談室		TEL0120-644-688
㈱龍角散	㊀	東京都千代田区東神田2-5-12		お客様相談室		TEL(03)3866-1326
ロート製薬㈱	㊀	大阪市生野区巽西1-8-1		お客様安心 サポート デスク		TEL(03)5442-6020 (06)6758-1230
㈱和漢薬研究所	㊀	前橋市富士見町赤城山1193		お客様相談室		TEL0120-432-894
湧永製薬㈱	㊀	大阪市淀川区宮原4-5-36		お客様相談室	東京都千代田区神田駿河台2-5-1	TEL(03)3293-3363
渡辺薬品工業㈱	㊀	富山市水橋町555	TEL(076)478-0205			

索 引

五十音索引（医療用漢方製剤及び一般用漢方製剤の製品名）
製品番号索引（医療用漢方製剤）

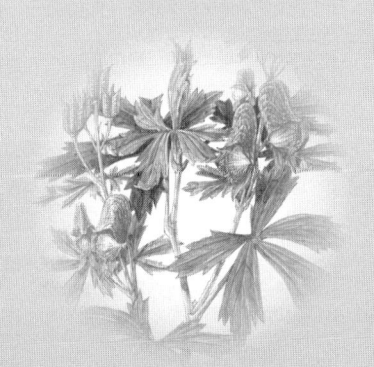

五十音索引

医療用漢方製剤，一般用漢方製剤の承認された商品名を50音順に配列した。その他，接頭語及び形容詞的なものをはずして〔 〕に入れ，末尾においた形でも取り上げた。
なお，医療用漢方製剤は青字で記載している。また，一般用漢方製剤は黒字で記載し，リスク区分を末尾に追加した。

リスク区分　第一類医薬品：1類　第二類医薬品：2類　指定第二類医薬品：指2類　第三類医薬品：3類
なお，処方名に関しては，医療用漢方製剤，一般用漢方製剤先頭の目次を参照していただきたい。

【アルファベット】

EX.エッピカジュツトウ 2類 …………120
EX.エッピカジュツトウシール 2類 ……120
EX.ハイノウサンキュウトウ 2類 ………568
JAアスマリン葛根湯シロップ 2類 ………156
JPS安中散料エキス顆粒〔調剤用〕………3
JPS安中散料エキス錠N 2類 ……………95
JPS温経湯エキス錠N 2類 ………………112
JPS温清飲エキス錠N 2類 ………………114
JPS越婢加朮湯エキス顆粒〔調剤用〕……6
JPS黄連解毒湯エキス顆粒〔調剤用〕……8
JPS黄連解毒湯エキス錠N 2類 …………130
JPS乙字湯エキス顆粒〔調剤用〕…………9
JPS乙字湯エキス錠N 2類 ………………138
JPS藿香正気散液 2類 ……………………151
JPS葛根湯エキス顆粒〔調剤用〕…………10
JPS葛根湯エキス錠N 2類 ………………156
JPS葛根湯加川芎辛夷エキス顆粒〔調剤用〕
　………………………………………………12
JPS葛根湯加川芎辛夷エキス錠N 2類 …174
JPS加味帰脾湯エキス錠N 2類 …………180
JPS加味逍遙散料エキス顆粒〔調剤用〕…13
JPS加味逍遙散料エキス錠N 2類 ………185
JPS漢方胃腸薬N 2類 ……………………100
JPS漢方顆粒-1号 2類 ……………………95
JPS漢方顆粒-3号 2類 ……………………131
JPS漢方顆粒-4号 2類 ……………………138
JPS漢方顆粒-5号 2類 ……………………156
JPS漢方顆粒-7号 2類 ……………………185
JPS漢方顆粒-9号 2類 ……………………245
JPS漢方顆粒-10号 2類 …………………248
JPS漢方顆粒-11号 2類 …………………264
JPS漢方顆粒-12号 2類 …………………297
JPS漢方顆粒-13号 2類 …………………288
JPS漢方顆粒-14号 2類 …………………307
JPS漢方顆粒-15号 2類 …………………319
JPS漢方顆粒-16号 2類 …………………329
JPS漢方顆粒-17号 2類 …………………325
JPS漢方顆粒-18号 2類 …………………348
JPS漢方顆粒-20号 2類 …………………384
JPS漢方顆粒-21号 2類 …………………404
JPS漢方顆粒-23号 2類 …………………430
JPS漢方顆粒-24号 2類 …………………406
JPS漢方顆粒-25号 2類 …………………414
JPS漢方顆粒-27号 2類 …………………378
JPS漢方顆粒-28号 2類 …………………395
JPS漢方顆粒-29号 2類 …………………456
JPS漢方顆粒-30号 2類 …………………490

JPS漢方顆粒-31号 2類 …………………491
JPS漢方顆粒-32号 2類 …………………519
JPS漢方顆粒-33号 2類 …………………528
JPS漢方顆粒-34号 2類 …………………536
JPS漢方顆粒-35号 2類 …………………540
JPS漢方顆粒-37号 2類 …………………572
JPS漢方顆粒-38号 2類 …………………561
JPS漢方顆粒-39号 2類 …………………585
JPS漢方顆粒-40号 2類 …………………592
JPS漢方顆粒-41号 2類 …………………603
JPS漢方顆粒-43号 2類 …………………623
JPS漢方顆粒-44号 2類 …………………625
JPS漢方顆粒-45号 2類 …………………632
JPS漢方顆粒-46号 2類 …………………642
JPS漢方顆粒-47号 2類 …………………652
JPS漢方顆粒-48号 2類 …………………658
JPS漢方顆粒-49号 2類 …………………661
JPS漢方顆粒-50号 2類 …………………665
JPS漢方顆粒-52号 2類 …………………683
JPS漢方顆粒-53号 2類 …………………697
JPS漢方顆粒-54号 2類 …………………694
JPS漢方顆粒-58号 2類 …………………257
JPS漢方顆粒-60号 2類 …………………224
JPS漢方顆粒-61号 2類 …………………577
JPS漢方顆粒-62号 2類 …………………174
JPS漢方顆粒-63号 2類 …………………516
JPS漢方顆粒-64号 2類 …………………105
JPS漢方顆粒-65号 2類 …………………250
JPS漢方顆粒-66号 2類 …………………352
JPS漢方顆粒-67号 2類 …………………375
JPS漢方顆粒-68号 2類 …………………532
JPS漢方顆粒-69号 2類 …………………689
JPS漢方顆粒-70号 2類 …………………391
JPS漢方顆粒-71号 2類 …………………112
JPS漢方顆粒-72号 2類 …………………478
JPS漢方顆粒-73号 2類 …………………229
JPS漢方顆粒-74号 2類 …………………180
JPS漢方顆粒-75号 2類 …………………291
JPS漢方顆粒-76号 2類 …………………508
JPS漢方顆粒-77号 2類 …………………707
JPS漢方顆粒-80号 2類 …………………115
JPS駆風解毒湯液 2類 ……………………224
JPS荊芥連翹湯エキス錠N 2類 …………229
JPS桂枝加朮附湯エキス錠N 2類 ………245
JPS桂枝加朮附湯エキス顆粒〔調剤用〕…21
JPS桂枝加朮附湯エキス錠N 2類 ………248
JPS桂枝加竜骨牡蛎湯エキス錠N 2類 …250
JPS桂枝湯エキス顆粒〔調剤用〕…………18
JPS桂枝茯苓丸料エキス顆粒〔調剤用〕…23
JPS桂枝茯苓丸料エキス錠N 2類 ………264
JPS香蘇散料エキス錠N 2類 ……………288
JPS五積散料エキス錠N 2類 ……………297

JPS五苓散料エキス顆粒〔調剤用〕………29
JPS五苓散料エキス錠N 2類 ……………308
JPS柴胡加竜骨牡蛎湯エキス顆粒〔調剤用〕
　………………………………………………31
JPS柴胡加竜骨牡蛎湯エキス錠N 2類 …319
JPS柴胡桂枝乾姜湯エキス錠N 2類 ……325
JPS柴胡桂枝湯エキス顆粒〔調剤用〕……32
JPS柴胡桂枝湯エキス錠N 2類 …………329
JPS三黄瀉心湯エキス顆粒〔調剤用〕……36
JPS三黄瀉心湯エキス錠N 2類 …………348
JPS七物降下湯エキス錠N 2類 …………375
JPS四物湯エキス錠N 2類 ………………379
JPS十全大補湯エキス錠N 2類 …………391
JPS十味敗毒湯エキス顆粒〔調剤用〕……43
JPS十味敗毒湯エキス錠N 2類 …………395
JPS小柴胡湯液 2類 ………………………406
JPS小柴胡湯エキス顆粒〔調剤用〕………45
JPS小柴胡湯エキス錠N 2類 ……………406
JPS小青竜湯エキス顆粒〔調剤用〕………47
JPS小青竜湯エキス錠N 2類 ……………414
JPS小半夏加茯苓湯エキス錠N 2類 ……428
JPS消風散料エキス錠N 2類 ……………430
JPS真武湯エキス顆粒〔調剤用〕…………52
JPS清上防風湯エキス錠N 2類 …………456
JPS疎経活血湯エキス錠N 2類 …………478
JPS大黄甘草湯（錠剤） 2類 ……………484
JPS大黄牡丹皮湯エキス錠N 2類 ………488
JPS大柴胡湯エキス顆粒〔調剤用〕………57
JPS大柴胡湯エキス錠N 2類 ……………492
JPS釣藤散料エキス錠N 2類 ……………516
JPS猪苓湯エキス顆粒〔調剤用〕…………62
JPS猪苓湯エキス錠N 2類 ………………519
JPS桃核承気湯エキス顆粒〔調剤用〕……64
JPS桃核承気湯エキス錠N 2類 …………528
JPS当帰飲子エキス錠N 2類 ……………532
JPS当帰四逆加呉茱萸生姜湯エキス錠N
　2類 ………………………………………536
JPS当帰芍薬散料エキス顆粒〔調剤用〕
　………………………………………………66
JPS当帰芍薬散料エキス錠N 2類 ………540
JPS麦門冬湯液 2類 ………………………572
JPS麦門冬湯エキス顆粒〔調剤用〕………70
JPS麦門冬湯エキス錠N 2類 ……………572
JPS八味地黄丸料エキス顆粒〔調剤用〕…71
JPS八味地黄丸料エキス錠N 2類 ………578
JPS半夏厚朴湯エキス顆粒〔調剤用〕……72
JPS半夏厚朴湯エキス錠N 2類 …………585
JPS半夏瀉心湯エキス顆粒〔調剤用〕……73
JPS半夏瀉心湯エキス錠N 2類 …………592
JPS白虎加人参湯エキス錠N 2類 ………603
JPS防已黄耆湯エキス顆粒〔調剤用〕……77
JPS防已黄耆湯エキス錠N 2類 …………625

【J/O/S】

- JPS防風通聖散料エキス顆粒〔調剤用〕‥77
- JPS防風通聖散料エキス錠N 2類‥‥‥632
- JPS補中益気湯液 2類‥‥‥‥‥‥‥‥642
- JPS補中益気湯エキス顆粒〔調剤用〕‥79
- JPS補中益気湯エキス錠N 2類‥‥‥‥642
- JPS麻黄湯エキス錠N 2類‥‥‥‥‥‥652
- JPS麻杏薏甘湯エキス顆粒〔調剤用〕‥82
- JPS麻杏薏甘湯エキス錠N 2類‥‥‥‥661
- JPS麻子仁丸料エキス錠N 2類‥‥‥‥665
- JPS六君子湯エキス錠N 2類‥‥‥‥‥683
- JPS竜胆瀉肝湯エキス錠N 2類‥‥‥‥689
- JPS苓桂朮甘湯エキス顆粒〔調剤用〕‥88
- JPS苓桂朮甘湯エキス錠N 2類‥‥‥‥697
- JPS六味丸料エキス錠N 2類‥‥‥‥‥707
- ODC葛根湯エキス顆粒 2類‥‥‥‥‥157
- SKコール内服液 2類‥‥‥‥‥‥‥‥329

【あ】

- アクマチック 2類‥‥‥‥‥‥‥‥‥‥710
- アスマリン葛根湯シロップ〔JA〕2類
  ‥‥‥‥‥‥‥‥‥‥‥‥‥‥‥‥‥‥156
- アトシトール 2類‥‥‥‥‥‥‥‥‥‥632
- アピトベール 2類‥‥‥‥‥‥‥‥‥‥359
- アルシン葛根湯液WS 2類‥‥‥‥‥‥157
- アロパノール 2類‥‥‥‥‥‥‥‥‥‥677
- アロパノール顆粒 2類‥‥‥‥‥‥‥‥677
- 安神補心丸 2類‥‥‥‥‥‥‥‥‥‥‥710
- アンセイ錠〔ホノミ〕2類‥‥‥‥‥‥588
- アンセイ粒〔ホノミ〕2類‥‥‥‥‥‥588
- 安中散 2類‥‥‥‥‥‥‥‥‥‥‥‥‥95
- 安中散〔ウチダの〕2類‥‥‥‥‥‥‥97
- 安中散エキスカプセル〔コタロー〕‥‥3
- 安中散エキス顆粒（医療用）〔ツムラ〕‥3
- 安中散エキス顆粒〔テイコク〕‥‥‥‥3
- 安中散エキス細粒〔コタロー〕‥‥‥‥3
- 安中散エース 2類‥‥‥‥‥‥‥‥‥‥95
- 安中散（細粒）〔ニタンダ〕2類‥‥‥98
- 安中散「至聖」2類‥‥‥‥‥‥‥‥‥95
- 安中散「東亜」2類‥‥‥‥‥‥‥‥‥95
- 安中散料 2類‥‥‥‥‥‥‥‥‥‥‥‥95
- 安中散料Aエキス細粒三和生薬 2類‥‥95
- 安中散料Aエキス細粒「分包」三和生薬
  2類‥‥‥‥‥‥‥‥‥‥‥‥‥‥‥‥96
- 安中散料Aエキス錠三和生薬 2類‥‥‥96
- 安中散料エキスG〔オースギ〕‥‥‥‥3
- 安中散料エキスT錠〔オースギ〕‥‥‥4
- 安中散料エキス顆粒〔「クラシエ」漢方〕
  2類‥‥‥‥‥‥‥‥‥‥‥‥‥‥‥‥97
- 安中散料エキス顆粒〔調剤用〕〔JPS〕‥3
- 安中散料エキス顆粒〔ツムラ漢方〕2類
  ‥‥‥‥‥‥‥‥‥‥‥‥‥‥‥‥‥‥98
- 安中散料エキス顆粒KM 2類‥‥‥‥‥96
- 安中散料エキス顆粒-M〔本草〕‥‥‥‥3
- 安中散料エキス顆粒S〔「クラシエ」漢方〕
  2類‥‥‥‥‥‥‥‥‥‥‥‥‥‥‥‥98
- 安中散料エキス顆粒T‥‥‥‥‥‥‥‥‥3
- 安中散料エキス顆粒三和生薬 2類‥‥‥96
- 安中散料エキス顆粒〔東洋〕分包 2類‥96
- 安中散料エキス顆粒「分包」三和生薬
  2類‥‥‥‥‥‥‥‥‥‥‥‥‥‥‥‥96
- 安中散料エキス細粒〔東洋〕‥‥‥‥‥‥3
- 安中散料エキス〔細粒〕66 2類‥‥‥‥96
- 安中散料エキス細粒〔クラシエ〕‥‥‥‥3
- 安中散料エキス散〔ウチダの〕2類‥‥97
- 安中散料エキス散〔勝昌〕2類‥‥‥‥96
- 安中散料エキス錠 2類‥‥‥‥‥‥‥‥96
- 安中散料エキス錠N〔JPS〕2類‥‥‥‥95
- 安中散料エキス錠〔大峰〕2類‥‥‥‥97
- 安中散料エキス錠三和生薬 2類‥‥‥‥97
- 安中散料「タキザワ」2類‥‥‥‥‥‥97
- アンチュンS「コタロー」（安中散エキス錠）
  2類‥‥‥‥‥‥‥‥‥‥‥‥‥‥‥‥97
- アンピ錠〔ホノミ〕2類‥‥‥‥‥‥‥98

【い】

- イイラック漢方胃腸薬細粒 2類‥‥‥‥100
- いけだや葛根湯 2類‥‥‥‥‥‥‥‥‥157
- イスクラ温胆湯エキス顆粒 2類‥‥‥‥118
- イスクラ健脾散エキス顆粒 2類‥‥‥‥450
- イスクラ杞菊地黄丸 2類‥‥‥‥‥‥‥291
- イスクラ酸棗仁湯顆粒 2類‥‥‥‥‥‥352
- イスクラ瀉火利湿顆粒 2類‥‥‥‥‥‥689
- イスクラ勝湿顆粒 2類‥‥‥‥‥‥‥‥151
- イスクラ逍遙丸 2類‥‥‥‥‥‥‥‥‥435
- イスクラ双料杞菊顆粒S 2類‥‥‥‥‥292
- イスクラ頂調顆粒 2類‥‥‥‥‥‥‥‥470
- イスクラ八仙丸T 2類‥‥‥‥‥‥‥‥667
- イスクラ平喘顆粒 2類‥‥‥‥‥‥‥‥482
- 一元乃錠剤乙字湯 2類‥‥‥‥‥‥‥‥138
- 一元乃錠剤牛車腎気丸 2類‥‥‥‥‥‥299
- 一元乃錠剤釣藤散 2類‥‥‥‥‥‥‥‥516
- 一元乃錠剤麻黄湯 2類‥‥‥‥‥‥‥‥652
- 一元乃錠剤麻杏甘石湯 2類‥‥‥‥‥‥658
- 一元乃錠剤抑肝散 2類‥‥‥‥‥‥‥‥677
- イチョウ錠〔ホノミ〕2類‥‥‥‥‥‥595
- イトーの葛根湯エキス顆粒 2類‥‥‥‥157
- イネツ錠〔ホノミ〕2類‥‥‥‥‥‥‥350
- 意発（エキス顆粒）2類‥‥‥‥‥‥‥632
- 胃苓湯エキス顆粒（医療用）〔ツムラ〕‥3
- 胃苓湯エキス錠〔大峰〕2類‥‥‥‥‥103
- 胃苓湯エキス錠クラシエ 2類‥‥‥‥‥103
- 茵蔯蒿湯 2類‥‥‥‥‥‥‥‥‥‥‥‥105
- 茵蔯蒿湯〔ウチダの〕2類‥‥‥‥‥‥105
- 茵蔯蒿湯〔錠剤〕2類‥‥‥‥‥‥‥‥106
- 茵蔯蒿湯エキスG〔オースギ〕‥‥‥‥4
- 茵蔯蒿湯エキスカプセル〔コタロー〕‥4
- 茵蔯蒿湯エキス顆粒（医療用）〔ツムラ〕
- 茵蔯蒿湯エキス顆粒〔「クラシエ」漢方〕
  2類‥‥‥‥‥‥‥‥‥‥‥‥‥‥‥‥105
- 茵蔯蒿湯エキス顆粒KM 2類‥‥‥‥‥105
- 茵蔯蒿湯エキス顆粒〔テイコク〕‥‥‥4
- 茵蔯蒿湯エキス細粒〔サンワ〕2類‥‥106
- 茵蔯蒿湯エキス〔細粒〕1 2類‥‥‥‥105
- 茵蔯蒿湯エキス細粒〔クラシエ〕‥‥‥4
- 茵蔯蒿湯エキス細粒〔コタロー〕‥‥‥4
- 茵蔯蒿湯エキス細粒「分包」〔サンワ〕2類
  ‥‥‥‥‥‥‥‥‥‥‥‥‥‥‥‥‥‥106
- 茵蔯蒿湯エキス錠〔サンワ〕2類‥‥‥106
- 茵蔯蒿湯「タキザワ」2類‥‥‥‥‥‥105
- 茵蔯五苓散 2類‥‥‥‥‥‥‥‥‥‥‥107
- 茵蔯五苓散エキス顆粒（医療用）〔ツムラ〕
  ‥‥‥‥‥‥‥‥‥‥‥‥‥‥‥‥‥‥‥4
- 茵蔯五苓散エキス細粒G「コタロー」2類
  ‥‥‥‥‥‥‥‥‥‥‥‥‥‥‥‥‥‥107
- 茵蔯五苓散粒状 2類‥‥‥‥‥‥‥‥‥107
- 茵蔯五苓散料 2類‥‥‥‥‥‥‥‥‥‥107
- 茵蔯五苓散料エキス顆粒〔東洋の〕
  ‥‥‥‥‥‥‥‥‥‥‥‥‥‥‥‥‥‥107
- 茵蔯五苓湯〔ウチダの〕2類‥‥‥‥‥107
- 茵蔯五苓湯〔トチモトの〕2類‥‥‥‥107

【う】

- ウチダの安中散 2類‥‥‥‥‥‥‥‥‥97
- ウチダの安中散料エキス散 2類‥‥‥‥97
- ウチダの茵蔯蒿湯 2類‥‥‥‥‥‥‥‥105
- ウチダの茵蔯五苓湯 2類‥‥‥‥‥‥‥107
- ウチダの温経湯 2類‥‥‥‥‥‥‥‥‥112
- ウチダの温清飲 2類‥‥‥‥‥‥‥‥‥115
- ウチダの温清飲エキス散 2類‥‥‥‥‥115
- ウチダの温清飲エキス散（分包）2類
  ‥‥‥‥‥‥‥‥‥‥‥‥‥‥‥‥‥‥115
- ウチダの黄耆建中湯 2類‥‥‥‥‥‥‥125
- ウチダの黄解丸加大黄 2類‥‥‥‥‥‥710
- ウチダの黄芩湯 2類‥‥‥‥‥‥‥‥‥127
- ウチダの黄連解毒丸 2類‥‥‥‥‥‥‥131
- ウチダの黄連解毒湯 2類‥‥‥‥‥‥‥131
- ウチダの黄連解毒湯エキス散 2類‥‥‥131
- ウチダの黄連湯 2類‥‥‥‥‥‥‥‥‥136
- ウチダの黄連湯エキス散 2類‥‥‥‥‥136
- ウチダの黄連湯エキス散（分包）2類
  ‥‥‥‥‥‥‥‥‥‥‥‥‥‥‥‥‥‥136
- ウチダの乙字湯 2類‥‥‥‥‥‥‥‥‥138
- ウチダの乙字湯エキス散 2類‥‥‥‥‥138
- ウチダの温中止痛湯（分包）2類‥‥‥97
- ウチダの葛根黄連黄芩湯 2類‥‥‥‥‥153
- ウチダのカッコン湯 2類‥‥‥‥‥‥‥157
- ウチダの葛根湯エキス散 2類‥‥‥‥‥157
- ウチダの葛根湯加辛夷川芎 2類‥‥‥‥174
- ウチダの葛根湯加川芎辛夷エキス散 2類
  ‥‥‥‥‥‥‥‥‥‥‥‥‥‥‥‥‥‥174
- ウチダの加味逍遙散 2類‥‥‥‥‥‥‥185
- ウチダの加味逍遙散料 2類‥‥‥‥‥‥185
- ウチダの加味逍遙散料エキス散 2類‥‥185
- ウチダの乾姜人参半夏丸 2類‥‥‥‥‥196
- ウチダの甘麦大棗湯 2類‥‥‥‥‥‥‥205
- ウチダの帰脾湯 2類‥‥‥‥‥‥‥‥‥213
- ウチダの芎帰膠艾湯 2類‥‥‥‥‥‥‥214
- ウチダの九味檳榔湯 2類‥‥‥‥‥‥‥227
- ウチダの荊芥連翹湯 2類‥‥‥‥‥‥‥229
- ウチダの桂枝加黄耆湯 2類‥‥‥‥‥‥237
- ウチダの桂枝加芍薬湯 2類‥‥‥‥‥‥245
- ウチダの桂枝加芍薬湯エキス散 2類‥‥245
- ウチダの桂枝加朮附湯 2類‥‥‥‥‥‥248
- ウチダの桂枝加附子湯 指2類‥‥‥‥‥710
- ウチダの桂枝加竜骨牡蛎湯 2類‥‥‥‥250
- ウチダの桂枝加竜骨牡蛎湯エキス散 2類
  ‥‥‥‥‥‥‥‥‥‥‥‥‥‥‥‥‥‥250
- ウチダの恵賜去風 2類‥‥‥‥‥‥‥‥253
- ウチダの桂枝芍薬知母湯 2類‥‥‥‥‥255
- ウチダの桂枝湯 2類‥‥‥‥‥‥‥‥‥257
- ウチダの桂枝湯エキス散 2類‥‥‥‥‥257
- ウチダの桂枝茯苓丸 2類‥‥‥‥‥‥‥264
- ウチダの桂枝茯苓丸料 2類‥‥‥‥‥‥264
- ウチダの桂枝茯苓丸料エキス散 2類‥‥264

ウチダの桂枝麻黄各半湯 2類 …………276
ウチダの恵麗安順 2類 ……………………264
ウチダの解筋止痛湯（分包）2類 ……384
ウチダの解表舒筋 2類 ……………………157
ウチダの香蘇散 2類 ………………………288
ウチダの香蘇散料 2類 ……………………288
ウチダの攻肥聖健 …………………………632
ウチダの五積散 2類 ………………………297
ウチダの五積散料 2類 ……………………297
ウチダの呉茱萸湯 2類 ……………………302
ウチダの五味利水 2類 ……………………308
ウチダの五苓散 2類 ………………………308
ウチダの五苓散料 2類 ……………………308
ウチダの五苓散料エキス散 2類 ………308
ウチダの柴陥湯 2類 ………………………316
ウチダの柴胡加龍骨牡蛎湯 2類 ………320
ウチダの柴胡加竜骨牡蛎湯エキス散 2類
　……………………………………………320
ウチダの柴胡桂枝乾姜湯 2類 …………326
ウチダの柴胡桂枝乾姜湯エキス散 2類
　……………………………………………326
ウチダの柴胡桂枝湯 2類 ………………329
ウチダの柴胡桂枝湯エキス散 2類 ……329
ウチダの柴胡清肝湯 2類 ………………335
ウチダの柴胡清肝湯エキス散 2類 ……335
ウチダの柴苓湯 2類 ………………………344
ウチダの三黄丸 2類 ………………………348
ウチダの三黄瀉心湯 2類 ………………348
ウチダの三黄瀉心湯エキス散 2類 ……349
ウチダの酸棗仁湯 2類 …………………352
ウチダの紫雲膏 2類 ………………………359
ウチダの四逆散 2類 ………………………363
ウチダの四逆湯 2類 ………………………365
ウチダの紫根牡蠣湯 2類 ………………369
ウチダの梔子柏皮湯 2類 ………………710
ウチダの七物降下湯 2類 ………………375
ウチダの四物湯 2類 ………………………379
ウチダの四物湯エキス散 2類 …………379
ウチダの炙甘草湯 2類 …………………382
ウチダの四薬温血湯（分包）2類 ……379
ウチダの芍薬甘草湯 2類 ………………384
ウチダの芍薬甘草湯エキス散 2類 ……384
ウチダの十全大補湯 2類 ………………391
ウチダの十味敗毒散 2類 ………………395
ウチダの十味敗毒湯 2類 ………………395
ウチダの十味敗毒湯エキス散 2類 ……396
ウチダの順血温補湯（分包）2類 ……536
ウチダの小陥胸湯 2類 …………………710
ウチダの生姜瀉心湯 2類 ………………402
ウチダの小建中湯 2類 …………………404
ウチダの小柴胡合半夏厚朴湯 2類 ……341
ウチダの小柴胡湯 2類 …………………407
ウチダの小柴胡湯エキス散U 2類 ……407
ウチダの小柴胡湯加桔梗石膏 2類 ……412
ウチダの小少陽 2類 ………………………407
ウチダの小青龍湯 2類 …………………414
ウチダの小青竜湯エキス散 2類 ………415
ウチダの小ハンゲ加ブクリョウ湯 2類
　……………………………………………428
ウチダの消風散 2類 ………………………430
ウチダの升麻葛根湯 2類 ………………433
ウチダの辛夷清肺湯 2類 ………………437
ウチダの辛夷清肺湯エキス散 2類 ……437
ウチダの参蘇飲 2類 ………………………444
ウチダの神秘湯 2類 ………………………446

ウチダの神秘湯エキス散 2類 …………446
ウチダの真武湯 2類 ………………………448
ウチダの清熱瀉火 2類 …………………131
ウチダの折衝飲 2類 ………………………466
ウチダの洗肝明目湯 2類 ………………710
ウチダの旋覆花代赭石湯 2類 …………710
ウチダの千方里芯 2類 …………………257
ウチダの双鉤順気 2類 …………………516
ウチダの続命湯 2類 ………………………476
ウチダの疎経活血湯 2類 ………………478
ウチダの疎経活血湯エキス散 2類 ……478
ウチダの疎風定痛湯（分包）2類 ……479
ウチダの大黄牡丹皮湯 2類 ……………488
ウチダの大甘丸 2類 ………………………484
ウチダの大柴胡去大黄湯 2類 …………496
ウチダの大柴胡湯 2類 …………………492
ウチダの大柴胡湯エキス散U 2類 ……492
ウチダの大少陽 2類 ………………………492
ウチダの大青龍湯 指2類 ………………710
ウチダの大防風湯 指2類 ………………710
ウチダの太陽爽鼻湯（分包）2類 ……175
ウチダの竹葉石膏湯 2類 ………………502
ウチダの中焦健和 2類 …………………592
ウチダの釣藤散 2類 ………………………516
ウチダの釣藤散料エキス散 2類 ………516
ウチダの猪苓湯 2類 ………………………519
ウチダの猪苓湯エキス散 2類 …………519
ウチダの通導散 2類 ………………………524
ウチダの通導散料 2類 …………………524
ウチダの天地通暢 2類 …………………138
ウチダの当帰飲子 2類 …………………532
ウチダの当帰建中湯 2類 ………………534
ウチダの当帰四逆加呉茱萸生姜湯 2類
　……………………………………………536
ウチダの当帰四逆加呉茱萸生姜湯エキス散
　2類 ………………………………………537
ウチダの当帰芍薬散 2類 ………………541
ウチダの当帰芍薬散料 2類 ……………541
ウチダの当帰芍薬散料エキス散 2類 …541
ウチダの人参湯 2類 ………………………561
ウチダの人参養栄湯 2類 ………………565
ウチダの排膿散 2類 ………………………566
ウチダの排膿散及湯 2類 ………………568
ウチダの麦門冬湯 2類 …………………572
ウチダの八味丸 2類 ………………………578
ウチダの八味丸M …………………………71
ウチダの八味丸料 2類 …………………578
ウチダの半夏厚朴湯 2類 ………………585
ウチダの半夏厚朴湯エキス散 2類 ……586
ウチダの半夏瀉心湯 2類 ………………592
ウチダの半夏瀉心湯エキス散 2類 ……592
ウチダの半夏白朮天麻湯 2類 …………597
ウチダの半裏回陽 2類 …………………329
ウチダの白虎加桂枝湯 2類 ……………601
ウチダの白虎加人参湯 2類 ……………603
ウチダの表解麗容 2類 …………………396
ウチダの表湿清澄 2類 …………………625
ウチダの茯苓飲 2類 ………………………609
ウチダの婦徳安潤 2類 …………………541
ウチダの平胃散 2類 ………………………623
ウチダの平胃散料 2類 …………………623
ウチダの平胃散料エキス散 2類 ………623
ウチダの防已黄耆湯 2類 ………………626
ウチダの防已黄耆湯エキス散 2類 ……626
ウチダの防風通聖散料 2類 ……………633

ウチダの防風通聖散料エキス散 2類 …633
ウチダの補中益気湯 2類 ………………642
ウチダの補中益気湯エキス散 2類 ……642
ウチダの保中回帰 2類 …………………642
ウチダの麻黄加朮湯 指2類 ……………710
ウチダの麻黄湯 2類 ………………………652
ウチダの麻黄湯エキス散 2類 …………653
ウチダの麻黄附子細辛湯 2類 …………656
ウチダの麻杏甘石湯 2類 ………………658
ウチダの麻杏甘石湯エキス散 2類 ……658
ウチダの麻杏薏甘湯 2類 ………………661
ウチダの麻杏薏甘湯エキス散 2類 ……661
ウチダの麻子仁丸 2類 …………………665
ウチダの明華順心 2類 …………………185
ウチダの木防已湯エキス散 2類 ………710
ウチダの薏苡仁湯 2類 …………………673
ウチダの抑肝散加陳皮半夏エキス散 2類
　……………………………………………681
ウチダの抑肝散加陳皮半夏エキス散（分包）
　2類 ………………………………………681
ウチダの抑肝散加陳皮半夏湯 2類 ……681
ウチダの理気利心 2類 …………………586
ウチダの理中丸 2類 ………………………561
ウチダの六君子湯 2類 …………………683
ウチダの六君子湯エキス散 2類 ………683
ウチダの竜化順清 2類 …………………320
ウチダの竜胆瀉肝湯 2類 ………………689
ウチダの竜胆瀉肝湯エキス散 2類 ……689
ウチダの竜胆瀉肝湯エキス散（分包）2類
　……………………………………………689
ウチダの苓甘姜味辛夏仁湯 2類 ………711
ウチダの苓姜朮甘湯 2類 ………………694
ウチダの苓桂朮甘湯 2類 ………………697
ウチダの苓桂朮甘湯エキス散 2類 ……697
ウチダの六味丸 2類 ………………………707
ウロバランス 2類 …………………………300
雲桂（エキス顆粒）2類 ………………586
温経湯 ………………………………………112
温経湯〔ウチダの〕2類 ………………112
温経湯〔錠剤〕2類 ………………………113
温経湯〔トチモトの〕2類 ……………113
温経湯エキス顆粒（医療用）〔ツムラ〕…5
温経湯エキス顆粒KM 2類 ……………112
温経湯エキス顆粒「クラシエ」2類 …112
温経湯エキス〔細粒〕5 2類 …………112
温経湯エキス細粒〔コタロー〕…………5
温経湯エキス細粒〔東洋〕2類 ………112
温経湯エキス細粒〔東洋〕分包 2類 …113
温経湯エキス錠N〔JPS〕2類 …………112
温清飲〔ウチダの〕2類 ………………115
温清飲〔東洋の〕2類 …………………117
温清飲〔トチモトの〕2類 ……………117
温清飲FCエキス細粒医療用〔ジュンコウ〕
　………………………………………………5
温清飲エキスG〔オースギ〕……………5
温清飲エキス顆粒（医療用）〔ツムラ〕…5
温清飲エキス顆粒〔ツムラ漢方〕2類
　……………………………………………116
温清飲エキス顆粒KM 2類 ……………115
温清飲エキス顆粒-M〔本草〕…………5
温清飲エキス顆粒「クラシエ」2類 …115
温清飲エキス顆粒〔テイコク〕…………5
温清飲エキス細粒〔サンワ〕2類 ……116
温清飲エキス細粒〔東洋〕………………5
温清飲エキス〔細粒〕75 2類 …………115

温清飲エキス細粒G「コタロー」 2類 ‥115
温清飲エキス細粒〔クラシエ〕‥‥‥‥‥5
温清飲エキス細粒〔コタロー〕‥‥‥‥‥5
温清飲エキス細粒「分包」〔サンワ〕 2類
‥‥‥‥‥‥‥‥‥‥‥‥‥‥‥‥‥116
温清飲エキス細粒「分包」三和生薬 2類
‥‥‥‥‥‥‥‥‥‥‥‥‥‥‥‥‥115
温清飲エキス散〔ウチダの〕 2類 ‥‥‥115
温清飲エキス散〔勝昌〕 2類 ‥‥‥‥‥115
温清飲エキス散（分包）〔ウチダの〕 2類
‥‥‥‥‥‥‥‥‥‥‥‥‥‥‥‥‥115
温清飲エキス錠〔サンワ〕 2類 ‥‥‥‥116
温清飲エキス錠N〔JPS〕 2類 ‥‥‥‥114
温清飲エキス錠〔大峰〕 2類 ‥‥‥‥‥116
温清飲エキス錠クラシエ 2類 ‥‥‥‥‥116
温清飲「タキザワ」 2類 ‥‥‥‥‥‥‥116
ウンセインN「コタロー」 2類 ‥‥‥‥116
雲仙散 指2類 ‥‥‥‥‥‥‥‥‥‥‥711
雲仙錠 指2類 ‥‥‥‥‥‥‥‥‥‥‥711
雲仙湯〔ネオ〕 指2類 ‥‥‥‥‥‥‥714
雲胆（エキス顆粒） 2類 ‥‥‥‥‥‥178
温胆湯 2類 ‥‥‥‥‥‥‥‥‥‥‥‥118
温胆湯エキス細粒G「コタロー」 2類 ‥118

【え】

栄衛（エキス顆粒） 2類 ‥‥‥‥‥‥565
エスエス葛根湯エキス顆粒A 2類 ‥‥‥157
エスエス響声破笛丸料エキス顆粒A 2類
‥‥‥‥‥‥‥‥‥‥‥‥‥‥‥‥‥220
エスエス駆風解毒湯エキス顆粒A 2類
‥‥‥‥‥‥‥‥‥‥‥‥‥‥‥‥‥224
エスエス小柴胡湯エキス顆粒A 2類 ‥‥407
エスエス小青竜湯エキス顆粒A 2類 ‥‥415
エスタック葛根湯内服液 2類 ‥‥‥‥157
エスタック漢方「葛根湯」エキス顆粒 2類
‥‥‥‥‥‥‥‥‥‥‥‥‥‥‥‥‥157
エスタック漢方「響声破笛丸料」エキス顆
粒 2類 ‥‥‥‥‥‥‥‥‥‥‥‥‥220
エスタック漢方「駆風解毒湯」エキス顆粒
2類 ‥‥‥‥‥‥‥‥‥‥‥‥‥‥224
エスタック漢方「小柴胡湯」エキス顆粒
2類 ‥‥‥‥‥‥‥‥‥‥‥‥‥‥407
エスタック漢方「小青竜湯」エキス顆粒
2類 ‥‥‥‥‥‥‥‥‥‥‥‥‥‥415
悦我「分包」 2類 ‥‥‥‥‥‥‥‥‥642
越婢加朮湯〔錠剤〕 2類 ‥‥‥‥‥‥120
越婢加朮湯エキス顆粒（医療用）〔ツムラ〕
‥‥‥‥‥‥‥‥‥‥‥‥‥‥‥‥‥‥6
越婢加朮湯エキス顆粒〔調剤用〕〔JPS〕
‥‥‥‥‥‥‥‥‥‥‥‥‥‥‥‥‥‥6
越婢加朮湯エキス細粒〔コタロー〕‥‥‥6
越婢加朮湯エキス錠 2類 ‥‥‥‥‥‥120
越婢加朮粒状 指2類 ‥‥‥‥‥‥‥‥711
エバユーススリムF 2類 ‥‥‥‥‥‥633
エルネースG 2類 ‥‥‥‥‥‥‥‥‥534
延寿（エキス顆粒） 2類 ‥‥‥‥‥‥341
延年半夏湯エキス細粒G「コタロー」 2類
‥‥‥‥‥‥‥‥‥‥‥‥‥‥‥‥‥123

【お】

黄快 2類 ‥‥‥‥‥‥‥‥‥‥‥‥‥128
黄解A錠 2類 ‥‥‥‥‥‥‥‥‥‥‥131
黄解B錠 2類 ‥‥‥‥‥‥‥‥‥‥‥711
黄耆建中湯〔ウチダの〕 2類 ‥‥‥‥125
黄耆建中湯エキス顆粒（医療用）〔ツムラ〕
‥‥‥‥‥‥‥‥‥‥‥‥‥‥‥‥‥‥6
黄耆建中湯エキス細粒〔サンワ〕 2類
‥‥‥‥‥‥‥‥‥‥‥‥‥‥‥‥‥125
黄耆建中湯エキス細粒〔東洋〕‥‥‥‥‥6
黄耆建中湯エキス〔細粒〕76 2類 ‥‥125
黄耆建中湯エキス細粒G「コタロー」 2類
‥‥‥‥‥‥‥‥‥‥‥‥‥‥‥‥‥125
黄耆建中湯エキス細粒「分包」〔サンワ〕
2類 ‥‥‥‥‥‥‥‥‥‥‥‥‥‥126
黄耆建中湯エキス散〔勝昌〕 2類 ‥‥125
黄耆建中湯エキス錠〔サンワ〕 2類 ‥126
オウゲEP錠 2類 ‥‥‥‥‥‥‥‥‥131
オウゲインN「コタロー」 2類 ‥‥‥131
黄解丸 2類 ‥‥‥‥‥‥‥‥‥‥‥‥711
黄解丸〔オオクサ〕 2類 ‥‥‥‥‥‥132
黄解丸加大黄〔ウチダの〕 2類 ‥‥‥710
黄解丸（分包）〔オオクサ〕 2類 ‥‥132
黄解散〔かんぽう清々〕 2類 ‥‥‥‥133
黄解散粒状 2類 ‥‥‥‥‥‥‥‥‥‥131
黄芩湯〔ウチダの〕 2類 ‥‥‥‥‥‥127
黄芩湯エキス細粒〔三和〕‥‥‥‥‥‥‥7
オウセイ錠〔ホノミ〕 2類 ‥‥‥‥‥134
黄阿膠湯エキス顆粒クラシエ 2類 ‥‥129
黄連解毒丸〔ウチダの〕 2類 ‥‥‥‥131
黄連解毒湯〔ウチダの〕 2類 ‥‥‥‥131
黄連解毒湯〔東洋の〕 2類 ‥‥‥‥‥134
黄連解毒湯〔トチモトの〕 2類 ‥‥‥134
黄連解毒湯〔ホリエの〕 2類 ‥‥‥‥134
黄連解毒湯A〔大峰エキス錠〕 2類 ‥133
黄連解毒湯Aエキス細粒三和生薬 2類
‥‥‥‥‥‥‥‥‥‥‥‥‥‥‥‥‥131
黄連解毒湯Aエキス細粒「分包」三和生薬
2類 ‥‥‥‥‥‥‥‥‥‥‥‥‥‥132
黄連解毒湯Aエキス錠三和生薬 2類 ‥132
黄連解毒湯FCエキス細粒医療用
〔ジュンコウ〕‥‥‥‥‥‥‥‥‥‥‥8
黄連解毒湯エキスG〔オースギ〕‥‥‥‥8
黄連解毒湯エキスT錠〔オースギ〕‥‥‥8
黄連解毒湯エキスカプセル〔コタロー〕‥8
黄連解毒湯エキス顆粒（医療用）〔ツムラ〕
‥‥‥‥‥‥‥‥‥‥‥‥‥‥‥‥‥‥8
黄連解毒湯エキス顆粒〔「クラシエ」漢方〕
2類 ‥‥‥‥‥‥‥‥‥‥‥‥‥‥133
黄連解毒湯エキス顆粒〔調剤用〕〔JPS〕
‥‥‥‥‥‥‥‥‥‥‥‥‥‥‥‥‥‥8
黄連解毒湯エキス顆粒〔ツムラ漢方〕 2類
‥‥‥‥‥‥‥‥‥‥‥‥‥‥‥‥‥133
黄連解毒湯エキス顆粒KM-2 2類 ‥‥132
黄連解毒湯エキス顆粒-M〔本草〕‥‥‥8
黄連解毒湯エキス顆粒S〔「クラシエ」漢方〕
2類 ‥‥‥‥‥‥‥‥‥‥‥‥‥‥133
黄連解毒湯エキス顆粒SA 2類 ‥‥‥132
黄連解毒湯エキス顆粒-S〔サカモト〕‥8
黄連解毒湯エキス顆粒T‥‥‥‥‥‥‥‥8
黄連解毒湯エキス顆粒〔太虎堂の〕‥‥‥8

黄連解毒湯エキス顆粒〔テイコク〕‥‥‥8
黄連解毒湯エキス細粒〔サンワ〕 2類
‥‥‥‥‥‥‥‥‥‥‥‥‥‥‥‥‥133
黄連解毒湯エキス細粒〔東洋〕‥‥‥‥‥8
黄連解毒湯エキス細粒〔ワクナガ〕 2類
‥‥‥‥‥‥‥‥‥‥‥‥‥‥‥‥‥134
黄連解毒湯エキス〔細粒〕4 2類 ‥‥132
黄連解毒湯エキス細粒G「コタロー」 2類
‥‥‥‥‥‥‥‥‥‥‥‥‥‥‥‥‥132
黄連解毒湯エキス細粒〔クラシエ〕‥‥‥8
黄連解毒湯エキス細粒〔コタロー〕‥‥‥8
黄連解毒湯エキス細粒〔三和〕‥‥‥‥‥8
黄連解毒湯エキス細粒「分包」〔サンワ〕
2類 ‥‥‥‥‥‥‥‥‥‥‥‥‥‥133
黄連解毒湯エキス散〔ウチダの〕 2類 ‥131
黄連解毒湯エキス散〔勝昌〕 2類 ‥‥132
黄連解毒湯エキス錠〔サンワ〕 2類 ‥133
黄連解毒湯エキス錠N〔JPS〕 2類 ‥130
黄連解毒湯エキス錠〔クラシエ〕‥‥‥‥8
黄連解毒湯「タキザワ」 2類 ‥‥‥‥132
黄連湯〔ウチダの〕 2類 ‥‥‥‥‥‥136
黄連湯エキス顆粒（医療用）〔ツムラ〕‥7
黄連湯エキス顆粒〔太虎堂の〕‥‥‥‥‥7
黄連湯エキス細粒〔東洋〕‥‥‥‥‥‥‥7
黄連湯エキス細粒〔コタロー〕‥‥‥‥‥7
黄連湯エキス散〔ウチダの〕 2類 ‥‥136
黄連湯エキス散（分包）〔ウチダの〕 2類
‥‥‥‥‥‥‥‥‥‥‥‥‥‥‥‥‥136
黄連湯「タキザワ」 2類 ‥‥‥‥‥‥136
オオクサ黄解丸 2類 ‥‥‥‥‥‥‥‥132
オオクサ黄解丸（分包） 2類 ‥‥‥‥132
オオクサ葛根湯エキス顆粒（分包） 2類
‥‥‥‥‥‥‥‥‥‥‥‥‥‥‥‥‥157
オオクサ葛根湯エキス錠 2類 ‥‥‥‥158
オオクサ桂枝茯苓丸 2類 ‥‥‥‥‥‥265
オオクサ桂枝茯苓丸料エキス錠 2類 ‥265
オオクサ柴胡加龍骨牡蠣湯エキス錠 2類
‥‥‥‥‥‥‥‥‥‥‥‥‥‥‥‥‥320
オオクサ柴胡桂枝湯エキス顆粒（分包）
‥‥‥‥‥‥‥‥‥‥‥‥‥‥‥‥‥329
オオクサ小青龍湯エキス錠 2類 ‥‥‥415
オオクサ大甘丸 2類 ‥‥‥‥‥‥‥‥484
オオクサ大甘丸（分包） 2類 ‥‥‥‥484
オオクサ調血丸 2類 ‥‥‥‥‥‥‥‥711
オオクサ八味丸 2類 ‥‥‥‥‥‥‥‥578
オオクサ八味丸（分包） 2類 ‥‥‥‥578
オオクサ半夏瀉心湯エキス錠 2類 ‥‥592
オオクサ鼻優S 2類 ‥‥‥‥‥‥‥‥175
オオクサ豊温 3類 ‥‥‥‥‥‥‥‥‥711
オオクサ豊温錠 3類 ‥‥‥‥‥‥‥‥711
オオクサ麻子仁丸 2類 ‥‥‥‥‥‥‥665
オオクサ麻子仁丸（分包） 2類 ‥‥‥665
オオクサ薏苡仁湯エキス錠 2類 ‥‥‥673
オオクサ六味丸 2類 ‥‥‥‥‥‥‥‥708
オオクサ六味丸（分包） 2類 ‥‥‥‥708
オースギ安中散料エキスG‥‥‥‥‥‥‥3
オースギ安中散料エキスT錠‥‥‥‥‥‥3
オースギ茵蔯蒿湯エキスG‥‥‥‥‥‥‥4
オースギ温清飲エキスG‥‥‥‥‥‥‥‥5
オースギ黄連解毒湯エキスG‥‥‥‥‥‥8
オースギ黄連解毒湯エキスT錠‥‥‥‥‥8
オースギ乙字湯エキスG‥‥‥‥‥‥‥‥9
オースギ葛根湯エキスG‥‥‥‥‥‥‥10
オースギ葛根湯エキスT錠‥‥‥‥‥‥10
オースギ葛根湯加川芎辛夷エキスG‥‥12

オースギ加味帰脾湯エキスG …………13
オースギ加味逍遙散エキスG …………13
オースギ甘麦大棗湯エキスTG …………15
オースギ荊芥連翹湯エキスG …………18
オースギ桂枝加芍薬湯エキスG …………20
オースギ桂枝加竜骨牡蛎湯エキスG ……22
オースギ桂枝加苓朮附湯エキスG ……22
オースギ桂枝湯エキスG …………18
オースギ桂枝茯苓丸料エキスG …………23
オースギ五虎湯エキス錠 …………26
オースギ柴胡加竜骨牡蛎湯エキスG ……31
オースギ柴胡桂枝湯エキスG …………32
オースギ三黄瀉心湯エキスG …………36
オースギ酸棗仁湯エキスG …………36
オースギ四君子湯エキス錠 …………39
オースギ七物降下湯エキスG …………40
オースギ十全大補湯エキスG …………42
オースギ十味敗毒湯エキスG …………43
オースギ小建中湯エキスG …………45
オースギ小柴胡湯エキスG …………45
オースギ小柴胡湯エキスT錠 …………45
オースギ小青竜湯エキスG …………47
オースギ小青竜湯エキスT錠 …………47
オースギ小半夏加茯苓湯エキスG …………49
オースギ消風散エキスG …………49
オースギ四苓湯細粒（調剤用） …………50
オースギ辛夷清肺湯エキスG …………50
オースギ神秘湯エキスG …………51
オースギ清上防風湯エキスG …………52
オースギ川芎茶調散料エキスTG …………55
オースギ疎経活血湯エキスG …………55
オースギ大黄甘草湯エキスG …………55
オースギ大黄甘草湯エキスT錠 …………55
オースギ大柴胡湯エキスG …………57
オースギ大柴胡湯エキスT錠 …………57
オースギ猪苓湯エキスG …………62
オースギ桃核承気湯エキスG …………64
オースギ当帰四逆加呉茱萸生姜湯エキスG …………66
オースギ当帰芍薬散料エキスG …………66
オースギ当帰芍薬散料エキスT錠 …………66
オースギ人参湯エキスG …………69
オースギ人参養栄湯エキスG …………69
オースギ八味地黄丸料エキスG …………71
オースギ八味地黄丸料エキスT錠 …………71
オースギ半夏厚朴湯エキスG …………72
オースギ半夏厚朴湯エキスT錠 …………72
オースギ半夏瀉心湯エキスG …………73
オースギ平胃散料エキスG …………76
オースギ防已黄耆湯エキスG …………77
オースギ防風通聖散エキスG …………77
オースギ補中益気湯エキスG …………79
オースギ麻杏甘石湯エキスG …………81
オースギ麻杏薏甘湯エキスG …………82
オースギ麻子仁丸料エキスG …………83
オースギ薏苡仁湯エキスTG …………84
オースギ抑肝散料エキスTG …………84
オースギ六君子湯エキスG …………85
オースギ苓桂朮甘湯エキスTG …………88
太田漢方胃腸薬Ⅱ 2類 …………100
太田漢方胃腸薬Ⅱ〈錠剤〉 2類 …………100
大峰エキス錠黄連解毒湯A 2類 …………133
大峰エキス錠桃核承気湯 2類 …………528
大峰荊芥連翹湯錠 2類 …………229
大峰堂の桂枝茯苓丸A 2類 …………265

大峰堂の八味丸B 2類 …………578
オーカン 2類 …………677
オースギ漢方胃腸薬 2類 …………97
オースギ　カンポール 2類 …………407
オースギコーミン 2類 …………133
オースギ八味地黄丸A 2類 …………578
乙字湯 2類 …………138
乙字湯〔一元乃錠剤〕 2類 …………138
乙字湯〔ウチダの〕 2類 …………138
乙字湯〔トチモトの〕 2類 …………140
乙字湯〔ホリエの〕 2類 …………140
乙字湯Aエキス細粒三和生薬 2類 …………138
乙字湯Aエキス細粒「分包」三和生薬 2類 …………138
乙字湯Aエキス錠三和生薬 2類 …………139
乙字湯FCエキス細粒医療用〔ジュンコウ〕 …………9
乙字湯エキスG〔オースギ〕 …………9
乙字湯エキス顆粒（医療用）〔ツムラ〕 …………9
乙字湯エキス顆粒〔「クラシエ」漢方〕 2類 …………139
乙字湯エキス顆粒〔調剤用〕〔JPS〕 …………9
乙字湯エキス顆粒〔ツムラ漢方〕 2類 …………140
乙字湯エキス顆粒〔ニタンダ〕 2類 …………140
乙字湯エキス顆粒KM 2類 …………139
乙字湯エキス顆粒-M〔本草〕 …………9
乙字湯エキス顆粒T …………9
乙字湯エキス顆粒〔太虎堂の〕 …………9
乙字湯エキス顆粒〔テイコク〕 …………9
乙字湯エキス細粒〔サンワ〕 2類 …………140
乙字湯エキス〔細粒〕3 2類 …………139
乙字湯エキス細粒〔クラシエ〕 …………9
乙字湯エキス細粒〔コタロー〕 …………9
乙字湯エキス細粒〔三和〕 …………9
乙字湯エキス細粒「分包」〔サンワ〕 2類 …………140
乙字湯エキス散〔ウチダの〕 2類 …………138
乙字湯エキス散〔勝昌〕 2類 …………139
乙字湯エキス錠〔サンワ〕 2類 …………140
乙字湯エキス錠N〔JPS〕 2類 …………138
乙字湯エキス錠〔大峰〕 2類 …………139
乙字湯エキス錠クラシエ 2類 …………139
オッジトウ錠 2類 …………139
乙字湯「タキザワ」 2類 …………139
乙字湯粒状 2類 …………139
オッジンS「コタロー」（乙字湯エキス錠）2類 …………139
温恵（エキス顆粒）2類 …………113
オンケツ錠〔ホノミ〕 2類 …………538
温中止痛湯（分包）〔ウチダの〕 2類 …………97

【か】

快気散（カイキサン）指2類 …………711
快気湯（ネオ）指2類 …………714
カイケツEP錠 2類 …………541
カイケツEX錠〔ホノミ〕 2類 …………545
カイゲンかぜ内服液 2類 …………158
改源葛根湯液 2類 …………158
改源葛根湯エキス顆粒 2類 …………158
快峰「分包」 2類 …………136
回陽（エキス顆粒）2類 …………492

鶴寿（エキス顆粒）2類 …………592
カコナミン葛根湯液2 2類 …………158
カコナミン内服液S 2類 …………158
カコナール 2類 …………158
カコナール2 2類 …………158
カコナール2V顆粒 2類 …………158
カコナール2葛根湯顆粒〈満量処方〉2類 …………158
カコナール葛根湯顆粒〈満量処方〉2類 …………159
カコナール小青竜湯液〈鼻かぜ・鼻炎用〉2類 …………415
カコナールⅡ 2類 …………159
カコラック 2類 …………159
カゼカッコン液〔漢方〕 2類 …………166
かぜ漢方内服液DX 2類 …………159
カゼコール内服液 2類 …………159
カゼセブン内服液 2類 …………159
カゼファースト内服液K 2類 …………159
藿香正気散液〔JPS〕 2類 …………151
藿香正気散エキス〔細粒〕38 2類 …………151
藿香正気散エキス細粒G「コタロー」2類 …………151
藿香正気散料〔東洋の〕 2類 …………152
藿香正気散料エキス顆粒クラシエ 2類 …………152
カッコーサン「コタロー」 2類 …………152
カッコリン 2類 …………159
カッコンBC顆粒〔新生〕 2類 …………168
カッコーンV「コタロー」 2類 …………159
葛根黄連黄芩湯〔ウチダの〕 2類 …………153
葛根黄連黄芩湯エキス顆粒〔〔救心漢方〕〕2類 …………153
葛根黄連黄芩湯エキス細粒G「コタロー」2類 …………153
葛根加朮附湯エキス細粒〔三和〕 …………11
葛根湯〔いけだや〕 2類 …………157
カッコン湯〔ウチダの〕 2類 …………157
葛根湯〔錠剤〕 2類 …………168
葛根湯〔角野〕 2類 …………168
葛根湯〔東洋漢方の〕 2類 …………170
カッコン湯〔トチモトの〕 2類 …………170
カッコン湯〔ホリエ〕 2類 …………172
葛根湯Aエキス細粒三和生薬 2類 …………160
葛根湯Aエキス細粒「分包」三和生薬 2類 …………160
葛根湯Aエキス錠三和生薬 2類 …………160
葛根湯FCエキス細粒医療用〔ジュンコウ〕 …………10
葛根湯KIDS 2類 …………160
葛根湯液 2類 …………160
葛根湯液Ⅱ〔クラシエ〕 2類 …………166
葛根湯液2〔ツムラ漢方〕 2類 …………169
葛根湯液EX2 2類 …………160
葛根湯液SX 2類 …………160
葛根湯液WS 2類 …………160
葛根湯液クラシエ 2類 …………160
葛根湯エキスA顆粒 …………10
葛根湯エキスG 2類 …………160
葛根湯エキスG〔オースギ〕 …………10
葛根湯エキスT錠〔オースギ〕 …………10
葛根湯（エキス顆粒）2類 …………161
葛根湯エキス顆粒 2類 …………161
カッコン湯エキス顆粒 2類 …………161
葛根湯エキス顆粒（医療用）〔ツムラ〕 …………10

葛根湯エキス顆粒〔ODC〕2類 …… 157	葛根湯エキス細粒分包「コタロー」2類 …… 164	葛根湯内服液〔第一〕2類 …… 169
葛根湯エキス顆粒〔イトーの〕2類 … 157	葛根湯エキス散〔ウチダの〕2類 …… 157	葛根湯内服液DX 2類 …… 165
葛根湯エキス顆粒〔阪本漢法の〕2類 …… 167	葛根湯エキス散〔勝昌〕2類 …… 164	葛根湯内服液H 2類 …… 165
葛根湯エキス顆粒〔サトウ〕2類 …… 167	葛根湯エキス錠〔オオクサ〕2類 …… 158	葛根湯内服液J 2類 …… 165
葛根湯エキス顆粒〔第一〕2類 …… 169	葛根湯エキス錠A〔ツムラ漢方〕2類 …… 169	葛根湯内服液M 2類 …… 165
葛根湯エキス顆粒〔調剤用〕〔JPS〕 …… 10	葛根湯エキス錠-H〔本草〕2類 …… 172	葛根湯内服液 2類 …… 165
葛根湯エキス顆粒〔ツムラ漢方〕 …… 169	葛根湯エキス錠N〔JPS〕2類 …… 156	葛根湯内服液「廣貫堂」2類 …… 165
葛根湯エキス顆粒〔東邦〕2類 …… 170	葛根湯エキス錠N〔サンワ〕2類 …… 167	葛根湯内服液「廣貫堂」2 2類 …… 165
葛根湯エキス顆粒〔ニタンダ〕2類 …… 170	葛根湯エキス錠S〔コタロー〕2類 …… 164	葛根湯長崎 2類 …… 165
「葛根湯エキス顆粒」〔山本漢方〕2類 …… 172	葛根湯エキス錠T〔クラシエ〕 …… 10	葛根湯粒状 2類 …… 165
葛根湯エキス「顆粒」2 2類 …… 161	葛根湯エキス錠〔大峰〕2類 …… 164	カツジン錠〔ホノミ〕2類 …… 583
葛根湯エキス「顆粒」A 2類 …… 161	葛根湯エキス錠クラシエ 2類 …… 164	加味温胆湯エキス顆粒〔クラシエ〕2類 …… 178
葛根湯エキス「顆粒」A 2類 …… 161	葛根湯加辛夷川芎エキス細粒〔ウチダの〕2類 …… 174	加味葛根湯 指2類 …… 711
葛根湯エキス顆粒A〔エスエス〕2類 · 157	葛根湯加辛夷川芎エキス細粒〔コタロー〕 …… 12	加味帰脾湯エキスG〔オースギ〕 …… 13
葛根湯エキス顆粒Aクラシエ 2類 …… 161	葛根湯加川芎辛夷〔東洋の〕2類 …… 176	加味帰脾湯エキス顆粒（医療用）〔ツムラ〕 …… 13
カッコン湯エキス顆粒D 2類 …… 161	葛根湯加川芎辛夷エキスG〔オースギ〕 …… 12	加味帰脾湯エキス顆粒〔東洋の〕2類 …… 181
葛根湯エキス顆粒D 2類 …… 162	葛根湯加川芎辛夷エキス顆粒（医療用）〔ツムラ〕 …… 12	加味帰脾湯エキス顆粒KM 2類 …… 180
葛根湯エキス顆粒D〔第一〕2類 …… 169	葛根湯加川芎辛夷エキス顆粒〔「クラシエ」漢方〕2類 …… 175	加味帰脾湯エキス顆粒クラシエ 2類 …… 180
葛根湯エキス顆粒DS 2類 …… 162	葛根湯加川芎辛夷エキス顆粒〔調剤用〕〔JPS〕 …… 12	加味帰脾湯エキス顆粒〔太虎堂の〕 …… 13
葛根湯エキス顆粒F 2類 …… 162	葛根湯加川芎辛夷エキス顆粒〔ツムラ漢方〕2類 …… 176	加味帰脾湯エキス細粒〔東洋〕 …… 13
カッコン湯エキス顆粒H 2類 …… 162	葛根湯加川芎辛夷エキス顆粒H 2類 …… 175	加味帰脾湯エキス〔細粒〕9 2類 …… 180
葛根湯エキス顆粒-H〔本草〕2類 …… 172	葛根湯加川芎辛夷エキス顆粒KM …… 175	加味帰脾湯エキス細粒〔クラシエ〕 …… 13
葛根湯エキス顆粒KM 2類 …… 162	葛根湯加川芎辛夷エキス顆粒-M〔本草〕 …… 12	加味帰脾湯エキス錠N〔JPS〕2類 …… 180
葛根湯エキス顆粒M〔第一〕2類 …… 169	葛根湯加川芎辛夷エキス顆粒T …… 12	加味帰脾湯エキス錠〔クラシエ〕 …… 13
葛根湯エキス顆粒「MT」2類 …… 162	葛根湯加川芎辛夷エキス顆粒〔テイコク〕 …… 12	加味帰脾湯「タキザワ」2類 …… 180
葛根湯エキス顆粒MX 2類 …… 162	葛根湯加川芎辛夷エキス細粒〔サンワ〕2類 …… 176	加味逍遙散 …… 185
葛根湯エキス顆粒-M〔本草〕 …… 10	葛根湯加川芎辛夷エキス細粒〔東洋〕 …… 12	加味逍遙散〔ウチダの〕2類 …… 185
葛根湯エキス「顆粒」S 2類 …… 162	葛根湯加川芎辛夷エキス〔細粒〕77 2類 …… 175	加味逍遙散〔トチモトの〕2類 …… 188
葛根湯エキス「顆粒」S 2類 …… 162	葛根湯加川芎辛夷エキス細粒〔クラシエ〕 …… 12	加味逍遙散FCエキス細粒医療用〔ジュンコウ〕 …… 13
カッコン湯エキス顆粒S〔「紀伊国屋」〕2類 …… 166	葛根湯加川芎辛夷エキス顆粒-M〔本草〕 …… 12	加味逍遙散エキスG〔オースギ〕 …… 13
葛根湯エキス顆粒S〔東洋の〕2類 …… 170	葛根湯加川芎辛夷エキス顆粒T …… 12	加味逍遙散エキス顆粒（医療用）〔ツムラ〕 …… 13
葛根湯エキス顆粒SⅡ〔「クラシエ」漢方〕2類 …… 166	葛根湯加川芎辛夷エキス顆粒〔テイコク〕 …… 12	加味逍遙散エキス顆粒〔ツムラ漢方〕2類 …… 188
葛根湯エキス顆粒Sクラシエ 2類 …… 162	葛根湯加川芎辛夷エキス細粒〔サンワ〕2類 …… 176	加味逍遙散エキス顆粒-M〔本草〕 …… 13
葛根湯エキス顆粒T …… 10	葛根湯加川芎辛夷エキス細粒〔東洋〕 …… 12	加味逍遙散エキス顆粒〔太虎堂の〕 …… 13
葛根湯エキス顆粒WS 2類 …… 163	葛根湯加川芎辛夷エキス細粒「分包」〔サンワ〕2類 …… 176	加味逍遙散エキス顆粒〔テイコク〕 …… 13
葛根湯エキス顆粒〔大峰〕2類 …… 163	葛根湯加川芎辛夷エキス散〔ウチダの〕2類 …… 174	加味逍遙散エキス顆粒〔東洋〕分包 2類 …… 186
葛根湯エキス顆粒クラシエ 2類 …… 163	葛根湯加川芎辛夷エキス散〔勝昌〕2類 …… 175	加味逍遙散エキス顆粒〔マツウラ〕 …… 13
葛根湯エキス顆粒「至聖」2類 …… 163	葛根湯加川芎辛夷エキス錠〔「クラシエ」漢方〕2類 …… 175	加味逍遙散エキス細粒〔サンワ〕2類 …… 187
葛根湯エキス顆粒シライシ 2類 …… 163	葛根湯加川芎辛夷エキス錠〔サンワ〕2類 …… 176	加味逍遙散エキス細粒〔東洋〕 …… 13
葛根湯エキス顆粒「創至聖」2類 …… 163	葛根湯加川芎辛夷エキス錠N〔JPS〕2類 …… 174	加味逍遙散エキス〔細粒〕8 2類 …… 186
葛根湯エキス顆粒〔太虎堂の〕 …… 10	葛根湯加川芎辛夷エキス錠〔大峰〕2類 …… 175	加味逍遙散エキス細粒G「コタロー」2類 …… 186
葛根湯エキス顆粒〔テイコク〕 …… 10	葛根湯加川芎辛夷エキス錠〔クラシエ〕 …… 12	加味逍遙散エキス細粒〔コタロー〕 …… 13
葛根湯エキス顆粒〔東洋〕分包 2類 …… 163	葛根湯加川芎辛夷「タキザワ」2類 …… 175	加味逍遙散エキス細粒「分包」〔サンワ〕2類 …… 187
葛根湯エキス顆粒〔ビハーフ〕2類 …… 163	葛根湯カプレット「コタロー」2類 …… 164	加味逍遙散エキス細粒「分包」三和生薬 2類 …… 186
葛根湯エキス顆粒「フク井」2類 …… 163	葛根湯顆粒2〔阪本漢法の〕2類 …… 167	加味逍遙散エキス散〔勝昌〕2類 …… 186
葛根湯エキス顆粒（分包）〔オオクサ〕2類 …… 157	葛根湯散 2類 …… 165	加味逍遙散エキス散〔太虎堂の〕 …… 13
葛根湯エキス顆粒〔マツウラ〕 …… 10	葛根湯シロップ〔本草〕2類 …… 172	加味逍遙散エキス錠〔サンワ〕2類 …… 187
葛根湯エキス〈細粒〉2類 …… 163	葛根湯「タキザワ」2類 …… 165	加味逍遙散エキス錠A〔ツムラ漢方〕2類 …… 188
葛根湯エキス細粒〔東洋〕 …… 10		加味逍遙散エキス錠N「コタロー」2類 …… 186
葛根湯エキス細粒〔ワクナガ〕2類 …… 173		加味逍遙散エキス錠〔大峰〕2類 …… 186
葛根湯エキス〔細粒〕7 2類 …… 164		加味逍遙散料〔ウチダの〕2類 …… 185
葛根湯エキス細粒G〔コタロー〕2類 …… 164		加味逍遙散料〔東洋漢方の〕2類 …… 188
葛根湯エキス細粒N〔サンワ〕2類 …… 167		
葛根湯エキス細粒V〔コタロー〕2類 …… 164		
葛根湯エキス細粒〔クラシエ〕 …… 10		
葛根湯エキス細粒〔コタロー〕 …… 10		
葛根湯エキス細粒〔三和〕 …… 10		
葛根湯エキス細粒「分包」N〔サンワ〕2類 …… 167		

加味逍遙散料〔ホリエの〕 2類 ……… 189
加味逍遙散料エキス顆粒〔「クラシエ」漢方〕
　　2類 …………………………………… 187
加味逍遙散料エキス顆粒〔調剤用〕〔JPS〕
　　…………………………………………… 13
加味逍遙散料エキス顆粒〔東洋の〕 2類
　　………………………………………… 188
加味逍遙散料エキス顆粒KM 2類 ……… 186
加味逍遙散料エキス顆粒S
　　〔「クラシエ」漢方〕 2類 ………… 187
加味逍遙散料エキス顆粒S〔東洋の〕 2類
　　………………………………………… 188
加味逍遙散料エキス細粒〔ワクナガ〕 2類
　　………………………………………… 189
加味逍遙散料エキス細粒〔クラシエ〕 … 13
加味逍遙散料エキス散〔ウチダの〕 2類
　　………………………………………… 185
加味逍遙散料エキス錠N〔JPS〕 2類 … 185
加味逍遙散料エキス錠クラシエ 2類 … 186
加味逍遙散料「タキザワ」 2類 ……… 187
カミセーヌC「コタロー」 2類 ……… 191
カミセーヌN「コタロー」 2類 ……… 187
加味平胃散エキス〔細粒〕67 2類 …… 192
加味平胃散エキス細粒G「コタロー」 2類
　　………………………………………… 192
顆粒露恵 2類 …………………………… 446
乾姜人参半夏丸〔ウチダの〕 2類 …… 196
冠心調血飲エキス顆粒 2類 …………… 712
還精 2類 ………………………………… 712
甘草乾姜散 3類 ………………………… 712
甘草瀉心湯 2類 ………………………… 199
甘草瀉心湯エキス顆粒〔東洋の〕 2類
　　………………………………………… 199
甘草湯エキス顆粒S〔「クラシエ」漢方〕
　　2類 ………………………………… 201
甘草湯エキス顆粒SⅡ〔「クラシエ」漢方〕
　　2類 ………………………………… 201
甘草湯エキス〔細粒〕10 2類 ………… 201
甘草湯エキス細粒〔クラシエ〕 ……… 14
甘草湯エキス細粒「分包」〔サンワ〕 2類
　　………………………………………… 202
カンタン粒〔ホノミ〕 2類 …………… 302
かんぽう循々五苓散 2類 ……………… 308
かんぽう咲々当帰芍薬散 2類 ………… 541
かんぽう清々黄解散 2類 ……………… 133
甘麦大棗湯〔ウチダの〕 2類 ………… 205
甘麦大棗湯エキスTG〔オースギ〕 …… 15
甘麦大棗湯エキス顆粒（医療用）〔ツムラ〕
　　…………………………………………… 15
甘麦大棗湯エキス〔細粒〕6 2類 …… 205
甘麦大棗湯エキス細粒〔コタロー〕 … 15
漢方胃腸薬N〔JPS〕 2類 …………… 100
漢方胃腸薬安中散S 2類 ………………… 97
漢方カゼカッコン液 2類 ……………… 166
漢方「葛根湯」エキス顆粒〔エスタック〕
　　2類 ………………………………… 157
漢方顆粒-1号〔JPS〕 2類 ……………… 95
漢方顆粒-3号〔JPS〕 2類 …………… 131
漢方顆粒-4号〔JPS〕 2類 …………… 138
漢方顆粒-5号〔JPS〕 2類 …………… 156
漢方顆粒-7号〔JPS〕 2類 …………… 185
漢方顆粒-9号〔JPS〕 2類 …………… 245
漢方顆粒-10号〔JPS〕 2類 …………… 248
漢方顆粒-11号〔JPS〕 2類 …………… 264
漢方顆粒-12号〔JPS〕 2類 …………… 297

漢方顆粒-13号〔JPS〕 2類 …………… 288
漢方顆粒-14号〔JPS〕 2類 …………… 307
漢方顆粒-15号〔JPS〕 2類 …………… 319
漢方顆粒-16号〔JPS〕 2類 …………… 329
漢方顆粒-17号〔JPS〕 2類 …………… 325
漢方顆粒-18号〔JPS〕 2類 …………… 348
漢方顆粒-20号〔JPS〕 2類 …………… 384
漢方顆粒-21号〔JPS〕 2類 …………… 404
漢方顆粒-23号〔JPS〕 2類 …………… 430
漢方顆粒-24号〔JPS〕 2類 …………… 406
漢方顆粒-25号〔JPS〕 2類 …………… 414
漢方顆粒-27号〔JPS〕 2類 …………… 378
漢方顆粒-28号〔JPS〕 2類 …………… 395
漢方顆粒-29号〔JPS〕 2類 …………… 456
漢方顆粒-30号〔JPS〕 2類 …………… 490
漢方顆粒-31号〔JPS〕 2類 …………… 491
漢方顆粒-32号〔JPS〕 2類 …………… 519
漢方顆粒-33号〔JPS〕 2類 …………… 528
漢方顆粒-34号〔JPS〕 2類 …………… 536
漢方顆粒-35号〔JPS〕 2類 …………… 540
漢方顆粒-37号〔JPS〕 2類 …………… 572
漢方顆粒-38号〔JPS〕 2類 …………… 561
漢方顆粒-39号〔JPS〕 2類 …………… 585
漢方顆粒-40号〔JPS〕 2類 …………… 592
漢方顆粒-41号〔JPS〕 2類 …………… 603
漢方顆粒-43号〔JPS〕 2類 …………… 623
漢方顆粒-44号〔JPS〕 2類 …………… 625
漢方顆粒-45号〔JPS〕 2類 …………… 632
漢方顆粒-46号〔JPS〕 2類 …………… 642
漢方顆粒-47号〔JPS〕 2類 …………… 652
漢方顆粒-48号〔JPS〕 2類 …………… 658
漢方顆粒-49号〔JPS〕 2類 …………… 661
漢方顆粒-50号〔JPS〕 2類 …………… 665
漢方顆粒-52号〔JPS〕 2類 …………… 683
漢方顆粒-53号〔JPS〕 2類 …………… 697
漢方顆粒-54号〔JPS〕 2類 …………… 694
漢方顆粒-58号〔JPS〕 2類 …………… 257
漢方顆粒-60号〔JPS〕 2類 …………… 224
漢方顆粒-61号〔JPS〕 2類 …………… 577
漢方顆粒-62号〔JPS〕 2類 …………… 174
漢方顆粒-63号〔JPS〕 2類 …………… 516
漢方顆粒-64号〔JPS〕 2類 …………… 105
漢方顆粒-65号〔JPS〕 2類 …………… 250
漢方顆粒-66号〔JPS〕 2類 …………… 352
漢方顆粒-67号〔JPS〕 2類 …………… 375
漢方顆粒-68号〔JPS〕 2類 …………… 532
漢方顆粒-69号〔JPS〕 2類 …………… 689
漢方顆粒-70号〔JPS〕 2類 …………… 391
漢方顆粒-71号〔JPS〕 2類 …………… 112
漢方顆粒-72号〔JPS〕 2類 …………… 478
漢方顆粒-73号〔JPS〕 2類 …………… 229
漢方顆粒-74号〔JPS〕 2類 …………… 180
漢方顆粒-75号〔JPS〕 2類 …………… 291
漢方顆粒-76号〔JPS〕 2類 …………… 508
漢方顆粒-77号〔JPS〕 2類 …………… 707
漢方顆粒-80号〔JPS〕 2類 …………… 115
漢方「響声破笛丸料」エキス顆粒
　　〔エスタック〕 2類 ………………… 220
漢方「駆風解毒湯」エキス顆粒
　　〔エスタック〕 ……………………… 224
漢方「小柴胡湯」エキス顆粒〔エスタック〕
　　2類 ………………………………… 407
漢方「小青竜湯」エキス顆粒〔エスタック〕
　　2類 ………………………………… 415

漢方せき止めトローチS「麦門冬湯」 2類
　　………………………………………… 572
漢方中黄膏パップ 2類 ………………… 509
漢方ナイトミン 2類 …………………… 352
漢方ニキビ薬N「コタロー」 2類 …… 456
漢方便秘薬「東亜」 2類 ……………… 484
漢方ラックホン内服液 2類 …………… 553
カンボー内服液「廣貫堂」2 2類 …… 166
カンポンコール感冒内服液葛根湯 2類
　　………………………………………… 166
カンポンコール感冒内服液葛根湯
　　（小・中学生用） 2類 ……………… 166
甘露飲エキス細粒G「コタロー」 2類
　　………………………………………… 206

【き】

奇応（エキス顆粒） 2類 ……………… 382
帰耆建中湯エキス散〔勝昌〕 2類 …… 208
桔梗石膏エキス細粒〔コタロー〕 …… 16
桔梗石膏粒状 3類 ……………………… 712
桔梗湯エキス顆粒（医療用）〔ツムラ〕… 15
桔梗湯エキス顆粒〔ツムラ漢方〕 2類
　　………………………………………… 209
桔梗湯エキス顆粒S〔東洋の〕 2類 … 210
桔梗湯エキス散〔〔救心漢方〕〕 2類 … 209
桔梗湯「タキザワ」 2類 ……………… 209
桔梗湯内服液〔クラシエ〕 2類 ……… 209
喜効（エキス顆粒） 2類 ……………… 295
キシュ錠〔ホノミ〕 2類 ……………… 171
キシュ粒〔ホノミ〕 2類 ……………… 171
キジョウ錠〔ホノミ〕 2類 …………… 699
起生（エキス顆粒） 2類 ……………… 358
キネツ錠〔ホノミ〕 2類 ……………… 654
紀伊国屋カッコン湯 2類 ……………… 166
「紀伊国屋」カッコン湯エキス顆粒S 2類
　　………………………………………… 166
紀伊国屋桂枝茯苓丸 2類 ……………… 265
紀伊国屋三黄丸 2類 …………………… 349
紀伊国屋三黄錠 2類 …………………… 349
紀伊国屋紫雲膏 2類 …………………… 359
「紀伊国屋」小柴胡湯エキス顆粒 2類
　　………………………………………… 407
紀伊国屋小青龍湯 2類 ………………… 415
紀伊国屋腎気丸（八味丸） 2類 ……… 578
紀伊国屋大黄甘草湯錠 2類 …………… 484
紀伊国屋大甘丸 2類 …………………… 484
「紀伊国屋」大柴胡湯エキス顆粒 2類
　　………………………………………… 492
帰脾湯〔ウチダの〕 2類 ……………… 213
帰脾湯FCエキス細粒医療用〔ジュンコウ〕
　　…………………………………………… 16
帰脾湯エキス顆粒（医療用）〔ツムラ〕… 16
帰脾湯エキス顆粒KM 2類 …………… 213
帰脾湯エキス細粒G「コタロー」 2類
　　………………………………………… 213
貴宝八味丸 2類 ………………………… 578
休意（エキス顆粒） 2類 ……………… 320
芎黄散粒状 2類 ………………………… 128
キュウキン「コタロー」 2類 ………… 218
芎帰膠艾湯〔ウチダの〕 2類 ………… 214
芎帰膠艾湯〔錠剤〕 2類 ……………… 215
芎帰膠艾湯〔東洋漢方の〕 2類 ……… 215

芎帰膠艾湯〔トチモトの〕 [2類]……… 215
芎帰膠艾湯FCエキス細粒医療用
　〔ジュンコウ〕………………………16
芎帰膠艾湯エキス顆粒（医療用）〔ツムラ〕
　………………………………………16
芎帰膠艾湯エキス顆粒〔東洋漢方の〕[2類]
　………………………………………215
芎帰膠艾湯エキス顆粒KM[2類]……… 214
芎帰膠艾湯エキス〔細粒〕11 [2類]…… 214
芎帰膠艾湯エキス細粒〔コタロー〕……16
芎帰膠艾湯エキス散〔勝昌〕[2類]…… 214
芎帰膠艾粒状[2類]……………………… 214
芎帰調血飲エキス顆粒〔太虎堂の〕……17
芎帰調血飲第一加減エキス〔細粒〕50 [2類]
　………………………………………218
芎帰調血飲第一加減エキス細粒G
　「コタロー」[2類]…………………… 218
〔救心漢方〕葛根黄連黄芩湯エキス顆粒
　[2類]………………………………… 153
〔救心漢方〕桔梗湯エキス散[2類]…… 209
〔救心漢方〕金匱腎気丸料エキス顆粒[2類]
　………………………………………300
〔救心漢方〕五苓散[2類]……………… 308
〔救心漢方〕柴陥湯エキス顆粒[2類]… 316
〔救心漢方〕四逆散[2類]……………… 363
救長（エキス顆粒）[2類]……………… 152
九檳呉茱粒状[2類]……………………… 712
救風葛根湯内服液[2類]………………… 166
キョウカン錠〔ホノミ〕[2類]………… 333
キョウキョ錠〔ホノミ〕[2類]………… 327
響声破笛丸料エキス顆粒A〔エスエス〕
　[2類]………………………………… 220
響声破笛丸料エキス〔細粒〕45 [2類]… 220
キョロウ錠〔ホノミ〕[2類]…………… 246
生隆「分包」[2類]……………………… 166
金匱腎気丸料エキス顆粒〔救心漢方〕
　[2類]………………………………… 300
銀翹解毒散エキス細粒[2類]…………… 712
金竜（エキス顆粒）[2類]……………… 424

【く】

薬日本堂小青龍湯エキス錠[2類]……… 415
薬日本堂防已黄耆湯エキス錠[2類]…… 626
薬日本堂防風通聖散エキス錠[2類]…… 633
梔子柏皮湯エキス細粒〔コタロー〕……39
駆風解毒散エキス〔細粒〕79 [2類]…… 225
駆風解毒散〔トチモトの〕[2類]……… 225
駆風解毒湯液〔JPS〕[2類]…………… 224
駆風解毒湯エキス「顆粒」[2類]……… 225
駆風解毒湯エキス顆粒〔東洋漢方の〕[2類]
　………………………………………225
駆風解毒湯エキス顆粒〔ニットー〕[2類]
　………………………………………225
駆風解毒湯エキス顆粒A〔エスエス〕[2類]
　………………………………………224
駆風解毒湯エキストローチ〔サトウ〕
　………………………………………225
駆風解毒湯「タキザワ」[2類]………… 225
クミアイ八味地黄丸錠[2類]…………… 578
クミアイ防風通聖散錠[2類]…………… 633
九味檳榔湯〔ウチダの〕[2類]………… 227

九味檳榔湯エキス細粒G「コタロー」[2類]
　………………………………………227
九味檳榔湯エキス細粒〔コタロー〕……17
クラシエ安中散料エキス細粒……………3
クラシエ茵蔯蒿湯エキス細粒……………4
クラシエ温清飲エキス細粒………………5
クラシエ黄連解毒湯エキス細粒…………8
クラシエ黄連解毒湯エキス錠……………8
クラシエ乙字湯エキス細粒………………9
クラシエ葛根湯液Ⅱ [2類]……………… 166
クラシエ葛根湯エキス細粒………………10
クラシエ葛根湯エキス錠T………………10
クラシエ葛根湯加川芎辛夷エキス細粒…12
クラシエ葛根湯加川芎辛夷エキス錠……12
クラシエ加味温胆湯エキス顆粒[2類]…178
クラシエ加味帰脾湯エキス細粒…………13
クラシエ加味帰脾湯エキス錠……………13
クラシエ加味逍遙散料エキス細粒………13
クラシエ甘草湯エキス細粒………………14
「クラシエ」漢方安中散料エキス顆粒[2類]
　…………………………………………97
「クラシエ」漢方安中散料エキス顆粒S
　[2類]…………………………………98
「クラシエ」漢方茵蔯蒿湯エキス顆粒[2類]
　………………………………………105
「クラシエ」漢方黄連解毒湯エキス顆粒
　[2類]………………………………… 133
「クラシエ」漢方黄連解毒湯エキス顆粒S
　[2類]………………………………… 133
「クラシエ」漢方乙字湯エキス顆粒[2類]
　………………………………………139
「クラシエ」漢方葛根湯エキス顆粒SⅡ
　[2類]………………………………… 166
「クラシエ」漢方葛根湯加川芎辛夷エキス
　顆粒[2類]…………………………… 175
「クラシエ」漢方葛根湯加川芎辛夷エキス
　錠[2類]……………………………… 175
「クラシエ」漢方加味逍遙散料エキス顆粒
　[2類]………………………………… 187
「クラシエ」漢方加味逍遙散料エキス顆粒S
　[2類]………………………………… 187
「クラシエ」漢方甘草湯エキス顆粒S[2類]
　………………………………………201
「クラシエ」漢方甘草湯エキス顆粒SⅡ
　[2類]………………………………… 201
「クラシエ」漢方桂枝加芍薬湯エキス顆粒
　[2類]………………………………… 245
「クラシエ」漢方桂枝加竜骨牡蛎湯エキス
　顆粒[2類]…………………………… 251
「クラシエ」漢方桂枝加苓朮附湯エキス
　顆粒[2類]…………………………… 253
「クラシエ」漢方桂枝茯苓丸料エキス顆粒
　[2類]………………………………… 265
「クラシエ」漢方桂枝茯苓丸料エキス錠
　[2類]………………………………… 265
「クラシエ」漢方桂枝茯苓丸料加薏苡仁
　エキス錠[2類]……………………… 270
「クラシエ」漢方五虎湯エキス顆粒A [2類]
　………………………………………294
「クラシエ」漢方五虎湯エキス顆粒S [2類]
　………………………………………294
「クラシエ」漢方五虎湯エキス顆粒SⅡ
　[2類]………………………………… 294
「クラシエ」漢方牛車腎気丸料エキス錠
　[2類]………………………………… 300

「クラシエ」漢方五苓散料エキス顆粒[2類]
　………………………………………308
「クラシエ」漢方五苓散料エキス顆粒S
　[2類]………………………………… 308
「クラシエ」漢方柴胡加竜骨牡蛎湯エキス
　顆粒[2類]…………………………… 320
「クラシエ」漢方柴胡桂枝湯エキス顆粒
　[2類]………………………………… 329
「クラシエ」漢方柴胡桂枝湯エキス顆粒A
　[2類]………………………………… 330
「クラシエ」漢方柴胡桂枝湯エキス顆粒SⅡ
　[2類]………………………………… 330
「クラシエ」漢方三黄瀉心湯エキス顆粒
　[2類]………………………………… 349
「クラシエ」漢方芍薬甘草湯エキス顆粒
　[2類]………………………………… 384
「クラシエ」漢方十味敗毒湯エキス顆粒
　[2類]………………………………… 396
「クラシエ」漢方小建中湯エキス顆粒[2類]
　………………………………………404
「クラシエ」漢方小青竜湯エキス顆粒SⅡ
　[2類]………………………………… 415
「クラシエ」漢方小青竜湯エキス錠[2類]
　………………………………………415
「クラシエ」漢方大柴胡湯エキス錠[2類]
　………………………………………492
「クラシエ」漢方竹茹温胆湯エキス顆粒i
　[2類]………………………………… 501
「クラシエ」漢方調胃承気湯エキス顆粒
　[2類]………………………………… 512
「クラシエ」漢方猪苓湯エキス顆粒[2類]
　………………………………………519
「クラシエ」漢方猪苓湯エキス錠[2類]
　………………………………………519
「クラシエ」漢方桃核承気湯エキス顆粒
　[2類]………………………………… 528
「クラシエ」漢方桃核承気湯エキス顆粒S
　[2類]………………………………… 528
「クラシエ」漢方麦門冬湯エキス顆粒A
　[2類]………………………………… 572
「クラシエ」漢方麦門冬湯エキス顆粒S
　[2類]………………………………… 572
「クラシエ」漢方麦門冬湯エキス顆粒SⅡ
　[2類]………………………………… 572
「クラシエ」漢方八味地黄丸料エキス錠
　[2類]………………………………… 579
「クラシエ」漢方半夏厚朴湯エキス顆粒
　[2類]………………………………… 586
「クラシエ」漢方白虎加人参湯エキス顆粒
　[2類]………………………………… 603
「クラシエ」漢方防風通聖散料エキス
　FC錠[2類]…………………………… 633
「クラシエ」漢方麻黄湯エキス顆粒[2類]
　………………………………………653
「クラシエ」漢方麻黄湯エキス顆粒i [2類]
　………………………………………653
「クラシエ」漢方薏苡仁湯エキス顆粒[2類]
　………………………………………673
「クラシエ」漢方六君子湯エキス顆粒[2類]
　………………………………………684
「クラシエ」漢方六君子湯エキス顆粒S
　[2類]………………………………… 684
「クラシエ」漢方苓桂朮甘湯エキス顆粒
　[2類]………………………………… 697

「クラシエ」漢方苓桂朮甘湯エキス顆粒S
　2類 ……………………………………… 698
クラシエ桔梗湯内服液 2類 …………… 209
クラシエ桂枝加芍薬湯エキス細粒 ……… 20
クラシエ桂枝加芍薬湯エキス錠 ………… 20
クラシエ桂枝加竜骨牡蛎湯エキス細粒 … 22
クラシエ桂枝加苓朮附湯エキス細粒 …… 22
クラシエ桂枝加苓朮附湯エキス錠 ……… 22
クラシエ桂枝人参湯エキス細粒 ………… 23
クラシエ桂枝茯苓丸料エキス細粒 ……… 23
クラシエ桂枝茯苓丸料エキス錠 ………… 23
クラシエ五虎湯エキス細粒 ……………… 26
クラシエ五苓散錠 2類 ………………… 308
クラシエ五苓散料エキス細粒 …………… 29
クラシエ五苓散料エキス錠 ……………… 29
クラシエ柴胡加竜骨牡蛎湯エキス細粒 … 31
クラシエ柴胡加竜骨牡蛎湯エキス錠 …… 31
「クラシエ」柴胡桂枝湯液 2類 ……… 330
クラシエ柴胡桂枝湯エキス細粒 ………… 32
クラシエ柴胡桂枝湯エキス錠 …………… 32
クラシエ柴朴湯エキス細粒 ……………… 34
クラシエ柴苓湯エキス細粒 ……………… 35
クラシエ三黄瀉心湯エキス細粒 ………… 36
クラシエ紫雲膏 2類 …………………… 359
クラシエ七物降下湯エキス錠 2類 …… 375
クラシエ四物湯エキス細粒 ……………… 40
クラシエ四物湯エキス錠 ………………… 40
クラシエ芍薬甘草湯エキス細粒 ………… 41
クラシエ十全大補湯エキス細粒 ………… 42
クラシエ十味敗毒湯エキス細粒 ………… 43
クラシエ十味敗毒湯エキス錠 …………… 43
クラシエ小柴胡湯エキス細粒 …………… 45
クラシエ小柴胡湯エキス錠 ……………… 45
クラシエ小青竜湯エキス細粒 …………… 47
クラシエ小青竜湯エキス錠 ……………… 47
クラシエ小半夏加茯苓湯エキス細粒 …… 49
クラシエ辛夷清肺湯エキス細粒 ………… 50
クラシエ神秘湯エキス細粒 ……………… 51
クラシエ大柴胡湯エキス細粒 …………… 57
クラシエ大柴胡湯エキス錠 ……………… 57
クラシエ釣藤散料エキス錠 2類 ……… 516
クラシエ猪苓湯エキス細粒 ……………… 62
クラシエ桃核承気湯エキス細粒 ………… 64
クラシエ桃核承気湯エキス錠 …………… 64
クラシエ当帰四逆加呉茱萸生姜湯エキス
　細粒 ……………………………………… 66
クラシエ当帰芍薬散錠 2類 …………… 541
クラシエ当帰芍薬散料エキス細粒 ……… 66
クラシエ人参湯エキス細粒 ……………… 69
クラシエ人参養栄湯エキス細粒 ………… 69
クラシエ八味地黄丸A 2類 …………… 579
クラシエ八味地黄丸料エキス細粒 ……… 71
クラシエ八味地黄丸料エキス錠 ………… 71
クラシエ半夏厚朴湯エキス細粒 ………… 72
クラシエ半夏厚朴湯エキス錠 …………… 72
クラシエ半夏瀉心湯エキス細粒 ………… 73
クラシエ半夏瀉心湯エキス錠 …………… 73
クラシエ半夏白朮天麻湯エキス細粒 …… 74
クラシエ白虎加人参湯エキス細粒 ……… 74
クラシエ白虎加人参湯エキス錠 ………… 74
「クラシエ」ベルエムピK葛根湯加川芎
　辛夷エキス錠 2類 …………………… 176
「クラシエ」ベルエムピS小青竜湯
　エキス錠 2類 ………………………… 415
クラシエ防已黄耆湯エキス細粒 ………… 77

クラシエ防已黄耆湯エキス錠 …………… 77
クラシエ防風通聖散エキス錠 …………… 77
クラシエ防風通聖散料エキス細粒 ……… 77
クラシエ補中益気湯エキス細粒 ………… 79
クラシエ麻黄湯エキス細粒 ……………… 80
クラシエ麻杏薏甘湯エキス細粒 ………… 82
クラシエ薏苡仁湯エキス細粒 …………… 84
クラシエ薏苡仁湯エキス錠 ……………… 84
クラシエ抑肝散加陳皮半夏エキス細粒 … 85
クラシエ六君子湯エキス細粒 …………… 85
クラシエ苓桂朮甘湯エキス細粒 ………… 88
「クラシエ」療方回陽救逆エキス顆粒A
　2類 ……………………………………… 365
クラシエ六味丸料エキス細粒 …………… 89
クールワンのどトローチ 2類 ………… 225
グレイトデルマン 2類 ………………… 243

【け】

ケアテ顆粒 2類 ………………………… 579
荊芥連翹湯〔ウチダの〕 2類 ………… 229
荊芥連翹湯〔東洋の〕 2類 …………… 231
荊芥連翹湯〔トチモトの〕 2類 ……… 231
荊芥連翹湯〔ホリエの〕 2類 ………… 231
荊芥連翹湯エキスG〔オースギ〕 ……… 18
荊芥連翹湯エキス顆粒（医療用）〔ツムラ〕
　…………………………………………… 18
荊芥連翹湯エキス顆粒〔ツムラ漢方〕 2類
　………………………………………… 231
荊芥連翹湯エキス顆粒〔ワクナガ〕 2類
　………………………………………… 231
荊芥連翹湯エキス顆粒KM 2類 ……… 229
荊芥連翹湯エキス顆粒〔クラシエ〕 2類
　………………………………………… 229
荊芥連翹湯エキス顆粒〔太虎堂の〕 …… 18
荊芥連翹湯エキス顆粒〔テイコク〕 …… 18
荊芥連翹湯エキス細粒〔サンワ〕 2類
　………………………………………… 230
荊芥連翹湯エキス〔細粒〕72 2類 …… 229
荊芥連翹湯エキス細粒G〔コタロー〕 2類
　………………………………………… 230
荊芥連翹湯エキス細粒「分包」〔サンワ〕
　2類 ……………………………………… 230
荊芥連翹湯エキス散「コタロー」 2類
　………………………………………… 230
荊芥連翹湯エキス錠〔サンワ〕 2類 … 230
荊芥連翹湯エキス錠Fクラシエ 2類 … 230
荊芥連翹湯エキス錠N〔JPS〕 2類 … 229
荊芥連翹湯エキス錠〔大峰〕 2類 …… 230
荊芥連翹湯「タキザワ」 2類 ………… 230
ケイガインN「コタロー」 2類 ……… 230
恵賜（エキス顆粒）2類 ………………… 271
恵痔（エキス顆粒）2類 ………………… 442
桂枝加黄耆湯〔ウチダの〕 2類 ……… 237
桂枝加黄耆湯エキス細粒〔東洋〕 ……… 19
桂枝加黄耆湯エキス細粒G「コタロー」
　………………………………………… 237
桂枝加葛根湯エキス細粒〔サンワ〕 2類
　………………………………………… 238
桂枝加葛根湯エキス細粒〔東洋〕 ……… 19
桂枝加葛根湯エキス細粒「分包」
　〔サンワ〕2類 ………………………… 238

桂枝加葛根湯エキス錠〔サンワ〕 2類
　………………………………………… 238
桂枝加厚朴杏仁湯エキス細粒〔東洋〕 … 20
桂枝加芍薬大黄湯エキス細粒（医療用）
　〔ツムラ〕……………………………… 21
桂枝加芍薬大黄湯エキス顆粒〔ツムラ漢方〕
　2類 ……………………………………… 243
桂枝加芍薬大黄湯エキス顆粒「クラシエ」
　2類 ……………………………………… 243
桂枝加芍薬湯 2類 ……………………… 245
桂枝加芍薬湯〔ウチダの〕2類 ……… 245
桂枝加芍薬湯FCエキス細粒医療用
　〔ジュンコウ〕………………………… 20
桂枝加芍薬湯エキスG〔オースギ〕 …… 20
桂枝加芍薬湯エキス顆粒（医療用）〔ツムラ〕
　…………………………………………… 20
桂枝加芍薬湯エキス顆粒〔「クラシエ」漢方〕
　2類 ……………………………………… 245
桂枝加芍薬湯エキス顆粒KM 2類 …… 245
桂枝加芍薬湯エキス顆粒-M〔本草〕 … 20
桂枝加芍薬湯エキス顆粒〔テイコク〕 … 20
桂枝加芍薬湯エキス細粒〔サンワ〕 2類
　………………………………………… 246
桂枝加芍薬湯エキス細粒〔東洋〕 ……… 20
桂枝加芍薬湯エキス〔細粒〕12 2類 … 245
桂枝加芍薬湯エキス細粒〔クラシエ〕 … 20
桂枝加芍薬湯エキス細粒〔コタロー〕 … 20
桂枝加芍薬湯エキス細粒「分包」
　〔サンワ〕2類 ………………………… 246
桂枝加芍薬湯エキス散〔ウチダの〕 2類
　………………………………………… 245
桂枝加芍薬湯エキス散〔勝昌〕 2類 … 245
桂枝加芍薬湯エキス錠〔サンワ〕 2類
　………………………………………… 246
桂枝加芍薬湯エキス錠N〔JPS〕 2類 … 245
桂枝加芍薬湯エキス錠〔クラシエ〕 …… 20
桂枝加芍薬湯〔タキザワ〕 2類 ……… 246
桂枝加芍薬粒状 ………………………… 246
桂枝加朮附湯〔ウチダの〕 2類 ……… 248
桂枝加朮附湯〔東洋漢方の〕 2類 …… 249
桂枝加朮附湯エキス顆粒（医療用）〔ツムラ〕
　…………………………………………… 21
桂枝加朮附湯エキス顆粒〔調剤用〕〔JPS〕
　…………………………………………… 21
桂枝加朮附湯エキス顆粒〔ツムラ漢方〕
　2類 ……………………………………… 248
桂枝加朮附湯エキス顆粒〔テイコク〕 … 21
桂枝加朮附湯エキス顆粒〔マツウラ〕 … 21
桂枝加朮附湯エキス〔細粒〕15 2類 … 248
桂枝加朮附湯エキス細粒〔コタロー〕 … 21
桂枝加朮附湯エキス細粒〔三和〕 ……… 21
桂枝加朮附湯エキス錠N〔JPS〕 2類 … 248
桂枝加附子湯〔ウチダの〕 指2類 …… 710
桂枝加竜骨牡蛎湯〔ウチダの〕 2類 … 250
桂枝加竜骨牡蛎湯エキスG〔オースギ〕
　…………………………………………… 22
桂枝加竜骨牡蛎湯エキス顆粒（医療用）
　〔ツムラ〕……………………………… 22
桂枝加竜骨牡蛎湯エキス顆粒
　〔「クラシエ」漢方〕 2類
　………………………………………… 251
桂枝加竜骨牡蠣湯エキス顆粒〔ツムラ漢方〕
　2類 ……………………………………… 252
桂枝加竜骨牡蛎湯エキス顆粒KM-2 2類
　………………………………………… 251

桂枝加竜骨牡蛎湯エキス顆粒〔テイコク〕
　……………………………………22
桂枝加竜骨牡蛎湯エキス細粒〔サンワ〕
　2類 ………………………………251
桂枝加竜骨牡蛎湯エキス〔細粒〕14 2類 …251
桂枝加竜骨牡蛎湯エキス細粒〔クラシエ〕
　……………………………………22
桂枝加竜骨牡蛎湯エキス細粒〔コタロー〕
　……………………………………22
桂枝加竜骨牡蛎湯エキス細粒「分包」
　〔サンワ〕 2類 …………………251
桂枝加竜骨牡蛎湯エキス散〔ウチダの〕
　2類 ………………………………250
桂枝加竜骨牡蛎湯エキス散〔勝昌〕 2類 …251
桂枝加竜骨牡蛎湯エキス錠〔サンワ〕 2類 …251
桂枝加竜骨牡蛎湯エキス錠N〔JPS〕 2類 …250
桂枝加竜骨牡蛎湯「タキザワ」 2類 ……251
桂枝加龍牡湯〔錠剤〕 2類 ………………252
桂枝加朮附湯エキスG〔オースギ〕 …22
桂枝加朮附湯エキス顆粒
　〔「クラシエ」漢方〕 2類 ………253
桂枝加朮附湯エキス顆粒KM 2類 …253
桂枝加朮附湯エキス細粒〔クラシエ〕
　……………………………………22
桂枝加朮附湯エキス錠〔大峰〕 2類
　……………………………………253
桂枝加朮附湯エキス錠〔クラシエ〕 …22
桂枝加朮附湯エキス錠クラシエ 2類
　……………………………………254
桂枝加朮附湯「タキザワ」 2類 ……254
桂枝加朮附湯分包エキス顆粒〔大峰〕
　2類 ………………………………254
ケイシカレイジュツ錠 2類 ……………712
桂枝加朮附粒状 2類 ……………………712
恵賜去風〔ウチダの〕 2類 ……………253
桂枝五物湯エキス顆粒 2類 ……………712
桂枝芍薬知母湯〔ウチダの〕 2類 ……255
ケイジップS「コタロー」
　（桂枝加朮附湯エキス錠） 2類 …248
桂枝湯 2類 ………………………………257
桂枝湯〔ウチダの〕 2類 ………………257
桂枝湯〔錠剤〕 2類 ……………………258
桂枝湯〔ホリエの〕 2類 ………………258
桂枝湯エキスG〔オースギ〕 ……………18
桂枝湯エキス顆粒（医療用）〔ツムラ〕……18
桂枝湯エキス顆粒〔調剤用〕〔JPS〕 ……18
桂枝湯エキス顆粒〔ツムラ漢方〕 2類
　……………………………………258
桂枝湯エキス顆粒KM 2類 ……………257
桂枝湯エキス顆粒-S〔本草〕 ……………18
桂枝湯エキス顆粒〔テイコク〕 ……………18
桂枝湯エキス顆粒〔マツウラ〕 ……………18
桂枝湯エキス細粒〔サンワ〕 2類 ……258
桂枝湯エキス〔細粒〕13 2類 …………258
桂枝湯エキス細粒〔コタロー〕 ……………18
桂枝湯エキス細粒「分包」〔サンワ〕 2類
　……………………………………258
桂枝湯エキス散〔ウチダの〕 2類 ……257
桂枝湯エキス錠〔サンワ〕 2類 ………258
桂枝湯「タキザワ」 2類 ………………258

桂枝人参湯エキス顆粒（医療用）〔ツムラ〕
　……………………………………23
桂枝人参湯エキス〔細粒〕95 2類 ……263
桂枝人参湯エキス細粒〔クラシエ〕 ……23
桂枝人参湯「タキザワ」 2類 …………263
桂枝茯苓丸 2類 …………………………265
桂枝茯苓丸〔ウチダの〕 2類 …………264
桂枝茯苓丸〔オオクサ〕 2類 …………265
桂枝茯苓丸300〔阪本漢法の〕 2類 …267
桂枝茯苓丸エキスA顆粒 ……………………23
桂枝茯苓丸エキス顆粒（医療用）〔ツムラ〕
　……………………………………23
桂枝茯苓丸エキス錠OM 2類 …………265
桂枝茯苓丸加薏苡仁エキス顆粒（医療用）
　〔ツムラ〕 ………………………24
桂枝茯苓丸ダイコー 2類 ………………265
桂枝茯苓丸粒状 2類 ……………………266
桂枝茯苓丸料〔ウチダの〕 2類 ………264
桂枝茯苓丸料〔トチモトの〕 2類 ……268
桂枝茯苓丸料〔ホリエの〕 2類 ………269
桂枝茯苓丸料Aエキス細粒三和生薬 2類
　……………………………………266
桂枝茯苓丸料Aエキス細粒「分包」
　三和生薬 2類 ……………………266
桂枝茯苓丸料Aエキス錠三和生薬 2類
　……………………………………266
桂枝茯苓丸料FCエキス細粒医療用
　〔ジュンコウ〕 …………………23
桂枝茯苓丸料エキスG〔オースギ〕 ……23
桂枝茯苓丸料エキス顆粒〔「クラシエ」漢方〕
　2類 ………………………………265
桂枝茯苓丸料エキス顆粒〔調剤用〕〔JPS〕
　……………………………………23
桂枝茯苓丸料エキス顆粒〔ツムラ漢方〕
　2類 ………………………………268
桂枝茯苓丸料エキス顆粒〔東洋の〕 2類
　……………………………………268
桂枝茯苓丸料エキス顆粒KM-2 2類 …266
桂枝茯苓丸料エキス顆粒-M〔本草〕 ……23
桂枝茯苓丸料エキス顆粒〔太虎堂の〕 ……23
桂枝茯苓丸料エキス顆粒〔テイコク〕 ……23
桂枝茯苓丸料エキス顆粒〔東洋〕分包 2類
　……………………………………266
桂枝茯苓丸料エキス顆粒〔マツウラ〕 ……23
桂枝茯苓丸料エキス細粒〔サンワ〕 2類
　……………………………………267
桂枝茯苓丸料エキス細粒〔東洋〕 ……………23
桂枝茯苓丸料エキス細粒〔ワクナガ〕 2類
　……………………………………269
桂枝茯苓丸料エキス〔細粒〕69 2類 …266
桂枝茯苓丸料エキス細粒G「コタロー」
　2類 ………………………………266
桂枝茯苓丸料エキス細粒〔クラシエ〕 …23
桂枝茯苓丸料エキス細粒〔コタロー〕 …23
桂枝茯苓丸料エキス細粒〔三和〕 ……………23
桂枝茯苓丸料エキス細粒「分包」
　〔サンワ〕 2類 …………………267
桂枝茯苓丸料エキス散〔ウチダの〕 2類
　……………………………………264
桂枝茯苓丸料エキス散〔勝昌〕 2類 …266
桂枝茯苓丸料エキス錠〔オオクサ〕 2類
　……………………………………265
桂枝茯苓丸料エキス錠
　〔「クラシエ」漢方〕 2類 ………265

桂枝茯苓丸料エキス錠〔サンワ〕 2類
　……………………………………268
桂枝茯苓丸料エキス錠A〔ツムラ漢方〕
　……………………………………268
桂枝茯苓丸料エキス錠N〔JPS〕 2類 …264
桂枝茯苓丸料エキス錠〔大峰〕 2類 …266
桂枝茯苓丸料エキス錠〔クラシエ〕 ……23
桂枝茯苓丸料加薏苡仁エキス〔細粒〕96
　2類 ………………………………271
桂枝茯苓丸料加薏苡仁エキス錠
　〔「クラシエ」漢方〕 2類 ………270
桂枝茯苓丸料加薏苡仁「タキザワ」 2類
　……………………………………271
桂枝茯苓丸料「タキザワ」 2類 ………267
桂枝茯苓湯 2類 …………………………267
桂枝茯苓湯（顆粒） 2類 ………………267
桂枝茯苓粒状 2類 ………………………267
桂枝麻黄各半湯〔ウチダの〕 2類 ……276
桂芍知母湯エキス細粒〔三和〕 …………24
慶寿（エキス顆粒） 2類 ………………218
啓脾湯エキス顆粒（医療用）〔ツムラ〕 …25
啓脾湯エキス細粒〔東洋〕 ………………25
桂皮茯苓加大黄丸 2類 …………………712
桂皮茯苓加ヨクイニン丸 2類 …………271
恵婦丸 2類 ………………………………267
ケイブックN〔コタロー〕 2類 ………267
荊防敗毒散エキス細粒G「コタロー」 2類
　……………………………………274
荊防敗毒散エキス細粒〔勝昌〕 2類 …274
荊防敗毒散エキス細粒〔勝昌〕分包 2類
　……………………………………274
ケイホープB 2類 ………………………267
ケイボリウ 2類 …………………………251
桂麻各半湯エキス細粒〔東洋〕 …………25
ケイヨック「コタロー」 2類 …………271
恵麗安順〔ウチダの〕 2類 ……………264
桂苓加大黄丸 2類 ………………………712
解筋止痛湯（分包）〔ウチダの〕 2類 …384
月光 2類 …………………………………258
解表舒筋〔ウチダの〕 2類 ……………157
健康丸 指2 ………………………………712
ケンショトウ 2類 ………………………404
健腸（エキス顆粒） 2類 ………………103
健風丸 2類 ………………………………516
健婦丸 2類 ………………………………267
玄武峰寿丸 2類 …………………………579
健美丸 2類 ………………………………479

【こ】

皇漢堂漢方便秘薬 2類 …………………484
更賜（エキス顆粒） 2類 ………………528
香砂六君子湯エキス細粒G「コタロー」
　2類 ………………………………286
香寿 2類 …………………………………288
香寿〔ウチダの〕 2類 …………………288
香蘇散エキス顆粒（医療用）〔ツムラ〕…26
香蘇散エキス顆粒〔テイコク〕 …………26
香蘇散エキス細粒〔コタロー〕 …………26
香蘇散エキス細粒〔東洋〕 2類 ………288
香蘇散〔ウチダの〕 2類 ………………288
香蘇散料エキス顆粒〔東洋の〕 2類 …289

香蘇散料エキス顆粒「クラシエ」 2類 …… 288	小太郎漢方鼻炎薬A「コタロー」 2類 …… 176	コタロー麦門冬湯エキス細粒 …… 70
香蘇散料エキス〔細粒〕18 2類 …… 288	コタロー安中散エキスカプセル …… 3	コタロー八味丸料エキス細粒 …… 71
香蘇散料エキス錠N〔JPS〕 2類 …… 288	コタロー安中散エキス細粒 …… 3	コタロー半夏厚朴湯エキス細粒 …… 72
攻肥聖健〔ウチダの〕 2類 …… 632	コタロー茵蔯蒿湯エキスカプセル …… 4	コタロー半夏瀉心湯エキス細粒 …… 73
光風（エキス顆粒） 2類 …… 309	コタロー茵蔯蒿湯エキス細粒 …… 4	コタロー半夏白朮天麻湯エキス細粒 …… 74
光明 2類 …… 586	コタロー温経湯エキス細粒 …… 5	コタロー白虎加人参湯エキス細粒 …… 74
紅蘭川Aエキス顆粒〔太虎堂の〕 2類 …… 218	コタロー温清飲エキス細粒 …… 5	コタロー茯苓飲エキス細粒 …… 75
五黄散粒状 2類 …… 713	コタロー越婢加朮湯エキス細粒 …… 6	コタロー平胃散エキス細粒 …… 76
コオソニンV「コタロー」（香蘇散エキス錠） 2類 …… 288	コタロー黄連解毒湯エキスカプセル …… 8	コタロー防已黄耆湯エキス細粒 …… 77
杞菊地黄丸〔中薬〕 2類 …… 292	コタロー黄連解毒湯エキス細粒 …… 8	コタロー防風通聖散エキス細粒 …… 77
杞菊地黄丸エキス細粒G「コタロー」 2類 …… 292	コタロー黄連湯エキス細粒 …… 7	コタロー補中益気湯エキス細粒 …… 79
杞菊地黄丸クラシエ 2類 …… 292	コタロー乙字湯エキス細粒 …… 9	コタロー麻黄湯エキス細粒 …… 80
杞菊妙見顆粒 2類 …… 292	コタロー葛根湯エキス細粒 …… 10	コタロー麻黄附子細辛湯エキスカプセル …… 81
杞菊妙見丸 2類 …… 292	コタロー葛根湯加辛夷川芎エキス細粒 …… 12	コタロー麻杏甘石湯エキス細粒 …… 81
胡慶・腎気丸 2類 …… 579	コタロー加味逍遙散エキス細粒 …… 13	コタロー麻杏薏甘湯エキス細粒 …… 82
ココスリム 2類 …… 633	コタロー甘麦大棗湯エキス細粒 …… 15	コタロー麻子仁丸料エキス細粒 …… 83
五虎湯エキス顆粒（医療用）〔ツムラ〕 …… 26	コタロー桔梗石膏エキス細粒 …… 16	コタロー木防已湯エキス細粒 …… 83
五虎湯エキス顆粒A〔「クラシエ」漢方〕 2類 …… 294	コタロー芎帰膠艾湯エキス細粒 …… 16	コタロー抑肝散加陳皮半夏エキス細粒 …… 85
五虎湯エキス顆粒S〔「クラシエ」漢方〕 2類 …… 294	コタロー梔子柏皮湯エキス細粒 …… 39	コタロー六君子湯エキス細粒 …… 85
五虎湯エキス顆粒SⅡ〔「クラシエ」漢方〕 2類 …… 294	コタロー九味檳榔湯エキス細粒 …… 17	コタロー竜胆瀉肝湯エキス細粒 …… 87
五虎湯エキス細粒〔クラシエ〕 …… 26	コタロー桂枝加芍薬湯エキス細粒 …… 20	コタロー苓甘姜味辛夏仁湯エキス細粒 …… 88
五虎湯エキス顆粒〔オースギ〕 …… 26	コタロー桂枝加朮附湯エキス細粒 …… 21	コタロー苓姜朮甘湯エキス細粒 …… 88
五積散〔ウチダの〕 2類 …… 297	コタロー桂枝加竜骨牡蛎湯エキス細粒 …… 22	コタロー苓桂朮甘湯エキス細粒 …… 88
五積散エキス顆粒（医療用）〔ツムラ〕 …… 27	コタロー桂枝湯エキス細粒 …… 18	五沈湯〔ホリエ〕 …… 322
五積散エキス顆粒「クラシエ」 2類 …… 297	コタロー桂枝茯苓丸エキス細粒 …… 23	顧痛（エキス顆粒） 2類 …… 553
五積散エキス顆粒〔テイコク〕 …… 27	コタロー香蘇散エキス細粒 …… 26	コッコアポA錠 2類 …… 633
五積散エキス細粒G「コタロー」 2類 …… 297	コタロー五積散エキス細粒 …… 27	コッコアポA錠〔新〕 2類 …… 635
五積散エキス細粒〔コタロー〕 …… 27	コタロー呉茱萸湯エキス細粒 …… 28	コッコアポEX錠 2類 …… 633
五積散〔タキザワ〕 2類 …… 297	コタロー五苓散料エキス細粒 …… 29	コッコアポL錠 2類 …… 626
五積散粒状 2類 …… 297	コタロー柴陥湯エキス細粒 …… 30	コッコアポS錠〔新〕 2類 …… 635
五積散料〔ウチダの〕 2類 …… 297	コタロー柴胡加竜骨牡蛎湯エキスカプセル …… 31	コッコアポプラスA錠 2類 …… 634
五積散料エキス顆粒KM 2類 …… 298	コタロー柴胡桂枝乾姜湯エキス細粒 …… 33	コマチ散 指2類 …… 713
五積散料エキス〔細粒〕17 2類 …… 298	コタロー柴胡桂枝湯エキス細粒 …… 32	五味利水〔ウチダの〕 2類 …… 308
五積散料エキス錠N〔JPS〕 2類 …… 297	コタロー柴胡清肝湯エキス細粒 …… 34	コムレケアa 2類 …… 384
牛車腎気丸エキス顆粒（医療用）〔ツムラ〕 …… 28	コタロー三黄瀉心湯エキスカプセル …… 36	コムロン 2類 …… 384
牛車腎気丸料エキス顆粒KM 2類 …… 300	コタロー三黄瀉心湯エキス細粒 …… 36	五物解毒散料エキス顆粒S〔東洋の〕 …… 304
牛車腎気丸料エキス顆粒「クラシエ」 2類 …… 300	コタロー四物湯エキス細粒 …… 40	五物解毒湯エキス〔細粒〕20 2類 …… 303
牛車腎気丸料エキス〔細粒〕98 2類 …… 300	コタロー炙甘草湯エキス細粒 …… 41	ゴリンサンN「コタロー」 2類 …… 305
牛車腎気丸料エキス錠〔「クラシエ」漢方〕 2類 …… 300	コタロー芍薬甘草湯エキス細粒 …… 41	五淋散エキス顆粒（医療用）〔ツムラ〕 …… 29
牛車腎気丸「タキザワ」 2類 …… 300	コタロー十全大補湯エキス細粒 …… 42	五淋散エキス細粒〔東洋〕 …… 29
ゴーシャン「コタロー」 2類 …… 298	コタロー十味敗毒湯エキス細粒 …… 43	五淋散エキス細粒G「コタロー」 2類 …… 305
呉茱萸湯〔ウチダの〕 2類 …… 302	コタロー小建中湯エキス細粒 …… 45	五淋散エキス錠「コタロー」 2類 …… 305
呉茱萸湯FCエキス細粒医療用〔ジュンコウ〕 …… 28	コタロー小柴胡湯エキス細粒 …… 45	五淋散カプレット「コタロー」 2類 …… 306
呉茱萸湯エキス顆粒 2類 …… 302	コタロー小青竜湯エキス細粒 …… 47	五淋散料 2類 …… 306
呉茱萸湯エキス顆粒（医療用）〔ツムラ〕 …… 28	コタロー小半夏加茯苓湯エキス細粒 …… 49	五淋散料（A） 2類 …… 306
呉茱萸湯エキス顆粒〔太虎堂の〕 …… 28	コタロー消風散エキス細粒 …… 49	五淋散料エキス〔細粒〕80 2類 …… 306
呉茱萸湯エキス〔細粒〕19 2類 …… 302	コタロー辛夷清肺湯エキス細粒 …… 50	コルゲンコーワ液体かぜ薬 2類 …… 653
呉茱萸湯エキス細粒〔コタロー〕 …… 28	コタロー神秘湯エキス細粒 …… 51	コルゲンコーワ顆粒かぜ薬 2類 …… 653
呉茱萸「タキザワ」 2類 …… 302	コタロー真武湯エキス細粒 …… 52	五苓散 2類 …… 309
小太郎漢方せき止め錠 2類 …… 422	コタロー大黄牡丹皮湯エキス細粒 …… 56	五苓散〔ウチダの〕 2類 …… 308
小太郎漢方ぢ内服薬 2類 …… 140	コタロー大建中湯エキス細粒 …… 56	五苓散〔かんぽう循々〕 2類 …… 308
	コタロー大柴胡湯エキス細粒 …… 57	五苓散〔救心漢方〕 2類 …… 308
	コタロー大柴胡湯去大黄エキス細粒 …… 58	五苓散エキス顆粒（医療用）〔ツムラ〕 …… 29
	コタロー大承気湯エキス細粒 …… 59	五苓散エキス顆粒SA 2類 …… 309
	コタロー腸癰湯エキス細粒 …… 62	五苓散エキス顆粒〔テイコク〕 …… 29
	コタロー猪苓湯エキス細粒 …… 62	五苓散顆粒-R〔本草〕 …… 29
	コタロー通導散エキス細粒 …… 63	五苓散錠 2類 …… 309
	コタロー桃核承気湯エキス細粒 …… 64	五苓散錠〔クラシエ〕 2類 …… 308
	コタロー当帰四逆加呉茱萸生姜湯エキス細粒 …… 66	五苓散粒状 2類 …… 309
	コタロー当帰芍薬散料エキス細粒 …… 66	五苓散粒状（分包） 2類 …… 309
	コタロー人参湯エキス細粒 …… 69	五苓散料〔ウチダの〕 2類 …… 308
	コタロー人参養栄湯エキス細粒 …… 69	五苓散料〔ホリエの〕 2類 …… 312
	コタロー排膿散及湯エキス細粒 …… 70	

五苓散料A 2類 ……………………309
五苓散料Aエキス細粒三和生薬 2類 ……309
五苓散料Aエキス細粒「分包」三和生薬
　 2類 ………………………………309
五苓散料Aエキス錠三和生薬 2類 ……309
五苓散料FCエキス細粒医療用
　〔ジュンコウ〕……………………29
五苓散料エキス顆粒〔「クラシエ」漢方〕
　 2類 ………………………………308
五苓散料エキス顆粒〔サンワ〕 2類 ……310
五苓散料エキス顆粒〔調剤用〕〔JPS〕……29
五苓散料エキス顆粒〔ツムラ漢方〕
　 2類 ………………………………311
五苓散料エキス顆粒〔東洋の〕 2類 ……311
五苓散料エキス顆粒S〔「クラシエ」漢方〕
　 2類 ………………………………308
五苓散料エキス顆粒〔太虎堂の〕………29
五苓散料エキス顆粒（分包）〔東洋の〕 2類
　……………………………………311
五苓散料エキス顆粒〔マツウラ〕………29
五苓散料エキス細粒〔東洋〕……………29
五苓散料エキス〔細粒〕16 2類 ………310
五苓散料エキス細粒〔クラシエ〕………29
五苓散料エキス細粒〔コタロー〕………29
五苓散料エキス細粒〔三和〕……………29
五苓散料エキス細粒「分包」〔サンワ〕
　……………………………………310
五苓散料エキス散〔ウチダの〕 2類 ……308
五苓散料エキス散〔勝昌〕 2類 …………310
五苓散料エキス錠〔サンワ〕 2類 ………310
五苓散料エキス錠N〔JPS〕 2類 ………308
五苓散料エキス錠〔大峰〕 2類 …………310
五苓散料エキス錠〔クラシエ〕…………29
五苓散料エキス錠〔コタロー〕 2類 ……310
五苓散料「タキザワ」 2類 ………………310
五苓湯〔トチモトの〕 2類 ………………311
ゴレーンS「コタロー」（五苓散料エキス錠）
　……………………………………310
金剛湯〔ホリエ〕 2類 ……………………583
コンタック葛根湯ドリンク 2類 …………167
コンレス錠 2類 ……………………………352

【さ】

柴陥湯〔ウチダの〕 2類 …………………316
柴陥湯エキス顆粒（医療用）〔ツムラ〕…30
柴陥湯エキス顆粒〔救心漢方〕 2類 ……316
柴陥湯エキス顆粒〔太虎堂の〕…………30
柴陥湯エキス細粒〔コタロー〕…………30
サイキ錠〔ホノミ〕 2類 …………………322
柴桂姜粒状 2類 ……………………………326
サイケーカンS「コタロー」
　（柴胡桂枝乾姜湯エキス錠） 2類 ……326
サイケットN「コタロー」 2類 …………330
柴胡加龍骨牡蛎湯 2類 ……………………320
柴胡加龍骨牡蛎湯〔ウチダの〕 2類 ……320
柴胡加竜骨牡蠣湯〔錠剤〕 2類 …………321
柴胡加竜骨牡蛎湯〔トチモトの〕 2類
　……………………………………322
柴胡加竜骨牡蛎湯エキスG〔オースギ〕…31
柴胡加竜骨牡蛎湯エキス顆粒（医療用）
　〔ツムラ〕…………………………31

柴胡加竜骨牡蛎湯エキス顆粒
　〔「クラシエ」漢方〕 2類 ……………320
柴胡加竜骨牡蛎湯エキス顆粒〔調剤用〕
　〔JPS〕………………………………31
柴胡加竜骨牡蛎湯エキス顆粒〔ツムラ漢方〕
　 2類 ………………………………322
柴胡加竜骨牡蛎湯エキス顆粒KM 2類
　……………………………………320
柴胡加竜骨牡蛎湯エキス顆粒-M〔本草〕
　………………………………………31
柴胡加竜骨牡蛎湯エキス顆粒〔太虎堂の〕
　………………………………………31
柴胡加竜骨牡蛎湯エキス顆粒〔テイコク〕
　………………………………………31
柴胡加竜骨牡蛎湯エキス顆粒〔マツウラ〕
　………………………………………31
柴胡加竜骨牡蛎湯エキス細粒〔サンワ〕
　 2類 ………………………………321
柴胡加竜骨牡蛎湯エキス細粒〔ワクナガ〕
　 2類 ………………………………322
柴胡加竜骨牡蛎湯エキス〔細粒〕22 2類
　……………………………………320
柴胡加竜骨牡蛎湯エキス細粒〔クラシエ〕
　………………………………………31
柴胡加竜骨牡蛎湯エキス細粒〔コタロー〕
　………………………………………31
柴胡加竜骨牡蛎湯エキス細粒「分包」
　〔サンワ〕 2類 ……………………321
柴胡加竜骨牡蛎湯エキス散〔ウチダの〕
　 2類 ………………………………320
柴胡加龍骨牡蛎湯エキス散〔勝昌〕 2類
　……………………………………321
柴胡加龍骨牡蠣湯エキス錠〔オオクサ〕
　 2類 ………………………………320
柴胡加竜骨牡蛎湯エキス錠〔サンワ〕 2類
　……………………………………321
柴胡加竜骨牡蛎湯エキス錠N〔JPS〕 2類
　……………………………………319
柴胡加竜骨牡蛎湯エキス錠〔大峰〕 2類
　……………………………………321
柴胡加竜骨牡蛎湯エキス錠〔クラシエ〕…31
柴胡加竜骨牡蛎湯「タキザワ」 2類 ……321
柴胡加龍骨牡蠣FCエキス細粒医療用
　〔ジュンコウ〕……………………31
柴胡桂枝乾姜湯〔ウチダの〕 2類 ………326
柴胡桂枝乾姜湯〔錠剤〕 2類 ……………327
柴胡桂枝乾姜湯〔東洋漢方の〕 2類 ……327
柴胡桂枝乾姜湯〔トチモトの〕 2類 ……327
柴胡桂枝乾姜湯エキス顆粒 2類 …………326
柴胡桂枝乾姜湯エキス顆粒（医療用）
　〔ツムラ〕…………………………33
柴胡桂枝乾姜湯エキス顆粒〔東洋の〕 2類
　……………………………………327
柴胡桂枝乾姜湯エキス顆粒KM 2類 ……326
柴胡桂枝乾姜湯エキス顆粒-M〔本草〕…33
柴胡桂枝乾姜湯エキス顆粒〔太虎堂の〕…33
柴胡桂枝乾姜湯エキス顆粒〔テイコク〕…33
柴胡桂枝乾姜湯エキス〔細粒〕24 2類
　……………………………………326
柴胡桂枝乾姜湯エキス細粒〔コタロー〕…33
柴胡桂枝乾姜湯エキス散〔ウチダの〕 2類
　……………………………………326
柴胡桂枝乾姜湯エキス散〔勝昌〕 2類
　……………………………………326

柴胡桂枝乾姜湯エキス錠N〔JPS〕 2類
　……………………………………325
柴胡桂枝乾姜湯「タキザワ」 2類 ………326
柴胡桂枝湯 2類 ……………………………330
柴胡桂枝湯〔ウチダの〕 2類 ……………329
柴胡桂枝湯〔錠剤〕 2類 …………………332
柴胡桂枝湯〔トチモトの〕 2類 …………333
柴胡桂枝湯〔ホリエの〕 2類 ……………333
柴胡桂枝湯Aエキス細粒三和生薬 2類
　……………………………………330
柴胡桂枝湯Aエキス細粒「分包」三和生薬
　 2類 ………………………………330
柴胡桂枝湯Aエキス錠三和生薬 2類 ……330
柴胡桂枝湯FCエキス細粒医療用
　〔ジュンコウ〕……………………32
柴胡桂枝湯液〔「クラシエ」 2類 ………330
柴胡桂枝湯エキスG〔オースギ〕………32
柴胡桂枝湯エキス顆粒（医療用）〔ツムラ〕
　………………………………………32
柴胡桂枝湯エキス顆粒
　〔「クラシエ」漢方〕 2類 ……………329
柴胡桂枝湯エキス顆粒〔調剤用〕〔JPS〕
　………………………………………32
柴胡桂枝湯エキス顆粒〔ニタンダ〕……333
柴胡桂枝湯エキス顆粒A〔「クラシエ」漢方〕
　 2類 ………………………………330
柴胡桂枝湯エキス顆粒A〔ツムラ漢方〕
　 2類 ………………………………332
柴胡桂枝湯エキス顆粒-H〔本草〕………333
柴胡桂枝湯エキス顆粒KM 2類 …………330
柴胡桂枝湯エキス顆粒SⅡ
　〔「クラシエ」漢方〕 2類 ……………330
柴胡桂枝湯エキス顆粒SA 2類 …………331
柴胡桂枝湯エキス顆粒T……………………32
柴胡桂枝湯エキス顆粒〔太虎堂の〕……32
柴胡桂枝湯エキス顆粒〔テイコク〕……32
柴胡桂枝湯エキス顆粒（分包）
　〔オオクサ〕 2類 …………………329
柴胡桂枝湯エキス顆粒〔マツウラ〕……32
柴胡桂枝湯エキス細粒〔サンワ〕 2類
　……………………………………332
柴胡桂枝湯エキス細粒〔ワクナガ〕 2類
　……………………………………333
柴胡桂枝湯エキス〔細粒〕23 2類 ………331
柴胡桂枝湯エキス細粒G〔コタロー〕 2類
　……………………………………331
柴胡桂枝湯エキス細粒〔クラシエ〕……32
柴胡桂枝湯エキス細粒〔コタロー〕……32
柴胡桂枝湯エキス細粒〔三和〕…………32
柴胡桂枝湯エキス細粒〔東洋〕 2類 ……331
柴胡桂枝湯エキス細粒「分包」〔サンワ〕
　 2類 ………………………………332
柴胡桂枝湯エキス散〔ウチダの〕 2類 …329
柴胡桂枝湯エキス散〔勝昌〕 2類 ………331
柴胡桂枝湯エキス錠〔サンワ〕 2類 ……332
柴胡桂枝湯エキス錠N〔JPS〕 2類 ……329
柴胡桂枝湯エキス錠〔大峰〕 2類 ………331
柴胡桂枝湯エキス錠〔クラシエ〕………32
柴胡桂枝湯「タキザワ」 2類 ……………331
柴胡桂枝湯分包エキス顆粒〔大峰〕 2類
　……………………………………331
柴胡桂枝湯粒状 2類 ………………………331
柴胡清肝湯〔ウチダの〕 2類 ……………335

柴胡清肝湯エキス顆粒（医療用）〔ツムラ〕
　　　　　　　　　　　　　　　　　　34
柴胡清肝湯エキス顆粒〔テイコク〕……34
柴胡清肝湯エキス〔細粒〕25 [2類]……335
柴胡清肝湯エキス細粒〔コタロー〕……34
柴胡清肝湯エキス散〔ウチダの〕 [2類]‥335
柴胡清肝湯「タキザワ」 [2類]…………335
柴胡疎肝湯エキス〔細粒〕27 [2類]……337
柴胡疎肝湯エキス細粒G「コタロー」 [2類]
　　　　　　　　　　　　　　　　　337
柴胡龍牡粒状 [2類]………………………321
柴芍六君子湯 [2類]………………………338
柴芍六君子湯エキス細粒G「コタロー」
　　　[2類]…………………………………338
サイセイン「コタロー」 [2類]…………335
サイトンL [2類]……………………………331
柴朴湯〔東洋の〕 [2類]…………………342
柴朴湯エキス顆粒（医療用）〔ツムラ〕…34
柴朴湯エキス顆粒KM [2類]………………341
柴朴湯エキス〔細粒〕82 [2類]…………342
柴朴湯エキス細粒〔クラシエ〕…………34
柴朴湯「タキザワ」 [2類]………………342
サイボック「コタロー」
　　　（柴朴湯エキス錠） [2類]…………342
サイボン〔「モリ」〕 [2類]………………342
サイリュンN「コタロー」 [2類]………321
柴苓湯〔ウチダの〕 [2類]………………344
柴苓湯〔東洋の〕 [2類]…………………344
柴苓湯エキス顆粒（医療用）〔ツムラ〕…35
柴苓湯エキス顆粒KM [2類]………………344
柴苓湯エキス細粒G「コタロー」 [2類]
　　　　　　　　　　　　　　　　　344
柴苓湯エキス細粒〔クラシエ〕…………35
柴苓湯「タキザワ」 [2類]………………344
サイロヤング錠 [2類]……………………375
サカモト黄連解毒湯エキス顆粒-S………8
阪本漢法の葛根湯エキス顆粒 [2類]……167
阪本漢法の葛根湯顆粒2 [2類]……………167
阪本漢法の桂枝茯苓丸300 [2類]…………267
阪本漢法の小青竜湯エキス顆粒 [2類]…416
阪本漢法の八味丸300A [2類]……………579
阪本漢法の麻子仁丸 [2類]………………665
サカモト小柴胡湯エキス顆粒……………45
サカモト小青竜湯エキス顆粒-S…………47
サカモト大柴胡湯エキス顆粒-S…………57
サカモト半夏瀉心湯エキス顆粒…………73
ササクールA [2類]………………………220
サトウ葛根湯エキス顆粒 [2類]…………167
サトウ駆風解毒湯エキストローチ [2類]
　　　　　　　　　　　　　　　　　225
サンイン錠〔ホノミ〕 [2類]……………638
三皇 [2類]…………………………………349
三黄丸 [2類]………………………………349
三黄丸〔ウチダの〕 [2類]………………348
三黄散〔東洋漢方の〕 [2類]……………350
三黄散〔ホリエ〕 [2類]…………………350
三黄瀉心湯〔ウチダの〕 [2類]…………348
三黄瀉心湯Aエキス錠三和生薬 [2類]…349
三黄瀉心湯エキスG〔オースギ〕………36
三黄瀉心湯エキスカプセル〔コタロー〕
　　　　　　　　　　　　　　　　　…36
三黄瀉心湯エキス顆粒（医療用）〔ツムラ〕
　　　　　　　　　　　　　　　　　…36
三黄瀉心湯エキス顆粒
　　　〔「クラシエ」漢方〕 [2類]………349

三黄瀉心湯エキス顆粒〔調剤用〕〔JPS〕
　　　　　　　　　　　　　　　　　…36
三黄瀉心湯エキス顆粒-M〔本草〕………36
三黄瀉心湯エキス顆粒〔太虎堂の〕……36
三黄瀉心湯エキス顆粒〔テイコク〕……36
三黄瀉心湯エキス顆粒〔マツウラ〕……36
三黄瀉心湯エキス〔細粒〕26 [2類]……349
三黄瀉心湯エキス細粒〔クラシエ〕……36
三黄瀉心湯エキス細粒〔コタロー〕……36
三黄瀉心湯エキス散〔ウチダの〕
　　　　　　　　　　　　　　　　　349
三黄瀉心湯エキス散〔勝昌〕 [2類]……349
三黄瀉心湯エキス錠N〔JPS〕 [2類]……348
三黄瀉心湯エキス錠三和生薬 [2類]……349
三黄瀉心湯エキス〔タキザワ〕 [2類]…349
三黄錠 [2類]………………………………349
三九漢方胃腸薬 [2類]……………………101
三共胃腸薬〔漢方〕 [2類]………………593
サン・コーミョウ [2類]…………………350
サン・コーミン [2類]……………………187
サンスラット [2類]………………………634
酸棗仁湯 [2類]……………………………352
酸棗仁湯〔ウチダの〕 [2類]……………352
酸棗仁湯エキスG〔オースギ〕…………36
酸棗仁湯エキス顆粒（医療用）〔ツムラ〕
　　　　　　　　　　　　　　　　　…36
酸棗仁湯エキス顆粒〔東洋の〕 [2類]…353
酸棗仁湯エキス顆粒〔東洋〕分包 [2類]
　　　　　　　　　　　　　　　　　352
酸棗仁湯エキス顆粒〔マツウラ〕………36
酸棗仁湯エキス細粒〔サンワ〕 [2類]…352
酸棗仁湯エキス〔細粒〕21 [2類]………352
酸棗仁湯エキス細粒G「コタロー」 [2類]
　　　　　　　　　　　　　　　　　352
酸棗仁湯エキス細粒〔分包〕〔サンワ〕 [2類]
　　　　　　　　　　　　　　　　　353
酸棗仁湯エキス錠〔サンワ〕 [2類]……353
酸棗仁湯「タキザワ」 [2類]……………352
散痛楽楽丸 [2類]…………………………479
三宝葛根液 [2類]…………………………167
三宝葛根湯エキス顆粒 [2類]……………167
三宝柴胡桂枝湯液 [2類]…………………332
三宝柴胡桂枝湯 [2類]……………………332
三宝八味地黄丸 [2類]……………………579
三物黄芩湯エキス顆粒（医療用）〔ツムラ〕
　　　　　　　　　　　　　　　　　…37
三物黄芩湯エキス顆粒KM [2類]…………354
三物黄芩湯エキス細粒G「コタロー」 [2類]
　　　　　　　　　　　　　　　　　354
サンワ茵蔯蒿湯エキス細粒 [2類]………106
サンワ茵蔯蒿湯エキス細粒「分包」 [2類]
　　　　　　　　　　　　　　　　　106
サンワ茵蔯蒿湯エキス錠 [2類]…………106
サンワ温清飲エキス細粒 [2類]…………116
サンワ温清飲エキス細粒「分包」 [2類]…116
サンワ温清飲エキス錠 [2類]……………116
サンワ黄耆建中湯エキス細粒 [2類]……125
サンワ黄耆建中湯エキス細粒「分包」 [2類]
　　　　　　　　　　　　　　　　　126
サンワ黄耆建中湯エキス錠 [2類]………126
三和黄芩湯エキス細粒………………………7
サンワ黄連解毒湯エキス細粒 [2類]……133
三和黄連解毒湯エキス細粒…………………8
サンワ黄連解毒湯エキス細粒「分包」 [2類]
　　　　　　　　　　　　　　　　　133

サンワ黄連解毒湯エキス錠 [2類]………133
サンワ乙字湯エキス細粒 [2類]…………140
三和乙字湯エキス細粒………………………9
サンワ乙字湯エキス細粒「分包」 [2類]…140
サンワ乙字湯エキス錠 [2類]……………140
三和葛根加朮附湯エキス細粒……………11
三和葛根湯エキス細粒……………………10
サンワ葛根湯エキス細粒N [2類]………167
サンワ葛根湯エキス細粒「分包」N [2類]
　　　　　　　　　　　　　　　　　167
サンワ葛根湯エキス錠N [2類]…………167
サンワ葛根湯加川芎辛夷エキス細粒 [2類]
　　　　　　　　　　　　　　　　　176
サンワ葛根湯加川芎辛夷エキス細粒「分包」
　　　 [2類]…………………………………176
サンワ葛根湯加川芎辛夷エキス錠 [2類]
　　　　　　　　　　　　　　　　　176
サンワ加味逍遙散エキス細粒 [2類]……187
サンワ加味逍遙散エキス細粒「分包」 [2類]
　　　　　　　　　　　　　　　　　187
サンワ加味逍遙散エキス錠 [2類]………187
サンワ甘草湯エキス細粒「分包」 [2類]‥202
サンワ荊芥連翹湯エキス細粒 [2類]……230
サンワ荊芥連翹湯エキス細粒「分包」 [2類]
　　　　　　　　　　　　　　　　　230
サンワ荊芥連翹湯エキス錠 [2類]………230
サンワ桂枝加葛根湯エキス細粒 [2類]…238
サンワ桂枝加葛根湯エキス細粒「分包」
　　　 [2類]…………………………………238
サンワ桂枝加葛根湯エキス錠 [2類]……238
サンワ桂枝加芍薬湯エキス細粒 [2類]…246
サンワ桂枝加芍薬湯エキス細粒「分包」
　　　 [2類]…………………………………246
サンワ桂枝加芍薬湯エキス錠 [2類]……246
三和桂枝加朮附湯エキス細粒……………21
サンワ桂枝加竜骨牡蛎湯エキス細粒 [2類]
　　　　　　　　　　　　　　　　　251
サンワ桂枝加竜骨牡蛎湯エキス細粒「分包」
　　　 [2類]…………………………………251
サンワ桂枝加竜骨牡蛎湯エキス錠 [2類]
　　　　　　　　　　　　　　　　　251
サンワ桂枝湯エキス細粒 [2類]…………258
サンワ桂枝湯エキス細粒「分包」 [2類]‥258
サンワ桂枝湯エキス錠 [2類]……………258
サンワ桂枝茯苓丸料エキス細粒 [2類]…267
三和桂枝茯苓丸料エキス細粒……………23
サンワ桂枝茯苓丸料エキス細粒「分包」
　　　 [2類]…………………………………267
サンワ桂枝茯苓丸料エキス錠 [2類]……268
三和桂芍知母湯エキス細粒………………24
サンワ五苓散料エキス顆粒 [2類]………310
三和五苓散料エキス細粒…………………29
サンワ五苓散料エキス細粒「分包」 [2類]
　　　　　　　　　　　　　　　　　310
サンワ五苓散料エキス錠 [2類]…………310
サンワ柴胡加竜骨牡蛎湯エキス細粒 [2類]
　　　　　　　　　　　　　　　　　321
サンワ柴胡加竜骨牡蛎湯エキス細粒「分包」
　　　 [2類]…………………………………321
サンワ柴胡加竜骨牡蛎湯エキス錠 [2類]
　　　　　　　　　　　　　　　　　321
サンワ柴胡桂枝湯エキス細粒 [2類]……332
三和柴胡桂枝湯エキス細粒………………32
サンワ柴胡桂枝湯エキス細粒「分包」 [2類]
　　　　　　　　　　　　　　　　　332

シウン　787

サンワ柴胡桂枝湯エキス錠 [2類]………332
サンワ酸棗仁湯エキス細粒 [2類]………352
サンワ酸棗仁湯エキス細粒「分包」[2類]
　………………………………………353
サンワ酸棗仁湯エキス錠 [2類]………353
サンワ四物湯エキス細粒 [2類]………379
サンワ四物湯エキス細粒「分包」[2類]
　………………………………………379
サンワ四物湯エキス錠 [2類]…………379
サンワ芍薬甘草湯エキス細粒 [2類]……384
サンワ芍薬甘草湯エキス細粒「分包」[2類]
　………………………………………384
サンワ芍薬甘草湯エキス錠 [2類]……384
三和芍薬甘草附子湯エキス細粒………42
三和十全大補湯エキス細粒……………12
サンワ十全大補湯エキス細粒 [2類]……391
サンワ十全大補湯エキス細粒「分包」[2類]
　………………………………………392
サンワ十全大補湯エキス錠 [2類]……392
サンワ十味敗毒湯エキス細粒 [2類]……396
三和十味敗毒湯エキス細粒……………43
サンワ十味敗毒湯エキス細粒「分包」[2類]
　………………………………………396
サンワ十味敗毒湯エキス錠 [2類]……396
サンワ小柴胡湯エキス細粒 [2類]……407
三和小柴胡湯エキス細粒………………45
サンワ小柴胡湯エキス細粒「分包」[2類]
　………………………………………407
サンワ小柴胡湯エキス錠 [2類]………407
サンワ小青龍湯エキス細粒 [2類]……416
三和小青竜湯エキス細粒………………47
サンワ小青龍湯エキス細粒「分包」[2類]
　………………………………………416
サンワ小青龍湯エキス錠 [2類]………416
サンワ小半夏加茯苓湯エキス細粒
　[2類]………………………………428
サンワ小半夏加茯苓湯エキス細粒「分包」
　[2類]………………………………428
サンワ小半夏加茯苓湯エキス錠 [2類]…428
三和真武湯エキス細粒…………………52
サンワ大黄甘草湯エキス細粒 [2類]……484
サンワ大黄甘草湯エキス細粒「分包」[2類]
　………………………………………485
三和大柴胡去大黄湯エキス細粒………58
サンワ大柴胡湯エキス細粒 [2類]……492
三和大柴胡湯エキス細粒………………57
サンワ大柴胡湯エキス細粒「分包」[2類]
　………………………………………492
サンワ大柴胡湯エキス錠 [2類]………492
三和大防風湯エキス細粒………………59
サンワ猪苓湯エキス細粒 [2類]………519
三和猪苓湯エキス細粒…………………62
サンワ猪苓湯エキス細粒「分包」[2類]
　………………………………………519
サンワ猪苓湯エキス錠 [2類]…………519
三和当帰芍薬散加附子エキス細粒……67
サンワ当帰芍薬散エキス顆粒 [2類]……541
三和当帰芍薬散料エキス細粒…………66
サンワ当帰芍薬散料エキス細粒「分包」
　[2類]………………………………541
サンワ当帰芍薬散料エキス錠 [2類]……542
サンワ人参湯エキス細粒 [2類]………561
サンワ人参湯エキス細粒「分包」[2類]
　………………………………………561
サンワ人参湯エキス錠 [2類]…………561

サンワ排膿散料エキス細粒 [2類]……566
サンワ排膿散料エキス細粒「分包」[2類]
　………………………………………566
サンワ排膿散料エキス錠 [2類]………567
サンワ麦門冬湯エキス細粒 [2類]……573
サンワ麦門冬湯エキス細粒「分包」[2類]
　………………………………………573
サンワ麦門冬湯エキス錠 [2類]………573
三和八味地黄丸料エキス細粒…………71
サンワ半夏厚朴湯エキス細粒 [2類]……586
三和半夏厚朴湯エキス細粒……………72
サンワ半夏厚朴湯エキス細粒「分包」[2類]
　………………………………………586
サンワ半夏厚朴湯エキス錠 [2類]……586
サンワ半夏瀉心湯エキス細粒 [2類]……593
三和半夏瀉心湯エキス細粒……………73
サンワ半夏瀉心湯エキス細粒「分包」[2類]
　………………………………………593
サンワ半夏瀉心湯エキス錠 [2類]……593
サンワ半夏白朮天麻湯エキス細粒 [2類]
　………………………………………597
三和半夏白朮天麻湯エキス細粒………74
サンワ半夏白朮天麻湯エキス細粒「分包」
　[2類]………………………………597
サンワ半夏白朮天麻湯エキス錠 [2類]…597
サンワ白虎加人参湯エキス細粒 [2類]…603
サンワ白虎加人参湯エキス細粒「分包」
　[2類]………………………………603
サンワ白虎加人参湯エキス錠 [2類]……603
サンワ茯苓沢瀉湯エキス細粒 [2類]……615
サンワ茯苓沢瀉湯エキス細粒「分包」[2類]
　………………………………………615
サンワ茯苓沢瀉湯エキス錠 [2類]……615
三和附子理中湯エキス細粒……………76
サンワ平胃散エキス細粒 [2類]………623
サンワ平胃散エキス細粒「分包」[2類]
　………………………………………623
サンワ平胃散エキス錠 [2類]…………623
サンワ防已黄耆湯エキス細粒 [2類]……626
サンワ防已黄耆湯エキス細粒「分包」[2類]
　………………………………………626
サンワ防已黄耆湯エキス錠 [2類]……626
サンワ防風通聖散料エキス細粒 [2類]…634
三和防風通聖散料エキス細粒…………77
サンワ防風通聖散料エキス細粒「分包」
　[2類]………………………………634
サンワ防風通聖散料エキス錠 [2類]……634
サンワ補中益気湯エキス細粒 [2類]……642
三和補中益気湯エキス細粒……………79
サンワ補中益気湯エキス細粒「分包」[2類]
　………………………………………643
サンワ補中益気湯エキス錠 [2類]……643
サンワ麻黄湯エキス細粒 [2類]………653
サンワ麻黄湯エキス細粒「分包」[2類]
　………………………………………653
サンワ麻黄湯エキス錠 [2類]…………653
三和麻黄附子細辛湯エキス細粒………81
サンワ麻杏甘石湯エキス細粒 [2類]……658
サンワ麻杏甘石湯エキス細粒「分包」[2類]
　………………………………………658
サンワ麻杏甘石湯エキス錠 [2類]……658
サンワ麻杏薏甘湯エキス細粒 [2類]……661
三和麻杏薏甘湯エキス細粒……………82
サンワ麻杏薏甘湯エキス細粒「分包」[2類]
　………………………………………662

サンワ麻杏薏甘湯エキス錠 [2類]………662
サンワ麻子仁丸料エキス細粒 [2類]……665
サンワ麻子仁丸料エキス細粒「分包」[2類]
　………………………………………665
サンワ麻子仁丸料エキス錠 [2類]……665
三和木防已湯エキス細粒………………83
サンワ薏苡仁湯エキス細粒 [2類]……673
サンワ薏苡仁湯エキス錠 [2類]………673
サンワ六君子湯エキス細粒 [2類]……684
三和六君子湯エキス細粒………………85
サンワ六君子湯エキス細粒「分包」[2類]
　………………………………………684
サンワ六君子湯エキス錠 [2類]………684
サンワ竜胆瀉肝湯エキス細粒 [2類]……689
三和竜胆瀉肝湯エキス細粒……………87
サンワ竜胆瀉肝湯エキス細粒「分包」[2類]
　………………………………………689
サンワ竜胆瀉肝湯エキス錠 [2類]……690
サンワ苓姜朮甘湯エキス細粒 [2類]……694
三和苓姜朮甘湯エキス細粒……………88
サンワ苓姜朮甘湯エキス細粒「分包」[2類]
　………………………………………694
サンワ苓姜朮甘湯エキス錠 [2類]……694
サンワ苓桂朮甘湯エキス細粒 [2類]……698
三和苓桂朮甘湯エキス細粒……………88
サンワ苓桂朮甘湯エキス細粒「分包」[2類]
　………………………………………698
サンワ苓桂朮甘湯エキス錠 [2類]……698
サンワロン [2類]………………………579
サンワロンC [指2類]…………………713
サンワロンC顆粒 [指2類]……………713
サンワロンD [指2類]…………………713
サンワロンD顆粒 [指2類]……………713
サンワロンK [2類]……………………248
サンワロンK顆粒 [2類]………………248
サンワロンM [2類]……………………656
サンワロンM顆粒 [2類]………………656
サンワロンN [2類]……………………618
サンワロンN顆粒 [2類]………………618
サンワロンS [2類]……………………448
サンワロンS顆粒 [2類]………………448
サンワロンT [2類]……………………255
サンワロンT顆粒 [2類]………………255
サンワロンY [2類]……………………387
サンワロンY顆粒 [2類]………………387
サンワロン顆粒 [2類]…………………579

【し】

滋陰降火湯エキス顆粒（医療用）〔ツムラ〕
　………………………………………37
滋陰降火湯エキス細粒G「コタロー」[2類]
　………………………………………356
滋陰至宝湯エキス顆粒（医療用）〔ツムラ〕
　………………………………………38
紫雲膏 [2類]……………………………359
紫雲膏「マルイシ」……………………38
紫雲膏〔ウチダの〕[2類]………………359
紫雲膏〔クラシエ〕[2類]………………359
紫雲膏〔ニタンダ〕[2類]………………359
紫雲膏〔大草〕[2類]……………………359
紫雲膏〔弘真〕[2類]……………………359
紫雲膏ダイコー [2類]…………………359

紫雲膏チューブ 2類……… 359	四物湯エキス細粒〔分包〕〔サンワ〕2類 ……… 379	十全大補湯エキス顆粒（医療用）〔ツムラ〕 ……… 42
紫雲膏〔ツムラ〕 ……… 38	四物湯エキス散〔ウチダの〕2類… 379	十全大補湯エキス顆粒〔東洋の〕2類 ……… 393
ジェントスルーコーワ細粒 指2類 713	四物湯エキス散〔勝昌〕2類 …… 380	十全大補湯エキス顆粒KM 2類 ……… 392
四逆散 2類 ……… 363	四物湯エキス錠〔サンワ〕2類 …… 379	十全大補湯エキス顆粒-M〔本草〕 ……… 42
四逆散〔ウチダの〕2類 ……… 363	四物湯エキス錠N〔JPS〕2類 …… 379	十全大補湯エキス顆粒〔テイコク〕 ……… 42
四逆散〔〔救心漢方〕〕2類 ……… 363	四物湯エキス錠〔クラシエ〕 ……… 40	十全大補湯エキス顆粒〔東洋〕分包 2類 ……… 392
四逆散（エキス顆粒）2類 ……… 363	四物湯〔タキザワ〕2類 ……… 380	
四逆散エキス顆粒（医療用）〔ツムラ〕…38	四物湯粒状 2類 ……… 380	十全大補湯エキス細粒〔サンワ〕2類 ……… 391
四逆散（顆粒）2類 ……… 363	シモラS「コタロー」2類 ……… 537	
四逆散（顆粒）KM 2類 ……… 363	炙甘草湯〔ウチダの〕2類 ……… 382	十全大補湯エキス細粒〔東洋〕 ……… 42
四逆散料エキス細粒〔東洋〕2類 … 363	炙甘草湯〔東洋漢方の〕2類 …… 382	十全大補湯エキス〔細粒〕36 2類 ……… 392
四逆湯〔ウチダの〕2類 ……… 365	炙甘草湯エキス顆粒（医療用）〔ツムラ〕 ……… 41	十全大補湯エキス細粒〔クラシエ〕 ……… 42
シギロン「コタロー」2類 ……… 363		十全大補湯エキス細粒〔コタロー〕 ……… 42
四君子湯エキス顆粒（医療用）〔ツムラ〕 ……… 39	炙甘草湯エキス〔細粒〕37 2類 … 382	十全大補湯エキス細粒〔三和〕 ……… 42
四君子湯エキス細粒〔東洋〕 ……… 39	炙甘草湯エキス細粒〔コタロー〕 ……… 41	十全大補湯エキス細粒「分包」〔サンワ〕 2類 ……… 392
四君子湯エキス錠〔オースギ〕 …… 39	四薬温血湯（分包）〔ウチダの〕2類 ‥ 379	
示顕（エキス顆粒）……… 555	芍薬甘草湯〔ウチダの〕2類 …… 384	十全大補湯エキス散〔勝昌〕2類 … 392
紫根牡蠣湯〔ウチダの〕2類 …… 369	芍薬甘草湯（錠剤）2類 ……… 385	十全大補湯エキス錠〔サンワ〕2類 ‥ 392
紫根牡蛎湯エキス細粒G「コタロー」2類 ……… 369	芍薬甘草湯〔トチモトの〕2類 … 386	十全大補湯エキス錠〔大峰〕2類 … 393
	芍薬甘草湯〔ホリエの〕2類 …… 386	十全大補湯エキス錠クラシエ 2類 ‥ 393
梔子柏皮湯〔ウチダの〕2類 …… 710	芍薬甘草湯FCエキス細粒医療用〔ジュンコウ〕 ……… 41	十全大補湯「タキザワ」2類 …… 393
滋腎通耳湯エキス細粒G「コタロー」2類 ……… 372	芍薬甘草湯エキス顆粒（医療用）〔ツムラ〕 ……… 41	十味寿泉丸 2類 ……… 300
		十味敗毒散 2類 ……… 396
滋腎明目湯エキス細粒G「コタロー」2類 ……… 374	芍薬甘草湯エキス顆粒〔「クラシエ」漢方〕2類 ……… 384	十味敗毒散〔ウチダの〕2類 …… 395
		十味敗毒散粒状 2類 ……… 396
ジスコール葛根湯液 2類……… 167	芍薬甘草湯エキス顆粒〔ツムラ漢方〕2類 ……… 385	ジュウミハイドク錠 2類 ……… 396
治頭瘡一方（エキス顆粒）2類 …… 505		十味敗毒湯 2類 ……… 396
治頭瘡一方エキス顆粒（医療用）〔ツムラ〕 ……… 60	芍薬甘草湯エキス顆粒〔東洋の〕2類 ……… 385	十味敗毒湯〔ウチダの〕2類 …… 395
		十味敗毒湯（錠剤）2類 ……… 398
治打撲一方エキス顆粒（医療用）〔ツムラ〕 ……… 60	芍薬甘草湯エキス顆粒-M〔本草〕 ……… 41	十味敗毒湯〔トチモトの〕2類 … 398
	芍薬甘草湯エキス顆粒〔テイコク〕 ……… 41	十味敗毒湯〔ホリエの〕2類 …… 398
七物降下湯〔ウチダの〕2類 …… 375	芍薬甘草湯エキス顆粒〔マツウラ〕 ……… 41	十味敗毒湯Aエキス細粒三和生薬 2類 ……… 397
七物降下湯エキスG〔オースギ〕 … 40	芍薬甘草湯エキス細粒〔サンワ〕2類‥ 384	
七物降下湯エキス顆粒 2類 …… 375	芍薬甘草湯エキス細粒〔東洋〕 …… 41	十味敗毒湯Aエキス細粒「分包」三和生薬 2類 ……… 397
七物降下湯エキス顆粒（医療用）〔ツムラ〕 ……… 40	芍薬甘草湯エキス〔細粒〕34 2類… 385	
	芍薬甘草湯エキス細粒G「コタロー」 ……… 385	十味敗毒湯Aエキス錠三和生薬 2類 ‥ 397
七物降下湯エキス顆粒〔マツウラ〕 … 40		十味敗毒湯エキスG〔オースギ〕 …… 43
七物降下湯エキス細粒〔東洋〕 …… 40	芍薬甘草湯エキス細粒〔クラシエ〕 … 41	十味敗毒湯エキス顆粒（医療用）〔ツムラ〕 ……… 43
七物降下湯エキス〔細粒〕83 2類 … 375	芍薬甘草湯エキス細粒〔コタロー〕 … 41	
七物降下湯エキス散〔勝昌〕2類 … 376	芍薬甘草湯エキス細粒「分包」〔サンワ〕2類 ……… 384	十味敗毒湯エキス顆粒〔「クラシエ」漢方〕2類 ……… 396
七物降下湯エキス錠〔クラシエ〕2類‥ 375		
七物降下湯エキス錠N〔JPS〕2類… 375	芍薬甘草湯エキス細粒「分包」三和生薬 2類 ……… 385	十味敗毒湯エキス顆粒〔調剤用〕〔JPS〕 ……… 43
七物降下湯〔タキザワ〕2類 …… 376		
シチモール「コタロー」2類 …… 376	芍薬甘草湯エキス散〔ウチダの〕2類… 384	十味敗毒湯エキス顆粒〔ツムラ漢方〕2類 ……… 398
ジッキョウ錠〔ホノミ〕2類 …… 495	芍薬甘草湯エキス散〔勝昌〕2類 … 385	
ジーフェルスリムA 2類 ……… 634	芍薬甘草湯エキス錠〔大峰〕2類 … 384	十味敗毒湯エキス顆粒〔東洋漢方の〕2類 ……… 398
ジーフェルスリムL 2類 ……… 626	芍薬甘草湯エキス錠クラシエ 2類… 385	
シモツS「コタロー」2類 ……… 379	芍薬甘草湯「タキザワ」2類 …… 385	十味敗毒湯エキス顆粒KM 2類 … 397
四物湯〔ウチダの〕2類 ……… 379	芍薬甘草附子湯エキス細粒〔三和〕…42	十味敗毒湯エキス顆粒-M〔本草〕 …… 43
四物湯（錠剤）2類 ……… 380	芍薬甘粒状 2類 ……… 385	十味敗毒湯エキス顆粒T …… 43
四物湯〔トチモトの〕2類 ……… 380	十全大補湯 2類 ……… 392	十味敗毒湯エキス顆粒〔太虎堂の〕 …… 43
四物湯〔ホリエの〕2類 ……… 380	十全大補湯エキス錠N〔JPS〕2類 … 391	十味敗毒湯エキス顆粒〔テイコク〕 …… 43
四物湯FCエキス細粒医療用〔ジュンコウ〕 ……… 40	十全大補湯〔ウチダの〕2類 …… 391	十味敗毒湯エキス顆粒〔マツウラ〕 …… 43
	十全大補湯（錠剤）2類 ……… 393	十味敗毒湯エキス細粒〔サンワ〕2類 ‥ 396
四物湯エキス顆粒（医療用）〔ツムラ〕…40	十全大補湯Aエキス細粒三和生薬 2類 ……… 392	十味敗毒湯エキス細粒〔東洋〕 …… 43
四物湯エキス顆粒KM 2類 …… 379		
四物湯エキス顆粒-M〔本草〕 …… 40	十全大補湯Aエキス細粒「分包」三和生薬 2類 ……… 392	十味敗毒湯エキス〔細粒〕32 2類 … 397
四物湯エキス顆粒クラシエ ……… 379		十味敗毒湯エキス細粒〔クラシエ〕 …… 43
四物湯エキス顆粒〔太虎堂の〕 …… 40	十全大補湯Aエキス錠三和生薬 2類… 392	十味敗毒湯エキス細粒〔コタロー〕 …… 43
四物湯エキス顆粒〔テイコク〕 …… 40	十全大補湯FCエキス細粒医療用〔ジュンコウ〕 ……… 42	十味敗毒湯エキス細粒〔三和〕 …… 43
四物湯エキス細粒〔サンワ〕2類 … 379		十味敗毒湯エキス細粒〔勝昌〕2類… 397
四物湯エキス〔細粒〕31 2類 …… 380	十全大補湯エキスG〔オースギ〕 …… 42	十味敗毒湯エキス細粒「分包」〔サンワ〕2類 ……… 396
四物湯エキス細粒〔クラシエ〕 …… 40		
四物湯エキス細粒〔コタロー〕 …… 40		十味敗毒湯エキス散〔ウチダの〕2類‥ 396

十味敗毒湯エキス錠〔サンワ〕 2類 …… 396	ジュンコウ防已黄耆湯FCエキス細粒 　医療用 ……………………………… 77	小柴胡湯Aエキス細粒三和生薬 2類 …… 408
十味敗毒湯エキス錠N〔JPS〕 2類 …… 395	ジュンコウ補中益気湯FCエキス細粒 　医療用 ……………………………… 79	小柴胡湯Aエキス細粒「分包」三和生薬 　2類 ……………………………… 408
十味敗毒湯エキス錠〔大峰〕 2類 …… 397	ジュンコウ麻黄湯FCエキス細粒医療用 …… 80	小柴胡湯Aエキス錠三和生薬 2類 …… 408
十味敗毒湯エキス錠〔クラシエ〕 …… 43	ジュンコウ麻杏甘石湯FCエキス細粒 　医療用 ……………………………… 81	小柴胡湯FCエキス細粒医療用 　〔ジュンコウ〕 ………………… 45
十味敗毒湯エキス錠クラシエ 2類 …… 397	ジュンコウ薏苡仁湯FCエキス細粒医療用 …… 84	小柴胡湯液〔JPS〕 2類 …………… 406
十味敗毒湯「タキザワ」 2類 ……… 397	ジュンコウ龍胆瀉肝湯FCエキス細粒 　医療用 ……………………………… 87	小柴胡湯エキスG〔オースギ〕 …… 45
腫経（エキス顆粒） 2類 …………… 306	ジュンコウ苓桂朮甘湯FCエキス細粒 　医療用 ……………………………… 88	小柴胡湯エキスT錠〔オースギ〕 …… 45
ジューゼンS「コタロー」 　（十全大補湯エキス錠） 2類 …… 393	ジュンコウ六味地黄丸料FCエキス細粒 　医療用 ……………………………… 89	小柴胡湯エキス顆粒（医療用）〔ツムラ〕 　……………………………………… 45
寿徳（エキス顆粒） 2類 …………… 621	順成（エキス顆粒） 2類 …………… 251	小柴胡湯エキス顆粒〔「紀伊国屋」〕 2類 　……………………………………… 407
ジューハインS「コタロー」 　（十味敗毒湯エキス錠） 2類 …… 398	潤腸湯エキス顆粒（医療用）〔ツムラ〕 …… 44	小柴胡湯エキス顆粒〔調剤用〕〔JPS〕 …… 45
ジュホトウ 2類 ……………………… 393	潤腸湯エキス顆粒KM 2類 ………… 400	小柴胡湯エキス顆粒〔ツムラ漢方〕 2類 　……………………………………… 409
壽量（エキス顆粒） 2類 …………… 356	潤腸湯エキス顆粒〔太虎堂の〕 …… 44	
ジュンコウ 2類 ……………………… 359	春宝丸 2類 …………………………… 634	小柴胡湯エキス顆粒〔ニタンダ〕 2類 　……………………………………… 410
春鶯丸 2類 …………………………… 220	松鶴快生（エキス顆粒） 2類 ……… 326	小柴胡湯エキス顆粒A〔エスエス〕 2類 　……………………………………… 407
順血温補湯（分包）〔ウチダの〕 2類 …… 536	松鶴鶴姿（エキス顆粒） 2類 ……… 626	小柴胡湯エキス顆粒KM 2類 ……… 408
ジュンケツ錠〔ホノミ〕 2類 ……… 393	松鶴照雲 2類 ………………………… 231	小柴胡湯エキス顆粒-M〔本草〕 …… 45
ジュンケツ粒〔ホノミ〕 2類 ……… 394	松鶴太陽（エキス顆粒） 2類 ……… 274	小柴胡湯エキス顆粒S〔東洋の〕 2類 …… 410
ジュンコウ温清飲FCエキス細粒医療用 …… 5	松鶴天与（エキス顆粒） 2類 ……… 465	小柴胡湯エキス顆粒SA 2類 ……… 408
ジュンコウ黄連解毒湯FCエキス細粒 　医療用 ………………………………… 8	松鶴湯A 2類 ………………………… 180	小柴胡湯エキス顆粒T …………… 45
ジュンコウ乙字湯FCエキス細粒医療用 …… 9	松鶴堂・八味地黄錠 2類 …………… 580	小柴胡湯エキス顆粒クラシエ 2類 …… 408
ジュンコウ葛根湯FCエキス細粒医療用 　……………………………………… 10	松鶴堂六味丸（エキス顆粒） 2類 …… 708	小柴胡湯エキス顆粒〔サカモト〕 …… 45
ジュンコウ加味逍遙散FCエキス細粒 　医療用 ……………………………… 13	小陥胸湯〔ウチダの〕 2類 ………… 710	小柴胡湯エキス顆粒〔太虎堂の〕 …… 45
ジュンコウ帰脾湯FCエキス細粒医療用 　……………………………………… 16	生姜瀉心湯〔ウチダの〕 2類 ……… 402	小柴胡湯エキス顆粒〔テイコク〕 …… 45
ジュンコウ芎帰膠艾湯FCエキス細粒 　医療用 ……………………………… 16	小建中湯〔ウチダの〕 2類 ………… 404	小柴胡湯エキス顆粒〔東洋〕分包 2類 　……………………………………… 408
ジュンコウ桂枝加芍薬湯FCエキス細粒 　医療用 ……………………………… 20	小建中湯〔錠剤〕 2類 ……………… 404	小柴胡湯エキス顆粒〔マツウラ〕 …… 45
ジュンコウ桂枝茯苓丸料FCエキス細粒 　医療用 ……………………………… 23	小建中湯〔東洋漢方の〕 2類 ……… 405	小柴胡湯エキス細粒〔サンワ〕 2類 …… 407
ジュンコウ呉茱萸湯FCエキス細粒医療用 　……………………………………… 28	小建中湯エキスG〔オースギ〕 …… 45	小柴胡湯エキス細粒〔東洋〕 2類 …… 45
ジュンコウ五苓散料FCエキス細粒医療用 　……………………………………… 29	小建中湯エキス顆粒（医療用）〔ツムラ〕 　……………………………………… 45	小柴胡湯エキス細粒〔ワクナガ〕 2類 　……………………………………… 410
ジュンコウ柴胡加竜骨牡蠣湯FCエキス 　細粒医療用 ………………………… 31	小建中湯エキス顆粒〔「クラシエ」漢方〕 　2類 ……………………………… 404	小柴胡湯エキス〔細粒〕29 2類 …… 408
ジュンコウ柴胡桂枝湯FCエキス細粒 　医療用 ……………………………… 32	小建中湯エキス顆粒〔ツムラ漢方〕 2類 　……………………………………… 405	小柴胡湯エキス細粒〔クラシエ〕 …… 45
ジュンコウ四物湯FCエキス細粒医療用 　……………………………………… 40	小建中湯エキス顆粒〔東洋の〕 2類 …… 405	小柴胡湯エキス細粒〔コタロー〕 …… 45
ジュンコウ芍薬甘草湯FCエキス細粒 　医療用 ……………………………… 41	小建中湯エキス顆粒KM 2類 ……… 404	小柴胡湯エキス細粒〔三和〕 ……… 45
ジュンコウ十全大補湯FCエキス細粒 　医療用 ……………………………… 42	小建中湯エキス細粒〔コタロー〕 …… 45	小柴胡湯エキス細粒「分包」〔サンワ〕 2類 　……………………………………… 407
ジュンコウ小柴胡湯FCエキス細粒医療用 　……………………………………… 45	小建中湯丸 2類 ……………………… 404	小柴胡湯エキス散U〔ウチダの〕 2類 …… 407
ジュンコウ清心蓮子飲FCエキス細粒 　医療用 ……………………………… 53	小建中湯チュアブル 2類 …………… 404	小柴胡湯エキス散〔勝昌〕 2類 …… 409
ジュンコウ大柴胡湯FCエキス細粒医療用 　……………………………………… 57	錠剤安中散 2類 ……………………… 98	小柴胡湯エキス錠〔サンワ〕 2類 …… 407
ジュンコウ桃核承気湯FCエキス細粒 　医療用 ……………………………… 64	錠剤茵蔯蒿湯 2類 …………………… 106	小柴胡湯エキス錠N〔JPS〕 2類 …… 406
ジュンコウ当帰芍薬散料FCエキス細粒 　医療用 ……………………………… 66	錠剤温経湯 2類 ……………………… 113	小柴胡湯エキス錠〔大峰〕 2類 …… 409
ジュンコウ麦門冬湯FCエキス細粒医療用 　……………………………………… 70	錠剤温清飲 2類 ……………………… 116	小柴胡湯エキス錠〔クラシエ〕 …… 45
ジュンコウ半夏厚朴湯FCエキス細粒 　医療用 ……………………………… 72	錠剤越婢加朮湯 2類 ………………… 120	小柴胡湯エキス錠クラシエ 2類 …… 409
ジュンコウ半夏瀉心湯FCエキス細粒 　医療用 ……………………………… 73	錠剤葛根湯 2類 ……………………… 168	小柴胡湯加桔梗石膏〔ウチダの〕 2類 …… 412
	錠剤加味逍遙散 2類 ………………… 187	小柴胡湯加桔梗石膏エキス顆粒（医療用） 　〔ツムラ〕 ………………………… 47
	錠剤芎帰膠艾湯 2類 ………………… 215	小柴胡湯「タキザワ」 2類 ………… 409
	錠剤桂枝加竜骨牡 2類 ……………… 252	小柴胡粒状 2類 ……………………… 409
	錠剤桂枝湯 2類 ……………………… 258	錠剤五苓散 2類 ……………………… 311
	錠剤桂枝茯苓丸 2類 ………………… 268	錠剤柴胡加竜骨牡蠣湯 2類 ………… 321
	錠剤香蘇散 2類 ……………………… 289	錠剤柴胡桂枝乾姜湯 2類 …………… 327
	小柴胡合半夏厚朴湯〔ウチダの〕 2類 …… 341	錠剤柴胡桂枝湯 2類 ………………… 332
	錠剤五積散 2類 ……………………… 298	錠剤柴胡清肝散 2類 ………………… 335
	小柴胡湯 2類 ………………………… 408	錠剤四物湯 2類 ……………………… 380
	小柴胡湯〔ウチダの〕 2類 ………… 407	錠剤芍薬甘草湯 2類 ………………… 385
	小柴胡湯〔錠剤〕 2類 ……………… 409	錠剤十全大補湯 2類 ………………… 393
	小柴胡湯〔トチモトの〕 2類 ……… 410	錠剤十味敗毒湯 2類 ………………… 398
	小柴胡湯〔マルホの〕 2類 ………… 410	錠剤小建中湯 2類 …………………… 404
		錠剤小柴胡e湯 2類 ………………… 409

錠剤小青竜湯 2類 …… 416	小青竜湯エキス顆粒クラシエ 2類 …… 417	消風散（エキス顆粒） 2類 …… 430
錠剤消風散 2類 …… 430	小青竜湯エキス顆粒「創至聖」 2類 …… 417	消風散エキス顆粒（医療用）〔ツムラ〕 … 49
錠剤鍼砂湯 2類 …… 713	小青竜湯エキス顆粒〔太虎堂の〕 …… 47	消風散エキス顆粒〔ツムラ漢方〕 2類 …… 431
錠剤清上防風湯 2類 …… 456	小青竜湯エキス顆粒〔テイコク〕 …… 47	消風散エキス〔細粒〕33 2類 …… 430
錠剤大黄牡丹皮湯 2類 …… 489	小青竜湯エキス顆粒「トーア」 2類 …… 417	消風散エキス細粒G「コタロー」 2類 …… 430
錠剤大柴胡湯 2類 …… 493	小青龍湯エキス細粒〔サンワ〕 2類 …… 416	消風散エキス細粒〔コタロー〕 …… 49
錠剤猪苓湯 2類 …… 520	小青竜湯エキス細粒〔ワクナガ〕 2類 …… 420	消風散「タキザワ」 2類 …… 430
錠剤桃核承気湯 2類 …… 528	小青竜湯エキス〔細粒〕28 2類 …… 417	消風散料エキス顆粒KM 2類 …… 431
錠剤当帰四逆加呉生姜湯 2類 …… 537	小青竜湯エキス細粒G「コタロー」 2類 …… 417	消風散料エキス顆粒「クラシエ」 2類 …… 431
錠剤当芍散 2類 …… 542	小青竜湯エキス細粒〔クラシエ〕 …… 47	消風散料エキス錠N〔JPS〕 2類 …… 430
錠剤人参湯 2類 …… 562	小青竜湯エキス細粒〔コタロー〕 …… 47	消風散料エキス錠クラシエ 2類 …… 431
錠剤麦門冬湯 2類 …… 573	小青竜湯エキス細粒〔三和〕 …… 47	ショウフット「コタロー」 2類 …… 431
錠剤半夏厚朴湯 2類 …… 586	小青龍湯エキス細粒〔勝昌〕分包 2類 …… 417	ショウフン錠〔ホノミ〕 2類 …… 431
錠剤半夏瀉心湯 2類 …… 593	小青龍湯エキス細粒「分包」〔サンワ〕 2類 …… 416	ショウフン粒〔ホノミ〕 2類 …… 431
錠剤茯苓飲 2類 …… 609	小青龍湯エキス散〔ウチダの〕 2類 …… 415	升麻葛根湯〔ウチダの〕 2類 …… 433
錠剤平胃散 2類 …… 623	小青龍湯エキス散〔勝昌〕 2類 …… 418	升麻葛根湯エキス顆粒（医療用）〔ツムラ〕 … 50
錠剤防已黄耆湯 2類 …… 626	小青龍湯エキス錠〔オオクサ〕 2類 …… 415	逍遙散 2類 …… 435
錠剤防風通聖散 2類 …… 634	小青龍湯エキス錠〔薬日本堂〕 2類 …… 415	逍遙散粒状 2類 …… 435
錠剤補中益気湯 2類 …… 643	小青竜湯エキス錠〔「クラシエ」漢方〕 2類 …… 415	逍遙散料エキス顆粒「クラシエ」 2類 …… 435
錠剤六君子湯 2類 …… 684	小青龍湯エキス錠〔サンワ〕 2類 …… 416	ショーケン分包「小児用」
錠剤苓姜朮甘湯 2類 …… 694	小青竜湯エキス錠-H〔本草〕 2類 …… 420	（小建中湯エキス細粒） 2類 …… 404
錠剤苓桂朮甘湯 2類 …… 698	小青竜湯エキス錠N〔JPS〕 2類 …… 414	四苓湯〔トチモトの〕 2類 …… 436
ショウサインS「コタロー」	小青竜湯エキス錠N「コタロー」 2類 …… 418	四苓湯細粒（調剤用）〔オースギ〕 … 50
（小柴胡湯エキス錠） 2類 …… 409	小青竜湯エキス錠〔大峰〕 2類 …… 418	辛夷清肺湯 2類 …… 438
小少陽〔ウチダの〕 2類 …… 407	小青竜湯エキス錠〔クラシエ〕 …… 47	辛夷清肺湯〔ウチダの〕 2類 …… 437
ショウセイリュウ錠 2類 …… 416	小青竜湯「タキザワ」 2類 …… 418	辛夷清肺湯エキスG〔オースギ〕 … 50
小青龍湯〔ウチダの〕 2類 …… 414	小青竜湯内服液J 2類 …… 418	辛夷清肺湯エキス顆粒（医療用）〔ツムラ〕 … 50
小青龍湯〔紀伊国屋〕 2類 …… 415	小青竜湯内服液〈鼻かぜ・鼻炎用〉	辛夷清肺湯エキス顆粒〔東洋の〕 2類 …… 438
小青竜湯〔錠剤〕 2類 …… 416	〔ツムラ漢方〕 2類 …… 419	辛夷清肺湯エキス顆粒「クラシエ」 2類 …… 438
小青龍湯〔東洋漢方の〕 2類 …… 419	小青竜湯分包エキス顆粒〔大峰〕 2類 …… 418	辛夷清肺湯エキス顆粒（分包）〔東洋の〕 2類 …… 438
小青龍湯〔トチモトの〕 2類 …… 419	小青粒状 2類 …… 418	辛夷清肺湯エキス細粒〔クラシエ〕 … 50
小青龍湯〔ホリエ〕 2類 …… 420	ショウセリンN「コタロー」 2類 …… 418	辛夷清肺湯エキス細粒〔コタロー〕 … 50
小青竜湯Aエキス細粒三和生薬 2類 …… 416	小ハンゲ加ブクリョウ湯〔ウチダの〕 2類 …… 428	辛夷清肺湯エキス散〔ウチダの〕 2類 …… 437
小青竜湯Aエキス細粒「分包」三和生薬 2類 …… 416	小半夏加茯苓湯〔東洋漢方の〕 2類 …… 428	辛夷清肺湯エキス錠（チオセルエース） 2類 …… 438
小青竜湯Aエキス錠三和生薬 2類 …… 416	小ハンゲ加ブクリョウ湯〔トチモトの〕 2類 …… 428	辛夷清肺湯「タキザワ」 2類 …… 438
小青竜湯エキスG〔オースギ〕 …… 47	小ハンゲ加ブクリョウ湯〔ホリエ〕 2類 …… 428	シンキ粒〔ホノミ〕 2類 …… 382
小青竜湯エキスT錠〔オースギ〕 …… 47	小半夏加茯苓湯エキスG〔オースギ〕 … 49	神経痛薬粒状 2類 …… 673
小青竜湯エキス顆粒（医療用）〔ツムラ〕 …… 47	小半夏加茯苓湯エキス顆粒（医療用）〔ツムラ〕 … 49	清香散（顆粒） 2類 …… 289
小青竜湯エキス顆粒〔阪本漢法の〕 2類 …… 416	小半夏加茯苓湯エキス顆粒-M〔本草〕 … 49	新コッコアポA錠 2類 …… 635
小青竜湯エキス〈顆粒〉〔第一〕 2類 …… 419	小半夏加茯苓湯エキス顆粒〔テイコク〕 … 49	新コッコアポS錠 2類 …… 635
小青竜湯エキス顆粒〔調剤用〕〔JPS〕 …… 47	小半夏加茯苓湯エキス細粒〔サンワ〕 2類 …… 428	鍼砂湯〔錠剤〕 2類 …… 713
小青竜湯エキス顆粒〔ツムラ漢方〕 2類 …… 419	小半夏加茯苓湯エキス細粒〔クラシエ〕 … 49	仁寿（エキス顆粒） 2類 …… 455
小青竜湯エキス顆粒〔ニタンダ〕 2類 …… 419	小半夏加茯苓湯エキス細粒〔コタロー〕 … 49	新生カッコンBC顆粒 2類 …… 168
「小青竜湯エキス顆粒」〔山本漢方〕 2類 …… 420	小半夏加茯苓湯エキス細粒「分包」〔サンワ〕 2類 …… 428	新生小青竜湯2〈鼻かぜ・鼻炎用〉 2類 …… 418
小青竜湯エキス顆粒A〔エスエス〕 2類 …… 415	小半夏加茯苓湯エキス錠〔サンワ〕 2類 …… 428	真聖八味丸 2類 …… 580
小青竜湯エキス顆粒Aクラシエ 2類 …… 416	小半夏加茯苓湯エキス錠N〔JPS〕 2類 …… 428	真仙（エキス顆粒） 2類 …… 516
小青竜湯エキス顆粒F 2類 …… 417	消風散〔ウチダの〕 2類 …… 430	しんせんとう「五積散」 2類 …… 298
小青龍湯エキス顆粒-H〔本草〕 2類 …… 420	消風散〔トチモトの〕 2類 …… 431	参蘇飲（顆粒） 2類 …… 444
小青竜湯エキス顆粒KM 2類 …… 417	消風散エキスG〔オースギ〕 …… 49	参蘇飲エキス顆粒（医療用）〔ツムラ〕 … 51
小青龍湯エキス顆粒-M〔本草〕 …… 47		参蘇飲エキス顆粒KM 2類 …… 444
小青竜湯エキス顆粒S〔東洋の〕 2類 …… 419		参蘇飲エキス顆粒「クラシエ」 2類 …… 444
小青竜湯エキス顆粒SⅡ〔「クラシエ」漢方〕 2類 …… 415		参蘇飲エキス顆粒〔太虎堂の〕 … 51
小青竜湯エキス顆粒SA 2類 …… 417		参蘇飲エキス細粒〔ワクナガ〕 2類 …… 445
小青竜湯エキス顆粒-S〔サカモト〕 …… 47		参蘇飲エキス〔細粒〕97 2類 …… 444
小青竜湯エキス顆粒S分包〔東洋の〕 2類 …… 419		
小青竜湯エキス顆粒T …… 47		

参蘇飲エキス細粒G「コタロー」 2類 ……… 444
ジンソニン「コタロー」
　　（参蘇飲エキス錠） 2類 ………… 445
シンニョウ錠〔「モリ」〕 指2類 ………… 715
神農黄連解毒湯エキス錠 2類 ………… 133
神農葛根湯エキス顆粒 2類 …………… 168
神農葛根湯エキス錠 2類 ……………… 168
神農葛根湯加川芎辛夷エキス錠 2類 … 176
神農加味逍遙散料エキス錠 2類 ……… 187
神農漢方胃腸薬 2類 …………………… 101
神農桂枝加朮附湯エキス錠 2類 ……… 248
神農桂枝茯苓丸エキス錠 2類 ………… 268
神農五苓散料エキス錠 2類 …………… 311
神農柴胡加竜骨牡蠣湯エキス錠 2類 … 322
神農柴胡桂枝湯エキス錠 2類 ………… 332
神農三黄瀉心湯エキス錠 2類 ………… 350
神農七物降下湯エキス錠 2類 ………… 376
神農十味敗毒湯エキス錠 2類 ………… 398
神農小柴胡湯エキス錠 2類 …………… 409
神農小青竜湯エキス錠 2類 …………… 418
神農消風散料エキス錠 2類 …………… 431
神農清上防風湯エキス錠 2類 ………… 457
神農疎経活血湯エキス錠 2類 ………… 479
神農大柴胡湯エキス錠 2類 …………… 493
神農釣藤散エキス錠 2類 ……………… 516
神農猪苓湯エキス錠 2類 ……………… 520
神農桃核承気湯エキス錠 2類 ………… 529
神農当帰芍薬散エキス錠 2類 ………… 542
神農麦門冬湯エキス錠 2類 …………… 573
神農八味地黄丸エキス錠 2類 ………… 580
神農半夏厚朴湯エキス錠 2類 ………… 586
神農半夏瀉心湯エキス錠 2類 ………… 593
神農防已黄耆湯エキス錠 2類 ………… 627
神農防風通聖散料エキス錠 2類 ……… 635
神農補中益気湯エキス錠 2類 ………… 643
神農苓桂朮甘湯エキス錠 2類 ………… 698
神秘湯〔ウチダの〕 2類 ……………… 446
神秘湯エキスG〔オースギ〕 ………… 51
神秘湯エキス顆粒（医療用）〔ツムラ〕…51
神秘湯エキス顆粒-M〔本草〕 ………… 51
神秘湯エキス細粒〔東洋〕 …………… 51
神秘湯エキス細粒〔クラシエ〕 ……… 51
神秘湯エキス細粒〔コタロー〕 ……… 51
神秘湯エキス散〔ウチダの〕 2類 …… 446
神秘湯〔タキザワ〕 2類 ……………… 446
神秘湯粒状 2類 ………………………… 447
神扶（エキス顆粒） 2類 ……………… 376
真武湯〔ウチダの〕 2類 ……………… 448
真武湯エキス顆粒（医療用）〔ツムラ〕…52
真武湯エキス顆粒〔調剤用〕〔JPS〕… 52
真武湯エキス細粒〔コタロー〕 ……… 52
真武湯エキス細粒〔三和〕 …………… 52
神竜湯 2類 ……………………………… 713
参苓白朮散〔散剤〕35 2類G ………… 450
参苓白朮散料エキス細粒G「コタロー」
　2類 ……………………………………… 450
参苓白朮散 2類 ………………………… 450
参苓白朮散料エキス顆粒「クラシエ」 2類
　………………………………………… 450
シンワの小建中湯飴 2類 ……………… 405
シンワの当帰建中湯エキス顆粒 2類 … 534

【す】

スイギャクEP錠 2類 ………………… 311
スイギャクEX錠〔ホノミ〕 2類 …… 312
スイセイ錠〔ホノミ〕 2類 …………… 252
杉原の桂皮茯苓丸 2類 ………………… 268
杉原の香蘇散 2類 ……………………… 289
杉原の大甘丸 2類 ……………………… 485
杉原の当帰散 2類 ……………………… 535
杉原の八味丸 2類 ……………………… 580
ズッキノン 2類 ………………………… 517
スート顆粒 ……………………………… 199
ストナ葛根湯 2類 ……………………… 168
ストナ漢方かぜフルー 2類 …………… 501
ストレージタイプG 2類 ……………… 593
ストレージタイプH 2類 ……………… 587
ストレージタイプI 2類 ……………… 98
ストレージタイプSA 2類 …………… 457
ストレージタイプSK 2類 …………… 116
ストレージタイプZK 2類 …………… 517
ストレージタイプZM 2類 …………… 698
スパーク葛根湯内服液 2類 …………… 168
角野葛根湯 2類 ………………………… 168
角野血の薬 2類 ………………………… 542
角野の疎経活血湯 2類 ………………… 479
角野の通導散 2類 ……………………… 524
角野薬師湯 2類 ………………………… 698
角野龍雲湯 2類 ………………………… 419
スリーパン錠 2類 ……………………… 353
スリムゴールド 2類 …………………… 635

【せ】

精華香砂養胃丸 2類 …………………… 285
精華牛車腎気丸 2類 …………………… 301
聖恵 2類 ………………………………… 311
清湿化痰湯 2類 ………………………… 453
清上防風湯 2類 ………………………… 457
清上防風湯〔錠剤〕 2類 ……………… 456
清上防風湯エキスG〔オースギ〕 …… 52
清上防風湯エキス顆粒（医療用）〔ツムラ〕
　………………………………………… 52
清上防風湯エキス顆粒〔ツムラ漢方〕 2類
　………………………………………… 457
清上防風湯エキス顆粒KM 2類 ……… 457
清上防風湯エキス顆粒クラシエ 2類 … 457
清上防風湯エキス〔細粒〕85 2類 …… 457
清上防風湯エキス細粒G「コタロー」 2類
　………………………………………… 457
清上防風湯エキス錠-H〔本草〕 2類 … 458
清上防風湯エキス錠N〔JPS〕 2類 … 456
清上防風湯〔タキザワ〕 2類 ………… 457
清暑益気湯エキス顆粒（医療用）〔ツムラ〕
　………………………………………… 53
清心（エキス顆粒） 2類 ……………… 188
清心蓮子飲エキス細粒〔東洋〕 ……… 53
清心蓮子飲 2類 ………………………… 461
清心蓮子飲FCエキス細粒医療用
　〔ジュンコウ〕 ……………………… 53

清心蓮子飲エキス顆粒（医療用）
　〔ツムラ〕 …………………………… 53
清心蓮子飲エキス顆粒H 2類 ………… 461
清澄（エキス顆粒） 2類 ……………… 461
清熱瀉火〔ウチダの〕 2類 …………… 131
清肺湯〔トモトの〕 2類 ……………… 465
清肺湯エキス顆粒（医療用）〔ツムラ〕
　………………………………………… 54
制竜（エキス顆粒） 2類 ……………… 690
生命（エキス顆粒） 2類 ……………… 597
セッショイン「コタロー」（折衝飲エキス錠）
　2類 …………………………………… 466
折衝飲〔ウチダの〕 2類 ……………… 466
折衝飲エキス〔細粒〕73 2類 ………… 466
折衝飲エキス細粒〔東洋〕 2類 ……… 467
折衝飲エキス細粒〔東洋〕分包 2類 … 467
ゼネル八味地黄丸 2類 ………………… 580
セフールかぜ内服液 2類 ……………… 168
ゼリス葛根湯シロップ 2類 …………… 168
ゼリスン葛根湯内服液 2類 …………… 168
ゼリスン葛根湯内服液Ⅱ 2類 ………… 168
ゼンガイ錠〔ホノミ〕 2類 …………… 659
仙敢「分包」〔太虎堂の〕 2類 ……… 385
洗肝明目湯〔ウチダの〕 2類 ………… 710
川芎茶調散エキス顆粒（医療用）〔ツムラ〕
　………………………………………… 55
川芎茶調散料エキスTG〔オースギ〕 … 55
川芎茶調散料エキス顆粒Aクラシエ 2類
　………………………………………… 470
川芎茶調散料エキス顆粒〔東洋〕分包 2類
　………………………………………… 470
千金内托散エキス細粒G「コタロー」 2類
　………………………………………… 472
旋覆花代赭石湯〔ウチダの〕 2類 …… 710
千宝丸 2類 ……………………………… 180
千方里芯〔ウチダの〕 2類 …………… 257

【そ】

双鈎順気〔ウチダの〕 2類 …………… 516
爽明仙 2類 ……………………………… 353
続命湯〔ウチダの〕 2類 ……………… 476
続命湯エキス〔細粒〕39 2類 ………… 476
続命湯エキス細粒G「コタロー」 2類
　………………………………………… 476
続命湯エキス散「コタロー」 2類 …… 477
疎経活血湯〔ウチダの〕 2類 ………… 478
疎経活血湯〔角野の〕 2類 …………… 479
疎経活血湯〔東洋の〕 2類 …………… 480
疎経活血湯エキスG〔オースギ〕 …… 55
疎経活血湯エキス顆粒（医療用）〔ツムラ〕
　………………………………………… 55
疎経活血湯エキス顆粒OM 2類 ……… 479
疎経活血湯エキス顆粒「クラシエ」 2類
　………………………………………… 479
疎経活血湯エキス顆粒〔太虎堂の〕 … 55
疎経活血湯エキス顆粒〔東洋〕分包 2類
　………………………………………… 479
疎経活血湯エキス細粒G「コタロー」 2類
　………………………………………… 479
疎経活血湯エキス細粒〔勝昌〕 2類 … 480
疎経活血湯エキス散〔ウチダの〕 2類 ‥478
疎経活血湯エキス錠N〔JPS〕 2類 … 478

疎経活血湯エキス錠クラシエ 2類 …… 480	太虎堂の黄連解毒湯エキス顆粒 ………… 8	大柴胡湯エキス顆粒-M〔本草〕……… 57
疎経活血湯「タキザワ」 2類 ………… 480	太虎堂の黄連湯エキス顆粒 …………… 7	大柴胡湯エキス顆粒-S〔サカモト〕…… 57
ソケーカンS「コタロー」 2類 ……… 480	太虎堂の乙字湯エキス顆粒 …………… 9	大柴胡湯エキス顆粒T ………………… 57
蘇子降気湯エキス細粒G「コタロー」 2類	太虎堂の葛根湯エキス顆粒 …………… 10	大柴胡湯エキス顆粒クラシエ 2類 …… 493
……………………………………… 482	太虎堂の加味帰脾湯エキス顆粒 ……… 13	大柴胡湯エキス顆粒〔太虎堂の〕…… 57
蘇真湯〔ホリエ〕 2類 ………………… 298	太虎堂の加味逍遙散エキス顆粒 ……… 13	大柴胡湯エキス顆粒〔テイコク〕…… 57
ソービレイK 2類 ……………………… 493	太虎堂の加味逍遙散エキス散 ………… 13	大柴胡湯エキス顆粒〔マツウラ〕…… 57
ソービレイP 2類 ……………………… 627	太虎堂の芎帰調血飲エキス顆粒 ……… 17	大柴胡湯エキス細粒〔サンワ〕 2類 … 492
ソービレイS 2類 ……………………… 635	太虎堂の荊芥連翹湯エキス顆粒 ……… 18	大柴胡湯エキス細粒〔東洋〕………… 57
疎風定痛湯（分包）〔ウチダの〕 2類 ‥ 479	太虎堂の桂枝茯苓丸料エキス顆粒 …… 23	大柴胡湯エキス〈細粒〉40 2類 ……… 494
	太虎堂の紅蘭川Aエキス顆粒 2類 …… 218	大柴胡湯エキス細粒〔クラシエ〕…… 57
【た】	太虎堂の呉茱萸湯エキス顆粒 ………… 28	大柴胡湯エキス細粒〔コタロー〕…… 57
	太虎堂の五苓散料エキス顆粒 ………… 29	大柴胡湯エキス細粒〔三和〕………… 57
第一葛根湯エキス顆粒 2類 …………… 169	太虎堂の柴陥湯エキス顆粒 …………… 30	大柴胡湯エキス細粒「分包」〔サンワ〕 2類
第一葛根湯エキス顆粒D 2類 ………… 169	太虎堂の柴胡加竜骨牡蛎湯エキス顆粒 … 31	…………………………………… 492
第一葛根湯エキス顆粒M 2類 ………… 169	太虎堂の柴胡桂枝乾姜湯エキス顆粒 … 33	大柴胡湯エキス散U〔ウチダの〕 2類 ‥ 492
第一葛根湯内服液 2類 ………………… 169	太虎堂の柴胡桂枝湯エキス顆粒 ……… 32	大柴胡湯エキス散〔勝昌〕 2類 ……… 494
第一小青竜湯エキス〈顆粒〉 2類 …… 419	太虎堂の三黄瀉心湯エキス顆粒 ……… 36	大柴胡湯エキス錠〔「クラシエ」漢方〕 2類
第一六味丸 2類 ………………………… 708	太虎堂の四物湯エキス顆粒 …………… 40	…………………………………… 492
大黄甘草湯Aエキス細粒三和生薬 2類	太虎堂の十味敗毒湯エキス顆粒 ……… 43	大柴胡湯エキス錠〔サンワ〕 2類 …… 492
…………………………………… 485	太虎堂の潤腸湯エキス顆粒 …………… 44	大柴胡湯エキス錠N〔JPS〕 2類 …… 492
大黄甘草湯Aエキス細粒「分包」三和生薬	太虎堂の小柴胡湯エキス顆粒 ………… 45	大柴胡湯エキス錠OM 2類 …………… 494
2類 ……………………………… 485	太虎堂の小青竜湯エキス顆粒 ………… 47	大柴胡湯エキス錠〔大峰〕 2類 ……… 494
大黄甘草湯Aエキス錠三和生薬 2類 … 485	太虎堂の参蘇飲エキス顆粒 …………… 51	大柴胡湯エキス錠〔クラシエ〕……… 57
大黄甘草湯エキスG〔オースギ〕…… 55	太虎堂の仙敢「分包」 2類 …………… 385	大柴胡湯去大黄エキス細粒〔コタロー〕
大黄甘草湯エキスT錠〔オースギ〕… 55	太虎堂の疎経活血湯エキス顆粒 ……… 55	…………………………………… 58
大黄甘草湯エキス顆粒（医療用）〔ツムラ〕	太虎堂の大柴胡湯エキス顆粒 ………… 57	大柴胡湯「タキザワ」 2類 …………… 494
…………………………………… 55	太虎堂の猪苓湯エキス顆粒 …………… 62	大柴胡粒状 2類 ………………………… 494
大黄甘草湯エキス顆粒〔ツムラ漢方〕 2類	太虎堂の通導散エキス顆粒 …………… 63	ダイサインS「コタロー」
…………………………………… 486	太虎堂の当帰芍薬散料エキス顆粒 …… 66	（大柴胡湯エキス錠） 2類 ……… 494
大黄甘草湯エキス細粒〔サンワ〕 2類 ‥ 484	太虎堂の当帰芍薬散料エキス散 ……… 66	帯子（エキス顆粒） 2類 ……………… 539
大黄甘草湯エキス細粒G〔コタロー〕 2類	太虎堂の人参湯エキス顆粒 …………… 69	大寿八味丸 2類 ………………………… 580
…………………………………… 485	太虎堂の半夏厚朴湯エキス顆粒 ……… 72	大正漢方便秘薬 2類 …………………… 485
大黄甘草湯エキス細粒「分包」〔サンワ〕	太虎堂の半夏瀉心湯エキス顆粒 ……… 73	大承気湯エキス顆粒（医療用）〔ツムラ〕
2類 ……………………………… 485	太虎堂の防已黄耆湯エキス顆粒 ……… 77	…………………………………… 59
大黄甘草湯エキス錠 2類 ……………… 485	太虎堂の防風通聖散料エキス顆粒 …… 77	大承気湯エキス細粒〔コタロー〕…… 59
大黄甘草湯エキス錠三和生薬 2類 …… 485	太虎堂の補中益気湯エキス顆粒 ……… 79	大少陽〔ウチダの〕 2類 ……………… 492
大黄甘草湯錠〔紀伊国屋〕 2類 ……… 484	太虎堂の補中益気湯エキス散 ………… 79	大青龍湯〔ウチダの〕 指2類 ………… 710
大黄甘草湯（錠剤）〔JPS〕 2類 …… 484	太虎堂の竜胆瀉肝湯エキス顆粒 ……… 87	タイハク 2類 …………………………… 205
大黄甘草湯「タキザワ」 2類 ………… 485	太虎堂の竜胆瀉肝湯エキス細粒 ……… 87	太補 2類 ………………………………… 393
大黄牡丹皮丸 2類 ……………………… 489	太虎堂の竜胆瀉肝湯エキス散 ………… 87	大防風湯〔ウチダの〕 指2類 ………… 710
大黄牡丹皮湯 2類 ……………………… 489	太虎堂の苓桂朮甘湯エキス顆粒 ……… 88	大防風湯エキス顆粒（医療用）〔ツムラ〕
大黄牡丹皮湯〔ウチダの〕 2類 ……… 488	大柴胡去大黄〔ウチダの〕 2類 ……… 496	…………………………………… 59
大黄牡丹皮湯〔錠剤〕 2類 …………… 489	大柴胡去大黄湯エキス細粒〔三和〕… 58	大防風湯エキス細粒〔三和〕………… 59
大黄牡丹皮湯エキス顆粒（医療用）〔ツムラ〕	大柴胡湯 2類 …………………………… 493	太陽 2類 ………………………………… 169
…………………………………… 56	大柴胡湯〔ウチダの〕 2類 …………… 492	太陽爽鼻湯（分包）〔ウチダの〕 2類 ‥ 175
大黄牡丹皮湯エキス顆粒KM 2類 …… 489	大柴胡湯〔錠剤〕 2類 ………………… 493	沢瀉湯エキス細粒G「コタロー」 2類
大黄牡丹皮湯エキス顆粒〔テイコク〕… 56	大柴胡湯〔トチモトの〕 2類 ………… 494	…………………………………… 499
大黄牡丹皮湯エキス〔細粒〕41 2類 … 489	大柴胡湯〔ホリエの〕 2類 …………… 495	タケダ漢方胃腸薬A 2類 ………………… 98
大黄牡丹皮湯エキス細粒〔コタロー〕… 56	大柴胡湯Aエキス細粒三和生薬 2類 … 493	タケダ漢方胃腸薬A末〈分包〉 2類 …… 98
大黄牡丹皮湯エキス錠N〔JPS〕 2類 ‥ 488	大柴胡湯Aエキス細粒「分包」三和生薬	タケダ漢方便秘薬 2類 ………………… 486
大黄牡丹皮湯「タキザワ」 2類 ……… 489	2類 ……………………………… 493	田尻漢宝丸 2類 ………………………… 268
ダイカーン 2類 ………………………… 485	大柴胡湯Aエキス錠三和生薬 2類 …… 493	立花振薬 2類 …………………………… 542
大甘丸〔ウチダの〕 2類 ……………… 484	大柴胡湯FCエキス細粒医療用	丹心方 2類 ……………………………… 713
大甘丸〔オオクサ〕 2類 ……………… 484	〔ジュンコウ〕………………… 57	
大甘丸〔紀伊国屋〕 2類 ……………… 484	大柴胡湯エキスG〔オースギ〕……… 57	**【ち】**
大甘丸（分包）〔オオクサ〕 2類 …… 484	大柴胡湯エキスT錠〔オースギ〕…… 57	
ダイギャク錠〔ホノミ〕 2類 ………… 574	大柴胡湯エキス顆粒（医療用）〔ツムラ〕	チキョウ錠〔ホノミ〕 2類 …………… 410
ダイギャク粒〔ホノミ〕 2類 ………… 574	…………………………………… 57	竹茹温胆湯エキス顆粒（医療用）〔ツムラ〕
大協葛根湯内服液 2類 ………………… 169	大柴胡湯エキス顆粒〔「紀伊国屋」〕 2類	…………………………………… 60
大建中湯エキス顆粒（医療用）〔ツムラ〕	…………………………………… 492	竹茹温胆湯エキス顆粒87 2類 ………… 501
…………………………………… 56	大柴胡湯エキス顆粒〔調剤用〕〔JPS〕… 57	竹茹温胆湯エキス顆粒i〔「クラシエ」漢方〕
大建中湯エキス細粒〔コタロー〕…… 56	大柴胡湯エキス顆粒〔ツムラ漢方〕 2類	2類 ……………………………… 501
	…………………………………… 494	
	大柴胡湯エキス顆粒KM 2類 ………… 493	

チクナイン ②類	438
チクナイン錠 ②類	438
竹葉石膏湯〔ウチダの〕②類	502
治打撲一方エキス顆粒（医療用）〔ツムラ〕	60
治頭瘡一方（エキス顆粒）②類	505
治頭瘡一方エキス顆粒（医療用）〔ツムラ〕	60
知柏地黄丸クラシエ ②類	508
知柏壮健丸 ②類	508
チーボック「コタロー」②類	504
中黄膏ダイコー ②類	509
中焦健和〔ウチダの〕②類	592
中薬杞菊地黄丸 ②類	292
調胃承気湯エキス顆粒（医療用）〔ツムラ〕	61
調胃承気湯エキス顆粒〔「クラシエ」漢方〕②類	512
調胃承気湯エキス〔細粒〕86 ②類	512
チョウケイ錠〔ホノミ〕②類	188
チョウケイ粒〔ホノミ〕②類	188
調血丸〔オオクサ〕②類	711
調寿（エキス顆粒）②類	643
釣藤散〔ウチダの〕②類	516
釣藤散〔東洋漢方の〕②類	518
釣藤散〔トチモトの〕②類	518
釣藤散エキス顆粒（医療用）〔ツムラ〕	61
釣藤散エキス顆粒〔ツムラ漢方〕②類	518
釣藤散エキス顆粒〔マツウラ〕	61
釣藤散エキス〔細粒〕43 ②類	517
釣藤散エキス細粒G「コタロー」	517
釣藤散エキス細粒〔東洋〕②類	517
釣藤散〔タキザワ〕②類	517
釣藤散料〔ホリエの〕②類	518
釣藤散料エキス顆粒A ②類	517
釣藤散料エキス顆粒KM ②類	517
釣藤散料エキス顆粒クラシエ ②類	517
釣藤散料エキス散〔ウチダの〕②類	516
釣藤散料エキス錠〔クラシエ〕②類	516
釣藤散料エキス錠N〔JPS〕②類	516
チョウトーン「コタロー」②類	518
腸癰湯エキス細粒〔コタロー〕②類	62
腸麗湯〔ホリエ〕②類	525
猪苓湯 ②類	520
猪苓湯〔ウチダの〕②類	519
猪苓湯〔錠剤〕②類	520
猪苓湯〔ホリエ〕②類	521
猪苓湯Aエキス細粒三和生薬 ②類	520
猪苓湯Aエキス細粒「分包」三和生薬 ②類	520
猪苓湯Aエキス錠三和生薬 ②類	520
猪苓湯エキスG〔オースギ〕	62
猪苓湯エキス顆粒（医療用）〔ツムラ〕	62
猪苓湯エキス顆粒〔「クラシエ」漢方〕②類	519
猪苓湯エキス顆粒〔調剤用〕〔JPS〕	62
猪苓湯エキス顆粒A〔ツムラ漢方〕②類	521
猪苓湯エキス顆粒KM ②類	520
猪苓湯エキス顆粒-M〔本草〕	62
猪苓湯エキス顆粒T	62
猪苓湯エキス顆粒〔太虎堂の〕	62
猪苓湯エキス顆粒〔テイコク〕	62
猪苓湯エキス顆粒〔マツウラ〕	62
猪苓湯エキス細粒〔サンワ〕②類	519
猪苓湯エキス細粒〔東洋〕	62
猪苓湯エキス細粒〔ワクナガ〕②類	521
猪苓湯エキス〔細粒〕42 ②類	520
猪苓湯エキス細粒〔クラシエ〕	62
猪苓湯エキス細粒〔コタロー〕	62
猪苓湯エキス細粒〔三和〕	62
猪苓湯エキス細粒〔分包〕〔サンワ〕②類	519
猪苓湯エキス散〔ウチダの〕②類	519
猪苓湯エキス散〔勝昌〕②類	520
猪苓湯エキス錠N〔JPS〕②類	519
猪苓湯エキス錠〔「クラシエ」漢方〕②類	519
猪苓湯エキス錠〔サンワ〕②類	519
猪苓湯エキス錠V「コタロー」②類	520
猪苓湯エキス錠〔大峰〕②類	520
猪苓湯合四物湯エキス顆粒（医療用）〔ツムラ〕	63
猪苓湯〔タキザワ〕②類	520
猪苓湯粒状 ②類	521
チョレインV「コタロー」(猪苓湯エキス錠) ②類	521
チンガイン錠〔ホノミ〕②類	419

【つ】

ツウケイ散 ②類	529
ツウケット錠〔ホノミ〕②類	530
痛効散 ②類	662
通正 ②類	635
通導散〔ウチダの〕②類	524
通導散エキス顆粒（医療用）〔ツムラ〕	63
通導散エキス顆粒〔太虎堂の〕	63
通導散エキス細粒G「コタロー」②類	524
通導散エキス細粒〔コタロー〕	63
通導散料〔ウチダの〕②類	524
痛絡丸 ②類	480
ツードーンS「コタロー」(通導散エキス錠) ②類	525
ツムラ安中散エキス顆粒（医療用）	3
ツムラ胃苓湯エキス顆粒（医療用）	3
ツムラ茵蔯蒿湯エキス顆粒（医療用）	4
ツムラ茵蔯五苓散エキス顆粒（医療用）	4
ツムラ温経湯エキス顆粒（医療用）	5
ツムラ温清飲エキス顆粒（医療用）	5
ツムラ越婢加朮湯エキス顆粒（医療用）	6
ツムラ黄耆建中湯エキス顆粒（医療用）	6
ツムラ黄連解毒湯エキス顆粒（医療用）	8
ツムラ黄連湯エキス顆粒（医療用）	7
ツムラ乙字湯エキス顆粒（医療用）	9
ツムラ葛根湯エキス顆粒（医療用）	10
ツムラ葛根湯加川芎辛夷エキス顆粒（医療用）	12
ツムラ加味帰脾湯エキス顆粒（医療用）	13
ツムラ加味逍遙散エキス顆粒（医療用）	13
ツムラ甘麦大棗湯エキス顆粒（医療用）	15
ツムラ漢方安中散料エキス顆粒 ②類	98
ツムラ漢方温清飲エキス顆粒 ②類	116
ツムラ漢方黄連解毒湯エキス顆粒 ②類	133
ツムラ漢方乙字湯エキス顆粒 ②類	140
ツムラ漢方葛根湯液2 ②類	169
ツムラ漢方葛根湯エキス顆粒 ②類	169
ツムラ漢方葛根湯エキス錠A ②類	169
ツムラ漢方葛根湯加川芎辛夷エキス顆粒 ②類	176
ツムラ漢方加味逍遙散エキス顆粒 ②類	188
ツムラ漢方加味逍遙散エキス錠A ②類	188
ツムラ漢方桔梗湯エキス顆粒 ②類	209
ツムラ漢方荊芥連翹湯エキス顆粒 ②類	231
ツムラ漢方桂枝加芍薬大黄湯エキス顆粒 ②類	243
ツムラ漢方桂枝加朮附湯エキス顆粒 ②類	248
ツムラ漢方桂枝加竜骨牡蠣湯エキス顆粒 ②類	252
ツムラ漢方桂枝湯エキス顆粒 ②類	258
ツムラ漢方桂枝茯苓丸料エキス顆粒 ②類	268
ツムラ漢方桂枝茯苓丸料エキス錠A ②類	268
ツムラ漢方五苓散料エキス顆粒 ②類	311
ツムラ漢方柴胡加竜骨牡蛎湯エキス顆粒 ②類	322
ツムラ漢方柴胡桂枝湯エキス顆粒A ②類	332
ツムラ漢方芍薬甘草湯エキス顆粒 ②類	385
ツムラ漢方十味敗毒湯エキス顆粒 ②類	398
ツムラ漢方小建中湯エキス顆粒 ②類	405
ツムラ漢方小柴胡湯エキス顆粒 ②類	409
ツムラ漢方小青竜湯エキス顆粒 ②類	419
ツムラ漢方小青竜湯内服液〈鼻かぜ・鼻炎用〉②類	419
ツムラ漢方消風散エキス顆粒 ②類	431
ツムラ漢方清上防風湯エキス顆粒 ②類	457
ツムラ漢方大黄甘草湯エキス顆粒 ②類	486
ツムラ漢方大柴胡湯エキス顆粒 ②類	494
ツムラ漢方釣藤散エキス顆粒 ②類	518
ツムラ漢方猪苓湯エキス錠A ②類	521
ツムラ漢方桃核承気湯エキス顆粒 ②類	529
ツムラ漢方当帰芍薬散料エキス顆粒 ②類	542
ツムラ漢方当帰芍薬散料エキス錠A ②類	542
ツムラ漢方トローチ桔梗湯 ②類	209
ツムラ漢方内服液葛根湯 ②類	170
ツムラ漢方内服液葛根湯（小・中学生用）②類	170
ツムラ漢方内服液柴胡桂枝湯 ②類	332
ツムラ漢方内服液柴胡桂枝湯S ②類	332
ツムラ漢方内服液小青竜湯S ②類	419
ツムラ漢方内服液麦門冬湯 ②類	573
ツムラ漢方内服液麻黄湯 ②類	653
ツムラ漢方人参湯エキス顆粒 ②類	562

ツムラ漢方麦門冬湯エキス顆粒 2類 …573	ツムラ滋陰降火湯エキス顆粒（医療用） ……37	ツムラ通導散エキス顆粒（医療用） ……63
ツムラ漢方八味地黄丸料エキス顆粒 2類 ……580	ツムラ滋陰至宝湯エキス顆粒（医療用） ……38	ツムラ桃核承気湯エキス顆粒（医療用） ……64
ツムラ漢方半夏厚朴湯エキス顆粒 2類 ……587	ツムラ紫雲膏……38	ツムラ当帰飲子エキス顆粒（医療用） ……65
ツムラ漢方半夏瀉心湯エキス顆粒 2類 ……593	ツムラ四逆散エキス顆粒（医療用） ……38	ツムラ当帰建中湯エキス顆粒（医療用） ……65
ツムラ漢方防已黄耆湯エキス顆粒 2類 ……627	ツムラ四君子湯エキス顆粒（医療用） ……39	ツムラ当帰四逆加呉茱萸生姜湯エキス顆粒（医療用） ……66
ツムラ漢方防風通聖散エキス顆粒 2類 ……635	ツムラ七物降下湯エキス顆粒（医療用） ……40	ツムラ当帰芍薬散エキス顆粒（医療用） ……66
ツムラ漢方補中益気湯エキス顆粒 2類 ……643	ツムラ四物湯エキス顆粒（医療用） ……40	ツムラ当帰湯エキス顆粒（医療用） ……64
ツムラ漢方麻黄湯エキス顆粒 2類 ……653	ツムラ炙甘草湯エキス顆粒（医療用） ……41	ツムラ二朮湯エキス顆粒（医療用） ……68
ツムラ漢方麻杏甘石湯エキス顆粒 2類 ……658	ツムラ芍薬甘草湯エキス顆粒（医療用） ……41	ツムラ二陳湯エキス顆粒（医療用） ……68
ツムラ漢方六君子湯エキス顆粒 2類 ……684	ツムラ十全大補湯エキス顆粒（医療用） ……42	ツムラ女神散エキス顆粒（医療用） ……68
ツムラ漢方苓桂朮甘湯エキス顆粒 2類 ……698	ツムラ十味敗毒湯エキス顆粒（医療用） ……43	ツムラ人参湯エキス顆粒（医療用） ……69
ツムラ桔梗湯エキス顆粒（医療用） ……15	ツムラ潤腸湯エキス顆粒（医療用） ……44	ツムラ人参養栄湯エキス顆粒（医療用） ……69
ツムラ帰脾湯エキス顆粒（医療用） ……16	ツムラ小建中湯エキス顆粒（医療用） ……45	ツムラ排膿散及湯エキス顆粒（医療用） ……70
ツムラ芎帰膠艾湯エキス顆粒（医療用） ……16	ツムラ小柴胡湯エキス顆粒（医療用） ……45	ツムラ麦門冬湯エキス顆粒（医療用） ……70
ツムラ荊芥連翹湯エキス顆粒（医療用） ……18	ツムラ小柴胡湯加桔梗石膏エキス顆粒（医療用） ……47	ツムラ八味地黄丸エキス顆粒（医療用） ……71
ツムラ桂枝加芍薬大黄湯エキス顆粒（医療用） ……21	ツムラ小青竜湯エキス顆粒（医療用） ……47	ツムラ半夏厚朴湯エキス顆粒（医療用） ……72
ツムラ桂枝加芍薬湯エキス顆粒（医療用） ……20	ツムラ小半夏加茯苓湯エキス顆粒（医療用） ……49	ツムラ半夏瀉心湯エキス顆粒（医療用） ……73
ツムラ桂枝加朮附湯エキス顆粒（医療用） ……21	ツムラ消風散エキス顆粒（医療用） ……49	ツムラ半夏白朮天麻湯エキス顆粒（医療用） ……74
ツムラ桂枝加竜骨牡蛎湯エキス顆粒（医療用） ……22	ツムラ升麻葛根湯エキス顆粒（医療用） ……50	ツムラ白虎加人参湯エキス顆粒（医療用） ……74
ツムラ桂枝湯エキス顆粒（医療用） ……18	ツムラ辛夷清肺湯エキス顆粒（医療用） ……50	ツムラ茯苓飲エキス顆粒（医療用） ……75
ツムラ桂枝人参湯エキス顆粒（医療用） ……23	ツムラ参蘇飲エキス顆粒（医療用） ……51	ツムラ茯苓飲合半夏厚朴湯エキス顆粒（医療用） ……75
ツムラ桂枝茯苓丸エキス顆粒（医療用） ……23	ツムラ神秘湯エキス顆粒（医療用） ……51	ツムラ平胃散エキス顆粒（医療用） ……76
ツムラ桂枝茯苓丸加薏苡仁エキス顆粒（医療用） ……24	ツムラ真武湯エキス顆粒（医療用） ……52	ツムラ防已黄耆湯エキス顆粒（医療用） ……77
ツムラ啓脾湯エキス顆粒（医療用） ……25	ツムラ清上防風湯エキス顆粒（医療用） ……52	ツムラ防風通聖散エキス顆粒（医療用） ……77
ツムラ香蘇散エキス顆粒（医療用） ……26	ツムラ清暑益気湯エキス顆粒（医療用） ……53	ツムラ補中益気湯エキス顆粒（医療用） ……79
ツムラ五虎湯エキス顆粒（医療用） ……26	ツムラ清心蓮子飲エキス顆粒（医療用） ……53	ツムラ麻黄湯エキス顆粒（医療用） ……80
ツムラ五積散エキス顆粒（医療用） ……27	ツムラ清肺湯エキス顆粒（医療用） ……54	ツムラ麻黄附子細辛湯エキス顆粒（医療用） ……81
ツムラ牛車腎気丸エキス顆粒（医療用） ……28	ツムラ川芎茶調散エキス顆粒（医療用） ……55	ツムラ麻杏甘石湯エキス顆粒（医療用） ……81
ツムラ呉茱萸湯エキス顆粒（医療用） ……28	ツムラ疎経活血湯エキス顆粒（医療用） ……55	ツムラ麻杏薏甘湯エキス顆粒（医療用） ……82
ツムラ五淋散エキス顆粒（医療用） ……29	ツムラ大黄甘草湯エキス顆粒（医療用） ……55	ツムラ麻子仁丸エキス顆粒（医療用） ……83
ツムラ五苓散エキス顆粒（医療用） ……29	ツムラ大黄牡丹皮湯エキス顆粒（医療用） ……56	ツムラ木防已湯エキス顆粒（医療用） ……83
ツムラ柴陥湯エキス顆粒（医療用） ……30	ツムラ大建中湯エキス顆粒（医療用） ……56	ツムラ薏苡仁湯エキス顆粒（医療用） ……84
ツムラ柴胡加竜骨牡蛎湯エキス顆粒（医療用） ……31	ツムラ大柴胡湯エキス顆粒（医療用） ……57	ツムラ抑肝散エキス顆粒（医療用） ……84
ツムラ柴胡桂枝乾姜湯エキス顆粒（医療用） ……33	ツムラ大承気湯エキス顆粒（医療用） ……59	ツムラ抑肝散加陳皮半夏エキス顆粒（医療用） ……85
ツムラ柴胡桂枝湯エキス顆粒（医療用） ……32	ツムラ大防風湯エキス顆粒（医療用） ……59	ツムラ六君子湯エキス顆粒（医療用） ……85
ツムラ柴胡清肝湯エキス顆粒（医療用） ……34	ツムラ竹茹温胆湯エキス顆粒（医療用） ……60	ツムラ立効散エキス顆粒（医療用） ……87
ツムラ柴朴湯エキス顆粒（医療用） ……34	ツムラ治打撲一方エキス顆粒（医療用） ……60	ツムラ竜胆瀉肝湯エキス顆粒（医療用） ……87
ツムラ柴苓湯エキス顆粒（医療用） ……35	ツムラ治頭瘡一方エキス顆粒（医療用） ……60	ツムラ苓甘姜味辛夏仁湯エキス顆粒（医療用） ……88
ツムラ三黄瀉心湯エキス顆粒（医療用） ……36	ツムラ調胃承気湯エキス顆粒（医療用） ……61	ツムラ苓姜朮甘湯エキス顆粒（医療用） ……88
ツムラ酸棗仁湯エキス顆粒（医療用） ……36	ツムラ釣藤散エキス顆粒（医療用） ……61	ツムラ苓桂朮甘湯エキス顆粒（医療用） ……88
ツムラ三物黄芩湯エキス顆粒（医療用） ……37	ツムラ猪苓湯エキス顆粒（医療用） ……62	ツムラ六味丸エキス顆粒（医療用） ……89
	ツムラ猪苓湯合四物湯エキス顆粒(医療用) ……63	

【て】

テイコク安中散エキス顆粒‥‥‥‥‥‥‥3
テイコク茵蔯蒿湯エキス顆粒‥‥‥‥‥‥4
テイコク温清飲エキス顆粒‥‥‥‥‥‥‥5
テイコク黄連解毒湯エキス顆粒‥‥‥‥‥8
テイコク乙字湯エキス顆粒‥‥‥‥‥‥‥9
テイコク葛根湯エキス顆粒‥‥‥‥‥‥10
テイコク葛根湯加川芎辛夷エキス顆粒‥12
テイコク加味逍遙散エキス顆粒‥‥‥‥13
テイコク荊芥連翹湯エキス顆粒‥‥‥‥18
テイコク桂枝加芍薬湯エキス顆粒‥‥‥20
テイコク桂枝加朮附湯エキス顆粒‥‥‥21
テイコク桂枝加竜骨牡蛎湯エキス顆粒‥22
テイコク桂枝湯エキス顆粒‥‥‥‥‥‥18
テイコク桂枝茯苓丸料エキス顆粒‥‥‥23
テイコク香蘇散エキス顆粒‥‥‥‥‥‥26
テイコク五積散エキス顆粒‥‥‥‥‥‥27
テイコク五苓散エキス顆粒‥‥‥‥‥‥29
テイコク柴胡加竜骨牡蛎湯エキス顆粒‥31
テイコク柴胡桂枝乾姜湯エキス顆粒‥‥33
テイコク柴胡桂枝湯エキス顆粒‥‥‥‥32
テイコク柴胡清肝湯エキス顆粒‥‥‥‥34
テイコク三黄瀉心湯エキス顆粒‥‥‥‥36
テイコク四物湯エキス顆粒‥‥‥‥‥‥40
テイコク芍薬甘草湯エキス顆粒‥‥‥‥41
テイコク十全大補湯エキス顆粒‥‥‥‥42
テイコク十味敗毒湯エキス顆粒‥‥‥‥43
テイコク小柴胡湯エキス顆粒‥‥‥‥‥45
テイコク小青竜湯エキス顆粒‥‥‥‥‥47
テイコク小半夏加茯苓湯エキス顆粒‥‥49
テイコク大黄牡丹皮湯エキス顆粒‥‥‥56
テイコク大柴胡湯エキス顆粒‥‥‥‥‥57
テイコク猪苓湯エキス顆粒‥‥‥‥‥‥62
テイコク桃核承気湯エキス顆粒‥‥‥‥64
テイコク当帰芍薬湯エキス顆粒‥‥‥‥66
テイコク人参湯エキス顆粒‥‥‥‥‥‥69
テイコク麦門冬湯エキス顆粒‥‥‥‥‥70
テイコク八味丸エキス顆粒‥‥‥‥‥‥71
テイコク半夏厚朴湯エキス顆粒‥‥‥‥72
テイコク半夏瀉心湯エキス顆粒‥‥‥‥73
テイコク白虎加人参湯エキス顆粒‥‥‥74
テイコク平胃散エキス顆粒‥‥‥‥‥‥76
テイコク防已黄耆湯エキス顆粒‥‥‥‥77
テイコク防風通聖散エキス顆粒‥‥‥‥77
テイコク補中益気湯エキス顆粒‥‥‥‥79
テイコク麻黄湯エキス顆粒‥‥‥‥‥‥80
テイコク麻杏甘石湯エキス顆粒‥‥‥‥81
テイコク六君子湯エキス顆粒‥‥‥‥‥85
デルマンアウランチ 2類‥‥‥‥‥‥623
デルマンアクチノン 2類‥‥‥‥‥‥380
デルマンアストラガル 2類‥‥‥‥‥713
デルマンアミグダラー 2類‥‥‥‥‥714
デルマンあわゆき-A 2類‥‥‥‥‥‥570
デルマンエビス 2類‥‥‥‥‥‥‥‥438
デルマンエフェドリカ 2類‥‥‥‥‥170
デルマンカンシー 2類‥‥‥‥‥‥‥714
デルマンクルー 2類‥‥‥‥‥‥‥‥658
デルマンジョイ 2類‥‥‥‥‥‥‥‥673
デルマンシレック 2類‥‥‥‥‥‥‥140
デルマンジングル 2類‥‥‥‥‥‥‥263
デルマンすこやか-B 2類‥‥‥‥‥‥153
デルマンタイソウ 2類‥‥‥‥‥‥‥512
デルマンテーマ 2類‥‥‥‥‥‥‥‥311
デルマンテーマ-A 2類‥‥‥‥‥‥‥306
デルマンテルナタ-A 2類‥‥‥‥‥‥714
デルマンドラマ-B 2類‥‥‥‥‥‥‥385
デルマンバランス-アミン 2類‥‥‥‥134
デルマンバランスエリア 2類‥‥‥‥698
デルマンピネリア 2類‥‥‥‥‥‥‥587
デルマンフランツ 2類‥‥‥‥‥‥‥714
デルマンベリスタイル 2類‥‥‥‥‥635
デルマンメグミ 2類‥‥‥‥‥‥‥‥603
デルマンメグミ-A 2類‥‥‥‥‥‥‥447
デルマンモウトバランス 2類‥‥‥‥489
デルマンリーベット 2類‥‥‥‥‥‥327
デルマンリンテラー 2類‥‥‥‥‥‥714
デルマンロセニア 2類‥‥‥‥‥‥‥275
てんぐ桂枝茯苓丸 2類‥‥‥‥‥‥‥268
てんぐ五苓散（顆粒）2類‥‥‥‥‥311
てんぐ三黄丸 2類‥‥‥‥‥‥‥‥‥350
てんぐ当帰芍薬散（顆粒）2類‥‥‥542
てんぐ八味丸 2類‥‥‥‥‥‥‥‥‥580
天香（エキス顆粒）2類‥‥‥‥‥‥333
天寿 2類‥‥‥‥‥‥‥‥‥‥‥‥‥409
天地通暢〔ウチダの〕2類‥‥‥‥‥138
天祐（エキス顆粒）2類‥‥‥‥‥‥698

【と】

東亜葛根湯かぜ内服液 2類‥‥‥‥‥170
東亜漢方便秘薬小粒 2類‥‥‥‥‥‥486
糖解散（トウカイサン）2類‥‥‥‥714
糖解錠 2類‥‥‥‥‥‥‥‥‥‥‥‥714
糖解湯〔ネオ〕2類‥‥‥‥‥‥‥‥714
桃核承気丸 2類‥‥‥‥‥‥‥‥‥‥529
桃核承気湯 2類‥‥‥‥‥‥‥‥‥‥529
桃核承気湯〔大峰エキス錠〕2類‥‥528
桃核承気湯〔錠剤〕2類‥‥‥‥‥‥528
桃核承気湯〔ホリエ〕2類‥‥‥‥‥530
桃核承気湯Aエキス細粒三和生薬 2類
‥‥‥‥‥‥‥‥‥‥‥‥‥‥‥‥529
桃核承気湯Aエキス細粒「分包」三和生薬
2類‥‥‥‥‥‥‥‥‥‥‥‥‥‥529
桃核承気湯FCエキス細粒医療用
〔ジュンコウ〕‥‥‥‥‥‥‥‥‥64
桃核承気湯エキスG〔オースギ〕‥‥64
桃核承気湯エキス顆粒（医療用）〔ツムラ〕
‥‥‥‥‥‥‥‥‥‥‥‥‥‥‥‥64
桃核承気湯エキス顆粒
〔「クラシエ」漢方〕2類‥‥‥‥528
桃核承気湯エキス顆粒〔調剤用〕〔JPS〕
‥‥‥‥‥‥‥‥‥‥‥‥‥‥‥‥64
桃核承気湯エキス顆粒〔ツムラ漢方〕2類
‥‥‥‥‥‥‥‥‥‥‥‥‥‥‥‥529
桃核承気湯エキス顆粒KM 2類‥‥‥529
桃核承気湯エキス顆粒-M〔本草〕‥‥64
桃核承気湯エキス顆粒S〔「クラシエ」漢方〕
2類‥‥‥‥‥‥‥‥‥‥‥‥‥‥528
桃核承気湯エキス顆粒〔テイコク〕‥64
桃核承気湯エキス〔細粒〕47 2類‥‥529
桃核承気湯エキス細粒〔クラシエ〕‥64
桃核承気湯エキス細粒〔コタロー〕‥64
桃核承気湯エキス細粒三和生薬 2類‥529
桃核承気湯エキス細粒〔勝昌〕2類‥530
桃核承気湯エキス細粒「分包」三和生薬
2類‥‥‥‥‥‥‥‥‥‥‥‥‥‥530
桃核承気湯エキス錠N〔JPS〕2類‥‥528
桃核承気湯エキス錠〔クラシエ〕‥‥64
桃核承気湯エキス錠三和生薬N 2類‥530
桃核承気湯「タキザワ」2類‥‥‥‥530
桃核承気粒状 2類‥‥‥‥‥‥‥‥‥530
当帰飲子〔ウチダの〕2類‥‥‥‥‥532
当帰飲子エキス顆粒（医療用）〔ツムラ〕
‥‥‥‥‥‥‥‥‥‥‥‥‥‥‥‥65
当帰飲子エキス顆粒「クラシエ」2類
‥‥‥‥‥‥‥‥‥‥‥‥‥‥‥‥532
当帰飲子エキス〔細粒〕46 2類‥‥‥532
当帰飲子エキス細粒G「コタロー」2類
‥‥‥‥‥‥‥‥‥‥‥‥‥‥‥‥532
当帰飲子エキス錠N〔JPS〕2類‥‥‥532
当帰建中湯〔ウチダの〕2類‥‥‥‥534
当帰建中湯エキス顆粒（医療用）〔ツムラ〕
‥‥‥‥‥‥‥‥‥‥‥‥‥‥‥‥65
当帰四逆加呉茱萸生姜湯 2類‥‥‥‥537
当帰四逆加呉茱萸生姜湯〔ウチダの〕2類
‥‥‥‥‥‥‥‥‥‥‥‥‥‥‥‥536
当帰四逆加呉茱萸生姜湯エキスG
〔オースギ〕‥‥‥‥‥‥‥‥‥‥66
当帰四逆加呉茱萸生姜湯エキス顆粒
（医療用）〔ツムラ〕‥‥‥‥‥‥66
当帰四逆加呉茱萸生姜湯エキス〔細粒〕48
2類‥‥‥‥‥‥‥‥‥‥‥‥‥‥537
当帰四逆加呉茱萸生姜湯エキス細粒G
「コタロー」2類‥‥‥‥‥‥‥‥537
当帰四逆加呉茱萸生姜湯エキス細粒
〔クラシエ〕‥‥‥‥‥‥‥‥‥‥66
当帰四逆加呉茱萸生姜湯エキス細粒
〔コタロー〕‥‥‥‥‥‥‥‥‥‥66
当帰四逆加呉茱萸生姜湯エキス散
〔ウチダの〕‥‥‥‥‥‥‥‥‥537
当帰四逆加呉茱萸生姜湯エキス錠N〔JPS〕
2類‥‥‥‥‥‥‥‥‥‥‥‥‥‥536
当帰四逆加呉茱萸生姜湯エキス錠〔大峰〕
2類‥‥‥‥‥‥‥‥‥‥‥‥‥‥537
当帰四逆加呉茱萸生姜湯エキス錠クラシエ
2類‥‥‥‥‥‥‥‥‥‥‥‥‥‥537
当帰四逆加呉茱萸生姜「タキザワ」2類
‥‥‥‥‥‥‥‥‥‥‥‥‥‥‥‥537
当帰四逆加生姜湯〔錠剤〕2類‥‥‥537
当帰四逆呉茱粒状 2類‥‥‥‥‥‥‥537
当帰芍薬丸 2類‥‥‥‥‥‥‥‥‥‥542
当帰芍薬散 2類‥‥‥‥‥‥‥‥‥‥543
当帰芍薬散〔ウチダの〕2類‥‥‥‥541
当帰芍薬散〔かんぽう咲々〕2類‥‥541
当帰芍薬散エキス顆粒（医療用）〔ツムラ〕
‥‥‥‥‥‥‥‥‥‥‥‥‥‥‥‥66
当帰芍薬散エキス顆粒SA 2類‥‥‥‥543
当帰芍薬散エキス顆粒〔テイコク〕‥66
当帰芍薬散エキス錠N「コタロー」2類
‥‥‥‥‥‥‥‥‥‥‥‥‥‥‥‥543
当帰芍薬散エキス錠OM 2類‥‥‥‥543
當帰芍薬散加附子エキス細粒〔三和〕‥67
當帰芍薬散（顆粒）2類‥‥‥‥‥‥543
当帰芍薬散錠〔クラシエ〕2類‥‥‥541
当帰芍薬散粒状N 2類‥‥‥‥‥‥‥543
當帰芍薬散料 2類‥‥‥‥‥‥‥‥‥543
当帰芍薬散料〔ウチダの〕2類‥‥‥541
当帰芍薬散料〔トチモトの〕2類‥‥545
当帰芍薬散料〔ホリエの〕2類‥‥‥545

当帰芍薬散料Aエキス細粒三和生薬 [2類]
　　　　　　　　　　　　　　　……543
当帰芍薬散料Aエキス細粒「分包」
　　三和生薬 [2類] ……………………544
当帰芍薬散料Aエキス錠三和生薬 [2類]
　　　　　　　　　　　　　　　……544
当帰芍薬散料FCエキス細粒医療用
　　〔ジュンコウ〕 ………………66
当帰芍薬散料エキスG〔オースギ〕 ……66
当帰芍薬散料エキスT錠〔オースギ〕 ……66
当帰芍薬散料エキス顆粒〔サンワ〕 [2類]
　　　　　　　　　　　　　　　……541
当帰芍薬散料エキス顆粒〔調剤用〕〔JPS〕
　　　　　　　　　　　　　　　……66
当帰芍薬散料エキス顆粒〔ツムラ漢方〕
　　[2類] ………………………………542
当帰芍薬散料エキス顆粒〔東洋の〕 [2類]
　　　　　　　　　　　　　　　……545
当帰芍薬散料エキス顆粒〔ワクナガ〕 [2類]
　　　　　　　　　　　　　　　……546
当帰芍薬散料エキス顆粒KM-2 [2類] ……544
当帰芍薬散料エキス顆粒-M〔本草〕 ……66
当帰芍薬散料エキス顆粒T ………………66
当帰芍薬散料エキス顆粒クラシエ [2類]
　　　　　　　　　　　　　　　……544
当帰芍薬散料エキス顆粒〔太虎堂の〕
　　　　　　　　　　　　　　　……66
当帰芍薬散料エキス顆粒〔東洋〕分包 [2類]
　　　　　　　　　　　　　　　……544
当帰芍薬散料エキス顆粒〔マツウラ〕 ……66
当帰芍薬散料エキス細粒〔東洋〕 ………66
当帰芍薬散料エキス〔細粒〕44 [2類] ……544
当帰芍薬散料エキス細粒G「コタロー」
　　[2類] ………………………………544
当帰芍薬散料エキス細粒〔クラシエ〕 ……66
当帰芍薬散料エキス細粒〔コタロー〕 ……66
当帰芍薬散料エキス細粒〔三和〕 ………66
当帰芍薬散料エキス細粒〔分包〕
　　〔サンワ〕 [2類] ………………541
当帰芍薬散料エキス散〔ウチダの〕 [2類]
　　　　　　　　　　　　　　　……541
当帰芍薬散料エキス散〔勝昌〕 [2類] ……544
当帰芍薬散料エキス散〔太虎堂の〕 ……66
当帰芍薬散料エキス錠〔サンワ〕 [2類] ……542
当帰芍薬散料エキス錠A〔ツムラ漢方〕
　　[2類] ………………………………542
当帰芍薬散料エキス錠N〔JPS〕 [2類] ……540
当帰芍薬散料エキス錠〔大峰〕 [2類] ……544
当帰芍薬散「タキザワ」 [2類] …………545
当帰湯エキス顆粒（医療用）〔ツムラ〕 ……64
トウシャンN「コタロー」 [2類] ………545
東邦葛根湯エキス顆粒 [2類] ……………170
〔東洋〕 安中散エキス細粒 …………3
〔東洋〕 温清飲エキス細粒 …………5
〔東洋〕 黄耆建中湯エキス細粒 ……6
〔東洋〕 黄連解毒湯エキス細粒 ……8
〔東洋〕 黄連湯エキス細粒 …………7
〔東洋〕 葛根湯エキス細粒 …………10
〔東洋〕 葛根湯加川芎辛夷エキス細粒 …12
〔東洋〕 加味帰脾湯エキス細粒 ……13
〔東洋〕 加味逍遙散エキス細粒 ……13
東洋漢方の葛根湯 [2類] …………………170
東洋漢方の加味逍遙散料 [2類] …………188
東洋漢方の芎帰膠艾湯 [2類] ……………215

東洋漢方の芎帰膠艾湯エキス顆粒 [2類]
　　　　　　　　　　　　　　　……215
東洋漢方の駆風解毒湯エキス顆粒 [2類]
　　　　　　　　　　　　　　　……225
東洋漢方の桂枝加朮附湯 [2類] …………249
東洋漢方の柴胡桂枝乾姜湯 [2類] ………327
東洋漢方の三黄散 [2類] …………………350
東洋漢方の炙甘草湯 [2類] ………………382
東洋漢方の十味敗毒湯エキス顆粒 [2類]
　　　　　　　　　　　　　　　……398
東洋漢方の小建中湯 [2類] ………………405
東洋漢方の小青龍湯 [2類] ………………419
東洋漢方の小半夏加茯苓湯 [2類] ………428
東洋漢方の釣藤散 [2類] …………………518
東洋漢方の麦門冬湯 [2類] ………………573
東洋漢方の麦門冬湯エキス顆粒 [2類] ……573
東洋漢方の麦門冬湯エキス顆粒（分包）
　　[2類] ………………………………573
東洋漢方の苓桂朮甘湯エキス顆粒 [2類]
　　　　　　　　　　　　　　　……699
〔東洋〕 桂枝加黄耆湯エキス細粒 ……19
〔東洋〕 桂枝加葛根湯エキス細粒 ……19
〔東洋〕 桂枝加厚朴杏仁湯エキス細粒 …20
〔東洋〕 桂枝加芍薬湯エキス細粒 ……20
〔東洋〕 桂枝茯苓丸料エキス細粒 ……23
〔東洋〕 啓脾湯エキス細粒 …………25
〔東洋〕 桂枝各半湯エキス細粒 ……25
〔東洋〕 五淋散エキス細粒 …………29
〔東洋〕 五苓散料エキス細粒 ………29
〔東洋〕 四君子湯エキス細粒 ………39
〔東洋〕 七物降下湯エキス細粒 ……40
〔東洋〕 芍薬甘草湯エキス細粒 ……41
〔東洋〕 十全大補湯エキス細粒 ……42
〔東洋〕 十味敗毒湯エキス細粒 ……43
〔東洋〕 小柴胡湯エキス細粒 ………45
〔東洋〕 神秘湯エキス細粒 …………51
〔東洋〕 清心連子飲エキス細粒 ……53
〔東洋〕 大柴胡湯エキス細粒 ………57
〔東洋〕 猪苓湯エキス細粒 …………62
〔東洋〕 当帰芍薬散料エキス細粒 ……66
〔東洋〕 二陳湯エキス細粒 …………68
〔東洋〕 人参湯エキス細粒 …………69
東洋の茵蔯五苓散エキス顆粒 [2類] ……107
東洋の温清飲 [2類] ………………………117
東洋の黄連解毒湯 [2類] …………………134
東洋の藿香正気散料 [2類] ………………152
東洋の葛根湯エキス顆粒S [2類] ………170
東洋の葛根湯加川芎辛夷 [2類] …………176
東洋の加味帰脾湯エキス顆粒 [2類] ……181
東洋の加味逍遙散料エキス顆粒 [2類] ……188
東洋の加味逍遙散エキス顆粒S [2類] ……188
東洋の甘草瀉心湯エキス顆粒 [2類] ……199
東洋の桔梗湯エキス顆粒S [2類] ………210
東洋の荊芥連翹湯 [2類] …………………231
東洋の桂枝茯苓丸料エキス顆粒 [2類] ……268
東洋の香蘇散料エキス顆粒 [2類] ………289
東洋の五物解毒散料エキス顆粒S [2類] …304
東洋の五苓散料エキス顆粒 [2類] ………311
東洋の五苓散料エキス顆粒（分包）
　　[2類] ………………………………311
東洋の柴胡桂枝乾姜湯エキス顆粒 [2類]
　　　　　　　　　　　　　　　……327
東洋の柴朴湯 [2類] ………………………342
東洋の柴苓湯 [2類] ………………………344
東洋の酸棗仁湯エキス顆粒 [2類] ………353

東洋の芍薬甘草湯エキス顆粒 [2類] ……385
東洋の十全大補湯エキス顆粒 [2類] ……393
東洋の小建中湯エキス顆粒 [2類] ………405
東洋の小柴胡湯エキス顆粒S [2類] ……410
東洋の小青竜湯エキス顆粒S [2類] ……419
東洋の小青竜湯エキス顆粒S分包 [2類] ……419
東洋の辛夷清肺湯エキス顆粒 [2類] ……438
東洋の辛夷清肺湯エキス顆粒（分包） [2類]
　　　　　　　　　　　　　　　……438
東洋の疎経活血湯 [2類] …………………480
東洋の当帰芍薬散料エキス顆粒 [2類] ……545
東洋の人参湯エキス顆粒 [2類] …………562
東洋の人参湯エキス顆粒（分包） [2類]
　　　　　　　　　　　　　　　……562
東洋の半夏瀉心湯エキス顆粒 [2類] ……593
東洋の半夏瀉心湯エキス顆粒（分包） [2類]
　　　　　　　　　　　　　　　……594
東洋の補中益気湯エキス顆粒 [2類] ……643
東洋の麻黄湯エキス顆粒 [2類] …………654
東洋の薏苡仁湯 [2類] ……………………673
〔東洋〕 半夏厚朴湯エキス細粒 ……72
〔東洋〕 半夏瀉心湯エキス細粒 ……73
〔東洋〕 防風通聖散料エキス細粒 ……77
〔東洋〕 補中益気湯エキス細粒 ……79
〔東洋〕 薏苡仁湯エキス細粒 ………84
〔東洋〕 六君子湯エキス細粒 ………85
〔東洋〕 龍胆瀉肝湯エキス細粒 ……87
〔東洋〕 苓桂朮甘湯エキス細粒 ……88
〔東洋〕 六味地黄丸料エキス細粒 ……89
ドカクール「コタロー」
　　（独活葛根湯エキス錠） [2類] ……553
トーガックV「コタロー」
　　（桃核承気湯エキス錠） [2類] ……530
トーキイン「コタロー」（当帰飲子エキス錠）
　　[2類] ………………………………532
常盤葛根湯エキス顆粒 [2類] ……………170
トーゴシュウ [2類] ………………………538
トーショキン [2類] ………………………530
トチモトの茵蔯五苓湯 [2類] ……………107
トチモトの温経湯 [2類] …………………113
トチモトの温清飲 [2類] …………………117
トチモトの黄連解毒湯 [2類] ……………134
トチモトの乙字湯 [2類] …………………140
トチモトのカッコン湯 [2類] ……………170
トチモトの加味逍遙散 [2類] ……………188
トチモトの芎帰膠艾湯 [2類] ……………215
トチモトの駆風解毒湯 [2類] ……………225
トチモトの荊芥連翹湯 [2類] ……………231
トチモトの桂枝茯苓丸料S [2類] ………268
トチモトの五苓散 [2類] …………………311
トチモトの柴胡加竜骨牡蛎湯 [2類] ……322
トチモトの柴胡桂枝乾姜湯 [2類] ………327
トチモトの柴胡桂枝湯 [2類] ……………333
トチモトの四物湯 [2類] …………………380
トチモトの芍薬甘草湯 [2類] ……………386
トチモトの十味敗毒湯 [2類] ……………398
トチモトの小柴胡湯 [2類] ………………410
トチモトの小青龍湯 [2類] ………………419
トチモトの小ハンゲ加ブクリョウ湯 [2類]
　　　　　　　　　　　　　　　……428
トチモトの消風散 [2類] …………………431
トチモトの四苓湯 [2類] …………………436
トチモトの清肺湯 [2類] …………………465
トチモトの大柴胡湯 [2類] ………………494
トチモトの釣藤散 [2類] …………………518

トチモトの当帰芍薬散料 2類 ……… 545	人参湯〔錠剤〕 2類 ……………… 562	ノンパースD（錠剤辛夷清肺湯） 2類
トチモトの人参湯 2類 …………… 562	人参湯〔トチモトの〕 2類 ……… 562	………………………………………438
トチモトの麦門冬湯 2類 ………… 573	人参湯エキスG〔オースギ〕 ………69	
トチモトの八味地黄丸料 2類 …… 580	人参湯エキス顆粒（医療用）〔ツムラ〕…69	【は】
トチモトの半夏厚朴湯 2類 ……… 587	人参湯エキス顆粒〔ツムラ漢方〕… 562	
トチモトの半夏白朮天麻湯 2類 … 597	人参湯エキス顆粒〔東洋の〕 2類 … 562	ハイカゼ内服液K 2類 …………… 171
トチモトの麻黄湯 2類 …………… 654	人参湯エキス顆粒KM 2類 ……… 562	ハイ・カッコー 2類 ……………… 171
トチモトの薏苡仁湯 2類 ………… 673	人参湯エキス顆粒「クラシエ」 2類 … 562	ハイ・カンポール 2類 …………… 333
トチモトの苓姜朮甘湯 2類 ……… 694	人参湯エキス顆粒〔太虎堂の〕 ……69	ハイ・コーミン 2類 ……………… 587
トチモトの苓桂朮甘湯 2類 ……… 699	人参湯エキス顆粒〔テイコク〕 ……69	ハイトーク 2類 …………………… 398
トチモトの六味丸 2類 …………… 708	人参湯エキス顆粒〔分包〕〔東洋の〕 2類	排膿散 2類 ………………………… 567
独活葛根湯エキス錠クラシエ 2類 … 553	……………………………………… 562	排膿散〔ウチダの〕 2類 ………… 566
ドルチェ顆粒 2類 ………………… 386	人参湯エキス顆粒〔マツウラ〕 ……69	排膿散及湯〔ウチダの〕 2類 …… 568
トローチ桔梗湯〔ツムラ漢方〕 2類 … 209	人参湯エキス細粒〔サンワ〕 2類 … 561	排膿散及湯エキス顆粒（医療用）〔ツムラ〕
	人参湯エキス細粒〔東洋〕 …………69	………………………………………70
【な】	人参湯エキス〔細粒〕49 2類 …… 562	排膿散及湯エキス〔細粒〕52 2類 … 568
	人参湯エキス細粒G「コタロー」 2類	排膿散及湯エキス細粒〔コタロー〕………70
ナイシトール85 2類 ……………… 635	……………………………………… 562	排膿散及湯エキス錠 2類 ………… 568
ナイシトールG 2類 ……………… 636	人参湯エキス細粒〔クラシエ〕 ……69	排膿散粒状 2類 …………………… 567
ナイシトールL 2類 ……………… 636	人参湯エキス細粒〔コタロー〕 ……69	排膿散料 2類 ……………………… 567
内服液葛根湯〔ツムラ漢方〕 2類 …… 170	人参湯エキス細粒〔分包〕〔サンワ〕 2類	排膿散料エキス細粒〔サンワ〕 …… 566
内服液葛根湯S 2類 ……………… 170	……………………………………… 561	排膿散料エキス細粒「分包」〔サンワ〕 2類
内服液柴胡桂枝湯〔ツムラ漢方〕 2類 … 332	人参湯エキス細粒〔本草〕 …………69	……………………………………… 566
内服液柴胡桂枝湯S〔ツムラ漢方〕 2類	人参湯エキス散〔勝昌〕 2類 …… 563	排膿散料エキス錠〔サンワ〕 2類 … 567
……………………………………… 332	人参湯エキス錠〔サンワ〕 2類 … 561	排膿散料「タキザワ」 2類 ……… 567
内服液小青竜湯S〔ツムラ漢方〕 2類 … 419	人参湯（顆粒） 2類 ……………… 563	排膿湯 2類 ………………………… 570
内服液麦門冬湯〔ツムラ漢方〕 2類 … 573	人参湯「タキザワ」 2類 ………… 563	排膿湯「タキザワ」 2類 ………… 570
長倉安中散粒状 2類 ………………… 98	人参湯粒状 2類 …………………… 563	ハイビナール 2類 ………………… 438
長倉香蘇散粒状 2類 ……………… 289	人参養栄湯〔ウチダの〕 2類 …… 565	ハイリクン 2類 …………………… 684
長倉四逆散粒状 2類 ……………… 363	人参養栄湯エキスG〔オースギ〕 ……69	パオニン葛根湯内服液 2類 ……… 171
ナビゲート顆粒「分包」 2類 …… 679	人参養栄湯エキス顆粒（医療用）〔ツムラ〕	ハクスイトウ 2類 ………………… 627
南陽（エキス顆粒） 2類 ………… 140	………………………………………69	バクニン 2類 ……………………… 574
	人参養栄湯エキス顆粒クラシエ 2類 … 565	白鳳湯〔ホリエ〕 2類 …………… 638
【に】	人参養栄湯エキス細粒〔クラシエ〕 ……69	麦味地黄丸 2類 …………………… 667
	人参養栄湯エキス細粒〔コタロー〕 ……69	麦門冬湯〔ウチダの〕 2類 ……… 572
二朮湯エキス顆粒（医療用）〔ツムラ〕…68	人参養栄湯「タキザワ」 2類 …… 565	麦門冬湯〔錠剤〕 2類 …………… 573
二朮湯エキス顆粒KM 2類 ……… 556		麦門冬湯〔東洋漢方の〕 2類 …… 573
二朮湯「タキザワ」 2類 ………… 556	【ね】	麦門冬湯〔トチモトの〕 2類 …… 573
ニタンダ安中散（細粒） 2類 ……… 98		麦門冬湯FCエキス細粒医療用
ニタンダ乙字湯エキス顆粒 2類 … 140	ネオ雲仙湯 指2類 ………………… 714	〔ジュンコウ〕 ……………………70
ニタンダ葛根湯エキス顆粒 2類 … 170	ネオ快気湯 指2類 ………………… 714	麦門冬湯液〔JPS〕 2類 ………… 572
ニタンダ柴胡桂枝湯エキス顆粒 2類 … 333	ネオカキックス細粒「コタロー」 2類	麦門冬湯エキス顆粒（医療用）〔ツムラ〕
ニタンダ紫雲膏 2類 ……………… 359	……………………………………… 377	………………………………………70
ニタンダ小柴胡湯エキス顆粒 2類 … 410	ネオ小町錠 2類 …………………… 714	麦門冬湯エキス顆粒〔調剤用〕〔JPS〕…70
ニタンダ小青竜湯エキス顆粒 2類 … 419	ネオ真治内服液「葛根湯」 2類 … 171	麦門冬湯エキス顆粒〔ツムラ漢方〕 2類
ニタンダ麦門冬湯エキス顆粒 2類 … 574	ネオ糖解湯 2類 …………………… 714	……………………………………… 573
ニタンダ麻杏甘石湯エキス顆粒 2類 … 658		麦門冬湯エキス顆粒〔東洋漢方の〕 2類
ニタンダ薏苡仁湯エキス顆粒 2類 … 673	【の】	……………………………………… 573
ニタンダ六味丸 2類 ……………… 708		麦門冬湯エキス顆粒〔ニタンダ〕 2類 … 574
二陳湯エキス顆粒（医療用）〔ツムラ〕…68	ノイ・ホスロール 2類 …………… 696	麦門冬湯エキス顆粒A〔「クラシエ」漢方〕
二陳湯エキス顆粒〔クラシエ〕 2類 … 558	脳快（エキス顆粒） 2類 ………… 350	2類 ……………………………… 572
二陳湯エキス細粒〔東洋〕 …………68	ノーザA「コタロー」 2類 ……… 176	麦門冬湯エキス顆粒KM 2類 …… 574
ニットー駆風解毒湯エキス顆粒 2類 … 225	ノーザV「コタロー」 2類 ……… 438	麦門冬湯エキス顆粒S〔「クラシエ」漢方〕
ニッポー紫雲膏 2類 ……………… 359	ノドゲン漢方トローチ 2類 ……… 225	2類 ……………………………… 572
ニッポー紫雲膏坐薬 2類 ………… 360	のどぬーる　ガラゴック 2類 …… 226	麦門冬湯エキス顆粒SⅡ〔「クラシエ」漢方〕
女神散エキス顆粒（医療用）〔ツムラ〕…68	ノルクスK錠 2類 ………………… 306	2類 ……………………………… 572
女神散料エキス顆粒KM 2類 …… 559	ノンパースA（錠剤葛根湯加辛夷川芎）	麦門冬湯エキス顆粒〔テイコク〕 ……70
ニンジーナ「コタロー」	2類 ……………………………… 176	麦門冬湯エキス顆粒（分包）
（人参湯エキス錠） 2類 ……… 562	ノンパースB（錠剤荊芥連翹湯） 2類	〔東洋漢方の〕 2類 …………… 573
人参湯 2類 ………………………… 562	……………………………………… 231	麦門冬湯エキス顆粒〔マツウラ〕 ……70
人参湯〔ウチダの〕 2類 ………… 561		麦門冬湯エキス細粒〔サンワ〕 2類 … 573
		麦門冬湯エキス細粒〔ワクナガ〕 2類
		……………………………………… 575

麦門冬湯エキス〔細粒〕54 [2類]……… 574
麦門冬湯エキス細粒〔コタロー〕……… 70
麦門冬湯エキス細粒〔勝昌〕[2類]……… 574
麦門冬湯エキス細粒「分包」〔サンワ〕[2類]
　………………………………………… 573
麦門冬湯エキス錠〔サンワ〕[2類]……… 573
麦門冬湯エキス錠N〔JPS〕[2類]……… 572
麦門冬湯「タキザワ」[2類]……………… 574
麦門冬粒状[2類]…………………………… 574
パスタントン顆粒[2類]…………………… 553
八元腎気丸[2類]…………………………… 580
八味丸[2類]………………………… 580, 715
八味丸〔ウチダの〕[2類]………………… 578
八味丸〔オオクサ〕[2類]………………… 578
八味丸300A〔阪本漢法の〕[2類]……… 579
八味丸M〔ウチダの〕……………………… 71
八味丸エキス顆粒〔テイコク〕…………… 71
八味丸ダイコー[2類]……………………… 581
八味丸（分包）〔オオクサ〕[2類]……… 578
八味丸料〔ウチダの〕[2類]……………… 578
八味丸料エキス顆粒-M〔本草〕………… 71
八味丸料エキス細粒〔コタロー〕………… 71
八味地黄丸[2類]…………………………… 581
八味地黄丸〔ワクナガ〕[2類]…………… 583
八味地黄丸A〔クラシエ〕[2類]………… 579
八味地黄丸エキス顆粒（医療用）〔ツムラ〕
　…………………………………………… 71
八味地黄丸「オオクサ」[2類]…………… 581
八味地黄丸「廣貫堂」[2類]……………… 581
八味地黄丸錠〔クミアイ〕[2類]………… 578
八味地黄丸（錠剤）[2類]………………… 581
八味地黄丸錠「創至聖」[2類]…………… 581
八味地黄丸〔東洋〕[2類]………………… 581
八味地黄丸（分包）〔オオクサ〕[2類]‥ 581
八味地黄丸料〔トチモトの〕[2類]……… 580
八味地黄丸料エキスG〔オーギ〕………… 71
八味地黄丸料エキスT錠〔オーギ〕……… 71
八味地黄丸料エキス顆粒〔調剤用〕〔JPS〕
　…………………………………………… 71
八味地黄丸料エキス顆粒〔ツムラ漢方〕
　[2類]…………………………………… 580
八味地黄丸料エキス顆粒KM[2類]……… 581
八味地黄丸料エキス顆粒T……………… 71
八味地黄丸料エキス顆粒クラシエ[2類]
　………………………………………… 582
八味地黄丸料エキス顆粒〔東洋〕分包[2類]
　………………………………………… 582
八味地黄丸料エキス細粒〔クラシエ〕… 71
八味地黄丸料エキス細粒〔三和〕……… 71
八味地黄丸料エキス錠
　〔「クラシエ」漢方〕[2類]………… 579
八味地黄丸料エキス錠-H〔本草〕[2類]
　………………………………………… 583
八味地黄丸料エキス錠N〔JPS〕[2類]… 578
八味地黄丸料エキス錠N〔コタロー〕[2類]
　………………………………………… 582
八味地黄丸料エキス錠〔大峰〕[2類]… 582
八味地黄丸料エキス錠〔クラシエ〕…… 71
八味地黄丸「タキザワ」[2類]………… 582
ハチミジオウ錠[2類]…………………… 582
八味地黄粒状[2類]……………………… 582
バックモンS「コタロー」
　（麦門冬湯エキス錠）[2類]………… 574
八仙宝寿丸[2類]………………………… 667
花扇黄解丸[2類]………………………… 134

花扇桂枝茯苓丸[2類]…………………… 269
花扇三黄丸[2類]………………………… 350
花扇大甘丸[2類]………………………… 486
花扇八味地黄丸[2類]…………………… 582
花扇補中益気湯[2類]…………………… 643
ハミノン漢方便秘薬[2類]……………… 486
パルミン[2類]…………………………… 353
ハンゲコーN「コタロー」[2類]……… 587
ハンゲコーV「コタロー」
　（半夏厚朴湯エキス錠）[2類]……… 587
半夏厚朴湯[2類]………………………… 587
半夏厚朴湯〔ウチダの〕[2類]………… 585
半夏厚朴湯〔錠剤〕[2類]……………… 586
半夏厚朴湯〔トチモトの〕[2類]……… 587
半夏厚朴湯〔ホリエの〕[2類]………… 589
半夏厚朴湯Aエキス細粒三和生薬[2類]
　………………………………………… 587
半夏厚朴湯Aエキス細粒「分包」三和生薬
　[2類]…………………………………… 587
半夏厚朴湯Aエキス錠三和生薬[2類]… 588
半夏厚朴湯FCエキス細粒医療用
　〔ジュンコウ〕………………………… 72
半夏厚朴湯エキスG〔オーギ〕………… 72
半夏厚朴湯エキスT錠〔オーギ〕……… 72
半夏厚朴湯エキス顆粒（医療用）〔ツムラ〕
　…………………………………………… 72
半夏厚朴湯エキス顆粒
　〔「クラシエ」漢方〕[2類]………… 586
半夏厚朴湯エキス顆粒〔調剤用〕〔JPS〕
　…………………………………………… 72
半夏厚朴湯エキス顆粒〔ツムラ漢方〕[2類]
　………………………………………… 587
半夏厚朴湯エキス顆粒KM[2類]………… 588
半夏厚朴湯エキス顆粒-M〔本草〕……… 72
半夏厚朴湯エキス顆粒〔太虎堂の〕…… 72
半夏厚朴湯エキス顆粒〔テイコク〕…… 72
半夏厚朴湯エキス細粒〔サンワ〕[2類]… 586
半夏厚朴湯エキス細粒〔東洋〕………… 72
半夏厚朴湯エキス細粒〔ワクナガ〕[2類]
　………………………………………… 589
半夏厚朴湯エキス〔細粒〕51[2類]…… 588
半夏厚朴湯エキス細粒G〔コタロー〕[2類]
　………………………………………… 588
半夏厚朴湯エキス細粒〔クラシエ〕…… 72
半夏厚朴湯エキス細粒〔コタロー〕…… 72
半夏厚朴湯エキス細粒〔三和〕………… 72
半夏厚朴湯エキス細粒「分包」〔サンワ〕
　[2類]…………………………………… 586
半夏厚朴湯エキス散〔ウチダの〕[2類]‥ 586
半夏厚朴湯エキス錠〔サンワ〕[2類]… 586
半夏厚朴湯エキス錠N〔JPS〕[2類]…… 585
半夏厚朴湯エキス錠〔大峰〕[2類]…… 588
半夏厚朴湯エキス錠〔クラシエ〕……… 72
半夏厚朴湯「タキザワ」[2類]………… 588
半夏厚朴粒状[2類]……………………… 588
半夏瀉心湯[2類]………………………… 594
半夏瀉心湯〔ウチダの〕[2類]………… 592
半夏瀉心湯〔錠剤〕[2類]……………… 593
半夏瀉心湯〔ホリエ〕[2類]…………… 595
半夏瀉心湯Aエキス細粒三和生薬[2類]
　………………………………………… 594
半夏瀉心湯Aエキス細粒「分包」三和生薬
　[2類]…………………………………… 594
半夏瀉心湯Aエキス錠三和生薬[2類]… 594

半夏瀉心湯FCエキス細粒医療用
　〔ジュンコウ〕………………………… 73
半夏瀉心湯エキスG〔オーギ〕………… 73
半夏瀉心湯エキス顆粒（医療用）〔ツムラ〕
　…………………………………………… 73
半夏瀉心湯エキス顆粒〔調剤用〕〔JPS〕
　…………………………………………… 73
半夏瀉心湯エキス顆粒〔ツムラ漢方〕[2類]
　………………………………………… 593
半夏瀉心湯エキス顆粒〔東洋の〕[2類]‥ 593
半夏瀉心湯エキス顆粒KM[2類]………… 594
半夏瀉心湯エキス顆粒-M〔本草〕……… 73
半夏瀉心湯エキス顆粒T………………… 73
半夏瀉心湯エキス顆粒〔クラシエ〕[2類]
　………………………………………… 594
半夏瀉心湯エキス顆粒〔サカモト〕…… 73
半夏瀉心湯エキス顆粒〔太虎堂の〕…… 73
半夏瀉心湯エキス顆粒〔テイコク〕…… 73
半夏瀉心湯エキス顆粒〔東洋〕分包[2類]
　………………………………………… 594
半夏瀉心湯エキス顆粒（分包）〔東洋の〕
　[2類]…………………………………… 594
半夏瀉心湯エキス顆粒〔マツウラ〕…… 73
半夏瀉心湯エキス細粒〔サンワ〕[2類]‥ 593
半夏瀉心湯エキス細粒〔東洋〕………… 73
半夏瀉心湯エキス細粒〔ワクナガ〕[2類]
　………………………………………… 596
半夏瀉心湯エキス〔細粒〕53[2類]…… 594
半夏瀉心湯エキス細粒〔クラシエ〕…… 73
半夏瀉心湯エキス細粒〔コタロー〕…… 73
半夏瀉心湯エキス細粒〔三和〕………… 73
半夏瀉心湯エキス細粒「分包」〔サンワ〕
　[2類]…………………………………… 593
半夏瀉心湯エキス散〔ウチダの〕[2類]‥ 592
半夏瀉心湯エキス散〔マヤ〕[2類]…… 596
半夏瀉心湯エキス顆粒〔勝昌〕[2類]… 595
半夏瀉心湯エキス錠〔オオクサ〕[2類]‥ 592
半夏瀉心湯エキス錠〔サンワ〕[2類]… 593
半夏瀉心湯エキス錠Fクラシエ[2類]… 595
半夏瀉心湯エキス錠N〔JPS〕[2類]…… 592
半夏瀉心湯エキス錠〔大峰〕[2類]…… 595
半夏瀉心湯エキス錠〔クラシエ〕……… 73
半夏瀉心湯「タキザワ」[2類]………… 595
半夏白朮天麻湯〔ウチダの〕[2類]…… 597
半夏白朮天麻湯〔トチモトの〕[2類]… 597
半夏白朮天麻湯Aエキス細粒三和生薬[2類]
　………………………………………… 597
半夏白朮天麻湯Aエキス細粒「分包」三和
　生薬[2類]……………………………… 597
半夏白朮天麻湯Aエキス錠三和生薬[2類]
　………………………………………… 598
半夏白朮天麻湯エキス顆粒（医療用）
　〔ツムラ〕……………………………… 74
半夏白朮天麻湯エキス顆粒KM[2類]…… 598
半夏白朮天麻湯エキス顆粒「クラシエ」
　[2類]…………………………………… 598
半夏白朮天麻湯エキス細粒〔サンワ〕[2類]
　………………………………………… 597
半夏白朮天麻湯エキス〔細粒〕88[2類]
　………………………………………… 598
半夏白朮天麻湯エキス細粒〔クラシエ〕
　…………………………………………… 74
半夏白朮天麻湯エキス細粒〔コタロー〕
　…………………………………………… 74
半夏白朮天麻湯エキス細粒〔三和〕…… 74

半夏白朮天麻湯エキス細粒「分包」〔サンワ〕
　　2類 ……………………………… 597
半夏白朮天麻湯エキス錠〔サンワ〕2類
　　……………………………………… 597
半夏白朮天麻湯「タキザワ」2類 …… 598
パンコールシロップ 指2類 ………… 715
ハンシャンN「コタロー」2類 ……… 595
ハンシャンV「コタロー」
　　（半夏瀉心湯エキス錠）2類 …… 595
半裏回陽〔ウチダの〕2類 …………… 329

【ひ】

ビスカイナ顆粒 2類 ………………… 177
ビスカイナ顆粒（分包）2類 ………… 177
ビスラットゴールドa 2類 …………… 494
ビトラックS 2類 ……………………… 627
ビナSLM 2類 ………………………… 636
白虎加桂枝湯〔ウチダの〕2類 ……… 601
白虎加桂枝湯エキス顆粒KM 2類 … 601
白虎加人参湯 2類 …………………… 603
白虎加人参湯〔ウチダの〕2類 ……… 603
白虎加人参湯エキス顆粒(医療用)〔ツムラ〕
　　……………………………………… 74
白虎加人参湯エキス顆粒〔「クラシエ」漢方〕
　　2類 ………………………………… 603
白虎加人参湯エキス顆粒KM 2類 … 603
白虎加人参湯エキス顆粒〔テイコク〕… 74
白虎加人参湯エキス細粒〔サンワ〕2類
　　……………………………………… 603
白虎加人参湯エキス〔細粒〕89 2類 … 603
白虎加人参湯エキス細粒〔クラシエ〕… 74
白虎加人参湯エキス細粒〔コタロー〕… 74
白虎加人参湯エキス細粒「分包」
　　〔サンワ〕2類 …………………… 603
白虎加人参湯エキス錠〔サンワ〕2類 … 603
白虎加人参湯エキス錠N〔JPS〕2類 … 603
白虎加人参湯エキス錠〔クラシエ〕… 74
白虎加人参湯「タキザワ」2類 ……… 604
ピュアドリップ葛根湯 2類 ………… 171
鼻優S〔オオクサ〕2類 ……………… 175
ビューンかぜ漢方内服液 2類 ……… 171
表解麗容〔ウチダの〕2類 …………… 396
表湿清澄〔ウチダの〕2類 …………… 625

【ふ】

富貴 2類 ……………………………… 545
風治散（顆粒）2類 …………………… 171
風濕舒筋丸 2類 ……………………… 480
茯苓飲 2類 …………………………… 609
茯苓飲〔ウチダの〕2類 ……………… 609
茯苓飲エキス顆粒（医療用）〔ツムラ〕… 75
茯苓飲エキス細粒〔コタロー〕……… 75
茯苓飲合半夏厚朴湯エキス顆粒（医療用）
　　〔ツムラ〕………………………… 75
茯苓飲「タキザワ」2類 ……………… 609
茯苓沢瀉湯エキス細粒〔サンワ〕2類 … 615
茯苓沢瀉湯エキス細粒「分包」〔サンワ〕
　　2類 ………………………………… 615
茯苓沢瀉湯エキス錠〔サンワ〕2類 … 615

フジサワ漢方胃腸薬 2類 …………… 623
フジパイゾールK錠 2類 …………… 534
フジビトールB錠 2類 ……………… 177
附子理中湯エキス細粒〔三和〕……… 76
フッケツEX錠〔ホノミ〕2類 ……… 269
フッケツ散 2類 ……………………… 269
婦徳安潤〔ウチダの〕2類 …………… 541
フラーリンA錠 2類 ………………… 103
フラーリンA粒 2類 ………………… 104
フラーリンI錠 2類 ………………… 102
フラーリンI粒 2類 ………………… 102
フラーリンL錠 2類 ………………… 435
フラーリンL粒 2類 ………………… 435
プリザ漢方内服薬 2類 ……………… 140
プリドミン葛根湯内服液 2類 ……… 171
フルチノン 2類 ……………………… 269
プロアスゲン「細粒」2類 …………… 342
プロアスゲン細粒 2類 ……………… 342
プロアスゲン細粒G 2類 …………… 342
分消湯 2類 …………………………… 621
分消湯エキス細粒G「コタロー」2類
　　……………………………………… 621

【へ】

ペア漢方エキス錠 2類 ……………… 269
平安 2類 ……………………………… 495
平胃散 2類 …………………………… 624
平胃散〔ウチダの〕2類 ……………… 623
平胃散エキス顆粒（医療用）〔ツムラ〕… 76
平胃散エキス顆粒「クラシエ」2類 … 624
平胃散エキス顆粒〔テイコク〕……… 76
平胃散エキス細粒〔サンワ〕2類 …… 623
平胃散エキス細粒〔コタロー〕……… 76
平胃散エキス細粒「分包」〔サンワ〕2類
　　……………………………………… 623
平胃散エキス錠〔サンワ〕2類 ……… 623
平胃散料 2類 ………………………… 624
平胃散料〔ウチダの〕2類 …………… 623
平胃散料エキスG〔オースギ〕……… 76
平胃散料エキス顆粒-M〔本草〕…… 76
平胃散料エキス散〔ウチダの〕2類 … 623
ヘトインS 2類 ……………………… 457
ベーラコタローN 2類 ……………… 458
ベラミスF 2類 ……………………… 636
ベルアベトン 2類 …………………… 582
ベルアベトンK 2類 ………………… 292
ベルエムピK葛根湯加川芎辛夷エキス錠
　　〔「クラシエ」〕2類 ………………… 176
ベルエムピL錠 2類 ………………… 231
ベルエムピS小青竜湯エキス錠
　　〔「クラシエ」〕2類 ………………… 415
ベルクミン 3類 ……………………… 715
ベルクリーン錠 2類 ………………… 538
ベンザ調薬J末 2類 ………………… 445

【ほ】

ホイオー錠〔ホノミ〕2類 …………… 645
防已黄耆湯 2類 ……………………… 627
防已黄耆湯〔ウチダの〕2類 ………… 626

防已黄耆湯〔錠剤〕2類 ……………… 626
防已黄耆湯「ホリエの」2類 ………… 628
防已黄耆湯FCエキス細粒医療用
　　〔ジュンコウ〕…………………… 77
防已黄耆湯エキスG〔オースギ〕…… 77
防已黄耆湯エキス顆粒（医療用）〔ツムラ〕
　　……………………………………… 77
防已黄耆湯エキス顆粒〔調剤用〕〔JPS〕
　　……………………………………… 77
防已黄耆湯エキス顆粒〔ツムラ漢方〕2類
　　……………………………………… 627
防已黄耆湯エキス顆粒KM 2類 …… 627
防已黄耆湯エキス顆粒-M〔本草〕… 77
防已黄耆湯エキス顆粒「クラシエ」2類
　　……………………………………… 627
防已黄耆湯エキス顆粒〔太虎堂の〕… 77
防已黄耆湯エキス顆粒〔テイコク〕… 77
防已黄耆湯エキス顆粒〔マツウラ〕… 77
防已黄耆湯エキス細粒〔サンワ〕2類 … 626
防已黄耆湯エキス〔細粒〕56 2類 … 627
防已黄耆湯エキス細粒G「コタロー」2類
　　……………………………………… 627
防已黄耆湯エキス細粒〔クラシエ〕… 77
防已黄耆湯エキス細粒〔コタロー〕… 77
防已黄耆湯エキス細粒「分包」〔サンワ〕
　　2類 ………………………………… 626
防已黄耆湯エキス散〔ウチダの〕2類 … 626
防已黄耆湯エキス錠〔薬日本堂〕2類 … 626
防已黄耆湯エキス錠〔サンワ〕2類 … 626
防已黄耆湯エキス錠Fクラシエ 2類 … 628
防已黄耆湯エキス錠-H〔本草〕2類 … 628
防已黄耆湯エキス錠N〔JPS〕2類 … 625
防已黄耆湯エキス錠〔大峰〕2類 …… 628
防已黄耆湯エキス錠〔クラシエ〕…… 77
防已黄耆湯エキス錠「東亜」2類 …… 628
防已黄耆湯「タキザワ」2類 ………… 628
豊温〔オオクサ〕3類 ………………… 711
豊温（エキス顆粒）2類 ……………… 662
豊温錠〔オオクサ〕3類 ……………… 711
宝樹（エキス顆粒）2類 ……………… 294
峰寿丸 2類 …………………………… 583
峰寿丸→玄武峰寿丸 2類 …………… 579
峰寿丸→八味地黄丸 2類 …………… 581
宝生（エキス顆粒）2類 ……………… 410
ボウネツ錠〔ホノミ〕2類 …………… 521
ボウネツ粒〔ホノミ〕2類 …………… 521
防風通聖散 2類 ……………………… 636
防風通聖散エキスG〔オースギ〕…… 77
防風通聖散エキス顆粒（医療用）〔ツムラ〕
　　……………………………………… 77
防風通聖散エキス顆粒〔ツムラ漢方〕2類
　　……………………………………… 635
防風通聖散エキス顆粒-H〔本草〕2類
　　……………………………………… 638
防風通聖散エキス顆粒-M〔草〕…… 77
防風通聖散エキス顆粒〔テイコク〕… 77
防風通聖散エキス顆粒〔マツウラ〕… 77
防風通聖散エキス〔細粒〕57 2類 … 636
防風通聖散エキス細粒G「コタロー」2類
　　……………………………………… 636
防風通聖散エキス細粒〔コタロー〕… 77
防風通聖散エキス錠〔薬日本堂〕2類 … 633
防風通聖散エキス錠-H〔本草〕2類 … 639
防風通聖散エキス錠N「コタロー」2類
　　……………………………………… 636

防風通聖散エキス錠〔大峰〕2類 ……… 636	補中益気湯エキス顆粒〔ワクナガ〕2類 ……………………………… 646	ホノミダイギャク粒 2類 …… 574
防風通聖散エキス錠〔クラシエ〕 …… 77	補中益気湯エキス顆粒KM 2類 …… 644	ホノミチキョウ錠 2類 …… 410
防風通聖散錠〔クミアイ〕 2類 …… 633	補中益気湯エキス顆粒-M〔本草〕 ……79	ホノミチョウケイ錠 2類 …… 188
防風通聖散粒状 2類 …… 637	補中益気湯エキス顆粒T …… 79	ホノミチョウケイ粒 2類 …… 188
防風通聖散料 2類 …… 637	補中益気湯エキス顆粒クラシエ 2類 … 644	ホノミチンガイン錠 2類 …… 419
防風通聖散料〔ウチダの〕 2類 …… 633	補中益気湯エキス顆粒〔太虎堂の〕 ……79	ホノミツウケット錠 2類 …… 530
防風通聖散料Aエキス細粒三和生薬 2類 ……………………………… 637	補中益気湯エキス顆粒〔テイコク〕 ……79	ホノミフッケEX錠 2類 …… 269
防風通聖散料Aエキス細粒「分包」三和生薬 2類 ………… 637	補中益気湯エキス顆粒〔東洋〕分包 2類 ……………………………… 644	ホノミホイオー錠 2類 …… 645
防風通聖散料Aエキス錠三和生薬 2類 ……………………………… 637	補中益気湯エキス細粒〔サンワ〕2類 …642	ホノミボウネツ錠 2類 …… 521
防風通聖散料エキスFC錠〔クラシエ〕漢方 2類 …… 633	補中益気湯エキス細粒〔東洋〕 ……79	ホノミボウネツ粒 2類 …… 521
防風通聖散料エキス顆粒〔調剤用〕〔JPS〕 …… 77	補中益気湯エキス〔細粒〕58 2類 …… 644	ホノミヨウジョウ錠 2類 …… 563
防風通聖散料エキス顆粒KM 2類 …… 637	補中益気湯エキス細粒G「コタロー」 2類 …………………………… 644	ホノミヨウジョウ粒 2類 …… 563
防風通聖散料エキス顆粒クラシエ 2類 ……………………………… 637	補中益気湯エキス細粒〔クラシエ〕 ……79	ホノミヨクケゲン錠 2類 …… 681
防風通聖散料エキス顆粒〔太虎堂の〕 ……77	補中益気湯エキス細粒〔コタロー〕 ……79	ホノミリキ錠 2類 …… 684
防風通聖散料エキス細粒〔サンワ〕 2類 ……………………………… 634	補中益気湯エキス細粒〔三和〕 ……79	補陽還五湯エキス細粒G「コタロー」 2類 …………………………… 648
防風通聖散料エキス細粒〔東洋〕 …… 77	補中益気湯エキス細粒「分包」〔サンワ〕 2類 …………………… 643	ホリエカッコン湯 2類 …… 172
防風通聖散料エキス細粒〔クラシエ〕 … 77	補中益気湯エキス散〔ウチダの〕 2類 …642	ホリエ五沈湯 2類 …… 322
防風通聖散料エキス細粒〔三和〕 …… 77	補中益気湯エキス散〔勝昌〕 2類 …… 644	ホリエ金剛湯 2類 …… 583
防風通聖散料エキス細粒〔勝昌〕 2類 ……………………………… 637	補中益気湯エキス散〔太虎堂の〕 ……79	ホリエ三黄散 2類 …… 350
防風通聖散料エキス細粒「分包」〔サンワ〕 2類 …………… 634	補中益気湯エキス錠〔サンワ〕 2類 …643	ホリエ小青龍湯 2類 …… 420
防風通聖散料エキス散〔ウチダの〕 2類 ……………………………… 633	補中益気湯エキス錠〔JPS〕 2類 …… 642	ホリエ小ハンゲ加ブクリョウ湯 2類 … 428
防風通聖散料エキス錠〔サンワ〕 2類 … 634	補中益気湯エキス錠N「コタロー」 2類 ……………………………… 644	ホリエ蘇真湯 2類 …… 298
防風通聖散料エキス錠クラシエ 2類 …… 638	補中益気湯エキス錠〔大峰〕 2類 …… 645	ホリエ腸真湯 2類 …… 525
防風通聖散料エキス錠〔東亜〕 2類 …… 638	補中益気湯エキス錠クラシエ 2類 …… 645	ホリエ猪苓湯 2類 …… 521
防風通聖散料エキス錠〔寧薬〕 2類 …… 638	補中益気湯「タキザワ」 2類 …… 645	ホリエ桃核承気湯 2類 …… 530
防風通聖散料「タキザワ」 2類 …… 638	補中益気粒状 2類 …… 645	ホリエの安中散料 2類 …… 99
防風通聖散料エキス錠N〔JPS〕 2類 … 632	保中回帰〔ウチダの〕 2類 …… 642	ホリエの黄連解毒湯 2類 …… 134
補益 2類 …… 350	ボーツーステージA 2類 …… 638	ホリエの乙字湯 2類 …… 140
ホエキンN「コタロー」 2類 …… 643	ボーツーンN「コタロー」 2類 …… 638	ホリエの加味逍遙散料 2類 …… 189
補気建中湯エキス細粒G「コタロー」 2類 ………………………… 640	ホノマリア顆粒（分包） 2類 …… 522	ホリエの荊芥連翹湯 2類 …… 231
ボーキットN「コタロー」 2類 …… 628	ホノマリア粒 2類 …… 522	ホリエの桂枝湯 2類 …… 258
ボーコレン 2類 …… 306	ホノミアンセイ錠 2類 …… 588	ホリエの桂枝茯苓丸料 2類 …… 269
ホスロールS 2類 …… 353	ホノミアンセイ粒 2類 …… 588	ホリエの五苓散料 2類 …… 312
補全-S 2類 …… 393	ホノミアンピ錠 2類 …… 98	ホリエの柴胡桂枝湯 2類 …… 333
補中益気湯 2類 …… 643	ホノミイチョウ錠 2類 …… 595	ホリエの四物湯 2類 …… 380
補中益気湯〔ウチダの〕 2類 …… 642	ホノミイネツ錠 2類 …… 350	ホリエの芍薬甘草湯 2類 …… 386
補中益気湯〔錠剤〕 2類 …… 643	ホノミオウセイ錠 2類 …… 134	ホリエの十味敗毒湯 2類 …… 398
補中益気湯〔ホリエ〕 2類 …… 645	ホノミオンケツ錠 2類 …… 538	ホリエの大柴胡湯 2類 …… 495
補中益気湯Aエキス細粒三和生薬 2類 ……………………………… 643	ホノミカイケツEX錠 2類 …… 545	ホリエの釣藤散料 2類 …… 518
補中益気湯Aエキス細粒「分包」三和生薬 2類 …………… 644	ホノミカツジン錠 2類 …… 583	ホリエの当帰芍薬散料 2類 …… 545
補中益気湯Aエキス錠三和生薬 2類 …… 644	ホノミカンタン粒 2類 …… 302	ホリエの半夏厚朴湯 2類 …… 589
補中益気湯FCエキス細粒医療用〔ジュンコウ〕 …… 79	ホノミキシュ錠 2類 …… 171	ホリエの防已黄耆湯 2類 …… 628
補中益気湯液〔JPS〕 2類 …… 642	ホノミキシュ粒 2類 …… 171	ホリエの麻黄湯 2類 …… 654
補中益気湯エキスG〔オースギ〕 …… 79	ホノミキジョウ錠 2類 …… 699	ホリエの麻杏甘石湯 2類 …… 659
補中益気湯エキス顆粒（医療用）〔ツムラ〕 …… 79	ホノミキネツ錠 2類 …… 654	ホリエ白鳳湯 2類 …… 638
補中益気湯エキス顆粒〔調剤用〕〔JPS〕 …… 79	ホノミキョウカン錠 2類 …… 333	ホリエ半夏瀉心湯 2類 …… 595
補中益気湯エキス顆粒〔ツムラ漢方〕 2類 …………………………… 643	ホノミキョウキョ錠 2類 …… 327	ホリエ補中益気湯 2類 …… 645
	ホノミキョウロウ錠 2類 …… 246	ホリエ文殊湯 2類 …… 376
補中益気湯エキス顆粒〔東洋の〕 2類 …643	ホノミサイキ錠 2類 …… 322	ホリエ龍円湯 2類 …… 480
	ホノミサンイン錠 2類 …… 638	本草安中散料エキス顆粒-M …… 3
	ホノミジッキョウ錠 2類 …… 495	本草温清飲エキス顆粒-M …… 5
	ホノミジュンケツ錠 2類 …… 393	本草黄連解毒湯エキス顆粒-M …… 8
	ホノミジュンケツ粒 2類 …… 394	本草乙字湯エキス顆粒-M …… 9
	ホノミショウフン錠 2類 …… 431	本草葛根湯エキス顆粒-H 2類 …… 172
	ホノミショウフン粒 2類 …… 431	本草葛根湯エキス顆粒-M …… 10
	ホノミシンキ粒 2類 …… 382	本草葛根湯エキス錠-H 2類 …… 172
	ホノミスイギャクEX錠 2類 …… 312	本草葛根湯加川芎辛夷エキス顆粒-M … 12
	ホノミスイセイ錠 2類 …… 252	本草葛根湯シロップ …… 172
	ホノミゼンガイ錠 2類 …… 659	本草加味逍遙散エキス顆粒-M …… 13
	ホノミダイギャク錠 2類 …… 574	本草桂枝加芍薬湯エキス顆粒-M …… 20
		本草桂枝湯エキス顆粒-S …… 18
		本草桂枝茯苓丸料エキス顆粒-M …… 23
		本草五苓散顆粒-R …… 29
		本草柴胡加竜骨牡蛎湯エキス顆粒-M … 31

マヤハ　801

本草柴胡桂枝乾姜湯エキス顆粒-M……33	麻黄湯エキス細粒〔クラシエ〕………80	麻杏薏甘湯エキス〔細粒〕61 2類……662
本草柴胡桂枝湯エキス顆粒-H 2類……333	麻黄湯エキス細粒〔コタロー〕………80	麻杏薏甘湯エキス細粒〔クラシエ〕……82
本草三黄瀉心湯エキス顆粒-M…………36	麻黄湯エキス細粒「分包」〔サンワ〕 2類	麻杏薏甘湯エキス細粒〔コタロー〕……82
本草四物湯エキス顆粒-M ………………40	……………………………………653	麻杏薏甘湯エキス細粒〔三和〕………82
本草芍薬甘草湯エキス顆粒-M …………41	麻黄湯エキス散〔ウチダの〕 2類……653	麻杏薏甘湯エキス細粒〔勝昌〕 2類……662
本草十全大補湯エキス顆粒-M …………42	麻黄湯エキス錠〔サンワ〕 2類………653	麻杏薏甘湯エキス細粒「分包」〔サンワ〕
本草十味敗毒湯エキス顆粒-M …………43	麻黄湯エキス錠N〔JPS〕 2類………652	2類 ……………………………………662
本草小柴胡湯エキス顆粒-M ……………45	麻黄湯「タキザワ」 2類………………654	麻杏薏甘湯エキス散〔ウチダの〕 2類‥661
本草小青龍湯エキス顆粒-H 2類………420	麻黄湯粒状 2類 …………………………654	麻杏薏甘湯エキス錠〔サンワ〕 2類……662
本草小青龍湯エキス顆粒-M ……………47	麻黄附子細辛湯〔ウチダの〕 2類……656	麻杏薏甘湯エキス錠N〔JPS〕 2類……661
本草小青龍湯エキス錠-H 2類…………420	麻黄附子細辛湯エキスカプセル〔コタロー〕	麻杏薏甘湯エキス錠クラシエ 2類……663
本草小半夏加茯苓湯エキス顆粒-M ……49	………………………………………81	麻杏薏甘湯「タキザワ」 2類…………663
本草神秘湯エキス顆粒-M ………………51	麻黄附子細辛湯エキス顆粒（医療用）	マシニーンV「コタロー」
本草清上防風湯エキス錠-H 2類………458	〔ツムラ〕………………………………81	（麻仁丸料エキス錠） 2類………666
本草大柴胡湯エキス顆粒-M ……………57	麻黄附子細辛湯エキス細粒〔三和〕……81	麻子仁丸 2類………………………………666
本草大柴胡湯エキス錠-H 2類…………495	マキセリン「コタロー」 2類…………422	麻子仁丸〔ウチダの〕 2類……………665
本草猪苓湯エキス顆粒-M ………………62	マキョーS「コタロー」	麻子仁丸〔オオクサ〕 2類……………665
本草桃核承気湯エキス顆粒-M …………64	（麻杏甘石湯エキス錠） 2類……659	麻子仁丸〔阪本漢法の〕 2類…………665
本草当帰芍薬散料エキス顆粒-M ………66	麻杏甘石湯 2類……………………………659	麻子仁丸エキス顆粒（医療用）〔ツムラ〕
本草人参湯エキス細粒……………………69	麻杏甘石湯〔一元乃錠剤〕 2類………658	………………………………………83
本草八味丸料エキス顆粒-M ……………71	麻杏甘石湯〔ウチダの〕 2類…………658	麻子仁丸〔細粒〕90 2類………………666
本草八味地黄丸料エキス錠-H 2類……583	麻杏甘石湯〔ホリエの〕 2類…………659	麻子仁丸（分包）〔オオクサ〕 2類……665
本草半夏厚朴湯エキス顆粒-M …………72	麻杏甘石湯FCエキス細粒医療用	麻子仁丸料 2類……………………………666
本草半夏瀉心湯エキス顆粒-M …………73	〔ジュンコウ〕…………………………81	麻子仁丸料エキスG〔オースギ〕………83
本草平胃散料エキス顆粒-M ……………76	麻杏甘石湯エキスG〔オースギ〕………81	麻子仁丸料エキス細粒〔サンワ〕 2類‥665
本草防已黄耆湯エキス顆粒-M …………77	麻杏甘石湯エキス顆粒（医療用）〔ツムラ〕	麻子仁丸料エキス細粒〔コタロー〕……83
本草防已黄耆湯エキス錠-H 2類………628	………………………………………81	麻子仁丸料エキス細粒「分包」〔サンワ〕
本草防風通聖散エキス顆粒-H 2類……638	麻杏甘石湯エキス顆粒〔ツムラ漢方〕 2類	2類 ……………………………………665
本草防風通聖散エキス顆粒-M …………77	……………………………………658	麻子仁丸料エキス錠〔サンワ〕 2類……665
本草防風通聖散エキス錠-H 2類………639	麻杏甘石湯エキス顆粒〔ニタンダ〕 2類	麻子仁丸料エキス錠N〔JPS〕 2類……665
本草補中益気湯エキス顆粒-M …………79	……………………………………658	麻子仁丸料エキス錠クラシエ 2類……666
本草麻黄湯エキス顆粒-S …………………80	麻杏甘石湯エキス顆粒KM 2類………659	麻子仁丸料「タキザワ」 2類…………666
本草麻杏甘石湯エキス顆粒-M …………81	麻杏甘石湯エキス顆粒-M〔本草〕……81	増田葛根湯エキス顆粒 2類……………172
本草薏苡仁湯エキス顆粒-M ……………84	麻杏甘石湯エキス顆粒〔テイコク〕……81	マスラックⅡ 2類…………………………639
本草六君子湯エキス顆粒-M ……………85	麻杏甘石湯エキス顆粒「トーア」 2類	マツウラ葛根湯エキス顆粒……………10
本草苓姜朮甘湯エキス顆粒-M …………88	……………………………………659	マツウラ加味逍遙散エキス顆粒………13
本草苓桂朮甘湯エキス顆粒-M …………88	麻杏甘石湯エキス顆粒〔マツウラ〕……81	マツウラ桂枝加朮附湯エキス顆粒……21
	麻杏甘石湯エキス細粒〔サンワ〕 2類‥658	マツウラ桂枝湯エキス顆粒……………18
【ま】	麻杏甘石湯エキス〔細粒〕60 2類……659	マツウラ桂枝茯苓丸料エキス顆粒……23
	麻杏甘石湯エキス細粒〔コタロー〕……81	マツウラ五苓散料エキス顆粒…………29
マイティ葛根湯液 2類……………………172	麻杏甘石湯エキス細粒「分包」〔サンワ〕	マツウラ柴胡加竜骨牡蛎湯エキス顆粒…31
麻黄加朮湯〔ウチダの〕 指2類………710	2類 ……………………………………658	マツウラ柴胡桂枝湯エキス顆粒………32
麻黄湯 2類 …………………………………654	麻杏甘石湯エキス散〔ウチダの〕 2類‥658	マツウラ三黄瀉心湯エキス顆粒………36
麻黄湯〔一元乃錠剤〕 2類……………652	麻杏甘石湯エキス散〔勝昌〕 2類……659	マツウラ酸棗仁湯エキス顆粒…………36
麻黄湯〔ウチダの〕 2類………………652	麻杏甘石湯エキス錠〔サンワ〕 2類……658	マツウラ七物降下湯エキス顆粒………40
麻黄湯〔トモトの〕 2類………………654	麻杏甘石湯エキス錠〔大峰〕 2類……659	マツウラ芍薬甘草湯エキス顆粒………41
麻黄湯〔ホリエの〕 2類………………654	麻杏甘石湯「タキザワ」 2類…………659	マツウラ十味敗毒湯エキス顆粒………43
麻黄湯FCエキス細粒医療用〔ジュンコウ〕	麻杏甘石湯粒状 2類……………………659	マツウラ小柴胡湯エキス顆粒…………45
………………………………………80	麻杏薏甘湯 2類……………………………662	マツウラ大柴胡湯エキス顆粒…………57
麻黄湯エキス顆粒（医療用）〔ツムラ〕‥80	麻杏薏甘湯〔ウチダの〕 2類…………661	マツウラ釣藤散エキス顆粒……………61
麻黄湯エキス顆粒〔「クラシエ」漢方〕 2類	麻杏薏甘湯Aエキス細粒三和生薬 2類	マツウラ猪苓湯エキス顆粒……………62
……………………………………653	……………………………………662	マツウラ当帰芍薬散料エキス顆粒……66
麻黄湯エキス顆粒〔ツムラ漢方〕 2類‥653	麻杏薏甘湯Aエキス細粒「分包」三和生薬	マツウラ人参湯エキス顆粒……………69
麻黄湯エキス顆粒〔東洋の〕……………654	2類 ……………………………………662	マツウラ麦門冬湯エキス顆粒…………70
麻黄湯エキス顆粒i〔「クラシエ」漢方〕 2類	麻杏薏甘湯エキスG〔オースギ〕………82	マツウラ半夏瀉心湯エキス顆粒………73
……………………………………653	麻杏薏甘湯エキス顆粒 2類……………662	マツウラ防已黄耆湯エキス顆粒………77
麻黄湯エキス顆粒KM 2類……………654	麻杏薏甘湯エキス顆粒（医療用）〔ツムラ〕	マツウラ防風通聖散エキス顆粒………77
麻黄湯エキス顆粒KM（分包） 2類……654	………………………………………82	マツウラ麻杏甘石湯エキス顆粒………81
麻黄湯エキス顆粒-S〔本草〕……………80	麻杏薏甘湯エキス顆粒〔調剤用〕〔JPS〕	マツウラ薏苡仁湯エキス顆粒…………84
麻黄湯エキス顆粒〔大峰〕 2類………654	………………………………………82	マツウラ六君子湯エキス顆粒…………85
麻黄湯エキス顆粒〔テイコク〕…………80	麻杏薏甘湯エキス顆粒KM 2類………662	マツウラ苓桂朮甘湯エキス顆粒………88
麻黄湯エキス細粒〔サンワ〕 2類……653	麻杏薏甘湯エキス顆粒T……………………82	ママヘルス 2類……………………………545
麻黄湯エキス〔細粒〕59 2類…………654	麻杏薏甘湯エキス顆粒「クラシエ」 2類	摩耶肝臓散 2類……………………………715
	……………………………………662	摩耶清肝散 2類……………………………715
	麻杏薏甘湯エキス細粒〔サンワ〕 2類‥661	マヤ半夏瀉心湯エキス散 2類…………596

五十音索引

マヨッカンN「コタロー」 2類 ……… 663
マヨッカンV「コタロー」 2類 ……… 663
マルホの小柴胡湯 2類 ……………… 410
マルホの苓桂朮甘湯 2類 …………… 699
〔満量処方〕麻黄湯エキス顆粒A 2類
　　　　　　　　　　　　　　　…… 654

【み】

妙光（エキス顆粒） 2類 …………… 181
妙煎（エキス顆粒） 2類 …………… 445

【む】

夢覚（エキス顆粒） 2類 …………… 459
ムツリキ 2類 ………………………… 480

【め】

鳴鶴（エキス顆粒） 2類 …………… 199
明華順心〔ウチダの〕 2類 ………… 185
命祐（エキス顆粒） 2類 …………… 285
メスコン-ST 2類 …………………… 525

【も】

木防已湯エキス顆粒（医療用）〔ツムラ〕
　　　　　　　　　　　　　　　……… 83
木防已湯エキス細粒〔コタロー〕 …… 83
木防已湯エキス細粒〔三和〕 ………… 83
木防已湯エキス散〔ウチダの〕 2類 … 710
モリ　アンソクトウ 2類 …………… 660
モリ　ウーセイン 2類 ……………… 117
モリ　エーシャン 2類 ……………… 545
モリ　エーポン 2類 ………………… 645
モリ　カッコミン 2類 ……………… 639
モリ漢方胃腸薬 2類 ………………… 596
モリ　カンポールン 2類 …………… 495
モリ　ケーシャン 2類 ……………… 246
モリ　コーミニ 2類 ………………… 322
モリ　コーミョウ 2類 ……………… 376
「モリ」サイボン 2類 ……………… 342
モリシンニョウA 2類 ……………… 690
「モリ」シンニョウ錠 指2類 ……… 715
モリ　ゼンチトウ 2類 ……………… 420
モリ　タイヂーン 2類 ……………… 141
モリ　チクノーン 2類 ……………… 177
モリヂーネン 2類 …………………… 141
モリハイツウN 2類 ………………… 254
モリ　ハイツウン 2類 ……………… 663
モリ　ハイツウン 2類 ……………… 480
モリ　ハイドクミン 2類 …………… 398
モリ　ビーシャン 2類 ……………… 269
モリ　ビトール 2類 ………………… 231
モリ　ビナール 2類 ………………… 458
モリ　マシン 2類 …………………… 666
文殊湯〔ホリエ〕 2類 ……………… 376

【や】

ヤギクラミン 2類 …………………… 350
薬研桂枝茯苓丸料エキス丸 2類 …… 269
薬研当帰芍薬散料エキス丸 2類 …… 546
山本漢方「葛根湯エキス顆粒」2類 … 172
山本漢方「小青竜湯エキス顆粒」2類 … 420

【ゆ】

涌出（エキス顆粒） 2類 …………… 546
ユートピアデルマンA 2類 ………… 655
ユートピアデルマンハイ 2類 ……… 615
ユリナール 2類 ……………………… 461
ユリナールJ 2類 …………………… 461

【よ】

ヨウジョウ錠〔ホノミ〕 2類 ……… 563
ヨウジョウ粒〔ホノミ〕 2類 ……… 563
養力丸 ………………………………… 394
ヨクイット「コタロー」（薏苡仁湯エキス錠）
　　2類 ………………………………… 674
薏苡仁湯〔ウチダの〕 2類 ………… 673
薏苡仁湯〔東洋の〕 2類 …………… 673
薏苡仁湯〔トチモトの〕 2類 ……… 673
薏苡仁湯FCエキス細粒医療用
　　〔ジュンコウ〕 …………………… 84
薏苡仁湯エキスTG〔オースギ〕 …… 84
薏苡仁湯エキス顆粒（医療用）〔ツムラ〕
　　　　　　　　　　　　　　　……… 84
薏苡仁湯エキス顆粒〔「クラシエ」漢方〕
　　2類 ………………………………… 673
薏苡仁湯エキス顆粒〔ニタンダ〕 2類 … 673
薏苡仁湯エキス顆粒KM 2類 ……… 674
薏苡仁湯エキス顆粒-M〔本草〕 …… 84
薏苡仁湯エキス顆粒〔マツウラ〕 …… 84
薏苡仁湯エキス細粒〔サンワ〕 2類 … 673
薏苡仁湯エキス細粒〔東洋〕 ………… 84
薏苡仁湯エキス〔細粒〕91 2類 …… 674
薏苡仁湯エキス細粒〔クラシエ〕 …… 84
薏苡仁湯エキス散〔勝昌〕 2類 …… 674
薏苡仁湯エキス錠〔オオクサ〕 2類 … 673
薏苡仁湯エキス錠〔サンワ〕 2類 … 673
薏苡仁湯エキス錠〔クラシエ〕 ……… 84
薏苡仁湯〔タキザワ〕 2類 ………… 674
薏苡仁湯粒状 2類 …………………… 674
ヨクカーンN「コタロー」 2類 …… 681
抑肝散エキス顆粒（医療用）〔ツムラ〕… 84
抑肝散加陳皮半夏エキス顆粒（医療用）
　　〔ツムラ〕 ………………………… 85
抑肝散加陳皮半夏エキス顆粒クラシエ 2類
　　　　　　　　　　　　　　　…… 681
抑肝散加陳皮半夏エキス〔細粒〕92 2類
　　　　　　　　　　　　　　　…… 681
抑肝散加陳皮半夏エキス細粒G「コタロー」
　　2類 ………………………………… 682

抑肝散加陳皮半夏エキス細粒〔クラシエ〕
　　　　　　　　　　　　　　　…… 85
抑肝散加陳皮半夏エキス細粒〔コタロー〕
　　　　　　　　　　　　　　　…… 85
抑肝散加陳皮半夏エキス散〔ウチダの〕
　　2類 ………………………………… 681
抑肝散加陳皮半夏エキス散（分包）
　　〔ウチダの〕 2類 ……………… 681
抑肝散加陳皮半夏 2類 ……………… 682
抑肝散加陳皮半夏湯〔ウチダの〕 2類 … 681
抑肝散「タキザワ」 2類 …………… 677
抑肝散半夏陳皮粒状 2類 …………… 682
抑肝散料エキスTG〔オースギ〕 …… 84
抑肝散料エキス顆粒KM 2類 ……… 677
ヨクゲン錠〔ホノミ〕 2類 ………… 681

【ら】

ラクミナ 2類 ………………………… 292
ラクミン 2類 ………………………… 353
ラックル顆粒 2類 …………………… 553
ラフェルサ漢方便秘薬 2類 ………… 486
ラベリン葛根湯内服液 2類 ………… 172
ラベリン小青竜湯内服液 2類 ……… 420
ラーメンドF 2類 …………………… 639
蘭州金匱腎気丸 2類 ………………… 583

【り】

離雲（エキス顆粒） 2類 …………… 394
リエイジEX錠 2類 ………………… 583
リキ錠〔ホノミ〕 2類 ……………… 684
力明安中散顆粒 2類 ………………… 99
力明カンゾウエキス顆粒 2類 ……… 202
力湧仙 2類 …………………………… 410
理気利心〔ウチダの〕 2類 ………… 586
理中（エキス顆粒） 2類 …………… 563
理中丸 2類 …………………………… 563
理中丸〔ウチダの〕 2類 …………… 561
リックーンS「コタロー」
　　（六君子湯エキス錠） 2類 …… 684
六君子湯 2類 ………………………… 685
六君子湯〔ウチダの〕 2類 ………… 685
六君子湯〔錠剤〕 2類 ……………… 684
六君子湯Aエキス細粒三和生薬 2類 … 685
六君子湯Aエキス細粒「分包」三和生薬
　　2類 ………………………………… 685
六君子湯Aエキス錠三和生薬 2類 … 685
六君子湯エキスG〔オースギ〕 …… 85
六君子湯エキス顆粒（医療用）〔ツムラ〕
　　　　　　　　　　　　　　　…… 85
六君子湯エキス顆粒〔「クラシエ」漢方〕
　　2類 ………………………………… 684
六君子湯エキス顆粒〔ツムラ漢方〕 2類
　　　　　　　　　　　　　　　…… 684
六君子湯エキス顆粒KM 2類 ……… 685
六君子湯エキス顆粒-M〔本草〕 …… 85
六君子湯エキス顆粒S〔「クラシエ」漢方〕
　　2類 ………………………………… 684
六君子湯エキス顆粒〔テイコク〕 …… 85
六君子湯エキス顆粒〔マツウラ〕 …… 85

ロ　803

六君子湯エキス細粒〔サンワ〕2類…684
六君子湯エキス細粒〔東洋〕………85
六君子湯エキス細粒〔ワクナガ〕2類
　……………………………………686
六君子湯エキス〔細粒〕65 2類……685
六君子湯エキス細粒〔クラシエ〕……85
六君子湯エキス細粒〔コタロー〕……85
六君子湯エキス細粒〔三和〕…………85
六君子湯エキス細粒「分包」〔サンワ〕2類
　……………………………………684
六君子湯エキス散〔ウチダの〕2類…683
六君子湯エキス散〔勝昌〕2類………685
六君子湯エキス錠〔サンワ〕2類……684
六君子湯エキス錠N〔JPS〕2類……683
六君子湯エキス錠〔大峰〕2類………685
六君子湯「タキザワ」2類……………685
六君子湯粒状 2類……………………686
立効散エキス顆粒（医療用）〔ツムラ〕…87
立効散「タキザワ」2類………………687
リバイチンS 指2類……………………715
龍円湯〔ホリエ〕2類…………………480
龍角散葛根湯液DX 2類………………172
竜化順清〔ウチダの〕2類……………320
流水（エキス顆粒）2類………………674
リュウセーヌN「コタロー」2類……690
竜胆瀉肝湯 2類…………………………690
竜胆瀉肝湯〔ウチダの〕2類…………689
竜胆瀉肝湯Aエキス細粒三和生薬 2類
　……………………………………690
竜胆瀉肝湯Aエキス細粒「分包」三和生薬
　2類…………………………………690
龍胆瀉肝湯FCエキス細粒医療用
　〔ジュンコウ〕……………………87
竜胆瀉肝湯エキス顆粒（医療用）〔ツムラ〕
　………………………………………87
竜胆瀉肝湯エキス顆粒KM 2類………690
竜胆瀉肝湯エキス顆粒「クラシエ」2類
　……………………………………690
竜胆瀉肝湯エキス顆粒〔太虎堂の〕……87
龍胆瀉肝湯エキス細粒〔サンワ〕2類…689
龍胆瀉肝湯エキス細粒〔東洋〕………87
竜胆瀉肝湯エキス〔細粒〕93 2類……690
竜胆瀉肝湯エキス細粒G「コタロー」2類
　……………………………………690
竜胆瀉肝湯エキス細粒〔コタロー〕……87
竜胆瀉肝湯エキス細粒〔三和〕………87
竜胆瀉肝湯エキス細粒〔太虎堂の〕……87
竜胆瀉肝湯エキス細粒「分包」〔サンワ〕
　2類…………………………………689
竜胆瀉肝湯エキス散〔ウチダの〕2類…689
竜胆瀉肝湯エキス散〔太虎堂の〕………87
竜胆瀉肝湯エキス散（分包）〔ウチダの〕
　2類…………………………………689
竜胆瀉肝湯エキス錠〔サンワ〕2類…690
竜胆瀉肝湯エキス錠N〔JPS〕2類…689
竜胆瀉肝湯エキス錠クラシエ 2類……691
竜胆瀉肝湯「タキザワ」2類…………691
苓甘姜味辛夏仁湯〔ウチダの〕2類…711
苓甘姜味辛夏仁湯エキス顆粒（医療用）
　〔ツムラ〕…………………………88
苓甘姜味辛夏仁湯エキス〔細粒〕62 2類
　……………………………………715
苓甘姜味辛夏仁湯エキス細粒〔コタロー〕
　………………………………………88
苓甘姜味辛夏仁粒状 2類………………715

苓姜朮甘湯 2類…………………………694
苓姜朮甘湯〔ウチダの〕2類…………694
苓姜朮甘湯〔錠剤〕2類………………694
苓姜朮甘湯〔トチモトの〕2類………694
苓姜朮甘湯Aエキス錠三和生薬 2類…694
苓姜朮甘湯エキス顆粒（医療用）〔ツムラ〕
　………………………………………88
苓姜朮甘湯エキス顆粒-M〔本草〕……88
苓姜朮甘湯エキス細粒〔サンワ〕2類…694
苓姜朮甘湯エキス細粒〔コタロー〕……88
苓姜朮甘湯エキス細粒〔三和〕………88
苓姜朮甘湯エキス細粒「分包」〔サンワ〕
　2類…………………………………694
苓姜朮甘湯エキス錠〔サンワ〕2類…694
苓姜朮甘湯「タキザワ」2類…………694
苓姜甘粒状 2類…………………………694
苓桂甘棗湯エキス細粒G「コタロー」2類
　……………………………………696
苓桂朮甘湯 2類…………………………699
苓桂朮甘湯〔ウチダの〕2類…………697
苓桂朮甘湯〔錠剤〕2類………………698
苓桂朮甘湯〔トチモトの〕2類………699
苓桂朮甘湯〔マルホの〕2類…………699
苓桂朮甘湯Aエキス細粒三和生薬 2類
　……………………………………699
苓桂朮甘湯Aエキス細粒「分包」三和生薬
　2類…………………………………699
苓桂朮甘湯Aエキス錠三和生薬 2類…699
苓桂朮甘湯FCエキス細粒医療用
　〔ジュンコウ〕……………………88
苓桂朮甘湯エキスTG〔オースギ〕……88
苓桂朮甘湯エキス顆粒（医療用）〔ツムラ〕
　………………………………………88
苓桂朮甘湯エキス顆粒
　〔「クラシエ」漢方〕2類…………697
苓桂朮甘湯エキス顆粒〔調剤用〕〔JPS〕
　………………………………………88
苓桂朮甘湯エキス顆粒〔ツムラ漢方〕
　……………………………………698
苓桂朮甘湯エキス顆粒〔東洋漢方の〕
　……………………………………699
苓桂朮甘湯エキス顆粒KM-2 2類……699
苓桂朮甘湯エキス顆粒-M〔本草〕……88
苓桂朮甘湯エキス顆粒S〔「クラシエ」漢方〕
　2類…………………………………698
苓桂朮甘湯エキス顆粒〔太虎堂の〕……88
苓桂朮甘湯エキス顆粒〔マツウラ〕……88
苓桂朮甘湯エキス細粒〔サンワ〕2類…698
苓桂朮甘湯エキス細粒〔東洋〕………88
苓桂朮甘湯エキス細粒〔ワクナガ〕2類
　……………………………………700
苓桂朮甘湯エキス〔細粒〕63 2類……699
苓桂朮甘湯エキス細粒G「コタロー」2類
　……………………………………699
苓桂朮甘湯エキス細粒〔クラシエ〕……88
苓桂朮甘湯エキス細粒〔コタロー〕……88
苓桂朮甘湯エキス細粒〔三和〕………88
苓桂朮甘湯エキス細粒「分包」〔サンワ〕
　2類…………………………………698
苓桂朮甘湯エキス散〔ウチダの〕2類…697
苓桂朮甘湯エキス錠〔サンワ〕2類…698
苓桂朮甘湯エキス錠N〔JPS〕2類…697
苓桂朮甘湯エキス錠N〔コタロー〕2類
　……………………………………700
苓桂朮甘湯エキス錠〔大峰〕2類……700

苓桂朮甘湯「タキザワ」2類…………700
苓桂朮甘粒状 2類………………………700
療方回陽救逆エキス顆粒A〔「クラシエ」〕
　……………………………………365
療方健脾顆粒 2類………………………686
療方昇陽顆粒 2類………………………645
療方調血顆粒 2類………………………269
療方調律顆粒 2類………………………189
療方調流顆粒 2類………………………312
療方扶陽理中顆粒 2類…………………618
療方補気升陽顆粒 2類…………………126

【る】

ルビーナ 2類……………………………706
ルルかぜ内服液 2類……………………172
ルル内服液〈麻黄湯〉2類……………655

【れ】

レイジットN「コタロー」2類………700
レオスミン漢方内服液 2類……………172
レスフィーナ細粒「分包」2類………679
レディシトルG 2類……………………189
レディシトルT 2類……………………189

【ろ】

ロクジョン 指2類………………………715
六味丸 2類………………………………708
六味丸〔ウチダの〕2類………………707
六味丸〔オオクサ〕2類………………708
六味丸〔トチモトの〕2類……………708
六味丸〔ニタンダ〕2類………………708
六味丸エキス顆粒（医療用）〔ツムラ〕…89
六味丸エキス細粒G「コタロー」2類
　……………………………………708
六味丸〔細粒〕74 2類…………………708
六味丸（分包）〔オオクサ〕2類……708
六味丸料エキス顆粒クラシエ 2類……709
六味丸料エキス細粒〔クラシエ〕………89
六味丸料エキス錠N〔JPS〕2類……707
六味丸料エキス錠クラシエ 2類………709
六味丸料「タキザワ」2類……………709
六味地黄丸料FCエキス細粒医療用
　〔ジュンコウ〕……………………89
六味地黄丸料エキス顆粒〔東洋〕分包 2類
　……………………………………709
六味地黄丸料エキス細粒〔東洋〕………89
六味地黄丸料エキス散〔勝昌〕2類…709
ロクミナール「コタロー」2類………709
露恵〔顆粒〕2類………………………446
ロコフィットGL 2類…………………628
呂仁「分包」2類………………………420
ロックミンゴールド 指2類……………715
ロート温経湯錠 2類……………………113
ロート加味帰脾湯錠 2類………………181
ロート牛車腎気丸錠 2類………………301
ロート柴胡加竜骨牡蛎湯錠 2類………322

ロート十全大補湯錠 [2類] ················ 394
ロート小青竜湯錠 [2類] ················· 420
ロート小青竜湯錠Ⅱ [2類] ··············· 420
ロート当帰飲子錠 [2類] ················· 532
ロート独活葛根湯錠 [2類] ··············· 553
ロート防已黄耆湯錠 [2類] ··············· 628
ロート防風通聖散錠 [2類] ··············· 639
ロート補中益気湯錠 [2類] ··············· 645

【わ】

ワカゲン錠 [2類] ······················· 646
ワカ末漢方便秘薬錠 [2類] ··············· 512
ワクナガ黄連解毒湯エキス細粒 [2類] ···· 134
ワクナガ葛根湯エキス細粒 [2類] ········ 173
ワクナガ加味逍遙散料エキス細粒 [2類]
　································· 189
ワクナガ荊芥連翹湯エキス顆粒 [2類] ···· 231
ワクナガ桂枝茯苓丸料エキス細粒 [2類]
　································· 269
ワクナガ柴胡加竜骨牡蛎湯エキス細粒 [2類]
　································· 322
ワクナガ柴胡桂枝湯エキス細粒 [2類] ···· 333
ワクナガ小柴胡湯エキス細粒 [2類] ······ 410
ワクナガ小青竜湯エキス細粒 [2類] ······ 420
ワクナガ参蘇飲エキス細粒 [2類] ········ 445
ワクナガ猪苓湯エキス細粒 [2類] ········ 521
ワクナガ当帰芍薬散料エキス顆粒 [2類]
　································· 546
ワクナガ麦門冬湯エキス細粒 [2類] ······ 575
ワクナガ八味地黄丸 [2類] ··············· 583
ワクナガ半夏厚朴湯エキス細粒 [2類] ···· 589
ワクナガ半夏瀉心湯エキス細粒 [2類] ···· 596
ワクナガ補中益気湯エキス顆粒 [2類] ···· 646
ワクナガ六君子湯エキス細粒 [2類] ······ 686
ワクナガ苓桂朮甘湯エキス細粒 [2類] ···· 700

番号	識別コード	色	商品名	処方名	規格単位	掲載ページ
1	1	淡褐	ツムラ葛根湯エキス顆粒(医療用)	葛根湯	1g	10
	EK-1	淡赤褐〜褐	クラシエ葛根湯エキス細粒	葛根湯	1g	10
	EKT-1	淡褐〜褐	クラシエ葛根湯エキス錠T	葛根湯	1錠	10
	FC01	褐	ジュンコウ葛根湯FCエキス細粒医療用	葛根湯	1g	10
	H01	淡褐	本草葛根湯エキス顆粒−M	葛根湯	1g	10
	J-01	淡褐	JPS葛根湯エキス顆粒〔調剤用〕	葛根湯	1g	10
	KB-1	淡赤褐〜褐	クラシエ葛根湯エキス細粒	葛根湯	1g	10
	M-1	褐	マツウラ葛根湯エキス顆粒	葛根湯	1g	10
	N1	茶褐〜黄褐	コタロー葛根湯エキス細粒	葛根湯	1g	10
	SG-01	淡灰黄褐〜淡灰茶褐	オースギ葛根湯エキスG	葛根湯	1g	10
	SG-01T	淡褐	オースギ葛根湯エキスT錠	葛根湯	1錠	10
	SKM1	淡褐〜褐	葛根湯エキスA顆粒	葛根湯	1g	10
	Tai TM-1	淡茶〜淡灰	太虎堂の葛根湯エキス顆粒	葛根湯	1g	10
	TEIKOKU1	淡褐	テイコク葛根湯エキス顆粒	葛根湯	1g	10
	TM-01	褐	葛根湯エキス顆粒T	葛根湯	1g	10
	TY-001	褐	〔東洋〕安中散料エキス細粒	安中散	1g	3
2	2	淡褐	ツムラ葛根湯加川芎辛夷エキス顆粒(医療用)	葛根湯加川芎辛夷	1g	12
	EK-2	淡褐〜褐	クラシエ葛根湯加川芎辛夷エキス細粒	葛根湯加川芎辛夷	1g	12
	EKT-2	淡褐〜褐	クラシエ葛根湯加川芎辛夷エキス錠	葛根湯加川芎辛夷	1錠	12
	H02	褐	本草葛根湯加川芎辛夷エキス顆粒−M	葛根湯加川芎辛夷	1g	12
	J-02	淡褐	JPS葛根湯加川芎辛夷エキス顆粒〔調剤用〕	葛根湯加川芎辛夷	1g	12
	KB-2	淡褐〜褐	クラシエ葛根湯加川芎辛夷エキス細粒	葛根湯加川芎辛夷	1g	12
	N2	茶褐〜黄褐	コタロー葛根湯加辛夷川芎エキス細粒	葛根湯加川芎辛夷	1g	12
	S-02	褐	三和真武湯エキス細粒	真武湯	1g	52
	SG-02	淡灰黄褐〜淡灰茶褐	オースギ葛根湯加川芎辛夷エキスG	葛根湯加川芎辛夷	1g	12
	TEIKOKU2	淡褐	テイコク葛根湯加川芎辛夷エキス顆粒	葛根湯加川芎辛夷	1g	12
	TM-02	淡褐〜褐	葛根湯加川芎辛夷エキス顆粒T	葛根湯加川芎辛夷	1g	12
3	3	淡黄褐	ツムラ乙字湯エキス顆粒(医療用)	乙字湯	1g	9
	EK-3	淡黄褐〜黄褐	クラシエ乙字湯エキス細粒	乙字湯	1g	9
	FC03	褐	ジュンコウ乙字湯FCエキス細粒医療用	乙字湯	1g	9
	H03	淡褐	本草乙字湯エキス顆粒−M	乙字湯	1g	9
	J-03	淡黄褐	JPS乙字湯エキス顆粒〔調剤用〕	乙字湯	1g	9
	KB-3	淡黄褐〜黄褐	クラシエ乙字湯エキス細粒	乙字湯	1g	9
	N3	茶褐〜黄褐	コタロー乙字湯エキス細粒	乙字湯	1g	9
	S-03	褐	三和桂枝加朮附湯エキス細粒	桂枝加朮附湯	1g	21
	SG-03	淡灰茶褐〜淡灰黄褐	オースギ乙字湯エキスG	乙字湯	1g	9
	Tai TM-3	灰〜灰褐	太虎堂の乙字湯エキス顆粒	乙字湯	1g	9
	TEIKOKU3	淡褐	テイコク乙字湯エキス顆粒	乙字湯	1g	9
	TM-03	淡黄褐〜褐	乙字湯エキス顆粒T	乙字湯	1g	9
4	S-04	褐	三和八味地黄丸料エキス細粒	八味地黄丸	1g	71
5	5	淡褐	ツムラ安中散エキス顆粒(医療用)	安中散	1g	3
	EK-5	淡黄褐〜黄褐	クラシエ安中散料エキス細粒	安中散	1g	3
	H05	淡褐	本草安中散料エキス顆粒−M	安中散	1g	3
	J-05	淡灰褐	JPS安中散料エキス顆粒〔調剤用〕	安中散	1g	3
	KB-5	淡黄褐〜黄褐	クラシエ安中散料エキス細粒	安中散	1g	3
	N5	淡褐〜褐	コタロー安中散エキス細粒	安中散	1g	3
	NC5	青／ベージュ	コタロー安中散エキスカプセル	安中散	1カプセル	3
	S-05	褐	三和芍薬甘草附子湯エキス細粒	芍薬甘草附子湯	1g	42
	SG-05	淡灰茶褐	オースギ安中散料エキスG	安中散	1g	3
	SG-05T	淡褐	オースギ安中散料エキスT錠	安中散	1錠	3
	TEIKOKU5	淡褐	テイコク安中散エキス顆粒	安中散	1g	3
	TM-05	淡黄褐〜褐	安中散料エキス顆粒T	安中散	1g	3
	TY-005	褐	〔東洋〕温清飲エキス細粒	温清飲	1g	5
6	6	淡灰褐	ツムラ十味敗毒湯エキス顆粒(医療用)	十味敗毒湯	1g	43
	EK-6	淡黄褐〜淡褐	クラシエ十味敗毒湯エキス細粒	十味敗毒湯	1g	43
	EKT-6	淡褐〜褐	クラシエ十味敗毒湯エキス錠	十味敗毒湯	1錠	43
	H06	淡黄褐	本草十味敗毒湯エキス顆粒−M	十味敗毒湯	1g	43
	J-06	淡褐	JPS十味敗毒湯エキス顆粒〔調剤用〕	十味敗毒湯	1g	43
	KB-6	淡黄褐〜淡褐	クラシエ十味敗毒湯エキス細粒	十味敗毒湯	1g	43
	M-6	暗褐	マツウラ十味敗毒湯エキス顆粒	十味敗毒湯	1g	43

番号	識別コード	色	商品名	処方名	規格単位	掲載ページ
	N6	黄褐～褐	コタロー十味敗毒湯エキス細粒	十味敗毒湯	1g	43
	S-06	褐	三和大防風湯エキス細粒	大防風湯	1g	59
	SG-06	淡灰褐	オースギ十味敗毒湯エキスG	十味敗毒湯	1g	43
	Tai TM-6	淡茶～灰褐	太虎堂の十味敗毒湯顆粒	十味敗毒湯	1g	43
	TEIKOKU6	淡褐	テイコク十味敗毒湯エキス顆粒	十味敗毒湯	1g	43
	TM-06	淡黄褐～褐	十味敗毒湯エキス顆粒T	十味敗毒湯	1g	43
7	7	灰褐	ツムラ八味地黄丸エキス顆粒(医療用)	八味地黄丸	1g	71
	7 OHK1	灰褐～暗灰褐	テイコク八味丸エキス顆粒	八味地黄丸	1g	71
	EK-7	褐～暗褐	クラシエ八味地黄丸料エキス細粒	八味地黄丸	1g	71
	EKT-7	褐～暗褐	クラシエ八味地黄丸料エキス錠	八味地黄丸	1錠	71
	H07	淡褐	本草八味丸料エキス顆粒－M	八味地黄丸	1g	71
	J-07	灰褐	JPS八味地黄丸料エキス顆粒〔調剤用〕	八味地黄丸	1g	71
	KB-7	褐～暗褐	クラシエ八味地黄丸料エキス細粒	八味地黄丸	1g	71
	N7	茶褐～濃茶	コタロー八味丸料エキス細粒	八味地黄丸	1g	71
	S-07	褐	三和葛根加朮附湯エキス細粒	葛根加朮附湯	1g	11
	SG-07	淡灰褐～淡灰茶褐	オースギ八味地黄丸料エキスG	八味地黄丸	1g	71
	SG-07T	淡褐	オースギ八味地黄丸料エキスT錠	八味地黄丸	1錠	71
	TEIKOKU7	灰褐～暗灰褐	テイコク八味丸エキス顆粒	八味地黄丸	1g	71
	TM-07	黄褐～暗褐	八味地黄丸料エキス顆粒T	八味地黄丸	1g	71
	TY-007	褐	〔東洋〕黄耆建中湯エキス細粒	黄耆建中湯	1g	6
8	8	淡黄褐	ツムラ大柴胡湯エキス顆粒(医療用)	大柴胡湯	1g	57
	8 OHK1	淡褐	テイコク大柴胡湯エキス顆粒	大柴胡湯	1g	57
	EK-8	淡黄褐～褐	クラシエ大柴胡湯エキス細粒	大柴胡湯	1g	57
	EKT-8	淡褐～褐	クラシエ大柴胡湯エキス錠	大柴胡湯	1錠	57
	FC08	灰褐	ジュンコウ大柴胡湯FCエキス細粒医療用	大柴胡湯	1g	57
	H08	淡褐	本草大柴胡湯エキス顆粒－M	大柴胡湯	1g	57
	J-08	褐	JPS大柴胡湯エキス顆粒〔調剤用〕	大柴胡湯	1g	57
	KB-8	淡黄褐～褐	クラシエ大柴胡湯エキス細粒	大柴胡湯	1g	57
	M-8	淡褐	マツウラ大柴胡湯エキス顆粒	大柴胡湯	1g	57
	N8	茶褐～褐	コタロー大柴胡湯エキス細粒	大柴胡湯	1g	57
	S-08	褐	三和麻黄附子細辛湯エキス細粒	麻黄附子細辛湯	1g	81
	SG-08	淡灰黄褐～淡灰茶褐	オースギ大柴胡湯エキスG	大柴胡湯	1g	57
	SG-08T	淡褐	オースギ大柴胡湯エキスT錠	大柴胡湯	1錠	57
	SKM8	淡黄褐～灰褐	サカモト大柴胡湯エキス顆粒－S	大柴胡湯	1g	57
	Tai TM-8	淡黄～淡灰	太虎堂の大柴胡湯顆粒	大柴胡湯	1g	57
	TEIKOKU8	淡褐	テイコク大柴胡湯エキス顆粒	大柴胡湯	1g	57
	TM-08	茶褐	大柴胡湯エキス顆粒T	大柴胡湯	1g	57
	TY-008	褐	〔東洋〕黄連解毒湯エキス細粒	黄連解毒湯	1g	8
9	9	淡黄褐	ツムラ小柴胡湯エキス顆粒(医療用)	小柴胡湯	1g	45
	9 OHK1	淡褐	テイコク小柴胡湯エキス顆粒	小柴胡湯	1g	45
	EK-9	淡黄褐～黄褐	クラシエ小柴胡湯エキス細粒	小柴胡湯	1g	45
	EKT-9	淡褐～褐	クラシエ小柴胡湯エキス錠	小柴胡湯	1錠	45
	FC09	灰褐	ジュンコウ小柴胡湯FCエキス細粒医療用	小柴胡湯	1g	45
	H09	淡黄褐	本草小柴胡湯エキス顆粒－M	小柴胡湯	1g	45
	J-09	淡褐	JPS小柴胡湯エキス顆粒〔調剤用〕	小柴胡湯	1g	45
	KB-9	淡黄褐～黄褐	クラシエ小柴胡湯エキス細粒	小柴胡湯	1g	45
	M-9	淡褐	マツウラ小柴胡湯エキス顆粒	小柴胡湯	1g	45
	N9	茶褐～黄褐	コタロー小柴胡湯エキス細粒	小柴胡湯	1g	45
	S-09	褐	三和附子理中湯エキス細粒	附子理中湯	1g	76
	SG-09	淡灰茶褐	オースギ小柴胡湯エキスG	小柴胡湯	1g	45
	SG-09T	淡褐	オースギ小柴胡湯エキスT錠	小柴胡湯	1錠	45
	SKM9	茶褐	サカモト小柴胡湯エキス顆粒	小柴胡湯	1g	45
	Tai TM-9	淡灰～灰褐	太虎堂の小柴胡湯顆粒	小柴胡湯	1g	45
	TEIKOKU9	淡褐	テイコク小柴胡湯エキス顆粒	小柴胡湯	1g	45
	TM-09	淡褐	小柴胡湯エキス顆粒T	小柴胡湯	1g	45
	TY-009	褐	〔東洋〕黄連湯エキス細粒	黄連湯	1g	7
10	10	淡褐	ツムラ柴胡桂枝湯エキス顆粒(医療用)	柴胡桂枝湯	1g	32
	EK-10	淡褐～褐	クラシエ柴胡桂枝湯エキス細粒	柴胡桂枝湯	1g	32
	EKT-10	淡褐～褐	クラシエ柴胡桂枝湯エキス錠	柴胡桂枝湯	1錠	32
	FC10	灰褐	ジュンコウ柴胡桂枝湯FCエキス細粒医療用	柴胡桂枝湯	1g	32

番号	識別コード	色	商品名	処方名	規格単位	掲載ページ
	J-10	淡褐	JPS柴胡桂枝湯エキス顆粒〔調剤用〕	柴胡桂枝湯	1g	32
	KB-10	淡褐～褐	クラシエ柴胡桂枝湯エキス細粒	柴胡桂枝湯	1g	32
	M-10	淡褐	マツウラ柴胡桂枝湯エキス顆粒	柴胡桂枝湯	1g	32
	N10	茶褐～黄褐	コタロー柴胡桂枝湯エキス細粒	柴胡桂枝湯	1g	32
	S-10	褐	三和桂芍知母湯エキス細粒	桂芍知母湯	1g	24
	SG-10	淡灰黄褐～淡灰茶褐	オースギ柴胡桂枝湯エキスG	柴胡桂枝湯	1g	32
	Tai TM-10	淡黄～淡灰	太虎堂の柴胡桂枝湯エキス顆粒	柴胡桂枝湯	1g	32
	TEIKOKU10	淡褐	テイコク柴胡桂枝湯エキス顆粒	柴胡桂枝湯	1g	32
	TM-10	淡黄褐～褐	柴胡桂枝湯エキス顆粒T	柴胡桂枝湯	1g	32
11	11	淡褐	ツムラ柴胡桂枝乾姜湯エキス顆粒(医療用)	柴胡桂枝乾姜湯	1g	33
	H11	淡黄褐	本草柴胡桂枝乾姜湯エキス顆粒－M	柴胡桂枝乾姜湯	1g	33
	N11	黄褐～褐	コタロー　柴胡桂枝乾姜湯エキス細粒	柴胡桂枝乾姜湯	1g	33
	S-11	黄褐	三和小柴胡湯エキス細粒	小柴胡湯	1g	45
	Tai TM-11	淡黄～淡灰	太虎堂の柴胡桂枝乾姜湯エキス顆粒	柴胡桂枝乾姜湯	1g	33
	TEIKOKU11	淡褐	テイコク柴胡桂枝乾姜湯エキス顆粒	柴胡桂枝乾姜湯	1g	33
12	12	黄褐	ツムラ柴胡加竜骨牡蛎湯エキス顆粒(医療用)	柴胡加竜骨牡蛎湯	1g	31
	EK-12	淡褐～褐	クラシエ柴胡加竜骨牡蛎湯エキス細粒	柴胡加竜骨牡蛎湯	1g	31
	EKT-12	淡褐～褐	クラシエ柴胡加竜骨牡蛎湯エキス錠	柴胡加竜骨牡蛎湯	1錠	31
	FC12	褐	ジュンコウ柴胡加龍骨牡蠣湯FCエキス細粒医療用	柴胡加竜骨牡蛎湯	1g	31
	H12	淡褐	本草柴胡加竜骨牡蛎湯エキス顆粒－M	柴胡加竜骨牡蛎湯	1g	31
	J-12	淡褐	JPS柴胡加竜骨牡蛎湯エキス顆粒〔調剤用〕	柴胡加竜骨牡蛎湯	1g	31
	KB-12	淡褐～褐	クラシエ柴胡加竜骨牡蛎湯エキス細粒	柴胡加竜骨牡蛎湯	1g	31
	M-12	淡褐	マツウラ柴胡加竜骨牡蛎湯エキス顆粒	柴胡加竜骨牡蛎湯	1g	31
	N12	茶褐～黄褐	コタロー柴胡加竜骨牡蛎湯エキス細粒	柴胡加竜骨牡蛎湯	1g	31
	S-12	黄褐	三和補中益気湯エキス細粒	補中益気湯	1g	79
	SG-12	淡灰黄褐～淡灰茶褐	オースギ柴胡加竜骨牡蛎湯エキスG	柴胡加竜骨牡蛎湯	1g	31
	Tai TM-12	淡灰～灰褐	太虎堂の柴胡加竜骨牡蛎湯エキス顆粒	柴胡加竜骨牡蛎湯	1g	31
	TEIKOKU12	淡褐	テイコク柴胡加竜骨牡蛎湯エキス顆粒	柴胡加竜骨牡蛎湯	1g	31
13	EK-13	淡黄褐～淡褐	クラシエ三黄瀉心湯エキス細粒	三黄瀉心湯	1g	36
	H13	黄褐	本草三黄瀉心湯エキス顆粒－M	三黄瀉心湯	1g	36
	KB-13	淡黄褐～淡褐	クラシエ三黄瀉心湯エキス細粒	三黄瀉心湯	1g	36
	S-13	褐	三和半夏厚朴湯エキス細粒	半夏厚朴湯	1g	72
	TY-013	褐	〔東洋〕葛根湯エキス細粒	葛根湯	1g	10
14	14	黄褐	ツムラ半夏瀉心湯エキス顆粒(医療用)	半夏瀉心湯	1g	73
	EK-14	淡黄～淡褐	クラシエ半夏瀉心湯エキス細粒	半夏瀉心湯	1g	73
	EKT-14	淡黄～淡褐	クラシエ半夏瀉心湯エキス錠	半夏瀉心湯	1錠	73
	FC14	灰褐	ジュンコウ半夏瀉心湯FCエキス細粒医療用	半夏瀉心湯	1g	73
	H14	淡黄褐	本草半夏瀉心湯エキス顆粒－M	半夏瀉心湯	1g	73
	J-14	黄褐	JPS半夏瀉心湯エキス顆粒〔調剤用〕	半夏瀉心湯	1g	73
	KB-14	淡黄～淡褐	クラシエ半夏瀉心湯エキス細粒	半夏瀉心湯	1g	73
	M-14	淡褐	マツウラ半夏瀉心湯エキス顆粒	半夏瀉心湯	1g	73
	N14	黄褐～茶黄	コタロー半夏瀉心湯エキス細粒	半夏瀉心湯	1g	73
	S-14	褐	三和竜胆瀉肝湯エキス細粒	竜胆瀉肝湯	1g	87
	SG-14	淡灰黄褐	オースギ半夏瀉心湯エキスG	半夏瀉心湯	1g	73
	SKM14	黄褐	サカモト半夏瀉心湯エキス顆粒	半夏瀉心湯	1g	73
	Tai TM-14	淡黄～淡灰	太虎堂の半夏瀉心湯エキス顆粒	半夏瀉心湯	1g	73
	TEIKOKU14	淡黄褐	テイコク半夏瀉心湯エキス顆粒	半夏瀉心湯	1g	73
	TM-14	淡黄褐～褐	半夏瀉心湯エキス顆粒T	半夏瀉心湯	1g	73
	TY-014	褐	〔東洋〕葛根湯加川芎辛夷エキス細粒	葛根湯加川芎辛夷	1g	12
15	15	黄褐	ツムラ黄連解毒湯エキス顆粒(医療用)	黄連解毒湯	1g	8
	15 OHK1	淡黄褐	テイコク黄連解毒湯エキス顆粒	黄連解毒湯	1g	8
	EK-15	淡黄褐～淡褐	クラシエ黄連解毒湯エキス細粒	黄連解毒湯	1g	8
	EKT-15	褐～黄褐	クラシエ黄連解毒湯エキス錠	黄連解毒湯	1錠	8
	FC15	黄褐	ジュンコウ黄連解毒湯FCエキス細粒医療用	黄連解毒湯	1g	8
	FS15	淡橙／ベージュ	コタロー黄連解毒湯エキスカプセル	黄連解毒湯	1カプセル	8
	H15	淡褐	本草黄連解毒湯エキス顆粒－M	黄連解毒湯	1g	8
	J-15	淡黄褐	JPS黄連解毒湯エキス顆粒〔調剤用〕	黄連解毒湯	1g	8
	KB-15	淡黄褐～淡褐	クラシエ黄連解毒湯エキス細粒	黄連解毒湯	1g	8
	N15	黄褐～黄	コタロー黄連解毒湯エキス細粒	黄連解毒湯	1g	8
	NC15	淡橙／ベージュ	コタロー黄連解毒湯エキスカプセル	黄連解毒湯	1カプセル	8

番号	識別コード	色	商品名	処方名	規格単位	掲載ページ
	S-15	黄褐	三和黄連解毒湯エキス細粒	黄連解毒湯	1g	8
	SG-15	淡灰黄褐～淡灰茶褐	オースギ黄連解毒湯エキスG	黄連解毒湯	1g	8
	SG-15T	淡褐	オースギ黄連解毒湯エキスT錠	黄連解毒湯	1錠	8
	SKM15	淡黄褐～黄褐	サカモト黄連解毒湯エキス顆粒－S	黄連解毒湯	1g	8
	Tai TM-15	黄～淡黄	太虎堂の黄連解毒湯エキス顆粒	黄連解毒湯	1g	8
	TEIKOKU15	淡黄褐	テイコク黄連解毒湯エキス顆粒	黄連解毒湯	1g	8
	TM-15	淡黄褐～褐	黄連解毒湯エキス顆粒T	黄連解毒湯	1g	8
	TY-015	褐	〔東洋〕加味帰脾湯エキス細粒	加味帰脾湯	1g	13
16	16	灰褐	ツムラ半夏厚朴湯エキス顆粒(医療用)	半夏厚朴湯	1g	72
	EK-16	淡褐～褐	クラシエ半夏厚朴湯エキス細粒	半夏厚朴湯	1g	72
	EKT-16	淡褐～褐	クラシエ半夏厚朴湯エキス錠	半夏厚朴湯	1錠	72
	FC16	灰褐	ジュンコウ半夏厚朴湯FCエキス細粒医療用	半夏厚朴湯	1g	72
	H16	淡褐	本草半夏厚朴湯エキス顆粒－M	半夏厚朴湯	1g	72
	J-16	淡褐	JPS半夏厚朴湯エキス顆粒〔調剤用〕	半夏厚朴湯	1g	72
	KB-16	淡褐～褐	クラシエ半夏厚朴湯エキス細粒	半夏厚朴湯	1g	72
	N16	褐～灰褐	コタロー半夏厚朴湯エキス細粒	半夏厚朴湯	1g	72
	S-16	褐	三和苓桂朮甘湯エキス細粒	苓桂朮甘湯	1g	88
	SG-16	淡灰褐	オースギ半夏厚朴湯エキスG	半夏厚朴湯	1g	72
	SG-16T	淡褐	オースギ半夏厚朴湯エキスT錠	半夏厚朴湯	1錠	72
	Tai TM-16	淡灰～灰褐	太虎堂の半夏厚朴湯エキス顆粒	半夏厚朴湯	1g	72
	TEIKOKU16	淡褐	テイコク半夏厚朴湯エキス顆粒	半夏厚朴湯	1g	72
	TY-016	褐	〔東洋〕加味逍遙散エキス細粒	加味逍遙散	1g	13
17	17	淡灰褐	ツムラ五苓散エキス顆粒(医療用)	五苓散	1g	29
	EK-17	淡褐～褐	クラシエ五苓散料エキス細粒	五苓散	1g	29
	EKT-17	淡褐～褐	クラシエ五苓散エキス錠	五苓散	1錠	29
	FC17	灰褐	ジュンコウ五苓散料FCエキス細粒医療用	五苓散	1g	29
	H17	淡褐	本草五苓散顆粒-R	五苓散	1g	29
	J-17	淡褐	JPS五苓散料エキス顆粒〔調剤用〕	五苓散	1g	29
	KB-17	淡褐～褐	クラシエ五苓散料エキス細粒	五苓散	1g	29
	M-17	淡褐	マツウラ五苓散料エキス顆粒	五苓散	1g	29
	N17	茶褐～褐	コタロー五苓散料エキス細粒	五苓散	1g	29
	S-17	褐	三和葛根湯エキス細粒	葛根湯	1g	10
	SG-17	淡褐	JPS五苓散料エキス顆粒〔調剤用〕	五苓散	1g	29
	Tai TM-17	淡茶～灰褐	太虎堂の五苓散料エキス顆粒	五苓散	1g	29
	TEIKOKU17	淡褐	テイコク五苓散エキス顆粒	五苓散	1g	29
18	18	淡褐	ツムラ桂枝加朮附湯エキス顆粒(医療用)	桂枝加朮附湯	1g	21
	EK-18	淡褐～褐	クラシエ桂枝加苓朮附湯エキス細粒	桂枝加苓朮附湯	1g	22
	EKT-18	淡褐～褐	クラシエ桂枝加苓朮附湯エキス錠	桂枝加苓朮附湯	1錠	22
	J-18	淡褐	JPS桂枝加朮附湯エキス顆粒〔調剤用〕	桂枝加朮附湯	1g	21
	KB-18	淡褐～褐	クラシエ桂枝加苓朮附湯エキス細粒	桂枝加苓朮附湯	1g	22
	M-18	褐	マツウラ桂枝加朮附湯エキス顆粒	桂枝加朮附湯	1g	21
	N18	茶褐～黄褐	コタロー桂枝加朮附湯エキス細粒	桂枝加朮附湯	1g	21
	S-18	黄褐	三和半夏瀉心湯エキス細粒	半夏瀉心湯	1g	73
	SG-18R	淡灰茶褐	オースギ桂枝加苓朮附湯エキスG	桂枝加苓朮附湯	1g	22
	TEIKOKU18	淡褐	テイコク桂枝加朮附湯エキス顆粒	桂枝加朮附湯	1g	21
19	19	淡褐	ツムラ小青竜湯エキス顆粒(医療用)	小青竜湯	1g	47
	19 OHK1	淡褐	テイコク小青竜湯エキス顆粒	小青竜湯	1g	47
	EK-19	淡褐～褐	クラシエ小青竜湯エキス細粒	小青竜湯	1g	47
	EKT-19	淡褐～褐	クラシエ小青竜湯エキス錠	小青竜湯	1錠	47
	H19	淡褐	本草小青龍湯エキス顆粒－M	小青竜湯	1g	47
	J-19	茶褐	JPS小青竜湯エキス顆粒〔調剤用〕	小青竜湯	1g	47
	KB-19	淡褐～褐	クラシエ小青竜湯エキス細粒	小青竜湯	1g	47
	N19	茶褐～黄褐	コタロー小青竜湯エキス細粒	小青竜湯	1g	47
	S-19	褐	三和小青竜湯エキス細粒	小青竜湯	1g	47
	SG-19	淡灰黄褐～淡灰茶褐	オースギ小青竜湯エキスG	小青竜湯	1g	47
	SG-19T	淡褐	オースギ小青竜湯エキスT錠	小青竜湯	1錠	47
	SKM19	淡褐～灰褐	サカモト小青竜湯エキス顆粒－S	小青竜湯	1g	47
	Tai TM-19	淡灰～灰褐	太虎堂の小青竜湯エキス顆粒	小青竜湯	1g	47
	TEIKOKU19	淡褐	テイコク小青竜湯エキス顆粒	小青竜湯	1g	47
	TM-19	淡褐～褐	小青竜湯エキス顆粒T	小青竜湯	1g	47

番号	識別コード	色	商品名	処方名	規格単位	掲載ページ
20	20	淡褐	ツムラ防已黄耆湯エキス顆粒(医療用)	防已黄耆湯	1g	77
	EK-20	淡褐～褐	クラシエ防已黄耆湯エキス細粒	防已黄耆湯	1g	77
	EKT-20	淡褐～褐	クラシエ防已黄耆湯エキス錠	防已黄耆湯	1錠	77
	FC20	褐	ジュンコウ防已黄耆湯FCエキス細粒医療用	防已黄耆湯	1g	77
	H20	淡黄褐	本草防已黄耆湯エキス顆粒－M	防已黄耆湯	1g	77
	J-20	灰褐	JPS防已黄耆湯エキス顆粒〔調剤用〕	防已黄耆湯	1g	77
	KB-20	淡褐～褐	クラシエ防已黄耆湯エキス細粒	防已黄耆湯	1g	77
	M-20	淡褐	マツウラ防已黄耆湯エキス顆粒	防已黄耆湯	1g	77
	N20	黄褐～褐	コタロー防已黄耆湯エキス細粒	防已黄耆湯	1g	77
	S-20	淡褐	三和苓姜朮甘湯エキス細粒	苓姜朮甘湯	1g	88
	SG-20	淡灰茶褐	オースギ防已黄耆湯エキスG	防已黄耆湯	1g	77
	Tai TM-20	濃茶～灰褐	太虎堂の防已黄耆湯エキス顆粒	防已黄耆湯	1g	77
	TEIKOKU20	淡褐	テイコク防已黄耆湯エキス顆粒	防已黄耆湯	1g	77
21	21	淡灰白	ツムラ小半夏加茯苓湯エキス顆粒(医療用)	小半夏加茯苓湯	1g	49
	EK-21	淡黄褐～淡褐	クラシエ小半夏加茯苓湯エキス細粒	小半夏加茯苓湯	1g	49
	H21	淡黄褐	本草小半夏加茯苓湯エキス顆粒－M	小半夏加茯苓湯	1g	49
	KB-21	淡黄褐～淡褐	クラシエ小半夏加茯苓湯エキス細粒	小半夏加茯苓湯	1g	49
	N21	黄褐～乳白	コタロー小半夏加茯苓湯エキス細粒	小半夏加茯苓湯	1g	49
	S-21	黄褐	三和六君子湯エキス細粒	六君子湯	1g	85
	SG-21	淡灰茶褐～淡灰褐	オースギ小半夏加茯苓湯エキスG	小半夏加茯苓湯	1g	49
	TEIKOKU21	淡褐	テイコク小半夏加茯苓湯エキス顆粒	小半夏加茯苓湯	1g	49
22	22	灰褐	ツムラ消風散エキス顆粒(医療用)	消風散	1g	49
	N22	黒褐～濃茶	コタロー消風散エキス細粒	消風散	1g	49
	S-22	褐	三和当帰芍薬散料エキス細粒	当帰芍薬散	1g	66
	SG-22	淡灰褐	オースギ消風散エキスG	消風散	1g	49
23	23	淡灰褐	ツムラ当帰芍薬散エキス顆粒(医療用)	当帰芍薬散	1g	66
	23 OHK1	淡褐	テイコク当帰芍薬散エキス顆粒	当帰芍薬散	1g	66
	EK-23	淡褐～褐	クラシエ当帰芍薬散料エキス細粒	当帰芍薬散	1g	66
	FC23	褐	ジュンコウ当帰芍薬散料FCエキス細粒医療用	当帰芍薬散	1g	66
	H23	淡褐	本草当帰芍薬散料エキス顆粒－M	当帰芍薬散	1g	66
	J-23	淡褐	JPS当帰芍薬散料エキス顆粒〔調剤用〕	当帰芍薬散	1g	66
	KB-23	淡褐～褐	クラシエ当帰芍薬散料エキス細粒	当帰芍薬散	1g	66
	M-23	淡褐	マツウラ当帰芍薬散料エキス顆粒	当帰芍薬散	1g	66
	N23	淡褐～黄褐	コタロー当帰芍薬散料エキス細粒	当帰芍薬散	1g	66
	S-23	黄褐	三和乙字湯エキス細粒	乙字湯	1g	9
	SG-23	淡灰茶褐～淡灰黄褐	オースギ当帰芍薬散料エキスG	当帰芍薬散	1g	66
	SG-23T	淡褐	オースギ当帰芍薬散料エキスT錠	当帰芍薬散	1錠	66
	Tai TM-23	淡茶～灰褐	太虎堂の当帰芍薬散料エキス顆粒	当帰芍薬散	1g	66
	Tai TM-23P	淡茶～茶	太虎堂の当帰芍薬散料エキス散	当帰芍薬散	1g	66
	TEIKOKU23	淡褐	テイコク当帰芍薬散エキス顆粒	当帰芍薬散	1g	66
	TM-23	淡黄褐～褐	当帰芍薬散料エキス顆粒T	当帰芍薬散	1g	66
24	24	黄褐	ツムラ加味逍遙散エキス顆粒(医療用)	加味逍遙散	1g	13
	24 OHK1	淡褐	テイコク加味逍遙散エキス顆粒	加味逍遙散	1g	13
	EK-24	淡黄褐～褐	クラシエ加味逍遙散料エキス細粒	加味逍遙散	1g	13
	FC24	灰褐	ジュンコウ加味逍遙散FCエキス細粒医療用	加味逍遙散	1g	13
	H24	淡褐	本草加味逍遙散エキス顆粒－M	加味逍遙散	1g	13
	J-24	淡黄褐	JPS加味逍遙散料エキス顆粒〔調剤用〕	加味逍遙散	1g	13
	KB-24	淡黄褐～褐	クラシエ加味逍遙散料エキス細粒	加味逍遙散	1g	13
	M-24	褐	マツウラ加味逍遙散エキス顆粒	加味逍遙散	1g	13
	N24	褐～黄褐	コタロー加味逍遙散エキス細粒	加味逍遙散	1g	13
	S-24	褐	三和柴胡桂枝湯エキス細粒	柴胡桂枝湯	1g	32
	SG-24	淡灰茶褐～淡灰黄褐	オースギ加味逍遙散エキスG	加味逍遙散	1g	13
	Tai TM-24	灰～灰褐	太虎堂の加味逍遙散エキス顆粒	加味逍遙散	1g	13
	Tai TM-24P	黄褐～茶褐	太虎堂の加味逍遙散エキス散	加味逍遙散	1g	13
	TEIKOKU24	淡褐	テイコク加味逍遙散エキス顆粒	加味逍遙散	1g	13
25	25	淡灰白	ツムラ桂枝茯苓丸エキス顆粒(医療用)	桂枝茯苓丸	1g	23
	25 OHK1	淡黄褐	テイコク桂枝茯苓丸エキス顆粒	桂枝茯苓丸	1g	23
	EK-25	淡褐～褐	クラシエ桂枝茯苓丸料エキス細粒	桂枝茯苓丸	1g	23
	EKT-25	淡褐	クラシエ桂枝茯苓丸料エキス錠	桂枝茯苓丸	1錠	23
	FC25	褐	ジュンコウ桂枝茯苓丸料FCエキス細粒医療用	桂枝茯苓丸	1g	23

番号	識別コード	色	商品名	処方名	規格単位	掲載ページ
	H25	淡褐	本草桂枝茯苓丸料エキス顆粒－M	桂枝茯苓丸	1g	23
	J-25	淡褐	JPS桂枝茯苓丸エキス顆粒〔調剤用〕	桂枝茯苓丸	1g	23
	KB-25	淡褐～褐	クラシエ桂枝茯苓丸料エキス細粒	桂枝茯苓丸	1g	23
	M-25	淡褐	マツウラ桂枝茯苓丸料エキス顆粒	桂枝茯苓丸	1g	23
	N25	茶褐～黄褐	コタロー桂枝茯苓丸料エキス細粒	桂枝茯苓丸	1g	23
	S-25	褐	三和十味敗毒湯エキス細粒	十味敗毒湯	1g	43
	SG-25	淡灰茶褐	オースギ桂枝茯苓丸料エキスG	桂枝茯苓丸	1g	23
	Tai TM-25	淡灰～灰褐	太虎堂の桂枝茯苓丸料エキス顆粒	桂枝茯苓丸	1g	23
	TEIKOKU25	淡黄褐	テイコク桂枝茯苓丸料エキス顆粒	桂枝茯苓丸	1g	23
	TM-25	淡褐～灰褐	桂枝茯苓丸エキスA顆粒	桂枝茯苓丸	1g	23
26	26	灰褐	ツムラ桂枝加竜骨牡蛎湯エキス顆粒(医療用)	桂枝加竜骨牡蛎湯	1g	22
	EK-26	淡黄褐～淡褐	クラシエ桂枝加竜骨牡蛎湯エキス細粒	桂枝加竜骨牡蛎湯	1g	22
	KB-26	淡黄褐～淡褐	クラシエ桂枝加竜骨牡蛎湯エキス細粒	桂枝加竜骨牡蛎湯	1g	22
	N26	黄褐～茶褐	コタロー桂枝加竜骨牡蛎湯エキス細粒	桂枝加竜骨牡蛎湯	1g	22
	S-26	黄褐	三和防風通聖散料エキス細粒	防風通聖散	1g	77
	SG-26	茶褐～淡灰茶褐	オースギ桂枝加竜骨牡蛎湯エキスG	桂枝加竜骨牡蛎湯	1g	22
	TEIKOKU26	淡褐	テイコク桂枝加竜骨牡蛎湯エキス顆粒	桂枝加竜骨牡蛎湯	1g	22
	TY-026	褐	〔東洋〕桂枝加黄耆湯エキス細粒	桂枝加黄耆湯	1g	19
27	27	淡黄褐	ツムラ麻黄湯エキス顆粒(医療用)	麻黄湯	1g	80
	EK-27	淡褐	クラシエ麻黄湯エキス細粒	麻黄湯	1g	80
	FC27	褐	ジュンコウ麻黄湯FCエキス細粒医療用	麻黄湯	1g	80
	H27	淡褐	本草麻黄湯エキス顆粒－S	麻黄湯	1g	80
	KB-27	淡褐	クラシエ麻黄湯エキス細粒	麻黄湯	1g	80
	N27	淡褐	コタロー麻黄湯エキス細粒	麻黄湯	1g	80
	S-27	褐	三和桂枝茯苓丸料エキス細粒	桂枝茯苓丸	1g	23
	TEIKOKU27	淡黄褐	テイコク麻黄湯エキス顆粒	麻黄湯	1g	80
	TY-027	褐	〔東洋〕桂枝加葛根湯エキス細粒	桂枝加葛根湯	1g	19
28	28	淡灰褐	ツムラ越婢加朮湯エキス顆粒(医療用)	越婢加朮湯	1g	6
	J-28	淡褐	JPS越婢加朮湯エキス顆粒〔調剤用〕	越婢加朮湯	1g	6
	N28	茶褐～濃茶	コタロー越婢加朮湯エキス細粒	越婢加朮湯	1g	6
	S-28	褐	三和木防已湯エキス細粒	木防已湯	1g	83
	SG-28	淡褐	JPS越婢加朮湯エキス顆粒〔調剤用〕	越婢加朮湯	1g	6
	TY-028	褐	〔東洋〕桂枝加厚朴杏仁湯エキス細粒	桂枝加厚朴杏仁湯	1g	20
29	29	淡灰褐	ツムラ麦門冬湯エキス顆粒(医療用)	麦門冬湯	1g	70
	EK-29	淡黄褐	マツウラ麦門冬湯エキス顆粒	麦門冬湯	1g	70
	FC29	淡褐	ジュンコウ麦門冬湯FCエキス細粒医療用	麦門冬湯	1g	70
	J-29	淡褐	JPS麦門冬湯エキス顆粒〔調剤用〕	麦門冬湯	1g	70
	M-29	淡黄褐	マツウラ麦門冬湯エキス顆粒	麦門冬湯	1g	70
	N29	淡黄～黄褐	コタロー麦門冬湯エキス細粒	麦門冬湯	1g	70
	S-29	褐	三和当帰芍薬散加附子エキス細粒	当帰芍薬加附子湯	1g	67
	SG-29	淡褐	JPS麦門冬湯エキス顆粒〔調剤用〕	麦門冬湯	1g	70
	TEIKOKU29	淡黄褐	テイコク麦門冬湯エキス顆粒	麦門冬湯	1g	70
30	30	淡灰白	ツムラ真武湯エキス顆粒(医療用)	真武湯	1g	52
	EK-30	褐	三和真武湯エキス細粒	真武湯	1g	52
	J-30	淡褐	JPS真武湯エキス顆粒〔調剤用〕	真武湯	1g	52
	N30	淡褐～褐	コタロー真武湯エキス細粒	真武湯	1g	52
	S-30	褐	三和大柴胡去大黄湯エキス細粒	大柴胡湯去大黄	1g	58
	SG-30	淡褐	JPS真武湯エキス顆粒〔調剤用〕	真武湯	1g	52
	TY-030	褐	〔東洋〕桂枝加芍薬湯エキス細粒	桂枝加芍薬湯	1g	20
31	31	淡灰褐	ツムラ呉茱萸湯エキス顆粒(医療用)	呉茱萸湯	1g	28
	FC31	淡褐	ジュンコウ呉茱萸湯FCエキス細粒医療用	呉茱萸湯	1g	28
	N31	茶褐～褐	コタロー呉茱萸湯エキス細粒	呉茱萸湯	1g	28
	S-31	黄褐	三和大柴胡湯エキス細粒	大柴胡湯	1g	57
	Tai TM-31	淡褐～灰褐	太虎堂の呉茱萸湯エキス顆粒	呉茱萸湯	1g	28
32	32	淡灰褐	ツムラ人参湯エキス顆粒(医療用)	人参湯	1g	69
	EK-32	淡褐～褐	クラシエ人参湯エキス細粒	人参湯	1g	69
	HG32	淡褐	本草人参湯エキス細粒	人参湯	1g	69
	KB-32	淡褐～褐	クラシエ人参湯エキス細粒	人参湯	1g	69
	M-32	淡黄褐～淡褐	マツウラ人参湯エキス顆粒	人参湯	1g	69
	N32	黄褐	コタロー人参湯エキス細粒	人参湯	1g	69

番号	識別コード	色	商品名	処方名	規格単位	掲載ページ
	S-32	褐	三和十全大補湯エキス細粒	十全大補湯	1g	42
	SG-32	褐	オースギ人参湯エキスG	人参湯	1g	69
	Tai TM-32	淡茶〜灰褐	太虎堂の人参湯エキス顆粒	人参湯	1g	69
	TEIKOKU32	淡褐	テイコク人参湯エキス顆粒	人参湯	1g	69
33	33	黄褐	ツムラ大黄牡丹皮湯エキス顆粒(医療用)	大黄牡丹皮湯	1g	56
	N33	黄褐〜褐	コタロー大黄牡丹皮湯エキス細粒	大黄牡丹皮湯	1g	56
	S-33	褐	三和五苓散料エキス細粒	五苓散	1g	29
	TEIKOKU33	淡黄褐	テイコク大黄牡丹皮湯エキス顆粒	大黄牡丹皮湯	1g	56
34	34	淡灰褐	ツムラ白虎加人参湯エキス顆粒(医療用)	白虎加人参湯	1g	74
	EK-34	淡黄褐〜淡褐	クラシエ白虎加人参湯エキス細粒	白虎加人参湯	1g	74
	EKT-34	淡黄褐〜淡褐	クラシエ白虎加人参湯エキス錠	白虎加人参湯	1錠	74
	KB-34	淡黄褐〜淡褐	クラシエ白虎加人参湯エキス細粒	白虎加人参湯	1g	74
	N34	灰土〜淡褐	コタロー白虎加人参湯エキス細粒	白虎加人参湯	1g	74
	S-34	淡褐	三和猪苓湯エキス細粒	猪苓湯	1g	62
	TEIKOKU34	淡褐	テイコク白虎加人参湯エキス顆粒	白虎加人参湯	1g	74
	TY-034	褐	〔東洋〕桂枝茯苓丸料エキス細粒	桂枝茯苓丸	1g	23
35	35	淡灰褐	ツムラ四逆散エキス顆粒(医療用)	四逆散	1g	38
	S-35	黄褐	三和黄芩湯エキス細粒	黄芩湯	1g	7
	TY-035	褐	〔東洋〕啓脾湯エキス細粒	啓脾湯	1g	25
36	36	淡灰白	ツムラ木防已湯エキス顆粒(医療用)	木防已湯	1g	83
	N36	灰褐〜褐	コタロー木防已湯エキス細粒	木防已湯	1g	83
	S-36	褐	三和麻杏薏甘湯エキス細粒	麻杏薏甘湯	1g	82
37	37	淡黄褐	ツムラ半夏白朮天麻湯エキス顆粒(医療用)	半夏白朮天麻湯	1g	74
	EK-37	淡黄	クラシエ半夏白朮天麻湯エキス細粒	半夏白朮天麻湯	1g	74
	J-37	褐	三和半夏白朮天麻湯エキス細粒	半夏白朮天麻湯	1g	74
	KB-37	淡黄	クラシエ半夏白朮天麻湯エキス細粒	半夏白朮天麻湯	1g	74
	N37	黄土〜黄褐	コタロー半夏白朮天麻湯エキス細粒	半夏白朮天麻湯	1g	74
	S-37	褐	三和半夏白朮天麻湯エキス細粒	半夏白朮天麻湯	1g	74
	SG-37	褐	三和半夏白朮天麻湯エキス細粒	半夏白朮天麻湯	1g	74
	TY-037	褐	〔東洋〕桂麻各半湯エキス細粒	桂麻各半湯	1g	25
38	38	淡褐	ツムラ当帰四逆加呉茱萸生姜湯エキス顆粒(医療用)	当帰四逆加呉茱萸生姜湯	1g	66
	EK-38	淡褐〜褐	クラシエ当帰四逆加呉茱萸生姜湯エキス細粒	当帰四逆加呉茱萸生姜湯	1g	66
	KB-38	淡褐〜褐	クラシエ当帰四逆加呉茱萸生姜湯エキス細粒	当帰四逆加呉茱萸生姜湯	1g	66
	N38	茶褐〜黄褐	コタロー当帰四逆加呉茱萸生姜湯エキス細粒	当帰四逆加呉茱萸生姜湯	1g	66
	SG-38	淡灰赤褐〜淡灰茶褐	オースギ当帰四逆加呉茱萸生姜湯エキスG	当帰四逆加呉茱萸生姜湯	1g	66
39	39	淡褐	ツムラ苓桂朮甘湯エキス顆粒(医療用)	苓桂朮甘湯	1g	88
	EK-39	淡黄褐〜黄褐	クラシエ苓桂朮甘湯エキス細粒	苓桂朮甘湯	1g	88
	FC39	褐	ジュンコウ苓桂朮甘湯FCエキス細粒医療用	苓桂朮甘湯	1g	88
	H39	淡褐	本草苓桂朮甘湯エキス顆粒-M	苓桂朮甘湯	1g	88
	J-39	淡褐	JPS苓桂朮甘湯エキス顆粒〔調剤用〕	苓桂朮甘湯	1g	88
	KB-39	淡黄褐〜黄褐	クラシエ苓桂朮甘湯エキス細粒	苓桂朮甘湯	1g	88
	M-39	淡褐	マツウラ苓桂朮甘湯エキス顆粒	苓桂朮甘湯	1g	88
	N39	淡黄褐〜	コタロー苓桂朮甘湯エキス細粒	苓桂朮甘湯	1g	88
	SG-39	灰褐	オースギ苓桂朮甘湯エキスTG	苓桂朮甘湯	1g	88
	Tai TM-39	淡灰〜灰褐	太虎堂の苓桂朮甘湯エキス顆粒	苓桂朮甘湯	1g	88
40	40	淡灰白	ツムラ猪苓湯エキス顆粒(医療用)	猪苓湯	1g	62
	40 OHK1	淡褐	テイコク猪苓湯エキス顆粒	猪苓湯	1g	62
	EK-40	淡黄褐〜淡褐	クラシエ猪苓湯エキス細粒	猪苓湯	1g	62
	H40	淡黄褐	本草猪苓湯エキス顆粒-M	猪苓湯	1g	62
	J-40	淡黄褐	JPS猪苓湯エキス顆粒〔調剤用〕	猪苓湯	1g	62
	KB-40	淡黄褐〜淡褐	クラシエ猪苓湯エキス細粒	猪苓湯	1g	62
	M-40	淡褐	マツウラ猪苓湯エキス顆粒	猪苓湯	1g	62
	N40	褐〜黄褐	コタロー猪苓湯エキス細粒	猪苓湯	1g	62
	SG-40	淡灰茶褐	オースギ猪苓湯エキスG	猪苓湯	1g	62
	Tai TM-40	淡灰	太虎堂の猪苓湯エキス顆粒	猪苓湯	1g	62
	TEIKOKU40	淡褐	テイコク猪苓湯エキス顆粒	猪苓湯	1g	62
	TM-40	帯褐白〜淡黄白	猪苓湯エキス顆粒T	猪苓湯	1g	62
41	41	淡褐	ツムラ補中益気湯エキス顆粒(医療用)	補中益気湯	1g	79
	41 OHK1	淡褐	テイコク補中益気湯エキス顆粒	補中益気湯	1g	79
	EK-41	淡黄褐〜褐	クラシエ補中益気湯エキス細粒	補中益気湯	1g	79

番号	識別コード	色	商品名	処方名	規格単位	掲載ページ
	FC41	黄褐	ジュンコウ補中益気湯FCエキス細粒医療用	補中益気湯	1g	79
	H41	淡褐	本草補中益気湯エキス顆粒－M	補中益気湯	1g	79
	J-41	淡褐	JPS補中益気湯エキス顆粒〔調剤用〕	補中益気湯	1g	79
	KB-41	淡黄褐～褐	クラシエ補中益気湯エキス細粒	補中益気湯	1g	79
	N41	淡黄褐～黄褐	コタロー補中益気湯エキス細粒	補中益気湯	1g	79
	SG-41	淡灰茶褐～淡灰黄褐	オースギ補中益気湯エキスG	補中益気湯	1g	79
	Tai TM-41	淡灰～灰褐	太虎堂の補中益気湯エキス顆粒	補中益気湯	1g	79
	Tai TM-41P	茶～淡茶	太虎堂の補中益気湯エキス散	補中益気湯	1g	79
	TEIKOKU41	淡褐	テイコク補中益気湯エキス顆粒	補中益気湯	1g	79
	TM-41	淡褐～褐	補中益気湯エキス顆粒T	補中益気湯	1g	79
42	TY-042	褐	〔東洋〕五淋散エキス細粒	五淋散	1g	29
43	43	淡灰褐	ツムラ六君子湯エキス顆粒(医療用)	六君子湯	1g	85
	43 OHK1	淡褐	テイコク六君子湯エキス顆粒	六君子湯	1g	85
	EK-43	淡褐～褐	クラシエ六君子湯エキス細粒	六君子湯	1g	85
	H43	淡黄褐	本草六君子湯エキス顆粒－M	六君子湯	1g	85
	J-43	黄褐	三和六君子湯エキス細粒	六君子湯	1g	85
	KB-43	淡褐～褐	クラシエ六君子湯エキス細粒	六君子湯	1g	85
	M-43	褐	マツウラ六君子湯エキス顆粒	六君子湯	1g	85
	N43	黄褐～褐	コタロー六君子湯エキス細粒	六君子湯	1g	85
	SG-43	淡灰茶褐～淡灰黄褐	オースギ六君子湯エキスG	六君子湯	1g	85
	TEIKOKU43	淡褐	テイコク六君子湯エキス顆粒	六君子湯	1g	85
	TY-043	褐	〔東洋〕五苓散料エキス細粒	五苓散	1g	29
45	45	淡褐	ツムラ桂枝湯エキス顆粒(医療用)	桂枝湯	1g	18
	H45	淡灰褐～灰褐	本草桂枝湯エキス顆粒－S	桂枝湯	1g	18
	J-45	淡褐	JPS桂枝湯エキス顆粒〔調剤用〕	桂枝湯	1g	18
	M-45	淡褐	マツウラ桂枝湯エキス顆粒	桂枝湯	1g	18
	N45	茶褐～黄褐	コタロー桂枝湯エキス細粒	桂枝湯	1g	18
	SG-45	淡灰茶褐	オースギ桂枝湯エキスG	桂枝湯	1g	18
	TEIKOKU45	淡褐	テイコク桂枝湯エキス顆粒	桂枝湯	1g	18
46	46	灰褐	ツムラ七物降下湯エキス顆粒(医療用)	七物降下湯	1g	40
	M-46	褐	マツウラ七物降下湯エキス顆粒	七物降下湯	1g	40
	SG-46	淡灰茶褐	オースギ七物降下湯エキスG	七物降下湯	1g	40
47	47	淡灰褐	ツムラ釣藤散エキス顆粒(医療用)	釣藤散	1g	61
	EK-47	褐	マツウラ釣藤散エキス顆粒	釣藤散	1g	61
	M-47	褐	マツウラ釣藤散エキス顆粒	釣藤散	1g	61
48	48	灰褐	ツムラ十全大補湯エキス顆粒(医療用)	十全大補湯	1g	42
	48 OHK1	淡褐	テイコク十全大補湯エキス顆粒	十全大補湯	1g	42
	EK-48	淡褐～褐	クラシエ十全大補湯エキス細粒	十全大補湯	1g	42
	FC48	灰褐	ジュンコウ十全大補湯FCエキス細粒医療用	十全大補湯	1g	42
	H48	淡茶褐～茶褐	本草十全大補湯エキス顆粒－M	十全大補湯	1g	42
	J-48	褐	三和十全大補湯エキス細粒	十全大補湯	1g	42
	KB-48	淡褐～褐	クラシエ十全大補湯エキス細粒	十全大補湯	1g	42
	N48	茶褐～褐	コタロー十全大補湯エキス細粒	十全大補湯	1g	42
	SG-48	灰褐	オースギ十全大補湯エキスG	十全大補湯	1g	42
	TEIKOKU48	淡褐	テイコク十全大補湯エキス顆粒	十全大補湯	1g	42
49	EK-49	淡黄褐～黄褐	クラシエ加味帰脾湯エキス細粒	加味帰脾湯	1g	13
	EKT-49	淡褐～褐	クラシエ加味帰脾湯エキス錠	加味帰脾湯	1錠	13
	KB-49	淡黄褐～黄褐	クラシエ加味帰脾湯エキス細粒	加味帰脾湯	1g	13
50	50	黄褐	ツムラ荊芥連翹湯エキス顆粒(医療用)	荊芥連翹湯	1g	18
	SG-50	淡灰茶褐～淡灰黄褐	オースギ荊芥連翹湯エキスG	荊芥連翹湯	1g	18
	Tai TM-50	淡茶～灰褐	太虎堂の荊芥連翹湯エキス顆粒	荊芥連翹湯	1g	18
	TEIKOKU50	淡褐	テイコク荊芥連翹湯エキス顆粒	荊芥連翹湯	1g	18
51	51	暗黄褐	ツムラ潤腸湯エキス顆粒(医療用)	潤腸湯	1g	44
	Tai TM-51	淡灰～灰褐	太虎堂の潤腸湯エキス顆粒	潤腸湯	1g	44
52	52	淡褐	ツムラ薏苡仁湯エキス顆粒(医療用)	薏苡仁湯	1g	84
	EK-52	淡褐～褐	クラシエ薏苡仁湯エキス細粒	薏苡仁湯	1g	84
	EKT-52	淡褐～褐	クラシエ薏苡仁湯エキス錠	薏苡仁湯	1錠	84
	FC52	灰褐	ジュンコウ薏苡仁湯FCエキス細粒医療用	薏苡仁湯	1g	84
	H52	淡褐	本草薏苡仁湯エキス顆粒－M	薏苡仁湯	1g	84
	KB-52	淡褐～褐	クラシエ薏苡仁湯エキス細粒	薏苡仁湯	1g	84

番号	識別コード	色	商品名	処方名	規格単位	掲載ページ
	M-52	淡灰褐	マツウラ薏苡仁湯エキス顆粒	薏苡仁湯	1g	84
	SG-52	淡褐	オースギ薏苡仁湯エキスTG	薏苡仁湯	1g	84
53	53	淡灰褐	ツムラ疎経活血湯エキス顆粒(医療用)	疎経活血湯	1g	55
	SG-53	灰褐	オースギ疎経活血湯エキスG	疎経活血湯	1g	55
	Tai TM-53	淡茶～灰褐	太虎堂の疎経活血湯エキス顆粒	疎経活血湯	1g	55
54	54	淡灰褐	ツムラ抑肝散エキス顆粒(医療用)	抑肝散	1g	84
	SG-54	淡褐	オースギ抑肝散料エキスTG	抑肝散	1g	84
	TY-054	褐	〔東洋〕四君子湯エキス細粒	四君子湯	1g	39
55	55	淡黄褐	ツムラ麻杏甘石湯エキス顆粒(医療用)	麻杏甘石湯	1g	81
	FC55	淡褐	ジュンコウ麻杏甘石湯FCエキス細粒医療用	麻杏甘石湯	1g	81
	H55	淡黄褐	本草麻杏甘石湯エキス顆粒－M	麻杏甘石湯	1g	81
	M-55	淡赤褐	マツウラ麻杏甘石湯エキス顆粒	麻杏甘石湯	1g	81
	N55	褐～淡褐	コタロー麻杏甘石湯エキス細粒	麻杏甘石湯	1g	81
	SG-55	淡灰茶褐	オースギ麻杏甘石湯エキスG	麻杏甘石湯	1g	81
	TEIKOKU55	淡褐	テイコク麻杏甘石湯エキス顆粒	麻杏甘石湯	1g	81
56	56	黄褐	ツムラ五淋散エキス顆粒(医療用)	五淋散	1g	29
	TY-056	褐	〔東洋〕七物降下湯エキス細粒	七物降下湯	1g	40
57	57	黄褐	ツムラ温清飲エキス顆粒(医療用)	温清飲	1g	5
	EK-57	黄褐～褐	クラシエ温清飲エキス細粒	温清飲	1g	5
	FC57	黄褐	ジュンコウ温清飲FCエキス細粒医療用	温清飲	1g	5
	H57	褐	本草温清飲エキス顆粒－M	温清飲	1g	5
	KB-57	黄褐～褐	クラシエ温清飲エキス細粒	温清飲	1g	5
	N57	黄褐～黄緑褐	コタロー温清飲エキス細粒	温清飲	1g	5
	SG-57	淡灰黄褐～淡灰茶褐	オースギ温清飲エキスG	温清飲	1g	5
	TEIKOKU57	淡褐	テイコク温清飲エキス顆粒	温清飲	1g	5
58	58	黄褐	ツムラ清上防風湯エキス顆粒(医療用)	清上防風湯	1g	52
	SG-58	淡灰黄褐～淡灰茶褐	オースギ清上防風湯エキスG	清上防風湯	1g	52
59	59	黄褐	ツムラ治頭瘡一方エキス顆粒(医療用)	治頭瘡一方	1g	60
	TY-059	褐	〔東洋〕芍薬甘草湯エキス細粒	芍薬甘草湯	1g	41
60	60	淡褐	ツムラ桂枝加芍薬湯エキス顆粒(医療用)	桂枝加芍薬湯	1g	20
	EK-60	淡褐～褐	クラシエ桂枝加芍薬湯エキス細粒	桂枝加芍薬湯	1g	20
	EKT-60	淡褐～褐	クラシエ桂枝加芍薬湯エキス錠	桂枝加芍薬湯	1錠	20
	FC60	淡褐	ジュンコウ桂枝加芍薬湯FCエキス細粒医療用	桂枝加芍薬湯	1g	20
	H60	褐	本草桂枝加芍薬湯エキス顆粒－M	桂枝加芍薬湯	1g	20
	KB-60	淡褐～褐	クラシエ桂枝加芍薬湯エキス細粒	桂枝加芍薬湯	1g	20
	N60	灰褐～褐	コタロー桂枝加芍薬湯エキス細粒	桂枝加芍薬湯	1g	20
	SG-60	淡灰茶褐～茶褐	オースギ桂枝加芍薬湯エキスG	桂枝加芍薬湯	1g	20
	TEIKOKU60	淡褐	テイコク桂枝加芍薬湯エキス顆粒	桂枝加芍薬湯	1g	20
	TY-060	褐	〔東洋〕十全大補湯エキス細粒	十全大補湯	1g	42
61	61	黄褐	ツムラ桃核承気湯エキス顆粒(医療用)	桃核承気湯	1g	64
	EK-61	淡褐～褐	クラシエ桃核承気湯エキス細粒	桃核承気湯	1g	64
	EKT-61	淡褐～褐	クラシエ桃核承気湯エキス錠	桃核承気湯	1錠	64
	FC61	淡褐	ジュンコウ桃核承気湯FCエキス細粒医療用	桃核承気湯	1g	64
	H61	淡褐	本草桃核承気湯エキス顆粒－M	桃核承気湯	1g	64
	J-61	淡黄褐	JPS桃核承気湯エキス顆粒〔調剤用〕	桃核承気湯	1g	64
	KB-61	淡褐～褐	クラシエ桃核承気湯エキス細粒	桃核承気湯	1g	64
	N61	黄土～褐	コタロー桃核承気湯エキス細粒	桃核承気湯	1g	64
	SG-61	淡灰褐	オースギ桃核承気湯エキスG	桃核承気湯	1g	64
	TEIKOKU61	淡褐	テイコク桃核承気湯エキス顆粒	桃核承気湯	1g	64
	TY-061	褐	〔東洋〕十味敗毒湯エキス細粒	十味敗毒湯	1g	43
62	62	黄褐	ツムラ防風通聖散エキス顆粒(医療用)	防風通聖散	1g	77
	EK-62	淡黄褐～褐	クラシエ防風通聖散エキス細粒	防風通聖散	1g	77
	EKT-62	黄褐～褐	クラシエ防風通聖散エキス錠	防風通聖散	1錠	77
	H62	淡黄褐	本草防風通聖散エキス顆粒－M	防風通聖散	1g	77
	J-62	黄褐	JPS防風通聖散料エキス顆粒〔調剤用〕	防風通聖散	1g	77
	KB-62	淡黄褐～褐	クラシエ防風通聖散料エキス細粒	防風通聖散	1g	77
	M-62	褐	マツウラ防風通聖散エキス顆粒	防風通聖散	1g	77
	N62	淡褐～褐	コタロー防風通聖散エキス細粒	防風通聖散	1g	77
	SG-62	淡灰茶褐～淡灰褐	オースギ防風通聖散エキスG	防風通聖散	1g	77
	Tai TM-62	淡黄～灰褐	太虎堂の防風通聖散料エキス顆粒	防風通聖散	1g	77

番号	識別コード	色	商品名	処方名	規格単位	掲載ページ
	TEIKOKU62	淡褐	テイコク防風通聖散エキス顆粒	防風通聖散	1g	77
63	63	淡灰褐	ツムラ五積散エキス顆粒(医療用)	五積散	1g	27
	N63	灰褐～茶褐	コタロー五積散エキス細粒	五積散	1g	27
	TEIKOKU63	淡褐	テイコク五積散エキス顆粒	五積散	1g	27
64	64	灰褐	ツムラ炙甘草湯エキス顆粒(医療用)	炙甘草湯	1g	41
	N64	灰褐～褐	コタロー炙甘草湯エキス細粒	炙甘草湯	1g	41
	TY-064	褐	〔東洋〕小柴胡湯エキス細粒	小柴胡湯	1g	45
65	65	淡灰褐	ツムラ帰脾湯エキス顆粒(医療用)	帰脾湯	1g	16
	FC65	褐	ジュンコウ帰脾湯FCエキス細粒医療用	帰脾湯	1g	16
66	66	淡褐	ツムラ参蘇飲エキス顆粒(医療用)	参蘇飲	1g	51
	Tai TM-66	淡茶～灰褐	太虎堂の参蘇飲エキス顆粒	参蘇飲	1g	51
67	67	黄褐	ツムラ女神散エキス顆粒(医療用)	女神散	1g	68
68	68	淡灰褐	ツムラ芍薬甘草湯エキス顆粒(医療用)	芍薬甘草湯	1g	41
	EK-68	淡褐	クラシエ芍薬甘草湯エキス細粒	芍薬甘草湯	1g	41
	FC68	褐	ジュンコウ芍薬甘草湯FCエキス細粒医療用	芍薬甘草湯	1g	41
	H68	淡黄褐	本草芍薬甘草湯エキス顆粒-M	芍薬甘草湯	1g	41
	KB-68	淡褐	クラシエ芍薬甘草湯エキス細粒	芍薬甘草湯	1g	41
	M-68	黄褐	マツウラ芍薬甘草湯エキス顆粒	芍薬甘草湯	1g	41
	N68	茶褐～黄褐	コタロー芍薬甘草湯エキス細粒	芍薬甘草湯	1g	41
	TEIKOKU68	淡褐	テイコク芍薬甘草湯エキス顆粒	芍薬甘草湯	1g	41
69	69	淡灰褐	ツムラ茯苓飲エキス顆粒(医療用)	茯苓飲	1g	75
	N69	黄褐～褐	コタロー茯苓飲エキス細粒	茯苓飲	1g	75
	TY-069	褐	〔東洋〕神秘湯エキス細粒	神秘湯	1g	51
70	70	灰褐	ツムラ香蘇散エキス顆粒(医療用)	香蘇散	1g	26
	N70	褐～淡褐	コタロー香蘇散エキス細粒	香蘇散	1g	26
	TEIKOKU70	淡褐	テイコク香蘇散エキス顆粒	香蘇散	1g	26
71	71	灰褐	ツムラ四物湯エキス顆粒(医療用)	四物湯	1g	40
	EK-71	淡褐～褐	クラシエ四物湯エキス細粒	四物湯	1g	40
	EKT-71	淡褐～褐	クラシエ四物湯エキス錠	四物湯	1錠	40
	FC71	灰褐	ジュンコウ四物湯FCエキス細粒医療用	四物湯	1g	40
	H71	灰褐	本草四物湯エキス顆粒-M	四物湯	1g	40
	KB-71	淡褐～褐	クラシエ四物湯エキス細粒	四物湯	1g	40
	N71	灰褐～褐	コタロー四物湯エキス細粒	四物湯	1g	40
	Tai TM-71	淡茶～灰褐	太虎堂の四物湯エキス顆粒	四物湯	1g	40
	TEIKOKU71	淡褐	テイコク四物湯エキス顆粒	四物湯	1g	40
72	72	淡褐	ツムラ甘麦大棗湯エキス顆粒(医療用)	甘麦大棗湯	1g	15
	N72	褐～淡褐	コタロー甘麦大棗湯エキス細粒	甘麦大棗湯	1g	15
	SG-72	灰褐	オースギ甘麦大棗湯エキスTG	甘麦大棗湯	1g	15
	TY-072	褐	〔東洋〕清心蓮子飲エキス細粒	清心蓮子飲	1g	53
73	73	黄褐	ツムラ柴陥湯エキス顆粒(医療用)	柴陥湯	1g	30
	N73	茶褐～黄褐	コタロー柴陥湯エキス細粒	柴陥湯	1g	30
	Tai TM-73	淡茶	太虎堂の柴陥湯エキス顆粒	柴陥湯	1g	30
74	74	淡黄褐	ツムラ調胃承気湯エキス顆粒(医療用)	調胃承気湯	1g	61
75	75	淡灰褐	ツムラ四君子湯エキス顆粒(医療用)	四君子湯	1g	39
	SG-75T	淡褐	オースギ四君子湯エキス錠	四君子湯	1錠	39
76	76	灰褐	ツムラ竜胆瀉肝湯エキス顆粒	竜胆瀉肝湯	1g	87
	FC76	黄褐	ジュンコウ龍胆瀉肝湯FCエキス細粒医療用	竜胆瀉肝湯	1g	87
	N76	黄褐～褐	コタロー竜胆瀉肝湯エキス細粒	竜胆瀉肝湯	1g	87
	Tai TM-76	薄茶～灰	太虎堂の竜胆瀉肝湯エキス顆粒	竜胆瀉肝湯	1g	87
	Tai TM-76G	薄茶～茶	太虎堂の竜胆瀉肝湯エキス細粒	竜胆瀉肝湯	1g	87
	Tai TM-76P	薄茶～茶	太虎堂の竜胆瀉肝湯エキス散	竜胆瀉肝湯	1g	87
77	77	灰褐	ツムラ芎帰膠艾湯エキス顆粒(医療用)	芎帰膠艾湯	1g	16
	FC77	灰褐	ジュンコウ芎帰膠艾湯FCエキス細粒医療用	芎帰膠艾湯	1g	16
	N77	灰黒褐～褐	コタロー芎帰膠艾湯エキス細粒	芎帰膠艾湯	1g	16
	TY-077	褐	〔東洋〕大柴胡湯エキス細粒	大柴胡湯	1g	57
78	78	淡灰褐	ツムラ麻杏薏甘湯エキス顆粒(医療用)	麻杏薏甘湯	1g	82
	EK-78	淡褐	クラシエ麻杏薏甘湯エキス細粒	麻杏薏甘湯	1g	82
	J-78	淡褐	JPS麻杏薏甘湯エキス顆粒〔調剤用〕	麻杏薏甘湯	1g	82
	KB-78	淡褐	クラシエ麻杏薏甘湯エキス細粒	麻杏薏甘湯	1g	82
	N78	淡褐～褐	コタロー麻杏薏甘湯エキス細粒	麻杏薏甘湯	1g	82

番号	識別コード	色	商品名	処方名	規格単位	掲載ページ
	SG-78	淡灰黄褐～淡灰茶褐	オースギ麻杏薏甘湯エキスG	麻杏薏甘湯	1g	82
	TM-78	淡黄褐～褐	麻杏薏甘湯エキス顆粒T	麻杏薏甘湯	1g	82
79	79	淡褐	ツムラ平胃散エキス顆粒(医療用)	平胃散	1g	76
	H79	淡褐	本草平胃散料エキス顆粒－M	平胃散	1g	76
	N79	茶褐～褐	コタロー平胃散エキス細粒	平胃散	1g	76
	SG-79	淡灰褐～淡灰茶褐	オースギ平胃散料エキスG	平胃散	1g	76
	TEIKOKU79	淡褐	テイコク平胃散エキス顆粒	平胃散	1g	76
80	80	黄褐	ツムラ柴胡清肝湯エキス顆粒(医療用)	柴胡清肝湯	1g	34
	N80	黄褐～暗黄赤	コタロー柴胡清肝湯エキス細粒	柴胡清肝湯	1g	34
	TEIKOKU80	淡黄褐	テイコク柴胡清肝湯エキス顆粒	柴胡清肝湯	1g	34
	TY-080	褐	〔東洋〕猪苓湯エキス細粒	猪苓湯	1g	62
81	81	淡灰褐	ツムラ二陳湯エキス顆粒(医療用)	二陳湯	1g	68
82	82	淡褐	ツムラ桂枝人参湯エキス顆粒(医療用)	桂枝人参湯	1g	23
	EK-82	淡褐～黄褐	クラシエ桂枝人参湯エキス細粒	桂枝人参湯	1g	23
	KB-82	淡褐～黄褐	クラシエ桂枝人参湯エキス細粒	桂枝人参湯	1g	23
83	83	淡灰褐	ツムラ抑肝散加陳皮半夏エキス顆粒(医療用)	抑肝散加陳皮半夏	1g	85
	EK-83	淡褐～褐	クラシエ抑肝散加陳皮半夏エキス細粒	抑肝散加陳皮半夏	1g	85
	KB-83	淡褐～褐	クラシエ抑肝散加陳皮半夏エキス細粒	抑肝散加陳皮半夏	1g	85
	N83	黄褐～褐	コタロー抑肝散加陳皮半夏エキス細粒	抑肝散加陳皮半夏	1g	85
84	84	黄褐	ツムラ大黄甘草湯エキス顆粒(医療用)	大黄甘草湯	1g	55
	SG-84	淡灰褐～淡灰茶褐	オースギ大黄甘草湯エキスG	大黄甘草湯	1g	55
	SG-84T	淡褐	オースギ大黄甘草湯エキスT錠	大黄甘草湯	1錠	55
85	85	淡褐	ツムラ神秘湯エキス顆粒(医療用)	神秘湯	1g	51
	EK-85	淡褐～褐	クラシエ神秘湯エキス細粒	神秘湯	1g	51
	H85	褐	本草神秘湯エキス顆粒－M	神秘湯	1g	51
	KB-85	淡褐～褐	クラシエ神秘湯エキス細粒	神秘湯	1g	51
	N85	茶褐～黄褐	コタロー神秘湯エキス細粒	神秘湯	1g	51
	SG-85	淡灰茶褐	オースギ神秘湯エキスG	神秘湯	1g	51
	TY-085	褐	〔東洋〕当帰芍薬散料エキス細粒	当帰芍薬散	1g	66
86	86	灰褐	ツムラ当帰飲子エキス顆粒(医療用)	当帰飲子	1g	65
87	87	灰褐	ツムラ六味丸エキス顆粒(医療用)	六味丸	1g	89
	EK-87	褐～暗褐	クラシエ六味丸料エキス細粒	六味丸	1g	89
	FC87	褐	ジュンコウ六味地黄丸料FCエキス細粒医療用	六味丸	1g	89
	KB-87	褐～暗褐	クラシエ六味丸料エキス細粒	六味丸	1g	89
	TY-087	褐	〔東洋〕二陳湯エキス細粒	二陳湯	1g	68
88	88	淡黄褐	ツムラ二朮湯エキス顆粒(医療用)	二朮湯	1g	68
	TY-088	褐	〔東洋〕人参湯エキス細粒	人参湯	1g	69
89	89	灰褐	ツムラ治打撲一方エキス顆粒(医療用)	治打撲一方	1g	60
90	90	黄褐	ツムラ清肺湯エキス顆粒(医療用)	清肺湯	1g	54
91	91	黄褐	ツムラ竹筎温胆湯エキス顆粒(医療用)	竹筎温胆湯	1g	60
92	92	淡褐	ツムラ滋陰至宝湯エキス顆粒(医療用)	滋陰至宝湯	1g	38
93	93	灰褐	ツムラ滋陰降火湯エキス顆粒(医療用)	滋陰降火湯	1g	37
	TY-093	褐	〔東洋〕半夏厚朴湯エキス細粒	半夏厚朴湯	1g	72
94	TY-094	褐	〔東洋〕半夏瀉心湯エキス細粒	半夏瀉心湯	1g	73
95	95	淡灰褐	ツムラ五虎湯エキス顆粒(医療用)	五虎湯	1g	26
	EK-95	淡褐～褐	クラシエ五虎湯エキス細粒	五虎湯	1g	26
	KB-95	淡褐～褐	クラシエ五虎湯エキス細粒	五虎湯	1g	26
	SG-95T	淡褐	オースギ五虎湯エキス錠	五虎湯	1錠	26
96	96	淡褐	ツムラ柴朴湯エキス顆粒(医療用)	柴朴湯	1g	34
	EK-96	淡褐～褐	クラシエ柴朴湯エキス細粒	柴朴湯	1g	34
	KB-96	淡褐～褐	クラシエ柴朴湯エキス細粒	柴朴湯	1g	34
97	97	暗灰	ツムラ大防風湯エキス顆粒(医療用)	大防風湯	1g	59
	SG-97	褐	三和大防風湯エキス細粒	大防風湯	1g	59
98	98	淡灰白	ツムラ黄耆建中湯エキス顆粒(医療用)	黄耆建中湯	1g	6
99	99	淡灰白	ツムラ小建中湯エキス顆粒(医療用)	小建中湯	1g	45
	N99	淡褐～褐	コタロー小建中湯エキス細粒	小建中湯	1g	45
	SG-99	淡灰茶褐	オースギ小建中湯エキスG	小建中湯	1g	45
100	100	淡灰白	ツムラ大建中湯エキス顆粒(医療用)	大建中湯	1g	56
	N100	淡褐～乳白	コタロー大建中湯エキス細粒	大建中湯	1g	56
	TY-100	褐	〔東洋〕防風通聖散料エキス細粒	防風通聖散	1g	77

番号	識別コード	色	商品名	処方名	規格単位	掲載ページ
101	101	淡灰褐	ツムラ升麻葛根湯エキス顆粒(医療用)	升麻葛根湯	1g	50
	TY-101	褐	〔東洋〕補中益気湯エキス細粒	補中益気湯	1g	79
102	102	淡褐	ツムラ当帰湯エキス顆粒(医療用)	当帰湯	1g	64
103	103	淡灰褐	ツムラ酸棗仁湯エキス顆粒(医療用)	酸棗仁湯	1g	36
	M-103	淡灰褐	マツウラ酸棗仁湯エキス顆粒	酸棗仁湯	1g	36
	SG-103	淡灰褐	オースギ酸棗仁湯エキスG	酸棗仁湯	1g	36
104	104	黄褐	ツムラ辛夷清肺湯エキス顆粒(医療用)	辛夷清肺湯	1g	50
	EK-104	淡褐〜褐	クラシエ辛夷清肺湯エキス細粒	辛夷清肺湯	1g	50
	KB-104	淡褐〜褐	クラシエ辛夷清肺湯エキス細粒	辛夷清肺湯	1g	50
	N104	黄土〜褐	コタロー辛夷清肺湯エキス細粒	辛夷清肺湯	1g	50
	SG-104	淡灰黄褐〜淡灰茶褐	オースギ辛夷清肺湯エキスG	辛夷清肺湯	1g	50
105	105	黄褐	ツムラ通導散エキス顆粒(医療用)	通導散	1g	63
	N105	茶褐〜褐	コタロー通導散エキス細粒	通導散	1g	63
	Tai TM-105	淡茶〜灰褐	太虎堂の通導散エキス顆粒	通導散	1g	63
	TY-105	褐	〔東洋〕薏苡仁湯エキス細粒	薏苡仁湯	1g	84
106	106	淡灰褐	ツムラ温経湯エキス顆粒(医療用)	温経湯	1g	5
	N106	淡黄褐〜褐	コタロー温経湯エキス細粒	温経湯	1g	5
107	107	灰褐	ツムラ牛車腎気丸エキス顆粒(医療用)	牛車腎気丸	1g	28
	TY-107	褐	〔東洋〕六君子湯エキス細粒	六君子湯	1g	85
108	108	灰褐	ツムラ人参養栄湯エキス顆粒(医療用)	人参養栄湯	1g	69
	EK-108	淡褐〜褐	クラシエ人参養栄湯エキス細粒	人参養栄湯	1g	69
	KB-108	淡褐〜褐	クラシエ人参養栄湯エキス細粒	人参養栄湯	1g	69
	N108	茶褐〜黄褐	コタロー人参養栄湯エキス細粒	人参養栄湯	1g	69
	SG-108	淡灰茶褐〜灰褐	オースギ人参養栄湯エキスG	人参養栄湯	1g	69
	TY-108	褐	〔東洋〕龍胆瀉肝湯エキス細粒	竜胆瀉肝湯	1g	87
109	109	淡黄褐	ツムラ小柴胡湯加桔梗石膏エキス顆粒(医療用)	小柴胡湯加桔梗石膏	1g	47
110	110	淡灰褐	ツムラ立効散エキス顆粒(医療用)	立効散	1g	87
	TY-110	褐	〔東洋〕苓桂朮甘湯エキス細粒	苓桂朮甘湯	1g	88
111	111	淡褐	ツムラ清心蓮子飲エキス顆粒(医療用)	清心蓮子飲	1g	53
	FC111	灰褐	ジュンコウ清心蓮子飲FCエキス細粒医療用	清心蓮子飲	1g	53
	TY-111	褐	〔東洋〕六味地黄丸料エキス細粒	六味丸	1g	89
112	112	灰褐	ツムラ猪苓湯合四物湯エキス顆粒(医療用)	猪苓湯合四物湯	1g	63
113	113	黄褐	ツムラ三黄瀉心湯エキス顆粒(医療用)	三黄瀉心湯	1g	36
	FS113	赤橙／ベージュ	コタロー三黄瀉心湯エキスカプセル	三黄瀉心湯	1カプセル	36
	J-113	淡黄褐	JPS三黄瀉心湯エキス顆粒〔調剤用〕	三黄瀉心湯	1g	36
	M-113	灰褐	マツウラ三黄瀉心湯エキス顆粒	三黄瀉心湯	1g	36
	N113	淡黄〜黄褐	コタロー三黄瀉心湯エキス細粒	三黄瀉心湯	1g	36
	NC113	赤橙／ベージュ	コタロー三黄瀉心湯エキスカプセル	三黄瀉心湯	1カプセル	36
	SG-113	淡灰茶褐	オースギ三黄瀉心湯エキスG	三黄瀉心湯	1g	36
	Tai TM-113	黄〜黄褐	太虎堂の三黄瀉心湯エキス顆粒	三黄瀉心湯	1g	36
	TEIKOKU113	淡黄褐	テイコク三黄瀉心湯エキス顆粒	三黄瀉心湯	1g	36
114	114	黄褐	ツムラ柴苓湯エキス顆粒(医療用)	柴苓湯	1g	35
	EK-114	淡褐〜褐	クラシエ柴苓湯エキス細粒	柴苓湯	1g	35
	KB-114	淡褐〜褐	クラシエ柴苓湯エキス細粒	柴苓湯	1g	35
115	115	淡褐	ツムラ胃苓湯エキス顆粒(医療用)	胃苓湯	1g	3
116	116	灰褐	ツムラ茯苓飲合半夏厚朴湯エキス顆粒(医療用)	茯苓飲合半夏厚朴湯	1g	75
117	117	淡褐	ツムラ茵蔯五苓散エキス顆粒(医療用)	茵蔯五苓散	1g	4
118	118	淡灰褐	ツムラ苓姜朮甘湯エキス顆粒(医療用)	苓姜朮甘湯	1g	88
	H118	淡褐	本草苓姜朮甘湯エキス顆粒－M	苓姜朮甘湯	1g	88
	N118	黄褐〜褐	コタロー苓姜朮甘湯エキス細粒	苓姜朮甘湯	1g	88
119	119	淡褐	ツムラ苓甘姜味辛夏仁湯エキス顆粒(医療用)	苓甘姜味夏仁湯	1g	88
	N119	茶褐〜黄褐	コタロー苓甘姜味辛夏仁湯エキス細粒	苓甘姜味夏仁湯	1g	88
120	120	黄褐	ツムラ黄連湯エキス顆粒(医療用)	黄連湯	1g	7
	N120	黄褐〜黄	コタロー黄連湯エキス細粒	黄連湯	1g	7
	Tai TM-120	淡黄〜黄	太虎堂の黄連湯エキス顆粒	黄連湯	1g	7
121	121	灰褐	ツムラ三物黄芩湯エキス顆粒(医療用)	三物黄芩湯	1g	37
122	122	淡灰褐	ツムラ排膿散及湯エキス顆粒(医療用)	排膿散及湯	1g	70
	N122	茶褐〜黄褐	コタロー排膿散及湯エキス細粒	排膿散及湯	1g	70
123	123	淡灰褐	ツムラ当帰建中湯エキス顆粒(医療用)	当帰建中湯	1g	65
124	124	淡褐	ツムラ川芎茶調散エキス顆粒(医療用)	川芎茶調散	1g	55

番号	識別コード	色	商品名	処方名	規格単位	掲載ページ
	SG-124	灰褐	オースギ川芎茶調散料エキスTG	川芎茶調散	1g	55
125	125	淡灰白	ツムラ桂枝茯苓丸加薏苡仁エキス顆粒(医療用)	桂枝茯苓丸料加薏苡仁	1g	24
126	126	黄褐	ツムラ麻子仁丸エキス顆粒(医療用)	麻子仁丸	1g	83
	N126	茶褐～茶	コタロー麻子仁丸エキス細粒	麻子仁丸	1g	83
	SG-126	淡灰茶褐	オースギ麻子仁丸エキスG	麻子仁丸	1g	83
127	127	暗灰	ツムラ麻黄附子細辛湯エキス顆粒(医療用)	麻黄附子細辛湯	1g	81
	EK-127	褐	三和麻黄附子細辛湯エキス細粒	麻黄附子細辛湯	1g	81
	FS127	橙／ベージュ	コタロー麻黄附子細辛湯エキスカプセル	麻黄附子細辛湯	1カプセル	81
	NC127	橙／ベージュ	コタロー麻黄附子細辛湯エキスカプセル	麻黄附子細辛湯	1カプセル	81
	SG-127	褐	三和麻黄附子細辛湯エキス細粒	麻黄附子細辛湯	1g	81
128	128	淡褐	ツムラ啓脾湯エキス顆粒(医療用)	啓脾湯	1g	25
133	133	黄褐	ツムラ大承気湯エキス顆粒(医療用)	大承気湯	1g	59
	N133	茶褐～褐	コタロー大承気湯エキス細粒	大承気湯	1g	59
134	134	黄褐	ツムラ桂枝加芍薬大黄湯エキス顆粒(医療用)	桂枝加芍薬大黄湯	1g	21
135	135	淡褐	ツムラ茵蔯蒿湯エキス顆粒(医療用)	茵蔯蒿湯	1g	4
	N135	黄褐～黄茶褐	コタロー茵蔯蒿湯エキス細粒	茵蔯蒿湯	1g	4
	NC135	濃緑／ベージュ	コタロー茵蔯蒿湯エキスカプセル	茵蔯蒿湯	1カプセル	4
	SG-135	淡灰茶褐	オースギ茵蔯蒿湯エキスG	茵蔯蒿湯	1g	4
	TEIKOKU135	淡褐	テイコク茵蔯蒿湯エキス顆粒	茵蔯蒿湯	1g	4
136	136	淡黄褐	ツムラ清暑益気湯エキス顆粒(医療用)	清暑益気湯	1g	53
137	137	淡黄褐	ツムラ加味帰脾湯エキス顆粒(医療用)	加味帰脾湯	1g	13
	SG-137	淡灰黄褐～淡灰茶褐	オースギ加味帰脾湯エキスG	加味帰脾湯	1g	13
	Tai TM-137	淡灰～灰褐	太虎堂の加味帰脾湯エキス顆粒	加味帰脾湯	1g	13
138	138	淡灰褐	ツムラ桔梗湯エキス顆粒(医療用)	桔梗湯	1g	15
140	SG-140	暗褐～灰褐	オースギ四苓湯細粒(調剤用)	四苓湯	1g	50
141	SG-141	褐	三和葛根加朮附湯エキス細粒	葛根加朮附湯	1g	11
143	SG-143	褐	三和当帰芍薬散加附子エキス細粒	当帰芍薬加附子湯	1g	67
146	SG-146	褐	三和芍薬甘草附子エキス細粒	芍薬甘草附子湯	1g	42
148	SG-148	褐	三和大柴胡去大黄湯エキス細粒	大柴胡湯去大黄	1g	58
180	EK-180	褐	三和桂芍知母湯エキス細粒	桂芍知母湯	1g	24
230	Tai TM-230	淡茶～灰褐	太虎堂の芎帰調血飲エキス顆粒	芎帰調血飲	1g	17
311	N311	灰褐～褐	コタロー九味檳榔湯エキス細粒	九味檳榔湯	1g	17
314	N314	黄褐～黄	コタロー梔子柏皮湯エキス細粒	梔子柏皮湯	1g	39
319	N319	茶褐～黄褐	コタロー大柴胡湯去大黄エキス細粒	大柴胡湯去大黄	1g	58
320	N320	淡褐	コタロー腸癰湯エキス細粒	腸癰湯	1g	62
324	N324	淡褐～褐	コタロー桔梗石膏エキス細粒	桔梗石膏	1g	16
401	EK-401	淡褐	クラシエ甘草湯エキス細粒	甘草湯	1g	14
	KB-401	淡褐	クラシエ甘草湯エキス細粒	甘草湯	1g	14
402	EK-402	淡褐～褐	クラシエ茵蔯蒿湯エキス細粒	茵蔯蒿湯	1g	4
	KB-402	淡褐～褐	クラシエ茵蔯蒿湯エキス細粒	茵蔯蒿湯	1g	4
410	EK-410	褐	三和附子理中湯エキス細粒	附子理中湯	1g	76
501	501	赤紫	ツムラ紫雲膏	紫雲膏	1g	38
	SG-501	赤～赤紫	紫雲膏「マルイシ」	紫雲膏	1g	38

MEMO

MEMO

MEMO

不許
複製

コピー，磁気テープ，マイクロフィルム等の作成，その他一切の複製はできません。

JAPIC 漢方医薬品集 2014

平成26年1月20日　　発行
　　　編集・発行　　一般財団法人　日本医薬情報センター（JAPIC）
　　　　　　　　　　代　表　者　　村　上　貴　久
　　　　　　　　　　〒150-0002
　　　　　　　　　　東京都渋谷区渋谷2-12-15長井記念館5階
　　　　　　　　　　電話（03）5466-1811（代）
　　　　　　　　　　http://www.japic.or.jp/
　　　発　　　売　　丸善出版株式会社
　　　　　　　　　　〒101-0051
　　　　　　　　　　東京都千代田区神田神保町2-17
　　　　　　　　　　神田神保町ビル6階
　　　　　　　　　　電話（03）3512-3256
　　　　　　　　　　http://pub.maruzen.co.jp/

©2014　ISBN978-4-86515-019-3　C3547　印刷　株式会社アイワード